Benninghoff

Anatomie

Band 1

Unter Mitarbeit von
D. Berens von Rautenfeld, B. Christ, R. Dermietzel,
J. Düllmann, H.-R. Duncker, H. D. Fahimi, K. Fleischhauer,
W.-G. Forssmann, P. Kugler, R. Pabst, R. Putz,
B. A. Rahn, H.-M. Schmidt, H.-J. Schnittler, J. Staubesand,
U. Wulfhekel

Benninghoff

Anatomie

Makroskopische Anatomie,
Embryologie und Histologie
des Menschen

Band 1
Zellen- und Gewebelehre,
Entwicklungsbiologie, Bewegungsapparat,
Herz-Kreislauf-System, Immunsystem,
Atem- und Verdauungsapparat

Herausgegeben von
Detlev Drenckhahn und Wolfgang Zenker

15., völlig neu bearbeitete Auflage
mit 1126 größtenteils mehrfarbigen Abbildungen

Urban & Schwarzenberg
München–Wien–Baltimore

Autorenverzeichnis

Herausgeber

Prof. Dr. med. D. DRENCKHAHN
Anatomisches Institut, Koellikerstr. 6, 97070 Würzburg

Prof. Dr. med. W. ZENKER
Anatomisches Institut, Winterthurerstr. 190,
CH-8057 Zürich

Autoren dieses Bandes

Prof. Dr. med. vet. D. BERENS VON RAUTENFELD
Anatomisches Institut, Konstanty-Gutschow-Str. 8,
30625 Hannover

Prof. Dr. med. B. CHRIST
Institut für Anatomie, Albertstr. 17, 79104 Freiburg

Prof. Dr. med. R. DERMIETZEL
Institut für Anatomie, Universitätsstr. 31,
93053 Regensburg

Prof. Dr. med. D. DRENCKHAHN
Anatomisches Institut, Koellikerstr. 6, 97070 Würzburg

Prof. Dr. med. J. DÜLLMANN
Anatomisches Institut, Martinistr. 52,
20251 Hamburg

Prof. Dr. med. H.-R. DUNCKER
Institut für Anatomie und Zytobiologie, Aulweg 123,
35392 Gießen

Prof. Dr. med. H. D. FAHIMI
Institut für Anatomie und Zellbiologie (II),
Im Neuenheimer Feld 307, 69120 Heidelberg

Prof. Dr. med. Dr. h. c. K. FLEISCHHAUER
Anatomisches Institut, Nußallee 10, 53115 Bonn

Prof. Dr. med. Dr. h. c. W.-G. FORSSMANN
Niedersächsisches Institut für Peptid-Forschung GmbH (IPF),
Feodor-Lynen-Str. 5, 30625 Hannover

Prof. Dr. med. P. KUGLER
Anatomisches Institut, Koellikerstr. 6, 97070 Würzburg

Prof. Dr. med. R. PABST
Abteilung Funktionelle und Angewandte Anatomie,
30623 Hannover

Prof. Dr. med. R. PUTZ
Anatomische Anstalt, Pettenkoferstr. 11,
80336 München

Prof. Dr. Dr. med. B. A. RAHN
AO-Forschungsinstitut, Clavadellerstr.,
CH-7270 Davos

Prof. Dr. med. H.-M. SCHMIDT
Anatomisches Institut, Nußallee 10, 53115 Bonn

Dr. med. H.-J. SCHNITTLER
Anatomisches Institut, Koellikerstr. 6, 97070 Würzburg

Prof. em. Dr. med. J. STAUBESAND
Anatomisches Institut, Albertstr. 17, 79001 Freiburg

Prof. Dr. med. U. WULFHEKEL
Anatomisches Institut, Nußallee 10, 53115 Bonn

Die 13./14. Auflage erschien in drei Bänden, unter dem Titel „Benninghoff, Anatomie. Makroskopische und mikroskopische Anatomie des Menschen"
Die 15. Auflage erscheint in zwei Bänden, unter dem Titel „Benninghoff, Anatomie. Makroskopische Anatomie, Embryologie und Histologie des Menschen"

Benninghoff 1. Auflage 1942. 2. Auflage 1944. 3. Auflage 1948. 4. Auflage 1952
Benninghoff-Goerttler 5. Auflage 1960. 6. Auflage 1962. 7. Auflage 1964. 8. Auflage 1967.
9. Auflage 1971 (ISBN 3-541-00259-X). 10. Auflage 1975 (ISBN 3-541-00250-6). 11. Auflage 1977 (ISBN 3-541-00251-4). 12. Auflage 1979 (ISBN 3-541-00252-2) 13./14. Auflage 1985 (ISBN 3-541-00254-9)

Lektorat: Dr. Dorothea Hennessen
Redaktion: Alexander Gattnarzik
Herstellung: Renate Hausdorf

Die Deutsche Bibliothek-CIP-Einheitsaufnahme

Benninghoff, Alfred:
Anatomie : makroskopische Anatomie, Embryologie und Histologie des Menschen / Benninghoff. Hrsg. von Detlev Drenckhahn und Wolfgang Zenker. – München ; Wien ; Baltimore : Urban und Schwarzenberg.
  Früher u. d. T.: Benninghoff, Alfred: Makroskopische und mikroskopische Anatomie des Menschen
  Bd. 1. Zellen- und Gewebelehre, Entwicklungsbiologie, Bewegungsapparat, Herz-Kreislauf-System, Immunsystem, Atem- und Verdauungsapparat. / [Autoren dieses Bd.: D. Berens von Rautenfeld …]. - 15., völlig neu bearb. Aufl. – 1994
  ISBN 3-541-00245-X

Satz: Typodata, München
Druck und Verarbeitung: Neue Stalling, Oldenburg
Printed in Germany

© Urban & Schwarzenberg 1994

ISBN 3-541-00245-X

Vorwort zum Gesamtwerk

Der neue „Benninghoff" ist das Ergebnis einer durchgreifenden Neubearbeitung und erscheint nunmehr als zweibändiges Werk. Dies wurde durch Straffung und neue Gliederung möglich. Die vorliegende 15. Auflage ist als umfassendes Lehrbuch der *Anatomie,* der *Histologie* und der *Embryologie* konzipiert. Weite Teile des Textes wurden neu geschrieben, zahlreiche neue Abbildungen, Tabellen und Schemata eingebracht, um möglichst viel Anschaulichkeit und Übersicht zu vermitteln. Gleichgeblieben ist das Ziel, das seinem Begründer, A. Benninghoff, von Anfang an vorgeschwebt ist, die Zusammenhänge zwischen Gestalt und Funktion deutlich werden zu lassen und die für den Arzt wichtigen morphologischen Gegebenheiten verständlich darzustellen.

Herausgeber und Autoren sahen sich bei der lehrbuchgerechten Aufarbeitung der rasant wachsenden morphologischen Erkenntnisse in zunehmendem Maße mit Fragen der Gewichtung des Stoffes konfrontiert, wobei eingetretene Veränderungen der wissenschaftlichen Betrachtungsweise ebensowenig außer acht gelassen werden konnten wie der aktuelle Bedarf der modernen Medizin an Anatomie, der heute größer ist denn je. Angesichts der vielen neuen Möglichkeiten, ins Innere des *lebenden* Körpers hineinzusehen, hat die Anatomie bei der Interpretation der Ergebnisse von Computer- und Kernspintomographie, von Ultraschall und Endoskopie, von radiologischen und nuklearmedizinischen Untersuchungsverfahren, aber ebenso bei der Ausführung gezielter therapeutischer Eingriffe an Bedeutung gewonnen. Die *makroskopische Anatomie* muß somit Eckpfeiler der medizinischen Ausbildung bleiben, wie immer man diese strukturieren will. Ähnliches gilt für die *klassische Histologie.* Mehr denn je stützen sich viele Diagnosen auf Biopsien, die heute vielfach auf endoskopischem Wege gewonnen werden. Zur klassischen *Zytologie* gesellen sich laufend neuentwickelte Technologien der Zytochemie und Molekularbiologie. Diese Sparten mit ihren vielen strukturellen Aspekten können in einem modernen Lehrbuch der Anatomie nicht ausgeklammert werden, um so weniger, als mit einem solchen Lehrbuch auch ein Beitrag für die Brückenbildung zwischen naturwissenschaftlichen Grundlagenfächern und klinischer Medizin zu leisten ist. Im Bereich der Zellforschung findet derzeit der größte Erkenntnisgewinn für das Verständnis der Funktionsabläufe und Erkrankungen des Menschen statt. Deshalb sind die „Zellenlehre" und die „Allgemeine Gewebelehre" völlig neu erstellt worden und zahlreiche Aspekte der Zellforschung noch konsequenter als bisher in die speziellen Kapitel der Organlehre eingeflossen.

Wir haben uns sehr darum bemüht, den Rahmen dieses Buches trotz des explosionsartig gewachsenen Wissensstoffes so zu halten, daß es ein *Studentenlehrbuch* bleibt. Dem Studenten, der es erwirbt, soll es auch in der weiteren Ausbildung und für den späteren ärztlichen Alltag Anhaltspunkt und Begleiter bleiben; nicht nur zum Nachschlagen und Rekapitulieren, vielmehr auch zum Eindringen in die Tiefe des Faches. Die Gliederung des Textes in normal- und petit-gedruckte Abschnitte soll eine Orientierungshilfe dafür geben, was man als Grundwissen und was als Zusatzinformation werten kann. Am Schluß der Einzelabschnitte finden sich Hinweise auf weiterführende Literatur.

Das Werk ist für all jene Studenten gedacht, die Freude daran haben, den Lehrstoff der Anatomie nicht ausschließlich prüfungsorientiert als Faktenwissen zu konsumieren, die vielmehr in die Anatomie profund und unter Erfassung interessanter Zusammenhänge eingeführt werden möchten. Wenn es Herausgebern und Autoren gelungen sein sollte, daß viele zukünftige „Benninghoff"-Leser das Lernen der Anatomie nicht nur als unvermeidliche Pflichtübung, sondern auch als Freude empfinden, wenn sich so manche gelegentlich gar ins Staunen über die Konstruktionsprinzipien unseres Körpers versetzen lassen, so erscheint uns unser wichtigstes Ziel erreicht.

Das Buch soll auch den in der Lehre tätigen Mitarbeitern an den Anatomischen Instituten Anregungen vermitteln und all jenen Ärzten, die in Fächern tätig sind, die im besonderen auf Anatomie angewiesen sind, als Nachschlagewerk und für die Fortbildung zur Seite stehen.

Allen an diesem Buch beteiligten Mitautoren sei für die gute Kooperation gedankt. Es liegt uns daran, darauf hinzuweisen, daß in der Frühphase der Planung dieser Auflage auch Professor Kurt Fleischhauer noch dabei war. Angesichts der enormen Inanspruchnahme durch das Rektorat der Bonner Universität ist er aus dem Herausgebergremium ausgeschieden. Ihm sei für seine engagierte Mitarbeit in der Anfangsphase wie auch für die Neubearbeitung einiger von ihm in der Vorauflage verfaßten Kapitel herzlich gedankt.

Die hohen Ansprüche, die mit unserem Unterfangen verbunden waren, konnten nur dank des Verständnisses und der Großzügigkeit des Verlegers, Herrn Dr. Michael Urban, erfüllt werden. Ihm gilt unser besonderer Dank.

Ebenso aber allen seinen an diesem Werk beteiligten Mitarbeitern. Hervorheben möchten wir die ebenso gewissenhafte wie flexible Arbeit des von Frau Dr. Schneiderbanger geleiteten Lektorates, Einsatz und Kompetenz von Herrn A. Gattnarzik, mit dem wir besonders eng zusammengearbeitet haben. Großer Dank gilt auch Herrn P. Mazzetti und Frau R. Hausdorf, die die technische Betreuung des Werkes fachkundig und mit großem Engagement versehen haben.

Detlev Drenckhahn und Wolfgang Zenker

Vorwort zum 1. Band

Im Vorwort zum 1. Band der ersten Auflage (1938) formulierte A. Benninghoff das Hauptanliegen seines Lehrbuches in einer immer noch gültigen Form: „Das geistige Band, das in diesem Buch die Teile zusammenhalten soll, ist die Funktion, d.h. die Bedeutung der Glieder für das Ganze ... Daher wurde versucht, die Betrachtung womöglich soweit zu führen, daß die Physiologie, Pathologie und die Klinik den Faden direkt aufnehmen können."

Um diesen modernen integrativen Anspruch des Buches für unsere heutige Zeit aufrechtzuerhalten und damit auch eine zentrale Forderung der neuen Approbationsordnung für Medizinstudenten zu erfüllen, wurde eine grundlegende Neubearbeitung des vorliegenden Bandes notwendig: Annähernd zwei Drittel des Bandes sind völlig neu verfaßt und bebildert worden. Die übrigen Abschnitte wurden gründlich überarbeitet. Insgesamt erforderte die Darstellung der neu geknüpften Zusammenhänge und Sachverhalte des Buches rund 500 neue Abbildungen. Viele der klassischen Abbildungen wurden überarbeitet und aktualisiert. Klinische Bezüge sind verstärkt berücksichtigt und durch farbige Unterlegung des Textes optisch hervorgehoben worden. Ein besonderes Anliegen des vorliegenden Bandes besteht darin, den in den letzten Jahren enorm angewachsenen Kenntnisstand im Bereich der Zellbiologie, Biophysik und molekularen Strukturforschung systematisch in die Zellen-, Gewebe- und Organlehre einzubeziehen. Weiterhin wurden die bildgebenden Verfahren der Diagnostik durch Aufnahme neuer Röntgenbilder und Computertomogramme noch stärker berücksichtigt.

Die Herausgabe des 1. Bandes nahm wegen der Komplexität der behandelten Gebiete (Allgemeine Zellen- und Gewebelehre, Embryonale Frühentwicklung, Anatomie des Bewegungsapparates und der Organe der Brust- und Bauchhöhle) einen längeren Zeitraum in Anspruch als die Bearbeitung des 2. Bandes (Urogenitalsystem, Hormonsystem, Nervensystem). Deshalb konnte der 1. Band zeitlich erst nach dem 2. Band erscheinen.

Ein anatomisches Lehrbuch steht und fällt mit der Qualität der Abbildungen. Im Rahmen einer langjährigen vertrauensvollen Zusammenarbeit mit Herrn Ch. Fiebiger in Marburg wurden die meisten alten Muskeltafeln des Bewegungsapparates überarbeitet. Viele Unstimmigkeiten traten dabei zutage und wurden korrigiert. Ebenfalls erschienen aus der Hand von Herrn Fiebiger mehrere neue meisterhafte anatomische Zeichnungen, teilweise

von Präparaten, die Medizinstudenten im Präparierkurs angefertigt hatten. Die „Zellenlehre" wurde mit zahlreichen schematischen Abbildungen zur Veranschaulichung molekularer Grundlagen und Zusammenhänge bebildert. In Würzburg wurden die Arbeiten durch Herrn M. Christof weitergeführt, der das Buch durch viele weitere Grafiken zur Zellen- und Gewebelehre sowie zum Bewegungs- und Verdauungsapparat wesentlich bereichert hat. Präparate der Anatomie in Zürich aus der Hand des Präparators A. Lang fanden für einige Abbildungen im Kopfkapitel Verwendung.

Wichtige inhaltliche Hinweise zum 1. Band verdanken wir den Mitarbeitern und Studenten des Anatomischen Institutes in Würzburg. Stellvertretend möchten wir die Unterstützung und Hilfe durch Frau Dr. E. Asan, Frau Dipl. rer. physiol. K. Denzer, Herrn Prof. Dr. P. Kugler und Herrn Dr. F. Schmitz hervorheben, die größere Abschnitte des Buches in verschiedenen Stadien der Entstehung kritisch durchgesehen haben. Herrn Prof. Dr. G. Wiechert von der Fachhochschule Würzburg-Schweinfurt sei an dieser Stelle sehr herzlich für Rat und Tat bei der Bearbeitung des Kapitels „Biomechanik des Knochens" gedankt. Schließlich gilt unser Dank auch den Sekretärinnen des Anatomischen Institutes in Würzburg, Frau S. Katzschmann und Frau U. Schuhmann, die mit Umsicht und großem Arbeitseinsatz die umfangreichen Schreibarbeiten an den Manuskripten und einen großen Teil der Korrespondenz mit den Autoren und dem Verlag erledigt haben.

Detlev Drenckhahn und Wolfgang Zenker

Bemerkung zu den Kapitelverweisen im Text: Beim Verweis auf andere Kapitel wird immer die *vollständige* Kapitelnummer zitiert. Sie kann mit Hilfe des linksseitigen Kolumnentitels (steht jeweils auf der linken Seite ganz oben) aufgefunden werden. So findet man beispielsweise unter dem Verweis „s. Kap. 8.2.2" das Kapitel „Becken".

Bemerkung zu den Hervorhebungen im Text: Fett- und Kursivdruck sind als Lernhilfen gedacht; tragende Begriffe sind fett hervorgehoben. Klinisch relevante Abschnitte sind rot unterlegt. Normal- und Kleindruck heben Grundlagenwissen und Zusatzinformationen voneinander ab.

Zeichnerhinweis

---

[1] Die Zeichnungen von Herrn Fiebiger (Marburg) und Herrn Christof (Würzburg) sind unter der Anleitung (Vorlage von Präparaten und Zeichnungsentwürfen) von Herrn Prof. Drenckhahn entstanden mit Ausnahme der Abbildungen 8.4-24 bis 29 (Schädelknochen), deren Erstellung von Herrn Prof. Aumüller (Marburg) betreut wurde.

Inhalt

1 Einführung
D. DRENCKHAHN

2 Zellenlehre
D. DRENCKHAHN

3 Differenzierung der befruchteten Eizelle zu den Hauptgeweben und Strukturen des Säugetierorganismus

R. DERMIETZEL

4 Systematik der Gewebe

5 Grundzüge der Entwicklung des Bewegungsapparates
B. Christ

6 Allgemeine Gelenklehre, Arthrologie
D. Drenckhahn

7 Grundlagen der Biomechanik des Knochens
H.-J. Schnittler und D. Drenckhahn

8 Spezieller Bewegungsapparat

9 Atemapparat (Apparatus respiratorius)
H.-R. Duncker

10 Herz-Kreislauf-System

11 Die Systematik und Organe der Abwehr

12 Verdauungsapparat (Apparatus digestorius)

1 Einführung

D. DRENCKHAHN

1 Stoffgebiet der Anatomie, Histologie und Embryologie

Der Begriff Anatomie leitet sich von der wichtigsten Methode des Faches ab, nämlich der Zergliederung des Körpers in seine Bauelemente (**anatemnein**, gr.: aufschneiden). Historisch hat das Fach mit der Zergliederung des Körpers und der Beschreibung der sichtbaren Strukturen begonnen (**deskriptive Anatomie**). Durch Einführung des Licht- und später des Elektronenmikroskops konnten zunehmend kleinere Ausschnitte betrachtet werden, so daß das Gesamtgebiet der Anatomie aufgrund der Dimensionen der betrachteten Bauelemente in die **makroskopische Anatomie** (mit unbewaffnetem Auge sichtbare Strukturen; makros, gr.: groß; skopein, gr.: betrachten) und die **mikroskopische Anatomie** (mit dem Mikroskop sichtbare Strukturen; mikros, gr.: klein) unterteilt wird.

Bei der Darstellung der makroskopischen Anatomie kann entweder die regionale Gliederung mit den Lagebeziehungen der verschiedenen anatomischen Strukturen zueinander im Vordergrund stehen (**topographische Anatomie**; topos, gr.: Ort) oder der Stoff nach Organen und Funktionssystemen gegliedert sein (**systematische Anatomie**). Die topographische Betrachtungsweise kann sinnvoll aber erst nach Kenntnis der Systematik erfolgen. Topographische Kenntnisse werden dem Mediziner durch den makroskopisch-anatomischen Kurs an der Leiche und durch anatomische Atlanten vermittelt.

Die mikroskopische Anatomie ist Teil der Gewebelehre, der **Histologie** (histos, gr.: Segeltuch, Gewebe; logos, gr.: Wort, Lehre), bei der die **Zelle** als kleinste autonome Lebenseinheit des Organismus und die von Zellen aufgebauten **Gewebe** im Vordergrund der Betrachtung stehen. Die **Zytologie** (kytos, gr.: Höhlung, Zelle) befaßt sich ausschließlich mit der Struktur der Zelle und ist ebenfalls ein Teilaspekt der Histologie. Von der mikroskopischen Anatomie wird die **molekulare Anatomie** unterschieden, welche sich mit dem Molekularbau des Organismus und seiner Zellen befaßt. Die Begriffe **Ultrastruktur** und Feinstruktur umfassen zelluläre und subzelluläre Strukturen, die nur mit Hilfe des hohen Auflösungsvermögens des Elektronenmikroskops erfaßt werden können.

Das **Ziel der modernen Anatomie** und des vorliegenden Lehrbuches besteht darin, die aus dem makroskopischen, mikroskopischen und molekularen Bereich erhaltenen strukturellen Informationen über den Bau des menschlichen Körpers zu einem funktionellen Gesamtbild zusammenzufügen (**funktionelle Anatomie**). Zu dieser Gesamtsicht gehört auch die **Embryologie** [embryon, gr.: Neugeborenes (Lamm), ungeborene Leibesfrucht], die sich ausgehend von der Befruchtung der Eizelle mit den Vorgängen der Bildung der Gewebe (**Histogenese**; genesis, gr.: Entstehung) und Organe (**Organogenese**) sowie der Gestalt des Körpers und seiner Teile (**Morphogenese**; morphe, gr.: Gestalt) befaßt. Diese von der befruchteten Eizelle ausgehende Entwicklung wird als **Ontogenese** (on, gr.: seiend) bezeichnet.

Im Gegensatz zur Ontogenese sieht die **Phylogenese** (phyle, gr.: Volksstamm) den Menschen als Endglied eines hypothetischen Stammbaums, der von den in wäßrigem Milieu entstandenen einzelligen (Protozoen) und mehrzelligen (Metazoen) Organismen zu den Wirbeltieren (**Vertebraten**) führt. Zu den Wirbeltieren zählen in erdgeschichtlicher Reihenfolge ihrer Entstehung die Fische (Rundmäuler, Knorpel-, Knochenfische), Amphibien (Salamander, Molche, Frösche, Kröten), Reptilien (Echsen, Schlangen, Schildkröten), Vögel und Säugetiere (Mammalier). Für Wirbeltiere ist der Aufbau des Achsenskeletts (Wirbelsäule) aus einer Folge gleichartiger (ähnlicher) Stücke (Wirbel) charakteristisch. Diese segmentale Gliederung (**Metamerie**; meros, gr.: Glied, Teil) ist unvollständig und beinhaltet auch Weichteile (Nerven, Muskeln, Blutgefäße). Kenntnisse der segmentalen Gliederung des Menschen sind insbesondere beim Nervensystem von praktisch-medizinischer Bedeutung.

Die Vorstellungen über die Phylogenese des Menschen stützen sich auf Vergleiche zwischen den Bauplänen der verschiedenen Vertebraten (**vergleichende Anatomie**). Die vergleichende Anatomie ist deshalb im wesentlichen heute eine Teildisziplin der Zoologie.

2 Historische Entwicklung

Die Anatomie ist die älteste naturwissenschaftliche Disziplin der Medizin, die auf einer rund **2000 Jahre alten Tradition** aufbaut. Die ersten belegten wissenschaftlichen Sektionen des menschlichen Körpers wurden im 3. Jahrhundert v. Chr. durch **Herophilos** und **Erasistratos** in Alexandria durchgeführt. Um 90 n. Chr. führte **Leonidas** in Alexandria den Lappenschnitt bei der chirurgischen Amputation ein.

Galen (129–199 n. Chr.) von Pergamon (u.a. Leibarzt von Kaiser Marc Aurel) war Zeitzeuge der medizinischen Schule in Alexandria und hat den Kenntnisstand der Medizin und Anatomie der Antike zusammengetragen und niedergeschrieben. Er selbst war Verfechter der Sektion von Tieren, hat aber wohl auch zwangsläufig als Gladiatorenarzt bei schweren Verletzungen Einblicke in die Anatomie des Menschen erhalten.

Im 2. Jahrhundert n. Chr. wurden Sektionen aus ethisch-religiösen Gründen verboten, u. a. weil Berichte verbreitet wurden, denen zufolge in Alexandria auch zu Tode verurteilte Menschen am lebendigen Leibe seziert worden seien (Vivisektion). Nach dem Drängen der Universität von Salerno („Anatomia Cophonis" um 1110/20) wurde die erste belegte **Legalsektion** 1302 an der Universität Bologna durchgeführt, um die Ursache eines ungeklärten Todesfalls festzustellen. Im 15. und 16. Jahrhundert entstand das in weiten Zügen noch heute gültige Bild von der makroskopischen Anatomie des Menschen. Begünstigt wurde dieser Fortschritt durch die Erlaubnis von Papst Sixtus IV. (1471–1484) und Papst Clemens VII. (1523–1534) zum Studium der Anatomie am menschlichen Leichnam.

Ohne bleibenden Einfluß auf die moderne Anatomie blieb **Leonardo da Vinci** (1452–1519), der auf der Basis von eigenhändigen Leichensektionen seine berühmten **anatomischen Zeichnungen** anfertigte, in denen jedoch neue Erkenntnisse mit antiken Überlieferungen vermischt wurden. Durch Übertragung der Gesetze der Mechanik auf den Menschen schuf Leonardo die ersten Grundlagen für eine **biomechanische Betrachtungsweise.** Den wichtigsten Erkenntnisfortschritt auf dem Gebiet der Anatomie verdanken wir jedoch Andreas Versal (Andries Witting van Wesel te Brussel, latinisiert **Andreas Vesalius** Bruxellensis, 1514–1564, Leibarzt von Kaiser Karl V.), der mit seinem Werk „De humani corporis fabrica" (1543, Basel) zugleich auch das von Galen geprägte Bild der Medizin der Antike überwand.

Vom **16.–18. Jahrhundert** umfaßte die Anatomie die gesamte medizinische Naturwissenschaft (von der Mineralogie bis zur Zoologie). Der Mediziner studierte Anatomie, Chirurgie, (innere) Medizin und Botanik (Pflanzen als Hauptquelle der Arzneimittel). In der 2. Hälfte des 19. Jahrhunderts erwuchsen aus der Anatomie die **pathologische Anatomie** (pathos, gr.: Leiden), die **Physiologie** (Lehre von den Lebensvorgängen; physis, gr.: Natur) bzw. die **physiologische Chemie** (cheein, gr.: gießen, schmelzen) und erst Anfang des 20. Jahrhunderts aus der physiologischen Chemie die **Biochemie** als Lehre der chemischen und molekularen Abläufe in belebten Systemen bzw. Organismen. Heute bestehen große Berührungspunkte und Überschneidungen zwischen den drei vorklinischen Disziplinen im Bereich der **Zellforschung** und **molekularen Biologie.**

3 Anatomische Nomenklatur

Eine Fachsprache ist notwendig, um sich präzise ausdrücken und verständigen zu können. Es gibt etwa 6000 anatomische Namen (**Nomina anatomica, NA**). Sie werden aus rund 600 Wortstämmen gebildet, von denen über zwei Drittel lateinischen, fast alle übrigen griechischen Ursprungs sind. Nahezu sämtliche NA werden unabhängig von ihrer Herkunft wie lateinische Formen behandelt. Die NA sind international verbindlich katalogisiert. Heute gilt die 6. Edition der NA, die während des 12. In-

ternationalen Anatomenkongresses in London 1985 festgelegt wurde. Die „**Londoner NA**" enthalten ebenfalls die Nomina histologica (NH) und Nomina embryologica (NE).

3.1 Sprachliche Regeln

Deklination: Alle NA werden ohne Rücksicht auf ihre sprachliche Herkunft **lateinisch dekliniert.** Der Umlaut „ae" wird überwiegend durch den Vokal „e" ersetzt, aber nicht ganz konsequent[1]: Peritoneum (Bauchfell, früher Peritonaeum), aber Caecum (Blinddarm).

Schreibweise: Bei den NA wird der Anfangsbuchstabe des ersten Wortes groß, alle folgenden Buchstaben und Worte klein geschrieben:
Caput femoris (Gelenkkopf des Oberschenkelknochens, Femurkopf), *Ligamentum capitis femoris* (Femurkopfband).

Aussprache: Sie entspricht weitgehend dem spätlateinischen Gebrauch. Das „c" wird vor i, e, ae und oe wie „z" ausgesprochen, sonst wie „k".

Truncus costocervicalis [Gefäßstamm (Truncus) im Grenzgebiet zwischen Hals (Cervix) und 1. Rippe (Costa)] wird „Trunkus kostozervikalis" ausgesprochen (unterstrichen sind betonte Silben). Die Betonung liegt meistens auf der vorletzten Silbe (Intestinum, Retina, Vesica, Vagina), bei kurzer vorletzter Silbe aber obligatorisch auf der drittletzten Silbe (Clavicula, Musculus).

4 Achsen und Ebenen, Lage- und Richtungsbezeichnungen

Eine Standardisierung der Lage- und Richtungsbezeichnungen erfolgt durch Bezug auf ein Koordinatensystem von drei senkrecht aufeinanderstehenden Achsen und Ebenen (Abb. 1.4-1 u. 6.3-12). Alle Bezeichnungen werden auf den aufrecht stehenden Menschen bezogen (anatomische Nullstellung, vgl. Kap. 6):

1. Achsen

vertikal (oder longitudinal): steht beim aufrechten Stand senkrecht zur Standfläche. Die längste Vertikalachse ist die **Hauptachse**
transversal (oder horizontal): senkrecht zur vertikalen Achse, quer durch den Körper von rechts nach links (bzw. umgekehrt)
sagittal (oder ventrodorsal bzw. anterior – posterior): in Richtung eines Pfeiles (lat.: sagitta), der senkrecht von vorn bzw. von hinten den Körper durchbohrt

2. Ebenen

Medianebene: Die in der Vertikalen stehende Symmetrieebene, die den Körper äußerlich in zwei spiegelbildliche Hälften teilt (bilaterale Symmetrie). Sie wird auch als Mediansagittalebene bezeichnet

---

[1] In diesem Buch wurde die lateinische Schreibweise „ae" aus Gründen der korrekten Aussprache oft beibehalten; z. B. wurde die Vorsilbe „prae-" nicht in „pre-" geändert.

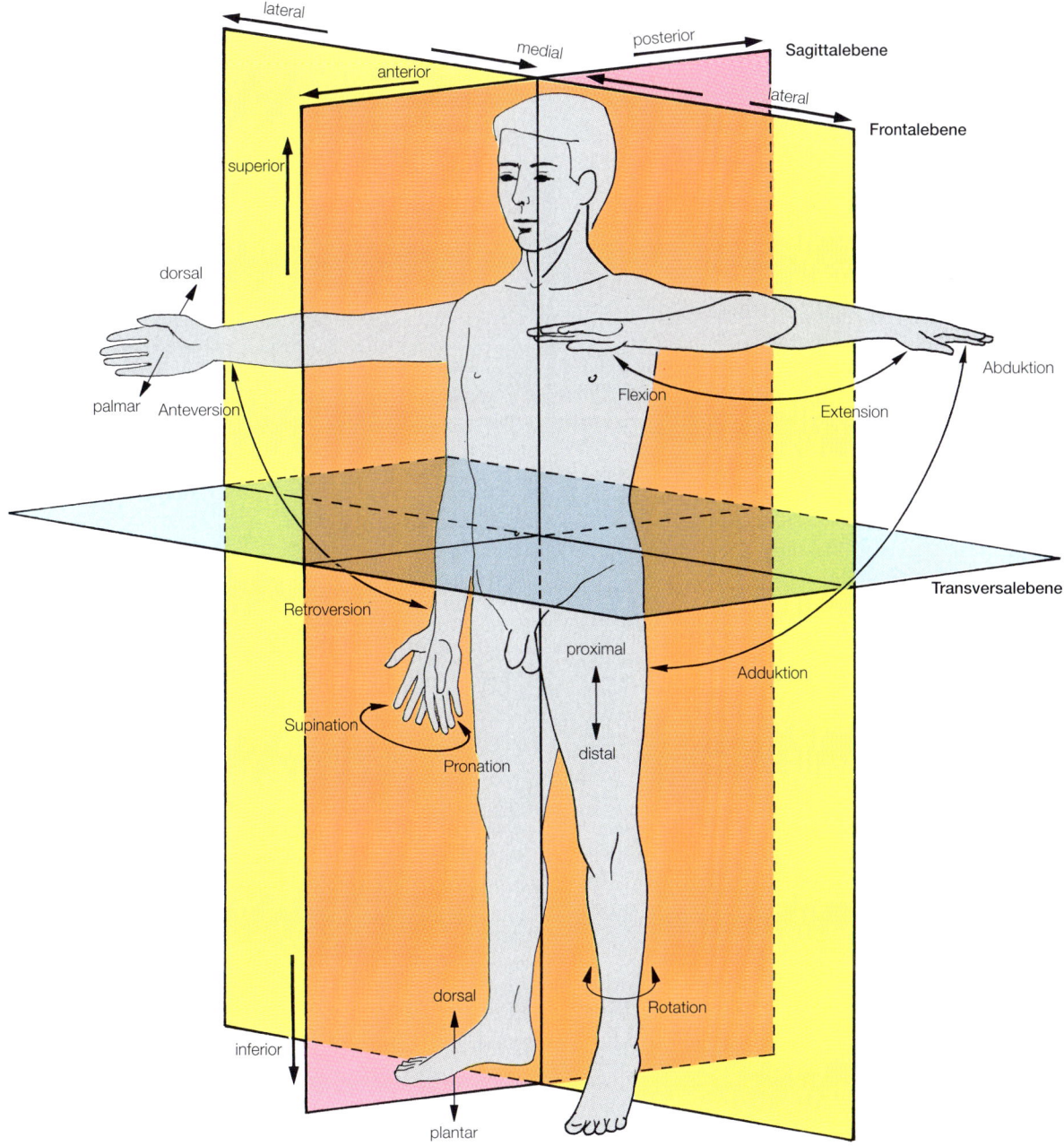

Abb. 1.4-1   Die wichtigsten Ebenen, Lagebezeichnungen und Bewegungsrichtungen.

Sagittalebenen (Paramedianebenen): Ebenen, die parallel zur Medianebene verlaufen
Transversalebenen: Beim aufrechten Körper horizontale Querschnittsebenen
Frontalebenen: In der Ebene der Stirn (Frons). Senkrecht zur Median- und Transversalebene

3. Lagebezeichnungen

superior, -ius; **kranial:** oberhalb, auf das Kopfende zu (von Cranium, lat.: Schädel)
inferior, -ius; **kaudal:** unterhalb, zum Steißende hin (von Cauda, lat.: Schwanz)

anterior, -ius; **ventral:** vorn, zur Vorderfläche hin (von Venter, lat.: Bauch)
posterior, -ius; **dorsal:** hinten, zur Rückfläche hin (von Dorsum, lat.: Rücken)
medial: auf die Medianebene zu
median: in der Medianebene
lateral: seitlich, von der Medianebene weg
zentral: auf das Körperinnere oder eines Organs zu
peripher: auf die Oberfläche des Körpers oder eines Organs zu
profundus: -a, -um: tief
superficialis, -e: oberflächlich

dexter: -tra, -trum: rechts
sinister: -tra, -trum: links

An den **Extremitäten** gelten folgende zusätzliche Lagebezeichnungen:
distal: vom Rumpf weg
proximal: zum Rumpf hin
ulnar: zur Ellenseite (Kleinfingerseite) hin
radial: zur Speichenseite (Daumenseite) hin
palmar: zur Handinnenfläche hin
dorsal: zum Handrücken hin
fibular: zur Wadenbeinseite (Kleinzehenseite) hin
tibial: zur Schienbeinseite (Großzehenseite) hin
plantar: zur Fußsohle hin
dorsal: zum Fußrücken hin

Die Lagebezeichnungen sind relativ und werden von einem Bezugspunkt aus gewählt: „Das Herz liegt ventral von der Wirbelsäule, aber dorsal vom Brustbein." Die Lagebezeichnungen können auch als **Richtungsbezeichnungen** verwendet werden: „Die Luftröhre verläuft vom Kehlkopf in kaudaler Richtung (kaudalwärts) in die Brusthöhle (Cavitas thoracis)."

4. Bewegungsrichtungen des Rumpfes und der Extremitäten (Arme, Beine)

Extension: Streckung von Rumpf, Extremitäten oder Extremitätenteilen
Flexion: Beugung von Rumpf (Bückbewegung), Extremitäten oder Extremitätenteilen. **Lateralflexion:** Seitwärtsneigung des Rumpfes
Abduktion: Bewegung vom Körper (Hauptachse) weg, Abspreizen
Adduktion: Bewegung zum Körper (Hauptachse) hin, Heranführen
Rotation: Drehung (Kreiselung) um die Hauptachse (Längsachse) von Rumpf, Extremitäten bzw. Extremitätenteilen
Pronation/Supination: Wendebewegungen des Unterarms mit Hand, Auswärts- und Einwärtskantung der Füße
Anteversion/Retroversion: Vorheben und Rückführen des Arms und Beins

5 Gliederung des menschlichen Körpers

Die Abschnitte und Organe des Körpers können sowohl nach topographischen als auch nach funktionellen Gesichtspunkten unterteilt werden.

5.1 Topographische Gliederung

5.1.1 Truncus: Rumpf

Der Rumpf (Abb. 1.5-1) besteht aus *Columna vertebralis* (Brust-, Lenden- und Kreuzbeinabschnitt), *Thorax* (Brustkorb, Brust), *Abdomen* (Bauch), *Pelvis* (Becken). Die Wand des Rumpfes umschließt die *Cavitas thoracis* (Brusthöhle), *Cavitas abdominalis* (Bauchhöhle) und den Beckenraum *(Cavitas pelvis)*. Die Bauchhöhle reicht kranialwärts in den Thorax hinein und ist von der Brusthöhle durch eine gewölbte Muskelplatte, das *Diaphragma* (Zwerchfell), getrennt. Die Bauchhöhle geht frei ohne Trennung in die Beckenhöhle über. Die Körperhöhlen enthalten folgende Eingeweide *(Viscera)*:

Cavitas thoracis: *Cor* (Herz), *Pulmones* (Lungen), *Trachea* (Luftröhre), *Oesophagus* (Speiseröhre), *Thymus* (Bries).

Cavitas abdominalis (mit dorsaler Wand): *Gaster* (Magen) mit Pförtner *(Pylorus)*, *Intestinum tenue* (Dünndarm mit *Duodenum*, *Jejunum* und *Ileum*), *Intestinum crassum* (Dickdarm mit *Appendix vermiformis*, *Caecum*, *Colon ascendens*, *Colon transversum*, *Colon descendens* und *Colon sigmoideum*), *Hepar* (Leber), *Pancreas* (Bauchspeicheldrüse), *Splen* (Milz), *Ren* dexter et sinister (Nieren).

Cavitas pelvis: *Rectum* (Mastdarm), *Vesica urinaria* (Harnblase), *Organa genitalia interna* (innere Geschlechtsorgane).

5.1.2 Caput: Kopf

Das zugrundeliegende Skelett ist das *Cranium* (Schädel), das in das *Neurocranium* (Hirnschädel) und *Viscerocranium* (Eingeweideschädel: Mund-Nasen-Raum) unterteilt wird. Das *Encephalon* (Gehirn) liegt in der *Cavitas cranialis* (Schädelhöhle).

5.1.3 Collum: Hals

Der Hals umfaßt den Halsabschnitt der *Columna vertebralis* (Wirbelsäule) und die Halsmuskulatur. Die Halseingeweide umfassen neben Leitungsbahnen den *Pharynx* (Rachen), oberen Abschnitt des *Oesophagus* (Speiseröhre), *Larynx* (Kehlkopf), die obere *Trachea* (Luftröhre) und die *Glandula thyroidea* (Schilddrüse) mit *Glandulae parathyroideae* (Nebenschilddrüsen).

5.1.4 Membrum superius (dextrum et sinistrum): obere Extremität

Sie ist mit dem *Cingulum membri superioris* [(Schultergürtel, bestehend aus *Clavicula* (Schlüsselbein) und *Scapula* (Schulterblatt)] am Rumpf befestigt. Die *Pars libera membri superioris* (freie obere Extremität) wird in *Brachium* (Oberarm), *Cubitus* (Ellenbeuge), *Antebrachium* (Unterarm) und *Manus* (Hand) untergliedert.

5.1.5 Membrum inferius (dextrum et sinistrum): untere Extremität

Die *Pars libera membri inferioris* (freie untere Extremität) wird in *Femur* (Oberschenkel), *Genus* (Knie), *Crus* (Unterschenkel) und *Pes* (Fuß) untergliedert. Sie ist über das *Os coxae* (Hüftbein) mit dem Rumpf verbunden. Das rechte und linke Hüftbein bilden zugleich die Wand des Beckens und sind damit auch Bestandteil des Rumpfes.

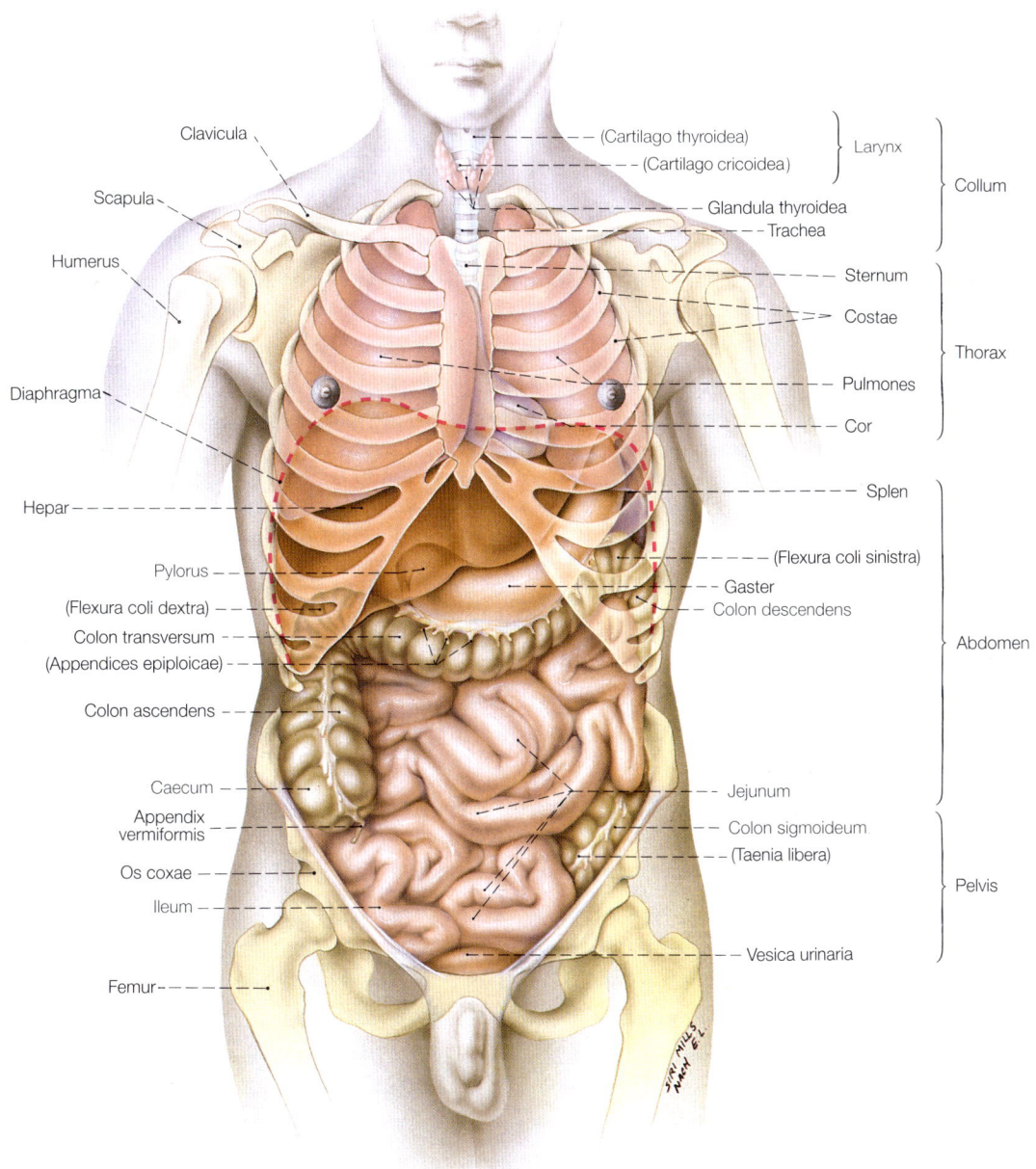

Abb. 1.5-1 Topographische Gliederung des Rumpfes mit Eingeweiden. Das Skelett der proximalen Extremitätenabschnitte ist auch eingezeichnet. Die in Klammern gesetzten Strukturen wurden im Begleittext noch nicht behandelt. (Aus Roche Lexikon [2])

5.2 Funktionelle Gliederung

Eine funktionelle Gliederung des Körpers erfolgt nach Organsystemen. Ein Organ setzt sich aus verschiedenen Geweben zusammen und besitzt eine für das jeweilige Organ typische Gestalt und eine oder mehrere spezifische Funktionen. Organe können in übergreifende Apparate und Funktionssysteme zusammengefaßt werden. Die folgende Einteilung berücksichtigt nur die Hauptfunktionen der jeweiligen Organsysteme:

Bewegungsapparat
passiv: Skelett mit Gelenken und Bandverbindungen
aktiv: Skelettmuskulatur

Stoffwechselapparat
Respirationssystem: Atmungssystem[1]
Kardiovaskuläres System: Herz-Kreislauf-System
Lymphatisches System: Immunsystem
Gastrointestinalsystem: Verdauungssystem[1]
Endokrines System: Hormonsystem
Uropoetisches System: Harnsystem ⎫
                                  ⎬ **Urogenitalapparat**
Fortpflanzungsapparat   ⎭
Genitalsystem: Geschlechtsorgane

----

[1] Die NA heben das komplex gebaute Atmungs- und Verdauungssystem in den Status der Apparate (vgl. Kap. 9 u. 12)

Kommunikationsapparat
Nervensystem
Sinnesorgane
Haut

6   Körpermaße

6.1   Körperhöhe

Die mittlere Körperhöhe hat seit etwa Mitte des 19. Jahrhunderts kontinuierlich zugenommen, wahrscheinlich bedingt durch die verbesserten Lebens- und Ernährungsbedingungen. Die Wachstumsbeschleunigung (**Akzeleration**) ist auch mit einer Vorverlegung des Eintritts der Geschlechtsreife einhergegangen. Abb. 1.6-1 gibt eine Übersicht über die Körperhöhenwerte für die heute erwachsene Weltbevölkerung.

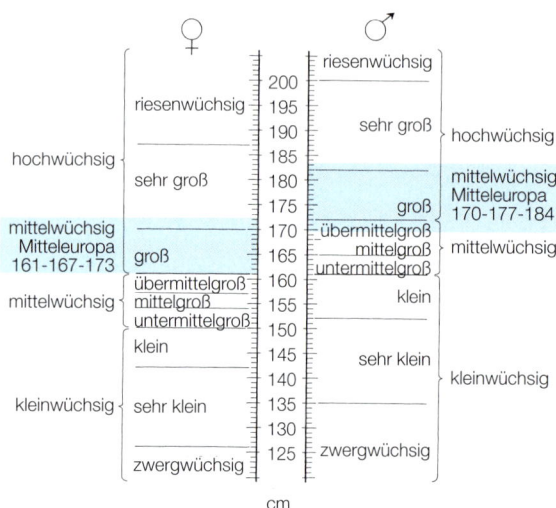

Abb. 1.6-1   Einteilung der individuellen Körperhöhenwerte für die heute erwachsene Weltbevölkerung. Die mittlere Körperhöhe der mitteleuropäischen Bevölkerung liegt um 10 cm über dem Mittelwert der Weltbevölkerung. Ein Abweichen von der mittleren Körperhöhe über 20% wird als Riesenwuchs bzw. Zwergenwuchs bezeichnet. (Nach KNUSSMANN [1])

6.2   Körpergewicht

Der Körper des Erwachsenen besteht zu 65% (zwei Dritteln!) aus Wasser (Säuglinge 75%, Greise 55%). Der mittlere Wassergehalt aller Organe und Gewebe (außer Knochen und Fettgewebe) beträgt 70–80%, Knochen enthält etwa 20% Wasser, Fettgewebe nur 10%. Das Körpergewicht korreliert mit der Körpergröße. Das Normalgewicht wird nach der **BROCA-Formel** berechnet:

Normalgewicht (kg) = Körperlänge (cm) – 100

Als Idealgewicht wird das Körpergewicht bezeichnet, bei dem statistisch die höchste Lebenserwartung besteht.

Idealgewicht (kg) = Normalgewicht (kg) – 10%

Der Anteil der verschiedenen Organe und Gewebe am Gesamtkörpergewicht beträgt bei einem standardisierten normalgewichtigen Menschen von 70 kg durchschnittlich:

Skelettmuskulatur	40%
Fett und Bindegewebe	25%
Knochen	15%
Brust-, Baucheingeweide	10%
Blut	7%
Nervensystem	3%

Der Bewegungsapparat hat am Gesamtgewicht einen erheblichen Anteil. Personen mit einem kräftigen (schweren) Knochenbau (Bewegungsapparat) haben deshalb ein um 5–10% größeres Normalgewicht als Personen mit mittelschwerem Knochenbau. Als Maß für die Schwere des Knochenbaus wird der transversale Durchmesser des distalen Humerus (Oberarmknochen) im Ellenbogenbereich herangezogen („Ellenbogenspanne“, Epikondylenabstand). Bei durchschnittlicher Körpergröße (♂: 177 cm, ♀: 167 cm) und mittelschwerem Knochenbau beträgt die Ellenbogenspanne 7,0–7,6 cm (♂) bzw. 6,0–6,7 cm (♀).

Der **Fettanteil** am Körpergewicht ist bei Frauen aufgrund ihres dickeren Unterhautfettgewebes etwa 50% größer als bei Männern. Bei der Frau wird das Fett vorwiegend in der Gluteal- und Femoralregion (Hüfte, Oberschenkel) eingelagert, beim Mann besonders in der Abdominalregion (Bauch). Androgene Hormone begünstigen den **androiden Fettverteilungstyp**, Östrogene den **gynoiden Fettverteilungstyp**. Wenn bei Frauen der Quotient aus Taillenumfang und Hüftumfang (WHR: „waist/hip ratio“) über 0,85 liegt, spricht man vom androiden Typ (u.a. bei der Beurteilung von hormonellen Störungen von Bedeutung).

6.3   Körperoberfläche

Die Körperoberfläche ist als wichtigste Wärmeabgabefläche eine bedeutende Größe für den Energiehaushalt (Grundumsatz) des Organismus. Kenntnisse über die Körperoberfläche sind auch bei der Beurteilung des Schweregrades von Verbrennungen von praktisch-medizinischer Bedeutung. Die Körperoberfläche (in m²) wird nach **DUBOIS** berechnet:

$$71{,}84 \times \text{Gewicht (in kg)}^{0,425} \times \text{Länge (in cm)}^{0,725}$$

Bei mittlerer Körpergröße von 177 cm (♂) bzw. 167 cm (♀) und einem Gewicht von 70 kg (♂) bzw. 60 kg (♀) beträgt die Körperoberfläche 1,85 m² (♂) bzw. 1,65 m² (♀). Als Faustregel kann man sich merken, daß je kg Körpergewicht (ausgehend von diesen Mittelwerten) etwa 100 cm² Oberfläche zu veranschlagen ist: Also bei einem 80 kg schweren ♂ von mittlerer Körpergröße etwa 1,95 m². Bei Neugeborenen beträgt die Körperoberfläche 0,2–0,25 m². Der Quotient aus Körperoberfläche und Körpergewicht (Volumen) ist bei Säuglingen etwa 2,5mal und bei 7jährigen etwa 1,5mal so groß wie bei Erwachsenen. Das erklärt die größere Auskühlungsgefahr und den höheren Grundumsatz (bezogen auf das Körpergewicht) bei Neugeborenen und Kleinkindern.

Neunerregel: Die Körperoberfläche verteilt sich auf die verschiedenen Regionen wie folgt:

Kopf:	9%
1 Arm:	9%
1 Bein:	18%
Rumpf, vorn:	18%
Rumpf, hinten:	18%

7   Körperbau und Gestalt

Der Körperbau und damit die Gestalt eines Menschen wird durch zahlreiche variable Größen beeinflußt (u. a. durch Geschlecht, Körpergröße, Gewicht sowie ethnische und Umweltfaktoren); sie müssen deshalb als individuelle Eigenschaften betrachtet werden.

7.1   Konstitution

Die Kombination verschiedener körperlicher und biologischer (physiologischer) Eigenschaften wird als **Konstitution** bezeichnet. Zwischen Konstitution, Neigung zu bestimmten Erkrankungen und bestimmten psychischen Konstellationen besteht eine gewisse Beziehung, so daß bei der ärztlichen Inspektion der Konstitutionstyp beachtet wird. Etwa 60% der Menschen in Mitteleuropa lassen sich einem bestimmten Konstitutionstypus (nach KRETSCHMER) zuordnen, die übrigen Individuen sind Mischformen:

1. **Leptosomer Typ:** Lang gewachsener, schlanker Körperbau, wenig Unterhautfettgewebe, schmales ovales Gesicht, häufig markantes Nasenprofil. Übergang einerseits zum Athletiker (Athletoleptosom) oder zum schwachen, unterentwickelten Körperbau (Astheniker).

2. **Athletischer Typ:** Breitschultrig, muskelstarker, meist mittelgroßer Typus mit breitem Brustkorb, kräftigem Körperbau, schmalem Becken.

3. **Pyknischer Typ:** Mittelgroß, gedrungener Körperbau mit relativ dünnen Gliedmaßen, großen Leibeshöhlen und starkem Fettansatz, besonders am Rumpf. Rundes Gesicht mit weichen Konturen, kurzer Hals; Männer häufig mit Glatze (Halbglatze).

7.2   Geschlechtsdimorphismus

Die gestaltlichen Unterschiede zwischen Mann und Frau (Geschlechtsdimorphismus) werden in primäre und sekundäre Geschlechtsmerkmale unterteilt.

Primäre Geschlechtsmerkmale: Hierzu werden zunächst die Keimdrüsen gezählt: Hoden (Testes), Eierstöcke (Ovarien). Die von den Keimdrüsen gebildeten Geschlechtshormone bewirken während der Embryonalzeit die Entwicklung des männlichen bzw. weiblichen Genitaltraktes, der ebenfalls zu den primären Geschlechtsorganen gerechnet wird, obwohl in der Entwicklung sekundär angelegt.

Sekundäre Geschlechtsmerkmale: Sie entstehen erst in der **Pubertät,** die als Zeitraum vom Erstauftreten der sekundären Geschlechtsmerkmale bis zur ersten Menstruationsblutung (Menarche) bzw. Spermatozoenreife definiert ist. Die Geschlechtsreife tritt in Mitteleuropa bei Frauen zwischen 8–14 Jahren und bei Männern zwischen 12–17 Jahren ein. Die sekundären Geschlechtsmerkmale stehen nicht in unmittelbarem Zusammenhang mit der Fortpflanzung: Körperbehaarung (Schamhaare, Achselhaare – beim Mann häufig noch weitere Körperhaare, z. B. Brusthaare und Haarstreifen zwischen Schamhaaren und Bauchnabel), Brüste in Verbindung mit Brustdrüsen, Kehlkopfwachstum und Änderung der Stimmlage.

Abbildungsreferenzen

[1] KNUSSMANN, R. (Hrsg.): Anthropologie. Handbuch der vergleichenden Biologie des Menschen. Gustav Fischer, Stuttgart–Jena–New York 1988.
[2] Roche Lexikon Medizin, 2. Aufl. Urban & Schwarzenberg, München–Wien–Baltimore 1987.

Weiterführende Literatur

1. BRAUS, H., C. ELZE: Anatomie des Menschen, Bd. I. Springer, Berlin–Heidelberg–New York 1954.
2. CIBA-GEIGY: Wissenschaftliche Tabellen Geigy, 5. und 8. Aufl. Ciba-Geigy AG, Basel 1955 und 1979.
3. HIERHOLZER, K., R. F. SCHMIDT: Pathophysiologie des Menschen. Edition Medizin, VCH, Weinheim 1991.
4. KNUSSMANN, R. (Hrsg.): Anthropologie. Handbuch der vergleichenden Biologie des Menschen. Gustav Fischer, Stuttgart–Jena–New York 1988.
5. THEWS, G., E. MUTSCHLER, P. VAUPEL: Anatomie, Physiologie, Pathophysiologie des Menschen. WVG, Stuttgart 1989.
6. WOLF-HEIDEGGER, G., A. M. CETTO: Die anatomische Sektion in bildlicher Darstellung. S. Karger, Basel 1967.

2 Zellenlehre

D. Drenckhahn

1 Die Zelle als kleinste autonome Lebenseinheit des Organismus

Der Begriff Zelle (cellula, lat.: Kämmerchen) wurde 1665 von Robert Hooke (1635–1703) eingeführt, der die Zellulosewände in Schnitten von Kork, Holundermark und anderen Pflanzenteilen beobachtete. Die fundamentale Bedeutung seiner Beobachtung blieb ihm verborgen. Erst etwa 200 Jahre später, nach Entdeckung des **Zellkerns** (1825) durch Jan Evangelista von Purkinje (1787–1869) und der Eizelle (1827) durch Karl Ernst von Baer (1792–1876) begriffen Schleiden (1804–1882) und Schwann (1810–1882) das Wesen der Zelle als elementare Baueinheit des Organismus (1838/39). Bereits 1852 veröffentlichte Rudolf Albert Koelliker (1817–1905), ein Schüler von Jakob Henle (1809–1885), mit dem „Handbuch der Gewebelehre des Menschen" die erste moderne Histologie (histos, gr.: Gewebe; logos, gr.: Wort, Lehre). Wichtige weitere Entdeckungen waren 1876 die Beobachtung von Oscar Hertwig (1849–1922), daß beim Seeigel die **Befruchtung** durch Verschmelzung eines Spermienkerns mit dem Eizellkern erfolgt und 1879/87 die Entdeckung der Zellteilung **(Mitose)** und Reifeteilung **(Meiose)** durch Walther Flemming (1843–1905). Johann Friedrich Miescher (1844–1895) entdeckte bereits 1868 die **Nukleinsäuren** als Bestandteile des Zellkerns und Theodor Boveri (1862–1915) beschrieb 1902, daß die Mendelschen Erbanlagen in den **Chromosomen** lokalisiert sind. 1952 wurde die Struktur der Nukleinsäuren durch J. D. Watson, F. C. Crick und M. H. Wilkins aufgeklärt und 1968 das Grundprinzip des genetischen Alphabets durch M. Nirenberg, H. G. Khorana und R. Holley entziffert. Damit waren die entscheidenden Voraussetzungen für ein universelles Verständnis der Zellfunktion und ihrer Steuermechanismen geschaffen worden.

Einen ganz wesentlichen Einfluß auf unser heutiges Bild vom Bau des Organismus und seiner Erkrankungen hatte Rudolf Virchow (1821–1902), der 1852 mit dem Satz „omnis cellula e cellula" (jede Zelle entsteht aus einer Zelle) jeder Form der nichtzellulären Zellentstehung widersprach. Virchow beschrieb die Zellen als die „eigentlichen Herde des Lebens und demnach auch der Krankheit".

Damit wird die Krankheit auf Zellveränderungen zurückgeführt **(Zellularpathologie).** Durch Virchows bahnbrechende Arbeiten sind alle Fächer der Medizin befruchtet worden. Im Mittelpunkt aller medizinischen Überlegungen steht die gesunde und kranke Zelle.

Zellen sind physikalisch-chemisch gesehen halb offene Systeme, die in ständigem Stoff- und Energieaustausch mit ihrer Umwelt stehen. Sie stellen die **kleinste** lebende Funktionseinheit des Organismus dar, mit einem eigenständigen, inneren chemischen Milieu, das gegenüber dem chemischen Milieu ihres Umfeldes konstant gehalten werden kann. Sie besitzen die **Grundeigenschaften des Lebens:** Höherer Grad der strukturellen und chemischen **Komplexität** als das Umgebungsmilieu, Fähigkeit zur Reaktion auf Änderungen des sie umgebenden Milieus **(Reizbarkeit),** Fähigkeit zu aktiven Formveränderungen und Gehalt von genetischen Informationen, die die **Vermehrung** (Reduplikation) und Bildung identischer Tochterzellen ermöglichen. Keine der intrazellulären Strukturen weist alle diese Eigenschaften auf.

Die Aufrechterhaltung eines eigenständigen zellulären Innenmilieus erfordert eine **Diffusionsbarriere** zwischen der Zelle und dem Umgebungsmilieu. Die Diffusionsbarriere wird durch eine semipermeable Membran bereitgestellt, die **Plasmamembran** (Abb. 2.1-1). Auch verschiedene intrazelluläre Strukturen sind von einer solchen semipermeablen Membran umgeben. Die Molekularstruktur der Membranen, die die Zelle umgeben und die viele intrazelluläre Kompartimente umhüllen, basiert auf speziellen Fettverbindungen, **polaren Lipiden,** die ähnlich wie ein dünner Ölfilm auf einer Wasseroberfläche eine wirksame Barriere für wasserlösliche Substanzen und Ionen bilden. Durch die Plasmamembran wurde die Voraussetzung für ein eigenständiges chemisches Innenmilieu der Zelle und für das Leben insgesamt geschaffen.

Die evolutionsbiologisch ältesten Lebewesen der Erde, die Bakterien, sind bereits von einer lipidhaltigen Zellmembran umgeben. Durch die gleichzeitige Entstehung von **Transportmolekülen,** die hydrophile Moleküle und Ionen durch die Membran hinein- und herausbefördern können, wurde es möglich, ein von den Schwankungen der Umwelt unabhängiges internes Zellmilieu zu schaffen. Die Energieversorgung für diese Transportprozesse und für die Synthese der Zellbausteine wurde in frühen Abschnitten der Evolution durch Reduktion anorganischer Substanzen gewonnen, z. B. durch die Reduktion von Schwefel zu Schwefelwasserstoff (Schwefel als Elektronenakzeptor). Erst nach „Erfindung" der **Photosynthese** (Chlorophyll) durch Blaualgen **(Cyanobakterien)** wurde **Sauerstoff** als Elektronenakzeptor produziert und allmählich die Sauerstoffatmosphäre der Erde aufgebaut.

Als starkes Oxidationsmittel ist Sauerstoff ein Zellgift. Deshalb halten die Zellen ihr internes Milieu in dem ursprünglichen, anaeroben, sauerstoffarmen Zustand, in erster Linie durch Bereitstellung von reduzierten Verbindungen, wie **Glutathion** und **Vitamin C.** Die Tatsache, daß alle kernhaltigen Zellen **(Eukaryonten)** Sauerstoff

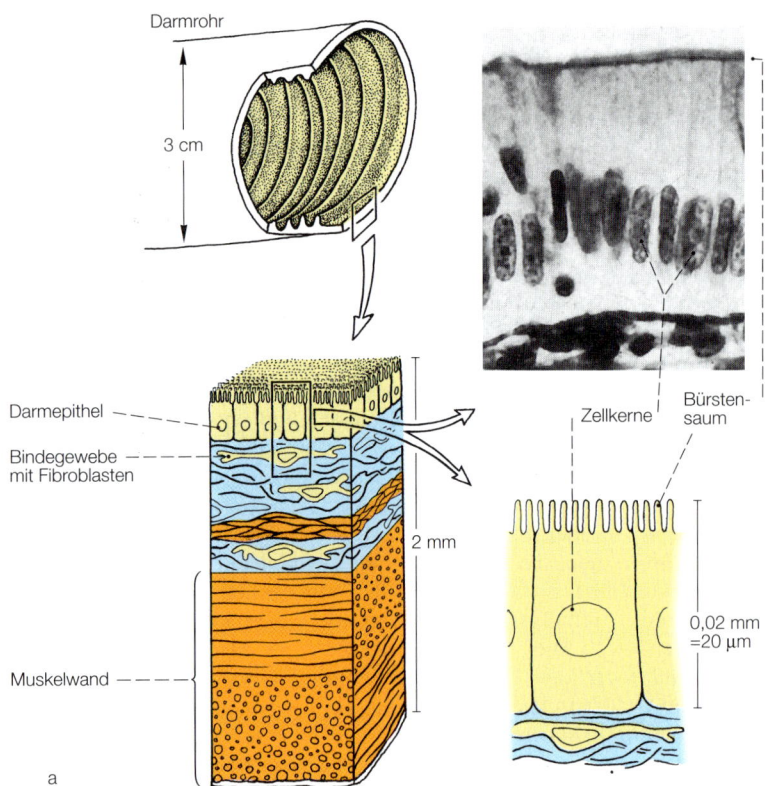

Abb. 2.1-1 Schematische Darstellung der wichtigsten Strukturelemente der Säugetierzelle am Beispiel des Darmepithels und eines Fibroblasten des subepithelialen Bindegewebes; (a) Übersicht; (b) Schema der ultrastrukturellen Details. Die Zellen sind gelb (Epithel, Fibroblasten) oder orange (Muskelzellen) getönt, die extrazellulären Komponenten des Bindegewebes (ECM = extrazelluläre Matrix) mit Basallamina und Kollagenfasern sind blau gefärbt. Das lichtmikroskopische Erscheinungsbild des Darmepithels mit seinem Mikrovillussaum (Bürstensaum) ist bei 800facher Vergrößerung in (a) gezeigt. Die Größenverhältnisse sind den Zahlenangaben zu entnehmen ($\varnothing$ = durchschnittlicher Durchmesser; 1 mm: 1000 µm; 1 µm: 1000 nm). Eine Seitenansicht des apikalen Drittels der lateralen Zellfläche ist zur Veranschaulichung der Interzellularkontakte oben rechts abgebildet. ZO: Zonula occludens; ZA: Zonula adhaerens mit Aktinfilamenten; MA: Macula adhaerens mit Intermediärfilamenten (IF); PA: Punctum adhaerens mit Aktinfilamenten.

zur Energieproduktion verwenden können, beruht auf dem ursprünglichen Zusammenleben (Symbiose) mit speziellen Bakterien, die in der Lage waren, Sauerstoff zur Oxidation und Energiegewinnung einzusetzen. Diese Bakterien, **Purpurbakterien**, sind während der Evolution in die Zelle eingedrungen (oder durch sie aufgenommen worden), haben dort ihre eigenständige Lebensfähigkeit weitgehend aufgegeben, und werden als **Mitochondrien** bezeichnet. Ohne Mitochondrien, die noch einen eigenen, reduzierten genetischen Apparat besitzen, ist eine **oxidative Energiegewinnung** (aerobe Synthese des Energieträgers Adenosintriphosphat, **ATP**) nicht möglich. Die anaerobe Energiegewinnung ist in tierischen Zellen reduziert und kann nur noch geringfügig zur Energieproduktion beitragen. Dagegen haben viele Bakterien die Fähigkeit zur **anaeroben Energiegewinnung** beibehalten (Anaerobier), wie z. B. der Erreger des Wundstarrkrampfs (Tetanus). Die Tetanus-Clostridien benötigen sauerstoffarme Bedingungen zum Leben, wie z. B. schlecht durchblutete Quetschwunden und Gewebsdefekte. Mitochondrien zählen zu den **Organellen** der Zelle (Abb. 2.1-1). Dieser Begriff schließt alle von einer Membran umgebenen intrazellulären Strukturen ein und wird auch für einige komplexe Zellstrukturen verwendet, die nicht von einer Membran umgeben sind, wie Ribosomen und Zentriolen (s. unten). Komplexe Oberflächenstrukturen wie Kinozilien und Stereozilien zählen auch zu den Organellen.

Die übrigen Membransysteme der Zelle dienen in erster Linie der Synthese der Lipidmembranen und der in ihnen vorhandenen Transportproteine sowie der Pro-

duktion von Stoffen, die von den Zellen an ihre Umwelt abgegeben werden **(Sekretion).** Diese Stoffe (Membrankomponenten und Exportproteine) werden in einem schlauchförmigen Membransystem, dem **endoplasmatischen Retikulum** (endo-, gr.: innen; plasma, gr.: Gebilde = Grundsubstanz des Zellinhaltes; reticulum, lat.: Netz), synthetisiert, dem GOLGI-**Apparat** (benannt nach CAMILLO GOLGI, 1844–1926) zur weiteren Modifikation und Reifung zugeführt und anschließend von membranumgebenen Bläschen **(Transportvesikel)** zu anderen intrazellulären Membransystemen transportiert. Spezialisierte Transportvesikel, die vom GOLGI-Apparat zur Zellmembran wandern, mit ihr verschmelzen **(Exozytose)** und dadurch den Inhalt an den Extrazellulärraum abgeben, werden **Sekretvesikel (-granula)** genannt. **Lysosomen** (lysis, gr.: Auflösung; soma, gr.: Körper) sind membranumgebene Organellen, in denen zelleigene Komponenten oder von außen durch Membraneinstülpung aufgenommene Stoffe **(Endozytose)** in ihre Bestandteile zergliedert werden (Verdauungsorganell). Als **Peroxisomen** werden Organellen bezeichnet, die befähigt sind, langkettige Fettsäuren und Aminosäuren oxidativ abzubauen und außerdem das Zellgift Wasserstoffperoxid (H_2O_2) zu vernichten. Der **Zellkern** enthält alle genetischen Informationen für die Synthese von Proteinen. Er steuert die Zellfunktionen.

Die Grundsubstanz der Zellen, das **Zytosol** (kytos, gr.: Zelle; sol: kolloidale Flüssigkeit), enthält **Ribosomen** (aus etwa 100 verschiedenen Molekülen zusammengesetztes Organell), an denen die Synthese von zytosolischen Proteinen („Eiweiß") aus Aminosäuren stattfindet. Membran-

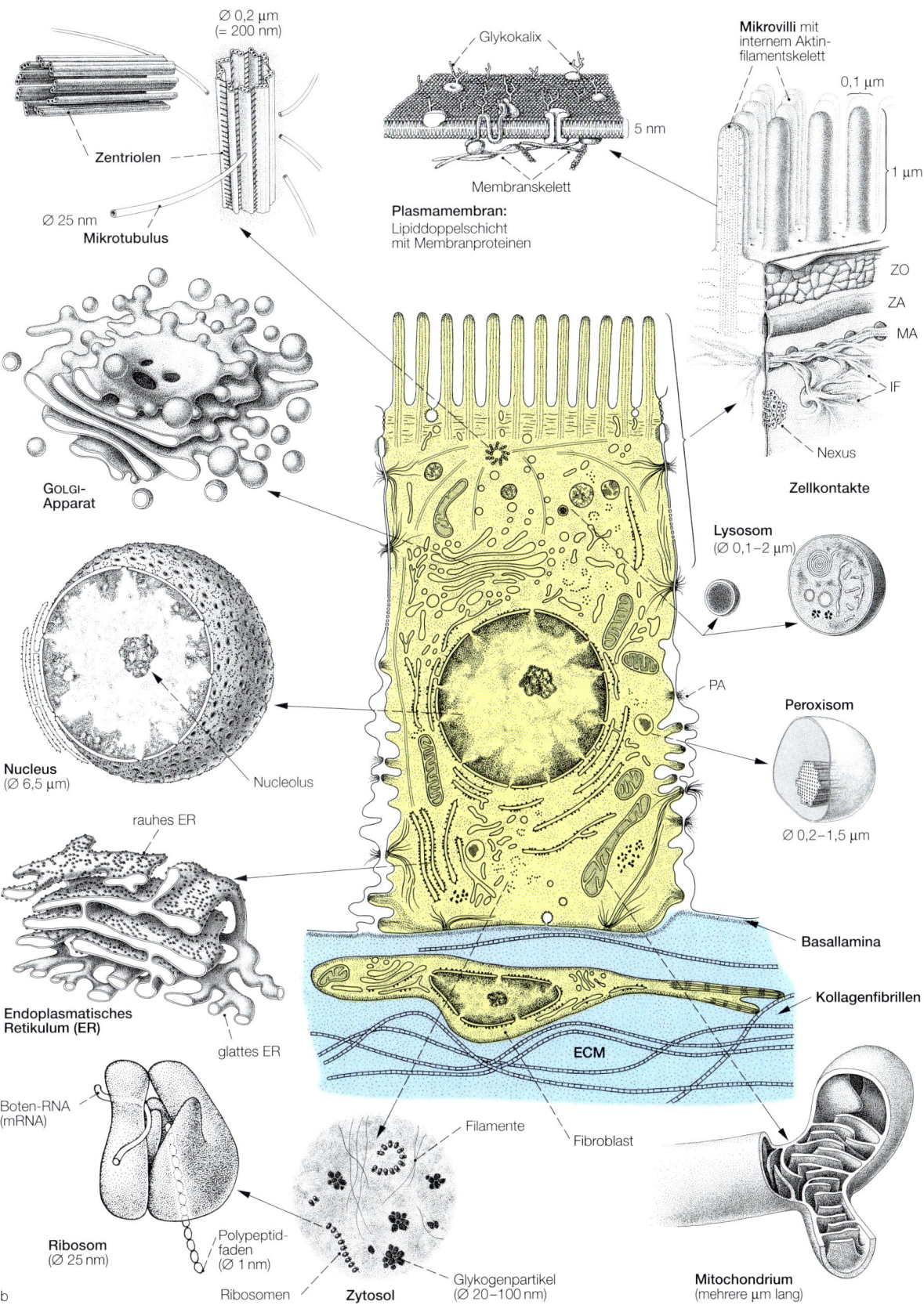

Ø 0,2 µm
(= 200 nm)

Zentriolen

Ø 25 nm
Mikrotubulus

Glykokalix

5 nm

Membranskelett

Plasmamembran:
Lipiddoppelschicht
mit Membranproteinen

Mikrovilli mit
internem Aktin-
filamentskelett

0,1 µm

1 µm

ZO
ZA
MA
IF
Nexus

Zellkontakte

Lysosom
(Ø 0,1–2 µm)

PA

Peroxisom

Ø 0,2–1,5 µm

Basallamina

Kollagenfibrillen

GOLGI-
Apparat

Nucleus
(Ø 6,5 µm)

Nucleolus

rauhes ER

**Endoplasmatisches
Retikulum (ER)**

glattes ER

Boten-RNA
(mRNA)

Ribosom
(Ø 25 nm)

Polypeptid-
faden
(Ø 1 nm)

Ribosomen

Filamente

Zytosol

Glykogenpartikel
(Ø 20–100 nm)

Fibroblast

ECM

Mitochondrium
(mehrere µm lang)

b

proteine und Sekretproteine werden an Ribosomen synthetisiert, die an das endoplasmatische Retikulum anhaften **(rauhes endoplasmatisches Retikulum)**. Spezialisierte Strukturproteine des Zytosols können sich zu feinen Fäserchen (Filamenten) zusammenlagern (Polymerisation) und das **Zytoskelett** aufbauen, welches unter anderem für die mechanischen Eigenschaften und Leistungen der Zelle verantwortlich ist (mechanische Stabilität, aktive Formveränderungen, Fortbewegung, intrazelluläre Transportvorgänge, etc.). Funktionell besonders vielseitig sind die röhrenförmigen **Mikrotubuli**, die von einem Organisationszentrum, dem **Zentrosom**, auswachsen und für gerichtete Transportvorgänge in der Zelle verantwortlich sind (u. a. für den Transport von Sekretvesikeln zur Plasmamembran), einschließlich der Separierung der Chromosomen während der **Zellteilung** (Mitose, Meiose).

Besondere **Oberflächenstrukturen** der Zellen dienen der Vergrößerung (**Mikrovilli:** fingerförmige Zellausstülpungen; **Mikroplicae:** faltenförmige Aufwerfungen; **Invaginationen:** Einfaltungen) oder können die Flüssigkeit in der Umgebung der Zelle in Bewegung setzen (**Kinozilien;** kinein, gr.: bewegen; cilium, lat.: Wimper). Über spezielle Hafteinrichtungen der Zellmembran, **Desmosomen** (desmos, gr.: Bindung), treten Zellen untereinander und mit ihrem Umfeld, der **extrazellulären Matrix**, in mechanischen Kontakt. Ebenfalls sind Zellen in der Lage, miteinander zu kommunizieren. Dies geschieht unter anderem über spezielle Verschmelzungszonen zwischen den Plasmamembranen benachbarter Zellen, **Nexus** (lat.:

Verknüpfung). Die am weitesten verbreitete Kommunikation zwischen Zellen erfolgt jedoch durch besondere Botenstoffe **(Hormone, Transmitter)**, die von Zellen in den Extrazellularraum abgegeben werden. Dort gelangen die Botenstoffe an **Rezeptoren** (spezifische Bindungsstellen) auf der Oberfläche von Zielzellen und lösen in diesen spezifische zelluläre Reaktionen aus, wie z.B. die Kontraktion von Muskeln, die Sekretabgabe von Drüsen oder die Zellteilung.

Alle Zellen leiten sich von der befruchteten Eizelle, der **Zygote**, ab. Im Laufe der Entwicklung des Individuums kommt es zu einer Spezialisierung, d. h. durch **Zelldifferenzierung** zu einer **Arbeitsteilung** und zur Ausbildung von Zellen, die an bestimmte Funktionen optimal angepaßt sind.

In diesem Kapitel werden die Bestandteile und Strukturen beschrieben, die in den meisten Zellen vorkommen. Die im Zuge der Differenzierung erworbenen spezialisierten Zellkomponenten und -strukturen werden bei Beschreibung der speziellen Organe und Gewebe abgehandelt.

2 Plasmamembran

2.1 Übersicht, Definitionen

Die Plasmamembran (Zellmembran) bildet eine kontinuierliche Grenzschicht, die das innere Milieu der Zelle von dem des Extrazellularraumes trennt. Sie stellt eine

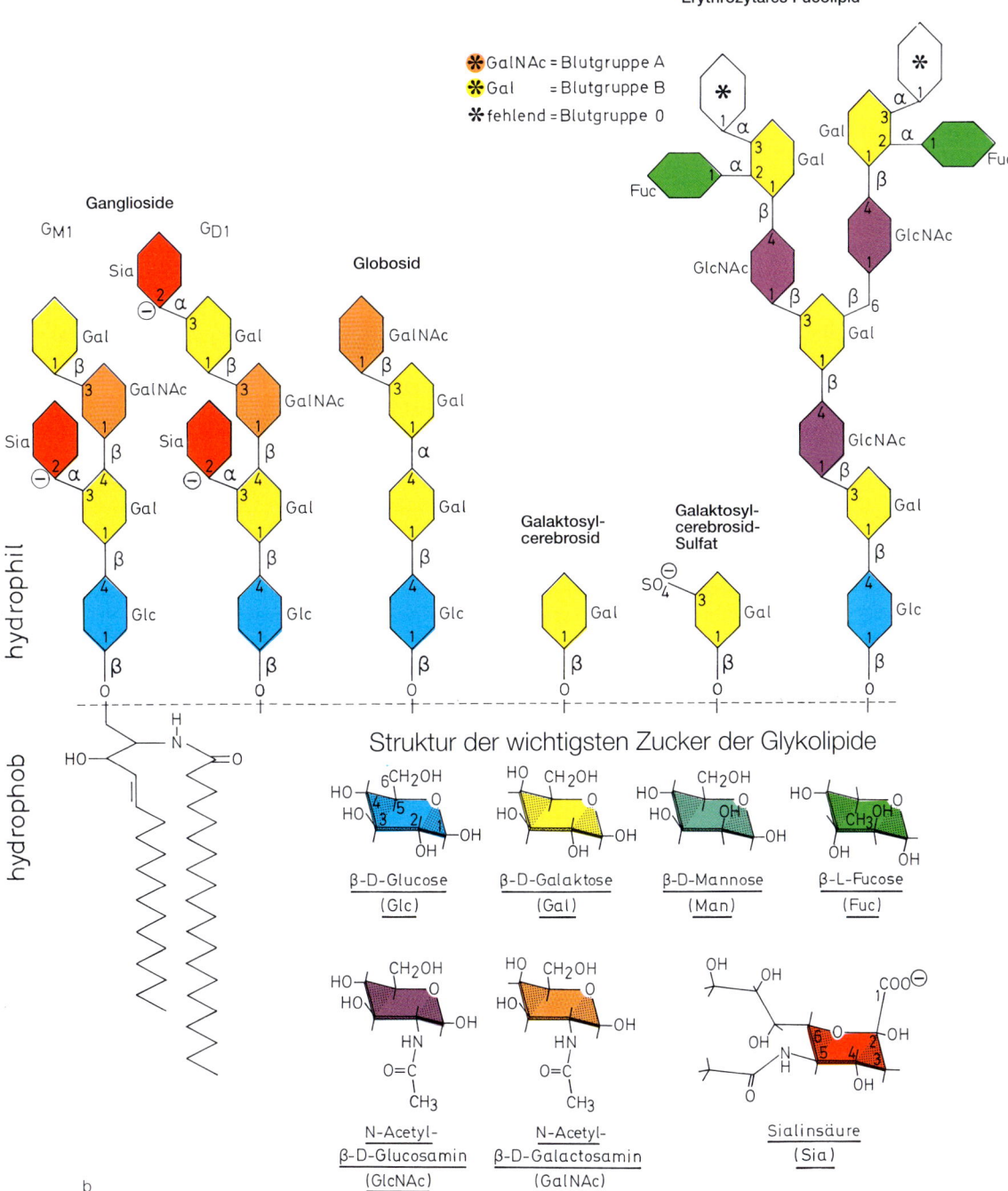

Erythrozytäres Fucolipid

Struktur der wichtigsten Zucker der Glykolipide

Abb. 2.2-1   Die wichtigsten in der Plasmamembran vorkommenden Lipidmoleküle.

(a) **Phospholipide** besitzen in ihrer hydrophilen Kopfgruppe eine Phosphatgruppe (einfach negativ geladen), mit der die beiden Aminoalkohole Cholin und Ethanolamin, die Aminosäure Serin oder der neutrale sechswertige zyklische Alkohol Inositol verestert sind. Weiterhin besitzen die Phospholipide zwei Kohlenwasserstoffketten (Fettsäuregruppen) mit einer Kettenlänge von hauptsächlich 16–20 C-Atomen. Eine der beiden Fettsäureketten trägt zumeist eine oder mehrere Doppelbindungen (ungesättigte Fettsäuren), die zu einer Abwinkelung der Ketten führen. **Glycerophospholipide** besitzen als Grundgerüst ein Glycerinmolekül, das mit zwei Fettsäuren und einer Phosphatgruppe verestert ist. **Sphingophospholipide** besitzen ebenfalls zwei Kohlenwasserstoffketten und ein Grundgerüst, das

sich aus der Aminosäure Serin ableitet. Das dominierende Sphingophospholipid ist Sphingomyelin. **Cholesterol** zählt zur Klasse der Steroide mit einer polaren Hydroxyl-Kopfgruppe.

(b) **Glykolipide** sind überwiegend Sphingolipide, bei denen die gesamte hydrophile Kopfgruppe durch eine Zuckerkette (verzweigt oder unverzweigt) besetzt ist, die meistens aus 1–14 Zuckermolekülen besteht. Quantitativ am bedeutendsten sind **Glykosphingolipide.** Glykosphingolipide, die Sialinsäuregruppen (N-Acetylneuraminsäure) an einer zentralen Zuckerkette (meistens aus 1–5 Zucker bestehend) tragen, werden als **Ganglioside** bezeichnet. **Cerebroside** besitzen zumeist ein bis zwei und **Globoside** vier neutrale Zucker als Kopfgruppe. Bei **Sulfatiden** enthalten einzelne Zucker der Zuckerkette Sulfatgruppen, manche Glykolipide enthalten Blutgruppensequenzen (die endständigen drei Zuckergruppen determinieren die AB0-Blutgruppe).

wirksame **Diffusionsbarriere** für wasserlösliche Moleküle dar und nimmt dadurch eine Schlüsselstellung bei den Wechselwirkungen der Zelle mit ihrer Umwelt ein.

Die Zellmembran ist wie alle anderen Membransysteme der Zelle ein 4–5 nm dünner, flexibler Film, dessen Grundgerüst aus einer molekularen Doppelschicht von speziellen Fettverbindungen, den **polaren (amphiphilen) Lipiden,** besteht (Abb. 2.2-1). Die wasserlöslichen (polaren, hydrophilen) Kopfgruppen der Lipide dieser **Einheitsmembran** sind zur zytoplasmatischen (internen) und zur externen Oberfläche der Membran orientiert, während die wasserabstoßenden (hydrophoben) Kohlenwasserstoffketten der Lipide einander zugewandt sind und den zentralen Teil der Membran bilden. Diese **Einheitsmembran** enthält zahlreiche Proteine, welche in die Lipiddoppelschicht eintauchen, sie vollständig durchqueren oder/und an ihr kovalent verankert sind **(integrale Membranproteine).** Proteine, die an der zytoplasmatischen oder der externen Oberfläche der Plasmamembran adsorbiert sind, werden als **periphere Membranproteine** bezeichnet. Die externe Oberfläche der Plasmamembran enthält Zuckerketten, die entweder an Membranproteine (Glykoproteine) oder an bestimmte polare Lipide, die Glykolipide gebunden sind. Glykolipide kommen fast ausschließlich in der externen Lipidschicht der Plasmamembran vor. Die Gesamtheit der Zuckerketten auf der Zelloberfläche wird als **Glykokalix** bezeichnet. Sie ist Sitz von Blutgruppeneigenschaften, Bindungsort für bestimmte Krankheitserreger (u.a. Grippevirus) und bakterielle Toxine (u.a. Cholera-, Tetanustoxin) und zugleich Ort der Zell-Zell-Erkennung und Zellhaftung. Ein Teil der integralen Membranproteine ermöglicht die Aufnahme und Abgabe von wasserlöslichen Molekülen (Ionen, Nährstoffe etc.) durch die Membran und ist für den Aufbau und die Fortleitung eines **elektrischen Potentials** verantwortlich.

Andere Proteine dienen als **Rezeptoren** für Hormone oder sind für die selektive Aufnahme größerer Moleküle (Endozytose) wichtig. Einige Rezeptorproteine können im Zusammenspiel mit anderen Membranproteinen (G-Proteine) die Bildung intrazellulärer **Botenstoffe** stimulieren (u.a. zyklisches Adenosinmonophosphat, Inositoltrisphosphat) oder die intrazelluläre Konzentration von Kalziumionen regulieren. Diese Botenstoffe und Ionen beeinflussen den Zellstoffwechsel oder das elektrische Membranpotential der Zelle und ermöglichen so eine Reaktion der Zelle auf externe Reize.

Durch Verbindungen von Membranproteinen mit Komponenten des **Zytoskeletts** wird die Lipiddoppelschicht stabilisiert.

2.2 Morphologie

Die Dicke der Plasmamembran (Lipiddoppelschicht) liegt mit 4–5 nm weit unterhalb des optischen Auflösungsbereiches des konventionellen Lichtmikroskopes (240 nm). Verschiedene histochemische Methoden zum Nachweis von Komponenten der Plasmamembran erlauben eine indirekte lichtmikroskopische Darstellung.

Im elektronenmikroskopischen Schnittbild tritt die Plasmamembran als **Doppellamelle** in Erscheinung (Abb. 2.1-1, 2.2-2 u. 4): Zwei parallel zueinander verlaufende, kontrastreiche 2–3 nm breite Lamellen werden von einer kontrastarmen 2–3 nm breiten Zone getrennt. Diese trilaminäre Struktur (dunkel-hell-dunkel) ist das elektronenmikroskopische Äquivalent der Lipiddoppelschicht, die auch als **Einheitsmembran** bezeichnet wird. Die innere und äußere kontrastreiche Lamelle tritt besonders deutlich nach Imprägnation der Zellen mit Metalloxiden (OsO_4, $KMnO_4$) hervor. Die Metalloxide binden nicht nur an die Doppelbindungen der ungesättigten Fettsäuren und hydrophilen Kopfgruppen der Lipide, sondern auch an die Membranproteine. Die elektronenmikroskopisch ermittelte Dicke der chemisch fixierten, metallimprägnierten Plasmamembran ist mit 6–10 nm (im Mittel 7,5 nm) größer als die mit physikochemischen Methoden ermittelte, reale Dicke von 4–5 nm.

Wichtige Einblicke in die Membranstruktur wurden durch die **Gefrierbruchtechnik** erhalten (Abb. 2.2-2): Gewebestücke werden unter Vermeidung von Eiskristallbildung in flüssigem Stickstoff oder Helium rasch tiefgefroren. Die gefrorenen Gewebestücke werden dann unter Vakuum an einer Messerschneide gespalten, wobei ein Stück des Gewebes absplittert. Die Bruchfläche wird unter einem schrägen Winkel mit einer hauchdünnen Kohle- und Platinschicht bedampft. Nach Auftauen und Ablösen des Gewebes bleiben die Platin-Kohlehäutchen (Masken) der bedampften Bruchflächen zurück und können anschließend im Elektronenmikroskop betrachtet werden. Liegt eine Bruchfläche in der Ebene der Plasmamembran (oder Organellenmembran), dann verläuft der Bruchspalt bevorzugt genau in der Mitte der Lipiddoppelschicht und spaltet diese in ein **externes Blatt (E-Seite)** und ein inneres, **plasmatisches Blatt (P-Seite).** Charakteristisch für die Plasmamembran und alle anderen Einheitsmembranen ist das Auftreten zahlreicher 5–10 nm großer **intramembranärer Partikel.** Diese Partikel entsprechen größtenteils Membranproteinen bzw. Komplexen von Membranproteinen, die die Lipiddoppelschicht vollständig durchqueren (integrale Proteine). In der Regel ist der weitaus überwiegende Teil der integralen Membranproteine beim Auseinanderbrechen der Membran auf der P-Seite zu finden, wahrscheinlich weil die in das Zytoplasma reichenden Teile dieser Proteine dort fester verankert sind und deshalb auf der P-Seite beim Auseinanderbrechen der Membran haften bleiben.

Um die äußere und innere Oberfläche der Membran zu betrachten (E-Oberfläche, P-Oberfläche) oder um die Membranpartikel deutlicher hervortreten zu lassen, kann man den anhaftenden Eisfilm teilweise im Vakuum verdampfen lassen (als Gefrierätzung bezeichnet). Die äußere Oberfläche erscheint zumeist wenig strukturiert (Filz von Zuckerketten = **Glykokalix**). Dagegen weist die innere, dem Zytoplasma zugewandte Seite häufig Partikel und filamentäre Strukturen auf, die zum großen Teil Elemente eines filamentären Netzwerkes darstellen, das als **Membranskelett** bezeichnet wird (Abb. 2.4-18 u. 19).

2.3 Molekularbau

2.3.1 Lipide der Plasmamembran

Die Membranlipide sind in Gemischen apolarer (hydrophober) organischer Flüssigkeiten löslich und können deshalb durch solche Lösungsmittel, wie zum Beispiel durch Chloroform-Methanol, aus Zellhomogenaten oder isolierten Membranen extrahiert werden. Die meisten Membranlipide sind polare Lipide. Diese besitzen eine

Eingefrorenes Gewebe

Messer

Abb. 2.2-2 Gefrierbruchtechnik zur strukturellen Untersuchung der zellulären Membransysteme.

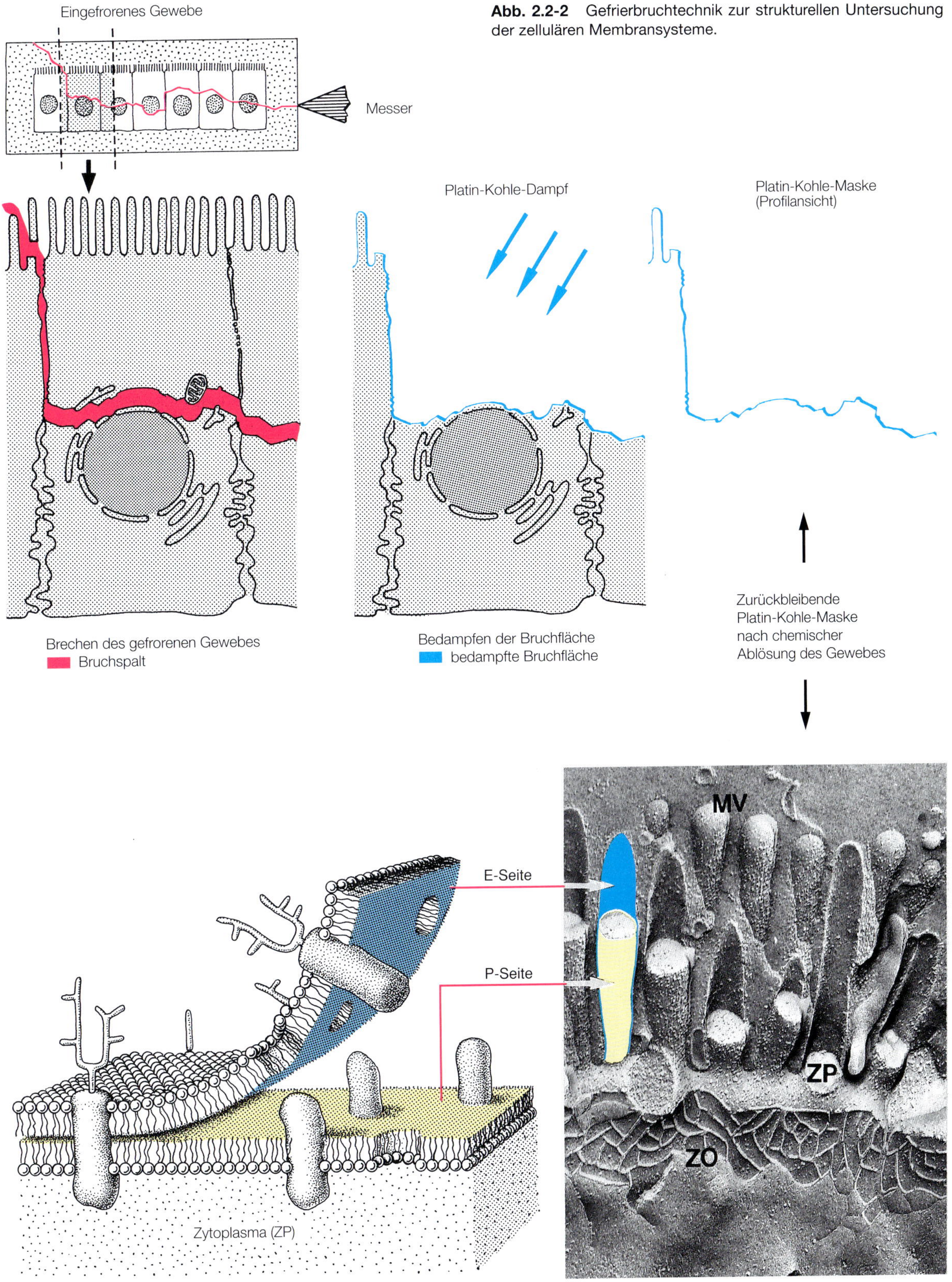

Platin-Kohle-Dampf

Platin-Kohle-Maske (Profilansicht)

Brechen des gefrorenen Gewebes
■ Bruchspalt

Bedampfen der Bruchfläche
■ bedampfte Bruchfläche

Zurückbleibende Platin-Kohle-Maske nach chemischer Ablösung des Gewebes

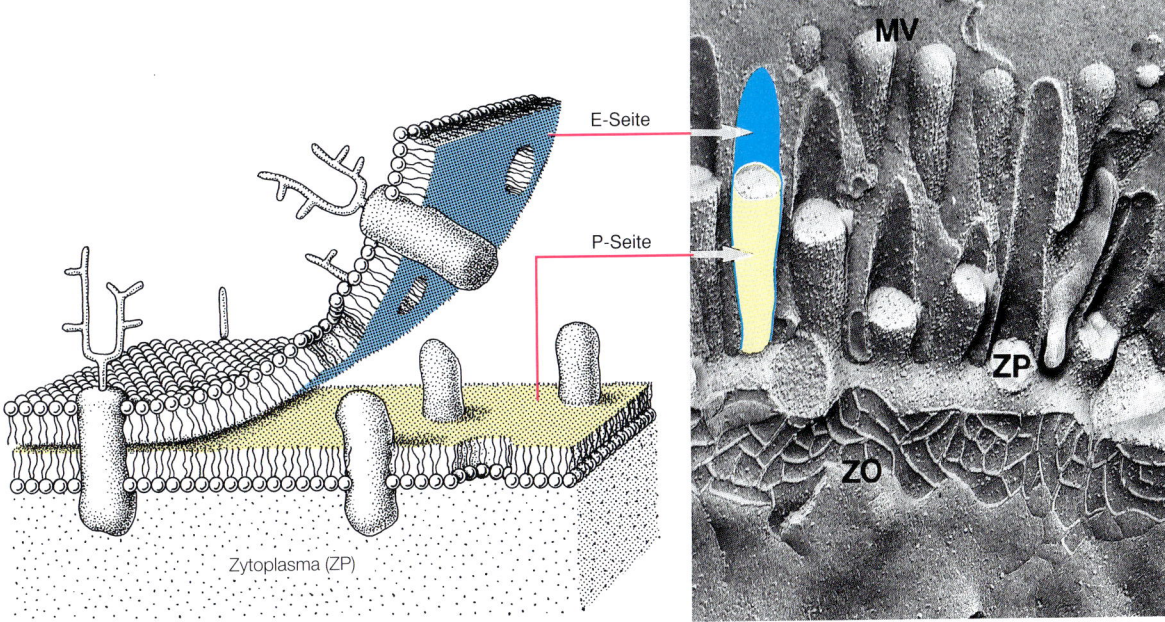

E-Seite

P-Seite

Zytoplasma (ZP)

MV

ZP

ZO

Schematische Darstellung des Bruchverlaufes durch die Lipiddoppelschicht. Das externe Blatt (E-Seite) enthält weniger Proteinpartikel als das zytoplasmatische Blatt (P-Seite)

Elektronenmikroskopische Betrachtung der Platin-Kohle-Maske eines Gefrierbruches durch das Darmepithel der Ratte. Obere Hälfte: Mikrovilli (MV). Untere Hälfte: Laterale Membran mit Zonula occludens (ZO). Vergr.: 40000fach. Das Zytoplasma (ZP) in den quergebrochenen Mikrovilli erscheint wenig strukturiert

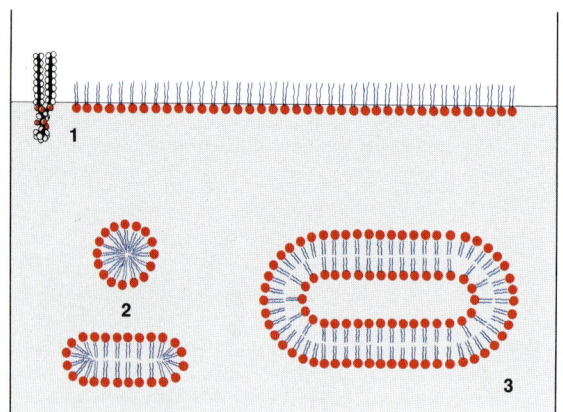

Abb. 2.2-3 Orientierung von Phospholipidmolekülen in Wasser oder an einer Wasser-Luft-Grenzschicht.
1. An einer Wasseroberfläche sind die polaren Köpfchen der Lipide (rot) zum Wasser, die apolaren Fettsäureketten (blau) zur Luft orientiert.
2. Oberhalb einer kritischen Konzentration bilden die Phospholipide Micellen (kritische Micellarkonzentration).
3. In den Liposomen bildet eine Phospholipid-Doppelschicht (Bilayer) ein vollständig geschlossenes Vesikel. Liposomen entstehen, wenn man Phospholipid-Micellen mit Ultraschall beschallt.

hydrophile (polare, wasserlösliche) Kopfgruppe und zwei hydrophobe (wasserabstoßende) Kohlenwasserstoffketten. Die quantitativ bedeutendsten Lipide der Plasmamembran sind die **Phospholipide, Glykolipide** und das **Cholesterol** (Abb. 2.2-1). Wenn polare Lipide (u.a. Phospholipide) in eine wäßrige Lösung gebracht werden, bilden sie spontan lamelläre Aggregate (Abb. 2.2-3).

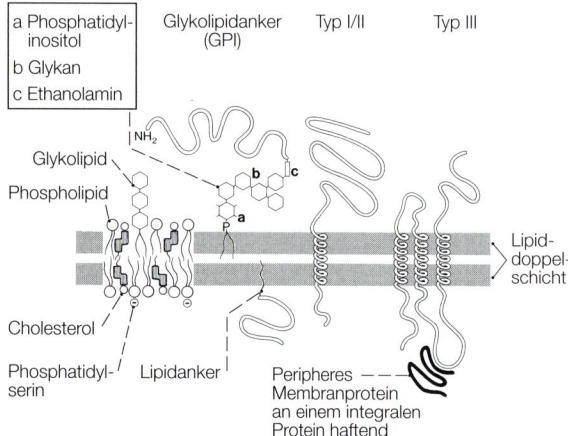

Abb. 2.2-4 Strukturelle Komponenten der Plasmamembran. Die integralen Membranproteine können auf drei verschiedene Weisen in der Lipiddoppelschicht verankert sein. Periphere Membranproteine haften zumeist an integralen Proteinen. Die asymmetrische Verteilung der Membranlipide ist ebenfalls dargestellt (u.a. Glykolipide außen, Phosphatidylserin innen).

2.3.2 Asymmetrie der Lipiddoppelschicht

Die verschiedenen Typen von polaren Membranlipiden sind nicht gleichmäßig auf die innere und äußere Lipidlamelle verteilt (Abb. 2.2-4). Die Glykolipide sind fast ausschließlich auf die äußere Lipidlamelle beschränkt. Phosphatidylcholin (Lecithin) ist in der äußeren Membranlamelle wesentlich häufiger als in der inneren. Dagegen sind Phosphatidylethanolamin und -serin auf das innere Blatt beschränkt. Phosphatidylserin scheint ein wichtiger Bindungsort für Kalziumionen an der zytosolischen Seite der Plasmamembran zu sein.

2.3.3 Zelltyp- und Zellregion-spezifische Unterschiede im Lipidmuster

Es bestehen erhebliche Unterschiede in der Lipidzusammensetzung der Plasmamembran von verschiedenen Zellen. Die funktionelle Bedeutung dieser Unterschiede ist noch wenig geklärt. Beispielsweise ist das Glykolipid **Galaktocerebrosid** (Abb. 2.2-1) das Hauptglykolipid des **Nervensystems** (20% der Gesamtlipide) und fehlt weitgehend außerhalb des Nervensystems. Es scheint für den Aufbau der Markscheiden (Myelin) von Nervenfasern wichtig zu sein (s. Band II, Abb. 16.2-17 bis 21), die aus der Plasmamembran von Gliazellen hervorgehen.

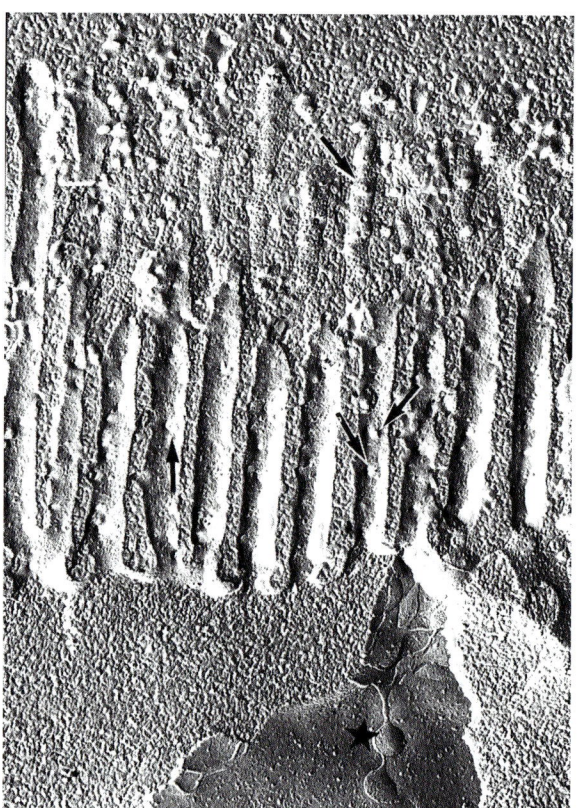

Abb. 2.2-5 Darstellung von Cholesterol in der Plasmamembran des Dickdarmepithels vom Meerschweinchen mit Hilfe des Antibiotikums Filipin. Filipin dringt in die Lipiddoppelschicht ein und bindet dort Cholesterol. Die Cholesterol-Filipin-Komplexe erscheinen im Gefrierbruch als kleine Vorwölbungen und Einsenkungen (Dellen) der Membran (Pfeile). Beachte die vielen Filipin-Cholesterol-Komplexe in der Membran der Mikrovilli. In dem Ausschnitt der lateralen Membran (Stern) sind keine Komplexe enthalten (Domänen-spezifische Unterschiede im Lipidmuster!). Vergr. 42 000fach. (Aus LUCIANO et al. [10])

In Zylinderepithelzellen, wie zum Beispiel dem Darmepithel, sind die **Glykolipide** auf die apikale (dem Darmlumen zugewandte) Oberfläche beschränkt. Über 80% der Lipide der äußeren Lamelle der apikalen Plasmamembran sind Glykolipide. Die *Zonulae occludentes* (s. Kap. 2.3.2.4) verhindern ein Übertreten (laterale Diffusion) der Glykolipide in die Plasmamembran der basolateralen Zelloberfläche.

Die Verteilung von **Cholesterol** in der Plasmamembran kann durch das Antibiotikum **Filipin** morphologisch analysiert werden (Abb. 2.2-5). Filipin bildet Komplexe mit Cholesterol, die mit der Gefrierbruchtechnik als 15–25 nm große, erhabene Partikel oder Einsenkungen der Membran identifiziert werden können.

2.3.4 Fluidität der Lipiddoppelschicht

Die Plasmamembran ist ein **flexibler Lipidfilm,** der sich den Formveränderungen der Zelle anpaßt und dynamische Prozesse wie Fusion oder Abschnürung von Membranvesikeln (Exo- und Endozytose) erlaubt. Diese Funktionen erfordern eine hohe Eigenbeweglichkeit der Lipidmoleküle (Fluidität, laterale Mobilität). Diese Fluidität ist unter physiologischen Bedingungen gewährleistet.

Der **laterale Diffusionskoeffizient** von Lipidmolekülen beträgt bei 37 °C bis zu 1 μm^2/sec ($10^{-8}-10^{-9}$ cm^2/sec), was bedeutet, daß sich die Lipidmoleküle in einer Sekunde durchschnittlich über eine Fläche von bis zu 1 μm^2 ausbreiten können. Diese Fluidität der Membranlipide wird mit den **Fließeigenschaften von Speiseöl** verglichen. Sie wird auf zwei Weisen erreicht:
1. Durch **Doppelbindungen** in den Fettsäureketten, die eine Abknickung der Ketten bewirken und die starre kristalline Ordnung des Lipidfilms stören.
2. Durch den Gehalt der Membran an **Cholesterol,** das mit seinem sperrigen Ringsystem die regelmäßige Ordnung des Phospholipid-/Glykolipidfilms stört. Ein sehr hoher Cholesterolgehalt (> 50%) reduziert dagegen die Fluidität.

Der Phasenübergang vom rigiden Gelzustand der Lipiddoppelschicht in den flüssig-kristallinen Zustand liegt bei 17–25 °C (Abb. 2.2-6). Es ist für verschiedene Tierspezies gezeigt worden,

daß bei einer langfristigen Abkühlung der Umgebungstemperatur der Gehalt an Doppelbindungen in Fettsäuren zunimmt. Dadurch wird die Fluidität der Einheitsmembran bei niedrigeren Temperaturen gewährleistet. Der hohe Cholesterolgehalt in der Plasmamembran des Darmepithels (Abb. 2.2-5) scheint einer übermäßigen Fluidisierung durch die Fettsäuren entgegenzuwirken, die bei der Resorption vorübergehend in die Lipiddoppelschicht integriert werden.

2.4 Elektrisches Membranpotential

Die Lipiddoppelschicht stellt eine wirksame Diffusionsbarriere für hydrophile Moleküle und Ionen dar (Abb. 2.2-7). Durch die Wirkung von Membranpumpen, besonders der **Na^+-K^+-ATPase** (s. unten), wird ein **Ionenungleichgewicht** zwischen Zellinnerem und Extrazellularraum aufgebaut. Die extrazelluläre Konzentration von Na^+ und Cl^- ist jeweils etwa 20- bis 30fach höher als im Zellinneren. Dagegen ist K^+ innen 30fach höher konzentriert als außen. Na^+- und Cl^--Ionen trachten also danach, in die Zelle einzuströmen, K^+-Ionen dagegen auszuströmen. Durch die Existenz von Kalium-Kanälen in der Plasmamembran (s. unten), von denen einige geöffnet sind, strömt ein Teil der K^+-Ionen durch die Kanäle wieder nach außen. Da Anionen und Proteine mit ihren negativen Ladungen nicht folgen können, entsteht über der Plasmamembran eine elektrische **Potentialdifferenz** (innen negativ, außen positiv). Diese Po-

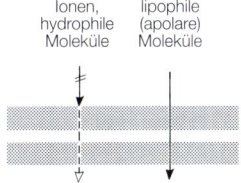

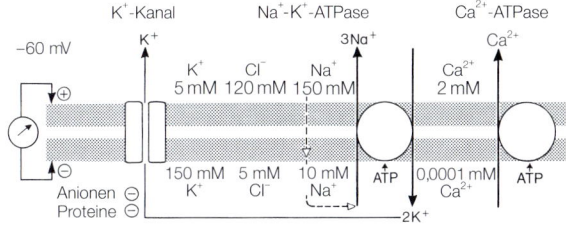

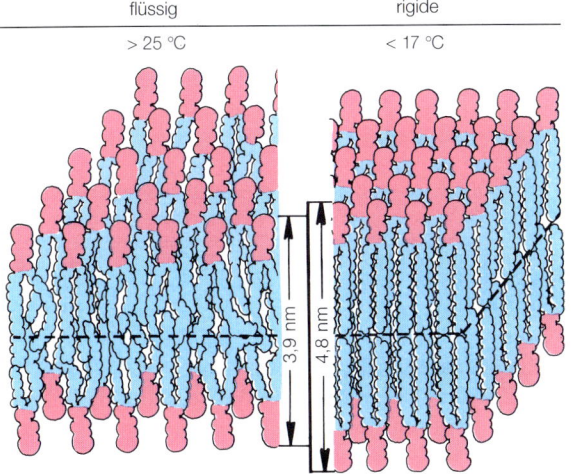

Abb. 2.2-6 Die Anordnung der polaren Lipide in Doppelschichten ist temperaturabhängig. Für die Erfüllung der physiologischen Aufgaben der Membranen ist die flüssige Phase erforderlich. In der flüssigen Phase ist die Lipiddoppelschicht dünner, die Lipidmoleküle stehen weiter auseinander. In der rigiden, lamellären Phase ist die Lipiddoppelschicht dicker, die Lipidmoleküle stehen enger zusammen.

Abb. 2.2-7 Die Lipiddoppelschicht bildet eine wirksame Diffusionsbarriere für Ionen und hydrophile Moleküle. Lipophile Moleküle (u. a. Steroidhormone) können leichter die Membran durchqueren. Die Na^+-K^+-ATPase der Plasmamembran baut einen Ionengradienten zwischen Extra- und Intrazellularraum auf. K^+-Ionen fließen über K^+-Kanäle vom Intrazellularraum in den Extrazellularraum zurück. Anionen (besonders Proteine) können nicht folgen. Dadurch entsteht das Ruhemembranpotential. Die intrazelluläre Ca^{2+}-Konzentration wird durch die Ca^{2+}-ATPase (Pumpe) innen 1000–10000fach geringer als außen gehalten.

tentialdifferenz (innen gegen außen gemessen) variiert zwischen -20 mV bis -120 mV. Wenn Na^+-Kanäle aufgrund bestimmter Signale geöffnet werden, können die positiv geladenen Na^+-Ionen ihrem Gradienten folgend von außen in das negativ geladene, Na^+-arme Zellinnere einströmen, was eine Reduktion bis Umkehr (**Depolarisation**) der Potentialdifferenz zur Folge hat. Öffnung von K^+-Kanälen führt dagegen zum Ausstrom von K^+ und bewirkt dadurch eine Verminderung der positiven Ladungen im Zellinneren. Eine **Hyperpolarisation** (weitere Erhöhung der Potentialdifferenz) ist die Folge. Eine Hyperpolarisation kann auch durch Öffnung von Cl^--Kanälen zustande kommen. Die Cl^--Ionen strömen dann ihrem Gradienten folgend in die Zelle ein und erhöhen dadurch die interne negative Ladung. Das trifft insbesondere für Nerven- und Muskelzellen zu.

2.5   Membranproteine

2.5.1   Strukturelle Klassifizierung der Membranproteine

Der Gewichtsanteil der Membranproteine am Gesamtgewicht der Plasmamembran variiert zwischen 20% (Myelinmembran der Nervenfasern) und 60% (Erythrozytenmembran). Zwei Typen von Membranproteinen können unterschieden werden, integrale und periphere Membranproteine.

1. Integrale Membranproteine durchqueren die Lipiddoppelschicht einfach (Typ I und II) oder mehrfach (Typ III) oder sind durch kovalente Verknüpfung mit Lipiden in ihr verankert. Bei den Typ-I-Proteinen ist der C-Terminus auf der zytoplasmatischen Seite und bei den Typ-II-Proteinen auf der externen Seite der Plasmamembran gelegen. Die transmembranären Proteinabschnitte setzen sich überwiegend aus hydrophoben Aminosäuren zusammen, die zumeist in Schraubenkonformation (α-Helix) angeordnet sind (Abb. 2.2-4). Alle Ionenkanäle und die meisten Rezeptorproteine sind transmembranäre Membranproteine.

Die **Lipidankerproteine** können im äußeren oder inneren Blatt der Plasmamembran verankert sein. Die Verankerung im äußeren Blatt der Plasmamembran findet zumeist durch eine kovalente Bindung des C-Terminus der Proteine an das Membranlipid Phosphatidylinositol statt. Zwischen der Inositolgruppe des Lipids und dem Protein ist eine kurze Zuckerkette (Glykan) und Phosphoethanolamin eingeschaltet (**GPI-Anker**). Beispiele sind die in der Histochemie häufig untersuchten Proteine alkalische Phosphatase, 5′-Nucleotidase und die membranständige Acetylcholinesterase. In Epithelzellen werden GPI-Anker-Proteine zumeist apikal gefunden, in Nervenzellen im Axon. Eine Membranverankerung von Proteinen am inneren Blatt der Plasmamembran kann durch die kovalente Verknüpfung von Aminosäuren der Proteine mit Fettsäuren (**Fettsäureanker**) oder mit Lipidvorstufen der Cholesterinsynthese (**Prenylanker**) erfolgen (Beispiele: GTP-bindende Proteine, s. Kap. 2.2.9).

2. Periphere Membranproteine sind an der inneren oder äußeren Membranoberfläche adsorbiert (nicht kovalent gebunden). Sie können unter bestimmten Bedingungen ohne Zerstörung der Lipiddoppelschicht extrahiert werden. Beispiele von internen peripheren Membranproteinen sind die Proteine des Membranskeletts, während Verbindungsproteine zur extrazellulären Matrix, wie das Fibronektin oder einige Proteoglykane, zu den externen peripheren Membranproteinen zählen.

2.5.2   Funktionelle Klassifizierung der Membranproteine

Im vergangenen Jahrzehnt sind zahlreiche Membranproteine der Plasmamembran von Säugetierzellen isoliert, sequenziert und teilweise funktionell aufgeklärt worden. Die Proteine lassen sich grob in acht funktionelle Gruppen unterteilen:

1. Strukturproteine. Als Beispiel für ein integrales Membranprotein mit überwiegend struktureller Aufgabe können die Glykophorine A, B und C der Erythrozytenmembran gezählt werden (Abb. 2.2-8). Der extrazelluläre Teil der Proteine trägt mit zahlreichen Sialinsäure-enthaltenden Zuckerseitenketten wesentlich zur Bildung der Glykokalix mit ihrer negativen Oberflächenladung bei. Der interne (zytoplasmatische) Teil der Proteine ist ein wichtiger Membranverankerungspunkt für eine Filamentmatte (Membranzytoskelett), die der Innenseite der Plasmamembran anhaftet.

2. Ektoenzyme. Alle Zellen besitzen membrangebundene Enzyme, die verschiedene biochemische Reaktionen auf der Zelloberfläche katalysieren. Sie heißen deshalb Ektoenzyme. Beispiele sind die alkalische Phosphatase, 5′-Nucleotidase, Peptidasen, Disaccharidasen, Transferasen. Die luminale Plasmamembran von Darm- und Nierenepithelien sowie Gefäßendothelzellen ist besonders reich an Ektoenzymen. Die Reaktionsprodukte (abgespaltene Zucker, Aminosäuren, Adenosin) können von den Zellen über spezifische Transportsysteme aufgenommen werden, andere, besser lipidlösliche Spaltprodukte (Fettsäuren, Glycerin) können direkt durch die Plasmamembran diffundieren.

3. Endozytoserezeptoren. Große Moleküle (Makromoleküle) wie Proteine und Proteinkomplexe können nur über den Weg der Endozytose in die Zelle aufgenommen werden (s. Kap. 2.8). Es gibt verschiedene integrale Rezeptorproteine in der Plasmamembran, die spezifisch bestimmte extrazelluläre Makromoleküle an der Zelloberfläche binden. Anschließend werden die Makromolekül-Rezeptorkomplexe in Einsenkungen (Invaginationen) der Plasmamembran verlagert, die dann abgeschnürt und in die Zelle aufgenommen werden (Stoffaufnahme durch Endozytose).

Vertreter solcher Endozytoserezeptoren sind Rezeptoren für Lipoproteinkomplexe (zum Beispiel der Low-density-Lipoprotein-[LDL]-Rezeptor), der Rezeptor für das Eisentransportprotein Transferrin (Transferrin-Rezeptor) und ein Rezeptor der Leberzellen für defekte Serumproteine, die Sialinsäuregruppen verloren haben (Asialoglykoprotein-Rezeptor).

4. Kanäle, Transporter, Pumpen. Eine große Zahl von integralen Membranproteinen ist für die Aufrechterhaltung und Änderungen des intrazellulären Ionenmilieus verantwortlich. Diese Aufgabe wird durch tunnelförmige Einzelproteine oder Proteinkomplexe (aus mehreren Proteinen bestehend) erfüllt, die Ionen und kleine hydrophile Moleküle durch die Membran schleusen. Man kann drei Typen unterscheiden:

(a) Kanäle. Diese erlauben eine ungehinderte Diffusion bestimmter Ionen durch die Membran (u.a. für K^+, Na^+, oder Ca^{2+}). Die Menge der pro Zeiteinheit durch

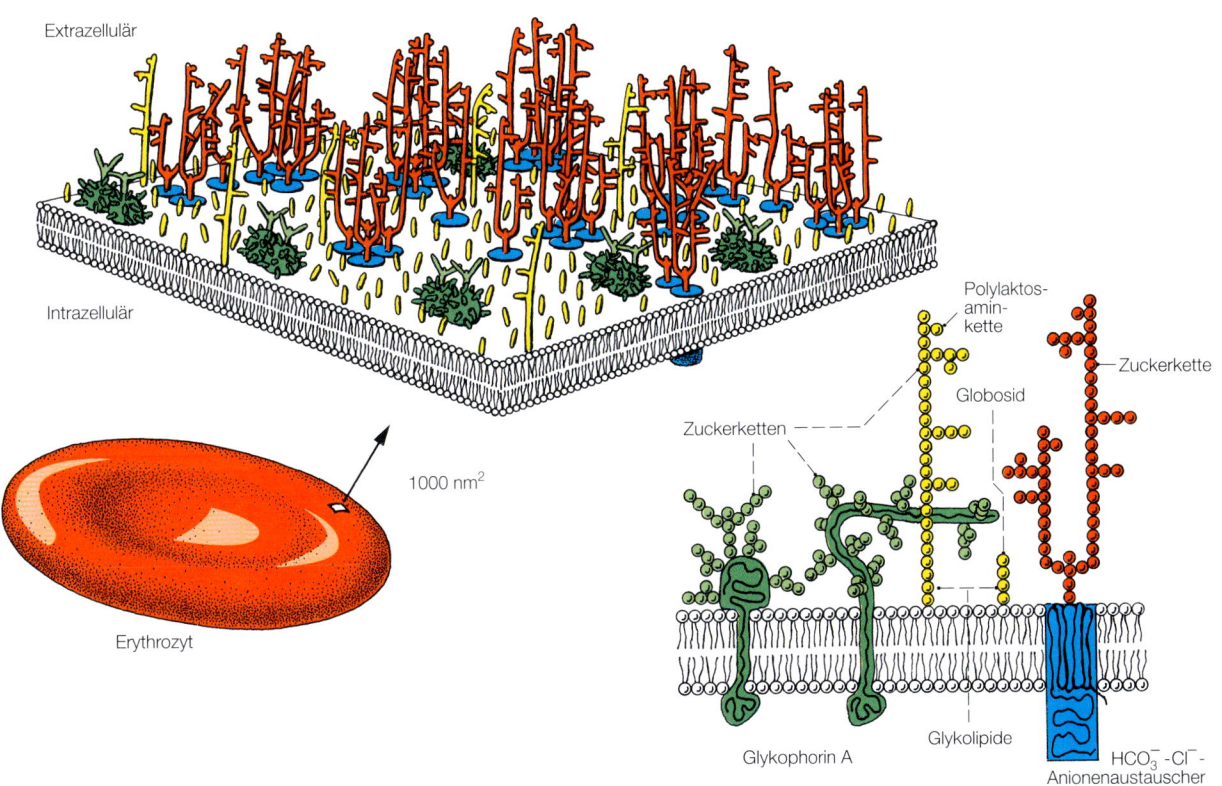

Extrazellulär

Intrazellulär

Erythrozyt

1000 nm²

Polylaktos-
amin-
kette

Zuckerkette

Globosid

Zuckerketten

Glykolipide

Glykophorin A

HCO_3^- -Cl^- -
Anionenaustauscher

Abb. 2.2-8 Rekonstruktion der Glykokalix der Membran der roten Blutkörperchen (Erythrozyten). Ein 1000 nm² großer Ausschnitt ist hier dreidimensional dargestellt. Die wichtigsten Zuckerketten-tragenden Moleküle sind unten rechts abgebildet. Das Glykophorin A liegt wahrscheinlich in der elongierten Form vor, wodurch die Glykokalix noch dichter werden würde. Das Hauptglykolipid der Erythrozyten ist das Globosid (vgl. Abb. 2.2-1).

einen Kanal durchgeschleusten Ionen hängt innerhalb der physiologisch auftretenden Ionenkonzentrationen nur von dem Konzentrationsgefälle der Ionen ab und ist bei diesen Konzentrationen nicht limitiert (nicht sättigbar). Die meisten Kanäle sind reguliert. Sie werden aufgrund bestimmter Signale geöffnet und wieder geschlossen (Weiteres s. unten).

(b) Transporter. Die Passage durch Transportproteine erfordert ständige Konformationsänderungen der Transporter, so daß die pro Zeiteinheit transportierte Menge an Molekülen limitiert (sättigbar) ist. Die Ionentransporter sind häufig „Austauscher" oder „Cotransporter", die ein Ion mit hoher extrazellulärer Konzentration entlang ihres Konzentrationsgefälles in die Zelle einströmen lassen und dabei entweder ein weiteres Molekül (Ion, Glukose, Aminosäure) in die Zelle „mitreißen" **(Cotransport)** oder austreten lassen **(Austausch).**

Klassische Beispiele sind der Bikarbonat-Chlorid-Austauscher der Erythrozytenmembran (Bande-3-Protein), der Na^+-H^+-Austauscher der luminalen Membran von Darm und Niere oder der Cotransporter für K^+, Na^+ und Cl^-, der die Resorption dieser Ionen im Nierenmark ermöglicht.

Die Aufnahme von Glukose, Aminosäuren und vielen anderen kleinen organischen Molekülen in Epithelien erfolgt zumeist durch Na^+-Cotransportsysteme (s. Kap. 4.1). Besonders große Mengen an Na^+-unabhängigen Glukosetransportern kommen in der Plasmamembran der Leberepithelzellen (Glukosespeicher) und in den Kapillarendothelzellen des Gehirns (hoher Glukosebedarf) vor.

(c) Pumpen. Pumpen können unter Energieverbrauch Ionen aktiv gegen ihr Konzentrationsgefälle durch die Membran befördern. Die Transportenergie wird durch Spaltung von ATP gewonnen, weshalb Pumpen auch als Membran-ATPasen (ATP-spaltende Enzyme) bezeichnet werden. Die bekannteste Ionenpumpe ist die **Na^+-K^+-ATPase,** die Na^+ aus der Zelle heraus- und K^+ in die Zelle hineintransportiert (Abb. 2.2-7). Eine H^+-K^+-ATPase in den Parietalzellen der Magendrüsen pumpt Wasserstoffionen im Austausch gegen K^+-Ionen in den Magensaft **(Magensäurepumpe).** Verschiedene Formen von **Ca^{2+}-Pumpen** entfernen Ca^{2+} aus dem Zytosol (Abb. 2.2-7).

5. Hormonrezeptoren. Die meisten Hormone sind Proteine, Peptide oder hydrophile Aminosäurederivate, die die Plasmamembran nicht passieren können. Sie werden auf der Zelloberfläche von integralen Membranproteinen gebunden (membranständige Hormonrezeptoren) und lösen dadurch die Freisetzung intrazellulärer Botenmoleküle aus (s. Kap. 2.2.9). Nach Bindung des Hormons kann der Komplex aus Rezeptor und Hormon entweder in der Plasmamembran verbleiben oder endozytiert werden, wie oben für Endozytoserezeptoren beschrieben.

Zu den **endozytotischen Hormonrezeptoren** zählt der Insulinrezeptor und die meisten Rezeptoren für Wachstumsfaktoren (u.a. epidermaler Wachstumsfaktor, EGF, und Nervenwachstumsfaktor, NGF). Die Endozytose dieser Rezeptoren ist offenbar Voraussetzung für die Hormonwirkung. Gleichzeitig verschwinden die Rezeptoren dadurch von der Zelloberfläche, so daß die Zelle unempfindlicher gegenüber weiteren Hormoneinflüssen wird. Zu den **nicht-endozytotischen Hormonrezeptoren,** die nach Bindung der Hormone in der Membran verbleiben, zählen unter anderem die Rezeptoren für Glukagon, Adrenalin, Histamin und Prostaglandine. Die Bindung von Hormonen löst in der Zelle verschiedene Reaktionswege aus (s. unten).

6. Neurotransmitterrezeptoren. Die von Nervenendigungen freigesetzten Überträgerstoffe (Neurotransmitter) binden an Rezeptoren der Zielzellen (u.a. Nervenzellen, Muskelfasern). Die Transmitterrezeptoren können in **Kanalrezeptoren** (ionotrope Rezeptoren) und **Nichtkanalrezeptoren** (metabotrope Rezeptoren) unterteilt werden.

Der Acetylcholinrezeptor der Skelettmuskelmembran (nikotinerger Rezeptor) ist ein Na⁺-Kanal, der sich nach Bindung von zwei Acetylcholinmolekülen öffnet und Na⁺-Ionen in die Zelle einströmen läßt. Dadurch entsteht ein lokaler elektrischer Strom, der seinerseits eine zweite Population von Kanälen öffnet, die spannungsabhängigen Na⁺- und Ca²⁺-Kanäle. Die einströmenden Na⁺-Ionen beschleunigen die Erniedrigung des elektrischen Membranpotentials (Depolarisation), so daß eine Kettenreaktion in Gang gesetzt wird, die zum Masseneinstrom von Na⁺ führt. Eine fortgeleitete elektrische Erregung ist die Folge. Die eingeströmten Ca²⁺-Ionen stimulieren die Muskelkontraktion durch Aktivierung des kontraktilen Aktin-Myosin-Systems (Näheres s. Kap. 4.7).
   Der Transmitter γ-Aminobuttersäure (GABA) und die Aminosäure Glycin sind hemmende (inhibitorische) Transmitter, die eine Öffnung von Cl⁻-Kanälen bewirken (Abb. 2.2.-9). Durch den Einstrom von Cl⁻ wird das elektrische Membranpotential der Zielzellen weiter erhöht und stabilisiert (hyperpolarisiert). **Nichtkanalrezeptoren** sind u.a. die Rezeptoren für Noradrenalin, Dopamin und Neuropeptide und Rezeptoren für Acetylcholin vom Muskarintyp. Über den Wirkungsmechanismus dieser Rezeptoren s. Kap. 2.2.9 und Abb. 2.2-12, 13 u. 14.
   7. Immunrezeptoren. Die Zellen des Immunsystems (s. Kap. 11) besitzen verschiedene Rezeptoren, die zumeist der Erkennung von körperfremden Stoffen und Zellen dienen. Dazu zählen membranständige Antikörper und die als Transplantationsantigene bekannten HLA-Proteine (humane leukozytäre Antigene). Weitere Beispiele für Immunrezeptoren sind eine Klasse von integralen Membranproteinen von Thymus-Lymphozyten (T-Zell-Rezeptoren).
   8. Adhäsionsrezeptoren (Näheres s. Kap. 2.3.2). Verschiedene integrale Membranproteine sind für die Haftung zwischen benachbarten Zellen (interzelluläre Adhäsionsproteine) und für die Haftung von Zellen an Komponenten der extrazellulären Matrix verantwortlich (z.B. Rezeptoren für Fibronektin, Laminin, Kollagen). Bestimmte Adhäsionsproteine dienen der Zell-Zell-Erkennung. Zum Beispiel besitzen Lymphozyten einen Adhäsionsrezeptor (L-Selektin), der Zuckergruppen auf der Oberfläche von Endothelzellen der Blutgefäße in lymphatischen Organen erkennt und dadurch das Heimfinden (engl.: homing) der Lymphozyten in ihr Zielorgan ermöglicht. Solche Zucker-bindenden Adhäsionsrezeptoren werden als **Selektine** bezeichnet (s. unten).

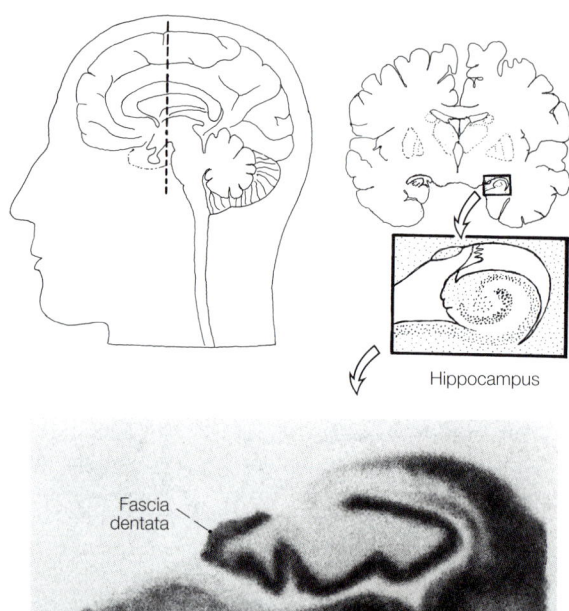

Hippocampus

Fascia
dentata

Abb. 2.2-9   Darstellung der Verteilung von Neurotransmitterrezeptoren im Gehirn am Beispiel des Rezeptors für den inhibitorischen Transmitter γ-Aminobuttersäure (GABA). Hier ist die Verteilung des GABAₐ-Rezeptors (ein Chloridkanal) in einem Querschnitt der Hippocampus-Region gezeigt. Der Hippocampus ist für die Emotionalität und Merkfähigkeit von Bedeutung. Gewebeschnitte durch das Gehirn wurden mit radioaktiv-markiertem Muskimol, einem GABAₐ-Agonisten (wirkt wie GABA), inkubiert und anschließend auf einen Röntgenfilm gelegt. Der gebundene (strahlende) GABAₐ-Agonist bewirkt eine Schwärzung des Röntgenfilms. Die Nervenzellen der Fascia dentata und benachbarter Hirnrindenareale besitzen besonders viele Rezeptoren. Ein ähnliches Bindungsmuster würde auch das Beruhigungsmittel Valium zeigen, das ebenfalls ein GABAₐ-Agonist ist. (Original: K. ZILLES, Düsseldorf)

2.5.3   Beweglichkeit der Membranproteine

Der Diffusionskoeffizient von Membranproteinen ist ein bis zwei Zehnerpotenzen niedriger als der der Lipide. Pro Sekunde breiten sich die Proteine über eine Fläche von bis zu 0,1 μm² aus (10^{-9}–10^{-11} cm²/sec).

Diese laterale Diffusion ist ein ungerichteter, passiver Vorgang und muß von der gerichteten lateralen Mobilität unterschieden werden. Diese ist energieabhängig und tritt in Erscheinung, wenn ein Ligand (Bindungsmolekül) gleichzeitig an zwei oder mehrere Membranproteine (Rezeptoren) bindet. Innerhalb weniger Minuten bilden die Komplexe aus Ligand und Rezeptor fleckförmige Aggregate, die zumeist anschließend zu einem großen kappenförmigen Fleck an einem Pol der Zelle zusammenfließen. Die Ligand-Rezeptor-Komplexe werden dann meistens durch Endozytose in die Zelle aufgenommen. Solche Kappenbildungsphänomene (engl.: capping) sind nur von freien Zellen bekannt, wie Lymphozyten oder Makrophagen, und spielen für die Aktivierung dieser Zellen eine Rolle.

2.6 *Glykokalix*

Die externe Oberfläche der Plasmamembran ist mit einem dichten Rasen von **Zuckerketten** besetzt. Diese sind mit Membranproteinen (**Glykoproteinen**) und **Glykolipiden** verbunden. Die Gesamtheit der Zuckerketten wird als Glykokalix bezeichnet. Im elektronenmikroskopischen Schnittbild erscheint die Glykokalix als eine filzartige Auflagerung auf der Membranoberfläche (Abb. 2.2-10). Die Abb. 2.2-8 stellt eine Rekonstruktion der Glykokalix eines Ausschnittes der Erythrozytenmembran dar. Das Hauptglykoprotein der Erythrozytenmembran, **Glykophorin A,** enthält 14–16 Zuckerketten, die alle endständig ein oder zwei **Sialinsäuremoleküle** tragen und somit entscheidend für die negative Oberflächenladung der Erythrozyten verantwortlich sind.

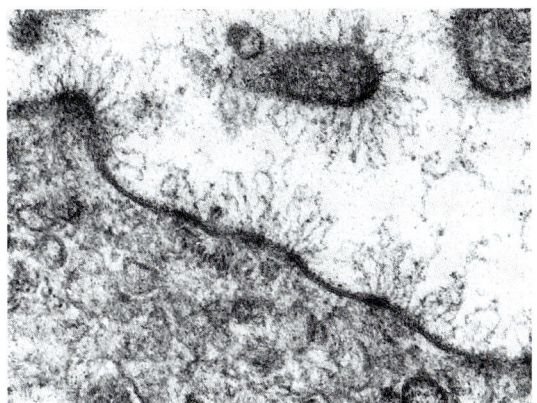

Abb. 2.2-10   Glykokalix des Dünndarmepithels der Ratte in der Phase der Neubildung von Mikrovilli. TEM, Vergr. 70 000fach.

Die Sialinsäuregruppen der Glykokalix sind Bindungsstellen für das **Grippevirus** (Influenza). Die Bindung des Virus ist Voraussetzung für die Virusaufnahme und Infektion der Zelle.

Schließlich kann die Glykokalix auch **Proteoglykane** enthalten (als integrale und periphere Proteine). Das ist unter anderem bei Gefäßendothelzellen der Fall. Die sulfatierten Zuckergruppen und Zuckersäuren der Proteoglykane (Heparingruppen) verleihen dem Endothel eine Oberflächenbeschaffenheit, die die Blutgerinnung hemmt.

Das **Herpes-simplex-Virus** (löst Bläschenerkrankung der Haut aus) bindet an solche Heparinproteoglykane und kann anschließend in die Zellen eindringen.

Die Glykokalix ist Sitz der **Blutgruppeneigenschaften** (AB0-System). Bei der Blutgruppe A enthalten die Zuckerketten der Glykolipide und Glykoproteine endständig α-N-Acetylgalactosamin-Moleküle, die bei der

Blutgruppe 0 fehlen und bei der Blutgruppe B durch α-Galaktose ersetzt sind.

Die Zuckergruppen der Glykolipide vom Typ der GM1- und GD-Ganglioside (s. Abb. 2.2-1) dienen einigen **bakteriellen Giften** als Haftstrukturen und Eintrittspforte in die Zelle, u. a. dem Toxin des Choleraerregers (GM1) und dem Toxin des Wundstarrkrampferregers, Tetanus (GD).

Mit verschiedenen **histologischen Methoden** kann die Glykokalix analysiert werden. Die negativen Ladungen der Zuckerketten erlauben eine unspezifische Darstellung durch Adsorption von kationischen (positiv geladenen) Farbstoffen (u.a. Alcianblau, Toluidinblau), Metallsalzkomplexen (Ruthenium-Rot, Lanthan) oder kationischen Proteinen (kationisches Ferritin). Ferritin kann wegen seines hohen Gehaltes an Eisenionen direkt im Elektronenmikroskop lokalisiert werden oder ist durch Anwendung der Berlinerblau-Reaktion auch lichtmikroskopisch darstellbar. Die Dichte der gebundenen kationischen Ferritinpartikel ist ein Maß für die Dichte negativer Ladungen in der Glykokalix.

Eine zunehmend wichtige Methode der histochemischen Analyse der Glykokalix ist die Verwendung von zuckerbindenden Proteinen, den **Lektinen** (Tabelle 2.2-1). Sie werden überwiegend aus Pflanzen gewonnen. Lektine besitzen die Eigenschaft, selektiv an bestimmte endständige Zucker zu binden. Durch Ankopplung von Farbstoffen oder Metallkomplexen an die Lektine können diese zur licht- und elektronenmikroskopischen Darstellung von Zuckergruppen der Membranproteine und Glykolipide der Zellmembran eingesetzt werden (Abb. 2.2-11). Zuckerbindende Proteine in der Plasmamembran von tierischen Zellen sind der oben genannte endozytotische **Asialoglykoprotein-Rezeptor** (bindet desialisierte Proteine mit terminalen Galaktosegruppen) und Adhäsionsrezeptoren vom Typ der **Selektine** (s. oben). Selektine sind für die Haftung von Leukozyten auf Gefäßendothelzellen und den anschließenden Austritt aus der Blutbahn von Bedeutung.

Tabelle 2.2-1   Zuckerspezifität einiger Lektine.

Lektin	Zuckerspezifität
Weizenkeim-Agglutinin	N-Acetyl-D-Glucosamin, Sialinsäure
Weinbergschnecken- (Helix pomatia)- Agglutinin	N-Acetyl-D-Galactosamin
Concanavalin A	D-Mannose D-Glukose
Ulex-Lektin I	L-Fucose
Influenza-Hämagglutinin	Sialinsäure

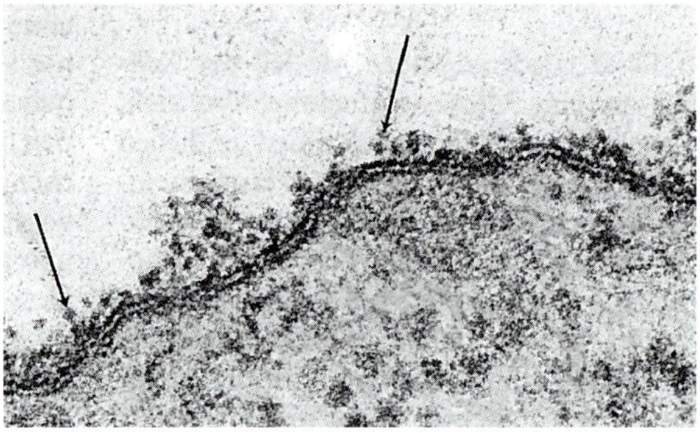

Abb. 2.2-11 Elektronenmikroskopische Darstellung von Mannose- und Glukosegruppen der Glykokalix eines Lymphozyten. Hierzu wurden die Zellen mit einem Kulturmedium inkubiert, das das Lektin Concanavalin A enthielt. Das Lektin wurde zuvor an das Protein Ferritin gekoppelt, welches aufgrund seines Eisengehaltes im Elektronenmikroskop als kleines, dunkles Partikel (Pfeile) sichtbar wird. Beachte die trilaminäre Ultrastruktur (dunkel-hell-dunkel) der Plasmamembran. Vergr. 180000fach. (Original: GOLECKI, Freiburg/Br.)

2.7 Membranzytoskelett

Die Plasmamembran ist auf der zytoplasmatischen Seite von einem Netzwerk peripherer Membranproteine besetzt, die in ihrer Gesamtheit das Membranzytoskelett aufbauen. Die Hauptkomponenten dieses Netzwerkes sind die filamentbildenden (filamentum, lat. = Faden) Proteine **Spektrin** und **Aktin**, die mit Hilfe verschiedener anderer Proteine an integralen Membranproteinen der Plasmamembran verankert sind (Näheres s. Kap. 2.4.5). Die Entfernung des Membranzytoskeletts führt zur mechanischen Destabilisierung der Plasmamembran, die lokal perforieren kann oder sich unter Vesikelbildung (bläschenförmige Membransäcke) ablöst. Der letztere Vorgang ist von der Bildung spektrinfreier Membranvesikel in Blutkonserven bekannt.

2.8 Biogenese der Plasmamembran

Die Synthese der Lipide und Proteine der Plasmamembran erfolgt im endoplasmatischen Retikulum (ER). Die Zuckerketten der Membranproteine und Glykolipide werden im ER bzw. GOLGI-Apparat angeknüpft. Membranvesikel mit neugebildeten Membranproteinen und Lipiden schnüren sich vom GOLGI-Apparat ab und werden anschließend zur Plasmamembran transportiert, wo sie mit der Lipiddoppelschicht verschmelzen (s. Abb. 2.7-1).

2.9 Übermittlung von Signalen durch die Plasmamembran

Hormone, Neurotransmitter und viele andere Liganden, die an Rezeptoren der Zellmembran von Zielzellen gebunden haben, können spezifische Reaktionen in den Zielzellen auslösen. Diese Antworten sind abhängig vom Zelltyp und Liganden und umfassen so unterschiedliche Leistungen wie Kontraktion oder Erschlaffung der Zielzelle (Muskulatur), Zellteilung, Ausschüttung von Sekretprodukten (Drüsenzellen) oder die Induktion verschiedenster Stoffwechselleistungen.

Für die **Signalübermittlung** werden im wesentlichen vier Mechanismen genutzt: 1. die Aktivierung oder Hemmung von membranständigen Enzymsystemen, 2. die Öffnung von Ionenkanälen in der Plasmamembran, 3. die Erhöhung der intrazellulären Konzentration von Ca^{2+}-Ionen und 4. die Freisetzung von Stickoxid (NO). Alle vier Mechanismen können funktionell ineinandergreifen.

1. Aktivierung oder Hemmung von membranständigen Enzymsystemen. Dieser Vorgang wird durch Zwischenschaltung eines Proteinkomplexes, den sogenannten GTP-bindenden Proteinen (G-Proteine), in Gang gesetzt, die auf der Innenseite der Membran zwischen Rezeptor und Membranenzym vermitteln (Abb. 2.2-12, 13 u. 14). Wenn ein Ligand (u.a. Hormone wie Dopamin und Noradrenalin) an einen Rezeptor gebunden hat, wird der **G-Protein-Komplex** (bestehend aus je einer α-, β- und γ-Untereinheit) gebunden und dann aktiviert, indem die α-Untereinheit (G_α) GTP bindet. Die aktivierte α-Untereinheit bindet ihrerseits an ein Membranenzym. Dieses wird entweder in seiner Aktivität stimuliert oder inhibiert. Ein für Hormonwirkungen wichtiges Membranenzym, dessen aktives Zentrum auf der zytoplasmatischen Seite der Membran liegt, ist die Adenylatzyklase. Die Adenylatzyklase wandelt ATP in zyklisches AMP (cAMP) um. Das cAMP löst als sekundärer Botenstoff in der Zelle eine Reihe von Funktionen aus, wie zum Beispiel die durch Adrenalin induzierte Bereitstellung von Glukose aus Glykogen oder die Öffnung und Schließung von Ionenkanälen. In manchen Zellen wird auf gleiche Weise auch zyklisches GMP (cGMP) gebildet (durch die Guanylatzyklase), das unter anderem in Photorezeptoren durch Öffnung eines Na^+-Kanals eine Depolarisation auslöst und in der glatten Muskulatur durch Verschluß von Ca^{2+}-Kanälen relaxierend wirkt.

Andere Rezeptoren, wie die Rezeptoren für Insulin und Wachstumsfaktoren, besitzen auf ihrem zytoplasmatischen Abschnitt selbst Enzymaktivitäten. Nach Bindung des Hormons spalten diese Rezeptorabschnitte ATP und übertragen Phosphatgruppen (Phosphorylierung) auf sich selbst und auf andere Proteine. Solche Phosphatgruppen-übertragende Proteine werden als Kinasen bezeichnet. Auch cAMP und cGMP können spezifische membranständige und zytoplasmatische Kinasen aktivieren. Die Kinasen lösen durch Phosphorylierungen weitere Signalketten in der Zelle aus. Eine andere, durch Hormonrezeptoren stimulierte Kinase der Plasmamembran, ist die **Proteinkinase C**, die durch Diacylglycerol stimuliert wird (Abb. 2.2-12). Eine übermäßige Stimulierung dieser Kinase findet u.a. durch bestimmte tumorauslösende organische Verbindungen statt (Phorbolester).

2. Öffnung von Ionenkanälen. Über diesen Mechanismus operieren viele Neurotransmitter, z.B. der Acetylcholinrezeptor der Skelettmuskulatur, der ein Na^+-Kanal ist, oder der Acetylcholinrezeptor der Muskulatur des Herzvorhofs, der zwar selbst kein Ionenkanal ist, aber nach Bindung von Acetylcholin zur Öffnung eines Kaliumkanals führt (durch G-Proteine vermittelt, s. Abb. 2.2-14). Im ersten Fall kommt es zur Depolarisation (Umkehr des elektrischen Membranpotentials) und Kontraktion (Skelettmuskel), im zweiten Fall zur Hyperpolarisation und Heraufsetzung der Erregbarkeit der Muskelzellen (Erniedrigung der Herzschlagfrequenz).

Das indianische Pfeilgift **Curare** bindet an den Acetylcholinrezeptor des Skelettmuskels und verhindert dadurch die Muskelkontraktion (Lähmungsgift). Es wird bei Operationen des Menschen zur Relaxierung der Muskulatur eingesetzt.

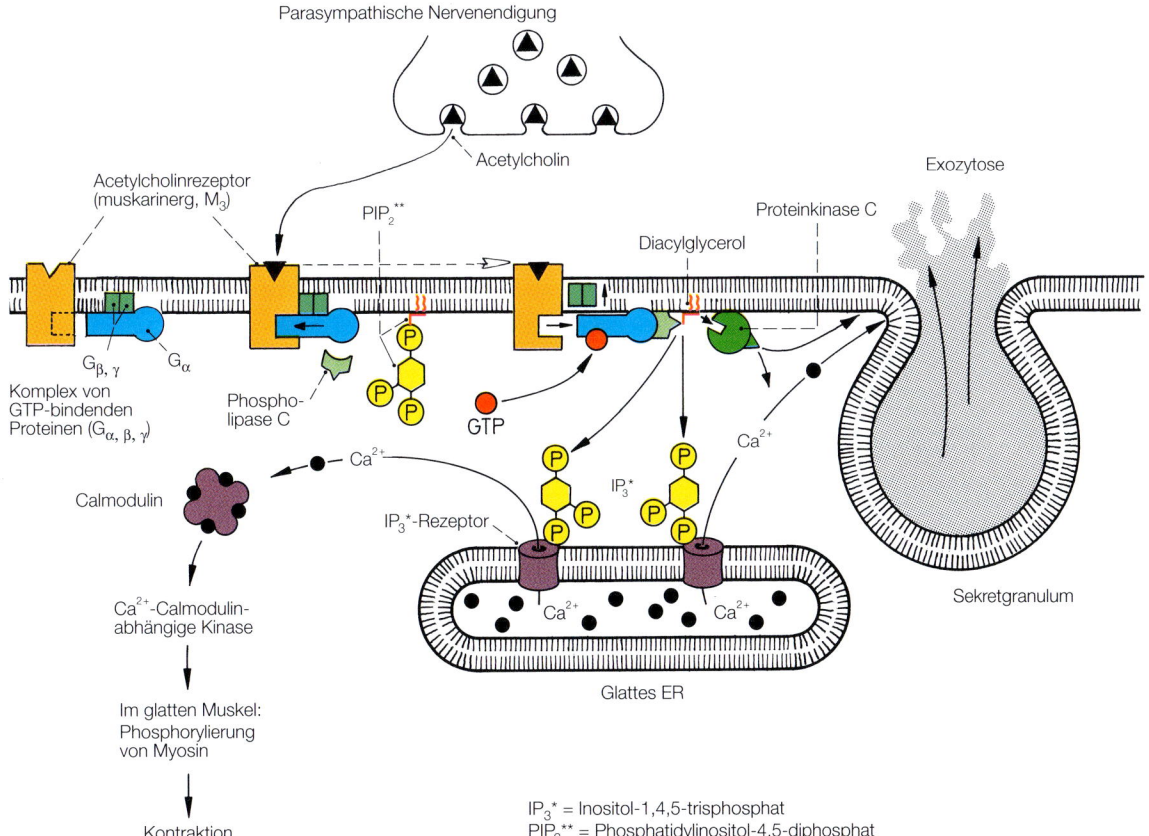

Parasympathische Nervenendigung

Acetylcholin

Exozytose

Acetylcholinrezeptor
(muskarinerg, M₃)

PIP₂**

Proteinkinase C

Diacylglycerol

G_{β, γ}   G_α

Komplex von
GTP-bindenden
Proteinen (G_{α, β, γ})

Phospho-
lipase C

GTP

Ca²⁺

Sekretgranulum

Calmodulin

IP₃*

IP₃*-Rezeptor

Ca²⁺

Ca²⁺-Calmodulin-
abhängige Kinase

Ca²⁺   Ca²⁺

Glattes ER

Im glatten Muskel:
Phosphorylierung
von Myosin

Kontraktion

IP₃* = Inositol-1,4,5-trisphosphat
PIP₂** = Phosphatidylinositol-4,5-diphosphat

Abb. 2.2.12 Signaltransduktionswege bei der Stimulation der Exozytose einer Drüsenzelle und Kontraktion einer glatten Muskelzelle durch Acetylcholin. Bindung von Acetylcholin an den muskarinergen Rezeptor (M₃-Rezeptor) erlaubt durch Konformationsänderungen die Anheftung des GTP-bindenden Proteinkomplexes $G_{\alpha, \beta, \gamma}$. G_α bindet dann GTP (im Austausch gegen GDP), löst sich danach vom Rezeptor und der β-,γ-Untereinheit und stimuliert die Phospholipase C. Diese spaltet IP₃ von Phosphatidylinositoldiphosphat (PIP₂) ab. IP₃ öffnet Ca²⁺-Kanäle im glatten ER und erhöht so die intrazelluläre Ca²⁺-Konzentration. Ca²⁺ stimuliert seinerseits die Exozytose (Verschmelzung zwischen Granulummembran und Plasmamembran). Im glatten Muskel führt Ca²⁺ über Bindung an Calmodulin zur Stimulation der Kontraktion durch Übertragung von Phosphatgruppen auf Myosin und dadurch Aktivierung der Myosin-ATPase. Das durch die Wirkung der Phospholipase C entstandene Diacylglycerol aktiviert die Proteinkinase C, die durch Phosphatgruppenübertragung auf Membranproteine (Ca²⁺-Kanal, Zytoskelettkomponenten) ebenfalls stimulierend in den Exozytosevorgang eingreift.

Ein Rezeptor für den Neurotransmitter Glutamat im Gehirn ist ein Na⁺-Ca²⁺-Kanal, der ebenfalls depolarisierend wirkt (Na⁺-Einstrom). (Weiteres s. unter Neurotransmitterrezeptoren.)

3. Intrazelluläre Erhöhung der Ca²⁺-Konzentration. Die intrazelluläre Ca²⁺-Konzentration wird über zwei Hauptwege erhöht: Einmal über die Öffnung von Ca²⁺-Kanälen in der Plasmamembran. Da Ca²⁺ extrazellulär (10^{-3} M) in einer 10 000fach höheren Konzentration als intrazellulär vorliegt (10^{-7} M), strömen Ca²⁺-Ionen durch geöffnete Kanäle in die Zelle ein. Die Öffnung der Ca²⁺-Kanäle der Plasmamembran erfolgt 1. durch direkte Kopplung der Kanäle an Rezeptoren (s. Absatz zuvor), 2. über Vermittlung von G-Proteinen, 3. durch Vermittlung intrazellulärer Botenstoffe (u.a. cAMP und durch Ca²⁺ selbst) oder 4. durch Depolarisation des elektrischen Membranpotentials (spannungsabhängige Ca²⁺-Kanäle, s. oben).

Zum anderen kann eine intrazelluläre Erhöhung von Ca²⁺ durch Freisetzung aus zellulären Ca²⁺-Speichern stattfinden. Dieser Vorgang wird in den meisten Zellen durch das membranständige Enzym **Phospholipase C** gesteuert, das durch Zwischenschaltung von G-Proteinen an Rezeptoren gekoppelt ist, wie zum Beispiel an den Acetylcholinrezeptor von Drüsenzellen (Abb. 2.2-12). Die Lipase spaltet die hydrophile Kopfgruppe des Membranlipides Phosphatidylinositoldiphosphat (PIP₂) ab und setzt auf diesem Weg auf der Innenseite der Membran das **Inositoltrisphosphat** frei **(IP₃)**. Das IP₃ ist ein sekundärer Botenstoff des Zytoplasmas, der an einen Ca²⁺-Kanal in der Membran von Ca²⁺-speichernden Organellen bindet (IP₃-Rezeptor) und diesen öffnet. Durch diesen strömen Ca²⁺-Ionen in das Zytosol (IP₃-Rezeptor) ein.

Ca²⁺-Ionen aktivieren indirekt unter Zwischenschaltung biochemischer Schritte (u.a. durch Stimulierung Ca²⁺-abhängiger Kinasen, s. oben) oder auch direkt spezifische Reaktionen der Zelle, wie zum Beispiel die Kontraktion der Skelettmuskulatur (direkter Ca²⁺-Effekt auf Proteine des kontraktilen Apparates) oder die Sekretion von Drüsenzellen (indirekter Ca²⁺-Effekt). Das nach Abspaltung von IP₃ in der Membran zurückbleibende Rumpflipid **(Diacylglycerol)** stimuliert seinerseits die oben erwähnte **Proteinkinase C**, die verschiedene weitere Zellfunktionen durch Phosphorylierungen steuert.

4. Bildung von Stickoxid (NO). Kürzlich wurde gezeigt, daß verschiedene Rezeptoren auch die Bildung eines Gases, nämlich von Stickstoffmonoxid (NO), vermitteln können. NO wird aus der Guanidino-Gruppe der Aminosäure L-Arginin freigesetzt. Dieses geschieht durch die NO-Synthetase, die NADPH als Reduktionsäquivalent benötigt. NO-produzierende Zellen können deshalb färberisch durch eine NADPH-abhängige Reduktion

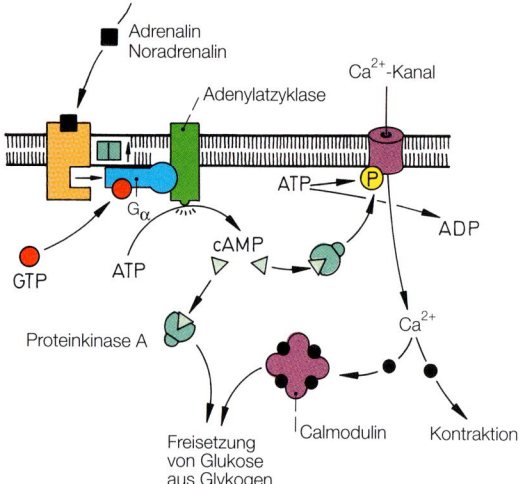

Abb. 2.2-13 Wirkungsweise von Adrenalin und Noradrenalin auf die Kontraktionskraft der Herzmuskulatur. Beide Neurotransmitter binden an Rezeptoren vom β-Typ (β$_1$-adrenerger Rezeptor). Das führt zur Dissoziation des G-Proteinkomplexes und Aktivierung der α-Untereinheit. Diese stimuliert das Enzym Adenylatzyklase, welches ATP in zyklisches AMP (cAMP) überführt. cAMP wirkt als sekundärer Botenstoff, indem es die Proteinkinase A stimuliert (A-Kinase). Die A-Kinase steuert verschiedene Prozesse: 1. Übertragung von Phosphatgruppen auf einen Ca^{2+}-Kanal der Plasmamembran, dadurch Einstrom von Ca^{2+} und Stimulierung der Muskelkontraktion. 2. Stimulation der Freisetzung von Glukose aus Glykogen (in Zusammenwirken mit dem Ca^{2+}-bindenden Protein Calmodulin). Dadurch gleichzeitige Steigerung der Energiegewinnung.

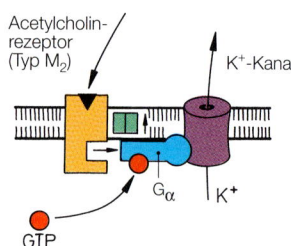

Abb. 2.2-14 Wirkungsweise (Signaltransduktion) von Acetylcholin an Schrittmacherzellen der Muskulatur des rechten Herzvorhofes: Acetylcholin (schwarzes Dreieck) bindet an den muskarinergen Acetylcholinrezeptor (M$_2$-Rezeptor) und stimuliert dadurch die Bindung von GTP an die α-Untereinheit des G-Proteinkomplexes. Die aktivierte α-Untereinheit bindet an einen K$^+$-Kanal und öffnet diesen. Der Ausstrom von K$^+$ führt zu einer Hyperpolarisation des Membranpotentials und damit zu einer verminderten elektrischen Erregbarkeit der Muskelzelle und einer Herabsetzung der Herzfrequenz.

farbgebender Tetrazoliumverbindungen angefärbt werden. Als Gas kann NO frei durch die Plasmamembran diffundieren und in Nachbarzellen durch Stimulierung der löslichen Guanylatzyklase die Bildung des sekundären Botenstoffes zyklisches GMP **(cGMP)** stimulieren. Nachgewiesen wurde dieser Weg der Signaltransduktion bisher im Zentralnervensystem (Glutamat-induzierte NO-Freisetzung), in Gefäßendothelzellen (Stimulierung der NO-Freisetzung durch Serotonin, Acetylcholin, Thrombin und andere Stoffe) und in Granulozyten und Monozyten. Das von Endothelzellen freigesetzte NO (auch endothelialer Relaxationsfaktor, **EDRF,** genannt) führt über den Umweg der cGMP-vermittelten Blockierung von Ca^{2+}-Kanälen zur Erschlaffung der Muskulatur von Blutgefäßen.

3   Oberflächendifferenzierungen der Zelle

3.1   Übersicht, Definitionen

Da jede Körperzelle spezielle Funktionen im Dienste des Gesamtorganismus erfüllt, bedarf es besonderer Zellstrukturen für die Kommunikation der Zellen untereinander und mit dem sie umgebenden extrazellulären Milieu. Diese Wechselwirkung der Zelle mit ihrem Umfeld findet in erster Instanz auf der Zelloberfläche statt. Neben molekularen Spezialisierungen der Plasmamembran durch Besatz mit bestimmten Rezeptoren und Kanalproteinen besitzen Zellen verschiedene, morphologisch gut definierte Oberflächenstrukturen, die im weitesten Sinne der Kommunikation der Zelle untereinander und mit ihrer azellulären, chemisch-physikalischen Umwelt dienen.

1. **Mikrovilli, Stereozilien:** Stäbchenförmige Ausstülpungen mit innerem Stützskelett aus gebündelten Aktinfilamenten (Abb. 2.3-1, 2 u. 2.4-17). **Mikrovilli** führen zu einer Vergrößerung der Zelloberfläche und schaffen zusätzlichen Platz für Membranproteine, u.a. für solche, die im Dienste der Resorption (Mikrovilli des Darmepithels und der Nierentubuli) oder Sekretion (Mikrovilli von H$^+$-sezernierenden Belegzellen des Magens) stehen. Ein rasenartiger Besatz von Mikrovilli, **Bürstensaum,** ist

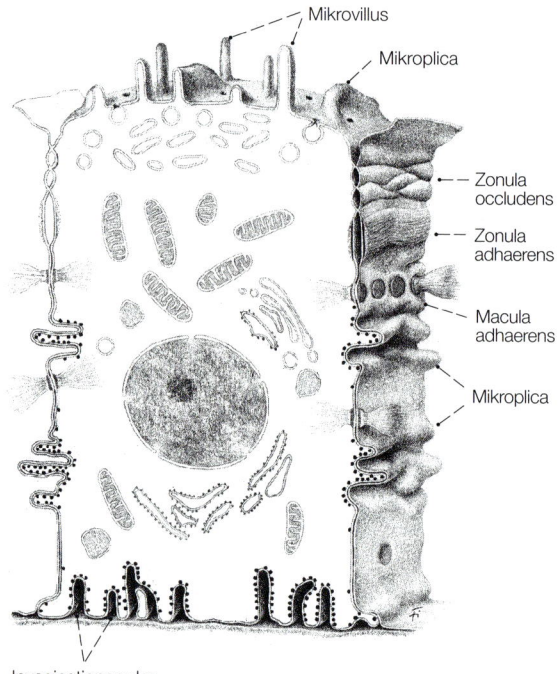

Abb. 2.3-1 Typische Oberflächendifferenzierungen der Zelle am Beispiel einer Bikarbonat-resorbierenden und Säure-sezernierenden Epithelzelle des Sammelrohrs der menschlichen Niere (A-Schaltzelle). Die Verteilung des Bikarbonat-Chlorid-Transporters in der basolateralen Plasmamembran ist ebenfalls eingezeichnet (schwarze Punkte). Beachte, daß dieses Transportprotein an Stellen der Oberflächenvergrößerung (Microplicae, Invaginationen) konzentriert ist. (Aus Drenckhahn u. Merte [6])

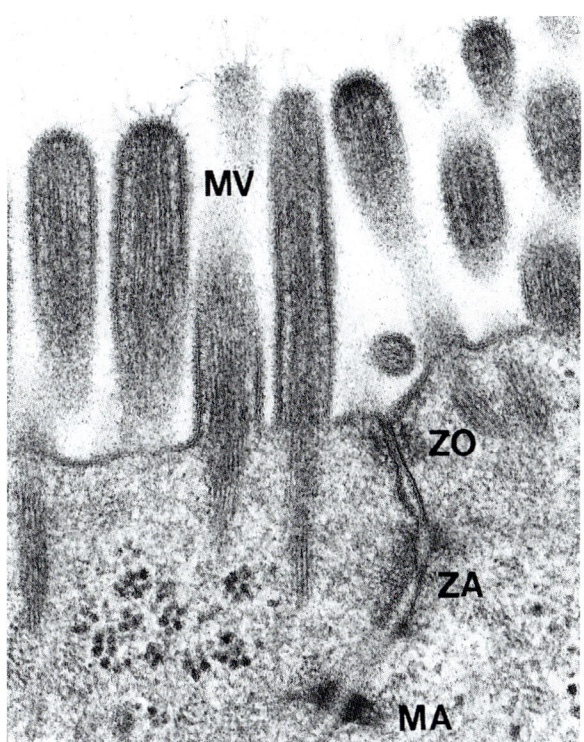

Abb. 2.3-2 Apikaler Abschnitt des Darmepithels vom Dickdarm des Menschen mit junktionalem Komplex (Schlußleistenkomplex). MV: Mikrovilli mit Glykokalix; ZO: Zonula occludens; ZA: Zonula adhaerens; MA: Macula adhaerens. TEM, Vergr. 60000fach.

u. a. in Nieren- und Darmepithelzellen zu finden. **Stereozilien** (stereos, gr.: starr; cilium, lat.: Wimper) kommen auf den Sinneszellen (Haarzellen) des Innenohrs vor (Abb. 2.3-3). Es sind steife, beim Menschen 0,2 μm dicke und bis 10 μm lange Fortsätze, die durch ein internes

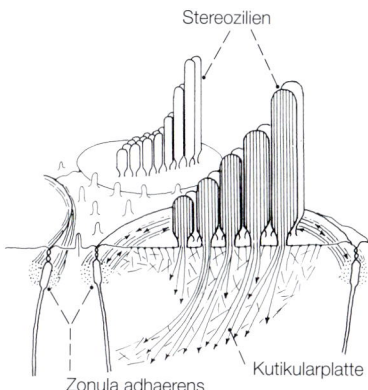

Abb. 2.3-3 Strukturelemente von Stereozilien auf der apikalen Oberfläche der Haarzellen (Sinneszellen) des Hör- und Gleichgewichtsorgans. Stereozilien sind an ihrer Basis verjüngt. Sie werden von dichten Aktinfilamentbündeln gestützt, die in einem Aktinfilamentgel (Kutikularplatte) im apikalen Zytoplasma verankert sind. Die Orientierung der Aktinfilamente ist durch Pfeilspitzen angedeutet. (Aus Drenckhahn et al. [7])

Bündel von dichtgepackten Aktinfilamenten steif gehalten werden. Die Büschel der langen, flexiblen Mikrovilli des Nebenhodens und Samenleiters werden zu Unrecht auch als „Stereozilien" bezeichnet (Samenwegsstereozilien, s. Kap. 4.1.2.1).

2. **Mikroplicae:** Faltenförmige Membranaufwerfungen, die Aktinfilamente enthalten und eine ähnliche Funktion wie Mikrovilli besitzen (Abb. 2.3-1).

3. **Kinozilien, Flagellen:** Wimpernförmige, bewegliche Zellfortsätze (s. Abb. 2.4-8 u. 9) mit einem axialen Mikrotubulus-Dynein-Bewegungsapparat (Axonem-System). Näheres s. Kap. 2.4.2.5.

4. **Invaginationen:** Blatt- oder tubulusförmige Einsenkungen der Plasmamembran (Abb. 2.3-1), die Platz für Ionenpumpen (-kanäle) schaffen (u.a. basales Epithellabyrinth) oder der elektrischen Erregungsausbreitung dienen (transversale Tubuli der quergestreiften Muskulatur).

5. **Caveolae:** Grübchenförmige Einsenkungen der Plasmamembran (s. Abb. 2.8-4). Sie gelten als statische, im Schnittbild omegaförmige Einstülpungen, die von einem bienenkorbartigen Gerüst des Proteins Caveolin in ihrer Form stabilisiert werden (s. Kap. 2.8.2.2).

6. **Interzellularkontakte (Zelljunktionen):** Spezialisierte Membranabschnitte zur mechanischen Haftung (Desmosomen, Adhärenskontakte), Verschluß des Interzellularspaltes selbst für Ionen (Zonulae occludentes) oder der elektrisch-metabolischen Kopplung zwischen Zellen (Nexus).

7. **Kontakte zur extrazellulären Matrix:** Umschriebene Membranabschnitte für den Zellkontakt zu extrazellulären Komponenten (fokale Kontakte und Hemidesmosomen).

Da die Struktur der Mikrovilli (Mikroplicae, Stereozilien) und Kinozilien im wesentlichen durch das Zytoskelett determiniert wird, siehe dort Näheres. Invaginationen der Plasmamembran werden besonders in den Kapiteln 4.1 u. 4.7 näher behandelt.

3.2 Interzellularkontakte

3.2.1 Übersicht, Definitionen

Fast jede Zelle des Organismus bildet vorübergehende oder dauerhafte Kontakte zu Nachbarzellen desselben Typs (**homotypische Kontakte**) oder zu anderen Zelltypen aus (**heterotypische Zellkontakte**). Nach Funktion, Morphologie und Molekularbau der Kontakte (Tabelle 2.3-1) lassen sich solche mit überwiegend mechanischer Funktion (**Adhäsionskontakte**) von solchen mit metabolischer und elektrisch-koppelnder Funktion (**Kommunikationskontakte**) unterscheiden und schließlich noch Zellverbindungen abgrenzen, die den Interzellularraum versiegeln (**Barrierenkontakte**). Viele Zwischenzellverbindungen weisen keine mikroskopisch auffälligen Spezialisierungen der Plasmamembran auf, wie zum Beispiel die funktionell wichtige Kontaktbildung zwischen Zellen des Immunsystems.

Tabelle 2.3-1 Molekulare Komponenten der wichtigsten Zell-Zell- und Zell-Substrat-Kontakte.

Zellkontakt	Integrale Proteine (Haftproteine)	Intrazelluläre periphere Proteine (Plaqueproteine)	Zytoskelett Filamente
Zonula occludens	Occludin	ZO-1, ZO-2, Cingulin	Aktin
Zonula adhaerens	E-Cadherin (= Uvomorulin) N-Cadherin	Vinculin α-Actinin Plakoglobin Catenine (α, β)	Aktin Myosin
Punctum adhaerens	E-Cadherin	Vinculin α-Actinin	Aktin Myosin
Macula adhaerens	Cadherine: Desmoglein 1, 2 Desmocollin 1, 2, 3 Pemphigus-vulgaris-Antigen (PVA = Desmoglein 3)	Desmoplakin I, II Desmoyokin Desmocalmin Plakoglobin Plektin	Intermediärfilamente (Tonofilamente)
Nexus (Macula communicans)	Connexine (u. a. Connexine 32, 36, 43)	unbekannt	unbekannt
Hemidesmosom	Integrin $\alpha_6\beta_4$	Bullöses Pemphigoid-Antigen (Desmoplakin-ähnlich) Plektin	Intermediärfilamente (Tonofilamente)
	Extrazelluläre Komponenten: Ankerfilamente (Kalinin, K-Laminin) Ankerfibrillen (Kollagen VII)		
Fokaler Kontakt Muskel-Sehnen-Kontakt	Integrine, z. B. Fibronektinrezeptor	α-Actinin Vinculin Talin Paxillin Zyxin	Aktin
	Extrazelluläre Komponenten: u. a. Fibronektin		

3.2.2 Adhäsionskontakte

Haftproteine

Die Haftung zwischen benachbarten Zellen erfolgt durch Zelladhäsionsmoleküle (CAMs). Die wichtigsten CAMs sind integrale Membranproteine, deren extrazelluläre Abschnitte entweder mit denselben (homophil) oder mit anderen integralen Membranproteinen (heterophil) der Nachbarzellen in Kontakt treten.

Der Interzellularspalt beträgt an den Adhäsionsflächen etwa 20–30 nm. Folgende Proteinklassen sind hauptsächlich für die Zell-Zell-Haftung verantwortlich:
1. Cadherine
2. CAMs der Immunglobulinsuperfamilie
3. Selektine
4. Integrine.

Cadherine sind Kalzium-bindende Proteine, die nur in Anwesenheit von Kalziumionen untereinander haften können (homophile Zellkontakte). Das Protein Uvomorulin ist der Hauptvertreter der Cadherine in Epithelzellen (deshalb auch E-Cadherin genannt) und ist bereits zwischen den Embryonalzellen im Morulastadium vorhanden.

Immunglobulinsuperfamilie. Am bekanntesten ist das neuronale Adhäsionsprotein (N-CAM), das besonders in der Membran von Nervenzellen und Gliazellen vorkommt und homophile Interzellularkontakte herstellt. Alle Proteine dieser Gruppe haben Strukturverwandtschaft mit Antikörpern (Immunglobuline).

Selektine. Es handelt sich um zuckerbindende Proteine (Lektine). Endothelzellen der Blutgefäße besitzen zwei Selektine, das E-Selektin (früher ELAM-1 genannt) und P-Selektin. Das P-Selektin kommt auch auf Blutplättchen vor. Die Selektine binden Zuckergruppen der Oberfläche verschiedener weißer Blutkörperchen (Lymphozyten, Granulozyten, Makrophagen). Das P-Selektin der Blutplättchen kann an Zuckergruppen auf Endothelzellen binden. Bei Entzündungsreizen werden die Selektine in die Zellmembran der Endothelzellen vermehrt eingebaut. Sie binden Zuckersequenzen vom Typ der Lewis-Blutgruppen, die auf den weißen Blutkörperchen vorkommen. Die Bindung von Leukozyten an die Endotheloberfläche ist eine Voraussetzung für das anschließende Auswandern der Leukozyten aus dem Blutgefäß. T-Lymphozyten besitzen auf ihrer Oberfläche das L-Selektin, welches an Zuckergruppen des Proteins GlyCAM-1 bindet, das auf Endothelzellen von Lymphknoten vorkommt (vgl. Kap. 2.2.5.2). Auch Tumorzellen können durch Selektine bzw. Zuckergruppen an Endothelzellen haften und dann die Blutbahn verlassen (Voraussetzung für die Metastasierung).

Integrine. Integrine sind Haftproteine, die aus zwei Proteinketten bestehen (vgl. Kap. 2.3.3). Bei Entzündungsreizen erscheinen auf stimulierten Lymphozyten Integrine, die an ein Oberflächenmolekül von Endothelzellen binden, das interzelluläre Adhäsionsmolekül 1 (ICAM-1), das eine Integrinbindungssequenz enthält (RGE, vgl. Kap. 2.3.3.1). Integrine vermitteln auch zum Teil das Haften zwischen benachbarten Epithelzellen der Haut (Haftung zwischen den Integrinen $\alpha_3\beta_1$ und $\alpha_2\beta_1$). Die meisten Integrine sind jedoch für die Haftung von Zellen an der extrazellulären Matrix von Bedeutung (vgl. Kap. 2.3.3).

Inzwischen sind über 50 verschiedene Adhäsionsproteine identifiziert worden, mit teilweise ausgesprochener Zellspezifität. Durch diese Vielfalt von Adhäsionsproteinen wird offenbar die Bildung homotypischer (aus einem Zelltyp bestehend) und heterotypischer (aus mehreren Zelltypen bestehend) Zellverbände reguliert.

Haftstrukturen

Die strukturell definierten Adhäsionskontakte werden in *Macula*, *Punctum* und *Zonula adhaerens* unterschieden und unter dem Oberbegriff der Desmosomen zusammengefaßt (desmos, gr.: Bindung; soma, gr.: Körper): **Fleckdesmosom** (Typ-I-Desmosom), **Punktdesmosom** (Typ-II-Desmosom) und **Gürteldesmosom** (Übersichten: Abb. 2.3-1, 2.4-17). Da *Zonula* und *Punctum adhaerens* molekular miteinander eng verwandt sind, werden sie vielfach als **Adhärenskontakte** von den Fleckdesmosomen (Typ-I-Desmosomen) begrifflich getrennt, so daß der Begriff **Desmosom** zunehmend als Synonym nur noch für die *Macula adhaerens* gebraucht wird.

1. Macula adhaerens (Fleckdesmosom, Typ-I-Desmosom, Abb. 2.3-2, 4 u. 5). Die *Macula adhaerens* ist auf Epithelzellen und einige wenige nichtepitheliale Zellen (Herzmuskel, Arachnoidalzellen, follikulär dendritische Retikulumzellen des Lymphknotens) beschränkt. Die Größe der einzelnen *Maculae* schwankt zumeist zwischen 0,1–0,5 μm (Durchmesser der bedeckenden Membranfläche). Desmosomen werden durch Endozytose und lysosomalen Abbau entfernt. Die wesentlichen Strukturelemente sind:

(a) Ein 20–40 nm breiter Interzellularspalt, der mit filamentärem Material gefüllt ist **(Desmoglea)**, das sich zu einer Mittellinie **(Mesophragma)** verdichtet.

Die Haftproteine sind die **integralen Membranproteine** Desmocollin und Desmoglein und das Pemphigus-vulgaris-Antigen (PVA), deren externe Abschnitte in der Desmoglea miteinander verhaftet sind. Die internen Abschnitte reichen in die Plaques hinein. Diese Adhäsionsproteine gehören der Cadherinfamilie an.

Bei dem Krankheitsbild des **Pemphigus vulgaris** (blasige Ablösung der Haut) sind im Serum der Patienten Antikörper gegen das PVA-Protein und oft auch gegen andere desmosomale Proteine (Desmocollin, Desmoplakin) nachzuweisen.

(b) Eine auffällige zytoplasmatische Verdichtungszone **(Plaque),** die von der Plasmamembran durch eine spaltförmige Aufhellungszone getrennt ist.

Die zytoplasmatischen Plaques können in eine **Außen-** und **Innenzone** unterteilt werden. Die Außenzone enthält die Proteine Plakoglobin und Desmocalmin, die Innenzone die Proteine Desmoplakin I, II und Plektin. Desmoyokin befindet sich an den Rändern der Plaques.

(c) **Bündel von Intermediärfilamenten** (Zytokeratin in Epithelzellen, Desmin im Herzmuskel, Vimentin in Arachnoidalzellen), die in die Plaques einstrahlen.

2. Punctum adhaerens (Punktdesmosom, Typ-II-Desmosom, Abb. 2.3-4 u. 2.4-17). Kleiner als Fleckdesmosomen, wahrscheinlich in allen Zellen des Organismus vorkommend. Das Interzellularmaterial im 20 nm breiten Spalt ist elektronenmikroskopisch unauffällig. Die Plaques sind weniger dicht als die der Macula und sind mit **Aktinfilamenten**, nicht jedoch mit Intermediärfilamenten verbunden. Die beiden Proteine der Plaques, Vinculin und α-Actinin, sind Aktin-bindende Proteine, die wahrscheinlich die Aktinfilamente an die Plasmamembran knüpfen.

3. Zonula adhaerens (Gürteldesmosom, Adhärensring, Abb. 2.3-1 bis 3 u. 2.4-17). Am auffälligsten in einschichtigen Epithelien einschließlich des Endothels und Mesothels entwickelt, aber auch in neuronalen Struktu-

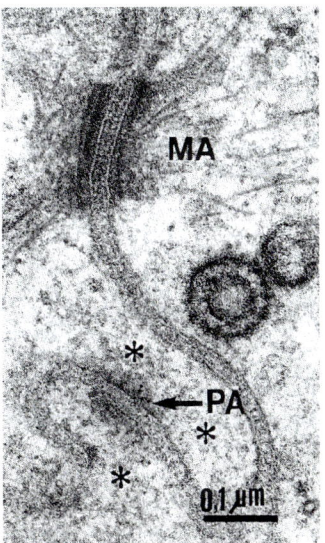

Abb. 2.3-4   Macula adhaerens (MA, Fleckdesmosom) und Punctum adhaerens (PA, Punktdesmosom) im menschlichen Darmepithel. Beachte die Intermediärfilamente der Macula und das zarte Aktinfilamentnetz (Sterne) am Punctum. Die Innen- und Außenzone der Plaque der Macula ist auf der linken Hälfte gut zu erkennen. TEM, Vergr. 100 000fach. (Aus DRENCKHAHN u. FRANZ [5])

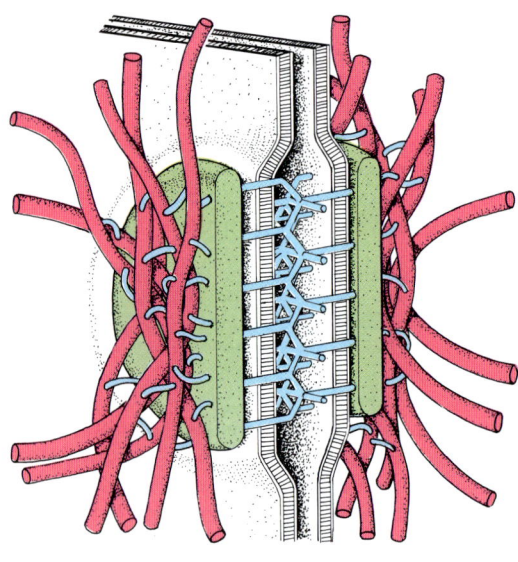

a

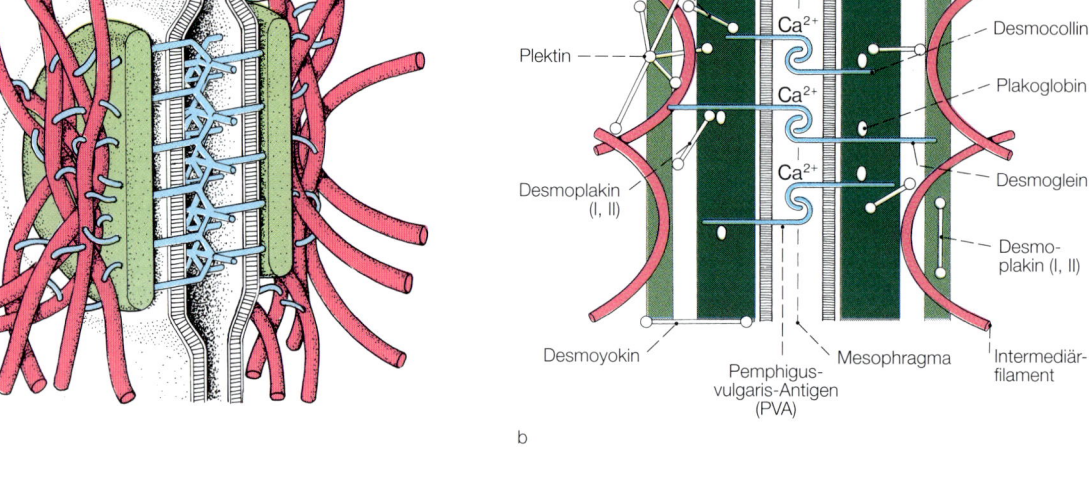

b

Abb. 2.3-5 Molekularstruktur der Macula adhaerens (Fleckdesmosom). Die wichtigsten Haftproteine sind das Desmoglein und die Desmocolline, die Vertreter der Ca^{2+}-bindenden Cadherine sind. Intermediärfilamente sind in der inneren Plaquezone verankert. Diese Verankerung scheint im wesentlichen durch die verschiedenen Plaqueproteine und Plektin zu erfolgen. Beim Krankheitsbild des Pemphigus vulgaris (blasenförmige Ablösung des Hautepithels) liegen Autoantikörper gegen das PVA-Protein vor, das ebenfalls ein Haftprotein vom Cadherin-Typ der Desmosomen und überdies auch von extradesmosomalen Membranabschnitten ist.

ren vorkommend *(Membrana limitans externa* in der Retina). Die *Zonula adhaerens* ist eine 0,1–0,5 μm breite Kontaktzone, die die Zelle wie ein Gürtel umgibt. Der Interzellularspalt ist 20–40 nm breit und von mikroskopisch nur spärlich sichtbarem filamentären Interzellularmaterial erfüllt. Zwei Adhäsionsproteine der *Zonula adhaerens* sind als Cadherine identifiziert **(E-Cadherin, N-Cadherin).** Auf der zytoplasmatischen Seite der Zonula befindet sich ein Bündel von Aktinfilamenten **(Zonula-adhaerens-Bündel),** das mit verschiedenen Farbstoffen angefärbt wird und lichtmikroskopisch als **Schlußleistennetz** in Erscheinung tritt (Abb. 2.3-6). In vielen Epithelien, einschließlich der Endothelzellen, enthält das Adhärensbündel Myosinmoleküle und ist **kontraktil.** Durch den kontraktilen Tonus des Bündels kann eine Versteifung erreicht oder sogar aktiv Formveränderungen der Zellen herbeigeführt werden, wie zum Beispiel das aktive Öffnen des Interzellularspaltes zwischen Epithel- und Endothelzellen (molekulare Basis für Gallenkanalperistaltik der Leberzellen, und den parazellulären Durchtritt von Proteinen aus dem Blut durch das Gefäßendothel).

Zu den Plaqueproteinen gehören neben den Aktinfilament-bindenden Proteinen **α-Actinin** und **Vinculin** (s. Kap. 2.4.4.2) auch das **Plakoglobin,** das ebenfalls in der *Macula adhaerens* vorkommt.

Drei weitere Plaqueproteine sind mit dem zytoplasmatischen Pol des E-Cadherins verbunden (**α-,β-,γ-Catenin**). Das α-Catenin ist mit Vinculin verwandt und könnte für die Bindung der Aktinfilamente an das E-Cadherin von Bedeutung sein. γ-Catenin ist identisch mit Plakoglobin.

4. Fascia adhaerens (Kontaktplatte, Abb. 2.3-7). Flächenhafte Kontaktzone zwischen Herzmuskelzellen im Glanzstreifen. Kann als großes *Punctum adhaerens* angesehen werden, in das die Aktinfilamente der Myofibrillen der Herzmuskelzellen einstrahlen und dort durch die Proteine α-Actinin und Vinculin an die Plasmamembran geknüpft werden. Die Fascia dient der Kraftübertragung zwischen benachbarten Herzmuskelzellen. Am Rande oder innerhalb der *Fascia adhaerens* befinden sich regelmäßig einzelne *Maculae adhaerentes,* die wie in Epithelzellen mit Intermediärfilamenten (hier Desmin) verbunden sind.

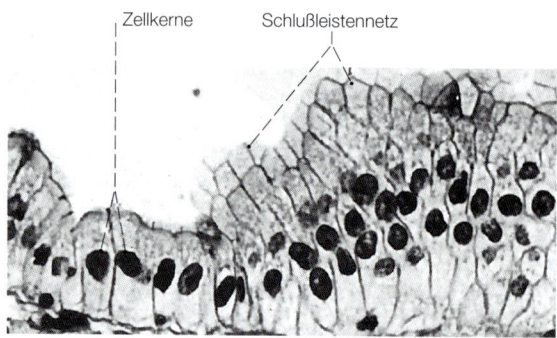

Abb. 2.3-6 Gallenblasenepithel der Katze mit färberischem Hervortreten der Zonula adhaerens als „Schlußleistennetz". H.E.-Färbung. Vergr. etwa 800fach.

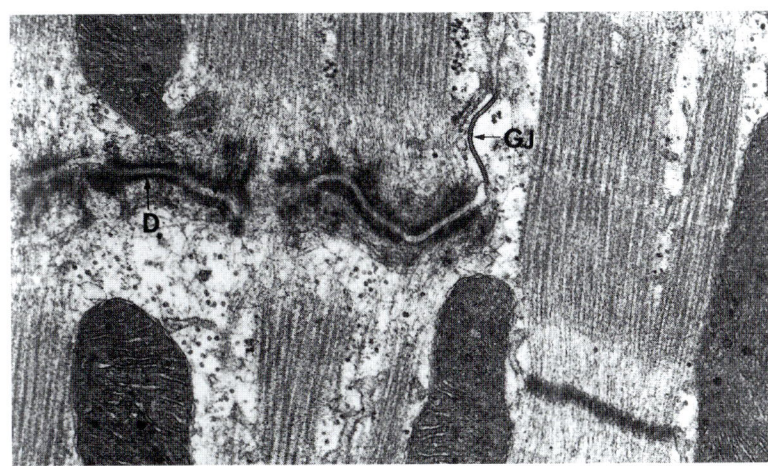

Abb. 2.3-7 Kontaktplatte (Glanzstreifen) zwischen zwei Herzmuskelzellen der Katze. Innerhalb der Fascia adhaerens ist eine Macula adhaerens eingeschaltet (D). Am rechten Rand der Fascia ist ein Nexus (GJ: gap junction) zu sehen. Die Fascia mit Macula dienen der mechanischen und die Nexus der elektrischen Kopplung zwischen den Herzmuskelzellen. TEM, Vergr. etwa 60000fach. (Aus MᴄNᴜᴛᴛ u. Fᴀᴄᴇᴛᴛ, 1974; in Wᴇɪss [19])

3.2.3 Kommunikationskontakte

Nexus *(Macula communicans, gap junction,* Abb. 2.3-7 u. 8). Umschriebene fleckförmige Interzellularkontakte mit einer mittleren Spaltbreite von 2–5 nm und einer Flächenausdehnung von zumeist kleiner als 1 µm². Der Interzellularspalt ist durch zahlreiche transzelluläre Proteinkanäle unterbrochen, die im Gefrierbruch als dichtgepackte intramembranäre Partikel in Erscheinung tre-

ten. Jeder Proteinkanal wird dadurch gebildet, daß sich ein Halbkanal **(Connexon)** einer Zelle mit einem Halbkanal der Nachbarzelle verbindet, so daß durchgehende, 1,5–2 nm weite transzelluläre Kanäle gebildet werden. Ein Connexon besteht aus sechs zirkulär angeordneten Connexin-Proteinen. Ein transzellulärer Kanal zwischen zwei Zellen wird also aus zwölf Proteineinheiten gebildet.

Connexine besitzen zell- und differenzierungstypische Sequenzunterschiede (Genfamilie) mit zum Teil erheblichen Molekulargewichtsunterschieden. Die meisten Epithelzellen enthalten Connexin 32 und Connexin 26 (Molekulargewicht von 32000 und 26000). Im Herzmuskel und in vielen glatten Muskeln, Nervenzellen und Gefäßendothelzellen kommt Connexin 43 vor.

Die funktionelle Bedeutung der verschiedenen Connexine ist nicht bekannt. Sie können teilweise in ein und demselben Nexus koexistieren. Die Nexus erlauben die Passage kleiner Moleküle (bis zu einem Molekulargewicht von 1000) von einer Zelle in die Nachbarzelle (z.B. von sekundären Botenstoffen wie cAMP, Inositoltrisphosphat, Ca²⁺ und andere Ionen). Dieser Übertritt kann durch Öffnen und Verschließen der Kanäle reguliert werden, wobei eine intrazelluläre Erhöhung von Ca²⁺ und cAMP als Verschlußstimuli identifiziert wurden. Auch die Depolarisation des Membranpotentials kann Nexus verschließen. Nexus werden durch Endozytose und lysosomalen Abbau von der Oberfläche entfernt.

Die Hauptfunktion der Nexus liegt in einer **metabolischen Koordinierung** und **elektrischen Kopplung** zwischen Zellen. Im Herzmuskel und der glatten Muskulatur erlauben Nexus eine Ausbreitung des Aktionspotentials von Muskelzelle zu Muskelzelle und damit eine koordinierte Kontraktionswelle des Muskelgewebes. Allgemein gilt, daß die Nexus multizelluläre Verbände zu Funktionseinheiten koppeln, was auch für nicht erregbare Gewebe gilt, wie z.B. für Osteozyten des Knochens, Epithelzellen von Drüsen oder embryonale Gewebsverbände.

Synapsen. Synaptische Kontakte zwischen Nervenendigungen und Zielzellen (andere Nervenzellen, Musku-

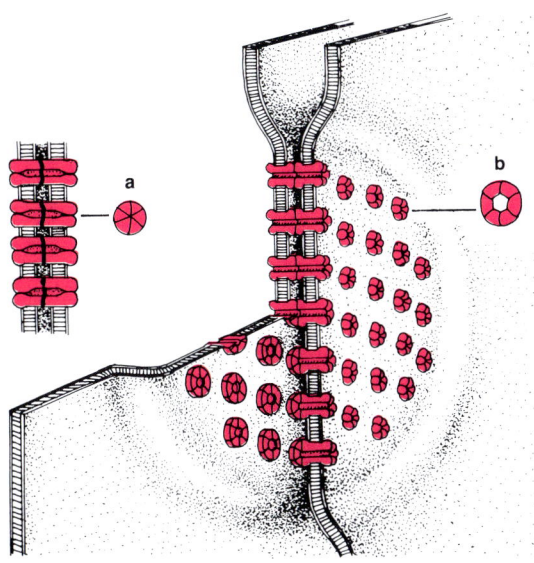

Abb. 2.3-8 Schematische Darstellung eines Nexus (Macula communicans) mit geöffneten (b) und geschlossenen (a) transzellulären Kanälen. Ein transzellulärer Kanal setzt sich aus zwei End-zu-End verbundenen Connexon-Komplexen zusammen. Ein Connexon wird von sechs Proteinen (Connexinen) aufgebaut. Ein transzellulärer Kanal besteht demnach aus zwölf Connexin-Proteinen.

latur, Epithelien) sind Beispiele spezialisierter, heterotypischer Interzellularkontakte (Abb. 2.4-6). Durch Freisetzung von Botenstoffen aus den Nervenendigungen (Neurotransmitter) und dem Vorhandensein von spezifischen Transmitterrezeptoren in der Membran der anhaftenden Zellen (vgl. Kap. 2.2.5.2 u. 2.2.9) erfolgt eine interzelluläre Kommunikation **(chemische Synapse).** Nexus sind die strukturelle Grundlage für die **elektrische Synapse** (u.a. zwischen Horizontalzellen der Retina), die eine direkte transzelluläre Weiterleitung elektrischer Aktionspotentiale ohne Transmitterfreisetzung ermöglicht.

3.2.4 Barrierenkontakte

Zonula occludens (Verschlußkontakt, -zone; tight junction, Abb. 2.3-2, 9 u. 10). Hauptsächlich in Epithelzellen ausgebildeter, gürtelförmig die Zellen umgebender Interzellularkontakt, der durch leistenförmige (im Querschnitt punktförmige) Verschlußlinien der äußeren Lipidlamellen der Plasmamembran benachbarter Zellen charakterisiert ist. In der Regel liegen mehrere hintereinandergestellte Leisten vor. Im Bereich der Leisten ist der Interzellularspalt komplett verschlossen und nicht für hydrophile Moleküle (u.a. Ionen, Proteine, Kohlenhydrate) durchgängig. *Zonulae occludentes* sind auf Zellverbände beschränkt, die Gewebskompartimente mit unterschiedlichem chemischen Milieu voneinander trennen, also im wesentlichen auf oberflächenbedeckende Epithelien (u.a. Darmepithel, Nierenepithelien, Epithelien exokriner Drüsen, Leberepithel, Gefäßendothel), aber auch in Grenzstrukturen des Nervensystems mit seinem spezifischen Ionenmilieu (Arachnoidea, Perineuralzellen, Tanyzyten, zerebrale Gefäßendothelzellen).

Die **Molekularstruktur** der *Zonula occludens* ist noch nicht genau geklärt, insbesondere die Struktur der äußeren Lipidlamelle in der Kontaktzone und die Natur der integralen Membranproteine der Leisten. Das integrale Protein Occludin scheint eines der Leistenproteine zu sein. Die Funktion von drei spezifischen peripheren Membranproteinen der *Zonula occludens* **(Cingulin, ZO-1 und ZO-2)** ist ebenfalls unbekannt. Aktinfilamente sind in unmittelbarer Nähe der Leisten nachgewiesen. Sie könnten durch mechanischen Zug an einer Öffnung der *Zonula occludens* beteiligt sein. Eine vorübergehende Öffnung der *Zonula occludens* wird bei gesteigerter **Permeabilität** im Gefäßendothel und anderen Epithelien beobachtet.

Der **elektrische Widerstand** zwischen der apikalen und basalen Seite einer epithelialen Grenzschicht korreliert mit der Zahl der Occludens-Leisten. Elektrisch dichte Epithelien haben stets mehrere hintereinander gestaffelte Occludens-Leisten, während elektrisch durchlässigere Epithelien meistens nur 1–2 komplette Occludens-Leisten aufweisen. Da die Occludens-Leisten einen passiven Übertritt von Ionen und anderen hydrophilen Molekülen zwischen den Zellen verhindern, muß der Stoffdurchtritt durch epitheliale Grenzflächen mit Hilfe von Transportmechanismen der Zellen aktiv reguliert werden. Die *Zonula occludens* bildet gleichzeitig auch eine **Barriere innerhalb der Lipiddoppelschicht,** die bewirkt, daß die laterale Diffusion (Mobilität) von integralen Membranproteinen an dieser Stelle vollständig blockiert wird. Deshalb können Proteine der apikalen Plasmamembran von Epithelzellen sich nicht mit denen der basolateralen Plasmamembran vermischen (Abb. 2.3-10). Das gleiche gilt für die Lipide der äußeren Lamelle der Plasmamembran, nicht jedoch für Lipide der inneren Lamelle. Durch diese Barriere innerhalb der Lipiddoppelschicht spielt die *Zonula occludens* eine zentrale Rolle bei der Aufrechterhaltung der molekularen Heterogenität der apikalen und basalen Plasmamembrandomäne. Diese molekulare Heterogenität (polare Differenzierung der Plasmamembran) ist eine Hauptvoraussetzung für den gerichteten Transport von Molekülen durch epitheliale Grenzflächen (Näheres im Kap. 4.1.5).

Fascia occludens, Macula occludens (Verschlußstreifen, Verschlußpunkt). Streifenförmig und fleckförmig angeordnete Occludens-Leisten, die über größere Abschnitte der Kontaktflächen von manchen Epithelzellen verstreut sind. Ihr Auftreten wird unter anderem als Barriere für in den Interzellularspalt einwandernde Zellen (u.a. im Domepithel der Peyerschen Platten, s. dort), oder als vorübergehendes Stadium bei der Ausbildung der Zellpolarität angesehen (u.a. im Uterusepithel).

Lipidverschluß. In mehrschichtigen Plattenepithelien sind *Zonulae occludentes* unregelmäßig und lückenhaft ausgebildet (vgl. Kap. 4.1.2.3). Als Permeabilitätsbarriere

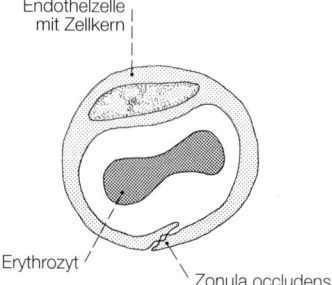

Abb. 2.3-9 Querschnitt durch eine Blutkapillare (Kapillarrohr) im Herzmuskel der Maus. Der Interzellularspalt (in diesem Fall zwischen Ausläufern derselben Zelle) ist durch eine Zonula occludens mit zwei Kontaktpunkten (Leisten) verschlossen (Pfeile).

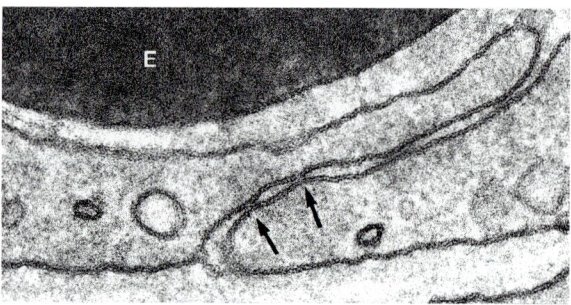

Oberhalb ist ein Punctum adhaerens angeschnitten. E = Erythrozyt im Kapillarlumen. TEM, Vergr. 110000fach. (Original: K. Gorgas, Heidelberg)

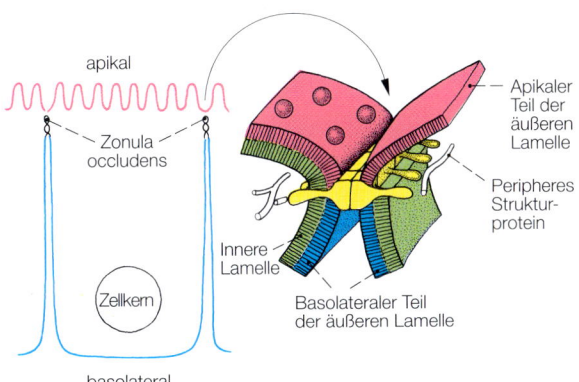

apikal

Zonula
occludens

Innere
Lamelle

Zellkern

basolateral

Apikaler
Teil der
äußeren
Lamelle

Peripheres
Struktur-
protein

Basolateraler Teil
der äußeren Lamelle

Abb. 2.3-10   Vorstellung über den Molekularbau einer Leiste der Zonula occludens. Die Kontakte werden wahrscheinlich durch integrale Membranproteine (gelb) gebildet, die die äußere Lamelle der Plasmamembran vollständig ausfüllen. Durch periphere Strukturproteine werden die Kontaktpunkte zu Leisten „aufgereiht". Membranproteine (symbolisiert durch Kugeln) und Lipide der äußeren Lipidlamelle können nicht die Zonula occludens von apikal (rot) nach basal (blau) oder umgekehrt durchqueren. Für die Lipide der inneren (grün) Lamelle besteht keine Barriere. Der Interzellularspalt ist für größere hydrophile Moleküle und Ionen nicht durchgängig. Die Zonula occludens spielt eine entscheidende Rolle für die Aufrechterhaltung der polaren Differenzierung einer Zelle.

für hydrophile Moleküle dient ein Lipidpfropfen im Interzellularspalt, der von den Epithelzellen der oberen Schichten sezerniert wird (Schutz vor Austrocknung der Haut).

Junktionaler Komplex (Haftkomplex, Schlußleistenkomplex). In den meisten einschichtigen Epithelien sind *Zonula occludens, Zonula adhaerens* und *Macula adhaerens* in enger Nachbarschaft hintereinander gestaffelt. Diese Trias wird als junktionaler Komplex bezeichnet (Abb. 2.3-1 u. 2).

3.3   Zell-Substrat-Kontakte

3.3.1   Übersicht, molekulare Komponenten

Zellen haften nicht nur untereinander, sondern ebenfalls an **nichtzellulären Substraten**, zum Beispiel an Kunststoff- oder Glasböden von Kulturschalen (In-vitro-Kontakte) oder an den fasrigen oder nicht fasrigen Elementen des Bindegewebes (als extrazelluläre Matrix, ECM, bezeichnet), mit denen die meisten Zellen in Kontakt stehen. Solche Substrat-Kontakte sind für Zellen notwendig, um in die Zellteilung eintreten zu können. Nur Tumorzellen können sich auch ohne Haftung an Substraten teilen. Die Haftung an der ECM erfolgt im wesentlichen durch zwei Molekülgruppen, nämlich die **Rezeptoren vom Integrintyp** und durch **integrale Proteoglykane** der Plasmamembran.

Integrine bestehen aus zwei Proteinuntereinheiten (α, β). Inzwischen sind 16 verschiedene α-Ketten und acht verschiedene β-Ketten bekanntgeworden, die in unterschiedlichen Kombinationen auftreten. Viele der ECM-Proteine haben bei sonst er-

heblich abweichender Aminosäuresequenz einen identischen kurzen Segmentabschnitt, der aus drei Aminosäuren besteht, Arginin(R)-Glycin(G)-Asparaginsäure(D). Dieses Sequenzmotiv **(RGD)** ist für die Bindung an bestimmte Integrine essentiell. Beispielsweise bindet Fibronektin mit der Sequenz RGDS an das $\alpha_5\beta_1$-Integrin. Aber auch andere Sequenzen können als Bindungsmotive für bestimmte Integrine in Betracht kommen, wie zum Beispiel der Abschnitt Tyrosin(Y)-Isoleucin(I)-Glycin(G)-Serin(S)-Arginin(R) (YIGSR) auf dem Lamininmolekül, der an $\alpha_6\beta_1$- oder $\alpha_6\beta_4$-Integrin bindet. Die Proteoglykane der Plasmamembran, wie zum Beispiel das Proteoglykan **Syndecan**, binden aufgrund ihrer negativen Oberflächenladung an positiv geladene Abschnitte verschiedener Komponenten der ECM, wie zum Beispiel an Fibronektin und Laminin (Abb. 4.3-19).

An der Plasmamembran lassen sich zwei strukturell definierte Zell-Substrat-Kontakte unterscheiden, an denen eine besonders feste Adhäsion der Zelle erfolgt, nämlich die Hemidesmosomen und fokalen Kontakte.

3.3.2   Hemidesmosom (Halbdesmosom)

Molekular und strukturell mit der *Macula adhaerens* (Fleckdesmosom) verwandt, umschriebene, fleckförmige Kontaktzone von Epithelzellen, mit der extrazellulären Matrix. Ultrastrukturell sind Hemidesmosomen durch eine dichte Zone (Plaque) auf der zytoplasmatischen Seite der Plasmamembran gekennzeichnet, in welche, wie bei den Fleckdesmosomen, Intermediärfilamente (Tonofilamente) einstrahlen (Abb. 2.3-11). Von der Plasmamembran der Hemidesmosomen strahlen kurze extrazelluläre **Ankerfilamente** (5–10 nm im Durchmesser) in die Basallamina ein, wo sie mit dickeren **Ankerfibrillen** (20–50 nm im Durchmesser) in Kontakt treten. Diese stellen die Verbindung zu den darunterliegenden Kollagenfibrillen des Bindegewebes her. Die Ankerfilamente enthalten die Proteine **Kalinin** und **K-Laminin**, die Ankerfibrillen **Kollagen Typ VII**. Die zytoplasmatischen Plaques enthalten keine der Komponenten der Fleckdesmosomen.

Das Hauptprotein ist das **bullöse Pemphigoid-Antigen** (BPA), das strukturell mit den Desmoplakinen verwandt ist. Bei der Hauterkrankung des bullösen Pemphigoids (blasige Ablösung der Haut) existieren im Serum des Patienten Autoantikörper gegen dieses Protein. Hemidesmosomen sind über das $\alpha_6\beta_4$-Integrin mit der Basallamina verbunden.

3.3.3   Fokaler Kontakt

Molekular mit den Adhärens-Kontakten *(Zonula* und *Punctum adhaerens)* verwandt. Die der Membran anhaftende Verdichtungszone (Plaque) ist weniger auffällig als die Plaques der Hemidesmosomen (Abb. 2.3-12).

Fokale Kontakte sind mit Aktinfilamenten verbunden, die unter Zwischenschaltung verschiedener Proteine (Vinculin, Talin, α-Actinin, Paxillin) mit Haftproteinen vom Integrintyp (u.a. dem Fibronektinrezeptor $\alpha_5\beta_1$) verbunden sind (Näheres s. Kap. 2.4, Zytoskelett).

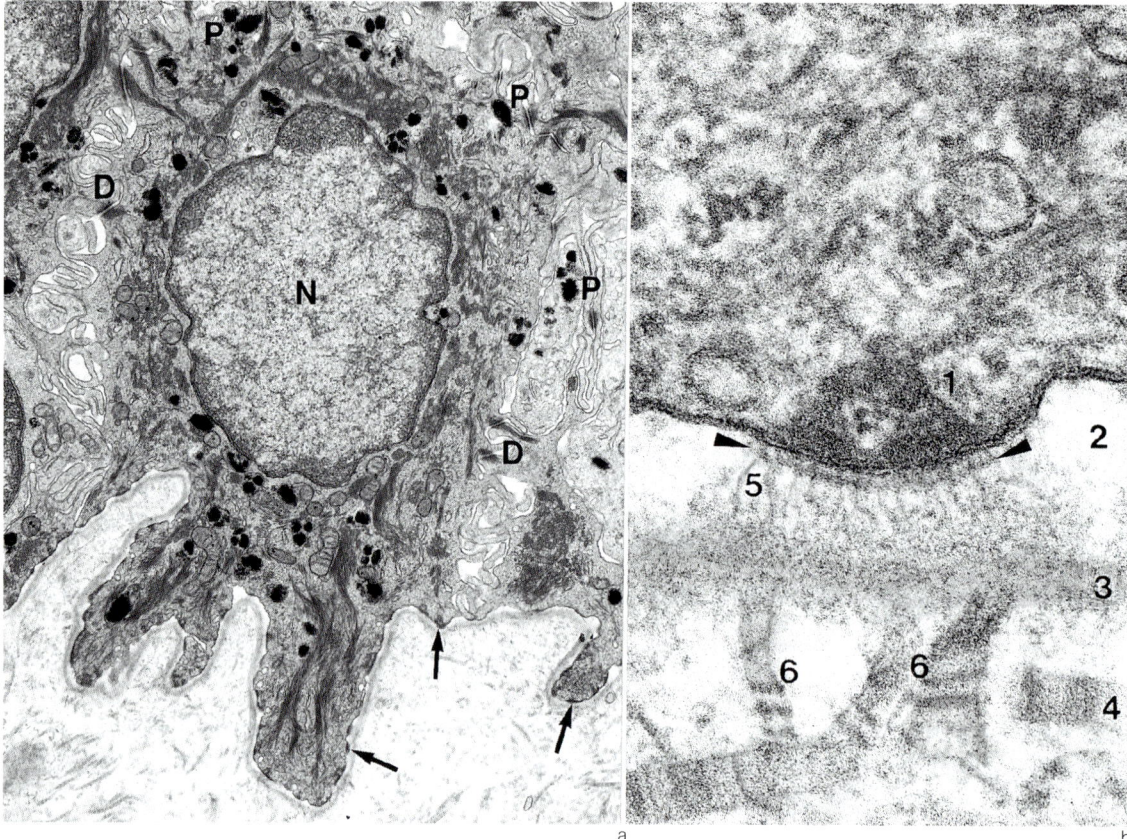

a   b

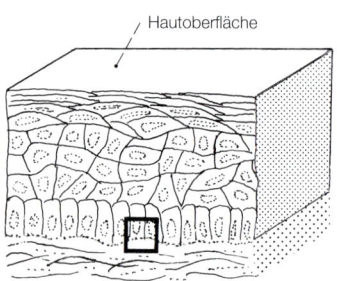

/ Hautoberfläche

Abb. 2.3-11   Hautepithel (Epidermis) des Menschen. Übergang zum Bindegewebe (s. Skizze) mit Hemidesmosomen (Pfeile). (a) Übersicht, (b) starke Vergrößerung. 1 = zytoplasmatische Plaque mit zwei quergeschnittenen Intermediärfilamenten; 2 = Lamina lucida; 3 = Lamina densa der Basallamina (Protein: Kollagen IV); 4 = Kollagenfibrille (Typ I, III); 5 = Ankerfilamente (Protein: Kalinin); 6 = Ankerfibrille (Protein: Kollagen VII); D = Desmosom (Macula adhaerens); N = Zellkern (Nukleus); P = Pigmentgranula (Melanin). Die Pfeilköpfe zeigen auf eine extrazelluläre Verdichtungszone, die wahrscheinlich die extrazellulären Abschnitte von Integrin $\alpha_6\beta_4$ enthält. Näheres s. Text. (a): Vergr. 3500fach; (b): Vergr. 130 000fach. (Originale: K. GORGAS, Heidelberg)

Fokale Kontakte bilden den Membranhaftungspunkt von **Aktinfilament-Streßfasern** (kontraktile, Aktin und Myosin enthaltende Filamentbündel, s. Kap. 2.4, Zytoskelett). Drei modifizierte fokale Kontakte sind ultrastrukturell besonders gut definiert:

1. der **Muskel-Sehnenübergang** (Befestigung der Muskelfaserendigungen an den Kollagenfasern der Sehnen),

2. die **Membranverdichtungszonen** der glatten Muskulatur und

3. die Haftfläche der **Podozyten** auf der Basallamina der glomerulären Kapillaren in der Niere.

Eine weitere spezialisierte Form der fokalen Kontakte sind die **Podosomen** (Fußpunkte) von Monozyten, Makrophagen und Osteoklasten. Podosomen sind rosettenförmig angeordnete 0,1–0,2 µm große, punktförmige Substratkontakte, in welche Aktinfilamente einstrahlen.

Außer in Makrophagen und deren Abkömmlinge werden Podosomen auch in **Tumorzellen** beobachtet. Podosomen werden mit der Fähigkeit von Zellen in Zusammenhang gebracht, durch andere Zellverbände hindurchwandern zu können (wichtige Voraussetzung für die Metastasierung von Tumorzellen).

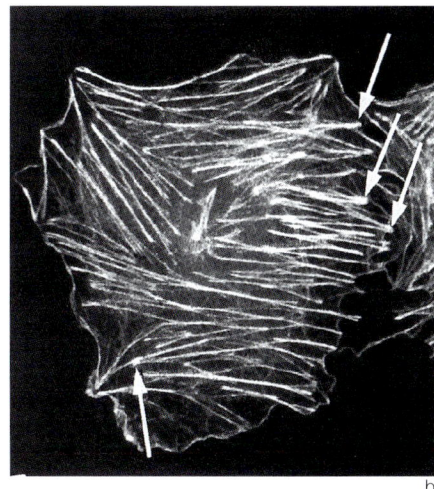

a

Fokaler Kontakt

b

Abb. 2.3-12 Fokale Kontakte (Pfeile) in einer quergeschnittenen Gefäßendothelzelle aus der A. meningea media eines Pavians (a, elektronenmikroskopische Aufnahme) und aus einer kultivierten Endothelzelle der Nabelschnurvene des Menschen (b, immunfluoreszenzmikroskopische Darstellung von Aktin in der Aufsicht). Im Bereich der fokalen Kontakte sind Aktinfilamentbündel an Haftrezeptoren für Komponenten der extrazellulären Matrix geknüpft. In vielen Zellen (z.B. Endothelzellen) bilden die Aktinfilamente zusammen mit Myosin und anderen Proteinen kontraktile Bündel (Streßfasern), die wie die Myofibrillen der quergestreiften Muskulatur Z-Streifen-ähnliche Quervernetzungszonen besitzen (Pfeilspitzen in [a]). Im rechten Bild (b) sind Streßfasern mit Antikörpern gegen Aktin selektiv dargestellt. Die verdickten Enden entsprechen den fokalen Kontakten (Pfeile). Streßfasern schützen Gefäßendothelzellen u.a. vor Ablösung von der Gefäßwand durch die tangential einwirkenden Scherkräfte (Scherstreß) des Blutstroms. L = lumenwärtige Oberfläche der Endothelzelle; 1 = Streßfaser. Vergr. (a): 55000fach; (b): 800fach. (Original [a]: Sobotta/Hammersen [17])

4 Zytoskelett, Zilien, Zentriolen

4.1 Übersicht, Definitionen

Das Zytoplasma der Zellen des Wirbeltierorganismus besteht im wesentlichen aus einer konzentrierten, wäßrigen Proteinlösung, die von einem äußerst flexiblen Lipidfilm, der Plasmamembran, umhüllt und gegen den Extrazellularraum abgeschirmt wird. Dieses mechanisch instabile Gebilde bedarf eines internen Stütz- und Bewegungsapparates, der im Dienste der verschiedenen statischen und dynamischen Zellfunktionen steht. Zu diesen Funktionen zählen die aktive Änderung und Aufrechterhaltung der Zellgestalt, die Ausbildung und Stützung spezialisierter Zellfortsätze (u.a. Mikrovilli, Zilien, Dendriten, Axone), der gerichtete intrazelluläre Transport von Organellen (Membranverkehr), die Positionierung des Zellkerns und die Stabilisierung der Plasmamembran und anderer Zellmembranen. Um diese Funktionen erfüllen zu können, verfügt jede Zelle über verschiedene Systeme von **Strukturproteinen,** die kollektiv als **Zytoskelett** bezeichnet werden. Die gemeinsame Eigenschaft aller molekular zum Teil sehr unterschiedlicher Zytoskelettsysteme ist die Fähigkeit zur Selbstassoziation, d.h. durch Aneinanderlagerung **(Polymerisation)** von Proteinuntereinheiten dünne Proteinfasern (Filamente) und Netzwerke zu bilden. Insgesamt können drei zytoplasmatische Filamentsysteme und zwei membrangebundene Filamentnetzwerke unterschieden werden.

Die Mikrotubulus-, Intermediär- und Aktinfilamentsysteme bilden das zytoplasmatische Zytoskelett (Abb. 2.4-1). Diese Filamentsysteme können aufgrund der Filamentdurchmesser und besonderer Aggregationsformen (z.B. Bündel) morphologisch voneinander unterschieden werden. Das Spektrin- und Laminsystem bilden filamentäre Netzwerke, die mit der Plasmamembran (Spektrin) und der inneren Kernmembran (Lamin) verbunden sind und sich nur durch Spezialmethoden (Gefrierätzmethode, Immunzytochemie) darstellen lassen. Jedes dieser Filamentsysteme ist mit speziellen Begleitproteinen vergesellschaftet, die den Polymerisationszustand und die filamentäre Aggregationsform regulieren und Verbindungen zu anderen Zellstrukturen und Filamentsystemen herstellen.

4.2 Mikrotubuli

Mikrotubuli sind zumeist viele µm lange tubuläre Filamente mit einem Durchmesser von 25 nm. Ihre Hauptfunktion liegt in dem intrazellulären **Transport von Membransystemen.** Bei der **Zellteilung** steuern die Mikrotubuli den Transport und die Trennung der Chromosomen. Das spezialisierte Mikrotubulussystem der **Kinozilien** bildet den Motor für den Zilienschlag. In manchen Zellen sind Bündel von Mikrotubuli für die Aufrechterhaltung und Ausbildung der Zellform von Bedeutung, wie z.B. für die diskoide Gestalt der Thrombozyten (peripherer Mikrotubulusgürtel).

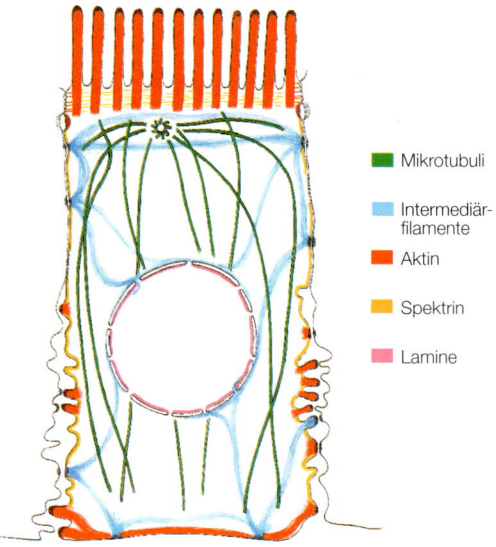

Mikrotubuli

Intermediär-filamente

Aktin

Spektrin

Lamine

Abb. 2.4-1 Verteilung des Zytoskeletts am Beispiel der Darm-epithelzelle. Aktinfilamente (rot) sind hauptsächlich entlang der Plasmamembran verteilt (kortikales Zytoplasma). Sie bilden das Stützskelett für Mikrovilli, Zonula und Punctum adhaerens sowie für die basale Zellfläche. Mikrotubuli sind für intrazelluläre Trans-portprozesse verantwortlich und durchziehen alle Kompartimente des Zytoplasmas. Intermediärfilamente sind mit Fleckdesmoso-men (Macula adhaerens) und Hemidesmosomen verbunden, um-fahren den Zellkern und durchqueren das Zytoplasma in verschie-denen Richtungen. Sie bilden ein passives Verspannungssystem der Zelle. Das aus Spektrinfilamenten, Ankyrin und anderen Pro-teinen gebildete Membranzytoskelett ist auf die laterale Zellplas-mamembran beschränkt (viele gemeinsame Strukturmerkmale mit dem Membranzytoskelett des Erythrozyten). Apikal verbinden Spektrinfilamente zusammen mit Myosin (nicht eingezeichnet) die Wurzeln der Aktinfilamentbündel der Mikrovilli und verankern die-se im apikalen Zytoplasma. Die Laminfilamente sind mit den Inter-mediärfilamenten verwandt und bilden das Stützskelett der inne-ren Membran der Kernhülle (Kernlamina).

4.2.1 Molekularbau der Mikrotubuli

Die Baueinheit der Mikrotubuli ist das α-, β-**Tubulindi-mer** (Abb. 2.4-2). Die Tubulindimere sind zu longitu-dinalen Filamenten, den **Protofilamenten,** angeordnet. Meistens 13 Protofilamente (selten 14 und 15) bauen die Wand eines Mikrotubulus auf. Benachbarte Dimere sind gegeneinander versetzt, so daß eine spiralige (helikale) Grundstruktur der Mikrotubuli entsteht. Guanosintri-phosphat (2 Moleküle GTP pro Dimer) und Magnesium-ionen (1 Mg^{2+}-Ion pro Dimer) sind für die Polymerisation der Mikrotubuli notwendig. Erhöhte Ca^{2+}-Konzentration ($>10^{-5}$ M) führt zur Depolymerisation der Mikrotubuli.

In Säugetieren können verschiedene α- und β-Tubuline unter-schieden werden. Einige dieser Tubulinisoformen sind auf be-stimmte Zelltypen beschränkt. Zum Beispiel kommt $β_1$-Tubulin nur in Zellen des Blutes, $β_4$ nur im Nervensystem und $α_3$, $β_3$ nur in Spermien und Zellen der Spermiogenese vor. Diese moleku-lare Diversität wird durch eine Vielzahl von **Mikrotubulus-assoziierten Proteinen** (MAPs) erheblich vergrößert. Bestimmte MAPs sind auf Mikrotubuli neuronaler Axone (MAP 1, τ-Pro-tein), andere auf Dendriten (MAP 2) beschränkt. Die funktio-nelle Bedeutung der MAPs liegt in einer Beschleunigung der Polymerisation, einer Stabilisierung der Mikrotubuli, der Ver-knüpfung der Mikrotubuli mit Intermediär- und Aktinfilamenten (MAP 2) und der Plasmamembran (MAP 1) sowie der Kontrolle des seitlichen Abstandes zwischen benachbarten Mikrotubuli.

4.2.2 Transportfunktion der Mikrotubuli

Mikrotubuli sind für den gerichteten, intrazellulären Transport von Zellorganellen verantwortlich (Abb. 2.4-2 bis 6). In Nervenfasern können Organellen mit einer Geschwindigkeit von bis zu 3 cm pro Stunde (5 μm/sec) entlang der Oberfläche von Mikrotubuli transportiert

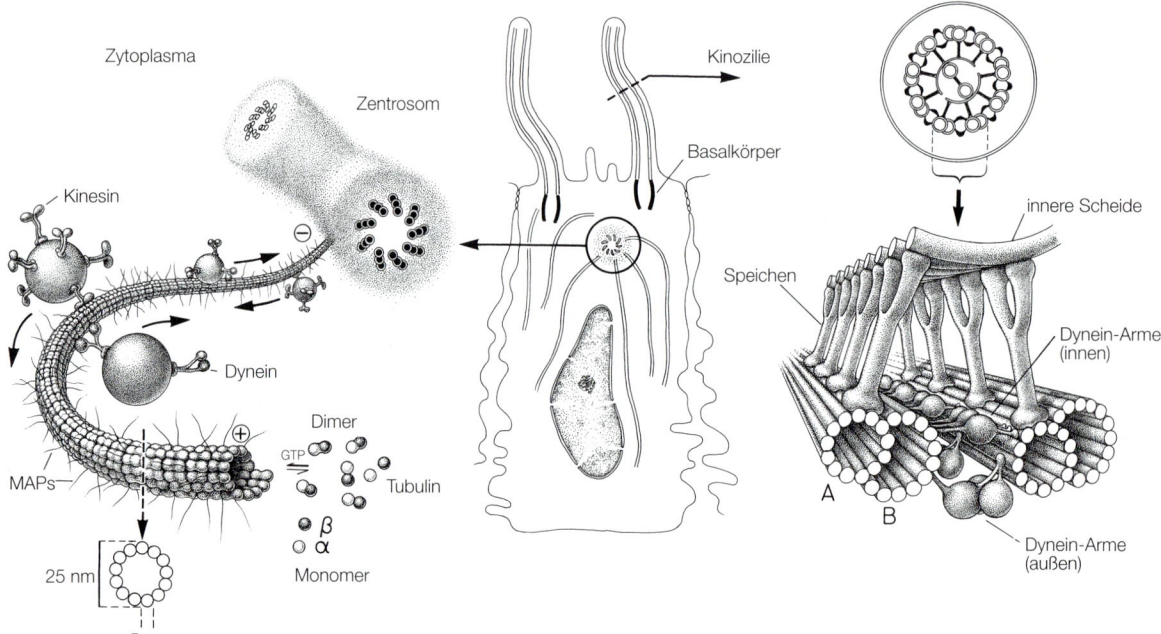

Abb. 2.4-2 Molekulare Anatomie des Mikrotubulussystems. (Nach DRENCKHAHN [3])

Tabelle 2.4-1 Die wichtigsten Zytoskelettsysteme der Zelle.

Zytoskelettsystem	Filamentdurchmesser	Organisationsform	Zelluläre Lokalisation
Mikrotubuli	25 nm	tubuläre Einzelfilamente	Zytoplasma Kinozilien
Intermediärfilamente	8–10 nm	Einzelfilamente Filamentbündel	Zytoplasma Desmosomen
Aktin	7 nm	Einzelfilamente Filamentbündel Myofibrillen, Streßfasern Netzwerke	kortikales Zytoplasma Mikrovilli Adhärens-Zellkontakte
Spektrin	5 nm	Netzwerk	Plasmamembran
Lamine	bis 10 nm	Netzwerk	innere Kernmembran

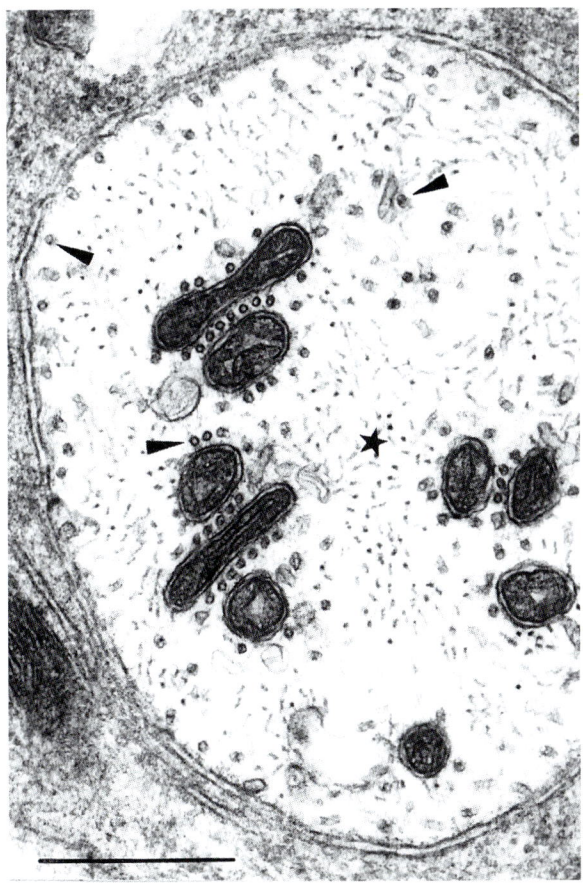

werden **(schneller axonaler Transport)**. Dieser Transport wird von zwei Motorproteinen, **Kinesin** und **Dynein**, bewerkstelligt. Beide Proteine bestehen aus einem Stielabschnitt, der an der Oberfläche von Membranen (Organellen) haften kann, während der Kopfabschnitt an Mikrotubuli bindet und unter Spaltung von ATP zyklische Konformationsänderungen durchführt. Durch diese rudernden Kopfbewegungen ist ein Gleiten der mit Dynein und Kinesin verbundenen Organellen entlang von Mikrotubuli möglich. Dynein transportiert auf diese Weise Organellen zum Minusende (s. folgenden Abschnitt) und Kinesin zum Plusende der Mikrotubuli. Durch die Existenz solcher separater **Minusend-** und **Plusendmotoren** ist ein gerichteter Organellentransport in der Zelle möglich. Auch die Wanderungen und die Separierung der Chromosomen bei der Zellteilung werden durch Mikrotubulusmotoren, insbesondere Dynein, vollzogen (s. Kap. 2.14.4).

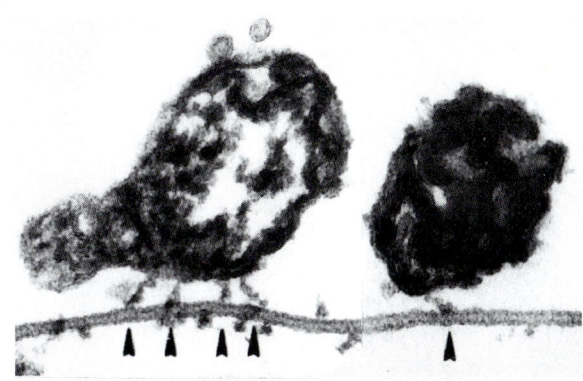

Abb. 2.4-3 Mikrotubuli (Pfeilköpfe) und Intermediärfilamente (Neurofilamente) (Stern) in einer Nervenfaser des Innenohres der Ratte. Beachte die enge räumliche Beziehung der Mikrotubuli zu Mitochondrien und anderen Membranstrukturen (axonaler Transport). Maßstab: 0,5 μm. (Aus DRENCKHAHN [3])

Abb. 2.4-4 Ultrastruktur der dynamischen Querbrücken zwischen Mikrotubuli und Mitochondrien einer Amöbe. Der Transport der Mitochondrien wurde an der lebenden Zelle beobachtet und dann die zugrundeliegenden Strukturen nach Fixierung elektronenmikroskopisch untersucht. Vergr. etwa 100 000fach. (Aus ASHKIN et al. [1])

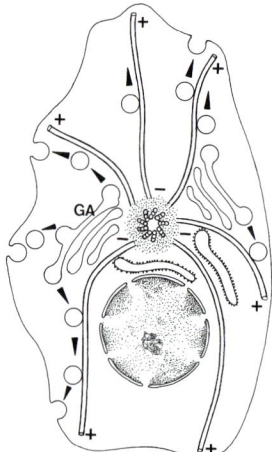

Abb. 2.4-5 Lage des Zentrosoms und Polarität der vom Zentrosom auswachsenden Mikrotubuli in einer nichtpolarisierten Zelle. Membranvesikel werden durch Plusendmotoren zur Plasmamembran transportiert (Pfeilspitzen). Der GOLGI-Apparat (GA) wird durch Minusendmotoren in Zentrosomnähe (Zellkernnähe) positioniert.

4.2.3 Polarität und Anordnung der Mikrotubuli

Mikrotubuli sind asymmetrische, spiralig aufgebaute Filamente mit einem schnell wachsenden Ende **(Plusende),** an dem sich die Tubulindimere anlagern (polymerisieren), und einem langsam wachsenden Ende, an dem keine nennenswerte Polymerisation erfolgt **(Minusende).** Das Minusende der Mikrotubuli befindet sich in den meisten Zellen in der Umgebung des **Zentrosoms** (s. unten), das in der Nähe des Zellkerns liegt und als **Mikrotubulus-Organisationszentrum (MTOC)** dient (Abb. 2.4-2 u. 5). Ein Protein in der Umgebung der Zentriolen des Zentrosoms ist das γ-**Tubulin,** das möglicherweise für die Stabilisierung der Minusenden der Mikrotubuli verantwortlich ist. In **nichtpolarisierten Zellen** (Fibroblasten, Endothelzellen, Leukozyten) strahlen die Mikrotubuli vom MTOC fächerförmig in die Zellperipherie aus. In **polarisierten Epithelzellen** (Zylinderepithelzellen, exokrine Drüsenzellen) ist das MTOC vom Zentrosom losgelöst und befindet sich als diffuse Zone unterhalb der apikalen Plasmamembran, so daß alle Mikrotubuli ihr Minusende apikal besitzen und das Plusende nach basal orientiert ist (s. Abb. 2.4-17).

In **Nervenzellen** gibt es drei Mikrotubulussysteme. Die Mikrotubuli der Axone sind gleichsinnig orientiert. Ihr Minusende befindet sich im Zelleib bzw. zelleibwärts und ihr Plusende in Richtung der Nervenendigung. Der Zelleib besitzt ein unabhängiges Mikrotubulussystem ohne erkennbare Ordnung, während in Dendriten die Mikrotubuli mit wechselnder Polarität vorkommen (Abb. 2.4-6).

Aus dieser Anordnung der Mikrotubuli ergeben sich wichtige Konsequenzen für den intrazellulären Organellentransport. Nervenzellen: Synaptische Vesikel, die

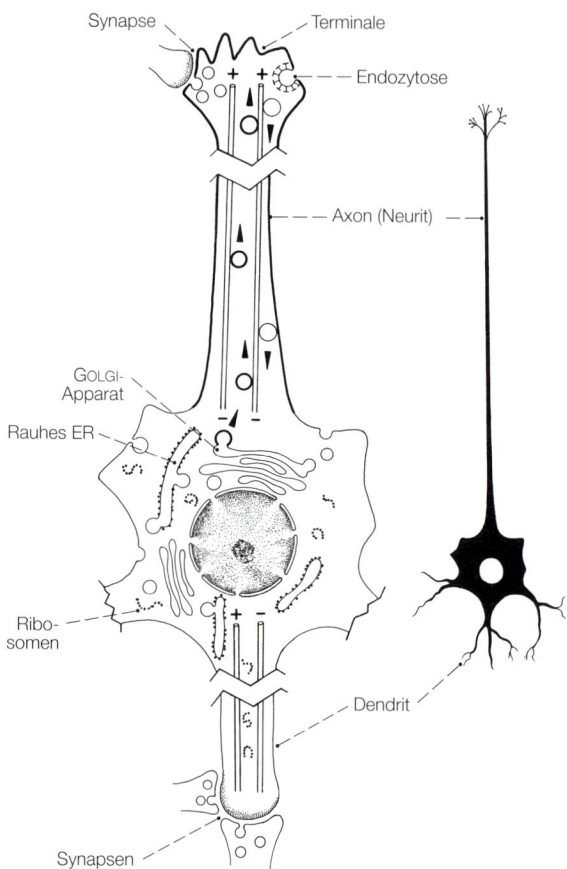

Abb. 2.4-6 Verteilung und Orientierung der Mikrotubuli in Nervenzellen. In den Nervenfasern (Neurit, Axon) sind Mikrotubuli einheitlich orientiert mit dem schnellwachsenden Ende (Plusende) zum Faserende (Synapse). Dadurch ist ein gerichteter Transport von Membranvesikeln in den Nervenfasern möglich. Plusendmotoren wie das axonale Kinesin sind für den Transport von neugebildeten Vesikeln vom Zelleib (Ort der Proteinsynthese, Sitz des GOLGI-Apparates) zum Ende der Nervenfasern verantwortlich (anterograder axonaler Transport). Minusendmotoren (z.B. Dynein) vermitteln den retrograden Transport von der Synapse zum Zelleib. In Dendriten sind die Mikrotubuli nicht einheitlich orientiert, zumindest nicht in den basalen Abschnitten der Dendriten, die wie der Zelleib Ribosomen enthalten und zur Proteinsynthese befähigt sind.

vom GOLGI-Apparat im Zelleib der Nervenzellen abgegeben werden, können durch Bindung des Plusendmotors Kinesin entlang der axonalen Mikrotubuli selektiv zu den synaptischen Endigungen der Nervenfasern (Axone) transportiert werden **(anterograder axonaler Transport).** In polarisierten Epithelzellen, wie exokrinen Drüsenzellen oder Darmepithelzellen, scheinen Sekretgranula und apikale Membranvesikel durch einen Minusendmotor gezielt die Apikalmembran zu erreichen (s. Abb. 2.4-17). Das gerichtete Wachstum von Zellen und Zellfortsätzen kann ebenfalls dadurch erfolgen, daß vermehrt Mikrotubuli in Richtung auf den Wachstumspol der Zellen auspolymerisieren und den erhöhten Membranbedarf des sich ausdehnenden Zellpols durch gerichtete Zufuhr von Membranvesikeln aus dem GOLGI-Apparat decken.

Auch Transporte in umgekehrter Richtung (von der Zelloberfläche zum Zellzentrum) können durch Mikrotubuli geleitet werden. Ein Beispiel dafür ist der **retrograde axonale Transport** von Membranvesikeln, wie z. B. Endozytosevesikeln der synaptischen Endigung zum Zelleib einer Nervenzelle.

Durch einen solchen retrograden axonalen Transport von Endozytosevesikeln gelangen u. a. Bakteriengifte, die an den Nervenendigungen durch Endozytose aufgenommen wurden, in das Gehirn und Rückenmark und können dort Nervenzellen schädigen (u. a. Weg des Giftes des Wundstarrkrampferregers, Tetanustoxin, s. auch Kap. 2.2.6).

4.2.4 Zentriol, Zentrosom, Kinetosom

Zentriolen sind zylindrische Organellen (0,2 μm dick, zumeist 0,5 μm lang), deren Hauptbauelement neun zirkulär angeordnete Mikrotubulustripletten sind (Abb. 2.1-1, 2.4-2 u. 7; vgl. auch Abb. 2.4-9). Jede Triplette ist mit einem Winkel von 30–45° zur zentralen Achse des Zentriols gekippt (schaufelradartiges Querschnittsbild). Die Tripletten bestehen aus einem vollständigen Mikrotubulus (13 Protofilamente), dem peripherwärts zwei inkomplette Mikrotubuli mit je 11 Protofilamenten seitlich angelagert sind. Benachbarte Tripletten sind durch Ver-

bindungsstrukturen **(Nexine)** untereinander verknüpft. Zentralwärts sind oft komplizierte speichenartige Strukturen zu erkennen (s. unten). Zentriolen sind ein wesentliches Strukturelement der Zentralkörper **(Zentrosomen)** und bilden als **Kinetosomen** (Basalkörper) die zytoplasmatische Ausgangs- und Verankerungsstruktur für Kinozilien.

Das **Zentrosom** (Abb. 2.4-5 u. 7) stellt in den meisten Zellen das Polymerisationszentrum für das zytoplasmatische Mikrotubulussystem dar **(Mikrotubulus-Organisationszentrum, MTOC).** Es besteht aus zwei Zentriolen (auch **Diplosom** genannt), dem Mutter- und Tochterzentriol, und einer sie umhüllenden perizentriolären Proteinwolke (Matrix). Die Zentriolen sind durch filamentäre Komponenten der Matrix **(Satelliten)** miteinander verbunden und können End-zu-End oder rechtwinklig zueinander stehen. Eines der Zentriolen, das **Mutterzentriol,** besitzt endständige, füßchenartige Anhängsel, die von den Enden des Zentriols ausgehen, in welchen die Mikrotubuli als Doubletten (anstelle Tripletten) vorliegen. Gelegentlich geht von dem Mutterzentriol eine Kinozilie aus, die nicht immer die Zelloberfläche erreichen muß. In nichtpolarisierten Zellen wie Fibroblasten, Leukozyten oder Endothelzellen, liegt das Zentrosom in der Zellmitte zwischen GOLGI-Apparat und Zellkern

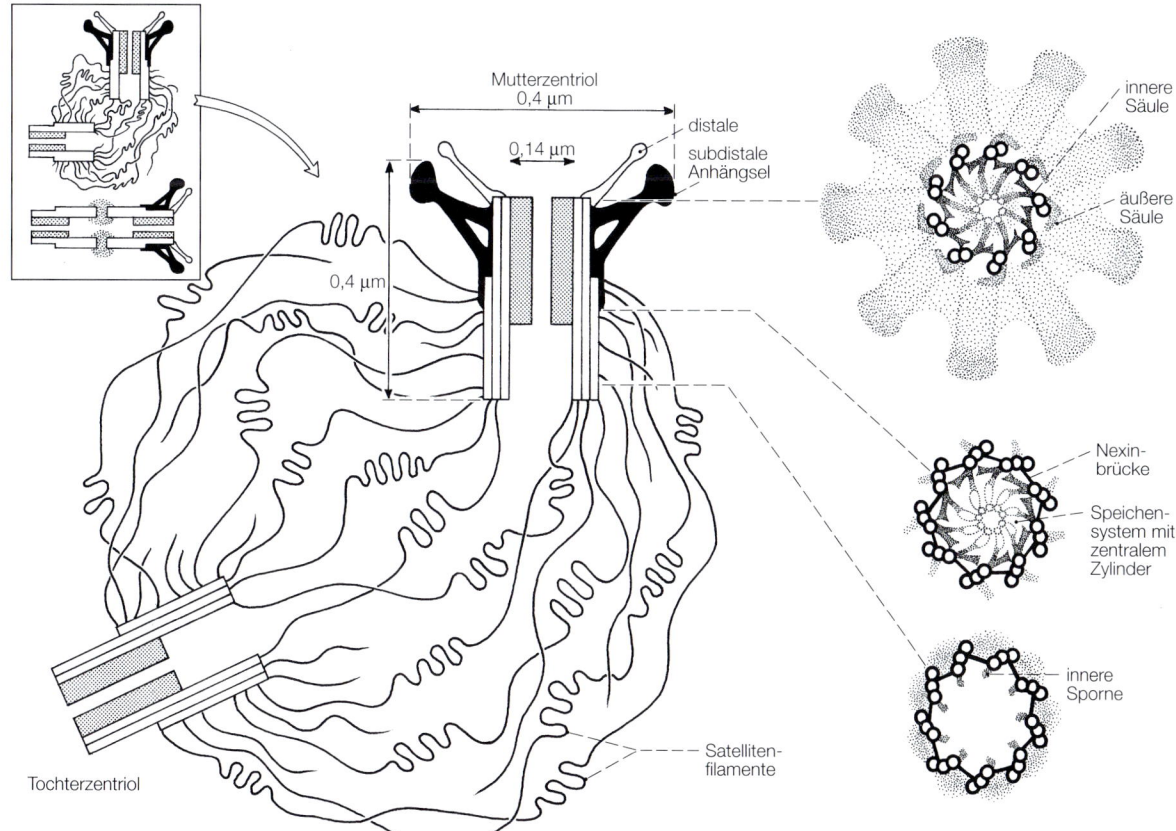

Abb. 2.4-7 Struktur von Zentriolen in Lymphoblasten des Menschen. Das Mutterzentriol besitzt auffällige laterale Anhängsel (engl. appendages). Das Tochterzentriol ist durch perizentrioläre Filamente (Satelliten) mit dem Mutterzentriol verbunden, häufig im rechten Winkel stehend, aber auch End-zu-End. (Hauptsächlich in Anlehnung an PAINTRAND et al. [14])

(Abb. 2.4-5), in anderen Zellen, wie exokrinen Drüsenzellen oder Zylinderepithelzellen, im apikalen Zellpol (Abb. 2.4-1 u. 17). In solchen Zellen kann die **perizentrioläre Matrix,** die die MTOC-Eigenschaften enthält, vom Zentriol getrennt sein (diffuse Proteinwolke unterhalb der apikalen Zellmembran).

Möglicherweise spielt ein zur Tubulinfamilie gehöriges Protein, das γ-Tubulin, für die Stimulierung der Mikrotubuluspolymerisation im MTOC eine Rolle. γ-Tubulin ist auf das Zentrosom beschränkt. Der in nichtpolarisierten Zellen vom Zentrosom ausstrahlende Mikrotubulusfächer ist für die perinukleäre Position und Integrität des GOLGI-Apparates von Bedeutung (möglicherweise durch das Minusend-Motorprotein Dynein vermittelt, Abb. 2.4-5). Zu Beginn der Prophase der Zellteilung verdoppeln sich die Zentriolen der Zentrosomen und wandern von Proteinen umgeben in gegenüberliegende Abschnitte der Zelle. Von den Zentrosomen wachsen die beiden Hälften der mikrotubulären Mitosespindel aus (s. Kap. 2.15). Werden die Zentriolen experimentell aus Zellen durch Mikromanipulation entfernt, dann kann die Zelle keine neuen Zentriolen bilden und sich nicht mehr teilen. Es entsteht jedoch ein perinukleäres MTOC (Zentrosom ohne Zentriolen), von dem ein regelrecht angeordnetes Mikrotubulussystem ausgeht.

Kinetosomen oder **Basalkörper** sind subplasmalemmal gelegene Zentriolen, die den zytoplasmatischen Ausgangspunkt der Mikrotubuli der **Kinozilien** bilden (Abb. 2.4-8 u. 9). Die jeweils inneren zwei Mikrotubuli der neun Tripletten der Zentriolen dienen als Polymerisationskeime für die neun Mikrotubulusdoubletten der Kinozilien. An der Übergangszone zwischen Kinetosom und Zilie liegt der Ausgangspunkt (Nukleationspunkt) für die zentralen zwei Tubuli der Zilien. Füßchenförmige oder globuläre seitliche Anhängsel sind regelmäßig an den Basalkörpern zu finden. Filamentäre Strukturen **(äußere Speichen)** verbinden die Zentriolen mit der Plasmamembran. Von der Basis der Kinetosomen strahlen quergestreifte Filamentbündel **(Wurzelfasern)** von unterschiedlicher Länge (bis zu mehreren μm) in das Zellinnere ein. Ihr Hauptbaustein ist das Protein **Centrin.** Bei Invertebraten (möglicherweise auch bei Vertebraten) sind die Wurzelfasern zur aktiven Verkürzung fähig, was sich in einer Änderung ihres Querstreifungsmusters äußert.

4.2.5   Kinozilien, Flagellen

Kinozilien sind wimpernförmige (zylindrische) 0,2 μm dicke und mehrere μm lange (überwiegend 2–5 μm) Differenzierungen der Zelloberfläche, die singulär oder in büschel- und rasenförmigen Verbänden (Ziliensaum) vorkommen (Abb. 2.4-8). Extrem lange, spezialisierte Kinozilien, wie das 50 μm lange Schwanzstück der Spermatozoen, werden als **Geißeln** oder **Flagellen** bezeichnet. Zilien und Flagellen besitzen ein einheitlich organisiertes Mikrotubulussystem. Es besteht aus einer ringförmigen (zylinderförmigen) Anordnung von neun Mikrotubulusdoubletten (als **Axoneme** bezeichnet) und zwei im Zentrum gelegenen Einzeltubuli (Abb. 2.4-2, 9 u. 10). Die neun Axoneme bestehen aus je einem kompletten A-Tubulus (13 Protofilamente) und einem inkompletten B-Tubulus (11 Protofilamente). Die Axoneme

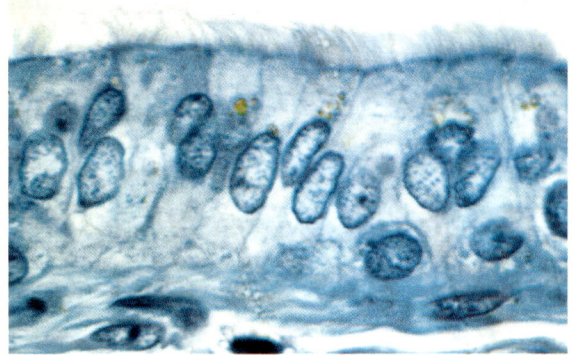

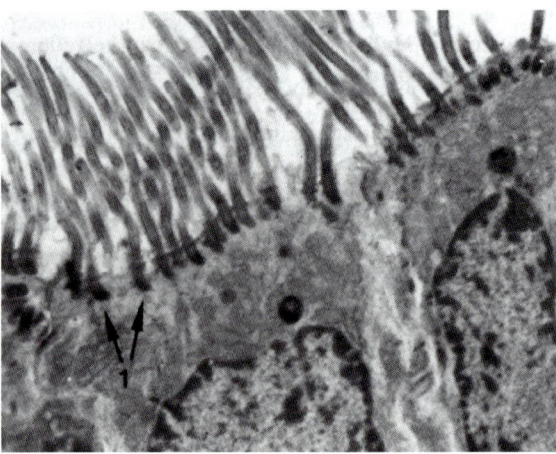

Abb. 2.4-8   Kinozilien-tragendes Trachealepithel. (a) Lichtmikroskopisches Erscheinungsbild bei Toluidinblaufärbung; (b) TEM. Der Kinoziliensaum (Flimmerhaare) unterscheidet sich vom Bürstensaum im Lichtmikroskop durch seine größere Höhe und durch die Dicke der Kinozilien, die bereits im Lichtmikroskop als individuelle Kinozilien erkannt werden können (vgl. Abb. 2.1-1a). Die Basalkörper (Kinetosomen) sind im Lichtmikroskop (a) als dunkles Band, im Elektronenmikroskop (b) als 0,2 μm dicke Körperchen zu erkennen (Pfeile, 1), die den zytoplasmatischen Ausgangspunkt der Kinozilien bilden. Vergr. (a) 800fach; (b) TEM, 5500fach. (Aus WHEATER et al. [20])

sind untereinander durch Verbindungsproteine **(Nexinkomplex)** verbunden. Jedes Axonem steht durch die Speichenproteinkomplexe mit einem Proteinkranz **(innere Scheide)** in Kontakt, der die zentralen beiden Mikrotubuli umhüllt.

Die Bewegung der Kinozilien (Abb. 2.4-11) erfolgt durch Gleitbewegungen zwischen benachbarten Mikrotubulusdoubletten, die durch das Mechanoprotein **Dynein** bewerkstelligt werden. Dynein bildet die äußeren und inneren Arme (Querbrückenkomplexe), die zwischen benachbarten Mikrotubulusdoubletten ausgebildet sind. Die Stiele der Dyneinarme sind statische Gebilde, die mit dem **A-Tubulus** verbunden sind, während die Dyneinköpfe (drei pro Komplex) bei Hydrolyse von ATP rudernde Bewegungen ausführen. Durch Haften, Abknicken und anschließender Ablösung der Dyneinköpfe von den **B-Tubuli** kommt es zum Gleiten zwischen benachbarten Axonemen. Solche **Gleitbewegungen** erfolgen koordiniert abwechselnd in der einen und dann in der anderen Zilienhälfte (Abb. 2.4-12). Dadurch wird die Zilie erst zu einer und dann zur anderen Seite gescho-

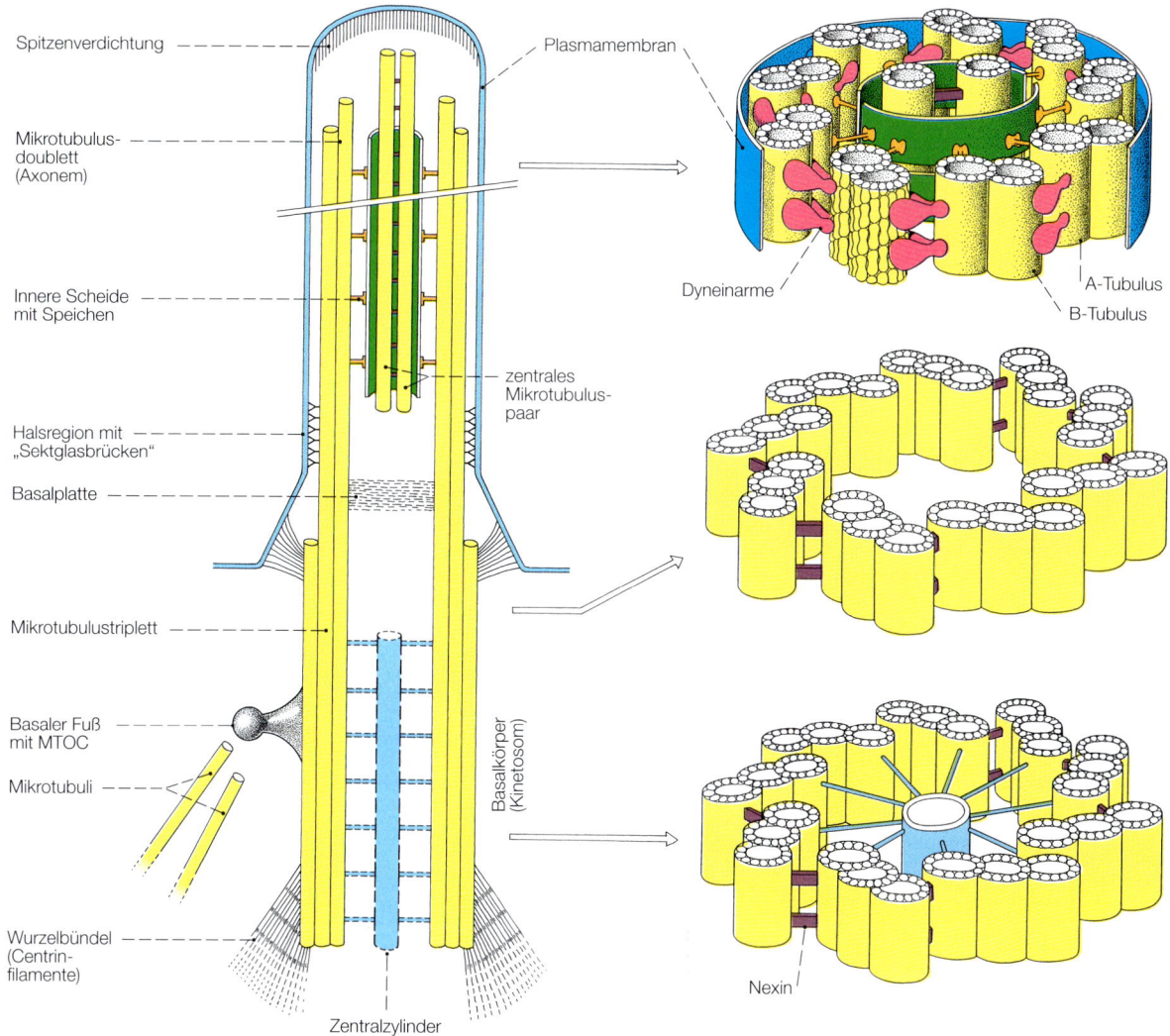

Spitzenverdichtung

Plasmamembran

Mikrotubulus-
doublett
(Axonem)

Innere Scheide
mit Speichen

zentrales
Mikrotubulus-
paar

Halsregion mit
„Sektglasbrücken"

Basalplatte

Mikrotubulustriplett

Basaler Fuß
mit MTOC

Mikrotubuli

Basalkörper
(Kinetosom)

Wurzelbündel
(Centrin-
filamente)

Zentralzylinder

Dyneinarme

A-Tubulus

B-Tubulus

Nexin

Abb. 2.4-9 Molekularstruktur der Kinozilie. MTOC: Mikrotubulus organisierendes Zentrum. Einzelheiten s. Text.

ben. Daraus resultieren **flimmernde Bewegungen** mit einer Frequenz von bis zu 20 Hz (Trachea). Die Kinozilienbewegung besteht aus einem schnellen Schlag und einer langsamen Rückholbewegung (Abb. 2.4-11). Spezialisierte, **unbewegliche Zilien,** denen das zentrale Tubuluspaar fehlt, bilden den Stiel der Außensegmente der Photorezeptoren. Auch Riechrezeptoren besitzen apikale Zilien (Riechgeißeln), die im größten Teil ihrer Länge eine unregelmäßige Zahl von Einzeltubuli enthalten. Viele Epithelzellen besitzen eine singuläre Kinozilie auf ihrer apikalen Oberfläche, deren funktionelle Bedeutung unklar ist. Ebenfalls kommen gelegentlich **interne Kinozilien** vor, die von einem Zentriol des Zentrosoms ausgehen und von einem Membransack umgeben sind, der nicht mit der Zelloberfläche in Verbindung zu stehen braucht. Interne Kinozilien ohne umgebende Membran treten gelegentlich als aberrierende, in die falsche Richtung (basalwärts) auswachsende Zilien im Trachealepithel auf.

4.2.6 Klinische Hinweise zum Mikrotubulussystem

Verschiedene stickstoffhaltige pflanzliche Verbindungen (Alkaloide), wie das **Colchizin** aus der Herbstzeitlose oder **Vincristin** aus Immergrüngewächsen, binden an Tubulin und verhindern die Polymerisation. Daraus resultiert schließlich eine komplette Depolymerisation der zytoplasmatischen Mikrotubuli, so daß eine Zellteilung wegen des Fehlens der mikrotubulären Mitosespindel nicht mehr möglich ist (Arretierung in der Metaphase). Vincaalkaloide werden deshalb zur Unterdrückung des Tumorzellwachstums **(Zytostatika)** eingesetzt (besonders bei Leukämien).

Das **KARTAGENER-Syndrom** (Lageanomalien innerer Organe, chronische Nasennebenhöhleninfektionen, Bronchitis und Immobilität von Spermien) wird durch einen angeborenen Defekt der Dyneinarme in Kinozilien und Spermiengeißeln hervorgerufen (s. Abb. 2.4-10). Während die meisten Symptome sich durch fehlende Beweglichkeit der Kinozilien erklären lassen (u. a. mangelhafter Abtransport von Schleim, Spermienimmobilität), weisen die Lageveränderungen innerer Organe (Situs inversus) darauf hin, daß ein gerichteter Kinozilienschlag embryonaler Zellen für die physiologische Rechtsdrehung (Dextrorotation) der inneren Organe notwendig zu sein scheint.

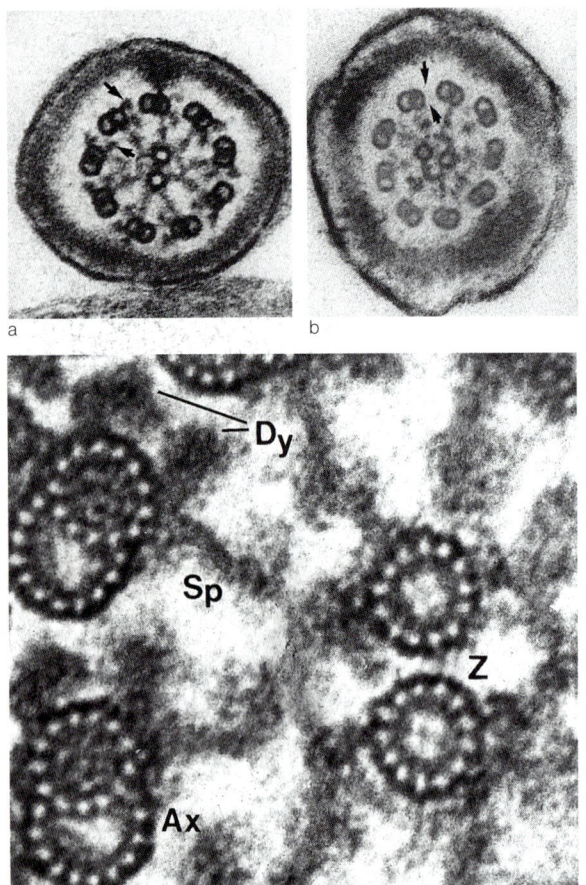

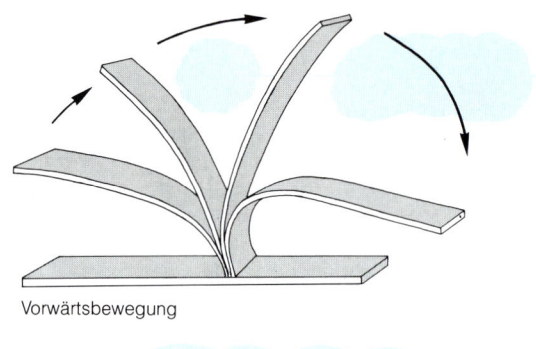

Vorwärtsbewegung

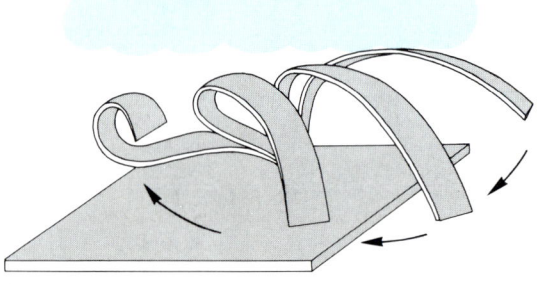

Rückstellbewegung

Abb. 2.4-11 Zilienbewegung: Zur Darstellung der Zilienbewegung im Raum ist die Zilie nicht als drehrundes Härchen, sondern als Lamelle dargestellt. Bei der Vorwärtsbewegung, die viermal schneller erfolgt als die Rückstellbewegung, sind die Zilienarme gestreckt. Dadurch wird das Sekret weitertransportiert.

Abb. 2.4-10 Ultrastruktur von Spermatozoengeißeln. (a) Gesunder, fertiler Mann mit regulären Dyneinarmen (Pfeile); (b) infertiler Mann mit immotilen Geißeln, deren Dyneinarme fehlen (Pfeile). Dieser Patient ist am KARTAGENER-Syndrom erkrankt (Infertilität, chronische Entzündungen der Atemwege, Situs inversus). (c) Ausschnitt aus der linken Hälfte einer Spermatozoengeißel bei höchster elektronenmikroskopischer Auflösung. Die Protofilamente der Mikrotubuli sind sichtbar. Sp = Speichen; Dy = Dyneinarme; Ax = Axonem; Z = zentrales Mikrotubuluspaar. (a), (b): Vergr. 100000fach; (c): Vergr. 500000fach. (Originale: AFZELIUS, Stockholm)

4.3   Intermediärfilamente

4.3.1   Struktur, Heterogenität, Lokalisation

Intermediärfilamente stehen mit einem Filamentdurchmesser von 8–10 nm zwischen Mikrotubuli (25 nm) und Aktinfilamenten (7 nm). Daraus leitet sich die Namensgebung ab. Bündel von Intermediärfilamenten wurden in Epithelzellen bereits vor Einführung des Elektronenmikroskops durch färberische Verfahren beschrieben **(Tonofilamente)** und wurden in Nervenzellen und Gliazellen durch Versilberung dargestellt **(Gliafilamente, Neurofibrillen)**. Intermediärfilamente sind bevorzugt in Bündeln angeordnet. Ihre genaue Funktion ist unbekannt. Ihnen wird insgesamt eine passive **mechanische Funktion** im Sinne eines zellulären **Stützgerüstes** zuge-

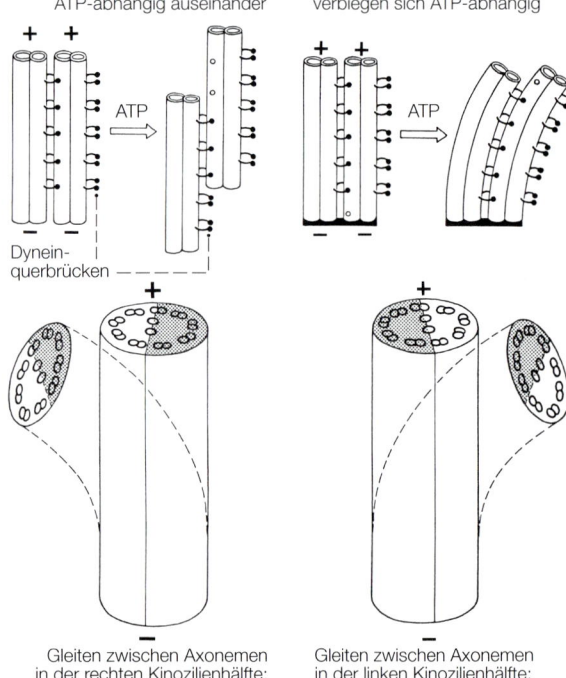

Isolierte Axoneme gleiten ATP-abhängig auseinander

Basal befestigte Axoneme verbiegen sich ATP-abhängig

Dyneinquerbrücken

Gleiten zwischen Axonemen in der rechten Kinozilienhälfte: Biegung nach links

Gleiten zwischen Axonemen in der linken Kinozilienhälfte: Biegung nach rechts

Abb. 2.4-12 Die Schlagbewegungen der Kinozilien beruhen auf ATP-abhängigem Gleiten zwischen benachbarten Mikrotubulusdoubletten (Axonemen). Das Gleiten wird durch den Motorproteinkomplex Dynein verursacht, einem Minusendmotor. Die Polarität der Mikrotubuli ist durch Plus- und Minuszeichen eingetragen.

schrieben, das u.a. Zellorganellen und den Zellkern in Position hält. In verhornenden Epithelzellen sind die Intermediärfilamente am Verhornungsprozeß beteiligt. In Fettzellen bilden Intermediärfilamente ein Fasergerüst um die Lipidtropfen (als Fetttropfenmembran bezeichnet).

Trotz einer hohen **molekularen Diversität** (32 Proteine, die sechs Verwandtschaftsgruppen zugeordnet werden, Tabelle 2.4-2) besitzen alle Intermediärfilamentproteine konservierte Proteinabschnitte, die dafür verantwortlich sind, daß sie sich zu strukturell sehr ähnlichen Filamenten zusammenlagern. Intermediärfilamente sind aus 50 nm langen fadenförmigen Proteinuntereinheiten aufgebaut, die aus einem Schwanz- und Kopfteil bestehen (Streichholzform). In Abb. 2.4-13 ist am Beispiel der **Zytokeratinfilamente** veranschaulicht, wie diese Proteinuntereinheiten sich zu kompletten Intermediärfilamenten zusammenlagern. Die Intermediärfilamente können durch Begleitproteine, wie z.B. das **Filaggrin** (Plattenepithelzellen) oder **Plektin** (ubiquitär) mit Nachbarfilamenten zu Bündeln zusammengefaßt werden. **Neurofilamente** und **Gliafilamente** bilden nur lockere Bündel, die durch lange Querbrücken mit sich selbst und benachbarten Mikrotubuli verbunden sind (Abb. 2.4-3 u. 14). Das Intermediärfilamentprotein von Fibroblasten und Endothelzellen sowie anderen nichtmuskulären Mesenchymzellen ist das **Vimentin** (Abb.

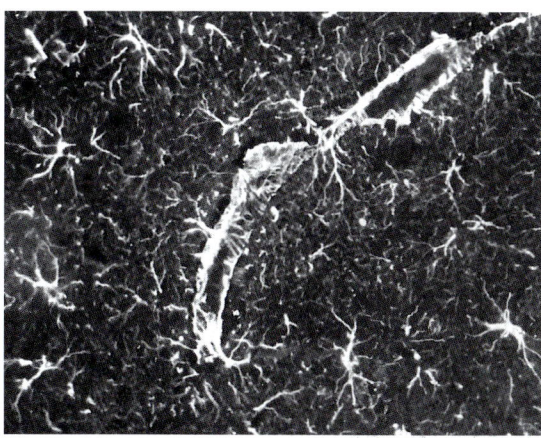

Abb. 2.4-14   Immunfluoreszenzmikroskopische Darstellung von Astrozyten in einem Gewebeschnitt der Hirnrinde des Menschen. Es wurde ein Antikörper gegen das saure Gliafilamentprotein der Astrozyten (GFAP, s. Text) verwendet. In der Mitte des Bildes sieht man ein Blutgefäß, das von Ausläufern der Astrozyten umsponnen wird. Astrozyten sind Gliazellen, die mechanische und metabolische Funktionen im Hirngewebe erfüllen. Vergr. 250fach.

2.4-15). Muskelzellen (glatt und quergestreift) enthalten dagegen **Desmin**. Intermediärfilamentproteine von Epithelzellen (als **Zytokeratine** bezeichnet) sind außerordentlich heterogen (20 verschiedene Proteine) mit unterschiedlichen Kombinationen dieser Proteine in verschiedenen Epithelzellen, und selbst innerhalb verschiedener Schichten desselben Epithels. Zum Beispiel enthalten Basalzellen der Epidermis die Zytokeratine 5 und 14. In den Suprabasalzellen, die aus den Basalzellen hervorgehen, verschwinden diese Zytokeratine und werden durch andere Zytokeratine ersetzt, wie das Zytokeratin 1 und 10. Einschichtige Epithelzellen besitzen stets die Zytokeratine 8 und 18 sowie gegebenenfalls weitere Zytokeratine, die für das betreffende Epithel diagnostisch sind (z.B. ist Keratin 20 darmepitheltypisch).

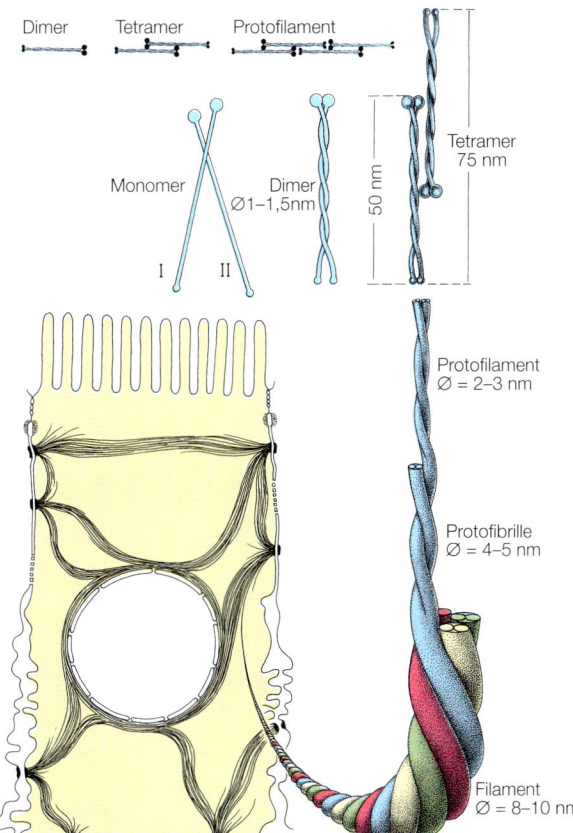

Abb. 2.4-13   Molekularbau von Intermediärfilamenten am Beispiel der Zytokeratinfilamente. Je ein saures (Typ I) und ein basisches (Typ II) Molekül lagern sich zu Paaren zusammen (Dimer). Diese bilden Vierergruppen (Tetramere), in welchen die Dimere um etwa 50% gegeneinander versetzt sind. Die Tetramere sind die wichtigsten Polymerisationseinheiten der Intermediärfilamente.

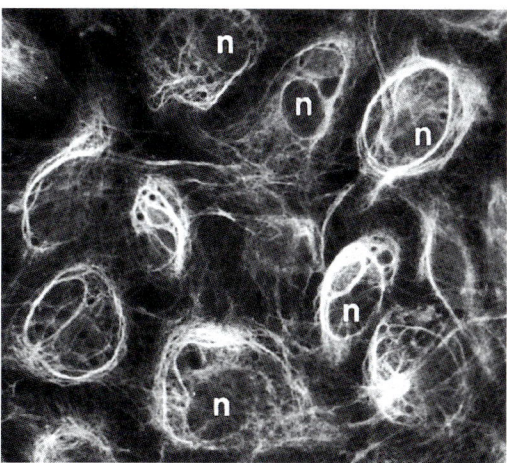

Abb. 2.4-15   Immunhistochemische Darstellung von Intermediärfilamenten des Vimentin-Typs in Endothelzellen der menschlichen Nabelvene. Der Antikörper gegen Vimentin wurde mit einem Fluoreszenzfarbstoff markiert (Technik der Immunfluoreszenz). Die Vimentinfilamente sind zu Bündeln angeordnet, von denen einige den Zellkern umschließen. n = Zellkerne. Vergr. 450fach.

Tabelle 2.4-2 Molekulare Heterogenität von Intermediärfilamenten in verschiedenen Zellen des Vertebratenorganismus.

Typengruppe	Proteinbezeichnung	Anzahl der Proteine	Vorkommen (Beispiele)
I/II	Zytokeratine (I: sauer; II: basisch)	20	In den meisten Epithelien, auch in einigen nichtepithelialen Zellen
III	Vimentin	1	Nichtepitheliale und nichtneuronale Zellen, Embryonal- und Kulturzellen. Auch in manchen Epithelzellen, Linse, Astrozyten
	Desmin saures Gliafilamentprotein (GFAP)	1 1	Überwiegend glatte und quergestreifte Muskelzellen Astrozyten, einige periphere Gliazellen
	Peripherin	1	Periphere Neurone und deren Fortsätze
IV	Neurofilamentprotein	3	Zentrale und periphere Nervenzellen und deren Fortsätze
	α-Internexin	1	Zentrale Nervenzellen und deren Axone
V	Lamine	3	Lamina der inneren Zellkernmembran aller Zellen
VI	Nestin	1	Vorwiegend embryonale neuronale Zellen (neuroepitheliale Stammzellen)

4.3.2 Klinische Hinweise zu den Intermediärfilamenten

Für den Pathologen und Histologen sind Intermediärfilamente wegen ihrer großen molekularen und immunologischen Diversität (Tabelle 2.4-2) aus diagnostischen Gründen von besonderer Bedeutung, unter anderem für die histologische Charakterisierung von Tumoren. Eine Störung der Expression und Filamentbildung bestimmter Zytokeratine in Basalzellen des Hauptepithels (Zytokeratin-14-Defekt) scheint die Ursache für eine krankhafte, zum Teil tödlich verlaufende Ablösung und Blasenbildung der Epidermis bei mechanischer Beanspruchung zu sein *(Epidermolysis bullosa simplex)*.

4.4 Aktinfilamentsystem

Aktin ist der Hauptbaustein der Aktinfilamente, die morphologisch als Mikrofilamente bezeichnet werden (Durchmesser von 7 nm). Mit 5–20% des zellulären Gesamtproteins ist Aktin das quantitativ bedeutendste Protein der meisten Zellen. In der Muskulatur beträgt der Anteil von Aktin sogar über 50%. Aktin ist an zahlreichen Zellfunktionen kausal beteiligt, insbesondere an aktiven Formveränderungen von Zellen bis hin zur Kontraktion, an der Regulation der Viskosität des Zytoplasmas und der mechanischen Stützung verschiedenster Zellfortsätze (Mikrovilli, Stereozilien) und Zellkontakte (Adhärenskontakte).

4.4.1 Struktur, Polymerisation

Der Mensch besitzt mindestens sechs verschiedene Aktingene, die für Aktinmoleküle mit geringen Sequenzunterschieden (Isoformen) kodieren. Diese Aktinisoformen werden aufgrund von Unterschieden in der elektrischen

Ladung (isoelektrischer Punkt) als **α-**, **β-** und **γ-Isoformen** bezeichnet. Herz, Skelettmuskel und glatte Muskulatur haben unterschiedliche α-Isoformen, nichtmuskuläre Zellen besitzen überwiegend β- und γ-Aktinisoformen.

Aktin ist ein globuläres (ellipsoides) Molekül (G-Aktin), das zu 7 nm dicken, doppelsträngigen, α-helikal gewundenen Filamenten auspolymerisieren kann (Abb. 2.4-16). Aktinfilamente sind wie Mikrotubuli polare Strukturen mit einem schnell wachsenden Ende (Plusende) und einem langsam wachsenden Ende (Minusende). Die **Polymerisation** ist energieabhängig (1 Molekül ATP pro Aktinmolekül). Sie wird besonders durch die Proteine **Profilin** und **Thymosin β_4** gesteuert, die an G-Aktin binden und die Filamentbildung verhindern.

Profilin bindet auch an die Innenseite der Plasmamembran, und zwar an das Lipid Phosphatidylinositoldiphosphat (s. Kap. 2.2, Plasmamembran), das bei Stimulierung von Zellen durch Hormone und andere Signalstoffe vermehrt synthetisiert wird. Nach Bindung von Profilin an die Plasmamembran entsteht freies, ungebundenes G-Aktin, das zur Filamentbildung befähigt ist. Auf diese Weise kann durch externe Stimuli das Aktinfilamentzytoskelett lokal beeinflußt werden.

Der lokale Auf- und Abbau des Aktinfilamentsystems ist Grundvoraussetzung für reversible Formveränderungen der Zelle, u.a. bei der Zellteilung und der Fortbewegung von Zellen (z.B. Leukozyten). Außerdem gibt es eine Gruppe von Proteinen, die **Kappenproteine**, die bei erhöhter Ca^{2+}-Konzentration ($>10^{-6}$ M) an das Plusende von Aktinfilamenten binden und dadurch den Einbau neuer Aktinmoleküle verhindern. Gleichzeitig können die meisten Kappenproteine auch Aktinfilamente in Fragmente zerlegen.

Der Hauptrepräsentant der Kappenproteine ist das Gelsolin, das in verkürzter Form (Brevin) auch im Blutplasma vorkommt. Das Aktinfilamente bündelnde Protein Villin der Mikrovilli (s. unten) ist bei erhöhter Ca^{2+}-Konzentration ebenfalls ein Kappenprotein. Es kann dann zusätzlich noch Aktinfilamentbündel fragmentieren, was zur blasigen Auflösung und Abstoßung der Mikrovilli führt (unspezifische Apozytose, s. Kap. 2.7.3).

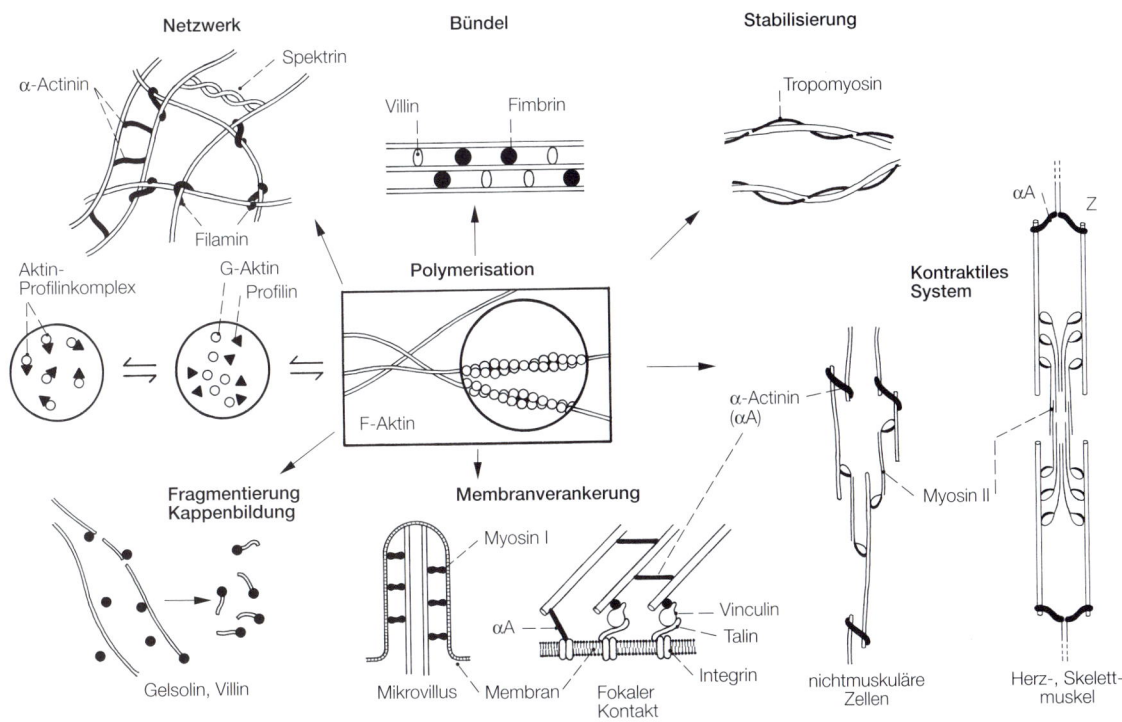

Abb. 2.4-16 Organisationsformen des Aktinfilamentsystems. Die strukturelle Diversität wird durch verschiedene Begleitproteine reguliert. (Aus Drenckhahn [3])

4.4.2 Funktionell wichtige Organisationsformen von Aktinfilamenten

Aktinfilamente treten in verschiedenen räumlichen Organisationsformen auf. Dieser Polymorphismus wird durch eine Reihe von Begleitproteinen reguliert. Nähere Informationen dazu können der Abb. 2.4-16 entnommen werden. **Netzwerke** von Aktinfilamenten erzeugen gelartige, hochvisköse Zytoplasmabezirke, die besonders bei wandernden Leukozyten die Flußrichtung des Zytoplasmas steuern. Im Zusammenwirken mit dem filamentären Mechanoprotein Myosin können sich Aktingele unter ATP-Verbrauch auch kontrahieren. Solche durch Aktin und Myosin vermittelte Gelkontraktionen sind die molekulare Basis für die durch Thrombozyten vermittelte Kontraktion von Blutgerinnseln (Thrombus-Retraktion). Gemischte **Bündel** von Aktinfilamenten und filamentär angeordneten Myosinmolekülen stellen die Grundlage für die Kontraktion der quergestreiften und glatten Muskulatur dar. Im quergestreiften Muskel werden die Bündel aus Aktin- und Myosinfilamenten als **Myofibrillen** bezeichnet (Näheres s. dort). In vielen Nichtmuskelzellen kommen solche kontraktilen Bündel in abgewandelter Form ebenfalls vor. Sie werden dort als **Streßfasern** bezeichnet, weil sie in erster Linie der Stabilisierung der Zelle gegenüber externen Zugkräften (Streß) dienen (s. Abb. 2.3-12). Streßfasern sind u.a. verantwortlich für den aktiven Verschluß von Wunden (Narbenkontraktion). An spezialisierten Abschnitten sind Streßfasern mit der Plasmamembran verbunden, die als Haftpunkte mit Komponenten des umgebenden Bindegewebes (extrazelluläre Matrix) dienen. Diese Kontakte werden als **fokale Kontakte** bezeichnet (s. Kap. 2.3.3.3). Dort sind Aktinfilamente unter Zwischenschaltung verschiedener Proteine, wie Vinculin, Talin und das muskuläre Z-Streifenprotein α-Actinin mit der Innenseite von speziellen Extrazellulärmatrixrezeptoren **(Integrine)** verbunden. Molekular ähnlich aufgebaute Aktinfilament-Membranverbindungen, die Vinculin und α-Actinin enthalten (nicht aber Talin), finden sich an **Interzellularkontakten** vom Adhärens-Typ *(Zonula adhaerens, Fascia adhaerens, Punctum adhaerens)* (Näheres s. Kap. 2.3). Eine weitere wichtige Funktion des Aktinfilamentsystems ist die Bildung rigider Filamentbündel, die als axiales Stützskelett von **Mikrovilli** und verwandten Strukturen, wie **Stereozilien** der Rezeptorzellen des Innenohres und den langen Mikrovilli der samenleitenden Wege des Mannes dienen. Solche Bündel kommen durch Quervernetzung der Aktinfilamente mit Proteinen, wie Fimbrin und Villin, zustande (Abb. 2.3-2 u. 3, 2.4-1 u. 17). In Mikrovilli der Darmepithelzellen werden die Bündel durch Querbrücken an der Mikrovillusmembran befestigt. Diese Querbrücken stellen eine besondere Form des Myosins dar (Myosin I), das im Gegensatz zum Myosin kontraktiler Filamentbündel (Myosin II) keine Pärchen (Dimere) und keine Filamente bilden kann.

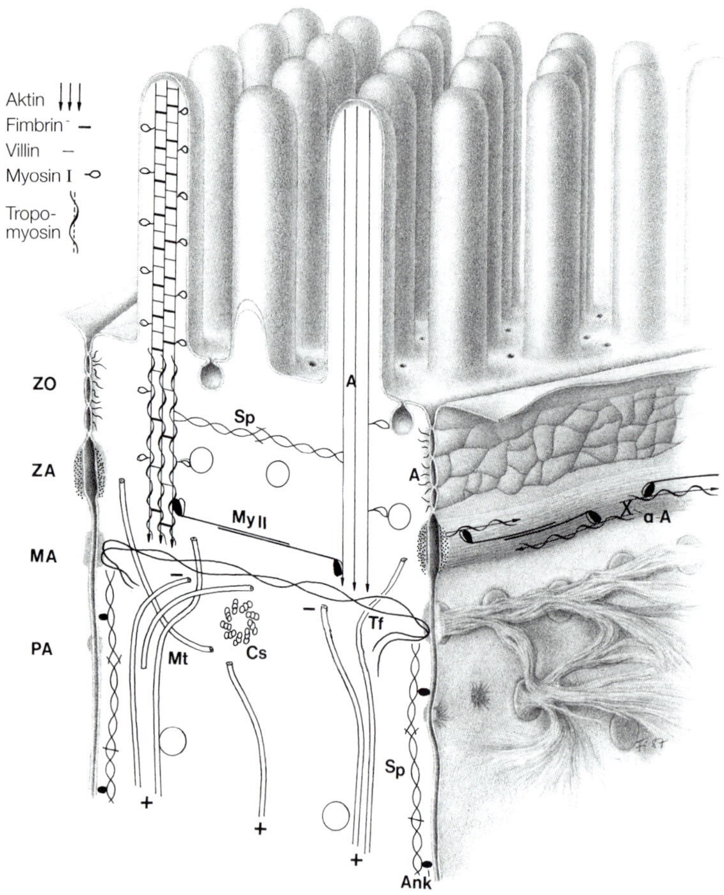

Aktin
Fimbrin
Villin
Myosin I
Tropomyosin

ZO
ZA
MA
PA

Sp
A
A
My II
Mt
Cs
Tf
α A
Sp
Ank

Abb. 2.4-17 Molekulare Anatomie des Zytoskeletts in der apikalen Hälfte des Darmepithels (polarisierte Epithelzelle). Folgende Zusammenhänge sind hervorzuheben: Mikrovilli werden von einem Bündel aus gleichsinnig orientierten Aktinfilamenten gestützt, die durch das globuläre Myosin I seitlich an der Plasmamembran angeheftet sind. Das mikrovilläre Aktinfilamentbündel wird durch Quervernetzungsproteine weiter stabilisiert (Villin, Fimbrin). Die Wurzeln der Bündel enthalten zusätzlich noch als Stabilisator das Protein Tropomyosin. Spektrin- und Myosinfilamente verbinden die Wurzeln untereinander und halten dadurch die Mikrovilli passiv (Spektrin) bzw. aktiv (Myosin II) aufrecht. Die Zonula adhaerens ist mit einem kontraktilen Aktinfilamentbündel verbunden, das Myosin und verschiedene andere muskuläre Proteine enthält (kontraktiler Ring). Die laterale Plasmamembran wird durch ein Membranzytoskelett unterlagert, das dem Membranzytoskelett des Erythrozyten sehr ähnlich ist. Spektrinfilamente werden über Ankyrin an integralen Proteinen der Plasmamembran befestigt (u. a. an der Na$^+$-K$^+$-ATPase). Die Mikrotubuli sind einheitlich polarisiert mit dem Minusende in der Zellapex und dem Plusende in der Zellbasis (Unterschied zu nichtpolarisierten Zellen!). Dadurch wird die Voraussetzung für einen gerichteten Transport von Membranvesikeln zwischen dem Golgi-Apparat und der apikalen Zelloberfläche geschaffen. Tonofilamentbündel sind an Desmosomen und Hemidesmosomen der basolateralen Plasmamembran befestigt und bilden ein mechanisches Verspannungssystem der Zelle. Abkürzungen: A = Aktin; α-A = α-Actinin; Ank = Ankyrin; Cs = Zentrosom; MA = Macula adhaerens; Mt = Mikrotubuli; My II = Myosin II; PA = Punctum adhaerens; Sp = Spektrin; Tf = Tonofilamente; ZA = Zonula adhaerens; ZO = Zonula occludens. (Etwas abgeändert aus DRENCKHAHN u. DERMIETZEL [4])

4.5 Spektrinsystem, Membranzytoskelett, Dystrophin

Die Hauptbedeutung des Spektrinsystems liegt in der mechanischen Stabilisierung der Plasmamembran (Membranzytoskelett) des Erythrozyten und auch der meisten anderen Zellen des Organismus. Hauptbauelement des Spektrin-Membranzytoskeletts ist das 200 nm lange Spektrinfilament, das aus zwei α- und zwei β-Spektrinmolekülen besteht (Tetramer). Spektrintetramere werden durch kurze Aktinfilamente zu einem Maschenwerk verbunden. Durch zwei Begleitproteine, Ankyrin und Protein 4.1, wird das Aktin-Spektrin-Gerüst an der Plasmamembran befestigt (s. Abb. 2.4-18 u. 19), wobei als Verankerungspunkte in Erythrozyten der Bikarbonat-Chlorid-Anionenaustauscher (auch als Anionenaustauscher 1 oder Band-3-Protein bezeichnet) und die Hauptglykoproteine Glykophorin A, B und C von Bedeutung sind. In anderen Zellen stellt die Natrium-Kalium-Pumpe (Na$^+$-K$^+$-ATPase) einen Verankerungspunkt für das Spektrinnetzwerk dar. Wahrscheinlich wird die Na$^+$-K$^+$-ATPase durch Verankerung im Spektrinzytoskelett an spezialisierten Stellen der Plasmamembran festgehalten, so z. B. im RANVIERschen Schnürring von Axonen oder an der lateralen Membran von transportierenden Epithelzellen (Darmepithel, Nierenepithel, Streifenstücke der Speicheldrüsen). Ein mit Spektrin verwandtes Protein, das ebenfalls wie Spektrin mit der Plasmamembran verbunden ist, wird als **Dystrophin** bezeichnet. Es ist besonders reichlich in Skelettmuskelfasern vorhanden.

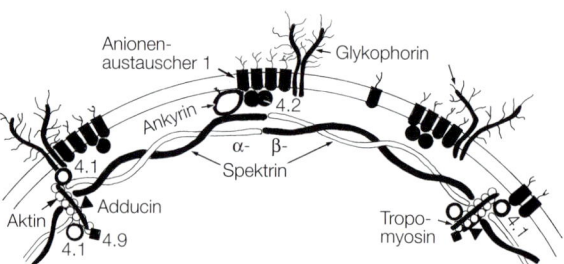

Anionenaustauscher 1
Glykophorin
Ankyrin
4.2
α- β-
Spektrin
Aktin
Adducin
4.1 4.9
Tropomyosin
4.1

Abb. 2.4-18 Molekulare Anatomie des Membranskeletts des menschlichen Erythrozyten: Spektrinfilamente (Tetramere = Vierergruppen) werden durch kurze Aktinfilamente zu einer Filamentmatte verknüpft. Diese ist hauptsächlich durch die Proteine Ankyrin und Protein 4.1 am Anionenaustauscher und Glykophorin der Plasmamembran verankert. Verschiedene Begleitproteine stabilisieren das Membranzytoskelett. Veränderungen in der Zusammensetzung der Proteine dieses Systems (z. B. Reduktion des Gehaltes an Spektrin, Protein 4.1 oder Ankyrin) führen zu Formveränderungen und mechanischer Instabilität der Erythrozyten (hereditäre hämolytische Anämien).

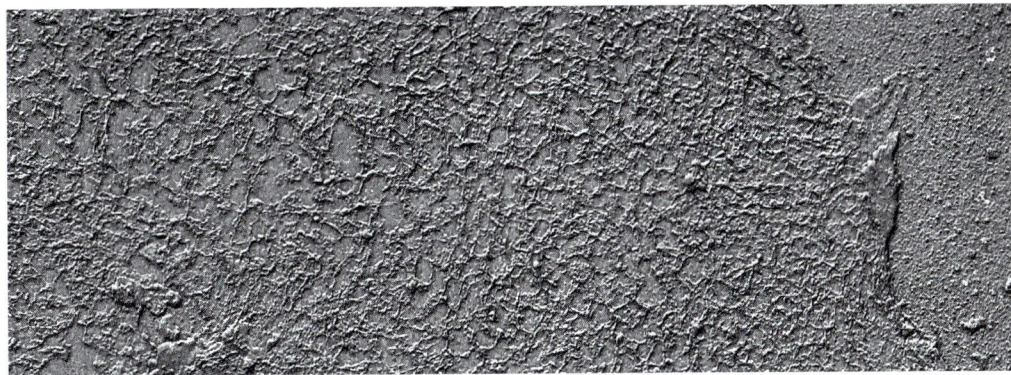

Abb. 2.4-19 Aufsicht auf die Innenseite der Plasmamembran des Erythrozyten. Die Membran wurde tief eingefroren und nach Verdampfung des Wassers (Eis) im Hochvakuum schräg mit Platin-Kohledampf besprüht. Dadurch entsteht bei der Betrach- tung im Elektronenmikroskop ein räumlicher Eindruck vom Mem- branzytoskelett. Die filamentären Anteile dieses Netzwerkes be- stehen aus Spektrin. Rechts ist der Rand der Membran zu sehen. Vergr. 100 000fach. (Aus Nermut [12])

4.5.1 Klinische Hinweise zum Membran- zytoskelett

Genetischer Mangel oder molekulare Defekte von Spektrin sind die häufigste Ursache angeborener Formanomalien und einer daraus resultierenden erhöhten Zerbrechlichkeit (Fragilität) von Erythrozyten, wie z. B. der Kugelzellanämie (**Sphärozytose**, Abb. 2.4-20). Auch Defekte von Protein 4.1 und Ankyrin führen zu Formanomalien und vorzeitiger Zerstörung von Erythrozyten (Hämolyse). Ein genetischer Mangel oder Sequenzdefekt von Dystrophin ist die Ursache für die **Duchenne**sche **Muskeldystro- phie,** einer häufig letal verlaufenden, progressiven Zerstörung der Skelettmuskulatur.

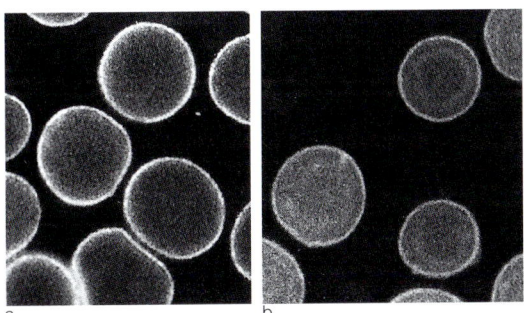

Abb. 2.4-20 Blutausstrich eines Gesunden (a) und eines Patien- ten mit erhöhter Zerbrechlichkeit und erniedrigter osmotischer Resistenz der Erythrozyten bei Spektrinmangel (b). Immunhisto- chemischer Nachweis von Spektrin. Beachte in (b) die schwache Immunanfärbung der Erythrozyten und die beiden kleineren Erythrozyten in der rechten Bildhälfte (Sphärozyten = Kugelzellen). Vergr. 1800fach.

4.6 Laminsystem

Die innere Kernmembran besitzt auf der dem Kern zu- gewandten Seite ein dichtes Proteingerüst, die **Kernla- mina.** Diese ist aus mehreren miteinander verwandten Proteinen aufgebaut (Lamine A, B und C). Die Lamine sind mit Intermediärfilamentproteinen verwandt. Lamin A und C können ebenfalls Filamente bilden, die in man- chen Zellen ein regelmäßiges Netzwerk aufbauen (Abb. 2.4-1 u. 2.14-15). Auch bei dem Wiederaufbau der Zellkernhülle im Anschluß an die Zellteilung scheinen Lamine entscheidend beteiligt zu sein (s. dort).

5 *Endoplasmatisches Retikulum (ER)*

5.1 *Übersicht, Definitionen*

Das endoplasmatische Retikulum (ER) ist ein schlauch- förmiges Membransystem im Zytoplasma aller eukaryon- ter Zellen (Abb. 2.1-1). Die ER-Membran enthält die meisten Enzyme, die für die **Synthese von Membranlipi- den** (Phospholipide, Cholesterin) und **Speicherlipiden** (Triglyceride) notwendig sind. Spezialisierte Abschnitte des ER, die als **rauhes ER** bezeichnet werden, haben Bin- dungsstellen für Ribosomen und sind der Ort der Syn- these von sekretorischen, lysosomalen und membran- ständigen Proteinen. Besonders das ER der Leber besitzt **Enzyme** zur **Entgiftung** (Hydroxylierung, Methylierung, Veresterung) körperfremder und körpereigener Verbin- dungen. Der Innenraum (Lumen) des ER dient
  (a) der Aufnahme, **Modifizierung** und teilweise auch dem Abbau von neu synthetisierten **Proteinen,**
  (b) in manchen Zellen der **Speicherung** von **Kalzium-** ionen und
  (c) der Bildung von **Glukose** aus Glukose-6-Phos- phat.

5.2 *Morphologie*

Die strukturellen Elemente des ER sind abgeflachte Membransäcke **(Zisternen)** und Schläuche **(Tubuli).** Das ER bildet ein dreidimensionales netzförmiges Schlauch- system **(Retikulum)** im Zytoplasma, das sich vom Zellkern bis in die Zellperipherie erstrecken kann (Abb. 2.1-1).

Lokale Differenzierungen des ER sind:

1. **Rauhes ER (Ergastoplasma, RER).** Es ist mit **Ribosomen** und **Boten-Ribonukleinsäure** (mRNA, s. Kap. 2.12.4) besetzt (Abb. 2.5-1 u. 5). In Protein-sezernierenden Zellen, zum Beispiel in exokrinen Drüsenzellen oder in den Antikörper-sezernierenden Plasmazellen ist es besonders stark entwickelt. Aufgrund seines hohen Gehaltes an Ribonukleinsäure besitzt das rauhe ER eine starke Affinität zu basischen Farbstoffen, wie z. B. Azurfarbstoffe und Methylenblau bei der GIEMSA-Färbung oder Hämatoxylin (Basophilie). Das rauhe ER steht in kontinuierlicher Verbindung mit dem glatten ER und der Kernhülle (Abb. 2.5-1).

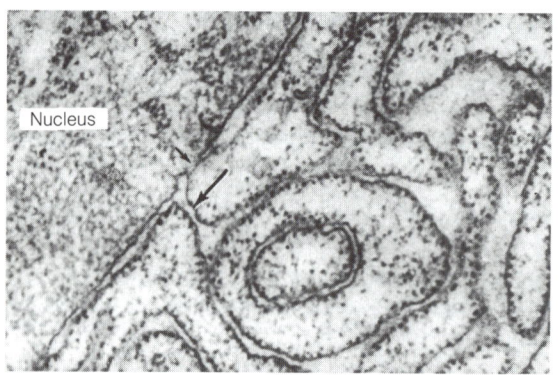

Abb. 2.5-1 Rauhes endoplasmatisches Retikulum (RER) mit dichtem Ribosomenbesatz in einer Speicheldrüsenzelle der Maus. Der große Pfeil weist auf eine direkte Verbindung zur perinukleären Zisterne des RER hin (Kernhülle), der kleine Pfeil auf eine Kernpore. TEM, Vergr. etwa 25000fach. (Aus PALADE [15])

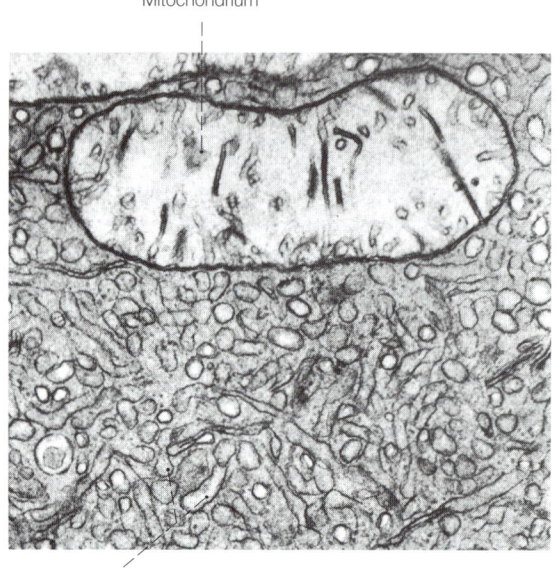

Abb. 2.5-2 Glattes endoplasmatisches Retikulum (GER) in der Steroidhormon(Androgen)-produzierenden Zwischenzelle des Hodens (Opossum). TEM, Vergr. etwa 50000fach. (Aus PALADE [15])

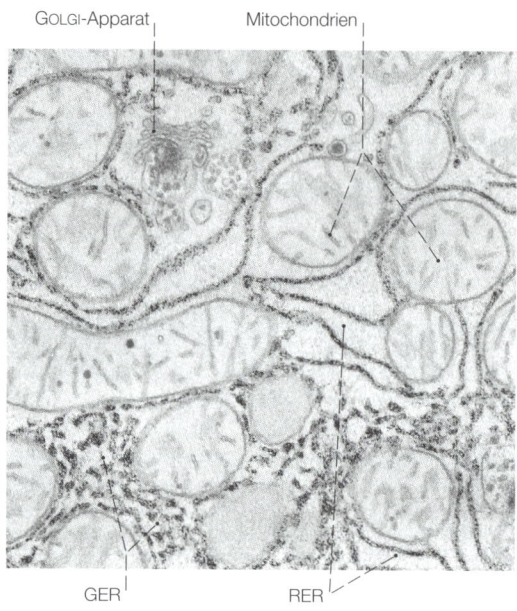

Abb. 2.5-3 Nachweis der katalytischen Aktivität der Glukose-6-Phosphatase im glatten ER (GER) und rauhen ER (RER) eines Hepatozyten der Rattenleber. Ceriummethode. TEM, Vergr. 19000fach. (Original: S. ANGERMÜLLER, Heidelberg)

2. **Glattes ER (GER).** Es ist nicht mit Ribosomen besetzt. In Zellen, die Steroid-Hormone produzieren (Nebennierenrinde, Zwischenzellen in Hoden und Ovar) oder die Cholesterin synthetisieren (Leber), ist es stark ausgebildet (Abb. 2.5-2 u. 3, 2.10-1). Eine erhebliche Zunahme (Proliferation) des glatten ER in der Leber ist nach Einnahme verschiedener Medikamente (z. B. Barbiturate, Psychopharmaka) und verschiedener Umweltgifte (organische Lösungsmittel, Pestizide) zu beobachten (s. unten).

3. **Kernhülle.** Sie umgibt als kontinuierliche Zisterne des rauhen ER den Zellkern (Abb. 2.5-1). Ribosomen sind nur auf der zytoplasmatischen Oberfläche der Kernhülle vorhanden. Porenartige Aussparungen in der Kernhülle werden als Kernporen bezeichnet (s. Kap. 2.14.7).

4. **Anulierte Lamellen.** Sie bestehen aus konzentrisch angeordneten Stapeln von Zisternen des ER. Die Zisternen sind von Kernporen durchlöchert und können als Reservematerial für die Kernhülle angesehen werden (Abb. 2.5-4). Besonders auffällig sind die anulierten Lamellen in Zellen entwickelt, die sich häufig teilen und/oder einen hohen Membranumsatz aufweisen (Tumorzellen, Keimzellen, SERTOLI-Zellen im Hoden oder das Pigmentepithel der Retina).

5.3 Struktur-Funktions-Beziehungen

Das ER besitzt eine Monopolstellung für die Synthese von Lipiden (Cholesterin, Phospholipide, Triglyceride), Steroidhormonen (Sexualhormone, Nebennierenrindenhormone) und Lipoproteinen.

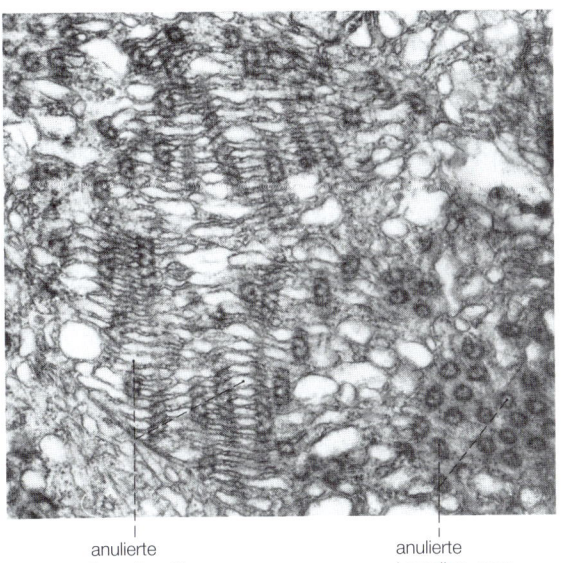

anulierte
Lamellen, längs

anulierte
Lamellen, quer

Abb. 2.5-4 Anulierte Lamellen des ER mit Kernporenkomplexen in einer Tumorzelle (HeLa-Zelle). TEM, Vergr. 24 000fach. (Original: D. WITTEKIND, Freiburg/Br.)

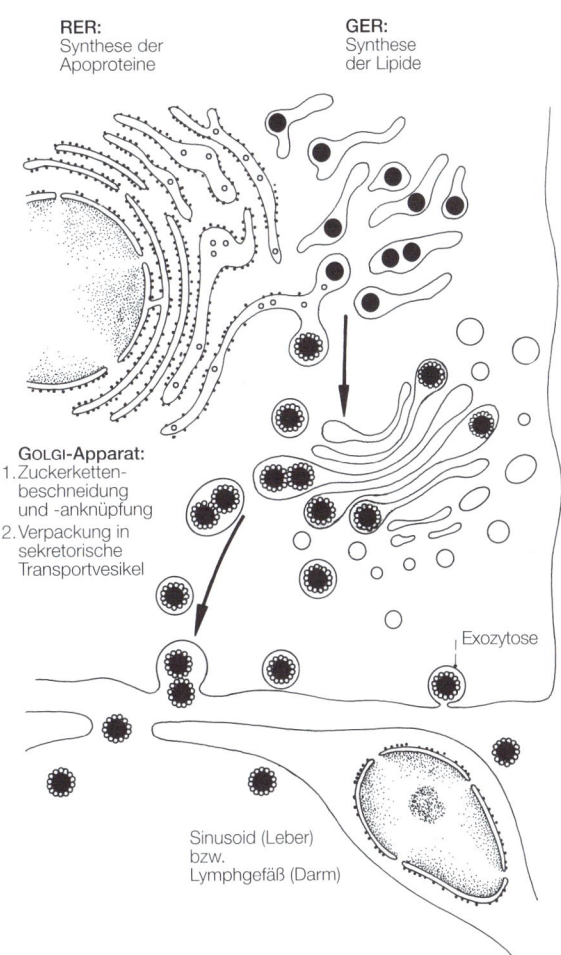

RER:
Synthese der
Apoproteine

GER:
Synthese
der Lipide

GOLGI-Apparat:
1. Zuckerketten-
beschneidung
und -anknüpfung
2. Verpackung in
sekretorische
Transportvesikel

Exozytose

Sinusoid (Leber)
bzw.
Lymphgefäß (Darm)

Abb. 2.5-5 Beteiligung von glattem ER (GER), rauhem ER (RER) und GOLGI-Apparat bei der Synthese und dem Zusammenbau von Lipoproteinpartikeln in der Leber bzw. der Darmepithelzelle (vgl. Abb. 2.6-2).

1. **Synthese von Lipid-Proteinkomplexen.** In der ER-Membran finden die wichtigsten Schritte der Synthese von Cholesterin statt (Leitenzym: Hydroxymethylglutaryl[HMG]-CoA-Reduktase). Die Leber sezerniert einen Teil des am ER synthetisierten Cholesterins. Das Cholesterin wird zusammen mit Neutralfett (Triglycerid), das ebenfalls im ER gebildet wird, im Lumen des ER an bestimmte Proteine (Apolipoproteine) gebunden. Die Apolipoproteine werden im rauhen ER synthetisiert und vereinigen sich mit den im glatten ER gebildeten Triglyceriden und Cholesterin zu **Lipid-Proteinkomplexen,** die nach Durchlaufen des GOLGI-Apparates als VLDL-Partikel (very low density lipoprotein) in die Blutbahn abgegeben werden (s. Abb. 2.5-5 u. 2.6-2).

2. Das ER besitzt die Fähigkeit zur **Synthese von Phospholipiden.** Dazu enthält es mindestens 15 membrangebundene Proteine, die für die Synthese benötigt werden. Die Lipidbiosynthese erfolgt asymmetrisch. Die aktiven Zentren der Enzyme (integrale Membranproteine) sitzen ausschließlich auf der zytoplasmatischen Oberfläche des ER. Die neu synthetisierten Membranlipide gelangen auf das innere Blatt der ER-Membran durch einen aktiven Umklappmechanismus („Flip-Flop"), der im ER quantitativ viel bedeutender ist als in anderen Membranen der Zellen.

3. Eine weitere wichtige Aufgabe des ER wird als „**Entgiftungsfunktion**" bezeichnet. Körpereigene und körperfremde, lipidlösliche Verbindungen werden im ER hydroxyliert und an wasserlösliche Gruppen, wie z. B. Glukuronsäure gekoppelt. Beispiele sind die Produktion von Gallensäuren aus Cholesterin und die Kopplung von Glukuronsäure an Bilirubin (s. Kap. 2.13.2.1), wodurch diese Substanzen wasserlöslich werden und über die Galle ausgeschieden werden können.

Einige Verbindungen (z. B. Teerverbindungen im Zigarettenrauch, wie die Benzpyrene) erhalten im ER durch Oxidation Epoxidgruppen, wodurch sie zu krebsauslösenden Stoffen werden (Karzinogene). Die karzinogene Wirkung dieser Stoffe beruht darauf, daß sie an die DNA des Zellkerns binden (vgl. Kap. 2.17.4.2). Das für diese Hydroxylierungs- und Entgiftungsfunktionen verantwortliche Enzymsystem des ER ist das Cytochrom P450, ein Eisen-haltiges Hämoprotein.

4. Das glatte ER dient in manchen Zellen auch als **Speicher für Kalziumionen.** Ca^{2+} wird im ER von Muskelfasern („sarkoplasmatisches Retikulum", s. Abb. 2.8-4 u. 4.7-8 bis 10), Leberzellen, Nervenzellen oder Drüsenzellen gespeichert und bei bestimmten Reizen (z. B. durch Hormone oder nervale Erregung) in das Zytosol dieser Zellen abgegeben (s. Abb. 2.2-12). Das zytosolisch erhöhte Ca^{2+} löst Muskelkontraktionen, Sekretausschüttungen (Exozytose) und andere zelluläre Ereignisse aus. Ca^{2+}-speichernde Abschnitte (Aussackungen) des ER werden als **Kalziosomen** bezeichnet. Sie enthalten Rezeptoren für Inositoltrisphosphat (IP$_3$). Die **IP$_3$-Rezeptoren** (s. Kap. 2.2.9) sind zugleich Ca^{2+}-Kanäle, durch die nach Bindung von IP$_3$ Ca^{2+}-Ionen in das Zytosol aus-

treten können. Ca²⁺-Transport-ATPasen pumpen Ca²⁺
wieder zurück in das ER.

5. Das ER der Leber und der Tubuli der Nierenrinde
ist auch am **Glukosestoffwechsel** beteiligt. Hier wird Glu-
kose-6-Phosphat durch die ER-ständige Glukose-6-
Phosphatase in Glukose umgewandelt (s. Abb. 2.5-3).

Ein spezifisches Transportprotein der ER-Membran erlaubt den
Eintritt von Glukose-6-Phosphat in das ER-Lumen. Die nach
Dephosphorylierung freiwerdenden Glukosemoleküle verlassen mit Hilfe von Glukosetransportern (Glut) das ER (Glut 7)
und die Plasmamembran (Glut 2) der Zellen und gelangen so in
die Blutbahn.

5.4   Funktionen des rauhen ER

Proteine, die für die Sekretion bestimmt sind oder in Lysosomen gelangen sollen, müssen räumlich streng von
den Proteinen des Zytosols getrennt werden. Viele der
sekretorischen und lysosomalen Proteine sind lytische
Enzyme, die die Bestandteile des Zytoplasmas abbauen
und den Zelltod herbeiführen könnten (Autolyse). Die
Membran des ER bildet die entscheidende **Barriere** zwischen zytosolischen und sekretorisch-lysosomalen Proteinen, die hier synthetisiert werden. Ebenfalls wird der
überwiegende Teil der Membranproteine der Zelle hier
gebildet und in die ER-Membran eingebaut. Durch Mem-
branaustausch zwischen den einzelnen Organellen und
der Plasmamembran der Zelle können die Membranproteine zu ihren Bestimmungsorten transportiert werden.
Die **Proteinsynthese** im rauhen ER findet an den Ribosomen statt. Folgende Vorgänge sind hervorzuheben (Abb.
2.5-6):

1. Die **Proteinsynthese** besteht aus drei Schritten, die im Abschnitt Ribosom beschrieben werden. Die Ribosomen des rauhen ER bilden in der Regel Gruppen (**Polysomen**, vgl. Kap.
2.12.4), die über einen mRNA-Strang verbunden sind. Die an
den Ribosomen synthetisierten sekretorischen und lysosomalen
Proteine gelangen durch Poren des rauhen ER in dessen Lumen.
Dieser Durchtritt durch die ER-Membran wird als **vektorielle
Translation** bezeichnet.

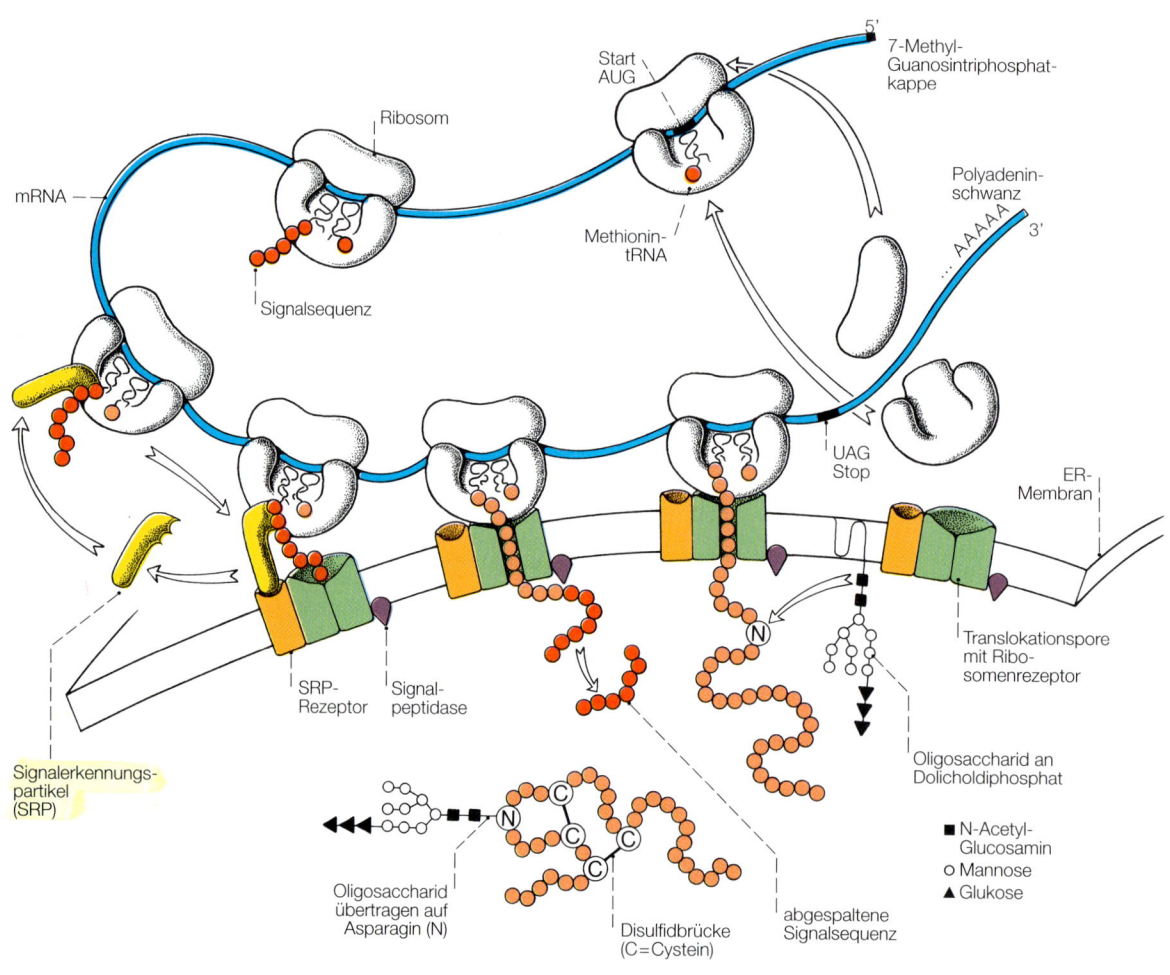

ER-Innenraum

Abb. 2.5-6   Mechanismus der vektoriellen Translation und Trans-
lokation von Proteinen am rauhen endoplasmatischen Retikulum.
Ebenfalls sind die drei wichtigsten posttranslationalen Proteinmodifikationen im ER dargestellt (Signalpeptidentfernung, N-Glykosylierung, Disulfidbrückenbildung). Die Untereinheiten des SRP-
Rezeptors (α, β, γ) und der Ribosomenrezeptor sind nicht gesondert dargestellt.

2. Zwischen den freien Ribosomen des Zytoplasmas und den Ribosomen des ER besteht kein Unterschied. Es muß deshalb einen Mechanismus geben, durch den nur solche Ribosomen an die Membran des rauhen ER angeheftet werden, die mRNA für sekretorische, lysosomale und Membranproteine gebunden haben. Dieser Mechanismus beruht darauf, daß ein Protein-RNA-Komplex, das **Signal-Erkennungspartikel (SRP)**, nur an diejenigen Ribosomen bindet, die mit der Synthese solcher Proteine begonnen haben (Abb. 2.5-6). Diese Proteine besitzen alle einen sehr ähnlichen Sequenzabschnitt, die **Signalsequenz.** Diese besteht aus einer Abfolge hydrophober Aminosäuren, an die das SRP mit hoher Affinität bindet. Ein Membranprotein des rauhen ER, der **SRP-Rezeptor,** dient als Bindungsstelle für das an die Signalsequenz gebundene SRP. Dadurch wird das Ribosom an die Oberfläche des rauhen ER gebracht. Anschließend bindet das Ribosom an einen Porenkomplex des ER, der aus dem Ribosomenrezeptor und dem ER-Translokator (auch SEC-61-Protein genannt) besteht. Der ER-Translokator bildet die Transportpore, durch die der noch in der Synthese befindliche Proteinfaden in das Lumen des ER geschoben wird. Im Lumen nehmen die Proteine (nach Abspaltung der Signalsequenz) ihre Sekundär- und Tertiärstruktur (Faltung) ein. Integrale Membranproteine werden nur abschnittsweise durch die Pore transloziert. Die hydrophoben Proteinabschnitte verbleiben in der ER-Membran.

3. **Modifikation von Proteinen** im Lumen des rauhen ER durch Helferproteine. Im ER-Lumen erfahren die neu synthetisierten Proteine wichtige Umwandlungen: Entfernung der Signalsequenz, Ausbildung von Disulfidbrücken, Hydroxylierungsvorgänge und primäre Glykosylierung an Asparagin-Seitengruppen (**N-Glykosylierung**). Die Zuckergruppen werden von einem Glykolipid, dem **Dolicholdiphosphat,** auf das Protein übertragen. Ein Teil dieser Proteinmodifikationen wird durch Helferproteine in die Wege geleitet, sogenannte **Retikuloendoplasmine,** zu denen das Glukose-regulierte Protein, die Proteindisulfidisomerase und das Calreticulin zählen. Mehrere Helferproteine gehören der Familie der Fieber- oder **Hitzeschockproteine** (HSP) an, die verstärkt bei erhöhter Umgebungstemperatur der Zellen (über 37 °C) synthetisiert werden. Nicht korrekt gefaltete oder glykosylierte Proteine werden teilweise bereits wieder im ER proteolytisch gespalten und abgebaut.

Transport vom ER zum GOLGI-Apparat: Die im ER synthetisierten Proteine müssen das ER verlassen können, um an ihre Bestimmungsorte, wie z.B. die Plasmamembran, Sekretvesikel oder Lysosomen, zu gelangen. Die Austrittsstelle aus dem ER befindet sich in der Nähe des GOLGI-Apparates. Hier werden Vesikel vom ER abgeschnürt. Diese ER-Transportvesikel verschmelzen anschließend mit den Membranen des GOLGI-Komplexes. Das Aufnahmeorganell für die ER-Transportvesikel ist ein spezialisierter Abschnitt des GOLGI-Komplexes, das **Cis-GOLGI-Netzwerk** (CGN).

5.4.1 Klinische Hinweise

1. VON GIERKE-**Glykogenspeicherkrankheit.** Die hepatorenale Glykogenspeicherkrankheit **(Morbus VON GIERKE)** ist ein genetischer Defekt der Glukose-6-Phosphatase des ER. Dieser führt zur massiven Vergrößerung der Leber und Nieren aufgrund einer abnorm hohen intrazellulären Speicherung von Glykogen, da die beim Glykogenabbau freigesetzten Glukose-6-Phosphat-Moleküle nicht zu Glukose umgewandelt werden können. Glukose kann deshalb nicht in die Blutbahn abgegeben werden. Es kommt in der Folge zu exzessiver Speicherung von Glykogen in Leber und Niere und zu niedrigen Glukosespiegeln im Blut (Hypoglykämie, Wachstumsstörungen, Leber- und Nierenschäden).

2. **Skorbut (Vitamin-C-Mangel).** Die Prolin-4-Hydroxylase ist ein Enzym der ER-Membran, das Fe^{2+} als Kofaktor und Vitamin C als Reduktionsmittel benötigt. Das Enzym und Vitamin C sind notwendig, um die Aminosäure Prolin mit einer OH-Gruppe zu versehen. **Hydroxyliertes Prolin** ist für die korrekte Ausbildung von Kollagenfibrillen erforderlich. Ist Vitamin C nicht in ausreichender Menge vorhanden, wird **defektes Kollagen** synthetisiert. Es kommt zum Krankheitsbild des Skorbuts, bei dem das kollagene Bindegewebe einschließlich der Knochen und der bindegewebigen Wand der Blutgefäße weniger stabil ist. Blutungen, Zahnausfall, Knochenbrüche und Verknöcherungsstörungen sind die klinisch wichtigen Folgen des Vitamin-C-Mangels.

Über die Bildung von krebsauslösenden Verbindungen durch Oxidation am ER s. oben (vgl. Kap. 2.5.3).

6 GOLGI-Apparat (GA)

6.1 Übersicht, Definitionen

Der GOLGI-Apparat (GA), benannt nach seinem Erstbeschreiber CAMILLO GOLGI (1843–1926, Pathologe in Pavia), ist in allen kernhaltigen Zellen vorhanden (lichtmikroskopischer Aspekt: Abb. 2.6-1) und besteht aus Gruppen flacher, sackförmiger Membranen (Sacculi) und zahlreichen kleinen Vesikeln (Abb. 2.1-1, 2.6-2 u. 3). Häufig liegt der GA in der Nähe des Zellkerns, dem GA-Feld, in dem in der Regel auch das Zentrosom liegt (s. Kap. 2.4.2.4). Im Darmepithel und in den meisten exokrinen Drüsenzellen ist der GA supranukleär gelegen (Abb. 2.1-1). Diese Position wird durch Verbindungen zum Mikrotubulussystem herbeigeführt und aufrechterhalten. Die **Hauptfunktion** besteht darin, die im ER synthetisierten, noch unreifen Proteine weiter zu modifizie-

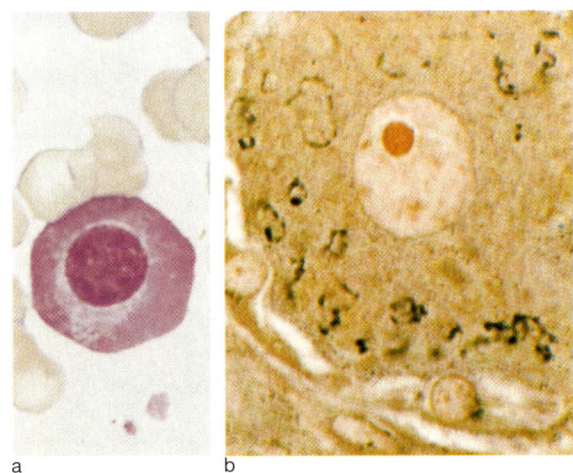

a   b

Abb. 2.6-1 Lichtmikroskopisches Erscheinungsbild des GOLGI-Apparates in einer Plasmazelle (sekretorische Zelle, die Antikörper produziert) im Blutausstrich (a) und einer Nervenzelle des Spinalganglions (b). In der Plasmazelle tritt der GOLGI-Apparat als heller perinukleärer Bezirk wegen seiner geringen Anfärbbarkeit (Lipidmembranen) auf. Das umgebende Zytoplasma ist aufgrund seiner Basophilie tiefblau angefärbt (RER-Reichtum). In (b) wurden die vielen separaten GOLGI-Apparate einer Nervenzelle durch Osmiumsäure sichtbar gemacht. Vergr. (a und b) etwa 1000fach. (a: Aus WHEATER et al. [20]; b: aus SOBOTTA/HAMMERSEN [17]) ren, insbesondere durch Entfernung und Ankopplung bestimmter Zuckergruppen, Anknüpfung von Sulfatgruppen und Abspaltung von Teilen der Polypeptidketten mancher Proteine (**Proteinreifung**). Die reifen Proteine werden im GA in Vesikel verpackt und transportfähig gemacht. Dadurch spielt der GA eine zentrale Rolle bei der **Sortierung von Proteinen** mit verschiedenen Bestimmungsorten.

6.2 Morphologie

In routinegefärbten Gewebsschnitten ist der GA gelegentlich als perinukleäre Aufhellungszone schwach zu erkennen. Er kann jedoch durch bestimmte Metallverbindungen wie Silbersalze oder Osmiumtetroxid und durch verschiedene Enzymnachweise selektiv sichtbar gemacht werden (s. unten). Besonders in schnell wachsenden Zellen ist der GA recht klein. Er ist ausgedehnt in sekretorischen Zellen und enorm entfaltet in Zellen, die Polysaccharide und Proteine mit einem hohen Zuckeranteil synthetisieren (z. B. in Becherzellen und mukösen Drüsenzellen).

Der GA besteht aus Stapeln (**Diktyosomen**) von zumeist 3–10 abgeplatteten **Sacculi**, die schüsselförmig gekrümmt sind, vergleichbar mit einem Stapel tiefer Teller. Der Spaltraum der Sacculi ist an deren Rand zumeist erweitert (Abb. 2.6-2 u. 3). Der GA ist von einem Schwarm zahlreicher kleiner Vesikel umgeben. Die Membran der Vesikel erscheint im Elektronenmikroskop relativ glatt und unterscheidet sich dadurch von dem Stachelsaum (Clathrinsaum) der Endozytosevesikel und der meisten Vesikel, die vom Trans-GOLGI-Netzwerk abknospen. Die glatten GOLGI-Vesikel sind von spezifischen Proteinen,

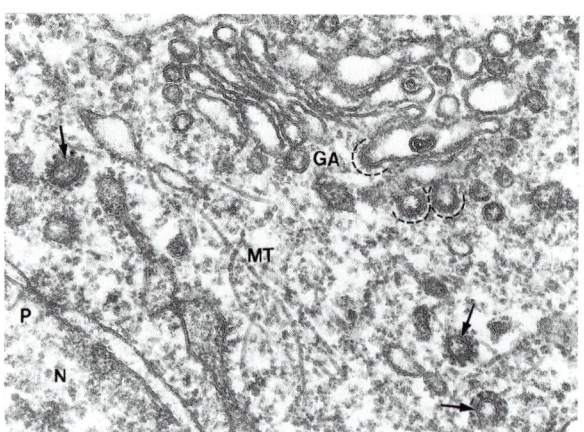

Abb. 2.6-3 Substruktur der Membranen im GOLGI-Apparat einer kultivierten Zellinie aus dem Hamster-Ovar (CHO-Zellen). Die vom GOLGI-Apparat (GA) abknospenden Vesikel (von einer gestrichelten Linie eingefaßt) unterscheiden sich morphologisch durch das Fehlen der charakteristischen „Stachel" der Clathrinsaumvesikel (Pfeile). Die GOLGI-Saumproteine (engl. „Coatomer"-Proteine, COPs) sind eine eigenständige Proteingruppe, die nicht mit Clathrin verwandt ist. GA = GOLGI-Apparat; MT = Mikrotubuli; N = Nukleus; P = Kernpore. Vergr. 46000fach. (Aus ORCI et al. [13])

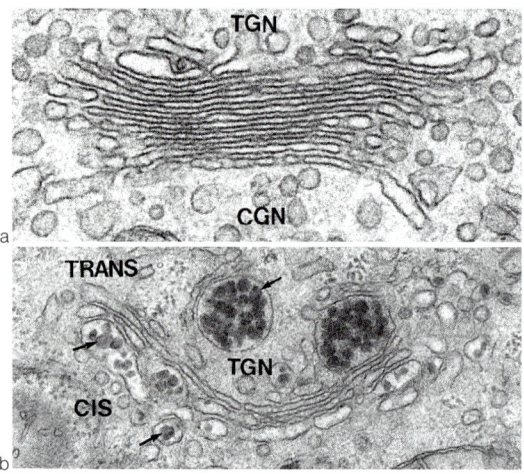

Abb. 2.6-2 Ultrastruktur des GOLGI-Apparates in einem Podozyten der Rattenniere (a) und einem Hepatozyten der Rattenleber (b). Im GOLGI-Apparat der Leber kann man Lipoproteinpartikel (Very-low-density-Lipoprotein, VLDL) sehen (Pfeile), die nach Durchlaufen der GOLGI-Zisternen im Trans-GOLGI-Netzwerk (TGN) in sekretorische Transportvesikel verpackt werden. TGN = Trans-GOLGI-Netzwerk; CGN = Cis-GOLGI-Netzwerk. Vergr. (a): 50000fach, (b): 30000fach. (Originale: K. GORGAS [a], S. ANGERMÜLLER [b])

den **GOLGI-Saumproteinen** (engl.: coatomer proteins, α-, β-, γ-COPs), und nicht von Clathrin umsäumt (s. Abb. 2.8-5). Fünf Zonen des GOLGI-Apparates lassen sich funktionell und morphologisch unterscheiden:

1. **Cis-GOLGI-Netzwerk (CGN)**. Zwischen dem ER und der Cis-Zisterne des GA befindet sich das CGN. Die vom ER abgeschnürten Vesikel verschmelzen zunächst mit dem CGN. Dort werden alle diejenigen Proteine aussortiert, die nicht weiter in den GA gelangen, sondern wieder dem ER zurückgeführt werden sollen (ER-ständige Proteine). Im CGN befindet sich zu diesem Zweck ein Rezeptor, der die Aminosäureabfolge Lysin(K)-Asparaginsäure(D)-Glutaminsäure(E)-Leucin(L) (KDEL) erkennt. Dieser Sequenzabschnitt (KDEL) ist in vielen ER-Proteinen vorhanden (**ER-Rückführungs-Sequenz**). Alle anderen Proteine werden über Abschnürung und Einschluß in Transportvesikel der Cis-Zisterne zugeführt (s. Abb. 2.8-6).

2. **Cis-Seite**, die der konvexen (proximalen) Seite des GA entspricht. Sie ist die Stelle, die dem ER zugewandt ist. Die Cis-Zone wird durch Osmiumtetroxid bevorzugt geschwärzt. Ein Leitenzym ist die Mannosidase I.

3. **Mittelstück**, die zentrale Gruppe des Stapels. Sie ist besonders reich an Enzymen, die Zuckergruppen auf Proteine und Glykolipide übertragen (Glykosyl-Transferasen, Abb. 2.6-4).

4. **Trans-Zone**, die der konkaven (distalen) Seite des GA entspricht. Hier werden Sekretgranula und primäre Lysosomen abgeschnürt. Die Zone kann enzymhistochemisch durch verschiedene lysosomale Enzyme, wie die saure Phosphatase und Thiaminpyrophosphatase, dargestellt werden. Auch zwei Glykosyl-Transferasen sind auf diesen Abschnitt beschränkt (Galaktosyl-Transferase, Sialyl-Transferase).

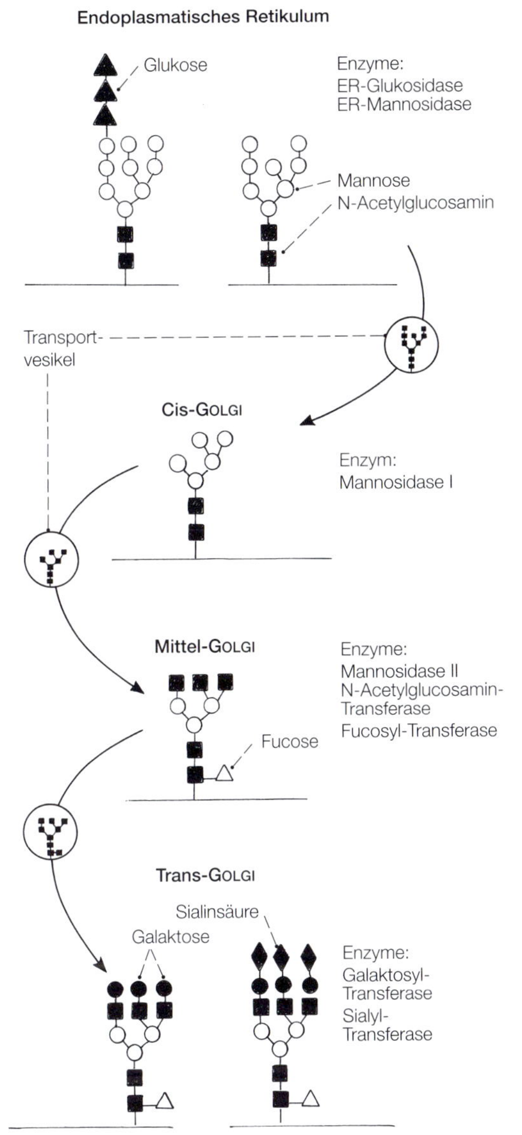

Endoplasmatisches Retikulum

Abb. 2.6-4 Veränderung der Zuckerketten während des Transportes von Proteinen durch das RER und den GOLGI-Apparat. Die im RER an Asparagin-Reste von Proteinen geknüpften Mannose-reichen Oligosaccharidketten verlieren bis zum Erreichen des Cis-GOLGI 9 der 14 Zucker, im Mittel- und Trans-GOLGI werden an das Rumpf-Oligosaccharid neue Zuckergruppen geknüpft, so daß aus den ursprünglich Mannose-reichen Oligosacchariden dann komplexe Oligosaccharide entstehen. Einige Oligosaccharide verbleiben jedoch in ihrer Mannose-reichen Form, weil infolge von Proteinfaltungen die Oligosaccharide nicht durch die verschiedenen GOLGI-Enzyme erreichbar sind. Die verschiedenen Leitenzyme der einzelnen Abschnitte des Transportweges sind angegeben.

5. **Trans-GOLGI-Netzwerk (TGN).** Das TGN ist ein verzweigtes Membransystem, das mit einer Trans-Zisterne in Verbindung steht (Abb. 2.6-2). Im TGN werden primäre Lysosomen und Sekretvesikel abgeschnürt. Die meisten Vesikel sind mit einem Clathrinsaum versehen. Clathrin ist über den Adaptorkomplex I mit der Vesikelmembran verbunden (s. Abb. 2.8-5 u. 6). Die Transportvesikel der konstitutiven Sekretion (s. Kap. 2.7.2 u. 4.2.3)

werden unter Mitwirkung von GOLGI-Saumproteinen abgeschnürt (glatte Vesikel).

6.3 Metabolische Leistungen

Die Lipidzusammensetzung der GOLGI-Membranen ist ähnlich der des ER. Im Unterschied zum ER enthält die innere Lamelle der GA-Membranen Glykolipide, deren Lipidanteil im ER synthetisiert und deren Zuckeranteil im GA angekoppelt wird. Die GA-Membran ist Sitz zahlreicher spezifischer Enzyme, die überwiegend an der Modifizierung und Synthese von kurzen und langen Zuckerketten (Oligo- und Polysaccharide) beteiligt sind. Die Zucker können in aktivierter Form (u.a. Uridindiphosphat-Galaktose) durch spezifische Proteinkanäle (Permeasen) aus dem Zytoplasma in das GA-Lumen geschleust und dort zur Synthese der Zuckerketten verwendet werden.

Folgende metabolische Leistungen sind hervorzuheben:
1. **Modifizierung von Proteinen,** die im ER synthetisiert worden sind. Diese Proteinmodifikationen umfassen:
(a) Übertragung von Zuckergruppen auf die OH-Gruppen der Aminosäuren Serin und Threonin; als **O-Glykosylierung** bezeichnet. Die O-Glykosylierung ist der vorherrschende Glykosylierungstyp bei den Schleimstoffen (Muzinen).
(b) Abspaltung von Mannose (durch Mannosidase I und II) und anschließende Anknüpfung von verschiedenen Zuckern an Zuckerketten, die zuvor im ER an die Aminosäure Asparagin gekoppelt worden sind (N-Glykosylierung des ER); dadurch Überführung der Mannose-reichen Zuckerketten in komplexe **Oligosaccharide** (Abb. 2.6-4).
(c) Übertragung von Phosphatgruppen auf Mannose-Moleküle von Zuckerketten der lysosomalen Enzyme. Dadurch entstehen **Mannose-6-Phosphat-Gruppen,** die im Trans-GOLGI durch den Mannose-6-Phosphat-Rezeptor gebunden und heraussortiert werden (s. Kap. 2.9.4).
(d) Spaltung einiger Proteine. Beispiel: Abspaltung eines Sequenzabschnittes aus dem Proinsulin-Molekül und dadurch Überführung in das wirksame Insulin. Dieser Schritt findet im TGN statt (s. unten).
2. **Synthese und Anknüpfung des Zuckeranteils an Glykolipide,** deren Lipidanteil im ER synthetisiert worden ist. Die Übertragung der Zuckergruppen findet teilweise auf der zytosolischen Oberfläche der GA-Membranen statt. Anschließend müssen die Glykolipide durch Flip-Flop (s. Kap. 2.2.3.2) auf die luminale Seite umklappen.
3. **Synthese von Polysacchariden** und deren **Sulfatierung.** Wegen dieser Funktion ist der GA besonders stark in Schleim-produzierenden Drüsenzellen (muköse Drüsenzellen, Becherzellen) entfaltet. Schleim besteht zu über 90% aus langen Zuckerketten, die an Trägerproteine gekoppelt sind (hauptsächlich durch O-Glykosylierung).

6.4 Struktur-Funktions-Beziehungen

Die Hauptbedeutung des GA kann mit der Funktion eines Postamtes oder Auslieferungslagers verglichen werden. Im CGN werden fehlgeleitete Sendungen an das ER zurückgeschickt (Adresse: KDEL). In den GA-Zisternen findet die **Adressierung** mancher Proteine statt, wie z.B. der lysosomalen Enzyme, die die Adresse Mannose-6-Phosphat bekommen. Viele Proteine werden auf ihrer Oberfläche stark verändert (glykosyliert, sulfatiert) oder sogar gespalten. An ihrem späteren Bestimmungsort erhalten diese Proteine dadurch meistens ihre volle Aktivität und besitzen auch eine längere Lebensdauer. Fehlen z. B. die endständigen Sialinsäuregruppen, die im GA angekoppelt werden, dann ist die Überlebenszeit von vielen Proteinen erheblich reduziert. Die **Verpackung** in Transportvesikel erfolgt im TGN, der eigentlichen Verpackungs- und Versandstelle des GA. Die molekularen Erkennungsvorgänge, die es dem GA ermöglichen, Proteine mit verschiedenem Bestimmungsort in unterschiedliche Vesikel zu verpacken, sind noch weitgehend unbekannt (s. Abb. 2.8-6). Der GA (besonders das TGN) steht aber auch in rückläufiger Wechselbeziehung mit den Bestimmungsorten: Vesikel mit Mannose-6-Phosphat-Rezeptoren werden wieder zum GA zurücktransportiert, nachdem sie die lysosomalen Enzyme in die Endolysosomen abgegeben haben. Ebenfalls wird ein Teil der Vesikel, die laufend von der Plasmamembran invaginiert und abgeschnürt werden (Endozytosevesikel) zum GA zurücktransportiert. Man nimmt an, daß dieser Rückkopplungsmechanismus in erster Linie der Zurückführung von Membranmaterial und Rezeptoren dient („Recycling" von Verpackungs- und Versandmaterial).

6.5   Klinische Hinweise

1. **Hyperproinsulinämie.** Das Hormon Insulin, das den Blutglukosespiegel senkt, wird in den B-Zellen der Pankreasinseln zunächst als eine Vorstufe (das Proinsulin) synthetisiert, von der im GA durch Abspaltung eines Sequenzabschnittes (C-Peptid) das reife Insulin entsteht. Bei der genetisch determinierten Hyperproinsulinämie findet die Spaltung des Proinsulins in den Vesikeln des TGN nicht statt. Das sezernierte Proinsulin hat eine um 95% reduzierte Aktivität gegenüber dem Insulin. Die Folge ist eine besondere Form des Diabetes mellitus (Zuckerkrankheit).

2. **Mukolipidose II** (I-Zell-Erkrankung). Der primäre Defekt liegt in dem Fehlen des GOLGI-Enzyms, das für die Ankopplung von Phosphatresten an den Zucker Mannose von lysosomalen Enzymen verantwortlich ist. Dies führt dazu, daß die lysosomalen Enzyme wegen des Fehlens von Mannose-6-Phosphatgruppen nicht in die Endolysosomen transportiert werden. Dadurch entstehen funktionslose Lysosomen, die mit unverdautem Material (besonders Lipide) überladen sind. In der homozygoten Form sterben die Patienten im Säuglingsalter.

7   *Exozytose, Apozytose*

7.1   *Übersicht, Definitionen*

Die Exozytose und Apozytose sind zwei Formen der Abgabe **(Extrusion)** von zellulären Komponenten in den Extrazellularraum. Bei der **Exozytose** fusionieren (verschmelzen) die Membranen von intrazellulären Membranvesikeln mit der Plasmamembran. Durch anschließende Porenbildung gelangt der Inhalt der Vesikel in den Extrazellularraum (Abb. 2.7-1). Bei der **Apozytose** werden Ausbuchtungen der Plasmamembran mit den von ihnen umschlossenen zytoplasmatischen Komponenten abgeschnürt und in den Extrazellularraum abgegeben.

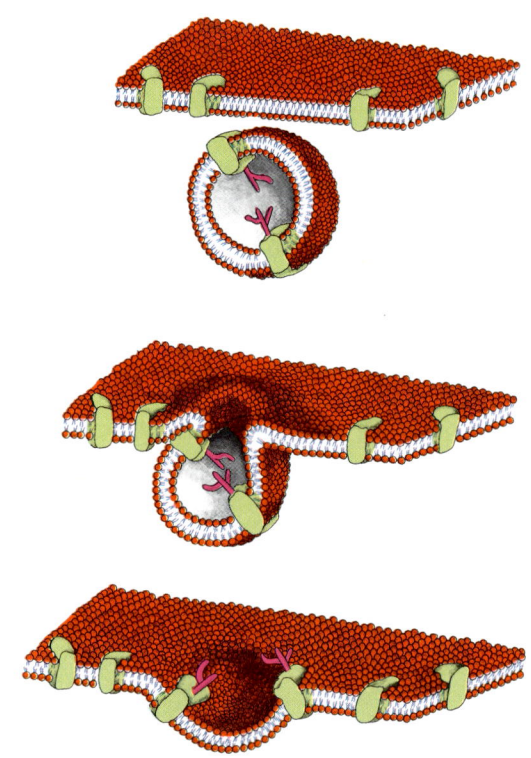

Abb. 2.7-1   Schritte bei der Exozytose. Die Verschmelzung (Fusion) zwischen Exozytosevesikel und Plasmamembran erfordert verschiedene Signale, die nicht eingezeichnet sind (vgl. Abb. 2.2-12). Die innere Membranoberfläche der Vesikel wird nach der Exozytose zur äußeren Oberfläche der Plasmamembran. Beachte die Orientierung der violett angefärbten Zuckerketten der Membranproteine in den Vesikeln vor und nach Exozytose.

Die **Exozytose** findet in allen Zellen des Organismus kontinuierlich statt und dient in erster Linie der Erneuerung der Plasmamembran und seiner Proteinkomponenten. Die im endoplasmatischen Retikulum synthetisierten und im GOLGI-Apparat gereiften Membranproteine (Transportproteine, Strukturproteine, Rezeptoren etc.) werden im Trans-GOLGI-Netzwerk abgeschnürt und ein Teil von ihnen als **Exozytosevesikel** der Plasmamembran zugeführt. In speziellen Zellen ist die Exozytose die Hauptform der Sekretabgabe (Extrusion) von Proteinen, Polysacchariden und Transmittern. Die **Apozytose** ist wie die Endozytose ein Mechanismus zur Reduktion der durch Exozytose sich vergrößernden Membranoberfläche **(Membranmauserung)**. Sie wird als unspezifische Apozytose in praktisch allen Zellen beobachtet. Eine Form der spezifischen Apozytose ist die Sekretion von Milchfett durch die Brustdrüsenepithelzellen.

7.2   *Molekulare Vorgänge bei der Exozytose*

Für den Exozytosevorgang ist eine lokale Erhöhung der Ca^{2+}-Konzentration erforderlich. Zunächst nähert sich dann die Membran der Exozytosevesikel der Plasmamembran auf 1–2 nm. Dazu ist es erforderlich, daß lokal das **Membranzytoskelett als Barriere** zwischen beiden

Membranen entfernt bzw. überwunden wird. In den Adrenalin-sezernierenden chromaffinen Zellen der Nebenniere geschieht dies durch Ca^{2+}-aktivierte Depolymerisation von Aktinfilamenten und Entfernung von Spektrin. Die anschließende Fusion zwischen der Membran der Exozytosevesikel und der Plasmamembran wird wahrscheinlich durch Ca^{2+}-regulierte Phospholipid-bindende Proteine, die **Annexine,** herbeigeführt. Einige Annexine können zudem transmembranäre **Poren** bilden. Durch die Poren können Ca^{2+}-Ionen einströmen und so den Exozytoseprozeß beschleunigen. Synaptische Vesikel scheinen auch direkt an das Ca^{2+}-Kanalprotein **Syntaxin** der Plasmamembran zu binden. Die nachfolgende Membranfusion wird offensichtlich durch die Vesikelmembranproteine Synaptotagmin und Synaptobrevin gesteuert. Anschließend entsteht ein morphologisch sichtbarer Austrittskanal, der sich weiter ausdehnt, bis die Membran der Exozytosevesikel komplett in die Plasmamembran eingebaut ist. Die Exozytose wird entweder durch externe Stimuli ausgelöst **(regulierte Exozytose)** oder findet unabhängig von Stimuli statt (unregulierte, **konstitutive Exozytose)**. Die Vesikel der regulierten Exozytose werden im Trans-Golgi-Apparat durch einen Clathrinsaum abgeschnürt und sind dadurch bereits im Stadium ihrer Bildung von den Vesikeln der konstitutiven Exozytose morphologisch unterschieden. Letztere werden im Golgi-Apparat nicht durch Clathrin, sondern unter Mitwirkung der Golgi-Saum-Proteine (Coatomerproteine) abgeschnürt (s. Abb. 2.8-6).

7.3 Molekulare Vorgänge bei der Apozytose

Zwei Formen der Apozytose können unterschieden werden, die spezifische und unspezifische Apozytose (Abb. 2.7-2).

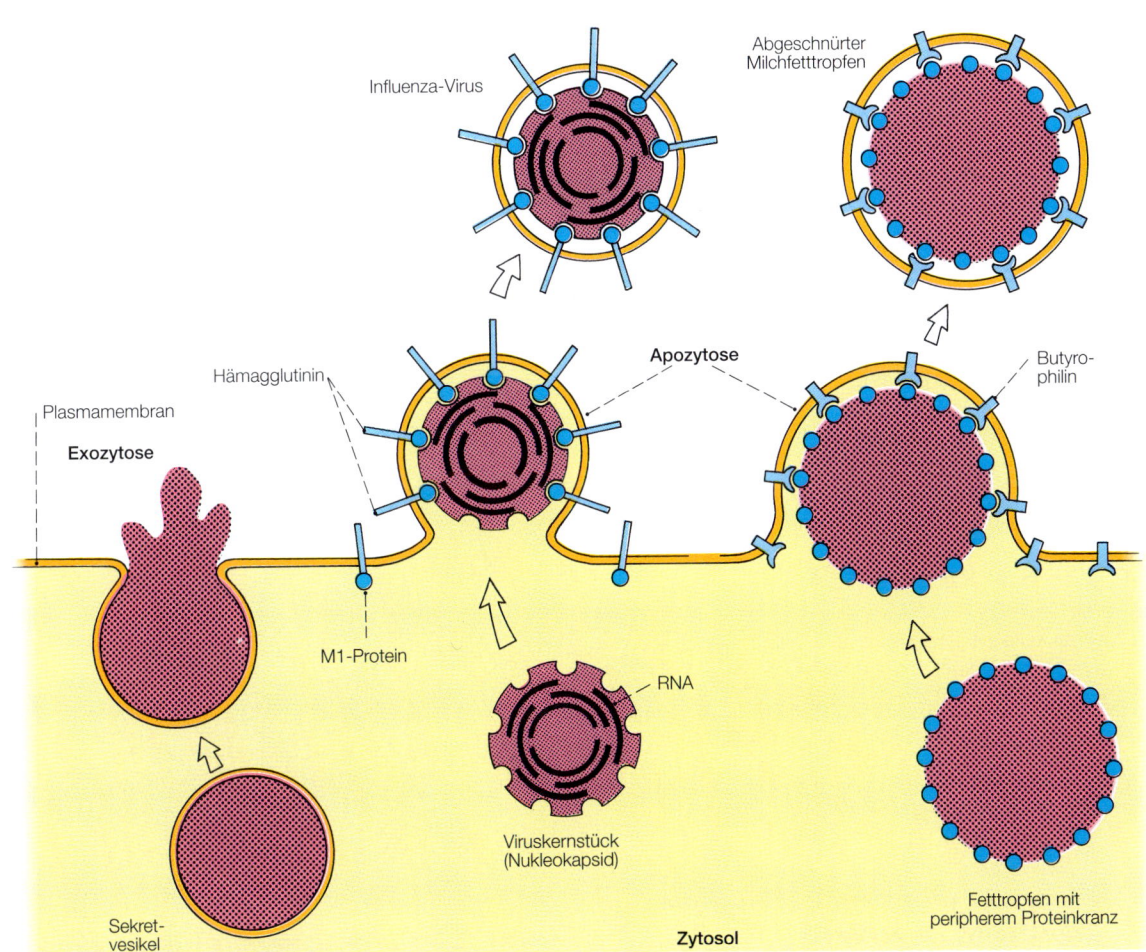

Abb. 2.7-2 Exozytose und Apozytose als Abgabemechanismen von Syntheseprodukten der Zelle. Über den Weg der Exozytose werden im rauhen ER synthetisierte und im Golgi-Apparat in Vesikeln verpackte Sekrete abgegeben. Die Apozytose ist der Abgabemechanismus für im Zytosol synthetisierte Substanzen. Viele Viren (hier am Beispiel des Influenza-Virus) verlassen die Zelle über eine spezifische Apozytose. Die Sekretion des Milchfetts erfolgt ebenfalls durch spezifische Apozytose. Der Membranrezeptor für das Viruskernstück ist das M_1-Protein, das an das Hämagglutinin der Virusmembran gebunden ist. Die peripheren Proteine der Milchfetttropfen binden wahrscheinlich an das Butyrophilin, ein transmembranäres Protein der apikalen Plasmamembran des Milchdrüsenepithels.

Ein Beispiel für die **spezifische Apozytose** ist die Sekretion von **Milchfetttropfen:** Integrale Membranproteine der apikalen Plasmamembran der Drüsenzellen, wie das Butyrophilin, dienen wahrscheinlich als Bindungsstelle für Proteine in der Peripherie von Milchfetttropfen. Durch seitliches Fortschreiten der Bindungen werden die Fetttropfen zunehmend von der Plasmamembran umhüllt, bis sie nur noch über einen Membranstiel mit der Zelloberfläche verbunden sind, der sich dann löst. Auf ähnliche Weise verlassen viele **Viren** infizierte Zellen: Zunächst werden Virusmembranproteine am ER synthetisiert, durchlaufen den Golgi-Apparat und werden durch Exozytose in die Plasmamembran eingebaut. Diese Proteine dienen als Bindungsstellen für das Kernstück der Viren, das Nukleokapsid, welches das Virusgenom enthält. Wenn dieses komplett von der Plasmamembran umhüllt ist, wird das Viruspartikel apozytotisch abgegeben. Die Ausstoßung des Zellkerns aus Vorläufer-Zellen der Erythrozyten (Normoblasten) ist ebenfalls eine spezifische Apozytose.

Als **unspezifische Apozytose** kann man die Abstoßung von kleinen Abschnitten der Plasmamembran bezeichnen, die sich dabei zu Vesikeln schließen. Die unspezifische Apozytose beruht teilweise auf einer Depolymerisation oder lokalen Ablösung des Membranzytoskeletts. Erythrozyten setzen beispielsweise bei O_2- bzw. Glukosemangel Spektrin-freie Membranvesikel durch Apozytose frei (z.B. in Blutkonserven). Die **Matrixvesikel** im verkalkenden Knochen sind Membranabschnürungen der Osteoblasten. Die Vesikelmembran enthält verschiedene Ektoenzyme und Transportproteine, die an der Kalzifizierung des Knochens beteiligt sein sollen. In der Niere beträgt die Menge der in den Urin abgegebenen Membranvesikel (Mikrovillusmembranen) täglich mehrere Gramm. Die Abstoßung von Mikrovilli und Mikroplicae beruht auf einer durch Ca^{2+} aktivierten Fragmentierung des internen Aktinfilamentstützskeletts, wobei die Ca^{2+}-bindenden Kappenproteine Villin und Gelsolin eine Rolle spielen (s. Kap. 2.4.4.2).

7.4 Klinische Hinweise

Exozytosehemmung durch Tetanus- und Botulinustoxin: Die von Nervenendigungen durch Endozytose (vgl. Kap. 2.8) aufgenommenen Toxine der Erreger des Wundstarrkrampfes (Tetanus) und Botulismus werden retrograd in das Gehirn und Rückenmark transportiert (vgl. Kap. 2.2.6 und 2.4.2.3). Dort spalten sie ein Membranprotein der synaptischen Vesikel (Synaptobrevin) und verhindern dadurch die Exozytose und Freisetzung der Neurotransmitter (Folge: Lähmungen, Krämpfe).

8 Endozytose (Phagozytose, Pinozytose, Transzytose, Potozytose)

8.1 Übersicht, Definitionen

Endozytose ist als Aufnahme (Internalisation) von Stoffen aus dem Extrazellularraum definiert, die durch Invagination (Einstülpung) und anschließender Abschnürung von Membranvesikeln der Plasmamembran

erfolgt (Abb. 2.8-1, 2, 3 u. 5). Die Endozytose von löslichen Stoffen wird als **Pinozytose** bezeichnet und die von partikulären Bestandteilen, wie Bakterien oder Zelltrümmern, als **Phagozytose.** Trotz dieser begrifflichen Trennung wird der Oberbegriff Endozytose zumeist auch als Synonym für Pinozytose gebraucht, da die meisten Zellen nicht zur Phagozytose befähigt sind. Man unterscheidet eine durch **Rezeptoren vermittelte Endozytose** von einer **unspezifischen Endozytose,** die nicht von Rezeptoren abhängig ist. Ein ultrastrukturelles Merkmal der Rezeptor-vermittelten Endozytose ist der **Stachelsaum,** eine zytoplasmatische Auflagerung, die aus dem Protein Clathrin besteht (**Clathrinsaum-Vesikel**). Endozytosevesikel (Pinosomen) geben ihren Inhalt in ein intrazelluläres Aufnahmeorganell, das **Endosom,** ab. Das Endosom liefert die endozytierten Stoffe und Membranen in das lysosomale System (Abbauweg) oder teilweise auch in den Golgi-Apparat. Als **Transzytose** bezeichnet man den vesikulären Transport von Stoffen durch eine Zellschicht hindurch, wobei der Stoff auf der einen Seite

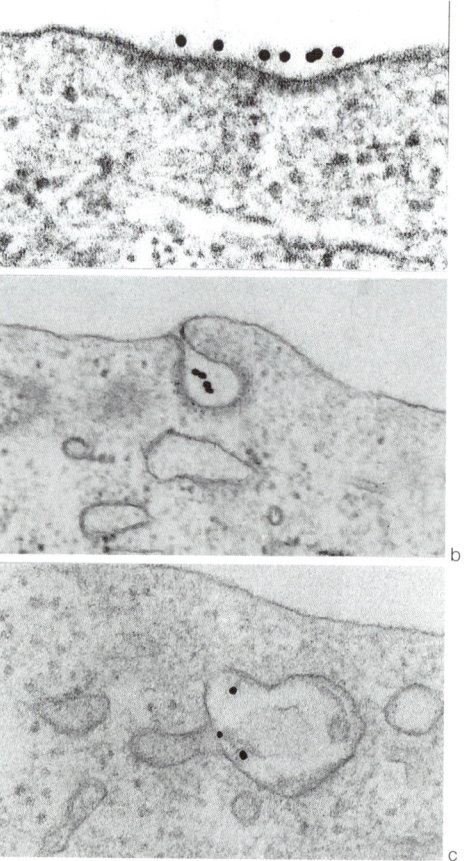

Abb. 2.8-1 Schritte der Rezeptor-vermittelten Endozytose von an Goldpartikel (∅ 17 nm) adsorbiertem LDL (Low-density-Lipoprotein). Kultivierte Gefäßendothelzellen des Menschen wurden mit LDL-Goldpartikeln inkubiert und in Zeitintervallen fixiert und elektronenmikroskopisch untersucht. (a) LDL an Clathrinsaum-Grübchen der Plasmamembran gebunden, (b) Clathrinsaum-Grübchen bei der Abschnürung, (c) frühes Endosom mit typischen schlauchförmigen Ausziehungen. Vergr. (a): 100 000fach; (b) und (c): 60 000fach. (Original: M. F. Ronveaux-Dupal, Namur)

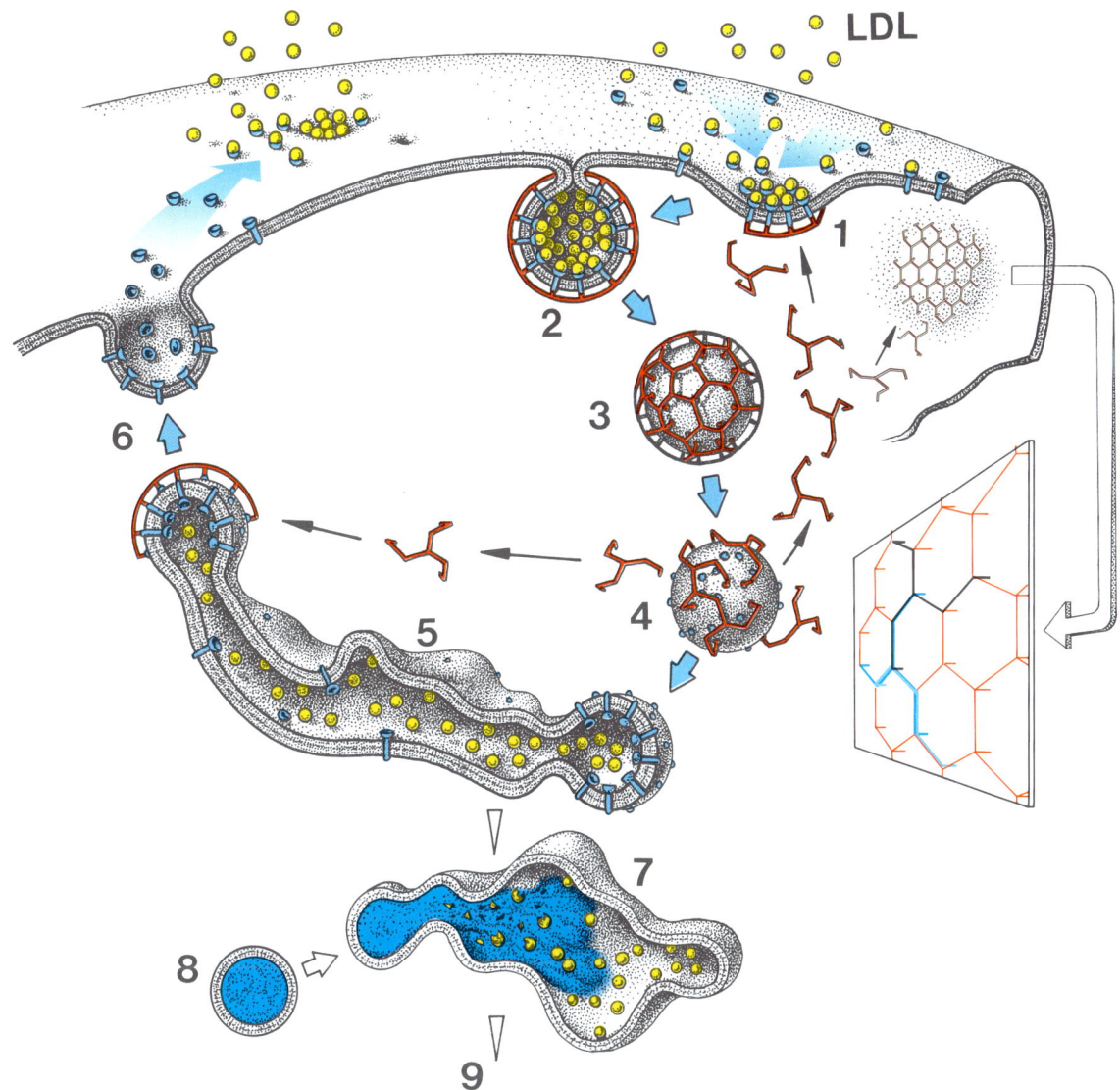

Abb. 2.8-2 Molekulare Anatomie der Rezeptor-vermittelten Endozytose am Beispiel der Endozytose des Low-density-Lipoproteins (LDL).
1: Aggregat von besetzten LDL-Rezeptoren in einem Clathrinsaum-Grübchen im Querschnitt und in der Aufsicht von innen. Der Molekularbau des Clathringitters ist im Ausschnitt vergrößert dargestellt. Beachte das plane, hexagonale Muster. Die Arme benachbarter Clathrinsterne (Triskelion) überlappen sich.
2: Clathrinsaum-Vesikel bei Abschnürung.
3: Clathrinsaum-Vesikel (Pinosom). Das Clathringitter besteht aus Sechsecken und Fünfecken (wie bei einem Lederfußball).
4: Entfernung der Clathrinsterne durch das Clathrin-Entfernungsenzym (engl. „uncoating enzyme", HSP-70).
5: Frühes (primäres) Endosom. Dort dissoziiert LDL vom Rezeptor wegen des erniedrigten pH-Wertes.
6: Rezirkulierung des LDL-Rezeptors zur Plasmamembran.
7: Endolysosom (spätes Endosom). Beginn der Degradation des LDL.
8: Mannose-6-Phosphat(M6P)-Rezeptor-Vesikel (lysosomales Transportvesikel). Es befördert lysosomale Enzyme vom GOLGI-Apparat zum Endolysosom.
9: Abschnürung von Vesikeln und Transport zum Lysosom.

der Zelle durch Endozytose aufgenommen und auf der gegenüberliegenden Seite wieder durch Exozytose abgegeben wird. Die Aufnahme von kleinen organischen Verbindungen durch Anreicherung in Caveolae und anschließendem transmembranären Transport wird **Potozytose** genannt.

8.2 Morphologie, molekulare Mechanismen

8.2.1 Phagozytose

Zur Phagozytose sind nur wenige Zellen befähigt: Zu ihnen gehören Monozyten und die sich aus ihnen ableitenden Zellen des **mononukleären Phagozytensystems (Makrophagen)**, neutrophile und eosinophile Granulozyten und Pigmentepithelzellen in der Retina (letztere phagozytieren Photorezeptorspitzen). Die phagozytierten Partikel können bis mehrere μm im Durchmesser be-

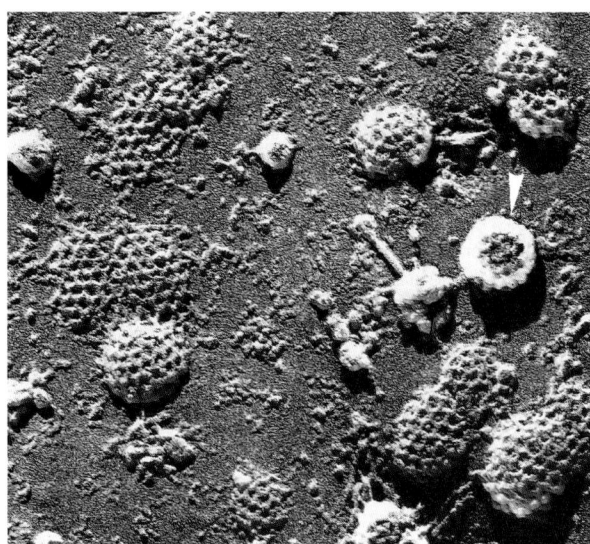

Abb. 2.8-3 Innenansicht der Plasmamembran einer Leberzelle (Hepatozyt). Darstellung der Stadien der Rezeptor-vermittelten Endozytose durch Platin-Kohle-Bedampfung (s. Abb. 2.4-19). In der linken Hälfte sind Stadien der Bildung von Clathrinsaum-Grübchen zu sehen. Rechts sind fortgeschrittenere Phasen der Vesikelbildung und ein Vesikel (Pfeil) sichtbar. TEM, Vergr. 75000fach. (Original: M. V. NERMUT, London)

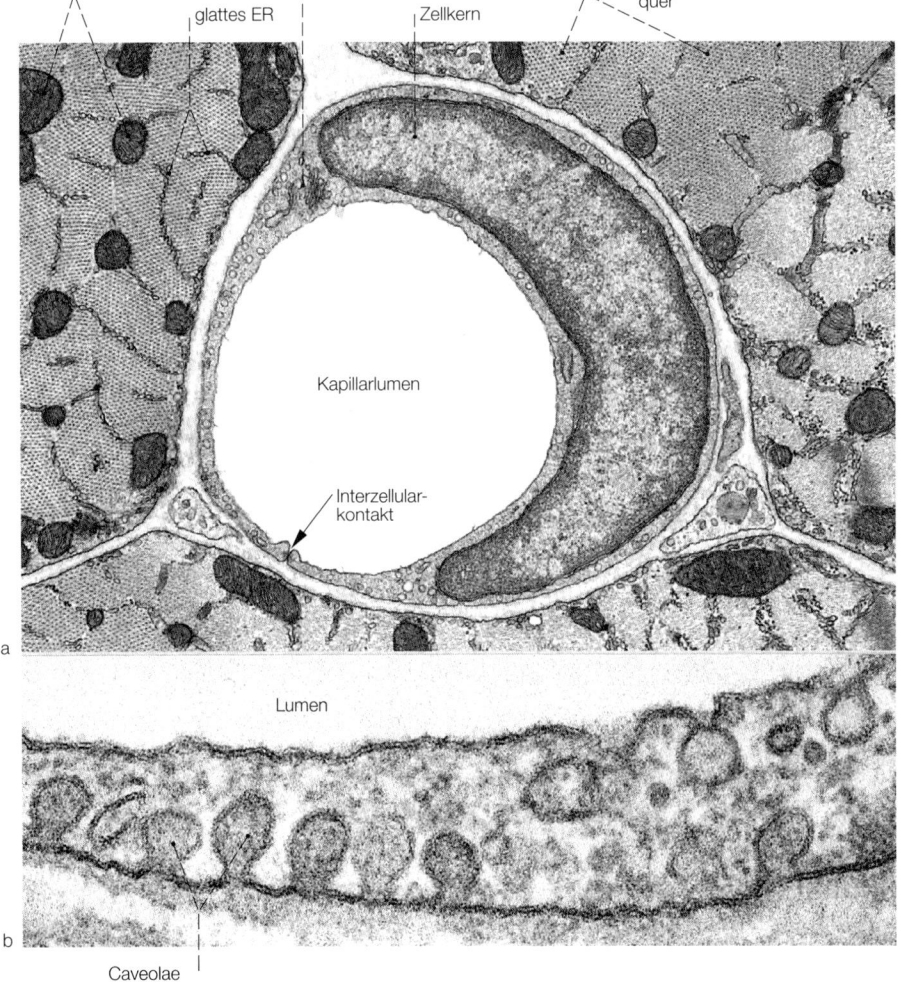

Abb. 2.8.-4 Kapillare in der Skelettmuskulatur der Maus. (a) Übersicht und (b) stärkere Vergrößerung aus der Kapillarwand. Beachte die große Zahl der Caveolae. Es handelt sich nicht um Endozytosevesikel, sondern um Invaginationen der Plasmamembran, die verschiedene Transportprozesse beherbergen (u. a. Folsäuretransporter, Ca^{2+}-Pumpe, 5′-Nukleotidase). TEM, Vergr. (a): 17000fach, (b): 100000fach. (Originale: K. GORGAS, Heidelberg)

tragen. Bei der Phagozytose schieben sich **lamellenförmige Zellausstülpungen** (Lamellipodien) über die Oberfläche der Partikel. Nach Fusion der Lamellenränder wird das Partikel in eine Vakuole, das **Phagosom**, eingeschlossen. Dieser komplexe Vorgang wird durch Rezeptoren für Oberflächenkomponenten der zu phagozytierenden Partikel eingeleitet. Makrophagen besitzen einen Rezeptor für Immunglobuline (Antikörper), die den stielartigen „Fc-Abschnitt" des Antikörpermoleküls bindet (Fc-Rezeptor, Abb. 2.8-5). Alle Zellen und Partikel, die mit Immunglobulinen beladen sind, werden deshalb wie körperfremde Eindringlinge behandelt und von Makrophagen phagozytiert. Auf ähnliche Weise kann die Phagozytose durch Rezeptoren für veränderte zelluläre Zuckerstrukturen eingeleitet werden (s. Asialoglykoprotein-Rezeptor, Kap. 2.2.5.2). Komplement und Serumfibronektin sind Blutproteine, die Bindungsstellen für viele Proteine und Mikroorganismen besitzen und ebenfalls eine Rezeptor-vermittelte Phagozytose stimulieren. Alle Phagozytose-vermittelnden Proteine werden unter dem Oberbegriff der **Opsonine** zusammengefaßt. Als Motor für das Vorschieben der Lamellen im Zuge der Phagozytose dient das kontraktile Aktin-Myosin-System.

8.2.2 Pinozytose

1. Rezeptor-vermittelte Endozytose. Es handelt sich um eine selektive Aufnahme von Makromolekülen, die an Rezeptoren der Zelloberfläche binden. Diese Rezeptor-Ligand-Komplexe aggregieren in grübchenförmigen Invaginationen der Plasmamembran. Die Invaginationen sind auf der zytoplasmatischen Seite mit einer im Querschnitt bürstenförmigen Auflagerung, dem **Stachelsaum** (engl.: bristle coat), versehen, der im wesentlichen aus dem Protein Clathrin besteht. Daraus resultiert die Bezeichnung Stachelsaumgrübchen oder **Clathrinsaum-Grübchen.** Durch Abschnürung der Grübchen von der Plasmamembran entsteht das **Clathrinsaum-Vesikel** (Stachelsaumbläschen) mit einem Durchmesser von 100 nm (50–200 nm). In Gefrierätzpräparaten (Technik s. Abb. 2.2-2) stellt sich der Clathrinsaum als ein polygonales Proteingerüst dar, das die Vesikel wie ein Maschendrahtkäfig umgibt.

Clathrin ist aktiv am Einstülpungsvorgang der Plasmamembran beteiligt. Die Clathrinmoleküle lagern sich zunächst zu einem sternförmigen Dreierskelett zusammen, dem **Triskelion**. Die Clathrinsterne binden über den aus 4 Proteinen bestehenden Adaptorkomplex 2 (Hauptkomponenten: α- und β-Adaptin) an die zytoplasmatischen Pole der Rezeptoren. Durch Polymerisation der Clathrinsterne entsteht ein hexagonales, ebenes Gitter, das dafür verantwortlich ist, daß die Rezeptoren zu Aggregaten zusammengefaßt werden (Abb. 2.8-2, 3 u. 5). Anschließend entstehen unter Energieverbrauch (ATP) aus einigen der **Clathrin-Sechsecke Fünfecke.** Dadurch tritt eine Krümmung des Clathrinsaums ein, bis schließlich eine Invagination um das Vesikel gebildet ist. Der Clathrinsaum erinnert dann an das Lederflickenmuster eines Fußballs, das immer aus einem Gemisch unterschiedlicher Vielecke (z.B. aus fünf- und sechseckigen Flicken) besteht. Nach Abschnürung der Vesikel wird der Clathrinsaum durch ein spezifisches ATP-verbrauchendes Enzym entfernt (engl.: uncoating enzyme), das zu den Hitzeschockproteinen (HSP) gehört (s. auch Kap. 2.5.4). Die freiwerdenden

Clathrinsterne stehen dann wieder zur Bildung neuer Grübchen und Vesikel der Plasmamembran zur Verfügung.

2. Unspezifische Endozytose. Im Unterschied zur Rezeptor-vermittelten Endozytose ist bei dieser Form der Endozytose kein Clathrinsaum erkennbar. Der Mechanismus der Invaginationsbildung ist noch nicht geklärt. Die unspezifische Endozytose dient überwiegend der Rückgewinnung von Membranen, die den inneren Membransystemen der Zelle wieder zugeführt werden. Dadurch kann die Größe der Zelloberfläche reguliert werden (s. unten).

3. Caveolae, Potozytose. Caveolae sind kleine, kugel- bis eiförmige Invaginationen der Plasmamembran (Durchmesser: 100–200 nm), die keinen Clathrinsaum besitzen, sondern von einem Gerüst des Proteins **Caveolin** eingehüllt werden (s. Abb. 2.8-4 u. 5). Caveolae gelten als statische Invaginationen. Sie enthalten u.a. Rezeptoren für das Vitamin Folsäure, das dadurch in den Caveolae angereichert und anschließend über ein Transportprotein in die Zelle aufgenommen wird. Dieser Aufnahmemechanismus wird als **Potozytose** bezeichnet. Caveolae enthalten auch andere Membranproteine, wie die 5´-Nucleotidase (Endothel) und Ca^{2+}-Pumpen. Caveolae sind besonders zahlreich in glatten Muskelzellen, Fibroblasten und Endothelzellen. Ob Caveolae auch gelegentlich abgeschnürt (endozytiert) werden, ist unklar.

8.3   Intrazelluläre Wege endozytotischer Vesikel

8.3.1   Lysosomaler Weg

Die Endozytosevesikel (**Pinosomen**) fusionieren mit einem unregelmäßig geformten, teilweise schlauchförmigen Membransystem, dem **frühen Endosom.** Der pH-Wert des frühen Endosoms liegt im Bereich von pH 6–6,5. Unter diesen pH-Bedingungen wird die Verbindung zwischen Liganden (endozytierten Molekülen) und Rezeptoren gelöst. Die Rezeptoren werden anschließend wieder durch Abschnürung vom Endosom entfernt und zur Plasmamembran zurückgeführt. Andere Abschnitte des Endosoms werden nach Abschnürung zum **Endolysosom** transportiert (auch als **spätes Endosom** bezeichnet). Das Endolysosom weist einen pH-Wert von 5–6 auf und enthält bereits alle lysosomalen Enzyme, die den Abbau der endozytierten Materialien einleiten. In den sich vom Endolysosom abschnürenden **Lysosomen** wird der Abbau vollendet (Abb. 2.8-2 u. 6 sowie 2.9-2).

8.3.2   GOLGI-Weg

Ein Teil der Pinosomen scheint unter Zwischenschaltung oder auch Umgehung des frühen Endosoms zum GOLGI-Apparat transportiert zu werden. Dadurch kann der ständige Membranverlust des GOLGI-Apparates teilweise kompensiert werden. Ein zweiter GOLGI-Weg geht vom Endolysosom aus. Er dient wohl in erster Linie der Rückführung (Rezirkulierung) des Mannose-6-Phosphat-(M6P)-Rezeptors (vgl. Kap. 2.9).

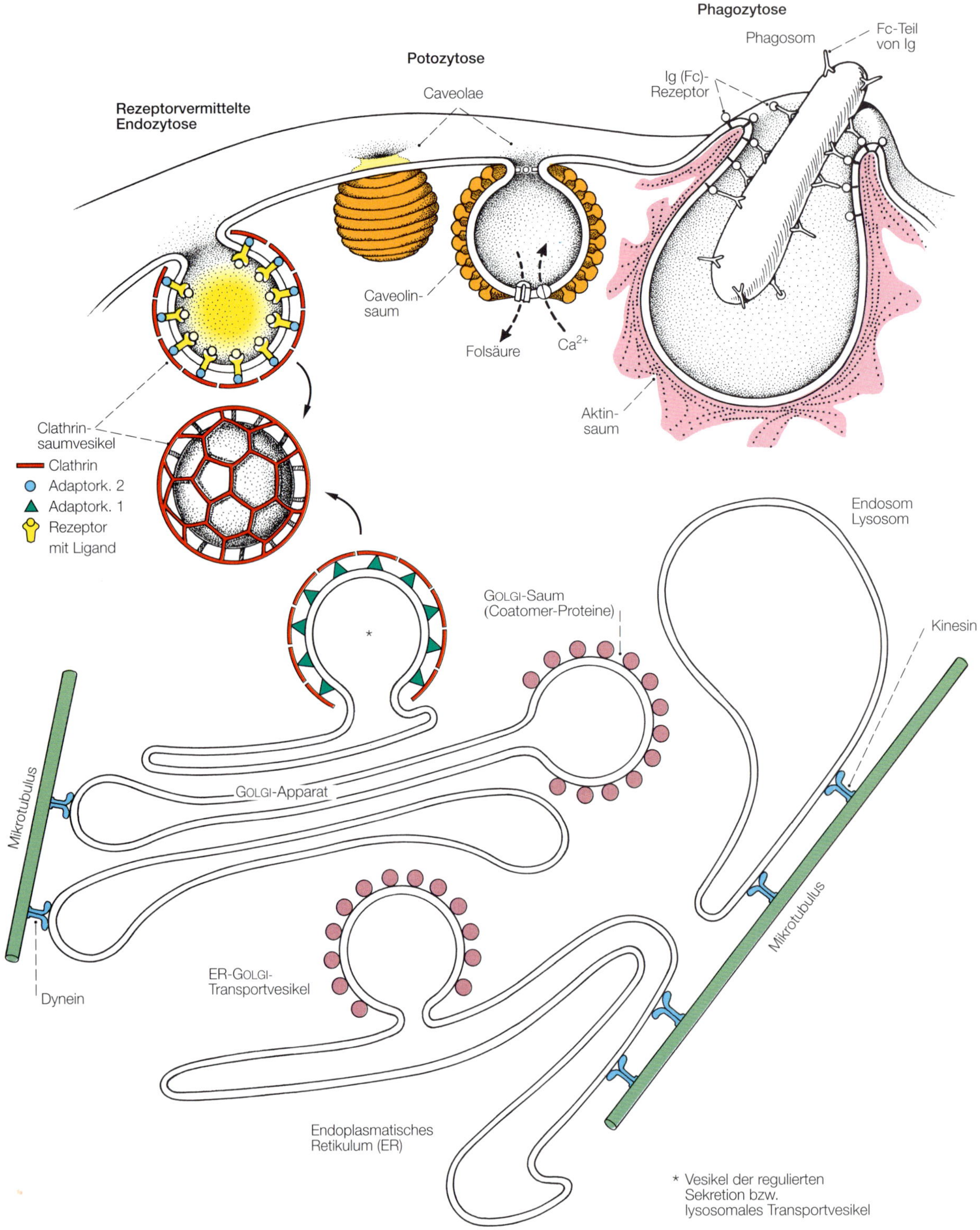

Abb. 2.8-5 Form, Position und intrazellulärer Transport der verschiedenen Membrankompartimente des Endo- und Exozytoseweges werden durch Begleitproteine bewirkt, die mit der zytoplasmatischen Seite der Membranen verbunden sind. Caveolae sind stationäre Invaginationen der Plasmamembran, die verschiedene Transportprozesse beherbergen. Adaptork. = Adaptorkomplex.

8.3.3 Transzytose-Weg

In transportierenden Epithelien können die endozytierten Moleküle durch die Zelle hindurch transportiert werden, um am gegenüberliegenden Zellpol diese Moleküle durch Exozytose abzugeben. Die Transzytose erfolgt ebenfalls unter Zwischenschaltung des frühen Endosoms (Abb. 2.8-7).

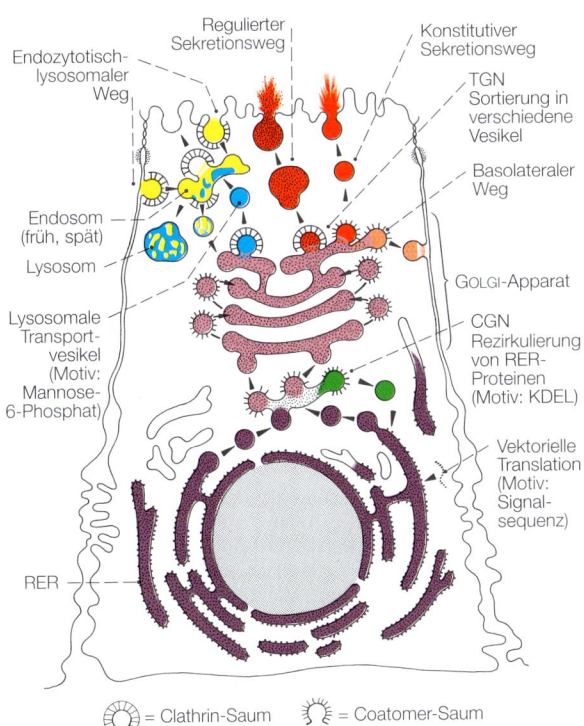

Regulierter
Sekretionsweg

Konstitutiver
Sekretionsweg

Endozytotisch-
lysosomaler
Weg

TGN
Sortierung in
verschiedene
Vesikel

Basolateraler
Weg

Endosom
(früh, spät)

Lysosom

GOLGI-Apparat

Lysosomale
Transport-
vesikel
(Motiv:
Mannose-
6-Phosphat)

CGN
Rezirkulierung
von RER-
Proteinen
(Motiv: KDEL)

Vektorielle
Translation
(Motiv:
Signal-
sequenz)

RER

= Clathrin-Saum   = Coatomer-Saum

Abb. 2.8-6 Intrazelluläre Transportwege von sekretorischen und lysosomalen Proteinen in einer
polarisierten Epithelzelle. Im Cis-GOLGI-Netzwerk
(CGN) findet die Rückführung von ER-ständigen
Proteinen statt. Im Trans-GOLGI-Netzwerk (TGN)
erfolgt die Entmischung und Sortierung von Proteinen, die dort in gesonderte Vesikel verpackt
werden. Diese gelangen aufgrund spezifischer
Fusionsrezeptoren in das lysosomale System, den
regulierten und konstitutiven apikalen Sekretionsweg und in den basolateralen Exozytoseweg.

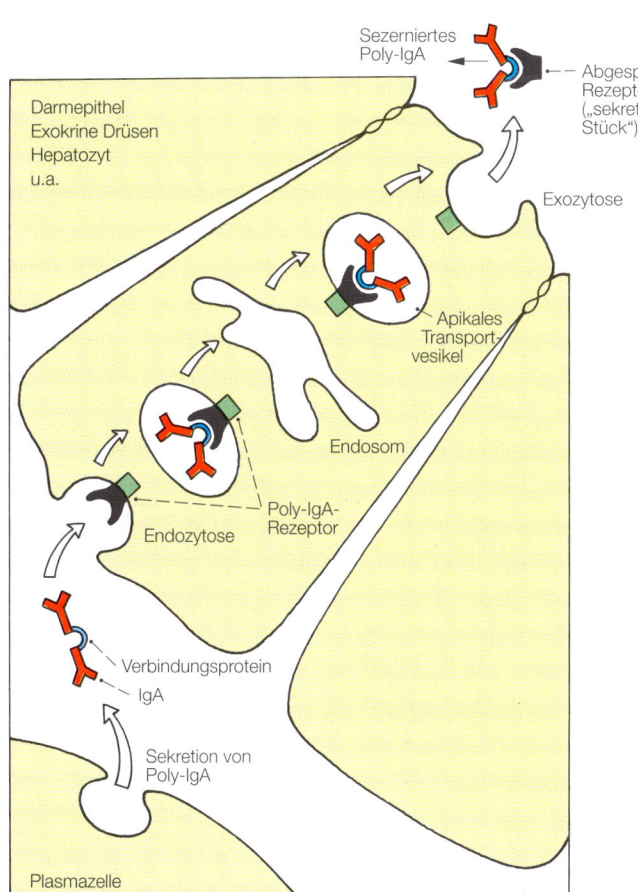

Sezerniertes
Poly-IgA

Abgespaltener
Rezeptorteil
(„sekretorisches
Stück")

Darmepithel
Exokrine Drüsen
Hepatozyt
u.a.

Exozytose

Apikales
Transport-
vesikel

Endosom

Poly-IgA-
Rezeptor

Endozytose

Verbindungsprotein

IgA

Sekretion von
Poly-IgA

Plasmazelle

Abb. 2.8-7 Mechanismus der Transzytose am
Beispiel der Sekretion von Immunglobulin A (IgA)
durch Epithelien. Das IgA liegt zumeist als Poly-IgA
vor (durch Verbindungsproteine gebildete Paare).
Das auf der Oberfläche der Epithelzellen sezernierte Poly-IgA bildet die erste Front der Immunabwehr
des Organismus. An das sekretorische IgA ist ein
Teil der externen Domäne des Poly-IgA-Rezeptors
gebunden. Dieser Teil des Rezeptors wird durch
Proteolyse abgespalten und verbleibt als „sekretorisches Stück" am Poly-IgA haften.

8.4 Funktionelle und klinische Gesichtspunkte der Endozytose

8.4.1 Eliminierung von körpereigenen und körperfremden Zellen

Bakterien, Pilze und andere Erreger sowie Fremdkörper, die z.B. ständig über die Atemluft in die Lunge gelangen, werden im wesentlichen durch Makrophagen und Granulozyten phagozytiert und auf diese Weise eliminiert. Eiter besteht hauptsächlich aus abgestorbenen, mit Erregern und Fremdkörpern beladenen Makrophagen und Granulozyten. Ebenfalls werden defekte körpereigene Zellen und Gewebstrümmer durch Phagozytose von diesen Zellen abgeräumt.

8.4.2 Resorption von Proteinen durch Epithelzellen der Niere und des Darms

Die in den Primärharn der Niere übergetretenen Proteine werden durch Endozytose der Nierentubulus-Epithelzellen aufgenommen und in deren Lysosomen zu Aminosäuren degradiert und wieder dem Stoffwechsel zugeführt. Die Endozytose ist ebenfalls ein wichtiger Mechanismus für die Aufnahme von Proteinen und Proteinbruchstücken (Peptide) im Darm. Die Aufnahme erfolgt in den Darmepithelzellen sowohl durch Rezeptor-vermittelte als auch unspezifische Endozytose. Aminosäuren und kleine Peptide können auch direkt durch Transportkanäle der Plasmamembran in das Zytoplasma gelangen.

8.4.3 Aufnahme von Low-density-Lipoprotein (LDL)

Die Komponenten des LDL-Proteinkomplexes werden in der Leber synthetisiert. LDL ist die wichtigste Transportform für Neutralfette und Cholesterin im Blut (s. Kap. 2.5.3 und 4.4). Die Gefäßendothelzellen und viele andere Zellen des Körpers besitzen auf der Zelloberfläche den LDL-Rezeptor, der eine Proteinkomponente des LDL-Komplexes, das Apolipoprotein B, bindet. Die LDL-Partikel werden durch Rezeptor-vermittelte Endozytose aufgenommen. Im Endosom dissoziiert das LDL-Partikel von den Rezeptoren. Die unbeladenen Rezeptoren werden mit Hilfe von Clathrinsaum-Vesikeln vom Endosom wieder abgeschnürt und zur Plasmamembran befördert, um dort neu mit LDL-Komplexen beladen zu werden (s. Abb. 2.8-2).

Bei Patienten mit einem genetischen Defekt des LDL-Rezeptors können diese nicht mehr den Adaptorkomplex II binden und im Clathrinsaum-Vesikel aufgenommen werden. Dadurch kommt es zu einer Erhöhung der Blutfette und dem Krankheitsbild der familiären Hypercholesterinämie. Die Blutfette lagern sich u.a. in der Wand von Arterien ab, so daß die Lebenserwartung durch eine frühzeitig einsetzende Arteriosklerose erheblich reduziert ist.

8.4.4 Aufnahme von Fe^{3+} durch den Transferrinrezeptor

Eisenionen (Fe^{3+}) sind Zentralatome in vielen Proteinen der Zelle, insbesondere den Proteinen der Elektronentransportkette in den Mitochondrien (Zytochrome) und im Hämoglobin. Das schlecht wasserlösliche Fe^{3+} wird im Blut an ein eisenbindendes Protein gebunden, das Transferrin. Der Fe^{3+}-Transferrin-Komplex (Ferri-Transferrin) bindet an Transferrinrezeptoren der Plasmamembran und wird anschließend durch Rezeptor-vermittelte Endozytose in das Endosom befördert. Bei dem erniedrigten endosomalen pH-Wert dissoziieren die Fe^{3+}-Ionen vom Transferrin ab; das Transferrin bleibt jedoch am Rezeptor gebunden. Der Rezeptor-Transferrin-Komplex wird vom Endosom wieder abgeschnürt und in die Plasmamembran eingebaut. Dort wird Transferrin durch Ferri-Transferrin (das eine höhere Affinität zum Rezeptor besitzt) ausgetauscht.

8.4.5 Transzytose von Antikörpern durch Epithelien

Die basale Zelloberfläche von Drüsen und Darmepithelzellen enthält Rezeptoren für Antikörper (Immunglobulin vom Typ A, IgA). Die gebundenen IgA-Moleküle werden durch Rezeptor-vermittelte Endozytose aufgenommen, in Endosomen transportiert und schließlich nach Abschnürung von den Endosomen über den Weg der Exozytose in das Drüsensekret und auf die Oberfläche der Darmepithelzellen abgegeben. Dort üben die sezernierten Immunglobuline einen Immunschutz aus. Säuglinge sind in den ersten Lebenswochen noch nicht in der Lage, selbst ausreichende Mengen von Antikörpern zu bilden. Deshalb werden Antikörper aus der Muttermilch durch Darmepithelzellen über den Weg der Rezeptor-vermittelten Transzytose in die Blut- und Lymphbahn des Säuglings transportiert, um dort Immunschutzfunktionen auszuüben.

8.4.6 Endozytose als Mechanismus zur Konstanterhaltung der Zelloberfläche

Die Zelloberfläche, besonders von sekretorisch aktiven Zellen, wird durch den Einbau der Membranen von Sekretgranula oder synaptischen Vesikeln bei jedem Exozytosevorgang vergrößert. Kompensatorisch dazu werden Teile der Plasmamembran durch Endozytose wieder zurückgenommen. Auf diese Weise kann die Zelloberfläche konstant gehalten werden.

8.4.7 Aufnahme von Viren durch Endozytose

Zahlreiche Viren werden durch den Mechanismus der Rezeptor-vermittelten Endozytose aufgenommen, so z.B. der Erreger der Grippe, das Influenzavirus. Die zunächst in Clathrinsaum-Vesikeln enthaltenen Viren gelangen in Lysosomen. Bei dem niedrigen lysosomalen pH-Wert können bestimmte Proteine der Virusmembran (Hämagglutinin) durch Faltungsänderungen hydrophobe Proteinabschnitte exponieren, die mit der Lysosomenmembran fusionieren. Nach Öffnung der Kontaktstelle zwischen Virusmembran und Lysosomenmembran wird der Inhalt des Virus (sein Genom) in das Zytoplasma abgegeben und die Zelle infiziert. Für diesen Prozeß ist der Eintritt von H^+-Ionen in das Virusinnere erforderlich. Schwache Basen, wie das Antivirusmittel Amantadin, reichern sich im sauren Milieu des Lysosoms an (s. Kap. 2.9.2), blockieren einen H^+-Kanal in der Virusmembran (das M2-Protein) und verhindern so die Abgabe des Virusgenoms und damit die Infektion der Zelle (s. auch Kap. 2.7.3).

9 Lysosomen

9.1 Übersicht, Definitionen

Lysosomen sind sphärische bis tubulär ausgezogene, membranumgrenzte Organellen (mittlerer Durchmesser 0,1–1 μm) mit einem niedrigen (sauren), internen pH-Wert um 4,5–5 (Abb. 2.2-1, 2.9-1). Sie enthalten über 40 verschiedene Verdauungsenzyme vom Typ der **sau-**

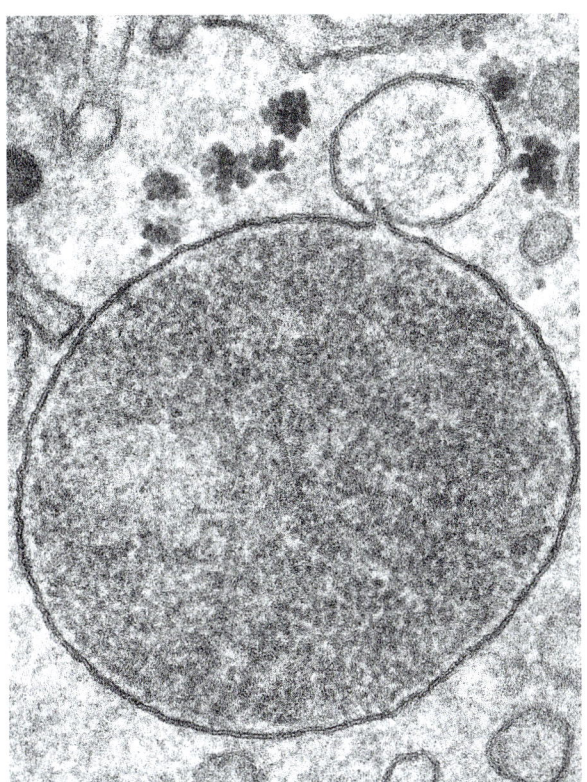

Abb. 2.9-1 Lysosom aus der Leber des Hundes. Oben rechts ist ein Fusionsvorgang mit einem vesikulären Organell zu sehen, das eine Abschnürung aus einem späten Endosom (Endolysosom) sein könnte. Oben sind mehrere Glykogenpartikel (α-Granula) zu sehen. TEM, Vergr. 100000fach. (Original: K. Gorgas, Heidelberg)

ren **Hydrolasen,** die zelleigene und exogene Makromoleküle in ihre Grundbausteine zerlegen können. Die Spaltprodukte (Aminosäuren, Fettsäuren, Monosaccharide, Phosphat, Sulfat, Nukleoside etc.) können die lysosomale Membran durch **spezifische Transportkanäle** verlassen und in den intermediären Stoffwechsel des Zytoplasmas und in Mitochondrien eingeschleust werden. Ein in der Histochemie und Biochemie häufig untersuchtes Leitenzym der Lysosomen ist die **saure Phosphatase.** Die Makromoleküle, die in den Lysosomen abgebaut werden, sind sowohl endogene (zelleigene) als auch exogene, durch Endozytose aufgenommene Stoffe. Die Aufnahme zelleigener Makromoleküle in Lysosomen wird als **Autophagie,** die von Fremdstoffen als **Heterophagie** bezeichnet. Die meisten lysosomalen Enzyme besitzen eine Signalzuckergruppe, **Mannose-6-Phosphat** (M6P). Im Trans-Golgi-Netzwerk werden die M6P-haltigen, lysosomalen Enzyme gebunden und in kleine, 100 nm große Vesikel verpackt. Diese Transportvesikel für lysosomale Enzyme fusionieren anschließend mit der Membran von Endolysosomen und geben ihre Enzyme in diese ab. Aus dem Endolysosom entsteht durch Abschnürung das **Lysosom.** Verschiedene genetische Defekte lysosomaler Enzyme führen zu schweren, häufig tödlich verlaufenden Stoffwechselerkrankungen.

9.2 Morphologie, lysosomotrope Farbstoffe

Form, Inhalt und Größe der Lysosomen variieren erheblich von sphärischen bis tubulären Strukturen. Deshalb ist eine eindeutige Identifizierung des Lysosoms nur durch spezifische histochemische Nachweismethoden möglich (s. unten). Der Inhalt **(Matrix)** der Lysosomen ist meistens elektronendichter als das Zytoplasma der Zelle und von der Lysosomenmembran durch einen weniger elektronendichten Saum abgegrenzt (Abb. 2.9-1). Oft ist die Matrix strukturell inhomogen, enthält Membranvesikel **(multivesikulärer Körper)** oder zwiebelschalenartige Wirbel von Lipidlamellen **(Lamellenkörper).** Es werden auch Zytoplasmabestandteile, wie Glykogen, Ribosomen, Mitochondrien, oder extrazelluläres Material, wie Bakterienfragmente, in Lysosomen gefunden. In weißen Blutkörperchen werden Lysosomen zum Teil zur Zelldiagnose herangezogen: So sind die lichtmikroskopisch sichtbaren Granula der **eosinophilen Granulozyten** modifizierte große Lysosomen mit einer dichten homogenen Grundmatrix, in deren Zentrum ein Proteinkristall lokalisiert ist. Näheres s. Kap. 10.2.3. Die **Azurgranula** der neutrophilen Granulozyten sind ebenfalls Lysosomen, die im Elektronenmikroskop durch eine besonders elektronendichte Matrix auffallen.

Spezifische **Nachweisverfahren für Lysosomen** sind 1. die enzymhistochemische oder immunhistochemische Darstellung der sauren Phosphatase und anderer lysosomaler Enzyme und 2. die Anfärbbarkeit mit basischen Vitalfarbstoffen, wie zum Beispiel Acridin-Orange. Die **Vitalfarbstoffe** werden zur Darstellung von Lysosomen in lebenden Zellen verwendet. Bei normalem pH-Wert können diese Vitalfarbstoffe wegen ihrer Hydrophobizität die Plasmamembran und die Lysosomenmembran ungehindert durchqueren. In den Lysosomen erhalten basische Seitengruppen dieser Farbstoffe aufgrund der hohen H^+-Ionenkonzentration positive Ladungen. Dadurch werden die Farbstoffe zu hydrophil, um die lysosomale Membran wieder verlassen zu können. Auch verschiedene Arzneimittel werden auf diese Weise in Lysosomen ankonzentriert, wie das oben beschriebene Antivirusmittel Amantadin (s. Kap. 2.8.4.7) oder das Antirheumatikum Chloroquin **(lysosomotrope Pharmaka).**

9.3 Molekularbau

Die Membran der Lysosomen enthält viele integrale Membranproteine, deren Zuckerketten besonders reich an Sialinsäure sind. Die Sialinsäure scheint unter anderem die Proteine vor Verdauung durch die lysosomalen Enzyme zu schützen. Ein funktionell wichtiges Membranprotein ist die H^+-Pumpe **(vakuoläre H^+-ATPase),** die kontinuierlich H^+-Ionen in das Innere der Lysosomen befördert und einen sauren internen pH-Wert (4,5–5,0) produziert. Die Matrix enthält mindestens 40 verschiedene Enzyme (u.a. Proteasen, Nukleasen, Glukosidasen, Lipasen, Phosphatasen, Sulfatasen), die als **Hydrolasen** bei einem pH-Optimum von unter 6 wirken. Manche dieser Enzyme haben eine hohe Substratspezifität. Der Defekt eines einzigen Enzyms kann schwere Stoffwechselentgleisungen zur Folge haben (s. unten). Die meisten lysosomalen Enzyme sind Glykoproteine und besitzen eine besondere Zuckergruppe, **Mannose-6-Phosphat,** die als Erkennungsgruppe für den Transport dieser Enzyme zu den Lysosomen von zentraler Bedeutung sind (s. unten).

9.4 Biogenese des lysosomalen Kompartiments

Die neu synthetisierten lysosomalen Enzyme werden in den Innenraum (Zisterne) des rauhen endoplasmatischen Retikulums abgegeben (vektorielle Translation) und erhalten dort, wie alle anderen Glykoproteine, Mannose-reiche Zuckerseitenketten, die an Asparaginseitengruppen der Proteine geknüpft werden (N-Glykosylierung). Über Transportvesikel (Abb. 2.8-6 u. 2.9-2) gelangen die lysosomalen Enzyme in den GOLGI-Apparat, wo ein oder mehrere Mannosezucker am 6. Kohlenstoffatom eine Phosphatgruppe erhalten (Mannose-6-Phosphat, M6P). Im Trans-GOLGI-Netzwerk sind zwei Rezeptoren für M6P-Gruppen lokalisiert, der kleine und der große **M6P-Rezeptor.** Nach Anbindung der lysosomalen Enzyme an diese M6P-Rezeptoren werden Vesikel abgeschnürt, die die Rezeptoren und die an sie gebundenen lysosomalen Enzyme enthalten. Diese **Transportvesikel** wurden früher auch als primäre Lysosomen bezeichnet. Sie fusionieren mit einem Membrankompartiment, das als **Endolysosom** oder **spätes Endosom** bezeichnet wird.

In dieses Organell werden die Enzyme abgegeben. Aufgrund des niedrigen pH-Wertes in den Endolysosomen dissoziieren die lysosomalen Enzyme vom M6P-Rezeptor ab, der sogleich wieder durch Abschnürung kleiner Vesikel von dem Endolysosom entfernt und zum GOLGI-Apparat zurücktransportiert wird, um dort zur Aufnahme neuer lysosomaler Enzyme bereit zu stehen. Einige M6P-Vesikel werden jedoch in die Plasmamembran eingebaut, wo der große M6P-Rezeptor eine ganz neue Funktion übernimmt. Er dient dort als Rezeptor für den Insulin-ähnlichen Wachstumsfaktor II (IGF II).

Von dem Endolysosom trennen sich laufend größere Abschnitte ab, die dann als **Lysosomen** bezeichnet werden. Die Lysosomen enthalten keinen M6P-Rezeptor mehr und können dadurch von Endolysosomen immunhistochemisch unterschieden werden. Bei Aufnahme größerer partikulärer Bestandteile, wie Bakterien oder Zelltrümmer, fusionieren die **Heterophagosomen** (s. oben) sowohl mit lysosomalen Transportvesikeln als auch mit Lysosomen. Dadurch entstehen die mit lysosomalen Enzymen ausgestatteten **Phagolysosomen.** Ähnliches scheint auch für Autophagosomen zu gelten (s. unten).

Nicht alle lysosomalen Enzyme benutzen den M6P-Rezeptor-Mechanismus. Die saure Phosphatase wird als integrales Membranprotein synthetisiert und zunächst über den Exozytoseweg in die Plasmamembran eingebaut. Anschließend gelangt das Enzym über den Endozytoseweg in die Lysosomen, wo die Abspaltung von der Membran stattfindet.

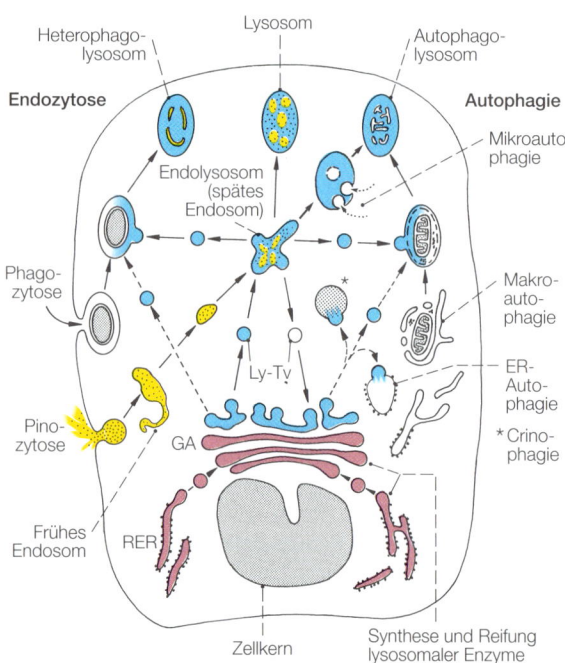

Abb. 2.9-2 Lysosomale Abbauwege der Zelle. Die in Lysosomen abgebauten Stoffe entstammen der Endozytose oder Autophagie. Es ist noch nicht geklärt, ob die lysosomalen Enzyme immer zunächst über die lysosomalen Transportvesikel (Ly-Tv) in das Endolysosom abgeliefert werden und von dort durch vesikuläre Abschnürungen in Autophagosomen und Heterophagosomen gelangen. Ein direkter Weg vom GOLGI-Apparat (GA) über Transportvesikel zu diesen Organellen ist auch denkbar (gestrichelte Linien).

9.5 Heterophagolysosom

Die Heterophagozytose und der anschließende Abbau der endozytierten Materialien in Lysosomen (Heterophagolysosomen) ist ein biologisch wichtiger Vorgang. Beispiele sind:

(a) Die Phagozytose von Bakterien, Fremdkörpern und abgestorbenen Gewebebestandteilen durch Leukozyten und Makrophagen (s. Abb. 2.8-5). Die Lysosomen der Makrophagen enthalten zusätzlich zu den Hydrolasen noch Enzyme (Peroxidasen), die H_2O_2 zur Abtötung von Bakterien produzieren.

(b) Die Freisetzung von Schilddrüsenhormon im Follikelepithel der Schilddrüse durch Phagozytose der Hormonvorstufe Thyroglobulin. In den Phagolysosomen wird durch proteolytische Spaltung das Thyroxin und Trijodthyronin freigesetzt und in die Blutbahn abgegeben.

(c) Aufnahme und Degradierung von Lipoproteinen zur Deckung des zellulären Bedarfs an Cholesterin (s. Kap. 2.8.4).

9.6 Autophagolysosom

Intrazelluläre Bestandteile, wie z. B. Mitochondrien oder Ribosomen, können von Membranen des endoplasmatischen Retikulums komplett umschlossen werden. Die so gebildeten Vakuolen fusionieren mit lysosomalen Transportvesikeln oder Lysosomen, wodurch der Abbau des

Inhalts eingeleitet wird. Dieser Vorgang wird als **Makroautophagie** bezeichnet. Die Autophagie dient in erster Linie dem Umsatz (Erneuerung) von zellulären Strukturen. Sie ist besonders ausgeprägt im Zuge der Umstrukturierung und Involution (Rückbildung, Aktivitätsabnahme) von Organen und tritt als Reparaturphänomen bei geschädigten Zellen und Organen in Erscheinung. Davon zu unterscheiden ist die **Mikroautophagie.** Durch Einstülpung der Lysosomenmembran und anschließender Abschnürung von Vesikeln in das Innere der Lysosomen können Zytoplasmabestandteile in die Lysosomen hineintransportiert werden (Abb. 2.9-2).

Dieser Vorgang scheint durch besondere Rezeptoren gesteuert zu werden. Funktionsuntüchtige (denaturierte) Proteine binden aufgrund abnormer Konformationen das zytoplasmatische Protein **Ubiquitin.** Der Ubiquitin-Proteinkomplex scheint an der Membran von Lysosomen direkt zu binden und die Aufnahme der denaturierten Proteine in Lysosomen durch Mikroautophagie einzuleiten. Über den alternativen Abbauweg von Ubiquitin-Proteinkomplexen durch Proteasomen s. Kap. 2.12.1.

Crinophagolysosom. Crinophagie ist eine Sonderform der Makroautophagie, die bei plötzlichem Minderbedarf an Hormonen und anderen Sekretprodukten in Drüsenzellen zu beobachten ist. Sekretgranula werden in eine autophagische Vakuole eingeschlossen und dann lysosomal abgebaut. Lysosomale Transportvesikel sollen auch direkt mit der Membran von Sekretgranula oder abgeschnürten ER-Zisternen **(ER-Autophagie)** verschmelzen können und dadurch den Abbau des Inhalts einleiten. Crinophagie ist zuerst in den Prolaktin-sezernierenden Zellen der Hypophyse von Ratten nach plötzlichem Abstillen (Entnahme der Säuglinge) beschrieben worden.

9.7   Telolysosom (Residualkörper)

Die Inhaltsstoffe der Lysosomen, die nicht weiter abgebaut werden können, werden entweder durch Exozytose in den Extrazellularraum abgegeben oder sie verbleiben als Telolysosomen (Residualkörper) in der Zelle. Diese können im Laufe des Lebens akkumulieren und treten dann als eine Form der Alterspigmente (Lipofuscine) in Erscheinung (Kap. 2.13.2.4).

9.8   Sekretion von lysosomalen Enzymen

Die Sekretion lysosomaler Enzyme spielt in spezialisierten Zellen eine besondere Rolle:

(a) Osteoklasten sezernieren über den Weg der Exozytose lysosomale Enzyme in den Extrazellularraum, um dadurch den Abbau des Knochens einzuleiten.

(b) Die Sekretion lysosomaler Enzyme durch Leukozyten und Makrophagen ist ein wichtiges Phänomen bei der Wundheilung und Entzündung: Die sezernierten lysosomalen Enzyme bewirken eine extrazelluläre Verdauung von Zelltrümmern, Bakterien und Fremdkörpern.

(c) Die Fähigkeit von Spermien, den Uterusschleim und die Polysaccharidhülle von Eizellen durchdringen zu können, wird mit der Freisetzung von lysosomalen

Enzymen und der Protease Akrosin erklärt. Dieses Enzym ist in einem großen subplasmalemmal gelegenen Lysosom des Spermienkopfes, dem Akrosom, enthalten.

9.9   Klinische Hinweise

Lysosomale Speicherkrankheiten: Eine Gruppe von verschiedenen angeborenen Erkrankungen ist durch das Fehlen eines oder gelegentlich mehrerer lysosomaler Enzyme gekennzeichnet. Inzwischen sind mehr als zwei Dutzend solcher Speicherkrankheiten bekannt. Bei diesen Erkrankungen akkumulieren die nicht verdauten Makromoleküle in den Lysosomen, die sich in den Zellen anhäufen. Schließlich sind die Zellen verschiedener Organe mit abnormen Telolysosomen so überladen, daß es zu Funktionsstörungen und Organversagen kommen kann. Klassische Beispiele solcher lysosomaler Erkrankungen sind die Pompesche Erkrankung, bei der die lysosomale α-Glukosidase fehlt, die für den lysosomalen Abbau des Glykogens zuständig ist. Die Leber dieser Patienten (Kinder) ist wegen des gespeicherten Glykogens exzessiv vergrößert. Die Herz- und Skelettmuskulatur sind ebenfalls stark befallen. Bei der Tay-Sachsschen Krankheit fehlt die lysosomale β-N-Hexosaminidase A. Das Enzym katalysiert die Abspaltung von N-Acetylgalaktosamin von der Zuckerkette der GM_2-Ganglioside (s. Kap. 2.2.3.1). Die Nervenzellen sind bei dieser Erkrankung vollgestopft mit Telolysosomen, die unverdaute Ganglioside enthalten. Es kommt zur Blindheit, Krampfanfällen und schließlich Hirnversagen. Bei der **Zystinose** akkumuliert die Aminosäure Cystein in Lysosomen der Nierentubuli, weil das Transportprotein fehlt, das Cystein aus den Lysosomen in das Zytoplasma transportiert. Die Folge ist eine allmähliche Zerstörung der Niere. Bei der **I-Zell-Erkrankung** (Mukolipidose II) fehlen zahlreiche Enzyme in den Lysosomen. Das liegt daran, daß die lysosomalen Enzyme bei dieser Erkrankung im Golgi-Apparat keine Mannose-6-Phosphat-Zuckergruppen erhalten und deshalb nicht in die Lysosomen gelangen können. Anstelle dessen werden die lysosomalen Enzyme in den Extrazellularraum sezerniert (s. Kap. 2.6.5). Auch lipophile Arzneimittel mit basischen Seitengruppen können im sauren Milieu der Lysosomen akkumulieren (s. oben) und dort den Abbau von Lipiden und Polysacchariden stören. Es kommt dann zur **Arzneimittel-induzierten Lipidose** bzw. **Mukopolysaccharidose.**

   Gicht, Silikose: Bei der Gicht ist die Harnsäurekonzentration im Blut erhöht. Es kommt dann u.a. zu einer Anreicherung von Harnsäurekristallen in Lysosomen. Diese Kristalle können offenbar die Membran der Lysosomen beschädigen oder Lysosomen zur Exozytose veranlassen, so daß lysosomale Enzyme freigesetzt werden und das Gewebe schädigen. Bei der Silikose (Steinstaublunge) scheinen eingeatmete und von Lungenmakrophagen phagozytierte Silikatkristalle (Größe der Kristalle unter 1 μm) eine ähnliche Wirkung auf Lysosomen auszuüben wie Harnsäurekristalle bei der Gicht. Durch lokale Entzündungsprozesse entsteht eine Vernarbung der Lunge (Lungenfibrose).

10 Peroxisom

10.1   Übersicht, Definitionen

Peroxisomen sind kleine, in allen Zellen vorkommende, sphärische Organellen, deren Durchmesser in der Regel 0,2–1,5 μm beträgt. Der Inhalt der Peroxisomen, die Matrix, ist homogen, mäßig dicht und enthält häufig kristalloide oder amorphe Verdichtungszonen **(Kernstücke)** oder randständige Platten (Abb. 2.2-1 u. 2.10-1). Diese Kernstücke und Platten sind jedoch nicht in allen Peroxisomen vorhanden. Peroxisomen der menschlichen

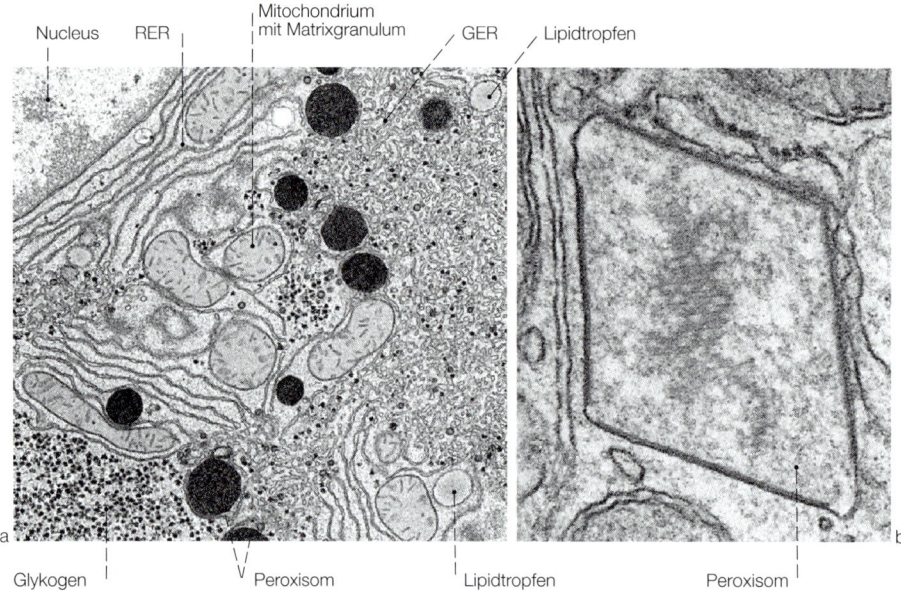

Nucleus RER Mitochondrium mit Matrixgranulum GER Lipidtropfen

Glykogen Peroxisom Lipidtropfen Peroxisom

Abb. 2.10-1 Peroxisomen in der Leber des Hundes (a) und der Niere des Rindes (b). In (a) sind die Peroxisomen durch den histochemischen Nachweis der Katalaseaktivität dunkel gefärbt (Diaminobenzidin-Osmiumsäure-Niederschlag). Das Peroxisom der Niere besitzt marginale Platten (Polymer der α-Hydroxysäureoxidase) und einen kristallinen Einschluß der Matrix. Beachte die enge Beziehung zum ER. Vergr. (a): 12500fach (b): 84000fach. (Originale: [a] K. GORGAS, Heidelberg; [b] K. ZAAR, Heidelberg)

Niere und Leber haben keine Kernstücke, gelegentlich aber randständige Verdichtungen und Platten. Das kristalloide Kernstück besteht aus Harnsäureoxidase, während die **marginalen Platten** ein Polymer des Enzyms L-α-Hydroxysäureoxidase sind. Peroxisomen mit einem Durchmesser von kleiner als 0,2 μm werden als **Mikroperoxisomen** bezeichnet. Diese kleinen Peroxisomen enthalten zwar das Leitenzym der Peroxisomen, die **Katalase,** scheinen aber nicht alle Komponenten der größeren Peroxisomen zu besitzen.

10.2 Biogenese, Funktionen

Peroxisomen entstehen als Aussackungen und Abschnürungen eines schlauchförmigen Membransystems **(peroxisomales Retikulum),** das sich ultrastrukturell nicht vom glatten endoplasmatischen Retikulum unterscheiden läßt.
Peroxisomen stehen in verschiedener Hinsicht funktionell den Mitochondrien nahe:
1. Die peroxisomalen Proteine werden wie die meisten mitochondrialen Proteine auf freien Ribosomen des Zytoplasmas synthetisiert (translatiert) und anschließend durch spezifische Translokationsproteine in die Membran und/oder die Matrix der Peroxisomen transportiert. Der in vielen peroxisomalen Proteinen enthaltene Sequenzabschnitt Serin-Lysin-Leucin (SKL) ist eine **Erkennungssequenz,** die für die Bindung und den Transport von Proteinen in Peroxisomen von Bedeutung ist.
2. Peroxisomen enthalten wie Mitochondrien die Enzyme zum oxidativen Abbau von Fettsäuren (β-Oxidation), wobei offenbar langkettige und verzweigte Fettsäuren bevorzugt in Peroxisomen und nicht in Mitochondrien abgebaut werden.

3. Zur Oxidation wird in Peroxisomen wie in Mitochondrien elementarer Sauerstoff verwendet. Dieser wird aber nicht zu H_2O, sondern zunächst zu Wasserstoffperoxid (H_2O_2) reduziert:

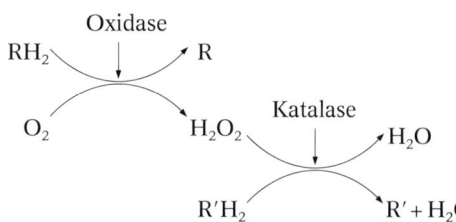

RH_2 Oxidase R
O_2 H_2O_2 Katalase H_2O
$R'H_2$ $R' + H_2O$

H_2O_2-produzierende peroxisomale Oxidasen sind u.a. die D-Aminosäureoxidase, die L-α-Hydroxysäureoxidase (das Protein der marginalen Platten) und die Uratoxidase (das Protein der zentralen Kristalle).
Das Leitenzym der Peroxisomen ist die Katalase, die H_2O_2 zur Oxidation verwendet. Damit enthalten Peroxisomen ein wichtiges Enzym zum Abbau des Zellgiftes H_2O_2, das auch bei Stoffwechselvorgängen außerhalb der Peroxisomen anfallen und Zellschäden hervorrufen kann. Die physiologische Bedeutung der Peroxisomen liegt nicht nur in der β-Oxidation langer Fettsäuren und der Oxidation bestimmter Aminosäuren und Harnsäure, sondern vornehmlich in der **Detoxifizierung** potentiell zelltoxischer organischer Verbindungen. Diese werden durch Oxidation oder Transaminierung unschädlich bzw. ausscheidungs- oder abbaufähig gemacht (u.a. Umwandlung von Glyoxylsäure zu Glycin). Außerdem sind Peroxisomen an wesentlichen Schritten der Synthese des Membranlipids **Plasmalogen** beteiligt (ein Etherlipid) und scheinen auch bei der Steroidsynthese mitzuwirken.

10.3 Klinische Hinweise

Genetische peroxisomale Defekte mit Krankheitswert sind das Zellweger-Syndrom, das Refsum-Syndrom und die Adrenoleukodystrophie. Beim **Zellweger-Syndrom** (hepatorenales Syndrom) können die meisten peroxisomalen Enzyme nicht in das Peroxisom transportiert werden. Die defizienten Peroxisomen werden durch Autophagie entfernt. Klinisch ist ein Mangel an dem Membranlipid Plasmalogen festzustellen. Multiple Mißbildungen des Gesichtsschädels, Hirnmißbildungen mit gestörter Markscheidenbildung und Nieren- und Leberschäden sind Leitsymptome. Beim **Refsum-Syndrom** findet der peroxisomale Abbau von verzweigten langkettigen Fettsäuren nicht statt, vor allem der durch die Nahrung aufgenommenen Phytansäure. Die erhöhte Konzentration von Phytansäure im Serum führt zur Einlagerung dieses Lipides in die Membran verschiedener Gewebe, u.a. in die Myelinscheiden von Nervenfasern. Neurologische Störungen, wie Erblindung, Skelettmißbildungen und Herzinsuffizienz sind klinische Folgen. Bei der **Adrenoleukodystrophie** (ALD), einer degenerativen Erkrankung des Gehirns und der Nebennieren, ist der Aufnahmemechanismus für Enzyme des Fettsäureabbaus in das Peroxisom gestört (Defekt eines membranständigen Transportproteins, des ALD-Proteins). Langkettige Fettsäuren können dann nicht mehr abgebaut werden.

11 Mitochondrium

11.1 Übersicht, Definitionen

Das Mitochondrium ist ein semiautonomes Organell mit einem (unvollständigen) eigenen Genom. Wegen Besonderheiten der Membranstruktur und des **genetischen Apparates** werden Mitochondrien als phylogenetisches Relikt symbiontischer Bakterien angesehen. Mitochondrien sind relativ große, mehrere µm lange, sphärische bis fadenförmige Organellen (mitos, gr.: Faden; chondros, gr.: Granulum), die mit bestimmten Redox- und Fluoreszenzfarbstoffen selektiv angefärbt werden können. Die Wand besteht aus zwei **konzentrisch angeordneten Biomembranen,** die den intermembranären Raum begrenzen. Die **innere Membran** ist Sitz der Atmungskette und ATP-Synthese. Sie schließt den **Matrixraum** ein, in dem der Zitratzyklus und die Fettsäureoxidation stattfinden. Mitochondrien sind der Ort der **Zellatmung:** Kohlenhydrate, Fettsäuren und Aminosäuren werden unter Verbrauch von elementarem Sauerstoff zu CO_2 und H_2O oxidiert. Dadurch wird ATP als Energielieferant für zahlreiche Zellfunktionen gewonnen.

11.2 Morphologie, mitochondriale Farbstoffe

Mitochondrien sind ellipsoide oder fadenförmig elongierte, teils verzweigte Zellorganellen. Der Durchmesser liegt zumeist zwischen 0,2 bis 0,5 µm, die Länge beträgt meistens bis 10 µm, in Extremfällen (u.a. Linsenfasern), bis 40 µm (Abb. 2.1-1, 2.11-1 u. 2). Vitalbeobachtungen haben ergeben, daß Mitochondrien einem ständigen **Gestaltswandel** und Ortswechsel unterliegen. Diese Beweglichkeit beruht auf dem Transport entlang von Mikrotubuli. Mitochondrien können durch Abknospung und Durchschnürung vermehrt werden. Sie lassen sich im

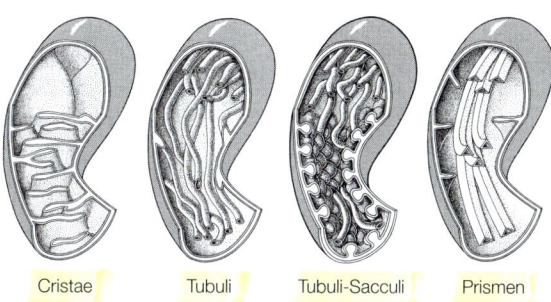

Cristae   Tubuli   Tubuli-Sacculi   Prismen

Abb. 2.11-1 Morphologische Typisierung von Mitochondrien hinsichtlich der Oberflächendifferenzierung der inneren Mitochondrienmembran.

Lichtmikroskop durch Anfärbung mit dem Vitalfarbstoff **Janus-Grün B** färberisch darstellen, eine Eigenschaft, die auf der Fähigkeit der Mitochondrien beruht, den reduzierten Farbstoff mit Hilfe von Cytochromoxidase zu oxidieren. Einige kationische Fluoreszenzfarbstoffe, wie **Rhodamin 3 B,** werden in dem anionischen Milieu des Matrixraumes angereichert und färben deshalb die Mitochondrien intensiv an. Die Wand der Mitochondrien besteht aus zwei elektronenmikroskopisch sichtbaren, konzentrisch angeordneten Einheitsmembranen. Diese begrenzen einen spaltförmigen Raum, den **intermembranären Spalt.** Die innere Membran umschließt den eigentlichen Binnenraum, den **Matrixraum.** Im Gegensatz zur äußeren Membran ist die innere Membran reich gefaltet. Ihre Oberfläche ist fünf- bis zehnmal größer als die der nicht gefalteten äußeren Membran. Faltenförmige Aufwerfungen werden als **Cristae,** finger- und säckchenförmige Ausstülpungen als **Tubuli und Sacculi** und kantige, stabförmige Strukturen als **Prismen** bezeichnet (Abb.

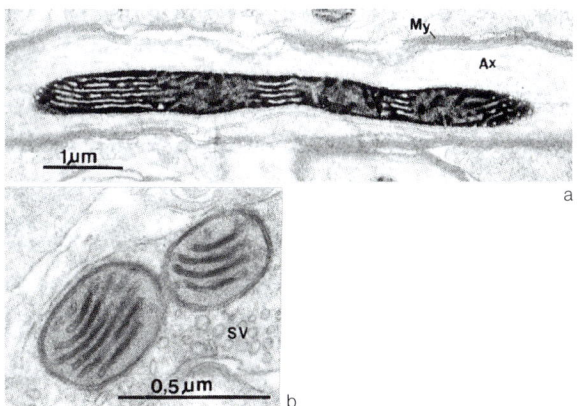

Abb. 2.11-2 Gehirn (Hippocampus) der Ratte. Enzymhistochemische Darstellung von mitochondrialen Enzymen. In (a) ist ein Matrixenzym (Aspartat-Aminotransferase) lokalisiert und in (b) die Cytochromoxidase der inneren Mitochondrienmembran. Beachte in (a) die nichtreagierenden (weiß erscheinenden) Cristae und in (b) die dunkel hervortretenden Cristae. Ax = Axon (Nervenfaser) mit Myelinscheide (My). SV = synaptische Vesikel oberhalb eines synaptischen Spaltes. TEM, Vergr. (a): 10 000fach; (b): 40 000fach. (Originale: P. Kugler, Würzburg)

2.11-1). Letztere kommen vereinzelt in Astrozyten vor. Mitochondrien vom Tubulus- und Sacculustyp sind auf Steroidhormon-produzierende Zellen beschränkt, wo sie an Hydroxylierungsschritten der Steroidhormone beteiligt sind. Die der Matrix zugewandte Oberfläche der Innenmembran und ihrer Aufwerfungen ist dicht mit den 8 nm großen **Elementarpartikeln** besetzt, an denen die ATP-Synthese stattfindet (Abb. 2.11-3). In der Matrix kommen neben Ribosomen verstreut 30–40 nm große Kalziumphosphat-Aggregate vor, die **Matrixgranula** (Abb. 2.10-1).

11.3 Molekularbau (Abb. 2.11-4)

1. Äußere Membran. Das Protein-Lipidverhältnis beträgt etwa 1 : 1 (Gewichtsanteil). Das dominierende Protein ist das Porin (Molekulargewicht von 30 000), das strukturelle Ähnlichkeiten zu den Porinen der äußeren Membran von gramnegativen Bakterien aufweist (s. Lehrbuch der Mikrobiologie). Die **Porine** bilden Porenkomplexe, die die äußere Membran für praktisch alle Ionen und Metabolite permeabel machen und die auch kleine Proteine bis zu einem Molekulargewicht von 10 000 durchlassen. Die äußere Membran besitzt wegen dieser Durchlässigkeit keine besonderen Transportsysteme. Die histochemischen und biochemischen Leitenzyme der äußeren Membran sind eine **Monoaminoxidase** (inaktiviert biogene Amine) sowie die **NADH-Cytochromoxidoreduktase.**

2. Innere Membran. Sie ist durch einen hohen Proteinanteil (75% des Gewichtes) und geringen Lipidanteil (25%) gekennzeichnet. Auffällig ist das Fehlen von Cholesterin und ein hoher Anteil von **Cardiolipin** (20% der Lipide), einem Phospholipid, das außerhalb der Mitochondrien kaum noch vorkommt und dessen Bedeutung in einer Verminderung der Permeabilität der inneren Membran, besonders für H⁺-Ionen, gesehen wird. Die innere Membran ist die eigentliche Barriere zwischen dem Milieu des Zytoplasmas der Zelle und dem mitochondrialen Matrixraum. Sie ist durchlässig für ungeladene Moleküle bis zu einem Molekulargewicht von etwa 150 und impermeabel für Metabolite und Ionen, einschließlich H⁺. Durch das Vorhandensein einer Reihe von spezifischen Kanal- und Transportproteinen **(Permeasen)** wird der Durchtritt für bestimmte Ionen (Ca²⁺, Phosphat) oder Metabolite (Pyruvat, ADP, Fettsäuren) ermöglicht. Die innere Membran ist Sitz der **Atmungskette.** Diese besteht aus etwa 50 verschiedenen Proteinuntereinheiten, welche transmembranär oder peripher gelegen sind. Cytochrom C ist ein Beispiel für ein peripheres Protein, das im intermembranären Spalt gelegen ist, Cytochrom a₃ ist auf der Matrixseite gebunden, desgleichen die ATP-Synthase, die Hauptbestandteil des Elementarpartikels ist.

3. Elementarpartikel. Die innere Oberfläche der inneren Membran ist mit 8 nm großen, kugelförmigen Partikeln besetzt, den Elementarpartikeln oder F1-Partikel, die aus fünf Proteinuntereinheiten bestehen und in den Matrixraum hineinragen (Abb. 2.11-3). Die F1-Partikel haften einem transmembranären Proteinkomplex der inneren Membran an. Dieser aus drei Proteinen bestehen-

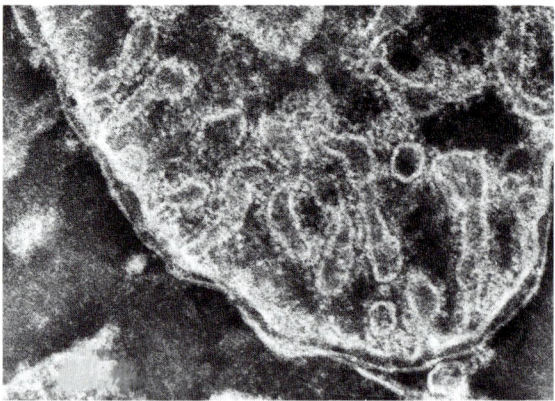

Abb. 2.11-3 Isoliertes Mitochondrium mit Innenkontrastierung. Beachte den Besatz mit kleinen, hell erscheinenden Elementarpartikeln auf der Matrixseite der Cristae. TEM, Vergr. 90 000fach. (Original: W. VOGELL, Düsseldorf)

de Komplex bindet das Antibiotikum **Oligomycin** und wird deswegen als Fo-Partikel bezeichnet. Es ist zweifelsfrei bewiesen, daß der FoF1-Komplex der Ort der **Synthese von ATP** in den Mitochondrien ist.

4. Matrix. Der Matrixraum enthält alle Enzyme des Fettsäureabbaus **(β-Oxidation)** und des **Zitronensäurezyklus.** Die Succinatdehydrogenase ist das einzige membrangebundene Enzym des Zitratzyklus. Die Matrix enthält 20–40 nm große Partikel, die **Matrixgranula** (Abb. 2.10-1), die als Speicherdepot für Kalziumionen gelten (Kalziumphosphat-Kristalle). Außerdem weist die Matrix noch **Ribosomen** und ringförmige **DNA-Fäden** auf.

5. Genetischer Apparat der Mitochondrien. Mitochondrien besitzen einen eigenen genetischen Apparat, der zur Synthese von RNA und Proteinen befähigt ist. Ähnlich wie DNA von Bakterien ist die mitochondriale DNA nicht an Histone gebunden und liegt als **Doppelstrang-DNA in Ringform** vor (Abb. 2.11-4).

Das Genom der mitochondrialen DNA des Menschen ist vollständig bekannt. Nur 13 der mindestens 150 Mitochondrienspezifischen Proteine werden von der mitochondrialen DNA kodiert. Die meisten Proteine des Syntheseapparates (inklusive der ribosomalen Proteine) werden im Zellkern transkribiert und als Proteine in die Matrix importiert. Nur drei der sieben Untereinheiten der Cytochromoxidase sind mitochondrialer Herkunft. Vom FoF1-Partikel stammt nur der Fo-Teil aus dem mitochondrialen Genom. Die **mitochondrialen Ribosomen** sind wie bakterielle Ribosomen mit 15–20 nm im Durchmesser kleiner und leichter (70 S: Sedimentationskoeffizient von 70 SVEDBERG-Einheiten) als die zytoplasmatischen Ribosomen (25 nm, 80 S). Die an ihnen stattfindende Elongation der Polypeptidketten wird wie in Bakterien durch das Antibiotikum Chloramphenicol gehemmt, das aber nicht die Proteinsynthese auf zytoplasmatischen Ribosomen beeinflußt. Dagegen inhibiert die Verbindung Cycloheximid die Elongation auf zytoplasmatischen, nicht aber auf mitochondrialen Ribosomen. Eine weitere Besonderheit des mitochondrialen Genoms ist die Kodierung für nur 22 **Transfer-RNA**-Moleküle anstatt der 30 des Zytoplasmas. Das bedingt offenbar eine Änderung des genetischen Alphabets (Codon): Zum Beispiel wird das Basentriplet AUA als Methionin und nicht wie im Zytoplasma als Isoleucin translatiert; UGA bedeutet in Mitochondrien Tryptophan und nicht „Stop".

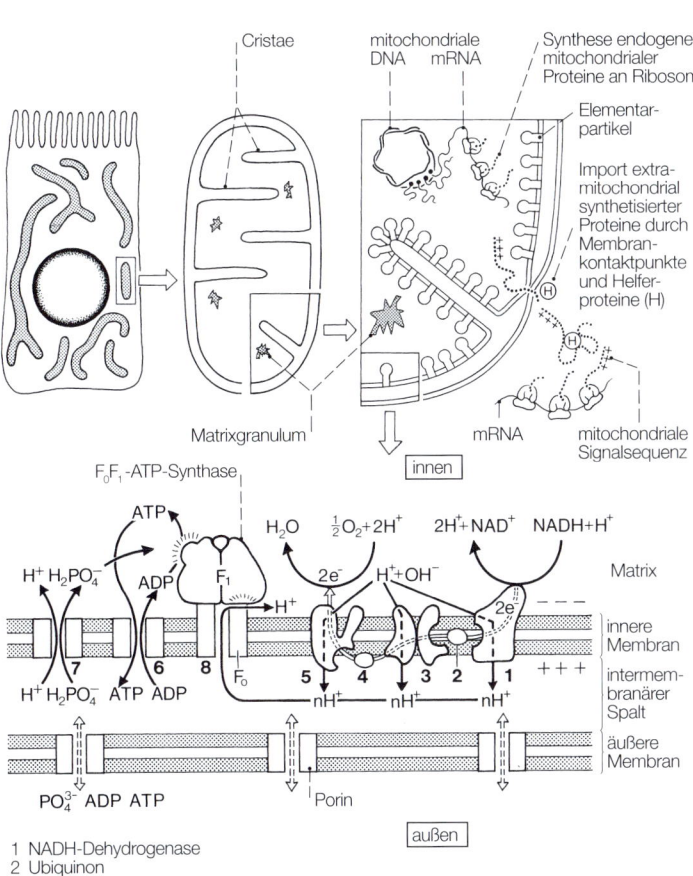

Abb. 2.11-4 Molekularbau des Mitochondriums mit Darstellung der wesentlichen Schritte der oxidativen ATP-Synthese.

1 NADH-Dehydrogenase
2 Ubiquinon
3 Cytochrom-bc1-Komplex
4 Cytochrom c
5 Cytochromoxidase
6 ADP/ATP-Austauscher
7 Phosphat-Transporter
8 ATP-Synthase

11.4 Struktur-Funktions-Beziehungen

11.4.1 Vermehrung, Lokalisation in der Zelle, funktionelle Adaptation

Die Vermehrung der Mitochondrien ist an den Zellzyklus gekoppelt, wobei das Volumenverhältnis von Mitochondrium und Zytoplasma recht konstant gehalten zu werden scheint. Die Vermehrung der Mitochondrien erfolgt kontinuierlich und proportional zum Zellwachstum. Bei manchen Zelltypen ist eine synchrone **Mitochondrienteilung** am Ende der S-Phase beobachtet worden. Mitochondrien unterliegen einem ständigen Umsatz, wobei ein Abbau durch **Autophagolysosomen** (s. dort) die Regel zu sein scheint. Mitochondrien sind vor allem dort lokalisiert, wo ein hoher Energiebedarf besteht, zum Beispiel zwischen den Myofibrillen der Muskulatur, um das Mittelstück der Spermiengeißeln oder entlang der basalen Einfaltungen der Plasmamembran in transportierenden Epithelzellen (Sitz ATP-getriebener Ionenpumpen). Mitochondrien können auch dort gehäuft vorkommen, wo ihre **Syntheseleistungen** benötigt werden, wie in den Zellen der Nebennierenrinde, in denen die Mitochondrien an der **Steroidsynthese**

beteiligt sind (Hydroxylierung von Desoxycortison zu Corticosteron). Eine Steigerung der Zellaktivität führt zu einer Vermehrung der Cristae (Tubuli) und **Elongierung** bzw. **Vermehrung** der Mitochondrien in den meisten Zellen. Ebenfalls führt eine Teilblockade der Atmungskette durch Cyanidgabe zu einer kompensatorischen Elongierung und Vermehrung der Mitochondrien. Sauerstoffmangel (Hypoxie, Anoxie) oder toxische, chemische und physikalische Einwirkungen rufen vielfältige mitochondriale Veränderungen hervor, wie Schwellung, Fragmentierung der Cristae oder Schrumpfung (Kondensierung) des Matrixraums. Das normale aufgelockerte (**„orthodoxe"**) Bild der Matrix nimmt eine dichte „kondensierte" Morphologie an, wenn der ADP-Gehalt oder der osmotische Wert des Mediums angehoben wird, in welchem isolierte Mitochondrien suspendiert sind.

11.4.2 ATP-Bildung

Die Hauptbedeutung der Mitochondrien liegt in der Bereitstellung von ATP als **Energielieferant** für zahlreiche Zellfunktionen. Ohne Mitochondrien können aus dem Abbau eines Glukosemoleküls durch die Glykolyse nur zwei Moleküle ATP entstehen. **Mitochondrien steigern die ATP-Ausbeute auf 38 Moleküle ATP**

pro Molekül Glukose, weil sie in der Lage sind, Kohlenhydrate unter Verbrauch von molekularem Sauerstoff zu Kohlendioxid und Wasser zu oxidieren. Dieser Vorgang wird als **Zellatmung** bezeichnet. Fettsäuren und die meisten Aminosäuren können im Zytoplasma überhaupt nicht zur ATP-Gewinnung metabolisiert werden. Dies ist nur in den Mitochondrien möglich, wo Abbaustufen der Kohlenhydrate, Fettsäuren und Aminosäuren in den **Zitratzyklus** eingeschleust werden. Als Orte der ATP-Synthese sind die FoF1-Partikel der inneren Membran erkannt worden. Die Oberfläche der inneren Membran und damit die Zahl der FoF1-Partikel korreliert mit dem Energieverbrauch der Zelle. Zum Beispiel besitzen Mitochondrien der meisten Muskeln eine hohe **Cristadichte.** Die Synthese von ATP kann nur erfolgen, wenn der Matrixraum gegenüber dem intermembranären Raum alkalisch ist, d. h. wenn zwischen der Innen- und Außenfläche der inneren Membran ein Gradient von Wasserstoffionen besteht. Der **H+-Gradient** wird durch die Proteine der Atmungskette aufrechterhalten, die als integrale Multiproteinkomplexe in die innere Membran eingebaut sind. Die bei dem Transport von Elektronen durch die Atmungskette freiwerdende Energie (s. Biochemielehrbuch) wird dazu verwendet, H+-Ionen in den intermembranären Spalt abzugeben. Die H+-Ionen können über den F1-Abschnitt des FoF1-Komplexes wieder zurück in den Matrixraum fließen. Die dabei freiwerdende Energie wird zur ATP-Synthese aus ADP und Phosphat verwendet (durch Konformationsänderungen gesteuert).

11.4.3 Transportsysteme der inneren Membran

Die Impermeabilität der inneren Membran für geladene Moleküle erfordert eine Reihe spezifischer Transportkanäle **(Permeasen),** durch die unter anderem Metabolite des Kohlenhydrat- und Aminosäureabbaus vom Zytoplasma in den Matrixraum gelangen können. Fettsäuren können an das Transportmolekül Carnitin gebunden die innere Membran durchqueren **(Carnitin-Pendelverkehr).** Die äußere Membran ist aufgrund der Porine für Moleküle bis zu einer Masse von 10 000 frei durchlässig, so daß spezifische Permeasen nur für die Durchquerung der inneren Membran nötig sind. Auch für den Transport von ADP, Phosphat- und Kalziumionen in den Matrixraum sind Transportproteine nötig. ADP gelangt im Austausch gegen ATP in den Matrixraum. Wenn der ATP-Verbrauch in der Zelle gering ist und wenig ADP anfällt, steht weniger ADP zum Austausch gegen ATP zur Verfügung. Dadurch wird die ATP-Synthese gedrosselt **(Regulation der Zellatmung).** Die Energie für den Transport aller geladenen Moleküle durch die innere Membran wird wiederum aus dem H+-Gradienten bezogen. Stoffe, die den H+-Gradienten reduzieren, wie zum Beispiel das Gift Dinitrophenol (welches H+-Ionen bindet und als lipophile Substanz in den Matrixraum ungehindert eindringen kann), bringen die ATP-Produktion und den Stofftransport im Mitochondrium zum Erliegen.

11.4.4 Erkennungs- und Transportmechanismus für extramitochondrial synthetisierte Mitochondrienproteine

Nur 13 der 150–200 Mitochondrienproteine werden in Mitochondrien selbst synthetisiert (s. oben). Die übrigen Proteine entstehen auf zytoplasmatischen Ribosomen. Für einige dieser Proteine ist gezeigt worden, daß sie am N-Terminus einen Abschnitt mit einer erhöhten Dichte basischer Aminosäuren besitzen, der als **mitochondriale Signalsequenz** bezeichnet wird. Mit Hilfe dieses Sequenzabschnitts und verschiedener Helferproteine (die zu den Hitzeschockproteinen gehören, s. Kap. 2.5.4 u. 2.8.2.2) binden die Proteine an punktförmigen Verschmelzungsstellen zwischen äußerer und innerer Membran. An diesen **Kontaktpunkten** dringen die Proteine bis in die innere Membran vor und können, je nach Bestimmungsort, auch in den Matrixraum transloziert werden. Der Transfer von Proteinen ist **energieab-** hängig und beruht unter anderem auf den elektrochemischen Kräften des H+-Gradienten. Im Mitochondrium wird die Signalsequenz abgespalten und unter Mitwirkung von Helferproteinen die endgültige Proteinkonformation eingenommen.

11.4.5 Entkopplung der ATP-Bildung im braunen Fettgewebe

Das braune Fettgewebe ist in der Lage, durch die mitochondriale Oxidation von Fettsäuren Wärme zu produzieren. Daher ist es bei Säuglingen und winterschlafenden Säugetieren stärker entwickelt. Die Mitochondrien des braunen Fettgewebes besitzen in der inneren Membran ein **Entkopplungsprotein,** das die H+-Ionen unter Umgehung des FoF1-Partikels in die Matrix zurückführt. Auf noch unbekannte Weise wird die Energie des H+-Einstroms in Wärmeproduktion umgesetzt.

11.4.6 Theorie der bakteriellen Herkunft der Mitochondrien

Mitochondrien besitzen eine Reihe von strukturellen und molekularen Besonderheiten, die sonst nur noch von Bakterien und den Chlorophyllkörnern (Chloroplasten) der Pflanzen bekannt sind. Zu diesen Besonderheiten zählen unter anderem: doppelte Membran, Permeasen in der äußeren Membran, Cardiolipingehalt der inneren Membran, Atmungskette und ATP-Synthese an der inneren Membran, ringförmige DNA ohne Histone, kleine Ribosomen, Chloramphenicol-sensitive Proteinsynthese. Diese und andere Besonderheiten sprechen dafür, daß in einem frühen Evolutionsstadium aerobe **Purpurbakterien als Symbionten** in das Zytoplasma von Einzellern aufgenommen wurden. Ein Teil des bakteriellen Genoms scheint durch Gentransfer in das Genom des Zellkerns eingegliedert worden zu sein, so daß schließlich die semiautonomen Mitochondrien entstanden sind, die der Zelle die Fähigkeit zur oxidativen Zellatmung verliehen haben. Die Chloroplasten in Pflanzenzellen werden als phylogenetische Relikte von Blaualgen (Cyanobakterien) angesehen.

11.5 Klinische Hinweise

1. Mitochondrien-Erkrankungen. Angeborene Defekte mitochondrialer Proteine können in **drei Gruppen** unterteilt werden: a) Defekte in der Substratverwertung (z. B. Carnitin-Palmitinsäure-Transferase-Mangel, Pyruvatcarboxylase-Mangel), b) Defekte der Atmungskette (Cytochrom-Defekte, NADH-Ubichinon-Reduktase-Mangel) und c) Defekte der Energieproduktion (Defekte der ATP-Synthase und H+-Kopplung). Funktionsausfälle von Geweben mit hohem Energiebedarf wie Herzmuskel, Skelettmuskel und Nervensystem stehen klinisch im Vordergrund: Muskelschwund, Taubheit, Blindheit, Krampfanfälle, Schwachsinn oder Herzinsuffizienz. Bekannte Syndrome sind das ALPERS-Syndrom (Muskeldystrophie bei Defekten des Zitratzyklus und der Cytochrom-C-Oxidase) oder die **paroxysmale Rhabdomyolyse** mit Myoglobinurie (anfallsweiser Untergang von Skelettmuskulatur mit Ausscheidung von Myoglobin im Urin als Folge eines Defektes der Carnitin-Palmitinsäure-Transferase).

2. Blausäure-Vergiftung. Die tödliche Wirkung von Cyanidverbindungen (Blausäure, Kaliumcyanid) beruht auf einer Komplexierung der Eisenionen in den eisenhaltigen Enzymen der Atmungskette, insbesondere der Cytochromoxidase. Dadurch wird die O_2-Verwertung und die mitochondriale ATP-Bildung sofort unterbrochen. Das venöse Blut zeigt wegen des ausbleibenden zellulären O_2-Verbrauchs eine hellrote Farbe.

12 Zytosol, Ribosom

12.1 Übersicht, Definitionen

Das Zytoplasma der Zelle ist durch mindestens zehn morphologisch und biochemisch definierte Membransysteme (Organellen) kompartimentiert. Diese Membransysteme werden von einer wäßrigen, proteinreichen Flüssigkeit, dem Zytosol **(Hyaloplasma)** umgeben. Die Konsistenz (Viskosität) des Zytosols wird durch Zytoskelettproteine reguliert, besonders durch Aktin, das das Zytosol je nach Polymerisations- und Vernetzungsgrad in einen flüssigen **Sol**- und festeren **Gelzustand** überführen kann.

Im Zytosol bzw. der zytosolischen Oberfläche von Membransystemen finden **wichtige zelluläre Aktivitäten** statt:

1. Synthese von Aminosäuren, Fettsäuren, Monosacchariden und Nukleotiden.
2. Speicherung und Synthese von Vorratsstoffen wie Glykogen und Neutralfette.
3. Anaerober Abbau von Glukose (Glykolyse, Pentosephosphatzyklus) und zahlreiche andere Schritte des intermediären Metabolismus der unter 1. aufgeführten Stoffe.
4. Proteinsynthese.

Ein Teil dieser metabolischen Aktivitäten wird durch hohe Bindungsspezifität und Zufallskollision zwischen Substrat und Enzymen diktiert. Andere Schritte, besonders die komplexen Syntheseleistungen, erfolgen in Multienzymsystemen, wie zum Beispiel die **Fettsäuresynthese** in einem Komplex aus sieben miteinander zusammenhängenden Enzymen. Die **Glykogensynthese** und **Glykogenolyse** findet in einem Multienzymkomplex statt, der mit Glykogen bis zu 40 nm große Aggregate bildet. Andere metabolische Schritte, wie zum Beispiel die Synthese von Cholesterin und Triglyceriden oder verschiedene oxidative Prozesse, erfolgen an der zytoplasmatischen Oberfläche des endoplasmatischen Retikulums. Die Synthese von Proteinen findet ebenfalls an komplexen, mikroskopisch sichtbaren Strukturen statt, nämlich den **Ribosomen.** Defekte zytoplasmatische Proteine werden durch partikuläre, 20 nm große Enzymkomplexe, **Proteasomen** genannt, abgebaut. Dieser Abbau erfolgt nur, wenn zunächst ein kleines zytoplasmatisches Protein, das Ubiquitin, an die defekten Proteine bindet.

Drei im Zytosol suspendierte Makromolekülkomplexe sind mikroskopisch gut definiert, nämlich die **Ribosomen, Glykogenpartikel** und **Lipidtropfen.** Ein Teil dieser Strukturen kann bereits im Lichtmikroskop dargestellt werden. Glykogenpartikel und Lipidtropfen werden dem **Paraplasma** zugeordnet (reversible zytosolische Einschlüsse), zu dem auch Eiweißkristalle (z.B. in Zwischenzellen des Hodens) und Ferritin (Eisenspeicherpartikel, s. Kap. 2.13) zählen.

12.2 Glykogenpartikel

Glykogen ist ein reichlich verzweigtes Polymer der Glukose in α-1,4- und α-1,6-Verknüpfung. Die gebräuchlichsten Nachweisverfahren für Glykogen sind das Bestsche **Karmin** (rötliche Anfärbung glykogenhaltiger Plasmabezirke) und die **PAS-Färbung** (rötliche Färbung von Glykogen, aber auch anderen Zuckerverbindungen).

Im Elektronenmikroskop erscheint Glykogen nach Bleikontrastierung als unregelmäßig geformtes Partikel **(β-Partikel)** mit einem Durchmesser von 10–40 nm (s. Abb 2.13-2). **α-Partikel** sind Aggregate von β-Partikeln. Sie können bis 200 nm im Durchmesser betragen (s. Abb. 2.9-1 u. 2.10-1). Glykogengranula treten in einigen Zelltypen in größeren Mengen auf, zum Beispiel in Epithelzellen der Leber, den proximalen Nierentubulusepithelzellen, den Uterusdrüsen, den Superfizialzellen des unverhornten Plattenepithels der Vagina und in Herz- und Skelettmuskelfasern. In anderen Zellen, wie Endothelzellen, Fibroblasten, glatte Muskelzellen und Nervenzellen ist die Glykogensynthese und Speicherung unbedeutend bis fehlend. Diese Zellen erhalten Glukose über die Blutbahn. **Die Leber ist der Hauptglykogenspeicher des Organismus.**

Glykogenpartikel sind von einem Proteinsaum bedeckt, der die Enzymkomplexe zur Synthese und zum Abbau des Glykogens enthält. Die Glykogensynthese (α-glykosidische Verknüpfung zwischen den Glukosemolekülen) wird durch die Glykogensynthetase gesteuert. Der Abbau von Glykogen setzt ein, wenn der Blutglukosespiegel abfällt. Bei niedriger Konzentration der Blutglukose werden die Hormone **Glukagon** und **Adrenalin** freigesetzt. Diese binden an Rezeptoren der Leberzellen und leiten durch intrazellulären Anstieg der sekundären Botenstoffe cAMP und Ca^{2+} (Abb. 2.2-13) den Glykogenabbau ein. cAMP aktiviert Phosphatgruppen-übertragene Enzyme (Proteinkinasen), die unter anderem die **Phosphorylase** der Glykogenpartikel durch Anfügen einer Phosphatgruppe in eine aktive Form überführen. Die aus Glykogen freigesetzten Glukose-1-Phosphat-Moleküle werden in Glukose-6-Phosphat überführt und im **endoplasmatischen Retikulum** zu Glukose dephosphoryliert (Glukose-6-Phosphatase) (Abb. 2.5-3). Anschließend kann Glukose durch bestimmte Formen von Glukosetransportern (Glut) das ER (Glut 7) und die Plasmamembran (Glut 2) der Leberzellen verlassen und in die Blutbahn eintreten. Daraus folgt, daß Glykogenpartikel einem ständigen Auf- und Abbau unterliegen, der über Rezeptoren der Plasmamembran und den intrazellulären Spiegel an cAMP und Ca^{2+} kontrolliert wird.

12.3 Lipidtropfen

Viele Zellen enthalten im Zytosol suspendierte Lipidtropfen, die im wesentlichen aus **Triglyceriden** mit unterschiedlichen Beimengungen von **Cholesterinestern** bestehen. Lipidtropfen treten in manchen Zellen in großer Zahl auf, in anderen fehlen sie dagegen. Besonders reich an Lipidtropfen sind Leberepithelzellen (Abb. 2.10-1), Steroidhormon-produzierende Drüsenzellen, Herzmus-

kelzellen, Talgdrüsenzellen und Fettzellen. Die Leber-
und Fettzellen spielen eine zentrale Rolle im Lipidstoffwechsel des Organismus (Näheres s. Kap. 4.4). In Ste-
roidhormon-produzierenden Drüsen stellen die Lipidtropfen den Vorrat für die **Synthese von Steroidhormonen**
bereit (Cholesterinspeicher). In den spezialisierten Fettspeicherzellen der Leber dienen Lipidtropfen der Speicherung für das fettlösliche **Vitamin A.** Im Herzmuskel
dienen die Lipidtropfen als **Energiespeicher.** Die Herzmuskelzellen decken einen erheblichen Teil ihres Ener-
giebedarfes aus der Oxidation von Fettsäuren. Die Lipidtropfen in Brustdrüsenepithelzellen und Talgdrüsenzellen dienen der **Sekretion von Lipiden.**

Lipidtropfen lassen sich lichtmikroskopisch durch
fettlösliche Farbstoffe darstellen, z. B. durch **Sudanrot**
und **Sudanschwarz.** Bei vielen lichtmikroskopischen
Techniken wird das Lipid herausgelöst (z. B. bei der Paraffineinbettung), so daß Lipidtropfen wie leere Vakuolen
aussehen. Im Elektronenmikroskop treten Lipidtropfen
als homogene, unterschiedlich elektronendichte, zytoplasmatische Einschlüsse in Erscheinung. Die Lipidtropfen werden nicht von einer Einheitsmembran umhüllt,
sondern vielmehr durch einen Korb von Intermediärfilamenten (zumeist Vimentinfilamenten) gegenüber dem
Zytosol abgegrenzt und stabilisiert. Dieser **Faserkorb**
wird irreführend auch als Fetttropfenmembran bezeichnet. Intrazellulär sieht man Lipidtropfen häufig in engem
Kontakt mit der Membran des endoplasmatischen Retikulums. Dieser Kontakt ist aus dem intrazellulären **Syn-
theseweg der Neutralfette** und des Cholesterins erklärbar:

Fettsäuren werden auf Multienzymkomplexen des Zytoplasmas
synthetisiert (meistens bis zu einer Kettenlänge von 16-C-Ato-
men) und anschließend an der zytoplasmatischen Oberfläche
des endoplasmatischen Retikulums mit Glycerin zu Neutralfett
verestert. Auch die **Cholesterinsynthese** findet überwiegend in
der Membran des endoplasmatischen Retikulums statt. Häufig
sieht man auch Lipidtropfen in engem Kontakt mit **Mitochondrien.** Auch dieser Kontakt hat funktionelle Bedeutung: Der Abbau der Neutralfette wird durch Lipasen eingeleitet, die aus den
Neutralfetten die Fettsäuren abspalten. Die Fettsäuren werden
anschließend über ein spezifisches Transportsystem durch die
Mitochondrienmembran **(Carnitinpendelverkehr)** in die mitochondriale Matrix eingeschleust und dort unter Energiegewinnung (ATP-Synthese) und CO_2-Produktion oxidativ vollständig
abgebaut (β-Oxidation, Zitronensäurezyklus).

Eine krankhafte Vermehrung von Lipidtropfen in der Leberzelle, dem Herzmuskel und in anderen Geweben wird als Verfettung bzw. **fettige Degeneration** bezeichnet. Diese ist häufig Folge
von Sauerstoffmangel (dadurch Reduktion des oxidativen Ab-
baues der Fettsäuren in Mitochondrien) oder beruht auf toxischen Zellschäden, die ebenfalls zu einer Abbaustörung der
Neutralfette führen. Ein typisches Beispiel hierfür ist die **Fettleber** bei **Alkoholgenuß.**

12.4 Ribosom

Ribosomen sind 20–25 nm große, globuläre Partikel, an
welchen die Synthese aller Zellproteine erfolgt (s. RER,
außerdem Abb. 2.12-1 u. 2). Eine zweite Population kleiner, ungefähr 15–20 nm großer Ribosomen ist in der
Matrix der Mitochondrien enthalten (vgl. Kap. 2.11).

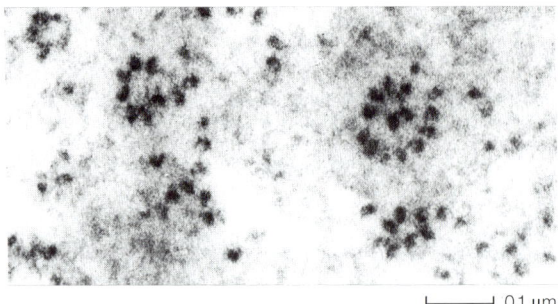

├──────┤ 0,1 μm

Abb. 2.12-1 Ribosomen, teils in Rosetten, teils in Kettenform,
aus einem Fibroblasten. Stellenweise ist die Unterteilung der
Ribosomen in kleinere und größere Partikel (Untereinheiten) zu er-
ahnen. TEM, Vergr. 90 000fach.

Ribosomen des Zytoplasmas besitzen eine molekulare Masse von 4,2 Millionen und einen Sedimentations-
koeffizienten von **80 S** (SVEDBERG-Einheiten). Sie bestehen aus zwei Untereinheiten, der **großen (60 S)** und der
kleinen (40 S) Untereinheit, deren Bausteine Ribo-
nukleinsäuremoleküle und etwa 85 verschiedene asso-
ziierte Proteine sind (Details s. Abb. 2.12-3). Die große
und kleine Untereinheit der Ribosomen lagern sich nur
dann zum kompletten Ribosom zusammen, wenn diese
an die Boten-Ribonukleinsäure **(mRNA)** gebunden haben.

Zunächst bindet die kleine Untereinheit an das 5´-Ende der
mRNA (s. Kap. 2.14.3.2). Als Erkennungssignal dient die 7-Me-
thyl-Guanosin-Kopfgruppe am 5´-Ende der mRNA. Die kleine
Untereinheit wandert von 5´-Ende bis zum **Startkodon** für die
Proteinsynthese. Die Basenabfolge des Startkodons ist Adenin-
Uracil-Guanin **(AUG).** Dann bindet an die kleine Untereinheit
die Methionin-Transfer-RNA **(Met-tRNA),** die spezifisch für das
Startkodon ist. Erst jetzt bindet die große Untereinheit an diesen
Komplex. Anschließend erfolgt die Synthese des Polypeptidfa-
dens. Die molekularen Vorgänge bei der Synthese der Proteine
an den Ribosomen sind in Abb. 2.12-4 veranschaulicht. Die Proteinsynthese erfolgt außerordentlich schnell. Für das Zusammenfügen von 50 Aminosäuren sind nur etwa 10 Sekunden erforderlich.

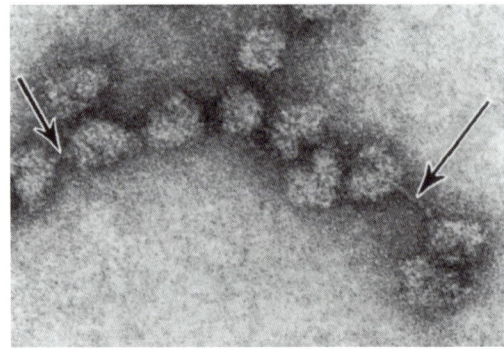

Abb. 2.12-2 Isolierte Ribosomen aus Hamstergewebe. Die
Pfeile weisen auf den mRNA-Strang hin, der zwischen großer und
kleiner Untereinheit verläuft. TEM, Vergr. 240 000fach. (Original:
D. SABATINI, Y. NONOMURA, G. BLOBEL; in WEISS [19])

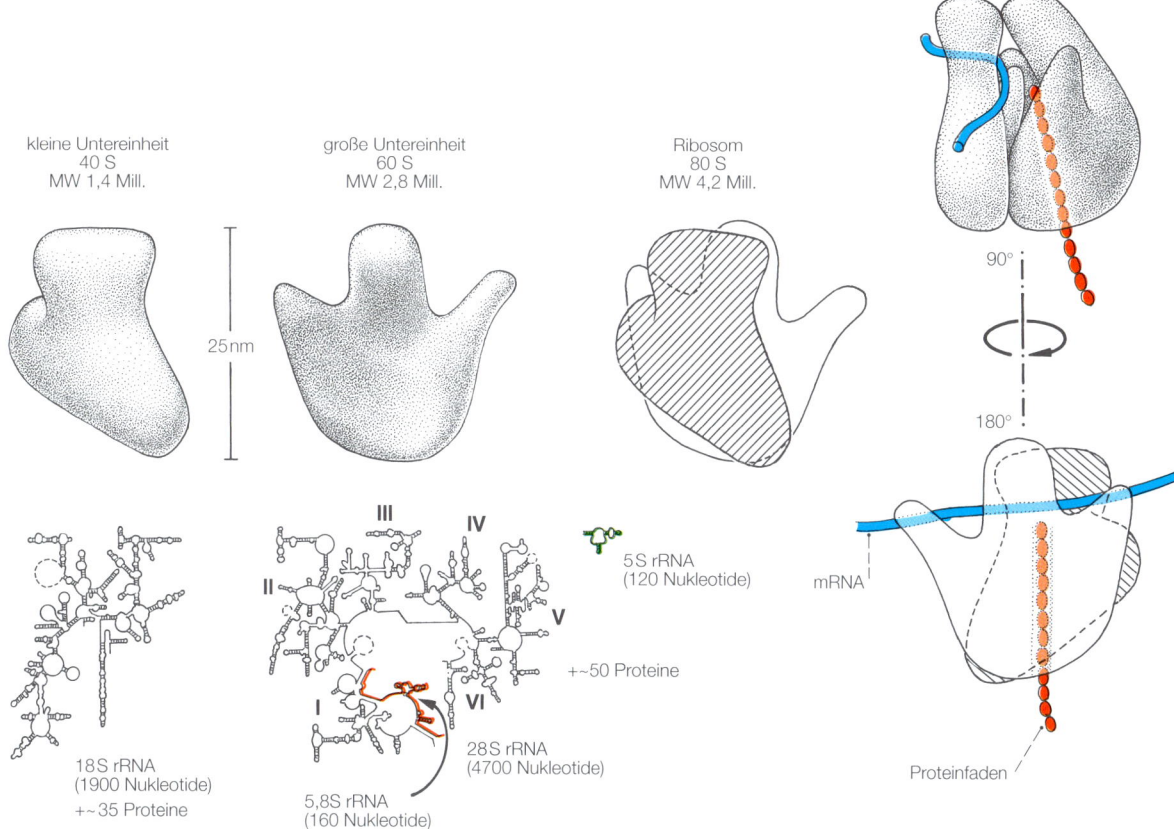

kleine Untereinheit
40 S
MW 1,4 Mill.

große Untereinheit
60 S
MW 2,8 Mill.

Ribosom
80 S
MW 4,2 Mill.

25 nm

90°

180°

III

IV

II

V

I

VI

5S rRNA
(120 Nukleotide)

mRNA

+~50 Proteine

18S rRNA
(1900 Nukleotide)
+~35 Proteine

28S rRNA
(4700 Nukleotide)

5,8S rRNA
(160 Nukleotide)

Proteinfaden

Abb. 2.12-3   Struktur des Ribosoms und der ribosomalen RNA. Ribosomen bestehen im wesentlichen aus zwei großen ribosomalen rRNA-Molekülen und etwa 85 ribosomalen Proteinen. Die große und kleine Untereinheit lagern sich nur an der mRNA zu kompletten Ribosomen zusammen. Der neusynthetisierte Proteinfaden wird durch einen Kanal in der großen Untereinheit nach außen geschoben. Die rRNA der großen Untereinheit besitzt sechs Abschnitte (Domänen) mit katalytischer Kapazität: Die Domäne II scheint an den GTP-spaltenden Schritten beteiligt zu sein (GTPase-Zentrum), während die Domäne V das Peptidyltransferase-Zentrum enthält. Die Domänen IV und VI spielen bei der Elongation des Proteinfadens eine Rolle (vgl. Abb. 2.12-4). MW = molekuläre Masse (Zusammengestellt im wesentlichen nach Angaben in HILL et al. [9])

Entscheidend für die Bindung der Ribosomen an die Membran des RER ist ein hydrophober Sequenzabschnitt auf der frisch synthetisierten (naszierenden) Peptidkette, die **Signalsequenz** (Näheres s. Kap. 2.5.4). Sobald die Ribosomen das 3´-Ende der RNA erreicht haben, treffen sie auf ein **Terminationskodon** mit der Sequenz UGA oder UAA. Dieses Kodon bindet keine tRNA, sondern ist durch einen Proteinkomplex, den **Terminationsfaktor,** blockiert. Die Ribosomen fallen an dieser Stelle in ihre beiden Untereinheiten auseinander und geben das fertige Protein frei, von dem noch die letzte tRNA durch eine Transpeptidase abgespalten wird.

Da immer mehrere Ribosomen gleichzeitig wie im Gänsemarsch an einer mRNA aufgereiht sind, findet man Ribosomen zumeist in Gruppen, die als **Polysomen** bezeichnet werden. Abhängig von der Menge der mRNA einer Zelle können in Zellen mit sehr aktiver Proteinsynthese mehrere Millionen Ribosomen vorkommen (0,5–1% des Zellvolumens).

Zunächst erfolgt die Synthese aller Proteine der Zelle auf freien Ribosomen des Zytoplasmas. Sobald die wachsende Peptidkette eine bestimmte Länge erreicht hat (50–100 Aminosäuren), wird die mRNA mit den anhaftenden Ribosomen entweder an die Membran des rauhen endoplasmatischen Retikulums (RER) geheftet oder sie verbleibt weiter im Zytoplasma. Es binden nur solche Ribosomen an das RER, die damit begonnen haben, Membranproteine, sekretorische Proteine oder lysosomale Proteine zu synthetisieren.

13   *Pigmente, Pigmentzellen*

13.1   *Übersicht, Definitionen*

Pigmente sind farbgebende Stoffe, die vom Organismus selbst synthetisiert oder aufgenommen werden (endogene und exogene Pigmente). Die Farbe von Zellen, Geweben und Körperflüssigkeiten wird im wesentlichen durch organische Verbindungen mit konjugierten Doppelbin-

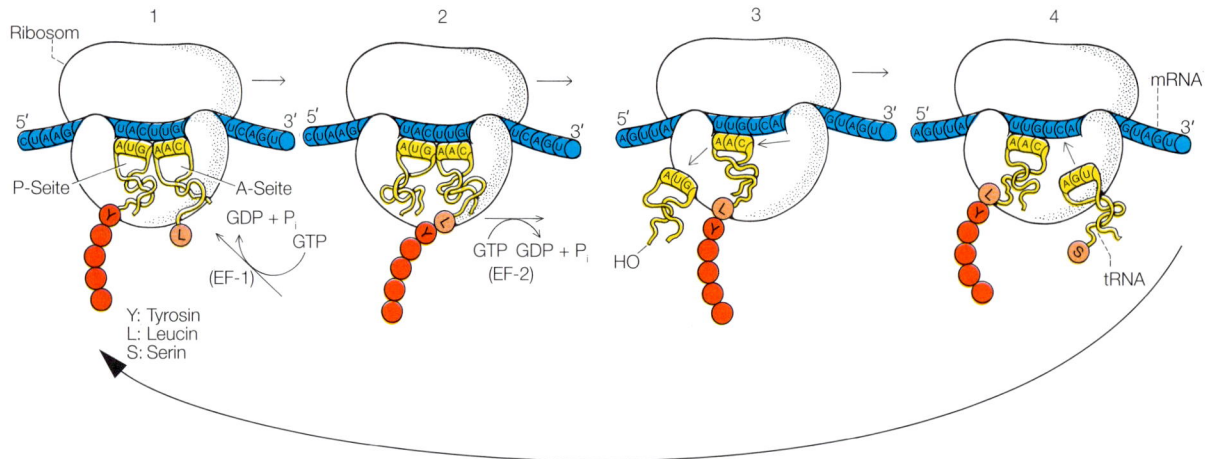

Abb. 2.12-4 Synthese von Proteinen am Ribosom (Translation, Elongation). **Schritt 1:** Mit Hilfe des Elongationsfaktors EF-1 und der Hydrolyse eines GTP-Moleküls wird die richtige Aminoacyl-tRNA in die A-Stelle des Ribosoms eingepaßt. Die P-Stelle ist von der wachsenden Peptidkette besetzt, die mit ihrem C-Terminus an einer tRNA hängt. **Schritt 2:** Die Peptidyltransferase überträgt die gesamte wachsende Kette auf die Aminogruppe der Aminoacyl-tRNA. **Schritt 3:** Mit Hilfe des Elongationsfaktors EF-2 und der Hydrolyse eines weiteren GTP-Moleküls wird die verlängerte Peptidyl-tRNA von der A-Stelle auf die P-Stelle verschoben; dabei verdrängt sie die freie tRNA und zieht die mRNA mit sich, die nun an der Aminoacylstelle ein neues Codon anbietet. **Schritt 4:** Der Zyklus beginnt von vorn, wenn eine Aminoacyl-tRNA hinzukommt, die zu dem neuen Codon über der A-Stelle paßt. (Nach DE DUVE [2] abgeändert)

dungen bestimmt, vor allem durch das endogene **Porphyrinringsystem** (braunrot) und das exogene **Vitamin A** und dessen Umwandlungsprodukte (gelb-orange). Die Farbe der Haut wird durch das endogene Pigment **Melanin** gesteuert, das ein Polymer von Oxidationsprodukten der Aminosäure Tyrosin darstellt. Zu den **Eisenpigmenten** (braun) zählt das Ferritin (Apoferritin-Fe[OH]$_3$-Komplex) und zytoplasmatische Fe(OH)$_3$-Aggregate (Hämosiderin). **Lipofuscin** ist ein braunes, inertes Eisen-Protein-Lipidpigment, das intralysosomal akkumuliert (Alterspigment).

13.2 Endogene Pigmente

13.2.1 Porphyrine

Die rote Farbe des Blutes wird durch die roten Blutkörperchen hervorgerufen, die den Blutfarbstoff **Häm** (Porphyrinring mit gebundenem Fe^{2+}) enthalten, der seinerseits an das Protein Globin gebunden ist (Hämoglobin). **Hämoglobin** ist das Sauerstoffträgermolekül der Erythrozyten. Ähnlich ist das **Myoglobin** der Skelettmuskulatur aufgebaut (Fe^{2+}-Porphyrinringsystem, gebunden an Pro-

tein), das die rötlichbraune Färbung der Muskulatur hervorruft. Die bräunliche Farbkomponente der (rotbraunen) Muskulatur und die Färbung des braunen Fettgewebes beruht auf dem hohen Gehalt dieser Zellen an Mitochondrien, die ebenfalls Fe^{2+}-Porphyrinringsysteme besitzen, welche dort an die verschiedenen **Cytochrome** (Atmungspigmente) gebunden sind (s. Kap. 2.11.4.2).

Beim Abbau der Porphyrinringe entstehen pigmentierte Produkte, die teilweise klinische Bedeutung haben. Durch Spaltung des Porphyrinringes entsteht das grüne **Biliverdin**, das durch Oxidation in das gelbe **Bilirubin** überführt wird. Dieses kann intrazelluläre kristalloide Aggregate (**Hämatoidin**) bilden, besonders in Makrophagen, die Erythrozyten abbauen. Der Farbwechsel eines Blutergusses (z. B. eines blauen Auges), von rotblau über grün nach gelb, spiegelt den Abbauweg des Porphyrins optisch wider. Bilirubin ist relativ schlecht wasserlöslich. Es wird an Serumproteine gebunden (besonders an Albumin) und über den Blutweg den Leberzellen zugeführt, die das Bilirubin über spezifische Transporter aufnehmen. An der Membran des glatten endoplasmatischen Retikulums wird das Bilirubin mit Glukuronsäure verestert (**konjugiertes Bilirubin**). Das wasserlösliche, konjugierte Bilirubin (auch als „direktes" Bilirubin bekannt) wird über die Gallenflüssigkeit (gelbe Farbe) in das Darmlumen ausgeschieden und ist nach weiteren Oxidationsschritten (**Urobilin, Stercobilin** = braungelb) für die Farbe des Stuhls verantwortlich.

Bei Leberfunktionsstörungen oder Abflußstörungen der Galle kann Bilirubin nicht in ausreichender Menge ausgeschieden werden (grauer Stuhl!), so daß es zu Ablagerungen von nicht konjugiertem, indirektem Bilirubin im Gewebe kommt. Das in die Blutbahn gelangte, konjugierte Bilirubin kann dagegen wegen seiner Wasserlöslichkeit im Urin ausgeschieden werden (rotbrauner Urin). Die Ablagerung von nicht konjugiertem Bilirubin führt zu einer allgemeinen gelben Verfärbung der Haut und des Bindegewebes (**Gelbsucht, Ikterus**), die besonders gut durch die Verfärbung der Sklera des Augapfels (Augenweiß) sichtbar wird. Im Bindegewebe herrscht im allgemeinen ein niedriger pH-Wert (< 7,0), so daß unkonjugiertes Bilirubin dort als schwache Säure ausfällt. Bei Neugeborenen kann Bilirubin auch im Gehirn abgelagert werden, weil die Blut-Hirn-Schranke dann noch nicht voll funktionstüchtig ist (vgl. Band II, Kap. 16.2.4.5). Aufgrund seiner Lipophilie wird das Bilirubin in der Membran von Nervenzellen und Nervenfasern eingebaut und ruft Nervenzelluntergänge hervor, besonders in den Kerngebieten des Zwischenhirns (*Pallidum, Ncl. subthalamicus*) (**Kernikterus**).

13.2.2 Eisenpigmente

Die Transportform des Eisens im Blut ist das schlecht wasserlösliche Fe^{3+}-Ion, das an das Plasmaprotein **Transferrin** gebunden ist (Ferritransferrin). Das Ferritransferrin wird über den Transferrinrezeptor in Zellen aufgenommen (Rezeptor-vermittelte Endozytose, vgl. Kap. 2.8.4.4) und zur Synthese der Zytochrome und anderer eisenhaltiger Zellproteine zur Verfügung gestellt. Eine intrazelluläre Transport- und Speicherform des Eisens ist das **Ferritin,** ein 14 nm großer Eisenproteinkomplex, der aus dem Protein **Apoferritin** und einem oktaedrisch angeordneten $Fe(OH)_3$-Kristall besteht (24 Apoferritinmoleküle umschließen einen Hohlraum mit 2000–4000 $Fe(OH)_3$-Molekülen). Ferritin kann färberisch sichtbar gemacht werden (u.a. durch die **Berlinerblau-Reaktion**) und läßt sich besonders reichlich in den Zellen des blutbildenden Knochenmarkes nachweisen (Hämsynthese!). Ferritin kommt auch im Serum vor und kann durch Ferritinrezeptoren von Zellen aufgenommen werden (u.a. von Leberzellen und Erythroblasten). **Hämosiderin** besteht aus $Fe(OH)_3$-Aggregaten (ohne umgebene Apoferritinhülle), die bereits im Lichtmikroskop als braune, intrazelluläre (zumeist intralysosomale) Flecken erkennbar sind (auch durch Berlinerblau-Reaktionen darstellbar).

Bei Überflutung des Organismus mit Eisen, z.B. bei übermäßigem Abbau von Erythrozyten oder nach zahlreichen Transfusionen und Injektionen von Eisenpräparaten, wird Hämosiderin in vielen Zellen des Körpers eingelagert und kann zu Zellschäden führen (Hämosiderose, braunrote Verfärbung von Organen).

13.2.3 Melanin

Melanin wird nur in Melanozyten, Pigmentepithelzellen des Auges, pigmentierten chromophilen Zellen des Innenohres und adrenergen/dopaminergen Nervenzellen des Gehirns (u.a. in Neuronen der *Substantia nigra* und des *Locus coeruleus*) gebildet. In Pigmentepithelzellen und Melanozyten erfolgt die Synthese des Melanins in speziellen, mit einer Einheitsmembran umgebenen Organellen, den Melanosomen. **Primäre Melanosomen** werden vom Trans-GOLGI-Netzwerk abgeschnürt. Sie erscheinen optisch leer und enthalten das Enzym **Monophenol-Monooxygenase (Tyrosinase),** das am rauhen ER synthetisiert und anschließend zum GOLGI-Apparat transportiert wird. **Sekundäre Melanosomen** (auch Prämelanosomen genannt) sind bis zu 0,5 µm große, ovale Organellen, die wahrscheinlich durch Fusion primärer Melanosomen entstehen. Sie enthalten zahlreiche, in der Längsachse ausgerichtete Filamente, die periodische Verdichtungen aufweisen. Erst in den **tertiären Melanosomen** liegt die Tyrosinase in aktiver Form vor und katalysiert die Synthese von Dopachinon aus der Aminosäure Tyrosin. Aus Dopachinon entsteht durch Oxidationsschritte und Ringschluß das Indolchinon, das spontan durch Polymerisation das Melanin bildet (Abb. 2.13-1). Melanin wird an die Matrixfilamente der Melanosomen angelagert. Das **reife (quartäre) Melanosom** ist mit Melanin voll angefüllt (Abb. 2.13-1, vgl. auch Kap. 16.28 in

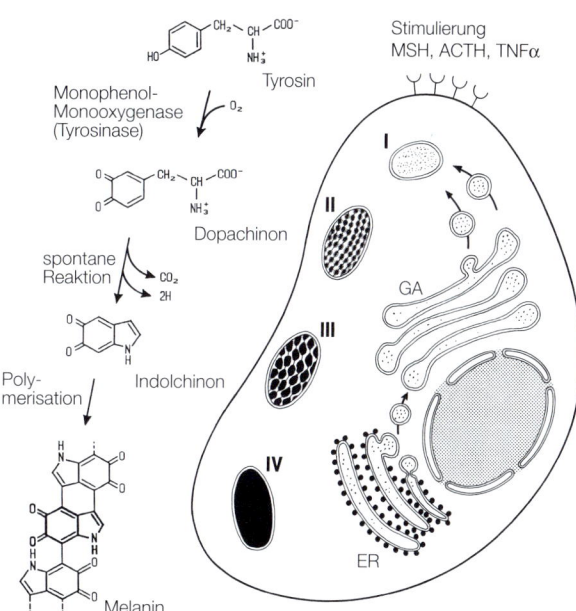

Abb. 2.13-1 Zelluläre Kompartimente und Schritte bei der Synthese von Melanin in Melanozyten und Pigmentepithelzellen. Die Monophenol-Monooxygenase (Tyrosinase) gelangt cotranslational in das ER-Lumen und wird nach Durchlaufen des GOLGI-Apparates (GA) in primäre Melanosomen (I) verpackt. Im sekundären Melanosom (II) werden periodisch verdichtete Matrixfilamente sichtbar. Erst in tertiären Melanosomen (III) wird die Tyrosinase aktiv und katalysiert die Synthese von Melanin aus der Aminosäure Tyrosin. Die Melaninsynthese wird durch verschiedene Hormone stimuliert. Tumornekrosefaktor α (TNFα) wird bei der UV-Bestrahlung der Haut vermehrt gebildet und stimuliert die Melaninsynthese (Hautbräunung).

Band II). Eine Filamentstruktur ist nicht mehr erkennbar und die Aktivität der Tyrosinase nicht mehr nachweisbar.

Die Melanosomen können entweder in den Zellen verbleiben (Regelfall) oder an andere Zellen abgegeben werden. Die „Tinte" des Tintenfisches besteht aus sezerniertem Melanin! Im Spezialfall der Haut und der Haare werden Melanosomen von den Melanozyten an die Epithelzellen der Epidermis und Haarfollikel abgegeben. Dadurch entsteht das **braune Hautkolorit** und **dunkle Haarfarbe.** Die Aufnahme von Melanosomen erfolgt durch Phagozytose, wobei offenbar sowohl sezernierte Melanosomeninhalte als auch Melanosomen enthaltende Zellfortsätze der Melanozyten phagozytiert werden können.

Die Synthese von Melanin in den Melanozyten der Haut und die Aufnahme von Melanosomen durch das Hautepithel wird durch UV-Licht stimuliert **(Sonnenbräunung).** Wahrscheinlich spielen bei dieser Stimulation auch Wachstumsfaktoren eine Rolle (Interleukin-6 und Tumornekrosefaktor α, die von den Epidermiszellen (und Melanozyten) bei UV-Exposition abgegeben werden. Melanin absorbiert UV-Licht und scheint zusätzlich die durch UV-Licht entstehenden Sauerstoffradikale binden und reduzieren zu können (Schutz gegen Sonnenbrand und Hautkrebs). Die Aktivität der Melanozyten steht ebenfalls unter dem Einfluß von Hormonen, nämlich dem Melanozyten-stimulierenden Hormon (MSH) und dem adrenokortikotropen Hormon (ACTH) der Hypophyse sowie Östrogenen. Melanozyten scheinen selbst MSH bilden zu können (Autostimulation bei UV-Exposition; evtl. Tumorbildung: Melanom).

Zwei Formen des Melanins sind bekannt, das braunschwarze **Eumelanin** und das rotgelbe **Phäomelanin.** Das Phäomelanin ist ein schwefelhaltiges Mischpolymer aus Indolchinon und Dopachinon, an das die Aminosäure Cystein gekoppelt ist. Das Mischungsverhältnis zwischen Eumelanin und Phäomelanin variiert individuell. Phäomelanin überwiegt in den **Sommersprossen** und roten Haaren. Melanin und Eumelanin können durch Oxidationsmittel oxidiert und ausgeblichen werden (Bleichung von Haaren durch H_2O_2).

Das Erscheinungsbild des **Albinismus** (weiße Haut, weiße Haare, „rote" Augen) resultiert aus einem genetischen Mangel an Tyrosinase (Typ-I-Albinismus) oder aus einem Defekt der Tyrosinaufnahme in Melanosomen (Typ-II-Albinismus).

13.2.4 Lipofuscin

Lipofuscin ist ein chemisch noch unzureichend definiertes, braunes Pigment, das als inertes Abbauprodukt in Lysosomen entsteht (**Telolysosomen,** Residualkörper). Es handelt sich um einen Lipidproteinkomplex mit eingelagerten Eisen- und Kupfer-Ionen, der durch enzymatische und oxidative Prozesse in den Lysosomen entsteht. In Zellen, die Telolysosomen durch Exozytose an Gangsysteme und Oberflächen abgeben können (z.B. alle Epithelzellen und Endothelzellen), ist der Lipofuscingehalt gering. In Zellen, die dazu nicht in der Lage sind, wie z.B. Nervenzellen, Herzmuskelzellen (Abb. 2.13-2), Zellen der Nebenniere *(Zona reticularis),* nimmt der Lipofuscingehalt kontinuierlich zu. Lipofuscin fehlt bei Säuglingen und erreicht im Alter höchste Werte (**Alterspigment).**

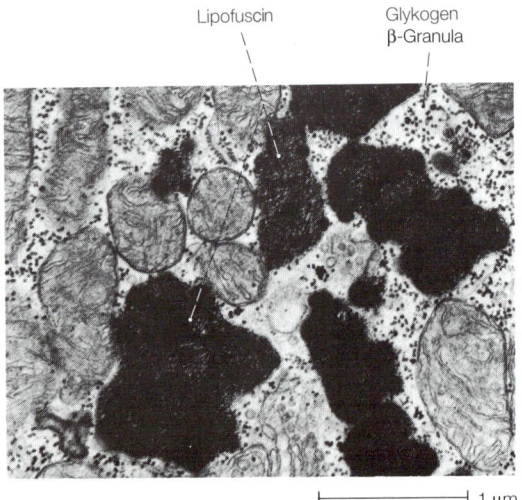

Lipofuscin   Glykogen β-Granula

|⊢——————————⊣ 1 µm

Abb. 2.13-2 Elektronenmikroskopische Aufnahme einer Papillarmuskelzelle aus der rechten Herzkammer einer alten Katze. Zahlreiche Lipofuscingranula und Mitochondrien sind neben vielen Glykogenpartikeln (β-Granula) zu sehen. TEM, Vergr. 20000fach. (FAWCETT [8])

Bei dem Krankheitsbild der Ceroidlipofuscinose ist eine übermäßige Anhäufung von Lipofuscin in Nervenzellen des Gehirns festzustellen, die als Ursache für Nervenzellenuntergänge angesehen wird (neurodegenerative Erkrankung).

13.2.5 Exogene Pigmente

Pigmentierte Farbstoffe werden durch Einatmung (u.a. Kohlenstaub), Nahrungsaufnahme (u.a. Vitamin A) oder Injektion (**Tätowierung,** Medikamente) in den Körper eingebracht. Kohlenstaub wird von Alveolarmakrophagen phagozytiert und über das Lymphsystem der Lunge in Lymphknoten abgelagert. Diese erhalten dadurch eine dunkle bis schwarze Farbe **(anthrakotisches Pigment).** Anthrakotisches Pigment kann bereits in der Lunge von Kleinkindern nachgewiesen werden. **Vitamin A** (Karotin) ist ein für Wachstumsvorgänge notwendiges pflanzliches Vitamin, das lipophil ist und im Fettgewebe gespeichert wird (u.a. im subkutanen Fettgewebe). Aus dem Gehalt an Vitamin A und dessen Metabolite **(Lipochrome)** resultiert die gelbliche Farbe des Fettes und die gelblich-rötliche Hautverfärbung bei Kleinkindern, die viel Karottennahrung erhalten.

Eine gelbliche Verfärbung von Zähnen kann nach längerer Therapie mit Antibiotika der Tetrazyklin-Gruppe auftreten (besonders, wenn die Zähne noch wachsen). **Tetrazykline** werden in Hartsubstanzen des Organismus eingelagert. Bei chronischer Aufnahme einiger **Schwermetalle** (z.B. chronische Bleivergiftung) kann es zur schwärzlichen Verfärbung des Zahnfleisches kommen (Bleisaum).

14   Zellkern

14.1   Übersicht, Definitionen

Jede Körperzelle besitzt einen Zellkern, *Nucleus.* Ausnahmen sind einige terminal differenzierte zelluläre Strukturen, wie die Erythrozyten und Linsenfaserzellen, aus denen der Zellkern durch Ausstoßung (Erythrozyt) oder Auflösung (Linsenfasern) verschwunden ist. Thrombozyten (Blutplättchen) sind zellkernfreie Zytoplasmaabschnürungen von Vorläuferzellen, den Megakaryozyten.

Der Zellkern steuert die Zellfunktion durch Übermittlung der Informationen für die Synthese von Proteinen. Diese Information ist auf umschriebenen Abschnitten, Genen, der 46 **Desoxyribonukleinsäuremoleküle (DNA)** des Zellkerns enthalten. Die DNA ist der Träger der Erbsubstanz und zentraler Bestandteil der **Chromosomen.** Außerhalb des Zellkerns gibt es nur noch eine kleine DNA in den Mitochondrien, die ausschließlich mitochondrienspezifische Informationen enthält. Die Informationsübermittlung von der DNA des Zellkerns zum Proteinsyntheseapparat des Zytoplasmas erfolgt durch **Boten-Ribonukleinsäure (mRNA),** die an den Genabschnitten der DNA synthetisiert wird (als Transkription bezeichnet) und somit Teilkopien der DNA enthält. Alle im Zellkern enthaltenen Aktivitäten dienen der Übermittlung, Konstanterhaltung und Vermehrung der Erbinformation. Demzufolge besitzt der Zellkern Mechanismen für die Übertragung der genetischen Information der DNA auf die RNA (**Transkription**) sowie Mechanismen für die bei der Zellteilung notwendigen Verdopplung der DNA (**Replikation**) und ihrer Reparatur. In speziellen Abschnitten des Zellkerns, den *Nucleoli*, erfolgt die Synthese der ribosomalen RNA (**rRNA**) und der Zusammenbau der Ribosomen. Diese verlassen anschließend in Form von Untereinheiten den Zellkern. Die Ribosomen binden im Zytoplasma an die mRNA und sind Ort der Umsetzung der mRNA-Information in die Aminosäuresequenz von Proteinen (**Translation** der mRNA, Proteinsynthese). Der Zellkern ist von einer Zisterne des endoplasmatischen Retikulums umhüllt (**Kernhülle**), die zahlreiche porenartige Unterbrechungen (**Kernporen**) aufweist, durch die Proteine, RNA und andere Makromoleküle den Zellkern verlassen oder in ihn eintreten können.

14.2 Morphologie, Zahl und Anfärbung von Zellkernen

Der Zellkern ist verformbar und paßt sich in seiner Gestalt meistens der allgemeinen Zellform an (Abb. 2.14-1).

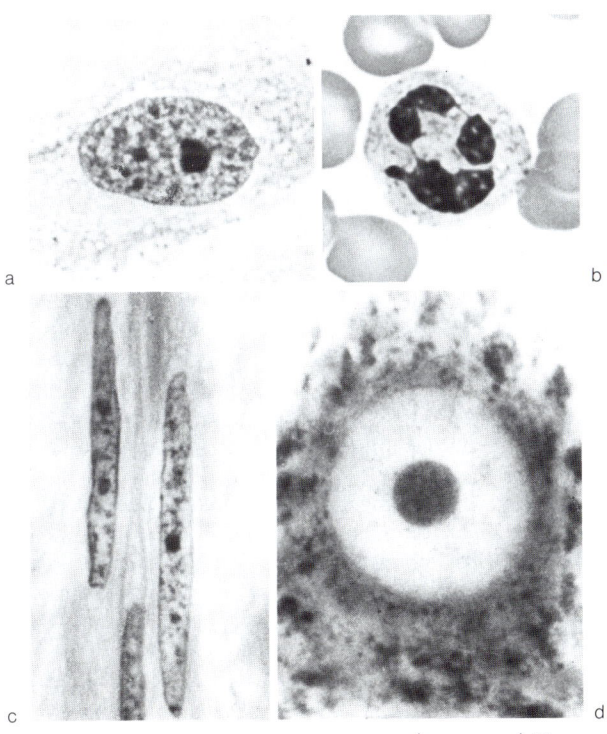

a

b

c

d

|← ———————————— →| 10 µm

Abb. 2.14-1 Verschiedene Kernformen und -größen: a = Fibroblast in der Gewebekultur (Totalpräparat, flacher Kern in der Aufsicht); b = segmentkerniger neutrophiler Granulozyt (Ausstrichpräparat), c = glatte Muskelzellen (Schnittpräparat), d = Nervenzelle (Vorderhornzelle des Rückenmarks, Schnittpräparat). Alle Aufnahmen bei gleicher Vergrößerung.

Beispielsweise sind in erschlafften glatten Muskelzellen die Zellkerne zigarrenförmig, in kontrahierten Muskelzellen dagegen korkenzieherartig gewunden und gestaucht (Abb. 4.5-1). Sanduhrform nehmen die Zellkerne von Zellen an, die sich gerade durch enge Spalten zwängen (z. B. wandernde Lymphozyten). Stark gelappte Zellkerne mit fadenförmigen Segmenten sind typisch für verschiedene weiße Blutkörperchen (Granulozyten). Ein normaler, diploider (s. unten) Zellkern besitzt einen mittleren Durchmesser von 6,5 µm und nimmt ein Volumen von etwa 100 µm³ ein. Die Kerngröße steht zumeist in Relation zur Zellgröße und beträgt etwa 10% des Zellvolumens (**Kern-Plasma-Relation** von 0,1), aber erhebliche Abweichungen kommen in Zellen mit voluminösen Zytoplasmastrukturen vor (Skelettmuskelfasern 1%, Fettzellen 0,5%). In nicht aktivierten, kleinen Lymphozyten mit ihrem schmalen Zytoplasmasaum kann das Kernvolumen bis 50% des Zellvolumens ausmachen. Zellkerne von metabolisch aktiven Zellen, die eine Vielzahl von Proteinen synthetisieren (u. a. Leberzellen, Nervenzellen) oder von schnell wachsenden Zellen, wie Tumorzellen und Embryonalzellen, sind absolut und relativ größer (**funktionelle Kernschwellung**) als metabolisch weniger aktive Zellen (z. B. Fibrozyten, Osteozyten). Zellkerne mit einem Mehrfachen des normalen, **diploiden** Chromosomensatzes kommen in manchen Geweben regelmäßig vor (z. B. Leberepithelzellen, Megakaryozyten). Solche, als **polyploid** bezeichneten Zellkerne sind entsprechend größer (Abb. 2.14-2). Ebenfalls können Zellen mehrere Zellkerne enthalten, wie z. B. Leberzellen (häufig zwei, Abb. 2.14-2), Osteoklasten (bis 25), Skelettmuskelfasern (über 100). Tumorzellen sind häufig polyploid oder **mehrkernig**.

Als **Synzytium** sind mehrkernige Zellen definiert, die durch Verschmelzung von Zellen entstehen, wie z. B. der Synzytiotrophoblast der Plazentazotten, Osteoklasten, mehrkernige Leberzellen oder die Skelettmuskelfasern.

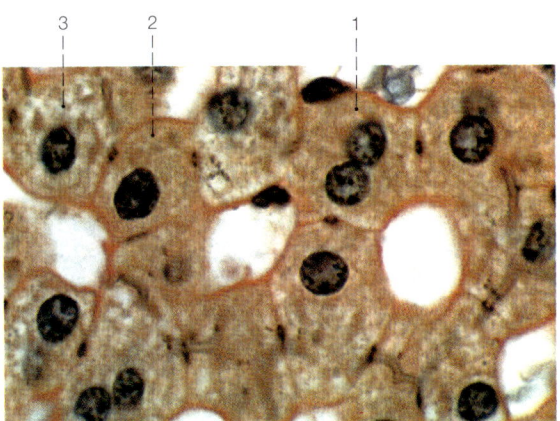

3   2   1

Abb. 2.14-2 Anfärbung der Zellkerne in der Leber durch den kationischen Farbstoff Eisenhämatoxylin. Beachte die unterschiedliche Größe und Zahl der Zellkerne. Zelle 1 besitzt zwei diploide Zellkerne, Zelle 2 ist wahrscheinlich tetraploid und Zelle 3 diploid. Vergr. 480fach. (Aus WHEATER et al. [20])

Eine mehrkernige Zelle wird dann als **Plasmodium** bezeichnet, wenn sie durch Teilung der Zellkerne ohne anschließende Trennung der Zellen entstanden ist. Plasmodienbildung ist in gesunden Zellen des Menschen nicht nachgewiesen.

Die negativen Ladungen der Phosphorsäureester der DNA- und RNA-Moleküle (Nukleinsäuren) sind dafür verantwortlich, daß der Zellkern positiv geladene (kationische, basische) Farbstoffe bindet und durch sie färberisch darstellbar wird (als **Basophilie** bezeichnet). Gebräuchliche **Kernfarbstoffe** sind Komplexe zwischen Hämatoxylin und Metallionen wie das Hämalaun (bei der Hämatoxylin-Eosin-Färbung) und das Eisenhämatoxylin (u.a. Abb. 2.14-2). Weitere gebräuchliche Kernfarbstoffe sind Kresylviolett (NISSL-Färbung), Azokarmin (Azanfärbung), Azurfarbstoffe und Methylenblau (GIEMSA-Färbung, PAPPENHEIM-Färbung; s. Abb. 2.6-1 u. 2.14-11). Eine spezifische färberische Darstellung der DNA ist die FEULGENsche **Nuklearreaktion** (s. Abb. 2.14-10). Bei dieser Färbung werden durch saure Hydrolyse die Purinbasen der DNA abgespalten. An die dabei entstehenden Aldehydgruppen der Desoxyribose bindet der Farbstoff fuchsinschweflige Säure. In der Tumordiagnostik dient die FEULGENsche Kernfärbung der Abschätzung der Ploidie (DNA-Gehalt).

14.3   Bestandteile des Zellkerns

Der Inhalt des Zellkerns (Karyoplasma) besteht zu etwa ¹/₃ seiner Masse aus Desoxyribonukleinsäure (DNA), ¹/₃ aus Ribonukleinsäure (RNA) und ¹/₃ aus Proteinen. Die DNA ist im Zellkern nicht gleichmäßig verteilt (Abb. 2.14-3); s. Kap. 2.14.4.3.

14.3.1   DNA

Die DNA des Zellkerns ist beim Menschen auf 46 fadenförmige DNA-Riesenmoleküle verteilt. Die Länge eines DNA-Moleküls beträgt im entknäulten Zustand 1,7–8,5 cm, die aller 46 Moleküle zusammen etwa 1,6 m. Nur während der Zellteilung werden die DNA-Moleküle als kondensierte Strukturen, **Chromosomen,** sichtbar. Jedes DNA-Molekül besteht aus zwei komplementären Strängen, die sich zu einer rechtsdrehenden **Doppelschraube** anordnen. Der Molekularbau der DNA ist in Abb. 2.14-4 dargestellt.

Gegenüberliegende DNA-Stränge werden durch Wasserstoffbrücken zwischen den Basen Adenin und Thymin (AT) sowie zwischen Guanin und Cytosin (GC) zusammengehalten. Die variable Abfolge dieser vier Basen eines DNA-Fadens enthält die genetische Information (Code). Das **genetische Alphabet** besteht also aus vier Nukleinbasen, die im übertragenen Sinne als Buchstaben angesehen werden können. Nur einer der DNA-Stränge eines Doppelfadens wird als Matrize für die genetische Information benutzt (**Transkriptionsstrang**), und zwar in Richtung der 3'- bis 5'-Verknüpfung des Zuckerphosphat-Rückgrats (Abb. 2.14-4 u. 5). Die für Proteine und RNA kodierenden Abschnitte der DNA werden als **Gene** bezeichnet, die über die Gesamtlänge des DNA-Fadens verteilt sind. Die Gene umfassen aber nur etwa 5% der DNA-Sequenz. Die restlichen 95% der DNA sind genetisch stumm und stellen einen offensichtlich evolutionsbiologisch notwendigen Anteil dar (**Ballast-DNA**).

Veränderungen (Mutationen) der DNA, wie z.B. lokale Verluste (Deletionen), Einfügungen (Insertionen) oder Änderungen einzelner Basen (Punktmutationen) betreffen deshalb nur mit einer Wahrscheinlichkeit von etwa 5% ein Gen. Große Gene sind daher statistisch gesehen auch anfälliger gegenüber Mutationen als kleine Gene. Beispiele dafür bieten die Defekte der großen Gene für das Zytoskelettprotein Dystrophin (DUCHENNEsche Muskeldystrophie) und des CFTR-Chloridkanals (zystische Fibrose; CFTR steht für cystic fibrosis transmembrane conductance regulator). Defekte dieser beiden Gene zählen zu den häufigsten Erbkrankheiten des Menschen.

14.3.2   RNA

Wie bereits beim Ribosom (s. Kap. 2.12.4) dargestellt, wird die auf den DNA-Molekülen enthaltene Information (Basenabfolge) auf die **Boten-RNA (mRNA)** übertragen, die an die Ribosomen des Zyptoplasmas bindet (Abb. 2.14-5). Die Basenabfolge der mRNA-Moleküle ist komplementär zur Basenabfolge eines umschriebenen DNA-Genabschnittes. Chemisch unterscheidet sich die RNA von der DNA durch den Zucker Ribose (anstelle Desoxyribose) und die Base Uracil (anstelle Thymin). Die Abfolge von drei Basen (Triplet) auf der mRNA bildet das Signal **(Codon)** für eine der 20 verschiedenen Aminosäuren des Säugetierorganismus. Das Ablesen der mRNA-Triplets und die Verknüpfung der kodierten Aminosäuren zu einer Aminosäurekette (Polypeptid, Protein) erfolgt an den Ribosomen unter Mitwirkung der **Transfer-RNA (tRNA)** (Abb. 2.12-4). Die Aminosäuresequenz der Proteine entscheidet über deren Funktion und damit über die Funktion und Struktur der Zelle und des Organismus.

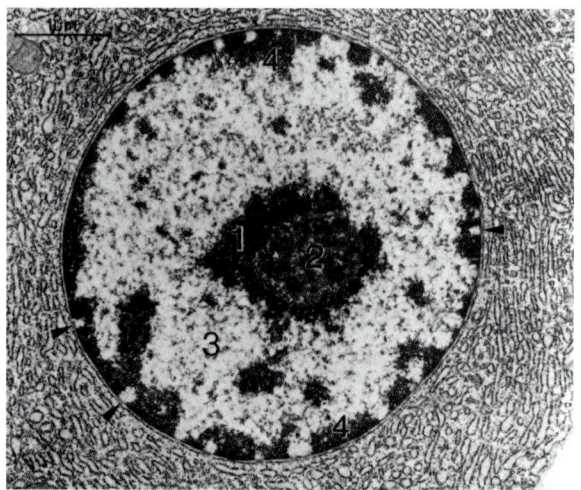

Abb. 2.14-3   Ultrastruktur eines Zellkerns in einer exokrinen Drüsenzelle der Bauchspeicheldrüse der Ratte. 1,4 = Heterochromatin; 3 = Euchromatin; 2 = Nucleolus; Pfeilspitzen = Kernporen. Beachte auch das stark entwickelte rauhe ER in dieser sekretorisch aktiven Zelle. Vergr. 14 000fach. (Aus SOBOTTA/HAMMERSEN [17])

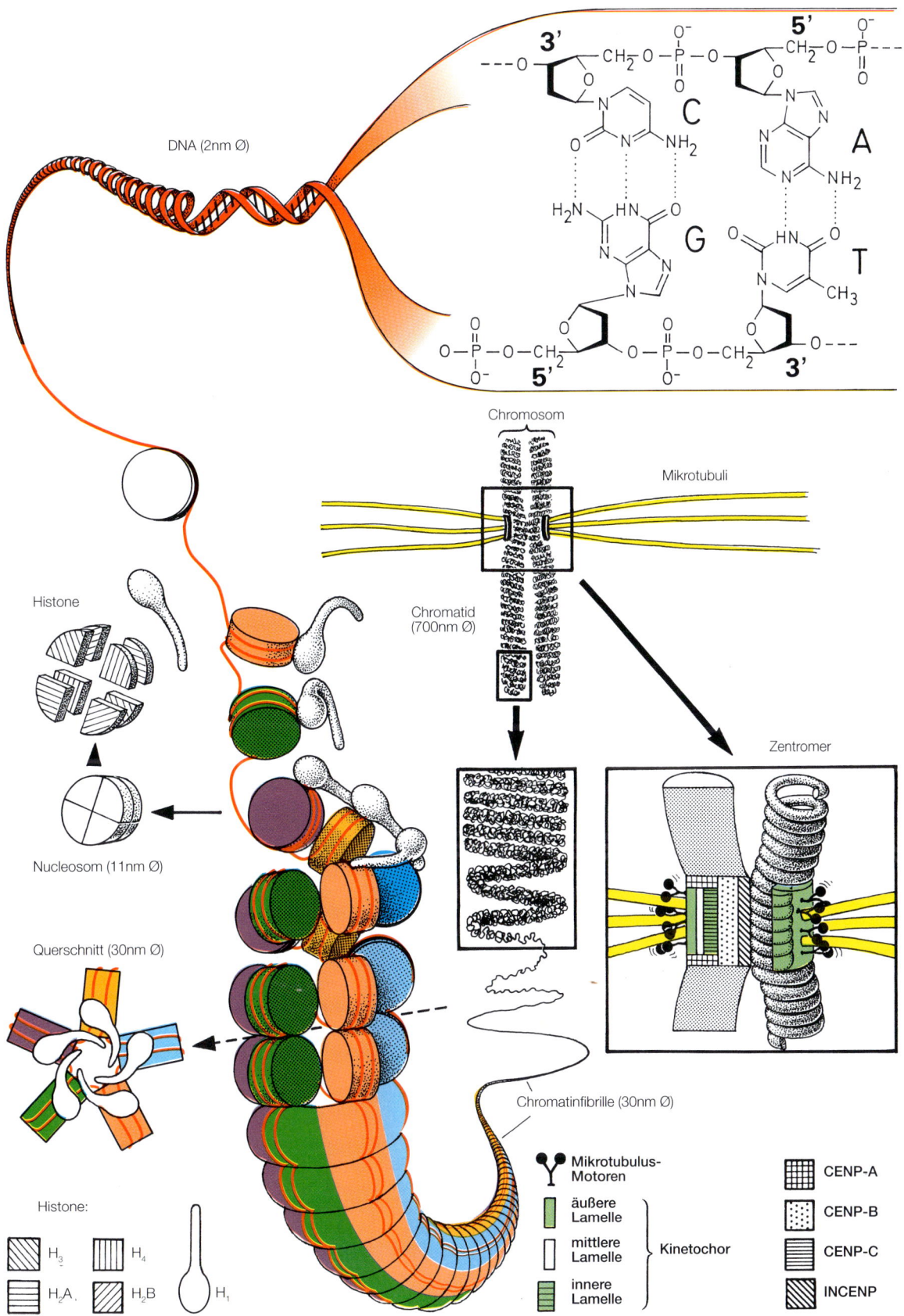

Abb. 2.14-4   Molekulare Anatomie des Chromosoms (Näheres s. Text).

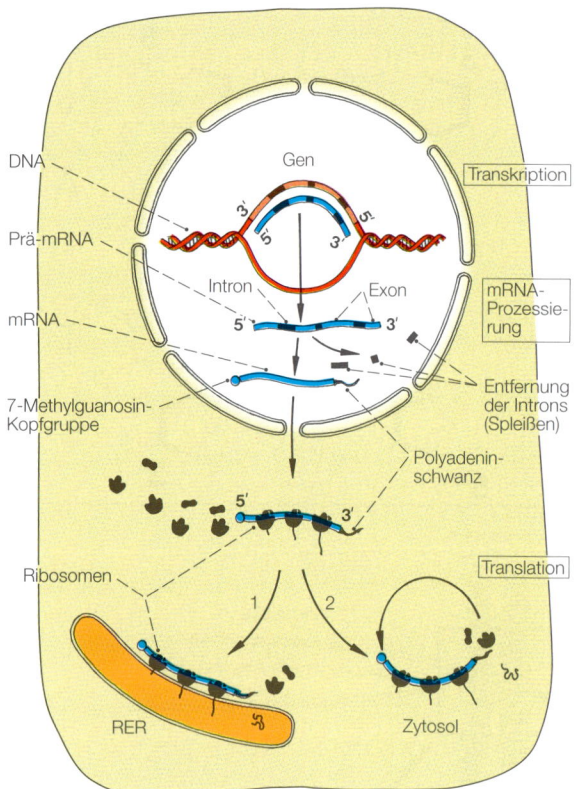

1. Proteine mit ER-Signalsequenz
   (u.a. Exportproteine, Membranproteine)
2. Proteine ohne ER-Signalsequenz
   (u.a. zytosolische und mitochondriale Proteine)

Abb. 2.14-5 Zelluläre Kompartimente und wichtige Schritte im Rahmen der Transkription und Translation von Proteinen.

Wie in Abb. 2.14-5 skizziert, ist die im Zytoplasma erscheinende mRNA kein komplettes Abbild der entsprechenden Gensequenz der DNA. Aus dem primären mRNA-Transkript (**Prä-mRNA**) werden noch im Zellkern Abschnitte (sog. **Introns**) herausgeschnitten, ein Vorgang, der als **Spleißen** bezeichnet wird. Die zwischen den Introns gelegenen Abschnitte werden als **Exons** bezeichnet. Die Exons werden zur definitiven mRNA-Sequenz zusammengefügt. Außerdem wird dem mRNA-Molekül noch im Zellkern am 5′-Ende eine 7-Methylguanosin-Gruppe angefügt und das 3′-Ende mit einem Schwanzstück versehen, das reich an der Base Adenin ist (**Polyadenin-Schwanz**). Die so prozessierte (gereifte) mRNA verläßt anschließend den Zellkern über die Poren der Kernhülle, um in das Zytoplasma einzutreten, wo mit Hilfe der Ribosomen die Proteinsynthese in Gang gesetzt wird. Außer der mRNA (Prä-mRNA) enthält der Zellkern noch größere Mengen frisch synthetisierter ribosomaler RNA (weitgehend auf den Nukleolus beschränkt, s. unten) und eine Reihe nukleärer RNA-Moleküle, die im Zusammenwirken mit anderen Proteinen an verschiedenen Schritten der Transkription und Verdopplung (Replikation) der DNA und auch an der Prozessierung der Prä-mRNA beteiligt sind. Besonders gut untersucht sind in dieser Hinsicht uracilreiche kleine (small) nukleäre Ribonukleoproteinpartikel (**UsnRNP**), die das Spleißen und Zerschneiden von mRNA (u.a. die Typen U1, U2, U4, U5, U6) oder rRNA (u.a. U3, U8, U13) vornehmen. Größere RNA-Partikel, zu denen auch Prä-mRNA-Proteinkomplexe zählen, werden als heterogene nukleäre Ribonukleoproteinpartikel bezeichnet (**hnRNP**).

14.3.3 Proteine

Die Proteinkonzentration des Zellkerns ist mit etwa 200 mg/ml ungewöhnlich hoch (stark visköse, gelartige Lösung). Etwa die Hälfte der nukleären Proteinmasse besteht aus den **Histonen,** basischen Proteinen, die sich zu 5×10 nm großen zylindrischen Partikeln zusammenlagern (Histonoktamere). Auf diesen ist die DNA aufgespult (Abb. 2.14-4). Als **Nukleosom** wird ein Histonoktamer mit aufgespulter DNA (~ 180 Basen langes Stück) bezeichnet. Die andere Hälfte der Proteine erfüllt verschiedene Funktionen im Rahmen der Transkription, Replikation, Reparatur und Entwirrung der DNA sowie Prozessierung der mRNA und rRNA. Einige Proteine bilden zusammen mit besonderen RNA-Molekülen das Kernskelett (**Kernmatrix**). Auch das Zytoskelettprotein Aktin (besonders β- und γ-Aktin) ist in depolymerisierter Form (G-Aktin) in ziemlich hoher Konzentration im Zellkern vorhanden (2–4 mg/ml), wo Aktin an der Transkriptionskontrolle beteiligt sein soll. Andere nukleäre Proteine, wie die Rezeptoren für Steroidhormone oder für das Schilddrüsenhormon Thyroxin, steuern direkt die Transkription bestimmter Gene. Zur Gruppe der nukleären Proteine gehören auch die **Lamine,** die das Filamentgerüst der inneren Kernmembran (Kernlamina) aufbauen.

14.4 *Chromosomen*

14.4.1 Zahl der Chromosomen, numerische Aberrationen

Ein normaler Zellkern des Menschen enthält 46 DNA-Moleküle, die sich während der Zellteilung zu Chromosomen verdichten (Abb. 2.14-6). Der menschliche Chromosomensatz besteht demzufolge aus 46 Chromosomen, von denen je 23 mütterlichen (maternalen) und 23 väterlichen (paternalen) Ursprungs sind. 44 der Chromosomen werden als **Autosomen** bezeichnet, zwei als **Gonosomen** (Geschlechtschromosomen). Die Autosomen bestehen aus 22 homologen Paaren (Chromosomen 1–22), die Gonosomen bei weiblichen Individuen aus zwei X-Chromosomen und bei männlichen Individuen aus einem X- und einem Y-Chromosom (s. Abb. 2.14-8). **Abgekürzt wird der Chromosomensatz durch die Gesamtzahl der Chromosomen und die durch Komma abgetrennten Gonosomen** beschrieben, also für normale weibliche Individuen als **46,XX** und für normale männliche Individuen als **46,XY.** Diese chromosomale Zusammensetzung (**Karyotyp**) trifft für alle Körperzellen (somatische Zellen) zu. Dagegen enthalten die Keimzellen (reife Eizellen und Spermien) des Menschen nur den halben Chromosomensatz von 23,X oder 23,Y. Der doppelte Chromosomensatz der Körperzellen wird auch als **diploid** (2n), der einfache Satz der Keimzellen als **haploid** (n) bezeichnet. Durch Vereinigung des haploiden Chromosomensatzes zweier Keimzellen entsteht der normale diploide, somatische Chromosomensatz. Bei Vereinigung einer männlichen und einer weiblichen Keimzelle vom Karyotyp 23,X entsteht ein weibliches Individuum (46,XX), bei

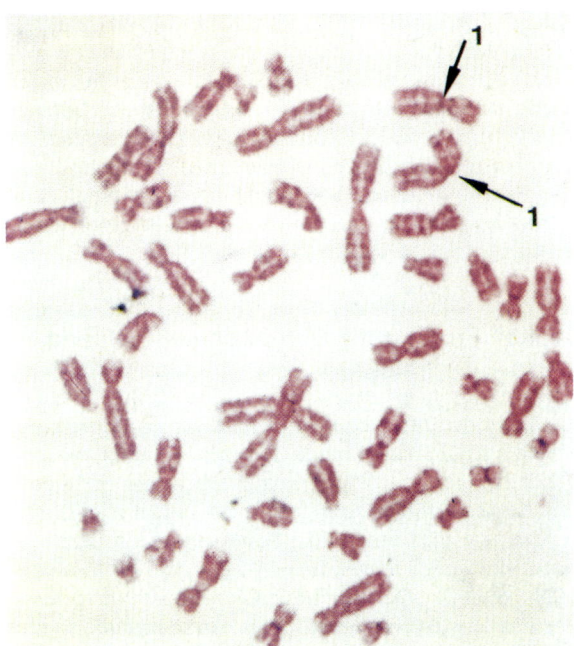

Abb. 2.14-6 Chromosomen aus einer Zelle in der Metaphase mit der GIEMSA-Methode gefärbt (Zellkulturpräparat). Die G-Banden sind gut zu erkennen. Die Pfeile weisen auf die Zentromerregion von zwei submetazentrischen Chromosomen. Vergr. 1200fach. (Aus WHEATER et al. [20])

Vereinigung von Keimzellen mit dem Karyotyp 23,X und 23,Y ein männliches Individuum (46,XY). Die Anwesenheit des Y-Chromosoms ist für die Ausbildung der männlichen Geschlechtsmerkmale **(Phänotyp)** verantwortlich, sein Fehlen führt zum weiblichen Phänotyp.

In manchen somatischen Zellen (z.B. in vielen Leberzellen) kann es durch Endoreplikation (s. Kap. 2.15.4) zu einer weiteren Verdopplung des diploiden Chromosomensatzes kommen **(polyploide Zellen):** Polyploide Zellkerne können auch durch Fusion von Zellen und anschließender Verschmelzung der Zellkerne entstehen (wahrscheinlich der häufigste Entstehungsmechanismus der Polyploidie). Häufig sind Zellen tetraploid (4n). Auch höhere Grade der Polyploidie (z.B. hexa-, oktoploid) kommen vor, meist aber als eine Vervielfachung des diploiden Chromosomensatzes (4n, 6n, 8n, etc.). Triploide (3n) oder pentaploide (5n) Sätze kennt man nur von Tumorzellen. Zellen mit vollständigem Chromosomensatz werden als **euploid,** solche mit Abweichungen von der normalen Zahl der Chromosomen als **aneuploid** bezeichnet. Sonderformen der Aneuploidie sind **Hypoploidie** (Fehlen von Chromosomen) oder **Hyperploidie** (zusätzliche Chromosomen).

Beispiele für die Hypoploidie sind infertile Frauen, denen ein X-Chromosom fehlt (45,X0 = ULLRICH-TURNER-Syndrom). Die häufigste Hyperploidie des Menschen ist das DOWN-Syndrom (Mongolismus), bei dem ein zusätzliches Chromosom 21 vorliegt (Trisomie 21: 47,XY+21 bzw. 47,XX+21). Solche angeborenen numerischen Änderungen des Chromosomensatzes **(numerische chromosomale Aberration)** führen in der Regel zu Entwicklungsstörungen oder partiellen Funktionsstörungen des jeweils betroffenen Individuums (veränderte Chromosomendosis).

Meistens entstehen numerische Aberrationen dadurch, daß in einer der Keimzellen bei der Zellteilung (2. Reifeteilung) die Chromatiden (Chromosomenhälften) am Zentromer (s. unten) nicht getrennt werden (Nicht-Trennung = Nondisjunction). Daraus resultieren Keimzellen mit zu vielen und zu wenigen Chromosomen. Durch Vereinigung einer chromosomal aberranten Keimzelle mit einer karyotypisch normalen Keimzelle (Befruchtung) geht dann ein chromosomal aberriertes Individuum hervor. Zum Beispiel würde die Vereinigung der Keimzellen mit dem Chromosomensatz 22,0 und 23,X den Karyotyp 45,X0 entstehen lassen (ULLRICH-TURNER-Syndrom). Das **KLINEFELTER-Syndrom** (infertiler Mann) kann durch Vereinigung von Keimzellen mit den Chromosomensätzen 23,X und 24,XY entstehen, woraus der Karyotyp 47,XXY resultiert.

Gelegentlich können aber Aberrationen während späterer Zellteilungen durch unvollkommene Chromosomentrennung erfolgen, so daß ein Nebeneinander gesunder und chromosomal defekter Zellen in unterschiedlichem Mischungsverhältnis entsteht **(Mosaikbildung).** Das Mischungsverhältnis und damit der Schweregrad der Entwicklungsstörung des Individuums ist abhängig von dem Zeitpunkt während der Entwicklung, an dem die Aberration auftritt. Im hohen Lebensalter treten solche Aberrationen naturgemäß in Erscheinung, jedoch ohne Krankheitswert: Beispielsweise enthalten 7% der Lymphozyten von 60jährigen Frauen nur ein X-Chromosom (45,X0), ohne daß diese sekundär aufgetretene chromosomale Aberration irgendwelche funktionellen Auswirkungen zu haben scheint.

14.4.2 Struktur der Chromosomen während der Zellteilung

Während der Metaphase ist die zelluläre DNA um den Faktor 7000 kondensiert. Diese **Kondensation** erfolgt in zwei Schritten, die in Abb. 2.14-4 skizziert sind.

Zunächst entsteht eine Chromatinfibrille. Diese ist bereits während der Interphase (Phase zwischen den Zellteilungen) in Transkriptions-inaktiven Abschnitten der DNA vorhanden. In den Chromatinfibrillen ist der DNA-Faden auf den 10 nm dicken Histonpartikeln aufgewickelt, so daß die Chromatinfaser wie eine Perlenkette strukturiert ist. Als **Nukleosom** wird ein Histonpartikel mit aufgespultem DNA-Stück (~ 180 Basenpaare) bezeichnet. Jedes Histonpartikel besteht aus acht Proteinuntereinheiten (Oktamer), das aus den **Histonen** 2A, 2B, 3 und 4 gebildet wird. Das Histon 1 verbindet benachbarte Nukleosomen und ordnet sie zur schraubenförmigen Chromatinfibrille an, die auch **Solenoidkonformation** genannt wird. Dieser Schritt wird durch Übertragung von Phosphatgruppen auf Histon 1 reguliert. Die **Chromatinfibrillen** werden anschließend in Schleifentouren und Spiralen höherer Ordnung kondensiert. Dabei scheint das Protein **Topoisomerase II** eine wichtige Rolle zu spielen. Dieses Protein kann die DNA nicht nur zerschneiden und wieder zusammenfügen (wichtig für die Entwirrung von miteinander verschlungenen DNA-Fäden), sondern auch die Schleifenbildung steuern.

Die Kondensierung der Chromosomen beginnt in der Prophase der Zellteilung und erreicht in der Meta- und Anaphase ihre höchste Stufe. Kurz vor der Zellteilung in der Synthese-Phase (S-Phase) werden die DNA-Moleküle verdoppelt (Replikation). Die verdoppelten DNA-Moleküle bleiben jedoch an einem Punkt, dem **Zentromer** miteinander verbunden, so daß in der Pro- und Metaphase jedes der 46 Chromosomen als **Doppelchromosom** vorliegt. Das Zentromer enthält eine Reihe spezifischer Proteine (CENP), deren Lokalisation in Abb. 2.14-4 eingetragen ist. Zu den Zentromerproteinen gehören auch Mikrotubulus-Motorproteine, die für die

Wanderungen der Chromosomen bei der Zellteilung von Bedeutung sind (vgl. Kap. 2.15.3).

Die beiden identischen Hälften der Doppelchromosomen werden als **Chromatiden** bezeichnet. Diese sind im Zentromer miteinander mechanisch verhaftet. In der Anaphase werden die Chromatiden am Zentromer voneinander getrennt, so daß jede Tochterzelle ein Chromatid erhält, das dann als nicht dupliziertes Chromosom bezeichnet wird. Erst kurz vor der nächsten Zellteilung beginnen die 46 Chromosomen (DNA-Moleküle) sich wieder zu verdoppeln.

Aufgrund einer **internationalen Konvention** werden die 46 Chromosomen entsprechend ihrer Größe durchnumeriert (Autosomen: 1–22, Gonosomen: X,Y) und entsprechend der Form und Lage des Zentromers (Abb. 2.14-7) in Gruppen von A–G zusammengefaßt (Abb. 2.14-8). Bei den meisten Chromosomen liegt das Zentromer (auch als **primäre Konstriktion** bezeichnet) nicht in der Mitte, so daß ein kurzer Arm (**p-Arm**) und ein langer Arm (**q-Arm**) unterschieden werden können (Abb. 2.14-7). Das Längenverhältnis zwischen kurzem Arm und Gesamtchromosom wird als **Zentromerindex** bezeichnet. Die Chromosomen der Klassen A und F besitzen ein mittelständiges Zentromer (**metazentrisch;** Zentromerindex ~ 0,5), die der Gruppen B, C und E sind **submetazentrisch** (Index ~ 0,25) und jene der Gruppen D und G sind **akrozentrisch** (Index < 0,2).

Mit Hilfe verschiedener **Färbemethoden** lassen sich umschriebene Querbanden auf den Chromosomen darstellen: **Q-Banden** durch den Fluoreszenzfarbstoff Quinacrin, **G-Banden** durch die GIEMSA-Färbung nach vorheriger Behandlung der Chromosomen mit Trypsin (Abb. 2.14-6) und **C-Banden** (Zentromer-Banden) durch GIEMSA-Färbung nach NaOH- und Hitzedenaturierung der Chromosomen. Der Fluoreszenzfarbstoff Hoechst 33 258 bindet an Adenin-Thymin-Paare (AT-reiche Abschnitte), die überwiegend in den G-Banden liegen, und Olivomycin markiert die **R-Banden,** welche reich an

Guanin-Cytosin-Paaren sind (GC-reiche Abschnitte). Die Zahl der gut unterscheidbaren Banden aller menschlichen Chromosomen beträgt in der Prophase 850, in der Metaphase 400. Durch Fluoreszenzfarbstoffe können bis 2000 AT-reiche Abschnitte identifiziert werden. Die Chromosomenabschnitte werden nach Regionen (1–4) und Bandengruppen (1–8) durchnumeriert (vom Zentromer ausgehend), getrennt nach p- und q-Armen (Abb. 2.14-8).

14.4.3 Struktur der Chromosomen während der Interphase

Die DNA der Chromosomen ist im Zellkern nicht gleichmäßig verteilt. Das kommt u.a. schon durch die ungleichmäßige, scheckige Anfärbbarkeit des Zellkerns mit Kernfarbstoffen zum Ausdruck: Intensiv angefärbte Kernareale werden als **Heterochromatin** bezeichnet, schwächer angefärbte Areale als **Euchromatin** (Abb. 2.14-3). Das Euchromatin enthält weitgehend entspiralisierte Chromatinfibrillen. An schleifenförmigen Abschnitten der Fibrillen findet die RNA-Synthese (Transkription) statt (**aktive DNA;** Abb. 2.14-9). Im Heterochromatin liegen dagegen Chromatinfibrillen in Sekundärwindungen vor mit einer entsprechend höheren lokalen DNA-Konzentration und damit Anfärbbarkeit. Hier ist die Transkription gering oder fehlt gänzlich. In Zellen mit hoher und vielseitiger Syntheseleistung, wie z.B. in Leberepithelzellen, vielen Nervenzellen oder Embryonalzellen, ist der Heterochromatinanteil niedrig (blasses Aussehen des Zellkerns). Bei geringer oder einseitiger Syntheseleistung ist der Heterochromatingehalt hoch, wie etwa in Granulozyten, Fibrozyten, Lymphozyten oder Plasmazellen. Als **konstitutives Heterochromatin** (Heterochromatin im eigentlichen Sinne) werden die Abschnitte von Chromosomen bezeichnet, die stets kondensiert bleiben und keine transkriptionsaktiven Gene enthalten. Beispiele hierfür sind die DNA-Abschnitte der Zentromerregionen und die Enden der Chromosomen (**Telomere**). Die DNA dieser heterochromatischen Abschnitte ist durch vielfach sich wiederholende Sequenzabschnitte (repetitive Sequenzen) und einen hohen Anteil von Basen gekennzeichnet, die durch Ankopplung zusätzlicher Methylgruppen inaktiviert sind. Als **fakultatives Heterochromatin** (auch heteropyknotisches Chromatin genannt) sind die Chromosomenabschnitte definiert, in denen die Genaktivität durch Kondensierung (Heterochromatin-Bildung) vorübergehend stillgelegt ist, aber prinzipiell durch Dekondensierung wieder euchromatisch und damit transkriptionsaktiv verändert werden kann. Ein besonderes Beispiel für fakultatives Heterochromatin ist das **Geschlechtschromatin:** In Zellen weiblicher Individuen wird eines der beiden X-Chromosomen inaktiviert und wird in 25–30% der Zellen als **BARR-Körper** (Abb. 2.14-10), ein besonders großer Heterochromatinfleck, sichtbar, der über die beiden Telomerabschnitte stets mit der Kernmembran verbunden ist. In 3% der neutrophilen Granulozyten weiblicher Individuen tritt das kondensierte X-Chromosom als trommelschlegelartiges An-

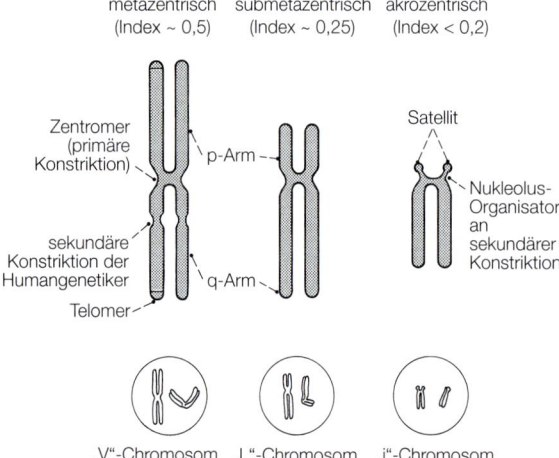

metazentrisch (Index ~ 0,5)   submetazentrisch (Index ~ 0,25)   akrozentrisch (Index < 0,2)

Zentromer (primäre Konstriktion)
p-Arm
sekundäre Konstriktion der Humangenetiker
q-Arm
Telomer

Satellit
Nukleolus-Organisator an sekundärer Konstriktion

„V"-Chromosom   „L"-Chromosom   „i"-Chromosom

Abb. 2.14-7 Morphologie der Chromosomen des Menschen. Der Zentromerindex (Index) gibt das Längenverhältnis zwischen kurzem Arm und Gesamtchromosom an.

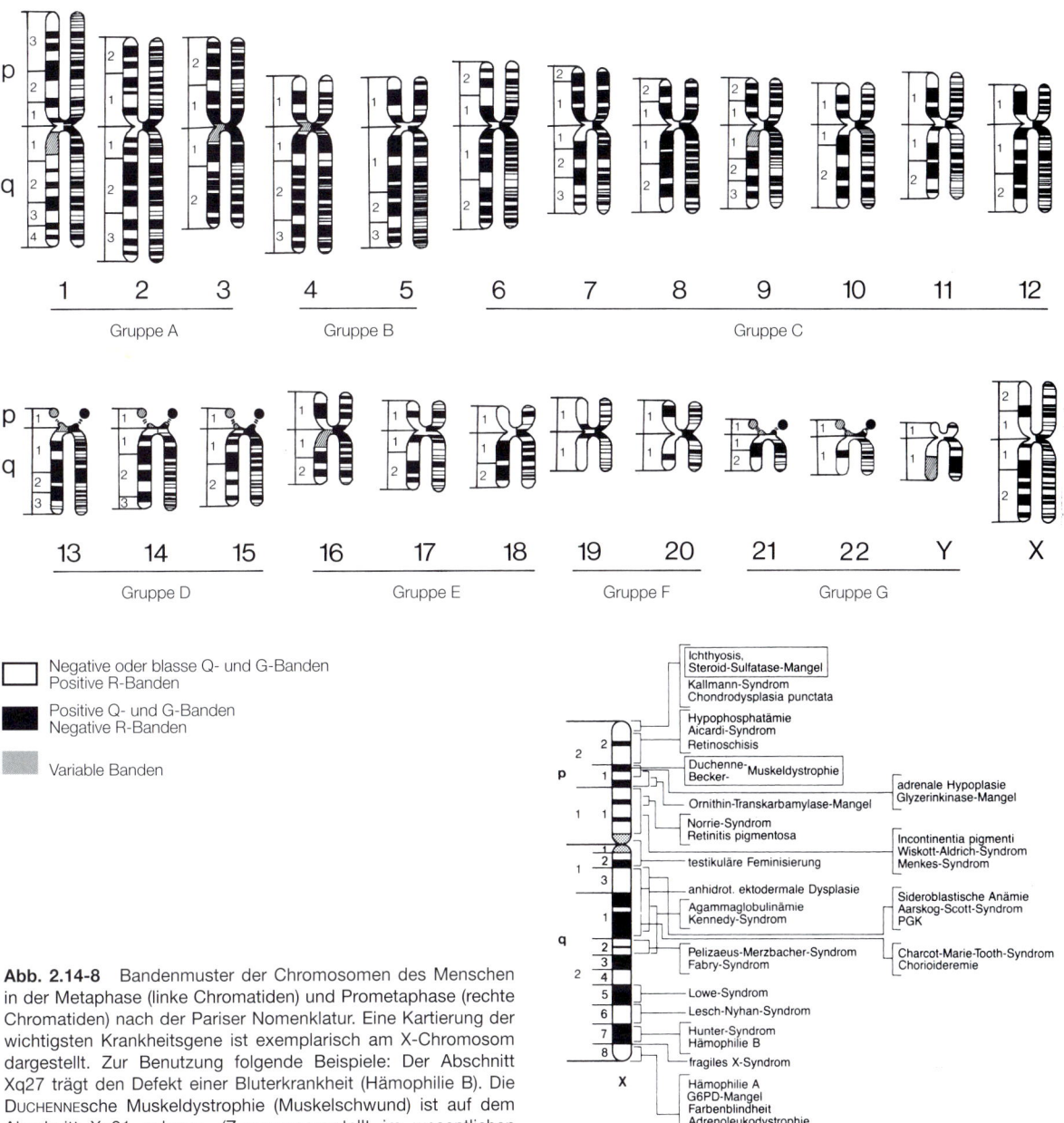

Negative oder blasse Q- und G-Banden
Positive R-Banden

Positive Q- und G-Banden
Negative R-Banden

Variable Banden

Abb. 2.14-8   Bandenmuster der Chromosomen des Menschen in der Metaphase (linke Chromatiden) und Prometaphase (rechte Chromatiden) nach der Pariser Nomenklatur. Eine Kartierung der wichtigsten Krankheitsgene ist exemplarisch am X-Chromosom dargestellt. Zur Benutzung folgende Beispiele: Der Abschnitt Xq27 trägt den Defekt einer Bluterkrankheit (Hämophilie B). Die DUCHENNEsche Muskeldystrophie (Muskelschwund) ist auf dem Abschnitt Xp21 gelegen. (Zusammengestellt im wesentlichen nach McKUSICK [11] und SPERLING [18])

hängsel des Zellkerns in Erscheinung (**„drumstick"**) (Abb. 2.14-11). Durch die Inaktivierung eines X-Chromosoms enthalten weibliche Individuen nur jeweils ein aktives X-Chromosom und damit dieselbe X-chromosomale Gendosis wie männliche Individuen. Während der Embryonalentwicklung ist es zunächst dem Zufall überlassen, welches der beiden X-Chromosomen eines weiblichen Individuums inaktiviert wird (von Tochterzelle zu Tochterzelle unterschiedlich). Mit Beginn der Segmentierung des Mesenchyms (Somitenbildung, s. Kap. 3 u. 5) wird ausgehend von einer Ursprungszelle in allen Folgezellen immer dasselbe X-Chromosom als BARR-Körper inaktiviert.

Das hat in solchen Fällen klinische Bedeutung, in denen eines der X-Chromosomen einen Gendefekt trägt. Zum Beispiel ist eine genetische Verhornungsstörung der Epidermis (**Ichthyose, Fischschuppenerkrankung**) auf dem X-Chromosom lokalisiert. Zellen, in denen das gesunde X-Chromosom inaktiviert ist, sind phänotypisch erkrankt, im umgekehrten Fall jedoch gesund. Das erklärt, weshalb bei solchen Patientinnen gesunde neben erkrankten Hautarealen auftreten. Entsprechend der in Segmenten stattfindenden Entwicklung der Haut (Dermatome, s. Kap. 3 u. 5) sind die erkrankten Areale gürtelförmig ausgebreitet, dadurch entsteht ein **Zebrastreifenmuster.**

Männliche Individuen enthalten statt des doppelten X-Chromosoms ein X- und ein Y-Chromosom, die beide

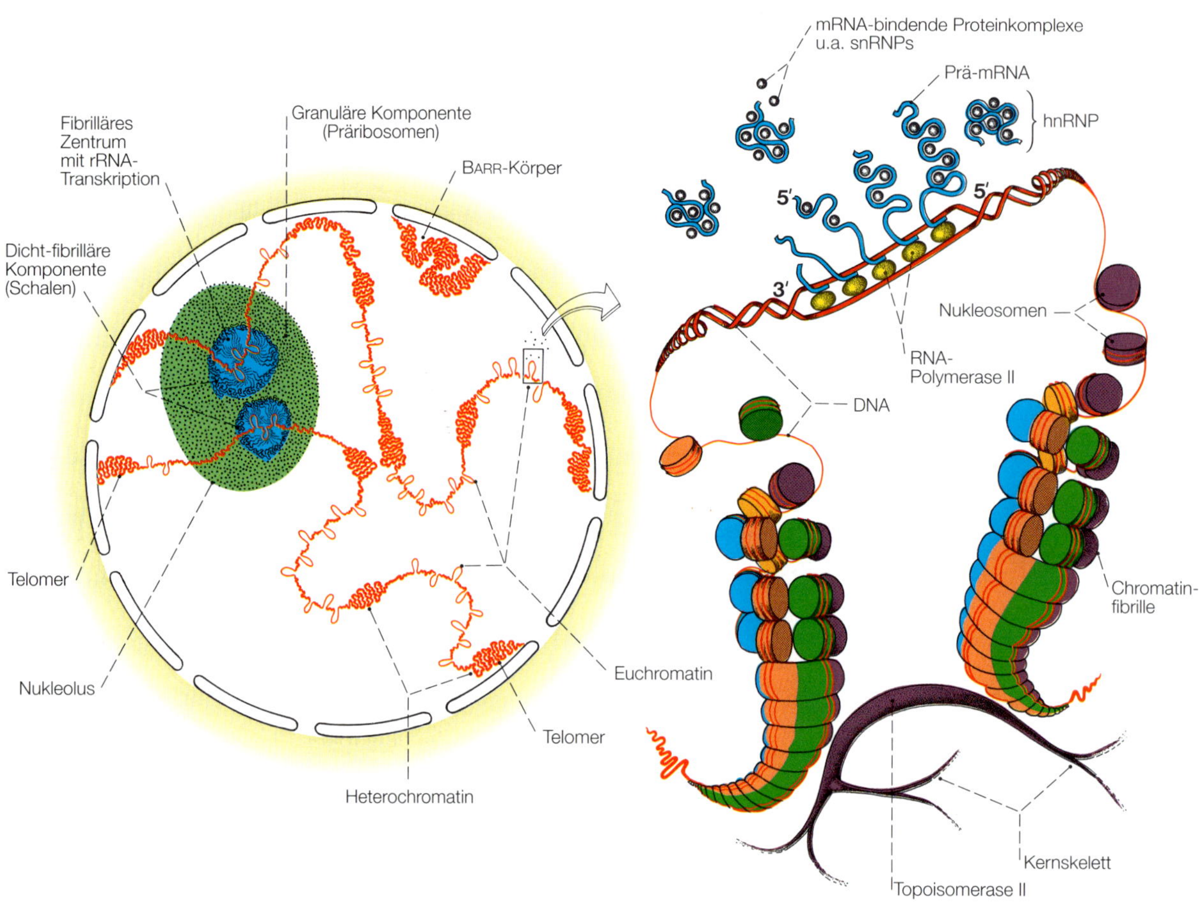

Abb. 2.14-9 Schema zur funktionellen Struktur der chromosomalen DNA im Interphasenkern am Beispiel von zwei Chromosomen mit Nukleolus-Organisatoren. Ein inaktiviertes X-Chromosom (BARR-Körper) ist auch dargestellt. In (b) ist eine transkriptionsaktive DNA-Schleife (Replikationseinheit) herausvergrößert (sehr vereinfachtes Modell). Die Basen der Schleifen werden durch Protein-RNA-Komplexe zusammengehalten, die zum Kernskelett zählen (nukleäre Matrix). Eine Hauptkomponente dieser Komplexe ist die Topoisomerase II.

transkriptionsaktiv sind. Deshalb fehlen bei Männern BARR-Körper. Jedoch enthält das Y-Chromosom einen größeren Heterochromatinabschnitt, der sich durch den Fluoreszenzfarbstoff Quinacrin leuchtend anfärbt und als kleiner Fleck an der Kernmembran sichtbar wird **(Y-Chromatin).**

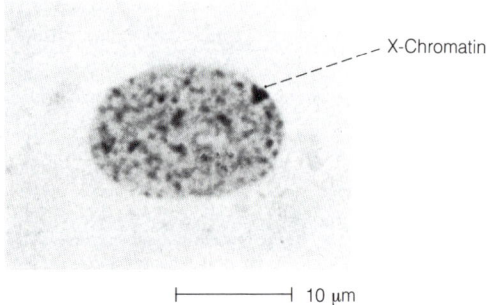

Abb. 2.14-10 X-Chromatin (BARR-Körper) im Zellkern einer Amnionbindegewebezelle eines neugeborenen Mädchens. FEULGEN-färbung.

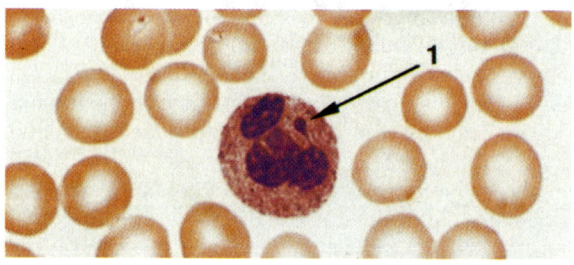

Abb. 2.14-11 In 3% der neutrophilen Granulozyten von Frauen bildet das X-Chromatin trommelschlegelartige Anhängsel (1) (engl.: drumstick). GIEMSA-Färbung. Vergr. 1200fach. (Aus WHEATER et al. [20])

14.5   Nucleolus

14.5.1   Zahl, Größe und Funktion des Nucleolus

Kernkörperchen, *Nucleoli*, sind zumeist kugelförmige oder ellipsoide, durch Kernfarbstoffe und Versilberungstechniken intensiv anfärbbare Territorien innerhalb des Zellkerns (Abb. 2.14-1, 3 u. 12). Die **Größe der Nucleoli** kann bis zu 25% des Kernvolumens betragen. Sie korreliert mit der Syntheseaktivität der betreffenden Zelle. Im Nucleolus findet die Synthese und der Zusammenbau der ribosomalen Untereinheiten statt. Nucleoli stehen meist durch stielförmige Ausziehungen mit der Kernmembran in Verbindung. Die Bildung der Nucleoli erfolgt an den **Nukleolus-Organisations-Abschnitten** der akrozentrischen Chromosomen 13, 14, 15, 21 und 22 (Abb. 2.14-8). Dementsprechend können bis zu zehn Nucleoli in einer Zelle vorkommen (meist unmittelbar nach der Zellteilung zu beobachten), die sich jedoch in der Regel zu ein bis drei größeren Nucleoli zusammenlagern. Die Nukleolus-Organisations-Abschnitte sind an den Enden der kurzen Chromosomenarme lokalisiert, unterhalb der knopfförmig angeschwollenen Telomere (**Satelliten**) dieser Chromosomen. Die Nukleolus-Organisatoren der Chromosomen reduzieren Silber-Ionen und lassen sich wie die fibrillären Zentren der Nucleoli (s. unten) durch Silbersalze selektiv darstellen (**Argyrophilie**).

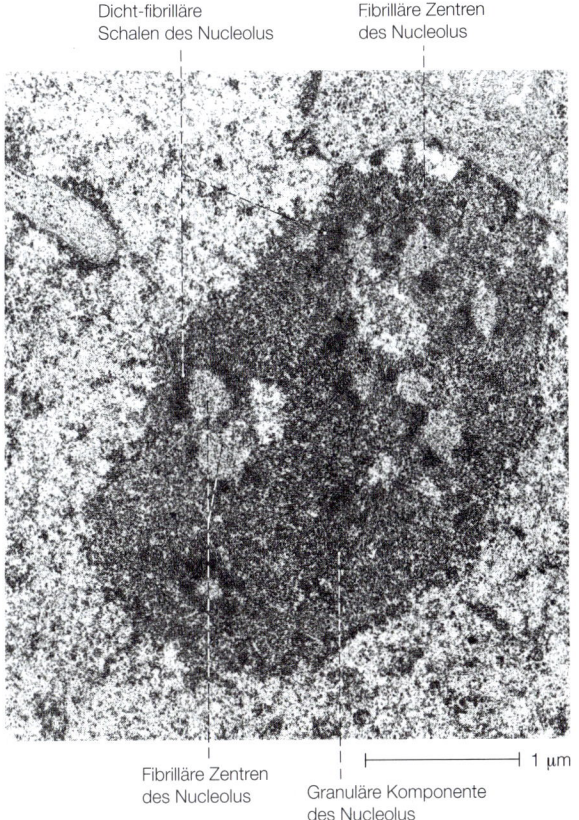

Dicht-fibrilläre Schalen des Nucleolus

Fibrilläre Zentren des Nucleolus

Fibrilläre Zentren des Nucleolus

Granuläre Komponente des Nucleolus

⊢————⊣ 1 µm

Abb. 2.14-12   Ultrastruktur eines Nucleolus aus einem Lymphozyten. Vergr. 20 000fach. (Original: H. G. Sᴄʜᴡᴀʀᴢᴀᴄʜᴇʀ, Wien)

Für die Organisation (Bildung) eines Nucleolus reicht bereits ein einziges Gen für die ribosomale RNA aus. Die 28 S, 18 S und 5,8 S rRNA der Ribosomen (s. Kap. 2.12.4) werden durch Spaltung einer gemeinsamen Vorläufer-rRNA (45 S Prä-rRNA) gebildet, während die kleine 5 S rRNA an Chromosomenabschnitten außerhalb der Nucleoli synthetisiert wird. Wegen des hohen Bedarfs an ribosomaler RNA gibt es zahlreiche identische rRNA-Gene (repetitive Gene) auf den entsprechenden Nukleolus-organisierenden Chromosomenabschnitten.

14.5.2   Molekularstruktur des Nucleolus

Das Elektronenmikroskop erlaubt eine nähere Analyse der molekularen Struktur der Nucleoli. Es lassen sich drei Abschnitte unterscheiden (Abb. 2.14-3 und 12):

1. **Fibrilläre Zentren.** Diese treten als multiple, inselförmige, feinfilamentäre Aufhellungen innerhalb des Nucleolus in Erscheinung und lassen sich durch Reduktion von Silbersalzen färberisch darstellen. Hier ist die RNA-Polymerase I lokalisiert, die für die Synthese (Transkription) der ribosomalen RNA (45 S Prä-rRNA) verantwortlich ist.

2. **Dicht-fibrilläre Komponente.** Diese optisch dichtesten Abschnitte der Nucleoli umgeben die fibrillären Zentren meistens schalenförmig. Aber auch girlanden- und netzförmige Strukturen kommen vor (als **Nucleonema** bezeichnet). In diesen Abschnitten bildet die ribosomale Prä-rRNA Komplexe mit spezifischen Proteinen, die die Prä-rRNA in die 28 S, 18 S und 5,8 S rRNA zerschneiden. Dieses geschieht unter der Mitwirkung des Proteins **Fibrillarin**, dem Leitprotein dieses Abschnittes.

3. **Granuläre Komponente.** Volumenmäßig handelt es sich meistens um das größte Kompartiment des Nucleolus, in welchem die ribosomalen Untereinheiten als Granula in Erscheinung treten. Sie werden hier aus rRNA und Proteinen zusammengesetzt (**präribosomale Partikel**). Die ribosomalen Untereinheiten der Nucleoli enthalten neben den spezifischen ribosomalen Proteinen (etwa 50 in der großen, 35 in der kleinen Untereinheit) noch verschiedene **ribosomale Helferproteine,** die aber die ribosomalen Untereinheiten vor dem Durchtritt durch die Kernpore wieder verlassen und zur Bildung neuer Untereinheiten zu den Nucleoli rezirkulieren.

Unter den etwa 20 inzwischen identifizierten, spezifischen nukleolären Proteinen haben einige **klinisch diagnostische Bedeutung** erlangt, weil gegen sie aus noch nicht geklärten Gründen bei bestimmten Erkrankungen Antikörper gebildet werden, die im Serum der Patienten auftreten. Besonders zu erwähnen ist das Krankheitsbild der **Sklerodermie,** einer zumeist tödlich verlaufenden Erkrankung, die mit einer überschießenden Produktion und Schrumpfung von Bindegewebe einhergeht. Im Serum dieser Patienten lassen sich Antikörper u.a. gegen folgende nukleoläre Proteine nachweisen:

Nucleolin ist ein Protein der dichtfibrillären und granulären Komponente. Nucleolin ist mit den Präribosomen und dem nukleolären Chromatin verbunden.

RNA-Polymerase I. Es handelt sich um einen aus vielen Proteinuntereinheiten bestehenden Komplex, der auf die fibrillären Zentren der Nucleoli beschränkt ist. RNA-Polymerase I ist auch in den Nukleolus-Organisationsabschnitten der Metaphase-Chromosomen nachweisbar.

Fibrillarin. Dieses Protein ist auf die dichtfibrilläre Komponente beschränkt und dort mit den kleinen Ribonukleoproteinpartikeln (snRNPs) vergesellschaftet. Diese snRNPs besitzen in ihrer RNA uracilreiche Abschnitte (UsnRNP). Von diesen UsnRNPs kommen die Typen U3, U8 und U13 nur im Nukleolus vor und sind dort an der Reifung (u.a. Spaltung) der 45 S Prä-rRNA beteiligt.

14.6   Kernskelett, nukleäre Matrix

Der Zellkern besitzt ein engmaschiges filamentäres Gerüst, das nach Entfernen der DNA durch Verdauung mit dem Pankreasenzym Desoxyribonuklease I sichtbar gemacht werden kann. Die verzweigten **Matrixfilamente** haben einen Durchmesser von 9–13 nm. Mit ihnen bleiben 70% der nukleären RNA assoziiert, sowohl ribosomale RNA als auch besonders die hochmolekularen nicht-ribosomalen RNA-Typen (als heterogene nukleäre RNA = hnRNA bezeichnet). Entfernung der Matrix-assoziierten RNA durch Ribonuklease führt zu einer kompletten Zerstörung der Kernmatrix, die somit als ein **Protein-RNA-Gerüstwerk** angesehen werden muß. Die funktionelle Organisation des Kernskeletts ist noch weitgehend unbekannt.

14.7   Kernhülle

Der Zellkern ist gegenüber dem Zytoplasma durch eine **Zisterne des rauhen ER,** der Kernhülle, abgegrenzt (Abb. 2.2-1, 2.5-1 u. 2.14-13). Die innere Membran der Kernhülle ist dem Karyoplasma und die äußere dem Zytoplasma zugewandt. Die äußere Kernmembran ist teilweise mit Ribosomen besetzt und wird in der Regel von einem perinukleären Geflecht von Intermediärfilamenten umfaßt (stabilisiert). Die innere Kernmembran ist mit einem Gerüstwerk aus Lamin-Filamenten (Abb. 2.14-15) besetzt, die die **Kernlamina** (nukleäre Lamina) aufbauen (s. auch Kap. 2.4.6).

In regelmäßigen Abständen ist die Kernhülle durch **Kernporen** unterbrochen, die in einer Dichte von bis zu 20 Poren pro μm^2 vorkommen (Abb. 2.1-1, 2.5-1 u. 4, 2.6-3, 2.14-13). Strukturelle Details der Kernporen sind in Abb. 2.14-14 dargestellt. Jeweils acht Proteinkomplexe bilden einen äußeren und einen inneren Ring. Diese ringförmigen Proteinkomplexe stehen mit einem zentralen Proteinpartikel in Verbindung. Das zentrale Partikel kontrolliert den Durchtritt von Molekülen aus dem Kern in das Zytoplasma und umgekehrt. Der hypothetische **Transportkanal** im zentralen Partikel weist einen Durchmesser von etwa 9 nm auf. Unter ATP-Verbrauch kann diese Pore bis auf 25 nm erweitert werden. Proteine mit einem Molekulargewicht von bis zu 40 000 können ungehindert durch die Kernpore hindurchtreten, größere Moleküle bedürfen einer besonderen Erkennungssequenz und eines aktiven ATP-verbrauchenden Transportes. Die **Erkennungssequenz** von nukleären Proteinen besteht aus einem Abschnitt, der reich an den basischen Aminosäuren Arginin, Lysin und Histidin ist. Dieser basische Sequenzabschnitt scheint an

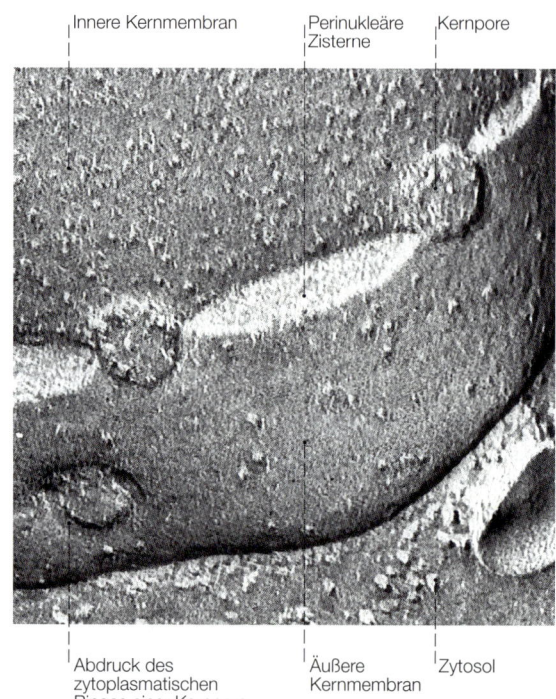

Innere Kernmembran   Perinukleäre Zisterne   Kernpore

Abdruck des zytoplasmatischen Ringes einer Kernpore   Äußere Kernmembran   Zytosol

Abb. 2.14-13   Gefrierbruch durch die Kernhülle eines Zellkerns der Darmepithelzelle (Ratte). Man sieht die äußere und innere Kernmembran mit drei Kernporen. Die Kernpore unten links läßt den Abdruck des zytoplasmatischen Ringes erkennen (die Proteine des Ringes sind abgebrochen). Vergr. 150 000fach.

negativ geladene Proteinabschnitte der Kernporen zu binden und dadurch den **Transport durch die Poren** zu stimulieren. Einige Proteine der Kernporen tragen die Zuckergruppe N-Acetylglucosamin. Aufgrund dieser Zuckergruppe können Kernporen durch zuckerbindende Proteine (Lektine, s. Kap. 2.2.5) wie z.B. durch das Weizenkeimagglutinin markiert und funktionell verstopft werden.

Die Bedeutung dieses Transportweges wird u.a. daran ersichtlich, daß alle mit der DNA verbundenen Proteine (Histone, Transkriptionsfaktoren, Reparaturenzyme) sowie die Proteine der Ribosomen (80–90 verschiedene Proteine) im Zytoplasma der Zelle synthetisiert werden und anschließend über eine selektive Affinität zu den Kernporen in den Zellkern hineingelangen. Desgleichen müssen alle RNA-Moleküle den Kern über die Kernporen verlassen, teilweise als große Ribonukleoproteinkomplexe, wie die Untereinheiten der Ribosomen. Ein Teil der Funktionsproteine des Zellkerns sind Ribonukleoproteine, deren RNA-Anteil zunächst den Zellkern verläßt, sich im Zytoplasma mit verschiedenen Proteinen zu einem funktionellen Komplex zusammenlagert und mit ihnen dann im Huckepackverfahren durch die Poren in den Zellkern zurückwandert. Dieser Transportweg ist u.a. nachgewiesen für die UsnRNPs (Näheres s. oben). Die Rezeptorproteine für Thyroxin und Steroidhormone binden diese membrandurchgängigen Hormone im Zytoplasma und wandern dann als Hormon-Rezeptorkomplexe durch die Kernporen in den Zellkern.

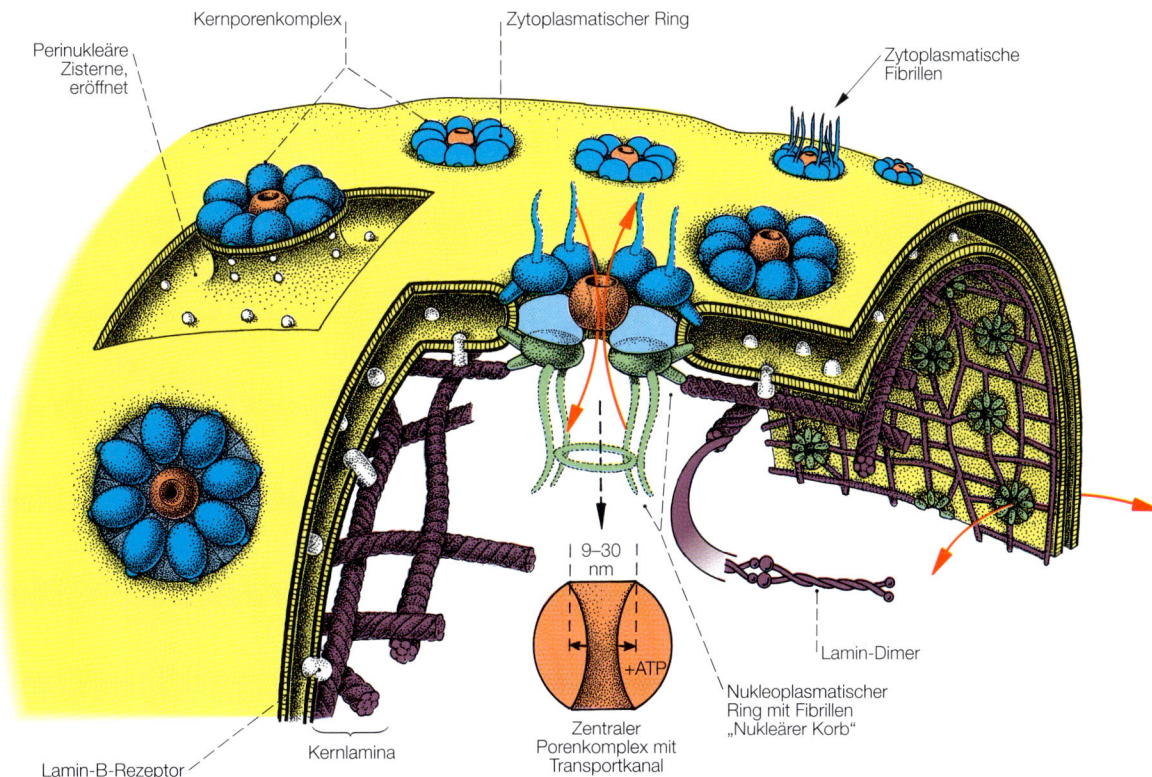

Perinukleäre Zisterne, eröffnet

Kernporenkomplex

Zytoplasmatischer Ring

Zytoplasmatische Fibrillen

9–30 nm

+ATP

Lamin-Dimer

Nukleoplasmatischer Ring mit Fibrillen „Nukleärer Korb"

Lamin-B-Rezeptor

Kernlamina

Zentraler Porenkomplex mit Transportkanal

Abb. 2.14-14 Molekulare Anatomie der Kernhülle und des Kernporenkomplexes.

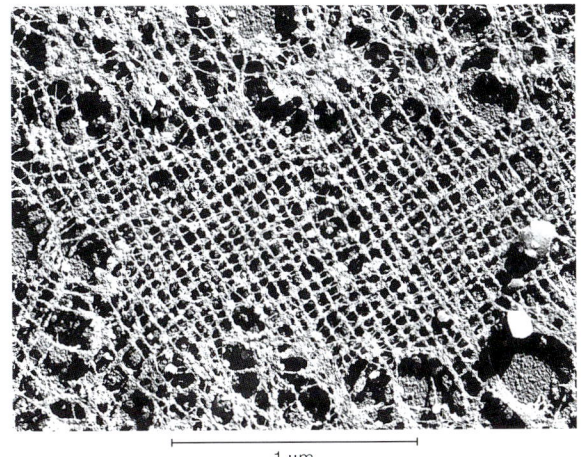

1 μm

Abb. 2.14-15 Aufsicht auf die innere Oberfläche der Kernhülle mit Darstellung der Kernlamina (Kernmembranskelett). Die hier abgebildete Kernlamina wurde von Eizellen des Krallenfrosches isoliert und zur Darstellung der dreidimensionalen Struktur im schrägen Winkel mit einer Platin-Kohle-Schicht bedampft (vgl. Abb. 2.4-19). Vergr. 35 000fach. (Original: U. AEBI, Basel)

15 Zellzyklus, Mitose

15.1 Übersicht, Definitionen

Der Begriff Zellzyklus beinhaltet die Abfolge der zellulären Ereignisse, die eine Körperzelle durchläuft, um sich in zwei identische Tochterzellen zu teilen (Reduplikation). Er beträgt für schnellwachsende Zellen, wie z.B. Erythrozyten-bildende Zellen, etwa 15–30 Stunden. Zellwachstum, Verdopplung der DNA-Moleküle (Chromosomen) und ihre exakte Aufteilung auf die beiden Tochterzellen müssen miteinander koordiniert werden. Diese drei Mechanismen finden in verschiedenen, zeitlich voneinander getrennten Phasen statt (Abb. 2.15-1).

15.2 Interphase

Als **Interphase** wird der gesamte zeitliche Abschnitt zwischen zwei Zellteilungen bezeichnet. Die meisten Zellen in Gewebeschnitten des erwachsenen Menschen befin-

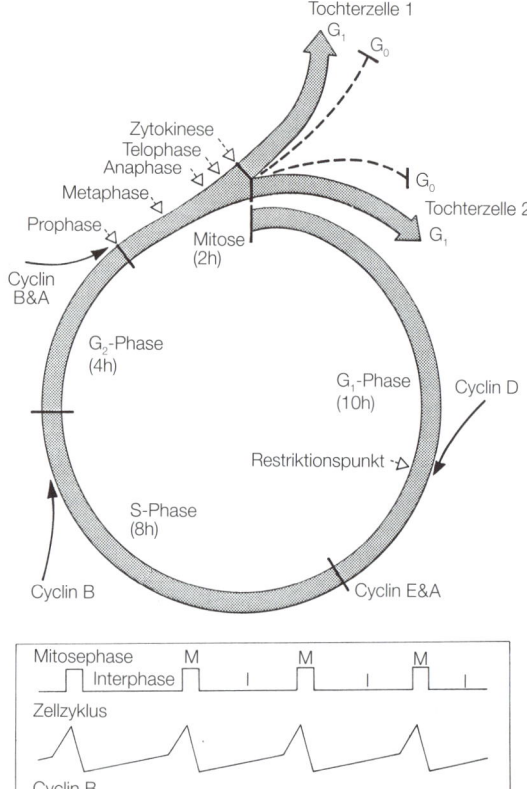

Abb. 2.15-1 Die Phasen des Zellzyklus bei einer zugrundegelegten Zyklusphase von 24 h. Die Phasen des Zellzyklus stehen unter Kontrolle verschiedener Cycline. Die Konzentration von Cyclin B steigt kontinuierlich bis zur Mitose (M-Phase) an. Cyclin B ist Bestandteil des Mitose-auslösenden Faktors (MPF), der seinerseits u.a. den Abbau von Cyclin B aktiviert und dadurch den Abfall von Cyclin B am Ende der M-Phase bedingt.

den sich im Stadium der Interphase, nur wenige Zellen sind im Stadium der Zellteilung, der Mitose anzutreffen (s. Kap. 2.15.3.2).

Die Interphase wird in drei Stadien unterteilt: die DNA-Synthese-Phase **(S-Phase),** in der die Chromosomen verdoppelt werden, und zwei weitere Phasen, in denen keine DNA-Synthese stattfindet. Diese Phasen werden als **Lücken-Phasen (Gap-Phasen)** bezeichnet und als G_1- und G_2-Phasen abgekürzt. In einer Gewebekultur mit Embryonalzellen beträgt ein Zellzyklus etwa 24 Stunden.

G_1-**Phase.** Sie beginnt im Anschluß an die Zellteilung und ist durch intensives Wachstum der Zellen mit hoher Protein- und RNA-Synthese gekennzeichnet. Die G_1-Phase kann in schnell proliferierenden Zellen des Menschen nur 3 Stunden betragen. Der Chromosomensatz ist diploid (2n), jedes Chromosom besteht jetzt noch aus einer Chromatide (2n, 2C) bzw. einem DNA-Molekül. Von einem nicht genau festgelegten Zeitpunkt an, der als **Restriktionspunkt** oder Startpunkt definiert ist, wird ein zelluläres Programm angeschaltet, das die Zelle auf die S-Phase vorbereitet. Der Restriktionspunkt trennt die G_1-Phase in einen **A- und B-Zustand.** Der B-Zustand scheint durch die Synthese eines Proteins, des Cyclin D, ausgelöst zu werden, das mit einem

weiteren Protein (CDK 4) einen Komplex bildet, welcher Phosphatgruppen auf andere Proteine übertragen kann (Kinaseaktivität) und die DNA-Synthese und Zentriolenverdopplung stimuliert.

S-Phase. In dieser Phase erfolgt die Synthese (Replikation) der DNA. Sie beträgt gewöhnlich 8 Stunden, kann aber in Embryonal- und Tumorzellen auch schneller vollzogen werden (5–6 Stunden). Die S-Phase wird durch einen **S-Phasen-Aktivator** (Beteiligung von Cyclin E und A) eingeleitet. Die Protein-Synthese ist in dieser Phase gleichbleibend hoch wie in der G_1-Phase, jedoch liegt das Schwergewicht auf der **Synthese großer Mengen von Histonen,** die für die Bindung und Aufspulung der neu synthetisierten DNA benötigt werden. Wegen des enorm hohen Proteinbedarfs in sehr kurzer Zeit verfügen Histone als einzige Proteine des Organismus über zahlreiche, **repetitive Gene** (etwa 40 Gene pro Histon). Außerhalb der S-Phase werden Histone praktisch nicht synthetisiert. Am Ende der S-Phase sind die Chromatiden der 46 Chromosomen verdoppelt (2n, 4C). Die Replikation der DNA erfolgt an zahlreichen Abschnitten entlang der DNA-Fäden, die als **Replikationseinheiten** (Replikon) bezeichnet werden. Jedes Replikon scheint einen schleifenförmigen DNA-Abschnitt von etwa 100 000–200 000 Basenpaaren zu umfassen, was etwa 1000 Replikons pro DNA-Molekül (Chromosom) entsprechen würde. Die wichtigsten Proteine für die DNA-Synthese sind die Primase, DNA-Polymerase, Replikase und Topoisomerase I, II. Diese Proteine werden in der G_1-Phase synthetisiert und scheinen erst zu Beginn der S-Phase vom Zytoplasma in den Zellkern verlagert zu werden.

G_2-**Phase.** Es handelt sich um einen kurzen, etwa 4 Stunden langen Abschnitt nach Abschluß der S-Phase. In der G_2-Phase werden Proteine synthetisiert, die für die Kondensierung von Chromosomen wichtig sind. Dazu gehören spezielle Kinasen (Phosphatgruppen übertragende Enzyme), die z.B. die Histone 1 und 3 phosphorylieren und damit die Kondensierung der DNA einleiten. Diese Schritte werden wahrscheinlich durch das Protein **Cyclin B** reguliert. Außerdem scheint in der G_2-Phase das **Korrekturlesen der DNA** und die Reparation defekter Abschnitte zu erfolgen. Eine experimentelle Schädigung der DNA durch UV-Bestrahlung verlängert die G_2-Phase.

15.3   Mitose-Phase (M-Phase)

15.3.1   Ablauf der Mitose

In dieser Phase findet die **Mitose** statt, die etwa 60 Minuten dauert (Abb. 2.15-2 u. 3). Die Chromosomen werden als fadenförmige, kondensierte Strukturen sichtbar (mitos, gr.: Faden). Während der Mitose wird der duplizierte Chromosomensatz auf zwei Tochterzellen verteilt, die anschließend voneinander getrennt werden. Die Mitose wird durch einen Proteinkomplex, den **M-Phase-stimulierenden Faktor** (engl.: M-phase promoting factor, **MPF**) ausgelöst, der hauptsächlich aus dem Protein **Cyclin B** und dem **Protein 34** (p34) besteht. Die zytoplasmatische Konzentration von Cyclin B steigt kontinuierlich von der G_1-Phase über die S-Phase bis zur M-Phase an. Cyclin B wird während der M-Phase wieder durch spezifische Proteasen abgebaut, die durch den MPF aktiviert werden (negative Rückkopplung). Der MPF besitzt eine Kinaseaktivität, durch die Phosphatgruppen auf verschiedene, bei der Mitose wichtige Proteine übertragen werden. Wegen ihrer Verwandtschaft mit der Zellteilungszyklus-Kinase 2 der Hefe wird die MPF-Kinase auch als **cdc-2-Kinase** bezeichnet (engl.: cell division cycle, cdc). Die M-Phase wird in sechs Stadien unterteilt:

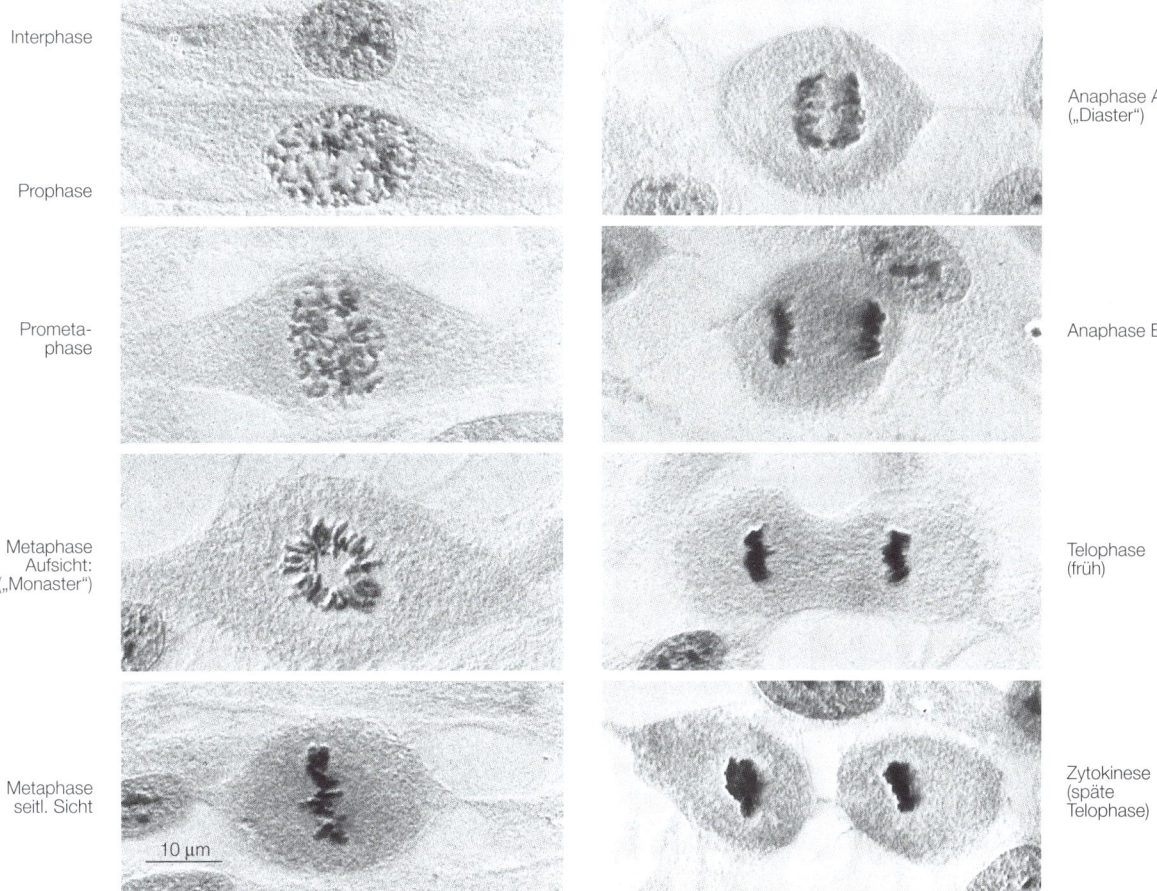

Abb. 2.15-2 Mitosestadien von menschlichen Fibroblasten in der Gewebekultur. (Original: H. G. SCHWARZACHER, Wien)

1. Prophase. Phase der beginnenden Kondensierung der Chromosomen, die durch eine MPF-Kinase-abhängige Phosphorylierung von Histonen eingeleitet wird. Daraus resultiert eine **grobschollige Chromatinstruktur** der Zellkerne. Die Kernmembran bleibt noch intakt. Im Zytoplasma sind die Zentriolen bereits in der G_2-Phase verdoppelt worden (zwei Zentriolenpaare). Gegen Ende der Prophase kommt es zu einem kompletten **Zusammenbruch des zellulären Mikrotubulussystems.** Anschließend wachsen Mikrotubuli von den beiden jetzt getrennten Zentrosomen aus, wodurch die Zentrosomen weiter voneinander entfernt werden.

2. Prometaphase. In dieser Phase werden die Chromosomen durch fortschreitende Kondensation komplett sichtbar. Die **Kernhülle zerfällt** in kleine Membranvesikel. Der Auflösung der Kernhülle geht eine Depolymerisation der Kernlamina voraus, die auf einer Phosphorylierung der Lamine A und B durch die MPF-Kinase beruht. Die Zentrosomen erreichen in dieser Phase die gegenüberliegenden Zellpole. Die von ihnen ausstrahlenden Mikrotubuli bilden die **Mitosespindel.** Die Mikrotubuli binden mit ihren schnellwachsenden Plusenden an das 0,3–0,5 µm große **Kinetochor** jeder Chromatide (Abb. 2.15-4). Das Kinetochor besteht aus einer plattenförmigen Auflagerung von Proteinen in der Zentromer-

region der Chromatiden. Im Querschnitt bestehen die Kinetochore aus drei Lamellen (äußere, mittlere und innere Lamelle). Die Plusenden der Mikrotubuli werden durch das Kinetochor stabilisiert. Außer diesen **Kinetochor-Mikrotubuli** gibt es eine zweite Population von Mikrotubuli, die nicht mit den Kinetochoren in Verbindung treten, sondern sich mit Mikrotubulusenden überlappen, die von dem gegenüberliegenden Zentrosom auswachsen **(Pol-Mikrotubuli).** Viele Chromosomen haben in dieser Phase nur mit einem ihrer beiden Kinetochore Kontakt mit Mikrotubuli aufgenommen und werden deshalb wegen unbalancierter Polymerisationskräfte zu einem der Spindelpole hin verlagert (gedrückt). Andere Mikrotubuli strahlen sternförmig von der Mitosespindel in die Zellperipherie aus **(astrale Mikrotubuli).**

3. Metaphase (meta, gr.: Mitte). In dieser Phase wird eine weitere Kondensation der Chromosomen vollzogen. In günstigen Fällen werden die beiden Chromosomenhälften (Chromatiden) jedes Chromosoms bereits im Lichtmikroskop sichtbar. Jedes Kinetochor hat jetzt Kontakt zu Mikrotubuli aufgenommen, wodurch die Chromosomen exakt in die Mitte zwischen den beiden Spindelpolen verlagert werden **(Metaphasenplatte).** In der Aufsicht der Metaphasenplatte erscheinen die Chromosomen als sternförmiges Gebilde **(Monaster).**

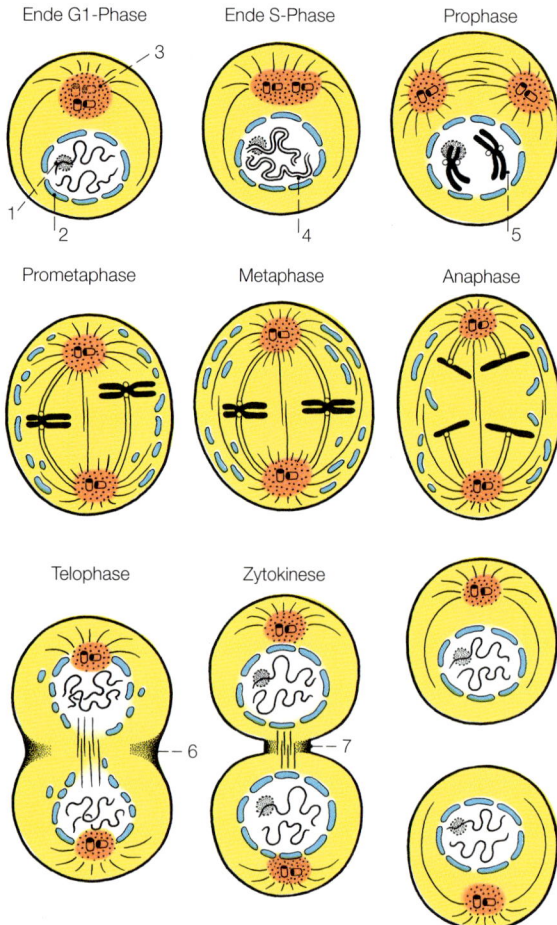

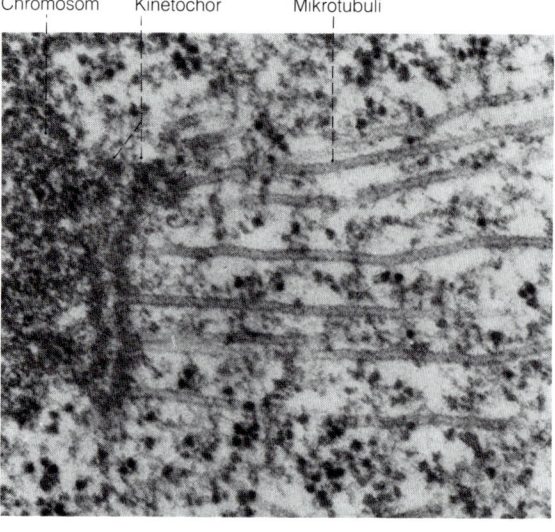

┣━━━┫ 0,1 μm

Abb. 2.15-4 Kinetochor am Zentromer eines Chromosoms in
früher Anaphase (Zellkultur aus Fibroblasten der Känguruh-Ratte)
bestehend aus drei Lamellen. Mikrotubuli sind in der äußeren Lamelle des Kinetochors verankert. (Roos [16])

Abb. 2.15-3 Stadien der Mitose.
1: Nukleolus an Organisator-Region eines Chromosoms
2: Kernhülle
3: Zentrosom mit sich verdoppelnden Zentriolenpaaren und ausstrahlenden Mikrotubuli
4: verdoppelte Chromatiden (DNA)
5: kondensierte Doppelchromosomen mit Zentromer (Kinetochor)
6: kontraktiler Schnürring
7: Zytoplasmabrücke mit Mittelkörper

4. Anaphase (ana, gr.: hinauf). In diesem, wenige Minuten dauernden Stadium werden die Chromatiden voneinander getrennt und in Richtung auf die beiden Spindelpole transportiert. Es entstehen zwei Chromatiden-
sterne **(Diaster).**

Der Transport der Chromatiden erfolgt durch Depolymerisation
der Kinetochormikrotubuli. Dieser Abbau der Mikrotubuli erfolgt am Kinetochor selbst. Dyneinmoleküle und ein anderer
Minusend-Motor (CBF$_3$), die mit dem Kinetochor verbunden
sind (s. oben), ziehen durch ruderartige Bewegungen die Chromatiden kontinuierlich an die schrumpfenden Enden der Kinetochormikrotubuli heran (Abb. 2.15-5). Die Geschwindigkeit
dieses Transportes beträgt etwa 1 μm/Minute **(Stadium A der
Anaphase).** Im **Stadium B** beginnen die Pol-Mikrotubuli weiter-
zuwachsen und gleichzeitig mit ihren **Enden aneinander entlang
zu gleiten.** Dieser Gleitmechanismus wird wahrscheinlich durch
ein Motorprotein der Kinesinfamilie vermittelt, das zunächst
am Zentromer als **CENTP-E** lokalisiert ist und zu Beginn der
Anaphase zu den polaren Mikrotubuli wandert. Dadurch werden die Spindelpole immer weiter voneinander entfernt.

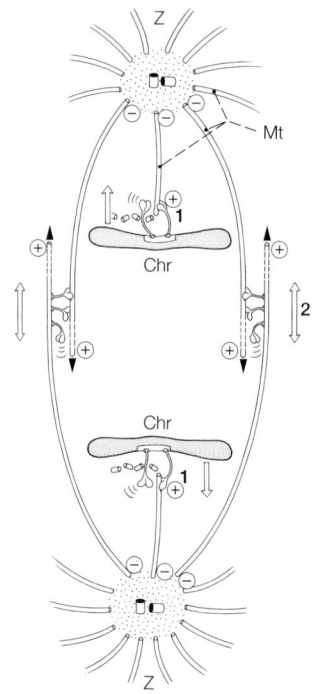

Abb. 2.15-5 Molekulare Basis der Chromosomenbewegungen
in der Anaphase.
1. Anaphase A: Depolymerisation der Kinetochormikrotubuli und
aktives Folgen („Hangeln") der Chromosomen (Chr) durch Minus-
end-Motorproteine. Dadurch Wanderung zu den Zentrosomen (Z).
2. Anaphase B: Auseinandergleiten durch Plusend-Mikrotubulus-
motoren und gleichzeitige Verlängerung der Pol-zu-Pol-Mikro-
tubuli. Dadurch werden die Zentrosomen mit Chromosomen weiter voneinander entfernt.

5. Telophase (telos, gr.: Ende). Endstadium der Mitose. Die separierten Tochterchromatiden haben die Zentrosomenregion erreicht. Die Chromatiden entspiralisieren sich wieder **(Despirem)** und eine Kernhülle wird um das Chromosomenpaket aufgebaut. Die Fragmente der alten **Kernhülle** werden zum Aufbau der neuen Hülle wiederverwendet, wobei das Lamin B (Strukturprotein der Kernlamina, s. oben) von besonderer Bedeutung ist.

Lamin B verbleibt während der gesamten M-Phase mit einem Lipidanker (Isoprenschwanz) an den Fragmenten der Kernhülle haften. Die Lamine A und C binden dagegen an die Chromosomen. Durch Bindung der Lamine A und C an Lamin B finden die Kernhüllenfragmente zu den Chromosomen zurück. Durch anschließende Verschmelzung der vesikulären Fragmente (stimuliert u.a. durch GTP-bindende Proteine) entsteht eine neue Kernhülle.

Die Ausbildung der Kernlamina wird dadurch möglich, daß das Protein Cyclin B während der Telophase schnell abgebaut wird (s. oben). Dadurch kommt es in der Folge auch zu einem Abfall des MPF und damit seiner Kinase-Aktivität. Wie oben erwähnt, ist diese Kinase für die Phosphorylierung der Lamine und dadurch Hemmung ihrer Polymerisation verantwortlich. Die Lamine werden jetzt nicht länger phosphoryliert und sind deshalb in der Lage, wieder zu polymerisieren und die Kernlamina aufzubauen.

Die Pol-Mikrotubuli bleiben noch als ein zentrales Bündel **(Zentralspindel)** bestehen und bilden die letzte Zytoskelettbrücke zwischen den beiden sich allmählich trennenden Tochterzellen.

6. Zytokinese (kytos, gr.: Zelle; kinein, gr.: bewegen). In diesem letzten Stadium der Zellteilung kommt es zur Durchtrennung des noch gemeinsamen Zelleibes exakt in der Mitte zwischen den beiden Tochterkernen (äquale Teilung). Diese Teilung erfolgt immer senkrecht zur Zentralspindel. Die Durchtrennung wird durch ein an der Plasmamembran befestigtes zirkuläres Aktin-Myosin-Bündel bewirkt, den **kontraktilen Ring.** Dieses Bündel kontrahiert sich wie ein Schließmuskel und zieht die anhaftende Plasmamembran furchenartig in die Tiefe zwischen den beiden Zellen **(Teilungsfurche).** Zum Schluß bleibt nur noch eine 0,5–1 μm dünne Zytoplasmabrücke zwischen den Zellen bestehen, die als **Mittelkörper** bezeichnet wird. Der Mittelkörper enthält die Überlappungszone der verbleibenden Zentralspindel, die mehr als 100 Einzeltubuli enthält. Anschließend depolymerisiert auch die Zentralspindel, so daß sich die Tochterzellen voneinander trennen können.

15.3.2 Mitose-Index

Der **Mitose-Index** (Zahl der Mitosen unter 1000 Zellen) zeigt lokal erhebliche Unterschiede. Er ist z. B. hoch im Epithel des Dünndarms (20–40), im blutbildenden Knochenmark (7) und sehr niedrig (unter 0,1) in Skelettmuskelfasern, Gefäßendothelzellen oder in Nervenzellen des Gehirns. Tumorgewebe ist zumeist durch einen hohen Mitose-Index (>10) gekennzeichnet. Die Häufigkeit von Mitosen wird in histologischen Präparaten unterschätzt, da Mitosen nach dem Tode bzw. nach Entnahme der Gewebe noch vollendet, neue Mitosen (S-Phasen) aber wegen O_2-Mangels (ATP-Bildung) nicht mehr eingeleitet werden können. Selbst bei Einlegen eines Gewebes in eine Fixierungsflüssigkeit können Mitosen im Zentrum der Gewebe wegen der langen Diffusionszeiten der Fixanzien noch zu Ende geführt werden.

15.4 Endoreplikation, Endomitose, Amitose

Bei der **Endoreplikation** durchläuft die Zelle mehrere S-Phasen, bevor sie in die G_2-Phase und Mitose eintritt. Daraus resultieren polyploide Zellen mit einer Vermehrfachung der Chromosomenzahl.

Eine **Endomitose** (Trennung der Chromatiden in der Prometaphase bei erhaltener Kernmembran und Ausbleiben der Kernteilung und Zytokinese) ist von Invertebraten bekannt, scheint beim Menschen aber nicht vorzukommen (vielleicht in Tumorzellen).

Bei der **Amitose** findet die Zytokinese nach Komplettierung der S-Phase unter Auslassung der M-Phase statt. Die Zellkerne werden durch einen zirkulären Filamentring sanduhrförmig durchschnürt, so daß Tochterzellen mit unterschiedlich großen Kernfragmenten entstehen. Die Amitose ist einwandfrei nur in ACTH-stimulierten Nebennierenrindenzellen von Fröschen nachgewiesen. Sie scheint beim Menschen nicht vorzukommen (vielleicht in Tumorzellen).

Mitose ohne Zytokinese: Nach regelrecht durchlaufenden Mitosestadien bleibt die Zytokinese aus. Es entsteht dadurch eine mehrkernige Zelle, die **Plasmodium** genannt wird. Beim Menschen sind Plasmodien nicht nachgewiesen (s. Kap. 2.14.2).

16 Reifeteilung, Meiose

16.1 Übersicht, Definitionen

Das Ziel der Meiose (meiosis, gr.: Verkleinerung) ist die **Produktion von Gameten** (Eizellen, Spermatozoen) zur geschlechtlichen Fortpflanzung. Gameten besitzen einen haploiden Chromosomensatz (23,X oder 23,Y). Durch Vereinigung der Gameten (Befruchtung) entsteht die diploide **Zygote** (befruchtete Eizelle, 46,XX oder 46,XY), die in der Lage ist, ein neues Lebewesen zu bilden. Die geschlechtliche Fortpflanzung hat evolutionsbiologisch folgende Vorteile: 1. eine randomisierte (zufällige) Mischung der Chromosomen zu erzeugen mit neuen chromosomalen Kombinationen und 2. durch Austausch von Chromosomenfragmenten neue Chromosomen und evtl. rearrangierte Gene herzustellen (Rekombination).

Die Meiose läuft in zwei aufeinanderfolgenden Zellteilungen ab. Die **erste Reifeteilung** (Abb. 2.16-1) verteilt die paternalen und maternalen Chromosomen gleichmäßig auf zwei haploide Tochterzellen (23,X und 23,Y). Die **zweite Reifeteilung** (Abb. 2.16-2) ist eine Mitose, in der die noch aus zwei Schwesterchromatiden bestehenden Chromosomen (23,2C) getrennt werden (23,1C).

16.2 Erste Reifeteilung

Das Hauptproblem, das die Zelle in der ersten Reifeteilung lösen muß, besteht darin, exakt die Hälfte des Chromosomensatzes auf beide Tochterzellen zu verteilen, so daß jede der Tochterzellen anstelle der 46 nur 23 ver-

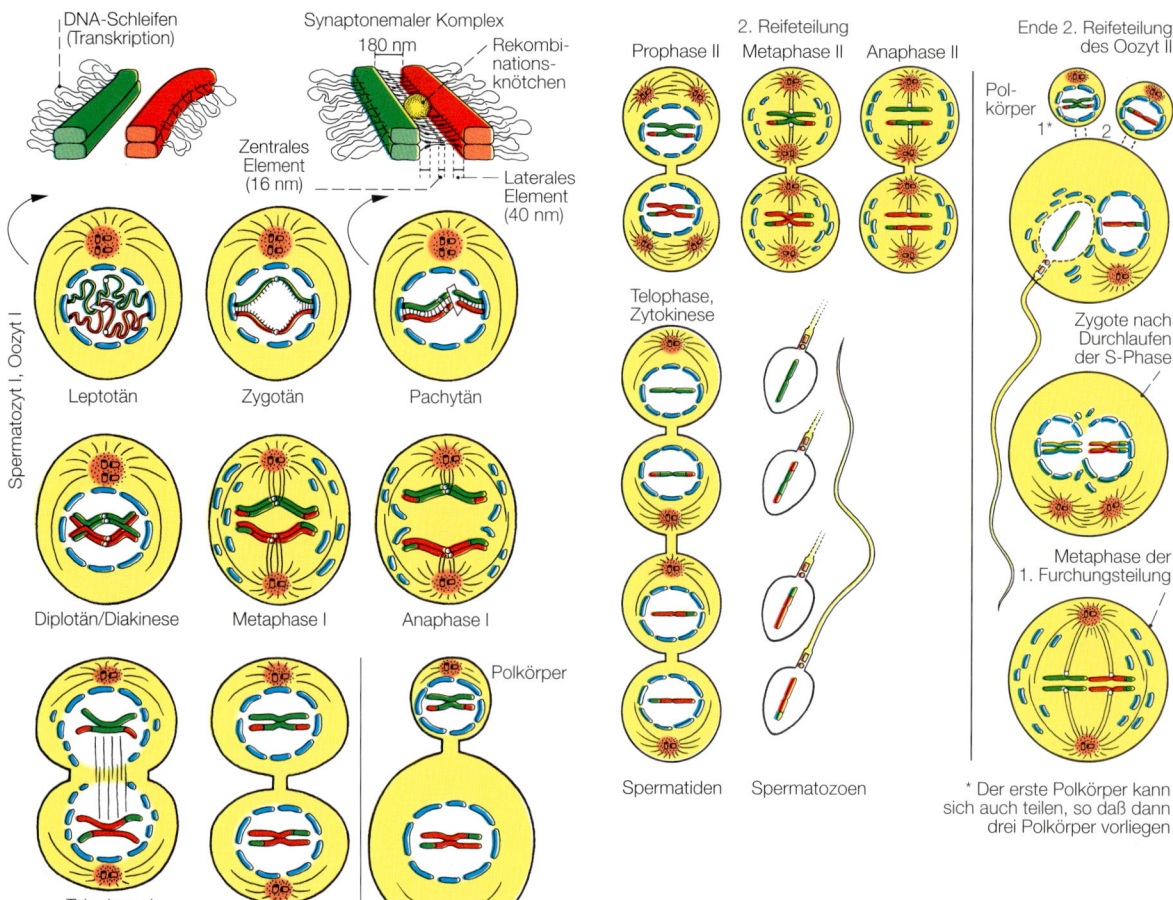

Abb. 2.16-1   Stadien der ersten Reifeteilung im Rahmen der Spermatogenese und Oogenese. Charakteristisch ist der Austausch von Chromosomenstücken zwischen homologen Chromosomen (Rekombination). Die erste Reifeteilung des Oozyt verläuft inäqual mit Bildung einer kleinen Tochterzelle (Polkörper).

Abb. 2.16-2   Stadien der zweiten Reifeteilung. Die zweite Reifeteilung des Oozyt erfolgt erst nach Eindringen eines Spermatozoons. Anschließend wird nach Bildung eines männlichen und weiblichen Vorkerns die S-Phase eingeleitet und dann die erste Furchungsteilung (Mitose) vollzogen.

schiedene Chromosomen besitzt. Dazu werden in der 1. Reifeteilung der Meiose die homologen Chromosomen über eine Verbindung, den **synaptonemalen Komplex,** aneinandergeheftet. Sie bleiben so lange mechanisch miteinander verbunden, bis die Teilungsspindel mit jedem Chromosom Kontakt aufgenommen hat (Abb. 2.16-1). Erst dann wird die Haftung zwischen den Chromosomen gelöst. Dadurch werden die homologen Chromosomen auf die beiden Tochterzellen exakt verteilt. Verschiedene Proteine des synaptonemalen Komplexes sind inzwischen identifiziert, dazu gehört auch das DNA-bindende Protein Topoisomerase II (s. Kap. 2.14.4.2). Die **Prophase** wird in fünf Stadien unterteilt.

1. Leptotän (leptos, gr.: dünn; taenia, lat.: Band). Die Chromosomen beginnen zu kondensieren. Jedes Chromosom besteht aus zwei Chromatiden, die in der zuvor abgelaufenen S-Phase synthetisiert worden sind. Die Chromatiden sind jedoch noch nicht sichtbar. Bürstenähnlich abstehende DNA-Schleifen sind immer

noch transkriptionsaktiv. Die Telomere aller Chromosomen bleiben mit der Kernmembran verbunden, und zwar scheinen die Telomere jedes homologen Chromosomenpaares an jeweils eine spezifische Stelle der Kernmembran zu gleiten, so daß eine Paarung zwischen homologen Chromosomen zustande kommt.

2. Zygotän (zygon, gr.: Joch). Die Chromosomen sind stärker kondensiert und lagern sich der Länge nach aneinander *(Synapsis)*. Die Proteine des lateralen Elementes des **synaptonemalen Komplexes** lagern sich den Chromosomen an, und der Komplex beginnt, sich auszubilden (Abb. 2.16-1).

3. Pachytän (pachys, gr.: derb). Die homologen Chromosomen sind vollständig durch den synaptonemalen Komplex miteinander verbunden.

4. Diplotän (diploos, gr.: doppelt). Der synaptonemale Komplex wird schrittweise gelöst. Schließlich hängen die Chromosomen an Überkreuzungspunkten, den **Chiasmata,** noch eine Zeitlang zusammen und sind deutlich als Chromosomenpaare zu erkennen. An diesen Stellen sind Protein-RNA-Komplexe lokalisiert, die **Rekombinationsknötchen.** In der Folge entstehen hier Brüche der Chromatiden, und es kommt zu einem Austausch paternaler und maternaler Chromosomenstücke. Dieser als Rekombination bezeichnete Mechanismus wird offenbar durch die Rekombinationsknötchen gesteuert. Abschnitte der Diplotänchromosomen dekondensieren anschließend in Transkriptionsaktive Zonen, an denen die mRNA für bestimmte Eizell- und Spermienproteine synthetisiert wird (aktive Proteinsynthese!).

5. Diakinese (diakinein, gr.: auseinanderbewegen). Erst jetzt werden die Telomere von der Kernmembran gelöst und die Chromosomen getrennt. Noch hängen die homologen Chromosomen an den Chiasmata zusammen. Die Chiasmata gleiten dann immer weiter zu den Enden der Chromosomen (**Terminalisierung**).

Separierung der Chromosomen, Zytokinese. Die anschließende meiotische Zellteilung erfolgt ähnlich der Teilungsschritte der Mitose und wird in **Prometaphase I** (Endphase der Diakinese), **Metaphase I, Anaphase I** und **Telophase I** unterteilt. Der wesentliche Unterschied zur Mitose besteht darin, daß beide Kinetochore der Schwesterchromatiden eines Doppelchromosoms Kontakt zu den Mikrotubuli desselben Spindelpols aufnehmen. Erst wenn alle Kinetochore mit Mikrotubuli besetzt sind und die Chromosomen in der Metaphasenebene liegen, lösen sich die Chiasmata. In der Anaphase werden die Chromosomen zu den Spindelpolen transportiert, ohne daß die Chromatiden in den Zentromeren voneinander getrennt werden (ein wesentlicher Unterschied zur Mitose). Die Zytokinese ist unvollständig. Die Tochterzellen bleiben über eine **Zytoplasmabrücke** noch bis zum Abschluß der zweiten Reifeteilung miteinander verbunden.

16.3 Zweite Reifeteilung

Nach einer kurzen Interphase ohne S-Phase wird die zweite meiotische Teilung eingeleitet (Abb. 2.16-2), in welcher die Schwesterchromatiden der Doppelchromosomen (23,2C) voneinander getrennt und auf die Gameten verteilt werden (23,1C). Die zweite meiotische Teilung unterscheidet sich nicht von der Mitose und wird in die Stadien **Prophase II, Metaphase II, Anaphase II, Telophase II** und **Zytokinese** unterteilt.

Die meiotische Produktion von männlichen Gameten **(Spermatozoen)** erfolgt in den Hodenkanälchen *(Ductuli seminiferi)*. Die Meiose nimmt insgesamt einen Zeitraum von durchschnittlich **74 Tagen** in Anspruch. Aus einem Spermatozyten I entstehen vier Spermatozoen (Spermien). Während der 1. und 2. Reifeteilung bleiben die Zellen der Spermatogenese über Zytoplasmabrücken miteinander verbunden. Bei weiblichen Individuen dauert die erste Reifeteilung **15–40 Jahre.** Im 5. Entwicklungsmonat verharren die **Eizellen** im Stadium der **Diakinese,** hier als **Diktyotän** bezeichnet. Erst beim **Eisprung** (Ovulation, s. Kap. 13.4 in Band II) wird die erste Reifeteilung abgeschlossen und die zweite Reifeteilung eingeleitet. Diese wird erst nach der Befruchtung (Eindringen eines Spermatozoons) der Eizelle vollendet. Charakteristisch für die Oogenese ist eine ungleichmäßige Zytokinese (inäquale Teilung) mit Bildung von kleinen Tochterzellen (Polkörpern). Aus einem Oozyt entstehen eine befruchtungsfähige Eizelle und zwei bis drei Polkörper.

17 *Kontrolle des Zellwachstums*

17.1 *Regeneration*

In jungen, heranwachsenden Individuen übersteigt die Vermehrung der Zellen (Proliferation) und ihr Größenwachstum deutlich den Untergang von Zellen (Zelltod). Daraus resultiert das Größenwachstum des gesamten Organismus und seiner Organe. Dagegen stehen in ausgewachsenen, adulten Individuen Proliferation, Größenwachstum von Zellen und Zelltod in einem fein ausbalancierten Gleichgewicht. Der Ersatz für gestorbene (entfernte) Zellen und Gewebe wird als **Regeneration** bezeichnet.

17.1.1 Physiologische Regeneration

Viele Gewebe besitzen permanent die Fähigkeit zum Ersatz von Zellen im Rahmen des normalen Verschleißes. Von dieser **permanenten physiologischen Regeneration** ist die **zyklische physiologische Regeneration** zu unterscheiden, die in zeitlich festgelegten Abständen erfolgt, wie beispielsweise die hormonell gesteuerte, monatliche Erneuerung der Uterusschleimhaut (Menstruationszyklus). Eine **einmalige physiologische Regeneration** ist der Ersatz des Milchgebisses. Die **Epithelzellen des Darms** werden permanent erneuert, mit einer Erneuerungsrate (Lebensdauer) von etwa einer Woche. Die alten, abgestorbenen Epithelzellen werden in das Darmlumen abgegeben, dort verdaut und in Form von Einzelbausteinen wieder resorbiert. Rote Blutkörperchen **(Erythrozyten)** leben etwa 120 Tage und werden danach durch neue Erythrozyten ersetzt. Vergleichbares gilt auch für die Epithelzellen der Haarfollikel und der Fingernägel. Die abgestorbenen Zellen verhornen und bilden Haare und Fingernägel. Die **Spermatozoen** (Spermien) sind ein weiteres Beispiel für den Umsatz von Zellen. Die reifen Spermatozoen werden in die Samenflüssigkeit abgegeben.

Diese proliferationsaktiven Zellsysteme, die einem hohen Umsatz von Zellen unterliegen, sind besonders empfindlich gegenüber **radioaktiven Strahlen,** die die DNA schädigen und die DNA-Synthese stören (s. unten). Bei erhöhter allgemeiner Strahlenexposition stehen Funktionsausfälle von Geweben mit hohem Umsatz klinisch im Vordergrund: blutige Durchfälle, Blutarmut (Anämie, Agranulozytose), Haarausfall, Infertilität. Ähnliche Symptome können auch bei Behandlung von krebskranken Patienten mit Arzneimitteln beobachtet werden, die die Zellteilung hemmen (Zytostatika).

In den meisten Geweben geht die Proliferation (Regeneration) von **Stammzellen** aus. Stammzellen, auch **Blasten** genannt, sind zumeist undifferenzierte Zellen, die die Fähigkeit zur Proliferation besitzen. Beispiele für Stammzellen sind die **Kryptenzellen** im Darm, **Basalzellen** in vielen Epithelien, **Satellitenzellen** in Skelettmuskelfasern oder **Spermatogonien** in Hodentubuli. Basalzellen in der Riechschleimhaut sind die einzigen funktionell bedeutenden **Neuroblasten,** die auch noch beim Adulten in der Lage sind, sich zu teilen und neue Nervenzellen (Riechnervenzellen) zu bilden. Die **Stammzellen** für die verschiedenen Zellen **des Blutes** befinden sich **im roten Knochenmark.**

17.1.2 Akzidentielle (pathologische) Regeneration

Wenn in einem Zellsystem durch schädigende Einflüsse Defekte entstanden sind, können diese in vielen Geweben durch Regeneration geheilt werden. Führt die Regeneration eines Defektes zu einer Wiederherstellung der normalen Gewebsarchitektur, liegt eine **komplette Regeneration** vor *(restitutio ad integrum)*. Wird der Defekt durch Ersatzgewebe aufgefüllt, ist die Regeneration **inkomplett** (z. B. Narbengewebe).

Beispiele: Die lokale Entfernung oder Verletzung des Hautepithels (Epidermis) bei einer Verletzung (Abschürfung, Schnittwunde) stimuliert die Mitose im benachbarten, unverletzten Epithel. Die proliferierenden Epithelzellen wandern über die Hautwunde und beenden ihre Proliferation erst, wenn ein kontinuierlicher Zellverband wiederhergestellt ist. Die Hemmung der Zellproliferation nach Erreichen eines konfluenten Zellverbandes wird als **Kontaktinhibition** bezeichnet. Die Kontaktinhibition ist ein wichtiger Mechanismus, der die Regeneration und Proliferation von Geweben kontrolliert. In adulten Individuen ist die Fähigkeit zur Regeneration in vielen Zellsystemen verlorengegangen. Beispielsweise ist im Gehirn nach Abschluß des Wachstums praktisch keine nennenswerte Erneuerung von Nervenzellen mehr möglich. Allerdings sind Nervenzellen auch im ausgewachsenen Organismus noch in der Lage, nach Durchtrennung ihrer Fortsätze (Axone, Dendriten), diese wieder auswachsen zu lassen **(partielle Regeneration)**.

17.2 Hyperplasie, Hypertrophie, Atrophie, Metaplasie

Besondere metabolische und mechanische Beanspruchungen können auch noch im adulten Organismus in manchen Geweben eine absolute Zunahme der Zellzahl bewirken **(Hyperplasie)** oder eine Vergrößerung der Zellen induzieren **(Hypertrophie).**

Bei sportlicher Betätigung findet eine Dickenzunahme der Skelettmuskelfasern und Herzmuskelzellen statt (Hypertrophie). Im Herzmuskel kommt es zusätzlich noch zu einer begrenzten Vermehrung der Muskelzellen (Hyperplasie). Eine Hypertrophie und Hyperplasie der Harnblasenmuskulatur, mit vorspringenden Muskelzügen („Balkenblase"), ist bei Einengung der Harnröhre aufgrund einer Prostatavergrößerung („Prostatahypertrophie") festzustellen. Beim Höhentraining (geringe atmosphärische O_2-Konzentration) nimmt die Zahl der roten Blutkörperchen zu (Hyperplasie).

Eine Verkleinerung (Verkümmerung) von Organen durch Reduktion des Volumens und/oder der Zahl von Zellen wird als **Atrophie** bezeichnet. Die **Inaktivitätsatrophie** der Skelettmuskelfasern nach Ruhigstellung einer Extremität durch Gipsverband beruht auf einer Reduktion der Dicke der Skelettmuskelfasern. Das vollständige Fehlen eines Organs, Gewebes oder einer Zellart wird **Aplasie** genannt. Umwandlung eines differenzierten Gewebes in ein anderes differenziertes Gewebe, **Metaplasie,** kann bei inadäquaten Beanspruchungen auftreten: lokale Verhornungen von unverhorntem Plattenepithel der Lippe und Mundschleimhaut bei Pfeifenrauchern oder Umwandlung von Flimmerepithel der Bronchien in unverhorntes Plattenepithel bei Rauchern. **Auf dem Boden der Metaplasie können Tumoren entstehen** (s. unten).

17.3 Nekrose, Apoptose

Der Untergang von Zellen und Geweben, **Nekrose,** kann vielfache exogene (physikalische oder chemische) Ursachen haben. Die häufigste endogene Ursache für Nekrosen ist die Unterbindung der Blutzufuhr **(Ischämie)** durch Einengung (Verstopfung) der Lumina der versorgenden Blutgefäße. Daraus resultiert eine Sauerstoffunterversorgung **(Hypoxie)** und nachfolgend, je nach Schweregrad der Hypoxie, eine **Nekrose.**

Die **Apoptose** ist eine Zellnekrose, die durch ein endogenes „Selbstmordprogramm" der Zelle aktiv herbeigeführt wird. Die Zelle synthetisiert unter Apoptose-auslösenden Bedingungen ein DNA-zerschneidendes Enzym (wahrscheinlich Desoxyribonuclease I), das die DNA des eigenen Zellkerns fragmentiert und zerstört. Die Apoptose spielt bei der Regulation der physiologischen Regeneration (Balance zwischen Zellerneuerung und Zelltod) eine wichtige Rolle. Sie wird ausgelöst durch bestimmte Faktoren (z. B. durch den Tumor-Nekrose-Faktor) oder erfolgt nach Entzug von Wachstumsfaktoren (Hormonen). Cortison induziert die Apoptose von Lymphozyten und wirkt dadurch immunsuppressiv.

Der Zelltod ist häufig durch eine Verkleinerung und Verdichtung des Zellkerns **(Kernpyknose)** gekennzeichnet. Dann tritt evtl. eine grobkörnige Fragmentierung des Kerns **(Karyorrhexis)** und Auflösung der Bruchstücke **(Karyolyse)** ein.

17.4 Wachstumsfaktoren

Die Proliferation, das Wachstum und die Differenzierung von Zellen werden durch extrazelluläre Proteine, die Wachstumsfaktoren (engl.: growth factor, **GF**), reguliert. Es gibt Wachstumsfaktoren, die die Proliferation von Zellen stimulieren **(Mitogene),** solche die den Zelltod verhindern **(Überlebensfaktoren)** oder die die Differenzierung von Zellen steuern **(Differenzierungsfaktoren).** Die meisten Wachstumsfaktoren vermitteln mehrere dieser Aktivitäten. Ein gut untersuchter Wachstumsfaktor ist der **Nervenwachstumsfaktor (NGF),** der das Auswachsen von Axonen aus Nervenzellen stimulieren kann. Wird ein Nerv durchschnitten, dann beginnen die Begleitzellen des Nerven (SCHWANN-Zellen, Endoneuralzellen) und Zellen in den denervierten Geweben mit der Synthese und Sekretion von NGF. Dadurch wird das Auswachsen von Nervenfasern und ihre Heimfindung zum ursprünglichen Versorgungsgebiet stimuliert und reguliert. Im Gehirn gibt es einen Wachstumshemmfaktor, der das Auswachsen von Nervenfasern verhindert und möglicherweise für die Konstanterhaltung bestimmter Nervenverbindungen eine Rolle spielt. Das **Erythropoetin** stimuliert sowohl die Proliferation als auch Differenzierung von Knochenmarkszellen zu Erythrozyten. Das Erythropoetin kann jedoch nur wirksam werden, wenn zuvor die Stammzellen (Hämatoblasten) des Knochenmarks durch einen **Kolonie-stimulierenden Faktor (CSF)** zu Gruppen (Kolonien) von Vorläuferzellen proliferiert sind. Erst diese Zellen exprimieren einen Erythropoetinrezeptor. Der **epidermale Wachstumsfaktor (EGF)** und der

Blutplättchen-Wachstumsfaktor (engl.: platelet derived GF, **PDGF**) sind ubiquitäre Wachstumsfaktoren, die die Proliferation verschiedener Zelltypen stimulieren. **Chalone** sind Proteine, die das Wachstum von Zellen hemmen.

17.4.1 Wirkungsweise von Wachstumsfaktoren

Alle Wachstumsfaktoren binden wie die Proteohormone an Rezeptorproteine der Plasmamembran und lösen dadurch Signaltransduktionsketten in der Zelle aus, die in Kap. 2.2.9 näher beschrieben sind. Verschiedene Wachstums- und Hormonrezeptoren (z.B. EGF-, PDGF- und Insulinrezeptor) besitzen in ihrer zytoplasmatischen Domäne eine **Tyrosinkinaseaktivität.** Die Kinase wird nach Bindung des Faktors aktiviert und überträgt Phosphatgruppen auf die OH-Gruppe am Ringsystem der Aminosäure Tyrosin (Tyrosinkinase). Durch diese Phosphorylierung werden die betreffenden Proteine in einen aktiven Zustand versetzt und lösen weitere Signalketten in der Zelle aus. Andere Wachstumsfaktor-Rezeptoren sind mit GTP-bindenden Proteinen **(G-Proteine)** verbunden, die ihrerseits Signaltransduktionsenzyme der Zelle stimulieren oder inhibieren. Noch weitgehend unbekannt ist die Kaskade der Proteine, die schließlich im Zellkern bestimmte Gene aktiviert, z.B. das Gen für die Mitoseregulierenden Proteine Cyclin und p34 (s. Kap. 2.15). Nur bei den kleinen lipidlöslichen Hormonen vom Typ des **Thyroxins** (Schilddrüsenhormon) oder der **Steroide** (Sexualhormone, Nebennierenrindenhormone), die u.a. auch das Wachstum und die Differenzierung verschiedener Zellen und Gewebe steuern, ist Näheres über den Mechanismus der Genregulation bekannt: Diese Hormone können die Plasmamembran ungehindert durchqueren und binden im Zytoplasma an Rezeptorproteine, die dann in den Zellkern wandern und dort eine spezifische Affinität für bestimmte Regulatorgene der DNA besitzen. Erst nach Bindung der Hormone können diese Rezeptorproteine die Expression von Genen durch Bindung an die DNA einleiten.

17.4.2 Tumoren, Onkogene

Wenn die feinabgestimmte Kontrolle der Zellproliferation aus dem Gleis gerät, werden laufend neue Zellen gebildet, die der Organismus nicht benötigt. Schließlich können diese Zellen zu einem sichtbaren Zellverband anwachsen, der dann als Tumor bezeichnet wird. Tumoren entstehen gehäuft in Geweben, die eine hohe physiologische Regenerationsrate aufweisen (u.a. Knochenmark, Uterusschleimhaut, Epithelien des Magen-Darm-Traktes, Metaplasieherde). Tumoren können ortsständig bleiben und nicht in das benachbarte Gewebe eindringen **(gutartiger Tumor, Benignom)** oder infiltrierend in die Nachbarschaft einwachsen, in Blut- und Lymphgefäße eindringen und über den hämatogenen und lymphogenen Weg in andere Organe verschleppt werden **(metastasieren)** und dort weiterwachsen **(bösartiger Tumor, Malignom). Karzinome** sind Malignome epithelialen Ursprungs, **Sarkome** sind Malignome der Zellen des Bindegewebes und der Muskulatur (sarkos, gr.: Fleisch), und **Leukämien** sind maligne Proliferationen von Vorläuferzellen der Blutzellen. Die auslösenden Mechanismen für die „Entartung" von Zellen und den Verlust der Proliferationskontrolle sind erst teilweise bekannt.

Die gemeinsame Endstrecke vieler Tumoren scheint jedoch auf Änderungen der Aktivität und der Regulation von Proteinen und deren Gene zu liegen, die auf irgendeine Weise in der **Signaltransduktionskette** mit mitogenen Faktoren eine Rolle spielen. Das tumorauslösende, fehlregulierte Protein kann selbst ein externes mitogenes Signal (Wachstumsfaktor, Hormon) oder dessen Rezeptor sein oder ein Glied in der Signaltransduktionskette zwischen Rezeptor und DNA darstellen (s. unten). Außerdem können Tumoren durch Schäden an DNA-Abschnitten entstehen, die Gene für das Zellwachstum kontrollieren.

Beispiel: **Radioaktive Strahlen** oder **UV-Strahlung** des Sonnenlichtes können die DNA in den proliferierenden Basalzellen der Epidermis schädigen (vor allem durch Brückenbildung zwischen benachbarten Thymidinbasen). Reparaturenzyme beseitigen in der Regel den entstandenen Defekt. Ist der Reparaturmechanismus nicht funktionstüchtig, wie dieses bei der Erbkrankheit **Xeroderma pigmentosum** der Fall ist, können bleibende Schäden und **Mutationen der DNA** entstehen. Wenn ein Abschnitt der DNA betroffen ist, der direkt oder indirekt für die Kontrolle der Zellproliferation eine Rolle spielt, dann kann auf diese Weise eine Tumorzelle entstehen, die sich unaufhörlich teilt und einen Tumor entstehen läßt. Das ist der Grund, weshalb bei Patienten mit Xeroderma pigmentosum gehäuft Hautkarzinome auftreten; aber auch bei gesunden Personen, die sich übermäßig dem Sonnenlicht aussetzen und das DNA-Reparatursystem überfordern, ist die Häufigkeit von Hautkarzinomen erhöht.

Das Konzept der Tumorentstehung aufgrund von Fehlregulationen von Proteinen der Signaltransduktionskette ist in den letzten 15 Jahren durch Aufklärung der Genstruktur von **Tumorauslösenden Viren** erhärtet worden, wobei es sich zumeist um besondere RNA-Viren handelt (Retroviren). Nach dem Eindringen in eine Zelle gliedern solche Tumorviren DNA-Kopien ihres Genoms in die DNA des Wirtes ein. Zuvor muß ihre RNA in eine DNA-Sequenz umgeschrieben werden **(reverse Transkription).** Von den Virus-DNA-Einschüben in die Wirtschromosomen (DNA) werden RNA-Kopien hergestellt, die an die sich neubildenden Viren weitergegeben werden.

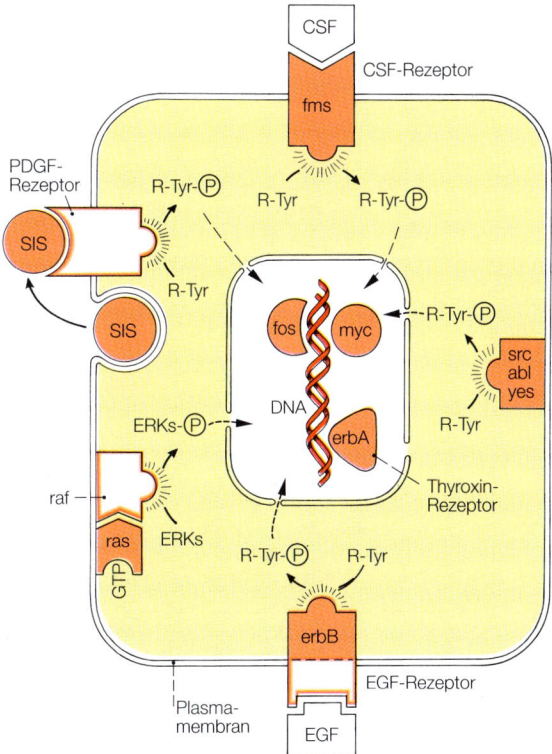

Abb. 2.17-1 Zelluläre Lokalisation von Onkogenen: Tumorerzeugende Viren der Gruppe der Retroviren enthalten in ihrem Genom Genabschnitte, die für Proteine kodieren, welche an der Kontrolle des Zellwachstums beteiligt sind (Hormone, Wachstumsfaktoren, Hormonrezeptoren, Enzyme intrazellulärer Signaltransduktionswege, DNA-Transkriptionsfaktoren). Die Sequenz der viralen Onkogene (Abkürzungen s. Text) weicht von der homologer Zellproteine (Protoonkogene) geringfügig bis stärker ab. R-Tyr steht als Abkürzung für die Tyrosingruppe von Signalproteinen, die nach Phosphorylierung (R-Tyr-Ⓟ) den Mitoseweg aktivieren.

In der Evolution solcher Tumorviren wurden Genfragmente der Wirts-DNA versehentlich in das Virusgenom mit einbezogen und kopiert. Die Analyse des Genoms vieler Tumorviren zeigte, daß solche Viren häufig Genabschnitte oder nahezu komplette Gene der Wirtstiere enthalten. Diese Gene können für Proteine kodieren, welche irgendwo in der Signaltransduktionskette von Hormonen und Wachstumsfaktoren der Wirtstiere (z. B. Mensch) eine Rolle spielen. Solche Genabschnitte der Virus-DNA (RNA) werden als **Onkogene** bezeichnet und die entsprechenden Gene der Wirtszellen als **Protoonkogene**. In Abb. 2.17-1 ist die zelluläre Lokalisation von verschiedenen Onkogen-Produkten eingetragen.

Beispielsweise kodiert das **sis-Onkogen** des Simian(Affe)-Sarkomvirus für einen Wachstumsfaktor, der den PDGF-Rezeptor stimuliert. Das Onkogenprodukt des Erythroblastose-Virus B (**erb-B**) enthält einen Abschnitt aus der zytoplasmatischen Domäne des EGF-Rezeptors, der Tyrosinkinase-Aktivität besitzt. Das **fms-Onkogen** des McDonough-Katzensarkoms (f steht für felis, lat.: Katze) kodiert für einen großen Teil des Rezeptors eines Kolonie-stimulierenden Faktors (CSF-1). Tyrosinkinase-sequenzen werden auch von den Onkogenen des Rous-Sarkom-Virus (**src**), des Abelson-Mäusevirus (**abl**) und des Yamaguchi-Sarkom-Virus (**yes**) kodiert. Andere Onkogene kodieren für GTP-bindende Proteine (u.a. das **ras-Onkogen** verschiedener Mäuse-Sarkomviren) oder für Proteine, die an der Genregulation im Zellkern beteiligt sind (**myc-Onkogen** des Myelocytomatose-Virus, **fos-Onkogen** des FBJ-Osteosarkom-Virus, **erb-A-Onkogen** des Erythroblastose-Virus A). Das ras-Onkogen bzw. dessen zelluläres Protoonkogen (c-ras) stimuliert unter Vermittlung der Serin/Threonin-Kinase **raf** den durch extrazelluläre Signale regulierten Kinaseweg (**ERKs**). Dieser kann schließlich durch Phosphorylierung der Mitogen-aktivierten Proteinkinase (MAP) den Zellteilungszyklus auslösen.

Wenn solche, mit Onkogenen ausgestattete Tumorviren eine Körperzelle infizieren, werden nicht nur die eigentlichen Virusproteine, sondern auch die Proteine ihrer Onkogensequenzen synthetisiert. Enthält das Onkogenprotein z.B. Sequenzabschnitte eines mitogenen Wachstumsfaktor-Rezeptors, der aufgrund einer partiell veränderten Sequenz auch ohne Bindung von Wachstumsfaktoren permanent aktiviert ist (z. B. das erb-B-Onkogenprodukt), dann wird die infizierte Zelle sich ständig teilen, so als ob sie durch externe mitogene Wachstumsfaktoren laufend stimuliert wird. Die Bildung eines Tumors kann dann die Folge sein.

Literatur

1. Abbildungsreferenzen

[1] Ashkin, A., K. Schütze, J. M. Dziedzic, U. Euteneuer, M. Schliwa: Force generation of organelle transport measured in vivo by an infrared laser trap. Nature 348 (1990) 346–348.

[2] De Duve, Ch.: Die Zelle. Expedition in die Grundstruktur des Lebens. Spektrum der Wissenschaft, Heidelberg 1989.

[3] Drenckhahn, D.: Zytoskelett und Zelldifferenzierung. Verh. Dtsch. Ges. Path. 72 (1988) 10–29.

[4] Drenckhahn, D., R. Dermietzel: Organization of the actin filament cytoskeleton in the intestinal brush border: a quantitative and qualitative immunelectron microscope study. J. Cell Biol. 107 (1988) 1037–1048.

[5] Drenckhahn, D., H. Franz: Identification of actin-, α-actinin-, and vinculin-containing plaques at the lateral membrane of epithelial cells. J. Cell Biol. 102 (1986) 1843–1852.

[6] Drenckhahn, D., C. Merte: Restriction of the human kidney band 3-like anion exchanger to specialized subdomains of the basolateral plasma membrane of intercalated cells. Europ. J. Cell Biol. 45 (1987) 107–115.

[7] Drenckhahn, D., K. Engel, D. Höfer, C. Merte, L. Tilney, M. Tilney: Three different actin filament assemblies occur in every hair cell: each contains a specific actin crosslinking protein. J. Cell Biol. 112 (1991) 641–651.

[8] Fawcett, D. W.: Atlas zur Elektronenmikroskopie der Zelle. Urban & Schwarzenberg, München–Wien–Baltimore 1973.

[9] Hill, W. E., P. B. Moore, A. Dahlberg, D. Schlessinger, R. A. Garrett, J. R. Warner (eds.): The Ribosome. Structure, Function, and Evolution. American Society for Microbiology, Washington D. C. 1990.

[10] Luciano, L., H. Konitz, E. Reale: Localization of cholesterol in the colonic epithelium of the guinea pig: regional differences and functional implications. Cell Tiss. Res. 258 (1989) 339–347.

[11] McKusick, V. A.: Mendelian inheritance in man: catalogues of autosomal dominant, autosomal recessive, and x-linked phenotypes. 8th Ed. Johns Hopkins University Press, Baltimore 1988.

[12] Nermut, N. V.: Europ. J. Cell Biol. 25 (1981) 265.

[13] Orci, L., B. S. Glick, J. E. Rothman: A new type of coated vesicular carrier that appears not to contain clathrin: its possible role in protein transport within the Golgi stack. Cell 46 (1986) 171–184.

[14] Paintrand, M. M. Moudjou, H. Delacroix, M. Bornens: Centrosome organization and centriole architecture: their sensitivity to divalent cations. J. Struct. Biol. 108 (1992) 107–128.

[15] Palade, G. E.: The endoplasmic reticulum. J. Biophys. Biochem. Cytol. 2 (Suppl.) (1956) 85–98.

[16] Roos, U. P.: Light and electron microscopy of rat kangaroo cells in Mitosis II. Kinetochore structure and function. Chromosoma 41 (1973) 195–220.

[17] Sobotta/Hammersen: Histologie. Farbatlas der Mikroskopischen Anatomie. 3. Aufl. Hammersen, F. (Hrsg.). Urban & Schwarzenberg, München–Wien–Baltimore 1985.

[18] Sperling, K.: Genetik. In: Hierholzer, K., R. F. Schmidt: Pathophysiologie des Menschen. Edition Medizin, VCH, Weinheim 1991.

[19] Weiss, L.: Cell and Tissue Biology. 6th Ed. Urban & Schwarzenberg, München–Wien–Baltimore 1988.

[20] Wheater, P. R., H. G. Burkitt, V. G. Daniels: Funktionelle Anatomie. Lehrbuch und Atlas. Urban & Schwarzenberg, München–Wien–Baltimore 1987.

2. Weiterführende Literatur

Die wichtigsten für die Darstellung des Kapitels 2 verwendeten Literaturstellen:

1. Alberts, B., D. Bray, J. Lewis, M. Raff, K. Roberts, J. D. Watson: Molecular Biology of the Cell. Second Edition, Garland Publishing, New York 1989.

2. Browder, L. W., C. A. Erickson, W. R. Jeffery: Developmental Biology. Third Edition. Saunders College Publishing, Philadelphia 1991.

3. Darnell, J., H. Lodish, D. Baltimore: Molecular Cell Biology. Second Edition. W. H. Freeman and Company, New York 1990.

4. De Duve, Ch.: Die Zelle. Expedition in die Grundstruktur des Lebens. Band I. Spektrum der Wissenschaft, Heidelberg 1989.

5. Gilula, N. B., L. Wolpert: Current Opinion in Cell Biology. Vols 1–5. Current Biology LTD, London 1988–1993.

6. Hierholzer, K., R. F. Schmidt: Pathophysiologie des Menschen. Edition Medizin, VCH, Weinheim 1991.

7. Kleinig, H., P. Sitte: Zellbiologie. 3. Auflage. Gustav Fischer Verlag, Stuttgart 1992.

8. Riede, U.-N., H. Wehner: Allgemeine und spezielle Pathologie. Georg Thieme Verlag, Stuttgart 1986.

9. Smith, L. H., jr., S. O. Thier: Pathophysiology. The Biological Principles of Disease. Second Edition. W. B. Saunders Company, Philadelphia 1985.

3 Differenzierung der befruchteten Eizelle zu den Hauptgeweben und Strukturen des Säugetierorganismus

R. Dermietzel

1 Übersicht, Definitionen

Mit der Befruchtung der Eizelle *(Oozyt)* beginnt die Entwicklung des menschlichen Keims. In seinem Erbgut *(Genom)* beherbergt das befruchtete Ei **(Zygote)** alle mütterlichen und väterlichen Informationen, die notwendig sind für die Differenzierung der Gewebe und Organe des Embryos. Nach der Befruchtung des Eies kommt es zu einer raschen Folge von Teilungsschritten, die die Zygote in das **Morulastadium** überführen. Im 16-Zellstadium kommt es zu einem Aneinanderrücken der Zellen (Kompaktierung). Durch Ausbildung eines zentralen Hohlraums geht die Morula in die **Blastozyste** über, die sich in eine innere Zellmasse *(Embryoblast)* und eine äußere Zellschicht *(Trophoblast)* polarisiert. Während der **Embryoblast** das gesamte Zellmaterial für den Embryo liefert, bilden sich aus dem **Trophoblast** die Anteile der Plazenta, die den Embryo ernähren. In der 2. Woche formt sich aus dem Embryoblast die zweiblättrige Keimscheibe, die aus dem Epiblast und Hypoblast besteht.

Die endgültige Differenzierung in die dreiblättrige **Keimscheibe** sowie die Ausbildung des kranio-kaudalen Körperschemas vollziehen sich mit der **Gastrulation.** Sie ist gekennzeichnet durch die Anlage des Primitivstreifens und Primitivknotens im dorsalen Bereich des Epiblasten. Damit wird die zentrale Körperachse markiert. Aus dem **Primitivstreifen** auswandernde Zellen gelangen zwischen Epiblast und Hypoblast und differenzieren sich zum 3. Keimblatt, dem intraembryonalen **Mesoderm.** Der Epiblast liefert somit das Material für intraembryonales Mesoderm, für das embryonale **Ektoderm** und für einen Teil des embryonalen **Endoderms.**

Zwischen der 4. und 8. Woche **(Embryonalperiode)** kommt es zur endgültigen Festlegung der Körperform des Embryos und der Entwicklung der Organsysteme. Dem Mesoderm scheint bei den **Induktionsvorgängen,** die zur Anlage des Körperschemas und der Organe führen, eine herausragende Rolle zuzukommen. Die Koordination sowie die Entscheidungsvorgänge, die den zeitlichen Ablauf der Keimentwicklung festlegen, werden durch Entwicklungskontrollgene gesteuert.

2 Determination und Differenzierung

Jede Zelle eines multizellulären Organismus läßt sich auf die befruchtete Eizelle **(Zygote)** zurückführen. Betrachtet man die gesamte im Zellkern gespeicherte Erbinformation *(Genom)*, so sind nahezu sämtliche Zellen des adulten Organismus genetisch identisch **(Genotyp).** Trotzdem unterscheiden sie sich erheblich in ihrem Erscheinungstyp **(Phänotyp).** Vielfalt in Form und Funktion der Zellen und Organe wird dadurch ermöglicht, daß es eine zelltypische Aktivierung und Inaktivierung spezifischer Gene im Lauf der embryonalen Entwicklung gibt (Genexpressionsmuster). Der Phänotyp der einzelnen Zellklassen ergibt sich somit aus der Summe aller ablaufenden Genaktivitäten, deren zeitlich gestaffelte Expression und deren Zusammenwirken zu einem bestimmten Punkt der embryonalen Entwicklung für verschiedene Zelltypen festgelegt wird. Eine so determinierte Zellgruppe wird diesen einmal bestimmten Phänotyp auch auf die nachfolgenden Zellgenerationen, die aus ihr durch Teilung hervorgehen, „weitervererben". Eine Änderung dieses Phänotyps ist nicht ohne weiteres möglich und kann auch nur partiell durch die bloße Veränderung des Umgebungsmilieus, in dem die Zellen sich befinden, erzwungen werden. Er stellt eine interne **Determination** der Zelle dar.

Um einen Einblick in die Entwicklungsmechanismen, die dahinterstecken, zu vermitteln, ist es notwendig, auf experimentelle Befunde an verschiedenen Tierspezies zurückzugreifen. Die meisten experimentellen Daten über die molekularen Mechanismen liegen für nicht-humane embryogenetische Vorgänge vor, wie sie z.B. bei der Fruchtfliege *(Drosophila melanogaster)*, dem Krallenfrosch *(Xenopus laevis)* und der Labormaus ablaufen. Da genomische Veränderungen im Laufe der Evolution in erster Linie Einfluß auf den Bauplan der Organismen nehmen, jedoch wenig die Entwicklungsprinzipien beeinflussen, ist es möglich, von grundsätzlichen Regeln für die frühe Embryogenese zu sprechen, ohne daß eine detaillierte Beschreibung der einzelnen Spezies-spezifischen Schritte notwendig ist. Die dramatischen Unterschiede im Erscheinungstyp der ausgereiften Organismen vollziehen sich in späteren Entwicklungsphasen. So findet man in den frühen Stadien eine verblüffende Ähnlichkeit der meisten Embryonalanlagen unabhängig davon, ob es sich um einen Fisch, ein Amphibium, einen Vogel oder einen menschlichen Keim handelt (Abb. 3.2-1). Dieser **evolutionäre Konservatismus** ist leicht zu verstehen, wenn man bedenkt, daß sich auf den frühentwickelnden Strukturen die nachfolgenden aufbauen. Mutationen, die derartige frühe Stufen treffen, würden

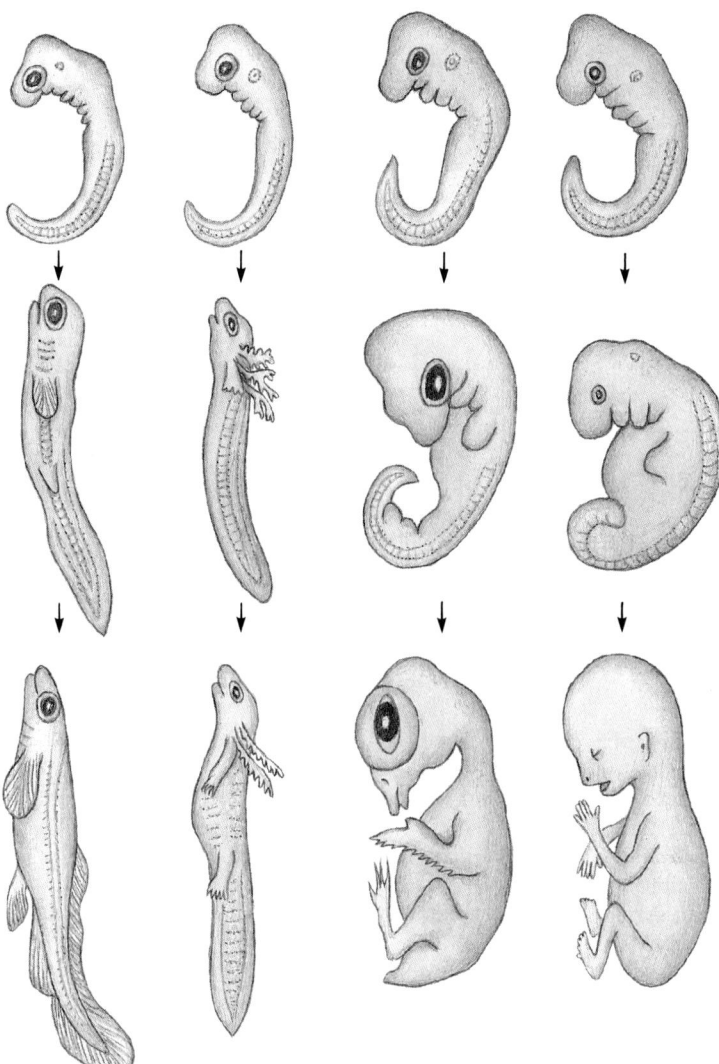

Abb. 3.2-1 Vergleich der verschiedenen embryonalen Entwicklungsstadien von Fisch, Amphibium, Vogel und Mensch. Große Ähnlichkeit herrscht in den frühen Entwicklungsstadien (erste Reihe). Die späteren Stadien zeigen die für die jeweilige Spezies typischen Differenzierungen des Körperschemas. (Nach HAECKEL [1])

somit zu erheblichen Veränderungen im weiteren Bauplan an unterschiedlichen Stellen führen und in der Regel letale Folgen für den Keim haben. Das grundsätzliche Schema der frühen Embryonalentwicklung der Vertebraten scheint somit ein über Millionen von Jahren durch natürliche Selektion begünstigtes Prinzip zu sein, das sich als Evolutionsvorteil behauptet hat.

3   Von der Befruchtung zur Einnistung (1. Woche)

3.1   Zygote und Morula

Die Befruchtung der Eizelle vollzieht sich in der Pars ampullaris des Eileiters. Durch den Befruchtungsvorgang
– kommt es zu einer Wiederherstellung des diploiden Chromosomensatzes durch Vereinigung der haploiden Keimzellen (Gameten) – s. Kap. 2.16.3;
– wird das Geschlecht des Keims bestimmt, wobei jeweils nach der Konstellation der Geschlechtschromosomen ein weiblicher (XX) oder männlicher (XY) Keim resultiert;

– wird das genetische Programm für die Entwicklung des Eies angestoßen. Eine nicht befruchtete Eizelle stirbt innerhalb weniger (12–24) Stunden nach der Ovulation ab. Durch die Befruchtung kommt es jedoch zu einem Anstieg des Stoffwechsels im Ei sowie zur DNA-Synthese (primär in den weiblichen und männlichen Vorkernen) und zur 1. Furchungsteilung.

Eine Eizelle läßt sich auch durch eine Reihe unspezifischer Reize aktivieren, z.B. eine Froscheizelle durch einen Nadelstich. Kommt es zur Entwicklung eines Eies ohne die Anwesenheit eines Spermiums, spricht man von *Parthenogenese* (Jungfernzeugung). Ein sich parthenogenetisch teilendes Ei kann bei Säugern nur wenige Stadien durchlaufen. Zur Ausreifung eines lebensfähigen Organismus kommt es offensichtlich nicht. Einige Vertebraten, wie z.B. bestimmte Eidechsen und Fischarten, können sich jedoch parthenogenetisch vermehren.

Die **Zygote** erreicht das 2-Zellstadium ca. 30 Stunden nach der Befruchtung. Nach 40 Stunden ist das 4-Zellstadium erreicht und nach ca. 3 Tagen das 12- bis 16-Zellstadium (Abb. 3.3-1). Diese Zellteilungen voll-

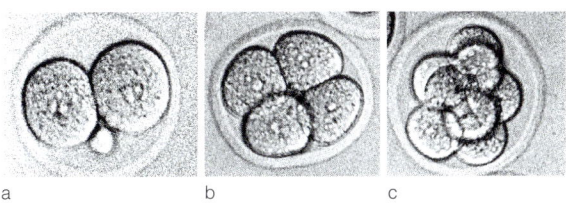

a   b   c

Abb. 3.3-1 Zellteilung eines Mäuseembryos in vitro. (a) 2-Zell-stadium mit einzelnem Polkörperchen, (b) 4-Zellstadium, (c) 8-Zell-stadium. Die Zona pellucida ist noch intakt. (Original: M. MOLLS, München)

ziehen sich innerhalb einer die Zygote umgebenden extrazellulären Glykoproteinhülle, der *Zona pellucida,* ohne Vergrößerung des ursprünglichen Eidurchmessers. In dieser Zeit bekommt die Zygote ein maulbeerartiges Aussehen **(Morula).** Die durch die Furchungsteilungen entstehenden Zellen werden als *Blastomeren* bezeichnet. Zwischen dem 8- bis 16-Zellstadium rücken die Zellen näher aneinander. Ein Vorgang, der als **Kompaktierung** bezeichnet wird und offenbar durch die Expression spezifischer Oberflächenproteine hervorgerufen wird, die die interzelluläre Adhäsionsfähigkeit der Blastomeren erhöhen. Dieser Kompaktierungsvorgang markiert den Übergang vom *Morulastadium* zum **Blastozystenstadium.** Obwohl die Blastomeren im späten Morulastadium weitgehend gleich aussehen, besitzen sie doch schon eine funktionelle Differenzierung. Eine äußere Zellage, die dem Tubenmilieu ausgesetzt bleibt, umschließt vollständig eine innere Zellmasse, die im Inneren der Morula liegt. Die äußeren Zellen bauen untereinander *Zonulae occludentes* auf, so daß das Innere der Morula als eigenständiges Kompartiment vom äußeren Flüssigkeitsmilieu abgegrenzt wird.

Beim Vorgang der Annäherung der Zellen und der Ausbildung der Zonulae occludentes scheint u. a. das Zelladhäsionsmolekül Uvomorulin (E-Cadherin) eine wichtige Rolle zu spielen. Gibt man nämlich Antikörper gegen das Uvomorulin zu einer sich formenden Morula, so bleibt die Kompaktierung aus, und die weitere Differenzierung wird gestoppt.

3.2 Blastozystenbildung

Im 12- bis 16-Zellstadium erreicht die Morula die Gebärmutterhöhle. Zu diesem Zeitpunkt erweitern sich die Extrazellularräume im Bereich der inneren Zellmasse. Die Abdichtung der Extrazellularräume der Morula durch Zonulae occludentes im Bereich der äußeren Zellschicht führt dazu, daß über aktiven Natriumtransport ein Ionen-Gradient zwischen innerem Kompartiment der Morula und dem äußeren Milieu aufgebaut werden kann. Dieser ins Innere gerichtete **Ionen- und Wassertransport** ist dadurch möglich geworden, daß im Stadium der Kompaktierung die äußere Zellage sich zu einem polarisierten Epithel entwickelt hat. Dieses besitzt in seiner basolateralen Plasmamembran eine Na^+/K^+-Pumpe und in seiner apikalen Membran Na^+- und K^+-Kanäle (Näheres s. Kap. 4.1.5). Wasser folgt passiv dem entstehenden

osmotischen Gradienten und sammelt sich im Bereich der Extrazellularräume der inneren Zellmasse an. Durch Konfluieren der erweiterten Extrazellularräume bildet sich im Inneren ein flüssigkeitsgefüllter Hohlraum, die **Blastozystenhöhle** (Abb. 3.3-2). Die zu diesem Zeitpunkt noch nicht in die Uterusschleimhaut implantierte Blastozyste (präimplantierte Blastozyste) ist vom Morulastadium in das Blastozystenstadium übergegangen.

3.3 Blastozyste

Spätestens im frühen Blastozystenstadium zeigt der Embryo eine sichtbare **Polarisierung,** die Zellen der inneren Zellmasse finden sich als Aggregat an einer Seite der Blastozyste angehäuft. Sie bilden den **Embryoblast.** Die äußere Zellschicht umgibt als einschichtiges Epithel die Blastozystenhöhle. Sie formt den sogenannten **Trophoblast,** aus dem sich später Anteile der Plazenta bilden (Abb. 3.3-2). Zu diesem Zeitpunkt hat eine nicht mehr reversible Determinierung der Zellen bereits stattgefunden.

Wie man aus Transplantationsexperimenten weiß, bildet sich aus

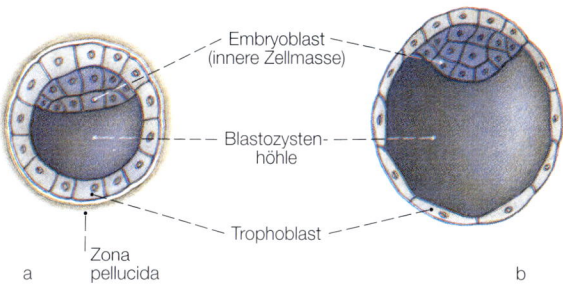

Embryoblast (innere Zellmasse)

Blastozystenhöhle

Trophoblast

Zona pellucida

a   b

Abb. 3.3-2 Frühes (a) und spätes Blastozystenstadium (b). Die Blastozyste hat sich in eine innere Zellmasse (Embryoblast) und den Trophoblast differenziert.

Zellen der inneren Zellmasse, wenn man sie in eine andere Blastozystenhöhle transplantiert, wieder ein Embryoblast. Das gleiche gilt für die Zellen des Trophoblast, die bei Transplantationen eine Trophoblastanlage formen.

Zu diesem Zeitpunkt kommt es auch zur Auflösung der Zona pellucida, wodurch die Blastozyste implantationsreif geworden ist (Abb. 3.3-3). Beim Menschen erfolgt dies 5,5 bis 6 Tage nach der Befruchtung.

3.4 Funktionelle Differenzierung der Blastomeren

Bis zum 8-Zellstadium scheinen die Blastomeren bei den Säugerembryonen alle funktionell gleich zu sein **(Omnipotenz).** Die Entwicklung von genetisch identischen eineiigen Zwillingen aus einem einzigen befruchteten Ei ist hierfür ein Hinweis.

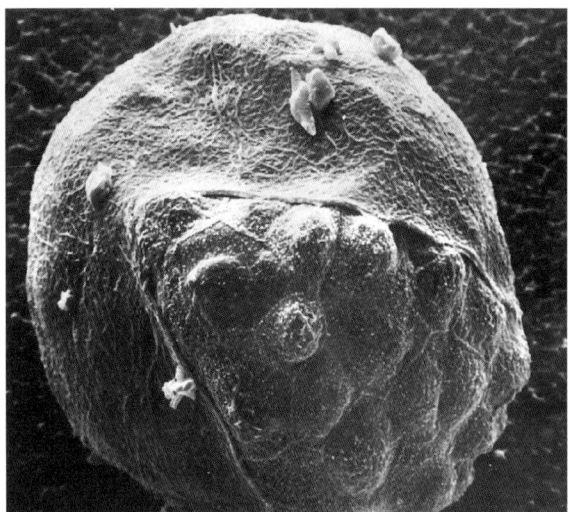

Abb. 3.3-3 Rasterelektronenmikroskopische Darstellung einer Blastozyste, die aus der Zona pellucida „schlüpft". (Original: M. MOLLS, München)

Experimentell läßt sich im 2-Zellstadium der Maus eine der Blastomeren abtöten, aus der verbleibenden Blastomere kann sich eine normale Maus entwickeln. Fügt man zwei Mäusemorulae im 8-Zellstadium zusammen, so bildet sich daraus eine Riesenmorula, die nach Reimplantation in den Uterus eines Tieres zu einer normalen Maus heranwachsen kann. Derartige **Chimären** genannte Tiere haben somit vier Elternteile und ihre Zellen gehören zwei verschiedenen Genotypen an. Mit entsprechenden genetischen Markern, z. B. Weißfelligkeit und Schwarzfelligkeit, lassen sich hierdurch gefleckte Tiere züchten. Gelingt es, frühe Blastomeren, die ein künstlich oder natürlich verändertes Gen tragen, in eine normale Blastozyste oder Morula einzubringen, so kann dieses Gen, wenn es in die Keimbahn der sich daraus entwickelnden Embryos gelangt (aus den Zellen der Keimbahn werden Eizellen oder Spermien), auf die Nachkommenschaft des betreffenden Tiers vererbt werden. Man kann durch eine derartige Manipulation sogenannte **transgene Tiere** erstellen. Ein Verfahren, das insbesondere bei der Untersuchung von Erbkrankheiten an Bedeutung gewinnt.

Die Omnipotenz der frühembryonalen Zellen wird wahrscheinlich erst jenseits des 8-Zellstadiums aufgehoben, wenn sich die Blastomeren in äußere Zellschicht und innere Zellmasse differenziert haben. Man muß annehmen, daß zu diesem Zeitpunkt unterschiedliche genetische Programme aktiviert werden.

Die wesentlichen Gründe für die Differenzierung der äußeren und inneren Blastomeren sind a) in der frühzeitigen Polarisierung der Zellen während des 8-Zellstadiums und b) in der Position, die die Zellen während der nachfolgenden Teilungen einnehmen, zu sehen. Im 8-Zellstadium besitzen die Blastomeren einen zur äußeren Oberfläche der Morula gerichteten apikalen Pol mit Mikrovilli. Diese Polarisierung wird in Abhängigkeit von der nächsten Teilungsebene auf eine oder beide Tochterzellen weitergegeben. Wird durch eine horizontale Teilungsebene ein polar-apolares Zellpaar gebildet, so findet man eine typische Orientierung der Mikrovilli-tragenden (polaren) Zellen nach außen, während die Mikrovillusfreien, apolaren Zellen nach innen rücken. Die polaren

Zellen überwachsen sozusagen die apolaren Geschwister-Blastomeren.

3.5 Positionelle Information

Eine der wesentlichen Fragen in diesem Zusammenhang ist, wie die Position einer Zelle im Embryo eine Signalwirkung für die Aktivierung eines Gens oder eines ganzen Genprogramms und damit für nachfolgende Differenzierungsvorgänge verantwortlich sein kann. Diese grundsätzliche Überlegung gilt nicht nur für die ganz frühe Keimesentwicklung (Morula und Blastozyste), sondern auch für spätere Differenzierungsschritte von Embryoblast und Embryo, wie z. B. die Keimblattbildung und Organentwicklung, und soll deshalb einer näheren Betrachtung unterzogen werden. Unter folgenden Bedingungen kann die Position einer Zelle oder einer Zellgruppe Einfluß auf ihr Differenzierungsverhalten nehmen:

1. Wenn sie einem **äußeren Milieu** ausgesetzt wird, das z. B. in der Ionen-Zusammensetzung variiert. Dies ist ein Vorgang, der bereits bei der Differenzierung in äußere Zellage und innere Zellmasse aufgezeigt wurde und der im wesentlichen durch die Kompaktierung und die Ausbildung von Zonulae occludentes hervorgerufen wird. Veränderungen des Milieus können über die Zellmembran als Signale weitergeleitet werden und zu Veränderungen des Membranpotentials der Zelle führen. Über transmembranäre Kanäle oder Pumpmechanismen können die Schwankungen des äußeren Mikromilieus an das Innere der Zelle weitergeleitet werden. Über sekundäre Botenstoffe wie Kalzium, zyklisches AMP, zyklisches GMP oder über Inositolpolyphosphate kann es zu einer Aktivierung von Proteinkinasen und in Abhängigkeit davon schließlich zur Aktivierung einzelner Gen-Abschnitte kommen (s. Kap. 2.2.9). Änderungen des **Mikromilieus,** das die Zellen umgibt, können somit unmittelbar Einfluß auf das Zellverhalten selbst nehmen.

2. Die Signalvermittlung über die Zellmembran kann durch spezifische **Oberflächenmoleküle** erfolgen, die mit Molekülen der extrazellulären Matrix oder unmittelbar mit dem Molekülbesatz einer benachbarten Zelle in Verbindung treten. Derartige Oberflächenmoleküle finden sich schon sehr frühzeitig im Stadium der Blastozyste. So findet bei Trennung der Blastozystenzellen und Reaggregation kein Vermischen von Zellen des Embryoblast mit denen des Trophoblast im späten Blastozystenstadium statt. Dies kann auf zellspezifische Oberflächenmoleküle und die damit verbundenen Erkennungsmechanismen zurückgeführt werden.

Ein solches Erkennen von Zellen, die zur gleichen Zellgruppe gehören, wird als **Sortierungs-Phänomen** bezeichnet. Drei große Gruppen oder Familien derartiger Oberflächenproteine scheinen während der Embryogenese eine wesentliche Rolle zu spielen: a) die Moleküle der **Immunglobulin-Supergen-Familie.** Dies sind Proteine, die aufgrund ihrer Sequenz mit den Immunglobulinen verwandt sind; b) Moleküle, die man als **Integrine** bezeichnet und die insbesondere mit extrazellulären Proteinen (sogenannte extrazelluläre Matrix) reagieren können; c) sogenannte **Cadherine** (z. B. Uvomorulin), die Zell-Zell-Adhäsion vermitteln und einen wesentlichen Beitrag bei der Ausbildung des epithelialen Membrankontakt-Komplexes und bei der Morphogenese der Organe (Organogenese) leisten (vgl. Kap. 2.3.2).

3. Die letzte Form der durch die Position der Zellen abhängigen Signalvermittlung, die bei Differenzierungsvorgängen eine wesentliche Rolle zu spielen scheint, ist als „positionelle Information" in engerem Sinne bekannt geworden. Bei der bisherigen Betrachtung hat die Membran immer eine Rolle als **Signalwandler** (Transducer) zwischen Zelläußerem und Zellinnerem gespielt. Eine unmittelbare von Zelle zu Zelle gehende Signalkette ist aber ebenfalls denkbar, vermittelt über transmembranäre Kanäle, die den Extrazellularraum überspannen. Sie liegen in Form von Nexus („gap junctions") vor (s. Kap. 2.3.2.3) und werden schon sehr frühzeitig im 8-Zellstadium der Morula gefunden. Hydrophile Moleküle können diese Kanäle (Connexone) passieren. Da der Durchmesser dieser Kanäle relativ groß ist und unterschiedlichste Moleküle bis zu einem Molekulargewicht von etwa 1000 durchläßt, kommen als Signalträger Ionen, aber auch Nukleotide, Peptide und andere funktionell wirksame Moleküle in Frage. Besitzen diese Moleküle einen spezifischen, die embryonale Entwicklung beeinflussenden Effekt, spricht man von **Morphogenen.** Der bisher noch hypothetische Mechanismus der Signalvermittlung bei der „positionellen Information", die über gap junctions weitergeleitet werden könnte, baut sich auf ein relativ einfaches **Diffusionsmodell** auf: Kommt es in einer Zelle oder in einer Zellgruppe durch lokale Aktivierung eines oder mehrerer Gene zur Produktion eines niedermolekularen Morphogens, das über gap junctions in die Nachbarzellen diffundieren kann, so wird dieses Morphogen dem Konzentrationsgradienten entlang diffundieren und einen Diffusionsgradienten aufbauen (Abb. 3.3-4). Die Höhe der jeweiligen Konzentration der morphogenetisch wirksamen Substanz kann als Signal dienen, das in den Zellen eine Veränderung der Genaktivitäten und damit ihres Differenzierungszustands bewirkt. Hierbei scheint weniger entscheidend zu sein, wie hoch die Konzentration des Morphogens ist, sondern wo der **Schwellenwert** für das Morphogen in der jeweiligen Zelle liegt. Ist die Konzentration des Morphogens über dem Schwellenwert, so wird die Zelle sich in eine bestimmte Richtung differenzieren, liegt er darunter, vollzieht sich die Differenzierung möglicherweise in eine andere Richtung. So können sich entlang einem solchen Konzentrationsgradienten positionsabhängige Entwicklungsfelder aufbauen, ein Mechanismus, der für die sogenannte **Musterbildung** im Keim, d.h. seiner räumlichen Organisation, verantwortlich gemacht wird.

Bedeutung der positionellen Information für die Extremitätenbildung

Ein eindrucksvolles Beispiel für Entwicklungsmechanismen, die offenbar durch positionelle Informationen gesteuert werden, ist die Ausbildung der distalen Extremitätenanlagen (Fingerbildung) beim Hühnchenembryo. Wegen seiner prinzipiellen Bedeutung für positionelle Steuerungsmechanismen soll dieser Entwicklungsvorgang an dieser Stelle beschrieben werden, auch wenn dies einen Vorgriff in der zeitlichen Abfolge der geschilderten Embryonalentwicklung darstellt.

Die **Extremitätenknospen** bilden sich aus ektodermalen Ausstülpungen, die von Zellen des 3. Keimblatts (Mesoderm) ausgefüllt sind. Aus dem Mesoderm entwickeln sich im wesentlichen die Muskulatur, das Skelettsystem, Bindegewebe und Gefäße der Extremitäten. Am hinteren Rand der Extremitätenknospe liegt eine mesodermale Zellgruppe, die einen entscheidenden Einfluß auf die Differenzierung des benachbarten mesodermalen Gewebes auszuüben scheint. Transplantiert man nämlich diese Zellgruppe von seiner posterioren Position in die vorderen Abschnitte einer Extremitätenknospe, so bildet sich in der Wirtsanlage eine zusätzliche Extremitätenanlage aus (Abb. 3.3-5). Die Zellen, die die zusätzliche Anlage ausmachen, stammen alle von dem Wirtsgewebe ab. Da die neue Anlage eine definierte Reihenfolge ihrer Finger in der anterior-posterioren Abfolge aufweist, scheint das Transplantat nicht nur eine Induktionswirkung zu haben, die zur Ausbildung der zusätzlichen Anlage führt, sondern auch das räumliche Muster, hier die anterior-posteriore Reihung von 4./3./2. Finger, zu determinieren. Die Zellgruppe besitzt eine Potenz polarisierender Aktivität (Zone polarisierender Aktivität, **ZPA**). Die Differenzierung der drei Fingeranlagen ist offenbar abhängig von der Position, die das benachbarte mesodermale Gewebe zur ZPA einnimmt. Das am nächsten zur ZPA gelegene Gewebe wird sich immer zur 4. Fingeranlage entwickeln, das etwas entferntere zur 3. und das am weitesten entfernte zur 2. Anlage.

Diese Beobachtung steht im Einklang mit dem geschilderten Modell der Steuerung von räumlichen Differenzierungsvorgängen durch **Positionsinformation.** Wird von der ZPA ein Morphogen produziert, so kann sich ein Konzentrationsgradient in anterior-posteriorer Richtung aufbauen. Gewebe, das der höchsten Konzentration ausgesetzt ist, wird sich dann zur 4. Finger-

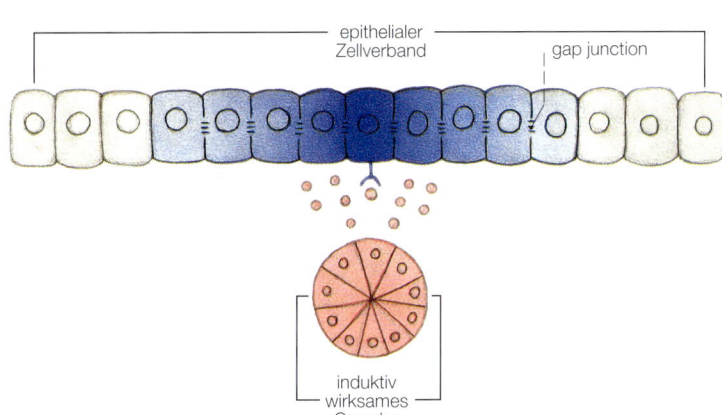

epithelialer Zellverband   gap junction

induktiv wirksames Gewebe

Abb. 3.3-4 Ausbildung eines Diffusionsgradienten, der als positionelles Signal dient (hypothetisches Modell). Die Produktion eines Morphogens (blau) in einem epithelialen Zellverband wird durch einen Differenzierungsfaktor (rot), der durch ein induktiv wirksames Gewebe abgegeben wird, induziert. Das Morphogen breitet sich über „gap junctions" entlang dem Konzentrationsgradienten aus. Die jeweilige intrazelluläre Konzentration in dem epithelialen Zellverband dient als Signal, um einen Differenzierungsvorgang in Gang zu setzen.

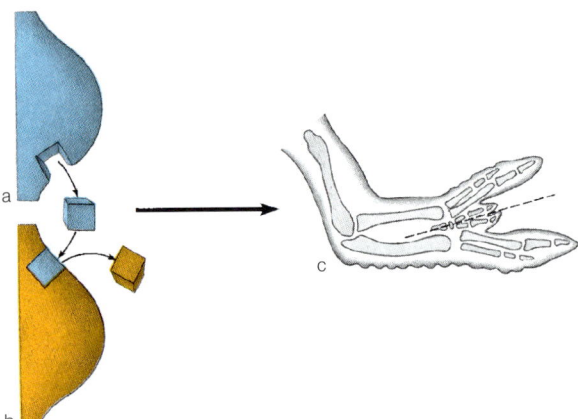

Abb. 3.3-5 Transplantation einer mesodermalen Zellgruppe (sogenannte Zone polarisierender Aktivität, ZPA) von der posterioren Seite einer Extremitätenknospe (a) auf die anteriore Seite einer zweiten Extremitätenknospe (b) führt zur Ausbildung einer zusätzlichen, spiegelbildlichen Handanlage (c) beim Hühnchenembryo.

anlage differenzieren. Eine Substanz bzw. Substanzgruppe, die einen solchen Effekt auszulösen scheint, sind die **Retinolsäure** und andere Derivate des Vitamin A, die klein genug sind, um durch gap junctions in Nachbarzellen zu gelangen. Es gibt Hinweise dafür, daß Kernrezeptoren für Retinolsäure vorliegen, die möglicherweise das Expressionsverhalten von Genen beeinflussen.

3.6 Implantation

Beim Menschen heftet sich die Blastozyste zwischen dem 5. und 6. Tag nach der Befruchtung der Eizelle an die Uterusschleimhaut an (Abb. 3.3-6). Der Teil des Tro-

phoblast, der unmittelbar dem Embryoblast anliegt, zeigt eine erhöhte Teilungsaktivität. Die Tochterzellen fusionieren miteinander und bilden so den **Synzytiotrophoblast,** der infiltrativ in das Uterusepithel hineinwächst (sogenannte interstitielle Implantation). Der Synzytiotrophoblast durchbricht anschließend die Basalmembran des Epithels und sucht Anschluß an das subepitheliale Bindegewebe der Uterusschleimhaut (Endometrium, s. Abb. 3.4-1). Der Anheftungsvorgang setzt voraus, daß es zwischen dem Trophoblast und dem Uterusepithel zu einer lokalen wechselseitigen Beeinflussung kommt. Bei dieser sogenannten **embryomaternalen Interaktion** scheint die Blastozyste offenbar auf die Uterusschleimhaut einzuwirken. Die Blastozyste implantiert normalerweise an der hinteren oder vorderen Wand des Corpus uteri.

Eine Implantation außerhalb des Uterus (ektopische Implantation) ist ebenfalls möglich, z.B. im Eileiter oder in der Bauchhöhle, und kann zu einer **extrauterinen Gravidität** (EU) führen. Eine EU hat meistens das Absterben des Keims zur Folge und kann schwere mütterliche Blutungen im 2. Schwangerschaftsmonat nach sich ziehen.

Zu Beginn der Implantation scheinen Zelladhäsionsmoleküle als Signalvermittler zwischen Trophoblastzellen und Uterusepithel eine Rolle zu spielen. Besondere Adhäsionsfähigkeit besitzt hierbei der Teil des Trophoblast, der in der Nähe des Embryoblast liegt, so daß dieser Teil der Blastozyste bevorzugt am Uterusepithel haftet. Das Uterusepithel muß sich zur Zeit der Implantation in einer aufnahmefähigen Phase befinden. An der Implantationsstelle zeigt es eine Aufhebung seiner Polarisierung durch Abflachung der Zellen und Desintegration der Zonulae occludentes, die offenbar Voraussetzung zur Freigabe des interstitiellen Implantationswegs sind. Die Uterusschleimhaut selbst befindet sich zum Zeitpunkt der Implantation in der späten Sekretionsphase (s. Band II, Kap. 13.5). Die Abstoßung der Uterusschleimhaut (Menstruation) wird jedoch nicht vollzogen, da die implantierte Blastozyste ein spezifisches Hormon produziert, das **humane Choriongonadotropin** (HCG).

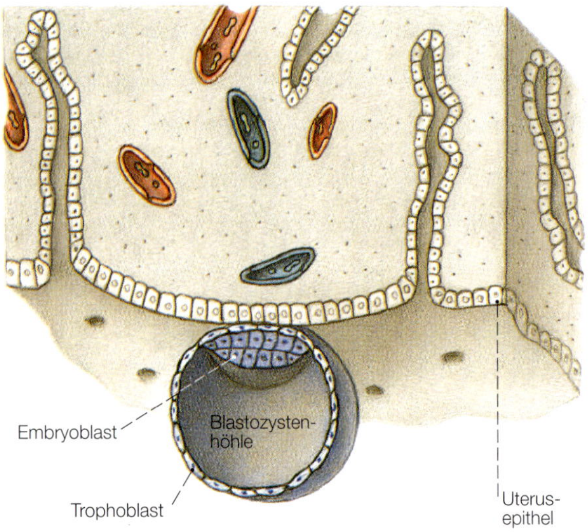

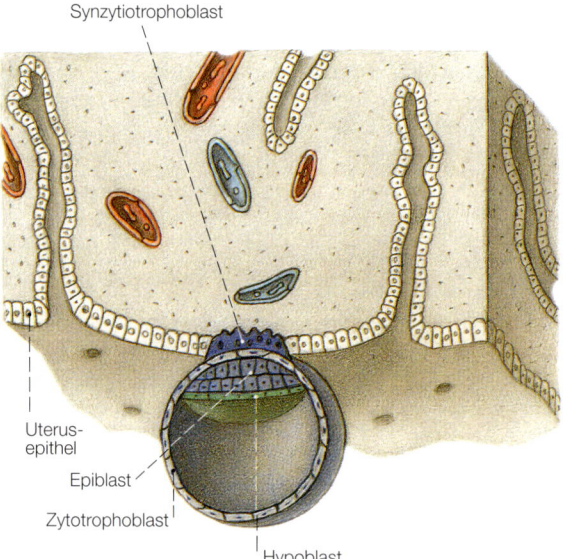

Abb. 3.3-6 Anheftung der Blastozyste am 5. bis 6. Tag nach der Befruchtung an das Endometrium des Uterus. Das endometriale Epithel ist noch intakt.

Embryoblast
Blastozystenhöhle
Trophoblast
Uterusepithel

Synzytiotrophoblast
Uterusepithel
Epiblast
Zytotrophoblast
Hypoblast

Abb. 3.4-1 Der Synzytiotrophoblast des 7 Tage alten Keims wächst in die Uterusschleimhaut hinein. Die Keimscheibe ist zweiblättrig und besteht aus Epiblast und Hypoblast.

4 Differenzierung von Trophoblast und Embryoblast

4.1 Die zweiblättrige Keimscheibe (2. Woche)

Um den 8. Tag nach Befruchtung kommt es zu Differenzierungsvorgängen sowohl im Bereich des Trophoblast als auch im Embryoblast. Der Teil des Trophoblast, der in die Uterusschleimhaut einwächst, proliferiert erheblich. Aus ihm gehen sämtliche Anteile des Trophoblast der Plazenta hervor. Der dem Embryoblast anliegende Trophoblast zeigt eine innere Schicht mit gut abgrenzbaren einkernigen Zellen, genannt **Zytotrophoblast.** An der nach außen hin, also zum Uterusepithel gewandten Seite fusionieren die Zellen des Zytotrophoblast und bilden ein vielkerniges Synzytium, den **Synzytiotrophoblast** (Abb. 3.4-1). Am gegenüberliegenden, abembryonalen Pol des Trophoblast findet diese Differenzierung nicht statt. Dieser Vorgang führt zu einer Polarisierung des Trophoblast. Der Embryoblast scheint hierbei eine wichtige induktive Rolle zu spielen. Transplantiert man nämlich in diesem Stadium Embryoblastgewebe an eine andere Stelle der Blastozyste, so bildet sich an der Kontaktzone ein neuer Pol mit Zytotrophoblast und Synzytiotrophoblast aus.

Während der Implantation finden ebenfalls die ersten auffälligen Differenzierungsvorgänge im Embryoblast statt. Die zur Blastozystenhöhle orientierten Zellen bilden eine flache, einschichtige Zellage, den **Hypoblast** (primitives Endoderm). Die anliegenden Teile der inneren Zellmasse organisieren sich in ein zylindrisches Epithel, das als **Epiblast** bezeichnet wird (Abb. 3.4-1). Damit hat sich am 8. Tag die zweiblättrige Keimscheibe entwickelt. Vom Zytotrophoblast wandern Zellen aus, die eine flache Epithelzellage an der Innenwand der Blastozystenhöhle bilden (HEUSERsche Membran; Abb. 3.4-2). Diese Zellen bilden die Wand des **primären Dottersacks,** der beim Menschen jedoch nur vorübergehend ausgebildet ist. Erweiterungen der Extrazellularräume zwischen den Epiblastzellen und dem Trophoblast konfluieren zu einem flüssigkeitsgefüllten Hohlraum, der **primären Amnionhöhle.** Diese wird durch eine aus Epiblastzellen hervorgehende Schicht, den Amnioblast, vom Zytotrophoblast abgegrenzt (**sekundäre Amnionhöhle,** Abb. 3.4-3).

Die außerordentlich starke Entwicklung des Trophoblast führt zu einer Veränderung in den Größenrelationen von primärem Dottersack und Trophoblast. Zwischen beiden entstehen Spalträume, die von Zellen besiedelt werden, die als **extraembryonales Mesoderm** bezeichnet werden. Die Ansichten über die Herkunft der Zellen des extraembryonalen Mesoderms sind kontrovers. Sie werden sowohl dem Zytotrophoblast als auch dem Hypoblast zugeordnet. Das extraembryonale Mesoderm bildet sich jedoch zeitlich vor dem intraembryonalen Mesoderm aus (Abb. 3.4-3). Dieses lockere Netzwerk von Zellen umhüllt sowohl die Amnionhöhle als auch den primären Dottersack. Die Spalträume konfluieren schließlich miteinander zu einem größeren Hohlraum, dem **extraembryonalen Zölom.** Ausgespart bleibt nur der Bereich, an dem das Amnion mit dem Trophoblast in Verbindung steht, der sogenannte **Haftstiel** (Abb. 3.4-4).

Der primäre Dottersack verkleinert sich durch Ausdehnung der Zölomhöhle. Er persistiert nur für kurze Zeit und wird durch den **sekundären Dottersack** abgelöst. Dies geschieht durch Besiedelung des hypoblastnahen Abschnitts des primären Dottersacks mit Zellen des primitiven Endoderms. Die starke Ausdehnung der extraembryonalen Zölomhöhle spaltet das extraembryonale Mesoderm in eine dem Zytotrophoblast anliegende Schicht (parietales extraembryonales Mesoderm = **Somatopleura**) und eine den sekundären Dottersack überziehende Schicht (viszerales extraembryonales Mesoderm = **Splanchnopleura**). Der parietale Teil bildet zusammen mit dem Trophoblast (Zyto- und Synzytiotrophoblast) das **Chorion,** aus dem der fetale Teil der Plazenta hervorgeht. So umhüllt das Chorion den gesamten Embryo, der aufgehängt an seinem Haftstiel in der Flüssigkeit des Chorionsacks schwimmt (Abb. 3.4-4).

4.2 Die dreiblättrige Keimscheibe (3. Woche)

4.2.1 Differenzierung des intraembryonalen Mesoderms

Zwei wesentliche Vorgänge, die sich wechselseitig bedingen, kennzeichnen die Entwicklungsvorgänge zu Beginn der 3. Woche, dem Zeitpunkt, an dem die Menstruation zum ersten Mal ausbleibt, nämlich
- die Differenzierung des intraembryonalen Mesoderms und damit des 3. Keimblatts und
- die räumliche Musterbildung des Keims, d. h. die Ausbildung seines funktionellen Körperschemas.

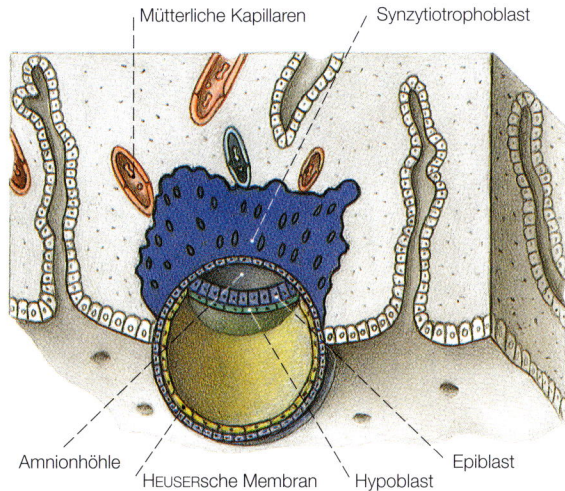

Mütterliche Kapillaren   Synzytiotrophoblast

Amnionhöhle   HEUSERsche Membran   Hypoblast   Epiblast

Abb. 3.4-2 Der Synzytiotrophoblast ist in das Uterusendometrium eingewachsen (etwa 8. Tag). Zwischen Epiblast und Trophoblast hat sich durch Spaltbildung die primäre Amnionhöhle entwickelt. Eine flache Zellschicht (HEUSERsche Membran) kleidet die Blastozystenhöhle aus. Hierdurch bildet sich vorübergehend der primäre Dottersack.

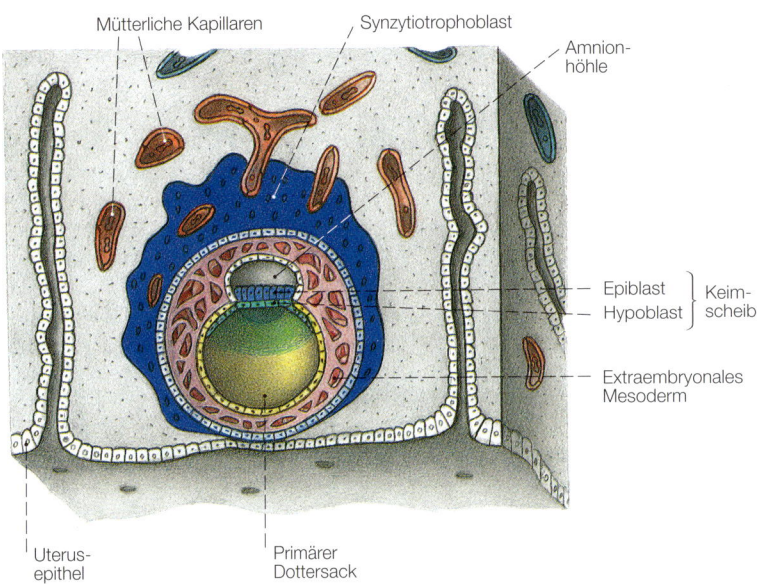

Mütterliche Kapillaren   Synzytiotrophoblast

Amnion-
höhle

Epiblast ⎫ Keim-
Hypoblast ⎭ scheibe

Extraembryonales
Mesoderm

Uterus-
epithel

Primärer
Dottersack

Abb. 3.4-3 9 Tage alter Keim, der vollständig ins Endometrium implantiert ist.
Das extraembryonale Mesoderm dehnt sich
zwischen Zytotrophoblast und primärem
Dottersack aus. Der Synzytiotrophoblast
hat Anschluß an die mütterlichen Blutgefäße gewonnen. Das Dach der Amnionhöhle
ist durch den Amnioblast (Amnionepithel)
ausgekleidet (sekundäre Amnionhöhle).

Die Umformung der zweiblättrigen in die dreiblättrige
Keimscheibe wird auch als **Gastrulation** bezeichnet.

Etwa am 15. Tag findet sich in der Längsachse des
Epiblast eine bandartige Zellverdichtung, die als **Primitivstreifen** bezeichnet wird. Dieser Primitivstreifen
verlängert sich und bildet am kranialwärtigen Ende
eine knotenförmige Verdichtung, den **Primitivknoten.**
Durch das Auftreten von Primitivstreifen und Primitivknoten wird erstmalig das Körperschema des Keims
festgelegt. Es lassen sich von nun an ein kraniales und
kaudales Ende, eine rechte und linke Seite sowie eine
dorso-ventrale Orientierung am Keim unterscheiden.
Zentral im Bereich des Primitivstreifens bildet sich eine
Rinne **(Primitivrinne)** aus, in die Epiblastzellen hinein-

wandern (Abb. 3.4-5a, b). Sie kommen zwischen
Epiblast und Hypoblast zu liegen. Die einwandernden
Zellen, der Mesoblast, bilden das **intraembryonale Mesoderm.** Die Zellen des sich formierenden Mesoderms
schwärmen zwischen Epiblast und Hypoblast aus (Abb.
3.4-5c). Einige besiedeln den mittleren Abschnitt des
Hypoblast und verlagern einen großen Teil der Hypo-
blastzellen nach lateral. Durch diesen Vorgang bildet
sich die endgültige dreiblättrige Keimscheibe aus. Der
Epiblast wird nun zum eigentlichen embryonalen **Ektoderm,** der Mesoblast liefert das Material für das intraembryonale **Mesoderm,** und seine den Hypoblast
besiedelnden Anteile werden Bestandteil des embryonalen **Endoderms.**

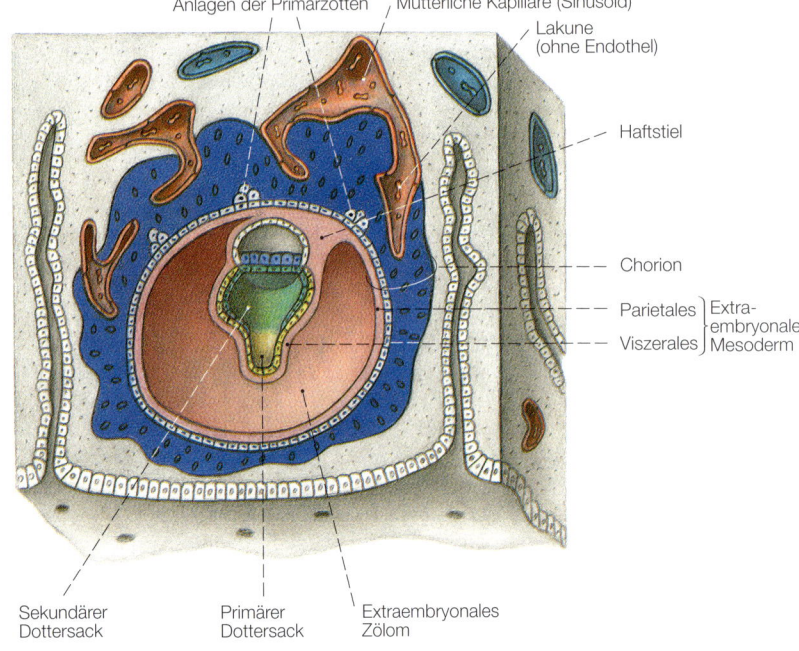

Anlagen der Primärzotten   Mütterliche Kapillare (Sinusoid)

Lakune
(ohne Endothel)

Haftstiel

Chorion

Parietales ⎫ Extra-
             ⎬ embryonales
Viszerales ⎭ Mesoderm

Sekundärer
Dottersack

Primärer
Dottersack

Extraembryonales
Zölom

Abb. 3.4-4 13 Tage alter Embryo. Zellen des Hypoblast (grün) besiedeln
die Innenwand des primären Dottersacks, der sich zum sekundären Dottersack umwandelt. Das extraembryonale Mesoderm ist in ein parietales
Blatt (Somatopleura), das den Zytotrophoblast von innen bekleidet, und in ein
viszerales Blatt (Splanchnopleura), das
den sekundären Dottersack überzieht,
gespalten.

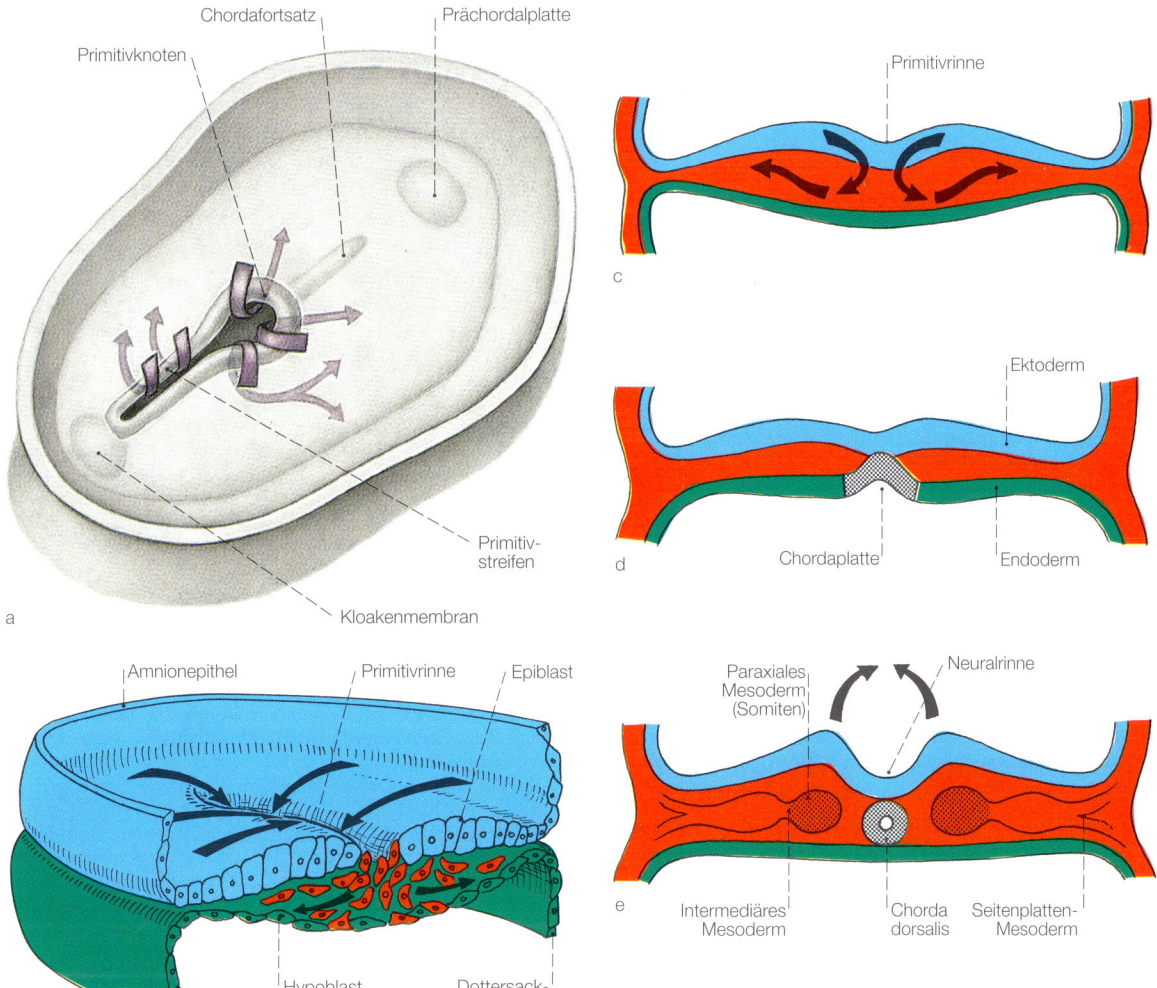

Abb. 3.4-5 (a) Richtung der Zellbewegungen bei der Gastrulation. Die Keimscheibe ist in der Aufsicht auf den Epiblast dargestellt. Im Primitivstreifen hat sich die Primitivrinne gebildet. Die im Bereich des Primitivknotens (kranialer Abschnitt) einwandernden Zellen formen die Chorda dorsalis, die nach lateral wandernden Zellen bilden das spätere intraembryonale Mesoderm sowie Teile des definitiven Endoderms. (b) Querschnitt durch den Primitivstreifen. Die aus der Primitivrinne emigrierenden Zellen wandern zwischen Epiblast und Hypoblast. Sie bilden das intraembryonale Mesoderm. Ein Teil der Zellen gelangt in den Hypoblast und wird Bestandteil des embryonalen Endoderms. (c–e) Querschnitte durch die Keimscheibe mit Darstellung der Loslösung der in das Endoderm integrierten Chorda dorsalis (Chordaplatte) und der anschließenden Induktion der Neuralrinnenbildung.

Am 17. Tag ist das Ektoderm größtenteils vom Endoderm durch die Wanderbewegung der Zellen des intraembryonalen Mesoderms abgegrenzt. Nur am kranialen und kaudalen Pol des Keims fehlt das Mesoderm. Diese Stellen werden als **Prächordalplatte** (kranial) und **Kloakenmembran** (kaudal) bezeichnet. Zentral bildet sich aus dem Mesodermmaterial, das vom Primitivknoten aus nach kranial wandert, ein strangförmiger Fortsatz, der als **Chorda dorsalis** das primitive Achsenskelett des Keims darstellt (Abb. 3.4-5).

4.2.2 Neurulation

Die **Neuralplatte,** aus der sich später die gesamte Anlage des zentralen und peripheren Nervensystems bildet, wird durch die Chorda dorsalis sowie durch das zu beiden Seiten der Chorda befindliche Mesoderm (paraxiales Mesoderm) in dem darüberliegenden Ektoderm (Neuroektoderm) induziert. Primär entwickelt sich eine kranial vom Primitivknoten gelegene Platte (Neuralplatte), die sich später nach kaudal verlängert. Am 18. Tag vertieft sich die Platte zur **Neuralrinne** und gegen Ende der 3. Woche verschmelzen die Neuralwülste zum **Neuralrohr** (Abb. 3.4-5e). Dieser Vorgang

Zu den Rändern hin verschmilzt das auswandernde intraembryonale mit dem bereits vorhandenen extraembryonalen Mesoderm. Das Endoderm scheint gegenüber dem Ektoderm eine induktive Kapazität zu besitzen, die eine Umwandlung von einwandernden ektodermalen Zellen im Bereich des Primitivstreifens in Mesodermzellen bewirkt. Für den Säugerembryo wird angenommen, daß Proteine, die zur Gruppe der Wachstumsfaktoren gehören (transforming growth factor β, TGF-β), als induktive Faktoren vom Endoderm gebildet werden und die Differenzierungsvorgänge des Mesoderms in diesem Bereich steuern.

schreitet in kranio-kaudaler Richtung vor. Eine Öffnung im vorderen Bereich bleibt als Neuroporus anterior bis zum 24. Tag geöffnet. Eine kaudale Öffnung (Neuroporus posterior) schließt sich 2 Tage später (Abb. 3.5-3).

Kommt es zu Störungen in der Ausbildung des Neuralrohrs zwischen der 3. und 4. Woche, resultieren daraus Anomalien des zentralen Nervensystems. Diese können im kranialen Bereich von einer Anenzephalie (Fehlen einer Gehirnanlage) bis zu einer Verminderung der Hirnmasse reichen (Mikrozephalie). Im Rückenmark selbst ist der fehlende Verschluß des Neuralrohrs in den unteren thorakalen sowie in den lumbalen und sakralen Abschnitten am häufigsten. Dieser Nichtverschluß kann unterschiedlich stark ausgeprägt sein und die sich aus den umgebenden Mesenchymzellen bildenden Strukturen, wie Wirbelanlage und Hirnhäute, mit einbeziehen. Man spricht in diesen Fällen von einer **Spina bifida**.

Nach dem Verschluß verlagert sich das Neuralrohr in die Tiefe und wird vom Ektoderm, das sich zur Epidermis differenziert, überdeckt. Im Bereich der Verklebungsstellen der Neuralwülste kommt es zur Emigration von einzelnen Neuroektodermzellen, die an der dorsalen Seite des Neuralrohrs einen soliden Strang von Zellen bilden. Dieser primär unpaare Strang wird als **Neuralleiste** bezeichnet. Die Zellen wandern nach lateral und kommen beidseits des Neuralrohrs zu liegen. Aus dieser nun paarigen Anlage bilden sich u.a. die Spinalganglien, die peripheren Ganglien der Hirnnerven und durch weitere Auswanderung der Zellen in die Eingeweide die peripheren autonomen Ganglien (s. Abb. 3.5-2).

Eine besondere Bedeutung bei den Entwicklungsvorgängen, die zur Proliferation und Differenzierung der Neuralrohrzellen (**Neuroepithel**) führen, scheint ein Zellstreifen im Bereich des Bodens des Neuralrohrs zu spielen (sog. Bodenplatte). Diese Bodenplatte ist offensichtlich nicht ektodermalen Ursprungs wie die Neuroepithelzellen, sondern leitet sich von der gleichen mesodermalen Zellinie ab, die auch für die Bildung der Chorda-dorsalis-Anlage verantwortlich ist. Die **Bodenplatte** scheint eine ähnliche induktive Kapazität zu besitzen wie die Zone polarisierender Aktivität (ZPA) im Bereich der Extremitätenknospen (s. oben). Transplantiert man nämlich Bodenplattenanteile in den vorderen Abschnitt einer Extremitätenknospe, so bildet sich, ähnlich wie bei der Transplantation der ZPA, eine zusätzliche Flügelanlage beim Hühnchenembryo. Retinolsäure ist auch hier möglicherweise der auslösende Faktor.

5 Die Embryonalperiode (4. bis 8. Woche)

Nach Ausbildung der drei Keimblätter und der primitiven Chorda-dorsalis-Anlage kommt es zwischen der 4. und 8. Woche, in der sogenannten **Embryonalperiode,** zur endgültigen Ausdifferenzierung des Körperschemas des Keims und der Organsysteme. Dem Mesoderm scheint hierbei eine besondere Bedeutung zuzukommen, da es ganz entscheidend bei der Festlegung der kranio-kaudalen sowie anterior-posterioren Achsen beteiligt ist.

5.1 Regulationsvorgänge bei der räumlichen Musterbildung

Die bisher dargestellte Entwicklung des Keims hat gezeigt, daß die einzelnen Entwicklungsschritte in einer festgelegten zeitlichen Abfolge und in definierten regionalen Anordnungen erfolgen. Die Steuerung dieser Entwicklungsschritte scheint über die **Entwicklungskontrollgene** abzulaufen, die in einer bestimmen Phase der Keimentwicklung aktiviert werden. Dies bedeutet, daß die Entscheidung für die Einleitung eines bestimmten Differenzierungsschritts, z.B. die Induktion der Neuralanlage, im Genom selbst steckt.

Die sogenannten Entwicklungskontrollgene bestimmen offenbar den Entscheidungsvorgang über die Abrufung eines oder mehrerer derartiger Entwicklungsprogramme. Besonders deutlich wird dies durch Untersuchungen, die an der Fruchtfliege durchgeführt wurden, aus denen man den zeitlichen Ablauf und die Differenzierungsschritte kennt. Danach lassen sich drei Hauptgruppen von Entwicklungskontrollgenen unterscheiden: sogenannte **maternale Effektorgene, Segmentationsgene** und **homöotische Gene.** Während die erste Gruppe schon in dem unbefruchteten Oozyt die räumliche Orientierung des Embryos festlegt und damit seine Polarität bestimmt, führen die Segmentierungsgene zur **metameren Gliederung**, d.h. zur segmentalen Aufteilung des Embryos in Kopf, Brust und die verschiedenen Segmente der Hinterleibsregion. Die homöotischen Gene weisen nun den einzelnen Segmenten ihre individuelle Aufgabe und Funktion zu.

Die **Funktion der Entwicklungskontrollgene** kann man sich so vorstellen, daß sie für bestimmte Proteine kodieren, die in die Kerne hineingelangen und sich an bestimmte Abschnitte der DNA anlegen. Bindet ein solches Protein an einen Abschnitt der DNA, so kann ein nachgeordnetes Gen entweder ab- oder angeschaltet werden. Damit kontrollieren diese Gene auf dem Transkriptionsniveau die Genaktivitäten ganzer Genomabschnitte, die für Entwicklungsvorgänge von Bedeutung sein können.

Was hier für die Fruchtfliege aufgezeigt wurde, muß nicht unbedingt auch für Vertebraten, insbesondere den Menschen, Gültigkeit haben. Erstaunlicherweise ließen sich jedoch aufgrund von Analysen der Nukleotidsequenzen homologe Abschnitte der Entwicklungskontrollgene nachweisen, die offenbar in primitiven Organismen wie den Anneliden (Ringelwürmer, zu denen der Regenwurm gehört) bis hin zum Menschen konserviert sind.

Die Differenzierungsvorgänge im Embryo sind somit in entscheidendem Maße von der räumlich und zeitlich geordneten Aktivierung genomisch festgelegter Entwicklungsprogramme abhängig (Abb. 3.5-1).

5.2 Die Derivate der Keimblätter

5.2.1 Ektoderm

Das Ektoderm leitet sich vom Epiblast des Embryos ab. Ein wesentliches, sich aus dem Ektoderm entwickelndes Derivat ist bereits beschrieben worden: die Neuralanlage, aus der sich das zentrale und periphere Nervensystem entwickeln. Aus dem Oberflächenektoderm im Kopfbereich bilden sich außerdem die **Ohrplakode** und die **Linsenplakode,** die sich zu den epithelialen Anteilen des Innenohrs und zur Augenlinse weiterdifferenzieren. Aus dem Ektoderm differenziert sich auch die Epidermis mit ihren Anhangsgebilden (Haare, Nägel). Eine komplette Auflistung der Derivate ist in Abb. 3.5-2 enthalten.

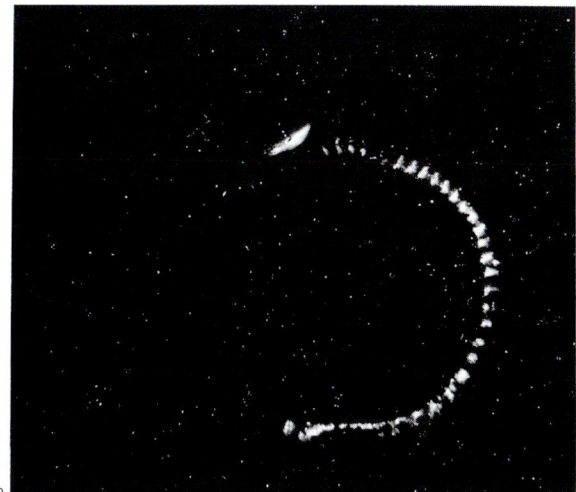

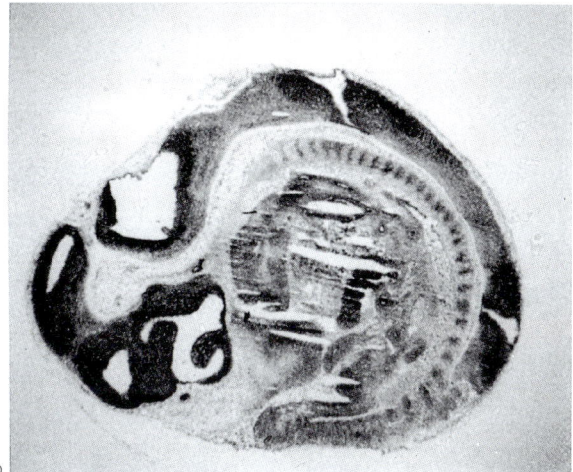

Abb. 3.5-1 Schnitt durch einen Mäuseembryo. (a) Darstellung der segmentalen Verteilung eines Homeo-Box-Transkripts (Paired-Box) mit Hilfe der autoradiographischen Sichtbarmachung der spezifischen messenger-RNA. Es wird deutlich, daß das homöotische Gen segmental in den einzelnen Wirbelanlagen „angeschaltet" ist. (b) H.E.-Färbung. (Original: P. GRUSS, Göttingen)

5.2.2 Mesoderm

Das embryonale Mesoderm differenziert sich aus dem Ektoderm und stellt das 3. oder mittlere Keimblatt dar (s. Abb. 3.4-5c). Der Begriff **Mesenchym** ist dem embryonalen Bindegewebe vorbehalten, das sich in der Regel aus dem Mesoderm ableitet. Eine Ausnahme stellt der Kopfbereich dar. Hier leitet sich das Mesenchym teilweise von Zellen der Neuralleiste ab.

Nach der Differenzierung des Mesoderms während der Gastrulationsphase bildet sich parallel zur primitiven **Chorda-dorsalis-Anlage** ein verdickter Gewebsstrang aus, der als paraxiales Mesoderm bezeichnet wird. Er ist über das intermediäre Mesoderm mit dem sich nach lateral anschließenden Seitenplattenmesoderm verbunden (Abb. 3.5-2). Detaillierte Ausführungen und Abbildungen s. Kap. 5. Innerhalb des Seitenplattenmesoderms

entsteht ein Gewebespalt, die Anlage der Leibeshöhle **(Zölom).** Dadurch wird dieser Mesodermabschnitt in zwei Blätter unterteilt, deren Zellen sich epithelial anordnen: in die ektodermnahe **Somatopleura** und die endodermnahe **Splanchnopleura.** Im weiteren Verlauf gehen aus beiden Blättern mesenchymale Zellverbände hervor. Die Somatopleura stellt das Anlagematerial für die nichtmuskulären Strukturelemente der ventro-lateralen Körperwand dar. Das Mesenchym der Splanchnopleura bildet u. a. das Material für die Herzwand und den nichtepithelialen Teil der Darmwand. Die an die Leibeshöhle angrenzenden Zellen beider Seitenplattenblätter bleiben epithelähnlich strukturiert und bilden das spätere Plattenepithel (Mesothel) der serösen Häute von Bauch-, Brust- und Herzbeutelhöhle, wobei die aus der Somatopleura stammende parietale Serosa die Wand der Körperhöhlen auskleidet und die aus der Splanchnopleura hervorgehende viszerale Serosa die äußere Oberfläche der innerhalb der Leibeshöhlen liegenden Organe bildet. Sekundär gliedert sich das paraxiale Mesoderm gegen Ende der 3. Woche in einzelne Segmente, die **Somiten.** Die segmentale Anordnung der Somiten bedingt die **metamere Gliederung** des mesodermalen Anlagematerials und prägt entscheidend das räumliche Muster, wie die segmentale Gliederung der Wirbelsäule und des peripheren Nervensystems des Embryos. Das Urogenitalsystem entwickelt sich aus dem **intermediären Mesodermmaterial (Somitenstiel),** das zwischen dem paraxialen Mesoderm und den Seitenplatten gelagert ist (Abb. 3.5-2). (Vgl. Kap. 13.1.)

5.2.3 Endoderm

Der Hypoblast (primitives Endoderm) liefert im wesentlichen das Material für die Dottersackauskleidung. Das definitive embryonale Endoderm entwickelt sich während der Gastrulation (s. oben).

Zwei Vorgänge bestimmen die endgültige räumliche Verteilung des Endoderms. Im Stadium der Keimscheibe findet sich das Endoderm als dachförmige Bedeckung des Dottersacks. Durch das starke Wachstum der Neuralplatte und durch die Entwicklung des Neuralrohrs kommt es zu einer Krümmung des Embryos nach ventral **(kranio-kaudale Krümmung).** Die Position des Haftstiels verlagert sich dadurch nach ventral. Der Embryo krümmt sich gewissermaßen über den Haftstiel, der die sich entwickelnden Nabelschnurgefäße führt, zusammen. Diese kranio-kaudale Bewegung des Embryos wird begleitet durch die laterale Abfaltung, die durch die Anlage der Somiten und durch das Einschwenken der Somatopleura nach ventral bei der Ausbildung der Leibeswand abläuft (Abb. 3.5-3). Durch diese beiden Wachstumsbewegungen wird ein zunehmender Teil des endodermalen Dottersacks in den Embryo einbezogen, der nun eine Zylinderform annimmt. Der im kranialen Abschnitt befindliche Teil wird als **Vorderdarm** bezeichnet, der im kaudalen als **Hinterdarm.** Der Vorderdarm ist gegen die Amnionhöhle durch die **Rachenmembran** (Buccopharyngealmembran) begrenzt. Diese entwickelt sich aus der Prächordalplatte. Die kaudale Be-

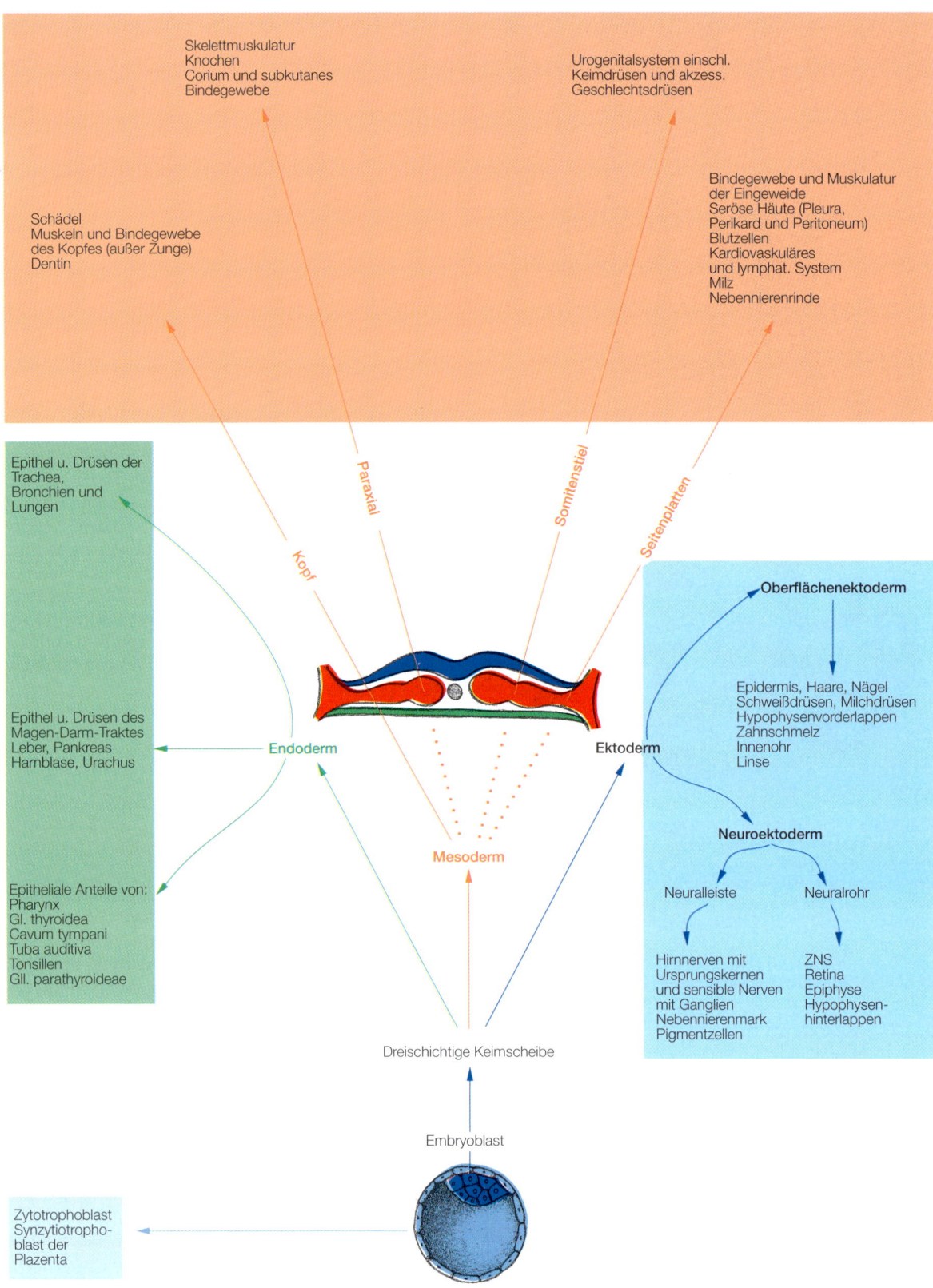

Abb. 3.5-2   Schema der Herkunft und Derivate der drei Keimblätter. (Nach MOORE u. LÜTJEN-DRECOLL, abgeändert [4])

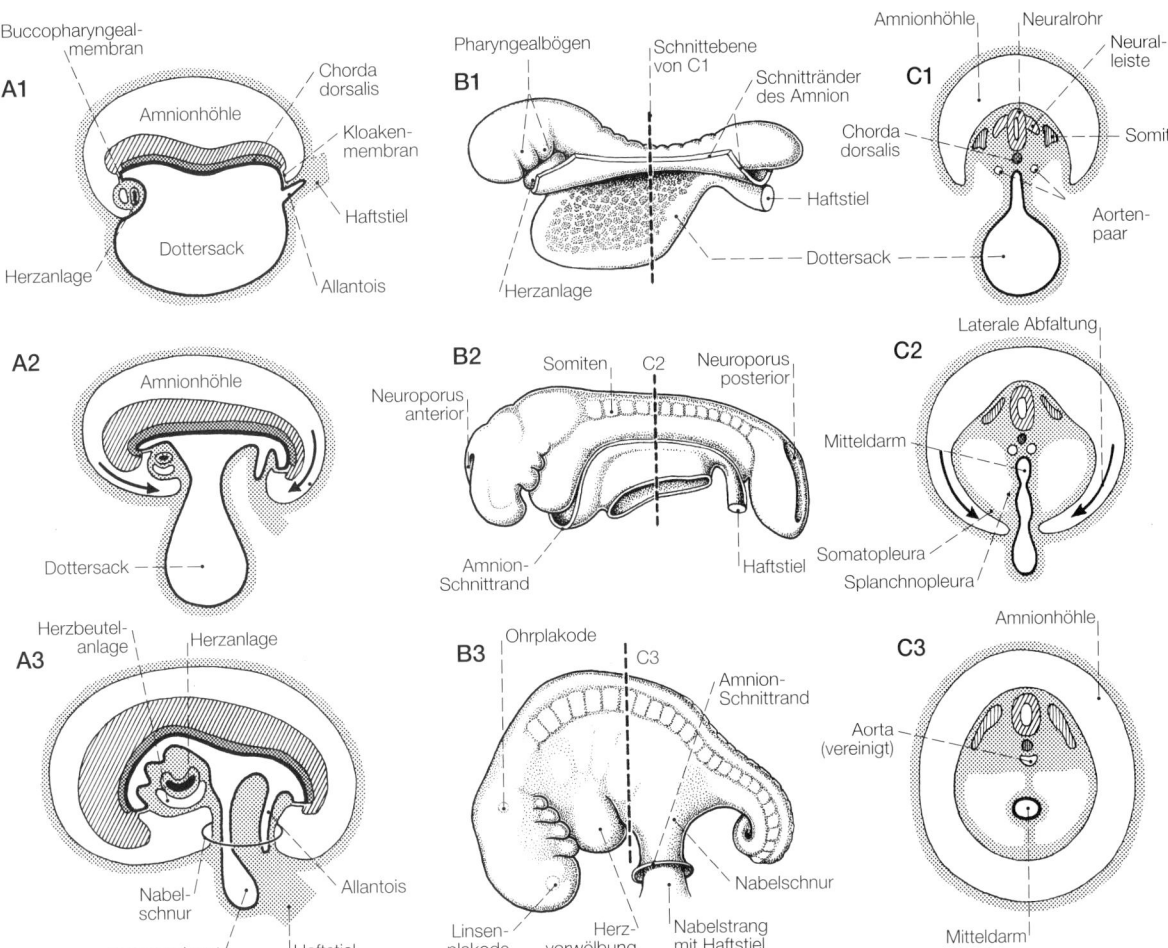

Abb. 3.5-3 Schema der Keimesentwicklung mit Abfaltung des Amnions und Ausformung des Embryonalkörpers. A1–3 Längsschnitt, B1–3 Seitenansicht, C1–3 Querschnitt. Obere Reihe (A1–C1) 24. Entwicklungstag; mittlere Reihe (A2–C2) 26. und untere Reihe (A3–C3) 28. Entwicklungstag.

grenzung des Hinterdarms erfolgt durch die Kloakenmembran. Über die relativ weite Verbindung des Dottergangs **(Ductus vitellinus)** steht der Mitteldarm noch mit dem Dottersack in Beziehung (Abb. 3.5-3).

Aus dem Endoderm entwickeln sich die gesamten Epithelien des Darmrohrs einschließlich der vom Darmrohrepithel auswachsenden Lungen und Drüsen.

5.3 Konstanterhaltung der Differenzierungsformen der Gewebe

Die sich aus den Keimblättern differenzierenden verschiedenen Zellinien zeigen, wenn sie einmal ihren endgültigen Phänotyp erreicht haben, eine große Stabilität ihres Differenzierungszustands. Ihr Zellgedächtnis ist so ausgeprägt, daß sie ihre spezifischen Eigenschaften auf die nachkommenden Generationen weitergeben. Diese Stabilität ist im adulten Organismus außerordentlich groß. So wird aus einer Leberzelle niemals eine Muskelzelle hervorgehen oder aus einer Darmepithelzelle nie eine Bindegewebezelle. Zwar sind Modulationen des Differenzierungszustands von verwandten Zell-Phänotypen möglich; diese stellen aber meistens unterschiedliche Differenzierungsformen ein und derselben Zellinie dar. Eine Leberzelle kann z. B. ihre Enzymausstattung unter dem Einfluß von Hormonen ändern, oder eine glatte Muskelzelle kann zu einer überwiegend Bindegewebefasern produzierenden, Fibroblasten-ähnlichen Zelle werden (Myofibroblast), die aber noch eine reduzierte Kontraktionsfähigkeit besitzt.

Eine Erklärung, wie der Differenzierungszustand der Zellen in solch einem hohen Maß konstant erhalten werden kann, ergibt sich aus Experimenten, die mit einem Nukleotidanalog durchgeführt wurden. Gibt man die Substanz 5-Azacytosin (5-Aza-CR) in eine Kultur von Fibroblasten, so differenzieren diese sich in quergestreifte Muskelzellen, Chondrozyten oder Fettzellen, also Zellen mesodermalen Ursprungs mit einem vollständig anderen Phänotyp. Der mesodermale Charakter der Zellen bleibt jedoch bewahrt. Solche Änderungen des Phänotyps nennt man **Metaplasie.** Die Wirkung des 5-Aza-CR scheint darauf zu beruhen, daß das Methylierungsmuster der DNA sich verändert. Methylierungen kommen in der DNA normalerweise am Nukleotid Cytosin vor. Bietet man 5-Aza-CR in der Kultur an, so wird es im Verlauf mehrerer Zellzyklen in die DNA eingebaut. Da 5-Aza-CR aber nicht methyliert werden kann und zudem noch die Methylierungsenzyme hemmt, verringert sich der Methylierungsgrad.

Mit der „Nicht-Methylierung" werden bestimmte, vorher inaktiv vorliegende Gene aktiviert. Die ursprüngliche Inaktivierung des Gens wurde offenbar durch seine Methylierung ausgelöst.

Dies ist nur ein Beispiel, wie offenbar durch Genaktivierung oder -inaktivierung der Differenzierungszustand der Zelle stabil gehalten werden kann. Die Konservierung dieses Zustands, der für die Zellen während ihrer embryonalen Gewebereifung **(Histogenese)** festgelegt wird, ist jedoch eine der Grundvoraussetzungen für die funktionelle und morphologische Konstanterhaltung unserer Organsysteme.

Literatur

[1] ALBERTS, B., D. BRAY, J. LEWIS, M. RAFF, K. ROBERTS, J. D. WATSON: Molecular Biology of the Cell. Second Edition, Garland, New York–London 1989.
[2] HAECKEL, E.: The Evolution of Man. London 1879.
[3] HINRICHSEN, K. V.: Humanembryologie. Springer, Berlin–Heidelberg–New York 1990.
[4] MOORE, K. L., E. LÜTJEN-DRECOLL: Embryologie. Schattauer, Stuttgart–New York 1990.

4 Systematik der Gewebe

Der Begriff **Gewebe** ist historisch begründet und stammt aus der Ära vor Entdeckung der Zelle. Er bezieht sich auf das faserige Erscheinungsbild vieler Körpergewebe. Später wurde der Begriff Gewebe auf Verbände von Zellen übertragen. Zellen sind die eigentlichen Bauelemente der Gewebe. Sie sind ebenfalls für die Synthese und Anordnung extrazellulärer Strukturen verantwortlich (z. B. von Fasern des Bindegewebes).

Man unterscheidet vier **Hauptgewebe:**
- **Epithelgewebe** (inkl. Drüsenepithel)
- **Binde- und Stützgewebe**
- **Muskelgewebe**
- **Nervengewebe** (s. Band II, Kap. 16.2)

Die Hauptgewebe bilden die Grundgewebe der meisten Organe.

Beispiele: Die Organe des Herz-Kreislauf-Systems (Herz, Blutgefäße) bestehen aus einer Epithelauskleidung (hier als Endothel bezeichnet) und einer aus Muskelgewebe und Bindegewebe gebildeten Wandung. Die Leber wird hauptsächlich aus Epithelgewebe (Leberzellen) gebildet, das in ein Grundgerüst aus Bindegewebe mit Blutgefäßen eingebaut ist. Das Hauptgewebe des Gehirns ist Nervengewebe. Es wird von Blutgefäßen und von einem inneren Hohlraumsystem (Ventrikel) durchzogen, welches von Epithelgewebe (Ependym, Epithel des *Plexus choroideus*) ausgekleidet ist.

Das **Organisationsprinzip** des Körpers basiert also auf der Zelle als kleinste autonome Lebenseinheit. Zellen ordnen sich zu Geweben an. Die Gewebe liefern ihrerseits die Grundstrukturen (Bauelemente) der Organe, die eine höhere, strukturell abgegrenzte Organisationsform darstellen. Sie sind wiederum Teil von funktionell (zumeist auch strukturell) zusammenhängenden Organsystemen. Die Organsysteme werden zu vier Apparaten zusammengefaßt (s. Kap. 1), welche die übergeordneten Lebensfunktionen des Organismus erfüllen (Bewegungsapparat, Stoffwechselapparat, Fortpflanzungsapparat, Kommunikationsapparat). Auf eine kurze Formel gebracht, gilt folgender Zusammenhang:

Zelle → Gewebe → Organe → Organsysteme → Apparate.

1 Epithelgewebe

D. DRENCKHAHN

1.1 Übersicht, Definitionen

Definition: Der Begriff **Epithel** (epi, gr.: auf; thele, gr.: Brustwarze) leitet sich historisch von dem Gewebe ab, das der Lippe mit ihren Bindegewebepapillen ("Warzen") aufliegt, und im Bereich des Lippenrots die in den Papillen enthaltenen Blutkapillaren durchscheinen läßt. Daraus ergibt sich auch die heute gültige Definition des Epithels als **Grenzgewebe, das die Oberfläche des Körpers bedeckt und seine inneren Hohlräume und Gangsysteme auskleidet.** Die Gangsysteme können feinste Kanälchen sein, wie die Lumina von Drüsen und Nierentubuli oder die Gallenkapillaren der Leber.

Herkunft: Epithelien entstehen aus allen Keimblättern: **Mesoderm** (u.a. Epithelien der Blutgefäße, Körperhöhlen, Nierentubuli und inneren Geschlechtsorgane), **Endoderm** (u.a. Epithelien des Gastrointestinal- und Respirationssystems), **Ektoderm** (u.a. Epidermis, Brust- und Speicheldrüsenepithel, Epithelien des Innenohres) und **Neuroektoderm** (u.a. epitheliale Auskleidung der Hirnventrikel, Pigment-, Ziliar- und Irisepithel des Auges).

Gemeinsame strukturelle Merkmale:
1. Begrenzung von mit Flüssigkeiten oder Luft gefüllten Kompartimenten.
2. Solider Zellverband ohne Blutgefäße.
3. Vorhandensein einer Basallamina (s. Kap. 4.3.6.7), die die Epithelien mit dem unterliegenden Gewebe verbindet.

Diese drei Kriterien werden von der großen Mehrheit der Epithelien erfüllt. **Ausnahmen:** Zwischen den Epithelzellen der *Stria vascularis* im Innenohr sind Kapillaren gelegen. Einige Epithelien besitzen eine lückenhafte oder keine Basallamina (Leberepithelzellen; Endothelzellen der Sinusoide von Leber und Milz; Endothelzellen initialer Lymphkapillaren).

1.2 Strukturelle Klassifizierung der Epithelien

Epithelien bilden Zellverbände, die ein- oder mehrschichtig sein können. Die Zellen sind über Adhäsionskontakte und meistens auch durch Verschlußkontakte miteinander verbunden (s. Kap. 2.3.2.4). Aufgrund der Zahl der Schichten (Schichtigkeit) und der Form der an die Oberfläche grenzenden Zellschicht (Grenzzellschicht) werden die Epithelien in folgende Gruppen unterteilt:
- **einschichtige Epithelien**
- **Übergangsepithel**
- **mehrschichtige Epithelien**

1.2.1 Einschichtige Epithelien

Die Epithelzellen fußen mit ihren basalen Zellabschnitten auf einer Basallamina. Im **einfachen Epithel** (*Epithelium simplex*) erreichen alle Zellen mit ihrem apikalen (luminalen) Zellpol die Oberfläche des Epithels. Die Zellkerne liegen dann annähernd auf gleicher Höhe und bilden in senkrechten Schnitten durch das Epithel eine Reihe. Erreicht nur ein Teil der Epithelzellen die Oberfläche, liegt ein **mehrreihiges (pseudostratifiziertes) Epithel** vor *(Epithelium pseudostratificatum)*. Beim mehrreihigen Epithel berühren also alle Zellen die Basallamina, es erreichen aber nicht alle die Oberfläche. Die Zellkerne liegen in mehreren Reihen übereinander. Ein gemeinsames Merkmal aller einschichtigen Exoepithelien (Definition s.u.) ist das Vorkommen von Zytokeratinfilamenten vom Typ 8 und 18 (vgl. Kap. 2.4.3). Diese Zytokeratine fehlen in mehrschichtigen Epithelien.

Einteilung nach der Zellform (Abb. 4.1-1)

1. **Einfaches Plattenepithel** *(Epithelium simplex squamosum):* Der Durchmesser der Basis der Zellen ist wesentlich größer als ihre Höhe. Bei manchen Plattenepithelien ist das Zytoplasma im Lichtmikroskop kaum zu sehen. **Beispiele:** Alveolarzellen der Lunge, Epithel der dünnen Abschnitte der Henleschen Schleife der Nierentubuli, Epithelauskleidung der Körperhöhlen (Mesothel), innere Epithelauskleidung der Blutgefäße (Gefäßendothel) und das innere Epithel der Hornhaut des Auges (Korneaendothel).

2. **Einfaches kubisches (isoprismatisches) Epithel** *(Epithelium simplex cuboideum):* Breite und Höhe der Zellen sind etwa gleich groß. In der Aufsicht sind die Zellen polygonal (Pflastersteinbild). **Beispiele:** Kortikale Sammelrohre der Niere, Linsenepithel, Epithel kleiner Gallengänge.

3. **Einfaches Säulenepithel (zylindrisch, hochprismatisch)** *(Epithelium simplex columnare):* Die Zellen sind höher als breit. **Beispiele:** Oberflächenepithel des Magens und Darms, der Gebärmutter und des Eileiters sowie der Bronchiolen. Außerdem gehören die meisten exokrinen Drüsenzellen zu dieser Epithelform.

4. **Mehrreihiges (pseudostratifiziertes) Epithel** *(Epithelium pseudostratificatum):* Epithel, bei dem alle Epithelzellen Kontakt zur Basallamina besitzen, aber nicht alle Zellen an die Oberfläche des Epithels reichen. Die Zellen, die nicht mit der Oberfläche in Kontakt stehen, werden **Basalzellen** genannt. Ob die Basalzellen (wie im mehrschichtigen Plattenepithel) teilungsfähige Stammzellen sind, aus denen das Oberflächenepithel hervorgeht, ist umstritten. **Beispiele:** Kinozilien-tragendes Epithel (Flimmerepithel) der Atemwege, Epithel des Nebenhodenganges.

Oberflächendifferenzierungen

Aufgrund von speziellen Oberflächendifferenzierungen kann eine weitere Unterteilung der einschichtigen Epithelien erfolgen (Abb. 4.1-1, 2 u. 3).

1. **Mit glatter Oberfläche:** Nur wenige Mikrovilli und Mikroplicae sind vorhanden. **Beispiele:** Gefäßendothelzellen, distale Tubuli und Sammelrohre der Niere (s. Abb. 2.3-1), Oberflächenepithel des Magens, die Epithelien der meisten exokrinen Drüsen.

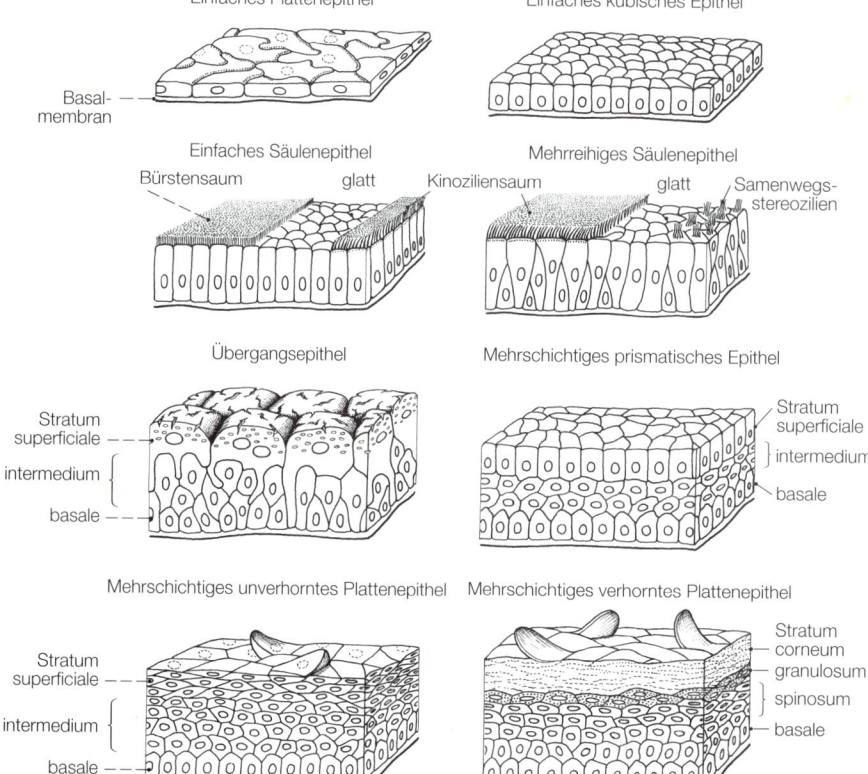

Einfaches Plattenepithel

Einfaches kubisches Epithel

Basalmembran

Einfaches Säulenepithel

Bürstensaum   glatt

Mehrreihiges Säulenepithel

Kinoziliensaum   glatt   Samenwegsstereozilien

Übergangsepithel

Stratum
superficiale
intermedium
basale

Mehrschichtiges prismatisches Epithel

Stratum
superficiale
intermedium
basale

Mehrschichtiges unverhorntes Plattenepithel

Stratum
superficiale
intermedium
basale

Mehrschichtiges verhorntes Plattenepithel

Stratum
corneum
granulosum
spinosum
basale

Abb. 4.1-1 Strukturelle Klassifizierung des Epithelgewebes des Menschen. Schematische Darstellung.

2. **Mit Bürstensaum:** Ein dichter Besatz der Zelloberfläche mit Mikrovilli wird als Bürstensaum bezeichnet (s. Kap. 2.3.1, Abb. 2.1-1, 2.3-7, 2.4-17, 12.7-14). **Beispiele:** Epithel von Darm, Gallenblase und proximalem Tubulus der Niere.

3. **Mit Stereozilien:** Als Stereozilien (stereos, gr.: hart, steif; cilium, lat.: Augenwimper) werden sowohl die Büschel von langen flexiblen Mikrovilli der Samenwege des Mannes (**Samenwegs-Stereozilien**) als auch die steifen Sinneshaare der Sinnesepithelien des Innenohrs bezeichnet (**Innenohr-Stereozilien;** s. Abb. 2.3-3). Beide Formen von Stereozilien besitzen wie Mikrovilli ein internes Aktinfilamentskelett, das in den Innenohr-Stereozilien ein Parakristall bildet.

4. **Mit Kinozilien** (s. Kap. 2.4.2.5, Abb. 2.4-8 u. 9): Kinozilien-tragende Epithelien sind meistens hochprismatisch und mehrreihig (pseudostratifiziert). Ein einfaches iso- bis hochprismatisches Kinozilientragendes Epithel ist an verschiedenen Stellen der Nasenhöhle, in Bronchiolen, im Eileiter und im Ependym bzw. *Plexus choroideus* der Hirnventrikel vorhanden. Der durch ein spezialisiertes Mikrotubulussystem (Axoneme) vermittelte Schlag der Kinozilien im Respirationstrakt und im Eileiter ist koordiniert und gerichtet: im Respirationstrakt zur MundNasen-Öffnung, im Eileiter zum Uterus.

1.2.2 Übergangsepithel, Urothel (Epithelium transitionale)

Es handelt sich um ein mehrreihiges bis mehrschichtiges Epithel (Abb. 4.1-1, 2 u. 3), das auf die luminale Oberfläche der **harnleitenden Organe** beschränkt ist: Nierenbecken, Ureter, Harnblase, proximale Teile der Harnröhre. Das Epithel besteht aus **Basalzellen, Intermediärzellen** und **Superfizialzellen** (Deckzellen). Die Deckzellen sind die größten Zellen des Epithels, enthalten oft mehrere Zellkerne und buckeln sich in das Lumen vor. Die Deckzellen besitzen stielförmige basale Ausziehungen, die bis zur Basallamina herunterreichen können (partielle

Mehrreihigkeit!). Wegen dieser Form werden sie auch Regenschirmzellen (engl.: umbrella cells) genannt. Im stark gefüllten Zustand der Harnblase (in den anderen Abschnitten gibt es keine extremen Füllungszustände) werden die Deckzellen stark gedehnt und platt gedrückt. Das Epithel sieht dann wie ein zwei- bis dreischichtiges Plattenepithel aus.

Die Deckzellen bilden die Barriere zum Harn mit seinen potentiell zellschädigenden Bestandteilen (z.B. Harnstoff!). Zwei **Barriereeinrichtungen** der Deckzellen sind hervorzuheben: 1. Gut ausgebildete *Zonulae occludentes* mit vielen Leisten. 2. Rigide plattenförmige Areale der apikalen Plasmamembran (**Plaques**), die dicht aneinanderliegen und durch schmale, flexible Plasmalemmabschnitte („Gelenke") getrennt sind (Abb. 4.1-2). Innerhalb der Plaques erscheint die Plasmamembran im Elektronenmikroskop dicker (12 nm), mit einer besonders dicken äußeren Lamelle (8 nm statt normal 4 nm). Dieser Struktur liegen hexagonal gepackte Aggregate von integralen Membranproteinen zugrunde (12-nm-Partikel), die die äußere Lipidlamelle um 5 nm überragen und sie dadurch optisch verbreitern. Dieser Proteinkomplex scheint die Proteine **Uroplakin** I und II zu enthalten. Die Plaques werden in intrazellulären Reservevesikeln von diskusförmiger Gestalt ($0,5-1\ \mu m \times 0,1-0,15\ \mu m$) gespeichert und bei Bedarf (u.a. bei Dehnung) in die Plasmamembran durch Exozytose eingebaut. Sie können durch Endozytose wieder entfernt werden. Die zahlreichen **diskoiden Vesikel** werden zusammen mit einem dichten Netz von Intermediärfilamenten und Aktinfilamenten für die stärkere Anfärbbarkeit des apikalen Zytoplasmasaums der Deckzellen verantwortlich gemacht (früher als „Crusta" bezeichnet).

Die besondere Stellung des Urothels (mehrreihig bis mehrschichtig) drückt sich auch im Zytokeratinmuster aus (s. Kap. 2.4.3.1): Alle Zellen besitzen die beiden obligaten Zytokeratine der einschichtigen Epithelien (Nr. 8 und 18). Die Deckzellen exprimieren das im Darmepithel vorkommende Zytokeratin 20 (endodermale Herkunft!). Die Basal- und Intermediärzellen enthalten zusätzlich noch die Zytokeratine 5 und 13, letzteres ist charakteristisch für mehrschichtige Plattenepithelien.

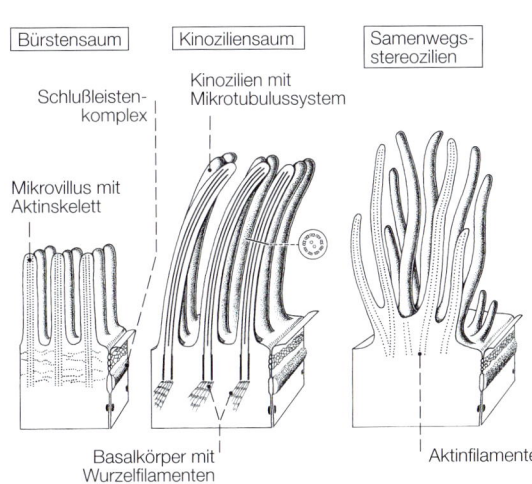

Bürstensaum

Schlußleistenkomplex

Kinoziliensaum

Kinozilien mit Mikrotubulussystem

Samenwegsstereozilien

Mikrovillus mit Aktinskelett

Basalkörper mit Wurzelfilamenten

Aktinfilamente

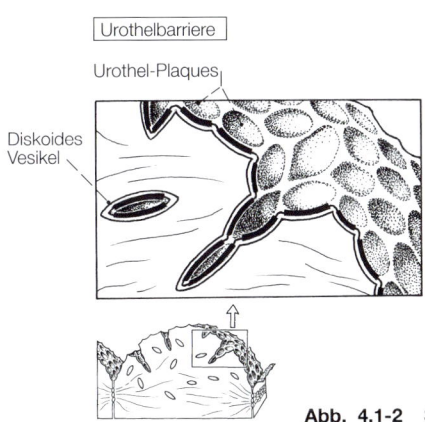

Urothelbarriere

Urothel-Plaques

Diskoides Vesikel

Abb. 4.1-2 Spezielle Differenzierungen der apikalen Oberfläche von Epithelzellen.

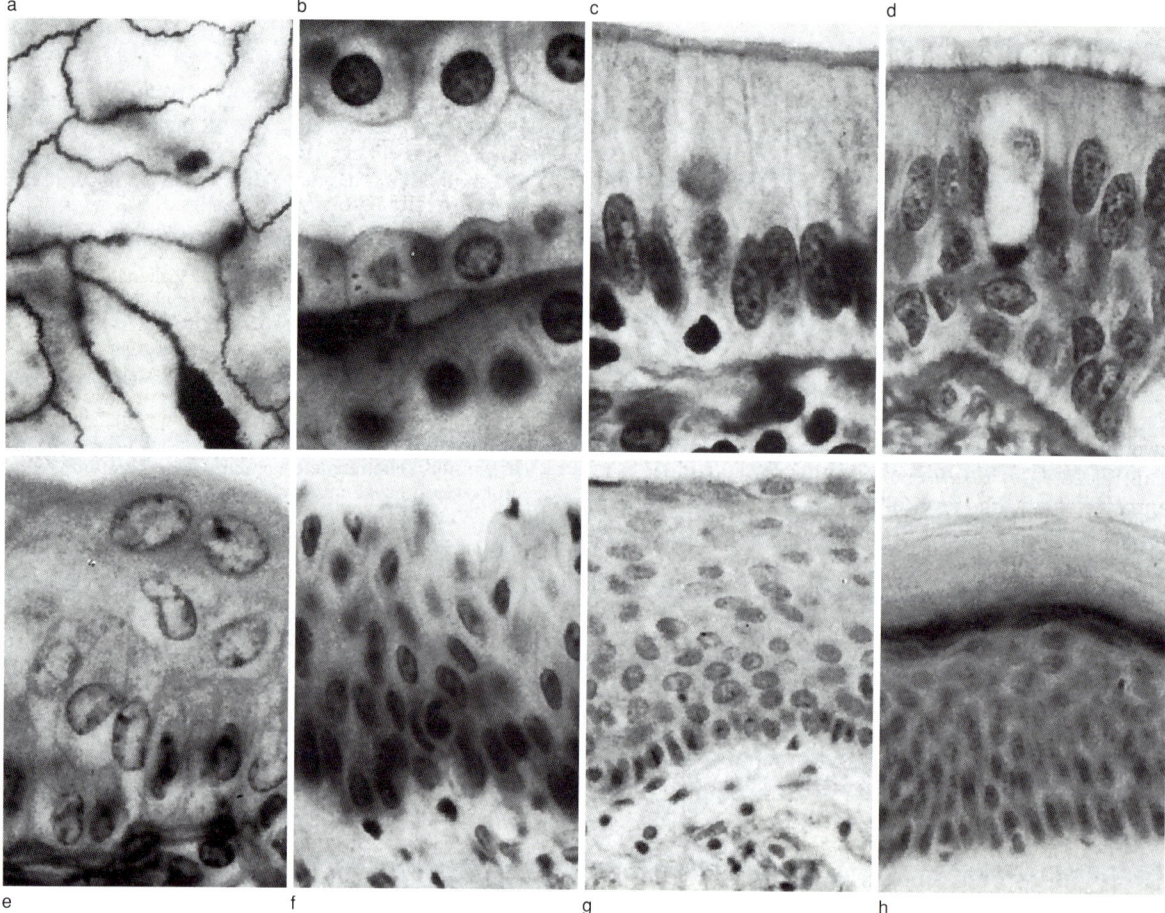

Abb. 4.1-3
(a) Einfaches Plattenepithel, Peritoneum (Hund), versilbertes Häutchenpräparat, Aufsicht (Tü). Vergr. 250fach.
(b) Einfaches kubisches Epithel, Niere (Kaninchen), Azan (Tü). Vergr. 800fach.
(c) Einfaches Säulenepithel mit Bürstensaum. Duodenum (Mensch), Azan (Tü). Vergr. 820fach.
(d) Mehrreihiges Säulenepithel mit Kinozilien und Becherzelle in der Mitte. Trachea (Mensch), Azan (Tü). Vergr. 620fach.
(e) Übergangsepithel, Harnblase (Mensch), Azan (Tü). Vergr. 630fach.
(f) Mehrschichtiges prismatisches Epithel, Fornix conjunctivae (Schwein), Hämatoxylin – Chromotrop (BS). Vergr. 520fach.
(g) Mehrschichtiges unverhorntes Plattenepithel, Vagina (Mensch), Hämatoxylin – Benzopurin (Tü). Vergr. 410fach.
(h) Mehrschichtiges verhorntes Plattenepithel, Haut des Handrückens (Mensch), Hämatoxylin – Resorcin-Fuchsin (Tü). Vergr. 250fach.
Kurspräparate aus den Sammlungen der Anatomischen Institute Tübingen (Tü) und Basel (BS). (Originale: D. SASSE)

1.2.3   Mehrschichtige Epithelien
(Epithelium stratificatum)

Die Epithelzellen sind in mehreren Schichten übereinandergelagert: **Basalzellschicht, Intermediärzellschicht, Superfizialzellschicht.** Nur die Basalzellen stehen in Kon-

takt mit der Basallamina. Sie enthalten teilungsfähige Stammzellen und bilden die Proliferationszone des Epithels. Nach der Form der Superfizialzellen unterscheidet man ein mehrschichtiges prismatisches Epithel von einem mehrschichtigen Plattenepithel. Das letztere wird weiter in verhorntes und nicht verhorntes Epithel untergliedert.

Mehrschichtiges prismatisches Epithel
(Epithelium stratificatum cuboideum/columnare)

Es besteht aus 2–5 Zellagen (Abb. 4.1-1 u. 3). Die Superfizialzellen sind iso- bis hochprismatisch. Beispiele: Epithel in distalen Abschnitten der männlichen und weiblichen Harnröhre (außer dem Mündungsbereich), Epithel der Umschlagfalte der Bindehaut des Auges *(Fornix conjunctivae)*, Epithel der Hauptausführungsgänge der Mundspeicheldrüsen. Das Epithel des Ziliarkörpers und der Iris des Auges sowie das der Schweißdrüsengänge ist ein zweischichtiges isoprismatisches Epithel.

Mehrschichtiges unverhorntes Plattenepithel
(Epithelium stratificatum squamosum noncornificatum)

Die Epithelzellen nehmen mit zunehmender Entfernung von der Basalzellschicht eine abgeplattete Form an. Die Superfizialzellen sind schuppenförmig abgeplattet, besitzen aber noch einen Zellkern (Abb. 4.1-1 u. 3). Dieser ist selbst noch in abgeschilferten Zellen enthalten. Die Zellen der Intermediärzone besitzen das größte Zellvolumen. Der Interzellularspalt zwischen den Superfizialzellen kann durch *Zonulae occludentes* verschlossen sein.

Vorkommen: Mechanisch beanspruchte Stellen im Bereich der Anfangs- und Endabschnitte des Verdauungs- und Urogenitaltraktes (Mundhöhle [außer hartem Gaumen und Zahnfleisch], Speiseröhre, Analkanal [Zona alba], Vagina, Mündungsbereich der Harnröhre) sowie äußere Epithelbedeckung des Auges.

Mehrschichtiges verhorntes Plattenepithel
(Epithelium stratificatum squamosum cornificatum)

Es besitzt gegenüber dem unverhornten Plattenepithel zwei Besonderheiten (Abb. 4.1-1, 3 u. 4; s. auch Band II, Kap. 16.28): Das *Stratum superficiale* besteht aus verhornten, abgestorbenen Zellen und bildet das **Stratum corneum.** Das *Stratum intermedium* gliedert sich in ein **Stratum spinosum** und **Stratum granulosum.** Das *Stratum granulosum* ist ein- bis dreischichtig und grenzt an das *Stratum corneum.* Die Zellen fallen durch intensiv anfärbbare Körnchen im Zytoplasma auf **(Keratohyalingranula),** die in Zusammenhang mit dem Verhornungsprozeß stehen (s. u.). Zwischen *Stratum granulosum* und *Stratum basale* liegt das mehrschichtige *Stratum spinosum* (Stachelzellschicht). Wegen zahlreicher Fleckdesmosomen mit einstrahlenden Bündeln von Zytokeratinfilamenten erscheinen die Zellen im Lichtmikroskop andeutungsweise wie mit Stacheln besetzt (besonders gut bei Schrumpfung der Zellen nach hypertoner Fixierung zu sehen).

Zwei Formen des verhornten Plattenepithels werden unterschieden: orthokeratinisiertes und parakeratinisiertes Epithel.

Orthokeratinisiertes Epithel besitzt ein deutliches *Stratum granulosum* (Körnerschicht) und ein *Stratum corneum* (Hornschicht). Die Zellen der Hornschicht enthalten keine Zellkerne mehr. Das orthokeratinisierte Epithel ist das verhornte Plattenepithel der Körperoberfläche und des harten Gaumens. Das Epithel der *Gingiva* (Zahnfleisch) ist überwiegend parakeratinisiert (s. u.). Im Bereich der Körperöffnungen geht es in das nicht verhornte Plattenepithel über (Ausnahme: Gaumen, Zahnfleisch). Das Epithel der Handinnenflächen und Fußsohlen unterscheidet sich von dem der übrigen Körperoberfläche durch ein **Stratum lucidum.** Diese schmale, zellkernfreie Zone liegt zwischen *Stratum granulosum* und *Stratum corneum.* Sie färbt sich meistens weniger stark (gelegentlich aber auch stärker) als das *Stratum corneum* an.

Parakeratinisiertes Epithel nimmt eine Zwischenstellung zwischen orthokeratinisiertem und unverhorntem Plattenepithel ein. Das **Statum granulosum** fehlt meistens oder ist nur schwach ausgebildet. Im *Stratum corneum* enthalten noch einzelne Zellen Zellkerne. Die Zellen sind jedoch dicht zusammengepreßt und besitzen verhornte Abschnitte. Das parakeratinisierte Epithel ist auf das Zahnfleisch *(Gingiva)* beschränkt. Es kommt stellenweise auch auf der Zunge vor *(Papillae filiformes).*

Verhornungsprozeß (Abb. 4.1-4):
Die Verhornung beginnt im **Stratum granulosum,** einer ein- bis dreischichtigen Zone, deren Zellen durch den Gehalt an basophilen **Keratohyalingranula** charakterisiert sind. Diese stellen dichte Aggregate von Zytokeratinfilamenten dar, die in eine homogene, elektronendichte Masse eingebettet sind. Die Hauptkomponente der Granula ist das Protein **Filaggrin.** In der an das *Stratum granulosum* anschließenden Zellschicht des *Stratum corneum* lösen sich die Keratohyalingranula auf, und das Filaggrin verteilt sich über das gesamte Zytoplasma. Zusätzlich wird eine **Transglutaminase** exprimiert (aktiviert), die sowohl im Zytoplasma als auch an der Plasmamembran der Zellen lokalisiert ist. Das Enzym katalysiert die Quervernetzung zwischen Lysin- und Glutamin-Seitengruppen von Proteinen. An der Innenseite der Zellmembran entsteht dadurch eine stark quervernetzte Proteinschicht, die **Hornhülle** (engl.: cornified envelope). Die drei quervernetzten Hauptkomponenten der Hornhülle sind das **Loricrin, Involucrin** und **Cornifin.** Durch weitere Quervernetzungsreaktionen und den Abbau der Zellorganellen und des Zellkerns sowie der meisten Zellproteine entsteht die Hornsubstanz. Diese besteht im wesentlichen aus stark quervernetzten Zytokeratinfilamenten und der Hornhülle.

Zytokeratine:
Die Basalzellen besitzen die Zytokeratine 5 und 14. In der unmittelbar anschließenden Schicht des *Stratum spinosum* („Suprabasalzellen") setzt die Synthese der Zytokeratine 1 und 10 ein, die dominierenden Zytokeratine des *Stratum spinosum, granulosum* und *corneum* sind. Die Zytokeratine 5 und 14 verschwinden bereits in der Intermediärschicht. Ein genetischer Defekt der Expression von Zytokeratin 14 wird als Ursache für das Krankheitsbild der *Epidermolysis bullosa simplex* angesehen (s. Kap. 2.4.3.2), während ein Defekt von Zytokeratin 10 der epidermolytischen Hyperkeratose zugrunde liegt.

Lipidverschluß:
Die Epithelzellen des *Stratum granulosum* und angrenzenden *Stratum spinosum* enthalten Sekretgranula, die mit Lipiden und Glykoproteinen gefüllt sind und wegen des Lipidreichtums eine lamelläre Struktur besitzen (**Lamellenkörper,** ODLAND-**Körperchen**). Der Inhalt wird durch Exozytose in den Interzellularspalt abgegeben (Abb. 4.1-4), der durch das Lipidmaterial ausgefüllt

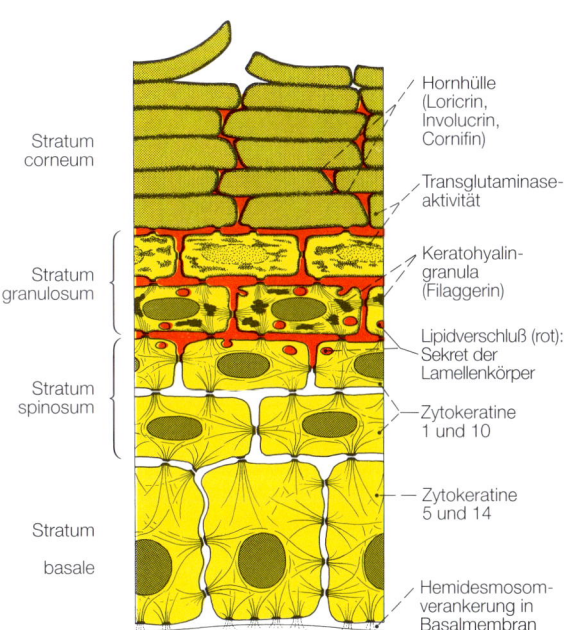

Abb. 4.1-4 Funktionelle Histologie des verhornten Plattenepithels (stark schematisiert).

wird (Lipidverschluß). Die Lipide sind bis zur Superfizialschicht nachzuweisen und bilden eine wirksame parazelluläre Diffusionsbarriere für hydrophile Moleküle (s. Kap. 2.3.2.4).

1.3   Topologische Klassifizierung

Nach topologischen Gesichtspunkten (Lagebeziehung) können Epithelzellen in **drei Gruppen** unterteilt werden. Diese zeichnen sich auch durch verschiedene strukturelle und molekulare Unterschiede aus.

1.3.1   Exoepithelien

Dieser Begriff schließt das Epithel der Körperoberfläche (Epidermis) und alle Epithelien mit direkter oder indirekter **Verbindung zur Körperoberfläche** ein.
Hierzu zählen:
1. Epithelien der **Hautdrüsen** (u.a. Schweiß-, Brustdrüsen).
2. Epithelien des gesamten **Gastrointestinalsystems** (Magen-Darm-Rohr) einschließlich seiner Drüsen (u.a. Leber, Bauchspeicheldrüse).
3. Epithelien des gesamten **Respirationssystems** einschließlich der Nasennebenhöhlen und des Mittelohrs.
4. Epithelien des männlichen und weiblichen **Genitaltrakts** (Derivate des MÜLLERschen und WOLFFschen Ganges, s. Band II, Kap. 13.1).
5. Epithelien der Nierentubuli und der **harnleitenden Organe.**

Charakteristisch für die Exoepithelien ist das Vorkommen von Fleckdesmosomen (*Macula adhaerens*), Zytokeratinfilamenten und des Adhäsionsmoleküls E-Cadherin (s. Kap. 2.3.2.2 u. 2.4.3). **Vimentinfilamente fehlen!** Ausnahmen bilden einige aus dem Mesoderm abstammende Epithelien des männlichen und weiblichen Reproduktionstraktes, die zusätzlich zu Zytokeratinfilamenten auch Vimentinfilamente besitzen können. Zwei Epithelien, die zwischen Exo- und Endoepithelien stehen, sind die Podozyten der Nierenglomeruli und die Sertolizellen des Hodens. Diese Zellen besitzen in der Embryonalperiode noch Zytokeratine, postnatal aber nur noch Vimentin. Die von Exoepithelien ausgehenden **Malignome** verhalten sich pathohistologisch und klinisch überwiegend als **Karzinome** (s. Kap. 2.17.4.2).

1.3.2   Endoepithelien

Die Epithelien dieser Gruppe kleiden **innere Hohlräume** aus, die keine direkte Verbindung zur Körperoberfläche besitzen. Zu dieser Gruppe gehören die epitheliale Auskleidung des Herz-Kreislauf-Systems („**Endothel**"), der Lymphgefäße („Endothel") und der Körperhöhlen („**Mesothel**" der Brust-, Bauch- und Perikardhöhle), ferner die inneren Epithelien von Auge und Innenohr, die Epithelien der Schilddrüse und Ovarfollikel sowie die Epithelien der Flüssigkeitsräume des Gehirns (Ependym, Plexusepithel, Neurothel). Das **Neurothel** (eine zwischen

Dura mater und Arachnoidea gelegene Zellschicht) ist Bestandteil der zellulären Grenzschicht zum Subarachnoidalraum (Flüssigkeitsraum, der das Gehirn umgibt). Es setzt sich in die peripheren Nerven fort (Perineurium).

Alle Endoepithelien enthalten **Vimentinfilamente,** welche in den typischen Exoepithelien fehlen. Zusätzlich enthalten verschiedene Endoepithelien auch noch Zytokeratine und Fleckdesmosomen (u.a. Mesothel, Gefäßendothelzellen der Gelenkkapseln, Epithelien des Auges und Innenohres, Plexus choroideus). E-Cadherin fehlt meistens. Das Neurothel wird häufig nicht zu den Epithelien gerechnet, obwohl es neben Vimentinfilamenten auch Zytokeratinfilamente, Fleckdesmosomen und (lokal) *Zonulae occludentes* besitzt. Während die, von den Exoepithelien ausgehenden, bösartigen Tumoren überwiegend den Charakter von Karzinomen aufweisen (s. Kap. 2.17.4.2), sind die **Tumoren der Endoepithelien** meistens **Sonderformen** (Endotheliom, Mesotheliom, Meningiom) und nur selten Karzinome (z.B. Schilddrüsenkarzinom).

1.3.3   Epithelderivate

Verschiedene Epithelien, die während der Entwicklung vom Ausgangsepithel abgeschnürt und den **Kontakt zur Oberfläche verloren** haben, können **in Teilaspekten noch epitheliale Charakteristika** besitzen: u.a. Vorkommen von Zytokeratinfilamenten, Fleckdesmosomen oder einer Basallamina: endokrine Zellen von Nebenschilddrüse, Hypophysenvorderlappen und LANGERHANSschen Inseln des Pankreas. Zu dieser Gruppe gehören auch die Zellen der HASSALLschen Körperchen und des epithelialen Retikulums des Thymus. **Tumoren,** die von diesen Epithelderivaten ausgehen, verhalten sich entsprechend der epithelialen Herkunft oft als **Adenome** und **Karzinome.**

1.4   Sinnesepithel (Epithelium sensorium)

Als Sinnesepithel werden spezialisierte Epithelabschnitte der Nase, Zunge und des Innenohres bezeichnet, die Rezeptorzellen (Sinneszellen) für Geruch (Riechepithel), Geschmack (Geschmacksknospen), akustische Reize (CORTIsches Organ) und für den Gleichgewichtssinn tragen (*Macula statica, Crista ampullaris*). Sinnesepithelien gehören zu den **Exoepithelien** (Geruch, Geschmack) und **Endoepithelien** (Gehör, Gleichgewicht). Die Sinnesepithelien bestehen aus Stützzellen und Sinneszellen (Näheres s. Band II, Kap. 16.25, 16.26 u. 16.27).

1.5   Epitheliale Funktionen

Epithelien sind **Grenzgewebe,** die unterschiedliche Räume (Kompartimente) des Körpers voneinander trennen (Endoepithelien) bzw. die Gewebe des Körpers gegenüber dem externen Milieu (Außenwelt im weitesten Sinne) abgrenzen (Exoepithelien). Entsprechend dieser Grenzstellung zwischen physikochemisch unterschiedlichen Kompartimenten erfüllen Epithelien eine Reihe von verschiedenen physikochemischen Funktionen:

1.5.1 Barrierefunktion

Physikalische Barriere

Das verhornte mehrschichtige Plattenepithel der Körperoberfläche (Epidermis) bietet mit Hilfe seiner Hornschicht den besten Schutz gegenüber mechanischen Beanspruchungen **(mechanische Barriere)**. An mechanisch stark beanspruchten Stellen ist dementsprechend die Hornschicht höher und fester (Handinnenfläche, Fußsohle, Finger- und Zehennägel). Das unverhornte mehrschichtige Plattenepithel (oberes Verdauungssystem, Analkanal, Vagina) ist ebenfalls als eine epitheliale Anpassung an mechanische Beanspruchungen zu sehen. An Stellen mit großer mechanischer Beanspruchung in der Mundhöhle (Gaumen, Zahnfleisch) entsteht verhorntes Epithel. In den großen Körperhöhlen ermöglicht die Auskleidung mit einem Plattenepithel (Mesothel) großräumige Verschiebungen zwischen den Organen. Ein Flüssigkeitsfilm auf der Oberfläche der Epithelzellen dient als Gleitschicht. Das Epithel der Körperoberfläche bildet zugleich auch eine **aktinische Barriere** (Schutz gegen UV-Strahlen). Der UV-Schutz wird vor allem durch den Melaningehalt der Epidermiszellen erreicht (s. Kap. 2.13.2.3). Auch die Hornschicht bewirkt einen gewissen UV-Schutz.

Chemische Barriere

Ein Flüssigkeitsverlust durch die epitheliale Grenzfläche wird durch Verschluß der Interzellularspalten reduziert. In den meisten Epithelien erfolgt der Verschluß durch *Zonulae occludentes*. In der Epidermis sind die Interzellularspalten durch Lipide ausgefüllt **(Lipidverschluß)**. Das Lipidmaterial erschwert die Resorption von hydrophilen chemischen Verbindungen, während hydrophobe Verbindungen (u.a. Lösungsmittel) die Epidermis viel besser durchdringen können. Die **Hornschicht** bietet auch einen gewissen Schutz gegen zellschädigende Substanzen (u.a. Säuren, Laugen). Dieser Schutz ist im Bereich des unverhornten Plattenepithels wesentlich geringer. Chemische Verbindungen, die die Epidermis zunächst nicht oder nur geringgradig schädigen, können in kurzer Zeit schwere Verletzungen (Gewebsnekrosen) hervorrufen, wenn sie auf das unverhornte Plattenepithel der Binde- und Hornhaut des Auges oder in die Mundhöhle gelangen. Das **Übergangsepithel** der harnleitenden Organe besitzt durch die molekulare Spezialisierung der äußeren Lipidlamelle der Plasmamembran eine Schutzeinrichtung gegen Bestandteile des Harns (s.o.).

1.5.2 Transportfunktion

Alle Epithelien verfügen über Transportsysteme, mit deren Hilfe Ionen und organische Verbindungen (Mikro- und Makromoleküle) aufgenommen bzw. abgegeben werden können. Wassermoleküle folgen den Ionenbewegungen. Eine wichtige strukturelle Voraussetzung für einen effektiven transepithelialen Transport bildet die *Zonula occludens*, die unkontrollierte parazelluläre Diffusionsvorgänge stark einschränkt und dadurch die Entstehung und die Aufrechterhaltung eines chemischen Gradienten ermöglicht (s. Kap. 2.3.2.4).

Resorption

1. Strukturelle Differenzierungen:
Epithelien, bei denen resorptive Prozesse funktionell im Vordergrund stehen, fallen durch verschiedene morphologische Differenzierungen der Plasmamembran auf, die zu einer **Vergrößerung der Zelloberfläche** führen (vgl. auch Band II, Abb. 13.2-24). Die Vergrößerung der apikalen Plasmamembran erfolgt hauptsächlich durch **Mikroplicae** und **Mikrovilli** (Oberflächenvergrößerung bis 20fach). Eine Membranvergrößerung der basolateralen Plasmamembran wird durch Mikroplicae der lateralen Zellmembran und spaltförmige Invaginationen der basalen Plasmamembran erreicht **(basales Labyrinth**; Abb. 2.3-1, 4.1-5). Eine Kombination

von apikalem Bürstensaum (s.o.) und basalen Invaginationen liegt in den Epithelzellen des proximalen Nierentubulus vor. In anderen resorbierenden Epithelien ist entweder die basale Oberfläche (distaler Nierentubulus) oder die apikale Oberfläche (Darmepithel, Gallenblase) vergrößert. Die Vergrößerung der Membranoberfläche dient in erster Linie der **Unterbringung von spezifischen Transportproteinen** für Ionen und organische Verbindungen. Das Vorhandensein von **Zonulae occludentes** ist eine wesentliche Voraussetzung für alle aktiven Resorptionsprozesse (s.o.).

2. Transportsysteme:
Resorption von Ionen und organischen Molekülen: Die funktionelle Kopplung zwischen Transportsystemen der apikalen und basolateralen Plasmamembran ist in Abb. 4.1-5 u. 6 dargestellt

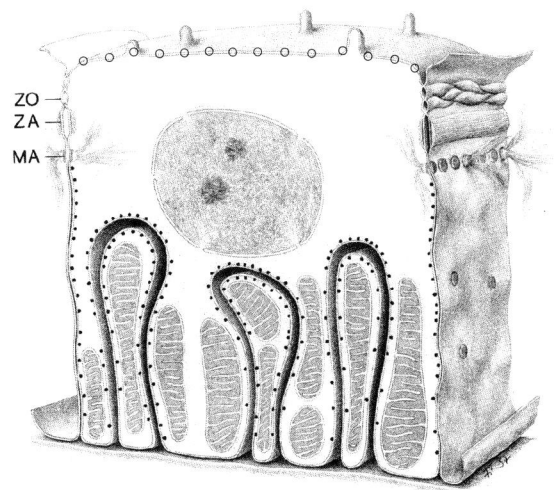

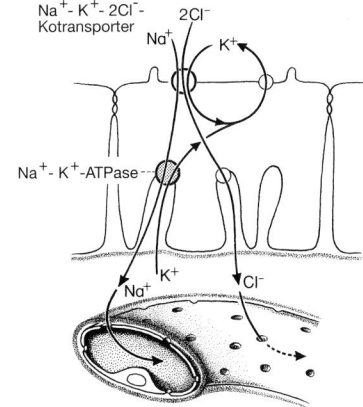

Abb. 4.1-5 Morphologische und molekulare Spezialisierung der Epithelzellen des distalen Tubulus der Niere und von Streifenstückepithelien der Speicheldrüsen. Die durch tiefe Invaginationen vergrößerte basale Membranoberfläche (basales Labyrinth) ist u.a. Sitz der Na^+-K^+-ATPase (schwarze Punkte). Dieses ATP-verbrauchende Membranprotein bildet den aktiven Motor für die Resorption von Kochsalz (NaCl). Na^+ strömt u.a. durch den apikal gelegenen Na^+-K^+-$2Cl^-$-Kotransporter (Kreise im oberen Bild) in die Zelle ein und wird basal durch die Na^+-K^+-ATPase in das Interstitium und die Blutbahn abgegeben. Cl^- folgt passiv (isoelektrisch). Beachte die enge räumliche Beziehung zwischen Mitochondrien (Ort der ATP-Produktion) und Na^+-K^+-ATPase im basalen Labyrinth. Abkürzungen: ZO, Zonula occludens; ZA, Zonula adhaerens; MA, Macula adhaerens. (Nach Koob et al. [2], ergänzt)

(s. auch Abb. 12.7-21): Der wichtigste Motor für die aktive Resorption von Ionen und kleinen organischen Molekülen (gegen deren Konzentrationsgradienten) wird durch die Na⁺-Pumpe (Na⁺-K⁺-ATPase) bereitgestellt. Dieses Transportprotein ist in allen Exoepithelien ausnahmslos in der basolateralen Zellmembran gelegen. In einigen Endoepithelien ist die Na⁺-K⁺-ATPase auch in der apikalen Zellmembran lokalisiert (Pigmentepithel des Auges, *Plexus choroideus* der Hirnventrikel). Die Na⁺-K⁺-ATPase verbraucht bis zu zwei Drittel der zellulären ATP-Produktion. Die enge **räumliche Beziehung zwischen Na⁺-K⁺-ATPase und Mitochondrien** (als ATP-Produzenten) ist besonders auffällig in Epithelien mit tiefen basalen Einfaltungen. Dort rufen die zwischen den Einfaltungen aufgereihten Mitochondrien das Bild einer **basalen Streifung** hervor (Abb. 4.1-5).

Die Bedeutung der Na⁺-K⁺-ATPase liegt darin, Na⁺-Ionen aus dem Zytoplasma der Zelle herauszupumpen und dadurch einen Konzentrationsgradienten für Na⁺-Ionen aufzubauen. Dieser durch die Na⁺-K⁺-ATPase aufgebaute elektrochemische Gradient **(primär-aktiver Transport)** bildet die Triebkraft für die Resorption von Na⁺ durch die apikale Plasmamembran **(sekundär-aktiver Transport)**. Die eingeströmten Na⁺-Ionen werden mit Hilfe der Na⁺-K⁺-ATPase durch die basolaterale Plasmamembran in das angrenzende Gewebe und die Blutbahn abgegeben.

Die apikale Membran vieler Epithelien (besonders des Darms und des proximalen Nierentubulus) ist besonders reich an Transportproteinen, die zusammen mit Na⁺ organische Verbindungen, wie Zucker und Aminosäuren, in die Zellen einströmen lassen **(Kotransport-Systeme)**. Bildlich gesehen werden die organischen Moleküle durch den Na⁺-Einstrom in die Zelle „mitgerissen" (Abb. 4.1-6). Mit Hilfe solcher Kotransport-Systeme werden z.B. im Darmepithel Glukose und Aminosäuren resorbiert. Bei Defekten dieser Transportsysteme würde man trotz ausreichender Nahrungszufuhr verhungern. Im Bürstensaum des proximalen Nierentubulus werden die in den Primärharn passiv übergetretenen Glukose- und Aminosäuremoleküle ebenfalls durch Na⁺-Kotransporter resorbiert und bleiben damit dem Organismus erhalten.

Ein anderes weit verbreitetes Na⁺-Kotransport-System, das apikal oder basolateral gelegen sein kann, ist der Na⁺-K⁺-2Cl⁻-**Kotransporter**. Im distalen Nierentubulus ist dieses Transportsystem in der apikalen Membran lokalisiert und dient der Resorption von Kochsalz (NaCl) aus dem Primärharn (Abb. 4.1-5). Eine medikamentöse Hemmung dieses Transportsystems durch „Schleifendiuretika" wird vorgenommen, wenn der Kochsalzgehalt des Blutes erniedrigt werden soll (z.B. bei Bluthochdruck). In exokrinen Drüsenzellen ist der Na⁺-K⁺-2Cl⁻-Kotransporter basolateral gelegen (s. dort).

Resorption von Makromolekülen: Die Resorption von Proteinen und Lipoproteinkomplexen erfolgt zum einen durch **Endozytose** und lysosomalen Abbau. Dieser Mechanismus ist besonders gut in Leberepithelzellen für Proteine des Blutes (Serumproteine) ausgebildet und findet auch im proximalen Tubulus der Niere für in den Harn übergetretene Blutproteine statt. Nach **lysosomalem Abbau** werden die Bausteine der Makromoleküle dem Zellstoffwechsel (Organismus) wieder zugeführt.

Im Darm herrscht ein anderer Resorptionsmechanismus vor. Die Endozytose ist im Darmepithel unbedeutend, da die Makromoleküle bereits extrazellulär durch die Verdauungsenzyme in kleine Bruchstücke gespalten werden (Oligopeptide, Oligosaccharide). Diese Bruchstücke werden im Bürstensaum des Darmepithels durch verschiedene **Ektoenzyme** in kleinere Bausteine zerlegt (Dipeptide, Aminosäuren, Monosaccharide), die anschließend mit Hilfe von Na⁺-Kotransport-Systemen in die Zelle aufgenommen werden (s. o.). Auch der Bürstensaum des proximalen Nierentubulus ist mit zahlreichen Ektoenzymen ausgestattet, die für den Abbau von Makromolekülen verantwortlich sind, welche aus dem Serum in den Harn übertreten.

Aufnahme und Abgabe von Gasen (O₂ und CO₂): Dieser Vorgang wird im Blutgefäßsystem und in der Lunge durch besonders dünne Plattenepithelien erleichtert, deren Spezialisierung für den Gasaustausch in erster Linie durch Minimierung der Schichtdicke des Epithels erfolgt. Gase können durch Membranen hindurch diffundieren und brauchen dafür keine speziellen Transportsysteme.

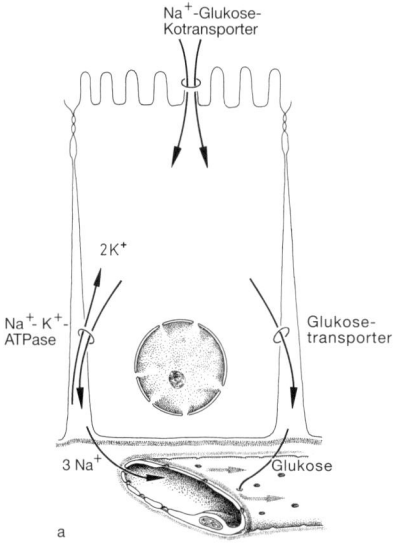
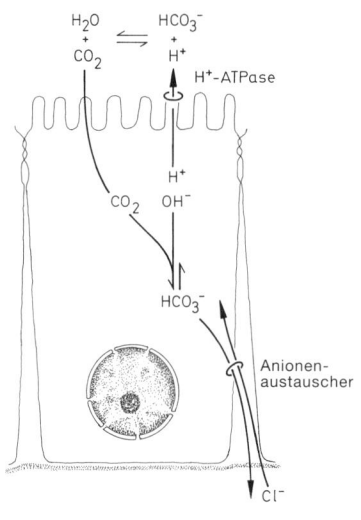

Abb. 4.1-6 Beispiele für die funktionelle Polarisierung von transportierenden Epithelzellen.
(a) Mechanismus der Resorption von Glukose durch Epithelzellen des Darms und der Niere. Die basolaterale Na⁺-K⁺-ATPase ist die treibende Kraft für die Resorption von Na⁺ und Glukose durch ein apikal lokalisiertes Na⁺-Glukose-Kotransport-System. Die dabei in die Zelle gelangten Kaliumionen verlassen die Zelle wieder über Kaliumkanäle (nicht eingezeichnet).
(b) Mechanismus der Resorption von Bikarbonationen (HCO₃⁻) und Sekretion von Säure (H⁺) im Sammelrohrepithel der Niere.

Die Säure-sezernierenden Zellen des Magens (Parietalzellen) funktionieren nach einem ganz ähnlichen Prinzip. H⁺ wird durch eine apikale H⁺-Pumpe (H⁺-ATPase) in das Sammelrohrlumen (Urin) gepumpt. Die im Zytoplasma zurückbleibenden OH⁻-Ionen vereinigen sich (durch die Aktivität der Carboanhydrase beschleunigt) mit CO₂ zu HCO₃⁻, das durch einen basolateralen Anionenaustauscher in das Interstitium und die Blutbahn gelangt. Cl⁻ tritt durch apikale Chloridkanäle in das Lumen über (nicht eingezeichnet). (Aus DRENCK-HAHN [1])

Sekretion

1. Sekretion von Ionen:

Die **Säure-sezernierenden Zellen** der Sammelrohre der Niere (Typ-A-Schaltzellen, s. Abb. 2.3-1) und des Magens (Salzsäure-bildende Parietalzellen, s. Abb. 12.6-13) sollen als Beispiele für Epithelzellen genannt werden, die für die Sekretion von Ionen spezialisiert sind (Abb. 4.1-6). Beide Zellen arbeiten nach dem gleichen Prinzip. Dieses basiert auf einer apikal gelegenen H^+-Pumpe und einem basolateral gelegenen Anionenaustauscher (HCO_3^--Cl^--Austauscher). Die Produktion von H^+- und HCO_3^--Ionen erfolgt durch das Enzym Carboanhydrase, das in beiden Zelltypen in großen Mengen vorhanden ist. Die Sekretion von H^+-Ionen wird dadurch reguliert, daß die H^+-Pumpen durch Endozytose von der apikalen Plasmamembran entfernt (zurückgenommen) werden können und bei Bedarf (Stimulation) wieder in die apikale Membran eingebaut werden. Dieser Mechanismus wird über den zellulären Anstieg von cAMP und Ca^{2+} reguliert.

2. Sekretion von Makromolekülen:

Epithelzellen, die für die Sekretion von Makromolekülen spezialisiert sind, werden als **exokrine Drüsenepithelien** bezeichnet (s. Kap. 4.2). Die exokrinen Drüsenzellen können verstreut zwischen den Oberflächenepithelzellen des Magen-Darm-Rohres und Respirationstraktes vorkommen (**intraepitheliale Drüsenzellen**, Becherzellen) oder in spezialisierten epithelialen Organen, den **extraepithelialen, exokrinen Drüsen**, lokalisiert sein. Alle exokrinen Drüsen stehen mit den Oberflächenepithelien (von denen sie in der Embryonalperiode ausgewachsen sind) durch ein epitheliales **Gangsystem** in offener Verbindung. Exokrine Drüsenzellen sezernieren außer Makromolekülen zugleich auch Ionen (hauptsächlich Na^+, Cl^-) und bewirken dadurch den (isoosmotischen) Nachstrom von Wasser in das Drüsenlumen (wäßriges Sekret!) (s. Kap. 4.2).

Literatur

1. Abbildungsreferenzen

[1] DRENCKHAHN, D., T. JÖNS, A. KOLLERT-JÖNS, R. KOOB, D. KRAE-MER, S. WAGNER: Cytoskeleton and epithelial polarity. Renal Physiol. Biochem. 16 (1993) 6–14.

[2] KOOB, R., M. ZIMMERMANN, W. SCHONER, D. DRENCKHAHN: Colocalization and coprecipitation of ankyrin and Na^+-K^+-ATPase in kidney epithelial cells. Eur. J. Cell Biol. 45 (1987) 230–237.

2. Weiterführende Literatur

1. ACHSTÄTTER, T., B. FOUQUET, E. RUNGGER-BRÄNDLE, W. FRANKE: Cytokeratin filaments and desmosomes in the epithelioid cells of the perineurial and arachnoidal sheaths of some vertebrate species. Differentiation 40 (1989) 129–149.
2. CHAMPION, R. H., J. L. BURTON, F. J. G. EBLING: Textbook of dermatology. Volume I. Blackwell Scientific Publications, Oxford 1992.
3. FARBMANN, A. I.: The oral cavity. In: WEISS, L. (ed.): Cell and Tissue Biology: A Textbook of Histology, pp. 575–593. Urban & Schwarzenberg, München–Wien–Baltimore 1988.
4. FUCHS, E.: Epidermal differentiation. Current Opinion in Cell Biology 2 (1990) 1028–1035.
5. FROMM, M., U. HEGEL, M. WIEDERHOLT: Epithelien. In: HIER-HOLZER, K., R. F. SCHMIDT (Hrsg.): Pathophysiologie des Menschen, S. 5.1–5.19. Edition Medizin, VCH Weinheim 1991.
6. JOHNSON, L. R.: Physiology of the gastrointestinal tract. Volume I/II. Raven Press, New York 1986.
7. MOLL, R.: Epitheliale Tumormarker. Verh. Dtsch. Ges. Path. 70 (1986) 28–50.
8. MOLL, R.: Differenzierungsprogramme des Epithels und ihre Änderungen. Verh. Dtsch. Ges. Path. 72 (1988) 102–114.

2 Drüsenepithel und Sekretion

D. DRENCKHAHN

2.1 Übersicht, Definitionen

Als Sekretion wird die Produktion und Abgabe von intrazellulären Substanzen in den Extrazellularraum bezeichnet. Die sezernierten Substanzen **(Sekrete)** können Makromoleküle (Proteine, Polysaccharide, Lipide), Mikromoleküle (Steroidhormone, Aminosäuren, Amine, Glukose) oder Ionen (z. B. H^+-Ionen als „Magensäure") sein. Unter dem Begriff Sekretion wird häufig die Synthese, der intrazelluläre Transport und die Abgabe **(Extrusion)** des Sekretes verstanden (s. Kap. 2.7). Zellen, deren Hauptaufgabe in der Produktion und Abgabe von Sekreten besteht, werden als Drüsenzellen bezeichnet. **Exokrine Drüsenzellen** geben das Sekret an die Körperoberfläche und an innere Gangsysteme ab, die mit der Körperoberfläche in offener Verbindung stehen (Exoepithelien). Das Sekretprodukt der **endokrinen Drüsenzellen,** als **Hormon** oder Inkret bezeichnet, wird in das umgebende Gewebe oder die Blutbahn abgegeben. Die von synaptischen Endigungen der Nervenzellen freigesetzten Stoffe werden **Neurotransmitter** genannt, wenn sie die Aktivität unmittelbar benachbarter Zellen beeinflussen. Als **Neurohormone** werden Sekrete von Nervenzellen bezeichnet, die auf entferntere Zellen wirken (Abgabe ins Gefäßsystem oder Bindegewebe, z. B. Adrenalin).

Auch alle anderen Zellen des Körpers besitzen die Fähigkeit zur Abgabe von Makromolekülen. Man unterscheidet die **regulierte Sekretion,** die durch bestimmte chemische oder elektrische Stimuli ausgelöst wird (u. a. durch Hormone, Neurotransmitter, elektrische Depolarisation), von der nicht regulierten, **konstitutiven Sekretion,** die ohne definierte Stimuli kontinuierlich abläuft. Die Sekretion der Mehrzahl der endo- und exokrinen Drüsenzellen ist reguliert, während die Sekretion der meisten anderen Zellen des Organismus konstitutiv ist (Tabelle 4.2-1 u. 2).

Tabelle 4.2-1 Beispiele für eine regulierte Sekretion.

Zelle	Stimulus	Sekret
Exokrine Drüsenzellen des Pankreas	Acetylcholin und gastrointestinale Hormone	Trypsin, Chymotrypsin, Lipase, Amylase etc.
B-Zellen der Pankreasinseln	Glukose, gastrointestinale Hormone	Insulin
Exokrine Drüsenzellen der Parotis	Noradrenalin, Acetylcholin	Amylase etc.
Thrombozyten	Thrombin	Serotonin, ATP, ADP
Mastzellen	Immunglobulin E	Histamin
Synapsen von Motoneuronen	elektrische Erregung (Depolarisation)	Acetylcholin

Tabelle 4.2-2   Beispiele für eine konstitutive Sekretion.

Zelle	Produkt
Fibroblast	Kollagen Fibronektin etc.
Hepatozyt	Serumproteine Lipoproteine etc.
Plasmazelle	Immunglobuline

2.2   Mechanismen der Sekretabgabe (Extrusion)

Nach dem elektronenmikroskopischen Bild der **Sekretabgabe** (Extrusion) unterscheidet man folgende Formen (s. Kap. 2.7):

Merokrin, ekkrin (Exozytose, Abb. 4.2-1, vgl. Abb. 2.7-1 u. 2): Verschmelzung (Fusion) der Membran von Sekretvesikeln mit der Plasmamembran, anschließende Öffnung der Vesikel und Entleerung des Inhaltes in den Extrazellularraum (Sekretabgabeform der meisten exokrinen und endokrinen Drüsen).

Apokrin (Apozytose, Abb. 4.2-1, vgl. Abb. 2.7-2): Abschnürung bzw. Abknospung von Teilen des Zytoplasmas, das die Sekretprodukte enthält. Das sezernierte Material ist von der abgeschnürten Plasmamembran eingehüllt; Sekretion von Milchfett.

Holokrin (Holozytose): Mit Sekretprodukt beladene Zellen sterben ab (Apoptose). Das Sekret wird durch Zell-Lyse freigesetzt (Sekretionsmodus der Talgdrüsen).

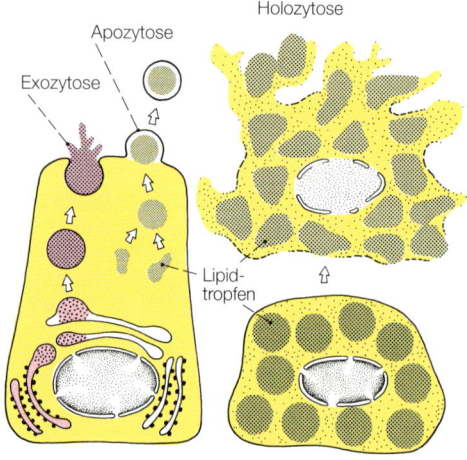

Abb. 4.2-1   Abgabeform (Extrusion) von Sekreten. Die durch Exozytose abgegebenen Proteine werden am rauhen endoplasmatischen Retikulum synthetisiert, durchlaufen den GOLGI-Apparat und werden in membranumgrenzte Sekretvesikel verpackt. Die Abgabe von Sekreten, die im Zytoplasma gebildet werden und nicht von einer Membran umgeben sind, erfolgt durch den Mechanismus der Apozytose oder Holozytose. Bei der Holozytose geht die Drüsenzelle zugrunde.

Molekulare Sekretion: Ionen oder kleine Moleküle verlassen die Zelle durch Transportproteine (Sekretion von Magen- oder Urinsäure, s. Abb. 4.1-6) oder treten aufgrund ihrer Lipidlöslichkeit direkt durch die Zellmembran (Steroidhormone, Schilddrüsenhormon). Lipophile Hormone können deshalb auch nicht gespeichert werden. Ihre Sekretion (passive Abgabe) wird durch Synthese reguliert.

2.3   Struktur und Bildung von sekretorischen Vesikeln

2.3.1   Struktur

Sekretvesikel sind von einer Einheitsmembran umgeben, die den Vesikelinhalt vom Zytoplasma der Zelle trennt. Die Morphologie der sekretorischen Vesikel wird erheblich von den Inhaltsstoffen beeinflußt. Sekretorische Vesikel mit einem mikroskopisch darstellbaren, strukturierten Inhalt werden als **Granulum** bezeichnet und solche, deren Inhalt leer erscheint, als Vesikel, wie z.B. die meisten Neurotransmitter enthaltenden **synaptischen Vesikel**. Der Durchmesser der Sekretvesikel (-granula) schwankt meistens zwischen 50–100 nm (synaptische Vesikel) und mehreren μm (z.B. Hauptzellen des Magens, PANETHsche Drüsenzellen). Sekretgranula können zu größeren **Konglomeraten** zusammenfließen, was z.B. regelmäßig in den mit Schleim beladenen Sekretgranula der Becherzellen beobachtet wird.

Die Form und Größe der Sekretgranula kann zur morphologischen Unterscheidung sonst ähnlich aussehender Zellen herangezogen werden. Ebenso hat die Ultrastruktur der Granulainhalte **diagnostischen Wert**: Die Insulin-produzierenden B-Zellen der **Inseln des Pankreas** haben einen kondensierten, parakristallinen Inhalt, bei den Somatostatin-produzierenden D-Zellen erscheint der Granuluminhalt homogen. Ähnlich lassen sich im **Nebennierenmark** die Noradrenalin-sezernierenden Zellen von Adrenalin-sezernierenden Zellen unterscheiden. Bei dieser Form der Unterscheidung muß der Einfluß der Gewebefixierung berücksichtigt werden.

2.3.2   Bildung der sekretorischen Vesikel

Die Synthese, posttranslationale Modifizierung und Verpackung von sekretorischen Proteinen, Muzinen (Schleimstoffe) und Lipoproteinen in Sekretvesikeln (-granula) findet im endoplasmatischen Retikulum und im GOLGI-Apparat statt (Abb. 4.2-2, 3 u. 4, s. auch Kap. 2.5 bis 2.7). Von der Transseite des GOLGI-Apparates werden mit Sekret beladene Vesikel abgeschnürt, die sich anschließend zu größeren Vesikeln (Granula) vereinigen können. Typisch für Zellen mit regulierter Sekretion (u.a. B-Zellen der Pankreasinseln, Azinuszellen des exokrinen Pankreas) sind die **kondensierenden Vakuolen** im Trans-GOLGI-Netzwerk (Abb. 4.2-4). In ihnen findet eine Konzentrierung der Sekrete statt. Deshalb ist ihr Inhalt in der Regel noch weniger dicht (elektronenoptisch heller) als der der reifen Granula. Das Prinzip der **Konzen-**

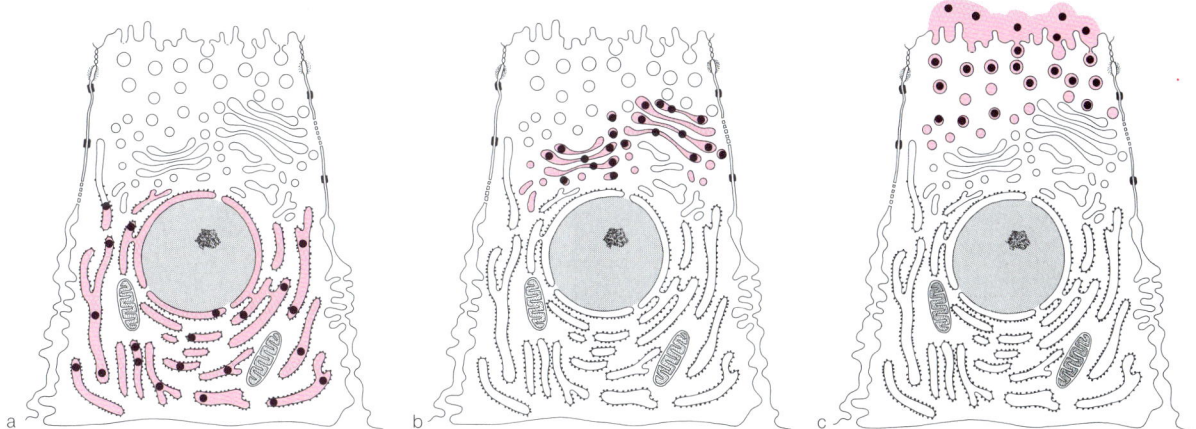

Abb. 4.2-2 Intrazellulärer Transport von sekretorischen Proteinen (rosa) in einer exokrinen Drüsenzelle sichtbar gemacht durch Autoradiographie (schematische Darstellung). Radioaktiv markierte Aminosäuren (schwarze Punkte), z. B. [³H]-Leucin, werden in die Blutbahn injiziert. (a) Nach wenigen Minuten erscheinen die markierten Aminosäuren im rauhen endoplasmatischen Retikulum, wo sie in Proteine eingebaut werden. (b) Nach 20–30 Minuten sind die neu synthetisierten Proteine im GOLGI-Apparat zu sehen. (c) Dort werden sie in Sekretgranula verpackt, die nach weiteren 60 Minuten sezerniert werden. Die radioaktiv markierten Aminosäuren werden indirekt durch Überschichten der Gewebeschnitte mit einer Photoemulsion sichtbar gemacht. Die durch die radioaktive Strahlung entstandenen Silberkörner erscheinen im Elektronenmikroskop als elektronendichte (dunkle) Körnchen.

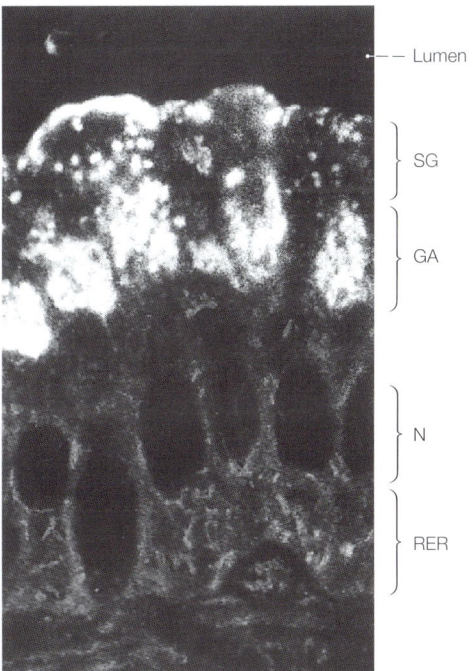

Abb. 4.2-3 Immunhistochemische Darstellung eines Sekretproteins (saure Phosphatase) in Drüsenzellen der Prostata der Ratte. Der verwendete Antikörper wurde mit einem Fluoreszenzfarbstoff markiert. Die intrazellulären Organellen, die an Synthese, Reifung und Transport von sekretorischen Proteinen beteiligt sind, erscheinen hier als hell fluoreszierende Strukturen. Am intensivsten sind die Sekretgranula (SG) und der GOLGI-Apparat (GA) angefärbt. Auch das rauhe endoplasmatische Retikulum (RER) ist dargestellt (helle Striche und Punkte). Die Zellkerne (N) heben sich als ovale, dunkle, nicht markierte Strukturen deutlich ab. Vergr. 1500fach.

trierung des Sekretes beruht darauf, daß die große Zahl der osmotisch wirksamen, Wasser anziehenden sekretorischen Makromoleküle zu osmotisch weniger aktiven Komplexen aggregiert werden. Das kann durch Trägerproteine (z. B. Chromogranine in neuroendokrinen Granula), Metallionen (Zink-Ionen in Insulin enthaltenden Granula) oder Polysaccharide (Heparin als Bindungsmolekül für Histamin in Mastzellgranula) erreicht werden.

Die in **synaptischen Vesikeln** gespeicherten Neurotransmitter sind häufig sehr kleine Moleküle, wie Aminosäuren und Aminosäureprodukte. Diese durchlaufen nicht den GOLGI-Apparat, sondern werden aus dem Zytoplasma der Nervenendigung in die Vesikel aufgenommen. Die Vesikelmembran enthält eine ATP-getriebene H⁺-Pumpe. Diese transportiert H⁺-Ionen in das Innere der Vesikel. Dort stehen die H⁺-Ionen zum Austausch gegen Neurotransmitter (u.a. Acetylcholin, Dopamin, Noradrenalin) zur Verfügung (Abb. 4.2-5). Nach der Exozytose werden die in die Plasmamembran einbezogenen (wertvollen) Membranproteine der synaptischen Vesikel wieder durch Endozytose zurückgewonnen und können (nach Abschnürung der synaptischen Vesikel vom Endosom) zur erneuten Auffüllung der Vesikel mit Neurotransmittern wiederverwendet werden (Rezirkulierung).

2.4 Regulierte und konstitutive Sekretion

Die Sekretabgabe der meisten exokrinen und endokrinen Drüsen sowie verschiedener anderer sekretorischer Zellen erfolgt über den Weg der regulierten Sekretion (s.

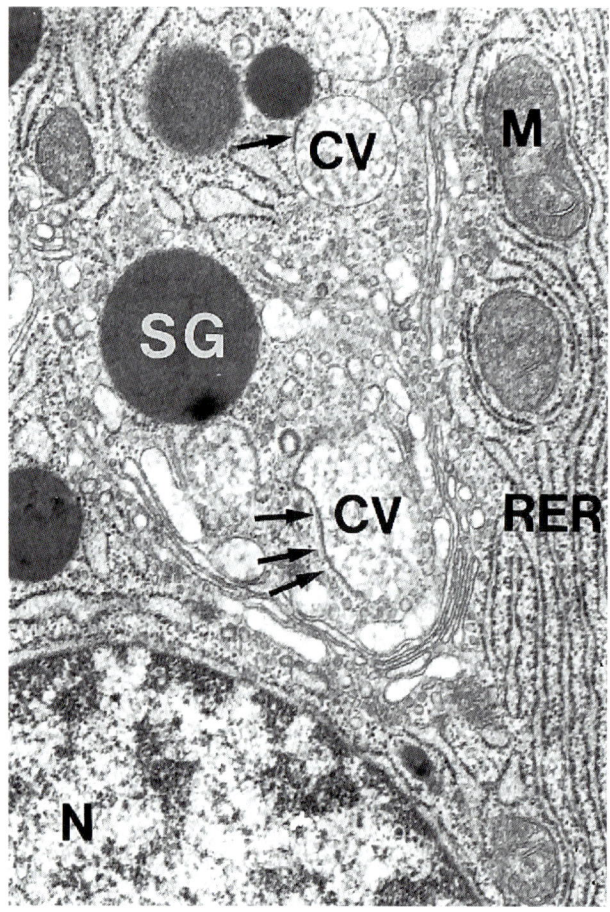

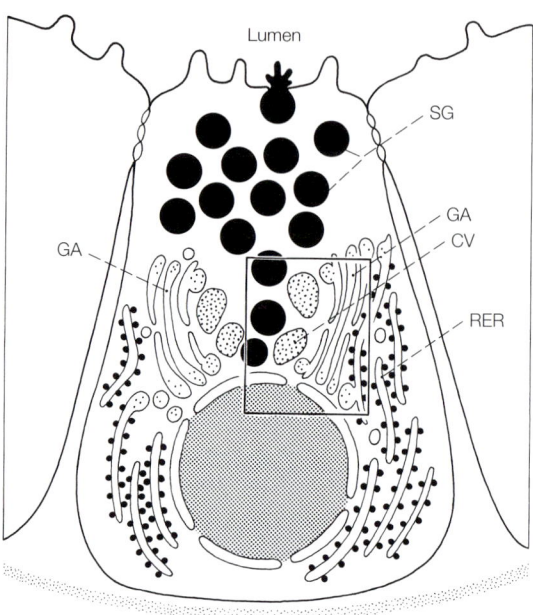

Abb. 4.2-4 Elektronenmikroskopische Aufnahme, die Stadien der Bildung von Sekretgranula (SG) in exokrinen Azinuszellen der Bauchspeicheldrüse der Ratte zeigt (zur Orientierung nebenstehende Skizze). Im Trans-GOLGI-Netzwerk sind Prosekretgranula (kondensierende Vakuolen, CV) zu erkennen, die abschnittsweise noch einen Clathrinsaum (Pfeile) besitzen. Mit Hilfe des Clathrinsaums werden sekretenthaltende Vesikel vom Trans-GOLGI-Netzwerk abgeschnürt. RER = rauhes ER; M = Mitochondrium; N = Zellkern; GA = GOLGI-Apparat. TEM 20000fach. (Original: H. KERN)

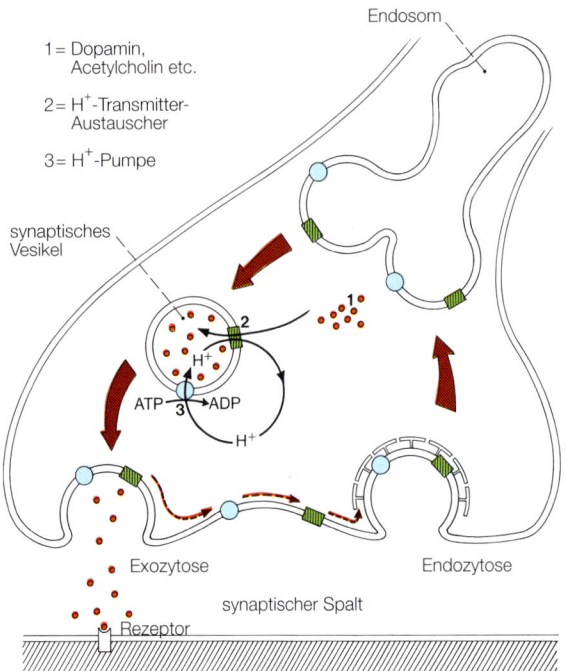

Kap. 2.7). Die regulierte Sekretion erfordert spezifische externe Stimuli (s. Tabelle 4.2-1), die zur Exozytose und Abgabe des Sekretes führen (**Stimulus-Sekretions-Kopplung**). Die meisten Stimuli bewirken eine intrazelluläre Erhöhung der Ca^{2+}-Konzentration. Kalziumionen sind für verschiedene Schritte der Exozytose notwendig (s. Kap. 2.2.9, 2.7.2 u. Abb. 2.2-12). Viele sekretorisch aktive Zellen speichern jedoch keine Sekretgranula, sondern sezernieren kontinuierlich (**konstitutive Sekretion**). In den schleimsezernierenden Becherzellen unterliegen die peripheren Schleimgranula einer konstitutiven, die zentralen Granula einer regulierten (explosionsartigen) Sekretion (Abb. 4.2-6).

◁

Abb. 4.2-5 Die Abgabe von Neurotransmittern an der Nervenendigung (Synapse) erfolgt durch Exozytose von synaptischen Vesikeln. Die Membranproteine der Vesikel werden durch Endozytose wieder aus der Plasmamembran entfernt und in das Endosom abgegeben. Von diesem schnüren sich synaptische Vesikel ab. Die Beladung der Vesikel mit niedermolekularen Transmittern erfolgt durch Transportmoleküle, u. a. durch einen H^+-Transmitter-Austauscher. Der erforderliche H^+-Gradient wird durch eine H^+-Pumpe der Vesikelmembran erzeugt.

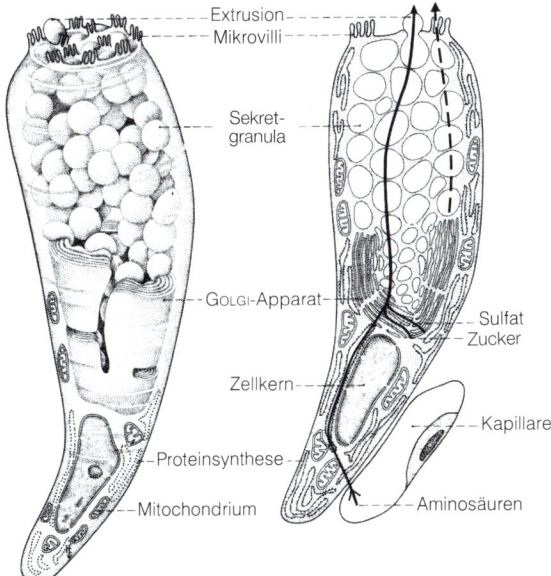

Abb. 4.2-6 Eine weitverbreitete intraepitheliale Drüsenzelle ist die Becherzelle. Becherzellen produzieren Schleimstoffe (Muzine). Die Muzinproteine werden aus Aminosäuren am rauhen endoplasmatischen Retikulum synthetisiert, während die Zuckerketten im GOLGI-Apparat durch den Mechanismus der O-Glykosylierung angebunden werden. Die Sulfatierung des Aminozuckers N-Acetylglucosamin erfolgt ebenfalls im GOLGI-Apparat (viele Muzine sind jedoch nicht sulfatiert). Die peripheren Sekretgranula werden kontinuierlich (konstitutiv) sezerniert (gestrichelter Pfeil), während das zentrale Granulumpaket erst nach Stimulation (z.B. durch Acetylcholin) explosionsartig abgegeben wird (regulierte Sekretion, durchgezogener Pfeil). (Nach NEUTRA u. LEBLOND [1])

2.5 Morphologische Klassifizierung exokriner Drüsen

Aufgrund ihrer Lokalisation und Anordnung können folgende Formen von exokrinen Drüsen unterschieden werden:

Intraepitheliale Drüsen

Die Drüsenzellen sind zwischen den Epithelzellen eines Oberflächenepithels verstreut **(unizelluläre Drüsen)** oder sie bilden Gruppen von mehreren sekretorischen Zellen **(multizelluläre Drüsen)**. Im Extremfall kann das gesamte Oberflächenepithel aus Drüsenepithelzellen bestehen (z.B. das Oberflächenepithel des Magens). Der Hauptvertreter einer unizellulären Drüse ist die Becherzelle, eine schleimproduzierende Drüsenzelle, die zwischen den Säulenepithelzellen des Respirationstraktes und des Darms vorkommt (Abb. 4.2-6). Zwei weitere im Respirationssystem vorkommende, spezialisierte intraepitheliale exokrine Drüsenzellen sind die CLARA-Zellen und **Typ-II-Alveolarzellen** (s. Kap. 9). Die **endokrinen Zellen des Magen-Darm-Epithels** (s. Band II, Kap. 15) sind ebenfalls intraepitheliale Drüsenzellen, die ihr Sekret (Hormon) nach basal in das Blutgefäßsystem abgeben. Multizellu-

läre intraepitheliale exokrine Drüsen findet man unter anderem im Konjunktivalepithel des Auges (Becherzellgruppen).

Extraepitheliale Drüsen (Abb. 4.2-7)

Es handelt sich um organartig aufgebaute epitheliale Zellverbände, die vom Oberflächenepithel des Respirationstraktes, Verdauungstraktes, Genitaltraktes oder der Haut ausgewachsen sind, und mit den Oberflächenepithelien durch Ausführungsgänge *(Ductus excretorii)* in offener Verbindung bleiben. Durch die Ausführungsgänge werden die Drüsensekrete an die Oberfläche abgegeben.

Endstücke: Die Abschnitte des Drüsengewebes, die die exokrinen Drüsenzellen enthalten, werden Endstücke genannt *(Portio terminalis)*. Nach ihrer Gestalt werden **tubulöse** (schlauchförmige), **azinöse** (beerenförmige) und **alveoläre** (sackförmige) Drüsenendstücke unterschieden.

Einfache und zusammengesetzte Drüsen: Besteht eine Drüse aus nur einem Endstück, liegt eine **einfache Drüse** *(Glandula simplex)* vor, die zumeist tubulös ist. Beispiele: tubulöse Schweißdrüsen (der Tubulus ist knäuelförmig gewunden: „Knäueldrüsen"), tubulöse Magendrüsen. Die meisten extraepithelialen Drüsen sind jedoch **zusammengesetzte Drüsen** *(Glandula composita)*, deren Gangsystem verzweigt ist und das Sekret von bis zu mehreren tausend Endstücken aufnimmt. Viele zusammengesetzte Drüsen sind **gemischte Drüsen**, die tubulöse, azinöse/alveoläre Endstücke besitzen:

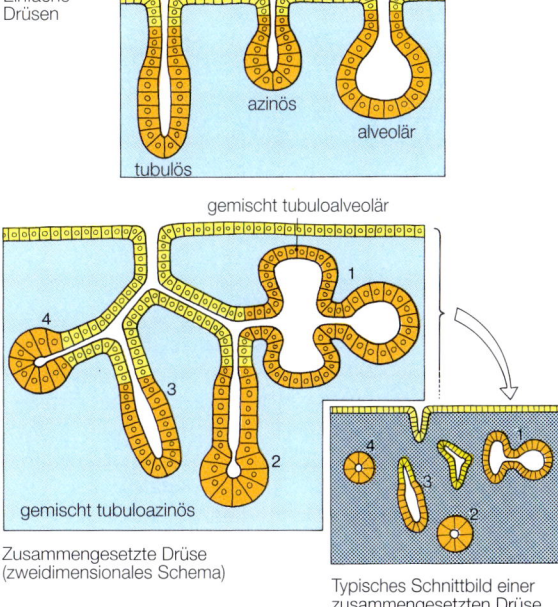

Abb. 4.2-7 Morphologische Klassifizierung von extraepithelialen exokrinen Drüsen. Die Zahlen 1–4 sind als Orientierungshilfe zum Verständnis des Schnittbildes eingetragen. Die sekretorischen Endstückepithelien sind orange gefärbt, das Gang- und Oberflächenepithel gelb.

(a) **Gemischt-tubuloazinös:** Die Drüsen enthalten tubulöse neben azinösen Abschnitten. Häufig sitzt einem tubulösen Abschnitt endständig ein azinöser Abschnitt auf (Beispiele: *Glandulae submandibularis* und *sublingualis*).

(b) **Gemischt-tubuloalveolär:** Alveoläre Endstücke sind mit tubulösen Drüsenabschnitten verbunden (Beispiel: laktierende Brustdrüse).

2.6 Klassifizierung der exokrinen Drüsen aufgrund des Sekrets

2.6.1 Seröse Drüsen

Sie produzieren ein **dünnflüssiges, proteinreiches Sekret,** das wenige Schleimstoffe (Muzine) enthält. Das Lumen der Endstücke ist eng, im Lichtmikroskop häufig kaum zu erkennen. Das Zytoplasma verhält sich aufgrund des stark entwickelten, rauhen endoplasmatischen Retikulums (Ort der Synthese von Exportproteinen!) **basophil,** besonders in den basalen Zellabschnitten. Die Zellkerne sind meist groß und rund, im apikalen Zytoplasma sind bei guter Fixierung zahlreiche Sekretgranula sichtbar, die sich mit Eosin (H. E.-Färbung), aber auch mit bestimmten basischen Farbstoffen (u.a. Toluidinblau) anfärben lassen. Beispiele: **Exokrines Pankreas, Glandula parotis, Glandula lacrimalis,** VON EBNERsche Spüldrüsen.

Die sekretorischen Proteine sind fast ausnahmslos Glykoproteine. Der Flüssigkeitsgehalt des Sekrets resultiert hauptsächlich aus einem Transport von Cl⁻-Ionen in das Drüsenlumen. Na⁺-Ionen und Wasser folgen parazellulär durch die nicht sehr dichten *Zonulae occludentes* der Endstücke (Abb. 4.2-9, s. auch Kap. 12.2.3).

Der apikale Cl⁻-Kanal ist das **CFTR-Protein** (s. Kap. 2.14.3.1), das beim Krankheitsbild der zystischen Fibrose einen Sequenzdefekt besitzt. Deshalb ist das Sekret bei diesen Patienten zähflüssig und kann nicht ordentlich abfließen. Das führt schließlich zu zystischen Erweiterungen der Ausführungsgänge mit nachfolgender Entzündung und Vernarbung (Fibrose) der Drüsen.

2.6.2 Muköse Drüsen

Typischerweise füllen die Sekretgranula (Muzingranula) den größten Teil der Zelle aus. Das Sekret ist reich an **Muzinen** (Schleimstoffen). Muzinmoleküle bestehen aus zwei Komponenten: einem elongierten zentralen Proteinfaden (Trägerprotein), der besonders reich an den Aminosäuren Serin und Threonin ist. An die OH-Gruppen dieser Aminosäuren sind **Zuckerketten** angekoppelt mit einer Oligosaccharidlänge pro Kette von 10–20 Zuckermolekülen (s. Kap. 12.6.4). Insgesamt 100–200 solcher Zuckerketten sind an ein fadenförmiges Muzinprotein gebunden, das über 100 nm lang sein kann. Mehrere Muzinmoleküle können durch Verbindungsproteine (engl.: link proteins) zu größeren Aggregaten verbunden sein (s. Abb. 12.6-13). Die Muzine sind reich an endständigen **Sialinsäuremolekülen** (N-Acetyl-

neuraminsäure). Die Sialinsäure wurde zuerst in den Muzinen des Speichels (gr.: sialon) beschrieben. Zusätzlich enthalten viele Muzine auch **sulfatierte Zucker** (u.a. N-Acetylglucosamin-Sulfat). Aufgrund ihrer negativen Ladungen (Polyanionen) sind Muzine ausgesprochen basophil. Muzine können wegen ihres Zuckerreichtums nicht mit Aldehyden fixiert werden. Sie werden bei normaler Fixierung und der Paraffinschnitt-Technik (typische Präparate im Histologiekursus) größtenteils aus den Zellen ausgewaschen, so daß muköse Zellen blaß bis fast leer erscheinen (Abb. 4.2-8). Nur der basale Zellpol enthält einen schmalen Zytoplasmasaum, in dem der zumeist **abgeplattete, nach basal verlagerte Zellkern** gelegen ist. Das Lumen der Endstücke ist meistens weit, was den Abfluß des viskösen, fadenziehenden Sekrets erleichtert. Mit speziellen Fixierungsmethoden (u.a. Fällung der Muzine durch kationische Farbstoffe oder Mg²⁺) und Färbungen (Alcianblau, PAS-Färbung) können Muzine selektiv angefärbt werden **(Schleimfärbungen).**

Der Hauptvertreter von mukösen intraepithelialen Drüsenzellen ist die **Becherzelle** *(Exocrinocytus caliciformis).* Becherzellen (Abb. 4.2-6, vgl. Abb. 4.1-3d) kommen in großen Mengen zwischen den Epithelzellen des Magen-Darm-Traktes und Respirationstraktes vor. Das **Oberflächenepithel des Magens** besteht ausschließlich aus speziellen mukösen Drüsenzellen. Extraepitheliale Drüsen mit überwiegend mukösen Endstücken sind z.B. die *Glandula sublingualis* (Abb. 4.2-8a), *Glandulae nasales* und *linguales, Glandulae pyloricae.* Viele Drüsen enthalten sowohl seröse als auch muköse Endstücke **(seromuköse Drüsen).** In der *Glandula sublingualis* und noch ausgeprägter in der *Glandula submandibularis* sitzen die serösen Anteile den mukösen Tubuli endständig auf und werden wegen dieser Morphologie als **seröse Halbmonde** *(Semiluna serosa)* bezeichnet (Abb. 4.2-8b).

2.6.3 Lipidsezernierende Drüsen und Drüsenzellen

Apokrine Milchdrüse: Die Milchfetttropfen der Brustdrüse werden im Zytoplasma synthetisiert und sind nicht von einer Einheitsmembran umgeben. Sie können deshalb nicht über den Mechanismus der Exozytose abgegeben werden. Die Extrusion erfolgt über den Weg der **Apozytose** (s. Abb. 2.7-2 u. 4.2-1). Dagegen findet die Sekretion des Milcheiweißes über Sekretgranula und Exozytose statt (merokrin).

Holokrine Talgdrüsen: Talgdrüsen sind auf die Epidermis und Eingänge der Körperöffnungen beschränkt. Sie münden meistens in die Epitheltrichter von Haaren. Es handelt sich um mehrschichtige Drüsen, deren innerste Zellen durch Zelluntergang (Holozytose) und Verflüssigung die Lipidtropfen des Zytoplasmas freigeben (Näheres s. Band II, Kap. 16.28).

Andere lipidsezernierende exokrine Zellen sind die Typ-II-Alveolarzellen und die Epithelzellen des *Stratum granulosum* der Epidermis. In beiden Zelltypen liegen die Lipide als Lipoproteinkomplexe in Granula vor, die vom GOLGI-Apparat abgeschnürt werden und aufgrund ihres hohen Lipidgehaltes eine lamelläre Innenstruktur

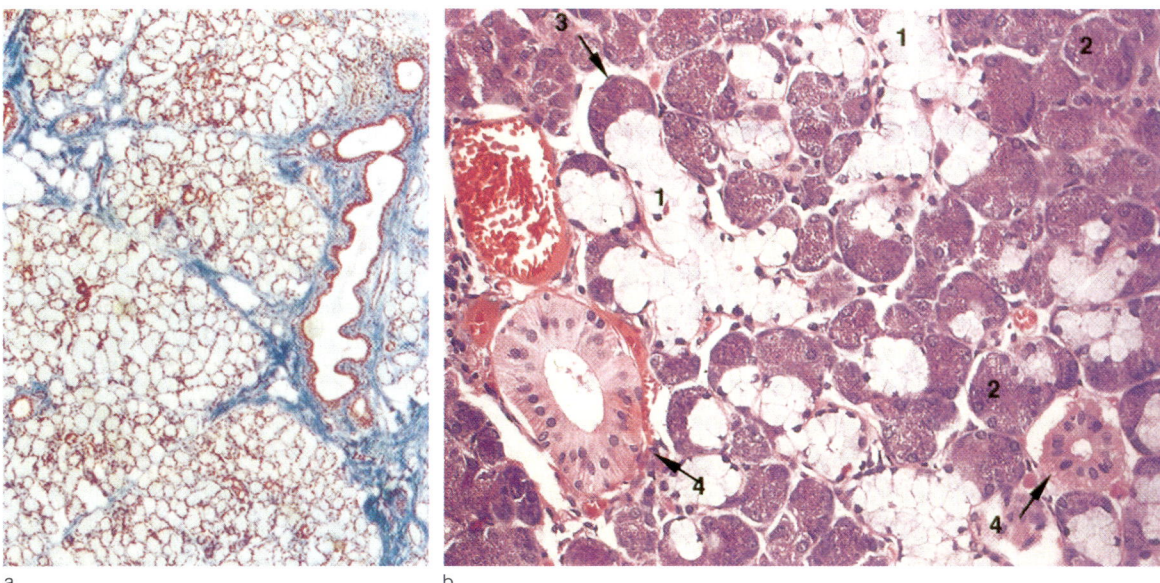

a   b

Abb. 4.2-8 Typisches histologisches Schnittbild einer mukösen Drüse bei geringer mikroskopischer Vergrößerung (a, Glandula sublingualis, Azan-Färbung, Vergr. 42fach) und einer gemischten seromukösen Drüse bei starker Vergrößerung (b, Glandula submandibularis, H.E.-Färbung, Vergr. 200fach). Beachte das ausgewaschen erscheinende Zytoplasma der mukösen Drüsenzellen (1, muköse Tubuli) und das kräftig angefärbte Zytoplasma mit Sekretgranula in den serösen Drüsenzellen (2, 3). Die serösen Drüsenzellen sitzen den mukösen Tubuli teilweise endständig als Kappen (Halbmonde) auf (3). Die Ausführungsgänge in (b) sind Streifenstücke (4). In (a) sind ein großer interlobulärer Ausführungsgang (rechts) und zahlreiche intralobuläre Gänge zu sehen (kreisförmige Querschnitte). Beachte auch die Untergliederung des Drüsengewebes durch Bindegewebesepten in Läppchen (blaue Gewebestraßen in a). (Aus Sobotta/Hammersen [a] [2] und Wheater et al. [b] [3])

(Lamellenkörper) aufweisen können. Diese Lipoproteinkomplexe werden über den Exozytoseweg ausgeschleust.

2.7 Allgemeiner Bauplan exokriner Drüsen

Alle zusammengesetzten extraepithelialen Drüsen lassen einen allgemeinen Bauplan erkennen. Die Epithelien der Endstücke bilden das **Drüsenparenchym.** Dieses ist in lockeres Bindegewebe eingebettet, das **Drüsenstroma,** in welchem Blutgefäße, Lymphgefäße und Nerven verlaufen. Das die Drüsen umgebende Stroma ist die **Drüsenkapsel** *(Capsula glandularis)*. Von der Kapsel dringen Bindegewebeblätter (Septen) in das Parenchym vor und unterteilen dieses in **Lappen** *(Lobi)* und **Läppchen** *(Lobuli)* (Abb. 4.2-8). Die Endstücke der Läppchen münden über kleine Gangsysteme (**Schaltstücke,** *Ductus intercalatus)* in einen gemeinsamen **Läppchengang** *(Ductus intralobularis).* Bei den Mundspeicheldrüsen

ist häufig zwischen Schaltstücken und Läppchengang ein spezialisierter Abschnitt, das **Streifenstück** (Sekretrohr), eingeschaltet. Die Läppchengänge vereinigen sich in den Bindegewebesepten zu **Interlobulargängen,** die ihr Sekret in **Nebenausführungsgänge** abgeben *(Ductus interlobares)*. Diese münden schließlich in einen gemeinsamen oder mehrere einzelne **Hauptausführungsgänge** *(Ductus excretorius principalis),* die das Sekret auf die Epitheloberfläche des Magen-Darm-Traktes, Respirationstraktes, Genitaltraktes bzw. der Körperoberfläche leiten.

Die Gangepithelien, besonders deren intralobuläre Abschnitte, resorbieren wieder einen großen Teil der in die Lumina der Endstücke eingeströmten Ionen (besonders NaCl, vgl. Abb. 4.1-5). Dadurch wird das Sekret hypoton, da Wasser wegen besonders dichter *Zonulae occludentes* zwischen den Gangepithelien nur schlecht folgen kann (Abb. 4.2-9, s. auch Kap. 12.2.3). Gangepithelien sezernieren in manchen Drüsen Bikarbonat (HCO_3^-), zumeist im Austausch gegen Cl^- (u.a. intralobuläre Gänge des Pankreas, Gallengänge).

2.8 Myoepithelzellen

Myoepithelzellen sind **kontraktile Basalzellen** im Bereich der Endstücke und der unmittelbar anschließenden Abschnitte des Ausführungsgangsystems. Sie kommen in exokrinen Drüsen der Haut, der Speicheldrüsen und der Bronchialdrüsen vor. Die Zellen sind stark abgeplattet mit sternförmig verzweigter oder spindelförmiger Gestalt (Abb. 4.2-9 u. 12.2-7). Sie liegen zwischen den Basen der Drüsenzellen und der Basallamina. In manchen Drüsen (u.a. Schweißdrüsen und Duftdrüsen) sind sie weniger stark abgeplattet und bereits ohne Spezialfärbung im Lichtmikroskop gut zu erkennen. Aufgrund ihres hohen Gehaltes an **kontraktilen Proteinen** sind sie meistens

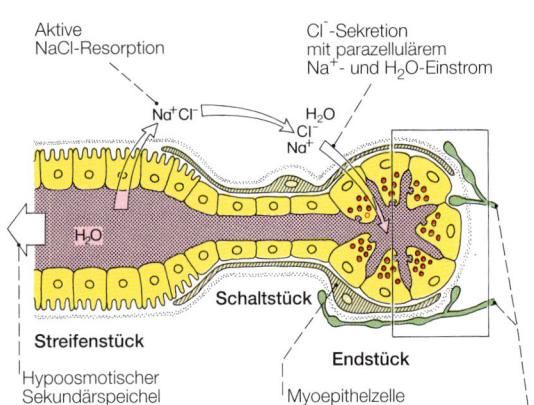

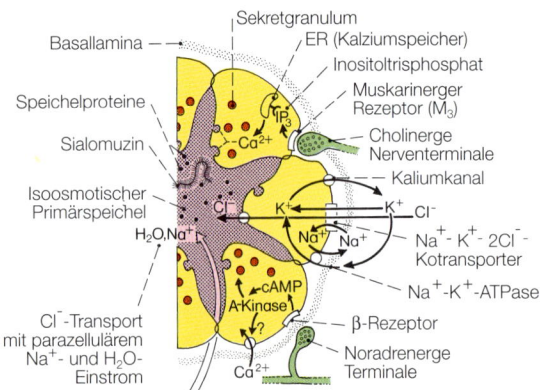

Abb. 4.2-9 Funktionelle Histologie der regulierten Sekretion von exokrinen Drüsen am Beispiel der Speicheldrüsen. Die Exozytose wird durch intrazellulären Anstieg von Ca^{2+} ausgelöst, u.a. durch Bindung von Acetylcholin an muskarinerge Acetylcholinrezeptoren der Drüsenzellen. Acetylcholin wird aus cholinergen Nervenendigungen freigesetzt (s. auch Abb. 2.2-12). Adrenerge Nervenendigungen stimulieren durch Abgabe und anschließende Bindung von Noradrenalin an β-Rezeptoren die Exozytose durch intrazellulären Anstieg von cAMP, möglicherweise indirekt auch durch cAMP-regulierte Ca^{2+}-Kanäle. Der Flüssigkeitsgehalt des Sekrets wird durch Abgabe von Chloridionen in das Sekret und durch parazellulären Nachstrom von Na^+ und H_2O gesteuert. Das primär aktive Transportprotein ist die Na^+-K^+-ATPase, die den Einstrom von Cl^- in die Drüsenzellen durch den Na^+-K^+-$2Cl^-$-Kotransporter ermöglicht. Cl^- wird durch einen apikal gelegenen Chloridtransporter in das Drüsenlumen abgegeben. Das Sekret wird durch die Kontraktion der Myoepithelzellen ausgepreßt und in das Gangsystem befördert. Dort wird NaCl teilweise wieder resorbiert (s. Kap. 12.2.3). A-Kinase: cAMP-regulierte Proteinkinase.

stärker eosinophil als die Drüsenzellen. Myoepithelzellen gleichen ultrastrukturell glatten Muskelzellen und besitzen wie diese alle charakteristischen glattmuskulären kontraktilen Proteine einschließlich des muskulären Intermediärfilamentproteins Desmin. Zusätzlich enthalten sie aber auch verschiedene **epitheliale Zytokeratine** und besitzen *Maculae adhaerentes* (Fleckdesmosomen), mit denen sie Kontakt zu den Drüsenzellen aufnehmen. Myoepithelzellen sind durch Nexus unterein-

ander elektrotonisch gekoppelt. Sie werden in Speicheldrüsen hauptsächlich **sympathisch innerviert.**

Die **Kontraktion der Myoepithelzellen** führt zur Auspressung der Endstücke und Verkürzung der Schaltstücke. Dadurch wird der initiale Speichelfluß in Gang gesetzt ("Gefühl des Zusammenziehens der Speicheldrüsen beim Beißen in eine Zitrone"). Die Austreibung der Milch wird ebenfalls durch Myoepithelzellen eingeleitet und unterstützt. Die Myoepithelzellen der **Brustdrüse** werden durch ein Hormon der Neurohypophyse, **Oxytocin,** stimuliert. Dieses Hormon wird u.a. aufgrund psychischer und taktiler Reize freigesetzt und erreicht über die Blutbahn die Brustdrüse.

2.9 Endokrine Drüsen

Endokrine Drüsen geben ihr Sekret (Hormon, Inkret) nicht in Gangsysteme, sondern in die Blutbahn ab. Deshalb sind endokrine Drüsen gut durchblutet (dichtes Kapillarbett). Einige endokrine Drüsen entstehen durch Abschnürung vom Oberflächenepithel (Hypophysenvorderlappen, Schilddrüse, Nebenschilddrüse, Langerhanssche Inseln) und zählen zu den **epithelialen Derivaten** (s.o.). Andere endokrine Drüsen leiten sich aus mesodermalen (mesenchymalen) und neuronalen Geweben ab. Es gibt kein allgemein gültiges Bauprinzip (Näheres s. Kap. 12.10 u. Band II, Kap. 14 u. 15).

Literatur

Abbildungsreferenzen

[1] Neutra, M., C. P. Leblond: Synthesis of the carbohydrate of mucous in the Golgi-complex as shown by electron microscope radioautography of goblet cells from rats injected with glucose-H^3. J. Cell Biol. 30 (1966) 119–136.
[2] Sobotta, J., F. Hammersen: Histologie. Farbatlas der mikroskopischen Anatomie, 3. Aufl. Urban & Schwarzenberg, München–Wien–Baltimore 1985.
[3] Wheater, P. R., H. G. Burkitt, V. G. Daniels: Funktionelle Histologie. Lehrbuch und Atlas, 2. Aufl. Urban & Schwarzenberg, München–Wien–Baltimore 1987.

3   *Bindegewebe*

D. Drenckhahn und P. Kugler

3.1   *Übersicht, Definitionen*

Herkunft: Bindegewebe bildet zusammen mit dem **Stützgewebe** (Knorpel und Knochen) ein Hauptgewebe im menschlichen Körper. Dieses Hauptgewebe leitet sich entwicklungsgeschichtlich aus dem **Mesenchym** ab (embryonales Bindegewebe). Das Mesenchym geht frühembryonal hauptsächlich aus dem Mesoderm hervor (s. Kap. 3 u. 5).

Vorkommen, Funktion: Bindegewebe kommt überall im Körper in unterschiedlicher Menge und Zusammensetzung vor. Es erfüllt vielfältige mechanische Aufgaben (u.a. Halte- und Bindefunktionen), ist aber auch an Wasserhaushalt, Stoffaustausch und **Abwehr** beteiligt. Seine **Bindefunktionen** bestehen darin, daß es z. B. Oberflächenepithelien verschieblich mit Muskelgewebe verbindet oder Nerven und Gefäße in die Umgebung einbindet. Es bildet auch das Grundgewebe **(Stroma)** von Organen. Darüber hinaus erreichen über Bindegewebestraßen Nerven und Gefäße ihre Zielgebiete, z. B. blutgefäß- und nervenführende Bindegewebesepten innerhalb von Skelettmuskulatur, Sehnen und Drüsen.

Bestandteile des Bindegewebes (Abb. 4.3-1): Für Bindegewebe (und auch Stützgewebe) ist charakteristisch, daß neben Zellen Interzellularsubstanzen vorkommen. Die im Bindegewebe auftretenden **Zellen** lassen sich in zwei Gruppen zusammenfassen: **Spezifische Bindegewebezellen** (ortsansässige oder fixe Zellen), die Interzellularsubstanz bilden, und eingewanderte (freie oder mobile) Zellen. Letztere sind vor allem aus dem Blut ins Bindegewebe **eingewanderte Zellen,** die der unspezifischen und spezifischen Abwehr dienen. Die **Interzellularsubstanzen** werden unter dem Oberbegriff der **extrazellulären Matrix** zusammengefaßt. Diese besteht im wesentlichen aus zwei Komponenten, **Fasern** (kollagene und elastische) und **Grundsubstanz.** Eine spezielle Form der kollagenen Fasern sind die retikulären Fasern. Das quantitative Verhältnis zwischen Fasern und Grundsubstanz ist in den verschiedenen Bindegewebeformen (s. u.) unterschiedlich.

3.2 Spezifische Bindegewebezellen

Die spezifische (fixe, ortsansässige) Zelle des adulten Bindegewebes ist der Fibroblast. Die spezifische Zelle des embryonalen Bindegewebes ist die Mesenchymzelle. Weitere ortsansässige Zellen spezieller Bindegewebetypen sind Retikulumzellen, Chondrozyten, Osteozyten und Fettzellen.

3.2.1 Mesenchymzellen

Aus diesem Zelltyp des embryonalen Bindegewebes gehen die spezifischen Bindegewebezellen des adulten Binde- und Stützgewebes und weitere Zellarten hervor (z. B. glatte Muskelzellen). Lichtmikroskopisch tritt vor allem der große, schwach basophile (euchromatische) Zellkern der Mesenchymzellen hervor (s. Kap. 4.3.6.2, Abb. 4.3-13a). Er enthält einen oder mehrere auffallend große Nucleoli. Der Fortsatzreichtum dieser Zellen ist lichtmikroskopisch nur schwer zu erkennen, jedoch fällt ihr basophiles Zytoplasma auf. Die Basophilie beruht auf großen Mengen an Ribosomen und mRNA (Proteinbildung für Zellwachstum). Mesenchymzellen sind mitoseaktiv und amöboid beweglich.

3.2.2 Fibroblasten

Fibroblasten sind Bindegewebezellen im engeren Sinn und kommen im faserarmen und faserreichen Bindegewebe vor. Das Suffix „-blast“ steht üblicherweise für Stammzellen. Fibroblast bedeutet jedoch hier, daß es sich um eine syntheseaktive Zelle handelt (Faserbildner; fibra, lat.: Faser). Der Fibroblast synthetisiert alle Komponenten der Fasern und der Grundsubstanz des Bindegewebes. Es handelt sich um eine teilungsfähige Zelle, deren Mitoserate während des Bindegewebewachstums und bei Wundheilungen gesteigert ist. Fibroblasten mit stark verminderter Syntheseleistung (Erhaltungsumsatz) werden Fibrozyten genannt. Beide Zustandsformen gehen fließend ineinander über. Deshalb können diese Bindegewebezellen, ohne ihre Zustandsform zu berücksichtigen, allgemein als Fibroblasten bezeichnet werden.

Der Zellkern der Fibroblasten (-zyten) ist lang und mehr oder weniger dünn ausgezogen und enthält un-

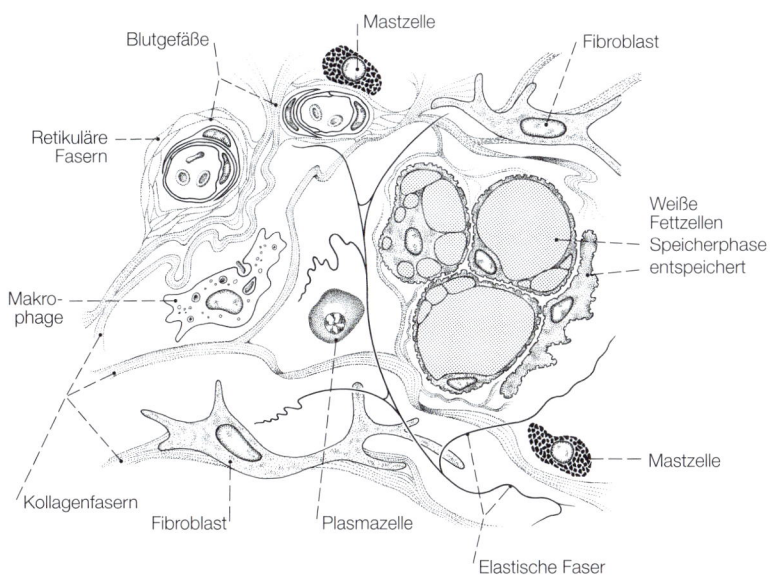

Abb. 4.3-1 Schematische Übersicht über Zellen und faserige Komponenten des Bindegewebes.

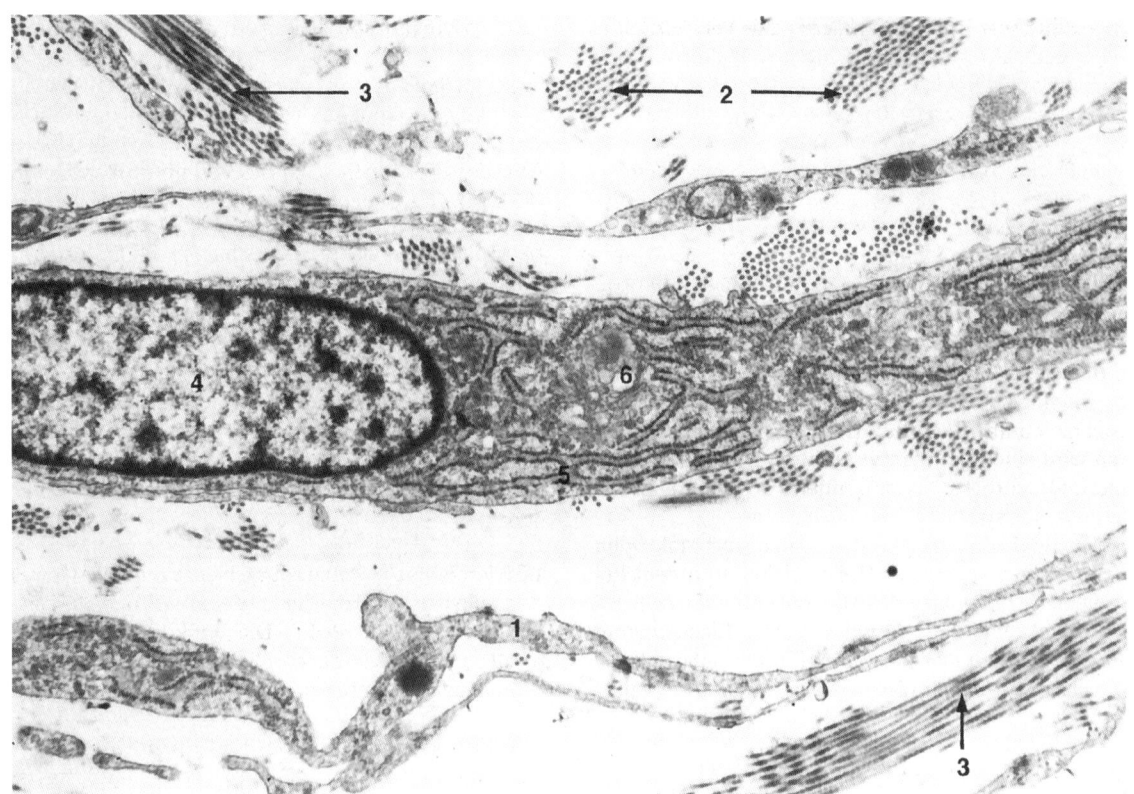

Abb. 4.3-2   Fibroblast im lockeren Bindegewebe mit Zellkern (4), rauhem endoplasmatischem Retikulum (5) und GOLGI-Apparat (6). Dünne, lang ausgezogene Zellfortsätze benachbarter Fibroblasten sind auch angeschnitten (1). Bündel von Kollagenfibrillen (= Kollagenfasern) sind quer (2) und längs (3) angeschnitten. TEM, Vergr. 12000fach. (Aus WHEATER et al. [4])

terschiedlich stark gefärbtes Chromatin (Abb. 4.3-2). Das Zytoplasma ist im Lichtmikroskop kaum zu erkennen. Häufig erscheint der Zellkern wie „eingeklemmt" zwischen den umgebenden Fasern der Interzellularsubstanz.

3.2.3   Retikulumzellen

Dieser Zelltyp ist auf das retikuläre Bindegewebe der **lymphatischen Organe** und des **roten Knochenmarks** beschränkt. Die Aufgabe der Retikulumzellen besteht in der Synthese des Prokollagens für retikuläre Fasern und der mit den Fasern verbundenen Glykoproteine und Proteoglykane (deshalb auch als **fibroblastische Retikulumzellen** bezeichnet). Retikulumzellen besitzen einen schlanken Zelleib mit zahlreichen langen Zellfortsätzen (s. Abb. 4.3-15). Der Zellkern ist groß, oval („schuhsohlenförmig"), euchromatisch (geringe Anfärbung) und besitzt einen oder mehrere Nucleoli. Die langen Zell-

fortsätze begleiten die Fasern und sind im Lichtmikroskop nur andeutungsweise zu erkennen.

3.3   Eingewanderte (freie) Zellen

Die wichtigsten freien Zellen, die vor allem im faserarmen Bindegewebe vorkommen, sind Granulozyten, Lymphozyten, Makrophagen, Plasma- und Mastzellen. Sie, bzw. ihre Vorläuferzellen, gelangen aus dem Blut ins Bindegewebe, wo sie auch als **mobile Zellen** bezeichnet werden, da sie ihren Aufenthaltsort im Bindegewebe ändern können. Diese Zellen stehen in Zusammenhang mit spezifischer und unspezifischer **Abwehr,** die an anderer Stelle abgehandelt wird (s. Kap. 10.2 u. 11). Granulozyten und Lymphozyten gehören zu den weißen Blutzellen **(Leukozyten)** und wandern vermehrt bei entzündlichen Reaktionen durch die Wände von Kapillaren und Venulen (Diapedese) ins umgebende Bindegewebe ein. Im folgenden wird nur auf Makrophagen, Plasma- und Mastzellen eingegangen.

3.3.1   Makrophagen

Makrophagen des Bindegewebes zählen zu den **Gewebemakrophagen.** Sie werden auch Histiozyten genannt, und gehören zum **mononukleären Phagozytensystem** (MPS; s. Kap. 11.9). Makrophagen können sich **amöboid** fortbewegen und durch das Bindegewebe wandern (deshalb auch manchmal Unterscheidung zwischen wandernden und sessilen Makrophagen). Die **Vorläuferzellen** der Gewebemakrophagen sind **Monozyten,** die aus dem Knochenmark stammen und über das Blut und die Blutgefäße in das Bindegewebe auswandern. Sie differenzieren sich hier zu Makrophagen und können anschließend auf dem Lymphweg in Lymphknoten gelangen.

Ihre Aufgabe besteht in erster Linie in der Beseitigung von abgestorbenen Zellen, Zellfragmenten und von ins Bindegewebe eingedrungenen Fremdstoffen und Erregern, durch **Phagozytose** und lysosomalen Abbau. Fragmente der phagozytierten Moleküle werden im Endosom von Immunrezeptoren gebunden (Klasse-II-Rezeptoren) und anschließend mit diesen durch Exozytose in die Plasmamembran eingebaut **(Antigenpräsentation).** Dadurch wird eine Immunantwort durch Lymphozyten stimuliert, wenn diese das präsentierte Antigen als fremd erkennen (s. Kap. 11).

In routinehistologischen Präparaten sind Makrophagen nur dann von anderen Zellen sicher zu unterscheiden, wenn sie phagozytiertes Material enthalten (z. B. Tuschepartikel, Bakterien, Erythrozyten). Elektronenmikroskopisch fallen sie jedoch durch ihren **hohen Gehalt an Phagosomen und Lysosomen,** durch lamellenförmige und mikrovilläre Fortsätze auf (Abb. 4.3-3).

Nucleus   Phagolysosomen

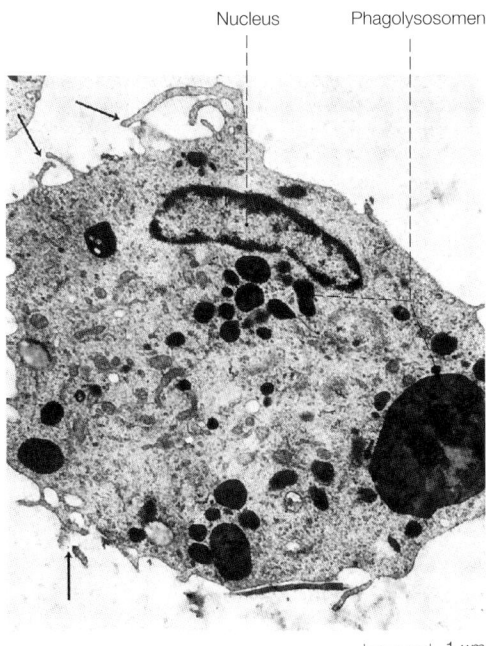

⊢– – – –⊣ 1 µm

Abb. 4.3-3 Makrophage aus dem Omentum majus der Ratte. Im Zytoplasma sind zahlreiche Phagolysosomen zu sehen. Pfeile: lamellenförmige Ausstülpungen (Fortsätze) der Zelloberfläche. TEM, Vergr. 10000fach. (Original: W. SCHWARZ, Berlin)

3.3.2 Mastzellen

Es gibt Hinweise, daß Mastzellen des Bindegewebes aus einer mit Makrophagen gemeinsamen **Vorläuferzelle des Knochenmarks** hervorgehen und über Blutgefäße das Bindegewebe erreichen. Mastzellen und basophile Granulozyten des Blutes haben eine ähnliche Struktur und Funktion. Sie unterscheiden sich u.a. strukturell durch die Form des Zellkerns, der bei den Blutbasophilen segmentiert ist. Beide Zelltypen stammen von unterschiedlichen Vorläuferzellen ab. Mastzellen kommen im Bindegewebe zahlreicher Organe vor (z.B. Lunge, Magen, Darm, Haut), häufig in **Nachbarschaft von Gefäßen** (Mastzellen besitzen einen Rezeptor für das Basallaminaprotein Laminin, s.u.). Sie können einzeln oder in Gruppen auftreten. Es muß zwischen zwei Mastzelltypen unterschieden werden: den **Mukosamastzellen** des Bindegewebes der Schleimhäute und den **Gewebemastzellen** des Hautbindegewebes. Mukosamastzellen bilden nach Aktivierung mehr Entzündungsmediatoren als Gewebemastzellen (besonders Leukotriene und den Plättchenaktivierungsfaktor, PAF). Die **Mukosamastzellen des Magens** stimulieren durch Histaminfreisetzung die Sekretion der Magensäure in den Parietalzellen (s. Kap. 12.6).

Lichtmikroskopisch (Abb. 4.3-7) handelt es sich um runde bis ovale Zellen (Durchmesser 6–12 µm) mit rundem bis ovalem Zellkern. In Routinefärbungen (z.B. H.E.) sind sie kaum von anderen Zellen unterscheidbar. Bei Färbung mit basischen Thiazinfarbstoffen (z.B. Toluidinblau) werden in Mastzellen **metachromatische Granula** dargestellt, die den ganzen Zelleib ausfüllen. Dadurch unterscheiden sie sich von anderen Zellen des Bindegewebes. Metachromasie bedeutet, daß die vielen sauren Valenzen des Granulainhalts (Heparin, s.u.) so große Mengen des Farbstoffes binden, daß es zu einem Umschlag des Farbtons kommt. Bei Toluidinblau von blau nach rot-violett.

Elektronenmikroskopisch (Abb. 4.3-4) kennzeichnet Mastzellen der große Gehalt an **Sekretgranula** (0,5–2 µm im Durchmesser). Der Granulainhalt ist elektronendicht (dunkel) und besteht aus amorphem bis lamellär geschichtetem Material. Beim Menschen enthalten die Mastzellgranula vor allem das biogene Amin **Histamin** sowie das **Proteoglykan Serglycin** (reich an den Aminosäuren Serin und Glycin), das zahlreiche **Heparin- und Chondroitinsulfatseitenketten** trägt. In den Mastzellgranula wird das positiv geladene Amin Histamin an die polyanionischen Heparin- und Chondroitinsulfatseitenketten des Serglycins gebunden. Dadurch wird Histamin im Granulum angereichert (s. Kap. 4.2.3.2).

Die **Exozytose** des Granulainhalts kann durch unspezifische Reize (z.B. Erniedrigung des pH-Wertes) oder spezifisch durch **Antigen-Antikörper-Reaktion** induziert werden.

Mastzellen binden an ihrer Zellmembran über Rezeptoren Immunglobuline vom IgE-Typ (bis zu 10^6 IgE-Moleküle pro Zelle), die von Plasmazellen synthetisiert werden. Gelangen Antigene in das Gewebe, die von den **IgE-Molekülen der Zelloberfläche** erkannt und gebunden werden, so kommt es zur Exozytose der

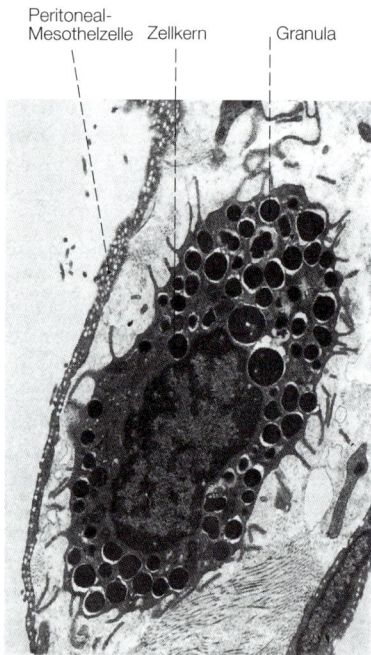

Peritoneal-
Mesothelzelle Zellkern   Granula

Abb. 4.3-4 Gewebemastzelle aus dem Mesenterium der Ratte. TEM, Vergr. 6000fach.

Granula (Abb. 4.3-5). Die Exozytose (Degranulation) wird durch einen Inositoltrisphosphat(IP$_3$)-vermittelten Ca^{2+}-Einstrom ausgelöst (der IgE-Rezeptor ist mit G-Proteinen verbunden, s. Kap. 2.2.9). Typisch für Mastzellen ist eine Kettenexozytose (intrazelluläre Fusion zwischen Granula, s. Kap. 2.7.2).

Heparin ist ein stark saures (sulfatiertes) Glykosaminoglykan, das u. a. die Gerinnung des Blutes hemmt. Die gerinnungshemmende Wirkung von an Serglycin gebundenem Heparin aus Mastzellen ist jedoch gering.

Histamin bewirkt die Erweiterung von Arterien und Arteriolen im Bindegewebe (Schleimhaut), und eine **Öffnung der Interzellularspalten zwischen den Gefäßendothelzellen** von Kapillaren und Venolen (Kontraktion des Endothels, s. Kap. 10.4.5.3). Das führt zu einer lokalen Rötung des Gewebes durch vermehrte Blutfülle und zu einer Schwellung durch Austritt von Serum. Bei **Bronchialmuskeln** führt Histamin zu einer Kontraktion und kann dadurch einen **Asthmaanfall** auslösen. Außerdem erregt Histamin sensible Nervenendigungen (Brennen, Jucken). Histamin ruft insgesamt **typische Entzündungszeichen** hervor: **Tumor** (Schwellung), **Calor** (Wärme), **Rubor** (Rötung), **Dolor** (Schmerz). In den Mukosamastzellen kommt es in Sekunden- bis Minutenschnelle nach Bindung von Antigenen zur Synthese der **Entzündungsmediatoren** Leukotrien C4, D4, E4 und PAF (s. o.). Diese Substanzen haben Histamin-ähnliche Wirkungen und sind 100- bis 1000fach wirksamer als Histamin.

Mastzellen sind an **allergischen Reaktionen** (überschießende Immunantwort) beteiligt. Bei Sensibilisierung gegenüber bestimmten Antigenen (z. B. Pollen, Stäube, bestimmte Arzneimittel) kann es nach erneutem Antigenkontakt zu einer allergischen Reaktion in Form einer gesteigerten Mastzelldegranulation kommen. Dies kann lokale Reaktionen auslösen (Heuschnupfen, Quaddelbildung auf der Haut) bis hin zu generalisierten Krankheitsbildern wie Asthmaanfall und **anaphylaktischem Schock** (lebensgefährlicher Blutdruckabfall).

3.3.3 Plasmazellen

Plasmazellen entstehen nach Antigenkontakt aus B-Lymphozyten, die aus dem Blut ins Bindegewebe eingewandert sind. Sie sezernieren Immunglobuline **(Antikörper).** Diese gelangen vor allem über die Lymphe ins Blut und dienen damit der humoralen Immunabwehr (s. Kap. 11). Die von Plasmazellen der Schleimhäute **(Mukosaplasmazellen)** sezernierten Immunglobuline vom Typ A **(IgA)** werden über den Weg der Transzytose von den Epithelzellen auf die Oberfläche des Epithels transportiert (s. Abb. 2.8-7). Die **Transzytose** ist der Mechanismus, durch den Immunglobuline in die Muttermilch abgegeben werden. Dem Säugling verleihen die Immunglobuline der Muttermilch einen gewissen Immunschutz.

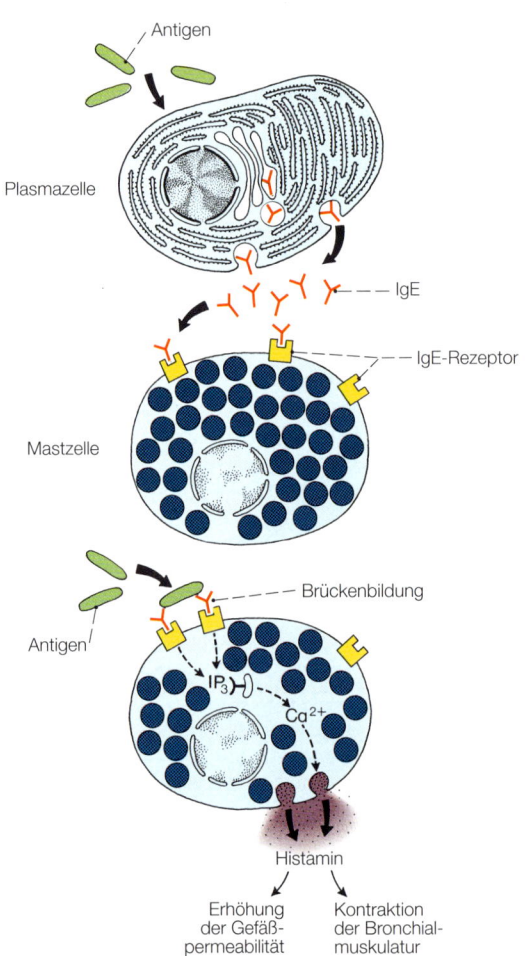

Abb. 4.3-5 Stimulation der Exozytose von Mastzellgranula durch Bindung von Antigen an IgE-Moleküle auf der Oberfläche von Mastzellen. Die IgE-Moleküle werden von Plasmazellen beim ersten Antigenkontakt synthetisiert (sezerniert) und von IgE-Rezeptoren auf der Plasmamembran von Mastzellen gebunden (Näheres s. Text). Ein besonders starker Stimulus der Mastzellen liegt vor, wenn das Antigen gleichzeitig von mehreren IgE-Rezeptorkomplexen gebunden wird (Brückenbildung).

In **histologischen Präparaten** sind die Plasmazellen an ihrer Kernstruktur und Zytoplasmafärbung zu erkennen. Häufig enthalten die exzentrisch liegenden Zellkerne Heterochromatin, das radspeichenartig angeordnet ist. Das Zytoplasma verhält sich basophil, und zwar aufgrund **großer Mengen von rauhem endoplasmatischem Retikulum,** das der Synthese der Immunglobuline dient. Der GOLGI-Apparat ist bei der H.E.- oder Pappenheim-Färbung als helles, perinukleäres Feld im blaugefärbten Zytoplasma meistens ausgespart (Abb. 4.3-1 u. 6 sowie 2.6-1).

3.4 Fasern

Im adulten Bindegewebe können zwei Hauptfasertypen unterschieden werden: **kollagene** und **elastische Fasern.** Eine Sonderform der Kollagenfasern sind die **retikulären Fasern.** Im Bindegewebe werden die Ausgangssubstanzen (Prokollagen und Tropoelastin) aller drei Fasertypen bevorzugt von Fibroblasten gebildet. Die Proteine der retikulären Fasern lymphatischer Organe werden von Retikulumzellen synthetisiert. Zur Kollagenbildung sind auch andere Zelltypen befähigt (z. B. Chondroblasten, Osteoblasten, glatte Muskelzellen).

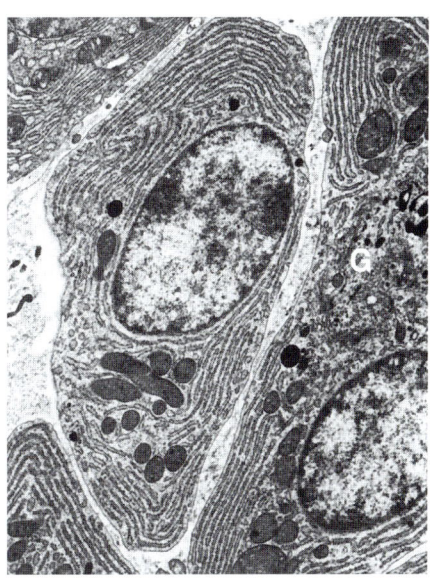

Abb. 4.3-6 Plasmazellen aus dem Lymphknoten des Menschen. Beachte das stark entwickelte, rauhe endoplasmatische Retikulum und den GOLGI-Apparat (G) als Orte der Synthese, Glykosylierung und Verpackung von Immunglobulinen in Sekretvesikel. TEM, Vergr. 6000fach. (Original: W. SCHWARZ, Berlin)

3.4.1 Allgemeines und Lichtmikroskopie

Kollagenfasern

Die Hauptform der Kollagenfasern des Bindegewebes besteht aus Kollagen Typ I (s. u.). Diese **Fasern** sind besonders zugfest und verleihen dem Bindegewebe hohe **mechanische Widerstandskraft.** Der Faserdurchmesser beträgt überwiegend 1–10 µm. Die Fasern können sich zu dickeren **Bündeln** zusammenlagern, die bei Lupenvergrößerung und zum Teil auch mit dem bloßen Auge sichtbar werden. Die mechanische Beanspruchbarkeit des Bindegewebes hängt von der Menge und Anordnung der kollagenen Fasern (Bündel) ab. Typische Beispiele für Gewebe mit einem hohen **Kollagenfasergehalt** sind das Bindegewebe der **Lederhaut** *(Stratum reticulare des Coriums)* mit hoher Zugfestigkeit in allen Richtungen (geflechtartige Anordnung der Kollagenfasern) und das Gewebe von **Sehnen** und **Bändern** mit hoher Zugfestigkeit in deren Längsrichtung (parallel angeordnete Kollagenfasern). Die **Dehnbarkeit** von kollagenen Fasern ist gering. Bei Dehnung von mehr als 5–10% der Gesamtlänge ist diese irreversibel oder die Fasern reißen (z. B. Sehnenriß). Durch Erhitzen in kochendem Wasser denaturieren die Kollagenmoleküle, was zur Auflösung der Faserstruktur führt. Beim Erkalten entsteht eine klebrige, starre Lösung (colla, gr.: Leim, Knochenleim).

Retikuläre Fasern

Diese Fasern sind ebenfalls aus Kollagen aufgebaut (hauptsächlich **Kollagen Typ III;** s. u.). Sie bilden jedoch zarte, netzartig angeordnete Fasern (Durchmesser 0,5–2 µm), weshalb sie auch als Gitterfasern bezeichnet werden. Aus ihrer selektiven Anfärbbarkeit mit Silbersalzen rührt die Bezeichnung **argyrophile Faser** (argyros,

gr.: Silber). Die retikulären Fasern sind Bestandteil von **Basalmembranen** *(Lamina fibroreticularis)* und bilden häufig ein zartes Stützgerüst (Stroma) im Parenchym der meisten Organe (Leber, Niere, Drüsen, lymphatische Organe, Knochenmark) und vieler anderer Gewebe, wie Fettgewebe, Muskelgewebe (Endomysium), periphere Nerven (Endoneurium) und Blutgefäße (Adventitia). Sie erfüllen weniger grob mechanische Funktionen wie die kollagenen Fasern, sondern bilden eher ein **begrenzt dehnungsfähiges,** perizelluläres Gerüst im Organparenchym.

Elastische Fasern

Sie bestehen aus **quervernetzten Tropoelastinmolekülen** (= Elastin) und elastischen **Mikrofibrillen.** Sie sind ihrem Namen entsprechend gut **dehnbar** und können um mehr als das Doppelte ihrer Ausgangslänge gedehnt werden (100–150%). Nach Entspannung kehren sie wieder in ihre Ausgangslänge zurück. Elastische Fasern verzweigen sich und haben in der Regel einen Durchmesser bis zu 2 µm, in **elastischen Bändern** *(Ligamenta flava)* stellenweise bis 10 µm. In Arterien sind Elastin und Mikrofibrillen zu **elastischen Lamellen** angeordnet *(Membrana elastica interna,* Medialamellen). Im **elastischen Knorpel** bilden elastische Fasern ein wabenförmiges Raumgitter. Elastische Fasern kommen ubiquitär im Bindegewebe vor, jedoch treten sie vermehrt in Geweben und Organen auf, die aus funktionellen Gründen gut dehnbar sein müssen. Typische Beispiele für ein vermehrtes Vorkommen von elastischem Material sind die Wände herznaher Arterien **(Windkesselfunktion),** elastische Bänder **(Ligamenta flava** zwischen den Wirbelbögen), die **Lunge** (unterschiedliche Ausdehnung bei In- und Exspiration) und elastischer Knorpel (u. a. Knorpel der Ohrmuschel).

Spezialfärbungen zur lichtmikroskopischen Darstellung von Bindegewebefasern

Die H.E.- oder Methylenblau-Färbung erlaubt keine spezifische Faserdarstellung. Kollagenfasern erscheinen rosa bis rot (H.E., s. Abb. 4.3-14a) oder blaßblau (Methylenblau, Abb. 4.3-7a), elastische und retikuläre Fasern stellen sich schwächer dar. Durch Spezialfärbungen kann eine Faserdarstellung erfolgen:

van Gieson: Kollagene und retikuläre Fasern sind rot (Anfärbung durch Pikro-Fuchsin).

Azan: Kollagene und retikuläre Fasern sind blau (Anfärbung durch Anilinblau) (Abb. 4.3-15 u. 4.4-1).

Goldner: Kollagene und retikuläre Fasern sind grün (Anfärbung durch Lichtgrün).

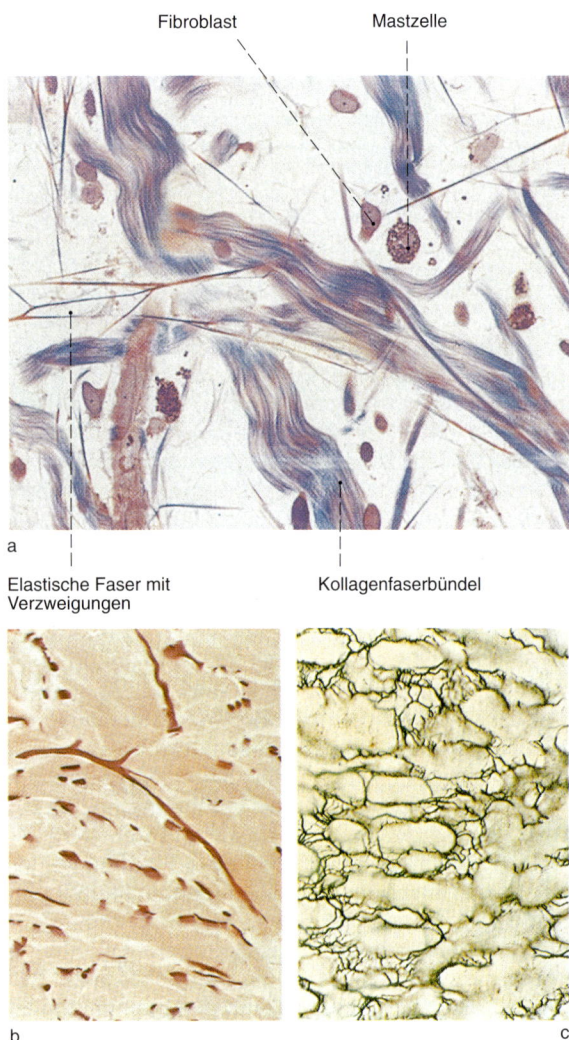

Fibroblast   Mastzelle

a

Elastische Faser mit   Kollagenfaserbündel
Verzweigungen

b   c

Abb. 4.3-7 Darstellung von Fasern des lockeren Bindegewebes.
(a) Nicht-selektive Darstellung von kollagenen und elastischen Fasern im Mesenterium der Ratte (Safranin-Methylenblau-Azur-II-Färbung, Vergr. 380fach).
(b) Selektive Anfärbung von elastischen Fasern im lockeren, kollagenen subkutanen Bindegewebe der Haut (Resorcin-Fuchsin-Färbung, Vergr. 240fach).
(c) Retikuläre Fasern in der Leber, dargestellt durch Versilberung. Vergr. 240fach. (Aus Sobotta/Hammersen [3])

PAS (Perjodsäure-Schiffsche Reaktion): Retikuläre Fasern sind rot, kollagene und elastische Fasern nicht angefärbt. Die PAS-Reaktion erfaßt Zuckergruppen, die in den Begleitglykoproteinen der retikulären Fasern enthalten sind.

Versilberung: Silbersalze schlagen sich an den negativen Ladungen der Glykoproteine von retikulären Fasern nieder. Nach Reduktion durch Formaldehyd färben sie die Fasern schwarz-braun an (Abb. 4.3-7c). Kollagenfasern sind dagegen blaßbräunlich angefärbt.

Elastika-Färbungen: Durch die **Resorcin-Fuchsin-** und **Orcein-Färbung** werden elastische Fasern schwarz-violett angefärbt (Abb. 4.3-7b). Die anderen Fasern bleiben ungefärbt. Eine weitere Elastika-Färbung ist das Verhoeffsche **Eisenhämatoxylin,** das nur reife elastische Fasern anfärbt, nicht jedoch die unreifen Faservorstufen (Elauninfasern, Oxytalanfasern).

3.4.2 Ultrastruktur und Molekularbau der Fasern

Kollagene Fasern

Die folgende Beschreibung gilt für typische Kollagenfasern des Bindegewebes, die aus Kollagen Typ I bestehen. Sie setzen sich je nach Dicke der Faser aus unterschiedlich vielen, parallel angeordneten **Kollagenfibrillen** zusammen. Der **Durchmesser** von Kollagenfibrillen (Typ I) schwankt hauptsächlich zwischen **30–70 nm,** kann aber Werte **bis zu 200 nm** erreichen (u. a. äußere Schichten der Sklera). Kollagenfibrillen kennzeichnet ein streng geordneter innerer Aufbau (Abb. 4.3-8 u. 9).

Sie bestehen aus langen, stäbchenförmigen **Tropokollagenmolekülen** (Länge: **300 nm,** Dicke: 1,23 nm), die hinter- und nebeneinander **(Parallelaggregation)** angeordnet sind. Ein Tropokollagenmolekül ist aus drei umeinandergewundenen, fadenförmigen Proteinketten (α-Ketten) aufgebaut, die eine stabile α-**Tripelhelix** bilden (Abb. 4.3-9a). Die Tropokollagenmoleküle lagern sich extrazellulär treppenförmig seitlich aneinander, wobei die Moleküle jeweils um etwa ein Viertel (1:4,4) ihrer Moleküllänge gegeneinander versetzt sind (67 nm). In Längsrichtung der Fibrille sind die Tropokollagenmoleküle so angeordnet, daß zwischen den Enden der aufeinanderfolgenden Moleküle immer eine kleine **Lücke von etwa 40 nm** bleibt (Abb. 4.3-9b). In dieser Lücke befinden sich die aufgefaserten Enden der Tropokollagenmoleküle. Durch diese reguläre Anordnung von sich abwechselnden **Überlappungszonen** (27 nm) und Lücken ergibt sich das elektronenmikroskopische Bild einer **Querstreifung.** Diese läßt sich folgendermaßen erklären:

Bei konventioneller Transmissionselektronenmikroskopie müssen die Gewebe zur Herstellung ultradünner Gewebeschnitte in Kunststoff eingebettet werden. Um den Kontrast im Elektronenmikroskop zu verbessern, werden die Gewebeschnitte mit Schwermetallsalz-Lösungen (Kontrastierungsmittel) behandelt. Die Schwermetallsalze adsorbieren an Proteine **(Positiv-Färbung),** können aber nicht in die mit Kunststoff gefüllten Lücken zwischen den Tropogenmolekülen eindringen. Deshalb wird in den Lücken der Kollagenfibrille weniger Schwermetall eingelagert. Die Elektronenabsorption ist dort entsprechend geringer, so daß diese Abschnitte heller als die Überlappungsbereiche der Tropokollagenmoleküle erscheinen **(Muster aus hellen und dunklen Querstreifen).** Ein heller und ein dunkler Querstreifen bilden zusammen eine Periode (durchschnittlich 67 nm). Umgekehrt sind die Verhältnisse bei der sog. **Negativ-Färbung** der Elektronenmikroskopie. Bei dieser Methode wird das Gewebe vor der Einbettung mit Kontrastierungsmittel durchtränkt. Die Schwermetallionen werden dort angereichert, wo die Lücken

Kollagenfasern

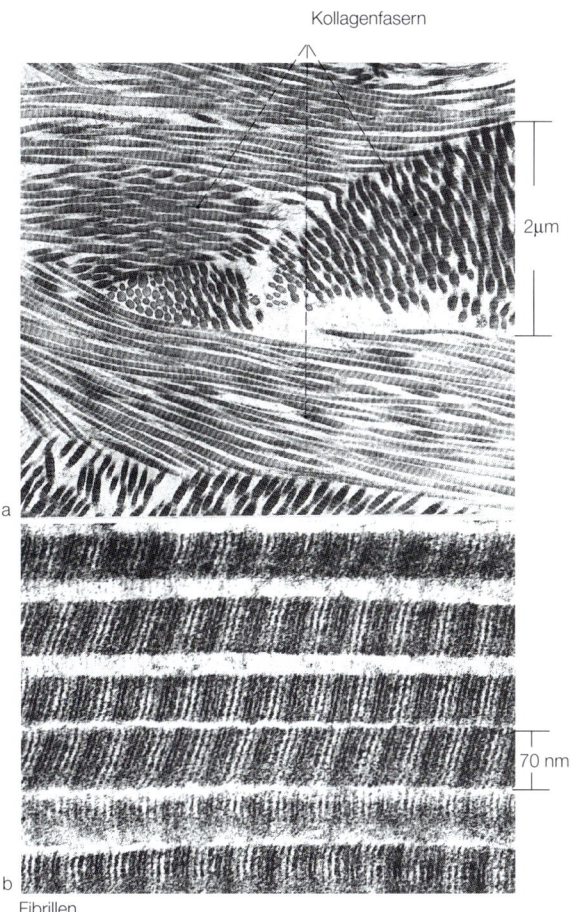

2µm

70 nm

a

b
Fibrillen

Abb. 4.3-8   Ultrastruktur des straffen kollagenen Bindegewebes aus der Kornea der Ratte (Positiv-Kontrast). Kollagenfibrillen ordnen sich zu Fasern (= Fibrillenbündel) zusammen (a). Beachte das Querstreifungsmuster der Fibrillen (b), bestehend aus Perioden von hellen und dunklen Querstreifen, die ihrerseits Linien enthalten. TEM, Vergr. (a) 14000fach und (b) 90000fach. (Originale: W. KRIZ, Heidelberg)

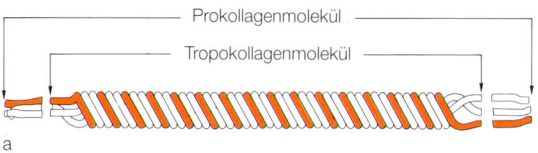

Prokollagenmolekül

Tropokollagenmolekül

a

Abb. 4.3-9a   Die Moleküle des Kollagens Typ I. Zwei α_1-Ketten (weiß) und eine α_2-Kette (rot) sind zu einer Tripelhelix umeinandergewunden.

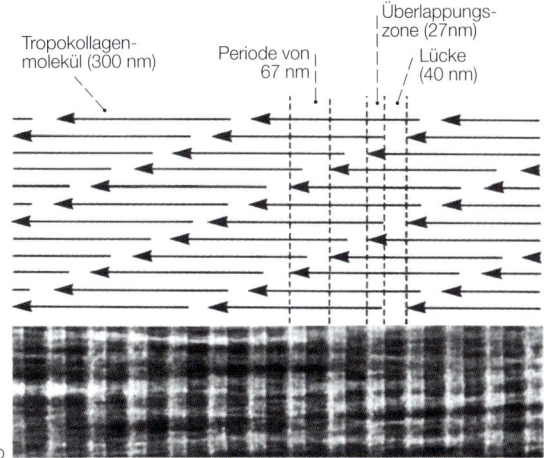

Tropokollagenmolekül (300 nm)

Periode von 67 nm

Überlappungszone (27nm)

Lücke (40 nm)

b

Abb. 4.3-9b   Molekularbau einer Kollagenfibrille (Negativ-Kontrast). Die Tropokollagenmoleküle (Pfeile) sind um etwa ein Viertel ihrer Länge gegeneinander versetzt. Das Querstreifungsmuster der Fibrillen entsteht durch eine periodische Abfolge von Lücken und Überlappungszonen zwischen den Tropokollagenmolekülen. Vergr. 90000fach. (Aus HODGE [2])

auftreten, so daß die Lückenregion dann dunkel und die Überlappungszonen hell erscheinen (umgekehrtes Bild). Innerhalb der dunklen und hellen **Querstreifen** gibt es zusätzlich noch feinere Unterteilungen, die als **Linien** (helle und dunkle) bezeichnet werden und ebenfalls Periodizität aufweisen. Diese periodische Linierung kommt wahrscheinlich dadurch zustande, daß in regelmäßiger Abfolge geladene Aminosäuren des Tropokollagens in der Kollagenfibrille übereinander gelagert sind, die vermehrt Schwermetall binden.

Retikuläre Fasern

Die fibrilläre Komponente besteht aus Kollagen **Typ III,** mit wechselnden Anteilen von Kollagen **Typ I.** Deshalb sind die Fibrillen ähnlich wie die Kollagen-Typ-I-Fibrillen strukturiert und besitzen die typische Querstreifung. Der Durchmesser der Fibrillen ist im Durchschnitt jedoch kleiner (20–45 nm)

Elastische Fasern

Der Aufbau elastischer Fasern unterscheidet sich von dem kollagener und retikulärer Fasern: Sie lassen keine geordneten Binnenstrukturen erkennen und besitzen keine Querstreifung.

Elastische Fasern zeigen im Elektronenmikroskop eine amorphe Grundstruktur (Masse), die aus **Elastin** besteht (Abb. 4.3-10). In das Elastin sind **Mikrofibrillen** (Durchmesser 10–12 nm) eingelagert. Außen wird die Faser von Mikrofibrillen bedeckt. In unreifen elastischen Fasern überwiegen die Mikrofibrillen: Mikrofibrillenbündel ohne Elastin sind die **Oxytalanfasern.** Mikrofibrillenbündel mit geringen Mengen an Elastin werden als **Elauninfasern** bezeichnet. Durch Abscheidung von Elastin werden die Mikrofibrillen in die Fasern integriert und allmählich maskiert.

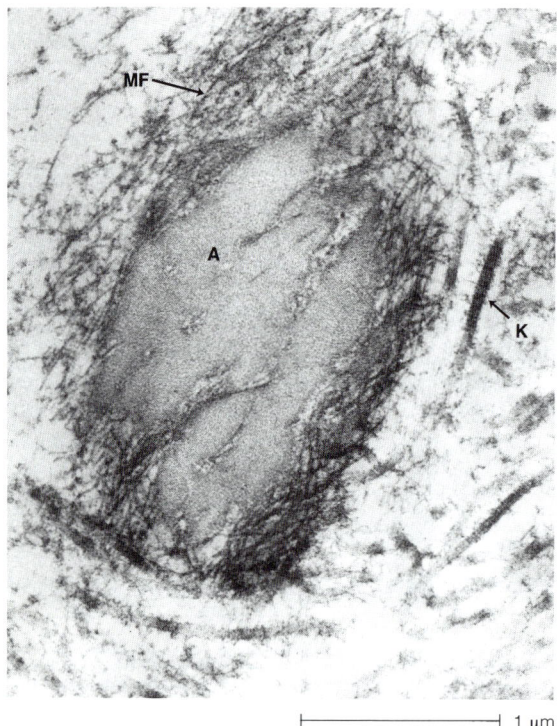

Abb. 4.3-10 Querschnitt durch eine elastische Faser aus dem Nackenband des Rindes. A, amorphe Elastinmatrix; MF, Mikrofibrillen (Fibrillin-Fibrillen); K, Kollagenfibrille. TEM, Vergr. 27 000fach.

3.4.3 Kollagentypen und Synthese von Kollagenen

Familie der Kollagene

Rund ein Viertel des Proteingehaltes des menschlichen Körpers besteht aus Kollagen. Die Familie der Kollagene umfaßt 15 biochemisch und strukturell unterschiedliche Typen. Von denen sind 12 gut charakterisiert. Alle Kollagene haben einen relativ hohen Gehalt an den Aminosäuren **Glycin, Prolin** und **Hydroxyprolin.**

Jede dritte Position der Polypeptidsequenz im Tripelhelixbereich (s. o.) muß mit **Glycin** besetzt sein. Sobald Glycin durch eine andere Aminosäure ersetzt wird, kommt es zur Störung der Tripelhelixstruktur. Solche Mutationen konnten als Ursache für verschiedene angeborene Bindegewebeerkrankungen erkannt werden. Ebenfalls ist Hydroxyprolin für die Stabilisierung der Tripelhelix und der Fibrillen wichtig.

Die Kollagenfamilie kann in drei Hauptgruppen unterteilt werden, die fibrillären, Fibrillen-assoziierten und nicht-fibrillären Kollagene (Abb. 4.3-11).

Fibrilläre Kollagene:
Sie umfassen die Kollagene Typ I, II, III, V und XI. Diese Kollagene bilden Fibrillen, die in ihrer Struktur den Typ-I-Kollagenfibrillen entsprechen. **Kollagen I** bildet die Fibrillen des straffen und lockeren Bindegewebes und des Knochens. Im lockeren Bindegewebe kommt auch **Kollagen III** vor, das in den retikulären Fasern den dominierenden Typ darstellt. **Kollagen II** ist

Allgemeine Molekularstruktur: Tripelhelix aus drei umeinandergewundenen Proteinketten (α-Ketten). Manche Kollagene bestehen aus 2 oder 3 verschiedenen α-Ketten.

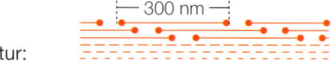

Struktur: ; vereinfacht:

1. Fibrilläre Kollagene

I	2*	Lockeres und straffes kollagenes Bindegewebe, Knochen
II	1*	Knorpel (hyalin, elastisch, Faserknorpel)
III	1*	Retikuläre Fasern
V	2*	Vergesellschaftet mit Typ I und III
XI	3*	Vergesellschaftet mit Typ II

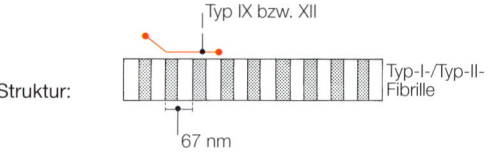

Struktur:

2. Fibrillen-assoziierte Kollagene

IX	3*	Oberfläche von Typ-II-Fibrillen im Knorpel
XII	1*	Oberfläche von Typ-I-Fibrillen, besonders des straffen Bindegewebes

Struktur:

Typ IX bzw. XII

Typ-I-/Typ-II-Fibrille

67 nm

3. Nicht-fibrilläre Kollagene

IV	2*	Lamina densa der Basalmembran, Verankerungsplaques

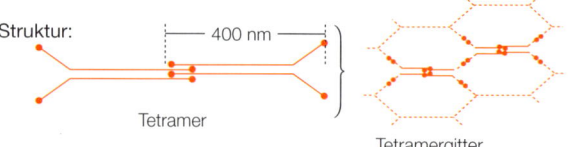

Struktur:

400 nm

Tetramer

Tetramergitter

VI	3*	Dünne Perlschnurfilamente im straffen und lockeren kollagenen Bindegewebe und Gelenkknorpel

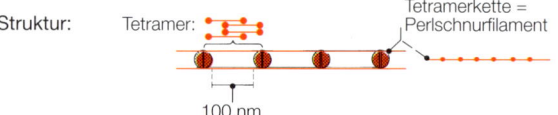

Struktur: Tetramer:

Tetramerkette = Perlschnurfilament

100 nm

VII	2*	Haut: Ankerfibrillen der dermoepithelialen Verbindung

Struktur:

400 nm

Dimer –
Ankerfibrille

Parallelaggregat von Dimeren

VIII	1*	DESCEMETsche Membran der Kornea, Blutgefäße (subendothelial)

Struktur: Netzwerke unbekannter Molekularstruktur

X	1*	Knorpel: Hypertropher Knorpel der Epiphysenfugen (perizellulär), tiefe Schicht des Gelenkknorpels

Struktur: Netzwerke unbekannter Molekularstruktur

Abb. 4.3-11 Übersicht über die Kollagentypen I bis XII und ihr Vorkommen. * Zahl der verschiedenen α-Ketten pro Tripelhelix.

auf den Knorpel beschränkt. **Kollagen V** bildet dünne Fibrillen (dünner als 30 nm), kommt aber auch als Mischpolymer in Typ-I- und Typ-III-Fibrillen vor, wo Kollagen V möglicherweise Einfluß auf die Dicke der Fibrille nimmt. Ähnliches gilt für **Kollagen XI,** das im Knorpel vorkommt und mit Kollagen II Mischfibrillen bilden kann.

Fibrillen-assoziierte Kollagene:
Moleküle vom **Kollagen Typ IX** lagern sich seitlich den Typ-II-Fibrillen des Knorpels an. **Kollagen XII** ist mit den Typ-I-Kollagenfibrillen des straffen Bindegewebes verbunden (u. a. Sehnen, Bänder).

Nicht-fibrilläre Kollagene:
Das **Kollagen IV** ordnet sich zu einem regulären Maschenwerk an, das die Grundstruktur der *Lamina densa* der **Basallamina** bildet (s. u.). **Kollagen VI** bildet durch Hintereinanderreihung von Vierergruppen (Tetramere) lange, dünne Filamente **(Perlschnurfilamente),** mit einer Periodizität von etwa 100 nm (Länge eines Moleküls) und einer Dicke von etwa 7–10 nm. Die Typ-VI-Filamente kommen im lockeren und straffen kollagenen Bindegewebe vor. **Kollagen VII** baut die bis 800 nm langen **Ankerfibrillen** der Haut auf, in denen jeweils zwei Moleküle End zu End verbunden sind und sich mehrere dieser Dimere seitlich aneinanderlagern (Parallelaggregation). **Kollagen VIII** ist Hauptbauelement des regulär strukturierten Netzwerkes, das der DESCEMETschen **Membran** des Auges zugrunde liegt. **Kollagen X** ist auf den **hypertrophen Knorpel** (Blasenknorpel) der Epiphysenfugen beschränkt, wo es ein filamentäres Geflecht um die Knorpelzellen bildet.

Synthese und Prozessierung von Kollagen Typ I

Die zellulären und extrazellulären Schritte, die zur Bildung von Kollagenfibrillen führen, sollen am Beispiel der Typ-I-Fibrillen beschrieben werden. Das die Kollagenfibrillen aufbauende **Tropokollagenmolekül** besteht aus einem ca. 300 nm langen und 1,23 nm dicken, stäbchenförmigen Abschnitt, der aus drei umeinandergewundenen Polypeptidketten, den α-Ketten, gebildet wird (Tripelhelix). Tropokollagen Typ I besteht aus zwei verschiedenen α-Ketten (α_1 [I], α_2 [I]). An den Enden der Tropokollagenmoleküle weichen die α-Ketten auseinander (Telopeptide) (Abb. 4.3-9a). Die Synthese der α-Ketten findet durch den Mechanismus der vektoriellen Translation am rauhen endoplasmatischen Retikulum statt (s. Kap. 2.5.4). Im Lumen des endoplasmatischen Retikulums lagern sich die α-Ketten zu **Prokollagenmolekülen** (Tripelhelices) zusammen, aus denen extrazellulär die Tropokollagenmoleküle entstehen (s. u.).

Im endoplasmatischen Retikulum findet die Hydroxylierung einiger Prolinseitengruppen statt. Für diesen Schritt ist das **Vitamin C** als Kofaktor der **Prolinhydroxylase** notwendig. Vitamin-C-Mangel führt zu defektem Kollagen und kann das **Krankheitsbild des Skorbu**t hervorrufen (s. Kap. 2.5.4.1). Außer Prolin werden im endoplasmatischen Retikulum auch einige **Lysinreste hydroxyliert.** Zwei der hydroxylierten Lysine dienen als **Verknüpfungsstelle von Zuckern** im GOLGI-Apparat (eine Monogalaktosyl-Gruppe und eine Galaktosyl-Glykosyl-Disaccharid-Gruppe). Zwei weitere Hydroxylysingruppen werden extrazellulär durch die **Lysyloxidase** zu Aldehydgruppen oxidiert. Die Lysyloxidase benötigt Kupferionen als Kofaktor.

Prokollagen unterscheidet sich von Tropokollagen dadurch, daß die drei α-Ketten an beiden Enden länger (10–15 nm lange Propeptidsequenzen) sind. Im GOLGI-Apparat finden die geringgradige O-Glykosylierung (s. o.) und die Verpackung in **sekretorische Vesikel** statt. Die Sekretion des Prokollagens erfolgt durch **konstitutive Exozytose.** Im Extrazellulärraum spalten spezifische Enzyme **(Prokollagenpeptidasen)** die Propeptide am C- und N-Terminus ab. Das endständig gestutzte Molekül ist

das Tropokollagen. Die Tropokollagenmoleküle lagern sich anschließend zu Fibrillen zusammen. Die Lysinaldehydgruppen der Tropokollagenmoleküle bilden mit Lysinseitenketten benachbarter Tropokollagene kovalente Querbrücken aus. Durch diese werden die Fibrillen stabilisiert. Die Fibrillen werden ihrerseits durch Komponenten der Grundsubstanz (Proteoglykane und Glykoproteine, s. u.) zu größeren Aggregaten (Fasern, Bündeln) zusammengefaßt.

Kollagene Fibrillen und Fasern unterliegen im Extrazellularraum ständigen **Umbauvorgängen,** die durch verschiedene Faktoren reguliert werden. Beispielsweise beträgt die **Halbwertszeit** von Kollagen I im Zahnfleisch der Ratte 2–3 Tage. Ein wichtiger **Reiz für die Synthese** und den Umsatz von Kollagenfasern und Grundsubstanz ist die **mechanische Beanspruchung.** Die Umbauvorgänge und Anpassung an veränderte mechanische Beanspruchungen können sehr rasch erfolgen, so daß beispielsweise bei Ruhigstellung eines Gelenkes die Gelenkkapsel sich in wenigen Wochen an diese Stellung anpaßt („Kapselschrumpfung").

3.4.4 Elastinsynthese und Faserbildung

Fibroblasten und glatte Muskelzellen synthetisieren das lösliche **Tropoelastin** (globuläres Molekül von 5–7 nm Durchmesser). Im Gegensatz zu Kollagen gibt es keine Pro-Form des Elastins.

Tropoelastin besteht aus glycinreichen Abschnitten, die durch Quervernetzungsbereiche unterbrochen sind. Diese enthalten bevorzugt die Aminosäuren Lysin und Alanin. Durch die Wirkung der **extrazellulären Lysyloxidase** entstehen dort ringförmige Vernetzungskomplexe zwischen den Lysinresten benachbarter Tropoelastinmoleküle. Die **Quervernetzungskomplexe** sind biochemisch als **Desmosin** und **Isodesmosin** definiert.

Die elastischen Eigenschaften des Elastins liegen in den helikalen Abschnitten der miteinander vernetzten Tropoelastinmoleküle, die wie Sprungfedern gedehnt werden können. Tropoelastin wird entlang der Mikrofibrillen deponiert. Dieser Schritt erfolgt in unmittelbarer Nähe der Zelloberfläche. Die **Mikrofibrillen** (durchschnittliche Dicke von 10 nm) bestehen im wesentlichen aus dem Protein **Fibrillin** und einigen Begleitkomponenten. Fibrillin wird wie das Tropoelastin von Fibroblasten, glatten Muskelzellen und einigen anderen Zelltypen synthetisiert. Die Fibrillin-Mikrofibrillen kommen auch ohne Elastin vor, und zwar als **Aufhängefasern für die Augenlinse** (Zonulafasern) und als Mikrofibrillen zwischen Kollagenfasern. **Bündel von Mikrofibrillen** ohne Elastin sind die **Oxytalanfasern.**

3.5 *Grundsubstanz*

3.5.1 Übersicht

Zellen und Fasern des Bindegewebes sind in eine amorphe Grundsubstanz eingebettet. Sie wird hauptsächlich von den spezifischen Bindegewebezellen gebildet und kommt in unterschiedlicher Menge und Zusammensetzung vor. Vereinfacht ausgedrückt handelt es sich bei dieser Grundsubstanz um ein Maschenwerk aus Makromolekülen **(Glykosaminoglykane, Proteoglykane, Glykoproteine)**. Diese Makromoleküle sind überwiegend hydrophil (wasserbindend) und erlauben die Diffusion von Flüssigkeit (interstitieller Flüssigkeit), die aus Blutkapillaren abgepreßt und nach Passage durch Bindegeweberäume über die Lymphgefäße abtransportiert wird. Diese Flüssigkeit dient u.a. der Ernährung von Bindegewebezellen. Die unterschiedliche Zusammensetzung der Grundsubstanz verleiht dem Bindegewebe unterschiedliche Konsistenz. Bei zusätzlicher Einlagerung von Kalziumsalzen kann eine extreme Härte erreicht werden (Knochengewebe, Zahnbein).

3.5.2 Glykosaminoglykane

Glykosaminoglykane sind lineare **Polysaccharidketten** aus repetitiven **Disaccharideinheiten.** Jedes Disaccharid besitzt mindestens eine anionische Gruppe in Form eines Carboxylrestes (Glukuronsäure oder Iduronsäure) und/ oder in Form eines an Zucker gebundenen Sulfatrestes. Der zweite Zucker der Disaccharide ist immer ein Aminozucker (Hexosamin), meistens N-Acetylglucosamin und N-Acetylgalactosamin (Abb. 2.2-1). Auch die Aminozucker können eine Sulfatgruppe tragen. Glykosaminoglykane sind wegen der anionischen Gruppen stark sauer **(polyanionisch)** und binden kationische (basische) Farbstoffe. Die fünf wichtigsten sulfatierten Glykosaminoglykane sind **Heparin, Heparansulfat, Keratansulfat, Dermatansulfat** und **Chondroitinsulfat** (s. unter Proteoglykane).

Ein wichtiger Vertreter der nicht sulfatierten Glykosaminoglykane ist **Hyaluronsäure** (das repetitive Disaccharid besteht aus N-Acetylglucosamin und Glukuronsäure). Hyaluronsäure ist ein besonders langes Fadenmolekül, mit einer Kettenlänge von mehreren **10 000 Zuckern** (Molekulargewicht von bis zu 10 Millionen). Der polyanionische Charakter von Hyaluronsäure wird durch die Glukuronsäure hervorgerufen. Hyaluronsäure ist stark wasserbindend und bildet dadurch eine **visköse** bis **gelartige Matrix.** Zusammen mit Proteoglykanen (s.u.) bildet sie das stark hydratisierte, molekulare Maschenwerk des Interstitiums. Hyaluronsäure ist besonders reich im embryonalen Mesenchym, in der **Nabelschnur,** im **Glaskörper des Auges,** im **Knorpel** und in der **Haut** vorhanden. Sie bildet auch eine Hauptkomponente der **Synovia** (Gelenkschmiere), die den Reibungswiderstand artikulierender Gelenkflächen herabsetzt.

3.5.3 Proteoglykane

Proteoglykane sind spezielle Formen von Glykoproteinen (Tabelle 4.3-1, Abb. 4.3-12 u. 19). Ein Proteoglykanmolekül besteht aus einem fadenförmigen zentralen Protein **(Kernprotein),** an das **Seitenketten mit sulfatierten Glykosaminoglykanen** geknüpft sind (durch O-Glykosylierung und N-Glykosylierung, vgl. Kap. 2.5.4

Tabelle 4.3-1 Übersicht über die wichtigsten strukturell aufgeklärten Proteoglykane.

Proteoglykan	Seitenketten (Zahl der Ketten pro Molekül)		Gewebe, Zellen	Subzelluläre Lokalisation
Aggrecan	Chondroitinsulfat Keratansulfat	(ca. 100) (ca. 30)	Knorpel (50 mg/cm^3)	Komplex mit Hyaluronsäure und Kollagen-Typ-II-Fasern
Fibromodulin	Keratansulfat	(4)	Kollagenes Bindegewebe	Bindet Kollagenfibrillen
Decorin	Chondroitinsulfat	(1)	Kollagenes Bindegewebe	Bindet Kollagenfibrillen
Biglycan	Keratansulfat	(2)	Kollagenes Bindegewebe	Perizelluläre Matrix
Versican	Chondroitinsulfat	(20–25)	Wand von Blutgefäßen	Bindet Hyaluronsäure und Kollagenfibrillen
Perlecan	Heparansulfat	(3)	Basallamina	Bindet Laminin und Kollagen Typ IV
Basalmembran-Proteoglykan hoher Dichte	Heparansulfat	(4)	Basallamina (u.a. der Nierenglomeruli)	Bindet Laminin
Syndecan	Heparansulfat Keratansulfat Dermatansulfat	(3) (1) (1)	Plasmamembran von Epithelzellen	Basal im einfachen Epithel, zirkumferentiell im mehrschichtigen Plattenepithel
Serglycin	Heparin	(ca. 12)	Mastzellen	Mastzellgranula

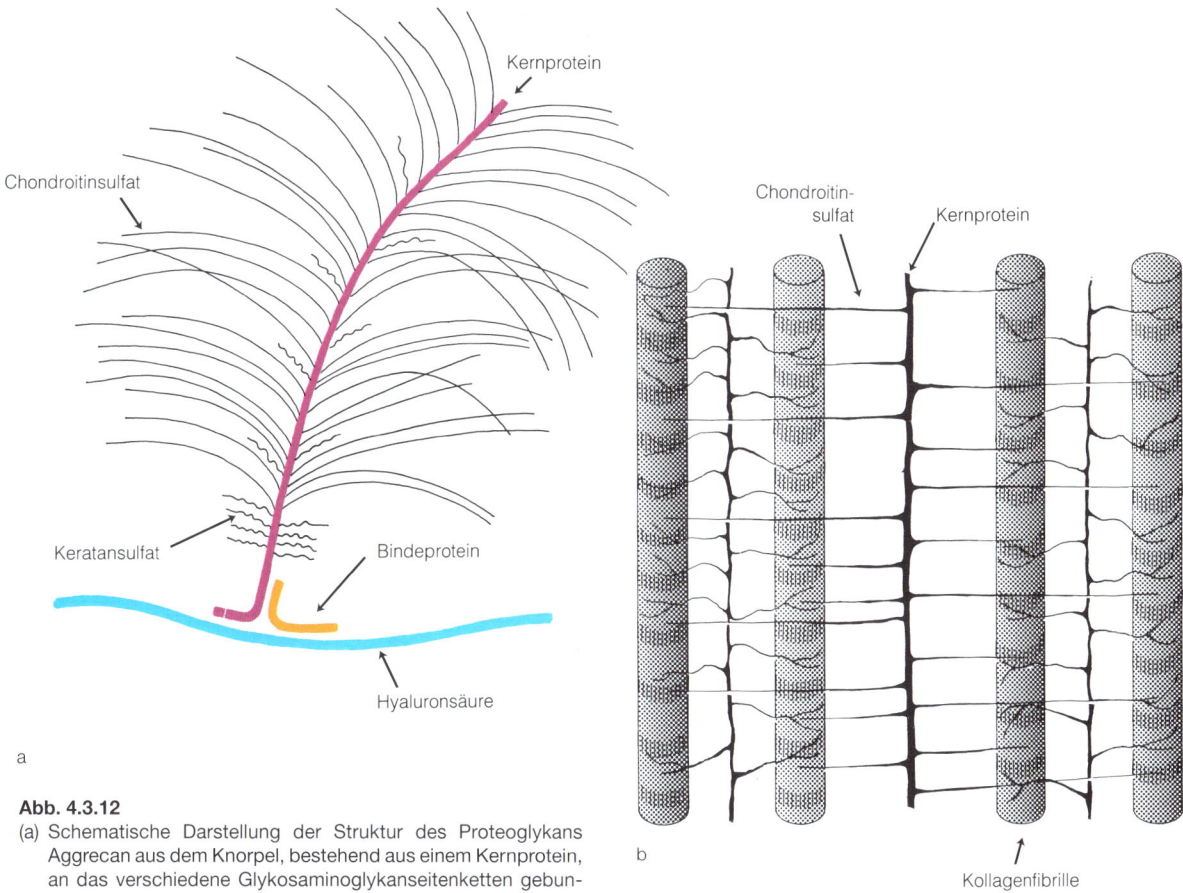

Abb. 4.3.12
(a) Schematische Darstellung der Struktur des Proteoglykans Aggrecan aus dem Knorpel, bestehend aus einem Kernprotein, an das verschiedene Glykosaminoglykanseitenketten gebunden sind (Chondroitinsulfat, Keratansulfat). Aggrecan kann mit Hilfe von Bindeproteinen an Hyaluronsäure haften.
(b) Modellvorstellung über Komplexbildung zwischen Proteoglykanen und Kollagenfibrillen.

u. 2.6.3). Abb. 4.3-12 veranschaulicht die Struktur des Hauptproteoglykans des Knorpels, **Aggrecan.** Der Proteinkern trägt etwa 100 Seitenketten aus Chondroitinsulfat, und 30 Seitenketten aus Keratansulfat. Die Chondroitinsulfatseitenketten sind etwa 100 Disaccharideinheiten lang (200 Zucker), die Keratansulfatketten sind kürzer (etwa 30 Disaccharide). Aggrecanmoleküle neigen zur Aggregatbildung mit Hyaluronsäure (Namensgebung). Die Bindung an Hyaluronsäure wird durch ein **Bindeprotein** (engl.: link protein) stabilisiert, das Hyaluronektin.

Ein ubiquitäres Proteoglykan des kollagenen Bindegewebes ist **Decorin** (s. Abb. 4.3-19). Es besitzt nur eine Glykosaminoglykankette (Chondroitinsulfat) pro Molekül. Decorin ist besonders reichlich im wachsenden Bindegewebe. Es bindet (dekoriert) Kollagenfibrillen und hemmt zugleich die Fibrillogenese. Eine ähnliche Funktion hat das **Fibromodulin** (vier Keratansulfatseitenketten). Das Proteoglykan **Versican** (20–25 Chondroitinsulfatseitenketten) ist Bestandteil des Bindegewebes von Blutgefäßwänden und kann, ähnlich wie das Aggrecan des Knorpels, an Hyaluronsäure binden. Ein Hauptproteoglykan der Basallamina ist das **Perlecan,** dessen Proteinanteil aus fünf perlenförmig (Name) verdickten globulären Abschnitten besteht. Perlecan besitzt drei Heparansulfatseitenketten und kann mit seinem Proteinteil an Integrine der Plasmamembran binden. Das Proteoglykan **Biglycan** ist in der Nähe der Zellmembran von Fibroblasten und anderen Zellen ohne Basallamina lokalisiert

(besonders im wachsenden Gewebe). Ein integrales Proteoglykan ist **Syndecan,** das als transmembranäres Protein in der Plasmamembran von Epithelzellen verankert ist. Syndecan besitzt fünf Zuckerseitenketten (Heparan-, Keratan- und Dermatansulfat).

Die zellgebundenen Proteoglykane spielen bei der **Haftung und Wanderung von Zellen** in der extrazellulären Matrix eine Rolle. Sie scheinen zusammen mit den extrazellulären Proteoglykanen und Glykoproteinen (s.u.) die gerichteten Wanderbewegungen von Zellen während der Embryonalperiode zu kontrollieren. Perizelluläre Proteoglykane binden und aktivieren verschiedene **Wachstumsfaktoren** (u.a. FGF und TGFβ, s. Kap. 2.17.4). Proteoglykane können aufgrund ihrer polyanionischen Glykosaminoglykanseitenketten durch **kationische Farbstoffe** angefärbt werden (u.a. durch Alcianblau oder Toluidinblau). Mit der PAS-Reaktion lassen sich die Glykosaminoglykanseitenketten nicht darstellen.

3.5.4 Glykoproteine

Im Gegensatz zu den Proteoglykanen enthalten die Glykoproteine der extrazellulären Matrix nur **kurze Kohlenhydratseitenketten,** die **nicht sulfatiert** sind, und auch keine Glukuronsäure oder Iduronsäure enthalten. Die Glykoproteine sind hauptsächlich für die **Verankerung von Zellen** in der extrazellulären Matrix verantwortlich. Alle im folgenden aufgeführten, wichtigen Glykoproteine besitzen das Sequenzmotiv Arginin-Glycin-Asparaginsäure **(RGD)**. Dieses Motiv vermittelt die Bindung der Proteine an zelluläre Adhäsionsrezeptoren vom Typ der Integrine (s. Kap. 2.3.3 u. Abb. 4.3-19). Verschiedene Integrine stehen intrazellulär mit dem kontraktilen Aktin-Myosin-Filamentsystem in Verbindung. Die (vorübergehende) Haftung (Adhäsion) von Zellen an der extrazellulären Matrix ist eine wichtige Voraussetzung für die Fortbewegung der Zellen im Bindegewebe. Deshalb spielen Zelladhäsionsproteine eine zentrale Rolle bei der **Kontrolle der Migration von Zellen** im Bindegewebe (freie Zellen, Embryonalzellen, Tumorzellen).

Die Glykoproteine der extrazellulären Matrix (Abb. 4.3-19) können aufgrund ihrer Kohlenhydratseitenketten durch die **PAS-Reaktion** dargestellt werden. Die positive PAS-Reaktion von retikulären Fasern beruht vor allem auf dem hohen Gehalt des angelagerten Fibronektin (Abb. 4.3-16).

Fibronektin kommt in zwei unterschiedlichen Formen vor: **Serumfibronektin** ist Bestandteil der Blutflüssigkeit, während **Gewebefibronektin** vor allem in der Umgebung von Zellen des Bindegewebes vorkommt. In Zellen, die keine Basallamina besitzen (u.a. Fibroblasten), vermittelt Fibronektin die Haftung von Zellen an Kollagenfasern und an Heparinseitenketten von Proteoglykanen. An der Zelloberfläche bindet Fibronektin an Integrine (z.B. Integrin $a_5\beta_1$).

Vitronektin ist ein Glykoprotein, das ähnliche Funktionen wie Fibronektin erfüllt, und auch im Serum vorkommt. Überdies ist es an der Oberfläche von elastischen Fasern lokalisiert.

Laminin setzt sich aus drei Ketten zusammen (A-, B_1- und B_2-Kette), die sich in Gestalt eines asymmetrischen Kreuzes mit einem langen Arm und drei kurzen Armen anordnen. Der längste Durchmesser des Moleküls beträgt 150 nm. Laminin bindet an Lamininrezeptoren der Zellmembran (besonders $a_6\beta_1$-, $\alpha_6\beta_4$-Integrin) und mit anderen Abschnitten an Kollagen Typ IV der *Lamina densa* der Basallamina, und an Heparin-/Heparansulfatseitenketten von Glykosaminoglykanen. Es kommt in größter Konzentration an der Oberfläche von Zellen vor, die von einer **Basallamina** bedeckt sind (Abb. 4.3-19 u. 20). Verschiedene Lamininvarianten sind bekannt. Laminin ist im Bereich der kurzen Arme mit dem stäbchenförmigen Protein **Nidogen** verbunden, das eine Bindungsstelle für Kollagen Typ IV besitzt und dadurch die Bindung von Laminin an die *Lamina densa* verstärkt. Laminin hat auch **Wachstumsfaktor-ähnliche Funktionen**. Es stimuliert unter anderem das Auswachsen und die Elongation von Nervenzellfortsätzen.

Tenascin lagert sich hauptsächlich zu sternförmigen, meistens aus sechs Armen bestehenden Komplexen zusammen (Hexabrachion). Das Protein ist in Sehnen (**Ten**do, lat.: Sehne) enthalten und wird vor allem in wachsendem Bindegewebe (u.a. Embryonalgewebe, Wundheilungsgewebe, Plazentazotten) exprimiert (-**nas**cere, lat.: entstehen). Tenascin bindet mit den Enden der Arme an **Heparansulfatketten** von Proteoglykanen (Quervernetzungsfunktion) und bindet ebenfalls an **Integrine** der Zelloberfläche (u.a. an die Fibronektin-Rezeptoren). Dadurch scheint Tenascin andere Adhäsionsproteine partiell verdrängen zu können (**partielle anti-adhäsive Funktion**) und die Migration von Zellen im Bindegewebe zu erleichtern (u.a. von Neuralleistenzellen während der Embryonalperiode).

Thrombospondin bildet einen dreiarmigen Proteinkomplex, der sowohl an Rezeptoren der Zelloberfläche als auch an Heparansulfatseitenketten von Proteoglykanen und an Mikrofibrillen des Bindegewebes binden kann. Thrombospondin wird aktiv von Thrombozyten sezerniert (erleichtert deren Haftung an der verletzten Gefäßwand), aber auch von vielen anderen Zellen

(u.a. Epithelzellen, periphere Nervenzellen, Myotuben, Chondroblasten). Thrombospondin kommt besonders reichlich in wachsenden Geweben vor. Thrombospondin bindet auch Fibronektin.

Andere, funktionell weniger gut charakterisierte Glykoproteine sind **Epinektin** (kann Adhäsion von Epithelzellen vermitteln), **Undulin** (ist mit Kollagenfasern im lockeren Bindegewebe verbunden), **Osteopontin, Osteonektin** und **Chondronektin** (vermitteln u.a. Haftung von Knorpel- und Knochenzellen).

3.6 Bindegewebeformen

3.6.1 Übersicht, Definitionen

Bindegewebe unterscheiden sich in Menge und Anordnung der Fasern, Zusammensetzung der Grundsubstanz und Vorkommen von Bindegewebezellen. Unreifes Bindegewebe ist das Mesenchym, dem das gallertige Bindegewebe morphologisch recht nahesteht. Diese beiden Bindegewebeformen werden auch unter dem Begriff „embryonales Bindegewebe" zusammengefaßt. Beim ausdifferenzierten, reifen Bindegewebe dominieren das **faserarme** und das **faserreiche Bindegewebe,** wobei es sich bei den Fasern vor allem um Kollagenfasern handelt. Es gibt jedoch auch faserreiches elastisches Gewebe (u.a. *Ligamenta flava,* Arterienwände). An wenigen Orten gibt es auch ein Bindegewebe, das hauptsächlich aus spezifischen Bindegewebezellen und wenig Interzellularsubstanz besteht, das sogenannte **spinozelluläre Bindegewebe.** Eine besondere Differenzierung der extrazellulären Matrix ist die **Basalmembran,** die an der Kontaktfläche verschiedener Zelltypen zum Bindegewebe gelegen ist.

3.6.2 Mesenchym

Es ist das typisch embryonale Bindegewebe, aus dem sich Binde- und Stützgewebe (sowie glatte und Herzmuskulatur, Niere und Nebennierenrinde) differenzieren (Abb. 4.3-13a). Mesenchym besteht aus **Mesenchymzellen,** die über ihre Fortsätze metabolisch (Nexus) und mechanisch verbunden sind und ein **weiträumiges Maschenwerk** bilden. Die Interzellularräume sind mit einer viskösen Grundsubstanz gefüllt, die von Mesenchymzellen gebildet wird und vor allem das Glykosaminoglykan **Hyaluronsäure** enthält. Mesenchym ist faserfrei. Kollagene Fibrillen treten beim Menschen erst gegen Ende der Embryonalzeit (Ende der 8. Entwicklungswoche) auf.

3.6.3 Gallertiges Bindegewebe, Gallertgewebe

Es ist das Grundgewebe der **Nabelschnur,** das die Nabelschnurgefäße umhüllt und außen vom Amnionepithel (einschichtiges Epithel) bedeckt wird (Abb. 4.3-13b). Bei den spezifischen Bindegewebezellen handelt es sich um fortsatzreiche Fibroblasten, die ein weiträumiges Maschenwerk bilden. Lichtmikroskopisch erscheinen diese Zellen eher spindelförmig mit gut sichtbarem Zytoplasma und ovalem Zellkern.

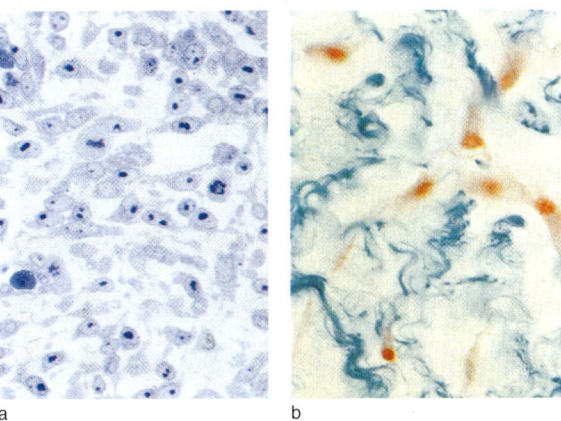

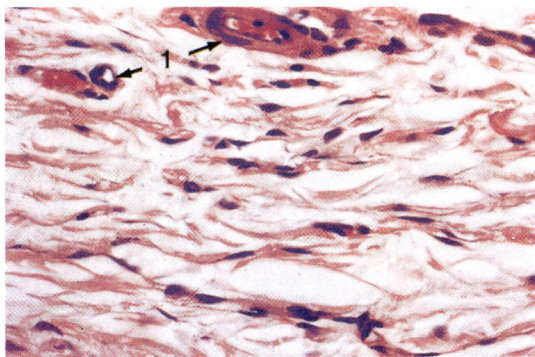

a

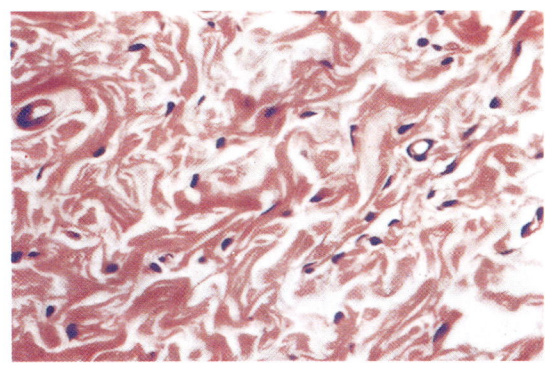

b

Abb. 4.3-13
(a) Embryonales Bindegewebe (Mesenchym), gefärbt mit Methylenblau-Azur II (Vergr. 380fach).
(b) Gallertiges Bindegewebe der Nabelschnur, Azan-Färbung (Vergr. 380fach). Die kollagenen und retikulären Fasern im gallertigen Bindegewebe sind blau gefärbt, und die Fibroblasten erscheinen rosa mit rotem Zellkern. (Aus Sobotta/Hammersen [3])

Abb. 4.3-14
(a) Faserarmes (lockeres) kollagenes Bindegewebe mit rötlich gefärbten Kollagenfasern und zahlreichen Fibroblasten, deren längliche Zellkerne dunkelviolett bis blau erscheinen. Kleine Blutgefäße sind ebenfalls zu sehen (1). H.E., Vergr. 320fach.
(b) Faserreiches, geflechtartiges Bindegewebe. H.E., Vergr. 320fach. (Aus Wheater et al. [4])

Bei Gallertgewebe steht die Interzellularsubstanz im Vordergrund, die diesem aufgrund ihrer gallertigen Konsistenz den Namen verliehen hat. Die Interzellularsubstanz wird auch als **Wharton-Sulze** bezeichnet. Sie enthält große Mengen an **Hyaluronsäure,** in der **kollagene** und **retikuläre Fasern** und Faserbündel einen lockeren, maschenartigen Verband bilden. Freie Zellen kommen selten vor. Aufgrund der hohen Wasserbindungsfähigkeit der Hyaluronsäure erhält die Nabelschnur eine **prallelastische** Konsistenz. Diese **schützt** die Nabelschnur mit den Nabelschnurgefäßen **vor Abknickungen.** Das gleiche Bauprinzip (gallertiges Gewebe) liegt dem Kamm des Haushuhns **(Hahnenkamm)** zugrunde.

3.6.4 Faserarmes Bindegewebe

Lockeres kollagenes Bindegewebe

Dieses ist eine im Organismus **weitverbreitete Bindegewebeform** und ist das Bindegewebe im eigentlichen Sinn. Es bildet das **Stroma von Organen,** bindet Nerven und Gefäße verschieblich in umgebende Gewebe und Organe ein, ist eine Bindeschicht *(Lamina propria)* zwischen Epithelien bzw. Endothel und sich anschließenden Geweben und kommt unter dem Mesothel der inneren Körperhöhlen vor. Außerdem untergliedert es Skelettmuskeln und Sehnen und bildet in diesen **blutgefäß- und nervenführende Bindegewebesepten.** Es ist ein wichtiger Bestandteil des Koriums *(Stratum papillare)* und der Subkutis der Haut.

Die spezifischen Bindegewebezellen sind Fibroblasten, die mit ihren Fortsätzen ein weiträumiges Maschenwerk bilden (Abb. 4.3-14a). Im Interzellularraum finden sich in lockerer Anordnung vor allem kollagene, retikuläre und weniger elastische Fasern. In der Grundsubstanz kommen Hyaluronsäure und verschiedene Pro-

teoglykane vor, die aufgrund ihrer Wasserbindungsfähigkeit den **hohen Flüssigkeitsgehalt** des lockeren Bindegewebes ausmachen. Außerdem treten alle Typen von freien Zellen auf. Ihr Anteil kann sehr hoch sein (z.B. *Lamina propria* von Schleimhäuten) und ist bedeutsam für unspezifische und spezifische Abwehrmechanismen.

Retikuläres Bindegewebe

Es ist eine spezielle Form des faserarmen Bindegewebes, das als **Grundgewebe in lymphatischen Organen** (Lymphknoten, Milz) und im **roten Knochenmark** vorkommt.

Hier bilden fortsatzreiche (fibroblastische) **Retikulumzellen** einen weitmaschigen Gewebeverband (Abb. 4.3-15). In den Interzellularräumen befinden sich dem Organ entsprechend viele freie Zellen (u.a. der Lymphopoese bzw. Hämatopoese; in der Milz auch Zellen des peripheren Blutes). Besonderer Erwähnung bedürfen die von den Retikulumzellen der lymphatischen Organe gebildeten **retikulären Fasern.** Bei lichtmikroskopischer Beobachtung besteht der Eindruck, daß diese Fasern den Fortsätzen der Retikulumzellen anliegen. Elektronenmikroskopisch zeigt sich jedoch, daß die **Fasern von den Retikulumzellen eingehüllt** werden. Dies bedeutet, daß die Fasern keinen direkten Kontakt mit dem Interzellularraum besitzen. Dadurch wird z.B. in der roten Pulpa

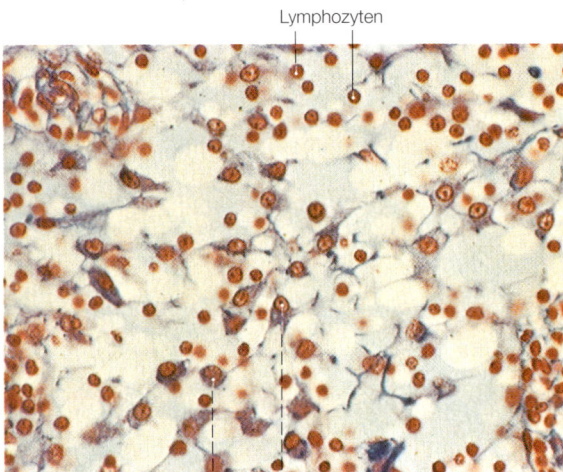

Lymphozyten

Retikulumzellen

Abb. 4.3-15 Retikuläres Bindegewebe aus dem Lymphknoten der Katze. Die retikulären Fasern sind durch Anilinblau angefärbt. Azan-Färbung, Vergr. 380fach. (Aus Sobotta/Hammersen [3])

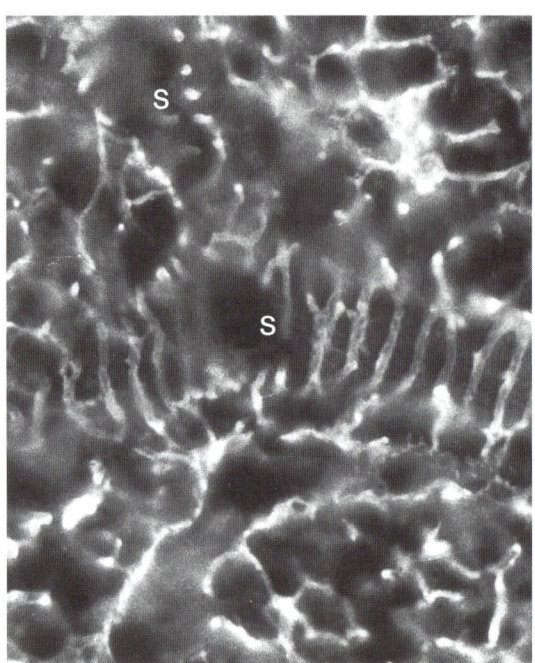

Abb. 4.3-16 Darstellung des retikulären Fasernetzes in der roten Pulpa der menschlichen Milz mit Hilfe eines Fluoreszenzstoffmarkierten Antikörpers gegen Fibronektin. Die weiten Blutgefäße (Sinus, S) sind von ringförmigen retikulären Fasern eingefaßt (Reifenfasern). Vergr. 700fach. (Aus Drenckhahn u. Wagner [1])

der Milz oder im Knochenmark ein direkter Kontakt zwischen Fasern und Thrombozyten verhindert. Ein Faserkontakt würde zur Aktivierung der Thrombozyten und damit zur Blutgerinnung führen. **Lichtmikroskopisch** ist das retikuläre Bindegewebe in lymphatischen Organen und im roten Knochenmark aufgrund des Reichtums an freien Zellen nur schwer zu erkennen. Die Retikulumzellen fallen nur bei genauer Beobachtung durch ihre großen ovalen, schwach basophil gefärbten Zellkerne auf.

Außerhalb von lymphatischen Organen und dem Knochenmark kommen Retikulumzellen nicht vor. Hier werden die retikulären Fasern von Fibroblasten gebildet, die die Fasern aber nicht einhüllen. Mit Hilfe von Antikörpern gegen Kollagen Typ III, V und Fibronektin können die retikulären Fasern selektiv dargestellt werden (Abb. 4.3-16).

3.6.5 Faserreiches Bindegewebe

Im Vordergrund stehen bei diesem Gewebe die Fasern, vor allem die kollagenen (straffes kollagenfaseriges Bindegewebe), selten die elastischen (elastische Bänder). Das straffe kollagenfaserige Bindegewebe liegt nach der Anordnung der Kollagenfasern in zwei Formen vor, straffes geflechtartiges und straffes parallelfaseriges Bindegewebe. Neben Kollagenfasern enthalten sie wenig Grundsubstanz in Form von Proteoglykanen mit Dermatan- und Chondroitinsulfatseitenketten. Spezifische Bindegewebezellen sind die Fibroblasten, freie Zellen kommen selten vor.

Straffes geflechtartiges Bindegewebe

Der Faserverlauf gewährleistet **Zugfestigkeit in allen Richtungen.** Entsprechend dieser Eigenschaften bildet es die Bindegewebekapsel von Gelenken und inneren Organen. Spezielle Beispiele von Organkapseln sind die **Dura mater** des Gehirns, die **Sklera** und **Kornea** des Auges, das **Perikard** (*Stratum fibrosum* beim Herzbeutel). Es umhüllt auch Knochen (**Periost**) und Knorpel (**Perichondrium**) und bildet die Grundlage von **Herz- und Gefäßklappen.** Ein wichtiger Vorkommensort ist auch die Haut. Hier bildet es die **Lederhaut** (*Stratum reticulare* des Koriums). Leder ist das gegerbte Korium tierischer Häute.

Die Kollagenfaserbündel verlaufen sich kreuzend in allen Richtungen und bilden dadurch ein filzartiges Geflecht (Abb. 4.3-14b). Dieses Gewebe ist damit in allen Richtungen zugbeanspruchbar.

Straffes parallelfaseriges Bindegewebe, Sehnen

Es ist das Grundgewebe von **Sehnen** (strangartige Form), **Aponeurosen** (platte Sehnenform) und **Bändern.** Die Kollagenfasern, die in Bündeln auftreten, verlaufen alle in einer Richtung (Zugrichtung) und sind damit parallel angeordnet (Abb. 4.3-17 u. 18). Dort wo die rundlichen Fasern und Faserbündel aneinanderstoßen, entstehen zwickelartige Räume, in denen die Fibroblasten (**Sehnenzellen**) liegen. In Querschnittspräparaten der Sehne haben diese Fibroblasten deshalb eine dreieckige Form. Ausgehend von diesen Zwickeln ragen die abgeplatteten Fortsätze der Fibroblasten zwischen die Fasern. Dies wird bildlich mit Flügeln verglichen, weshalb die Fibroblasten der Sehne auch **Flügelzellen** genannt werden. Diese dünnen Fibroblastenfortsätze sind lichtmikrosko-

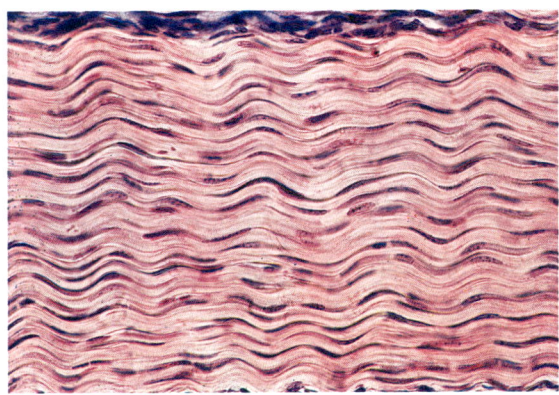

Abb. 4.3-17 Längsschnitt durch eine Sehne (Mensch). Beachte die langgestreckten Fibroblasten (Sehnenzellen) mit ihren abgeplatteten blauen Zellkernen zwischen den gewellten Kollagenfaserbündeln. H.E.; Vergr. 190fach. (Original: J. STAUBESAND, Freiburg)

pisch nur bei Spezialfärbungen zu erkennen. Im Längsschnitt der Sehnen erkennt man lichtmikroskopisch zwischen den längsverlaufenden Kollagenfaserbündeln nur die langgestreckten, dünnen Zellkerne der in Reihe angeordneten Fibroblasten.

Eine Sehne wird durch faserarmes (lockeres), blutgefäß- und nervenführendes Bindegewebe umscheidet und gegliedert (Abb. 4.3-18). Die Bindegewebescheide heißt **Epitendineum.** Von dieser ausgehend ziehen Bindegewebesepten ins Innere der Sehne, sogenanntes **Peritendineum,** und führen zu einer inneren Grobgliederung der Sehne in Sekundärbündel. Diese **Sekundärbündel** werden durch feine Bindegewebesepten, die vom *Peritendineum* ausgehen, weiter untergliedert in **Primärbündel.** Sekundärbündel bestehen also aus Primärbündeln, die sich aus einer unterschiedlich großen Zahl an Kollagen-

fasern und dazwischenliegenden Fibroblasten zusammensetzen. Die Funktion dieser Bindegewebesepten besteht nicht nur darin, **Blutgefäße und Nerven** (Innervation der Sehnenspindeln) ins Innere der Sehne zu führen, sondern auch **Verschiebeschichten** zwischen den organisierten Faserbündeln zu bilden. Sehnengewebe kann nach Verletzung (An- oder Abriß) regenerieren. Die Regeneration geht vom Peritendineum aus, von dem Fibroblasten in den Verletzungsbereich einwandern und neue Kollagenfasern bilden (Narbengewebe).

Elastische Bänder und Sehnen

Sie kommen im menschlichen Organismus selten vor. Ein wichtiges Beispiel sind die **Ligamenta flava,** die die Wirbelbögen verbinden. Das bei vielen Tieren vorhandene elastische *Ligamentum nuchae* ist beim Menschen nicht ausgebildet. Die glatten Muskeln, die die Haare aufrichten *(Mm. arrectores pilorum),* besitzen elastische Endsehnen. Elastische Bänder und Sehnen bestehen aus sich verzweigenden elastischen Fasern, die relativ dick und dicht gelagert sind. Zwischen den elastischen Fasern befindet sich kollagenfaseriges Bindegewebe.

3.6.6 Spinozelluläres Bindegewebe

Dieses Bindegewebe kommt vor allem nur in der **Rinde des Ovars** vor. Es besteht aus dicht gelagerten spindelförmigen Bindegewebezellen mit geringem Anteil an Fasern. Die Zellen sind in Zügen angeordnet, die in unterschiedliche Richtungen verlaufen (Vergleich mit Fischschwärmen). Im Ovar entwickeln sich aus diesen Zellen die steroidhormonbildenden Thekazellen (s. Band II, Kap. 13.4.4.4).

3.6.7 Basalmembran und Basallamina

Verschiedene Zellsysteme und Einzelzellen besitzen an ihrer Kontaktfläche zur extrazellulären Matrix eine schmale Zone von verdichtetem Kollagen. Diese Schicht wird als **Basalmembran** bezeichnet **(Begriff der Lichtmikroskopie).** Sie tritt mit verschiedenen Kollagen-anfärbenden Farbstoffen (u.a. Anilinblau bei der Azan-Färbung) als 0,5–1 μm breite Zone in Erscheinung. Basalmembranen kommen in folgender Lokalisation vor: **Exo- und Endoepithelien** (s. Kap. 4.1), **einige Epithelderivate** (u.a. retikuläre Epithelzellen des Thymus an der Organoberfläche), glatte und quergestreifte **Muskelzellen, Fettzellen,** Hüllzellen der **peripheren Nerven** (Neurothel, SCHWANNsche Zellen, Satellitenzellen), **chromaffine Zellen** des Nebennierenmarks, Oberfläche des Gehirns und Rückenmarks.

Im Elektronenmikroskop (s. Abb. 2.3-11) besteht die Basalmembran aus **zwei Schichten,** der **Basallamina** und der **Lamina fibroreticularis.** Die Basallamina wird weiter in *Lamina rara* und *Lamina densa* unterteilt. Die **Lamina densa** ist eine mäßig elektronendichte, 50 nm (20–300 nm) dicke Schicht, die von der Zelloberfläche

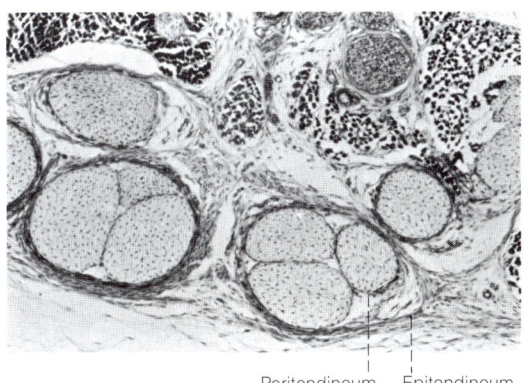

Peritendineum   Epitendineum

Abb. 4.3-18 Querschnitt durch Sehnen des fetalen Katzenschwanzes. Die Zellkerne der Fibroblasten sind als kleine punktförmige Strukturen zu erkennen, die gleichmäßig über die Sehnenquerschnitte verteilt sind. H.E.; Vergr. ca. 100fach. (Original: F. HAMMERSEN, München)

durch einen weniger dichten, 10–50 nm breiten Spaltraum getrennt ist. Dieser wird als **Lamina rara** bezeichnet. Nach außen schließt an die *Lamina densa* die meistens 0,2–0,5 µm dicke *Lamina fibroreticularis* an. Diese enthält retikuläre Kollagenfibrillen (Mischung aus Kollagen Typ III und I). Mancherorts kommt eine Basallamina auch ohne *Lamina fibroreticularis* vor: Basallamina zwischen Podozyten und Endothelzellen der Glomeruli der Niere (glomeruläre Basalmembran), Basallamina der transversalen Tubuli der Herzmuskelzellen, Linsenkapsel.

Die Basallamina enthält etwa 50 verschiedene Glykoproteine und mehrere Proteoglykane. Die Hauptkomponenten sind in Abb. 4.3-19 dargestellt. Die funktionelle Organisation ist teilweise in Kap. 2.3.3 beschrieben: Das wichtigste Adhäsionsmolekül der Basallamina ist der **Laminin-/Nidogenkomplex** (s.o., Abb. 4.3-20), der sowohl an Adhäsionsrezeptoren der Zelloberfläche (Lamininrezeptoren) als auch an verschiedene extrazelluläre Komponenten bindet: **Kollagen Typ IV** der *Lamina densa*, Seitenketten von Proteoglykanen (u.a. **Perlecan** und **Syndecan**). Die Hemidesmosomen von Epithelzellen sind mit spezialisierten, extrazellulären filamentären Strukturen verbunden (Ankerfilamente, s. Kap. 2.3.3, Abb. 2.3-11).

3.6.8   Klinische Hinweise

Wundheilung, Granulationsgewebe:
Schnittverletzungen und Zerreißungen von Geweben (u.a. Haut, Muskeln) führen zwangsläufig zur Eröffnung von Blutgefäßen mit Austritt von Blut in den Wundspalt. Die ausgetretenen Blutplättchen und Leukozyten setzen Mediatoren frei, u.a. den Plättchenwachstumsfaktor (PDGF), Interleukine, Leukotriene, Prostaglandine. Zusammen mit Proteinfragmenten der abgestorbenen Zellen und extrazellulären Komponenten im Verletzungsbereich stimulieren die Mediatoren die Einwanderung weiterer Makrophagen und die Proliferation und Einwanderung von Fibroblasten und Blutkapillaren. Die Fibroblasten synthetisieren Kollagen (zunächst Kollagen Typ III) und Grundsubstanz. Das primäre Füllgewebe des Wundspaltes wird als **Granulationsgewebe** bezeichnet. Innerhalb von sieben Tagen entwickeln die Fibroblasten zahlreiche kontraktile Streßfasern (s. Kap. 2.4.4.2), weshalb diese Zellen auch als **Myofibroblasten** bezeichnet werden. In den folgenden Tagen führt die koordinierte Kontraktion der Myofibroblasten, die über Nexus untereinander in Kontakt stehen, zur Annäherung der Wundränder (Wundkontraktion). Der erreichte Kontraktionszustand wird durch neusynthetisierte Kollagenfasern und Grundsubstanz laufend extrazellulär fixiert (Narbenbildung).

Genetische Kollagendefekte:
Zahlreiche Erkrankungen sind bekannt, bei denen entweder **Mutationen** (Sequenzdefekte) von Kollagen Typ I oder Typ III vorliegen, oder Defekte der Enzyme bestehen, die für die Fibrillogenese notwendig sind (u.a. Prokollagenpeptidase, Lysyloxi-

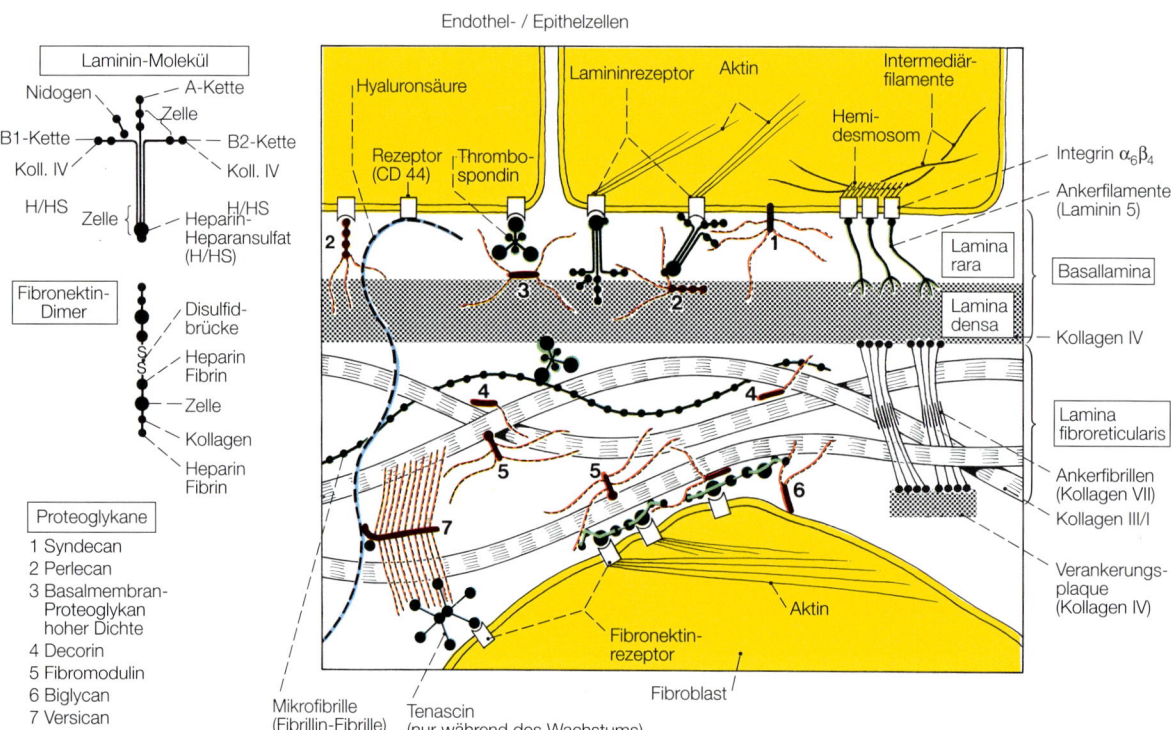

Abb. 4.3-19   Schematische Darstellung der Lage und Anordnung der Hauptkomponenten der Basalmembran und des lockeren interstitiellen Bindegewebes. Proteoglykane sind rot dargestellt (Kernproteine: durchgehende Linien; Glykosaminoglykanseitenketten: gestrichelte Linien); Hyaluronsäure blau. Die Glykoproteine sind grün koloriert, die Kollagene sind schwarz und grau dargestellt. Am linken Bildrand ist die Struktur der beiden wichtigsten Haftproteine, Fibronektin und Laminin schematisch wiedergegeben mit Hinweisen auf die Proteinabschnitte, die die bezeichneten Moleküle und Strukturen binden.

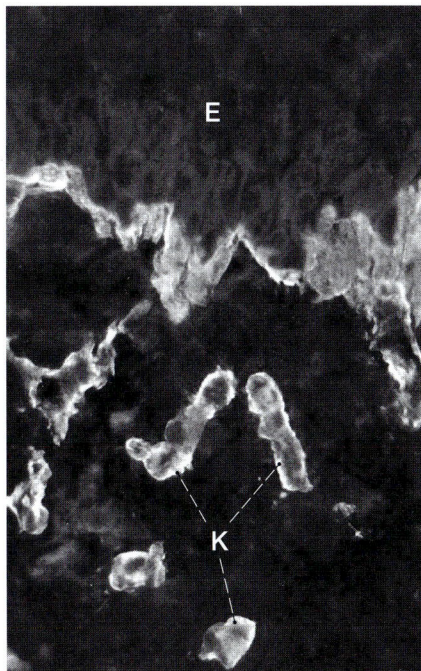

Abb. 4.3-20 Darstellung der Basallaminae von Epidermis (E) und subepidermalen Blutkapillaren (K) der Rückenhaut. Es wurde ein mit Fluoreszenzfarbstoff markierter Antikörper gegen Laminin verwendet. Laminin ist auf die Basallaminae beschränkt und fehlt im übrigen Bindegewebe. Vergr. 500fach.

dase). Die Folgen dieser Mutationen können das Skelettsystem betreffen und gehäufte **Knochenbrüche** verursachen (*Osteogenesis imperfecta* als Folge von Kollagen-Typ-I-Defekten) oder zu einer abnormen Dehnbarkeit und Verletzungshäufigkeit von Bändern, Faszien und der Haut führen (Überstreckbarkeit von Gelenken, Organrupturen, Einrisse der Haut). Solche **Überdehnungssymptome** sind charakteristisch für verschiedene Typen des EHLERS-DANLOS-Syndroms (ED), das durch Defekte der Lysyloxidase (ED Typ VI), Störung der Kollagen-III-Synthese (ED Typ IV) oder gestörte Abspaltung von Prokollagenpeptiden hervorgerufen wird (ED Typ V).

Mutation des Proteins Fibrillin als Ursache für das MARFAN-Syndrom:
Das MARFAN-Syndrom ist durch lange, dünne Finger (Spinnenfinger, Arachnodaktylie), Schlottern der Augenlinse und abnorme Erweiterungen (Aneurysmen) der Körperschlagader (Aorta) gekennzeichnet. Der genetische Defekt betrifft das Protein Fibrillin. Fibrillin ist Hauptbestandteil der Mikrofibrillen in den elastischen Fasern, der Mikrofibrillen des lockeren Bindegewebes und der Aufhängefasern der Linse (Zonulafasern). Eine letale Komplikation des MARFAN-Syndroms stellt die Ruptur (Zerreißung) der Aorta dar.

Hemmung der Lysyloxidase durch Bestandteile von Platterbsenmehl:
Einseitige Ernährung mit dem Mehl von Erbsen der Familie der Platterbsen (Lathyrus), wie z.B. der Kichererbse, führt zur Hemmung der Lysyloxidase, ein extrazelluläres Enzym, das für die kovalente Quervernetzung zwischen Tropokollagenmolekülen in der Kollagenfibrille verantwortlich ist (vgl. Kap. 4.3.4.3). Der toxische Bestandteil des Mehls ist das β-Aminopropionitril, das auch Nervenschäden hervorruft (Krankheitsbild des **Lathyrismus**). Im Tierexperiment treten Knochenbrüche und Gefäßrupturen auf, beim Menschen stehen neurologische Schäden im Vordergrund.

Literatur

1. Abbildungsreferenzen

[1] DRENCKHAHN, D., H. J. WAGNER: Stress fibres in the splenic sinus endothelium in situ: Molecular structure, relationship to the extracellular matrix, contractility. J. Cell Biol. 102 (1986) 1738–1747.
[2] HODGE, A. J., J. A. PETRUSKA, A. J. BAILEY: Structure and function of connective and skeletal tissue. Butterworths & Co, London 1965.
[3] SOBOTTA J., F. HAMMERSEN: Histologie. Farbatlas der mikroskopischen Anatomie, 3. Aufl. Urban & Schwarzenberg, München–Wien–Baltimore 1985.
[4] WHEATER, P. R., H. G. BURKITT, V. G. DANIELS: Funktionelle Histologie. Lehrbuch und Atlas, 2. Aufl. Urban & Schwarzenberg, München–Wien– Baltimore 1987.

2. Weiterführende Literatur

1. ADACHI, E., T. HAYASHI, P. H. HASHIMOTO: A comparison of the immunofluorescent localization of collagen types I, III, and V with the distribution of reticular fibers in the same liver section of the snow monkey *(Macaca fuscata).* Cell Tissue Res. 264 (1991) 1–8.
2. BECK, K., T. GRUBER: Structure and assembly of basement membrane and related extracellular matrix proteins. In: RICHARDSON, P. D., M. STEINER (eds.): Principles of Cell Adhesion. CRC Press, Boca Raton, Florida 1993.
3. BERG, P. A., P. DANIEL, J. HOLZSCHUH: Immunsystem. In: HIERHOLZER, K., R. F. SCHMIDT (Hrsg.): Pathophysiologie des Menschen, S. 2.1–2.29. Edition Medizin, VCH Weinheim 1991.
4. HAY, E. D.: Cell biology of extracellular matrix. Plenum Press, New York 1991.
5. KRIEG, T., K. KÜHN: Bindegewebe. In: HIERHOLZER, K., R. F. SCHMIDT (Hrsg.): Pathophysiologie des Menschen, S. 34. 1 bis 34.15. Edition Medizin, VCH Weinheim 1991.
6. KUCHARZ, E. J.: The Collagens: Biochemistry and Pathophysiology. Springer, Berlin–Heidelberg–New York 1991.

4 Fettgewebe

P. KUGLER und D. DRENCKHAHN

4.1 Übersicht, Definitionen

Fettgewebe, das vor allem aus Fettzellen (**Adipozyten**) besteht, macht beim normalgewichtigen erwachsenen Mann ca. 10–20% und bei der erwachsenen Frau ca. 15–25% des Körpergewichts aus. Es ist ein **metabolisch aktives Gewebe**, hinsichtlich Aufnahme von Fettsäuren und intrazellulärer Synthese, Speicherung und Mobilisierung von Neutralfetten. Fettgewebe kommt in zwei Formen vor, als **weißes** und als **braunes Fettgewebe** (entsprechend dem Farbton des nativen Fettgewebes). Im adulten Organismus liegt im wesentlichen weißes Fettgewebe vor, das als Speichergewebe für Neutralfette (Speicherfett), als mechanisch wichtiges Füllgewebe (Baufett) und als Kälteschutzgewebe (subkutanes Fettgewebe) dient. Braunes Fettgewebe kommt noch vermehrt beim Säugling und in besonderem Maße bei bestimmten Tierspezies (Nagetiere und Winterschläfer) vor. Im adulten Organismus findet sich braunes Fettgewebe nur noch an wenigen Orten (z.B. im Mediastinum und um die Aorta). Braune Fettzellen können durch Oxidation von Fettsäuren Wärme produzieren.

4.2   Herkunft

Fettzellen entwickeln sich aus embryonalen Mesenchymzellen (bevorzugt um Blutgefäße) und können als eine spezielle Form von speichernden Bindegewebezellen betrachtet werden. Die Vorläuferzellen von Fettzellen produzieren Kollagen Typ I und III (retikuläre Fasern), so daß für Fettzellen eine mit Fibroblasten gemeinsame **mesenchymale Vorläuferzelle** angenommen wird. Fettzellen entstehen bereits frühembryonal und bilden vornehmlich braunes Fettgewebe, das prä- und vor allem postnatal wieder weitgehend verschwindet.

Das weiße Fettgewebe entsteht in der Fetalperiode und postnatal (z. T. bis in die Pubertät). Die **Zahl** kindlich angelegter Fettzellen soll der im adulten Organismus entsprechen. Eine Fettzellneubildung bei Erwachsenen kann jedoch nicht völlig ausgeschlossen werden. In-vitro-Versuche haben ergeben, daß Adipozyten nach Fettentspeicherung zu **Vorläuferzellen** werden, die sich teilen und anschließend wieder zu Adipozyten ausreifen können. Sicher ist jedoch, daß sich fettspeichernde Adipozyten nicht teilen. Die Bildung, Speicherung und Abgabe von Fetten sind bei Adipozyten reversible Prozesse. Die Zunahme von Fettgewebe ist damit wahrscheinlich hauptsächlich eine Folge der Vergrößerung einzelner Fettzellen.

4.3   Weißes Fettgewebe

4.3.1   Vorkommen und Bedeutung

Neben seiner Bedeutung für **Kälteschutz** (subkutanes Fettgewebe) hat Fettgewebe mechanische Funktionen (sog. **Baufett**) und bildet vor allem ein Energiedepot (sog. **Speicherfett**). Weißes Baufett kommt subkutan in Handteller und Fußsohle, im Bereich von Kniegelenk und Gesäß, als Orbitalfett und Wangenfettpfropf vor. Fett hat hier mechanische (polsternde Funktionen). Dieses Baufett wird nur bei extremen Hungerzuständen oder extremer Abmagerung im Verlauf schwerer Erkrankungen (Kachexie) abgebaut. Für solche Extremzustände typisch sind eingefallene Wangen (Verschwinden des Wangenfettpfropfs) und in die Orbita zurückgesunkene Augäpfel (Verschwinden des Orbitalfettes).

Alles übrige Vorkommen von Fettgewebe stellt die Speicherform von weißem Fett dar. Orte vermehrten Auftretens sind subkutan, im großen Netz und um den Dickdarm. Dieses Fett ist ein wichtiger **Energiespeicher des Organismus.** Bei Überangebot von Nährstoffen (vor allem Fett) wird vermehrt Fett in Fettzellen gespeichert (Volumenzunahme des Fettgewebes). Umgekehrt wird es bei mangelhaftem Nährstoffangebot (Hunger) wieder aus den Fettzellen mobilisiert und anderen Körperzellen zur Energiegewinnung zur Verfügung gestellt.

4.3.2   Struktur

Die Fettzellen kommen in unterschiedlichen Formationen vor. Sie treten einzeln oder in Gruppen im faserarmen (lockeren) Bindegewebe und damit nahezu ubi-

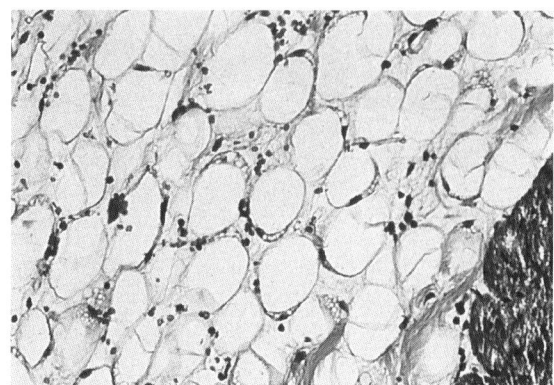

Abb. 4.4-1   Weißes Fettgewebe nach Paraffineinbettung. Das Fett ist vollständig herausgelöst und hinterläßt ungefärbte Hohlräume (Fettvakuolen). Das Zytoplasma und der abgeplattete (schwarze) Zellkern sind an den Rand gedrängt (Siegelringform). Kollagene und retikuläre Fasern sind durch Anilinblau dargestellt. Masson-Trichrom-Färbung, Vergr. 480fach. (Aus WHEATER et al. [1])

quitär im Organismus auf. Fettgewebe im engeren Sinn besteht aus einer größeren Anzahl von Fettzellen, die sich zu **läppchenartigen Zellverbänden** organisieren.

Lichtmikroskopisch besitzen die einzeln liegenden Fettzellen meist eine runde bis polygonale Form (Abb. 4.3-1 u. 4.4-1). Die Zelle wird im wesentlichen von einem großen Fetttropfen ausgefüllt, der das Zytoplasma in einen schmalen peripheren Saum verlagert, und den Zellkern abplattet und an den Rand drängt. Je nach Größe des Fetttropfens haben Fettzellen einen Durchmesser zwischen 70 und 120 μm. Ein großer Fetttropfen pro Zelle ist für weiße Fettzellen charakteristisch, so daß diese auch als **unilokuläre Fettzellen** bezeichnet werden. Noch nicht ausgereifte Fettzellen enthalten mehrere einzelne Fetttropfen, die jedoch mit Ausreifung der Zelle zusammenfließen. Bei extremer Fettentspeicherung kann ebenfalls ein Zellstadium mit vielen kleineren Fetttropfen durchlaufen werden (Abb. 4.4-2a).

Bei der üblichen **Paraffinschnitt-Technik** wird das Neutralfett durch organische Lösungsmittel vollständig aus den Zellen herausgelöst. Zurück bleiben ein dünner, lichtmikroskopisch kaum sichtbarer Zytoplasmasaum und der an den Rand gedrängte Zellkern. An der Stelle des Fetttropfens befindet sich ein leerer Raum (Vakuole). Deshalb werden die weißen Fettzellen auch als **univakuoläre Fettzellen** bezeichnet. Die durch Herauslösen des Fettes resultierende Zellform wird auch mit einem **Siegelring** verglichen: Der Zytoplasmasaum entspricht dem Ring, der Kernbereich dem Siegel. Um das Fett mikroskopisch darzustellen, friert man das Gewebe ein und fertigt Gefrierschnitte an. Diese werden nach Auftauen mit **lipophilen Farbstoffen** (u.a. Sudanfarbstoffe, Scharlachrot) überschichtet. Die Farbstoffe lösen sich in den Fetttropfen und färben sie an.

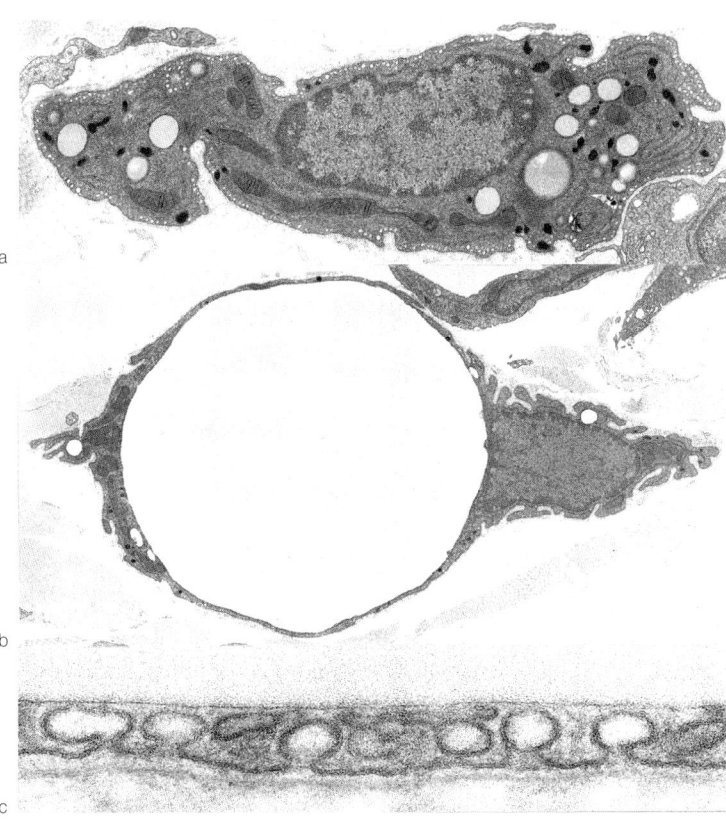

a

b

c

Abb. 4.4-2 Ultrastruktur von weißen Fettzellen im Augenlid der Maus.
(a) Entspeicherte Fettzelle mit einzelnen kleinen Fetttropfen im Zytoplasma. Peroxisomen enthalten aufgrund eines Kata-
lasenachweises einen dunklen Nieder-
schlag (Diaminobenzidin-Verfahren). Vergr.
7000fach.
(b) Fettzelle im Stadium der Speicherung.
Vergr. 3500fach.
(c) Zytoplasmasaum bei stärkerer Vergrößerung. Die Basallamina und zahlreiche
Caveolae sind zu sehen. Vergr. 80 000fach.
(Originale: T. MUSSGNUG, Heidelberg)

Elektronenmikroskopisch ist der Zytoplasmasaum 1 bis 2 µm dick, und die Organellen befinden sich bevorzugt perinukleär, wo etwas mehr Zytoplasma vorhanden ist (Abb. 4.4-2). Vor allem hier sind Ribosomen (Polysomen), endoplasmatisches Retikulum, GOLGI-Apparat und zahlreiche Mitochondrien gelegen. Außerdem enthält die äußere Zellmembran zahlreiche **Caveolae,** die die Membranoberfläche wesentlich vergrößern und Platz für Transportproteine bereitstellen (s. Kap. 2.8.2.2). Um jede Fettzelle befindet sich eine **Basallamina,** an der ein **retikuläres Fasernetz** haftet, und das auch lichtmikroskopisch dargestellt werden kann (z. B. durch Versilberung).

Im Fettgewebe findet man zwischen den Gruppen von Fettzellen lockeres Bindegewebe, das Blutgefäße und Nerven (hauptsächlich des Sympathikus) führt. Im Baufett enthält dieses Bindegewebe vermehrt Kollagenfasern. Ausgehend von diesen Septen ziehen auch Kollagenfasern, Blutgefäße und Nerven zwischen die einzelnen Fettzellen.

4.3.3 Fettstoffwechsel

Unter dem Einfluß von Hormonen (vor allem Insulin und Adrenalin) sowie durch Noradrenalin aus den sympathischen Nervenfasern erfolgt ein geregelter Auf- und Abbau von Triglyceriden (Neutralfett) in weißen Fettzellen (Triglyceride sind die Hauptkomponente des intrazellulären Fetttropfens).

Fettaufbau

Auf dem Blutweg gelangen Triglycerid-haltige Lipoproteinkomplexe (**Chylomikronen** aus dem Darm, **VLDL** aus der Leber, s. Kap. 2.5.3, 2.8.4.3, 12.7.4.4 u.12.9.3.5) in das Kapillarbett des Fettgewebes. Das **Endothel der Kapillaren** enthält zahlreiche an der Glykokalix adsorbierte **Lipoproteinlipase-Moleküle,** die wahrscheinlich von Fettzellen sezerniert werden. Die Lipase entfernt Triglyceride aus den vorbeiströmenden Lipoproteinen und setzt aus ihnen durch Hydrolyse Fettsäuren und Glycerol frei (aus VLDL entsteht durch Entfernung der Triglyceride das LDL). Die **Fettsäuren binden an Serumalbumin.** Dieses gelangt durch **Transzytose** und den parazellulären Weg in den Extravasalraum, und dort an die Oberfläche der Fettzellen. Die Fettsäuren treten in die Plasmamembran der Zellen ein und werden durch zytosolische Fettsäure-bindende Proteine in das Zytoplasma transportiert. Dort findet die Veresterung mit Glycerophosphat (= Glycerin-3-phosphat) zu Triglyceriden statt. Dieses Glycerophosphat stammt aus dem Glukosemetabolismus der Fettzelle. Glycerin, das bei der extrazellulären Triglyceridspaltung entsteht, kann dagegen von der Fettzelle für die Triglyceridbildung nicht verwertet werden, da den Fettzellen das für die Bildung von Glycerophosphat aus Glycerin notwendige Enzym (Glycerokinase = Glycerinkinase) fehlt. Im Fettgewebe kann Glycerophosphat also nur über den Glukoseabbau, nicht jedoch aus Glycerin gewonnen werden. Fettzellen synthetisieren nur geringe Mengen an Fettsäuren aus Glukose und Aminosäuren. Dieses ist in erster Linie eine Funktion der Leber, die das Fettgewebe mit Triglyceriden durch Sekretion von Lipoproteinen versorgt.

Der Fettaufbau **(Lipogenese)** wird durch Insulin gefördert. **Insulin** steigert die Glukoseaufnahme in Fettzellen durch Rekrutierung von Glukosetransportern aus intrazellulären Speichervesikeln in die Plasmamembran (s. Kap. 12.10.5). Außerdem stimuliert Insulin die Triglyceridbildung aus Glukose und aktiviert die Lipoproteinlipase (dadurch vermehrtes Fettsäureangebot für die Triglyceridsynthese). Andererseits vermindert Insulin die Fettsäurefreisetzung **(Lipolyse)** durch seine inhibierende Wirkung auf Lipid-abbauende Enzyme der Fettzelle (s.u.). Auch Geschlechtshormone, speziell **Östrogene**, stimulieren den Fettaufbau, sofern die Fettzellen entsprechende Östrogenrezeptoren besitzen. Dadurch läßt sich die geschlechtsabhängige Fettverteilung im Organismus erklären.

Fettabbau

Dieser erfolgt durch ein Enzymsystem in Fettzellen, das aus einer hormonsensitiven **Triglyceridlipase** und einer **Monoglyceridlipase** besteht. Diese Enzyme sind nicht mit der Lipoproteinlipase identisch. Sie spalten die randständigen Triglyceride des Fetttropfens. Die hormonsensitive Triglyceridlipase ist normalerweise inaktiv. Ihre Aktivierung erfolgt erst nach Bindung von **Adrenalin** oder **Noradrenalin** an β-Rezeptoren der Fettzellmembran. Durch diese Bindung kommt es zu einer Aktivierung der Adenylatzyklase und damit Bildung von **cAMP**. cAMP führt zur Aktivierung einer Proteinkinase, die die hormonsensitive Triglyceridlipase phosphoryliert und damit in die aktive Form überführt.

Noradrenalin ist der Überträgerstoff postganglionärer sympathischer Nervenfasern, die im Fettgewebe häufig vorkommen und dort nach entsprechendem Reiz dieses freisetzen (die Reizsteuerung erfolgt u.a. über den ventromedialen Kern des Hypothalamus). Adrenalin (und zusätzlich Noradrenalin) wird von Nebennierenmarkzellen (chromaffine Zellen) sezerniert und erreicht auf dem Blutweg das Fettgewebe. Alle Zustände, die zu einer gesteigerten Tätigkeit des Sympathikus und einer vermehrten Sekretion des Nebennierenmarks führen (psychische Faktoren, körperliche Aktivität), haben damit auch eine gesteigerte Lipolyse zur Folge.

4.4 Braunes Fettgewebe

Lichtmikroskopisch ist die Form der Fettzellen und die gewebliche Organisation ähnlich wie beim weißen Fettgewebe (Abb. 4.4-3a). Die Zellen sind jedoch deutlich **kleiner** (Durchmesser ca. 30 µm), der meist runde Zellkern liegt nahezu zentral im Zelleib und ist umgeben von einer unterschiedlich großen Anzahl von Fetttropfen. Aufgrund der **zahlreichen Fetttröpfchen** werden braune Fettzellen auch als **multilokuläre Fettzellen** bezeichnet.

Nach Herauslösen des Fettes bei der Routinehistologie bleiben an den Orten der Fetttropfen zahlreiche Hohlräume (Vakuolen) zurück, daher auch der Name multi- oder **plurivakuoläre Fettzellen.** Die dichtliegenden Vakuolen verleihen dem Zytoplasma ein „schaumiges" Aussehen. Zwischen den Vakuolen befindet sich wenig azidophiles Zytoplasma. Das faserarme Bindegewebe zwischen den Fettzellen und Fettzellformationen enthält **viele Blutgefäße** (Kapillaren) und eine **hohe Dichte sympathischer Nervenfasern.**

Elektronenmikroskopisch fallen in den Fettzellen große Mengen von **Mitochondrien** auf (Abb. 4.4-3b). Die mitochondrialen Cytochrome und die in Fetttropfen gelösten Lipochrome verleihen dem Fett eine bräun-

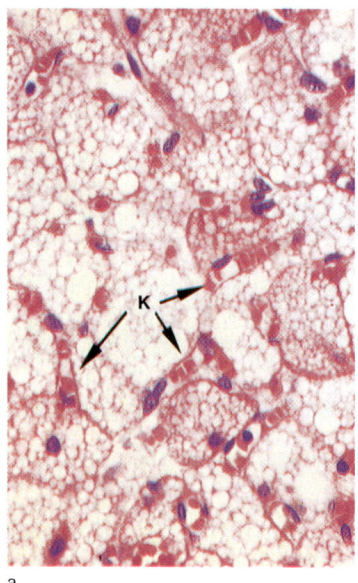
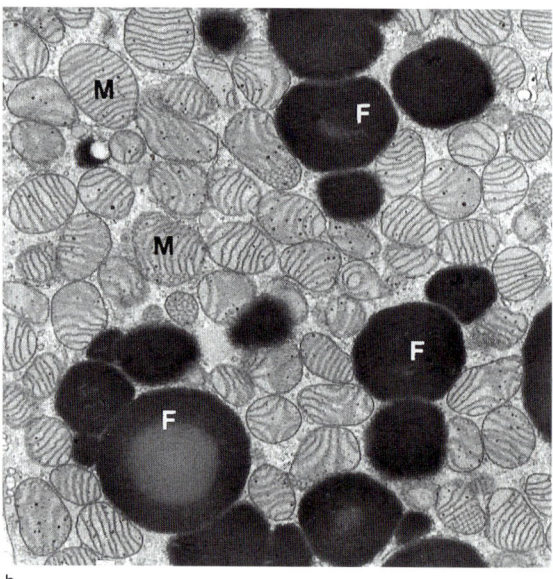

a b

Abb. 4.4-3 Braunes Fettgewebe.
(a) Typisches lichtmikroskopisches Erscheinungsbild des braunen Fettgewebes mit schaumig aussehenden, plurivakuolären Fettzellen und zahlreichen Blutkapillaren (K). H.E., Vergr. 320fach. (Aus Wheater et al. [1])

(b) Ausschnitt aus einer Fettzelle bei Betrachtung im Elektronenmikroskop. Beachte den hohen Gehalt der Zellen an Mitochondrien (M) und Fetttropfen (F). TEM, Vergr. 9000fach. (Original: S. Angermüller, Heidelberg) liche Farbe (s. Kap. 2.13). Die Mitochrondrien stehen im Zusammenhang mit der Funktion brauner Fettzellen, und zwar dienen sie der **Wärmeproduktion.** Sympathische Reize (vermittelt durch Noradrenalin) stimulieren die Lipolyse und gleichzeitig auch den **Fettsäurereabbau in den Mitochondrien.** Die dabei entstehende Energie wird jedoch nicht zur Synthese von ATP verwendet, sondern durch **Entkopplung der oxidativen Phosphorylierung** (durch das Entkopplungsprotein) als Wärme freigesetzt (zum Mechanismus s. Kap. 2.11.4.5). Diese Wärme wird an benachbarte Blutgefäße abgegeben, wobei das Blut als Vektor zur Wärmeverteilung im Organismus dient. Diese Funktion des braunen Fettgewebes ist für **Neugeborene** von Bedeutung (ungünstiges Oberflächen-/Volumenverhältnis, s. Kap. 1.6.3) und spielt für die **Thermoregulation** bei winterschlafenden Tieren eine große Rolle.

Literatur

1. Abbildungsnachweis

[1] WHEATER, P. R., H. G. BURKITT, V. G. DANIELS: Funktionelle Histologie. Lehrbuch und Atlas, 2. Aufl. Urban & Schwarzenberg, München–Wien–Baltimore 1987.

2. Weiterführende Literatur

1. CORMACK, D. H.: Loose connective tissue and adipose tissue. In: CORMACK, D. H. (ed.): Ham's Histology, pp. 155–187. J. B. Lippincott Company, Philadelphia 1987.
2. FELIG, P., R. J. HAVEL, L. H. SMITH: Metabolism. In: SMITH, L. H., S. O. THIER (eds.): Pathophysiology: The biological principles of disease, pp. 321–439. W. B. Saunders Company, Philadelphia 1985.
3. JOHNSON, P. R., M. R. C. GREENWOOD: The adipose tissue. In: WEISS, L. (ed.): Cell and Tissue Biology: A Textbook of Histology, pp. 191–209. Urban & Schwarzenberg, München–Wien–Baltimore 1988.
4. KLINGENBERG, M.: Mechanism and evolution of the uncoupling protein of brown adipose tissue. Elsevier Science Publishers Ltd. Trends in Biochem. Sci. 15 (Märzheft 1990) 108–112.
5. SÖLING, H. D.: Stoffwechselerkrankungen. In: HIERHOLZER, K., R. F. SCHMIDT (eds.): Pathophysiologie des Menschen, S. 18.1–18.40. Edition Medizin, VCH, Weinheim 1991.

5   *Knochengewebe, Knochenbau*

B. A. RAHN

5.1   *Übersicht, Definitionen*

5.1.1   Lupenanatomie

Makroskopisch läßt sich im Knochen, an einem Anschnitt oder an einer Bruchfläche, die **Kompakta (= Kortikalis)** von der **Spongiosa** unterscheiden (Abb. 4.5-1). Bei der Kompakta handelt es sich um dicht gepackte Knochensubstanz ohne Einschluß von größeren mineralfreien Arealen; die Spongiosa besteht aus mehr oder weniger lockeren Bälkchen. Die Ausdrücke Kompakta und Spongiosa bezeichnen zwar die Anordnung der Knochensubstanz, sagen aber nichts über deren Her-

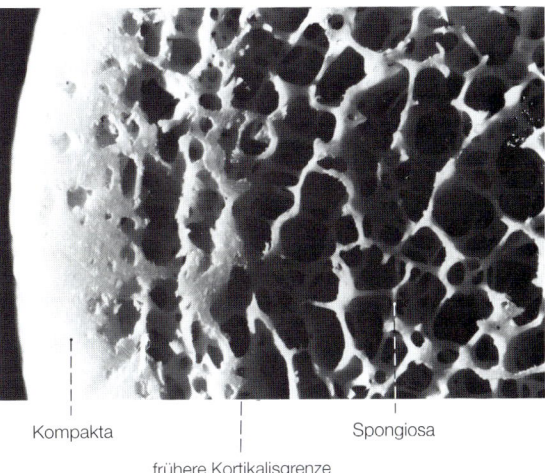

Kompakta   Spongiosa

frühere Kortikalisgrenze

Abb. 4.5-1 Makroskopischer Aspekt des Knochens. Auf einem Anschnitt lassen sich Kompakta und Spongiosa unterscheiden. Durch Anbauvorgänge kann Spongiosa zu Kompakta verstärkt werden, oder Resorption kann Kompakta zu Spongiosa auflockern. Auf der linken Seite ist, angedeutet, die frühere Kortikalisgrenze sichtbar. Mazerationspräparat, Vergr. 6,5 fach.

kunft und Zusammensetzung aus. Bei der Spongiosa findet man ein zusammenhängendes System von Bälkchen, deren Dimensionen und Anordnung je nach Lokalisation (Abb. 4.5-2a u. b), Beanspruchung und Alter stark variieren. Durch Anlagerung von Knochensubstanz können die Bälkchen verstärkt werden, was zu einer Verdichtung der Knochensubstanz führt (s. Abb. 4.5-18a). Stufenlose Übergänge von Spongiosa zu Kompakta sind möglich. Kompakta kann aber durch innere, lokalisierte Resorptionsvorgänge auch wieder in Spongiosa verwandelt werden. Dies geschieht sowohl bei Wachstumsvor-

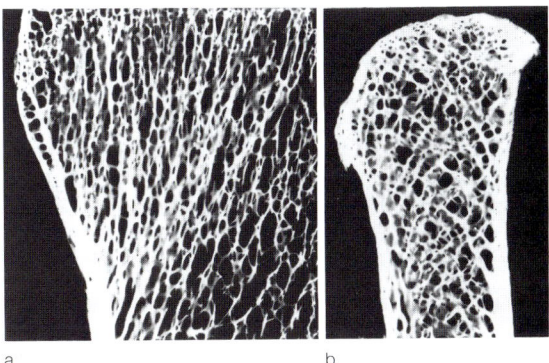

a   b

Abb. 4.5-2 Anordnung von Spongiosastrukturen. Je nach Lokalisation zeigt die Spongiosa unterschiedliche Aspekte. Am Tibiakopf wird die Kortikalis gegen das Gelenk zu immer dünner. In diesem Bereich ist die Spongiosa dichter und auf die Gelenkfläche zu ausgerichtet (a). Im Beckenkamm bilden die sich überkreuzenden Bälkchen eine gewölbeartige Struktur (b). Sägeschnitte, Kontaktröntgen, Vergr. 2fach.

gängen (s. Abb. 4.5-14) als auch bei Alterungsprozessen (Osteoporose).

5.1.2   Einteilung nach Entwicklungsablauf

Knochengewebe entwickelt sich aus zwei Vorstufen, einer bindegewebigen und einer knorpeligen. Die direkte Knochenbildung aus Bindegewebe oder Mesenchym wird als **desmale Ossifikation** bezeichnet; das so gebildete Gewebe heißt **Bindegewebeknochen.** Nach seinem ersten phylogenetischen Auftreten nennt man es auch **Deck-** oder **Belegknochen,** weil diese Knochen, z. B. bei den Stören, als Platten in der Haut das darunterliegende Knorpelskelett belegen und bedecken, ohne es vollständig zu umschließen. Die desmale Ossifikation trifft man im Embryonalstadium, z. B. beim Schädeldach, bei den meisten Knochen des Gesichtsschädels und beim Schlüsselbein an.

Die **indirekte Entstehung von Knochen** aus einem knorpeligen Vorstadium erfolgt durch die **chondrale Ossifikation.** Dabei werden die aus Knorpel vorgeformten Skelettanteile allmählich aufgelöst und durch Knochen ersetzt, daher die Bezeichnung „Ersatzknochen". Bei kurzen Skelettstücken beginnt die Verknöcherung von innen her **(enchondrale Ossifikation),** bei langen Skelettanteilen bildet sich um die Schaftmitte eine knöcherne Hülse **(perichondrale Ossifikation).** Ein typisches Beispiel für die chondrale Ossifikation bieten die langen Röhrenknochen. Die chondrale Ossifikation, vor der Geburt mengenmäßig der Hauptanteil der Knochenbildung, tritt im späteren Leben immer mehr zurück. Sie ist während der Wachstumsphase beschränkt auf die Epiphysenfuge, die knorpelige Verbindung zwischen dem perichondral verknöcherten Schaft und dem enchondral verknöcherten gelenknahen Anteil. Beim Erwachsenen findet sich die enchondrale Knochenbildung praktisch nur noch bei Frakturheilungsprozessen. Der Zeitpunkt des Auftretens der verschiedenen Ossifikationszentren ist in Kap. 8.2 u. 8.3 beschrieben.

5.1.3   Einteilung nach mikroskopischer Organisationsform

Die Feinorganisation des desmal gebildeten Knochens, beim Adulten der Hauptanteil des Knochengewebes, wird ebenfalls häufig als Charakterisierungsmerkmal verwendet. Die Anordnung der organischen Fasern dient dabei als Unterscheidungsmerkmal. Der **Faser-** oder **Geflechtknochen** enthält Kollagenfaserbündel, die wie bei einem Bindegewebe angeordnet sind und auch mit dem Bindegewebe der Umgebung, dem **Periost** (Knochenhaut), in Verbindung stehen. Diese Gewebeart kann als zu Knochen erstarrtes Bindegewebe angesehen werden. Faserknochen findet man im embryonalen Skelett an vielen Orten, später noch an den Einstrahlungsstellen von Sehnen und Bändern und bei rasch ablaufenden Reparaturprozessen.

Der **Lamellenknochen** ist eine differenziertere Form der Knochenbildung. Die Anordnung der Fasern folgt bestimmten Gesetzmäßigkeiten. In verschiedenen Schichten, z.T. in unterschiedlichen Richtungen angeordnet, ergeben die Fasern zusammen mit dem dazwischen eingelagerten mineralischen Anteil ein nach funktionellen Gesichtspunkten ausgerichtetes Verbundsystem. Die Verbindung zur Umgebung geschieht durch Faserbündel, die während der Knochenbildung mit eingemauert werden. Der Lamellenknochen erscheint in Form von **Haupt-** oder **Generallamellen, Osteonen (Speziallamellen)** und **Schaltlamellen.**

Zusammenhängende lamelläre Schichten, die die äußere Oberfläche umfassen, heißen äußere, solche, die die Kompakta gegen den Markraum abschließen, heißen innere Generallamellen. Durch einen inneren Umbau der Kompakta (s. Kap. 4.5.4) entstehen sekundäre Osteone. Es sind dies bis zu mehrere Millimeter lange, knapp einen halben Millimeter dicke Elemente, die aus konzentrisch angeordneten Lamellen (Speziallamellen) bestehen und im Zentrum ein Gefäß aufweisen. Nach einem intensiven inneren Umbau bleiben zwischen den zirkulär orientierten Lamellen der neugebildeten Osteone nur noch Bruchstücke der Vorgängerstruktur übrig, die als Schaltlamellen bezeichnet werden. Die Mischung von Sekundärosteonen und Schaltlamellen, umgeben von äußeren und inneren Hauptlamellen, ist charakteristisch für den adulten kortikalen Knochen (Abb. 4.5-3). Der Hauptanteil sowohl der Kompakta als auch der Spongiosa besteht aus Lamellenknochen.

Die **Gefäßversorgung** des Knochengewebes erfolgt vorwiegend vom Markraum, aber auch vom Periost aus, wobei die funktionellen Anteile von endostalem und periostalem Zirkulationssystem regionale Unterschiede zeigen. In der Längsachse der Röhrenknochen verlaufen die Gefäße im Zentrum der Osteone, in den HAVERSSCHEN KANÄLEN. Zu anderen Osteonen weisen diese Kanäle Querverbindungen auf, die sogenannten VOLKMANNSCHEN KANÄLEN. Beide Kanalsysteme enthalten meist nur ein einziges Gefäß vom Kapillartyp. Es bestehen Hinweise, daß es in diesen intrakortikalen Niederdruckbereichen je nach Funktionszustand zu wechselnden Strömungsrichtungen kommen kann. Ob intrakortikale Lymphgefäße und/oder Nerven, die zwar gelegentlich erwähnt werden, normalerweise überhaupt vorhanden sind, ist nicht definitiv beantwortet. Zu den häufig vorkommenden Strukturelementen gehören sie im kortikalen Knochen jedenfalls nicht.

5.1.4   Chemische Zusammensetzung

Die Knochenmatrix ist als Kompositstruktur aus organischen und anorganischen Substanzen aufgebaut. Die Angaben zur quantitativen Zusammensetzung variieren je nach Quelle, die nachfolgenden Angaben geben aber die Größenordnungen wieder. **Anorganische Bestandteile** machen ungefähr 65% aus. Sie bestehen zur Hauptsache aus **Hydroxylapatit,** $[Ca_{10} (PO_4)_6 (OH)_2]$. Daneben finden sich in wesentlichen Anteilen noch Magnesium, Kalium, Chlor, Eisen und Karbonat. Die **organischen Bestandteile** bestehen zu etwa 90% aus

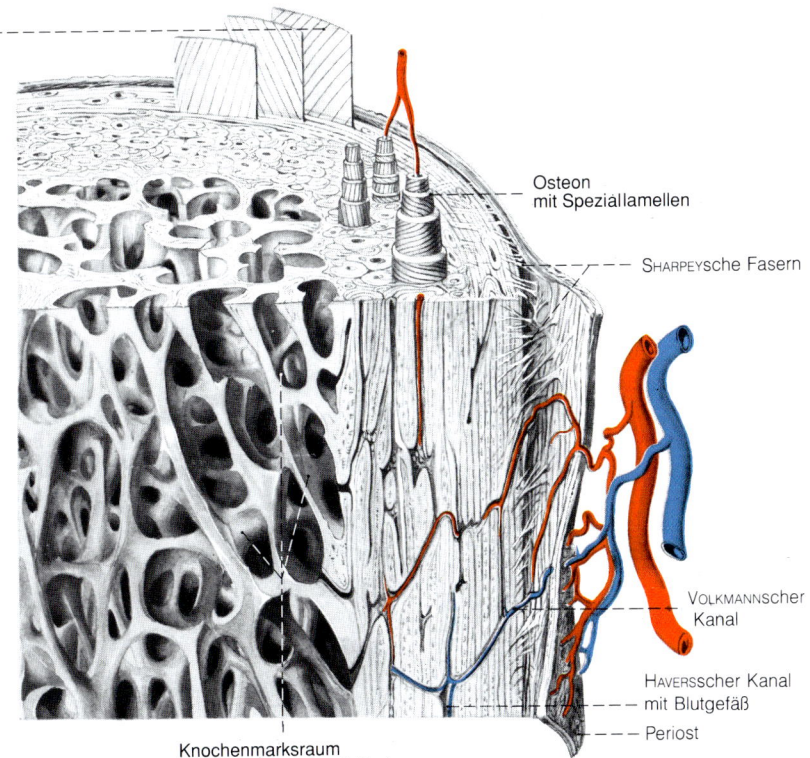

Einzelne Lamelle
der äußeren
Generallamellen

Osteon
mit Speziallamellen

SHARPEYsche Fasern

VOLKMANNscher
Kanal

HAVERSscher Kanal
mit Blutgefäß

Periost

Knochenmarksraum
zwischen Spongiosabälkchen

Abb. 4.5-3 Schema vom Aufbau eines Knochens. Drei Osteone sind teleskopartig dargestellt, um den unterschiedlichen Steigungswinkel der Kollagenfasern (-fibrillen) in den Lamellen zu zeigen. Zum gleichen Zweck sind drei Lamellen der äußeren Generallamellen in Stufen gezeichnet. Die Blutgefäße gelangen vom Periost durch VOLKMANNsche in die HAVERSschen Kanälchen. (Original: A. BENNINGHOFF)

Kollagen (überwiegend Typ I) und zu 10% aus nicht-kollagenen Proteinen und Lipiden. Die nicht-kollagenen Proteine teilen sich auf in 23% Osteonektin, 15% Osteocalcin, 9% Sialoprotein, 9% Phosphoproteine, 5% α_2-HS-Glykoproteine, 4% Proteoglykane, 3% Albumin und weitere Proteine in geringeren Anteilen.

5.1.5 Mikrostruktur und mechanische Eigenschaften

Für die Belastbarkeit einer Knochenstruktur spielt neben den mechanischen Eigenschaften des Materials „Knochen" auch die Geometrie der Struktur „Knochen" eine wichtige Rolle. Dabei gelten auch im Mikrobereich die gleichen Grundprinzipien der Mechanik, wie sie für mechanische Beanspruchung und funktionelle Anpassung im gesamten Skelettsystem angenommen werden (s. Kap. 7).

Die **Verbundstruktur** von organischen und anorganischen Komponenten, vergleichbar mit stahlarmiertem Beton oder glasfaserverstärktem Kunststoff, bestimmt die mechanischen Eigenschaften des Knochengewebes. Die Kollagenfasern übernehmen dabei in erster Linie Zugkräfte, der Mineralanteil gibt dem Gewebe die Eigenschaft, Druckkräfte aufzunehmen. Das Baumaterial Knochen toleriert nur etwa 2% Deformation, wird diese Grenze überschritten, kommt es zum Bruch. Die Zugfestigkeit erreicht etwa zwei Drittel der Druckfestig-

keit. Frakturen der Kompakta beginnen daher in der Regel in Zonen, wo der Knochen auf Zug überbeansprucht wird (Näheres s. Kap. 7).

Knochen ist ausgesprochen anisotrop aufgebaut, d.h. seine Strukturen sind gerichtet, und damit weisen auch die mechanischen Eigenschaften eine klare Richtungsabhängigkeit auf. Abhängig von der Orientierung der Kollagenfasern und dem Mineralgehalt ergeben sich lokal unterschiedliche Eigenschaften der Knochensubstanz. Innerhalb der Osteone, den wesentlichen Bauelementen in der Kompakta, sind je nach Lokalisation und damit Beanspruchung des Osteons unterschiedliche Anordnungen der Kollagenfasern zu beobachten (Abb. 4.5-3 u. 7.2-6). Die Orientierung der Osteone selbst ist ausgesprochen auf die Längsachse der Knochen ausgerichtet. Bei der Ausrichtung von Spongiosabälkchen sind ebenfalls Beziehungen zwischen Struktur und Beanspruchung ersichtlich (Abb. 4.5-2a u. b).

Beim Auf- und Umbau von Knochenstrukturen werden häufig vorhandene mit neugebildeten Elementen kombiniert. Speziell beim Modellieren von Spongiosabälkchen aus vorhandenen Kompaktastrukturen entsteht oft ein Konglomerat von verschiedenen unzusammenhängenden Lamellensystemen, zuweilen an der Bälkchenoberfläche mit einer zusammenhängenden lamellären Schicht tapeziert. Solche inhomogenen Strukturen weisen keine durchgehenden Faserzüge mehr auf und könnten allenfalls eine potentielle Schwachstelle bedeuten.

5.2   Knochenspezifische Zellen

5.2.1   Osteoblasten

Osteoblasten sind für die Knochenbildung verantwortliche Zellen. Sie entstehen lokal durch Differenzierung aus Zellen des Bindegewebes. Die früher geäußerte Vermutung, es handle sich um zerfallene Osteoklasten, wird durch die neuere Literatur nicht mehr gestützt. Osteoblasten kommen überall dort vor, wo Knochenbildung stattfindet, also bei Wachstums-, Umbau- und Reparationsvorgängen. Die Morphologie aktiver Osteoblasten ist gekennzeichnet durch eine kuboide Form. Das Zytoplasma ist stark **basophil,** der Zellkern liegt asymmetrisch meist gegenüber der Knochenoberfläche plaziert und weist einen oder mehrere gut ausgeprägte Nucleoli auf. Die Osteoblasten sind **epithelartig** nebeneinander angeordnet und untereinander durch Zellfortsätze verbunden. Ihr größter Durchmesser beträgt ca. 20–30 µm. **Ultrastrukturell** wird ein gut entwickelter, paranukleärer GOLGI-Apparat mit Zentriolen beschrieben. Die Zellen enthalten rauhes endoplasmatisches Retikulum und viele Ribosomen. Im Zytoplasma verteilt

finden sich zahlreiche Mitochondrien und Lysosomen. Die Zelloberfläche ist durch zahlreiche Mikroplicae vergrößert. Zellfortsätze lassen sich in die noch nicht mineralisierte Knochengrundsubstanz hinein nachweisen.

Die **Funktion** der Osteoblasten besteht im Aufbau von Knochengewebe. Sie sezernieren Kollagen und eine glykoproteinhaltige Grundsubstanz. Dieses organische Gerüst des Knochens, das **Osteoid,** wird anschließend mineralisiert. Die Verkalkung geschieht ebenfalls durch Vermittlung der Osteoblasten. Diese nehmen Kalzium auf und geben es an das Osteoid ab. Dort wird es vorwiegend in der Form von Kalzium-Phosphat-Salzen, als Apatit, eingebaut. Vesikuläre Membranabschnürungen („Matrixvesikel") sollen bei der Mineralisierung durch Bildung von Kristallisationskeimen eine Rolle spielen (s. Kap. 2.7.3). Die Anbaurate vom Knochen beträgt für lamellären Knochen ungefähr 1–2 µm pro Tag. Sie ist abhängig von der Anzahl der Zellen pro Fläche und der Aktivität der Osteoblasten, die wiederum in Beziehung zum Zellvolumen und der sezernierenden Fläche steht. Bei der Produktion von Osteoid werden einzelne Osteoblasten eingeschlossen (Abb. 4.5-4a) und kollagene Fasern der

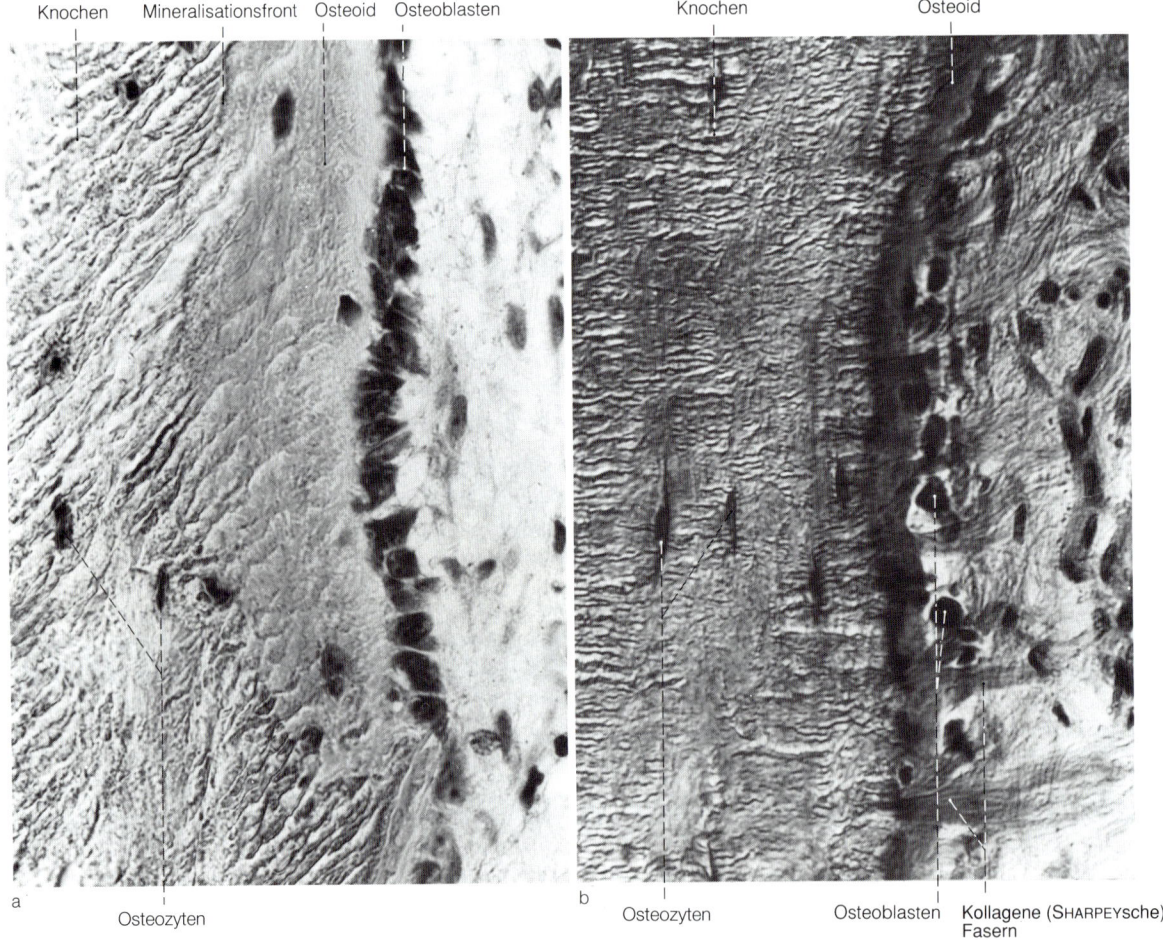

Knochen   Mineralisationsfront   Osteoid   Osteoblasten

Knochen   Osteoid

a

Osteozyten

b

Osteozyten   Osteoblasten   Kollagene (SHARPEYsche) Fasern

Abb. 4.5-4   Osteoblasten auf einer Knochenoberfläche. Die Osteoblasten bedecken die Knochenoberfläche epithelartig. Sie produzieren Kollagen und Glykoproteine, die das organische Grundgerüst des Knochens, das Osteoid, bilden. Einzelne Osteoblasten und kollagene Fasern (b) werden im Osteoid eingeschlos-

sen; die eingemauerten Osteoblasten werden Osteozyten genannt (a). Im Bereich der dunkel angefärbten Osteoidschicht findet durch die Vermittlung der Osteoblasten die Einlagerung von Kalksalzen statt. a Giemsa-Färbung; b Interferenzkontrast, ungefärbt; Vergr. ca. 500fach.

Umgebung ebenfalls eingemauert (Sʜᴀʀᴘᴇʏsche Fasern, Abb. 4.5-4b). Die Verbindung dieser einzelnen Zellen untereinander und mit den oberflächlichen Osteoblasten erfolgt u. a. durch Nexus (gap junctions) zwischen dünnen Zellfortsätzen, die in feinen Verbindungsgängen, den Knochenkanälchen, Canaliculi, verlaufen. Nach Abschluß der aktiven Phase flachen die Osteoblasten auf der Knochenoberfläche ab.

5.2.2 Osteozyten

Nach dem Einmauern der Osteoblasten werden diese Zellen Osteozyten genannt. In ihrem Aussehen verändern sie sich allmählich von der kuboiden Form der Osteoblasten zu einer flachgedrückten, längsovalen Form, die manchmal mit einem Zwetschgenstein verglichen wird. Die Zytoplasmafortsätze in den Canaliculi erstrecken sich nach allen Seiten (Abb. 4.5-5a). Die Zellen liegen in knöchernen Höhlen, den **Lakunen.** Deren Wände zeigen im Rasterelektronen-

mikroskop deutlich die Mündungen der **Canaliculi** (Abb. 4.5-5b). Die Canaliculi haben einen Durchmesser von 1 μm oder etwas weniger und sind deutlich verästelt. Die Wände der Gefäßkanäle weisen ebenfalls entsprechende Öffnungen auf (Abb. 4.5-5d), so daß eine zusammenhängende Verbindung von den intrakortikalen Gefäßen über die Osteoblasten zu den Osteozyten in den verschiedenen Tiefen entsteht (Abb. 4.5-5c). Die innere Oberfläche der Gesamtheit aller Osteozytenlakunen und Canaliculi des Skeletts wird beim Erwachsenen auf 1300 m² geschätzt. Um die Osteozyten und ihre Zellfortsätze in den Canaliculi findet sich ein extrazellulärer Raum. Unmittelbar nach Einbau gleicht die Ultrastruktur der Osteozyten noch stark derjenigen der Osteoblasten, später werden die der Matrixproduktion dienenden Zellorganellen reduziert.

Die **Funktion** der Osteozyten ergibt sich aus der großen Kontaktfläche zum mineralisierten Gewebe. Diese Fläche bietet sich an für die Mobilisation von Kalzium aus dem Skelett einerseits und für das Abfangen von Kalzium aus dem Serum andererseits. Daß

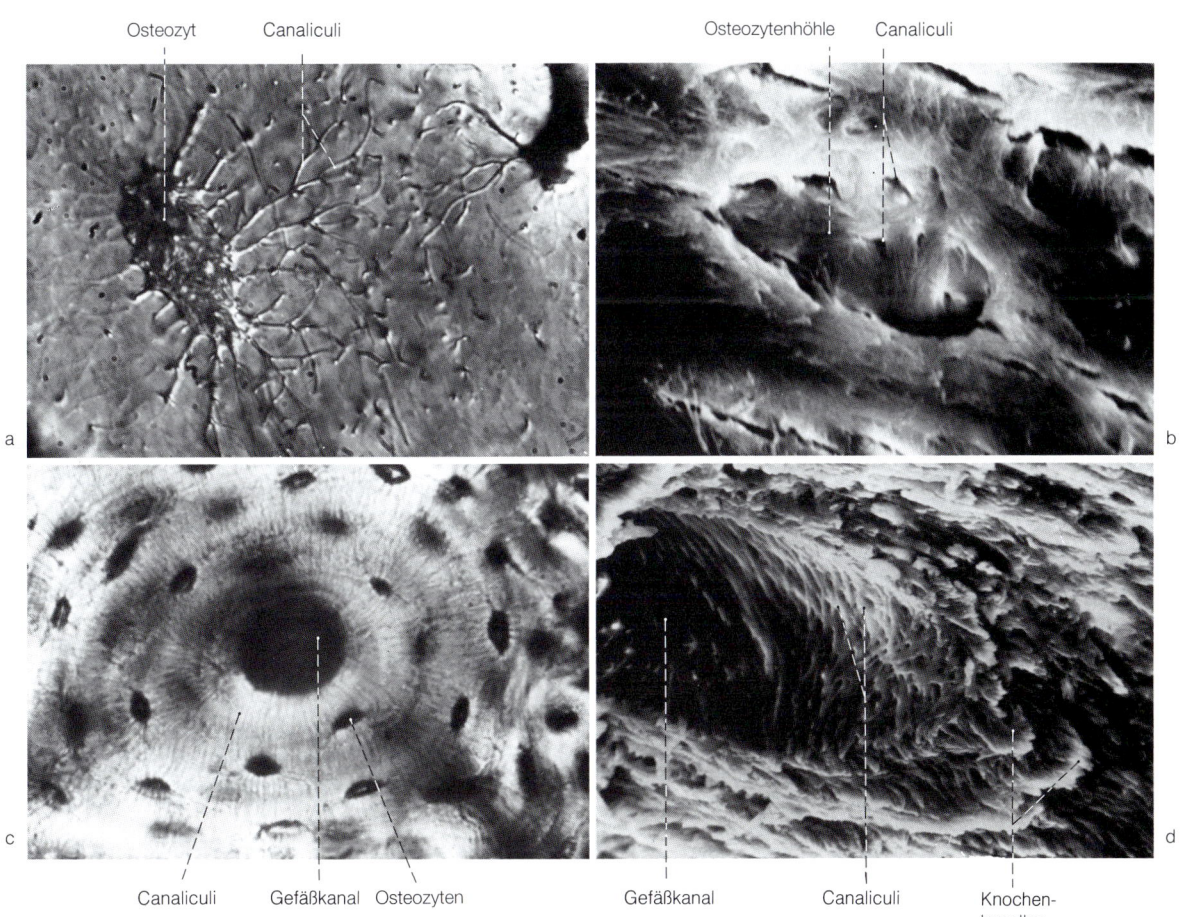

| Osteozyt | Canaliculi | | Osteozytenhöhle | Canaliculi |

a   b

c   d

| Canaliculi | Gefäßkanal | Osteozyten | | Gefäßkanal | Canaliculi | Knochen-lamellen |

Abb. 4.5-5 Osteozyten. Die Aufnahme im Interferenzkontrast bringt die Osteozytenfortsätze mit ihren Verästelungen besonders gut zur Darstellung (a). In der REM-Darstellung einer aufgebrochenen Osteozytenhöhle werden die Mündungen der Canaliculi sichtbar, in die sich die Zellfortsätze ausdehnen (b). Die Osteozyten stehen durch ein dichtes Netzwerk von Zellfortsätzen untereinander und mit dem Gefäßkanal in Verbindung (c; Polarisationsmikroskopie). In einem aufgebrochenen Hᴀᴠᴇʀssᴄhen Kanal zeigen die Wände der Gefäßkanäle im REM ebenfalls Mündungen der Canaliculi (d). Vergr. a, b ca. 200fach, c ca. 300fach, d ca. 600fach.

die Osteozyten und deren Fortsätze vom Zirkulationssystem aus rasch erreicht werden können, zeigt der Nachweis von Markiersubstanzen im Bereich der Osteozyten und Canaliculi bereits eine halbe Minute nach intravenöser Verabreichung. Diese rasche Austauschmöglichkeit erklärt, wie der Kalziumspiegel im Blutserum so effizient eingestellt werden kann.

Morphologische Hinweise auf eine Mobilisation von Kalzium aus dem Skelett bietet die **osteozytäre Osteolyse.** Hier zeigen sich deutlich erweiterte Osteozytenhöhlen, die von den Osteozyten nicht mehr vollständig ausgefüllt werden. Für den Umbau der Knochenstruktur dürfte diese osteozytäre Osteolyse aber kaum von großer Bedeutung sein. Auch für den umgekehrten Vorgang, die **periosteozytäre Mineralisation,** gibt es Hinweise. Amorphe Mineralablagerungen im perizellulären Raum der Osteozyten konnten als Kalziumphosphat identifiziert werden. Gelegentlich findet man Osteozyten mit obliterierten Canaliculi.

5.2.3   Osteoklasten

Lange Zeit wurde angenommen, daß die Osteoklasten ebenso wie die Osteoblasten der Linie der Mesenchymzellen entstammen. Immer mehr aber setzt sich die Ansicht durch, daß die Osteoklasten Abkömmlinge des hämatopoetischen Systems seien, wobei Monozyten als Vorläufer betrachtet werden müssen. Aus Monozyten sich entwickelnde Makrophagen oder auch peritoneale Makrophagen sind ebenfalls in der Lage, Knochen zu resorbieren.

Bei den Osteoklasten handelt es sich um Riesenzellen mit einem Durchmesser bis zu 100 μm. Sie enthalten viele Zellkerne; bis zu hundert sind beschrieben, wovon aber meist auf einem Schnitt nur wenige getroffen sind. Auf der dem Knochen zugewandten Seite besitzt die Zellmembran zahlreiche Einfaltungen (Abb. 4.5-6a). Vakuolen im Zellinnern enthalten z.T. noch deutlich erkennbare Knochenanteile (Abb. 4.5-6b). Das Zytoplasma der Osteoklasten ist durch viele Ribosomen, Mitochondrien, Lysosomen und Vakuolen gekennzeichnet. Der gefaltete Resorptionssaum wird seitlich durch einen kaum gefalteten, planen Membranabschnitt begrenzt, von dem man annimmt, daß er zur Abdichtung der resorptionsaktiven Auflagefläche der Zelle dient. Häufig findet man die Osteoklasten in Einbuchtungen der Knochenoberfläche, den Howshipschen Lakunen (Abb. 4.5-6c u. d), manchmal auf den Enden von Knochenbälkchen aufsitzend. Die Lebensdauer der Osteoklasten wird als kurz angenommen, ihr weiteres Schicksal ist unbekannt. Die meisten Howshipschen Lakunen, als Zeichen eines regen Umbaus und damit erhöhter Resorptionstätigkeit, finden sich im Skelett des Kindes, die wenigsten unmittelbar nach Abschluß des Wachstums. Im Alter werden die Lakunen wieder etwas häufiger.

Den Funktionsablauf der **Knochenresorption** hat man sich folgendermaßen vorzustellen: Die Osteoklasten produzieren im Bereich des durch die plane Zone abgedichteten Resorptionssaums Säure (H$^+$-Pumpe, s. Kap. 2.2.5.2). Dies führt zur Auflösung des Apatits, und die anorganischen Anteile des resorbierten Knochens werden

von den Osteoklasten aufgenommen und an die Blutbahn weitergegeben. Anschließend folgt die enzymatische Auflösung der organischen Grundsubstanz, wobei noch offen ist, ob die gleichen Zellen für Entkalkung und enzymatischen Abbau zuständig sind (vgl. Kap. 2.9.8). Die Resorptionsleistung eines Osteoklasten beträgt ungefähr 60 μm Knochen pro Tag. Die Knochenresorption wird hormonal gesteuert. **Parathormon** bewirkt eine Zunahme der Osteoklastenzahl und der Resorptionstätigkeit, **Calcitonin** reduziert die Aktivität der Osteoklasten, wobei der gefaltete Resorptionssaum verlorengeht.

5.3   Knochenbildung

5.3.1   Desmale Ossifikation

Zu Beginn der embryonalen Knochenbildung im Schädelbereich findet sich im Bindegewebe am Ort der zukünftigen Knochen zuerst eine Anhäufung von Zellen mesenchymaler Herkunft, die dann allmählich die charakteristische Form und Anordnung von Osteoblasten annehmen (Abb. 4.5-7a). Im Rahmen des bestehenden Bindegewebegerüstes wird von diesen Osteoblasten **Osteoid,** die organische Grundsubstanz, produziert. Durch Apatiteinlagerung entsteht daraus **Faserknochen.** Der Verkalkungsvorgang dauert mehrere Tage und findet zur gleichen Zeit in einem größeren Gebiet statt, das im mikroskopischen Schnitt eine Ausdehnung von mehreren hundert Mikrometern aufweisen kann. Substanzen, die mit dem sich bildenden Apatit Chelatkomplexe eingehen, wie z. B. die **Tetrazyklin-Antibiotika,** färben daher den Faserknochen auch bei einmaliger Gabe diffus an (Abb. 4.5-7b). Die Bindung dieser Tetrazykline an den Knochen ist so fest, daß sie auch noch nach Jahren im Skelett nachgewiesen werden können, sofern die entsprechende Stelle nicht durch Umbauvorgänge resorbiert wurde. Der Faserknochen entsteht normalerweise nicht als Kompakta, sondern es wird vorerst ein Netzwerk von Faserknochenbälkchen aufgebaut. In einer zweiten Phase werden auf diese Bälkchenoberflächen Schichten von lamellärem Knochen aufgelagert, die zu einer Verdich-

$\triangleright$

Abb. 4.5-6   Osteoklasten. Die Osteoklasten sind mehrkernige Riesenzellen, die auf ihrer dem Knochen zugewandten Seite einen gefalteten Resorptionssaum erkennen lassen (a, Goldner-Färbung). Meist finden sich die Osteoklasten in kleinen, durch die Resorptionstätigkeit entstandenen Vertiefungen, den Howshipschen Lakunen. Überreste des resorbierten Knochens werden von den Osteoklasten in Vakuolen im Zytoplasma aufgenommen. Die eine der Vakuolen enthält hier eine Struktur, bei der es sich um den Überrest eines Osteozyten handeln könnte (b, Giemsa-Färbung). Im histologischen Schnitt einer Resorptionsfläche weist der gezackte Rand, entstanden durch das Anschneiden einer Vielzahl von Howshipschen Lakunen, darauf hin, daß an dieser Stelle Resorptionsvorgänge stattgefunden haben (c). In der Aufsicht auf eine Resorptionsfläche im Rasterelektronenmikroskop läßt sich eine Vielzahl aneinandergrenzender Resorptionslakunen erkennen (d). Vergr. a, b ca. 1000fach, c ca. 500fach, d ca. 600fach.

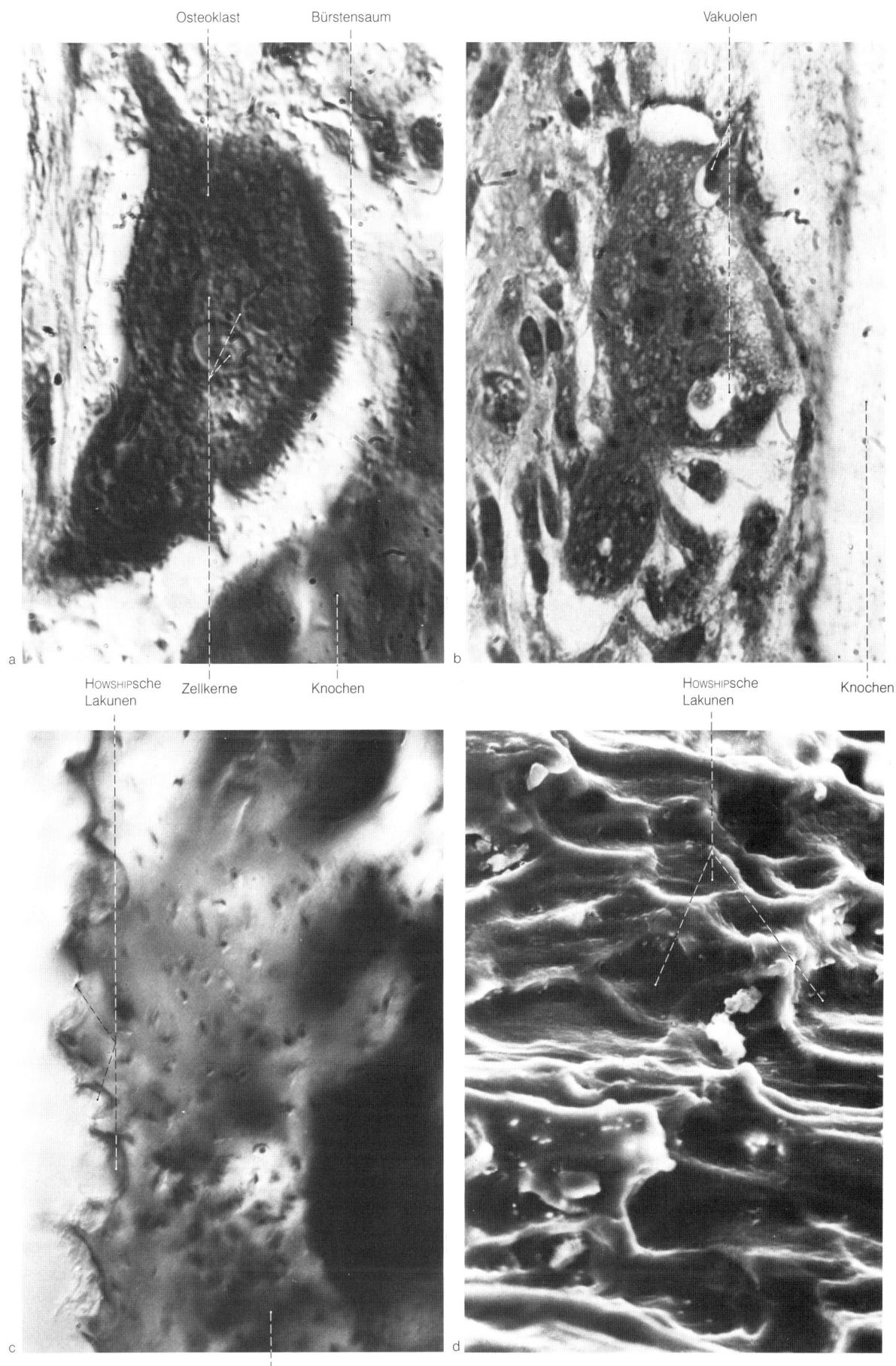

Osteoklast   Bürstensaum

a

HOWSHIPSche   Zellkerne   Knochen
Lakunen

c

Knochen

Vakuolen

b

HOWSHIPSche   Knochen
Lakunen

d

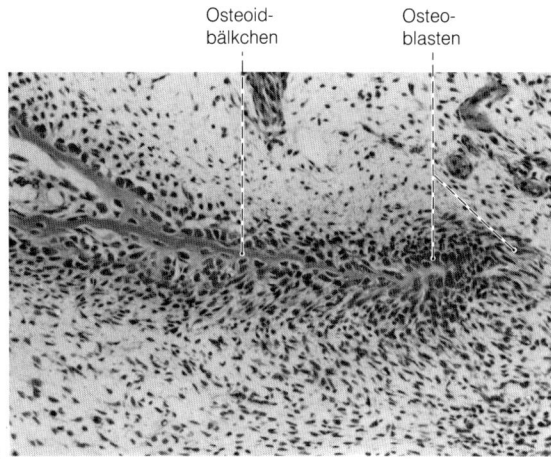

Osteoid-   Osteo-
bälkchen   blasten

a

Tetrazyklin-markierter
neugebildeter Faserknochen

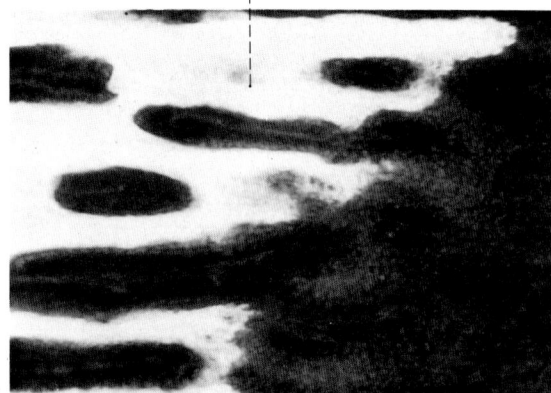

b

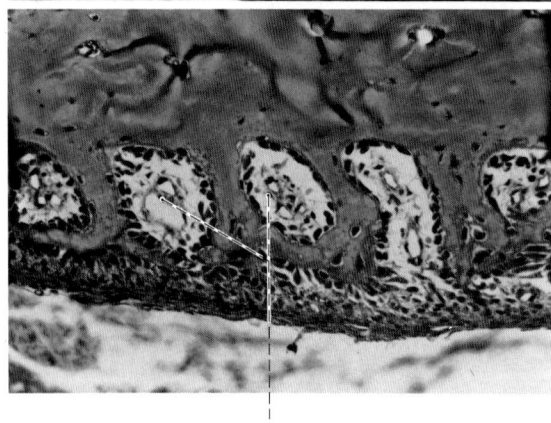

Primärosteone

Abb. 4.5-7 Desmale Ossifikation. Im embryonalen Bindegewebe
haben sich innerhalb einer Zellverdichtung Mesenchymzellen zu
Osteoblasten differenziert. Diese liegen auf der Oberfläche eines von
ihnen produzierten Osteoidbälkchens (a). Die Faserknochenbildung
benutzt vorhandene Bindegewebestrukturen. Die Mineralisation
kann gleichzeitig über ein größeres Gebiet stattfinden, was sich
durch die diffuse Markierung mit Tetrazyklin zeigen läßt (b). Diese Art
der Knochenbildung führt rasch zu knöchernen Strukturen, die meist
sekundär noch verstärkt oder ausgebaut werden. An der Knochenoberfläche bilden sich Faserknochenbälkchen. Sie werden durch
Knochenanlagerung verbunden. Die dadurch entstehenden, von
Osteoblasten ausgekleideten Hohlräume werden konzentrisch eingeengt. Im Zentrum bleibt ein Lumen offen, das meist ein einzelnes
Gefäß enthält. Diese Strukturen werden Primärosteone genannt (c).
Vergr. a ca. 150fach, b ca. 100fach, c ca. 75fach.

tung der zuerst aufgebauten Strukturen führen (s. Abb.
4.5-18a). Ein ähnlicher Ablauf ist bei der Bildung von
Primärosteonen an der periostalen Oberfläche zu beobachten (Abb. 4.5-7c). Um ein Gefäß herum wachsen hier
Faserknochenbälkchen, die miteinander verschmelzen.
Die dadurch entstandenen, von Osteoblasten ausgekleideten Hohlräume werden anschließend konzentrisch
durch lamellären Knochen aufgefüllt. Dieser gesamte
Vorgang läuft mehr oder weniger kontinuierlich ab, so
daß im Bereich der primär gebildeten Osteone (Primärosteone) im Gegensatz zu den Sekundärosteonen (s. u.)
keine Zementlinien die Osteonstruktur begrenzen. Die
lamelläre Knochenbildung zeigt im histologischen
Schnitt einen **täglichen Zuwachs** von 1–2 µm. Die Markierung mit Tetrazyklinen und anderen, ähnlich sich ein-
lagernden Substanzen kann zur Bestimmung der Anbaurate benutzt werden. Eine einmal begonnene lamelläre
Knochenbildung muß aber nicht an allen Stellen kontinuierlich weiterlaufen.

5.3.2   Chondrale Ossifikation

Der Ersatz der knorpelig vorgebildeten Knochenanlage
geschieht nach zwei verschiedenen Mustern. Die **perichondrale Ossifikation** findet man in der Schaftmitte
von langen Knochenanlagen, den zukünftigen Röhrenknochen. Die **enchondrale Ossifikation** zeigt sich in verschiedenen Ossifikationszentren der kurzen knorpeligen
Knochenanlagen und im Bereich der Epiphysen, den Enden der langen Knochenanlagen (s. Abb. 4.5-9).

Perichondrale Ossifikation

In der Schaftmitte werden im Bereich der eigentlichen
knorpeligen Vorstufe nur geringe Veränderungen sichtbar. Zuweilen zeigen die Knorpelzellen in den äußersten
Schichten eine leicht abgeplattete Form, und die Interzellularsubstanz weist ein etwas verändertes färberisches
Verhalten auf (Abb. 4.5-8a). Der eigentliche Knochen-
aufbau um den knorpeligen Schaft verläuft aber nach
dem Muster der **desmalen Knochenbildung.** Auf den
Knorpel wird eine dünne Schicht von Faserknochen
aufgelagert. Das Dickenwachstum geschieht durch Anbau von weiteren Faserknochenbälkchen, bis sich ein
locker strukturierter knöcherner Schaft gebildet hat
(Abb. 4.5-8b). Unter der **Knochenmanschette** werden die
Knorpelzellen allmählich durch das primäre Knochenmark ersetzt. Die perichondrale Knochenbildung kann,
um die Wachstumsrichtung zu berücksichtigen, auch
asymmetrisch erfolgen (Abb. 4.5-8c).

Enchondrale Ossifikation

In den knorpeligen Knochenanlagen der kurzen Knochen und in den Epiphysen der langen Knochen beginnt
der Ossifikationsvorgang mit einer Mineralisation der
Grundsubstanz im Innern, gefolgt von einem Einsprossen der Gefäße in diese Zonen. Die Knorpelzellen beginnen, sich zu teilen und sich in Längsachse der Epiphysen
zu Zellsäulen anzuordnen **(Säulenknorpel).** Zwischen
den Zellsäulen befinden sich Knorpelsepten. Die Zellen
in dieser Zone zeigen eine abgeplattete Form mit abge-

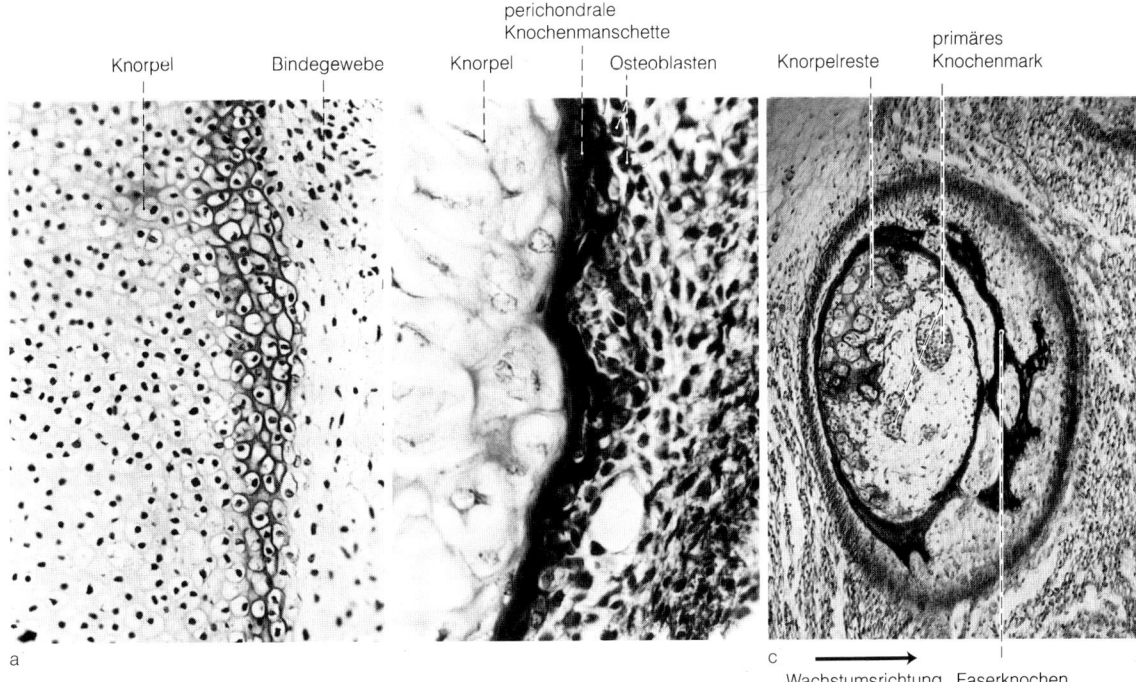

perichondrale
Knochenmanschette

Knorpel   Bindegewebe   Knorpel   Osteoblasten   Knorpelreste   primäres
Knochenmark

a

c ⟶
Wachstumsrichtung Faserknochen

Abb. 4.5-8 Perichondrale Ossifikation. Am Anfang zeigt die Interzellularsubstanz um die äußersten Knorpelzellen eine intensivere Anfärbung z. B. mit Hämatoxylin (a). Im weiteren Verlauf findet man erste Auflagerungen von Faserknochen, der von Osteoblasten gebildet wird (b). In einer späteren Phase der perichondralen Ossifikation hat sich um die ursprünglich knorpelige Form eine Hülse aus Knochen gebildet. Der Knorpel im Innern ist z. T. schon aufgelöst und durch primäres Knochenmark ersetzt. Periostal angelagerte Faserknochenbälkchen sind bereits das erste Zeichen eines gerichteten Dickenwachstums (c). Azan-Färbungen, Vergr. a 100fach, b ca. 200fach, c ca. 50fach.

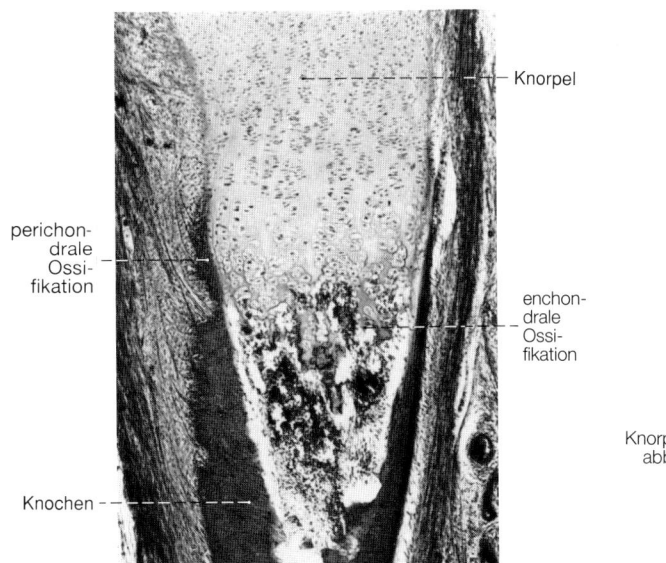

Knorpel

perichon-
drale
Ossi-
fikation

enchon-
drale
Ossi-
fikation

Knochen

Abb. 4.5-9 Enchondrale und perichondrale Ossifikation. Um die Mitte des Röhrenknochens hat sich perichondral bereits Knochen gebildet (unten). Anstelle des Knorpels findet man hier bereits Knochenmark. Die enchondrale Knochenbildung spielt sich am Übergang vom rein knorpeligen zum bereits perichondral verknöcherten Schaft ab. Azan-Färbung, Vergr. 35fach.

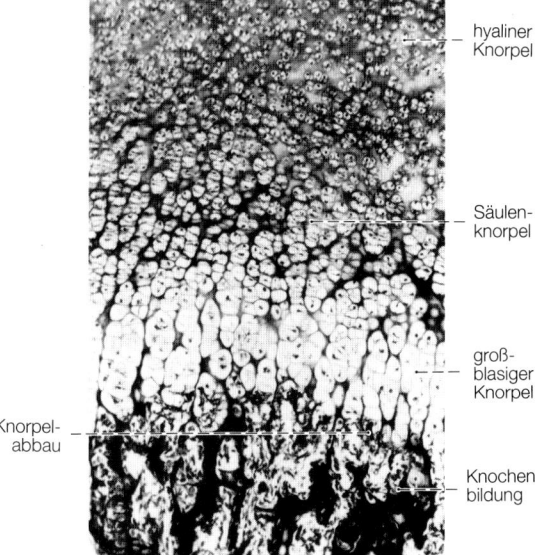

hyaliner
Knorpel

Säulen-
knorpel

groß-
blasiger
Knorpel

Knorpel-
abbau

Knochen-
bildung

Abb. 4.5-10 Enchondrale Ossifikation. Die mehr oder weniger gleichmäßige Anordnung der Knorpelzellen im hyalinen Knorpel (von oben nach unten) geht über in eine Zone, in der die Knorpelzellen etwas größer sind und in Reihen aufeinanderstehen (Säulenknorpel). Darauf folgen die Zonen des großblasigen Knorpels, des Knorpelabbaus und der Knochenbildung.

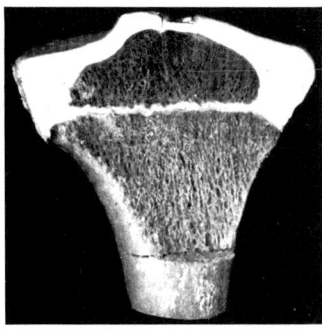

Abb. 4.5-11 Frontalschnitt durch die obere Epiphyse des Schienbeins eines sechseinhalbjährigen Knaben. Man beachte den Knochenkern und die Epiphysenfuge. Die knorpeligen Epiphysenfugen erlauben ein Längenwachstum durch enchondrale Ossifikation. Zeitlich gestaffelt für die verschiedenen Lokalisationen kommt es später zu einer knöchernen Überbrückung der Wachstumsfuge und damit zum Abschluß des Wachstums. (Original: H.-J. MERKER, Berlin)

plattetem Kern. Die Kerne sind exzentrisch gelagert und weisen eine dichte Chromatinstruktur auf. Im weiteren Verlauf (schaftwärts) werden die Zellen großblasig aufgetrieben **(Blasenknorpel),** die interzellulären Septen verkalken, die großblasigen Zellen werden eröffnet und auf-

gelöst. Kapillaren sprossen zwischen die Knorpelsepten ein. **Chondroklasten,** Zellen mit gleichem Aussehen und gleicher Funktion wie Osteoklasten, modellieren aus den verkalkten Knorpelsepten das Gerüst für die Bildung der primären Spongiosa. Auflagerung von Knochen verstärkt diese Bälkchen (Abb. 4.5-10).

Im Verlauf des Wachstums wird immer mehr Knorpel durch Knochen ersetzt. Zwischen den verknöcherten Epiphysen und dem verknöcherten Schaft bleibt aber bis zum Abschluß des Wachstums eine knorpelige Wachstumsfuge, die **Epiphysenfuge,** erhalten (Abb. 4.5-11). Der gleiche Mechanismus der enchondralen Ossifikation läuft hier während des ganzen Längenwachstums ab. Die strenge Längsrichtung und die große Intensität der Wachstumsvorgänge führen hier zu einem Bild, das alle Merkmale der enchondralen Knochenbildung in einem stärker ausgeprägten Ausmaß erkennen läßt (Abb. 4.5-12). Die Auflagerung von lamellärem Knochen auf die mineralisierten Knorpelsepten (Abb. 4.5-18b) führt zum Aufbau von Spongiosa, die, angepaßt an die entsprechenden Erfordernisse, strukturiert und umstrukturiert wird. Am **Rande der Epiphysenfuge** gelegene Anteile kommen in den zukünftigen Kortikalisbereich. Die Zwischenräume zwischen den ehemaligen Knorpelsepten werden hier vollständig mit Knochen ausgefüllt. Die ursprünglichen Knorpelanteile einer Kortikalis

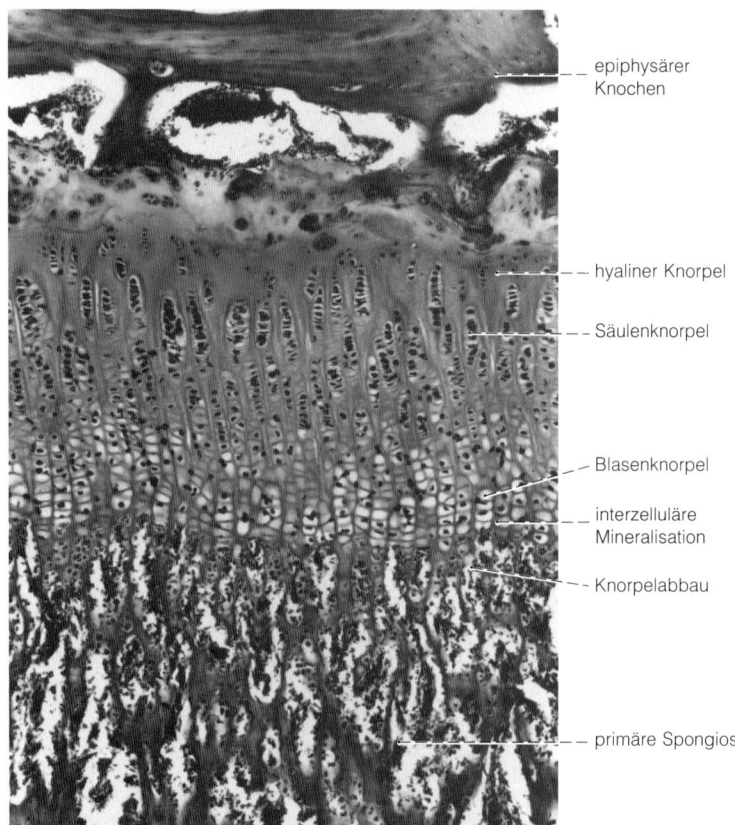

Abb. 4.5-12 Enchondrale Ossifikation in der Epiphysenfuge. Die Anordnung der Zellen entspricht derjenigen bei der embryonalen enchondralen Knochenbildung. Von oben nach unten erkennt man epiphysäre Knochenbälkchen, hyalinen Knorpel, Säulenknorpel, Blasenknorpel, die Zone der interzellulären Mineralisation und des Knorpelabbaus und die Zone der primären Spongiosa. Die verkalkten interzellulären Septen des Knorpels werden von neugebildetem Knochen umgeben (Bildung einer primären Spongiosa). Der Anbau in der Epiphysenfuge geschieht schaftwärts, nicht aber in Richtung auf das Gelenk. H.E.-Färbung, Vergr. 65fach.

epiphysärer Knochen

hyaliner Knorpel

Säulenknorpel

Blasenknorpel

interzelluläre Mineralisation

Knorpelabbau

primäre Spongiosa

lassen sich auch später noch erkennen, z. B. mikroradio-graphisch durch ihren gegenüber dem Knochen höheren Mineralgehalt. Im Bereich der zukünftigen Markhöhle verschwinden die verkalkten Knorpelsepten vollständig.

5.4 Knochenumbau

Das Wachstum eines Knochens erfolgt nicht allein durch Apposition, zum Modellieren der knöchernen Strukturen müssen auch einzelne Bereiche wieder abgetragen werden. Ein reiner Anbau würde bald zu massiven und grotesken Formen führen. Die Abstände zwischen einzelnen Knochen verändern sich ebenfalls. So sind beim Neugeborenen z. B. die Oberschenkelknochen ca. 8 cm voneinander entfernt, während der Abstand beim Adul-

ten ungefähr 30 cm beträgt. Dies bedeutet, daß die Oberschenkelknochen sich während des Wachstums um ein Vielfaches des Schaftdurchmessers voneinander weg verschieben müssen, was durch Wachstum des Beckens und durch Anlagerung von Knochen auf der Außenseite und Abtragen auf der Innenseite des Femurs geschieht. Zudem ist das Skelettsystem imstande, sich im Verlauf des Lebens dauernd an sich verändernde **mechanische Erfordernisse** anzupassen. Daher ist es notwendig, daß neben der Neubildung in einem kontrollierten Zusammenspiel auch Resorptionsvorgänge ablaufen. Bei **Umbauvorgängen** findet man daher in asymmetrischer Verteilung sowohl Osteoblasten wie auch Osteoklasten. Durch Anbau auf der einen Seite, Resorption auf der anderen, resultiert eine Verschiebung der Knochenstrukturen, die als **Drift** bezeichnet wird. Die Anbauleistung der Osteoblasten (1–2 µm/24 h) ist deutlich

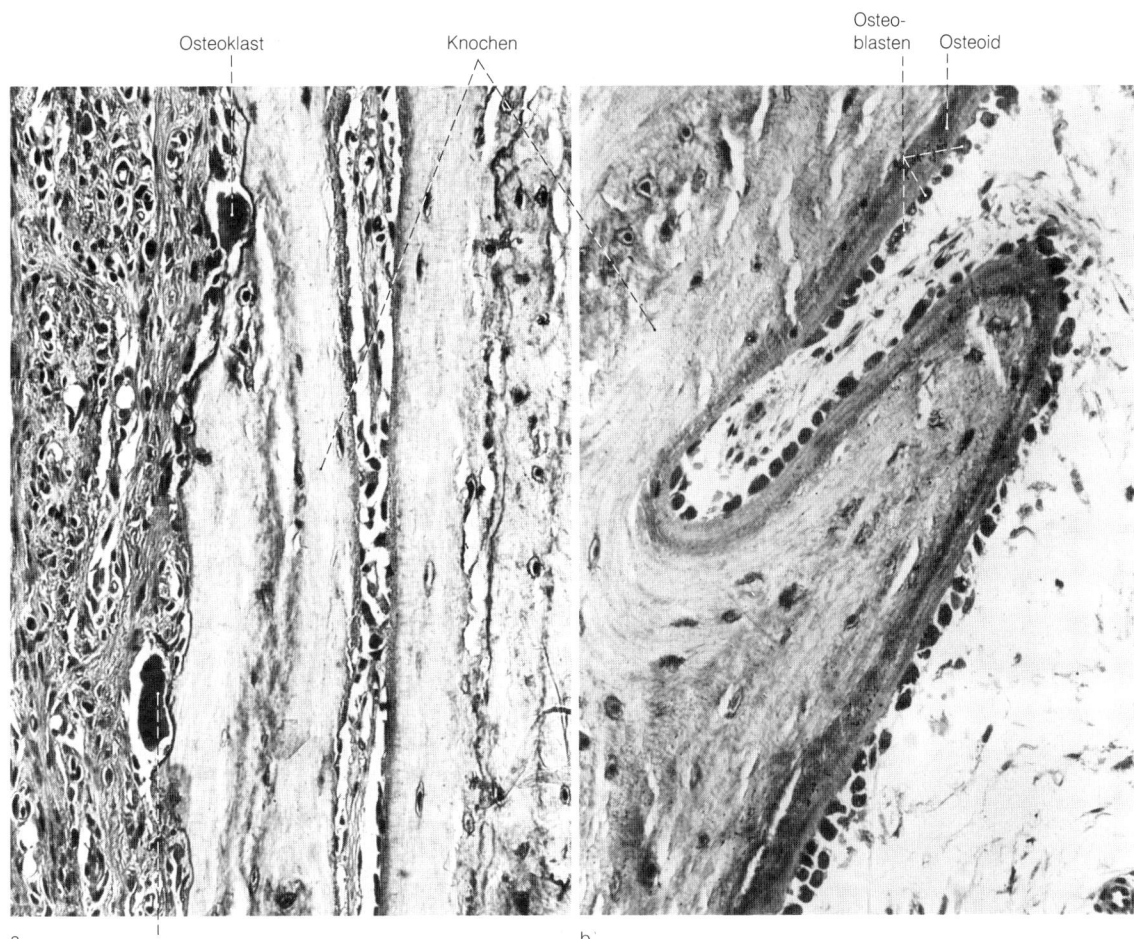

Abb. 4.5-13 Oberflächlicher Knochenumbau. Durch ein gesteuertes Zusammenspiel von Anbau und Resorption kommt es zu einem Umbau der Knochenstrukturen. Während auf der einen Seite die Osteoblasten neuen Knochen bilden, resorbieren Osteoklasten auf der anderen Seite das Knochenbälkchen. Dies führt zu einem Verschieben, einer Drift des Bälkchens nach rechts. Bei ausgeglichener Bilanz zwischen Anbau und Resorption finden

sich verhältnismäßig wenige Osteoklasten, die bis zu 60 µm Knochen pro Tag resorbieren können (a). Die Osteoblasten, die nur 1–2 µm Knochen pro Tag produzieren, sind dicht aneinandergelagert, und die Oberfläche von Kortikalisflächen oder Spongiosabälkchen ist durch Faltung noch vergrößert (b). Damit kann die Anbau-Resorptionsbilanz während des Driftvorgangs konstant bleiben. Giemsa-Färbungen, Vergr. ca. 100fach.

Driftrichtung ⟶

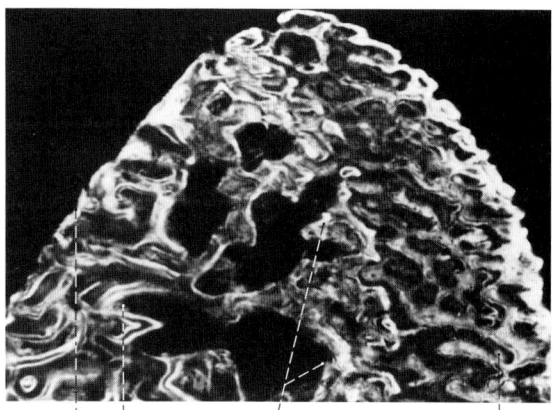

| Resorption | Auffüllen zu Kompakta | Modellieren von Spongiosa durch Resorption | periostaler Anbau |

Abb. 4.5-14 Strukturumwandlung während des Driftvorgangs. Der periostale Knochenanbau rechts führt direkt zur Bildung von Knochenkompakta. In Präparatmitte wird der neugebildete Knochen partiell resorbiert, wodurch eine Spongiosa entsteht. Deren Maschen werden links wieder zu Kompakta aufgefüllt, die wiederum am linken Rand resorbiert wird. Intravitale Fluorochrom-Markierung, Vergr. ca. 50fach.

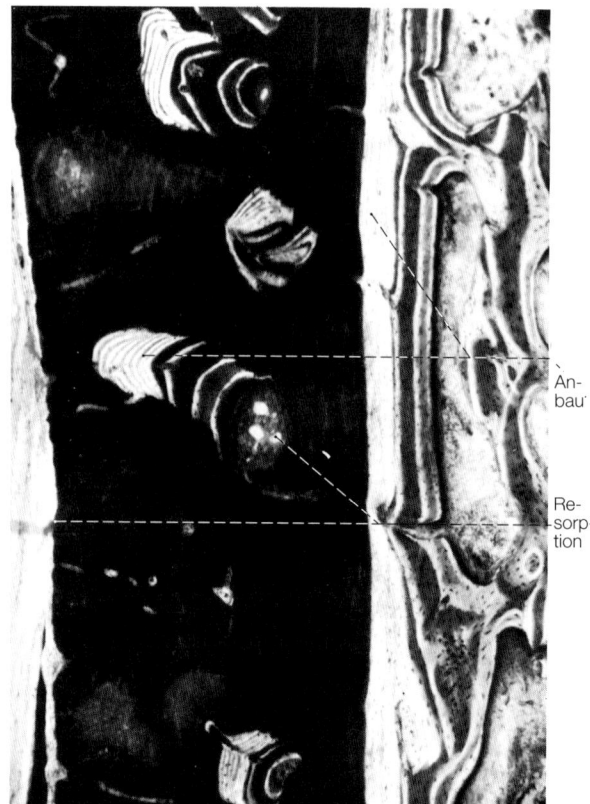

Anbau

Resorption

Abb. 4.5-15 Mitdriften größerer Gefäßräume. Bei der wachstumsbedingten Verschiebung des Kortikalisabschnitts können Gefäßräume der Drift folgen, indem auf der einen Seite durch Resorption Platz geschaffen wird, während auf der anderen Seite der weichteilgefüllte Hohlraum wieder eingeengt wird. Intravitale Fluorochrom-Markierung, Vergr. ca. 60fach.

Abb. 4.5-17(a) Verschiedene Stadien des intrakortikalen (HAVERSschen) Umbaus. Die Mikroradiographie eines unentkalkten Knochenschliffs zeigt quer angeschnitten verschiedene Stadien der Osteonbildung. Rechts im Bild ist ein noch offener „Bohrkanal" (vgl. Abb. 4.5-16), in der Mitte unten ist wandständig bereits neuer Knochen abgelagert, links ist das Lumen schon stärker, links oben bis auf einen engen Kanal eingeengt. Die neugebildeten Osteone sind noch weniger stark mineralisiert als der umgebende alte Knochen. Vergr. ca. 100fach.
Abb. 4.5-17(b) Lamellärer Aufbau eines Osteons. Deutlich sichtbar ist die von Lamelle zu Lamelle wechselnde Anordnung der Fasern (REM-Aufnahme eines Sägeschnitts, Vergr. ca. 600fach).

▷

geringer als die Resorptionsleistung der Osteoklasten (60 µm/24 h). Bei ausgeglichener Bilanz findet man daher weniger Osteoklasten (Abb. 4.5-13a) als Osteoblasten. Manchmal weist die Anbauseite zusätzlich eine Oberflächenvergrößerung durch Faltenbildung auf (Abb. 4.5-13b). Die Verschiebung von Knochenstrukturen läßt sich mit Hilfe von intravital verabreichten Farbmarkern sichtbar machen (Abb. 4.5-18c u. d). Im Knochen eingelagerte größere **Gefäße können diesen Driftvorgängen folgen**, indem auf der einen Seite durch Resorption Platz geschaffen und auf der anderen Seite durch Knocheneinlagerung der intrakortikale Hohlraum wieder aufgefüllt wird (Abb. 4.5-15). Auch Zähne behalten dank ähnlicher Driftmechanismen während des Kieferwachstums ihre Position im Alveolarkamm bei. Während eines Driftvorgangs kann das Knochengewebe verschiedene Strukturen annehmen (Abb. 4.5-14). So können auf der **Anbauseite** subperiostal entweder lamelläre Knochenschichten oder **Primärosteone** angelagert werden. Aus dieser neugebildeten Kompakta entsteht beim Verschieben in den Markhöhlenbereich durch nur teilweise Resorption eine Spongiosastruktur oder eine vollständig knochenfreie Markhöhle. Durch **Knochenauflagerung** auf der gegenüberliegenden endostalen Fläche oder Auffüllen der Maschen in der Spongiosa wird erneut Kortikalis gebildet. Diese wird sodann

▷

Abb. 4.5-16 Intrakortikaler Knochenumbau. (a): Durch eine Osteoklastengruppe wird im kortikalen Knochen ein Tunnel von 200–300 µm „gebohrt". Hinterher bilden Osteoblasten neuen Knochen und engen den Kanal wieder ein (6-µm-Schnitt, unentkalkt, Giemsa-Färbung, Vergr. 300fach). (b): Knochenresorption entlang eines Gefäßkanals. In dieser Mikroradiographie stellen sich ursprüngliches und erweitertes Lumen deutlich dar. Auf der linken Bildseite läßt sich im Resorptionsraum, durch seinen geringeren Mineralisationsgrad zur Umgebung kontrastierend, neugebildeter Knochen nachweisen. Vergr. ca. 80fach. (c): Resorptionsfront entlang eines HAVERSschen Kanals. Das ursprüngliche Lumen ist in der Vertiefung sichtbar, umgeben von HOWSHIPschen Lakunen (REM-Aufnahme, Mazerationspräparat, Vergr. ca. 400fach, Hund, Radius in Frakturnähe).

vollständig aufgefüllte
neue Osteone

Bohrkanal

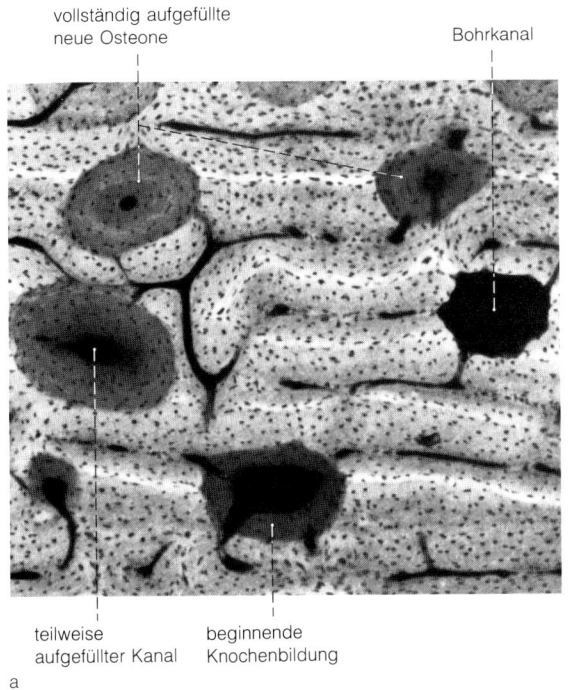

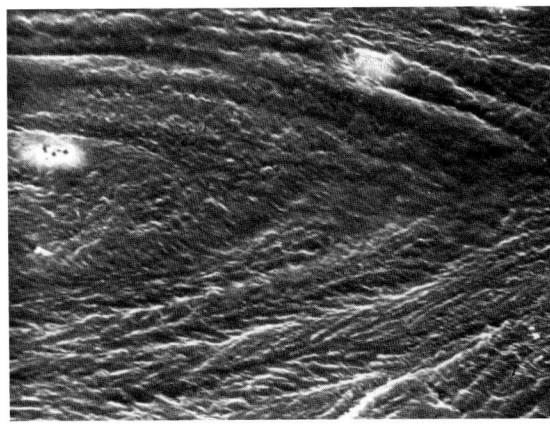

teilweise
aufgefüllter Kanal

beginnende
Knochenbildung

b

a

Abb. 4.5-16 ▽

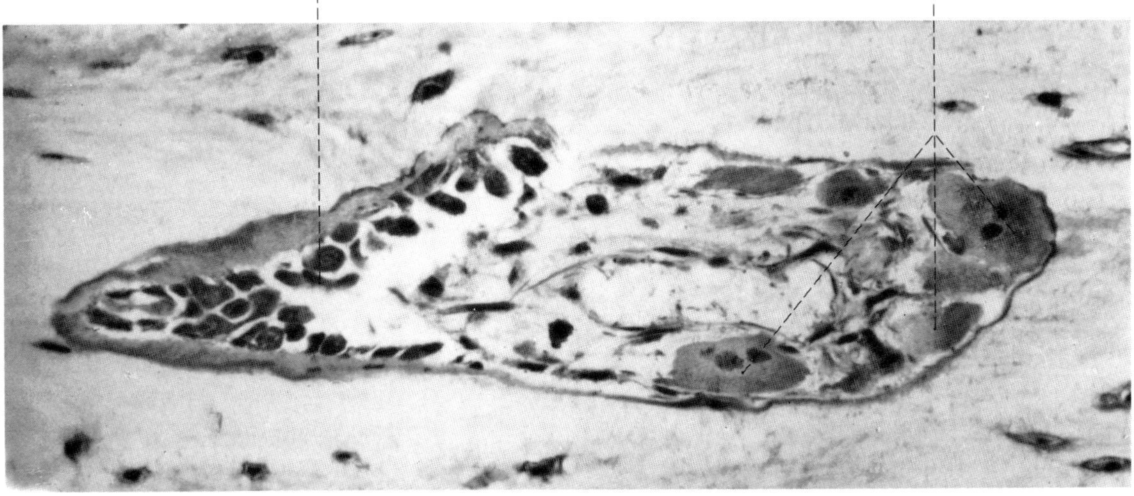

Osteoblastensaum

Osteoklasten

a

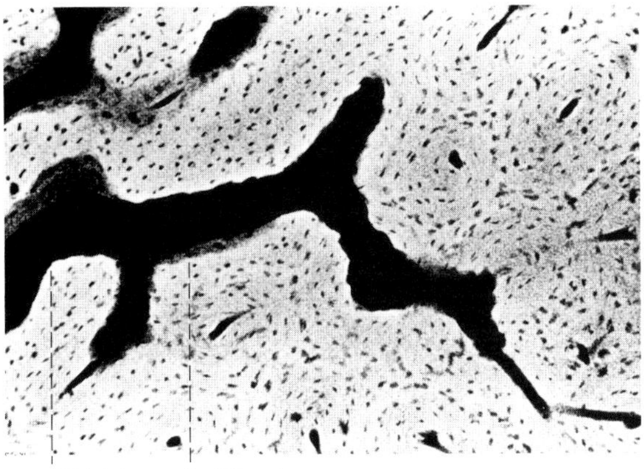

b

neugebildeter
Knochen

Gefäßkanal

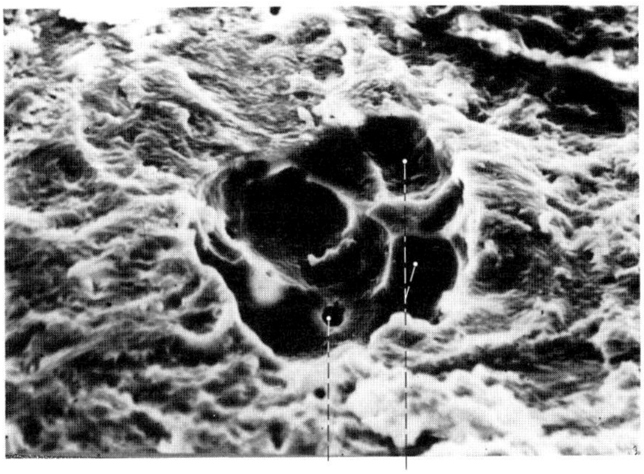

ursprünglicher Gefäßkanal

HOWSHIPsche Lakunen

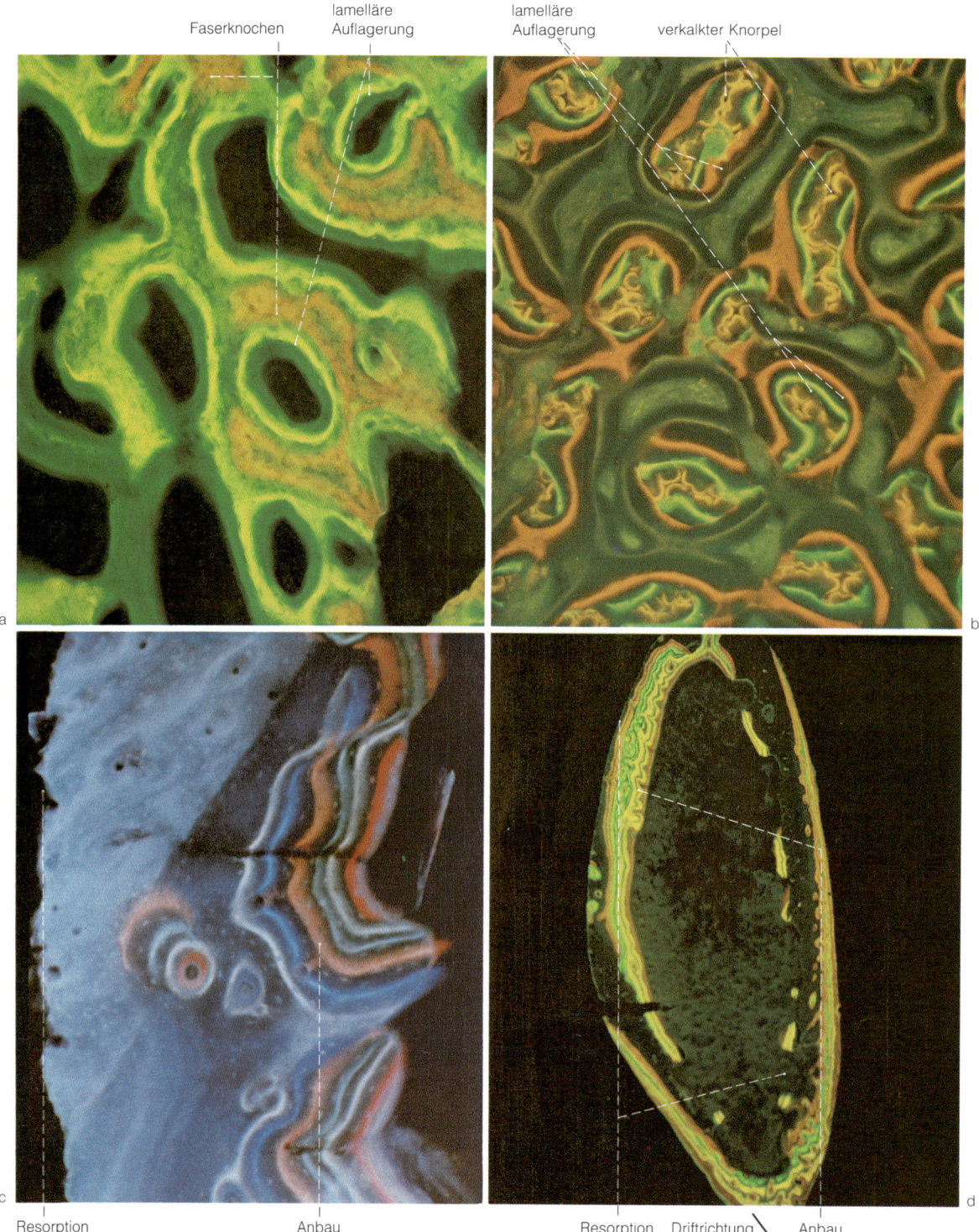

Faserknochen   lamelläre Auflagerung   lamelläre Auflagerung   verkalkter Knorpel

a   b

c   d

Resorption   Anbau   Resorption   Driftrichtung   Anbau

Abb. 4.5-18   Intravitale Fluorochrom-Markierung.

a) Verstärkung des Faserknochens durch lamelläre Auflagerung. Das Netzwerk aus Faserknochen (orange) wird durch Auf- und Einlagerung von Lamellenknochen (gelb) verstärkt. Ca. 100fach.

b) Aufbau einer primären Spongiosa. Um die quergeschnittenen verkalkten Knorpelsepten (gezackte orangefarbene Strukturen) hat sich schichtweise neuer Knochen gelegt und dadurch Spongiosabälkchen, z.T. auch schon Kompakta gebildet. Der zeitliche Ablauf der Verkalkungsvorgänge wird durch die intravital in einwöchigen Abständen verabreichten Farbmarker dargestellt. Vergr. ca. 70fach. (Aus RAHN [1])

c) Driftende Kortikalis. Die Farbmarkierungen in einwöchigen Abständen zeigen, daß nur auf der rechten Seite Knochen angebaut wurde, während die gezackte Oberfläche der linken Seite ein Indiz für Resorptionsvorgänge ergibt.

d) Querschnitt einer driftenden Rippe. Während des Wachstums nehmen sowohl Länge als auch Durchmesser des Thorax zu. Die Rippen müssen sich dazu nach außen und voneinander weg verschieben. Dies geschieht hier durch Anbau unten rechts periostal und oben links endostal mit Resorption an den gegenüberliegenden Flächen. Die ganze Rippe driftet dadurch nach unten rechts. (Aus RAHN [1]) durch periostale Resorption auf der der Driftrichtung abgewendeten Seite in ihren Dimensionen wieder reduziert.

Umstrukturierungen im Inneren der Kompakta (Abb. 4.5-16) werden dadurch erreicht, daß eine Gruppe von Osteoklasten, einem Bohrkopf ähnlich, einen Kanal in die Knochensubstanz bohrt. Gefäße sprossen ebenfalls mit ein. Der Bohrkanal wird hinterher wieder konzentrisch eingeengt. Die Osteoblasten sind dabei trichterförmig angeordnet, im Längsschnitt erscheint die Osteoblastenfront V-förmig (Abb. 4.5-16a). Dieser intrakortikale Umbau (HAVERSSCHER Umbau) führt zur Bildung von neuen Osteonen, sog. **Sekundärosteonen.** Diese sind der Umgebung gegenüber scharf durch eine Kittlinie abgegrenzt. Während der ersten Monate weisen die neugebildeten Sekundärosteone noch einen geringeren Mineralgehalt auf (Abb. 4.5-17a) als die Umgebung. Sie sind aus zirkulären Lamellen aufgebaut. Innerhalb der Lamellen zeigen die Kollagenfasern eine klar definierte Richtung (Abb. 4.5-17b), die sich nach der Beanspruchung der entsprechenden Skelettpartie richtet (vgl. Kap. 7). Durch den HAVERSSchen Umbau werden bestehende Osteone teilweise abgebaut, und es entstehen daraus die sog. **Schaltlamellen.** Der HAVERSSche Umbau ist ein Mechanismus, der eine dauernde Erneuerung der Knochenkompakta garantiert.

5.5 Bau des fertigen Knochens

D. DRENCKHAHN

Die definitive Gestalt des Knochens wird durch genetische (endogene) Faktoren und durch die Art der Beanspruchung determiniert (biomechanische Faktoren). In den Extremitäten herrschen langgestreckte, stabförmige Knochen vor (Ossa longa), deren Schaft (**Diaphysis, Corpus**) röhrenförmig ist (**Röhrenknochen**). Die Wand (Corticalis) der Diaphysen besteht überwiegend aus kompaktem Lamellenknochen (Substantia compacta), der die **Markhöhle** (Cavitas medullaris) umschließt. Diese besitzt im Bereich der Diaphysen wenig oder keine Spongiosa und ist beim Erwachsenen mit Fettgewebe ausgefüllt (Medulla ossium flava, **gelbes Knochenmark**). Die Enden der Röhrenknochen (**Epiphysen**) sind verbreitert und tragen die mit Gelenkknorpel überzogenen Gelenkflächen, deren Form in Kap. 6.3.7.3 beschrieben ist (Caput, Trochlea, Condylus etc.). Zwischen Epiphyse und Diaphyse (Corpus) liegt ein meistens verbreiterter Knochenabschnitt (**Metaphyse**), der Vorsprünge (**Apophysen**) für die Befestigung von Muskeln, Sehnen und Bändern besitzt. Die Apophysen werden aufgrund ihrer individuellen Formen und Lage als Trochanter (s. Abb. 7.2-5), Tuberculum oder Epicondylus bezeichnet (s. z. B. Abb. 8.3-5). Dort, wo Bänder und Sehnen nur eine aufgerauhte, leicht höckerige Oberfläche am Knochen hervorrufen, spricht man von **Tuberositas** (s. z. B. Abb. 8.3-8: Tuberositas deltoidea). Tuberositäten kommen auch im Bereich der Diaphysen vor. Kamm-

oder leistenförmige Knochenerhebungen werden als Crista (Kamm), Labium (Lippe) oder Linea (linienförmige Rauhigkeit) bezeichnet. Sie dienen ebenfalls der Anheftung von Muskeln und Bändern.

Zwischen Epi- und Metaphyse liegt die **Ephiphysenfuge,** die gegen Abschluß des Skelettwachstums verknöchert (Epiphysenlinie). Epiphysen und Metaphysen bestehen hauptsächlich aus spongiösem Knochen mit einer relativ dünnen Corticalis. Die Zwischenräume zwischen den Spongiosabälkchen der Epi- und Metaphysen sowie der planen, irregulären und kurzen Knochen (s. u.) sind in der Regel mit blutbildendem Knochenmark ausgefüllt (Medulla ossium rubra, **rotes Knochenmark**).

Im Gegensatz zu den langen Extremitätenknochen besitzen die Knochen der Körperwand überwiegend eine flächenhafte, platte Form (**Ossa plana**), wie beispielsweise das Schulterblatt, die Beckenknochen, Schädeldachknochen oder Rippen. Die Wirbel sind unregelmäßig geformte Knochen (**Ossa irregularia**), die aus kubischen Knochenkörpern und unterschiedlich gestalteten Fortsätzen (Processus) bestehen. Zu den irregulären Knochen zählen auch die Knochen der Schädelbasis, die Kieferknochen und das Zungenbein. Kleine polygonale Knochen (**Ossa brevia**) bauen beispielsweise die Hand- und Fußwurzel auf.

Alle Knochen werden von der Knochenhaut (**Periost**) überzogen. Periost fehlt im Bereich der überknorpelten Gelenkflächen und der Anheftungszonen von Sehnen und Bändern (dort liegt Faserknorpel bzw. straffes kollagenes Bindegewebe vor). Die innere Schicht der Knochenhaut ist zellreich und enthält ruhende Osteoblasten (Stratum osteogenicum), die äußere Schicht besteht aus straffem, geflechtartigem kollagenem Bindegewebe (Stratum fibrosum). Vom Periost gehen Bündel von Kollagenfibrillen direkt in das Kollagenfibrillensystem der Corticalis über (Fibrae perforantes, SHARPEYSCHE FASERN). Dadurch ist das Periost fest mit dem Knochen verbunden. Bei Knochenbrüchen (Verletzungen) proliferieren die Osteoblasten des Periost und bilden knöchernes Ersatzgewebe (Kallus), das anschließend in reguläres Knochengewebe umstrukturiert wird. Blutgefäße dringen durch des Periost in die Corticalis ein. Dabei hinterlassen größere Blutgefäße in der Corticalis sichtbare Eintrittslöcher (**Foramina nutrientes [nutricia]**).

Ein lockerer Verband abgeflachter osteogener Zellen auf der markwärtigen (inneren) Oberfläche der Knochenkompakta und Spongiosabälkchen wird **Endost** genannt. Auch die osteogenen Zellen der HAVERSSchen Kanälchen können zum Endost gerechnet werden.

Literatur

Abbildungsnachweis

[1] RAHN, B. A.: Die polychrome Fluoreszenzmarkierung des Knochenanbaus. Zeiss-Information 22 (1976) 36–39.

6 Knorpelgewebe

R. PUTZ

6.1 Übersicht, Definitionen

Das Knorpelgewebe nimmt aufgrund seiner physikalischen und chemischen Eigenschaften eine Mittelstellung zwischen Bindegewebe und Knochengewebe ein. Es ist fester und kompakter als Bindegewebe, aber dennoch leicht schneidbar. Der Knorpel ist nur in sehr geringem Ausmaß mineralisiert und besitzt eine hohe Druck- sowie eine gewisse Zugelastizität, d.h., er nimmt nach Deformierung durch äußere Kräfte seine Ausgangsgestalt wieder an.

Wie die anderen Stützgewebe ist das Knorpelgewebe aus **Zellen (Chondrozyten),** die bevorzugt in kleinen Gruppen *(Chondrone)* auftreten, und der von ihnen produzierten **Interzellularsubstanz (Grundsubstanz** mit eingelagerten **Fasern)** aufgebaut. Aufgrund der quantitativen Verteilung von Zellen und Interzellularsubstanz sowie der Qualität der in die Grundsubstanz eingelagerten Fasern werden drei Arten von Knorpelgeweben unterschieden: Am häufigsten ist der **hyaline Knorpel** vertreten, weniger häufig der **Faserknorpel,** nur an wenigen Stellen tritt der **elastische Knorpel** auf.

Die einzelnen Knorpelstücke sind, abgesehen von den freien Gelenkoberflächen und den Verwachsungsbereichen mit den Knochen, von einer festen, faserigen Bindegewebeschicht umhüllt, die als **Knorpelhaut (Perichondrium)** bezeichnet wird. Von der chondrogenen Innenschicht des Perichondriums aus findet während der Entwicklung die Knorpelbildung statt **(= appositionelles Wachstum).** In erster Linie ist von hier aus auch im Erwachsenenalter eine gewisse Regeneration möglich. Neugebildeter Knorpel tritt zunächst als Bindegewebsknorpel mit abgeplatteten Zellen auf, die sich erst mit zunehmender Bildung von Interzellularsubstanz zu typischen kugeligen Knorpelzellen differenzieren. Im Zusammenhang mit der Knochenbildung in knorpelig vorgebildeten Skelettelementen (enchondrale Ossifikation) ist eine Proliferation von Knorpelzellen auch in den knochennahen Bereichen zu beobachten **(= interstitielles Wachstum).**

Die Zellen des Knorpelgewebes leiten sich von Mesenchymzellen ab und sind gering basophil. Ihre großen runden Kerne weisen eine lockere Struktur auf. Mit Beginn der Abscheidung der Zwischenzellsubstanz verlieren die Mesenchymzellen, die ursprünglich untereinander in Verbindung stehen, ihre Fortsätze und differenzieren sich zuerst zu rundlichen **Vorknorpelzellen,** aus denen in weiterer Folge die kugeligen **Chondroblasten** entstehen. Ihr Zytoplasma enthält (wie das der Chondrozyten) als Ausdruck der hohen Produktionsrate von Proteinen und Proteoglykanen ein ausgedehntes, rauhes endoplasmatisches Retikulum, einen großen GOLGI-Apparat sowie reichlich Mitochondrien und im Vergleich zu anderen Geweben besonders viele Glykogengranula. Darüber hinaus finden sich reichlich Pigmentkörner, Sekretgranula, Lysosomen sowie zahlreiche Fetteinschlüsse.

Im wachsenden Knorpel drängen die Chondroblasten durch ihre starke Sekretion von Interzellularsubstanz rasch auseinander und werden damit zu Chondrozyten. Im Knorpel des Erwachsenen liegen die Chondrozyten innerhalb der sog. **Zellhöhlen** teils isoliert, teils mit abgeplatteten Flächen dicht gedrängt aneinander (isogene Zellgruppen; Abb. 4.6-1d).

Aufgrund des großen Wassergehalts schrumpft das Zytoplasma der **Knorpelzellen** meist bei der histologischen Behandlung. Im lichtmikroskopischen Präparat wird dadurch der Eindruck erweckt, als seien die Knorpelzellen mit der Wand der Knorpelhöhlen nur durch Fortsätze verbunden. In vivo füllen die Chondrozyten ihren Raum innerhalb der umgebenden Interzellularsubstanz prall aus. Bei entsprechender formerhaltender Präparation ist bei stärkerer Vergrößerung im Elektronenmikroskop die Vielzahl der kleinen Zellfortsätze zu erkennen (Abb. 4.6-1c).

Das **Knorpelgewebe** ist reich an Wasser (70%), sein Gehalt an Mineralsubstanzen beträgt nur etwa 4%. Die amorphe Grundsubstanz des hyalinen Knorpels besteht zu ca. 50% aus einer homogen aussehenden Masse (Matrix) von Glykosaminoglykanen und Proteoglykanen. Das Grundgerüst der Interzellularsubstanz wird von langen Hyaluronsäuremolekülen aufgebaut, an die sich die Kernproteine der Proteoglykane unter Vermittlung eigener Bindeproteine (Hyaluronectin) anheften. Das Hauptproteoglykan des Knorpels ist das Aggrecan (vgl. Kap. 4.3.5.3). Die Glykosaminoglykanketten (Chondroitin-4-sulfat, Chondroitin-6-sulfat, Dermatansulfat und Keratansulfat) der Proteoglykane haben kovalente Bindungen an ihre Kernproteine und sind wiederum radiär nach Art von Flaschenbürsten (KÜTTNER) angeordnet (Abb. 4.6-1e). Aufgrund der hohen negativen Ladungsdichte stoßen sich die mit Wassermolekülen (Dipolen) besetzten Glykosaminoglykanseitenketten voneinander ab [10]. Daraus leitet sich die prallelastische Druckfestigkeit des Knorpelgewebes ab und erklärt sich auch eine gewisse Plastizität unter konstanter Krafteinwirkung.

Aufgrund der polyanionischen Natur der Glykosaminoglykane ist die Grundsubstanz des Knorpelgewebes basophil, d.h., sie färbt sich besonders gut mit basischen (kationischen) Farbstoffen, was in der Nähe der Knorpelzellen besonders ausgeprägt ist (Abb. 4.6-5). Rund um die Knorpelzellen entsteht ein starkes Konzentrationsgefälle der Chondroitinsulfate. Dies drückt sich in einer Verschiebung der Färbungsintensität und der Metachromasie aus (vgl. Kap. 4.3.3.2). Mit zunehmendem Alter nimmt der Gesamtgehalt an Chondroitinsulfat, gleichzeitig damit die Basophilie und die Metachromasie ab.

In die Grundsubstanz, die auch als Kittsubstanz bezeichnet wird, sind **fibrilläre Elemente** eingelagert. Der Vorknorpel der Ontogenese besitzt nur wenige dünne, während der fertig ausgebildete Knorpel viele dichtgepackte, dicke Fibrillen mit einem Durchmesser von 5–500 nm enthält (Abb. 4.6-1d). Zu etwa 90% bestehen sie aus Typ-II-Kollagen (aber auch Typ IX, X und XI; vgl. Abb. 4.3-11) [4, 13]. In der Nähe der Knorpelzellen selbst, im Perichondrium und im Faserknorpel findet sich Kollagen Typ I. Die regionale Verteilung der ver-

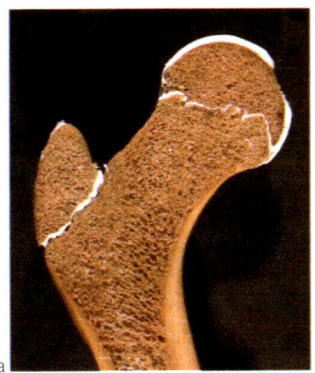

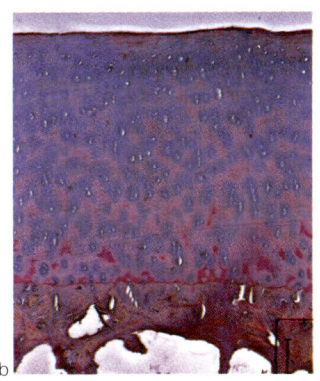

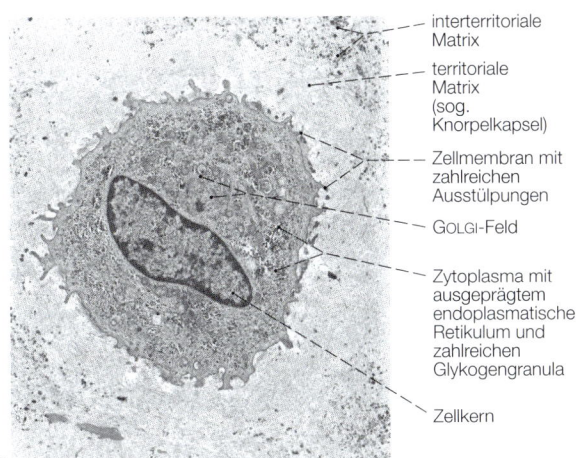

interterritoriale
Matrix

territoriale
Matrix
(sog.
Knorpelkapsel)

Zellmembran mit
zahlreichen
Ausstülpungen

GOLGI-Feld

Zytoplasma mit
ausgeprägtem
endoplasmatischem
Retikulum und
zahlreichen
Glykogengranula

Zellkern

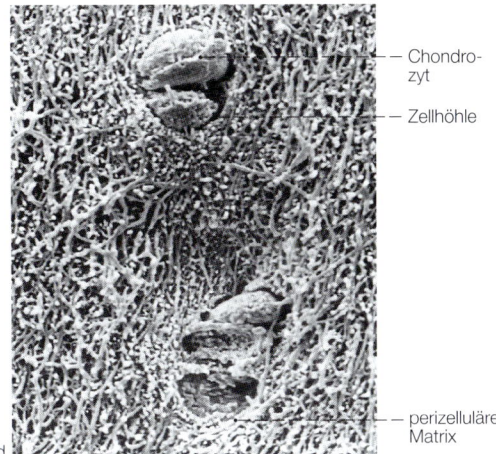

Chondro-
zyt

Zellhöhle

perizelluläre
Matrix

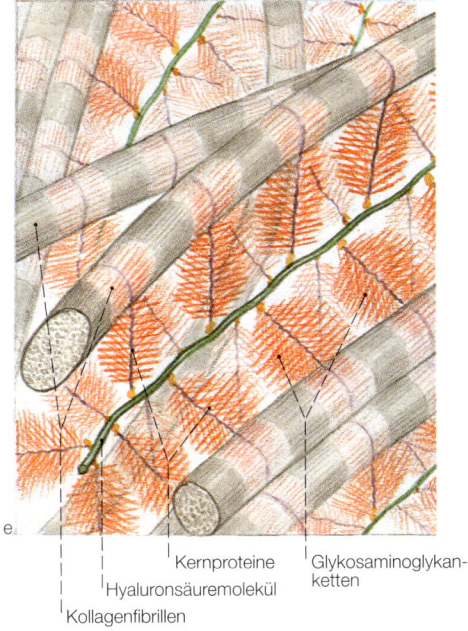

Kernproteine

Hyaluronsäuremolekül

Glykosaminoglykan-
ketten

Kollagenfibrillen

Abb. 4.6-1 Bau des hyalinen Knorpelgewebes am Beispiel des Gelenkknorpels.
(a) Vertikaler Schnitt durch das Femur eines ca. 15jährigen Jugendlichen (Alizarin-Färbung: Gelenkknorpel und Epiphysenfugenknorpel weiß, Knochengewebe rötlich).
(b) Schwache Vergrößerung (Azan-Färbung; Vergr. ca. 12fach).
(c) Chondrozyt (TEM; Vergr. ca. 4000fach; Präparat: U. WELSCH).
(d) Kollagenes Fasergerüst (REM; Vergr. ca. 800fach; Präparat: H. FISCHER).
(e) Bestandteile und Anordnung der Interzellularsubstanz.

schiedenen Kollagentypen ist in den einzelnen Knorpelgeweben, vor allem im Faserknorpel, nicht gleichmäßig. Der elastische Knorpel ist durch seinen Reichtum an elastinhaltigen Fasern gekennzeichnet.

Um die einzelnen Knorpelzellen bzw. -zellgruppen sind sehr dünne Fibrillen locker konzentrisch angeordnet. Zwischen den Zellgruppen lagern sie sich zu Fasern aneinander und bauen parallel ausgerichtete Faserbündel auf, die im Faserknorpel sogar lamellenartig geschichtet sind. Schon die einzelnen noch nicht verknüpften Tropokollagenmoleküle stellen sich passiv in die Hauptdehnungsrichtung des Gewebes ein, so daß bereits auf molekularer Ebene eine trajektorielle Ausrichtung beginnt.

Im Lichtmikroskop sind die kollagenen Fasern im hyalinen Knorpel unter normalen Bedingungen allerdings nicht sichtbar. Erst im polarisierten Licht läßt sich die Ausrichtung dichterer Faserbündel erkennen (Abb. 4.6-2).

In ihrer dreidimensionalen Anordnung wirken die kollagenen Fasern dem Quellungsdruck der Proteoglykane entgegen und geben dem Knorpel insgesamt auch eine gewisse Zugfestigkeit.

Blutgefäße finden sich im Knorpelgewebe – abgesehen von pathologischen Veränderungen – nur während der Fetalzeit, in den Randzonen der Bandscheiben auch noch bis gegen Ende des 2. Lebensjahrzehnts [11]. Im hyalinen Knorpel der ersten Rippe sollen zeitlebens vereinzelte, kleine zentrale Gefäße bestehen bleiben [6]. Nach der Gefäßrückbildung erfolgt die Versorgung durch Diffusion aus den Kapillarnetzen der angrenzenden Gewebe (Perichondrium, subchondraler Knochen) bzw. aus der Synovialflüssigkeit. Lokale Druckschwankungen – eine gewisse Durchwalkung [5] – fördern die Diffusion. Dies gilt besonders für den Gelenkknorpel und die Bandscheibe, in der deutliche druckbedingte Flüssigkeitsverschiebungen stattfinden [8] (vgl. Kap. 6.3.1.2).

Daraus wird verständlich, daß Knorpelgewebe intermittierenden Druck benötigt und über längere Zeit besser aushalten kann als Dauerdruck. Trotz der weitgehenden Gefäßlosigkeit des Knorpelgewebes haben die Chondrozyten eine relativ hohe – in erster Linie anaerobe – Stoffwechselaktivität.

6.1.1   Funktion des Knorpelgewebes

Die **physikalischen Eigenschaften** des Knorpelgewebes beruhen auf seinem Aufbau aus druckelastischen Proteoglykanen, den durch zugfeste Fibrillenkörbe unter Spannung gehaltenen Knorpelzellen und den zugfesten kollagenen Faserbündeln bzw. Faserlamellen der Grundsubstanz.

Die Vernetzung der Fibrillen mit den Proteoglykanen der Grundsubstanz gewährleistet ein gewebstypisches Maß an Verformbarkeit und Elastizität. Von BENNINGHOFF stammt ein Modell der Knorpelstruktur, das die Beziehung zwischen druck- und zugfesten Elementen besonders anschaulich macht (Abb. 4.6-3). Kleinere Fibrillenbündel umschließen die Peripherie der einzelnen Chondrone, davon abzweigende Bündel fassen jeweils mehrere Chondrone zu größeren Einheiten zusammen. Dies geschieht schließlich unter Einbeziehung des Perichondriums, womit auch größere Knorpelstücke zu funktionellen Einheiten werden.

Wie die Gegenüberstellung mit einer polarisationsoptischen Aufnahme eines Querschnittes eines Rippenknorpels zeigt, ist dieses Modell sehr idealistisch. Dem Beispiel der Faserpräparation eines Gelenkknorpels ist im Detail zu entnehmen, daß die Anordnung der kollagenen Fasern zueinander doch komplexer als das vereinfachte Modell ist (vgl. Abb. 4.6-1d). Das Prinzip der zugfesten Verspannung eines prallelastischen Volumens bleibt jedoch gewahrt.

Biomechanik des Knorpelgewebes

Die physiologische Aufgabe des Knorpelgewebes liegt in seiner Fähigkeit zur Aufnahme und flächenhaften Verteilung von statischen und dynamischen Druckkräften auf die angrenzenden Knochen. Die **mechanischen Eigenschaften** leiten sich direkt aus seiner stofflichen Zusam-

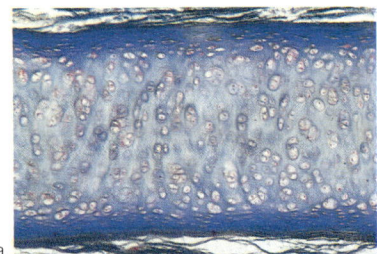 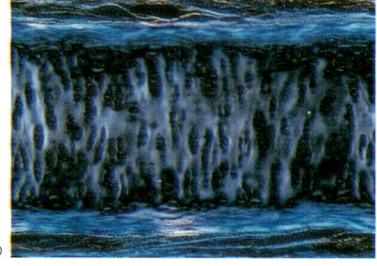 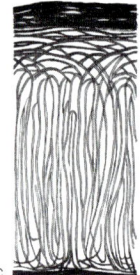

Abb. 4.6-2 Bauprinzip des Knorpels am Beispiel des Trachealknorpels.
(a) Übersicht (Azan-Färbung; Vergr. ca. 12fach).

(b) Übersicht (Polarisationsmikroskopie; Vergr. ca. 12fach).
(c) Schema der Faserausrichtung (nach A. BENNINGHOFF).

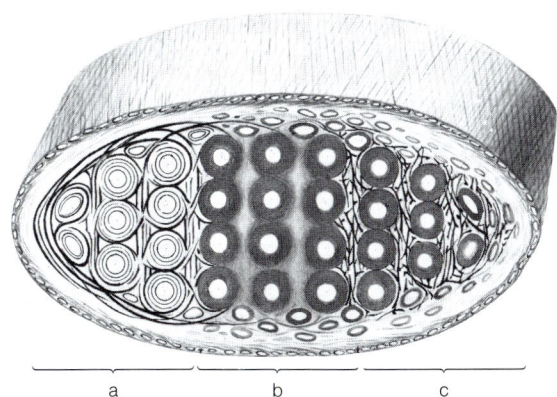

Abb. 4.6-3 Schema vom Bau des Knorpels. Dieses klassische Schema ist zwar sehr grob vereinfacht, macht jedoch das Zusammenwirken druck- und zugfester Strukturen sehr deutlich.
Das linke Drittel (a) zeigt den Faserverlauf mit unterschiedlichen Zonen. Das mittlere Drittel (b) soll den hyalinen Knorpel darstellen, wobei der Faserverlauf durch die Proteoglykane der Interzellularsubstanz maskiert ist. Das rechte Drittel (c) stellt die Einlagerung elastischer Fasern dar (elastischer Knorpel).

mensetzung und seiner inneren Struktur ab. Die Proteoglykane bauen durch ihr Wasserbindungsvermögen einen Innendruck auf, der von der dreidimensionalen zugfesten Verspannung durch die kollagenen Fasern im Gleichgewicht gehalten wird. Dies ist Grundlage der hohen Viskoelastizität, erklärt aber auch das unter besonderen Umständen elastische bzw. plastische Verhalten [3].

Im Spannungs-/Dehnungsdiagramm stellt sich bei unterschiedlichen Verformungsgeschwindigkeiten das viskoelastische Verhalten besonders eindrücklich dar (Abb. 4.6-4a). Mit zunehmender Verformungsgeschwindigkeit steigt der E-Modul als Ausdruck einer Zunahme der Steifigkeit des Knorpels an. Damit erhöht sich in den Gelenken bei Stößen, wie sie beim Laufen und Springen auftreten, die Beanspruchung zusätzlich. Ab einer kritischen Impulshöhe ist jedenfalls mit Schäden im Gelenkknorpel zu rechnen.

Wirkt andererseits eine bestimmte konstante Kraft über einen längeren Zeitraum ein (Abb. 4.6-4b), so kommt es sehr bald zu einer zunehmenden Längenänderung (Stauchung), die sich nach einiger Zeit auf einem bestimmten Niveau stabilisiert. Die Phase der raschen Reaktion wird durch Flüssigkeitsverschiebungen („Sickern") bedingt; anschließend baut sich durch Verengung der Poren zwischen den Elementen der Matrix ein zunehmender Reibungswiderstand für die Flüssigkeitsverschiebung auf (Matrixstützung).

Ein vergleichbarer Mechanismus liegt dem in Abb. 4.6-4c dargestellten Experiment zugrunde, bei dem über eine Krafteinwirkung eine bestimmte Längenänderung (Stauchung) herbeigeführt und anschließend diese Distanz konstant gehalten wird. Eine fortlaufende Druckmessung würde ergeben, daß der Innendruck (Spannung) zuerst rascher, dann immer langsamer abnimmt, was sich ebenfalls durch die Flüssigkeitsverschiebung erklärt.

Aus diesen Experimenten muß die große Bedeutung der inneren Struktur für die Leistungsfähigkeit des Knorpelgewebes abgeleitet werden. Gerade in den Gelenken müssen bereits geringe Störungen sowohl der ungeformten (Proteoglykane) als auch der geformten (Kollagenfibrillen) Matrixelemente zu gravierenden Folgen für die Druckübertragung führen. Kommen zu entzündlich bedingten Veränderungen noch mechanische Überbelastungen dazu, so kann daraus eine direkte Schädigung der Gelenkkörper resultieren. Der chronischen mechanischen Überbelastung – weniger der Einzelschädigung – kommt dabei zumeist die größere pathogenetische Bedeutung zu.

Bei Änderung der Beanspruchung über längere Zeit paßt sich das Knorpelgewebe den neuen Druck- und Zugbedingungen an. Dies geschieht sowohl durch appositionelles, vielleicht auch interstitielles Wachstum als auch durch Änderung der Stoffwechselaktivität der Chondrozyten. An der Zugseite verdickt sich das Perichondrium durch Vermehrung kollagener Faserbündel, in der Druckzone nimmt dagegen die Menge der Interzellularsubstanz auf Kosten der Zelldichte zu.

Auch die ungleichförmige Verteilung der Knorpeldicke der Gelenkflächen ist als Ausdruck eines derartigen Anpassungsprozesses aufzufassen. Die dicksten Stellen finden sich im allgemeinen im Bereich der bei Druckübertragung maßgeblichen Kontaktzonen.

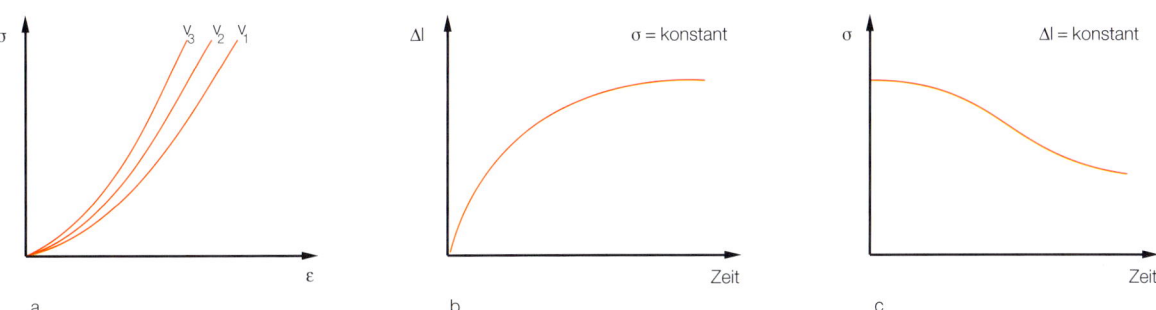

Abb. 4.6-4 Mechanische Eigenschaften des Knorpels.
(a) Viskoelastisches Verhalten. Änderung des E-Modul (E) bei zunehmender Verformungsgeschwindigkeit (V), Spannung (σ), Dehnung/Stauchung (ε).

(b) Längenänderung (Δl) unter konstantem Druck.
(c) Abnahme des Innendruckes (Spannung, σ) nach definierter Längenänderung.

6.1.2 Regeneration

Der Knorpel selbst zeigt nur geringe Regenerationspotenz. Bei einem Knorpeldefekt wächst vom Perichondrium zunächst ein Gewebe ein, das den Charakter von Faserknorpel besitzt. Erst allmählich runden sich die Zellen und scheiden typische Interzellularsubstanz ab.

Die Regeneration erfolgt also eigentlich vom Perichondrium aus, das zeitlebens die Potenz zur Knorpelbildung besitzt [1, 9]. Der spezifische Reiz dafür ist nach Pauwels [9] der auf einen bestimmten Gewebebezirk von allen Seiten gleichmäßig wirkende (hydrostatische) Druck.

Die Fähigkeit des Perichondriums zur Knorpelbildung kommt auch darin zum Ausdruck, daß nach Abschluß des Wachstums neue Knorpelschichten bestehendem Knorpel außen angelagert werden können. Beim Gelenkknorpel, der kein Perichondrium besitzt, werden die Defektränder durch eine Art primitiven Faserknorpel vereinigt. Davon unabhängig scheint vom subchondralen Knochen aus zusätzlich eine geringe Regenerationsfähigkeit des hyalinen Knorpelgewebes aufgrund interstitiellen Wachstums möglich zu sein.

Wie in fast allen anderen Geweben findet auch im Knorpelgewebe ständig eine Erneuerung statt. Dieser Umsatz der zellulären und extrazellulären Anteile soll eine Halbwertszeit von 800–1000 Tagen aufweisen [13]. Abbau und Neubildung gehen zwar sehr langsam vor sich, in diesem ständigen Austausch ist aber die Möglichkeit einer gewissen Regeneration begründet.

6.1.3 Altersveränderungen

Bereits im vierten Lebensjahrzehnt tritt im hyalinen Knorpelgewebe eine Reihe von Veränderungen auf. Durch Abnahme des Wassergehalts und des Quellungsvermögens, auch durch Veränderungen der Grundsubstanz sowie durch Zelltod werden stellenweise die kollagenen Faserbündel in ihrer parallelen Ausrichtung sichtbar. Am makroskopischen Schnitt sind asbestartig glänzende Flecken zu sehen, die zur Bezeichnung „Asbestfaserung" geführt haben. Dies ist Ausdruck einer „Demaskierung" der kollagenen Fasern durch die Verdrängung bzw. lokale Abnahme von Chondroitinsulfaten.

Als Folge der verminderten Stoffwechselaktivität treten gelbliche Ablagerungen nicht mehr verwertbarer Produkte in der Grundsubstanz auf. Zugleich nimmt die Neigung zur Verkalkung zu. Im Knorpel der ersten Rippen sollen bei 95% der Jugendlichen Verkalkungszonen nachweisbar sein [14]. Da die Halbwertszeit der Glykosaminoglykane wesentlich geringer als die des Kollagens ist, verschiebt sich mit abnehmender Stoffwechselaktivität der Chondrozyten die Zusammensetzung der Interzellularsubstanz zugunsten der Fasern.

Am auffallendsten sind die Altersveränderungen im Faserknorpel der Bandscheiben. Deren Wasserbindungsvermögen verringert sich im Vergleich zum Gelenkknorpel um ein Vielfaches, was zu einer Erniedrigung und damit zu Funktionsstörungen der betroffenen Bewegungssegmente führt. Dieser Verlust des Wasserbindungsver-

mögens ist eine der Ursachen der sogenannten degenerativen Veränderungen der Bandscheiben.

6.2 Arten der Knorpelgewebe

6.2.1 Hyaliner Knorpel

Vorkommen: Hyalines Knorpelgewebe kommt an vielen Stellen des menschlichen Körpers vor (Tabelle 4.6-1). Die meisten Skelettelemente sind vor ihrer Verknöcherung aus hyalinem Knorpel aufgebaut. Mit zunehmendem Knochenwachstum wird die knorpelige Vorstufe auf die Epiphysenfuge und schließlich auf den Gelenkknorpel reduziert (chondrale Ossifikation). Darüber hinaus sind die Rippenknorpel, die Nasenknorpel, ein Teil der Nasenscheidewand, der größte Teil des Kehlkopfskeletts, die Tracheal- und Bronchialspangen, der Schwertfortsatz des Brustbeins, z. T. das kleine Zungenbeinhorn und die Verbindung zwischen Manubrium und Sternum aus hyalinem Knorpelgewebe aufgebaut. Kleinere Gruppen von Knorpelzellen finden sich als Einlagerungen in Druckzonen von Bändern und Sehnen [1]. Auch im Ablauf der Knochenheilung tritt stellenweise vorübergehend hyaliner Knorpel auf.

Der frische hyaline Knorpel besitzt ein milchig bläuliches Aussehen und ist in dünnen Schichten durchscheinend.

Histologie: Die Knorpelzellen bzw. -zellgruppen scheinen im mikroskopischen Präparat aufgrund ihrer präparationsbedingten Schrumpfung in sog. Zellhöhlen

Tabelle 4.6-1 Vorkommen der Knorpelarten

Hyaliner Knorpel Präformierte Teile des Skeletts (ausgenommen Clavicula und Desmocranium) Epiphysenfugen Gelenkknorpel Cartilagines costales Synchondrosis manubriosternalis Proc. xiphoideus Synchondrosis spheno-occipitalis Cornu minus des Zungenbeins Knorpelskelett der Nase und Nasenscheidewand Kehlkopfskelett (Cartilago thyroidea, Cartilago cricoidea, Cartilagines arytenoideae, Cartilagines corniculatae und triticeae) Knorpelspangen von Trachea und Bronchien **Faserknorpel** Discus intervertebralis (Anulus fibrosus) Symphysis pubica Verschiedentlich an Sehnenansätzen Gelenkkörper und Discus des Kiefergelenks Gelenkkörper und Discus des Schlüsselbeingelenks Anteile der Menisci des Kniegelenks **Elastischer Knorpel** Cartilago auricularis Epiglottis Proc. vocalis der Cartilago arytenoidea

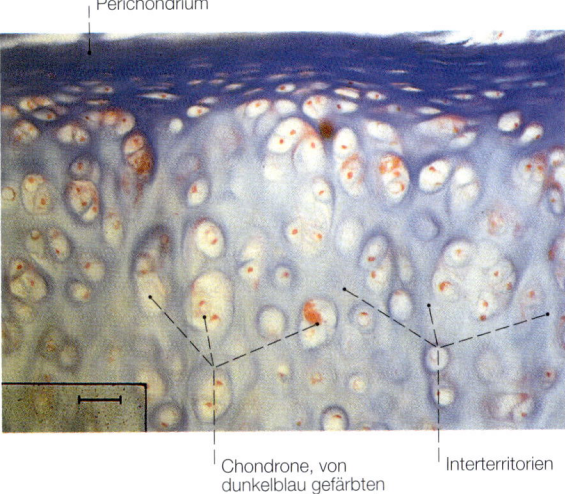

Perichondrium

Chondrone, von
dunkelblau gefärbten
Knorpelhöfen umgeben

Interterritorien

Abb. 4.6-5 Hyaliner Knorpel aus der Mitte der Nasenscheidewand eines menschlichen Fetus (Azan-Färbung; Vergr. 80fach; Balkenlänge 100 µm). Die Chondrozyten liegen einzeln oder in geradzahligen Gruppen im Zentrum der Chondrone. Die Basophilie ist im Bereich der perizellulären Matrix am intensivsten und nimmt zur interzellulären Matrix hin ab.

zu liegen. Die umgebende kapselartige Interzellularsubstanz (= perizelluläre Matrix) ist stark metachromatisch und geht ohne scharfe Grenze in den sog. Knorpelhof über (= interzelluläre Matrix). So entstehen um einzelne Zellen oder Zellgruppen *Territorien*, die auch als *Chondrone* bezeichnet werden (Abb. 4.6-5).

In die Grundsubstanz des hyalinen Knorpelgewebes sind reichlich Kollagenfibrillen eingelagert, die durch die Einwirkung der sauren Chondroitinsulfate A und C gequollen sind. Da sie durch die Quellung den Brechungsindex der umgebenden Grundsubstanz annehmen und damit „maskiert" werden, können sie mit gewöhnlichen optischen Mitteln nicht dargestellt werden. Aufgrund der Doppelbrechung der Kollagenfasern werden die Fasern jedoch in polarisiertem Licht sichtbar. An Oberflächen (Gelenkflächen) gelingt ihre Darstellung durch partielle Verdauung mit Trypsin oder Hyaluronidase.

Jedes Chondron stellt eine Art verformbares, druckelastisches Wasserpolster dar. Durch die Faserwicklungen der Interzellularsubstanz werden jeweils mehrere Chondrone zu größeren Einheiten zusammengefaßt. Aus dem Zusammenwirken der druckelastischen Einheiten mit den nichtelastischen kollagenen Faserwicklungen ergibt sich als charakteristische Gewebeeigenschaft die hohe Druckfestigkeit in Verbindung mit einer geringen Zugfestigkeit.

Die Anordnung der kollagenen Fasern in Wicklungen verschiedener Ordnung (Abb. 4.6-3) um die vorwiegend kugeligen Chondrozyten spiegelt ihre funktionellen Eigenschaften wider [2]. Die einzelnen Chondrone neh-

men allseitig wirkenden (hydrostatischen) Druck auf, die umgebenden kollagenen Fasern wirken der Druckerhöhung durch ihre Spannung entgegen. Faserwicklungen höherer Ordnung sind trajektoriell ausgerichtet. Sie fassen einerseits mehrere Chondrone zu Druckpolstern zusammen, andererseits stellen sie zusammen mit dem Perichondrium druckfeste Verspannungen für das gesamte Knorpelstück dar. Zugspannungen treten im gesamten Querschnitt, z. B. bei Zugbeanspruchung, oder in Randbereichen des Querschnitts bei Biegung auf. Die Fasern der Zugseite stellen eine Gurtung der Knorpelmasse der Druckseite dar. Der Trachealknorpel (Abb. 4.6-2) zeigt die Anordnung der kollagenen Faserbündel in Kombination mit druckfesten Elementen besonders deutlich. In seiner Peripherie gehen die ansonsten quer ausgerichteten kollagenen Bündel bügelförmig in längsverlaufende Züge, schließlich in das Perichondrium über. Eine scharfe Grenze zwischen Perichondrium und hyalinem Knorpelgewebe ist daher nicht festzustellen. Da die Zugfestigkeit wesentlich geringer als die Druckfestigkeit ist, kann es bei Kindern durch übermäßigen Zug an den Extremitäten zu einer Zerreißung einzelner Epiphysenfugen kommen (vgl. Kap. 8.2.3.1 u. 8.3.2.3).

6.2.2 Faserknorpel

Vorkommen: Das Vorkommen von Faserknorpel beschränkt sich beim Menschen im wesentlichen auf die Faserringe *(Anuli fibrosi)* der Zwischenwirbelscheiben und auf den Symphysenknorpel. Darüber hinaus sind Teile der Gelenkknorpel von Bindegewebsknochen (Unterkiefer und Schlüsselbein), vereinzelte Apophysen sowie Teile der Menisci und Disci aus diesem Gewebe aufgebaut. Außerdem finden sich kleinere faserknorpelige Einlagerungen im Ansatzbereich vieler Sehnen [12].

Histologie: Die Chondrozyten des Faserknorpels liegen meist einzeln in Reihen hintereinander (Abb. 4.6-6). Gegenüber einer sehr großen Masse an Interzellularsubstanz tritt die Anzahl der zumeist kleinen Chondrone in den Hintergrund. In den Randzonen der Menisci sind kaum Chondrone zu finden.

Die Anzahl der Fasern ist gegenüber der Grundsubstanz sehr stark vermehrt. Sie sind nicht maskiert, so daß die Faserbündel bereits mit bloßem Auge sichtbar sind. Am Übergang zum Gallertkern *(Nucleus pulposus)* der Zwischenwirbelscheiben finden sich einzelne elastische Fasernetze [7].

Die Faserlamellen der Zwischenwirbelscheiben sind konzentrisch um den Gallertkern angeordnet. Die einzelnen Faserbündel verbinden spiralig die Endflächen der benachbarten Wirbelkörper. Sie strahlen teils in die Randleisten, teils in die hyalinen Knorpelplatten ein, die als Reste der Wirbelkörperepiphysen den zentralen Teil der Deck- bzw. der Grundplatte bedecken. Die Richtung der Fasern aufeinanderfolgender Lamellen kreuzt sich ungefähr im rechten Winkel. Der Aufbau des Anulus fibrosus aus zugfestem, lamellenartig geschichtetem Faserknorpel steht in Einklang mit der besonderen Funktion der Zwischenwirbelscheibe: ausgiebige Beweglichkeit und Führung der Bewegung als Teil des Band-

Chondrozyten

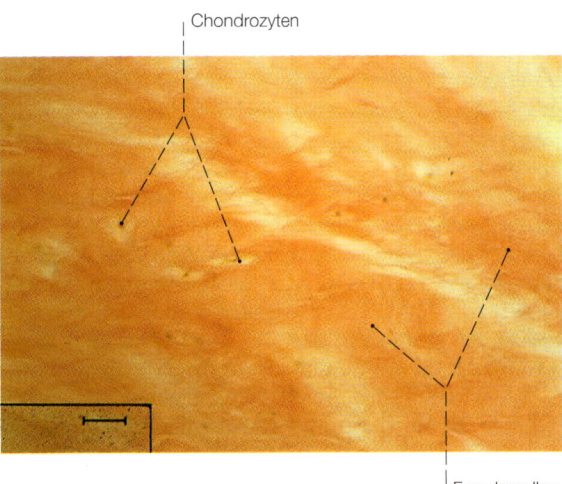

Faserlamellen

Chondrozyten

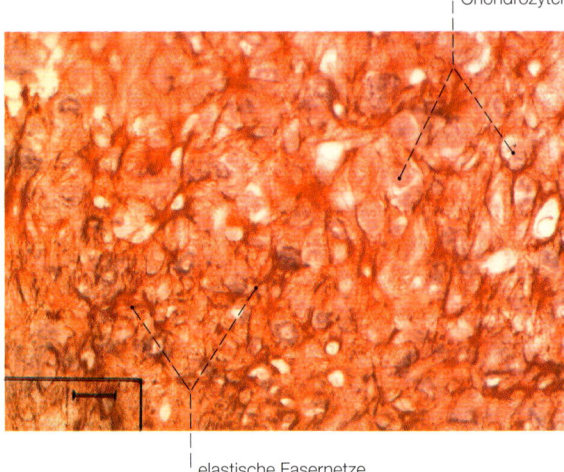

elastische Fasernetze

Abb. 4.6-6   Faserknorpel aus der Zwischenwirbelscheibe eines Erwachsenen (van-Gieson-Färbung; Vergr. 80fach; Balkenlänge 100 µm). Die Chondrone sind durch lamellenartig geschichtete Faserbündel weit voneinander getrennt.

Abb. 4.6-7   Elastischer Knorpel aus der Ohrmuschel eines Kindes (Orcein-Färbung; Vergr. 80fach; Balkenlänge 100 µm).

apparates der Bewegungssegmente, verbunden mit der Fähigkeit zur Druckverteilung auf die gesamten angrenzenden Endflächen der Wirbelkörper. Beim Faserknorpel steht die Anpassung an Zugbeanspruchung im Vordergrund, die Spannung entsteht durch den hohen Innendruck (Turgor) des Gallertkerns.

6.2.3   Elastischer Knorpel

Vorkommen: Elastischer Knorpel kommt beim Menschen in den Ohrknorpeln, im Kehldeckel, im Processus vocalis der Stellknorpel und in Knorpelstückchen der kleinen Bronchien vor. Seine Schnittflächen erscheinen leicht gelblich und trüb.

Histologie: Die Chondrozyten liegen häufig einzeln in den Zellhöhlen. In der Interzellularsubstanz, die in ihrem Aufbau der des hyalinen Knorpels entspricht, treten neben kollagenen Fibrillen langgestreckte elastische Fasernetze auf, die sich kontinuierlich in das Perichondrium fortsetzen (Abb. 4.6-7). Die elastischen Fasern quellen in der Grundsubstanz nicht und sind daher nicht maskiert. Die Dicke der elastischen Fasern liegt zwischen 1 und 4 µm. Sie verzweigen sich häufig und bilden Netze aus (Näheres s. Kap. 4.3.4). Im entspannten Zustand sind die elastischen Fasern nahezu isotrop, im gedehnten Zustand werden sie infolge der Entfaltung und Ausrichtung der Proteinketten anisotrop (doppelbrechend). Durch besondere Färbungen (z.B. Resorcin-Fuchsin) können die elastischen Fasern deutlich dargestellt werden.

Der elastische Knorpel ist biegsamer und elastischer als der hyaline. In der Regel treten in ihm weder Verkalkungs- und Verknöcherungszonen noch Asbestfaserung auf.

Literatur

[1] ALTMANN, K.: Zur kausalen Histogenese des Knorpels. Springer, Berlin–Heidelberg–New York 1964.
[2] BENNINGHOFF, A.: Der funktionelle Bau des Hyalinknorpels. Ergeb. Anat. Entw. Gesch. 26 (1925) 1–54.
[3] COCHRAN, G. V. B.: Orthopädische Biomechanik. Bücherei des Orthopäden, Bd. 58. Enke, Stuttgart 1988.
[4] EIKENBERG, E. F., M. MENDLER, R. BÜRGIN, K. H. WINTERHALTER, P. BRUCKNER: Fibrillar organization in cartilage. In: KUETTNER, K. (ed.): Articular cartilage and osteoarthritis. Raven Press, New York 1992.
[5] EKHOLM, R.: Nutrition of articular cartilage. Acta anat. 24 (1955) 329–388.
[6] FISCHER, E.: Rippen und Costo-Vertebralgelenke, Hdb. d. med. Rad., Bd. 4/2, 505–545. Springer, Berlin–Heidelberg–New York 1970.
[7] JOHNSON, E. F.: The distribution and arrangement of elastic fibres in the intervertebral disc of the adult human. J. Anat. 135, 2 (1982) 301–309.
[8] KRAEMER, J.: Biomechanische Veränderungen im lumbalen Bewegungssegment. Die Wirbelsäule in Forschung und Praxis, Bd. 58. Hippokrates, Stuttgart 1973.
[9] PAUWELS, F.: Gesammelte Abhandlungen zur funktionellen Anatomie des Bewegungsapparates. Springer, Berlin–Heidelberg–New York 1965.
[10] ROSENBERG, L. C., J. A. BUCKWALTER: Cartilage proteoglycans. In: KUETTNER, K. (ed.): Articular cartilage and osteoarthritis. Raven Press, New York 1992.
[11] RUDERT, M., B. TILLMANN: Lymph and blood supply of the human intervertebral disc. Acta Orthop. Scand. 64 (1993) 37–40.
[12] TILLMANN, B.: Anatomie typischer Sehnenansätze, -ursprünge und Engpässe. Orthopädische Praxis 18 (1982) 910–917.
[13] URBAN, J.: Disc biochemistry in relation to function. In: WEINSTEIN, J. N., S. W. WIESEL (eds.): The lumbar spine. Saunders, Philadelphia 1990.
[14] WERNER, B.: Veränderungen des knorpeligen Anteiles des ersten Rippenpaares. Anat. Anz. 144 (1978) 319–333.

7 Muskelgewebe

D. DRENCKHAHN

7.1 Übersicht, Definitionen

Die Spezialisierung des Muskelgewebes besteht in der Fähigkeit seiner spezifischen Zellen (Muskelzellen, Muskelfasern), sich aktiv verkürzen zu können. Die **aktive Verkürzung** wird als **Kontraktion** bezeichnet und kann abhängig von der Art des Muskelgewebes Bruchteile von Sekunden bis mehrere Stunden dauern. Nach Beendigung der Kontraktion kann das Muskelgewebe erschlaffen und durch entgegengesetzte Kräfte (Antagonisten) wieder auf seine Ausgangslänge oder darüber hinaus gedehnt werden. Die durch die Kontraktion erzeugte Kraft dient zahlreichen **lebenswichtigen Funktionen** des Organismus. Beispiele sind: Atembewegungen, Beförderung des Blutes im Herz-Kreislauf-System einschließlich der Erzeugung der Wandspannung in den Blutgefäßen zur Regulation des Blutdruckes, Austreibung des Feten beim Geburtsvorgang, Verklammerung und Stabilisierung des Skelettsystems und schließlich die Bewegung von Körperteilen und die Fortbewegung des gesamten Individuums.

Die schnellen Bewegungen (Bewegungen des Skelettsystems, Herzschlag) erfolgen im allgemeinen durch **quergestreifte Muskulatur,** die langsamen Bewegungen (hauptsächlich Eingeweidebewegungen) werden überwiegend durch **glatte Muskulatur** erzeugt. Bei der quergestreiften Muskulatur wird die **Skelett-** von der **Herzmuskulatur** unterschieden. Die glatte Muskulatur wird strukturell nicht weiter unterteilt.

Die Bewegungen der meisten Skelettmuskeln können bewußt gesteuert werden **(Willkürmuskulatur),** während die Herz- und glatte Muskulatur nicht der Willkür unterworfen sind **(autonome Muskulatur).** Die Kontraktionen des Muskelgewebes werden durch **Nerven** gesteuert: die der Skelettmuskulatur durch das zerebrospinale Nervensystem, die der übrigen Muskeln durch das autonome (vegetative) Nervensystem. Außerdem regulieren verschiedene **Hormone** (z.B. die Katecholamine) den Kontraktionszustand (Tonus) der autonomen Muskulatur.

Die **molekulare Basis der Kontraktion** aller Muskeln beruht auf einem Gleitfilamentmechanismus zwischen **Aktin- und Myosinfilamenten,** bei dem ATP als Energielieferant verbraucht wird. Eine reguläre Anordnung von Aktin- und Myosinfilamenten erzeugt in der quergestreiften Muskulatur das mikroskopisch sichtbare Querstreifungsmuster (s. Abb. 4.7-6).

Form und Größe: Die Zellen der glatten und quergestreiften Muskulatur sind elongiert (Abb. 4.7-1). Am längsten sind die Muskelzellen der Skelettmuskulatur, weshalb sie als „Fasern" bezeichnet werden. Am wenigsten elongiert sind die Herzmuskelzellen. Diese lagern sich jedoch zu faserförmigen Zellverbänden zusammen. Skelettmuskelfasern sind hauptsächlich zwischen 1–10 cm lang und bis 0,1 mm dick (mit dem bloßen Auge sichtbar). Sie besitzen zahlreiche Zellkerne. Die Zellen der Herzmuskulatur und glatten Muskulatur sind we-

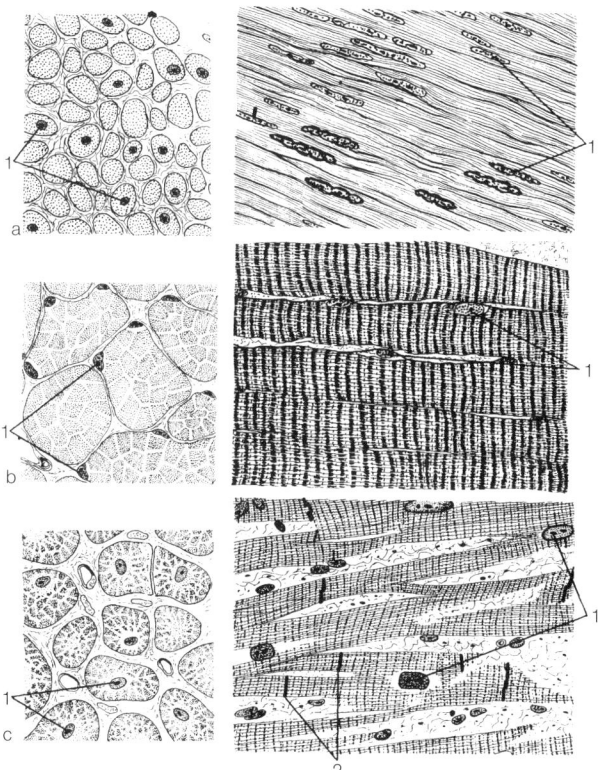

Abb. 4.7-1 Glattes und quergestreiftes Muskelgewebe zum Vergleich (links quer-, rechts längsgeschnitten); 1 = Zellkerne, 2 = Glanzstreifen, Disci intercalares.
(a) Glattes Muskelgewebe: einzelne Zellen, keine Querstreifung, Kerne zentralständig. Im Längsschnitt unten links kontrahierte Zellen mit gestauchten Zellkernen (Korkenzieherform).
(b) Quergestreiftes Muskelgewebe (Skelettmuskel): Mehrere Muskelfasern im Quer- und Längsschnitt; Kerne sind randständig. Im Querschnitt zeigen die punktförmigen Myofibrillenquerschnitte innerhalb der Muskelfaser COHNHEIMsche Felderung.
(c) Quergestreiftes Muskelgewebe (Herzmuskel): Die Zellen sind an den (dunkel gefärbten) Kontaktlinien (Glanzstreifen, Disci intercalares) miteinander verbunden; Kerne liegen zentral. Die verzweigten Muskelzellen bilden netzartige Faserverbände. Im Querschnitt COHNHEIMsche Felderung. Vergr. etwa 400fach. (Aus LEONHARDT [5])

sentlich kleiner und besitzen in der Regel nur einen Zellkern pro Zelle.

Herkunft: Das Muskelgewebe entsteht aus Zellen des mittleren Keimblatts (Mesoderm, s. Kap. 3 u. 5). Nur die glatte Muskulatur der Iris des Auges hat eine andere Herkunft (Neuroektoderm). Skelettmuskeln werden durch kettenförmige Aneinanderreihung von Vorläuferzellen **(Myoblasten)** gebildet, die anschließend miteinander fusionieren. Die hauptsächlich aus dem Ektoderm entstehenden kontraktilen **Myoepithelzellen** der exokrinen Drüsen werden dort behandelt (s. Kap. 4.2.8).

7.2   Skelettmuskulatur

7.2.1   Allgemeiner Bau

Jedes Muskelindividuum wird mit einem spezifischen anatomischen Namen belegt (z. B. *M. biceps brachii*, der zweiköpfige Armbeuger). Der Begriff „Musculus" (mus, lat.: Maus; musculus, lat.: Mäuschen) wurde offenbar wegen der mäuseähnlichen, spindelförmigen Form mancher Muskeln *(M. fusiformis)* verwendet, die sich bei Kontraktion unter der Haut sichtbar hin- und herbe-

wegen. Ein Muskelindividuum besteht aus einem durch Bindegewebe makroskopisch abgegrenzten Verband von Muskelfasern mitsamt seiner sehnigen Verbindungen. Durch diese sind die Muskelfasern am Skelettsystem (Knochen, Knorpel) oder an anderen Strukturen befestigt (u. a. Augapfel, Haut).

Muskelformen: Verschiedene Muskelformen sind in Abb. 4.7-2 dargestellt. Muskeln können flächenhaft platt sein **(M. planus)** oder eine bauchige Verdickung **(Muskelbauch, Venter)** aufweisen **(spindelförmiger Muskel, M. fusiformis).** An den Körperöffnungen kommen ringförmige

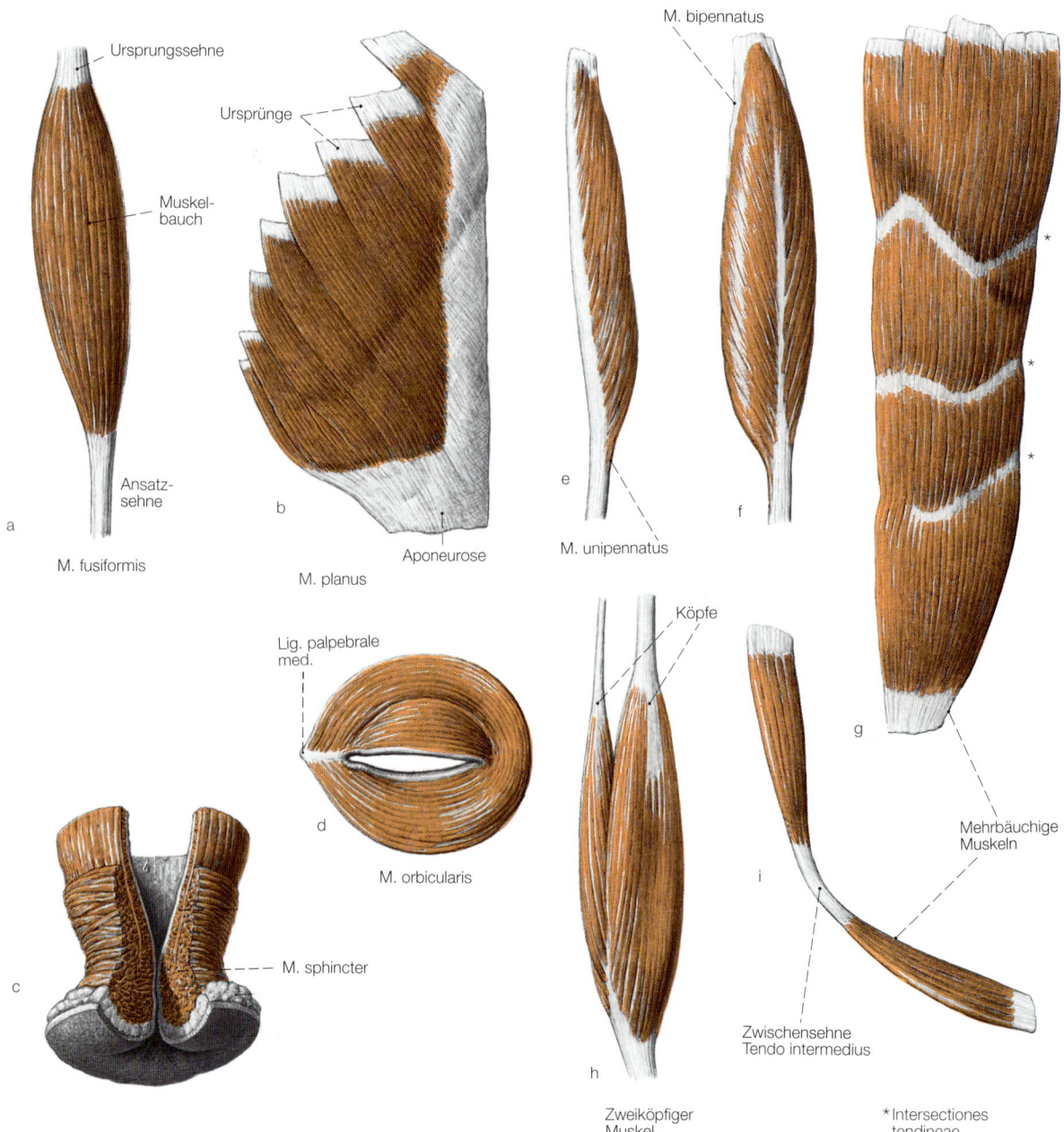

Abb. 4.7-2   Formen der Skelettmuskeln des Menschen. Beispiele: (a) M. palmaris longus, (b) M. obliquus externus abdominis, (c) M. sphincter ani externus, (d) M. orbicularis oculi, (e) M. extensor hallucis longus, (f) M. flexor digitorum longus, (g) M. rectus abdominis, (h) M. biceps brachii, (i) M. omohyoideus.

Verschlußmuskeln vor **(M. sphincter, M. orbicularis)**. Das Muskelgewebe kann auch durch Zwischensehnen **(Intersectiones tendineae)** in mehrere hintereinander gestaffelte Bäuche untergliedert sein **(mehrbäuchiger Muskel)**. Setzt sich ein Muskel aus mehreren Teilen zusammen, die von unterschiedlichen Skelettpunkten entspringen und sich anschließend vereinigen, spricht man von einem **mehrköpfigen Muskel**. Beispiele für ein- und mehrköpfige Muskeln: Die vier Hauptmuskeln des Oberarms sind der dreiköpfige Strecker (*M. triceps brachii;* -ceps, Spielform von Caput, lat.: Kopf), der zweiköpfige Beuger *(M. biceps brachii)* und die beiden einköpfigen Beuger *(M. brachialis, M. brachioradialis)* auf der Vorderseite des Oberarms.

Fiederung: Die Muskelfasern werden durch Bindegewebeblätter zu Bündeln gruppiert, die mit dem unbewaffneten Auge sichtbar sind und die Verlaufsrichtung der **Muskelfasern** widerspiegeln. Die Fasern können annähernd parallel **(parallelfaserig)** oder schräg **(gefiedert)** zur Zugrichtung verlaufen. Man unterscheidet einfach gefiederte (*M. unipennatus;* penna, lat.: Feder) von zwei- bis mehrfach gefiederten Muskeln *(M. bipennatus, M. multipennatus)*. Der Steigungswinkel **(Fiederungswinkel)** der Fasern kann innerhalb des Muskels wechseln (zur funktionellen Bedeutung der Fiederung s. u.).

7.2.2 Bindegewebehüllen

Faszie und Epimysium: Ein Muskelindividuum ist stets von einer Bindegewebehülle umgeben, die als **Muskelfaszie** bezeichnet wird (Abb. 4.7-3, 4 u. 33). Die Faszie besteht aus straffem kollagenem Bindegewebe, dessen Kollagenfasern sich scherengitterförmig überkreuzen. Dadurch sind in begrenztem Umfang Quer- und Längsdehnungen möglich, die es der Faszie erlauben, sich den Formveränderungen des Muskels bei der Kontraktion anzupassen. Reißt die Faszie lokal ein, kann Muskelgewebe an diesen Stellen vorquellen **(Muskelhernie)**.

Die Faszie kann als eine spezielle oberflächige Differenzierung des **Epimysiums** angesehen werden. Dieses ist als lockere kollagene Bindegewebeschicht definiert, die dem Muskel oberflächlich aufliegt. In vielen Muskeln ist die Faszie vom restlichen Epimysium durch einen Verschiebeschichtspalt aus weniger straffem Bindegewebe getrennt. Besonders auffällig tritt dieses bei vielen Muskeln des Oberschenkels in Erscheinung, wo Faszien Führungsröhren für die Muskeln bilden können **(Faszienlogen)**.

Die Verschiebeschicht unter der Faszie kann als Ausbreitungsweg für Blutergüsse und eitrige Infektionen dienen. Beispiel: Eitrige tuberkulöse Herde der Lendenwirbel können sich unter der Faszie des *M. psoas major* (Hüftbeuger) bis zum Oberschenkel ausbreiten **(Senkungsabszeß)**.

Peri- und Endomysium: Die vom Epimysium in die Tiefe des Muskels einstrahlenden Bindegewebeblätter werden als **Perimysium** bezeichnet (Abb. 4.7-3 u. 4). Die Perimysiumblätter umgreifen mehrere Millimeter dicke Bündel von Muskelfasern **(Sekundärbündel)**. Die Sekundärbün-

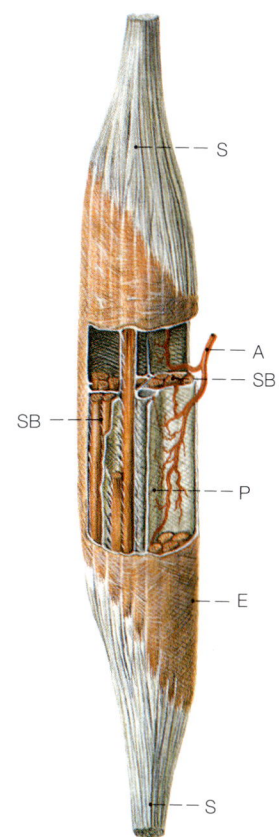

Abb. 4.7-3 Bauelemente des Skelettmuskels: Ursprungs- und Ansatzsehne (S), Muskelarterie in Area vasculosa (nervovasculosa) eintretend (A), Sekundärbündel von Muskelfasern (SB), eingefaßt von kräftigen Blättern des Perimysiums (P); Epimysium mit Faszie (E). Die Aufzweigungen der Blutgefäße verlaufen im Perimysium.

del rufen das Bild der Faserung (Fiederung) des Muskels hervor (s. o.). Die Sekundärbündel sind durch feinere Aufzweigungen des Perimysiums weiter in **Primärbündel** untergliedert (mittlere Querschnittsfläche: 1 mm²; mittlere Zahl der Fasern: 250). Bei Kleinkindern und Alten (über 70 Jahren) ist die Zahl der Fasern in den Primärbündeln niedriger (ca. 150) (s. Abb. 4.7-20). Innerhalb der Primärbündel sind die Muskelfasern von einer dünnen Schicht von retikulären Fasern umgeben. Diese Bindegewebeschicht wird als **Endomysium** bezeichnet.

Basallamina: Jede Muskelfaser ist von einem kontinuierlichen **Basalmembranschlauch** umhüllt (s. Abb. 4.7-14). Dieser besteht aus der **Basallamina** und retikulären Fasern des Endomysiums *(Lamina fibroreticularis)*. Die Basallamina ist auch im synaptischen Spalt an der neuromuskulären Synapse vorhanden.

Histophysiologie: Das Perimysium dient als **Bindegewebestraße** für Blutgefäße, Lymphgefäße und Nerven. Endaufzweigungen dieser Leitungsbahnen gelangen über das Endomysium an die Oberfläche der Muskelfasern (Abb. 4.7-3 u. 4). An den Endabschnitten der Muskeln enthalten Peri- und Epimysium straffe Kollagenfaserzüge, die als intramuskuläre Aufzweigungen der

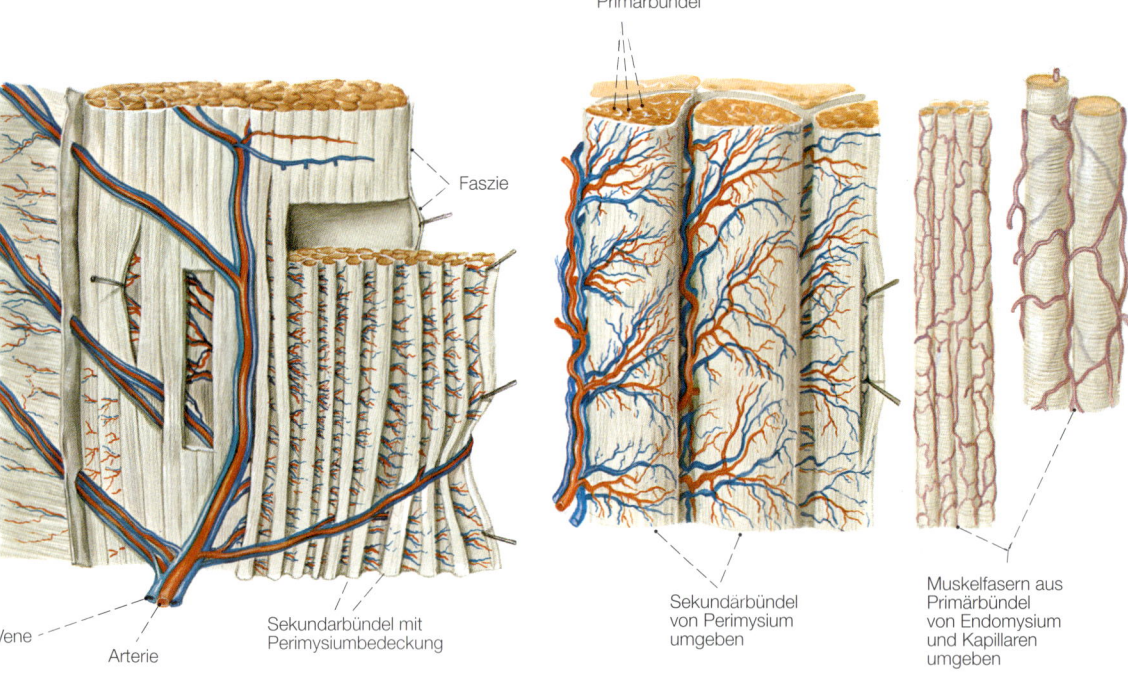

Primärbündel

Faszie

Vene

Arterie

Sekundärbündel mit
Perimysiumbedeckung

Sekundärbündel
von Perimysium
umgeben

Muskelfasern aus
Primärbündel
von Endomysium
und Kapillaren
umgeben

Abb. 4.7-4   Bindegewebehüllen und Blutversorgung von Skelett-muskeln. Ausschnitt aus dem M. rectus abdominis.

Sehnen anzusehen sind. Die Kollagenfibrillen des Perimysiums bestehen hauptsächlich aus Kollagen Typ III (und wenig Typ I), die des Endomysiums aus Typ III und Typ V. Das Epimysium und die Faszie enthalten ausschließlich Kollagen Typ I. Die **Reiß-festigkeit** des Muskels (um 100 N/cm^2) wird hauptsächlich durch das Endomysium und kaum durch das Peri- und Epimysium be-stimmt.

7.2.3   Blutgefäße

Die Eintrittsstelle der versorgenden Blutgefäße (Arterien und Venen) liegt meistens im mittleren Abschnitt des Muskels **(Hilum).** Oft treten hier auch die Nerven ein (Abb. 4.7-3). Diese versorgen den Muskel mit motori-schen und sensorischen Fasern **(Area nervovasculosa).** Die Blutgefäße verzweigen sich innerhalb des Perimysi-ums und dringen mit ihren Endverzweigungen (Arterio-len und Venolen) in die Sekundär- und Primärbündel ein. Die Kapillaren enthalten ein kontinuierliches (nicht fenestriertes) Endothel (Abb. 2.8-4) und sind überwie-gend in Längsrichtung der Muskelfasern orientiert.

Die **Kapillardichte** beträgt beim Erwachsenen in den meisten Muskeln 300–400 Kapillaranschnitte pro mm^2 Muskelquer-schnitt. Das entspricht einer durchschnittlichen Kapillardichte von 1,5 Kapillaren pro Muskelfaser. Im histologischen Bild ist jede quergeschnittene Muskelfaser von durchschnittlich 3–4 Kapillaranschnitten umgeben. Muskelfasern, die auf Dauerlei-

stung ausgelegt sind (Typ-1-Fasern, s. u.), besitzen eine rund 1,5fach höhere Kapillardichte. Bei **sportlichem Training** nimmt die Kapillardichte bis auf das 1,7fache zu. Da ebenfalls die Mus-kelfaserdicke zunimmt (Hypertrophie), ist die erhöhte Kapillar-dichte auch als Anpassung an die vergrößerten Diffusions-strecken und den erhöhten Energiebedarf der Fasern zu sehen.

7.2.4   Länge und Dicke der Skelett-muskelfasern

Der **Faserdurchmesser** beträgt beim erwachsenen Mann im Durchschnitt 64 μm (Variationsbreite 30–80 μm), bei der erwachsenen Frau 49 μm (20–70 μm). Beim Kind bis zum 6. Lebensjahr sind die Fasern 15–20 μm dick, neh-men dann kontinuierlich an Dicke zu und erreichen mit dem 12. Lebensjahr Werte des Erwachsenen. Die **Längen** isolierter bzw. durch elektrische Einzelfaserreizung ver-messener Fasern schwanken abhängig von der Länge der Muskeln von wenigen Millimetern (*M. stapedius* des Innenohres) bis zu 10 cm (lange **parallelfaserige Muskeln** wie der *M. biceps brachii*, Abb. 4.7-5). Ältere Angaben über 35 cm lange Muskelfasern im parallelfaserigen *M. sartorius* bedürfen einer Bestätigung mit neueren Un-tersuchungsmethoden. Die meisten Fasern der parallel-faserigen Muskeln reichen nicht vom Ansatz bis zum Ursprung, sondern überlappen sich im Muskel. Nur so kann es zur Ausbildung eines Muskelbauches kommen. In zahlreichen **gefiederten Muskeln** liegen die Faser-längen in der Größenordnung von einigen Zentimetern. Das gilt auch für sehr große gefiederte Muskeln, wie den *M. latissimus dorsi*. Die längsten Abschnitte dieses Mus-kels (bis 30 cm) bestehen aus fünf bis sechs hinterein-

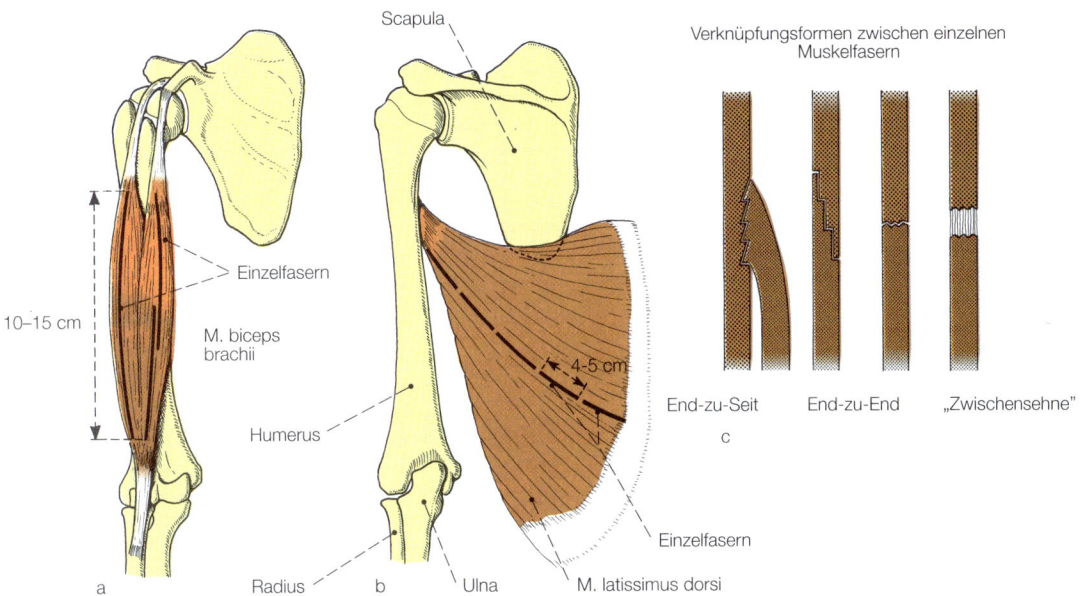

Abb. 4.7-5 Anordnung von Muskelfasern am Beispiel des annähernd parallelfaserigen M. biceps brachii (a) und des gefächerten M. latissimus dorsi (b). Typische Formen myomyaler Kontakte sind in (c) abgebildet. Im M. biceps brachii gibt es sowohl durchgängige Muskelfasern als auch Muskelfasern, die sich im Muskelbauch überlappen. In den langen Sekundärbündeln des M. latissimus dorsi bilden die Muskelfasern Faserketten.

andergeschalteten Einzelfasern (Faserketten) mit einer durchschnittlichen Länge der Einzelfasern von 4–5 cm (Abb. 4.7-5). Im *M. masseter* sind die Fasern innerhalb der Faserketten 2–3 cm lang. Die Verbindung der hintereinandergeschalteten Fasern erfolgt entweder über kurze **Zwischensehnen innerhalb des Endomysiums** oder durch direkte **myomyale Kontakte.** In den myomyalen Kontakten können die Fasern End-zu-End, Seit-zu-Seit oder End-zu-Seit verbunden sein (Abb. 4.7-5).

7.2.5 Struktur der Muskelfasern

Zellkerne und Querstreifung

Querschnitt (Abb. 4.7-6): Die Muskelfasern sind innerhalb der Primärbündel dicht aneinandergelagert und erscheinen im Querschnitt polygonal (meistens drei- bis sechseckig), selten rund. Jede Muskelfaser stellt ein **Synzytium** dar (s. Kap. 2.14.2), das in der Embryonalperiode durch Verschmelzung von zahlreichen hintereinandergelagerten Myoblasten entsteht. Eine Faser besitzt auf 1 mm Länge etwa 50–100 **Zellkerne.** Die Zahl der Zellkerne pro Faser (1–10 cm Länge) beträgt also 500–10 000.

Ein mm³ Muskelgewebe enthält etwa 50 000 Muskelzellkerne. Die Zellkerne sind meistens euchromatisch (blaß), elongiert (10–15 µm lang, 2–5 µm dick) und liegen mit der Längsachse parallel zur Längsachse der Muskelfasern, direkt unterhalb der Plasmamembran (periphere Lage, Abb. 4.7-7). In einem 10 µm dicken, queren Gewebeschnitt sind es meistens 1–3 Zellkernanschnitte pro Faser. Durchschnittlich 3% der Zellkerne liegen deutlich abgerückt von der Plasmamembran in Richtung auf die Fasermitte.

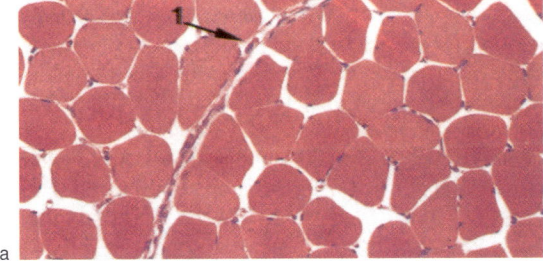

a

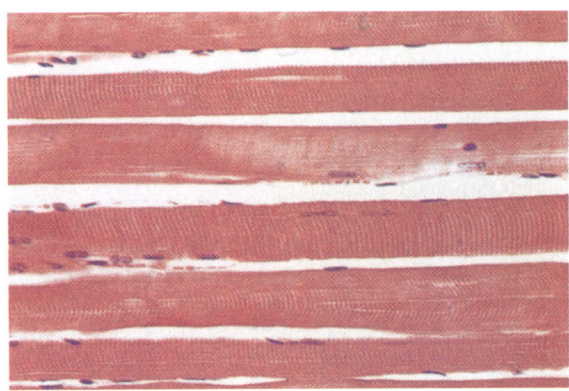

b

Abb. 4.7-6 Querschnitt (a) und Längsschnitt (b) durch Skelettmuskulatur bei gleichem Vergrößerungsmaßstab. Im Querschnitt trennt ein Perimysiumblatt (1) zwei benachbarte Primärbündel. In diesen sind die Muskelfasern von hell erscheinenden Schrumpfspalten im Endomysium umgeben. Im Endomysium befinden sich Blutkapillaren und Fibroblasten (Zellkerne im Endomysium). Die Zellkerne der Muskelfasern sind randständig. H.E.-Färbung, Vergr. 320fach. (Aus WHEATER [11])

Werte von über 10% zentralständiger Zellkerne gelten als pathologisch.

In der H.E.-Färbung erscheinen die Fasern kräftig eosinophil. Durch Gewebeschrumpfung sind die Fasern häufig von einem schmalen hellen Schrumpfspalt im Endomysium umgeben. Feine, netzförmig angeordnete Spalten innerhalb der Fasern können ein scholliges Querschnittsbild hervorrufen (COHNHEIMsche **Felderung**, Abb. 4.7-1). Mit der Eisenhämatoxylin-Färbung treten die quergeschnittenen kontraktilen Filamentbündel der Fasern (Myofibrillen) als punktförmige Strukturen in Erscheinung (Fibrillenstruktur).

Längsschnitt (Abb. 4.7-6 u. 7): Charakteristisch für die Skelettmuskulatur ist eine **Querstreifung**, die aus 1,5 µm breiten, stark angefärbten Banden besteht. Diese sind durch hellere Banden voneinander getrennt. Die Querstreifung ist auch in nativen, nicht gefärbten Muskelfasern im Phasenkontrast- bzw. Polarisationsmikroskop zu erkennen. Die dunklen Banden sind doppelbrechend (anisotrop, **A-Banden**), die hellen nicht doppelbrechend (isotrop, **I-Banden**). Innerhalb der hellen I-Banden liegt eine schmale dunkle Zwischenscheibe (**Z-Scheibe**), die sich im Schnittbild als Linie darstellt (**Z-Linie**). Diese unterteilt die I-Banden in zwei Hälften.

Der Abschnitt einer Myofibrille, der zwischen zwei benachbarten Z-Linien (-Scheiben) liegt, wird als **Sarkomer** bezeichnet. Ein Sarkomer besteht demnach aus einer A-Bande und zwei ihr benachbarten halben I-Banden.

Ein weiterer, weniger deutlich sichtbarer Querstreifen liegt im Zentrum der A-Banden und wird als Mittelzone (**M-Zone**) bezeichnet. Die Mittelzone liegt innerhalb eines Abschnittes der A-Bande, der etwas heller ist (**H-Zone**, HENSEN-Zone). Die Breite der H-Zone ist variabel. Sie hängt wie die der I-Bande vom Kontraktionszustand des Muskels ab. Beim Muskel in Ruhestellung beträgt die Breite der H-Zone 30–50% der Breite der A-Bande (s. Abb. 4.7-18). Bei maximaler Kontraktion verschwinden H-Zone und I-Bande, im gedehnten Zustand erreichen beide Zonen maximale Werte.

Membransysteme

Die **Plasmamembran** der Muskelfaser wird von einer kontinuierlichen Basallamina bedeckt. Von der Oberflächenmembran zweigen in regelmäßigen Abständen von 1–1,5 µm abgeplattete Membranschläuche (Tubuli) in das Zytoplasma ab (mittlerer Tubulusdurchmesser 60 nm). Diese transversalen Tubuli (**T-Tubuli**) durchqueren die Muskelfasern in ihrer ganzen Breite und hängen innerhalb der Faser durch Querverbindungen miteinander zusammen. Die T-Tubuli liegen in den Spalträumen zwischen den Myofibrillen (intermyofibrilläre Spalten). Sie vergrößern die Membranoberfläche der Muskelfaser um das 5- bis 10fache. Die T-Tubuli umkreisen die Myofibrillen an der Grenze zwischen A- und I-Bande. Zu beiden Seiten werden die T-Tubuli durch je eine Zisterne des endoplasmatischen Retikulums begleitet (Abb. 4.7-8, 9 u. 12). Dieses wird auch als **sarkoplasmatisches Retikulum (SR)** bezeichnet (von sarkos, gr.: Fleisch). Die terminalen Zisternen des SR sind mit den T-Tubuli durch

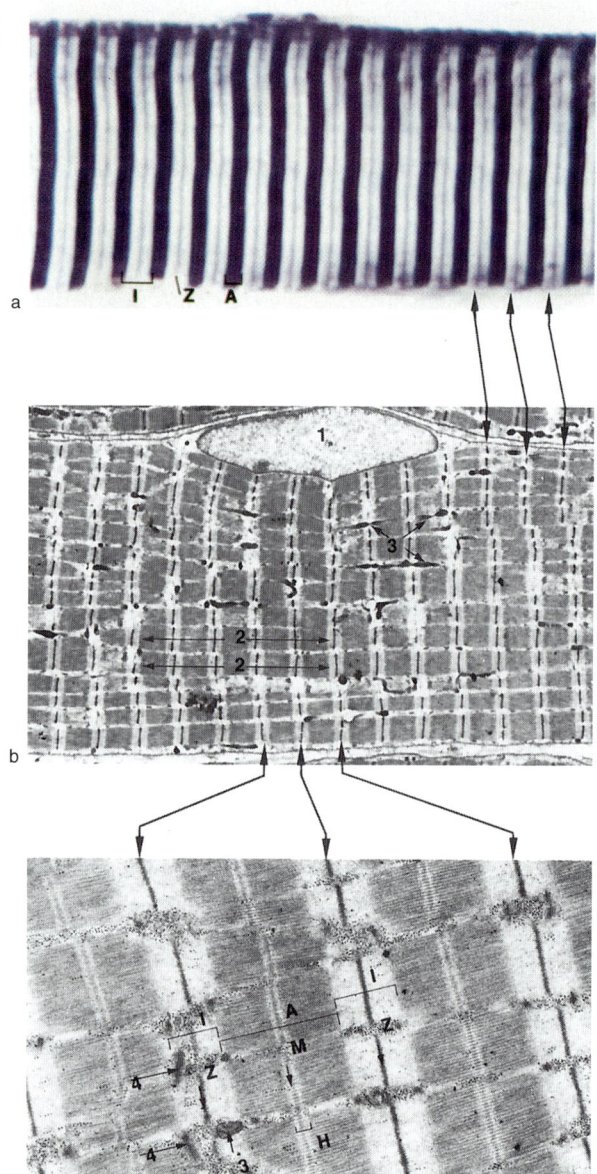

Abb. 4.7-7 Längsschnitt durch einen Skelettmuskel bei steigender Vergrößerung. (a) Lichtmikroskopie, (b, c) TEM. Abkürzungen: I-Bande (I); A-Bande (A); Z-Linie (Z); M-Zone (M); H-Zone (H); Zellkern (1); Myofibrille (2); Mitochondrien (3); T-Tubuli mit Triaden (4). Beachte in (c) zahlreiche Glykogenpartikel zwischen den Myofibrillen und wenige Mitochondrien (Typ-2A-Faser). Vergr. (a) 1200fach, (b) 2860fach, (c) 18700fach. (Aus WHEATER [11])

feine Proteinbrücken (**Triadenfüßchen**) verhaftet (Abb. 4.7-9 u. 10). Im Elektronenmikroskop entsteht durch diese Anordnung das Bild einer **Triade**, die aus einem T-Tubulus und zwei flankierenden **terminalen Zisternen** besteht (auch als **junktionales SR** bezeichnet). Die terminalen Zisternen benachbarter Triaden sind durch schlauchförmige SR-Abschnitte miteinander verbunden. Diese verlaufen annähernd in Längsrichtung der Myofibrillen (longitudinale Tubuli = **L-System**). Das SR ist

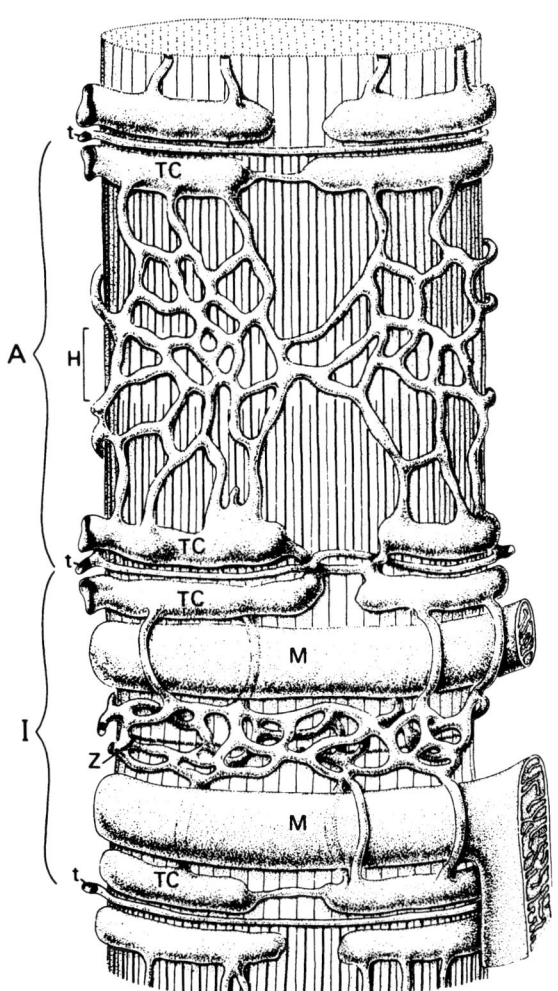

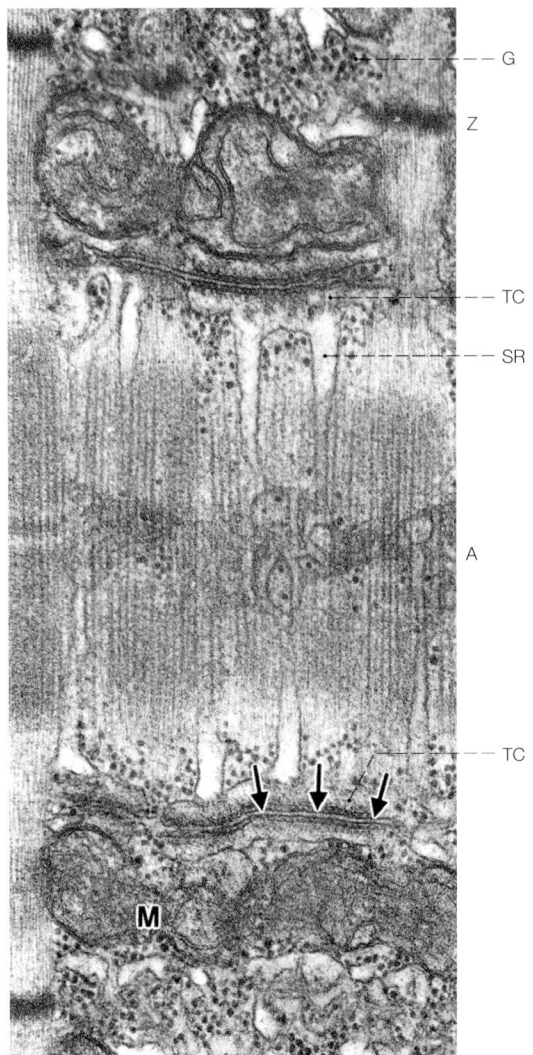

Abb. 4.7-8 Dreidimensionales Modell der sarkoplasmatischen Membransysteme im Skelettmuskel (Zwerchfell der Ratte). A-Bande (A), I-Bande (I), H-Zone (H), Z-Linie (Z), T-Tubulus (t), terminale Zisternen des sarkoplasmatischen Retikulums (TC), Mitochondrien (M). Die terminalen Zisternen sind durch die longitudinalen Tubuli des sarkoplasmatischen Retikulums miteinander verbunden. (Aus RAMBOURG u. SEGRETAIN [7])

Abb. 4.7-9 Längsschnitt durch eine Skelettmuskelfaser des Zwerchfells der Ratte. Der hier gezeigte Ausschnitt verläuft parallel zur Oberfläche einer Myofibrille. Die Pfeile zeigen auf einen T-Tubulus, der beidseits von terminalen Zisternen (TC) des sarkoplasmatischen Retikulums begleitet wird. Beachte die Triadenfüßchen zwischen T-Tubulus und terminalen Zisternen (dunkle, gestreifte Zone entlang der T-Tubuli). Mitochondrien (M), Glykogen-β-Partikel (G), A-Bande (A), Z-Linie (Z). TEM, Vergr. 35 000fach. (Aus RAMBOURG u. SEGRETAIN) [7])

ein **Speicherorganell für Ca^{2+}-Ionen,** die in den terminalen Zisternen durch das Ca^{2+}-bindende Protein Calsequestrin angereichert werden.

Funktion: Die T-Tubuli dienen der Ausbreitung der elektrischen Erregung von der Zelloberfläche in das Innere der Muskelfasern. Im Bereich der Triaden führt das Aktionspotential zur Freisetzung von Ca^{2+} aus dem SR. In Abb. 4.7-10 sind die wichtigsten molekularen Komponenten dargestellt, die bei diesem Vorgang beteiligt sind:

Von der Nervenendigung (motorische Endplatte, Abb. 4.7-11) wird bei Erregung (Depolarisation des Membranpotentials) der Neurotransmitter **Acetylcholin** durch den Vorgang der Exozytose abgegeben (s. Kap. 2.7 u. 4.2.2). Acetylcholin bindet an den Acetylcholinrezeptor der Muskelmembran (nikotinerger Rezeptor, weil er auch Nikotin bindet). Der **nikotinerge Acetylcholinrezeptor** ist ein durch Acetylcholin regulierter Kation-Kanal (s. Kap. 2.2.5.2). Durch diesen strömen nach Bindung von zwei Acetylcholinmolekülen Na^{+}-Ionen in die Zelle ein und produzieren dadurch einen lokalen Membranstrom **(Miniaturendplattenpotential).** Dieser löst durch Öffnung benachbarter, span-

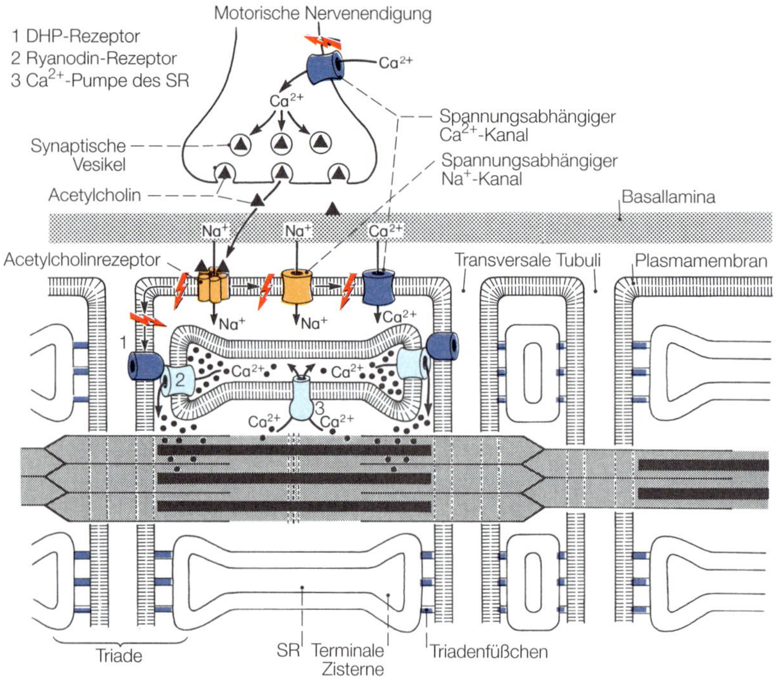

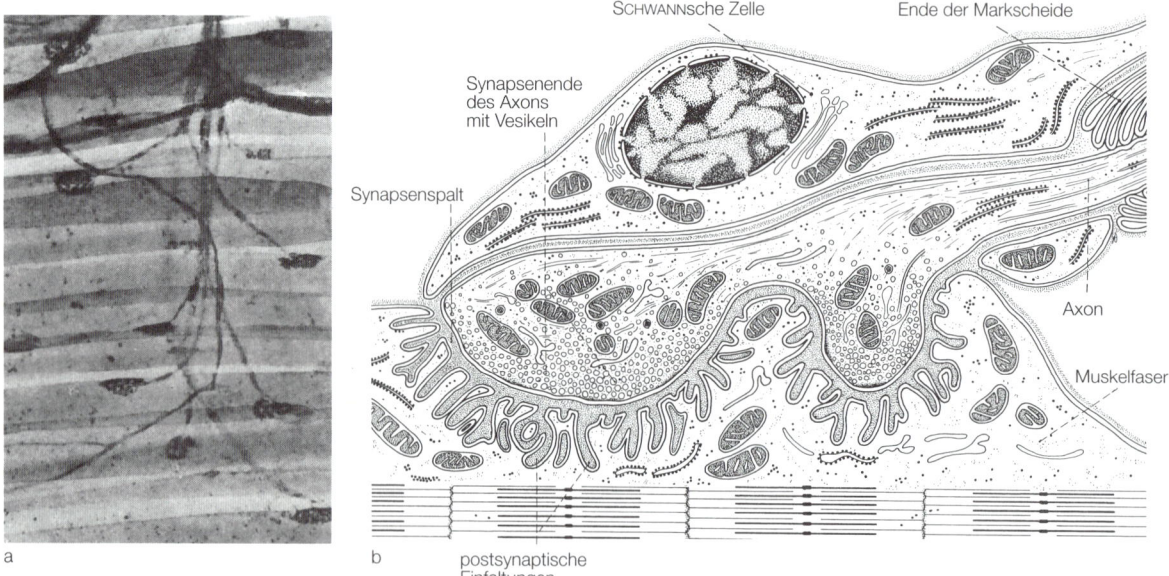

1 DHP-Rezeptor
2 Ryanodin-Rezeptor
3 Ca²⁺-Pumpe des SR

Motorische Nervenendigung

Ca²⁺

Synaptische Vesikel

Acetylcholin

Spannungsabhängiger Ca²⁺-Kanal

Spannungsabhängiger Na⁺-Kanal

Basallamina

Acetylcholinrezeptor

Na⁺   Na⁺   Ca²⁺

Transversale Tubuli   Plasmamembran

Na⁺   Na⁺   Ca²⁺

Ca²⁺   Ca²⁺

Ca²⁺   Ca²⁺

Triade

SR   Terminale Zisterne   Triadenfüßchen

Abb. 4.7-10 Molekulare Anatomie der neuromuskulären und elektromechanischen Signaltransduktion im Skelettmuskel.

SCHWANNsche Zelle   Ende der Markscheide

Synapsenende des Axons mit Vesikeln

Synapsenspalt

Axon

Muskelfaser

a   b   postsynaptische Einfaltungen

Abb. 4.7-11 Struktur der Synapse zwischen der Endigung motorischer Nervenfasern (Axon) und Skelettmuskelfasern (motorische Endplatte).
In (a) sind Aufzweigungen motorischer Nervenfasern mit Endplatten an Muskelfasern des Zwerchfells der Ratte dargestellt. Die Darstellung erfolgte durch den Nachweis der Acetylcholinesterase, ein Acetylcholin-abbauendes Enzym, das u.a. in der Basallamina des synaptischen Spaltes lokalisiert ist. Vergr. 100fach. (Original: J. STAUBESAND)

In (b) ist die Ultrastruktur der motorischen Endplatte schematisch dargestellt. Das freie Axonende wird von Ausläufern der Hüllzellen der Nervenfasern (SCHWANNsche Zellen) bedeckt. Typisch sind tiefe postsynaptische Einfaltungen der Muskelmembran, durch die die postsynaptische Oberfläche vergrößert wird. Die meisten Acetylcholinrezeptoren befinden sich auf den Kämmen zwischen den Einfaltungen, also direkt gegenüber der präsynaptischen Membran des Axonendes.

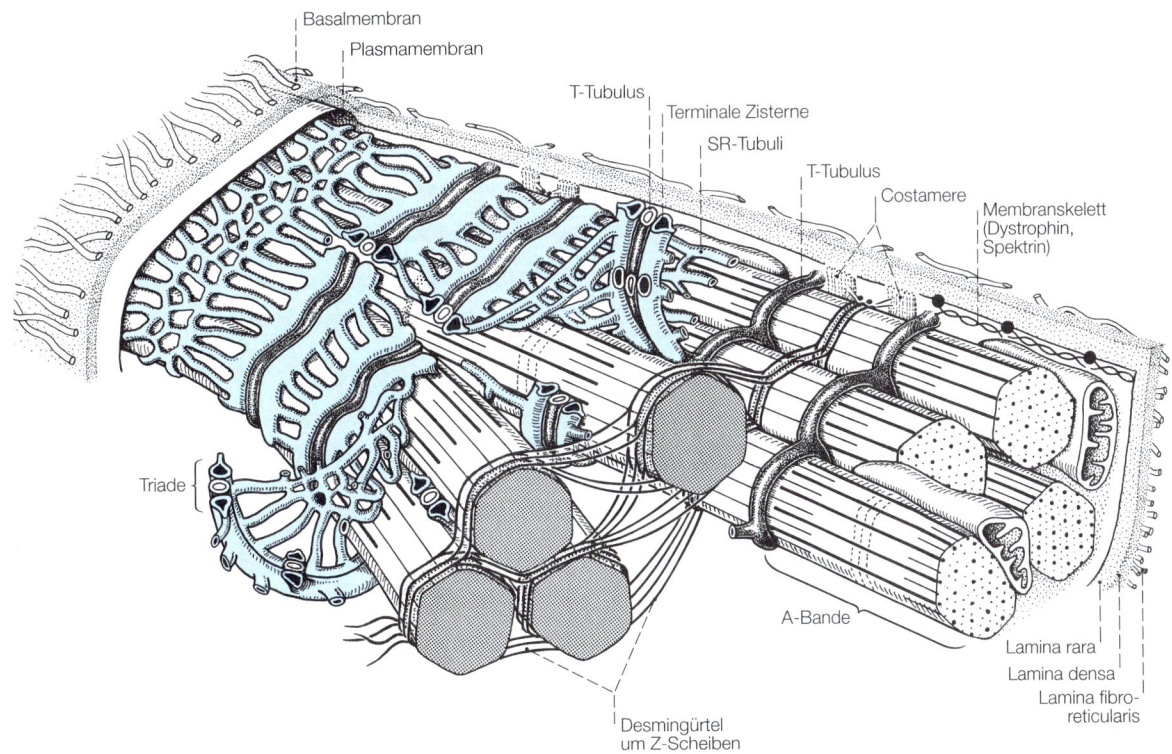

Basalmembran
Plasmamembran
T-Tubulus
Terminale Zisterne
SR-Tubuli
T-Tubulus
Costamere
Membranskelett
(Dystrophin, Spektrin)
Triade
A-Bande
Lamina rara
Lamina densa
Lamina fibro-reticularis
Desmingürtel
um Z-Scheiben

Abb. 4.7-12 Dreidimensionales Modell der räumlichen Anordnung der Membransysteme und Myofibrillen im Skelettmuskel.

nungsabhängiger Na$^+$-Kanäle eine Kettenreaktion aus, was schließlich zur Entstehung des muskulären **Aktionspotentials** führt. Dieses breitet sich über die Muskelmembran und die T-Tubuli aus (Leitungsgeschwindigkeit: 5 m/s). In der Membran der T-Tubuli sind spezialisierte, spannungsabhängige Ca^{2+}-Kanäle gelegen, die mit dem Pharmakon Dihydropyridin (DHP) gehemmt werden können **(DHP-Rezeptor).** Der DHP-Rezeptor ragt in die Triadenfüßchen vor und steht dort im direkten Kontakt mit einem Ca^{2+}-Kanal der terminalen Zisterne. Dieser bindet das Pharmakon Ryanodin **(Ryanodin-Rezeptor).** Die spannungsabhängigen Konformationsänderungen des DHP-Rezeptors führen zu einer Öffnung des Ryanodin-Rezeptors. Durch diesen strömen Ca^{2+}-Ionen aus den terminalen Zisternen zwischen die Myofilamente der benachbarten Myofibrillen und lösen bei einer Konzentration von $\geq 10^{-6}$ M (1 Mikromol/L = 1 µM) die Muskelkontraktion aus. Die Beendigung der Kontraktion erfolgt durch den Abfall der zytosolischen Ca^{2+}-Konzentration unter 1 µM, da Ca^{2+}-Pumpen in der Membran des SR ständig Ca^{2+}-Ionen in das SR zurückbefördern. So ist es möglich, daß mehrere Kontraktionen innerhalb 1 Sekunde stattfinden können (wichtig für schnelle, repetitive Bewegungen).

Membranskelett

Dort wo die Z-Linien der peripheren Myofibrillen die Plasmamembran berühren, befinden sich auf der zytoplasmatischen Oberfläche der Plasmamembran zu beiden Seiten der Z-Linie umschriebene Verdichtungszonen (Abb. 4.7-12). Diese verlaufen reifenförmig um die Muskelfaser herum und werden deshalb als **Costamere** bezeichnet (costa, lat.: Rippe; meros, gr.: Teil). Die Costamere enthalten das Aktinfilament-bindende Protein Vinculin und dienen wahrscheinlich der Verankerung der peripheren Myofibrillen an der Plasmamembran. Die Plasmamembran wird weiterhin von einem filamentären Gerüstwerk unterlagert, dem **Membranskelett**

(Abb. 4.7-12 u. 13). Dieses ist für die reversible Dehnungsfähigkeit und Stabilität der muskulären Plasma-

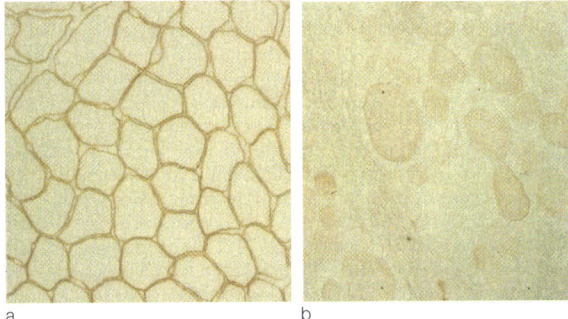

a   b

Abb. 4.7-13 Immunhistochemische Darstellung des Membranskelett-Proteins Dystrophin (Immunperoxidasemethode) im Skelettmuskelquerschnitt eines gesunden Menschen (a) und eines Patienten mit DUCHENNEscher Muskeldystrophie (b). Beim Gesunden reagiert die Plasmamembran deutlich mit dem Dystrophin-Antikörper (braunes Reaktionsprodukt). Die Fasern des DUCHENNE-Patienten sind negativ. Beachte weiterhin das Nebeneinander von sehr dünnen und dicken Muskelfasern beim DUCHENNE-Patienten (Zeichen der Degeneration und Regeneration). Vergr. 200fach. (Original: R. GOLD, Würzburg) membran erforderlich. Das Membranskelett besteht im wesentlichen aus den fadenförmigen Proteinen **Dystrophin** und **Spektrin,** die ihrerseits mit Aktin verknüpft sind (s. Kap. 2.4.5).

Dystrophin ist an der Innenseite der Plasmamembran mit einem Proteinkomplex verbunden, an dessen Außenseite ein Rezeptor für das Basallaminaprotein Laminin lokalisiert ist. Ein genetischer Defekt von Dystrophin ist die Ursache der tödlich verlaufenden **DUCHENNEschen Muskeldystrophie** (Abb. 4.7-13). Da das Dystrophin-Gen auf dem X-Chromosom lokalisiert ist (Xp21, s. Kap. 2.14.4.3), ist nur das männliche Geschlecht von dieser Krankheit befallen. Die Patienten sterben meistens vor dem 20. Lebensjahr an Muskelschwund und Atemlähmung.

Myofibrillen

Allgemeiner Bau (Abb. 4.7-12 u. 14): Myofibrillen nehmen 85–90% des Faservolumens ein. Ihre Zahl beträgt bei einer durchschnittlichen Faserdicke von 50–60 µm 2500–3500 pro Muskelfaser, ihre Länge entspricht der Länge der Muskelfaser. Im Querschnitt sind Myofibrillen polygonal, mit einem durchschnittlichen Durchmesser von 0,5–1 µm. Myofibrillen sind für das typische Querstreifungsmuster des Skelettmuskels verantwortlich. Ultrastrukturell bestehen die Myofibrillen aus Gruppen von periodisch hintereinandergestaffelten dicken Filamenten **(Myosinfilamenten)** und dünnen Filamenten **(Aktinfilamenten)**. Myosinfilamente sind 15 nm dick und 1,5 µm lang, Aktinfilamente 8 nm dick und 1 µm lang.

Myosinfilamente: Myosinfilamente sind auf die A-Bande beschränkt und für die Doppelbrechung dieser Bande verantwortlich. Jedes Myosinfilament wird von rund 300 Myosinmolekülen gebildet. Ein **Myosinmolekül** besteht aus zwei identischen schweren Ketten.

Diese können durch Proteasen in drei Abschnitte gespalten werden: einen 12 nm langen, birnenförmigen Kopfabschnitt (S1-Fragment), einen ca. 30 nm langen Halsabschnitt (S2) und einen 100 nm langen Schwanzteil (leichtes Meromyosin, LMM). Kopf- und Halsabschnitte (S1 und S2) bilden zusammen das schwere Meromyosin (HMM). Die Schwanzabschnitte lagern sich zu den bipolaren Myosinfilamenten zusammen, so wie es in Abb. 2.4-16 u. 4.7-14 veranschaulicht ist. Die Kopfabschnitte stehen mit Teilen des Halses senkrecht von der Filamentoberfläche ab und bilden so die **Querbrücken** zu den Aktinfilamenten. Die Querbrücken sind mit weiteren kleinen Proteinen, den **Leichtketten,** verbunden. Im Skelettmuskel gibt es drei verschiedene Leichtketten. Pro Kopfhälfte sind zwei unterschiedliche Leichtketten gebunden, also insgesamt vier Leichtketten pro Querbrücke. Ein weiteres Protein, das mit den Myosinfilamenten zu beiden Seiten der M-Zone verbunden ist, wird C-Protein genannt. Die Funktion des C-Proteins ist nicht bekannt.

Im Mittelabschnitt der Myofibrillen (Bereich der M-Zone) fehlen Querbrücken. Diese **Querbrücken-freie Zone** (Pseudo-H-Zone, Abb. 4.7-15) entsteht durch die bipolare Polymerisation der Myosinmoleküle, deren Schwanzabschnitte sich hier endständig mit entgegengesetzter Richtung überlagern (s. Abb. 2.4-16).

M-Zone: In der Mitte der A-Bande sind die Myosinfilamente miteinander quervernetzt. Dadurch entsteht die M-Zone, die aus mehreren Querverbindungen (Linien) zwischen den Myosinfilamenten aufgebaut ist (Abb. 4.7-14). Eine zentral gelegene **M-Linie** wird beidseits von jeweils acht weiteren Einzellinien flankiert.

Von diesen sind nur die 1., 2. und 5. Linie im Elektronenmikroskop ohne spezielle Verfahren darstellbar (Abb. 4.7-15). Die M-Zone enthält die Proteine **Myomesin,** das **M-Linien-Protein** und die muskuläre **Kreatinkinase** als Hauptkomponenten. Letztere kommt auch als lösliche Form im Zytoplasma und als membrangebundene Form auf der Oberfläche des SR vor.

Aktinfilamente: Die Aktinfilamente erstrecken sich von den Z-Linien ausgehend zwischen die Myosinfilamente. Im erschlafften Muskel reichen sie ca. 0,3 µm weit in die A-Bande hinein. Diese **Überlappungszone** ist optisch dichter (dunkler) als der restliche Teil der A-Bande. Auf diese Weise entsteht die **H-Zone,** die als Abschnitt der A-Bande definiert ist, der zwischen den Überlappungszonen gelegen ist. Im Bereich der **Z-Linie** sind die Enden der Aktinfilamente durch das Protein α-Actinin miteinander quervernetzt (Abb. 4.7-14 u. 16, s. auch Kap. 2.4.4.2).

Das in der Z-Linie gelegene Ende ist das Plusende, an welchem das Filamentwachstum (Polymerisation) stattfinden kann. In der ausdifferenzierten Myofibrille ist das Plusende durch das Protein β-Actinin blockiert. Das andere Ende der Aktinfilamente befindet sich in der Überlappungszone, an der Grenze zur H-Zone. Es ist das Minusende, das endständig mit dem Protein Tropomodulin besetzt ist und dadurch wahrscheinlich vor der Depolymerisation bewahrt wird.

Aktinfilamente werden durch das Protein **Tropomyosin** stabilisiert. Tropomyosin ist ein fadenförmiges Doppelmolekül, das aus einer α- und einer β-Untereinheit besteht. Der Tropomyosinfaden liegt am Rand der Rinne des α-helikal gewundenen Aktinfilamentes (s. Kap. 2.4.4.2). In einem Abstand von etwa 40 nm sind die Tropomyosinmoleküle mit dem **Troponinkomplex** verbunden. Dieser setzt sich aus den Untereinheiten Troponin C (bindet Ca^{2+}), Troponin T (bindet an Tropomyosin) und Troponin I (bindet Ca^{2+}-abhängig an Aktin) zusammen. Troponin T ist ein elongiertes Molekül, das annähernd die Hälfte des Tropomyosinfadens bedeckt (Abb. 4.7-14).

Superdünnes Filamentsystem (Abb. 4.7-17): Werden Aktin- und Myosinfilamente durch Extraktion mit hoher Salzkonzentration entfernt, dann bleiben Komponenten der Z-Linie und ein zartes Filamentsystem übrig. Diese 2–4 nm dünnen Filamente sind in Längsrichtung der Myofibrillen angeordnet und im Z-Streifen befestigt. Eine Hauptkomponente dieses „superdünnen" Filamentsystems ist das Protein **Titin** (Molekulargewicht von etwa 1–2 Millionen). Die Titinfilamente reichen von der Z-Linie bis in die Nähe der M-Zone. Dort sind sie wahrscheinlich mit den Myosinfilamenten und Komponenten der M-Zone verbunden. Sie bilden offenbar ein elastisches System, das die Sarkomere bei starker Dehnung des Muskels zusammenhält **(Überdehnungsbremse)** und nach Beendigung der Dehnung ein automatisches Zurückgleiten der Aktinfilamente zwischen die Myosinfilamente ermöglicht.

Ein zweites superdünnes Filamentsystem besteht aus dem Protein **Nebulin.** Nebulinfilamente liegen auf der Oberfläche der Aktinfilamente und stabilisieren diese.

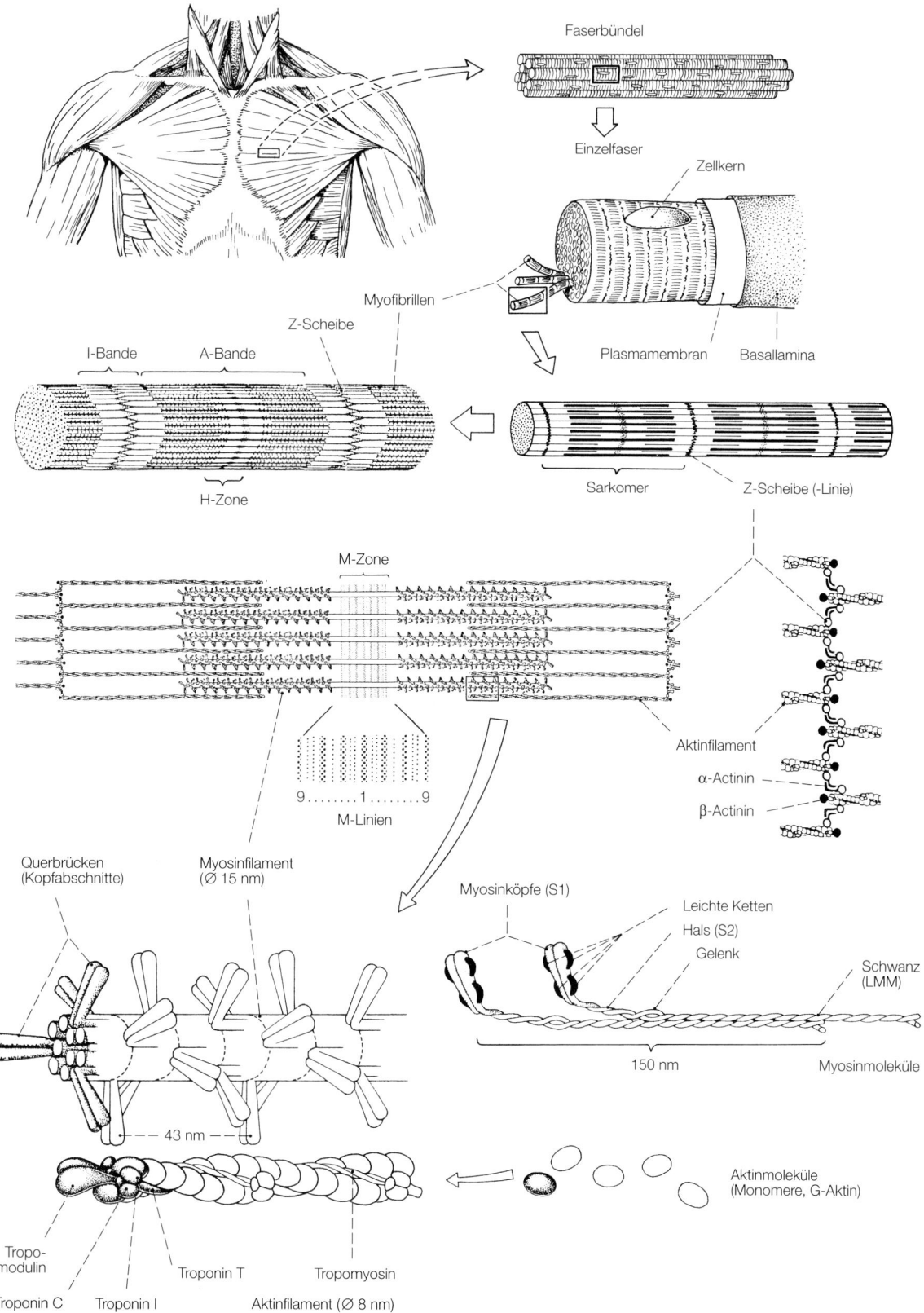

Abb. 4.7-14 Struktur und Molekularbau des kontraktilen Apparates der Skelettmuskulatur.

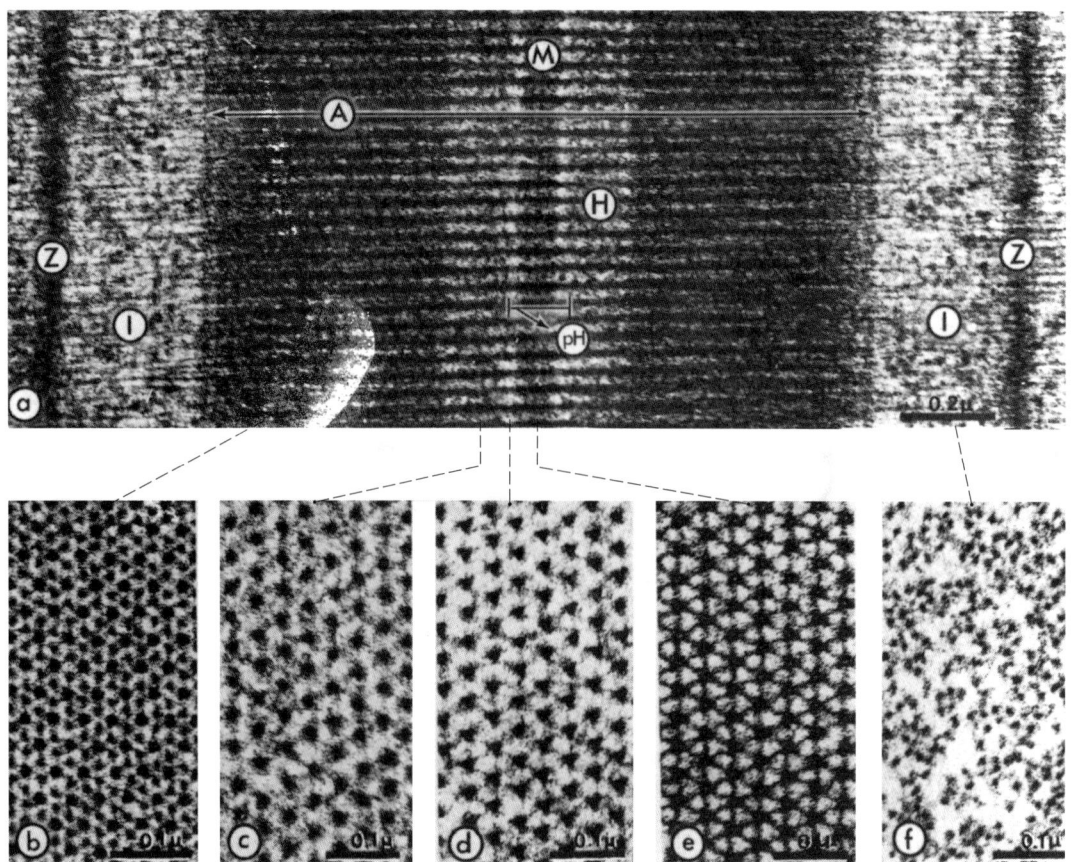

Abb. 4.7-15 Sarkomer einer Skelettmuskelfibrille (Fisch) im Längsschnitt (a) und Querschnitt (b bis f). Die Pseudo-H-Zone (pH) umfaßt den Querbrücken-freien Mittelabschnitt der Myosinfilamente, in welcher zentral die M-Zone gelegen ist (e). Die hexagonal angeordneten Brückenfilamente der M-Zone sind gut zu erkennen (b).
Beachte auch die hexagonale Anordnung der Aktinfilamente in der Überlappungszone mit den Myosinfilamenten (b): ein Myosinfilament ist von sechs Aktinfilamenten umgeben. TEM, Vergr. 60 000fach. (Aus Pepe [6])

Z-Scheibe: Die Z-Scheibe ist besonders elektronendicht. Sie erscheint im Längsschnitt der Myofibrille als elektronendichte Mittellinie innerhalb der I-Bande (Abb. 4.7-9). Die Breite der **Z-Linie** variiert (Abb. 4.7-16). Sie beträgt in langsamen Zuckungsfasern (Typ-1-Fasern) im Mittel 120 nm und in schnellen Zuckungsfasern (Typ-2-Fasern) 75 nm. Innerhalb der Z-Scheibe sind die Aktinfilamente tetragonal angeordnet und überlappen sich mit ihren Enden. Die Hauptproteine der Z-Scheibe sind das α-Actinin, das die Aktinfilamente quervernetzt, und β-Ac

tinin, das die Enden der Aktinfilamente blockiert. In der Peripherie werden die Z-Scheiben von einem **Ringbündel aus Intermediärfilamenten** (Desmin, s. Kap. 2.4.3) eingefaßt. Die Desminfilamente scheinen benachbarte Z-Scheiben untereinander zu verbinden und dadurch die exakte Ausrichtung der Myofibrillen zu gewährleisten (Abb. 4.7-12).

7.2.6   Kontraktionsvorgang

Die aktive, krafterzeugende Verkürzung der Muskulatur erfolgt nach dem **Gleitfilament-Mechanismus** (Abb. 4.7-18, 19 u. 38): Bei Ca^{2+}-Konzentrationen ≥ 1 μM binden die Myosin-Querbrücken unter einem Winkel von 90° (also senkrecht) an das Aktinfilament. Anschließend knickt die Querbrücke am Übergang zwischen Kopf- und Halsabschnitt bis auf einen Winkel von 50° ab. Dieser **Kraftschlag** (engl.: power stroke) erfolgt in Richtung auf die M-Zone. Dadurch werden die Aktinfilamente um eine Strecke von etwa 10 nm zwischen die Myosinfilamente gezogen. Anschließend lösen sich die Querbrücken vom Aktinfilament, nehmen wieder die 90°-Position ein und binden erneut an das Aktinfilament (Querbrückenzyklus). Etwa 50–70 Querbrückenzyklen

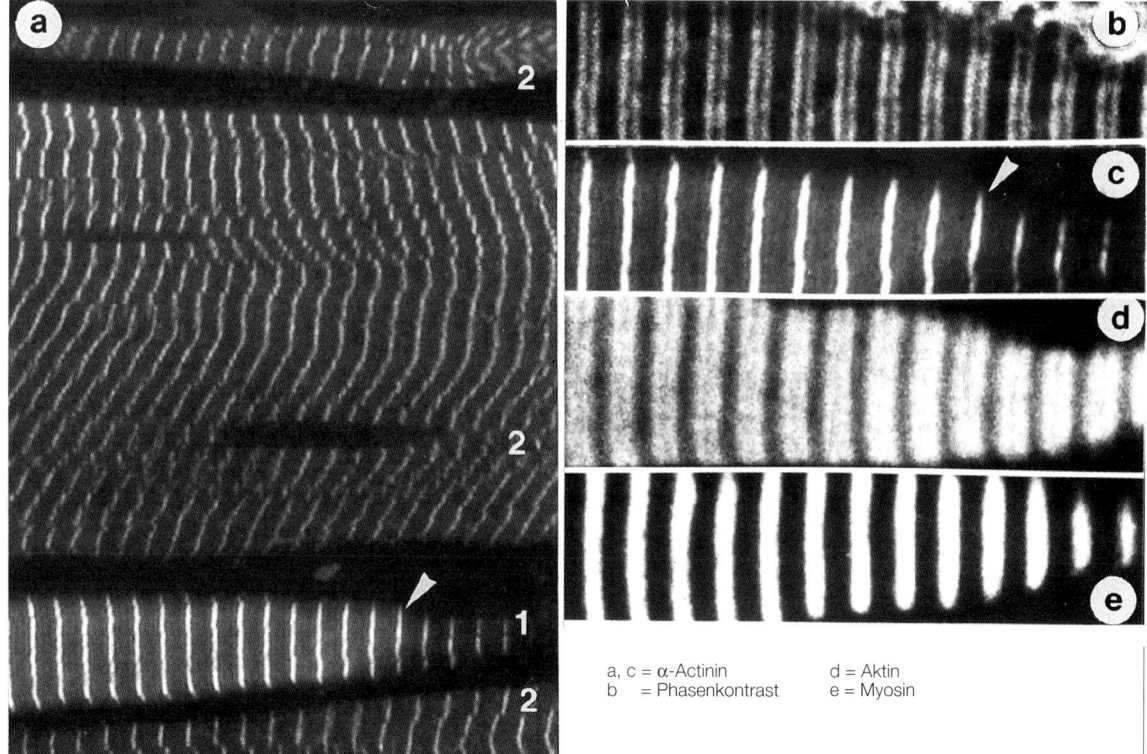

a, c = α-Actinin   d = Aktin
b   = Phasenkontrast   e = Myosin

Abb. 4.7-16 Längsschnitt durch den M. psoas major des Menschen (Sarkomerlänge: 3 μm) mit Immunfluoreszenz-mikroskopischer Lokalisation von Myosin, Aktin und α-Actinin. In (a) wurde das Z-Streifenprotein α-Actinin dargestellt. Der Ausschnitt enthält Anschnitte von drei Typ-2-Fasern (dünne Z-Streifen) und einer Typ-1-Faser (dicker Z-Streifen). In (b bis e) sind Serienschnitte durch diese Typ-1-Faser bei stärkerer Vergrößerung gezeigt mit Lokalisation der Proteine α-Actinin (der Pfeil in [c] weist auf denselben Z-Streifen wie der Pfeil in [a] hin), Aktin (d) und Myosin (e). Zur Orientierung wurde die Faser auch mit der Phasenkontrastoptik fotografiert (b), um die Position der I-Bande (hell) mit Z-Streifen (dunkle Linien in den I-Banden) und der A-Bande (dunkel) festzulegen. Vergr. (a) 1200fach, (b bis e) 2000fach.

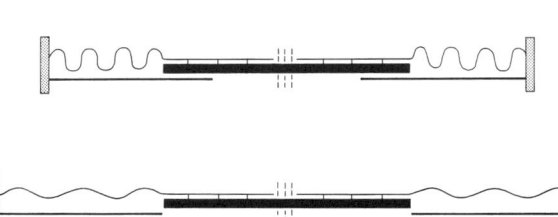

Abb. 4.7-17 Das superdünne Filamentsystem des Sarkomers wird von Titinfilamenten gebildet. Titinfilamente (auch Connectinfilamente genannt) vermitteln die elastischen Eigenschaften der Myofibrillen.

reichen aus, um die Aktinfilamente einer gedehnten Myofibrille bis zur M-Linie zu bewegen. Da ein Myosinfilament von sechs Aktinfilamenten umgeben wird (Abb. 4.7-15), erfolgt der Gleitmechanismus eines Myosinfilamentes an gleichzeitig sechs Aktinfilamenten.

Die Energie für den **Querbrückenzyklus** wird durch Spaltung von ATP bereitgestellt. Wenn ATP durch den Myosinkopf (S1-Fragment) gebunden wird, löst sich die Querbrücke von den Aktinfilamenten und bringt sie in die 90°-Stellung zurück **(Weichmachereffekt des ATP)**. Anschließend wird ATP in ADP und Phosphat gespalten. Dadurch werden Konformationsänderungen in den Querbrücken ausgelöst, die bei ausreichender Ca^{2+}-Konzentration (≥ 1 μM) eine feste Bindung an das Aktinfilament ermöglichen. Daraufhin werden ADP und Phosphat vom Kopf abgegeben. Diese Abgabe führt zur Abknickung des Kopfes in die 50°-Stellung (Kraftschlag). Der Kopf verbleibt in dieser Position, bis ein neues ATP-Molekül gebunden und dadurch der nächste Querbrückenzyklus eingeleitet werden kann. Die Totenstarre kommt dadurch zustande, daß die Myosinköpfe in der 50°-Stellung fixiert sind, da ATP nicht mehr zur Verfügung steht.

Wie oben dargelegt, ist für den Querbrückenzyklus eine erhöhte **Ca^{2+}-Konzentration** erforderlich. Die Ca^{2+}-Ionen werden bei Depolarisation des Membranpotentials aus den terminalen Zisternen des sarkoplasmatischen Retikulums abgegeben. Ca^{2+}-Ionen binden an das Troponin C der Aktinfilamente und lösen Konformationsänderungen im Troponinkomplex aus. Diese bewirken eine Verlagerung der Tropomyosinfilamente in die Furchen der Aktinfilamente. Dadurch werden die Bindungsstellen der Querbrücken auf der Oberfläche des Aktinfilaments besser zugängig. Gleichzeitig stimulieren die Ca^{2+}-Ionen die ATPase-Aktivität der Myosinköpfe und damit die Geschwindigkeit des Querbrückenzyklus.

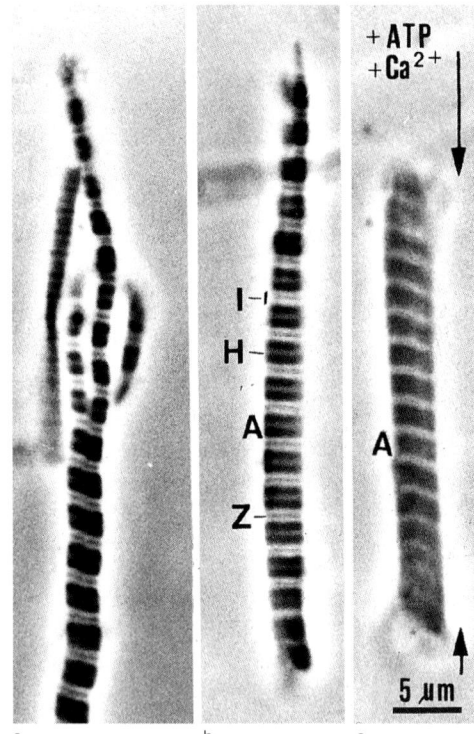

a   b   c

Abb. 4.7-18   Isolierte Myofibrillen aus dem M. masseter (Kaumuskel) der Ratte.
(a) Bündel von drei Myofibrillen. In (b und c) ist das identische Myofibrillenbündel in relaxiertem Zustand (b) und nach Kontraktion (c) gezeigt. Die Kontraktion wurde durch Gabe von 1 mM MgATP und 1 μM Ca^{2+} ausgelöst. Beachte, daß die Breite der A-Banden konstant bleibt, während die I-Banden während der Kontraktion schmaler werden und die H-Zonen verschwinden. Die Pfeile zeigen die Verkürzungsrichtung an (Verkürzung um 25% der Länge).

7.2.7   Muskelfasertypen

Extrafusale und intrafusale Fasern

Die Fasern der Skelettmuskulatur können in Fasern der **Arbeitsmuskulatur** (extrafusale Fasern) und Fasern der **Muskelspindeln** (intrafusale Fasern) unterteilt werden.

Muskelspindeln sind spezialisierte Mechanorezeptoren des Muskels, welche in geringer Zahl über den Muskel verteilt sind. Die **intrafusalen Muskelfasern** sind sehr dünn (5–20 μm im Durchmesser) und erfüllen zwei Aufgaben:
1. Einstellung der Empfindlichkeit der Muskelspindeln durch Spannungs- und Längenänderung,
2. Funktion als Dehnungsrezeptoren, die Längenänderungen des Muskels wahrnehmen (wichtig für den Muskelreflex, Näheres s. Band II, Kap. 16.13.3).

Die **extrafusalen Muskelfasern** können sich bei Reizung innerhalb von Bruchteilen einer Sekunde kontrahieren und wieder erschlaffen (Muskelzuckung). Sie werden deshalb als **Zuckungsfasern** (engl.: twitch fibers) bezeichnet. Zuckungsfasern besitzen in der Regel nur einen Synapsenkontakt mit einer motorischen Nervenfaser (**motorische Endplatte**, Abb. 4.7-11, „En plaque"-Endigung). Nähere Ausführungen sind im Band II (s. Kap. 16.2.2.6) enthalten. Lange Muskelfasern haben oft zwei (oder mehr) Endplatten in größerem Abstand voneinander.

Das gewährleistet eine gleichzeitige Kontraktion aller Abschnitte einer Faser. Wegen der begrenzten elektrischen Leitungsgeschwindigkeit der Muskelmembran (5 m/s) könnten theoretisch zentrale Abschnitte der Faser kontrahieren (erfolgt innerhalb von 20 Millisekunden nach Depolarisation), während die endständigen Abschnitte noch erschlafft sind bzw. umgekehrt. Die Leitungsgeschwindigkeit der Nerven ist rund zehnfach höher als die der Muskelmembran.

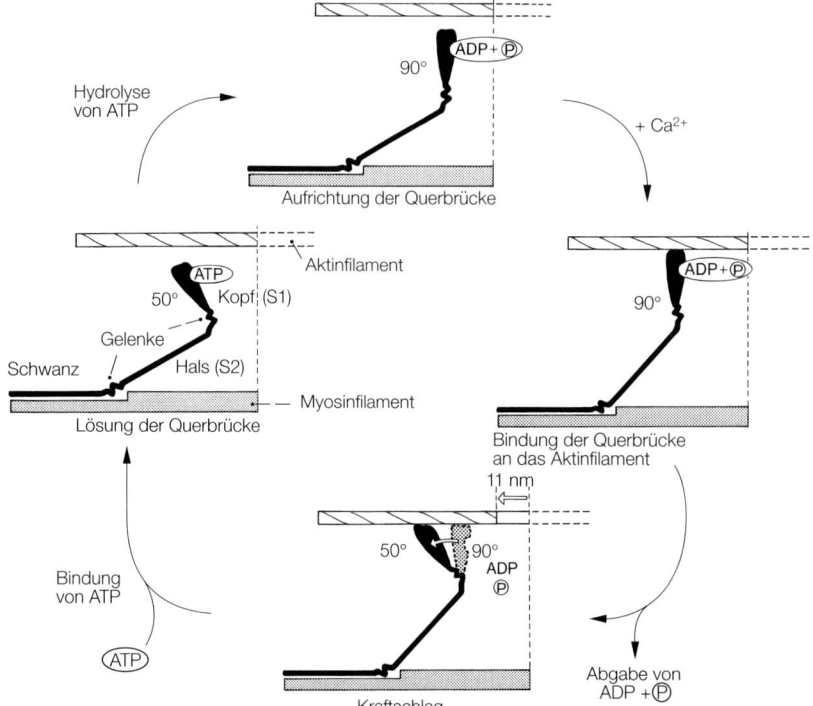

Abb. 4.7-19   Strukturelle und molekulare Vorgänge beim Querbrückenzyklus der Muskelkontraktion.

Von den Zuckungsfasern werden **tonische Fasern** unterschieden, deren Zellmembran kein Aktionspotential fortleiten kann. Deshalb werden die tonischen Fasern durch zahlreiche kleine Nervenendigungen („En grappe"-Endigungen) versorgt und können sich nur langsam (wurmförmig) kontrahieren.

Sie besitzen auf ihrer Oberfläche diffus verteilte Acetylcholinrezeptoren und lassen sich deshalb durch Auftropfen von Acetylcholin auf die Muskelmembran zur Kontraktion bringen. Bei den Zuckungsfasern sind die Acetylcholinrezeptoren dagegen nur auf die postsynaptische Membran beschränkt.

Tonische Fasern kommen nur in **Muskelspindeln** und in den **äußeren Augenmuskeln** vor. Der Anteil tonischer Fasern an den extrafusalen Muskelfasern der Augenmuskeln beträgt etwa 5%. Tonische Fasern sind relativ dünn (10–25 μm) und besitzen häufig zentralständige Zellkerne.

Das Myosin der tonischen Fasern steht dem Myosin der Herzvorhöfe nahe (s. Tabelle 4.7-1). Mit Antikörpern gegen Herzmuskelmyosin lassen sich in den Augenmuskeln auch multipel innervierte „tonische Fasern" nachweisen, die zucken können. Diese Fasern nehmen damit eine Zwischenstellung zwischen echten tonischen und Zuckungsfasern ein.

Tabelle 4.7-1 Übersicht über die wichtigsten Typen der Skelettmuskelfasern.

Eigenschaften	Zuckungsfasern			Tonusfasern
	Typ 1	Typ 2A	Typ 2B	tonisch
Farbe (Myoglobin)	rot	rot	weiß	rot
Kontraktion	langsam	schnell	schnell	langsam (wurmförmig)
Ermüdbarkeit	gering	mittel	rasch	gering
Mitochondrien	viele	viele	wenige	viele
Glykogen	wenig	mittel	viel	wenig
Fetttropfen	viele	mittel	wenige	mittel
Z-Streifen	breit	mittel	schmal	mittel
Aktivität der Myosin-ATPase	mittel	hoch	sehr hoch	niedrig
Myosintyp (schwere Kette, HC)	HC-s	HC-fA	HC-fB	verwandt mit HC-α kardial
Vorkommen	ubiquitär			einige Fasern der äußeren Augenmuskeln und Muskelspindeln

Langsame und schnelle Zuckungsfasern (Typ-1-, Typ-2-Fasern)

Die im folgenden beschriebenen extrafusalen Zuckungsfasern lassen sich in langsam zuckende Fasern (Typ-1-Fasern) und schnell zuckende Fasern (Typ-2-Fasern) unterteilen (Tabelle 4.7-1).

Die **Typ-1-Fasern** sind auf Dauerleistung ausgelegt (geringer Grad an Erschöpfbarkeit) und erfüllen die normalen Haltefunktionen und Bewegungen der Muskeln. **Typ-2-Fasern** sind hauptsächlich für schnelle und kurze kraftvolle Kontraktionen verantwortlich. Sie sind in ihrer Leistungsfähigkeit schnell erschöpfbar. Entsprechend dieser Funktion sind Typ-1-Fasern reich an Mitochondrien und decken ihren Energiebedarf durch oxidative (mitochondriale) ATP-Bildung. Wie die ebenfalls auf Dauerleistung angelegten Herzmuskelzellen enthalten Typ-1-Fasern reichlich Fetttropfen als Energiereservoir und sind durch einen hohen Gehalt an dem Sauerstoffbindenden zytosolischen Protein **Myoglobin** gekennzeichnet. Deshalb werden die Typ-1-Fasern auch als **rote Muskelfasern** bezeichnet, während die Typ-2-Fasern wegen ihres geringen Myoglobingehaltes hell erscheinen (**weiße Muskelfasern**).

Typ-2-Fasern decken ihren periodisch hohen Energiebedarf hauptsächlich durch Abbau von Glukose (anaerobe Glykolyse) und speichern deshalb viel Glykogen (β-Partikel). Sie besitzen weniger Mitochondrien als die Typ-1-Fasern. Im Zuge der anaeroben Glykolyse entsteht Milchsäure. Diese wird von den Muskelfasern an das Blut abgegeben und in der Leber zur Neusynthese von Glukose verwendet. Glukose wird dem Muskel wieder über die Blutbahn zugeführt (Cori-Zyklus).

In den meisten Muskeln des Menschen treten Typ-1- und Typ-2-Fasern mit annähernd gleicher **Häufigkeit** auf (Beispiel: *M. vastus lateralis*). In Muskeln, die dauerhafte Haltefunktionen durchführen, überwiegen die Typ-1-Fasern (Beispiel: der *M. tibialis anterior* enthält 66% Typ-1- und 34% Typ-2-Fasern).

In der funktionell vielseitigen **Kaumuskulatur** gibt es zusätzlich zu Typ-1- und Typ-2-Fasern noch Fasern mit einer besonders hohen ATPase-Aktivität (superschnelles Myosin) und offensichtlich sehr langsame Fasern, die das α-kardiale Myosin der Herzvorhöfe enthalten.

Histochemische und molekulare Unterschiede zwischen den Muskelfasern

Eine sichere lichtmikroskopische Unterscheidung zwischen Typ-1- und Typ-2-Fasern gelingt nur durch Anwendung histochemischer Spezialverfahren zum Nachweis verschiedener Enzyme: Bei neutralem bzw. mäßig alkalischem pH-Wert (pH 9,4) ist die Myosin-ATPase-Reaktion aller Typ-2-Fasern deutlich stärker als die der Typ-1-Fasern (Abb. 4.7-20). Die Myosin-ATPase der Typ-2-Fasern ist jedoch säurelabil. Diese Säurelabilität kann zur histochemischen Unterscheidung von Typ-1- und Typ-2-Fasern ausgenutzt werden (Abb. 4.7-21): Bei einem pH-Wert von 4,3 läßt sich in den Typ-1-Fasern eine starke ATPase-Reaktion nachweisen, während die ATPase der Typ-2-Fasern bei diesem pH-Wert nicht mehr reagiert (helle, nichtreaktive Fasern). Wird der pH-Wert auf 4,6 angehoben, kommt neben den Typ-1-Fasern eine Fraktion der Typ-2-Fasern zur Darstellung. Diese Fasern werden als **Typ-2B-Fasern** bezeichnet und von den nichtreaktiven **Typ-2A-Fasern** unterschieden. Typ-2A-Fasern besitzen mehr Mitochondrien und Myoglobin als die Typ-2B-Fasern.

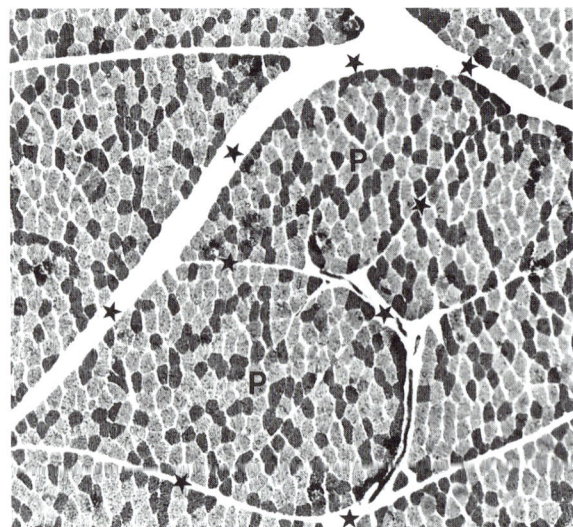

Abb. 4.7-20 Querschnitt durch den M. vastus lateralis des Menschen (9jähriges Kind) mit Darstellung von schnellen (Typ 2) und langsamen (Typ 1) Zuckungsfasern mit Hilfe der ATPase-Reaktion im alkalischen Milieu (pH 10,4). Typ-2-Fasern zeigen eine starke ATPase-Reaktion (schwarz), die Typ-1-Fasern eine schwache (blaß). Primärbündel (P) sind von nicht angefärbten Perimysiumblättern abgegrenzt (Sterne). Vergr. 75fach. (Aus SJÖSTRÖM, LEXEL u. DOWNHAM [8])

Dadurch nehmen sie eine Mittelstellung zwischen Typ-1- und Typ-2-Fasern ein. Bei Neugeborenen und Kleinkindern können noch **Typ-2C-Fasern** abgegrenzt werden. Diese zeigen selbst bei einem pH-Wert von 4,3 noch eine mäßige ATPase-Reaktion. Beim Erwachsenen lassen sich Typ-2C-Fasern nur unter pathologischen Bedingungen in nennenswerter Zahl nachweisen. Typ-2C-Fasern sind Vorläufer der Typ-2A- und Typ-2B-Fasern.

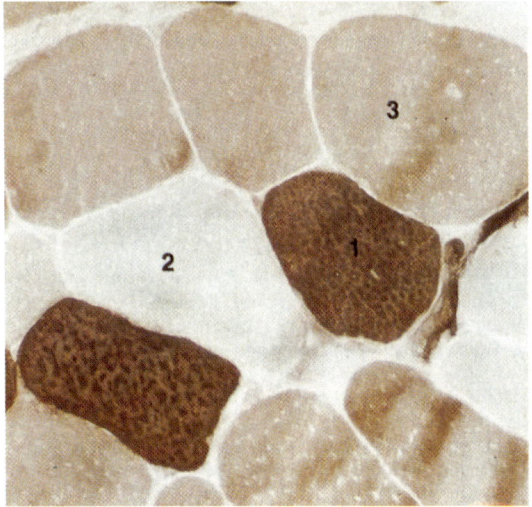

Abb. 4.7-21 Unterscheidung zwischen langsamen Typ-1-Fasern (1), schnellen Typ-2A-Fasern (2) und Typ-2B-Fasern (3) aufgrund der Säureinstabilität der Myosin-ATPase der schnellen Fasern bei einem pH-Wert von 4,6. Die ATPase-Reaktion ist negativ (Typ 2A), schwach positiv (Typ 2B) bzw. stark positiv (Typ 1). Vergr. 600fach. (Aus WHEATER et al. [11])

Ebenfalls können Enzyme des oxidativen bzw. glykolytischen (glykogenolytischen) Energiestoffwechsels für die enzymhistochemische Unterscheidung der Fasertypen herangezogen werden: Die **Succinatdehydrogenase** (mitochondriales Enzym) zeigt eine besonders starke Reaktion in Typ-1-Fasern, dagegen ist die Aktivität der **Glykogenphosphorylase** in den Typ-2-Fasern wesentlich höher.

Das unterschiedliche Kontraktionsvermögen der verschiedenen Muskelfasertypen spiegelt sich auch in **molekularen Unterschieden** zwischen den Myosinisoformen der Muskelfasern wider. Typ-1-, -2A- und -2B-Fasern besitzen jeweils eine eigenständige Isoform der schweren Kette (engl.: heavy chain, HC), die als HC-s (s von „slow", Typ 1), HC-fA (f von „fast", Typ 2A) und HC-fB (Typ 2B) bezeichnet werden. Auch hinsichtlich der leichten Myosinketten, der drei Troponinuntereinheiten und der beiden Tropomyosinuntereinheiten bestehen Unterschiede zwischen Typ-1- und Typ-2-Fasern, nicht jedoch zwischen Typ-2A- und Typ-2B-Fasern.

Elektronenmikroskopische Unterschiede zwischen Typ-1- und Typ-2-Fasern

Qualitative Kriterien zur Unterscheidung von Typ-1- und Typ-2-Fasern sind Mitochondrienreichtum und Lipidtropfen (Typ-1-Fasern) bzw. Glykogenreichtum und stark entfaltetes sarkoplasmatisches Retikulum (Typ-2-Fasern) (Abb. 4.7-7). Eine präzisere Typisierung mit hoher Treffsicherheit kann durch die Breite der **Z-Linie** und die Struktur der **M-Zone** erfolgen (Abb. 4.7-16): Typ-1-Fasern haben eine breite Z-Linie (im Mittel 120 nm) und lassen fünf deutliche M-Linien erkennen; Typ-2A-Fasern besitzen eine mittelbreite Z-Linie und drei deutliche sowie zwei schwächer ausgebildete M-Linien; Typ-2B-Fasern sind durch eine dünne Z-Linie (70–80 nm) und drei deutliche M-Linien gekennzeichnet.

Veränderung der Fasertypen

Die funktionellen und biochemischen Unterschiede der Muskelfasern werden durch die Frequenz der nervösen Erregung gesteuert. Werden denervierte Muskeln über längere Zeit intermittierend mit einer hohen Frequenz stimuliert (20–40 Hz), kann eine Umwandlung von Typ-1- in Typ-2-Fasern bzw. Typ-2A- in Typ-2B-Fasern beobachtet werden. Ähnliche Resultate wurden durch **Kreuzinnervierung** von Muskeln bei Labortieren erhalten: Wenn man in einen überwiegend langsamen Muskel den Nerv eines schnellen Muskels implantiert (und umgekehrt), dann verändert sich die Faserzusammensetzung: der langsame Muskel wird in seiner Faserzusammensetzung „schnell" und der schnelle „langsam". Auch bei **körperlichem Training** ist eine geringfügige Änderung der Faserzusammensetzung zu erzielen. Der Haupttrainingseffekt beruht jedoch auf einer besseren Kapillarisierung der Muskulatur, einer Hypertrophie (Dickenzunahme) der Fasern und dem Anstieg verschiedener Enzymaktivitäten sowie des Glykogengehaltes.

Im Laufe des Lebens nimmt die Zahl der Muskelfasern kontinuierlich ab (beginnend mit dem 20. Lebensjahr). Mit 50 Jahren sind bereits 10% der Fasern verschwunden. Im hohen Alter (> 70 Jahre) ist in der Regel eine deutliche **Muskelatrophie** festzustellen (Reduktion der Faserzahl und Querschnittsfläche um 50%). Das quantitative Verhältnis von Typ-1- und Typ-2-Fasern bleibt dabei in etwa konstant, die Typ-2-Fasern werden jedoch dünner. Der Durchmesser der Typ-1-Fasern bleibt dagegen unverändert.

7.2.8 Motorische Einheit

Jede motorische Nervenzelle (Motoneuron) im Vorderhorn des Rückenmarks oder in den motorischen Kerngebieten des Hirnstamms innerviert gleichzeitig zahlreiche Muskelfasern. Nervenzelle und innervierte Muskelfasern bilden eine **motorische Einheit.** Die Muskelfasern einer Einheit gehören stets demselben Fasertyp an. Die Größe der motorischen Einheit kann durch längere elektrische Reizung von einzelnen Nervenfasern bestimmt werden. Dies führt zur Entleerung des Glykogenspeichers in den von dieser Nervenfaser innervierten Muskelfasern. Anschließend kann die Verteilung der Muskelfasern einer motorischen Einheit durch eine Glykogennachweisreaktion (z.B. PAS-Färbung) im histologischen Schnitt bestimmt werden.

In Muskeln mit fein abgestimmten Bewegungsmöglichkeiten (z.B. Muskeln der Finger, äußere Augenmuskeln) umfaßt eine motorische Einheit beim Menschen **100–300 Muskelfasern.** In der mimischen Muskulatur *(Platysma)* kann die motorische Einheit sogar aus nur **25 Fasern** bestehen. Muskeln mit gröberen Funktionen umfassen motorische Einheiten von **bis zu 2000 Fasern** (z.B. *M. gastrocnemius*). Die Fasern der Einheit sind nicht in Gruppen angeordnet, sondern gleichmäßig über eine größere Querschnittsfläche des Muskels verteilt (bis zu 1 cm^2). Dadurch ist gewährleistet, daß selbst bei Aktivierung von wenigen motorischen Einheiten Kontraktionen über größere Abschnitte des Muskelgewebes verteilt werden.

7.2.9 Regeneration und Satellitenzellen

Regeneration

Verletzungen der Skelettmuskulatur durch mechanische, thermische oder chemische Noxen führt abhängig von dem Umfang der Verletzung zu einem partiellen bzw. kompletten Untergang (Nekrose) der Muskelfasern. Werden nur Abschnitte der Fasern lädiert (z.B. durch lokale Quetschung), kann das Bild einer **segmentalen Nekrose** entstehen: die Fasern gehen nur lokal zugrunde, während die nicht verletzten Teile (Enden) der Fasern intakt bleiben. Skelettmuskelfasern sind zur **Regeneration** befähigt:

Zunächst wandern Makrophagen in den Basallaminaschlauch ein und phagozytieren das untergegangene (nekrotische) Zellmaterial. Gleichzeitig werden ruhende Myoblasten der Muskelfasern zur Zellteilung und Differenzierung zu neuen Muskelfasern stimuliert. Die ruhenden Myoblasten der Skelettmuskelfasern werden als **Satellitenzellen** bezeichnet (s. u.). Nach mehreren Teilungszyklen lagern sich postmitotische Myoblasten kettenförmig aneinander und bilden durch anschließende Fusion (Verschmelzung) ihrer Plasmamembranen unreife, dünne Muskelfasern. Diese werden als **Myotuben** bezeichnet und liegen innerhalb des alten Basallaminaschlauches der zerstörten Muskelfaser. Sie werden zusätzlich aber von einer eigenen Basallamina umgeben. Durch die Vereinigung mit den intakten Abschnitten der Muskelfasern entsteht wieder ein kontinuierliches Fasergebilde. In Längsschnitten durch die Muskeln sieht man im Bereich der Regeneration häufig mehrere dünne Fasern, die in Verbindung mit den dicken, unverletzten Faserabschnitten stehen. Dadurch entsteht das Bild der **Faseraufspaltung** (engl.: fiber splitting). In späteren Stadien der Regeneration vereinigen sich die dünnen Anteile der Fasern, so daß wieder eine einheitlich dicke, vollständig regenerierte Muskelfaser entsteht (s. Abb. 4.7-13).

Satellitenzellen

Es handelt sich um rundliche bis spindelförmige Zellen, die zwischen Basallamina und Faseroberfläche liegen. Sie besitzen keine Myofibrillen und enthalten kaum Glykogen. Deshalb erscheinen sie in der PAS-Färbung hell. Der **Zellkern ist hyperchromatisch,** gelappt und kann häufig schon im Lichtmikroskop von den euchromatischen Zellkernen der Fasern unterschieden werden (Abb. 4.7-22). Satellitenzellen können sich teilen. Die Tochterzellen verschmelzen mit den Muskelfasern. Da-

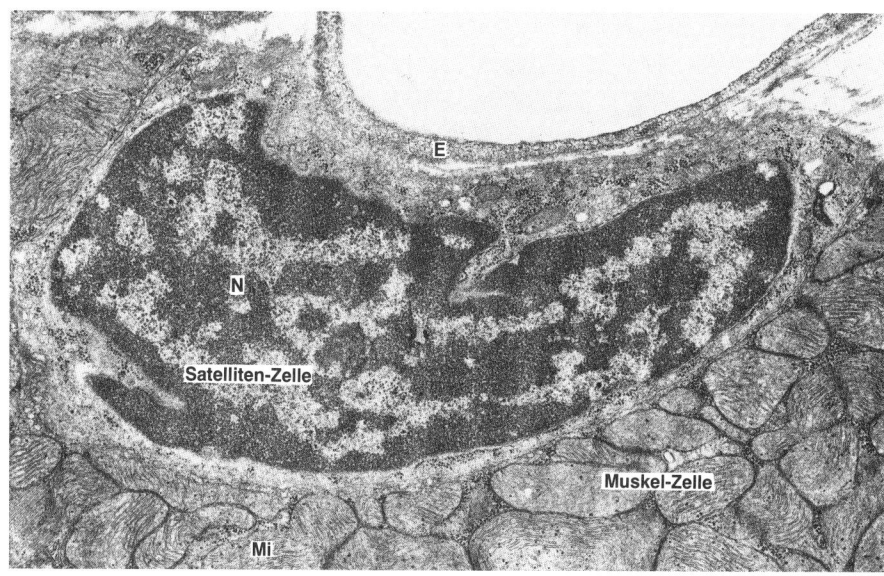

Abb. 4.7-22 Satellitenzellen einer Skelettmuskelfaser im Zwerchfell der Ratte. Beachte den chromatinreichen (hyperchromatischen) gelappten Zellkern (N). Mitochondrien (Mi), Endothelzelle einer Blutkapillare (E). Vergr. 14000fach. (Original: W. Forssmann, Hannover)

durch kann die Zahl der Zellkerne einer Faser vergrößert werden. Satellitenzellen sind also an **Wachstum, Regeneration** und Hypertrophie der Fasern beteiligt. Die **Zahl der Satellitenzellen** beträgt beim Menschen etwa 800 pro mm³ Muskelgewebe. Das entspricht etwa 1% der Zellkerne der Muskelfasern.

7.3   Myotendinöse Verbindung

Die Verbindung der Muskelfasern mit den Kollagenfasern der Ursprungs-, Ansatz- und Zwischensehnen (s. u.) erfolgt durch Spezialisierungen der Plasmamembran. An diesen Stellen ist die Oberfläche der Fasern durch zahlreiche tunnel- und rinnenförmige **Einfaltungen** um etwa das Fünf- bis Zehnfache vergrößert (s. Abb. 4.7-33c). Die Basallamina folgt den Einfaltungen auf der extrazellulären Seite. Mit ihr sind Kollagenfibrillen verbunden, die ebenfalls bis in die Tiefe der Einfaltungen vordringen. An der Innenseite der Plasmamembran ist eine ca. 20 nm dicke, elektronendichte Auflagerung zu erkennen **(Anheftungsplaque).** In diese strahlen die Aktinfilamente der Myofibrillen endständig ein.

Der **Molekularbau** dieser Kontakte entspricht in allen Details der Struktur von fokalen Zellsubstratkontakten (s. Kap. 2.3.3.3). Die Plasmamembran enthält in hoher Dichte Rezeptoren für die extrazellulären Proteine Laminin, Fibronektin und Kollagen (**Integrine** vom Typ $\alpha_2\beta_1$, $\alpha_5\beta_1$, $\alpha_6\beta_1$). Durch diese erfolgt eine direkte und indirekte Anbindung der Kollagenfibrillen an die Muskelfasermembran. Intrazellulär sind die Integrine über die Proteine **Talin, Vinculin** und α-**Actinin** mit den Aktinfilamenten der Myofibrillen verbunden. Über diese Proteinkette kann die Kontraktionskraft der Myofibrillen von innen nach außen auf das Bindegewebe übertragen werden. Als Besonderheit der myotendinösen Verbindung ist ein hoher Gehalt der Membranoberfläche an **Acetylcholinesterase** zu erwähnen (Funktion unbekannt). Durch den enzymhistochemischen Nachweis der Esterase können die myotendinösen Verbindungen selektiv dargestellt werden.

7.4   Herzmuskulatur

7.4.1   Übersicht

Die Herzmuskulatur ist ein auf Dauerleistung ausgelegtes, quergestreiftes Muskelgewebe (Näheres s. Kap. 10.3). Der generelle Aufbau des kontraktilen Apparates unterscheidet sich prinzipiell nicht von dem der Skelettmuskulatur. Im Unterschied zur Skelettmuskulatur setzen sich die Herzmuskelfasern aus **Einzelzellen** zusammen **(Kardiomyozyten),** die meistens nur einen Zellkern (selten zwei) besitzen. Dieser liegt in der Mitte der Zellen (zentralständig) und nicht randständig wie bei den Skelettmuskelfasern (Abb. 4.7-1, 23 u. 25). Der Durchmesser der Herzmuskelzellen beträgt durchschnittlich 10–20 μm, ihre Länge 40–100 μm. Herzmuskelzellen sind untereinander durch spezialisierte Interzellularkontakte, die **Glanzstreifen,** mechanisch und elektronisch miteinander verbunden. Durch die Anordnung der Zellen zu verzweigten faserförmigen Ketten **(Herzmuskelfasern)** entsteht ein dreidimensionales musku

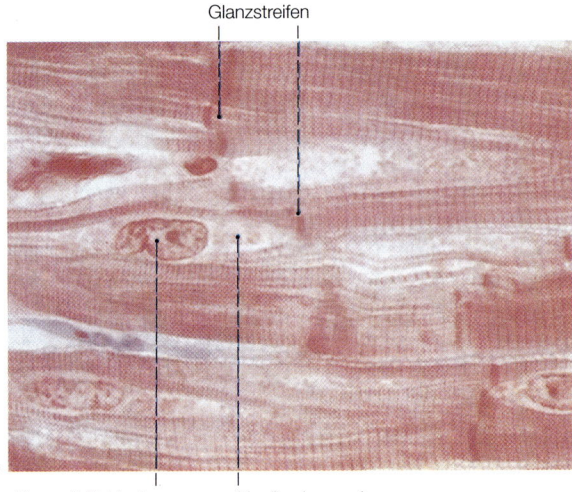

Eine Herzmuskelzelle

a   Kern mit myofibrillenfreiem Hof

Glanzstreifen

b   Kern mit Nukleolus   Lipofuszingranula

Abb. 4.7-23   Herzmuskulatur (Hund) im Querschnitt (a) und Längsschnitt (b) zum Faserverlauf. Azan-Färbung, Vergr. 960fach. (Aus Sobotta-Hammersen [9])

läres Netzwerk (s. Kap. 10.3.3.2). Folgende Besonderheiten sind hervorzuheben:

7.4.2   Glanzstreifen (Disci intercalares)

Innerhalb der Fasern sind die Muskelzellen durch die *Disci intercalares* miteinander verbunden. Diese erscheinen bei Lupenbetrachtung von nativem Gewebe als helle, glänzende Querbanden (deshalb „Glanzstreifen"). Im lichtmikroskopischen Schnittbild sind die Glanzstreifen intensiver angefärbt als das angrenzende Zytoplasma der Zellen (Abb. 4.7-23). Charakteristisch sind Stufenbildungen innerhalb der Glanzstreifen, so daß man **transversale** von **longitudinalen Abschnitten** unterscheiden kann (s. Abb. 4.7-24 u. 25). Im Elektronenmikroskop können innerhalb der Glanzstreifen drei verschiedene

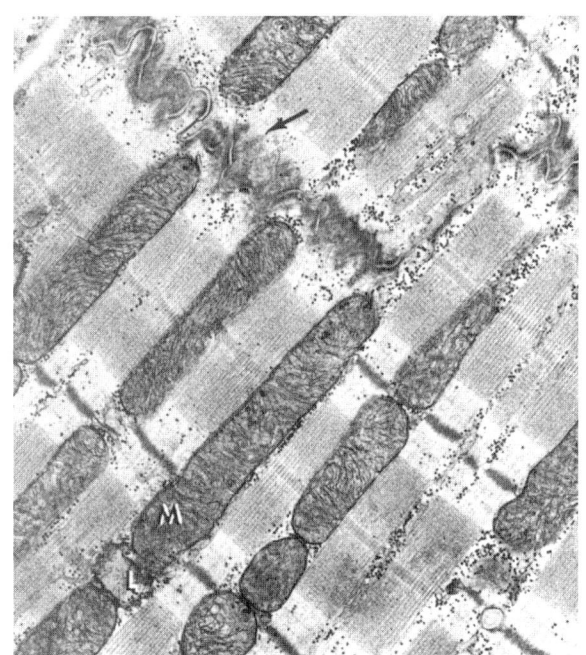

Abb. 4.7-24 Ultrastruktur der Herzmuskulatur (Katze). Der Pfeil zeigt auf einen transversalen Abschnitt des Glanzstreifens mit der Fascia adhaerens. In der rechten oberen Bildhälfte ist ein longitudinaler Abschnitt des Glanzstreifens zu sehen. In der unteren rechten Bildecke ist ein T-Tubulus quergeschnitten mit erkennbarer Basallamina-Auskleidung. Beachte die vielen Mitochondrien (M), Lipidtropfen (L) und Glykogengranula (kleine schwarze Punkte in den I-Banden und zwischen den Myofibrillen). Vergr. 1500fach. (Aus Fawcett u. McNutt [2])
Hinweis: In Abb. 2.3-7 ist ein Glanzstreifen bei stärkerer Vergrößerung wiedergegeben.

Zellkontakte unterschieden werden: **Fascia adhaerens, Macula adhaerens** und **Nexus.**

Die *Fascia adhaerens* (Kontaktplatte) liegt in den transversalen Abschnitten. In ihr sind die Aktinfilamente der Myofibrillen mit Adhäsionsmolekülen der Plasmamembran verbunden. Der Molekularbau dieser Verbindung ist in Kap. 2.3.2.2 (Abb. 2.3-7) näher beschrieben. Hier erfolgt die mechanische **Übertragung der Kontraktionskraft** zwischen den Herzmuskelzellen. Am Rande oder innerhalb der *Fascia* sind einzelne Fleckdesmosomen *(Maculae adhaerentes)* gelegen. An diesen sind die **Desmin-Intermediärfilamente** der Kardiomyozyten befestigt.

In den longitudinalen Abschnitten der Glanzstreifen sind große Nexus (gap junctions) lokalisiert. Nur wenige kleinere Nexus befinden sich auch in den transversalen Abschnitten der Glanzstreifen. Die Nexus dienen der **elektrischen Kopplung** zwischen den Herzmuskelzellen und werden von dem herzspezifischen Nexusprotein **Connexin 43** gebildet.

7.4.3 Membransysteme

Jedes Sarkomer wird von nur einem T-Tubulus umgeben. Dieser liegt in Höhe der Z-Scheibe. Die **T-Tubuli** besitzen ein weites Lumen (100–300 nm), das von einer Basallamina ausgekleidet ist (Abb. 4.7-24 u. 25). Diese kann als eine Fortsetzung der Basallamina der Zelloberfläche angesehen werden. Benachbarte T-Tubuli sind untereinander verbunden, teilweise durch longitudinale Aufzweigungen. Das sarkoplasmatische Retikulum (SR) ist viel spärlicher ausgebildet als im Skelettmuskel. Das **junk-**

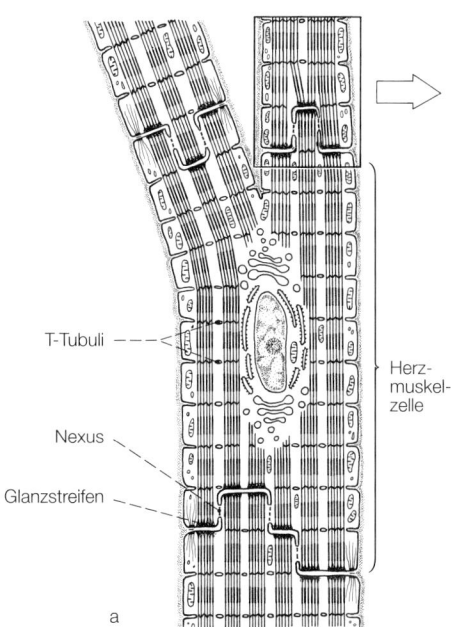

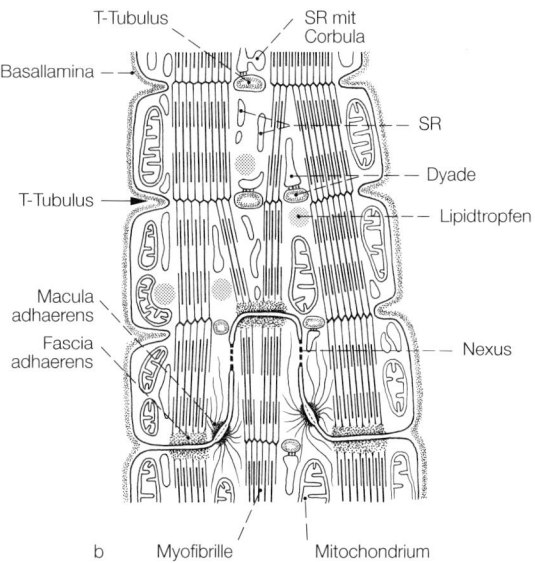

Abb. 4.7-25 Schematische Darstellung der Ultrastruktur der Herzmuskelzelle im Längsschnitt. (b) zeigt einen Ausschnitt aus (a) mit Glanzstreifen.

tionale SR besteht aus relativ kleinen terminalen Zisternen, die in größeren Abständen Füßchenkontakte mit den T-Tubuli ausbilden (s. Kap. 4.7.2.5). Deshalb ist in Querschnitten durch T-Tubuli meistens nur eine terminale Zisterne im Kontakt mit einem T-Tubulus zu sehen **(Dyaden)**. Umschriebene bläschenförmige Aussackungen des SR, die auch Kontakte mit der Plasmamembran aufnehmen können, werden als **korbuläres SR** bezeichnet (Abb. 4.7-25).

Das junktionale und korbuläre SR dienen als Ca^{2+}-Speicher und enthalten das Ca^{2+}-bindende Protein Calsequestrin sowie in ihrer Membran den Ryanodinrezeptor (junktionales SR) bzw. einen IP_3-regulierten Ca^{2+}-Kanal (korbuläres SR) (s. Kap. 4.7.2.5). Das SR spielt bei der Herzkontraktion eine wichtige Rolle als Ca^{2+}-Quelle. Ein großer Teil der Ca^{2+}-Ionen gelangt jedoch auch durch die zahlreichen spannungsabhängigen Ca^{2+}-Kanäle der Plasmamembran und T-Tubuli (DHP-Rezeptoren) in das Zytosol. Die größere Weite der T-Tubuli (im Vergleich zur Skelettmuskelfaser) erleichtert den Zutritt (Diffusion) von Ca^{2+}-Ionen von der Oberfläche der Herzmuskelzellen in das Innere der Fasern.

7.4.4 Reizleitungsmuskulatur und Schrittmacherzellen

Die automatische Selbsterregung und anschließende koordinierte Ausbreitung der Aktionspotentiale über die gesamte Herzmuskulatur erfolgt durch das Reizbildungs- und Reizleitungssystem. Dieses besteht aus spezialisierten Herzmuskelzellen in den Vorhöfen (Sinusknoten, Atrioventrikularknoten) als **Reizbildungszentren** (Schrittmacherzellen) und den **Reizleitungsbündeln** der Kammern (Näheres s. Kap. 10.3.3.5).

Die **Schrittmacherzellen** sind durch ein lockeres und teilweise ungeordnetes Myofibrillensystem gekennzeichnet. Sie besitzen keine Glanzstreifen, sondern nur Nexus und punktförmige Adhäsionskontakte *(Puncta adhaerentia)*. Ebenfalls fehlen T-Tubuli.

Die Zellen der Reizleitungsbündel (PURKINJE-Fasern) fallen bereits im Lichtmikroskop durch Armut an Myofibrillen und hohen Gehalt an Glykogen auf. Überdies sind die spärlichen Myofibrillen häufig in zirkulären Touren unter der Plasmamembran konzentriert ("Ringbinden"). Der Durchmesser der Reizleitungsfasern (Zellen) ist meistens deutlich größer als der der Arbeitsmuskulatur. Die Muskelzellen der Reizleitungsbündel sind durch Glanzstreifen miteinander verbunden. Die Nexus enthalten das **Connexin 40** (Arbeitsmuskulatur: Connexin 43). Dieses kommt auch in Nervenzellen vor.

An den distalen Enden der PURKINJE-Fasern (Übergänge zur Kammermuskulatur) besitzen die Zellen keine Glanzstreifen.

7.4.5 Weitere Besonderheiten

Herzmuskelzellen enthalten viel Myoglobin, zahlreiche Mitochondrien und Lipidtropfen (Abb. 4.7-24). Sie ähneln damit den Typ-1-Fasern der Skelettmuskulatur und enthalten in der Kammermuskulatur auch die

schweren Ketten des Myosins der Typ-1-Fasern (HC-s). Die Kardiomyozyten der Vorhöfe besitzen dagegen eine eigenständige Myosin-Isoform (α-kardiale HC). Es gibt auch Herzmuskelzellen in den Ventrikeln und Vorhöfen, die beide Myosinformen exprimieren. Die Myofibrillen sind innerhalb der Herzmuskelzellen weniger dicht gepackt als in der Skelettmuskulatur. Insbesondere im perinukleären Raum liegt ein größeres myofibrillenfreies Zytoplasmaareal. Dieses enthält viel rauhes endoplasmatisches Retikulum (ER), den GOLGI-Apparat und Lysosomen. Außerdem kommt es hier im Laufe des Alters zur Anhäufung (Ablagerung) von **Lipofuszingranula** (s. Kap. 2.13.2.4). Einige Herzmuskelzellen der **Vorhöfe** (Trabekel) synthetisieren und speichern im perinukleären Raum sekretorische Granula. Diese enthalten das **Hormon ANP** (atriales natriuretisches Peptid), das bei Dehnung der Vorhofmuskulatur durch Exozytose abgegeben wird. ANP ist ein gefäßerweiterndes und blutdrucksenkendes Hormon, das ebenfalls die Na^+-Ausscheidung in der Niere stimuliert (Näheres s. Kap. 10.3.4).

7.4.6 Wachstum und Regeneration

Herzmuskelzellen reagieren auf eine Zunahme der hämodynamischen Belastung (z.B. Hochdruck, Hypertonie) mit einer **Hypertrophie** der Muskelzellen (Zunahme der Faserdicke). Satellitenzellen fehlen im Herzmuskel, dennoch sind Zellteilungen beschrieben worden, so daß wohl auch gleichzeitig ein geringer Grad an **Hyperplasie** stattfindet (Zunahme der Zellen). Viele Muskelzellkerne im hypertrophen Herzmuskel reagieren mit einer Verdopplung der DNA (polyploide Zellkerne).

7.5 *Glatte Muskulatur*

7.5.1 Vorkommen

Die glatte Muskulatur ist hauptsächlich auf die **Wandungen von Hohlorganen** und von Blut- und Lymphgefäßen beschränkt (Eingeweidemuskulatur). Außerdem ist glatte Muskulatur in der **Iris** für die Einstellung der Pupillenweite (*M. sphincter* und *dilatator pupillae*) und im **Corpus ciliare** *(M. ciliaris)* für die Nah- und Ferneinstellung der Augenlinse von Bedeutung. In der Haut steht glatte Muskulatur mit den Haarwurzeln in Verbindung (*Mm. arrectores pilorum)* und ist für die Entstehung der "Gänsehaut" (Aufrichtung der Haare) verantwortlich. In der **Augenhöhle** bildet glatte Muskulatur ein Widerlager für den Augapfel (*M. orbitalis)*. Glatte Muskulatur *(Mm. tarsales)* halten die **Augenlider** in einer leicht geöffneten Grundposition.

Eine Fehlfunktion der glatten Muskulatur steht in kausalem Zusammenhang mit der Entstehung **häufiger Erkrankungen** des Menschen, wie Asthma bronchiale, Bluthochdruck und Störungen des Magen-Darm-Traktes, der Gallenwege und der harnleitenden Organe. Medikamente, die direkt oder indirekt den Kontraktionszustand der glatten Muskulatur beeinflussen, gehören zu den am häufigsten verschriebenen Arzneimitteln.

7.5.2 Form, Größe und Anordnung

Die zelluläre Komponente der glatten Muskulatur ist die **spindelförmige** glatte Muskelzelle (Abb. 4.7-1 u. 26). Glatte Muskelzellen können zwischen 5–10 μm (Zellen zwischen den elastischen Lamellen der Aorta) und 800 μm (Muskelzellen im schwangeren Uterus) lang sein. Die Dicke schwankt zwischen 3–10 μm. An verschiedenen Stellen kommen auch **sternförmig** verzweigte, glatte Muskelzellen vor (Organkapseln, Metarteriolen, kleine Venen, subendokardiale glatte Muskelzellen der Herzvorhöfe).

Glatte Muskelzellen bilden in der Regel **Bündel** von parallel ausgerichteten Zellen. Innerhalb der Bündel können die Zellen durch endständige Verzahnungen **Faserketten** bilden (ähnlich wie Herzmuskelzellen und Skelettmuskelfasern). In der Wand von Hohlorganen sind die glattmuskulären Bündel häufig **schichtenförmig** angeordnet mit rechtwinklig oder schräg zueinander gestellten Verlaufsrichtungen. In der Muskelwand beispielsweise der unteren Speiseröhre und des Darms ist eine außen gelegene Längsmuskelschicht und eine innen lokalisierte Ringmuskelschicht ausgebildet.

Glatte Muskelzellen können an **Sehnen** befestigt sein *(Mm. arrectores pilorum, Mm. tarsales, M. ciliaris)*. Die Sehnen können aus elastischen Fasern oder aus Kollagenfasern bestehen (Abb. 4.7-32).

7.5.3 Allgemeine Struktur der glatten Muskelzellen

Die Zellen besitzen einen **zentralständigen Zellkern,** der im größten Durchmesser der Zelle (Zellmitte) liegt (Abb. 4.7-1, 27 u. 31). Die Kernform ähnelt der eines Fibroblasten. In gestreckten Muskelzellen sind die Kerne oft zigarrenförmig lang ausgezogen (bis 20 μm Länge). In kontrahiertem Zustand erscheinen sie häufig korkenzieherförmig gestaucht (Abb. 4.7-1). Die Mehrzahl der Organellen (GOLGI-Apparat, Mitochondrien, rauhes endoplasmatisches Retikulum) ist in kappenförmigen Zytoplasmaarealen an beiden Polen der Zellkerne lokalisiert (Abb. 4.7-28). Die übrigen Abschnitte der Muskelzellen enthalten dicht aneinandergelagerte Bündel von Myofilamenten, die überwiegend in der Längsachse der Zellen ausgerichtet sind (s.u.). Zwischen den Myofilamenten sind verstreut Mitochondrien und ein mäßig entwickeltes **glattes endoplasmatisches Retikulum** (ER) (Ca^{2+}-Speicher) gelegen. Die Muskelzellen sind eosinophil und meistens intensiver gefärbt als Fibroblasten und Fasern des umgebenden Bindegewebes (Abb. 4.7-27). In der Azan-Färbung erscheint jede Muskelzelle von einer dünnen blauen Linie umgeben. Diese stellt die **Basalmembran** dar, welche die Zellen komplett umhüllt. Eine Querstreifung ist nicht ausgebildet, weshalb die Zellen „glatt" erscheinen.

Die Struktur des **Muskel-Sehnen-Übergangs** entspricht weitgehend der der quergestreiften Muskulatur, d.h. endständige tunnel- und rinnenförmige Einbuchtungen der Zelloberfläche, in welche die Kollagenfibrillen und elastische Fasern vordringen. Die Molekularstruktur des Kontaktes entspricht der eines fokalen Kontaktes bzw. des Muskel-Sehnen-Überganges der Skelettmuskulatur (s.o.).

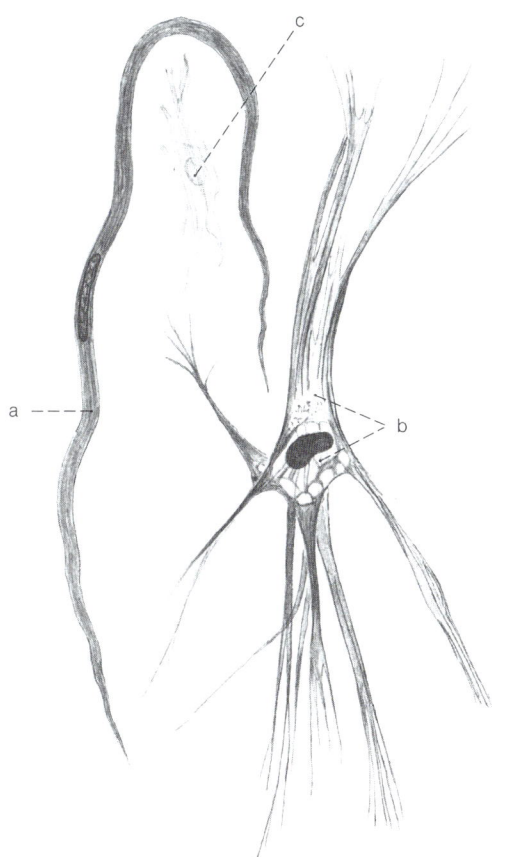

Abb. 4.7-26 Formen von isolierten glatten Muskelzellen. (Nach A. BENNINGHOFF)
a = spindelförmige Muskelzelle aus der Darmmuskulatur
b = verzweigte Muskelzelle aus der Herzinnenhaut (Endokard)
c = Muskelzelle aus der Aorta

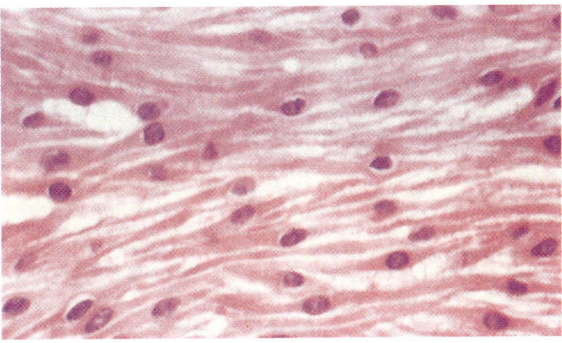

Abb. 4.7-27 Schnitt in Längsrichtung von glatten Muskelzellen (H.E.-Färbung). Vergr. 480fach. (Aus WHEATER et al. [11])

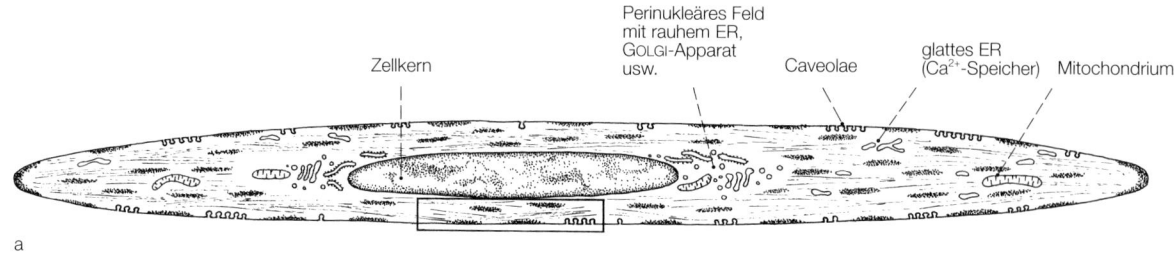

a

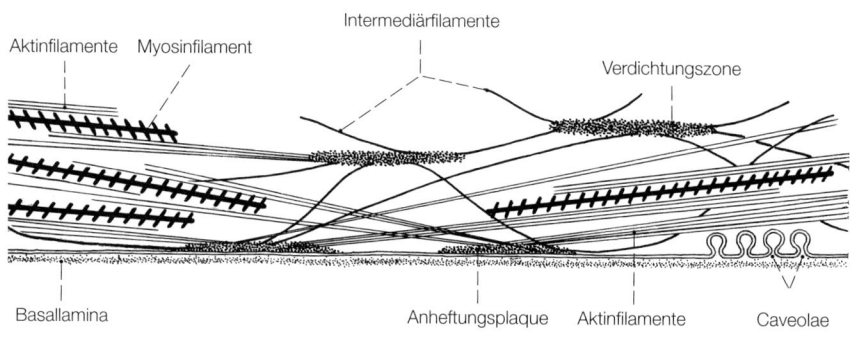

b

Abb. 4.7-28 Schematischer Längsschnitt durch eine glatte Muskelzelle (a) mit ihren wichtigsten Zellkompartimenten und Organellen. Der Ausschnitt (b) zeigt die strukturelle Organisation des kontraktilen Filamentsystems.

7.5.4   Kontraktiler Apparat

Der kontraktile Apparat besteht aus **Aktin-** und **Myosinfilamenten** sowie aus umschriebenen Quervernetzungszonen (**Verdichtungszonen**: engl.: dense bodies), die den Z-Scheiben der quergestreiften Muskulatur entsprechen (Abb. 4.7-28 u. 29). Eine reguläre Anordnung der Aktin- und Myosinfilamente liegt jedoch nicht vor, so daß kein Querstreifungsmuster entsteht. Ein weiterer wichtiger Unterschied zur quergestreiften Muskulatur besteht darin, daß die Anheftungszonen von Aktinfilamenten über die gesamte innere Oberfläche der Zellmembran verteilt sind. Diese **Anheftungsplaques** (engl.: attachment plaques, membrane densities) sind häufig in longitudinalen Bändern angeordnet (Abb. 4.7-30), die ohne Unterbrechung von einem Ende der Muskelzellen zum anderen verlaufen (**Anheftungsbänder;** engl.: dense bands).

Die Molekularstruktur der Anheftungsplaques (-bänder) entspricht der von fokalen Kontakten bzw. Muskel-Sehnen-Verbindungen (Hauptproteine: α-Actinin, Vinculin, Talin, Integrine, s.o.). Zusätzlich strahlen hier Intermediärfilamente ein, welche in den glatten Muskelzellen hauptsächlich aus Desmin bestehen (in Muskelzellen von Blutgefäßen teilweise auch aus Vimentin). Die Intermediärfilamente verbinden die Verdichtungszonen (densities) untereinander und mit den Anheftungszonen der Plasmamembran (Abb. 4.7-28).
   Die Zellen besitzen für die glatte Muskulatur spezifische **kontraktile Proteine:** glattmuskuläres Myosin (schwere und leichte Ketten) (Abb. 4.7-31a), glattmuskuläres Aktin (**saures α-Aktin**) und glattmuskuläre Formen des Tropomyosins. Den glatten Muskeln fehlt jedoch ein Troponinkomplex. Anstelle dessen besitzen glatte Muskelzellen das Ca^{2+}-bindende Protein

Calmodulin. Anders als im quergestreiften Muskel kann glattmuskuläres Myosin auch bei niedrigen Ca^{2+}-Konzentrationen (< 10^{-6} M) an die Aktinfilamente binden. Ein intrazellulärer Anstieg von Ca^{2+} (Einstrom durch Ca^{2+}-Kanäle der Plasmamembran und des glatten endoplasmatischen Retikulums) löst die Kontraktion in erster Linie durch eine Aktivierung der Myosin-ATPase aus. Diese Aktivierung erfolgt durch Übertragung einer Phosphatgruppe auf die regulatorischen leichten Ketten der Myosin-Querbrücken. Die dafür verantwortliche **Leichtkettenkinase** wird durch den Ca^{2+}-Calmodulin-Komplex aktiviert. Das Calmodulin- und Aktin-bindende Protein **Caldesmon** moduliert zusätzlich die Bindung von Myosin an Aktin. Die Kontraktion wird durch Absinken der zytosolischen Ca^{2+}-Konzentration beendet. Die Ca^{2+}-Ionen werden durch Ca^{2+}-Pumpen des glatten endoplasmatischen Retikulums und der Plasmamembran aus dem Zytoplasma entfernt.

Die plasmalemmalen Ca^{2+}-Pumpen sind hauptsächlich in der Membran von bläschenförmigen Einstülpungen der Plasmamembran **(Caveolae)** lokalisiert (Abb. 4.7-29, s. auch Kap. 2.8.2.2). Die *Caveolae* befinden sich in den Membranabschnitten der Zelloberfläche, die zwischen den Anheftungsbändern gelegen sind. Hier ist auch das Membranskelett-Protein Dystrophin lokalisiert (s. Kap. 2.4.5 u. 4.7.2.5).

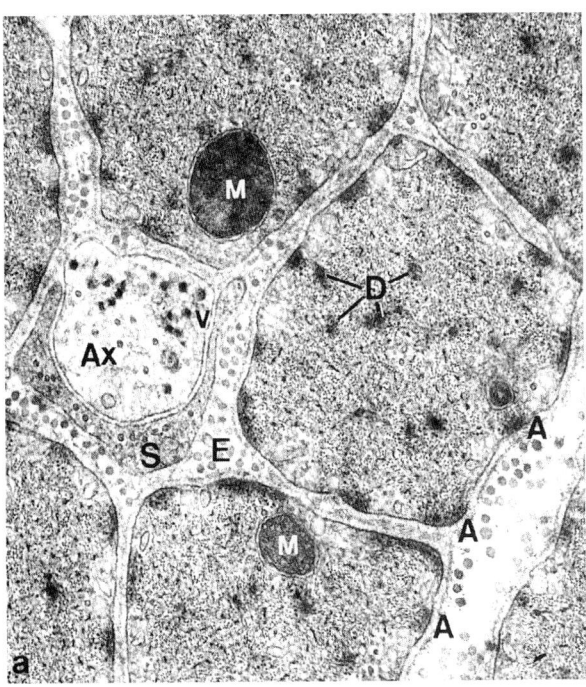
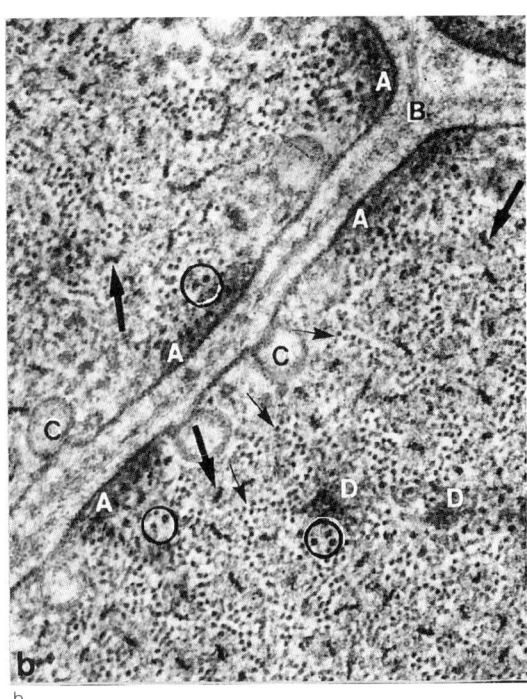

a

Abb. 4.7-29 Ultrastruktur der glatten Muskulatur am Beispiel eines dicht innervierten Multi-Unit-Muskels (Mm. arrectores pilorum des Haushuhns = Mm. pennati) in der Übersicht (a) und bei stärkerer Vergrößerung (b). Abkürzungen: Ax = Axonanschwellung (Varikosität) mit synaptischen Vesikeln (V) und partiell bedeckender Hüllzelle (SCHWANNsche Zelle, S). E = Endomysium mit Kollagenfibrillen und Basallamina (B). D = dichte Zonen. Anheftungsplaques (A) für die Aktinfilamente (kleine Pfeile) und Intermediärfilamente (Kreise). Dicke Pfeile = Myosinfilamente; C = Caveolae mit Diaphragmen. M = Mitochondrien. Vergr. (a) 35 000fach; (b) 85 000fach. (Aus JEIKOWSKI u. DRENCKHAHN [4] sowie aus GRÖSCHEL-STEWART u. DRENCKHAHN [3])

7.5.5 Innervation und Erregungsleitung

Man kann die glatte Muskulatur in spontanaktive Muskeln und nicht-spontanaktive Muskeln unterteilen:

Spontanaktive Muskeln: Der größte Teil der Eingeweidemuskulatur ist spontanaktiv. Spezialisierte glatte Mus-

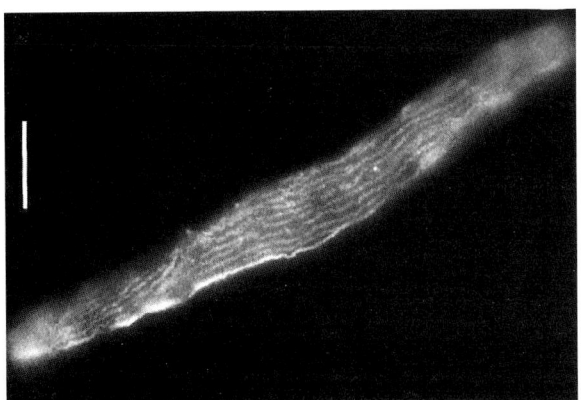

Abb. 4.7-30 Isolierte glatte Muskelzelle. Die plasmalemmalen Anheftungsbänder für die Aktinfilamente sind mit einem Antikörper gegen das Protein Talin immunhistochemisch dargestellt. Talin verknüpft die Aktinfilamente mit den Rezeptoren für Proteine des Bindegewebes (Integrine). Maßstab, 10 µm. (Aus DRENCKHAHN [1])

kelzellen (die strukturell nicht charakterisiert sind) dienen als **Schrittmacherzellen.** In diesen entstehen spontane Entladungen des Membranpotentials, meistens in rhythmischer Abfolge (rhythmische Kontraktion). Wie in der Herzmuskulatur wird ein Aktionspotential ausgelöst, das sich über **zahlreiche Nexus** auf die benachbarten Zellen ausbreitet, so daß eine Kontraktionswelle entsteht (Abb. 4.7-31). Diese bildet die mechanische Grundlage für **peristaltische Bewegungen** des Magen-Darm-Rohres oder des Harnleiters. Durch die Peristaltik wird der Inhalt der Hohlorgane weiterbefördert. Da sich die Muskulatur wie eine funktionelle Einheit verhält, spricht man vom **Single-Unit-Typ** der Muskulatur. Wie im Herzen, können die Schrittmacherzellen und die Geschwindigkeit der Fortleitung des Aktionspotentials durch **Neurotransmitter** reguliert werden (hauptsächlich durch Acetylcholin und Noradrenalin). Abhängig vom Rezeptorenbesatz wirken die Transmitter hemmend oder fördernd auf die Spontanaktivität der glatten Muskulatur.

Nicht-spontanaktive Muskeln: Zu diesen zählen Muskeln, deren Kontraktion durch Nervenstimuli ausgelöst wird, wie die Muskeln der Iris (Lichtreflex), der Arteriolen (Blutdruckregulation), des Samenleiters (Ejakulation) oder der Haare („Gänsehaut"). Die Muskelzellen sind nur **spärlich mit Nexus verbunden.** Dafür befinden sich in Nachbarschaft der meisten Muskelzellen efferente Nervenendigungen (**dichte Innervation,** Abb. 4.7-29 u.

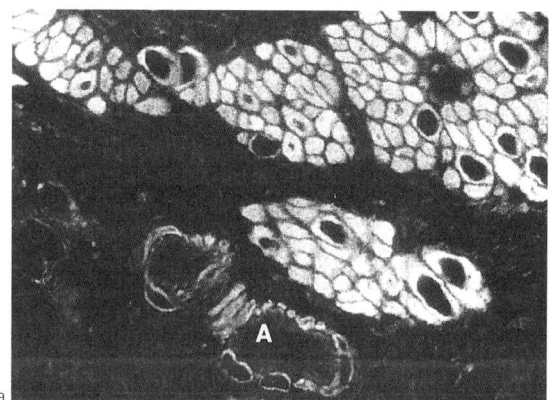

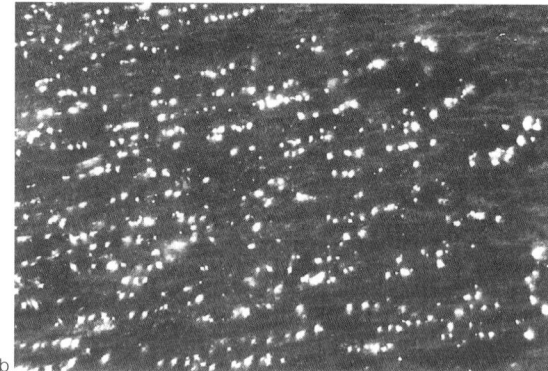

Abb. 4.7-31 Querschnitt (a) und Längsschnitt (b) durch die Ringmuskelschicht der Dünndarmwand (Ratte).
In (a) ist die glatte Muskulatur durch einen Antikörper gegen glattmuskuläres Myosin spezifisch dargestellt. Die Zellkerne erscheinen hier als dunkle zentralständige Aussparungen.
In (b) wurden die Nexus mit einem Antikörper gegen Connexin 43 angefärbt. Beachte die hohe Dichte der Nexus in diesen spontanaktiven glatten Muskeln (Multi-Unit-Typ). A = glatte Muskulatur in der Wand einer Arteriole. Vergr. 700fach.

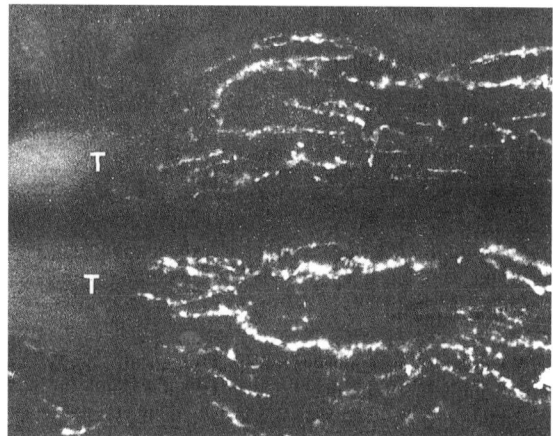

Abb. 4.7-32 Darstellung des Neurotransmitters Noradrenalin (Glyoxylsäuretechnik) in einem Gewebeschnitt durch die glatte Muskulatur der Mm. arrectores pilorum (Mm. pennati) des Haushuhns. Beachte die dichte Innervation mit sympathischen (noradrenergen) Nervenfasern dieses nicht-spontanaktiven Muskels (Multi-Unit-Typ). Elastische Endsehne (T). Vergr. 270fach. (Aus JEIKOWSKI u. DRENCKHAHN [4])

32). Durch Ausschüttung des Neurotransmitters wird eine synchrone Kontraktion ausgelöst **(Multi-Unit-Typ).**

7.6   Allgemeine Muskellehre

Die spezifischen Funktionen der Skelettmuskulatur, Herzmuskulatur und glatten Muskulatur hängen von Verlaufsrichtung ihrer Fasern (Zellen) und verschiedenen Hilfseinrichtungen ab, mit denen die Muskeln untereinander und mit anderen Strukturen verbunden sind. Die funktionelle Organisation der Herzmuskulatur ist im Kap. 10.3 beschrieben. Auf besondere Einrichtungen und spezielle Funktionen der glatten Muskulatur wird bei den jeweiligen Organen eingegangen. Die folgenden Ausführungen befassen sich deshalb nur mit allgemeinen Prinzipien der **funktionellen Organisation der Skelettmuskulatur.**

7.6.1   Hilfseinrichtungen der Skelettmuskulatur

Sehne, Aponeurose und Raphe

Die Muskelfasern sind über eine oder mehrere **Sehnen** (straffes, parallelfaseriges kollagenes Bindegewebe; s. Kap. 4.3.6.5) am Knochen bzw. Knorpel befestigt. Die Übertragung der Muskelkraft auf die Kollagenfibrillen der Sehnen erfolgt an der **Muskel-Sehnen-Verbindung** (Abb. 4.7-33; Näheres s.o.). Sehnen beginnen nicht erst an den Enden der Muskeln, wo sie als weißliche Platten oder strangförmige Gebilde in Erscheinung treten, sondern setzen sich stets in das Muskelgewebe fort. Dort spaltet sich die Sehne in flächenhafte Zipfel auf, die in den Perimysiumblättern verlaufen (s.o.) und Kontakt zu den Muskelfasern aufnehmen. Dadurch wird die Kontaktfläche zwischen Muskel und Sehne vergrößert.

Auf der Oberfläche des Muskels gelegene Sehnenblätter werden als **Sehnenspiegel** bezeichnet. Dabei handelt es sich teilweise um flächenhafte **Zwischensehnen,** die Muskelfasergruppen innerhalb eines langen Muskels untereinander mechanisch verbinden.

Platte, flächenhafte Endsehnen von Muskeln werden **Aponeurosen** genannt (Abb. 4.7-2b).

Dort, wo sich Muskeln ohne sichtbare Sehne am Knochen oder Knorpel anheften, wird die Sehne durch kurze, makroskopisch nicht sichtbare Kollagenfasern ersetzt. Diese strahlen, wie auch die Enden der Sehnen, in das Knochengewebe ein **(SHARPEYsche Fasern).** Ein Periost fehlt hier. Kurz vor Einstrahlung in den Knochen bestehen die Sehnen aus **Faserknorpel.**

Beim hyalinen Knorpel (z.B. Rippen) setzen sich die Sehnenfasern in das Perichondrium fort. Einige Skelettmuskeln sind mit einem oder beiden Enden nicht mit Knochen oder Knorpel verbunden (Beispiele: mimische Muskeln, äußere Augenmuskeln, Zungenbinnenmuskulatur, Muskulatur des Rachens und der oberen Speiseröhre, quergestreifter Schließmuskel des Anus).

Als **Raphe musculi** ist ein Bindegewebestrang definiert, in den Muskelfasern von zwei Seiten einstrahlen. Beispiele: *Raphe mylohyoidea* des Mundbodens, *Ligamentum* (besser *Raphe*) *supraspinale nuchae, Raphe pharyngea* in der Hinterwand des Rachens, *Ligamentum palpebrale mediale* am medialen Augenwinkel (Abb. 4.7-2).

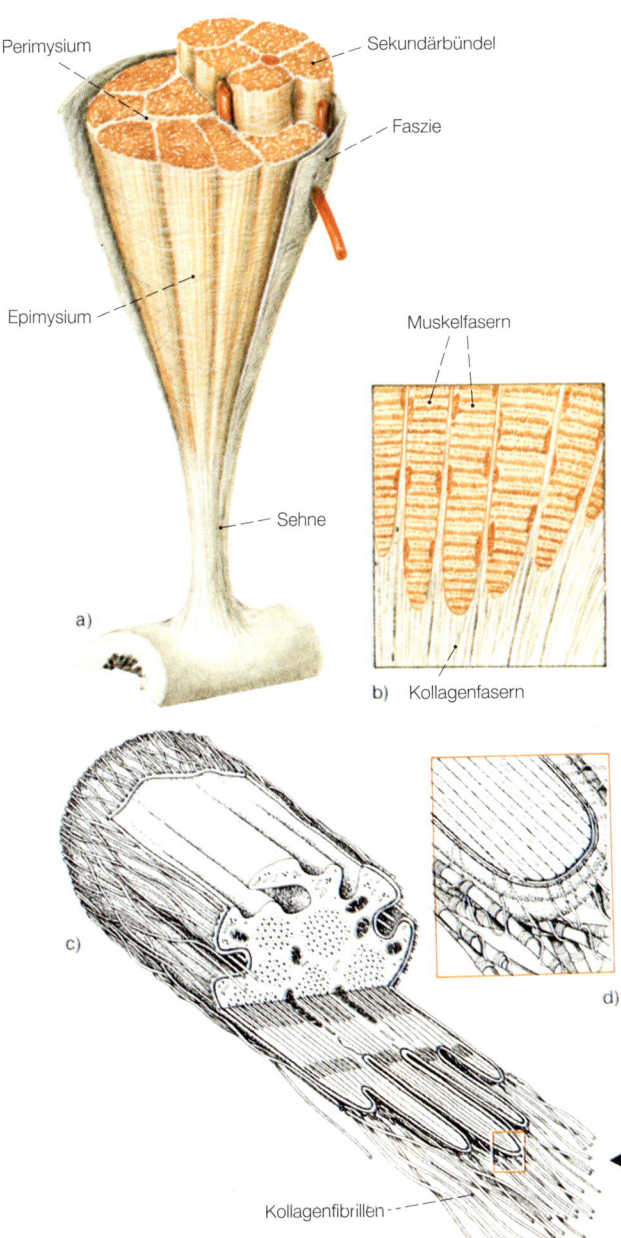

a)

Perimysium
Sekundärbündel
Faszie
Epimysium
Muskelfasern
Sehne

b) Kollagenfasern

c)

d)

Kollagenfibrillen

Abb. 4.7-33 Struktur des Muskel-Sehnen-Überganges im Skelettmuskel. Makroskopische Übersicht (a), Längsschnitt des Übergangs im Lichtmikroskop (b), räumliche Darstellung des Übergangs am Ende einer Muskelfaser (c, d). (Aus Forssmann [2a])

Schleimbeutel (Bursa synovialis) und Sehnenscheide (Vagina tendinis)

An Stellen, wo Sehnen an Skelettelementen oder derben anderen Strukturen (z. B. Bändern) umgeleitet werden oder mit ihnen in mechanischen Kontakt treten (vorbeigleiten), sind Schleimbeutel oder Sehnenscheiden gelegen. Beide Strukturen wirken als Gleitlager bzw. Druckverteiler.

Schleimbeutel (Bursa): Schleimbeutel sind bis mehrere Zentimeter lange, abgeplattete säckchenförmige Gebilde, die mit Synovialflüssigkeit gefüllt sind. Die Wand der Bursa besteht aus einem äußeren **Stratum fibrosum** und einem inneren **Stratum synoviale.** Sie entspricht weitgehend dem Bau der Gelenkkapsel (s. Kap. 6.3.2).

Bursen sind nicht nur als **Verschiebekissen** in Nachbarschaft von Sehnen anzutreffen, sondern können auch dort auftreten, wo Weichteile unter Druck gegen eine derbe Unterlage verschoben werden. Beispiele: *Bursa olecrani* zwischen Haut und Olekranon am Ellenbogen; *Bursa praepatellaris* zwischen Haut und Kniescheibe; *Bursa subdeltoidea* zwischen dem *M. deltoideus* und dem Schultergelenkbereich.

Bursen können bei stärkeren mechanischen Beanspruchungen neu gebildet werden (Beispiel: Bursen zwischen Haut und Schulterblatt bei Sackträgern).

Bei starker mechanischer Beanspruchung neigen Bursen zu **entzündlichen Veränderungen** (Bursitis), die sehr schmerzhaft sein können. Eine Bursitis wird häufig von vermehrter Flüssigkeitsbildung und Schwellung der Bursen begleitet. Gelegentlich muß die chirurgische Entfernung chronisch entzündlicher Bursen vorgenommen werden (z. B. bei einer chronischen **Bursitis olecrani**). Bei bakteriellen Allgemeininfektionen können sich Bakterien in Bursen absiedeln und eine eitrige Bursitis erzeugen (z. B. der *Bursa subdeltoidea*).

Sehnenscheiden *(Vaginae tendinis)* sind schlauchförmige Bursen, die die Sehne vollständig umhüllen (Abb. 4.7-34). Wie bei den Bursen besteht die Wand aus einem *Stratum fibrosum* **(Vagina fibrosa)** und *Stratum synoviale* **(Vagina synovialis).** Das *Stratum fibrosum* kann durch zusätzliche Kollagenfaserbündel verstärkt sein, die die Sehne an der knöchernen Unterlage befestigen (Beispiele: Ring- und Kreuzbänder der fibrösen Sehnenscheiden der Finger, Sehnenfächer der *Retinacula*, s. Kap. 8.3.6). Das *Stratum synoviale* liegt der Innenseite des *Stratum fibrosum* an und begrenzt den mit Synovialflüssigkeit gefüllten Gleitspalt zwischen Sehnen und Sehnenscheide. Das *Stratum synoviale* ist über eine Falte, das **Mesotendineum**, mit der Sehne verbunden. Über dieses treten Blutgefäße in die Sehne ein. Das *Mesotendineum* besitzt häufig typische *Villi synoviales* (s. Kap. 6.3.2.2). In den Sehnenscheiden der langen

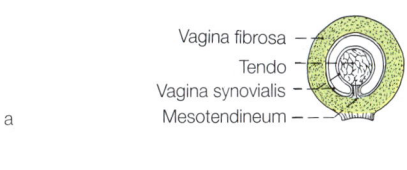

a

Vagina fibrosa
Tendo
Vagina synovialis
Mesotendineum

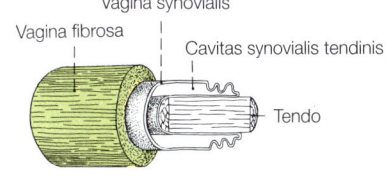

b

Vagina synovialis
Vagina fibrosa
Cavitas synovialis tendinis
Tendo

Abb. 4.7-34 Schema des Aufbaus einer Sehnenscheide. (a) Querschnitt. (b) Eröffnung durch Längsschnitt.

Fingerbeuger ist das *Mesotendineum* auf einige kurze Bindegewebestränge reduziert *(Vincula tendinea)*. Die Oberfläche der Sehne ist mit lockerem peritendinösem Bindegewebe bedeckt, das als tendinöses Blatt der *Vagina synovialis* bezeichnet wird.

Retinaculum

Retinaculum tendinis: An den Hand- und Sprunggelenken werden die Sehnen durch Rückhaltebänder am Skelett fixiert, um eine Verschiebung oder ein Vorspringen der Sehnen bei den Bewegungen der Skelettelemente zu verhindern.

Beispiel: Bei Dorsalextension der Hand (u. a. beim Aufstützen der Handinnenfläche auf dem Boden beim Liegestütz) springen die Sehnen der Streckmuskeln (Extensoren) der Finger und Hand nicht vor, weil sie durch das *Retinaculum extensorum* am Handgelenk zurückgehalten werden.

Unterhalb der *Retinacula* sind die **Sehnenfächer** lokalisiert, die tunnelförmige Durchtrittskanäle für die Sehnen bilden. Hier sind immer Sehnenscheiden vorhanden, die als Gleitlager innerhalb dieser osteofibrösen Kanäle dienen.

Sesambein

In den Sehnen verschiedener Muskeln können Knochen oder Knorpel (Sesamknorpel) eingelagert sein. Sesambeine befinden sich in der Regel nahe der Ursprünge und Ansätze von Sehnen, meistens an Stellen erhöhter Druckbeanspruchung.

Beispiele: Kniescheibe **(Patella)** in der Endsehne des *M. quadriceps femoris*, Erbsenbein **(Os pisiforme)** in der Endsehne des *M. flexor carpi ulnaris*, **Fabella** in der lateralen Ursprungssehne des *M. gastrocnemius* und Sesambeine an den Grundgelenken von Daumen und Großzehe. Zwischen Sesambeinen und benachbarten Knochen können gelenkige Verbindungen (Diarthrosen) bestehen.

Hypomochlion

Dieser Begriff umfaßt Knochenabschnitte oder Retinacula, an denen Sehnen, Bänder oder Muskeln ihre Verlaufsrichtung ändern. Dadurch wirken sie als **Dreh- und Stützpunkte.** Durch die Änderung des Verlaufes wird der Hebelarm der Sehnen (Muskeln) für bestimmte Bewegungen vergrößert. Beispiele: Die Kniescheibe wirkt als Hypomochlion für die Sehne des *M. quadriceps femoris.* Diese wird durch die Kniescheibe weiter von der transversalen Drehachse des Kniegelenks abgehoben und erhält dadurch einen größeren Hebelarm für die Streckung des Unterschenkels.

Hypomochlien sind ebenfalls die Rinne zwischen den Höckern des proximalen Humerus *(Sulcus intertubercularis)* als Umleitstruktur für die Ursprungssehne des langen Bizepskopfes (Abb. 4.7-40), die *Spina (Trochlea) trochlearis* des Stirnbeins in der Augenhöhle (Umleitpunkt für die Sehne des *M. obliquus superior bulbi*), das Zungenbein für den *M. digastricus* und die *Incisura ischiadica minor* für den *M. obturator internus.* Die Unterseite des Schambeinkörpers kann ebenfalls als Hypomochlion bei der Austrittsbewegung des Kindes während der Geburt angesehen werden.

7.6.2   Punctum fixum und Punctum mobile, Ursprung und Ansatz

Die Skelettelemente des Bewegungsapparates sind über **Gelenke** miteinander verbunden und können in diesen gegeneinander verstellt (gedreht) werden (s. Kap. 6). Muskeln, die an den Skelettelementen befestigt sind und ein Gelenk überqueren, können Bewegungen der Skelettelemente um die Drehachsen der Gelenke ausführen. In der Regel wird eines der verbundenen Skelettelemente dabei stärker bewegt als das andere. Die Befestigungsstelle des Muskels an dem weniger bewegten Skelettelement wird als **Punctum fixum,** und die am bewegten Skelettelement als **Punctum mobile** bezeichnet. Unter bestimmten Bedingungen können *Punctum fixum* und *Punctum mobile* miteinander vertauscht sein.

Beispiel: Die Kontraktion der Beugemuskeln auf der Vorderseite des Oberarms *(Humerus)* bewirkt in der Regel eine Beugung des Unterarms *(Ulna, Radius)*. Das *Punctum fixum* der Muskeln liegt am Oberarm und Schulterblatt, das *Punctum mobile* am Unterarm. Beim Klimmzug am Reck bildet der Unterarm das *Punctum fixum* und der Oberarm das *Punctum mobile* für die Beugemuskeln. Diese ziehen jetzt den Oberarm und damit den Körper nach oben.

In der Regel bildet das *Punctum fixum* den **Ursprung** (Origo) und das *Punctum mobile* den **Ansatz** (Insertio) eines Muskels. Bei den Muskeln, die die Skelettelemente der Extremitäten bewegen, liegt der Ursprung stets proximal. Für die Rumpfmuskeln gilt folgendes: Die Rückenmuskeln und alle Muskeln, die den Kopf bewegen, besitzen ihre Ursprünge kaudal von den Ansätzen (Ausnahme: *M. serratus posterior superior*). Bei den ventralen Rumpfmuskeln liegen die Ursprünge kranial von den Ansätzen (Ausnahme: *Mm. intercostales interni*). Bei Beuge- und Drehbewegungen des Rumpfes stimmen Ursprung und *Punctum fixum* bzw. Ansatz und *Punctum mobile* der Rumpfmuskeln nicht immer überein.

7.6.3   Anatomischer und physiologischer Querschnitt

Der anatomische Querschnitt (A_A, A von „Areal") liegt senkrecht zur Hauptachse (Hauptlinie) im dicksten Teil des Muskels (meistens identisch mit dem Muskelbauch). Der physiologische Querschnitt (A_p) wird senkrecht zu allen Muskelfasern im dicksten Teil des Muskels gelegt. Bei annähernd parallelfaserigen Muskeln sind anatomische und physiologische Querschnittsflächen weitgehend gleich groß (*M. biceps brachii* z. B. etwa 10 cm²), nicht jedoch bei gefiederten Muskeln (Abb. 4.7-35). Bei gefiederten Muskeln ist der anatomische Querschnitt um den Faktor cos α des Fiederungswinkels kleiner ($A_A = A_p \cdot \cos \alpha$). Der physiologische Querschnitt erlaubt Rückschlüsse auf die absolute Kontraktionskraft des Muskels. Der anatomische Querschnitt ist meistens jedoch geeigneter, um die Muskelkraft abzuschätzen, die auf die Sehne übertragen wird (Sehnenkraft).

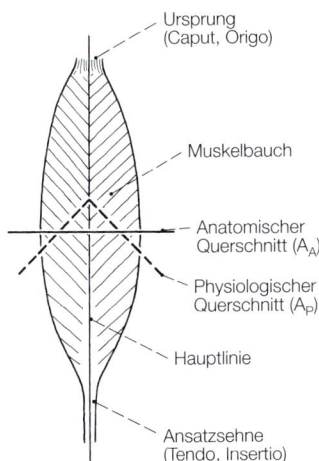

Abb. 4.7-35 Grundbegriffe zur Anatomie des Skelettmuskels.

7.6.4 Muskel- und Sehnenkraft

Die Kraft eines Muskels hängt von seinem physiologischen **Querschnitt** und der **Länge** seiner Muskelfasern ab (Zahl der Myosinquerbrücken!). Bei Muskeln von mittlerer Länge (ca. 10–15 cm) können die Muskelfasern in einer Querschnittsfläche von 1 cm² eine maximale Kontraktionskraft von etwa 50 N entwickeln (entspricht der Gewichtskraft von 5 kg). Beim *M. biceps brachii*, mit einem physiologischen Querschnitt von beispielsweise 10 cm², beträgt die maximale Muskelkraft rund 500 N (Gewichtskraft von 50 kg). Bei diesem Muskel wird die gesamte **Muskelkraft** auf die Sehne übertragen, da die Sehne in Zugrichtung des Muskels verläuft und mit diesem eine gemeinsame **Hauptlinie** bildet (Abb. 4.7-35 u. 36). Die auf die Sehne übertragene Kontraktionskraft wird als **Sehnenkraft** (F_S; F von „force") be-

zeichnet. Die Muskelkraft (F_M) und Sehnenkraft (F_S) sind in diesem Fall gleich groß.

Bei gefiederten Muskeln setzen die Muskelfasern schräg zur Zugrichtung der Sehne an. Dadurch wird nur ein Teil ihrer Kontraktionskraft in Zugrichtung der Sehne übertragen. Dieser übertragene Kraftvektor ist proportional dem Cosinus des Fiederungswinkels und damit proportional zum anatomischen Querschnitt (Abb. 4.7-35 u. 36). Daraus ergibt sich eine allgemeine Beziehung zwischen Muskelkraft (F_M), Sehnenkraft (F_S) und Fiederungswinkel (α):

$$F_S = F_M \cdot \cos \alpha^1$$

Bei einem Fiederungswinkel von 60° beträgt die Sehnenkraft 50% und bei einem Winkel von 45° etwa 70% der Muskelkraft.

In Abb. 4.7-37 ist dieser Zusammenhang am Beispiel von zwei Hebemuskeln des Schulterblattes veranschaulicht. Die *Mm. rhomboidei* besitzen eine „Ansatzsehne", die am medialen Schulterblatt befestigt ist. Durch den Faserverlauf und den Muskelansatz sind Verschiebungen in verschiedene Richtungen möglich, so daß Sehnenkräfte mit vertikaler und transversaler Richtung unterschieden werden können. Die vertikale Sehnenkraft (Muskelvektor) ist proportional zum cos α, die transversale jedoch zum sin α der Muskelkraft.

---

[1] In diesen wie in den anderen Kapiteln des Buches wird auf eine vektorielle Schreibweise verzichtet.

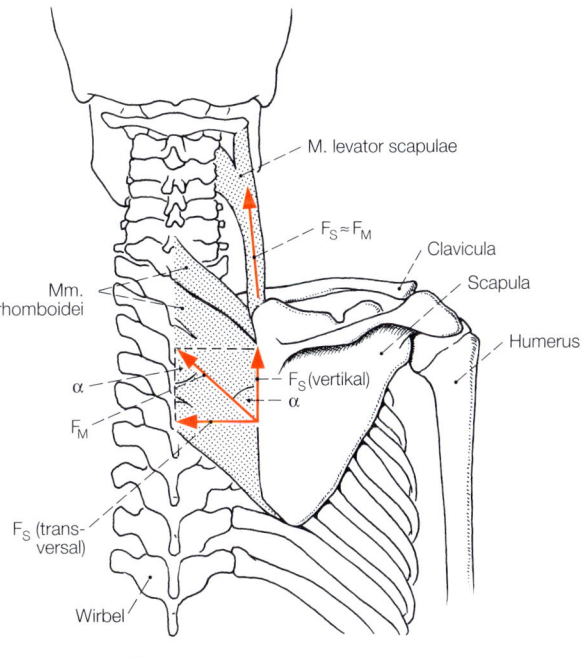

F_S (transversal) $= F_M \cdot \sin \alpha$
F_S (vertikal) $= F_M \cdot \cos \alpha$

Abb. 4.7-37 Vektoren der Muskel- und Sehnenkraft am Beispiel des M. levator scapulae und der Mm. rhomboidei. Beim M. levator scapulae ist der Hauptvektor der Muskelkraft (F_M) in Zugrichtung der Sehne gelegen. Deshalb entspricht die auf die Sehne übertragene Muskelkraft (Sehnenkraft, F_S) weitgehend der Muskelkraft. Bei den Mm. rhomboidei verlaufen die Muskelfasern schräg zur Ansatzsehne am medialen Rand (Margo medialis) des Schulterblattes (Scapula). Die vertikale Sehnenkraft ist gegenüber F_M um den Faktor cos α und die transversale Sehnenkraft um den Faktor sin α reduziert.

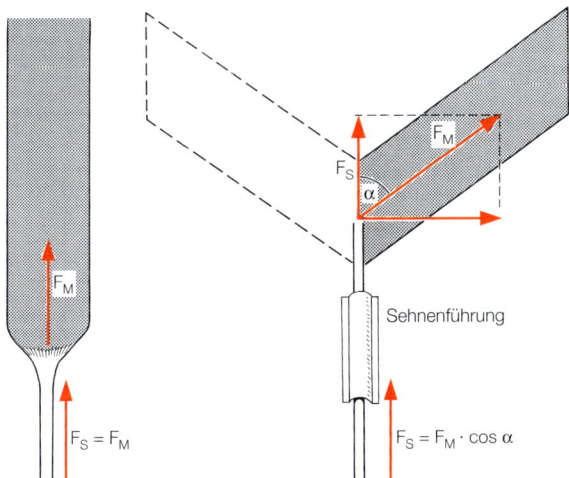

Abb. 4.7-36 Beziehung zwischen absoluter Muskelkraft (F_M) und der auf die Sehne übertragenen Muskelkraft (Sehnenkraft, F_S) bei parallelfaserigen (links) und gefiederten Muskeln (rechts). Bei gefiederten Muskeln ist die Sehnenkraft um den Faktor cos α (α = Fiederungswinkel) geringer als die Muskelkraft.

Die **Reißfestigkeit des Muskels** beträgt annähernd **100 N/cm²**. Sie wird in erster Linie durch das muskuläre Bindegewebe bestimmt. Dagegen ist die **Reißfestigkeit der Sehne** ungefähr 100fach so groß **(10 000 N/cm²).** Deshalb beträgt die anatomische Querschnittsfläche der Sehne auch nur etwa 2–3% der anatomischen Querschnittsfläche des betreffenden Muskels (beim *M. biceps brachii* etwa 20–40 mm²).

7.6.5   Verkürzungsvermögen

Die Sarkomerlänge eines stark gedehnten Muskels kann 3,6 μm erreichen. Bei maximaler elektrischer Reizung kann eine Verkürzung der Sarkomere bis auf 1,5 μm stattfinden (Abb. 4.7-38). Das Verkürzungsvermögen eines maximal gedehnten parallelfaserigen Muskels kann also theoretisch 60% der Muskellänge betragen. Dieser Wert wird unter physiologischen Bedingungen nicht erreicht. Zum einen können Muskeln meistens nicht so stark gedehnt werden (wegen Begrenzungen des Bewegungsumfanges der meisten Gelenke und der Hemmwirkung des muskulären Bindegewebes bei starker Dehnung). Zum anderen erreicht die Sarkomerlänge bei maximaler willkürlicher Kontraktion nur etwa 2 μm. Das physiologische Kontraktionsvermögen (die Hubhöhe) parallelfaseriger Muskeln beträgt deshalb nur etwa 40% der Länge des gedehnten Muskels.

Gefiederte Muskeln erzielen bei geeignetem Fiederungswinkel jedoch eine größere **Hubhöhe** als parallelfaserige Muskeln mit gleicher Faserlänge (Abb. 4.7-39). Bei einem Fiederungswinkel von 45° beträgt die maximal erzielte Hubhöhe etwa 60% der Faserlänge. Die Hubhöhe (H) kann aus der Länge der Faserbündel vor (l_1) und nach Kontraktion (l_2) sowie dem Fiederungswinkel vor (α_1) und nach der Verkürzung (α_2) berechnet werden:

$$H = l_1 \cdot \cos \alpha_1 - l_2 \cdot \cos \alpha_2$$

Parallel zur Hubhöhe nimmt allerdings die Sehnenkraft um den Faktor cos α ab (s. o.).

Beispiel: Der *M. deltoideus* des Schultergelenkes besteht aus der kaum gefiederten *Pars acromialis* und den gefiederten Abschnitten *Pars spinalis* und *Pars clavicularis.* Die Abduktion des Arms erfolgt zunächst durch die *Pars acromialis.* Mit zunehmendem Abduktionswinkel kommen Teile der gefiederten Abschnitte des Muskels hinzu, so daß eine weitere Abduktion möglich ist.

7.6.6   Kontraktionskraft in Abhängigkeit von der Muskeldehnung

Wie aus Abb. 4.7-38 ersichtlich wird, entwickelt ein Muskel bei mittlerer Dehnung die stärkste Kontraktionskraft (optimale Überlappung der Aktin- und Myosinfilamente im Sarkomer). Daraus ergibt sich, daß ein Optimum an Kraftentfaltung bei einer mäßigen **Vordehnung** eines Muskels stattfindet. Bei starker Verkürzung läßt die Muskelkraft erheblich nach. Hinzu kommt, daß bei gefiederten Muskeln der Fiederungswinkel bei der Verkürzung immer größer wird, und damit die Sehnenkraft des Muskels abnimmt (s. o.). Wie unten ausgeführt, kann bei Drehbewegungen die endständig nachlassende Muskelkraft durch Vergrößerung des Hebelarms oder durch die Hilfe von direkten und indirekten Synergisten kompensiert werden.

7.6.7   Muskelwirkungen an Gelenken

Damit Skelettelemente um die Drehachse eines Gelenkes bewegt werden können, muß ein Muskel über einen **Hebelarm** angreifen können (s. Kap. 6.3.7.6). Die Länge des Hebelarms (a) ist als der senkrechte Abstand zwischen Drehachse des Gelenkes und Ansatz des Muskels definiert (Abb. 4.7-40 u. 41). Greift ein Muskel über einen **einarmigen Hebel** an, wird das Skelettelement in Zugrichtung des Muskels bewegt (Beispiel: Beugemuskeln des Ellenbogengelenkes). Findet der Angriff über einen **zweiarmigen Hebel** statt, dann wird der muskuläre Ansatzpunkt in Richtung auf den Muskelzug bewegt, der

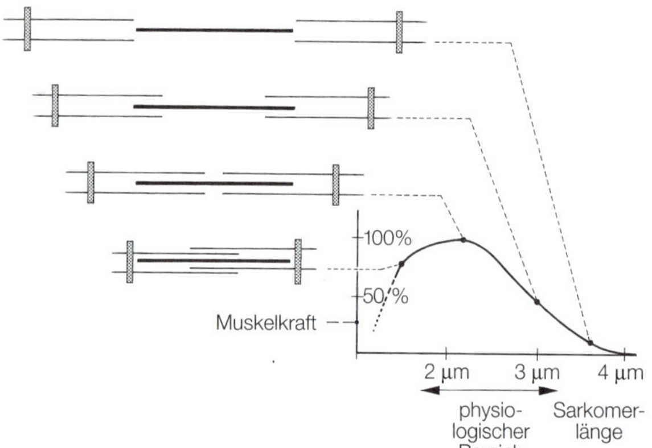

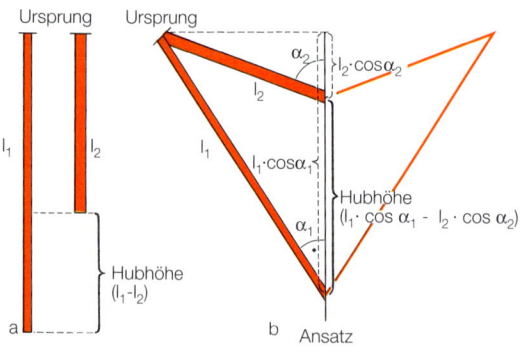

Abb. 4.7-38 Abhängigkeit zwischen Dehnung eines Muskels, seiner Sarkomerlänge und der korrespondierenden Muskelkraft (F_M). Die Muskelkraft ist bei starker Verkürzung und starker Dehnung geringer als bei mittelgradiger Verkürzung.

Abb. 4.7-39 Verkürzungsvermögen (Hubhöhe) von parallelfaserigen (a) und gefiederten Muskeln (b) bei gleicher Faserlänge.

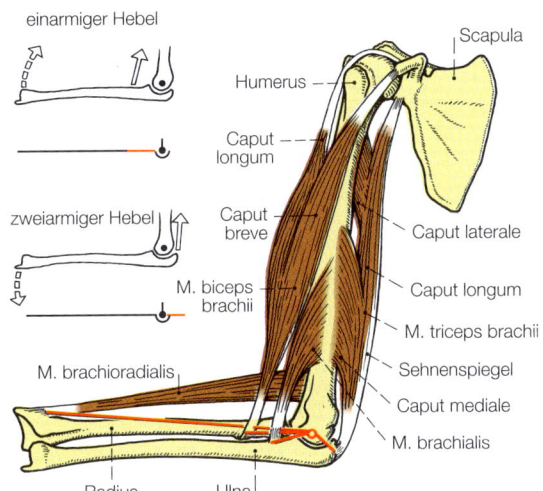

einarmiger Hebel

zweiarmiger Hebel

Scapula

Humerus

Caput longum

Caput breve

M. biceps brachii

M. brachioradialis

Caput laterale

Caput longum

M. triceps brachii

Sehnenspiegel

Caput mediale

M. brachialis

Radius   Ulna

Abb. 4.7-40 Die Hauptmuskeln des Ellenbogengelenkes und ihre anatomischen (realen) Hebelarme (rote Linien). Die Wirkung der Beugemuskeln erfolgt über einarmige Hebel, die des Streck-muskels (M. triceps brachii) über einen zweiarmigen Hebel.

Hauptteil des Skelettelements (freier Hebel) jedoch in entgegengesetzte Richtung verlagert (Beispiele: Streck-muskel des Ellenbogengelenks, *M. triceps brachii*, und der Fußsenker, *M. triceps surae*).

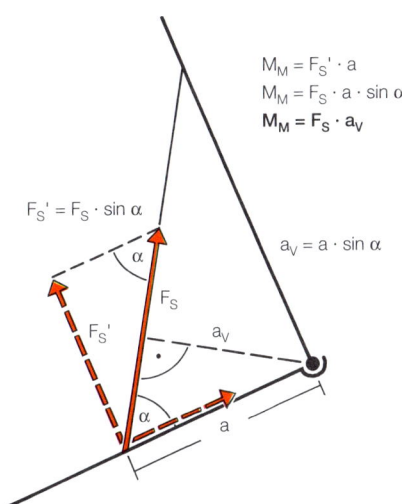

$$M_M = F_S{}' \cdot a$$
$$M_M = F_S \cdot a \cdot \sin \alpha$$
$$\mathbf{M_M = F_S \cdot a_v}$$

$$F_S{}' = F_S \cdot \sin \alpha$$

$$a_v = a \cdot \sin \alpha$$

$$F_S$$

$$F_S{}'$$

$$a_v$$

$$a$$

Abb. 4.7-41 Muskelwirkung auf ein Drehgelenk am Beispiel des Ellenbogengelenkes. Für die Berechnung des Drehmomentes (Muskelmoment, M_M) ist der reale (anatomische, physikalische) Hebelarm (a) und die senkrecht zu ihm angreifende muskuläre Sehnenkraftkomponente ($F_S{}'$) maßgeblich. In diese geht die abso-lute Sehnenkraft des Muskels (F_S) mit dem sin α des Ansatzwin-kels ein. Das Produkt aus Hebelarm (a) und sin α entspricht der Länge des virtuellen Hebelarms (a_v). Das Muskelmoment kann also auch als Produkt aus absoluter Sehnenkraft des Muskels (F_S) und virtuellem Hebelarm (a_v) beschrieben werden.

Für die Durchführung einer Drehbewegung ist es wei-terhin notwendig, daß der Muskel über eine vektorielle Kraftkomponente verfügt, die senkrecht zum Hebelarm angreift. Aus der absoluten Sehnenkraft des Muskels (F_S) kann die senkrecht angreifende, **wirksame Sehnenkraft** ($F_S{}'$) abgeleitet werden. Diese ist für die Berechnung des Drehmomentes maßgeblich. $F_S{}'$ ist proportional zum Sinus des Ansatzwinkels (α) der Sehne am Knochen. Daraus ergibt sich für das muskuläre Drehmoment (M_M) bei einem Hebelarm (a):

$$M_M = F_S \cdot a \cdot \sin \alpha$$

Für die Darstellung des Drehmomentes ist die Ein-führung eines **virtuellen Hebelarms** (a_v) sinnvoll. Dieser ist als senkrechte Strecke zwischen Drehachse des Ge-lenkes und Muskelsehne (wirksame Muskelendstrecke) definiert. Der virtuelle Hebelarm ändert seine Richtung und Größe in Abhängigkeit von der Gelenkstellung. Das jeweilige Drehmoment kann als Produkt der realen Seh-nenkraft (F_S) und des virtuellen Hebelarms (a_v) beschrie-ben werden:

$$M_M = F_S \cdot a_v$$

Abb. 4.7-42 veranschaulicht diese Situation am belasteten Un-terarm. Ein in der Hand befindliches Gewicht übt über seinen virtuellen Hebelarm (Senkrechte zwischen Kraftlinie der Last und Drehpunkt des Gelenkes) ein Drehmoment der Last aus ($M_L = F_L \cdot b_v$). Der Lastarm und damit das Lastmoment nehmen bei Beugung des Armes kontinuierlich zu und erreichen bei 90°-Stellung des Gelenkes den höchsten Betrag (die gesamte Länge des Unterarms wirkt dann als Lastarm, $b_v = b$). **Diese Zu-nahme des Lastmomentes wird durch eine gleichzeitige Zunahme des Muskelmomentes kompensiert.** Bei Zunahme des Beugungs-winkels nimmt nämlich der virtuelle Hebelarm des Muskels au-tomatisch zu. Der Muskel kann deshalb ohne zusätzliche (oder sogar bei etwas nachlassender) Kraftentwicklung die Zunahme des Lastmomentes im Gleichgewicht halten. Bei Beugung über 90° hinaus nimmt das Lastmoment wieder ab, das Muskel-moment jedoch noch weiter zu, bis die Muskelsehne zum Skelettelement einen Winkel von 90° bildet. In dieser Stellung erreicht das **Muskelmoment des Bizeps sein Optimum.**

Die Analyse der Muskelwirkungen am Ellenbogengelenk zeigt weiterhin, daß Muskeln mit **kurzem Hebelarm stär-kere Bewegungsausschläge** erzeugen können als Muskeln mit langem Hebelarm. Bei kurzem Hebelarm ist jedoch das Muskelmoment geringer als bei längerem Hebelarm. Bei der Beugung im Ellenbogengelenk wirken Muskeln mit sehr kurzem Hebelarm *(M. brachialis)* und solche mit längeren Hebelarmen *(M. biceps brachii, M. brachioradialis)* zusammen und erzielen dadurch große Bewegungsausschläge bei gleichzeitig günstigem Sum-men-Drehmoment.

7.6.8 Muskelarbeit

Die von einem Muskel geleistete Arbeit (W) ist das Pro-dukt aus der Hubhöhe (H) und der Sehnenkraft (F_S), mit der eine Last gehoben wird ($W = F_S \cdot H$). Das **maximale Arbeitsvermögen** eines Muskels kann also aus der Hub-höhe und der maximalen Sehnenkraft eines Muskels be-rechnet werden. Übertragen auf die Muskeln des Ellen-

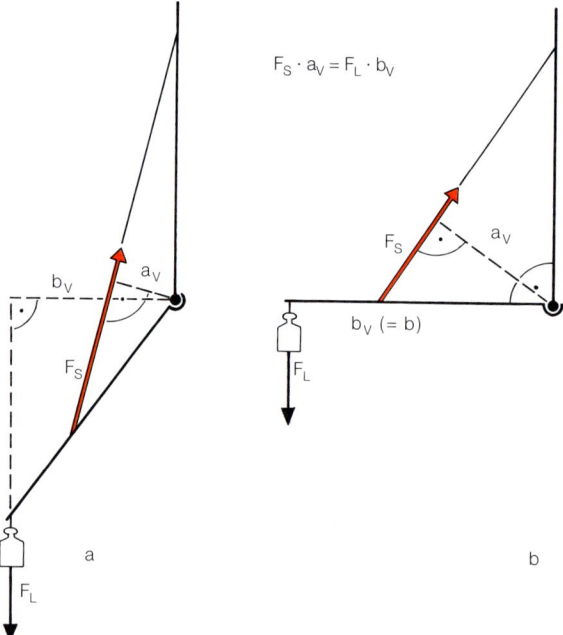

$$F_S \cdot a_V = F_L \cdot b_V$$

Abb. 4.7-42 Momentengleichgewicht am belasteten Unterarm. Bei Beugung des Unterarms nehmen der virtuelle Hebelarm der Beugemuskulatur (a_v) und der virtuelle Hebelarm der Last (b_v) zu. Dadurch kann der Muskel ohne zusätzlichen Kraftaufwand die Zunahme des Lastmomentes kompensieren. Abkürzungen s. Abb. 4.7-41.

bogengelenkes läßt sich beispielsweise berechnen, daß die Beugemuskeln ein wesentlich höheres Arbeitsvermögen besitzen als die Streckmuskeln (Verhältnis 1,6 : 1).

Bei Krampfzuständen (u. a. Tetanie, Spastik) befindet sich deshalb der Unterarm in extremer Beugestellung.

7.6.9 Agonismus, Antagonismus und Synergismus

Muskeln, die durch ihre Kontraktion eine gewünschte Bewegung ausführen, sind definitionsgemäß **Agonisten.** Muskeln, die dieser Bewegung entgegenwirken, werden als **Antagonisten** bezeichnet. Die Bewegungen erfolgen stets durch ein abgestimmtes Spiel zwischen Agonisten und Antagonisten. Im Ellenbogengelenk (Abb. 4.7-40) wird die Beugebewegung durch die Beugemuskulatur ausgeübt (Agonisten der Beugung), die Streckung durch die Streckmuskulatur (Antagonisten der Beugung bzw. Agonisten der Streckung). **Synergisten** sind Muskeln, die die Arbeit eines Agonisten unterstützen. Unter den Synergisten kann man direkte von indirekten Synergisten unterscheiden. Die **direkten Synergisten** der Beugebewegung im Ellenbogengelenk sind Muskeln der Vorderseite des Unterarms, die vom distalen Humerus entspringen und dadurch ein Beugemoment besitzen. Die Hauptwirkung dieser Muskeln besteht jedoch in der Bewegung der

Hand und der Finger. **Indirekte Synergisten** greifen nicht direkt in die gewünschte Gelenkbewegung ein, sondern verbessern die Aktion der Agonisten. Dieses geschieht in der Regel durch eine günstigere Gelenkstellung bzw. Vordehnung der Agonisten.

Beispiele: Bei der **Beugung im Ellenbogengelenk** wirken die Muskeln, die den Oberarm im Schultergelenk zurückführen (Retroversion im Schultergelenk), wie beispielsweise der *M. teres major* und *M. latissimus dorsi* (Abb. 4.7-5), als indirekte Synergisten des *M. biceps brachii*, weil sie diesen Muskel durch die Retroversion dehnen (der *M. biceps brachii* entspringt am Schulterblatt und besitzt für das *Caput longum* zwischen den Höckern des Oberarmkopfes ein Hypomochlion, Abb. 4.7-40). **Indirekte Synergisten der Fingerbeugung** sind die Strecker der Handgelenke, die durch Dorsalextension der Hand die langen Fingermuskeln dehnen. Dadurch wird die Hubhöhe der langen Fingermuskeln vergrößert und ein kraftvoller Faustschluß ermöglicht.

7.6.10 Muskeltonus

In der Ruhe befindet sich jeder Muskel bereits in einem **Spannungszustand.** Das wird deutlich, wenn ein Knochen gebrochen ist und die gespannten Muskeln die Bruchenden gegeneinander verschieben. Dieser Spannungszustand des Muskels heißt **Ruhetonus.** Nach Durchschneidung der zuführenden Nerven und in tiefer Narkose wird der Tonus stark herabgesetzt. Der Tonus beruht auf einer reflektorischen Dauererregung, die über die **Muskelspindeln** reguliert wird. Die Muskeln, die gewohnheitsmäßig am meisten gebraucht werden, besitzen einen höheren Tonus. Mit der wechselnden Körperhaltung ändert sich auch der Tonus vieler Muskeln.

7.6.11 Halte- und Bewegungsmuskeln, Zuggurtung

Die Skelettmuskulatur kann in Muskeln unterteilt werden, die in erster Linie an der Stabilisierung bestimmter Skelettverbindungen beteiligt sind (Haltemuskeln), und solche, deren Hauptfunktion in der Durchführung von Bewegungen besteht (Bewegungsmuskeln). Die Haltemuskeln führen hauptsächlich isometrische Kontraktionen, die Bewegungsmuskeln isotonische Kontraktionen aus. Bei einer **isometrischen Kontraktion** wird der Muskel bei gleichbleibender Länge in Kontraktionsspannung gesetzt. Verkürzt sich ein Muskel dagegen bei gleichbleibender Spannung, liegt eine **isotonische Kontraktion** vor.

Beispiele: Wird in die Hand des rechtwinklig gebeugten Unterarms ein Gewicht gelegt (Abb. 4.7-42), dann müssen die Beugemuskeln eine korrespondierende, isometrische Spannung entwickeln, um das Absinken des Unterarms zu verhindern. Wird der Arm gebeugt und das Gewicht dabei hochgehoben, führen die Beugemuskeln eine isotonische Kontraktion aus.

Alle Bewegungen beginnen zunächst mit einer isometrischen Kontraktionsphase der Agonisten. Sobald die isometrische Spannung stärker ist als die Spannung der Antagonisten, setzt die isotonische Phase der Bewegung ein.

Strenggenommen ist die isotonische Phase aber nicht rein isotonisch, denn während der Drehbewegungen des Gelenkes ändern sich die Hebelverhältnisse und die Momente, so daß es ebenfalls zu Spannungsänderungen in den bewegenden Muskeln kommt (Abb. 4.7-42). Eine solche Kombination aus isotonischer und isometrischer Kontraktion wird als **auxotonisch** bezeichnet.

Als typisches Beispiel für **Haltemuskeln** sind die Rückenmuskeln zu nennen, die im Zusammenspiel mit den Bauchmuskeln die Stellung der Wirbelsäule kontrollieren und stabilisieren. Auch die kurzen Fußmuskeln erfüllen hauptsächlich Haltefunktionen (Aufrechterhaltung der Fußgewölbe). Typische **Bewegungsmuskeln** sind die Muskeln der oberen Extremität. Die Muskeln der unteren Extremität verrichten sowohl Haltefunktionen (Stabilisierung des Standes) als auch Bewegungsfunktionen (Fortbewegung).

Viele Muskeln erfüllen gleichzeitig die Aufgabe der **Zuggurtung** (s. Kap. 7.2.3.2), d.h. sie vermindern die bei bestimmten Beanspruchungen auf den Knochen auftretenden Biegespannungen.

7.6.12 Eingelenkige und zweigelenkige Muskeln

Muskeln, die über ein Gelenk hinwegziehen, sind eingelenkige Muskeln. Am Ellenbogengelenk sind dieses der *M. brachialis* und *M. brachioradialis*. Überspringen die Muskeln mehrere Gelenke, werden sie als mehrgelenkig bezeichnet. Am Arm sind der *M. triceps brachii (Caput longum)* und *M. biceps brachii* zweigelenkige Muskeln, die sowohl das Schulter- als auch das Ellenbogengelenk überqueren (Abb. 4.7-40).

7.6.13 Aktive und passive Insuffizienz

Aktive Insuffizienz: Das Verkürzungsvermögen eines Muskels reicht oftmals nicht aus, um die gewünschte Bewegung um eine Gelenkachse maximal ausführen zu können. Die aktive Insuffizienz ist besonders stark ausgeprägt bei mehrgelenkigen Muskeln, da diese nicht in allen Gelenken gleichzeitig einen maximalen Bewegungsumfang erzielen können. Aber auch bei eingelenkigen Muskeln kann eine partielle aktive Insuffizienz vorliegen.

Beispiele: Der (eingelenkige) *M. deltoideus* kann den Arm im Schultergelenk nicht maximal abduzieren. Er benötigt dazu als Synergisten den *M. supraspinatus.* Die zweigelenkigen Muskeln auf der Rückseite des Oberschenkels entspringen vom Sitzbein *(Os ischii)* des Beckens, überqueren danach das Hüft- und Kniegelenk und inserieren an den Unterschenkelknochen (ischiokrurale Muskulatur). Sie können das Kniegelenk aber nicht vollständig beugen. Der Beugeumfang verbessert sich jedoch bei gleichzeitiger Beugung im Hüftgelenk. Dadurch werden die ischiokruralen Muskeln gedehnt und bekommen ein größeres Verkürzungsvermögen (Hubhöhe).

Passive Insuffizienz: Eine gewünschte Bewegung kann durch einen Muskel (Muskelgruppe) häufig deshalb nicht maximal ausgeführt werden, weil eine unzurei-

chende Dehnungsfähigkeit der Antagonisten dieses verhindert.

Beispiel: Die Beugung des Oberschenkels im Hüftgelenk ist wegen gleichzeitiger Dehnung der ischiokruralen Muskulatur endständig gehemmt. Diese Hemmung tritt besonders bei gestrecktem Kniegelenk in Erscheinung ("Paradeschritt") und wird bei Beugung des Kniegelenks vermindert ("Hocke"). Die ischiokruralen Muskeln verursachen also wegen ihres unzureichenden Dehnungsvermögens bei der Beugung im Hüftgelenk eine passive Insuffizienz.

Literatur

1. Abbildungsreferenzen

[1] DRENCKHAHN, D., M. BECKERLE, K. BURRIDGE, J. OTTO: Identification and subcellular location of talin in various cell types and tissues by means of (^{125}J) vinculin overlay, immunoblotting and immunocytochemistry. Eur. J. Cell Biol. 46 (1988) 513–522.

[2] FAWCETT, D. W., N. S. McNUTT: The ultrastructure of the cat myocardium: I. Ventricular Papillary Muscle. J. Cell Biol. 42 (1969) 1–45. In: WEISS [10].

[2a] FORSSMANN, W.-G.: Morphologie des Skelettmuskels und des Muskel-Sehnenübergangs. In: W. GROHER und W. NOACK (Hrsg.): Sportliche Belastungsfähigkeit des Haltungs- und Bewegungsapparates. Thieme, Stuttgart 1982.

[3] GRÖSCHEL-STEWART, U., D. DRENCKHAHN: Muscular and cytoplasmic contractile proteins. Biochemistry, immunology, structural organization. J. Collagen Rel. Res. 2 (1982) 381–463.

[4] JEIKOWSKI, H., D. DRENCKHAHN: Evidence for exclusive adrenergic innervation of feather muscles (mm. pennati) in the chicken. Histochemical studies and experiments with 5-hydroxydopamine. Cell Tiss. Res. 221 (1981) 157–168.

[5] LEONHARDT, H.: Histologie, Zytologie und Mikroanatomie des Menschen, Bd. 3. Thieme, Stuttgart–New York 1990.

[6] PEPE, F. A.: In: TIMASHEFF, B. N., G. D. FASMAN (eds.): Biological Macromolecules Series, Vol. 5, Part A, Chap. 7. Marcel Dekker, New York 1976. In: WEISS [10].

[7] RAMBOURG, A., D. SEGRETAIN: Three-dimensional electron microscopy of mitochondria and endoplasmic reticulum in the red muscle fiber of the rat diaphragm. Anat. Rec. 197 (1980) 33–48. In: WEISS [10].

[8] SJÖSTRÖM, M., J. LEXELL, D. Y. DOWNHAM: Differences in fiber number and fiber type proportion within fascicles. Anat. Rec. 234 (1992) 183–189.

[9] SOBOTTA-HAMMERSEN (Hrsg.): Histologie: Farbatlas der mikroskopischen Anatomie, 3. Aufl. Urban & Schwarzenberg, München–Wien–Baltimore 1985.

[10] WEISS, L.: Cell and Tissue Biology: A Textbook of Histology, Sixth Edition. Urban & Schwarzenberg, München–Wien–Baltimore 1988.

[11] WHEATER, P. R., H. G. BURKITT, V. G. DANIELS: Funktionelle Histologie, 2. Aufl. Urban & Schwarzenberg, München–Wien–Baltimore 1987.

2. Weiterführende Literatur

1. CANALE, E. D., G. R. CAMPBELL, J. J. SMOLICH, J. H. CAMPBELL (eds.): Cardiac Muscle. Springer, Berlin–Heidelberg–New York 1986.

2. CATTERALL, W. A.: Excitation – contraction coupling in vertebrate skeletal muscle: A tale of two calcium channels. Cell 64 (1991) 871–874.

3. DUBOWITZ, V. (ed.): Muscle Biopsy. Baillière Tindall, London–Philadelphia–Toronto 1985.

4. FORSSMANN, W. G., D. W. SCHEUERMANN, J. ALT (eds.): Functional Morphology of the Endocrine Heart. Steinkopff, Darmstadt und Springer, Berlin–Heidelberg–New York 1988.

5. Gröschel-Stewart, U., D. Drenckhahn: Muscular and cytoplasmic contractile proteins. Biochemistry, immunology, structural organization. J. Collagen Rel. Res. 2 (1982) 381–463.

6. Lexall, J., M. Sjöström, A.-S. Nordlund, C. C. Taylor: Growth and development of human muscle: A quantitative morphological study of whole vastus lateralis from childhood to adult age. Muscle & Nerve 15 (1992) 404–409.

7. Mohun, T.: Muscle differentiation. Curr. Opin. Cell Biol. 4 (1992) 923–928.

8. Pette, D. (ed.): The Dynamic State of Muscle Fibers. Walter de Gruyter, Berlin–New York 1990.

9. Rüegg, J. C. (ed.): Calcium in Muscle Activation. Springer, Berlin–Heidelberg–New York 1988.

10. Schmalbruch, H.: Skeletal Muscle. In: Schmalbruch, H., A. Oksche, L. Vollrath (eds.): Handbook of Microscopic Anatomy, Vol. II/6. Springer, Berlin–Heidelberg–New York 1985.

11. Squire, J. (ed.): The Structural Basis of Muscular Contraction. Plenum Press, New York–London 1981.

12. Stromer, M. H.: Immunocytochemical localization of proteins in striated muscle. Internat. Rev. Cytol. 142 (1992) 61–144.

13. Tidball, J. G.: Force transmission across muscle cell membranes. J. Biomech. 24 [Suppl.] (1991) 43–52.

14. Zenker, W., E. P. Scheidegger: Quantitative aspects of muscle innervation. In: Wernig, A. (ed.): Plasticity of Motoneuronal Connections, pp. 37–48. Elsevier Science Publishers, Amsterdam 1991.

5 Grundzüge der Entwicklung des Bewegungsapparates

B. Christ

1 Frühentwicklung

Die Strukturen des Bewegungsapparates gehen zum größten Teil aus dem **mittleren Keimblatt** *(Mesoderm)* hervor. Das trifft auch für die **Chorda dorsalis** zu (Abb. 5.1-2), die bei niederen Chordatieren wie dem Lanzettfisch (Amphioxus) und primitiven Fischen wie dem Quastenflosser (Latimeria) zeitlebens das Achsenskelett des Rumpfes bildet. Bei den Vertebraten ist sie nur im embryonalen Stadium vorhanden, hier jedoch von determinierender Bedeutung bei der Neuralrohrbildung *(Neurulation)*, der Wirbelsäulenentwicklung und der Differenzierung vegetativer Nervenzellen. Sie wird später durch die Wirbelsäule ersetzt, wobei ihr Material teilweise in die Entwicklung der Bandscheiben miteinbezogen wird. Das mit der Chorda dorsalis im Bereich der Kopfanlage eng verbundene Mesenchym liefert u.a. Material für die Entwicklung der äußeren Augenmuskeln [11].

Das im jungen Embryo zunächst mesenchymale Mesoderm untergliedert sich zu beiden Seiten der Chorda dorsalis von medial und lateral in drei Abschnitte. Der dem Neuralrohr und der Chorda dorsalis benachbarte mediale Abschnitt wird zum **paraxialen Mesoderm** (Stammplatte, Segmentplatte) und ist über das **intermediäre Mesoderm,** das Anlagematerial des Urogenitalapparates, mit dem **lateral gelegenen Mesoderm** (Seitenplatte) verbunden (Abb. 5.1-2). Weitere Ausführungen dazu s. Band II, Kap. 13.1.

Besonders augenfällige Veränderungen zeigt das paraxiale Mesoderm durch die Ausprägung der Segmentierung. Fortschreitend von kranial nach kaudal bilden sich epithelial strukturierte Zellaggregate, die **Somiten** (Abb. 5.1-1 u. 2). Beim Menschen entsteht das erste Somitenpaar am 20./21. Tag der Entwicklung im späteren Okzipitalbereich. Im Zusammenhang mit dem Längenwachstum des Embryos nach kaudal bilden sich dann paarweise weitere Somiten. Am 30. Entwicklungstag sind etwa 35 Somitenpaare vorhanden. Bis zum Ende der 5. Woche hat die Somitenzahl ihr Maximum erreicht; es sind nun 42–44 Paare vorhanden, von denen sich das erste okzipitale und die 5–7 kaudalen Paare wieder zurückbilden. Experimentelle Untersuchungen an Hühnerembryonen haben gezeigt, daß der paraxiale Mesodermabschnitt bereits bei seiner Entstehung hinsichtlich der segmentalen Gliederung und ihrer kranio-kaudalen Abfolge determiniert ist (s. Kap. 3). Einige Autoren gehen davon aus, daß im paraxialen Mesoderm bereits vor der Somitenentstehung segmentale Mesenchymblöcke **(Somitomere)** abgrenzbar seien.

Mit der Bildung der Somiten wird innerhalb der embryonalen Körperwand ein **Metameriemuster**[1] etabliert, das im weiteren Entwicklungsverlauf auf angrenzende Anlagematerialien übertragen wird und für die Organisation der adulten Körperwand von prägender Bedeutung ist. Die Skelett- und Bauelemente der Wirbelsäule, die Rippen, die tiefen Anteile der Körperwandmuskulatur, die Spinalnerven sowie die Interkostal- und Lumbalgefäße sind bleibender Ausdruck dieser frühembryonalen Körperwandmetamerie.

Die zunächst bläschenförmigen Somiten bestehen aus einer epithelialen Wand, die das **Somitocoel** umschließt. Es handelt sich um einen Hohlraum, der mesenchymal angeordnete Zellen enthält. Bei der weiteren Entwicklung der Somiten ist zu berücksichtigen, daß die früher gebildeten, kranial gelegenen, gegenüber den später gebildeten, kaudal gelegenen, in ihrem Differenzierungsstadium weiter fortgeschritten sind. Aus dem ventro-medialen Anteil der epithelialen Somitenwand entwickelt sich ein mesenchymaler Zellverband, in den auch die innerhalb des Somitocoel gelegenen Zellen einbezogen werden. Dieses Somitenderivat, das im wesentlichen das Anlagematerial der Wirbelsäule und der Rippen bildet, stellt das **Sklerotom** dar (Abb. 5.1-3 u. 4). Aus dem länger epithelial bleibenden dorsolateralen Teil der Somiten, dem **Dermomyotom,** gehen der größte Teil der Körperwand- und Extremitätenmuskulatur (somatische Muskulatur) sowie die Haut und Unterhaut des Rückens hervor. Das Dermomyotom wird im weiteren Verlauf in zwei Schichten untergliedert, die wie Doppellamellen übereinanderliegen und deren Zellen gegensätzlich ausgerichtet werden: das ektodermnahe Dermatom und das Myotom (Abb. 5.1-4). Die **Dermatome** sind als Quellen der myogenen Stammzellen für die Zungen- und Extremitätenmuskulatur von Bedeutung. Sie bilden ferner den bindegewebigen Teil der Haut sowie die Unterhaut im Bereich des Rückens. Die **Myotome** stellen segmentale Muskelanlagen dar, aus denen der größte Teil der Körperwandmuskeln hervorgeht, die nicht an den Extremitäten ansetzen (s. Abb. 5.2-3). An der Entwicklung der Bauchmuskeln sind sowohl die Myotome wie auch die Dermatome beteiligt [5].

---

[1] Unter Metamerie versteht man die kranio-kaudale Abfolge gleichartiger Bauelemente.

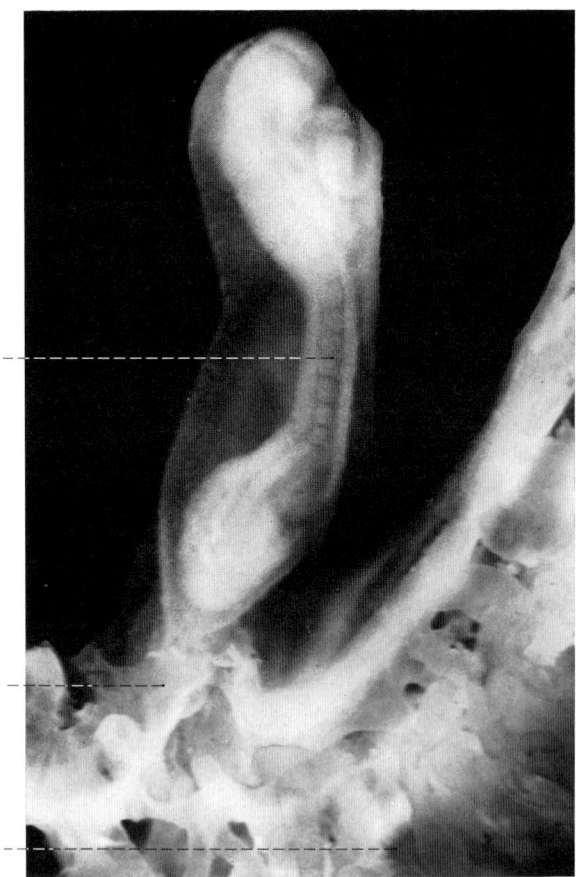

Somiten-
reihe

Haftstiel

Chorion-
zotten

◁
Abb. 5.1-1 Seitliche Aufnahme eines etwa 24 Tage alten und ca. 3 mm großen menschlichen Embryos. Der Embryo ist von Amnion umgeben und über den Haftstiel mit dem Chorion verbunden. Beachte das in Somiten untergliederte paraxiale Mesoderm. (Aus: BLECHSCHMIDT [2])

Schließlich beteiligen sich an der Entwicklung des Bewegungsapparates, insbesondere im Kopfgebiet, **Neuralleistenzellen,** die der Anlage des Zentralnervensystems entstammen (Abb. 5.1-2). Während im Kopfbereich die Auswanderung dieser Zellen bereits im Neuralfaltenstadium beginnt, gliedern sie sich aus der Rückenmarksanlage erst dann ab, wenn diese zum Neuralrohr geschlossen ist. Im Rumpfgebiet stellt die paarige Neuralleiste u. a. das Anlagematerial für die Spinalganglien, die Hüllzellen der peripheren Nerven (Gliazellen), die Nerven- und Gliazellen des vegetativen Nervensystems und die Pigmentzellen der Haut dar. Im Kopfbereich ist sie darüber hinaus an der Bildung von Mesenchym (Mesektoderm) beteiligt, aus dem sich auch Binde- und Stützgewebe entwickeln.

2 Entwicklung des Rückens

Bei der Frühentwicklung der Wirbelsäule sind trotz gewisser artspezifischer Besonderheiten bei allen höheren Wirbeltieren und beim Menschen einander entsprechen-

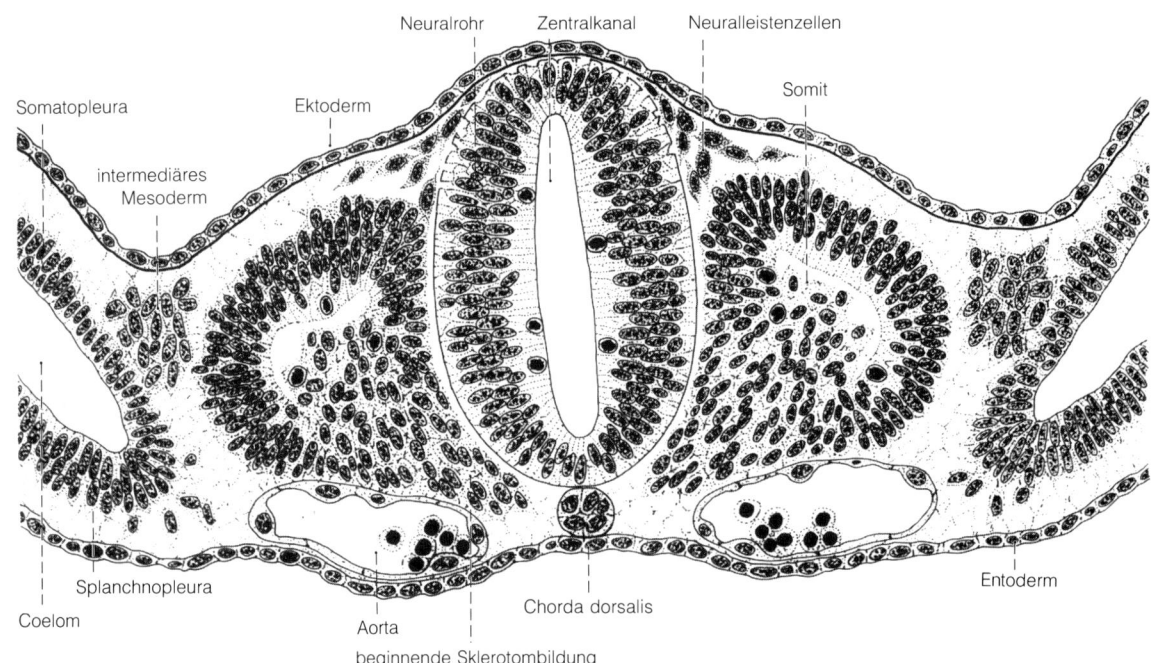

Abb. 5.1-2 Transversalschnitt durch einen ca. 3 mm großen menschlichen Embryo. Beachte die Gliederung des Mesoderms. Die Somiten befinden sich im Stadium der Sklerotombildung.

(Originalzeichnung nach einer photographischen Aufnahme aus BLECHSCHMIDT [1])

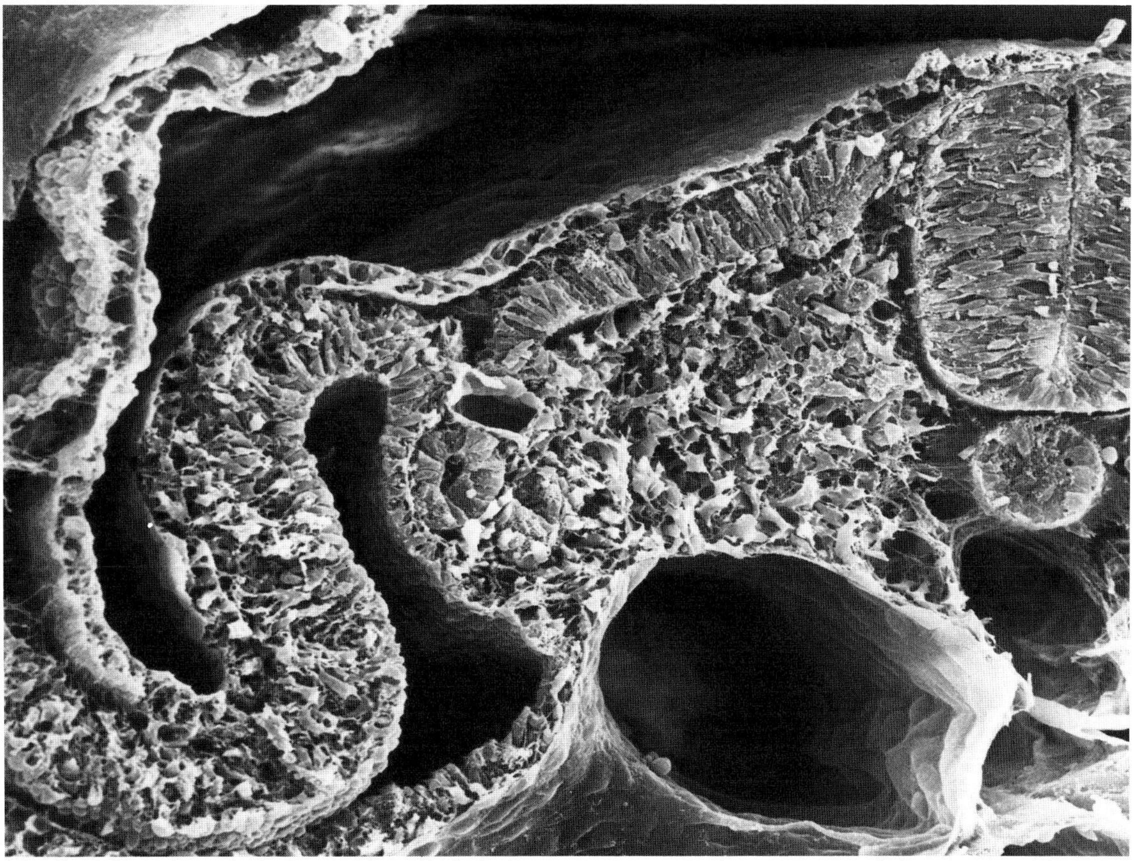

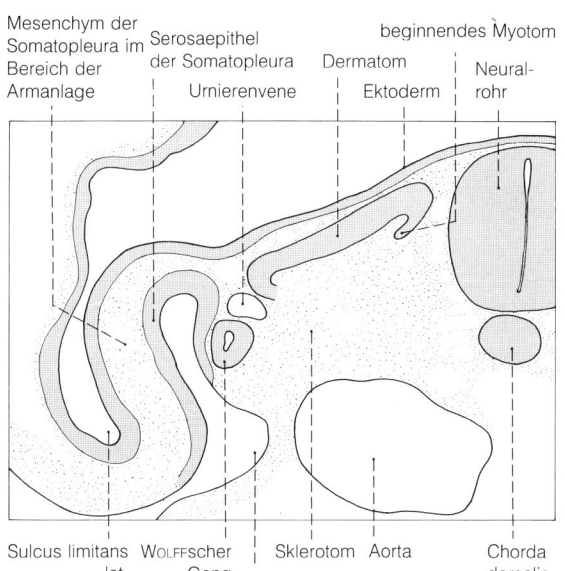

△
Abb. 5.1-3 (a) Hühnerembryo am Beginn des 3. Bebrütungs-
tages. Rasterelektronenmikroskopische Aufnahme eines Quer-
bruchs in Höhe der Armanlage (aus CHRIST u. JACOB [3]).

(b) Erläuterungsskizze zu (a).　　　　　　　　　　　　▽

Mesenchym der
Somatopleura im　Serosaepithel　　　　　　　　beginnendes Myotom
Bereich der　　　der Somatopleura　Dermatom　　　Neural-
Armanlage　　　　　Urnierenvene　　　Ektoderm　　　rohr

Sulcus limitans　WOLFFscher　　Sklerotom　Aorta　　　　Chorda
lat.　　　　Gang　Coelom　　　　　　　　　　dorsalis

de Teilschritte zu beobachten. Im Stadium der epithelialen Somiten ist der beiderseits an die Chorda dorsalis angrenzende Raum (Anlagegebiet der Wirbelkörper und
Bandscheiben) zellfrei. Nach der Entstehung der Sklerotome wandern Zellen in den perichordalen Raum ein
und bilden einen zunächst lockeren Zellverband, der
keine deutlichen Segmentgrenzen mehr aufweist (Abb.
5.1-4); nur die Myotome und die metamer angeordneten
Gefäßäste markieren jetzt noch die ursprünglichen Segmentgrenzen. Die Zellen in den kranialen Hälften eines
jeden Sklerotoms weisen ein anderes Lektinbindungs-
vermögen auf als die in den kaudalen Sklerotomhälften,
in denen andererseits das Zelladhäsionsmolekül T-Cadherin exprimiert wird [15]. Dieser qualitative Unterschied der beiden Sklerotomhälften ist wahrscheinlich
die Ursache dafür, daß die Neuralleistenzellen und die
aus dem Neuralrohr auswachsenden Nervenzellfortsät-
ze nur die obere Hälfte der Sklerotome besiedeln (Abb.
5.2-1).

Die Entwicklung erster definitiver Wirbelanteile
beginnt in den lateralen, myotomnahen Sklerotomab-
schnitten. Zwischen den Anlageorten der Spinalnerven
und Spinalganglien verdichten sich jeweils die kaudalen
Sklerotomhälften. Sie erscheinen im Transversalschnitt
dreieckig und stellen mit ihren Winkeln die Anlagen der
Rippen (oder Rippenhomologen), der Wirbelbogen und
der Bogenwurzeln dar (Abb. 5.2-1) [7].

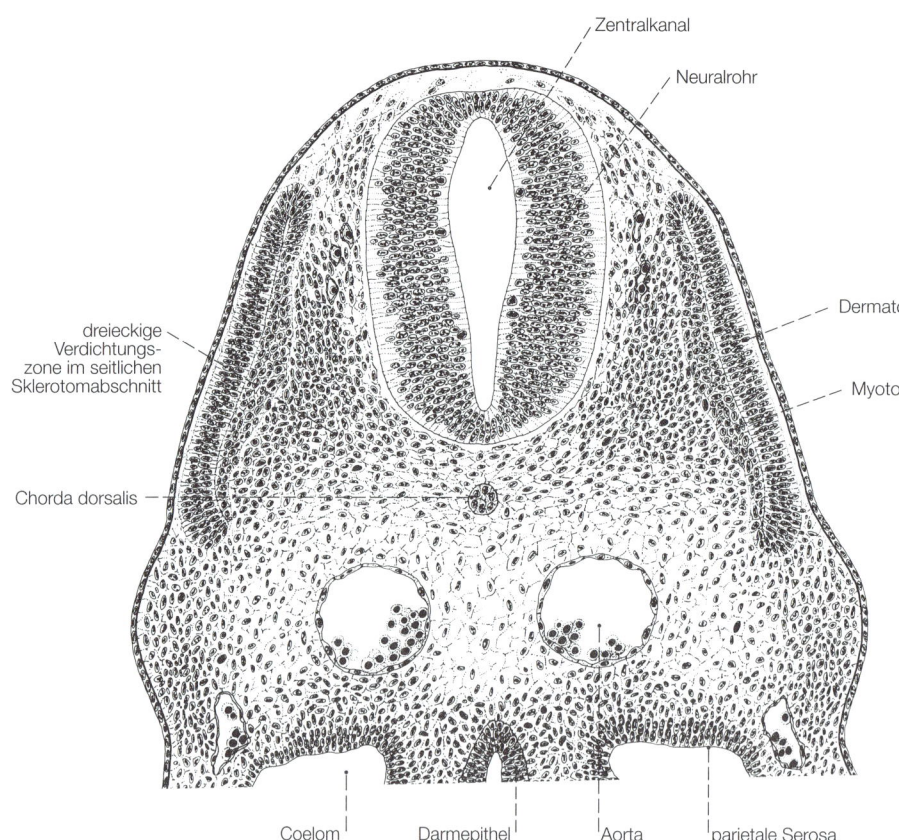

Zentralkanal

Neuralrohr

dreieckige
Verdichtungs-
zone im seitlichen
Sklerotomabschnitt

Dermatom

Myotom

Chorda dorsalis

Coelom   Darmepithel   Aorta   parietale Serosa

Abb. 5.1-4   Späteres Stadium der Somitendifferenzierung bei einem ca. 4 mm großen menschlichen Embryo. Halbschematischer Querschnitt durch die untere Hälfte des ursprünglichen Segmentes. Aus der myotomnahen dreieckigen Verdichtungszone des Sklerotoms entwickelt sich nach dorsal der Wirbelbogen, nach medial die Bogenwurzel und nach ventral die Rippe. Vergleiche diese Abbildung auch mit dem Schema zur Wirbelsäulenentwicklung (Abb. 5.2-1).

Als erstes Zeichen einer Gliederung im axialen Bereich bilden sich neben der Chorda dorsalis jeweils im zentralen Bereich der Sklerotome **mesenchymale Verdichtungen,** die als **Bandscheibenanlagen** die kranialen und kaudalen Grenzen der Wirbelkörper markieren (Abb. 5.2-1). Die aus den myotomnahen Verdichtungszonen nach medial gerichteten Fortsätze (Bogenwurzeln) gewinnen dann Anschluß an die kranialen Abschnitte der Wirbelkörper. Die ursprünglichen Segmentgrenzen (Grenzen der Somiten) projizieren sich nunmehr in der Weise auf das Wirbelsäulenblastem, daß die einander zugekehrten Anteile benachbarter Wirbelkörper mit der dazwischenliegenden Bandscheibe einen Somiten repräsentieren. Die Bogenwurzeln, die Wirbelbogen und die Rippen werden zum größten Teil von den kaudalen Sklerotomhälften der kranial gelegenen Somiten gebildet; die kranialen Hälften der kaudalen Somiten sind, wenn überhaupt, nur zu einem geringeren Anteil an der Bildung dieser Wirbelanteile beteiligt (Abb. 5.2-1).

Mit der beginnenden Verknorpelung der Wirbelkörper wird die Chorda dorsalis segmental verformt; im Bereich der Wirbelkörper verjüngt sie sich, während in Höhe der Bandscheiben Ausbuchtungen auftreten (Abb. 5.2-2).

Schließlich verschwindet das Chordagewebe völlig aus den Wirbeln und wird in die Bildung der Nuclei pulposi der Bandscheiben einbezogen. Die paarigen Bogenanlagen wachsen hinter dem Neuralrohr aufeinander zu und vereinigen sich in der Mittellinie, wodurch der Wirbelkanal nach dorsal geschlossen wird. Die Verknöcherung der Wirbel beginnt am Ende des dritten Schwangerschaftsmonats.

Tritt eine Störung bei der Verschmelzung der Bogenanlagen auf, so kann dies zum Auftreten von Wirbelbogenspalten *(Spina bifida)* führen.

Das Wirbelsäulenblastem entwickelt sich in Wechselwirkungen mit dem Neuralrohr, den Spinalnervenwurzeln und den Spinalganglien sowie mit der Chorda dorsalis. Nach Exzision eines Neuralrohrabschnittes bleibt im Operationsbereich die Entwicklung der Wirbelbogen aus. Die segmentale Ausprägung der Bogen vollzieht sich wiederum in Abhängigkeit von den metamer gegliederten Spinalganglien. Die Abwesenheit der Chorda dorsalis führt zu Fehlbildungen im Anlagebereich der Wirbelkörper und Bandscheiben. Eine gleichzeitige Exzision des Neuralrohrs und der Chorda dorsalis hat ein vollständiges Fehlen der Wirbelsäule zur Folge. Die Gestaltung der Wirbelsäule kann daher nicht als autonom ablaufender Entwicklungsprozeß verstanden werden, was für die Deutung von Fehlbildungen wichtig ist.

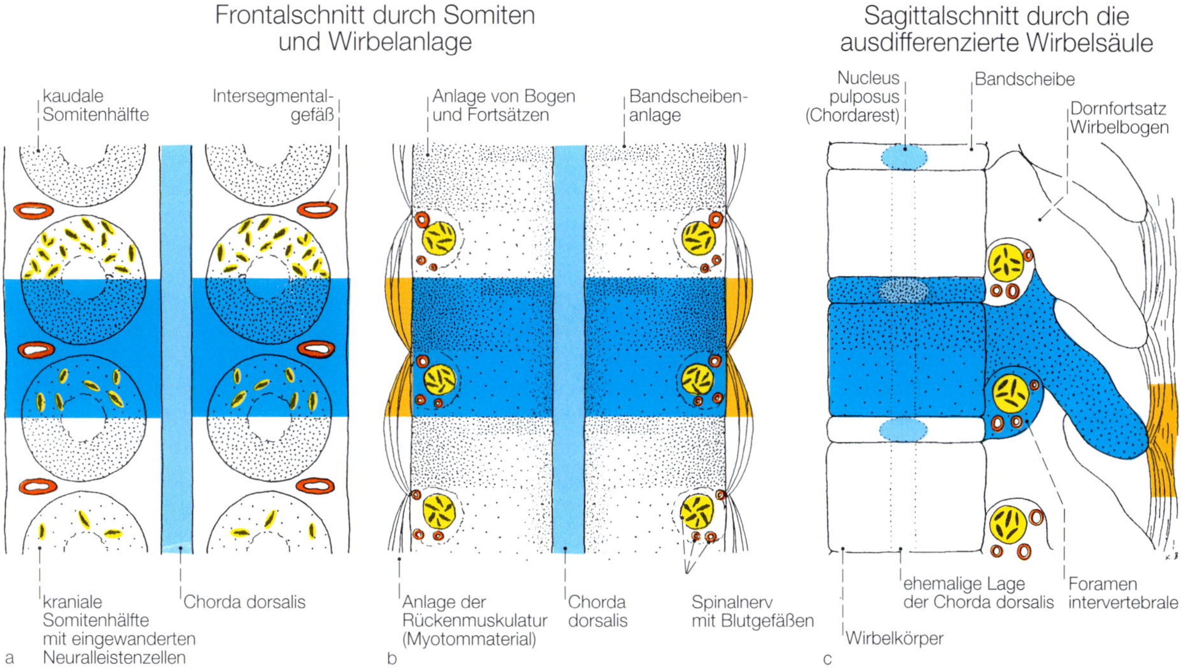

Frontalschnitt durch Somiten und Wirbelanlage

kaudale Somitenhälfte | Intersegmental-gefäß | Anlage von Bogen und Fortsätzen | Bandscheiben-anlage

kraniale Somitenhälfte mit eingewanderten Neuralleistenzellen | Chorda dorsalis

a

Anlage der Rückenmuskulatur (Myotommaterial) | Chorda dorsalis | Spinalnerv mit Blutgefäßen

b

Sagittalschnitt durch die ausdifferenzierte Wirbelsäule

Nucleus pulposus (Chordarest) | Bandscheibe | Dornfortsatz Wirbelbogen

ehemalige Lage der Chorda dorsalis | Foramen intervertebrale | Wirbelkörper

c

Abb. 5.2-1 Schematische Darstellung der Wirbelsäulenentwicklung nach Frontalschnitten (a, b) und einem Sagittalschnitt (c) von Embryonen unterschiedlicher Entwicklungsstadien. Alle Strukturen, die ein definitives Segment (Wirbel und Bandscheibe) sowie die dazugehörige Muskulatur bilden, sind blau (Wirbel und Bandscheibe) bzw. orange (Muskulatur) markiert. (a) Zustand nach Bildung der epithelialen Somiten. Jeder Somit ist in ein kraniales und kaudales Kompartiment unterteilt. Neuralleistenzellen besiedeln ausschließlich die kraniale Somitenhälfte. (b) In den lateralen, myotomnahen Bereichen verdichtet sich das Anlagematerial, das den kaudalen Somitenhälften entstammt. Wie der Vergleich mit der Abb. 5.1-4 zeigt, sind die Verdichtungszonen im Horizontalschnitt dreieckig und stellen die Anlagen des Wirbelbogens, der Bogenwurzel und der Rippe (bzw. Rippenhomologen) dar. Aus den oberen Somitenhälften gehen im lateralen Anlagegebiet Spinalnerven mit ihren Wurzeln und Ganglien hervor. Das Mesenchym wird hier zum zirkumnervalen Bindegewebe, das insbesondere in Höhe der Spinalganglien zunehmend vaskularisiert wird. Angrenzend an die Chorda dorsalis hat sich das Mesenchym zur Perichordalröhre verdichtet. Im axialen Anlagegebiet treten mesenchymale Verdichtungszonen auf, die Bandscheibenanlagen darstellen. Sie begrenzen gleichzeitig die Wirbelkörperanlagen. (c) Aus den lateralen Verdichtungszonen sind die Bogenelemente und die Rippen entstanden. Sie haben Anschluß an die aus dem axialen Anlagematerial hervorgegangenen Wirbelkörper und Bandscheiben bekommen. Ein Wirbelkörper entwickelt sich demnach aus den kaudalen Hälften zweier Somiten und den kranialen Hälften der kaudal angrenzenden Somiten.

In den Myotomen, die nunmehr Fortsätze zweier benachbarter Wirbel miteinander verbinden und dabei die Bandscheibe überbrücken, werden die Zellen spindelförmig, ordnen sich in Längsrichtung an und differenzieren sich zu Myoblasten (Abb. 5.2-3). Diese sind nicht mehr teilungsfähig. Aus den Myotomen entwickeln sich die Rücken- und der größte Teil der ventro-lateralen Körperwandmuskulatur. Während in der tiefen Schicht der

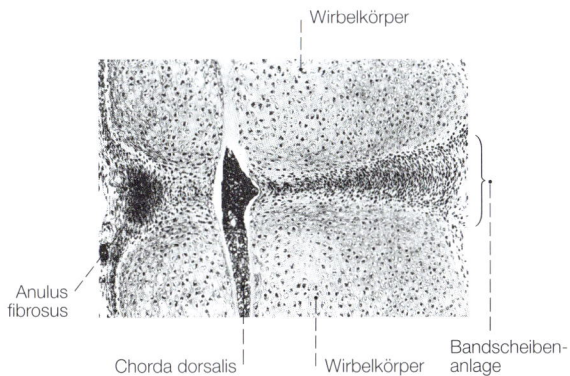

Wirbelkörper

Anulus fibrosus

Chorda dorsalis | Wirbelkörper | Bandscheiben-anlage

Abb. 5.2-2 Bandscheibenanlage eines 30 mm großen Embryos. Die Chorda dorsalis wird aus den angrenzenden Wirbelkörperanlagen herausgedrängt.

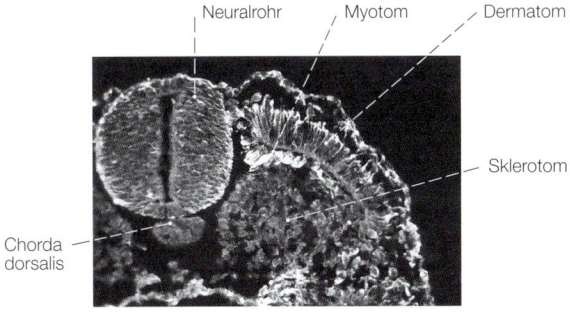

Neuralrohr | Myotom | Dermatom

Sklerotom

Chorda dorsalis

Abb. 5.2-3 Kryostatschnitt eines zwei Tage alten Hühnerembryos, der mit einem fluoreszierenden Antikörper gegen das muskuläre Intermediärfilamentprotein Desmin gefärbt wurde. Beachte die Lokalisation der desminpositiven Myotomzellen.

Rückenmuskulatur und zwischen den Rippen die segmentale Anordnung der Muskeln erhalten bleibt, verbinden sich die oberflächlichen Anteile der Myotome zu langen, segmentübergreifenden Muskeleinheiten *(Polymerisation)*. So sind bei den Rückenmuskeln alle Übergänge von kurzen monosegmentalen bis zu langen plurisegmentalen Elementen vorhanden.

3   Besonderheiten des kranio-vertebralen Übergangs

Aus dem ersten Somiten, der sich frühzeitig zurückbildet, geht kein Myotom hervor. Er wird gemeinsam mit den folgenden vier kranialen Somiten in das Hinterhauptbein *(Os occipitale)* einbezogen. Hier verliert das Skelett sehr früh die ursprüngliche metamere Gliederung. Bei der Entwicklung der beiden kranialen Halswirbel *(Atlas* und *Axis)* verschmelzen 2½ Somiten und bilden den Axiskörper und den mit ihm knöchern verbundenen Axiszahn *(Dens axis)*. Der Dens axis geht aus dem eigentlichen Atlaskörper, der Bandscheibe zwischen Axiskörper und Dens axis sowie dem Proatlas hervor (Abb. 5.3-1). Der Proatlas entspricht demnach der kranialen Hälfte des 6. Somiten [4]. Bleibt seine knöcherne Verbindung mit dem übrigen Densabschnitt aus, so kann er als selbständiges Skelettstück (Bergmannsches Knöchelchen, *Os odontoideum mobile)* persistieren. Der zwischen dem Dens axis und dem Hinterhaupt verlaufende Chordaabschnitt markiert das Anlagegebiet eines Bandes *(Ligamentum apicis dentis)*.

4   Entwicklung von Brust- und Bauchwand

Die Somatopleura bildet die Matrix der ventro-lateralen Körperwand. Sie liefert das Material für die paarigen Sternalleisten, die später zum unpaaren Brustbein *(Sternum)* verschmelzen, sowie für alle bindegewebigen Bauelemente einschließlich der Leder- und Unterhaut. Die Rippen und Zwischenrippenmuskeln wachsen als Somitenderivate von dorsal in die Somatopleura ein und schließen sich den paarigen Anlagen des Brustbeins an (s. Abb. 5.5-2). Die **Bauchmuskulatur** entsteht aus den lateral gelegenen, epithelial strukturierten Dermomyotomknospen der thorakalen Somiten, die in segmentaler Folge in das Mesenchym der Somatopleura eindringen (Abb. 5.4-1). Diese als **Muskelknospen** bezeichneten Somitenderivate weisen auf der Dermatomseite eine hohe mitotische Aktivität auf. Sie verlieren ihre epitheliale Struktur und bilden auf jeder Seite eine segmentüberschreitende, zunächst einheitliche **Vormuskelmasse**, die zunächst noch im hinteren Abschnitt der Bauchwand gelegen ist. Die Vormuskelmasse jeder Seite wird von einwandernden Somatopleurazellen durchsetzt und untergliedert sich in die **Blasteme der einzelnen Bauchmuskeln** (Abb. 5.4-2). Diese werden dann in ventraler Richtung bis zu ihrer definitiven Position verlagert, wobei sich das zwischen den Blastemen beider Seiten gelegene Bindegewebe zur *Linea alba* verdichtet.

Es kann als gesichert gelten, daß die Muskelzellen ausschließlich aus den ventralen Dermomyotomknospen hervorgehen, während das intramuskuläre Bindegewebe, die Faszien und Aponeurosen von Somatopleurazellen gebildet werden [5]. Die regionaltypische Ausbildung spezifischer Muskelindividuen erfolgt in Abhängigkeit von Einflüssen des ortsständigen Bindegewebes.

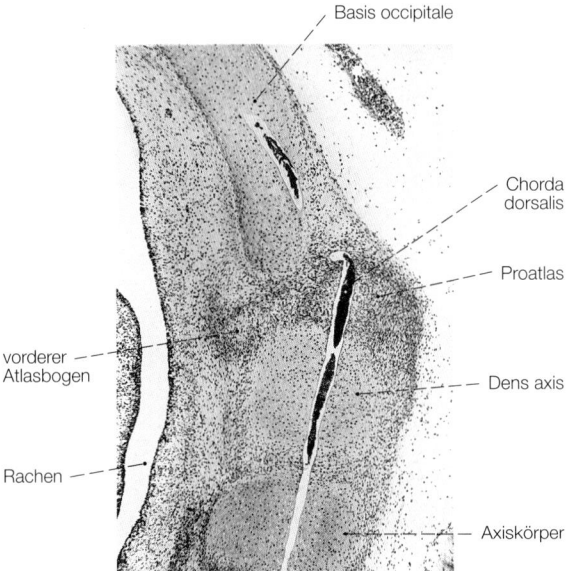

Basis occipitale

Chorda dorsalis

Proatlas

vorderer Atlasbogen

Dens axis

Rachen

Axiskörper

Abb. 5.3-1 Paramedianer Sagittalschnitt eines menschlichen Embryos von 24 mm SSL. Unterhalb der Anlage der Basis ossis occipitalis (Basis occipitale) zieht die Chorda dorsalis durch die Anlagen des Axiskörpers, des Dens axis (Atlaskörper) und des Proatlas.

5   Entwicklung der Extremitäten

Die Extremitäten entwickeln sich als Falten der ventrolateralen Körperwand (Abb. 5.5-1a). Beim menschlichen Embryo werden sie Ende der 4. Entwicklungswoche nachweisbar. Sie bestehen aus einem mesenchymal strukturierten mesodermalen Kern und einer ektodermalen epithelialen Hülle, deren distaler Rand bei allen Amniotenembryonen eine deutlich verdickte Leiste aufweist (Abb. 5.5-1b). Diese als **Randleiste**, im angloamerikanischen Schrifttum als **AER** *(apical ectodermal ridge)* bezeichnete Struktur steuert den distalen Zuwachs des Extremitätenmesenchyms. Nach Entfernung der AER hört das Wachstum der Extremitätenanlage auf und die zum Zeitpunkt des experimentellen Eingriffs nicht angelegten distalen Strukturen werden nicht mehr entwickelt. Die Aktivität der AER wird wiederum durch Einflüsse von seiten des Extremitätenmesenchyms gesteuert. Die AER kontrolliert zwar die hohe Zellteilungsrate im darunter gelegenen Mesenchym, bestimmt aber nicht dessen weiteren Entwicklungsweg. Nach experimenteller Isolierung des Mesenchyms der Beinanlage

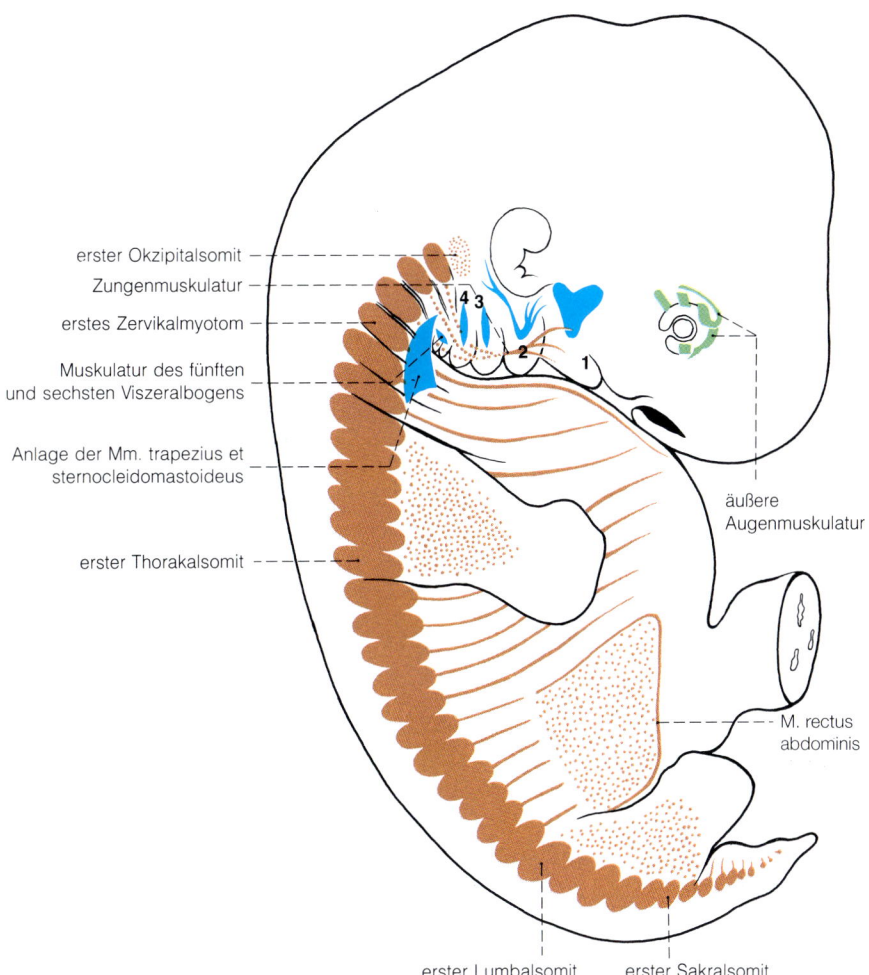

erster Okzipitalsomit

Zungenmuskulatur

erstes Zervikalmyotom

Muskulatur des fünften
und sechsten Viszeralbogens

Anlage der Mm. trapezius et
sternocleidomastoideus

erster Thorakalsomit

äußere
Augenmuskulatur

M. rectus
abdominis

erster Lumbalsomit   erster Sakralsomit

Abb. 5.4-1 Schematische Darstellung der Anlagebezirke der somatischen Muskulatur (braun), der Viszeralbogenmuskulatur (blau) und der äußeren Augenmuskulatur (grün) bei einem menschlichen Embryo von 10 mm Länge. Der erste Okzipitalsomit wird zurückgebildet, die folgenden Okzipitalsomiten differenzieren sich zunächst in ähnlicher Weise wie die übrigen Somiten. Die von den Somiten ausgehenden, ventral verlaufenden und voll ausgezogenen braunen Linien stellen die ventralen Fortsätze der Myotome dar. Im Bereich der Bauchwand bildet sich ein segmentübergreifendes Vormuskelblastem. Deshalb wurde das Anlagematerial punktiert. Die Zellen für die Extremitätenmuskulatur wandern in einem noch nicht differenzierten Zustand aus den Somiten in die Extremitätenanlagen ein; segmentale Muskelanlagen sind hier in keinem Entwicklungsstadium nachweisbar (braune Punkte). Auch in die Zungenanlage wandern noch undifferenzierte myogene Zellen ein, deshalb wurde das Anlagegebiet der Zungenmuskulatur mit den okzipitalen Somiten durch gestrichelte Linien verbunden. Mit arabischen Ziffern sind die ersten vier Viszeralbogen gekennzeichnet, die sich im Gegensatz zu den folgenden reliefartig aus der Körperoberfläche hervorheben (s. auch Abb. 5.6-1). Der Nerv des ersten Viszeralbogens ist der N. trigeminus, der des zweiten der N. facialis, der des dritten der N. glossopharyngeus, der des vierten und der folgenden Viszeralbogen der N. vagus (einschließlich des N. accessorius). Die Muskeln, die von den genannten Hirnnerven innerviert werden, sind Derivate der den Nerven zugeordneten Viszeralbogen.

und des Ektoderms der Armanlage und nachfolgender Neukombination dieser beiden Strukturelemente entwickelt sich ein typisches Bein. Die Wirkung der AER ist nicht artspezifisch: Aus der Kombination von Ektoderm einer Beinanlage des Rattenembryos und dem Mesenchym der Flügelanlage des Huhns entwickeln sich Extremitäten, die ein für den Hühnchenflügel typisches Skelettmuster aufweisen [12]. Die AER bildet sich zurück, wenn alle distalen Strukturen angelegt sind. Über die Natur der Wechselwirkungen zwischen der AER und dem Mesenchym liegen bisher keine gesicherten Erkenntnisse vor.

An der posterioren Seite der Extremitätenanlage wird die Quelle eines Morphogens beschrieben, dessen Konzentrationsgradient für die Anordnung der Bauelemente von Bedeutung sein soll. Dieser Mesenchymbereich wird als **Zone polarisierender Aktivität** (ZPA) bezeichnet (s. Kap. 3.5).

Die zuvor faltenförmigen Extremitätenanlagen biegen nach ventral um und nehmen Paddelform an. Ihre distalen Abschnitte erscheinen als Hand- bzw. Fußteller abgeplattet und sind von den weiter proximal gelegenen Ex-

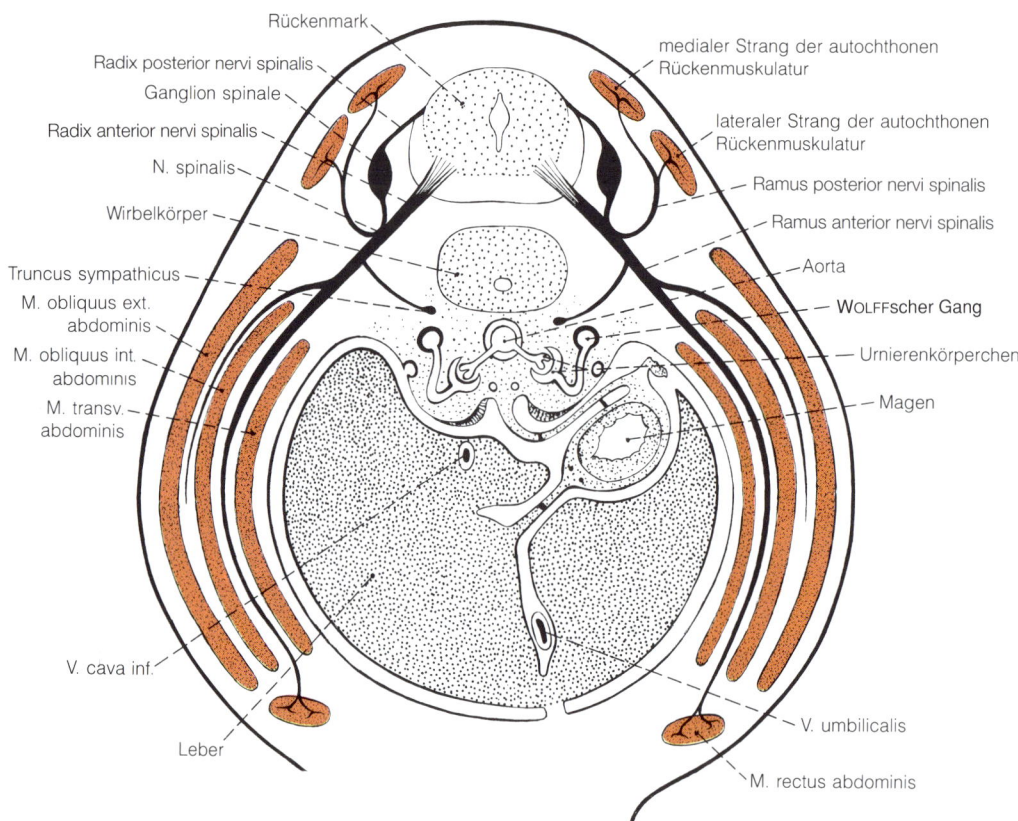

Abb. 5.4-2   Schematische Zeichnung eines Querschnitts durch die Bauchregion eines menschlichen Embryos am Ende des 2. Entwicklungsmonats. Darstellung der ventralen und dorsalen Rückenmuskulatur und der sie umgebenden Nerven. (Nach HAMILTON, BOYD, MOSSMANN [9])

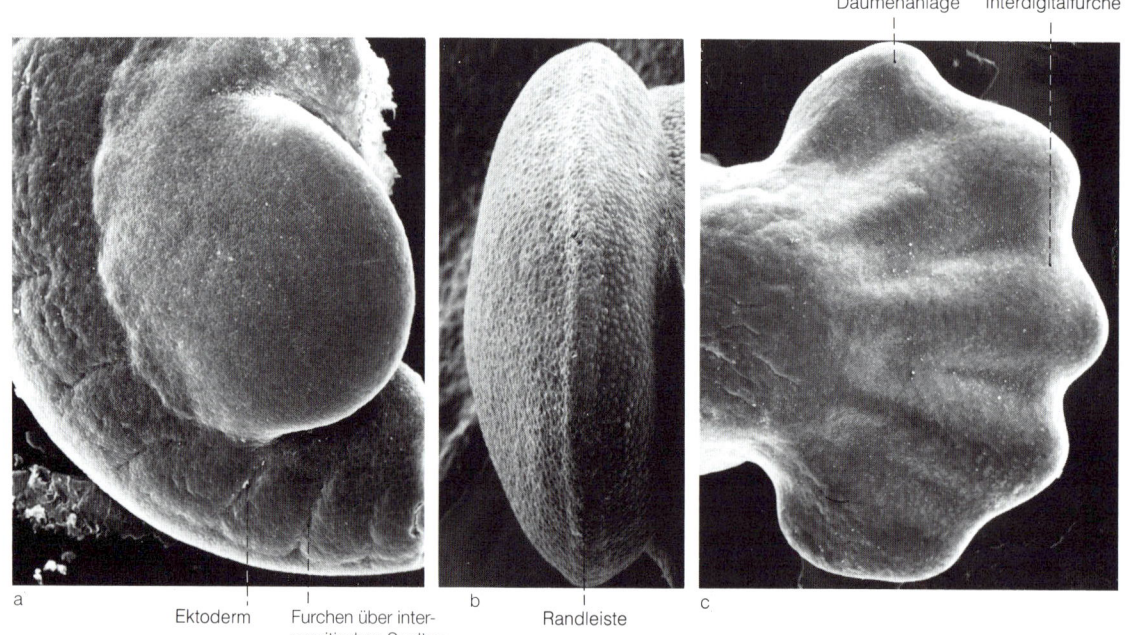

Abb. 5.5-1   Rasterelektronenmikroskopische Darstellung menschlicher Extremitätenanlagen. (a) Seitliche Ansicht der faltenförmigen rechten Beinanlage eines Embryos von 5,5 mm SSL. Vergr. ca. 16fach. (b) Distale Aufsicht auf die paddelförmige Anlage des rechten Armes. Vergr. ca. 70fach. (c) Dorsalseite des rechten Handtellers eines Embryos von 17,5 mm SSL. (Präparate aus der Sammlung HINRICHSEN, Bochum; Aufnahmen: JACOB, Bochum)

Abb. 5.5-2 Menschlicher Embryo von ca. 14,5 mm SSL aus der 7. Woche. Beachte die Körperwandmetamerie sowie die Gliederung der Extremitätenanlage. (Aus: BLECHSCHMIDT [1])

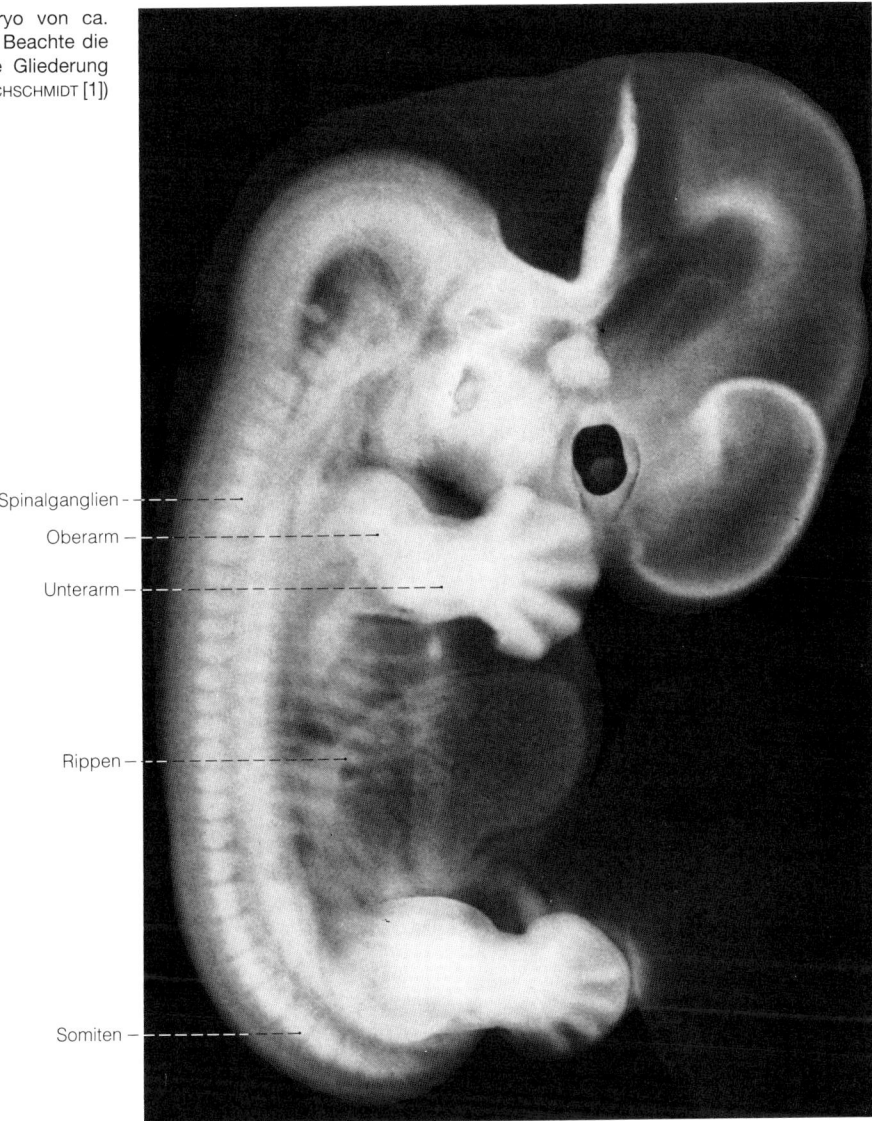

Spinalganglien

Oberarm

Unterarm

Rippen

Somiten

tremitätenabschnitten deutlich abgegrenzt (Abb. 5.5-2). Beim sechs Wochen alten Embryo sind am Hand- bzw. Fußteller vier radiär verlaufende Furchen zu erkennen, die den Metacarpus (Metatarsus) untergliedern und distal die Finger- bzw. Zehenanlagen gegeneinander abgrenzen (Abb. 5.5-1c u. 2).

Im Inneren der Extremitätenanlage entwickeln sich, fortschreitend von proximal nach distal Zonen unterschiedlicher Zelldichte. In der zentralen (chondrogenen) Zone verdichtet sich das Mesenchym zum **Vorknorpelblastem.** Die hier vorhandenen Blutgefäße werden unter dem Einfluß von Faktoren, die das Gefäßwachstum hemmen (antiangiogenetische Faktoren), zurückgebildet, und es entwickelt sich **hyaliner Knorpel,** aus dem später die **knöchernen Skelettstücke** hervorgehen. Entsprechend der von proximal nach distal zunehmenden Abflachung der Extremitätenanlagen verändert sich auch im Inneren die Form des Vorknorpelblastems. Durch lokale Zelluntergänge wird dieses Blastem in

radio-ulnarer (tibio-fibularer) Richtung untergliedert. Während des appositionellen Wachstums der Finger und Zehen erfolgt deren Separation als Folge interdigital auftretender Zelluntergangsherde [14]. Das Vorknorpelblastem entwickelt sich in proximo-distaler Richtung zunächst als kontinuierliche Einheit. Im Bereich der späteren Gelenkregionen bleibt die Knorpelbildung aus. Die hier später auftretenden Gelenkspalten sollen durch lokale Zelluntergänge zustande kommen (Abgliederungsgelenke).

Zwischen der chondrogenen und der subektodermalen Mesenchymzone entwickelt sich die **Extremitätenmuskulatur.** Zunächst sind im proximalen Abschnitt der Extremitätenanlage jeweils einheitliche ventrale und dorsale **Vormuskelmassen** vorhanden (Abb. 5.5-3), die sich weiter nach distal ausdehnen und die im weiteren Verlauf in **Einzelmuskelblasteme** untergliedert werden. Dabei kommt dem ortsständigen Bindegewebe eine determinierende Bedeutung zu [10].

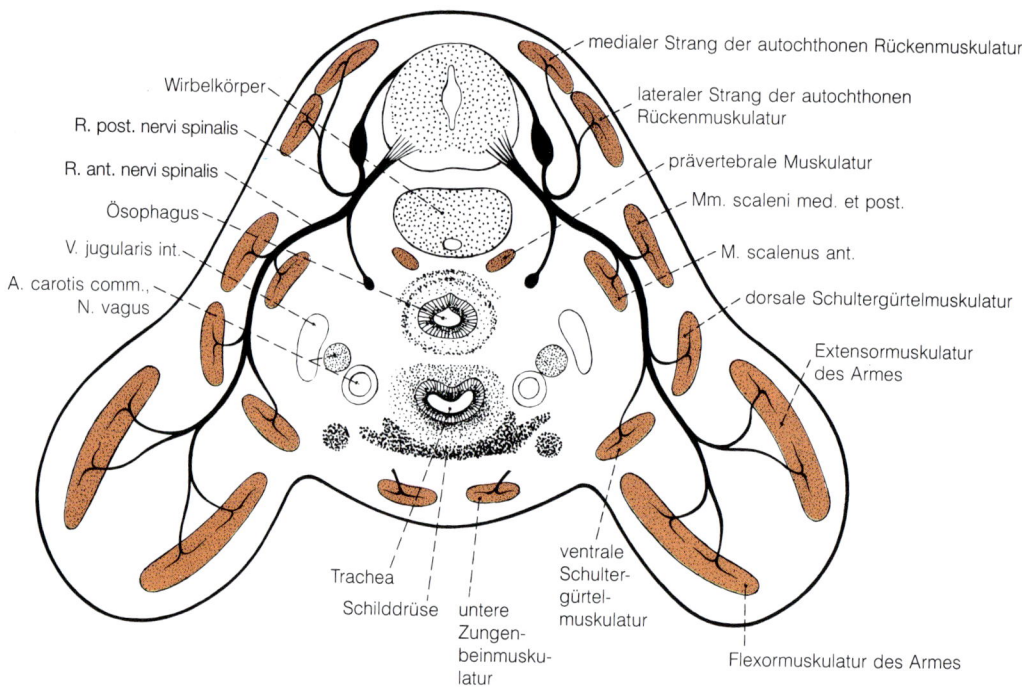

△

Abb. 5.5-3 Schematische Zeichnung eines Querschnitts von einem ca. 15 mm großen menschlichen Embryo in Höhe der oberen Extremitäten. Darstellung der Muskelanlagen und der sie versorgenden Nerven. (Nach: HAMILTON, BOYD, MOSSMANN [9])

Über die **Herkunft des myogenen Zellmaterials** in den Extremitäten bestand lange Zeit Unklarheit. Ein neuer experimenteller Ansatz zur Lösung dieses Problems ergab sich durch die Methode der Chimärenbildung mit Wachtel- und Hühnerembryonen (die Chimäre ist in der griechischen Sage ein Fabeltier aus Löwe, Ziege und Drache). Die Zellkerne von Wachtelzellen sind durch eine besonders auffällige Kondensation des Heterochromatins gekennzeichnet und dadurch von Hühnerzellkernen zu unterscheiden. Durch Verpflanzungen einzelner Keimabschnitte zwischen Wachtel- und Hühnerembryonen steht somit eine Untersuchungsmethode zur Verfügung, die es erlaubt, Zellwanderungen während der Embryonalentwicklung über beliebig lange Zeiträume zu verfolgen. Bei zwei Tage alten Hühnerembryonen wurden die in Höhe der Extremitätenanlagen gelegenen Somiten herausgeschnitten und durch entsprechende Somiten gleichaltriger Wachtelembryonen ersetzt (Abb. 5.5-4). Es zeigte sich, daß bereits in einem sehr frühen Stadium der Extremitätenentwicklung noch undifferenzierte und teilungsfähige Somitenzellen in das Mesenchym der Arm- und Beinanlagen einwandern [3]. Diese den seitlichen Dermatomkanten entstammenden Zellen besiedeln nach und nach in proximo-distaler Richtung die myogenen Zonen der Extremitätenanlagen und differenzieren sich hier nach mehreren Zellteilungen zu Myoblasten, die nach dem Verlust ihrer Teilungsfähigkeit typische Muskelproteine, wie z.B. das Intermediärfilamentprotein Desmin synthetisieren.

▷

Abb. 5.5-4 Experimentelle Nachweisführung der Herkunft der Extremitätenmuskulatur aus Zellen der Somiten. Wenn man die Somiten eines Hühnerembryos in Höhe der Flügelanlage durch Somiten der Wachtel ersetzt, werden später die Muskelzellen im Hühnerflügel durch Wachtelzellen gebildet. Das Skelett und Bindegewebe des Flügels gehen dagegen nicht aus den Somitenzellen hervor.

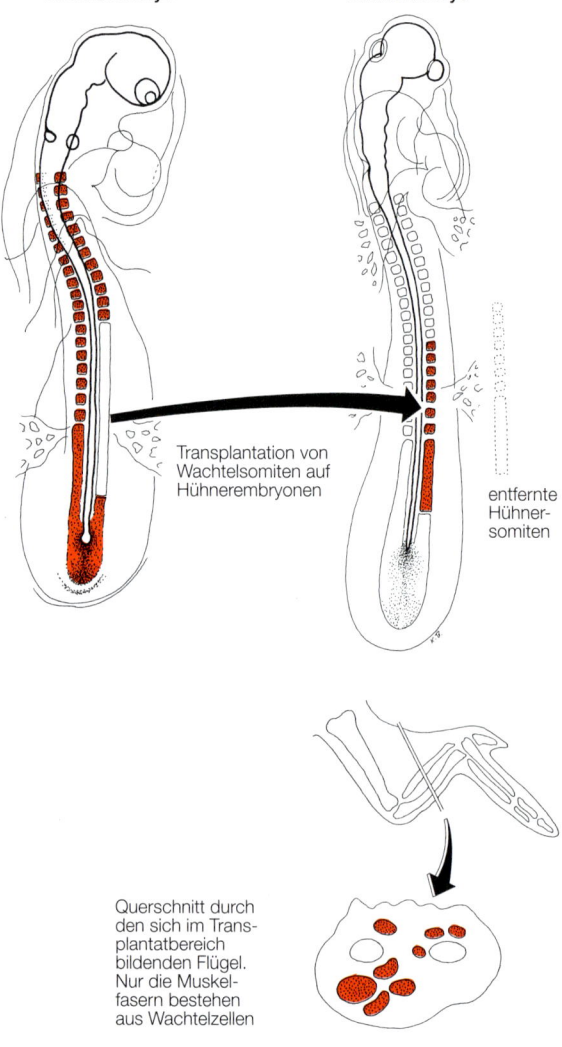

Wachtelembryo   Hühnerembryo

Transplantation von Wachtelsomiten auf Hühnerembryonen

entfernte Hühner-somiten

Querschnitt durch den sich im Transplantatbereich bildenden Flügel. Nur die Muskelfasern bestehen aus Wachtelzellen

Durch die Fusion der Myoblasten entstehen mehrkernige Myotuben. Die bindegewebigen Elemente der Muskeln (Sehnen, Faszie, Epimysium, Perimysium) entwickeln sich wie das Skelett und das übrige Bindegewebe der Extremitäten aus Somatopleurazellen.

Wird die Besiedelung der Extremitätenanlagen durch Somitenzellen experimentell verhindert, entwickeln sich zwar normale Skelettstücke und sogar regelrecht ansetzende Sehnen. Muskeln sind dagegen in diesen Extremitäten nicht vorhanden. Ein Teil des myogenen Zellmaterials der oberen Extremität gelangt sekundär in den Rücken- und Thoraxbereich und entwickelt sich dort oberflächlich von der eigentlichen Körperwandmuskulatur zur Schultergürtelmuskulatur. Da die Zellen, aus denen die Skelettmuskelfasern für die Extremitätenmuskeln hervorgehen, zwar bereits determiniert, aber noch nicht differenziert aus den Dermatomen in die Gliedmaßenanlagen einwandern und dort in keiner Phase metamer angeordnet sind, wurden sie in der Abb. 5.4-1 durch eine segmentüberschreitende Punktierung dargestellt.

In Frühphasen ihrer Entwicklung sind die Extremitäten besonders störanfällig. Die vor einigen Jahrzehnten gehäuft aufgetretenen Fälle von Thalidomidembryopathien haben gezeigt, daß die stärksten Beeinträchtigungen der Armentwicklung **(Dysmelien)** auftraten, wenn das Medikament von der Mutter relativ früh, am 25.–28. Tag der Embryonalentwicklung eingenommen worden war. Thalidomid war der Wirkstoff von Contergan®, das als Schlaf- und Beruhigungsmittel auf dem Markt war. Seine embryotoxische Wirkung in den Frühstadien der Extremitätenentwicklung hat dazu geführt, daß die Arme vollständig fehlten **(Amelie)** oder die Hände unmittelbar auf die Schulter folgten **(Phokomelie** = „Robbengliederigkeit"). Bei dieser Mißbildung fehlen die langen Röhrenknochen oder sie sind schwer deformiert. Nach späterer Einnahme von Thalidomid waren die Fehlbildungen auf weiter distal gelegene Extremitätenabschnitte beschränkt. So wurden Fehlbildungen des Daumens nach Einnahme des Medikaments am 36. Tag der Embryonalentwicklung beobachtet. Von den genetisch bedingten Mißbildungen sei die **Polydaktylie** genannt, die durch das Vorhandensein überzähliger Finger oder Zehen gekennzeichnet ist. Bei der **Syndaktylie** sind Finger oder Zehen miteinander verwachsen. Diese Mißbildung läßt sich bei Hühnerembryonen durch die lokale Applikation des Vitalfarbstoffes „Janusgrün" kopieren. Die teratogene Wirkung dieser Substanz beruht darauf, daß die Zahl der Zelluntergänge in den Interdigitalräumen gegenüber der Normalentwicklung deutlich reduziert ist.

6 Entwicklung der Hals- und Kopfmuskulatur

Wie bereits erwähnt, wird die aus den Somiten hervorgehende Muskulatur als „somatisch" bezeichnet. Sie begegnet uns im Halsbereich in Gestalt der *Mm. scaleni*, der **prävertebralen Muskulatur** (*M. longus capitis, M. longus colli*) und der **unteren Zungenbeinmuskulatur** (Abb. 5.5-3). Diese Muskeln entwickeln sich aus ventralen Myotomabschnitten, die zu segmentübergreifenden Muskelblastemen verschmelzen. Auch der Kopf weist somatische Muskulatur auf. Die **Zungenmuskeln** differenzieren sich in loco aus Zellen, die den seitlichen Dermatomkanten der Kopfsomiten entstammen und in das Anlagegebiet der Zunge einwandern. Die bindegewebi-

gen Strukturelemente der Zunge werden von Neuralleistenzellen gebildet. Die Entwicklung der Muskulatur der Zunge und der Extremitäten zeigt somit prinzipielle Ähnlichkeiten. In der Abb. 5.4-1 wurde der Anlagebezirk der Zunge mit den zugehörigen Somiten durch gestrichelte Linien verbunden.

Die **äußeren Augenmuskeln** entwickeln sich aus drei paarigen, dicht beieinanderliegenden mesenchymalen Verdichtungen, die am Ende der 4. und zu Beginn der 5. Schwangerschaftswoche in der Nähe der Augenanlage in Erscheinung treten. Die Muskelanlagen, die vom *N. oculomotorius* innerviert werden, entwickeln sich aus paarigen, epithelumgrenzten Bläschen, den **Prämandibularhöhlen,** die ihrerseits aus dem prächordalen Mesoderm hervorgegangen sind, das sich vor dem kranialen Ende der Chorda dorsalis verdichtet und nicht neuroektodermalen Ursprungs ist [11]. Zwei weitere Verdichtungen, die in kaudaler Richtung auf die Prämandibularhöhlen folgen und über deren Herkunft unterschiedliche Auffassungen bestehen, bilden die Blasteme des *M. obliquus superior* (Innervation: *N. trochlearis*) und des *M. rectus lateralis* (Innervation: *N. abducens*). Da die hier beschriebenen Mesenchymverdichtungen nicht den Somiten homolog sind, können die äußeren Augenmuskeln nicht der somatischen Muskulatur zugerechnet werden. Sie wurden daher in der Abb. 5.4-1 durch einen besonderen Farbton (grün) kenntlich gemacht.

Neben der somatischen Muskulatur und den äußeren Augenmuskeln entstehen im Kopf- und Halsbereich Muskeln, die der Darmwand und damit der Splanchnopleura entstammen. Diese sog. **Viszeralmuskulatur** differenziert sich im Bereich des Kopfdarms bis ins mittlere Drittel der Speiseröhre zu quergestreiftem Muskelgewebe, während die angrenzenden Darmabschnitte nur glatte Muskulatur aufweisen. Die Wand des Kopfdarms ist bei 4–5 Wochen alten Embryonen durch das Vorhandensein bogenförmiger Verdichtungen, der sog. **Viszeralbogen (Kiemenbogen),** gekennzeichnet (Abb. 5.6-1). Das Mesenchym dieser Bogen wird von Mesoderm- und Neuralleistenzellen gebildet. Untersuchungen an Vogelchimären haben ergeben, daß sich die Neuralleistenzellen hauptsächlich zu Binde- und Stützgeweben entwickeln, während sich die Muskelfasern aus Mesodermzellen differenzieren, die dem prächordalen Mesoderm entstammen dürften. Die Viszeralbogen stehen mit einzelnen Hirnnerven in Verbindung, die später die entsprechenden Viszeralmuskeln innervieren.

Aus dem **ersten Viszeralbogen (Kieferbogen)** entwickeln sich die vier **Kaumuskeln,** der *M. mylohyoideus,* der vordere Bauch des *M. digastricus* sowie die *Mm. tensor tympani* und *tensor veli palatini.* Alle diese Muskeln werden aus dem *N. trigeminus* innerviert. Derivate des **zweiten Viszeralbogens (Hyalbogen)** sind der *M. stapedius,* der *M. stylohyoideus,* der hintere Bauch des *M. digastricus* und die gesamte **mimische Muskulatur.** Die Innervation dieser Muskeln erfolgt durch den *N. facialis.* Aus den nach kaudal angrenzenden **Branchialbogen** gehen im wesentlichen die **Muskeln der Rachenwand** und des **Kehlkopfes** hervor. Die zugehörigen Nerven sind der *N. glossopharyngeus* und der *N. vagus.* Ein Teil dieses Anlagematerials bildet wahrscheinlich die *Mm. tra-*

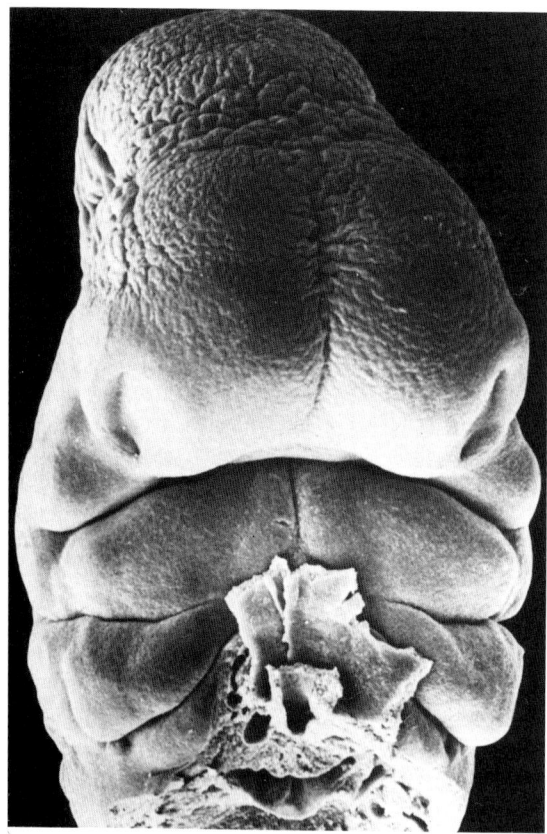

a

Haut
über der
Großhirn-
hemisphäre

Auge

Nasengrube

Oberkiefer-
wulst

Mandibular-
bogen

Hyalbogen

dritter Vis-
zeralbogen

vierter Vis-
zeralbogen

Mund-
spalte

Darm-
lumen

b

Abb. 5.6-1   (a) Rasterelektronenmikroskopische Aufnahme des Gesichts und der angrenzenden Viszeralbogenregion eines ca. 9,5 mm langen menschlichen Embryos (Original: HINRICHSEN, Bochum). (b) Erläuterungsskizze.

pezius und *sternocleidomastoideus*. Diese Muskeln werden vom *N. accessorius* innerviert. Die Viszeralbogenmuskulatur ist in der Abb. 5.4-1 blau dargestellt.

7   Grundzüge der neuromuskulären Verknüpfungen

Die Entwicklung des Neuralrohrs ist gekennzeichnet durch Proliferation, Migration und Differenzierung der Neuroepithelzellen. In der an das Lumen des Zentralkanals angrenzenden Zone sind zahlreiche Zellteilungen zu beobachten (Abb. 5.1-2). Die aus der ventrikelnahen Keimschicht in die Peripherie des Neuroepithels auswandernden Tochterzellen differenzieren sich zu Neuro- und Glioblasten. Aus den **Neuroblasten** entwickeln sich u.a. die motorischen Vorderhornneurone, durch deren Fortsätze *(Axone)* die Skelettmuskulatur motorisch innerviert wird. Sie verlassen das Neuralrohr an dessen ventraler Seite und bilden im wesentlichen die Vorderwurzeln der **Spinalnerven** (Abb. 5.4-2 u. 5.5-3). In den beiderseits vom Neuralrohr gelegenen Spinalganglien entwickeln die Neuroblasten zwei lange Fortsätze, von denen der zentrale in das Neuralrohr an dessen dorsalem Umfang einwächst und sich an der Bildung der Hinterwurzel beteiligt. Die **Spinalganglienneurone** (Ganglien: Ansammlung von Nervenzellen) leiten sensible Reize wie Schmerz-, Temperatur-, Tast- und Dehnungsempfindungen der Haut und des Bewegungsapparates (somatische Afferenzen) und der Eingeweide (viszerale Afferenzen) in das Rückenmark. Die peripheren Fortsätze der Spinalganglienneurone vereinigen sich mit den Vorderwurzeln zu den gemischtfaserigen Spinalnerven und stellen deren sensible Anteile dar, die in der Peripherie an Rezeptoren der Haut, der Unterhaut, der Muskeln (Muskelspindeln) und der Sehnen endigen.

Die Spinalnerven teilen sich nach kurzem Verlauf in einen **Ramus posterior** und einen **Ramus anterior** (Abb. 5.4-2 u. 5.5-3). Die Rami posteriores versorgen die Rückenmuskeln und die Rückenhaut. Von den Rami anteriores behalten nur die im Bereich der Brustwirbelsäule ihre segmentale Anordnung bei. Sie verlaufen als *Nervi intercostales* zwischen den Rippen und versorgen die Brustmuskulatur. Die sechs unteren Interkostalnerven ziehen dann weiter in die Bauchwand und innervieren die Bauchmuskeln (Abb. 5.4-2). Dabei gilt allgemein, daß die Innervation segmentübergreifender Muskeln aus mehreren Rückenmarkssegmenten erfolgt. Im Hals- und Lumbosakralbereich bilden die Rami anteriores **Geflechte** *(Plexus cervicalis, brachialis* und *lumbosacralis)*, deren periphere Äste nunmehr Fasern aus verschiedenen Segmenten enthalten. Aus dem **Plexus cervicalis** werden die somatischen Muskeln der vorderen Halsregion und das Zwerchfell innerviert, dessen Muskelanlage aus der Halsregion ausgewandert ist. Äste des **Plexus brachialis** versorgen die somatischen Muskeln des Schultergürtels und die gesamte Armmuskulatur. Die Innervation der Muskeln der unteren Extremität und des Beckengürtels erfolgt durch Äste des **Plexus lumbosacralis.** Von den Hirnnerven ist lediglich der *N. hypoglossus* mit somatischer Muskulatur verbunden. Dieser rein motorische

Nerv ist entwicklungsgeschichtlich dem oberen Anteil des Plexus cervicalis zuzurechnen und innerviert die Zungenmuskulatur. Auf die Nervenversorgung der Viszeralbogenmuskulatur und der Augenmuskulatur wurde bereits früher eingegangen.

Es erhebt sich die Frage, wie das komplizierte und relativ konstante artspezifische Muster der Nerven in der Körperperipherie zustande kommt und die Verbindungen zwischen Nervenfasern und den Erfolgsorganen gebildet werden. Ausgehend von den Neuroblasten, die sich zu Motoneuronen differenzieren, wachsen erste Zellfortsätze aus dem Neuralrohr aus. Diese sog. **Pionierfasern** sind an ihrem peripheren Ende zu **Wachstumskegeln** *(growth cones)* verbreitert, von denen feine fingerförmige Fortsätze *(Filopodien)* ausgehen, die sich in alle Richtungen erstrecken. Die Pionierfasern, denen sich weitere Nervenfasern anlegen, treten in enge Beziehungen zu den Myotomen und bilden segmentale Bündel. Durch die Anlagerung der peripher auswachsenden Fortsätze der Spinalganglienzellen entstehen die gemischten Spinalnerven. Experimentelle Befunde haben die Abhängigkeit der segmentalen Anordnung der Spinalnerven von der Somitenmetamerie bestätigt. Die mit den Myotomen verbundenen **Nerven folgen den Wanderungen der Myotomderivate,** wobei sie sich verzweigen und verlängern.

Die den Extremitäten zugehörigen Nerven konvergieren und durchflechten sich an der Basis der Arm- und Beinanlagen. Nach einer gewissen Latenzzeit wachsen von dort Nervenfasern in die Extremitätenanlage ein, wenn die Abgrenzung der Vorknorpel- und Vormuskelanlagen begonnen hat. Es bilden sich zunächst zwei Bündel, die jeweils auf der Beuge- und Streckseite nach distal vorwachsen und sich fortschreitend in charakteristischer Weise verzweigen. Mit der Bildung der Einzelmuskelblasteme werden die individuellen Muskeläste ausgebildet. Erst nach Differenzierung der Myoblasten zu vielkernigen kontraktilen Zellen entwickeln sich die spezifischen neuromuskulären Kontakte **(motorische Endplatten).** Infolge der terminalen Aufzweigung der Nervenfasern werden von einem Motoneuron mehrere Muskelfasern innerviert. Aus der Neuralleiste stammende Gliazellen (SCHWANNsche Zellen) wandern entlang der Axone aus und umgeben diese mit Hüllen, den **Myelinscheiden.**

Experimentelle Untersuchungen haben die Auffassung begründet, daß die regionaltypische **Musterbildung der Nerven** durch periphere Einflüsse bestimmt wird. So weisen beispielsweise Hühnerflügel, die vor dem Einwachsen der Nervenfasern isoliert und in den Viszeralbogenbereich transplantiert werden, später ein flügeltypisches Verzweigungs- und Verlaufsmuster von Nervenstämmen auf, die aus den *Nn. facialis* und *trigeminus* hervorgegangen sind [16]. Nach Austausch des brachialen Neuralrohrabschnitts, von dem die Innervation des Armes (Brachium) ausgeht, gegen nichtbrachiale Neuralrohrabschnitte verschiedener Körperregionen bildet sich ein normaler Plexus brachialis mit flügeltypischen peripheren Ästen. Einen weiteren interessanten Hinweis auf die **Determination des Nervenmusters** haben Untersuchungen an Hühnerembryonen ergeben, bei denen vor der Auswanderung myogener Zellen gezielt die brachialen Somiten mit Röntgenstrahlen zerstört worden waren. Unter diesen Bedingungen entwickelten sich muskelfreie Flügel mit einem in der Regel normal ausgeprägten Nervenmuster, dem nur die Rami

musculares fehlten [13]. Es wird daher angenommen, daß Bindegewebselemente als Leitstrukturen für die auswachsenden Nervenfortsätze funktionieren. Ihre terminalen Ursprungskegel orientieren sich möglicherweise an besonderen Oberflächeneigenschaften ortsständiger Mesenchymzellen oder an Strukturelementen der extrazellulären Matrix. Über die molekularen Mechanismen dieser Interaktionen, die auch die Zielerkennung einschließen, liegen für die Nervenfortsätze der Motoneurone noch keine gesicherten Erkenntnisse vor. Erwähnenswert ist, daß die zeitliche Abfolge des Wachstums der Nervenfortsätze vom Differenzierungsgrad der peripheren Bindegewebsstrukturen abhängig ist. Nach Transplantationen von älteren Extremitätenanlagen auf jüngere Wirtsembryonen zeigen die Nervenfortsätze ein gegenüber der Normalentwicklung beschleunigtes Wachstum. Ein weiterer Hinweis für Interaktionen zwischen der Peripherie und der Rückenmarksanlage ist der Befund, daß durch experimentelle Eingriffe an peripheren Strukturen die Zahl degenerierender Motoneurone verändert werden kann. Ein großer Teil (40–75%) der regelmäßig **im Überschuß gebildeten Motoneurone** geht normalerweise wieder zugrunde. Die Amputation einer Extremitätenanlage führt zu einer Vermehrung der Zelluntergänge in den zugehörigen Segmenten; nach Transplantation einer zusätzlichen Extremitätenanlage ist dagegen die Zahl der Zelluntergänge vermindert. Die Muskeln enthalten unterschiedliche Muskelfasertypen, die sich hinsichtlich ihres Kontraktionsverhaltens unterscheiden. Die Verteilung der Fasertypen wird während der Entwicklung durch eine Hierarchie von Faktoren gesichert, wobei wahrscheinlich sowohl den Motoneuronen als auch lokalen Einflüssen eine determinierende Bedeutung zukommt [8].

8 Prä- und postnatales Wachstum

Der Mensch durchläuft verschiedene Entwicklungsstadien. Die Geburt ist die Grenze zwischen der pränatalen und der postnatalen Entwicklung. Bei der pränatalen Entwicklung wird zwischen der **Embryonalperiode,** die mit der Befruchtung beginnt und bis zum Ende des zweiten Monats dauert, und der anschließenden **Fetalperiode** unterschieden. Die postnatalen Entwicklungsphasen gliedern sich in das 12 Monate dauernde **Säuglingsalter,** von dem die ersten Lebenswochen als **Neugeborenenperiode** gesondert abgegrenzt werden, und das **Kleinkindalter,** das bis zum Ende des 6. Lebensjahres reicht. Auf das **Schulalter** und die **Pubertät** folgt das **Jugendlichenalter** (Adoleszenz), das bis zum Stillstand des Längenwachstums andauert.

Wachstum erfolgt durch Zunahme der Zellzahl *(Proliferation),* eine Vergrößerung der Zellen *(Hypertrophie)* und die Vermehrung der Zwischenzellsubstanz (extrazelluläre Matrix, ECM). Diese Prozesse werden durch direkte gewebliche Interaktionen, die über kurze Distanzen wirken, und durch Hormone über die Blutbahn gesteuert.

Zellteilungen und Zelluntergänge finden während des gesamten Lebens für die verschiedenen Organsysteme und Gewebe in unterschiedlicher Weise statt. So ist beispielsweise bei der Zahl der Nervenzellen und der Eizellen postnatal keine ins Gewicht fallende Zunahme mehr zu verzeichnen. Alte Zellen anderer Gewebe sterben ab und werden durch neugebildete, die zunächst einen Differenzierungsprozeß durchlaufen müssen, ersetzt. Hierbei ist ein Zellgedächtnis von Bedeutung, das dafür sorgt, daß alte absterbende Zellen immer durch neue Zellen des richtigen Typs ersetzt werden (s. Kap. 3). Andere Gewebe wie die Skelettmuskulatur weisen im adulten Organismus nur im Zusammenhang mit Reparaturprozessen Zellerneuerungen auf.

Während das Längenwachstum im wesentlichen genetisch festgelegt sein dürfte, sind beispielsweise die Massen der Herzmuskulatur, der Skelettmuskulatur, des Knochengewebes oder des Unterhautfettgewebes durch Ernährungsgewohnheiten und körperliches Training beeinflußbar. Im Gegensatz zum Skelett, bei dem eine Vermehrung der Zellzahl *(Hyperplasie)* beobachtet werden kann, kommt die Massenzunahme anderer Gewebe (z.B. Skelettmuskulatur) durch eine Größenzunahme der Zellen *(Hypertrophie)* zustande.

Die **Wachstumsintensität** ist während der Embryonalperiode am größten. Von der befruchteten Eizelle (Zygote) bis zum Beginn der Fetalperiode ist eine Größenzunahme um das 150fache zu beobachten. In der Fetalperiode wächst der Mensch noch einmal um den Faktor 15. Postnatal ist die Wachstumsgeschwindigkeit im ersten Lebensjahr am größten. Insgesamt erfolgt die Längenzunahme postnatal um den Faktor 3,5, wobei um die Pubertät herum, insbesondere bei Jungen, ein deutlicher Wachstumsschub erfolgt.

Als mittlere Körpergrößen gelten beim Mann 176 cm ± 13 und bei der Frau 166 cm ± 11 cm. Werden die Körperlängen um 20% über- oder unterschritten, so spricht man von Riesenwuchs (Gigantismus) oder Zwergwuchs (Nanosomie).

Während der Entwicklung des Menschen läßt sich eine Änderung der Gestalt und der **Körperproportionen** beobachten (Abb. 5.8-1). Das hängt mit dem in kaudaler Richtung erfolgenden appositionellen Wachstum und dem daraus resultierenden kranio-kaudalen Entwicklungsgradienten zusammen. Am Ende der Embryonalperiode macht der Kopf fast die Hälfte der Körperlänge aus, während sich beim adulten Organismus relativ der Kopf auf ca. $1/8$ der Körperlänge reduziert. Aus den während der Embryonalperiode relativ kurzen Extremitäten entwickeln sich im adulten Organismus lange und massige Körperabschnitte, von denen die Beine schließlich die Hälfte der Körperlänge ausmachen.

9   Die Reifung des Skeletts

Knochengewebe entwickelt sich aus Mesenchym, das im Rumpf und in den Extremitäten mesodermaler und im Kopf auch ektodermaler Herkunft sein kann. Mit Ausnahme von Knochen der Schädelkalotte, des Gesichts und von Teilen des Schlüsselbeins werden die Skelettstücke nach einem mesenchymalen Blastemstadium knorpelig präformiert (Primordialskelett). Die knorpeligen Skelettstücke werden später durch Knochengewebe ersetzt. Dieser Prozeß wird als **chondrale Osteogenese,** Ersatzknochenbildung oder indirekte Knochenbildung bezeichnet. Sie beginnt in der 3. Entwicklungswoche und wird erst mit der Beendigung des Längenwachstums abgeschlossen. Entsteht das Knochengewebe ohne knorpeligen Umweg direkt im Mesenchym, so spricht man von **desmaler Osteogenese,** direkter Knochenbildung oder Bindegewebsknochenbildung. Die Osteogenese ist in Kap. 4.5 ausführlich dargestellt.

Während die desmale Osteogenese der Clavicula und der Schädelknochen und die chondrale Osteogenese im Schaftbereich der langen Röhrenknochen bereits in der Embryonal- bzw. frühen Fetalperiode beginnen, weisen die meisten Epiphysen, Apophysen und viele kurze Skelettstücke zum Zeitpunkt der Geburt noch keinen Knochenkern auf. In der distalen Femurepiphyse und der proximalen Tibiaepiphyse sind zum Zeitpunkt der Geburt Knochenkerne vorhanden. Sie werden als **Reifezeichen des Neugeborenen** angesehen.

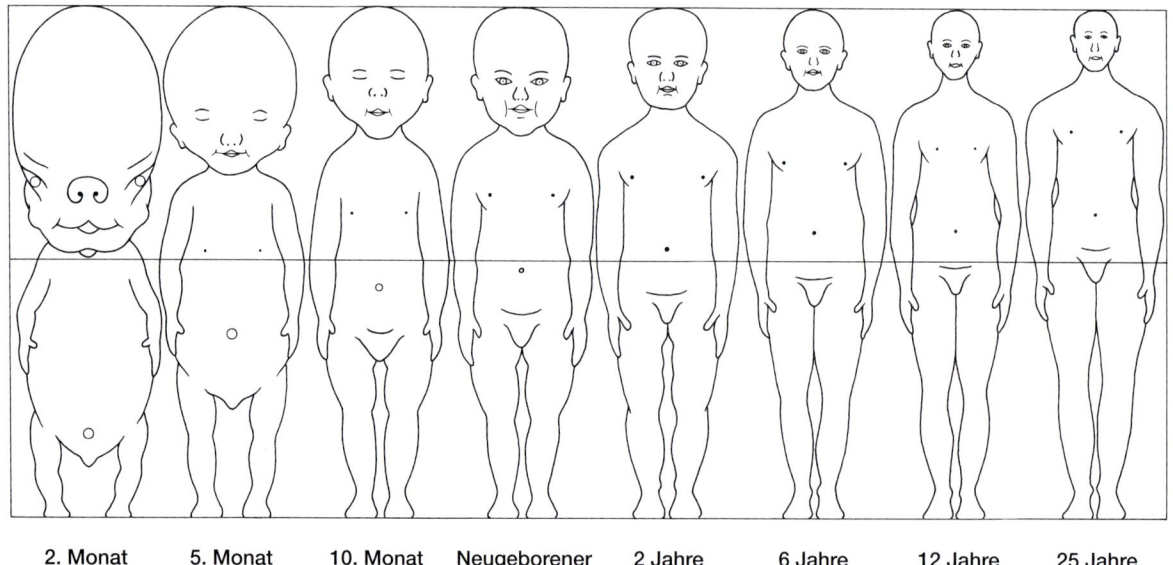

2. Monat	5. Monat	10. Monat	Neugeborener	2 Jahre	6 Jahre	12 Jahre	25 Jahre

Abb. 5.8-1   Die Körperproportionen des Menschen vom 2 Monate alten Fetus bis zum 25jährigen.

Kenntnisse über Wachstum und Reifung des Skeletts sind für die Beurteilung des hormonellen Status von Kindern und Jugendlichen und den Beginn bestimmter therapeutischer Maßnahmen (z. B. im Rahmen der Kieferorthopädie) von großer Bedeutung. Röntgenologische Untersuchungen insbesondere des Extremitätenskeletts geben Aufschluß über das sog. **Knochenalter.**

Bei Mädchen läuft die Knochenentwicklung schneller ab als bei Jungen. So haben 12jährige Mädchen einen Reifegrad des Skeletts, der dem von 14jährigen Jungen entspricht. Der Beginn der Pubertät läßt sich aufgrund des Knochenalters ziemlich verläßlich voraussagen. Nach dem Osteogenesebeginn in der Apophyse des Beckenkamms kann bei Mädchen innerhalb von 6 Monaten mit der Menarche gerechnet werden.

Zwischen der Skelettreifung und der definitiven Körpergröße eines Menschen besteht ein Zusammenhang. Nach dem 6. Lebensjahr läßt sich die zu erwartende Körpergröße des Erwachsenen aufgrund des Knochenalters und der bestehenden Längenmaße ziemlich genau voraussagen.

In der oberen Extremität beginnt die Verknöcherung (Abb. 8.3-2) am Corpus claviculare in der 6.–7. Embryonalwoche. Es schließen sich die Verknöcherungen der Diaphysen von Humerus, Radius und Ulna am Ende des 2. Monats an. Auch das Collum scapulae weist am Ende des 2. Monats einen Knochenkern auf. In den Ossa metacarpalia sowie den Phalangen treten die diaphysären Knochenkerne im 3. Monat in Erscheinung. Von besonderer Bedeutung für die Bestimmung des Knochenalters ist das Auftreten der Knochenkerne in den Skelettstücken der Handwurzel:

Os capitatum	1.– 6. Monat
Os hamatum	1.– 7. Monat
Os triquetrum	2.– 3. Jahr
Os lunatum	4.– 5. Jahr
Os scaphoideum	4.– 6. Jahr
Os trapezium	4.– 7. Jahr
Os trapezoideum	4.– 6. Jahr
Os pisiforme	8.–12. Jahr

Der Schluß einiger Epi- und Apophysenfugen erfolgt recht spät, so daß die Gefahr von Fehldeutungen im Röntgenbild besteht: So tritt beispielsweise im sternalen Ende der Clavicula erst zwischen dem 18. und 20. Lebensjahr ein Knochenkern auf, der zwischen dem 21. und 25. Lebensjahr mit dem Corpus verschmilzt. Ähnlich spät verschwindet die proximale Humerusepiphysenfuge.

Die Verknöcherung der unteren Extremität (Abb. 8.2-3) beginnt am Ende des 2. Embryonalmonats mit den Diaphysen von Femur, Tibia und Fibula. Im 3. Monat folgt die Verknöcherung des diaphysären Abschnitts der Ossa metatarsalia sowie der distalen Phalangen. Im knorpeligen Hüftbein treten im 3.–7. Fetalmonat nacheinander die Hauptknochenkerne in Darmbein, Sitzbein und Schambein auf. Zum Zeitpunkt der Geburt sind neben den diaphysären Verknöcherungen Knochenkerne in der distalen Femurepiphyse, in der proximalen Tibiaepiphyse, im Talus, Calcaneus und im Os cuboideum vorhanden. Im Os cuneiforme III tritt der Knochenkern im 1. Jahr, in den Ossa cuneiformia I und II im 3.–4. Jahr auf. Der Knochenkern des Os naviculare wird im 4.–5. Jahr nachweisbar.

Literatur

[1] BLECHSCHMIDT, E.: Die vorgeburtlichen Entwicklungsstadien des Menschen. Karger, Basel–New York 1960.

[2] BLECHSCHMIDT, E.: Die pränatalen Organsysteme des Menschen. Hippokrates, Stuttgart 1973.

[3] CHRIST, B., H. J. JACOB: Über die embryonale Entwicklung der Gliedmaßenmuskulatur. Medizin in unserer Zeit 2 (1978) 166–176.

[4] CHRIST, B., H. J. JACOB, R. SEIFERT: Über die Entwicklung der cervikookzipitalen Übergangsregion. In: HOHMANN, D., B. KÜGELGEN, K. LIEBIG (Hrsg.): Neuroorthopädie 4, S. 13–22. Springer, Berlin–Heidelberg–New York 1988.

[5] CHRIST, B., M. JACOB, H. J. JACOB: On the origin and development of the ventro-lateral abdominal muscles in the avian embryo. An experimental and ultrastructural study. Anat. and Embryol. 166 (1983) 87–101.

[6] CHRIST, B., M. JACOB, H. J. JACOB, B. BRAND, F. WACHTLER: Myogenesis: a problem of cell distribution and cell interactions. In: BELLAIRS, R., D. A. EDE, J. W. LASH (eds.): NATO ASI, Series 118 (1986) 261–276.

[7] CHRIST, B., A. J. VERBOUT, H. J. JACOB: Zur Entwicklung der definitiven Körperwandmetamerie. Untersuchungen an Vogel- und Schafsembryonen. Verh. Anat. Ges. 76 (1982) 213–214.

[8] GRIM, M., K. NENSA, B. CHRIST, H. J. JACOB, K. W. TOSNEY: A hierarchy of determining factors controls motoneuron innervation. Experimental studies on the development of the plantaris muscle (PL) in avian chimeras. Anat. and Embryol. 180 (1989) 179–189.

[9] HAMILTON, W. J., J. D. BOYD, H. W. MOSSMANN: Human Embryology, 4. ed. Heffer, Cambridge and Williams & Wilkins, Baltimore 1972.

[10] JACOB, H. J., B. CHRIST: On the formation of muscular pattern in the chick limb. In: MERKER, H. J., H. NAU, G. NEUBERT (eds.): Teratology of the Limbs, pp. 235–242. Walter de Gruyter, Berlin 1980.

[11] JACOB, M., H. J. JACOB, F. WACHTLER, B. CHRIST: Ontogeny of avian intrinsic ocular muscles. 1. A light- and electron-microscopic study. Cell Tiss. Res. 237 (1984) 549–557.

[12] JORQUERA, B., E. PUGIN: Sur le compartiment du mésoderme et de l'ectoderme du bourgeon de membre dans les échanges entre le poulet et le rat. C. R. hebds. Séanc. Acad. Sci. (Paris) D 272 (1971) 1522–1525.

[13] LEWIS, J., A. CHEVALLIER, M. KIENY, L. WOLPERT: Muscle nerve branches do not develop in chick wings devoid of muscle. J. Embryol. exp. Morph. 64 (1981) 211–232.

[14] MENKES, B., M. DELEANU: Leg differentiation and experimental syndactyly in chicken embryo. Rev. roum. Embryol. Cytol. 1 (1964) 69–77.

[15] RANSCHT, B., M. BRONNER-FRASER: T-cadherin expression alternates with migrating neural crest cells in the trunk of the avian embryo. Develop. 111 (1991) 15–22.

[16] SWANSON, G. J., J. LEWIS: The time table of innervation and its control in the chick wing bud. J. Embryol. exp. Morph. 71 (1982) 121–137.

6 Allgemeine Gelenklehre, Arthrologie

D. DRENCKHAHN

1 Übersicht, Definitionen

Ein Gelenk (Articulatio, gr.: arthron; Abkürzung: Art.) ist als Kontaktstelle zwischen Skelettelementen definiert, in der die Skelettelemente gegeneinander verstellt (bewegt) werden können. Zum Gelenk gehören die Oberflächen der miteinander in Kontakt tretenden Skelettelemente (Gelenkflächen) und Strukturen (Gewebe), die zwischen den artikulierenden Skelettenden gelegen sind.

In einer **Diarthrose** *(Art. synovialis)* sind die artikulierenden Gelenkflächen *(Facies articulares)* durch einen Spalt (Gelenkspalt, *Cavitas articularis*) voneinander getrennt (diskontinuierliches Gelenk). Im Gelenkspalt befindet sich die Gelenkschmiere (Synovia = Synovialflüssigkeit). Eine **Synarthrose** *(Art. fibrosa, Art. cartilaginea)* ist durch das Fehlen eines Gelenkspaltes gekennzeichnet. Anstelle dessen liegt straffes Bindegewebe (Syndesmosis) oder Knorpel (Synchondrosis) als Verbindungsgewebe vor (kontinuierliches Gelenk).

2 Synarthrosen

2.1 Articulationes fibrosae (Bandhaften)

Bei der **Syndesmose** (Abb. 6.2-1) sind die Skelettenden durch eine Gewebebrücke aus straffem Bindegewebe miteinander verbunden. Beispiele: Nähte (Suturen) zwischen den Schädelknochen; distales Tibiofibulargelenk *(Syndesmosis tibiofibularis)*.

Als **Gomphosis** wird die Verbindung zwischen Zahnwurzel und Kieferknochen bezeichnet *(Art. dentoalveolaris)*. Sie erfolgt durch die Kollagenfasern der Wurzelhaut (Desmodont).

Manche Skelettelemente können auch außerhalb der gelenkigen Kontakte durch zusätzliche Bindegewebezüge (Bänder, Membranen) miteinander verbunden sein (Beispiele: *Membrana interossea antebrachii, Ligamentum coracoclaviculare,* Intervertebralbänder). Solche extraartikulären Bandverbindungen zwischen Knochen werden von den Nomina anatomica zu Unrecht auch als Syndesmosen bezeichnet.

2.2 Articulationes cartilagineae (Knorpelhaften)

Erfolgt die Verbindung zwischen den Skelettelementen durch hyalinen Knorpel, spricht man von einer **Synchondrose** (Abb. 6.2-1). Beispiele: Knorpelhaften zwischen Knochen der Schädelbasis (u.a. *Synchondrosis sphenopetrosa*) oder zwischen den drei Abschnitten des Brustbeins *(Synchondrosis manubriosternalis et xiphister-*

nalis). Als **Symphyse** (Abb. 6.2-1) werden Verbindungen bezeichnet, die hauptsächlich aus Faserknorpel (und wenig hyalinem Knorpel) bestehen. Beispiele: *Symphysis pubica* mit dem *Discus interpubicus* als Knorpelgewebe und die *Symphysis intervertebralis* mit der Bandscheibe *(Discus intervertebralis)* als Knorpelverbindung.

2.3 Hemiarthrosen, Pseudoarthrosen

Im Bereich von Symphysen entstehen im Laufe des Lebens häufig Spaltbildungen innerhalb des Knorpels (Abb. 6.2-1). Diese werden durch Schubspannungen hervorgerufen. Solche durch Spaltbildung entstandenen Übergangsformen zu Diarthrosen werden als **Hemiarthrosen** bezeichnet. Beispiele: Vertikaler, mit Synovia gefüllter Spaltraum im Symphysenknorpel der *Symphysis pubica (Cavum symphyseos);* Spaltbildungen in den *Disci intervertebrales* der Halswirbelsäule (Unkovertebralspalten).

Pseudoarthrosen entstehen meistens als Folge von Knochenbrüchen. Wenn aufgrund unzureichender Ruhigstellung oder zu großer Verschiebungen zwischen den Frakturenden eine Verknöcherung des Frakturspaltes ausbleibt, entstehen Syndesmosen-ähnliche Verbindungen (mit und ohne zwischengeschaltete Schleimbeutel), die als Pseudoarthrosen bezeichnet werden. Gelegentlich entstehen Pseudoarthrosen auch als Folge angeborener Skelettanomalien.

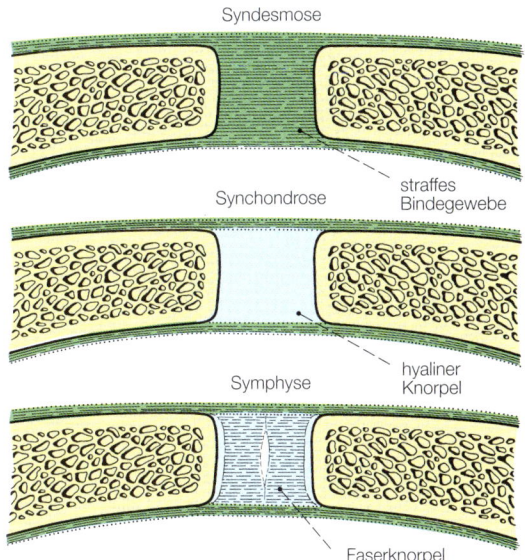

Abb. 6.2-1   Einteilung der Synarthrosen.

2.4 Funktion der Synarthrosen

Synarthrosen erlauben eine geringe bis mittelgradige Verschieblichkeit (Bewegung) zwischen den artikulierenden Skelettelementen. Syndesmosen werden überwiegend auf Zug (Dehnung) beansprucht, Synchondrosen dagegen auf Druck. Symphysen werden sowohl durch Zug als auch durch Druck beansprucht. Synarthrosen bleiben nur dann erhalten, wenn sie durch ständige Bewegungen an der Verknöcherung gehindert werden. Solche knöchernen Verbindungen zwischen ehemals voneinander getrennten Knochen werden als **Synostosen** bezeichnet.

3 Diarthrosen

Die kraftübertragenden Kontaktflächen der Skelettelemente *(Facies articulares)* sind von einer Knorpelschicht bedeckt *(Cartilago articularis)*. Diese besteht meistens aus hyalinem Knorpel (Abb. 6.3-1). Nur selten liegt Faserknorpel vor (Kiefergelenk, Sternoklavikulargelenk). Der **Gelenkknorpel** besitzt kein Perichondrium. Zwischen den artikulierenden Flächen liegt der **Gelenkspalt**. Dieser ist Bestandteil der **Gelenkhöhle** *(Cavitas articularis)*. Die Gelenkhöhle wird von einer **Gelenkkapsel** *(Capsula articularis)* umschlossen und enthält **Gelenkschmiere** *(Synovia)*.

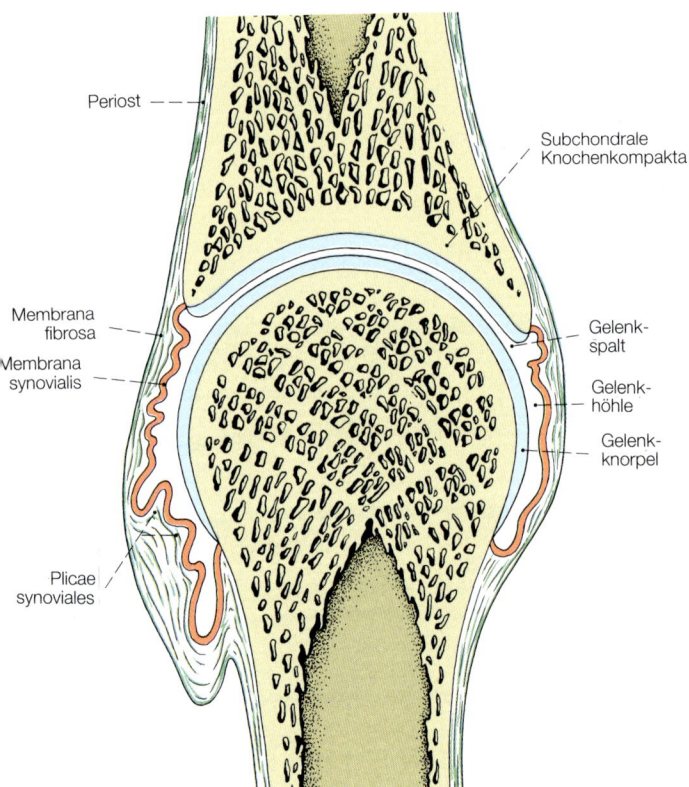

Periost

Subchondrale
Knochenkompakta

Membrana
fibrosa

Membrana
synovialis

Gelenk-
spalt

Gelenk-
höhle

Gelenk-
knorpel

Plicae
synoviales

Abb. 6.3-1 Bauelemente einer Diarthrose. Die Gelenkkapsel setzt sich aus der Membrana fibrosa und der Membrana synovialis zusammen.

3.1 Gelenkknorpel

Die Dicke der Knorpelschicht kann an stark beanspruchten Gelenkflächen, wie die der Kniescheibe, bis zu 8 mm betragen. In großen Gelenken beträgt sie meistens 1–4 mm, in kleinen Gelenken häufig weniger als 1 mm.

3.1.1 Histologie

Der hyaline Gelenkknorpel entspricht histologisch und biochemisch dem hyalinen Knorpel an anderen Stellen des Körpers (s. Kap. 4.6.2.1). Charakteristisch für den Gelenkknorpel ist die arkadenförmige Ausrichtung der Kollagenfasern (Abb. 6.3-2). Insgesamt lassen sich vier Zonen des hyalinen Gelenkknorpels unterscheiden:

1. Mineralisierungszone (Zone IV). Diese nur etwa $^1/_{10}$ mm dicke Zone ist mit der subchondralen Knochenoberfläche fest verzahnt. Das subchondrale Knochengewebe bildet eine flächenhaft kompakte, relativ glatte Oberfläche, die jedoch mikroskopisch feine Aufwerfungen und Einbuchtungen besitzt. Diese dienen der Vergrößerung der Kontaktfläche mit der Knorpelschicht. Überbrückende Kollagenfasern scheinen an der Knochen-Knorpel-Grenze weitgehend zu fehlen. Die Zone IV ist relativ arm an Chondrozyten. In die Grundsubstanz sind Kalziumphosphatkristalle eingelagert. Bei Kindern und Jugendlichen finden in der Mineralisierungszone Zellteilungen statt, die das gelenknahe Wachstum des Knochens (Epiphyse) durch enchondrale Ossifikation ermöglichen. Deshalb ist bei Jugendlichen die Zone IV doppelt so dick wie bei Erwachsenen. Nach dem Wachstum behält die Zone IV jedoch eine eingeschränkte Fähigkeit zur Knochenneubildung (Remodellierung der Gelenkoberfläche bei Änderungen der Gelenkbeanspruchung).

2. Radiärzone (Zone III). Diese ist von der Zone IV durch eine wenige μm dicke, intensiv anfärbbare Grenzlinie (engl.: tide mark) abgetrennt. Die Chondrone sind wegen des radiären Verlaufes der Kollagenfasern in dieser Zone senkrecht zur Gelenkoberfläche ausgerichtet.

3. Übergangszone (Zone II). Hier überkreuzen sich die Kollagenfasern. Die Chondrone besitzen eine uneinheitliche Ausrichtung, schräg bis parallel zur Knorpeloberfläche.

4. Tangentialfaserzone (Zone I). Oberflächliche, wenige 100 μm dicke Schicht, in der die Kollagenfasern und Chondrone parallel zur Gelenkoberfläche ausgerichtet sind (Abb. 6.3-3). Die oberflächlichste Lage (Grenzfläche) wird als *Lamina splendens* bezeichnet. Wenn im Alter die Synthese von Grundsubstanz nachläßt, können die Tangentialfasern gelegentlich „demaskiert" werden und bei der oberflächlichen Betrachtung des Knorpels als zusammengebackene Bündel **(Fibrillenmuster)** makroskopisch sichtbar werden. Am Übergang zur Gelenkkapsel (marginale Zone) geht die Zone I kontinuierlich in die *Membrana synovialis* über (Abb. 6.3-4). Die Kollagenfasern der Tangentialfaserschicht besitzen eine

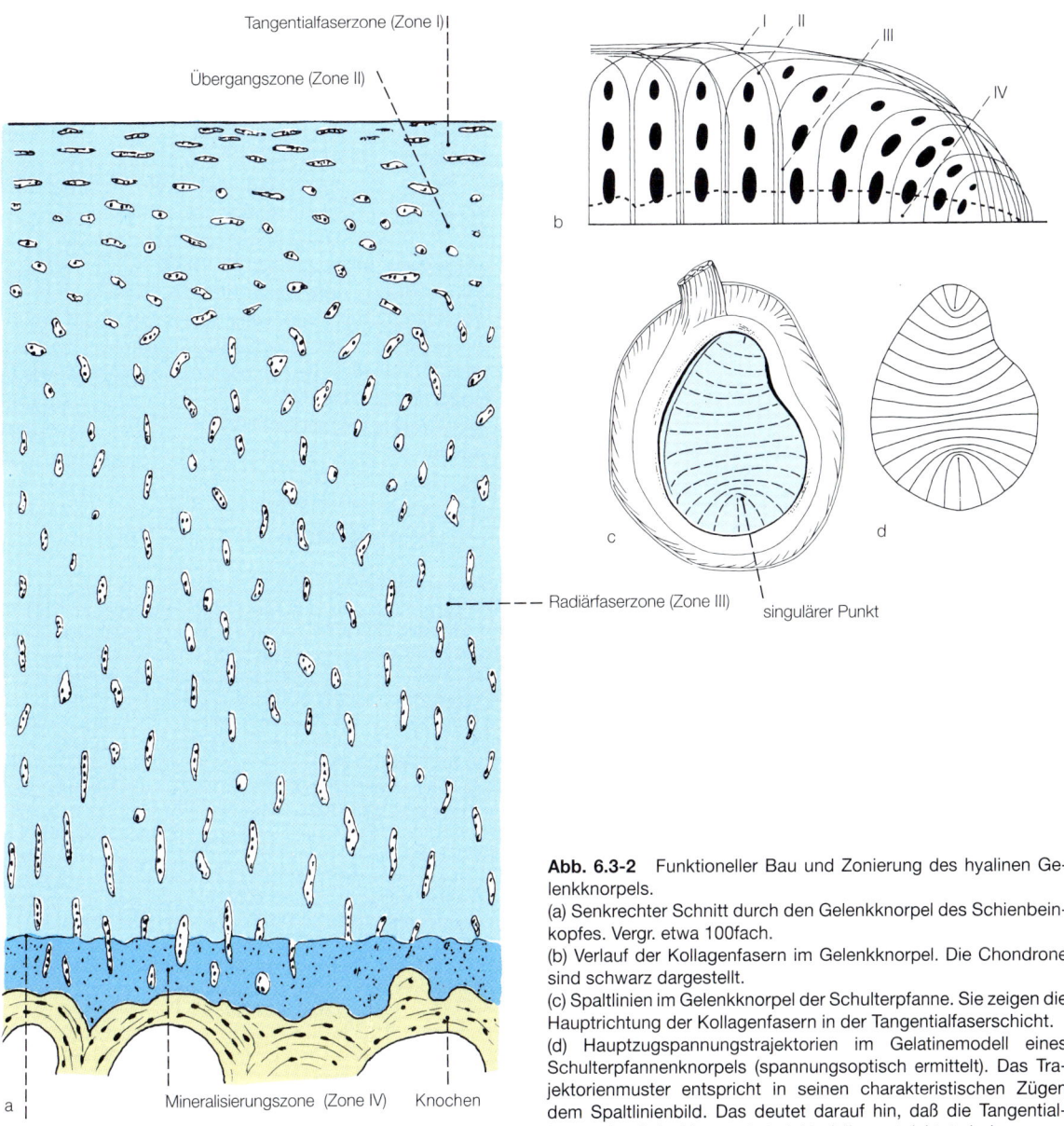

Abb. 6.3-2 Funktioneller Bau und Zonierung des hyalinen Gelenkknorpels.
(a) Senkrechter Schnitt durch den Gelenkknorpel des Schienbeinkopfes. Vergr. etwa 100fach.
(b) Verlauf der Kollagenfasern im Gelenkknorpel. Die Chondrone sind schwarz dargestellt.
(c) Spaltlinien im Gelenkknorpel der Schulterpfanne. Sie zeigen die Hauptrichtung der Kollagenfasern in der Tangentialfaserschicht.
(d) Hauptzugspannungstrajektorien im Gelatinemodell eines Schulterpfannenknorpels (spannungsoptisch ermittelt). Das Trajektorienmuster entspricht in seinen charakteristischen Zügen dem Spaltlinienbild. Das deutet darauf hin, daß die Tangentialfasern des Gelenkknorpels trajektoriell ausgerichtet sind.

trajektorielle Ausrichtung (s. Kap. 7.1.4.1). Diese läßt sich durch das Spaltmuster darstellen, das entsteht, wenn man mit einer runden Nadel (Ahle) senkrecht in die Knorpeloberfläche stößt. Die Ausrichtung der Kollagenfasern bedingt, daß der Knorpel spaltförmig aufplatzt. Das so erhaltene **Spaltlinienmuster** (Abb. 6.3-2) läßt sich auch spannungsoptisch durch Plexiglas- und Gelatinemodelle nachweisen (s. Kap. 7; Abb. 7.1-6). An bestimmten Stellen der Knorpeloberfläche kann die Ausbildung von Spalten unterbleiben. Es handelt sich um Punkte verstärkter Beanspruchung (attraktive singuläre Punkte) oder verminderter Beanspruchung (repulsive singuläre Punkte). An den **singulären Punkten** besitzen die Kollagenfasern keine einheitliche Ausrichtung. Hier treten bevorzugt degenerative Veränderungen des Knorpels auf.

3.1.2 Funktionelle Gesichtspunkte des Gelenkknorpels

Mechanische Funktion. Im Zusammenwirken mit der Synovialflüssigkeit ermöglicht die glatte Oberfläche des Gelenkknorpels ein reibungsfreies Gleiten der Gelenkflächen. Die **viskoelastischen Eigenschaften** des Knorpels gestatten durch Verformung eine gleichmäßige Verteilung der Druckkräfte auf den subchondralen Knochen **(Stoßdämpferfunktion).** Ebenfalls sorgt die Verformbarkeit des Knorpels für den **Ausgleich lokaler Unebenheiten** (Inkongruenzen) und ermöglicht so eine optimale, **gleichmäßige Kraftübertragung** zwischen den Gelenkflächen.

Die **Ernährung des Knorpels** findet durch Diffusion aus der Synovialflüssigkeit statt, vor Abschluß des

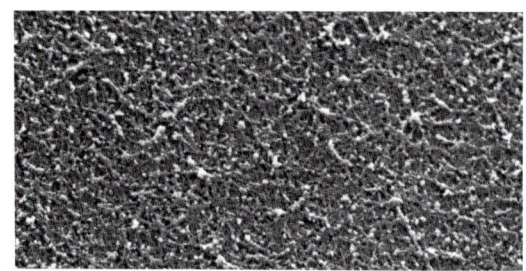

a

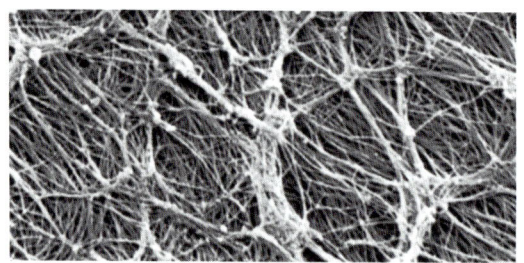

b

Abb. 6.3-3 Rasterelektronenmikroskopische Aufnahmen der Gelenkknorpeloberfläche (Femurkondylus, Mensch).
(a) Die granulären Auflagerungen auf der Knorpeloberfläche stammen wahrscheinlich aus der Synovia. Ansonsten ist die Oberfläche glatt.
(b) Nach Auflösung der Grundsubstanz werden die oberflächlichen Tangentialfasern freigelegt. Vergr. 2000fach. (Original: I. HESSE, Ulm)

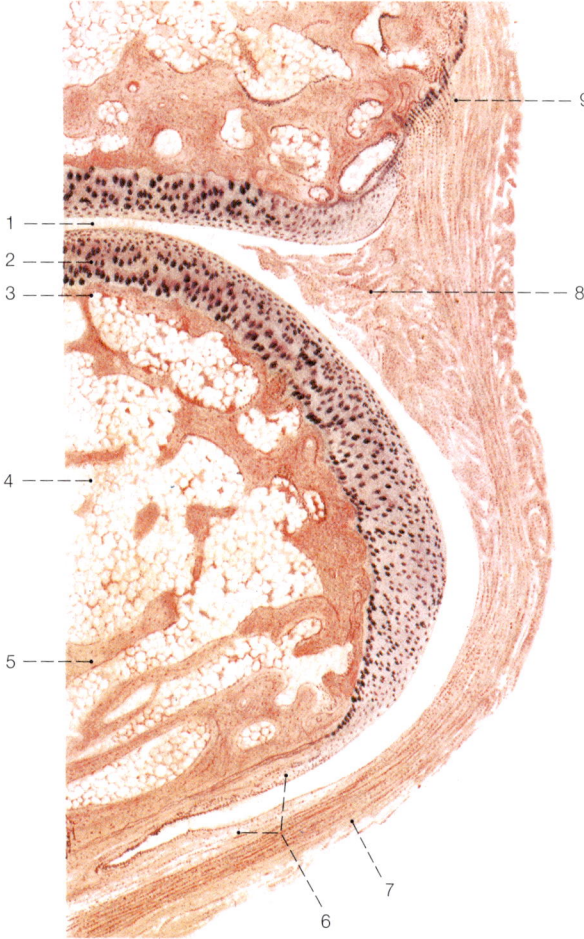

Abb. 6.3-4 Ausschnitt aus einem Längsschnitt durch ein Fingergelenk. Vergr. etwa 10fach. 1 = Gelenkspalt, 2 = Gelenkknorpel, 3 = subchondrale Knochenlamelle (Kompakta), 4 = Knochenmark, 5 = Spongiosabälkchen, 6 = Membrana synovialis, 7 = Membrana fibrosa der Gelenkkapsel, 8 = meniskoide Falte, 9 = Verankerung eines Kapselbandes im Knochen. Vergr. etwa 10fach. (Aus LIPPERT [2])

Wachstums auch durch Blutgefäße des Epiphysenknochens. Der Stoffaustausch erfordert ein ständiges Durchwalken des Knorpels durch **intermittierende Druckbeanspruchung.**

Regeneration. Der Gelenkknorpel enthält zeitlebens syntheseaktive und teilungsfähige Zellen (Chondroblasten), die in der Lage sind, durch **Proliferation** und Synthese von Interzellularsubstanzen kleine Gewebedefekte nach Verletzungen der Gelenke zu heilen (u.a. Synthese von Kollagenen Typ II, VI, IX, X, XI, Aggrecan, Hyaluronsäure; s. Kap. 4.3, 4.6.1.2). Außerdem kann der Gelenkknorpel mit **Anpassung seiner Dicke** auf veränderte mechanische Beanspruchung reagieren. Die Regenerationsfähigkeit ist jedoch begrenzt. Größere Knorpeldefekte von mehreren mm² heilen oft nicht mehr vollständig zu. Der regenerierte Knorpel enthält Faserknorpelanteile.

3.1.3 Knorpeldegeneration, Arthrosen

Unterbleibt die intermittierende Druckbeanspruchung des Gelenkknorpels (u.a. aufgrund von Verletzungen oder Bettlägerigkeit), setzt allmählich ein Abbau der Knorpelschicht ein. Ebenfalls führen unphysiologisch **hohe Druckbeanspruchungen** des Knorpels (u.a. bei Gelenkfehlstellungen) zum Untergang des Knorpelgewebes. Ist die subchondrale Knochenschicht freigelegt, kommt es zu **Knochenabrieb** und entzündlichen Veränderungen, die äußerst schmerzhaft sein können (Arthrose). Eine Zerstörung des Gelenkknorpels kann auch erfolgen, wenn sich infolge einer Entzündung der Gelenkkapsel die Zusammensetzung der Synovialflüssigkeit ändert und Leukozyten (u.a. neutrophile Granulozyten, Lymphozyten, Makrophagen) in die Gelenkhöhle einwandern. Die von den Leukozyten freigesetzten Substanzen (u.a. Hyaluronidasen, Proteasen, Prostaglandine) können den Abbau der Interzellularsubstanz bewirken bzw. die Knochenresorption durch Aktivierung von Osteoklasten stimulieren (u.a. durch Prostaglandin E$_2$). Von der Gelenkkapsel ausgehend kann entzündlich verändertes Gewebe seitlich auf den Gelenkknorpel vorwachsen **(Pannusbildung)** und ihn zerstören. Dieses ist u.a. bei der **primär chronischen Polyarthritis** (PCP) der Fall. Die PCP ist eine Autoimmunkrankheit, die zunächst die Weichteile der Gelenke befällt und sekundär zu Knorpelveränderungen und Arthrosen führt.

3.2 Gelenkkapsel

Die Gelenkhöhle wird von einer Gelenkkapsel vollständig umschlossen. Diese besteht aus einer äußeren *Membrana fibrosa* und einer inneren *Membrana synovialis* (Abb. 6.3-4, 5 u. 6).

◁

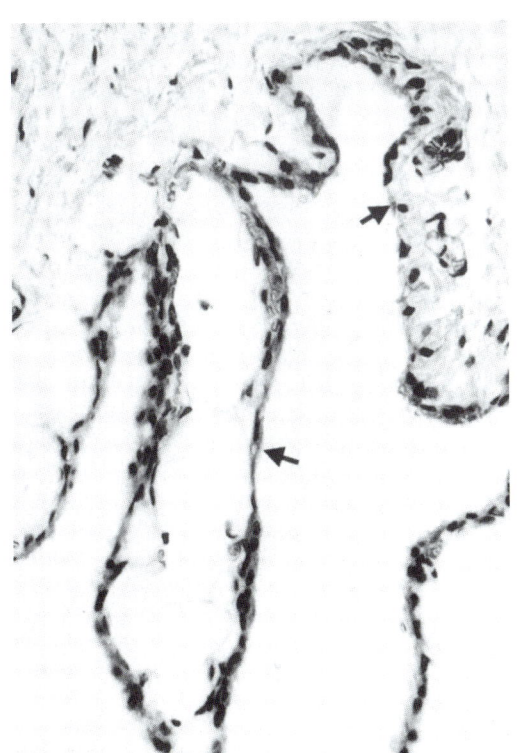

Abb. 6.3-5 Ausschnitt aus der Membrana synovialis des Kniegelenkes. In der Mitte ein Villus synovialis mit lockerem, kaum angefärbtem Stroma (Subintima) und Bedeckung mit Synoviadeckzellen (Pfeil unten). Die Schicht der Synoviadeckzellen ist abschnittsweise unterbrochen (Pfeil oben). (Aus WEISS [3])

3.2.1 Membrana fibrosa

Die fibröse Kapsel besteht aus straffem kollagenfaserigem Bindegewebe und ist mit dem Knochen durch überbrückende Kollagenfasern (SHARPEYSche Fasern) verwachsen. Sie besitzt oft verdichtete Kollagenfaserzüge, die als **Kapselbänder** bezeichnet werden. Darüber hinaus können sich benachbarte Bandstrukturen sowie Muskelsehnen der fibrösen Kapsel anlegen und in sie einbezogen werden. An anderen Stellen kann die *Membrana fibrosa* wieder sehr zart sein. Ihre Bindegewebefasern lassen stets eine systematische Anordnung erkennen. Das weist auf eine funktionelle Anpassung hin.

Charakteristische Schwachstellen können Ausgangspunkt zu Aussackungen der Gelenkkapsel sein **(Synovialhernien = „Ganglien")**. Liegen diese „Ganglien" unter der Haut (häufig im Bereich der Handwurzel auftretend), dann lassen sie sich als derbe rundliche Resistenzen tasten. Diese werden im Volksmund als „Überbein" bezeichnet.
    Weite der Kapsel und extreme Bewegungsausschläge eines Gelenkes sind aufeinander abgestimmt. Bei lang dauernder Ruhigstellung eines Gelenkes entsteht eine Verkürzung der Kapsel („Kapselschrumpfung" durch Umbauvorgänge). Dadurch kann der Bewegungsumfang unter Umständen erheblich eingeschränkt werden. Andererseits können die Kapselbänder durch systematisches Training gedehnt werden, wodurch sich wiederum der Bewegungsausschlag des Gelenkes vergrößert. Außerdem können sowohl Kapsel- als auch Gelenkbänder durch un-

physiologische Überbeanspruchung gedehnt und dauerhaft verlängert werden. Das führt letztendlich zu einem **Schlottergelenk.** Die Membrana fibrosa ist wie auch die Membrana synovialis mit zahlreichen Nervenendigungen versorgt (Näheres s. u.).

3.2.2 Membrana synovialis

Makroskopischer Bau

Das straffe Bindegewebe der *Membrana fibrosa* geht auf der Innenseite kontinuierlich in das lockere Bindegewebe der *Membrana synovialis* über. Stellenweise kann die Synovialmembran faltenförmig aufgeworfen sein **(Plicae synoviales)** oder fingerförmige Ausstülpungen besitzen **(Villi synoviales)** (Abb. 6.3-5). *Plicae* und *Villi* ragen in die *Cavitas articularis* vor. Große Falten, die durch Einlagerung von Fettgewebe stabilisiert und unterfüttert werden, sind die **Plicae alares** des Kniegelenks. Sichelförmige, in den Gelenkspalt zwischen den Gelenkflächen vorragende Falten **(meniskoide Falten)** stellen Übergänge zu den Menisken dar (Abb. 6.3-4). Bei den

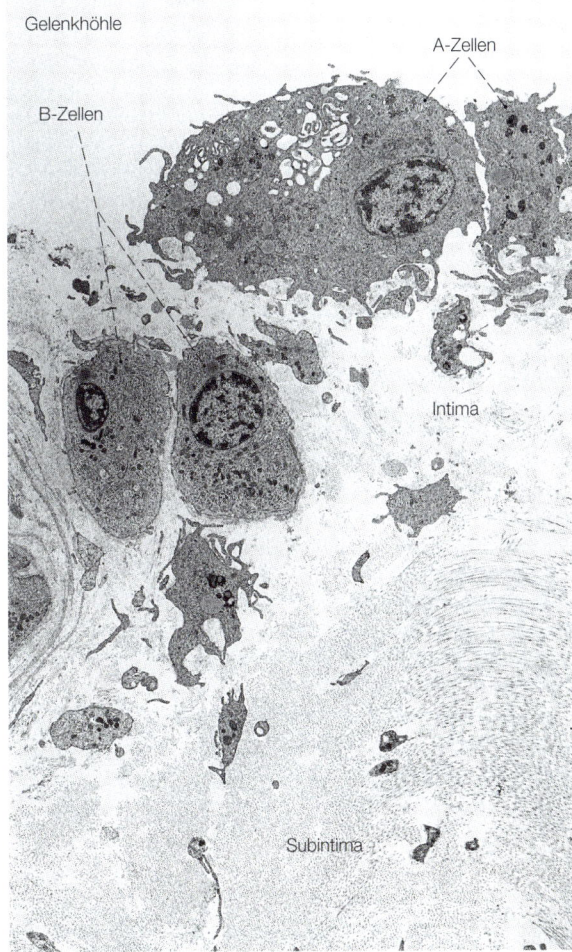

Abb. 6.3-6 Ultrastruktur der Membrana synovialis des gesunden Kniegelenks (56 Jahre alte Frau). Vergr. 3150fach. (Original: W. D. MEEK, Oklahoma)

Gelenkbewegungen können sich *Plicae, Villi* und *meniskoide Falten* den veränderten Volumenverhältnissen der Gelenkhöhle gut anpassen **(Volumenausgleich).** Außerdem bedingen diese Aufwerfungen eine Vergrößerung der resorbierenden und sezernierenden Oberfläche der Synovialmembran. Am Rande des Gelenkknorpels geht die *Membrana synovialis* kontinuierlich in die Tangentialfaserschicht des Gelenkknorpels über. Vor Insertion am Gelenkknorpel kann die Synovialmembran über längere Strecken der Oberfläche des Knochens folgen (z. B. am Oberschenkelhals) und dort vom gefäßführenden Periost unterlagert und mit ihm durch Bindegewebefasern mechanisch verbunden sein (Abb. 6.3-4).

Mikroskopischer Bau

Die *Membrana synovialis* kann in zwei Schichten unterteilt werden, die *Intima* und *Subintima.* Die *Intima* ist zellreich und bildet die Schicht der Synoviadeckzellen (Synovialozyten). Die *Subintima* besteht aus lockerem bis straffem Bindegewebe. Sie enthält die Leitungsbahnen der *Membrana synovialis* und stellt die mechanische Verbindung mit der fibrösen Kapsel her.

Intima: Die Schicht der Deckzellen ist lückenhaft. Sie fehlt sogar abschnittsweise (Abb. 6.3-5). Zwei Zelltypen können unterschieden werden, A-Zellen und B-Zellen (Abb. 6.3-6). Das quantitative Verhältnis zwischen A- und B-Zellen beträgt im Kniegelenk des Menschen etwa 2:1.

A-Zellen liegen hauptsächlich an der Oberfläche und bilden die Grenzschicht zur Gelenkhöhle. Sie zählen zum **mononukleären Phagozytensystem** und entstammen dem Knochenmark. Ihre Ultrastruktur entspricht weitgehend der von Gewebemakrophagen (s. Kap. 4.3.3.) mit zahlreichen oberflächlichen **Mikroplicae** und Mikrovilli und vielen **Lysosomen** (Phagolysosomen). A-Zellen **phagozytieren** Bakterien und Zelltrümmer. Wie Makrophagen sind A-Zellen mit Klasse-II-Immunrezeptoren ausgestattet (HLA-DR) und zur Antigenpräsentation befähigt (s. Kap. 4.3.3.1 und 11.9). A-Zellen stehen punktuell durch Nexus (gap junctions) und Punktdesmosomen *(Puncta adhaerentia)* in Kontakt. Bei chronischen Gelenkentzündungen nimmt die Zahl der Zellkontakte zu.

B-Zellen erscheinen im Gewebeschnitt hauptsächlich als ovale bis rundliche Zellen. Es handelt sich um **spezialisierte Fibroblasten,** die vor allem unterhalb der A-Zellen in Richtung auf die *Subintima* gelegen sind. Sie können mit Fortsätzen oder auch mit dem Zelleib zwischen den A-Zellen an die innere Oberfläche der Synovialmembran gelangen. B-Zellen besitzen wie Fibroblasten ein stark entfaltetes **rauhes endoplasmatisches Retikulum** (Synthese von Kollagen und Glykoproteinen) und enthalten auffällige **Bündel** von Vimentin-Intermediärfilamenten. Durch beide Strukturen sind sie im Elektronenmikroskop relativ sicher von den A-Zellen zu unterscheiden. Die **perizelluläre Matrix** zeigt abschnittsweise Basallamina-ähnliche Verdichtungen auf der Oberfläche der B-Zellen. B-Zellen sind für die **Synthese** von Kollagen (hauptsächlich Typ I, Typ III), Glykoproteinen und Proteoglykanen der extrazellulären Matrix verantwortlich. Außerdem synthetisieren sie den größten

Teil der Hyaluronsäure der Synovia (A-Zellen sollen auch an der Synthese von Hyaluronsäure beteiligt sein).

Subintima: Es handelt sich um das gefäßführende Bindegewebelager der Synovialmembran mit zahlreichen Blutgefäßen. Die **Blutkapillaren** besitzen ein fenestriertes Endothel und erlauben dadurch einen intensiven Stoffaustausch. **Lymphgefäße** sind ebenfalls in hoher Dichte vorhanden.

3.2.3 Innervation der Gelenke

Innerhalb der Subintima und der *Membrana fibrosa* sind **mechanorezeptive Endorgane** vom Typ der Pacinischen und Ruffinischen Körperchen (s. Band II, Kap. 16.29.4 u. 16.29.5) vorhanden. Diese nehmen Spannungszustand, Spannungsänderungen und gerichtete Bewegungen im Gelenkbereich wahr und dienen damit der Informationsübermittlung über den gesamten Bewegungsablauf im Gelenk. Ebenfalls lassen sich bäumchenförmige freie Nervenendigungen nachweisen, die bevorzugt an der Oberfläche von Venolen und Lymphgefäßen liegen. Solche Endigungen entstammen den Gruppe-III- und Gruppe-IV-Nervenfasern (s. Band II, Kap. 16.2.2), sind überwiegend hochschwellig und reagieren erst auf starke mechanische und chemische Reize. Diese werden dann als Schmerz wahrgenommen (polymodale Nozizeptoren). Außerdem gibt es Nervenendigungen, die im gesunden Gelenk stumm sind, aber im erkrankten Gelenk erregbar werden und zur Steigerung der Schmerzempfindlichkeit beisteuern. Rezeptoren in den Gelenkbändern dienen ebenfalls der Steuerung der Bewegungsabläufe. Im vorderen Kreuzband des Menschen sind die Mechanorezeptoren hauptsächlich im proximalen und distalen Drittel konzentriert (Abb. 6.3-8).

3.3 Synovia

Die Gelenkhöhle ist ein kapillärer Spalt, der von der Synovialflüssigkeit (Synovia) ausgefüllt ist. Die Synovia ist eine fadenziehende, meist bernsteinfarbene, klare Flüssigkeit. Im größten Gelenk des Körpers, dem Kniegelenk, beträgt das Volumen der Synovia etwa 3 ml. In den meisten anderen Gelenken weit weniger als 1 ml.

Bei entzündlichen Veränderungen oder nach Verletzungen kann die Produktion und das Volumen der Synovia stark zunehmen **(Gelenkergüsse).** Langfristig können Gelenkergüsse zur Kapseldehnung und der Entstehung eines Schlottergelenkes führen. Durch Blutungen nach Kapsel- oder Knochenverletzungen (oder spontan bei Patienten mit Blutgerinnungsstörungen) entstehen blutige Gelenkergüsse. Auf dem Boden wiederholter blutiger Ergüsse und von Blutgerinnseln im Gelenk können Vernarbungen bis hin zur Gelenkversteifung entstehen.

3.3.1 Zusammensetzung der Synovia

Die **molekulare Zusammensetzung** der Synovia entspricht weitgehend einem Dialysat des Blutes (fenestrierte Kapillaren, s. oben). Der Gehalt an Elektrolyten und organischen Verbindungen (u. a. Harnsäure) gleicht weitgehend dem des Blutserums. Der Glukosegehalt liegt etwas niedriger (60–80 mg/100 ml). Der **Proteingehalt** beträgt 15–25 mg/ml und besteht zu 10–20% aus Immunglobulinen und zu über 50% aus Serumalbumin. Außer Serumproteinen sind verschiedene Glykoproteine und Proteoglykane der extrazellulären Matrix in der Synovia vorhanden, die hauptsächlich von den B-Zellen produziert werden. Die visköse, fadenziehende Konsistenz der Synovia beruht auf ihrem hohen Gehalt an **Hyaluronsäure** (2–3 mg/ml). Ebenfalls kommen **freie Zellen** in der Synovia vor (bis zu 100 Zellen pro µl). Diese Zellen sind hauptsächlich abgeschilferte Deckzellen und Leukozyten.

Bei entzündlichen Erkrankungen kann die Zellzahl bis auf 50 000/µl ansteigen. Bei der Gicht oder bei bakteriellen Infektionen enthält die Synovia größtenteils neutrophile Granulozyten. Dagegen dominieren bei der chronischen Polyarthritis und bei degenerativen Gelenkerkrankungen neben Lymphozyten die Makrophagen. Die phagozytierenden Zellen in rheumatisch-entzündlichen Gelenkergüssen werden als **Rhagozyten** (RA-Zellen) bezeichnet.

3.3.2 Funktion der Synovia

Die wichtigsten Funktionen bestehen 1. in einer Schmierung der Gelenkflächen und dadurch Herabsetzung der Reibung (hauptsächlich vermittelt durch die Hyaluronsäure), 2. in einer Stoßdämpfung (vergleichbar mit einem Öldruckstoßdämpfer) und 3. in der Versorgung des Gelenkknorpels mit Nährstoffen (hauptsächlich Glukose, Aminosäuren) und Elektrolyten.

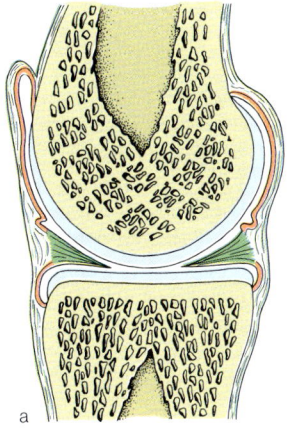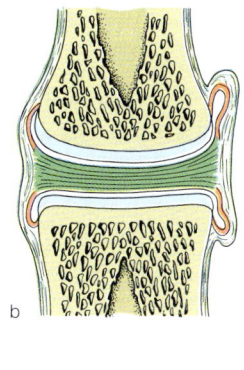

Abb. 6.3-7
(a) Längsschnitt durch ein Gelenk mit Meniskus. Die Gelenkhöhle wird unvollständig unterteilt. (b) Längsschnitt durch ein Gelenk, das durch einen Diskus in zwei Gelenkhöhlen unterteilt wird. Beschriftung vgl. Abb. 6.3-1.

3.4 Intraartikuläre Strukturen

3.4.1 Discus articularis

Disci articulares sind scheibenförmige Gebilde aus Faserknorpel und straffem kollagenfaserigem Bindegewebe, die ein Gelenk in zwei voneinander getrennte Kammern unterteilen (Abb. 6.3-7). Die *Membrana synovialis* setzt am gesamten peripheren Umfang der *Disci* an, ohne sich auf deren Oberfläche fortzusetzen. Die *Membrana fibrosa* ist mit der Außenseite der *Disci* verwachsen. Von dort dringen Blutgefäße und Nerven in die *Disci* ein. *Disci articulares* kommen nur in **Anlagerungsgelenken** (s. unten) vor: Kiefergelenk, Sternoklavikulargelenk, Ulnokarpalgelenk. In ihren zentralen Abschnitten können Disci im Laufe des Lebens **perforieren,** was regelmäßig beim *Discus articularis* des Ulnokarpalgelenkes und gelegentlich auch beim *Discus articularis* des Kiefergelenkes zu beobachten ist.

3.4.2 Meniscus articularis

Menisci articulares sind nur im Kniegelenk regelmäßig ausgebildet (Abb. 6.3-7 u. 8). Es handelt sich um sichelförmige, im Querschnitt keilförmige Strukturen, die aus straffem kollagenfaserigem Bindegewebe und wechselnden Anteilen von Faserknorpel bestehen. Menisken gleichen Inkongruenzen zwischen den stark gekrümmten Oberflächen der Femurkondylen und den flachen Tibiapfannen aus. Die räumliche und strukturelle Beziehung der Gelenkkapsel ist wie oben für die *Disci* beschrieben. **Blutgefäße und Nerven** dringen nur in den dicken peripheren Abschnitt der Menisken ein. **Meniskoide Falten** der Gelenkkapsel können auch straffes kollagenes Bindegewebe enthalten. Sie sind aber von Menisken dadurch unterschieden, daß ihre Oberfläche von der *Membrana synovialis* bedeckt ist. Näheres über die Funktion der Menisken ist in Kap. 8.2.8 ausgeführt.

3.4.3 Labrum articulare

Gelenklippen treten im Schulter- und Hüftgelenk auf. Es sind aus Faserknorpel bestehende Auflagerungen auf den Rändern der knöchernen **Hüft- und Schultergelenkpfannen,** die fest mit dem Knochen der Gelenkränder verwachsen sind. Ihr Querschnitt ist keilförmig. Außen sind die Gelenklippen mit der Gelenkkapsel verwachsen. Die Innenseite geht kontinuierlich in die Gelenkpfanne über und ist damit Bestandteil der Gelenkflächen. Durch das *Labrum articulare* wird die artikulierende Fläche der Pfanne vergrößert (beim Schultergelenk um ein Viertel!) und mit einer stoßdämpfenden, verformbaren Randstruktur ausgestattet.

3.4.4 Intraartikuläre Bänder und Sehnen

Manche Gelenke (Hüftgelenk, Kniegelenk) besitzen intraartikuläre Bänder, die unterschiedliche Struktur und Bedeutung haben können. Das *Ligamentum capitis femoris* ist Leitstruktur für eine Arterie, die den Gelenkkopf ernährt. Eine Zerreißung dieses Bandes kann vor allem bei Kindern und Jugendlichen zu Ernährungsstörungen und Nekrosen (Gewebeuntergang) des Femurkopfes führen. Dagegen stehen bei den Kreuzbändern *(Ligg. cruciata)* des Kniegelenkes mechanische Funktionen im Vordergrund (Abb. 6.3-8). Hier verändern die Kreuzbänder Schubbewegungen (Translationsbewegungen). Die intraartikulären Bänder sind meistens von einer *Membrana synovialis* überzogen. Im Kniegelenk liegen die Bänder in einer Synovialfalte, die von der hinteren Kapselwand in den Gelenkraum hineinspringt. Sie können also ohne Öffnung der Gelenkhöhle von dorsal erreicht werden. Deshalb werden die Kreuzbänder gelegentlich auch als extraartikuläre Strukturen beschrieben.

Im Schultergelenk verläuft die Ursprungssehne des *Caput longum des M. biceps brachii* frei durch die Gelenkhöhle. Sie ist hier nicht von einer typischen *Membrana synovialis* überzogen.

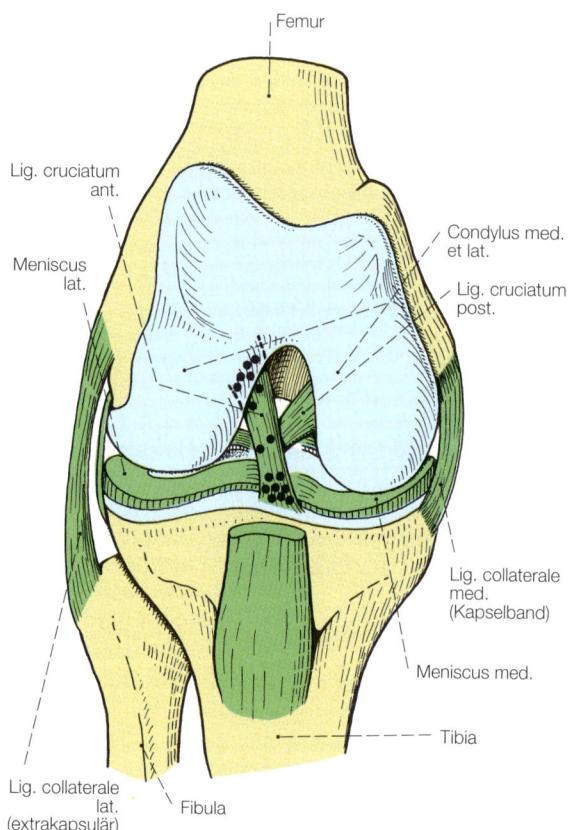

Abb. 6.3-8 Extra- und intraartikuläre Strukturen des Kniegelenkes. Im vorderen Kreuzband wurde die Verteilung von korpuskulären Mechanorezeptoren (schwarze Punkte) eingetragen. Befunde von einem Kind. (Original: KRAUSPE, SCHMITZ, DRENCKHAHN, Würzburg)

Labels in figure:
Femur
Lig. cruciatum ant.
Meniscus lat.
Condylus med. et lat.
Lig. cruciatum post.
Lig. collaterale med. (Kapselband)
Meniscus med.
Tibia
Lig. collaterale lat. (extrakapsulär)
Fibula

3.5   Extraartikuläre Strukturen

Hierzu zählen die **Verstärkungsbänder** *(Ligamenta)* der *Membrana fibrosa*, die als Hemm- bzw. Führungsbänder das Bewegungsausmaß und die Bewegungsrichtung der Gelenke kontrollieren. Die **Hemm- und Führungsbänder** der Gelenke können auch in weiterer Entfernung von der Kapsel die Skelettelemente miteinander verbinden (Abb. 6.3-8). Dadurch erhalten sie oftmals eine für ihre Führungsfunktion günstigere Hebelwirkung.

Bei extremen Gelenkstellungen (z.B. infolge Gewalteinwirkung) können intra- und extrakapsuläre Bänder ein- oder zerreißen. Solche **Bandrupturen** können zu einer Lockerung der Bandführung und chronischer Instabilität der Gelenke führen **(Schlottergelenk)**. Daraus entstehende Fehlbelastungen der Gelenke sind häufig Ursachen für die Entstehung von (posttraumatischen) Arthrosen.

3.6   Entwicklung der Diarthrosen

Die meisten Gelenke sind **Abgliederungsgelenke.** Sie entstehen in der Ontogenese durch Spaltbildung in einer zunächst einheitlichen Skelettanlage. Das umgebende Bindegewebe (Perichondrium) entwickelt sich an dieser Stelle zur *Capsula articularis*.

Anlagerungsgelenke entstehen dadurch, daß zwei Skelettelemente aufeinander zuwachsen. Bei genügender Annäherung bilden sich im zwischenliegenden Gewebe Spalten (Dehiszenzen), die schließlich den Charakter eines mit Synovia gefüllten Schleimbeutels annehmen. Daraus entsteht anschließend die Gelenkhöhle. An manchen Orten bildet sich auch an der Oberfläche jedes der beiden aufeinander zuwachsenden Skelettelemente ein eigener Schleimbeutel. Der dazwischen befindliche Gewebeverband differenziert sich zu einem *Discus articularis*. Beispiele für Anlagerungsgelenke sind Kiefergelenk, Sternoklavikulargelenk, Iliosakralgelenk, Ulnokarpalgelenk und die kleinen Wirbelgelenke.

3.7   Systematik der Diarthrosen

3.7.1   Einfache und zusammengesetzte Gelenke

Aufgrund der Zahl der miteinander in gelenkiger Verbindung stehenden Skelettelemente werden bei Diarthrosen einfache und zusammengesetzte Gelenke unterschieden: Im einfachen Gelenk *(Art. simplex)* stehen zwei Skelettelemente miteinander in Kontakt (Beispiele: Schultergelenk, Hüftgelenk, Fingergelenke). Artikulieren mehr als zwei Skelettelemente miteinander, liegt ein zusammengesetztes Gelenk *(Art. composita)* vor (Beispiele: Ellenbogengelenk, Kniegelenk, proximale und distale Handgelenke).

3.7.2   Amphiarthrosen

Diarthrosen, die aufgrund kräftiger Bandführung und der Form der Gelenkflächen in ihrer Beweglichkeit stark eingeschränkt sind, werden als Amphiarthrosen bezeichnet (straffe Gelenke). Beispiele: Viele Gelenkverbindungen im Bereich der Fuß- und Handwurzel, Gelenk zwischen Kreuz- und Darmbein (Iliosakralgelenk); Gelenk zwischen Wadenbeinkopf und Schienbein (prox. Tibiofibulargelenk). Amphiarthrosen können durch federndes Nachgeben Biegespannungen abbauen und besitzen zugleich stoßdämpfende Eigenschaften (z. B. für die Gewölbekonstruktion des Fußes oder des Beckenringes). Bei großer Stabilität erlauben sie ein begrenztes Maß an Beweglichkeit.

3.7.3 Formen der Gelenkkörper

Die meisten Gelenkflächen sind mehr oder weniger stark gekrümmt. Häufig artikuliert ein konvex gewölbter **Gelenkkörper** mit einem konkav geformten Gegenstück. Die konvex gewölbten Gelenkkörper werden als Kopf **(Caput)** bezeichnet, wenn sie annähernd kugel- oder eiförmig sind, als Walze **(Trochlea),** wenn sie eine walzenförmige Form besitzen, und als Rolle **(Condylus),** wenn sie in zwei Ebenen konvex gekrümmt sind (Form eines Reifensegmentes). Die artikulierenden konkaven Gelenkabschnitte werden als Pfannen bezeichnet. Eine flache Gelenkpfanne ist die **Fovea** oder **Cavitas articularis,** eine vertiefte Pfanne wird als **Fossa articularis** und eine rinnenförmige Vertiefung (Einschnitt) als **Incisura articularis** bezeichnet.

3.7.4 Einteilung der Diarthrosen nach ihrer Form (Abb. 6.3-9)

Planes Gelenk *(Articulatio plana)*

Die Gelenkflächen sind annähernd plan bzw. schwach gewölbt. Gleitbewegungen (Translationsbewegungen) sind in allen Richtungen in der Ebene der Gelenkflächen möglich, werden aber meistens durch kräftige Hemmbänder stark eingeschränkt. Beispiele: Gelenke zwischen den Gelenkfortsätzen der Wirbelbögen (Intervertebralgelenke), Gelenk zwischen Fersenbein und Würfelbein *(Art. calcaneocuboidea)* sowie einige andere Gelenke zwischen den Fuß- und Handwurzelknochen. Auch die oberen medialen und lateralen Abschnitte des Femoropatellargelenkes können als Sonderfall von zwei winklig zueinander stehenden planen Gelenkflächen angesehen werden. In planen Gelenken finden Translationsbewegungen statt (s. unten).

Kugelgelenk *(Articulatio spheroidea)*

Der Gelenkkörper ist annähernd halbkugelförmig, die Pfanne entsprechend ausgehöhlt. Umgreift die Pfanne den Kopf über dessen Äquator hinaus (wie im Hüftgelenk), spricht man von einem Nußgelenk *(Enarthrosis).* Beispiele: Hüftgelenk, Schultergelenk, Fingergrundgelenke.

Eigelenk *(Articulatio ellipsoidea)*

Der Gelenkkopf ist ellipsoid gekrümmt (eiförmig), die Pfanne entsprechend ausgehöhlt. Beispiel: Proximales Handgelenk *(Art. radiocarpea).*

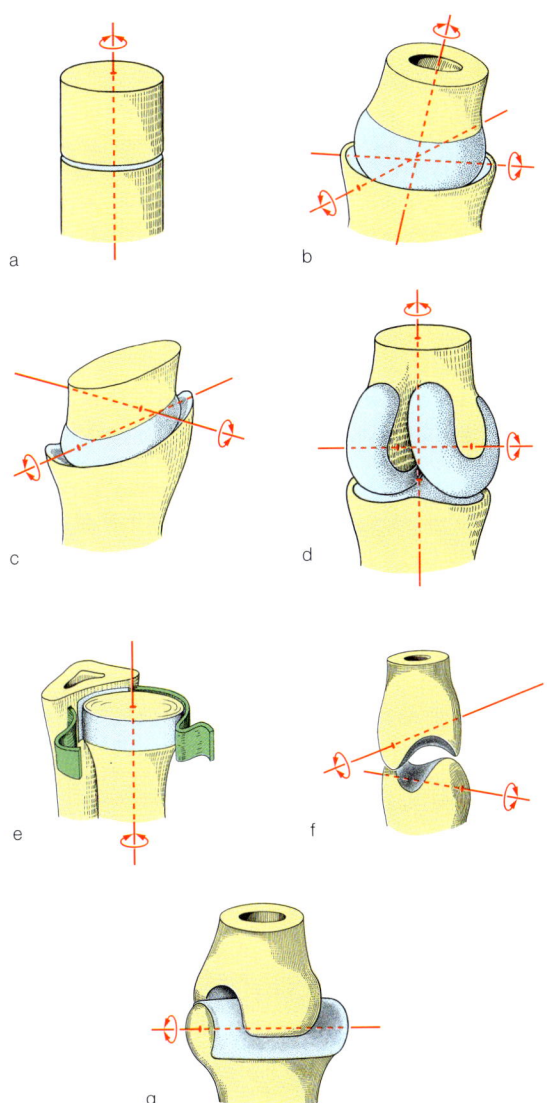

Abb. 6.3-9 Einteilung der Diarthrosen nach der Form der Gelenkkörper. Die Hauptdrehachsen (Rotationsachsen) sind auch eingetragen. Translationsbewegungen sind nicht berücksichtigt. (a) Planes Gelenk (Art. plana), (b) Kugelgelenk (Art. spheroidea), (c) Eigelenk (Art. ellipsoidea), (d) bikondyläres Gelenk (Art. bicondylaris), (e) Radgelenk (Art. trochoidea), (f) Sattelgelenk (Art. sellaris), (g) Scharniergelenk (Ginglymus).

Bikondyläres Gelenk *(Articulatio bicondylaris)*

Die gelenkigen Verbindungen bestehen aus zwei Kondylen (Rollen), die mit planen bis konkaven Pfannen artikulieren. Die Kondylen stehen annähernd parallel (Kniegelenk, Atlantookzipitalgelenk) oder schräg zueinander (Kiefergelenk). Bikondyläre Gelenke können in einer gemeinsamen Gelenkhöhle liegen (Kniegelenk, Mittel- und Endgelenke der Finger) oder in zwei voneinander komplett getrennte (monokondyläre) Einzelgelenke unterteilt sein (Kiefergelenk, Atlantookzipitalgelenk).

Rad- oder Zapfengelenk *(Articulatio trochoidea)*

Ein zapfen- bzw. radförmiger Kopf wird von einem osteo-fibrösen Führungsring umfaßt. Dieser besteht aus einer dellen- bis rinnenförmigen Gleitpfanne und Ring- oder Querbändern, die den Kopf (Zapfen) umfassen. Beispiele: Proximales Radioulnargelenk (Zapfen: Radiuskopf; Pfanne: *Incisura radialis* der Ulna; Band: *Ligamentum anulare radii*) und das mediane Atlantoaxialgelenk (Zapfen: *Dens axis;* Pfanne: *Fovea dentis* des Atlas; Band: *Ligamentum transversum atlantis*).

Sattelgelenk *(Articulatio sellaris)*

Die artikulierenden Gelenkflächen sind sattelförmig gekrümmt (konkavokonvex). Sie stehen senkrecht zueinander und bilden so eine passende gelenkige Verbindung (wie ein Reiter im Sattel). Ein Sattelgelenk ist nur zwischen Handwurzel *(Os trapezium)* und Daumenstrahl *(Os metacarpale I)* ausgebildet (Daumensattelgelenk).

Scharniergelenk *(Ginglymus)*

Der Gelenkkopf besitzt Walzenform. Er wird von einer zangenförmigen, konkaven Gelenkfläche partiell umfaßt und erhält dadurch eine knöcherne Führung. Beispiele: Ulnarer Teil des Ellenbogengelenkes (Walze: *Trochlea humeri;* konkave Gelenkzange: *Incisura trochlearis* = Ellenbogenzange), oberes Sprunggelenk (Walze: *Trochlea tali* = Sprungbeinrolle; konkave Gelenkzange: Malleolengabel).

3.7.5   Freiheitsgrade der Bewegung

Bei einer Gelenkbewegung ändern die miteinander artikulierenden Skelettelemente ihre Lage und Orientierung im Raum zueinander. Jede Gelenkbewegung kann auf zwei Grundbewegungen zurückgeführt werden:

(a) **Translationsbewegung:** Dabei gleitet das bewegte Skelettelement auf dem unbewegten Element, vergleichbar mit den Gleitbewegungen einer Schublade oder eines bremsenden Autos auf Glatteis. Es kommt zu Ortsverlagerungen der Skelettelemente und Auseinandergleiten der Gelenkflächen.

(b) **Rotationsbewegung** (Drehbewegung): Die Kontaktflächen bleiben am Ort, während das bewegte Skelettelement bei der Drehbewegung seine Orientierung im Raum ändert. Die Ortskoordinaten des Drehpunktes bleiben dabei unverändert. Eine typische Rotationsbewegung ist das Heben und Senken des Arms.

Bei den meisten Gelenken spielen sich Translationsbewegungen in einer Ebene ab (zwei Dimensionen). Bei einigen Gelenken, wie dem Gelenk zwischen Kniescheibe und Femur (Femoropatellargelenk), können Translationsbewegungen in drei Dimensionen stattfinden. Das bedeutet für die **Translation,** daß Ortsveränderungen in bis zu drei zueinander senkrechten Hauptrichtungen möglich sind (Abb. 6.3-10). Diese entsprechen den drei Raumkoordinaten x, y und z. Ein Element, das sich in allen drei Hauptrichtungen frei bewegen läßt, besitzt **drei Freiheitsgrade der Translation.** Wenn eine oder zwei der Hauptrichtungen blockiert sind, resultieren dementsprechend zwei oder nur ein Freiheitsgrad der Translation.

In entsprechender Weise lassen sich reine **Rotationsbewegungen** beschreiben. Eine Bewegung, wie z. B. das seitliche Heben und Senken des Arms, erfolgt um eine hypothetische **Achse** (Abb. 6.3-11).

Diese verläuft durch den Gelenkkopf des Oberarms und ist in ihrer Orientierung dadurch definiert, daß sie bei dieser Drehbewegung keine Ortsveränderung erfährt.

Im dreidimensionalen Raum werden durch einen Raumpunkt vereinbarungsgemäß **drei Hauptachsen** gelegt. Diese stehen dort rechtwinklig aufeinander. Grundsätzlich kann jede dieser drei Hauptachsen als Rotationsachse in Frage kommen. Demnach gibt es maximal **drei Freiheitsgrade der Rotation** (Abb. 6.3-10). Durch kombinierte Bewegungen um diese Hauptachsen kann jede mögliche Raumstellung des bewegten Skelettelementes erreicht werden.

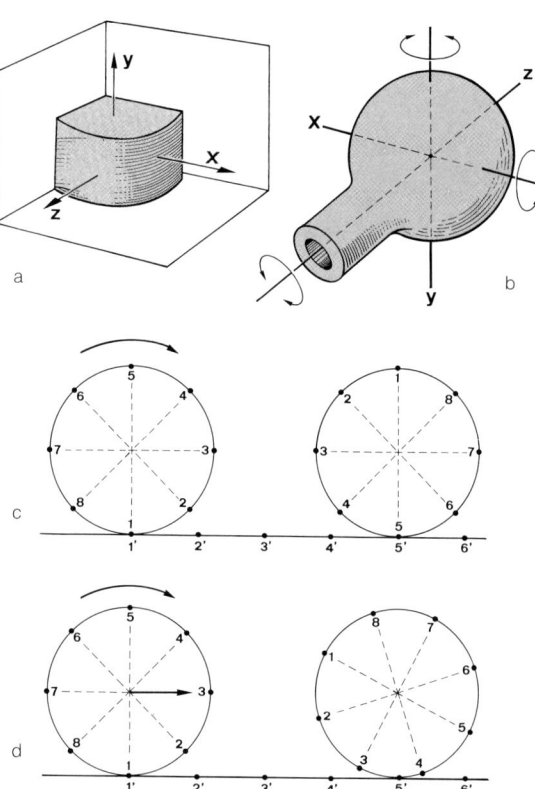

Abb. 6.3-10   Kinematik der Gelenke.
(a) Drei Freiheitsgrade der Translation: Der Modellkörper liegt in einer Raumecke, vergleichbar mit der Kniescheibe in der Gleitrinne auf dem Femur; er kann, an beiden senkrechten Wänden gleitend, senkrecht in der Richtung y gehoben werden oder entlang einer Wand in den Richtungen x oder z am Boden gleiten.
(b) Drei Freiheitsgrade der Rotation: Der kugelförmige Gelenkkörper kann sich um die Achsen x, y, z drehen.
(c) Abrollen eines runden Gelenkkörpers. Die Punkte 1–6 des Gelenkkörpers kommen nacheinander mit den Punkten 1'–6' der Unterlage in Kontakt. Der Umfang wickelt sich auf der Unterlage ab.
(d) Drehgleiten. Während sich der Gelenkkörper von 1 bis auf einen Betrag zwischen 3 und 4 gedreht hat, ist er auf der Unterlage bis 5' geglitten.

Somit kann ein gelenkig gelagertes Skelettelement höchstens aus drei Freiheitsgraden der Translation und drei Freiheitsgraden der Rotation bestehen, also **maximal aus sechs Freiheitsgraden der Beweglichkeit.** Dabei gilt, daß Translationsbewegungen meistens nur in sehr geringem Ausmaß, mit ein bis zwei Freiheitsgraden, möglich sind. Dies ist biologisch verständlich, weil die Gelenkflächen bei der Translation ihre gemeinsame Kontaktfläche verändern und sie schließlich verlassen würden.

Rotationen können demgegenüber bei annähernd gleichbleibender Größe der Kontaktfläche ausgeführt werden. **Kombinationen aus Dreh- und Translationsbewegungen** finden beispielsweise bei der Beugung und Streckung des Kniegelenkes statt. Eine reine **Abrollbewegung** der Femurkondylen, wie sie die Kufen eines Schaukelstuhls auf dem Boden ausführen, findet nicht statt. Hemm- und Führungsbänder sowie Muskeln erzwingen eine kombinierte Dreh-Gleit-Bewegung, wie sie in Abb. 6.3-10 d modellhaft veranschaulicht ist.

3.7.6 Achsen, Bewegungsrichtungen

In Abb. 6.3-11 sind Drehbewegungen und Hauptachsen am Beispiel des Schultergelenkes illustriert. Die Festlegung der Hauptachsen von Gelenken (s. oben) erfolgt nach den Hauptbewegungsrichtungen in den betreffenden Gelenken und beruht auf Vereinbarungen (s. unten). Zur Terminologie der verschiedenen Bewegungsrichtungen siehe Kap. 1.4 und Abb. 1-1.

Im **Schulter- und Hüftgelenk** sind die Hauptachsen wie folgt definiert:

Longitudinale Achse: Längsachse des Oberarmknochens (Humerus) bzw. Oberschenkelknochens (Femur). Verlauf: Verbindungslinie zwischen den Mittelpunkten des proximalen und distalen Gelenkkörpers. In der Neutralnullstellung (s. unten) verläuft die Achse parallel zur Vertikalen. Die korrespondierenden Bewegungsrichtungen werden als Innenrotation und Außenrotation bezeichnet. Bei der Innenrotation der Extremitäten zeigen die Fußspitze bzw. der Daumen nach innen, bei der Außenrotation nach außen.

Transversale Achse: Verbindungslinie zwischen den Mittelpunkten des rechten und linken Humerus- bzw. Femurkopfes. In der Neutralnullstellung verläuft die Transversale in der Horizontalebene. Bewegungsrichtungen: Anteversion (Vorführen) bzw. Retroversion (Rückführen) des Arms bzw. Beins.

Sagittale Achse: Senkrecht zur transversalen Achse von vorn nach hinten (anterior – posterior). Korrespondierende Bewegungsrichtungen sind die Abduktion (Abspreizen) bzw. Adduktion (Heranführen) der Extremitäten.

3.7.7 Einteilung der Gelenke nach der Zahl der Freiheitsgrade

Diese Einteilung berücksichtigt nur die Freiheitsgrade der Drehbewegungen. Zusätzliche Translationsbewegungen werden dabei vernachlässigt (s. oben).

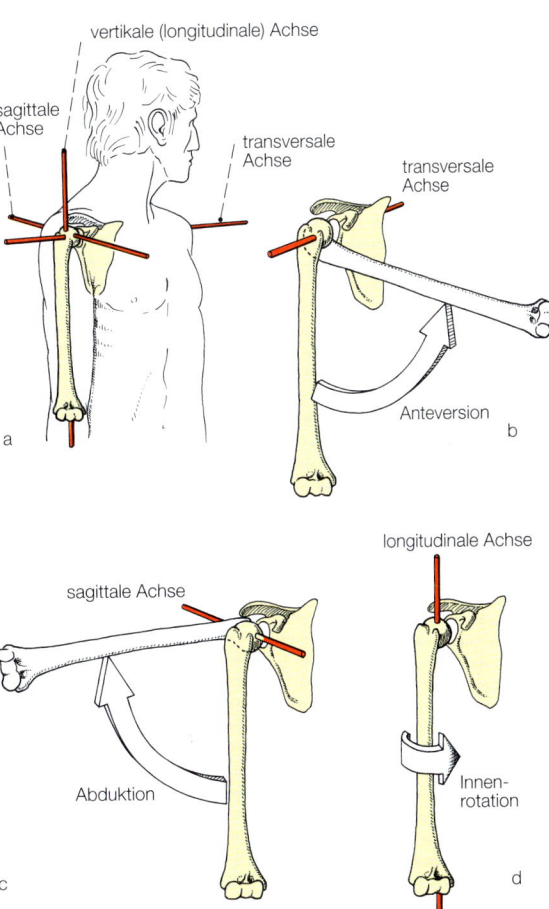

Abb. 6.3-11 Lage der Hauptachsen des Schultergelenkes (a) mit Darstellung der korrespondierenden Bewegungen des Humerus. (b) Bewegung um die transversale Achse (Ante- und Retroversion). (c) Bewegung um die sagittale Achse (Ab- und Adduktion). (d) Bewegung um die longitudinale Achse (Innen- und Außenrotation). Gezeigt ist jeweils nur eine Bewegungsrichtung.

Einachsige Gelenke: In diesen Gelenken ist nur eine Bewegungsrichtung möglich, vergleichbar mit dem Öffnen und Schließen eines Türflügels um sein Scharnier oder der Drehbewegung einer Drehtür um eine zentrale Drehachse. Hierzu zählen zum einen die Scharniergelenke *(Ginglymus)*, wie das Ellenbogengelenk (ulnarer Abschnitt) und die Fingergelenke (Interphalangealgelenke). Die Interphalangealgelenke sind anatomisch zwar bikondyläre Gelenke, erhalten aber durch straffe Bandführung und einen leistenförmigen Vorsprung in der Pfanne Scharniergelenksfunktion. Einachsig sind ebenfalls die Rad-(Zapfen-)Gelenke *(Art. trochoidea)*, wie das proximale Radioulnargelenk und das untere Kopfgelenk *(Art. atlantoaxialis mediana)*.

Zweiachsige Gelenke: Hierzu zählen das Eigelenk *(Art. ellipsoidea)*, das Sattelgelenk *(Art. sellaris)* und die meisten bikondylären Gelenke *(Art. bicondylaris)*. Die Drehbewegungen sind um zwei Hauptachsen möglich. Der in Sattel- und Eigelenken erzielte Bewegungsumfang entspricht mit Ausnahme der axialen Rotation

annähernd dem eines Kugelgelenkes (Beispiel: Kreisel-
bewegungen des Daumenstrahls). Zweiachsige Gelenke
sind das proximale Handgelenk *(Art. radiocarpea),* das
Daumensattelgelenk *(Art. metacarpophalangea I),* die
Pars femorotibialis des Kniegelenkes und das obere
Kopfgelenk *(Art. atlantooccipitalis).*

Dreiachsige Gelenke: Alle Kugelgelenke *(Art. spheroidea)* besitzen drei Hauptachsen. Diese sind exemplarisch für das Schultergelenk in Abb. 6.3-11 dargestellt.

3.7.8   Messen des Bewegungsumfanges von Gelenken

Die genaue Bestimmung des Bewegungsumfanges von
Gelenken ist eine wichtige ärztliche Untersuchungsmethode. Sie spielt bei der Funktionsanalyse von Gelenken
eine besondere Rolle. Für die Dokumentation der Befunde wurde die **Neutralnullmethode** eingeführt. Als Neutralnullstellung ist der aufrechte Stand mit Knöchelschluß der Füße und angelegten Handflächen (Daumen
vorn) definiert (Abb. 6.3-12). Diese Stellung entspricht
weitgehend der **anatomischen Nullstellung,** bei der jedoch die Handinnenflächen nach vorn zeigen (Daumen
nach außen). In der anatomischen Nullstellung finden
die folgenden Bewegungen in den Hauptebenen des Körpers statt (vgl. auch Definitionen in Kap. 1.4; Abb. 1-1):

Flexion, Extension (Beugung, Streckung): Bewegungen der Gelenke in der Sagittalebene.

Anteversion, Retroversion (Vor- und Rückführen der
Extremitäten): Bewegungen in der Sagittalebene.

Abduktion, Adduktion (Abspreizen, Heranführen):
Bewegungen in der Frontalebene.

Lateralflexion (Seitwärtsbeugung von Rumpf und
Kopf): Bewegung in der Frontalebene.

Innen- und Außenrotation (Einwärtsdrehung, Auswärtsdrehung): Rotation der Extremitäten um eine vertikale Achse. Diese entspricht in der Neutralstellung der
Längsachse der Extremitätenknochen.

Bei der **Neutralnullmethode** wird der Bewegungsumfang der Gelenke aus der Neutralnullstellung heraus angegeben (Abb. 6.3-13).

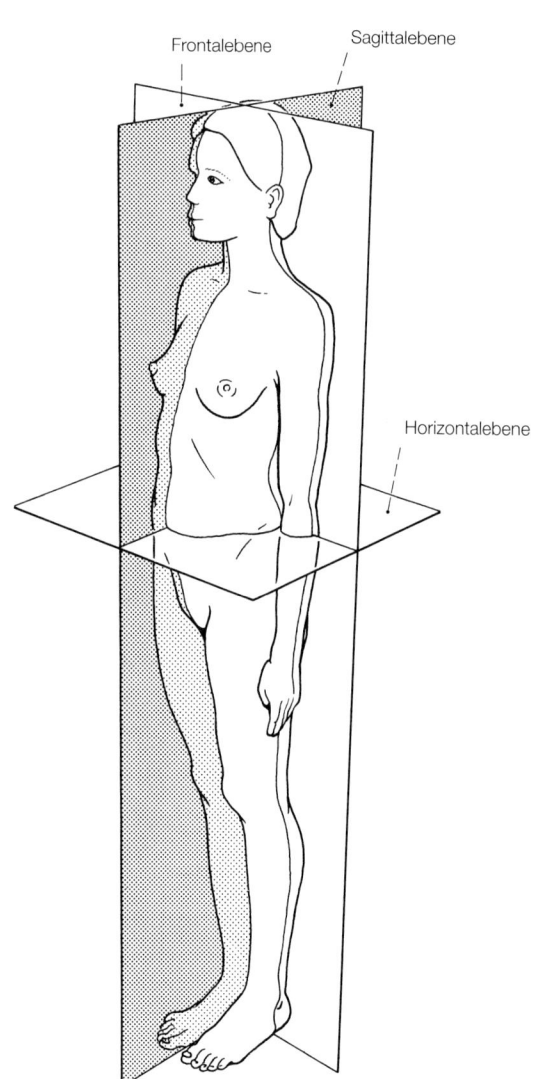

Abb. 6.3-12   Die Neutralnullstellung mit Darstellung der drei
Hauptebenen des Körpers.

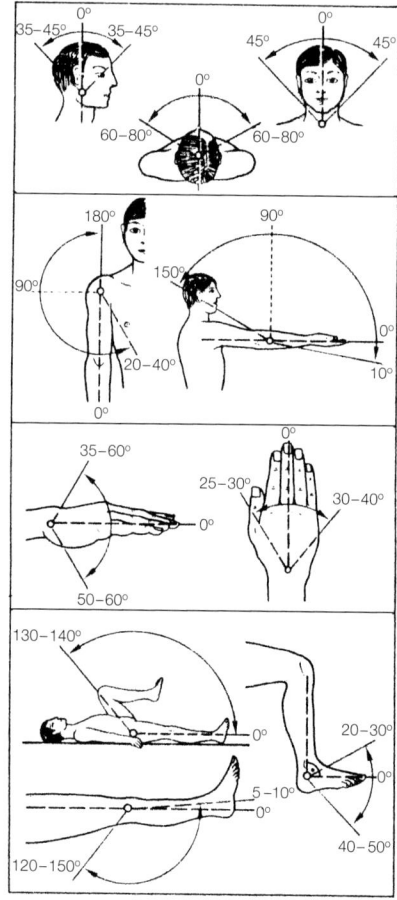

Abb. 6.3-13   Übersicht über den Bewegungsumfang der wichtigsten Gelenke des Körpers, gemessen nach der Neutralnullmethode. (Aus DEBRUNNER [1])

Beispiel: Den Arm kann man aus der Nullstellung heraus bis maximal 180° abduzieren und um maximal 40° adduzieren. Die Protokollierung dieses Bewegungsumfanges ist standardisiert: 180°–0°–40°. Zuerst wird der Umfang der Bewegung angegeben, die vom Körper wegführt (hier also die Abduktion), dann die Nullstellung und schließlich der Umfang der Bewegung, die zum Körper hinführt (Adduktion).

3.7.9 Statische Gelenkbeanspruchung

Wird ein Gelenk nicht bewegt, dann stehen alle angreifenden Kräfte in einem äußeren Gleichgewicht. Die Beschreibung solcher Zustände ist die **Statik.** Sind die Kräfte dagegen nicht im Gleichgewicht, so finden Bewegungen statt. Diese Situation wird als **Kinetik** beschrieben.

Grundlagen der Gelenkstatik am Beispiel des Hüftgelenkes

Wenn in einem Gelenk Gleichgewicht herrschen soll, dann müssen sich alle angreifenden Kräfte gegenseitig aufheben. Dieser Zustand soll am Beispiel des Hüftgelenkes näher analysiert werden (Abb. 6.3-14): Beim Stand auf einem Bein trägt das Hüftgelenk der Standbeinseite das wirksame Teilgewicht des Körpers (Körpergewicht abzüglich des Gewichtes des Standbeins). Dieses wird vereinbarungsgemäß als **Teilgewicht** 5 (G_5) bezeichnet.

Man kann sich die entsprechende Masse im Schwerpunkt S_5 konzentriert denken. Dann wirkt das zugehörige Gewicht G_5 infolge der Erdgravitation mit einer Kraft von F_{G5} (F von „force") in Richtung auf den Erdmittelpunkt, also senkrecht von S_5 ausgehend. Da seine „Wirkungslinie" (die Vertikale durch S_5) im Abstand b_v (virtueller Hebelarm der Last) am Drehpunkt C des Hüftgelenkes vorbeiläuft, übt die Gewichtskraft auf das Gelenk eine Drehwirkung mit dem Moment $F_{G5} \cdot b_v$ aus. Dieses **Lastmoment** würde das Becken – und mit ihm den ganzen Körper – im Hüftgelenk nach medial kippen, wenn dies nicht durch die Abduktionsmuskeln verhindert würde. Das Moment der Abduktionsmuskeln ergibt sich aus ihrer muskulären Sehnenkraft F_S und dem virtuellen Hebelarm a_v. Um das Abkippen des Beckens zu verhindern, muß dieses **Muskelmoment** genau die gleiche Größe, aber entgegengesetzte Drehrichtung haben wie das Lastmoment. Oder man kann auch sagen, bei **Gleichgewicht an einem Gelenk muß die Momentensumme Null sein:**

$$F_{G5} \cdot b_v = F_S \cdot a_v{}^1$$

Das kompensierende Muskelmoment kann entweder durch eine große Kraft mit kurzem Hebelarm oder durch eine kleinere Kraft mit entsprechend längerem Hebelarm aufgebracht werden (vgl. Abb. 8.2-12).

Die **Belastung des Gelenkes** erfolgt durch die beiden Kräfte F_{G5} und F_S. Jede dieser Kräfte ist ein Vektor mit ge-

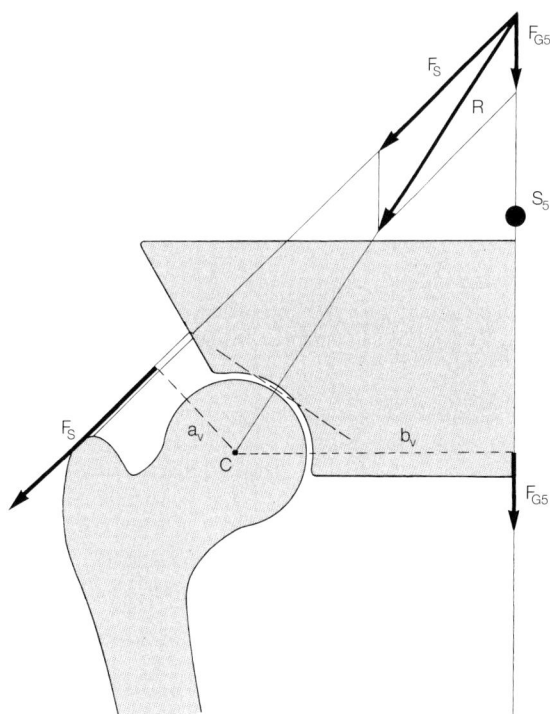

Abb. 6.3-14 Belastung des Hüftgelenkes bei einbeinigem Stand oder in der Standbeinphase des Gehens. Die vom Hüftgelenk des Standbeins zu tragende Gewichtskraft F_{G5} (Körpergewicht von Rumpf, Kopf, zwei Armen und Spielbein) ist im Teilmassenschwerpunkt S_5 konzentriert zu denken. F_{G5} greift unter dem virtuellen Hebelarm b_v und die muskuläre Sehnenkraft F_S unter dem virtuellen Hebelarm a_v am Hüftgelenk an. Beide Drehmomente müssen sich am Drehpunkt C im Gleichgewicht halten. Verlängert man die Richtungen von F_S und F_{G5} bis zum Schnitt, so kann man dort das Kräfteparallelogramm zeichnen. Aus diesem lassen sich die Größe von F_S und die Gelenkresultierende R bestimmen. R steht auf der Gelenkoberfläche senkrecht, wie die gestrichelt eingezeichnete Tangente deutlich macht. Weitere Erklärung im Text (s. auch Abb. 8.2-12).

gebener Größe und Richtung. Deshalb ist die Gesamtlast, die das Gelenk zu tragen hat, als **vektorielle Summe von Körperlast und Muskelkraft** definiert. Das läßt sich am einfachsten graphisch demonstrieren (Abb. 6.3-14). Bekannt sind: Größe und Richtung der Kraft des Körpergewichtes F_{G5}, Richtung (aber zunächst nicht die Kraftgröße!) der Abduktionsmuskeln (F_S) sowie die Lage des Drehpunkts C des betreffenden Gelenkes. Die Aufgabe besteht nun darin, aus der bekannten Größe der Gewichtskraft (F_{G5}) und der unbekannten, erforderlichen Sehnenkraft der Muskeln (F_S) eine resultierende Kraft R zu gewinnen, die am Drehpunkt des Gelenkes C das Moment Null besitzen soll. Ein Moment (als Produkt) wird Null, wenn einer der beiden Faktoren Null ist. Da die **Resultierende R,** die sich ja aus von Null verschiedenen Kräften zusammensetzt, eine endliche Größe besitzt, muß folglich der Hebelarm der Resultierenden Null werden. Das heißt mit anderen Worten, daß die Resultierende genau durch den Drehpunkt C des Gelenkes verlaufen muß.

---

[1] Auf eine vektorielle Schreibweise wird hier und in anderen Kapiteln des Buches verzichtet.

Damit ist die **geometrische Konstruktion der Gelenkresultierenden R** leicht durchzuführen: Man verbindet die Kraftvektoren F_{G5} und F_S bis zum gemeinsamen Schnittpunkt. An dieser Stelle wird das Kräfteparallelogramm konstruiert. Diesen Schnittpunkt verbindet man dann mit dem Gelenkdrehpunkt C, durch den die Resultierende R verlaufen muß. Da F_{G5} bekannt ist, läßt sich nun das **Kräfteparallelogramm** leicht zeichnen. Aus diesem können die Größen von F_S und R direkt entnommen werden. Aus dieser Zeichnung wird auch ersichtlich, daß die **Gelenkresultierende R im allgemeinen kleiner ist als die arithmetische Summe von Körpergewichtskraft und Muskelkraft.**

Änderungen der Gelenkstatik

Die auf eine Gelenkfläche einwirkenden Druckkräfte hängen außer von der Größe der Resultierenden auch von der Größe der kraftaufnehmenden Kontaktfläche des Gelenkes ab (Druck = Kraft/Flächeneinheit). Am Beispiel des Hüftgelenkes sollen Ursachen erläutert werden, die zu einer unphysiologisch hohen Druckbeanspruchung des Gelenkknorpels führen können. Solche Fehlbeanspruchungen können Knorpeldegenerationen und Arthrosen hervorrufen:

1. Fettleibigkeit: Die Größe des Gelenkdrucks korreliert mit dem Körpergewicht. Bei übergewichtigen Personen können schließlich Druckschäden des Gelenkknorpels auftreten.

2. Pfannenhypoplasie: Eine angeborene unterentwickelte (zu kleine) Gelenkpfanne bedingt eine Verkleinerung der kraftübertragenden Gelenkfläche. Daraus resultiert eine höhere Druckbeanspruchung des Gelenkknorpels.

3. Formanomalien von Pfanne und Kopf: Ursachen für solche Formanomalien können Knochenverletzungen oder Erkrankungen des Knochens sein. Als Folge der Deformierungen können Inkongruenzen auftreten mit lokal hohen Druckspannungen.

4. Veränderung der Hebelverhältnisse: Fehlstellungen des Schenkelhalses verändern automatisch die Länge des Hebelarms der Hüftmuskulatur. Bei einer Steilstellung des Schenkelhalses *(Coxa valga)* ist der Hebelarm verkürzt (Abb. 8.2-12). Um das Momentengleichgewicht herzustellen, muß eine höhere Muskelkraft aufgewendet werden. Dadurch entsteht eine Zunahme des Gelenkdrucks (Vergrößerung der Gelenkresultierenden). Die Vergrößerung und Verlagerung des Muskelvektors führt zu einer Verlagerung des Durchstoßpunktes der Gelenkresultierenden nach lateral und einer Asymmetrie in der Druckverteilung mit hohen Druckspannungen im lateralen Gelenkabschnitt. An dieser Stelle treten Knorpelschäden und Arthrosen auf.

Literatur

1. Abbildungsreferenzen

[1] DEBRUNNER, H. U.: Orthopädisches Diagnostikum, 4. Aufl. Thieme, Stuttgart – New York 1982.

[2] LIPPERT, H.: Lehrbuch Anatomie, 2. Aufl. Urban & Schwarzenberg, München – Wien – Baltimore 1990.

[3] WEISS, L. (Ed.): Cell and Tissue Biology, 6th ed. Urban & Schwarzenberg, München – Wien – Baltimore 1988.

2. Weiterführende Literatur

1. KRANE, S. M., R. M. NEER: Connective tissue. In: SMITH, L. H., S. O. THIER (Eds.): Pathophysiology: The Biological Principles of Disease, pp. 611–653. W. D. Saunders Co., Philadelphia 1985.

2. KUMMER, B.: Klinische Relevanz biomechanischer Analysen der Hüftregion. Z. Orthop. 129 (1991) 285–294.

3. KUMMER, B.: Is the Pauwels' theory of hip biomechanics still valid? A critical analysis, based on modern methods. Ann. Anat. 175 (1993) 203–210.

4. MEEK, W. D., B. T. RABER, O. M. McCLAIN, J. K. McCOSH, B. B. BAKER: Fine structure of the human synovial lining cell in osteoarthritis: Its prominent cytoskeleton. Anat. Rec. 231 (1991) 145–155.

5. PAUWELS, F.: Gesammelte Abhandlungen zur funktionellen Anatomie des Bewegungsapparates. Springer, Berlin – Heidelberg – New York 1964.

6. TILLMANN, B.: Gelenklehre. In: TILLMANN, B., G. TÖNDURY (Hrsg.): Anatomie des Menschen, Bd. I. Thieme, Stuttgart – New York 1987.

7. CIBA-GEIGY: Wissenschaftliche Tabellen Geigy, 8. Aufl. CIBA-GEIGY AG, Basel 1979.

7 Grundlagen der Biomechanik des Knochens

H.-J. Schnittler und D. Drenckhahn

1 Übersicht, Definitionen und Methoden

Knochendicke, Materialverteilung und Anordnung der Osteone stehen in direkter Abhängigkeit von mechanischen Belastungen, die auf ein Skelettelement einwirken.

Zum Verständnis und zur quantitativen Abschätzung der wirksamen Belastungen, die auf das knöcherne Skelett einwirken und bei Überschreitung kritischer Grenzwerte zu Knochenbrüchen führen können, sind einige Begriffsbestimmungen aus der Mechanik notwendig.

1.1 Kraftgrößen (Kräfte, Drehmomente)

Kraft: Unter einer Kraft versteht man eine abgeleitete Größe, für die die Einheit Newton (N) festgelegt ist. Ein N ist die Kraft, die notwendig ist, um einen Körper von der Masse 1 kg um 1 m/sec^2 zu beschleunigen (1 N = 1 kg$\times$m/sec^2). Da die Erdbeschleunigung 9,81 m/sec^2 beträgt, übt eine Masse von 1 kg auf eine horizontale Unterlage eine Kraft von 9,81 kg $\times$m/sec^2 ($\sim$ 10 N) aus.

Drehmomente: Unter einem Drehmoment (M) versteht man das Produkt aus einer Kraft (F = „force") und einem Hebelarm a, über den die Kraft an einem Körper (z. B. dem Knochen) angreift (M = F$\times$a, Einheit: Nm oder Ncm, s. u.).

1.2 Gleichgewichte (äußere Kraftgrößen, innere Kraftgrößen)

1.2.1 Äußere Kraftgrößen

Stellt man einen Körper (z. B. einen würfelförmigen Knochen) auf eine feste Unterlage, so weiß man aus Erfahrung, daß dieser Würfel stehen bleibt und sich nicht bewegt. In diesem Zustand ist der Körper in Ruhe, und es herrscht ein sogenanntes äußeres Gleichgewicht der Kräfte. Drei wirksame Hauptkraftgleichgewichte müssen sich hierbei einstellen, damit der Würfel stehen bleibt und sich nicht bewegt. Die Kräfte, die auf einen Körper einwirken, können auf ein Koordinatensystem (x, y, z) bezogen (zerlegt) werden (Abb. 7.1-1a). Es handelt sich hierbei um

1. Vertikalkräfte (V): Diese wirken vertikal, also senkrecht zum Erdboden (Abb. 7.1-1a, z-Achse) auf einen Körperquerschnitt (blau in Abb. 7.1-1a) ein. Einer einwirkenden Vertikalkraft V_A (vertikale Aktionskraft) muß eine gleich große Gegenkraft V_R (vertikale Reaktionskraft) gegenüberstehen, damit keine Vertikalbewegung des Körpers stattfindet. Die vertikale Reaktionskraft V_R ist der vertikalen Aktionskraft V_A entgegengesetzt. Die Summe aller Vertikalkräfte ist 0 ($V_R = V_A$).

2. Horizontalkräfte (H): Kräfte, die horizontal zum Querschnitt eines Würfels einwirken. Horizontalkräfte können in zwei Ebenen wirken (Abb. 7.1-1a, x- und y-Achse). In Abb. 7.1-1a ist zur besseren Anschauung nur eine **Horizontalkraftrichtung** gezeichnet (in Richtung der x-Achse). Für ein Gleichgewicht muß ebenso wie bei den Vertikalkräften V einer horizontal einwirkenden Kraft H_A eine Gegenkraft H_R gegenüberstehen. Auch hier gilt: Die Summe der Horizontalkräfte ist ebenfalls 0 ($H_R = H_A$).

3. Drehmomente: Die Koordinaten (x, y, z) werden auch als Achsen angesehen, um die Drehbewegungen des Körpers stattfinden können. Eine Drehbewegung ist jedoch nur möglich, wenn ein entsprechender Hebelarm zur Verfügung steht, an dem eine Kraft angreifen kann. Das Produkt aus Kraft (F) und Hebelarm (a) wird als Drehmoment bezeichnet. Abb. 7.1-1b beschreibt Drehmomente um die y-Achse. Um zu verhindern, daß der Würfel durch die Kraft F jeweils über den Hebelarm a eine Drehbewegung mit dem Moment M_A (Aktionsmoment) ausführt, muß ein Drehmoment vorhanden sein, das M_A entgegenwirkt. Dies ist das Moment M_R (Reaktionsmoment). Auch hier gilt: Die Summe aller Drehmomente muß 0 sein ($M_R = M_A$).

1.2.2 Innere Kraftgrößen (Schnittgrößen) und Spannungen

Die Integrität und Materialeigenschaften eines Knochens oder allgemein eines Körpers sind durch innere atomare und intermolekulare Kräfte gegeben. Die in verschiedenen Richtungen wirkenden inneren atomaren und intermolekularen Kräfte lassen sich in x-, y- und z-Richtungen ordnen (durch Vektorzerlegung). Diese Komponenten werden analog zu den äußeren Komponenten als **innere Vertikalkräfte V_i, innere Horizontalkräfte H_i** und **innere Momente M_i** angesprochen. Um solche inneren Kräfte zu beschreiben, ist es sinnvoll, **einen Körper gedanklich durchzuschneiden**, um in das Innere zu blicken (Abb. 7.1-1c bis f). Man nennt deshalb die **inneren Kräfte** auch **Schnittgrößen** (Terminus technicus der Ingenieure). Genauso wie bei den äußeren Kräften können die inneren Kräfte in ein Koordinatensystem eingeordnet werden, und ebenso können um diese drei Achsen wiederum Drehbewegungen ausgeführt werden. Wirken nun auf einen Knochen äußere Kräfte, so rufen diese innere Kräfte hervor, die ebenfalls in einem Gleichgewicht stehen. Die Abb. 7.1-1c bis f illustriert diese **inneren Gleichgewichte** (Erläuterungen s. u. und Legende). Bezieht man die inneren Kräfte auf eine Flächeneinheit, so ergibt sich hieraus die **Spannung**, die in **Kraft pro Fläche**, z. B. N/cm^2 angegeben wird.

Spannungen sind Größen, die zur **Beschreibung einer Knochenbeanspruchung** geeignet sind. In Abhängigkeit von der Richtung und Größe, wie äußere Kräfte an einem Körper oder auf eine Konstruktion wirken, entstehen innerhalb des Körpers σ-Spannungen und τ-Spannungen.

Spannungen, die durch **senkrecht zur Querschnittsfläche** wirkende Kräfte hervorgerufen werden, gelten als **Normalspannungen** (Druck- bzw. Zugspannungen) und sind physikalisch als σ(**Sigma**)-**Spannungen** definiert (Abb. 7.1-1c u. e). Unter τ(**Tau**)-**Spannungen** versteht man Spannungen, die **parallel zur Querschnittsfläche** wirken (Abb. 7.1-1d u. f).

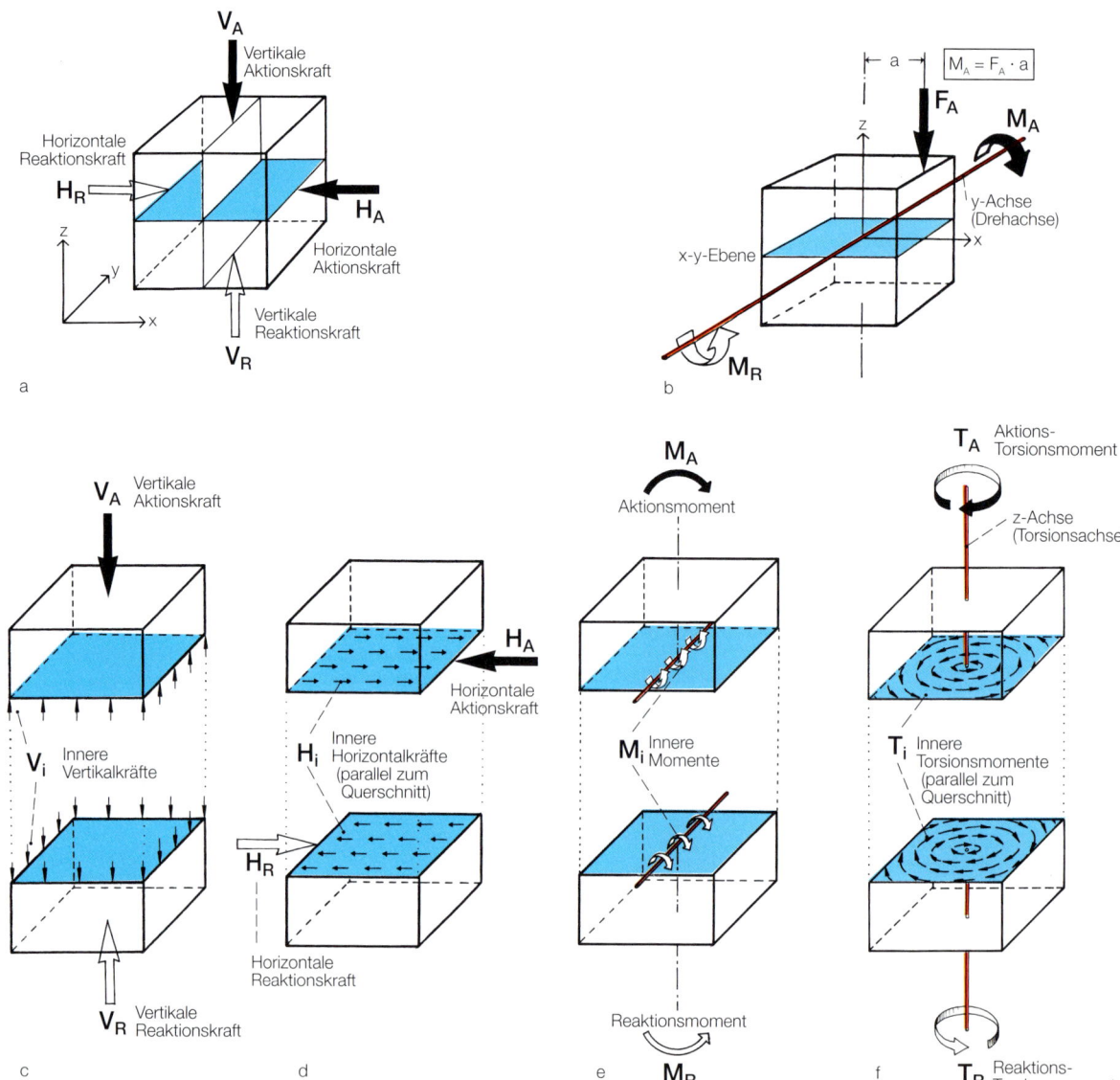

Abb. 7.1-1   Schematische Darstellung der Kräfte und Momente, die an einem Knochen auftreten können.
(a) Äußeres Gleichgewicht der Vertikal- und Horizontalkräfte. V_A (vertikale Aktionskraft) und V_R (vertikale Reaktionskraft) wirken senkrecht auf die blaue Fläche (x-y-Ebene). H_A (horizontale Aktionskraft) und H_R (horizontale Reaktionskraft) wirken parallel zur blauen Fläche (x-y-Ebene).
(b) Äußeres Gleichgewicht der Momente. Das Drehmoment M_A (Aktionsdrehmoment) ergibt sich aus dem Produkt von Kraft F_A und dem Hebelarm a. Die y-Achse ist die Drehachse. Das Moment M_R (Reaktionsdrehmoment) ist dem Aktionsdrehmoment M_A zur Erhaltung des äußeren Gleichgewichts entgegengerichtet.
(c–f) Inneres Gleichgewicht. Zur Darstellung der inneren Kräfte und inneren Momente (Schnittgrößen) ist ein Würfel jeweils gedanklich durchgeschnitten (blaue Flächen).

(c) Inneres Gleichgewicht der Vertikalkräfte, die senkrecht zur blauen Fläche wirken.
(d) Inneres Gleichgewicht der Horizontalkräfte, die der Überschaubarkeit wegen nur für die x-Achse dargestellt sind. Die inneren Kräfte zur Erhaltung des Gleichgewichts wirken parallel zur blauen Fläche (x-y-Ebene).
(e) Inneres Gleichgewicht der Drehmomente. Die hier zugrunde gelegte Drehachse ist die y-Achse (rot). Sie liegt in der blauen Ebene. Das Drehmoment wird durch eine Vertikalkraft hervorgerufen.
(f) Inneres Gleichgewicht der Torsionsmomente. Die Drehachse ist die z-Achse. Es entstehen innere Torsionsmomente, die zirkulär zur Drehachse angeordnet sind und mit dem Abstand zur Drehachse zunehmen.

Druck- und Zugspannungen (σ-Spannungen)

Druckspannungen (σ_D-Spannungen). Auf ein Röhrenknochenmodell einer unteren Extremität soll ein Gewicht von 700 N wirken (entspricht der Gewichtsbelastung einer etwa 70 kg schweren Person beim Einbeinstand). Liegt das Gewicht zentrisch auf, so entstehen innere vertikale Gegenkräfte (V_i) im Ma-

terial, die als Druckspannungen (σ_D-Spannungen) bezeichnet werden. Diese sind gleichmäßig über den gesamten Querschnitt verteilt (Abb. 7.1-1c u. 2a). Bei vertikaler Krafteinwirkung gilt folgende Gleichung:

$$\sigma_{\text{Druck}} = \frac{\text{innere Gegenkraft } (V_i)}{\text{Fläche } (A)}$$

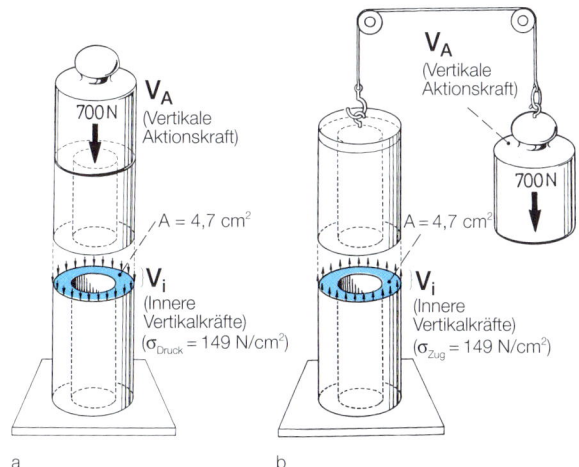

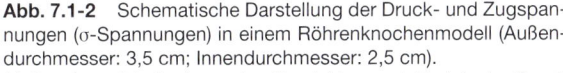

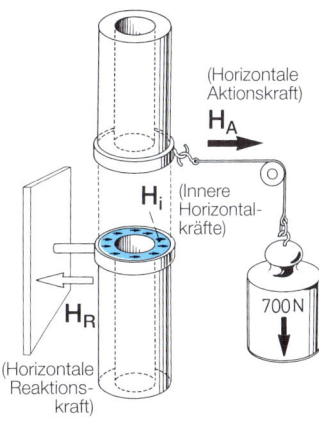

Abb. 7.1-2 Schematische Darstellung der Druck- und Zugspannungen (σ-Spannungen) in einem Röhrenknochenmodell (Außendurchmesser: 3,5 cm; Innendurchmesser: 2,5 cm).
(a) Durch zentrische Lage des Gewichtes verteilt sich der Druck gleichmäßig über die Fläche. Er beträgt:

$$\sigma_{Druck} = \frac{V_i}{A} = \frac{700\ N}{4,7\ cm^2} = 149\ \frac{N}{cm^2}$$

(b) Für die Zugspannungen σ_Z erhält man denselben Wert von 149 N/cm².

Abb. 7.1-3 Schematische Darstellung der im Röhrenknochenmodell durch Horizontalkräfte hervorgerufenen Schubspannung τ_S. Um eine Schubspannung zu erzeugen, ist es notwendig, daß die Kräfte in engem Abstand, wie bei einer Schere, zueinander wirken. Gegenüber Scherkräften ist der Knochen am wenigsten widerstandsfähig.

$$\tau_{Schub} \sim \frac{H_i}{A} \sim \frac{700\ N}{4,7\ cm^2} \sim 149\ \frac{N}{cm^2}$$

Beispiel: Bei einem äußeren Durchmesser eines Röhrenknochens, z. B. des Oberschenkelknochens (Femurdiaphyse) von D = 3,5 cm und einem Innendurchmesser von D = 2,5 cm ergibt sich eine Querschnittsfläche von 4,7 cm².

Die Druckspannung bei einer Vertikalbelastung mit 70 kg (entspricht einer Kraft von etwa 700 N) beträgt dann etwa 150 N/cm² (Berechnung s. Abb. 7.1-2a). Der Knochen muß in diesem Fall eine Gegenspannung von 150 N/cm² aufbringen, um nicht zu brechen.

Zugspannungen (σ_Z-Spannungen). Wenn statt Druck ein **Zug** ausgeübt wird, wie in Abb. 7.1-2b dargestellt, so entstehen im Knochen innere Vertikalkräfte (V_i), die als Zugspannungen (σ_Z-Spannungen) definiert sind und ebenfalls (falls die Kraft zentrisch angreift) gleichmäßig auf den Querschnitt wirken (Einheit: Kraft/Fläche). Die Berechnung erfolgt analog der Druckspannungsberechnung (s. o. und Abb. 7.1-2a).

Schub- und Torsionsspannungen (τ-Spannungen)

Schubspannungen. Wirken Kräfte **parallel zur Querschnittsfläche in engem Abstand entgegengesetzt** zueinander wie eine Schere (Abb. 7.1-1d u. 3), so entstehen sogenannte **Schub- oder Scherspannungen** τ_S. Sie haben ebenfalls die Einheit Kraft pro Fläche. Bei horizontaler Krafteinwirkung wie in Abb. 7.1-3 gilt die Gleichung:

$$\tau_{Schub} = \frac{innere\ Gegenkraft\ (H_i)}{Fläche\ (A)}$$

Beispiel (Abb. 7.1-3): Auf das Femurknochenmodell mit einer Querschnittsfläche von 4,7 cm² wirkt, wie dargestellt, eine äußere Kraft von 700 N in horizontaler Richtung. Die im Material entstehende Schubspannung τ_S beträgt ungefähr 150 N/cm² (Berechnung s. Abb. 7.1-3).

Torsionsspannungen. Wird ein Rohr an einem Ende gelagert und das andere Ende an einer Unterlage befestigt und zusätzlich, wie in Abb. 7.1-4 (vgl. auch Abb. 7.1-1f) gezeigt, durch eine **tangential zum Umfang angreifende Kraft** verdreht, so spricht man von Torsion. Im Gegensatz zu den Schubspannungen entstehen

die Torsionsspannungen durch Angriff der Kraft über einen Hebelarm, der senkrecht zur Längsachse des Rohrs (Knochens) steht **(Torsionsmoment).** Der Hebelarm in Abb. 7.1-4 entspricht dem Radius des Rohres. Durch die Verdrehung entsteht ein Torsionswinkel. Das Torsionsmoment ruft **parallel zur Querschnittsfläche** Torsionsspannungen (τ_T) hervor, die der Verdrehung entgegenwirken.

Der am Ende gemessene **Torsionswinkel** ist die **Summe der über die Länge der Säule entstandenen einzelnen Torsionswinkel.** Bei gleicher Krafteinwirkung (Torsionsmoment) ist der Torsionswinkel (Torsionsweg) einer längeren Säule größer als der einer kurzen Säule gleicher Dicke. Torsionsmomente können zu Torsionsfrakturen von Knochen führen **(Dreh- bzw. Spiralbrüche).** Beim Skilaufen treten diese besonders gehäuft auf, da der lange Hebelarm der Skier ein hohes Torsionsmoment bewirkt. Das Beispiel in Abb. 7.1-4c zeigt, daß ein Hängenbleiben mit der Skispitze bei einer Skilänge von ungefähr 2 m (Hebelarm: Skispitze–Schuh = 1,2 m) zu einer Versechsfachung der Torsionsspannungen führt gegenüber der gleichen Drehbewegung um eine festgehaltene Schlittschuhspitze (Hebelarm 20 cm).

Biegespannungen

Wirkt eine Kraft über einen Hebelarm an einer Achse auf einen Körper, so führt die Kraft zu einem Drehmoment um diese Achse (Abb. 7.1-1b, e u. 5).

Wenn die Achse, um die diese **Drehbewegung stattfindet,** in der Querschnittsebene liegt, werden gleichzeitig Druck(σ_D)- und Zug(σ_Z)-Spannungen (Biege-Normalspannungen) erzeugt. Biegespannungen entstehen (ähnlich wie die Torsionsspannungen) dadurch, daß eine Kraft über einen Hebelarm an einem Körper angreift, also ein Drehmoment besitzt. Die Kraft ist jedoch **senkrecht zur Querschnittsfläche** gerichtet und ruft im Material eine Kombination von Druck(σ_D)- und Zug(σ_Z)-Spannungen hervor. Diese wirken dem Drehmoment um eine gedachte Achse in der Querschnittsfläche entgegen. Diese als **Biegespannungen** bezeichneten inneren Gegenkräfte sind also dadurch charakterisiert, daß **innerhalb eines Querschnitts gleichzeitig Druck- und**

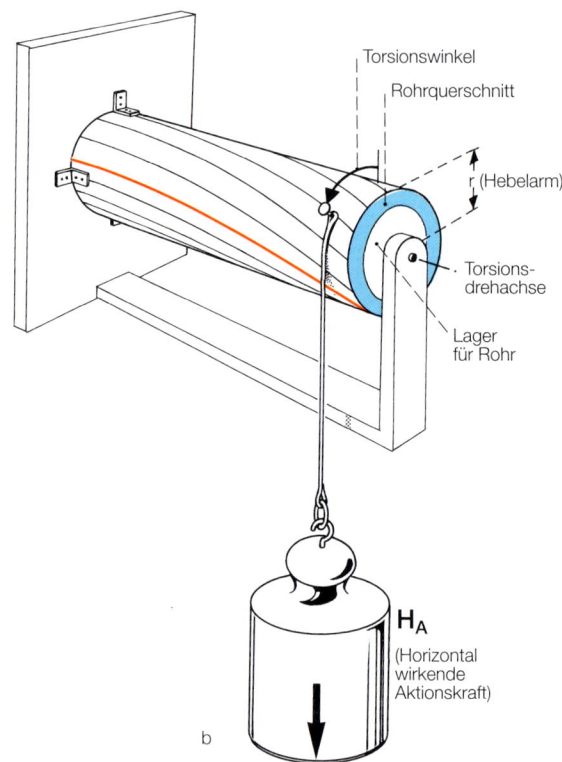

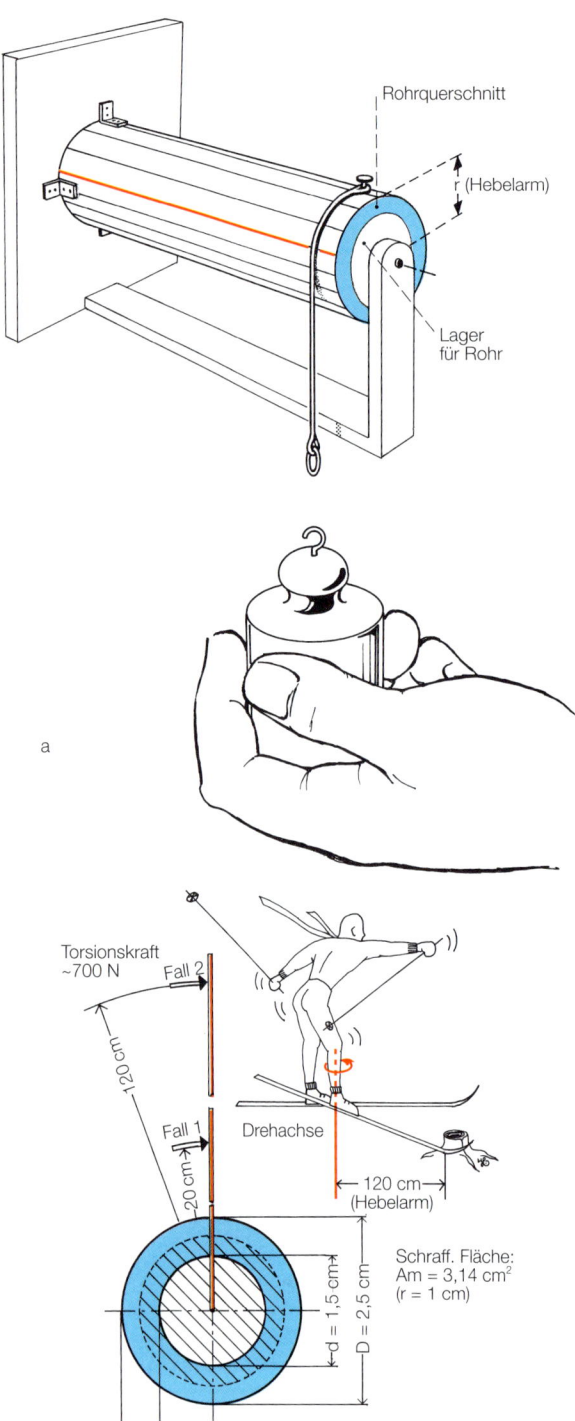

Abb. 7.1-4 Darstellung der Torsion, des Torsionswinkels (a und b) und Berechnung der Torsionsspannungen in Abhängigkeit vom Hebelarm (c).

Torsionsspannungen können nur durch ein Moment erzeugt werden (Torsionsmoment). In (a) und (b) ist r der Hebelarm. Die Torsionsachse verläuft senkrecht zum Querschnitt, wodurch eine Torsionsspannung erzeugt wird, die im Querschnitt (blaue Fläche) liegt.

(c) Vereinfachte Darstellung eines Röhrenknochenquerschnitts. Am Beispiel von Wintersportunfällen sollen die auftretenden Torsionsspannungen berechnet werden. Im Fall 1 handelt es sich um einen 70 kg schweren Schlittschuhläufer, der bei einer Drehung mit der Schlittschuhspitze plötzlich hängenbleibt. Zur Vereinfachung bleibt die kinetische Energie der Drehbewegung hier unberücksichtigt: An der Schlittschuhspitze, die einen Abstand zur Unterschenkelmitte von 20 cm hat, wirkt eine Drehkraft von 700 N, wobei die Drehachse der Längsachse durch die Unterschenkelmitte entspricht. Hierdurch entsteht ein inneres Torsionsmoment (T_i) im Knochen von 700 N · 20 cm = 14000 Ncm. Es errechnet sich eine Torsionsschubspannung von:

$$\tau_T = \frac{\text{inneres Torsionsmoment } (T_i)}{2 \cdot \text{mittlere Fläche } (Am) \cdot \text{Rohrwanddicke } (t)}$$

$$\tau_T = \frac{700 \text{ N} \cdot 20 \text{ cm}}{2 \cdot 3{,}14 \text{ cm}^2 \cdot 0{,}5 \text{ cm}} = 4{,}5 \cdot 10^3 \frac{\text{N}}{\text{cm}^2}$$

Fall 2: Ein gleich schwerer Skifahrer bleibt mit der Skispitze hängen. Bei einem Abstand der Skispitze zur Unterschenkelmitte von 120 cm entsteht eine Torsionsschubspannung, die 6× so groß ist ($27 \cdot 10^3$ N/cm²).

Zugspannungen auftreten, deren Größe proportional zur Größe des Drehmoments (also bei gleicher Kraft proportional zur Länge des Hebelarms) ist. Der Übergang von Druck- und Zugspannungen bei einer Biegebeanspruchung liegt in der **neutralen Faser.** Sie ist dadurch gekennzeichnet, daß in ihr keine Biegespannungen auftreten. Druckspannungen, hervorgerufen durch das Gewicht (Gewichtsdruckspannungen), sind jedoch im gesamten Querschnitt vorhanden.

Wie aus Abb. 7.1-5 zu ersehen ist, ergeben sich aus dem Modellknochen bei einer Kraft von 200 N und einem Hebelarm von 10 cm maximale Druck- und Zugspannungen von jeweils 12 kN/cm² entstehen. Bei Verdopplung des Hebelarms würde eine Spannung von 24 kN/cm² entstehen.

Da der Knochen nur eine maximale Spannung von etwa 17 kN/cm² toleriert, würde er unter dieser Belastung bereits brechen.

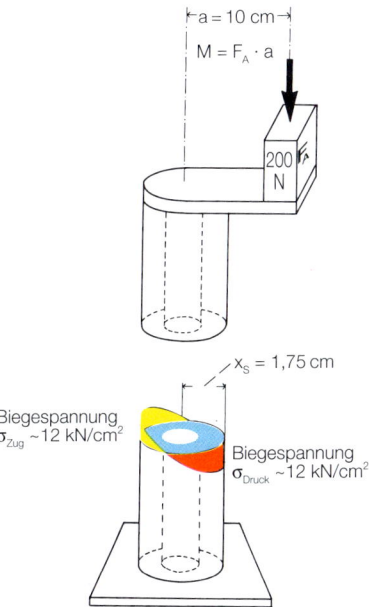

Abb. 7.1-5 An einem einfachen Beispiel ist hier die maximale Biegespannung (Druck- und Zugspannung) errechnet.
Die Druckspannungen durch das reine Gewicht sind nicht berücksichtigt. Unter der Voraussetzung, daß $M_A = M_i$ ist, ergibt sich für einen 10 cm langen Hebelarm ein Drehmoment von 2000 Ncm. Da die Spannung immer auf eine Fläche bezogen wird, muß dies in der Rechnung berücksichtigt werden. Aus geometrischen Gründen muß ein Flächenäquivalent, das sog. Flächenmoment 2. Grades (I_y) einfließen. X_S ist der Abstand zwischen Zentralachse und Rand, in diesem Falle der Radius D/2 = 1,75 cm. Wie zu ersehen, beträgt die maximale Spannung hier bei einem Außendurchmesser von D = 3,5 cm und einem Innendurchmesser von d = 2,5 cm am Rande ungefähr 12 kN/cm².

Rechnung:

$$\sigma = \frac{M_i}{I_y} \cdot X_S$$

$$I_y = \frac{\pi}{64} \ (D^4 - d^4) = 0{,}295 \ cm^4$$

$$\sigma = \frac{200 \ N \cdot 10 \ cm}{0{,}295 \ cm^4} \cdot 1{,}75 \ cm \sim 12\,000 \ \frac{N}{cm^2}$$

1.3 Dehnung

Eine weitere wichtige Materialeigenschaft ist die Längenänderung eines Materials unter Belastungen, die reversibel sein kann oder zu einer irreversiblen Verformung führt. Diese Eigenschaften des Materials sind ein wesentlicher Faktor für die Widerstandsfähigkeit (z.B. des Knochens) gegenüber äußeren Belastungen. Belastet man ein Material auf Zug, so zeigt sich materialabhängig eine Längenzunahme Δl, die von der einwirkenden Kraft (Last) abhängt. Der Quotient zwischen Längenänderung Δl und Ausgangslänge l wird als **Dehnung** bezeichnet. Trägt man die Dehnung (D) gegen die im Material entstehende Spannung σ auf, so erhält man das **Spannungs-Dehnungs-Diagramm** (D = E · Δl/l). Der notwendige Proportionalitätsfaktor E (Elastizitätsmodul) macht eine Aussage über die Widerstandsfähigkeit von Materialien. Er beträgt für den Knochen 1700–1900 kN/cm² und ist damit etwa 12mal kleiner als für Stahl (21 000 kN/cm²), jedoch ungefähr 1,5mal größer als für Eichenholz, wenn der Zug **parallel zur Faser** erfolgt (E_{Eiche} = 1250 kN/cm²), und etwa 28mal größer als für Eichenholz, wenn der Zug **quer zur Faser** gerichtet ist (vgl. auch Kap. 7.2.5.1).

1.4 Methoden zur Abschätzung von Spannungen im Knochen

1.4.1 Spannungsoptik

Mit Hilfe spannungsoptischer Verfahren kann man die Spannungsgrößen abschätzen und ihre Verteilung räumlich auflösen. Das Verfahren beruht darauf, daß Materialien, wie z.B. Glas, Plexiglas und verschiedene Kunstharze, ihre **optischen Eigenschaften in Abhängigkeit von auftretenden Spannungen ändern.** Das unbelastete, also auch spannungsfreie Material läßt polarisiertes Licht in allen Richtungen gleichmäßig durch; es ist isotrop. Treten belastungsabhängig Spannungen im Material auf, wie in Abb. 7.1-6 u. 7 sowie 7.2-2 dargestellt, wird das isotrope Material im Bereich der auftretenden Spannungen anisotrop, d.h. doppelbrechend. In einem Versuchsaufbau (Abb. 7.1-6) lassen sich die im Material auftretenden

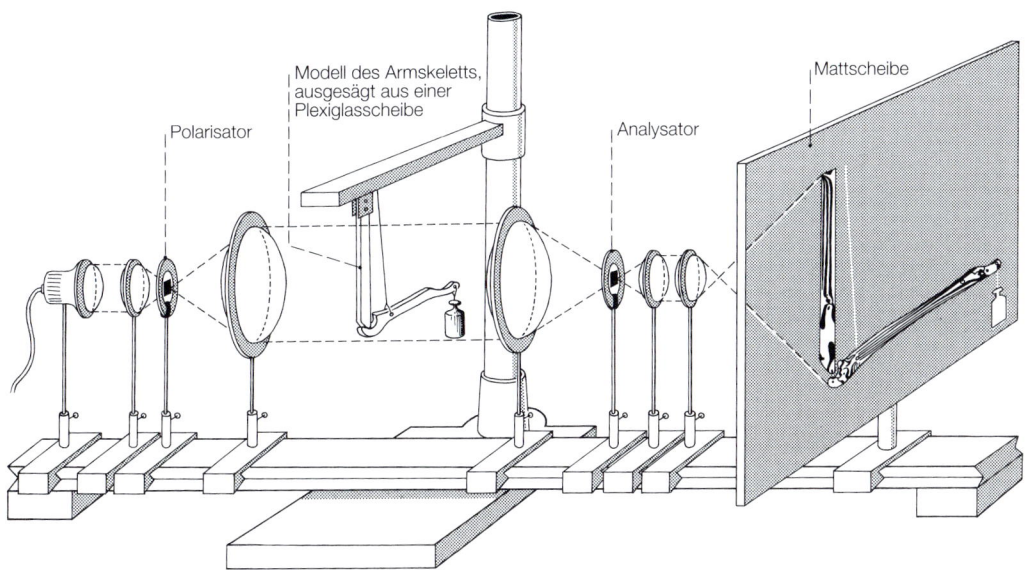

Abb. 7.1-6 Aufbau zur spannungsoptischen Analyse (s. Text).

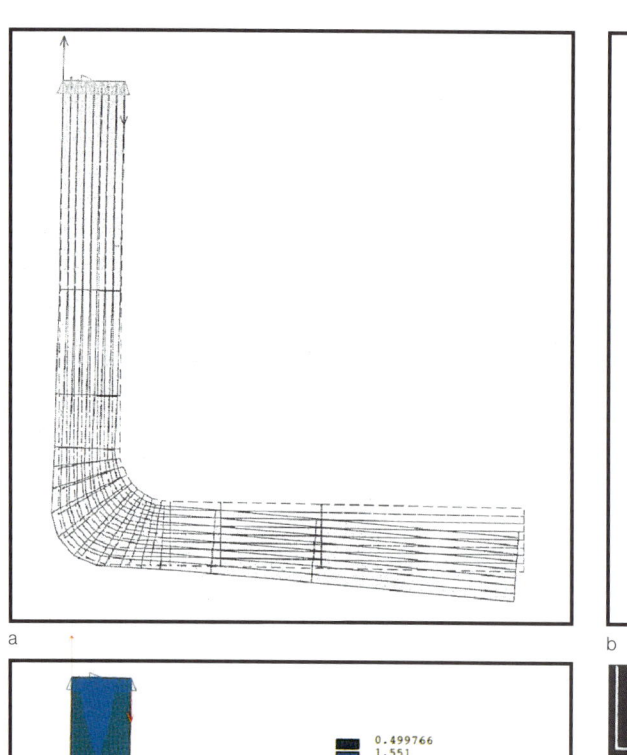

a

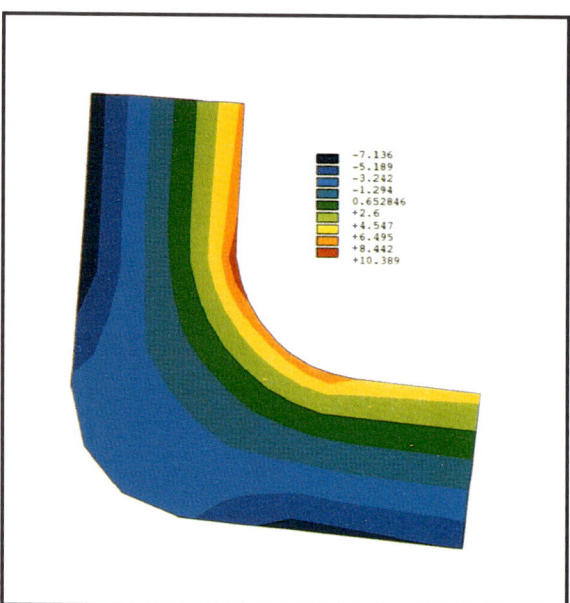

b

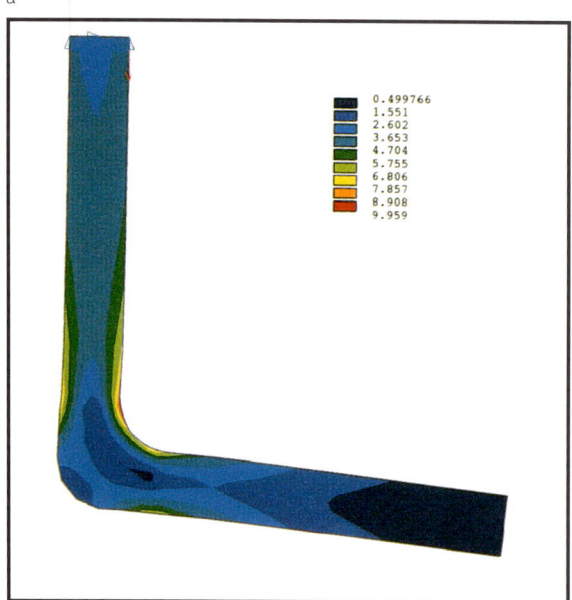

c

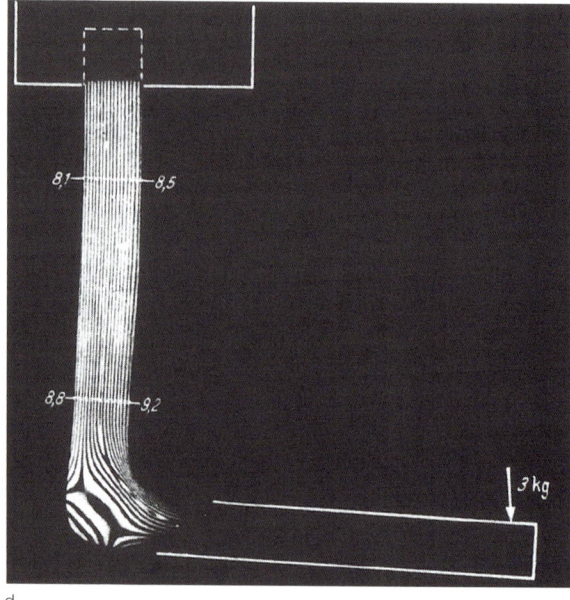

d

Abb. 7.1-7 Spannungsentwicklung in einem Plexiglaswinkel, der ein einfaches Modell des abgewinkelten Unterarms ohne Gelenk darstellt. Das Unterarmende ist mit einem Gewicht von 3 kg (~ 30 N) belastet. Die Spannungsentwicklung wurde mit der Finiten Elementen (FE)-Methode berechnet (a–c) bzw. mittels Spannungsoptik (d, aus PAUWELS [3]) experimentell abgeschätzt.
(a) Elastische Verformung des Modells.
(b) σ-Spannungen im Ellenbogenbereich, hervorgerufen durch Biegung, sind mit Hilfe einer Falschfarbentabelle dargestellt. Die Tabelle gibt den Spannungsbereich für die verschiedenen Farben an (Druckspannungen: negatives Vorzeichen; Zugspannungen: positives Vorzeichen; Einheit: N/cm² · 10²).
(c) σ_E-Spannungsdarstellung, ebenfalls in Falschfarben. σ_E-Spannungen sind ein Maß für die zusammengesetzte Beanspruchung aus Schub- und Normalspannungen.
(d) Die spannungsoptisch ermittelten Spannungen entsprechen annähernd den σ_E-Spannungen, berechnet mit der FE-Methode.
(Originale a–c: G. WIECHERT, Würzburg)

Spannungen aufgrund der damit korrelierenden Änderung der optischen Eigenschaften sichtbar machen. Abgesehen von den Linsensystemen, die lediglich der kontrollierten Lichtführung dienen, sind die Hauptelemente ein **Polarisator** (läßt Licht nur in einer Schwingungsebene durch) und ein hierzu um 90° versetzter **Analysator** (läßt ebenfalls nur Licht einer Schwingungsebene durch, aber um 90° versetzt). Zwischen Polarisator und Analysator ist ein in diesem Fall aus Plexiglasscheiben hergestelltes Umrißmodell der Knochen der oberen Extremität eingebaut, die mit einem Gewicht belastet werden. Ein Drahtseil repräsentiert in diesem Falle den *M. biceps brachii*, der eine Streckung des Unterarms im Ellenbogengelenk verhindert. Das polarisierte Licht wird beim Durchtritt durch das spannungsfreie (unbelastete) Modell nicht gebrochen. Damit wird das Licht durch den um 90° versetzten Analysator gehindert, auf die Mattscheibe zu fallen. Der unbelastete Arm wird also nicht abgebildet und der Schirm bleibt dunkel. Bei dem belasteten Modell wird das Licht jedoch spannungsabhängig gebrochen, und es erscheint z. B. das auf der Mattscheibe dargestellte Bild. Jetzt treten im Material helle und dunkle Linien auf, die sich miteinander abwechseln.

Der Sprung von einer hellen bis zur nächsten hellen Linie bedeutet eine Verdopplung der Spannung. Die zentrale Linie in der Achse des Skelettelements ist die neutrale Linie **(neutrale Faser),** in der definitionsgemäß keine Biegespannungen auftreten (s. o.). Lassen sich von dieser neutralen Faser beispielsweise acht helle Linien bis zur Oberfläche des Knochenmodells erkennen, dann kann man sagen, daß an der Oberfläche eine 8fach höhere Spannung herrscht als im Zentrum des Skelettmodells. Man kann jeder Linie eine physikalische Spannungsgröße zuordnen. Die Anzahl der auftretenden Linien ist ein Maß für die Größe der Spannungsentwicklung. Viele Linien bedeuten eine hohe Spannung und wenige Linien eine geringe Spannung.

1.4.2 Finite Elementen-Methode (FEM)[1]

Mit leistungsfähigen Rechnern und Rechnerprogrammen lassen sich heute mathematisch komplizierte Berechnungen, wie z. B. die **belastungsabhängige Spannungsentwicklung,** in dreidimensional aufgebauten **Kompositwerkstoffen wie dem Knochen** relativ einfach durchführen. Die dazu benutzte mathematische Grundlage ist die sog. Finite Elementen-Methode **(FEM).** Voraussetzung für die Berechnung ist jedoch die Kenntnis der Randbedingungen, wie die Lagerung des belasteten Körpers, die Art der Belastung und die Materialeigenschaften, wie z. B. der Elastizitätsmodul, der aus dem Spannungs-Dehnungs-Diagramm berechnet werden kann. Lokal unterschiedliche Materialeigenschaften können bei dieser Methode innerhalb eines zu untersuchenden Körpers in der Berechnung berücksichtigt werden.

Prinzip der FEM

Wenn ein belasteter Knochen durch die FEM auf seine Spannungsentwicklung untersucht werden soll, so wird der Knochen gedanklich in **kleine dreidimensionale Einheiten** zerschnitten **(finite Elemente).** Die Größe der Elemente ist variabel und wird sinnvollerweise in Bereichen, über die eine detaillierte Aussage gemacht werden soll, möglichst klein gewählt. Die einzelnen Elemente werden miteinander an den Eckpunkten rechnerisch verknüpft. Das Verhalten der einzelnen finiten Elemente zueinander kann dann ausgerechnet werden. Es lassen sich verschiedene Parameter, wie z. B. Spannungen, Grenzbelastungen und Verformungen, exakt errechnen und die Ergebnisse graphisch darstellen.

Beispiel: Ein einfaches Bild soll diese, erst durch die **Computertechnik** ermöglichte Methode erläutern. Ein aus Plexiglas hergestellter plattenförmiger Winkel (grobes Modell des gebeugten Unterarms ohne Ellenbogengelenk) ist an einem Ende fixiert und wird am anderen Ende („Unterarmende") mit 30 N (~ 3 kg Masse) belastet. Nach Anbringen der Last spielt sich ein komplexes Geschehen von **geometrischen Verformungen** und **Spannungsentwicklungen** im Material ab. Mit Hilfe der FEM lassen sich diese komplexen Spannungsentwicklungen aufschlüsseln. In Abb. 7.1-7a ist zunächst die Einteilung in finite Elemente gezeigt, die eine Voraussetzung zur Berechnung von Spannungen, Verformungen usw. sind. In diesem einfachen Modell sind die Elementgrößen an den besonders belasteten Stellen (im Bereich des winkeligen Knicks) klein gewählt worden, um genaue Aussagen machen zu können. Die gestrichelte Darstellung in Abb. 7.1-7a zeigt den Ausgangszustand vor der Belastung. Die durchgezogenen Linien veranschaulichen den elastisch verformten Zustand unter Belastung (Abb. 7.1-7a).

Spannungsberechnung und graphische Darstellung

Mit der FEM lassen sich verschiedene Spannungsqualitäten (σ-Spannungen, τ-Spannungen) isoliert und auch summiert betrachten. In Abb. 7.1-7b ist die errechnete Druck- und Zug-Spannungsverteilung (σ-Spannung) im abgewinkelten Bereich des Modells vergrößert graphisch dargestellt. In der Falschfarbentabelle (Abb. 7.1-7b) ist jeweils einem Spannungsbereich (in N/cm$^2 \cdot 10^2$) eine Farbe zugeordnet, wobei Druckspannungen negative und Zugspannungen positive Werte haben. Deutlich ist die maximale Zugspannung am Übergang zum senkrechten Schenkel zu erkennen (roter Bereich). Es lassen sich jedoch auch Spannungsverteilungen darstellen, die ein Maß für die zusammengesetzte Beanspruchung aus Schub- und Normalspannungen sind (σ_E-Spannungen). Interessanterweise ist die graphische Darstellung der σ_E-Spannungen (Abb. 7.1-7c) nahezu identisch mit dem durch spannungsoptische Messungen erhaltenen Bild (Abb. 7.1-7d). Die Methode hat im Vergleich zur spannungsoptischen Analyse einige Vorteile: 1. Mit Hilfe der FEM lassen sich Spannungen dreidimensional mit beliebiger Genauigkeit detailliert erfassen. 2. Es muß kein aufwendiges Modell hergestellt werden. 3. Ein individueller Knochen kann mit Hilfe von laseroptischen Methoden exakt vermessen und die Daten in das Rechnerprogramm eingelesen werden. Besitzt man Daten über die Materialeigenschaften des Knochens (Elastizitätsmodul, Kalzifizierungsgrad, Spongiosaverteilung usw.), so lassen sich nicht nur die auftretenden Spannungen unter einer Belastung ermitteln, sondern auch die maximale Belastbarkeit (bis der Knochen bricht). Hierzu können auch zusätzliche Daten berücksichtigt werden, wie z. B. Muskelkraft, Bänderverlauf, Änderung der Knochenstellung im Raum usw.

2 Biomechanik des Knochens

2.1 Abschätzung der Beanspruchungsgrößen

Die Grundlagen der Biomechanik basieren wie die der Baustatik auf den **Gesetzen der Mechanik,** die hier auf biologische Systeme angewandt werden. Die exakt **wirkenden Kräfte** und **Spannungen,** die am und im Knochen herrschen, sind schwieriger zu berechnen als bei technischen Konstruktionen. Das hängt vor allem mit der unregelmäßigen Knochengeometrie und den verschiedenen Materialien zusammen, aus denen der Knochen aufgebaut ist. Heute jedoch läßt sich die unregelmäßige Geometrie mit Hilfe laseroptischer Abtastmethoden sehr genau und schnell ermitteln (s. o.). Um das Bauprinzip des knöchernen Bewegungsapparates besser verstehen

[1] Herrn Prof. Dr. G. Wiechert (Fachhochschule Würzburg/Schweinfurt) danken wir für seine Unterstützung und Hilfe bei der Abfassung dieses Kapitels und der zugrundeliegenden Modellrechnungen.

zu können, ist es zunächst empfehlenswert, die komplexen Kräfte und Belastungen, denen der Bewegungsapparat ausgesetzt ist, in Einzelkomponenten zu zerlegen. Zur Einführung beschränken wir uns auf die zweidimensionale Darstellung.

Eine der wichtigsten Funktionen des **Knochens** ist seine **Widerstandsfähigkeit gegenüber mechanisch wirksamen Kräften.** Die wesentlichste Kraft ist zunächst die Schwerkraft. Ohne diese permanent wirkende Kraft wäre ein so differenziertes und stabiles Skelettsystem, wie z. B. das des Menschen, nicht notwendig. Wie später ausgeführt wird, ist die **Schwerkraft** auch ein **wichtiger Reiz** zur Erhaltung der Knochenstruktur.

Ein Mensch von 70 kg Masse übt auf seine Standunterlage (Boden einer Standwaage) eine Kraft von etwa 700 Newton (N) aus (s. o.).

Während der **Bewegung** (z. B. beim Gehen und Bücken) und **stärkerer körperlicher Belastung,** wie z. B. Springen und Tragen, kommen auf die einzelnen Skelettelemente **Momentänderungen** und **Kräfte** durch wechselnde Belastungen und durch den Muskelzug hinzu. Richtung und Winkel der angreifenden Kräfte ändern sich ständig, so daß vorübergehend extreme **Druck-, Zug-, Schub- und Torsionsspannungen** an **einzelnen Knochen und Gelenken** auftreten können, die ein **Vielfaches** der eigentlich angreifenden Belastung in Ruhe betragen.

Beispiel: Wie angreifende Kräfte auf den Knochen wirken und welche Spannungen und Reaktionen sie hervorrufen, soll zunächst am Beispiel eines **Röhrenknochenmodells** erläutert werden. In Abb. 7.1-2a wurde bereits die Druckspannung anhand eines Beispiels dargestellt. In einem Röhrenknochen, der mit einer vertikalen Kraft von 700 N belastet wird, verteilt sich die **Gewichtskraft über den Knochenquerschnitt** gleichmäßig. Die Kraft entspricht in etwa einer Belastung bei einbeinigem Stand, die auf die Tibia des Unterschenkels wirkt. Bei einer Querschnittsfläche von etwa 5 cm² (entspricht in etwa einem Außendurchmesser von 3,5 cm und einem Innendurchmesser von 2,5 cm) entsteht eine Druckspannung (Druck = Kraft pro Fläche) von knapp 150 N/cm² (700 N pro 4,7 cm², also von σ_D = 149 N/cm²). Bei einer Gewichtskraft von 1400 N (entspricht einer Masse von 140 kg) verdoppelt sich die Druckspannung auf 300 N/cm². Verdoppeln wir die Querschnittsfläche bei 1400 N Belastung auf 9,4 cm² (entspricht einem Außenknochendurchmesser von etwa 4,3 cm bei gleichbleibendem Innendurchmesser von 2,5 cm), so halbiert sich der im Knochen wirksame Druck auf wiederum 150 N/cm². Wir halten also fest: Die durch die Gewichtskraft hervorgerufene Spannung wird durch Vergrößerung der Querschnittsfläche reduziert und durch Reduktion der Querschnittsfläche erhöht.

2.2 Drehmomente induzieren Biegespannungen

Nur selten greift eine Kraft zentrisch an. Meistens wirkt sie über einen Hebelarm (Moment) zur zentralen Achse des Knochens (als exzentrisch bezeichnet). Durch die dann auftretenden (Dreh-)Momente treten kombinierte Spannungen, wie Druck-, Zug-, Schub- und Torsionsspannungen, im Knochengewebe auf (s. o.).

Das gleichzeitige Auftreten von Druck- und Zugspannungen innerhalb eines Knochenquerschnitts wird als Biegespannung bezeichnet (s. o.).

Beispiel: Der Modellknochen soll mit einer Gewichtskraft von 200 N belastet werden. Diesmal jedoch greift die Kraft nicht zentrisch an, sondern über einen 0,1 m langen Hebelarm, wie in Abb. 7.1-5 dargestellt. Es kommt zu einer **Druckbelastung durch das Gewicht** und **gleichzeitig zu einem Drehmoment,** in dessen Folge an der Seite des Knochens, an der die Gewichtskraft angreift, extrem hohe zusätzliche Druckspannungen auftreten (Berechnung s. Legende in Abb. 7.1-5). Im Randbereich des Knochens liegen die Spannungen um das 560fache höher (12 kN/cm²), wenn die Kraft über einen 10 cm langen Hebelarm angreift, als wenn die Kraft zentrisch aufliegt (ungefähr 0,02 kN/cm²). An der gegenüberliegenden Seite treten entsprechend Zugspannungen auf. Vergrößert man den Hebelarm auf 20 cm, so resultiert daraus ein doppelt so großes Moment mit einer doppelt so großen maximalen Spannungsentwicklung (24 kN/cm²). Der Hauptnachteil einer Biegebeanspruchung liegt also darin, daß die maximal auftretenden Spannungen (Zug und Druck) durch den Hebelarm lokal um Größenordnungen ansteigen. Die innerhalb eines Knochenquerschnitts lokal auftretenden maximalen Spannungen können so hoch werden, daß der Knochen seinen strukturellen Zusammenhang verliert und bricht. Wenn wir von Stabilitätsproblemen absehen, tritt ein Knochenbruch immer dann auf, wenn die innerhalb des Knochenquerschnitts auftretenden maximalen Spannungen die Festigkeit des Knochenmaterials überschreiten. Um die Gefahr von Knochenverletzungen herabzusetzen, gibt es spezielle Einrichtungen des Bewegungsapparates, durch die Biegespannungen im Knochen reduziert werden.

2.3 Möglichkeiten zur Reduktion von Biegespannungen

Biegespannungen können u. a. dadurch reduziert werden, daß eine Gegenbiegung erzeugt wird. Im Skelettsystem wird eine Gegenbiegung hauptsächlich durch das Prinzip der Zuggurtung erreicht. Im folgenden soll zum Verständnis zunächst auf die Gegenbiegung durch Gewichte eingegangen werden, bevor die Zuggurtung anhand von praktischen Beispielen erläutert wird.

2.3.1 Spannungsreduktion durch Gegengewichte

Wie in Abb. 7.1-5 u. 7.2-1b dargestellt, werden durch einseitige Belastung eines Knochens **Biegemomente** mit dem Auftreten von **Zug- und Druckspannungen** erzeugt. Wird eine gleich große Gewichtskraft über einen gleich langen **Hebelarm** auf der anderen Seite angebracht, führt die Gegenkraft zu einer Spannungsverteilung, die dem vorhergehenden Spannungsbild genau entgegengesetzt ist. Addiert man nun die Spannungsvektoren, so heben sich die gegenläufigen **Biegespannungen** auf. Daraus resultiert eine gleichmäßige Belastung, wie in Abb. 7.2-1c dargestellt. Die durch das Gegengewicht hervorgerufenen reinen Druckspannungen addieren sich zu denen des ersten Gewichtes und sind jetzt doppelt so groß. Dafür sind aber die Biegespannungen vollständig aufgehoben, so daß eine erhebliche **Reduktion der Bruchgefährdung** erreicht wird. Entscheidend für die vollständige Aufhebung der Biegebeanspruchung ist, daß einem einseitig angreifenden Drehmoment ein gleich großes Drehmoment auf der Gegenseite entgegengesetzt wird. Greift diese Gegenkraft über einen kürzeren Hebel an, muß die Gegenkraft entsprechend größer sein, damit das Drehmoment (Produkt aus Hebelarm und Kraft) entsprechend größer wird. Bei einem langen Hebelarm kann die Gegenkraft entsprechend kleiner sein.

2.3.2 Spannungsreduktion durch Zuggurtung

Das Prinzip der **Spannungsreduktion** ist im Bewegungsapparat durch **Muskeln, Bänder** und **Faszienverstärkungen** verwirklicht und wird als **Zuggurtung** bezeichnet. Bei einer Zuggurtung werden die am Knochen zur **Biegebeanspruchung** führenden Kräfte mit Hilfe von Muskelzügen, Bändern und Faszienverstärkungen partiell oder vollständig aufgefangen. Zum Verständnis der Zuggurtung ist in dem einseitig belasteten Modellknochen

statt eines Gegengewichtes (wie in Abb. 7.2-1c dargestellt) ein Seil durch eine Spannschraube soweit unter Spannung gebracht, bis das Biegemoment (hervorgerufen durch die angreifende Gewichtskraft) aufgehoben ist (Abb. 7.2-1d). Der Gewichtsdruck, der auf dem Knochen lastet, beträgt bei gleich langem Hebelarm dann zwar das Doppelte des aufgelegten Gewichtes, aber die Biegespannungen sind dadurch völlig abgebaut.

Zur Veranschaulichung des Zuggurtungsprinzips soll die Funktion des **Tractus iliotibialis** des Oberschenkels als praktisches Beispiel erläutert werden. Beim Stand auf einem Bein wirkt das Körpergewicht, wie in Abb. 7.2-2 dargestellt, exzentrisch auf das Standbein. Es kommt hierbei, ähnlich wie am Modellknochen gezeigt, zu **Biegespannungen** am Oberschenkelknochen (Femur) mit dem Auftreten hoher Druckspannungen auf der Innenseite und korrespondierenden Zugspannungen auf der Außenseite.

Zur Reduktion der Spitzenspannungen im Randbereich wirkt hier, ähnlich wie das unter Spannung gesetzte Seil in Abb. 7.2-1d, eine derbe Faszienplatte (Tractus iliotibialis) auf der Außenseite des Oberschenkels als Zuggurtung. In Abb. 7.2-2 ist im Modell die Wirkung des Tractus iliotibialis gezeigt. Das Körpergewicht K ruft über den Hebelarm bis Mitte des Femur eine **Biegebeanspruchung** am Femur hervor. In diesem Modell ergibt sich eine Zugspannung von 690 N/cm^2 und eine Druckspannung von 830 N/cm^2. Unter der Zuggurtungswirkung des Tractus iliotibialis reduziert sich die Zugspannung von 690 auf 80 N/cm^2 und die Druckspannung von 830 auf 480 N/cm^2.

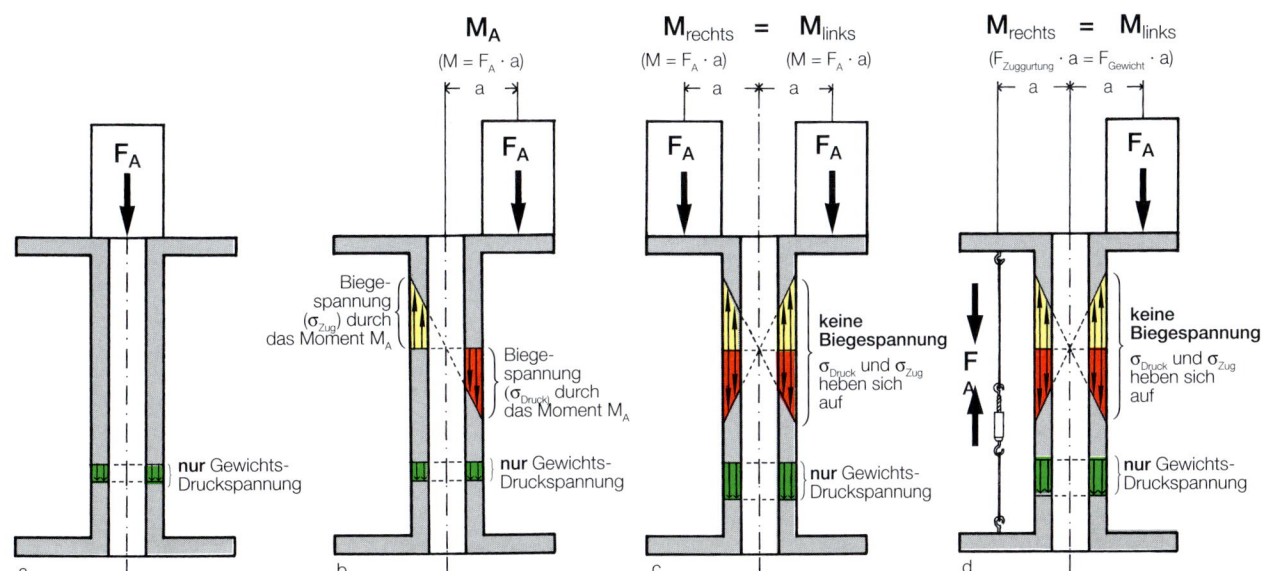

Abb. 7.2-1 Längsschnittmodell eines Röhrenknochens zur Veranschaulichung des Prinzips der Zuggurtung.
(a) Zentrale Belastung bewirkt nur Gewichts-Druckspannungen.
(b) Durch Angriff des Gewichtes über einen Hebelarm entsteht ein Biegemoment mit resultierenden Biegespannungen (gleichzeitige Druck- und Zugspannungen in einem Querschnitt).
(c) Aufhebung der Biegespannung bei Verdopplung der Gewichts-Druckspannung durch ein Gegengewicht.
(d) Aufhebung der Biegespannung bei Verdopplung der Gewichts-Druckspannung durch Zuggurtung (vgl. Abb. 7.2-2).

Abgesehen von der generellen Reduktion der Biegespannungen wird deutlich, daß die ungünstigen Zugspannungen (der Knochen hat gegenüber Zugspannungen eine **geringere Widerstandsfähigkeit** als gegenüber Druckspannungen) um etwa den Faktor 8–9 und die Druckspannungen um den Faktor 2 vermindert werden. Die starke Herabsetzung der Biegespannungen durch die Zuggurtung des Femur tritt auch optisch durch die Reduktion der Spannungslinien von 15 auf 5 Linien eindrucksvoll in Erscheinung. Die auf der Basis von Berechnungen und Experimenten erhaltenen Zug- und Druckspannungen im oberen Drittel des Femurschaftes betragen am lebenden Menschen bei einem Körpergewicht von 70 kg etwa 310–330 N/cm². Hierbei ist

berücksichtigt, daß nur eine Kraft von 600 N vorliegt, weil etwa 100 N für das Gewicht des Standbeins abgezogen werden müssen. Bei einem angespannten Tractus iliotibialis reduziert sich die laterale Zugspannung und die mediale Druckspannung auf ungefähr die Hälfte. Die Wirkung des Tractus iliotibialis wird durch die Oberschenkelmuskulatur (z.B. *M. vastus lateralis*) noch erhöht, da diese den Traktus vom Femur abdrängt, wodurch ein günstigerer Angriffswinkel (Moment) des Traktus entsteht. Wie aus Abb. 7.2-2 zu sehen ist, würde der einseitige Stand ebenfalls zu einer extrem starken Biegebeanspruchung des Schenkelhalses führen (s. u.). Diese wird durch eine muskuläre Zuggurtung (vor allem durch den *M. gluteus medius*) nahezu **kompensiert.**

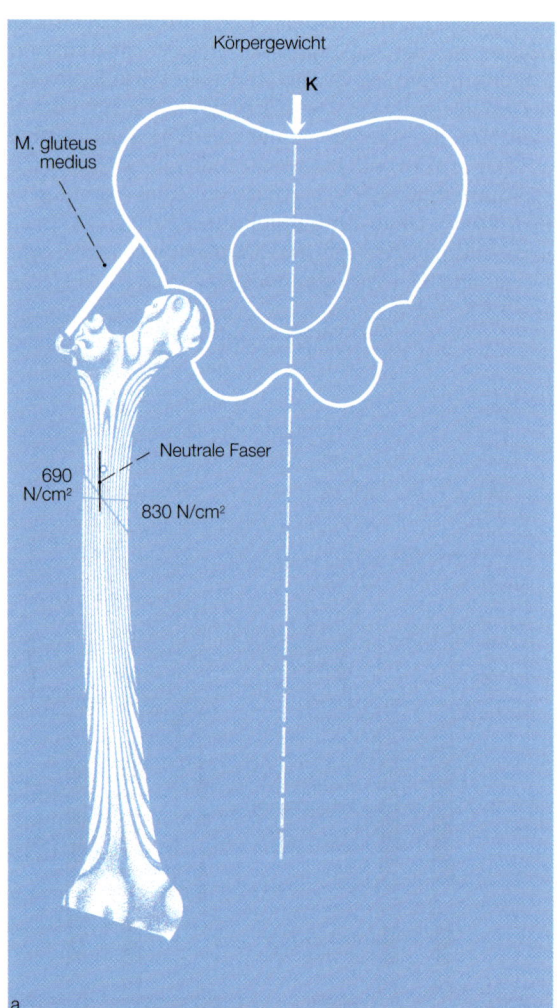
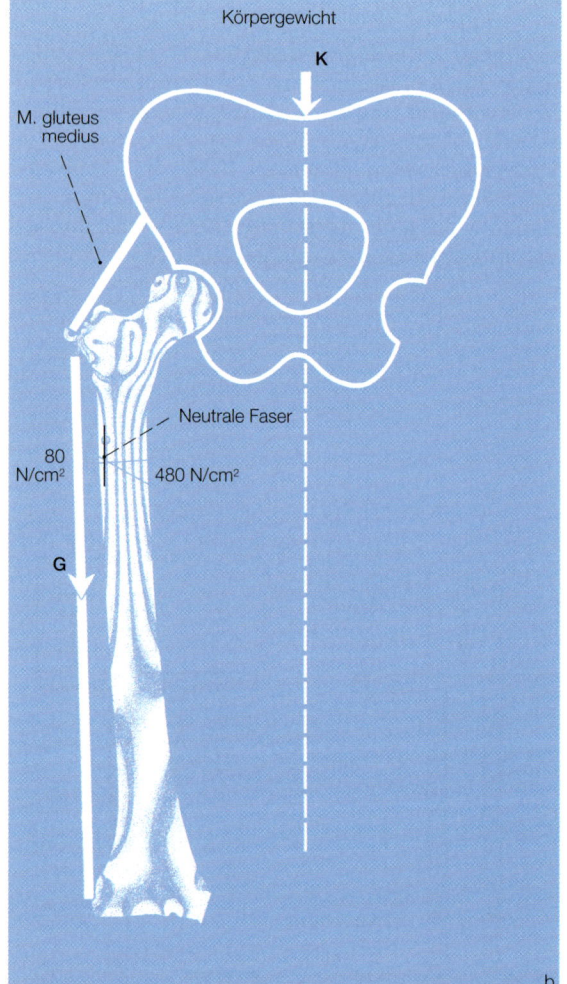

Abb. 7.2-2   Spannungsoptischer Versuch zur Darstellung der Biegespannungsreduktion des Femurschaftes durch die Zuggurtungswirkung des Tractus iliotibialis.
Die Zahlen geben die σ-Spannungen in N/cm² an. K = Körpergewicht, G = Zuggurtung. Ohne die Wirkung des Tractus iliotibialis lassen sich im proximalen Femurbereich 8- bis 9fach höhere Zugspannungen feststellen (a). Die Druckspannungen sind nur etwa um den Faktor 0,5 durch den Tractus iliotibialis reduziert (von 830 N/cm² auf 480 N/cm²). Das Auswandern der neutralen Linie kommt durch die Überlagerung von Gewichtsdruck- und Biegespannungen zustande. (Nach PAUWELS [3])

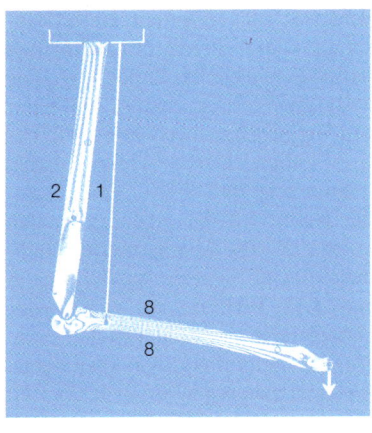 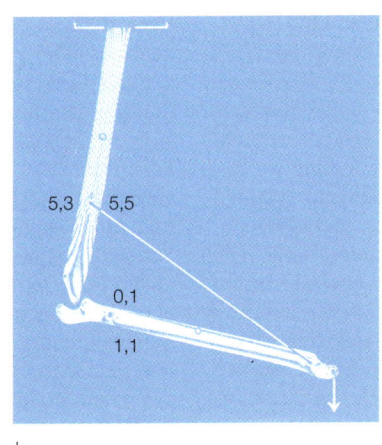 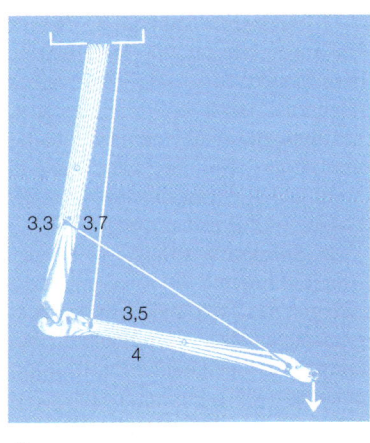

a   b   c

Abb. 7.2-3 Spannungsoptischer Versuch zur Herabsetzung der Biegebeanspruchung des Humerus und des Unterarmskeletts durch Zuggurtungswirkung des M. biceps brachii und des M. brachioradialis. Die Last (3 kg = ~ 30 N) ist am Ende des Unterarmskeletts angebracht (s. Pfeil). Die Zahlen geben die maximalen Randspannungen an (in N/cm^2 · 10^2). Vergleiche auch Abb. 7.1-6 u. 7. (Nach Pauwels [3])
(a) Herabsetzung der Biegebeanspruchung des Humerus durch den M. biceps brachii.
(b) Herabsetzung der Biegebeanspruchung des Unterarmskeletts durch den M. brachioradialis.
(c) Herabsetzung der Biegebeanspruchung des Humerus und des Unterarmskeletts bei Einwirkung beider Muskeln.

dend, sondern lokal auftretende **maximale Biegespannungen.** Hohe Spannungen treten an biegebelasteten langen Knochen im **Randbereich** auf. Folglich kann im Bereich der neutralen Achse Material eingespart werden, ohne daß dadurch die Belastbarkeit wesentlich reduziert wird. Das Ergebnis der optimalen Materialreduktion ist ein **Röhrenknochen.** Durch geringfügige Vergrößerung des Röhrenknochendurchmessers (um etwa 10%) ist bei gleicher Wanddicke die Belastbarkeit ebenso groß wie bei einem massiven Knochen, der einen um 10% geringeren Durchmesser hat. Das Gewicht des Röhrenknochens ist hierbei aber gegenüber dem massiven Knochen um 40% geringer (Rechenbeispiel s. Abb. 7.2-4).

Zuggurtungswirkung des M. biceps brachii und M. brachioradialis auf das Armskelett

Wie in Abb. 7.2-3 dargestellt, üben der M. biceps brachii und der M. brachioradialis aufgrund ihres Verlaufes und ihrer Hebelarme (vgl. Abb. 4.7-40) eine Zuggurtung auf den Humerus (M. biceps brachii) und das Unterarmskelett (M. brachioradialis) aus. Ohne diese Zuggurtung müßten Humerus, Radius und Ulna dicker und schwerer sein, wenn das gleiche Maß an Bruchsicherheit gewährleistet sein soll.

2.4 Leichtbauweise des Knochens

Das Knochenskelett des Körpers ist ein stabilisierendes Gerüstwerk, dessen Aufgabe es ist, mechanisch einwirkenden Kräften zu widerstehen. Der Schwellenwert für die Belastung, bei dem der Knochen bricht, hängt im wesentlichen von drei verschiedenen Faktoren ab: 1. Von der **geometrischen Struktur** des Knochens, 2. von den **mechanischen Eigenschaften** des Materials (Spannungs-, Dehnungsverhalten, Druckresistenz), 3. von der **Größe und Richtung der angreifenden Kräfte.** Aus energetischen und nutritiven Gründen ist ein größerer Materialaufwand als benötigt unökonomisch.

 1. Röhrenknochen. Wie oben erläutert wurde, ist nicht die Gesamtbelastung für einen Knochenbruch entschei-

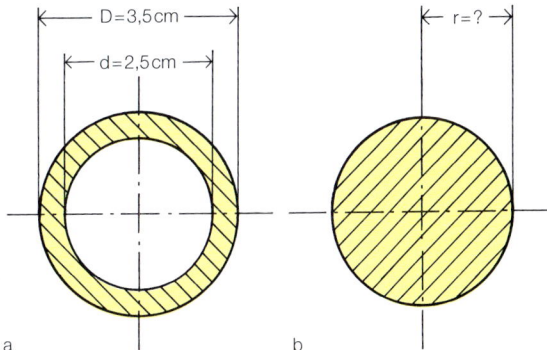

a   b

Abb. 7.2-4 Maßstabgetreue Gegenüberstellung eines massiven Knochens und eines Röhrenknochens, die die gleiche Stabilität gegenüber Biegebeanspruchungen haben sollen.
Vorgegeben sind die Maße des Röhrenknochens in (a). Der Radius, den der massive Knochen (b) haben muß, um einer gleich großen Biegebeanspruchung widerstehen zu können, ist gesucht. Er läßt sich nach folgender Formel berechnen:

$$r = \sqrt[3]{\frac{4\,(D^4-d^4)}{32 \cdot D}} = 1{,}58 \text{ cm}$$

Das entspricht einem Durchmesser des massiven Knochens von 3,15 cm. Damit ist der massive Knochen nur etwa 10% kleiner im Durchmesser als der Röhrenknochen. Die Materialersparnis der Röhrenknochenkonstruktion beträgt gegenüber der massiven Bauweise etwa 40%.

2. Substantia spongiosa. Der volumenmäßig größte Teil der Epiphysen und Metaphysen der Röhrenknochen besteht aus Spongiosa (75%) (vgl. Kap. 4.5). Bei einer genaueren Analyse des dreidimensionalen Geflechtwerkes der **Spongiosalamellen** und **-bälkchen** (Trabekel) stellt sich heraus, daß die Ausrichtung der Spongiosa weitgehend den Richtungen der **Normalspannungen,** also den Druck- und Zugspannungen folgt.

3. Substantia spongiosa des proximalen Femur. Die Ausrichtung und die Anordnung der Trabekel ist hier am Beispiel des proximalen Endes des Femur erläutert. Der proximale Abschnitt des Femur besteht aus dem *Caput femoris* (Oberschenkelkopf) und dem abgewinkelten Teil des Oberschenkelknochens, dem *Collum femoris* (Oberschenkelhals), an den sich lateral ein Knochenfortsatz anschließt, der *Trochanter major.* An ihm setzen verschiedene Hüftmuskeln an, die ein Abkippen des

Beckens beim einbeinigen Stand verhindern. Der Schenkelhalswinkel hat für die Biomechanik des aufrechten Ganges und Standes eine erhebliche Bedeutung. Die Steilheit des Schenkelhalswinkels ist für die Größe der auftretenden Zug- und Druckbelastungen innerhalb des Schenkelhalses verantwortlich. Der proximale Anteil eines menschlichen Femur zeigt im Schnitt (Abb. 7.2-5a) und im Röntgenbild (Abb. 7.2-5b) einen normalen Schenkelhalswinkel von 125°. Die Spongiosa des proximalen Femurendes zeigt eine auffallende Ausrichtung in zwei Hauptrichtungen: 1. in **Richtung der Druckspannungen** und 2. in **Richtung der Zugspannungen.** Die Analyse der Spannungstrajektorien anhand von **spannungsoptischen Modelluntersuchungen** ergibt ein gleiches Bild (Abb. 7.2-5c). Die durchgezogenen Linien deuten den Verlauf der Druckspannungen und die gestrichelten den der Zugspannungen an. Die Zugspannungstrabekel

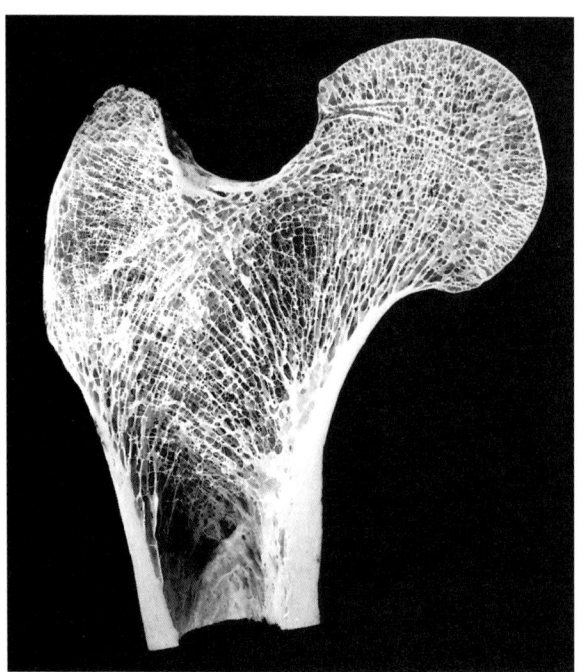

a

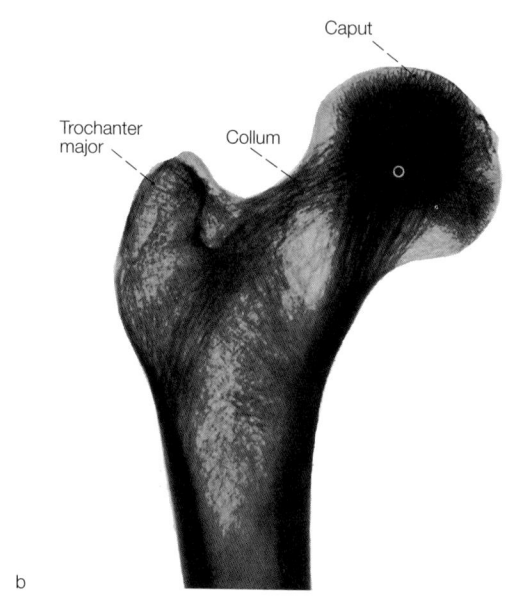

b

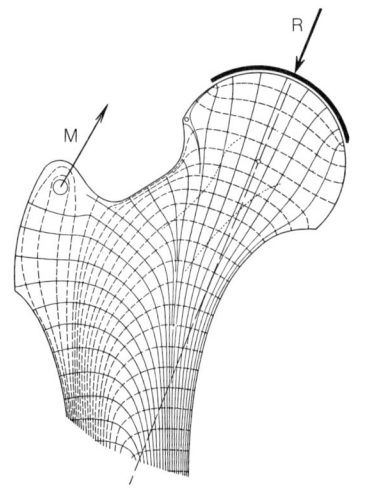

c

Abb. 7.2-5 Spongiosaverlauf im proximalen Femur bei einem normalen Schenkelhalswinkel von 125°.
(a) Frontalschnitt. Vergleiche die Spongiosastruktur mit der Röntgenaufnahme (b) und dem Modell (c), das aus spannungsoptischen Untersuchungen konstruiert wurde.
(b) Röntgenaufnahme in frontaler Projektionsebene. Zwischen den beiden besonders dicken Spongiosapfeilern unterhalb der Kreuzung liegt ein spongiosaarmes Feld (WARDsches Dreieck).
(c) Verlauf der Spannungstrajektorien anhand spannungsoptischer Modelluntersuchungen konstruiert. M = Muskelzug. Die resultierende Druckkraft R verläuft durch das Drehzentrum des Gelenks (durch einen kleinen Kreis markiert). Vergleiche auch Abb. 6.3-14.

kreuzen die Trabekel der Druckspannung in einem Winkel von annähernd 90°. Wenn der Schenkelhalswinkel steiler oder flacher ist, dann kommt es automatisch zu einer Verschiebung der Spannungen im Schenkelhals. Diese führen zu einem entsprechend veränderten Spongiosaverlauf, der dann im Röntgenbild sichtbar wird. Bei Steilstellung (*Coxa valga*, X-Bein) nehmen die Drucktrabekel zu und die Zugtrabekel ab. Bei einer abgeflachten Stellung (*Coxa vara*, O-Bein) sind die Zug- und Drucktrabekel entsprechend stärker entwickelt (vgl. auch Abb. 8.2-12).

Aus solchen Beobachtungen und zahlreichen gezielten Untersuchungen und Experimenten läßt sich über die Architektur der Spongiosa zusammenfassen: 1. Die **Ausrichtung der Spongiosa** folgt den **Zug- und Druckspannungslinien**. 2. Die **Zugtrabekel** verlaufen an den Kreuzpunkten mit den Drucktrabekeln vornehmlich im rechten Winkel zueinander. 3. Die Trabekel passen sich veränderten mechanischen Belastungen durch **Umorientierung** an. 4. Da die Trabekel ausgesprochen dünn sind und sich in Richtung der **Normalspannungen** (isolierter Druck oder Zug) ausrichten, werden sie nicht auf Biegung (gleichzeitiger Druck und Zug innerhalb eines einzelnen Trabekels), sondern entweder auf Druck oder auf Zug beansprucht. Der Hauptvorteil der Spongiosabauweise besteht darin, daß mit sehr wenig Material eine **optimale Stabilität** erreicht wird. Dieses Bauprinzip wird auch als **Leichtbauweise des Knochens** bezeichnet.

2.5 Kompositbauweise des Knochens

Die verschiedenartigen, mechanisch einwirkenden Kräfte, die zu Druck-, Zug-, Torsions- und Scherspannungen führen, erfordern vom Knochen kombinierte Eigenschaften wie **Elastizität** und **Härte**. Im folgenden sollen die Anteile der Knochenstruktur und des Knochenaufbaus angesprochen werden, die für die mechanische Widerstandsfähigkeit von Bedeutung sind. Der Knochen besteht aus zwei **Hauptkomponenten:**

1. Aus **organischen Materialien**, die von Zellen (Osteoblasten, Osteozyten) hergestellt werden, und 2. aus **anorganischem Material** (Mineralien). Bei den organischen Baustoffen handelt es sich im wesentlichen um Kollagenfasern. Die Kombination aus organischem Material und anorganischen Mineralien schafft die gewünschten Eigenschaften des Knochens, nämlich eine gewisse Elastizität durch die **Kollagenfasern** und die Härte durch eingelagerte **Mineralien** (für Details vgl. Kap. 4.5). Eine Kombination von Materialien mit unterschiedlichen Eigenschaften, deren Vorteile sich ergänzen, wird als **Kompositbauweise** bezeichnet. Kompositbaustoffe werden heute technisch mit viel Aufwand unter hohen Kosten hergestellt.

2.5.1 Anordnung der Kollagenfasern

Die Ausrichtung der Kollagenfibrillen in den Lamellen (vgl. Kap. 4.5) ist innerhalb der konzentrischen Osteone der Kompakta und der Lamellen der Spongiosa nicht

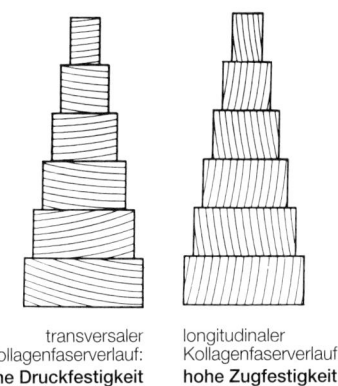

transversaler
Kollagenfaserverlauf:
hohe Druckfestigkeit

longitudinaler
Kollagenfaserverlauf:
hohe Zugfestigkeit

Abb. 7.2-6 Schematische Darstellung des Kollagenfaserverlaufs in Osteonlamellen in Beziehung zur mechanischen Festigkeit. Osteone mit vornehmlich longitudinalem Faserverlauf sind besonders zugfest, während Osteone mit vornehmlich transversalem Faserverlauf besonders druckfest sind. Die Grenzbelastbarkeit in Osteonen für Druck ist bei longitudinalem Kollagenfaserverlauf ~ 40% geringer als bei transversalem Kollagenfaserverlauf. (Nach Ascenzi u. Bonucci [1])

einheitlich. Die **Kollagenfibrillen** sind in den Osteonen **konzentrisch** mit vornehmlich **longitudinalen, transversalen** und **gemischten Verläufen** angelegt, wobei der Steigungswinkel der Fibrillen von Lamelle zu Lamelle innerhalb eines Osteons wechseln kann. Abhängig vom Steigungswinkel der Kollagenfasern besitzen die Osteone unterschiedliche mechanische Eigenschaften und Belastungsgrenzen (Details Abb. 7.2-6).

2.5.2 Kalzifizierung und mechanische Belastung

Die mechanische Belastbarkeit des Knochens ist auch vom Kalzifizierungsgrad abhängig. Ein hoher **Kalzifizierungsgrad** bedeutet generell eine größere **mechanische Stabilität**. Die Knochendichte kann heute als Parameter für den Kalzifizierungsgrad mit Hilfe der **Computertomographie** und **bildanalytischen Verfahren** detailliert am lebenden Menschen ermittelt werden. Diese Methode wird auch zur Diagnose von Fehlbelastungen eingesetzt. Ein Beispiel zur operationsbedingten Veränderung der **Knochendichte** am lebenden Menschen ist in Abb. 7.2-7a u. b dargestellt. Es handelt sich um eine dreidimensionale Rekonstruktion des Knochens im Bereich der Tibia (Schienbein) bei einer 62jährigen Patientin mit *Genu varum* (O-Bein). Durch schichtweise Aufnahmen des Tibiaplateaus mittels Computertomographie und einer anschließenden computergestützten Auswertung der **Knochendichte** erhält man dreidimensionale Bilder (Abb. 7.2-7). Wie man deutlich erkennen kann, ist auf der medialen Seite der Tibia (beim O-Bein stark belastet) eine **hohe Knochendichte** (schwarze und dunkelbraune Flecken), auf der lateralen Seite dagegen (beim O-Bein kaum belastet) eine **geringere Knochendichte** festzustellen. Der Knochen reagiert auf solche besonders starken Belastungen mit einer zunehmenden Kalzifizierung und präoperativ

vorne

medial

a   hinten

1 Jahr postoperativ

vorne

medial

b   hinten

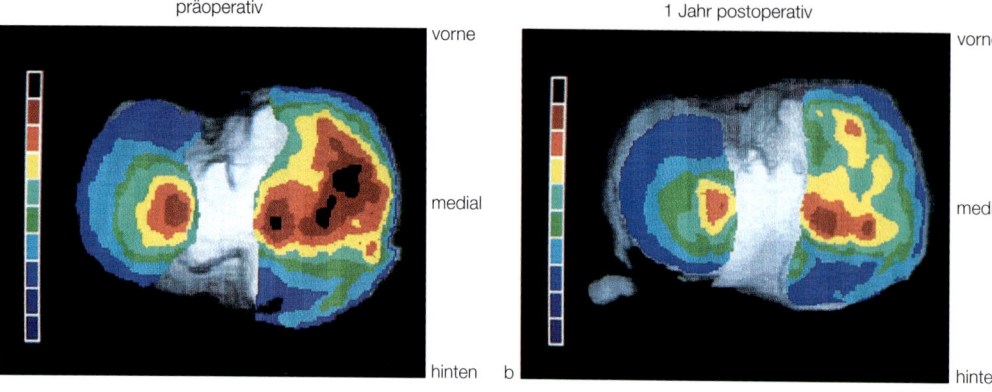

Abb. 7.2-7   Vergleichende Gegenüberstellung der Knochendichte im linken Tibiaplateau einer 62jährigen Patientin.
(a) Dreidimensionale (3D-)Rekonstruktion aus computertomographisch gewonnenen Daten im Zustand eines Genu varum (O-Bein). Deutlich ist auf der medialen Seite eine starke Knochendichte nachweisbar (schwarze, braune und rote Felder).
(b) Ein Jahr nach einer operativen Korrektur des Genu varum (Umstellungsosteotomie) ist die Knochendichte deutlich reduziert. (Original: M. MÜLLER-GERBL, Anatomisches Institut, München)

Wird die Beanspruchung eines Skelettelements vermindert, kommt es sowohl zu einer Reduktion des Kalzifizierungsgrades als auch zu einer Abnahme der organischen Bestandteile des Knochens (Matrixverlust). Klinisch tritt ein solcher Substanzverlust des Knochens besonders nach längerer Ruhigstellung im Gipsverband in Erscheinung (**Inaktivitätsatrophie**). Auch bei Raumfahrern, die während der Raumflüge der Schwerkraft entzogen sind, konnten bereits nach wenigen Wochen signifikante Verluste der Knochenmasse festgestellt werden. Diese Abnahme äußerte sich in einer **verminderten Röntgendichte** des Skeletts und in einer vermehrten Ausscheidung von Ca^{2+} im Urin.

Vermehrung des Knochengewebes. Nach einer operativen Korrektur des O-Beins konnte ein Jahr danach eine **gleichmäßigere Verteilung der Knochendichte** im Tibiaplateau gemessen werden. Die absolute Knochendichte ist gegenüber dem Vorbefund medial reduziert. Dies ist dadurch zu erklären, daß das Körpergewicht nach der Korrektur nun auf eine größere Fläche verteilt ist und der Knochen mit Materialreduktion auf die verminderte Beanspruchung (geringere mediale Druckbelastung) reagiert.

2.6   Umbauvorgänge des Knochens als Adaptation an veränderte Beanspruchungen

Der wesentliche Unterschied zwischen Knochen und technischen Materialien besteht in der Fähigkeit des „lebenden" Knochengewebes, auf wechselnde Beanspruchungen mit Umbauprozessen aktiv reagieren zu können. Ein klinisches Beispiel für dieses Phänomen ist bereits oben geschildert worden (Kap. 2.5.2, Abb. 7.2-7). Als ein weiteres Beispiel kann die Knochenkompakta des Oberarmknochens (Humerus) des Spielarms von Tennisspielern angeführt werden: Die Kompakta des Spielarmhumerus kann um 30% dicker sein als die Kompakta des weniger stark belasteten Humerus der Gegenseite. Dieser Befund steht im Einklang mit der Beobachtung, daß bei Rechtshändern das rechte Armskelett und das linke Beinskelett statistisch schwerer und um 1–2 cm länger sind als das korrespondierende Extremitätenskelett der Gegenseite.

Diese Adaptationsvorgänge werden durch die Aktivität der Zellen des Knochens gesteuert (Osteozyten, Osteoblasten, Osteoklasten). Diese besitzen (wie auch die meisten anderen Zellen des Körpers) in ihrer Plasmamembran **dehnungsabhängige Ionenkanäl**e (K^+-Kanäle, Ca^{2+}-Kanäle), durch deren Öffnung bzw. Verschluß eine Änderung des Membranpotentials und der intrazellulären Ca^{2+}-Konzentration zustande kommen kann. Dadurch werden wiederum verschiedene zelluläre Prozesse beeinflußt (Ca^{2+} als intrazellulärer Botenstoff, vgl. Kap. 2.2.9), die sich u.a. in einer gesteigerten oder verminderten Syntheseleistung der Knochenzellen äußern können.

In diesem Zusammenhang ist die Entdeckung von belastungsabhängigen elektrischen Signalen (**bioelektrische Effekte**) im Knochen hervorzuheben: Im biegebeanspruchten Knochen konnte eine negative elektrische Ladung auf der Druckseite und eine positive Ladung auf der Zugseite gemessen werden. Diese auffällige Ladungsverteilung wird wahrscheinlich durch die Zellen des Knochengewebes hervorgerufen. Nach experimenteller Abtötung der Knochenzellen waren elektrische Ladungsdifferenzen zwischen Zug- und Druckseite kaum noch festzustellen. Diese Potentialänderungen stehen offenbar mit mechanisch bedingten Aktivitätsänderungen der Knochenzellen und ihres Membranpotentials in Zusammenhang (s.o.).
Für diese Vorstellung spricht auch die Beobachtung, daß im Bereich von Knochenbrüchen die negativen Ladungen gegenüber den gesunden Knochenabschnitten zunehmen. Durch Reizung eines Knochens mit schwachen elektrischen Strömen konnte an der Kathode (negative Ladungsquelle) die Knochenbildung angeregt werden. An der Anode (positive Ladungsquelle) wurde dagegen ein Abbau von Knochensubstanz beobachtet.

Literatur

1. Abbildungsreferenzen

[1] Ascenzi, A., E. Bonucci: The compressive properties of single osteons. Anat. Rec. 161 (1968) 377–392.

[2] Kummer, B.: Klinische Relevanz biomechanischer Analysen der Hüftregion. Z. Orthop. 129 (1991) 285–294.

[3] Pauwels, F.: Gesammelte Abhandlungen zur funktionellen Anatomie des Bewegungsapparates. Springer, Berlin–Heidelberg–New York 1964.

2. Weiterführende Literatur

1. Martin, R. B., D. B. Burr: Structure, Function, and Adaption of Compact Bone. Raven Press, New York 1989.

2. Pauwels, F.: Gesammelte Abhandlungen zur funktionellen Anatomie des Bewegungsapparates. Springer, Berlin–Heidelberg–New York 1964.

3. Tillmann, B.: Funktionelle Anatomie des Bewegungsapparates. In: Böhm, B., E. Rumberger, B. Tillmann, K. Wurster: Funktionelle Anatomie des Bewegungsapparates, Physiologie, allgemeine Krankheitslehre. Thieme, Stuttgart 1981.

4. Van Mow, C., W. C. Hayes: Basic Orthopaedic Biomechanics. Raven Press, New York 1991.

8 Spezieller Bewegungsapparat

8.1 Rumpf

R. PUTZ

1 Wirbelsäule, Columna vertebralis

1.1 Übersicht

1.1.1 Entwicklung und Gliederung des Achsenorgans

Im Lauf der Evolution wird die **Chorda dorsalis** durch eine höher differenzierte Konstruktion ersetzt, die aus gegeneinander beweglichen Teilstücken, den Wirbeln, *Vertebrae*, und ihren Verbindungen besteht. Die Wirbelanlagen besitzen typische topographische Beziehungen zu Chorda und Rückenmark. Sie gehen aus dem chordanahen gegliederten Mesenchym **(Sklerotome)** hervor und verdrängen die Chorda bis auf einen Rest, der im Bereich der Zwischenwirbelscheiben, *Disci intervertebrales*, erhalten bleibt. Nach dorsal wird das Rückenmark von segmentalen Bogen **(Neuralspangen)** umschlossen, die durch Bänder und Gelenkfortsätze (Zygapophysen) untereinander in Verbindung stehen. So entsteht ein vom Foramen magnum des Schädels bis zum Hiatus sacralis des Kreuzbeins führender Kanal, *Canalis vertebralis*, der neben dem Rückenmark und seinen Hüllen u.a. die Wurzeln der Rückenmarksnerven und Venengeflechte enthält. Zwischen den Wirbelbogen bleiben seitlich Öffnungen, *Foramina intervertebralia*, zum Durchtritt der Rückenmarksnerven, *Nervi spinales*, bestehen.

Im Brustbereich steht die Wirbelsäule seitlich mit 12 beweglichen Spangenpaaren in Verbindung, die sich als Rippen ventral mit dem median gelegenen Brustbein vereinigen. Durch die Anfügung der Rippen wird an der Wirbelsäule eine Brustregion von einer Hals- und Lendenregion unterscheidbar. In diesen Regionen sind die entsprechenden seitlichen Spangenanlagen (Parietalspangen) in unterschiedlicher Weise in das Baumaterial der Wirbel einbezogen. So entsteht die charakteristische Form der 7 Halswirbel, *Vertebrae cervicales*, der 12 Brustwirbel, *Vertebrae thoracicae*, und der 5 Lendenwirbel, *Vertebrae lumbales*. Die nach kaudal anschließenden 5 Wirbelanlagen sind zum Kreuzbein, *Os sacrum (Verte-*

brae sacrales I–V), verschmolzen. Das unterste Ende der Wirbelsäule bilden 3–6 Knochenstücke, die zusammen als Steißbein, *Os coccygis (Vertebrae coccygeae I–IV)*, bezeichnet werden. Somit besteht die Wirbelsäule des Erwachsenen unter Berücksichtigung der Synostosierung der 5 Kreuzbeinanteile aus **28–31 knöchernen Elementen** (Abb. 8.1-1).

Mit dem Rumpfskelett ist das Skelett der Gliedmaßen durch Schulter- und Beckengürtel verbunden.

1.1.2 Grundform des Wirbels

Die Wirbel haben eine gemeinsame Grundform, die in den einzelnen Regionen unterschiedlich abgewandelt ist. Während beim Neugeborenen die Wirbel noch ziemlich gleichartig sind, prägen sich bis zum Abschluß des Wachstums charakteristische Merkmale aus.

Am Beispiel eines Brustwirbels (Abb. 8.1-2) zeigt sich die **Grundform des einzelnen Wirbels** besonders deutlich. Man kann an ihm den Wirbelkörper, *Corpus vertebrae*, und den Wirbelbogen, *Arcus vertebrae*, mit seinen Fortsätzen, *Processus*, unterscheiden. Der Wirbelkörper trägt vor allem in der Brust- und Lendenregion einen Großteil der Körperlast. Querfortsätze, *Processus transversi*, und Dornfortsatz, *Processus spinosus*, werden von zahlreichen Muskeln als Muskelhebel benutzt. Nach kranial und kaudal ragen je 2 Gelenkfortsätze, *Processus articulares superiores et inferiores*, vergleichend anatomisch als Zygapophysen bezeichnet, vor. Das Wirbelloch, *Foramen vertebrale*, umgrenzt von Wirbelkörper und Wirbelbogen, bildet den Raum für das Rückenmark mit seinen Hüllen, Blutgefäßen und Nerven.

Der **Wirbelkörper** hat die Form eines kurzen Zylinderstücks und besteht aus dichter Spongiosa, deren Bälkchen vorzugsweise senkrecht und parallel zu den Endflächen ausgerichtet sind. Die Endflächen *Facies intervertebrales*, sind mit Ausnahme einer Randzone **(Randleiste)** von einer hyalinen Knorpelplatte bedeckt.

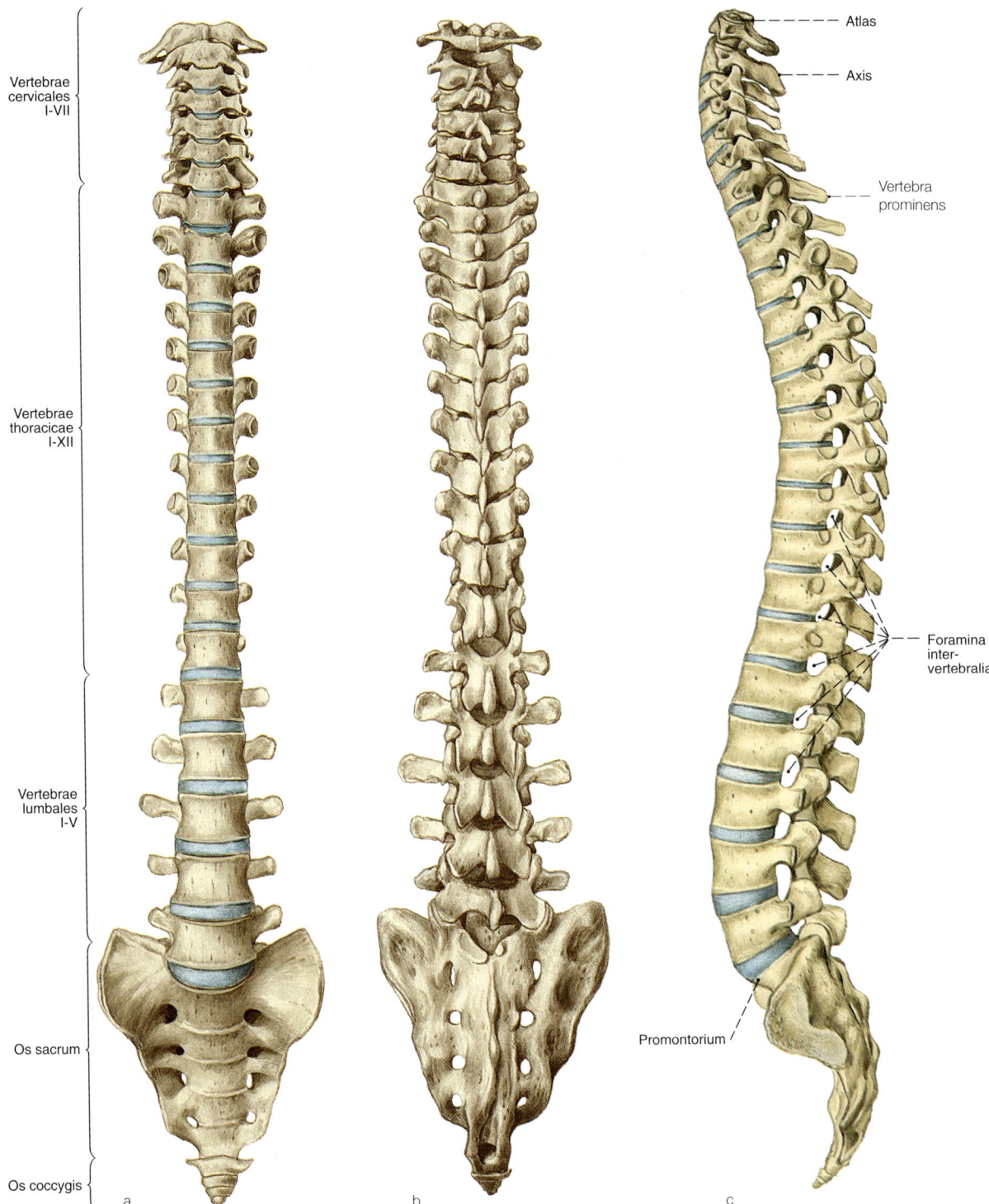

Vertebrae cervicales I-VII

Vertebrae thoracicae I-XII

Vertebrae lumbales I-V

Os sacrum

Os coccygis

a

b

c

Atlas

Axis

Vertebra prominens

Foramina inter- vertebralia

Promontorium

Abb. 8.1-1   Wirbelsäule, Columna vertebralis.
(a) Ansicht von ventral
(b) Ansicht von dorsal
(c) Ansicht von lateral

Mit diesen Flächen sind die Zwischenwirbelscheiben (= Bandscheiben) fest verbunden.

Der Zylindermantel wird von einer dünnen Kompaktalamelle gebildet, in die das vordere Längsband einstrahlt.

Seitlich trägt der Wirbelkörper kranial und kaudal je eine kleine überknorpelte **Gelenkgrube,** *Foveae costales superior et inferior.* Die benachbarten Gelenkgruben zweier Wirbel nehmen zusammen den Kopf einer Rippe auf.

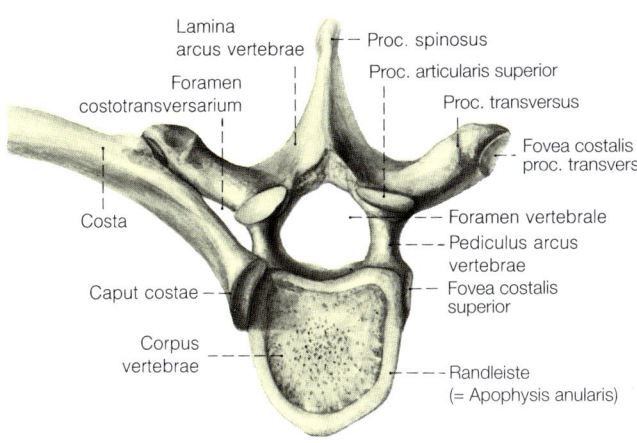

Labels in figure:
Lamina arcus vertebrae — Proc. spinosus — Proc. articularis superior — Proc. transversus — Foramen costotransversarium — Fovea costalis proc. transversi — Costa — Foramen vertebrale — Pediculus arcus vertebrae — Caput costae — Fovea costalis superior — Corpus vertebrae — Randleiste (= Apophysis anularis)

Wirbelkörper und **Wirbelbogen** umgeben das **Wirbelloch,** *Foramen vertebrale.* Aus der Abfolge der Foramina vertebralia ergibt sich der **Wirbelkanal,** *Canalis vertebralis.* Auf jeder Seite bleibt zwischen zwei Wirbeln das **Zwischenwirbelloch,** *Foramen intervertebrale,* zum Durchtritt der zugehörigen Spinalnerven frei. Diese Öffnung wird knöchern begrenzt durch die Wurzelstücke der angrenzenden Wirbelbogen, *Pediculi arcus vertebrae,* die hier kranial und kaudal etwas eingezogen sind, *Incisurae vertebrales inferior et superior.* Vom abgeplatteten Anteil des Wirbelbogens, *Lamina arcus vertebrae,* gehen nach oben und unten je zwei **Gelenkfortsätze,** *Processus articulares superiores et inferiores,* aus, die eine überknorpelte Gelenkfläche tragen. Auf diese Weise steht jeder Wirbel mit seinem Nachbarn in vierfacher gelenkiger Verbindung. Die Wirbel sind um die Dicke einer Zwischenwirbelscheibe voneinander entfernt; die Gelenkfortsätze sind aber so lang, daß sie über diese Entfernung hinweg miteinander in Berührung bleiben. Durch die relativ kleinen Wirbelbogengelenke werden die Bewegungen der Wirbelsäule z. T. geführt und in ihrem Ausmaß begrenzt.

Die nach beiden Seiten vom Bogen abgehenden **Querfortsätze,** *Processus transversi,* tragen am 1. bis 10. Brustwirbel eine Gelenkfläche, *Fovea costalis processus transversi,* für das Rippenhöckerchen. Am 11. und 12. Brustwirbel fehlt die Gelenkfläche.

Ein mittlerer Fortsatz, der **Dornfortsatz,** *Processus spinosus,* deckt im Bereich der Hals- und Brustwirbelsäule den Wirbelkanal nach dorsal. Die Dornfortsätze sind in der Regel vom 6. Halswirbel an durch die Haut zu tasten. Sie bilden wichtige Marken für die Orientierung an der Körperoberfläche und die Lagebestimmung innerer Organe. Der 7. Halswirbel wird wegen seines besonders weit nach dorsal unter die Haut vorspringenden Processus spinosus als *Vertebra prominens* bezeichnet.

1.1.3 Gesamtform der Wirbelsäule

Die Wirbelsäule besitzt eine Eigengestalt, deren doppelt S-förmige Krümmung durch das Gewicht der Rumpfmasse und den Tonus der Muskeln verstärkt wird. Charakteristisch für die menschliche Wirbelsäule ist der scharfe Knick zwischen Kreuzbein und Lendenwirbelsäule. Dieser zugleich am weitesten vorspringende Punkt des Beckeneingangs wird von der Vorderkante der Basis ossis sacri gebildet und als **Promontorium** bezeichnet. Der Lumbosakralwinkel beträgt im Durchschnitt 129° (120–164°).

Das Auftreten dieses Winkels hängt mit der Aufrichtung des Menschen als zweibeiniges Wesen zusammen (Abb. 8.1-3). Aus statischen (und damit energetischen) Gründen wurde die Lendenwirbelsäule in der Evolution schließlich über der Unterstützungsfläche der Beine positioniert.

Die Sakralregion der Wirbelsäule wird als Bestandteil des Beckens in etwa in ihrer ursprünglichen Stellung gehalten, während die präsakrale Wirbelsäule aufgerichtet wird. Dadurch entstehen die Abknickung des Promontoriums und die Vorwärtswölbung der Lendenwirbelsäule, die als **Lendenlordose** bezeichnet wird. Es wird auf diese Weise ein gebogener, federnder Lendenstiel gebildet, der den Rumpf trägt. Die oberen Lendenwirbel leiten über zu einer entgegengesetzten Krümmung, der **Brustkyphose,** die sämtliche Brustwirbel und die untersten Halswirbel umfaßt.

Die charakteristischen Krümmungen der Wirbelsäule sind beim Neugeborenen erst angedeutet (Abb. 8.1-4) und können nur durch starke Streckung im Hüftgelenk passiv hergestellt werden. Beim aufrechten Sitzen des Kleinkindes bildet die Wirbelsäule zunächst noch einen nach vorn konkaven Bogen. Erst später wird ein Sitzen mit gerader Rücken- und aufrechter Kopfhaltung möglich. Dabei entsteht die **Halslordose.** Es kommt also erst mit dem Erlernen des Stehens und Gehens im Laufe von Jahren zu den typischen Krümmungen, die zunächst nur funktionell und vorübergehend bei Belastung auftreten. Daraus kann man schließen, daß die aufrechte Haltung die Ausbildung der Wirbelsäulenkrümmungen mit ihren individuellen Besonderheiten entscheidend beeinflußt (Abb. 8.1-5).

Im allgemeinen ist die Wirbelsäule des Erwachsenen auch asymmetrisch gering seitlich gebogen (**Skoliose;** Abb. 8.1-6). Zumeist finden sich im Lendenbereich eine nach links konvexe und im Brustbereich eine nach rechts

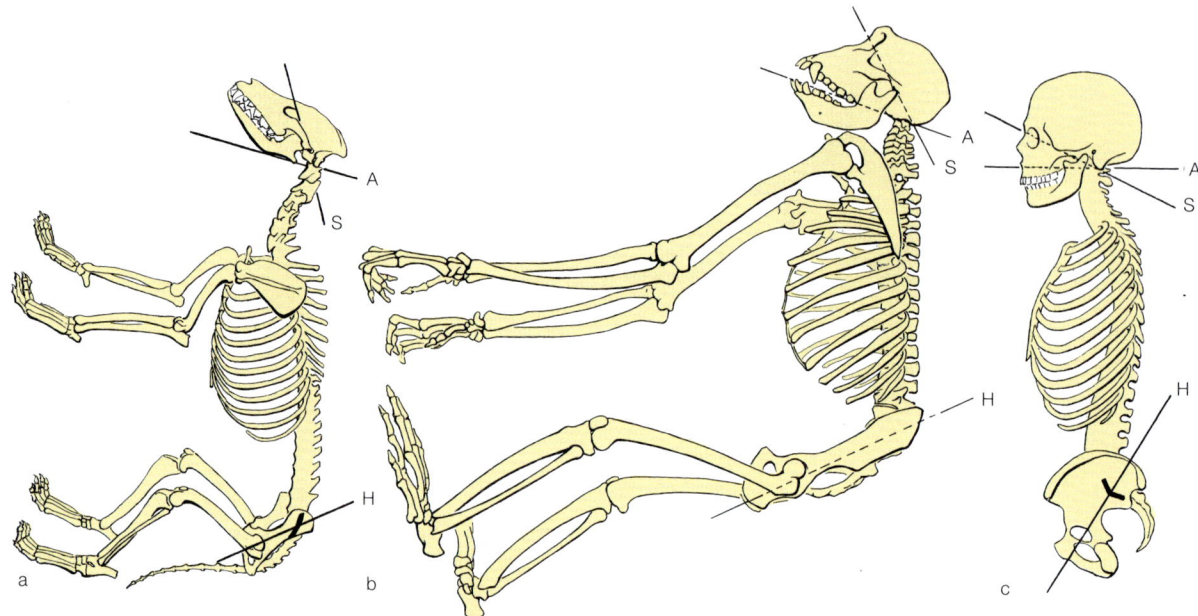

Abb. 8.1-3 Stammskelett von Wolf (a), Schimpanse (b) und Mensch (c) in übereinstimmender Orientierung. (Nach Strasser [24])

H = Ebene der Haupttragezone des Hüftbeins
A = Ebene des Atlas
S = Ebene der Schädelbasis

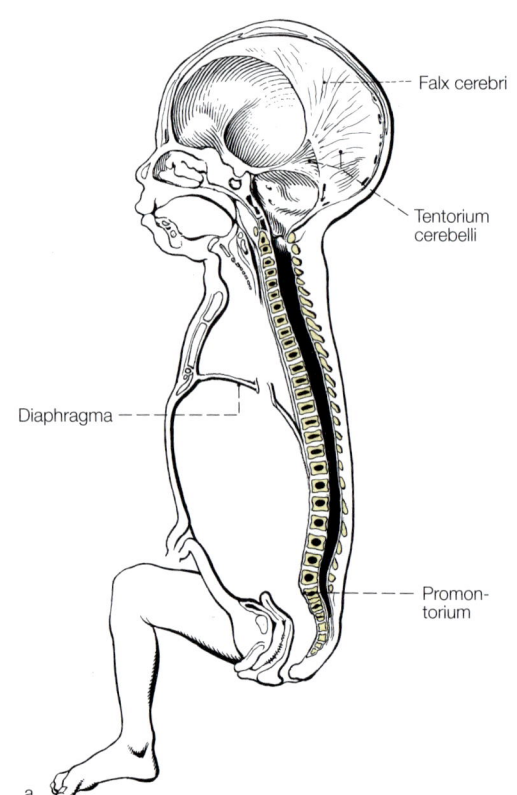

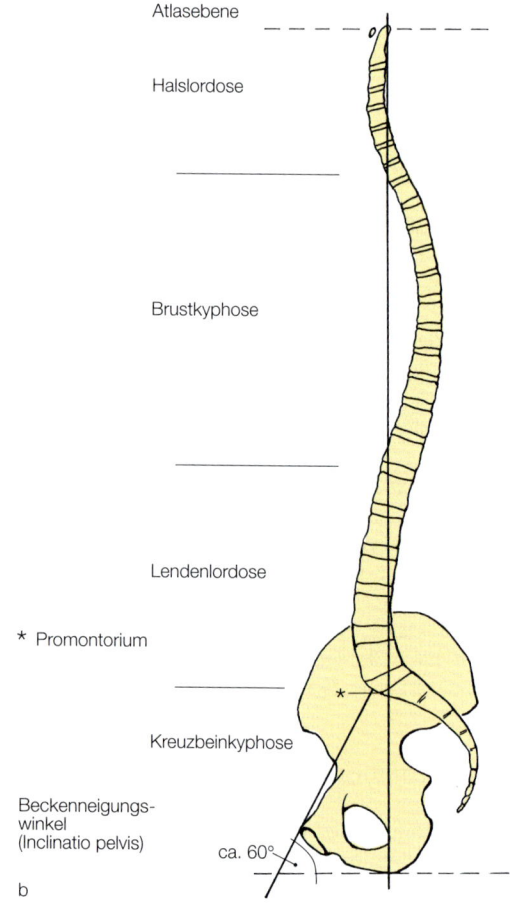

Abb. 8.1-4 Entwicklung der Krümmung der Wirbelsäule.
(a) Mediansagittalschnitt durch einen Fetus im 7. Entwicklungsmonat. Die Krümmungen der Wirbelsäule sind erst angedeutet.
(b) Wirbelsäule eines Erwachsenen mit Schwerelot.

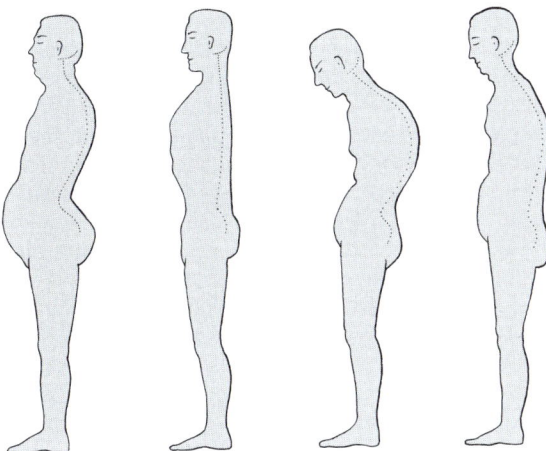

Abb. 8.1-5 Individualtypische Haltungen. Beachte die unterschiedliche Ausprägung von Brustkyphose und Lendenlordose. (Nach Strohal [25])

konvexe Ausbiegung. Während der frühen Kindheit fehlt jede Krümmung der Wirbelsäule in der Frontalebene. Sie entwickelt sich erst zwischen dem 7. und 10. Lebensjahr und ist meist noch nicht S-förmig, da zunächst eine reine Brust- oder nur eine Lendenskoliose auftritt. Erst später kommt die S-Form (zusammengesetzte Skoliose) zustande. Experimentelle Untersuchungen haben ergeben, daß eine seitliche Fixierung der Wirbelsäule über längere Zeit zunächst zu einer Totalkrümmung der Wirbelsäule führt. Nach einiger Zeit treten kompensatorische Gegenkrümmungen auf.

Stärkere seitliche Biegungen sind fast immer krankhaft und sollten so früh wie möglich behandelt werden. Ihre Ursache kann z.B. eine Fehlbildung im Bereich der Wirbelkörperanlagen, der Rippen oder der Rückenmuskulatur sein.

Sog. **statische Skoliosen** gehen auf eine Schiefstellung des Beckens zurück, wie sie z.B. durch Längenunterschiede der unteren Gliedmaßen, angeborene Hüftluxationen oder Beckenasymmetrien entstehen können. Bei den krankhaften Skoliosen sind meist neben Seitbiegungen der Wirbelsäule Drehungen um die Längsachse vorhanden. Die Dornfortsätze sind dabei nach der Seite der Konkavität gerichtet.

Abweichungen von der normalen Form der Wirbelsäule, die durch Anspannung der Muskulatur korrigierbar sind, werden als **Fehlhaltungen** bezeichnet. Unter **Fehlform** versteht man eine fixierte Veränderung der gesamten Form der Wirbelsäule.

Im Alter wird die Wirbelsäule kürzer, da die Bandscheiben durch den Flüssigkeitsverlust ihres Gallertkerns an Höhe verlieren und die Wirbelkörper einer altersabhängigen Mineralisierungsabnahme bis hin zur Osteoporose unterliegen. Dabei können Deck- und Grundplatte der Wirbelkörper konkav ausgehöhlt und die vorderen und seitlichen Bandscheibenanteile der Brustwirbelsäule durch Gewebsschwund niedriger werden bzw. sogar verknöchern. Dadurch wird die Kyphose dieses Abschnitts verstärkt **(Alterskyphose).**

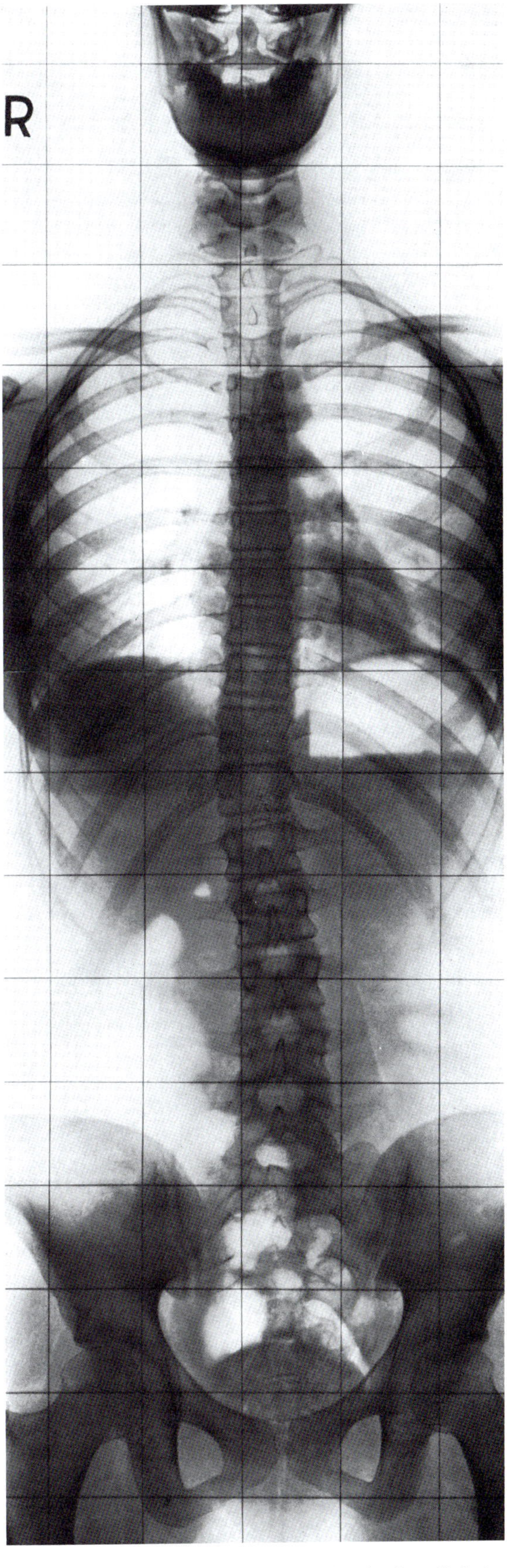

Abb. 8.1-6 Röntgenaufnahme der Wirbelsäule eines fünfzehnjährigen Mädchens. (Aus Birkner [3])

1.2 Form und Entwicklung der Wirbel

1.2.1 Hals-, Brust- und Lendenwirbel

Die Wirbel der einzelnen Regionen der Wirbelsäule unterscheiden sich sowohl durch ihre Größe als auch durch besondere kennzeichnende Merkmale (Abb. 8.1-7). An den Grenzen der Regionen treten Übergangsformen auf. Bei gleicher Festigkeit ihrer Spongiosa haben die **Wirbelkörper** vom Schädel gegen das Becken hin fortschreitend eine immer größere Last zu tragen. Dies wird durch Zunahme ihres Durchmessers und ihrer Höhe nach kaudal hin kompensiert. Bei den vierfüßigen Säugern, bei denen die Wirbelsäule eher gleichmäßig belastet wird, ist die Querschnittszunahme der Wirbelkörper viel geringer, und ihre Gestalt bleibt gleichartig. Beim Menschen wandelt sich die Form. Sie ist bei den Halswirbelkörpern annähernd rechteckig, bei den Brustwirbeln etwa dreieckig, bei den Lendenwirbeln bohnenförmig.

Die beiden ersten Halswirbel, *Atlas* und *Axis* (Abb. 8.1-8a, 8b u. 39), nehmen die Last des Kopfes auf und ermöglichen durch ihren Bau die Bewegung des Kopfes in drei Freiheitsgraden entsprechend einem Kugelgelenk. Sie weichen stark von der typischen Grundform der Wirbel ab. Der Atlas besitzt an Stelle eines Körpers einen vorderen Bogen, *Arcus anterior,* der außen das *Tuberculum anterius* und an seiner Innenseite eine Gelenkfläche, *Fovea dentis,* für eine entsprechende Gelenkfläche des Zahns des Axis, *Dens axis,* trägt, der seinerseits das charakteristische Merkmal des 2. Halswirbels ist. Seitlich schließen sich die *Massae laterales* an, die die Verbindung zum hinteren Bogen, *Arcus posterior,* herstellen. An der Innenfläche der Massae laterales des Atlas ist eine grubige Vertiefung zu sehen, an der derbe Faserzüge befestigt sind, die als *Ligamentum transver-*

sum atlantis dorsal vom Dens axis zur Gegenseite ziehen und mit diesem eine Art Zapfengelenk bilden. An den Massae laterales finden sich kranial Gelenkflächen, *Facies articulares superiores,* zur gelenkigen Verbindung mit dem Hinterhauptsbein und kaudal die *Facies articulares inferiores* zur Artikulation mit dem Axis. Nach lateral ragen von den Massae laterales – entsprechend den übrigen Halswirbeln – Querfortsätze vor, die von dem *Foramen transversarium* durchbrochen sind. Sie laden erheblich weiter nach der Seite aus als die der folgenden Halswirbel und lassen sich zwischen Warzenfortsatz und Kieferwinkel gut tasten (Abb. 8.1-9). Von den Querfortsätzen führt eine flache Rinne über das Wurzelstück des hinteren Atlasbogens nach medial, in der die A. vertebralis liegt, *Sulcus arteriae vertebralis* (Abb. 8.1-39). Dieser Sulcus kann mitunter zu einem Kanal, *Canalis arteriae vertebralis,* geschlossen sein. Von der Mitte des hinteren Umfangs des Arcus posterior ragt das *Tuberculum posterius* vor. Der Körper des Axis ist nach kranial ausgezogen zum *Dens axis,* der phylogenetisch als Material eines Atlaskörpers aufzufassen ist. Um ihn als Achse kann der Kopf mit dem Atlas rotiert werden (Abb. 8.1-39). An seiner Vorderfläche befinden sich die *Facies articularis anterior,* an der Hinterfläche die *Facies articularis posterior,* der die mit Knorpelzellen durchsetzte Innenfläche des *Ligamentum transversum atlantis* anliegt. Der Zahn des Axis ist häufig etwas nach hinten abgebogen (Abb. 8.1-42b), was in Zusammenhang mit der Ausbildung des Schädelbasiswinkels steht [11]. Von der Basis des Zahns ziehen die beiden *Processus articulares superiores* in einem flachen Winkel nach dorsolateral. Sie sind bis auf einen kleinen medialen Bereich flach konkav, besitzen jedoch zentral eine dicke Knorpelauflagerung. So entsteht ein leicht konvexer, nach lateral auslaufender First, der die Funktion

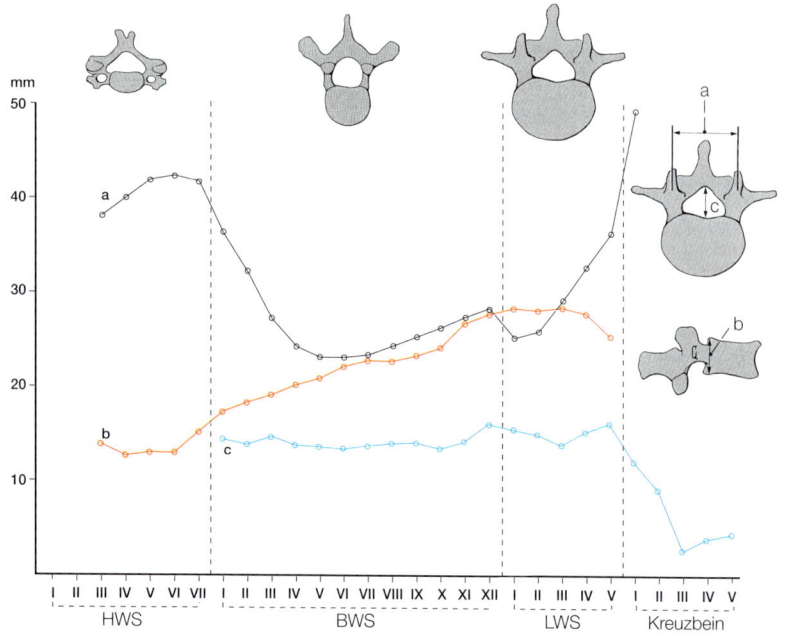

Abb. 8.1-7 Einige Maße der Wirbel. Oben: Form des Querschnittes der Wirbellöcher in den einzelnen Wirbelsäulenabschnitten.
(a) Querer Abstand der Wirbelgelenke. (Nach PUTZ [15])
(b) Hintere Wirbelkörperhöhe (Nach PUTZ [15])
(c) Sagittaler Durchmesser des Wirbelkanals. (Nach DOMISSE [5])

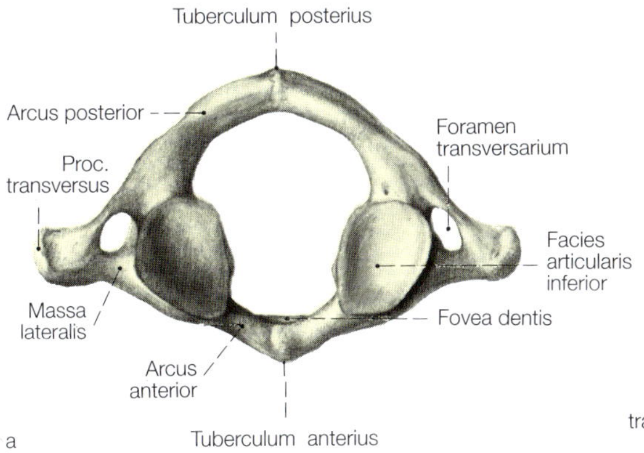

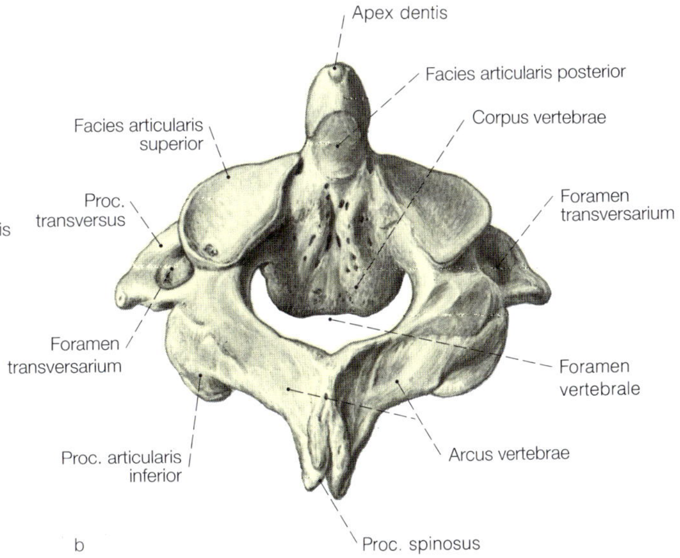

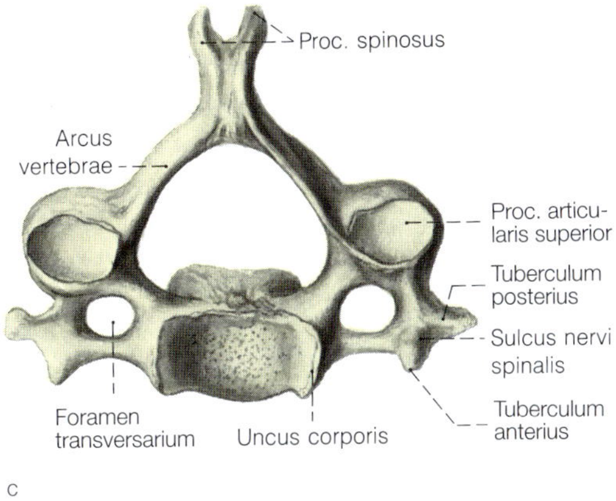

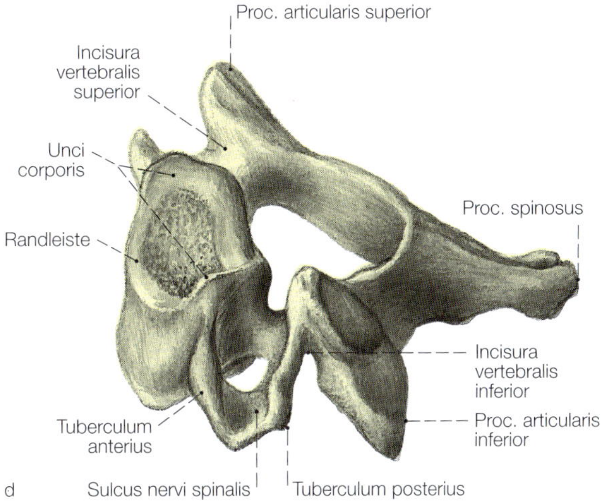

a

Tuberculum posterius

Arcus posterior

Proc. transversus

Massa lateralis

Arcus anterior

Tuberculum anterius

Foramen transversarium

Facies articularis inferior

Fovea dentis

b

Apex dentis

Facies articularis posterior

Corpus vertebrae

Facies articularis superior

Proc. transversus

Foramen transversarium

Proc. articularis inferior

Proc. spinosus

Foramen transversarium

Foramen vertebrale

Arcus vertebrae

c

Proc. spinosus

Arcus vertebrae

Proc. articularis superior

Tuberculum posterius

Sulcus nervi spinalis

Tuberculum anterius

Foramen transversarium

Uncus corporis

d

Proc. articularis superior

Incisura vertebralis superior

Unci corporis

Randleiste

Proc. spinosus

Incisura vertebralis inferior

Proc. articularis inferior

Tuberculum anterius

Sulcus nervi spinalis

Tuberculum posterius

Abb. 8.1-8 Verschiedene Halswirbel.
(a) Atlas [C I] von kaudal
(b) Axis [C II] von dorsal
(c) 5. Halswirbel [C V] von kranial
(d) 4. Halswirbel [C IV] von schräg lateral

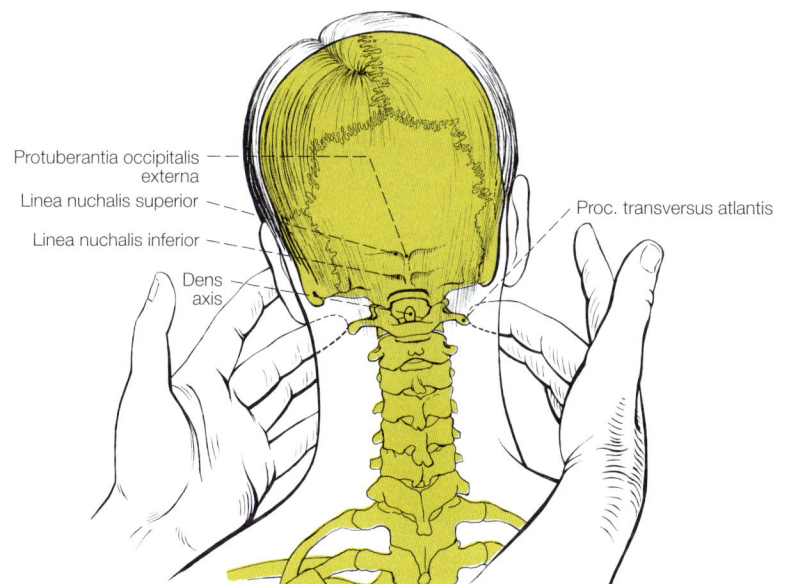

Protuberantia occipitalis externa

Linea nuchalis superior

Linea nuchalis inferior

Dens axis

Proc. transversus atlantis

Abb. 8.1-9 Handgriff zur Palpation der Querfortsätze des Atlas etwas vor und unter dem Proc. mastoideus bzw. hinter dem Kieferwinkel. Durch beidhändige Betastung und leichte Bewegungen läßt sich ein Bild von der räumlichen Position des Atlas gewinnen. (Unter Verwendung von Abbildungen aus STROHAL [25] und PERNKOPF, FERNER [14]) der Atlas-Axis-Verbindung bestimmt. Im Gegensatz zu den übrigen Halswirbeln ragt vom Axis nach dorsal ein mächtiger Dornfortsatz vor, der nach kaudal in zwei starke Vorsprünge ausläuft.

Im Unterschied zu den übrigen Wirbeln sind die **Endflächen der Körper** des 2. bis 7. Halswirbels gewölbt. Die obere ist jeweils in transversaler Richtung konkav und läuft nach lateral in die **Hakenfortsätze,** *Unci corporum* aus (Abb. 8.1-10b). Sie stehen bei den oberen Wirbeln steiler als bei den unteren, wo sie überdies nach dorsal rücken. Entwicklungsgeschichtlich sind sie als Teile der

Wirbelbögen aufzufassen. Die Grundplatte ist in sagittaler Richtung konkav (Abb. 8.1-10a).

Abgesehen vom 1. (manchmal auch 2.) Brustwirbel, an dessen Deckplatte je ein kleiner Uncus corporis zu finden ist, sind die Endflächen der einzelnen Brustwirbel und der oberen vier Lendenwirbel ungefähr parallel zueinander ausgerichtet (Abb. 8.1-11). Der 5. Lendenwirbel ist vorne wesentlich höher als hinten. Er ist schon an der Bildung des Lumbosakralwinkels mitbeteiligt.

Zentral tritt an den Endflächen (**Deckplatte** kranial – **Grundplatte** kaudal) aller Wirbel die poröse Grenzfläche

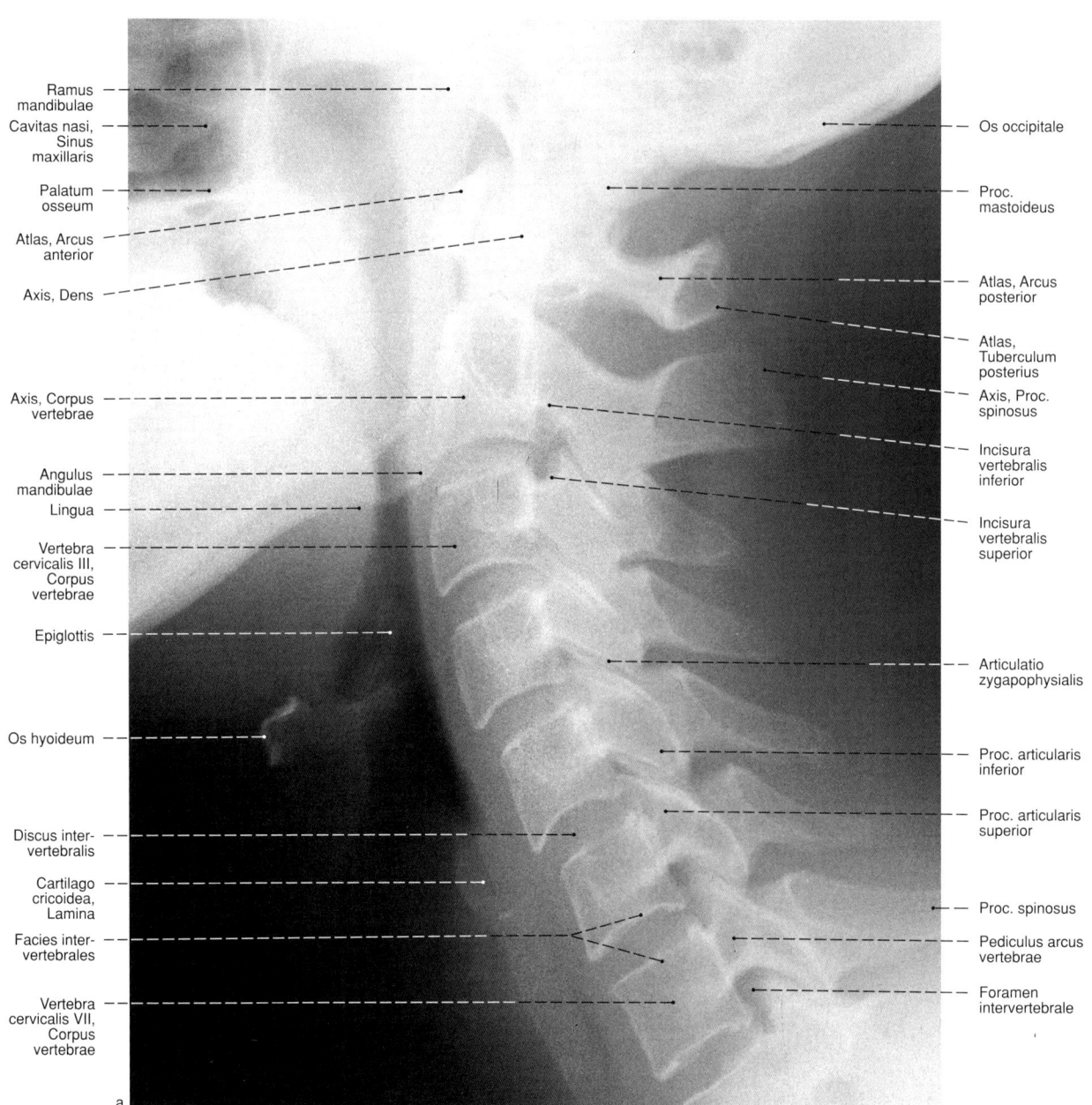

a

Abb. 8.1-10 a   Röntgenaufnahme der Halswirbelsäule. Seitliche Fernaufnahme. (Aus Sobotta [22])

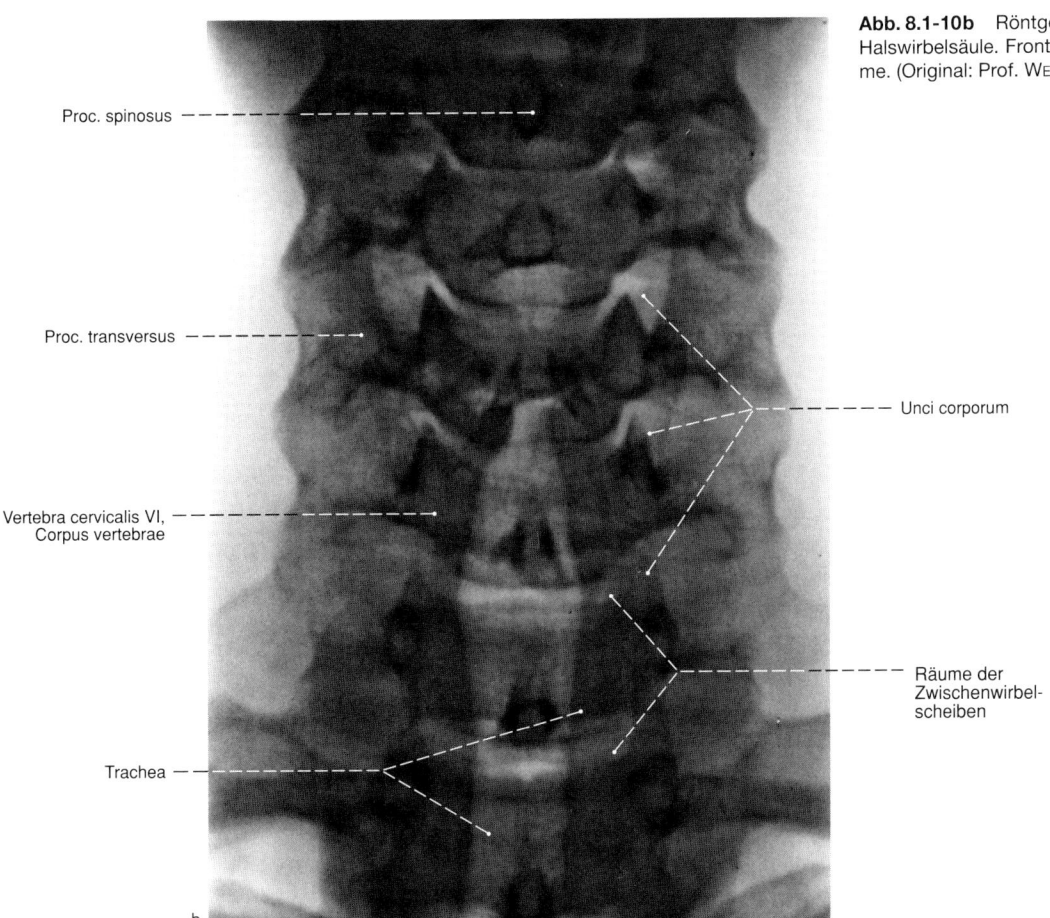

Proc. spinosus

Proc. transversus

Vertebra cervicalis VI,
Corpus vertebrae

Trachea

Unci corporum

Räume der
Zwischenwirbel-
scheiben

b

Abb. 8.1-10b Röntgenaufnahme der
Halswirbelsäule. Frontale Fernaufnahme. (Original: Prof. WENZ, Freiburg)

der Spongiosa zutage. Sie wird hier von einer hyalinen Knorpelplatte, der Wirbelkörperepiphyse, bedeckt, deren ringförmig verknöcherter Anteil als **Randleiste** mit dem übrigen Körper synostosiert ist.

Der Raum zwischen zwei Wirbelkörpern wird von regional unterschiedlich geformten Zwischenwirbelscheiben ausgefüllt. Von ihnen wird die axiale Druckkraft gleichmäßig auf die angrenzenden Endflächen verteilt. Dementsprechend ist die Spongiosa der Wirbelkörper zur Aufnahme longitudinalen Drucks angeordnet (Abb. 8.1-12). Aus dem in den Wirbeln befindlichen roten Knochenmark führt nach dorsal die V. basivertebralis im gleichnamigen Foramen das Blut ab (Abb. 8.1-12).

Auch die **Wirbellöcher** weisen regionaltypische Formen und unterschiedliche Weite auf. Sie sind bei den Hals- und Lendenwirbeln dreiseitig, bei den Brustwirbeln rund; im mittleren Brustbereich sind die Durchmesser am kleinsten. Entsprechend ist das Brustmark der dünnste Teil des Rückenmarks, während es im unteren Hals- und oberen Lendenbereich Anschwellungen besitzt. Die Querschnitte von Rückenmark und Wirbelkanal sind also aufeinander abgestimmt (Abb. 8.1-7). Dies wird besonders deutlich an einem Längsschnitt durch die Wirbelsäule des Neugeborenen, bei dem der

Wirbelkanal – angepaßt an die Anschwellungen des Rückenmarks – spindelförmige Erweiterungen zeigt (Abb. 8.1-4a).

Die **Querfortsätze**, *Processus transversi*, des 1. bis 10. Brustwirbels stehen mit den entsprechenden Rippen in gelenkiger Verbindung (Abb. 8.1-2). Die *Fovea costalis processus transversi* ist am 1. und 6. bis 10. Brustwirbel plan, am 2. bis 5. konkav geformt. Am 11. und 12. Brustwirbel fehlen die Gelenkflächen an den Querfortsätzen.

In der Regel erreicht jeder Rippenkopf an den einander zugewandten Rändern zweier Wirbelkörper die Foveae costales. Ausgenommen sind die 1., 11. und 12. Rippe, die nur je eine Gelenkverbindung mit dem Körper des entsprechenden Wirbels haben.

In Hals- und Lendenwirbelsäule sind die Rippen weitgehend zurückgebildet. Diese Abschnitte werden damit zu frei beweglichen Stielen. An Hals- und Lendenwirbeln verbleiben nur Rippenrudimente, die im wesentlichen mit dem Querfortsatz verwachsen (Abb. 8.1-19). Besonders groß und variabel ausgebildet ist der Rippenrest, *Processus costalis*, an den Lendenwirbeln. Dies ist der „Querfortsatz" (Lateralfortsatz) im Sprachgebrauch des Klinikers. Der entwicklungsgeschichtlich homologe Querfortsatz der Lendenwirbel wird nur durch eine klei-

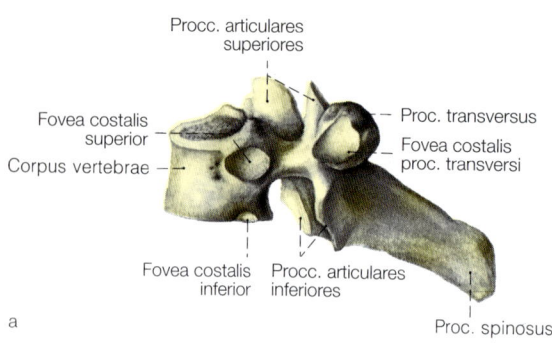

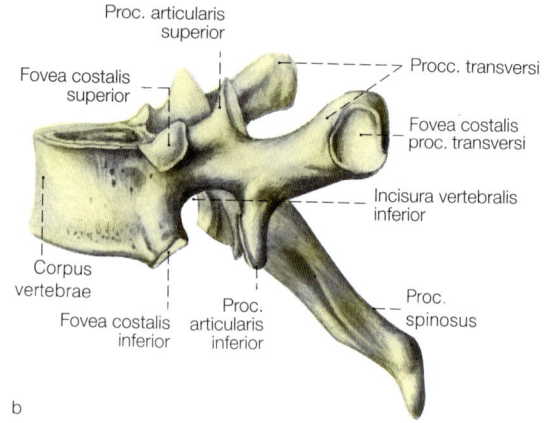

a

b

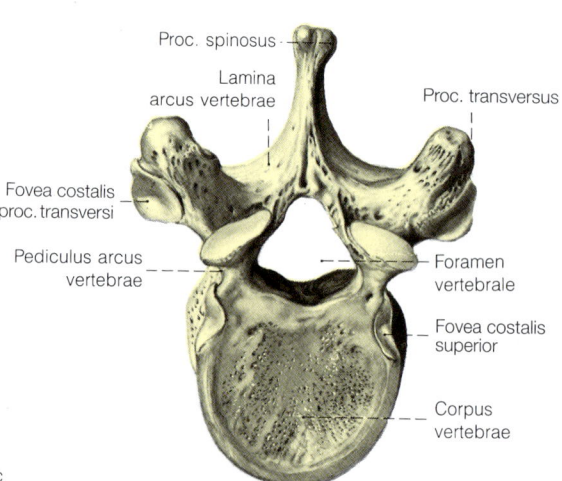

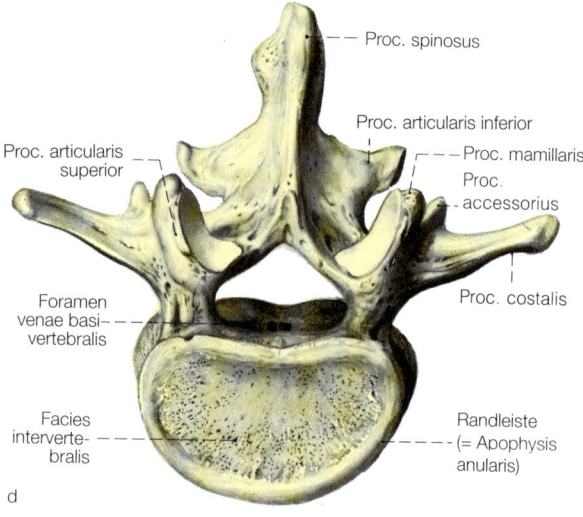

c

d

△

Abb. 8.1-11 Verschiedene Brust- und Lendenwirbel.
(a) 1. Brustwirbel [Th I] von schräg lateral
(b) 6. Brustwirbel [Th VI] von schräg lateral
(c) 10. Brustwirbel [Th X] von kranial
(d) 3. Lendenwirbel [L III] von kranial

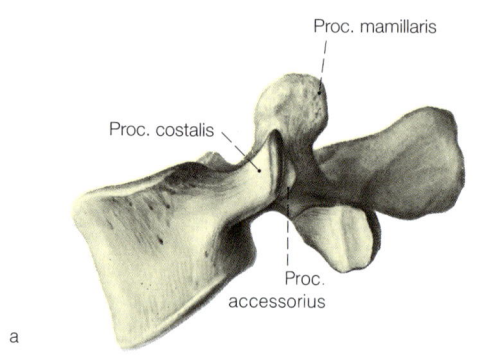

a

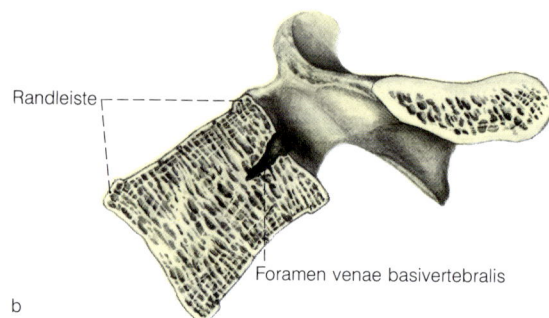

b

Abb. 8.1-12 5. Lendenwirbel [L V]. ▷
(a) Seitenansicht
(b) Medianschnitt. Beachte die vorherrschende Ausrichtung der
Spongiosabälkchen senkrecht zu Grund- und Deckplatte.

ne Erhebung, *Processus accessorius,* dargestellt. An den oberen Gelenkfortsatz angelehnt, findet sich ein Muskelhöcker, *Processus mamillaris.* Er ist beim 12. Brustwirbel vorhanden und an den oberen Lendenwirbeln deutlich ausgeprägt (Abb. 8.1-19 d).

Auch in die Halswirbel ist ein Rippenrudiment einbezogen, das den vorderen Teil des Processus transversus aufbaut (Abb. 8.1-19). Dadurch entsteht eine Öffnung, *Foramen transversarium,* in der vom 6. bis 1. Halswirbel die A. vertebralis, vom 1. bis zum 7. das Geflecht der V. vertebralis verläuft. An ihren seitlichen Endungen tragen die Processus transversi der Halswirbel je 2 Höckerchen, *Tuberculum anterius* und *posterius.* Zwischen beiden findet sich eine Rinne für den segmentalen Rückenmarksnerv, *Sulcus nervi spinalis.* Beim 7. Halswirbel ist gewöhnlich das vordere Höckerchen sehr klein, beim 6. Halswirbel dagegen kräftig und daher durch die Haut an der Seite des unteren Schildknorpelrands zu fühlen. Über dieses Höckerchen, *Tuberculum caroticum,* zieht die A. carotis communis, die hier deshalb gut palpiert und bei Blutungen im Bereich ihrer Äste (z. B. bei Gesichtsverletzungen) kurzzeitig durch Druck von außen komprimiert werden kann.

Die **Gelenkfortsätze** sind in den einzelnen Wirbelsäulenregionen sehr unterschiedlich ausgebildet. Sie werden im Detail bei den Verbindungen der Wirbel beschrieben.

Der **Dornfortsatz,** *Processus spinosus,* des Axis ist in der Tiefe des Nackens verborgen; die Dornfortsätze der übrigen Halswirbel nehmen kaudalwärts an Länge zu und sind gegabelt (Abb. 8.1-1). Der 7. (nicht gegabelte) Dornfortsatz ist der oberste, der gut durch die Haut sichtbar ist *(Vertebra prominens).* Von hier an lassen sich die Dornfortsätze durch Tasten abzählen. Der am stärksten vorspringende Dornfortsatz ist in der Regel der des 1. Brustwirbels. Die Dornfortsätze der mittleren Brustwirbelsäule sind lang und decken sich dachziegelartig, so daß die Spitze jeweils in Höhe des übernächsten kaudalen Querfortsatzes liegt.

Im Bereich der Lendenwirbelsäule sind die Dornfortsätze kräftig entwickelt, seitlich abgeplattet und gerade nach hinten gerichtet (Abb. 8.1-1). Sie lassen zwischen sich so viel Raum, daß bei der **Lumbalpunktion** zur Gewinnung von Hirn- und Rückenmarksflüssigkeit, *Liquor cerebrospinalis,* zwischen dem 3. und 4. oder dem 4. und 5. Dornfortsatz bis in den Subarachnoidalraum eingestochen werden kann (Abb. 8.1-13).

1.2.2 Kreuzbein

Das Kreuzbein, *Os sacrum* (s. a. Kap. 8.2.2), entwickelt sich aus 5 Wirbeln und den zugehörigen Rippenanlagen (Abb. 8.1-19). Es hat eine dreieckige Form mit nach kranial gerichteter Basis, *Basis ossis sacri,* den nach lateral ausgerichteten *Alae sacrales* und verschmälert sich kau-

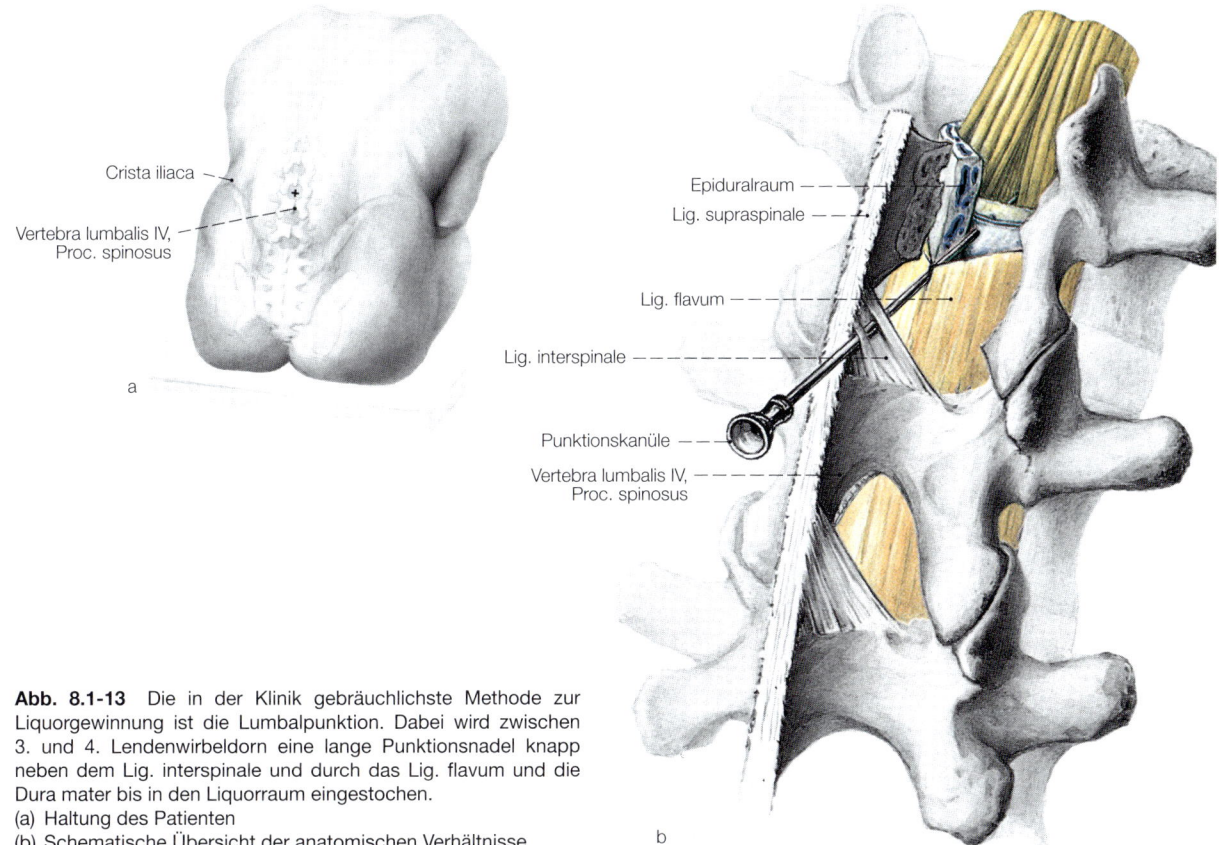

Crista iliaca

Vertebra lumbalis IV,
Proc. spinosus

a

Epiduralraum
Lig. supraspinale

Lig. flavum

Lig. interspinale

Punktionskanüle
Vertebra lumbalis IV,
Proc. spinosus

b

Abb. 8.1-13 Die in der Klinik gebräuchlichste Methode zur Liquorgewinnung ist die Lumbalpunktion. Dabei wird zwischen 3. und 4. Lendenwirbeldorn eine lange Punktionsnadel knapp neben dem Lig. interspinale und durch das Lig. flavum und die Dura mater bis in den Liquorraum eingestochen.
(a) Haltung des Patienten
(b) Schematische Übersicht der anatomischen Verhältnisse

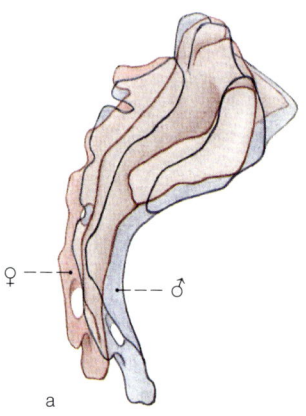

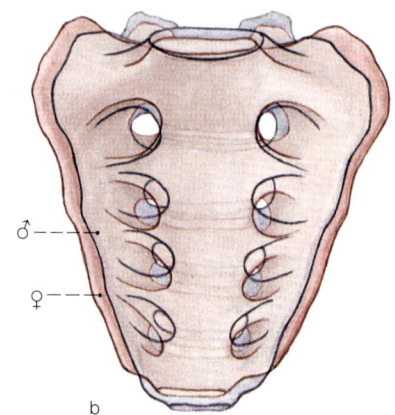

Abb. 8.1-14 Geschlechtsunterschiede des Kreuzbeins. (Aus SOBOTTA [22])

(a) Ansicht von lateral
(b) Ansicht von ventral

dalwärts zum *Apex ossis sacri* (Abb. 8.1-14, 15 u. 16). Die Neigung der Basis ossis sacri gegen die Transversalebene beträgt im Mittel 47° (Abb. 8.1-16b). Sie bleibt auch dann relativ konstant, wenn die Kreuzbeinachse erhebliche Abweichungen ihrer Verlaufsrichtung zeigt. Auf der konkav gekrümmten Vorderfläche, *Facies pelvica*, sind die Verschmelzungszonen der benachbarten Deckplatten und der Zwischenwirbelscheibe als rauhe Querleisten, *Lineae transversae*, erkennbar. Die verschmolzenen Wirbelbögen umgeben den *Canalis sacralis*. Er ist dorsoventral abgeplattet, hat seine engste Stelle auf Höhe des 3. Kreuzbeinsegments (Abb. 8.1-7) und öffnet sich kaudal mit dem *Hiatus sacralis*.

An dieser Stelle wird der Wirbelkanal dorsal nur durch Bandmassen geschlossen, so daß man hier für die **Epiduralanästhesie** (Betäubung der Nervenwurzeln, die innerhalb des Canalis sacralis aus dem Duralsack austreten, Anwendung bei Operationen im Bereich des kleinen Beckens) leicht mit der Punktionsnadel eindringen kann.

Entsprechend der Gesamtform des Beckens weist das Kreuzbein typische Geschlechtsunterschiede auf. Bei der Frau ist es etwas kürzer und breiter, seine Facies pelvica ist nicht so stark gekrümmt wie beim Mann (Abb. 8.1-14).

Die Dornfortsätze bilden auf der *Facies dorsalis* einen gezackten Kamm, *Crista sacralis mediana*. Die Gelenkfortsätze seitlich davon sind zu je einer niedrigen *Crista sacralis intermedia* verschmolzen.

Rippenrudimente und Querfortsätze der 3 oberen Kreuzwirbel und ossifizierte Bandzüge bilden je einen kräftigen Seitenteil, *Pars lateralis*, der an seiner Gelenkfläche, *Facies auricularis*, mit der entsprechenden Gelenkfläche der zugehörigen Darmbeinschaufel artikuliert. Dorsal tragen die Seitenteile ein rauhes Feld zum Ansatz von Muskeln, *Tuberositas sacralis*. Den verschmolzenen Processus accessorii entspricht die Höckerreihe der *Crista sacralis lateralis*.

Nach kranial gehen vom Os sacrum zwei nach seitlich und dorsal gerichtete Gelenkfortsätze, *Processus articulares superiores*, aus, die vor allem bei Ventralflexion

und Drehung auf Biegung beansprucht werden. Zwischen den Gelenkfortsätzen des letzten Lendenwirbels und des Os sacrum kann eine große Scherkraft auftreten. Diese Fortsätze hindern wie Sperrzähne die Lendenwirbel daran, nach ventral abzugleiten.

Vom Sakralkanal öffnen sich nach lateral segmentale Seitenkanäle, die den Zwischenwirbellöchern entsprechen und zu den *Foramina sacralia anteriora et posteriora* auf Vorder- und Rückseite des Kreuzbeins führen. Durch diese Löcher treten die Äste der Spinalnerven und der Gefäße hindurch.

1.2.3 Steißbein

Das ursprünglich auch bei menschlichen Feten segmentiert angelegte Schwanzskelett wird während des 2. Monats weitgehend zurückgebildet. Nur sein kranialer Abschnitt bleibt als Steißbein, das aus den Resten von 3 bis 5 Wirbeln zusammengesetzt ist, erhalten. Davon sind die untersten im allgemeinen synostosiert (Abb. 8.1-17). Der rudimentäre Charakter des Knochens erklärt seine Variabilität. Die Bezeichnung *Os coccygis* wird auf die Gestalt des Knochenstücks zurückgeführt, das sich wie ein Kuckucksschnabel (kokkyx, gr. = Kuckuck) nach ventral krümmen kann.

Nur der 1. Steißwirbel läßt kranial mit den *Cornua coccygea* Reste oberer Gelenkfortsätze und Reste von Querfortsätzen erkennen. Die übrigen Steißwirbel sind als kleine würfelförmige Körper vorhanden, deren kaudales Teilstück, *Vertebra coccygea III – V*, am unteren Pol eine seichte Rinne aufweist. In ihr liegt als kümmelkornähnliches Gebilde das von einem Endast der A. sacralis mediana gespeiste *Glomus coccygeum*.

Die ventrale Fläche des Steißbeins ist bei der rektalen Untersuchung, die dorsale Fläche dagegen durch die Haut in der Gesäßfurche oberhalb des Anus tastbar.

Zwischen dem obersten Kokzygealwirbel und dem Apex ossis sacri befindet sich meist ein gelenkähnlicher Spalt, *Articulatio sacrococcygealis*, der aus einem Riß in der Bandscheibe hervorgeht.

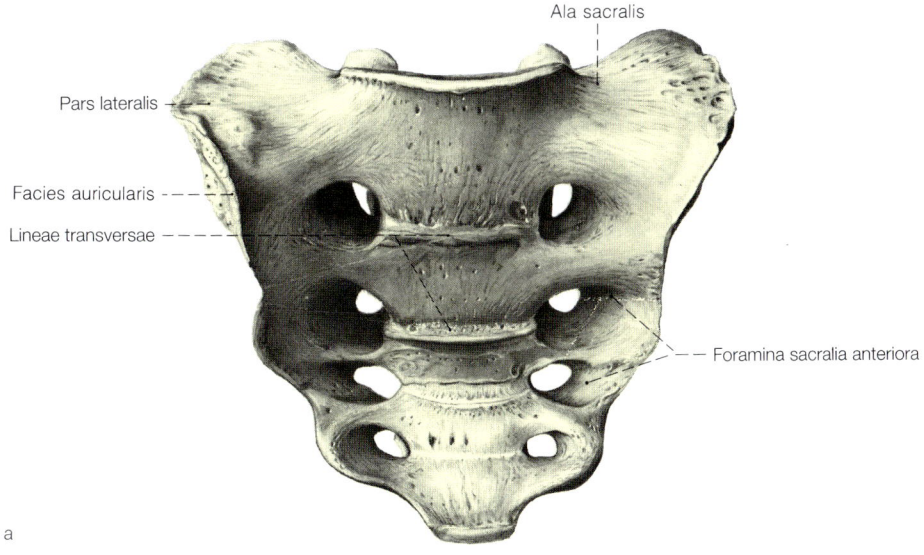

a

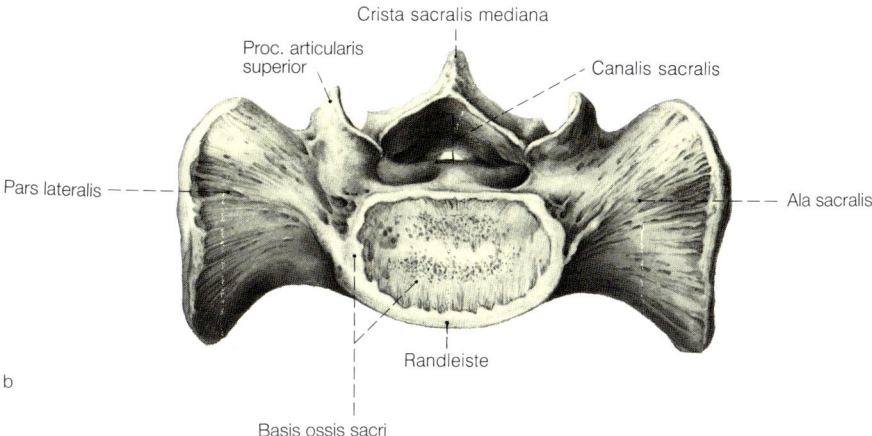

b

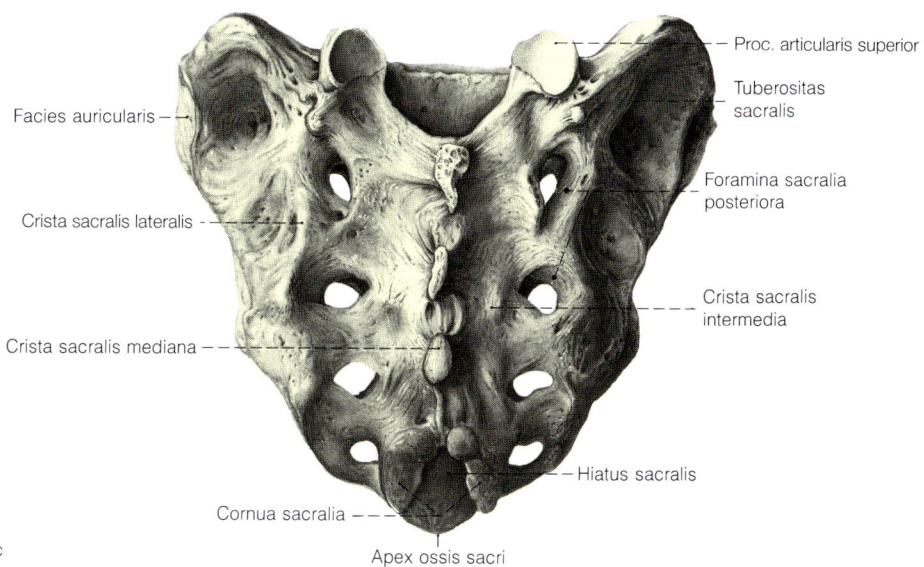

c

Abb. 8.1-15 Kreuzbein (♀).
(a) Ansicht von ventral, Facies pelvica

(b) Ansicht von kranial
(c) Ansicht von dorsal, Facies dorsalis

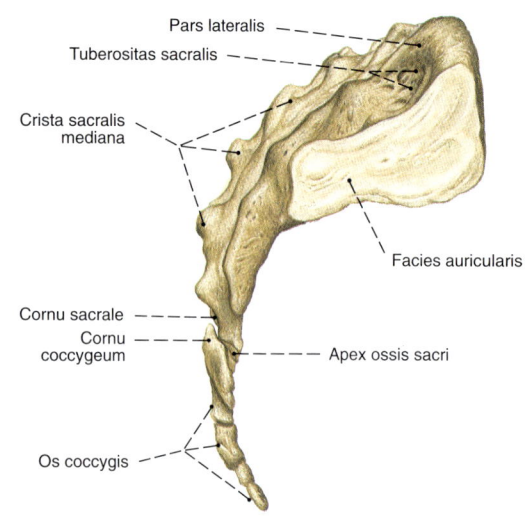

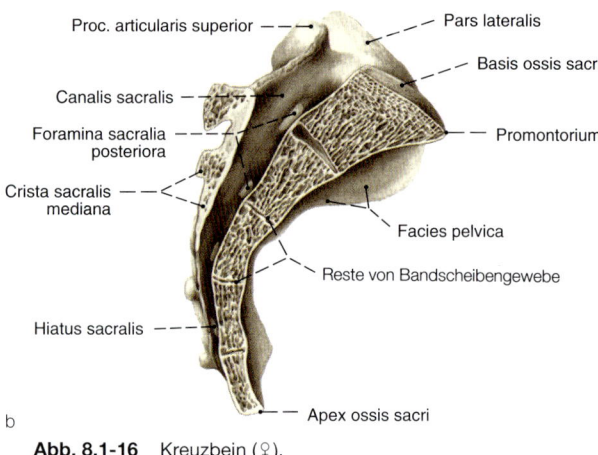

Abb. 8.1-16   Kreuzbein (♀).
(a) Ansicht von lateral
(b) Medianschnitt

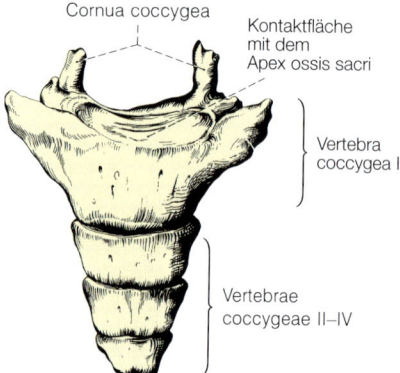

Abb. 8.1-17   Steißbein von ventral.

1.2.4   Entwicklung der Wirbelsäule

Mesenchymalstadium der Wirbelsäulenentwicklung

Die Entwicklung der Wirbelsäule geht von den metameren **Somiten** aus, die unter anderem das Zellmaterial für die Wirbelsäule selbst und die autochthone Rückenmuskulatur liefern. Durch Zellverdichtungen entstehen aus jedem Somiten das **Dermatom,** das die bindegewebigen Elemente des zugehörigen segmentalen Hautareals liefert, das **Myotom,** aus dem u. a. der entsprechende Anteil der autochthonen Rückenmuskulatur hervorgeht, und das **Sklerotom,** das die Grundlage der knöchernen Elemente darstellt.

Das Sklerotom löst sich frühzeitig auf, seine frei werdenden Zellen breiten sich in dem von einer Matrix erfüllten Spaltraum um Neuralrohr und Chorda dorsalis aus und bilden eine nicht segmentierte Mesenchymansammlung. Dieses Blastem ist nicht einheitlich gebaut, sondern besteht aus einer dichten **paraxialen** (lateralen) und einer lockeren **axialen** (medialen) Zone, deren weitere Entwicklung unterschiedlich abläuft (s. Abb. 5.1-4).

Im paraxialen Mesenchym treten zunächst Spalten auf, wodurch sich eine Gliederung in je eine kraniale und eine kaudale Hälfte, die beiden **Sklerotomiten,** ergibt. Das Mesenchym der kaudalen Sklerotomiten verdichtet sich und erscheint deshalb im histologischen Schnitt dunkler. In die lockeren kranialen Sklerotomiten wachsen Nervenfasern der Radix posterior und anterior ein, drängen das Mesenchym auseinander und liefern das lockere, stark vaskularisierte perinervale Bindegewebe. Die kranialen Sklerotomiten beteiligen sich also nicht an der Wirbelbildung.

Die kaudalen, verdichteten Sklerotomiten liefern die Anlagen der Wirbelbögen, der Wirbelbogenwurzeln und der Rippen- bzw. Rippenrudimente (s. Abb. 5.2-1). Die zu beiden Seiten nach dorsal auswachsenden Fortsätze, *Processus neurales,* umfassen das Neuralrohr und treffen sich zur Bildung des einzelnen Wirbelbogens in der Mitte. Nach medial schieben sich die *Processus mediales* langsam in die axiale Zone vor und nähern sich der Chorda. In allen Wirbelsäulenabschnitten entwickeln sich nach lateral *Processus ventrales* (costales), die sich nur im Brustbereich als Rippenanlagen verselbständigen. In den anderen Abschnitten bleiben sie rudimentär und verschmelzen früh mit den Wirbeln.

Im nicht segmentierten axialen Mesenchym beginnt die Differenzierung mit zeitlicher Verzögerung. Mesenchymzellen sammeln sich rund um die Chorda und bilden die zunächst ebenfalls unsegmentierte Perichordalröhre. Als erstes Zeichen einer Gliederung dringen von beiden Seiten die Processus mediales keilförmig in die axiale Zone vor. Unmittelbar kranial von diesen einstrahlenden Fortsätzen differenzieren sich aus dem angrenzenden Mesenchym die Anlagen der Bandscheiben. Das dazwischen verbliebene Mesenchym bleibt locker und liefert das Wirbelkörpermaterial. Die aus den Processus mediales hervorgehenden Anlagen der Wirbelbogenwurzeln verschmelzen mit den kranialen Teilen der Wirbelkörperanlagen und komplettieren damit den „mesenchymalen" Wirbel. Ausgehend vom perichordalen Mesenchym wird bis zum Beginn des 3. Fetalmonats die Grundform der einzelnen Wirbel durch hyalines Knorpelgewebe aufgebaut.

Verknöcherung der Wirbel

Die Verknöcherung der Wirbel beginnt im 3. Fetalmonat. In den knorpeligen Wirbelanlagen treten zuerst drei Knochenkerne auf (Abb. 8.1-18a), einer im Körper (endochondral) und je einer im Anfangsstück des Bogens (perichondral). Die beiden Bogenkerne synostosieren am dorsalen Umfang im 1. bis 2. Lebensjahr. Die Vereinigung der Bogenstücke mit dem Körper erfolgt im 3. bis 6. Jahr.

In den epiphysären Knorpelplatten, die den Wirbelkörpern kranial und kaudal aufliegen, entstehen ab dem 8. Lebensjahr ringförmige platte Knochenkerne (Abb. 8.1-18 b), die ab dem 18. Lebensjahr mit dem Körperkern synostosieren und die sog. Randleisten bilden.

An den Spitzen der Processus spinosi und der Processus transversi bzw. der ihnen entsprechenden Fortsätze der Lendenwirbel sowie an den Processus costales und mamillares der Lendenwirbel treten ab dem 12. Lebensjahr sekundäre apophysäre Knochenkerne auf. Sie synostosieren erst mit Abschluß des Wachstums und geben manchmal Anlaß zu Fehldiagnosen, wenn sie mit Knochenabsprengungen verwechselt werden.

Die regionalen Verschiedenheiten der Wirbel kommen nicht zuletzt durch unterschiedliche Einbeziehung von Parietalspangenmaterial zustande (Abb. 8.1-19). Im Brustbereich entwickeln sich daraus die Rippen, an Hals- und Lendenwirbeln bilden sich statt dessen seitlich Anlagerungen aus. Die Processus transversi der Halswirbel erhalten dadurch an ihren Spitzen je ein Tuberculum anterius und posterius, an den Lendenwirbeln bleiben sie als Processus costales erhalten. Vergrößerte Fortsätze, die mitunter auch gelenkig mit den zugehörigen Wirbeln in Verbindung stehen, bezeichnet man als Hals- bzw. Lendenrippen. Ein Teil des Kreuzbeins, die Partes laterales, geht ebenfalls aus Parietalspangenmaterial hervor.

Die Knochenkerne des Dens axis verschmelzen im 5. bis 6. Lebensjahr. An seiner Spitze tritt häufig zusätzlich ein Ossiculum terminale auf, das erst nach dem 20. Lebensjahr synostosiert.

Variationen und Fehlbildungen der Wirbelsäule

Die Variationsbreite der einzelnen Merkmale der Wirbel ist besonders groß. Manche Abweichungen bleiben oft ohne Symptome und werden nur als Zufallsbefund entdeckt, da innerhalb des komplexen Aufbaus des „Organs" Wirbelsäule Kompensationen gut möglich sind.

Die einzelnen Regionen der Wirbelsäule weisen nicht immer die typische Wirbelzahl auf. Eine Vermehrung oder Verminderung der Gesamtzahl der Wirbel betrifft in der Regel das kraniale oder das kaudale Ende der Columna vertebralis. Variationen der Gesamtwirbelzahl **(numerische Variationen)** hängen damit zusammen, daß entweder mehr Ursegmente angelegt werden als normalerweise Wirbel entstehen oder daß Schwanzsegmente zurückgebildet werden. Die Zahl der Steißwirbel (normalerweise 3 bis 6) ist von der Zahl der reduzierten Segmente abhängig. Die Normzahl von 24 präsakralen Wirbeln bezieht sich nur auf 92 bis 95% der Menschen.

Variationen in den Wirbelsäulenregionen treten zumeist als Verschiebung einiger für bestimmte Regionen typischer Merkmale auf. Man unterscheidet dabei **Kranial-** und **Kaudalvariationen** (Abb. 8.1-20).

Unter einer Kranialvariation der Wirbelsäule versteht man die Kombination einer Halsrippe oder eines vergrößerten Querfortsatzes am 7. Halswirbel mit einer sehr kleinen 12. Rippe und einer vollständigen oder teilweisen Assimilation des 5. Lumbalwirbels (sog. Übergangswirbel).

Entsprechend sind bei einer Kaudalvariation eine große 12. Rippe, eine Lendenrippe, vergrößerte Kostal-

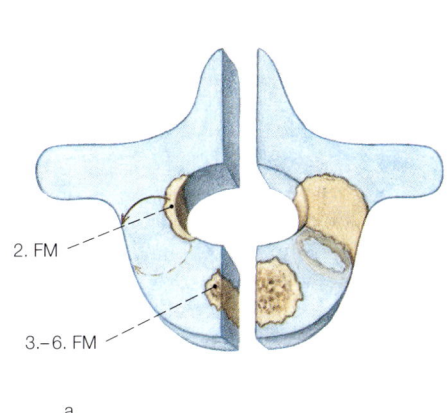

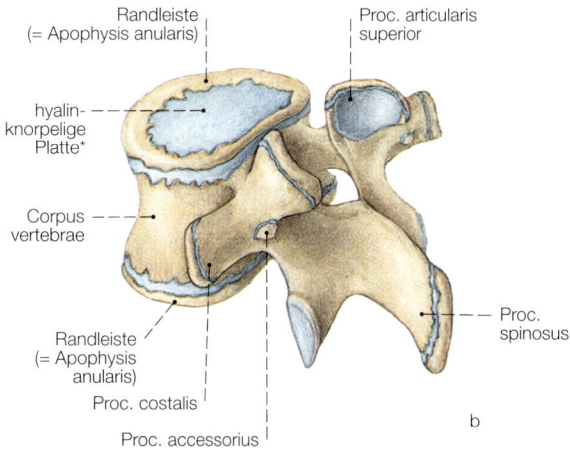

Abb. 8.1-18 Verknöcherung der Wirbel.

(a) Auftreten der primären Knochenkerne am Beispiel eines Lendenwirbels. Die Synostosierung der Wirbelbogenkerne mit dem Körperkern erfolgt zwischen dem 3. und 6. Lebensjahr. (Aus SOBOTTA [22])

(b) Lokalisation sekundärer Knochenkerne (Apophysen) am Beispiel eines Lendenwirbels. Die Kerne der Randleisten treten etwa um das 8. Lebensjahr auf. Ihre Synostosierung mit dem Wirbelkörper ist bis zum 18. Lebensjahr abgeschlossen. Der zentrale Anteil der hyalinknorpeligen Wirbelkörperepiphyse (*) bleibt zeitlebens erhalten. (Aus SOBOTTA [22])

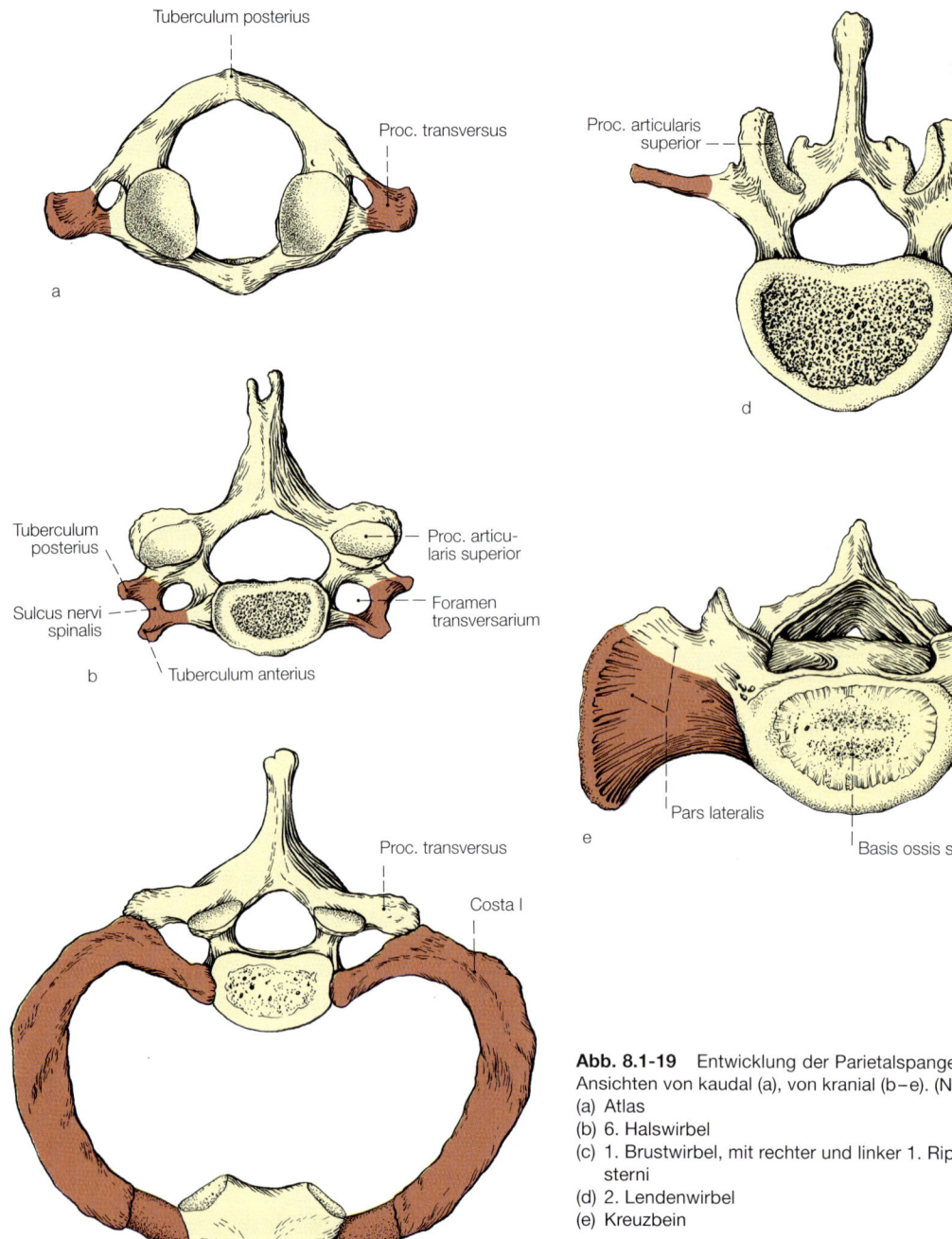

Abb. 8.1-19 Entwicklung der Parietalspangen (Rippenanlagen). Ansichten von kaudal (a), von kranial (b–e). (Nach THANE [26])
(a) Atlas
(b) 6. Halswirbel
(c) 1. Brustwirbel, mit rechter und linker 1. Rippe und Manubrium sterni
(d) 2. Lendenwirbel
(e) Kreuzbein

fortsätze der unteren Lendenwirbel und eine vollständige oder teilweise Dissimilation des 1. Sakralwirbels (sog. Übergangswirbel) kombiniert.

An den unteren Hals- und den oberen Lendenwirbeln finden sich bei ca. 1% aller Menschen in den Bereichen Veränderungen, die aus Parietalspangen hervorgegangen sind (Abb. 8.1-19). **Halsrippen** treten als Vergrößerungen des Tuberculum anterius des 7. (seltener 6. bis 4.) Halswirbels oder als frei bewegliche zusätzliche Rippen auf (Abb. 8.1-21b). Da sie in die Skalenuslücke hineinragen, durch die das Armgeflecht, Plexus brachialis, und die Arteria subclavia ziehen, können sie durch deren Kom-

pression Durchblutungs- und Sensibilitätsstörungen des Arms verursachen. In vielen Fällen führt ihre operative Entfernung zu einer schlagartigen Beseitigung der Beschwerden. Als Zufallsbefund werden fallweise **Lendenrippen** anstelle von Processus costales festgestellt.

Neben derartigen seitlichen Abgliederungen kommen vor allem in den Grenzregionen der Wirbelsäule Segmentationsstörungen (Assimilation, Dissimilation) vor. Die Einbeziehung des 5. Lendenwirbels in das Kreuzbein wird als **Sakralisation** bezeichnet, eine Abgliederung des 1. Sakralwirbels als **Lumbalisation.** Da diagnostisch nicht immer sicher zu beurteilen ist, ob eine Assimila-

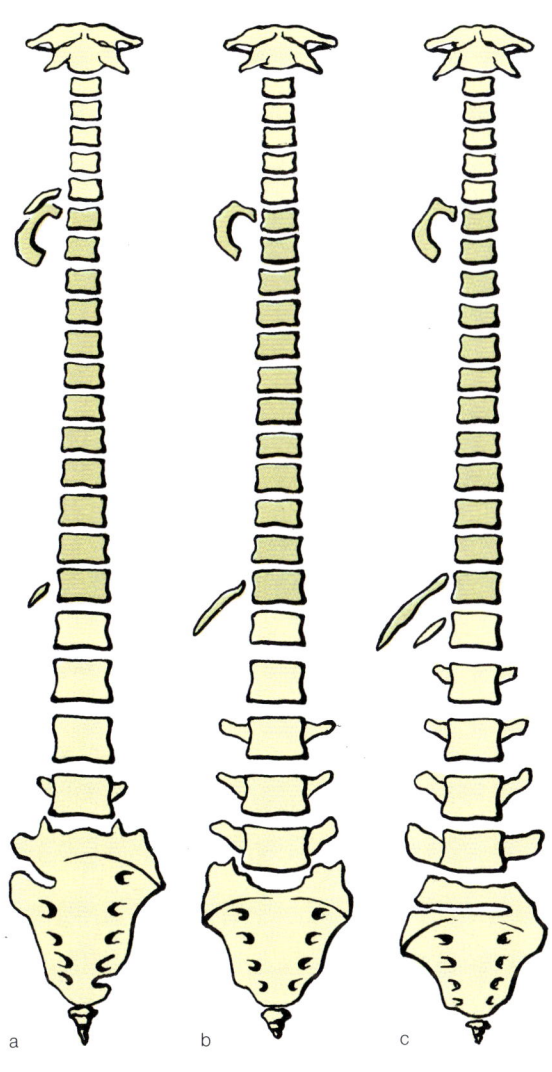

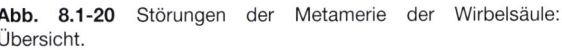

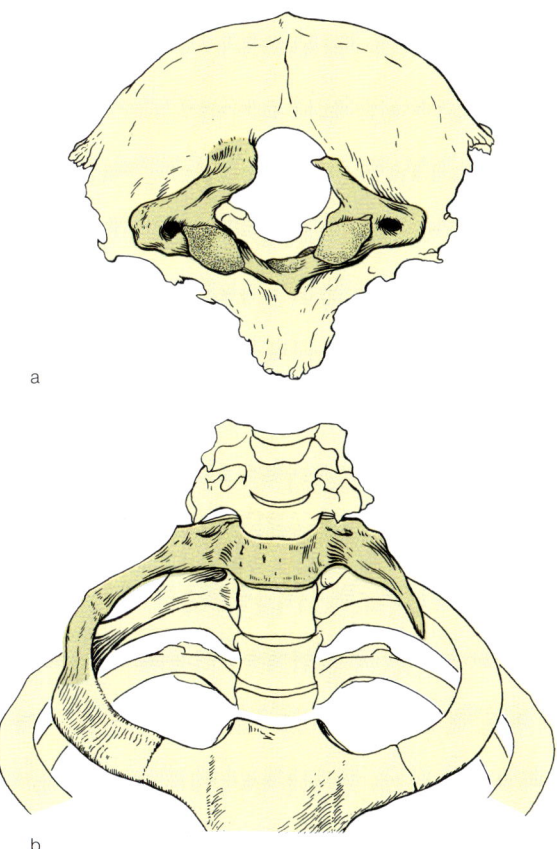

Abb. 8.1-20 Störungen der Metamerie der Wirbelsäule: Übersicht.
(a) Kranialvariation
(b) Normalsituation
(c) Kaudalvariation

tion ganz oder teilweise ausgebildet ist, spricht man auch von einem **lumbosakralen Übergangswirbel** (Abb. 8.1-21c).

Klinische Bedeutung haben diese **Assimilationsstörungen** deshalb, weil Übergangswirbel zu Beschwerden führen können. Die unter einem Übergangswirbel liegende Bandscheibe ist meist erniedrigt bzw. hypoplastisch, wodurch nicht selten Osteochondrosen entstehen. Die Einbeziehung des 5. Lendenwirbels in das Kreuzbein ist meist mit dessen geringerer Neigung verbunden und verlängert die Form des Geburtskanals (sog. Assimilationskanalbecken).

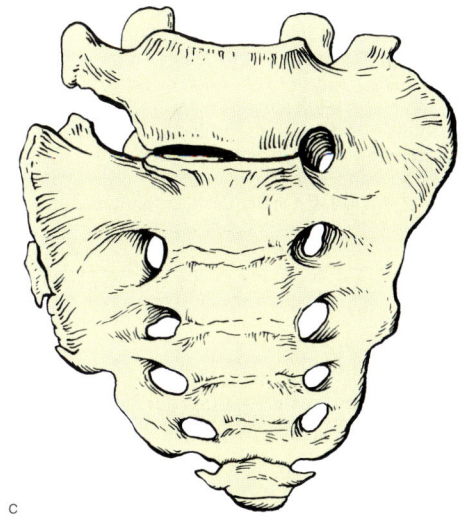

Abb. 8.1-21 Charakteristische Störungen der Metamerie der Wirbelsäule.
(a) Assimilation des Atlas
(b) Halsrippe, beiderseits vom 7. Halswirbel ausgehend, rechts mit der 1. Brustrippe verbunden
(c) Teilweise Assimilation des 5. Lendenwirbels an das Kreuzbein (Übergangswirbel). Links ist die Verschmelzung komplett, rechts bleibt der Processus costalis frei

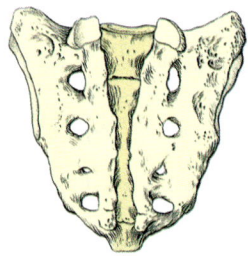

Abb. 8.1-22 Spaltbildung der dorsalen Fläche des Kreuzbeins (Spina bifida).

wirbellöcher mit ihrem Inhalt, den Nervenwurzeln der Rückenmarksnerven und ihren zugehörigen Begleitgefäßen. Zum Bewegungssegment sind auch die zugehörigen Muskeln bzw. Muskelteile zu rechnen.

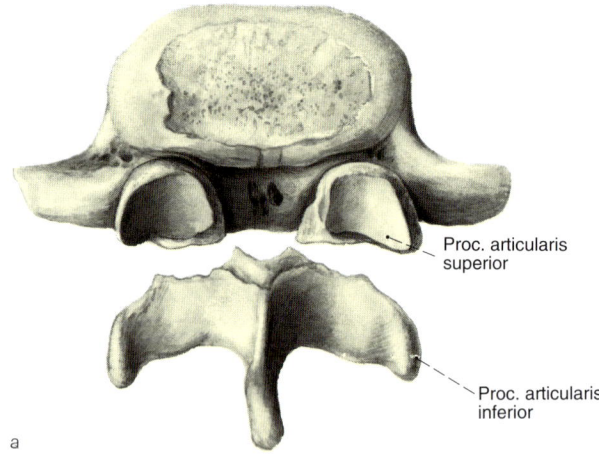

Proc. articularis superior

Proc. articularis inferior

a

Am kranialen Ende der Wirbelsäule bestehen besondere Verhältnisse, da die ersten 3 bis 4 Ursegmente Material bereitstellen, das bei normaler Entwicklung in den Schädel einbezogen wird. Im atlanto-okzipitalen Übergangsbereich können verschiedene Formen der Einbeziehung des 1. Halswirbels in den Schädel, **Atlasassimilation,** auftreten (Abb. 8.1-21a). Bei normal ausgebildetem Atlas findet man andererseits manchmal in der Umgebung des Foramen magnum rudimentäre Bogen- oder Querfortsätze als Manifestation des untersten, normalerweise in den Schädel einbezogenen Wirbels. Diese können u. U. mit traumatischen Absprengungen verwechselt werden.

Besonders am Kreuzbein, seltener kranial davon, finden sich dorsale Spaltbildungen, **Spina bifida** (Abb. 8.1-22), die durch den unvollständigen Schluß der Bogenfugen zustande kommen. Bleibt eine derartige Entwicklungshemmung auf die Wirbelsäule begrenzt (**Spina bifida occulta** – häufig zugleich örtliche Hypertrichose), so sind damit im allgemeinen keine wesentlichen Störungen verbunden. Manchmal erstreckt sich jedoch die Mißbildung auch auf das Rückenmark und seine Hüllen (Rachischisis).

Mitunter treten in den Interartikularportionen zwischen oberen und unteren Gelenkfortsätzen eines Wirbels Spalten auf (Isthmusspalten). Diese als **Spondylolysen** bezeichneten Veränderungen (Abb. 8.1-23a) finden sich am häufigsten am 5. oder am 4. Lendenwirbel und können zu einem Abgleiten des betroffenen Wirbels und mit ihm der ganzen Wirbelsäule nach vorn führen (**Spondylolisthesis,** Abb. 8.1-23b).

Vor allem aufgrund der Untersuchungen von TÖNDURY [27] kann die Spondylolyse nicht als Entwicklungsstörung gelten. Sie ist vielmehr als Ausdruck eines mechanischen Geschehens aufzufassen, sei es als Folge chronischer oder akuter Traumatisierung. Die Kontinuitätsunterbrechung der Interartikularportion (Abb. 8.1-12) tritt an der Stelle der Lamina arcus auf, die den größten Scherbeanspruchungen ausgesetzt ist [19].

1.3 Verbindungen der Wirbel

Voraussetzung für das Verständnis der Funktion der Wirbelsäule sowie der klinischen Erscheinungen und Verläufe vieler Wirbelsäulenerkrankungen ist die genaue Kenntnis des Zusammenspiels aller beteiligten anatomischen Strukturen, die JUNGHANNS [9] im Begriff des „Bewegungssegments" zusammengefaßt hat. Ein **Bewegungssegment** (Abb. 8.1-24) besteht aus dem gesamten Bereich zweier benachbarter Wirbel, die die knöcherne Grundlage des Segments bilden und durch die Zwischenwirbelscheiben, die Wirbelbogengelenke und eine Reihe von Bändern miteinander verbunden sind. Innerhalb des Bewegungssegments liegen die Zwischen-

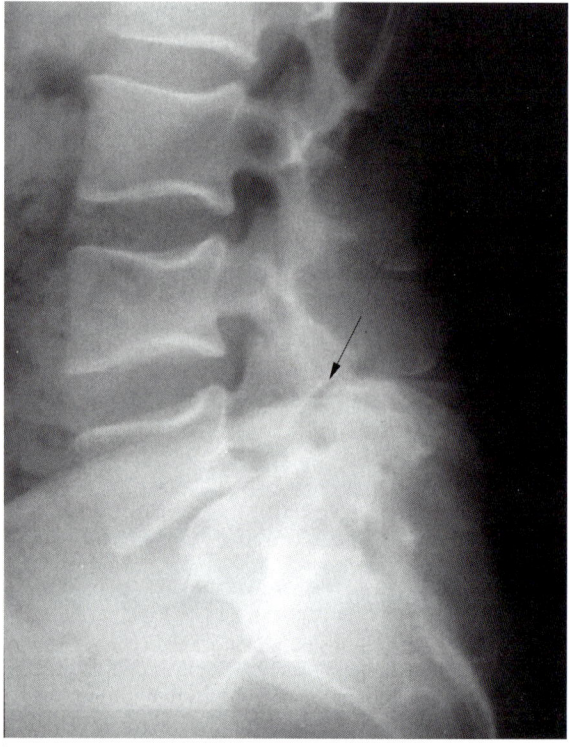

b

Abb. 8.1-23 Spondylolyse.
(a) 5. Lendenwirbel von dorsokranial. Rechts und links ist die Interartikularportion (Isthmus) der Lamina des Wirbelbogens unterbrochen. Aufgrund dieser Spondylolyse kann sich eine Spondylolisthesis entwickeln.
(b) Seitliches Röntgenbild einer Patientin mit Spondylolisthesis II. Grades. Der Wirbelkörper des 5. Lendenwirbels ist bereits um die Hälfte seines Sagittaldurchmessers nach ventral abgerutscht und hat die gesamte darüberliegende Wirbelsäule mitgenommen. (Original: Prof. HAGENA, München)

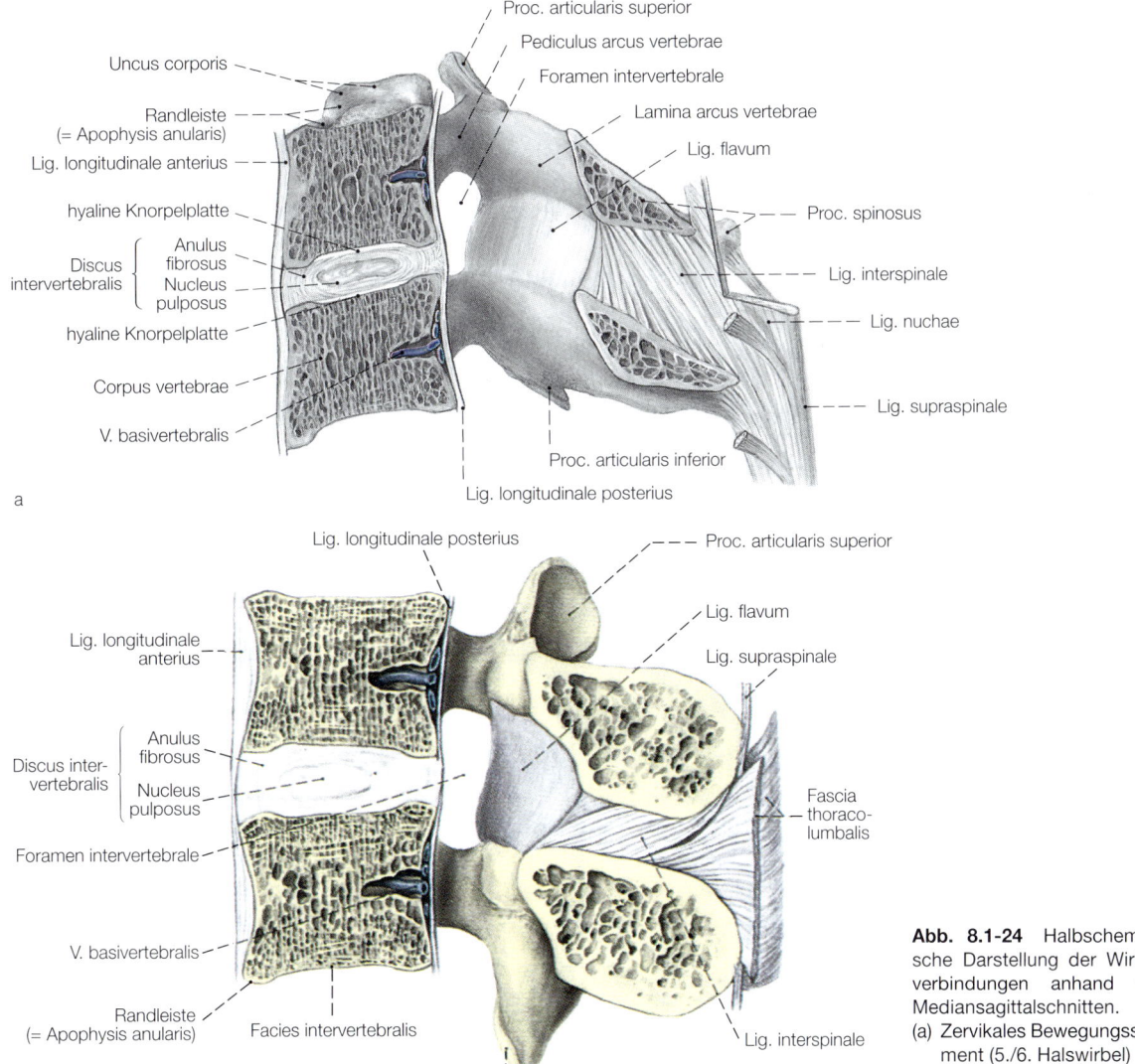

Proc. articularis superior
Pediculus arcus vertebrae
Foramen intervertebrale
Uncus corporis
Lamina arcus vertebrae
Randleiste (= Apophysis anularis)
Lig. flavum
Lig. longitudinale anterius
hyaline Knorpelplatte
Proc. spinosus
Anulus fibrosus
Discus intervertebralis
Nucleus pulposus
Lig. interspinale
hyaline Knorpelplatte
Lig. nuchae
Corpus vertebrae
Lig. supraspinale
V. basivertebralis
Proc. articularis inferior
Lig. longitudinale posterius
a

Lig. longitudinale posterius
Proc. articularis superior
Lig. longitudinale anterius
Lig. flavum
Lig. supraspinale
Anulus fibrosus
Discus inter-vertebralis
Nucleus pulposus
Fascia thoraco-lumbalis
Foramen intervertebrale
V. basivertebralis
Randleiste (= Apophysis anularis)
Facies intervertebralis
Lig. interspinale
Proc. articularis inferior
b

Abb. 8.1-24 Halbschematische Darstellung der Wirbelverbindungen anhand von Mediansagittalschnitten.
(a) Zervikales Bewegungssegment (5./6. Halswirbel)
(b) Lumbales Bewegungssegment (2./3. Lendenwirbel)

1.3.1 Verbindungen der Wirbelkörper

Disci intervertebrales

Länge und Eigenform der Wirbelsäule werden wesentlich von der Form der **Zwischenwirbelscheiben,** *Disci intervertebrales,* bestimmt. Sie machen zusammen etwa ein Viertel der Gesamtlänge aus und bilden durch ihren Querschnitt die Grundlage für die typische Form der Wirbelsäule. Die Höhe der Scheiben nimmt von der Brust- zur Lendenwirbelsäule hin zu. Die Scheiben tragen zur normalen Krümmung der Wirbelsäule bei, da sie nicht plan parallel, sondern schwach keilförmig gestaltet sind. In der Hals- und der Lendenwirbelsäule sind sie vorn höher als hinten; am stärksten verjüngt sich die lumbosakrale Bandscheibe nach hinten (Abb. 8.1-1). In der Brustwirbelsäule sind die Wirbelkörper, weniger die Zwischenwirbelscheiben, vorn etwas niedriger als hinten.

Jede Zwischenwirbelscheibe besteht aus einem zentral gelegenen Gallertkern, *Nucleus pulposus,* der von konzentrisch angeordneten Fasermassen, *Anulus fibrosus,* umgeben ist (Abb. 8.1-25 u. 26). Die während der Entwicklung bis etwa zum 2. Lebensjahr Blutgefäße enthaltenden Zwischenwirbelscheiben werden später avaskulär, so daß ihr Stoffwechsel nur mehr durch Diffusion vor allem durch die hyalinen Knorpelplatten der Wirbelkörper hindurch erfolgt. Nur unter pathologischen Umständen sprossen sekundär Blutgefäße in das Bandscheibenmaterial ein.

Die äußeren Faserlamellen sind in den Randleisten verankert, nach innen gehen sie kontinuierlich in den hyalinen Knorpelbelag der Wirbeldeckplatten über, wobei sich die Kollagenfasern des Anulus fibrosus im Faserfilz der hyalinknorpeligen Interzellularsubstanz verankern. Damit entsteht eine synchondrotische Verbindung der Wirbelkörper. Die Fasern des Anulus fibrosus verlaufen in schräger Richtung schraubig zur Längsachse der Wirbelsäule und kreuzen sich in 10 bis 15 aufeinanderfolgenden Schichten (Lamellen, Abb. 8.1-25 u. 26). Auf dieser Anordnung beruht hauptsächlich die Hemmung stärkerer Bewegungen der Wirbel untereinander.

Infolge des ständigen Drucks des Körpergewichts bei aufrechter Körperhaltung werden die Zwischenwirbelscheiben durch Abpressen einer geringen Menge von Gewebsflüssigkeit etwas niedriger. Daher kann die gesamte Körperlänge am Abend bis zu 3 cm geringer sein als am Morgen nach der Bettruhe. Im Alter sind diese Schwankungen geringer, da die Zwischenwirbelscheiben durch Wasserverlust von vornherein schmäler sind und damit auch ihre Nachgiebigkeit reduziert ist.

Der Nucleus pulposus steht unter normalen Bedingungen immer unter Druck und versucht die Wirbel auseinanderzutreiben. Gehindert wird er daran durch den Anulus fibrosus und durch Bänder, die Wirbelkörper und Bandscheiben in der ganzen Länge der Wirbelsäule vorn und hinten verbinden.

Ligamenta longitudinalia anterius et posterius

Das vordere Längsband, *Ligamentum longitudinale anterius,* verbindet die Wirbelkörper und überspannt die Zwischenwirbelscheiben, ohne sich mit diesen fester zu verbinden. Umgekehrt haftet das hintere Längsband, *Ligamentum longitudinale posterius,* fest an den Zwi-

schenwirbelscheiben, überspringt in der etwas ausgehöhlten Mitte die Wirbelkörper, die Austrittslöcher der Venae basivertebrales, und strahlt zusätzlich in die obere Randleiste und in das Periost der Pediculi ein (Abb. 8.1-27). Die Bänder werden durch den inneren Druck der Zwischenwirbelscheiben in Spannung gehalten. Erst dadurch wird die Wirbelsäule zu einem elastischen Stab, der nach einer Verbiegung wiederum zu seiner Eigenform zurückfindet. Trägt man die Längsbänder ab und entfernt gleichzeitig die Wirbelbogen, so gehen die Krümmungen der verbliebenen „Wirbelkörper-Bandscheiben-Säule" verloren. Die Längsbänder sind also an der Aufrechterhaltung der Wirbelsäulenkrümmung beteiligt.

Beugt man die Wirbelsäule, so werden die Zwischenwirbelscheiben auf der konkaven Seite niedriger und auf der entgegengesetzten Seite höher (Abb. 8.1-28). Der Nucleus pulposus wirkt bei der Belastung als ein nicht komprimierbares Wasserkissen, das den Druck nach allen Seiten gleichmäßig verteilt und die Kollagenfasern des Anulus fibrosus dabei in Spannung versetzt. Infolge seines hohen Flüssigkeitsgehalts ist er zwar verformbar, nicht aber komprimierbar. Dadurch hält er den Bandapparat sowohl bei axialem Druck als auch bei Verschiebung benachbarter Wirbel zueinander gespannt und überträgt den Druck gleichmäßig auf die angrenzenden Wirbelkörperendflächen. In der Ruhelage liegt der Gallertkern in der Mitte des Rings oder mehr nach dorsal

Abb. 8.1-25   Aufbau des Discus intervertebralis.
(a) Ausschnitt aus (b) mit der lamellenartigen Gliederung des Anulus fibrosus
(b) 3. Lendenwirbel mit gestufter Aufsicht auf die zugehörige Bandscheibe

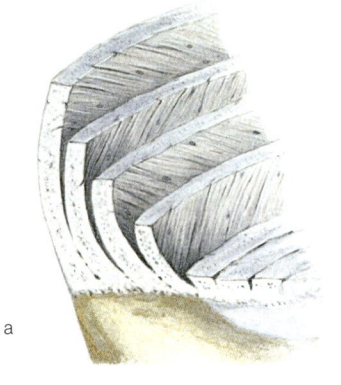

a

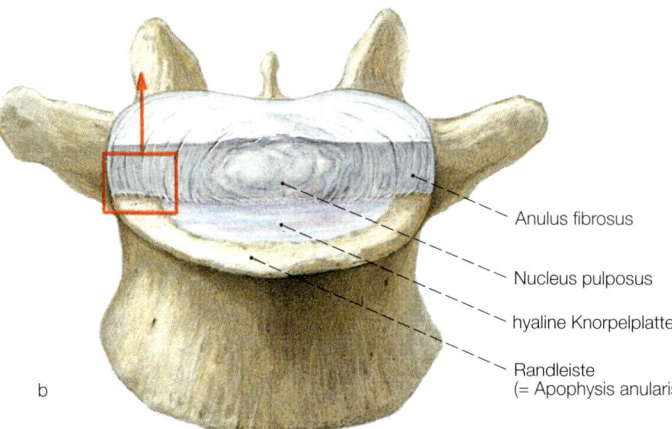

Anulus fibrosus

Nucleus pulposus

hyaline Knorpelplatte

Randleiste
(= Apophysis anularis)

b

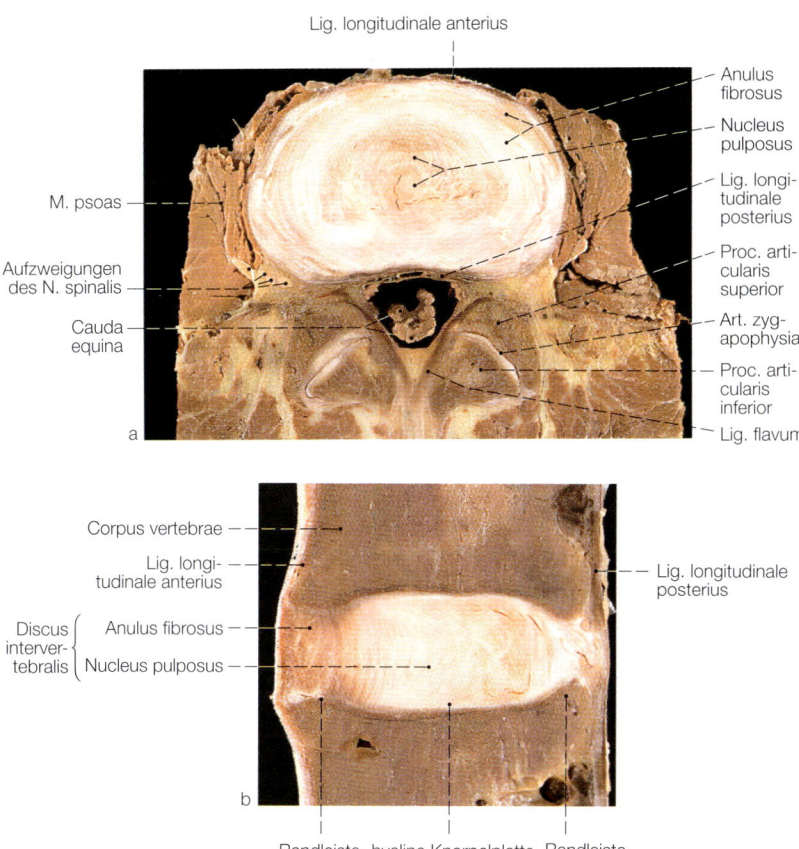

Lig. longitudinale anterius

Anulus fibrosus

Nucleus pulposus

Lig. longitudinale posterius

Proc. articularis superior

Art. zygapophysialis

Proc. articularis inferior

Lig. flavum

M. psoas

Aufzweigungen des N. spinalis

Cauda equina

a

Corpus vertebrae

Lig. longitudinale anterius

Discus intervertebralis { Anulus fibrosus / Nucleus pulposus

Lig. longitudinale posterius

b

Randleiste hyaline Knorpelplatte Randleiste

Abb. 8.1-26 Discus intervertebralis der oberen Lendenwirbelsäule.
(a) Transversalschnitt
(b) Sagittalschnitt

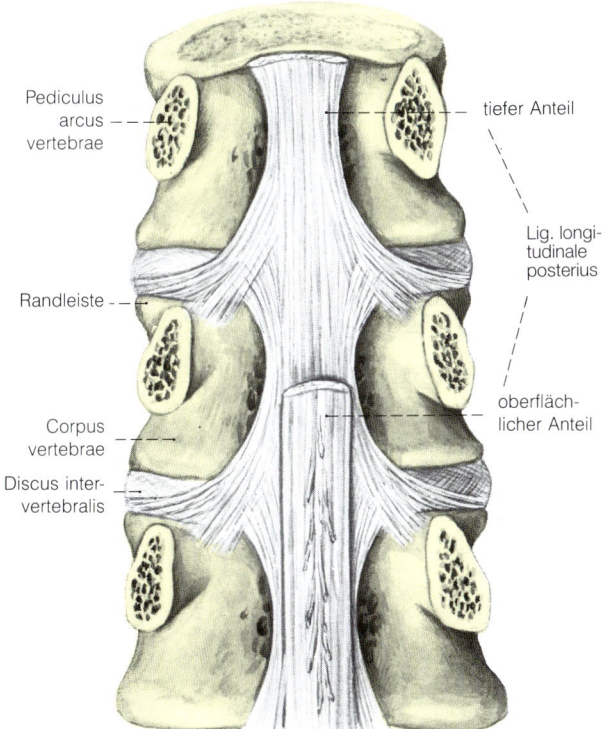

Pediculus arcus vertebrae

Randleiste

Corpus vertebrae

Discus intervertebralis

tiefer Anteil

Lig. longitudinale posterius

oberflächlicher Anteil

Abb. 8.1-27 Ligamentum longitudinale posterius im Bereich des dorso-lumbalen Übergangs.

verschoben (im Brust- und Lendenbereich). Bei der Biegung verschiebt er sich etwas nach der Seite der Dehnung. Auf der Druckseite wird der Faserring zusammengepreßt, auf der Zugseite gedehnt.

Bei Störungen des Aufbaus der hyalinen Knorpelplatten, die die Wirbelkörperendflächen innerhalb der Randleisten bedecken, kann Bandscheibenmaterial bis zu Erbsengröße in die Spongiosa der Wirbelkörper eingepreßt werden (sog. „Knorpelknötchen" nach SCHMORL bei SCHEUERMANNscher Krankheit [20]).

In den Zwischenwirbelscheiben der Halswirbelsäule treten – häufig schon gegen Ende des 1. Lebensjahrzehnts – seitlich im Bereich der Unci corporum Spalten auf (Abb. 8.1-29). Sie unterteilen im 2. bis 3. Lebensjahrzehnt den Anulus fibrosus mehr oder weniger weitgehend und durchtrennen gelegentlich von dorsal her quer den gesamten Diskus. Diese sog. LUSCHKAschen Gelenke (auch Hemiarthroses laterales oder Unkovertebralartikulationen – TROLARD) sind regelmäßig vorkommende Spaltbildungen der Zwischenwirbelscheiben im Bereich der Halswirbelsäule, die jedoch keinen Gelenkcharakter besitzen. Sie entstehen offensichtlich durch Kompression und gleichzeitige Scherung der seitlichen Diskusanteile zwischen Unci corporum und den kranial entsprechenden Wirbelkörperbereichen. Sie sind Ausdruck einer schon sehr frühzeitig einsetzenden Alterung der Bandscheiben und können einen Vorfall (Prolaps) des Nucleus pulposus begünstigen [6, 27].

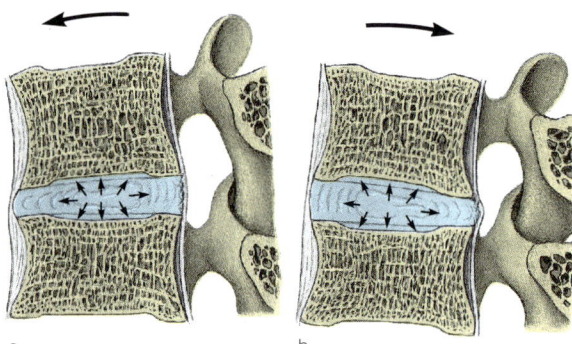

Abb. 8.1-28 Halbschematische Darstellung der Funktion des Nucleus pulposus.
(a) Vorbeugung
(b) Rückbeugung

Im Anulus fibrosus entwickeln sich relativ früh regressive Veränderungen, überwiegend zwischen dem 20. und 30. Lebensjahr. Der unter Druck stehende Nucleus pulposus drängt den geschwächten Faserring nach außen; es kommt zur **Bandscheibenprotrusion** oder zur **Diskushernie** (Abb. 8.1-30). Bricht der Faserring schließlich ganz auf, so entsteht durch den austretenden Nucleus, begleitet von Teilen des Faserrings, der **Bandscheibenprolaps** (Abb. 8.1-30 u. 31).

Protrusion und Prolaps können den Inhalt des Foramen intervertebrale, die Nervenwurzeln und die Begleitgefäße, komprimieren (Abb. 8.1-30 u. 31). Da vorwiegend die untersten Lumbalsegmente betroffen sind, können schmerzhafte Verspannungen der Rückenmuskulatur, Sensibilitätsstörungen und bei schweren Fällen Lähmungen an den unteren Extremitäten die Folge sein. Der „reflektorische Muskelhartspann" führt seinerseits wieder zu einer verstärkten Einengung des betroffenen Segments. Am Ende dieses Circulus vitiosus steht schließlich die komplette irreversible Schädigung der Nervenwurzel.

Dieses Geschehen darf nicht ausschließlich auf die Bandscheibe bezogen, sondern muß in Zusammenhang mit der Funktion des gesamten Bewegungssegments verstanden werden. Durch die regressiven Veränderungen kommt es zu einer Lockerung im Bewegungssegment, welche erst die in Abb. 8.1-32 gezeigten Stadien der Verlagerung von Bandscheibenmaterial erlaubt. Die Lockerung führt zur kompensatorischen Überbeanspruchung der übrigen Anteile des Segments. Der Bandscheibenschaden selbst heilt mit reaktiven Veränderungen an den Endflächen der benachbarten Wirbel aus. Häufig treten kräftige, den Zwischenwirbelraum überbrückende knöcherne Randzacken oder Spangenbildungen auf, die als Abstützversuch des gelockerten Bewegungssegments aufgefaßt werden können. Zusammen mit der durch den Verlust des Nucleus pulposus eintretenden Verschmälerung des Zwischenwirbelraums erinnern sie im Röntgenbild an den „verblühten Prolaps".

Der „Bandscheibenschaden" ist von so großer klinischer Bedeutung, daß man von einem Zivilisationsleiden sprechen kann. Allerdings werden fälschlicherweise viele Beschwerden auf Wirbelsäulen- bzw. Bandscheibenveränderungen bezogen, die häufig objektiv nicht nachweisbar sind. Umgekehrt betonen Sachkenner, daß viele Menschen trotz hochgradiger, röntgenologisch nachweisbarer Veränderungen keinerlei Beschwerden angeben.

1.3.2   Verbindungen der Wirbelbögen

Articulationes zygapophysiales

Die Wirbelbögen stehen durch die paarigen Wirbelbogengelenke, *Articulationes zygapophysiales*, und einige Bänder in Verbindung.

Durch die Gelenkfortsätze, *Processus articulares superiores et inferiores*, werden die Bewegungen geführt und in bestimmten Richtungen eingeschränkt. Sie zeigen in den drei präsakralen Abschnitten der Wirbelsäule typische Baueigentümlichkeiten bezüglich ihrer Stellung

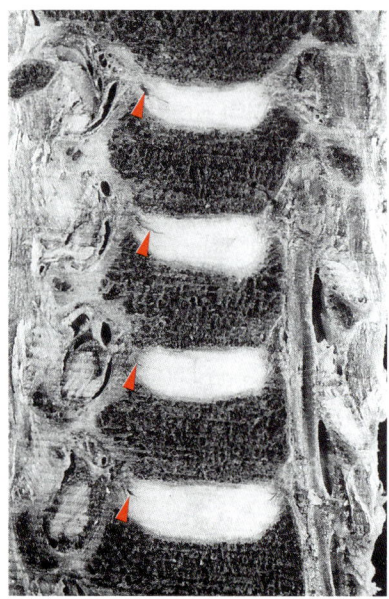 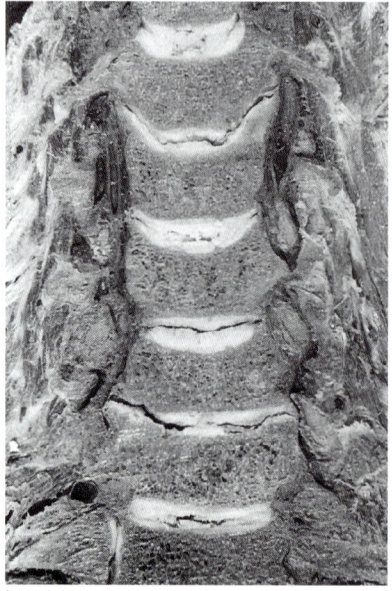 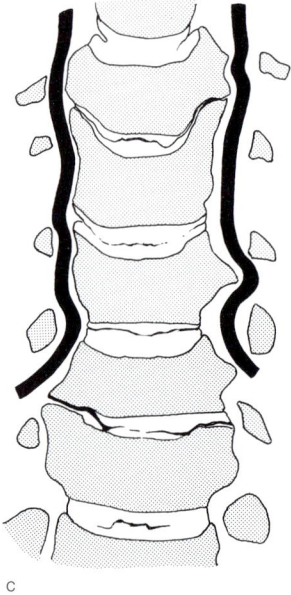

a   b   c

Abb. 8.1-29 Frontalschnitte durch die Halswirbelsäule mit Darstellung der unkovertebralen Spalten in den Disci intervertebrales.
(a) Geringe Ausprägung (Anfang des 3. Lebensjahrzehnts)
(b) Starke Ausprägung (5. Lebensjahrzehnt)

(c) Bei Ausbildung einer sog. Unkovertebralarthrose kann die A. vertebralis im Bereich der Foramina transversaria eingeengt werden, was zu zerebralen Attacken führen kann.

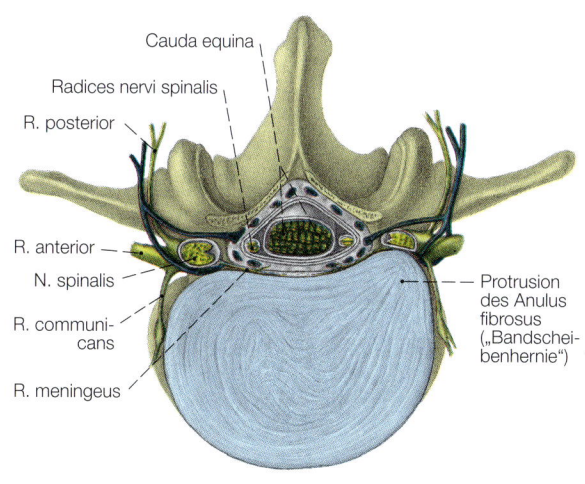

Cauda equina

Radices nervi spinalis

R. posterior

R. anterior

N. spinalis

R. communi-
cans

R. meningeus

Protrusion
des Anulus
fibrosus
(„Bandschei-
benhernie")

Abb. 8.1-30 Laterale Bandscheibenprotrusion zwischen dem 3. und dem 4. Lendenwirbelkörper. Im Canalis vertebralis die quergetroffene Cauda equina (vgl. Abb. 8.1-31).

und ihrer Oberflächenkrümmung (Abb. 8.1-33 u. 35). Im allgemeinen ist ihre Knorpelauflagerung zentral dicker und über die freien Ränder etwas vorgewulstet.

Bei den **Halswirbeln,** die ausgiebige Bewegungen nach allen Seiten gestatten, sind die Gelenkflächen plan und von ca. 50° (3. Halswirbel) bis ca. 35° (7. Halswirbel) gegen die Transversalebene von vorn oben nach hinten unten geneigt. Die beiden segmentalen Gelenkflächen liegen meist in einer Ebene, nur am 3. Halswirbel schließen sie nach dorsal einen Winkel von etwa 145° ein, wodurch die Drehung zwischen 2. und 3. Halswirbel im Vergleich zur übrigen Halswirbelsäule eingeschränkt wird.

Bei den **Brustwirbeln** sind die Gelenkflächen eher frontal gestellt und leicht konvex gekrümmt. Während die Wirbelsäule hier nur in geringem Maß gebeugt und gestreckt werden kann, sind Drehung und seitliche Neigung gut möglich. Die Lateralflexion ist allerdings mit einer gleichzeitigen zwangsläufigen Rotation verbunden. Alle Bewegungen der Brustwirbelsäule sind durch die Rippen und ihre Verbindungen eingeschränkt.

Einstülpung der
Gelenkkapsel
(meniskoide Falte)   N. spinalis (Ganglion)   Anulus fibrosus

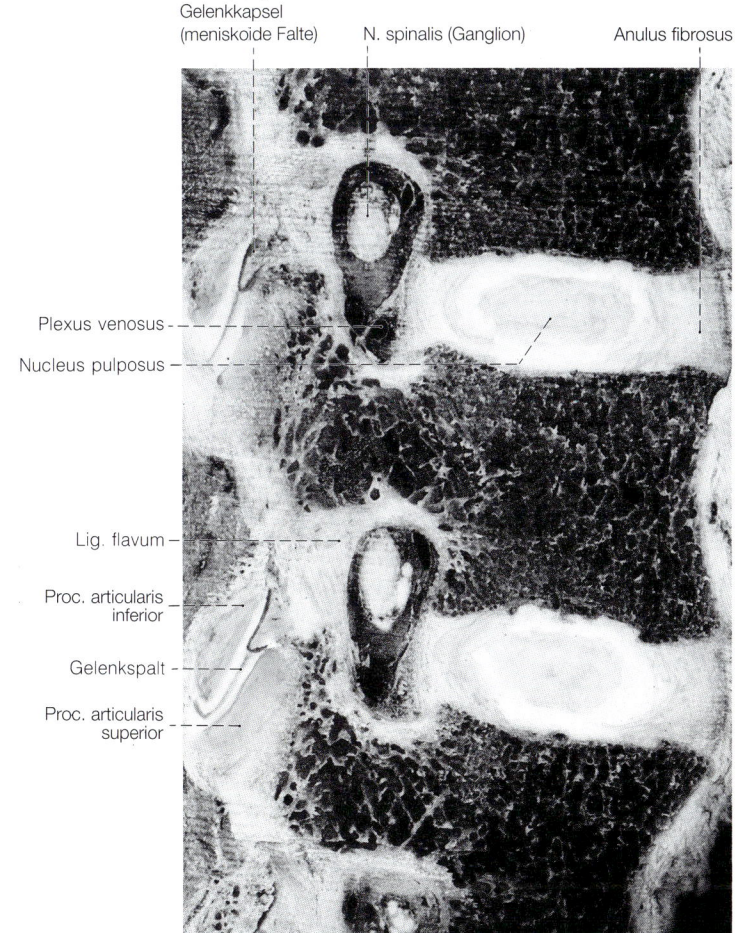

Plexus venosus

Nucleus pulposus

Lig. flavum

Proc. articularis
inferior

Gelenkspalt

Proc. articularis
superior

Abb. 8.1-31 Sagittalschnitt durch die Lendenwirbelsäule auf Höhe der Foramina intervertebralia. Schon geringgradige Einengung des Foramen selbst oder seiner trichterförmigen Öffnung zum Wirbelkanal hin (Recessus lateralis in der Röntgenologie) kann zu Störungen des Nervus spinalis führen.

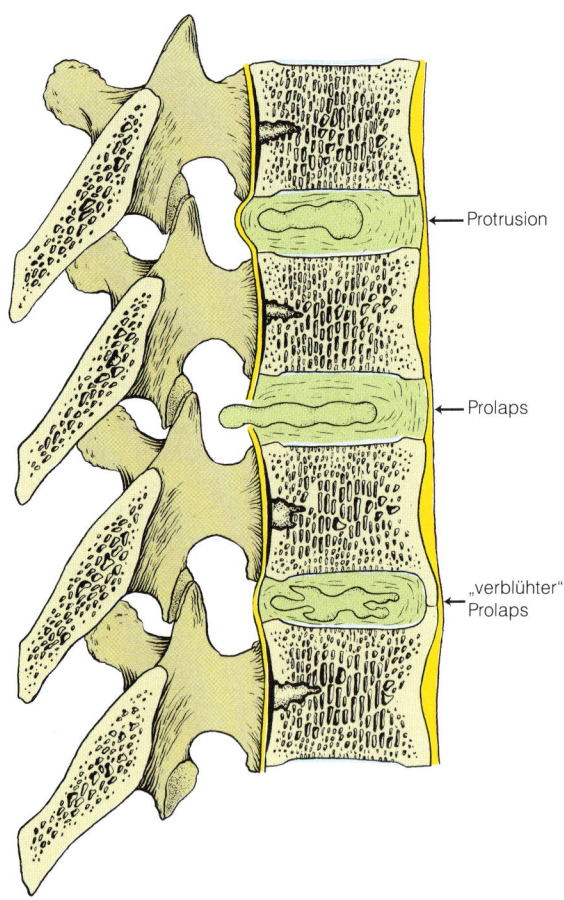

An den **Lendenwirbeln** sind die Gelenkflächen variabel nach dorsal abgewinkelt. Meist ist ihr kleinerer vorderer Anteil frontal eingestellt und damit in der Lage, nach ventral gerichtete Schubkräfte aufzunehmen. Die hinteren Anteile sind eher nach sagittal ausgerichtet und begrenzen damit Drehung und Seitneigung. Das Ausmaß der Drehung ist abhängig vom Grad der Vorbeugung (Ventralflexion), dies vor allem dann, wenn die dorsalen Anteile der Gelenkflächen nicht genau parallel sind, sondern nach hinten divergieren, wie dies nach kaudal zunehmend der Fall ist.

Die Gelenkflächen der **Lumbosakralgelenke** schließen miteinander nach dorsal einen Winkel von ca. 100° ein, wodurch wiederum größere Drehungen möglich werden.

In nahezu allen Wirbelbogengelenken findet man **meniskoide Falten,** die sichelförmig von der Membrana synovialis aus in die Gelenkspalte hineinragen. Sie stehen mit dem extrakapsulären Gewebe in Verbindung und sind von unterschiedlichem Aufbau. So finden sich feste bindegewebige Falten mit vereinzelten Knorpeleinlagerungen neben weichen lappigen Fettfortsätzen (Abb. 8.1-31). Die meisten dieser Vorstülpungen passen sich als verformbares Gewebe entsprechend den Druckänderungen in der Gelenkhöhle den inkongruenten Gelenkflächen an. Nur die festeren meniskoiden Falten spielen wahrscheinlich eine gewisse mechanische Rolle bei der Druckübertragung.

Die Membrana fibrosa der Lendenwirbelgelenke ist durch feste transversale Bündel kollagener Fasern verstärkt. Diese Verstärkungsbänder ziehen von der Hinterfläche der unteren zur Außenkante der zugehörigen oberen Gelenkfortsätze und engen das Bewegungsausmaß der unteren Gelenkfortsätze ein (Abb. 8.1-36).

Ligamenta flava

Dem elastischen System der durch Bänder verspannten „Wirbelkörper-Bandscheiben-Säule" stehen die *Ligamenta flava* gegenüber (Abb. 8.1-36 u. 37), die sich zwischen den Wirbelbögen ausspannen. Sie bestehen vor-

Abb. 8.1-32   Verschiedene Stadien der Bandscheibendegeneration. Oben: Protrusion der Bandscheibe mit beginnender Einengung des Foramen intervertebrale. Mitte: Prolaps nach Aufbrechen des Faserrings. Unten: Verschmälerung des Zwischenwirbelraums und stützende Spangenbildungen an Grund- und Deckplatte der beiden begrenzenden Wirbelkörper als reaktive Veränderungen nach sog. „verblühtem" Bandscheibenprolaps. (Nach Beck)

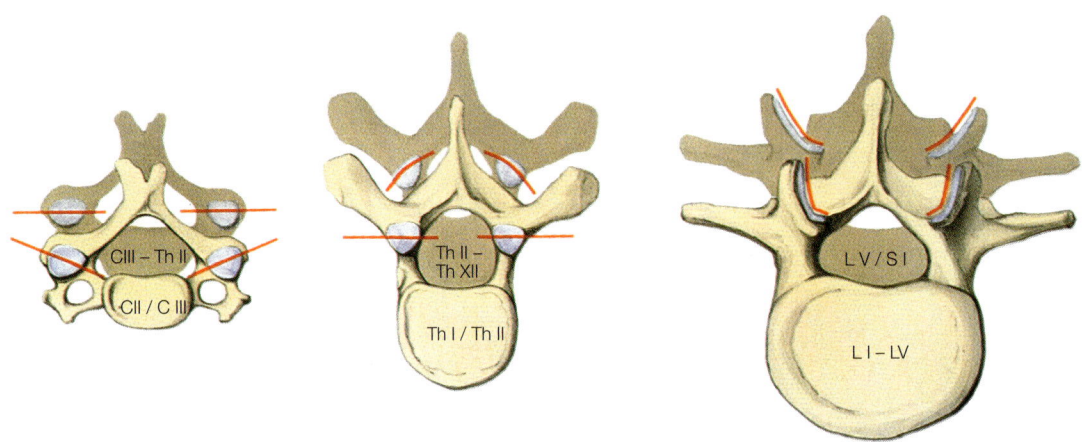

Abb. 8.1-33   Schema der Ausrichtung (rote Linien) der Wirbelbogengelenke. In jedem Bewegungssegment sind die Wirbelbogengelenke in der Lage, nach ventral gerichtete Kräfte aufzunehmen und damit die Bandscheibe vor zu starken Scherkräften zu schützen.

Abb. 8.1-34 Computertomographischer Querschnitt durch die Halswirbelsäule mit Darstellung der unkovertebralen Spalten. (Original: PD Vogel, München)

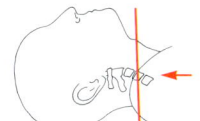

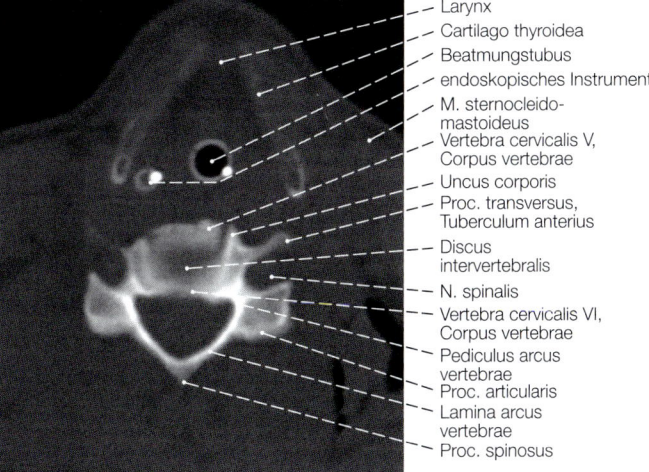

- Larynx
- Cartilago thyroidea
- Beatmungstubus
- endoskopisches Instrument
- M. sternocleido-mastoideus
- Vertebra cervicalis V, Corpus vertebrae
- Uncus corporis
- Proc. transversus, Tuberculum anterius
- Discus intervertebralis
- N. spinalis
- Vertebra cervicalis VI, Corpus vertebrae
- Pediculus arcus vertebrae
- Proc. articularis
- Lamina arcus vertebrae
- Proc. spinosus

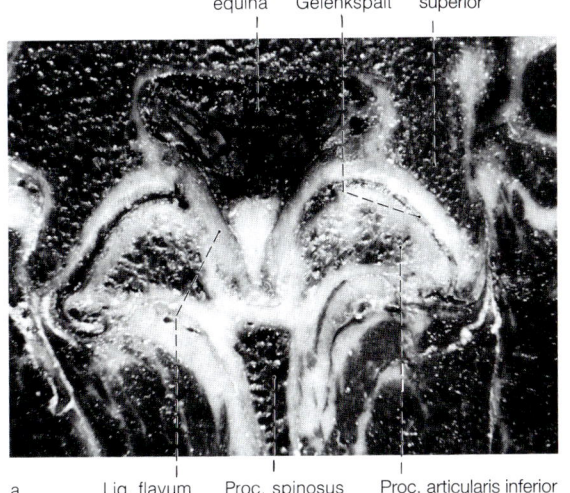

Abb. 8.1-35 Winkel der Wirbelgelenke. Öffnungswinkel (α) und Neigungswinkel (β). (Nach Putz [15]; vgl. Abb. 8.1-33)

Grad

240
220
200
180   β
160
140
120
100
80   α
60
40
20

III IV V VI VII | I II III IV V VI VII VIII IX X XI | XII | I II III IV V | I

HWS   BWS   LWS   Kreuzbein

Cauda equina   Gelenkspalt   Proc. articularis superior

Foramen vertebrale mit Cauda equina (Luftblasen, Artefakt)   Gelenkspalt   Proc. articularis superior

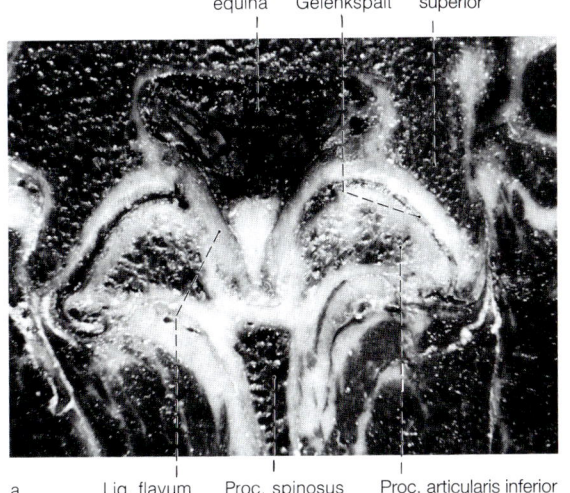

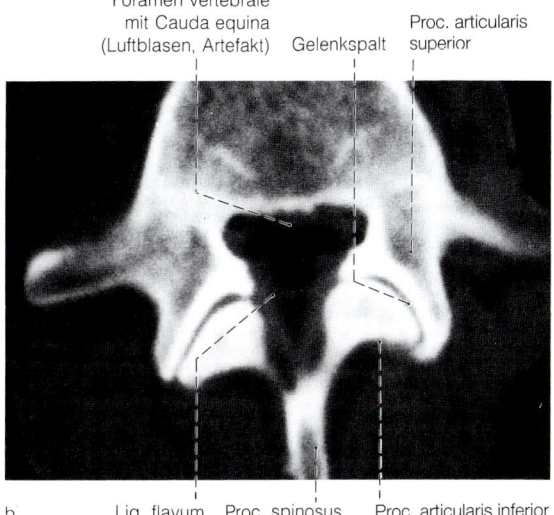

a   Lig. flavum   Proc. spinosus   Proc. articularis inferior

b   Lig. flavum   Proc. spinosus   Proc. articularis inferior

Abb. 8.1-36 Querschnitte durch die Lendenwirbelsäule.
(a) Anatomischer Querschnitt   (b) Computertomographischer Querschnitt

wiegend aus elastischen Fasern und sind deshalb von gelblicher Farbe. Am längsten und kräftigsten sind diese Bänder zwischen den Lendenwirbeln, am dünnsten im Halsteil. Sie verlaufen eng neben den Wirbelgelenken. Im Lendenbereich umgreifen sie diese auch ventral und wölben sich mitunter weit in den Wirbelkanal vor (Abb. 8.1-36). Hier bilden sie die Hinterwand der Recessus laterales und der Foramina intervertebralia. Solange die Sakralwirbel noch nicht verschmolzen sind, treten sie auch in der Hinterwand des Sakralkanals auf.

Die Ligamenta flava stehen unter einer starken Längsspannung (Vorspannung von 1–2 kp), die die Wirbelsäule nach hinten zu strecken sucht. Andererseits zieht das Gewicht des Rumpfes und die vordere Rumpfmuskulatur den Körper nach vorn.

Diesem Zug wirken die Ligamenta flava gemeinsam mit den langen Rückenmuskeln entgegen. Bei der Wiederaufrichtung der nach ventral gebeugten Wirbelsäule entlasten sie wesentlich die Rückenmuskulatur.

Ligamentum supraspinale und Ligamenta interspinalia

Bei der Vorbeugung der Wirbelsäule werden mit den Wirbelbögen auch die Dornfortsätze etwas voneinander entfernt, die ihrerseits durch das *Ligamentum supraspina-* *le* und die *Ligamenta interspinalia* miteinander verbunden sind (Abb. 8.1-24). In diese Bänder strahlen Fasern der Fascia thoracolumbalis ein. Die Ligamenta interspinalia der Lendenwirbelsäule haben in den Interspinalräumen einen schräg nach hinten ansteigenden Verlauf. Dadurch verhindern sie einerseits eine Dorsalverschiebung der jeweils kranialen Wirbel eines Segments und bewirken andererseits eine weiche Begrenzung der Ventralflexion. Ein eigentliches Ligamentum supraspinale spannt sich nur in der Brustwirbelsäule und nach kaudal bis zum 2. Lendenwirbel aus.

In der Halswirbelsäule geht aus den Ligamenta interspinalia das *Ligamentum nuchae* hervor. Es spannt sich als dünne mediane Platte über die Dornfortsätze nach dorsal zwischen Protuberantia occipitalis externa und der Vertebra prominens aus und trennt rechten und linken Wulst der Nackenmuskulatur.

Ligamenta intertransversaria

Die Processus transversi bzw. die ihnen entsprechenden Processus accessorii der Lendenwirbel werden durch die dünnen *Ligamenta intertransversaria* verbunden (Abb. 8.1-37). Sie werden vor allem bei Seitneigung und bei Drehung gespannt.

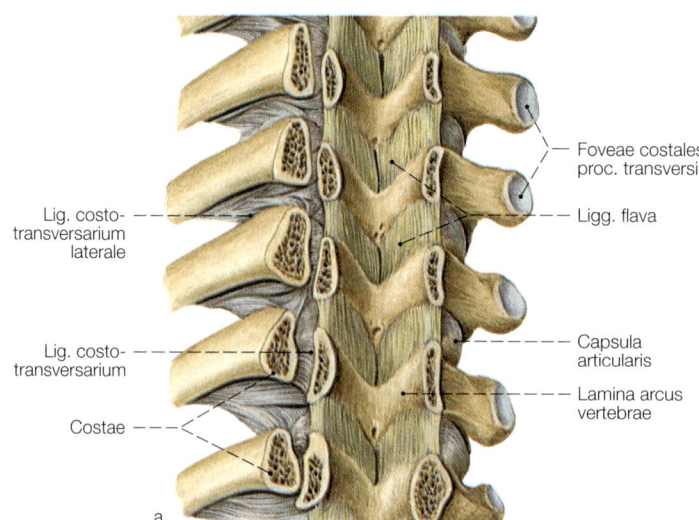

Lig. costotransversarium laterale

Lig. costotransversarium

Costae

Foveae costales proc. transversi

Ligg. flava

Capsula articularis

Lamina arcus vertebrae

a

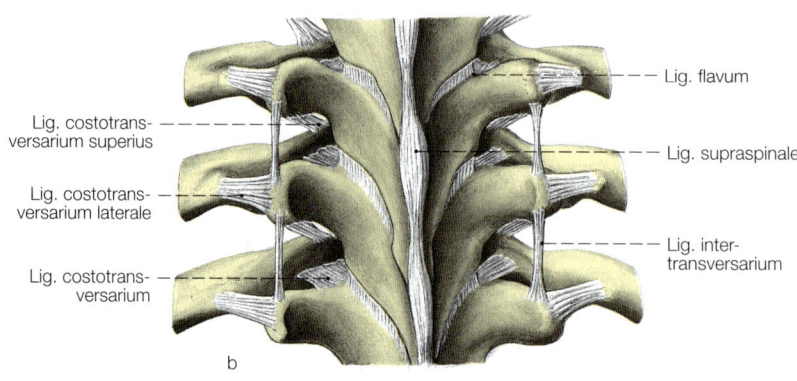

Lig. costotransversarium superius

Lig. costotransversarium laterale

Lig. costotransversarium

Lig. flavum

Lig. supraspinale

Lig. intertransversarium

b

Abb. 8.1-37 Brustwirbelsäule, Wirbelbogenverbindungen. (Aus Sobotta [22])

(a) Ansicht von ventral nach Durchtrennung der Pediculi
(b) Ansicht von dorsal

1.3.3 Verbindungen der Wirbelsäule mit dem Schädel (Kopfgelenke)

Gelenke und Bänder

Hinterhauptsbein, *Os occipitale*, Atlas und Axis bilden ein eigenes Bewegungssystem, in dem **6 Gelenke** und eine Reihe von Bändern zusammenwirken (Abb. 8.1-38 bis 41). Das obere Kopfgelenk, *Articulatio atlanto-occipitalis*, wird von den Gelenkfortsätzen des Os occipitale und des Atlas gebildet. Als unteres Kopfgelenk bezeichnet man die *Articulatio atlanto-axialis lateralis* und die *Articulatio atlanto-axialis mediana*. Lateral artikulieren die seitlichen Gelenkfortsätze von Atlas und Axis, in der Mitte ist der Zahn des Axis sowohl nach ventral mit dem vorderen Atlasbogen als auch nach dorsal mit dem *Ligamentum transversum atlantis*, das die Massae laterales des Atlas quer verbindet, in Gelenkkontakt.

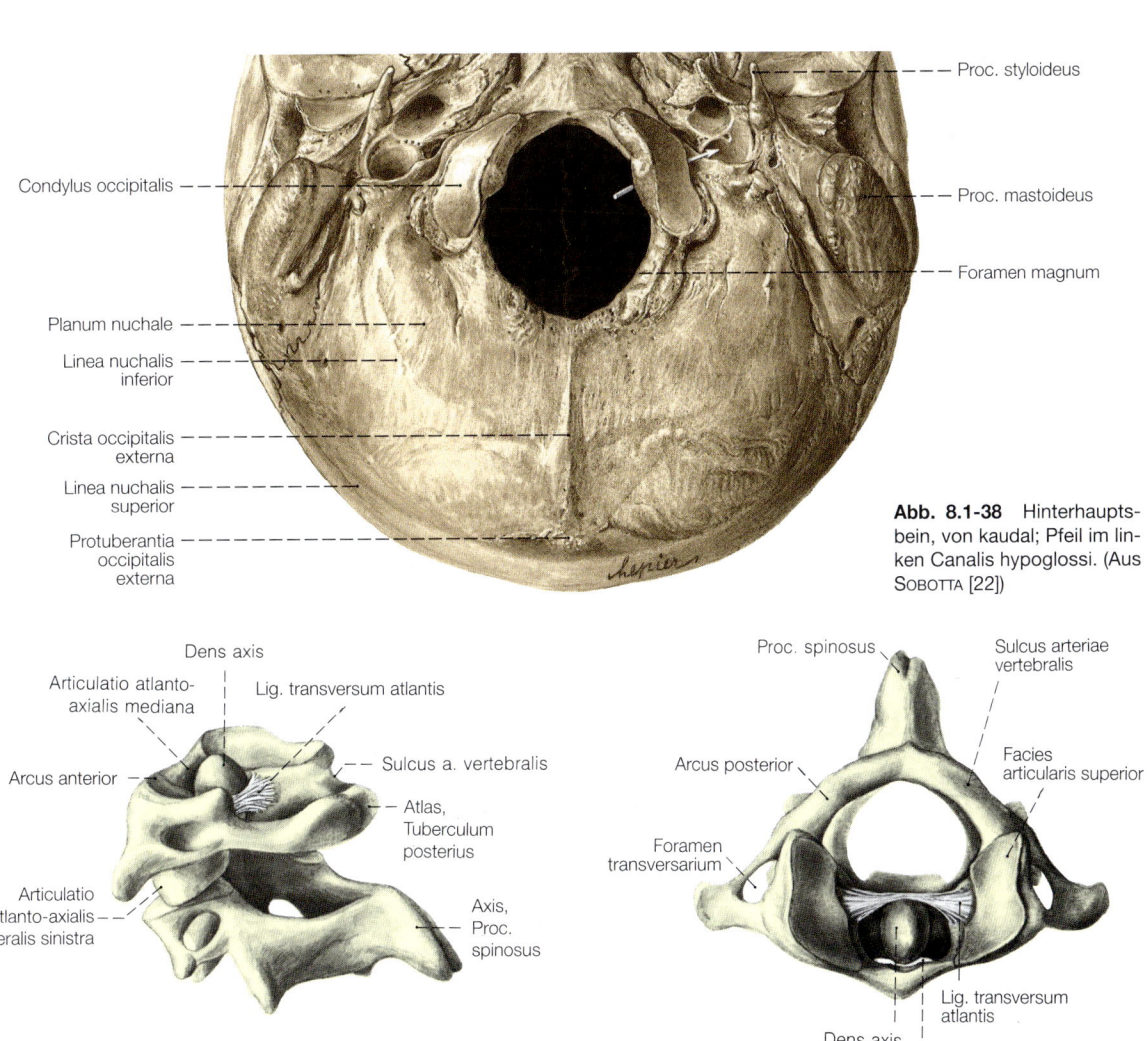

Abb. 8.1-38 Hinterhauptsbein, von kaudal; Pfeil im linken Canalis hypoglossi. (Aus SOBOTTA [22])

Abb. 8.1-39 Atlas und Axis.
(a) Ansicht von dorso-lateral
(b) Ansicht von kranial
(c) Ansicht von kranial, Atlas um den Dens axis gedreht

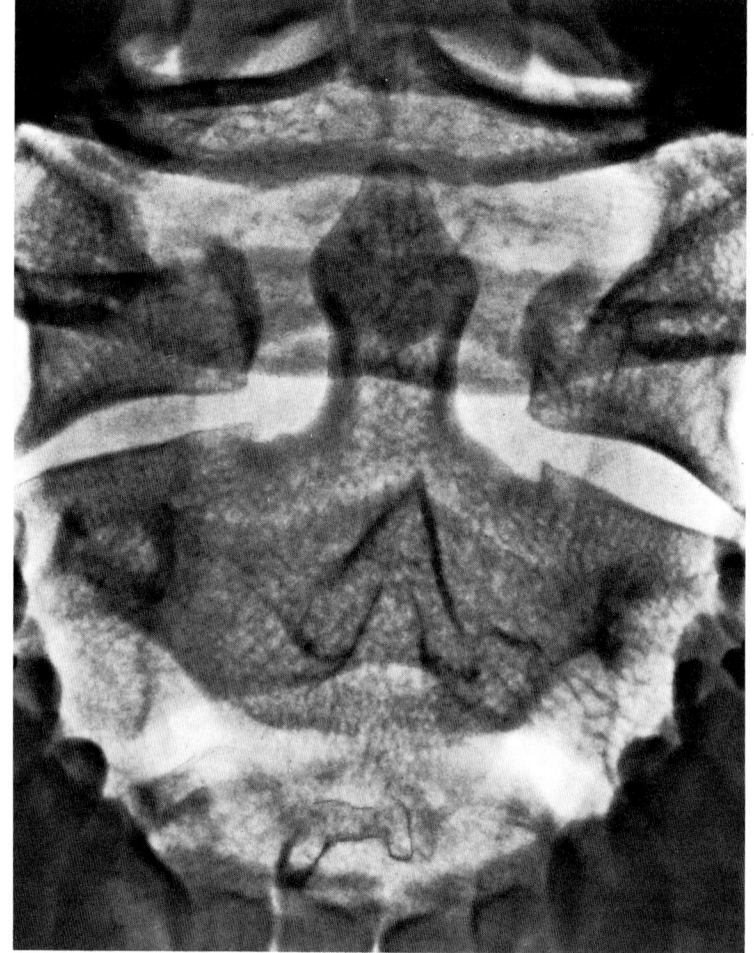

a

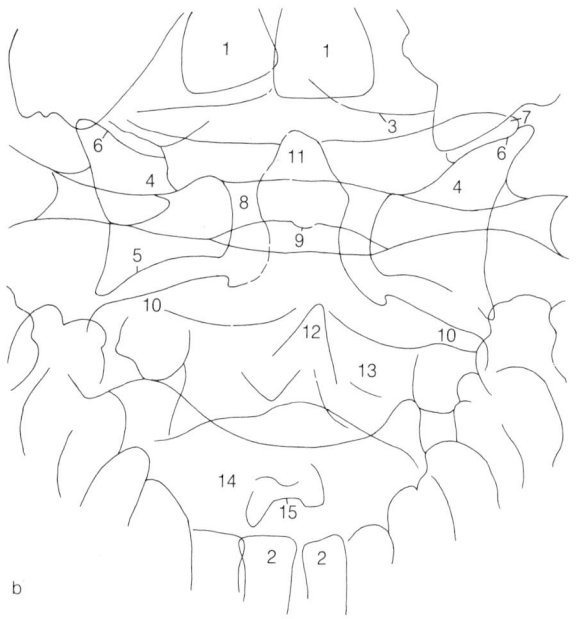

b

Abb. 8.1-40 Atlas und Axis.
(a) Feinstfokusaufnahme
(b) Röntgenpause durch geöffneten Mund. Sagittaler Strahlengang. (Aus BIRKNER [3])
  1 = obere Schneidezähne
  2 = untere Schneidezähne
  3 = untere Begrenzung des Os occipitale
  4 = Massa lateralis des Atlas mit Proc. transversus
  5 = Atlas, Facies articularis inferior
  6 = Atlas, Facies articularis superior
  7 = Articulatio atlanto-occipitalis
  8 = Atlas, Arcus anterior
  9 = Tuberculum anterius
10 = Axis, Proc. articularis superior
11 = Dens axis
12 = Axis, Proc. spinosus
13 = Axis, Arcus
14 = Vertebrae cervicalis III, Corpus
15 = Vertebrae cervicalis III, Proc. spinosus

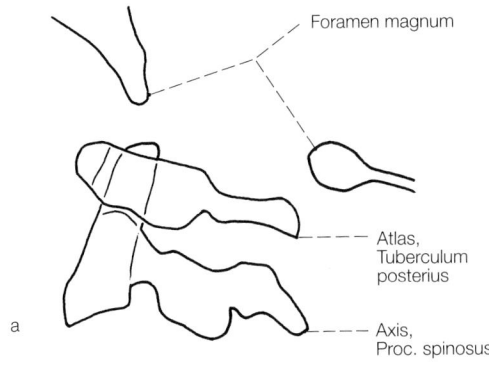

Foramen magnum

Atlas,
Tuberculum
posterius

Axis,
Proc. spinosus

a

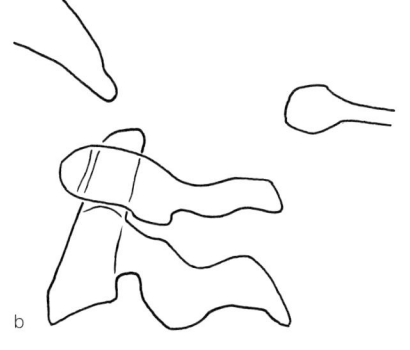

b

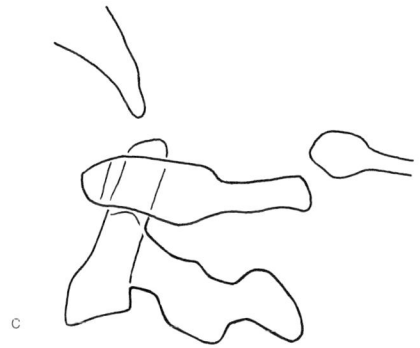

c

Abb. 8.1-41 Skizzen nach Röntgenaufnahmen der Kopfgelenke von lateral.
(a) Aufrechte Haltung
(b) Anziehen des Kinns an den Kehlkopf
(c) Anziehen des Kinns an das Brustbein
Beachte die unterschiedlichen Abstandsveränderungen zwischen Hinterhauptsbein, hinterem Atlasbogen und Dornfortsatz des Axis.

Zum besseren Verständnis dieser Gelenke wird kurz auf das *Os occipitale* eingegangen (Abb. 8.1-38; eine systematische Beschreibung erfolgt im Zusammenhang mit den Schädelknochen). In der Fortsetzung des Wirbelkanals liegt zentral das *Foramen magnum*, durch das das verlängerte Mark zieht. Diese Öffnung wird hinten von einem schuppenförmigen Anteil, *Squama occipitalis*, zu beiden Seiten von den *Partes laterales* und vorn von der kleinen *Pars basilaris ossis occipitalis* begrenzt. Im Entwicklungsablauf sind diese Abschnitte zunächst

vor allem synchondrotisch verbunden, die Knorpelfugen synostosieren jedoch später.

Die Unterfläche der aufgewulsteten Partes laterales trägt die *Condyli occipitales*, zwei elliptisch gestaltete, konvexe Körper, deren Längsachsen nach vorn konvergieren. Diese Kondylen artikulieren mit den oberen Gelenkgruben des Atlas.

Hinter den Kondylen liegen als grubige Vertiefungen die *Fossae condylares*. Auf der Außenfläche des unteren Schuppenteils finden sich mehrere Knochenleisten, in der Mitte verläuft die *Crista occipitalis externa*. Wo diese mit der *Linea nuchalis superior* zusammentrifft, liegt die *Protuberantia occipitalis externa*, ein von außen gut tastbarer und deshalb wichtiger Orientierungspunkt.

Die Facies articulares superiores des Atlas sind konkav und in zwei Ebenen gekrümmt. Die flachere Krümmung ist sagittal, die stärkere Krümmung transversal ausgerichtet. Die lateralen Ränder der Gruben stehen höher als die medialen. Die Gestalt dieser Gelenkverbindung schließt eine Drehung des Schädels gegen den Atlas nahezu aus. Die Gelenkflächen an der Unterseite der Massae laterales, Facies articulares inferiores (Abb. 8.1-8), treten zu den entsprechenden Processus articulares superiores des Axis in Beziehung. Am knöchernen Präparat erscheinen diese Gelenkflächen des Atlas flach konkav und divergieren mit ihrer Längsachse nach seitlich und dorsal. Ihre Knorpelauflagerungen gleichen die Konkavität weitgehend aus.

Die korrespondierenden Gelenkflächen des Axis (Abb. 8.1-8) zeigen gegen den Dens axis, also nach medial hin, eine transversal ausgerichtete firstartige Aufwölbung, die nach lateral flach ausläuft. Der hyaline Knorpelüberzug dieser Gelenkfläche ist zentral erheblich dicker, so daß sich in Normalhaltung nur linienhafte, schmale Bereiche der Gelenkflächen berühren. Nach ventral und dorsal entstehen dadurch freie Räume zwischen den Gelenkflächen, die bei der Sagittalflexion ein Kippen des Atlas auf dem Axis erlauben. Diese keilförmigen meniskoiden Falten werden bei den verschiedenen Kopfbewegungen des Atlas auf dem Axis in begrenztem Umfang verschoben und können einen Teil des Gelenkdrucks übernehmen. In der Endphase der Drehung (Rotation, Kreiselung) sollen die Gelenkflächen nach gängiger Auffassung etwas vom First herunterrutschen; dadurch kann der Kopf ein wenig tiefer sinken.

Der Zahn des Axis als Achse des Drehgelenks ist durch mehrfache **Bandverbindungen** gesichert. Besonders fest ist das innen überknorpelte *Ligamentum transversum atlantis*, das durch Längszüge, *Fasciculi longitudinales*, zum Kreuzband, *Ligamentum cruciforme atlantis*, ergänzt wird (Abb. 8.1-42). Der obere Zügel geht zur vorderen Umrahmung des Hinterhauptlochs, der untere schwächere endet teilweise am Körper des Axis und geht in den tiefen Anteil des *Ligamentum longitudinale posterius* über. Dieser Kreuzverband, der den Dens axis von dorsal deckt, wird erst sichtbar, nachdem man eine derbe Membran, *Membrana tectoria*, entfernt hat, die eine Fortsetzung und Verstärkung des oberflächlichen Teils des Ligamentum longitudinale posterius darstellt. Sie ist etwa 1 cm weit über den Innenrand des Foramen magnum in das Schädelinnere hinein zu verfolgen. Der Bandapparat wird schließlich von der Dura mater spina-

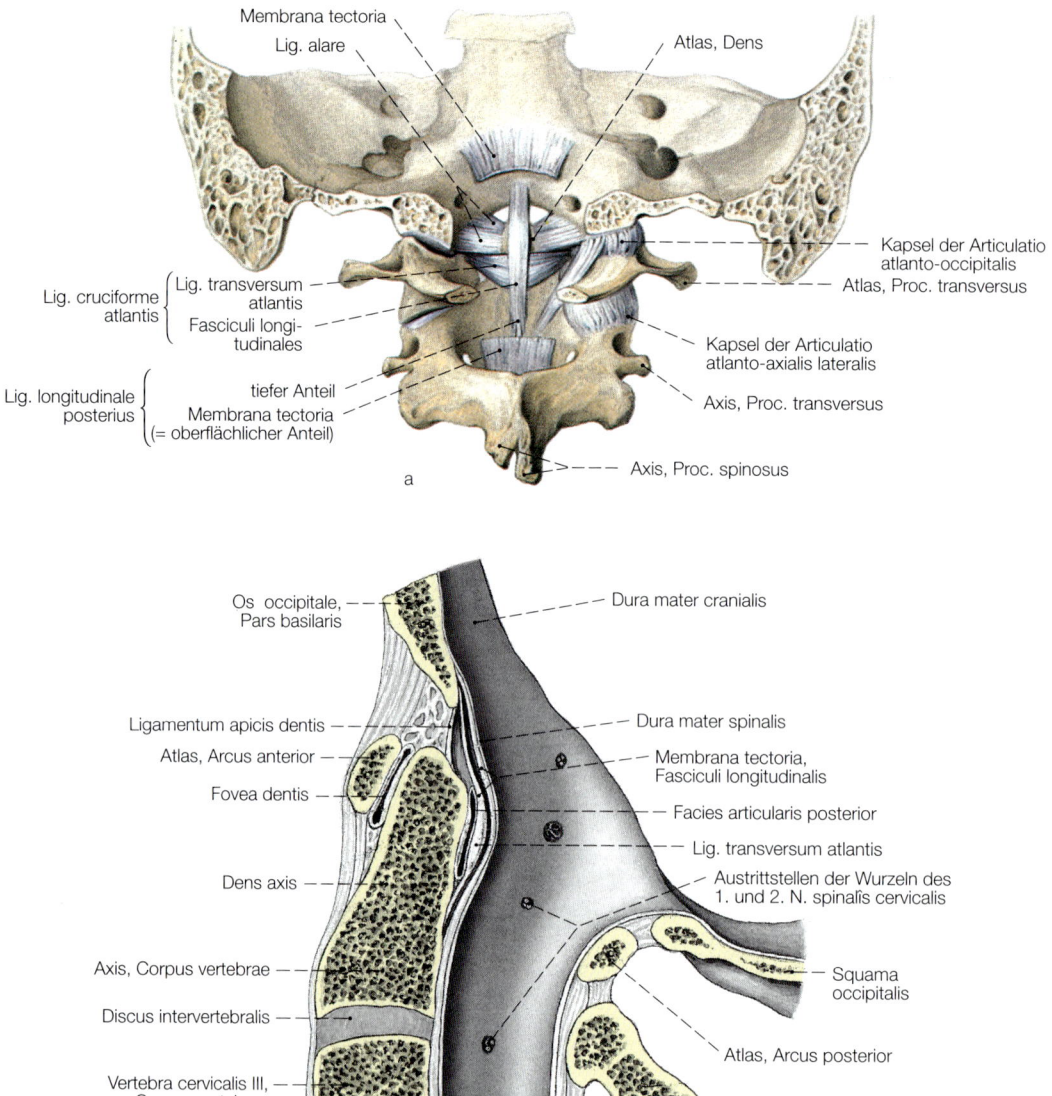

Membrana tectoria
Lig. alare
Atlas, Dens
Kapsel der Articulatio atlanto-occipitalis
Atlas, Proc. transversus
Lig. cruciforme atlantis
Lig. transversum atlantis
Fasciculi longitudinales
Kapsel der Articulatio atlanto-axialis lateralis
Axis, Proc. transversus
Lig. longitudinale posterius
tiefer Anteil
Membrana tectoria (= oberflächlicher Anteil)
Axis, Proc. spinosus

a

Os occipitale, Pars basilaris
Dura mater cranialis
Ligamentum apicis dentis
Dura mater spinalis
Atlas, Arcus anterior
Membrana tectoria, Fasciculi longitudinalis
Fovea dentis
Facies articularis posterior
Lig. transversum atlantis
Dens axis
Austrittstellen der Wurzeln des 1. und 2. N. spinalis cervicalis
Axis, Corpus vertebrae
Squama occipitalis
Discus intervertebralis
Atlas, Arcus posterior
Vertebra cervicalis III, Corpus vertebrae

b

Axis, Proc. spinosus

Abb. 8.1-42 Kopfgelenke.
(a) Bänder der Kopfgelenke von dorsal. Die Membrana tectoria ist zum Teil entfernt.
(b) Medianschnitt durch den Bereich des okzipitozervikalen Übergangs; vergrößert dargestellt

lis bedeckt. Alle Faserzüge, die über den Dens axis hinweg zum Os occipitale ziehen, hemmen die Beugung des Kopfes nach vorn.

Das Ligamentum transversum atlantis verhindert zugleich, daß der Zahn des Axis gegen den Wirbelkanal bewegt werden kann, wo das verlängerte Mark, *Medulla oblongata,* mit seinen lebenswichtigen Zentren liegt. Reißt dieses Band bei einer schweren Verletzung, so hat das den Tod zur Folge („Genickbruch").

Ein mittleres dünnes *Ligamentum apicis dentis* verbindet die Spitze des Zahns mit dem vorderen Rand des Hinterhauptslochs. Es läßt sich als umgewandelter Rest der sehr variablen Chorda dorsalis auffassen. Viel stärker sind die *Ligamenta alaria,* die wie erhobene Flügel von den Seiten des Dens ausgehen und am Seitenrand des

Hinterhauptslochs und der Massae laterales des Axis befestigt sind. Diese Bänder hemmen Drehung und Seitneigung des Kopfes.

Die Verbindung des Atlas mit dem Schädel erfolgt ventral durch eine Membran, die in Fortsetzung des Ligamentum longitudinale anterius der Wirbelsäule vom oberen Rand des vorderen Atlasbogens zur Schädelbasis verläuft. Diese derbe Faserhaut, *Membrana atlanto-occipitalis anterior,* hemmt die Rückbeugung des Kopfes.

Eine entsprechende Membran zieht vom hinteren Atlasbogen zur hinteren Umrandung des Foramen magnum, *Membrana atlanto-occipitalis posterior.* Sie ist lockerer als die vordere und wird seitlich von der Arteria vertebralis durchzogen, die hier in das Innere des Wirbelkanals gelangt.

Schwerpunkt und Bewegungen des Kopfes

Für die Beschreibung der Kopfbewegungen geht man zweckmäßigerweise von einer Mittelstellung aus, bei der die oberen Ränder der äußeren Ohröffnung und die unteren Augenhöhlenränder in einer Ebene (sog. Deutsche Horizontale) liegen. Hier befindet sich auch die transversale Hauptachse des oberen Kopfgelenks, die dicht hinter dem äußeren Gehörgang durch die vorderen Ränder der Warzenfortsätze verläuft und um die die Masse des Kopfes so verteilt ist, daß der Schwerpunkt kurz vor der Achse liegt. Der Kopf fiele also vornüber, wenn er nicht durch die hinter der Achse ansetzenden Muskeln im Gleichgewicht gehalten würde. Wenn im Sitzen der Tonus der Muskulatur nachläßt, wie beim Einschlafen oder bei der Ohnmacht, sinkt der Kopf vornüber.

Beim Säugling hingegen liegt der Schwerpunkt hinter der Achse, da der Gesichtsschädel im Verhältnis zum Gehirnschädel noch gering entfaltet ist. Infolgedessen kippt der Kopf leichter nach hinten.

Die Bewegungen im oberen und im unteren Kopfgelenk können nicht isoliert voneinander durchgeführt werden. Der Atlas stellt ein knöchernes Zwischenstück zwischen Axis und Os occipitale dar, das sich, von Bändern geführt, bei der Druckübertragung im Ablauf der verschiedenen Bewegungen unterschiedlich verschiebt. Diese differenzierte Beweglichkeit des Atlas auf dem Axis wird dadurch möglich, daß das Bewegungsausmaß des Axis selbst, vor allem die Rotation, auf dem 3. Halswirbel geringer ist als in der übrigen Halswirbelsäule. So stellt die Gelenkkette zwischen 3. Halswirbel und Kopf eine in sich funktionell geschlossene Bewegungsregion dar.

Die **Sagittalflexion**, Vor- und Rückbeugung, erreicht in beiden Kopfgelenken ein Ausmaß von etwa 20 bis 35°. Sie setzt sich aus der Bewegung im oberen Kopfgelenk um eine transversale Achse und der in sehr unterschiedlicher Weise ablaufenden Kippbewegung des Atlas auf dem Axis zusammen. Wird das Kinn beim Nicken an den Kehlkopf gezogen, so werden die Abstände der dorsalen Knochenpunkte von Hinterhauptsbein, Atlas und Axis gleichmäßig größer. Zieht man aber das Kinn an das Brustbein, so kippt der Atlas „paradox" nach vorn (Abb. 8.1-41).

Die **Rotation**, Drehung, findet fast ausschließlich im unteren Kopfgelenk statt. Dabei dreht sich der Schädel mitsamt dem Atlas um den Zahn des Axis (Abb. 8.1-39). Der Kreiselungsumfang beträgt nach jeder Seite etwa 30°.

Im oberen Kopfgelenk sind ferner geringe Bewegungen um eine sagittale Achse, **Lateralflexion**, Seitwärtsneigung, möglich. Dabei wird der Atlas wie eine Schaltscheibe zwischen Hinterhaupt und Axis hin- und hergeschoben. In beiden Gelenken kann diese Bewegung zusammen 10 bis 15° erreichen. Es tritt dabei eine zwangsläufige Rotation des Atlas um einige Grade auf.

Auch eine geringfügige Einschränkung des Bewegungsausschlages der Segmente der Halswirbelsäule führt bereits dazu, daß Bewegungen des Halses steif wirken. Umgekehrt bedarf es einer besonderen Übung, um die Bewegungen auf die Kopfgelenke zu beschränken und die Halswirbelsäule zugleich ruhig zu stellen.

1.3.4 Kreuzbein-Steißbein-Verbindung

Mit der Rückbildung der Steißwirbel ist eine Vereinfachung der Verbindungen an der *Articulatio sacrococcygea* einhergegangen. An Stelle einer Bandscheibe findet sich häufig eine gelenkähnliche Verbindung, deren Gelenkflächen aus Faserknorpel aufgebaut sind. Darüber hinaus unterscheidet man vordere, seitliche und hintere Längsbänder, *Ligamenta sacrococcygea anterius, lateralia et posterius* (Abb. 8.1-43).

Von der Steißbeinspitze verläuft ein Faserzug zur Haut und bewirkt hier nicht selten ein Grübchen, *Foveola coccygea*.

Die Beweglichkeit des Steißbeins ist besonders bei der Frau während des Geburtsakts von Bedeutung. Meist verschmelzen die Steißwirbel im Alter miteinander. Der erste ist dann gelegentlich mit dem Kreuzbein knöchern verbunden.

1.3.5 Verbindung der Wirbelsäule mit dem Beckengürtel

Die Wirbelsäule ist mit dem Beckengürtel durch die beiden Kreuzbein-Darmbein-Gelenke, *Articulationes sacro-iliacae*, und durch einige Bänder sehr fest verbunden (Abb. 8.1-44; s.a. Kap. 8.2.2.2). Hier soll nur auf die *Ligamenta iliolumbalia* eingegangen werden. Sie ziehen beiderseits von den Kanten und der Spitze des Processus costalis des 5. Lendenwirbels zum Darmbein, *Os ilii*. Normalerweise fächern sie sich nach lateral

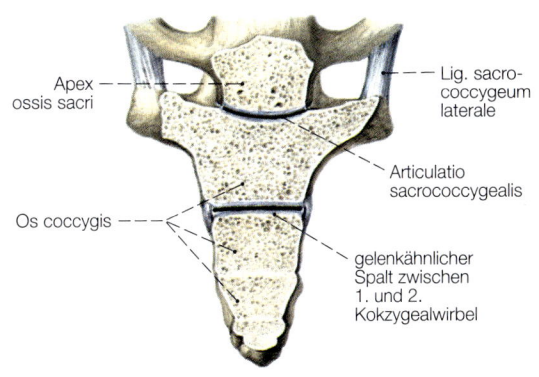

Apex ossis sacri

Lig. sacrococcygeum laterale

Articulatio sacrococcygealis

Os coccygis

gelenkähnlicher Spalt zwischen 1. und 2. Kokzygealwirbel

Abb. 8.1-43 Steißbein.

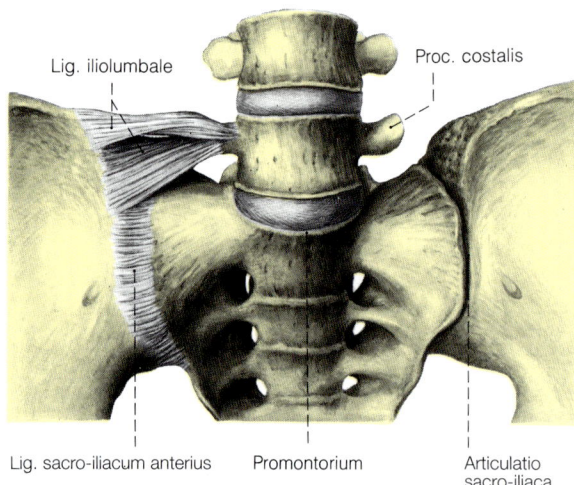

Lig. iliolumbale   Proc. costalis

Lig. sacro-iliacum anterius   Promontorium   Articulatio
                                                sacro-iliaca

Abb. 8.1-44 Iliolumbale und iliosakrale Bänder von ventral.

auf. Der obere Teil verläuft transversal eingestellt zur Darmbeinkante, *Crista iliaca,* der untere hingegen strahlt als frontal eingestellte Platte nach schräg abwärts in die Gelenkkapsel des Kreuzbein-Darmbein-Gelenks ein und erreicht die Darmbeinschaufel. Vom Processus costalis des 4. Lendenwirbels zieht nur ein Faszienstreifen, also kein selbständiges Band, zur Darmbeinkante.

Die Ligamenta iliolumbalia stellen eine wichtige Ergänzung zur lumbosakralen Verbindung dar, die aufgrund ihrer entwicklungsgeschichtlichen Abknickung besonderen Belastungen und Beanspruchungen unterliegt (s. auch Fehlbildungen: Spondylolysis). Sie bilden einen festen Zügel, der einer ventral gerichteten Schubkraft, wie sie beim Tragen schwerer Lasten oder in weit vorgebeugter Haltung auftreten kann, entgegenwirkt. Sie werden auch bei Seitbeugung und bei Drehung gespannt, ebenso bei unsymmetrischer Belastung der Hüftgelenke, wie sie alternierend beim Gehen auftritt.

1.4 Funktion der Wirbelsäule als Ganzheit

An die Wirbelsäule als Organ (Achsenorgan) werden verschiedenartige Ansprüche gestellt. Einerseits erfüllt sie, etwa zur Beibehaltung bestimmter Körperhaltungen, eine **statische Funktion,** bei der ihre Anteile gegeneinander zeitweise sehr wenig bewegt werden. Andererseits bildet sie die Grundlage für die Beweglichkeit des Stammes und erfüllt damit **kinematische** und **dynamische Funktionen.** Dazu gehört als besondere Beanspruchung die **Aufnahme** und **Weiterleitung von Stößen,** wie sie in vielfältiger Weise bei jedem Schritt, beim Laufen und Springen, aber auch passiv, etwa bei der Fortbewegung in Fahrzeugen, auf sie einwirken. Außerdem ist sie eine wirksame Schutzhülle für das Rückenmark und die davon ausgehenden Nerven.

Die normale Funktion der Wirbelsäule kann nur im gemeinsamen Zusammenspiel all ihrer Anteile ablaufen. Dies gilt sowohl für ihre Funktion als Ganzheit genauso wie für die Funktion im Bereich zweier aufeinanderfolgender Wirbel (Bewegungssegment). Die isolierte Störung des Diskus oder eines Bandes wirkt sich unweigerlich auf die übrigen Anteile des Bewegungssegments aus, wenn auch manche Störung zumindest eine Zeitlang vor allem durch die Muskulatur kompensiert werden kann (Abb. 8.1-45).

Von den Zwischenwirbelscheiben und den Wirbelbogengelenken wird gemeinsam, allerdings in regional und haltungsabhängig unterschiedlicher Aufteilung, der jeweils kranial lastende Druck aufgenommen. Die **Druckverteilung** innerhalb des Bewegungssegments hängt vom Abstand aller druckaufnehmenden Anteile, vom Winkel der Gelenkfläche zu den Deckplatten der Wirbelkörper sowie von der Haltung ab.

Aus der Zugrichtung der an den einzelnen Wirbeln angreifenden Bänder und Muskeln läßt sich ableiten, daß der Vektor der im einzelnen Bewegungssegment wirkenden Druckkraft (Resultierende) schräg von kranial dorsal nach kaudal ventral zieht (Abb. 8.1-46). Während die axiale Komponente der Resultierenden am Wirbelkörper angreift, nehmen die Wirbelgelenke die nach ventral gerichtete Kraftkomponente auf, was sich in einer hohen subchondralen Mineralisierung widerspiegelt. Daraus ergibt sich für jedes Bewegungssegment eine annähernd dreiseitig begrenzte Unterstützungsfläche, die vom Umriß des Wirbelkörpers und von den Wirbelgelenken begrenzt wird (grüne Fläche in Abb. 8.1-46a). Die Spannungsverteilung innerhalb dieser Fläche hängt von der genauen Lokalisation des Durchstoßpunktes der Resultierenden ab. Während jeder einzelne Wirbel unter gleichmäßiger Belastung erstaunlich hohe Druckkräfte aufzunehmen vermag, kann bei Belastung der Randbereiche der Unterstützungsfläche, wie das in den Endstellungen der Bewegungen der Fall ist, auch bei niedrigeren Gesamtkräften die Bruchfestigkeit der beteiligten Gewebe erreicht werden.

Wesentliche Voraussetzung für die Vermeidung von Schädigungen ist die Aufrechterhaltung eines ausreichenden **Bewegungsspiels** (Joint play) der Wirbel untereinander. Dabei erfüllen neben der Verspannung des Bandapparates vor allem die kleinen tieferen Rückenmuskeln eine wichtige Aufgabe. Die Endstellungen der Bewegungen in den Segmenten müssen möglichst weich erreicht werden, so daß die Bänder nicht ruckartig angespannt und die Gelenke nicht ohne Ausweichmöglichkeit hart belastet werden.

Innerhalb des einzelnen Zwischenwirbelraums wird dies – abgesehen von der „Feineinstellung" durch Mm. rotatores und M. multifidus – durch die Verschiebung der Bewegungsachsen in der Endphase der einzelnen Bewegungen erreicht. Damit ändern sich die Hebelarme der an den Fortsätzen und Wirbelkörpern angreifenden Kräfte, die Bewegungen können bis zur Endstellung hin weich gebremst werden.

Die Bänder stellen in den Endstellungen der Bewegungen passive Verspannungen, Zuggurtungen, dar.

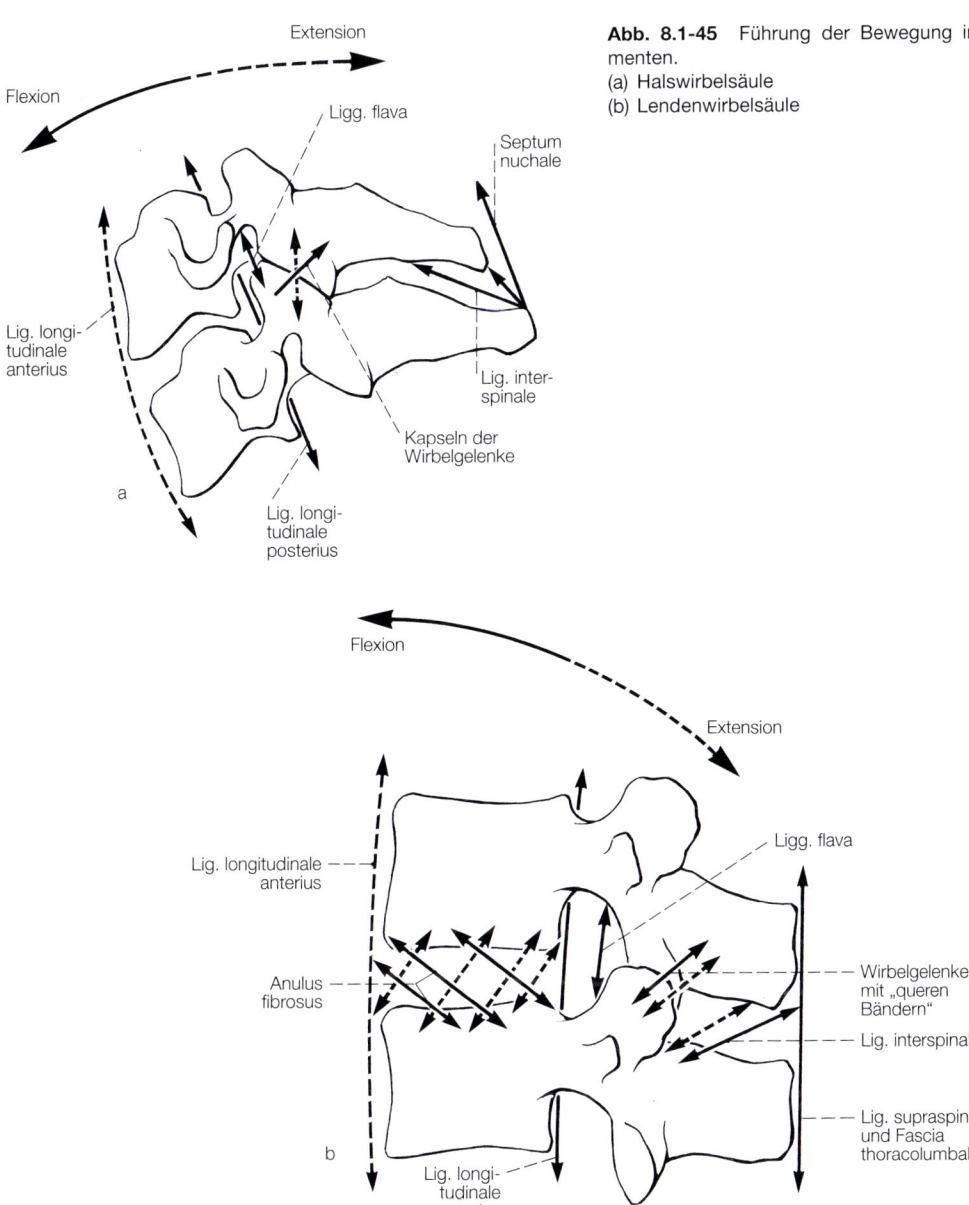

Abb. 8.1-45 Führung der Bewegung in den Bewegungsseg-menten.
(a) Halswirbelsäule
(b) Lendenwirbelsäule

Besonderen Gefahren ist die Wirbelsäule bei Auffahrunfällen ausgesetzt. Dabei kann es je nach Richtung der Gewalteinwirkung zu einem plötzlichen Kippen des Schädels in den Nacken (Hyperextension) kommen. Die Verletzungen – vorwiegend Weichteilschäden in Form von Zerreißungen und Blutungen in die anliegenden Muskeln und in die Wirbelbogengelenke – betreffen besonders die Verankerungszonen der Halswirbelsäule am Kopf und am Brustkorb (**Beschleunigungstrauma**).

Die Wirbelsäule besitzt nicht in allen Abschnitten gleiche Beweglichkeit. Sie beruht zum größten Teil auf der Verschiedenheit im Bau der Wirbelbogengelenke, aber auch auf der Form der Zwischenwirbelscheiben. Das Bewegungsspiel des Einzelsegments läuft im Rahmen ganzer „Bewegungsregionen" ab, zu denen man Bereiche unterschiedlicher Beweglichkeit zusammenfassen kann [15].

Zwischen benachbarten Wirbeln kann mit Ausnahme der Kopfgelenke meist nur ein geringer Bewegungsausschlag erfolgen (Abb. 8.1-47). Erst die Summe dieser kleinen Ausschläge ermöglicht die verhältnismäßig freie Wirbelsäulenbeweglichkeit. Ihr individuelles Ausmaß wird durch konstitutionelle Komponenten, wie z.B. Beckenneigung, durch Geschlecht und Alter ebenso wie durch Beruf und etwaiges Training bestimmt.

Derartige **segmentale Bewegungseinschränkungen** („Blockierungen") können zu Schmerzzuständen führen, die über die Wirbelsäule hinaus in den Rumpf und die Extremitäten ausstrahlen. Dies muß bei der differentialdiagnostischen Abklärung von Schmerzursachen berücksichtigt werden (z.B. pseudo-anginöser Schmerz und echte Angina pectoris).

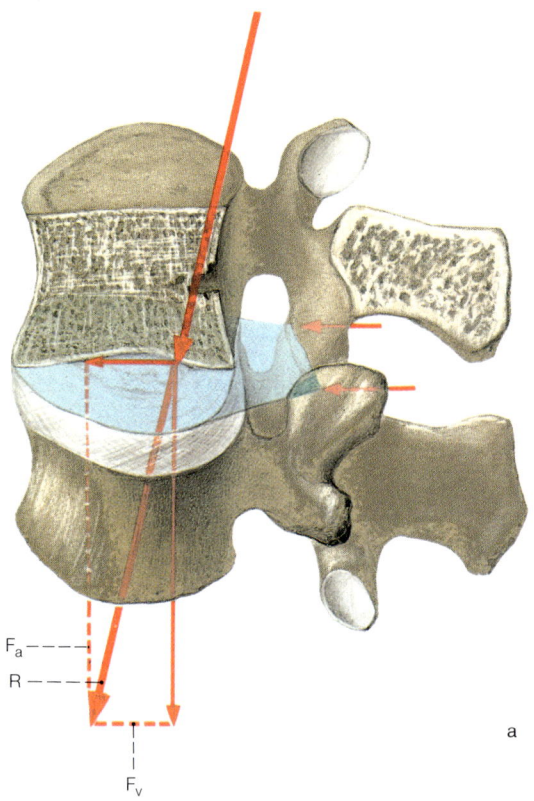

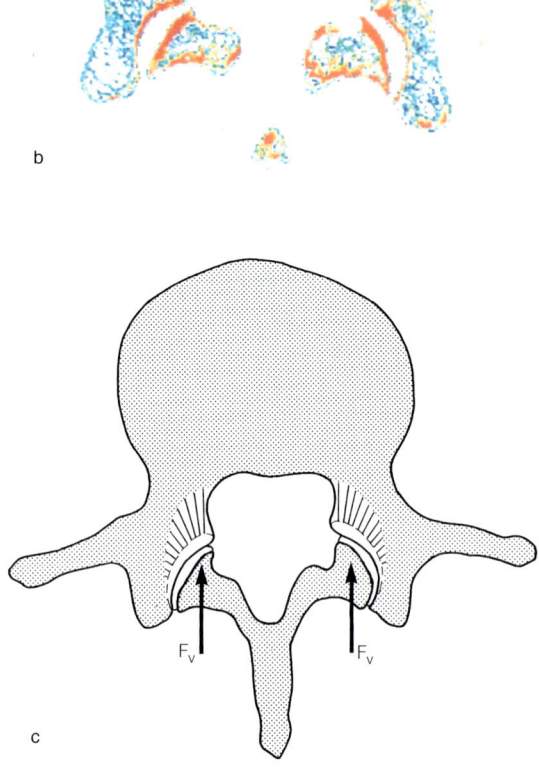

b

a

c

Abb. 8.1-46 Belastung der Lendenwirbelsäule.
(a) Aufteilung der resultierenden Druckkraft (R)
F_a = axiale Druckkomponente
F_v = nach ventral gerichtete Druckkomponente
Die blaue Ebene beschreibt die Unterstützungsfläche des jeweils
kranial liegenden Wirbels.
(b) Röntgendensitometrischer Querschnitt durch die Wirbelgelenke zwischen 3. und 4. Lendenwirbel. Die Dichte der Mineralisierung ist durch Farbstufen dargestellt. Eine hohe subchon-

drale Mineralisierung ist als Ausdruck der Anpassung an höhere lokale Flächenpressung (Kraft/Fläche) aufzufassen.
(c) Flächenpressung in den Wirbelgelenken durch die nach ventral
gerichtete Komponente (F_v)

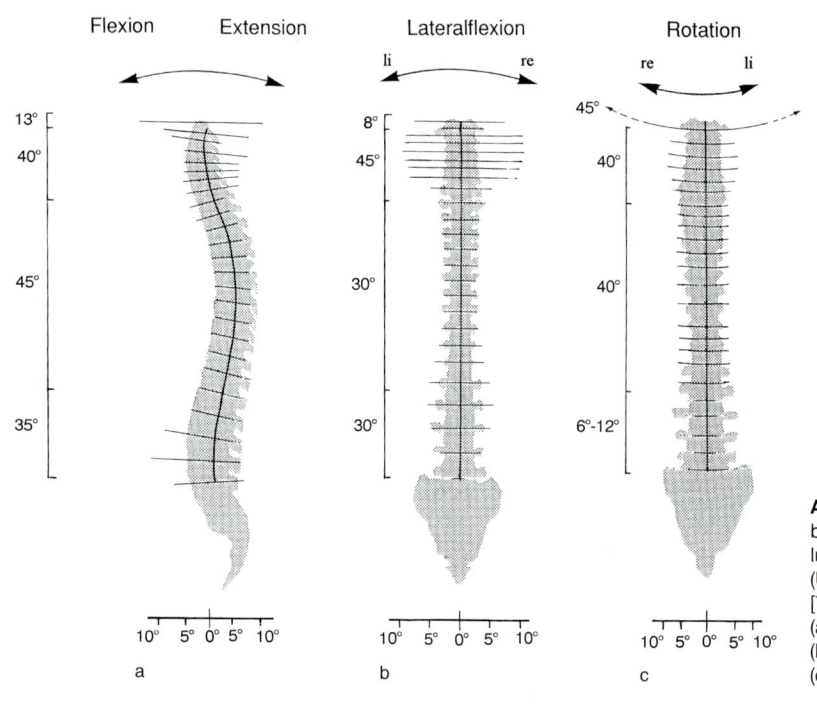

Flexion   Extension   Lateralflexion   Rotation

a   b   c

Abb. 8.1-47 Bewegungsraum der Wirbelsäule bezogen auf die Ausgangsstellung im einzelnen Bewegungssegment.
(Unter Verwendung von Angaben aus Fick
[7]; Bakke [1]; White u. Panjabi [28])
(a) Flexion–Extension
(b) Lateralflexion
(c) Rotation

Beschwerden an der Wirbelsäule, die mit Veränderungen bzw. Einschränkungen der Beweglichkeit einzelner Bewegungssegmente oder Bewegungsregionen einhergehen, können mit bestimmten „Handgriffen" behandelt werden. Die sog. „Manuelle Medizin" befaßt sich mit der pathophysiologischen Grundlage von Bewegungsstörungen an Gelenken der Wirbelsäule (auch der Extremitäten) und ihrer Therapie durch direkte Mobilisierung betroffener Bewegungssegmente.

Vor- und Rückbeugung (Sagittalflexion: Ventralflexion, Dorsalflexion; Abb. 8.1-47a) findet um transversale Achsen statt. Um sagittale Achsen erfolgt **Seitneigung** (Lateralflexion), um die Längsachse **Drehung** (Rotation). Die Lage der Achsen verschiebt sich während des Bewegungsablaufs. In den Endstellungen vieler Bewegungen verlaufen die Achsen durch die Wirbelbogengelenke. Dabei klaffen die Gelenkspalte, abgesehen von schmalen Berührungszonen, oft keilförmig weit auseinander. Die deutlichsten Ausschläge der Hebelarme liegen an ihren freien Enden, also an den Spitzen der Fortsätze und an der Vorderfläche der Wirbelkörper. Am stärksten werden daher das Ligamentum longitudinale anterius und das am langen Hebelarm der Processus spinosi entlangziehende Ligamentum supraspinale gedehnt. Die Ligamenta flava und das Ligamentum longitudinale posterius liegen nahe der Drehachse, sind also nicht so starken Dehnungen ausgesetzt. Die Längsbänder wirken als Zuggurte bei den Verbiegungen der Wirbelsäule.

Bei der **Vorbeugung** werden Hals- und Lendenwirbelsäule geradegestreckt (Abb. 8.1-48), während bei der **Rückbeugung** Hals- und Lendenlordose verstärkt werden und sich die Krümmung der Brustwirbelsäule abflacht, ohne ganz zu verschwinden. Die größten Ausschläge finden im oberen und im unteren Halsbereich statt, an der Übergangsstelle von Brust- zu Lendenwirbelsäule sowie an der Grenze zum Kreuzbein, die geringsten in der unteren Brustwirbelsäule.

Es ist auch möglich, daß einzelne Abschnitte eine Vorbeugung, andere gleichzeitig eine Rückbeugung ausführen. Somit kann z.B. die Rumpfbeugung hauptsächlich in der Lendenwirbelsäule erfolgen, während Hals- und obere Brustwirbelsäule dabei zurückgebeugt werden.

Bei der **Seitneigung** der Wirbelsäule (Abb. 8.1-47b) können verschiedene Krümmungen auftreten, je nachdem, wie stark die Brustwirbelsäule beteiligt ist. Diese kann annähernd gerade bleiben, während Hals- und Lendenwirbelsäule seitlich abgeknickt erscheinen. Biegt sie sich jedoch mit, dann entsteht ein fast gleichmäßiger Bogen. Die stärksten Ausschläge erfolgen zwischen 3. und 4. sowie 4. und 5. Lendenwirbel.

Die **Drehung** der Wirbelsäule und damit des Rumpfes um die Längsachse ist in der Halswirbelsäule am stärksten möglich und nimmt nach kaudal ab (Abb. 8.1-47c). In der Lendenwirbelsäule ist sie in aufrechter Haltung bis auf wenige Grade im einzelnen Bewegungssegment eingeschränkt, bei Ventralflexion wird ihr Ausmaß aufgrund des Auseinanderweichens der Gelenkfortsätze etwas größer [8]. Durch die wenig drehbare Lendenwirbelsäu-

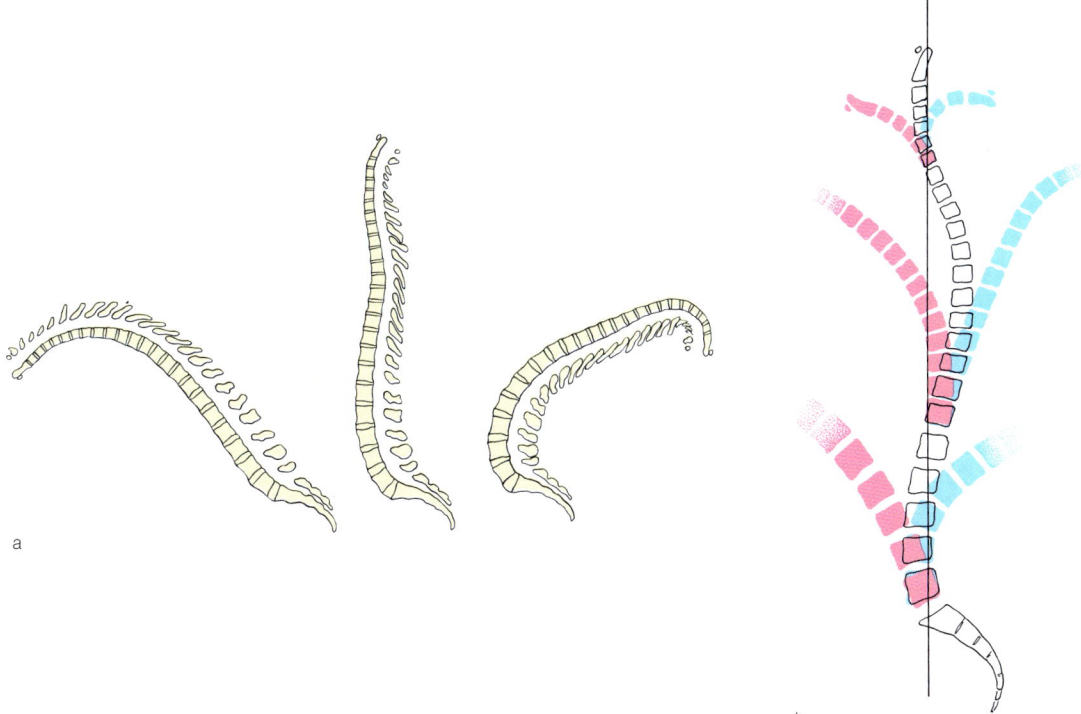

Abb. 8.1-48 Sagittalflexion der Wirbelsäule.
(a) Mittelstellung sowie äußerste Vor- und Rückbeugung der gesamten Wirbelsäule (nach einem Bänderpräparat)
(b) Mittelstellung sowie äußerste Vor- (rot) und Rückbeugung (blau) in den einzelnen Wirbelsäulenabschnitten

le wird bei Rumpfdrehung das Becken mitgenommen. Da die Drehung in der Lendenwirbelsäule in erster Linie durch die nach dorsal vorragenden Anteile der Wirbelgelenke begrenzt wird, können hier sehr hohe Kräfte auftreten.

Die Bedeutung der Beweglichkeit der Wirbelsäule wird klar, wenn man Menschen mit versteifter Wirbelsäule beobachtet. Sie bewegen sich, als hätten sie einen Stock im Rücken. Auch die Bewegung des Kopfes wirkt dabei unnatürlich, da dessen Stellung weitgehend von der des Rumpfes abhängig ist. Dieser Eindruck wird weiter verstärkt, wenn die Halswirbelsäule mitbetroffen ist.

Eine mehrfach gekrümmte Säule besitzt gegenüber einer einfach gebogenen deutliche Vorteile: Bei letzterer führt eine Zunahme der Belastung zu einer stärkeren Biegung, wodurch Druck und Zug im Bereich des einzigen Krümmungsscheitels und die damit verbundene mechanische Beanspruchung der betroffenen Skelettstücke relativ hoch werden. Demgegenüber wird eine S-förmig gebogene Säule bei gleicher Belastung an mehreren Krümmungsscheiteln verformt. Hinzu kommt, daß das elastische Gleichgewicht einer S-förmig gekrümmten Säule stabiler ist und durch weniger Muskelarbeit aufrechterhalten werden kann.

Die Besonderheiten der Wirbelsäule als federndes Achsenskelett werden noch klarer, wenn man sie mit anderen Gliederketten vergleicht. Die meisten Gelenke haben an sich keine Gleichgewichtslage, vom geringen Widerstand der Kapsel abgesehen. Bei der Wirbelsäule sind die Wirbelbogengelenke mit der elastischen Bremse der Zwischenwirbelscheiben und der Bänder gekoppelt. Jede Änderung der Form stößt sofort auf federnde Widerstände, während die Gliederketten mit Gelenken nur in den Grenzlagen die Bewegungen abbremsen. Was also die leicht beweglichen Skelettverbände nur durch Mitwirkung von Muskeln erreichen, nämlich die Feststellung in verschiedenen Lagen, das leistet die Wirbelsäule bereits weitgehend durch ihre Konstruktion.

Diese funktionelle Abstimmung zwischen der Reaktion im einzelnen Bewegungssegment und der Formänderung der Wirbelsäule als Ganzes bildet auch die Grundlage für die Verarbeitung von **Stoßbelastungen.** Derartige Einwirkungen entstehen vor allem durch das Abbremsen des Körpergewichts bereits beim Gehen, beim Springen und Laufen. Stärkere Stöße können im einzelnen Bewegungssegment nur wenig gebremst (gedämpft) werden, da der Faserring der Bandscheibe trotz seines Lamellenaufbaus nur eine sehr geringe Elastizität besitzt und der Nucleus pulposus überhaupt nicht komprimierbar ist. Die Hauptaufgabe der Bandscheibe besteht vielmehr in der gleichmäßigen **Druckverteilung** zwischen den angrenzenden Wirbelkörpern. Stoßdämpfung in größerem Ausmaß, wie sie bei vielen Sportarten notwendig ist, wird in erster Linie durch die Ausbiegung der Wirbelsäule nach dorsal erzielt. Durch die dabei notwendige Dehnung der Rückenmuskulatur (und der Ligamenta flava) wird Stoßenergie verbraucht und damit eine Dämpfung herbeigeführt. Den Wirbelbogengelenken kommt dabei vor allem bei größeren Bewegungsausschlägen die Rolle von Hebelpunkten innerhalb der Bewegungssegmente zu.

2 Brustkorb, Compages thoracis (Thorax)

2.1 Übersicht

Brustwirbelsäule, Rippen und Brustbein bilden gemeinsam den **Brustkorb,** *Compages thoracis* (Abb. 8.1-49 u. 50), die knorpelig-knöcherne Grundlage des Brustteils des Rumpfes, *Thorax.* Sie werden von einer Reihe von Bändern *(Articulationes fibrosae, Syndesmosen),* Knorpelverbindungen *(Articulationes cartilagineae, Synchondrosen)* und Gelenken *(Articulationes synoviales, Diarthrosen)* beweglich miteinander verbunden und durch Muskeln verspannt.

Der vom Spangengerüst der Rippen umschlossene Raum besitzt einen oberen und einen unteren Zugang, *Aperturae thoracis superior et inferior.* Die **obere Thoraxapertur** wird vom 1. Rippenpaar, dem 1. Brustwirbelkörper und dem oberen Sternalrand umrahmt. Das Brustbein zeigt am oberen Rand einen Einschnitt, *Incisura jugularis.* Hier sinkt die Haut zur Drosselgrube ein. Die obere Thoraxapertur liegt beim Erwachsenen normalerweise in einer nach ventral geneigten Ebene, so daß eine durch die Incisura jugularis gelegte Horizontale die Brustwirbelsäule nicht in Höhe des 1., sondern erst etwa in Höhe des 2.–3. Brustwirbelkörpers erreicht.

Die **untere Thoraxapertur** ist bedeutend weiter und wird vom Rippenbogen und den freien Rippen, vom 12. Brustwirbel und vom Brustbein gebildet. Vorn entsteht aus den beiden Rippenbögen ein nach kaudal offener Winkel, *Angulus infrasternalis.*

Die Zwischenrippenräume sind auf Höhe der Knorpelknochengrenze der Rippen am breitesten. Ihre absolute Weite variiert nach der Thoraxform. Im Gegensatz zu den Verhältnissen beim Erwachsenen ist der Querdurchmesser des Neugeborenen-Brustkorbs relativ klein, der sagittale Durchmesser jedoch verhältnismäßig groß (Abb. 8.1-50 u. 51). Beim Säugling haben die Rippen eine sehr geringe Neigung; sie stehen annähernd horizontal, d. h. in einer Position, die der Inspirationsstellung des Erwachsenen fast entspricht. Mit zunehmendem Alter formt sich der Brustkorb um, die Rippen senken sich stärker. Beim alten Menschen flacht sich der Brustkorb ab, der Umfang der unteren Thoraxapertur verringert sich. Der weibliche Thorax ist in der Regel schmäler und kürzer als der männliche.

2.2 Rippen

Wie bei den niederen Wirbeltieren treten auch beim Menschen an allen Wirbeln Rippenanlagen auf. Beim Menschen allerdings wird ein Teil der Rippen, *Costae,* rudimentär und verschmilzt mit den Wirbeln (Abb. 8.1-19). Im allgemeinen bleiben 12 Paare als Brustrippen erhalten. Jede Rippe setzt sich aus dem **Rippenknochen,** *Os costale,* und dem sich nach vorn medial anschließenden **Rippenknorpel,** *Cartilago costalis,* zusammen. Durch die von kranial nach kaudal fortschreitende Verkürzung der letzten 5 Rippen wird die Beweglichkeit der Lendenwirbelsäule erhöht.

Nur 7 der 12 Rippenpaare erreichen als echte Rippen, *Costae verae,* das Brustbein direkt. Von den übrigen

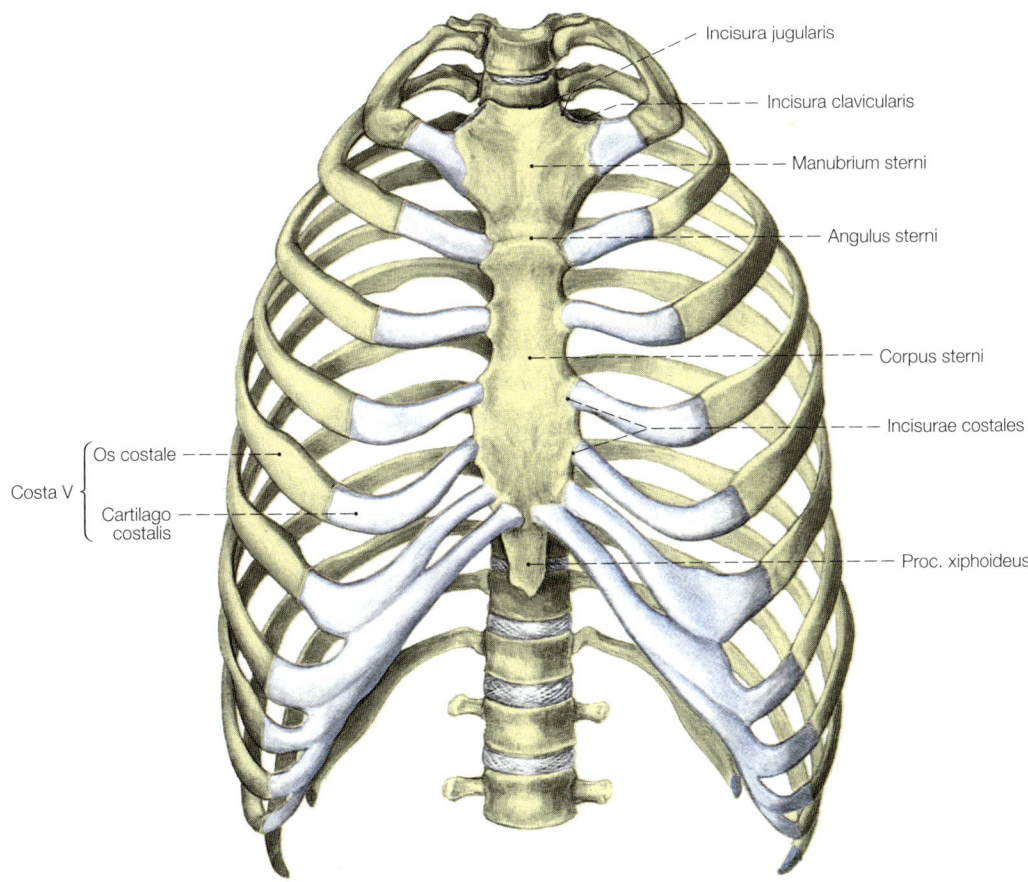

Incisura jugularis

Incisura clavicularis

Manubrium sterni

Angulus sterni

Corpus sterni

Incisurae costales

Proc. xiphoideus

Costa V {
Os costale

Cartilago costalis

Abb. 8.1-49 Brustkorb von ventral.

5 Rippenpaaren, den falschen Rippen, *Costae spuriae,* sind 3 Paare indirekt am Sternum befestigt, indem sich ihr Knorpelstück an das des nächsthöheren anlegt (Abb. 8.1-49 u. 50); sie bilden dabei den **Rippenbogen,** *Arcus costalis.* Die beiden letzten Rippen, die fliegenden Rippen, *Costae fluitantes,* oft schon die 10. Rippe, gewinnen diesen Anschluß nicht mehr, sondern enden frei in der Bauchwand (Abb. 8.1-50).

Die 12. Rippe ist sehr unterschiedlich ausgebildet. Sie kann ganz fehlen oder bei gleichzeitigem Auftreten einer Lendenrippe so lang wie die 11. Rippe sein (Kaudalvariation; Abb. 8.1-20). Bei ca. 10% der Menschen kommen jederseits 8 Sternalrippen vor. Gelegentlich werden Brückenbildungen zwischen den Rippen, Gabelrippen oder unvollständig ausgebildete Rippenspangen (Lochrippen, Fensterrippen) beobachtet, die differentialdiagnostisch im Röntgenbild berücksichtigt werden müssen.

Der Rippenkopf, *Caput costae,* liegt mit seiner *Facies articularis capitis costae* gelenkig den Wirbelkörpern an und hat meist zwei durch eine Kante, *Crista capitis costae,* geschiedene Gelenkfacetten. Die 2. bis 10. (oder 11.) Rippe verbindet sich in der *Articulatio capitis costae* mit jeweils zwei aufeinanderfolgenden Wirbelkörpern (Abb. 8.1-1, 52 u. 53), während die 1. und die (11.) 12. Rippe nur mit je einem Wirbelkörper artikuliert.

Die Gelenkkapsel zwischen Rippenkopf und Wirbelkörpern wird vorn durch das *Ligamentum capitis costae radiatum* verstärkt. Der Teil des Rippenkopfes, der an die Zwischenwirbelscheibe stößt, verbindet sich mit dieser durch das *Ligamentum capitis costae intraarticulare,* das den Gelenkraum in zwei Kammern unterteilt (Abb. 8.1-52 u. 53). Der Rippenhals ist vom Querfortsatz durch einen Spalt getrennt, den das *Ligamentum costotransversarium* so überbrückt, daß medial das *Foramen costotransversarium* freibleibt.

Eine zweite Gelenkverbindung besitzt die Rippe an ihrem *Tuberculum costae,* das sich mit dem Querfortsatz des entsprechenden Brustwirbels verbindet. Von der 10. Rippe an fehlt diese Gelenkfläche, das Tuberculum ist entsprechend undeutlich ausgebildet. Die Strecke zwischen Kopf und Höckerchen wird als Rippenhals, *Collum costae,* bezeichnet. In seiner Längsrichtung liegt die Hauptbewegungsachse der Rippe (Abb. 8.1-52). Bei den Kostotransversalgelenken mit planen Gelenkflächen, also zwischen 6. und 9. Brustwirbel, ist zusätzlich eine flächenhafte Verschiebung in vertikaler Richtung möglich.

Die Kapsel des Rippenhöckerchengelenks, *Articulatio costotransversaria,* ist an der Spitze des Querfortsatzes durch das *Ligamentum costotransversarium laterale* verstärkt. Zusätzlich ist der Rippenhals durch das

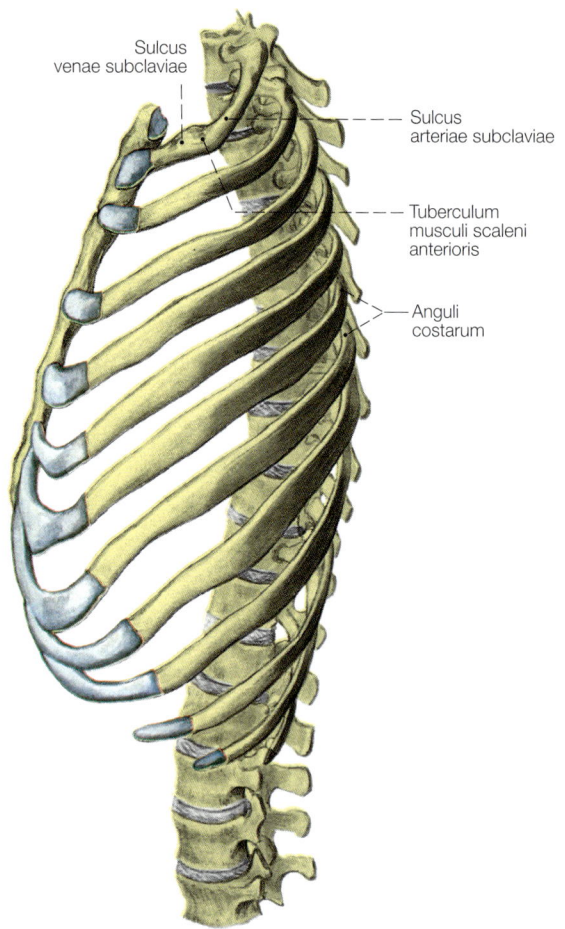

Sulcus
venae subclaviae

Sulcus
arteriae subclaviae

Tuberculum
musculi scaleni
anterioris

Anguli
costarum

Abb. 8.1-50 Brustkorb von lateral.

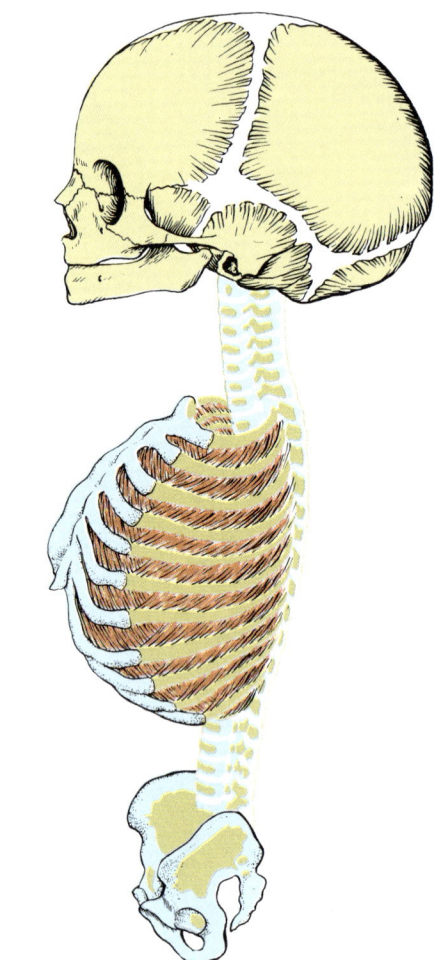

Abb. 8.1-51 Fetus im 7. Entwicklungsmonat. Knochenanlagen gelb. (Nach Spanner)

Ligamentum costotransversarium superius am nächsthöheren Querfortsatz aufgehängt.

Die Rippe setzt sich nach dem Collum costae als Rippenkörper, *Corpus costae*, fort und biegt im *Angulus costae* nach vorn um. Dieser liegt bei der 1. Rippe dicht am Tuberculum costae, rückt an den folgenden Rippen weiter nach lateral und ist an den untersten Rippen nicht mehr ausgeprägt (Abb. 8.1-50). Das vordere Ende jeder knöchernen Rippe geht in die *Cartilago costalis* über, durch die die Verbindung mit dem Brustbein hergestellt wird.

Durch den Verlauf der Rippen entsteht im Brustkorb rechts und links der Wirbelsäule je eine tiefe Rinne, die oben schmal ist und durch das Seitwärtsrücken der Rippenwinkel nach unten an Breite gewinnt. Da sie einen Teil der Lunge aufnimmt, wird sie als Lungenrinne, *Sulcus pulmonalis*, bezeichnet (Abb. 8.1-54). Auf diese Weise ist die Wirbelsäule in den Thorax hinein vorgelagert. Der Abstand zwischen Wirbelsäule und Brustbein

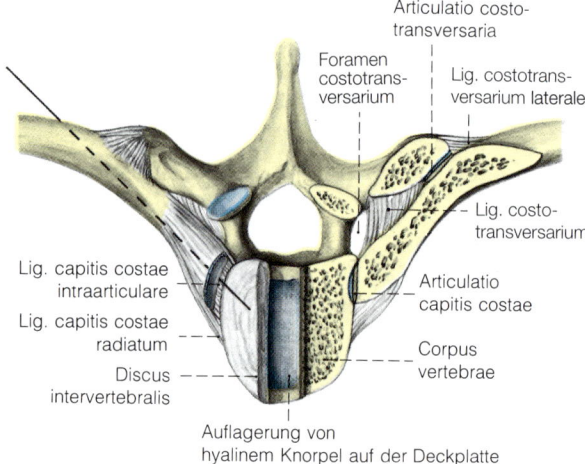

Articulatio costo-
transversaria

Foramen
costotrans-
versarium

Lig. costotrans-
versarium laterale

Lig. costo-
transversarium

Lig. capitis costae
intraarticulare

Lig. capitis costae
radiatum

Discus
intervertebralis

Articulatio
capitis costae

Corpus
vertebrae

Auflagerung von
hyalinem Knorpel auf der Deckplatte

Abb. 8.1-52 Stufenschnitt durch den 4. Brustwirbel und seine Verbindungen zu den angrenzenden Rippen. Die Bewegungsachse durch das Collum costae ist eingezeichnet.

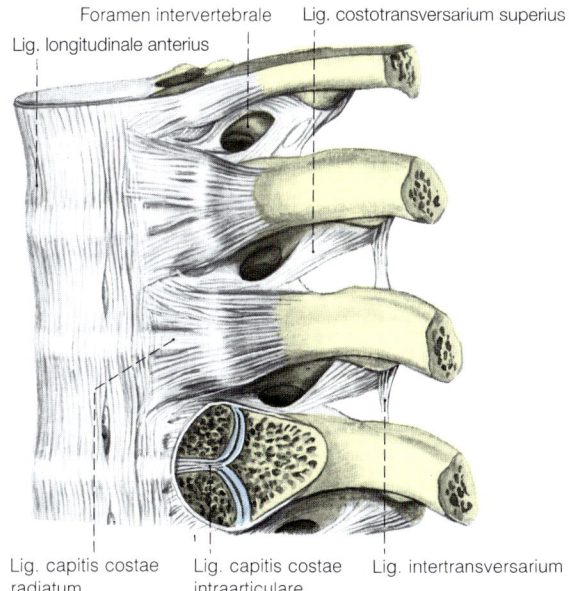

Foramen intervertebrale Lig. costotransversarium superius

Lig. longitudinale anterius

Lig. capitis costae radiatum Lig. capitis costae intraarticulare Lig. intertransversarium

Abb. 8.1-53 Seitenansicht eines Abschnitts der Brustwirbelsäule mit den Rippenwirbelverbindungen.

wird geringer, der Querschnitt des Brustraums etwa nierenförmig, so daß die Eingeweide rechts und links der Wirbelsäule Platz finden können. Dies ist als Ergebnis des phylo- wie ontogenetischen Aufrichtungsvorgangs zu sehen, in dessen Ablauf die Wirbelsäule aus Gründen einer Energieersparnis in ihrer Längsausdehnung dem Körperschwerpunkt angenähert wird.

Die charakteristische Form der Rippen beruht auf der Krümmung ihrer Kanten und ihrer Flächen. Während die 1. Rippe nur eine **Kantenkrümmung** aufweist, kommt bei den übrigen Rippen noch eine **Flächenkrümmung** dazu. Ihr vertebrales Ende steht höher als das sternale (Abb. 8.1-50), wodurch der Brustkorb die Form eines stumpfen Kegels bekommt, der dorso-ventral etwas abgeplattet ist. Die Schrägstellung der Rippen ist schließlich mit einer **schraubigen Krümmung (Torsion)** um die eigene Längsachse verbunden.

Die Länge der Rippen nimmt bis zur 7. (8.) Rippe zu; von da ab werden die Rippen wieder kürzer. Infolge der Rippenneigung, die bei der 9. Rippe am stärksten ist, liegt z. B. das vordere Ende des 7. Rippenknochens kaudal vom Brustbein. Um von hier aus das Sternum zu erreichen, verläuft der Rippenknorpel in einem Bogen aufwärts. So ist nicht nur die Länge, sondern auch die Krümmung der Rippenknorpel verschieden. Der Knorpel der 1. Rippe läuft gegen das Brustbein leicht kaudalwärts, der der 2. Rippe setzt annähernd die Richtung des Rippenknochens fort und trifft fast senkrecht auf das Brustbein. Die Knorpel der 3. und der 7. Rippe sind in zunehmendem Maß über die Kante nach aufwärts gekrümmt; sie haben einen längeren Weg und bilden einen nach kaudal offenen Winkel mit dem Brustbein (Knorpelansatzwinkel). Bei den Atmungsbewegungen des Brustkorbs ändern sich dieser Winkel und die Krümmung der Rippenknorpel.

An der 1. Rippe unterscheidet man eine obere und eine untere Fläche. Auf der oberen finden sich zwei flache Eindrücke für die großen Blutgefäße, die aus der oberen Thoraxapertur kommen und zum Arm abbiegen. Die A. subclavia schafft sich den *Sulcus arteriae subclaviae* (Abb. 8.1-50), ventral davon liegt der *Sulcus venae subclaviae.* Zwischen beiden erhebt sich das *Tuberculum musculi scaleni anterioris* für den Ansatz des M. scalenus anterior. Dorsal davon liegt eine flache Rauhigkeit für den M. scalenus medius. An der Außenseite der 2. Rippe findet sich als größere rauhe Fläche die *Tuberositas musculi serrati anterioris.* Von der 3. Rippe an nehmen die Flächen eine senkrechte Stellung ein, so daß eine äußere und innere unterschieden werden kann.

Am unteren Rand der Rippeninnenfläche verläuft der *Sulcus costae,* dem entlang Interkostalgefäße und -nerven ziehen und an dessen Rändern die Interkostalmuskeln angeheftet sind (Abb. 8.1-87). Nur die 11. und 12. Rippe besitzen keine Furche.

Die Rippenknorpel sind weniger abgeplattet als die Knochen. Sie nehmen bis zur 7. Rippe an Länge zu. Die Knorpel der 6. und 7. Rippe, seltener die der 5. und 6. oder 7. und 8., sind durch Querbrücken miteinander verbunden, wobei es zur Bildung echter Gelenke kommen kann, *Articulationes interchondrales.* Das Perichondrium der Rippenknorpel hat eine sehnige Beschaffenheit und läßt sich im Gegensatz zum Perichondrium anderer Knorpel leicht ablösen.

Die hyalinen Rippenknorpel haben, beginnend beim 1. Rippenknorpel, mit zunehmendem Alter die Tendenz, in individuell typischer Weise zu verkalken und zu verknöchern [18]. Die übrigen Rippenknorpel verknöchern später, indem sich meist perichondral von beiden Enden her Knochenauflagerungen an der oberen und unteren Kante spornartig vorschieben; endochondrale Verknöcherung ist seltener. Durch diese Prozesse wird der Thorax erheblich starrer.

Ontogenetisch entstehen die Rippen als strangförmige Blasteme seitlich der Wirbelsäulenanlage. Die freien Enden der 2. bis 7. Rippenanlage verbinden sich schon beim Embryo von 15 mm SSL beidseits zu den Sternalleisten, aus denen sich von kranial nach kaudal die knorpelige Brustbeinanlage entwickelt (Abb. 8.1-57). Die Verknöcherung beginnt am Ende des 2. Fetalmonats mit einem Knochenkern am vertebralen Rippenende. Von hier aus schiebt sich die endochondrale Verknöcherung gegen das Brustbein vor, ohne jedoch das ventrale Ende

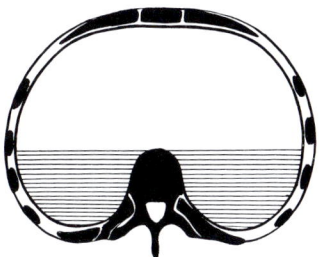

Abb. 8.1-54 Schematisierter Transversalschnitt durch den Thorax. Lungenrinnen schraffiert.

der Rippe zu erreichen (Abb. 8.1-51). Die vorderen Abschnitte der Rippen bleiben hyalinknorpelig. Zur Zeit der Pubertät bilden sich epiphysäre Verknöcherungspunkte aus, von denen einer im Rippenkopf, zwei im Tuberculum costae liegen.

2.3 Brustbein

Man unterscheidet am **Brustbein**, *Sternum*, das *Manubrium*, das sich anschließende *Corpus* und den kleinen, meist knorpelig auslaufenden Schwertfortsatz, *Processus xiphoideus* (Abb. 8.1-49 u. 55).

Das **Manubrium** besitzt oben zu beiden Seiten eine Grube zur Gelenkverbindung mit den Schlüsselbeinen, *Incisurae claviculares*. Zwischen den beiden Schlüsselbeingruben liegt die mediane *Incisura jugularis*. Am Seitenrand findet sich eine rauhe Stelle für die synchondrotische Verbindung mit dem Knorpel der 1. Rippe, *Incisura costalis*. An den lateralen Kanten des Brustbeins artikulieren die nach kaudal dicht zusammengedrängten *Incisurae costales* mit den Knorpeln der 2. bis 7. Rippe. Die 2. Rippe trifft auf die Verbindungsstelle zwischen Manubrium und Corpus sterni (Abb. 8.1-59). Hier besteht eine Synchondrose, *Symphysis manubriosternalis*, aus der sich bei ca. 10% der Erwachsenen eine Synostose entwickelt. Die Fuge ist als Querleiste durch die Haut zu fühlen, besonders dann, wenn Corpus sterni und Manubrium im *Angulus sterni* (Ludovici) etwas gegeneinander abgeknickt sind. Von hier aus kann die Lage der Rippen bestimmt werden. Die 1. Rippe ist nicht tastbar, da sie durch das Schlüsselbein verdeckt ist.

Der **Schwertfortsatz**, der die Hinterfläche des Sternums fortsetzt, trägt keine Rippen und ist der variabelste Abschnitt des Brustbeins. Lange Zeit bleibt er ganz oder teilweise knorpelig; im Alter wird er mit dem Corpus sterni synostotisch verbunden. Zuweilen ist er durchlöchert oder gegabelt; beides wird durch seine Entstehung aus einer paarigen Anlage verständlich (Abb. 8.1-57).

Die **sternokostale Verbindung** erfolgt bei der 1., 6. und 7. Rippe durch Synchondrosen. Bei der 2. bis 5. Rippe ist in der Regel je ein Gelenkspalt ausgebildet, *Articulationes sternocostales*. Das Gelenk der 2. Rippe besitzt meist eine geteilte Höhle, in der ein trennendes Band von der Rippe zum Sternum verläuft, *Ligamentum sternocostale intraarticulare*. Seltener trifft man ein solches Band an der 3. bis 5. Rippe. Rippenknochen, Rippenknorpel und Brustbein werden durch Fasersysteme verbunden. Sie beginnen als Periost auf den Rippenknochen, setzen sich kontinuierlich auf die Knorpel fort, bil-

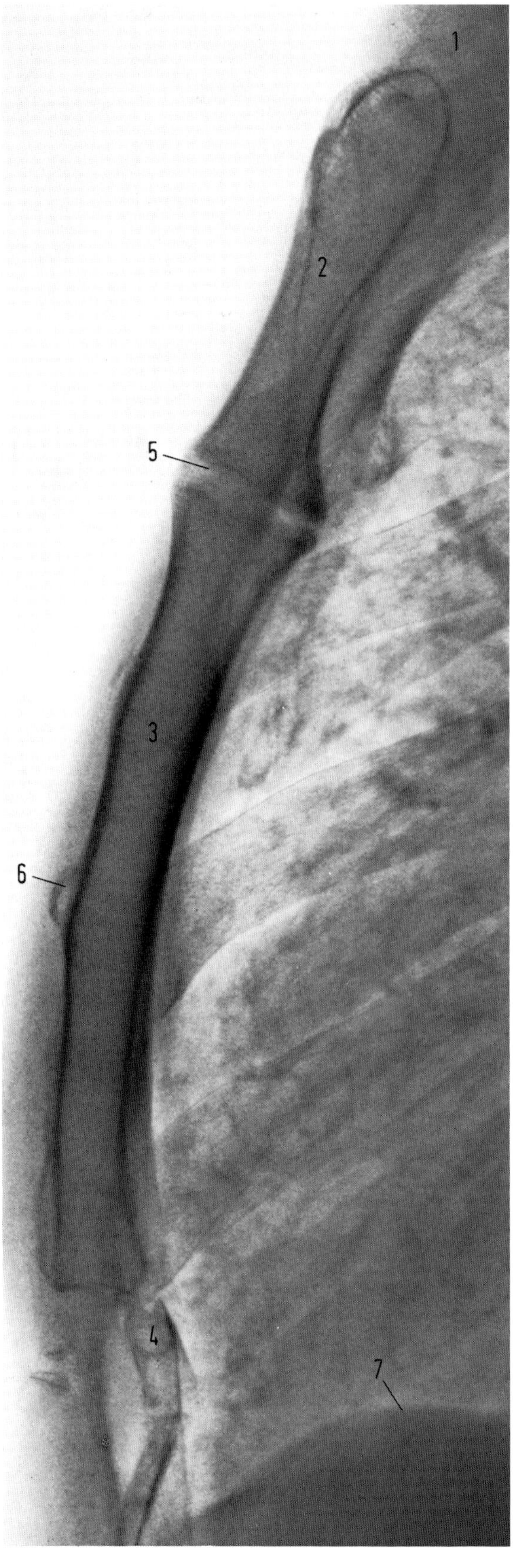

Abb. 8.1-55 Röntgenbild des Brustbeins im seitlichen Strahlengang. (Aus Birkner [3])
1 = Schatten der beiden Claviculae
2 = Manubrium sterni
3 = Corpus sterni
4 = Proc. xiphoideus (nicht mit dem Corpus sterni verschmolzen)
5 = Symphysis manubriosternalis
6 = verkalkter Rippenknorpel
7 = Zwerchfell

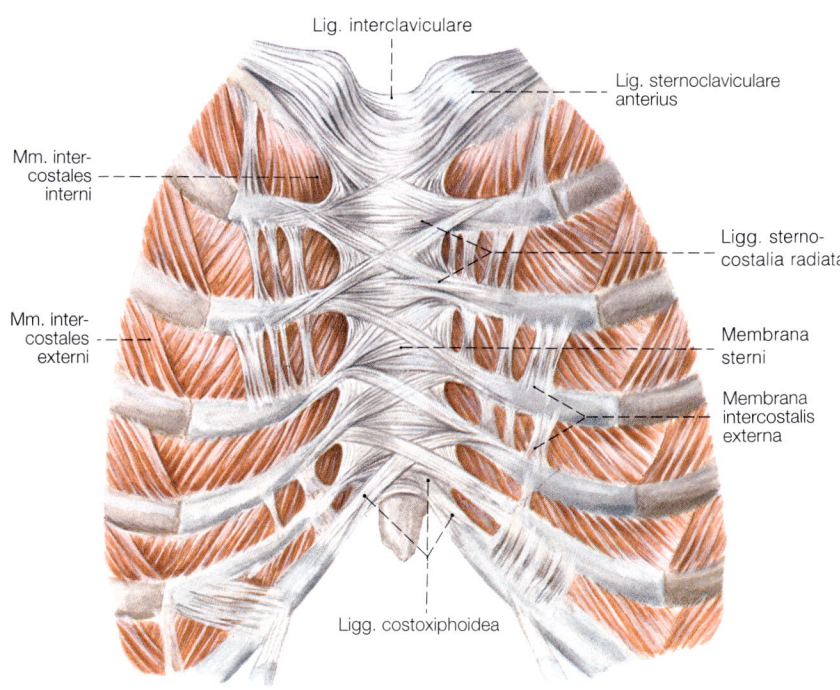

Lig. interclaviculare

Lig. sternoclaviculare anterius

Mm. inter-costales interni

Ligg. sterno-costalia radiata

Membrana sterni

Membrana intercostalis externa

Mm. inter-costales externi

Ligg. costoxiphoidea

Abb. 8.1-56 Ventrale Wand des Brustkorbs mit Bändern. Ansicht von vorn.

den die Gelenkkapsel der Rippen-Brustbein-Gelenke und erscheinen auf Vorder- und Rückseite des Brustbeins als Bänder, *Ligamenta sternocostalia* (Abb. 8.1-56). An der Vorderfläche des Sternums entsteht dadurch die *Membrana sterni.*

Die **Entwicklung des Brustbeins** beginnt mit der Ausbildung der zwei Sternalleisten aus den ventralen Enden der Rippenanlagen (Abb. 8.1-57) unter Einbeziehung rudimentärer Schultergürtelanteile [10]. Als seltene Mißbildung kann im kranialen Teil des Sternums eine *Fissura sterni congenita* bestehen bleiben.

Die **Verknöcherung des Brustbeins** beginnt im 6. Fetalmonat mit einem Kern im Manubrium, dem sich 2 bis 3 kleinere zugesellen können. Im Körper treten 6 bis 13 Kerne auf, die vom 6. bis 12. Lebensjahr 3 bis 5 größe-

re Knochenplatten bilden (Abb. 8.1-58). Durch Verschmelzung dieser größeren Knochenkerne entstehen die erwähnten Querleisten an der Vorderseite des Corpus sterni. Ähnliche Querleisten wie am Angulus sterni gibt es auch zwischen den beidseitigen Incisurae costales, was auf eine Verschmelzung ursprünglich getrennter Knochenkerne zurückzuführen ist.

Auf dem oberen Rand des Manubriums finden sich gelegentlich zwei *Ossa suprasternalia*, an deren Stelle auch *Tubercula* oder *Tubera suprasternalia* treten können. Dies wird damit in Zusammenhang gebracht, daß der obere Rand und die Mitte des Manubriums nicht aus den Sternalleisten, sondern aus einem zwischen den Schlüsselbeinanlagen gelegenen Blastem entstehen.

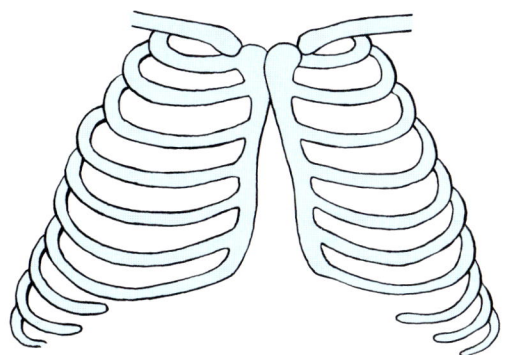

Abb. 8.1-57 Sternalleisten am Ende des 2. Entwicklungsmonats. Beginnender Zusammenschluß.

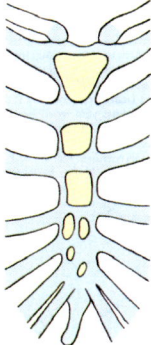

Abb. 8.1-58 Brustbein eines etwa neunjährigen Kindes mit Knochenkernen.

Sternalpunktion: Die leichte Zugänglichkeit des Brustbeins wird klinisch zur Gewinnung von Knochenmark genutzt. Um den Markraum zu erreichen, wird dabei die vordere Kortikalis mit einer etwas stärkeren Kanüle durchstoßen (Abb. 8.1-59). Da entwicklungsbedingt gelegentlich auf Höhe der Rippenansätze knorpelige oder bindegewebige Fugen vorhanden sind, empfiehlt es sich zur Vermeidung von Komplikationen, die Punktion auf Höhe des 2. oder des 3. Interkostalraumes durchzuführen (Abb. 8.1-59).

3 Rückenmuskeln, Allgemeines

Die Muskelmasse des Rückens besteht aus zwei Gruppen von Muskeln, die sich in ihrer Funktion ergänzen, aber von unterschiedlicher Herkunft sind.

Die **oberflächliche Muskelgruppe** ist von ventral, größtenteils von der Anlage der oberen Extremität her zum Rücken eingewandert und wird entsprechend ihrer Herkunft von den Rr. anteriores der zugehörigen Spinalnerven versorgt, der M. trapezius zusätzlich vom N. accessorius. Sie gliedert sich in die Rumpf-Armmuskeln, die Rumpf-Schultergürtelmuskeln (spinohumerale Muskeln im engeren und weiteren Sinn, s. Tabelle 8.1-3) sowie in die Rumpf-Rippenmuskeln (spinokostale Muskeln, s. Tabelle 8.1-3). Die einzelnen Muskeln dieser Gruppe entspringen im wesentlichen von den Dornfortsätzen der Wirbel und ziehen zum Humerus bzw. zu den Knochen des Schultergürtels oder zu den Rippen.

Die **tiefe Muskelgruppe** ist aus dorsalen Myotomen hervorgegangen, hat sich ortsständig (autochthon) entwickelt und wird dementsprechend von den Rr. posteriores der Spinalnerven C_1–S_1 innerviert (s. Tabelle 8.1-1).

Der Vollständigkeit halber ist auf die **prävertebralen Muskeln** des Halses hinzuweisen, die gemeinsam mit den tiefen dorsalen Halsmuskeln bzw. als deren direkte Antagonisten die Form der Halswirbelsäule bestimmen (s. Tabelle 8.1-2).

3.1 Autochthone Rückenmuskeln

Die autochthone Rückenmuskulatur bildet in ihrer Gesamtheit zwei dicke Stränge, die in den Furchen rechts und links der Dornfortsätze eingebettet sind (Abb. 8.1-60) und als **M. erector spinae** bezeichnet werden; ein Name, der allerdings nur eine bestimmte, wenn auch sehr wesentliche Gesamtleistung dieser Muskulatur in den Vordergrund stellt. Für das Verständnis seiner Funktion ist es zweckmäßig, den M. erector spinae in seine kleineren Einzelmuskeln zu gliedern, deren Abgrenzung z.T. etwas willkürlich erfolgen muß. Nach Lage und Verlauf zu Systemen zusammengefaßt, stellen die autochthonen Muskeln vielgliedrige Muskelgruppen dar, die maßgeblich die Beweglichkeit der Wirbelsäule bestimmen.

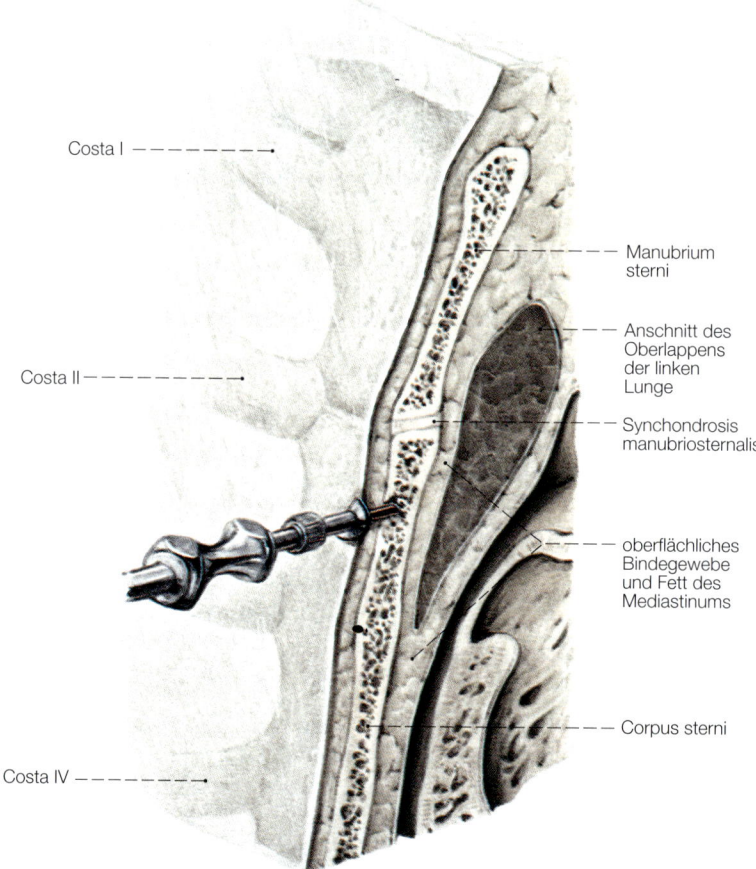

Costa I

Costa II

Costa IV

Manubrium sterni

Anschnitt des Oberlappens der linken Lunge

Synchondrosis manubriosternalis

oberflächliches Bindegewebe und Fett des Mediastinums

Corpus sterni

Abb. 8.1-59 Anatomische Grundlagen der Sternalpunktion. Zur Gewinnung von rotem Knochenmark für eine Untersuchung des blutbildenden Systems wird bei der Sternalpunktion die vordere Kompaktalamelle des Brustbeins mit einer kurzen festen Nadel durchbohrt; anschließend kann Knochenmark angesaugt werden.

Tabelle 8.1-1 Dorsale autochthone Muskulatur des Rückens, M. erector spinae (von Rr. posteriores der Spinalnerven versorgt).

I. Medialer Trakt des M. erector spinae

1. Spinales System
   Mm. interspinales
      Mm. interspinales lumborum
      Mm. interspinales thoracis
      Mm. interspinales cervicis
      M. sacrococcygeus dorsalis
   M. spinalis
      M. spinalis thoracis
      M. spinalis cervicis
      (M. spinalis capitis)

2. Transversospinales System
   Mm. rotatores (breves/longi)
      Mm. rotatores lumborum
      Mm. rotatores thoracis
      Mm. rotatores cervicis
   M. multifidus
   M. semispinalis
      M. semispinalis thoracis
      M. semispinalis cervicis
      M. semispinalis capitis

II. Lateraler Trakt des M. erector spinae

1. Sakrospinales System
   M. longissimus
      M. longissimus thoracis
      M. longissimus cervicis
      M. longissimus capitis
   M. iliocostalis
      M. iliocostalis lumborum
      M. iliocostalis thoracis
      M. iliocostalis cervicis

2. Spinotransversales System
   Mm. splenii
      M. splenius cervicis
      M. splenius capitis

3. Intertransversales System
   Mm. intertransversarii
      Mm. intertransversarii laterales lumborum
      (ventrale Herkunft)
      Mm. intertransversarii mediales lumborum
      Mm. intertransversarii thoracis
      Mm. intertransversarii posteriores cervicis
      Mm. intertransversarii anteriores cervicis
      (ventrale Herkunft)

4. Mm. levatores costarum
      Mm. levatores costarum breves
      Mm. levatores costarum longi

III. Mm. capitis

1. Spinales System
   M. rectus capitis posterior major
   M. rectus capitis posterior minor

2. Intertransversales System
   M. obliquus capitis superior
   M. rectus capitis lateralis (ventrale Herkunft)

3. Spinotransversales System
   M. obliquus capitis inferior

(4. Prävertebrale Muskeln – s. Tab. 8.1-2
   M. rectus capitis anterior)

Tabelle 8.1-2 Prävertebrale autochthone Muskulatur der Wirbelsäule (von Rr. anteriores der Spinalnerven versorgt).

M. rectus capitis anterior
M. longus capitis
M. longus colli

Tabelle 8.1-3 Dorsale nichtautochthone Muskulatur des Rückens (von Rr. anteriores der Spinalnerven versorgt)[1].

I. Spinokostale Muskeln

M. serratus posterior superior
M. serratus posterior inferior

II. Spinohumerale Muskeln

1. Rumpf-Armmuskeln[2]
   M. latissimus dorsi (s. S. 417)

2. Rumpf-Schultergürtelmuskeln[3] (s. S. 417)
   M. rhomboideus major
   M. rhomboideus minor
   M. levator scapulae
   M. trapezius

[1] Einige nichtautochthone Muskeln wurden aus funktionellen und topographischen Gründen bereits unter der autochthonen Muskulatur genannt (Muskeln ventraler Herkunft – s. S. 420).
[2] Zu den Rumpf-Armmuskeln gehört auch der von der ventralen Rumpfwand entspringende M. pectoralis major.
[3] Zu den Rumpf-Schultergürtelmuskeln gehört auch der von der ventralen Brustwand entspringende M. pectoralis minor (s. S. 421).

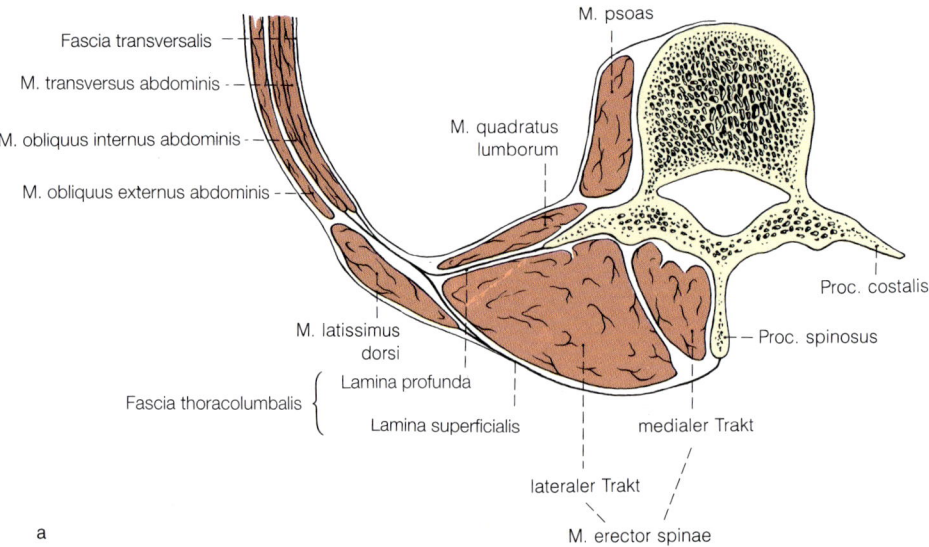

a

Fascia transversalis

M. transversus abdominis

M. obliquus internus abdominis

M. obliquus externus abdominis

M. psoas

M. quadratus lumborum

Proc. costalis

Proc. spinosus

M. latissimus dorsi

Fascia thoracolumbalis
{
  Lamina profunda
  Lamina superficialis
}

medialer Trakt

lateraler Trakt

M. erector spinae

Abb. 8.1-60 Gliederung der autochthonen Rückenmuskulatur und Beziehung zur Fascia thoracolumbalis. Aus den beiden Blättern der Faszie, Bändern und angrenzenden Wirbelanteilen wird eine osteofibröse Röhre gebildet.
(a) Querschnitt auf Höhe des 2. Lendenwirbels
(b) Bandapparat der Lendenwirbelsäule und Fascia thoracolumbalis

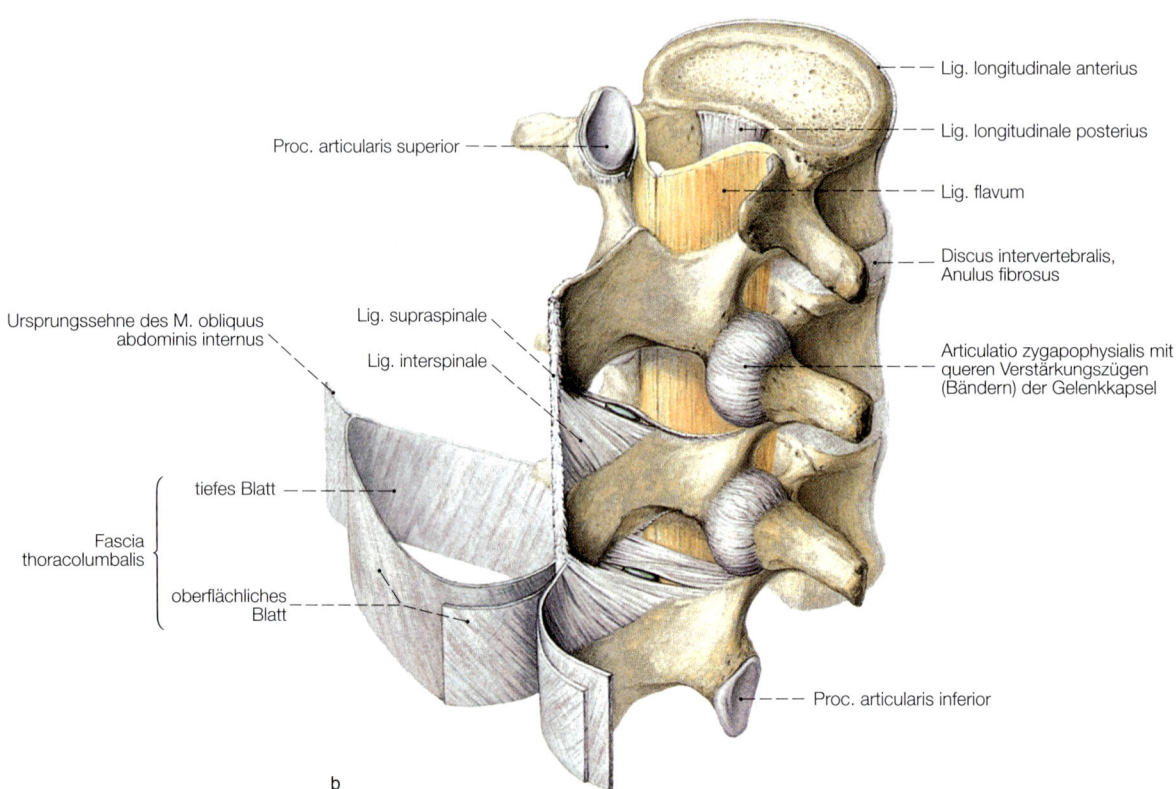

Proc. articularis superior

Ursprungssehne des M. obliquus abdominis internus

Lig. supraspinale

Lig. interspinale

Fascia thoracolumbalis
{
  tiefes Blatt
  oberflächliches Blatt
}

Lig. longitudinale anterius

Lig. longitudinale posterius

Lig. flavum

Discus intervertebralis, Anulus fibrosus

Articulatio zygapophysialis mit queren Verstärkungszügen (Bändern) der Gelenkkapsel

Proc. articularis inferior

b

Im Zusammenhang mit der freieren Beweglichkeit des Kopfes gliedern sich am Nacken die Systeme deutlich in Muskelindividuen. Im Lendenbereich erreichen die Muskelzüge zwar ihre größte Mächtigkeit, doch lassen sie sich hier entsprechend den groben Bewegungen der Lendenwirbelsäule nur schlecht voneinander abgrenzen. Erst mit der Präzision der Bewegungen in den kranialen Wirbelsäulenbereichen differenzieren sich einzelne Muskeln aus der Gesamtmasse der Stränge.

Zum besseren Verständnis der Rückenmuskeln des Menschen gelangt man durch den Vergleich mit primitiveren Zuständen, wie sie z.B. bei Fischen, Urodelen und Anuren vorliegen, deren gesamte Rückenmuskulatur noch metamer gegliedert ist. Dieser Zustand findet sich beim Menschen nur in den tiefsten Lagen, wo man von Wirbel zu Wirbel ziehende Muskelzüge antrifft. In den oberflächlichen Schichten hingegen werden die Muskelzüge fortschreitend länger, indem sie zunächst einen, dann mehrere Wirbel überspringen. Diese Muskeln bestehen somit aus hintereinandergeschalteten, zu höheren Einheiten verschmolzenen Segmenten.

Auf diese Weise werden größere Bereiche der Wirbelsäule von zusammenhängenden Muskelbündeln überspannt und zu einheitlicher Funktion zusammengefaßt.

Die Rinnen beiderseits der Dornfortsätze, in denen der M. erector spinae liegt, werden durch die derbe *Fascia thoracolumbalis* zu je einem osteofibrösen Kanal ergänzt (Abb. 8.1-60). Das oberflächliche Blatt dieser Faszie wird von Ursprungssehnen einzelner Muskeln aponeurotisch verstärkt und ist an den Processus spinosi der unteren Brustwirbelsäule und der Lendenwirbelsäule sowie an der Facies dorsalis ossis sacri befestigt. Kranial wird dieses Blatt deutlich dünner. Das tiefe Blatt spannt sich zwischen den Processus costales der Lendenwirbel, den letzten Rippen und dem Darmbeinkamm aus. Wegen seiner aponeurotischen Beschaffenheit wird der Teil des tiefen Blatts, der die 12. Rippe mit dem Processus costalis des 1. Lendenwirbels verbindet, als *Ligamentum lumbocostale* bezeichnet.

Bei operativen Eingriffen am Rücken, z. B. beim dorsalen Zugang zur Niere, stellt das tiefe Blatt der Fascia thoracolumbalis eine wichtige Orientierungsschicht dar.

Am seitlichen Rand der tiefen Rückenmuskeln vereinigen sich oberflächliches und tiefes Blatt der Fascia thoracolumbalis miteinander (Abb. 8.1-60).

Die innerhalb der osteofibrösen Kanäle rechts und links liegenden Muskelstränge lassen sich in zwei Anteile gliedern: den tiefer gelegenen **medialen Trakt,** der die Nische zwischen den Processus spinosi und den Wirbelbogen bis zu den Processus transversi ausfüllt, und den oberflächlich gelegenen **lateralen Trakt** (Abb. 8.1-61). Aufgrund ihrer Lage in der Tiefe des Nackens und ihres funktionellen Zusammenwirkens bei der Feinsteuerung der Beweglichkeit des Kopfes sollen einige kleine Muskeln als eigene Gruppe, **Mm. capitis,** zusammengefaßt werden. Ihrer Herkunft nach gehören sie teils dem medialen oder dem lateralen Trakt der autochthonen Rückenmuskulatur, teils ventralen Muskelgruppen an.

Die Fasern des medialen Trakts, der von den medialen Ästen der Rr. posteriores innerviert wird, verlaufen entweder von Dornfortsätzen zu Dornfortsätzen (= **spinales System**) oder schräg aufsteigend von Querfortsätzen zu Dornfortsätzen (= **transversospinales System**). Der laterale Trakt, dessen Innervation über die lateralen Äste der Rr. posteriores erfolgt, besteht am Rücken vorwiegend aus langen Muskelzügen, die von Os sacrum und Os ilium zu den Rippen und zum Kopf aufsteigen (= **sakrospinales System**). Im Nackenbereich liegen ihnen nach kranial divergierende platte Muskeln auf, die alle tiefer gelegenen Anteile des M. erector spinae fest umhüllen (= **spinotransversales System**). Zum lateralen Trakt werden auch die Muskeln gerechnet, die sich zwischen den Querfortsätzen ausspannen (= **intertransversales System**) und schließlich die nur im Thoraxbereich auftretenden Mm. levatores costarum.

Um die Wirkung der autochthonen Rückenmuskulatur auf das Achsenskelett besser verstehen zu können, bietet sich ein Vergleich der Wirbelsäule, ihrer Verankerung im Beckenring und der an ihr wirkenden Muskeln mit einem Schiffsmast und dessen Verspannung an. Diesen Mastbaum müßte man sich allerdings entsprechend dem Aufbau der Wirbelsäule aus Wirbeln und Zwischenwirbelscheiben mehrgliedrig und in sich beweglich vorstellen. Die Muskeln stellen bei diesem Vergleich aktive Verspannungszüge dar, die an den Wirbelfortsätzen (Rahen des Schiffsmastes) angreifen. Wenn sich alle Seilzüge am Schiffsmast im Zustand der Ruhespannung befinden (= Tonus der Muskulatur), so ist das System im Gleichgewicht. Wird aber ein Seilzug verkürzt (= Kontraktion eines Muskels oder eines Muskelzugs), so müssen zur Erhaltung des Gleichgewichts alle anderen Seilzüge (= Muskeln) verstellt werden. Jede Änderung eines Glieds innerhalb des Systems Rückenmuskulatur – Becken – Wirbelsäule – Rippen bedingt eine Neuregulierung aller übrigen Anteile.

Innerhalb dieses Systems unterscheidet man kurze Züge, die benachbarte Fortsätze gerade oder schräg aufwärts verlaufend miteinander verbinden und den metameren Muskeln entsprechen, sowie längere Züge, die einige Glieder überspringen.

Die langen Züge des lateralen Trakts, die vom Becken seitlich an die Querfortsätze, aber auch an die zugehörigen Rippen herantreten, wirken mit besonders langen Hebelarmen auf die Wirbelsäule.

Sowohl in Hals- als auch in Lendenlordose wird der dorsal der Wirbelsäule gelegene Raum von dickeren Muskelmassen erfüllt. Von den Wänden der durch das Auftreten des Lumbosakralwinkels entstandenen tiefen Rinne zwischen den unteren Lendenwirbeln, dem Kreuzbein und den beiden Darmbeinschaufeln, die nach dorsal von der Fascia thoracolumbalis abgedeckt ist, entspringen die kräftigen Muskelzüge des lateralen Trakts. Die Übergangszonen zum Kopf und zum Becken sind auf diese Weise durch einen stark ausgebildeten Muskelmantel geführt.

Am kaudalen Ende der Wirbelsäule finden sich nur noch Spuren von Muskulatur. Oft ist hier ein *M. sacrococcygeus dorsalis* mit einigen dünnen, teilweise sehnigen Zügen ausgebildet. Er kann als Rest eines bei geschwänzten Säugetieren kräftig entwickelten M. levator caudae aufgefaßt werden, in den Anteile metamerer Muskeln, wie die Mm. interspinales, eingegliedert sind. Auf der Vorderfläche des Steißbeins entspricht ihm ein *M. sacrococcygeus ventralis*, der nicht zur Rückenmuskulatur zählt und von ventralen Spinalnervenästen versorgt wird.

3.1.1 Medialer Trakt der autochthonen Rückenmuskulatur

Der mediale Teil erfüllt die Tiefe der Rinnen beiderseits der Dornfortsätze und ist häufig durch eine lockere Bindegewebsschicht nach dorso-lateral abgegrenzt. Die kürzesten Faserbündel liegen der Wirbelsäule direkt auf und werden von längeren bedeckt (Abb. 8.1-61, 62 u. 63).

Spinales System

Zum spinalen System sind kürzere und längere Muskeln zusammengefaßt, die gerade verlaufen und die Dornfortsätze verbinden.

Mm. interspinales, Zwischendornmuskeln (Abb. 8.1-63): Die kleinen paarigen Muskeln verbinden im Bereich der

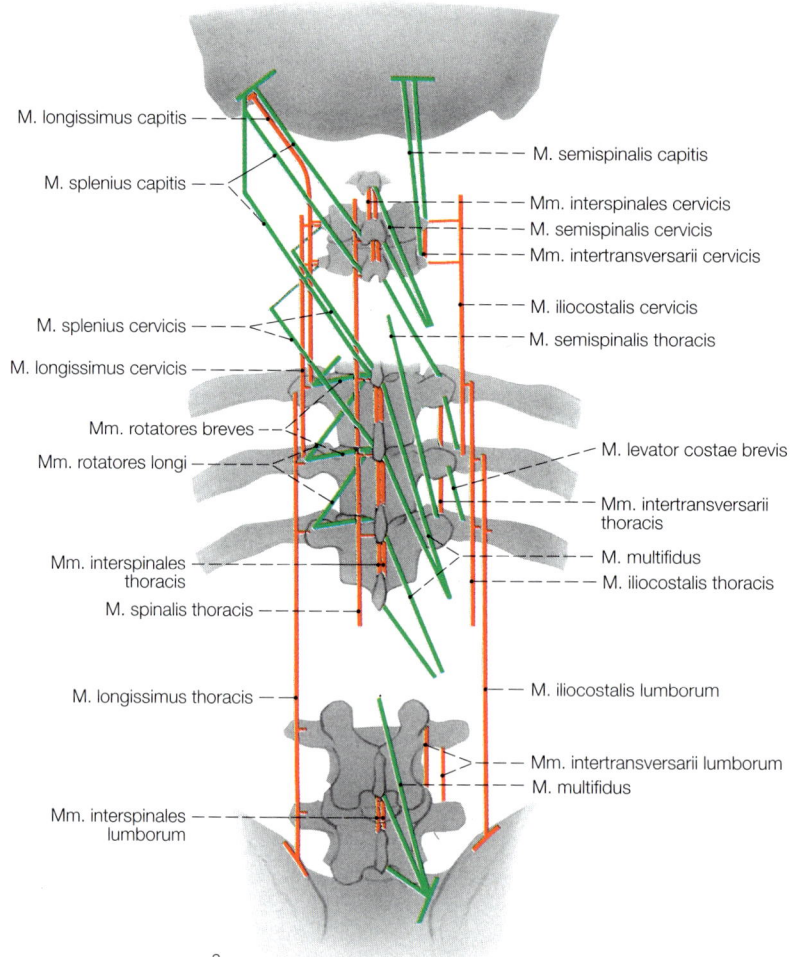

M. longissimus capitis

M. splenius capitis

M. splenius cervicis

M. longissimus cervicis

Mm. rotatores breves

Mm. rotatores longi

Mm. interspinales thoracis

M. spinalis thoracis

M. longissimus thoracis

Mm. interspinales lumborum

M. semispinalis capitis

Mm. interspinales cervicis

M. semispinalis cervicis

Mm. intertransversarii cervicis

M. iliocostalis cervicis

M. semispinalis thoracis

M. levator costae brevis

Mm. intertransversarii thoracis

M. multifidus

M. iliocostalis thoracis

M. iliocostalis lumborum

Mm. intertransversarii lumborum

M. multifidus

a

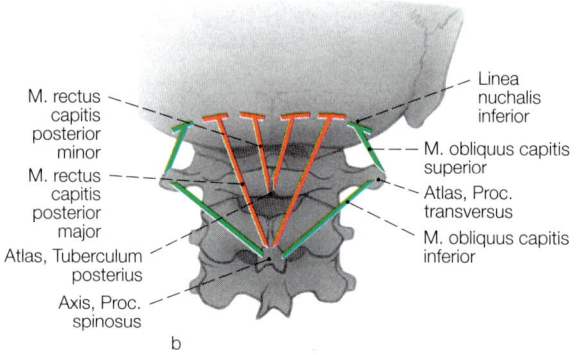

M. rectus capitis posterior minor

M. rectus capitis posterior major

Atlas, Tuberculum posterius

Axis, Proc. spinosus

Linea nuchalis inferior

M. obliquus capitis superior

Atlas, Proc. transversus

M. obliquus capitis inferior

b

Abb. 8.1-61   Schema der Anordnung der autochthonen Rückenmuskulatur. Muskeln des Gerad-Systems rot; Muskeln des Schräg-Systems grün. Nähere Erläuterungen s. Tabelle 8.1-1.

Halswirbelsäule als deutlich ausgeprägte *Mm. interspinales cervicis* die gegabelten Spitzen benachbarter Dornfortsätze und flankieren Anteile des Ligamentum nuchae. Auch zwischen den Dornfortsätzen der Lendenwirbelsäule sind die *Mm. interspinales lumborum* meist kräftig entwickelt, während *thorakale Interspinalmuskeln* zwischen den engstehenden Spitzen der Dornfortsätze nur selten nachweisbar sind.
Funktion: Die Mm. interspinales wirken als reine Strecker der Wirbelsäule.

M. spinalis, Dornmuskel (Abb. 8.1-61 u. 64): Er findet sich hauptsächlich im Brustbereich, *M. spinalis thoracis,* wo er unter Überspringen mehrerer Segmente seitlich von Dornfortsatz zu Dornfortsatz zieht. Zusammen mit dem M. longissimus entspringt er von den Processus spinosi der oberen 2 bis 3 Lenden- und der unteren 2 Brustwirbel. Seine Ansätze reichen vom 9. bis zum 3. Brustwirbeldornfortsatz, wo er meist mit dem M. multifidus verwachsen ist. Als nicht immer konstant ausgebildeter *M. spinalis cervicis* (Abb. 8.1-63) verbindet er

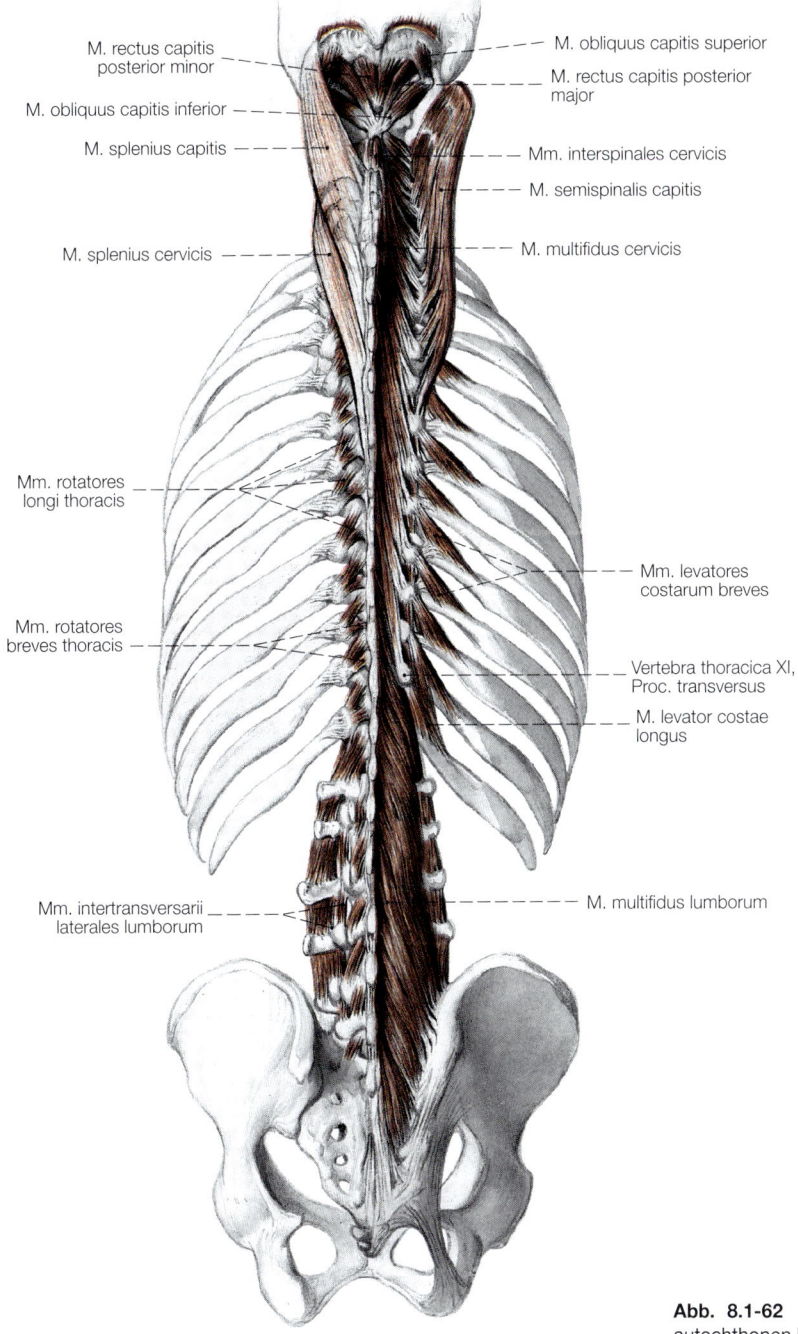

M. rectus capitis posterior minor

M. obliquus capitis inferior

M. splenius capitis

M. splenius cervicis

Mm. rotatores longi thoracis

Mm. rotatores breves thoracis

Mm. intertransversarii laterales lumborum

M. obliquus capitis superior

M. rectus capitis posterior major

Mm. interspinales cervicis

M. semispinalis capitis

M. multifidus cervicis

Mm. levatores costarum breves

Vertebra thoracica XI, Proc. transversus

M. levator costae longus

M. multifidus lumborum

Abb. 8.1-62 Tiefe Schicht der autochthonen Rückenmuskulatur.

die Dornfortsätze der beiden oberen Brustwirbel sowie des 7. und des 6. Halswirbels mit denen des 4. bis 2. Halswirbels.

Der seltener vorhandene *M. spinalis capitis* zieht von den Dornfortsätzen der oberen Brust- und der unteren Halswirbel zusammen mit dem M. semispinalis capitis zum Ansatzgebiet zwischen Linea nuchalis superior und inferior der Squama des Os occipitale.

Funktion: Die Funktion des M. spinalis gleicht der der Mm. interspinales. Bei einseitiger Innervation bewirkt er

eine geringe Seitneigung, bei beidseitiger Kontraktion eine Streckung der Wirbelsäule.

Transversospinales System

Die Anteile dieses Systems ziehen nach kranial konvergierend von Querfortsätzen zu Dornfortsätzen und führen je nach der Zahl der übersprungenen Wirbel verschiedene Namen.

Mm. rotatores, Drehmuskeln (Abb. 8.1-61, 62 u. 65): Sie finden sich vor allem im Brustbereich, *Mm. rotatores*

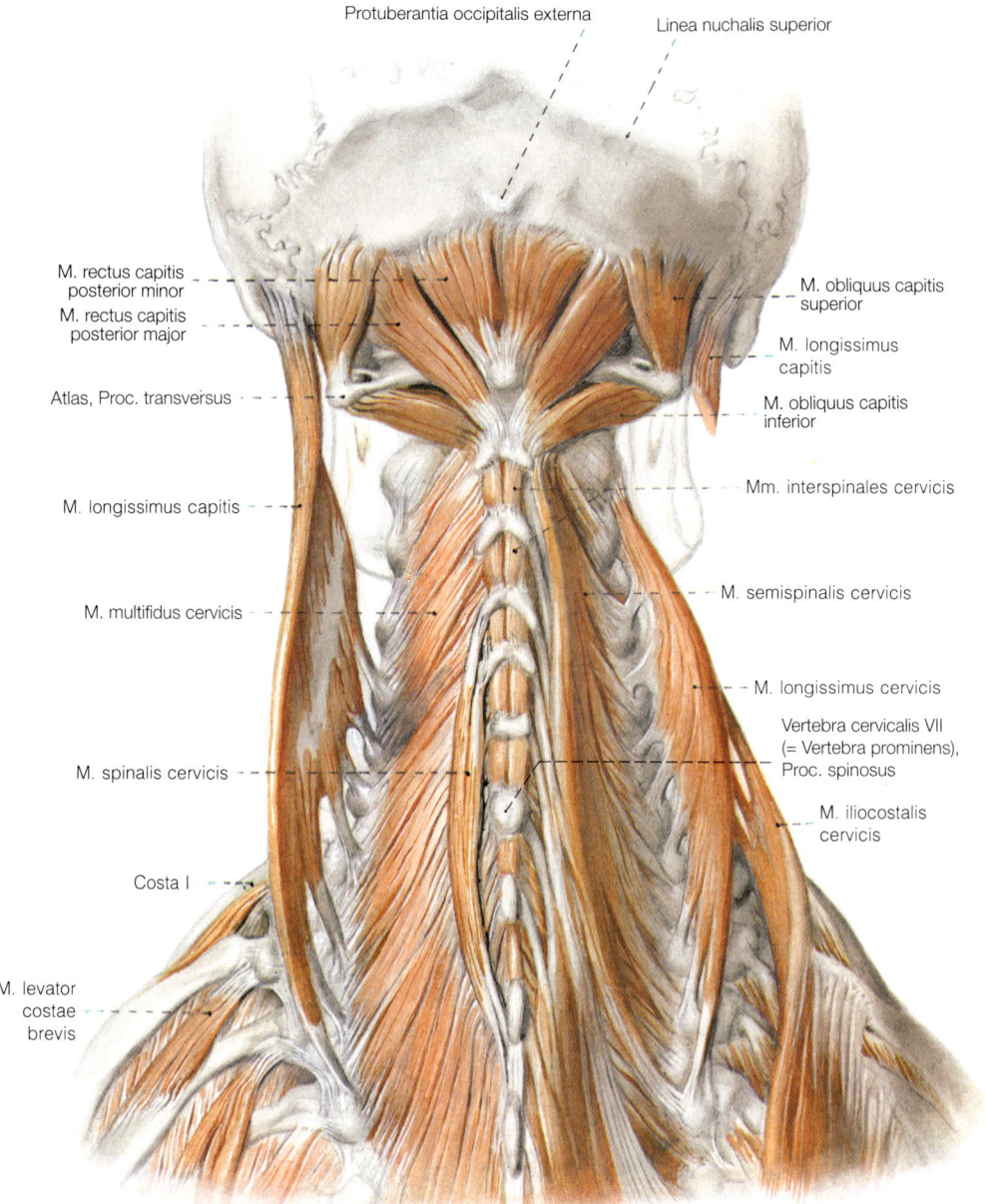

Protuberantia occipitalis externa

Linea nuchalis superior

M. rectus capitis
posterior minor

M. rectus capitis
posterior major

Atlas, Proc. transversus

M. longissimus capitis

M. multifidus cervicis

M. spinalis cervicis

Costa I

M. levator
costae
brevis

M. obliquus capitis
superior

M. longissimus
capitis

M. obliquus capitis
inferior

Mm. interspinales cervicis

M. semispinalis cervicis

M. longissimus cervicis

Vertebra cervicalis VII
(= Vertebra prominens),
Proc. spinosus

M. iliocostalis
cervicis

Abb. 8.1-63   Tiefe Hals- und Nackenmuskeln.

thoracis, seltener bzw. weniger deutlich ausgebildet an der Hals- und Lendenwirbelsäule, *Mm. rotatores cervicis et lumborum,* und verlaufen von den Querfortsätzen zu den Wurzeln der Dornfortsätze.

Am tiefsten liegen die *Mm. rotatores breves,* die, nahezu transversal eingestellt, benachbarte Wirbel miteinander verbinden. Über zwei Segmente hinweg ziehen die *Mm. rotatores longi.*

M. multifidus, vielgefiederter Muskel (Abb. 8.1-61 u. 62): Er ist im Lendenbereich am stärksten ausgebildet. Seine tieferen Faserbündel ziehen schräg aufwärts über 2 bis 3 Wirbel, die oberflächlichen Bündel über 3 bis 5 Wirbel hinweg. Seine Ursprünge liegen an der Facies

dorsalis ossis sacri sowie an den Querfortsätzen der Lenden-, Brust- und kaudalen Halswirbel. Der M. multifidus setzt an den Dornfortsätzen der Lenden-, Brust- und Halswirbel bis zum Axis an.

M. semispinalis, Halbdornmuskel (Abb. 8.1-61, 63 u. 64): Seine Muskelfasern liegen innerhalb des transversospinalen Systems zuoberst und überspringen 4 bis 6, seltener 7 Wirbel. Er ist im Lendenbereich nicht ausgebildet; seine Ursprünge beginnen am 11. bis 7. Brustwirbel.

Von hier aus zieht er als *M. semispinalis thoracis* zu den Dornfortsätzen der oberen 3 Brust- und unteren 2 Halswirbel. Als *M. semispinalis cervicis* werden die

Abb. 8.1-64 Lateraler Trakt der autochthonen Rückenmuskulatur. Auf der linken Seite sind der M. longissimus und der M. iliocostalis mit Ursprüngen und Ansätzen schematisch dargestellt.

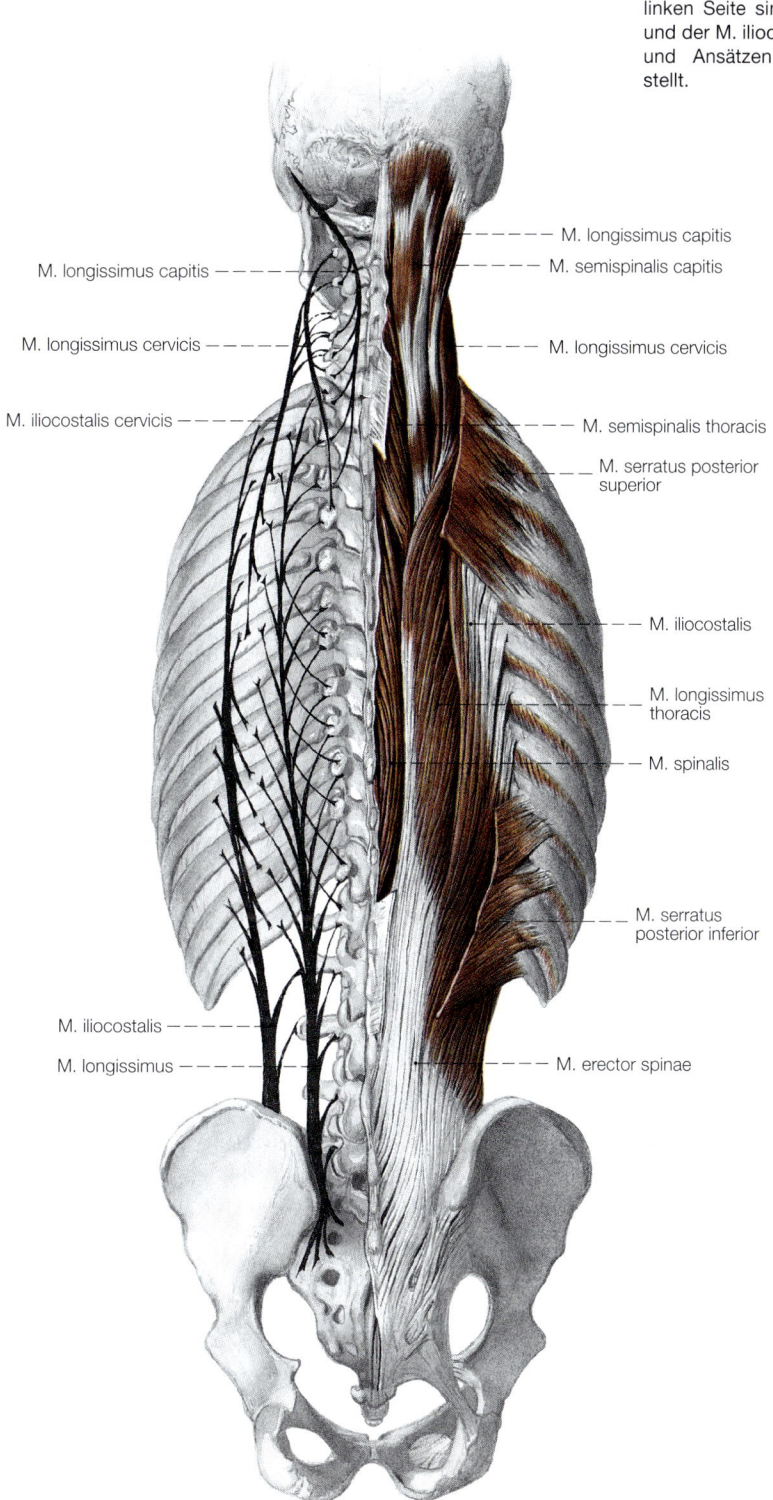

M. longissimus capitis

M. longissimus cervicis

M. iliocostalis cervicis

M. longissimus capitis

M. semispinalis capitis

M. longissimus cervicis

M. semispinalis thoracis

M. serratus posterior superior

M. iliocostalis

M. longissimus thoracis

M. spinalis

M. serratus posterior inferior

M. iliocostalis

M. longissimus

M. erector spinae

letzten und kräftigsten Zacken bezeichnet, die an den Dornfortsätzen der Halswirbel bis zum Axis inserieren.

Der M. semispinalis cervicis wird völlig vom *M. semispinalis capitis* bedeckt, der von den Querfortsätzen und vor allem weiter kranial von den lateralen Flächen der Processus articulares inferiores des 6. Brust- bis 3. Halswirbels entspringt und zwischen Linea nuchalis superior und inferior des Os occipitale ansetzt. Der als rundlicher Strang neben der Mittellinie am Nacken zu erkennende Muskel enthält eine oder zwei Zwischensehnen und ist oft längs gespalten. Er springt besonders deutlich hervor, wenn der Kopf nach vorn be-

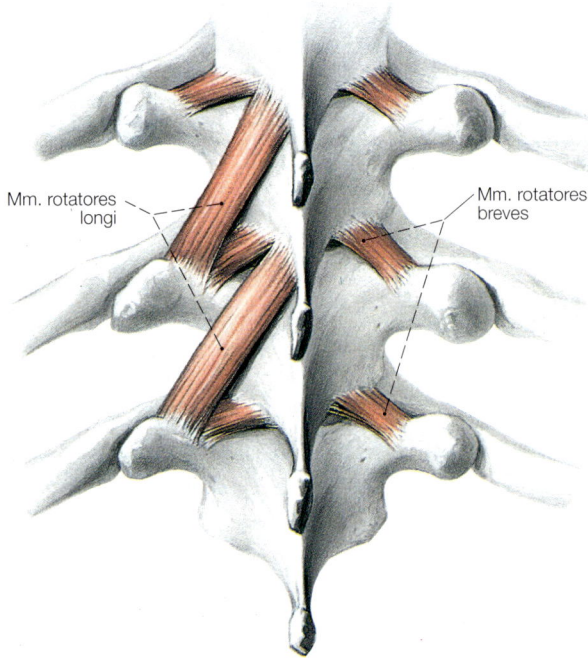

Mm. rotatores longi

Mm. rotatores breves

Abb. 8.1-65   Mm. rotatores breves und longi der Brustwirbel-säule.

wegt wird und eine weitere Neigung verhindert werden soll. (Der M. semispinalis capitis kann auch als selbstän-diger Muskel der Nackengegend aufgefaßt werden. Er wurde deshalb früher als M. transverso-occipitalis be-zeichnet.)

Funktion: Die verschiedenen Anteile des transversospi-nalen Systems dienen vor allem der Streckung der Wir-belsäule; bei einseitiger Innervation werden Seitneigung (besonders von M. multifidus und M. semispinalis) und Drehung (besonders von den Mm. rotatores und M. mul-tifidus) der Wirbelsäule unterstützt. Je mehr die Fasern des transversospinalen Systems transversal eingestellt sind, desto größer wird ihr drehendes Moment.

Die maßgebliche Wirkung der tiefgelegenen kleine-ren Muskelbündel des transversospinalen Systems liegt zweifellos in der Feinsteuerung der Beweglichkeit (Joint play) benachbarter Wirbel. Sie wirken darüber hinaus als aktive Bremse beim Erreichen der Endstellungen ver-schiedener Bewegungen und sichern eine günstige Druckübertragung in den Bewegungssegmenten (vgl. Kap. 8.1.4).

3.1.2   Lateraler Trakt der autochthonen Rückenmuskulatur

Der laterale Trakt bildet in seiner unteren Partie eine ge-meinsame Muskelmasse, die von der Rückfläche des Kreuzbeins, aus der von Bändern erfüllten Grube zwi-schen Kreuzbein und Darmbeinschaufel und von der an-grenzenden Seitenfläche des Os ilium bis zum Darm-beinkamm hin entspringt. Die gemeinsame oberfläch-

liche Ursprungsaponeurose geht außerdem von den Dornfortsätzen der Lendenwirbel und von der Crista sacralis mediana aus.

Sakrospinales System

Schon im Lendenbereich trennt sich die Muskelmasse in den lateralen M. iliocostalis und den medialen M. longis-simus. Dazwischen treten die Rr. cutanei laterales der Rr. posteriores der Spinalnerven hindurch. Beide Mus-keln nehmen nach kranial hin an Volumen ab. Nur der M. longissimus erreicht mit einem schmalen Bündel den Schädel und nimmt teil an der Bildung der Nackenmus-keln.

M. longissimus (Abb. 8.1-61a u. 64): Der von seinem Ursprungsgebiet am Kreuzbein aufsteigende Muskel gibt im Lenden- und Brustbereich mediale und laterale Zacken ab, *M. longissimus thoracis.* Die medialen in-serieren an den Processus accessorii der Lendenwirbel und den Processus transversi der Brustwirbel. Die latera-len Zacken verlaufen in der Lendenwirbelsäule zu den Processus costales, im Brustbereich zum medial vom jeweiligen Angulus costae gelegenen Bereich der 12. bis 2. Rippe.

Der *M. longissimus cervicis* geht von Ursprüngen an den Querfortsätzen fast aller Brustwirbel aus und zieht mit seinen Endzacken zu den Tubercula posteriora der Querfortsätze des 5. bis 2. Halswirbels.

Der Kopfteil schließlich entspringt als *M. longissi-mus capitis* an den Querfortsätzen der ersten 3 Brust-wirbel sowie an den Querfortsätzen und Gelenkfort-sätzen des 7. bis 4. Halswirbels. Der Muskel besitzt häu-fig eine Zwischensehne und endet am Processus masto-ideus des Os temporale.

Die oberflächlichen Teile des M. longissimus thoracis bedecken den medialen Trakt und sind ausgedehnt mit dem M. spinalis verwachsen. Seine tiefen Fasern ent-sprechen ebenso wie die des M. longissimus cervicis de-nen der Mm. intertransversarii.

Funktion: Durch seine oberflächliche und seitliche Lage zum medialen Trakt besitzt der M. longissimus relativ lange Hebelarme für Seitneigung und Streckung. Er bildet zusammen mit dem M. iliocostalis die Sehne des Bogens, der infolge der Aufrichtung zwischen Kreuzbein und Lendenwirbelsäule entstanden ist. In aufrechter und vorgebeugter Haltung ist er der maßgebliche Antagonist der auf den Thorax wirkenden Schwerkraft. Der M. lon-gissimus capitis zieht den Kopf nach hinten bzw. neigt und dreht ihn nach der gleichen Seite.

M. iliocostalis (Abb. 8.1-61a u. 4): Die Fasern des un-tersten Abschnitts, *M. iliocostalis lumborum*, entsprin-gen im wesentlichen vom Darmbeinkamm und ziehen zu den Rippenwinkeln der 6 bis 9 unteren Rippen.

Weitere, medial von den Ansätzen an den unteren Rippen entspringende Fasern führen den Muskel weiter kranial zu Insertionen an den oberen 6 Rippen. Dieser Zug kann aus dem Gesamtsystem als *M. iliocostalis thoracis* herausgelöst werden.

Das als *M. iliocostalis cervicis* bezeichnete obere Ende des Muskels bildet sich aus Ursprungszacken, die von der 7. bis 3. Rippe kommen und zu den Querfort-sätzen des 6. bis 7. Halswirbels ziehen.

Da der M. iliocostalis am weitesten lateral liegt, umgreift er mit seinem Halsteil die übrigen Nackenmuskeln von der Seite her und kommt so wieder an die Wirbelsäule heran, von der er im Brustteil abgedrängt war.

Funktion: Der Muskel senkt die unteren Rippen und wirkt über sie auf die Wirbelsäule ein. Kontrahieren sich die Muskeln beider Seiten, wird die Wirbelsäule gestreckt; bei einseitiger Wirkung wird sie zur Seite geneigt.

Spinotransversales System

Das spinotransversale System wird durch die Mm. splenii cervicis et capitis repräsentiert.

Mm. splenii, Riemenmuskeln (Abb. 8.1-62): Sie bilden ein Muskelband, das sich am Nacken schräg aufsteigend um die tieferen Muskeln, vor allem um den M. semispinalis, schlingt. Der kleinere *M. splenius cervicis* entspringt von den Dornfortsätzen des 6. bis 3. Brustwirbels, zieht am seitlichen Rand des M. splenius capitis in die Tiefe und inseriert an den Tubercula posteriora der Querfortsätze des 3. bis 1. Halswirbels.

Der größere *M. splenius capitis* kommt von den Dornfortsätzen des 3. Brust- bis 7. Halswirbels sowie vom Lig. nuchae und ist an der lateralen Hälfte der Linea nuchalis superior bis hin zum Processus mastoideus des Os temporale befestigt.

Funktion: Die Mm. splenii strecken bei beidseitiger Kontraktion die Halswirbelsäule und ziehen den Kopf nach hinten. Bei einseitiger Innervation drehen sie nach der gleichen Seite. Die Mm. splenii erhöhen die Wirksamkeit der darunterliegenden Muskeln, indem sie diese bei ihrer Funktion an die Halswirbelsäule pressen. Sie können je nach Ausgangslage Synergisten wie auch Antagonisten des M. sternocleidomastoideus sein.

Die Muskelbündel des spinotransversalen Systems setzen die Richtung der Muskeln des transversospinalen Systems der Gegenseite über die Dornfortsätze des Ursprungsbereichs hinweg fort. Diese beiden Systeme ergänzen sich also zu einem Muskelzug, der, von den Dornfortsätzen unterbrochen, die Wirbelsäule überkreuzt und z. B. bei Drehung der Halswirbelsäule eine gemeinsame Wirkung entfaltet. Verfolgt man die Richtung dieser Muskelzüge nach kaudal, so findet man weitere schräggestellte Muskelteile und gelangt schließlich nach Unterbrechungen durch die Rippen zur schrägen Bauchdeckenmuskulatur. Damit ergeben sich spiralig die Rumpfwand durchdringende Muskelschlingen, die aufgrund ihrer langen Hebelarme sehr wirksam für die Rumpfdrehung eingesetzt werden können.

Intertransversales System

Mm. intertransversarii (Abb. 8.1-62): Diese kurzen metameren Muskeln spannen sich zwischen den seitlichen Fortsätzen der Wirbel aus. Da diese Fortsätze im Hals- und Lendenbereich je zwei Anteile haben, lassen sich hier jeweils auch zwei verschiedene Muskeln unterscheiden: die Mm. intertransversarii laterales lumborum (ventraler Herkunft) und die Mm. intertransversarii mediales lumborum (dorsaler Herkunft) bzw. die Mm. intertransversarii anteriores cervicis (ventraler Herkunft) und die Mm. intertransversarii posteriores cervicis (dorsaler Herkunft).

Die *Mm. intertransversarii mediales lumborum* spannen sich zwischen den Processus mamillares aus, die *Mm. intertransversarii laterales lumborum* zwischen den Processus costales, den mit den Wirbeln verschmolzenen Rippenrudimenten. Damit entsprechen sie Zwischenrippenmuskeln. In vergleichbarer Weise verbinden die *Mm. intertransversarii anteriores cervicis* die Tubercula anteriora, die *Mm. intertransversarii posteriores cervicis* die Tubercula posteriora der Halswirbelquerfortsätze. Im Brustbereich sind die *Mm. intertransversarii thoracis* überwiegend sehnig ausgebildet.

Auch bei den Mm. intertransversarii gibt es segmentübergreifende Züge, die mehrere Wirbel überspringen und die Querfortsätze untereinander verklammern. Diese Bündel sind ebenso wie beim M. spinalis nicht selbständig, sondern stecken im M. longissimus und bilden dessen mediale Komponente. Am klarsten tritt diese als M. longissimus cervicis hervor, der nichts anderes ist als ein polysegmentaler M. intertransversarius. Er verknüpft obere Brustwirbelquerfortsätze mit solchen der Halswirbel. Auch im M. longissimus thoracis steckt ein solcher Anteil.

Funktion: Die Mm. intertransversarii bewirken bei einseitiger Innervation Seitneigung, bei beidseitiger Kontraktion Streckung der Wirbelsäule.

Mm. levatores costarum

Diese Muskeln (Abb. 8.1-63) stammen zum Großteil vom lateralen Trakt der autochthonen Rückenmuskulatur ab und werden vornehmlich durch die lateralen Äste der entsprechenden Rr. posteriores innerviert [23]. Sie liegen unter den langen Rückenmuskeln und entspringen von den Querfortsätzen des 7. Halswirbels und der oberen Brustwirbel.

Als *Mm. levatores costarum breves* verlaufen sie zu den nächstunteren Rippen. Im kaudalen Brustbereich kommen auch längere, eine Rippe überspringende Muskelzüge vor, *Mm. levatores costarum longi.*

Funktion: Beide Muskelgruppen wirken im Gegensatz zu ihrem Namen weniger auf die Rippen als auf die Wirbelsäule, die sie im Sinn von Streckung, Seitneigung und Drehung bewegen können.

3.1.3 Mm. capitis

Unter den Muskeln, die sich nur zwischen Hinterhaupt und den beiden obersten Halswirbeln ausspannen, finden sich Vertreter des spinalen, des intertransversalen und des spinotransversalen Systems. Sie wirken im Gegensatz zu den langen, über die Kopfgelenke hinwegziehenden Muskeln auf deren Feinsteuerung und sind als eigenständige Muskelindividuen gut abgrenzbar (Abb. 8.1-61 b u. 63).

Innervation: Die Mm. capitis werden mit Ausnahme des M. rectus capitis lateralis (R. ventralis aus C_1) vom *N. suboccipitalis,* dem dorsalen Ast des obersten Zervikalnerven, innerviert.

Spinales System

Der **M. rectus capitis posterior major** entspringt mit kurzer Sehne vom Dornfortsatz des Axis, fächert sich breit auf und inseriert an der Linea nuchalis inferior. Der **M. rectus capitis posterior minor** zieht als oberster M. interspinalis vom Tuberculum posterius atlantis zum Hinterhaupt, wo er medial vom erstgenannten Muskel unterhalb der Linea nuchalis inferior ansetzt. Beide Muskeln sind dem medialen Trakt zuzuordnen.

Funktion: Sie bewirken gemeinsam eine Dorsalflexion in den Kopfgelenken. Der M. rectus capitis posterior major ermöglicht bei einseitiger Innervation zusätzlich eine Drehung zur gleichen Seite.

Intertransversales System

Der **M. obliquus capitis superior** gehört dem lateralen Trakt an, entspricht also einem obersten M. intertransversarius posterior und verbindet den Querfortsatz des Atlas mit der Squama des Os occipitale, an der er etwas oberhalb des M. rectus capitis posterior major entlang der Linea nuchalis inferior ansetzt.

Funktion: Der Muskel wirkt als Strecker und bei einseitiger Kontraktion als Seitneiger des Kopfes.

Der **M. rectus capitis lateralis** setzt die Reihe der ventralen Mm. intertransversarii fort. Er entspringt von der vorderen Spange des Atlasquerfortsatzes und zieht aufwärts zum Os occipitale, wo er lateral vom Foramen jugulare am Processus jugularis inseriert.

Funktion: Der Muskel führt bei einseitiger Innervation zur Seitneigung des Kopfes.

Spinotransversales System

Der **M. obliquus capitis inferior** verbindet den Dornfortsatz des Axis mit dem Querfortsatz des Atlas. Der Muskel ist zwar Teil des medialen Trakts, erreicht aber nicht den Kopf, wie man aus seinem Namen schließen könnte.

In der Tiefe der dreieckigen Lücke zwischen M. obliquus capitis inferior, M. obliquus capitis superior und M. rectus capitis posterior major findet sich der Atlasbogen, dem lateral der horizontal verlaufende Teil der A. vertebralis aufliegt.

Funktion: Beidseitige Kontraktion des Muskels stabilisiert das Gelenk zwischen Axis und Atlas; einseitige Innervation führt zu einer kräftigen Drehung von Atlas und Kopf zur gleichen Seite.

3.2 Nichtautochthone Rückenmuskeln

Diese Muskulatur gliedert sich in Anteile, die sich zwischen Wirbelsäule und Rippen ausspannen, **spinokostale Muskeln,** und solche, die die Wirbelsäule mit den Knochen des Schultergürtels bzw. mit dem Oberarm verbinden, **spinohumerale Muskeln.**

Innervation: Alle diese Muskeln sind sekundär in den Rückenbereich eingewandert und werden von ventralen Spinalnervenästen innerviert.

Da die Wirkung der spinohumeralen Muskulatur nur verstanden werden kann, wenn Knochen und Gelenke des Schultergürtels und der Schulter bekannt sind, werden diese Muskeln im Zusammenhang mit der oberen Extremität besprochen (vgl. Kap. 8.3.2.4).

Spinokostale Muskeln

Der meist sehr dünne **M. serratus posterior superior,** hinterer oberer Sägemuskel (Abb. 8.1-64), entspringt mit einer zarten Sehnenplatte von den Dornfortsätzen der beiden unteren Hals- und der beiden oberen Brustwirbel. Er ist in seiner Ausbildung recht variabel, zieht schräg abwärts zur 2. bis 5. Rippe und setzt seitlich der Rippenwinkel an.

Funktion: Der Muskel hebt die 2. bis 5. Rippe, unterstützt die Inspiration und hilft bei der Streckung der Brustwirbelsäule mit.

Innervation: Ventrale Äste der Spinalnerven C_6–C_8 sowie Äste der obersten Interkostalnerven.

Der **M. serratus posterior inferior,** hinterer unterer Sägemuskel (Abb. 8.1-64), besitzt ein ähnliches Aussehen. Er entspringt von der Fascia thoracolumbalis in Höhe der beiden oberen Lenden- und der beiden unteren Brustwirbel, verläuft schräg aufwärts und inseriert mit sich überdeckenden Zacken am jeweils unteren Rand der letzten 4 Rippen.

Funktion: Der Muskel kann einerseits die Rippen senken, andererseits zieht er sie nach lateral und wird damit zum Antagonisten des Zwerchfells.

Innervation: Äste aus den 11. und 12. Interkostalnerven sowie ventrale Äste der Spinalnerven L_1 und L_2.

Zwischen beiden auf der autochthonen Rückenmuskulatur liegenden Muskeln ist meist ein sehniges Verbindungsstück vorhanden, das in die Fascia thoracolumbalis eingefügt ist und einzelne Muskelfasern enthalten kann. Beide Mm. serrati können durch eine Bindegewebsplatte ersetzt sein.

3.3 Wirkung der Rückenmuskeln

In ihrer Gesamtheit beeinflußt die Rückenmuskulatur – und zwar einschließlich der später zu besprechenden spinohumeralen Muskeln – die **Haltung des Körpers** und die **Bewegungen des Rumpfes.** Ihre Antagonisten sind die Bauch- und vorderen Halsmuskeln, der M. psoas, bei vielen Haltungen aber die Schwerkraft. Der M. erector spinae wirkt bei beidseitiger ganzheitlicher Innervation im Sinne der Streckung (Dorsalflexion), bei einseitiger Kontraktion im Sinne einer Seitneigung (Lateralflexion) mit gleichzeitiger Drehung (Rotation) zur Gegenseite.

Aus der unterschiedlichen Beweglichkeit in den einzelnen Bewegungssegmenten und ihrer Steuerung durch die mono- und polysegmentalen Anteile des M. erector spinae ergibt sich eine funktionelle Gliederung der Wirbelsäule in Bewegungsregionen. Damit kann die Zusammengehörigkeit von Bewegungssegmenten größerer Beweglichkeit und von solchen geringerer Beweglichkeit zu sinnvollen Funktionsbereichen hervorgehoben werden.

Neben der Steuerung der aktiven Beweglichkeit kommt der gesamten Rückenmuskulatur eine große Bedeutung für die Sicherung bestimmter Haltungen zu. Neigt man den Rumpf nach vorn, so wird er allein durch die Schwerkraft weiter gebeugt. Die Rückenmuskeln werden dabei gedehnt und flachen sich bei starker Beugung ab, so daß die Dornfortsätze der Lendenwirbelsäule stärker hervortreten. Die Muskeln kontrahieren sich dabei derart, daß entweder der Rumpf in gebeugter Stellung gehalten wird oder durch Nachlassen der kontrahierenden Kräfte eine weitere Ventralflexion erfolgt. Trotz ihrer Benennung als Rückenstrecker sind die Rückenmuskeln damit auch an der Steuerung der Rumpfbeugung beteiligt.

Bei ihrer **Lähmung** ist es weder möglich, die Brust- und Lendenwirbelsäule in etwas vorgeneigter Stellung festzuhalten, noch diese allein durch Muskeln des Stammes wieder aufzurichten. Derartige Patienten lehnen im Stand den Oberkörper mit tiefer Lendenlordose zurück, so daß der Schwerpunkt genügend weit hinten liegt. Was an aktiver Muskelleistung am Rücken fehlt, wird durch die Schwere des rückverlagerten Rumpfes ersetzt, die damit als Gegengewicht zur Spannung der vorderen Beugemuskeln wirkt. Damit Kopf und Schultern eine möglichst normale Stellung einnehmen, werden die Krümmung der oberen Brustwirbelsäule verstärkt und der Hals vorgebeugt. Beim Aufstehen nach dem Sitzen müssen sich diese Patienten mit den Händen an den Oberschenkeln hochstemmen und den Körper nach hinten werfen.

Die stärksten Muskelmassen liegen in den Konkavitäten des Lenden- und Halsstiels der Wirbelsäule. Die hier verlaufenden Züge regulieren und sichern im Antagonismus mit den ventralen Muskeln die Krümmungen dieser Bereiche.

Der wichtigste Abschnitt für die Aufrechterhaltung des Gleichgewichts beim Stehen und Gehen ist die Lendenwirbelsäule. Schon beim Stehen machen die leichten Schwankungen des Körpers über der kleinen Unterstützungsfläche der Füße dauernd Regulationsbewegungen der Rückenmuskeln erforderlich. Die gegenläufige Drehung der Lendenwirbelsäule bei jedem Schritt wird ebenso von den tiefen Rückenmuskeln kontrolliert.

Die kyphotische Krümmung der Brustwirbelsäule kann durch die vorderen und seitlichen Rumpfmuskeln verstärkt werden. Die antagonistisch wirkenden Extensoren über und neben der dorsal gewölbten Brustwirbelsäule sind relativ schwach entwickelt. Die Streckung dieses Abschnitts wird durch die langen oberflächlichen Züge des Lenden- und Halsbereichs und durch die Rippenheber mitbewirkt.

Die **Rückwärtsbeugung** (Streckung) der Wirbelsäule, die am ausgiebigsten in den mit der stärksten Muskulatur versehenen Lenden- und Halsbereichen möglich ist, kann von einem bestimmten Neigungswinkel an durch die Schwere des nach hinten verlagerten Rumpfes weitergeführt werden.

Auf die **Seitwärtsbeugung** haben die Züge den größten Einfluß, die mit dem längsten Hebelarm unter Vermittlung der Rippen auf die Wirbelsäule wirken. Das ist unter den Rückenmuskeln der laterale Trakt. Nachdem die seitliche Rumpfbeugung durch Muskelkontraktion eingeleitet worden ist, kommt die Schwere des Rumpfes hinzu und führt die Biegung weiter. Die Muskelzüge der konvexen Körperseite werden dabei gedehnt und bremsen die Bewegung durch den Grad ihrer Anspannung.

Bei **einseitiger Lähmung** des M. erector spinae entsteht eine seitliche Verbiegung der Wirbelsäule, **Skoliose,** mit der Konvexität nach der gelähmten Seite, da auf der gesunden Seite vor allem die Muskeln des lateralen Trakts wegen ihres längeren Hebelarms den kranialen Teil der Wirbelsäule nach der gesunden Seite ziehen.

Erkrankt das Muskelsystem des M. erector spinae im Bereich seiner lumbalen und zervikalen Anteile, z.B. bei rheumatischen Schüben, so wird dem Kranken die Beteiligung dieser Muskulatur bei nahezu allen Körperbewegungen schmerzhaft bewußt.

Neben den vielfältigen statischen und dynamischen Wirkungen der einzelnen Muskelgruppen und der Gesamtheit der Rückenmuskulatur kommt vor allem den tieferen Muskelbündeln eine wichtige Funktion als Rezeptorstationen **(Propriozeption)** zu, von denen Afferenzen für verschiedenste Haltungsreflexe ausgehen. Im besonderen gilt dies für die tiefen Halsmuskeln, die außerordentlich viele Muskelspindeln enthalten. Damit sind sie auch als eine Art von stellbaren Sinnesorganen anzusehen, von denen Ausgangsdaten für die Positionierung des Kopfes geliefert werden.

3.4 Begrenzung und Oberflächenrelief des Rückens

Die Form des Rückens ist abhängig von Lebensalter, Geschlecht, Konstitutionstyp und individuellen Besonderheiten (vgl. Abb. 8.1-66 u. 67).

Der Rücken wird kranial von einer Horizontalen begrenzt, die die Spitze des Dornfortsatzes des 7. Halswir-

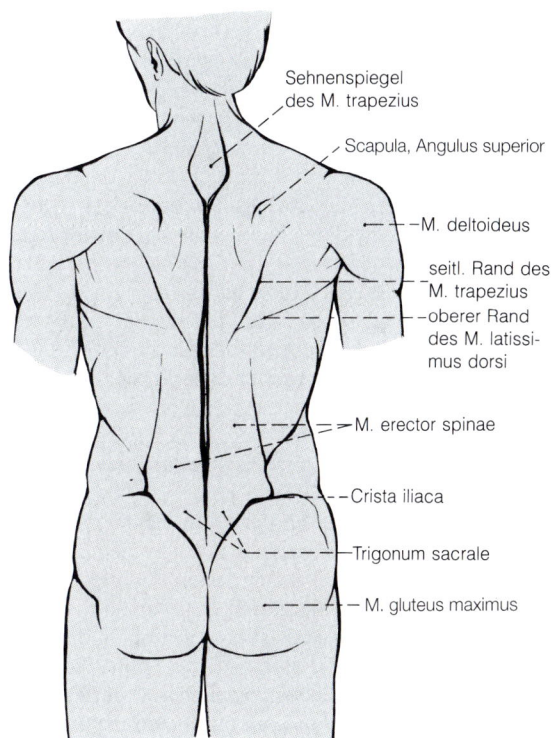

Abb. 8.1-66 Oberflächenrelief des Rückens (♂).

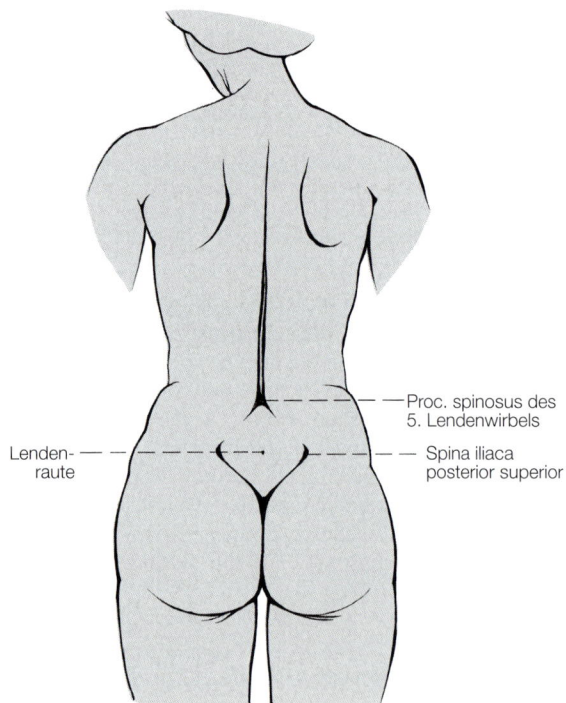

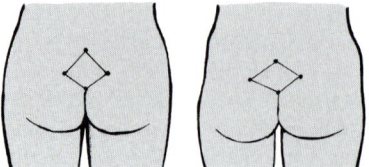

Abb. 8.1-68   Michaelissche Raute zwischen dem Proc. spinosus des 5. Lendenwirbels, dem Beginn der Gesäßfurche und jederseits der Spina iliaca posterior bei normaler Beckenform (links) und bei plattrachitischem Becken (rechts). (Aus Pschyrembel [16])

Proc. spinosus des
5. Lendenwirbels

Lenden-
raute

Spina iliaca
posterior superior

Abb. 8.1-67   Oberflächenrelief des Rückens (♀).

flachung des Rückens seitlich der Mittelfurche, unten tritt eine ebene Fläche an die Stelle der mittleren Rinne. Zwischen diesen beiden Bereichen senkt sich die Mittelfurche am tiefsten ein, und zwar um so mehr, je weniger vorgeneigt die Haltung und je entwickelter die Muskulatur des M. erector spinae sind.

Über den Spinae iliacae posteriores superiores kann die Haut grübchenförmig eingezogen sein. Wenn – besonders deutlich bei Kindern und Frauen – auch über dem Dornfortsatz des letzten Lendenwirbels eine kleine Grube vorhanden ist, wird das Sakraldreieck zur sog. **Lendenraute (= Michaelissche Raute)** ausgedehnt (Abb. 8.1-66 u. 67), deren Form Hinweise auf die Gestalt des Beckens und auch der Wirbelsäule liefern kann: bei plattrachitischem Becken z. B. verlängert sich ihre Querachse (Abb. 8.1-68), während sie bei einer Skoliose asymmetrisch wird.

bels (Vertebra prominens) zu beiden Seiten mit der Schulterblatthöhe, *Acromion*, verbindet. Schulterblattregionen und hintere Teile der Schulter fallen also noch in den Bereich des Rückens. Kaudal liegt seine Grenze zur Regio glutealis im Bereich der Darmbeinkämme und ihres Übergangs in die Sakroiliakalgelenke sowie median in der Gesäßfurche an der tastbaren Steißbeinspitze. Eine Linie, die durch den proximalen Ansatz der hinteren Achselfalte verläuft, trennt den Rücken von der seitlichen Rumpfwand.

Ein auffallendes Merkmal des Rückens ist eine mehr oder weniger tiefe mediane Furche, die sog. **Mittelfurche,** die von den beiden Muskelwülsten des M. erector spinae flankiert wird und vom Processus spinalis des 7. Halswirbels über die tastbaren Dornfortsätze der Brust- und Lendenwirbelsäule bis zum Kreuzbein zu verfolgen ist, wo sie sich in Höhe des flachen Sakraldreiecks verliert (Abb. 8.1-66 u. 67). Die Basis dieses Dreiecks bildet eine Linie, die die beiden Spinae iliacae posteriores superiores miteinander verbindet. Die Spitze des Dreiecks weist in die Gesäßfurche.

Die Seitenränder der an der Hinterfläche der Brustwand durch Muskeln beweglich aufgehängten Schulterblätter sind in der Regel gut zu tasten. Durch die Haut zeichnen sich meist die Form des Angulus inferior scapulae und die Kontur des unteren inneren Schulterblattrandes deutlich ab, während die Spinae scapulae nur bei mageren Individuen von außen sichtbar sind. Unterhalb der Scapulae tritt die Walzenform des Rumpfes wieder in Erscheinung. Sie plattet sich erst in der Gegend des Kreuzbeins nochmals ab. Oben liegt die größte Ab-

4   Gefüge der Bauchwand

Der untere Rand des Thorax und der obere Rand des Beckens sind durch einen Muskelgürtel verbunden, der hinten bis zum Lendenstiel der Wirbelsäule reicht. Mit Ausnahme der Streckung kann dieser nachgiebige und verstellbare Gürtel durch Vermittlung der Rippen alle Bewegungen auf die Wirbelsäule übertragen, wie Vorwärtsneigung, Seitwärtsneigung und Drehung. Dieser Muskelgürtel bildet die Grundlage der weichen Bauchdecke und besteht aus Muskel- und Sehnenplatten. Seitlich bauen zwei Muskeln mit schräger und einer mit querer Faserrichtung eine kreuzweise Verspannung auf. Durch diesen Wechsel der Faserrichtung wird eine erhöhte Widerstandsfähigkeit erzielt. Der Chirurg vermeidet es möglichst, beim Bauchschnitt dieses Gefüge zu zerstören, indem er jede Muskellage in deren Längsrichtung spaltet („Wechselschnitt"). Die Fasern der Sehnenplatten setzen die Richtung der Muskeln fort. Sowohl ventral als auch dorsal ist in diese Sehnenplatte je ein Längsmuskelpaar eingescheidet (Abb. 8.1-70).

Bei der dorsalen Scheide handelt es sich um die beiden Blätter der Fascia thoracolumbalis, die den M. erector spinae umfassen (Abb. 8.1-60a).

Die ventrale Scheide umgibt als **Rektusscheide,** *Vagina musculi recti abdominis,* den geraden Bauchmuskel, *M. rectus abdominis* (Abb. 8.1-70), der dem M. erector spinae als direkter Antagonist gegenübersteht.

In diesem Gürtel aus kreuzweise verspannten Muskeln und Sehnenplatten verbleiben einige Bereiche, an denen Muskeln fehlen. Dies sind zumeist Orte geringen Widerstands, wo durch die Baucheingeweide die Wand zu Eingeweidebrüchen, Hernien, ausgewölbt werden kann.

4.1 Vordere Bauchmuskeln

M. transversus abdominis (Abb. 8.1-70 u. 81)

Die Ursprungslinie des queren Bauchmuskels, *M. transversus abdominis*, beginnt an der Innenfläche des 6. oder 7. Rippenknorpels und reicht entlang dem Ursprungsgebiet der Pars costalis des Zwerchfells bis zur Spitze der 12. Rippe. Sie läuft von hier über das tiefe Blatt der Fascia thoracolumbalis zu den Processus costales der Lendenwirbel, gelangt dann auf das Labium internum der Crista iliaca und setzt sich auf dem lateralen Drittel des Leistenbandes fort. Der Übergang in die aponeurotische Endsehne erfolgt in einer medianwärts konkaven Linie (SPIEGHELsche Linie; Abb. 8.1-69 u. 81). Die Aponeurose beteiligt sich an der Bildung der Rektusscheide.

Im Bereich der SPIEGHELschen Linie können sich Brüche in die Bauchdecke oder bis unter die Haut entwickeln, **Hernia ventralis lateralis** oder SPIEGHELsche **Hernie** (Abb. 8.1-69).

Die Muskelfasern des M. transversus abdominis sind in dem Teil am längsten, der von der Fascia thoracolumbalis kommt. Nach oben und unten hin werden sie kürzer.

Funktion: Die langen Fasern beider Seiten können wie ein Gürtel die Taille einschnüren; sie wirken als „Constrictor abdominis". Die oberen Fasern, die erst nach Wegnahme des M. rectus abdominis zum Vorschein kommen, nähern die beiden Rippenbogen einander. Die unteren können zusammen mit den fast gleich gerichteten Fasern des M. obliquus internus abdominis nur die Abflachung der unteren Bauchwand bewirken.

Innervation: Kaudale Interkostalnerven und Äste aus dem Plexus lumbalis (*N. iliohypogastricus, N. ilioinguinalis, N. genitofemoralis*).

M. obliquus internus abdominis (Abb. 8.1-71 u. 81)

Die lange Ursprungslinie des inneren schrägen Bauchmuskels, *M. obliquus internus abdominis*, beginnt hinten an der Fascia thoracolumbalis, verläuft über die Linea intermedia der Crista iliaca und reicht vorn bis über die Mitte des Leistenbandes. Von dieser gekrümmten Ursprungslinie strahlen die Muskelfasern fächerförmig aus. Die hintersten Bündel setzen schräg aufwärtsziehend an den letzten 3 Rippen an und gehen hier ohne scharfe Grenze in die innere Interkostalmuskulatur über. Die folgenden Bündel steigen ebenfalls schräg aufwärts; von der Spina iliaca anterior superior an laufen sie horizontal, vom Leistenband aus sogar nach abwärts, fast parallel zu den Fasern des darunterliegenden M. transversus abdominis. Alle diese Fasern gehen in die Rektusscheide über.

M. cremaster (Abb. 8.1-73)

Vom unteren Muskelrand zweigen als Hodenheber, *M. cremaster*, Fasern ab, die, eingebettet in die Fascia cremasterica, in der bindegewebigen Hülle des Samen-

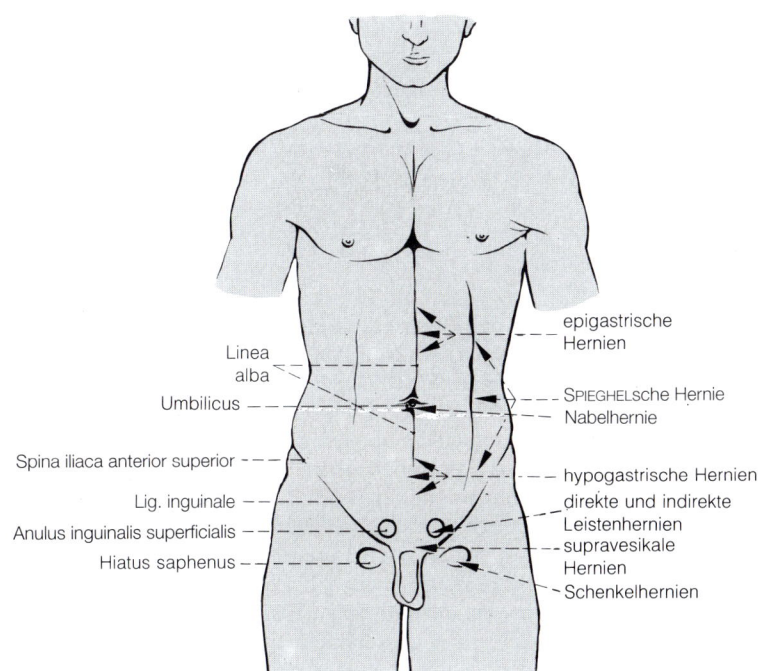

Linea alba
Umbilicus
Spina iliaca anterior superior
Anulus inguinalis superficialis
Hiatus saphenus

epigastrische Hernien
SPIEGHELsche Hernie
Nabelhernie
hypogastrische Hernien
direkte und indirekte Leistenhernien
supravesikale Hernien
Schenkelhernien

Abb. 8.1-69 Die wichtigsten Bruchpforten im Bereich der vorderen Bauchwand und am Oberschenkel.

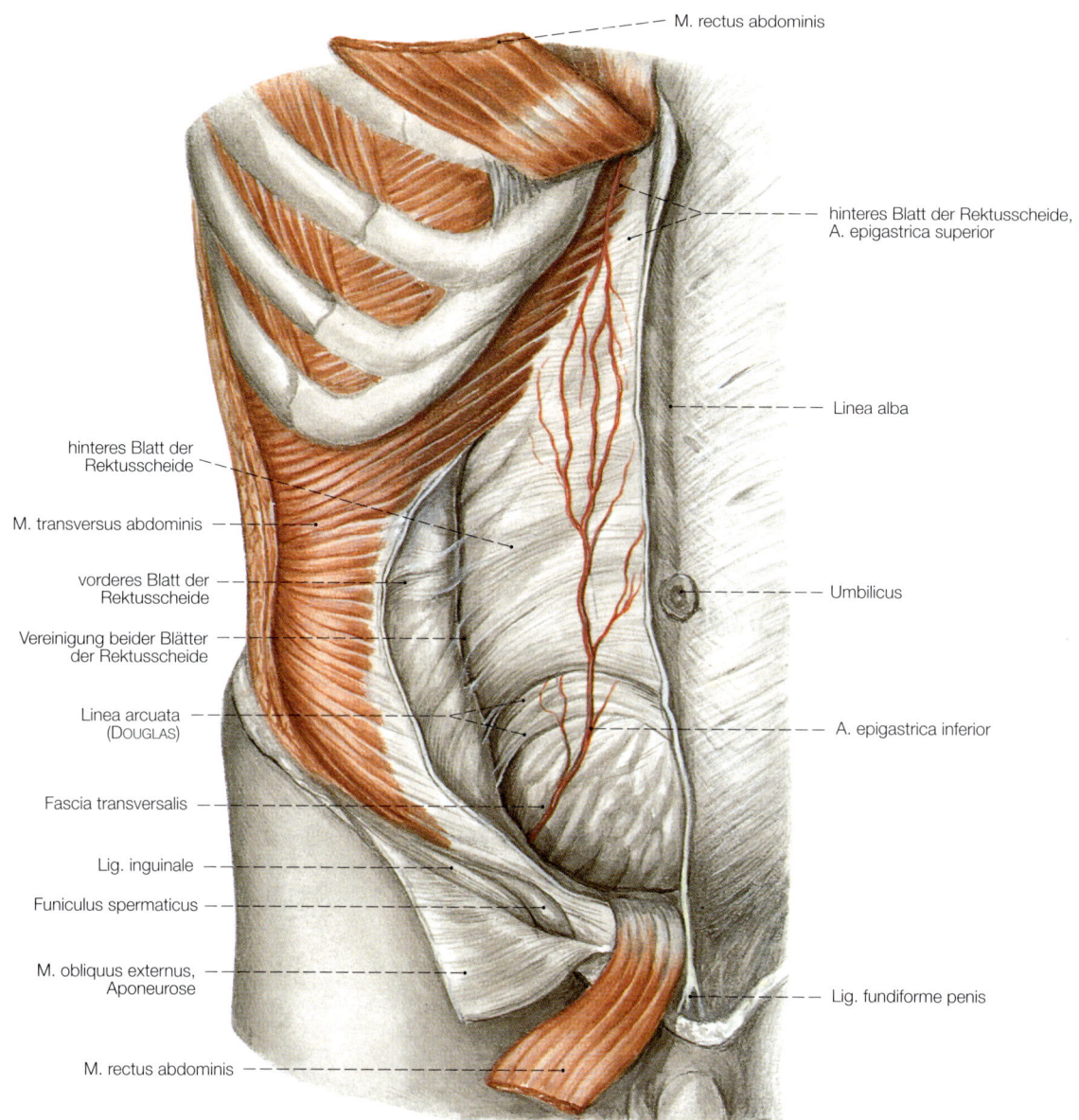

M. rectus abdominis

hinteres Blatt der Rektusscheide, A. epigastrica superior

Linea alba

Umbilicus

A. epigastrica inferior

Lig. fundiforme penis

hinteres Blatt der Rektusscheide

M. transversus abdominis

vorderes Blatt der Rektusscheide

Vereinigung beider Blätter der Rektusscheide

Linea arcuata (DOUGLAS)

Fascia transversalis

Lig. inguinale

Funiculus spermaticus

M. obliquus externus, Aponeurose

M. rectus abdominis

Abb. 8.1-70 Tiefe Schicht der vorderen Bauchmuskeln. Der M. rectus abdominis ist durchgeschnitten und zurückgelegt. Das vordere Blatt der rechten Rektusscheide ist zur Seite geklappt. Man sieht auf den M. transversus abdominis und auf das hintere Blatt der Rektusscheide.

stranges zum Hoden absteigen und diesen umgreifen. Gelegentlich wird der M. cremaster noch durch Fasern aus dem M. transversus abdominis verstärkt. Bei der Frau gehen entsprechende Fasern auf das Lig. teres uteri über.

Innervation: Kaudale Interkostalnerven, Äste aus dem Plexus lumbalis *(N. iliohypogastricus, N. ilioinguinalis).*

M. obliquus externus abdominis (Abb. 8.1-71, 72 u. 73)

Die Fasern des äußeren schrägen Bauchmuskels, *M. obliquus externus abdominis,* verlaufen wie die der äußeren Interkostalmuskulatur von hinten oben nach vorn

unten und kreuzen dabei fast senkrecht die Fasern des inneren schrägen Bauchmuskels (Abb. 8.1-71). Mit 7 bis 8 fleischigen Zacken entspringt er von der Außenfläche der 5. oder 6. bis 12. Rippe und bedeckt dabei einen Streifen der unteren Thoraxwand. Die oberen 4 bis 5 Zacken verzahnen sich mit den Ursprungszacken des M. serratus anterior (Abb. 8.1-72), die unteren Zacken mit denen des M. latissimus dorsi. Seine kaudalen Zacken verlaufen steil abwärts und erreichen das Labium externum der Crista iliaca von der Mitte des Darmbeinkamms bis zur Spina iliaca anterior superior. Der Muskel bildet im schlaffen Zustand einen charakteristischen Weichteilwulst über dem Beckenkamm (Abb.

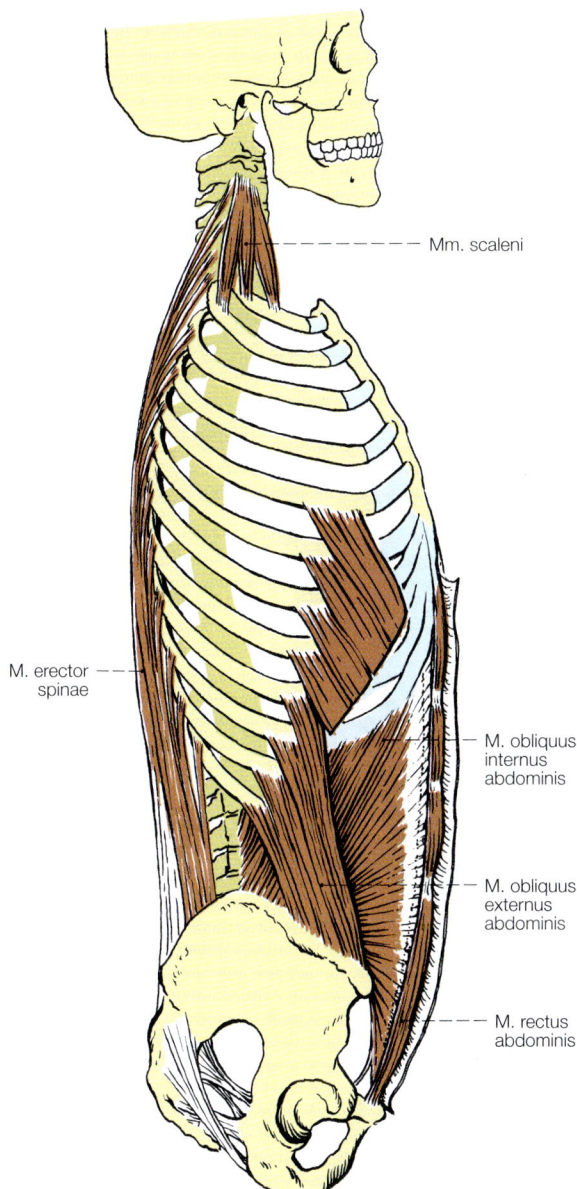

Abb. 8.1-71 M. erector spinae und M. rectus abdominis; Teile der Mm. obliquus externus abdominis und obliquus internus abdominis.

8.1-74). Die übrigen Fasern gehen längs einer fast geraden Linie am seitlichen Rand des geraden Bauchmuskels in die vordere Rektusscheide über. Dieser vertikale Muskelrand läuft bis in die Höhe des Darmbeinkamms nach abwärts und biegt unter Bildung einer „Muskelecke" horizontal um (Abb. 8.1-72 u. 74).

Die Muskelecke des M. obliquus externus abdominis liegt auf der Linie zwischen Nabel und vorderem oberem Darmbeinstachel an der Grenze zwischen äußerem und mittlerem Drittel. Auf diese Stelle projiziert sich häufig der Abgang des Wurmfortsatzes vom Blinddarm (McBurneyscher Punkt), so daß bei einer Entzündung des Wurmfortsatzes diese Stelle besonders druckschmerzhaft sein kann.

Etwas über der Mitte des Leistenbandes spalten sich die Fasern der Aponeurose des M. obliquus externus in *Crus mediale* und *Crus laterale* und bilden die **äußere Öffnung des Leistenkanals**, *Anulus inguinalis superficialis* des *Canalis inguinalis.* Die sehr dünn gewordene Aponeurose und seine Faszie setzen sich als Fascia spermatica externa, die der Fascia cremasterica eng anliegt und präparatorisch von ihr oft schwer zu trennen ist, auf dessen Inhalt fort.
Innervation: Kaudale Interkostalnerven.

M. rectus abdominis (Abb. 8.1-72 u. 81)

Die beiden geraden Bauchmuskeln, *Mm. recti abdominis,* bilden ein Muskelband, das beidseits der Mittellinie Becken und Brustkorb verbindet.

Seine fleischigen Zacken reichen über den Processus xiphoideus zur Außenfläche der 7. bis 5. Rippenknorpel und zu den Ligamenta costoxiphoidea. Zum Becken hin, wo er mit einer kurzen kräftigen Sehne am kranialen Rand des Schambeins zwischen Tuberculum pubicum und Symphyse ansetzt, verschmälert er sich stark. Unterhalb des Nabels strahlen schon einige Muskelfasern in die Linea alba ein.

Faserbündel beider Endsehnen und Anteile der Linea alba überkreuzen sich vor der Schamfuge und bilden das *Ligamentum suspensorium penis* (Abb. 8.1-73). Bei der Frau ziehen entsprechende Fasern zum *Ligamentum suspensorium clitoridis.*

Die vordere Schicht des Muskels wird durch 3 bis 4 unregelmäßig gestaltete Schaltsehnen, *Intersectiones tendineae,* quer unterteilt (Abb. 8.1-72), die mit dem vorderen Blatt der Rektusscheide fest verwachsen sind und eine transversale Faserausrichtung besitzen. Durch die Intersectiones wird der Eindruck einer metameren Gliederung erweckt. Tatsächlich aber enthält jeder Muskelbauch Material aus mehreren Myotomen (Pseudometamerie). Das hintere Blatt zieht meist ohne Unterbrechung vom Arcus costalis bis zum Becken. Gelegentlich können die Zwischensehnen auch die ganze Dicke des Muskels durchsetzen. Drei Intersectiones tendineae liegen oberhalb des Nabels, davon eine fast in Nabelhöhe. Die vierte, seltenere, verläuft unterhalb des Nabels.

Bei fettarmer Haut sind die Schaltsehnen zu sehen (Abb. 8.1-74). Sie bilden zugleich die Stellen besonderer Abknickung des Muskels, teils durch den Brustkorbrand (beim ersten Einschnitt), teils als Beugungsknickung bei der Vorbeugung des Rumpfes (2. und 3. Einschnitt). Oberhalb des Nabels sinkt die Haut zwischen den beiden Mm. recti in der Medianlinie ein und bildet bei kräftiger Muskulatur und geringem Fettpolster eine Rinne.
Innervation: Kaudale Interkostalnerven, seltener auch kraniale Lumbalnerven.

M. pyramidalis (Abb. 8.1-72)

Der Pyramidenmuskel, *M. pyramidalis,* ist ein kleiner dreieckiger, sehr variabel ausgebildeter Muskel, der vor der Insertion des M. rectus am Schambein entspringt, neben der Linea alba aufwärts verläuft und in deren Längsfasern sehnig wird. Der Muskel liegt hinter der Sehnenplatte der Rektusscheide und strahlt in die Linea alba ein, als deren Spanner er wirken kann.
Innervation: Kaudale Interkostalnerven.

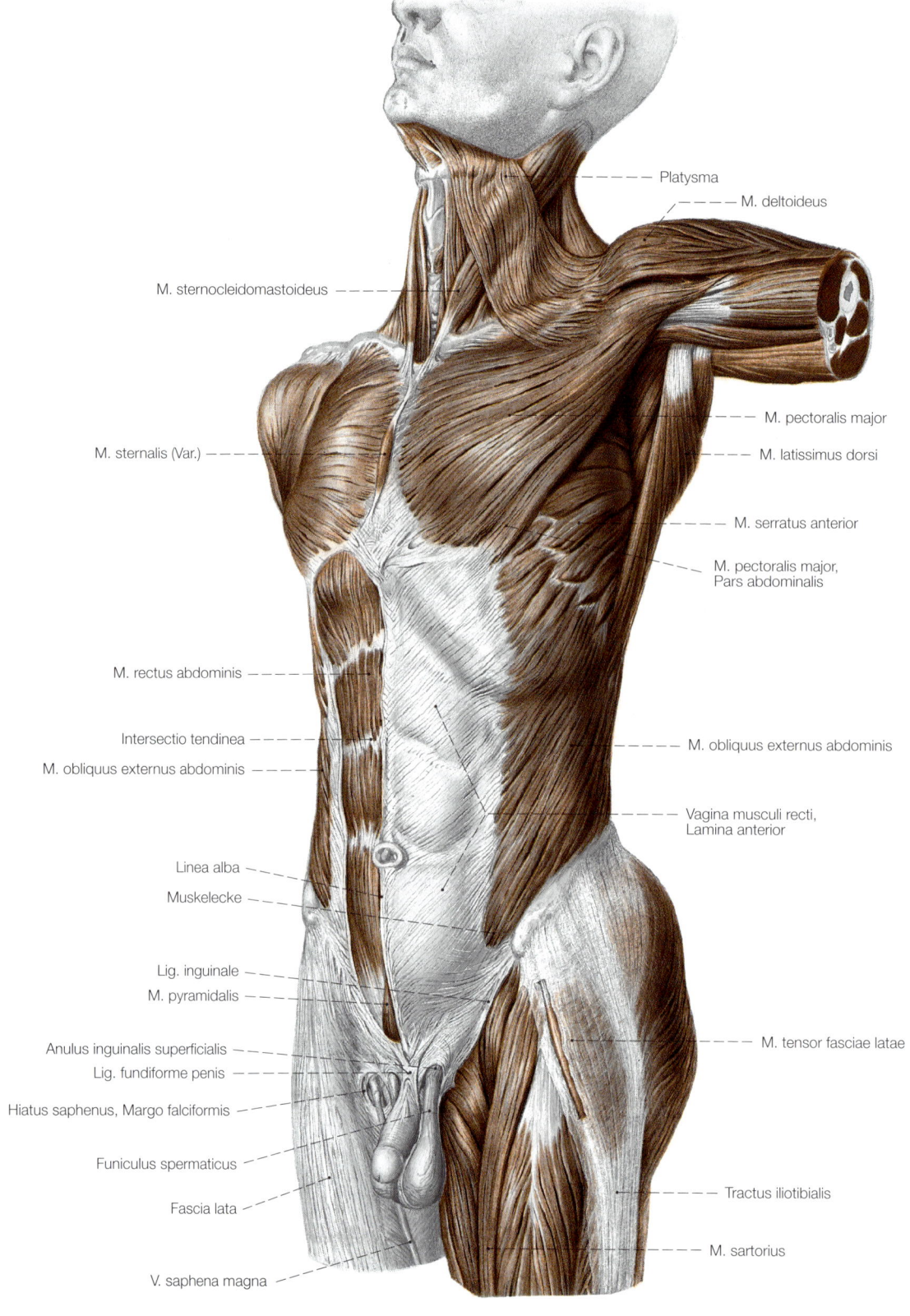

Platysma

M. deltoideus

M. sternocleidomastoideus

M. pectoralis major

M. sternalis (Var.)

M. latissimus dorsi

M. serratus anterior

M. pectoralis major,
Pars abdominalis

M. rectus abdominis

Intersectio tendinea

M. obliquus externus abdominis

M. obliquus externus abdominis

Vagina musculi recti,
Lamina anterior

Linea alba

Muskelecke

Lig. inguinale

M. pyramidalis

Anulus inguinalis superficialis

M. tensor fasciae latae

Lig. fundiforme penis

Hiatus saphenus, Margo falciformis

Funiculus spermaticus

Fascia lata

Tractus iliotibialis

M. sartorius

V. saphena magna

Abb. 8.1-72 Rumpf schräg von vorn seitlich. Vorderes Blatt der rechten Rektusscheide entfernt.

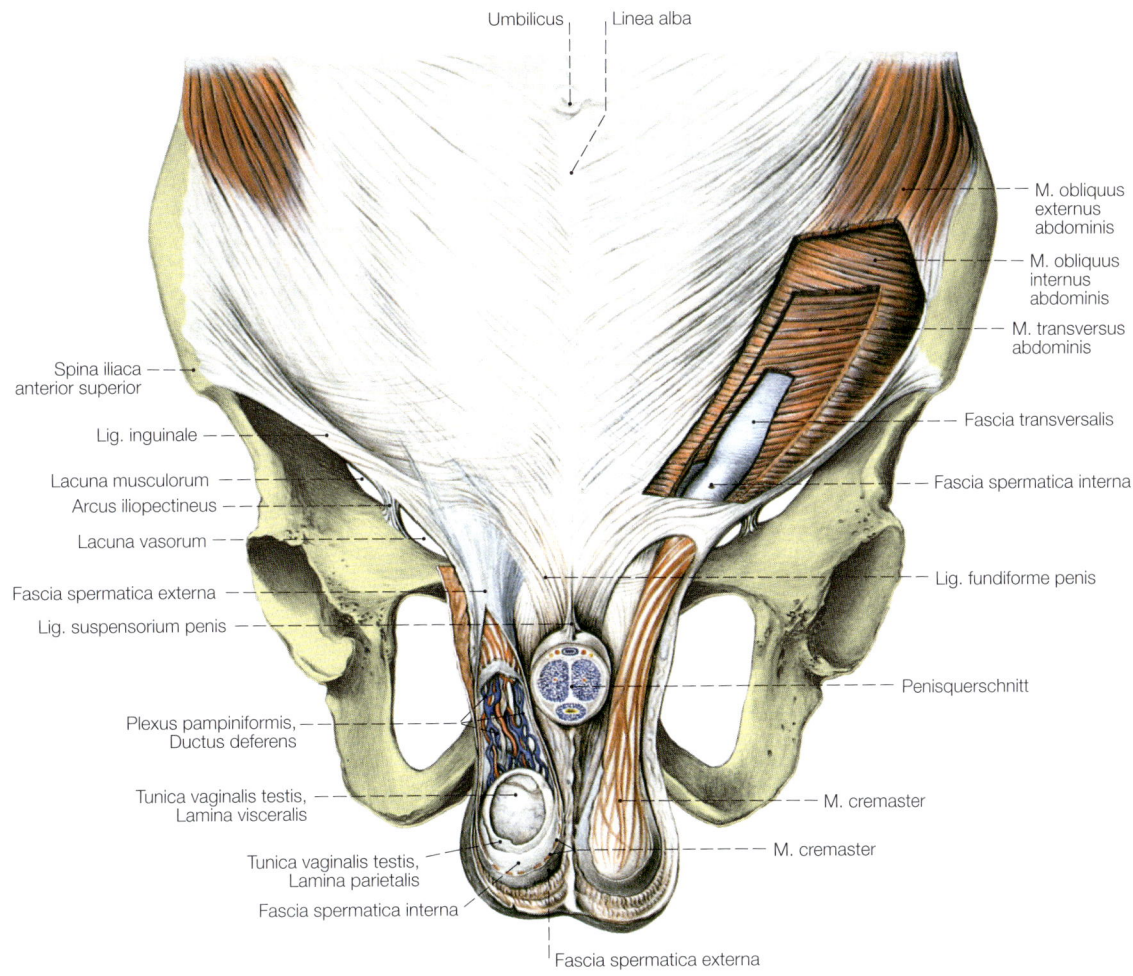

Umbilicus
Linea alba

M. obliquus externus abdominis

M. obliquus internus abdominis

M. transversus abdominis

Fascia transversalis

Fascia spermatica interna

Lig. fundiforme penis

Penisquerschnitt

M. cremaster

M. cremaster

Spina iliaca anterior superior

Lig. inguinale

Lacuna musculorum

Arcus iliopectineus

Lacuna vasorum

Fascia spermatica externa

Lig. suspensorium penis

Plexus pampiniformis, Ductus deferens

Tunica vaginalis testis, Lamina visceralis

Tunica vaginalis testis, Lamina parietalis

Fascia spermatica interna

Fascia spermatica externa

Abb. 8.1-73 Schichten der Bauchdecken und des Samenstrangs sowie Hodenhüllen, vgl. mit Tabelle 8.1-4.

Tabelle 8.1-4 Zuordnung der Hodenhüllen zu den Schichten der Bauchwand.

Bauchwand	Hodenhüllen
Cutis	Cutis
Tela subcutanea	Tunica dartos
Fascia superficialis	Fascia spermatica externa
Fascia m. obl. ext. abd.	
M. obl. int. abd.	M. cremaster
M. transversus abd.	Fascia cremasterica
Fascia transversalis	Fascia spermatica interna
Peritoneum	Tunica vaginalis testis
	Lamina parietalis (Periorchium)
	Lamina visceralis (Epiorchium)

4.2 Hinterer Bauchmuskel, M. quadratus lumborum

Der relativ dünne vierseitige **Lendenmuskel,** *M. quadratus lumborum* (Abb. 8.1-60a u. 86; s. a. Abb. 8.2-23), verspannt den Raum zwischen der letzten Rippe und dem Darmbeinkamm seitlich der Lendenwirbelsäule. Hinten wird er vom tiefen Blatt der Fascia thoracolumbalis, vorn von der dünnen Fascia transversalis überdeckt. Er zieht entlang der 12. Rippe abwärts, versteift die hintere Bauchwand und hilft bei der Fixierung der Lendenwirbelsäule, außerdem wirkt er als Seitneiger.

Bei **einseitiger Lähmung** entsteht eine Skoliose der Lendenwirbelsäule. Auf der nicht gelähmten Seite ist der Darmbeinkamm dem unteren Thoraxrand stärker angenähert.

An diesem Muskel kann man einen ventralen und einen dorsalen Abschnitt unterscheiden, die unvollständig voneinander getrennt sind. Die ventralen Fasern ziehen vom Darmbeinkamm zur 12. Rippe, die dorsalen zu den Seitenfortsätzen des 1. bis 4. Lendenwirbels. Daneben kommen Fasern vor, die die Seitenfortsätze der Lenden-

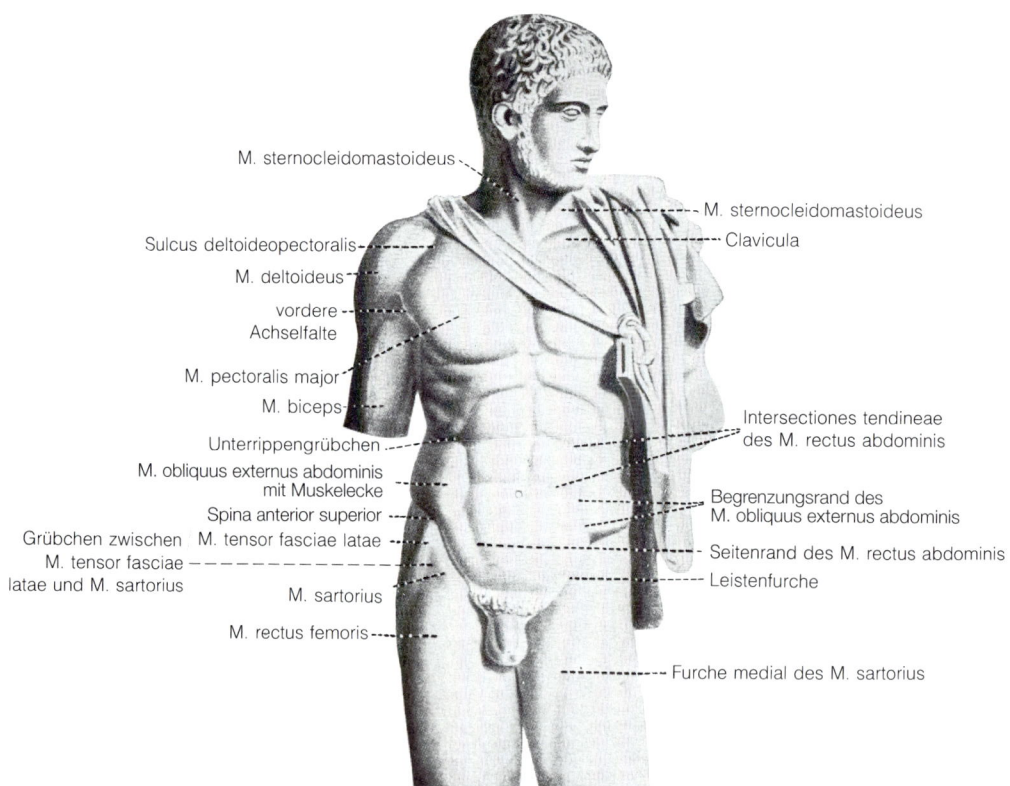

M. sternocleidomastoideus

M. sternocleidomastoideus

Clavicula

Sulcus deltoideopectoralis

M. deltoideus

vordere Achselfalte

M. pectoralis major

M. biceps

Intersectiones tendineae des M. rectus abdominis

Unterrippengrübchen

M. obliquus externus abdominis mit Muskelecke

Begrenzungsrand des M. obliquus externus abdominis

Spina anterior superior

Grübchen zwischen M. tensor fasciae latae

Seitenrand des M. rectus abdominis

M. tensor fasciae latae und M. sartorius

Leistenfurche

M. sartorius

M. rectus femoris

Furche medial des M. sartorius

Abb. 8.1-74   Statue des Diomedes. Beachte das Oberflächenrelief.

wirbel mit der 12. Rippe verbinden. Auffallend ist, daß im M. quadratus lumborum mit seinem komplizierten Fasergefüge überdurchschnittlich viele Mechanorezeptoren (Muskelspindeln) vorkommen.

Innervation: Kaudale Interkostal- und kraniale Lumbalnerven.

4.3   Sehnenfeld der vorderen Bauchwand

Durch die zentrale Sehnenplatte der vorderen Bauchwand werden die vorderen Bauchmuskeln zu gemeinsamer Wirkung verknüpft (Abb. 8.1-75). In diese sehnige Gurtung sind auch die beiden Mm. recti eingelassen, indem die Sehnenblätter zur Bildung der **Rektusscheide** auseinanderweichen. Während sich oberhalb des Nabels die Aponeurosen der drei seitlichen Bauchmuskeln zu gleichen Teilen vor und hinter den M. rectus abdominis verteilen (Abb. 8.1-76 u. 81) und je ein **vorderes und hinteres Blatt** der Rektusscheide, *Lamina anterior* und *Lamina posterior* der *Vagina musculi recti abdominis*, bilden, verschmelzen sie etwa 4 cm unterhalb des Nabels zu einem einzigen Blatt, das vor den M. rectus zieht. Der sehnige Anteil des hinteren Blatts der Rektusscheide

endet also unterhalb des Nabels in einem nach unten konkaven Bogen, *Linea arcuata* (DOUGLASsche Linie). Diese Bogenlinie (Abb. 8.1-70, 76 u. 81) ist oft undeutlich und rückt zuweilen bis dicht an das Schambein. Sie entsteht erst nach der Geburt. Von der Zone dieser Bogenfasern an ist die bindegewebige Bedeckung der

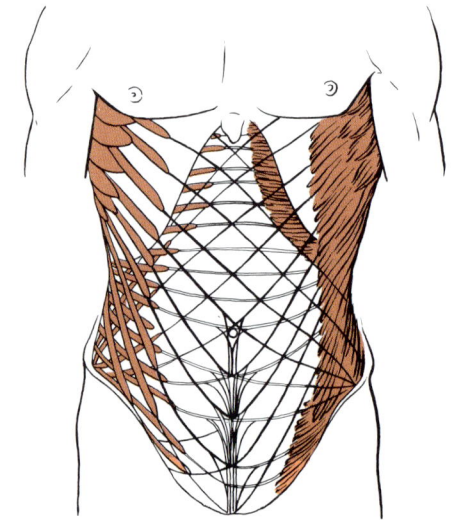

Abb. 8.1-75   Schema des Gefüges der Bauchwand. Muskelzüge als rote, Sehnenzüge als schwarze Linien gezeichnet. (Nach MOLLIER [13])

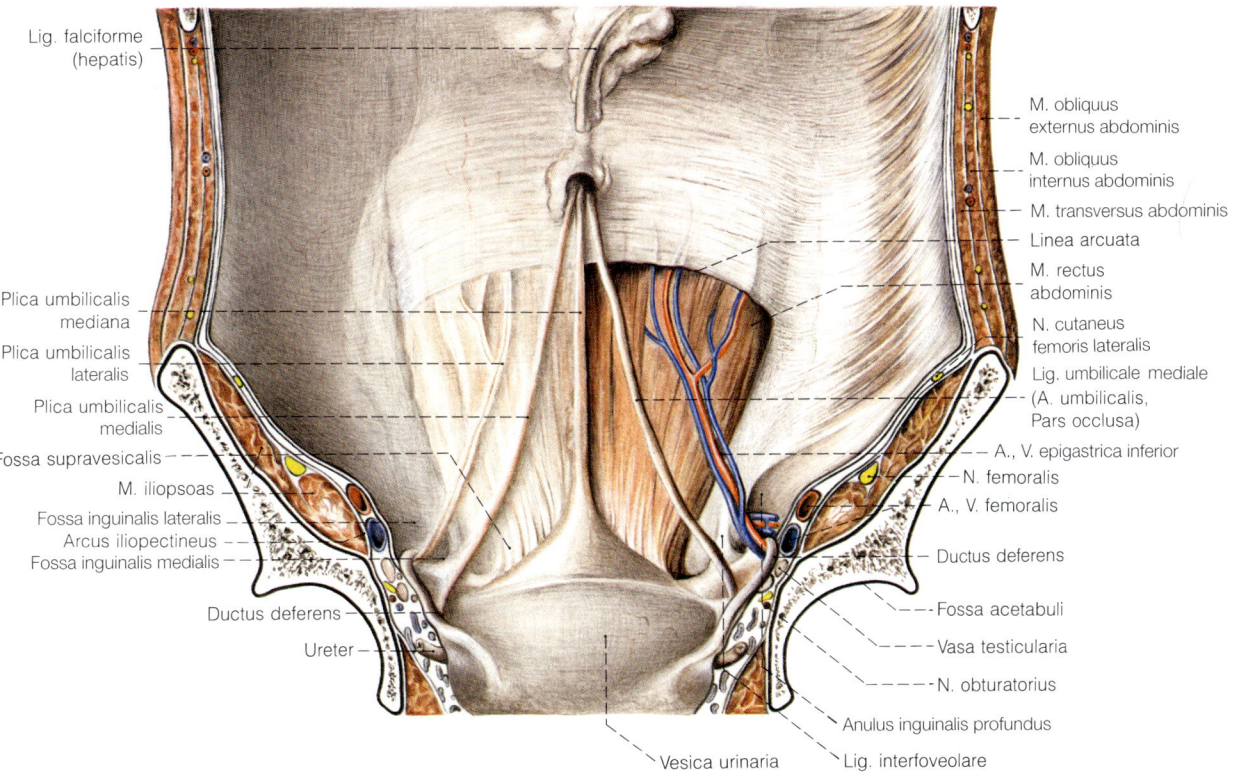

Lig. falciforme (hepatis)

M. obliquus externus abdominis

M. obliquus internus abdominis

M. transversus abdominis

Linea arcuata

M. rectus abdominis

N. cutaneus femoris lateralis

Lig. umbilicale mediale (A. umbilicalis, Pars occlusa)

A., V. epigastrica inferior

N. femoralis

A., V. femoralis

Ductus deferens

Fossa acetabuli

Vasa testicularia

N. obturatorius

Anulus inguinalis profundus

Lig. interfoveolare

Vesica urinaria

Ureter

Ductus deferens

Fossa inguinalis medialis

Arcus iliopectineus

Fossa inguinalis lateralis

M. iliopsoas

Fossa supravesicalis

Plica umbilicalis medialis

Plica umbilicalis lateralis

Plica umbilicalis mediana

Abb. 8.1-76   Vordere Bauchwand mit Nabelbändern und Leistengruben von dorsal. Becken frontal in Höhe der Hüftgelenkpfannen durchgesägt. Rechts im Bild sind parietales Peritoneum und Fascia transversalis zur Darstellung des Lig. umbilicale mediale und der A., V. epigastrica inferior entfernt.

hinteren Rektusoberfläche so dünn, daß nach Wegnahme der Muskeln die Baucheingeweide durchschimmern (Abb. 8.1-70). Sie enthält Faserzüge aus der Fascia transversalis und ist innen vom Peritoneum bedeckt.

Die Rektusscheide ist in ihrem vorderen Blatt oberhalb der ersten Schaltsehne sehr dünn, so daß sie hier bei der Präparation des Ursprungs der Pars abdominalis des M. pectoralis major leicht verletzt wird.

Durch die Verwachsung der Intersectiones tendineae mit dem vorderen Blatt der Rektusscheide wird eine Seitverschiebung des M. rectus bei der Seitneigung des Rumpfes verhindert.

Ist in der Schwangerschaft, bei Adipositas oder Aszites die Bauchdecke dauernd stark gespannt, so können die Mm. recti aufgrund des Nachgebens des Gewebes der Linea alba auseinanderweichen; es kommt zum Bild der sog. **Rektusdiastase.**

Durch die Rektusscheide wird die Wirkung des M. rectus maßgeblich beeinflußt. Bei Vorbeugung des Rumpfes werden die Mm. recti durch die Querverspannung der seitlichen Bauchmuskeln vor allem oberhalb des Nabels

nach hinten gehalten. Umgekehrt können die Mm. recti bei eingezogenem Leib durch ihre Kontraktion die seitlichen Bauchmuskeln wieder in die Ausgangsstellung zurückleiten. Die Rektusscheide ermöglicht somit das Zusammenwirken der geraden mit den übrigen Bauchdeckenmuskeln.

Die Untersuchung des Faserverlaufs in der Rektusscheide ergibt, daß jeder Muskel in Sehnenzüge übergeht, die die Richtung der Muskelfasern fortsetzen und über die Mittellinie hinweg in gleichgerichtete Muskelfasern der Gegenseite einbiegen (Abb. 8.1-75).

Einfach liegt der Fall für die beiden Mm. transversi abdominis, die durch quere Sehnenfasern in der Sehnenplatte zu einer Quergurtung ergänzt werden. Verfolgt man aber die oberen Rippenzacken des M. obliquus externus der linken Seite in das Sehnenfeld hinein, so gelangt man auf Sehnenzüge, die schräg über die Mittellinie hinweg ihre Fortsetzung in Muskelfasern des M. obliquus internus der rechten Seite finden. Auch die Pars abdominalis des M. pectoralis major kann durch Züge des Sehnenfeldes mit dem M. obliquus internus der Gegenseite in Verbindung treten (Abb. 8.1-77). Durch diese gekreuzten Muskelsehnenbänder erhält die Bauchwand zur Quergurtung noch Schräggurte. Dadurch wird verständlich, daß der M. obliquus externus der einen Seite mit dem M. obliquus internus der anderen Seite, z. B. bei Drehung des Rumpfes, zusammenwirkt.

In dem Feld unterhalb des Nabels können die Faserzüge des M. obliquus externus der einen Seite die Züge des M. obliquus internus der anderen Seite nicht mehr in gerader Linie erreichen, da die letzteren zusammen mit den Transversusfasern in diesem Gebiet nur noch horizontal oder schräg abwärts verlaufen. Der Übergang wird dadurch hergestellt, daß die Verbindungszüge in der Sehnenplatte einen Bogen beschreiben (Abb. 8.1-75). Innerhalb des festen Gefüges der vorderen Sehnenplatte werden diese Faserbögen nach unten hin verankert. Dies geschieht durch Fasern, die aus der Mittellinie heraus senkrecht nach abwärts zur Symphyse verlaufen.

Dieses vertikale Faserbündel stellt eine zugfeste Verknüpfung dar und bildet den Hauptbestandteil der Linea alba (Abb. 8.1-70, 72 u. 75). Zudem besitzt dieser Abschnitt der Linea alba einen eigenen Spannmuskel, den *M. pyramidalis,* der den Faserstrang raffen kann.

Der Nabel wird von Ringfasern umkreist, *Anulus umbilicalis.* Oberhalb des Nabels ist die Linea alba entsprechend dem hier größeren Abstand der medialen Ränder der beiden Mm. recti voneinander etwas breiter (1–2,5 cm) und zeigt hier auch eine andere Zusammensetzung: Sie besitzt keine Längszüge, sondern besteht aus einer dichten Aneinanderfügung der Fasermaschen, die das ganze Sehnenfeld oberhalb des Nabels bilden. Eine Reihe kleiner Öffnungen in den Maschen dient dem Durchtritt von Venen.

Diese Lücken können sich als pathologische Veränderung erweitern und den Durchtritt von Bauchhöhleninhalt ermöglichen. Brüche, die durch Bruchpforten im Bereich der Linea alba ziehen, werden als **Herniae lineae albae** bezeichnet. Sind sie zwischen Schwertfortsatz und Nabel lokalisiert, nennt man sie **epigastrische** Hernien. Liegen sie unterhalb des Nabels, spricht man von **hypogastrischen** Hernien; verlaufen sie oberhalb der Symphyse durch die Linea alba, von **supravesikalen** Hernien (Abb. 8.1-69).

Die Bauchmuskeln sind Bestandteile von sog. „**Muskelschlingen**", durch die die vordere Rumpfwand mit den Gliedmaßen verknüpft wird (Abb. 8.1-77). Solche Muskelsysteme zeigen, daß eine Bewegung nie durch Einzelmuskeln zustande kommt. Abgesehen von der Schrägverbindung zwischen M. pectoralis major und M. obliquus internus der Gegenseite zieht ein langes Muskelband von einem Oberschenkel (Mm. adductores) schräg über den Bauch (M. obliquus externus) unter Zwischenschaltung des Schulterblatts (M. serratus anterior, Mm. rhomboidei) bis zur Wirbelsäule (Abb. 8.1-78).

4.4   Wirkung der Bauchmuskeln

Aufgrund ihrer Befestigung am Os ilii und am Stammskelett wirken die Bauchmuskeln maßgeblich auf Positionierung und Relativbewegung von Brustkorb und Becken zueinander. Bei Feststellung des Beckens im Sitzen oder im aufrechten Stand beugen sie den Oberkörper nach vorn oder zur Seite. Diagonale Muskelschlingen können eine Verdrehung des Rumpfes herbeiführen.

Die Aufrechterhaltung des Gleichgewichts wird unter Rücksichtnahme auf die momentane Lage der Schwerlinie der oberen Körperhälfte in enger Wechselwirkung mit den langen Rückenmuskeln gesteuert (Abb. 8.1-71). Bei der Vorneigung werden die geraden Bauchmuskeln

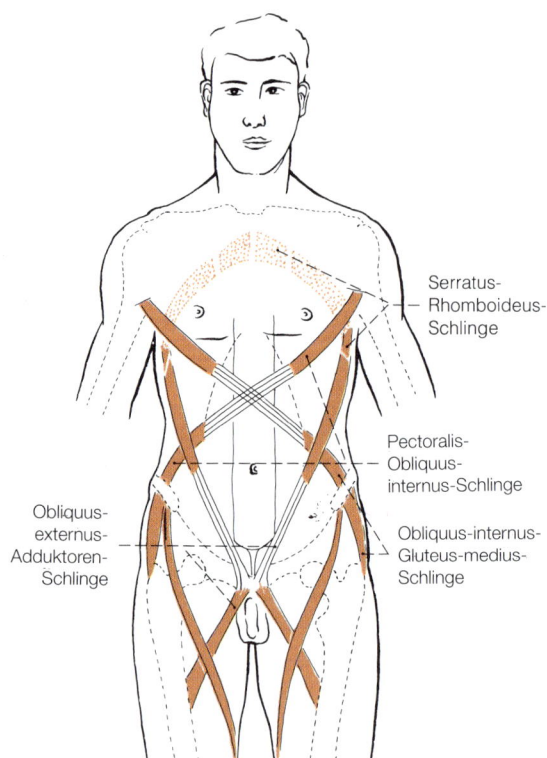

Abb. 8.1-77   Ausgewählte Muskelschlingen zwischen Rumpf und Extremitäten.

zu Antagonisten der Rückenmuskeln, eine Beziehung, die sich bei Verlagerung des Körperschwerpunktes hinter die quere Achse innerhalb der Wirbelsäule umkehrt. Unter Berücksichtigung des jeweiligen Momentes des Gewichts der oberen Körperhälfte ergänzen sich alle

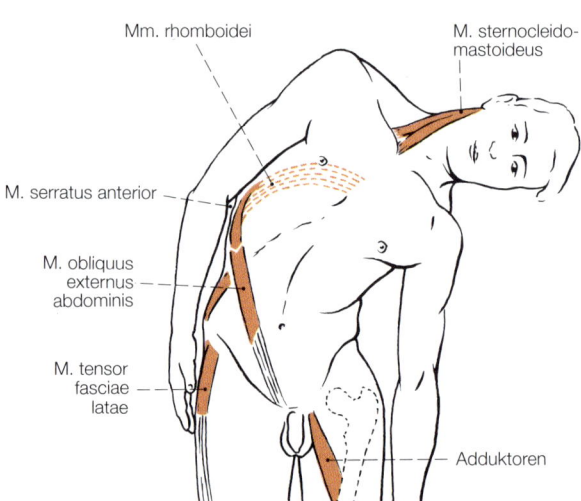

Abb. 8.1-78   Bei Seitneigung des Rumpfes nach links ist eine Muskelschlinge gedehnt, die aus den Adduktoren des linken Oberschenkels sowie den Mm. obliquus externus abdominis, serratus anterior und rhomboidei der rechten Körperseite besteht.

Bauch- und langen Rückenmuskeln bei der Aufrechterhaltung bestimmter Positionen des Stammes und sind in diesem Sinne als Synergisten zu verstehen.

Bei der Seitneigung wirken die lateralen, relativ steilen Anteile der beiden schrägen Bauchmuskeln zusammen (Abb. 8.1-71). Wird die Wirbelsäule durch die Rückenmuskulatur festgestellt, so können die geraden Bauchmuskeln die Rippen senken, was sie bei forcierter Atmung zu sehr wirksamen Ausatmungsmuskeln werden läßt. Auch beim Husten oder beim Niesen wird dieser Effekt benutzt. Sitzt man mit gestreckten Beinen auf dem Boden und läßt den Oberkörper zurücksinken, so regeln die Bauchmuskeln bei zunehmender Dehnung durch ihren Kontraktionsgrad den Ablauf des Zurücksinkens (Abb. 8.1-79). Sie halten den Oberkörper fest oder richten ihn unter starker Anspannung wieder auf. Eine Aufrichtung des Rumpfes aus dem Liegen ist allerdings ohne Mitwirkung des M. iliopsoas (eines der stärksten Beuger im Hüftgelenk) nicht möglich. Auch bei Überstreckung des Rumpfes, wie z. B. beim Werfen eines Balles, werden die Bauchmuskeln gedehnt (Abb. 8.1-79). Beim Liegestütz regulieren die Bauchmuskeln den Grad der Durchbiegung (Lordosierung) der Lendenwirbelsäule (Abb. 8.1-80). Versucht man im Hang an einem Turngerät die Beine in die Waagrechte zu bringen, so wird dies erst möglich, wenn das Becken durch die Bauchmuskeln am Abwärtskippen gehindert wird.

Die **Spannung der Bauchdecken** ist reflektorisch so geregelt, daß sie normalerweise dem jeweiligen Inhaltsdruck der Baucheingeweide die Waage hält. Er entspricht im Stehen unterhalb des Zwerchfells ungefähr dem Atmosphärendruck, ist hingegen über dem Beckenboden deutlich höher (Abb. 8.1-89). Der Inhaltsdruck – ihm entspricht die Belastung der Bauchdecken – wechselt je nach Körperhaltung und Körperlage. Beim Liegen auf dem Rücken ist die vordere Bauchwand völlig entspannt; in Knie-Ellenbogen-Lage ist sie im Oberbauch am stärksten belastet.

Im untersten Feld der vorderen Bauchwand verlaufen die Verspannungszüge des M. obliquus internus und des M. transversus abdominis nahezu quer (Abb. 8.1-75). Durch ihre Verankerung am schräg eingestellten Beckenrand können diese Züge angespannt werden, ohne daß dadurch der Thorax herabgezogen wird. Je mehr mittlere und obere Teile der Bauchmuskeln belastet werden,

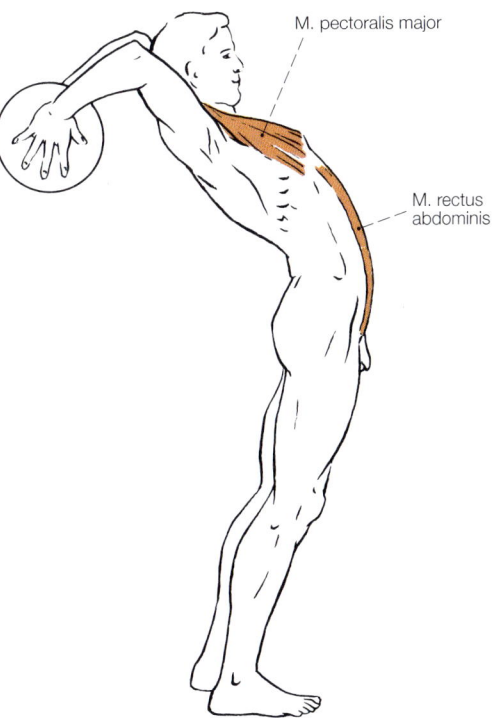

Abb. 8.1-79 Zurückbiegen des Oberkörpers beim Ausholen zum Wurf. Eingezeichnet sind als stark gedehnte Muskeln der M. rectus abdominis und der M. pectoralis major.

um so stärker ist auch die gleichzeitige Zugwirkung am Thorax nach unten. Beim Stehen genügt allerdings bereits die Wirkung der Schwerkraft, um den Thorax in die Ausatmungsstellung zu bringen, gleichgültig, ob die Bauchdecke straff oder schlaff ist. Der Innendruck der Bauchhöhle wird dadurch nicht beeinflußt, sondern nur die Bauchform, indem bei schwacher Bauchmuskulatur ein Hängebauch oder ein Spitzbauch entstehen können.

Wird der Brustkorb gehoben, z. B. durch Streckung der Wirbelsäule oder durch eine kräftige Einatmungsbewegung, so kommt es zu einem neuen Gleichgewichtszustand. Mit der Druckverminderung im Oberbauch

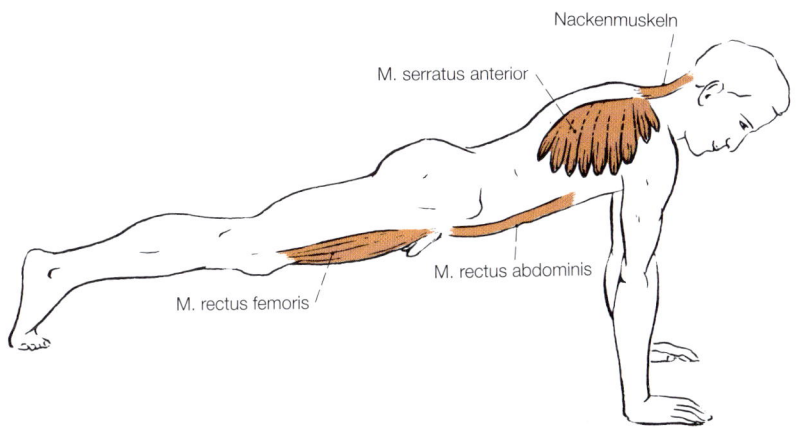

Abb. 8.1-80 Liegestütz. Als gespannte Muskeln sind eingetragen der M. rectus abdominis, die Strecker des Knies, der M. serratus anterior und die Nackenmuskeln.

durch den subphrenischen Sog wird die obere Bauchwand etwas eingezogen und der Unterbauch entlastet. Wenn beim Liegen die Bauchdecke entspannt und die Kyphose der Brustwirbelsäule verringert werden, federn die Rippen nach oben in die Einatmungsstellung.

Beim Neugeborenen und beim Säugling befindet sich der Thorax bis zur Aufrichtung des Rumpfes in dieser Position. Das durch die Größe der kindlichen Leber beträchtlich vergrößerte Bauchvolumen führt auch in Rückenlage zu einer Vorwölbung der Bauchdecke. Derselbe Fall tritt beim Erwachsenen bei übermäßiger Fettansammlung und bei Ergüssen oder Geschwülsten in der Bauchhöhle ein.

Die Bauchdeckenspannung paßt sich nicht nur fortwährend dem Inhaltsdruck und den unterschiedlichen Füllungszuständen des Verdauungstraktes an, sondern auch der Tätigkeit des Zwerchfells. Dieses ist zwar bedeutend schwächer als die Bauchmuskeln, dennoch gibt die Bauchdecke angesichts des (abgesehen von Darmgasen) nicht komprimierbaren Darminhalts nach, wenn sich das Zwerchfell kontrahiert und nach unten bewegt. Das gleiche gilt umgekehrt bei der Ausatmung. Auch diese antagonistische Zusammenarbeit ist reflektorisch geregelt. Von ihrem außerordentlich wechselvollen Spiel kann man sich am eigenen Körper leicht überzeugen, wenn man die Spitzen der gespreizten Finger an seine Bauchwand legt und den Bewegungen der Bauchdecke im Atmungsablauf folgt.

Bei Lähmung der Bauchmuskeln fehlt die Gegenwirkung zum M. erector spinae. Dann verstärken sich die Lendenlordose und damit die Vorneigung des Beckens (Abb. 8.1-78).

Die Kontraktion der Bauchmuskeln, besonders die des M. transversus, verschiebt den Bauchinhalt gegen das nachgebende Zwerchfell in die Höhe.

Führt man nach tiefster Exspiration bei geschlossener Stimmritze eine tiefe und schnelle Einatmungsbewegung durch, wird anstelle der am Eintritt in die Lungen gehinderten Luft der gesamte verschiebliche Bauchinhalt mit der Bauchwand in den Brustkorb eingesaugt.

Bei der **Bauchpresse**, bei Kot- und Harnentleerung, beim Hustenstoß und beim Austreiben des Kindes aus dem Geburtskanal wird der Inhalt der Bauch- und Beckenhöhle durch Kontraktion der gesamten Wandmuskulatur unter Druck gesetzt. Sie wird auch zur Entlastung der Wirbelsäule beim Heben schwerer Lasten benutzt. Dabei kontrahieren sich außerdem die Beckenbodenmuskeln und das Zwerchfell. Weil das Zwerchfell schwächer als die Bauchmuskeln und der Bauchinhalt nicht komprimierbar sind, würde das Zwerchfell bei der Bauchpresse trotz seiner Anspannung weit in die Brusthöhle emporgedrückt werden. Das wird reflektorisch dadurch verhindert, daß man vorher tief einatmet, dann die Stimmritze schließt und die Ausatmungsmuskulatur des Brustkorbs kontrahiert. Die Luft, die nun nicht mehr aus den Lungen entweichen kann, wirkt wie ein Luftkissen, das so weit zusammengedrückt wird, bis in Brust- und Bauchhöhle Druckgleichgewicht besteht.

Die gestrafften Bauchmuskeln können einen Schlag oder Stoß elastisch abfangen. Ohne eine **reflektorische**

Bauchdeckenspannung würden die Baucheingeweide durch jede äußere Gewalteinwirkung wie durch eine nachgiebige Decke hindurch unmittelbar getroffen. In der Abwehrstellung wird gewöhnlich bei gespannter Bauchdecke zusätzlich eine leicht gebückte Haltung eingenommen, um die Angriffsfläche von Brust und Bauch zu verkleinern.

Bei Entzündungen in der Bauchhöhle wird die Bauchdecke besonders dann reflektorisch gespannt, wenn die schmerzhaften Stellen betastet werden.

Die Bauchdeckenmuskeln wirken meist nicht als Muskelindividuen für sich, sondern regional zusammen. Das Verständnis der Mechanik der Bauchwand erschließt sich nicht allein aus der Kenntnis von Ursprung, Ansatz und Wirkung der einzelnen Muskeln. Es ist vielmehr zu beachten, daß das Sehnenfeld mit der Rektusscheide alle vorderen Bauchmuskeln zu einem System verknüpft, das als mehrschichtige und vielgliedrige Platte sowohl als Ganzheit als auch regional zu reagieren vermag.

4.5 Leistenband und Bruchpforten
(Abb. 8.1-73 u. 81)

Auf Höhe der Leistenfurche, der Einsenkung zwischen Bauch- und Oberschenkelrelief, entwickelt sich als Übergangszone des Unterrandes der Aponeurose des M. obliquus abdominis externus zur ebenfalls derben Fascia lata des Oberschenkels das Leistenband, *Ligamentum inguinale* (POUPARTsches Band). Es ist an den beiden vorspringenden Punkten des vorderen Beckenrandes, der Spina iliaca anterior superior und dem Tuberculum pubicum, angeheftet. Zur Haut besteht eine lockere Verbindung durch die Retinacula cutis, von der Bauchhöhlenseite her lagert sich die Fascia transversalis an. Das Leistenband bildet den zentralen Strang des Bindegewebsapparates der Leistengegend, kann aber zur Externusaponeurose und zur Fascia lata hin nur künstlich abgegrenzt werden.

Der Raum zwischen dem Leistenband und der vorderen Kontur des Beckenknochens gliedert sich durch die Faszie des M. iliopsoas, *Fascia iliaca*, in zwei Räume, durch die Muskeln und große Leitungsbahnen aus dem Beckenraum zum Bein gelangen. Im **lateral gelegenen Muskelfach**, *Lacuna musculorum*, liegen der M. iliopsoas, der N. femoralis und der N. cutaneus femoris lateralis. Innerhalb des Faszienschlauches des M. iliopsoas können sich Abszesse, die von der Wirbelsäule ihren Ausgang nehmen und in die Faszienhöhle des Muskels eindringen, bis unter das Leistenband auf den Oberschenkel senken. Im **medialen Gefäßfach**, der *Lacuna vasorum*, verlaufen A. und V. femoralis sowie der kleine R. femoralis des N. genitofemoralis. Die Lacuna vasorum wird nach medial hin von sichelförmigen Faserzügen begrenzt, die vom Leistenband ausgehen und zum Pecten ossis pubis verlaufen, *Ligamentum lacunare* (GIMBERNATsches Band) (Abb. 8.1-73, 81 u. 82). Diese Faserplatte rundet den spitzen Ansatzwinkel des Leistenbandes aus und ist bei aufrechtem Stand nahezu

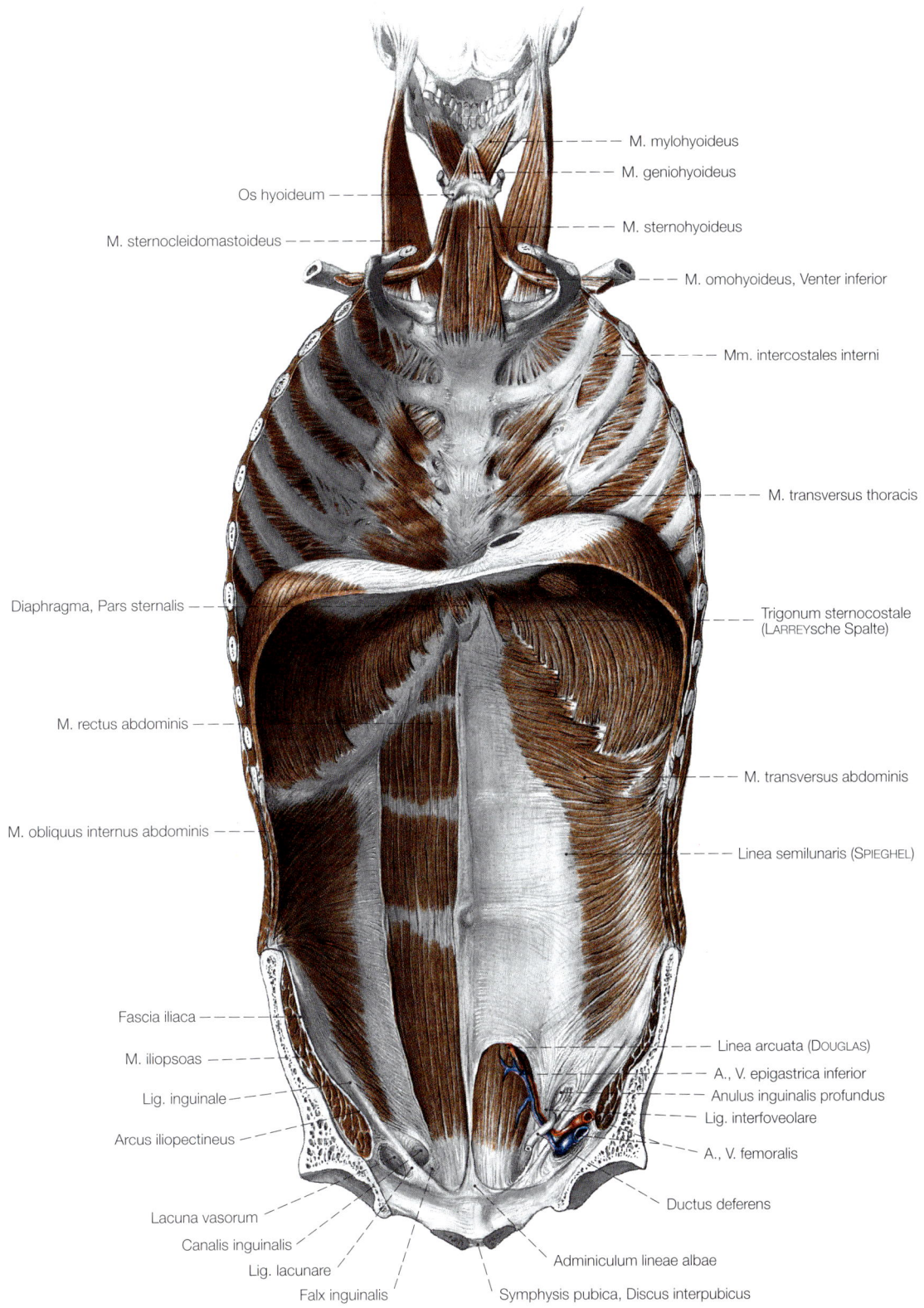

M. mylohyoideus

M. geniohyoideus

Os hyoideum

M. sternohyoideus

M. sternocleidomastoideus

M. omohyoideus, Venter inferior

Mm. intercostales interni

M. transversus thoracis

Diaphragma, Pars sternalis

Trigonum sternocostale
(LARREYsche Spalte)

M. rectus abdominis

M. transversus abdominis

M. obliquus internus abdominis

Linea semilunaris (SPIEGHEL)

Fascia iliaca

Linea arcuata (DOUGLAS)

M. iliopsoas

A., V. epigastrica inferior

Lig. inguinale

Anulus inguinalis profundus

Lig. interfoveolare

Arcus iliopectineus

A., V. femoralis

Lacuna vasorum

Ductus deferens

Canalis inguinalis

Lig. lacunare

Adminiculum lineae albae

Falx inguinalis

Symphysis pubica, Discus interpubicus

Abb. 8.1-81 Vordere Bauch- und Brustwand von dorsal. Das Bauchfell ist entfernt. Auf der linken Seite sind die hintere Rektusscheide und der M. transversus abdominis abgetragen.

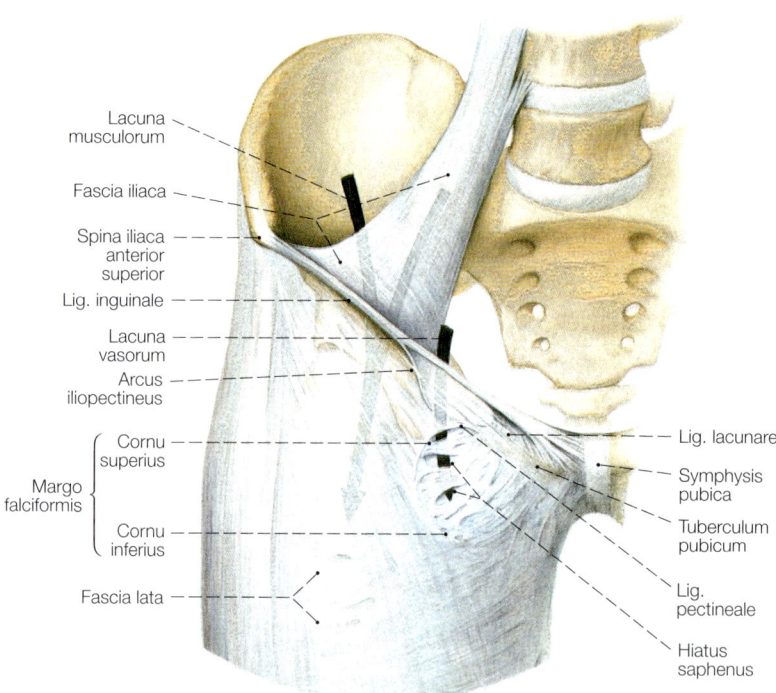

Lacuna musculorum

Fascia iliaca

Spina iliaca anterior superior

Lig. inguinale

Lacuna vasorum

Arcus iliopectineus

Cornu superius

Margo falciformis

Cornu inferius

Fascia lata

Lig. lacunare

Symphysis pubica

Tuberculum pubicum

Lig. pectineale

Hiatus saphenus

horizontal orientiert. Nach lateral setzen sich die Fasern des Ligamentum lacunare im *Ligamentum pectineale* auf den Kamm des oberen Schambeinastes fort und gehen in den Arcus iliopectineus über. Die Lacuna vasorum wird damit von einem vollständigen Faserring umrahmt, dessen einzelne Abschnitte allerdings verschiedene Namen tragen. Innerhalb der Lacuna vasorum verbleibt medial, also zwischen der V. femoralis und dem Lig. lacunare, eine nur durch lockeres Bindegewebe erfüllte Lücke, *Septum femorale* (CLOQUETI). Hier treten Lymphgefäße vom Oberschenkel zum Becken über, gelegentlich ist die Lücke durch einen Lymphknoten, den sog. ROSENMÜLLERschen Lymphknoten, *Nodus lacunaris medialis*, ausgefüllt. Zur Bauchhöhle hin ist die Lacuna vasorum von der Fascia transversalis und vom Bauchfell, *Peritoneum*, abgedeckt. Die Faszie ist hier mit den bindegewebigen Scheiden der großen Gefäße verwachsen.

Im medialen Teil der Lacuna vasorum kann sich gelegentlich – bei der Frau häufiger als beim Mann – ein **Schenkelbruch, Hernia femoralis,** entwickeln. Dabei drücken Darmschlingen das Peritoneum und die Fascia transversalis durch das Septum femorale hindurch. Das Bindegewebe dieses Septums wird zum sog. Schenkelring, *Anulus femoralis*, verdichtet.

Schenkelhernien können vom Anulus femoralis als **innerer Bruchpforte** bis zum *Hiatus saphenus*, einer dünnen Stelle der Fascia lata unterhalb des Leistenbandes, als **äußerer Bruchpforte** gelangen. Bei ihrem Vordringen bilden diese Brüche den sog. Schenkelkanal, *Canalis femoralis*, aus. Der Hiatus saphenus, der lateral von einem verstärkten Rand, dem *Margo falciformis*, umfaßt wird, dient der V. saphena magna zum Durchtritt aus ihrer epifaszialen Lage in die subfaszial gelegene V. femoralis (Abb. 8.1-72).

4.6 Leistenkanal (Abb. 8.1-73 u. 84)

Oberhalb des Leistenbandes wird die Bauchwand in schräger Richtung vom Leistenkanal, *Canalis inguinalis*, durchsetzt, der von hinten lateral nach vorn medial verläuft und ca. 4 bis 5 cm lang ist. Den gleichen Weg benutzt in der Entwicklung der Hoden, um hinter dem Bauchfell entlang der dorsalen Bauchwand in den Hodensack zu gelangen, sog. **Descensus testis** (Abb. 8.1-83). Bei diesem Vorgang haben Hoden, *Testis*, und Samenleiter, *Ductus deferens*, die innere und äußere Faszie der Bauchwand, *Fascia transversalis* und Faszie des *M. obliquus externus abdominis* mit *Fascia superficialis*, als Hüllen erhalten. Hinzu kommt der *M. cremaster*, der sich von den inneren Schichten der Bauchdeckenmuskeln (M. obliquus internus abdominis und M. transversus abdominis) abgezweigt hat. Der Ductus deferens wird von Gefäßen (*A. testicularis, Plexus pampiniformis, A. ductus deferentis, A. cremasterica*) und Nerven (*R. genitalis* des *N. genitofemoralis*) begleitet. Leitungsbahnen, interstitielles Bindegewebe und Hüllen bilden zusammen den **Samenstrang,** *Funiculus spermaticus*, der den Leistenkanal bündig ausfüllt. Ein Stück weit begleitet auch der *N. ilioinguinalis*, der Externusaponeurose innen anliegend, den Samenstrang.

Bei der Frau ist der Leistenkanal kürzer und von geringerem Durchmesser. Er enthält das runde Mutterband, *Ligamentum teres uteri*, das innen am Tubenwinkel und außen im Corium der großen Schamlippen, *Labia majora pudendi*, befestigt ist. Dieses Band wird von der *A. ligamenti teretis uteri* und von Lymphgefäßen begleitet, über die der Lymphabfluß vom Fundus uteri zu den Nodi lymphatici inguinales superficiales erfolgen kann.

Die **Wände des Leistenkanals** bestehen aus unterschiedlichem Material. Von den fleischigen Anteilen der Bauchmuskeln reicht nur die gemeinsame untere Kante des M. obliquus internus und des M. transversus abdominis an den Leistenkanal heran und bildet ein wulstartiges Dach. Die vordere Wand wird von der Aponeurose des M. obliquus externus aufgebaut, die medial und lateral der Austrittsstelle des Samenstrangs nach unten in das den Boden bildende Ligamentum inguinale übergeht. Die Hinterwand schließlich, in der sich präparatorisch eine **innere Mündung,** *Anulus inguinalis profundus,* darstellen läßt, ist wesentlich dünner als die vordere, da sie – abgesehen vom Bauchfell – nur aus der Fascia transversalis, die hier Verstärkungszüge besitzt, gebildet wird.

Die **äußere Mündung des Leistenkanals,** *Anulus inguinalis superficialis,* öffnet sich etwa fingerbreit lateral vom Ansatz des Leistenbandes am Tuberculum pubicum durch eine Lücke in der Sehnenplatte des M. obliquus externus abdominis (Abb. 8.1-72 u. 73). Die nach schräg unten auseinanderweichenden Sehnenfasern, die als medialer und lateraler Schenkel, *Crus mediale* und *laterale,* unterschieden werden, sind oben durch querverlaufende Fasern, *Fibrae intercrurales,* die den Spalt überbrücken, zusammengehalten (Abb. 8.1-73). Der Boden des äußeren Leistenrings wird durch Faserzüge, *Ligamentum reflexum,* die sich vom Leistenband nach oben hin zurückbiegen, ausgerundet. Sie bilden damit ein Gegenstück zu dem nach abwärts strahlenden *Ligamentum lacunare.* Die Fasern des Ligamentum reflexum lassen sich ebenso wie die Fibrae intercrurales oft bis zur Linea alba verfolgen.

Der äußere Leistenring ist beim Mann durch die Haut zu tasten, indem man mit der Fingerkuppe dem Samenstrang folgt und die verschiebliche Haut der Hodensackwurzel einstülpt.

4.7 Innenrelief der vorderen Bauchwand

Betrachtet man bei erhaltenem Peritoneum die vordere Bauchwand von der Innenseite (Abb. 8.1-76 u. 81), sieht man **drei Bauchfellfalten,** die durch die **drei Nabelbänder** verursacht werden und ein gleichschenkliges Dreieck, dessen Spitze im Nabel liegt, bilden. Die Schenkel des Dreiecks sind jederseits eine *Plica umbilicalis medialis,* die aus der obliterierten Nabelarterie („*Chorda a. umbilicalis*") hervorgegangen ist. In der Medianebene auf der Innenseite der vorderen Bauchwand verläuft zwischen Harnblase und Nabel die *Plica umbilicalis mediana* mit dem obliterierten Stiel der Allantoisblase *(„Chorda urachi").*

Diese drei Nabelfalten sind keineswegs als bedeutungslos gewordene Restgebilde fetaler Leitungswege aufzufassen, sondern spielen eine nicht unbeträchtliche mechanische Rolle im Sinne von Längsgurten zur Verstärkung der vorderen Bauchwand, der hier das hintere Blatt der Rektusscheide fehlt (Abb. 8.1-76).

Lateral der Plica umbilicalis medialis zieht auf jeder Seite in Längsrichtung die *Plica umbilicalis lateralis,* die von den Vasa epigastrica inferiora aufgeworfen und vom Ligamentum interfoveolare unterfüttert wird. Dieses Band stellt einen Verstärkungszug der dünnen Fascia transversalis dar und kann von Muskelfasern durchsetzt sein. Durch diese **fünf Falten** gliedert sich das Innenrelief der unteren vorderen Bauchwand in **sechs Gruben** (Abb. 8.1-76 u. 81).

Unter der **lateralen Grube,** *Fossa inguinalis lateralis,* liegt die innere Öffnung des Leistenkanals, Anulus inguinalis profundus (Abb. 8.1-76 u. 81). Hier tritt der Samenleiter, umhüllt von der Fascia transversalis, in den Leistenkanal ein. Diese Ausstülpung der Fascia transversalis wird medial von einer scharfrandigen, sichelförmigen Kante der Transversusaponeurose, *Falx inguinalis,* begrenzt (Abb. 8.1-81).

Die **mediale Grube,** *Fossa inguinalis medialis,* die individuell sehr verschieden ausgebildet ist (Abb. 8.1-76), bezeichnet die schwächste Stelle der vorderen Bauchwand, da ihr gegenüber auf der Außenseite der äußere Leistenring liegt.

Zwischen rechter und linker Plica umbilicalis medialis, getrennt durch die Plica umbilicalis mediana, liegen die beiden *Fossae supravesicales.*

Wenn Eingeweide die schwache Wand der medialen Leistengrube nach außen drücken, erscheint der Bruchsack am äußeren Leistenring und gelangt hier zunächst unter die Haut. Bei weiterer Vergrößerung kann er neben dem Samenstrang in den Hodensack vordringen. Diese Leistenbrüche nennt man **innere, mediale** oder **direkte Hernien, Herniae** inguinales internae sive **mediales** sive **directae** (Abb. 8.1-84). Dringen hingegen von der Fossa inguinalis lateralis Baucheingeweide vor, **äußere, laterale** oder **indirekte Hernien, Herniae externae** sive **laterales** sive **indirectae,** so folgen sie dem schräg verlaufenden Leistenkanal und können auf diesem Weg, im oder am Samenstrang liegend, in den Hodensack gelangen. Eine wichtige Grenzmarke zwischen medialen und lateralen Leistenbrüchen bilden die Vasa epigastrica, die das Bauchfell zu einer niedrigen Falte, *Plica umbilicalis lateralis,* anheben und zwischen den Fossae inguinales medialis und lateralis nach oben ziehen (Abb. 8.1-76). Bei direkten Leistenbrüchen liegt der Bruchhals medial, bei indirekten lateral dieser Gefäße (Abb. 8.1-81).

Während die medialen, direkten Leistenbrüche stets erworben sind, können die lateralen, indirekten Hernien erworben oder angeboren sein. Zum Verständnis dieser Tatsache sei daran erinnert, daß in der Embryonalzeit der peritoneale *Processus vaginalis* bis in das Skrotum reicht und daß der Hoden hinter dieser Bauchfellausstülpung aus seiner primär retroperitonealen und intraabdominalen Lage in das Skrotum verlagert wird (Abb. 8.1-83). In der Regel bleibt nur der dem Hoden unmittelbar anliegende Teil des Bauchfells mit einem inneren und einem äußeren Blatt, *Laminae parietalis et visceralis der Tunica vaginalis testis,* erhalten, während der obere Verbindungsteil zum Peritonealsack resorbiert wird (Abb. 8.1-83). Bleibt hingegen der Processus vaginalis peritonei als kontinuierliche Verbindung zwischen Cavitas peritonealis und Cavum serosum scroti oder partiell erhalten, besteht eine angeborene Bruchanlage. Sie kann sich zum Bruchkanal ausweiten, wenn Eingeweideteile (wie Jejunum, Ileum, Caecum, Appendix vermiformis oder Omentum majus) in sie eindringen und sich skrotalwärts vorschieben (Abb. 8.1-84). Entsteht eine Kanalhernie bei resorbiertem Processus vaginalis peritonei, so nimmt der Bruch den gleichen Weg, nur muß der Bruchinhalt einen neuen Peritonealsack vor sich herschieben. In diesem Fall ist der Hoden vom Hernieninhalt durch drei Peritonealblätter getrennt (Abb. 8.1-84), ähnlich wie beim direkten Bruch. Beim direkten Bruch allerdings folgt der Bruch-

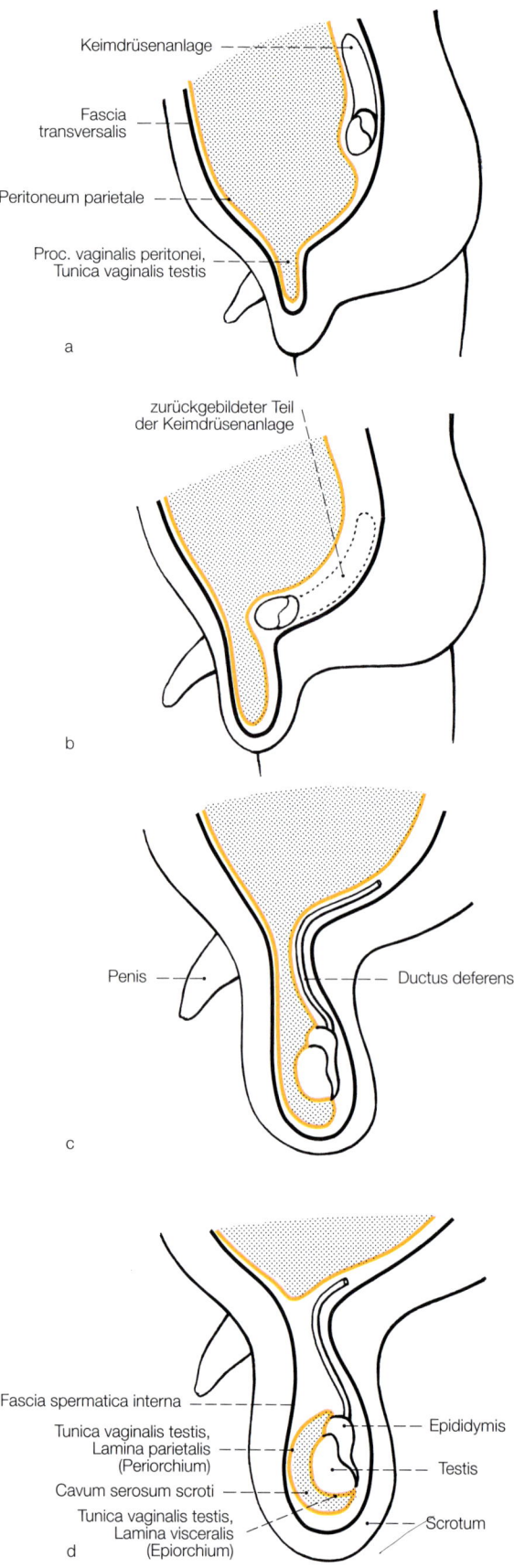

Abb. 8.1-83 mit Beschriftungen:

Keimdrüsenanlage

Fascia transversalis

Peritoneum parietale

Proc. vaginalis peritonei, Tunica vaginalis testis

a

zurückgebildeter Teil der Keimdrüsenanlage

b

Penis — Ductus deferens

c

Fascia spermatica interna

Tunica vaginalis testis, Lamina parietalis (Periorchium) — Epididymis

Cavum serosum scroti — Testis

Tunica vaginalis testis, Lamina visceralis (Epiorchium) — Scrotum

d

◁ **Abb. 8.1-83** Schema zur Verlagerung des Hodens aus der Bauchhöhle in das Skrotum (vier aufeinanderfolgende Stadien: a–d). Ausbildung des Proc. vaginalis peritonei und der Tunica vaginalis testis. (Nach RUGE/FELIX [17] und SCHULZE/LUBOSCH [21])

sack nicht dem Samenstrang, sondern schiebt sich durch die Fossa inguinalis medialis zum äußeren Leistenring vor (Abb. 8.1-84). Im Gegensatz zu den Schenkelbrüchen sind Leistenbrüche beim Mann häufiger als bei der Frau. Der laterale, indirekte Leistenbruch ist insbesondere beim Säugling die häufigste Bruchform überhaupt. Bei seiner operativen Behebung müssen die durchbrochenen Schichten der Bauchwand exakt wiederhergestellt und – wenn nötig – verstärkt werden.

Schenkelbrüche liegen unterhalb, Leistenbrüche oberhalb des Ligamentum inguinale.

Alle Stellen im Gefüge der Bauchwand, an denen Muskellücken vorhanden sind, können als Orte geringeren Widerstands zu **Bruchpforten** werden. So können besonders bei Kindern Brüche durch den Nabelring hervortreten. Auch kleinere Lücken im Bereich der Linea alba oberhalb und unterhalb des Nabels werden gelegentlich zu Bruchpforten ausgeweitet (Abb. 8.1-69).

Obwohl nicht der vorderen Bauchwand zugehörig, sei hier auch das Trigonum lumbale erwähnt, das am Rücken durch das Auseinanderweichen der Muskelränder des M. obliquus externus abdominis und des M. latissimus dorsi mehr oder weniger ausgedehnt vorhanden ist. Die Basis dieses Dreiecks wird vom Beckenkamm gebildet; seine Spitze weist nach kranial; in seiner Tiefe kommt nach Entfernung eines Fettpolsters der M. obliquus internus abdominis zum Vorschein. Durch das Trigonum lumbale können selten sog. **Lumbalhernien** (PETITsche Hernien) hindurchtreten.

Lücken in der Wand des kleinen Beckens können ebenfalls zu Bruchpforten werden (**Herniae obturatoria, ischiadica** und **perinealis**).

5 Muskeln des Thorax

5.1 Zwerchfell

In ähnlicher Weise wie durch die weiche muskulöse Bauchdecke nach vorn ist die Bauchhöhle auch nach oben durch eine verschiebliche Muskelplatte, das **Zwerchfell**, *Diaphragma*, abgeschlossen. Da sich das Zwerchfell kuppelförmig gegen die Brusthöhle vorwölbt, kann es sich zwischen Brust- und Bauchhöhle aktiv oder passiv hin und her bewegen, wodurch sich die relativen Größen der Höhlenvolumina zueinander verschieben.

Durch die Teilung der Leibeshöhle in zwei vom Zwerchfell geschiedene Kammern kann in der Brusthöhle ein geringerer Druck aufrechterhalten werden als in der Bauchhöhle. Dieses Druckgefälle bedeutet eine Begünstigung des Kreislaufs durch Entlastung des Herzens.

Phylogenetisch und vielleicht auch ontogenetisch gehört das Diaphragma zur Halsmuskulatur. Das Muskelmaterial stammt vor allem aus dem 3. bis 5. Zervikalsegment und ist zusammen mit dem Herzen in den Thorax eingewandert. Die Versorgung des Zwerchfells erfolgt daher von einem Halsnerven, dem *N. phrenicus*, der bei der Wanderung mitgenommen wurde und dessen langer Verlauf sich daraus erklärt.

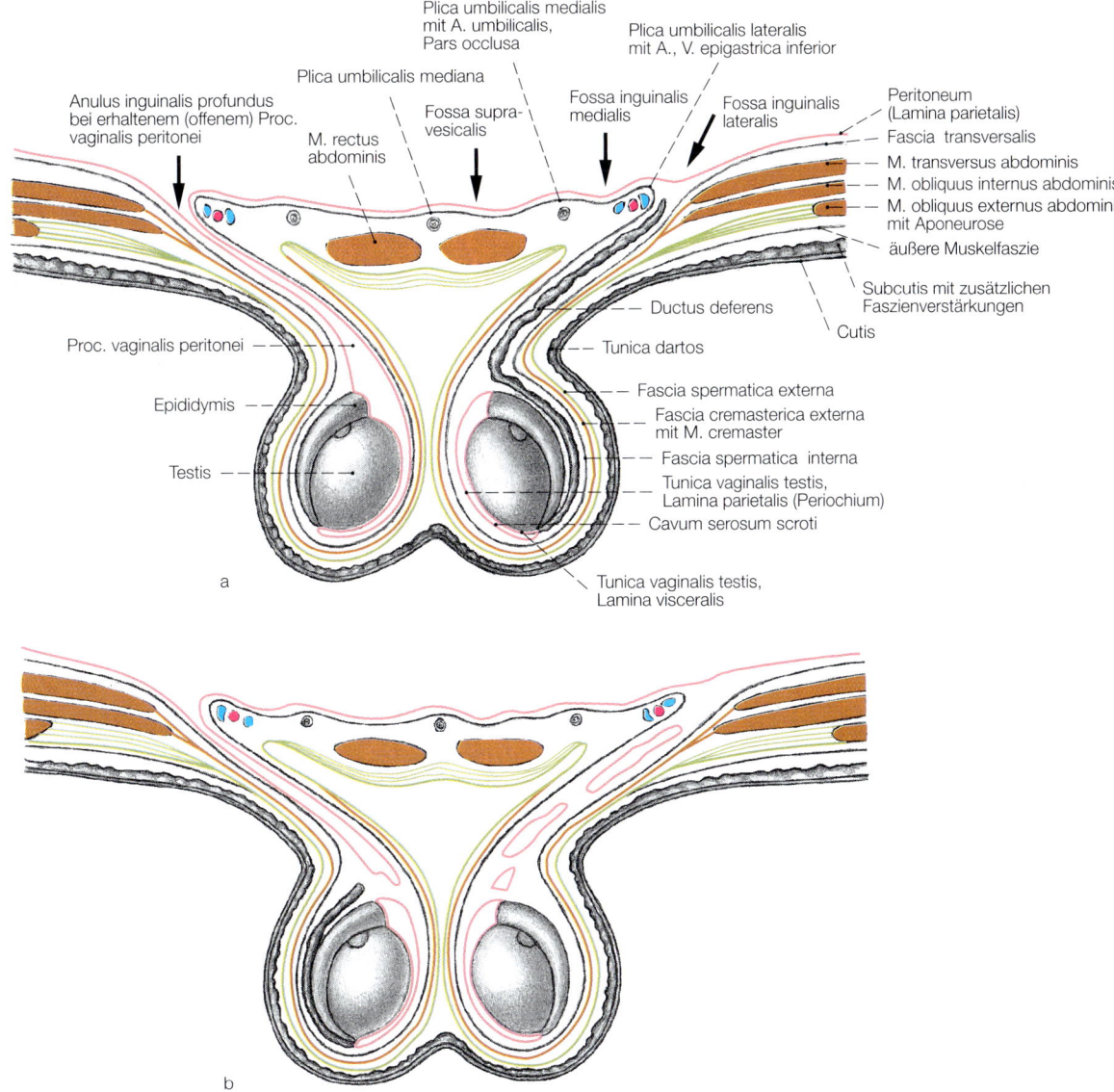

Abb. 8.1-84a u. b Schemata zur Anatomie des Leistenkanals, der Hodenhüllen und der direkten und indirekten Leistenbrüche. (Nach Schulze/Lubosch [21])
Transversalschnitte durch die vordere Bauchwand jeweils in Höhe des Leistenkanals; Skrotum aus didaktischen Gründen in diese Ebene mit einbezogen.
(a) Linke Bildhälfte: Der Proc. vaginalis peritonei ist vollständig erhalten, so daß Cavum peritonei und Cavum serosum scroti frei miteinander kommunizieren. Die Entstehung einer angeborenen Hernie (Kanalhernie) ist präformiert.
Rechte Bildhälfte: Regelfall: Vom Proc. vaginalis peritonei sind

nur die Laminae parietalis et visceralis der Tunica vaginalis testis erhalten geblieben, die das in sich geschlossene, d.h. von der Bauchhöhle völlig getrennte Cavum serosum scroti begrenzen.
(b) Linke Bildhälfte: Proc. vaginalis peritonei teilweise erhalten, doch getrennt von der Tunica vaginalis testis. Der Inhalt einer Kanalhernie ist in diesem Fall vom Hoden durch drei seröse Blätter getrennt.
Rechte Bildhälfte: Proc. vaginalis vom Peritoneum zwar abgetrennt, aber innerhalb des Leistenkanals und des Skrotums in Resten erhalten.

Das Zwerchfell haftet am gesamten Umfang der unteren Thoraxapertur, *Apertura thoracis inferior;* es entspringt also an der Wirbelsäule, den Rippen und am Schwertfortsatz des Brustbeins (Abb. 8.1-85). Danach unterscheidet man an ihm eine *Pars lumbalis,* eine *Pars costalis* und eine *Pars sternalis diaphragmatis.* Von

dem genannten Skelettrahmen aus streben die Muskelfasern aufwärts und krümmen sich zu einer zentralen sehnigen Platte, *Centrum tendineum.* Die Kuppel des Diaphragma ist in der Mitte leicht eingedellt, wodurch zwei Erhebungen, die größere rechte und die kleinere linke Zwerchfellkuppel, entstehen. Der mittleren Abfla-

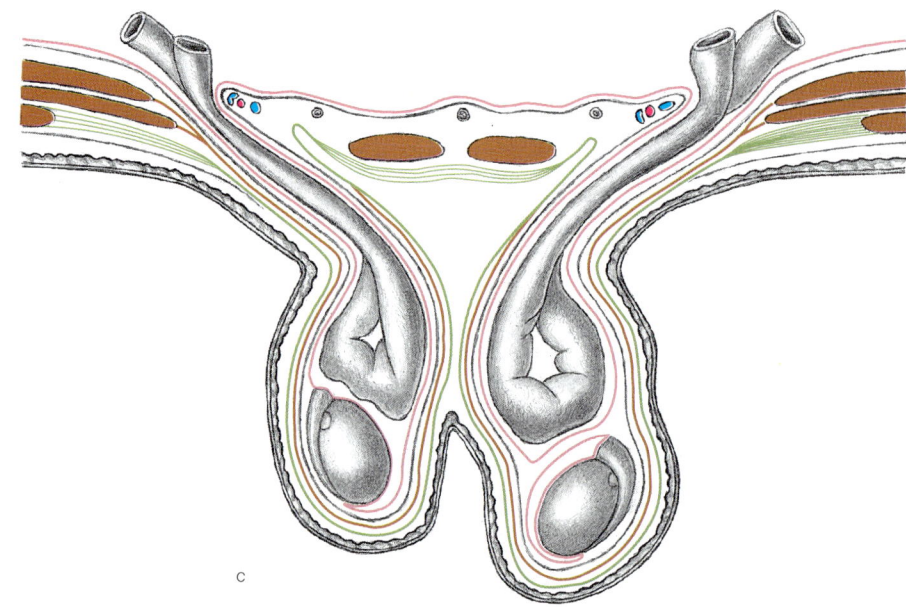

c

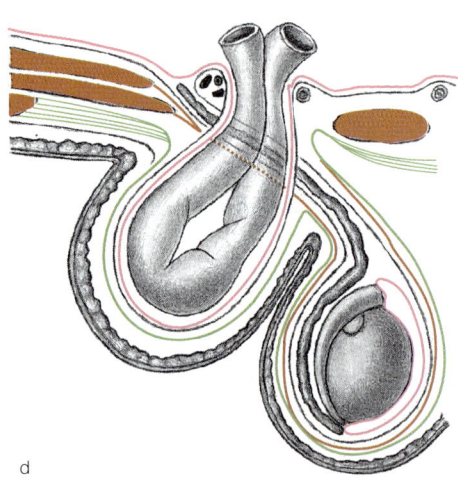

d

Abb. 8.1-84c u. d Schemata zur Anatomie des Leistenkanals, der Hodenhüllen und der direkten und indirekten Leistenbrüche. (Nach SCHULZE/LUBOSCH [21])
Transversalschnitte durch die vordere Bauchwand jeweils in Höhe des Leistenkanals; Skrotum aus didaktischen Gründen in diese Ebene mit einbezogen.
(c) Kanalhernien. Linke Bildhälfte: Äußere, laterale, indirekte oder angeborene Hernie bei vollständig erhaltenem Proc. vaginalis peritonei
Rechte Bildhälfte: Kanalhernie bei teilweise erhaltenem Proc. vaginalis bzw. bei sekundär durch einen Bruchsack in Leistenkanal und Skrotum geschobenem Peritonealsack. Cavum serosum scroti vom Cavum peritonei getrennt. A. epigastrica inferior jeweils medial des durch den inneren Leistenring ziehenden Bruchsacks tastbar
(d) Innerer, medialer, direkter oder erworbener Leistenbruch. Innere Bruchpforte: Fossa inguinalis medialis. A. epigastrica inferior lateral des reponierten Bruchsacks tastbar

chung liegt das Herz auf (Herzsattel). Unter der rechten Zwerchfellkuppel findet der größere Teil der Leber Platz. Unter der linken Zwerchfellkuppel liegen der Fundus des Magens und die Milz. So entspricht die Asymmetrie des Zwerchfells der Asymmetrie der benachbarten Eingeweide.

Die Konkavität des Zwerchfells weist ähnlich wie die Ausrichtung der unteren Thoraxapertur nicht genau nach kaudal, sondern nach vorn und unten. Sein Ursprungsgebiet reicht dementsprechend dorsal weiter abwärts. Die das Zwerchfell passierenden Leitungsbahnen sind in wenigen Durchlässen zusammengedrängt, wodurch eine vielfache Durchlöcherung des Zwerchfells vermieden wird.

Die **Pars lumbalis** entspringt mit dem *Crus dextrum* und dem *Crus sinistrum* von der Lendenwirbelsäule und der letzten Rippe. Der mediale Teil des Crus sinistrum kommt von den Körpern des 3. bis 1. Lendenwirbels

und den dazwischenliegenden Disci intervertebrales, der laterale Teil von zwei sehnigen Bogen, den sog. HALLERschen Bogen. Diese ziehen von der Seitenfläche des 1. oder 2. Lendenwirbels über den M. psoas zur Spitze des Processus costalis, *Ligamentum arcuatum mediale* (Psoasarkade), sowie vom Seitenfortsatz des 1. Lendenwirbels, den M. quadratus lumborum überspannend, zur Spitze der 12. Rippe, *Ligamentum arcuatum laterale* (Quadratusarkade).

Das Crus dextrum der Pars lumbalis entspringt mit seinem medialen Teil meist um einen Lendenwirbel tiefer als das Crus sinistrum.

Zwischen den medialen und lateralen Ursprüngen der Crura gelangt der Grenzstrang des Sympathikus, *Truncus sympathicus*, aus dem Brust- in den Bauchraum.

Die medialen Ursprungssehnen der Pars lumbalis des rechten und linken Zwerchfellschenkels lassen oft

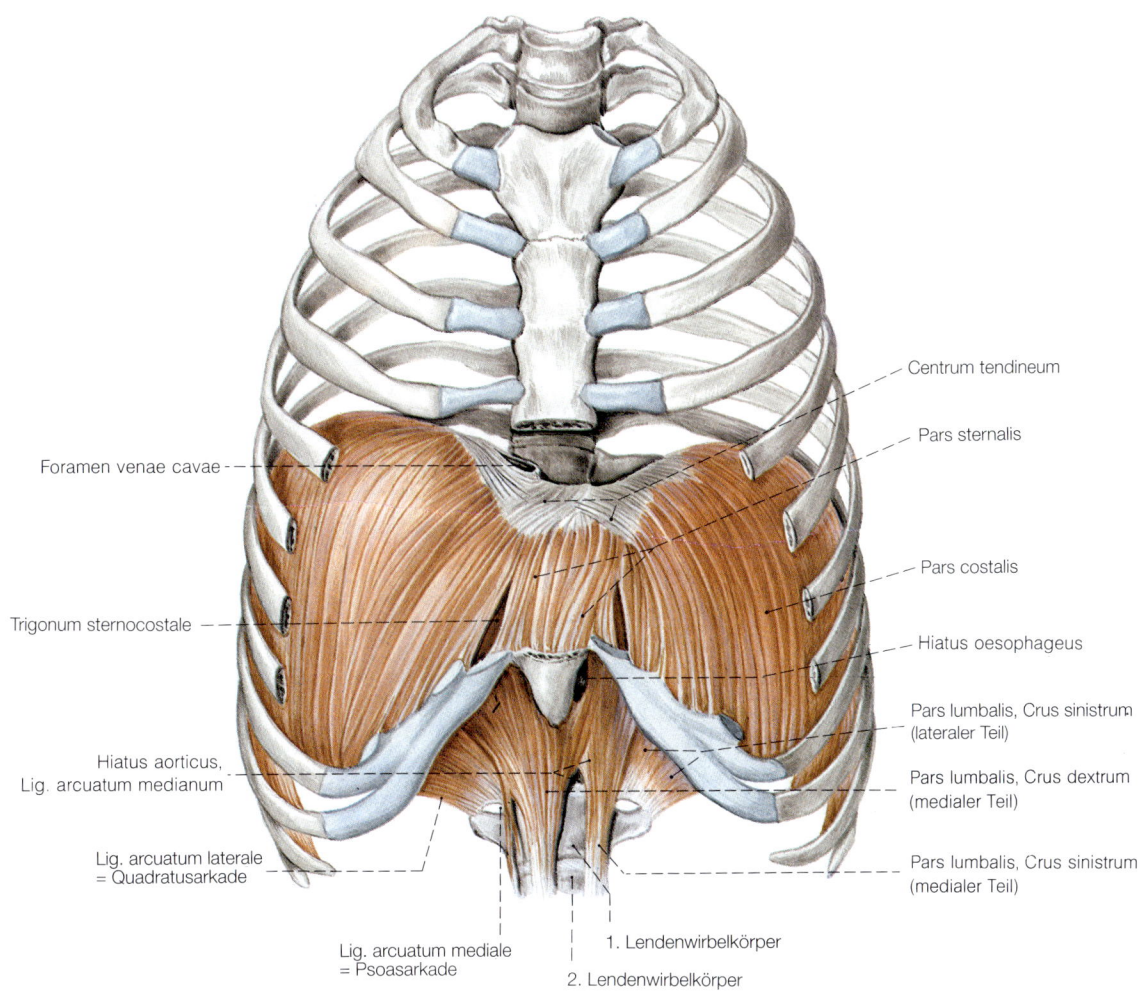

Centrum tendineum

Pars sternalis

Pars costalis

Hiatus oesophageus

Pars lumbalis, Crus sinistrum (lateraler Teil)

Pars lumbalis, Crus dextrum (medialer Teil)

Pars lumbalis, Crus sinistrum (medialer Teil)

Foramen venae cavae

Trigonum sternocostale

Hiatus aorticus, Lig. arcuatum medianum

Lig. arcuatum laterale = Quadratusarkade

Lig. arcuatum mediale = Psoasarkade

1. Lendenwirbelkörper

2. Lendenwirbelkörper

Abb. 8.1-85 Zwerchfell (extremer Hochstand = Leichenstellung) im Thorax von vorn und etwas von oben gesehen. Teile des Brustkorbs entfernt.

jeweils zwei Anteile erkennen, zwischen denen die Nn. splanchnici major et minor sowie rechts die V. azygos bzw. links die V. hemiazygos verlaufen. Die von der Wirbelsäule kommenden Fasern des Crus dextrum und des Crus sinistrum der Pars lumbalis vereinigen sich nach kranial zu einem sehnigen Bogen, *Ligamentum arcuatum medianum,* und bilden in Höhe des 1. Lendenwirbels den Aortenschlitz, *Hiatus aorticus,* für den Durchtritt der *Aorta* und des dorsal von ihr liegenden Milchbrustgangs, *Ductus thoracicus.* Ventral des Aortenschlitzes können sich die Muskelfasern überkreuzen und nach kurzem Verlauf wieder auseinanderweichen. Sie umrahmen so eine weitere Durchtrittsöffnung, *Hiatus oesophageus,* für die Speiseröhre, *Oesophagus,* und die beiden Vagusstämme, *Truncus vagalis anterior et posterior.*

Die **Pars costalis** entspringt von der Knorpelinnenfläche der 6 kaudalen Rippen und greift dabei zwischen die Ursprungszacken des M. transversus abdominis (Abb. 8.1-81). Die von der 8. bis 9. Rippe kommenden Muskelfasern sind die längsten; sie können eine im Röntgenbild sichtbare Furche auf der gerundeten Zwerchfelloberfläche erzeugen.

Die **Pars sternalis** (Abb. 8.1-85) ist die kleinste und kürzeste Portion. Sie entspringt von der Rückfläche des Schwertfortsatzes und dem hinteren Blatt der Rektusscheide. Zwischen Pars sternalis und Pars costalis bleibt das kleine muskelfreie *Trigonum sternocostale,* das auch als LARREYsche Spalte bezeichnet wird (Abb. 8.1-81). Hier sind die *A.* und *V. thoracica interna* zu finden, die nach ihrem Durchtritt durch das Zwerchfell als *A.* bzw. *V. epigastrica superior* weiterziehen.

Das **Centrum tendineum** besitzt annähernd die Form eines Kleeblatts, auf dessen vorderem Anteil das Herz mit dem Herzbeutel ruht. Zwischen rechtem und vorderem Blatt umrahmen die Sehnenfasern eine Öffnung für den Durchtritt der unteren Hohlvene, *Foramen venae cavae.*

Die Sehnenfasern des Centrum tendineum verbinden die gegenüberstehenden Muskelfasern untereinander. Durch die Kleeblattform kommt es zu fast rechtwink-

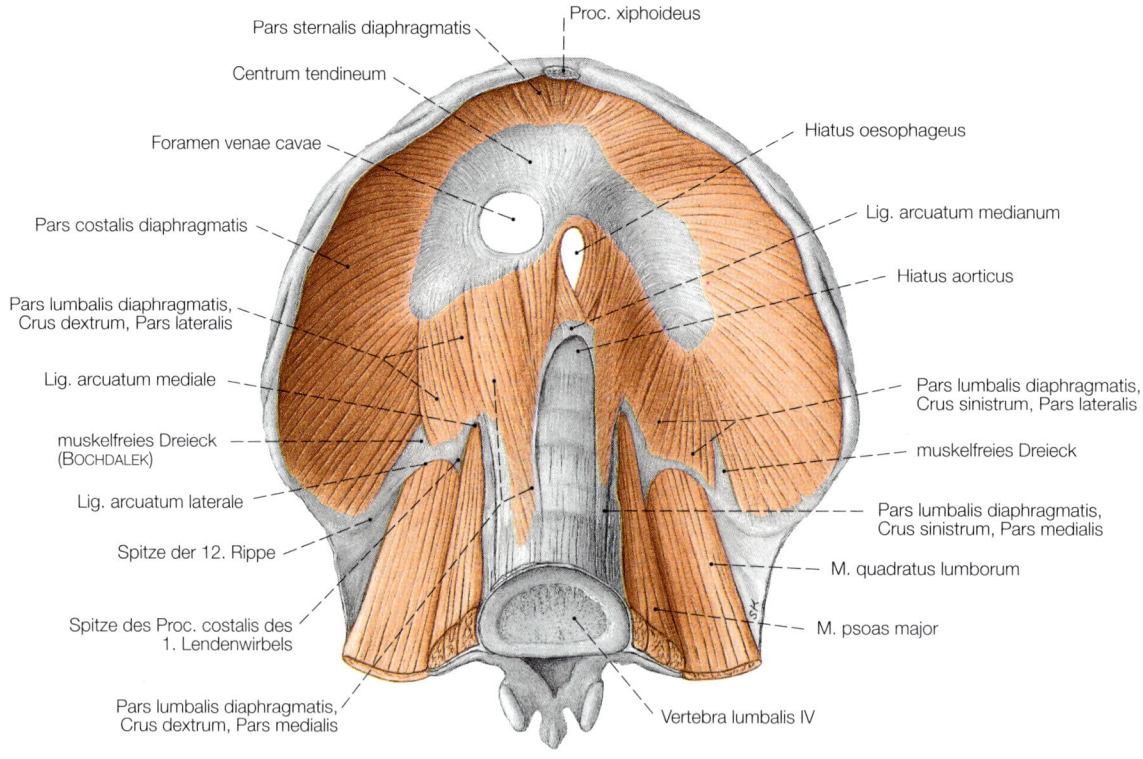

Pars sternalis diaphragmatis
Proc. xiphoideus
Centrum tendineum
Foramen venae cavae
Hiatus oesophageus
Pars costalis diaphragmatis
Lig. arcuatum medianum
Hiatus aorticus
Pars lumbalis diaphragmatis, Crus dextrum, Pars lateralis
Lig. arcuatum mediale
Pars lumbalis diaphragmatis, Crus sinistrum, Pars lateralis
muskelfreies Dreieck (BOCHDALEK)
muskelfreies Dreieck
Lig. arcuatum laterale
Pars lumbalis diaphragmatis, Crus sinistrum, Pars medialis
Spitze der 12. Rippe
M. quadratus lumborum
Spitze des Proc. costalis des 1. Lendenwirbels
M. psoas major
Pars lumbalis diaphragmatis, Crus dextrum, Pars medialis
Vertebra lumbalis IV

Abb. 8.1-86   Zwerchfell von kaudal. (Aus SOBOTTA [22])

ligen Überschneidungen und teilweise kurvenförmigem Verlauf der Sehnenfasern (Abb. 8.1-86).

Die zur Brusthöhle wie die zur Bauchhöhle gewandten Oberflächen des Zwerchfellmuskels sind von je einer Faszie bedeckt, *Fascia phrenicopleuralis* und *Fascia phrenicosubperitonealis*, denen mit Ausnahme bestimmter Zonen kranial die *Pleura diaphragmatica* und kaudal das *Peritoneum parietale* als seröse Häute dicht anliegen.

Zwerchfellhernien, *Herniae diaphragmaticae,* können durch den Hiatus oesophageus **(Hiatushernien),** durch das Trigonum sternocostale **(LARREYsche Hernien)** oder durch angeborene Lücken in der Zwerchfellmuskulatur – vor allem zwischen Pars lumbalis und Pars costalis – von der Bauchhöhle in die Brusthöhle gleiten. Am häufigsten kommen Hiatushernien vor. Sie sind meist als Gleithernien reversibel und führen zu unangenehmen Schmerzen, die als Brennen und Druck hinter dem Sternum empfunden werden.
Unter **Schluckauf,** *Singultus,* versteht man unwillkürliche krampfhafte Zuckungen der Zwerchfellmuskulatur, die mit einem unverkennbaren Einatmungsgeräusch einhergehen. Zu anhaltendem Singultus kann es bei entzündlichen Reizungen des Zwerchfells (z.B. bei Pleuritis und Peritonitis), auch bei bestimmten Virusinfektionen und bei Erkrankungen des Atemzentrums kommen.

Innervation: *N. phrenicus* aus dem *Plexus cervicalis,* C_4 (C_{3-5}). Außer dem Hauptstamm des N. phrenicus sind gelegentlich sog. *Nebenphrenici* vorhanden, die z.T. vom N. subclavius abstammen.

Zur Ruhigstellung einer Zwerchfellseite (z.B. bei Lungentuberkulose) wurde früher der entsprechende N. phrenicus auf dem M. scalenus anterior aufgesucht und durchgetrennt **(Phrenikotomie)** oder mit einer Klemme gequetscht. Dadurch kam es vorübergehend zum Hochstand der gelähmten Zwerchfellhälfte in maximaler Exspirationsstellung und zur Ruhigstellung einer Lunge mit Kompression ihres Unterlappens. Dauernde und vollständige Lähmung einer Zwerchfellhälfte wurde durch die **Phrenikusexhairese** erreicht, bei der der N. phrenicus durchgeschnitten und ein Stück seines distalen Endes herausgezogen wurde.

5.2   Zwischenrippenmuskeln

Die vordere Brustwand besteht wie die Bauchwand aus einem dreischichtigen Muskelsystem.

Mm. intercostales

Die Mm. intercostales sind metamere Muskeln, in denen sich die phylogenetisch alte Myotomgliederung noch deutlich zeigt. Sie schließen an die kurzen, ebenfalls metameren Wirbelsäulenmuskeln an, zu denen sich auch Übergänge zeigen. So können die Mm. intertransversarii des Hals- und Lendenbereiches, *Mm. intertransversarii anteriores cervicis* und *Mm. intertransversarii laterales lumborum,* als Interkostalmuskeln betrachtet werden, deren rudimentäre Rippen mit den Wirbeln verschmolzen sind.

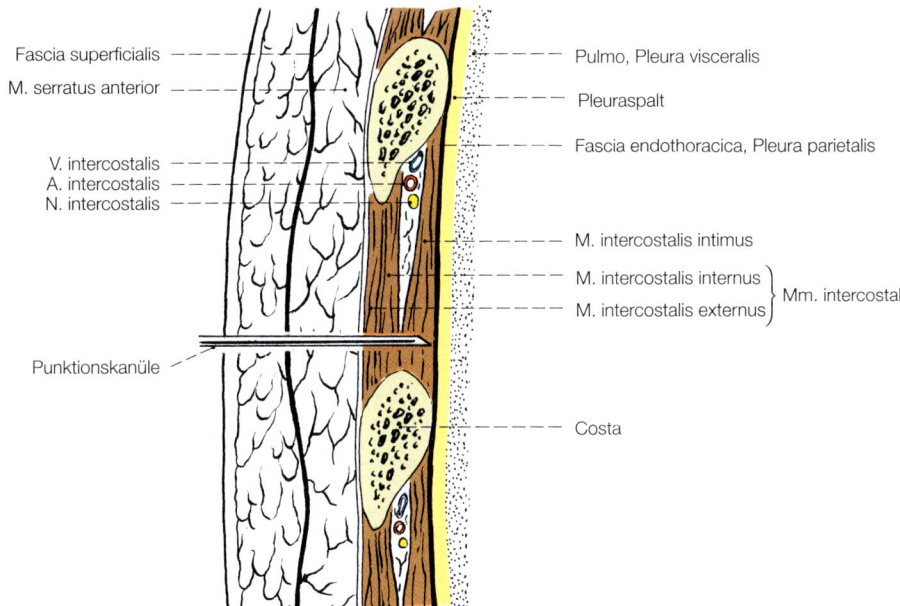

Fascia superficialis

M. serratus anterior

V. intercostalis
A. intercostalis
N. intercostalis

Punktionskanüle

Pulmo, Pleura visceralis

Pleuraspalt

Fascia endothoracica, Pleura parietalis

M. intercostalis intimus

M. intercostalis internus ⎫
M. intercostalis externus ⎭ Mm. intercostales

Costa

Abb. 8.1-87 Bau der Brustwand. Beachte die Lage von N., A. und V. intercostalis im Sulcus costae. Die Stämme der interkostalen Leitungsbahnen verlaufen zwischen den Mm. intercostales intimi und den Mm. intercostales interni. Bei der Punktion der Pleurahöhle sollte die Nadel in der unteren Zone des Interkostalraumes eingestochen werden.

Die *Mm. intercostales externi* (Abb. 8.1-56 u. 87) verlaufen in den Zwischenrippenräumen schräg von hinten oben nach vorn unten, also in der Richtung der Faserung des M. obliquus externus abdominis. Sie beginnen hinten an den Tubercula costarum und enden vorn am Beginn der Rippenknorpel, indem sie zugleich an Masse abnehmen. Zwischen den Knorpeln werden sie zu sehnigen Streifen, *Membrana intercostalis externa.*

Die *Mm. intercostales interni* (Abb. 8.1-56 u. 87) verlaufen senkrecht dazu, also wie die Richtung der Fasern des M. obliquus internus abdominis, in den sie sich häufig ohne Unterbrechung fortsetzen. Vorn reichen sie bis zum Brustbein, hinten werden sie dünner und enden an den Rippenwinkeln. Von hier bis zur Wirbelsäule werden sie durch eine aponeurotische Membran fortgesetzt, durch die die Mm. intercostales externi sowie die interkostalen Blutgefäße und Nerven durchschimmern.

Durch einen bindegewebigen Spaltraum, in dem die Interkostalgefäße und der N. intercostalis verlaufen, sind von den Mm. intercostales interni die *Mm. intercostales intimi* abgetrennt. Die Grenze zwischen den beiden im Grunde zusammengehörenden Muskeln ist stets durch die Lage der interkostalen Leitungsbahnen bestimmbar (Abb. 8.1-87). In der Richtung ihres Verlaufs entsprechen sie den Fasern der Mm. intercostales interni.

Wenn die Mm. intercostales interni 1 bis 2 Rippen überspringen, entstehen längere Muskelplatten, die meist nur in der Nähe der Rippenwinkel vorhanden sind und als *Mm. subcostales* bezeichnet werden.
Innervation: Entsprechende Interkostalnerven.

M. transversus thoracis

Der *M. transversus thoracis* (Abb. 8.1-81) kann als Fortsetzung des M. transversus abdominis auf die Hinterfläche der vorderen Brustwand betrachtet werden. Nur die untersten Fasern verlaufen quer; die obersten, die

bis zur 2. Rippe reichen, ziehen in der Längsrichtung; zwischen beiden finden sich schräge Züge. Die Muskelzacken strahlen von der Innenfläche des Brustbeins aus und divergieren zu den Rippen; im ganzen bilden sie eine dreieckige Platte.
Innervation: 2. bis 6. Interkostalnerv.

Mm. scaleni

Auch die Muskeln der Skalenusgruppe, *Mm. scaleni anterior, medius et posterior* (Abb. 8.1-88), können zu den Zwischenrippenmuskeln gezählt werden, da sie von den in die Querfortsätze der Halswirbel integrierten Rippenrudimenten entspringen und zu den echten Rippen ziehen. Reste einer metameren Gliederung, wie sie bei den äußeren und inneren Interkostalmuskeln so deutlich in Erscheinung tritt, lassen sich nur noch in den Ausnahmefällen, in denen sehnige Einschlüsse vorhanden sind, erkennen.

Die Mm. scaleni bilden ein spitzes Dach, das die obere Thoraxapertur, *Apertura thoracis superior,* teilweise abschließt und unter dem die Pleurakuppeln und die Lungenspitzen liegen.

Der *M. scalenus anterior* (Abb. 8.1-88) entspringt von den vorderen Höckern der Querfortsätze des 3. bis 6. Halswirbels und verläuft zum *Tuberculum m. scaleni anterioris* der 1. Rippe.

Der stärkste Muskel der Gruppe ist der *M. scalenus medius* (Abb. 8.1-88). Er entspringt von den vorderen Höckern des 3. bis 7., gelegentlich auch aller Halswirbel, und inseriert hinter dem *Sulcus arteriae subclaviae* an der 1. Rippe. Einzelne Bündel reichen bis zur 2. Rippe.

Zwischen den Mm. scaleni anterior et medius findet sich ein Spalt, die sog. **Skalenuslücke,** durch die das Armnervengeflecht, *Plexus brachialis,* und an der Basis im Sulcus arteriae subclaviae die *A. subclavia* ziehen. Die mächtige *V. subclavia* verläuft vor dem M. scalenus

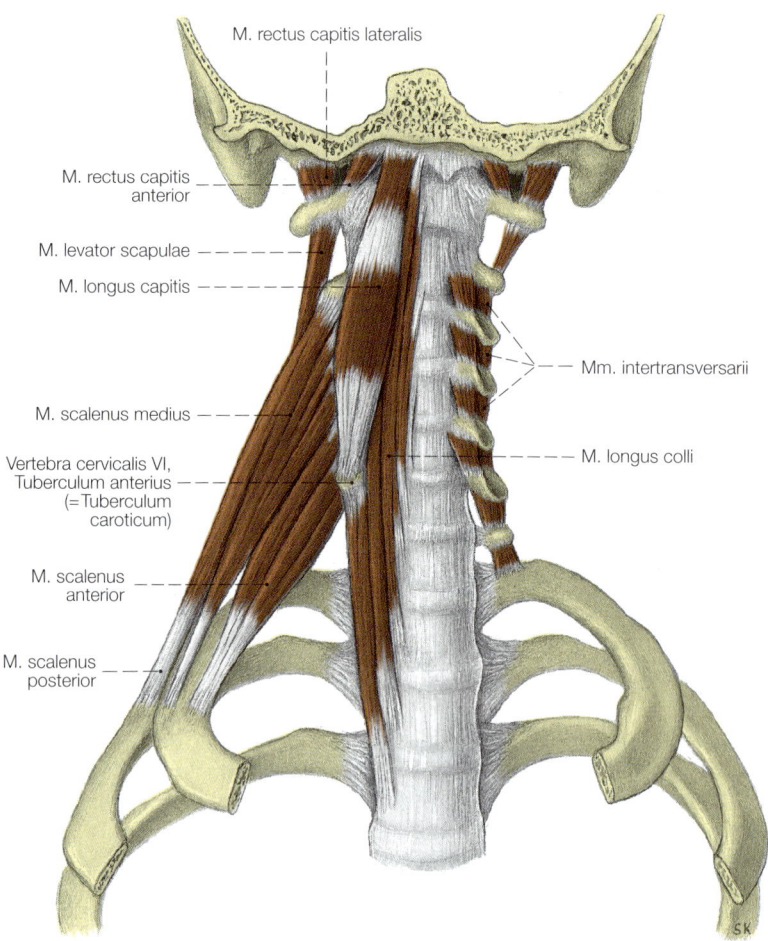

Abb. 8.1-88 Prävertebrale Muskeln (Longussystem), Skalenusgruppe und Mm. intertransversarii.

M. rectus capitis lateralis

M. rectus capitis anterior

M. levator scapulae

M. longus capitis

Mm. intertransversarii

M. scalenus medius

M. longus colli

Vertebra cervicalis VI, Tuberculum anterius (= Tuberculum caroticum)

M. scalenus anterior

M. scalenus posterior

anterior und hinter dem klavikulären Ursprung des M. sternocleidomastoideus.

Der *M. scalenus posterior* (Abb. 8.1-88) entspringt von den hinteren Höckern der Querfortsätze des 4. bis 6. Halswirbels und setzt an der 2. (3.) Rippe an. Der Muskel schließt sich dicht an den M. scalenus medius an und ist nur künstlich von ihm zu trennen; er kann ganz oder teilweise fehlen. Seine Sehnenfasern strahlen mehr oder weniger weit in die Interkostalräume, *Spatia intercostalia*, aus.

Funktion: Die Mm. scaleni heben bei festgestellter Halswirbelsäule durch ihre Wirkung auf das 1. und 2. Rippenpaar etwas den Thorax. Sie verkürzen sich bei ruhiger Rippenatmung. Im übrigen wirken sie wie ein elastisches, verstellbares Aufhängeband des Thorax. Man hat sie daher auch als Rippenhalter bezeichnet. Ihre Ausschaltung bewirkt keine wesentliche Einschränkung der Atembewegungen.

Eine beugende Wirkung auf die Halswirbelsäule hat nur der M. scalenus anterior. Der M. scalenus medius liegt genau seitlich und kann aus der Normalstellung weder beugen noch strecken (Abb. 8.1-71). Größere Ausschläge erzielen die Mm. scaleni bei der Seitwärtsbeugung der Halswirbelsäule.

Innervation: *Plexus cervicalis* und *Plexus brachialis*.

Unter dem **Skalenussyndrom** versteht man Durchblutungsstörungen des Arms und ziehende Schmerzen, die vom Hals auf die mediale Seite des Oberarms sowie herzwärts ausstrahlen können. Sie werden durch Kompression der A. subclavia und des Plexus brachialis in der Skalenuslücke zwischen M. scalenus anterior, M. scalenus medius und 1. Rippe verursacht. Da die V. subclavia vor dem M. scalenus anterior, also außerhalb der Skalenuslücke, verläuft, bleibt sie bei diesem Syndrom unbeteiligt.

6 Atemmechanik

Unter Atemmechanik versteht man im engeren Sinn die Mechanik der Atmungsbewegungen, also das Zusammenwirken aller Anteile des Bewegungsapparates und aller Kräfte, die an Einatmung (**Inspiration**) und Ausatmung (**Exspiration**) beteiligt sind. Im weiteren Sinn kann darunter ein vielgliedriger Transportmechanismus verstanden werden, an dem die Lunge, der Bewegungsapparat des Rumpfes und das Herz-Kreislauf-System beteiligt sind. Damit das Blut während der Durchströmung der Lunge mit Sauerstoff beladen und von überschüssigem Kohlendioxid befreit werden kann, sind Respirationsbewegungen der Brustkorb- und Bauchmuskulatur erforderlich, die eine Luftströmung in den Atemwegen erzeugen und damit über die Belüftung **(Ventilation)** der Lungenbläschen für einen ausreichenden Gaswechsel sorgen.

Bei ruhiger Atmung erfolgen 16 bis 20 Atemzüge in der Minute. Wird das Sauerstoffbedürfnis größer, nehmen **Atemfrequenz** und **Atemzugtiefe** und damit das **Atemminutenvolumen** zu. Eine zu hohe Atemfrequenz kann zur **Hypoventilation** führen, da nur in den oberen Atemwegen relativ viel Luft (Totraumluft) bewegt wird, die Lungenbläschen aber nicht ausreichend belüftet werden. Eine Steigerung des Atemminutenvolumens über einen Durchschnittswert hinaus führt zur **Hyperventilation.** Das maximale Atemvolumen **(Vitalkapazität)** beträgt etwa 3,5 l und kann durch gezieltes Training (Sportler, Sänger) beträchtlich vergrößert werden. Bei normaler ruhiger Atmung beobachten wir gleichmäßiges inspirato-

risches Vor- und exspiratorisches Rückschwingen der Bauchwand (Abb. 8.1-89). Bei der Inspiration senken sich die Zwerchfellkuppeln. Der Inhalt der Bauchhöhle weicht dabei gegen die Bauchdecken hin aus. Sie verhält sich bei verschiedenen Körperstellungen wie eine wassergefüllte Blase mit einer erdwärts steigenden Druckschichtung. Im aufrechten Stand herrscht bis zu 4 cm unter dem Zwerchfell unteratmosphärischer Druck, der in Atemruhelage oberhalb des Bauchnabels die Bauchdecke einwärts zieht.Bei tieferer Einatmung hebt und erweitert sich zusätzlich der Thorax und kehrt bei der Ausatmung wieder in die Ausgangslage zurück. Die Lunge dehnt sich bei der Inspiration in die sich vergrößernden Lungenhöhlen aus. Dadurch wird Luft durch die Atemwege eingesaugt. Der Recessus costodiaphragmaticus öffnet sich (Abb. 8.1-90).

◁
Abb. 8.1-89 Verhalten von Zwerchfellkuppeln und Bauchdecke bei der Atmung. Bis zu 4 cm unter dem Zwerchfell herrscht unteratmosphärischer Druck.

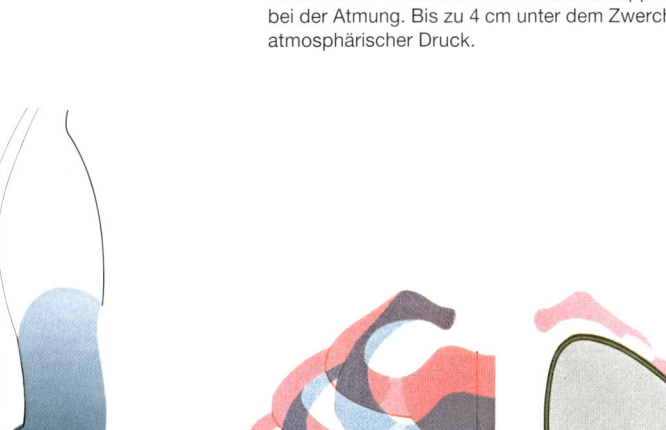

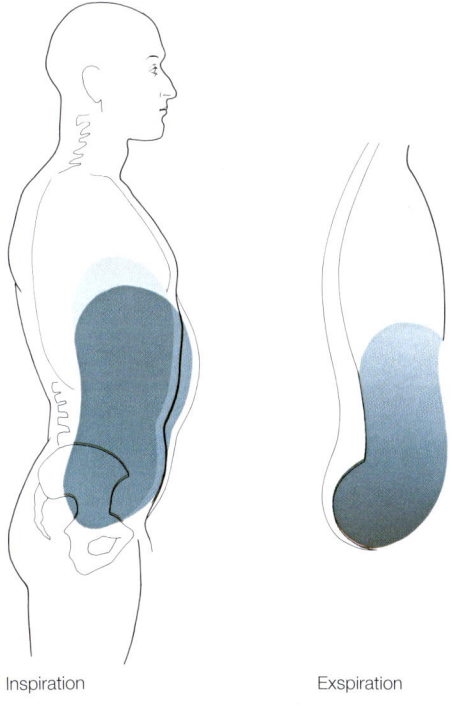

Inspiration   Exspiration

▷
Abb. 8.1-90 Schema der Bewegungen des Thorax, des Zwerchfells und der linken Lunge bei der Atmung. Ausatmungsstellung blau, Einatmungsstellung rot.

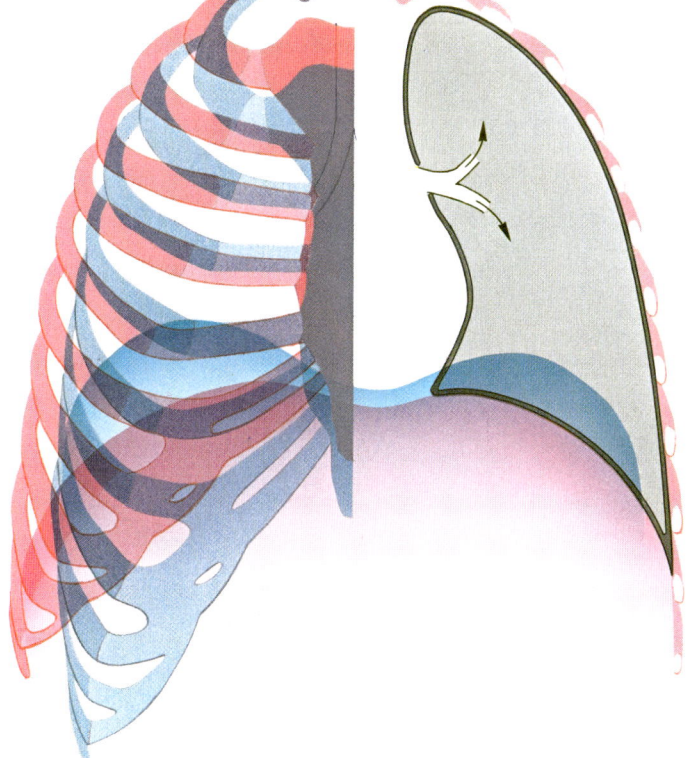

Je nachdem, ob im Atmungsablauf die thorakale oder die abdominale Komponente im Vordergrund steht, läßt sich eine Bauchatmung **(Zwerchfellatmung)** von einer Brustatmung **(Rippenatmung)** unterscheiden. Das normale Atemzugsvolumen, bei Ruheatmung etwa 500 ml, läßt sich sowohl durch bevorzugt abdominale als auch durch bevorzugt thorakale Atmung erreichen. Damit kann bei abdominaler oder thorakaler Bewegungseinschränkung (z.B. bei verschiedenen Körperstellungen, während der Schwangerschaft oder beim Ausheilen eines Thoraxtraumas) ein Ausgleich geschaffen werden.

Da bei den Atmungsbewegungen Massenverschiebungen stattfinden, unterliegen sie den Gesetzen der Schwerkraft und der Massenträgheit. Beim **Lachen** z.B. erfolgen Ein- und Ausatmungsbewegungen in hoher Frequenz. Durch betontes, stoßweises Ausatmen wird der typische Laut erzeugt. Die Einatmung ist dagegen sehr kurz und flach, aber geräuschlos. Man hebt dabei im aufrechten Stand mit Hilfe der spinohumeralen Muskeln den massigen Schultergürtel nach oben, der sonst wegen seiner Massenträgheit den abrupten, rhythmischen Bewegungen nicht folgen könnte. Anschließend muß für die nächste Lachsalve kurz Luft geschöpft werden, um die Lungenbläschen ausreichend zu belüften. Ähnliches wird beim Husten, Niesen und Seufzen beobachtet. Beim **Hustenstoß** wird bei geschlossener Stimmritze durch kräftigen Einsatz der Ausatmungsmuskulatur der intrapulmonale Druck derart gesteigert, daß die Stimmritze gesprengt wird und Luft mit hoher Geschwindigkeit (bis etwa 280 m/sec) ausströmt. Beim **Seufzen** folgt umgekehrt auf eine stoßweise Ausatmung eine tiefe, lange Einatmung.

Auch bei normaler Atmung im aufrechten Stand belastet der Schultergürtel den Thorax. Das Gesamtgewicht wird letztlich von der Wirbelsäule und den das Gleichgewicht haltenden Rückenmuskeln getragen.

Bei Erschöpfungszuständen oder starken Atmungsbehinderungen (Emphysem, Asthma, Atemwegsobstruktionen) stützen daher Patienten die Arme auf. Sie entlasten dabei den Thorax zumindest z.T. vom Gewicht des Schultergürtels und die Rückenmuskulatur von der Aufgabe, Gleichgewicht zu halten. Die Leistung der spinokostalen Muskelschlingen kommt damit zur Gänze der Atmung zugute. Das ist besonders wichtig, wenn das Zwerchfell durch Verminderung des Lungenzugs tief steht, wie z.B. bei der Lungenblähung (Emphysem), und das notwendige Atemzugsvolumen nur durch extreme Zwerchfell- und Rippenatmungsbewegungen erreicht werden kann.

Die der Tätigkeit der Atemmuskulatur entgegengerichteten Kräfte sind
a) die elastischen Kräfte der Lunge, des Thorax und des Abdomens,
b) Reibungs- und Strömungswiderstände in den Atemwegen,
c) die Trägheitskräfte der zu bewegenden Atemluft und der Gewebe und
d) die Schwerkraft.

Ein großer Teil der von der Muskulatur aufgebrachten Energie wird als Verformungsenergie in den intra- und extrapulmonalen Geweben gespeichert und bei der Exspiration als Bewegungsenergie für die Herstellung der Ausgangsposition wieder freigesetzt. Wie ein gespanntes Gummiband bei Nachlassen der äußeren Zugkräfte in seine Ruhelage zurückkehrt, wird die normale **Atemruhelage** durch die elastischen Kräfte wieder herbeigeführt. Die Exspiration läuft also bei ruhiger Atmung fast ausschließlich passiv ab.

Bei **rascher (forcierter) Ausatmung** kann die Kraft der eingesetzten Muskulatur nicht voll ausgenutzt werden, da ein zu hoher Druck die Strömungsgeschwindigkeit der Luft in den Atemwegen so erhöht, daß nach innen weisende Kräfte auftreten, die die Atemwege verengen. Das kann man sich an zwei parallel zueinander gehaltenen Papierblättern klarmachen. Bläst man forciert zwischen ihnen durch, bewegen sich die Blätter nicht auseinander, sondern flatternd zusammen. Bei großer Strömungsgeschwindigkeit kippt die laminare Strömung in den Luftwegen in eine turbulente um, und es kommt zu einem Anstieg des Strömungswiderstandes. Er wächst nicht mehr linear, sondern mit dem Quadrat der Stromstärke. Patienten mit Atemwegsobstruktionen können diese Prinzipien nutzen, indem sie die Exspirationsluft durch Spitzen der Lippen verlangsamt ausströmen lassen. Auch das Zwerchfell wirkt durch seine ausklingende exspiratorische Aktivität in diesem Sinn (s. auch Abb. 8.1-93).

Der M. rectus abdominis hat für die Exspiration eine sehr geringe Bedeutung. Selbst bei forcierter, maximaler Exspiration wird er individuell verschieden nur sehr schwach eingesetzt.

6.1 Mechanik der Rippenatmung

An der Rippenatmung (thorakale Atmung, Brustatmung) sind in einem komplizierten Wechselspiel mehrere Muskeln beteiligt, die den Thorax inspiratorisch durch Anheben der Rippen oben mehr in sagittaler und unten mehr in transversaler Richtung erweitern (Abb. 8.1-91).

Um diese Umformung zu verstehen, kann man vom Bewegungsmechanismus der einzelnen, mit dem Brustbein verbundenen Rippenpaare ausgehen. Jeder derartige Rippenring ist gegen die Wirbelsäule in seinen Gelenken verstellbar. Die Bewegungsachse, die in der Richtung des Rippenhalses verläuft, liegt bei der 1. Rippe in der Transversalebene. Die Bewegungsachsen beider 1. Rippen schließen einen nach hinten offenen Winkel von etwa 150° ein. Der 1. Rippenring ist in der Ruhestellung des Thorax um ca. 45° gegen die Transversalebene gesenkt und kann um etwa 24° inspiratorisch gehoben werden. Die kaudalwärts folgenden Rippen drehen sich wegen ihrer zunehmenden Länge entsprechend weniger stark, die 7. Rippe nur um ca. 14°. Beim Neugeborenen stehen die Rippen noch zu waagrecht (Abb. 8.1-54). Wird der 1. Rippenring aus seiner Schräglage gehoben, muß sich der Abstand des Brustbeins von der Wirbelsäule in sagittaler Richtung vergrößern.

Dieser Bewegungsvorgang kann gut demonstriert werden, indem man die herabhängenden Arme durch Falten der Hände zu einem Ring schließt und damit den Rippenring nachahmt. Hebt man den gesenkten Armring im Schultergelenk um eine transversale Achse, wird der

Abstand der Hände vom Körper größer, was der Erweiterung des Thorax in sagittaler Richtung entspricht. Will man den Querdurchmesser des Armrings vergrößern, muß man die gebeugten Ellenbogen nach lateral führen. Dabei heben sich die Oberarme nach vorn und seitlich. Eine ähnliche Bewegung können die unteren Rippen ausführen, wodurch es im unteren Bereich zu einer Erweiterung des Thorax nach lateral kommt (sog. Flankenatmung). Die Bewegungsachsen der 9. und 10. Rippe schließen einen nach hinten offenen Winkel von etwa 80° ein.

Bei der inspiratorischen Hebung der ventralen Rippenenden werden die unteren Rippenknorpel, die in gesenktem Zustand winklig gebogen sind, gestreckt und der Länge nach gespannt. Durch diese Verformung und die Stellungsänderung der Rippenknorpel flacht sich der Spitzbogen, den die beiderseitigen Rippenbogen bilden, bei der Hebung des Thorax ab (Abb. 8.1-91).

Durch Drehung, Biegung und Verwringung der Rippenknorpel entstehen in ihnen, sobald sie aus ihrer Gleichgewichtslage gebracht werden, elastische Widerstände, die eine Rückführung in die Ausgangslage unterstützen. Die Gleichgewichtslage des Thorax wird von allen auf den Thorax wirkenden Kräften bestimmt und ist damit auch von Körperhaltung und -stellung abhängig.

Auf die Rippen **wirken inspiratorisch** die Mm. scaleni, die Mm. intercostales externi und der parasternale Teil der Mm. intercostales interni (Mm. intercartilaginei), bei tiefer Inspiration (ab etwa 3,4 l) auch der M. sternocleidomastoideus (Abb. 8.1-92). Die Basis der **exspiratorisch wirkenden Kräfte** bildet die inspiratorisch im Thorax gespeicherte Verformungsenergie (z.B. durch Torsion der Rippenknorpel). Als **aktive Exspiratoren** wirken die lateralen Anteile der Mm. intercostales interni, die Mm. subcostales, die Mm. transversus thoracis und abdominis und bei forcierter Ausatmung auch die schrägen Bauchmuskeln. Eine inspiratorische Aktivität des M. serratus posterior superior (Abb. 8.1-64) und der Mm. levatores costarum (Abb. 8.1-62 u. 63) ist nicht zweifelsfrei erwiesen. Bei forcierter Ausatmung werden die Rippenzacken des M. latissimus dorsi aktiviert („Hustenmuskel") und vermutlich auch der M. iliocostalis. Bei Kindern kann es daher bei Keuchhusten zu spontanen Rippenfrakturen kommen. Da diese Muskeln reflektorisch gesteuert als Antagonisten-Bremse wirken und ein Teil von ihnen, wie auch das Diaphragma und der M. quadratus lumborum zu Anfang der Exspirationsphase aktiviert sind, war man sich lange über die Wertigkeit der Funktion der Atemmuskeln und die zeitliche Abfolge ihrer Aktivität im Atmungszyklus uneinig.

Bei ruhiger Einatmung werden die Mm. scaleni (Abb. 8.1-88) regelmäßig eingesetzt, und zwar unmittelbar nach der ersten Aktivierung des Zwerchfells. In den Zwischenrippenräumen sind zunächst nur die parasternalen Fasern der Mm. intercostales interni tätig. Ihre Aktivität breitet sich erst mit steigendem Atemzugsvolumen vom 1. Interkostalspatium auf die folgenden aus, um schließlich auf die äußere Zwischenrippenmuskulatur in laterokaudaler Richtung überzugreifen. Bei großem Atemminutenvolumen soll schließlich die gesamte äußere Interkostalmuskulatur inspiratorisch mit der exspiratorischen inneren Zwischenrippenmuskulatur alternierend tätig sein. Die Zwischenrippenräume werden dabei den intrathorakalen Druckschwankungen entsprechend verspannt. Sind zwei Rippen unbeweglich durch eine Knochenspange verbunden, atrophiert die Zwischenrippenmuskulatur nicht; die passive und aktive Verspannung bleibt erhalten. Da mit zunehmender Atemtiefe neben Diaphragma und Interkostalmuskeln die obengenannten weiteren Atemmuskeln „helfend" in die Atembewegungen eingreifen, hat man diese vereinfacht als **„Atemhilfsmuskeln" (auxiliäre Atemmuskeln)** bezeichnet. Zu den Atemhilfsmuskeln sollen auch die Mm. pectorales major et minor und der M. serratus anterior gehören, was sich elektromyographisch aber bislang nicht beweisen ließ [2].

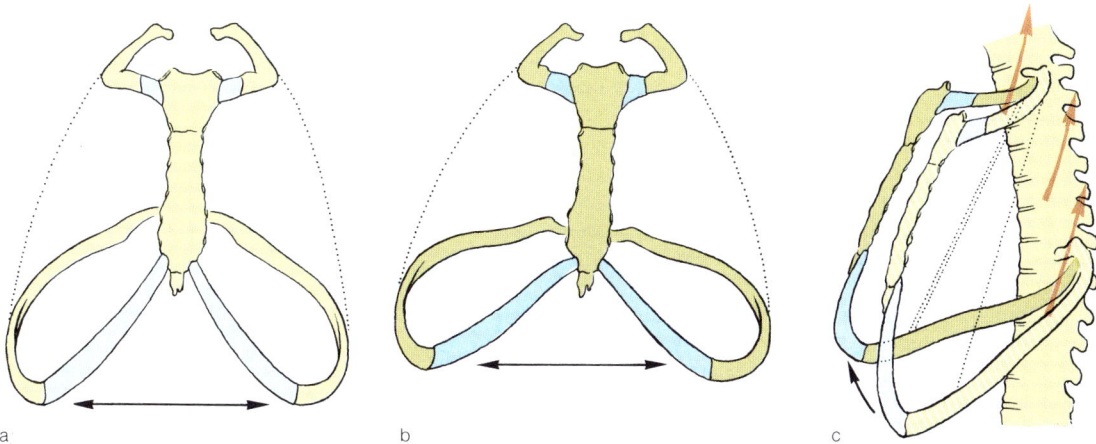

Abb. 8.1-91 Formänderung des Thorax und Verformung der Rippenknorpel bei der Atmung. (Nach Mollier [12])
(a) Ausatmungsstellung
(b) Einatmungsstellung
(c) beide Stellungen von der Seite (Ausatmungsstellung, dicke Konturen; Einatmungsstellung, dünne Konturen)

Die Wirkung der Rippenheber und der transversospinalen Bündel der autochthonen Rückenmuskulatur als Strecker der Brustwirbelsäule ist durch schräge Pfeile dargestellt.

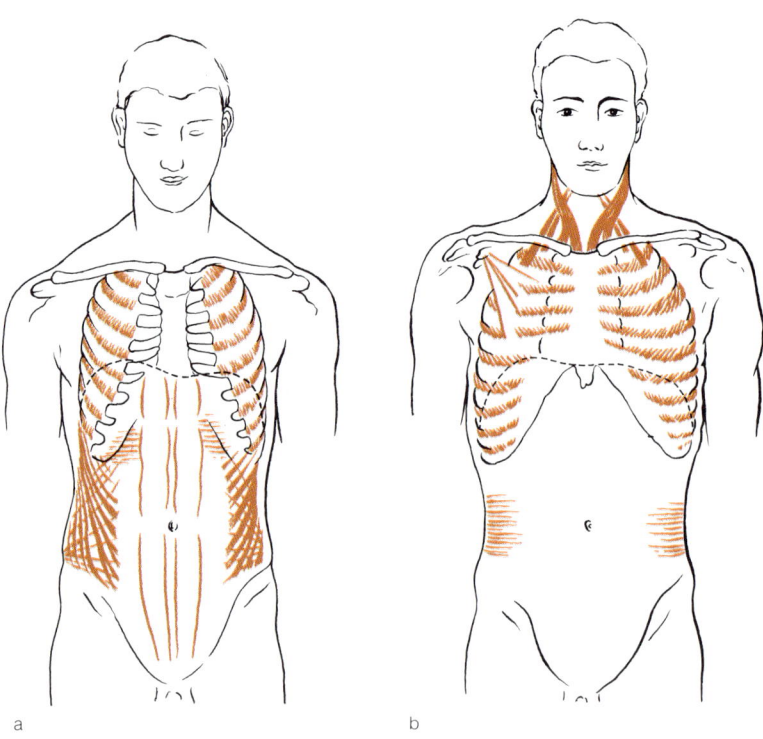

a   b

Abb. 8.1-92 Muskeln der Rippenatmung.
(a) Ausatmung: Mm. obliqui abdominis externi, Mm. obliqui abdominis interni, Mm. transversi abdominis, Mm. intercostales interni
(b) Einatmung: Mm. scaleni, Mm. intercostales externi, M. sternocleidomastoideus (bei tiefer Inspiration)

Mit zunehmender Atmung steigen die allgemeine Erregung und damit auch der Tonus der nicht an der Atmung beteiligten Muskulatur an. Bei extremer Atemnot hat es den Anschein, als ob fast der ganze Körper die Atmung zu erzwingen suche, man „ringt nach Luft". Doch werden selbst dabei die äußersten Bewegungsmöglichkeiten, die ein reines Skelett-Bänderpräparat zulassen würde, infolge der reflektorisch gesteuerten Antagonisten-Bremse nicht voll ausgenutzt.

6.2 Mechanik der Zwerchfellatmung

Bei der Zwerchfellatmung wird die Volumenänderung des Brustraums vorwiegend durch die Verschiebung des Zwerchfells erreicht. Dieses ist in die Thoraxapertur eingelassen und bildet in Form einer Doppelkuppel eine Trennwand zwischen Brust- und Bauchraum. Bei seiner **Kontraktion (Inspiration)** flachen beide Kuppeln ab und führen damit zur Erweiterung des Brustraums. Als direkte Folge des Tiefertretens der Zwerchfellkuppeln werden die Oberbauchorgane nach unten gedrängt und wölben dabei die Bauchwand vor allem oberhalb des Nabels vor (Abb. 8.1-89). Dies hat zur Bezeichnung Bauchatmung geführt. Da das inspiratorische und exspiratorische Kräftespiel in der unteren Thoraxapertur sowohl die kostalen als auch die diaphragmalen Komponenten einbezieht, spricht man auch von **kostodiaphragmaler** oder **kostoabdominaler Atmung.** Das Zwerchfell ist wie die kurzen Fingermuskeln und die Augenmuskeln ziemlich fein innerviert. Bei der Ratte wurden 25 bis 120 Muskelfasern je motorischer Einheit beobachtet [4].

Es kontrahieren sich immer alle Teile des Zwerchfells gleichzeitig (Abb. 8.1-93). Bei ruhiger Atmung senkt sich das Zwerchfell mit beiden Kuppeln um etwa 1,5 bis 2 cm, bei tiefer Atmung um 6 bis 10 cm. Da der Herzbeutel mit dem Centrum tendineum des Zwerchfells verwachsen ist, hebt und senkt sich das Herz mit den Atembewegungen, während die elastischen Kräfte der mediastinalen Gewebe die Bewegungsfreiheit des medialen Zwerchfellabschnitts einschränken. Die Rundung der Zwerchfellkuppeln ändert sich bei der Kontraktion zunächst nicht wesentlich. Auch der spitzwinklige Spalt zwischen Zwerchfell und Thoraxwand, *Recessus costodiaphragmaticus* (Sinus phrenicocostalis), öffnet sich bei ruhiger Atmung kaum. Erst bei tiefer Atmung löst sich das Zwerchfell von der Thoraxwand und kann mit ihr bei Maximalkontraktion schließlich einen Winkel bis 80° bilden. Bei sehr tiefer Einatmung sinkt die Zentralsehne unter das Niveau des Schwertfortsatzes herab, wobei die etwa 3 bis 5 cm langen Muskelzüge der Pars sternalis nach kaudal umgeklappt werden.

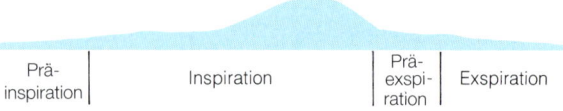

Prä- inspiration	Inspiration	Prä- exspi- ration	Exspiration

Abb. 8.1-93 Intensität der Zwerchfellinnervation während der Atemphasen. Intensität = Zahl und Entladungsfrequenz der tätigen Motoneurone. Die Aktivität des Zwerchfells klingt erst während der Exspirationsphase aus. Einatmungs- und Ausatmungsphasen sind durch kurze Pausen getrennt. (Nach CAMPBELL et al. [4])

Der Inhalt der Bauchhöhle verhält sich wie eine wassergefüllte, verformbare Blase und verändert die Atemexkursionen des Zwerchfells bei verschiedenen Körperstellungen. Bei Seit- und Rückenlage drängt der Bauchinhalt die Zwerchfellkuppeln der aufliegenden Seite kranialwärts. Während diese Seite in der Rippenatmung behindert ist, wird sie in der Zwerchfellatmung dadurch begünstigt, daß die gedehnte Zwerchfellkuppel größere Exkursionen ausführen kann. Damit ergibt sich ein Ausgleich, so daß beide Lungen fast gleich stark beatmet werden können.

Bei tiefer Inspiration werden zusätzlich die schrägen Bauchmuskeln gedehnt. Ihre Spannung begrenzt die Ausweichmöglichkeit der Baucheingeweide und wirkt damit dem Zug des Zwerchfells bei der Inspiration entgegen. Durch Kontraktion der Bauchmuskulatur wird ein Druck auf den Inhalt der Bauchhöhle ausgeübt, das Zwerchfell u. U. sehr kräftig und schnell kranialwärts gedrängt und die Atemluft ausgetrieben. Allerdings werden die Bauchmuskeln erst bei einem Atemvolumen ab etwa 40 l/min exspiratorisch eingesetzt. Eine große Aktivität wird bei einem Atemvolumen von 70 bis 90 l/min beobachtet.

Da die unteren Rippen nach dorsolateral eine ziemlich große Bewegungsfreiheit haben, erweitert sich in der Regel die untere Thoraxapertur durch den Zug dieser Muskeln zugleich mit der Senkung der Zwerchfellkuppeln. Der M. quadratus lumborum und vermutlich auch der M. serratus posterior inferior werden zeitgleich mit dem Diaphragma eingesetzt, offenbar auch während der Exspirationsphase. Die auf die unteren Rippen inspiratorisch und exspiratorisch wirkende mediokraniale Zugkomponente des Zwerchfells wird dadurch kraft- und richtungsabhängig kompensiert. Wenn die Rippen hochstehen – z.B. bei kleinen Kindern oder allgemein bei tiefer Inspiration –, übt das Zwerchfell mit zunehmender Anspannung einen wachsenden Zug nach innen auf die Rippen aus.

Bei einer **Lähmung** der auf die untere Thoraxapertur wirkenden thorakalen Atemmuskeln (z.B. infolge von Kinderlähmung) fehlt die dorsolaterale, dem Zwerchfell entgegenwirkende Zugkomponente. Als Folge kann es zu einer verhängnisvollen inspiratorischen Einziehung des unteren Thoraxumfangs kommen und das Zwerchfell nicht ausreichend gesenkt werden. Bei einer Lähmung des Zwerchfells kann die Atmung durch die thorakalen Atemmuskeln aufrechterhalten werden. Man beobachtet dann eine **widersinnige (paradoxe) Beweglichkeit**, da sich das atonische Zwerchfell infolge des intrathorakalen Druckabfalls während der Inspiration nach kranial statt nach kaudal verschiebt.
Bei Patienten mit chronischer Obstruktion der Atemwege wird bei forcierten Bauchatmungsübungen eine „paradoxe" inspiratorische Einziehung der unteren Thoraxapertur beobachtet. Bei rachitischen Kindern mit ihrer knöchern schlecht versteiften Thoraxwand kann dabei eine sog. Harrisonsche Furche auftreten, die sich als Einziehung in Höhe der Rippenursprünge des Zwerchfells im Augenblick der Einatmung abzeichnet.

Der **Zwerchfellstand** (Höhe der Zwerchfellkuppeln bezogen auf die Thoraxwand) hängt in erster Linie von der Thoraxform ab, die ihrerseits alters-, geschlechts- und konstitutionsbedingt ist. Der eher faßförmige Thorax des Säuglings hat einen großen sagittalen Durchmesser und

nahezu horizontal eingestellte Rippen, deren Rippenwinkel noch nicht voll ausgebildet sind. Da durch Hebung der so eingestellten Rippen (Rippenatmung) nur eine geringe Volumenzunahme des Thorax erzielt werden kann, bleibt daher die Atmung beim Säugling zunächst abdominal (Bauchatmung). Im Lauf der ersten Lebensjahre bildet sich der kindliche Thorax so um, daß er der Form des Erwachsenen ähnlich wird. Der Übergang von der Bauch- zur Rippenatmung erfolgt zwischen dem 3. bis 7. Lebensjahr; dabei rückt das Zwerchfell tiefer. Während bcide Kuppeln im 1. Lebensjahr in Höhe des 8. bis 9. Brustwirbels stehen, sinken sie im 3. bis 7. Jahr bis auf Höhe des 9. bis 10. Brustwirbels ab. Im Alter erfolgt eine weitere Senkung der Rippen; die Elastizität der Rippenknorpel läßt nach, ebenso die der Lunge. Das Zwerchfell sinkt tiefer und wird flacher, die untere Thoraxapertur verengt sich. Bei Frauen steht das Zwerchfell normalerweise weniger hoch als bei Männern; in der Schwangerschaft hingegen steigt es höher. Da die Zwerchfellatmung dann behindert sein kann, tritt die Rippenatmung stärker hervor. Jede ungewöhnliche Vermehrung des Bauchinhalts führt zu einem Hochstand des Zwerchfells.

Eine Verminderung des elastischen Lungenzugs hat einen Tiefstand zur Folge. Dies ist z.B. bei der Lungenblähung (Emphysem) der Fall. Ebenso steht bei schlaffen Bauchdecken das Zwerchfell tiefer als bei straffen. Erstarrt der Thorax durch Verknöcherung der Rippenknorpel, kann nur noch Zwerchfellatmung erfolgen. In diesen Fällen kann die Kontraktion des Zwerchfells so stark werden, daß sich seine beiden Kuppeln nahezu vollständig abflachen. Bei der Leiche steht das erschlaffte Zwerchfell in extremer Exspirationsstellung, einerseits durch die Baucheingeweide nach oben gedrängt, andererseits durch den Zug des elastischen Lungengewebes gespannt.

6.3 Atmung und Wirbelsäule

Beim Atmen wird die Wirbelsäule reflektorisch rhythmisch mitbewegt, was jedoch jederzeit durch aktive Bewegungen der Wirbelsäule überlagert und ergänzt werden kann. Bei der Einatmung wird die Wirbelsäule gestreckt, bei der Ausatmung gebeugt. Dieser Zusammenhang ist nicht nur mechanisch zu erklären, denn die Bewegungen der Rippen sind von der Biegung der Wirbelsäule relativ unabhängig. Er wird über einen **neuromuskulären Regelkreis** hergestellt, da die Streckmuskulatur bei der Einatmung stets mitkontrahiert wird.

Durch Streckung der Brustwirbelsäule wird eine Vergrößerung des Thoraxvolumens ermöglicht. Das ist bei behinderter Bauchatmung während der Schwangerschaft oder bei behinderter Rippenatmung (z.B. durch zu enge Kleidungsstücke oder durch Erkrankung) von besonderer Bedeutung. Ist die Wirbelsäulenstreckung nicht möglich, arbeitet das Zwerchfell vermehrt. Es kommt zur Zwerchfell-Flankenatmung (kostoabdominale Atmung).

Die Kombination von Rippenhebung und Streckung der Brustwirbelsäule ist durch die Ausbildung spinokostaler Muskelschlingen bedingt. Dazu gehören neben den Mm. intercostales externi die Mm. scaleni, levatores costarum und serrati posteriores. Erst diese Muskeln geben den in den einzelnen Interkostalräumen linear hintereinander geschalteten Muskelbündeln der äußeren Zwischenrippenmuskulatur einen Fixpunkt an der Wirbelsäule (Abb. 8.1-91). Die Kraft der äußeren Zwischenrippenmuskeln wird dadurch auf die Wirbelsäule übertragen, und die Rippenwirbelgelenke bleiben ständig kraftschlüssig. Das Drehmoment der spinokostalen Muskelschlingen nimmt nach kaudal hin zu.

Auch bei ruhiger Atmung, wenn die Interkostalmuskulatur nicht aktiviert ist, treten durch intrathorakale Druckschwankungen Zugspannungen in den Interkostalräumen auf. Diese Kräfte werden über den kostospinalen Bandapparat (z.B. Ligamenta costotransversaria, Abb. 8.1-37) auf die Wirbelsäule übertragen.

Klinisch wird dieser Mechanismus bedeutsam, wenn bei einseitiger **Lähmung der Interkostalmuskulatur** auf der gesunden Seite ständig größere Kräfte auf die Wirbelsäule übertragen werden als auf der kranken. Im Wachstumsalter kann die ungleichmäßige Druckverteilung in den Wirbelkörpern zur Wachstumsstimulation auf der höher belasteten und Wachstumsinhibition auf der weniger belasteten Wirbelseite führen. Dies erzeugt eine **skoliotische Krümmung** der Wirbelsäule zur gesunden Seite hin.

Die geschilderten Muskelschlingen setzen sich im transversospinalen System der autochthonen Rückenmuskulatur fort (Abb. 8.1-62). Mit dieser gemeinsam können sie bei der Einatmung die kranial anschließenden Wirbel um transversale Achsen nach hinten hebeln und so eine Streckung der Brustwirbelsäule herbeiführen.

Literatur

[1] BAKKE, S. N.: Röntgenologische Beobachtungen über die Beweglichkeit der Wirbelsäule. Acta radiol. (Suppl.) (Stockh.) 13 (1931) 1–75.

[2] BASMAJIAN, J. V.: Muscles Alive. Their Functions Revealed by Electromyography. Williams & Wilkins, Baltimore 1967.

[3] BIRKNER, R.: Das typische Röntgenbild des Skeletts. Standardbefunde und Varietäten vom Erwachsenen und Kind. Urban & Schwarzenberg, München–Wien–Baltimore 1977.

[4] CAMPBELL, E. J., E. AGOSTINI, J. N. DAVIS: The Respiratory Muscles: Mechanism and Neural Control. Lloyd-Luke Ltd., London 1970.

[5] DOMISSE, G. F.: The arteries, arterioles and capillaries of the spinal cord. Surgical guidelines in the prevention of postoperative paraplegia. Ann. roy. Coll. Surg. Engl. 62 (1980) 369.

[6] ECKLIN, U.: Die Altersveränderungen der Wirbelsäule. Springer, Berlin–Heidelberg–New York 1960.

[7] FICK, R.: Handbuch der Anatomie und Mechanik der Gelenke, 2. Teil. Jena 1910.

[8] GREGERSEN, G., D. B. LUCAS: An in vivo study of the axial rotation of the human thoracolumbar spine. J. Bone Jt. Surg. 49-A (1967) 247–262.

[9] JUNGHANNS, H.: Nomenclatura Columnae vertebralis. Die Wirbelsäule in Forschung und Praxis, Bd. 75. Hippokrates, Stuttgart 1977.

[10] KLIMA, M.: Development of shoulder girdle and sternum in mammals. Fortschr. Zool. 30 (1985) 81–83.

[11] KRMPOTIC-NEMANIC, J.: Funktionale Bedeutung der Adaptation des Dens axis beim Menschen. Verh. Anat. Ges. 67 (1973) 393–397.

[12] MOLLIER, S.: Plastische Anatomie. Bergmann, München 1924.

[13] MOLLIER, S.: Die Konstruktion der vorderen weichen Bauchwand des menschlichen Körpers. Z. Anat. 93, 1930.

[14] PERNKOPF, E.: Atlas der topographischen und angewandten Anatomie des Menschen, Bd. 1. Urban & Schwarzenberg, München–Wien–Baltimore 1987.

[15] PUTZ, R.: Funktionelle Anatomie der Wirbelgelenke. Normale und Pathologische Anatomie, Bd. 43. Thieme, Stuttgart–New York 1981.

[16] PSCHYREMBEL, W.: Klinisches Wörterbuch. 254. Aufl. De Gruyter, Berlin 1981.

[17] RUGE, G., W. FELIX: Anleitungen zu den Präparierübungen an der menschlichen Leiche. 5. Aufl. Engelmann, Leipzig 1921.

[18] SATERNUS, K. S., J. KOEBKE: Identifizierungsmöglichkeiten an der Ossifikationsgrenze des Corpus costae. Beitr. Gerichtl. Med. 40 (1982) 213–219.

[19] SCHLÜTER, K.: Form und Struktur des normalen und des pathologisch veränderten Wirbels. Die Wirbelsäule in Forschung und Praxis, Bd. 30. Hippokrates, Stuttgart 1965.

[20] SCHMORL, G., H. JUNGHANNS: Die gesunde und kranke Wirbelsäule in Röntgenbild und Klinik. 5. Aufl. Thieme, Stuttgart–New York 1968.

[21] SCHULZE, O., W. LUBOSCH: Atlas und kurzgefaßtes Lehrbuch der topographischen und angewandten Anatomie. Lehmann, München 1935.

[22] SOBOTTA, J.: Atlas der Anatomie des Menschen. 20. Aufl. Hrsg.: PUTZ, R., R. PABST. Urban & Schwarzenberg, München–Wien–Baltimore 1993.

[23] STEUBL, R.: Innervation und Morphologie der Mm. levatores costarum. Z. Anat. Entwickl.-Gesch. 128 (1969) 211.

[24] STRASSER, H.: Lehrbuch der Muskel- und Gelenkmechanik. Springer, Berlin 1913.

[25] STROHAL, R.: Manuelle Therapie bei Wirbelsäulenerkrankungen. Urban & Schwarzenberg, München–Berlin–Wien 1973.

[26] THANE, G. D.: Quain's Elements of Anatomy II/1, 10. Aufl. Longmans, Green & Co., London–New York 1983.

[27] TÖNDURY, G.: Entwicklungsgeschichte und Fehlbildungen der Wirbelsäule. Die Wirbelsäule in Forschung und Praxis, Bd. 7. Hippokrates, Stuttgart 1958.

[28] WHITE, A. A., M. M. PANJABI: Clinical Biomechanics of the Spine. Lippincott, Philadelphia 1978.

8.2 Untere Extremität

D. DRENCKHAHN

1 Übersicht

Die untere (hintere) Extremität dient beim Menschen wie auch bei allen zwei- und vierfüßigen Tieren der Fortbewegung. Im Zusammenhang mit dem aufrechten Gang ist die hintere Extremität beim Menschen ganz wesentlich umkonstruiert worden. Während die vordere (obere) Extremität zum Greiforgan umgestaltet wurde, ist die hintere (untere) Extremität zum **Lauf- und Stützorgan** geworden: Die Last des Rumpfes wird über ein ringförmig angeordnetes Knochensystem, den **Beckengürtel,** auf die Beine übertragen, die den Rumpf tragen. Ein Bein besteht aus drei Abschnitten, dem **Oberschenkel** *(Femur),* **Unterschenkel** *(Tibia, Fibula)* und dem **Fuß** *(Pes)* (Abb. 8.2-1).

Die gelenkigen Verbindungen zwischen den Skelettelementen der unteren Extremität sind durch **starke Bandsysteme** und teilweise durch Knochenführung gesichert. Sie zählen zu den mechanisch am stärksten belasteten Gelenken des Körpers mit entsprechend großer **Verletzungsanfälligkeit.** Gegenüber dem Affenfuß ist der Fuß des Menschen durch weitgehenden Verlust der Greiffunktion gekennzeichnet. Bei Einbuße der Funktion der Hände kann jedoch die Bewegungsfähigkeit und begrenzte Greiffunktion des Fußes so trainiert werden, daß mit dem Fuß gemalt und geschrieben werden kann.

2 Becken

Der **Beckengürtel** (Cingulum membri inferioris) besteht aus dem Kreuzbein, **Os sacrum,** und den beiden Hüftbeinen, **Ossa coxae.** Die beiden bogenförmigen Hüftbeine, die mit dem hinten liegenden Kreuzbein durch die **Articulationes sacro-iliacae** straff verbunden sind, vereinigen sich vorn in der Schamfuge, **Symphysis pubica.** So entsteht ein Ring, der die Last des Rumpfes auf die Beine überträgt. Durch die Zusammenfügung des Beckens aus drei Teilen, die in straffen Gelenken zusammenstoßen, besteht bei ausreichender Stabilität eine gewisse Nachgiebigkeit. Daher erfolgt die **Lastübertragung mit Federung,** was besonders bei dynamischen Beanspruchungen, wie beim Laufen und Springen, von Bedeutung ist.

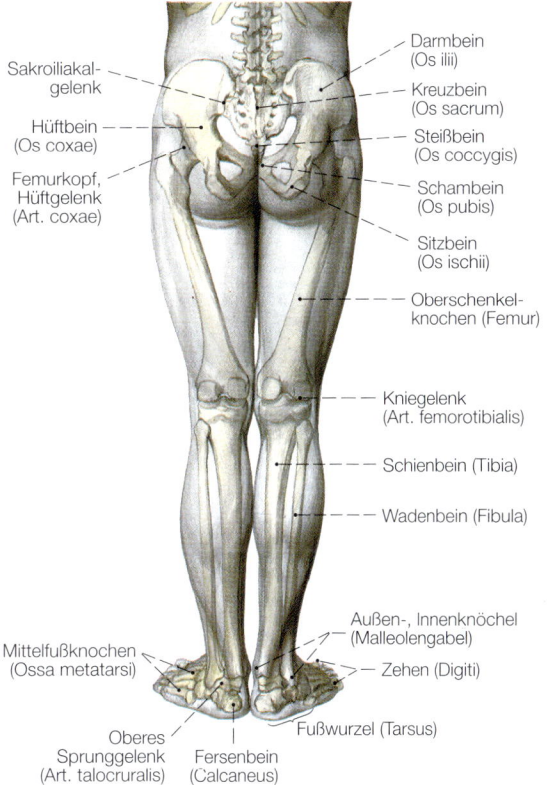

Sakroiliakal-
gelenk

Hüftbein
(Os coxae)

Femurkopf,
Hüftgelenk
(Art. coxae)

Darmbein
(Os ilii)

Kreuzbein
(Os sacrum)

Steißbein
(Os coccygis)

Schambein
(Os pubis)

Sitzbein
(Os ischii)

Oberschenkel-
knochen (Femur)

Kniegelenk
(Art. femorotibialis)

Schienbein (Tibia)

Wadenbein (Fibula)

Außen-, Innenknöchel
(Malleolengabel)

Zehen (Digiti)

Mittelfußknochen
(Ossa metatarsi)

Fußwurzel (Tarsus)

Oberes
Sprunggelenk
(Art. talocruralis)

Fersenbein
(Calcaneus)

Abb. 8.2-1 Bauplan des Skeletts der unteren Extremität und des Beckengürtels, Dorsalansicht. (Aus SOBOTTA [15])

2.1 Hüftbein

Das Hüftbein, *Os coxae,* besteht aus drei bis zum Ausgang der Pubertät durch Knorpelfugen verbundene Einzelknochen: dem Darmbein, **Os ilii,** dem Sitzbein, **Os ischii,** und dem Schambein, **Os pubis.** Beim Kind sind die drei Knochen in der Hüftpfanne (Abb. 8.2-2 u. 3) durch eine Y-förmige Knorpelfuge vereinigt.

Das **Darmbein,** *Os ilii* (Abb. 8.2-4, 5 u. 6) wird in ein Corpus und eine Ala unterteilt. Das **Corpus ossis ilii** umgrenzt mit einem kräftigen Fortsatz von oben her die Hüftpfanne. Die Darmbeinschaufel, **Ala ossis ilii,** ist innen leicht gehöhlt (konkav) und bildet so die Darmbeingrube, *Fossa iliaca.* Nach unten wird die Fossa

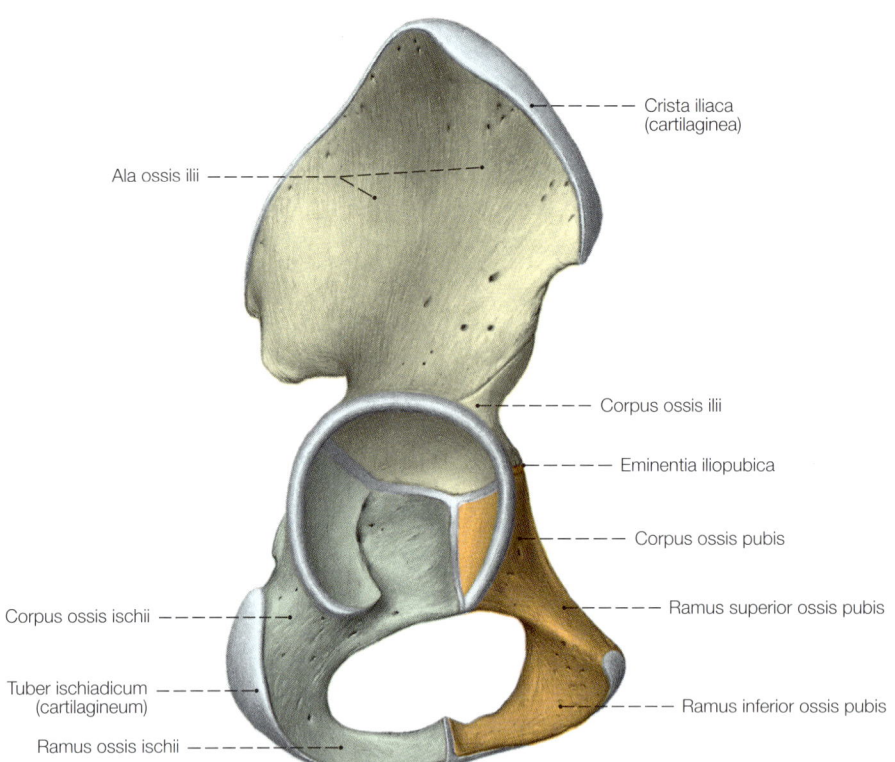

Ala ossis ilii

Crista iliaca
(cartilaginea)

Corpus ossis ilii

Eminentia iliopubica

Corpus ossis pubis

Ramus superior ossis pubis

Corpus ossis ischii

Tuber ischiadicum
(cartilagineum)

Ramus inferior ossis pubis

Ramus ossis ischii

Abb. 8.2-2 Rechtes Hüftbein, Os coxae, eines etwa 6jährigen Kindes. Ansicht von lateral. Darmbein, Os ilium, hellgelb markiert; Sitzbein, Os ischii, grün; Schambein, Os pubis, orange. Die drei Anteile des Hüftbeins sind durch eine Y-förmige Knorpelfuge, die später verknöchert, im Bereich des Azetabulums miteinander vereinigt. (Aus Sobotta [15])

durch einen Knochenwulst begrenzt, **Linea arcuata,** der sich schräg aufsteigend nach dorsal zu der ohrenförmigen Gelenkfläche des Darmbeins mit dem Kreuzbein, **Facies auricularis,** erstreckt. Die Linea arcuata bildet den dorsokranialen Abschnitt der Grenzlinie, **Linea terminalis,** zwischen „großem" und „kleinem" Becken (s. Kap. 8.2.2.3.2). Dorsal von der *Facies auricularis* liegt ein kräftiger Knochenwulst, der die *Facies sacropelvica* des Darmbeins bildet und hier durch den Ansatz der kräftigen Tragbänder (dorsale Sakroiliakalbänder) des Beckenringes eine höckerige, aufgerauhte Oberfläche aufweist, **Tuberositas iliaca.** Die Tuberositas erstreckt sich nach dorsal bis zum hinteren Darmbeinrand mit seinen beiden Knochenvorsprüngen, **Spinae iliacae posteriores superior et inferior.** Der freie Rand der Darmbeinschaufel bildet den Darmbeinkamm, **Crista iliaca.** Dieser besitzt für den Ansatz der drei platten Bauchmuskeln eine äußere und innere Lippe, *Labium externum* und *internum,* dazwischen gelegentlich einen Mittelstreif, *Linea intermedia.* Vorn läuft die Crista in den vorderen oberen Darmbeinstachel, **Spina iliaca anterior superior,** aus, der eine der wichtigsten Knochenmarken des Beckens darstellt. Kaudalwärts folgen die **Spina iliaca anterior inferior** (Ursprung des M. rectus femoris) und an der Verbindungsstelle mit dem Schambein der flache Vorsprung der **Eminentia iliopubica.** In der flachen Bucht zwischen dieser Erhebung und der Spina iliaca anterior inferior zieht der M. iliopsoas aus dem Becken zum Bein. Die *Eminentia iliopubica* ist Teil des *Corpus ossis ilii,* das den kranialen Abschnitt der Hüftgelenkspfanne bildet (*Acetabulum,* s. unten).

Auch der **hintere Darmbeinrand** hat zwei wenig vorspringende Stacheln, die *Spinae iliacae posteriores superior* et *inferior.* Die **Außenfläche** des Darmbeins zeigt zwischen den Ursprungsfeldern der Gesäßmuskeln Grenzlinien, die *Lineae gluteales,* die sehr verschieden stark ausgeprägt sind: Linea glutealis anterior, Linea glutealis posterior und Linea glutealis inferior (Abb. 8.2-4).

Das **Sitzbein,** *Os ischii,* bildet im Anschluß an das Darmbein ein Bogenstück, das hinten unten das Foramen obturatum umrahmt. Am Scheitel des Bogens liegt der Sitzbeinhöcker, **Tuber ischiadicum** *[sciaticum],* dessen oberer Abschnitt der ischiokruralen Muskelgruppe zum Ursprung dient (s. Abb. 8.2-26), während der untere Teil beim Sitzen einen Stützpunkt bildet, der vom Fettkissen der Haut unterpolstert ist. Oberhalb des Sitzhöckers ragt nach medial und hinten die **Spina ischiadica** *[sciatica],* die zwei Einschnitte voneinander trennt, einen größeren oberen, die **Incisura ischiadica** *[sciatica] major,* und einen kleineren unteren, die Incisura ischiadica [sciatica] minor.

Das **Schambein,** *Os pubis,* bildet mit seinem **Corpus** den vorderen Sektor der Hüftpfanne und besitzt an der Grenze zum Darmbein die oben erwähnte Eminentia iliopubica. Von hier aus erhebt sich am **Ramus superior** ossis pubis der scharfrandige Schambeinkamm, **Pecten** ossis pubis, bis zum Tuberculum pubicum, das sich lateral von der Symphyse, **Symphysis pubica,** erhebt. Das Schambein bildet das vordere Bogenstück für die Begrenzung des Foramen obturatum. Nach der Bildung der Symphyse weichen die unteren Scham-

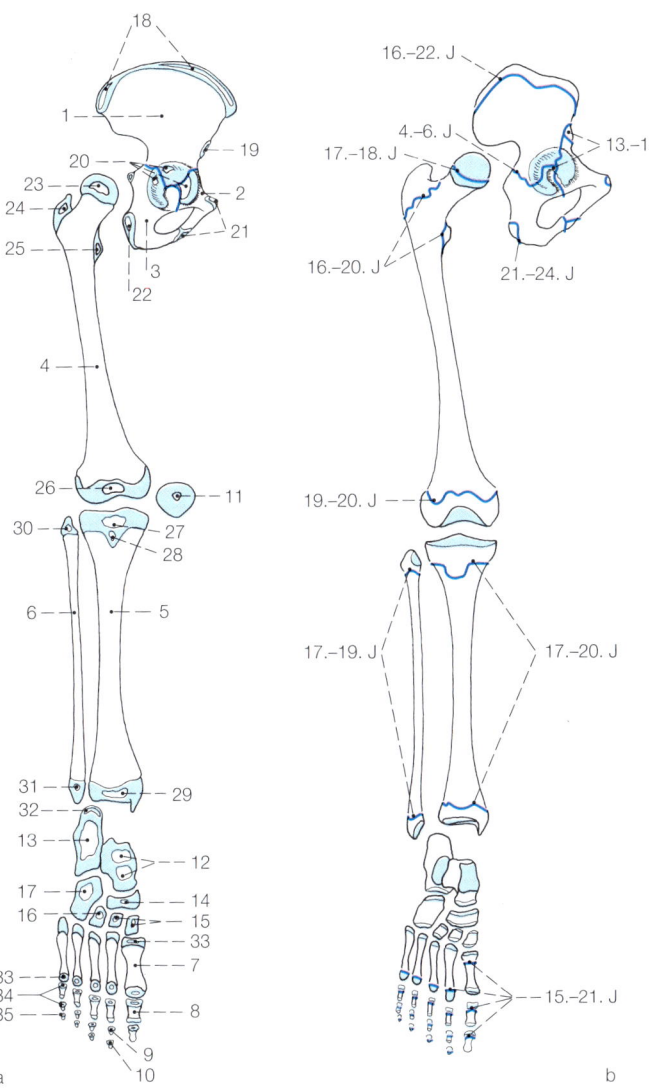

Abb. 8.2-3 Verknöcherung des Skeletts der unteren Extremität. (Nach v. Lanz u. Wachsmuth [8] und Frick et al. [4a])
(a) Auftreten der Knochenkerne
(b) Schluß der Epi- und Apophysenfugen
(EW = Entwicklungswoche, EM = Entwicklungsmonat, J = Lebensjahr)

1–10 Beginn der „diaphysären" Ossifikation
  1 Os ilii, 3. EM
  2 Os pubis, 6.–7. EM
  3 Os ischii, 4.–5. EM
  4 Femur, 6. EW
  5 Tibia, 7.–8. EW
  6 Fibula, 8. EW
  7 Ossa metatarsi I–V, 9. EW
  8 Phalanx proximalis, 5. EM
  9 Phalanx media, 8. EM
10 Phalanx distalis, 9. EW

11–17 Auftreten der Knochenkerne in der Kniescheibe und in den Fußwurzelknochen
11 Patella, 3.–4. J
12 Talus, 7. EM
13 Calcaneus, 5.–6. EM
14 Os naviculare, 4. J
15 Os cuneiforme I, II, 3.–4. J
16 Os cuneiforme III, 1. J
17 Os cuboideum, 10. EM

18–35 Auftreten epi- und apophysärer Knochenkerne
18 Crista iliaca, 13.–15. J
19 Spina iliaca anterior inferior, 16. J
20 Knochenkerne im Acetabulum, 10.–13. J
21 Tuberculum pubicum sowie zwischen Sitzbeinast und unterem Schambeinast, 16.–20. J
22 Tuber ischiadicum, 13.–15. J
23 Caput femoris, 1. J
24 Trochanter major, 3.–5. J
25 Trochanter minor, 9. J
26 distale Femurepiphyse, 10. EM
27 proximale Tibiaepiphyse, 10. EM
28 Tuberositas tibiae, 11.–13. J
29 distale Tibiaepiphyse, 2. J
30 Caput fibulae, 4.–6. J
31 Malleolus lateralis, 2. J
32 Tuber calcanei, 9.–11. J
33 Epiphyse im Os metatarsale I (proximal), in den Ossa metatarsi II–V (distal), 3.–4. J
34 Epiphyse in Grund- und Mittelphalangen, 1.–2. J
35 Epiphyse in den Endphalangen, 3.–5. J

beinäste, **Rami inferiores** ossis pubis, auseinander und schließen den winkligen *Angulus subpubicus* (beim Mann) bzw. den mehr abgerundeten *Arcus pubis* (bei der Frau) ein, die beim Menschen besonders groß sind (Abb. 8.2-9).

Das „verstopfte Loch", **Foramen obturatum,** wird durch eine sehnige Haut, die **Membrana obturatoria,** verschlossen, die meist aus schräg von oben hinten nach vorne unten verlaufenden Zügen besteht (Abb. 8.2-6 u. 16). Die Membran bildet eine Fortsetzung der Faserung des Periostes und besitzt oben medial eine Aussparung, die durch eine Knochenrinne des Ramus superior, *Sulcus obturatorius,* zum **Canalis obturatorius** ergänzt wird. Der Kanal ist die Austrittspforte für Gefäße und Nerven und kann auch durch Eindringen von Eingeweiden zu einer Bruchpforte werden.

Da bei der Obturatumhernie häufig der N. obturatorius gereizt wird, können Schmerzen bis in den medialen Kniebereich ausstrahlen (**Rombergsches Kniephänomen**) und zu Fehldiagnosen führen (u. a. Verdacht auf eine Kniegelenkserkrankung).

Die **Hüftpfanne,** *Acetabulum* (= Essignäpfchen), ist in die dickste Stelle des Hüftbeins als halbkugelige Vertiefung mit etwas überhöhtem Rand (Limbus acetabuli) eingelassen (Abb. 8.2-4). Dieser Knochenrand ist am unteren Umfang unterbrochen durch die **Incisura acetabuli.** Der Boden der Pfanne, **Fossa acetabuli,** ist dünnwandig.

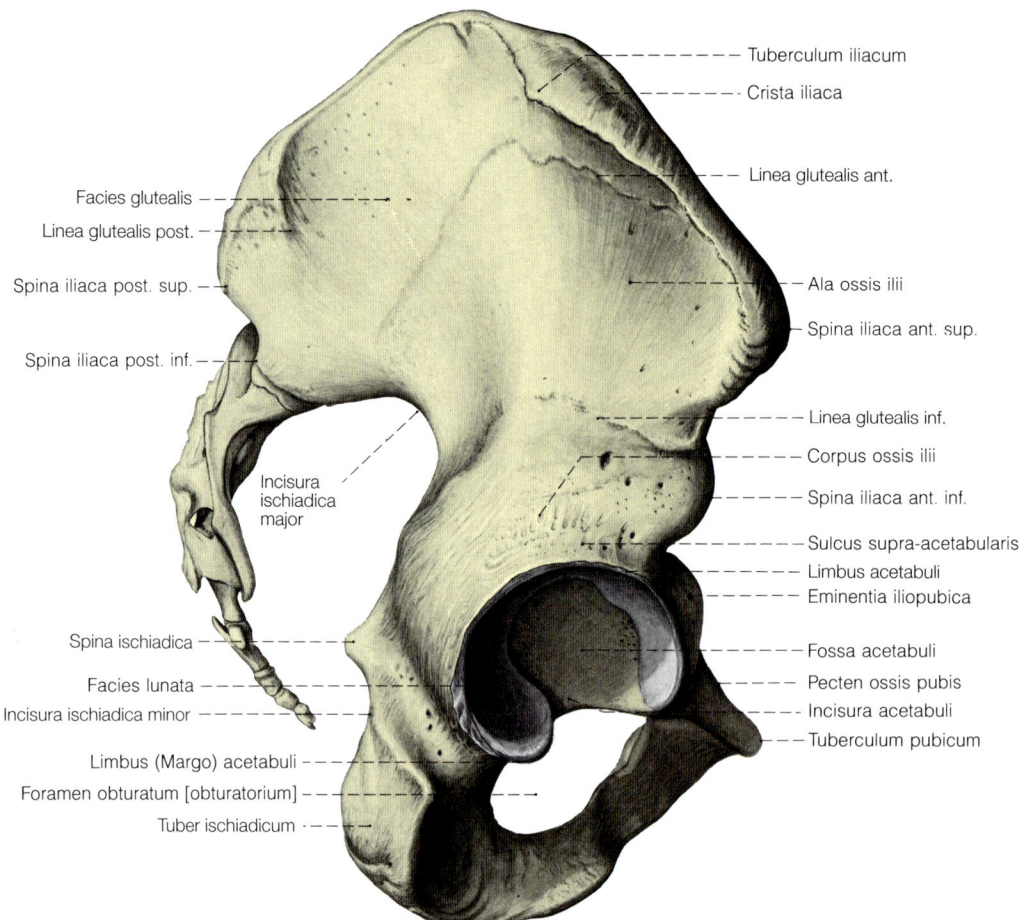

Tuberculum iliacum

Crista iliaca

Linea glutealis ant.

Facies glutealis

Linea glutealis post.

Spina iliaca post. sup.

Ala ossis ilii

Spina iliaca ant. sup.

Spina iliaca post. inf.

Linea glutealis inf.

Corpus ossis ilii

Spina iliaca ant. inf.

Incisura
ischiadica
major

Sulcus supra-acetabularis

Limbus acetabuli

Eminentia iliopubica

Spina ischiadica

Fossa acetabuli

Facies lunata

Pecten ossis pubis

Incisura ischiadica minor

Incisura acetabuli

Tuberculum pubicum

Limbus (Margo) acetabuli

Foramen obturatum [obturatorium]

Tuber ischiadicum

Abb. 8.2-4   Hüftbein mit Kreuzbein von lateral.

Der obere Umfang ist in einem halbmondförmigen Areal als druckübertragende Gelenkfläche überknorpelt, **Facies lunata.** Sie überträgt die Last des Rumpfes auf den Oberschenkelknochen.

Bei starker externer Gewalteinwirkung (u. a. axialer Stoß auf das abduzierte Bein oder Sturz auf den Trochanter major kann der dünnwandige Pfannenboden einbrechen und der Oberschenkelkopf durch den frakturierten Pfannenboden in das Beckeninnere treten (sog. „zentrale Hüftluxation").

Die **Verknöcherung** des Hüftbeins beginnt perichondral am Darmbein im 2. bis 3. Entwicklungsmonat, später am Sitz- und Schambein (Abb. 8.2-3). Die Verknöcherung rückt von diesen drei Teilen aus gegen die Pfanne vor, bis es hier zur Bildung der Y-förmigen Fuge kommt. In der Knorpelfuge der Pfanne treten später noch Schaltknochen auf (Ossa acetabuli). **Epiphysäre Verknöcherungen** finden sich im Darmbeinkamm und Sitzhöcker, im Symphysenende des Schambeins und der Spina iliaca anterior inferior und können **mit Bruchlinien verwechselt** werden. Diese Kerne verschmelzen nebst anderen in-

konstanten mit dem Hauptstück erst im 22. bis 25. Lebensjahr.

2.2   Gelenke und Bänder des Beckenrings

2.2.1   Sakroiliakalgelenk

Die **Articulatio sacro-iliaca** (Abb. 8.2-7) ist ein straffes Gelenk (**Amphiarthrose,** s. Kap. 6.3.7) und besitzt in den ohrenförmigen Gelenkflächen von Darm- und Kreuzbein (Facies articulares sacralis et ossis ilii) die Druckübertragungsflächen. Die Gelenkflächen sind nach Größe, Form und Oberflächengestaltung individuell sehr verschieden. Der **hyaline Knorpelbelag** ist an der Kreuzbeinfläche bedeutend dicker als an der Darmbeinfläche. Oberflächlich ist eine kräftige Tangentialfaserschicht im Knorpel (vgl. Kap. 6.3.1.1) ausgebildet, die andeutet, daß **Gleitbewegungen** in diesem straffen Gelenk stattfinden. Die Gelenkoberfläche ist unregelmäßig höckerig, manchmal trägt der Hüftknochen einen bogenförmigen Wulst, der mit einer entsprechenden Vertiefung der Kreuzbeinfläche verzahnt ist.

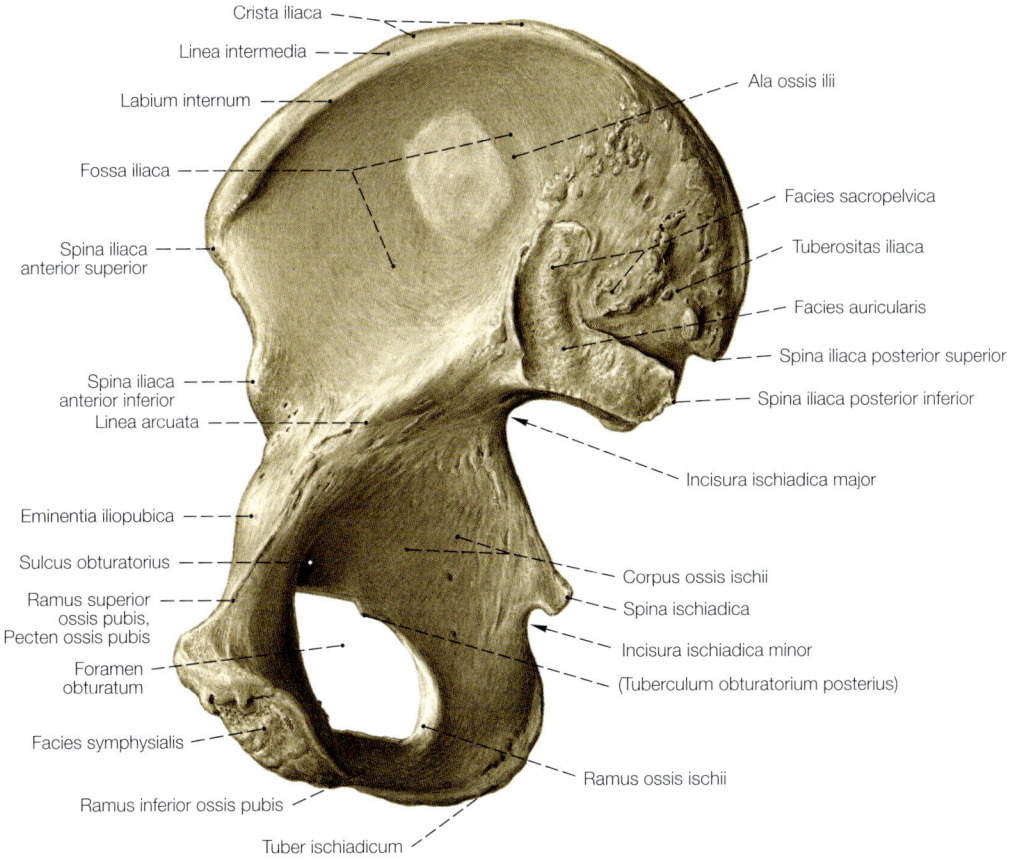

Crista iliaca

Linea intermedia

Labium internum

Fossa iliaca

Spina iliaca
anterior superior

Spina iliaca
anterior inferior

Linea arcuata

Eminentia iliopubica

Sulcus obturatorius

Ramus superior
ossis pubis,
Pecten ossis pubis

Foramen
obturatum

Facies symphysialis

Ramus inferior ossis pubis

Tuber ischiadicum

Ala ossis ilii

Facies sacropelvica

Tuberositas iliaca

Facies auricularis

Spina iliaca posterior superior

Spina iliaca posterior inferior

Incisura ischiadica major

Corpus ossis ischii

Spina ischiadica

Incisura ischiadica minor

(Tuberculum obturatorium posterius)

Ramus ossis ischii

Abb. 8.2-5 Rechtes Hüftbein von medial. (Aus Sobotta [15])

2.2.2 Bänder der sakroiliakalen Verbindung

Die Last des Rumpfes, die durch die Wirbelsäule auf das Kreuzbein übertragen wird, erfordert kräftige Bandsysteme, durch die das Kreuzbein am Beckenring aufgehängt und festgezurrt wird.

1. **Ligg. sacro-iliaca anteriora** (s. Abb. 8.2-16). Flächenhafte Bandzüge, die den Gelenkspalt auf der Vorderseite überbrücken und durch ventrokaudale Züge des *Lig. iliolumbale* verstärkt werden (s. u.).
2. **Ligg. sacro-iliaca posteriora** und **interossea** (Abb. 8.2-6 u. 7). Mächtiger dorsaler Aufhängeapparat des Kreuzbeins, der die tiefe Bucht zwischen der *Tuberositas iliaca* und dem Kreuzbein ausfüllt. Die Bandzüge ziehen schräg vom Darmbein auf die dorsolaterale Kreuzbeinfläche herab und verhindern so ein Abgleiten des unter der Last des Rumpfes stehenden Kreuzbeins in die Beckenhöhle. So wird die Last des Rumpfes auf den größeren Teil der **Facies sacropelvica** des Darmbeins übertragen, und zwar besonders in Form von Zugkräften, die durch die posterioren (interossären) Sakroiliakalbänder auf die gesamte Oberfläche der **Tuberositas iliaca** ver-

teilt werden. Die Zugkräfte bewirken ihrerseits, daß die Sakroiliakalflächen des Darmbeins gegen das Kreuzbein gezogen (gepreßt) werden, so daß der Kraftschluß (Druckübertragung) im Gelenkspalt zunimmt.

3. **Lig. iliolumbale** (Abb. 8.2-6, 8.1-44). Der **laterale Trakt** zieht vom *Proc. costalis* des 5. und teilweise noch 4. Lendenwirbels zur *Crista iliaca*. Ein **ventrokaudaler Trakt** strahlt von oben in die *Ligg. sacro-iliaca anteriora* ein und verstärkt dadurch den ventralen Bandapparat (s. Abb. 8.2-16). Das Band verhindert bei Seitwärtsbeugung und einbeinigem Stand ein dorsales Auseinanderweichen (Klaffen) der Darmbeinschaufeln und verhindert außerdem seitliche Kippbewegungen des 5. Lendenwirbels gegen das Darm- und Kreuzbein.
4. **Lig. sacrotuberale** (Abb. 8.2-6, 7 u. 16). Sehr starkes, an beiden Enden **aufgefächertes Band,** das vom dorsolateralen Rand des gesamten Kreuzbeins und einem Teil des Steißbeins ausgeht. Die Fasern konvergieren durch Überkreuzung im Mittelteil des Bandes und fächern sich am **Tuber ischiadicum** wieder auf, teilweise dem unteren Sitzbeinast folgend *(Proc. falci-*

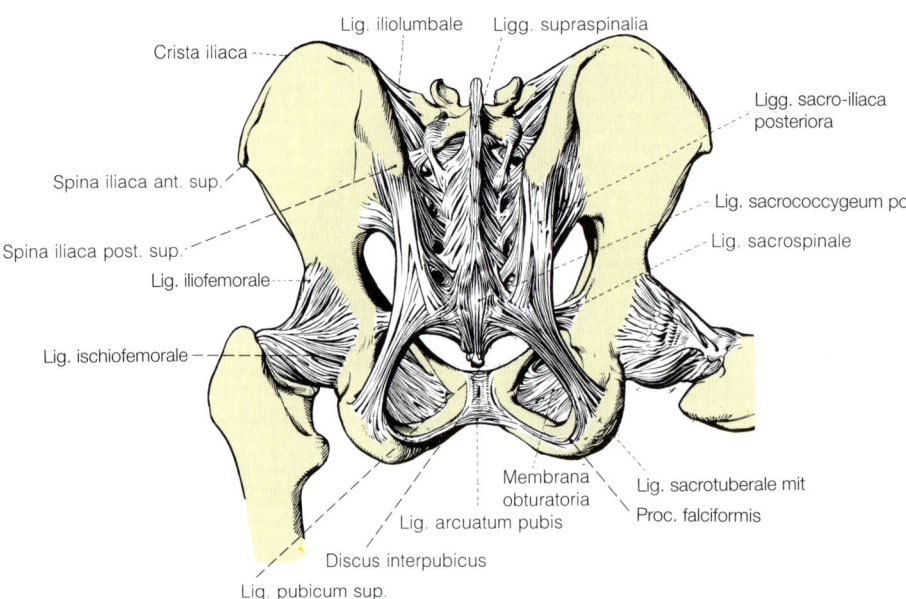

Lig. iliolumbale   Ligg. supraspinalia

Crista iliaca

Ligg. sacro-iliaca posteriora

Spina iliaca ant. sup.

Lig. sacrococcygeum post.

Spina iliaca post. sup.

Lig. sacrospinale

Lig. iliofemorale

Lig. ischiofemorale

Membrana obturatoria

Lig. sacrotuberale mit Proc. falciformis

Lig. arcuatum pubis

Discus interpubicus

Lig. pubicum sup.

Abb. 8.2-6 Bänder des Beckengürtels und des Hüftgelenkes von dorsal.

formis) und dort den Rand des *M. obturator internus* verstärkend (Abb. 8.2-6). Das Band dient dem kaudalen Teil des **M. gluteus maximus als Ursprung** und ist häufig von Ästen der unteren Glutealgefäße und auch Nerven durchbohrt.

5. **Lig. sacrospinale** (Abb. 8.2-6, 7 u. 16). Kräftiges, einseitig gefächertes Band, das hauptsächlich von der ventrolateralen Kreuzbeinfläche ausgeht und zur **Spina ischiadica** hin konvergiert, wo das Band etwa 0,5 cm dick ist.

Beide mit dem Sitzbein verbundene Bänder verhindern eine dorsale Kippbewegung des Kreuzbeins um eine transversale Achse. Diese Hemmwirkung ist wegen des langen dorsalen Hebelarms (bis zum Steißbein) besonders wirksam. Andere Bänder nehmen diese Funktion nicht wirksam wahr. Die Bänder geraten beispielsweise bei Vorwärtsbeugung des Rumpfes (mit entsprechender Dorsalkippung des Kreuzbeins), bei Sturz auf das Gesäß, bei der Bauchpresse und dem Geburtsvorgang unter Spannung.

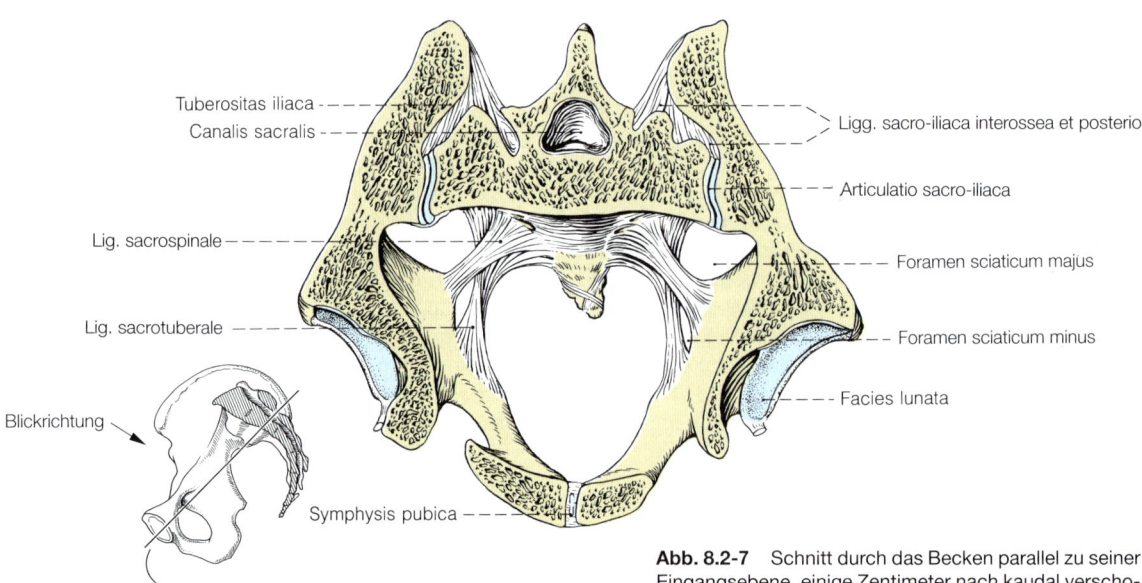

Tuberositas iliaca

Canalis sacralis

Ligg. sacro-iliaca interossea et posteriora

Articulatio sacro-iliaca

Lig. sacrospinale

Foramen sciaticum majus

Lig. sacrotuberale

Foramen sciaticum minus

Facies lunata

Blickrichtung

Symphysis pubica

Projektion der Schnittebene

Abb. 8.2-7 Schnitt durch das Becken parallel zu seiner Eingangsebene, einige Zentimeter nach kaudal verschoben (s. Schnittführung an Skizze eines Halbbeckens). Das Kreuzbein ist am dorsalen Bandapparat aufgehängt. Beachte auch den längsovalen Beckenausgang.

Foramen sciaticum [ischiadicum]

Durch das *Lig. sacrotuberale* und *Lig. sacrospinale* werden die Incisurae ischiadicae dorsal zu Löchern verschlossen, so daß auf jeder Seite je ein *Foramen sciaticum majus* und *minus* gebildet werden (Abb. 8.2-7). Durch das **Foramen sciaticum majus** zieht der *M. piriformis* vom Kreuzbein zum *Trochanter major* des Femur und hinterläßt am oberen und unteren Rand des Foramens je einen Spalt: *Foramen suprapiriforme* und *infrapiriforme*. Durch diese Spalten ziehen wichtige Gefäße und Nerven (u. a. der Ischiasnerv durch das For. infrapiriforme). Das *For. infrapiriforme* wird dorsomedial vom Fächer des Lig. sacrotuberale überdeckt (geschützt). Durch das **Foramen sciaticum minus** verläuft der *M. obturator internus* mit der *A.* und *V. pudenda interna* und dem *N. pudendus.*

2.2.3 Schamfuge

Die **Symphysis pubica** ist eine Synchondrose: die Facies symphysiales des rechten und linken Schambeins sind durch einen **Discus interpubicus** verbunden. Dieser besteht aus Faserknorpel und ist fest mit einer dünnen, hyalinknorpeligen Auflage auf den Symphysenflächen der Schambeine verwachsen. Im Alter verkalkt und verknöchert diese Knorpellage. Außerdem kommt es im Laufe des Lebens zu einer Spaltbildung im Diskus **(Cavum symphyseos)**, die wahrscheinlich wie die Unkovertebralspalten in den Zwischenwirbelscheiben der Halswirbelsäule durch ständige Scherkräfte innerhalb der Disci (Gegeneinanderbewegen der Symphysenkörper) entstehen. Dorsal wird die Symphyse durch das **Lig. pubicum superius** und kaudal durch das **Lig. arcuatum pubis** überbrückt. Die Bänder sind auch mit dem Diskus verwachsen (Abb. 8.2-6 u. 16). Während der **Schwangerschaft** kommt es durch die Wirkung des Hormons **Relaxin** aus der Plazenta und dem Ovar zu einer Auflockerung der Bänder und offensichtlich auch des Diskus. Dadurch wird der Beckenring während der Geburt nachgiebiger. Bei zu engem Becken hat man früher die Symphyse chirurgisch durchtrennt, um die Geburt noch zu ermöglichen.

2.2.4 Mechanik des Beckenrings

Die drei Knochenelemente des Beckens sind dorsal durch die **Sakroiliakalgelenke** und ventral durch die Schambeinfuge miteinander straff verbunden. Diese Konstruktion erlaubt bei ausreichender Stabilität **federnde Bewegungen** des Ringes. Die Sakroiliakalgelenke verfügen über ein geringes Maß an **Beweglichkeit**, hauptsächlich **um eine transversale Achse** (bis etwa 10°). Die nach dorsal gerichteten Kippbewegungen des Kreuzbeins werden durch die ischiosakralen Bänder stark eingeschränkt. Bei Kindern und bei Ausübung besonderer Sportarten (u. a. Geräteturnen) können größere passive **Kippbewegungen** gemessen werden. Da auf das Kreuzbein die gesamte Last des Rumpfes (obere

Körperhälfte) übertragen wird, ist ein spezieller Halte- und Stützapparat notwendig, um das Abgleiten des Kreuzbeins in die Beckenhöhle zu verhindern. Die **Stabilisierung der Sakroiliakalgelenke** kann nicht primär durch eine Knochenhemmung erreicht werden, da das Kreuzbein entgegen allgemeiner Ansicht in Richtung auf die Beckenhöhle keine Keilform besitzt (Abb. 8.2-7), also nicht die Funktion eines Schlußsteins in einem romanischen Bogen erfüllt. Das Abgleiten wird vielmehr durch die **Aufhängung** am mächtigen hinteren **Sakroiliakalbandsystem** erreicht, das bei Belastung zugleich durch medialwärtigen Zug an den Darmbeinflächen den Kraftschluß der Gelenke verstärkt (Kap. 8.2.2.2.2) und dadurch das Gelenk weiter stabilisiert. **Beim Sitzen** hat die Last des Rumpfes einen nach dorsal gerichteten Verlauf in Richtung auf die Sitzbeinhöcker (s. u.). In dieser dorsokaudalen Richtung besitzt die Gelenkfläche eine **keilförmige Stellung**, so daß beim Sitzen das Kreuzbein zwischen den Darmbeinen eingekeilt wird. Ein Auseinanderweichen der Darmbeine beim Sitzen oder bei einbeinigem Stand wird durch die transversalen Züge der interossären und vorderen Bänder des Gelenkes sowie durch das *Lig. iliolumbale* verhindert.

Das **Sakroiliakalgelenk** ist bei verschiedenen chronischen entzündlichen Erkrankungen bevorzugt befallen (u. a. Morbus Bechterew, Psoriasis, Polyarthritis). **Entzündliche Veränderungen** können auch traumatisch bedingt sein, u. a. als Folge von starken Belastungen bei bestimmten Leistungssportarten. Entzündungen des Sakroiliakalgelenkes werden praktisch bei allen Körperbewegungen als schmerzhaft empfunden. Da die Spinalnerven des oberen *Plexus lumbosacralis* direkt über den vorderen und oberen Gelenkspalt hinwegziehen, können entzündliche Veränderungen des Bandapparates oder eine Instabilität des Gelenkes zu Nervenreizungen führen, die in der Regel über den Ischiasnerv in das Bein ausstrahlen.

Beim zweibeinigen Stand ruht das Becken in den Hüftgelenken auf beiden Femurknochen. Die Last des Rumpfes wird durch den Kraftschluß der Sakroiliakalgelenke und ihrer Bandaufhängung auf beide Darmbeine übertragen, wobei die *Linea arcuata* die Last aus der Gelenkregion auf direktem Wege zum Darmbeinkörper und zu den Hüftgelenken leitet. Die nach beiden Seiten divergierenden Druckvektoren rufen eine **nach außen gerichtete Zugspannung** im vorderen Beckenring hervor, die ein Auseinanderklaffen des Beckenringes bewirken würden, wenn dieser nicht vorne im Bereich der Symphyse zu einem geschlossenen Ring fest verklammert wäre. Die queren Zugspannungen im Bereich der Symphyse werden wirksam durch den *Discus interpubicus* und die transversal gestellten *Ligg. arcuatum* und *pubicum superius* aufgefangen. **Beim Sitzen** wird die Symphyse zumeist **auf Druck beansprucht**, weil der Abstand der beiden Sitzbeinhöcker in der Regel kleiner ist als der der Sakroiliakalgelenke. Die Kraftlinien verlaufen in diesem Fall von den Sakroiliakalgelenken nach unten medial über das Corpus ossi ischii zum Druckübertragungspunkt auf den Sitzbeinhöckern. **Beim Stehen und Hinken** auf einem Bein wird die Symphyse durch **vertikale Scherkräfte** beansprucht, die wahrscheinlich für die Entstehung des Spaltes im Diskus (Cavum symphyseos) verantwortlich sind (s.o.).

Bei **Verletzungen** (u.a. durch Zerreißungen) **der Symphyse** ist das Sitzen oder der Stand mit Schmerzen oder überhaupt nicht möglich. Da der Beckenring im Bereich des Schambeins am wenigsten stabil ist (die dicksten Knochenpfeiler laufen vom Sakroiliakalgelenk zum Azetabulum und zum Tuber ischiadicum) treten hier **Beckenfrakturen** am häufigsten auf (Vertikalbruch durch den oberen und unteren Schambeinast bzw. Sitzbeinast).

2.3   Form und Funktion des Beckens

2.3.1   Becken und äußere Körperform

Das knöcherne Becken wird innerhalb des Körpers so von Muskeln und Fett umlagert, daß nur Teile des Knochenrahmens durch die Haut zu tasten sind. In der Höhe des Hüftgelenks erreichen diese Muskelmassen ihre größte Dicke.

Eine der wichtigsten **Knochenmarken** am Lebenden ist die **Spina iliaca anterior superior,** die meist sichtbar, stets aber tastbar ist. Folgt man von hier aus dem Beckenkamm, gelangt man hinten an eine leichte Einziehung der Haut, unter der die **Spina iliaca posterior superior** zu fühlen ist. Dieses laterale Lendengrübchen, das in zwei Dritteln der Fälle sichtbar ist, liegt in Höhe des Kreuz-Darmbeingelenks; 3 bis 4 cm oberhalb der Verbindungslinie zwischen den hinteren oberen Darmbeinstacheln ist die Grenze zwischen letztem Lendenwirbel und Kreuzbein zu suchen.

Ein wichtiger Knochenpunkt ist ferner der Sitzbeinhöcker, **Tuber ischiadicum,** der im Stand durch den großen Gesäßmuskel hindurch zu tasten ist. Beim Sitzen rutscht der Muskel nach oben, so daß nur noch Haut und subkutanes Fettgewebe den Höcker bedecken. Vom Schambein sind der obere Schambeinrand und die Symphyse durch das dicke Fettpolster zu tasten. Bei der Frau bilden in diesem Feld die subkutanen Fettmassen den Schamberg, Mons pubis, der nach oben durch eine Querfalte der Haut begrenzt ist. Vom Mastdarm und der Scheide aus ist die **Spina ischiadica** als wichtiger Orientierungspunkt in der Geburtshilfe zu tasten. Von der Symphyse abwärts ist nach beiden Seiten der Schambeinbogen zu fühlen.

2.3.2   Beckenmessung

Von den tastbaren Knochenpunkten aus kann eine Beckenmessung vorgenommen werden, die in der Geburtshilfe von größter Bedeutung ist, wenn es gilt, festzustellen, ob die Beckenhöhle genügend weit ist, um den Durchtritt des kindlichen Kopfes bei der Geburt zu gestatten. Von besonderer Wichtigkeit sind Größe und Gestalt des kleinen Beckens. Die **Grenzlinie zwischen großem und kleinem Becken,** die **Linea terminalis** (Abb. 8.2-8a), verläuft vom Promontorium entlang der Linea arcuata zum oberen Rand der Symphyse und umrahmt den Beckeneingang, *Apertura pelvis superior.* Die durch den Beckeneingang gelegte Ebene ist die **Beckeneingangsebene.** Sie ist beim aufrecht stehenden Menschen nicht horizontal, sondern bildet mit der Hori-

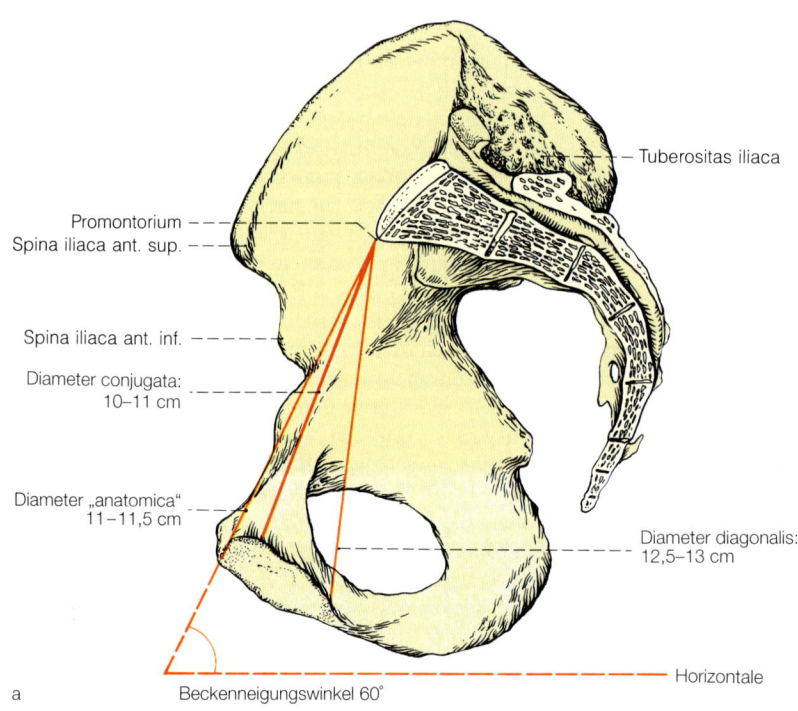

Promontorium
Spina iliaca ant. sup.
Spina iliaca ant. inf.
Diameter conjugata: 10–11 cm
Diameter „anatomica" 11–11,5 cm
Beckenneigungswinkel 60°

Tuberositas iliaca
Diameter diagonalis: 12,5–13 cm
Horizontale

a

Abb. 8.2-8 (a) Medianschnitt durch das Becken einer erwachsenen Frau mit Angabe geburtshilflich wichtiger Durchmesser. Die Diameter anatomica bildet mit der Horizontalen den Beckenneigungswinkel von ca. 60° (Inclinatio pelvis). Im klinischen Sprachgebrauch wird der Diameter conjugata auch als Conjugata vera bezeichnet.

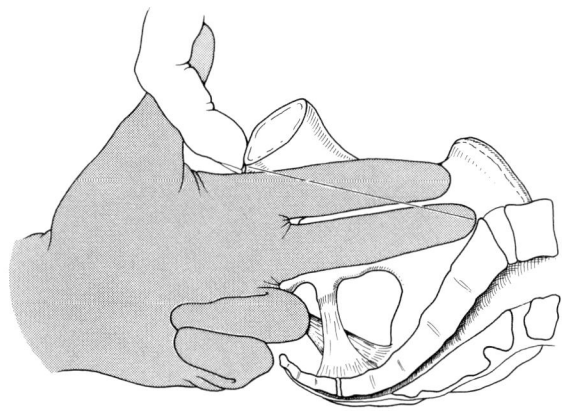

Abb. 8.2-8 (b) Bestimmung der Diameter diagonalis durch vaginale Untersuchung. Es handelt sich um ein kleines (enges) Becken. Die Lage des unteren Symphysenrandes am untersuchenden Zeigefinger wird mit dem Fingernagel der freien Hand markiert und die Länge anschließend gemessen.

zontalen einen Winkel von **50–70°,** den **Beckenneigungswinkel** *(Inclinatio pelvis).* Bei dieser Stellung liegen die Symphyse und die vorderen oberen Darmbeinstachel in einer gemeinsamen frontalen Ebene. Von besonderem Einfluß auf die Gestalt des Beckeneingangs sind Lage und Form des *Promontorium* (vgl. Kap. 8.1.1.1.3). Der Beckeneingang ist beim Menschen meist queroval bis rund.

Der **Beckenausgang,** *Apertura pelvis inferior,* ist hinten von der Steißbeinspitze, seitlich von den Sitzbeinhöckern, vorn vom Unterrand der Schamfuge und dem anschließenden Schambeinwinkel begrenzt. Schaut man von oben her durch die Höhle des kleinen Beckens (Abb. 8.2-7), sieht man, daß der Raum eingeengt wird durch die Steißbeinspitze und die einwärts geneigten Spitzen der rechten und linken Spina ischiadica.

Unter den **inneren Beckenmaßen** hat der gerade Durchmesser des Beckeneinganges, *Diameter conjugata* („Conjugata vera" bei den Gynäkologen), die größte praktische Bedeutung.

Dieses Maß bezeichnet den kürzesten Abstand des Promontoriums vom Hinterrand der Symphyse (Abb. 8.2-8a). Es beträgt bei der Frau durchschnittlich 11 cm, beim Mann ist das Maß meist etwas kleiner. Sinkt der Durchmesser unter 10 cm, können **Geburtshindernisse** auftreten, bei einem Durchmesser unter 6 cm liegt ein absolutes Geburtshindernis vor.

Die *Diameter conjugata* kann nicht direkt gemessen werden. Ihre Länge wird durch Bestimmung der *Diameter diagonalis* und *anatomica* abgeschätzt. Die Diameter diagonalis kann man von der Vagina aus messen, wie in Abb. 8.2-8b an einem kleinen (zu engen) Becken veranschaulicht.

In der Geburtshilfe und Orthopädie sind folgende inneren und äußeren Beckenmaße von Bedeutung:

Innere Beckenmaße

1. *Diameter anatomica*　　　　　11 bis 11,5 cm
   vom Oberrand der Symphyse zum Promontorium
2. *Diameter conjugata*　　　　　10 bis 11 cm
   vom Hinterrand der Symphyse zum Promontorium
3. *Diameter diagonalis*　　　　　12,5 bis 13 cm
   vom Unterrand der Symphyse zum Promontorium
4. *Diameter transversa*　　　　　13 cm
   weiteste Distanz zwischen den Lineae terminales
5. *Diameter obliqua* (I und II)　　　　　12,5 cm
   von der Art. sacro-iliaca [rechts (I) bzw. links (II)]
   zur Eminentia iliopubica der Gegenseite
6. *Diameter sagittalis der Beckenweite* 12 bis 12,5 cm
   von der Rückseite der Symphyse zur Facies pelvina des Kreuzbeins in weitestem Abstand
7. *Diameter sagittalis der Beckenenge* 11 bis 11,5 cm
   vom Unterrand der Symphyse zur Facies pelvina des Kreuzbeins in engstem Abstand
8. *Diameter transversa der Beckenenge*　　　10,5 cm
   Abstand zwischen den Spinae ischiadicae
9. *Distantia sacropubica*　　　　　11 bis 12 cm
   vom Unterrand der Symphyse zum Apex ossis sacri
10. *Diameter sagittalis des Becken-*
    ausgangs　　　　　9 bis 10 cm
    (Distantia pubococcygea) vom Unterrand der Symphyse zur Steißbeinspitze

Äußere Beckenmaße

1. *Distantia spinarum* = Entfernung zwischen beiden Spinae iliacae ant. sup.: 27,6 bis 23,8 cm
2. *Distantia cristarum* = größte Entfernung zwischen beiden äußeren Lippen der Darmbeinkämme (sog. Beckenbreite): 30,8 bis 27,3 cm
3. *Distantia trochanterica* = Abstand zwischen den beiden großen Trochanteren: 34,2 bis 30,8 cm
4. *Conjugata externa* = Abstand zwischen Symphyse und 5. Lendenwirbeldorn: 22,1 bis 19,3 cm

2.3.3　Geschlechtsunterschiede der Becken

Während in früher Kindheit bei beiden Geschlechtern das Becken ungefähr die gleiche Form hat, werden zur Zeit der **Pubertät** Geschlechtsunterschiede deutlich. Wenn bei Tieren vor der Geschlechtsreife die weiblichen Keimdrüsen entfernt werden, verharrt das Becken in dem indifferenten Zustand; eine Kastration nach der Geschlechtsreife hat keinen Einfluß mehr. Im ganzen Habitus ist das **weibliche Becken flacher und weiter,** das männliche steiler und enger (Abb. 8.2-9). Hinzu kommt beim **Mann** ein deutlich stärkeres Vorspringen des Promontoriums, woraus eine **Kartenherzform** des Beckeneingangs resultiert. Im einzelnen sind bei der **Frau** die Darmbeine weitergestellt, das Promontorium flacher, der Schambeinwinkel größer, der Abstand der Sitzbeinhöcker relativ größer. Der Beckeneingang erhält dadurch eine querovale **Ellipsenform.** Typisch für das weibliche Becken ist weiterhin eine weite *Incisura ischiadica major* (beim Mann enger) und ein *Sulcus praeauricularis* vor dem ventrokaudalen Rand der *Facies auricularis* (beim Mann schwach oder fehlend).

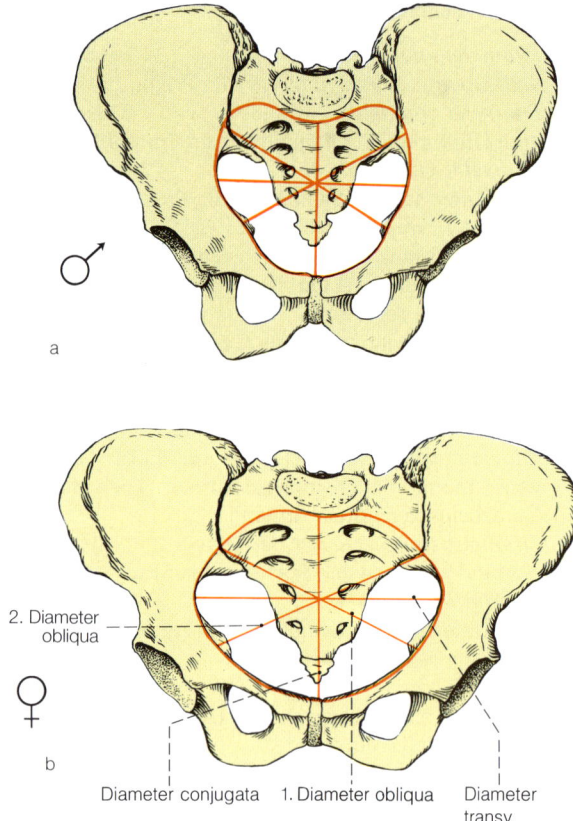

Abb. 8.2-9 (a) Männliches und (b) weibliches Becken. Beachte die Kartenherzform des männlichen Beckens.

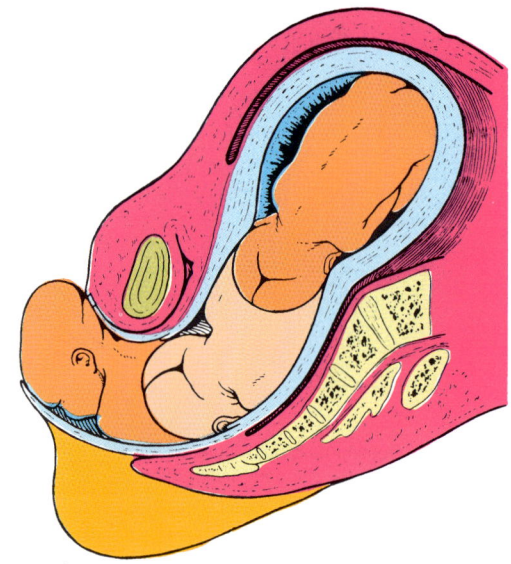

Abb. 8.2-10 Durchtritt des Kindes durch das Becken beim Geburtsvorgang. Beachte die Drehung des kindlichen Kopfes im Becken. (Aus Roche-Lexikon [13])

2.3.4 Durchtritt des kindlichen Kopfes durch das Becken bei der Geburt

Der Schädel des Feten ist der am wenigsten deformierbare Körperteil und bildet aufgrund seiner Proportionen das größte Geburtshindernis.

Normalerweise stellt sich der kindliche Kopf vor der Geburt mit seiner Längsachse (Pfeilnaht, *Sutura sagittalis*) in den I. (rechten) schrägen Durchmesser ein **(vordere Hinterhauptslage).** Der Rücken des Kindes liegt vorne links, das Gesicht zeigt zum rechten Sakroiliakalgelenk (Abb. 8.2-10). Durch die Wehentätigkeit der Uterusmuskulatur wird der Kopf in den Beckeneingang gepreßt und dort mit seiner Längsachse in die *Diameter transversa* verlagert. Der große Querdurchmesser des kindlichen Schädels beträgt zur Geburt etwa 9,5 cm, paßt also zwischen Symphyse und Promontorium (*Diameter conjugata:* 10–11 cm) hindurch. Beim engen Becken (< 10 cm) kann der quere Durchmesser durch Übereinanderschieben der Scheitelbeine in der *Sutura sagittalis* auf 7,5–8 cm zusammengepreßt werden. Nach Eintreten in das kleine Becken liegt der Kopf in der **Beckenweite,** die sich nach dorsal in die Kreuzbeinhöhle ausbuchtet (runder Querschnitt mit einem Durchmesser von 12,5 cm). Beim Tiefertreten wird die Längsachse des Kopfes in den geraden Durchmesser der längsovalen **Beckenenge** (11–11,5 cm) und des **Beckenausgangs** gestellt (Abb. 8.2-7). Das Gesicht zeigt dann zum Kreuzbein. Der enge transversale Abstand zwischen den *Spinae ischiadicae* und den Sakrotuberalbändern (10,5 cm) erzwingt diese Stellung. Das **bewegliche Steißbein** mit seinem zur Geburt hormonell aufgelockerten Bandsystem kann nach

dorsal zurückweichen und die *Diameter sagittalis* des Ausgangs (9–10 cm) um mehrere Zentimeter vergrößern (Steißbeinschmerzen, Kokzygodynie, nach der Geburt!). Der Hinterkopf tritt zuerst unterhalb der Symphyse durch die Scheidenöffnung. Das Gesicht wird am analen Ende der Scheide geboren. Bei Deformierungen des Beckens (Anomalien, Folge von Frakturen, Rachitis und anderen Knochenerkrankungen) kann der Geburtsvorgang erschwert bis unmöglich sein. Deshalb ist eine Untersuchung des Beckens während der Schwangerschaft obligat. Bei der ersten Inspektion erlaubt die Beurteilung der Michaelis-Raute bereits verschiedene Rückschlüsse über das Becken (Abb. 8.2-58, 8.1-67).

3 Oberschenkelknochen

3.1 Schenkelbein, Femur

Dieser **längste Knochen** des Körpers (Abb. 8.2-11) bestimmt am meisten die individuelle Körpergröße[1]. Der Schaft, **Corpus femoris,** ist leicht nach vorne gekrümmt. Er trägt auf seiner Rückseite einen längsverlaufenden Pfeiler, dessen Oberfläche aufgerauht ist, **Linea aspera.** Die Linea aspera wirkt – wie die Leisten an einem profilierten Träger in der Technik – querschnittsparend. Sie bildet für Muskelursprünge eine mediale und laterale Lippe, *Labium mediale* et *Labium laterale,* die nach distal und proximal auseinanderweichen. Der Femurkopf (Schenkelkopf, Hüftkopf), **Caput femoris,** ist kugelförmig und trägt unterhalb seiner Mitte eine kleine Grube, Fossa capitis, in der das Lig. capitis femoris ansetzt; der schräg aufwärts gerichtete Schenkelhals, **Collum fe-**

---

[1] Berechnungsformel der Körperhöhe (in cm) nach Rother:
Männer: Femurlänge · 2,3 + 56,6 [± 4]
Frauen: Femurlänge · 1,1 + 102,6 [± 4]

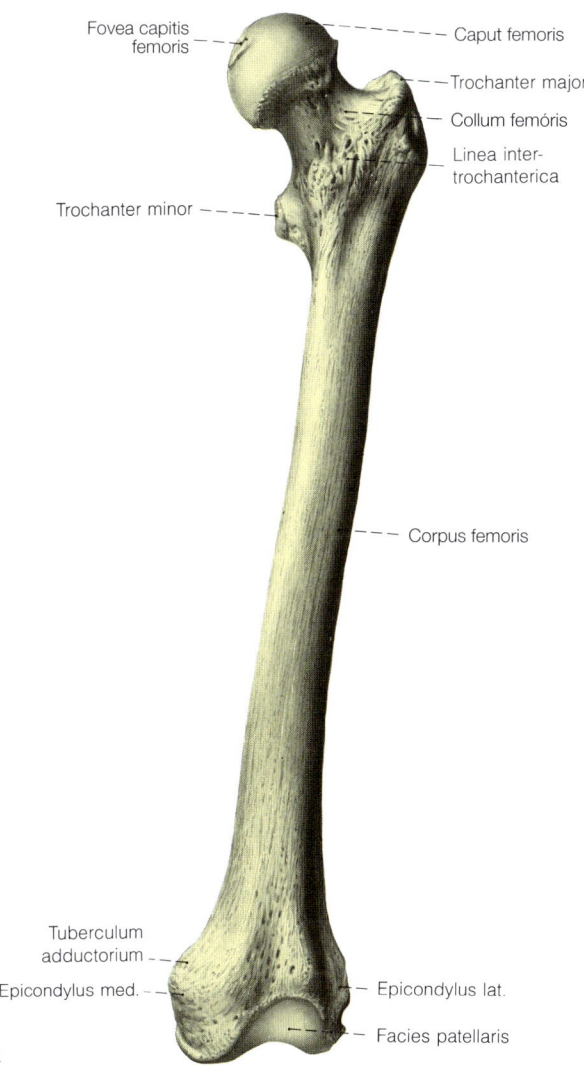

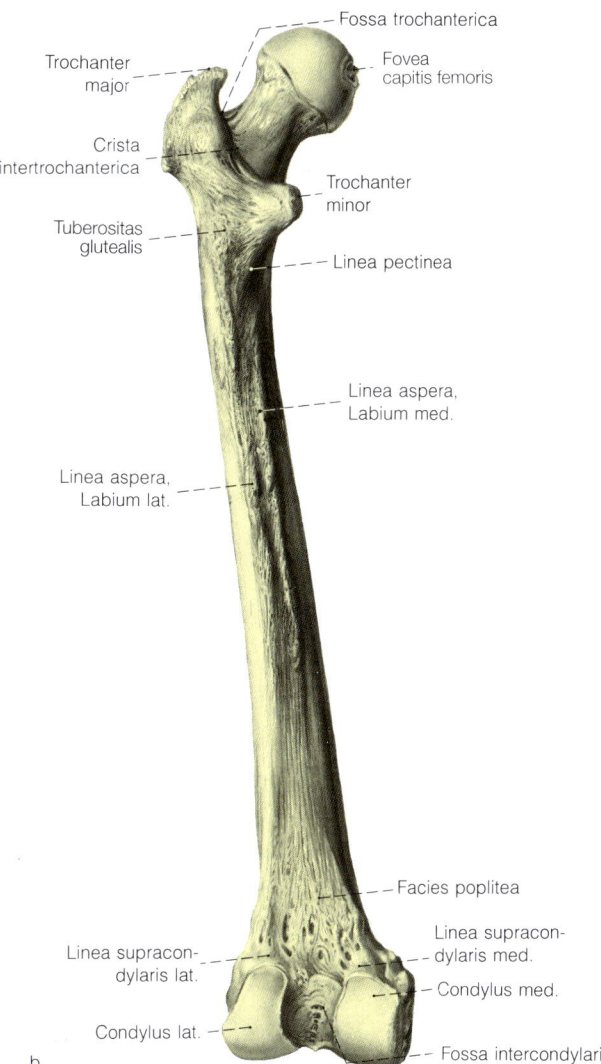

Abb. 8.2-11   (a) Femur von ventral.

Abb. 8.2-11   (b) Femur von dorsal.

moris, verbindet den Kopf mit dem Schaft und bildet ein mechanisch wichtiges Trageglied.

Der Winkel, den die Längsachse des Schenkelhalses mit der Hauptachse des Schaftes bildet, wird **Collodiaphysenwinkel (CCD** = Centrum-Collum-Diaphysenwinkel) genannt. Der CCD beträgt normalerweise beim Erwachsenen **125°.** Ist er kleiner als 120°, liegt eine **Coxa vara** vor, bei Werten über 130° eine **Coxa valga.**

Die **Schenkelhalsfehlstellungen** haben außerordentlich große klinische Bedeutung. Die Hebel- und Belastungsverhältnisse im Hüftgelenk werden hierdurch entscheidend geändert (Abb. 8.2-12, 6.3-14 u. 7.2-5), was zu Schäden des Gelenkknorpels mit reaktiven entzündlichen Veränderungen, Knochenwucherungen und Deformationen des Gelenkes führen kann (Coxarthrose, *Arthrosis deformans*). Die arthrotischen Veränderungen können starke Schmerzen mit schwergradiger Gehbehinderung nach sich ziehen. Je stärker die Schenkelhalsfehlstellung ausgeprägt ist, desto eher stellt sich das Gelenkleiden ein.

Der **CCD** variiert in **Abhängigkeit vom Alter.** Bei Neugeborenen ist er 150° und senkt sich kontinuierlich mit Beginn des Laufens (Belastung durch das Rumpfgewicht) von 140° (2. Le-

bensjahr), 130° (14. Lebensjahr) und 125° (Adoleszenz bis 50. Lebensjahr) auf 120° im Greisenalter. Im mittleren Lebensabschnitt besteht ein Gleichgewicht zwischen varisierenden (Körpergewicht, alle Muskeln, die das Femur nach oben ziehen) und valgisierenden Kräften (u. a. Abduktorenmuskulatur). Eine persistierende **Coxa valga** bleibt symptomlos, wenn der Hüftkopf ausreichend vom **Azetabulum** überdacht bleibt. Dies ist jedoch meistens nicht der Fall, so daß auch diese Winkelfehlstellung später in eine Arthrose einmünden kann.

In der Adoleszenz kann ohne erkennbaren Grund, besonders bei Knaben, eine Degeneration von Knochengewebe (Nekrose) des Femurkopfes einsetzen mit Abrutschen des Kopfes nach unten (Perthessche Erkrankung). Durch rechtzeitige Diagnose und konservative orthopädische Maßnahmen können Deformationen im Sinne einer **Coxa vara** verhindert werden, und die Knochenerkrankung kann wieder verschwinden. Eine *Coxa vara* kann ebenfalls durch Schenkelhalsfrakturen (Einkeilungen) oder bei Jugendlichen durch spontanes Abgleiten des Kopfes in der Epiphysenfuge (Abb. 8.2-14) entstehen (jugendliche Hüftkopflösung, s. u.). Operativ kann eine Coxa vara durch Heraussägen eines lateralen Knochenkeils am oberen Schaft und anschließende Verschraubung behoben werden (**Valgisierungsosteotomie).**

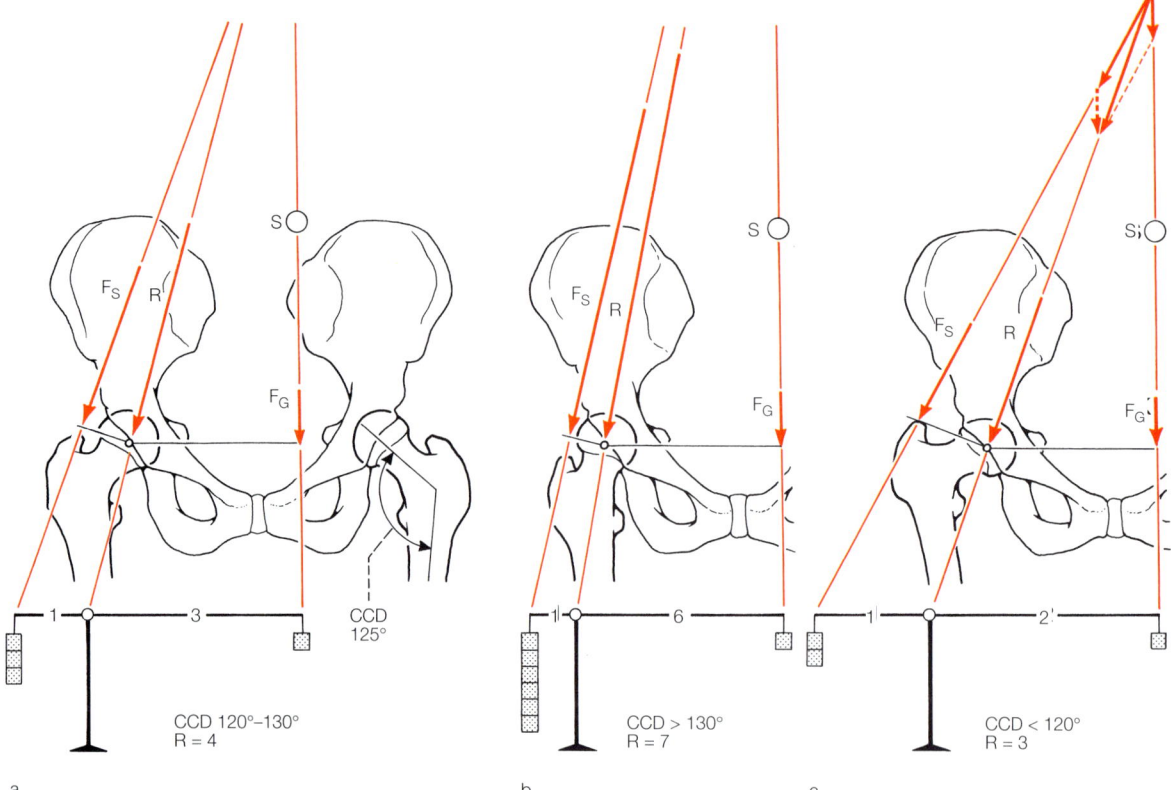

a   b   c

Abb. 8.2-12 Belastung des Hüftgelenkes während der Standbeinphase des Ganges in Abhängigkeit von der Stellung des
Schenkelhalses:
(a) Normalstellung (Collodiaphysenwinkel, CCD = 125°),
(b) Coxa valga (CCD > 130°),
(c) Coxa vara (CCD < 120°). Der Hebelarm der Körperlast (F$_G$;
F von „Force", G von Gewicht) ist in Normalstellung 3mal
größer als der Hebelarm der Glutealmuskeln. Deshalb müssen
die Glutealmuskeln eine etwa 3mal größere Kraft aufwenden
(F$_S$; S von muskuläre Sehnenkraft), um das Becken in der
Waage zu halten (Rumpflast × Lastarm des Rumpfes = Muskelkraft × Muskelarm). Das Gelenk wird also mit dem 4fachen
der Rumpflast (S = Körperschwerpunkt) beansprucht (symbolisiert als Modell eines Krans). Bei Verkürzung des Muskel-
arms infolge Steilstellung des Hüftkopfes (Coxa valga) verkleinert sich der Hebelarm der Muskulatur um etwa die Hälfte.
Der Hebelarm der Rumpflast ist dann 6mal größer als der
Hebelarm der Muskelkraft, so daß die Muskelkraft den 6fachen

Wert der Rumpflast erreichen muß, um den Gleichgewichtszustand herzustellen. Das Gelenk wird also mit dem 7fachen
der Rumpflast belastet. Bei der Coxa vara ist der Muskelarm länger als in der Normalstellung, so daß die Muskelkraft
nur etwa das Doppelte der Körperlast aufbringen muß, um
das Absinken des Beckens zu verhindern. Die mittlere Belastung des Gelenkes ist also geringer als normal. Durch die
Änderung der Stellung des Trochanter major wird jedoch die
Verlaufsrichtung der Glutealmuskeln verändert, so daß der
resultierende Vektor (R = Resultierende) nach medial (Coxa
vara) bzw. lateral (Coxa valga) verschoben wird. Durch die
exzentrische Belastung entstehen im medialen bzw. lateralen
Gelenkabschnitt unphysiologisch hohe Druckspitzen, die zu
einem vorzeitigen Knorpelverschleiß und Ausbildung einer
Koxarthrose führen können. Die Konstruktion der Resultierenden (Vektorparallelogramm) ist in c dargestellt. Vgl. auch Abb.
6.3-14. (Nach DEBRUNNER in NIETHARD U. PFEIL [11])

Am Übergang zwischen Collum und Corpus femoris
ragen auf der lateralen und dorsomedialen Seite zwei
mächtige Apophysen, die Rollhügel, **Trochanter major**
und **minor,** hervor, die hinten durch eine Knochenleiste,
Crista intertrochanterica, vorn durch die niedrige **Linea
intertrochanterica** verbunden sind. Die letztere setzt sich
unter dem Trochanter minor in das Labium mediale der
Linea aspera fort. An der medialen Fläche des großen
Rollhügels liegt eine Grube, die **Fossa trochanterica.** Die
laterale Lippe der Linea aspera nimmt die Richtung auf
den Trochanter major und erhebt sich zur *Tuberositas
glutealis* für den Ansatz des M. gluteus maximus. In
einigen Fällen kann sich diese Rauhigkeit zu einem
Trochanter tertius verstärken.

Am **distalen Ende** des Femur löst sich die Kompakta
des Schaftes in einen breiten spongiösen Knochenkörper
auf, dessen Rinde sehr dünn ist und von zahlreichen kleinen Gefäßen durchsetzt wird. Zwei überknorpelte Femur-
knorren, **Condylus medialis** und **Condylus lateralis,** die
durch einen Einschnitt, *Fossa intercondylaris,* voneinander getrennt sind, bilden als Gelenkrollen die Drucküber-
träger. Auf der Vorderfläche setzt sich der Gelenkknorpel-
belag auf die Kniescheibenrinne, **Facies patellaris,** fort. Seitlich sind die Kondylen überhöht durch den **Epicondylus
medialis** und den **Epicondylus lateralis,** die Muskeln und
Bändern zum Ansatz dienen. Hinten bildet die Kondylen-
grenze die Basis der dreieckigen *Facies poplitea,* die seitlich
von den beiden Lippen der Linea aspera begrenzt wird.

Bei senkrechter Haltung des Femur reicht der mediale Kondylus tiefer herab als der laterale. Stellt man das Femur mit den Kondylen auf die Tischplatte, wie in Abb. 8.2-11, steht es schräg. Diese Stellung ist die natürliche, da die Hüftgelenke weiter auseinanderliegen als die Kniegelenke und die Femora gegen die Kniegelenke konvergieren müssen. Bei der Frau ist diese **Schrägstellung** etwas stärker ausgeprägt, da das Becken breiter ist und die Oberschenkel durchschnittlich kürzer sind.

Im Laufe seiner Entwicklung erfährt der Femurschaft meistens eine **Torsion** im Sinne einer **Retrotorsion des distalen Femurendes** (Abb. 8.2-13). Diese Schaftdrehung ist individuell sehr verschieden ausgeprägt und beträgt im Durchschnitt 10–15°. Wenn man die transversale Kniegelenksachse zum Bezugspunkt wählt, dann steht der **Schenkelhals in Antetorsionsstellung.** Durch die physiologische Einwärtsdrehung der queren Kniegelenksachse wird erreicht, daß die Fersen beim Laufen etwas nach außen oben ausschlagen und sich gegenseitig nicht behindern (aneinanderschlagen, stolpern). Die Retrotorsion des Kniegelenkes wird durch eine Antetorsion der distalen Tibia wieder ausgeglichen; deshalb stehen die Längsachsen der Füße beim geraden Stand parallel zueinander oder leicht nach außen divergierend (s. Abb. 8.2-55).

Die **Verknöcherung der Femurdiaphyse** erfolgt in der 7. bis 8. Woche. Der Knochenkern in der **distalen Epiphyse** entsteht in der Mitte des 9. Fetalmonats, er gilt als Zeichen der Reife des Kindes. In der **proximalen Epiphyse** erscheint der Knochenkern um die Mitte des 1. Lebensjahres, im Trochanter major erscheint im 3. oder 4. Jahr ein Kern, im Trochanter minor bildet er sich erst im 7. bis 14. Jahr. Die Lage der Epiphysenlinien zeigt Abb. 8.2-3 u. 14.

Von Bedeutung ist eine in der **Pubertät** – wahrscheinlich durch hormonelle Einflüsse – eintretende **Auflockerung der Wachstumsfuge** des Schenkelhalses. Entsprechend der großen Beanspruchung dieses tragenden Gelenks kann der Hüftkopf in dieser Zeit schleichend, in Ausnahmefällen auch ganz akut nach dorsal und kaudal in der Epiphysenfuge abgleiten **(Coxa vara epiphysaria).** Heilt der Prozeß mit dieser Hüftkopffehlstellung aus, so bleibt eine ganz erhebliche „präarthrotische Deformität" zurück, die bereits in jungen Jahren über die veränderte Gelenkmechanik zu Abnutzungs- und Aufbrauchsveränderungen *(Arthrosis deformans)* führt (s. Kap. 6.3.7.9).

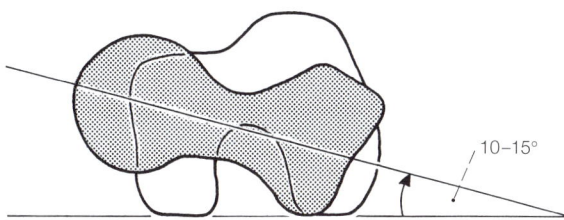

Abb. 8.2-13 Antetorsion des proximalen Femurendes. Der Antetorsionswinkel wird von der hinteren queren Femurkondylentangente und der Femurhalsachse gebildet. Bei aufrechtem Stand in Normal-Null-Stellung wird die Femurhalsachse in die Frontalebene eingestellt. Dadurch gelangt die quere Kniegelenksachse in eine Innentorsionsposition (physiologische Innentorsion des Knies).

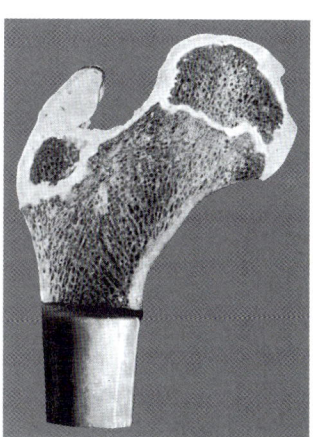

Abb. 8.2-14 Frontalschnitt durch die Epiphyse des proximalen Femurendes eines 6½jährigen Kindes. Beachte die separaten Epiphysenfugen des Femurkopfes und des Trochanter major. Die horizontale Stellung der Kopfepiphyse verhindert in der Regel ein kaudales Abgleiten des Kopfes unter der Last des Rumpfes.

Die Verschmelzung der proximalen Knochenkerne mit dem Schaft erfolgt im 17. Jahr, die der distalen im 20. Jahr (s. Abb. 8.2-3).

3.2 Kniescheibe, Patella

Die Kniescheibe ist als **Sesambein** in die Sehne des *M. quadriceps femoris* eingebettet (Abb. 8.2-23, 40 u. 41). Die Patella wirkt als **Hypomochlion** (Abstandshalter) für die **Quadrizepssehne,** die dadurch auf die Tibia mit einem schrägen, für die Streckbewegung günstigeren Winkel einstrahlen kann. Zudem verteilt die Patella die Druckkräfte der Quadrizepssehne auf eine größere Fläche der Gleitrinne auf dem distalen Femurende und reduziert dadurch die Gefahr von Knorpelschäden durch zu hohe Druckbeanspruchung. Die proximalen Sehnenfasern des Quadrizeps konvergieren zur Patella, überkreuzen sich dabei teilweise und verlassen die Patella an ihrer unteren Spitze, **Apex patellae,** als Kniescheibenband *(Lig. patellae),* das zur *Tuberositas tibiae* zieht. Die Patella liegt im Knotenpunkt dieser Fasermassen. Die **Facies anterior** ist rauh und enthält die *Foramina nutricia* für die Blutversorgung. Die überknorpelte, glatte Rückfläche, **Facies articularis,** gleitet in der Kniescheibenrinne (Facies patellaris) des Femur und zeigt in Anpassung an dieses Bett einen **längsverlaufenden First,** der eine große laterale und kleinere mediale Facette trennt. Die Facetten bilden im First einen Winkel von 120–140° (Firstwinkel, **Patellaöffnungswinkel**). Der knöcherne First ist in der Mitte der Patella häufig etwas eingedellt (HAGLUND-Delle). Die Delle ist aber durch eine bis zu 6 mm dicke Knorpelauflage oberflächlich nivelliert und von außen meist nicht sichtbar. Die mediale Facette weist auf ihrem medialen Rand oftmals eine nach vorne abgewinkelte Nebenfacette auf (ODD-Facette). Bei der medialen **Hypoplasie** und **Dysplasie** der Kniescheibe ist die mediale Facette stark reduziert bis fast fehlend. Dadurch wird die kraftübertragende Fläche der Patella verkleinert und somit der Druck auf die Facies patellaris des Femur vergrößert. Frühzeitige Knorpelschäden und eine Kniegelenksarthrose können die Folge sein.

4 Hüftgelenk, Articulatio coxae

4.1 Bau des Hüftgelenks

Die **Hüftpfanne, Acetabulum,** des Os coxae bildet einen Ausschnitt einer Kugelschale und besitzt im Bereich der überknorpelten **Facies lunata** ihre Druckübertragungs- und Führungsfläche. Die Knorpelsichel ist am breitesten am Pfannendach, wo die hauptsächliche Druckübertragung stattfindet. Der dünnere Pfannenboden ist mit Binde- und Fettgewebe ausgepolstert. Gegen dieses nachgiebige Polster wird das **Lig. capitis femoris** angedrückt, das am unteren Rand der **Incisura acetabuli** und dem Lig. transversum (s. u.) entspringt und innerhalb des Gelenks zur Fovea capitis femoris verläuft. Auf diese Weise kann das Lig. capitis femoris nicht zwischen Kopf und Pfanne eingeklemmt werden und den Kontakt der Gelenkflächen stören.

Der Rand der Hüftpfanne wird überhöht durch einen faserknorpeligen Reifen, **Labrum acetabulare,** der auch die Incisura acetabuli überbrückt und hier mit dem tieferliegenden **Lig. transversum acetabuli** verschmilzt. Durch das Labrum acetabulare wird die Hüftpfanne auf mehr als die Hälfte einer Hohlkugel vertieft, es entsteht dadurch ein tiefes Kugelgelenk (Nußgelenk), **Enarthrose.** Wenn in seltenen Fällen die Gelenklippe verknöchert, kann am Skelett der Kopf nicht mehr aus der Pfanne herausfallen.

Die Hüftpfanne, die frühembryonal verhältnismäßig tief ist, flacht sich bis zur Geburt ab und wird später wieder tiefer. Die gefährliche Periode für eine Verrenkung im Hüftgelenk *(Luxatio coxae)* liegt also in der Zeit vor und nach der Geburt, wo die Pfanne am flachsten ist.

Die Frühdiagnose der **Luxatio coxae** ist wichtig, um schwere Folgeschäden für das Gelenk zu vermeiden. Durch längere Abduktionstherapie mit Hilfe einer Spreizhose kann eine Normalstellung der Hüfte erreicht werden, allerdings nur wenn die Therapie im frühen Säuglingsalter beginnt. Für die Diagnose wichtige röntgenologische Kriterien sind in Abb. 8.2-15 wiedergegeben.

Der **Femurkopf** (Hüftkopf) ist annähernd kugelförmig und hat einen Durchmesser von durchschnittlich **5 cm.** Die überknorpelte Fläche bildet etwa zwei Drittel einer Kugel und wird in der Normalstellung von der Pfanne nicht voll bedeckt, so daß besonders vorn und seitlich ein Teil der Gelenkfläche unter der Kapsel liegt. Dieses Feld verschwindet bei Beugung und Abduktion in der Pfanne, während auf der Rückseite ein anderer Teil die Pfanne verläßt.

Die **Gelenkkapsel** umhüllt den Kopf und den größten Teil des Schenkelhalses, von dem nur hinten das distale Drittel frei bleibt. Somit liegt auch bis zum Abschluß des Wachstums die Epiphysenfuge des Kopfes in der

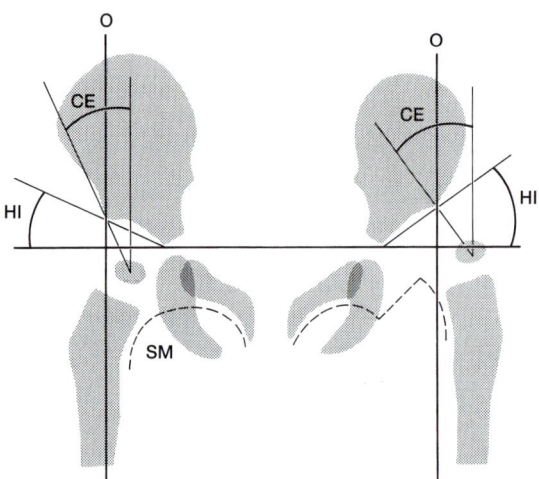

Abb. 8.2-15 Wichtige Winkel und Hilfslinien zur Frühdiagnose der kongenitalen Hüftluxation mit Hüfthochstand im Röntgenbild.

	HI	CE
Säugling	28–32°	10–20°
1. Jahr	23–26°	10–20°
7. Jahr	18–20°	15–25°
ab 15. Jahr	< 15°	20–30°

HI = Azetabulumwinkel nach Hilgenreiner
CE = Zentrum-Eckenwinkel nach Wiberg
O = Ombrédanne-Senkrechte
SM = Shenton-Menard-Linie

Beachte bei der Hüftluxation die Unterbrechung der SM, den vergrößerten HI, den verkleinerten (hier sogar negativen) CE und die Verlagerung der Femurschaftachse nach lateral, so daß die O-Senkrechte medial vom Femurschaft verläuft.

Gelenkhöhle. Im einzelnen entspringt die Kapsel am knöchernen Rand der Hüftpfanne sowie dem Lig. transversum acetabuli, so daß das Labrum acetabulare frei in das Gelenk hineinragt. Die Kapsel befestigt sich vorn an der Wurzel des Trochanter major und der Linea intertrochanterica, hinten bleibt ihre Haftlinie etwa 1,5 cm proximal von der Crista intertrochanterica entfernt, so daß ein Teil des Kollums dorsal extrakapsulär gelegen ist. Die Kapsel ist am meisten entspannt, wenn der Oberschenkel etwas angehoben, abduziert und auswärts gedreht ist. Diese **Entspannungslage** wird reflektorisch eingenommen, wenn eine Entzündung des Hüftgelenks *(Coxitis)* auftritt.

Der Femurkopf befindet sich in bezug auf die **Blutgefäßzufuhr** in einer kritischen Lage, die sofort offenbar wird, wenn er durch einen Bruch abgetrennt wird **(intrakapsuläre Schenkelhalsfraktur).** In diesem Fall ist der Kopf nur noch durch das **Lig. capitis femoris** mit der Umgebung verbunden. Das Band hat keine mechanischen Funktionen. Es führt jedoch besonders während der Wachstumsperiode Blutgefäße an den Schenkelkopf, die aus der **A. obturatoria** kommend durch ein kleines Fenster unter dem Lig. transversum acetabuli als **Ramus acetabularis** das Band erreichen. Ein zweiter Versorgungsweg erfolgt durch Arterien der Gelenkkapsel und des Periostes des Femurschaftes. Die Gefäße dringen durch *Foramina nutricia* in den Hals ein und gelangen von dort in den Kopf. Bei einer **intrakapsulären Schenkelhalsfraktur** ist die Gefäßversorgung durch das *Lig. capitis* meist nicht ausreichend, so daß es zu Nekrosen des Hüftkopfes kommen kann.

Für die Heilung der **Schenkelhalsfraktur** spielt auch die **Lage der Bruchlinien** eine Rolle, indem senkrechte Bruchlinien ohne operativen Eingriff keine Heilungsaussichten bieten, während schräge und vor allem horizontale nicht so sehr der Abscherung ausgesetzt sind und besser heilen. Da der Schenkelhals stellenweise periostfrei ist, kann dort auch kein periostaler Kallus gebildet werden. Aus diesen Gründen, vor allem jedoch wegen der außerordentlich großen Gefahr einer Hüftkopfnekrose als Folge der Ernährungsstörungen wird beim Schenkelhalsbruch in zunehmendem Maß der sofortige operative Hüftkopfersatz durch eine Endoprothese vorgenommen.

Die **Verstärkungsbänder des Hüftgelenkes** entspringen im Umkreis der Hüftpfanne von den Knochen des Hüftbeins, dem Darmbein, Schambein und Sitzbein und heißen demgemäß *Lig. iliofemorale, pubofemorale* und *ischiofemorale.* Die beiden letzten Bänder enden teilweise in einem zirkulären Verstärkungszug der Kapsel, der **Zona orbicularis,** die den Schenkelhals wie ein Ringband umschließt (Abb. 8.2-16). Die zum Femur ziehenden Faserzüge strahlen in den oberen *(Lig. ischiofemorale)* bzw. unteren Abschnitt *(Lig. pubofemorale)* der *Linea intertrochanterica* zu beiden Seiten des fächerförmigen Ansatzes des *Lig. iliofemorale* ein. Damit laufen alle drei Bänder mit ihren Enden auf der Vorderseite des Femur zusammen, indem sie einen **schraubigen Verlauf** nehmen (Abb. 8.2-15). Zugleich sind die Bandmassen in der vorderen und oberen Wand der Gelenkkapsel am kräftigsten.

Sie **hemmen** dadurch die **Überstreckung des Beins** oder das Hintenüberkippen des Beckens. Die Bänder haben somit als Extensionssicherung beim aufrechten Stand eine große Bedeutung. Bei der äußersten Streckung im Hüftgelenk werden die schraubig verlaufenden Bänder gespannt und pressen den Kopf in die Pfanne, die **Bänderschraube** wird zugedreht, das Gelenk wird festgestellt. In dieser Stellung stößt sich beim Gehen das Standbein vom Boden ab und schiebt den Körper vorwärts. Muskelkraft wird die **Extensionssicherung** des Standbeins deshalb kaum benötigen. Findet eine Beugung im Hüftgelenk statt, dreht sich die Bänderschraube wieder auf und die Bänder erschlaffen (Abb. 8.2-6).

Im einzelnen entspringt das **Lig. iliofemorale** (BERTINI) von der Spina iliaca anterior inferior und strahlt fächerförmig zur Linea intertrochanterica. Die beiden Randstrahlen des Fächers sind die kräftigsten. Als Ganzes **hemmt** das Band **die Streckung**; der obere Schenkel aber, der zum oberen Ende der Linie zieht, ist das **stärkste Band des menschlichen Körpers** und hat noch eine andere Aufgabe. Dieser Bandzug **hemmt die Adduktion** des gestreckten Beins (Bewegung nach medial) und damit auch die Kippung des Beckens nach medial. Beim aufrechten Stand ruht das Becken auf beiden Beinen. Wenn ein Fuß den Boden verläßt, fehlt dem Becken auf der Seite dieses sog. Spielbeins die Unterstützung, es sucht, der Schwere folgend, nach der entlasteten Seite abzusinken. Daran wird es durch Muskeln, vor allem durch den M. gluteus medius des Standbeins gehindert (Kap. 5.3). Können diese Muskeln aber aus irgendeinem Grund nicht in Tätigkeit treten, wird als letzte Hemmung der obere Schenkel des Lig. iliofemorale des Standbeins wirksam; die Rumpflast hängt jetzt an diesem Band. Daraus wird verständlich, daß gerade dieser Bandzug so stark ist. Schließlich hemmt der obere Schenkel des Lig. iliofemorale noch die Außenrotation des Femurs.

Das **Lig. pubofemorale** entspringt vom oberen Schambeinast und geht in den unteren Schenkel des Lig. iliofemorale über, mit dem es das Femur erreicht. Bei dieser Lage hemmt es die Abduktion des gestreckten Oberschenkels.

Das **Lig. ischiofemorale** ist stärker als das vorige; es entspringt vom Sitzbein und zieht an der Hinterwand der Kapsel fast horizontal bis zum oberen Ansatz des Lig. iliofemorale. Um hierhin zu gelangen, muß es im letzten Teil seines Verlaufs eine schraubige Drehung ausführen (Abb. 8.2-16). Infolge dieser Lage beteiligt sich das Band an der Hemmung der äußersten Streckung und der Innenrotation des Oberschenkels.

Zwischen den starken Außenbändern des Gelenks bleiben **schwache Stellen der Kapsel.** Eine solche findet sich vorn in dem Dreieck zwischen Lig. iliofemorale und pubofemorale. Diese Stelle wird von vorn durch den M. iliopsoas überdeckt, der durch einen Schleimbeutel, **Bursa iliopectinea,** von der Gelenkkapsel getrennt ist. In 10% der Fälle kann beim Erwachsenen dieser Schleimbeutel mit dem Gelenk in offener Verbindung stehen.

Am wichtigsten ist die **Schwäche der unteren Kapselwand** zwischen Lig. pubo- und ischiofemorale. Durch diese schwache Stelle kann bei starker externer Gewalteinwirkung in Abduktionsrichtung des Beins der Femurkopf die Pfanne verlassen (*Luxatio coxae* = **Hüftausrenkung**), zumal der Knochenrand der Hüftpfanne hier unterbrochen ist. Dabei zerreißt das Lig. capitis femoris, das starke Lig. iliofemorale bleibt erhalten, und an diesem befestigt, rutscht der Kopf nach hinten oder vorn. Hinten lagert er sich auf das Darmbein (*Luxatio iliaca*) oder auf den oberen Teil des Sitzbeins (*Luxatio ischiadica*). Das Bein steht einwärts rotiert und adduziert und ist durch das Lig. iliofemorale federnd fixiert. Bei der **Reposition** muß ein Zug an dem gebeugten Oberschenkel ausgeübt werden, da bei dieser Stellung die noch erhaltenen Bänder am meisten entspannt sind. Seltener sind Luxationen nach vorn in die Schambeingegend (*Luxatio suprapubica* und *infrapubica*), hierbei ist eine deutliche Auswärtsdrehung und Abduktion des Beins vorhanden.

Bei der versteckten Lage des Hüftgelenks ist es schwierig, beim Lebenden die Stellung des **Femurkopfs zu ertasten.** Bei mageren Menschen kann man unterhalb des Leistenbands durch den M. iliopsoas hindurch den Femurkopf tasten (Abb. 8.2-23). Leicht zu fühlen ist der Trochanter major, der dicht unter der Haut liegt und den einzigen Punkt darstellt, der von Muskelbedeckung freigelassen wird. Bei Schenkelhalsbrüchen oder bei einer Luxation fällt die Trochanterspitze aus der ROSER-NELATON-Linie (Abb. 8.2-17) heraus (Verbindungslinie zwischen Tuber ischiadicum und Spina iliaca anterior superior), oder es fehlt der Trochantervorsprung. Man kann auch in Bauchlage des Kranken den Abstand

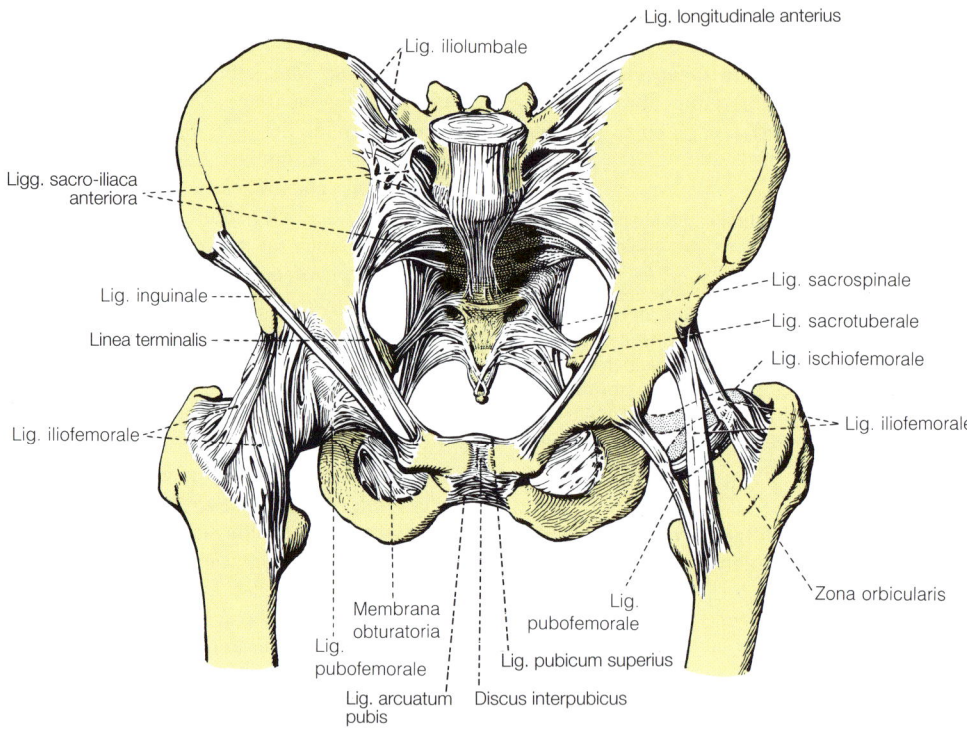

Lig. iliolumbale

Lig. longitudinale anterius

Ligg. sacro-iliaca anteriora

Lig. inguinale

Linea terminalis

Lig. iliofemorale

Lig. sacrospinale

Lig. sacrotuberale

Lig. ischiofemorale

Lig. iliofemorale

Zona orbicularis

Membrana obturatoria

Lig. pubofemorale

Lig. pubofemorale

Lig. pubicum superius

Lig. arcuatum pubis

Discus interpubicus

Abb. 8.2-16 Bänder der Hüftgelenke und des Beckengürtels von ventral. Die Bänder des linken Hüftgelenkes sind schemati-

siert. Der linke Oberschenkelhals und -kopf sind entfernt, um den Verlauf des Ligamentum ischiofemorale zeigen zu können.

der Trochanterspitze vom horizontalen Darmbeinkamm messen und mit dem Abstand auf der gesunden Seite vergleichen.

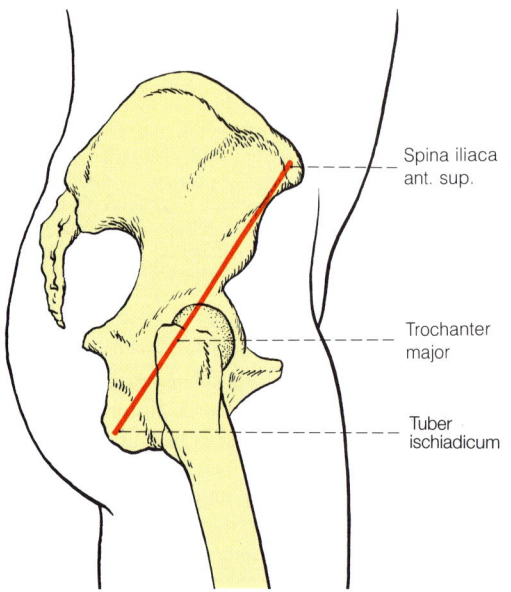

Spina iliaca ant. sup.

Trochanter major

Tuber ischiadicum

Abb. 8.2-17   Verlauf der ROSER-NELATONschen Linie. Der Gelenkspalt am oberen Umfang des Azetabulums projiziert sich etwa auf die Mitte der Linie. Bei Schenkelhalsfrakturen oder Luxationen fällt die Trochanterspitze aus der Linie heraus.

4.2   Bewegungen im Hüftgelenk

Die Analyse der Bewegungen wird vereinfacht, wenn man sie auf **drei Hauptachsen** bezieht, eine transversale, eine sagittale und eine longitudinale Achse:

Transversale Achse: Beim zweibeinigen Stand ist diese Achse in der Verbindungslinie zwischen den Mittelpunkten beider Femurköpfe gelegen. Die Bewegungen um die Achse werden als **Flexion** (Heben, Beugen des Oberschenkels) und **Extension** (Streckung) bezeichnet. Beim Stand entspricht die Flexion einer Beugung des Rumpfes mit Becken (nach vorn) und die Extension einer Streckung des Rumpfes (nach hinten).

Sagittale Achse: Sie geht in sagittaler Richtung durch die Kopfmitte und steht senkrecht zur transversalen und longitudinalen Achse. In der Neutral-Null-Stellung werden die korrespondierenden Bewegungen als **Adduktion** (Heranführen) und **Abduktion** (Abspreizen) bezeichnet. Beim einbeinigen Stand entspricht die Bewegung um die sagittale Achse (Abduktionsachse) des Standbeins einer Kippung des Beckens nach außen (Abduktion) bzw. innen (Adduktion). Während der Beugung des Femur wird die Abduktionsachse verlagert. Bei rechtwinklig gebeugtem Femur (z. B. beim Sitzen) steht sie vertikal. Sie bleibt dabei stets senkrecht zur transversalen und longitudinalen Achse (Abb. 8.2-28).

Longitudinale Achse: Diese Achse entspricht beim Stehen der Traglinie des Beins und verläuft durch die Mitte des Hüftkopfes und die Mitte zwischen beiden Fe-

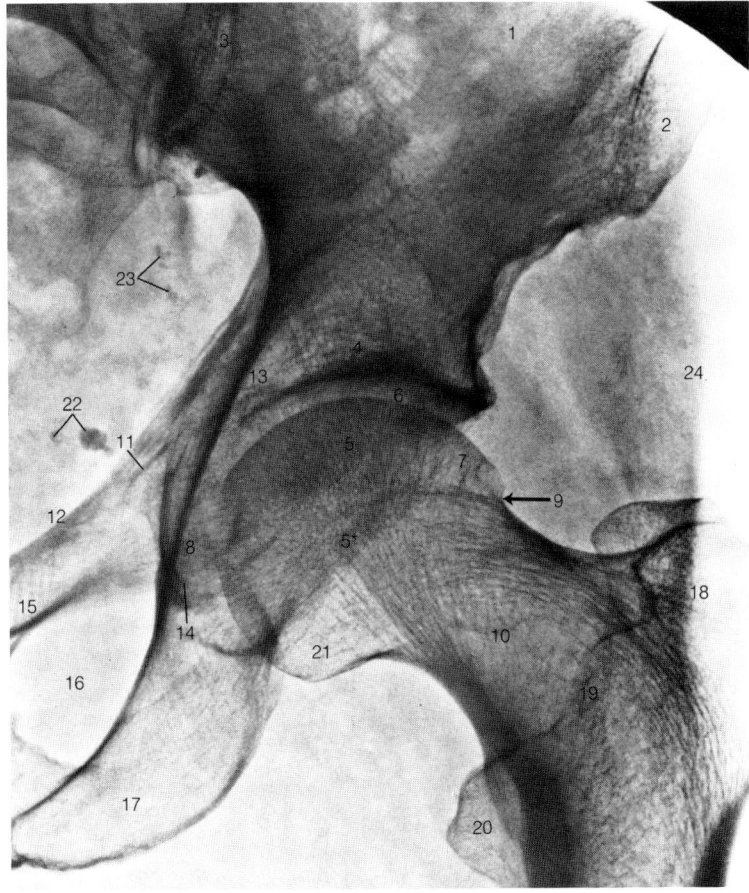

Abb. 8.2-18 Röntgenbild des Hüftgelenkes in Normalstellung, sagittaler Strahlengang. (Aus BIRKNER [3])

```
 1 = Ala ossis ilii
 2 = Spina iliaca anterior superior
 3 = Articulatio sacro-iliaca
 4 = sog. Pfannendach
 5 = vorderer
5* = hinterer Pfannenrand
 6 = Gelenkspalt
 7 = Caput femoris
 8 = scheinbare Erweiterung des
     Gelenkspalts
 9 = Grenze zwischen Caput und
     Collum femoris
10 = Collum femoris
11 = Spina ischiadica
12 = Pecten ossis pubis
13 = seitliche Beckenwandlinie
14 = sog. KÖHLERsche Tränenfigur
     (entspricht dem Pfannengrund)
15 = Ramus superior ossis pubis
16 = Foramen obturatum
17 = Tuber ischiadicum
18 = Trochanter major
19 = Crista intertrochanterica
20 = Trochanter minor
21 = Caput femoris
22 = Phlebolithen
     (= sog. Venensteine,
     verkalkte Thromben)
23 = arteriosklerotische
     Verkalkungen in
     Beckenarterien
24 = lateraler Rand der Gluteal-
     muskulatur
```

murkondylen. Die Bewegungen um diese Achse sind die **Innenrotation** (Einwärtskreiseln, Bewegen der Kniescheibe nach innen) und **Außenrotation** (Kniescheibe nach außen). Man kann den Rotationsumfang am besten demonstrieren, wenn man auf dem Bauch liegend den Unterschenkel um 90° abwinkelt (beugt) und den Oberschenkel so dreht, daß die Ferse nach außen unten (Innenrotation des Femur) bzw. nach innen unten geführt wird (Außenrotation des Femur).

Eine genaue Analyse des **Bewegungsumfanges** des Hüftgelenkes mit Hilfe der Bahnkugel zeigt (Abb. 8.2-19), daß von der Null-Stellung aus, bei der das *Lig. iliofemorale* noch nicht völlig gespannt ist, die folgenden Bewegungen möglich sind (Abb. 8.2-20):

Streckung	10–15°,	Beugung	120–130°
Adduktion	20–30°,	Abduktion	30–45°
Außenrotation	40–50°,	Innenrotation	30–45°

Findet aber im Hüftgelenk eine **Beugung** statt, dann werden mit dem **Aufdrehen der Bänderschraube** auch die Bewegungen um die beiden anderen Achsen freier und können einen wesentlich größeren Betrag erreichen (u.a. die Abduktion in Extremfällen bis 80° und die Innenrotation bis 50°). Bei stärkster **Seitgrätsche** der Beine hemmt das Lig. iliofemorale die weitere Abduktion; wird das Becken dem Zug folgend vorgeneigt (entspricht einer Flexion des

Femurs), kann durch die daraus resultierende geringe Entspannung dieser Bänder die Spreizbewegung wachsen.

Fast alle Bewegungen des Beins werden durch **Mitbewegungen des Beckens** unterstützt und verstärkt. Da das Becken aber mit der Wirbelsäule verbunden ist, muß jede Veränderung der Beckenneigung eine ausgleichende Krümmung der Wirbelsäule zur Folge haben, solange die gerade Haltung beibehalten werden soll. Von der Normalstellung aus ist nur eine geringe Streckung im Hüftgelenk von 10–15° möglich, da die Spannung des Lig. iliofemorale eine weitere Streckung ausschließt. Trotzdem kann man ein gestrecktes Spielbein weiter nach hinten heben; dabei dreht sich aber das Becken um den Femurkopf des Standbeins nach vorn, während sich gleichzeitig die Lendenlordose vertieft, um den Oberkörper möglichst geradezuhalten (Abb. 8.2-21). Dabei findet auch eine stärkere Abknickung in der Verbindung zwischen 5. Lendenwirbel und Kreuzbein statt. Alle Muskeln, die die Beckenstellung verändern können, rufen indirekt Stellungsänderungen in den Hüftgelenken hervor. So hebt die **Bauchmuskulatur** das Becken (Schambein) und zählt damit zu den indirekten Extensoren des Hüftgelenkes, der **M. erector spinae** dagegen zu den indirekten Flexoren (s. u.).

Das Zusammenspiel von Beckenbewegung und Wirbelsäulenkrümmung ist praktisch von großer Wichtig-

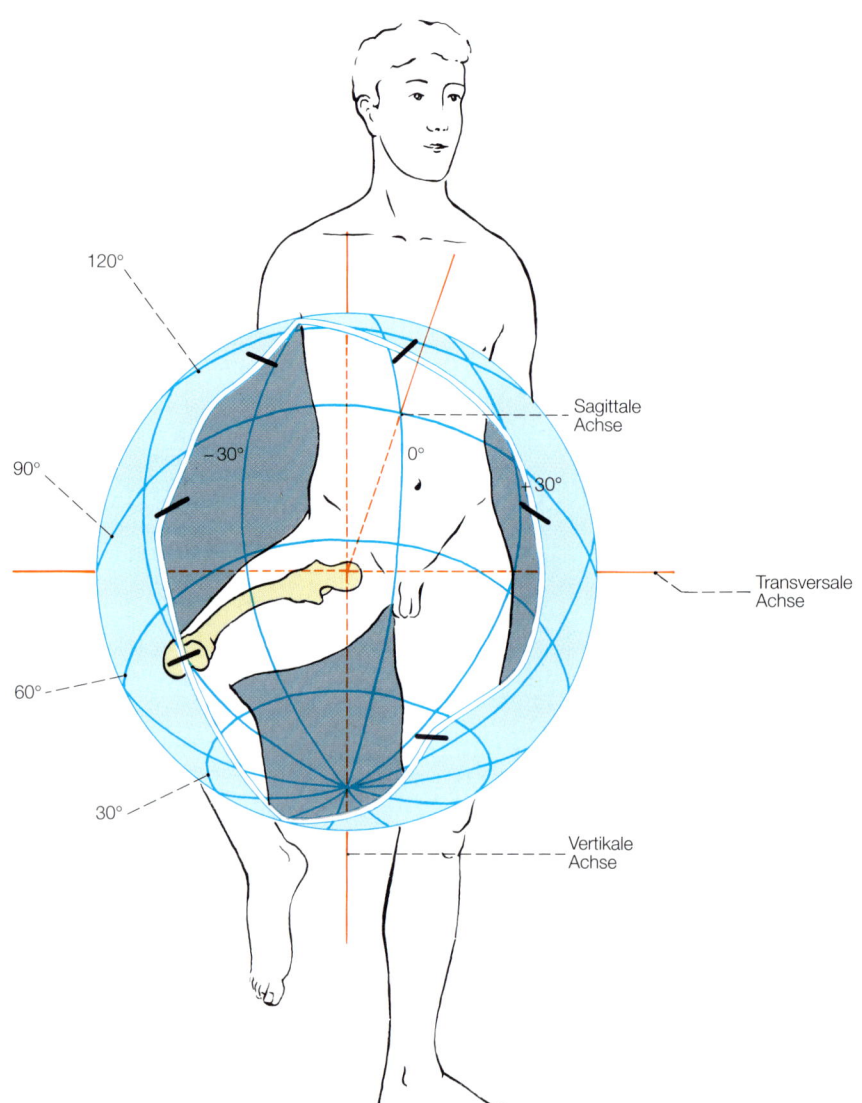

120°

90°

60°

30°

−30°

0°

+30°

Sagittale Achse

Transversale Achse

Vertikale Achse

Abb. 8-2-19 Bewegungsumfang des Hüftgelenkes veranschaulicht mit Hilfe eines Globus, dessen Zentrum im Hüftgelenk liegt und dessen Radius genau der Länge des Femur entspricht. Der Betrachter schaut den Globus von schräg unten an und kann deshalb ein Stückchen hinter den unteren Pol schauen. Das vom Femurende bestrichene Bewegungsfeld ist aus der Globusoberfläche ausgeschnitten (Grenze als weißer Schnittrand dargestellt). Der Umfang der Flexions- und Extensionsbewegungen um die transversale Achse ist in den Winkelangaben der „Breitengrade" zu entnehmen. Die genauen Abduktions- und Adduktionswerte können der Zeichnung nur im 90°-Breitengrad (90° Beugung der Hüfte) entnommen werden (ein negatives Vorzeichen bedeutet Abduktion, ein positives Adduktion). Die Abb. veranschaulicht drei wichtige Sachverhalte.

1. Der Umfang der Abduktion und Adduktion ist abhängig vom Grad der Beugung des Hüftgelenkes. Die höchsten Ausschläge werden bei Beugung um etwa 90° erreicht (Abduktion ~ 50°, Adduktion 30°) mit individuellen Unterschieden. Die Abduktionsachse entspricht dann der vertikalen Achse. Die geringsten Ausschläge werden bei extremer Streckung (gespannter Bandapparat) und Beugung erreicht (Kombination von Band-, Muskel- und Knochenhemmung).
2. Jede maximale Adduktions- und Abduktionsstellung erzwingt eine Rotationsbewegung des Femur. Diese ist durch die Stellung der transversalen Knieachse (schwarzer Balken) am Rand der Schnittlinie eingezeichnet. Maximale Abduktion erfordert eine Außenrotation, die Adduktion eine Innenrotation.
3. Die Extension und Flexion sind in leichter Abduktionsstellung am größten.

keit: Bei einer **Hüftgelenkentzündung** wird das Bein in die Stellung gebracht, bei der die Bänder und Muskeln am wenigsten gespannt sind, das ist eine leichte Beugestellung (verbunden mit Abduktion und Außenrotation).

Eine Beugestellung des rechten Beins wird häufig auch bei einer **Appendizitis** (Blinddarmentzündung) eingenommen, um die Faszie des *M. psoas major* (s. u.) zu entspannen, welche bindegewebig mit dem Bauchfell der Appendixregion verbunden ist. Ähnliches gilt auch für **Entzündungen der Eierstöcke.** Die Patienten stehen deshalb häufig in gebückter (gebeugter) Haltung. Ein bettlägeriger Patient kann die Beugehaltung des Hüftgelenkes auch dadurch erzeugen, indem er bei aufliegenden Beinen das Becken durch Zug der Rückenmuskulatur *(M. erector spinae)* und **Ausbildung eines Hohlkreuzes** so weit kippt, daß ein Beugewinkel zwischen Bein und Becken entsteht (Abb. 8.2-22). Das Hohlkreuz kann durch Griff unter die Lendenwirbelsäule leicht festgestellt werden. Gleicht man das Hohlkreuz durch Druck auf das Becken aus, so kommt das kranke Bein wieder in die Höhe.

5 Muskeln der Hüfte

5.1 Allgemeines

Das Hüftgelenk ist völlig von Muskeln umgeben, so daß es in der Tiefe versteckt liegt. Die Hüftmuskeln sind fast alle kurze Muskeln, die, vom Becken kommend, in der Nachbarschaft des Hüftgelenks an den großen Knochenhebeln und Rauhigkeiten des Femur ansetzen und dort konvergieren. Auf diese Weise kommt eine Anhäufung von Muskeln zustande wie sonst an keiner Stelle des Körpers. Diese Muskeln entfalten durch ihren großen Querschnitt eine **erhebliche Kraft** bei relativ geringer Hubhöhe. Die große Kraft ist erforderlich, um im Hüftgelenk einerseits den gesamten Rumpf mit Becken und andererseits das ganze Bein zu bewegen. Neben den eigentlichen Hüftmuskeln entspringen am Becken lange Muskeln, die außer dem

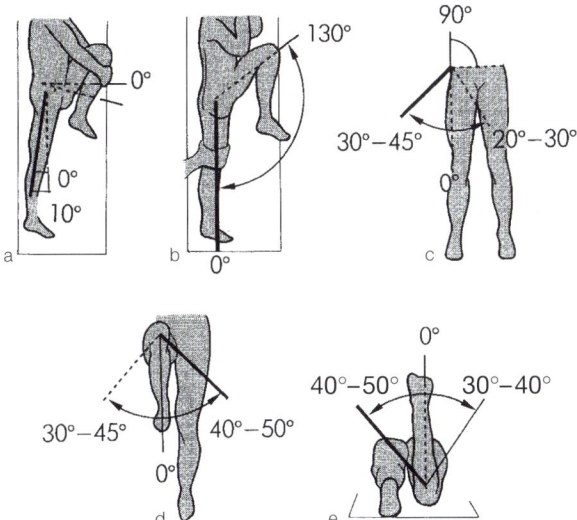

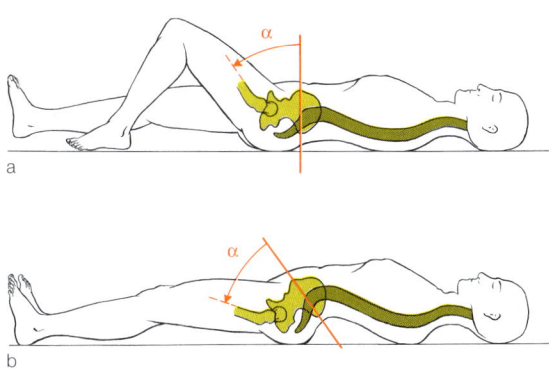

Abb. 8.2-20 Bewegungsumfänge des Hüftgelenkes. (a) Extension (auch durch Beckenkippung möglich); (b) Flexion; (c) Abduktion und Adduktion; (d) u. (e): Innen- und Außenrotation. (Geändert nach Lippert [9])

Abb. 8.2-22 Ausgleichende Lendenlordose u.a. bei Hüftgelenksentzündung (Coxitis).
(a) Das kranke Bein ist in die Entspannungslage in leichter Flexionsstellung (angedeutet durch den Winkel α). Die vertikale Hilfslinie bezeichnet eine Horizontalebene des Beckens beim Stehen durch die Spinae iliacae anterior superior und posterior superior.
(b) Wird das kranke Bein ausgestreckt, erfolgt die Entspannung des Hüftgelenkes durch Vorneigung des Beckens (beachte den Verlauf der Hilfslinie), wobei zum Ausgleich die Lendenlordose verstärkt wird und der Beugungswinkel annähernd gleich bleibt.

Hüftgelenk auch das Kniegelenk überspringen (zweigelenkige Muskeln) und daher auf beide wirken (Kap. 6).

Die Muskeln, die vom Becken zum Bein ziehen und das Hüftgelenk überqueren, können hinsichtlich ihrer Hauptfunktion in **Flexoren** (Beuger), **Extensoren** (Strecker), **Abduktoren** (Abspreizer), **Adduktoren** (Heranführer), **Außen-** und **Innenrotatoren** unterteilt werden.

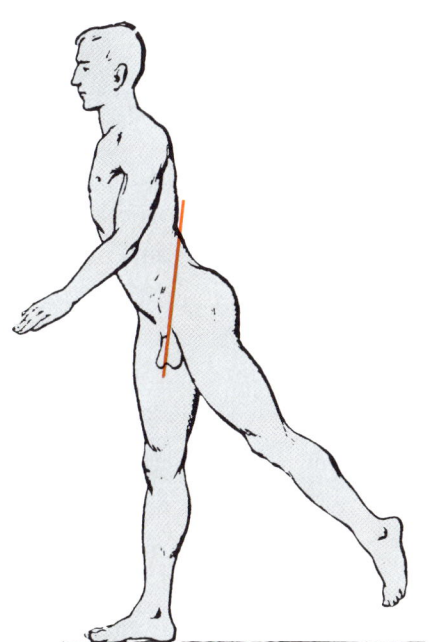

Abb. 8.2-21 Rückführen des linken Beins durch Vorneigen des Beckens im rechten Hüftgelenk und Aufrichtung des Oberkörpers durch Vertiefung der Lendenlordose. Die rote Linie zeigt die Stellung der Beckeneingangsebene.

Die Beuger überqueren die transversale Achse vorn, die Strecker hinten. Die Adduktoren greifen von medial und unterhalb der Sagittalachse, die Abduktoren von lateral herkommend am Oberschenkel an. Die Rotatoren überqueren die Longitudinalachse des Femurs. Die meisten Muskeln haben mehr als eine Funktion, z.B. Abduktion, Innenrotation und Beugung. Ihre Wirkung hängt teilweise auch von der Stellung des Gelenkes ab, so daß im folgenden die Muskeln zunächst aufgrund ihrer Topographie abgehandelt werden.

5.2 Innere Hüftmuskeln

M. iliopsoas

Der *M. iliopsoas* (Abb. 8.2-23) besitzt zwei Teile. Der erste ist der große Lendenmuskel, **M. psoas major,** der von den Körpern des letzten Brust- und der ersten vier Lendenwirbel, ferner von den Querfortsätzen aller Lendenwirbel entspringt. Zwischen beiden Muskelschichten liegt der größte Teil eines Nervengeflechts des Plexus lumbalis. Die Sehne verschmilzt mit der des M. iliacus und setzt am **Trochanter minor** an.

In weniger als der Hälfte der Fälle entspringt ein selbständiger kleiner Lendenmuskel **(M. psoas minor)** von der Vorderfläche des 12. Brust- und 1. Lendenwirbels. Er geht mit seiner Sehne in die derbe Faszie über, die den Iliopsoas einschließt (Faszienspanner).

Der zweite Anteil des Iliopsoas ist der **M. iliacus.** Er entspringt von der Innenfläche der Darmbeinschaufel, Fossa iliaca, und zieht mit dem Psoas major verschmolzen zum **Trochanter minor.** Dort wo er auf der Hüftgelenkkapsel über dem Schenkelkopf und Azetabulumrand hinweggleitet (drückt), liegt ein Schleimbeutel **(Bursa iliopectinea).**

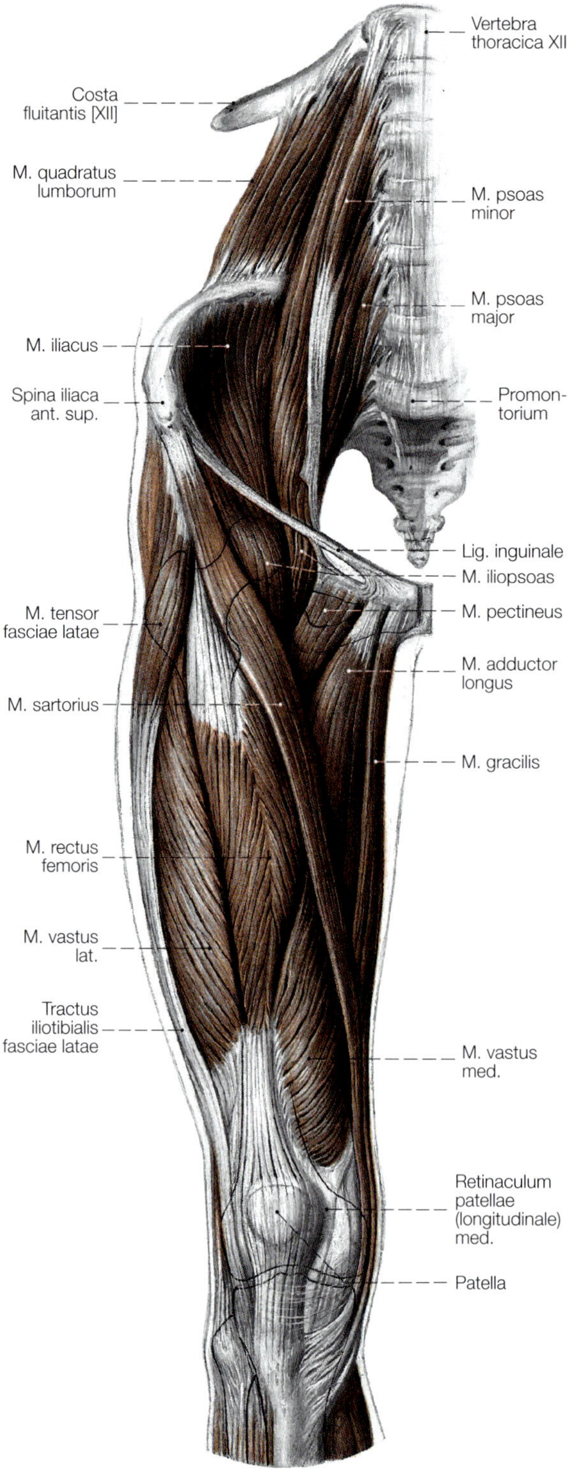

Vertebra
thoracica XII

Costa
fluitantis [XII]

M. quadratus
lumborum

M. psoas
minor

M. psoas
major

M. iliacus

Spina iliaca
ant. sup.

Promon-
torium

Lig. inguinale

M. iliopsoas

M. pectineus

M. tensor
fasciae latae

M. adductor
longus

M. sartorius

M. gracilis

M. rectus
femoris

M. vastus
lat.

Tractus
iliotibialis
fasciae latae

M. vastus
med.

Retinaculum
patellae
(longitudinale)
med.

Patella

Abb. 8-2-23   Muskeln der Vorderseite des Oberschenkels und
der Hüfte.

pubica und wird als **Arcus iliopectineus** bezeichnet. Der
Arcus teilt den Raum unter dem Leistenband in die
seitliche **Lacuna musculorum** und die medial gelegene
Lacuna vasorum (Abb. 8.1-82). Die Fascia iliopsoica begleitet den Muskel in seinem weiteren Verlauf, wird aber
dabei dünner. Im Faszienschlauch des Iliopsoas liegt der
N. femoralis, der auf diese Weise durch die Lacuna
musculorum geführt wird. Abszesse, die von der Wirbelsäule ihren Ursprung nehmen, können sich im Faszienschlauch bis unter das Leistenband senken **(Senkungs-
abszesse)**; dabei steht das Bein durch die Reizung des
Iliopsoas leicht gebeugt und außenrotiert.

Funktion: Der Iliopsoas ist der einzige Hüftmuskel, der
über das Becken nach oben reicht und Ursprünge an der
Wirbelsäule besitzt. Er bewegt also auch den Lendenteil
der Wirbelsäule. Da er ventral über die quere Achse des
Hüftgelenks hinwegzieht, ist er ein Beugemuskel (Abb.
8.2-24), gleichzeitig rotiert er den Oberschenkel aus der
Innenrotationsstellung etwas auswärts. Wenn er **gelähmt**
ist, wird das Gehen erschwert, da das Bein nicht genügend vorwärtsgebracht werden kann. Er ist zugleich ein
Seitenbeuger der Lendenwirbelsäule. Bei zunehmender
Vorneigung der Lendenwirbelsäule wird seine Wirkung
auf das Bein geringer. Der Iliopsoas ist der **stärkste Beuger des Hüftgelenkes** und ein wichtiger Muskel für die
Aufrichtung des Rumpfes aus der horizontalen Rückenlage, die durch eine Beugung im Hüftgelenk erfolgt. Bei
doppelseitiger Lähmung ist diese Aufrichtung nicht mehr
möglich.

Innervation: Kurze Äste des *Plexus lumbalis* und des
N. femoralis.

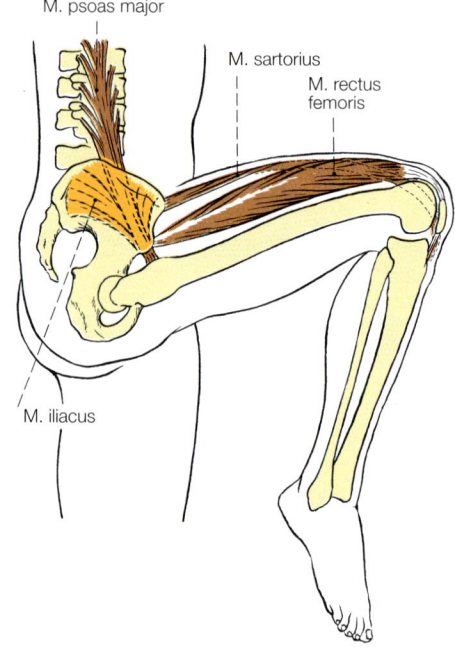

M. psoas major

M. sartorius

M. rectus
femoris

M. iliacus

Abb. 8.2-24   Die wichtigsten Hüftbeuger: Mm. iliopsoas, rectus
femoris und sartorius.

Der Iliopsoas besitzt eine derbe Faszie, Fascia iliaca
und Fascia psoica, mit der zusammen er den seitlichen
Raum unter dem Leistenband durchsetzt. Die Faszie verwächst mit dem Leistenband, strahlt aber am medialen
Rand des Muskels vom Leistenband zur Eminentia ilio-

5.3 Äußere Hüftmuskeln

Dorsolaterale Gruppe:
M. gluteus maximus
M. gluteus medius
M. gluteus minimus
M. tensor fasciae latae

Pelvitrochantäre Muskeln (mediale Gruppe):
M. piriformis
M. obturator internus
M. gemellus superior
M. gemellus inferior
M. quadratus femoris
M. obturator externus

Die äußeren Hüftmuskeln können in eine **dorsolaterale** und eine **mediale** Gruppe unterteilt werden. Die dorsolateralen Muskeln strahlen von der Außenfläche der Darmbeinschaufel fächerförmig in die Umgebung des Trochanter major ein. Die Muskeln der medialen Gruppe (pelvitrochantäre Muskeln) entspringen im Innern (oder am Rande) des kleinen Beckens und gelangen auf die Außenseite, wo sie sich dem Fächer anschließen. Im Verhältnis zum schmalen Ansatz am Oberschenkel haben die Muskeln ein ausgedehntes Ursprungsfeld an der Außen- und Innenfläche des kleinen Beckens.

5.3.1 Dorsolaterale Gruppe

M. gluteus maximus

Der große Gesäßmuskel (Abb. 8.2-25 u. 34) ist kräftig und grobfaserig und besteht aus zwei miteinander verwachsenen Teilen, der **Pars sacro-iliaca** und der **Pars coccygea.** Er entspringt hinten auf der Grenze zwischen Darm- und Kreuzbein und den dort lagernden Bandmassen: Unterster Teil des Darmbeinkammes über der Spina iliaca posterior superior, Seitenrand des Kreuz- und Steißbeins, Fascia thoracolumbalis und Aponeurosis glutealis und Lig. sacrotuberale. Die schräg absteigenden Fasern der Pars sacro-iliaca gehen seitlich in eine breite Endsehne über, die in ihrem oberen Teil in die **Fascia lata** und den **Tractus iliotibialis** ausstrahlt. Die kaudale Hälfte bis zwei Drittel des Muskels inseriert an der **Tuberositas glutealis** und geht teilweise in das *Septum intermusculare femoris laterale* und von dort zur **Linea aspera.** Somit strahlt die Sehne des Gluteus maximus weit aus und erfaßt nicht nur den Knochen, sondern auch den Faszienapparat des Oberschenkels und gewinnt damit eine breite Angriffsfläche. Wo die Sehne über den Trochanter major gleitet, liegt ein großer Schleimbeutel, **Bursa trochanterica** *musculi glutei maximi* (Abb. 8.2-26).

Im Stehen verdeckt der Muskel den Sitzbeinhöcker, beim Sitzen gleitet der Unterrand des Muskels zur Seite, so daß der Sitzbeinhöcker unter die Haut zu liegen kommt und der Muskel nicht gequetscht wird.
Funktion: Alle Muskelfasern liegen dorsal von der Transversalachse. Dadurch ist der Muskel ein starker Extensor. Die obere Hälfte des Muskels verläuft oberhalb der

Sagittalachse und besitzt **Abduktionsfunktionen,** die untere Hälfte wirkt dagegen als **Adduktor** (Abb. 8.2-28). Außerdem ist der Muskel ein starker **Außenrotator.** Die Abduktionsfunktion wird elektromyographisch erst bei rechtwinkliger Beugung des Hüftgelenkes nachweisbar.

Der Muskel ist evolutionsbiologisch als **stärkster Strecker des Hüftgelenkes** für den aufrechten Gang von zentraler Bedeutung. Die Streckwirkung auf das Hüftgelenk wird besonders deutlich, wenn der Muskel das Becken und damit den Oberkörper am Vornüberkippen im Hüftgelenk bewahren muß. Das ist der Fall beim Aufstehen aus dem Sitz (Hocke), beim Treppensteigen und Springen. Alle diese Bewegungen sind kaum noch möglich, wenn der Gluteus maximus **gelähmt** ist. Ruhiges Gehen und Stehen sind auch ohne Gluteus maximus möglich.

Dabei muß aber der Körperschwerpunkt hinter die Transversalachse des Hüftgelenkes gebracht und dadurch das *Lig. iliofemorale* unter Spannung gesetzt werden, sonst fällt der Körper vornüber.
Innervation: *N. gluteus inferior.*

M. tensor fasciae latae

Der etwa 15–20 cm lange und 4–7 cm breite, platte Muskel (Abb. 8.2-23, 25 u. 8.1-72) ist eine embryonale **Abspaltung vom M. gluteus medius** und entspringt am seitlichen Rand der **Spina iliaca anterior superior.** Er liegt in einer Tasche der *Fascia lata*, verläuft vor dem *Trochanter major* nach distal und inseriert einige Zentimeter tiefer im **Tractus iliotibialis.** Dieser bildet einen aponeurotischen Verstärkungszug der *Fascia lata*. In ihn strahlt von dorsal oben der *M. gluteus maximus* ein. Distalwärts ist der *Tractus iliotibialis* am *Condylus lateralis* der Tibia befestigt (s. u.).
Funktion: Der *M. tensor fasciae latae* ist ein **Beuger des Hüftgelenkes** und kann teilweise den Ausfall des *M. iliopsoas* kompensieren, indem er hypertrophiert. Bei Kurzstreckenläufern hypertrophiert er ebenfalls **(Sprintermuskel).** Der Muskel ist ein **Innenrotator** und wirkt der Außenrotation des *M. iliopsoas* bei der Beugung entgegen. Er spannt die *Fascia lata (Tractus iliotibialis)* und wirkt dabei schwach abduzierend.
Innervation: *N. gluteus superior.*

M. gluteus medius

Der mittlere Gesäßmuskel (Abb. 8.2-26 u. 27) ist ein dicker, kräftiger Muskel und hat die **Form eines Fächers,** dessen Spitze am Trochanter major liegt. Die sichelförmige **Ursprungsfläche** liegt auf der Außenfläche der **Ala ossis ilii,** zwischen den *Lineae gluteae anterior* und *posterior* und der *Crista iliaca*. Er beginnt vorn in direktem Anschluß an den Tensor fasciae latae (mit dem er seitlich verbunden ist) und läuft unter dem Darmbeinkamm entlang nach hinten. In seinem hinteren Abschnitt wird der Muskel vom Gluteus maximus bedeckt. Seitlich gewinnt der Muskel noch Ursprünge von der bedeckenden, derben *Aponeurosis glutealis*. Kurz vor der **Insertion an der Trochanterspitze** überkreuzen die vorderen Fasern die hinteren. Zwischen der Sehne und dem oberen Teil der Trochanter major liegt ein Schleimbeutel, die **Bursa** trochanterica musculi glutei medii, ebenso dort,

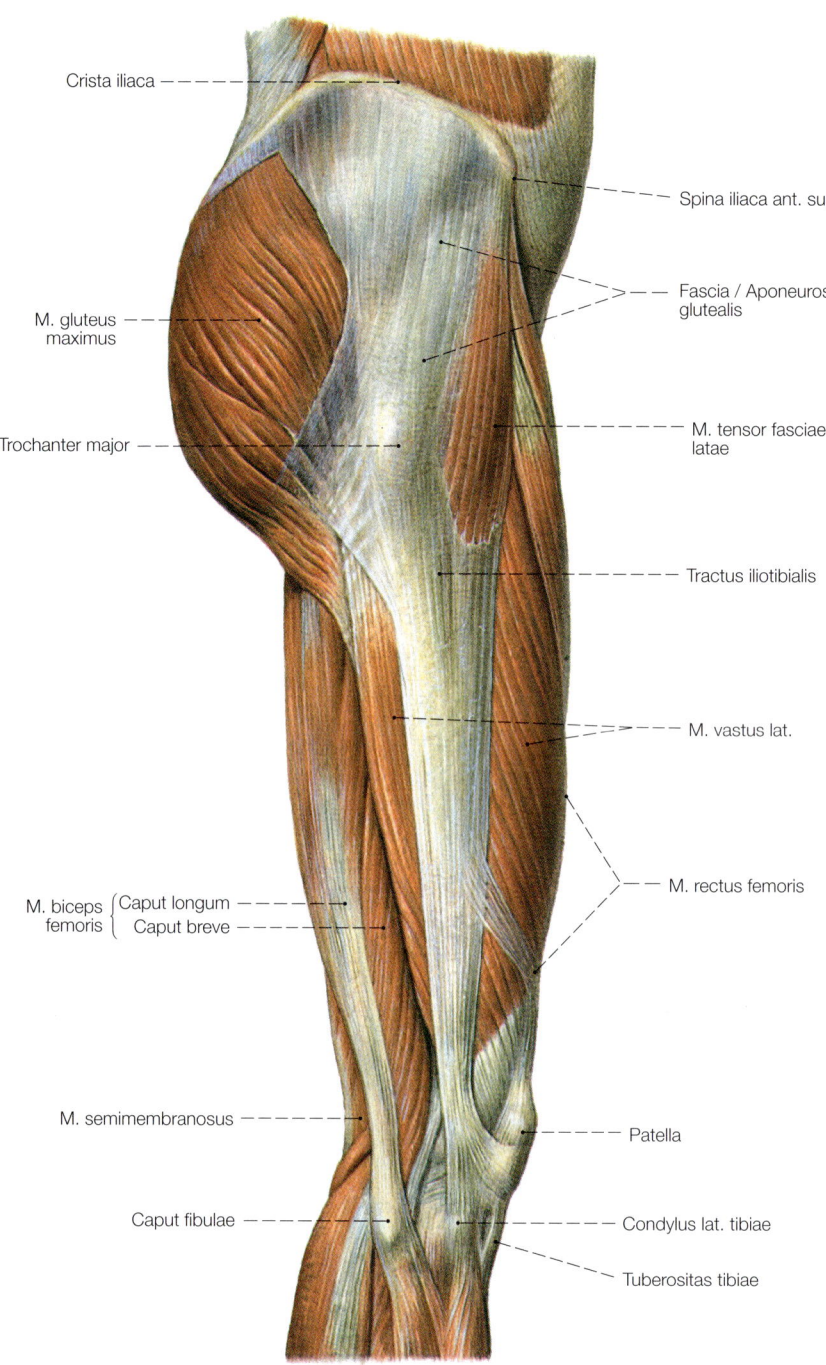

Crista iliaca

M. gluteus maximus

Trochanter major

M. biceps femoris { Caput longum / Caput breve

M. semimembranosus

Caput fibulae

Spina iliaca ant. sup.

Fascia / Aponeurosis glutealis

M. tensor fasciae latae

Tractus iliotibialis

M. vastus lat.

M. rectus femoris

Patella

Condylus lat. tibiae

Tuberositas tibiae

Abb. 8.2-25 Oberschenkelmuskulatur von lateral und Tractus iliotibialis.

wo die Sehne des M. piriformis benachbart ist, Bursa musculi piriformis (Funktion s. u.).
Innervation: *N. gluteus superior.*

M. gluteus minimus

Der kleine Gesäßmuskel kann als verkleinertes Abbild des vorigen betrachtet werden, unter dem er völlig versteckt liegt. Sein Ursprungsfeld ist weiter nach der Hüftpfanne zu verschoben und reicht von der **Incisura ischia-**

dica major bis nahe an die **Spina iliaca anterior superior.** Ein oberflächlicher Sehnenspiegel sammelt die Fasern zur Insertion am Vorderrand des Trochanter major. Zwischen Sehne und **Trochanterspitze** liegt ein Schleimbeutel, die **Bursa** *trochanterica musculi glutei minimi.* Der Muskel ist oft mit dem *M. piriformis* und *M. gluteus medius* verwachsen. Eine seltene ventrale Abspaltung ist der *M. gluteus quartus.*
Innervation: *N. gluteus superior.*

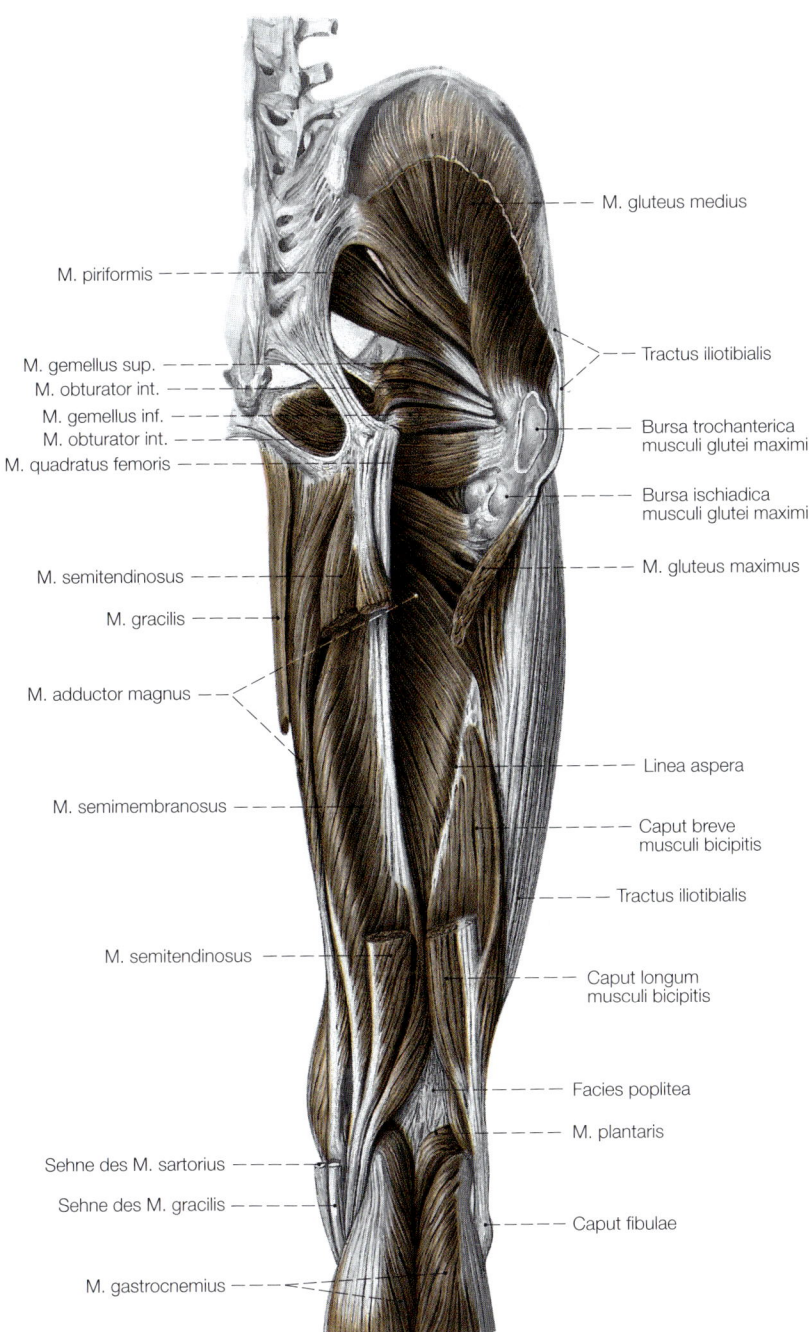

M. gluteus medius

M. piriformis

M. gemellus sup.
M. obturator int.
M. gemellus inf.
M. obturator int.
M. quadratus femoris

Tractus iliotibialis

Bursa trochanterica musculi glutei maximi

Bursa ischiadica musculi glutei maximi

M. gluteus maximus

M. semitendinosus

M. gracilis

M. adductor magnus

Linea aspera

M. semimembranosus

Caput breve musculi bicipitis

Tractus iliotibialis

M. semitendinosus

Caput longum musculi bicipitis

Facies poplitea

M. plantaris

Sehne des M. sartorius

Sehne des M. gracilis

Caput fibulae

M. gastrocnemius

Funktion der Mm. glutei medius und minimus: Die beiden lateralen Gesäßmuskeln bilden eine **funktionelle Einheit.** Die Teile des Muskelfächers, die vor der transversalen Achse liegen, wirken beugend und innenrotierend, die hinteren Fasern entsprechend streckend und außenrotierend. Die Muskeln sind die **wichtigsten Innenrotatoren** des Beins. Die **Hauptfunktion** liegt jedoch in der **Abduktion** (Abb. 8.2-27 u. 28): Der Muskelfächer kann das Becken bei **einbeinigem Stand** zur Standbeinseite hin kippen und

verhindert so das Absinken des Beckens zur Gegenseite (Spielbeinseite). Dem Spielbein wird auf diese Weise Bodenfreiheit gegeben. Die Muskeln schaffen dadurch eine unersetzliche Voraussetzung für das Gehen und Laufen. Ein einbeiniger Stand ist ohne die lateralen Glutealmuskeln nicht möglich. Die oberen Teile des *M. gluteus maximus* und des *M. tensor fasciae latae* können einen **Ausfall der lateralen Glutealmuskeln** nicht voll kompensieren: Der Gang wird watschelnd wie bei einer Ente,

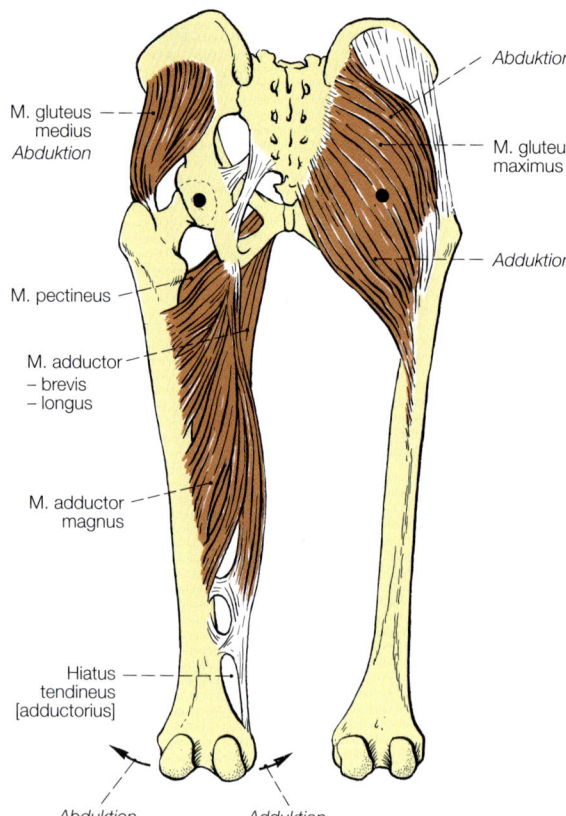

M. gluteus
medius
Abduktion

Abduktion

M. gluteus
maximus

Adduktion

M. pectineus

M. adductor
– brevis
– longus

M. adductor
magnus

Hiatus
tendineus
[adductorius]

Abduktion   *Adduktion*

Abb. 8.2-27 Die wichtigsten Muskeln zur Abduktion und Adduktion des Oberschenkels. Ansicht von dorsal aus der Neutral-Null-Stellung. Die Abduktionsachse verläuft senkrecht zur Bildebene durch das Hüftgelenk (schwarzer Punkt: Durchstoßpunkt der Achse).

weil die Bodenfreiheit des Spielbeins durch Seitwärtsbeugen des Rumpfes zur Gegenseite erzeugt wird. Dieses seitliche Hin- und Herwerfen des Rumpfes wird als TRENDELENBURGsches Zeichen bezeichnet (Abb. 8.2-29).

Ein **Watschelgang** kann ebenfalls auftreten, wenn bei einer *Coxa vara* der Trochanter höher rückt und die Muskeln dadurch insuffizient werden (Reduktion ihrer Verkürzungslänge). Bei Fettleibigen oder bei Personen, die eine schwere Last tragen (u. a. Koffer) können die Muskeln zu schwach sein, um das Körpergewicht (mit Fett- oder Traglast) bei einbeinigem Stand zu halten, so daß daraus ebenfalls ein Watschelgang resultieren kann.

5.3.2 Pelvitrochantäre Muskeln (mediale Gruppe)

Eine Gruppe von sechs kleinen Muskeln entspringt vom Kreuzbein und dem unteren Abschnitt des Beckens (Pelvis minor) und verläuft von dort in fast horizontaler Richtung zum Trochanter major.

M. piriformis

Der birnenförmige Muskel (Abb. 8.2-26) wandert in der ontogenetischen Entwicklung durch das *Foramen sciaticum majus* in das kleine Becken und gewinnt hier Ursprünge an der **Vorderseite des Kreuzbeins** am 2. bis 4. Kreuzbeinwirbel (s. Abb. 8.2-35). Die *Foramina sacralia anteriora* werden für den Austritt der Nerven vom Muskel freigehalten.

Die Sehne zieht zur Spitze des **Trochanter major,** dort durch einen Schleimbeutel, die Bursa musculi piriformis, gepolstert. Der Muskel zerlegt das **Foramen sciaticum majus** in ein *Foramen suprapiriforme* und ein *Foramen infrapiriforme*.

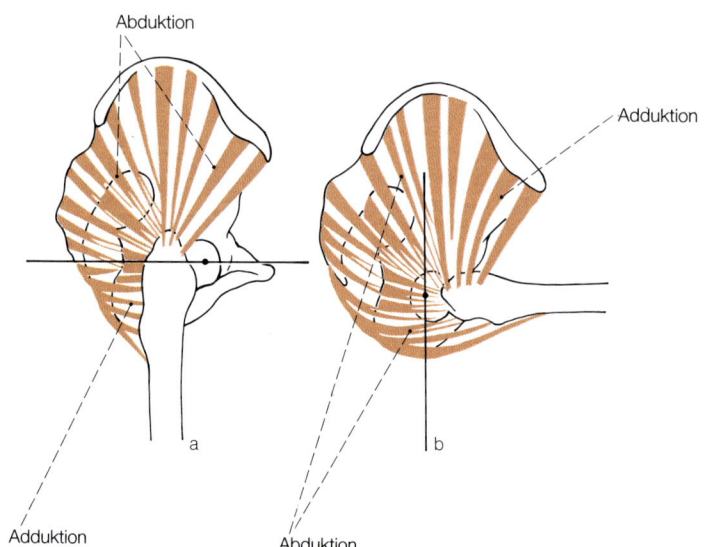

Abduktion

Adduktion

a   b

Adduktion

Abduktion

Abb. 8.2-28 Verlagerung der Abduktionsachse von einer sagittalen Stellung bei gestrecktem Hüftgelenk (a) in eine vertikale Position bei der Beugung um 90° (b). Daraus resultiert eine partielle Funktionsänderung der Glutealmuskulatur.

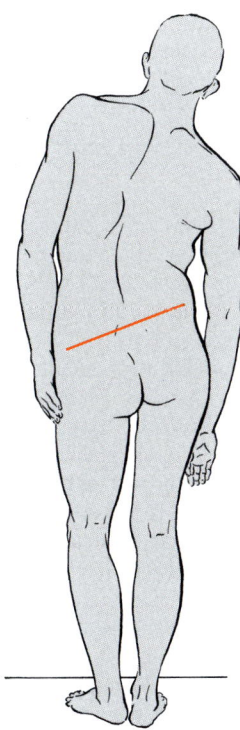

Abb. 8.2-29 TRENDELENBURGSches Symptom nach Lähmung des rechten M. gluteus medius. Bei Beugung (Anhebung) des linken Beins kippt das Becken auf die linke Seite, sichtbar durch die Neigung der queren Verbindungslinie zwischen den Beckenkämmen. Um ein Umkippen nach links zu verhindern, wird der Rumpf in eine rechtsseitige Lateralflexion gebracht und der Körperschwerpunkt so über das rechte Hüftgelenk verlagert.

M. gemellus inferior, unterer Zwillingsmuskel (Abb. 8.2-26), entspringt vom obersten Feld des Sitzbeinhöckers.

Beide Muskeln verbinden sich mit der Endsehne des M. obturator internus bzw. sind mit ihm komplett verbunden.

Innervation der drei vorstehenden Muskeln durch direkte Äste des *Plexus sacralis.* Der Nerv für den M. obturator internus zieht durch das Foramen sciaticum minus auf die Innenseite des Muskels.

M. quadratus femoris

Der vierseitige Schenkelmuskel (Abb. 8.2-26) schließt sich dem unteren Rand des M. gemellus inferior an, entspringt lateral am Sitzbeinhöcker, läuft quer über das Femur und inseriert unterhalb des Trochanter major an der **Crista intertrochanterica.**

Funktion: Zweitstärkster **Außenrotator,** schwacher **Adduktor.**

Innervation: *N. ischiadicus [sciaticus].*

M. obturator externus (früher: M. obturatorius externus)

Das Ursprungsfeld des äußeren Hüftlochmuskels (Abb. 8.2-26 u. 30) liegt auf der **Außenseite der Membrana obturatoria** und dem unteren medialen Teil des Knochenrahmens um das Foramen obturatum. Von dort zieht der Muskel sich konisch verjüngend nach dorsolateral zur Innenseite des Trochanter major **(Fossa trochanterica)** (Abb. 8.2-30). Die Endsehne wird von dorsal sichtbar, wenn man Gemellus inferior und Quadratus femoris auseinanderdrängt.

Funktion: Außenrotation, Abduktion (am stärksten bei gebeugtem Femur)

Innervation: *N. ischiadicus [sciaticus]* und/oder direkte Äste aus dem *Plexus sacralis.*

M. obturator intcrnus (früher: M. obturatorius internus)

Der innere Hüftlochmuskel (Abb. 8.2-26 u. 35) ist ebenfalls in die Beckenhöhle eingewandert und benutzt als Durchlaß das *Foramen sciaticum minus.* Im Becken liegt das Ursprungsfeld an der Innenseite der **Membrana obturatoria** und deren Knochenrahmen. Beim Verlassen des Beckens biegt er spitzwinklig um den mit Faserknorpel überzogenen und einer Bursa versehenen Rand der **Incisura ischiadica minor** und zieht an die Innenseite der Spitze des **Trochanter major.** Die der Beckenhöhle zugekehrte Fläche des Muskels ist von der derben *Fascia obturatoria* überzogen. Beim Austritt aus dem Foramen sciaticum minus wird der Muskel oben und unten von den Zwillingsmuskeln begleitet.

Funktion: Drittstärkster **Außenrotator,** schwacher **Adduktor,** bei Hüftbeugung **Abduktor.**

Mm. gemelli

M. gemellus superior, oberer Zwillingsmuskel (Abb. 8.2-26), entspringt von der Spina ischiadica.

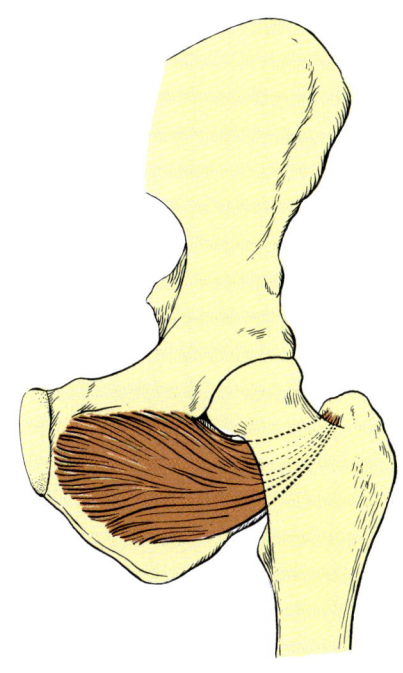

Abb. 8.2-30 Linke Beckenhälfte mit M. obturator externus von ventral. Der Muskel stützt den Schenkelhals.

Funktion: Der Muskel ist ein **Außenrotator** und **schwacher Adduktor.** Da er schräg unter dem Schenkelkopf vorbeizieht (oft mit einer Bursa als Gleitlager), kann er diesem Halt verleihen.

Innervation: *N. obturatorius* (Nerv der Adduktoren!). Der Nervenast tritt von innen in den Muskel.

5.4 Adduktorengruppe

M. pectineus
M. adductor longus
M. gracilis
M. adductor brevis
M. adductor magnus

Die Muskeln liegen **medial vom Hüftgelenk** und füllen den in der Vorderansicht dreieckigen Raum zwischen dem unteren Abschnitt des Beckens und dem schrägstehenden Femur aus.

Mit ihren Ursprüngen umfassen sie das Foramen obturatum mit einem nach lateral offenen Bogen. Dieser **Ursprungsbogen** liegt am äußeren Umfang des Knochenrahmens **um das Foramen obturatum** und beginnt oben am oberen Schambeinast, um lateral am Sitzbeinhöcker zu enden. Mit Ausnahme des M. gracilis, der bis zum Unterschenkel reicht, inserieren sie alle an der medialen Lippe der Linea aspera bis herab zum Epicondylus medialis.

M. pectineus

Der Kammuskel (s. Abb. 8.2-23) gehört entwicklungsgeschichtlich zum Iliopsoas, dessen Endabschnitt er sich medial anschließt. Er entspringt vom **Pecten ossis pubis** und einem darunterliegenden Knochenstreifen und erreicht kaudalwärts vom Trochanter minor die **Linea pectinea femoris.** Unter dem Ansatz liegt ein Schleimbeutel, die **Bursa** iliopectinea.

Zwischen dem platten, nach unten ziehenden *M. pectineus* und dem lateral angrenzenden wulstförmigen *M. iliopsoas* entsteht eine winkelförmige Vertiefung unter dem Leistenband, die **Lacuna vasorum,** in der die großen Blutgefäße des Beins verlaufen. Zwischen dem *M. iliopsoas* und der Lacuna vasorum befindet sich ein Verstärkungszug der Faszie, der **Arcus iliopectineus** (vgl. Kap. 8.2.5.2).

Funktion: Der Pectineus wirkt wie sein Nachbarmuskel, der Iliopsoas, als Beuger und Außenrotator, hinzu kommt die Adduktion.

Innervation: *N. femoralis* und/oder *N. obturatorius.*

M. adductor longus

In der äußeren Muskelschale folgt nach medial der Adductor longus (s. Abb. 8.2-23), der unterhalb des Tuberculum pubicum und an den Fasermassen der Symphyse entspringt. Er inseriert, sich nach abwärts verbreiternd, am mittleren Drittel der Linea aspera.

Funktion: Kräftige **Adduktion (Schenkelpresse)** und **Unterstützung der Beugung** (Vorziehen des Beins) aus der Extensionsstellung bis etwa 40°. Die Beugewirkung resultiert aus den nach rückwärts gerichteten Fasern,

die von der Vorderseite des Schambeins zur Rückseite des Femurs ziehen. Die schwache innen- und außenrotatorische Komponente ist abhängig von der Femurstellung.

Innervation: *N. obturatorius, R. anterior.*

M. gracilis

Der *M. gracilis,* schlanker Muskel (s. Abb. 8.2-23), entspringt mit einer platten Sehne von der medialen Kante des unteren Schambeinastes und zieht als **bandförmiger Muskel** längs der medialen Fläche des Oberschenkels. Die lange runde Endsehne verläuft hinter dem *Condylus medialis* des Femur und erreicht die **Tuberositas tibiae.** Die Endsehne liegt zwischen der des *M. sartorius* (vorne) und *M. semitendinosus* (hinten). Diese drei platten Endsehnen bilden zusammen eine als Gänsefuß **(Pes anserinus superficialis)** bezeichnete dreizipflige gemeinsame Ansatzsehne. Zwischen Pes anserinus und Tuberositas tibiae liegt eine Bursa **(Bursa anserina).** Bursen liegen ebenfalls zwischen den drei Sehnenschenkeln des Gänsefußes.

Funktion: Bei gestrecktem Knie ist der Grazilis ein **Adduktor** und schwacher **Beuger des Hüftgelenkes** (bis 40°). Außerdem kann er im **Knie beugen** und den Unterschenkel einwärts rollen. Der Grazilis ist der einzige zweigelenkige Adduktor.

Innervation: *N. obturatorius, R. anterior.*

M. adductor brevis

Dieser Muskel (s. Abb. 8.2-35) liegt in der tieferen Schicht der Muskulatur und wird erst sichtbar, wenn man die bisher genannten Adduktoren abträgt. In der bogenförmigen Ursprungslinie der Adduktoren ist sein Platz lateral vom Ursprung des Grazilis am unteren Schambeinast. Seine Insertion an der Linea aspera liegt meist proximal von der des Adductor longus.

Funktion: s. Funktion des Adductor longus.

Innervation: *N. obturatorius, R. anterior.*

M. adductor magnus

Der Muskel (Abb. 8.2-26 u. 27) entspringt in langer Ursprungslinie vom unteren Schambeinast bis zum Sitzbeinhöcker. Vom Schambein gehen die oberen Fasern dieses fächerförmigen Muskels aus, die als **Adductor minimus** besonders benannt werden. Vom Sitzbeinhöcker, also weiter dorsal, entspringt der stärkste Teil des Muskels, der steil abwärtslaufend mit einer langen Sehne den Epicondylus medialis femoris am **Tuberculum adductorium** erreicht. Die anderen Fasern strahlen in langer Ausdehnung zur medialen Lippe der **Linea aspera.** Zwischen der kräftigen Endsehne und dem medialen Femurrand liegt eine Lücke, der **Adduktorenschlitz,** *Hiatus tendineus* (Abb. 8.2-27), durch den die Schenkelgefäße von der vorderen Seite des Oberschenkels zur Kniekehle gelangen. Oberhalb des Adduktorenschlitzes werden die Gefäße durch eine sehnige Platte bedeckt, die sich vom Adductor magnus und longus zum benachbarten M. vastus medialis hinüberspannt *(Membrana vasto-adductoria)* und den Adduktorenschlitz zum **Adduktorenkanal,** *Canalis adductorius,* ergänzt.

Der **dorsale lange Abschnitt** des *M. adductor magnus* spaltet sich in der Entwicklung von den dorsalen Oberschenkelmuskeln (ischiokrurale Muskulatur) ab, die den Unterschenkel beugen und die Hüfte strecken. Wie diese wird er vom *N. tibialis* innerviert. Der lange Muskelteil kann als selbständiger, abgetrennter Muskel vorliegen oder mit dem *M. semimembranosus* verwachsen sein.

Funktion: Der an der *Linea aspera* inserierende **Hauptteil** des Muskels wird vom *N. obturatorius* versorgt und ist ein **kräftiger Adduktor.** Der vom *Tuber ischiadicum* entspringende **dorsale Teil** des Muskels ist einer der wichtigsten Strecker des Hüftgelenkes. Er wirkt mit den zum Epicondylus ziehenden Fasern zugleich als **Innenrotator.**

Innervation: *N. obturatorius* (Hauptteil), *N. tibialis* (langer dorsaler Abschnitt).

Funktionelles Zusammenwirken der Adduktoren

Die Adduktoren sind als Gegenspieler zu den Abduktoren von entscheidender Bedeutung für die **Balance des Beckens** beim Stand und bei Laufbewegungen.

Sie sind bei zahlreichen Bewegungsabläufen zentral eingeschaltet: **Schenkelpresse** beim Reiten oder Klettern am Stamm und Seil; **Bremsung der Grätsche** (Abb. 8.2-31), dadurch u. a. Verhinderung des seitlichen Ausrutschens auf glatter Oberfläche; Vorziehen des Spielbeins aus der Extension (beim Gehen); **Tragen von Lasten:** Beim Hochheben eines Koffers, beispielsweise mit dem rechten Arm, wird der Rumpf zunächst seitwärts geneigt,

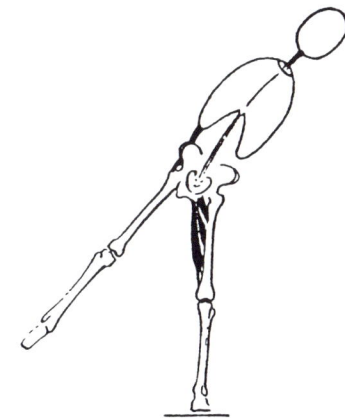

Abb. 8.2-32   Bei der Balance auf einem Bein oder beim Tragen einer Last bremsen die ipsilateralen Adduktoren die Neigung des Beckens nach außen.

um den Koffergriff zu erreichen (Wirkung der Rumpfmuskeln und der Abduktoren des Beckens der gleichen Seite). Nach Fassen des Griffes wird die Last durch die kontralaterale Rumpfmuskulatur (Bauchmuskeln, Erector spinae) (Abb. 8.2-32) und die ipsilateralen Adduktoren hochgehoben. Die Adduktoren ziehen dabei das hochgestellte Schambein des gekippten Beckens nach unten und bringen dadurch das Becken und den Körper mit der gehaltenen Last in die Waagerechte. Beim Werfen (u. a. **Speerwerfen**) wird die Vorwärtsbewegung des Körpers durch Abgrätschen des Spielbeins von vorn seitlich und anschließendem Heranziehen des Körpers durch die Adduktoren wesentlich verstärkt.

Die Adduktoren sind stärker als die Abduktoren und besitzen ein größeres Drehmoment als diese.

Bei einer nervalen Übererregung der Muskulatur z. B. nach frühkindlichem Hirnschaden (Morbus LITTLE) ist das Überwiegen der Adduktoren zum **Adduktorenspasmus** gesteigert, es entsteht das sog. „Kreuzungsphänomen" der Beine; Stehen und Gehen sind dann unmöglich („spastische Lähmung").

6   *Muskeln des Oberschenkels*

Alle folgenden Muskeln inserieren am Unterschenkel, wirken also auf das Kniegelenk; ein großer Teil der Muskeln entspringt am Becken, ist somit zweigelenkig und wirkt auf das Hüft- und Kniegelenk.

Die **vorderen Schenkelmuskeln** sind Hüftbeuger und Kniestrecker (Ausnahme s. u.). Sie werden mit Rücksicht auf ihre Wirkung auf das Kniegelenk auch **Extensorengruppe** genannt.

Die **hinteren Schenkelmuskeln** sind Hüftstrecker und Kniebeuger und werden bei alleiniger Berücksichtigung der letzten Wirkung als **Flexorengruppe** beschrieben. Da das Kniegelenk aus dem Stand schon durch die Schwerkraft gebeugt werden („Zusammenklappen") kann, sind die Strecker, die gegen die Schwerkraft arbeiten, wesentlich stärker als die Beuger.

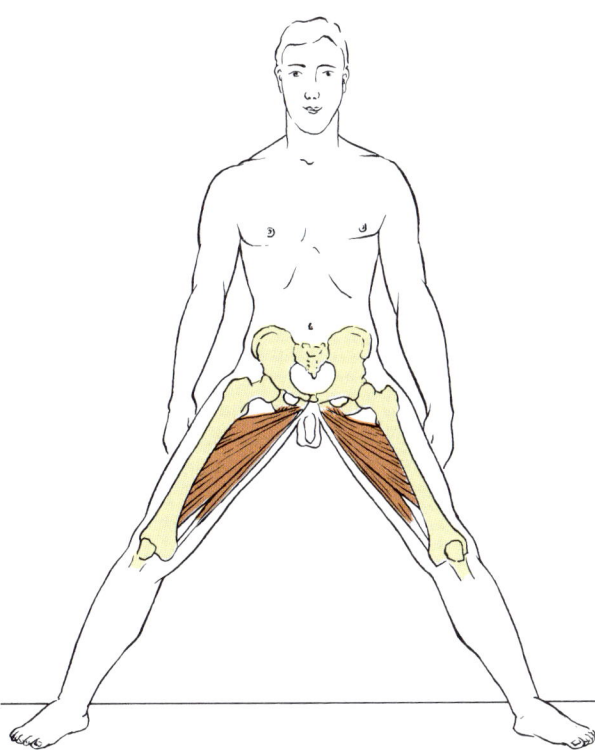

Abb. 8.2-31   Die Adduktoren bremsen den Schub der gespreizten Beine.

6.1 Vordere Muskeln des Oberschenkels

M. sartorius
M. rectus femoris
M. vastus intermedius
M. vastus medialis
M. vastus lateralis
} M. quadriceps femoris

M. sartorius

Der Schneidermuskel (Abb. 8.2-23) ist ein langer, riemenförmiger Muskel, der dicht unter der **Spina iliaca anterior superior** entspringt und bei seinem absteigenden Verlauf über den Oberschenkel schließlich so weit nach medial gerät, daß er hinter der queren Beugeachse des Kniegelenks vorbeizieht und von oben in den **Pes anserinus superficialis** einstrahlt (s. o., M. gracilis). Der Muskel liegt in einem Kanal der Fascia lata (Abb. 8.2-35), der ihn wie in einer Führungsröhre in seiner Lage hält.

Der M. sartorius bildet die laterale Begrenzung des Schenkeldreiecks, **Trigonum femorale**, das nach oben durch das *Lig. inguinale* und medialwärts vom *M. adductor longus* begrenzt wird. Der Boden des Trigonums wird durch den *M. pectineus* gebildet. Hier verlaufen *A.*, *V.* und *N. femoralis*, die distalwärts vom M. sartorius bedeckt werden und dann nach dorsal durch den Adduktorenkanal ziehen (s. o.).

Funktion: Durch den Umweg hinter die Achse des Kniegelenkes ist der Sartorius der einzige vordere Schenkelmuskel, der **zugleich im Hüft- und Kniegelenk beugt,** wobei er am Hüftgelenk fast die doppelte Arbeit leistet wie am Kniegelenk; er kann aber nicht die Schwere des horizontal liegenden Beins überwinden. Den **Unterschenkel rotiert** er bei gebeugtem Knie nach innen, den **Oberschenkel rotiert** er nach außen.

Der Ausdruck Schneidermuskel rührt daher, daß der Muskel im Schneidersitz (Beugung in Hüft- und Kniegelenk, Innenrotation im Kniegelenk) angespannt und verkürzt ist.

Innervation: *N. femoralis.*

M. quadriceps femoris

Der vierköpfige Schenkelmuskel (Abb. 8.2-23) hat vier Ursprungsköpfe, die eine gemeinsame Endsehne besitzen, in der die Kniescheibe als Sesambein eingebettet ist. Das **Lig. patellae** ist die Fortsetzung dieser Sehne zur Tuberositas tibiae.

Innervation: *N. femoralis.*

Der **M. rectus femoris** hat zwei Ursprünge am Becken, die *Spina iliaca anterior inferior* (**Caput rectum**) und den Oberrand des Azetabulums (**Caput reflexum**). Das Caput reflexum kann fehlen. Der Muskel liegt oberflächlich, eingebettet in die Rektusrinne zwischen dem *M. vastus lateralis* und dem *M. sartorius* und *M. vastus medialis* und geht etwa 10 cm oberhalb der Patella in seine platte Endsehne über.

Der **M. vastus intermedius** entspringt von der Vorderseitenfläche der oberen zwei Drittel des Femur. Er bildet den Boden der Rektusrinne und läuft im mittleren Femurdrittel in seine platte Endsehne aus.

Kleine distale Muskelbündel strahlen in den *Recessus suprapatellaris* des Kniegelenkes ein (**M. articularis genu**) und sollen einer Kapseleinklemmung bei Streckung entgegenwirken.

Die **Mm. vasti lateralis** und **medialis** entspringen im wesentlichen von der **Linea aspera** an der Dorsalseite des Femur und bedecken ihn medial und lateral. Die Fasern beider Muskeln verlaufen schräg zur Längsachse (40–60°) und strahlen 5–10 cm oberhalb der Patella in eine mit dem *Vastus intermedius* gemeinsame flächige Endsehne, die vor allem an die seitlichen Abschnitte der Patellabasis und teilweise an ihr vorbei zur Tibia ziehen (**Retinaculum patellae longitudinale mediale et laterale**). Deshalb ist die Quadrizepssehne über dem mittleren Abschnitt der Patellabasis am dünnsten (viereckiges Feld) und kann hier bei einem Kniegelenkserguß vorgewölbt werden. Der Muskelbauch des Vastus medialis reicht weiter nach distal (neben die Patella) als der des Vastus lateralis. Dadurch entsteht der **mediale Kniewulst.** Die Fasern sind hier fast quergestellt und üben einen medialen Zug auf die Patella aus, der den lateralen Zugkomponenten der drei anderen Köpfe des M. quadriceps entgegenwirkt.

Funktion: Der Quadrizeps ist für die **Aufrichtung** des gebückten Körpers (u. a. aus der Hocke) unersetzlich, weil er der einzige Streckmuskel des Kniegelenkes ist. Ohne ihn ist ein **Treppensteigen** nicht möglich. Er verhindert das Umfallen des Körpers nach hinten, wenn der Körperschwerpunkt hinter die transversale Kniegelenksachse verlegt wird (Abb. 8.2-36). Die kraftvolle Extension des Unterschenkels beim **Fußtritt** (Fußballtreten) ist ebenfalls eine Funktion des Muskels.

Von den vier Köpfen des Quadrizeps entspringt nur der **Rektus** am Becken und ist daher **zweigelenkig** (Abb. 8.2-24). Er leistet aber mehr Arbeit am Knie als an der Hüfte und hilft am stärksten bei der Kniestreckung, wenn er vorher gedehnt wird, also bei Streckung der Hüfte. Umgekehrt kann er beim Gehen, Laufen und Springen den Oberschenkel am besten vorheben, wenn das Knie dabei gebeugt ist.

Die Muskelfasern der vier Köpfe, die alle gegen die Längsachse des Beins eine verschiedene Neigung haben, müssen nach Richtung und Stärke so gegeneinander ausgewogen sein, daß sie eine geradlinige Bewegung der Kniescheibe in ihrer Gleitrinne zur Folge haben. Ist dieses Gleichgewicht gestört, z. B. durch Unterentwicklung des Vastus medialis, aber auch durch Abflachung der Gleitrinne der Patella nach lateral, kann es zu einer **habituellen Luxation der Patella** nach außen kommen.

Außer den am medialen und lateralen Patellarand zur Tibia ziehenden Abspaltungen der Quadrizepssehne (*Retinacula longitudinalia*) zählen zum **Halteapparat der Patella** noch transversale Züge aus dem *Tractus iliotibialis* (**laterales transversales Retinaculum**) und vom *Epicondylus medialis* und angrenzenden Strukturen (**mediales transversales Retinaculum**), die in den Seitenrand der Patella und ihrer Sehne einstrahlen (s. Abb. 8.2-23 u.84). Die Patella wirkt als Druckverteiler auf den Knorpel des *Sulcus patellae* und vergrößert zugleich den Abstand der Quadrizepssehne von der Drehachse. Sie erhöhen dadurch das Drehmoment des Muskels,

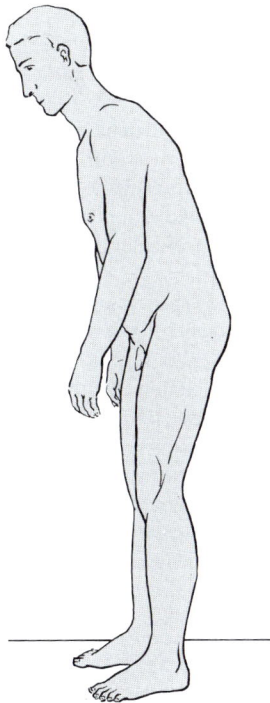

Abb. 8.2-33 Haltungsanomalie bei einer doppelseitigen Quadrizeps-Lähmung. Geringe Beugekontraktur des Knies, der Oberkörper ist stark vorgeneigt. Das Schwerelot fällt vor die Knieachse. Damit wird die Schwerkraft zur Streckkraft. (Nach O. FOERSTER [4])

aber auch zugleich den Druck der Patella auf die Gleitrinne (vgl. Kap. 8.2.3.2 u. 8.2.8.3).

Bei einer **Lähmung des Quadrizeps** kann die Beugung des Knies nicht gebremst werden; die Patienten knicken ein und stürzen auf die Knie, sobald der Körperschwerpunkt nach dorsal gerät. Beim Stehen nutzen sie die Körperlast als Streckmoment aus, indem sie das Knie möglichst durchdrücken und den Oberkörper vorbeugen (Abb. 8.2-33). Die Kranken drücken mit der Hand auf das Knie, um es in Streckstellung zu bringen, z. B. beim Aufstehen aus dem Sitz.

6.2 Hintere Muskeln des Oberschenkels, ischiokrurale Muskelgruppe

M. biceps femoris
M. semitendinosus
M. semimembranosus

Diese Muskeln entspringen am Tuber ischiadicum und ziehen zum Unterschenkel, Crus (deshalb ischiokrurale Muskeln). Sie sind dadurch **zweigelenkig: sie beugen das Knie und strecken die Hüfte.** Sie weichen im unteren Drittel ihres Verlaufes zu beiden Unterschenkelseiten auseinander und begrenzen die Kniekehle, Fossa poplitea, von proximal. Dabei liegen lateral der Biceps femoris, medial Semitendinosus und Semimembranosus.

M. biceps femoris

Das **Caput longum** des zweiköpfigen Schenkelmuskels (Abb. 8.2-26 u. 34) entspringt am Tuber ischiadicum (evtl. Lig. sacrotuberale), das **Caput breve** an der Linea aspera im distalen Femurdrittel. Die Muskelbäuche vereinigen sich distal und ziehen mit der gemeinsamen Endsehne zum Caput fibulare. Zwischen dem Muskel und dem lateralen Kollateralband liegt eine Bursa.
Innervation: Caput longum, *N. tibialis;* Caput breve, *N. peroneus.*

M. semitendinosus

M. semitendinosus, halbsehniger Muskel (Abb. 8.2-34). Er ist an seinem Ursprung (Tuber ischiadicum) platt, wird alsbald drehrund und geht noch oberhalb des Kniegelenks in die freie Endsehne über, die hinter der Grazilissehne über den **Pes anserinus superficialis** (siehe M. gracilis) zur Tuberositas tibiae zieht.
Nach dieser langen Endsehne, die z. T. auf dem Muskelbauch des darunterliegenden Semimembranosus verläuft, hat der Muskel seinen Namen.

M. semimembranosus

Der halbhäutige Muskel (Abb. 8.2-34) hat seinen Namen von der langen, **platten Ursprungssehne** am Tuber ischiadicum. Diese Platte bildet zusammen mit dem Muskelbauch eine Halbrinne zur Aufnahme des M. semitendinosus. Der Muskelbauch reicht weiter herab als beim Semitendinosus und begrenzt oben und medial die Kniekehle. Die ebenfalls platte Endsehne strahlt in drei Stränge des **Pes anserinus profundus** aus, von denen der intermediäre die Richtung des Muskels fortsetzt und an die dorsale Fläche des Condylus medialis der Tibia gelangt. Der mediale Strang zieht unter dem medialen Kollateralband über den Seitenrand des Meniscus medialis zur Medialseite der Tibia. Der laterale Sehnenzug strahlt in die Hinterfläche der Kniegelenkskapsel ein, und steigt als Verstärkungszug der Kapsel *(Lig. popliteum obliquum)* aufwärts zum lateralen Femurkondylus (s. Abb. 8.2-49).
Der *M. semimembranosus* kann gelegentlich fehlen oder über große Strecken nur aus Sehnenmaterial bestehen. Auch eine Verdopplung ist bekannt.
Innervation: *N. tibialis.*

Funktion der ischiokruralen Muskeln

Der Bizeps rotiert den gebeugten Unterschenkel auswärts, Semitendinosus und Semimembranosus rotieren ihn einwärts. Die Muskeln können aber nicht gleichzeitig im Hüft- und im Kniegelenk maximale Ausschläge erzielen, weil ihre Verkürzungsgröße hierzu nicht ausreicht. Diese „aktive Insuffizienz" der Muskeln kommt zum Vorschein, wenn man aus dem Stand ein Kniegelenk beugt; es gelingt dann nicht, den Hacken an das Gesäß zu bringen. Wohl aber kann diese „muskeltote" Strecke überwunden werden, wenn man passiv, etwa mit der Hand, den Unterschenkel weiter hochzieht. Andererseits sind die Muskeln nicht lang genug, um gleichzeitig bei völlig gebeugtem Hüftgelenk ein völlig gestrecktes Knie zu gestatten. Wenn man das Bein mit gestrecktem

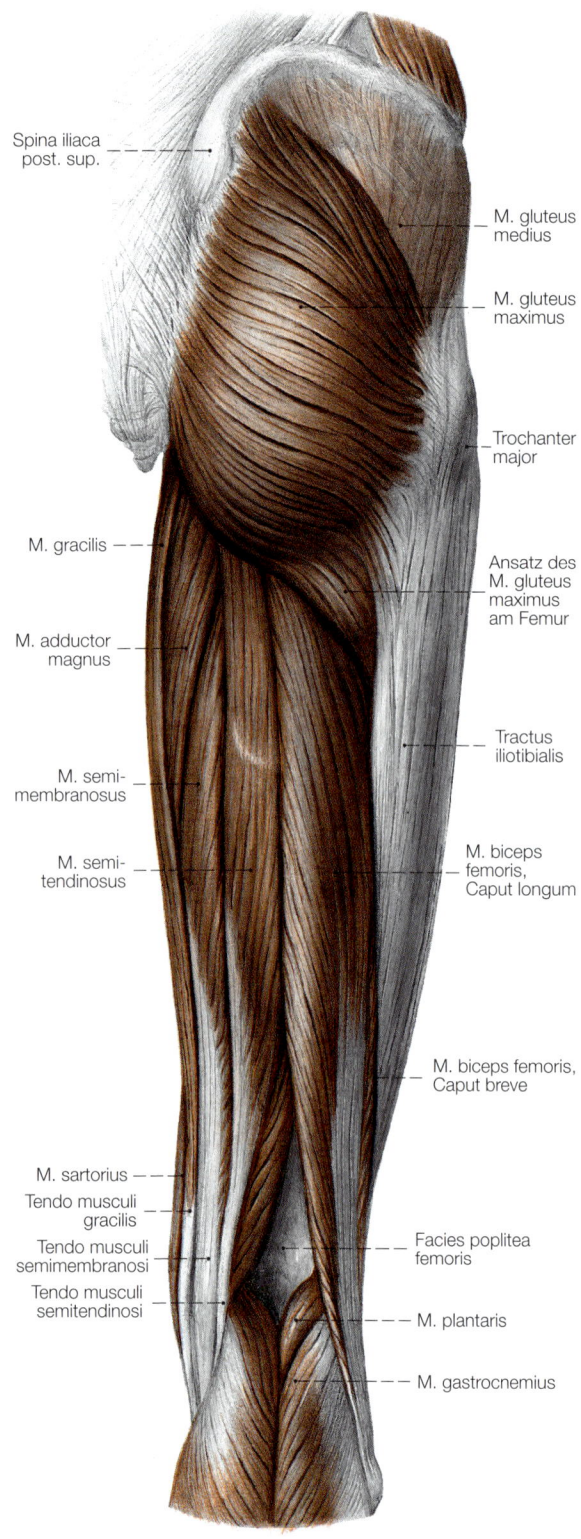

Spina iliaca
post. sup.

M. gluteus
medius

M. gluteus
maximus

Trochanter
major

M. gracilis

Ansatz des
M. gluteus
maximus
am Femur

M. adductor
magnus

Tractus
iliotibialis

M. semi-
membranosus

M. semi-
tendinosus

M. biceps
femoris,
Caput longum

M. biceps femoris,
Caput breve

M. sartorius

Tendo musculi
gracilis

Tendo musculi
semimembranosi

Facies poplitea
femoris

Tendo musculi
semitendinosi

M. plantaris

M. gastrocnemius

Abb. 8.2-34   Muskeln der Hüfte und des Oberschenkels von
dorsal.

Knie vorschwingt, fühlt man die gespannten Stränge der
ischiokruralen Muskelgruppe. Je weiter man das Bein
vorhebt, desto stärker wird die Spannung; schließlich
wird die Bewegung gehemmt, die ischiokruralen Muskeln sind jetzt **passiv insuffizient.** Man kann aber den
Oberschenkel weiterheben, wenn dabei das Knie gebeugt wird. Ebenso macht es Mühe, beim Rumpfneigen
vorwärts die Knie gestreckt zu halten, da die gespannten
ischiokruralen Muskeln die Beugung im Kniegelenk zu
erzwingen suchen.

In der **bequemen Liegestellung,** z.B. im Liegestuhl,
werden die Knie und das Hüftgelenk leicht gebeugt (25°),
da bei dieser Mittellage die ischiokruralen Muskeln entspannt sind. Aus dem gleichen Grund werden auch Ober-
schenkelbrüche in leichter Beugestellung des Knies eingeschient und bei Knieerkrankungen das Knie durch eine
unterlegte **Knierolle** entspannt. Vom Standbein aus, solange das Kniegelenk durch den Quadrizeps festgestellt
ist, verhindern die ischiokruralen Muskeln, wie auch der
Gluteus maximus, ein Vornüberkippen des Beckens.

> Bei einer Lähmung der Muskeln bleiben das Stehen, Gehen,
> Aufstehen und Treppensteigen fast ungestört, solange nur der
> Gluteus maximus erhalten ist. Am Kniegelenk kommt es zu einer
> Überstreckung (Genu recurvatum), die von den übrigen Knie-
> beugern nicht verhindert werden kann.

6.3   Fascia lata

Die Oberschenkel- und Gesäßmuskeln werden von einer
außerordentlich stabilen, röhrenförmigen Manschette
aus straffem, geflechtartigen Bindegewebe mit sich überkreuzenden Kollagenfasern zusammengehalten, der
Fascia lata. Diese haftet proximal am Leistenband, am
Darmbeinkamm, am Kreuzbein und dem unteren
Schambeinast und setzt sich am Knie in die Unterschenkelfaszie fort. An der **Außenseite** des Oberschenkels ist
die *Fascia lata* **am stärksten.** Hier bilden die Sehne des
M. tensor fasciae latae und die Fasern der oberen Portion des *M. gluteus maximus* den **Tractus iliotibialis**
(s. o.). Dieser ist ein aponeurotischer Verstärkungszug
der Fascia lata, der über einen Zug der ebenfalls außerordentlich derben **Aponeurosis glutealis** kranialwärts am
Beckenkamm befestigt ist (s. Abb. 8.2-37). Der Traktus
gleitet auf dem großen lateralen Sehnenspiegel des
M. vastus lateralis, der den Traktus lateralwärts vorwölbt und unter zusätzliche Spannung setzt. Der Traktus
reduziert die laterale Biegebeanspruchung des Femur-
knochens aufgrund eines **Zuggurtungsprinzips** (vgl. Kap.
7.2, Abb. 7.2-2). An der **medialen Seite** über dem Vastus
medialis und den Adduktoren ist die Fascia lata **sehr
dünn** und verschieblich. Hier verliert sie den Charakter
eines straffen Führungsrohres. Die Abduktion wird deshalb von der Fascia lata nicht gehemmt.

Von der Fascia lata gehen Scheidewände, **Septa intermuscularia femoris,** an das Femur und bilden damit besondere Muskelfächer. Diese Scheidewände folgen zu
beiden Seiten den hinteren Rändern der Mm. vasti und
grenzen die Extensoren von den Flexoren und Adduktoren ab. Das stärkere *Septum intermusculare femoris la-*

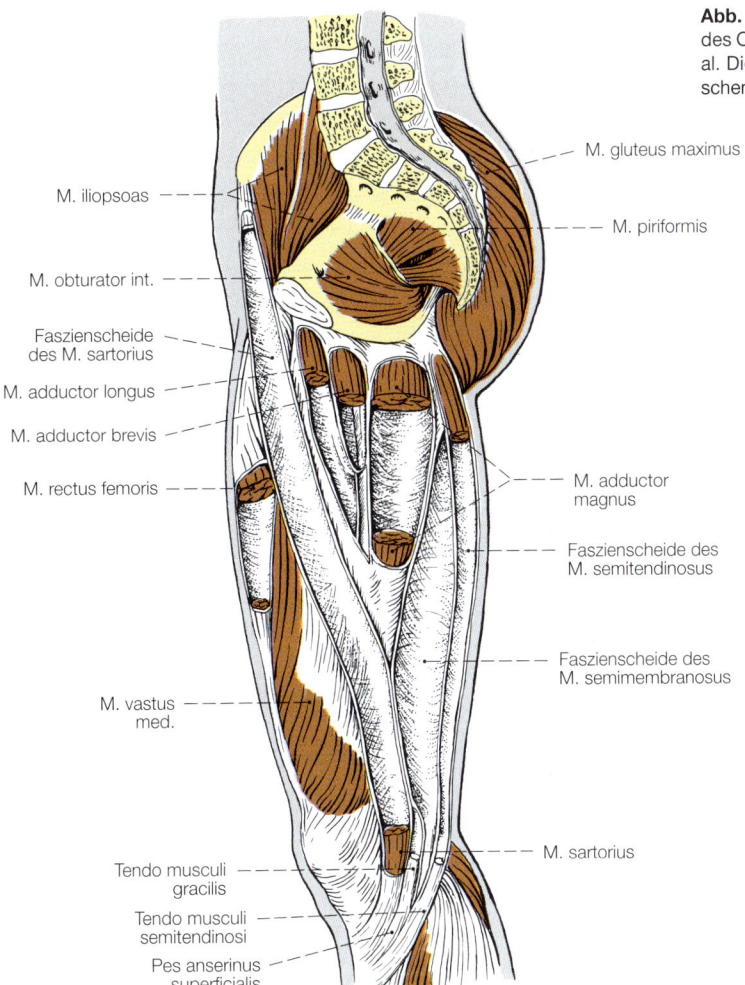

M. iliopsoas

M. obturator int.

Faszienscheide des M. sartorius

M. adductor longus

M. adductor brevis

M. rectus femoris

M. vastus med.

Tendo musculi gracilis

Tendo musculi semitendinosi

Pes anserinus superficialis

M. gluteus maximus

M. piriformis

M. adductor magnus

Faszienscheide des M. semitendinosus

Faszienscheide des M. semimembranosus

M. sartorius

terale dient zugleich als Aponeurose der unteren Fasern des Gluteus maximus und anderer angrenzender Muskeln. Das *Septum intermusculare femoris mediale* fließt mit der Membrana vastoadductoria und der Sehne des Adductor magnus zusammen.

Innerhalb dieser Muskellogen gibt es wieder **Führungsröhren für einzelne Muskeln** (Abb. 8.2-35). Besonders ausgeprägt sind diese Hüllen an Sartorius, Tensor fasciae latae und Grazilis. Diese Einzelhüllen wirken wie Gleitschienen, die den Muskel in seiner Lage halten und seine spezifische Wirkung sichern. Der Muskel kann sich mit seiner Eigenfaszie, Epimysium, um einen gewissen Betrag gegen den Faszienschlauch verschieben. Beim Einriß der Fascia lata kann der Muskel aus der Lücke vorquellen **(Muskelhernie),** ein Zeichen dafür, daß er gegen die Faszie einen Seitendruck ausübt.

Im Bereich des *Trigonum femorale* unterhalb des Leistenbandes und medial vom *M. sartorius* wird die *Fascia lata* von der *V. saphena magna* durchbrochen, die distalwärts auf der *Fascia lata* und *Fascia cruris* (Unterschenkelfaszie) verläuft. Durch diese als **Hiatus saphenus** bezeichnete Öffnung gelangt die Vene in die Tiefe zur *V. femoralis.*

Die Durchtrittsstelle der Vene wird umrahmt von einem sichelförmigen Ausschnitt der Fascia lata, **Margo falciformis.** Das obere Sichelhorn, Cornu superius, kann bis zum Leistenband reichen, das untere, Cornu inferius, geht in die Fascia pectinea über. In der Tiefe der vom Margo falciformis umfaßten Grube werden die Schenkelgefäße sichtbar. Der Hiatus saphenus ist von einer siebartig durchbrochenen Membran bedeckt, der sog. **Fascia cribrosa,** durch die zahlreiche kleine Gefäße und Nerven hindurchtreten.

7 Normalstellung des Körpers

Bei der Normalstellung (Abb. 8.2-36a) liegt der Schwerpunkt des ganzen Körpers senkrecht über der queren Drehachse durch beide Hüftgelenke etwa in Höhe des dritten Kreuzbeinwirbels. Das vom Schwerpunkt gefällte Lot geht durch die Drehachse der oberen Sprunggelenke. In der Frontalebene, die durch das Lot und die quere Drehachse des Hüftgelenks gelegt werden kann, befinden sich auch die Drehpunkte für das Knie, den Oberarm und den Kopf. Die Körperteile sind so übereinandergebaut, daß sie im labilen Gleichgewicht stehen.

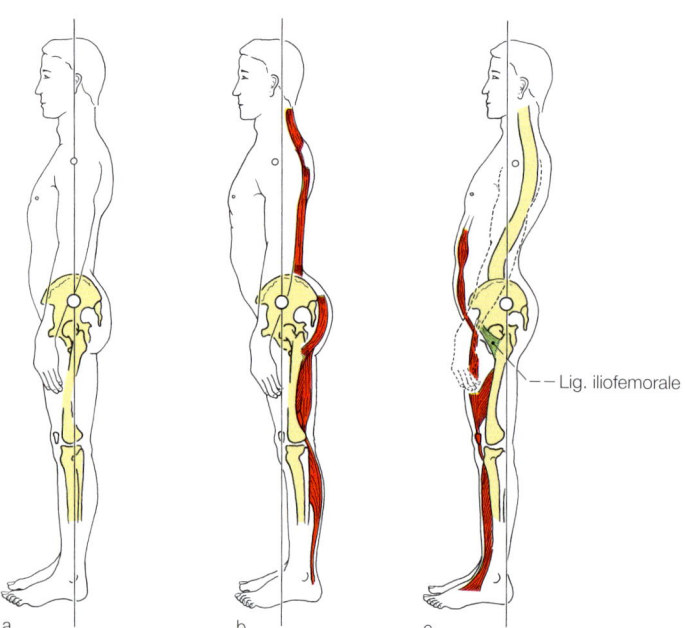

Abb. 8.2-36 (a) Normalstellung des Körpers, (b) sogenannte stramme Haltung mit Verlagerung des Körperschwerpunkts vor das Hüftgelenk. Die gespannten Muskeln auf der Dorsalseite des Körpers sind angedeutet, (c) Verlagerung des Körperschwerpunkts nach hinten, die ventrale Muskulatur und das Lig. iliofemorale geraten unter Spannung.

Wird der **Körperschwerpunkt nach vorn vor das Hüftgelenk** verlagert, wie bei der „strammen Haltung" von Soldaten, dann wird die gesamte Muskulatur auf der Rückseite des Körpers und der Beine in Spannung versetzt (Abb. 8.2-36b): Die **Rückenmuskeln** wirken einer Ventralflexion der Wirbelsäule entgegen, die Extensoren der Hüfte verhindern ein Vornüberkippen des Rumpfes im Hüftgelenk (Hervortreten des Gesäßes durch Kontraktion des **M. gluteus maximus**), die **ischiokrurale Muskulatur** unterstützt die Extensoren der Hüfte und sichert zugleich den Bandapparat des Kniegelenkes vor Überstreckung. Die Wadenmuskulatur (besonders der **Triceps surae**) hemmt das Vornüberfallen im oberen Sprunggelenk und sichert zudem wie die ischiokrurale Muskulatur das Kniegelenk in Extensionsstellung. Bei dieser Haltung wird der *M. quadriceps femoris* kaum in Anspruch genommen, da das Knie passiv in maximale Streckposition gebracht wird.

Der **Rückneigung des Rumpfes im Hüftgelenk** wird eine Grenze gesetzt durch die **Anspannung des Lig. iliofemorale**. Bei dieser Haltung wird der Oberkörper zurückgenommen, der Bauch tritt etwas vor. Diese Stellung wird beim Ausruhen eingenommen, da bei ihr die Muskulatur wenig angestrengt wird. Durch die Spannung der Ligg. iliofemoralia wird die Beugemuskulatur entlastet, die Bandhemmung tritt an die Stelle der Muskelhemmung. Die **Bauchmuskulatur** verhindert eine übermäßige Dorsalflexion der Wirbelsäule und der **Quadrizeps** sowie die **Streckmuskulatur des Fußes** ein Einknicken (Nachhintenfallen) im Knie- und oberen Sprunggelenk (Abb. 8.2-36c).

Die Stellung des Beckens um die transversale Achse des Hüftgelenkes wird durch auf- und absteigende Muskelzüge kontrolliert, die das **Becken wie einen Waagebalken** einstellen und festhalten (8.2-37). Besonders reich

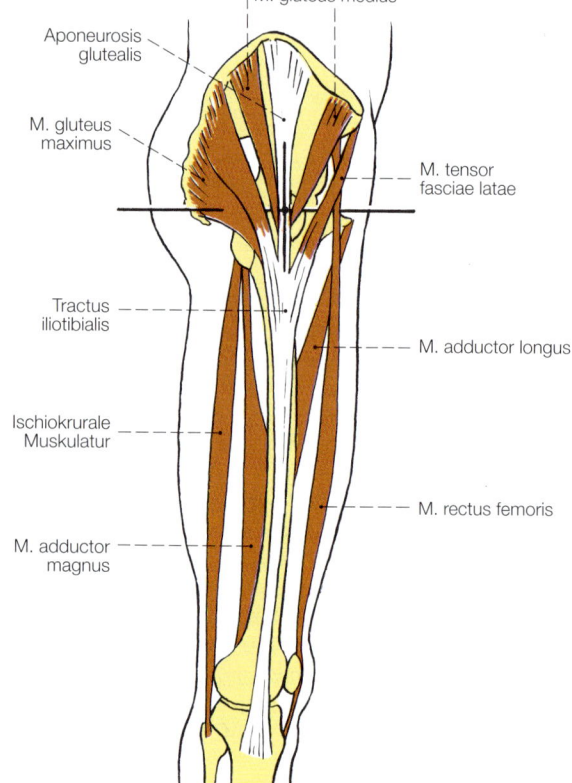

Abb. 8.2-37 Seitliche Ansicht auf das rechte Bein mit schematischer Darstellung der wichtigsten vom Becken zum Bein ziehenden Muskelzüge, die für die Balance des Beckens von Bedeutung sind. Der M. iliopsoas ist aus dieser Perspektive nicht zu sehen. Der mittlere Teil des M. gluteus medius ist durch die Aponeurosis glutealis verdeckt. Die sagittale Achse (Abduktionsachse) und longitudinale Achse (Rotationsachse) des Hüftgelenkes sind auch eingezeichnet.

gegliedert sind die abwärts verlaufenden Muskelzüge. In der seitlichen Ansicht (s. Abb. 8.2-25) erkennt man, daß die vom vorderen und hinteren Ende des Waagebalkens kommenden Muskeln auf dem Oberschenkel zusammenstrahlen und dabei V- bzw. Y-förmige Züge bilden, die mit ihren Insertionen vom Trochanter major bis an den Unterschenkel nach abwärts reichen. Die kürzeste **V-förmige Muskelschlinge** bilden die ventralen und dorsalen Strahlen der kleinen Gluteen. Es folgt der Tensor fasciae latae zusammen mit Fasern des Gluteus maximus, die mit dem Tractus iliotibialis als **Y-förmige Schlinge** bis zum Unterschenkel reichen. Weiter nach abwärts schließen sich die vor und hinter der queren Hüftachse verteilten Adduktoren an. Schließlich bilden ventral der Rectus femoris und dorsal die ischiokruralen Muskeln die längsten Muskelbänder, die auch noch das Kniegelenk überspringen.

So ist das **Becken eingespannt in Muskelschlingen,** die auf dem Oberschenkel zusammenstrahlen und beide Knochen gegeneinander bewegen oder in jeder Lage feststellen können (Abb. 8.2-37).

Seitliche Neigungen des Beckens um die sagittale Achse treten auf, wenn der Körper nur auf einem Bein ruht, während z. B. das Spielbein in Hüfte und Knie leicht eingeknickt ist und mit der Fußspitze sich so viel auf den Boden stützt, daß gerade das Gewicht des Beins getragen wird. Dabei kann das Becken nach der Seite des Spielbeins so tief heruntersinken, bis der seitliche Schenkel des **Lig. iliofemorale** auf der Standbeinseite gespannt ist. Jetzt hängt die Last des Oberkörpers an dem Band, und die Muskeln können weitgehend entspannt werden. Die seitliche Neigung des Beckens macht eine ausgleichende Seitenkrümmung der Wirbelsäule nötig, die den Oberkörper geraderichtet. Diese Ruhestellung wird viel häufiger eingenommen als die oben geschilderte, bei der das Becken auf beiden Beinen rückgeneigt wird.

Eine **Kreiselung des Beckens** gegen das Standbein kommt zustande, wenn beim Gehen und Laufen die Hüfte des Schwungbeins aus der Frontalebene des Körpers nach vorn wandert. Dabei dreht sich das Becken um die **Rotationsachse** des Standbeins im Sinne einer Innenrotation. Wird aus dem Stand ein Bein zurückgesetzt, dreht sich das Becken um den Schenkelkopf des Standbeins im Sinne einer Außenrotation des Femur.

8   Kniegelenk

8.1   Bau des Kniegelenks

Das Kniegelenk, *Articulatio genus,* ist ein **zusammengesetztes Gelenk,** in welchem drei Knochen miteinander artikulieren, das Femur mit dem Schienbein *(Tibia)* im Femorotibialgelenk **(Art. femorotibialis)** und das Femur mit der Kniescheibe *(Patella)* im Femoropatellargelenk **(Art. femoropatellaris).** Beide Gelenke sind von einer **gemeinsamen Gelenkkapsel** eingeschlossen und liegen in einer zusammenhängenden Gelenkhöhle (Abb. 8.2-38). Das **Femorotibialgelenk** ist ein **bikondyläres Gelenk,** dessen proximaler Teil aus den beiden walzenförmigen Femurkondylen besteht und dessen distaler Teil von den

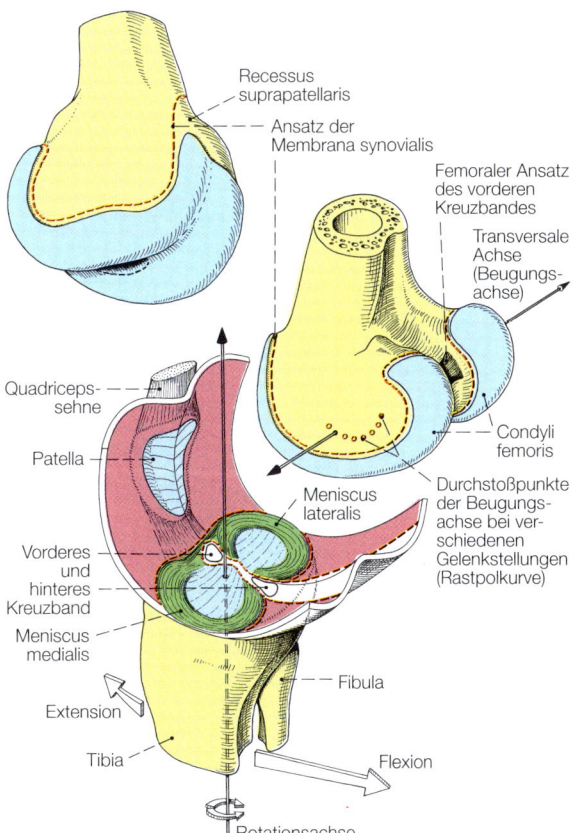

Abb. 8.2-38   Schematische Darstellung des rechten Kniegelenkes. Die Befestigungslinien der Membrana synovialis sind durch eine rote Linienführung eingezeichnet. Beachte die von dorsal extraartikuläre Lage der Kreuzbänder. Die Hauptachsen des Femorotibialgelenkes sind abhängig von der Gelenkstellung. Bei der Beugung der Tibia verlagert sich die transversale Achse nach dorsal. Die Verbindungslinie der Durchstoßpunkte der transversalen Achse ist die Rastpolkurve. Die Rotationsachse verläuft exzentrisch durch das Tuberculum mediale der medialen Tibiapfanne.

beiden napfförmigen ovalen Gelenkflächen *(Facies superiores)* der **Tibiakondylen** (Schienbeinpfannen) gebildet wird (Abb. 8.2-40). Zwischen den beiden Gelenkflächen der Tibia liegt ein nicht von Knorpel überzogener sagittaler Mittelkamm, die **Eminentia intercondylaris.** Die Inkongruenzen zwischen Femurkondylen und Gelenkflächen der Tibia werden durch im Querschnitt keilförmige und in der Aufsicht von oben C-förmige Faserknorpelscheiben, den **Meniscus lateralis** und den **Meniscus medialis** ausgeglichen. Demzufolge können weitere Teilgelenke im Femorotibialgelenk unterschieden werden, nämlich das rechte und linke Meniskofemoralgelenk **(Art. meniscofemoralis)** und das rechte und linke Meniskotibialgelenk **(Art. meniscotibialis).**

Tibia und Femur können um eine **wandernde transversale Achse** Flexions- und Extensionsbewegungen durchführen. Gleitbewegungen nach vorne und hinten („Schubladenbewegungen") werden ebenso wie Ab- und Adduktionsbewegungen (mediales und laterales „Auf-

Abb. 8.2-39 Linkes Kniegelenk von ventral. Lateraler Femurkondylus zur Darstellung der artikulierenden Oberfläche des lateralen Meniskus (grün) nur in Umrissen gezeichnet (vgl. mit Abb. 8.2-49).

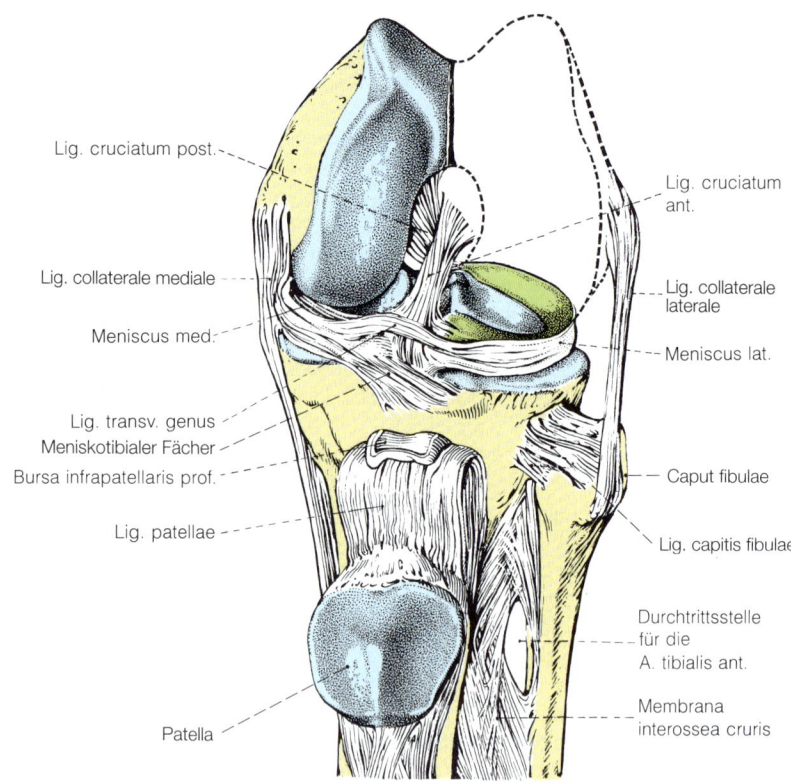

Lig. cruciatum post.

Lig. cruciatum ant.

Lig. collaterale mediale

Lig. collaterale laterale

Meniscus med.

Meniscus lat.

Lig. transv. genus
Meniskotibialer Fächer
Bursa infrapatellaris prof.

Caput fibulae

Lig. patellae

Lig. capitis fibulae

Durchtrittsstelle für die A. tibialis ant.

Membrana interossea cruris

Patella

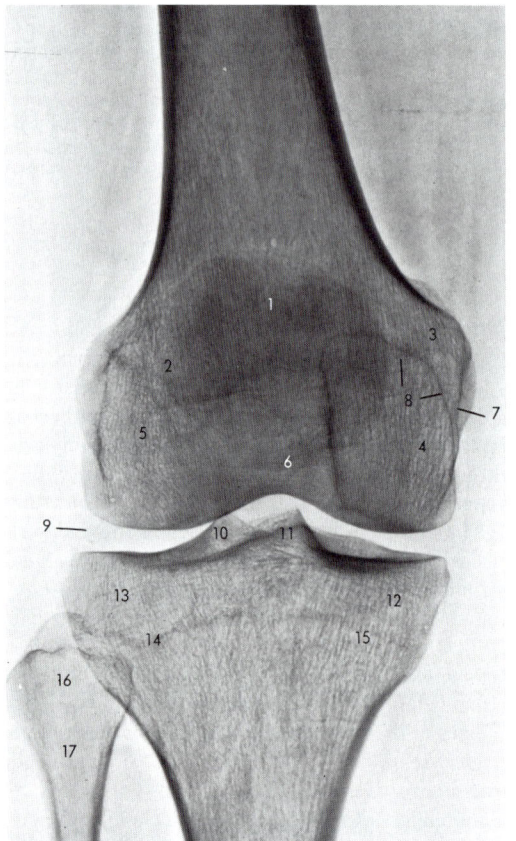

klappen") durch **starke Bandsysteme** weitgehend verhindert: Die beiden Seitenbänder *(Lig. collaterale mediale* und *laterale)* und die beiden Kreuzbänder *(Lig. cruciatum anterius* und *posterius).* Die Kreuzbänder verbinden die *Eminentia intercondylaris* der Tibia mit den Innenflächen der Femurkondylen in der *Fossa intercondylaris femoris.*

Femurkondylen

Die Femurkondylen besitzen in sagittaler Ebene (von der Seite betrachtet) keine Kreisform (Abb. 8.2-41, 42 u. 44), sondern sie sind **spiralförmig** gekrümmt **(Evolvente).** Die stärkere Krümmung (kleinerer Krümmungsradius) ist hinten gelegen, die geringere Krümmung (größerer Krümmungsradius) vorne. Die Verbindungslinie der Mittelpunkte der verschiedenen Krümmungsradien der Kondylen wird **Evolute** genannt.

◁

Abb. 8.2-40 Röntgenbild des rechten Kniegelenkes in Streckstellung bei ventrodorsalem Strahlengang. (Aus Birkner [3])
1 = Patella, 2–3 = Epiphysenlinie, 4 = Condylus medialis femoris, 5 = Condylus lateralis femoris, 6 = unterer Rand der Patella, 7 = vorderer Rand des überknorpelten Condylus medialis femoris, 8 = hinterer Rand des überknorpelten Condylus medialis femoris, 9 = Gelenkspalt mit lateralem Meniskus, 10 = Tuberculum intercondylare laterale, 11 = Tuberculum intercondylare mediale, 12 = Condylus medialis tibiae, 13 = Condylus lateralis tibiae, 14–15 = Epiphysenlinie der Tibia, 16 = Caput fibulae, 17 = „Collum" fibulae.

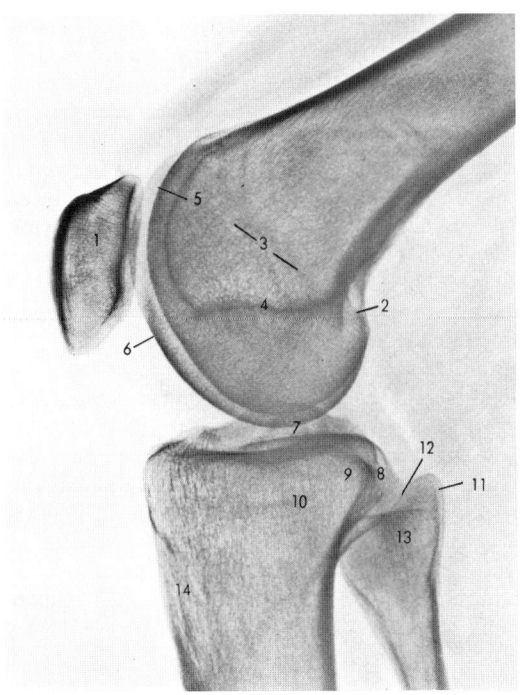

◁
Abb. 8.2-41 Röntgenbild des Kniegelenks in leichter Beugestellung bei tibiofibularem Strahlengang. (Aus BIRKNER [3])
1 = Patella, 2 = Fossa intercondylaris, 3 = Epiphysenlinie, 4 = innere Kondylenkontur gegen die Fossa intercondylaris, 5 = Condylus lateralis femoris, 6 = Condylus medialis femoris, 7 = Eminentia intercondylaris, 8 = Facies articularis fibularis tibiae, 9 = proximale Tibiaepiphyse, 10 = Epiphysenlinie, 11 = Apex capitis fibulae, 12 = Articulatio tibiofibularis, 13 = Caput fibulae, 14 = Tuberositas tibiae.

In der **Streckstellung** liegt der flach gekrümmte Teil der Rollen breit auf den Schienbeinpfannen, beim Stehen mit gestrecktem Knie ist somit die Berührungsfläche zwischen Femur und Tibia am größten; es ist der beste Schluß der Gelenkflächen vorhanden. Die Druckübertragung erfolgt über die größtmögliche Fläche. Durch den größeren Krümmungsradius der Femurkondylen in der Streckstellung werden die Ansätze der Seitenbänder voneinander entfernt und die Bänder unter stärkere Spannung gesetzt. Rotationsbewegungen sind in dieser Stellung gehemmt (s. u.).

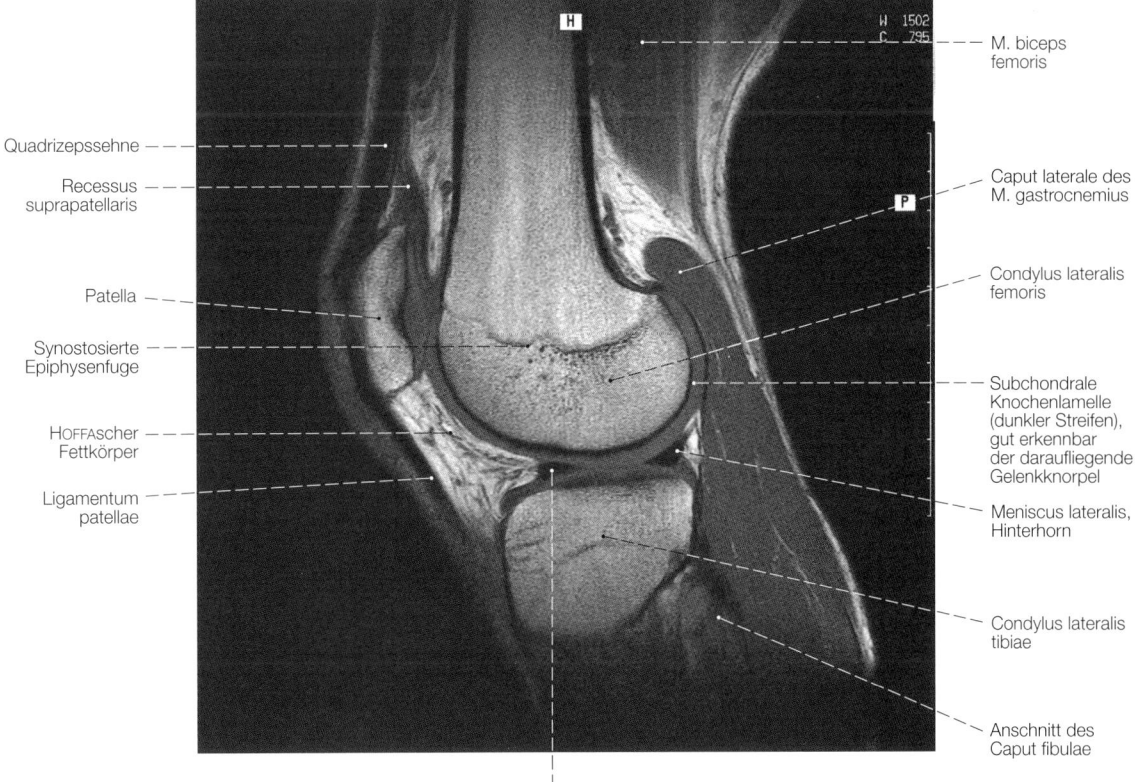

Quadrizepssehne

Recessus suprapatellaris

Patella

Synostosierte Epiphysenfuge

HOFFASCHER Fettkörper

Ligamentum patellae

M. biceps femoris

Caput laterale des M. gastrocnemius

Condylus lateralis femoris

Subchondrale Knochenlamelle (dunkler Streifen), gut erkennbar der daraufliegende Gelenkknorpel

Meniscus lateralis, Hinterhorn

Condylus lateralis tibiae

Anschnitt des Caput fibulae

Meniscus lateralis, Vorderhorn

Abb. 8.2-42 Kernspintomogramm des Kniegelenkes, entsprechend einem sagittalen Schnitt durch den Condylus lateralis femoris mit einer Schichtdicke von 2 mm; 27jähriger Mann. (Original: J. PAHNKE, Würzburg)

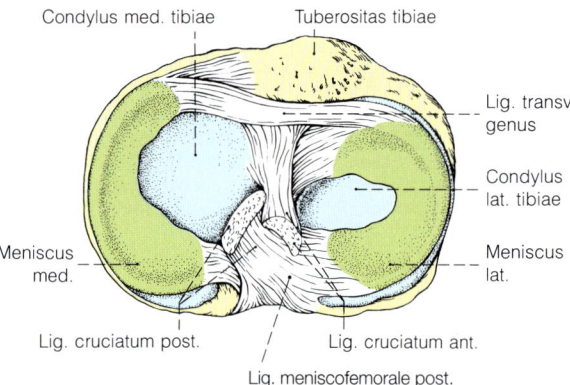

Abb. 8.2-43   Plateau der rechten Tibia, Menisci und Ligamenta cruciata genus in der Ansicht von proximal (vgl. mit Abb. 8.2-44 u. 54).

Mit zunehmender **Beugung** gelangen dagegen immer stärker gekrümmte Abschnitte der Femurkondylen auf die Schienbeinpfannen, die Berührungsflächen zwischen beiden Knochen werden kleiner, die Gelenkkörper passen schlechter aufeinander, und die Seitenbänder werden durch die Einstellung des kleineren Krümmungsradius gelockert. Damit werden auch ausgiebigere Rotationsbewegungen möglich.

Menisken

Die Menisken (Abb. 8.2-39, 43 u. 44) sind die C-förmig gebogenen Faserringe von keilförmigem Querschnitt; der Rücken des Keils schaut nach außen und ist mit der **Gelenkkapsel verwachsen,** die Unterfläche ist plan, die obere Fläche so ausgehöhlt, daß sie sich den Femurkondylen anschmiegt. Die freien Enden des C (**Vorder-** und **Hinter-**

horn) sind in dem Feld zwischen den beiden Schienbeinpfannen verankert. Dabei ist der **laterale Meniskus** mehr **kreisförmig,** seine Haftstellen liegen dicht beieinander am Grunde der Eminentia intercondylaris. Der **mediale Meniskus** ist mehr **halbmondförmig,** seine beiden Enden kommen nicht so dicht zusammen, sondern umgreifen vorn und hinten die Haftstellen des lateralen Meniskus, um in die Area intercondylaris und vorn mit dem **meniskotibialen Fächer** auch auf die Vorderseite der Tibia auszustrahlen (Abb. 8.2-43 u. 44).

Schon aus diesem Grund ist der **mediale Meniskus nicht so verschieblich** wie der laterale Meniskus, dessen Vorder- und Hinterhorn in der Nähe der Rotationsachse der Tibia verwachsen sind und deshalb bei Rotationsbewegungen geringeren Zugkräften ausgesetzt sind (Abb. 8.2-44c). Der mediale Meniskus ist außerdem mit dem hinteren Anteil des breiten **medialen Seitenbandes verbunden** und auch dadurch in seiner Verschieblichkeit gehemmt gegenüber dem lateralen Meniskus. Dieser ist nicht mit dem lateralen Kollateralband verwachsen, da dieses abgehoben von der Gelenkkapsel zum Wadenbeinkopf zieht.

Vorn können beide Menisken durch ein Querband, **Lig. transversum genus** (Abb. 8.2-43), verbunden sein, vorn und hinten sendet der laterale Meniskus wechselnd starke Faserstreifen zum vorderen bzw. hinteren Kreuzband, **Lig. meniscofemorale** *anterius* und *Lig. meniscofemorale posterius.*

Bei völliger **Streckung** (Abb. 8.2-44a) werden die Menisken zur Seite gedrückt und bilden ein nachgiebiges Randpolster der Pfanne.

Bei starker **Beugung** werden die Menisken auf dem Schienbeinplateau passiv nach hinten geschoben (Abb. 8.2-44[b]), wobei der laterale Meniskus als der freiere den größeren Weg macht. Sie bilden in dieser Stellung

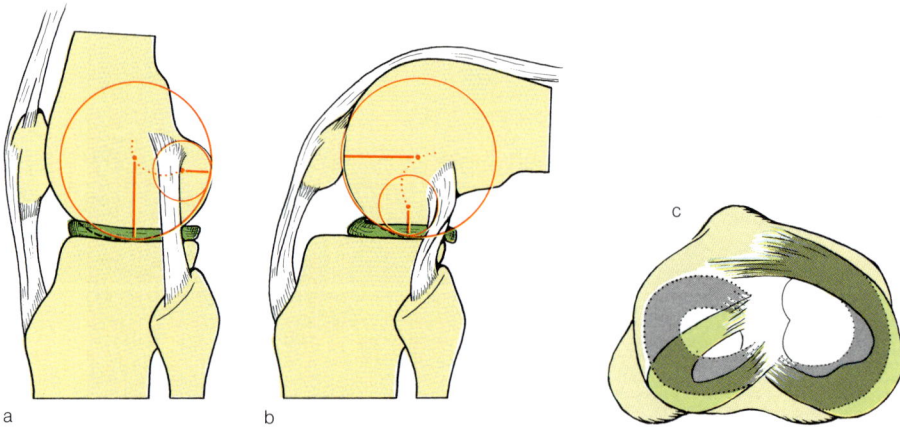

Abb. 8.2-44   Lockerung der Kollateralbänder und Verschiebung der Menisken bei der Beugung des linken Kniegelenkes.
(a) Streckstellung; Ansicht von lateral
(b) Beugestellung; Ansicht von lateral
(c) Aufblick auf das Schienbeinplateau. Menisken in der Streckstellung grau, in der Beugestellung grün
In (a) und (b) sind zwei für die Extension und Flexion relevante Kondyluspositionen durch Krümmungskreise und Krümmungs-

radien rot eingetragen. Die Mittelpunkte der Krümmungskreise liegen auf der rot punktierten gekrümmten Kurve (Evolute). Da bei der Beugung ein kleinerer Krümmungsradius des Femurkondylus zur Geltung kommt, wird die Distanz zwischen femoralem Ursprung und kruralem Ansatz der Kollateralbänder geringer. Dadurch entsteht eine Lockerung und Verdrehung der Kollateralbänder.

eine neue kleinere Pfanne für die stärker gekrümmten hinteren Abschnitte der Femurkondylen. Auch bei der Rotationsbewegung folgen die Menisken dem Femurkondylus. Im ganzen bilden sie also eine **verformbare Ergänzung der Pfanne,** sie schieben sich als Keile in den Gelenkspalt ein und vergrößern damit in allen Stellungen das Berührungsfeld der Gelenkkörper. Am normalen Gelenk sind sie nicht zu fühlen.

Meniskus-Verletzungen betreffen am **häufigsten den medialen Meniskus,** der am stärksten gefesselt ist. Die Ursache scheint meistens eine gewaltsame Auswärtsrotation des Schienbeins bei gebeugtem Knie zu sein. Hierbei wird die vordere Insertion am stärksten gezerrt. Seltener kommen Abrisse von der Kapsel vor, die daraus verständlich werden, daß bei der genannten Bewegung der Meniskus die Kapsel etwas in das Gelenk hineinzieht. Wird bei gebeugtem Knie und außenrotiertem Unterschenkel eine plötzliche Streckung ausgeführt, kann der Meniskus vorne und seitlich eingeklemmt werden und von der Kapsel abreißen. **Eingeklemmte Menisken** sind außerordentlich schmerzhaft; ein Zeichen dafür, wie vollkommen der normale Meniskus den Druck verteilt. Der Schmerz tritt meist beim Strecken auf.

Nach **Entfernung der Menisken** sind die Bewegungsstörungen gering, da offenbar die Muskeln für den sicheren Schluß der Gelenkenden eintreten. Es scheint aber die Kniestreckung bei Berg- und Treppensteigen erschwert zu sein. Außerdem treten vermehrt Knorpelschäden auf, die zu einer schmerzhaften Kniegelenksarthrose führen können.

Wenn die Menisken besonders beansprucht werden, wie beim Arbeiten in kniender Stellung, werden sie stärker aufgebraucht, sie zeigen Fetteinlagerungen und Auffaserungen. Schon nach dem dreißigsten Jahr treten degenerative Aufbrauchserscheinungen auf, die im Alter zunehmen. Gar nicht so selten scheint der **Scheiben-Meniskus** zu sein, eine angeborene Variante des normalen C-förmigen Meniskus. Man unterscheidet eine primitive, intermediäre und infantile Form. Fast stets handelt es sich um den lateralen Meniskus. Der Scheiben-Meniskus kann abgesehen von einem typischen Knacken vor den Endstellungen des Gelenks symptomlos bleiben, führt jedoch oft schon im jugendlichen Alter zu hartnäckigen Beschwerden bis zur Streckhemmung und muß dann operativ entfernt werden.

Kreuzbänder

Die *Ligg. cruciata genus* (Abb. 8.2-39 u. 43) stellen einen Bandapparat dar, der von hinten her in die Fossa intercondylaris eingetreten ist und dabei die Membrana synovialis der Gelenkkapsel mitgenommen hat. Sie bilden den Rest einer vertikalen Scheidewand, die auf Injektionspräparaten (Abb. 8.2-47) in der Ansicht von hinten deutlich erkennbar ist.

Das **vordere Kreuzband** entspringt an der inneren Fläche des lateralen Femurkondylus und befestigt sich vorn zwischen den Schienbeintellern (*Area intercondylaris anterior* des Schienbeins). Es verläuft also schräg von oben hinten lateral nach unten vorn medial in gleicher Streichrichtung wie der M. obliquus externus abdominis und die Intercostales externi.

Das **hintere Kreuzband** entspringt von der vorderen Innenfläche des medialen Femurkondylus und zieht schräg nach hinten zur Insertion in die *Area intercondylaris posterior* der Tibia.

Funktion der Kreuzbänder: Die Kreuzbänder sind so gelagert, daß in fast allen Stellungen Teile von ihnen in Spannung geraten; sie bilden also eine wesentliche Sicherung des Kniegelenks, besonders bei der **Beugung** (Abb. 8.2-45). Hier verhindert besonders das vordere Band, daß die Femurkondylen nach hinten

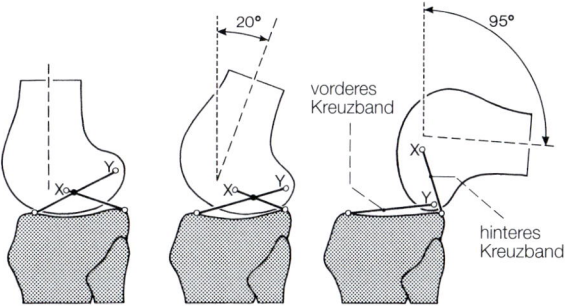

Abb. 8.2-45 Verschiebungen der Femurkondylen bei der Beugung. Beachte die auffällige Abrollbewegung der Kondylen während der ersten Phase der Beugung (bis 20°) und die anschließende Gleitbewegung im hinteren Viertel der Tibiapfannen. Die Lage der Transversalachse (Beugeachse) wird durch die Überkreuzungspunkte der Kreuzbänder festgelegt. (In Anlehnung an KAPANDJI [6])

aus der Pfanne gleiten. Bei der **Streckung** spannen sich der vordere Anteil des vorderen Kreuzbands und der hintere Anteil des hinteren Kreuzbands. Bei der Beugung werden umgekehrt die einander zugekehrten Faserstreifen gespannt. Durch dieses Verhalten ergänzen sie nur den übrigen Bandapparat, ohne für sich allein die Beugungs- oder Streckhemmung darzustellen. Das gleiche gilt für die **Hemmung der Ab- oder Adduktion** zwischen Ober- und Unterschenkel. Bei der **Innenrotation** des Unterschenkels wickeln sich die Kreuzbänder umeinander. Die Kreuzbänder besitzen zahlreiche **Mechanorezeptoren** (besonders im proximalen und distalen Drittel), die wahrscheinlich Muskelreflexe zum Schutz des Kniegelenkes vor Extremstellungen steuern. Zerreißungen der Kreuzbänder ermöglichen **Schubladenbewegungen.** Bei Riß des vorderen Kreuzbandes kann die Tibia nach vorne gezogen werden („vordere Schublade"), bei Riß des hinteren Kreuzbandes nach hinten geschoben werden („hintere Schublade") (Abb. 8.2-46).

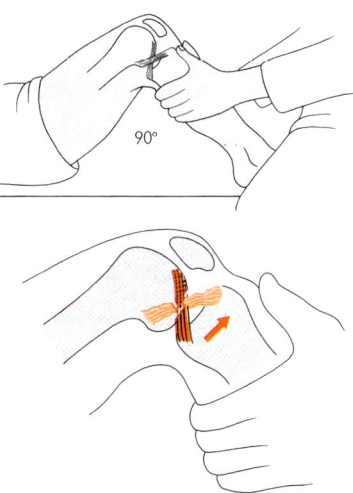

Abb. 8.2-46 Untersuchung des Schubladenzeichens bei Verdacht auf Kreuzbandriß. Bei Riß des vorderen Kreuzbandes (unten) besteht ein positives vorderes Schubladenzeichen. (Aus BERCHTOLD et al. [2])

Gelenkkapsel

Die *Capsula articularis* entspringt vorn am Oberschenkel etwa 1 bis 2 cm von der Knorpelgrenze entfernt, läßt seitlich die Epikondylen frei und nähert sich hinten mehr der Gelenkfläche. Am Schienbein befestigt sie sich in geringerer Entfernung vom Knorpelrand, ohne das Gelenk des Wadenbeinkopfes mit einzuschließen.

In die **Vorderwand der Gelenkkapsel** ist die Strecksehne des Quadrizeps mit der Kniescheibe eingelassen, wodurch besondere Einrichtungen nötig werden. Dort, wo die Sehne auf dem Knochen gleitet und drückt, ist in Gestalt von **Schleimbeuteln** ein Verschiebespalt geschaffen. So liegt oberhalb der Gelenkfläche des Femur zwischen der Sehne und dem Knochen der **Recessus suprapatellaris** (Abb. 8.2-47), der embryonal zunächst selbständig als Bursa angelegt wird, später aber in der Regel mit der Gelenkhöhle in wechselnder Ausdehnung zusammenfließt. Der Recessus ist in 17% durch ein vertikales Septum in eine große mediale und eine kleine laterale Bucht untergliedert. Ferner findet sich zwischen dem Kniescheibenband und dem Schienbeinknochen dicht oberhalb der Tuberositas tibiae die *Bursa infrapatellaris profunda*, die nur selten mit dem Gelenk in Verbindung steht (Abb. 8.2-39). Die **Hinterwand der Kapsel** ist durch schräg verlaufende, sich kreuzende Faserzüge verspannt (Abb. 8.2-49), die bei der Überstreckung und Rotation hemmend eingreifen.

In dieses System biegt ein Sehnenstreif des M. semimembranosus ein, der als **Lig. popliteum obliquum** besonders benannt wird. Der kreuzende Faserzug, der von der lateralen Seite kommt und auch Verbindungen zum Fibulakopf hat, wird als **Lig. popliteum arcuatum** beschrieben. Aber auch Bänderzüge der Articulatio tibiofibularis und Sehnenzüge der Gastroknemius-Köpfe strahlen in diesen Kreuzverband ein.

Die Gelenkkapsel faßt den **größten Inhalt** bei einer leichten **Beugestellung von 20 bis 30°**. In diese Lage gerät das Gelenk von selbst, wenn man eine Flüssigkeit einspritzt oder wenn ein krankhafter Flüssigkeitserguß auftritt. Im letzten Fall wird eine hufeisenförmige Schwellung um die Kniescheibe sichtbar, diese selbst schwimmt auf dem Flüssigkeitskissen und weicht beim Druck aus, das Symptom wird als „**Tanzen der Patella**" bezeichnet.

Fettkörper: Da im Bereich des straffen Lig. patellae die Kapselwand den Gestaltsänderungen der Gelenkhöhle bei den Bewegungen nicht folgen kann, ist zum Ausgleich der **Hoffasche Fettkörper,** *Corpus adiposum infrapatellare*, in den toten Winkel zwischen Band und Gelenkhöhle eingeschaltet (Abb. 8.2-48). Dieser in der Synovialhaut liegende Fettwulst umrahmt mit den *Plicae alares* (Flügelfalten) den unteren Umfang der Kniescheibe und ist durch ein dünnes, frei durch das Gelenk ziehendes Band, **Plica synovialis infrapatellaris** (Abb. 8.2-48), an das vordere Kreuzband gefesselt. Dieses Band ist der vordere Rest jener medialen Scheidewand, deren dorsaler Abschnitt mit den Kreuzbändern in das Gelenk eingedrungen ist. Zuweilen erhält sich auch der vordere Teil der Scheidewand in größerer Ausdehnung.

Das Fettpolster wird bei der Beugung in den klaffenden Gelenkspalt hineingeschoben. Dabei sinkt die Haut neben dem Kniescheibenband ein. Zugleich wird Blut in die Synovialfalten hineingesogen, so daß von der normal ausgenutzten Beweglichkeit des Kniegelenks auch die ausreichende Ernährung des Gelenkes abhängt. Bei der Beugung nähert sich das Lig. patellae der vorn schräg abgestutzten Tibia und schiebt dabei das Fettpolster aus diesem Raum in die Gelenkhöhle.

Der Fettkörper kann als Folge von wiederholten Verletzungen (u.a. bei Fußballspielern) vernarben (Fibrose) und mit der Umgebung verwachsen (**Hoffasche Krankheit**). Der Fettkörper wird dann chirurgisch reseziert.

Seitenbänder

Die Kollateralbänder des Kniegelenkes sind so angeordnet, daß sie vorn und seitlich in der Längsrichtung verlaufen und sich in der Hinterwand der Gelenkkapsel schräg kreuzen (Abb. 8.2-39).

Das **Lig. collaterale tibiale** ist das breitere der beiden Seitenbänder und verläuft vom Epicondylus medialis femoris zum medialen und hinteren Rand des Schienbeins, wobei die hinteren Faserzüge kürzer sind. Letztere werden auch bei der Beugung nicht ganz entspannt. Dieser Umstand sowie die Tatsache, daß das mediale Seitenband dorsal **mit der Kapsel und dem Meniscus medialis fest verwachsen** ist, haben zur Folge, daß der mediale Kondylus in der Beugestellung weniger Spielraum hat als der laterale. Bei willkürlichen Rotationsbewegungen macht der laterale Kondylus den größeren Weg, die

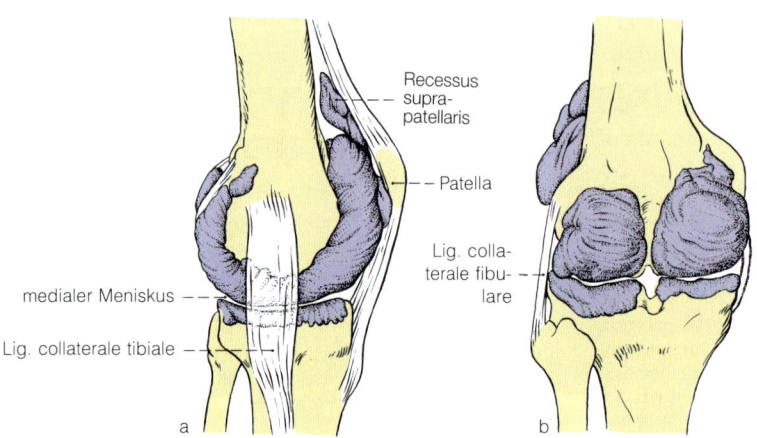

medialer Meniskus

Lig. collaterale tibiale

Recessus suprapatellaris

Patella

Lig. collaterale fibulare

a   b

Abb. 8.2-47   Ausguß des linken Kniegelenkes mit einer erstarrenden Masse.
(a) von medial
(b) von dorsal.
Die Patella ist durch die Injektionsmasse wie bei einem Erguß von der Unterlage abgehoben.

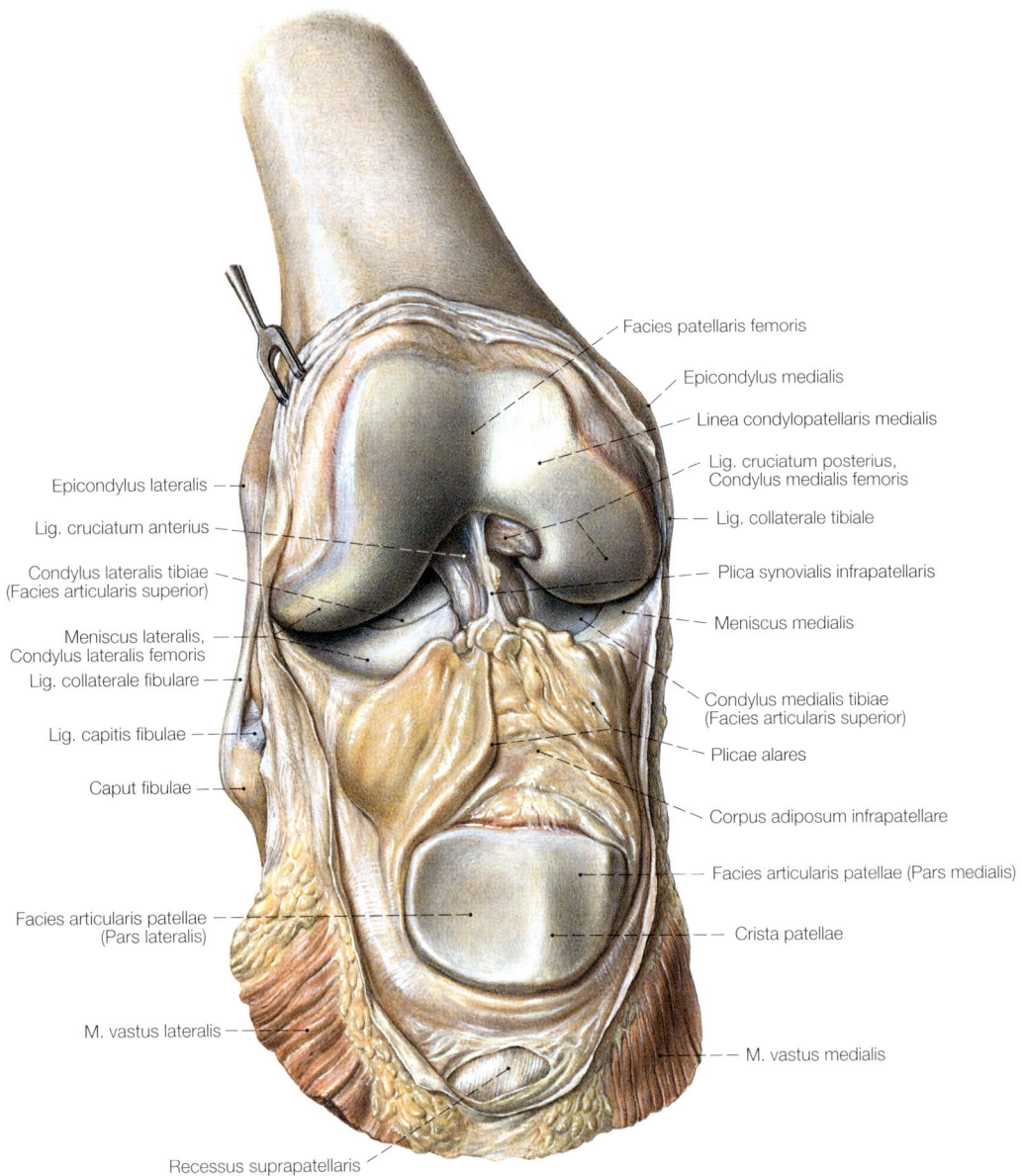

Facies patellaris femoris

Epicondylus medialis

Linea condylopatellaris medialis

Lig. cruciatum posterius,
Condylus medialis femoris

Lig. collaterale tibiale

Plica synovialis infrapatellaris

Meniscus medialis

Condylus medialis tibiae
(Facies articularis superior)

Plicae alares

Corpus adiposum infrapatellare

Facies articularis patellae (Pars medialis)

Crista patellae

M. vastus medialis

Epicondylus lateralis

Lig. cruciatum anterius

Condylus lateralis tibiae
(Facies articularis superior)

Meniscus lateralis,
Condylus lateralis femoris

Lig. collaterale fibulare

Lig. capitis fibulae

Caput fibulae

Facies articularis patellae
(Pars lateralis)

M. vastus lateralis

Recessus suprapatellaris

Abb. 8.2-48 Rechtes Kniegelenk von vorne eröffnet. Die Vorderwand der Gelenkkapsel mit Patella ist nach unten geklappt. (Aus PERNKOPF [12])

Rotationsachse liegt daher exzentrisch nach der medialen Seite verschoben.

Das **Lig. collaterale fibulare** zieht als runder Strang vom Epicondylus lateralis femoris zu dem seitlich abstehenden Wadenbeinkopf und wird durch diese Insertion von der Gelenkkapsel abgehoben. Durch den Spalt treten oben die Sehne des Popliteus, unten ein Ansatzbündel des Biceps femoris (Abb. 8.2-86).

Die beiden Seitenbänder sind die wichtigsten Bänder des Scharniers, sie werden bei Streckung gespannt und stellen das Knie fest. **Bei Beugung erschlaffen sie** bis auf Teile des medialen Seitenbandes und geben dann Rotationsbewegungen frei.

Bei gebeugtem und entlastetem Knie sind passiv auch Lateralbewegungen im Sinne der Abduktion und Adduktion möglich, in sehr geringem Ausmaß allerdings und mit großen individuellen Unterschieden. Diese Bewegungsform ist höchstwahrscheinlich die Ursache vieler Bandverletzungen. Nur in voller Extensionsstellung ist das Knie praktisch seitenfest.

Schleimbeutel

Von der großen Anzahl von Schleimbeuteln, Bursae synoviales, die an allen Reibestellen das Gelenk umgeben, sind diejenigen besonders bemerkenswert, die mit der Gelenkhöhle zusammenhängen. Erwähnt wurde bereits der **Recessus suprapatellaris.** Eine weitere Ausbuchtung des Kniegelenks findet sich dort, wo die Sehne des M. popliteus über den lateralen Meniskus hinwegzieht. Dieser **Recessus subpopliteus** kann auch mit der Articulatio tibiofibularis zusammenhängen und damit beide Gelenke in Zusammenhang bringen. Ferner verbinden sich die Schleimbeutel unter der Sehne des Semimembranosus und unterhalb des Ursprungs des medialen Gastroknemius-Kopfes in der Regel mit der Gelenkhöhle. Eine andere Gruppe von Schleimbeuteln liegt auf vorspringenden Knochenpunkten. So liegen vor der Kniescheibe die **Bursae praepatellares,** die in verschiedener Tiefe angetroffen werden: direkt unter der Haut, **Bursa subcutanea** praepatellaris, unterhalb der Faszie, **Bursa subfascialis** praepatellaris, oder dicht auf der Knochenfläche, subtendinös, **Bursa subtendinea** praepatellaris. Häufig ist nur einer von den drei möglichen Schleimbeuteln ausgebildet. Die Kniescheibe berührt den Boden beim Knien nur dann, wenn das Knie nicht zu stark gebeugt ist, also der Oberkörper mit den Armen unterstützt wird.

So kann z.B. beim Scheuern von Fußböden, wobei diese Stellung eingenommen wird, der Schleimbeutel sich entzünden (engl.: „**housemaid's knee**"). Da er nie mit der Gelenkhöhle zusammenhängt, bleibt die Entzündung zunächst örtlich begrenzt. Auch vor der Tuberositas tibiae findet sich ein Schleimbeutel, **Bursa infrapatellaris** *profunda.*

8.2   Obere und untere Tibiofibularverbindung

Die obere **Articulatio tibiofibularis** (Abb. 8.2-39, 41 u. 49) enthält je eine ovale, fast ebene Gelenkfläche am Wadenbeinkopf und am Schienbein. Die letztere befindet sich unterhalb des Rands des Schienbeinplateaus und liegt völlig im Bereich der Epiphyse. Die eigene Gelenkkapsel ist durch Bänder verstärkt: *Ligg. capitis fibulae anterius et posterius.* Die Gelenkhöhle ist in einem Fünftel der Fälle durch den *Recessus subpopliteus* mit dem Kniegelenk verbunden. In dem straffen Gelenk, einer **Amphiarthrose,** sind nur unbedeutende Gleitbewegungen nach vorn und hinten möglich.

Die untere Tibiofibularverbindung, **Syndesmosis tibiofibularis** (s. Abb. 8.2-67) läßt als Syndesmose ebenfalls nur geringe Bewegungen zu. Im Bereich dieser Verbindung finden sich zwei kräftige Bänder, *Ligg. tibiofibularia anterius* und *posterius* (s. Abb. 8.2-67), die die sog. Malleolengabel verklammern und in der **Klinik** häufig als vordere und hintere **Syndesmose bzw. Gabelbänder** bezeichnet werden.

8.3   Mechanik des Kniegelenks

8.3.1   Femorotibialgelenk

Beugung, Streckung: In der Neutral-Null-Stellung liegen Femur und Tibia in einer Ebene. Bei der Beugung entsteht zwischen der Achse des Femur (bzw. der Tibia) und der Nullgerade ein Beugewinkel (Abb. 8.2-50). Bei gestrecktem Hüftgelenk kann eine **aktive Beugung** bis etwa **125°** erfolgen, bei gebeugtem Hüftgelenk die Kniebeu-

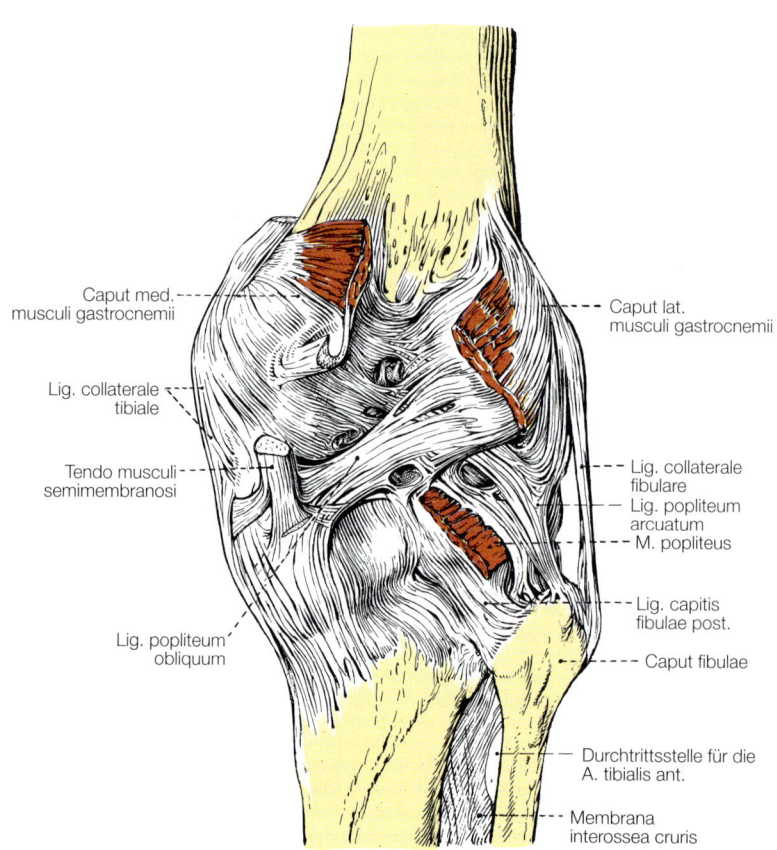

Caput med. musculi gastrocnemii

Caput lat. musculi gastrocnemii

Lig. collaterale tibiale

Tendo musculi semimembranosi

Lig. collaterale fibulare

Lig. popliteum arcuatum

M. popliteus

Lig. capitis fibulae post.

Caput fibulae

Lig. popliteum obliquum

Durchtrittsstelle für die A. tibialis ant.

Membrana interossea cruris

Abb. 8.2-49   Rechtes Kniegelenk von dorsal (vgl. mit Abb. 8.2-86).

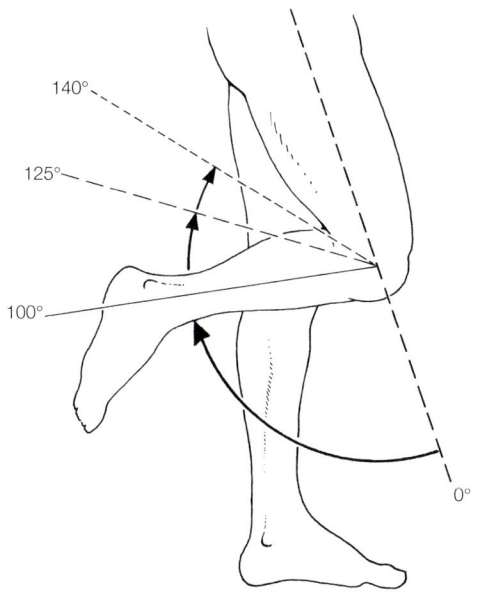

Abb. 8.2-50 Der Beugungsumfang des Kniegelenkes hängt von der Beugestellung im Hüftgelenk ab. Bei gestrecktem Hüftgelenk ist eine aktive Beugung von 100–125° möglich, bei gebeugtem Hüftgelenk bis 140° (aktive Insuffizienz der ischiokruralen Muskulatur).

gung auf **140°** gesteigert werden. Diese Steigerung der aktiven Beugungsfähigkeit ist durch die Vordehnung (Verlängerung) der ischiokruralen Muskulatur möglich, durch welche die **aktive Insuffizienz** dieser Muskeln überwunden wird. Die **passive Beugung** des Kniegelenkes beträgt bis **160°**. Sie wird durch die dorsalen Muskelmassen begrenzt, die dabei aufeinandergepreßt werden. Die Streckung erfolgt in der Regel bis zur Neutral-Null-Stellung. Passiv kann aber **Überstreckung** um 5–10° erfolgen. Eine Extension über diesen Wert hinaus ruft das Bild des **Genu recurvatum** hervor (zurückgebogenes Knie), das bei verschiedenen Grunderkrankungen auftreten kann: Lähmung der Beuger, Ausfall der sensiblen Innervation (u.a. typisch für das Spätstadium der Syphilis), Knochenverletzungen oder ein schwaches Bandsystem – verletzungsbedingt oder angeboren.

Die **Beugebewegung ist eine kombinierte Abroll-Dreh-Bewegung.** Bei einer Beugung bis etwa 25° rollen die Femurkondylen nach dorsal ab, vergleichbar mit dem Nachhintenschaukeln eines Schaukelstuhls (Roll- zu Gleitbewegung 1:2 bis 1:4). Die Kontaktfläche der Kondylen erreicht dann bereits das dorsale Viertel des Tibiaplateaus (Abb. 8.2-45). Bei weiterer Beugung drehen die Kondylen mehr oder weniger auf der Stelle mit geringen Vor- und Rückgleitbewegungen. Diese **zweite Phase der Beugung** wird vor allem durch den Zug der Kreuzbänder bewirkt. Bei maximaler Beugung ist die Kontaktfläche am Hinterrand des Tibiaplateaus gelegen (s. Abb. 8.2-45). Der laterale Kondylus rollt (schaukelt) stärker

und dreht sich weniger als der mediale. Deshalb ist der Umfang der sagittalen Verlagerung der lateralen Menisken größer als der der medialen. Die **Kreuzbänder** befinden sich während der Beugung und Streckung in einem unterschiedlichen Spannungszustand. In starker Beugestellung schmiegt sich das hintere Kreuzband in den *Sulcus intercondylaris* und gerät unter Spannung. Das vordere Kreuzband wird bei voller Streckung und Überstreckung am stärksten gespannt.

Rotation, Schlußrotation: Eine Rotation der Tibia gegen das Femur ist nur in Beugestellung möglich, wenn die Kreuzbänder am geringsten unter Spannung stehen. In dieser Stellung erreichen die **Rotatoren des Kniegelenkes** ihr größtes Drehmoment, weil sie dann senkrecht zur Tibia angreifen. **Innenrotatoren** sind der Wirksamkeit nach geordnet: *Semimembranosus, Semitendinosus, Sartorius, Popliteus* und *Grazilis*. **Außenrotatoren** sind der *Biceps femoris* und im geringen Grade der *Tensor fasciae latae*. Das Außenrotationsmoment des Bizeps ist annähernd so groß wie das der gesamten Innenrotatoren.

Bei der **Innenrotation** der Tibia werden die Kreuzbänder umeinandergewickelt. Deshalb ist der Umfang der Innenrotation (10°) wesentlich geringer als der der **Außenrotation** (30°). Während der Endphase der Streckung (ab etwa 10°) findet zumeist eine zwangsläufige Außenrotation der Tibia um 5–10° statt, die **Schlußrotation.** Diese terminale Rotationsbewegung wird durch den Zug des während der Extension unter Spannung geratenen vorderen Kreuzbandes (s.o.) und wohl auch durch Unterschiede in der Gestalt der beiden Femurkondylen erzwungen. Während der Schlußrotation erreichen die Kollateralbänder einen hohen Spannungszustand. Das Kniegelenk befindet sich dann in einer **festgeschraubten, stabilen Stellung.** Bevor eine nennenswerte Beugung aus der gestreckten Position erfolgen kann, muß die Tibia wieder um 5–10° innenrotiert werden (Beugesicherung).

Abduktion, Adduktion: Mediale und laterale Aufklappbewegungen sind wegen des straffen Kollateralbandsystems nur um wenige Grade passiv möglich.

Bei einem **Kollateralbandriß** besitzt die dann pathologisch gesteigerte Abduktionsfähigkeit diagnostischen Wert: Bei Riß des medialen Seitenbandes kann das Knie medial aufgeklappt werden (der Unterschenkel läßt sich bei gestrecktem Knie nach lateral abduzieren), bei Riß des lateralen Seitenbandes ist ein Aufklappen des lateralen Gelenkspaltes möglich.

8.3.2 Femoropatellargelenk

Die Kniescheibe legt im **Verlauf der Beugung** und Streckung einen Weg von 5 bis 7 cm zurück. In Streckstellung berührt die Kniescheibe nur mit ihrem unteren Gelenkrand die *Facies patellaris* des Femur, im übrigen liegt sie auf dem *Recessus (Bursa) suprapatellaris*. Mit zunehmender Beugung gelangt sie in die Gleitbahn zwischen den Oberschenkelrollen, wo sie am besten auf ihre Unterlage paßt; bei spitzwinkliger Beugung liegt sie wie ein Deckel auf den Femurkondylen vor der Area intercondylaris, in welcher Stellung sie am wenigsten nach außen vorspringt (s. Abb. 8.2-44).

Die Flächen der Patella, die während der Beugung mit der Kniescheibenrinne in Kontakt treten, beträgt maximal 3,5 cm². Dieser Wert wird bei einer Beugestellung von 90° erreicht. In maximaler Streckstellung beträgt die **Kontaktfläche** nur 1,5 cm², in maximaler Beugung 2,5 cm². Die Fläche, die während der Beugebewegung nach und nach mit dem Femur in Kontakt kommt, beträgt insgesamt 8 cm² (5 cm² auf der lateralen Facette, 3 cm² auf der medialen Facette). Im Verlauf einer Kniebeuge aus dem Stand steigt der Druck, mit dem die Gelenkfläche der Patella auf die Knorpelfläche des Femur gepreßt wird, kontinuierlich an. Bedingt durch die dorsalwärtige Verlagerung der Zugrichtung der Quadrizepssehne. Bei einer 75 kg schweren Person steigt die **Anpreßkraft der Patella** während der Beugung von wenigen Newton (N) in der neutralen Null-Stellung auf **über 1000 N** während maximaler Beugung an. Die Anpreßkraft von 1000 N (100 deka N) entspricht der Kraft, die ein Gewicht von etwa 100 kg ausübt. Die **retropatellare Anpreßkraft** erreicht jedoch nur Werte um **600 N** (Kraftausübung von etwa 60 kg), weil sich mit zunehmender Beugung die Quadrizepssehne auf die *Facies patellaris* des Femur anschmiegt und in maximaler Beugestellung mehr als 50 % der Preßkraft aufnimmt **(Umwicklungseffekt)** (Abb. 8.2-51). Die auf den Knorpel ausgeübte **Druckkraft** beträgt abhängig von der jeweiligen Kontaktfläche der Patella (1,5–3,5 cm²) etwa **200–400 N/cm².** Diese erheblichen Druckkräfte können bei Stoßbewegungen (z. B. in der Hocke beim Skilaufen) noch erheblich gesteigert werden.

Verletzungen und Degenerationserscheinungen des retropatellaren Knorpels zählen deshalb zu den **häufigsten Knorpelschäden** beim Menschen. Aus diesen kann dann das Bild einer schmerzhaften Kniegelenksarthrose resultieren. Eine häufige Ursache für Knorpelschäden im Femoropatellargelenk **(Chondropathia patellae)** liegt in einem zu geringen Steilheitsgrad der Facies patellae am lateralen Femurkondylus bzw. in Formanomalien der Patella. Durch die laterale Zugkomponente des *M. quadriceps* ist die **laterale Fläche der Gleitrinne** besonders beansprucht (Abb. 8.2-52). Die Auflagefläche der Patella wird dadurch kleiner und die einwirkenden Druckkräfte (Kraft/Fläche) entsprechend größer.

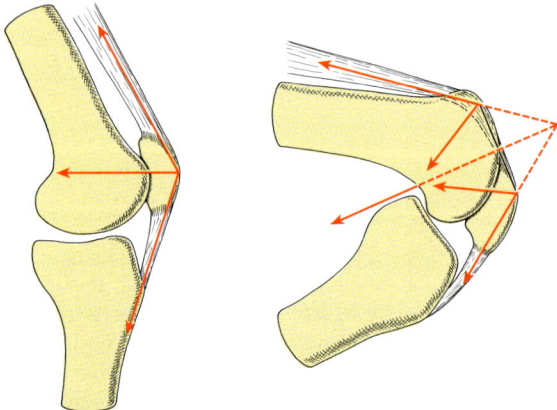

Abb. 8.2-51 Veranschaulichung des Umwicklungseffektes der Quadrizepssehne. Bei zunehmender Beugung fängt die Quadrizepssehne einen Teil der retropatellaren Anpreßkraft auf, so daß die maximale Anpreßkraft retropatellar reduziert werden kann. (In Anlehnung an Hehne [5])

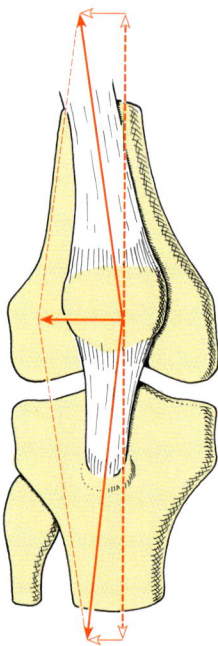

Abb. 8.2-52 Die Zugrichtung des M. quadriceps und die Richtung des Gegenzuges durch das Lig. patellae (dicke, lange Pfeile) verlaufen schräg zur Traglinie des Beins (dünne, vertikale Pfeile). Dadurch entstehen nach lateral gerichtete Teilkräfte (Vektoren), die sich addieren und zu einer verstärkten Beanspruchung des Knorpels der lateralen Patellagleitrinne des Femur und der lateralen Patellafacette führt. Eine operative Verlagerung der Tuberositas tibiae nach medial kann die laterale Beanspruchung vermindern.

Die Patella wird durch longitudinale und transversale Bandsysteme (Retinacula) geführt (s. o., M. quadriceps femoris).

8.4 Muskuläre Koordination

Schon die Schwere kann ein streckendes Moment haben, wenn bei **vorgeneigtem Rumpf** das Schwerpunkt-Lot vor der queren Drehachse des Kniegelenks vorbeiläuft (s. Abb. 8.2-36[b]). Bei gelähmten Streckmuskeln kann daher das Stehen noch möglich bleiben, wenn der Unterschenkel durch die Schwere gestreckt wird (s. Abb. 8.2-33). Bei **rückgeneigtem Rumpf** fällt das Schwerpunkt-Lot hinter die Achse des Kniegelenks, die Schwere hat jetzt ein beugendes Moment. Das gleiche ist der Fall, wenn man aus der Normalstellung in die **Kniebeuge** geht. Je größer dabei der Abstand des Schwerpunkt-Lots von der Kniegelenksachse wird, desto größer wird das **Beugemoment der Schwere.** Die Spannung des Quadrizeps muß entsprechend größer werden, um das System im Gleichgewicht zu halten. Den größten Abstand hat das Schwerpunkt-Lot von der Knieachse, wenn der Oberschenkel horizontal steht. Wenn der Quadrizeps sich aus dieser Stellung verkürzt, muß er durch eine erhöhte Spannung die Schwere überwinden.

Beim **Aufrichten aus der Kniebeuge** werden Ober- und Unterschenkel im Knie gegeneinander bewegt. Ist aber der Oberschenkel festgestellt, wie beim Sitzen auf dem Stuhl, dann wird bei der Streckung durch den Quadrizeps der Unterschenkel gegen den festliegenden Oberschenkel bewegt. Während die **Streckung** dem **Quadrizeps** zufällt und **der Tensor fasciae latae** das Knie in Streckstellung fixiert, **wirken beugend** auf den Unterschenkel: **Bizeps, Semitendinosus, Semimembranosus, Sartorius, Grazilis** und **Gastroknemius.**

Da das Kniegelenk im wesentlichen von den Muskeln des Oberschenkels beherrscht wird, die größtenteils auch auf das Hüftgelenk wirken, werden durch diese zweigelenkigen Muskeln in den Grenzstellungen auch beide Gelenke zwangsweise verkoppelt. Diese **zweigelenkigen Muskeln** sind hinten die ischiokrurale Muskelgruppe, vorn im wesentlichen der Rectus femoris. Wenn man bei gestrecktem Knie den Rumpf im Hüftgelenk vorbeugt, werden die ischiokruralen Muskeln gedehnt und suchen das Knie zu beugen (Abb. 8.2-36), während auf der Vorderseite der Rektus entspannt ist. Wird umgekehrt der Rumpf durch Strecken im Hüftgelenk rückgeneigt, dann wird der Rektus gedehnt und steigert seine Streckwirkung auf das Knie, während die ischiokruralen Muskeln sich relativ entspannen. In den Grenzstellungen werden also Beugung der Hüfte mit Beugung des Knies und Streckung der Hüfte mit Streckung des Knies verkoppelt. Diese Verkopplung ist für den Gang bzw. Lauf von Bedeutung, man nennt sie allgemein **muskuläre Koordination.**

9 Skelett des Unterschenkels und des Fußes

9.1 Knochen des Unterschenkels

Die beiden Knochen des Unterschenkels, das Schienbein, *Tibia,* und das Wadenbein, *Fibula,* sind in **frühen Entwicklungsstadien** von fast gleicher Stärke und stehen ursprünglich beide in Verbindung mit dem Femur. Allmählich gewinnt die Tibia das Übergewicht und wird zum tragenden Skeletteil, während die Fibula vom Femur abgedrängt wird, so daß sie schließlich im oberen Teil lateral hinten liegt und gegen die Tibia nach abwärts verschoben ist.

Tibia

Die *Tibia,* das **Schienbein** (Abb. 8.2-53 u. 54) ist in ihrem proximalen Ende kolbig zum **Tibiakopf** aufgetrieben, der von den **Condyli medialis** et **lateralis** gebildet wird. Die Kondylen tragen auf ihrer proximalen Oberfläche, dem Tibiaplateau, die **Facies articularis superior** in Form von zwei annähernd ovalen Flächen zur gelenkigen Verbindung mit den Femurkondylen. Zwischen den beiden Gelenkflächen, von denen die laterale weniger gehöhlt und sagittal kürzer ist als die mediale, befindet sich ein breites Feld, das vorn und hinten vertieft ist, *Areae intercondylaris anterior* et *posterior.* Dazwischen erhebt sich die **Eminentia intercondylaris.** Diese ist medial und lateral in Zacken, *Tuberculum intercondylare mediale* et *laterale,* ausgezogen, von denen der mediale mit einem

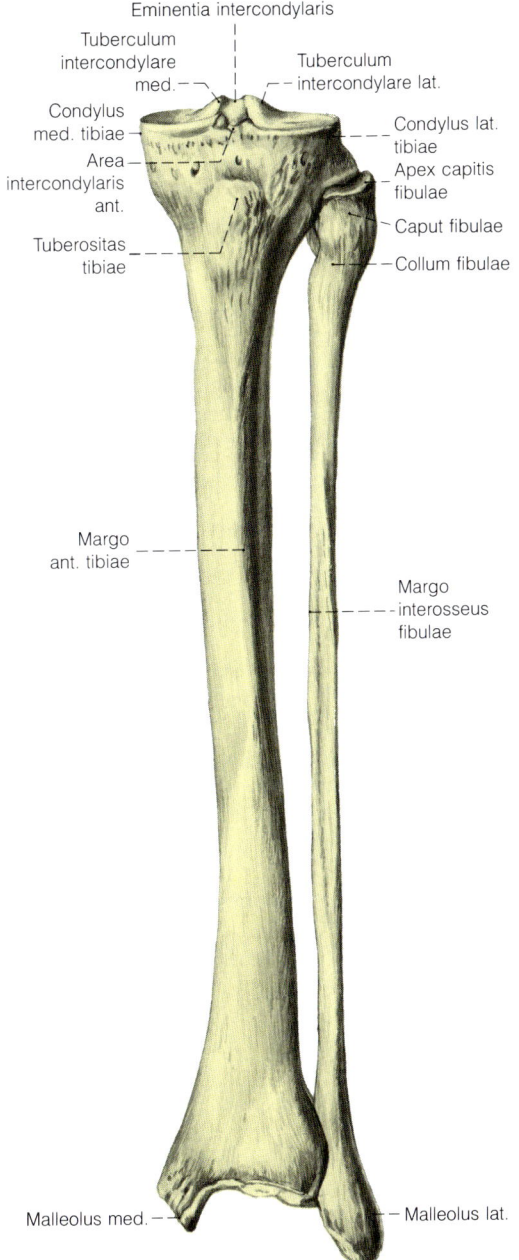

Eminentia intercondylaris

Tuberculum intercondylare med.

Tuberculum intercondylare lat.

Condylus med. tibiae

Condylus lat. tibiae

Area intercondylaris ant.

Apex capitis fibulae

Caput fibulae

Tuberositas tibiae

Collum fibulae

Margo ant. tibiae

Margo interosseus fibulae

Malleolus med.

Malleolus lat.

Abb. 8.2-53 Linke Tibia und Fibula von vorn.

schrägen Abhang in die Gelenkfläche übergeht. Der an beide Gelenkflächen angrenzende Knochenrand geht vorn allmählich auf die erhöhte **Tuberositas tibiae** über, wodurch im Sagittalschnitt die Tibia schräg abgestutzt erscheint. Der überhängende hintere Teil des seitlichen Kondylus trägt die kleine ovale Gelenkfläche zur Verbindung mit der Fibula.

Der Tibiakopf ist beim Erwachsenen rückwärts geneigt **(Retroversio tibiae),** so daß zwischen der Ebene des Tibiaplateaus und der Transversalebene (entspricht beim geraden Stand der Horizontalebene) ein Winkel von

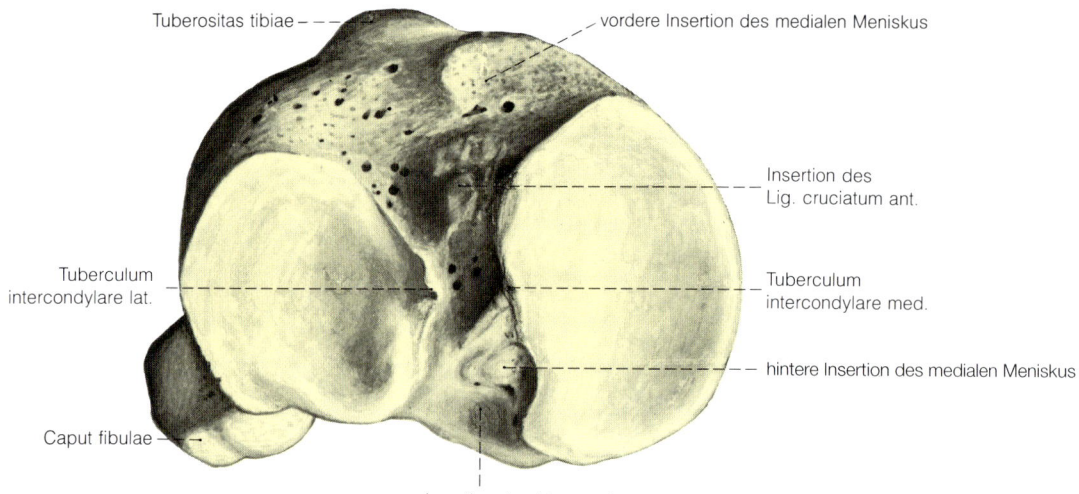

Tuberositas tibiae

vordere Insertion des medialen Meniskus

Insertion des
Lig. cruciatum ant.

Tuberculum
intercondylare lat.

Tuberculum
intercondylare med.

hintere Insertion des medialen Meniskus

Caput fibulae

Insertion des Lig. cruciatum post.

Abb. 8.2-54   Linker Tibiakopf von proximal (vgl. mit Abb. 8.2-43).

3–7° besteht. Beim **Neugeborenen** beträgt die Retroversion noch etwa **30°** und ist als Folge der dauerhaften Beugestellung des Kniegelenkes im Uterus zu sehen. Im Laufalter richtet sich der Tibiakopf auf, so daß bereits im Einschulungsalter die Retroversion nur noch um 10° beträgt.

Der **Schaft der Tibia** ist bei Erwachsenen **dreikantig,** während er bei Feten und Kindern bis zum zweiten Lebensjahr noch einen rundlichen Querschnitt besitzt. Werden die Unterschenkelmuskeln frühzeitig gelähmt, bleibt die rundliche Form bestehen, ein Zeichen dafür, daß die Tätigkeit der Muskeln die dreikantige Form erzwingt. Mit der vorderen Schienbeinkante, **Margo anterior,** hat jeder schon schmerzliche Erfahrungen gemacht, da sie zusammen mit der medialen Fläche dicht unter der Haut liegt und ohne Vorschaltung einer druckverteilenden Einrichtung zur Aufnahme von Druck und Stoß gänzlich ungeeignet ist. Die beiden anderen Kanten springen weniger scharf hervor. Der **laterale Margo interosseus** dient der Anheftung der *Membrana interossea cruris,* der **mediale Margo** ist stumpf. Von den Kanten werden drei Schienbeinflächen abgegrenzt (**Facies medialis, lateralis, posterior**). An der hinteren Fläche, *Facies posterior,* verläuft im proximalen Abschnitt eine schräge Linie, *Linea musculi solei,* und unterhalb derselben führt ein *Foramen nutricium (nutriens)* schräg in distaler Richtung in den Markraum des Knochens. Der Schaft der Tibia erleidet während der Entwicklung eine **Torsion** in dem Sinne, daß das distale Ende der Tibia auswärts gedreht wird (Abb. 8.2-55). Die Außenrotation der distalen Tibia gleicht die Innenrotation des distalen Femur (Kniegelenkes) aus und bewirkt, daß die Längsachsen der Füße in Ruhe parallel zueinander oder nach außen divergierend stehen. Beim Ungeborenen ist die Außenrotation der Tibia noch nicht ausgebildet, da sonst die nach außen gestellten Fußspitzen aus der Rundung der „Fruchtwalze" herausragen würden. Zur funktionellen Bedeutung der Innenrotation des Knies s. Kap. 8.2.3.1.

Das **distale Endstück** ist weniger verbreitert und nach medial zu dem starken inneren Knöchel, **Malleolus medialis,** ausgezogen. Es trägt die in sagittaler Richtung konkave Gelenkfläche, **Facies articularis inferior,** die sich auf die Innenseite des Knöchels, *Facies articularis malleoli,* fortsetzt und zusammen mit dem lateralen

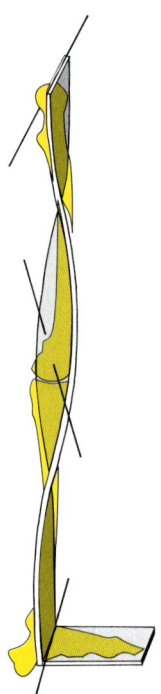

Abb. 8.2-55   Schema zur Torsion von Femur und Tibia. Die Torsionsebenen sind durch eine Platte dargestellt, in die das Skelett der unteren Gliedmaße eingezeichnet ist. Die Querachsen des Hüftgelenkes, des Kniegelenkes und des oberen Sprunggelenkes sind, perspektivisch verzerrt, eingetragen.

Knöchel der Fibula eine Gabel bildet, in der sich das Fußskelett gegen die Unterschenkelknochen bewegt. Wo sich die Fibula an die Tibia anlagert, besteht ein leicht gehöhlter Ausschnitt, **Incisura fibularis.**

Auf der Rückseite des Malleolus medialis sind einige Sehnenfurchen ausgeprägt, von denen die tiefste, **Sulcus malleolaris,** für die Sehnen von M. tibialis posterior und M. flexor digitorum longus bestimmt ist (s. Abb. 8.2-67).

Die **Verknöcherung der Tibia** beginnt fast gleichzeitig mit jener des Femur; in der proximalen Epiphyse erscheint der Kern um die **Zeit der Geburt (Reifezeichen),** in der distalen Epiphyse einige Monate später (Abb. 8.2-3). Die letztere verschmilzt früher mit der Diaphyse als die erstere, die Tibia wächst etwas stärker in ihrem proximalen Teil. Die **Tuberositas tibiae** entsteht im 11. bis 12. Jahr von der proximalen Epiphyse aus, kann aber einen selbständigen Kern besitzen. Sie bleibt dann durch eine Grenzlinie vom Schaft geschieden. Störungen in der Verknöcherung, die mit einer Verkalkung des Sehnenansatzes einhergehen, führen zu Schmerzen an der verdickten Tuberositas tibiae (Osgood-Schlattersche Krankheit der Tibiaapophyse).

Fibula

Das **Wadenbein** (griech.: perone; Abb. 8.2-53) ist ein schlanker, biegsamer Knochen, der gegen die Tibia nach abwärts geschoben erscheint, so daß der proximale Wadenbeinkopf das Kniegelenk nicht erreicht, der distale dagegen als lateraler Knöchel, *Malleolus lateralis,* den medialen Knöchel überragt. Der Knochen ist von Muskeln umhüllt, daher der Name Wadenbein, jedoch sind das proximale Ende und ein großes Stück des distalen durch die Haut leicht zu tasten. Der Wadenbeinkopf, **Caput fibulae,** ist zu einer Spitze, *Apex capitis,* ausgezogen und besitzt eine kleine ovale Gelenkfläche zur Verbindung mit der Tibia, **Facies articularis capitis fibulae.** Der **Malleolus lateralis** trägt an seiner medialen Seite eine Gelenkfläche zur Anlagerung an das Sprungbein, **Facies articularis malleoli,** und ist hinten gefurcht, *Sulcus malleolaris,* durch die Sehnen der Wadenbeinmuskeln, *Mm. peronei.* Am Schaft lassen sich **vier Kanten** unterscheiden, von denen die eine, *Margo interosseus,* zum Ansatz der Membrana interossea cruris dient.

Die Fibula ist wie ein federnder Stab, der sich bei manchen Fußbewegungen etwas verbiegt. Wenn sich das Sprungbein durch Umknicken des Fußes nach außen gegen die durch Bänder zusammengehaltene Malleolengabel andrängt, verbiegt sich der Fibulaschaft, *Corpus fibulae,* als der längere Hebel nach einwärts gegen die Tibia. Bei Einwirkung stärkerer Gewalten kann hierbei die Fibula oberhalb des Knöchels brechen.

Die **Verknöcherung der Fibula** erfolgt später als die der Tibia. Die distale Epiphysenfuge liegt in der gleichen Höhe wie die Endfläche der Tibia.

Membrana interossea cruris

Die *Membrana interossea cruris* (Abb. 8.2-39) ist ein Bestandteil der **Syndesmosis tibiofibularis** und spannt sich als Kollagenfaserplatte zwischen den Margines interossei beider Unterschenkelknochen aus.

Die Fasern verlaufen hauptsächlich von der Tibia schräg abwärts (50–70°) zur Fibula. Im proximalen Abschnitt kommen auch Bündel in umgekehrter Verlaufsrichtung vor (Scherengitter). Die Membran ist oben breit und dünn, nach unten wird sie schmaler und stärker und geht hier, wo die stärkere Beanspruchung stattfindet, in die kräftigen „**Gabelbänder**" über, die den lateralen Knöchel an die Tibia heften, *Ligamentum tibiofibulare anterius* et *posterius* (Abb. 8.2-67 u. 68; s. Kap. 8.2.8.2).

Von beiden Seiten der Membran nehmen Muskeln ihren Ursprung. Im proximalen Teil findet sich eine ovale Öffnung für den Durchtritt der A. und V. tibialis anterior (Abb. 8.2-39).

9.2 Achsen des Beins und Fehlstellungen

Ober- und Unterschenkel bilden mit den Längsachsen ihrer Knochenschäfte keine gerade Linie, sondern schließen den lateral offenen Seiten- oder **Abduktionswinkel** (Abb. 8.2-56) ein, der im Durchschnitt 174° beträgt. Er zerfällt in einen Winkel von 81°, den die Femurschaftachse mit der Horizontalen des Kniegelenks bildet und der die Schräglage des Femur ausdrückt, und einen Winkel von durchschnittlich 93°, den die Schienbeinachse mit der Kniebasis bildet. Auch das Kniescheibenband, das an der Knickstelle liegt, folgt der Abduktion der Tibia.

Die Verbindungslinie zwischen der Mitte des Hüftgelenks und der Knöchelachse bezeichnet man als **Traglinie des Beins** (Abb. 8.2-56), klinisch: Mikulicz-Linie. Sie geht durch die Mitte des Kniegelenks und überträgt die Rumpfschwere auf den Fuß. Rückt das Kniegelenk nach lateral neben die Traglinie, liegt eine O-Bein-Stellung vor, **Genu varum** (varus = abgeknickt, mit medialer Winkelbildung); im umgekehrten Fall besteht eine X-Bein-Stellung, **Genu valgum** (valgus = krumm, mit lateralwärtiger Winkelbildung), bei der die Abbiegung meist in der Diaphyse, nicht an der Epiphysengrenze liegt (Abb. 8.2-57). Wenn sich die inneren Femurkondylen beim Stand berühren, sollten auch die inneren Knöchel aneinanderstoßen. Beim X-Bein ist das nicht der Fall.

Das „Krabbelkind" erhebt sich aus dem „Vierfüßerstand" auf Säuglingsbeine mit physiologischem Genu varum. Die O-Krümmung des 1. und 2. Lebensjahres gleicht sich – individuell verschieden schnell – nach der Aufrichtung des Kindes aus und führt bei vielen Kindern, individuell verschieden stark, über die Streckung hinaus zum Gegenstück, dem **physiologischen Genu valgum,** bis sich auch das X-Bein des Kleinkindes wieder gestreckt hat.

Erhebliche Veränderungen im Sinne des O-Beins und des X-Beins, insbesondere bei Seitenungleichheit, müssen Anlaß geben, die **Ätiologie** (Ursache) der Abweichung zu klären. Das X-Bein findet man ebenso wie die Coxa valga meist zusammen mit Muskelschwäche, während das O-Bein und die Coxa vara meist bei kräftigen Muskeln auftreten. Diese Achsenabweichungen bedingen stets **unphysiologische Belastungsverhältnisse** im Kniegelenk (Abb. 8.2-57) und führen so verfrüht zu Gelenkknorpelschäden (*Arthrosis deformans*). O-Bein und X-Bein stellen also, wie dies bereits für Coxa vara und Coxa valga erklärt wurde, typische „präarthrotische Deformitäten" dar. Die **Frühbehandlung** ist daher außerordentlich wichtig.

Achsenabweichungen können besonders bei längerem Stehen und Zunahme des Körpergewichts typische Beschwerden erzeugen, die als Abnutzungserscheinungen der Gelenke aufgefaßt werden müssen. Das O-Bein schmerzt besonders am inneren Gelenkspalt, das X-Bein am äußeren. Wenn ein **Bein verkürzt** ist, kann das andere durch O-Verbiegungen den Längenunterschied etwas ausgleichen. Nach Abschluß des Wachstums ist dieses jedoch kaum noch möglich. Deshalb entsteht durch ein zu kurzes Bein ein **Beckenschiefstand** mit kompensatorischer Seitwärtsverkrümmung der Wirbelsäule (Skoliose), häufig gefolgt von Verdrehungen der thorakalen Brustwirbelsäule mit Deformierungen des Brustkorbes (Buckelbildung) (Abb. 8.2-58).

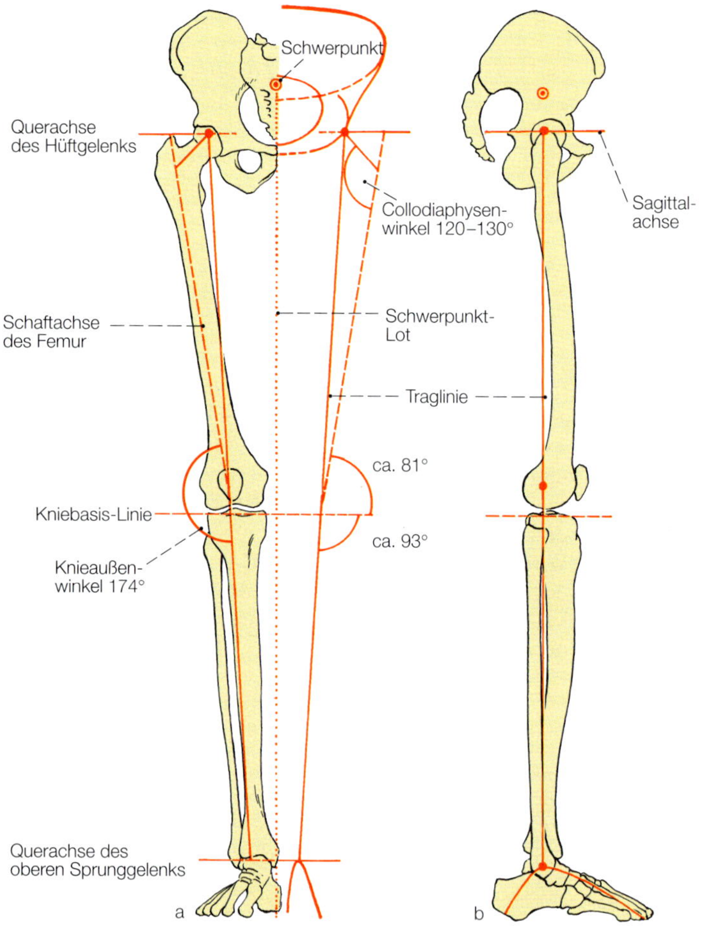

Schwerpunkt

Querachse
des Hüftgelenks

Collodiaphysen-
winkel 120–130°

Sagittal-
achse

Schaftachse
des Femur

Schwerpunkt-
Lot

Traglinie

ca. 81°

Kniebasis-Linie

ca. 93°

Knieaußen-
winkel 174°

Querachse des
oberen Sprunggelenks

a

b

◁
Abb. 8.2-56 Die wichtigsten Achsen und Winkel des Beins. Stand beim Knöchelschluß. (a) Vorderansicht; (b) Seitenansicht.

Abb. 8.2-57 Belastungsverteilung an unterschiedlich geformten Kniegelenken. Die Belastung ist durch Pfeile symbolisiert. Links normales Bein: Gelenkflächen und Bänder des Kniegelenks werden annähernd gleichmäßig belastet. Mitte Genu valgum (X-Bein): Überlastung der lateralen Gelenkfläche und des lateralen Meniskus, Dehnung des medialen Kollateralbands. Rechts Genu varum (O-Bein): Überlastung der medialen Gelenkfläche und des medialen Meniskus. Dehnung des lateralen Kollateralbands. Rote Linie = Traglinie des Beins. (Aus BAUMGARTL [1]) ▽

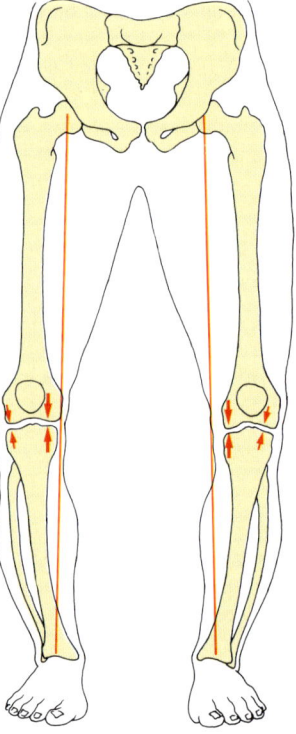

normales
Bein

Genu valgum
(X-Bein)

Genu varum
(O-Bein)

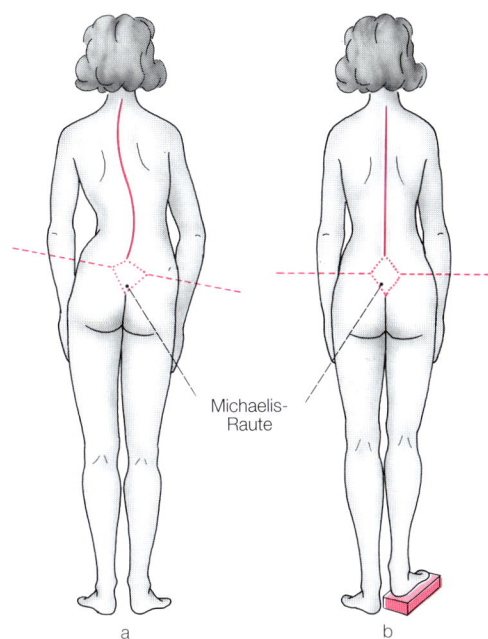

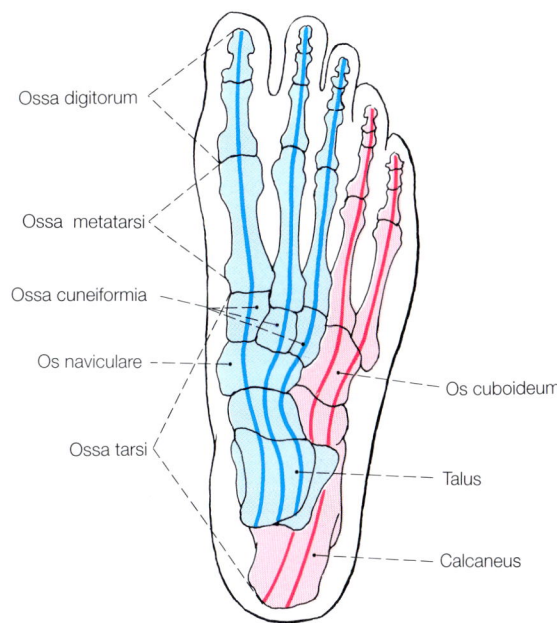

Abb. 8.2-58 (a) Ausgleichskoliose bei Beckenschiefstand infolge einer rechtsseitigen Beinverkürzung;
(b) Normalisierung der Wirbelsäulenhaltung bei Ausgleich des Beckenschiefstandes. (Aus BERCHTOLD [2])

Abb. 8.2-59 Skelett des rechten Fußes. Zwei (rot gefärbte) Strahlen lassen sich zum Kalkaneus, drei (blau gefärbte) zum Talus verfolgen.

Wachstum des Beins: Beim Menschen wächst nach der Geburt der Oberschenkel zunächst nur langsam, in der Zeit der Pubertät um etwa 2,5 bis 3 cm pro Jahr. Beim **Femur** erfolgt der größere **Zuwachs am distalen Ende,** bei der Tibia am proximalen Ende, jedoch sind bei der Tibia die Unterschiede gering.

9.3 Skelett des Fußes

9.3.1 Bauplan des Fußskeletts

Hand und Fuß lassen sich bei den landlebenden Wirbeltieren auf einen gemeinsamen **fünfstrahligen Bauplan** zurückführen. Am Skelett des Fußes unterscheidet man **Fußwurzelknochen,** *Ossa tarsi,* **Mittelfußknochen,** *Ossa metatarsi,* und **Zehenknochen,** *Ossa digitorum* (Abb. 8.2-59, 60 u. 61).

Während Zehen und Mittelfuß in fünf Strahlen gegliedert sind, zeigt die distale Reihe der Fußwurzelknochen eine Reduktion auf vier Bausteine. Bei manchen Reptilien bleiben aber auch hier fünf Knochen erhalten. Die **distale Reihe des Tarsus** besteht, am Innenrand (tibialwärts) beginnend, aus den drei Keilbeinen, **Ossa cuneiformia** *(mediale, intermedium, laterale)* und dem Würfelbein, **Os cuboideum,** das an zwei Metatarsalknochen angrenzt. Noch stärker zusammengeschmolzen ist die **proximale Reihe,** die beim Fuß nur zwei große Knochen besitzt: das Sprungbein, **Talus,** und das Fersenbein, **Calcaneus.**

Zwischen distaler und proximaler Reihe liegt distal vom Talus das Kahnbein, **Os naviculare,** das phylogenetisch aus dem *Os centrale* hervorgeht. Der Talus ist aus der Verschmelzung zweier Knochen entstanden, von denen einer in der Verlängerung der Tibia lag und ein

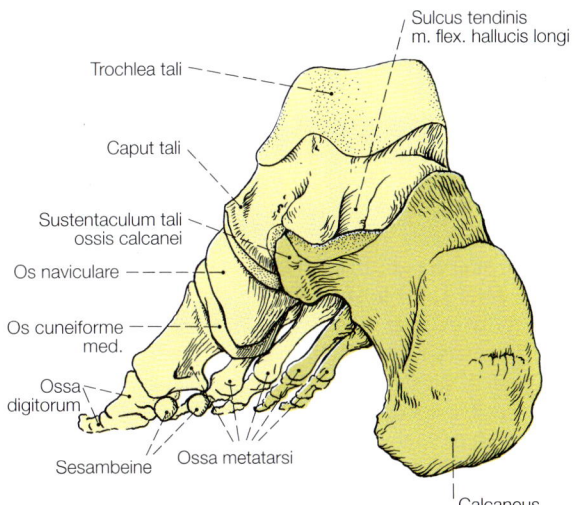

Abb. 8.2-60 Rechtes Fußskelett in der Ansicht von medial und hinten. Laterale Knochenreihe dunkel. Man sieht von ihr nur den Kalkaneus und einen Teil der Zehenstrahlen IV und V. Mediale Knochenreihe hell. Hier ist nur der erste Zehenstrahl vollständig zu überblicken.

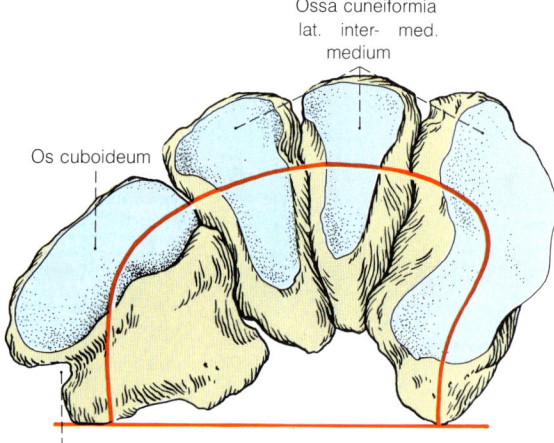

Abb. 8.2-61　Quergewölbe des rechten Fußes im Bereich der distalen Reihe des Tarsus. Blick von vorn auf die Tarsometatarsalgelenkflächen. Das Gewölbe und die Ebene durch die Auflagepunkte des medialen (I) und lateralen (V) Fußstrahls sind durch eine rote Linienführung angedeutet. Die Schlußknochen des Gewölbes (Cuneiforme laterale und intermedium) besitzen Keilform.

zweiter zwischen beiden Unterschenkelknochen als *Os intermedium* sich befand, also in einer Lage, in der die Talusrolle dauernd verbleibt.

In der Klinik werden Zehen und Mittelfußknochen unter dem Begriff des **Vorfußes** zusammengefaßt und der Komplex aus Talus und Kalkaneus als **Rückfuß** bezeichnet.

Beim Fuß drückt sich der phylogenetische Verlust an Greiffunktion in der Verkümmerung der Phalangen aus; den Ausbau zur Stützfunktion erkennt man besonders in der mächtigen Entfaltung der Fußwurzelknochen, von denen der Talus mit seiner Rolle gelenkig in die **Malleolengabel** eingefügt ist und die Körperlast aufnimmt, schließlich in der Verstärkung des inneren Fußrands als **Großzehenstrahl** (erster Strahl), der außer der Großzehe selbst seine Beweglichkeit weitgehend einbüßt. Beim „Zehenstand" trägt der Großzehenstrahl die Hauptlast des Rumpfes (s. Abb. 8.2-77 u. 78).

Die Festigkeit des ersten Strahls ist für den Stand und Gang notwendig. Auch die Stellung des Fußes zum Unterschenkel ist auf die Funktion bezogen. Zur Gewinnung einer Unterstützungsfläche, die nach dem Fortfall der Stützfunktion der Arme entsprechend vergrößert werden muß, ist der Fuß rechtwinklig zum Unterschenkel gestellt, so daß die Sohlenfläche, **Planta** *[Regio plantaris]* **pedis,** mit dem Boden in Berührung kommt; damit ist der Mensch ein Sohlengänger.

Verglichen mit der Hand steht der Fuß in einer Dorsalextension und ist mit der Malleolengabel als **zweiarmiger Hebel** verbunden, der beim Gehen, Laufen und Springen das Abstoßen vom Boden begünstigt: Der hintere Hebelarm besteht aus den hinteren zwei Dritteln des Kalkaneus und dorsalen Abschnitten des Talus. Der vordere Hebel wird durch die übrigen Abschnitte des Fußes gebildet.

Dem Organisationsplan des Fußes ist größte Wichtigkeit beizumessen, da nur aus ihm heraus krankhafte Umbildungen zu verstehen sind.

Die Gabel der Unterschenkelknochen **(Malleolengabel)** verbindet sich nur mit dem **Talus.** Das ist möglich, da die beiden proximalen Fußwurzelknochen nicht nebeneinander liegen wie im ursprünglichen Zustand, sondern übereinander. Der Talus lastet auf seinem ursprünglichen Nachbarn, dem Kalkaneus. Von hinten betrachtet bestehen zwei Stockwerke Fußwurzelknochen (Abb. 8.2-60).

Erst der an den Talus sich distal anschließende Großzehenstrahl berührt mit seinem distalen Ende den Boden. So entsteht medial eine hohe, längsgestellte Fußwölbung, das **Längsgewölbe,** dessen Scheitelpunkt im Talus gelegen ist. Am lateralen Fußrand besteht nur ein flacher Wölbungsbogen. Zusätzlich zum Längsgewölbe ist auch ein **Quergewölbe** im Fußskelett ausgebildet, das am stärksten im Bereich der distalen Reihe der Fußwurzelknochen ausgeprägt ist (Abb. 8.2-61).

Längs- und Quergewölbe können gegen die Last des Körpers nur aufgrund wirkungsvoller ligamentärer **Verspannungssysteme** und Muskelkräfte aufrechterhalten werden. Versagen diese Verspannungssysteme, entstehen Deformierungen und Fehlstellungen des Fußes (s. u.).

Verfolgt man die fünf Strahlen des Fußes in die Fußwurzelknochen hinein, gelangt man von den **drei medialen Strahlen** über die Keilbeine und das Navikulare aufwärts zum Talus, während sich die **beiden lateralen Strahlen** über das Kuboid zum tiefer gelegenen Kalkaneus verfolgen lassen (Abb. 8.2-59 u. 60).

Der dritte Strahl steht über die laterale Artikulationsfläche des lateralen Keilbeins auch mit dem **Kuboid-Kalkaneus-Bogen** in Verbindung.

Die normale Spongiosaarchitektur zeigt Abb. 8.2-66. Von der Rolle des Talus, auf der die Körperlast aufsitzt, gehen zwei Systeme von Druckspannungslinien aus, die zu den Unterstützungspunkten der Fersenhöcker und den Köpfen der Metatarsalia hinstreben (Abb. 8.2-56b u. 66). Diese Druckspannungslinien verhalten sich so, als ob Knochengrenzen nicht vorhanden wären.

9.3.2　Postnatale Aufrichtung des Fußskeletts

Außer der Hebung **(Extension)** und Senkung **(Flexion)** des Fußes um eine transversale Achse im oberen Sprunggelenk (gebildet aus Malleolengabel und Talusrolle) können auch Bewegungen innerhalb des Fußskeletts im Sinne einer Hebung des lateralen Fußrandes **(Pronation)** und Hebung des medialen Fußrandes **(Supination)** durchgeführt werden (Abb. 8.2-71). Supination und Pronation sind **zusammengesetzte Bewegungen,** die einmal im unteren Sprunggelenk zwischen Talus, Kalkaneus und Navikulare stattfinden (s. u.) und zum anderen durch eine Verwindung des Fußskeletts in den übrigen Fußgelenken, besonders in den Tarso-Metatarsal-Gelenken erfolgen. Die isolierte Bewegungskomponente des unteren Sprunggelenkes wird durch die Begriffe **Eversion** (in pronatorischer Richtung) und **Inversion** (in supinatorischer Richtung) beschrieben **(Rückfußbewegungen).**

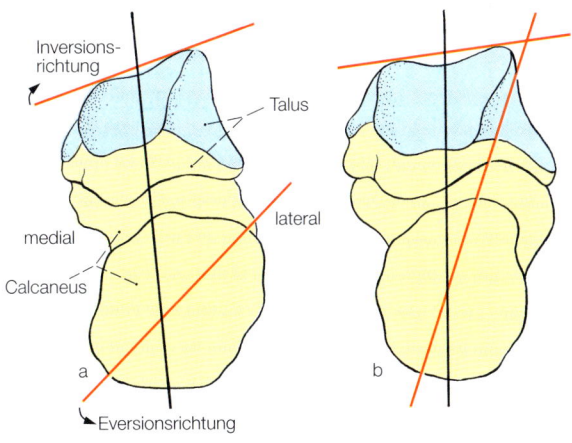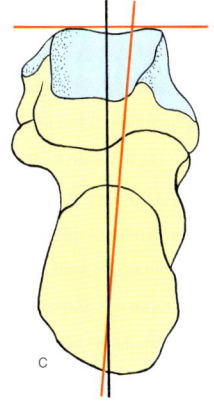

Abb. 8.2-62 Entwicklung der Fersenstellung des rechten Fußes von dorsal:
(a) beim Neugeborenen,
(b) beim 2jährigen Kind,
(c) beim Erwachsenen [8].
Der Längsdurchmesser des Fersenbeinhöckers dreht sich auf die Mittellinie zu, von a bis c nahezu bis zur Vertikalen. Gleichzeitig wird die Gelenkfläche des Sprungbeins in umgekehrter Richtung bis zur Horizontalen gedreht. Beim Neugeborenen (a) steht die Traglinie des Beins noch nicht vertikal.

Die Eversion und Inversion liefern den wesentlichsten Beitrag zum Supinations- und Pronationsumfang des Fußes.

Beim **Neugeborenen** steht der Fuß noch in der supinatorischen Uterusstellung. Pronations- und Supinationsbewegungen sind noch nicht vollständig möglich. Sie gelingen erst unter der Last des sich aufrichtenden Kindes, das bald auf dem Vorfuß stehen kann. Der Vorfuß wird durch die Last des Rumpfes in eine pronatorische Stellung gebracht (Hebung des lateralen Fußrandes). Die pronatorische Positionierung des Vorfußes führt zur Stellungsänderung des Rückfußes: Mediale Abschnitte des *Tuber calcanei* werden jetzt zur Auflagefläche auf dem Boden, der **Kalkaneus** beschreibt demnach eine Verlagerung in **Eversionsrichtung.** Die Aufrichtung des Kalkaneus würde ein Abrutschen des Talus nach medial verursachen (Abb. 8.2-62). Deshalb beschreibt der proximal in der Malleolengabel befestigte Talus eine kompensatorische Gegenbewegung, indem die Ebene des Gelenkes zwischen Talus und Kalkaneus medialwärts angehoben wird, um in die Horizontale zu gelangen **(Inversion des Talus):** Ursprünglich laterale Anteile der Dorsalfläche des Kalkaneus werden zur Auflagefläche für den Talus.

Gangspuren derselben Kinder, in verschiedenen Altersphasen gewonnen, illustrieren die Pronation des Vorfußes und die durch die Aufrichtung des Kalkaneus entstehende Ausbildung des Längsgewölbes. Die Fähigkeit des Fußes zur Aufrichtung und kraftvollen Abwicklung zum Schritt nimmt bei gesunden Kindern individuell unterschiedlich schnell mit dem Alter zu (Abb. 8.2-77).

9.3.3 Fehlstellungen des Fußes

Fehlstellungen des Fußes (Abb. 8.2-63) gehören zu den wichtigsten Krankheitsbildern in der Orthopädie. Der **angeborene Klumpfuß** ist die häufigste Extremitätenmißbildung der Säuglinge: Der Fuß befindet sich in plantarflektierter und supinierter Stellung. Der Rückfuß ist nach medial gekippt („**Varusstellung"**). Der laterale Fußrand zeigt nach unten und die Fußsohle nach medial. Die aus dieser Fehlstellung resultierende Fehlbelastung führt zu einem fehlerhaften Wachstum der Fußknochen, so daß

schließlich eine knöchern fixierte Fehlform entsteht. Die **Frühbehandlung** in den ersten Lebenstagen und Lebenswochen ist für die Heilungsaussichten entscheidend („Notfall"). Der Klumpfuß ist nur in den ersten Lebenstagen weich und verformbar. Durch Gipsverbände und Schienung wird der Fuß in Normalstellung fixiert und umgeformt. Ist das nicht möglich, muß operativ eingegriffen werden.

Dem zumeist **erworbenen Platt-** oder **Senkfuß** liegt ein Versagen der Haltevorrichtungen zugrunde (u. a. bei Übergewicht und Muskelschwäche), was schließlich zum Abrutschen des Talus nach medial in die Fußweichteile führt (Steilstellung des Talus). Der Tuber calcanei gerät nach außen („Valgusstellung"), so daß zusätzlich ein **Knickfuß** besteht (Knickplattfuß). Das Längsgewölbe des Fußes verschwindet, ebenso das Quergewölbe. Das hat auch Auswirkungen auf den Tonus der tiefen Wadenmuskeln, deren Sehnen bei der Aufrechterhaltung der Fußgewölbe eine wichtige Rolle spielen **(Wadenschmerzen bei Fußfehlstellungen).**

Im Gegensatz zum Plattfuß ist beim **Hohlfuß** die Gesamttorsion verstärkt. Der Vorfuß ist stark proniert und plantar gebeugt, der Kalkaneus leicht invertiert („Varusstellung"); dabei wird zwangsläufig die Fußwölbung zu einer tiefen Höhle.

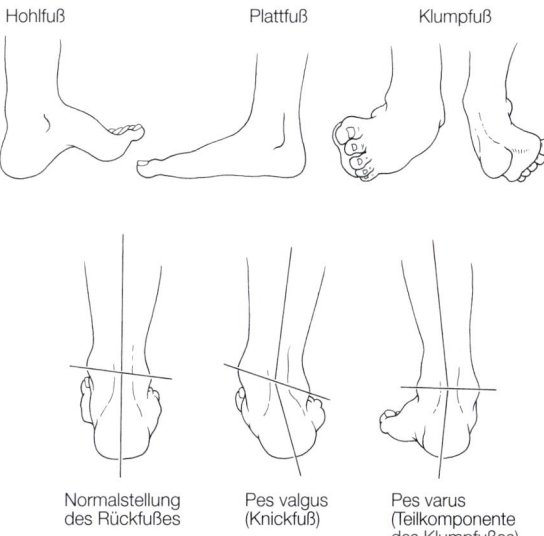

Abb. 8.2-63 Klinisch wichtige Fehlstellungen des Fußes.

9.4   Fußknochen

9.4.1   Fußwurzelknochen (Abb. 8.2-64, 65 u. 66)

Talus

Das **Sprungbein**, *Talus*, trägt auf seinem Körper, **Corpus tali**, eine Gelenkrolle, **Trochlea tali**, die sich von vorn nach hinten etwas verschmälert und von der Gabel der Unterschenkelknochen umfaßt wird. Die *Facies superior* der Trochlea bildet die Kontaktfläche mit der Facies inferior der Tibia. Der Malleolus der Fibula liegt der annähernd dreieckig begrenzten seitlichen Knöchelgelenkfläche an, *Facies malleolaris lateralis*. Ihre nach unten weisende Spitze lädt nach der Seite aus und bildet eine überknorpelte Unterstützung für den fibularen Knöchel. Der Malleolus der Tibia berührt die im Umriß einem liegenden Komma ähnelnde *Facies malleolaris medialis*. An der hinteren Seite des Knochens besteht ein Fortsatz, *Processus posterior tali*, mit einer Schleiffurche für die Sehne des M. flexor hallucis longus, *Sulcus tendinis musculi flexoris hallucis longi*, die beiderseits von einem Höckerchen, *Tuberculum mediale* und *Tuberculum laterale*, begrenzt wird. Das größere *Tuberculum laterale* bekommt einen selbständigen Knochenkern, kann vom Talus abgegliedert sein und dann im Röntgenbild zu einer Verwechslung mit einer Talusfraktur Anlaß geben.

Die **Unterfläche** des Taluskörpers (Abb. 8.2-69) trägt eine konkave, schräg zur Fußlängsachse orientierte Gelenkfläche zur Verbindung mit dem Kalkaneus und bildet den hinteren Abschnitt des unteren Sprunggelenks. Der Kopf des Talus, **Caput tali**, ist durch ein Halsstück, **Collum tali**, vom Körper abgesetzt und mit einem Knorpelbelag versehen, der weit auf die plantare Fläche übergreift. Der größte Teil der Stirnfläche des Taluskopfes, die **Facies articularis navicularis**, fügt sich in die Pfanne des Navikulare, die durch einen Bandapparat, *Lig. calcaneonaviculare plantare*, ergänzt wird. Plantarwärts schließen sich zwei Facetten an, die der Verbindung mit dem Kalkaneus dienen, **Facies articularis calcanea** *anterior* und *media*, und durch eine tiefe Furche, **Sulcus tali**, von der hinteren Gelenkfläche *(Facies articularis calcanea posterior)* geschieden werden. Die Furche wird durch eine entsprechende Rinne des Kalkaneus zu einem Kanal ergänzt, der sich vorn lateralwärts zum **Sinus tarsi** erweitert.

Calcaneus

Das **Fersenbein**, *Calcaneus* (Calx = Ferse), ist der größte Knochen der Fußwurzel, der, länglich, fast vierseitig gestaltet, mit seinem hinteren Teil den kurzen Arm des Fußhebels darstellt. Die dorsoplantare Fläche der Hacke bildet das plantar vorspringende **Tuber calcanei**, das besonders medial in ein Höckerchen ausläuft, *Processus medialis tuberis calcanei*. Mit diesen plantaren Höckerchen, die zugleich den Plantarmuskeln als Ursprung dienen und gelegentlich spornartig verlängert sein können, ruht der Kalkaneus auf dem Boden, während proximalwärts anschließend die Achillessehne *(Tendo calcaneus)* ihren Ansatz findet. Auf dem Kalkaneus ruht, schräg nach vorn medial abfallend, der Talus; in der gleichen Richtung ist das Gelenkbett gelagert, das durch den **Sulcus calcanei** durchschnitten wird. Dieser Sulcus bildet zusammen mit der Rinne des Talus einen Kanal, der, wie oben bemerkt, vom **Sinus tarsi** aus zugänglich ist. Hinter dem Sulcus liegt die hintere konvexe Gelenkfläche, **Facies articularis talaris** *posterior*, vor ihm die meist zweigeteilte vordere und mediale *Facies articularis talaris anterior* et *media*. Die mediale Facette erstreckt sich auf einen balkonartigen Vorsprung, der sich wie eine Konsole unter den Talus schiebt und nach seiner Bedeutung als **Sustentaculum tali** bezeichnet wird. Unter dem Sustentaculum verläuft in einer Rinne, *Sulcus tendinis musculi flexoris hallucis longi*, die Sehne des M. flexor hallucis longus. Während das Gelenkbett für den Talus schräg zur Achse des Kalkaneus liegt, befindet sich an der vorderen Stirnseite des Knochens eine Verbindungsfläche zum Kuboid, **Facies articularis cuboidea**. Am lateralen Knochenrand findet sich eine Rinne, *Sulcus tendinis musculi peronei longi*, für die Peroneussehnen, die oft durch einen kurzen Fortsatz, *Trochlea peronealis*, zurückgehalten werden. In seltenen Fällen wird die Trochlea peronealis abnorm groß und macht dann Beschwerden. Eine Buckelbildung an der Hinterfläche des Kalkaneus kann durch Reibung am Schuhwerk zu entzündlichen Schwellungen führen.

Os naviculare

Das **Kahnbein**, *Os naviculare*, ist mit entsprechenden Gelenken zwischen den Kopf des Talus, das *Os cuboideum*, und die drei Keilbeine geschaltet. Die am Fußrücken gewölbte Fläche des kurzen Knochens geht medial in einen stumpfen Vorsprung über, der am Innenrand des Fußes zu tasten ist: **Tuberositas ossis navicularis**. Diesem liegt in etwa 11% der Fälle ein akzessorisches Knochenstück an, das *Os tibiale externum*, das Beziehung zur Sehne des Tibialis posterior besitzt und äußerlich am medialen Fußrand vortreten und zu Beschwerden Anlaß geben kann.

Eine im 3. bis 8. Lebensjahr gelegentlich auftretende spontane Nekrose des Os naviculare (30% doppelseitig) ist als **Morbus KÖHLER I** bekannt. Durch Schuheinlagen, die das Längsgewölbe stützen, tritt meistens eine Spontanheilung ein.

Ossa cuneiformia

Die drei Keilbeine, *Ossa cuneiformia mediale, intermedium* et *laterale* (Abb. 8.2-61 u. 64), tragen ihren Namen deshalb, weil wenigstens das zweite und dritte einem Keil gleichen, dessen Schneide plantarwärts gerichtet ist. Solche **keilförmigen Bausteine** sind notwendig, um die **Querwölbung** aufzubauen. Das erste, mediale Keilbein, das den Großzehenstrahl trägt, ist das größte. Es ist plantarwärts verdickt. Das zweite, mittlere, ist das kleinste und kürzeste, so daß es distal gegen seine Nachbarn zurückspringt und auch nach der Fußsohle zu weniger vorragt. Daher liegt der Scheitel der Querwölbung in Höhe des zweiten Strahls. Jedes Keilbein hat eine Gelenkfläche für das Navikulare und eine für den Nachbarn. Das dritte, laterale Keilbein hat lateral eine Gelenkfläche gegen das Kuboid, auch erreicht es seitlich die Basis des Metatarsale IV.

Os cuboideum

Das Würfelbein, *Os cuboideum,* verbindet sich proximal mit dem **Processus calcaneus** über eine konkav-konvexe Gelenkfläche mit dem Kalkaneus, distal mit dem Metatarsale IV und V, so daß am lateralen Fußrand nur zwei Fußwurzelknochen hintereinandergeschaltet sind (Abb. 8.2-62). An der medialen Seite besteht, dem oberen Rand genähert, eine Gelenkfläche für das Os cuneiforme laterale, dahinter schließt sich oft eine kleine Facette für das Navikulare an. An der kurzen lateralen Fläche beginnt ein Einschnitt, der sich plantar in eine Rinne, *Sulcus tendinis musculi peronei longi,* für die Sehne des gleichnamigen Muskels fortsetzt. In 10% liegt hier ein Sesambein (Os peroneum). Nach hinten zu wird der Sulcus abgedämmt durch die *Tuberositas ossis cuboidei.*

9.4.2   Mittelfußknochen

Von den fünf Mittelfußknochen, **Ossa metatarsi** I bis V, ist jener, der die Großzehe trägt, der stärkste. Das erklärt sich aus der Tatsache, daß beim Gehen der erste Strahl bei der Abwicklung des Fußes vom Boden am meisten beansprucht wird und schon beim Stehen etwa den doppelten Druck auszuhalten hat wie die übrigen. Die folgenden vier Knochen sind schlanker, jedoch ist der fünfte stärker als seine beiden Vorgänger. Die **Basis** jedes Metatarsale wendet je eine Gelenkfläche zu den Ossa tarsi: Ossa cuneiformia und Os cuboideum, und hat seitliche Gelenkflächen für die benachbarten Metatarsalknochen. Da das **zweite Keilbein** zurückspringt, schiebt sich das zweite Metatarsale ein kurzes Stück in die Reihe der Tarsalia hinein und gerät in gelenkige Berührung mit dem ersten Keilbein statt mit dem ersten Metatarsale. Eine kleine Facette reicht auch an das dritte Keilbein. Durch diese Staffelung bekommt die sog. Lisfrancsche Linie eine charakteristische Unterbrechung. Entsprechend dem Cuneiforme intermedium ist auch die Basis des Metatarsale II deutlich keilförmig gestaltet und wird in der Ansicht von plantar (Abb. 8.2-65) durch die **Tuberositas des Metatarsale I** teilweise noch überlagert, so daß das Metatarsale II am weitesten von der Sohlenfläche abgedrängt erscheint und den Scheitel der queren Fußwölbung bildet. Die Basis des Metatarsale V hat lateral eine **Tuberositas ossis metatarsalis quinti** für den Ansatz des M. peroneus brevis. Dieser Vorsprung ist ein deutlich tastbarer **Merkpunkt am äußeren Fußrand.**

Die **Diaphysen,** Corpora metatarsalia, sind bei II bis IV dreikantig mit einer dorsal gerichteten Leiste. Ähnlich wie beim Schienbein ist diese Form vermutlich durch seitlich anlagernde Muskeln (Mm. interossei dorsales et plantares) bedingt. Die **Köpfe,** *Capita metatarsalia,* erstrecken sich mit ihrer Gelenkfläche auch auf die Plantarseite. An den abgeflachten Seitenflächen finden sich Grübchen und Höckerchen zur Befestigung von Bändern. Auf der plantaren Gelenkfläche des ersten Metatarsale gleiten in zwei Rinnen zwei im Bandapparat entstandene **Sesambeine.** Auch in der Gelenkkapsel des

Metatarsale V findet sich zuweilen ein unpaares Sesambein.

Die langgestreckten Mittelfußknochen werden bei Ermüdung der plantaren Fußmuskeln, die als Zuggurtung wirken, verstärkt auf Biegung beansprucht. Denn die Plantaraponeurose (s.u.) kann die aus einer Insuffizienz der kurzen Fußmuskeln resultierende große Belastung nur für kurze Zeit übernehmen. Dann aber wird sie gedehnt und damit die Verspannung von dem tieferliegenden Lig. plantare longum übernommen. In diesem Fall kommt es bei jedem Schritt zu einer erheblichen **Biegebeanspruchung** der Mittelfußknochen. Da die Metatarsalia aber nicht an starke Biegebeanspruchung angepaßt sind, kann an den überbeanspruchten Stellen eine Knochennekrose (Looser-Zone) eintreten, wodurch die Voraussetzungen für eine **Ermüdungs-** oder **Marschfraktur** gegeben sind, die hauptsächlich den 2. Metatarsalknochen betrifft (distales Drittel). Weiterhin kann es in der Pubertät zu spontanen Knochennekrosen der Mittelfußköpfe II, III oder IV kommen **(Morbus Köhler II).**

9.4.3   Zehenknochen (Abb. 8.2-64 u. 65)

Im Vergleich mit den Fingern der Hand und den Zehen des Greiffußes der Primaten sind die Zehen des menschlichen Fußes als Folge des Verlustes der Greiffunktion rückgebildet. Man unterscheidet die Grund-, Mittel- und Endphalanx, **Phalanx proximalis, media et distalis,** wovon die Grundphalanx die längste ist und gegen die *Ossa metatarsi* nach dorsal gestreckt gehalten wird. Die Großzehe, **Hallux,** besitzt wie der Daumen, *Pollex,* nur zwei Phalangen, die entsprechend der größeren Beanspruchung an Stärke die Phalangen der anderen Zehen bedeutend übertreffen. Auch ist die Großzehe bei Erwachsenen gewöhnlich die längste, während bei Kindern oft die zweite Zehe, **Digitus secundus** *(II),* länger ist. Auch bei antiken Bildwerken wird mit Vorliebe die zweite Zehe als die längste dargestellt. Die fünfte Zehe, **Digitus minimus,** ist offenbar noch in weiterer Rückbildung begriffen, da bereits in 36 bis 50% die Mittel- und Endphalanx miteinander verwachsen sind und auch im Knorpelzustand keine Trennung mehr erkennen lassen.

10   *Verbindungen des Fußskeletts*

10.1   *Allgemeines*

Am Fuß unterscheiden wir zwei Hauptgelenke (Abb. 8.2-66). Davon stellt das eine als **oberes Sprunggelenk,** *Articulatio talocruralis,* die Verbindung zwischen den Unterschenkelknochen und dem Talus dar. In diesem „Scharnier" erfolgen das Heben und Senken der Fußspitze. Will man diese Bewegungen als Beugung und Streckung bezeichnen, ist zu beachten, daß der Fuß senkrecht zum Unterschenkel steht und die genannten Bewegungen mit denen der Hand nicht ohne weiteres verglichen werden können. Eine Bezeichnung, die auch Rücksicht auf die Benennung der entsprechenden Muskeln nimmt, wäre **Dorsalextension** und **Plantarflexion.**

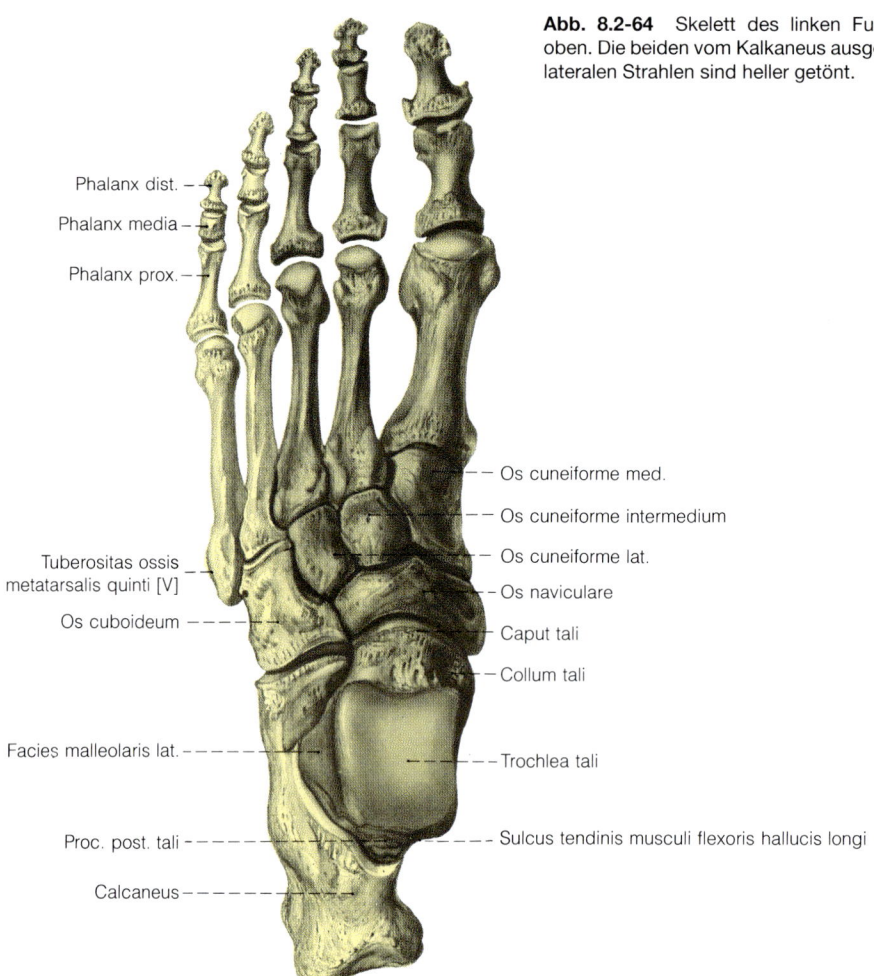

Phalanx dist.

Phalanx media

Phalanx prox.

Tuberositas ossis metatarsalis quinti [V]

Os cuboideum

Facies malleolaris lat.

Proc. post. tali

Calcaneus

Os cuneiforme med.

Os cuneiforme intermedium

Os cuneiforme lat.

Os naviculare

Caput tali

Collum tali

Trochlea tali

Sulcus tendinis musculi flexoris hallucis longi

Das andere Hauptgelenk ist das **untere Sprunggelenk,** *Articulatio talocalcaneonavicularis* (Abb. 8.2.-69), das zwar anatomisch in **Unterabteilungen** zerfällt, funktionell aber eine Einheit bildet. In diesem Gelenk bewegt sich der Fuß gegen den Talus im Sinne einer Hebung des Rückfußes nach medial = **Inversion** und einer Hebung des Rückfußes nach lateral = **Eversion.**

Mit der aktiven Eversion sind zwangsläufig eine Abduktion und Dorsalextension, mit der Inversion eine Adduktion und Plantarflexion verbunden. Diese im unteren Sprunggelenk und in den Tarsometatarsal- und Intermetatarsalgelenken stattfindende Mischbewegung des Fußes wird als **Pronation** und **Supination** bezeichnet (vgl. Kap. 8.2.9.3.2 u. Abb. 8.2-69 bis 71).

Verglichen mit den Sprunggelenken, die, wie der Name ausdrückt, über und unter dem Sprungbein liegen, treten die übrigen Fußwurzelgelenke an Bedeutung zurück. Eine stärkere Beweglichkeit einzelner Tarsalia oder Metatarsalia würde das Gefüge des Stützfußes lockern. Ein knöcherner Verband würde andererseits eine starre Fußplatte schaffen, die keine **federnde Anpassungsfähigkeit** besäße. Nur die Zehenglieder bewahren einen größeren Bewegungsumfang.

10.2 Oberes Sprunggelenk, Articulatio talocruralis

Die distalen Enden der Unterschenkelknochen bilden die **Malleolengabel,** die die Talusrolle wie eine Klammer umfaßt (Abb. 8.2-67). Dadurch erhält das Gelenk eine große Festigkeit und Sicherheit. Die beiden Knochen der Klammer sind durch straffe Bänder in der **Syndesmosis tibiofibularis** federnd vereinigt.

Die Gelenkkapsel, *Capsula articularis,* entspringt vom Umfang der Gelenkränder und greift nur vorn ein Stück weit auf den Talushals über. Die Knöchel bleiben außerhalb des Gelenks. Vorn und hinten ist die Kapsel schlaff und dünn, so daß sie bei der Präparation leicht verletzt wird. Bei Gelenkergüssen wird eine Schwellung vor allem vorn vor den Knöcheln sichtbar. Die Sehnenscheiden der Extensoren sind mit der Vorderwand verwachsen und bewahren sie vor dem Einklemmen.

Bänder des oberen Sprunggelenks

Von den Verstärkungsbändern verbinden die sog. **Gabelbänder** als *Ligg. tibiofibulare anterius et posterius* (Abb. 8.2-67 u. 68) die beiden Unterschenkelknochen.

Abb. 8.2-65 Skelett des linken Fußes von plantar. Die beiden vom Kalkaneus ausgehenden Randstrahlen sind heller getönt.

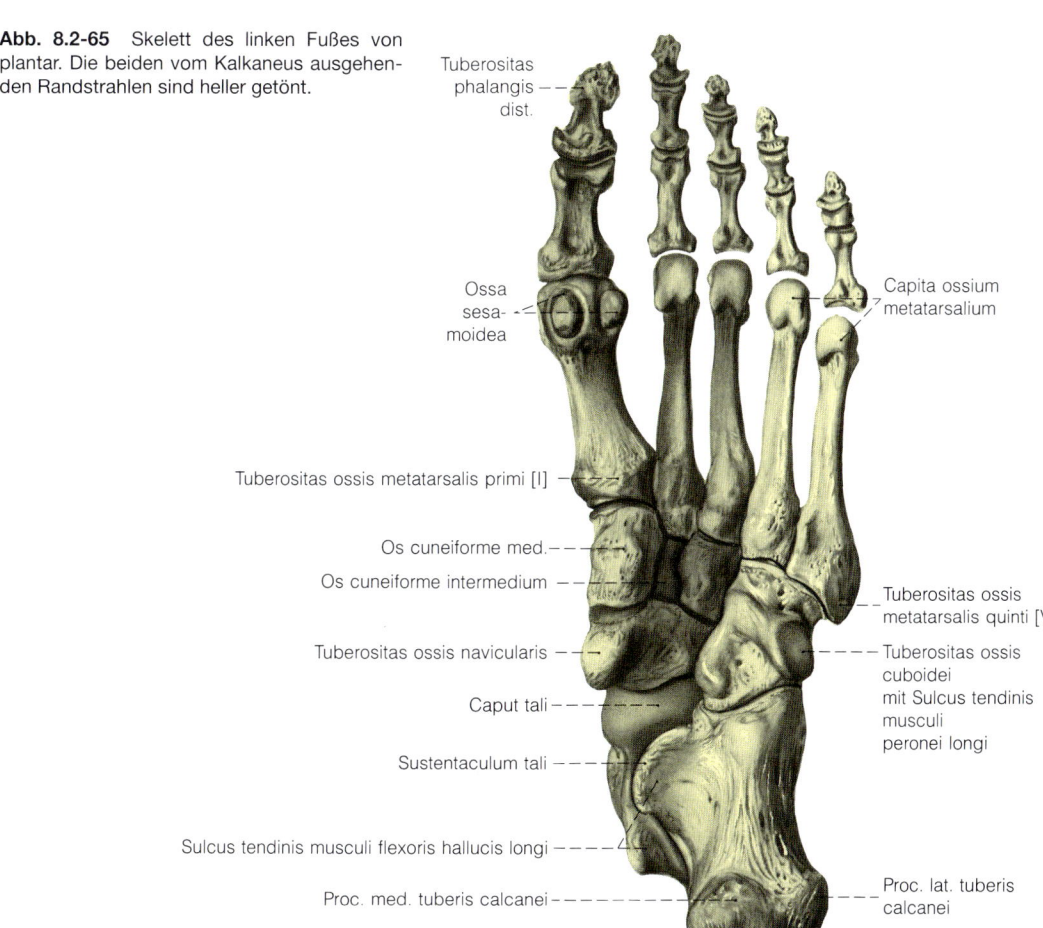

Tuberositas phalangis dist.

Capita ossium metatarsalium

Ossa sesamoidea

Tuberositas ossis metatarsalis primi [I]

Os cuneiforme med.

Os cuneiforme intermedium

Tuberositas ossis metatarsalis quinti [V

Tuberositas ossis naviculuris

Tuberositas ossis cuboidei mit Sulcus tendinis musculi peronei longi

Caput tali

Sustentaculum tali

Sulcus tendinis musculi flexoris hallucis longi

Proc. med. tuberis calcanei

Proc. lat. tuberis calcanei

Tuber calcanei

Diese Bänder werden auch als **vordere** und **hintere Syndesmose** bezeichnet. Sie haben die gleiche Verlaufsrichtung wie die Membrana interossea cruris. Bandmassen dringen auch in den Spalt zwischen beiden Knochen ein. Das hintere Band schleift auf einer kleinen Facette der Talusrolle.

Wie jedes Scharniergelenk hat auch das obere Sprunggelenk **Seitenbänder,** die nahe der Spitze der Knöchel **fächerförmig** ausstrahlen und hauptsächlich auf den Talus und Kalkaneus ziehen. Die zum Kalkaneus verlaufenden mittleren Stränge beider Seiten- oder Knöchelbänder überspringen beide Sprunggelenke.

Medial werden die kräftigen Faserzüge in ihrer Gesamtheit als **Lig. mediale** *[deltoideum]* (Abb. 8.2-72) bezeichnet. Sie befestigen sich an der medialen Seite des Talus, greifen darüber hinaus nach vorn zum Navikulare, nach abwärts zum Sustentaculum tali des Kalkaneus. Einzelne Bandzüge werden unterschieden als Partes tibiotalares anterior et posterior, Pars tibionavicularis und Pars tibiocalcanea. Das **laterale Seitenband** zerfällt deutlich in **drei getrennte Züge,** von denen je einer nach vorn und hinten zum Talus, ein dritter, mittlerer Strang abwärts zum Kalkaneus verläuft: *Ligg. talofibularia ante-*

rius et posterius, Lig. calcaneofibulare (Abb. 8.2-68). Das Lig. talofibulare posterius ist in der Regel streifenartig in die Gelenkkapsel eingewoben.

Durch diese Anordnung ist gewährleistet, daß immer ein Teil beider Seitenbänder bei allen Bewegungen im oberen Sprunggelenk gespannt bleibt, so daß eine sichere Führung zustande kommt. Die ligamentäre Verklammerung der **Malleolengabel** erlaubt federnde Bewegungen.

Diese Federung kommt zur Geltung, wenn bei der Hebung des Fußes der nach vorn verbreiterte Teil der Sprungbeinrolle sich der Mitte des Rolldachs nähert und dabei die Knöchelgabel um 2 bis 3 mm auseinanderdrängt. Bei der Abdrängung des Malleolus lateralis öffnet sich zwischen ihm und der Tibia ein kleiner Spalt, der in der Ruhelage von einer Synovialfalte ausgefüllt ist. An der Federung beteiligt sich nicht nur die Syndesmose, es wird vielmehr auch der Fibulaschaft um ein geringes nach medial eingebogen.

Beim gehobenen Fuß sind deshalb der Gelenkschluß am festesten und die Sicherheit für das Abstoßen des Körpers beim Gehen am größten. Das abstoßende Bein, das durch die Streckung im Hüft- und Kniegelenk zu einer Säule verfestigt ist, wird in dieser Stellung auch gegen die Fußplatte fixiert. Auch die Hockstellung, z.B. beim Skifahren, sichert die Festigkeit der Fußgelenke. Umgekehrt federt bei gesenktem Fuß die Fibula in

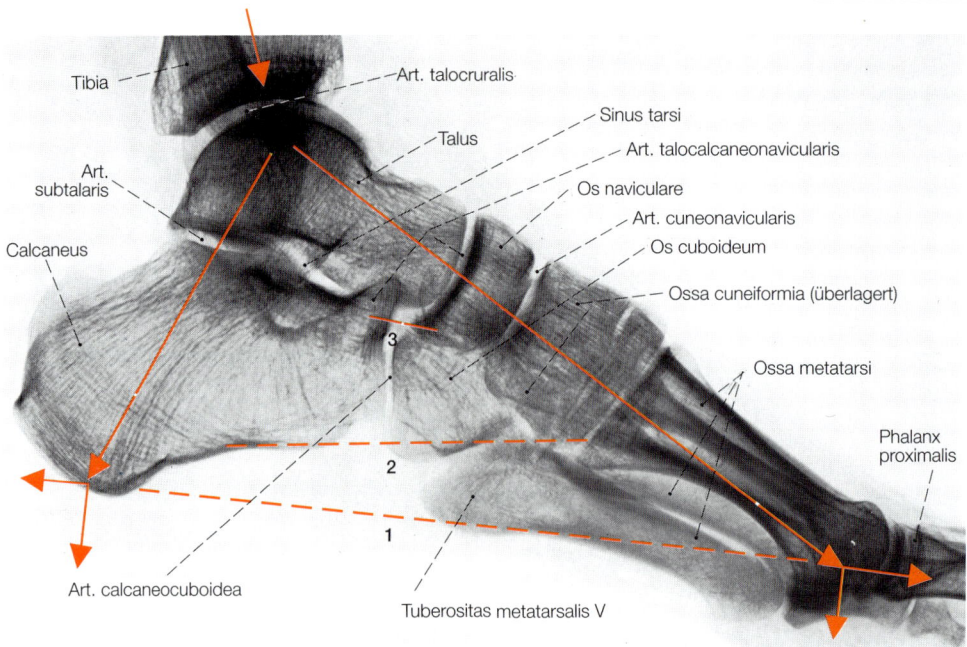

Tibia — Art. talocruralis

Art. subtalaris

Talus

Sinus tarsi

Art. talocalcaneonavicularis

Calcaneus

Os naviculare

Art. cuneonavicularis

Os cuboideum

Ossa cuneiformia (überlagert)

Ossa metatarsi

Phalanx proximalis

3

2

1

Art. calcaneocuboidea

Tuberositas metatarsalis V

Abb. 8.2-66   Seitliches Röntgenbild des Fußes (Position wie in einem Schuh mit mittelhohem Absatz). Die Spongiosabälkchen sind im wesentlichen in Richtung der Hauptspannungen des belasteten Fußes angeordnet: Die Last des Körpers wird im oberen Sprunggelenk von der Tibia auf den Talus übertragen und von dort über divergierende Druckvektoren auf die beiden Kontaktflächen des Fußes mit dem Boden, den Tuber calcanei und die Köpfe der Metatarsalknochen (Pfeile). Der Zusammenbruch der Gewölbe-konstruktion des Fußes durch die nach vorn und hinten gerichteten Schubvektoren wird durch Zuggurtung mit Hilfe von Muskeln und derben longitudinalen Bandsystemen verhindert, die stellenweise sichtbare Zugbalken in der Spongiosa hinterlassen. Diese stehen annähernd senkrecht zu den Druckbalken der Spongiosa. Die gestrichelten Linien deuten die Lage der Plantaraponeurose (1), des Lig. plantare longum (2) und des Pfannenbandes (3) an. (Röntgenbild aus BIRKNER [3])

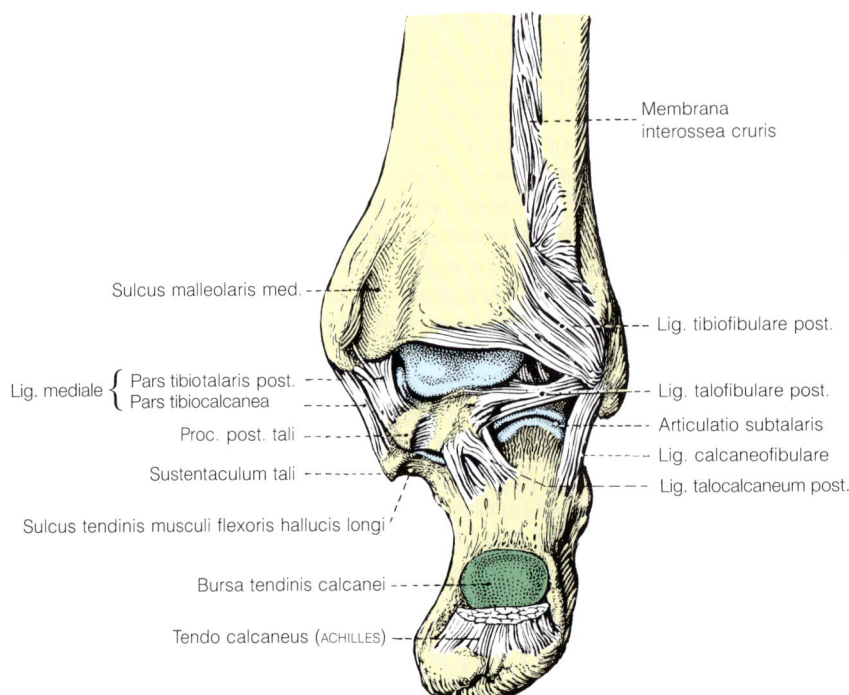

Membrana interossea cruris

Sulcus malleolaris med.

Lig. mediale { Pars tibiotalaris post.
             { Pars tibiocalcanea

Lig. tibiofibulare post.

Lig. talofibulare post.

Articulatio subtalaris

Proc. post. tali

Lig. calcaneofibulare

Sustentaculum tali

Lig. talocalcaneum post.

Sulcus tendinis musculi flexoris hallucis longi

Bursa tendinis calcanei

Tendo calcaneus (ACHILLES)

Abb. 8.2-67   Bänder der rechten Sprunggelenke von hinten.

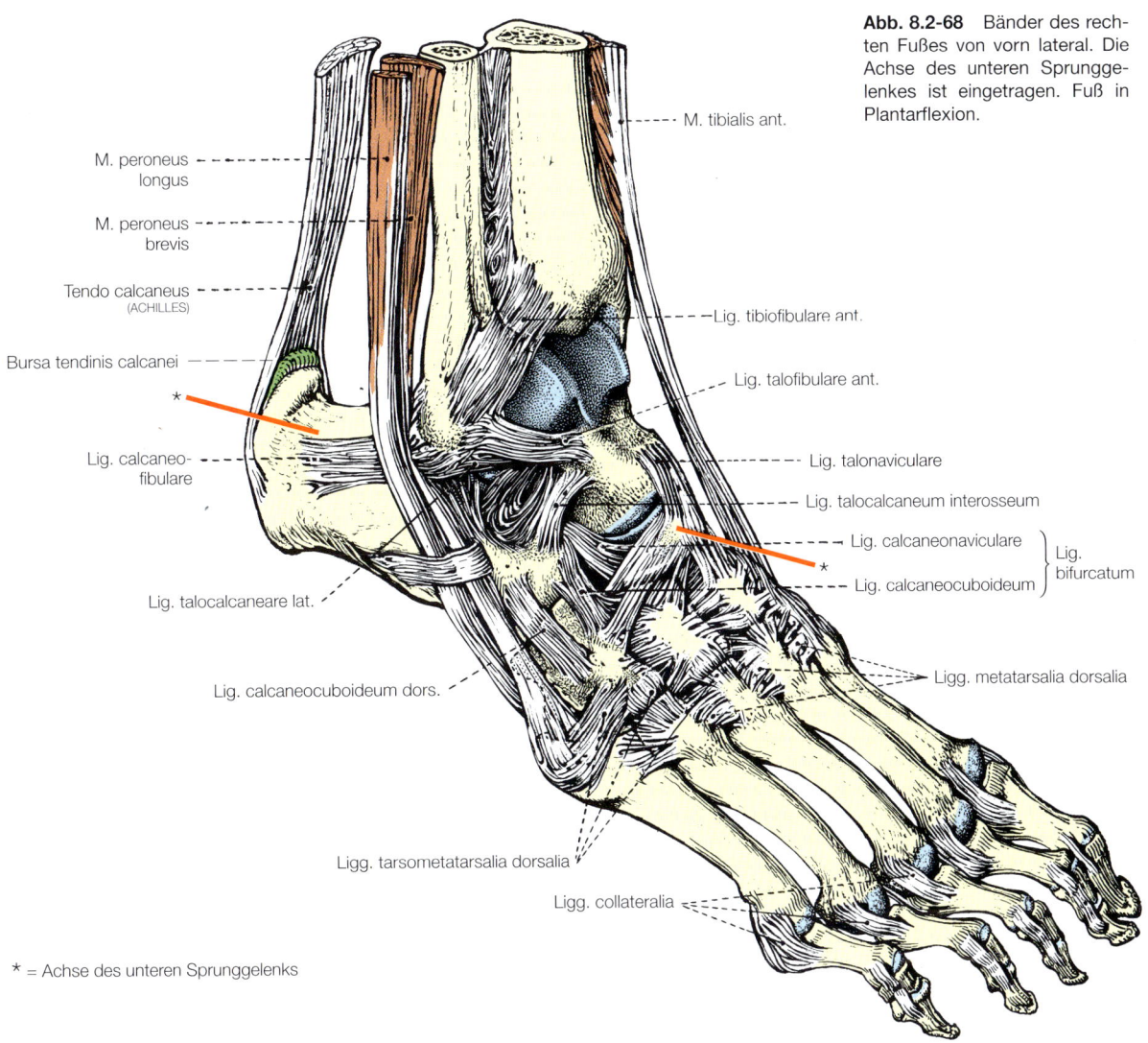

M. peroneus longus

M. peroneus brevis

Tendo calcaneus (ACHILLES)

Bursa tendinis calcanei

Lig. calcaneo-fibulare

Lig. talocalcaneare lat.

Lig. calcaneocuboideum dors.

Ligg. tarsometatarsalia dorsalia

Ligg. collateralia

M. tibialis ant.

Lig. tibiofibulare ant.

Lig. talofibulare ant.

Lig. talonaviculare

Lig. talocalcaneum interosseum

Lig. calcaneonaviculare

Lig. calcaneocuboideum

Lig. bifurcatum

Ligg. metatarsalia dorsalia

* = Achse des unteren Sprunggelenks

Abb. 8.2-68   Bänder des rechten Fußes von vorn lateral. Die Achse des unteren Sprunggelenkes ist eingetragen. Fuß in Plantarflexion.

ihre Ruhelage zurück, das Sprungbein bekommt einen größeren Spielraum in der Knochengabel, der vordere Teil der Talusrolle tritt aus der Knochengabel hervor und ist beim Lebenden zu tasten. Diese Stellung wird beim Aufspringen bevorzugt, weil der Stoß in ihr durch die Spannung der Muskulatur elastisch federnd abgefangen werden kann.

Verletzungen des oberen Sprunggelenkes sind außerordentlich häufig. Die häufigste Bänderverletzung des Menschen ist das „Supinationstrauma": Durch Umknicken des Fußes in supinierter Stellung kann es zu Zerreißungen des lateralen Seitenbandes kommen, besonders des *Lig. talofibulare anterius* und des *Lig. calcaneofibulare*. Wenn sich bei festgestelltem Fuß der Unterschenkel mit dem Körper gewaltsam dreht, kann es außer Bänderrissen auch zur Sprengung der Malleolengabel kommen, mit Abscherung (Bruch) der Malleolen. Oft reißt dabei ein Knochenstück aus der dorsolateralen Tibiakante heraus. Die Knochenfragmente (z. B. das hintere VOLKMANNsche Kantenfragment) bleiben meistens über die Syndesmosenbänder mit der Fibula verbunden. Als WEBER-Fraktur wird die Abscherung (Bruch) des *Malleolus lateralis* distal der Syndesmose bezeichnet.

Bewegungsumfang: Das obere Sprunggelenk wird ständig beim Gehen gebraucht. Die transversale Drehachse der *Articulatio talocruralis* verläuft etwas schräg von me-

dial-proximal nach lateral-distal unterhalb der beiden Knöchelspitzen. Aus der Normalstellung, in der der Fuß mit dem Unterschenkel einen rechten Winkel bildet, sind eine aktive Hebung (**Extension**) um etwa **20 bis 30°** und eine Senkung (**Flexion**) um **40 bis 50°** möglich (Abb. 8.2-70). Beim Gehen auf einer Ebene, deren Steigungsgrad größer als 20 bis 30° ist, muß sich der hintere Teil der Fußsohle vom Boden abheben, da der Fuß eine stärkere Dorsalflexion nicht gestattet.

10.3   Unteres Sprunggelenk, *Articulatio talocalcaneonavicularis*

Der Talus als Schlußstück des Fußskeletts überträgt die Körperlast auf den lateral und unter ihm liegenden Kalkaneus und das medial vor ihm liegende Navikulare. Das untere Sprunggelenk enthält die überknorpelten Druckaufnahmeflächen und gestattet zugleich eine Bewegung des Fußes in sich, die oben als **Eversion** und **Inversion** (Auswärts- und Einwärtskantung; Abb. 8.2-71) beschrie-

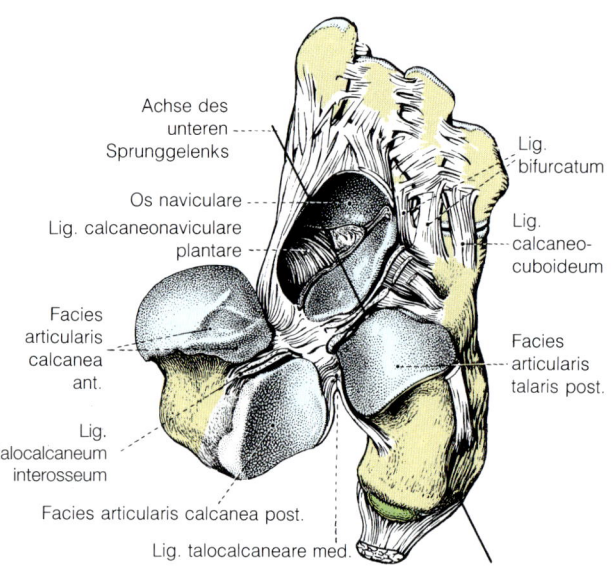

Abb. 8.2-69 Einblick in das untere Sprunggelenk von oben, Talus nach medial umgeschlagen.

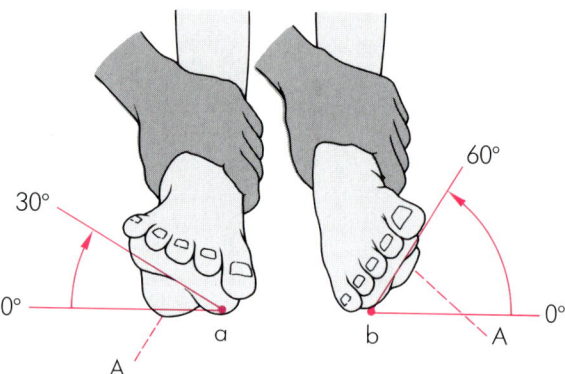

Abb. 8.2-71 Eversion (a) und Inversion (b) des Rückfußes. Die Inversion/Eversion wird am Fersenbein beurteilt (A = vertikale Kalkaneusachse). (Aus BERCHTOLD [2])

ben wurde. Das Mosaik der Gelenkflächen wird durch die Kapselbandsysteme im Sinus und Canalis tarsi in eine hintere und eine vordere Kammer geschieden (Abb. 8.2-69 u. 73).

Das **hintere Gelenk, Articulatio subtalaris,** besteht aus der schwach konvexen hinteren Gelenkfläche des Kalkaneus und der entsprechend konkaven Gelenkfläche des Taluskörpers.

Das **vordere Gelenk,** die **Articulatio capitis tali** (die Nomina anatomica legen keinen Namen fest; meist wird die vordere Abteilung des unteren Sprunggelenkes mit der Art. talocalcaneonavicularis gleichgesetzt), bildet aus mehreren Gelenkflächen eine Pfanne um den Taluskopf. An der Bildung dieser Gelenkpfanne beteiligen sich die Facies talaris anterior und media des Kalkaneus, die schräg auf das Sustentaculum tali heraufreichen und oft zusammenhängen. Nach vorn folgt die eiförmige Pfanne des Navikulare. Die noch bestehende Lücke im Knochengerüst wird plantarwärts geschlossen durch das **Pfannenband,** *Lig. calcaneonaviculare plantare,* das nach dem Gelenk hin meistens eine überknorpelte Schleiffläche besitzt. Das Pfannenband fesselt das Navi-

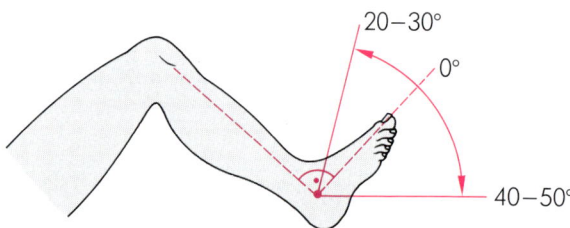

Abb. 8.2-70 Plantarflexion/Dorsalextension im oberen Sprunggelenk (Talokruralgelenk) am frei hängenden Fuß. (Aus BERCHTOLD [2])

kulare an den Kalkaneus, so daß beide Knochen nicht durch den Taluskopf auseinandergedrängt werden können.

Das Band bewirkt eine Längsverspannung des Fußes im Bereich der größten Höhe und der primär belasteten und konstruktiv heikelsten Region der tibialseitigen Längswölbung. Es ist als passives Element für den Gelenkschluß zwischen Talus und Kalkaneus einerseits, zwischen Talus und Navikulare andererseits von größter Bedeutung. Eine Funktion im Sinne des „Tragens" des Taluskopfes kommt ihm nicht zu, da die Druckübertragungsflächen auf dem Kalkaneus und Navikulare liegen (Abb. 8.2-74). Die **Spannung des Bandes** ist also **wichtig für den Zusammenhalt des Gelenkbetts.** Bei einer Erschlaffung des Bandes, die allerdings niemals isoliert auftritt, werden das Abrutschen und Tiefertreten des Talus, also die Bildung des Plattfußes, begünstigt (**„Plattfußband"**). Durch die Zusammenfügung aus zwei Knochen und einem Band wird die Pfanne etwas nachgiebig, so daß sie kleine Inkongruenzen zwischen Kopf und Pfanne, die bei der Bewegung auftreten, ausgleichen und den festen Schluß im Gelenk gewährleisten kann.

Die **Gelenkkapseln** umschließen jede Kammer des unteren Sprunggelenkes für sich und sind an der Peripherie der Gelenkflächen befestigt.

Bänder des unteren Sprunggelenks

Im Sinus tarsi sind Talus und Kalkaneus durch kräftige Bandzüge miteinander verbunden. Das **Lig. talocalcaneum interosseum** und die Ursprünge der *Retinacula musculorum extensorum inferiorum* sind nahezu im rechten Winkel zur Bewegungsachse des unteren Sprunggelenks ausgerichtet (Abb. 8.2-73 u. 69).

Sie schließen zusammen mit dem Ursprung des M. extensor digitorum brevis den lateral gelegenen Eingang des Sinus tarsi ab und dringen medialwärts bis zum Ende des **Canalis tarsi** vor. Die schrägen Faserbündel verlaufen unterschiedlich gestaffelt zwischen Talus und Kalkaneus, ohne die normalen Bewegungen im unteren Sprunggelenk zu beeinträchtigen. Sie verhindern ein Abgleiten des auf dem Kalkaneus exzentrisch gelagerten Talus nach medial und hemmen außerdem durch Anspannung der seitlichen Faserzüge die übermäßige Inversion. Das im Canalis tali verheftete Band schränkt dagegen die Eversion ein.

In der **Kapselwand** lassen sich zudem Faserbündel abgrenzen, die den ungefähr würfelförmigen Taluskörper an den übrigen drei Seiten mit dem Kalkaneus verbinden. Diese Bänder liegen medial, lateral und hinten. Am längsten ist das **Lig. talocal-**

caneum laterale, während das Lig. talocalcaneum **mediale** zur Hälfte kürzer, im Gegensatz dazu jedoch fast doppelt so dick ist. Weitere Bänder sind das dorsal gelegene **Lig. talonaviculare** sowie laterale und mediale Kalkaneonavikularbänder. Die an den Fußkanten liegenden Bänder müssen so gerichtet sein, daß sie die Bewegungen erst in den Grenzstellungen hemmen. Daher verlaufen das mediale und laterale Band schräg.

Die mächtige Entwicklung des **Kalkaneus** ist nicht nur aus seiner Stützfunktion zu verstehen, sondern auch aus der Tatsache, daß an ihm die Wadenmuskeln und ein Großteil der Sohlenmuskeln mit der Plantaraponeurose zusammenstrahlen. Während der Kalkaneus mit seinem Höcker zu einem Zentrum für Muskelinsertionen wird, ist der Talus völlig frei von Muskelansätzen. Der **Talus** wurde daher auch **mit einem Meniskus verglichen,** der im Verband der Sprunggelenke liegt.

Bewegungsumfang, Achse: An den Bewegungen im unteren Sprunggelenk sind alle zugehörigen Gelenkflächen beteiligt. Die einzelnen Teilbewegungen kann man auf eine gemeinsame **Eversions-Inversionsachse** („Kompromißachse") beziehen, die vorn medial in den Sprungbeinhals eintritt, den Sinus tarsi kreuzt und an der lateralen Seite des Fersenbeinhöckers wieder herauskommt (Abb. 8.2-68, 69 u. 93). Die Achse steht in jeder Hinsicht schräg, und ihre genaue Lage wechselt bei verschiedenen Individuen. Der Umfang der Inversion (Hebung des Rückfußes medialwärts) ist doppelt so groß (60°) wie der der Eversion (30°) (Abb. 8.2-71).

Die aktive **Eversion** und **Inversion** treten immer in Kombination mit Bewegungen in den übrigen Gelenken des Fußes auf, so daß der nach medial und lateral gerichtete Bewegungsumfang des Fußes im Sinne der **Pro-** **nation** (Hebung des lateralen Fußrandes) und **Supination** (Hebung des medialen Fußrandes) erweitert wird. Durch diese Ergänzung kann der Fuß u. U. so weit einwärtsgekantet werden, daß der mediale Fußrand senkrecht über dem lateralen steht.

Bei der Einwärtskantung wird die Fußwölbung vertieft, der Höcker des Navikulare nähert sich dem Sustentaculum tali, am Fußrücken treten Taluskopf und Vorderrand des Kalkaneus stärker hervor.

Kombinatorische Bewegungen, die auch das obere Sprunggelenk einbeziehen, sind außerordentlich häufig und besonders auffällig beim Gang auf unebenem Gelände. Eine gute Vorstellung vom Charakter der Bewegungen in beiden Sprunggelenken erhält man, wenn man in der **Fechterstellung** (nach vorne gerichtete Fußspitze des vorgestellten Beins, quergestellter Fuß des rückwärtigen Beins) den Körper auf den feststehenden Füßen vor- und zurücknimmt. Dabei finden beim vorgestellten Fuß Bewegungen im oberen Sprunggelenk, beim hinteren Fuß Bewegungen im unteren Sprunggelenk statt.

10.4   Übrige Gelenke der Fußwurzel und des Mittelfußes (Abb. 8.2-64 bis 72)

Die **Articulatio calcaneocuboidea** besitzt schwach sattelförmige Gelenkflächen und eine eigene Gelenkkapsel, die dorsal und plantar durch Bänder verstärkt ist. Zusammen mit der Articulatio talonavicularis bildet sie die S-förmig geschwungene *Articulatio tarsi transversa* (CHOPARTsche **Gelenklinie**), die gelegentlich als „physiologische" Amputationsfläche genutzt wird.

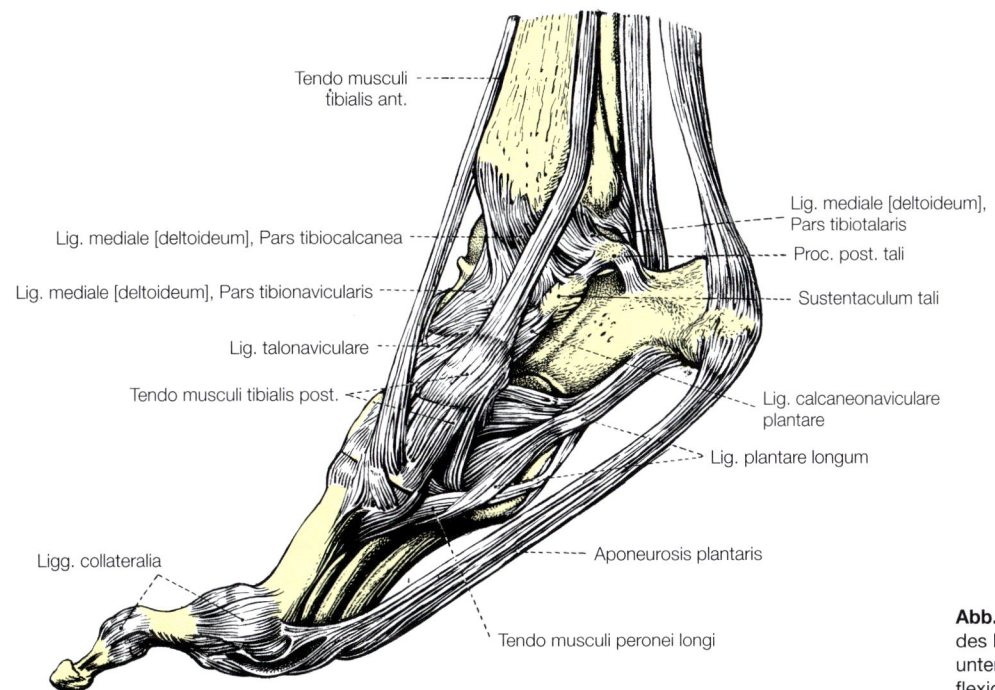

Tendo musculi tibialis ant.

Lig. mediale [deltoideum], Pars tibiocalcanea

Lig. mediale [deltoideum], Pars tibionavicularis

Lig. talonaviculare

Tendo musculi tibialis post.

Ligg. collateralia

Tendo musculi peronei longi

Lig. mediale [deltoideum], Pars tibiotalaris

Proc. post. tali

Sustentaculum tali

Lig. calcaneonaviculare plantare

Lig. plantare longum

Aponeurosis plantaris

Abb. 8.2-72   Bänder des Fußes von medial unten, Fuß in Plantarflexion.

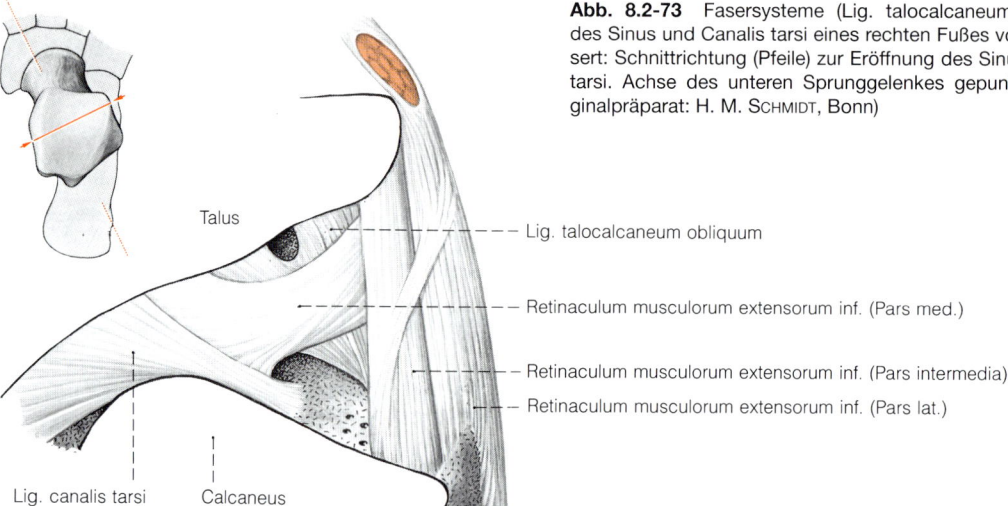

Abb. 8.2-73 Fasersysteme (Lig. talocalcaneum interosseum) des Sinus und Canalis tarsi eines rechten Fußes von dorsal. – Insert: Schnittrichtung (Pfeile) zur Eröffnung des Sinus und Canalis tarsi. Achse des unteren Sprunggelenkes gepunktet [14]. (Originalpräparat: H. M. SCHMIDT, Bonn)

Man kommt in den Gelenkspalt hinein, wenn man unmittelbar hinter dem vorspringenden Navikulare am medialen Fußrand einschneidet. Bei der Ausführung der Operation wird erst nach dem Durchtrennen des in der Tiefe seitlich versteckt liegenden **Lig. bifurcatum** (Abb. 8.2-68) die Abtragung des distalen Fußes möglich. Das Band wird daher als Schlüsselband der CHOPART-schen Gelenklinie bezeichnet. Es entspringt am vorderen Rand des Kalkaneus und teilt sich am Ursprung in einen medialen Strang, der als *Lig. calcaneonaviculare* zur benachbarten Ecke des Navikulare verläuft, und einen lateralen Teil, *Lig. calcaneo-cuboideum*, der die Dorsalfläche des Kuboids erreicht. Erst nach dem Zerschneiden oberflächlicher Bandzüge und dem Ausräumen von Fett wird das Band in der Regel sichtbar.

Die **Articulatio cuneonavicularis** vermittelt die Verbindung des Navikulare mit den drei Keilbeinen. Nicht selten besteht auch eine Gelenkverbindung zwischen Navikulare und Kuboid. Die einander zugekehrten Seiten der vier distalen Tarsalia besitzen ebenfalls Gelenke, die aber durch **Ligg. tarsi interossea** (Lig. cuneocuboideum interosseum, Ligg. intercuneiformia interossea) in ihrem Bewegungsumfang beträchtlich eingeschränkt sind.

Eine wichtige Gelenklinie, die auch gelegentlich als Amputationslinie verwendet wird, besteht zwischen den Stirnseiten der vier distalen Tarsalia und den Metatarsalia: *Articulationes tarsometatarsales* (LISFRANCsche **Gelenklinie**). Die Gelenkspalten setzen sich auch zwischen die Seitenflächen des zweiten bis fünften Metatarsale fort und bilden dabei die **Intermetatarsalgelenke.**

Die **Beweglichkeit** in den vorderen Fußgelenken ist gering; es handelt sich um **Amphiarthrosen**, die meist passiv beim Aufsetzen des Fußes bewegt werden („Verwindungsgelenke"). Durch das Mosaik verschieblicher Knochen wird der Fuß zu einer **federnden Platte**, die sich auch den Unebenheiten des Bodens anpassen kann. Von den Metatarsalia sind nur die Randstrahlen etwas beweglich; ihnen stehen auch die größten Muskelmassen der Fußsohle zur Stabilisierung zur Verfügung.

Trotz der relativ geringen Beweglichkeit in den vorderen Fußgelenken (Fußwurzel und Fußwurzel-Mittelfußgelenken) summiert sich die Beweglichkeit von Kalkaneus, Navikulare, Kuneiformia, Kuboid und den fünf Metatarsalia gegeneinander dahingehend, daß die Verwringung **(Torsion)** des Fußes im Sinne der

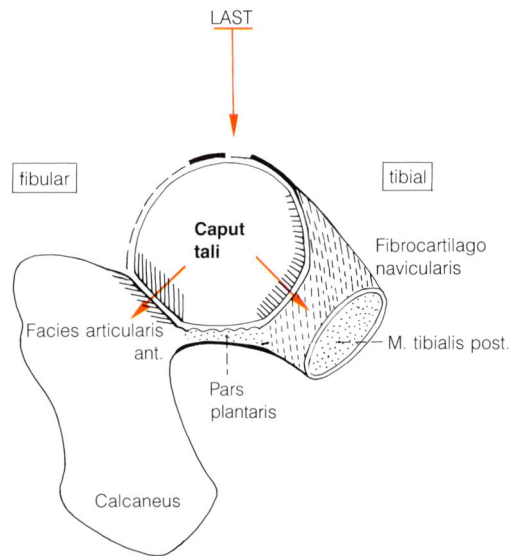

Abb. 8.2-74 Schematischer Querschnitt durch die Fußwurzel in Höhe des Taluskopfes und des Pfannenbandes (vordere Abteilung des unteren Sprunggelenkes). Die Last des Rumpfes wird hier nach fibular auf den Kalkaneus und tibial auf die Fibrocartilago navicularis des Pfannenbandes übertragen (rote Pfeile, schraffierte Abschnitte). Die Fibrocartilago wird durch die Sehne des M. tibialis posterior gestützt und bildet so ein federndes, tibiales (mediales) Widerlager. Der nicht belastete plantare Teil des Pfannenbandes ist gelenkseitig von einem synovialen Fettpolster bedeckt. Dorsale Bandsysteme sind auch eingezeichnet (Ligg. tibio- und talonavicularia). (Nach VOLKMANN [18], abgeändert)

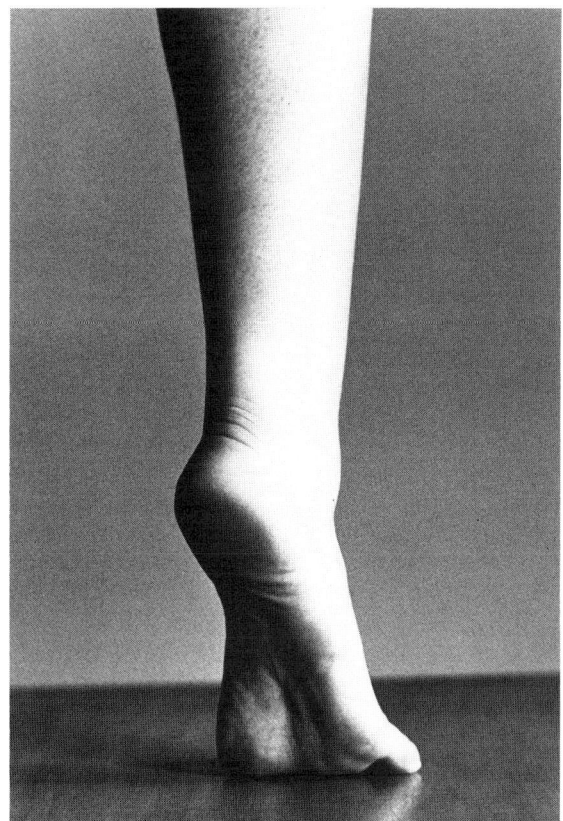

Abb. 8.2-75 Pronatorische Gegenbewegung des Vorfußes gegenüber der Innendrehung (Inversion) des Rückfußes im Zehenstand bei Belastung des Großzehenballens und Auftrittverlust des Außenballens. Die Inversion des Rückfußes entsteht hauptsächlich durch die Wirkung der über die Achillessehne am Kalkaneus angreifenden Wadenmuskulatur.

Gegenbewegung des Vorfußes zum Rückfuß (Abb. 8.2-75) in beachtlichem Maße möglich ist. Man überzeugt sich am lebenden Fuß von dieser Verwindungsmöglichkeit, indem man mit der einen Hand den Kalkaneus am Verkanten hindert und mit der anderen die Gegend des Ballens um die Längsachse des Fußes gegen den Kalkaneus verdreht. Diese Verwindung des Fußes findet bei jedem Schritt, beim Abrollen des belasteten Fußes auf dem Boden, statt. Am wichtigsten ist die letzte Phase der Bewegung vor dem **Abheben des Rückfußes vom Boden:** Fußballen und Vorfuß sind jetzt dem Boden angedrückt und gegen den Rückfuß proniert, der Kalkaneus wird durch den Zug des Triceps surae gegen den Vorfuß in den Verwindungsgelenken zunehmend invertiert, bis der Fuß vom Boden abgehoben und als Spielbein nach vorn geschwungen wird. Die isolierte **Inversion des Rückfußes** findet aus gleichen Gründen beim hohen Zehenstand statt (Abb. 8.2-75 u. 76). Ist die Verwindung des Fußes in einem der vielen beteiligten Gelenke gestört, treten Schmerzen und Gehstörungen auf. Hieraus ersieht man die Wichtigkeit der vielen kleinen Gelenke des Mittelfußes und der Fußwurzel, obwohl ihre Beweglichkeit, für sich genommen, geringfügig ist im Vergleich zu den großen Exkursionen im oberen und unteren Sprunggelenk. Die Verwindung des Fußes beim Gehen ist an Menschen, die barfuß laufen, sehr leicht zu beobachten, weniger leicht, wenn der Fuß im Schuh steckt. Daß die Verwindung aber auch im Schuh stattfindet und die Verwindungskräfte größer sind als die Festigkeit des Leders, beweist die Form länger getragener Schuhe.

10.5 Zehengelenke

Die **Zehengrundgelenke,** *Articulationes metatarsophalangeales,* umfassen die Köpfe der Mittelfußknochen und die verhältnismäßig kleinen Pfannen der Grundphalangen. Es handelt sich um **Kugelgelenke.** Die Zehenpfannen gleiten fast nur auf dem dorsalen Abschnitt der Mittelfußköpfe; der plantare Teil der letzten wird von den faserknorpeligen plantaren Platten bedeckt, die, in die Kapsel eingewoben, gewissermaßen die Pfanne plantarwärts vergrößern und bei der Großzehe regelmäßig zwei **Sesambeine** enthalten.

Die **Mittel- und Endgelenke** der Zehen stellen Scharniere dar, bei denen die distalen Gelenkkörper in der Regel mit einer Führungsrinne versehene bikondyläre Köpfe bilden, während die Basen der Mittel- und Endphalangen Pfannen mit Führungsleisten besitzen. An der Plantarseite enthält die Kapsel ähnliche Verstärkungen wie bei den Grundgelenken.

Alle drei Zehengelenke besitzen Seitenbänder, *Ligg. collateralia,* die Köpfe der Mittelfußknochen haben Querverbindungen, die als *Lig. metatarsale transversum profundum* im wesentlichen den Horizontalschub hemmen.

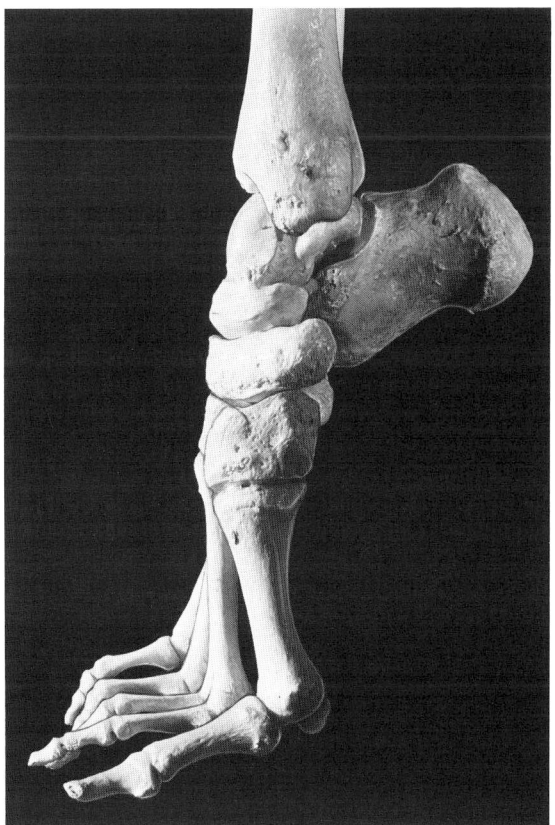

Abb. 8.2-76 Skelett des Fußes im Zehenstand. Die Körperlast ruht hauptsächlich auf dem medialen Fußstrahl.

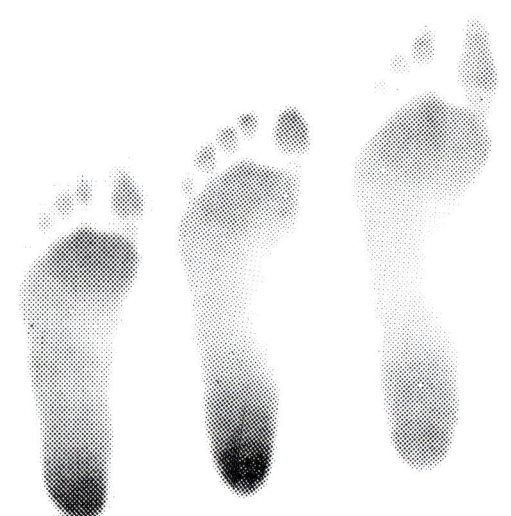

Abb. 8.2-77 Gangspurbildung desselben Fußes eines Mädchens im Alter von 3;8, 4;9 und 7;1 (Jahren; Monaten): Zunehmend kraftvolleres Abrollen über den medialen Fußstrahl mit Verschmälerung der Gangspur im Bereich der Längswölbung. (Lanz/Wachsmuth [8] u. Strauss [16])

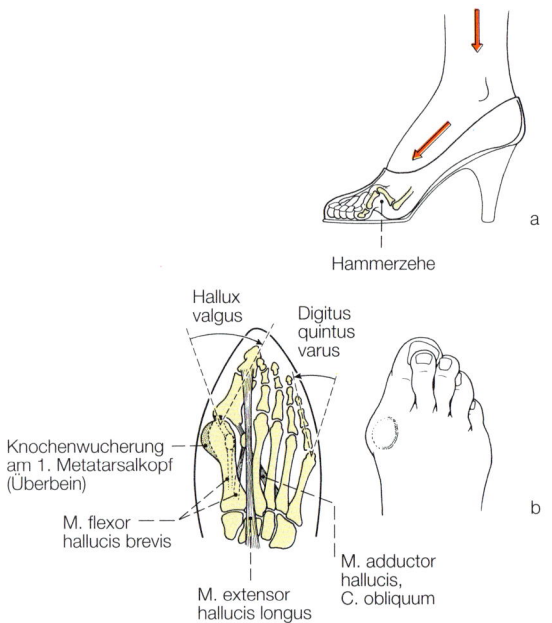

Abb. 8.2-78 Entstehung einer Hammerzehe (a) und eines Hallux valgus (b) durch Tragen von fußschädigendem Schuhwerk. Durch reaktive Knochenwucherung am medialen Rand des Os metatarsale I entsteht ein schmerzhaftes Überbein. (In Anlehnung an Kapandji [6])

Beweglichkeit, Mechanik: Beim aufrechten Stand befinden sich die Zehen in den Grundgelenken in leichter Dorsalextension, so daß die unterpolsterten Köpfe der Mittelfußknochen als Stützpunkte freigegeben werden (Abb. 8.2-68 u. 72). In den Mittel- und Endgelenken besteht eine leichte Plantarbeugung, wodurch die Zehenballen wieder zur Erde abgebeugt werden. Im ganzen folgt daraus eine Art **Klauenstellung** (Abb. 8.2-72 u. 84), die bei der üblichen Skelettdarstellung meist nicht berücksichtigt wird. Aus dieser Stellung können die Zehen in den Grundgelenken erheblich weiter nach dorsal als nach plantar gebeugt werden.

Das Kugelgelenk wird nicht voll ausgenutzt, weil das Spreizen und Annähern der Zehen bei Erwachsenen nur unvollkommen möglich ist, während bei Kindern eine größere Beweglichkeit besteht. Bei Dorsalextension findet ein unwillkürliches Spreizen statt. Bei der Großzehe ist eine aktive Seitenbewegung stark eingeschränkt. In den Mittelgelenken der Zehen ist von der Normalstellung aus nur eine Plantarbeugung möglich, in den Endgelenken sind Dorsal- und Plantarbewegung ausführbar, an der kleinen Zehe ist das Endglied infolge der Synchondrose oder Synostose in der Hälfte der Fälle unbeweglich. Bei der **Hammer-** oder **Krallenzehe** verschiebt sich das Grundglied auf den Rücken des Metatarsalkopfes.

Beim **Hallux valgus** ist die Großzehe im Grundgelenk stark abduziert und schiebt sich distal über oder unter die 2. Zehe. Der Metatarsalkopf ragt dann an der Medialseite des Vorfußes vor („Überbein"). Hammerzehe und Hallux valgus sind schmerzhafte Fehlstellungen der Zehen, die oft Folge von zu engem, spitzen Schuhwerk sind (Stöckelschuhe) (Abb. 8.2-78 u. 79).

Trotz der wenig ausgiebigen Bewegungen sind die Zehen äußerst wichtig für das Gehen. Patienten ohne Zehen sind beim Gehen sehr behindert. Die um das Zehenstück verkürzte Fußplatte bietet beim Stehen eine kleinere Unterstützungsfläche (leichteres Vornüberfallen) und hat ein Hebelstück für das Abstoßen vom Boden beim Gehen verloren.

10.6 Plantare Verspannungssysteme für die Längswölbung

Die stärksten Bänder des Fußes finden sich plantar, *Ligg. tarsi plantaria*, wo sie mit ihren kräftigen Anteilen hauptsächlich in der Längsrichtung verlaufen und die Längswölbung verklammern (Abb. 8.2-66 u. 72).

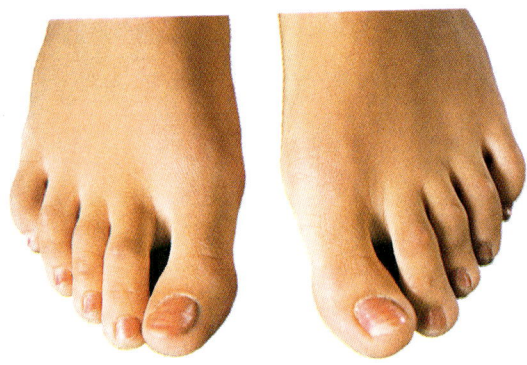

Abb. 8.2-79 Vorfuß einer Jugendlichen mit schuhbedingten Schädigungen der Zehen. Beginnender Hallux valgus und Ausbildung von Hammerzehen. (Original: Maier)

Die ligamentären Verspannungssysteme lassen sich in **drei Etagen** gliedern:

1. **Obere Etage:** Im Scheitelpunkt des Längsgewölbes liegt das Pfannenband, *Lig. calcaneonaviculare plantare* (Abb. 8.2-69 u. 72). Es erstreckt sich vom Sustentaculum tali des Kalkaneus zur Unterseite des Navikulare und ergänzt die Pfanne für den Taluskopf. In einem dreieckigen Feld, das den Spalt zwischen Kalkaneus und Navikulare medial überbrückt, besteht das Band teilweise aus Faserknorpel *(Fibrocartilago navicularis)*. Dieser wird von unten medial durch die kräftige Endsehne des M. tibialis posterior gestützt (Abb. 8.2-74).

2. **Mittlere Etage:** Sie wird hauptsächlich durch das lange Sohlenband, *Lig. plantare longum*, gebildet (Abb. 8.2-66 u. 72). Es entspringt von der Plantarfläche des Kalkaneus. Das Band strahlt mit oberflächlichen Zügen in die Basen der Metatarsalia II–V ein und erreicht mit tiefen Zügen die Unterfläche des Kuboids *(Lig. calcaneocuboideum plantare)*. Zwischen oberflächlichen und tiefen Fasern liegt ein Spaltraum, **Sinus plantae,** in welchem die Sehne des M. peroneus longus verläuft. Die Längszüge des Lig. plantare longum lassen den medialen Fußrand frei. Hier strahlen dafür von medial hinten die Endaufzweigungen der **Sehne** des *M. tibialis posterior* und von dorsolateral die Sehne des *M. peroneus longus* ein. Die Tibialissehne endet hauptsächlich auf die Unterseite des Navikulare und Cuneiforme mediale, die Peroneussehne zieht vor allem zur Basis des Metatarsale I. Durch ihren schrägen Verlauf verspannen beide Sehnen sowohl die Längs- als auch Querwölbung, wobei die Verspannung durch die Peroneussehne wirksamer ist als durch die Tibialissehne (Abb. 8.2-80).

3. **Untere Etage:** Die **Plantaraponeurose** (Aponeurosis plantaris) bildet die unterste Etage der longitudinalen Bandsysteme. Sie entspringt vom Tuber calcanei (Proc. medialis et lateralis). Am Proc. medialis entsteht häufig ein nach vorne gerichteter Knochensporn im Ansatz des Bandes, der **Fersensporn.** Durch Druck auf die Weichteile bei Belastung des Fußes können schmerzhaft entzündliche Veränderungen im Gewebe um den Fersensporn entstehen. Distalwärts verbreitert sich die Aponeurose zu einer **V-förmigen Faserplatte,** die in fünf Zipfeln *(Fasciculi longitudinales)* in den Bereich der Bänder der Zehengrundgelenke einstrahlen (Kapsel, Lig. metatarsale transversum profundum, Sehnenscheiden der Beugesehnen).

Die fünf longitudinalen Züge der Plantaraponeurose sind über den Basen der proximalen Phalangen durch **querverlaufende Faserzüge** zum *Lig. metatarsale transversum superficiale* untereinander verbunden. Über den Köpfen der Metatarsalknochen liegen die querverlaufenden *Fasciculi transversi* der Plantaraponeurose. Von der Aponeurose zweigen sagittale Septen **(Septa plantaria)** in die Fußwölbung ein und bilden Platte für die longitudinalen Muskel- und Sehnenzüge der Fußsohle. Besonders kräftig ist das mediale Septum zum Metatarsale I und das laterale Septum, das zum Metatarsale V und dem Lig. plantare longum zieht. Dadurch entstehen **drei Hauptmuskellogen:** die Großzehenloge, die Mittelloge und die Kleinzehenloge.

Funktion: Die an den Enden der Hebelarme des Gewölbes angreifende Plantaraponeurose hat wie die Sehne eines Bogens das günstigste Verspannungsmoment und kann deshalb am effektivsten das Längsgewölbe im Sinne einer **Zuggurtung** gegen die Last des Rumpfes aufrechterhalten. Die Plantaraponeurose wird durch die an ihrer Innenseite gelegenen und von ihr entspringenden kurzen Fußmuskeln plantarwärts gewölbt und gespannt. Nach Entfernung der Muskeln erscheint sie deshalb entspannt (Abb. 8.2-72).

Kurze Bänder des Fußes

Außer den zuvor genannten Bändern, sind die Bausteine des Fußes mit Hilfe zahlreicher Einzelbänder zu einer federnden, gewölbten Platte verklammert. Die **dorsalen Bandzüge** sind schwächer als die **plantaren Bandzüge** ausgebildet. Die Bänder überbrücken in der Regel senkrecht die Gelenkspalten (Abb. 8.2-68). Es seien folgende Einzelzüge aufgeführt: *Lig. calcaneocuboideum dorsale, Lig. talonaviculare* (dorsal), *Ligg. tarsometatarsalia dorsalia* et *plantaria, Ligg. metatarsalia dorsalia* et *plantaria*. Bandzüge, die vom plantaren Vorsprung des Cuneiforme laterale ausgehen, dienen vor allem der Verklammerung des Quergewölbes.

Die dorsalen Bänder werden besonders gespannt, wenn die Fußwölbung sich verstärkt. Das ist der Fall beim Zehenstand, genauer beim Stand auf den Mittelfußköpfen, bei dem der Wölbungsbogen des Fußes in seiner Längsrichtung wie eine gebogene Säule die Last überträgt und durch die dorsalen Bänder federnd festgestellt wird.

Die starken **Zwischenknochenbänder,** *Ligg. metatarsalia interossea,* des Fußes werden erst sichtbar, wenn die Gelenkspalten eröffnet sind. Fast alle verbinden sie die Knochen der Quere nach. Proximal beginnend wäre das früher beschriebene *Lig. talocalcaneum interosseum* im Sinus tarsi zu nennen; auch tiefe Anteile des (dorsalen) *Lig. bifurcatum* können hierzu gerechnet werden. Es folgt eine Querverbindung zwischen Navikulare und Kuboid, dann Verbindungen zwischen den vier distalen Tarsalia, ferner zwischen den Basen der Metatarsalia. Das Metatarsale I ist von der Querverbindung ausgeschlossen, da das Band des zweiten Metatarsale zum Os cuneiforme mediale herüberreicht. Schließlich sind die Köpfe der Metatarsalia durch das *Lig. metatarsale transversum profundum* verknüpft. Diesen binnenständigen Bändern entsprechen größtenteils plantar und dorsal gleichnamige äußere Bänder.

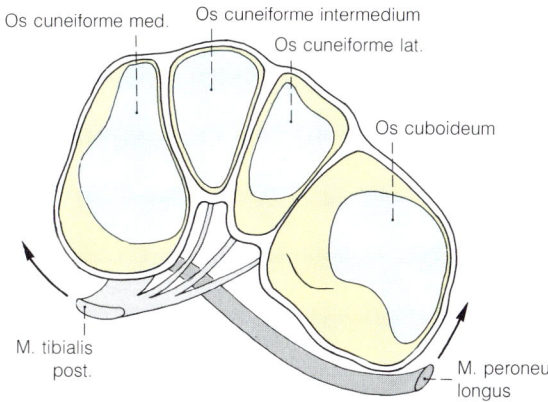

Abb. 8.2-80 Die Verklammerung der Querwölbung des Vorfußes (vgl. Abb. 8.2-61) durch Sehnenzüge (Lanz/Wachsmuth [8])

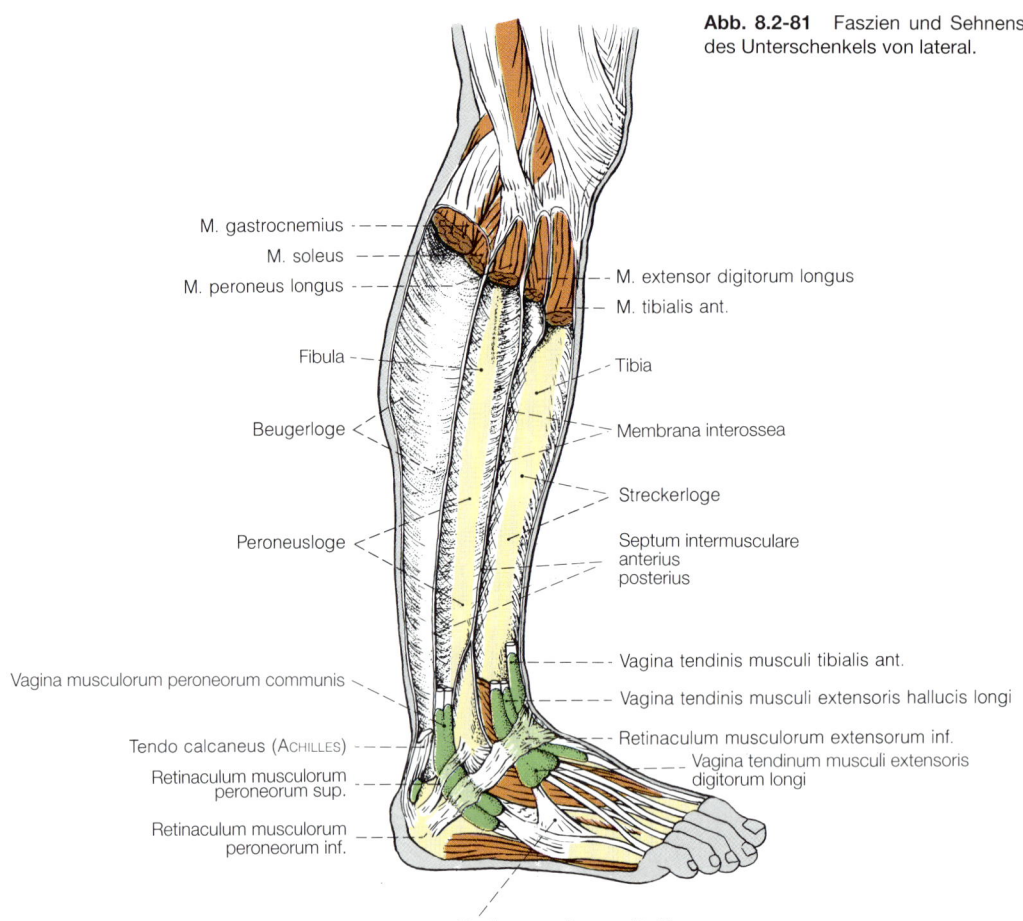

Abb. 8.2-81 Faszien und Sehnenscheiden des Unterschenkels von lateral.

M. gastrocnemius

M. soleus

M. peroneus longus

Fibula

Beugerloge

Peroneusloge

Vagina musculorum peroneorum communis

Tendo calcaneus (ACHILLES)

Retinaculum musculorum peroneorum sup.

Retinaculum musculorum peroneorum inf.

M. extensor digitorum longus

M. tibialis ant.

Tibia

Membrana interossea

Streckerloge

Septum intermusculare anterius posterius

Vagina tendinis musculi tibialis ant.

Vagina tendinis musculi extensoris hallucis longi

Retinaculum musculorum extensorum inf.

Vagina tendinum musculi extensoris digitorum longi

Tendo musculi peronei tertii

11 Muskeln des Unterschenkels

11.1 Allgemeines

Bei den Muskeln des Unterschenkels liegen ähnlich wie am Unterarm die Muskelbäuche proximal und die Sehnen distal, wodurch sich die Gestalt des Unterschenkels gegen die Fesseln verjüngt und die Peripherie entlastet wird.

Die Muskeln bilden **drei Gruppen:** 1. Vordere oder **Extensorengruppe,** 2. laterale oder **Peroneusgruppe,** 3. hintere oder **Flexorengruppe.** Die Flexoren besitzen im Triceps surae einen mächtigen Muskel, der den Fußhebel gegen die Körperschwere bewegt und auf der Extensorenseite kein Gegenstück hat. Durch diese Muskelmasse wird die Vorwölbung der Wade, **Sura,** bedingt.

Die drei Muskelgruppen sind eingeschaltet in einen **Faszienapparat,** der in Fortsetzung des knöchernen Skeletts den Muskeln im proximalen Teil Ursprünge bietet, im übrigen als Hüll- und Halteeinrichtung wirkt (Abb. 8.2-81). Die äußere Hülle ist die Unterschenkelfaszie, **Fascia cruris,** die mit den frei unter der Haut liegenden Knochenflächen und -kanten fest verbunden ist und auch mit dem Ursprung der Extensoren zusammenhängt. Von dem Faszienrohr strahlen **Septa intermuscularia** *cruris anterius* et *posterius* in die Tiefe zur Fibula und

grenzen die Peroneusloge von der Strecker- und Beugerloge ab (Abb. 8.2-81). Ferner spannt sich zwischen dem Triceps surae und den tiefen Beugern ein **tiefes Blatt der Fascia cruris** aus, das Gefäße führt und das sich dort, wo sich die Achillessehne von der tiefen Muskelgruppe abhebt, zu einem kräftigen Querzug verstärkt.

Bei **Durchblutungsstörungen,** Verletzungen oder starker Beanspruchung der Muskeln der Streckerloge *(M. tibialis anterior, M. extensor digitorum longus, M. extensor hallucis longus)* kann es zu Schwellungen der Muskeln kommen. Da die Muskeln sich in diesem osteofibrösen Kanal nicht wesentlich ausdehnen können, geraten sie unter starken Innendruck mit Kompression der sie versorgenden Blutgefäße **(Tibialis-anterior-Syndrom).** Um Nekrosen (Absterben) der Muskeln zu verhindern, muß die Fascia cruris evtl. über der Loge längsgespalten werden **(Notfalloperation).**

Oberhalb der Malleolen ist die Fascia cruris auf der Streckseite durch querverlaufende Fasern zum **Retinaculum musculorum extensorum superius** verstärkt, das künstlich aus dem Zusammenhang isoliert werden kann (Abb. 8.2-83). Weiter distal, auf den Fußrücken übertretend, folgt das **Retinaculum musculorum extensorum inferius,** dessen Faserzüge, von den beiden Malleolen ausgehend, nach Überkreuzung zum medialen und lateralen Fußrand strahlen. Der Mittelabschnitt des Re-

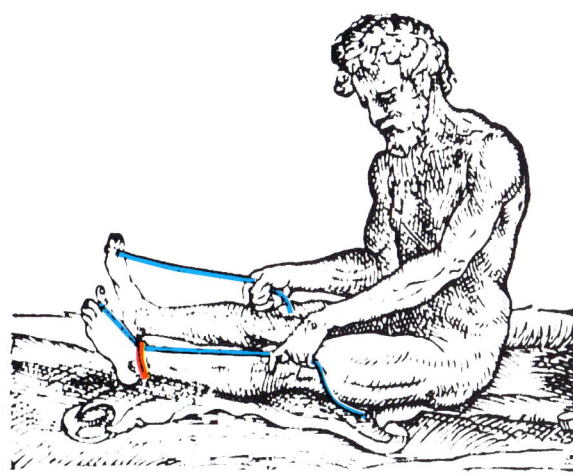

Abb. 8.2-82 Wirkung des Retinaculum extensorum auf die Sehne des M. extensor hallucis longus. (Aus VESALIUS [17])

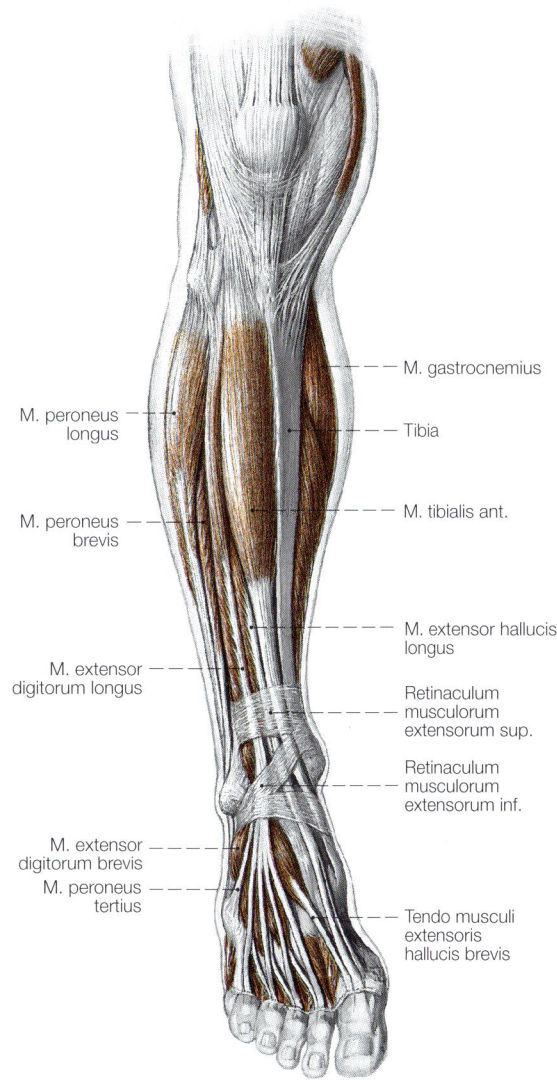

M. peroneus longus

M. gastrocnemius

Tibia

M. peroneus brevis

M. tibialis ant.

M. extensor hallucis longus

M. extensor digitorum longus

Retinaculum musculorum extensorum sup.

Retinaculum musculorum extensorum inf.

M. extensor digitorum brevis

M. peroneus tertius

Tendo musculi extensoris hallucis brevis

Abb. 8.2-83 Muskeln des rechten Unterschenkels und Fußes von vorn.

tinaculums bildet eine Schlinge für den M. extensor digitorum longus und ist durch einen Stiel im Sinus tarsi befestigt (**„Lig. fundiforme"**). Häufig fehlt der vom lateralen Malleolus kommende Schenkel, wodurch das Band dann Y-förmig gestaltet wird. Die laterale Kalkaneusregion wird von dem oberen und unteren **Retinaculum musculorum peroneorum** überspannt, die mediale Kalkaneusregion unterhalb des Malleolus medialis vom **Retinaculum musculorum flexorum.**

Die Rückenfaszie des Fußes, *Fascia dorsalis pedis,* schließt sich unmittelbar an die dorsalen und lateralen Retinacula an. Durch ihren Ansatz an den Rändern des Fußes umhüllt sie ein *Spatium dorsale,* dessen Inhalt sich bei einer Schwellung nicht über seine Grenzen hinaus seitlich ausbreiten kann, und als **Fußrückenschwellung** deutlich in Erscheinung tritt.

Durch die **Retinacula** werden die Sehnen der vorderen Muskeln, die sich im freien Spiel bei der Kontraktion von der Unterlage abheben würden, gegen das Skelett zurückgehalten. Dieses Prinzip war bereits Vesalius bekannt (Abb. 8.2-82). Die Retinacula werden also bei der Kontraktion der Muskeln durch die andrängenden Sehnen gespannt und übertragen diese Spannung auf das Skelett. So erhält bei dorsal bewegtem Fuß die Fußwurzel eine zusätzliche Verspannung durch das Kreuz- oder Y-förmige Retinaculum extensorum, das auch beim Zehenstand gespannt werden kann.

11.2 Vordere oder Extensorengruppe

M. tibialis anterior
M. extensor hallucis longus
M. extensor digitorum longus
M. peroneus tertius

Die Muskeln liegen in dem Raum zwischen Tibia und Fibula, der in der Tiefe von der Membrana interossea cruris abgeschlossen ist. Sie werden vom **N. fibularis** *[peroneus]* **profundus** versorgt.

M. tibialis anterior

Der vordere Schienbeinmuskel, *M. tibialis anterior* (Abb. 8.2-83 u. 84), entspringt von der lateralen Fläche der Tibia, der Membrana interossea und im obersten Teil von der Fascia cruris. Im unteren Drittel des Unterschenkels erscheint an der Oberfläche eine starke Sehne, die durch das mediale Fach des Retinaculum musculorum extensorum inferius tritt und am Innenrand des Fußes zur plantaren Fläche von **Cuneiforme mediale** und **Metatarsale I** verläuft (s. Abb. 8.2-68, 72 u. 94). Zwischen der Sehne und den beiden Knochen liegt ein Schleimbeutel, die *Bursa subtendinea musculi tibialis anterioris.* Bei der Kontraktion quillt der Muskelbauch über das Niveau der vorderen Schienbeinkante vor, und die Sehne ist dann als dicker Strang am Fußrücken sichtbar. Beim statischen Plattknickfuß ist sie oft gespannt.

Funktion: Die Wirkung des Muskels ergibt sich aus seiner Lage zu den Achsen der Sprunggelenke (s. Abb. 8.2-93). Daraus folgt, daß er zunächst ein **Dorsalextensor** ist, der sowohl die freie Fußspitze hebt als auch beim Standbein im Gehen den Unterschenkel dem Fußrücken nähert. Beim Stehen auf einem Fuß verhindert der Tibialis anterior ein Umfallen nach hinten außen. Nach langen Märschen wird die Extensorengruppe durch Überanstrengung schmerzhaft, man stolpert leichter, da die Fußspitze des Schwingbeins nicht mehr genügend gehoben wird (s. o. Kap. 8.2.11.1 „Tibialis-anterior-Syndrom"). Da seine Sehne auf die Plantarseite übergreift und dadurch den Großzehenstrahl dorsalwärts dreht, ist der Muskel ein **schwacher Supinator** (s. Abb. 8.2-93).

Beim ruhigen Stehen ist er nicht gespannt, wohl aber, wenn der Körperschwerpunkt sich nach hinten verlagert. Bei einer **Lähmung** dieses stärksten Dorsalextensors sinkt die Fußspitze herab in Spitzfußstellung, eine gerade Dorsalextension des Fußes ist nicht mehr möglich, da die verbliebenen Dorsalextensoren ihre pronatorische Komponente zur Geltung bringen. Ferner kann in dorsalgehobener Stellung der Fuß nicht mehr supiniert werden.

Die Sehnenscheide, *Vagina tendinis musculi tibialis anterioris,* ist etwa 9 cm lang und reicht bis zur Chopartschen Gelenklinie. An beiden Enden umgreift sie die Sehne nur auf deren Vorderfläche.

M. extensor hallucis longus

Langer Großzehenstrecker, *M. extensor hallucis longus* (Abb. 8.2-81 u. 83). Der **Ursprung** des Muskels ist von seinen beiden Nachbarn verdeckt und befindet sich am Mittelstück der *Fibula* und der *Membrana interossea.* Die an der Vorderseite des halbgefiederten Muskels freiwerdende Sehne dringt, von einer Sehnenscheide, der *Vagina tendinis musculi extensoris longi,* umhüllt, durch das mittlere Fach des *Retinaculum musculorum extensorum inferius,* und verläuft etwas schräg nach medial zum Großzehenstrahl. Hier **inseriert** sie an der **Basis der Endphalanx,** geht aber auch schwächere Verbindungen mit der Grundphalanx ein. Eine Dorsalaponeurose ist bei der Großzehe nicht ausgebildet.
Funktion: Die Wirkung besteht in einer Dorsalstreckung beider Phalangen der Großzehe, aber auch in einer Hebung der Fußspitze.

Besteht ein sog. *Hallux valgus* (s. Abb. 8.2-78 u. Kap. 8.2.10.5), rutscht die Sehne an den lateralen Rand des ersten Strahls und verstärkt den Zustand.

M. extensor digitorum longus

Der lange Zehenstrecker, *M. extensor digitorum longus* (Abb. 8.2-81, 83 u. 84), liegt proximal neben der lateralen Seite des Tibialis anterior, von dem er durch ein sehniges Blatt getrennt ist; distalwärts schiebt sich zwischen beide Muskeln der Extensor hallucis longus ein. Die **Ursprünge** reichen vom *Condylus lateralis tibiae* über die vordere Kante der Fibula zur *Membrana interossea.* Auch die aponeurotische Fascia cruris bietet Ursprünge. Die an der Vorderfläche entstehende Sehne spaltet sich noch am Unterschenkel in vier Sehnen für die lateralen Zehen. Diese treten, von einer Sehnenscheide, der *Vagina tendinum musculi extensoris digitorum pedis longi,* um-

hüllt, durch ein besonderes Fach im Mittelabschnitt des *Retinaculum musculorum extensorum inferius,* und verbreitern sich distalwärts zur **Dorsalaponeurose** der zweiten bis fünften Zehe.

Besteht noch eine fünfte Sehne, tritt diese zum lateralen Fußrand und erreicht hier die Basis des Metatarsale IV oder V. Hierin kann man das erste Stadium der Abgliederung eines neuen Muskels sehen, den **M. peroneus tertius.** Die Abspaltung eines besonderen Muskelbauchs aus dem des Extensor digitorum longus kann unter Bildung eines Verschiebespalts bis zur völligen Selbständigkeit führen, so daß der Peroneus tertius viele Stufen seiner Abspaltung zeigen kann.

Gelegentlich bekommen auch die anderen Sehnen getrennte Muskelbäuche, wodurch eine größere Selbständigkeit in den Bewegungen der Einzelzehen möglich wird. Wir haben hier Beispiele einer zu- und abnehmenden Sonderung eines Muskelsystems.
Funktion: Die Wirkung des Extensor digitorum longus besteht in der **Dorsalextension** der zweiten bis fünften Zehe und des ganzen Fußes. Dabei wirkt er **pronierend** auf den Fuß, wobei der Peroneus tertius das günstigste Moment hat. Bei einer **Lähmung** erfolgt durch Überwiegen der Beuger und Supinatoren Plantarflexion des Fußes in supinatorischer Stellung. Der Fuß wird beim Gehen mit dem äußeren Fußrand aufgesetzt. Störend wirkt die Lähmung der Zehenstrecker auch beim Anziehen des Strumpfes oder Stiefels, da die Zehen leicht plantarwärts umklappen.

11.3 Laterale oder Peroneusgruppe

> *M. peroneus longus*
> *M. peroneus brevis*

Sie bedecken die Fibula (griech.: Perone) mit ihren Ursprüngen und lassen nur das distale Ende frei. Die Muskeln haben eine eigene Faszienloge und einen eigenen Nerven: **N. fibularis superficialis.** Durch den Verlauf ihrer Sehnen hinter dem Knöchel gelangen sie hinter die Achse des oberen Sprunggelenks und verstärken damit die **Plantarflexoren** (s. Abb. 8.2-93). Dieser Zuwachs der Plantarflexoren, die gegen die Körperschwere arbeiten müssen, ist für den aufrechten Gang von Wichtigkeit, zumal bei manchen Tieren die Peronei vor dem lateralen Knöchel verlaufen und damit zu Extensoren werden. Durch ihre Lage am lateralen Fußrand werden sie zu **Pronatoren.**

M. peroneus longus

Der lange Wadenbeinmuskel (Abb. 8.2-84) ist doppelt gefiedert und **entspringt** vom Kopf und **oberen Schaftende der Fibula** sowie von den fibrösen Wänden seiner Loge (Septa intermuscularia cruris anterius und posterius und Fascia cruris). Seine Sehne gleitet zunächst in einer Furche des Peroneus brevis, bedeckt die **Sehne** des letzteren und begibt sich mit ihr zusammen **hinter den Malleolus lateralis.** Dort werden beide Sehnen von einer gemeinsamen Scheide, *Vagina musculorum peroneorum communis,* umhüllt und durch einen Bandzug, *Retinaculum musculorum peroneorum superius,* festgehalten. Die Sehne des Peroneus longus verläuft dann im Bogen

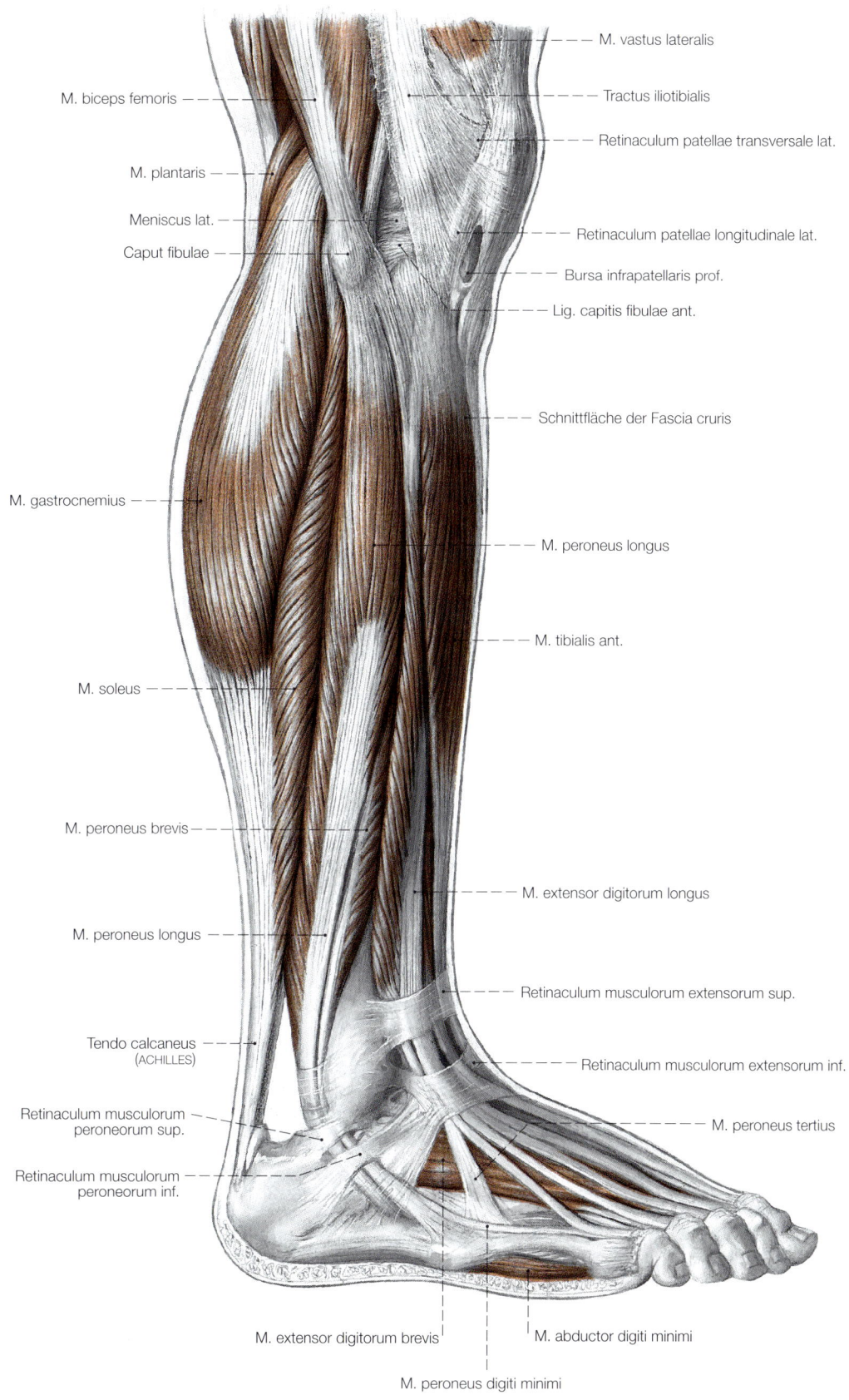

M. vastus lateralis

M. biceps femoris

Tractus iliotibialis

Retinaculum patellae transversale lat.

M. plantaris

Meniscus lat.

Caput fibulae

Retinaculum patellae longitudinale lat.

Bursa infrapatellaris prof.

Lig. capitis fibulae ant.

Schnittfläche der Fascia cruris

M. gastrocnemius

M. peroneus longus

M. tibialis ant.

M. soleus

M. peroneus brevis

M. extensor digitorum longus

M. peroneus longus

Retinaculum musculorum extensorum sup.

Tendo calcaneus
(ACHILLES)

Retinaculum musculorum extensorum inf.

Retinaculum musculorum
peroneorum sup.

M. peroneus tertius

Retinaculum musculorum
peroneorum inf.

M. extensor digitorum brevis

M. abductor digiti minimi

M. peroneus digiti minimi

Abb. 8.2-84   Muskeln des rechten Unterschenkels von lateral.

zur Seite des Kalkaneus, wo sie unterhalb eines kleinen Knochenfortsatzes des Kalkaneus, der *Trochlea peronealis*, eine zweite Fessel durch das *Retinaculum musculorum peroneorum inferius* erhält. Am Sulcus tendineus des **Kuboid** enthält die Sehne eine faserknorpelige Auflagerung oder in 10% ein Sesambein *(Os peroneum)*. Die Sehne biegt dann um den lateralen Fußrand zur Fußsohle, verläuft hier schräg nach vorn zum medialen Fußrand und inseriert an der Basis des **Metatarsale I** und **Cuneiforme mediale** (Abb. 8.2-61 u. 88).

Die bei der Kontraktion des Muskels wirkende Kraft weist eine Quer- und eine Längskomponente auf (Abb. 8.2-85). Die **Querwölbung** des Fußes wird dadurch wie ein Bogen durch seine Sehne verspannt.

Beim Umbiegen auf die Fußsohle wird die Sehne auf einer faserknorpeligen Facette der Tuberositas ossis cuboidei in den osteofibrösen Kanal *(Canalis plantae)* geleitet, der vom Lig. plantare longum überbrückt wird.

Auf der Fußsohle ist die Sehne von neuem in eine Sehnenscheide, *Vagina tendinis musculi peronei longi plantaris*, eingebettet.

Bei häufigem Umkippen des Fußes nach innen können durch ruckartige Dehnung der Peronei die oberen Retinacula gelockert oder zerrissen werden, so daß es zu einer Verlagerung (**habituelle Luxation**) der Peroneus-Sehne über den äußeren Knöchel nach vorn kommt. Der Muskel wird dann zu einem Extensor. Diese krankhafte Erscheinung zeigt uns die Bedeutung der Retinacula.

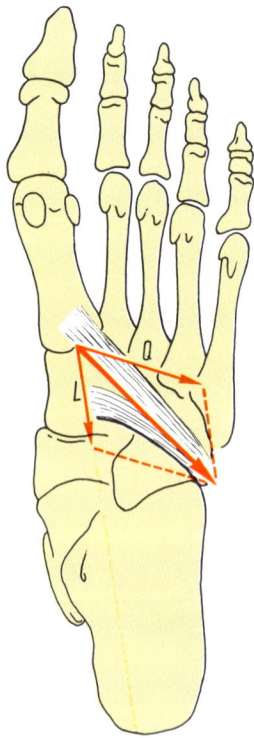

Abb. 8.2-85 Beitrag des M. peroneus longus zur Verspannung der Fußgewölbe. Ansicht des Fußskeletts von plantar. Die in der Verlaufsrichtung der Sehne wirkende Kraft kann in eine Querkomponente (Q) und in eine Längskomponente (L) zerlegt werden. Mit der Querkomponente wird die Querwölbung im Bereich des Vorfußes verspannt, mit der Längskomponente das Längsgewölbe. (KUMMER [7])

M. peroneus brevis

Im Vergleich zum Peroneus longus erscheint der kurze Wadenbeinmuskel (Abb. 8.2-84) mit seinen **Ursprüngen** in der Loge nach abwärts gerutscht, indem er nur vom **distalen Teil der Fibula** bis in die Nähe des Malleolus entspringt. Das oberflächliche Sehnenblatt des Brevis dient dem Longus als Gleitschiene. Die freie Sehne läuft zu der an der Hinterfläche des Malleolus lateralis befindlichen Furche und zieht in der gemeinsamen Sehnenscheide, *Vagina musculorum peroneorum communis*, von da ab vor die Endsehne des Longus zum lateralen Fußrand, wo sie an dem vorspringenden Höcker der **Tuberositas ossis metatarsalis V** (quinti) **inseriert** (Abb. 8.2-84). Eine dünne Fortsetzung der Sehne läuft in 60% zur Dorsalaponeurose der fünften Zehe (**M. peroneus digiti minimi**). Eine Abspaltung des Muskels kann zum Kuboid oder in die Kleinzehensehne des M. extensor digitorum longus ziehen (**M. peroneus quartus**).

Funktion der Peronei: Die Muskelsehnen liegen hinter der Achse des oberen Sprunggelenks und sind demnach **Plantarflexoren**. Sie liegen lateral von der Achse des unteren Sprunggelenkes und werden damit zu **Pronatoren**. Sind diese Muskeln **gelähmt,** was als Folge der spinalen Kinderlähmung oder bei Verletzung des N. fibularis superficialis vorkommt, wird der Fuß durch das Übergewicht der Supinatoren einwärtsgekantet. Am Standfuß ziehen die Peronei den Unterschenkel nach hinten außen bzw. verhindern ein Umfallen des Körpers nach vorn innen.

Da der Peroneus longus bei der Plantarflexion gleichzeitig proniert, steuert er der supinatorischen Komponente des Triceps surae entgegen und bewirkt mit ihm zusammen eine gerade Plantarflexion (**Flexorengleichgewicht**). Der Peroneus brevis allein kann die supinatorische Komponente der anderen Plantarflexoren nicht überwinden.

11.4 Tiefe Wadenmuskeln

> *M. tibialis posterior*
> *M. flexor hallucis longus*
> *M. flexor digitorum longus*
> *M. popliteus*

Die Sehnen der ersten drei Muskeln gelangen von medial her auf die Fußsohle, indem sie hinter dem Schienbeinknöchel herabziehen und das mediale Gewölbe der Fußwurzel als Durchlaß und Widerlager benutzen. Die Sehnen untergurten auf diesem Weg den Talus und das Sustentaculum tali und stützen dabei eine kritische Stelle im Gefüge des Fußes. Indem sie von medial her die Achse des unteren Sprunggelenks überschneiden, werden die drei Muskeln zu **Supinatoren** des Fußes. **Innervation:** *N. tibialis.*

M. tibialis posterior

Der hintere Schienbeinmuskel (Abb. 8.2-86) nimmt im Ursprungsrahmen der tiefen Beuger das mittlere Feld ein,

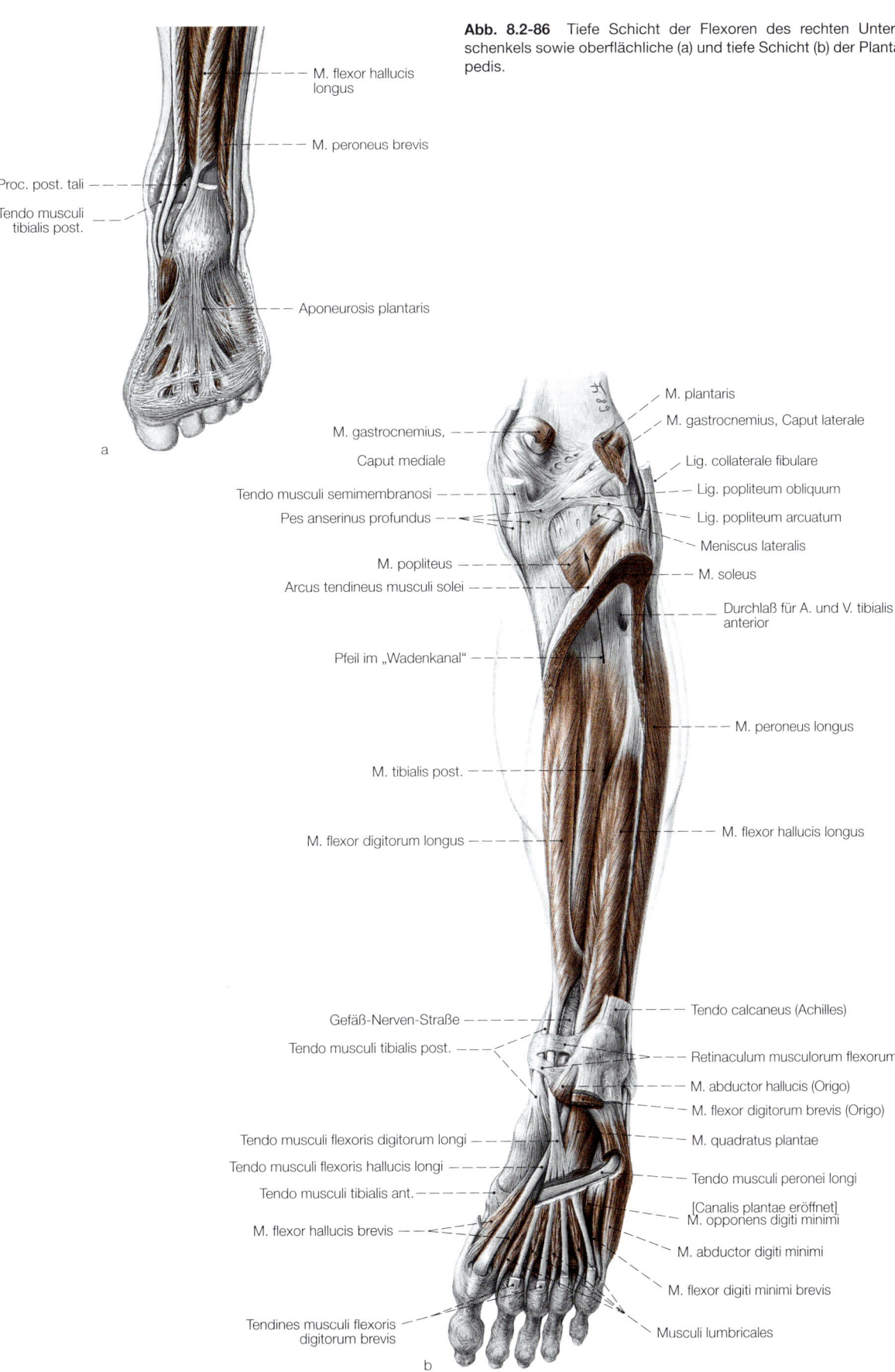

Abb. 8.2-86 Tiefe Schicht der Flexoren des rechten Unterschenkels sowie oberflächliche (a) und tiefe Schicht (b) der Planta pedis.

M. flexor hallucis longus

M. peroneus brevis

Proc. post. tali

Tendo musculi tibialis post.

Aponeurosis plantaris

a

M. plantaris

M. gastrocnemius, Caput laterale

M. gastrocnemius, Caput mediale

Lig. collaterale fibulare

Tendo musculi semimembranosi

Lig. popliteum obliquum

Pes anserinus profundus

Lig. popliteum arcuatum

Meniscus lateralis

M. popliteus

M. soleus

Arcus tendineus musculi solei

Durchlaß für A. und V. tibialis anterior

Pfeil im „Wadenkanal"

M. peroneus longus

M. tibialis post.

M. flexor hallucis longus

M. flexor digitorum longus

Tendo calcaneus (Achilles)

Gefäß-Nerven-Straße

Retinaculum musculorum flexorum

Tendo musculi tibialis post.

M. abductor hallucis (Origo)

M. flexor digitorum brevis (Origo)

Tendo musculi flexoris digitorum longi

M. quadratus plantae

Tendo musculi flexoris hallucis longi

Tendo musculi peronei longi

Tendo musculi tibialis ant.

[Canalis plantae eröffnet]
M. opponens digiti minimi

M. flexor hallucis brevis

M. abductor digiti minimi

M. flexor digiti minimi brevis

Tendines musculi flexoris digitorum brevis

Musculi lumbricales

b

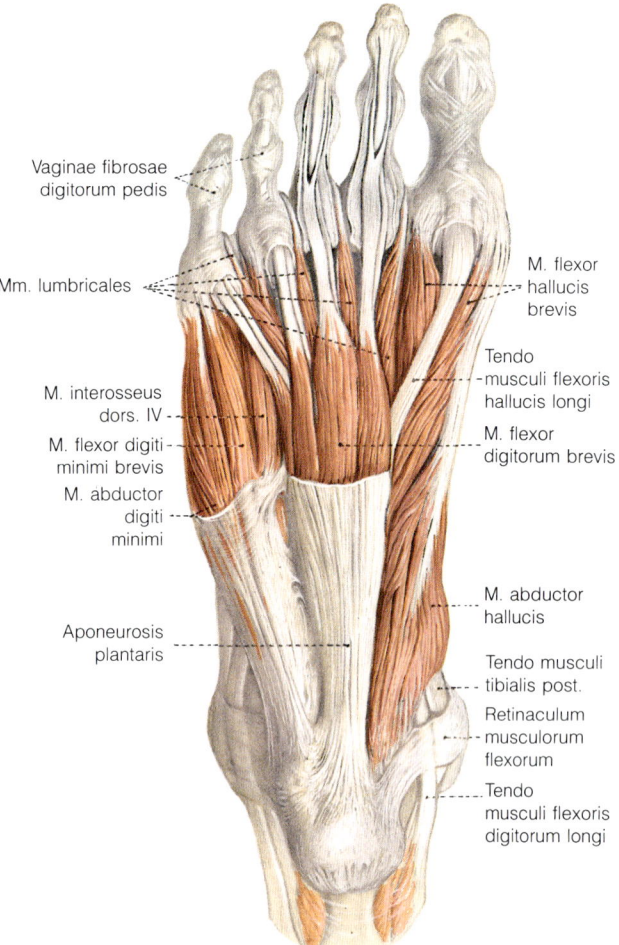

Vaginae fibrosae
digitorum pedis

Mm. lumbricales

M. interosseus
dors. IV

M. flexor digiti
minimi brevis

M. abductor
digiti
minimi

Aponeurosis
plantaris

M. flexor
hallucis
brevis

Tendo
musculi flexoris
hallucis longi

M. flexor
digitorum brevis

M. abductor
hallucis

Tendo musculi
tibialis post.

Retinaculum
musculorum
flexorum

Tendo
musculi flexoris
digitorum longi

Abb. 8.2-87 Muskeln der Fußsohle des rechten Fußes, oberflächliche Schicht. Aponeurosis plantaris in der distalen Hälfte der Fußsohle entfernt.

indem er den Raum zwischen den beiden Unterschenkelknochen füllt. Obwohl er Schienbeinmuskel heißt, hat er am Schienbein nur ein kleines, proximal gelegenes Ursprungsfeld, von dem aus er die **Membrana interossea** bis zur *Fibula* besetzt.

Die Sehne des gefiederten Muskels unterkreuzt den Flexor digitorum longus etwa 5–8 cm oberhalb des *Malleolus medialis* **(Chiasma cruris),** biegt im Sulcus malleolaris medialis um den Knöchel und erreicht als oberste der drei Beugesehnen den **medialen Fußrand.** Hier wird sie auf dem Lig. mediale durch das *Retinaculum musculorum flexorum* festgehalten (Abb. 8.2-86) und von einer Sehnenscheide, *Vagina tendinum musculi tibialis posterioris,* umhüllt.

Der Hauptstrang der Endsehne **inseriert** an der **Tuberositas ossis navicularis** und strahlt weiter zum **Cuneiforme mediale;** andere Bündel strahlen in schräger Richtung fächerartig durch die Fußsohle (sog. **Ramus plantaris**) und erreichen das Cuneiforme intermedium und laterale, oft noch weiter reichend (Abb. 8.2-88).

Rückläufige Faserzüge verankern die Sehne am Sustentaculum tali des Kalkaneus, wodurch eine Aufhängung des plantaren Sehnenfächers am Rückfuß erfolgt.
Funktion: Der Tibialis posterior ist von den tiefen Beugern der **stärkste Supinator,** aber der **schwächste Plantarflexor.** Ist er isoliert **gelähmt** oder geschädigt, so kommt es bereits zum Knickfuß *(Pes valgus),* bei dem in der Ansicht von hinten die Längsachse des Unterschenkels im Bereich der Ferse nach außen abgeknickt ist (Abb. 8.2-63). Dabei finden in der Fußwurzel jene Verdrehungen statt, die früher als verstärkte Pronation des Rückfußes geschildert wurden und zur Abflachung der Fußwölbung führen.

Zusammen **mit dem Peroneus longus** bildet er einen wirksamen **Kreuzverband unter der Fußwurzel,** durch den die Wölbung verspannt wird.

M. flexor hallucis longus

Der lange Großzehenbeuger (Abb. 8.2-86) **entspringt** als stärkster Muskel der tiefen Gruppe am weitesten **distal an der Fibula** und der **Membrana interossea.** Der gefiederte Muskelbauch reicht bis zum Knöchel nach abwärts. Die Sehne wird in einer besonderen Rinne (Sulcus tendinis) unterhalb des Tuberculum posterius des Talus und **Sustentaculum tali** des Kalkaneus von einer Sehnenscheide, *Vagina tendinis musculi flexoris hallucis longi,* umhüllt zur Fußsohle geleitet und befestigt sich an der Endphalanx der großen Zehe. Auf der Fußsohle unterkreuzt sie die Sehne des Flexor digitorum longus **(Chiasma plantae)** und geht mit ihr Verbindungen ein (Abb. 8.2-89).

Meist zweigen sich am Chiasma Bündel aus der Sehne des *Flexor hallucis longus* ab, die sich den Sehnen des Flexor digitorum longus anschließen und mit ihnen zur zweiten bis dritten, seltener auch vierten Zehe gelangen. Auf diese Weise wird der Flexor digitorum longus durch Abzweigungen des Flexor hallucis longus verstärkt, so daß der letztere sich nicht auf die Großzehe beschränkt, sondern **wie ein zweiter Zehenbeuger** erscheint.
Funktion: Die flektorische Wirkung auf die Großzehe kommt zur Geltung beim Abrollen des Fußes vom Boden. Dabei hat die Großzehe eine besondere Bedeutung, sie wird an den Boden gepreßt, und der Muskel leistet Widerstand, wenn die Abrollung über den ersten Mittelfußkopf erfolgt. So sind die Großzehe und ihr Beugemuskel besonders kräftig. Der Muskel zieht die Großzehe gleichzeitig etwas lateralwärts. Auf den ganzen Fuß wirkt der Muskel wie alle hinteren Muskeln des Unterschenkels als **Plantarflexor** und **Supinator.**

Seine **Haltefunktion** kommt dem medialen Fußrand zugute. Er zieht das Sustentaculum tali nach oben und **verhindert** damit das **Umkippen des Kalkaneus** nach innen. Der Flexor hallucis longus verspannt den medialen Fußrand in der Längsrichtung. Dabei wird er unterstützt vom Tibialis posterior, dessen Sehne aber kürzer ist. Dem lateralen Fußrand fehlt eine solche Längsverspannung durch lange Sehnen, dafür besitzt er das Lig. plantare longum. Der erhöhte mediale Fußrand wird mehr durch aktive, der laterale mehr durch passive Faktoren gestützt.

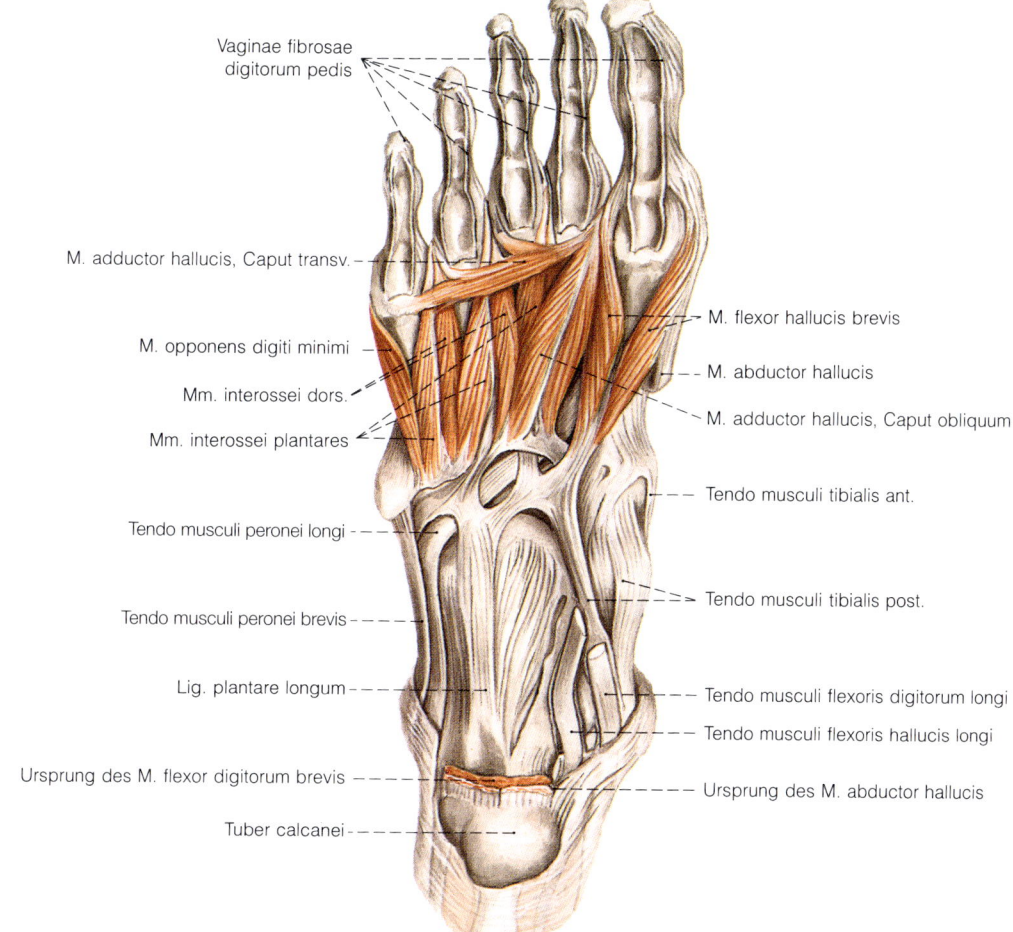

Vaginae fibrosae
digitorum pedis

M. adductor hallucis, Caput transv.

M. opponens digiti minimi

Mm. interossei dors.

Mm. interossei plantares

Tendo musculi peronei longi

Tendo musculi peronei brevis

Lig. plantare longum

Ursprung des M. flexor digitorum brevis

Tuber calcanei

M. flexor hallucis brevis

M. abductor hallucis

M. adductor hallucis, Caput obliquum

Tendo musculi tibialis ant.

Tendo musculi tibialis post.

Tendo musculi flexoris digitorum longi

Tendo musculi flexoris hallucis longi

Ursprung des M. abductor hallucis

Abb. 8.2-88 Muskeln der rechten Fußsohle, tiefste Schicht.

M. flexor digitorum longus

Der lange Zehenbeuger (Abb. 8.2-86) **entspringt** von der **Rückseite der Tibia** distal vom M. soleus. Meist greift er auf die Faszie des benachbarten Tibialis posterior über und erreicht auf dieser Brücke die Fibula. Oberhalb des inneren Knöchels wird seine Sehne unterkreuzt von der Sehne des Tibialis posterior (**Chiasma cruris,** s.o.). Die Flexorsehne umgibt sich dann mit einer Sehnenscheide und zieht oberhalb des Sustentaculum tali am **Gelenkspalt der Art. subtalaris** vorbei (Stelle zum Aufsuchen des Gelenkspaltes!). Auf der Fußsohle erfolgt die früher beschriebene Unterkreuzung durch die dorsal liegende Sehne des Flexor hallucis longus **(Chiasma plantae)** und anschließend die Aufteilung in vier Sehnenzipfel, die sich nach schrägem Verlauf an den Basen der **Endphalangen** befestigen (Abb. 8.2-89). Vor der Insertion durchbohren sie die oberflächlich liegenden Sehnen des kurzen Zehenbeugers.

Funktion: Die Wirkung des Muskels besteht in der **Anklammerung der Zehen** an den Boden, besonders bei dem Abrollen des Fußes, jedoch ist seine Kraft geringer als die des Großzehenbeugers, wodurch wiederum die Bedeutung der Großzehe betont wird. Auf den freibeweglichen Fuß im ganzen wirkt er als **Plantarflexor** und **Supinator,** im zweiten Sinne stärker als im ersten. Seine Haltefunktion bei der Unterstützung der Fußwölbung ergibt sich aus der Lage seiner Sehnen.

Am inneren Knöchel, in der sog. **Regio malleolaris medialis,** liegen in der Richtung von dorsal nach plantar die **Sehnen in folgender Reihenfolge:** 1. Tibialis posterior, 2. Flexor digitorum longus, 3. Flexor hallucis longus. In dieser Reihenfolge vergrößert sich auch ihr Abstand von der Knöchelachse.

Jede für sich ist an dieser Reibestelle von einer Sehnenscheide, Vagina tendinis, umgeben, alle drei werden umfaßt durch das *Retinaculum musculorum flexorum.* Ein Fach unter dem Retinakulum dient dem Durchtritt der Nerven und Blutgefäße der Fußsohle. An den Zehen liegen die Beugesehnen in Sehnenscheiden, deren Wand durch Ring- und Kreuzfaserzüge verstärkt ist.

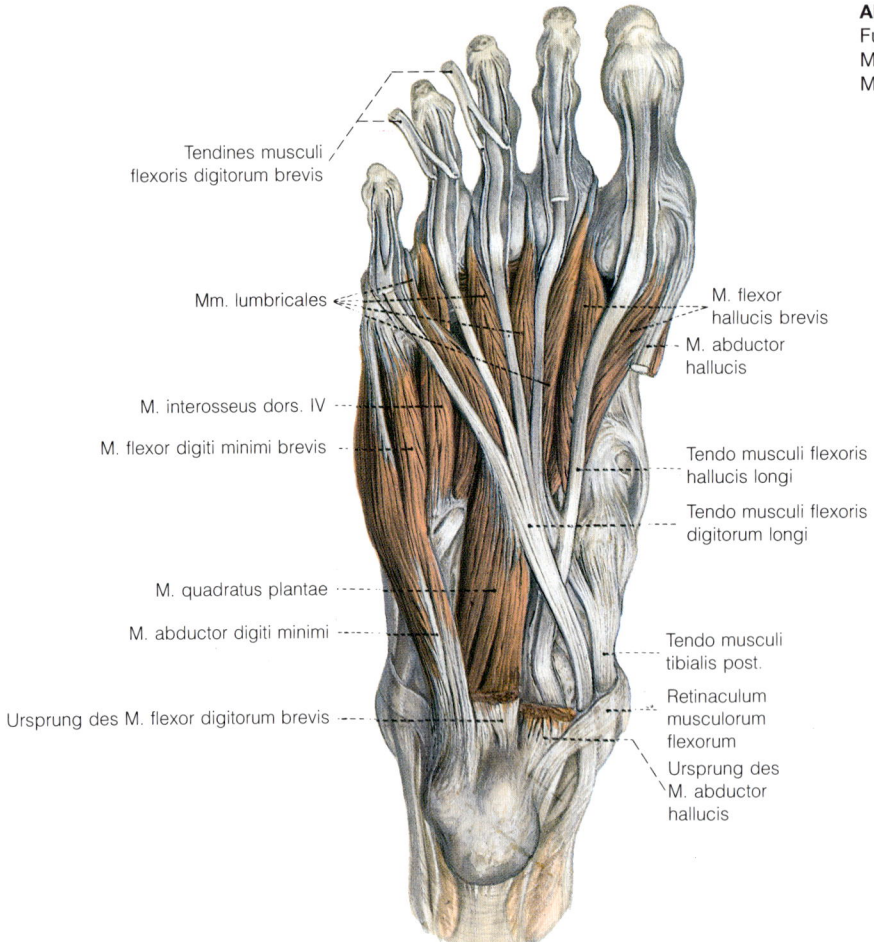

Abb. 8.2-89 Muskeln der rechten Fußsohle nach Entfernung des M. flexor digitorum brevis und des M. abductor hallucis.

Tendines musculi flexoris digitorum brevis

Mm. lumbricales

M. interosseus dors. IV

M. flexor digiti minimi brevis

M. quadratus plantae

M. abductor digiti minimi

Ursprung des M. flexor digitorum brevis

M. flexor hallucis brevis

M. abductor hallucis

Tendo musculi flexoris hallucis longi

Tendo musculi flexoris digitorum longi

Tendo musculi tibialis post.

Retinaculum musculorum flexorum

Ursprung des M. abductor hallucis

M. popliteus

Der Kniekehlenmuskel (Abb. 8.2-86) liegt versteckt in der Tiefe der Kniekehle und **entspringt,** bedeckt vom lateralen Seitenband des Kniegelenkes, an der **Außenseite des Condylus lateralis femoris.** Einige Fasern entspringen vom Caput fibulae und vom hinteren Horn des lateralen Meniskus (Abb. 8.2-86). Er verläuft schräg **abwärts zur Tibia,** wo er unterhalb des medialen Kondylus bis herab zur Linea musculi solei seinen Ansatz findet. Unter der Ursprungssehne liegt ein Schleimbeutel, **Recessus subpopliteus,** der stets mit der Kniegelenkhöhle kommuniziert.
Funktion: Der vom Condylus lateralis stammende Hauptteil des Muskels gelangt vor die Beugeachse und hat deshalb eine **schwach streckende Funktion** auf das Gelenk. Er wird bei der Beugung des Knies gedehnt und kann die initiale **Innenrotation** bei Beugung des Knies auslösen. Da er dorsal mit der Kniegelenkskapsel verwachsen ist, schützt er diese vor Einklemmung.

11.5 Oberflächliche Wadenmuskeln

M. gastrocnemius
M. soleus } *Triceps surae*
M. plantaris
Innervation: *N. tibialis*

M. gastrocnemius

Der äußere Wadenmuskel (Abb. 8.2-84) **entspringt** von der Rückseite der **Condyli femoris** mit zwei Köpfen, die sich unter spitzem Winkel treffen und dabei die Kniekehle kaudal begrenzen. Die Ursprungssehnen bedecken hinten seitlich die Muskelbäuche und bieten den vorbeistreichenden Sehnen der ischiokruralen Muskulatur eine glatte Verschiebefläche, die jederseits noch durch einen Schleimbeutel, *Bursae subtendineae musculi gastrocnemii medialis et lateralis,* geschützt wird. Nach der Verschmelzung der Muskelbäuche entsteht auf der Vorderfläche eine breite Endsehne, die mit der des Soleus verschmilzt und die **Achillessehne** (Tendo calcaneus) bilden hilft. Die Abgrenzung des Muskelfleisches gegen die Endsehne tritt beim Lebenden hervor.

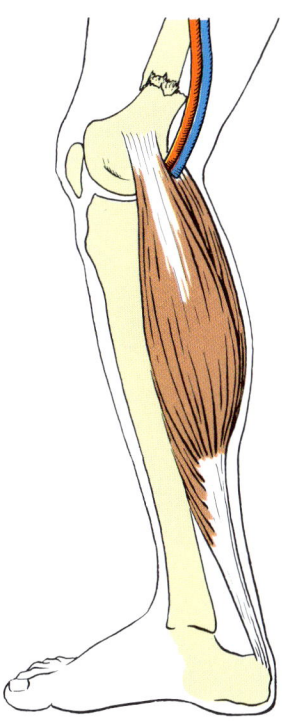

Abb. 8.2-90 Bei einer suprakondylären Femurfraktur kann das Bruchende durch den Zug der Gastroknemiusköpfe nach dorsal verlagert werden und die Blutgefäße der Kniekehle (A. und V. poplitea) gefährden.

Der mediale Kopf, **Caput mediale,** ist der kräftigere und hat sich in der Entwicklung vom lateralen Kopf abgespalten. Der laterale Kopf, **Caput laterale,** enthält in einem Drittel der Fälle ein Sesambein **(Fabella).** Beim Bruch des Femur oberhalb der Kondylen ziehen die Gastroknemiusköpfe das untere Bruchstück im Sinne einer Beugung nach hinten (Abb. 8.2-90). Bei spitzwinkliger Kniebeugung erzeugt die Sehne des Semitendinosus eine tiefe Furche auf dem medialen Kopf.

M. soleus

Der Schollenmuskel (Abb. 8.2-84) **entspringt** vom Kopf und dem oberen Drittel der **Fibula** sowie von der **Tibia.** Der Zwischenraum zwischen diesen Haftpunkten (Linea musculi solei) wird überbrückt durch eine **Muskelarkade,** *Arcus tendineus musculi solei,* die einen sehnigen Rand besitzt und einen Durchlaß für A. et V. poplitea und N. tibialis freigibt ("Wadenkanal"). Der kräftige Muskelbauch quillt unter den Seitenrändern des Gastroknemius vor und reicht weiter nach abwärts als der letztere. Ein Teil seiner Endsehne wird auf der Oberfläche sichtbar und verbindet sich mit jener des Gastroknemius zur **Achillessehne.**

Das innere Gefüge des Muskels ist dadurch kompliziert, daß sich Sehnenblätter auch in das Innere des Muskels einschieben, wodurch eine Unterteilung in kür-

zere Faserabschnitte mit verschiedenen Ursprungswinkeln zustande kommt. Für eine grobe Einteilung lassen sich eine oberflächliche und eine tiefe Lage unterscheiden.

M. plantaris

Der lange Sohlenmuskel (Abb. 8.2-84 u. 86) kann ganz fehlen. Der kurze schlanke Muskelbauch **entspringt** vom **Condylus lateralis femoris** und der Gelenkkapsel in der Höhe des lateralen Gastroknemiuskopfes, dem er sich anschmiegt. Die schmale, aber sehr lange Endsehne verläuft zwischen Gastroknemius und Soleus medialwärts herab und inseriert früher oder später in der **Soleusfaszie** oder erreicht den **Kalkaneus,** selten die **Plantaraponeurose** (wie der M. palmaris longus der Hand).

Achillessehne

Die Achillessehne, *Tendo calcaneus,* zieht als die **stärkste Sehne des Körpers** an der Hinterfläche des Kalkaneus herab, verbreitert sich kappenförmig und findet ihren Ansatz am unteren Rand des **Tuber calcanei.** Zwischen dem oberen glatten Teil des Tuber und der Sehne befindet sich ein Schleimbeutel, **Bursa tendinis** *calcanei* (Abb. 8.2-67).

Selbst diese starke Sehne kann beim Vorliegen einer **erworbenen Degeneration** ihrer kollagenen Faserbündel (meist als Folge kleinerer Verletzungen, Achillodynie) auch unter den Bedingungen einer noch physiologischen Beanspruchung reißen **(spontane Achillessehnenruptur).** Im Ansatzgebiet der Achillessehne kann sich auch der **dorsale Fersensporn** entwickeln, ein Knochenvorsprung, auf den das Schuhwerk drücken und zu entzündlichen Veränderungen in diesem Bereich führen kann (HAGLUND-Ferse).

Von den tiefer liegenden Muskeln der Wade steht die Achillessehne ab, so daß unter ihr ein Raum entsteht, der von einem **subtendinösen Fettkörper** und lockerem Bindegewebe erfüllt ist. Diese Fettmassen dienen als verschiebliches Gleitlager, das sich den wechselnden Raumverhältnissen anpaßt. So hebt sich die Sehne vom Unterschenkel weiter ab, wenn man sich bei gebeugtem Knie auf die Zehen erhebt. Dabei wird der fetterfüllte Raum tiefer und schmaler. Ähnlich wirkt der Schleimbeutel **(Bursa tendinis calcanei)** zwischen Fersenbein und Achillessehne.

Funktion des M. triceps surae

Der Triceps surae ist der **kräftigste Fußsenker.** Er preßt die Sohle an den Boden, bewirkt das **Erheben auf die Zehenspitzen** und das Abhebeln des Fußes vom Boden beim Gehen, Laufen, Springen. Bei **Lähmung** der Wadenmuskeln wird der Gang erschwert, die Kraft der übrigen Plantarflexoren reicht nicht aus, um die Körperlast auf die Fußspitzen zu erheben. Der Fuß des Schwungbeins wird in abnormer Dorsalextension nach vorn gebracht.

Da er medial von der Achse des unteren Sprunggelenkes inseriert, bewirkt der Muskel zugleich eine **Inversion** des **Rückfußes** (Abb. 8.2-93). Er zählt damit zu den Supinatoren.

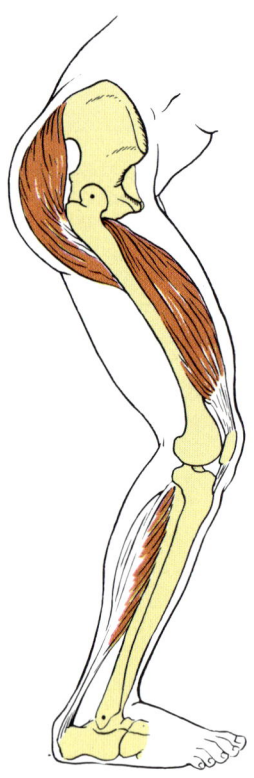

Abb. 8.2-91   Schematische Darstellung der drei wichtigen Muskeln (Mm. gluteus maximus, quadriceps femoris und soleus), die das Einknicken der Beinsäule bremsen.

knemius gedehnt und verhindert die maximale Dorsalextension.

Der Soleus kann indirekt auch eine Streckbewegung im Knie hervorrufen. Bei aufgesetztem Fuß kann er den Unterschenkel nach hinten ziehen und dabei das Knie strecken, wenn dem Becken etwa durch Anlehnung des Rückens an eine Wand ein Widerstand geboten und so die Gliederkette geschlossen wird.

Bei **Schwarzafrikanern** ist der Kalkaneus oft länger als bei Europäern. Damit wird das Drehmoment des Triceps surae verbessert, so daß bei weniger stark entwickelter Wadenmuskulatur die gleiche Muskelwirkung erzielt werden kann.

Durch das Hochziehen des Tuber calcanei würde der Trizeps für sich bei belastetem Fuß die Fußwölbung abflachen; dem steht aber die Verspannung der Fußsohle durch andere Muskeln entgegen. Ist der Trizeps **gelähmt** oder ausgeschaltet, überwiegt der Zug der Sohlenmuskulatur. Der Kalkaneus wird schließlich steil gestellt, die Wölbung wird hoch, die Hacke ist gesenkt, die Fußspitze gehoben (**Hackenfuß**, *Pes calcaneus*). Da durch den Ausfall des Trizeps die Pronatoren das Übergewicht bekommen, wird der Fuß auf den medialen Rand gekantet (*Pes calcaneo-valgo-cavus*). Der Kranke tritt nur mit dem Kalkaneus auf, ein Abrollen des Fußes ist nicht mehr möglich, besonders dann nicht, wenn durch den überwiegenden Zug der Dorsalextensoren die Fußspitze gehoben wird.

Beim **Plattfuß** gerät der Kalkaneus häufig in Eversionsstellung (Knickfuß, Valgusstellung). Dadurch kann der Triceps surae seine invertierende Funktion verlieren und dem Zusammenbruch des medialen Fußgewölbes nicht mehr entgegenwirken.

Die **Wirkung des Soleus** beschränkt sich auf den Fußhebel. Er verhindert das Einknicken des Unterschenkels im oberen Sprunggelenk nach vorn und sichert damit den Stand (Abb. 8.2-91). Dazu ist der **Gastroknemius** als **zweigelenkiger Muskel** nicht immer imstande, da er in seiner Wirkung von der Stellung des Kniegelenkes abhängig ist. Wird das Kniegelenk durch den Quadriceps femoris in Streckstellung fixiert, geht seine ganze Wirkung auf den Fußhebel. Aus dieser Stellung kann er die größte Arbeit am Fuß leisten. Daher wird in dem Augenblick die größte Kraft beim Abstoßen vom Boden entwickelt, in dem das Kniegelenk in Streckstellung fixiert ist. Mit zunehmender Streckung des Kniegelenks durch den Quadrizeps steigt also die senkende Kraft auf den Fußhebel. Dieses Ineinandergreifen ist für das Laufen und Springen biologisch sinnvoll. Umgekehrt kann bei spitzwinkliger Kniestellung der Gastroknemius eine Plantarflexion des Fußes nur noch in geringem Umfang ausführen, er muß das zum großen Teil dem Soleus überlassen. Daraus ergibt sich die **Arbeitsteilung zwischen Gastroknemius und Soleus.**

Als zweigelenkiger Muskel zeigt der **Gastroknemius** auch eine sog. **passive Insuffizienz.** Wenn bei gestrecktem Knie der Fuß dorsalextendiert wird, wird der Gastro-

12   Kurze Fußmuskeln und Plantaraponeurose

12.1   Allgemeines

Zahl und Masse der kurzen Fußmuskeln sind sehr beträchtlich. Es überwiegen weitaus die plantaren Muskeln, die den Raum zwischen der Plantaraponeurose und dem Knochengerüst ausfüllen (Abb. 8.2-87). Durch eine starke Entwicklung der kurzen Sohlenmuskeln kann die Fußwölbung niedrig erscheinen, der Fuß wird dann „fleischig".

Obwohl fast alle kurzen Fußmuskeln mit den Zehen verbunden sind, besteht ihre **Hauptwirkung** nicht in der Bewegung der Zehen, sondern in der **Verspannung der Fußgewölbe** gegen die Last des Körpers. Sie wirken dabei synergistisch zur Plantaraponeurose, die den kurzen Fußmuskeln teilweise als Ursprungsfläche dient.

Die dorsale Muskulatur beschränkt sich auf kurze Extensoren für die I.–IV. (V.) Zehe.

Die Tabelle 8.2-1 gibt eine Übersicht zu den kurzen Fußmuskeln mit Ursprung, Ansatz und Innervation.

Tabelle 8.2-1 Übersicht über die kurzen Fußmuskeln. U = Ursprung, A = Ansatz, N = Nerv

Muskeln des Fußrückens
1. **M. extensor digitorum brevis**
   U: dorsolaterale Fläche des Corpus calcanei vor dem Eingang in den Sinus tarsi, lateraler Schenkel des Retinaculum mm. extensorum inf.
   A: 3 Sehnen zu den Dorsalaponeurosen der 2.–4. Zehe.
   N: N. fibularis profundus [L5–S1].
2. **M. extensor hallucis brevis**
   Selbständigere Portion des vorigen zur Grundphalanx des Hallux.
   N: N. fibularis profundus [L5–S1].

Muskeln der Fußsohle
Großzehenloge
1. **M. abductor hallucis**
   U: Processus medialis des Tuber calcanei, Retinaculum mm. flexorum, Aponeurosis plantaris.
   A: am medialen Sesambein, an der Grundphalanx und an der Kapsel des Grundgelenkes der Großzehe.
   N: N. plantaris medialis [S1–S2].
2. **M. adductor hallucis**
   U: 1. Caput obliquum: Cuboideum, Cuneiforme III, Lig. calcaneocuboideum plantare, Lig. plantare longum, Basis der Metatarsalia II–IV.
   2. Caput transversum: Kapselbänder der Grundgelenke der 3.–5. Zehe, Ligg. metatarsalia transversa.
   A: laterales Sesambein und Grundphalanx der Großzehe.
   N: N. plantaris lateralis [S2–S3].
3. **M. flexor hallucis brevis**
   U: Cuneiforme I (II, III), Lig. calcaneocuboideum plantare, Sehne des Tibialis posterior, Aponeurosis plantaris.
   A: 1. medialer Kopf: Sehne des M. abductor hallucis, mediales Sesambein, Grundphalanx.
   2. lateraler Kopf: Sehne des M. adductor hallucis, laterales Sesambein, Grundphalanx der Großzehe.
   N: N. plantaris medialis bzw. lateralis [S1–S3].

Kleinzehenloge
1. **M. abductor digiti minimi**
   U: Processus lateralis des Tuber calcanei, Unterfläche des Calcaneus, Tuberositas des Metatarsale V, Aponeurosis plantaris.
   A: Grundphalanx der 5. Zehe.
   N: N. plantaris lateralis [S2–S3].

2. **M. flexor digiti minimi brevis**
   U: Basis des Metatarsale V, Lig. plantare longum, Sehnenscheide des M. peroneus longus.
   A: Basis der Grundphalanx der Kleinzehe.
   N: N. plantaris lateralis [S2–S3].
3. **M. opponens digiti minimi**
   U: Lig. plantare longum, Sehnenscheide des M. peroneus longus.
   A: Metatarsale V.
   N: N. plantaris lateralis [S2–S3].

Mittlere Muskelloge
1. **M. quadratus plantae**
   U: zweizipfelig vom medialen und lateralen Rand der Sohlenfläche des Kalkaneus.
   A: Lateralrand der Sehne des M. flexor digitorum longus an ihrer Aufzweigung in die Endsehnen der Zehen.
   N: N. plantaris lateralis [S2–S3].
2. **M. flexor digitorum brevis** (drei bis vier Endsehnen).
   U: Unterfläche des Tuber calcanei, proximaler Abschnitt der Aponeurosis plantaris.
   A: gespaltene Sehnen an Mittelphalangen der 2., 3., 4. (5.) Zehe (Hiatus tendineus), durch die die Sehnen des M. flexor digitorum longus bis zu den Endphalangen durchziehen.
   N: N. plantaris medialis [S1–S2].
3. **Mm. lumbricales** (vier Muskeln).
   U: Sehnen des M. flexor digitorum longus; der 1. M. lumbricalis ist einköpfig, die anderen sind zweiköpfig.
   A: medialer Rand der Grundphalanx der 2.–5. Zehe, von hier manchmal bis zur Dorsalaponeurose.
   N: N. plantaris medialis bzw. lateralis [S1–S3].
4. **Mm. interossei plantares** (drei Muskeln).
   U: einköpfig an der Basis und plantaren Fläche des 3.–5. Metatarsale, Lig. plantare longum.
   A: Medialseite der Basis der Grundphalanx der 3.–5. Zehe, Ligg. accessoria plantaria.
   N: N. plantaris lateralis [S1–S3].
5. **Mm. interossei dorsales** (vier Muskeln).
   U: zweiköpfig von den einander zugekehrten Flächen aller Metatarsalia, Lig. plantare longum.
   A: Basis der Grundphalanx der 2.–4. Zehe (2. Zehe von medial und lateral, 3. und 4. Zehe von lateral), Gelenkkapsel.
   N: N. plantaris lateralis [S1–S3].

12.2 Funktion der kurzen Fußmuskeln

12.2.1 Verspannung der Fußwölbung

Die kurzen Muskeln verleihen dem Fuß die **aktive Anpassungsfähigkeit** an die Unebenheiten des Bodens und geben ihm die Möglichkeit, die **Verspannung der Fußwölbung** aktiv zu verändern. Es ist also nicht so, daß die Knochen und Bänder tragen und die Muskeln nur bewegen. Durch die Berührung der Fußsohle wird **reflektorisch eine wechselnde Spannung** der Fußmuskeln ausgelöst. Die Sohle des Schuhwerks fängt aber die kleinen Unebenheiten ab und nimmt dem Fuß einen großen Teil der normalen Funktionsreize; der Muskelgebrauch wird eintönig. Infolgedessen verliert der **Fuß im Schuh** an aktiver Anpassungsfähigkeit, insbesondere scheinen die Zehenbeuger zu leiden.

In ihrer **geringen Bewegungsfunktion** arbeiten die kurzen Sohlenmuskeln gemeinsam mit den Wadenmuskeln beim Abrollvorgang des Fußes. Bei ihrer **Haltefunktion** werden sie unterstützt vom bindegewebigen Skelett der Fußsohle und stehen in einem **Antagonismus zum M. triceps surae,** der durch den Zug an der Ferse eine Abflachung des Längsgewölbes herbeiführen würde. So stehen die beiden Systeme, die sich an der Ferse treffen, in einem **Gleichgewichtszustand,** der sofort offenbar wird, wenn eines der beiden Systeme gestört ist.

Wird die Plantaraponeurose durchgeschnitten, sinkt die Fußwölbung etwas ein. Diese Operation wird beim **Hohlfuß** *(Pes cavus)* ausgeführt. Wird die Achillessehne, z.B. bei einem Unfall, durchgetrennt oder der Muskel gelähmt, wird in der Folge die Fußwölbung höher, indem sich besonders der Kalkaneus durch den überwiegenden Zug der Sohlenmuskeln steiler stellt.

Dabei schrumpft allmählich das bindegewebige Skelett, es entsteht der **Hackenfuß** *(Pes calcaneus)*. Beim **Plattfuß** *(Pes planus)* werden die Muskeln und die Plantaraponeurose überdehnt und in Endstadien atrophisch. Durch Verschiebung des Knochengefüges werden auch die kurzen Fußmuskeln teilweise verlagert, wodurch sich der Zustand weiter verschlechtert.

Der einzige Sohlenmuskel, der das **Quergewölbe** im Bereich des Mittelfußes stabilisiert, ist der **M. adductor hallucis** mit seinem kräftigen **Caput transversum.** Dieser Muskel wirkt synergistisch zur Sehne des *M. peroneus longus,* die das Quergewölbe im Bereich der Fußwurzel verspannt (Abb. 8.2-94).

12.2.2 Beweglichkeit der Zehen

Die Bewegung der Zehen wird aktiv hauptsächlich durch die langen Beuger und Strecker durchgeführt. Der **Extensor brevis** unterstützt die **aktive Streckung.** Die Extension der Kleinzehe erfolgt nur durch den **Extensor longus,** da ein gesonderter Zug des *Extensor brevis* zur Kleinzehe fehlt. Die Großzehe kann aktiv bis 70°, passiv wie die anderen Zehen bis zu 90° gestreckt werden. Diese **passive Streckbarkeit** ist beim Abrollen des Fußes während der Abstemmphase notwendig.

Die **aktive Beugung** der Zehen beträgt etwa 40° und erfolgt durch den *M. flexor digitorum longus* und *M. flexor hallucis longus.* Alle plantaren Muskeln unterstützen die Beugung, einschließlich der Abduktoren und Adduktoren. Der **M. quadratus plantae** fixiert die große Flexorensehne an ihrem Aufzweigungspunkt in die Einzelsehnen und kann als schwacher **akzessorischer Flexor** wirken. Der Quadratus gerät bei Strekkung der Zehen unter Spannung und steuert dieser entgegen. Die **Hauptfunktion der Beuger** besteht darin, den beim Gang abrollenden Fuß am Boden abzustemmen, bzw. bei der Verlagerung des Körperschwerpunktes im Stand nach vorne, den **Körper im Vorfuß abzustützen** und ihn vor dem Vornüberfallen zu bewahren.

Die willkürliche **Abduktion** und **Adduktion** der Zehen durch die *Mm. interossei* und *lumbricales* ist stark eingeschränkt (Abb. 8.2-92). Die *Mm. interossei plantares* adduzieren, die *Mm. interossei dorsales* abduzieren. Die **Spreizbewegungen** der Zehen belassen die 2. Zehe in Ruhestellung (an der Hand ist es der Mittelfinger), weil die 2. Zehe von medial und lateral mit je einem *M. interosseus dorsalis* versehen ist, der die Zehe im Gleichgewicht hält. Die Lumbricales und Interossei können die Zehen im Gegensatz zu den Fingern der Hand nicht im Endgelenk strecken, da sie nicht wirkungsvoll in die Dorsalaponeurose der Zehen einstrahlen.

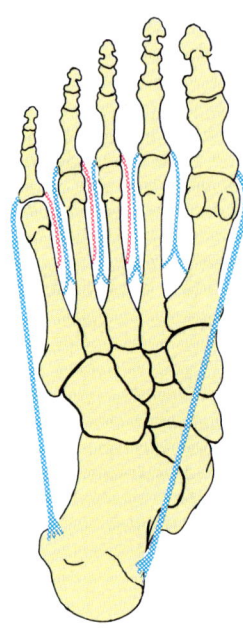

Abb. 8.2-92 Schema der Mm. interossei und der Abduktoren der Zehen in der Ansicht von plantar (blau). Mm. interossei plantares rot.

13 *Mechanik der Bewegung*

13.1 *Die Fußsohle als Druckaufnahmeorgan*

Ohne die **druckverteilende Wirkung** des Fußsohlenpolsters würden beim Stand lokal so hohe Druckkräfte entstehen, daß Schmerzen und Gewebszerstörungen **(Drucknekrosen)** auftreten würden. Das **Sohlenpolster** wird von einem **Fettkörper** gebildet, der das Fersenbein kappenartig umgibt und sich nach vorn in die Gegend der Metatarsalköpfe und der Zehenballen erstreckt. Unter der medialen Fußwölbung ist das Fettkissen am dünnsten, unter dem Kalkaneus am dicksten, hier erreicht es eine Höhe von fast 2 cm. Das schon so oft erwähnte Konstruktionsprinzip des Körpers, den Kraftangriff zu verteilen, um örtlich hohe Spannungen zu vermeiden, findet im Sohlenpolster einen deutlichen Ausdruck.

Direkt unter der Haut liegt eine kleinkammerige Randzone; es folgt ein System **gröberer Septen,** die sich in bogigem Verlauf zwischen der Plantaraponeurose und der Randzone ausspannen und größere **Fettkammern** abgrenzen. Diese starken Septen haben in der Umgebung des Kalkaneus einen wirbelförmigen Verlauf. Auf der schmäleren Außenseite stehen die Septen dichter. Bei der Belastung flacht sich das Polster ab, bei Kindern stärker als bei Erwachsenen; der Abstand des medialen Fersenhöckers vom Boden beträgt dann 7 bis 10 mm, der laterale Höcker steht etwas höher. Dabei werden die plantaren Kammern flachgedrückt, der mediale Rand des Fersenpolsters verformt sich stärker als der septenreiche laterale, der letztere ist also widerstandsfähiger. Das Sohlenpolster kann nicht mit einem einheitlichen Wasserkissen verglichen werden, weil dabei der Druck an allen Stellen gleich hoch sein müßte. Das ist aber nicht der Fall. Die **Kammerung des Fettkissens** kann örtliche

Druckunterschiede in einem gewissen Umfang aufrechterhalten. Man hat das Sohlenpolster auch mit einer **gesteppten Matratze** verglichen.

Die Lage der **vorderen Stützpunkte** des Fußes war lange umstritten. Nach neueren Ergebnissen scheint die alte Auffassung wieder zur Geltung zu kommen, daß außer der Ferse der Kopf des ersten Strahles die Hauptlast übernimmt. Nach dem fünften Strahl hin fällt die Belastung ab. Jedoch gelten diese Befunde nur für den ruhigen Stand auf ebener Unterlage. Der Fuß in Bewegung auf unebenem Gelände zeigt eine wechselnde Druckverteilung. Schließlich finden sich bei Fußveränderungen abweichende Druckbilder; so verschiebt sich beim **Spreizfuß** der größte Druck auf die Metatarsalköpfe des zweiten bis fünften Strahls, die auf Dauerdruck nicht eingestellt sind.

Beim **Zehenstand** (Vorfußstand) ruht die Last bei gesunden Füßen auf dem ersten Strahl (Abb. 8.2-75 u. 76), der von den beiden **Sesambeinen** unterlagert ist. Die Längswölbung verstärkt sich. Die Zehen werden durch ihre Flexoren an den Boden ge-

preßt. Daher wird der Zehenstand auch als Übung zur Stärkung dieser Muskeln angewandt. Da die Sehne des *M. flexor hallucis longus* in der Rinne zwischen den beiden Sesambeinen verläuft, wird sie beim Zehenstand nicht unter Druck gesetzt.

13.2 Bewegungen des Fußes

Der **Verkehrsraum** des freibeweglichen Fußes ist, wenn man von den Zehenbewegungen absieht, ähnlich **wie bei einem Kugelgelenk.** Die Fußspitze bestreicht auf einer Kugeloberfläche ein hochstehendes, ovalbegrenztes Feld. Bei Säuglingen füllt dieses Feld fast eine Halbkugel, mit zunehmendem Alter engt es sich immer mehr ein, so daß man von einer fortschreitenden Erstarrung des Fußes re-

Tabelle 8.2-2 Übersicht über die Muskeln der unteren Extremität, ihre Funktion und Innervation. Die für eine betreffende Bewegung jeweils wichtigsten Muskeln sind durch Fettdruck hervorgehoben.

Hüftgelenk			
Bewegung	Muskeln	Nerv	radikuläre Segmente
Flexion (130°)	**M. iliopsoas**	Plexus lumbalis	L1–L4
	M. tensor fasciae latae	N. gluteus sup.	L4–L5
	M. rectus femoris	N. femoralis	L2–L4
	M. sartorius	N. femoralis	L2–L3
	M. gracilis	N. obturatorius	L2–L4
	Mm. adductores brevis und longus (bis 40°)	N. obturatorius	L2–L4
	M. pectineus (bis 40°)	N. femoralis	L2–L3
		N. obturatorius	L3–L4
Extension (15°)	**M. gluteus maximus**	N. gluteus inf.	L5–S2
	Mm. glutei medius und minimus (dorsale Portionen)	N. gluteus sup.	L4–S1
	M. adductor magnus (langer, dorsaler Kopf)	N. ischiadicus (Tibialisanteil)	L4–L5
	Ischiokrurale Muskeln	N. tibialis	L5–S2
Abduktion (45°)	**Mm. glutei medius und minimus**	s. o.	
	M. gluteus maximus (obere Portion)	s. o.	
	M. piriformis	Plexus sacralis	L5–S2
Adduktion (30°)	**Mm. adductores brevis und longus**	s. o.	
	M. adductor magnus (tiefer, vorderer Abschnitt)	N. obturatorius	L2–L4
	M. pectineus	s. o.	
	M. gracilis	s. o.	
	M. gluteus maximus (untere Portion)	s. o.	
Innenrotation (45°)	**Mm. glutei medius und minimus** (vordere Portionen)	s. o.	
	M. tensor fasciae latae	s. o.	
	M. adductor magnus (langer, dorsaler Kopf)	s. o.	
Außenrotation (50°)	**M. gluteus maximus**	s. o.	
	M. gluteus medius (hintere Portion)	s. o.	
	M. iliopsoas	s. o.	
	M. sartorius	s. o.	
	Adduktoren (teilweise)		
	Pelvitrochantere Muskeln:		
	M. quadratus femoris	N. obturatorius	L3–L4
	M. obturator internus	Äste des Plexus sacralis	
	Mm. gemelli	(L5–S2)	
	M. obturator externus		
	M. piriformis		

Tabelle 8.2-2 Übersicht über die Muskeln der unteren Extremität, ihre Funktion und Innervation. Die für eine betreffende Bewegung jeweils wichtigsten Muskeln sind durch Fettdruck hervorgehoben. (Fortsetzung)

Kniegelenk

Bewegung	Muskeln	Nerv	radikuläre Segmente
Flexion (140°)	**Ischiokrurale Muskeln:**		
	M. biceps femoris	N. ischiadicus	L5–S2
	M. semitendinosus	N. tibialis	L5–S2
	M. semimembranosus	N. tibialis	L5–S2
	M. sartorius	s. o.	
	M. gracilis	s. o.	
	M. gastrocnemius (nicht bei plantarflektiertem Fuß)	N. tibialis	S1–S2
Extension (5°)	**M. quadriceps femoris**	N. femoralis	L2–L4
	M. gluteus maximus (über den Tractus iliotibialis)	s. o.	
	M. tensor fasciae latae	s. o.	
Innenrotation (5–10°)	**M. semimembranosus**	s. o.	
	M. semitendinosus	s. o.	
	M. sartorius	s. o.	
	M. popliteus	N. tibialis	L5–S1
	M. gracilis	s. o.	
Außenrotation (30°)	**M. biceps femoris**		
	Caput longum	N. ischiadicus (Tibialisanteil)	L5–S1
	Caput breve	N. ischiadicus (Fibularisanteil)	L5–S1
	Muskeln des Tractus iliotibialis (M. gluteus maximus, M. tensor fasciae latae)	s. o.	

Oberes Sprunggelenk

Bewegung	Muskeln	Nerv	radikuläre Segmente
Dorsalextension (30°)	**M. tibialis anterior**	N. fibularis prof.	L4–L5
	M. extensor digitorum longus	N. fibularis prof.	L5–S1
	M. extensor hallucis longus	N. fibularis prof.	L5–S1
Plantarflexion (50°)	**M. triceps surae**	N. tibialis	S1–S2
	M. flexor hallucis longus	N. tibialis	L5–S2
	M. peroneus longus	N. fibularis superf.	L5–S1
	M. peroneus brevis	N. fibularis superf.	S1
	M. tibialis posterior	N. tibialis	L5–S1
	M. flexor digitorum longus	N. tibialis	L5–S2

Unteres Sprunggelenk

Bewegung	Muskeln	Nerv	radikuläre Segmente
Eversion (30°)	**Mm. peronei long. et brev.**	s. o.	
	M. peroneus tertius	s. o.	
	M. extensor digitorum longus	s. o.	
	M. extensor hallucis longus	s. o.	
Inversion (60°)	**M. triceps surae**	s. o.	
	M. tibialis posterior	s. o.	
	M. flexor digitorum longus	s. o.	
	M. flexor hallucis longus	s. o.	
	M. tibialis anterior	s. o.	

Muskeln der Zehengelenke s. Tabelle 8.2-1

den könnte. Diese **Einengung des Verkehrsraumes** findet sich weniger deutlich auch bei anderen Gliedern. Die Bewegungsumfänge stellen sich im Alter auf jenes Maß ein, das gewohnheitsmäßig gebraucht wird. Die Bewegungs- und Haltungsformen des Greises zeigen diesen Schrumpfungsprozeß deutlich. Durch entsprechende Übung läßt sich diese Einengung aufhalten.

Über die Wirkung der zum Fuß ziehenden Wadenmuskeln auf das obere und untere Sprunggelenk gibt Abb. 8.2-93 Auskunft: Alle Muskeln, die vor der Knöchelachse verlaufen, sind Fußheber (**Dorsalextensoren),** und diejenigen, die hinter der Achse liegen, sind Fußsenker (**Plantarflektoren).** Alle Muskeln, deren Sehnen lateral an der Achse des unteren Sprunggelenkes vor-

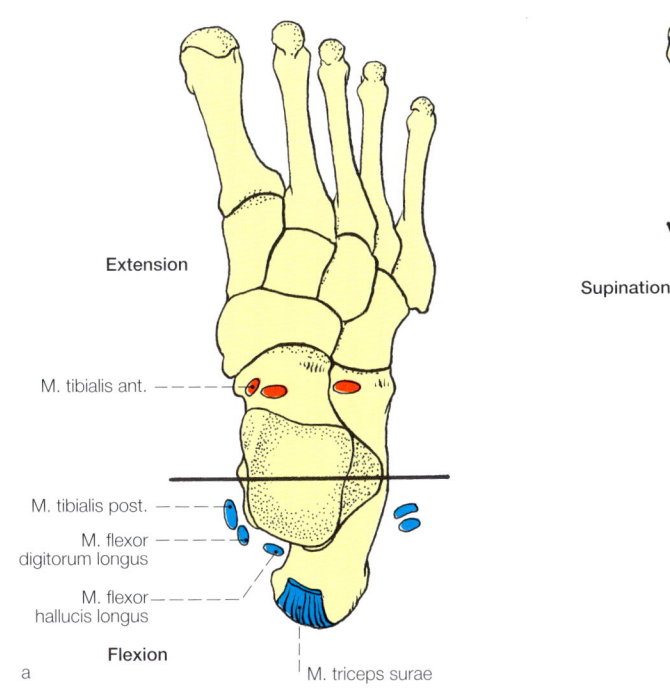

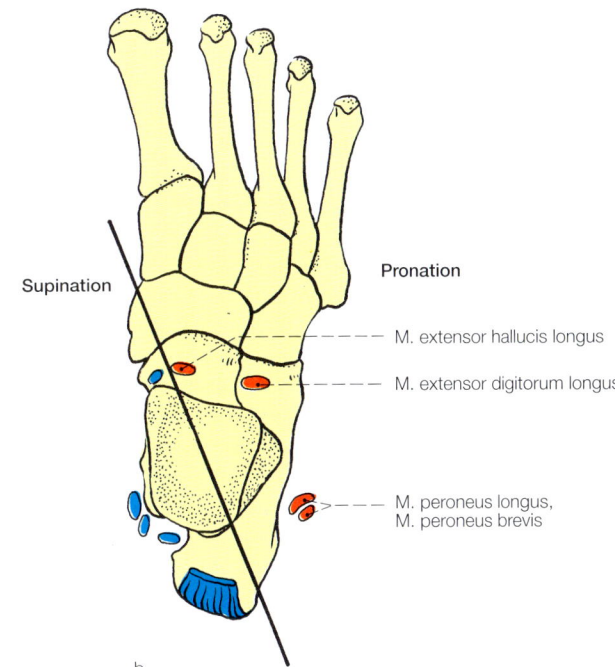

△
Abb. 8.2-93 Lage (Projektion) der Sehnen der langen Fußmuskeln zu den Achsen der Sprunggelenke.
a) Oberes Sprunggelenk. Die Extensorensehnen rot, die Flektorensehnen blau.
b) Unteres Sprunggelenk. Die Sehnen der Pronatoren rot, die der Supinatoren blau (MOLLIER [10])

beiziehen, sind **Pronatoren,** die medial verlaufenden **Supinatoren.** Auch die langen Zehenmuskeln wirken demnach auf die Sprunggelenke. Ob im Einzelfall die Muskelkontraktion an den Zehen oder am ganzen Fuß wirkt, hängt davon ab, welche Bewegung im Augenblick den geringsten Widerstand bietet.

Die **vier Fußheber** sind in der **Reihenfolge ihrer Arbeitsleistung:** Tibialis anterior, Extensor digitorum longus, Extensor hallucis longus, Peroneus tertius. Ihnen stehen **sieben Fußsenker** gegenüber: Gastroknemius, Soleus, Flexor hallucis longus, Peroneus longus, Tibialis posterior, Flexor digitorum longus, Peroneus brevis. Die **Fußsenker leisten mehr als viermal soviel wie die Heber,** daran hat der Triceps surae weitaus den größten Anteil. Für das Stehen und Gehen sind die Fußsenker weit wichtiger, da sie gegen die Körperschwere arbeiten, während die Fußhebung beim Gehen am Schwungbein wenig Kraft erfordert und am Standbein durch die vorgeschobene Körperlast erfolgt. Bei einer **Lähmung der Extensoren** hängt die Fußspitze herab, es muß durch vermehrte Hüft- und Kniebeugung dafür gesorgt werden, daß die Fußspitze des Schwungbeins nicht am Boden schleift (sog. „**Steppergang**").

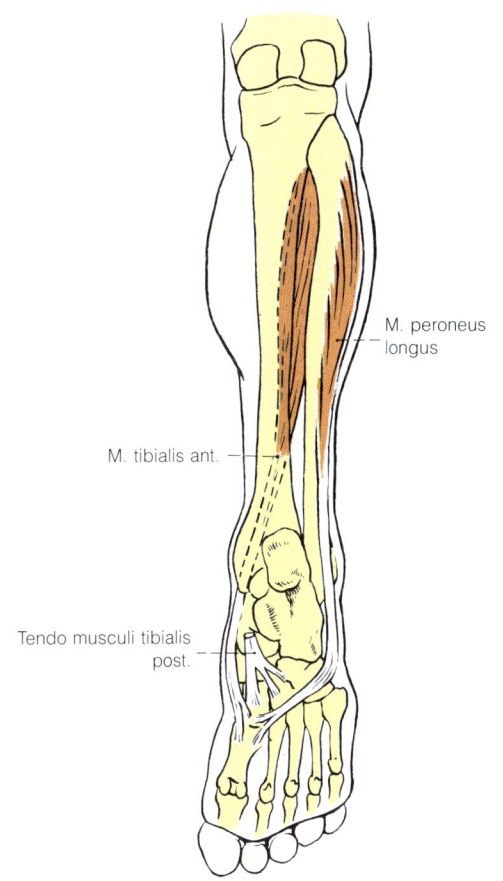

Abb. 8.2-94 Die Endsehne des M. peroneus longus und M. tibialis posterior verspannen wirkungsvoll das Quer- und Längsgewölbe des Fußes. Der M. tibialis anterior spielt aufgrund der Lage seiner Endsehne dagegen keine Rolle bei der Stabilisierung des Fußgewölbes. Die Tibialis-anterior-Peroneus-Schlinge hat keine Steigbügelfunktion: Die Muskeln sind Antagonisten.

Beim Stehen halten alle langen Fuß- und Zehenmuskeln vom Fuß aus den Körper im Gleichgewicht (Puncta fixa distal!).

Wenn beim Stehen das Schwerpunkt-Lot des Körpers vor die Knöchelachse fällt, muß die Spannung des Trizeps der Schwere Widerstand leisten (s. Abb. 8.2-36). Auch bei den Zehen ist das Übergewicht der Beuger aus dem gleichen Grund erheblich. **Die langen Zehenbeuger sind dreimal so stark wie die langen Zehenstrecker.** Der kräftigste ist der Flexor hallucis longus, der beim Abrollen des Fußes die Großzehe als letzte vom Boden abstößt. Nimmt man noch die kurzen Zehenmuskeln hinzu, wird das **Übergewicht der Zehenbeuger** noch größer.

Die **Supinatoren** sind in der **Reihenfolge ihrer Arbeitsleistung:** Triceps surae, Tibialis posterior, Flexor hallucis longus, Flexor digitorum longus und Tibialis anterior. Nur der letzte wirkt dorsalextendierend, die übrigen sind zugleich Plantarflexoren. Die **Pronatoren** ordnen sich nach der **Arbeitsleistung in folgende Reihe:** Peroneus longus, Peroneus brevis, Extensor digitorum longus, Peroneus tertius und Extensor hallucis longus. Die beiden ersten sind zugleich Plantarflexoren, die beiden letzten Dorsalextensoren. Die **Arbeitsleistung der Supinatoren ist mehr als doppelt so groß wie die der Pronatoren.** Das beruht darauf, daß die Supinatoren den starken Trizeps auf ihrer Seite haben. Seine Verkürzung bei der Supination ist zwar gering, sein Querschnitt aber sehr groß. Für sich allein würde er nur den Kalkaneus invertieren. Der **wichtigste Supinator** des Vorfußes ist der **Tibialis posterior.** Durch das Übergewicht, das die Wadenmuskeln den Fußsenkern und den Supinatoren verleihen, steht der frei herabhängende Fuß leicht supiniert und plantargebeugt. Wird der Fuß belastet, gerät er in eine leicht pronierte Stellung, die von den gedehnten Supinatoren mit Ausnahme des Trizeps aufgefangen wird. Besonders bei unebenem Boden hindern die Supinatoren den Fuß am Umknicken nach innen. Die **Supinatoren arbeiten also gegen die Körperschwere** und müssen daher stärker sein als die Pronatoren. Wird der belastete Fuß beim Gang vom Boden abgerollt, erfolgt eine leichte Supination. Sie entsteht, weil die beiden medialen Ze-

henstrahlen des Fußes länger sind als die lateralen. Verlängert man den fünften Strahl durch eine Schiene, wird diese Supinationsbewegung beim Abrollen, die den Abstoßeffekt ungünstig beeinflußt, aufgehoben.

13.3 Gehen und Laufen (Abb. 8.2-96)

Bei der Gangbewegung wird der Rumpf abwechselnd von einem Bein getragen **(Standbein),** während das andere Bein am ersten vorbeischwingt (Schwungbein oder **Spielbein,** Abb. 8.2-95). In dem Augenblick, in dem das hinten befindliche Bein sich vom Boden abwickelt, berührt das vorgestreckte Spielbein den Boden zuerst mit der Ferse und wird damit zum Standbein, so daß in dieser „**Phase der doppelten Unterstützung**" beide Beine den Boden berühren. Von der Ferse aus wird, oft über den lateralen Fußrand, der Vorfuß aufgesetzt, während das Bein in eine senkrechte Stellung übergeht. Zur Vorbewegung des Rumpfes neigt sich das Standbein vornüber und rollt mit dem Fuß vom Boden ab, indem die Ferse sich hebt und der Vorfuß mit der **Kraft und Beweglichkeit des medialen Strahls den Körper vom Boden abstößt,** bis zuletzt die Großzehe den Boden verläßt. Dadurch wird der Körper vorgestoßen und gleichzeitig das Bein durch den plantarflektierten Fuß verlängert, so daß der Rumpf in fast gleicher Höhe bleibt. Beim gewöhnlichen Gang wird das Knie des Standbeins meist nicht völlig gestreckt, wohl aber beim sportlichen Lauf in der Phase des Abstoßens. Nur bei gestrecktem Knie wird die **Arbeitsmöglichkeit des Gastroknemius** voll ausgenutzt. Dabei kommt es fast immer zu einer mehr oder weniger vollständigen Schlußrotation im Kniegelenk.

Wenn das Standbein vom Boden löst, wird es zum **Spielbein,** das mit gebeugtem Knie nach vorn geführt wird, um durch diese Verkürzung den Boden nicht zu berühren. Dieses **Vorschwingen** ist keine passive Pendelbewegung, sondern geschieht unter Mitwirkung der Beugemuskeln des Hüftgelenks, die aus dem gedehnten Zustand heraus wirken. Würde die Schwerkraft allein das Vorschwingen bewirken, müßte der Unterschenkel dem Oberschenkel vorauseilen. Daß der Unterschenkel zurückbleibt, ist den Kniebeugern zuzuschreiben.

Da beim Gehen der Körper zeitweise nur vom Standbein gestützt wird, muß dieses Bein die Körperlast tragen. Infolgedessen kommen seitliche Schwankungen des Körpers zustande. Das **Absinken des Beckens** auf die Spielbeinseite wird durch die Hüftabduktoren verhindert, **Gluteus medius** und **minimus,** die das **Becken annähernd in horizontaler Lage halten.** Die Anspannung der beiden Muskeln kann man leicht fühlen, wenn man beim Gehen die Hände seitlich auf die Hüften legt. Daß bei Ausschal-

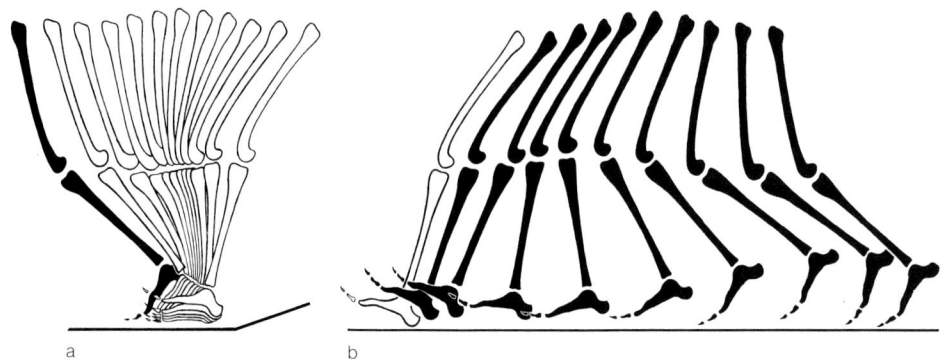

Abb. 8.2-95   Die Bewegung des Beins bei einem Schritt.
(a) Phasen des Standbeins (hell) und erste Phase des Spielbeins (dunkel).

(b) Phasen des Spielbeins und erste Phase des Standbeins

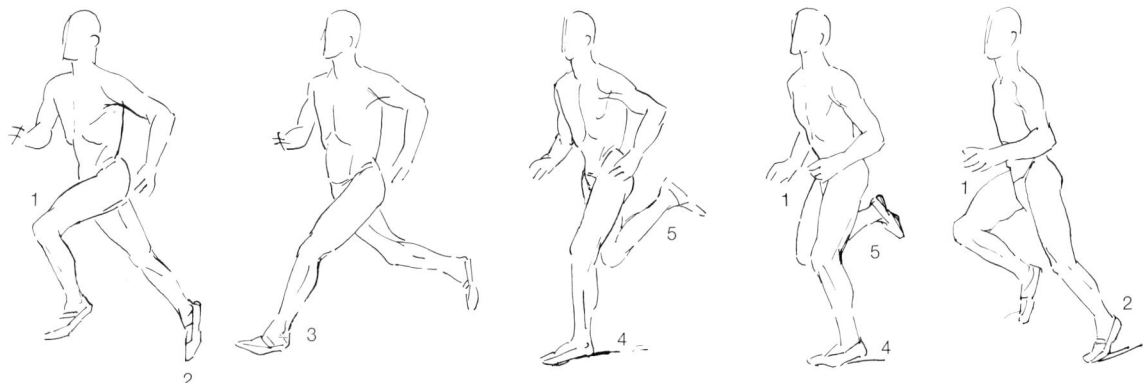

Abb. 8.2-96   Phasen des Laufes. Skizzen nach Filmaufnahmen.

1 Vorwerfen des Oberschenkels des Spielbeins durch die Hüftbeuger.

2 Abstoßen vom Boden durch Plantarflexion im oberen Sprunggelenk (Zehenbeuger, Triceps surae) und Extension im Knie-
und Hüftgelenk.

3 Vorbringen des Unterschenkels und Fußes durch Streckung im
Knie (Quadrizeps).

4 Heranziehen des Körpers durch Extensionsbewegungen im
Hüftgelenk (Glutealmuskulatur, Adduktor magnus, ischiokru-
rale Muskeln), Extension im Kniegelenk (Quadrizeps) und
Dorsalextension im oberen Sprunggelenk (Tibialis anterior,
Zehenextensoren).

5 Beugung des Unterschenkels, um ungehindertes Vorschwingen des Spielbeins zu ermöglichen.

Beachte auch die Ausgleichbewegungen der Arme: Der Arm auf
der Seite des vorangestellten Beins schwingt zurück, der Arm der
Gegenseite nach vorn.

tung dieser Muskeln der Gang watschelnd wird, wurde früher gezeigt. Gleichzeitig gerät dabei das vorschwingende Bein in eine
abnorme Adduktionsstellung.

Während der Standbeinperiode wird kein rein statisches
Gleichgewicht erreicht, es bleibt bei einem dynamischen. So fällt
das Schwerelot dicht medial von der unterstützenden Fußsohle.

Zur Erhaltung des Gleichgewichts tragen auch die **Pendelbewegungen der Arme** bei, indem jeder Arm nach rückwärts pen-
delt, wenn das Bein seiner Seite vorgesetzt wird, und umgekehrt.
Beim Laufen wird das Armpendel durch Beugung im Ellenbogen
verkürzt und schwingt entsprechend schneller.

Das **Gehen ist ein fortwährendes Auffangen des Fallens.** Die
Art dieser Bewegung ist genau wie das Sprechen, der Gebrauch
der Hand und wie die Handschrift ein charakteristischer **Ausdruck der Gesamtpersönlichkeit.**

Der **Gesamtschwerpunkt des Körpers** wird in der Bewegungsrichtung abwechselnd beschleunigt und verzögert weitergescho-
ben, ferner hebt und senkt er sich bei der Gangbewegung um
etwa 4 cm. Er beschreibt also eine **Wellenbewegung.** Die vertikale Beschleunigung bei der Verlagerung des Schwerpunkts, das
Hochstoßen des Körpers, wächst mit der Zahl der Schritte in der
Zeiteinheit, so daß bei **Erhöhung der Schrittzahl** der Augenblick
kommt, in dem **beide Beine vom Boden frei** sind und der Körper eine kurze Zeit **in der Luft** schwebt. Das ist der Lauf
(Abb. 8.2-96). **Beim Lauf** sind alle Bewegungen weiter ausgrei-

fend, auch treten neue Bewegungselemente auf, die beim Gang
meist nur angedeutet sind. Beim Gang liegt der Schwerpunkt am
tiefsten, wenn beide Beine gespreizt sind, während er beim Lauf
in diesem Augenblick die höchste Lage hat.

Wenn bei einem Schritt das Standbein nach hinten gelangt,
findet automatisch eine Senkung des Beckens nach unten statt.
Der Rumpf wird gleichzeitig durch eine **Vertiefung der Lendenlordose** aufgerichtet, wodurch die Gangbewegung über den
ganzen Rumpf ausstrahlt. Diese Bewegung kann der *Erector
spinae* vollführen.

Die **Mitbeteiligung des Erector spinae** an der Gangbewegung
verrät sich sehr deutlich, wenn der Muskel beim **Hexenschuß**
schmerzhaft wird. Dann sucht man ihn zu schonen, indem man
die Neigung des Oberschenkels nach hinten durch kurze Schritte vermeidet und den Oberkörper vorneigt. Überhaupt werden
beim Gehen zu starke Ausschläge der Oberschenkel oft vermieden, besonders bei Frauen. Dadurch entsteht ein trippelnder
Gang, bei dem das Knie des abstoßenden Beins nicht gestreckt
werden kann.

Schließlich dreht sich das **Becken** noch um die Längsachse
des Standbeins im Sinne einer **Innenrotation,** so daß diese
Beckendrehung das schwingende Bein begleitet. Bei einer Lähmung der Hüftbeuger und Kniestrecker kann dieser Hüft-
schwung durch einen Stoß das Bein voranbringen.

Literatur

[1] Baumgartl, E.: Das Kniegelenk. Springer, Berlin–Heidelberg–New York 1964.

[2] Berchtold, R., H. Hamelmann, H.-J. Peiper: Chirurgie, 2. Aufl. Urban & Schwarzenberg, München–Wien–Baltimore 1990.

[3] Birkner, R.: Das typische Röntgenbild des Skeletts. Standardbefunde und Varietäten vom Erwachsenen und Kind. Urban & Schwarzenberg, München–Wien–Baltimore 1977.

[4] Foerster, O.: Spezielle Physiologie und spezielle funktionelle Pathologie der quergestreiften Muskulatur. In: Bunke/Foerster (Hrsg.): Handbuch der Neurologie III. Springer, Berlin–Heidelberg–New York 1937.

[4a] Frick, H., H. Leonhardt, D. Starck: Allgemeine Anatomie. Spezielle Anatomie I, 4. überarb. Aufl. Thieme, Stuttgart–New York 1992.

[5] Hehne, H.-J.: Das Femoropatellargelenk. Enke, Stuttgart 1983.

[6] Kapandji, I. A.: Funktionelle Anatomie der Gelenke. Vol. 1–3. Enke, Stuttgart 1992.

[7] Kummer, B.: Funktionelle Anatomie des Vorfußes. Verh. Dtsch. Orthop. Ges., 53. Hamburg 1966, 482–493 (1967).

[8] Lanz, T. v., W. Wachsmuth: Praktische Anatomie 1. Bd., 4. Teil. In: Lang, J., W. Wachsmuth (Hrsg.): Bein und Statik,

2. Aufl. Springer, Berlin–Heidelberg–New York 1972.

[9] Lippert, H.: Lehrbuch Anatomie, 2. Aufl. Urban & Schwarzenberg, München–Wien–Baltimore 1990.

[10] Mollier, S.: Plastische Anatomie, 2. Aufl. Bergmann, München 1938.

[11] Niethard, F. U., J. Pfeil: Orthopädie. Hippokrates, Stuttgart 1992.

[12] Pernkopf, E.: Atlas der topographischen und angewandten Anatomie des Menschen, 2 Bände. Hrsg.: Platzer, W. Urban & Schwarzenberg, München–Wien–Baltimore 1987 u. 1989.

[13] Roche-Lexikon, 3. Aufl. Urban & Schwarzenberg, München–Wien–Baltimore 1993.

[14] Schmidt, H.-M.: Gestalt und Befestigung der Bandsysteme im Sinus und Canalis tarsi des Menschen. Acta anat. 102 (1978) 184–194.

[15] Sobotta, J.: Atlas der Anatomie des Menschen, 20. Aufl. 2 Bände. Hrsg.: Putz, R., R. Pabst, Urban & Schwarzenberg, München–Wien–Baltimore 1993.

[16] Strauss, F.: Gedanken zur Fußstatik. Acta anat. 78 (1971) 412–424.

[17] Vesalius, A.: De humani corporis fabrica libri VII, ed. alt. 1555.

[18] Volkmann, R. v.: Zur Anatomie und Mechanik des Lig. calcaneonaviculare plantare sensu stritiori. Anat. Anz. (1973) 460–470.

8.3 Obere Extremität

D. DRENCKHAHN

1 Übersicht

Eines der entscheidenden Schlüsselereignisse in der Evolution des Menschen war der Übergang seiner Vorfahren vom Baum- zum Bodenleben und die anschließende Ausbildung der für den Menschen charakteristischen, dauerhaft aufrechten Körperhaltung. Der Übergang vom quadropeden zum **bipeden Gang** befreite die vordere Extremität von den Aufgaben der Fortbewegung: Die Lösung vom Boden hat die vordere (obere) Extremität in das Blickfeld der Augen gebracht und sie zu einem **Greiforgan** werden lassen, mit Hilfe dessen der Mensch seine Umwelt durch Begreifen nicht nur viel besser als jedes Tier kennenlernen konnte, sondern mit dem es auch gelungen ist, die Umwelt durch selbsterdachte **Werkzeuge** zu manipulieren und zu beherrschen. Das Freiwerden der oberen Extremität hat die **Entwicklung des Gehirns** und die Ausbildung der menschlichen Intelligenz wesentlich beeinflußt, wenn nicht sogar erst ermöglicht. Das kommt auch in den **großen Repräsentationsarealen der Endhirnrinde** für die Motorik und Sensorik des Armes und insbesondere der Hand zum Ausdruck. Zudem hat sich die obere Extremität zu einem wichtigen Sinnesorgan **(Tastorgan)** entwickelt, mit dessen Hilfe bei Erblindung eine Übernahme zahlreicher Leistungen des visuellen Systems übernommen werden kann.

Der **Bauplan** der oberen Extremität entspricht in seinen Grundzügen dem der unteren Extremität (Abb. 8.3-1). Er ist jedoch durch ein größeres Maß an Bewegungsfreiheit gekennzeichnet und besitzt ein höher differenziertes Muskelsystem. Der Arm ist durch den **Schultergürtel** mit dem Rumpf verbunden. Der Schultergürtel besteht aus dem Schulterblatt, **Scapula,** und dem Schlüsselbein, **Clavicula,** die untereinander im lateralen Schlüsselbeingelenk beweglich miteinander verbunden sind. Nur das Schlüsselbein ist mit dem Rumpfskelett verbunden (mediales Schlüsselbeingelenk am Brustbein), während das Schulterblatt in Muskelschlingen aufgehängt ist. Das tragende Skelettelement des Oberarms, **Brachium,** ist der

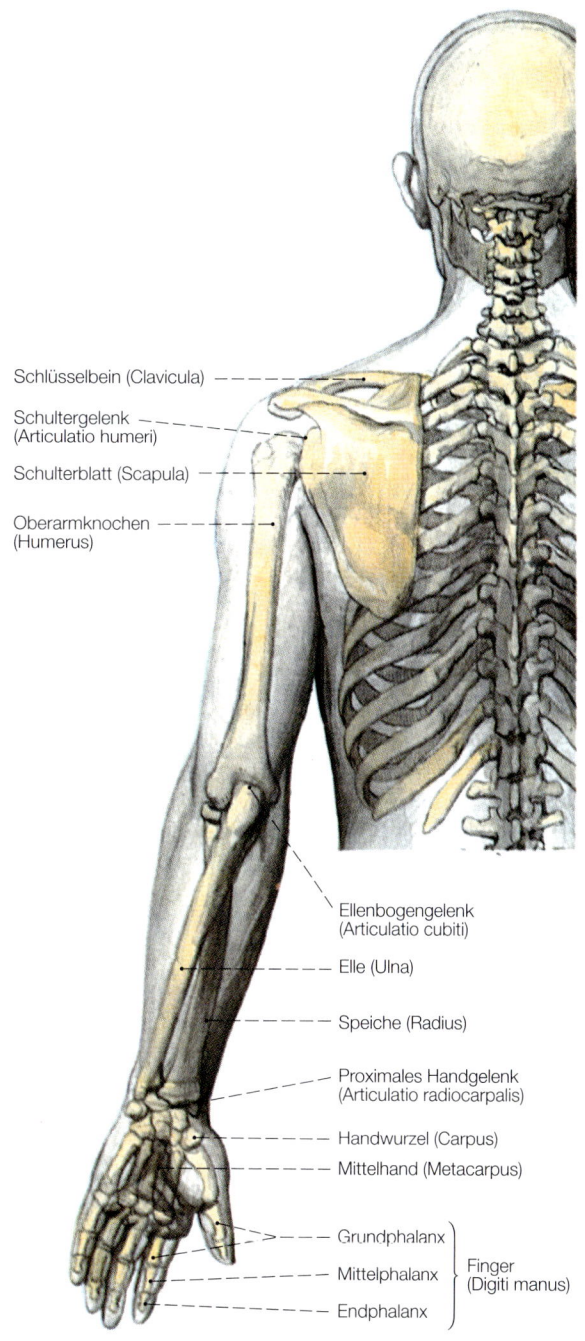

Schlüsselbein (Clavicula)

Schultergelenk
(Articulatio humeri)

Schulterblatt (Scapula)

Oberarmknochen
(Humerus)

Ellenbogengelenk
(Articulatio cubiti)

Elle (Ulna)

Speiche (Radius)

Proximales Handgelenk
(Articulatio radiocarpalis)

Handwurzel (Carpus)

Mittelhand (Metacarpus)

Grundphalanx

Mittelphalanx ⎫ Finger
(Digiti manus)

Endphalanx

$\triangleright$

Abb. 8.3-1 Übersicht über das Skelett der oberen Extremität von dorsal. Der Unterarm befindet sich in Pronationsstellung. (Aus SOBOTTA [12])

Humerus, der im **Schultergelenk** mit dem Schulterblatt verbunden ist und durch eine Kugelgelenkskonstruktion mit geringer Bandhemmung ein großes Maß an Beweglichkeit erhält. Im **Ellenbogengelenk** sind Oberarm und Unterarm, **Antebrachium,** durch ein Scharniergelenk aneinandergefügt, in welchem die beiden Unterarmknochen (Elle und Speiche, *Ulna* und *Radius*) mit den Humeruskondylen ein zusammengesetztes Gelenk bilden. Rotationsbewegungen sind im Ellenbogengelenk nicht möglich. Dafür kann der Radius um eine Längsachse des Unterarms um die Ulna herumgeführt werden, so daß die Flächen der Hand um 180° gewendet werden können **(Supination, Pronation).** Diese Bewegungsfreiheit der Hand wird durch zwei Gelenke im Bereich der Handwurzel *(Carpus),* dem **proximalen** und **distalen Handgelenk** noch weiter erhöht. Die Hand kann als Greifzange verwendet werden, weil der 1. Strahl der Hand (Daumenstrahl) aktiv den anderen Fingerstrahlen gegenübergestellt werden kann **(Oppositionsbewegung).**

2 Schultergürtel

2.1 Knochen des Schultergürtels und des Oberarms

Schlüsselbein, Clavicula

Die Klavikula (lat. Verkleinerungsform von Clavis = Schlüssel; griech. = cleis; gen. sing. = cleidos) ist ein schwach S-förmig gebogener Knochen, der sich der Thoraxwölbung anpaßt in Form eines Fensterriegels (-„schlüssels") (s. Abb. 8.3-7).

Der Knochen ist bei mageren Menschen durch die Haut zu sehen und besitzt an seiner **Extremitas sternalis** eine starke Auftreibung, die mit einer fast sattelförmigen Endfläche für das Sternoklavikulargelenk abschließt. Das Mittelstück des **Corpus claviculae** entspricht dem Schaft eines Röhrenknochens und ist nach dem Schulterblattende hin zunehmend und von oben nach unten abgeflacht. Die **Extremitas acromialis** trägt eine kleine ovale Gelenkfläche. Das Schlüsselbein ist **phylogenetisch** gesehen ein **junger Knochen.** Noch bei Vögeln wird das Schulterblatt durch das Korakoid (Rabenbein) mit dem Brustbein verbunden, zusätzlich dazu besitzen Vögel schon ein schwaches, in der Mitte zusammengewachsenes Paar von Schlüsselbeinen **(Furcula).** Bei Säugetieren fehlt das Korakoid (s. u.) und bei vielen Spezies auch ein Schlüsselbein (u.a. bei Huftieren, Raubtieren). Beim Menschen entsteht das Schlüsselbein, wie auch die meisten Schädelknochen, durch **desmale Ossifikation.** Nur die Enden besitzen je einen Knorpelkern. Der Schlüsselbeinkörper ist das **erste verknöchernde Skelettelement des Körpers** (7. Entwicklungswoche) (Abb. 8.3-2).

Bei einer Störung der desmalen Ossifikation kann das Krankheitsbild der **kleidokranialen Dysplasie** (Abb. 8.3-3) entstehen, bei dem die Klavikula fehlt (Aplasie) und ebenfalls Verknöcherungsstörungen des Schädeldaches auftreten (Balkonstirn, offene Fontanellen und Suturen, Zahnentwicklungsstörungen). Das Fehlen der Klavikula wirkt sich meistens durch verminderte Kraftleistung der Arme aus, die durch Schulterbandagen verbessert werden kann. Die häufigste **Schlüsselbeinfraktur** tritt im Mittelbereich des Korpus auf. Durch die Last des Arms sinkt das Schulterblatt mit dem Arm etwas herab. Die Bruchenden werden durch Muskelzug *(M. trapezius, M. sternocleidomastoideus, M. pectoralis)* auseinandergezogen (Stufenbildung), so daß für die Heilung ein fester Rucksackverband bzw. eine operative Auffädelung der Bruchenden (Nagel, Draht) notwendig ist.

Schulterblatt, Scapula

Der Knochen bildet eine dreieckig gestaltete Platte, die drei Kanten und ebenso viele Winkel unterscheiden läßt: **Margo** *medialis, superior, lateralis;* **Angulus** *superior, lateralis, inferior.* Auf seiner Hinterfläche, Facies posterior (Abb. 8.3-4), erhebt sich die kräftige Schultergräte, **Spina scapulae,** die in ganzer Ausdehnung durch die Haut zu tasten ist und mit einem plattgedrückten Fortsatz, dem **Acromion,** das Schultergelenk überdeckt. Der konstruktive Bau des Schulterblattes kommt in der Verteilung des Knochenmaterials zum Ausdruck. Es handelt sich um eine **Rahmenkonstruktion,** bei der sich die randparallelen Knochenzüge in dem massiven, gedrungenen Halsstück, **Collum scapulae,** vereinigen. Dieses trägt die Gelenkpfanne, **Cavitas glenoidalis,** für den Oberarmkopf. Der Gelenkdruck wird auf den starken Rahmen übertragen und vom Knochen in Richtung seiner größten Festigkeit aufgenommen. Dabei ist der laterale Rand, *Margo lateralis,* der stärkste Teil des Rahmens. Die von dem Rahmen umschlossenen Felder werden durch die Spina scapulae in eine **Fossa supra-** und **infraspinata** zerlegt und sind Stellen relativer Entlastung. Daher ist in ihnen der Knochen sehr dünn und kann lokal sogar fehlen. Die Spina ist in den Rahmen mit weitverzweigten Knochenzügen eingelassen und somit in den wichtigsten Konstruktionsteilen fest verankert. Je weiter der Rahmen gespannt ist und je höher die Spina wird, desto größer werden bei geringem Aufwand von Knochenmaterial die **Ursprungsfelder für Muskeln,** die ober- und unterhalb der Schultergräte liegen. Durch die Verlängerung des Margo medialis gewinnen die am unteren Schulterblattwinkel, Angulus inferior, ansetzenden Muskeln einen größeren Hebelarm für die Drehung der Skapula, die wiederum den Armbewegungen zugute kommt.

Medial vom Kollum wurzelt am Margo superior der hakenförmig nach vorn gekrümmte Rabenschnabelfortsatz, **Processus coracoideus.** Akromion und Korakoid sind durch ein breites Band, *Lig. coraco-acromiale,* verbunden und bilden mit diesem die **Überdachung** des Schultergelenks. Durch beide Knochenvorsprünge ist das Schulterblatt durch ein Gelenk (Akromioklavikulargelenk) und durch Bänder am Schlüsselbein aufgehängt (s. u.).

Die im Umriß birnenförmige Schulterpfanne **(Cavitas glenoidalis)** geht in ihrem oberen schmalen Teil in einen Vorsprung über, *Tuberculum supraglenoidale,* an dem die Sehne des langen Bizepskopfes entspringt. Unterhalb der Pfanne liegt das stärkere *Tuberculum infraglenoidale* für einen Teil der Sehne des langen Trizepskopfes. Die flachgehöhlte Vorderfläche, **Facies costalis,** des Schulterblatts, die am Brustkorb anliegt, besitzt einige rauhe Leisten, die gegen das Collum scapulae konvergieren. Der obere Rand des Knochens, Margo superior, ist zu dem

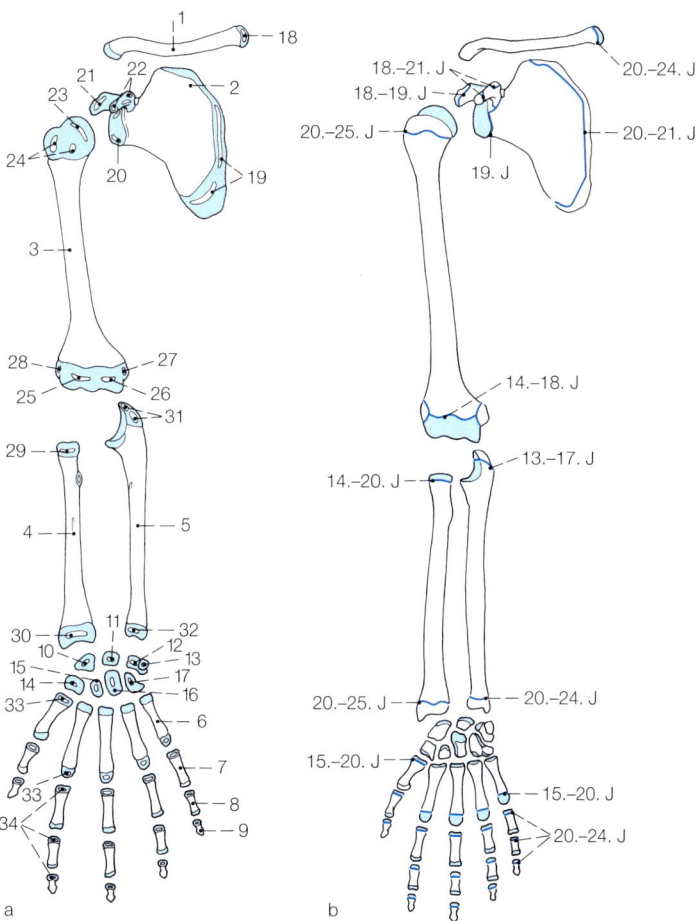

Abb. 8.3-2 Verknöcherung des Skeletts der oberen Extremität. (Nach LANZ-WACHSMUTH [7])

(a) Auftreten der Knochenkerne, Beginn der Verknöcherung
(b) Schluß der Epi- und Apophysenfugen
(EW = Entwicklungswoche, EM = Entwicklungsmonat, J = Lebensjahr)

1– 9 = Beginn der „diaphysären" Verknöcherung
  1 = Clavicula, 7. EW
  2 = Scapula, 8. EW
  3 = Humerus, 7.–8. EW
  4 = Radius, 7. EW
  5 = Ulna, 7. EW
  6 = Ossa metacarpi I–V, 9. EW
  7 = Phalanx proximalis, 9. EW
  8 = Phalanx media, 11.–12. EW
  9 = Phalanx distalis, 7.–8. EW
10–17 = Auftreten der Knochenkerne in den Handwurzel-knochen
  10 = Os scaphoideum, 4.–6. J
  11 = Os lunatum, 3.–5. J
  12 = Os triquetrum, 1.–3. J
  13 = Os pisiforme, 8.–12. J
  14 = Os trapezium, 4.–7. J

  15 = Os trapezoideum, 4.–7. J
  16 = Os capitatum, 9. EM–1. J
  17 = Os hamatum, 9. EM–1. J
18–34 = Auftreten epi- und apophysärer Knochenkerne
  18 = Extremitas sternalis claviculae, 18.–20. J
  19 = Margo medialis und Angulus inferior scapulae, 15.–19. J
  20 = Cavitas glenoidalis, 15.–19. J
  21 = Acromion, 15.–18. J
  22 = Proc. coracoideus: Hauptkern an der konkaven Krümmung, 1. J; Wurzel, 10.–12. J; konvexe Krümmung und Spitze, 15.–17. J
  23 = Caput humeri, 1.–2. J
  24 = Tubercula majus und minus humeri, 2.–4. J
  25 = Capitulum humeri, 1.–2. J
  26 = Trochlea humeri, 10.–12. J
  27 = Epicondylus medialis humeri, 5.–6. J
  28 = Epicondylus lateralis humeri, 8.–13. J
  29 = Caput radii, 5.–7. J
  30 = distale Radiusepiphyse, 1.–2. J
  31 = Olecranon, 8.–12. J
  32 = Caput ulnae, 5.–7. J
  33 = Os metacarpale, 1.–2. J
  34 = Ossa digitorum, 1.–2. J

oberen Schulterblattwinkel, **Angulus superior,** ausgezogen und endet an der Wurzel des Processus coracoideus mit einer **Incisura scapulae.** Dieser Einschnitt wird durch das *Lig. transversum scapulae sup.* überbrückt; das Band kann verknöchern und damit den Einschnitt zu einem Loch schließen. Durch Verengung kann der durchziehende N. suprascapularis eine Kompression erfahren (Kompressionssyndrom).

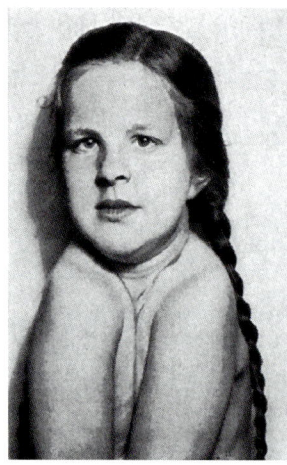

Abb. 8.3-3   Kleidokraniale Dysplasie als Folge einer desmalen Ossifikationsstörung. Wegen der fehlenden Schlüsselbeine lassen sich die Schultern vor der Brust zusammenschlagen. Beachte die Balkonstirn. (Aus Lippert [8])

Der *Processus coracoideus* ist bei Reptilien und Vögeln ein eigenständiger Knochen (Rabenbein), der das Schulterblatt gelenkig mit dem Brustbein verbindet. Bei Säugetieren wird er zum Processus coracoideus rückgebildet und die Verbindung zum Brustbein durch die Klavikula übernommen (s. o.).

Oberarmknochen, Humerus

Das Mittelstück, **Corpus humeri,** bildet den geraden Röhrenknochenabschnitt (Diaphyse), dessen Relief im Zusammenhang mit den Muskelbefestigungen steht. Die

beiden Endstücke (Epiphysen) sind zu Gelenkkörpern ausgestaltet (Abb. 8.3-5 u. 6).

Der fast halbkugelige Oberarmkopf, **Caput humeri,** ist gegen die Schulterpfanne nach medial oben gewandt und wird durch eine leichte Einschnürung, **Collum anatomicum,** gegen zwei bedeutende Muskelhöcker abgegrenzt. Der Krümmungsradius der Halbkugel beträgt etwa 2,5 cm. Das **Tuberculum majus** ist nach lateral, das **Tuberculum minus** nach vorn gerichtet. Beide laufen nach abwärts in je eine Muskelleiste aus: *Crista tuberculi majoris* und *minoris,* die den zwischen den Tubercula beginnenden **Sulcus intertubercularis** als eine Rinne für die Ursprungssehne des langen Bizepskopfes flankieren. Die leichte Einschnürung des Humerus unterhalb der beiden Tubercula bildet das **Collum chirurgicum,** das horizontal liegt, im Gegensatz zu dem schräg stehenden *Collum anatomicum.* Als Bruchstelle kommt weit häufiger das Collum chirurgicum in Frage.

Der Schaft trägt lateral fast auf der Mitte seiner Länge die **Tuberositas deltoidea** für den Ansatz des M. deltoideus. Unter der Tuberositas verläuft von der Hinterfläche schraubig zur Vorderfläche absteigend der seichte **Sulcus nervi radialis,** in den sich der Nerv mit einer Arterie und Begleitvenen einbettet. Im distalen Teil plattet sich der Schaft zunehmend ab und bekommt jederseits eine scharfe Kante, von denen die lateral gelegene sich als untere Begrenzung des *Sulcus nervi radialis* auf die Rückseite verfolgen läßt. Auch die Vorderfläche erhält eine leistenförmige Erhebung, wodurch der Querschnitt dreikantig wird. Die Seitenkanten laufen in Knochenvorsprünge aus, die den distalen Gelenkkörper seitlich überhöhen: **Epicondylus medialis** und **lateralis.** Beide sind durch die Haut deutlich zu fühlen. Auf der Hinterfläche des wesentlich stärkeren Epicondylus medialis

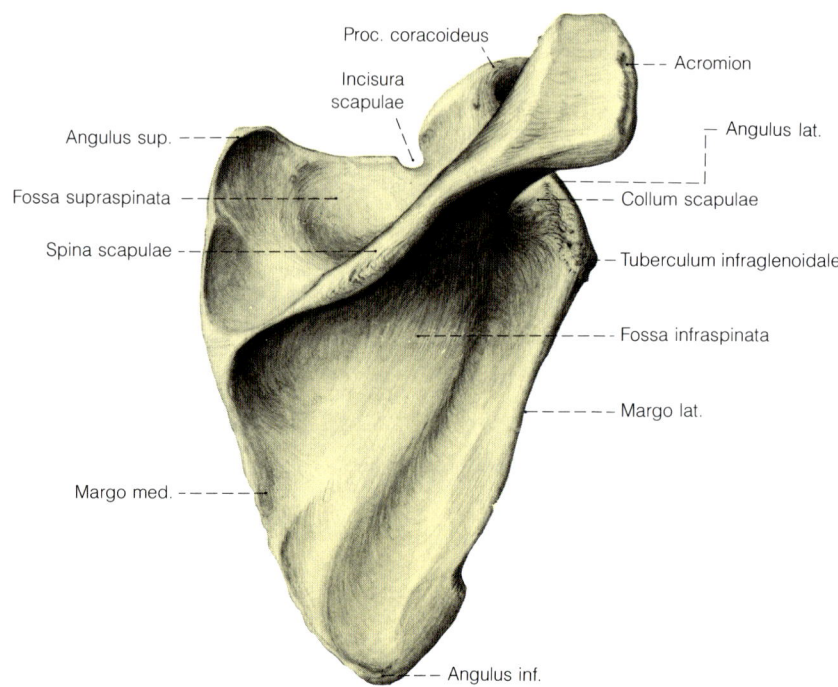

Abb. 8.3-4   Rechtes Schulterblatt, Facies posterior [Dorsum].

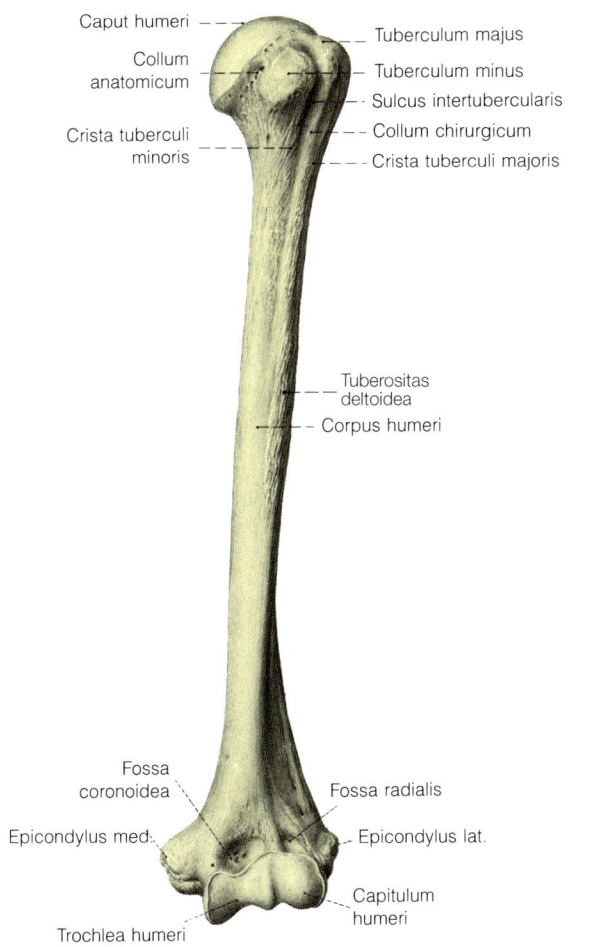

Caput humeri
Collum anatomicum
Crista tuberculi minoris

Tuberculum majus
Tuberculum minus
Sulcus intertubercularis
Collum chirurgicum
Crista tuberculi majoris

Tuberositas deltoidea
Corpus humeri

Fossa coronoidea
Epicondylus med.
Trochlea humeri

Fossa radialis
Epicondylus lat.
Capitulum humeri

Abb. 8.3-5 Linker Humerus in der Ansicht von ventral.

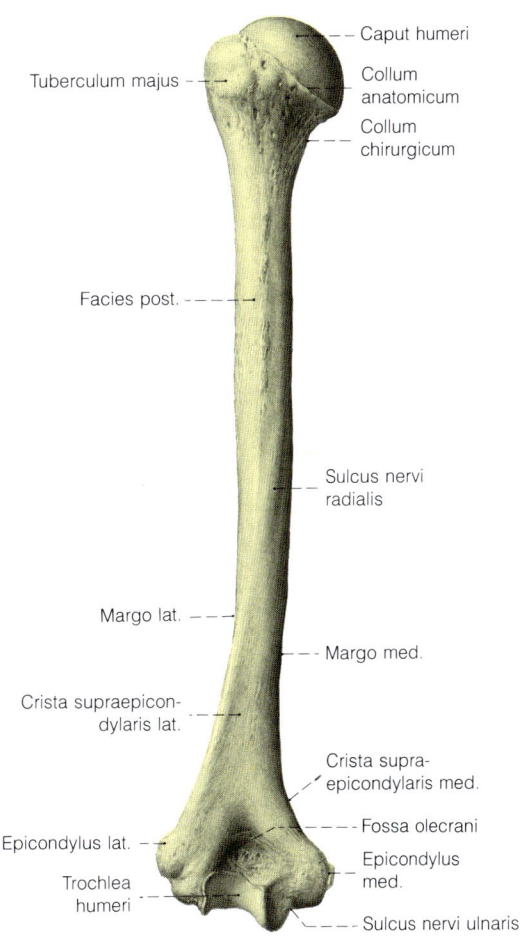

Tuberculum majus

Caput humeri
Collum anatomicum
Collum chirurgicum

Facies post.

Sulcus nervi radialis

Margo lat.
Margo med.

Crista supraepicondylaris lat.
Crista supra-epicondylaris med.

Epicondylus lat.
Trochlea humeri

Fossa olecrani
Epicondylus med.
Sulcus nervi ulnaris

Abb. 8.3-6 Linker Humerus in der Ansicht von dorsal.

liegt in einer Rinne dicht unter der Haut der *N. ulnaris* **(Sulcus nervi ulnaris).** Wird er gegen den Knochen gepreßt, entstehen mehr oder weniger schmerzhafte Mißempfindungen (Parästhesien), besonders an der Ulnarseite der Hand **(„Musikantenknochen").** Viele Beugemuskeln des Unterarms entspringen vom medialen Epikondylus und seiner Kante, während der Epicondylus lateralis einen Ursprungshöcker für viele Streckmuskeln bildet.

Mit der Abplattung des Schafts verbreitert sich das distale Ende zum **Condylus humeri,** der zwei Gelenkkörper trägt. Lateral liegt das halbkugelige **Capitulum humeri,** das nur die Vorderseite einnimmt. Daneben erhebt sich, durch eine Führungsleiste abgesetzt, eine Rolle, **Trochlea humeri,** die nahe der Mitte eine Führungsrinne besitzt. Oberhalb der Gelenkflächen sind grubige Vertiefungen, in die die proximalen Fortsätze der Unterarmknochen bei äußerster Beugung und Streckung eintauchen. So liegt ventral über der Trochlea die **Fossa coronoidea** für einen Fortsatz der Ulna, *Proc. coronoideus,* über dem Capitulum humeri die **Fossa radialis** für den Radius. Auf der Rückseite findet sich die tiefe **Fossa olecrani,** die das Olecranon ulnae aufnimmt.

Bei grazilen Knochen kann in der Tiefe der Grube ein Loch entstehen, jedoch nicht durch das Anschlagen des Olekranons, sondern im Gefolge einer Reduktion des Knochenmaterials.

Oberhalb des Epicondylus medialis findet sich bei etwa 1% ein hakenförmiger Fortsatz, Proc. *supra-epicondylaris,* der durch einen Bandzug mit dem Epicondylus verbunden ist. Unter dieser Brücke verlaufen der *N. medianus* und die *A. brachialis.* Auf den Fortsatz reicht der Ursprung des M. pronator teres hinauf. Hier können Nervenschädigungen (Kompressionen) auftreten.

Besonderheiten der Entwicklung des Humerus

Bei Neugeborenen bildet die Schulterblattebene mit der Frontalebene einen Winkel von bis zu 50°. Diese Stellung ist bedingt durch die längsovale bis faßförmige Gestalt des kindlichen Thorax (Abb. 8.3-7a). Wenn der Thorax sich umformt und in sagittaler Richtung abflacht, wird der Winkel kleiner, das Schulterblatt schaut jetzt mit seiner Pfanne mehr nach der Seite (Abb. 8.3-7b). Dieser Stellungsänderung muß der Humeruskopf folgen. In der frühen Embryonalperiode ist die Schulterpfanne nach vorn gerichtet, der Gelenkkopf des Humerus schaut nach hinten, somit liegt das Tuberculum majus vorn. Eine Achse, die durch die Mitte des Tuberculum majus und die Mitte des Gelenkkopfes läuft, bildet mit der des Ellenbogengelenks bei der Geburt noch etwa 60°; man bezeichnet diese Verstellung der Achsen gegeneinander als **Torsion des Humerus.** In der Folge

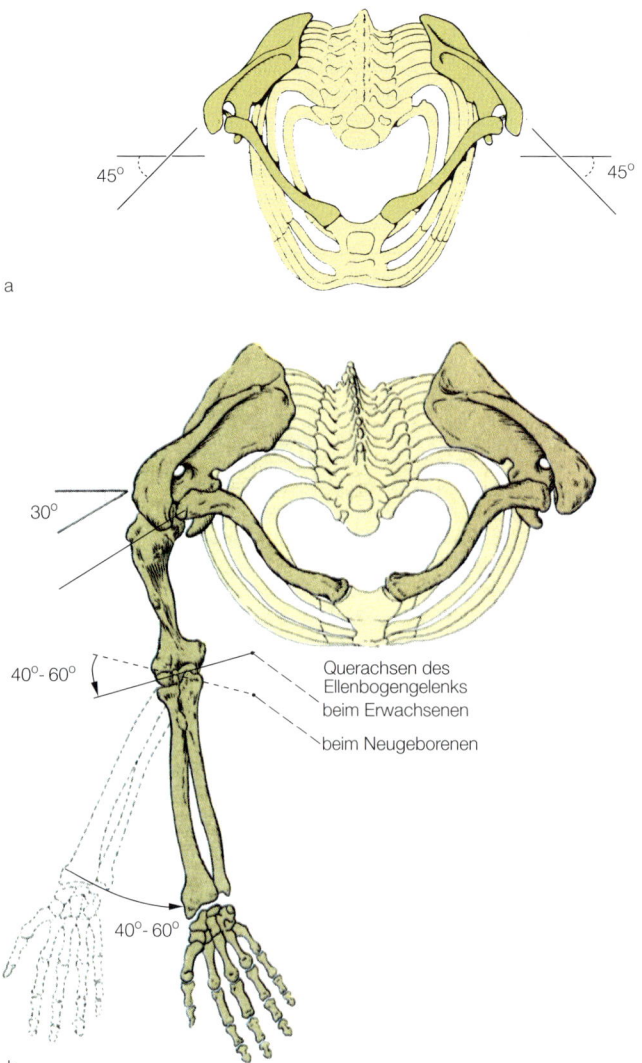

45°   45°

a

30°

40°-60°

Querachsen des
Ellenbogengelenks
beim Erwachsenen

beim Neugeborenen

40°-60°

b

Abb. 8.3-7 (a) Brustkorb und Schultergürtel des Neugeborenen von oben. Beachte den größeren Winkel zwischen Schulterblättern und Klavikula und die längsovale Form des Thorax.
(b) Brustkorb, Schultergürtel und Arm des Erwachsenen von oben. Der Thorax ist queroval, der Winkel zwischen Schulterblattebene und Frontalebene beträgt etwa 30°. Durch die Detorsion des Humerus ist der gebeugte Unterarm medialwärts gedreht. Die gestrichelte Stellung gibt die Lage des Unterarms an, die bei Ausbleiben der postnatalen Einwärtsdrehung (Detorsion; Pfeile) des distalen Humerus entstehen würde. Das Ausmaß der Detorsion kann durch die Änderung der Stellung der Querachsen des proximalen und distalen Humerus abgelesen werden.

dreht sich das Schulterblatt mehr in die Frontalebene, die Schulterpfanne schaut mehr nach der Seite, der Oberarmkopf folgt ihr. Würde jetzt die Torsion bestehen bleiben, müßte der Unterarm seine Scharnierbewegungen seitlich vom Rumpf ausführen. Es findet aber eine Einwärtsdrehung, **Detorsion des distalen Humerusendes**, statt, so daß beim Erwachsenen beide Achsen einen Winkel von nur noch 0–20° bilden. Der Sinn der Detorsion besteht darin, daß der Verkehrsraum des gebeugten Unterarms nach medial in das Blickfeld hineingedreht und das gleichzeitige Begreifen eines Gegenstandes mit beiden Händen möglich wird (Abb. 8.3-7b).

Epiphysen: Das Längenwachstum des Humerus findet hauptsächlich in der proximalen Epiphyse statt (zu Zweidrittel). Die **primäre proximale Epiphysenfuge** liegt im Kleinkindesalter (bis zum 5. Lebensjahr) im Bereich des *Collum anatomicum* zwischen den Knochenkernen der Kopfepiphyse und denen der *Tubercula* (Abb. 8.3-2). Im 5.–6. Lebensjahr vereinigen sich die Epiphysen des Kopfes und des *Tuberculum majus*, so daß die Epiphysenfuge außen unter das *Tuberculum majus* verlagert wird und dadurch zu einem großen Teil aus dem Schutz der Gelenkkapsel und der Rotatorenmuskeln (Rotatorenmanschette) herausgerät **(sekundäre Epiphysenfuge).** Schon bei mittelschweren Gewalteinwirkungen (z. B. Sturz auf den ausgestreckten Arm, kräftiger „erzieherischer" Zug von Erwachsenen am Arm) kann es zu einer Abscherung der Epiphyse vom Schaft kommen **(Epiphysenlösung).** Eine bleibende Verkürzung (Verstümmelung) des Arms kann die Folge sein, wenn eine ärztliche Versorgung unterbleibt (u. a. Reposition mit Plattenverschraubung). In der Adoleszenz wandert die Epiphysenfuge in den Bereich der *Tubercula* (pertuberkuläre **tertiäre Fuge**) und ist dann wesentlich besser geschützt.

2.2 Band- und Gelenkverbindungen des Schultergürtels

2.2.1 Mediales Schlüsselbeingelenk, Articulatio sternoclavicularis

Das sternale Ende des Schlüsselbeins ist kolbig aufgetrieben. Es überragt den oberen Brustbeinrand und ist durch die Haut deutlich sichtbar. Zwischen der Extremitas sternalis der Klavikula und der flachen Pfanne liegt ein dicker faserknorpeliger **Discus articularis,** der medial unten am Sternum und lateral oben an der Klavikula befestigt ist und das **Gelenk** vollständig in **zwei Kammern** zerlegt (Abb. 8.3-8). Der Diskus verbessert die Bewegungsmöglichkeiten im Gelenk und fängt axiale Stöße auf. Im Alter ist der Diskus oft zerfasert.

Die **Gelenkkapsel,** mit der der Diskus ringsum verwachsen ist, ist besonders vorn durch Bandzüge verstärkt, **Lig. sternoclaviculare anterius.** Zwischen den beiden Schlüsselbeinen zieht ein Querband, **Lig. interclaviculare,** das beide Knochen aneinanderbindet. Ferner ist das Schlüsselbein durch Bänder an jene Knochen gefesselt, die es überkreuzt, dazu gehören die 1. Rippe, **Lig. costoclaviculare,** und der Proc. coracoideus des Schulterblattes, **Lig. coracoclaviculare.** Das letzte Band läßt sich in zwei Abteilungen zerlegen, in ein kegelförmiges, *Lig. conoideum,* und ein trapezförmiges Band, *Lig. trapezoideum.* In der von den beiden Bandanteilen gebildeten Nische liegt ein Schleimbeutel.

Beweglichkeit: Durch die Last des Arms wird das Schlüsselbein in der Ruhelage in der Regel bis zur Horizontalen herabgezogen. Der Zug des Arms wird hauptsächlich über das *Lig. coracohumerale* und das *Lig. coracoclaviculare* auf die Klavikula übertragen. Das *Lig. acromioclaviculare* ist weniger wirksam.

Reißt das Lig. coracoclaviculare (meist kombiniert mit Riß der akromioklavikulären Bänder), dann springt die Klavikula bei Gewichtsbelastung des Armes wie eine Klaviertaste hoch (Klaviertastenphänomen, Abb. 8.3-9).

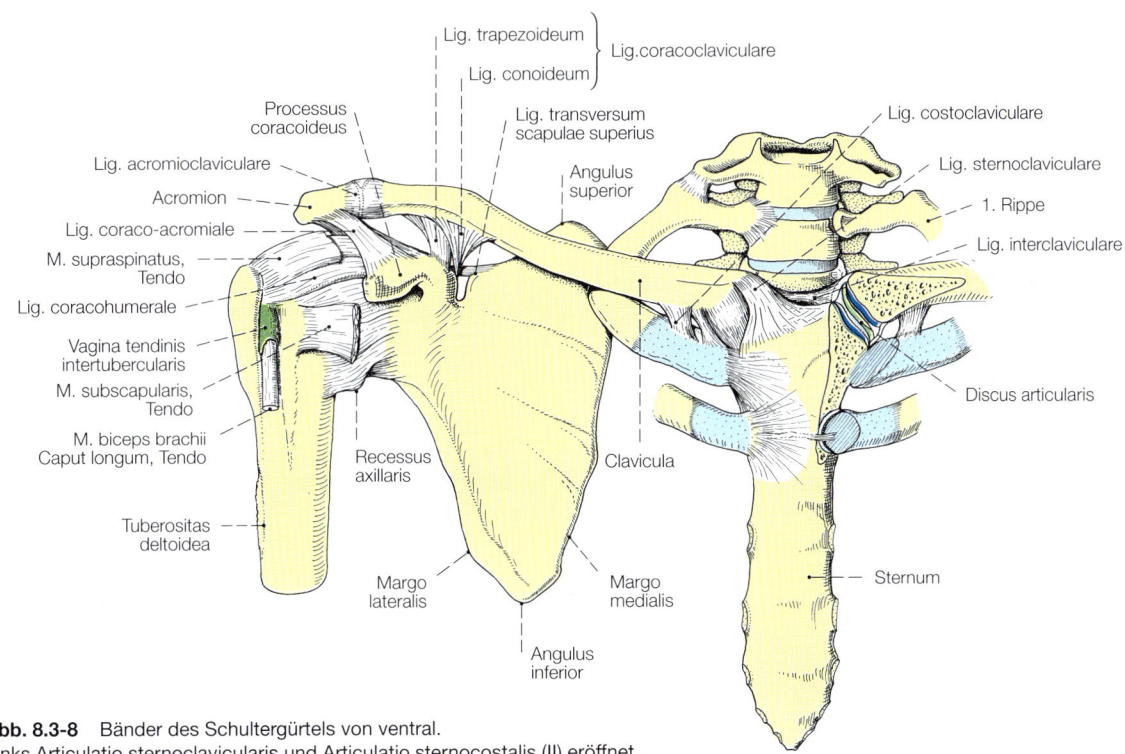

Abb. 8.3-8   Bänder des Schultergürtels von ventral.
Links Articulatio sternoclavicularis und Articulatio sternocostalis (II) eröffnet.

Von der Ruhelage aus kann die Klavikula im Sternoklavikulargelenk nur wenig nach abwärts, dagegen mehr nach vorn und ausgiebig nach hinten und nach oben bewegt werden. Die **Abwärtsbewegung** wird **gehemmt** durch die 1. Rippe und die Spannung der medialen Fasern des Lig. sternoclaviculare und Lig. interclaviculare. Wenn man die Klavikula durch einen Zug am Arm nach abwärts und hinten der 1. Rippe maximal nähert, werden die zwischen beiden Knochen verlaufenden Blutgefäße (A. u. V. subclavia) abgeklemmt. Dieser Handgriff wird **zur vorläufigen**

Blutstillung angewandt. Im ganzen kann die Klavikula sich auf einem Kegelmantel bewegen, dessen Spitze im Sternoklavikulargelenk liegt und dessen nahezu kreisförmige Basis am akromialen Ende einen Durchmesser von etwa 10 bis 12 cm besitzt (Abb. 8.3-10). Bei diesen Grenzbewegungen erfolgt gleichzeitig eine zwangsläufige Drehung des Schlüsselbeins um seine Längsachse **(Rotationsbewegung)**. Das **Sternoklavikulargelenk** entspricht somit einem **Kugelgelenk,** das um drei aufeinander senkrecht stehende Achsen beweglich ist. Abb. 8.3-11 gibt den Be-

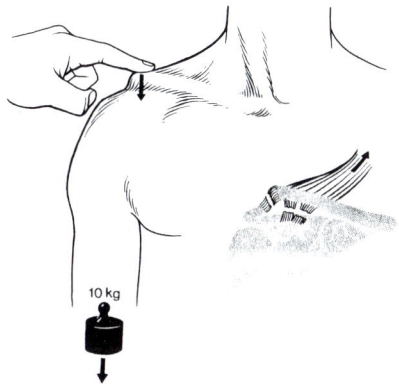

Abb. 8.3-9   Klaviertastenphänomen bei Riß der Ligg. coracoclaviculare und acromioclaviculare („Schultereckgelenkssprengung"). (Nach Vossschulte et al. [14])

Abb. 8.3-10   Verkehrsraum des akromialen Endes der Klavikula durch kombinierte Bewegungen im medialen und lateralen Schlüsselbeingelenk.   ▷

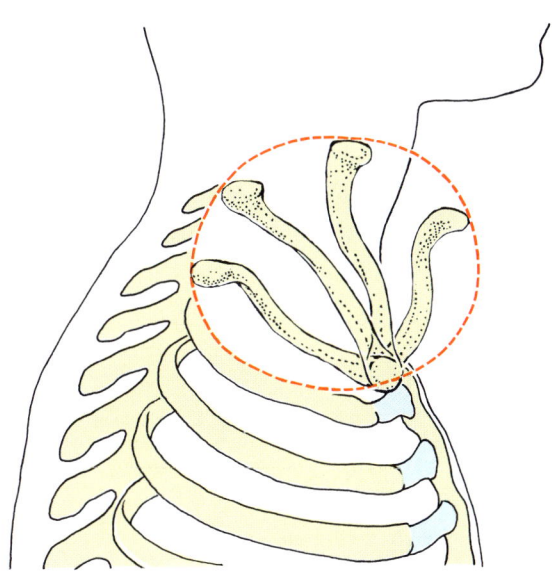

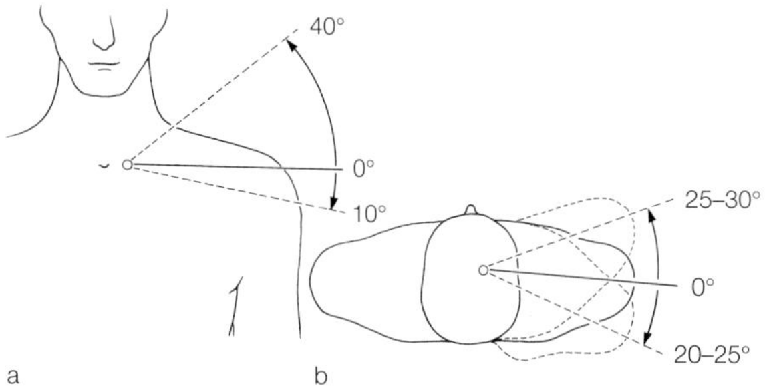

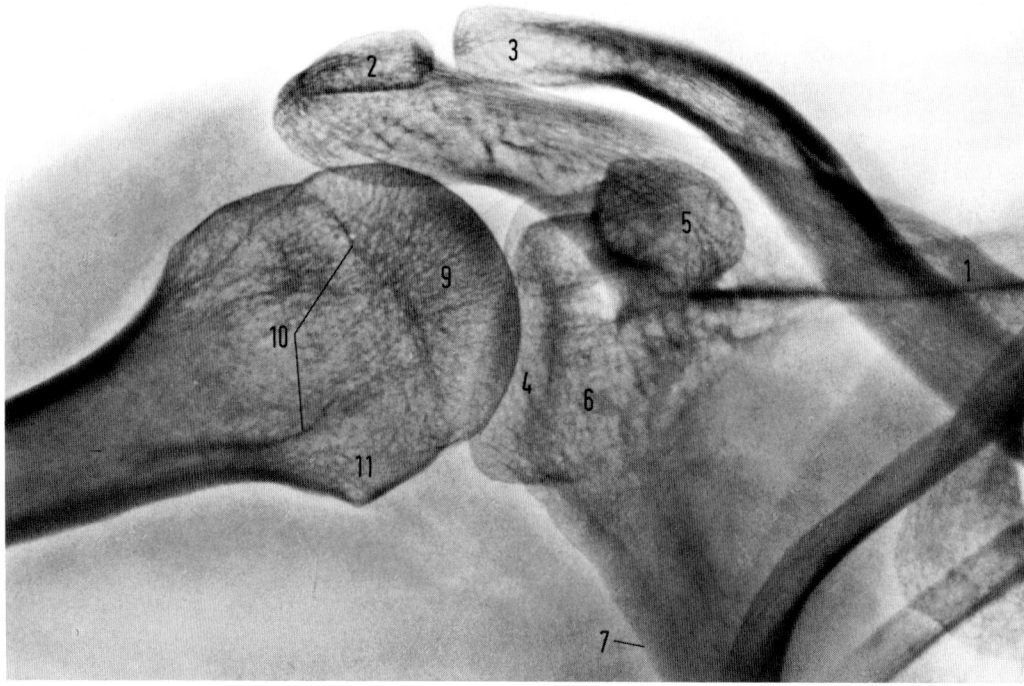

Abb. 8.3-11 Bewegungsumfang des Schultergürtels, gemessen aus der Neutral-Null-Stellung ausgehend vom proximalen Schlüsselbeingelenk. (a) Heben, Senken in der Frontalebene, (b) Vor- und Rückführung in der Horizontalebene.

wegungsumfang der Schulter in der Frontal- und Horizontalebene aus der Neutral-Null-Stellung an.

2.2.2 Laterales Schlüsselbeingelenk, Articulatio acromioclavicularis

Das äußere Ende des Schlüsselbeins besitzt eine leicht gewölbte Gelenkfläche, die sich in eine flache knorpelüberzogene Delle des Akromions einfügt (s. Abb. 8.3-8). Die Gelenkkapsel ist zu einem Band verstärkt, **Lig. acromioclaviculare;** auch dieses Gelenk entspricht in seinem Bewegungsumfang einem **Kugelgelenk,** das aber durch die Nachbarschaft des Brustkorbs in seiner Bewegung beschränkt ist. Die meisten Bewegungen werden im medialen und lateralen Schlüsselbeingelenk gemeinsam ausgeführt. Wohl kann das Schulterblatt im äußeren Schlüsselbeingelenk sich gegen das feststehende Schlüsselbein bewegen, umgekehrt ist aber eine Bewegung des Schlüsselbeins gegen ein feststehendes Schulterblatt kaum möglich.

Die **Bedeutung der Schlüsselbeingelenke** wird offenkundig bei einer Versteifung des Schultergelenks. Der mit dem Schulterblatt verschmolzene Oberarm behält noch einen beträchtlichen Bewegungsumfang, indem sich nunmehr alle Bewegungen in den Schlüsselbeingelenken abspielen. Ein Verständnis für die Bewegungen in den Schlüsselbeingelenken ist nur möglich, wenn man die Verschiebungen des Schulterblattes auf der Rumpfwand betrachtet. Das Schlüsselbein spreizt wie eine Stange das Schulterblatt seitlich vom Brustkorb ab. Der Bewegungsumfang dieser Führungsstange ist maßgebend für die Verschieblichkeit des Schulterblattes und damit des Arms.

2.2.3 Schultergelenk, Articulatio (capitis) humeri

Das Schultergelenk ist das **beweglichste Kugelgelenk** des Körpers. Die kleine Pfanne bedeckt nur ein Drittel des Humeruskopfes, die Kapsel ist weit, die Bänder sind verhältnismäßig schwach (Abb. 8.3-12 u. 13). Die Sicherheit ist mehr als bei anderen Gelenken den Muskeln und

Abb. 8.3-12 Röntgenbild des rechten Schultergelenks bei abduziertem und innenrotiertem Oberarm, sagittaler Strahlengang. (Aus Birkner [2])
1 = Spina scapulae
2 = Acromion
3 = Extremitas acromialis claviculae
4 = Cavitas glenoidalis am Angulus lat. scapulae

5 = Proc. coracoideus scapulae
6 = Collum scapulae
7 = Margo lat. scapulae
9 = Caput humeri
10 = Tuberculum majus humeri
11 = Tuberculum minus humeri

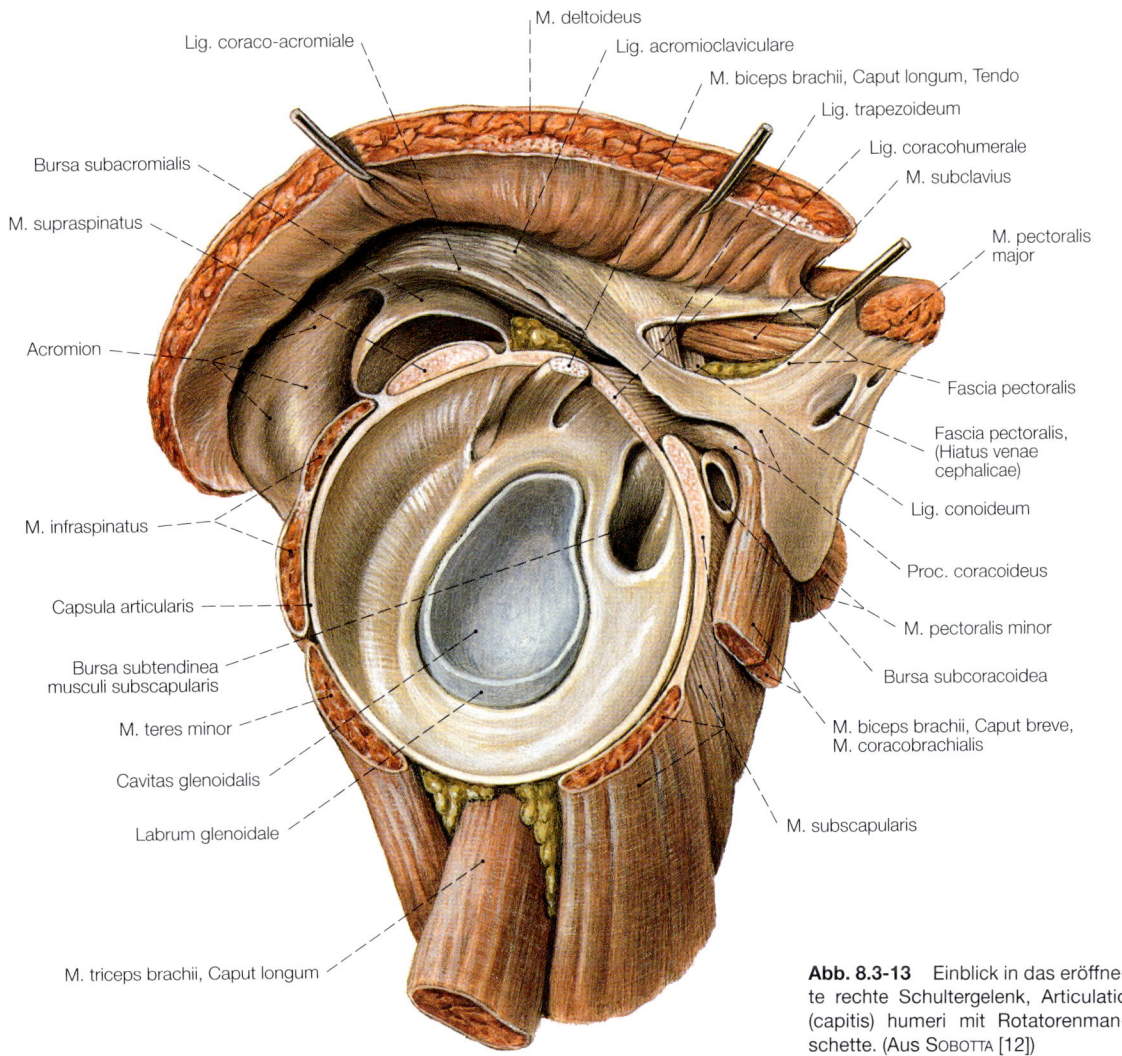

M. deltoideus

Lig. coraco-acromiale

Lig. acromioclaviculare

M. biceps brachii, Caput longum, Tendo

Lig. trapezoideum

Lig. coracohumerale

M. subclavius

Bursa subacromialis

M. supraspinatus

M. pectoralis major

Acromion

Fascia pectoralis

Fascia pectoralis, (Hiatus venae cephalicae)

Lig. conoideum

M. infraspinatus

Proc. coracoideus

Capsula articularis

M. pectoralis minor

Bursa subtendinea musculi subscapularis

Bursa subcoracoidea

M. teres minor

M. biceps brachii, Caput breve, M. coracobrachialis

Cavitas glenoidalis

Labrum glenoidale

M. subscapularis

M. triceps brachii, Caput longum

Abb. 8.3-13   Einblick in das eröffnete rechte Schultergelenk, Articulatio (capitis) humeri mit Rotatorenmanschette. (Aus SOBOTTA [12])

Sehnen überlassen, die es so vollständig umhüllen, daß man nur von der Achselhöhle aus bei gesenktem Arm mit dem tastenden Finger an das Gelenk vordringen kann. Die Wölbung des M. deltoideus wird durch den Humeruskopf hervorgerufen. Wenn man den Arm rotiert, lassen sich durch den Muskel hindurch die Tubercula fühlen.

Die Schulterpfanne, **Cavitas glenoidalis** (Abb. 8.3-12 u. 13), bildet eine flache birnenförmige Grube, deren längerer Durchmesser fast vertikal steht. Im Zentrum des breiten Teils ist der Pfannenknorpel oft verdünnt. Durch eine ringsumlaufende faserknorpelige Pfannenlippe, **Labrum glenoidale,** wird die Pfanne vergrößert. Oben strahlt in die Pfannenlippe die Sehne des langen Bizepskopfes, ventrokaudal liegt die Lippe, die sonst mit dem Gelenkknorpel und dem Rand der Cavitas glenoidalis verwachsen ist, dem Pfannenrand häufig meniskusartig auf. Verletzungen oder Ablösungen der Pfannenlippe in diesem Bereich führen nicht selten zur Instabilität und Luxation des Schultergelenks (s. u.).

Der Oberarmkopf, **Caput humeri,** bildet eine Halbkugel und ist seitlich auf den Schaft angesetzt. Die Gelenkpfanne liegt im Mittelpunkt eines Muskeltrichters. Alle vom Rumpf und vom Schulterblatt kommenden Muskeln umhüllen Pfanne und Kopf, so daß schon aus dieser Anordnung der Schluß gezogen werden kann, daß die Bewegung des Schultergelenks im wesentlichen durch Muskelkräfte geführt und gesichert wird.

Die Gelenkkapsel, **Capsula articularis,** ist schlaff, bei herabhängendem Arm legen sich die unteren Teile in Falten (Abb. 8.3-14). Die untere Kapselfalte (Recessus axillaris) schrumpft, wenn der Arm zu lange in dieser Stellung fixiert wird, wie bei Frakturen und Entzündungen. Schon innerhalb einer Woche setzt eine erhebliche Schrumpfung ein. Um dieser Schrumpfung vorzubeugen, werden alle Verletzungen, die eine längere Ruhigstellung erfordern, in Abduktionsstellung mit leichter Anteversion (30°) eingeschient. Zahlreiche Sehnen umgreifen die Kapsel. Nur an einigen Stellen, insbesondere unten, ist die Kapsel dünn. Kapselrisse bei einer Luxation des Humerus liegen am häufigsten vorn unten. An der Gelenklippe der Pfanne entspringt die *Membrana synovialis.* Am oberen Rand weicht die Kapsel bis zur Basis des

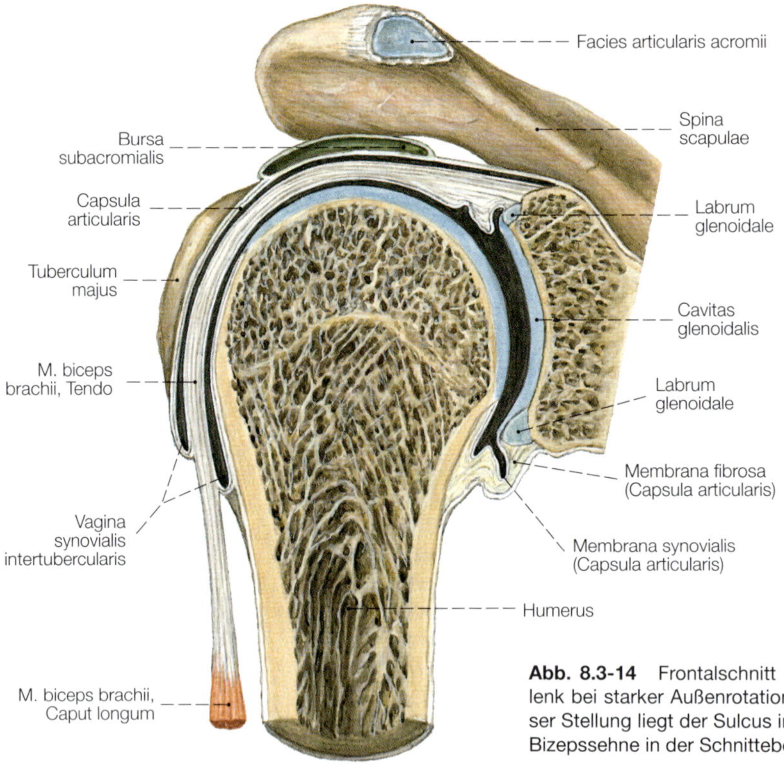

Facies articularis acromii

Spina scapulae

Bursa subacromialis

Capsula articularis

Labrum glenoidale

Tuberculum majus

Cavitas glenoidalis

M. biceps brachii, Tendo

Labrum glenoidale

Membrana fibrosa (Capsula articularis)

Vagina synovialis intertubercularis

Membrana synovialis (Capsula articularis)

Humerus

Abb. 8.3-14 Frontalschnitt durch das Schulterge-lenk bei starker Außenrotation des Humerus. In die-ser Stellung liegt der Sulcus intertubercularis mit der Bizepssehne in der Schnittebene. (Aus SOBOTTA [12])

M. biceps brachii, Caput longum

Processus coracoideus am Kollum zurück, um die Ur-sprungssehne des langen Bizepskopfes in das Gelenk einzuschließen. Am Humerus inseriert sie am Collum anatomicum, so daß die Tubercula außerhalb der Ge-lenkhöhle bleiben. Die äußeren Fasern der Kapselwand laufen teilweise in Richtung der aufliegenden Sehnen, innen dagegen mehr ringförmig. Als Verstärkungszug dient das unscharf begrenzte **Lig. coracohumerale,** das vom Korakoid (Basis und lateraler Rand) entspringt und am Tuberculum majus des Humerus ansetzt. Das Band hemmt federnd die Adduktion des Arms an die Rumpf-wand und wird zu einem Träger des Arms, da es in der Normalhaltung auch das Herabgleiten des Kopfes aus der Pfanne verhindert.

Im Anschluß an das Lig. coracohumerale liegen in der Vorderwand der Kapsel Faserzüge, die insgesamt als **Ligg. glenohumeralia** bezeichnet werden. Sie sind meist als **drei Bandzüge** (oberes, mittleres und unteres Seg-ment) an der Innenwand der Kapsel zu erkennen. Die Hinterwand der Kapsel zeigt keine hervorstechenden Faserzüge. Sehnenfasern der Mm. supraspinatus, infra-spinatus, teres minor und subscapularis **(Rotatorenman-schette)** strahlen in dorsokraniale und ventrale Abschnit-te der Kapsel ein. Als Kapselspanner verhindern sie das Einklemmen von Kapselteilen.

Eine Besonderheit des Schultergelenks besteht in dem **Einschluß der langen Bizepssehne in die Gelenk-höhle.** Die Sehne wird in den *Sulcus intertubercularis,* der durch sehnige Fasern überbrückt wird, eingeschlos-sen und verschiebt sich unter Druck gegen den Knochen. Zur Herabsetzung der Reibung wird sie durch einen

röhrenförmigen Fortsatz der Gelenkinnenhaut, *Vagina synovialis intertubercularis,* umhüllt. Diese ist an ihrem distalen Ende mit der Sehne verwachsen. Die Vagina synovialis krempelt sich beim Gleiten der Sehne aus und ein. Da die gespannte Sehne immer mit wechselnden Teilen des Gelenkkopfes in Berührung kommt, kann sie den Knorpel nicht schädigen. Die Sehne allerdings dege-neriert oft frühzeitig.

Nebenkammern des Gelenks sind beim Erwachsenen die Bursa subcoracoidea und die Bursa subtendinea musculi subscapularis. Die **Bursa subcoracoidea** liegt an der Wurzel des Korakoids, wo die Sehne des M. subsca-pularis vorüberzieht. Sie kommuniziert meist mit der großen *Bursa subtendinea musculi subscapularis,* die die platte Sehne des Muskels unterfüttert (Abb. 8.3-15).

Das **Schulterdach** bildet mit dem Akromion, dem Ko-rakoid und dem Lig. coracoacromiale eine pfannenartige Aushöhlung, gegen die sich der Humeruskopf mit der Kapsel und der Sehne des M. supraspinatus bewegt. Fer-ner wirkt es wie eine Barriere, wenn durch die aufge-stützten Arme der Humeruskopf aufwärts getrieben wird. An dieser Druck- und Reibstelle liegt daher ein Schleim-beutel, **Bursa subacromialis.** Dieser Schleimbeutel steht häufig mit der ausgedehnten, unter dem M. deltoideus gelegenen **Bursa subdeltoidea** in Verbindung. Wenn die-ser wichtige Verschiebespalt durch krankhafte Vorgänge verödet, werden die Bewegungen im Schultergelenk eingeengt, ist er entzündet oder kommt es zu **Kalkab-lagerungen,** werden die Bewegungen schmerzhaft. Weite-re Bursen liegen unmittelbar an den Insertionen von Sehnen und Bändern sowie unter der Haut.

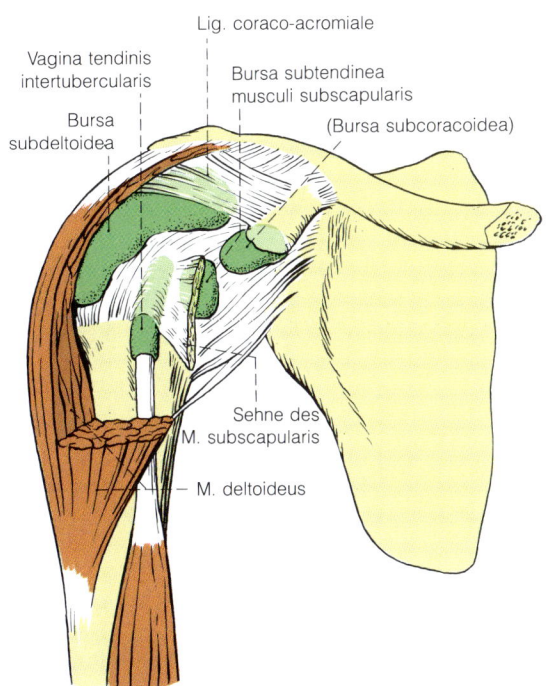

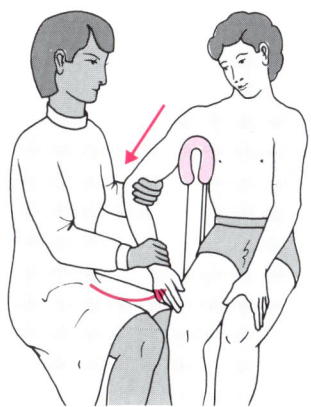

Abb. 8.3-17 Reposition der Luxatio subcoracoidea nach ARLT. Der verletzte Arm liegt über der gepolsterten Stuhllehne. Der Arzt zieht am rechtwinklig gebeugten Arm in Richtung der gegebenen Stellung des Oberarmes. Der Zug wird zunehmend stärker ausgeübt, bis bei entspannter Muskulatur der Humeruskopf in die Pfanne springt. (Aus BERCHTOLD [1])

Abb. 8.3-15 Schleimbeutel am Schultergelenk. Ansicht von ventral. (Original: J. KOEBKE, Köln)

Luxation: Die häufigste Ausrenkung im Schultergelenk geht nach vorn, wobei der Kopf unter das Korakoid (**Luxatio subcoracoidea**) gerät. Hierbei kann die Kapsel vorn unten an ihrer schwachen Stelle einreißen. Das Lig. coracohumerale bleibt gewöhnlich unverletzt und hält den Arm in einer federnden Abduktionsstellung. Die Schulterwölbung schwindet, der Oberarm erscheint verlängert (Abb. 8.3-16). Wird die Luxation nicht reponiert, bildet sich der Kopf eine neue Pfanne.

Bei der häufigen vorderen Luxation steht der Kopf mit Kollum vor dem *Collum scapulae*. Ein Zurückspringen in die Pfanne ist deshalb nur möglich, wenn der Humerus nach außen gehebelt wird (wie bei der **Einrenkung nach ARLT** (Abb. 8.3-17). Eine andere Einrenkungsmethode besteht darin, den adduzierten Humerus in Außenrotationsstellung zu bringen (durch Bewegung des rechtwinklig gebeugten Unterarms nach außen!). Während der Außenrotation gelangen Kopf und Kollum aus der transversalen in eine sagittale Stellung. Wird der Arm dann antevertiert, springt der Kopf meist von selbst nach hinten in die Pfanne (**Einrenkung nach KOCHER**).

Wenn die *Ligg. glenohumeralia* und das *Lig. coracohumerale* zerreißen, kann sich daraus eine Neigung zur Luxation entwickeln (**habituelle Luxation**). Eine habituelle Luxation tritt oft auch als Folge von Abrissen des *Labrum glenoidale* auf.

2.3 Bedeutung der Gelenke für die Beweglichkeit des Oberarms

Bei ruhig herabhängendem Arm bildet das Schulterblatt mit der Frontalebene des Körpers einen Winkel von ca. 30° (Abb. 8.3-7b). Die Pfanne schaut schräg im 30°-Winkel nach lateral vorn. Der Kopf liegt nur mit seiner unteren Hälfte der Pfanne an. Um eine in dieser Schulterblattebene gelegene horizontale Achse, die durch den Mittelpunkt des Oberarmkopfes geht, erfolgen die **Pendelbewegungen,** die um 30° gegenüber der Sagittalebene versetzt sind. Pendeln beide Arme in gleicher Richtung, dann schlagen die Hände vor dem Körper zusammen.

Abweichend von dieser natürlichen Pendelbewegung wird die Beweglichkeit des Gelenks nach der Neutral-Null-Stellung gemessen, und zwar um die drei Hauptachsen des Kugelgelenks (Abb. 8.3-18 u. 6.3-11): Um eine **transversale Achse** erfolgt das Vor- und Rückheben (Anteversion, Retroversion), um eine **sagittale Achse** das Abspreizen (Abduktion) und Heranführen (Adduktion) und um eine **longitudinale Achse** die Innenrotation und Außenrotation. Die Prüfung des Bewegungsumfangs wird durch automatische Mitbewegungen des Schulter-

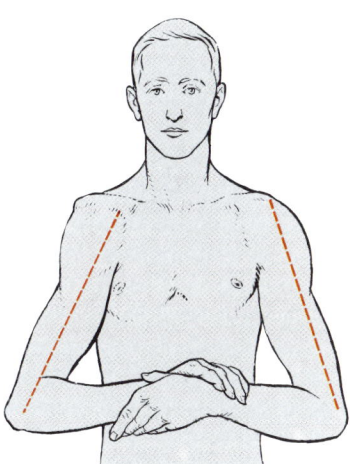

Abb. 8.3-16 Luxatio subcoracoidea rechts. Die Schulterwölbung ist geschwunden, der Oberarm erscheint etwas verlängert.

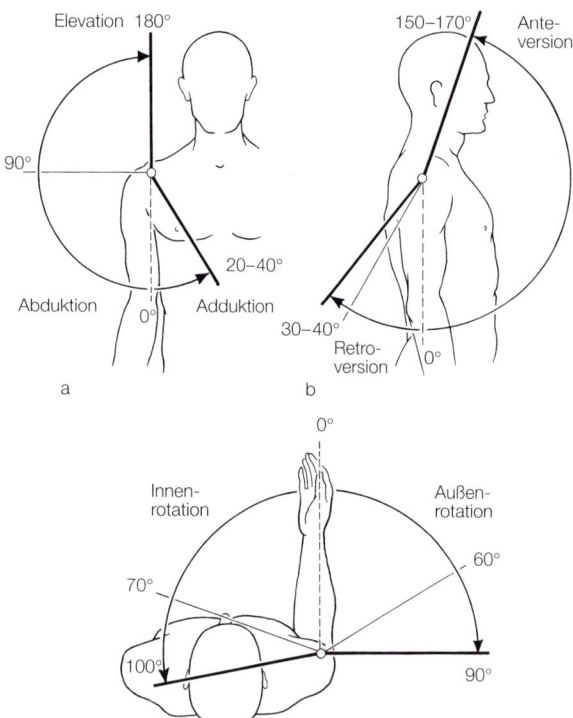

a   b

c

Abb. 8.3-18 Bewegungsumfänge des Arms im Schultergelenk (dünne Linien) und als Kombinationsbewegung in den Schulter- und Schlüsselbeingelenken (fette Linien). Gestrichelt: Neutral-Null-Stellung. In (c) ist der Unterarm wie ein Zeiger im Ellenbogengelenk rechtwinklig gestellt.

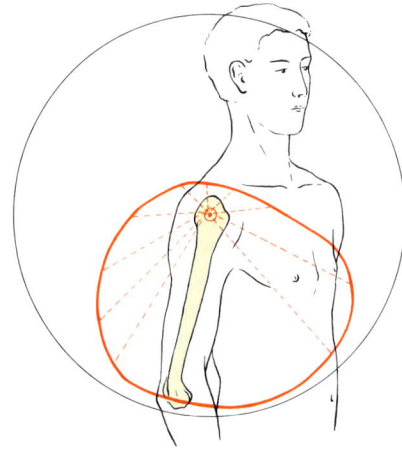

Abb. 8.3-19 Das Bewegungsfeld des distalen Humerusendes auf der Oberfläche einer Kugel, deren Mittelpunkt im Schultergelenk liegt.

blattes in den Schlüsselbeingelenken erschwert. Folgende Bewegungsumfänge sind aus der Neutral-Null-Stellung (hängender Arm) möglich:

	Schultergelenk allein	Schultergelenk mit Schlüsselbeingelenken
Anteversion	90°	170°
Retroversion	30–40°	40°
Abduktion	90°	180°
Adduktion	30°	40°
Innenrotation	70°	100°
Außenrotation	60°	90°

Der Bewegungsumfang des Arms im Schultergelenk wird wesentlich erweitert durch **Mitbewegungen des Schultergürtels.** Das Bewegungsfeld des Humerus im Schultergelenk ohne Schultermitbewegungen ist in Abb. 8.3-19 in einer Bahnkugeldarstellung veranschaulicht. Die Fläche, die der untere Schulterblattwinkel auf der Brustwand bestreichen kann, ist in Abb. 8.3-21 dargestellt und überrascht durch ihre Größe: Die Schulterpfanne hat das Bestreben, den Armbewegungen zu folgen, indem das Schulterblatt sich möglichst in die Ebene einstellt, in welcher der Arm gehoben wird. Diese **Hilfsbewegungen des Schulterblattes** setzen schon ein, bevor noch im Schultergelenk die Grenzlagen erreicht sind.

Wenn sich die gestreckten Arme vor der Brust überkreuzen, wird die Pfanne nach vorn genommen, das Schulterblatt entfernt sich von der Wirbelsäule, der untere Winkel schwingt etwas vor (Abb. 8.3-22). Schlägt man die Arme horizontal zurück, wandert das Schulterblatt auf die Wirbelsäule zu. Die Vergrößerung des Bewegungsumfangs, die der Arm durch diese Mitbewegungen erfährt, ist aus Abb. 8.3-20 zu ersehen. Die Grenzstellungen decken sich weitgehend mit dem maximalen Blickfeld, das in der Regel noch etwas über den endständigen Armausschlag hinausreicht.

Die hohe Armerhebung **(Elevation)** wird durch Mitwirkung des **Schultergürtels** und der **Wirbelsäule** erreicht. Die hohe Armerhebung im Schultergelenk und die Mitbewegung der Skapula ermöglichen ein Bewegungsmaß von 150 bis 170°, wobei das Schulterblatt bereits mit Beginn der Erhebung mitschwingt (Abb. 8.3-22). Auch die Wirbelsäulenstreckung, durch die die fehlenden 20 bis 30° bis zur Vertikalen erreicht werden, setzt bereits ein,

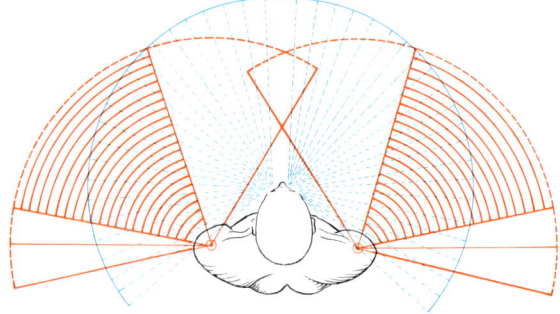

Abb. 8.3-20 Bewegungsumfang des Arms in der Horizontalen (rot), verglichen mit dem Blickfeld der Augen unter Ausnutzung der Kopfbewegung (blau). Der durch konzentrische Kreisabschnitte ausgefüllte Sektor stellt den Bewegungsumfang im Schultergelenk dar, der größere Sektor bezeichnet die Vergrößerung der Armbewegungen unter Beteiligung des Schultergürtels.

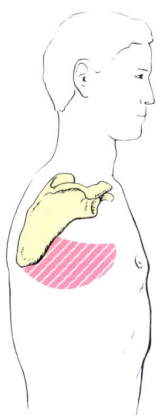

Abb. 8.3-21 Fläche (rotschraffiertes Feld), die der untere Schulterblattwinkel auf dem Brustkorb bestreichen kann. (Nach MOLLIER [9])

bevor Arm und Schultergürtel in Grenzstellung gelangt sind.

Wie bei allen Gelenken, kann auch in diesem System die Bewegung sich umkehren, wenn die Hand sich irgendwo festhält und der Körper um den festgestellten Arm herumgeführt wird. Schließlich kann sich natürlich der Schultergürtel für sich allein bewegen, indem die Schulterecke im Kreis herumgeführt wird (Abb. 8.3-10). Die Hebung der Schulterecke (**Achselzucken**) beträgt dann etwa 10 cm; die Hemmung tritt ein, wenn das Korakoid von unten her an das Schlüsselbein stößt.

2.4 *Muskeln zur Bewegung der Schulter und des Oberarms*

Vom Rücken und von der Brust strahlen oberflächliche Muskeln des Stammes zum Schultergürtel und Humerus. Diese Muskeln haben sich z.T. von der oberen Extremität aus auf den Rumpf ausgedehnt und hier neue Ursprünge gewonnen. Andere Muskeln sind vom Kopf (Trapezius) und Rumpf (Rhomboidei, Levator scapulae,

Serratus anterior) auf den Schultergürtel zugewandert. So hat der Oberarm durch Aussenden, der Schultergürtel durch Zuzug von Muskeln die Vielseitigkeit seiner Leistung erhöht.

Diese Muskeln haben ihre Nerven, die aus ventralen Ästen der Zervikalnerven und einem Kopfnerven stammen, bei ihrer embryonalen Wanderung mitgeführt. Wenn daher Muskeln der oberen Extremität auf dem Rücken angetroffen werden, so lassen sie sich durch ihre Innervation von den eigentlichen (autochthonen) Rückenmuskeln unterscheiden (vgl. Kap 8.1.3.1).

2.4.1 Dorsale Rumpf-Arm- und Rumpf-Schultergürtel-Muskeln

M. latissimus dorsi
M. trapezius
Mm. rhomboidei
M. levator scapulae

M. latissimus dorsi

Dieser breite Rückenmuskel (Abb. 8.3-23, 27 u. 8.1-72) bedeckt den unteren Teil der Rückenfläche und entspringt mit dünner Aponeurose von den **Dornfortsätzen** der sechs unteren Brust- und aller Lendenwirbel sowie mit den entsprechenden Ligg. supraspinalia. Mit der **Fascia thoracolumbalis** verschmolzen, gelangt die Aponeurose auch zum Kreuzbein, ferner greift der Ursprung auf den **Darmbeinkamm** über. Die aufwärtsstrebenden Fasern holen sich Ursprünge an den drei untersten **Rippen**. Die horizontalen Fasern des oberen Muskelrandes decken den Angulus inferior der Skapula und sind häufig durch Ursprungsbündel mit ihm verbunden. Alle Fasern konvergieren zu einem starken Muskelbauch, der sich um den Teres major nach vorn windet und mit einer platten Sehne an der **Crista tuberculi minoris** ansetzt. Die obersten Latissimusfasern gelangen am weitesten distal in die Sehne, die seitlichen am weitesten proximal, so daß im ganzen eine **schraubige Drehung** zustande kommt, wenn der Arm herabhängt. Der seitliche Rand des Latissimus wird durch die Haut sichtbar, wenn man den erhobenen Arm gegen einen Widerstand senkt. Er

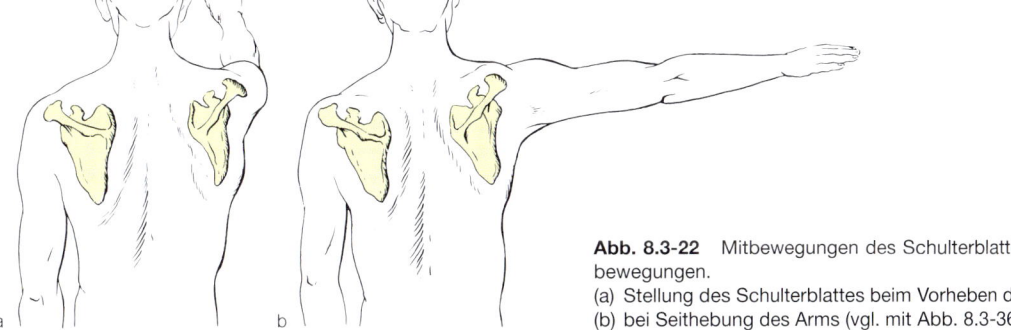

Abb. 8.3-22 Mitbewegungen des Schulterblattes bei den Armbewegungen.
(a) Stellung des Schulterblattes beim Vorheben des Arms und
(b) bei Seithebung des Arms (vgl. mit Abb. 8.3-36).

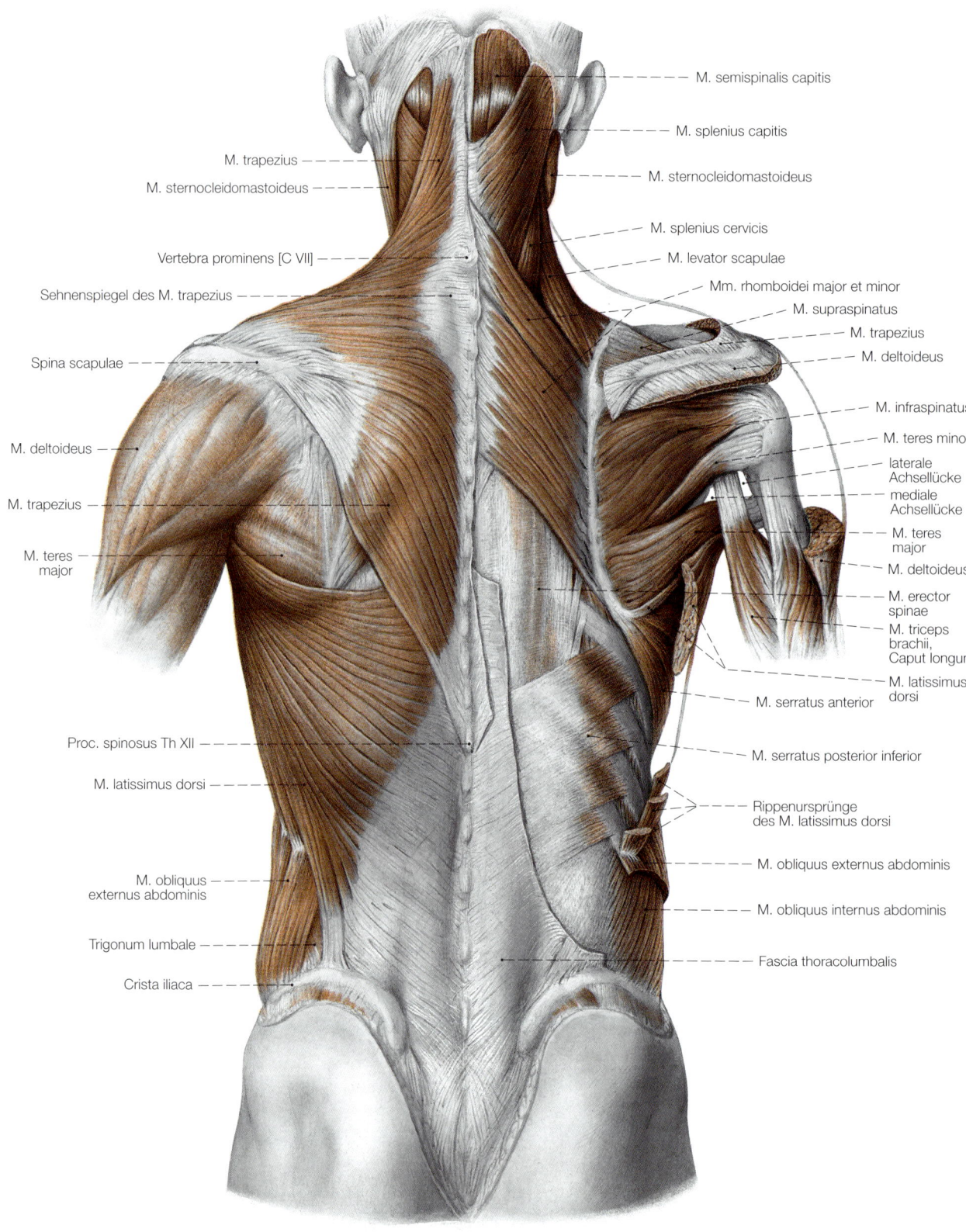

M. semispinalis capitis

M. splenius capitis

M. trapezius

M. sternocleidomastoideus

M. sternocleidomastoideus

M. splenius cervicis

Vertebra prominens [C VII]

M. levator scapulae

Sehnenspiegel des M. trapezius

Mm. rhomboidei major et minor

M. supraspinatus

M. trapezius

M. deltoideus

Spina scapulae

M. infraspinatus

M. deltoideus

M. teres minor

laterale Achsellücke

M. trapezius

mediale Achsellücke

M. teres major

M. teres major

M. deltoideus

M. erector spinae

M. triceps brachii, Caput longum

M. latissimus dorsi

M. serratus anterior

Proc. spinosus Th XII

M. serratus posterior inferior

M. latissimus dorsi

Rippenursprünge des M. latissimus dorsi

M. obliquus externus abdominis

M. obliquus externus abdominis

M. obliquus internus abdominis

Trigonum lumbale

Crista iliaca

Fascia thoracolumbalis

Abb. 8.3-23 Oberflächliche Schicht der Rückenmuskeln: Rumpf-Arm- und Rumpf-Schultergürtel-Muskeln.

veranlaßt oben auch die Bildung der Falte, die von hinten her die Achselhöhle begrenzt.

Funktion: In der Grundstellung bei herabhängendem Arm ist der Muskel schon stark verkürzt, seine Hauptarbeit leistet er daher aus der gedehnten Stellung, wenn die Arme nach vorn oder seitlich gehoben werden. Aus diesen Stellungen führt er den Arm in einer **Retroversionsbewegung** auf den Körper zu, z. B. beim Ausführen eines Axtschlags. Durch ihre große Flächenausdehnung umwickeln die Muskeln beider Seiten den halben Rumpf. Wenn daher beim Hang am Reck (Abb. 8.3-24) der Rumpf gegen die Arme gehoben werden soll, ist der am Rumpf verteilte Kraftangriff denkbar günstig. Wie durch ein großes Tuch, das um den Rücken geschlungen ist, wird der Rumpf an den Armen aufgehängt.

Aus Außenrotationsstellung ist der Muskel ein starker **Innenrotator**. Die kürzeste Verbindung zwischen beiden Armen nehmen die Muskeln ein, wenn die Arme innenrotiert nach hinten gezogen sind und die Wirbelsäule gestreckt wird. Bei festgestelltem Arm verstärkt sich durch die Kontraktion des seitlichen Latissimusrandes die Kyphose der Brustwirbelsäule. Danach wird dieser Teil ein **Exspirationsmuskel.** Er wird verdickt gefunden bei Leuten, die infolge eines chronischen Lungenleidens angestrengt husten bzw. ausatmen. Von Klinikern wird er daher auch als **Hustenmuskel** bezeichnet.

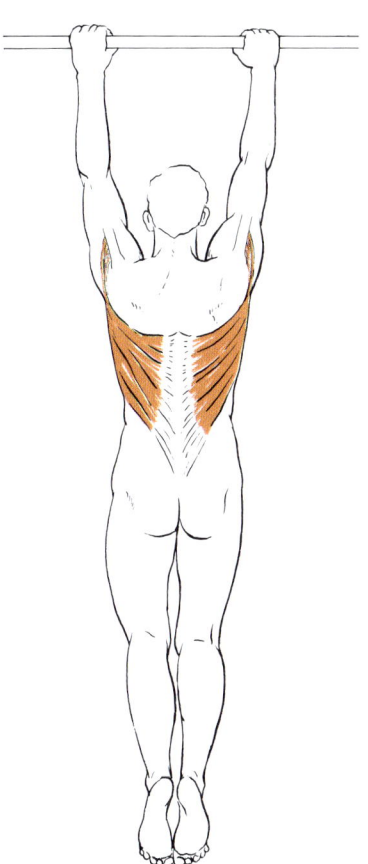

Abb. 8.3-24 Hang am Reck. Wirkung des M. latissimus dorsi.

Trotz dieser vielseitigen Wirkung hat eine **Lähmung** des Muskels keine gravierenden Nachteile. Die Adduktion des retrovierten Arms ist kraftlos.

Die Ränder von Latissimus und Pectoralis major werden nicht selten durch Faserzüge verbunden, die bogenförmig die Achselhöhle überbrücken **(muskulöser Achselbogen).** Sofern diese Muskelzüge vom N. thoracodorsalis versorgt werden, stammen sie aus dem Latissimus, der die gleiche Innervation hat. In anderen Fällen jedoch kann es sich um Reste jener Hautmuskulatur handeln, die als Panniculus carnosus bei Säugern eine weite Ausdehnung hat.

Innervation: *N. thoracodorsalis* aus *Plexus brachialis* (C5 – C8).

M. trapezius

Die Muskeln beider Seiten ergänzen sich zu einer Trapezform (Abb. 8.3-23). Er entspringt mit dünner Sehne an der *Linea nuchae superior* und der Protuberantia occipitalis externa, dann vom **Nackenband** und von den **Dornfortsätzen** und den Ligg. supraspinalia sämtlicher Brustwirbel. Von dieser langen Ursprungslinie konvergieren die Fasern zum lateralen Drittel der **Klavikula,** zum **Akromion** und der **Spina scapulae,** also zu einer wesentlich kürzeren Insertionslinie, die fast horizontal liegt.

Die vom Hinterhaupt und oberen Halsgebiet absteigenden Fasern, **Pars descendens,** sind die dünnsten, sie erreichen die Klavikula. Es schließen sich nach abwärts querverlaufende Züge an, die in die Gegend des Akromions ziehen und die dickste Portion des Muskels darstellen, **Pars transversa.** Hier ist auch die einzelne Muskelfaser dicker als in den anderen Zügen. Um den 7. Halswirbeldorn als Mitte entfaltet sich in diesem Muskelabschnitt ein rautenförmiger **Sehnenspiegel** zu beiden Seiten der Wirbelsäule. Der untere Teil des Muskels besitzt schräg aufsteigende Fasern, **Pars ascendens,** die von unten her mit einer dreieckigen Sehne an der Spina ansetzen.

Verbindungen, die mit dem M. sternocleidomastoideus gelegentlich vorkommen, erklären sich aus der gemeinsamen Anlage beider Muskeln, die auch von einem gemeinsamen Hirnnerven, N. accessorius, versorgt werden. Der dreieckige Spalt zwischen Trapezius und Sternocleidomastoideus, das seitliche Halsdreieck, *Regio cervicalis lateralis*, entsteht erst nach Trennung der gemeinsamen Muskelanlage.

Funktion: Die Wirkung der einzelnen Trapeziusteile ist nach ihrem Verlauf verschieden (Abb. 8.3-33 u. 34). Die Pars descendens kann die Schulter heben und etwas zurückziehen, oder sie verhindert das Herabdrücken der Schulter durch eine Last, die auf der Schulter ruht oder von den herabhängenden Armen getragen wird. Die horizontalen Züge der Pars transversa ziehen das Schulterblatt auf den Rücken. Sie treten hervor, wenn man die beiden vor der Brust verhakten Hände auseinanderzuziehen sucht, dabei halten die transversalen Abschnitte die Schulterblätter an der Wirbelsäule. Die Muskelfasern der Pars descendens senken die Schulter gegen einen Widerstand oder heben den Rumpf gegen die festgestellte Schulter.

Obere und untere Trapeziuszüge bilden ein Kräftepaar: Die Pars descendens greift an der lateralen Skapula im Bereich des Akromions und seiner Nachbarschaft an und hebt dieses, während die Pars ascendens das mediale Ende der Spina festhält, bzw. nach unten zieht (Abb. 8.3-36). Daraus resultiert eine **Drehung des Schulterblattes** um eine sagittale Achse, die im Bereich des medialen oberen Drittels der Skapula liegt. An der Schulterblattdrehung sind mehrere andere Muskeln wesentlich mitbeteiligt (M. serratus anterior, Mm. rhomboidei, M. levator scapulae) (Näheres s. u.).

Bei **Lähmung** des Trapezius steht die kranke Schulter etwas nach vorn und ein wenig tiefer. Der Margo medialis steht schief von oben außen nach innen unten, so daß die Cavitas glenoidalis nach vorn unten gerichtet ist. Am auffälligsten ist die Störung bei seitlicher Hebung des Arms, die nicht ganz bis zur Horizontalen ausgeführt werden kann (Abb. 8.3-25). Der Halt der Skapula an der Wirbelsäule ist geschwächt, die Schulterpfanne bleibt nach vorn außen gerichtet, der untere Schulterblattwinkel geht nach vorn und der obere nach oben.

Innervation: Die obere Portion des Muskels vom *N. accessorius* und von ventralen Spinalästen (C2–C4), der mittlere und untere Teil ausschließlich vom *N. accessorius.*

M. rhomboideus (Mm. rhomboidei)

Der große und kleine Rautenmuskel (Mm. rhomboidei major et minor) entspringen kurzsehnig von den **Dornfortsätzen** der zwei unteren Hals- und vier oberen Brustwirbel und verlaufen schräg abwärts zum **Margo medialis scapulae,** den sie unterhalb des oberen Winkels in ihren Insertionen besetzen (Abb. 8.3-23). Da sie, wie alle Muskeln, die zur Skapula ziehen, schräg zu dieser verlaufen, bildet die Muskelplatte eine rhombische Figur. Die untere Muskelecke bleibt frei von der Bedeckung durch den Trapezius und ist als Wulst durch die Haut erkennbar.

Durchtretende Blutgefäße erzeugen in der Regel im oberen Drittel der **gemeinsamen Muskelplatte** eine Spalte, die die Platte in den oberen kleinen Rhomboideus minor und den unteren größeren Rhomboideus major trennt.
Funktion: Der Muskel hebt seinem Verlauf entsprechend die Skapula schräg nach medial und oben, wobei der untere Winkel der Mittellinie genähert wird (Abb. 4.7-37).

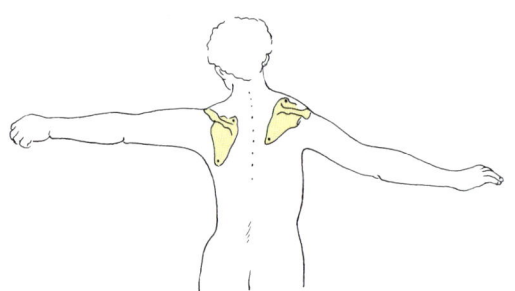

Abb. 8.3-25   Rechtsseitige Trapeziuslähmung. Das rechte Schulterblatt stellt sich bei der Seithebung des Armes nicht regelrecht ein. (Nach Foerster [5])

Er ist der **Antagonist des Serratus anterior,** der, durch den Margo medialis der Skapula getrennt, die Richtung der Rhomboidei teilweise fortsetzt. Wirken beide zusammen, dann bleibt das Schulterblatt stehen und wird an den Thorax gedrückt. Diese **Rhomboideus-Serratusschlinge** setzt sich auch in den Obliquus externus abdominis fort (Abb. 8.1-78, 8.3-33). Bei einer **Lähmung** der Rhomboidei steht der Angulus inferior etwas vom Thorax ab und dreht sich bei Heben der Schulter nach lateral und ventral.
Innervation: *N. dorsalis scapulae* aus der *Pars supraclavicularis* des *Plexus brachialis* (C4–C5).

M. levator scapulae

Der Schulterblattheber (s. Abb. 8.3-23 u. 4.7-37) entspringt von den hinteren Höckern der Querfortsätze der vier oberen Halswirbel, wobei die **Atlaszacke** die kräftigste ist, und wendet sich um den Seitenrand des Splenius nach hinten zum **Angulus superior** der Skapula. Seine Insertion reicht bis zur Spina scapulae. Im seitlichen Halsdreieck wird der kontrahierte Muskel vor dem Trapeziusrand sichtbar. Nach vorn schließt sich die Skalenusgruppe an, mit der er auch Verbindungen eingehen kann.
Funktion: Der Muskel **hebt das Schulterblatt** nach vorn oben und wirkt dabei zusammen mit dem oberen Trapeziusteil. Zusammen mit den Mm. rhomboidei dreht er den Angulus inferior nach medial. Bei festgestelltem Schulterblatt streckt der Muskel die Halswirbelsäule.
Innervation: *N. dorsalis scapulae,* auch Äste aus dem 3. und 4. Zervikalnerven.

2.4.2   Ventrale Rumpf-Arm- und Rumpf-Schultergürtel-Muskeln

M. pectoralis major
M. pectoralis minor
M. subclavius
M. serratus anterior

M. pectoralis major

Der große Brustmuskel (s. Abb. 8.1-72) überlagert als fächerförmige Muskelplatte den größten Teil der vorderen Thoraxwand. Die Strahlen des Fächers nehmen ihren **Ursprung** von der medialen Hälfte des Schlüsselbeins, vom Sternum und den anschließenden 5 bis 7 obersten Rippenknorpeln, ferner vom vorderen Blatt der Rektusscheide. Die Muskelfasern überkreuzen sich im Stiel des Fächers, **inserieren** dann mit einer Sehne an der **Crista tuberculi majoris humeri.**

Die **Pars clavicularis,** die embryonal als erste auftritt, schließt sich an den Deltoideus an, von dem sie durch einen wechselnd breiten, dreieckigen Spalt, *Trigonum deltoideopectorale,* getrennt ist. Die Haut kann hier zur Fossa infraclaviculare (klinisch: Mohrenheimsche **Grube**) einsinken. Die **Pars sternocostalis** ist durch einen Verschiebespalt gegen den vorigen Teil abgesetzt. Der dritte Teil wird als **Pars abdominalis** bezeichnet; auch er kann sich abgliedern. Kurz vor der Insertion unterkreuzen die Fasern der beiden letzten Teile jene der Pars clavicularis. Auf diese Weise gelangen die unteren aufstei-

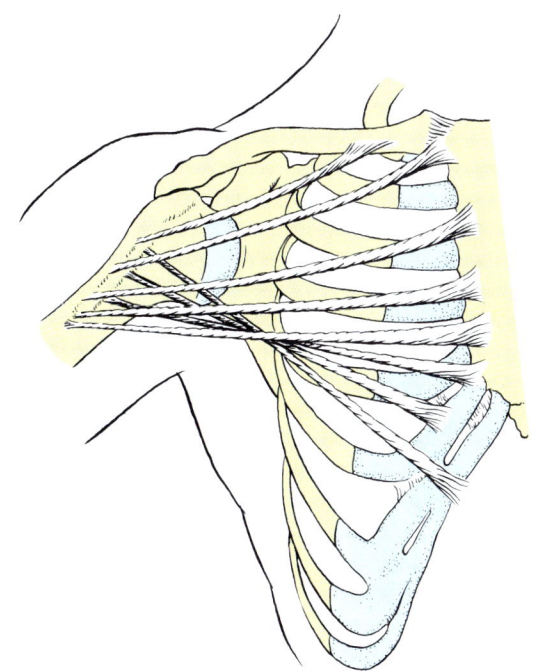

Abb. 8.3-26 Schema des M. pectoralis major: Fasern durch Seile dargestellt. (Nach Leonardo da Vinci 1452–1519)

genden Fasern am weitesten proximal an den Knochen und die mittleren horizontalen am weitesten distal (Abb. 8.3-26). Dabei bildet sich in der Achselhöhle eine mit Fettgewebe gefüllte **Tasche** in der Endsehne, deren Öffnung dem Schultergelenk zugewandt ist (s. Abb. 8.3-50). **Funktion:** Die Funktion des Muskels wird von der Stellung des Armes beeinflußt: Wird der Arm in Anteversionsstellung über die Horizontale erhoben (s. Abb. 8.1-79), ziehen alle Muskelteile den Arm mit großer Kraft nach unten **(Retroversion als Hiebbewegung).** Den abduzierten Arm können alle Fasern kraftvoll **adduzieren.** Hängt der Arm herab oder ist er retrovertiert, zieht der Muskel ihn nach vorn **(Anteversionsbewegung).** Alle drei Bewegungen kommen bei der Brustschwimmbewegung zum Einsatz, so daß der Muskel bei Schwimmern besonders stark entwickelt ist **(Schwimmmuskel).**

Werden die Arme zum Punctum fixum (z.B. beim Klettern oder Hängen am Reck), kann der Pectoralis major den Körper hochziehen (Abb. 8.3-35). Beim Stützen (u.a. am Barren) verhindert der Muskel das Hochschieben des Schultergürtels (besonders wirksam ist die untere Hälfte des Muskels) (Abb. 8.3-34). Der Muskel ist außerdem ein kräftiger **Innenrotator** und mit seinen kaudalen Abschnitten auch **Atemhilfsmuskel.**

Bei seiner **Lähmung** können die zur Horizontalen erhobenen Arme vorn nicht mehr überkreuzt werden; auch gelingt es nicht, die Hand der gelähmten Seite auf die Rückseite der anderen Schulter zu bringen.

Innervation: *Nn. pectorales medialis* und *lateralis* (C5–C8) (manchmal akzessorische Innervation des Schlüsselbeinteils durch den *N. axillaris*).

M. pectoralis minor

Der kleine Brustmuskel (Abb. 8.3-27) stammt vom Pectoralis major ab, von dem er vollständig bedeckt ist. Er entspringt von der **3. bis 5. Rippe** in 1 bis 2 cm Entfernung von der Knorpel-Knochen-Grenze und zieht schräg aufwärts zum **Proc. coracoideus.** Der Muskel wird gedehnt beim Heben der Schultern, z.B. beim Aufstützen des Körpers auf die Arme (s. Abb. 8.3-35). **Funktion:** Er zieht die **Schultern nach vorn** und **abwärts** oder hebt den Thorax. Im letzteren Fall wirkt der Muskel als **Atemhilfsmuskel** (besonders bei Fixierung des Schultergürtels durch Aufstützen der Arme). Beim Zug am Schulterblatt läßt er dessen Angulus inferior nach innen rücken.

Innervation: *Nn. pectorales medialis* und *lateralis* (C6–C8).

M. subclavius

Der Muskel entspringt von der oberen Fläche der **1. Rippe** nahe dem Rippenknorpel, verläuft von einer derben Faszie bedeckt unter dem **Schlüsselbein,** wo er in eine Knochenrinne eingebettet an der Pars acromialis claviculae seine Insertion findet (Abb. 8.3-27). Durch diese weiche Unterpolsterung der Klavikula werden die unter ihr verlaufenden Gefäße geschützt. **Funktion:** Der Muskel stemmt das Schlüsselbein in das Sternoklavikulargelenk und widersetzt sich, wenn der Arm nach der Seite gerissen wird. Ferner kann er das Schlüsselbein ein wenig senken und dadurch zum Antagonisten der äußeren Bündel des Sternocleidomastoideus werden. Zugleich **fixiert** er **das Schlüsselbein** an die 1. Rippe, wenn der Thorax durch den Trapezius gehoben wird. Fehlt der Pectoralis minor, zeigt der Subklavius eine beträchtliche Hypertrophie.

Innervation: *N. subclavius* aus dem *Plexus brachialis* (C5–C6) (oft ein Ast vom *N. phrenicus*).

M. serratus anterior

Der vordere Sägemuskel entspringt mit einzelnen Zacken, die dem Vorderrand des Muskels das sägeförmige Aussehen geben (Abb. 8.3-27 u. 8.1-72), von der **1. bis 9. (8. bis 10.) Rippe** und dringt an der seitlichen Brustwand entlang unter das **Schulterblatt,** dessen **Margo medialis** er mit seiner Insertion erreicht. Zwischen ihm und dem Schulterblatt liegt noch der M. subscapularis, so daß um die Dicke beider Muskeln das Schulterblatt vom Brustkorb verdrängt wird.

Der Muskel läßt **drei Teile** unterscheiden. Der obere Teil, **Pars superior,** entspringt von der 1. und 2. Rippe sowie von einem häufig zwischen beiden Rippen ausgespannten Sehnenbogen. Er zieht als dicker Muskelstrang etwas abwärts zum oberen Schulterblattwinkel, dessen kostale Fläche er besetzt. Der mittlere Teil, **Pars divergens,** entspringt von der 2. und 3. Rippe und muß von dieser schmalen Ursprungslinie auseinanderweichen, um den größten Teil des Margo medialis zu besetzen. Seine Fasern verlaufen daher divergierend. In ihn drückt sich der Hauptteil des M. subscapularis ein; er ist der dünnste Abschnitt und kann gelegentlich ganz fehlen. Vom unteren Hauptteil des Muskels, **Pars convergens,** wechseln die vier untersten Zacken mit denen des M. ob-

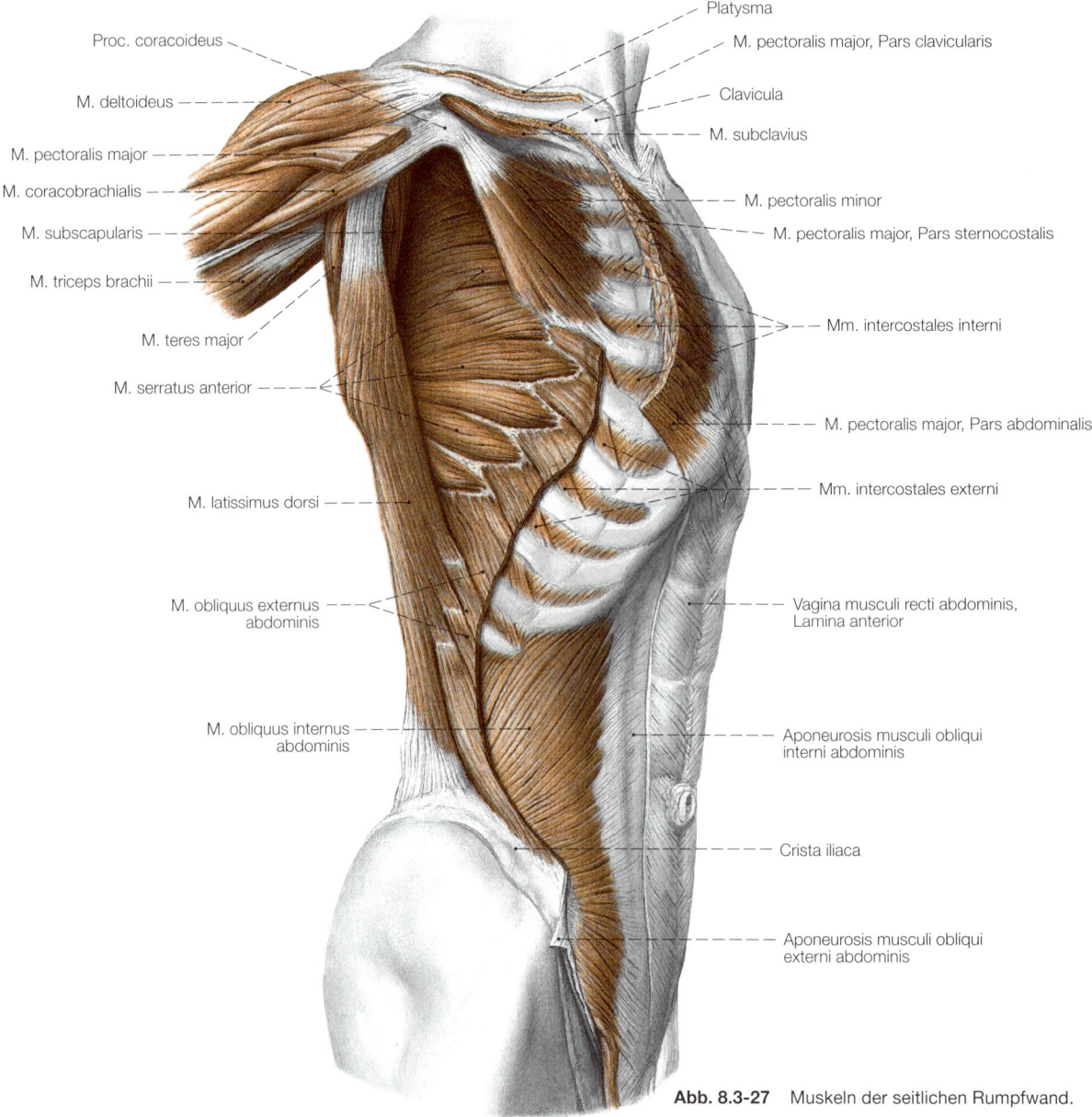

Proc. coracoideus

M. deltoideus

M. pectoralis major

M. coracobrachialis

M. subscapularis

M. triceps brachii

M. teres major

M. serratus anterior

M. latissimus dorsi

M. obliquus externus abdominis

M. obliquus internus abdominis

Platysma

M. pectoralis major, Pars clavicularis

Clavicula

M. subclavius

M. pectoralis minor

M. pectoralis major, Pars sternocostalis

Mm. intercostales interni

M. pectoralis major, Pars abdominalis

Mm. intercostales externi

Vagina musculi recti abdominis, Lamina anterior

Aponeurosis musculi obliqui interni abdominis

Crista iliaca

Aponeurosis musculi obliqui externi abdominis

Abb. 8.3-27   Muskeln der seitlichen Rumpfwand.

liquus externus ab und sind oft durch die Haut sichtbar. Die Fasern konvergieren zur Innenseite des unteren Schulterblattwinkels.

Funktion: Serratus anterior und Rhomboidei können als einheitliche Muskelplatte gelten, die nur durch den Knochenwulst des Margo medialis unterbrochen ist (s. Abb. 8.1-78 u. 8.3-23). Sie halten gemeinsam den medialen Skapularand am Brustkorb. Ist diese Muskelplatte geschwächt (**Lähmung** des M. serratus anterior), steht der Margo medialis flügelartig ab: **Scapula alata,** ähnlich wie bei der Trapeziuslähmung. Am deutlichsten tritt das in Erscheinung beim Vorheben der Arme über die Horizontale (Abb. 8.3-28). Die gemeinsame Wirkung dieses von der Wirbelsäule zu den Rippen verlaufenden Muskelzugs kann auch in einer Hebung der Rippen bestehen, er wird

dann zum **Inspirationsmuskel,** insbesondere bei festgestellten Schulterblättern (Aufstützen der Arme). Im übrigen sind diese Muskeln meist Antagonisten. Der obere und mittlere Teil des Serratus anterior ziehen die **Skapula** im ganzen **nach vorn;** die kräftige untere Portion, die den unteren Winkel des Schulterblattes erfaßt, bewegt diesen unter **Drehung der Skapula** nach vorn zur Achselhöhle. Daher ist der Serratus anterior der wichtigste Muskel für die **Hebung des Arms über die Horizontale,** unter der Voraussetzung, daß sich der M. deltoideus ebenfalls kontrahiert hat. Ist er **gelähmt,** wird am meisten die Hebung des Arms nach vorn oben gestört, oft kann der Arm kaum über die Horizontale erhoben werden, es fehlt die Bewegung des unteren Winkels der Skapula nach vorn außen, obwohl der obere Trapeziusteil durch

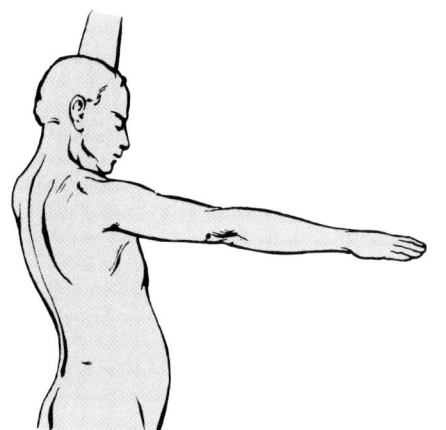

Abb. 8.3-28 Rechtsseitige Serratuslähmung. Bei der Erhebung des Arms nach vorn fehlt die Ergänzungsbewegung des Schulterblattes. Der Margo medialis scapulae bleibt vertikal gestellt und hebt sich vom Brustkorb ab. (Nach FOERSTER [5])

Drehung des Angulus lateralis bis zu einem gewissen Grad für ihn eintreten und dabei sogar hypertrophieren kann. Weitere Hinweise auf die Funktion des M. serratus anterior erfolgen später (s. a. Abb. 8.1-80).
Innervation: *N. thoracicus longus* aus dem *Plexus brachialis* (C5–C7). (Manchmal wird die obere Portion vom *N. dorsalis scapulae* versorgt.)

Fascia pectoralis, M. sternalis

Als **oberflächliche Brustfaszie** bezeichnet man jenen Teil der oberflächlichen Körperfaszie, der auf dem Pectoralis major liegt. Sie setzt sich in die Hals-, Bauch- und Achselhöhlenfaszie fort. Bemerkenswert ist, daß die Fascia pectoralis fest an dem Muskel haftet, jedoch nur locker mit dem Hautfett verbunden ist. So kann bei der Frau die Brustdrüse leicht gegen die Muskelunterlage verschoben werden. Hat z. B. ein Brustdrüsenkrebs den Pectoralis erreicht, fehlt diese Verschieblichkeit.

Auch der Pectoralis minor ist in eine besondere Faszie eingehüllt, die als **tiefe Brustfaszie** von der oberflächlichen unterschieden wird. Am unteren lateralen Rand des Pectoralis major geht sie in das oberflächliche Blatt über und schließt damit die Faszienloge dieses Muskels ab. Nach oben zu überbrückt das tiefe Blatt die dreieckige Lücke zwischen dem oberen Rand des Pectoralis minor und der Klavikula und reicht bis zum Korakoid. Diese starke Faserplatte kann nach ihren Grenzen als **Fascia clavipectoralis** bezeichnet werden; sie bedeckt A. und V. subclavia und verbindet sich mit der Wand der V. subclavia. Eine Spannung dieser Faszie kann auf die Venenwand übertragen werden und die Blutströmung günstig beeinflussen.

Die **Achselhöhlenfaszie,** die von vorwiegend queren Fasern durchsetzt wird, besitzt eine rundliche Aussparung, die durch Nerven- und Gefäßdurchtritte aufgelockert ist. Diese Lücke wird von stärkeren Faserbogen umrahmt. Der nächst der Körperwand gelegene Faserzug wird als LANGERscher **Achselbogen** bezeichnet. Ist er durch abgesprengte Muskelzüge verstärkt, haben wir einen muskulösen Achselbogen vor uns.

Der **M. sternalis** findet sich als Varietät in wechselnder Ausbildung ein- oder beidseitig neben dem Brustbein auf der Brustfaszie (s. Abb. 8.1-72). Bei seiner Kontraktion kann er hier beim Lebenden sichtbar werden. Seine Innervation erfolgt meist durch die Rami thoracici ventrales, seltener durch Nn. intercostales. Die Ableitung des Muskels als Rest des Hautmuskels, **Panniculus carnosus,** ist wahrscheinlich.

2.4.3 Muskeln der Schulter

M. deltoideus
M. supraspinatus
M. infraspinatus
M. teres minor
M. teres major
M. subscapularis

M. deltoideus

Das dicke Muskelfleisch ist vom Humerus unterlagert, der sein seitlich gerichtetes Tuberculum majus gegen den Muskel vortreibt und mit dem Akromion die **Schulterwölbung** bedingt (s. Abb. 8.1-72 u. 8.3-23). Die Ursprungslinie liegt gegenüber der Insertionslinie des Trapezius und reicht vom lateralen Drittel der Klavikula über das Akromion zur *Spina scapulae.* Von der langen Ursprungslinie aus verjüngt sich der Muskel zum **Ansatz** an der **Tuberositas deltoidea** humeri.

Die Muskelmasse zerlegt man in drei funktionell verschiedene Teile. Die **Pars clavicularis** erscheint ausschließlich parallelfaserig und setzt sich meist gegen den Pectoralis major durch das vorerwähnte Trigonum deltoideopectorale ab. Die **Pars acromialis** ist deutlich gefiedert, indem vom Ursprung und Ansatz aus mehrere Sehnenblätter ausstrahlen, zwischen denen sich kurze Muskelfasern ausspannen. Der dritte auf der Rückseite gelegene Teil, die **Pars spinalis,** besitzt an der Spina scapulae einen sehnigen Ursprung. Die Sehnenfasern werden medialwärts immer länger und verschmelzen mit der Fascia infraspinata. Die Endsehne entwickelt sich auf der Innenfläche des Muskels. Ein großer Schleimbeutel, **Bursa subdeltoidea,** liegt an der Reibestelle am Tuberculum majus; gewöhnlich steht er mit der Bursa subacromialis in Verbindung.
Funktion: Die Wirkung des Deltoideus wird verständlich, wenn man seine Teile auf das Achsenkreuz bezieht (Abb. 8.3-29). Daraus ergibt sich, daß zunächst nur die *Pars acromialis* ein starker Seitheber **(Abduktor)** ist. Sie besitzt hierfür das größte Drehmoment. Die *Pars clavicularis* und vor allem die *Pars spinalis* können sich zunächst an der Abduktion nicht beteiligen, da sie unterhalb der Abduktionsachse liegen. Hat die *Pars acromialis* den Arm bis etwa **60°** **abduziert,** überqueren die beiden anderen Muskelteile die sagittale Abduktionsachse; sie werden jetzt zu Abduktoren. Da die Drehachse des Schultergelenks bei der Seithebung des Arms etwas nach abwärts gleitet, wird die **Achsenüberwanderung** der spinalen und klavikulären Muskelteile und damit ihre Abduktionspotenz begünstigt. Gemeinsam bringen sie den Arm im Schultergelenk in eine Abduktionsstellung, um ihn so zu halten, damit nun die weitere Hebung des Arms durch Drehung des Schulterblattes ermöglicht werden kann. Wird der Arm wieder adduziert, dann werden die *Partes clavicularis* und *spinalis* zu **Adduktoren,** sobald sie die Abduktionsachse wieder unterschritten haben.

Die Pars clavicularis kann außerdem den Arm etwas, besonders in abduzierter Stellung, nach vorn bringen, den herabhängenden Arm kann sie vorheben. Ferner kann sie bei nach außen rotiertem Oberarm die Innenrotation unterstützen. Das umgekehrte Verhalten zeigt der hintere Muskelteil: Er ist ein Außenrotator.

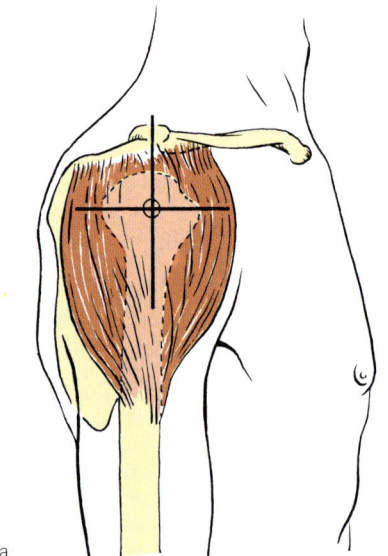

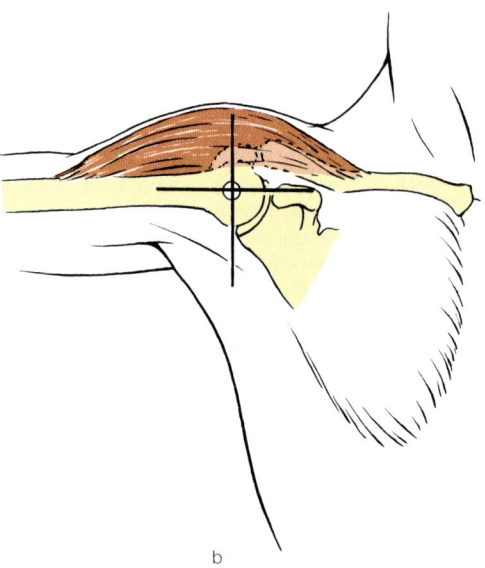

a

b

Abb. 8.3-29 M. deltoideus in seiner Lage zum Achsenkreuz des Schultergelenks:

(a) bei herabhängendem,
(b) bei seitlich erhobenem Arm.

Den abduzierten Arm bringt er nach hinten, den herabhängenden Arm kann er nach rückwärts bewegen.

Bei der Adduktionsbewegung verhindert die Pars spinalis die Innenrotation des Armes, die durch den Zug des Pectoralis major erfolgen würde. Wir haben hier ein typisches Beispiel für die Tatsache vor uns, daß ein Muskelindividuum in sich **antagonistisch wirkende** Teile enthalten kann. Nach elektromyographischen Untersuchungen wirken selbst vorderer und hinterer Anteil der Pars acromialis antagonistisch.

Die stärksten Anteile von **Trapezius** und **Deltoideus** stoßen im Akromion zusammen. Es gibt also ein kräftiges Muskelband, das von der Halswirbelsäule unter Zwischenschaltung des Akromions zum Arm zieht. Dieser Muskelzug ist besonders geeignet, beim **Tragen von Lasten** Widerstand zu leisten, indem er das Herabziehen der Schulter und des Arms im Schultergelenk hemmt. Er wirkt wie ein **Tragriemen.**

Der Deltoideus bildet für das Schultergelenk einen wichtigen muskulösen Schutz. Eine **Lähmung** des Muskels ist mit insuffizienter Führung und mangelhafter Sicherung des Gelenks verbunden. Da er zugleich der stärkste Abduktor ist, kann der Arm so gut wie gar nicht abduziert werden (Abb. 8.3-30). Es ist lediglich eine geringe Seithebung durch den M. supraspinatus möglich, der noch etwas durch den langen Kopf des Bizeps unterstützt werden kann. Bei herabhängendem Arm wird der gelähmte Deltoideus gedehnt und schließlich zu lang, wenn der Arm nicht in Abduktionsstellung geschient wird.

Beim Bruch des Schlüsselbeins im mittleren Drittel zieht der Sternocleidomastoideus das proximale Bruchstück nach oben, der Deltoideus und das Gewicht des Arms senken das **distale Bruchstück.** Der Arm steht adduziert und innenrotiert.

Innervation: *N. axillaris* (C4–C6) (akzessorische Innervation durch die *Nn. thoracici, Rr. ventrales*).

M. supraspinatus

Die **Fossa supraspinata** wird durch die derbe Fascia supraspinata zu einem Kanal abgeschlossen, von dessen Wänden der Obergrätenmuskel (Abb. 8.3-23, 31 u. 51) entspringt. In der lateralen Hälfte dieses Fachs wird der Muskel frei und entwickelt eine **Endsehne**, die **unter dem Akromion** hinweg zum oberen Feld des **Tuberculum**

majus zieht. Auf dem Weg über den Humeruskopf befestigt sie sich an der Gelenkkapsel, die somit von dem Muskel gespannt und vor dem Einklemmen in den Gelenkspalt bewahrt wird. Zwischen der Sehne und dem Akromion liegt die bedeutsame **Bursa subacromialis** (Abb. 8.3-13).

Funktion: Der Muskel ist ein **Abduktor** und hilft bei der **Hebung des Arms** nach vorn außen; er verhindert dabei ein Abgleiten des Kopfes nach abwärts, was bei der Lähmung des Muskels beobachtet wird. Der Muskel rotiert den adduzierten Arm nach außen. Mit zunehmender Abduktion verringert sich sein Rotationsmoment. Der abduzierte Arm wird etwas retrovertiert (Supraspinatussehnen-Erkrankung s. u.).

Innervation: *N. suprascapularis* (C4–C6).

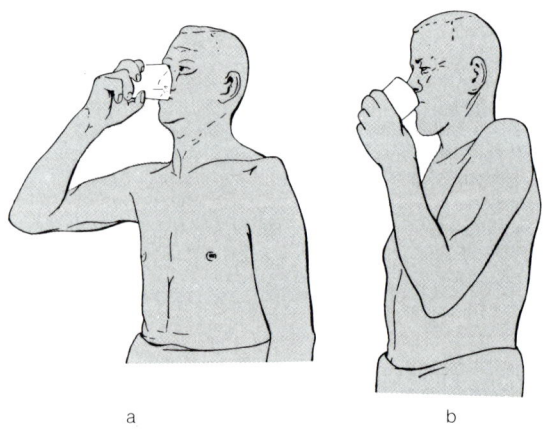

a

b

Abb. 8.3-30 Linksseitige Deltoideuslähmung. Bewegung des Arms beim Führen des Glases zum Mund:
(a) gesunde rechte Seite,
(b) gelähmte Seite; hier fehlt fast ganz die Hebung des Arms im Schultergelenk; dafür Ergänzungsbewegung im Schultergürtel. (Nach FOERSTER [5])

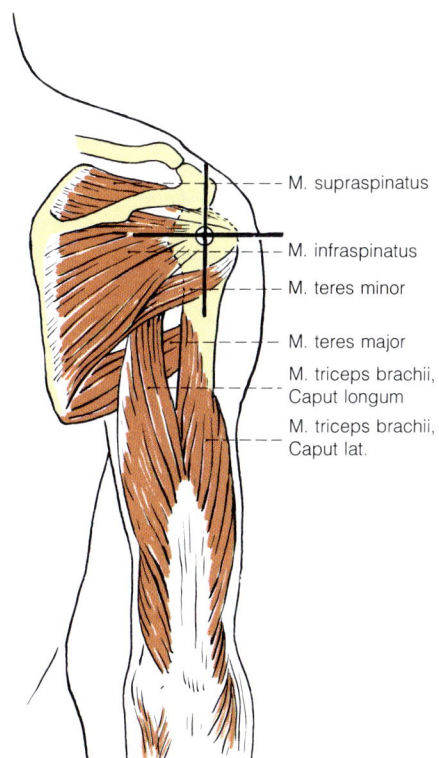

Abb. 8.3-31   Muskeln der rechten Schulter von dorsal.

M. infraspinatus

Der Untergrätenmuskel entspringt vom größten Teil der **Fossa infraspinata,** ferner mit einzelnen Fasern von der sehnigen Fascia infraspinata, die diese Grube zu einer Loge abschließt (Abb. 8.3-31 u. 51). Die Sehne biegt von hinten her um den Humeruskopf, verwächst mit der Gelenkkapsel und erreicht das mittlere Feld des **Tuberculum majus.**

Funktion: Alle Teile **rotieren den Arm nach außen.** In den mittleren Teil des Muskels schiebt sich ein Sehnenblatt ein, das die benachbarten Muskelfasern fiederförmig auf sich sammelt; den größten Querschnitt und die größte Leistung hat der untere Teil aufzuweisen.

Die oberen Teile wirken bei gesenktem Arm schwach adduzierend, bei gehobenem aber abduzierend, da sie in dieser Stellung die Abduktionsachse überwandert haben. Gleichzeitig wirkt der Muskel bei festgestelltem Schultergelenk (Arm) derart auf die Skapula, daß der Margo medialis sich vom Thorax abhebelt und der untere Winkel nach außen rückt. Die auf die Spitze des Tuberculum ziehenden Fasern bewirken eine schwache Anteversion. **Innervation:** *N. suprascapularis* (C4–C6) (manchmal akzessorische Innervation durch den *N. axillaris*).

M. teres minor

Der kleine, runde Muskel entspringt in engem Anschluß an den Infraspinatus (mit dem er häufig verwachsen ist) vom Margo lateralis der Skapula (Abb. 8.3-31 u. 51). Seine platte Sehne verschmilzt hinten mit der Gelenkkapsel und erreicht das untere Feld des Tuberculum majus.

Funktion: Seine Hauptwirkung ist wie beim Infraspinatus die **Außenrotation** des Armes. Da er unter der Abduktionsachse verbleibt, ist er zugleich ein **Adduktor** des Armes.

Innervation: *N. axillaris* (C5–C6) (manchmal akzessorische Innervation durch den *N. subscapularis*).

M. teres major

Der große, runde Muskel (Abb. 8.3-31 u. 51) erscheint wie eine Abzweigung des Latissimus, mit dem er die Innervation und Insertion teilt und dessen Wirkung er unterstützt. Das kleine **Ursprungsfeld** liegt am **Angulus inferior der Skapula** auf der Außenfläche. Der Muskel bettet sich in den oberen Rand des Latissimus ein und zieht mit diesem zum Arm, wo er an der **Crista tuberculi minoris inseriert.**

Funktion: Der Muskel ist wie der Latissimus ein **Adduktor** und zugleich ein **Innenrotator.** Er hilft beim Verschränken der Arme auf dem Rücken, wobei aber die hintere Portion des Deltoideus die erforderliche Rückwärtsbewegung ausführen muß. Bei Hebung des Arms wird er gedehnt und zieht den unteren Schulterblattwinkel nach der Seite, um dadurch den Winkel zwischen Arm und Angulus inferior scapulae zu verkleinern. Er **reguliert** also **die Stellung des Arms gegen das Schulterblatt** und nicht gegen den Rumpf wie der Latissimus und Pectoralis major (Abb. 8.3-32).

Sein Antagonist in bezug auf die Schulterblattdrehung ist der Rhomboideus und bezüglich der Adduktion die Pars acromialis des M. deltoideus. **Elektromyographisch** zeigt der Teres major erst meßbare Aktivität, wenn man **gegen einen Widerstand** innenrotiert, adduziert oder retrovertiert. Freie Schulterbewegungen werden von ihm nicht unterstützt.

Die Sehnen von Latissimus und Teres major sind gewöhnlich am unteren Rand miteinander verwachsen. Zwischen beiden liegt ein Schleimbeutel, ebenso zwischen der Teressehne und dem Knochen, die Bursa subtendinea musculi teretis majoris. Da der

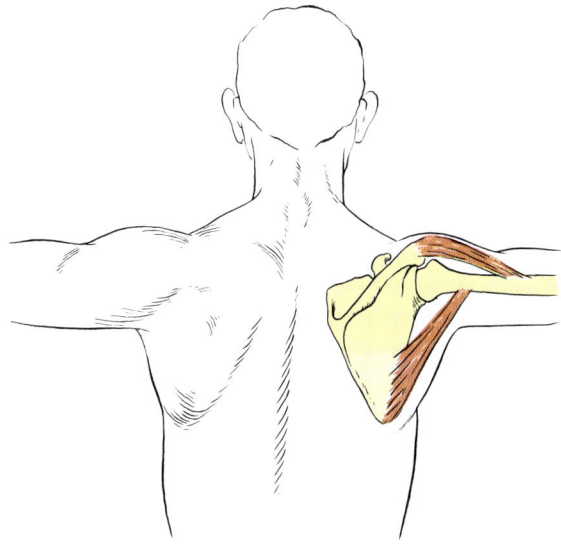

Abb. 8.3-32   Teres major als Antagonist des Deltoideus.

Teres major nur einen kleinen Raum in der Fossa infraspinata besitzt, wird er auch nicht von der Fascia infraspinata umschlossen, sondern von einer eigenen Faszie, die leichter den starken Dehnungen folgen kann.

Innervation: *N. thoracodorsalis* oder *N. subscapularis* (C5 – C7).

M. subscapularis

Die kräftige Muskelmasse des Unterschulterblattmuskels **entspringt** aus der **Fossa subscapularis** (s. Abb. 8.3-50) sowie von mehreren Sehnenblättern, die an Knochenleisten befestigt sind. Dadurch erhält der Muskel, ähnlich wie der Deltoideus, einen gefiederten Bau. Die **kräftige Endsehne** zieht unter dem Korakoid vorbei zum **Tuberculum minus humeri.** Sie bedeckt die Schultergelenkkapsel von vorn und verschmilzt partiell mit ihr. Bedeckt wird der Muskel von einer teilweise sehnigen Faszie.

Funktion: Die Hauptwirkung ist die **Innenrotation des Humerus.** Die verschiedenen Anteile des Muskels können sich daneben an der Anteversion oder Retroversion und der Ab- oder Adduktion beteiligen. So unterstützt der obere Teil die Anteversion des abduzierten Arms, während der untere dabei gedehnt wird. Auf diese Weise bewahrt sich der Muskel in fast allen Stellungen des Arms Anteile für die Innenrotation. Die breite Muskelendsehne bildet einen wichtigen **aktiven Schutz gegen die vordere Luxation des Humerus.** Bei seiner Lähmung kann die Handfläche nur schwer an den Rücken gebracht werden, da die Innenrotation stark eingeschränkt ist.

Innervation: *N. subscapularis* (C5 – C7) (akzessorische Innervation des unteren Teils durch den *N. axillaris*).

Mediale und laterale Achsellücke

Teres major und minor verhalten sich wie die Schenkel eines V, dessen Spitze am Schulterblatt liegt und dessen freie Enden den Humerus zwischen sich fassen. Durch den Spalt zieht der lange Kopf des Trizeps. Er zerteilt den Spalt in zwei Pforten, die zur Achselhöhle führen und daher als **mediale** und **laterale Achsellücke** (s. Abb. 8.3-51) bezeichnet werden. Die mediale Achsellücke ist dreiseitig, sie liegt dem Schulterblatt am nächsten und wird begrenzt vom Teres major, Teres minor und dem langen Trizepskopf. Die laterale Achsellücke liegt nahe dem Humerus, sie ist vierseitig und wird neben den vorgenannten Muskeln noch vom Humerusschaft begrenzt. Die laterale Achsellücke ist ein **Durchlaß für Gefäße und Nerven** (A. und V. circumflexa humeri posterior, N. axillaris), die mediale enthält nur Gefäße (A. und V. circumflexa scapulae).

2.4.4 Bewegende Kräfte des Schultergürtels

Bewegende Kräfte des Schulterblattes

Die **Verschiebungen des Schulterblattes** gegen den Thorax können als eine Gleitbewegung beschrieben werden, die in dem Spalt zwischen dem *M. serratus anterior* und der Thoraxwand sowie zwischen dem *M. subscapularis* und *M. serratus anterior* erfolgt. Die spaltförmigen Räume zwischen den Muskeln sind mit lockerem Bindegewebe gefüllt, das eine Funktion vergleichbar mit der

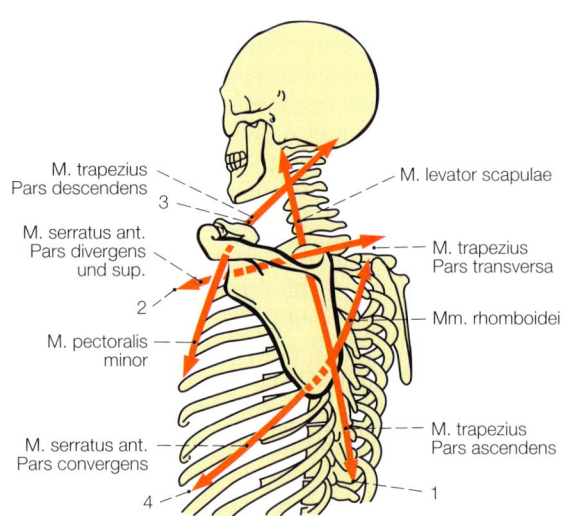

Abb. 8.3-33 Die Muskelschleifen des Schulterblattes: 1. kraniokaudale Muskelschleife, 2. transversale Muskelschleife, 3. obere schräge Muskelschleife, 4. untere schräge Muskelschleife. Bei der Drehung des Schulterblattes wird die Cavitas glenoidalis nach oben und der Angulus inferior nach vorne lateral gebracht. Dazu ist das Zusammenwirken von Komponenten der oberen und unteren schrägen Schleife notwendig: M. trapezius (Pars descendens), M. serratus anterior (Pars convergens) (Näheres s. Text). (Aus EUFINGER [4])

Synovialflüssigkeit ausübt. Der Bewegungsumfang wird durch die medialen und lateralen Schlüsselbeingelenke vorgegeben. Die Bewegungen des Schulterblattes können durch **vier Muskelschlingen** am besten beschrieben werden (Abb. 8.3-33 u. 34):
1. **Kraniokaudale Muskelschlinge:** Levator scapulae – unterer Trapeziusanteil (Pars ascendens).
2. **Transversale Muskelschlinge:** mittlerer Trapeziusteil (Pars transversa) – mittlerer und oberer Serratus anterior (Pars divergens, Pars superior).
3. **Obere schräge Muskelschlinge:** oberer Trapeziusanteil (Pars descendens) – Pectoralis minor.
4. **Untere schräge Muskelschlinge:** Mm. rhomboidei – unterer M. serratus anterior (Pars convergens).

Diese Muskeln verschieben die Skapula nach allen Richtungen auf dem dorsolateralen Thorax. Die beiden Anteile einer jeweiligen Schlinge wirken als **Antagonisten.** Die Erschlaffung des einen Teiles erlaubt bei Kontraktion des anderen eine Bewegung des Schulterblattes in der Linienführung der betreffenden Schlinge. Für das **Heben des Arms über die Horizontale** hinaus ist eine Drehung des Schulterblattes erforderlich, damit die *Cavitas glenoidalis* nach oben lateral zeigt (Abb. 8.3-36). Für die Drehung des Schulterblattes ist die **untere schräge Schlinge** besonders wichtig, die den *Angulus inferior* nach lateral vorn (bzw. zurück) bewegt. Der *Angulus lateralis* wird dabei durch den oberen Trapezius gehoben und der *Angulus superior* durch den Levator scapulae und Rhomboideus minor sowie den mittleren Trapezius festgehalten. Er gleitet dabei etwas abwärts (Gegend des Drehpunktes). **Bei einer Lähmung des Serratus anterior kann der Arm nicht mehr über die Horizontale gehoben werden.**

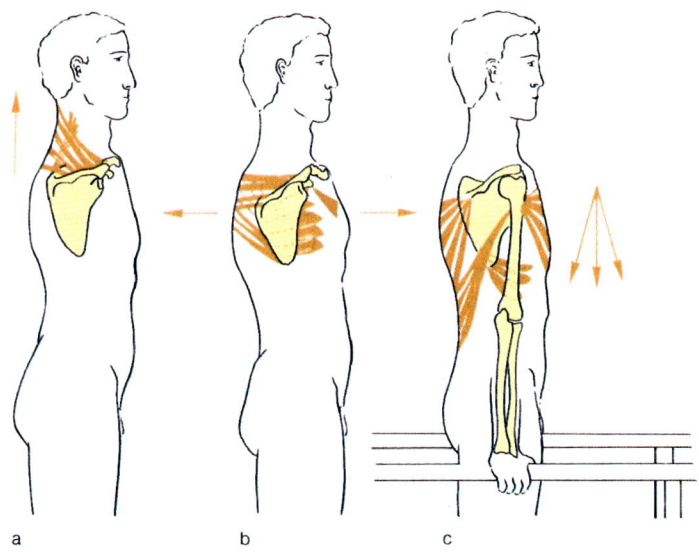

a   b   c

Abb. 8.3-34 Lage der wichtigsten Muskelzüge, die das Schulterblatt bewegen:
(a) Muskeln, die ein Absinken des Schultergürtels verhindern, u.a. beim Tragen von Lasten und Handstand (Tragmuskeln: M. trapezius, M. levator scapulae).
(b) Transversale Muskeln, die das Schulterblatt am Thorax in der Horizontalen verschieben (M. trapezius, Mm. rhomboidei, M. serratus anterior, M. pectoralis minor).
(c) Muskelzüge, die das Absinken des Rumpfes gegen den Schultergürtel verhindern (Stütze im Barren, Hang am Reck): M. trapezius, M. serratus anterior, M. latissimus dorsi, Mm. pectoralis major und minor.

Eine gleichzeitige Kontraktion beider Anteile einer Schlinge preßt das Schulterblatt in der Wirkrichtung dieser Schlinge an den Thorax. Besonders wichtig ist hierbei die **transversale Schlinge.**

Ist der Trapezius oder Rhomboideus gelähmt, tritt der *Margo medialis* flügelartig nach hinten vor **(Scapula alata).**

Lähmungen der unteren Schlingenanteile (unterer Serratus, unterer Trapezius) führen aufgrund des Überwiegens des Zuges der oberen Schulterblattmuskeln zum **Schulterhochstand** (scheinbar verkürzter Hals). Eine fehlende Koordinierung der Muskelschlingen liegt beim **schmerzhaften Schulterblattkrachen** vor, bei dem hör- und fühlbare ruckartige Bewegungen und Geräusche während der Schulterbewegungen auftreten, häufig als Folge von deformierenden Verletzungen der Wirbelsäule oder des Thorax. Das Schulterblatt ist meistens am *Angulus superior* druckschmerzhaft. Durchtrennt man die Muskelansätze am Angulus superior (Einkerbungsoperation nach HOHMANN), dann kann Schmerzfreiheit erzielt werden. Der Erfolg der Operation weist auf die besondere Belastung der Muskulatur am oberen Schulterwinkel hin, der bei den Drehungen des Schultergelenkes durch den *M. levator scapulae* und *M. rhomboideus minor* gehalten werden muß.

Eine weitere wichtige Funktion der Schulterblattmuskeln besteht darin, die **Skapula** bei Krafteinwirkungen auf den Arm **am Rumpf zu fixieren:** Die oberen Schlingenelemente (oberer Trapezius, Levator scapulae) verhindern das Absinken der Schulter beim Tragen von Lasten oder das Gleiten des Rumpfes nach unten beim Handstand. Die unteren Muskelteile der Schlingsysteme verhindern das Hochstauchen des Schulterblattes beim Aufstützen des Arms (z.B. beim Stütz am Barren, Abb. 8.3-34 u. 35). Hierbei gewinnen zusätzlich die beiden großen Rumpf-Arm-Muskeln, der *Pectoralis major* und *Latissimus dorsi,* Bedeutung, weil sie den Rumpf direkt am Arm aufhängen und so ein Tiefergleiten des Rumpfes gegen den Schultergürtel verhindern.

Bewegende Kräfte des Schultergelenks

Bewegungen des Humerus werden immer durch Mitbewegungen des Schulterblattes begleitet. Die Schulterpfanne wird so stets in eine optimale Position zum Humerus gebracht. Im folgenden sollen die Mitbewegungen des Schulterblattes nicht berücksichtigt werden. Das Schultergelenk wird im wesentlichen durch vier Muskeln geführt, deren Endsehnen der Kapsel eng anliegen bzw. mit ihr verwachsen sind. Diese Muskeln werden als **Rotatorenmanschette** zusammengefaßt:

    M. subscapularis (vorn),
    M. supraspinatus (oben),
    M. infraspinatus und *M. teres minor* (hinten oben).

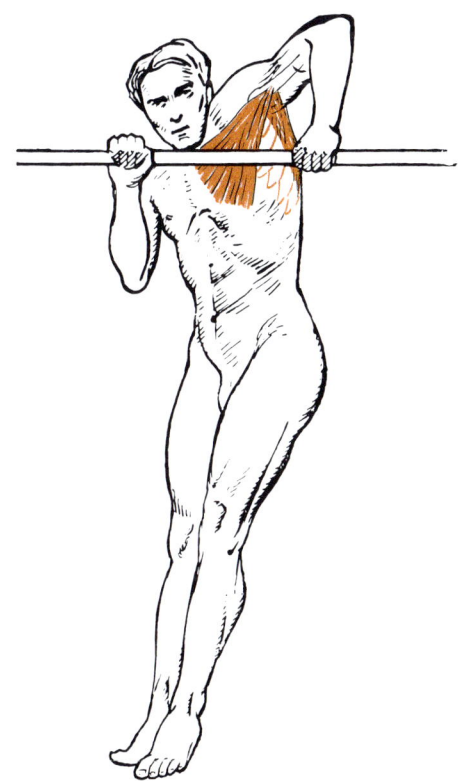

Abb. 8.3-35 Hochziehen des Körpers durch Adduktion des Arms (M. pectoralis major und M. latissimus dorsi) und Fixierung des Schulterblattes (M. serratus ant.).

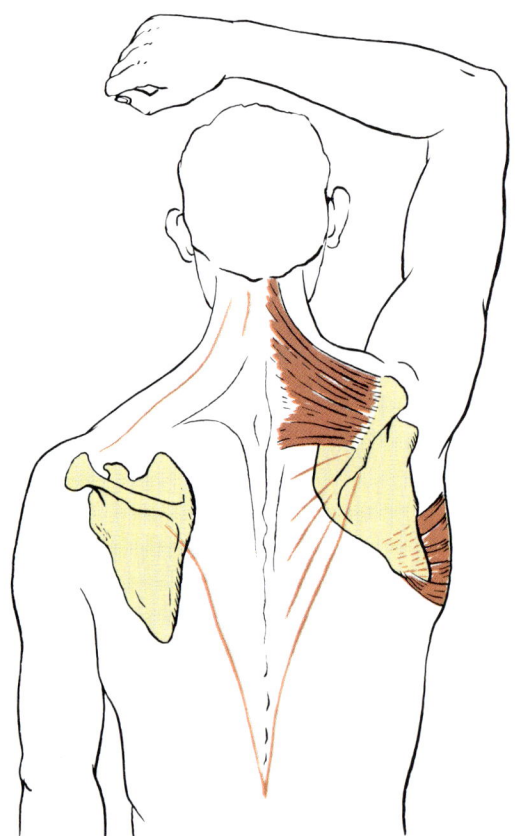

Abb. 8.3-36   Beteiligung des oberen (und unteren) Trapezius und des unteren Serratus anterior an der Hebung des Arms über die Horizontale durch Drehung des Schulterblattes (vgl. Abb. 8.3-22).

Der *M. deltoideus* bildet eine zweite äußere Muskelmanschette, die von den Endsehnen der inneren Rotatorenmanschette durch einen Verschiebespalt getrennt ist, in dem die *Bursa subdeltoidea* liegt (s. o.).

Über die Beteiligung der verschiedenen am Oberarm angreifenden Muskeln auf die Bewegungen im Schultergelenk gibt die folgende Tabelle 8.3-1 Auskunft.

Klinische Hinweise zur Rotatorenmanschette

Sind einzelne Muskeln der Rotatorenmanschette gelähmt, dann kommt es zu Verstellungen des Humeruskopfes im Gelenk. Zum Beispiel hat die **Lähmung** des M. supraspinatus zur Folge, daß der Humeruskopf auf der kranken Seite tiefer steht und die Gefahr einer Luxation wesentlich vergrößert wird (s. o.). Bei Sturz auf den Arm oder die Schulter kommt es häufig zu Verletzungen der Rotatorenmanschette, gelegentlich mit Abriß des *Tuberculum minus* (M. subscapularis) bzw. eines Stückes des *Tuberculum majus* (M. supraspinatus).

Die **Sehne** des M. supraspinatus ist den stärksten physiologischen Beanspruchungen ausgesetzt. Dort, wo sie dem Humeruskopf oben aufliegt, ist oberflächlich Faserknorpel ausgebildet. Bei Abduktion über 60° ist der M. supraspinatus notwendig. In dieser Stellung wird die Pars acromialis des Deltoideus allmählich insuffizient.

Tabelle 8.3-1   Die Tabelle gibt Auskunft über die Bewegungen im Schultergelenk und die dabei beteiligten Muskeln. Die für die jeweilige Bewegungsrichtung wichtigsten Muskeln sind durch Fettdruck hervorgehoben.

Anteversion

1. **M. pectoralis major:** Die Pars clavicularis und obere Pars sternalis sind am stärksten wirksam
2. **M. deltoideus:** Pars clavicularis
3. M. biceps brachii: Das Caput longum ist wirksamer als das Caput breve
4. M. coracobrachialis
5. M. infraspinatus: Fasern, die auf die Spitze des Tuberculum majus oberhalb der transversalen Achse ziehen

Retroversion

1. **M. latissimus dorsi**
2. **M. triceps:** Caput longum
3. **M. teres major:** nur bei Widerstand aktiv
4. M. deltoideus: Pars spinalis
5. M. subscapularis: Pars inferior

Adduktion

1. **M. pectoralis major**
2. **M. latissimus dorsi**
3. M. teres major
4. M. coracobrachialis
5. M. biceps brachii: Caput breve
6. M. deltoideus: Pars spinalis (Hemmung der durch 1. und 2. verursachten Innenrotation). Die Pars clavicularis ist weniger wirksam

Abduktion

1. **M. deltoideus:** Pars acromialis, ab 60° auch Pars spinalis und clavicularis
2. **M. supraspinatus:** Abduktion über 60° ist ohne Unterstützung dieses Muskels nicht möglich
3. M. infraspinatus (M. teres minor): Aktivitätszunahme mit steigendem Abduktionswinkel

Innenrotation

1. **M. subscapularis**
2. **M. pectoralis major**
3. M. deltoideus: Pars clavicularis
4. M. latissimus dorsi
5. M. teres major

Außenrotation

1. **M. infraspinatus**
2. **M. teres minor**
3. **M. deltoideus:** Pars spinalis
4. M. biceps brachii: Caput longum

Die Sehne muß bei der Abduktion durch die **Schulterenge** unterhalb des *Lig. coraco-acromiale* hindurchgleiten und gerät bei weiterer Abduktion zwischen Tuberculum majus, Akromion und Lig. coraco-acromiale (Abb. 8.3-37). Dieser Abschnitt der Sehne ist deshalb häufig entzündlich verändert und kann als Zeichen der Degeneration verkalken. Das als **Supraspinatussehnen-Erkrankung** oder *Periarthritis humeroscapularis* bezeichnete Krankheitsbild kann akut auftreten mit starken Schmerzen bei jeder Bewegung des Schultergelenkes. Die Patienten vermeiden deshalb jede Abduktionsbewegung, so daß es bereits nach wenigen Wochen zu einer Kapselschrumpfung kommen kann, die eine erhebliche Bewegungseinschränkung zur Folge hat. Deshalb muß in schweren Fällen therapeutisch eingegriffen werden (Injektion von entzündungshemmenden Mitteln in die Sehne oder operative Entfernung des *Lig. coraco-acromiale)* (Defilee-Operation).

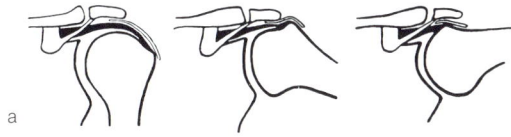

a

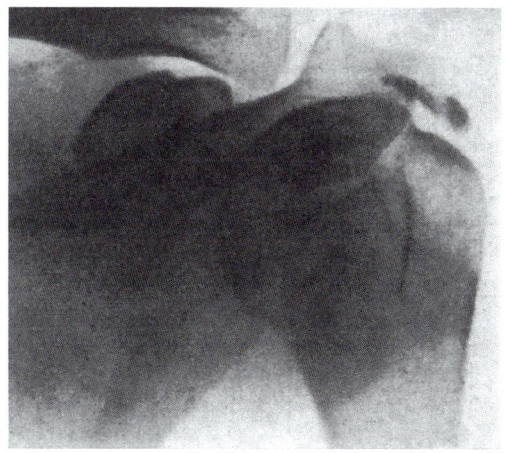

b

Abb. 8.3-37 Pathogenese der Supraspinatussehnen-Erkrankung. (a) Bei mittlerer Abduktionsstellung von 60–120° kommt es zur Einklemmung der Supraspinatussehne zwischen Tuberculum majus, Acromion bzw. Lig. acromioclaviculare. Die Bursa subacromialis (subdeltoidea) gelangt auch in die Enge. (b) Kalkablagerungen in die Supraspinatussehne. (Aus EUFINGER [4])

3 Bewegungsapparat des Ellenbogengelenks

3.1 Knochen des Unterarms

Ähnlich dem Unterschenkel besitzt auch der Unterarm zwei Röhrenknochen, die als Speiche, **Radius,** und als Elle, **Ulna,** unterschieden werden. Der Radius verbreitert sich distal. Er hat im proximalen Handgelenk *(Articulatio radiocarpalis)* unmittelbare Verbindung mit der Hand, die er an der Daumenseite erreicht. Er ist um seine Längsachse drehbar und überträgt diese Drehung auf die Hand. Dabei artikuliert der Radius mit der Ulna proximal und distal in je einem Gelenk, der **Articulatio radio-ulnaris** *proximalis* und *distalis.* Von diesen Berührungspunkten aus weichen beiden Knochen auseinander, so daß ein Zwischenraum entsteht, in dem die *Membrana interossea antebrachii* ausgespannt ist. Eine andere Funktionsform als der Radius hat die Ulna. Sie übernimmt die wesentlichste Verbindung mit dem Humerus **(Art. humero-ulnaris),** den sie mit einem hakenförmigen Fortsatz, dem Ellenbogen **(Olecranon),** umgreift; nach distal verjüngt sie sich. Sie steht über einen Discus articularis mit dem proximalen Handgelenk in Verbindung.

Oberarm- und Unterarmknochen liegen bei gestrecktem Ellenbogengelenk nicht in einer geraden Linie; der lateralwärts offene „**Armaußenwinkel**" (Abb. 8.3-38) be-

trägt beim Mann durchschnittlich 170°, bei der Frau 168° (Maxima 154–178°). Bei Werten unter 165° spricht man vom **Cubitus valgus.** Meistens wird der Armaußenwinkel von der Querachse des Ellenbogengelenks halbiert, so daß sich bei der Beugung der Unterarm mit dem Oberarm deckt.

Bei normalem Außenwinkel des Unterarms (um 170°) läßt sich eine Längsachse durch den gesamten Arm ziehen, die vom Krümmungsmittelpunkt des Humeruskopfes durch den Radiuskopf zum Griffelfortsatz der Ulna verläuft. Diese Linie folgt nicht der Längsachse einer der drei Armknochen, sondern überschneidet z. B.

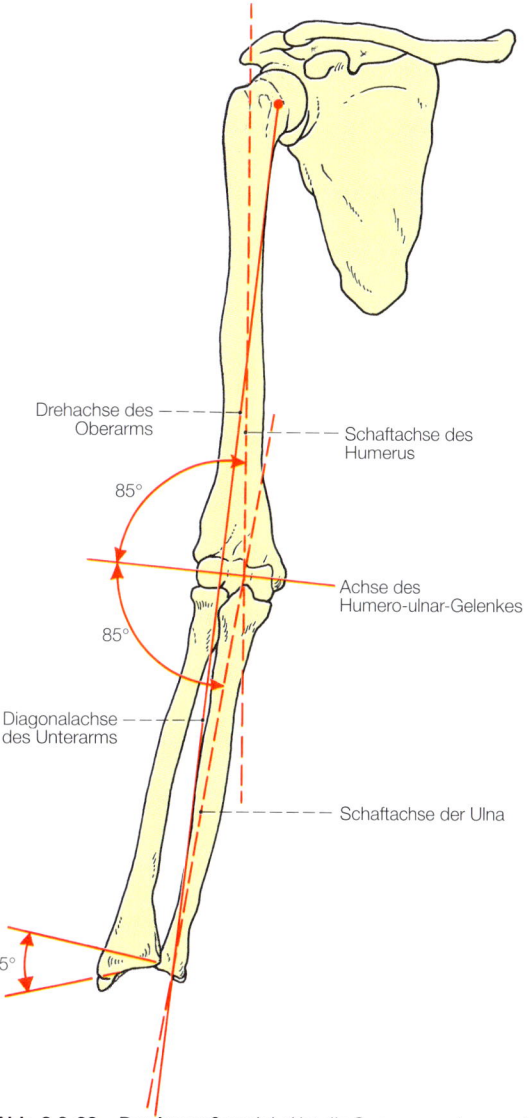

Drehachse des Oberarms

Schaftachse des Humerus

85°

Achse des Humero-ulnar-Gelenkes

85°

Diagonalachse des Unterarms

Schaftachse der Ulna

25°

Abb. 8.3-38 Der Armaußenwinkel ist die Summe von humeralem und ulnarem Kubitalwinkel, die in der Regel gleiche Größe haben. Die Drehachse des Oberarms geht in die Diagonalachse des Unterarms über. Die radiokarpale Gelenkfläche ist um 20–25° radialseitig angehoben (Schaft-Gelenkflächen-Winkel).

die Längsachse der Ulna in einem Winkel von etwa 20°. Wir haben hier die **Rotationsachse des Oberarms** vor uns, die in ihrer Verlängerung die Diagonalachse des Unterarms bildet, um welche der Radius seine Wendebewegungen, die **Pronation** und **Supination,** vollzieht. Bei gestrecktem Arm können um diese gemeinsame Achse die Pro- und Supination des Unterarms durch Innen- und Außenrotation des Oberarms ergänzt und weitergeführt werden.

Speiche, Radius

Der *Radius* (Abb. 8.3-39 u. 40) trägt **proximal** einen Kopf, **Caput radii,** der zur Gelenkverbindung mit dem Capitulum humeri eine tellerförmige Grube, **Fovea articularis,** besitzt und zur Anlagerung an die Ulna eine annähernd zylindrische Randfläche, **Circumferentia articularis,** aufweist. Der Kopf, der nur von dorsal durch die Haut getastet werden kann (ein Fingerbreit distal vom *Epicondylus lateralis humeri;* bei der Supinations- und Pronationsbewegung kann man die Drehung des Kopfes tasten!), ist durch eine halsartige Einschnürung, **Collum radii,** gegen den Schaft abgesetzt. Distal vom Kollum ragt palmarwärts die kräftige **Tuberositas radii** (Ansatzstelle der Bizepssehne) vor. Der Schaft krümmt sich von der Ulna weg und wendet ihr eine scharfe Kante, *Margo interosseus,* zu. Das distal stark verbreiterte Ende ist auf der Vorderfläche flach, auf der Rückfläche etwas gewölbt und mit Gleitrinnen für die Sehnen der Extensoren versehen.

Das **distale Radiusende** trägt die (proximale) Gelenkfläche des **Radiokarpalgelenks:** Zwei von Gelenkknorpel überzogene Facetten für das *Os scaphoideum* und *Os lunatum* lassen sich abgrenzen. Die Gelenkfläche des distalen Radiusendes ist um etwa 20–25° gegenüber der Schafttransversalen radialseitig angehoben **(Schaft-Gelenkflächen-Winkel).** Außerdem ist die Gelenkfläche palmarwärts um etwa 10–15° geneigt **(palmarer Neigungswinkel).** An der Kontaktstelle zwischen Ulna und Radius liegt eine mit Knorpel bedeckte Einbuchtung für das distale Radioulnargelenk **(Incisura ulnaris radii).** Auf der gegenüberliegenden radialen Seite befindet sich der endständige Griffelfortsatz des Radius **(Proc. styloideus).**

> Beim Sturz auf die ausgestreckte Hand kann der Radius unterhalb des distalen Endes brechen. Die **distale Radiusfraktur** ist der häufigste Knochenbruch. Das distale Knochenfragment wird typischerweise nach dorsal und außen (radialwärts) verschoben, so daß dann Stufenbildungen im Bereich des distalen Radius zu erkennen sind (Gabelstellung, Bajonettstellung). Bei der Reposition und Eingipsung ist zu beachten, daß der Schaft-Gelenkflächen-Winkel (20–25°) und der palmare Neigungswinkel (10–15°) wiederhergestellt werden, um eine Fehlstellung der Hand zu vermeiden.

Elle, Ulna

Die Ulna (Abb. 8.3-39 u. 40) liegt in ganzer Ausdehnung oberflächlicher als der Radius. Ihre dorsale Kante ist nur von der Haut bedeckt. Das **proximale Ende** ist zu einer Zange ausgestaltet, die mit ihrem halbmondförmigen Ausschnitt, **Incisura trochlearis,** in die Rolle des Humerus paßt. Der hintere Fortsatz der Zange ist das **Olecra-**

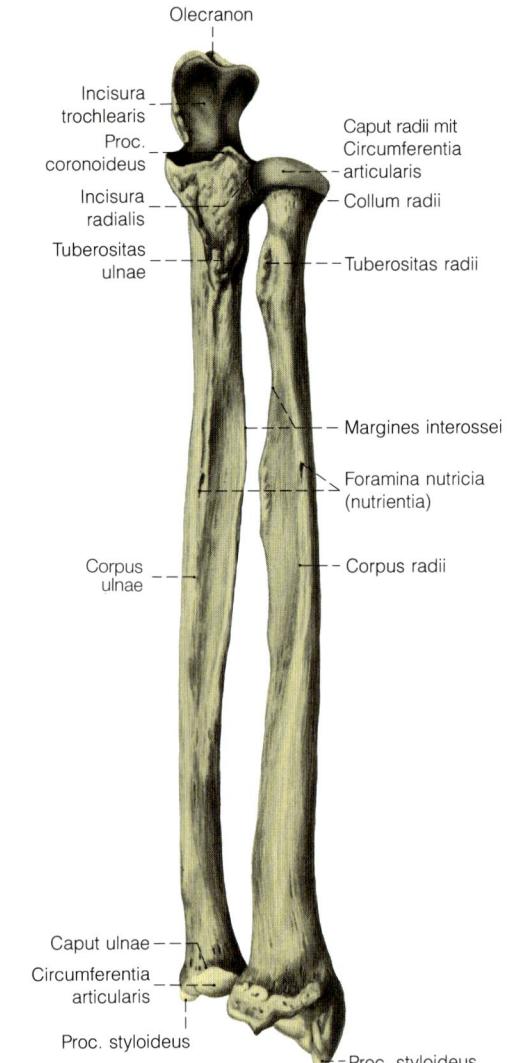

Abb. 8.3-39   Unterarmknochen des linken Arms von ventral.

non, der vordere der *Proc. coronoideus.* Der Knorpelbelag ist beim Erwachsenen oft durch einen queren Einschnitt teilweise oder vollständig unterbrochen, lateral setzt er sich auf einen kleinen Ausschnitt fort, der als **Incisura radialis** dem Radiuskopf bei seinen Kreiselbewegungen als Pfanne dient. An der Wurzel dieses Proc. coronoideus findet sich die **Tuberositas ulnae** zur Insertion des M. brachialis. Der Schaft wendet dem Zwischenknochenraum den *Margo interosseus* zu, der dem Ansatz der Membrana interossea antebrachii dient. **Distal** verschmälert sich der Schaft, wird rundlich und endet in dem schwachen **Caput ulnae,** dessen Gelenkfläche sich auf den lateralen Rand fortsetzt, um die Gelenkverbindung mit der Incisura ulnaris radii aufzunehmen. An dem gegenüberliegenden Rand wird die End-

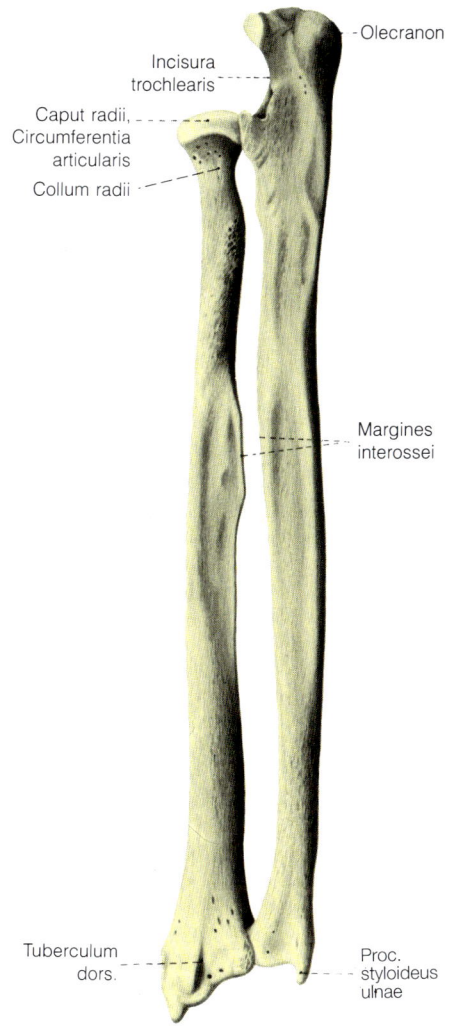

Olecranon

Incisura
trochlearis

Caput radii,
Circumferentia
articularis

Collum radii

Margines
interossei

Tuberculum
dors.

Proc.
styloideus
ulnae

Abb. 8.3-40 Unterarmknochen des linken Arms von dorsal.

3.2 Ellenbogengelenk, Articulatio cubiti
(Abb. 8.3-38 bis 44)

Das Gelenk umschließt mit seiner Kapsel die **gelenkigen Verbindungen dreier Knochen.** Die beiden Unterarmknochen gleiten auf der distalen Gelenkfläche des Humerus und führen hier die Beuge- und Streckbewegungen aus. Der Radius ist außerdem zu Kreiselbewegungen befähigt und besitzt demgemäß besondere Gelenkverbindungen mit der Ulna, von denen die proximale in das Ellenbogengelenk eingeschlossen ist.

Verglichen mit dem Schultergelenk ist die Knochenführung starrer und zwangsläufiger; das trifft besonders für die Abteilung zu, die man als **Articulatio humeroulnaris** (Abb. 8.3-41) abtrennt. Hier greift die Ellenzange mit ihrer Führungsleiste in die Hohlkehle der Trochlea humeri, so daß eines der reinsten **Scharniergelenke** unseres Körpers entsteht. In allen Stellungen des Gelenks ist die Beanspruchung der beiden überknorpelten Gelenkkörper annähernd gleichmäßig.

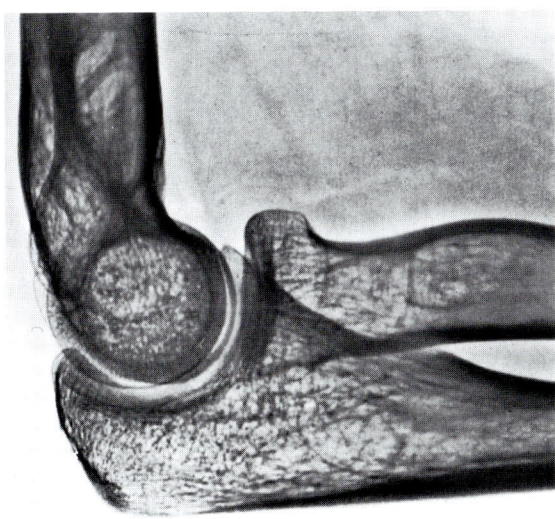

a

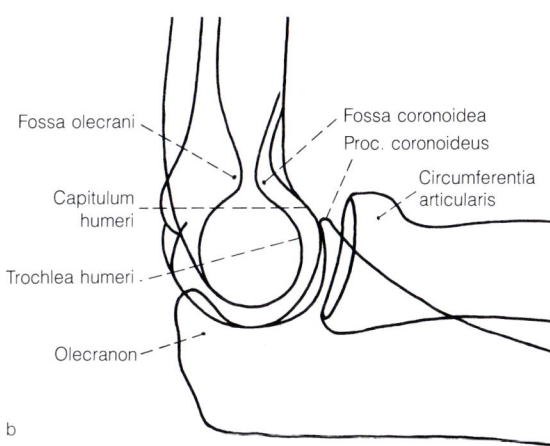

Fossa olecrani

Fossa coronoidea
Proc. coronoideus

Circumferentia
articularis

Capitulum
humeri

Trochlea humeri

Olecranon

b

Abb. 8.3-41 (a) Röntgenaufnahme des Ellenbogengelenks, radioulnarer Strahlengang. Unterarm in Beuge- und halber Pronationsstellung.
(b) Bezeichnung der Knochenpunkte. (Aus Birkner [2])

fläche vom **Proc. styloideus ulnae** überragt. Das Kaput sieht man als kugeligen Vorsprung, wenn man in Pronationsstellung auf seinen eigenen Handrücken blickt. Der Proc. styloideus ist auf der Handrückenseite am besten in Supinationsstellung zu fühlen.

Membrana interossea

Die Membrana interossea antebrachii, die die *Margines interosseae* beider Knochen verbindet, ist am Mittelteil am stärksten. Proximal besitzt sie eine Lücke für Gefäßdurchtritte, ferner eine Aussparung für die Tuberositas radii und die dort inserierende Bizepssehne. Diese Lücke wird von einem verstärkten Faserzug, **Chorda obliqua,** begrenzt, der die entgegengesetzte Richtung besitzt wie die mittleren Fasern der Membran.

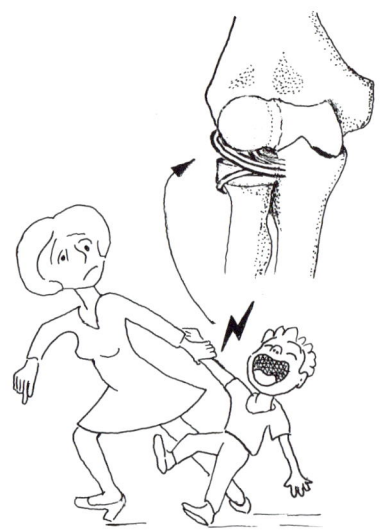

Abb. 8.3-42 Ein häufiger Vorgang für das Entstehen einer perianulären Luxation des Radiusköpfchens mit Einklemmung des Lig. anulare radii.

In der **Art. humeroradialis** (Abb. 8.3-43 u. 44) werden außer den Scharnierbewegungen noch die Supinations- und Pronationsbewegungen des Radius ausgeführt. Dem Bau der Gelenkkörper nach liegt ein **Kugelgelenk** vor, dem aber der dritte Grad der Freiheit (die Seitenbewegungen) durch die Fesselung des Radius an die Ulna genommen ist. Der konvexe Gelenkkörper ist das halbkugelige Humerusköpfchen, das am vorderen und unteren Umfang der Humerusendfläche gelegen ist. Die flache

Pfanne wird durch die Tellergrube, *Fovea articularis,* dargestellt. Der ulnare Rand des Radiuskopfes berührt in einem schmalen, halbmondförmigen Bezirk („Lunula obliqua") die entsprechend abgeschrägte radiale Außenkante der Trochlea humeri („Sulcus capitulotrochlearis"). Durch diese Ergänzung werden die Führung beider Knochen weiter verbessert und die druckkraftübertragende Fläche vergrößert.

In der **Art. radio-ulnaris proximalis** (Abb. 8.3-41 u. 43) gleitet die überknorpelte Circumferentia articularis radii wie ein Rad in der Incisura radialis ulnae. Durch das **Lig. anulare radii,** das mit der Gelenkkapsel verbunden ist, wird die kleine überknorpelte Pfanne zu einem Ring ergänzt (Abb. 8.3-44 u. 45). In diesem osteofibrösen Ring dreht sich der Kopf um die diagonale Unterarmachse, die senkrecht auf der queren Scharnierachse des Ellenbogengelenks steht. Der Radius liegt am Ellenbogengelenk mehr nach der Beugeseite hin, die Ulna mehr nach der Streckseite.

Bei plötzlichem starken Zug am Unterarm kann der Radiuskopf aus der ligamentären Schlinge herausgleiten und beim Zurückschnappen das Band zwischen sich und dem Kapitulum einklemmen. Die **perianuläre Luxation** (Abb. 8.3-42) kommt bei Kleinkindern gehäuft vor.

Gelenkkapsel

Die **Gelenkkapsel** umgreift die überknorpelten Gelenkenden der drei Knochen, dazu die Fossae coronoidea und radialis, in die bei Beugung und Streckung die Fortsätze der Unterarmknochen eintauchen (Abb. 8.3-46). Die Epikondylen des Humerus sowie die Muskelansätze an Radius und Ulna bleiben außerhalb des Gelenks.

Abb. 8.3-43 Flachschnittpräparat eines rechten Ellenbogengelenks. (Original: J. Koebke, Köln)

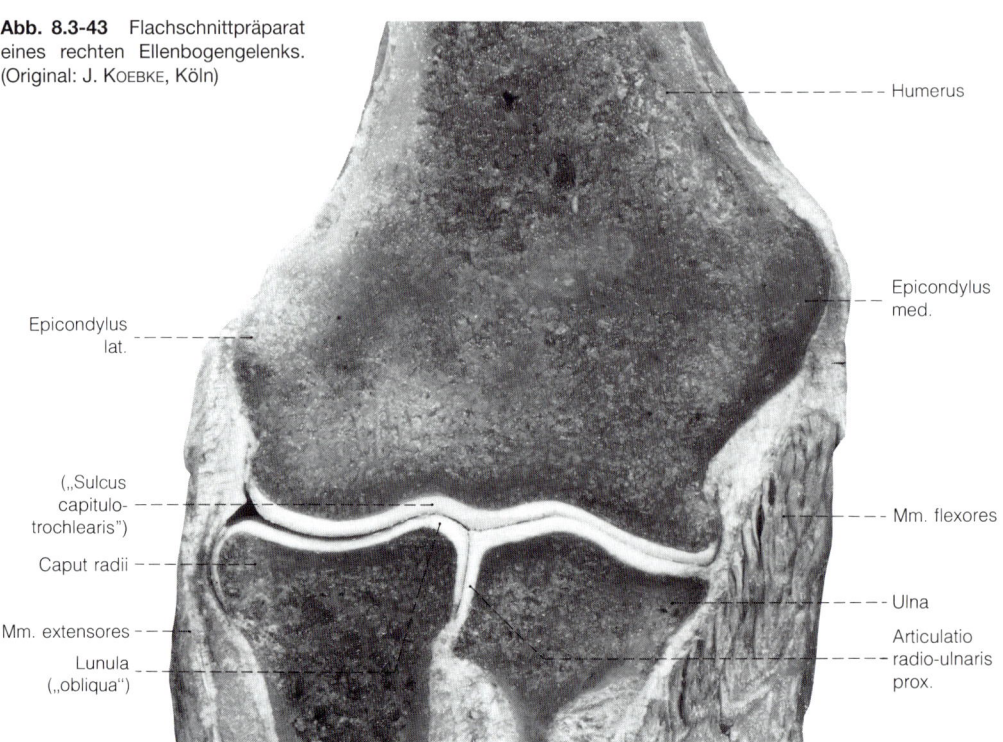

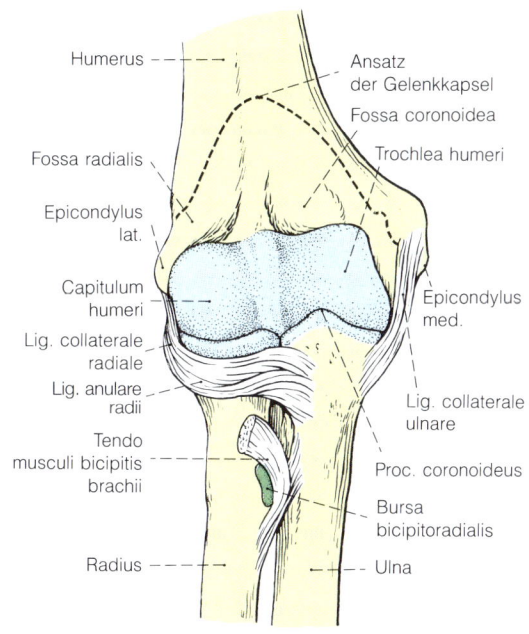

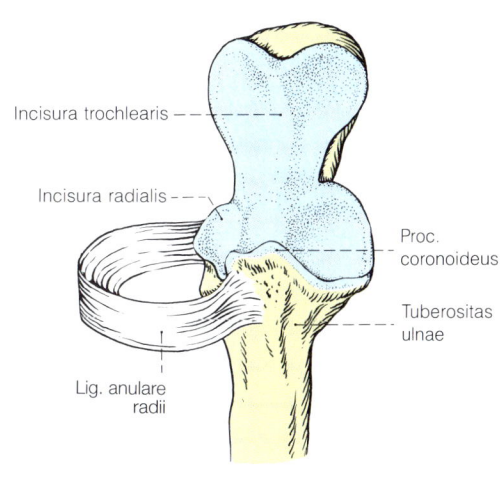

Abb. 8.3-44 Rechtes Ellenbogengelenk von ventral, Gelenkkapsel entfernt.

Abb. 8.3-45 Proximaler Teil der Ulna mit dem Ringband des Radius.

Bei entzündlichen Ergüssen wird unwillkürlich eine mittlere Beugestellung eingenommen. Dabei quillt die Kapsel zu beiden Seiten des Olekranons vor und ist hier am leichtesten sicht- und fühlbar, da an dieser Stelle die Kapselwand der Haut am nächsten liegt.

Bei Beugung legt sich die vordere, bei Streckung die hintere Kapselwand in Falten (Abb. 8.3-46); durch abgezweigte Fasern von Brachialis und Trizeps sollen diese Falten am Einklemmen gehindert werden.

Bänder

Die zu einem Scharniergelenk gehörenden **Seitenbänder** strahlen fächerförmig von den Epikondylen des Humerus aus.

Das **Lig. collaterale ulnare** (Abb. 8.3-46) ist das stärkere von beiden und verhindert die seitliche Ablenkung der Ulna. Das Band geht vom *Epicondylus medialis humeri* aus und teilt sich in einen kräftigen vorderen Strang **(Pars anterior)** zum Rand des *Proc. coronoideus* und einen hinteren flächigen Teil **(Pars posterior)** zum Seitenrand des Olekranons. Die beiden Bandschenkel sind durch Querzüge **(Pars transversa)** verbunden. Die *Pars posterior* wird bei Beugung gespannt.

Das **Lig. collaterale radiale** (Abb. 8.3-44) ist entsprechend der größeren Beweglichkeit des Radius so angelegt, daß es die Kreiselung des Radius nicht hindert. Es zieht mit einem vorderen und hinteren Schenkel in das

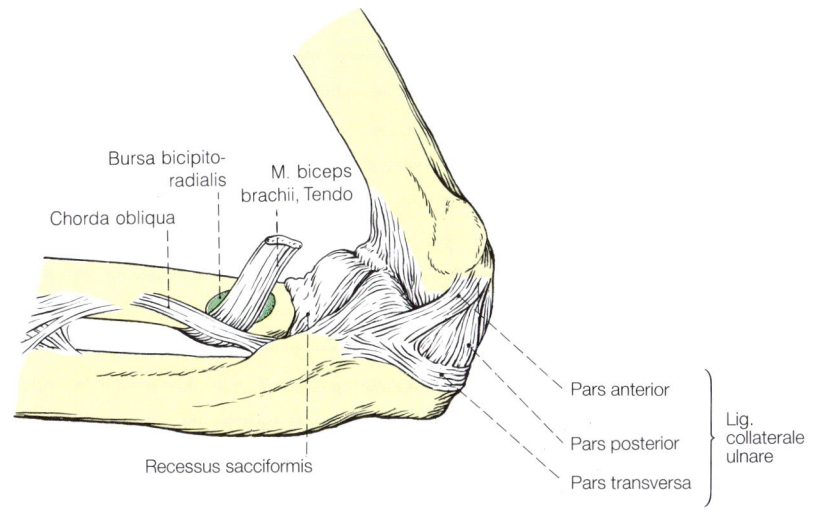

Abb. 8.3-46 Rechtes Ellenbogengelenk in Beugestellung von medial.

Lig. anulare. Die beiden Schenkel strahlen medialwärts in die Ulna ein. Das Band wirkt also wie ein laterales Seitenband der Ulna, das aber die Kreiselbewegungen des Radius nicht hemmt.

Auch der Abschluß der Gelenkhöhle unter dem Ringband behindert die Drehung des Radius nicht. Diese Verschlußmembran, **Recessus sacciformis,** die ringsum am Rand haftet, ist weit ausgebuchtet.

3.3   Articulatio radio-ulnaris distalis

Die ulnare Schmalseite des distalen Radiusendes trägt eine überknorpelte Längsrinne, **Incisura ulnaris radii,** mit der es an der gegenüberliegenden **Circumferentia articularis der Ulna** gleitet. Dabei dreht sich das distale Radiusende wie ein Türflügel um den Ulnakopf als Angel, und dieser Bewegung muß die Hand folgen. Zwischen Ulna und Handwurzel liegt ein dreieckiger **Discus articularis** (s. Abb. 8.3-59), dessen Basis am Radius verwurzelt ist und dessen Spitze an der Basis des Processus styloideus ulnae befestigt ist. Bei seiner Drehung nimmt der Radius den Diskus mit, so daß dieser auf der distalen Endfläche des Ellenkopfes, Caput ulnae, gleitet. Zur Bildung dieser distalen Gelenkfläche biegt der Gelenkspalt des distalen Radioulnargelenks fast rechtwinklig um. Die Kapsel setzt an den Gelenkrändern und am Diskus an und ist wie im proximalen Radioulnargelenk so ausgedehnt, daß sie genügend Reservefalten hat, um die Bewegungen des Radius freizugeben.

Bei der distalen Radiusfraktur wird ein starker Zug auf den am Radius befestigten Diskus ausgeübt, der zu einem Abriß des Processus styloideus der Ulna führen kann, an dem der Diskus ulnaseitig befestigt ist.

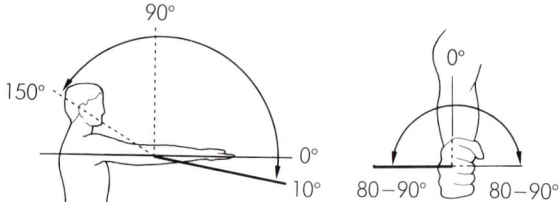

Abb. 8.3-47   Bewegungsumfänge des Ellenbogengelenks (mittlere Meßwerte von gesunden jungen Erwachsenen nach der Neutral-Null-Methode): links Extension und Flexion, rechts Supination und Pronation. (Nach Debrunner in Lippert [8])

In der Gliederkette des Arms wird das Ellenbogengelenk am ausgiebigsten bewegt, zugleich ist es das Gelenk, das bei einem Ausfallen am schlechtesten durch andere Gelenke kompensiert werden kann. Wenn das Ellenbogengelenk nicht mehr beweglich ist, können auch die Muskeln der Hand und der Finger nur mit Einschränkungen gebraucht werden, auch wenn sie voll erhalten sind.

Luxationen treten – trotz der guten Knochenführung – vor allem im Humeroulnargelenk auf. Beim Kleinkind kann durch ruckartigen Zug der noch nicht voll ausgebildete Radiuskopf aus dem noch schwachen Ringband luxieren (s. oben).
Die Verletzungen des Ellenbogengelenks lassen sich von der Streckseite aus am besten feststellen. Die drei am meisten vorspringenden Knochenpunkte, das Olekranon und die beiden Epikondylen, müssen, von hinten betrachtet, in Streckstellung in einer geraden Linie liegen, in Beugestellung bilden sie ein gleichschenkliges Dreieck (Hueterches Dreieck). Abweichungen von dieser Regel zeigen pathologische Verschiebungen der Knochenenden an (Abb. 8.3-48).

3.4   Beugen und Strecken im Ellenbogengelenk

Die **Achse des Scharniers** geht durch die Mitte des Oberarmköpfchens und bleibt unterhalb der Epikondylen. Bei Beugung und Streckung bewegen sich beide Unterarmknochen gemeinsam; der Radius ist mit dem Ringband an die Ulna gefesselt und muß ihre Bewegungen mitmachen. Die Streckstellung des Unterarms entspricht der Neutral-Null-Stellung. **Eine Überstreckung um etwa 10°** kommt bei Frauen häufiger vor als bei Männern und ist fast die Regel bei Kindern, bei denen die Fortsätze der Ulnazange noch schwächer entwickelt sind.

Die äußerste **Beugung** liegt bei 150°. Dabei schließen Ober- und Unterarm einen Winkel von 30–40° ein (Abb. 8.3-47). In der dünnen Haut der Ellenbeuge entsteht dann eine Beugefalte, die etwa 2 cm oberhalb des Gelenkspalts liegt. Die Hemmung der Bewegung geschieht durch Muskeln, durch Gelenkbänder und erst in letzter Linie durch das Anschlagen der Zangenhaken in die vordere bzw. hintere Gelenkgrube des Humerus. Bei der Beugung bremst auch das Polster der Beugemuskeln, die etwas gepreßt werden.

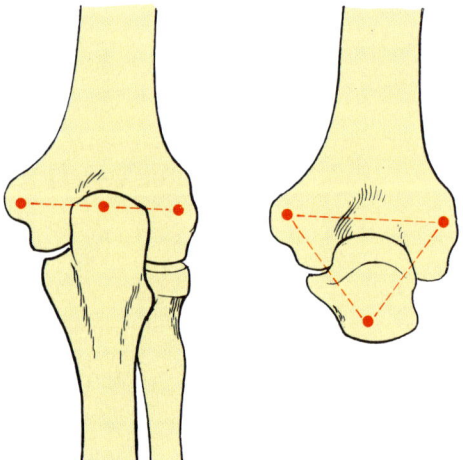

Abb. 8.3-48   Knochen des Ellenbogengelenks von dorsal. In Streckstellung liegen die Epikondylen des Humerus und des Olekranons auf einer Linie; in Beugestellung bilden sie ein gleichschenkliges Dreieck (Hueterches Dreieck).

3.5 Muskeln des Oberarms

> *M. biceps brachii*
> *M. coracobrachialis*
> *M. brachialis*
> *M. triceps brachii*

Beuger und Strecker des Ellenbogengelenks sind vor und hinter dem Humerus verteilt. Die einander gegenüberliegenden Muskelgruppen sind geschieden durch die **Septa intermuscularia brachii** *mediale et laterale* (Abb. 8.3-49), die als eine sehnige Fortsetzung des Skeletts die Ursprungsflächen in der distalen Hälfte des Humerus verbreitern. Diese Septen strahlen von der Oberarmfaszie zu den beiden seitlichen Kanten des Humerus und verbreitern sich gegen die Epikondylen; das Septum intermusculare brachii mediale ist das stärkere.

M. biceps brachii

Der zweiköpfige Armmuskel (Abb. 8.3-50) ist jedem Laien bekannt, da der bei der Kontraktion vorspringende Bizepswulst als Sinnbild der Muskelkraft gilt.

Der lange Kopf, **Caput longum,** der nur in bezug auf seine Sehne der längere ist, entspringt teilweise vom Tuberculum supraglenoidale scapulae. Ein erheblicher Teil der Ursprungssehne kommt vom **oberen hinteren Rand** der **Cavitas glenoidalis,** wo die Ursprungsfasern das Labrum ersetzen. Die abgeplattete Sehne schmiegt sich innerhalb der Gelenkhöhle dem Oberarmkopf an und verläßt das Gelenk im **Sulcus intertubercularis,** umgeben von einer röhrenförmigen Scheide der Gelenkinnenhaut, *Vagina tendinis intertubercularis.* Die Sehne benutzt den Oberarmkopf als **Hypomochlion** und hat eine ähnliche Haltefunktion wie das benachbarte Lig. coracohumerale, da sie in der Grundstellung den Kopf gegen das Widerlager des unteren Pfannenrandes andrückt und so den Kopf in der Pfanne hält. Die Tatsache, daß bei herabhängendem Arm das Caput longum schon sehr stark gedehnt ist, kommt dieser Funktion zugute.

Der kurze Kopf, **Caput breve,** entspringt gemeinsam mit dem M. coracobrachialis mit kurzer Sehne vom **Processus coracoideus** scapulae. Das Muskelfleisch entwickelt sich etwa in gleicher Höhe mit dem langen Kopf. Der aus der Verschmelzung beider Köpfe gebildete Muskelbauch gleitet auf dem M. brachialis und entläßt in der Ellenbeuge zwei Sehnen, von denen die eine radialwärts, die andere ulnarwärts abbiegt. Die Hauptsehne geht zum **hinteren Rand der Tuberositas radii,** während zwischen dem vorderen Teil dieses Höckers und der verbreiterten Sehne ein Schleimbeutel, *Bursa bicipitoradialis* (s. Abb. 8.3-44), den Druck verteilt und den wechselnd großen Raum zwischen Sehne und Knochen einnimmt. Die Nebensehne zieht als **Aponeurosis m. bicipitis brachii** ulnarwärts in die Faszie des Unterarms und gewinnt damit eine ausgebreitete Angriffsfläche am ganzen Unterarm.

Zu beiden Seiten des Muskelbauchs verlaufen charakteristische Längsfurchen, *Sulcus bicipitalis medialis* und *lateralis*, von denen die mediale tiefer ist und eine Rinne für die großen Armgefäße abgibt (Abb. 8.3-49).

Von den überaus zahlreichen **Varietäten** des Muskels sei nur das häufige Vorkommen eines dritten Kopfes erwähnt, der vom Humerus, der Skapula oder den benachbarten Weichteilen entspringen kann.

Funktion: Der Bizeps überspringt Schulter- und Ellenbogengelenk. Beide Köpfe wirken bei festgestelltem Ellenbogengelenk auf das **Schultergelenk** als Innenrotatoren und im Sinne einer Anteversion, der lange Kopf ist außerdem ein Abduktor, wenn der Arm außenrotiert und supiniert ist. Der kurze Kopf, der medial von der Abduktionsachse bleibt, kann leicht adduzieren. Die weitaus größere Wirkung betrifft das **Ellenbogengelenk;** hier ist der ganze Muskel ein Beuger und Auswärtsdreher, Supinator, des Unterarms. Die Supinationswirkung kommt dadurch zustande, daß bei der Pronation die Hauptsehne passiv um den Radius gewickelt wird, so daß der Muskel von dieser Stellung aus eine aktive Rückdrehung bewirken kann (s. Abb. 8.3-56). Wenn man bei gebeugtem Ellenbogengelenk den Unterarm proniert, wird der Muskelbauch nach distal gezogen und abgeflacht; bei Supination steigt er wieder höher, weil der Muskel sich zusammenzieht.

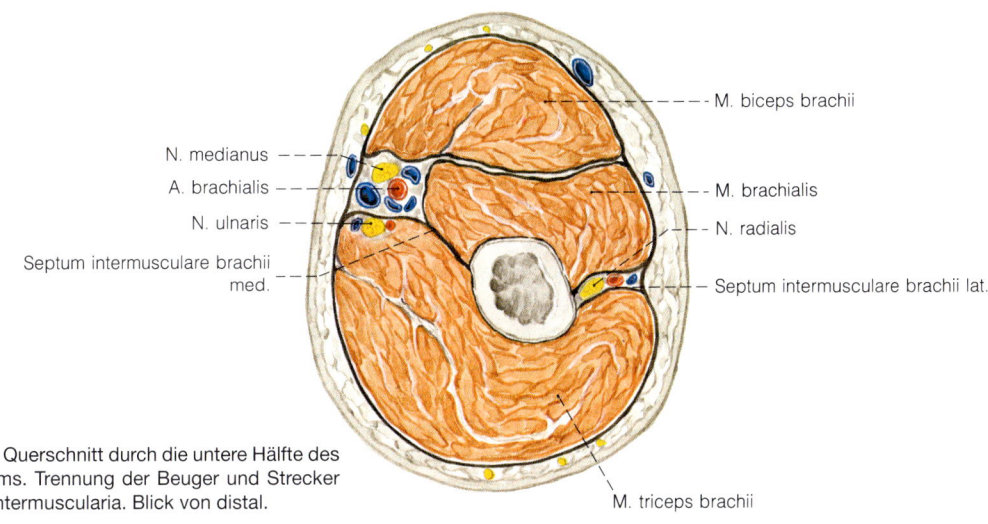

N. medianus

A. brachialis

N. ulnaris

Septum intermusculare brachii med.

M. biceps brachii

M. brachialis

N. radialis

Septum intermusculare brachii lat.

M. triceps brachii

Abb. 8.3-49 Querschnitt durch die untere Hälfte des linken Oberarms. Trennung der Beuger und Strecker durch Septa intermuscularia. Blick von distal.

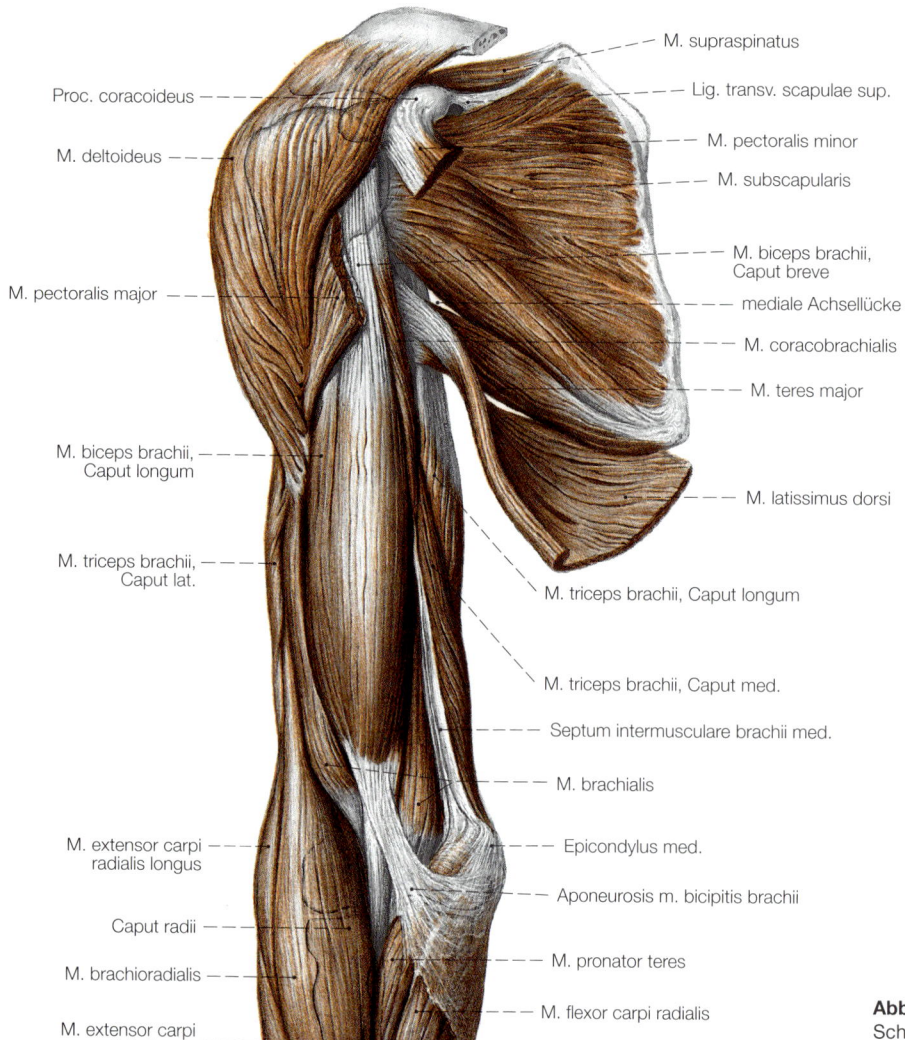

Proc. coracoideus

M. deltoideus

M. pectoralis major

M. biceps brachii, Caput longum

M. triceps brachii, Caput lat.

M. extensor carpi radialis longus

Caput radii

M. brachioradialis

M. extensor carpi radialis brevis

M. supraspinatus

Lig. transv. scapulae sup.

M. pectoralis minor

M. subscapularis

M. biceps brachii, Caput breve

mediale Achsellücke

M. coracobrachialis

M. teres major

M. latissimus dorsi

M. triceps brachii, Caput longum

M. triceps brachii, Caput med.

Septum intermusculare brachii med.

M. brachialis

Epicondylus med.

Aponeurosis m. bicipitis brachii

M. pronator teres

M. flexor carpi radialis

Abb. 8.3-50   Muskeln der rechten Schulter und des Oberarms auf der Beugeseite.

Da der Bizeps im wesentlichen drei Bewegungen vollziehen kann: **Anteversion des Oberarms, Flexion und Supination des Unterarms,** wird er nicht alle drei Gelenke gleichzeitig vollkommen ausnutzen können, weder bei äußerster Verkürzung noch bei äußerster Dehnung. Es ist vielmehr zu erwarten, daß für die Bewegung bei einem Gelenk die beiden anderen Gelenke eine Hilfestellung geben müssen. So wird die s**tärkste Beugekraft** im Ellenbogengelenk erzielt, wenn der Unterarm supiniert ist und der Oberarm herabhängt oder nach hinten geführt ist, weil dabei die Bizepsköpfe gedehnt werden. Wenn wir ein schweres Gewicht heben, stellen wir den Ellenbogen nach hinten. Dabei führen wir die Last zugleich unter den Aufhängepunkt des Arms und reduzieren ebenfalls das Drehmoment auf den Rumpf.

Bei der rechtwinkligen Beugung des Unterarms hat der Muskel den größten Abstand von der Achse des Ellenbogengelenks und damit das **beste Beuge-Drehmoment** (Abb. 4.7-40 bis 42). Dabei schafft er für den unter ihm liegenden M. brachialis Raum für dessen Muskelbauchentwicklung bei der Kontraktion.

Die **größte Supinationskraft** wird ebenfalls bei rechtwinklig gebeugtem Ellenbogengelenk erreicht. Dann verläuft die Endsehne annähernd senkrecht zur Radiusachse. Daher wird bei kraftvollen Drehbewegungen der Unterarm im Ellenbogengelenk gebeugt (u.a. bei Einschraubebewegungen mit dem Schraubenzieher). Dabei wird der Oberarm gleichzeitig nach hinten seitlich geführt, wodurch der durch Beugung im Ellenbogengelenk bereits verkürzte Muskel wieder etwas gedehnt wird und dadurch an Kontraktionskraft gewinnt.

Innervation: *N. musculocutaneus* (C5–C6) (manchmal *N. medianus*).

M. coracobrachialis

Wie der Name ausdrückt, zieht der Muskel vom **Processus coracoideus** scapulae zum Humerus, wo er distal von der Crista tuberculi minoris **medial am Humerusschaft** inseriert (Abb. 8.3-50). Der schlanke Muskelbauch liegt hinter dem kurzen Bizepskopf und überragt ihn etwas nach medial. Bei erhobenem Arm wird er durch die Haut sichtbar und führt an seiner Innenseite das Gefäßnervenbündel des Oberarms. Häufig überbrückt der Muskel mit einer Sehnenarkade die Insertion des M. latissimus dorsi. Vom N. musculocutaneus, der ihn innerviert, wird er in den meisten Fällen schräg durchbohrt (topographischer Leitmuskel für den Nerv).

Funktion: Der Korakobrachialis gehört zu den Schultermuskeln und wirkt nur auf das **Schultergelenk.** Er wird aus topographischen Gründen bei den Muskeln des Oberarms eingereiht. Der Muskel kann den Arm ein wenig antevertieren und adduzieren. Bei der Retroversion wird er gedehnt, bei herabhängendem Arm befindet er sich in Mittelstellung. Er **fixiert** vor allem den **Humeruskopf in der Schulterpfanne.**

Innervation: *N. musculocutaneus* (C6–C7).

M. brachialis

Der **Ursprung** des Armbeugers (Abb. 8.3-50) beginnt in Höhe des Ansatzes des Deltamuskels, den er mit zwei Zacken umfaßt, greift nach abwärts auf die **Vorderfläche des Humerus** und dehnt sich auch auf die Septa intermuscularia brachii aus. Der nach distal stärker werdende Muskelbauch nimmt auf seiner Vorderfläche in einer Vertiefung den Bizeps auf, während sich in einer Impression an der lateralen Seite des Muskels der M. brachioradialis anschmiegt. Zwischen den beiden letzten Muskeln verläuft der N. radialis, der häufig die laterale Portion des Brachialis versorgt. Die oberflächlich gelegene Endsehne **inseriert an der Tuberositas ulnae.**

Funktion: Die beugende Wirkung des Brachialis auf das Scharnier des Humeroulnargelenks ist das klassische Beispiel für die Wirkungsweise eines **Beugemuskels.** Er hat nur einen **kurzen Hebelarm** und erzielt daher schon bei einer Verkürzung von 1 cm einen Ausschlag von 20 cm an der Hand (Abb. 4.7-40). Durch Pro- oder Supinationsstellungen des Unterarms kann der Brachialis nicht beeinflußt werden. Er kann zweiseitig wirken, d. h., er bewegt auch den Humerus auf die Ulna zu, wobei der Oberarm im Schultergelenk eine rückwärtige Bewegung ausführt. Diese Bewegung ist für den Bizeps günstig, der mehr beugende Kraft für das Ellenbogengelenk entwickelt, wenn er vom Schultergelenk aus gedehnt wird. So ergänzen sich Brachialis und Bizeps.

Innervation: *N. musculocutaneus* (C5–C6), der laterale Teil meist vom *N. radialis;* bei einer Lähmung des Musculocutaneus spielt aber die zweite Innervation praktisch meist keine Rolle.

M. triceps brachii

Das **Caput mediale** des dreiköpfigen Armstreckers (Abb. 8.3-31 u. 51), das zugleich am tiefsten liegt, benutzt fast die ganze Hinterfläche des Humerus, distal vom *Sulcus nervi radialis,* mit dem kräftigen Septum intermusculare brachii mediale als Ursprung. Von den beiden übrigen Köpfen des Trizeps bedeckt, quillt er am stärksten an der medialen Seite hervor. Er erreicht über dem Ellenbogengelenk auch noch das Septum intermusculare brachii laterale. Die oberen Fasern sind lang und steil gestellt,

die unteren verlaufen schräg und schließlich fast quer zu der gemeinsamen Endsehne (Abb. 8.3-52).

In der unmittelbaren Fortsetzung der quergestellten Fasern liegt der **M. anconeus,** der vom Epicondylus lateralis und der Gelenkkapsel ausgehend zum Olekranon und dem äußeren Rande der Ulna verläuft. Der Muskel hat sich vom medialen Trizepskopf aus zwischen die Streckmuskeln des Unterarms vorgeschoben.

Das **Caput laterale** liegt oberflächlich, bedeckt einen Teil des medialen Kopfes und entspringt an einem langen, schmalen Streifen, der proximal vom Sulcus nervi radialis liegt und bis zum Tuberculum majus hinaufreichen kann. Der N. radialis ist die Grenzscheide zwischen den beiden kurzen Köpfen.

Das **Caput longum** besitzt die längsten Muskelfasern, aber den geringsten Querschnitt. Es entspringt vom Tuberculum infraglenoidale scapulae sowie von einem daran anschließenden Teil des Margo lateralis scapulae.

Der lange Kopf weicht von der Längsachse des Humerus nach medial ab, legt sich dorsal auf den Teres major, der ihn wie ein Hypomochlion verstellen kann. Mit der Sehne des Latissimus ist die Sehne des langen Kopfes durch eine Faserbrücke verbunden.

Die drei Köpfe strahlen zu der **kräftigen Endsehne,** die teilweise als Sehnenspiegel auf der Rückseite sichtbar wird, am Olekranon inseriert und darüber hinaus auch in die Faszie des dorsalen Unterarms (der Ulna) ausstrahlt.

Funktion: Der Trizeps ist vor allem mit seinem Caput mediale der **einzige Strecker am Ellenbogengelenk** und greift nur an der Ulna an, daher muß bei der Streckung der Radius passiv mitgenommen werden. Der lange Kopf beteiligt sich geringgradig an der **Retroversion des Humerus** nur aus der Anteversionsstellung heraus.

Nach elektromyographischen Befunden bleibt der lange Kopf an der Streckung des Ellenbogengelenks unbeteiligt, wenn diese nicht gegen einen Widerstand ausgeführt wird.

Durch seine **Wirkung auf beide Gelenke** kann er die Ausführung einer bestimmten äußeren Arbeitsleistung zweckmäßig unterstützen. So wird er bei der Anteversion und Abduktion des Humerus passiv gespannt und wirkt stärker auf das Ellenbogengelenk als etwa bei herabhängendem Arm. Daher wirkt er besonders stark bei Ausführung eines Schlags, wenn der erhobene, im Ellenbogengelenk gebeugte Arm heruntersaust (z. B. Axthieb).

Bei der Streckung aus der Beugestellung verdoppelt sich der Abstand der Endsehne am Olekranon vom Humerusschaft. Dadurch wird dem Muskel Raum zur Entfaltung gegeben, gleichzeitig wächst sein Hebelarm.

Bei starker ruckartiger Dehnung des Trizeps, wie beim Werfen schwerer Gegenstände oder beim Fauststoß (Boxen) kann es zum Abriß der Ellenbogenspitze kommen. Wenn dann die Nebensehne zur Faszie der Ulna erhalten bleibt, ist die Streckung noch in beschränktem Umfang möglich. Zwischen dem Olekranon und der Haut liegt ein Schleimbeutel (Bursa olecrani), der den vorspringenden Knochenpunkt vor ungedämpftem Druck schützt und keine Verbindung mit dem Gelenk besitzt. Zuweilen liegt auch zwischen der Trizepssehne und dem Olekranon ein Schleimbeutel.

Innervation: *N. radialis* (C6–C8).

▷

Abb. 8.3-51 Muskeln der rechten Schulter und des Oberarms von dorsal. Umriß des Deltoideus gestrichelt.

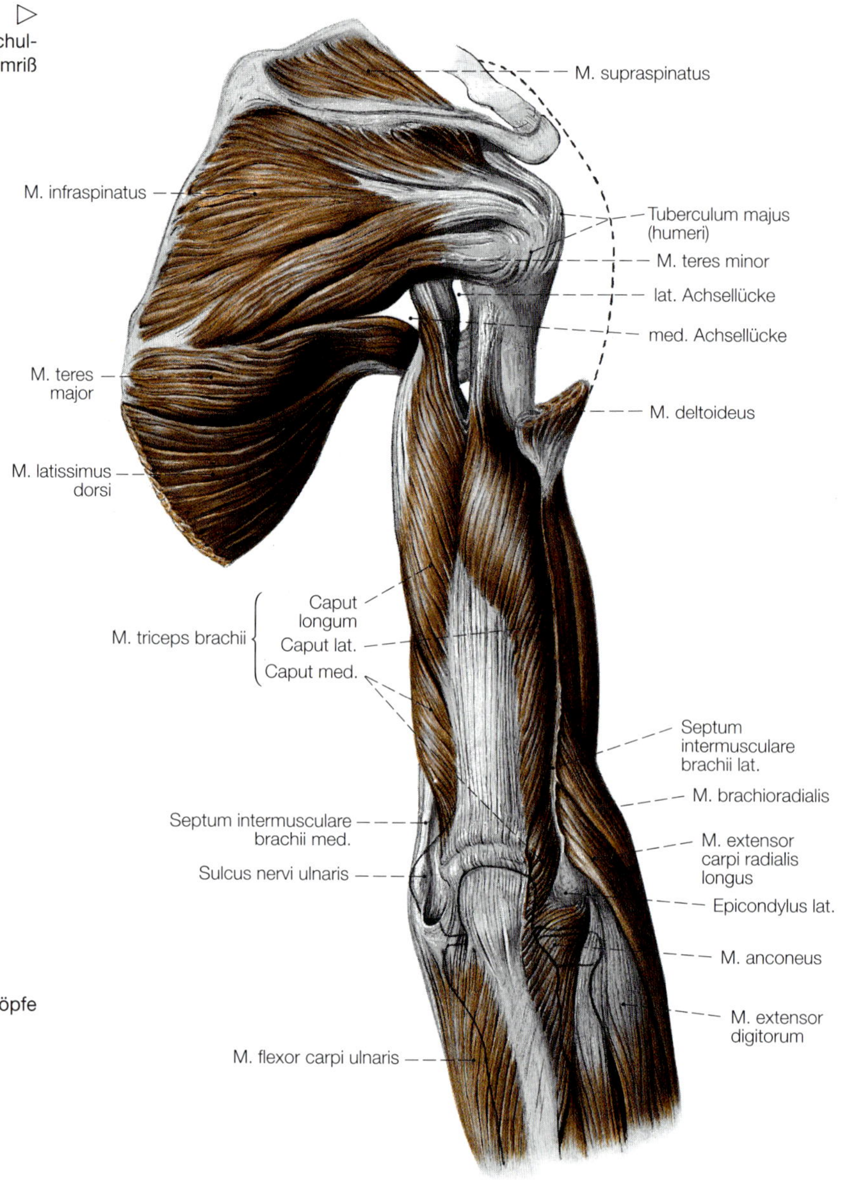

M. supraspinatus

M. infraspinatus

Tuberculum majus (humeri)

M. teres minor

lat. Achsellücke

med. Achsellücke

M. teres major

M. deltoideus

M. latissimus dorsi

Caput longum
Caput lat.
M. triceps brachii
Caput med.

Septum intermusculare brachii lat.

M. brachioradialis

Septum intermusculare brachii med.

M. extensor carpi radialis longus

Sulcus nervi ulnaris

Epicondylus lat.

M. anconeus

M. extensor digitorum

M. flexor carpi ulnaris

Abb. 8.3-52 Schema der Trizepsköpfe (künstlich getrennt).

▽

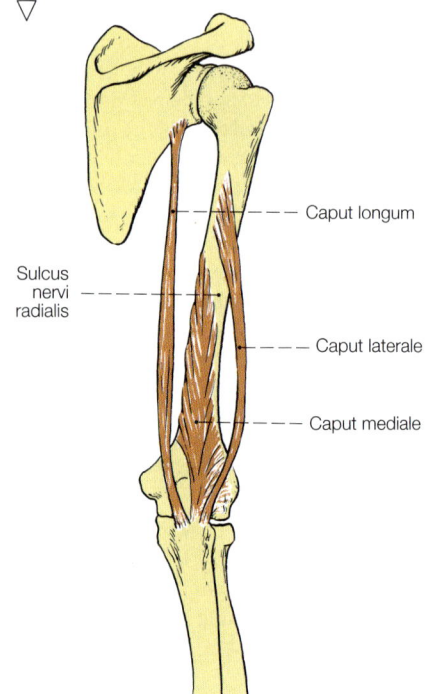

Caput longum

Sulcus nervi radialis

Caput laterale

Caput mediale

Zusammenwirken der Ellenbogengelenkmuskeln

Beim Zusammenwirken der **Beugemuskeln** ist zu beachten, daß bisher nur die Beugemuskeln am Oberarm besprochen wurden; dazu kommen noch die Unterarmmuskeln, die z.T. auch am Ellenbogengelenk Arbeit leisten. Es sind das in absteigender Reihe die *Mm. brachioradialis, pronator teres, extensor carpi radialis longus.* Sie alle liegen noch vor der Beugeachse des Ellenbogengelenks und werden gemeinsam mit den Unterarmmuskeln behandelt. Durch das Hinzukommen dieser **Hilfsmuskeln** erhalten die Beuger ein Übergewicht über die Strecker, so daß ein **Beuger-Strecker-Verhältnis** von **1,6 : 1** besteht. Daher kommt es, daß in der Ruhehaltung

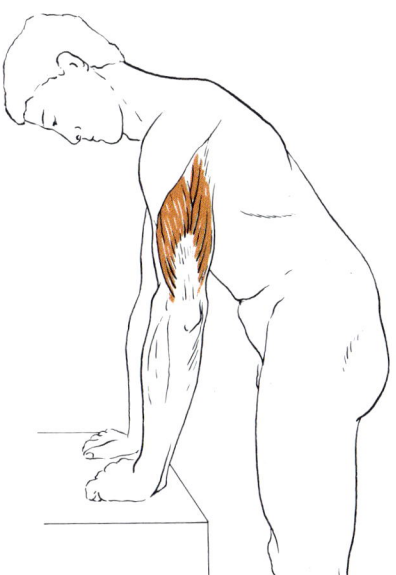

Abb. 8.3-53 Der Trizeps verhindert das Einknicken des Ellenbogengelenks beim Aufstützen (Liegestütz).

der herabhängende Arm im Ellenbogengelenk leicht gebeugt ist. Durch die Kombination der Wirkung von Ober- und Unterarmmuskeln bei der Beugung des Ellenbogengelenks wird die Biegebeanspruchung der Knochen erheblich herabgesetzt (Prinzip der Zuggurtung, s. Abb. 7.2-3, Kap. 7.2). Zur Erfüllung der kinetischen Aufgabe allein wäre diese Doppelbesetzung durch Muskeln nicht notwendig.

Die **Streckerlähmungen** sind viel weniger störend als die Lähmung der Beuger, weil gewöhnlich der Arm herabhängt und der Unterarm durch die Schwerkraft gestreckt werden kann, während bei den Beugern eine Unterstützung durch die Schwerkraft nicht erfolgt.

Beim Aufstützen des Körpers auf die Hände, wie beim Stütz am Barren oder im **Liegestütz,** muß der Trizeps das Einknicken im Ellenbogengelenk verhindern (Abb. 8.3-53) oder aus der Beugestellung heraus durch eine erhöhte Spannung den Arm geradestrecken (Abb. 8.3-35).

3.6 Pronation und Supination

Das Ellenbogengelenk, von dem wir bisher nur die Scharnierbewegungen besprochen haben, kann um einen Grad der Freiheit bereichert werden durch das Hinzutreten der Pronation und Supination um die Diagonalachse des Unterarms.

Unter Pronation (Abb. 8.3-54) versteht man jene Bewegung des Radius und ihm folgend der Hand, durch die die Daumenseite auf den Körper zu, nach innen, gewendet wird. Nach dieser Innenwendung sind die Unterarmknochen gekreuzt, der Handrücken ist nach oben gerichtet.

Wenden wir die Daumenseite nach außen, führen wir die Supination (Abb. 8.3-54) aus, nach deren Beendi-

gung die Unterarmknochen parallel stehen und man bei gebeugtem Unterarm in die Hohlhand hineinsieht.

In der Neutral-Null-Stellung **(Semipronationsstellung),** bei der bei herabhängendem Arm der Handteller der Außenseite des Oberschenkels zugewandt ist, haben die beiden Unterarmknochen die größte Entfernung voneinander. Die Membrana interossea ist dann in ihrem Mittelabschnitt straff gespannt.

Bei Brüchen beider Unterarmknochen schient man in Semipronationsstellung ein, weil in allen anderen Stellungen die Unterarmknochen einander näherkommen und die Gefahr besteht, daß sie durch die überschießende Knochenbildung im Bruchspalt (Kallusbildung) miteinander verwachsen.

Der Spielraum für die reinen **Umwendbewegungen** der Hand beträgt **160–180°** (s. Abb. 8.3-47). Die Prüfung von Pro- und Supination muß bei angelegtem Oberarm und gebeugtem Ellenbogengelenk erfolgen, um Mitbewegungen im Schultergelenk auszuschalten.

Bei der Supination und Pronation führt auch die Ulna geringe Mitbewegungen aus. Die **Mitbewegungen der Elle** bestehen in kleinen Beugungen bei der Pronation und Streckungen bei der Supination. Die gleichzeitige Beugung und Pronation ist erklärbar dadurch, daß die meisten Pronatoren zugleich Beuger sind. Computertomographisch sind geringfügige „Wackelbewegungen" der Ulna in der Ab- und Adduktionsebene nachweisbar.

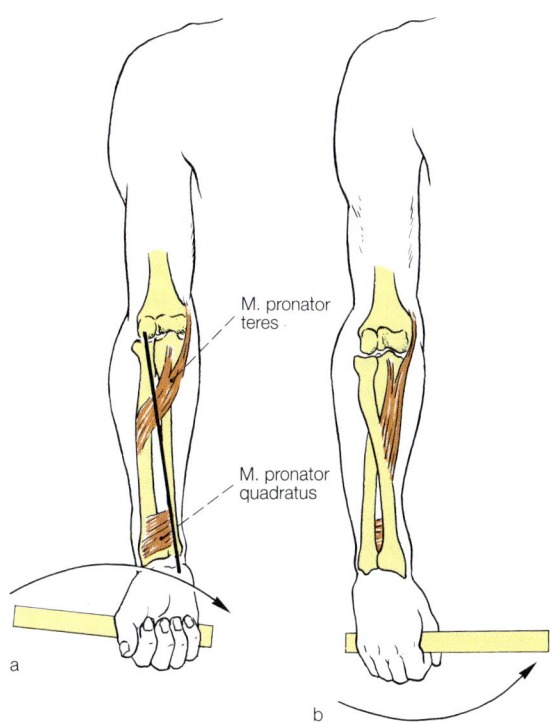

M. pronator teres

M. pronator quadratus

a

b

Abb. 8.3-54 Unterarm in Supinationsstellung (a) und Pronationsstellung (b). Die für die Pronation wichtigen Mm. pronator teres und pronator quadratus sind eingezeichnet. In der Pronationsstellung sind Ulna und Radius überkreuzt. Die Rotationsachse (Diagonalachse) des Unterarms ist in (a) eingetragen.

Durch **kombinierte Umwendbewegungen** unter Beteiligung der gesamten oberen Extremität, die den Arm und den Schultergürtel mit ergreifen können, läßt sich die Hand um jeden Finger als Achse drehen, nicht nur um den vierten Finger, durch den die verlängerte Diagonalachse des Unterarms hindurchgeht. Das hat den Vorteil, daß für verschiedene Werkzeuge beim Bohren und Schrauben die günstigste Achse gewählt werden kann, während bei den reinen Umwendbewegungen nur die Diagonalachse des Unterarms als Drehachse zur Verfügung steht. Ferner werden durch Bewegungen in den Gelenken des Ellenbogens, der Schulter, des Schultergürtels und der Wirbelsäule die Umwendbewegungen derart erweitert, daß unter voller Ausnutzung aller Möglichkeiten die **Hand um 360°** gedreht werden kann.

3.7 Unterarmmuskeln zur Supination und Pronation

Von den Muskeln, die den Umwendbewegungen dienen, sind nur zwei, Pronator quadratus und Supinator, ausschließlich für diesen Zweck bestimmt, die übrigen leisten zugleich Arbeit am Ellenbogengelenk oder an der Hand.

3.7.1 Supinatoren

M. supinator

Die versteckt liegende Muskelplatte des *M. supinator* („Auswärtswender") **entspringt** an der Crista m. supinatoris an der **Dorsolateralseite der proximalen Ulna** und greift mit Ursprüngen auch auf den *Epicondylus lateralis humeri* und die radialen Gelenkbänder über. Er wickelt sich von dorsal nach ventral um die laterale Kante des Radius (s. Abb. 8.3-71 u. 76). Der Muskel gelangt bis auf die Vorderseite des Radius, wo er vor allem distal von der Tuberositas radii bis herab zum Ansatz des Pronator teres inseriert. Sein Muskelfleisch wird vom *R. profundus* des *N. radialis* durchsetzt (Abb. 8.3-55). Dieser Nerv versorgt ihn und teilt ihn in zwei Schichten.

An seinem Eintritt in die Frohsesche Arkade des M. supinator und in seinem Verlauf zwischen den beiden Muskelschichten kann der Nerv, z.B. durch Hypertrophie des Muskels, komprimiert werden („Supinatorsyndrom").

Funktion: Von der Lage und der Wirkung des Muskels bekommt man eine gute Vorstellung, wenn man an einem Skelett oder Bänderpräparat die Hand von hinten her auf die beiden Unterarmknochen legt und den Radius mit den Fingern umgreift; aus pronierten Stellungen kann man mit der Hand die Supination leicht ausführen. Bei Ausfall des Supinators kann keine Supination in Streckstellung des Ellenbogengelenkes mehr durchgeführt werden. Bei Ausfall des Bizeps ist die Supinationskraft in Beugestellung des Unterarms deutlich geschwächt.

Innervation: *N. radialis* (C5–C6).

M. brachioradialis

Der Oberarmspeichenmuskel (Abb. 8.3-55 u. 69) ist ein Beuger des Ellenbogengelenkes, dabei – abhängig von

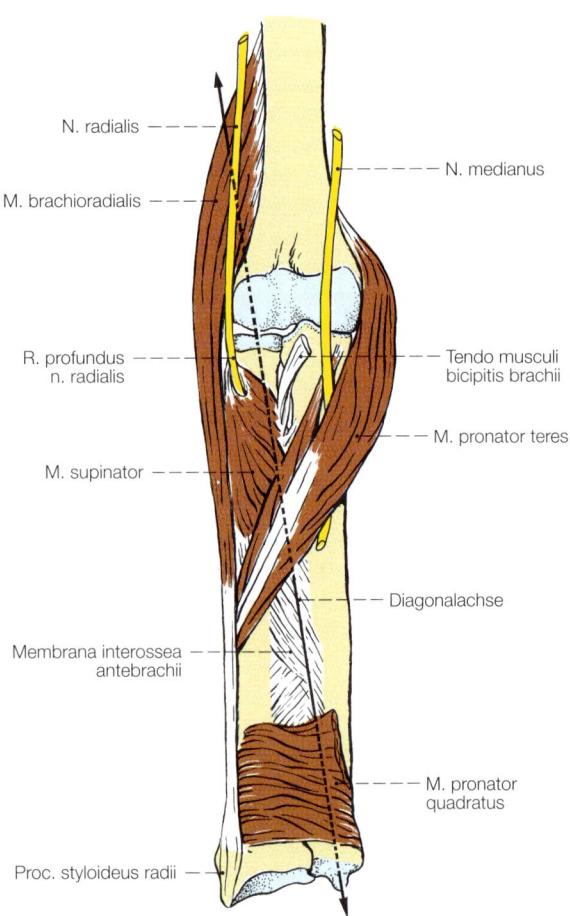

N. radialis

M. brachioradialis

R. profundus
n. radialis

M. supinator

Membrana interossea
antebrachii

Proc. styloideus radii

N. medianus

Tendo musculi
bicipitis brachii

M. pronator teres

Diagonalachse

M. pronator
quadratus

Abb. 8.3-55 Wichtige Muskeln zur Pronation und Supination des Unterarms und ihre topographischen Beziehungen zum N. radialis und N. medianus.

der Wendestellung des Unterarms – Pronator bzw. Supinator.

Er entspringt von der **lateralen Kante des distalen Humerus** und dem anschließenden Septum intermusculare brachii laterale und inseriert mit langer Sehne am **Proc. styloideus des Radius.** Vom Verlauf der Hauptlinie des Muskels zur Diagonalachse des Unterarms her beurteilt, kann er bei gestrecktem Ellenbogengelenk aus äußerster Pronationsstellung ein wenig supinieren (20°), aus völlig supinierter Stellung vermag er ausgiebiger (100°) zu pronieren. Elektromyographisch allerdings lassen sich weder die supinatorische noch die pronatorische Wirkung des Muskels nachweisen. Eine stärkere Beugung kann er nur aus der **Semipronationsstellung** (Neutral-Null-Stellung) ausführen.

Innervation: Da der Muskel, phylogenetisch betrachtet, als Strecker angelegt worden ist und erst beim Menschen zum Beuger im Ellenbogengelenk wurde, wird seine Innervation durch den Streckmuskelnerv des Armes, den *N. radialis,* verständlich (C5–C6).

Starke Supinatoren sind die beiden Köpfe des **Bizeps** und der **Supinator.** Während der Bizeps bei rechtwinklig gebeugtem Unterarm der stärkste Supinator ist, hat der

Supinator in allen Stellungen ein fast gleich großes Drehmoment. Im Elektromyogramm zeigt der Bizeps erst Aktivität, wenn eine schnelle oder gegen einen Widerstand geführte Supination erfolgt. Der Supinator, der bei jeder Art von Supination aktiv ist, erfährt demnach gegebenenfalls eine Unterstützung durch den Bizeps. Dadurch kann die Supinationskraft erheblich gesteigert werden. In Anpassung an diese Situation sind Bohrwerkzeuge und Schrauben, die für den Gebrauch der rechten Hand bestimmt sind, rechtsgewunden im Sinne der Supinationsbewegung.

Weitere Muskeln mit supinatorischer Bewegungskomponente sind die radialen **Extensoren der Hand** (s. u.).

3.7.2 Pronatoren

Die Pronatoren sind etwas schwächer als die Supinatoren. Außer dem M. pronator teres und dem M. pronator quadratus beteiligt sich noch der M. flexor carpi radialis an der Pronation (s. u.). Bei gestrecktem Unterarm wird die pronatorische Drehbewegung noch erheblich durch die Innenrotation im Schultergelenk unterstützt (z. B. M. pectoralis major).

M. pronator teres

Der „runde Einwärtswender" entspringt mit einem kräftigen **Caput humerale** am *Epicondylus medialis humeri* und inseriert mit platter Sehne am Außenrand des Radius (distal vom Ansatz des Supinators). Der Muskel hat fast immer einen tiefliegenden Kopf, **Caput ulnare,** der vom *Proc. coronoideus* der Ulna entspringt (Abb. 8.3-54). Zwischen beiden Köpfen tritt der *N. medianus* (Abb. 8.3-55) hindurch, der seinen Muskel zugleich innerviert. An dieser Stelle können Druckschädigungen des Nerven bei Einengung des Spaltes auftreten.

Von den Beugemuskeln bildet er den größten Winkel mit der Diagonalachse des Unterarms und begrenzt dabei mit seinem oberen Rand die Ellenbeuge.
Funktion: Da der Muskel vor der Beugeachse und schräg zur Diagonalachse des Unterarms verläuft, ist er Beuger und Pronator. Mit zunehmender Streckung verliert er an pronatorischem Einfluß. Mit zunehmender Pronation wickelt er sich von der Vorderfläche des Radius ab, während umgekehrt der Supinator von der einen Seite und die lange Bizepssehne von der anderen sich um den Radius herumwickeln und damit Supinationsvermögen speichern (Abb. 8.3-56).

Das *Caput ulnare* kann nicht beugen, besitzt aber das bessere Pronationsvermögen, da es mit einem größeren Winkel die Diagonalachse überquert als der humerale Kopf.
Innervation: N. medianus (C6–C7), gelegentlich akzessorische Innervation durch N. musculocutaneus oder N. ulnaris.

M. pronator quadratus

Der quadratische Einwärtswender verbindet in vorwiegend querem Verlauf die beiden **Unterarmknochen** distal (Abb. 8.3-54 u. 55). Die Breite des Muskels variiert. Ge-

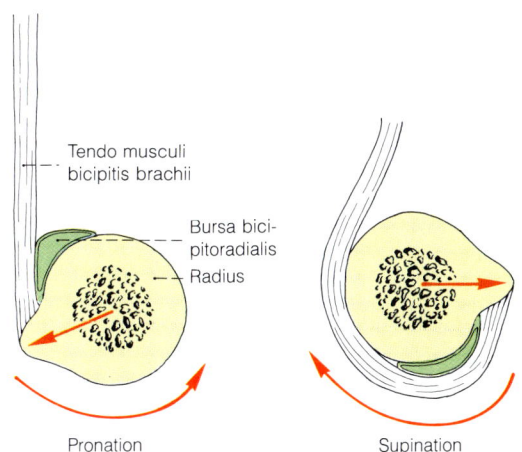

Abb. 8.3-56 Querschnitt durch den rechten Radius in Höhe der Tuberositas radii (roter Pfeil). Blick von proximal. Die Bizepssehne wickelt sich bei Pronation um den Radius und bewirkt beim Abwickeln die Supination.

wöhnlich lassen sich zwei Muskelportionen deutlich voneinander abgrenzen. Ein **oberflächlicher Teil** verbindet die palmaren Flächen von Radius und Ulna. Ein **tiefer, verdeckter Anteil** entspringt an der Ulna und auch an der *Membrana interossea;* er inseriert an der ulnaren Fläche des Radius und distal an der Kapsel des Radioulnargelenks.
Funktion: Der oberflächliche Muskelanteil wickelt sich bei der Pronation von der Ulna ab. Aus dem Verlauf des tiefen Teils ist ersichtlich, daß er die beiden Unterarmknochen einander zu nähern sucht und damit den Zusammenhalt im Gelenk begünstigt. Zudem wirkt er als Kapselspanner. Elektromyographisch beweist sich der Pronator quadratus als unterstützend, indem er bei schneller Pronation oder bei Pronation gegen Widerstand aktiv wird.
Innervation: N. interosseus des N. medianus (C6–C8) (gelegentlich auch Äste des N. musculocutaneus oder N. ulnaris).

Bei gestrecktem Ellenbogengelenk ist die **Kraft der Pronatoren** größer als die der Supinatoren, da auch die Innenrotatoren des Oberarms zu Hilfe genommen werden und den Ausschlag geben. Bei gebeugtem Unterarm sind die Rotatoren des Oberarms wirkungslos, und jetzt bekommen die Supinatoren das Übergewicht, zumal der Bizeps in dieser Stellung an supinatorischer Kraft gewinnt.

4 Skelett der Hand

Den Verhältnissen am Fuß entsprechend unterscheidet man an der Hand Handwurzel, *Carpus,* Mittelhand, *Metacarpus,* und Fingerknochen, *Ossa digitorum.* Die Handinnenfläche ist die Palma manus. Der Carpus besteht aus einer proximalen und distalen Reihe von kleinen Handwurzelknochen. Zum Verständnis des Folgenden seien die Namen der Knochen angeführt. Sie heißen in der **proximalen Reihe** an der Radialseite beginnend: *Os scaphoideum* (Kahnbein), *Os lunatum* (Mondbein), *Os triquetrum* (Dreiecksbein). Dem letzteren liegt als Sesambein das *Os pisiforme* (Erbsenbein) an. In der **distalen Reihe** finden sich radial beginnend: *Os trapezium* (großes Viereckbein), *Os trapezoideum* (kleines Viereckbein), *Os capitatum* (Kopfbein) und *Os hamatum* (Hakenbein).

Die Namen und Reihenfolge der Handwurzelknochen pflegt sich der Medizinstudent mit Hilfe folgenden Verses einzuprägen: „Ein Schifflein fuhr im Mondenschein ums Dreieck und ums Erbsenbein. Vieleck groß und Vieleck klein, ein Kopf, der muß beim Haken sein."

4.1 Handwurzel, Carpus

Die drei Handwurzelknochen der proximalen Reihe (Abb. 8.3-58 bis 60) fügen sich zu einem **eiförmigen Gelenkkopf** zusammen, der der Gelenkpfanne des Radius und des *Discus articularis* der Ulna zugewandt ist (**proximales Handgelenk**, *Articulatio radiocarpalis*). Von den vier Knochen der distalen Reihe trägt das Hamatum zwei Facetten, um die Verbindung mit den Ossa metacarpi IV und V aufzunehmen, das Trapezium eine sattelförmige Gelenkfläche für den Mittelhandknochen des Daumens. Der Gelenkspalt zwischen proximaler und distaler Reihe (**distales Handgelenk**, *Articulatio mediocarpalis)* ist **wellenförmig** um das Kapitatum gekrümmt (Abb. 8.3-59).

Die Dorsalfläche des Karpus ist konvex, ohne Vorragungen und ohne Muskelansätze, die Palmarfläche ist gehöhlt und mit Vorsprüngen für Bänder und Muskeln versehen. Darin verhält sich der Karpus ähnlich wie der Tarsus, jedoch ist die **Wölbung** eine andere. Da der Daumen nicht genau neben den übrigen Fingern liegt, sondern um 45° palmarwärts versetzt ist, muß der ihn tragende Handwurzelknochen ebenfalls palmarwärts verlagert sein.

Tastpunkte der Handwurzel: Verlängert man die Achse des gestreckten Daumens zur Handwurzel hin, kommt man zuerst auf das **Trapezium**, das palmarwärts stark vorspringt, zumal es hier auch noch ein Tuberkulum besitzt und bei dieser Lage in der Ansicht von dorsal verkürzt erscheint. In der weiteren Verlängerung des ersten Strahls trifft man auf den palmar herabhängenden Teil des schräg stehenden **Skaphoideums**, das gleichfalls ein palmares Tuberkulum besitzt. Beide Vorsprünge bilden die radiale Überhöhung der Wölbung, „**Eminentia carpi radialis**". An der Ulnarseite erfolgt die Überhöhung, „**Eminentia carpi ulnaris**", in der proximalen Reihe durch Auflagerung des Pisiforme, in der distalen durch den Hamulus ossis hamati. Von diesen Vorsprüngen kann man das Pisiforme und das Tuberkulum des Skaphoideums durch die Haut sehen und fühlen.

Bringt man den Unterarm in Pronationsstellung, beugt das Ellenbogengelenk und läßt die Hand locker in Beugestellung herabhängen, dann kann man am Übergang zwischen Hohlhandschwiele und Handbeuge auf der Ulnarseite des Unterarms das Os pisiforme mit Zeigefinger und Daumen der anderen Hand packen und hin- und herschieben (Abb. 8.3-57).

Diese Gipfelpunkte des palmaren Gewölbes werden durch ein Querband, *Retinaculum flexorum*, verbunden und damit die Rinne zum osteofibrösen **Karpaltunnel**,

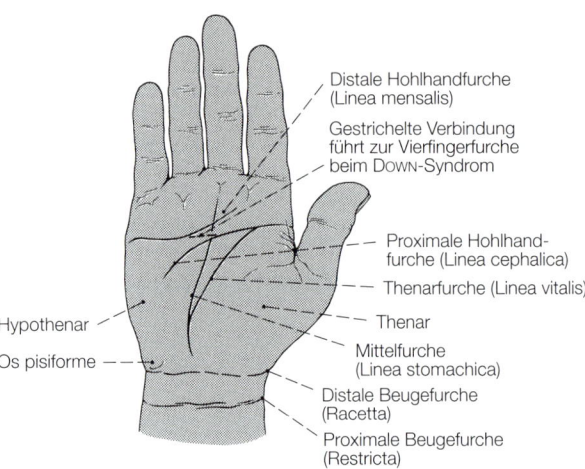

Distale Hohlhandfurche (Linea mensalis)

Gestrichelte Verbindung führt zur Vierfingerfurche beim DOWN-Syndrom

Proximale Hohlhandfurche (Linea cephalica)

Thenarfurche (Linea vitalis)

Thenar

Mittelfurche (Linea stomachica)

Distale Beugefurche (Racetta)

Proximale Beugefurche (Restricta)

Hypothenar

Os pisiforme

Abb. 8.3-57   Hautfurchen in der palmaren Fläche der Hand und des distalen Unterarms. Das proximale Handgelenk liegt etwas distal von der proximalen Beugefurche (Restricta), das distale Gelenk im Bereich der Racetta. Ein Zusammenfließen der Linea cephalica und Linea mensalis wird als Vierfingerfurche bezeichnet. Diese ist bei etwa 60% der Kinder mit DOWN-Syndrom vorhanden.

Canalis carpi, ergänzt. Dieser dient den Beugesehnen und dem N. medianus (s. Abb. 8.3-71 u. 80) als Durchlaß.

Eine Kompressionsschädigung des *N. medianus* im Karpaltunnel kann zu ausstrahlenden Schmerzen und Taubheit in der radialen Handinnenfläche und den Fingern führen und schließlich durch Ausfall des Nerven eine Atrophie der Daumenballenmuskulatur verursachen **(Karpaltunnelsyndrom)**.

Dekompression wird durch operative Spaltung des Retinaculum flexorum erreicht.

Die Röntgenuntersuchung der Handwurzel besitzt besondere diagnostische Bedeutung. Das Auftreten der Knochenkerne in den einzelnen Karpalknochen gilt als altersspezifisches Reifezeichen (s. Abb. 8.3-2 und Kap. 5). Akzessorische Knochen im Handwurzelbereich (Variationen) geben zur Verwechslung mit traumatisch hervorgerufenen Absprengungen Anlaß.

Frakturen betreffen häufig das **Kahnbein**. Diagnostischer Hinweis: ein Druckschmerz am radialen Rand des Karpus (in der Tabatière, s. u.). Da das Kahnbein bei allen Bewegungen der Hand verschoben wird, muß eine Kahnbeinfraktur durch einen Gipsverband der gesamten Hand und des Unterarms mit 12 Wochen Ruhigstellung behandelt werden. Die versorgenden Arterien des Kahnbeins gelangen häufig exzentrisch in den Knochen, so daß ein Teil des gebrochenen Kahnbeins von der Blutversorgung abgeschnitten werden kann und dann einer Nekrose unterliegt (wichtige Komplikation).

4.2 Mittelhand, Metacarpus

Die fünf langen Knochen der Mittelhand sind so zusammengefügt, daß sie das Gewölbe der Handwurzel fortsetzen und nach distal verflachen lassen. Besonders das Metakarpale I, das zugleich am kürzesten und am stärksten ist, trägt zur Bildung dieser Höhlung bei. Die Mittelstücke, *Corpora metacarpalia*, die dem Schaft der Röhrenknochen entsprechen, sind außerdem an der Palmarseite in der Längsrichtung schwach gebogen und fassen zwischen sich die Knochenzwischenräume, *Spatia interossea,* die von den Mm. interossei dorsales et palmares ausgefüllt werden. An Länge nehmen die Mittelhandknochen vom zweiten an nach der Ulnarseite ab. Mit dem proximalen Teil der *Basis metacarpalis* sind sie straff gelenkig an den Karpus gefügt (Karpometakarpalgelenke). Die Einzelheiten dieser Gelenklinie, die teilweise zwischen die Basen, intermetakarpal, einschneidet, erkennt man aus Abb. 8.3-58 bis 60. Die Köpfe, *Capita metacarpalia,* sind mit den Fingern in den Fingergrundgelenken verbunden und bcsitzen kugelige Gelenkflächen, die sich palmarwäts ausdehnen und hier in zwei flache, kondylenähnliche Gelenkrollen auslaufen. Diese sind beim Metakarpale II und V deutlich asymmetrisch. Zur Befestigung der Seitenbänder hat jedes Kaput beiderseits eine Grube.

Die Köpfe der Mittelhandknochen II–V sind u.a. durch ein äußerst festes Band, das *Ligamentum metacarpale transversum profundum,* verbunden, so daß sie nicht auseinanderweichen können. Dadurch wird die Mittelhandplatte wirksam stabilisiert.

Der Mittelhandknochen des Daumens *(Os metacarpale I)* besitzt basal eine sattelförmige Gelenkfläche für die gelenkige Verbindung mit dem *Os trapezium* (Daumensattelgelenk). Das *Os metacarpale II* (Zeigefinger-

strahl) zeigt an der Basis eine tiefe Einkerbung, die mit der keilförmigen distalen Gelenkfläche des *Os trapezoideum* verzahnt ist. Die Basis des dritten Mittelhandknochens ist mit einem stumpfen, griffelförmigen Fortsatz versehen, *Proc. styloideus,* der am Handrücken auf der Radialseite liegt. Schließlich besitzt das Metakarpale V basal an der Außenfläche ein Höckerchen zum Ansatz des M. extensor carpi ulnaris. Auf diese Weise lassen sich alle Mittelhandknochen an besonderen Merkmalen erkennen.

4.3 Fingerknochen, Ossa digitorum

Mit Ausnahme des Daumens, Pollex (Digitus primus), besitzt jeder Finger drei Knochen: Phalanx proximalis **(Grundphalanx),** Phalanx media **(Mittelphalanx)** und Phalanx distalis **(Endphalanx).** Dem Daumen fehlt die Mittelphalanx, seine Endphalanx ist dafür länger und stärker (Abb. 8.3-58). Wie an den Mittelhandknochen sind die Mittelstücke *(Corpora)* in der Längsrichtung leicht gebogen; außerdem sind bei der ersten und zweiten Phalanx die Dorsalflächen in querer Richtung konvex, die Palmarseiten flach zur Anlagerung der Beugesehnen. Zwei seitliche Kanten dienen dem Ansatz der

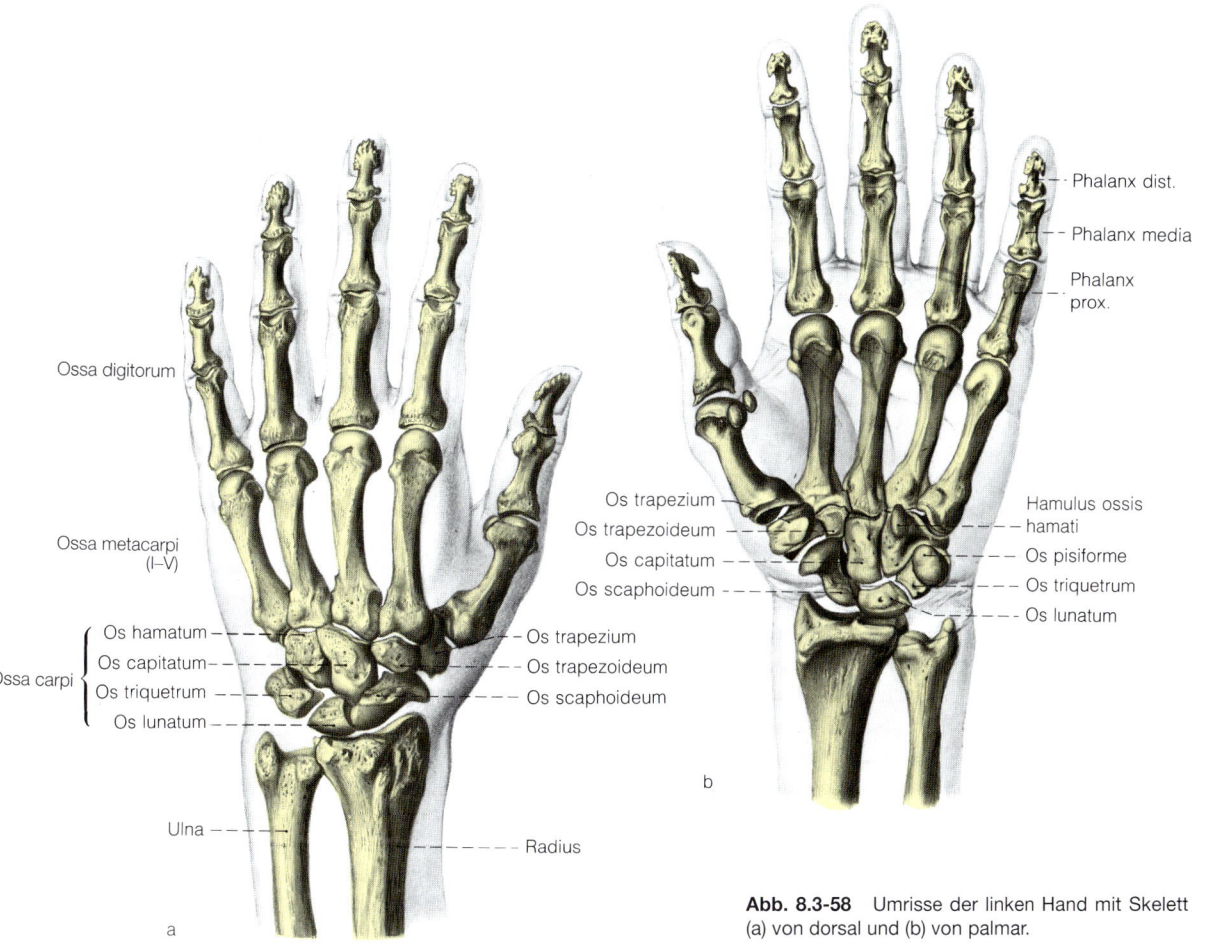

Abb. 8.3-58 Umrisse der linken Hand mit Skelett (a) von dorsal und (b) von palmar.

Vaginae fibrosae digitorum manus. Die Grundphalanx trägt an ihrem proximalen Ende *(Basis)* eine querovale Pfanne für den Gelenkkopf der Mittelhandknochen **(Fingergrundgelenke).** Am distalen Ende *(Caput)* ist der schwächere Kopf der Grundphalanx durch eine dorso-palmar verlaufende Rinne zu einer eingekerbten Gelenk-rolle für das **Fingermittelgelenk** umgestaltet. Die basalen Pfannen der kleineren Mittelphalangen besitzen je eine in die Furchen der Grundphalanxköpfe passende Füh-rungsleiste. Am Gelenk zwischen den Mittel- und End-phalangen, dem **Fingerendgelenk,** wiederholen sich diese Verhältnisse in ähnlicher Weise. Am End- oder Nagel-glied endigt der Knochen mit einer schaufelförmigen Platte, *Tuberositas phalangis distalis,* die palmar rauh, an den Rändern gekerbt ist und dem Ansatz radiärer Bindegewebsbündel dient, die vom Tastballen zum Kno-chen strahlen.

5   *Verbindungen des Handskeletts*

5.1   *Handgelenke*

Das Zusammenwirken der zahlreichen Gelenke im Hand-wurzelbereich ermöglicht der Hand annähernd Bewegun-gen, wie sie für ein Kugelgelenk typisch sind (Abb. 8.3-62).

Die anatomische Betrachtung zeigt aber, daß gar kein Kugelgelenk vorhanden ist, sondern daß im Bereich der Handwurzel zwei Hauptgelenke unterscheidbar sind: ein **proximales Handgelenk,** Articulatio radiocarpalis, und ein **distales Handgelenk,** Articulatio mediocarpalis. Dazu treten kleine **Nebengelenke,** die eine gegenseitige Ver-schieblichkeit der Handwurzelknochen ermöglichen, so daß die Gelenkkörper in sich ein hohes Maß von Plasti-zität erhalten (Abb. 8.3-59).

5.1.1   Proximales Handgelenk, Articulatio radiocarpalis

Die proximale Reihe der Handwurzelknochen wird durch Zwischenbänder, die von Knorpel überzogen werden, zu einem **eiförmigen Gelenkkopf** zusammen-gefaßt (Abb. 8.3-59 u. 61). Die längere Achse dieses eiförmigen Gelenkkopfes steht in radio-ulnarer Rich-tung. Die etwas kleinere Gelenkpfanne wird vom dista-len Radiusende und dem ulnarwärts anschließenden *Discus articularis* gebildet (Abb. 8.3-59). Auf dem Radiusende, *Facies articularis carpi radii,* befindet sich meist eine niedrige Leiste, die zwischen Skapho-ideum und Lunatum eingreift. Das Lunatum liegt z.T. dem Diskus an. Das Triquetrum ragt noch über den

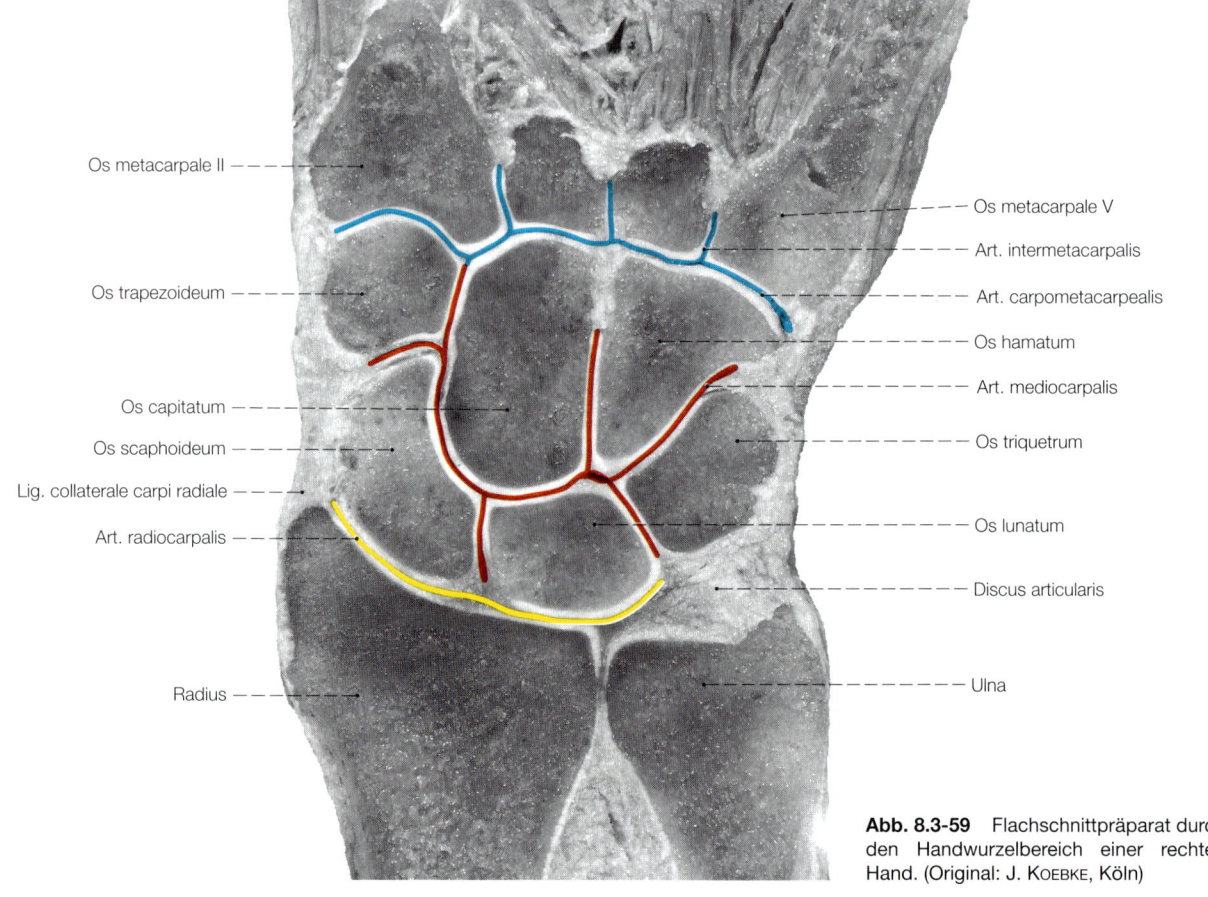

Os metacarpale II

Os trapezoideum

Os capitatum

Os scaphoideum

Lig. collaterale carpi radiale

Art. radiocarpalis

Radius

Os metacarpale V

Art. intermetacarpalis

Art. carpometacarpealis

Os hamatum

Art. mediocarpalis

Os triquetrum

Os lunatum

Discus articularis

Ulna

Abb. 8.3-59   Flachschnittpräparat durch den Handwurzelbereich einer rechten Hand. (Original: J. KOEBKE, Köln)

Diskus hinaus auf das *Lig. collaterale carpi ulnare.* Wenn man die Hand palmarwärts beugt, entstehen Hautfalten, von denen die erste, vom Arm aus gezählt, die *Restricta* (Abb. 8.3-57), der Gelenklinie entspricht; sie liegt weiter proximal, als gewöhnlich angenommen wird. Die weite Gelenkkapsel entspringt dicht am Gelenkrand.

Von Bedeutung bei Entzündungen können gelegentlich Verbindungen der Gelenkhöhle mit der Articulatio ossis pisiformis und dem distalen Handgelenk sein. Eine Kommunikation mit dem distalen Radioulnargelenk durch ein zentrales Loch im *Discus articularis* tritt als degenerative Veränderung häufig bei älteren Leuten auf. Von der Gelenkkapsel aus können sich bei Überanstrengungen Aussackungen bilden, die prall mit Synovialflüssigkeit gefüllt sein können und dann als Überbeine („**Ganglien**" der Kliniker) bezeichnet werden. Ganglien treten meist auf der Dorsalseite auf.

5.1.2 Distales Handgelenk, Articulatio mediocarpalis

Die Gelenkspalte ist **wellenförmig,** da jede der beiden Reihen einen Gelenkkopf und eine Pfanne bildet (Abb. 8.3-59 u. 60). Auf diese Weise sind beide Reihen gleichsam **ineinander verzahnt.** Auch dieses zweite Handgelenk hat so viel Spielraum zwischen den einzelnen Karpalknochen, daß es sich bei passiven Bewegungen fast **wie ein Kugelgelenk** verhält. Durch straffe Bandverbindungen *(Ligg. intercarpalia dorsalia, palmaria* und *interossea)* hat die zweite Reihe der Handwurzelknochen einen festeren Zusammenhalt als die erste Reihe.

Berücksichtigt man noch, daß die Karpometakarpalgelenke mit Ausnahme des ersten straffe Gelenke (Amphiarthrosen) darstellen, kann man sagen, daß Mittelhandknochen und distale Reihe funktionell den starren Abschnitt der Hand bilden, der distal durch die *Ligg. metacarpalia transversa* weiter stabilisiert wird (Abb. 8.3-61 u. 71).

Von der gekrümmten, queren **Hauptgelenkspalte** (-höhle) zweigen **Nebengelenkspalten** ab, die zwischen den Knochen der proximalen und distalen Reihe gelegen sind. Nach proximal werden diese Spalten meistens abgeschlossen durch die Ligg. intercarpalia interossea, so daß im allgemeinen nur in etwa 20% eine Verbindung zum Radiokarpalgelenk besteht; nach distal sind zwischen dem ersten, zweiten und dritten Karpalknochen die Spalten meistens durchgehend, so daß hier eine Verbindung mit den entsprechenden Karpometakarpalgelenken zustande kommt. Zwischen Kapitatum und Hamatum bildet ein Zwischenknochenband eine Grenze, gelegentlich sendet das Kapitatum auch zum anderen Nachbarn, dem Trapezoideum, ein trennendes Zwischenknochenband.

Die Lage des großen Gelenkspaltes läßt sich von außen ungefähr bestimmen durch die Beugefalten in der Haut der Palmarseite (Abb. 8.3-57). Die distale Falte *(Racetta)* überquert den vom Kapitatum und Hamatum gebildeten Vorsprung.

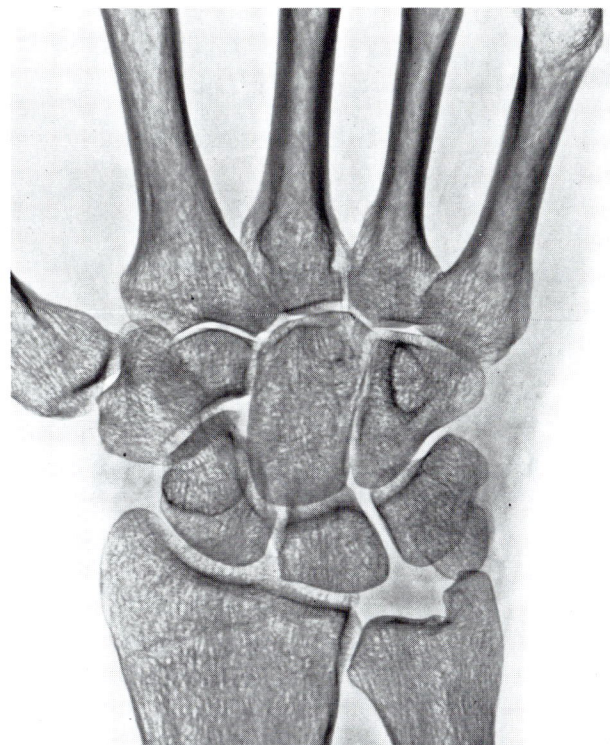

a

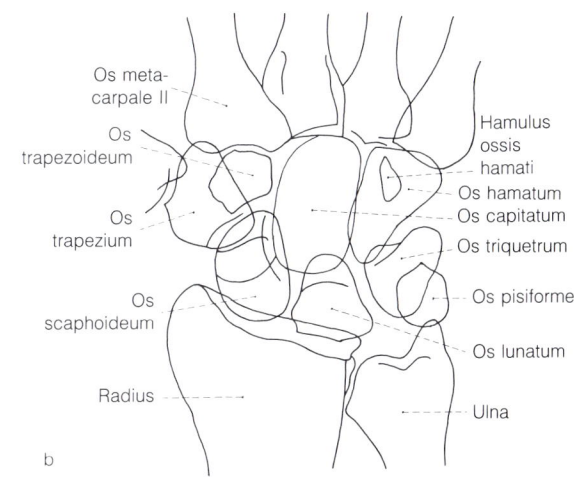

Os metacarpale II

Os trapezoideum

Os trapezium

Os scaphoideum

Radius

Hamulus ossis hamati

Os hamatum

Os capitatum

Os triquetrum

Os pisiforme

Os lunatum

Ulna

b

Abb. 8.3-60 (a) Röntgenbild der Handwurzel, Feinstfokusaufnahme, dorsopalmarer Strahlengang.
(b) Bezeichnung der Knochenpunkte. (Aus Birkner [2])

5.1.3 Erbsenbeingelenk, Articulatio ossis pisiformis

Die zwischen Pisiforme und Triquetrum gelegenen, wenig gewölbten Gelenkflächen sind von einem weiten Kapselsack umgeben. Als **Sesambein** ist das Pisiforme eingelassen in die Sehne des **M. flexor carpi ulnaris,** die sich in zwei Bänder fortsetzt: das *Lig. pisohamatum,* das zum Hamulus ossis hamati zieht, und das *Lig. pisometacarpeum,* das an den Basen der Metakarpalia IV und V ansetzt.

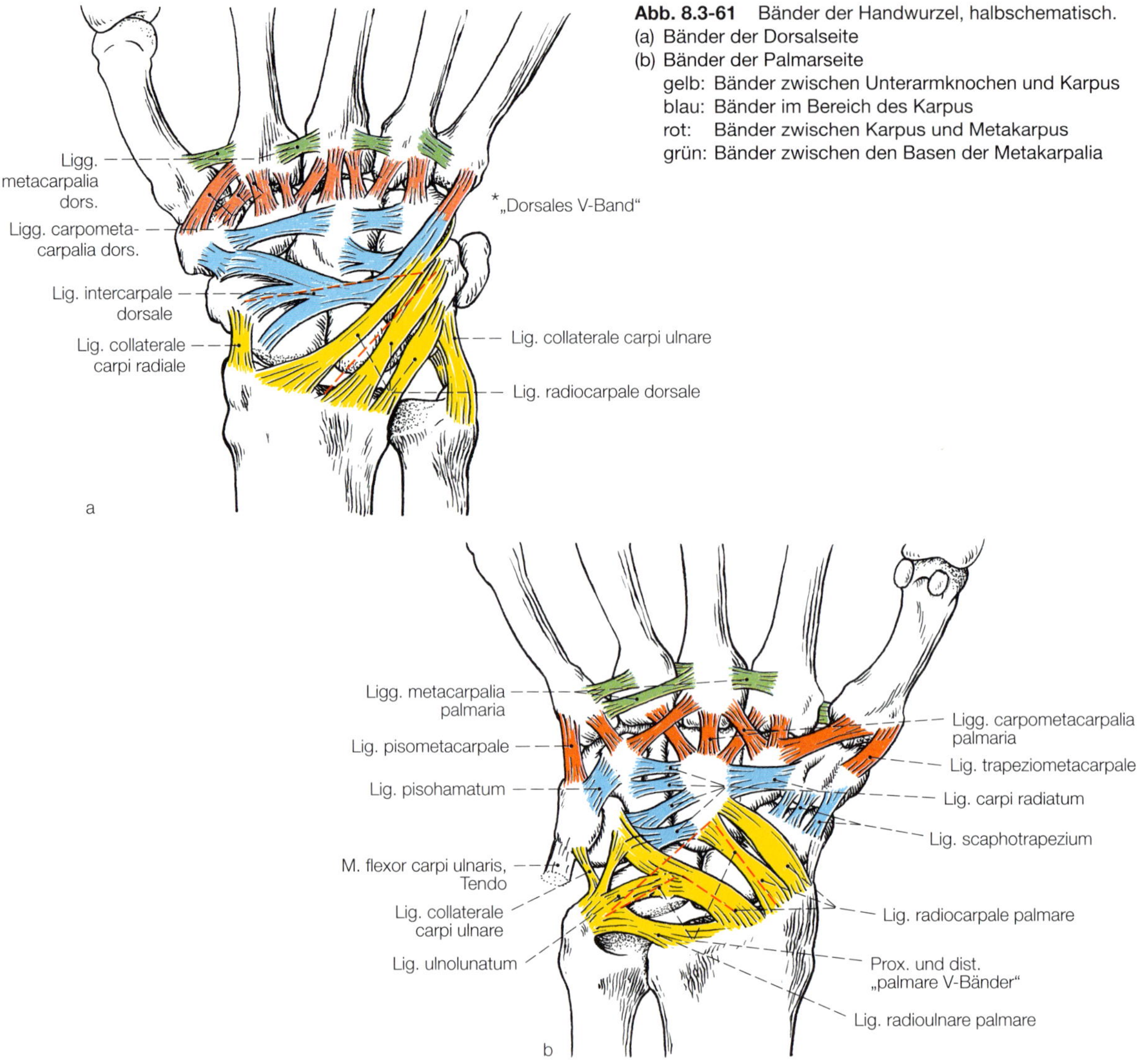

Abb. 8.3-61 Bänder der Handwurzel, halbschematisch.
(a) Bänder der Dorsalseite
(b) Bänder der Palmarseite
  gelb: Bänder zwischen Unterarmknochen und Karpus
  blau: Bänder im Bereich des Karpus
  rot: Bänder zwischen Karpus und Metakarpus
  grün: Bänder zwischen den Basen der Metakarpalia

5.1.4 Handwurzel-Mittelhandgelenke, Articulationes carpometacarpales und intermetacarpales

Die Gelenkhöhlen der Karpometakarpalgelenke II–V kommunizieren über die zwischen den Basen der Metakarpalknochen gelegenen Intermetakarpalgelenke miteinander (gemeinsame Höhle). Die Karpometakarpalverbindung des Daumens, *Articulatio carpometacarpalis pollicis,* stellt in jeder Hinsicht eine Besonderheit dar (s. u.). Bei den Basen der **Metakarpalia II** und **III** liegt folgende Verzahnung vor: der 2. Mittelhandknochen paßt sich mit seiner Vertiefung in die keilförmige Wölbung des Os trapezoideum ein und ist dorsal mit einem ulnaren Vorsprung zusammen mit dem *Proc. styloideus* des *Os metacarpale III* in die Einkerbung zwischen Os trapezoideum und Os capitatum eingehakt. Durch kräftige Bandzüge (Ligg. metacarpalia und Ligg. carpometacarpalia) sind diese beiden Gelenke so straff **(Amphiarthrosen),** daß hier fast keine Beweglichkeit besteht (Widerlager für Greifbewegungen). Der 4. Metakarpalknochen ist etwas weniger straff im Karpometakarpal- und Intermetakarpalspalt befestigt. Das Metakarpale V des Kleinfingerstrahls ist wesentlich beweglicher, weil es nur zu einer Seite durch Metakarpalbänder befestigt ist.

5.1.5 Beweglichkeit und Bänder des distalen und proximalen Handgelenks

In der Neutral-Null-Stellung steht die Ebene der Hand in der Ebene des Unterarms und die Längsachse der Hand (Achse des Mittelfingerstrahls) in der Längsachse des Unterarms (Abb. 8.3-62). Aus dieser Stellung kann der Handrücken aktiv bis 60° nach dorsal gekippt werden **(Dorsalextension)** und die Palmarfläche bis 60° nach palmar gegen den Unterarm gebeugt werden **(Palmarflexion).** Passiv beträgt die maximale Dorsalextension 100° (z. B. beim Aufstützen der Handinnenfläche auf den Tisch) und die Palmarflexion 80°. Die ulnar- und radialwärtige Abduktion der Hand aus der Neutral-Null-Stellung **(Ulnar-** und **Radialabduktion)** beträgt jeweils etwa 30° (aktiv und passiv) (Abb. 8.3-63).

In Ruhestellung steht die Hand in mittlerer Radialabduktion (etwa 15°), in Funktionsstellung leicht ulnarabduziert.

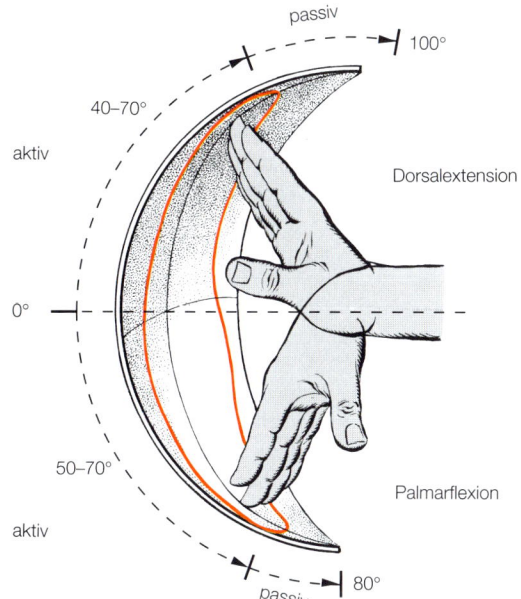

Abb. 8.3-62 Verkehrsfläche des Handgelenks in Neutral-Null-Stellung. Die Spitze des Mittelfingers bestreicht die Verkehrsfläche auf der Oberfläche eines Kugelausschnitts. Ausgangsstellung am Schnittpunkt des O-Meridians und des Äquators.

Die **Abduktionsbewegungen** erfolgen zu Dreiviertel ihres Umfanges im proximalen Handgelenk (Radiokarpalgelenk), das **als Eigelenk zwei Achsen** besitzt, eine dorso-palmare Abduktionsachse und eine transversale Flexions-Extensionsachse. Der Abduktionsumfang im distalen Handgelenk ist geringer als im proximalen Handgelenk, weil der wellenförmige, distale Gelenkspaltverlauf diese Bewegung hindert (das Kapitatum wirkt als Sperrzahn). Dennoch sind im distalen Gelenk Abduktionsbewegungen durch Kippung der Karpalknochen in gewissem Umfange möglich (s. Bemerkungen am Schluß dieses Kapitels). Das

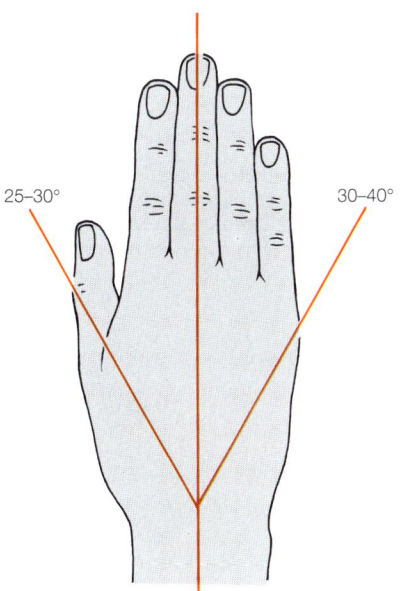

Abb. 8.3-63 Winkelmaße der Radial- und Ulnarabduktion der Hand aus der Mittelstellung.

proximale und distale Handgelenk besitzen eine **gemeinsame dorsopalmare Abduktionsachse,** die durch die Mitte des Kapitatums verläuft.

Die **Flexions- und Extensionsbewegungen** sind sowohl im proximalen als auch im distalen Handgelenk möglich. Es gibt deshalb **zwei transversale Achsen** für diese Bewegung, eine proximale Achse durch die proximale Handwurzelreihe (durch die Mitte des Skaphoids und Lunatums) und eine distale Achse, die durch die distale Reihe der Handwurzelknochen verläuft (vom Endpunkt des Skaphoids zum Endpunkt des Triquetrums). Der Flexions- und Extensionsumfang ist in beiden Gelenken unterschiedlich groß. Die **Dorsalextension** findet zu etwa zwei Dritteln im distalen Handgelenk statt (**d**orsal-**d**istal), wohingegen die **Palmarflexion** zu zwei Dritteln ihres Umfanges im proximalen Handgelenk (**p**roximal-**p**almar) erfolgt. Dabei kommt es zu Kippbewegungen der proximalen Handwurzelknochen (besonders des Skaphoids), die diese Bewegungsumfänge in ihrem vollen Umfang erst ermöglichen (s. Bemerkungen am Schluß dieses Kapitels).

Die **karpalen Bandsysteme,** die diese Bewegungsumfänge endständig begrenzen, tragen zunächst der Situation Rechnung, daß die Hand dem Radius ungehindert bei der Supinations- und Pronationsbewegung folgen kann (Wendebewegung der Handflächen). Die stärksten Bandsysteme gehen deshalb vom Radius aus, während die ulnaren Bänder ziemlich genau vom Durchstoßpunkt der diagonalen Unterarmachse (Rotationsachse) am *Proc. styloideus ulnae* entspringen. Die ulnaren Bänder werden deshalb bei den Wendebewegungen axial verdreht und hemmen sie nur endständig.

Folgende Bandsysteme sind hervorzuheben (Abb. 8.3-61 u. 64):
1. **Ligg. radiocarpalia dorsale und palmare**
Dreiteilige dorsale und dreiteilige palmare Bandmassen, die vom äußeren Drittel des distalen Radius dorsal und palmar ausgehen und schräg nach distal zur ulnaren Hälfte der Handwurzel ziehen (*Ligg. radiotriquetra, radiocapitata* und *radioulnata;* jeweils palmar und dorsal). Die Bänder überbrücken also teilweise das distale Handgelenk. Die vor der dorsopalmaren Abduktionsachse verlaufenden Bandzüge zum Lunatum und Triquetrum hemmen die Radialabduktion; die zum Kapitatum ziehenden Züge sind neutral bzw. hemmen die ulnare Abduktion.
2. **Ligg. collateralia ulnare**
Der ulnare Seitenbandkomplex ist wesentlich stärker und besitzt einen kräftigen dorsalen und palmaren Zug, der radialwärts bis zum Lunatum ausstrahlt. Der ulnare Kollateralbandkomplex hemmt die Radialabduktion. Die zum Lunatum ziehenden Bänder sind neutral bzw. hemmen die Ulnarabduktion.
3. **Lig. collaterale radiale**
Hauptsächlich dorsolateral gelegen zieht das Band zum Skaphoid. Es führt das Skaphoid bei seinen umfangreichen Kippbewegungen während der Extensions- und Flexionsbewegung. Das Band hemmt außerdem die Ulnarabduktion.
4. **Lig. intercarpale dorsale**
Dieses transversale Band der Handwurzel verläuft bogenförmig über dem Gelenkspalt des Mediokarpalgelenkes („Bogenband") und verbindet mit distalen und proximalen Seitenzweigen alle Handwurzelknochen untereinander, mit Ausnahme des Lunatums. Das Band schränkt die Palmarflexion im distalen Handgelenk ein.
5. **Lig. carpi radiatum**
Die vom palmaren Höcker des Kapitatum ausgehenden Bänder werden kollektiv als *Lig. radiatum* bezeichnet. Sie beinhalten intermetakarpale, radiokarpale und karpometakarpale Bänder, die sternförmig auf das Kapitatum zustrahlen. Dadurch spielt das Kapitatum für die palmare Verklammerung der Handwurzel eine wichtige Rolle.
6. **V-Bänder**
In der Handchirurgie werden verschiedene schräge Bandzüge in der Handwurzel als V-Bänder bezeichnet. Der eine Schenkel der V-Bänder besteht immer aus Anteilen des schräg verlaufenden Lig. radiocarpale dorsale bzw. palmare; der andere Schenkel aus Anteilen der Intermetakarpalbänder und des *Lig. ulnolunatum* (s. Abb. 8.3-61).

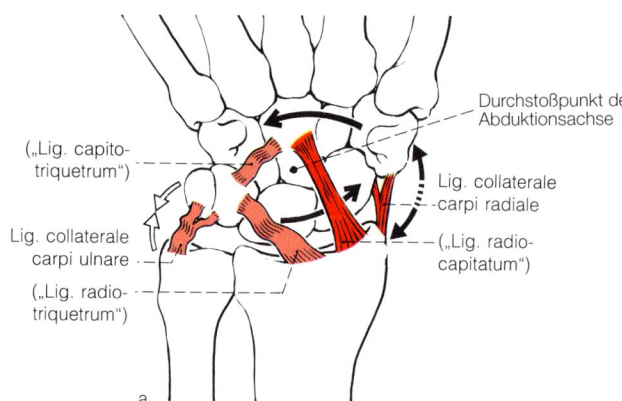

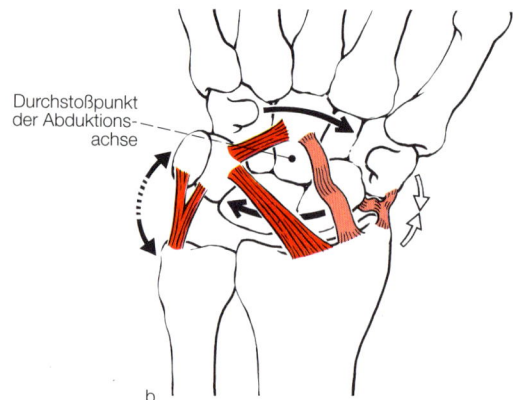

Abb. 8.3-64 Hemmung der ulnaren (a) und der radialen Abduktion (b) durch wichtige, hier hervorgehobene palmare Bänder, schematisch. Bei ulnarer Abduktion hemmen die Ligg. radiocapitatum und collaterale carpi radiale. Bei der radialen Abduktion werden die Ligg. capitotriquetrum, collaterale carpi ulnare und radiotriquetrum angespannt. (Nach BONJEAU [3])

Abb. 8.3-65
(a) Hauptachsen des Daumensattelgelenks;
    a Achse für Ab- und Adduktion, b Achse für Flexion und Extension. Ebenfalls sind die Transversalachsen (Beugeachsen) der Fingergrundgelenke eingezeichnet.
(b) Rotation des Os metacarpale I (M$_I$) bei der Opposition, die Sattelfläche des Mittelhandknochens dreht sich aus dem Sattel des Os trapezium (T).
(c) Aufsicht auf die Gelenkfläche eines Os trapezium mit Knorpelläsionen an typischen Stellen. (Nach KOEBKE [6])

5.1.6 Daumen-Sattelgelenk, Articulatio carpometacarpalis I

Das Daumen-Sattelgelenk besitzt im Gegensatz zu den anderen Karpometakarpalgelenken ein hohes Maß an Beweglichkeit. Die Gelenkfläche des Trapeziums ist in radio-ulnarer Richtung konkav und nach dorsopalmar konvex gebogen (Abb. 8.3-58). Korrespondierend dazu ist die Basisgelenkfläche des *Os metacarpale I* gegensinnig gekrümmt. Das Metakarpale I besitzt einen palmaren und einen dorsalen kleinen, dreieckigen Vorsprung. Der palmare Vorsprung ist durch das **Lig. trapeziometacarpale** mit dem Tuberkulum des Trapeziums verbunden (**Schlüsselband des Gelenks,** das die radiale Abduktion begrenzt). Je ein schräger dorsaler und palmarer karpometakarpaler Bandzug schützt das Gelenk vor der Ausrenkung nach radial. Die Gelenkkapsel ist relativ locker, so daß ein **großer Bewegungsumfang** ermöglicht wird, der in seinen Ausschlägen dem eines Kugelgelenks entspricht. Im Gegensatz zum Kugelgelenk ist die axiale Rotation jedoch eingeschränkt. In Ruhestellung befindet sich die Längsachse des Trapeziumsattels um 30–45° gegenüber der Querachse der Handwurzel nach palmar versetzt. Um diese Achse kann der Daumen um etwa 30° nach dorsal geführt werden (**Extension**) und um etwa 40° schräg nach vorn gebracht werden (**Flexion.** Um die senkrecht zu der Flexionsachse verlaufenden Abduktionsachse (Achse a in Abb. 8.3-65) kann der Daumen adduziert und abduziert werden. In Ruhestellung steht der Daumen um etwa 30–40° abduziert. Aus dieser Stellung kann er noch um etwa 10° weiter vom Zeigefingerstrahl in palmoradialer Richtung abduziert werden. Die **Adduktion** beträgt aus der Ruhestellung etwa 30–40° (Anpressen des Daumens an den Zeigefingerstrahl). Beim **Daumenkreisen** (Zirkumduktion) findet eine Kombination von Adduktion, Abduktion, Flexion und Extension statt. Als **Opposition** wird eine Kombinationsbewegung aus Adduktion, Flexion und Innenrotation des Daumens verstanden. Durch diese Bewegung kann die Daumenspitze an den Kleinfinger herangeführt werden, so daß Gegenstände zwischen Daumenkuppe und Fingerkuppen festgehalten werden.

Rotationsbewegungen sind eigentlich in einem Sattelgelenk nicht möglich (ein Reiter kann sich im Sattel nur drehen, wenn er die Beine hochzieht). Die Bandführung und der lockere Kapselapparat erlauben jedoch eine eingeschränkte Rotation, so daß der vordere und hintere Vorsprung des Metakarpale I auf die Ge-

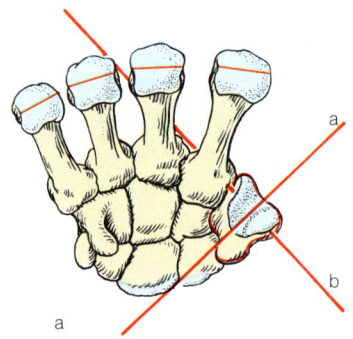

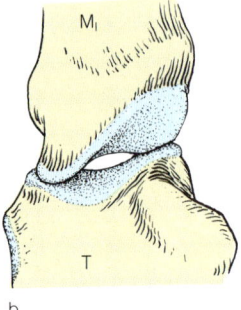

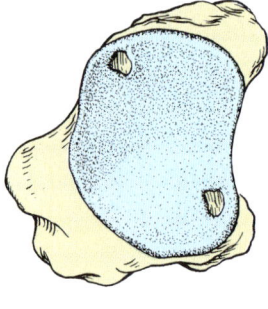

lenkfläche des Trapeziums gelangen. An diesen Druckpunkten treten vermehrt Knorpelschädigungen im Alter auf (Abb. 8.3-65).

Der relativ lockere Bandapparat des Gelenkes erleichtert Ausrenkungen **(Luxationen)** des Sattelgelenkes (typische Skistockverletzung!). Bei der **Luxationsfraktur** (Bᴇɴɴᴇᴛᴛsche Fraktur) platzt der vordere Vorsprung des Metakarpale ab. Das Fragment bleibt dann am *Lig. trapeziometacarpale* hängen.

Die große Bedeutung des Daumens für die Greiffunktion der Hand kommt in der Erwerbsminderung bei Verlust des Daumens oder Versteifung des Karpometakarpalgelenks zum Ausdruck (25% Minderung!).

5.1.7 Verkippung der Handwurzelknochen bei Bewegungen in den Handgelenken

Bei der **Radialabduktion** gleitet die erste Reihe in der Pfanne des Vorderarms ulnarwärts, ferner wird die Handwurzel radial zusammengeschoben, ulnar hebt sich die erste Reihe von der Pfanne (Diskus) ab. Die Verkürzung am radialen Rand wird durch einen vorgebildeten Mechanismus bewirkt, an dem das **Skaphoid** den deutlichsten Anteil hat (s. o. Kahnbeinfraktur). Dieser Knochen wird bei der Annäherung des Trapeziums an den Radius palmarwärts umgekippt, so daß er mit seinem kürzeren Durchmesser zwischen Radius und Trapezium eingestellt wird, wodurch sich der Radialrand verkürzt (Abb. 8.3-66) und der Spielraum der Bewegung der ganzen Hand sich entsprechend vergrößert. Ohne dieses **Ausweichen des Skaphoids** müßte die Bewegung früher zum Stillstand kommen, oder die proximale Reihe müßte sich im ganzen als Gelenkkopf so weit ulnarwärts schieben, daß sie sich hier durch die Haut vordrängen würde. Wenn das Skaphoid beim Umkippen mit seinem langen Durchmesser sich mehr dorsopalmar einstellt, ist es an der Palmarseite deutlich zu sehen und zu fühlen. Der Kahnbeinhöcker springt an der Sehne des M. flexor carpi radialis buckelförmig vor; bei der Ulnarabduktion entsteht an gleicher Stelle eine Grube. Auch das Lunatum folgt dieser Kippbewegung, wie die Abb. 8.3-66 erkennen läßt, weniger das Triquetrum. Dem Radius gegenüber sind diese Verschiebungen als Palmarflexion zu bezeichnen. Während die Radialseite sich zusammenschiebt, entfaltet sich

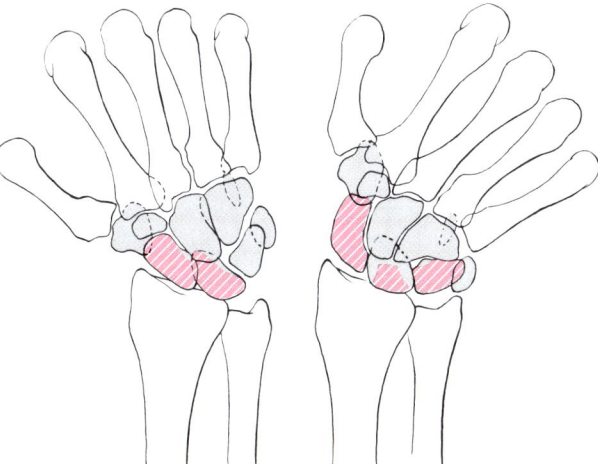

Abb. 8.3-66 Umrißzeichnungen der abduzierten Hand nach Röntgenbildern. Rechte Hand von dorsal. Die Dorsalflächen der proximalen Reihe der Handwurzelknochen rot schraffiert. Links Radialabduktion, rechts Ulnarabduktion.

der Ulnarrand. Das **Triquetrum gleitet** am Pisiforme und am Lunatum **distalwärts,** auch gegen das Hamatum verschiebt es sich weitgehend. Überraschend groß wird auf Röntgenbildern die Entfernung von der Ulna zum Triquetrum, in diesem Raum sind die Diskus und das ulnare Kollateralband zu suchen, das der Konvexität des Triquetrums als Pfanne dient.

Bei der **Ulnarabduktion** erfolgen die Verschiebungen und Umlagerungen in entgegengesetzter Richtung. Da der **Ulnarrand mehr Weichteile** enthält, kann er leichter zusammengeschoben werden. Das Triquetrum kommt daher nicht so sehr in Bedrängnis; es wird schon durch die radialwärts gerichtete Seitenverschiebung der ersten Reihe zum Unterarm mehr quergestellt, ferner wird es etwas nach der Palmarseite hinausgedrängt. An der Radialseite, an der das Knochengefüge dichter ist, muß die Kippung der Knochen größer sein; hier wird die zu erwartende Lücke durch die Umstellung des Skaphoids, das nunmehr als langer Schatten im Röntgenbild erscheint, ausgefüllt.

So wird die Kippbewegung des Skaphoids wieder rückgängig gemacht. Im Gegensatz zu den Flexionen, bei denen beide Karpalreihen kippen, wird bei den Abduktionen nur die erste Reihe verschoben und verformt, die mit der Mittelhand verbundene zweite Reihe wird nur seitlich gleichsinnig mit der ersten verschoben.

Mit zunehmender **Palmarflexion** werden die Abduktionen immer mehr eingeengt und schließlich unmöglich. Bei rechtwinklig gebeugter Hand kann man trotzdem seitliche Ausschläge, die den Abduktionen entsprechen, ausführen, jedoch sind das Umwendbewegungen, die im Unterarm stattfinden und die echten Abduktionen unmerklich ablösen können.

5.2 *Fingergelenke*

5.2.1 Grundgelenke der Finger, Articulationes metacarpophalangeales

Die Fingergrundgelenke sind morphologisch **Kugelgelenke.** Aktive Bewegungen sind Beugung (Flexion) und Streckung (Extension) sowie radiale und ulnare Abduktion (Abb. 8.3-67). Eine willkürliche Rotation ist nicht möglich, jedoch treten **passive Drehbewegungen** in Kombination mit den Hauptbewegungen auf. Läßt man den Zeigefinger kreisen, so beschreibt seine Spitze ein Oval, das palmarwärts schmäler ist als dorsal, da mit zunehmender Beugung die Seitenbewegungen eingeschränkt werden. Dazu kommt, daß die Transversalachsen (Beugeachsen) der Fingergrundgelenke so gegeneinander versetzt sind (Abb. 8.3-64), daß sich die Finger bei der Palmarbeugung einander zwangsläufig nähern **(Konvergenzbewegung der Finger** in Richtung auf das *Os scaphoideum* als Konvergenzpunkt). Die Hand schließt sich daher zu einer festen Klammer, bei der die Finger seitlich nicht mehr ausweichen können.

Daß stark gebeugte Finger nicht mehr gespreizt (abduziert) werden können, hat folgende Ursache: Die starken Seitenbänder, **Ligg. collateralia,** entspringen seitlich in den Gruben und Höckern des Metakarpalkopfes dorsal von dessen Drehpunkt und ziehen leicht spiralig nach distal palmarwärts zum Pfannenrand der Grundphalanx. Die Köpfe der Mittelhandknochen sind palmar breiter als dorsal, so daß die Seitenbänder bei der Beugung des Grundgelenks durch diese Verbreiterung gestreckt und angespannt werden. Der wichtige akzessorische Seitenbandapparat, der zur palmaren Platte zieht, ist unten beschrieben.

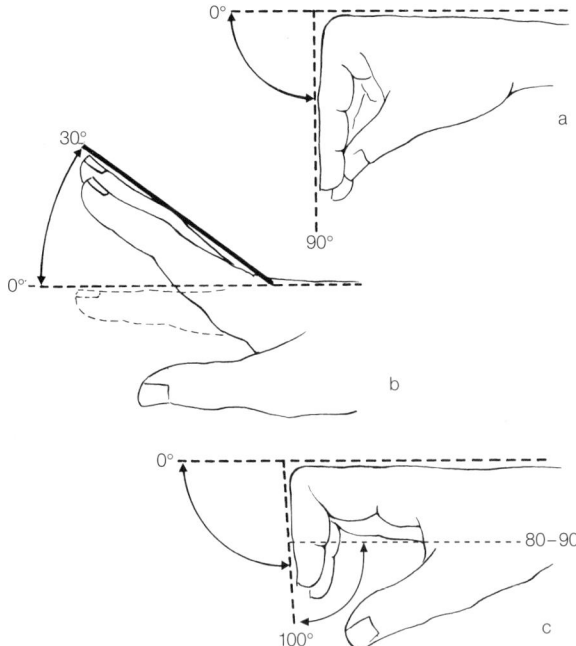

Abb. 8.3-67   Bewegungsumfänge der Fingergelenke.
(a) Fingergrundgelenke: Flexion
(b) Fingergrundgelenke: Extension
(c) Fingermittel- und -endgelenke: Flexion. (Nach Debrunner in Lippert [8])

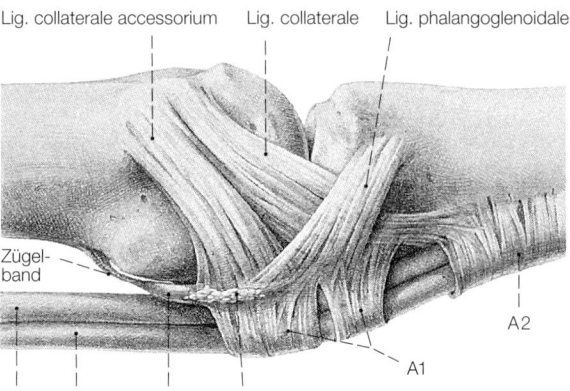

Abb. 8.3-68   Kapselbandapparat der Articulatio metacarpophalangealis.
FDP = Sehne des M. flexor digitorum profundus, FDS = Sehne des M. flexor digitorum superficialis, A1 = Ringband A1, A2 = Ringband A2. Das Zügelband (Check ligament) ist auch zu sehen. (Aus Schmidt und Lanz [11])

Der **Gelenkspalt,** dessen Lage man bei Amputation eines Fingers bestimmen muß, liegt bei Beugung des Fingers etwa 1 cm distal vom Kopf des Mittelhandknochens, der als Knöchel unter der Haut vorspringt. Über dem Gelenkspalt kann man mit einem Fingernagel der untersuchenden Hand das Gewebe (Haut, Streckaponeurose) eindrücken.

Die Köpfe sind seitlich abgestutzt, und die Gelenkfläche erstreckt sich auf die Palmarseite, wo sie in zwei kleine kondylenähnliche Gelenkhöcker ausläuft. Die kleine Pfanne ist queroval und besitzt in ihrer Umgebung eine Fettfalte. In die Palmarseite der Kapsel ist eine derbfaserige Platte, *Lig. palmare,* eingewebt. Sie bildet eine **Pfanne,** der in der Streckstellung der palmare Abschnitt („Kondylen") des Gelenkkopfes anliegt, und ein Widerlager für die Beugesehnen. Diese vier Platten sind der Quere nach in das *Lig. metacarpeum transversum profundum* eingelassen, das eine Spreizung der Metakarpalia II–V hindert, aber die Höhlung der Hand durch die leichte Gegenüberstellung des fünften Strahls gestattet.

Die **palmaren Platten** enthalten Faserknorpel und sind durch drei Bandsysteme am Grundgelenkskelett befestigt (Abb. 8.3-68). Die *Ligg. phalangoglenoidalia* ziehen beidseitig nach vorn zur dorsolateralen Fläche der Grundphalanxbasis. Dieses Bandsystem verhindert bei Beugung das dorsale Klaffen des Gelenkspaltes. Ein beidseitiges nach proximal von der Platte abzweigendes Band ist an den Seiten der Metakarpalköpfe befestigt und gerät bei Streckung unter Spannung *(Ligg. collateralia accessoria).* Diese Bänder stabilisieren das Gelenk in Streckstellung, erlauben aber noch die Spreizbewegungen. Das dritte Bandsystem ist das unpaare Zügelband (Checkligament), das von der Platte zur palmaren Fläche des Metacarpale zieht und den Vorschub der Platte bei der Streckung hemmt.

Das **Grundgelenk des Daumens,** *Articulatio metacarpophalangealis (pollicis),* ist, obwohl seine Gelenkflächen oft dem eines Ei- oder Kugelgelenks entsprechen, nahezu ein reines **Scharnier.** Es besitzt sehr **starke Kollateralbänder.** Beim Daumen ist das beweglichste Gelenk bereits an seinem Ursprung an der Handwurzel angebracht, Articulatio carpometacarpalis I (s. Abb. 8.3-64). Zwei kleine **Sesambeine** sind palmar in die Kapsel eingelassen. Verrenkungen treten relativ häufig auf, wenn der abstehende Daumen überstreckt wird (Ballsport).

5.2.2   Mittel- und Endgelenke der Finger, Articulationes interphalangeales manus

Sie sind als **reine Scharniergelenke** alle gleich gebaut. Der distale Gelenkkörper des Mittelglieds stellt eine gekehlte Rolle dar, ähnlich wie die *Trochlea humeri,* die proximalen Enden sind flache, mit einer **Führungsleiste** versehene Pfannen, die wesentlich kleiner sind als die Köpfe (s. o.). Starke Kollateralbänder, *Ligg. collateralia,* sichern das **Scharnier.** Im Gegensatz zu den Kollateralbändern der Grundgelenke, die bei gebeugtem Gelenk gespannt und bei gestrecktem Grundgelenk locker sind, findet man die Kollateralbänder der Mittel- und Endgelenke des zweiten bis fünften Fingers (ebenso wie die des Grundgelenks des Daumens) stets gespannt. Die Finger werden dadurch zu Stäbchen, die wohl geknickt, aber nicht seitlich verbogen werden können. Nur als Ganzes kann der Finger im Grundgelenk rotiert und seitwärts bewegt werden. Dieser Umstand ist für das feste Halten und Fassen von großer Wichtigkeit. Die dorsale Wand der **Gelenkkapsel** ist mit der Dorsalaponeurose der Streckmuskeln verbunden, die palmare Wand ist wie beim Grundgelenk durch eine derbfaserige palmare Platte, *Lig. palmare,* verstärkt, die ein Gleitlager für die Beugesehnen darstellt. Die palmare Platte besitzt die gleichen Befestigungsbänder wie das

Grundgelenk. Nur das Phalangeoglenoidalband ist hier inkonstant.

Im Mittelgelenk beträgt der **Bewegungsumfang** etwa 100°, im Endgelenk etwa 90°. Den **Gelenkspalt** findet man bei Beugestellung im Mittelgelenk ½ cm distal vom Gipfelpunkt der Gelenkrolle, beim Endgelenk beträgt die Entfernung noch ¼ cm (s. Abb. 8.3-73). Wenn die Hand wochenlang in einem festen Verband eingeschlossen ist, sind Kapselschrumpfungen mit Fingerversteifungen möglich.

5.3 Palmaraponeurose, Aponeurosis palmaris

Die Palmarfläche der Mittelhand ist durch eine derbe Kollagenfaserplatte verspannt, in die der *M. palmaris longus* einstrahlt (s. Abb. 8.3-69). Sie ist proximal am *Retinaculum flexorum* und distal im Bereich der Metakarpalköpfe am *Lig. metacarpale transversum profundum*, und den fibrösen Sehnenscheiden der Fingerbeugersehnen befestigt. Sie überspannt das **Mittelhandgewölbe.** Zwischen der Aponeurose und den Metakarpalia entsteht dadurch ein bis zu 1,5 cm tiefer Weichteilraum in der Hohlhand. Die Hauptmasse der Fasern besteht aus Längszügen **(Fasciculi longitudinales).** Proximal der Fingergrundgelenke werden die Längszüge durch **Fasciculi transversi** querverspannt. Distal der Fingergrundgelenke bilden die Querzüge das „Schwimmhautband", **Lig. metacarpale transversum superficiale.**

Die zu den zweiten bis fünften Fingern verlaufenden Längsfasern weichen distal auseinander und lassen zwischen sich Öffnungen, aus denen das darunterliegende Fett bei Streckbewegungen hervorquillt und die Haut zu drei niedrigen Ballen, den sog. **Tastballen,** vorwölbt. Im Fett dieser Fenster findet man die Gefäße und Nerven für die Finger.

Von der Unterseite („Dorsalseite") der Palmaraponeurose zweigen zwei marginale und sieben intermediäre **Septen** zu den interossären Abschnitten des *Lig. metacarpale transversum profundum,* der tiefen Hohlhandfaszie und dem Periost der Metakarpalknochen ab. Das radiale Septum strahlt in die Faszie des *Adductor pollicis* ein, das ulnare in die Faszie des Kleinfingerballens **(Hypothenar).** Die so gebildeten longitudinalen Kanäle zwischen den Bindegewebssepten dienen den Sehnen der Fingerbeuger, den *Mm. lumbricales* und den Blutgefäßen und Nerven der Finger als Leitstraßen. Die Septen bilden zusammen mit den Fasern der Aponeurose zur Haut *(Retinacula cutis,* GRAYSONsche palmare Bänder der Finger) eine funktionelle Einheit, die bei kräftigem Zugreifen gespannt wird und die Haut gegen zu starke Verschiebungen am Handskelett verankert.

Die derbe Verspannung durch die Palmaraponeurose verhindert, daß bei Infektionen der Hohlhand (u.a. nach einer perforierenden Verletzung) eine **entzündliche Schwellung** in der Hohlhand auftritt. Zwangsläufig weicht die Ödemflüssigkeit zum Handrücken aus, der bei palmaren Entzündungen oder Blutungen meist deutlich geschwollen ist. Der untersuchende Arzt achtet deshalb auch bei dorsalen Schwellungen auf mögliche Verletzungen im Bereich der Palma.

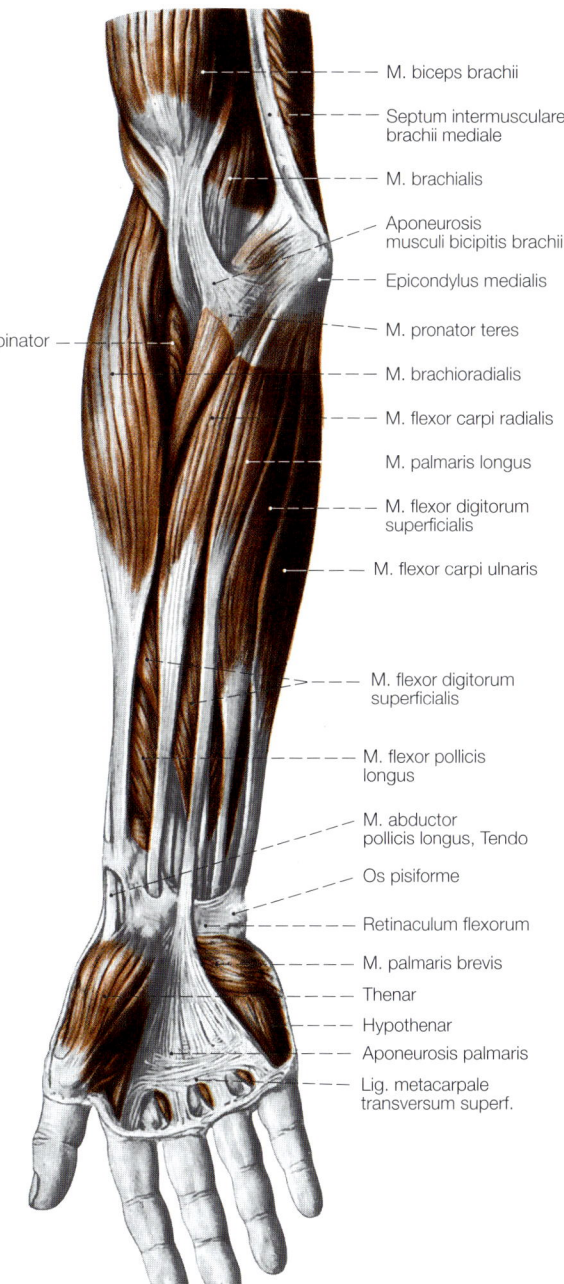

Abb. 8.3-69 Oberflächliche Muskeln auf der Beugeseite des rechten Unterarms.

M. biceps brachii
Septum intermusculare brachii mediale
M. brachialis
Aponeurosis musculi bicipitis brachii
Epicondylus medialis
M. pronator teres
M. brachioradialis
M. flexor carpi radialis
M. palmaris longus
M. flexor digitorum superficialis
M. flexor carpi ulnaris
M. supinator
M. flexor digitorum superficialis
M. flexor pollicis longus
M. abductor pollicis longus, Tendo
Os pisiforme
Retinaculum flexorum
M. palmaris brevis
Thenar
Hypothenar
Aponeurosis palmaris
Lig. metacarpale transversum superf.

Der **DUPUYTRENschen Kontraktur** liegt eine lokale Verhärtung und Schrumpfung der Palmaraponeurose meist im ulnaren Bereich zugrunde. Durch die Verbindung der Aponeurose mit den Sehnenscheiden der Beuger kommt es allmählich zu einer Krümmung bis zur vollständigen Beugung einzelner Finger (besonders des vierten und fünften Fingers). Die Krankheit tritt hauptsächlich bei Männern ab dem 4. Lebensjahrzehnt auf, gelegentlich gepaart mit ähnlichen Schrumpfungen und Verhärtungen in der Plantaraponeurose (Morbus Ledderhose) und der Penisfaszie (Induratio penis plastica).

6   Muskeln des Unterarms

Die meisten Unterarmmuskeln ziehen zur Hand und zu ihren Fingern. Es sind mehrgelenkige Muskeln, deren Bäuche proximal liegen und meist noch vom Humerus entspringen. Dadurch wird die Peripherie entlastet, die Finger werden nur von Sehnen erreicht und können schlank bleiben, ebenso wie die Handgelenke, die ausschließlich von Sehnen umlagert sind.

Die Muskeln schieben sich mit ihren **Ursprüngen** an beiden Seiten des Ellenbogengelenks auf den Humerus und erfassen hier die Epikondylen. Der *Epicondylus medialis* ist nach der Ventralseite gerichtet, der Epicondylus lateralis mehr nach dorsal. Der **Epicondylus medialis** ist Ursprungszentrum für die ventrale Muskelgruppe, die **Beuger,** während die dorsale Gruppe, die **Strecker,** den **Epicondylus lateralis** besetzt. Die dorsale Gruppe ist z.T. mit ihren Ursprüngen auf die ventrale Seite des Epicondylus lateralis und das anschließende Septum intermusculare brachii laterale herumgewandert, sie reicht also weiter proximal auf den Oberarm als die ventrale Gruppe.

Die zahlreichen Muskeln des Unterarms entspringen nicht nur am knöchernen Skelett, sondern auch von verstärkten Bereichen der Unterarmfaszie, der *Membrana interossea antebrachii* und von Septa intermuscularia.

Den **Insertionen** nach kann man vier Gruppen von Unterarmmuskeln unterscheiden:
1. Insertion am Radius
2. Insertion am Karpus bzw. Metakarpus
3. Insertion an den Fingern
4. Insertion am Daumen

Die am Radius ansetzenden Muskeln sind Pronatoren bzw. Supinatoren; die am Karpus/Metakarpus inserierenden Muskeln wirken als Handbeuger und Handstrecker; die in die Finger und den Daumen ziehenden Sehnen gehören zu den Fingerbeugern und Fingerstreckern. Sie sind zugleich Handbeuger und Handstrecker.

6.1   Ventrale Muskelgruppe (Flexoren der Hand und Finger)

M. flexor carpi radialis
M. palmaris longus
M. flexor carpi ulnaris
M. flexor digitorum superficialis
M. flexor digitorum profundus
M. flexor pollicis longus

Diese Muskeln sind in zwei Lagen übereinandergeschichtet: eine **oberflächliche Schicht** und eine **tiefe Schicht.** Beide Schichten sind unvollständig durch ein tiefes Blatt der Unterarmfaszie voneinander getrennt. In dieser Verschiebeschicht läuft der *N. medianus.* Alle oberflächlichen Muskeln entspringen vom *Epicondylus medialis humeri,* die tiefen von der Ulna, der *Membrana interossea* und dem Radius.

6.1.1   Oberflächliche Schicht

M. flexor carpi radialis

Der radiale Handbeuger **entspringt** gemeinsam mit dem *Pronator teres* vom **Epicondylus medialis** und von der Unterarmfaszie (Abb. 8.3-69). Die Sehne, die schon in der Mitte des Unterarmes aus dem doppelt gefiederten Muskelbauch frei wird, zieht schräg radialwärts in den *Canalis carpi* hinein. Dort liegt sie innen der *Eminentia carpi radialis* an und hinterläßt im Trapezium eine seichte Rinne. Die Sehne **inseriert** an der Basis des **Metakarpale II.** Von den bei Handbeugung am Unterarm vorspringenden Sehnen ist sie am weitesten radialwärts gelegen (s. Abb. 8.3-80).

Auf der Radialseite der Sehne fühlt man den Puls der A. radialis, auf der Ulnarseite liegt der N. medianus, der den Muskel innerviert. Die **Rinne am Trapezium** wird durch Ausstrahlungen von Bändern zu einem gesonderten Kanal geschlossen. Hier ist die Sehne fest umschlossen und zur Herabsetzung der Reibung von einer eigenen Sehnenscheide, *Vagina tendinis musculi flexoris carpi radialis,* umgeben (s. Abb. 8.3-74).
Funktion: Die Wirkung des Muskels auf das Ellenbogengelenk ist gering. In Kombination mit anderen Karpalmuskeln kann er im Handgelenk **radial abduzieren** oder **beugen.** Ist er isoliert gelähmt, weicht die gegen einen Widerstand gebeugte Hand etwas ulnarwärts ab, da der ulnar abduzierenden Wirkung des Flexor carpi ulnaris das Gegengewicht fehlt. Da er in schräger Richtung die diagonale Unterarmachse kreuzt, ist er ein **wirksamer Pronator,** besonders wenn die übrigen Gelenke ihn nicht beanspruchen, also bei gestrecktem Arm und dorsalextendierter Hand.
Innervation: *N. medianus* (C6–C8).

M. palmaris longus

Der „lange Hohlhandmuskel" **entspringt** gemeinsam mit der Muskelmasse der Beuger am **Epicondylus medialis humeri** und geht mit einer schmalen, platten Sehne zur Hohlhand (Abb. 8.3-69). Hier strahlt sie fächerförmig aus in die **Palmaraponeurose** (vgl. Kap. 8.3.5.3), die eine Verstärkung der Hohlhandfaszie darstellt und der Plantaraponeurose entspricht. Die Längsfasern dieser Aponeurose erreichen mit einzelnen Zipfeln die Vaginae fibrosae der langen Fingerbeuger und die benachbarte Haut im Bereich der Grundgelenke. Proximal beginnen sie an den Rändern des Retinaculum flexorum. Bei Beugung der Hand (besonders gegen Widerstand) springt die Sehne in der Mittellinie des distalen Unterarms meist deutlich vor. Radial von ihr ist die Sehne des Flexor carpi radialis zu tasten.
Funktion: Der *M. palmaris longus* **beugt** in erster Linie die Hand und beteiligt sich an der Spannung der Palmaraponeurose, wenn gleichzeitig die Hand und die Finger dorsalextendiert werden. Auch wenn der Muskel ganz fehlt (13% der Unterarme), bleibt die Aponeurose bestehen und kann offenbar auch durch die Dorsalextension gespannt werden, da sie zwischen dem Retinaculum flexorum und den Grundgelenken der Finger ausgespannt ist.

Der Palmaris longus zeigt eine **große Variabilität:** Er kann fehlen, verdoppelt sein, er kann zwei Bäuche mit einer Zwischensehne besitzen oder fast ganz sehnig sein. Wegen seiner Entbehrlichkeit wird er gern zur Sehnentransplantation verwandt.

Innervation: *N. medianus* (C7–C8).

M. flexor carpi ulnaris

Der schlanke „ulnare Handbeuger" verläuft entlang der Ulna und bildet die ulnare Grenze der vorderen Unterarmmuskeln (Abb. 8.3-69). Das **Caput humerale** entspringt vom *Epicondylus medialis*, das **Caput ulnare** von einem derben Bindegewebsstreifen, der vom Olekranon zur Ulnarkante des Unterarms zieht. Die Sehne des einfach gefiederten Muskels wird erst im unteren Drittel des Unterarms frei und ist hier leicht durch die Haut zu greifen. Sie zieht zum **Os pisiforme** (das ihr als Sesambein dient) und **inseriert** über das *Lig. pisohamatum* und *Lig. pisometacarpeum* am **Hamulus ossi hamati** und der **Basis des 5. Mittelhandknochens** (s. Abb. 8.3-61).

Am Ursprung besitzt der Muskel einen Sehnenbogen, unter dem der N. ulnaris hindurchtritt, um von seiner dorsalen Lage in der Rinne des Epicondylus medialis (Sulcus nervi ulnaris) auf die Palmarseite des Unterarms zu gelangen. Unter dem Schutz des Muskels verlaufen der *Nervus* und die *Arteria* und *Vena ulnaris* zur Hand. Hier kann der Nerv eingeengt werden (Kompressionssyndrom).

Funktion: Ulnarabduktion (Abb. 8.3-70), **Palmarflexion.** Wenn der *M. flexor carpi radialis* gelähmt ist, bringt der Flexor carpi ulnaris die Hand in Ulnarabduktion.

Innervation: *N. ulnaris* (C7–C8) (selten *N. medianus).*

M. flexor digitorum superficialis

Der „oberflächliche Fingerbeuger" (Abb. 8.3-69 u. 71) hat einen Ursprung am Epicondylus medialis und am Proc. coronoideus ulnae **(Caput humero-ulnare);** er entspringt außerdem mit einer dünnen Muskelplatte vom Radius **(Caput radiale).** Die Bäuche für Mittel- und Ringfinger liegen oberflächlicher als die für den Zeige- und Kleinfinger. Durch Beugung der einzelnen Finger kann man das zugehörige Muskelfleisch am Unterarm hervortreten lassen. Die oberflächliche Lage der beiden mittleren Sehnen bleibt auch während des Durchtritts durch den Canalis carpi erhalten. Von hier aus verlaufen die Sehnen in einer Ebene zur Grundphalanx, wo sie sich in zwei Schenkel teilen, um durch diesen Schlitz die Sehne des M. flexor digitorum profundus hindurchtreten zu lassen, Hiatus tendineus. Distal vom Hiatus vereinigen sich die Schenkel der Sehne wieder, kreuzen sich teilweise (Chiasma tendineum) und **inserieren** an der palmaren Fläche der **Mittelphalangen.**

Zwischen den Ursprüngen am Humerus und am Radius ist eine Sehnenarkade ausgespannt, unter der der N. medianus zusammen mit der A. und den Vv. ulnares in die Tiefe tritt.

Funktion: Der Muskel wirkt **beugend auf das Mittelgelenk** des zweiten bis fünften Fingers. Außerdem beugt er bei gestreckten Fingern das Handgelenk. Auf das Grundgelenk der Finger wirkt er hauptsächlich sekundär, nachdem er das Mittelgelenk gebeugt hat. Voraussetzung

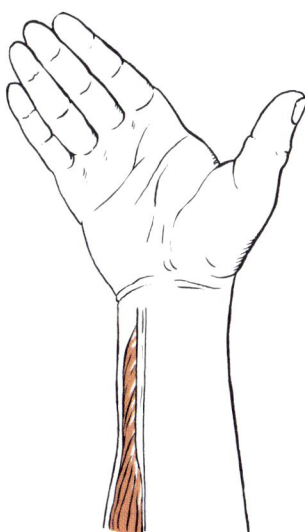

Abb. 8.3-70 Der Flexor carpi ulnaris zieht bei der Faustöffnung die Hand nach der Ulnarseite, wenn der Flexor carpi radialis und Palmaris longus bei Schädigung des N. medianus gelähmt sind. (Die karpalen Flexoren werden bei der Faustöffnung aktiviert, um die Dorsalextension der Hand durch die Fingerextensoren zu verhindern.) (Nach FOERSTER [5])

für seine Wirkung auf das Grundgelenk ist jedoch die Vorbeugung dieses Gelenks durch die *Mm. interossei.* Wenn er durch eine Dorsalextension der Hand gedehnt wird, wird seine Beugewirkung verstärkt. Er kann nicht in allen Gelenken gleichzeitig maximale Ausschläge erzielen. Wenn man die Finger beim Faustschluß kräftig beugen will, geht man im Handgelenk gleichzeitig mit Hilfe der **Extensores carpi** in eine Dorsalextension, um die volle Wirkung des Muskels auf die Finger zu konzentrieren und keinen Verlust durch Handbeugung eintreten zu lassen **(indirekter Synergismus).** Sind aber die Streckmuskeln des Handgelenks gelähmt, dann ist ein voller Faustschluß nicht mehr möglich **(aktive Insuffizienz).**

Innervation: *N. medianus* (C7–C8).

6.1.2 Tiefe Schicht

M. flexor digitorum profundus

Der tiefe Fingerbeuger (Abb. 8.3-71) gehört der tiefen Schicht an, die mit ihren **Ursprüngen** auf die Unterarmknochen verschoben ist. So entspringt er von der **Vorderfläche der Ulna** sowie von der aponeurotischen Faszie des Unterarms und greift auch auf die **Membrana interossea** antebrachii über. Auf der Palmarfläche entwickeln sich die Sehnen, die für den darüberliegenden Flexor superficialis eine Gleitbahn bilden und durch den Canalis carpi zu den vier Fingern verlaufen. An der Grundphalanx durchbohren sie die Sehnen des Flexor digitorum superficialis und **inserieren** an der **Basis der Endphalanx** des zweiten bis fünften Fingers (Abb. 8.3-80).

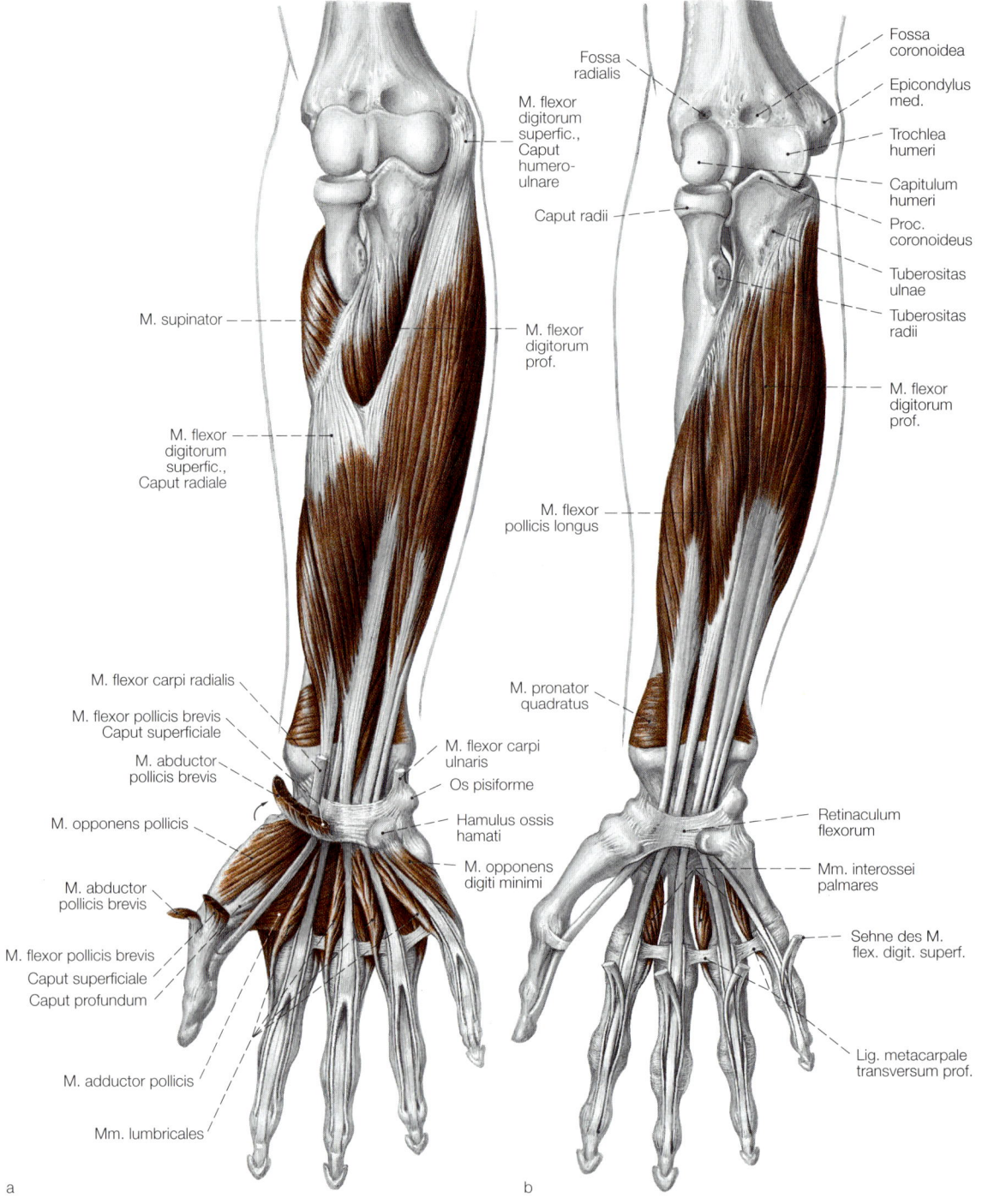

Fossa
radialis

M. flexor
digitorum
superfic.,
Caput
humero-
ulnare

Caput radii

M. supinator

M. flexor
digitorum
prof.

M. flexor
digitorum
superfic.,
Caput radiale

M. flexor carpi radialis

M. flexor pollicis brevis
Caput superficiale

M. abductor
pollicis brevis

M. opponens pollicis

M. abductor
pollicis brevis

M. flexor pollicis brevis
Caput superficiale
Caput profundum

M. adductor pollicis

Mm. lumbricales

M. flexor carpi
ulnaris

Os pisiforme

Hamulus ossis
hamati

M. opponens
digiti minimi

M. flexor
pollicis longus

M. pronator
quadratus

Fossa
coronoidea

Epicondylus
med.

Trochlea
humeri

Capitulum
humeri

Proc.
coronoideus

Tuberositas
ulnae

Tuberositas
radii

M. flexor
digitorum
prof.

Retinaculum
flexorum

Mm. interossei
palmares

Sehne des M.
flex. digit. superf.

Lig. metacarpale
transversum prof.

a

b

Abb. 8.3-71 (a)   Darstellung ausgewählter Muskeln des Unterarms und der Hand.
(a) Der Flexor digitorum superficialis verdeckt fast vollständig den
    Flexor digitorum profundus. An der Hand sind der Flexor digiti
    minimi brevis und Abductor digiti minimi entfernt.

Abb. 8.3-71 (b)   Die langen Fingerbeuger.
(b) Flexor digitorum profundus mit Flexor pollicis longus, Pronator
    quadratus und Interossei palmares.

Funktion: Die Sehnen für die Finger entstehen meistens
durch Aufzweigung einer gemeinsamen Ausgangssehne
proximal vom Karpalkanal. Die Sehne für den Zeigefinger besitzt häufig einen eigenständigen Muskelbauch.
Eine getrennte **Beugung** der übrigen Finger durch die
Muskeln ist nur sehr begrenzt möglich.

Der Muskel bewirkt vorwiegend den Kraftschluß der
Hand, er **beugt alle Hand- und Fingergelenke,** am Handgelenk kann er in individuell wechselnder Weise etwas
ulnarwärts abduzieren. Die Wirkung auf die Fingergrundgelenke ist ähnlich beschränkt wie für den *M.
flexor superficialis* beschrieben. Die **primäre Beugewir-**

kung auf die Endphalanx tritt meistens kombiniert mit einer Folgebeugung des Mittelgelenks auf. Hält man als untersuchender Arzt das Endglied in Streckposition, dann ist bei Lähmung des *M. flexor superficialis* eine Beugung durch den intakten *M. flexor profundus* im Mittelgelenk nicht möglich (Prüfung der isolierten Sehnenruptur).

Er kann noch eher als der Flexor superficialis **aktiv insuffizient** werden, da er nicht alle übersprungenen Gelenke gleichzeitig maximal beugen kann.

Innervation: An der Innervation beteiligen sich die *Nn. medianus* und *ulnaris*, wobei der erstere den radialen Teil, der zweite den ulnaren Teil des Muskels versorgen (C7–Th1).

M. flexor pollicis longus

Der lange Daumenbeuger (Abb. 8.3-69 u. 71) war ursprünglich ein Teil des Flexor digitorum profundus und wird erst bei den Anthropoiden selbständig. Beim Menschen kommt eine Verbindung zwischen beiden gelegentlich noch vor. Sein **Ursprung** liegt an der **Palmarfläche des Radius** (Caput radiale) unterhalb der Tuberositas radii und greift auch auf die *Membrana interossea* über. In 40% besitzt der Muskel einen zusätzlichen Ursprungszipfel am *Epicondylus medialis* oder *Proc. coronoideus* (Caput humerale bzw. ulnare). Die Sehne tritt durch den Canalis carpi, bettet sich zwischen die beiden Köpfe des M. flexor pollicis brevis und inseriert an der Basis der **Endphalanx** des Daumens.

Funktion: Der Muskel **beugt vor allem das Endglied,** was beim Daumen mit viel größerer Leichtigkeit geschieht als bei den übrigen Fingern, ferner hilft er mit, den Daumen in **Oppositionsstellung** zu bringen. Die isolierte Beugung des Endglieds kann er nur ausführen, wenn der Extensor pollicis brevis die Beugung des Grundglieds verhindert **(indirekter Synergismus).**

Die Abspaltung des Muskels vom *Flexor digitorum profundus* erklärt, daß der Muskel gelegentlich mit einer Sehnenabzweigung in die Flexor-profundus-Sehne des Zeigefingers einstrahlt (25% einseitig, 6% beidseitig). Daraus erklären sich bei manchen Menschen auftretende störende **Mitbeugungen des Zeigefingers** bei Daumenbeugung.

Innervation: *N. medianus: N. interosseus anterior* (C6–C8).

6.1.3 Sehnenscheiden der Fingerbeuger

Auf dem Weg durch den Canalis carpi werden die Sehnen der Fingerbeuger von *Vaginae synoviales digitorum manus* umschlossen, die proximal und distal die Grenze des Retinaculum flexorum überschreiten. Bei Bewegungen verschieben sich die blinden Enden der Sehnenscheiden im Canalis carpi. Die radiale Scheide umgibt die Sehne des langen Daumenbeugers, die ulnare umgreift die übrigen Sehnen. An den Fingern reichen sie nicht bis zum Endglied, überschreiten proximal aber das Grundgelenk. Bei Daumen und Kleinfinger vereinigen sich nach der Geburt die Sehnenscheiden der Finger mit ihren zugehörigen Sehnenscheiden im Canalis carpi. Im einzelnen gibt es zahlreiche Abweichungen (Abb. 8.3-72), jedoch fehlt den Sehnen des zweiten und dritten Fingers im Bereich ihrer metakarpalen Abschnitte eine Sehnenscheide, so daß die Fingersehnenscheiden II und III niemals mit dem gemeinsamen Synovialsack der Fingerbeuger im Karpalkanal verbunden sind.

Dieses Verhalten der Sehnenscheiden ist von klinischer Bedeutung, da **bakterielle Infektionen** in diesen Röhren schnell fortgeleitet werden können. Die Ausbreitung von eitrigen Entzündungen im Gewebe wird als **Phlegmone** bezeichnet. Werden der zweite bis vierte Finger von einer solchen Sehnenscheidenphlegmone befallen (durch eine perforierende Verletzung der Sehnenscheiden), bleibt sie in der Regel auf die Sehnenscheide dieses Fingers beschränkt. Ist jedoch der Daumen befallen, kann die Entzündung zur Handwurzel fortgeleitet werden, hier die

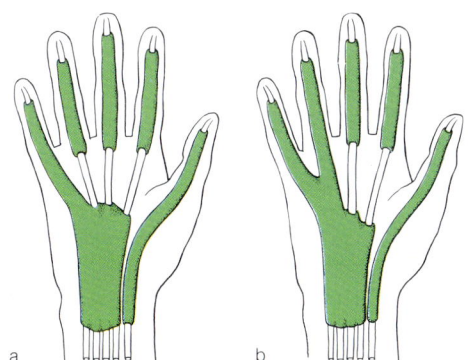
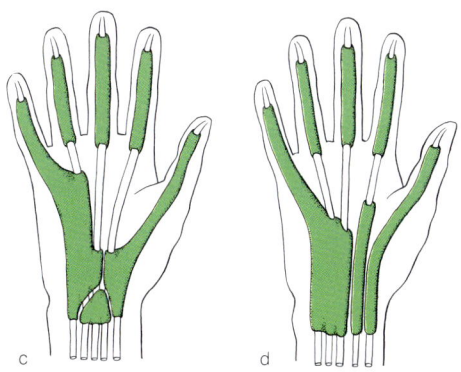

Abb. 8.3-72 Variationen der palmaren Sehnenscheiden, bei denen die Entstehung einer V-Phlegmone möglich ist.
(a) Normaltyp,
(b) Übergreifen der gemeinsamen Beugerscheide auf den Ringfinger,
(c) Daumensehnenscheide hüllt im Karpalkanal die Beugersehne des Zeigefingers mit ein,
(d) Sehnenscheide der Beuger geteilt.
(In Anlehnung an Lanz-Wachsmuth [7])

dünne Trennwand zwischen beiden Synovialsäcken durchbrechen und sich zum Kleinfinger ausbreiten oder umgekehrt. So entsteht das typische Krankheitsbild der **V-Phlegmone**. Bei ungünstigem Ausgang kann eine Sehnenscheidenentzündung am Daumen oder Kleinfinger eine **Versteifung der ganzen Hand** zur Folge haben.

Praktisch wichtig sind ferner die **Längsstraßen** der Hohlhand zwischen den tiefen Septen der Palmaraponeurose (s. o.), in denen die Sehnen der Fingerbeuger und die *Mm. lumbricales* verlaufen. Eiter kann in ihnen proximalwärts in den Karpaltunnel und von dort weiter zwischen die tiefen Unterarmmuskeln gelangen (PARONAscher Raum).

Die **Verstärkungsbänder der Sehnenscheide** bestehen aus geschlossenen, tunnelförmigen Abschnitten *(Pars anularis vaginae fibrosae)* und Abschnitten, in denen schräge Faserzüge teils kreuzförmig, Y-förmig oder einzeln die Sehnen palmar überspannen *(Pars cruciformis vaginae fibrosae)*. Diese **Kreuzbandabschnitte** werden bei der Beugung gestaucht (Stauchabschnitte), so daß bei maximaler Beugung die Ringbandabschnitte fast aneinanderstoßen. In der Handchirurgie werden die (anulären) **Ringbandabschnitte** von proximal nach distal durchnumeriert (A1–A5), ebenfalls die kruziformen Abschnitte (C1–C3). Details sind in Abb. 8.3-68 u. 73 dargestellt. Zusätzlich zu den Ring- und Kreuzbändern sind die Sehnen innerhalb der Sehnenscheide dorsalwärts durch kurze und lange Faserbündel an die Mittel- und Grundphalanx gefesselt *(Vincula brevia, Vincula longa)*.

Die eigentliche Führung der Beugesehnen an den Fingern übernehmen die *Vaginae fibrosae digitorum manus,* die zusammen mit den Fingerknochen einen osteofibrösen Kanal bilden.

6.2 Dorsale Muskelgruppe (Extensoren der Hand und Finger)

M. extensor carpi radialis longus
M. extensor carpi radialis brevis
M. extensor digitorum
M. extensor digiti minimi
M. extensor carpi ulnaris
M. abductor pollicis longus
M. extensor pollicis brevis
M. extensor pollicis longus
M. extensor indicis

Die Extensoren der Hand und der Finger können nach ihrer Lage in drei Gruppen unterteilt werden:
1. **Radiale Gruppe:** Die Muskeln entspringen von der lateralen Kante des Humerus und des *Septum intermusculare laterale* und gelangen mit ihren Muskelbäuchen teilweise vor die quere Ellenbogenachse. Sie werden dadurch partiell zu Beugern im Ellenbogengelenk *(M. extensor carpi radialis longus, M. brachioradialis* – s. o.).
2. **Ulnare Gruppe,** bestehend aus *M. extensor digitorum, M. extensor digiti minimi* und *M. extensor carpi ulnaris.* Alle Muskeln entspringen hauptsächlich vom *Epicondylus lateralis humeri* und bilden ulnawärts die oberflächliche dorsale Muskelschicht.
3. **Tiefe Gruppe:** Sie besteht aus vier Muskeln, drei für die Streckung des Daumens und einen für den Zeigefinger. Der Ursprung liegt auf der Rückseite des Unterarms (Ulna, Radius, *Membrana interossea*). Die Muskeln werden größtenteils von der ulnaren Gruppe bedeckt.

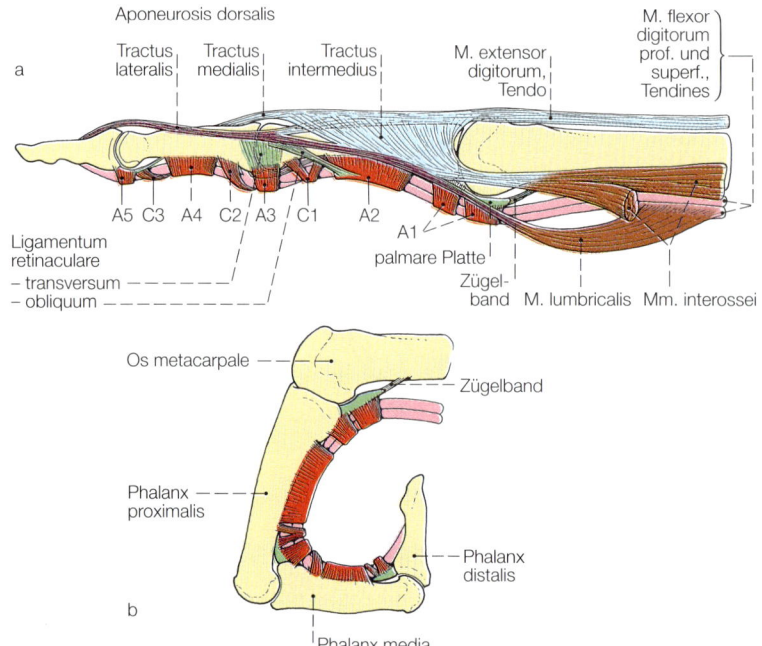

Abb. 8.3-73 Bau des Beuge- und Strecksehnenapparates der Finger. Die anulären (A1–A5) und kruziformen (C1–C3) Abschnitte der fibrösen Sehnenscheiden (Ringbänder und Kreuzbänder) sind entsprechend einer internationalen Vereinbarung mit A1–A5 (Ringbänder) bzw. C1–C3 (Kreuzbänder) abgekürzt. (a) Gestreckter Finger, (b) Beugesehnen und fibröse Sehnenscheiden beim gebeugten Finger. (Nach SCHMIDT und LANZ [11])

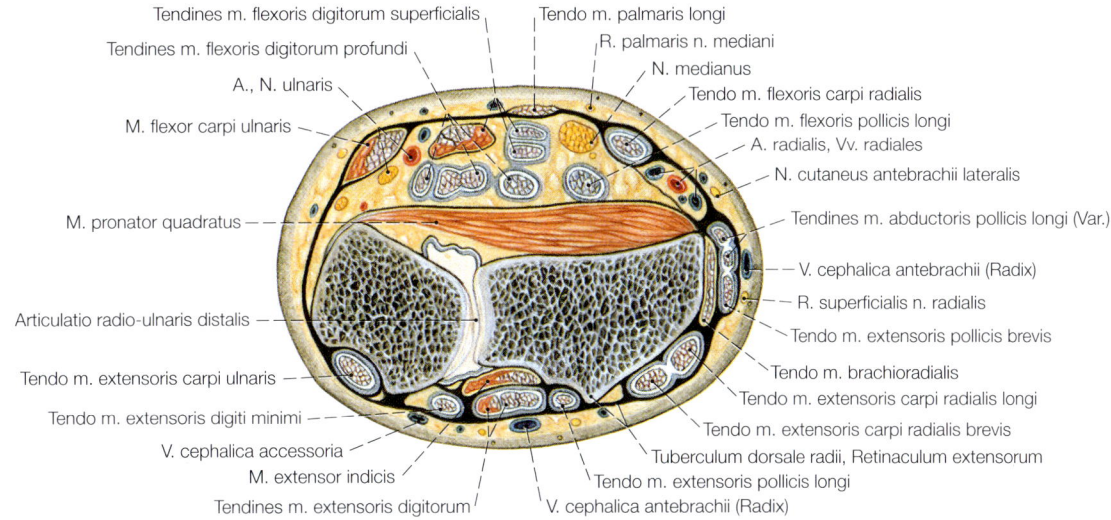

Tendines m. flexoris digitorum superficialis
Tendines m. flexoris digitorum profundi
A., N. ulnaris
M. flexor carpi ulnaris
M. pronator quadratus
Articulatio radio-ulnaris distalis
Tendo m. extensoris carpi ulnaris
Tendo m. extensoris digiti minimi
V. cephalica accessoria
M. extensor indicis
Tendines m. extensoris digitorum

Tendo m. palmaris longi
R. palmaris n. mediani
N. medianus
Tendo m. flexoris carpi radialis
Tendo m. flexoris pollicis longi
A. radialis, Vv. radiales
N. cutaneus antebrachii lateralis
Tendines m. abductoris pollicis longi (Var.)
V. cephalica antebrachii (Radix)
R. superficialis n. radialis
Tendo m. extensoris pollicis brevis
Tendo m. brachioradialis
Tendo m. extensoris carpi radialis longi
Tendo m. extensoris carpi radialis brevis
Tuberculum dorsale radii, Retinaculum extensorum
Tendo m. extensoris pollicis longi
V. cephalica antebrachii (Radix)

Abb. 8.3-74   Querschnitt durch den supinierten linken Unterarm in Höhe der Articulatio radio-ulnaris distalis. Blick von distal. Die Sehnenscheiden und das Retinaculum extensorum sind blaugrau dargestellt, die Unterarmfaszie schwarz. (Aus Pernkopf [10])

Alle Extensoren mit Ausnahme des M. ext. carpi radialis longus werden vom *Ramus profundus* des *N. radialis* innerviert, teilweise vor und teilweise nach seinem Durchtritt durch den M. supinator.

In Höhe der Articulatio radiocarpalis werden die Sehnen der Extensoren von einer Verstärkung der Unterarmfaszie, *Retinaculum extensorum,* überspannt. In sechs Fächern werden die zehn Sehnen, von Sehnenscheiden ummantelt, über die Knochen geführt (Abb. 8.3-74, 75 u. 77).

6.2.1   Oberflächliche (radiale und ulnare) Schicht

M. extensor carpi radialis longus

Der **Ursprung** des langen „Speichen-Handstreckers" (Abb. 8.3-50 u. 75) folgt distal vom Brachioradialis am *Septum intermusculare brachii laterale* und an der **lateralen Humeruskante** bis herab zum Epikondylus. Sein Muskelbauch wölbt sich neben dem Epikondylus so stark vor, daß dieser in einem Grübchen versenkt liegt. Die Sehne läuft am Radius herab und geht mit der des folgenden Muskels durch das zweite Fach des Retinaculum extensorum zur Basis des **Metakarpale II.**
Funktion und **Innervation:** Erläutert zusammen mit dem M. extensor carpi radialis brevis.

M. extensor carpi radialis brevis

Der kurze „Speichen-Handstrecker" (Abb. 8.3-50 u. 75) **entspringt** vom **Epicondylus lateralis,** teils vom Lig. anulare radii, ferner von einem Sehnenblatt, das sich zwischen ihn und den benachbarten Extensor digitorum ein-

schiebt. Er ist am Ursprung überdeckt von seinem langen Brudermuskel, während die Sehnen beider Muskeln nebeneinanderlaufen; **Insertion** an der Basis des **Metakarpale III.**
Funktion: Beide Speichen-Handstrecker beteiligen sich an der **Dorsalextension** der Hand. Nur der „Longus" erzeugt eine **Radialabduktion** und hilft gering mit bei der **Ellenbogenbeugung** und ist bei gebeugtem Unterarm ein **Pronator** aus supinierter Stellung.

Während der Beugung des Unterarms entfernen sich die Muskelbäuche der radialen Gruppe (besonders der Brachioradialis, s.o.) von der Drehachse des Ellenbogengelenks. Dadurch wird ihr beugendes Moment größer, gleichzeitig werden durch das verstärkte Ausweichen der Muskelbäuche während der Beugung nach palmar die Schräglage zum Radius vergrößert und das pronatorische Moment verbessert. Ferner wird ihr Ansatzwinkel zum Oberarm vergrößert, so daß Raum für die Dickenzunahme gewonnen wird. Bei äußerster Pronation sind die Muskeln spiralig um den Unterarm gewunden.
Innervation beider Muskeln: *N. radialis* (C6–C7), der „Longus" durch einen direkten Ast aus dem Hauptstamm, der „Brevis" durch den R. profundus vor seinem Eintritt in den M. supinator (Frohsesche Arkade).

M. extensor digitorum

Der Fingerstrecker (Abb. 8.3-75) **entspringt** im Anschluß an den vorigen als erster Muskel der ulnaren Gruppe vom **Epicondylus lateralis** sowie von der Unterarmfaszie und dem **Ligg. collaterale radiale** und anulare radii. Der Muskelbauch läßt häufig einen besonderen Teil mit einem eigenen Nervenast für den Zeigefinger erkennen. Die vier Sehnen durchsetzen gemeinsam das vierte Fach des Retinaculum extensorum, strahlen dann fächerförmig auseinander und ziehen zur **Dorsalaponeurose** der **Finger II–V.** Auf dem Handrücken sind die Sehnen durch Querbrücken, **Connexus intertendinei,** die man bei Bewegungen durch die Haut teilweise sehen und stets fühlen kann, miteinander verbunden. Am wenigsten

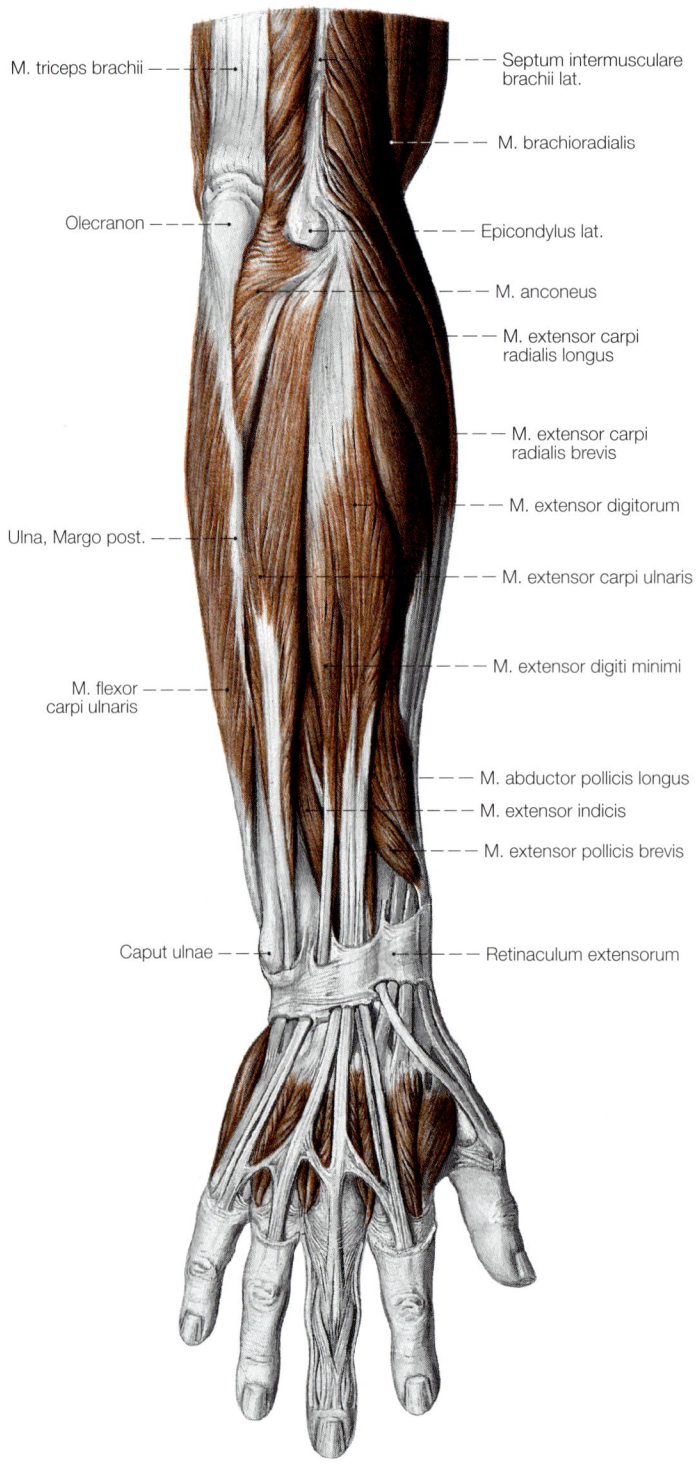

M. triceps brachii

Septum intermusculare
brachii lat.

M. brachioradialis

Olecranon

Epicondylus lat.

M. anconeus

M. extensor carpi
radialis longus

M. extensor carpi
radialis brevis

M. extensor digitorum

Ulna, Margo post.

M. extensor carpi ulnaris

M. extensor digiti minimi

M. flexor
carpi ulnaris

M. abductor pollicis longus

M. extensor indicis

M. extensor pollicis brevis

Caput ulnae

Retinaculum extensorum

Abb. 8.3-75 Oberflächliche Muskeln des rechten Unterarms von dorsal.

wird hierdurch die Sehne des Zeigefingers behindert, am stärksten die des vierten Fingers. Durch die Connexus intertendinei wird die Selbständigkeit in der Streckbewegung der einzelnen Finger beschränkt. Durch Übung (Klavierspielen) läßt sich die Freiheit der einzelnen Finger mit Ausnahme des vierten Fingers (Ringfingers, *Digitus anularis*) vergrößern. Die Sehne für den fünften Fin-

ger *(Digitus minimus)* fehlt häufig; dann zweigt sich von der Sehne des vierten Fingers eine Nebensehne zum fünften Finger ab.

Funktion: Der Muskel **streckt die Hand** und vor allem das **Fingergrund- und -mittelgelenk** aus der Beugestellung. Wird im Verlauf dieser Bewegung die Hand dorsalflektiert, dann wird nur noch die Grundphalanx gestreckt.

Der Muskel hat eine geringe abduzierende (spreizende) oder, bei gespreizten Fingern, eine adduzierende Wirkung. Wenn er bei Lähmung des N. ulnaris als einziger wirkungsvoller Motor des Kleinfingers übrigbleibt, bringt er diesen in die leichte Abduktionsstellung. Ferner ist jede ungezwungene **Fingerstreckung mit einer leichten Spreizung verbunden.** Die Wirkung des Muskels auf das Handgelenk erreicht etwa den halben Betrag von allen vorhandenen Dorsalextensoren. Wenn Hand und Finger maximal gebeugt werden, ist der Muskel am stärksten gedehnt. Die Dehnung reicht jedoch nicht aus, um gleichzeitig die Beugung in allen Gelenken zu gestatten **(passive Insuffizienz).** Daher kann man eine geschlossene Faust gewaltsam öffnen, wenn man im Handgelenk eine Palmarflexion erzwingt. Dabei werden die Finger durch den Zug der Extensorensehnen zwangsläufig etwas gestreckt.

Die **Connexus intertendinei** bilden den Rest einer ursprünglich breiten Verbindung, die noch bei Anthropoiden so stark ist, daß nur gemeinsame Fingerbewegungen möglich sind. Die Einschränkung dieser Koppelung ist ein Zeichen einer fortschreitenden Differenzierung. Die Hoffnung, nach Durchschneiden dieser Sehnenbrücken eine größere Freiheit für die Einzelfinger zu gewinnen, hat sich bei den vorgenommenen Versuchen jedoch nicht erfüllt. Der Umfang der isolierten Streckung eines Fingers hängt nicht allein von der Isolierung der Strecksehne ab, sondern ist auch an den Bandapparat des Gelenks und seiner Umgebung gebunden.

Innervation: *N. radialis, R. profundus* (C6–C8), vor und nach Durchtritt durch den M. supinator.

M. extensor digiti minimi

Der „Kleinfingerstrecker" (Abb. 8.3-75) hat einen schlanken Muskelbauch, der sich ulnarwärts an den M. extensor digitorum anschließt. Er **entspringt** von einem Sehnenblatt, das vom **Epicondylus lateralis** ausgeht und sich zwischen beide Muskeln einschiebt. So erscheint der Muskel nur als eine Abspaltung des Extensor digitorum. Die Sehne tritt durch das fünfte Fach im Retinaculum extensorum, spaltet sich hier meistens in zwei Sehnen und strahlt in die **Dorsalaponeurose des fünften Fingers,** der somit durch einen eigenen Streckmuskel besonders gesichert ist.

Innervation: *N. radialis, R. profundus* (C7–C8), nach Durchtritt durch den M. supinator.

M. extensor carpi ulnaris

Der „Ellen-Handstrecker" (Abb. 8.3-75) entspringt mit einer blattförmigen Sehne vom *Epicondylus lateralis* **(Caput humerale)** und außerdem von einem schmalen Streifen der Rückseite der Ulna **(Caput ulnare).** Der Muskel läuft an der Dorsalseite der Ulna herab und ist hier durch die Haut zu sehen. Seine Sehne tritt durch das sechste Fach des Retinaculum extensorum, gleitet dabei in einer Rinne der Ulna und **inseriert** an der Basis des **Metakarpale V.**

Funktion: Der Muskel ist ein kräftiger **Abduktor nach ulnar,** indem er mit dem Flexor carpi ulnaris zusammenwirkt. Bei der Abduktion des Daumens wird er, wie man fühlen kann, reflektorisch gespannt, da die Abduktoren des Daumens eine Radialabduktion der ganzen Hand bewirken würden, wenn nicht das Handgelenk durch ihn festgestellt würde.

Bei einer **chronischen Polyarthritis** der Hand ist die Entzündung der Sehnenscheide des Extensor carpi ulnaris ein typisches Krankheitsmerkmal. Der Griffelfortsatz der Elle kann völlig zerstört werden.

Innervation: *R. profundus* des *N. radialis* (C6–C8), nach Durchtritt durch den M. supinator.

Tennisellenbogen, Epicondylitis humeri radialis: Bei mechanischer Überlastung (u.a. bei Fließbandarbeit, Tennisspielen) kann die Ursprungssehne des *M. extensor carpi radialis brevis* am *Epicondylus lateralis* gereizt werden und mit einer Entzündung reagieren. Auch andere Ursprungssehnen am lateralen Epikondylus können betroffen sein. Die Dorsalextension der Hand (besonders die Radialabduktion) ist schmerzhaft, oft auch die Streckung der Finger.
Therapie: Injektion entzündungshemmender Mittel exakt in die nur einige Millimeter dicke Ursprungssehne des *M. extensor carpi radialis brevis* (am Knochen!) und dessen Umfeld, evtl. Spaltung der Ursprungssehnen am *Epicondylus lateralis* und dadurch Zugentlastung.

6.2.2 Tiefe Schicht

Die Muskeln schließen sich distal an den Supinator (Abb. 8.3-76) an und verlaufen nach der Hand zu immer steiler. Dabei überschrägen sie den Radius und durchbrechen distal die oberflächliche Schicht der Strecker, die sie dadurch in die radiale und eine ulnare Gruppe zerlegen.

Mm. abductor pollicis longus und extensor pollicis brevis

Der „lange Daumenspreizer" und „kurze Daumenstrecker" sind häufig miteinander verwachsen, der Abduktorteil liegt proximal vom *Extensor brevis* (Abb. 8.3-76). Die Muskeln **entspringen** dorsal vom **mittleren Drittel der Ulna,** der **Membrana interossea** und dem **Radius** und ziehen um das distale Viertel des Radius herum zum ersten Sehnenfach unter dem *Retinaculum extensorum* (Abb. 8.3-77). Der Abduktor gelangt dabei mit seiner Endsehne etwas palmar vor die transversalen Handgelenksachsen. Der **Abduktor inseriert** an der Basis des **Os metacarpale I** (teils auch am Trapezium), der **Extensor brevis** dorsal an der **Grundphalanx des Daumens.**

Funktion: Beide Muskeln abduzieren den Daumen. Der Abduktor im Sattelgelenk, der *Extensor brevis* im Grundgelenk. Der *Abductor longus* beteiligt sich geringfügig an der Palmarflexion der Hand.

Wenn die Abduktoren den Daumen abduzieren, muß die Hand durch den Extensor und Flexor carpi ulnaris an der Radialabduktion gehindert werden. Wenn sie ihre ganze Kraft für die Radialabduktion der Hand verwenden sollen, muß der Daumen adduziert bleiben, denn in beiden Gelenken können sie nicht gleichzeitig den größten Ausschlag bewirken. Eine Abduktion des Daumens kann auch dadurch erfolgen, daß der Daumen festgehalten wird und die übrige Hand durch eine Ulnarabduktion sich von ihm entfernt.

Innervation: *N. radialis, R. profundus* (C6–C8), nach Durchtritt durch den M. supinator.

M. extensor pollicis longus

Der **Ursprung** des langen Daumenstreckers liegt distal vom *Abductor pollicis longus* und an der Dorsalfläche des **mittleren Drittels der Ulna** und *Membrana interossea* (teilweise auch noch am Radius) (Abb. 8.3-75). Die

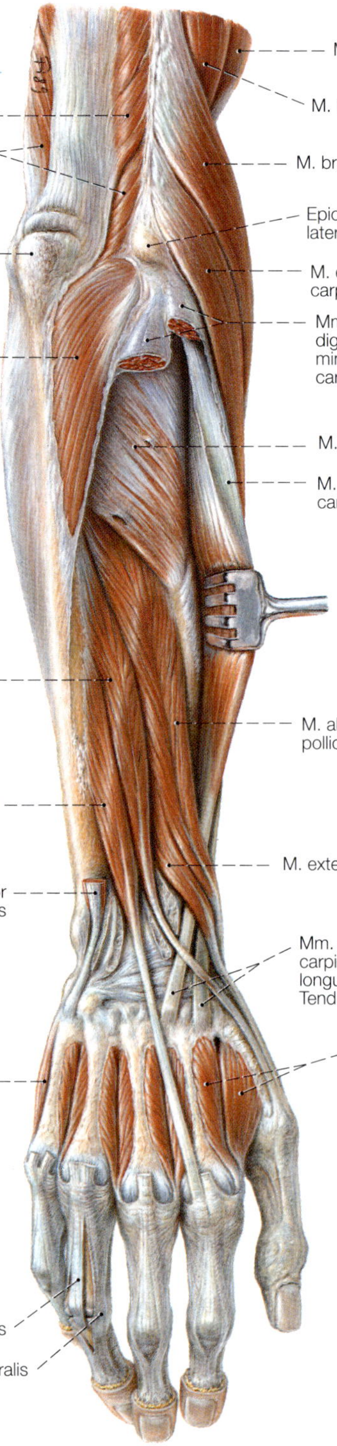

M. triceps
brachii

Caput laterale

Caput mediale

Olecranon

M. anconeus

M. extensor
pollicis longus

M. extensor
indicis

M. extensor
carpi ulnaris

M. abductor
digiti minimi

Aponeurosis
dorsalis digiti:

Tractus medialis

Tractus lateralis

M. biceps brachii

M. brachialis

M. brachioradialis

Epicondylus
lateralis humeri

M. extensor
carpi radialis longus

Mm. extensorum
digitorum, digiti
minimi und extensor
carpi ulnaris

M. supinator

M. extensor
carpi radialis brevis

M. abductor
pollicis longus

M. extensor pollicis brevis

Mm. extensores
carpi radialis
longus et brevis,
Tendines

M. interosseus
dorsalis I

Abb. 8.3-76   Dorsalansicht des rechten Unterarms mit Hand. Der Extensor digitorum, der Extensor carpi ulnaris und der Extensor digiti minimi sind entfernt, um die tiefe Muskulatur darzustellen. (Gezeichnet nach einem Präparat von Studenten des Präparierkurses an der Universität Marburg)

Sehne zieht durch das dritte Sehnenfach auf den Handrücken und von dort auf die Rückseite des Daumens (Abb. 8.3-77). Er **inseriert** an der **Endphalanx.**

Funktion: Der Extensor longus **streckt** das **Endglied** und das **Grundglied** des Daumens. Da seine Sehne, wie man durch die Haut sieht, schräg von der Ulnarseite her an den Daumen herantritt, kann sie diesen **adduzieren** und nach dorsal in die Ebene der übrigen Metakarpalia heben. Bei einer **Lähmung** des Muskels hängt das Metakarpale herab, das Endglied ist gebeugt und stört dadurch den Greifakt.

Bei Abduktion und Streckung läßt sich die Sehne durch die Haut bis zum Endglied verfolgen. Sie begrenzt ulnarwärts die sog. **Tabatière** oder *Fovea radialis.* Die radiale Grenze wird von den beiden Sehnen der beiden anderen dorsalen Daumenmuskeln gebildet. In der Tiefe der Grube fühlt man auf dem Os trapezium bzw. scaphoideum den Puls der A. radialis.

Innervation: R. profundus des N. radialis (C6–C8), nach Durchtritt durch den M. supinator.

M. extensor indicis

Der Strecker des Zeigefingers (Abb. 8.3-76) liegt von den Muskeln der tiefen Schicht am meisten distal und ist dadurch auf den Ursprung an der Ulna abgedrängt. Im vierten Fach des Retinaculum extensorum entwickelt der Muskel seine Sehne, die unter (palmarwärts) den Sehnen des *M. extensor digitorum* liegt. Ulnarwärts von der Zeigefingersehne des Extensor digitorum strahlt seine Sehne in die Dorsalaponeurose des Zeigefingers (Index, Digitus II) ein.

Funktion: Der Muskel streckt den Zeigefinger, ferner adduziert er ihn zum Mittelfinger *(Digitus medius, III).* Er hält dadurch die abduzierende Wirkung des M. extensor digitorum für den Zeigefinger im Gleichgewicht. Weil der Zeigefinger einen eigenen Strecker besitzt, kann er besonders leicht isoliert gestreckt werden.

Innervation: *R. profundus* des *N. radialis* (C6–C8), nach Durchtritt durch den **M. supinator.**

Die tiefliegenden Strecker der Finger zeigen Varianten, die darauf hinweisen, daß ursprünglich ein gemeinsamer tiefer Fingerstrecker bestanden hat, wie er als Extensor digitorum brevis des Fußes vorkommt. Bei manchen Anthropoiden findet sich ein tiefer Strecker zum zweiten bis vierten Finger. Der häufigste Rest eines solchen Muskels beim Menschen besteht in einem **M. extensor digiti brevis** des Mittelfingers, dessen Muskelbauch auf dem Handrücken liegt (Abb. 8.3-77).

6.3   Unterarmfaszie und Sehnenfächer am Handrücken

Die *Fascia brachii (brachialis)* setzt sich vom Oberarm her über die Ellenbeuge auf den Unterarm als **Fascia antebrachii** fort. Hinten ist sie am Olekranon und an der hinteren Kante der Ulna befestigt. Von den Epikondylen und der Ulnakante strahlen **sehnige Verstärkungen** aus, die den oberflächlichen Beuge- und Streckmuskeln zum Ursprung dienen. **Septen** gehen von der Faszie zwischen die Muskeln in die Tiefe und bilden Logen für die Muskelgruppen. Manche dieser Septen dienen dem Ursprung benachbarter Muskeln.

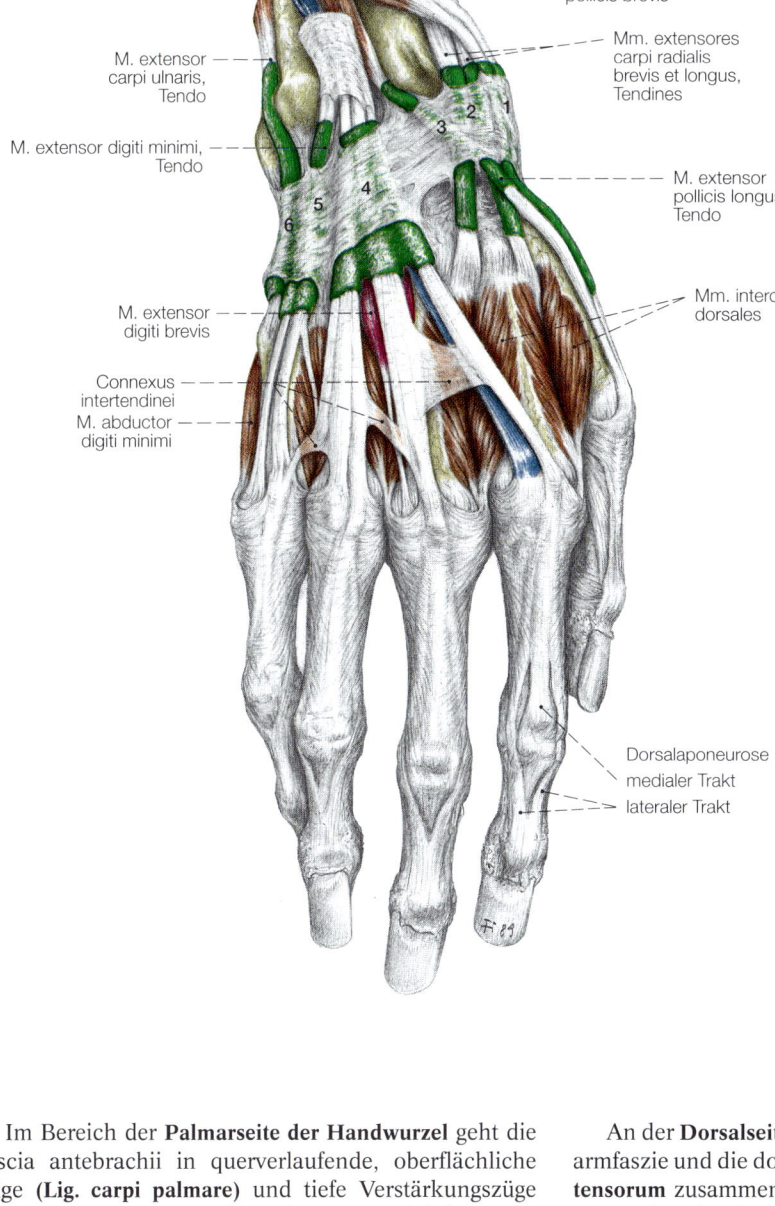

M. extensor digitorum

M. extensor indicis

M. extensor carpi ulnaris, Tendo

M. extensor digiti minimi, Tendo

M. extensor digiti brevis

Connexus intertendinei

M. abductor digiti minimi

M. abductor pollicis longus

M. extensor pollicis brevis

Mm. extensores carpi radialis brevis et longus, Tendines

M. extensor pollicis longus, Tendo

Mm. interossei dorsales

Dorsalaponeurose
medialer Trakt
lateraler Trakt

Abb. 8.3-77 Dorsalansicht der rechten Hand. Die Sehnenfächer unter dem Retinaculum extensorum sind mit Zahlen versehen. Als Varietät besitzt diese Hand einen M. extensor digiti brevis (III). (Nach einem Präparat von Studenten aus dem Präparierkursus in Marburg gezeichnet)

Im Bereich der **Palmarseite der Handwurzel** geht die Fascia antebrachii in querverlaufende, oberflächliche Züge **(Lig. carpi palmare)** und tiefe Verstärkungszüge **(Retinaculum flexorum)** über. Ulnarwärts wird der Spaltraum zwischen Lig. carpi palmare (das sich distal am Kamm des Os pisiforme befestigt) und Retinaculum flexorum für den Durchtritt der *A.* und *V. ulnaris* und des *R. profundus* des *N. ulnaris* zum Hypothenar genutzt **(Guyon-Loge).** Diese Leitungsbahnen gelangen distalwärts auf die palmare Oberfläche des *Lig. pisohamatum* und verschwinden unter einer arkadenförmigen Ursprungssehne des *M. flexor digiti minimi brevis* (s. Abb. 8.3-80), die sich vom Kamm des Hamulus ossis hamati und Os pisiforme ausspannt. (Das Lig. pisohamatum liegt einige Millimeter tiefer.) In der Guyon-Loge kann nach Verletzungen oder Bindegewebewucherungen der R. profundus des **N. ulnaris** eingeklemmt werden **(Kompressionssyndrom)** und zu schweren Funktionsstörungen der Hand führen.

An der **Dorsalseite des Handgelenks** treffen die Unterarmfaszie und die dorsale Handfaszie im **Retinaculum extensorum** zusammen, ein quergestellter Bandzug, der in Abständen durch vertikale Bandzüge an die Dorsalseite der Ulna und des Radius befestigt ist. Dazwischen liegen die Durchtrittsstellen für die Extensorensehnen **(sechs Sehnenfächer),** in welchen die Sehnen von Sehnenscheiden umgeben sind (Abb. 8.3-77).

Die sechs Fächer unter dem Retinaculum extensorum enthalten, von der Radialseite her aufgeführt, folgende Sehnen:
1. Fach: Abductor pollicis longus und Extensor pollicis brevis
2. Fach: Extensor carpi radialis longus und brevis
3. Fach: Extensor pollicis longus
4. Fach: Extensor digitorum und Extensor indicis
5. Fach: Extensor digiti minimi
6. Fach: Extensor carpi ulnaris

6.4 Muskelwirkungen an den Handgelenken

Für die Bewegungen des proximalen und distalen Handgelenkes sind **sechs am Karpus und Metakarpus angreifende Muskeln** vorhanden, die unabhängig von der Stellung der Finger die Hand um zwei Achsen bewegen können (Eigelenk). Die Muskeln, die palmar von den beiden transversalen Handgelenken verlaufen, sind **Palmarflektoren** (*Mm. flexores carpi radialis* und *ulnaris, M. palmaris longus*). Diejenigen, die dorsal davon verlaufen, sind **Dorsalextensoren** (*Mm. extensores carpi radialis longus* und *brevis* sowie *carpi ulnaris*). Die Muskeln, deren Sehnen radial von der dorsopalmaren Abduktions-/Adduktionsachse verlaufen, sind **Radialabduktoren** (*M. flexor carpi radialis, Mm. extensores carpi radialis longus* und *brevis*). Diejenigen, die ulnar von der dorsopalmaren Achse verlaufen, sind **Ulnarabduktoren** (*Mm. flexor* und *extensor carpi ulnaris*). Hinzu kommen die langen Fingerbeuger und Fingerstrecker, die ebenfalls auf die Handgelenke wirken (Abb. 8.3-78). Die um diese Achsen ausgeführten Bewegungen entsprechen dem Bewegungsumfang eines Kugelgelenkes mit Ausnahme der Rotationsfähigkeit, die in den Handgelenken nur geringfügig vorhanden ist. Diese fehlende dritte Achse wird durch die Radioulnargelenke mit ihrem Supinations- und Pronationsumfang ersetzt, so daß die Hand den vollen **Bewegungsumfang eines Kugelgelenkes** besitzt. Die Muskeln, die auf die Handgelenke wirken, erfüllen im wesentlichen **drei Aufgaben:**

1. Vergrößerung des Arbeitsraumes für die Hand. Durch Verstellung der Handebene in den Handgelenken kann die Hand in eine jeweils optimale Position zu einem Gegenstand gebracht werden, der ergriffen oder bearbeitet werden soll. Beispielsweise wird die Hand beim Fangen eines Balls oder beim Aufstützen (Sturz) in Dorsalextension gebracht, um eine möglichst große Auffangfläche (Aufstützfläche) zu erhalten. Eine Palmarflexion wird beim Zuknöpfen der Jacke eingenommen, und die Ulnarabduktion ist beim Schneiden von Brot erforderlich, um die Messerschneide auf die Teller- und Tischebene zu führen.

2. Übertragung von Lasten der Hand auf den Unterarm. Alle auf die Hand einwirkenden Kräfte würden zu einer Abwinkelung der Hand in den Handgelenken führen, wenn die Gelenkstellungen nicht durch entsprechend starke Gegenkräfte im Gleichgewicht gehalten werden: Beim Tragen von Lasten in Semipronationsstellung des Unterarmes (optimale Leistung des *M. biceps brachii* und *M. brachioradialis*) muß eine ulnare Abwinkelung der Hand durch die **Radialabduktoren** verhindert werden, z.B. beim Tragen eines Kruges (Biermaß), Tennisschlägers oder einer Schaufel. Beim Tragen eines Kindes auf dem Unterarm verhindern die Radialabduktion und Palmarflexion der Hand ein distales Abrutschen des Kindes (Hand als Widerhaken). Beim Klettern (Klimmzug) dient die Palmarflexion dem Hochziehen des Körpers über eine Kante (Zusammenwirken mit den Beugern des Ellenbogengelenkes und den retrovertierenden Muskeln im Schultergelenk). Beim Schlagen mit der Faust auf den Tisch oder beim Handkantenschlag verhindern die **Ulnarabduktoren** das radiale Abknicken der Hand beim Auftreffen der ulnaren Handkante auf den Gegenstand. Durch Dorsalextension wird beim Stemmen eines Gewichtes die Last vom Daumensattelgelenk auf die Mittelhand verlagert. In dieser Position verhindern die **Palmarflexoren** der Handgelenke die übermäßige Dorsalextension durch die Last. Das gleiche gilt für den Handstand oder den Sturz auf die vorgestreckte Hand (typische Position für die Entstehung einer distalen Radiusfraktur).

3. Unterstützung und Verstärkung der Fingermotorik. Die langen Fingerbeuger und -strecker sind ebenfalls starke Beuger bzw. Strecker in den Handgelenken. Die drei langen Beuger (*M. flexor digitorum superficialis, profundus* und *M. flexor pollicis longus*) können zusammen eine stärkere Palmarflexion in den Handgelenken ausführen als alle drei Handwurzelbeuger zusammen. Allerdings können diese Muskeln nur auf die Handgelenke wirken, wenn die Finger festgestellt sind. Nach Beugung der Finger sind die langen Fingerflexoren nur noch schwache Handgelenksbeuger. Entsprechendes gilt für die langen Fingerstrecker, die nach Streckung der Finger nur noch eine schwache karpale Dorsalextension durchführen können. In diesem Zusammenhang fällt den **Handgelenksmuskeln die wichtige Aufgabe** zu, **die Handgelenke festzustellen** und dadurch den langen Fingerbeugern und -streckern die selektive Bewegung der Finger zu ermöglichen (**indirekter Synergismus**). Die Beugung der Finger und damit der kraftvolle Faustschluß wird nur möglich, wenn die Dorsalextensoren der Handgelenke eine gleichzeitige Palmarflexion verhindern. Entsprechendes gilt für die Dorsalextension der Finger, die nur in vollem Maß möglich ist, wenn die Handgelenke durch die karpalen Beuger vor der Dorsalextension bewahrt werden (Näheres s. Kap. 8.3.8.1).

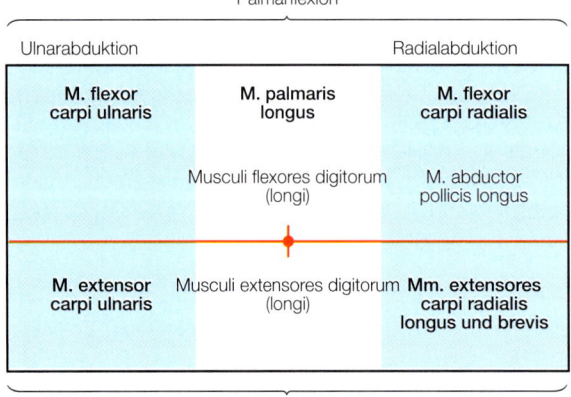

Abb. 8.3-78 Funktionelle Stellung der Muskeln, die die Handgelenke bewegen. Die Lagen der Transversalachse (Längsstrich) und dorsalpalmaren Abduktionsachse (zentraler Punkt) sind eingetragen. Die unabhängig von der Fingerstellung auf die Handgelenke wirkenden Muskeln sind fett gedruckt!

6.5 Sehnenerkrankungen der langen Fingermuskeln

Die Muskelsehnen für die Handwurzel und Finger sind starken mechanischen Belastungen ausgesetzt. Deshalb kommt es gehäuft im Bereich der Hand und des Unterarms zu Reizungen und Entzündungen der Sehnenscheiden bis hin zu Rupturen (Zerreißungen) der Sehnen. Folgende Sehnenerkrankungen der Hand sollen als anatomisch interessante, klinische Beispiele genannt werden:

1. **Trommlerlähmung:** Spontanriß der Sehne des *M. extensor pollicis longus* am distalen Rand des *Retinaculum extensorum*. Diese Form der Sehnenruptur tritt gehäuft im Anschluß (Wochen bis Monate) nach stumpfen Handgelenksverletzungen (Verstauchungen, Sturz, Radiusfraktur) auf oder sind Folge von chronischen Überbelastungen der Sehne (Bildhauer, Schmiede, Trommler, Kellner etc.). Die Sehne muß zusammengenäht werden, sonst bleibt das Daumenendglied in einer störenden, gebeugten Haltung (Zug des Flexor longus).

2. **Schnellender Finger:** Die Sehnen der langen Fingerbeuger können im Bereich der Grundgelenke (über den Metakarpalköpfen) lokal verdickt sein und bei der Beugung bzw. Streckung ruckartig in die fibrösen Sehnenscheiden hinein- bzw. herausgleiten. Auch die Sehnenscheiden können lokal verdickt sein und das Phänomen des schnellenden Fingers hervorrufen. Am häufigsten tritt diese Erkrankung am Daumen, Mittel- und Ringfinger auf. Überbeanspruchung und Druckschäden werden als mögliche Ursachen für diese Sehnenveränderung diskutiert.

Therapie: Massagen, lokale Injektionen entzündungshemmender Stoffe, evtl. chirurgische Exzision der Verdickungen.

3. **Tendovaginitis stenosans:** Chronisch schmerzhafte Entzündung des 1. Sehnenfaches, meist als Folge von mechanischer Überbelastung. Die Abduktion und Extension des Daumens ist schmerzhaft. Der Schmerz ist auch durch Druck auf den *Proc. styloideus radii* auslösbar.

Therapie: Injektion entzündungshemmender Mittel, evtl. operative Längsschlitzung des 1. Faches.

7 Kurze Handmuskeln

Die Finger der Hand werden nicht nur durch die langen Sehnen der Unterarmmuskeln versorgt, sie besitzen außerdem kurze Muskeln, die an der Palmarfläche so untergebracht sind, daß sie die Bewegungen der Finger, die gegen den Handteller erfolgen, nicht belasten. Die beiden Randfinger (Daumen und Kleinfinger) haben entsprechend ihrer vielseitigen Beweglichkeit eine besonders ausgebildete Muskulatur. Diese umlagert die Mittelhandknochen in zwei Gruppen, die als Daumenballen, **Thenar,** und Kleinfingerballen, **Hypothenar,** zugleich ein Polster für die Greiffläche der Hand bilden. Alle kurzen Handmuskeln sind der Anlage nach palmare Muskeln, auch dann, wenn der Ausdruck dorsal verwendet wird, wie bei den Mm. interossei dorsales.

Eine Übersicht über Ursprung, Ansatz, Innervation und Funktion der kurzen Handmuskeln gibt die Tabelle 8.3-2.

Tabelle 8.3-2 Übersicht über die kurzen Handmuskeln.

U: Ursprung, A: Ansatz, N: Nerv

A. Muskeln des Handtellers

1. Mm. lumbricales (vier Muskeln)

U: Sehnen des M. flexor digit. prof. M. lumbricalis I, II: Einköpfig, vom radialen Rand der Sehne zum Zeigefinger (II) und Mittelfinger (III). Mm. lumbricales III, IV: Zweiköpfig, jeweils von den einander zugekehrten Seiten der profunden Beugesehnen zum Ringfinger (IV) und Kleinfinger (V).

A: Verlauf palmar vom Lig. metacarpale transv. prof. und Einstrahlen in den radialen, lateralen Trakt der Dorsalaponeurosen der Finger II–V. Gelegentlich an Grundphalanx und an Ulnarseite von Fingern ansetzend.

Funktion: Streckung der Endgelenke, Beugung (schwach) der Grundgelenke (II–V).

N: N. medianus (I evtl. II), R. prof. N. ulnaris (II–IV) (C8–Th1).

2. Mm. interossei palmares (drei Muskeln)

U: Ulnarseite des Metakarpale II, Radialseite des Metakarpale IV und V.

A: Die Muskeln füllen die Intermetakarpalräume von palmar. Verlauf wie Interossei dorsales zu Grundphalanx und Dorsalaponeurose des Zeigefingers von ulnar (Interosseus palmaris I), des Ringfingers und Kleinfingers von radial (Interosseus palmaris II und III). Der Mittelfinger erhält keinen Ansatz.

Funktion: Beugung in Fingergrundgelenken, Streckung in Mittelgelenken (wenn Grundgelenk gebeugt), Adduktion der Finger II, IV, V.

N: R. prof. N. ulnaris (C8–Th1).

3. Mm. interossei dorsales (vier Muskeln)

U: Zweibäuchig von den einander zugekehrten Seiten der Metakarpalknochen I, II (Interosseus dorsalis I);
II, III (Interosseus dorsalis II); III, IV (Interosseus dorsalis III); IV, V (Interosseus dorsalis IV).

A: Die Muskeln füllen die Intermetakarpalräume von dorsal, ziehen dorsal vom Lig. metacarpale transv. prof., aber palmar von den Beugeachsen zu den Basen der Grundphalanx und Dorsalaponeurose des Zeigefingers von radial (Interosseus dorsalis I), des Mittelfingers von ulnar und radial (Interosseus dorsalis II und III) und des Ringfingers von ulnar (Interosseus dorsalis IV).

Funktion: Beugung der Fingergrundgelenke, Streckung der Mittelgelenke (wenn Grundgelenk gebeugt), Abspreizen (Abduktion) des Zeige- und Ringfingers, Ab- und Adduktion des Mittelfingers.

N: R. prof. N. ulnaris (M. interosseus dorsalis I, geleg. Äste von N. medianus) (C8–Th1).

Tabelle 8.3-2 Übersicht über die kurzen Handmuskeln (Fortsetzung).

B. Muskeln des Kleinfingerballens (Hypothenar)

1. M. palmaris brevis
U: Ulnarrand (Septum) der Palmaraponeurose.
A: Haut des Kleinfingerballens.
   Funktion: Hält Haut des Hypothenars gegen radialwärtigen Schub beim Greifen (Klettern). Gurtet Hypothenar-Fettpolster. Schützt A., V., N. ulnaris.
N: R. superf. N. ulnaris (C8–Th1).

2. M. flexor digiti minimi brevis
U: Hamulus ossis hamati, Retinaculum flexorum.
A: Palmarfläche der Basis der Grundphalanx.
   Funktion: Beugt das Grundgelenk des Kleinfingers mit schwach adduzierender Wirkung.
N: R. prof. N. ulnaris (C7–Th1).

3. M. abductor digiti minimi
U: Os pisiforme, Lig. pisohamatum.
A: Ulnopalmarer Rand der Grundphalanx und palmare Platte, Sesambein (wenn vorhanden), Fasern zur Dorsalaponeurose. Außerdem Fasern in einem longitudinalen Bandzug am ulnaren Kleinfingerrand zur Endphalanx („Digitales Band" des Kleinfingers).
   Funktion: Beugt das Grundgelenk, streckt Mittel- und Endgelenk, abduziert gestreckten Kleinfinger.
N: R. prof. N. ulnaris (C7–Th1).

4. M. opponens digiti minimi
U: Hamulus ossis hamati, Retinaculum flexorum.
A: Ulnarrand des Metakarpale V bis zur Mitte des Knochens.
   Funktion: Zieht das Metakarpale V nach palmar radial. Dadurch Verstärkung der Hohlhand (Wasserschöpfbewegung).
N: R. prof. N. ulnaris (C7–Th1).

C. Muskeln des Daumenballens (Thenar)

1. M. abductor pollicis brevis
U: Retinaculum flexorum, Eminentia carpi radialis (ulnarer Kopf). Sehne des M. abductor longus, Os trapezium (radialer Kopf).
A: Radiales Sesambein, Basis der Grundphalanx, Dorsalaponeurose.
   Funktion: Abduktion im Grundgelenk in radialer Richtung, außerdem Extension. Abduktion im Sattelgelenk in radialer Richtung.
N: N. medianus (C7); in 4% R. prof. N. ulnaris.

2. M. flexor pollicis brevis
U: Caput superficiale: Radialer Rand des Retinaculum flexorum.
   Caput profundum: Trapezium, Kapitatum.
A: Typ I (80%): Radiales Sesambein des Grundgelenkes plus Kapsel und Dorsalaponeurose. Typ II, III (20%): Radiales und ulnares Sesambein des Grundgelenkes plus Kapsel.
   Funktion: Beugung im Grundgelenk, Streckung im Endgelenk. Abduktion im Sattelgelenk (Caput superf.). Adduktion im Sattelgelenk (Caput prof.).
N: R. prof. N. ulnaris (C7–Th1), N. medianus.
   Caput superf. in 60% N. medianus; Caput prof. in 70% N. ulnaris.

3. M. opponens pollicis
U: Retinaculum flexorum, Eminentia carpi radialis, teils auch ulnaris.
A: Radialkante des Metakarpale I.
   Funktion: Innenrotation des Metakarpale I im Sattelgelenk (wichtige Teilkomponente der Oppositionsbewegung). Flexion im Sattelgelenk.
N: N. medianus (C6–C7), geleg. R. prof. N. ulnaris.

4. M. adductor pollicis
U: Caput obliquum: Basis der Metakarpalia II, III, IV; Kapitatum (plus meistens Hamatum, Trapezium); geleg. Basis des Metakarpale I (dieser Zug wird als M. interosseus internus bezeichnet).
   Caput transversum: Palmarfläche des Metakarpale III.
A: Ulnares Sesambein (plus Gelenkkapsel, Dorsalaponeurose I). Fibröse Sehnenscheide des M. flexor pollicis longus über Grundphalanx.
   Funktion: Caput transversum: Beugt Grundgelenk, adduziert und beugt im Sattelgelenk, streckt das Endgelenk
   Caput obliquum: Beugt im Grundgelenk, abduziert aus Adduktionsstellung im Sattelgelenk.
N: R. prof. N. ulnaris (C8–Th1).

7.1 Dorsalaponeurose der Finger

Jeder Finger ist auf der Dorsalseite von einer derben, verschieblichen Aponeurose bedeckt, die sich im wesentlichen aus den Endsehnen der langen Extensoren rekrutiert (s. Abb. 8.3-73). Außerdem erhalten die Dorsalaponeurosen der Finger II–V Zuflüsse aus den Sehnen der *Mm. interossei* und *Mm. lumbricales*. Die Dorsalaponeurose kann in einen mittleren und einen lateralen Trakt unterteilt werden. Der **mittlere Trakt** besteht hauptsächlich aus den Endsehnen der langen Extensoren. Er ist an zwei Stellen, nämlich der Basis der Grundphalanx und der Basis der Mittelphalanx, an den Fingerknochen befestigt. In der Mitte der Grundphalanx zweigen Fasern aus dem mittleren Trakt zu beiden Seiten in den **lateralen Trakt** ab, der sich zu den Seiten der Mittelgelenke wendet (nach dorsal von der Beugeachse) und weiter distal wieder nach dorsal zieht, um sich kurz vor dem Endgelenk zu einer gemeinsamen Endsehne zu vereinigen, die dorsal in die Basis der Endphalanx einstrahlt. In den lateralen Trakt strahlen die Endsehnen der *Mm. lumbricales* und Abzweigungen aus den Endsehnen der *Mm. interossei* ein. Die *Mm. interossei* geben jedoch nur relativ wenig Sehnenmaterial in den *Tractus lateralis* ab. Der Hauptteil ihrer Sehnen setzt an den Seiten der Basen der Grundphalangen an bzw. strahlt fächerförmig von der Seite her in den *Tractus medius* über der Grundphalanx ein **(Tractus intermedius)**. An der Seite der Mittelgelenke besteht zwischen der Dorsalaponeurose und der fibrösen Sehnenscheide der Flexoren eine schräge seitliche Bandverbindung *(Lig. retinaculare obliquum,* Landsmeersches Band). Dieses Band ist dafür verantwortlich, daß bei Beugung des Endgliedes durch den *M. flexor profundus* das Mittelgelenk automatisch mitgebeugt wird, ohne daß der *Flexor superficialis* daran mitzuwirken braucht (Abb. 8.3-82).

Strecksehnenrupturen (Abb. 8.3-79): Wird die Dorsalaponeurose über dem Grundgelenk durchschnitten bzw. reißt dort bei gewaltsamer Fingerbeugung aus der Streckstellung, dann kann der Finger nicht mehr im Grundgelenk gestreckt werden, jedoch noch im Mittel- und Endgelenk (Zug der *Mm. interossei* und *Mm. lumbricales* über den *Tractus intermedius* und *Tractus lateralis*). Findet ein Riß weiter proximal statt, dann hängt es von der Ausbildung der *Connexus intertendinei* benachbarter Streckersehnen ab, ob eine Streckung des betreffenden Fingers noch möglich ist. Ein Riß der Dorsalaponeurose über dem Mittelgelenk schwächt dessen Streckung erheblich. Nach einiger Zeit rutscht der *Tractus lateralis* palmarwärts ab und gelangt unter die Beugeachse des Mittelgelenks. Daraus resultieren dann eine Beugung des Mittelgelenks und eine Überstreckung des Endgelenks **(Knopflochdeformation)**. Der häufigste Riß der Dorsalaponeurose findet über dem Endgelenk statt (z.B. durch einen auf den gestreckten Finger treffenden Ball). Die Folge ist ein kompletter Streckverlust der Endphalanx **(Hammerfinger)**. Über die Spontanruptur der Strecksehne des *Extensor pollicis longus* am Retinaculum extensorum s.o. „Trommlerlähmung".

7.2 Funktionelle Gesichtspunkte der kurzen Handmuskeln

Mm. interossei und lumbricales

Die Hauptfunktion der *Mm. interossei* liegt in der Beugung der Fingergrundgelenke und den Spreizbewegungen der Finger (Adduktion, Abduktion). Der Mittelfinger erhält von zwei Seiten *Mm. interossei dorsales*. Er bildet den ruhenden Finger (Symmetrieachse) bei den Spreizbewegungen, kann aber aktiv wie alle anderen Finger auch seitlich hin- und herbewegt werden (Abb. 8.3-81).

Interossei und Lumbrikales wirken gemeinsam bei der Feinbewegung der Finger, wobei die **Interossei** die **wirksamsten Beugemuskeln in den Grundgelenken** der Finger II–IV sind (s.u.). Die **Lumbrikales** sind dagegen die **Hauptstreckmuskeln der Fingerendgelenke**. Die Kontrolle über die Streckung der Mittel- und Grundgelenke übernimmt der Extensor digitorum (indicis, digiti minimi). Die Beugung der End- und Mittelgelenke erfolgt durch die langen Fingerflexoren (vgl. Kap. 8.3.6.1 u. 8.3.8.1.1).

Muskeln des Kleinfingers, Hohlhandbildung

Im Karpometakarpalgelenk V kann ein Extensions- und Flexionsumfang von etwa 20° ausgeführt werden, außerdem besteht ein geringes Rotationsvermögen. Diese gegenüber dem II.–IV. Strahl bessere Beweglichkeit des Kleinfingerstrahls ist Voraussetzung für die palmarwärtige Hebung der ulnaren Mittelhandkante durch den *M. opponens digiti minimi* und *M. flexor digiti minimi* (Abb. 8.3-80). Diese Muskeln ermöglichen, unterstützt durch den M. palmaris brevis, den ulnarwärtigen Abschluß der Hohlhand **(Wasserschöpfbewegung)**. Auf der Radialseite erfolgt die Hohlhandbildung durch den Adduktor und

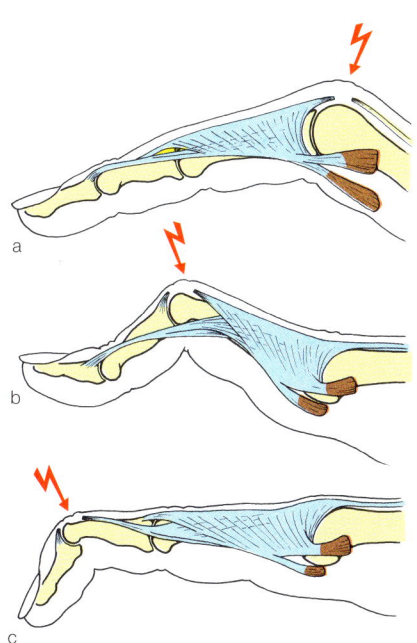

Abb. 8.3-79   Fehlstellungen der Finger bei Rupturen des Streckapparates an verschiedenen Stellen.
(a) Ruptur über dem Grundgelenk,
(b) Ruptur über dem Mittelgelenk mit Knopflochdeformation,
(c) Ruptur über dem Endgelenk mit Hammerfinger.
(Nach v. Lanz und Wachsmuth [7] sowie Schmidt und Lanz [11])

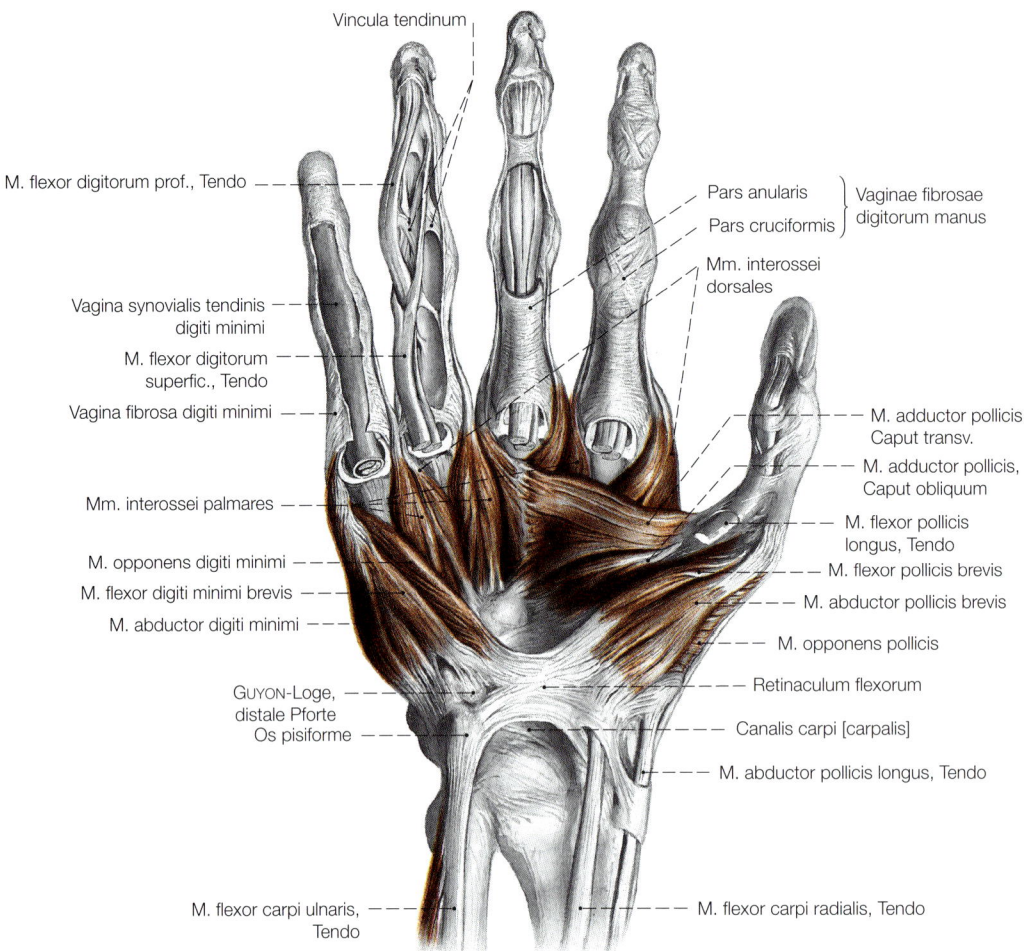

Vincula tendinum

M. flexor digitorum prof., Tendo

Pars anularis ⎱ Vaginae fibrosae
Pars cruciformis ⎰ digitorum manus

Mm. interossei dorsales

Vagina synovialis tendinis digiti minimi

M. flexor digitorum superfic., Tendo

Vagina fibrosa digiti minimi

M. adductor pollicis, Caput transv.

M. adductor pollicis, Caput obliquum

M. flexor pollicis longus, Tendo

M. flexor pollicis brevis

Mm. interossei palmares

M. abductor pollicis brevis

M. opponens digiti minimi

M. flexor digiti minimi brevis

M. abductor digiti minimi

M. opponens pollicis

Retinaculum flexorum

GUYON-Loge, distale Pforte

Os pisiforme

Canalis carpi [carpalis]

M. abductor pollicis longus, Tendo

M. flexor carpi ulnaris, Tendo

M. flexor carpi radialis, Tendo

Abb. 8.3-80   Muskeln der rechten Hohlhand. Lange Fingerbeuger entfernt.

Opponens des Daumens (Daumenballens). Der distale Rand der Hohlhand wird durch die Flexion in den Grundgelenken der Finger *(Mm. interossei)* gebildet.

Muskeln des Daumens

Die **erhebliche Beweglichkeit** des Daumens resultiert aus dem großen Bewegungsumfang des Karpometakarpalgelenkes (Daumensattelgelenk), das funktionell ein eingeschränktes Kugelgelenk mit einem reduzierten Rotationsumfang ist (s. o.). Die **vier kurzen Muskeln** entspringen mit Ausnahme des Adduktors und des tiefen Flexorkopfes vom *Retinaculum flexorum* und von der *Eminentia carpi radialis.* Sie inserieren an den beiden **Sesambeinen in der Kapsel** des Grundgelenks und an der Grundphalanx (Abb. 8.3-80). Nur der Opponens befestigt sich am ganzen Radialrand des Metakarpale I. Hinzu kommen die **drei langen Extensoren** (Abductor longus, Extensor brevis, Extensor longus: je ein Strecker für jedes Glied des Daumenstrahls) sowie der **lange Flexor.**

Für eine **Beugung** des Endglieds steht nur der Flexor pollicis longus zur Verfügung, die Beugung des Grund-

glieds bewirken außerdem die kurzen Daumenmuskeln (Flexor pollicis brevis, Adductor pollicis), die aber gleichzeitig das Endglied etwas mitstrecken, weil sie in die Dorsalaponeurose einstrahlen.

Das Sattelgelenk steht im Strahlungsmittelpunkt aller Daumenmuskeln, die, soweit sie an die Grund- und Endphalangen ziehen, indirekt auf das Sattelgelenk wirken.

Die **Abduktion** wird vom langen und kurzen Abduktor sowie von einem Teil des kurzen Beugers ausgeführt, an der **Adduktion** gegen den Zeigefinger beteiligen sich außer dem Adductor pollicis der Interosseus dorsalis I und alle kurzen Daumenmuskeln mit Ausnahme des Abductor brevis, ferner der Extensor und Flexor pollicis longus.

An der **Oppositionsbewegung** wirken außer dem Opponens alle kurzen Daumenmuskeln mit, ferner der Abductor longus, dessen Endsehne an der Handwurzel etwas nach palmar gelangt (s. o.). Die Rückstellung **(Reposition)** bewirken hauptsächlich Extensor pollicis longus und brevis.

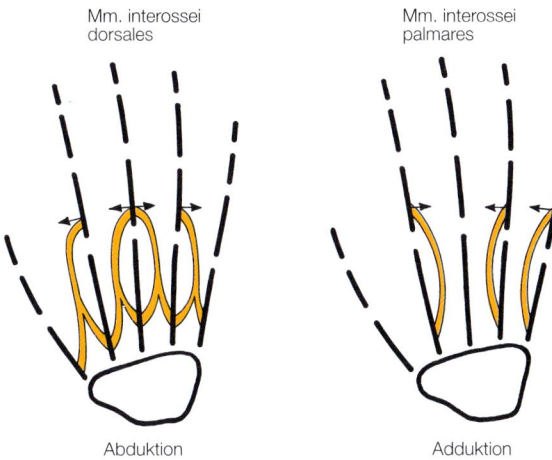

Mm. interossei dorsales

Mm. interossei palmares

Abduktion

Adduktion

Abb. 8.3-81 Schema der Lage der Mm. interossei und ihre Wirkung auf die Abduktion/Adduktion der gestreckten Finger.

8 Funktion und Funktionsausfälle von Hand und Fingern

8.1 Bewegungen der Finger

8.1.1 Beugung und Streckung der Finger

Jedes Fingergelenk hat einen **bevorzugten Beugemuskel.** Das **Endgelenk** wird allein vom *Flexor digitorum profundus* gebeugt, das **Mittelgelenk** vom *Flexor digitorum superficialis* und *profundus,* das **Grundgelenk** hauptsächlich von den Interossei. Die Lumbrikales spielen als Beuger der Grundgelenke eine unbedeutende Rolle, da sie nicht an der Grundphalanx befestigt sind, sondern zwischen zwei beweglichen Sehnen vermitteln. Der Ablauf der **Beugebewegung** ist in Abb. 8.3-82 detailliert wiedergegeben. Auf das Grundgelenk wirken allerdings auch die langen Fingerbeuger, besonders beim **kraftvollen Grobgriff** und wenn eine Vorbeugung durch die Interossei erfolgt ist. In diesem Fall wird die größtmögliche beugende Kraft am Grundgelenk vereinigt, indem vier Beuger (zwei lange Beuger und zwei Interossei) zur Wirkung kommen. Sind aber die Endglieder und das Handgelenk bereits gebeugt, werden die langen Fingerbeuger insuffizient und können auf das Grundgelenk nicht mehr wirken. Dann kommen allein die Interossei zur Geltung.

Die **Streckung der Grundphalanx** wird dagegen nur von einem einzigen Muskel bewirkt: dem Extensor digitorum, dem sich am Zeigefinger und Kleinfinger besondere Fingerstrecker zugesellen. Sind diese Strecker gelähmt, ist der Greifakt dadurch gestört, daß die genügende Öffnung der Fingerzange fast unmöglich wird. Wenn nur die langen Fingermuskeln erhalten sind, entsteht eine Streckung in den Grundgelenken (wegen Ausfall der Interossei) und eine Beugung sowohl in den Mittelgelenken (Überwiegen des Tonus der Beuger) als auch in den Endgelenken (Ausfall der Lumbrikales). Dieses

Bild ist typisch für einen Ausfall des *R. profundus* des *N. ulnaris* **(Krallenhand).**

Durch die **Beugung in den Mittel- und Endgelenken** bilden die Finger einen **Haken,** der zum Tragen von Lasten geeignet ist, durch weitere Krümmung, auch in den Grundgelenken, können sie einen runden Stab selbst von kleinem Durchmesser festhalten.

Obwohl die dreigliedrigen Finger verschieden lang sind, stehen nach **ungezwungener Beugung** die Fingerspitzen fast in einer geraden Linie. Bei **Faustbildung** steht der Ringfinger normalerweise am weitesten vor. Wenn

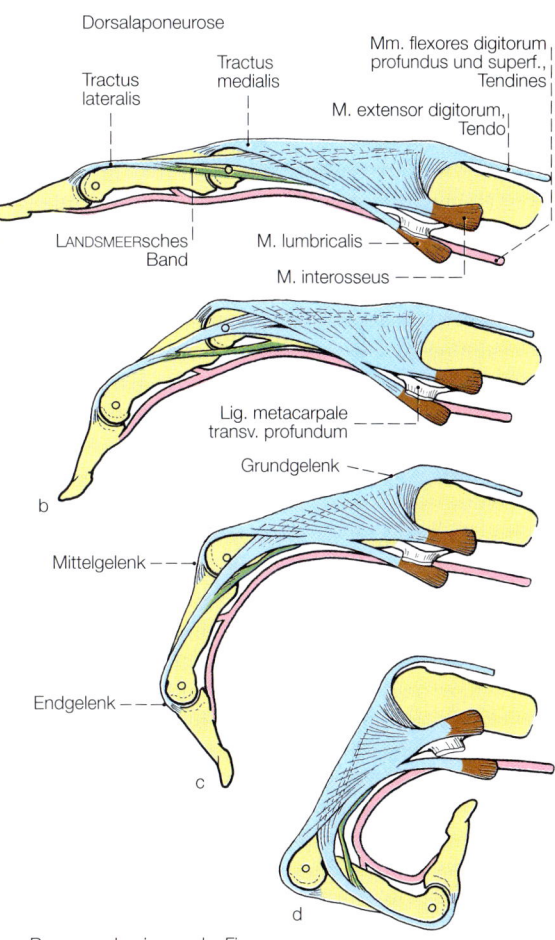

Dorsalaponeurose

Tractus lateralis

Tractus medialis

Mm. flexores digitorum profundus und superf., Tendines

M. extensor digitorum, Tendo

a

LANDSMEERsches Band

M. lumbricalis

M. interosseus

b

Lig. metacarpale transv. profundum

Grundgelenk

Mittelgelenk

Endgelenk

c

d

Beugemechanismus der Finger

Abb. 8.3-82 Beugemechanismus der Finger. (a) M. flexor digitorum profundus und M. extensor digitorum kontrahieren gleichzeitig am Beginn der Beugung. Dabei wirkt der Fingerstrecker als bremsendes Element. Das Lig. retinaculare obliquum (LANDSMEER) gerät durch die Beugung des Endgliedes unter Spannung und leitet die Beugung im Mittelgelenk ein, die durch den M. flexor digitorum superficialis aktiv fortgeführt wird. (b) Während der Beugung im Mittelgelenk nimmt die Spannung des Lig. retinaculare obliquum ab. Dadurch wird die restliche Beugung im Endgelenk freigegeben. (c) Die Beugung im Mittelgelenk bringt die Ansatzsehnen des M. lumbricalis und der Mm. interossei unter Spannung, da diese die Bewegungsachse des Grundgelenks palmar kreuzen. Damit wird die Beugung im Grundgelenk eingeleitet. (d) Die Beugung im Grundgelenk verlagert die Strecksehnenhaube nach distal. Die beugende Wirkung auf das Grundgelenk wird dadurch verstärkt. (Nach TUBIANA [13] sowie SCHMIDT und LANZ [11])

man in den Hohlraum, den die gekrümmten Finger umschließen, hineinsieht, erkennt man, daß er ein Ellipsoid
darstellt. Deshalb sind viele **Werkzeuggriffe** so gestaltet,
daß sie in der Mitte verdickt sind und dadurch den **Hohl-
handraum** voll ausfüllen.

Bedeutung der Mm. lumbricales

Die Lumbrikales haben nach elektromyographischen
Untersuchungen eine wichtige Aufgabe beim **Strecken
der Fingerendglieder.** Eine Kontraktion allein des Extensor digitorum hat nur die Streckung im Grund- und Mittelgelenk zur Folge. Das Endgelenk gerät dabei durch an-
wachsenden Zug der sich passiv spannenden (gedehnten) Sehne des Flexor digitorum profundus in die Beugestellung. Die Kontraktion des Lumbricalis bringt die Sehne des tiefen Flexors nach distal und entspannt sie, so
daß nun die Streckung im Endgelenk des Fingers möglich ist (Abb. 8.3-83). Von Bedeutung ist ferner, daß
neben den Lumbrikales auch der Extensor digitorum bei
Beugungen des Grundgelenks aktiv ist. Er wirkt zum
einen bremsend auf die Flexion, zum anderen stabilisiert
er mit den Lumbrikales die Streckung in den distalen Gelenken. Durch ihre Aufhängung zwischen langen Beugern und Streckern wirken Lumbrikales zugleich wie
Dehnungsmeßstreifen. Sie besitzen außergewöhnlich
viele Muskelspindeln und spielen bei der **Koordination
der Beuge- und Streckbewegungen** wahrscheinlich eine
zentrale Rolle.

Bedeutung der Handgelenksmuskeln
für Fingerbewegungen

Da die langen Beuger und Strecker der Finger auch auf
das Handgelenk wirken, sind die Bewegungen der Finger
abhängig von der Stellung der Hand im Handgelenk. Die
mehrgelenkigen Muskeln können nicht an allen Gelenken gleichzeitig äußerste Ausschläge ermöglichen, sie
werden dabei entweder **aktiv** oder **passiv insuffizient.** So
werden bei äußerster Flexion in den Hand- und Finger-
gelenken die Strecksehnen stark gespannt. Gleichzeitig
sind die Beuger aktiv insuffizient, sie können nicht weiter beugen. Will man die Finger zur **Faust schließen,** werden unwillkürlich die Karpalstrecker mitinnerviert, die
Hand stellt sich in Dorsalextension.

Wenn daher bei Radialislähmung die Strecker ausfallen, bleibt der Faustschluß unvollkommen, obwohl
alle Beuger unversehrt sind. Bei der **Faustöffnung** werden
die Finger durch die Zusammenarbeit der Extensores
digitorum, indicis, digiti minimi und der Interossei und

Lumbrikales gestreckt. Durch die gleichzeitige Anspannung der Flexores carpi wird verhindert, daß auch die
Hand in Streckstellung gerät. Dadurch werden zugleich
die Wirkung der langen Fingerstrecker erhöht und der
Dehnungswiderstand der langen Fingerbeuger herabgesetzt, also die gesamte **Kraftentfaltung begünstigt.**

Bei kräftiger, ruckartiger Streckung aller Finger macht
man unwillkürlich eine kleine Flexion im Handgelenk.
Auch reicht der lange Fingerstrecker nicht aus, um alle
Gelenke, die er überspringt, gleichzeitig in äußerste
Streckstellung überzuführen. Wenn man passiv das
Handgelenk in Extension bringt, beugen sich die Finger
unwillkürlich durch den Dehnungsreflex der stärkeren
Beugemuskeln (Näheres s. Kap. 8.3.6.4).

8.1.2 Spreizbewegungen

Da die Beugungsebenen der **vier langen Finger** palmarwärts konvergieren, folgt daraus, daß die **langen Beuger**
die Finger adduzieren, während die **langen Strecker** sie
abduzieren, bis sie in der Verlängerung der Achsen der
Metakarpalia stehen. In der Streckstellung ist daher zum
völligen Schluß der Finger eine Adduktion durch die
Interossei palmares nötig. Sind die letzteren gelähmt, ist
es unmöglich, die Finger bei Streckung zu schließen, ein
Symptom, das charakteristisch für die Ulnarislähmung
ist. Sind die langen Fingerstrecker gelähmt, dann sind die
Grundgelenke gebeugt, und es ist daher aus mechanischen Gründen eine nennenswerte Spreizung unmöglich. Wenn man bei gebeugten Mittel- und Endgliedern
die Finger spreizt, müssen die **Interossei dorsales** gegen
die adduzierende Komponente der langen Fingerbeuger
arbeiten, bei extremer Spreizung auch gegen die der langen Fingerstrecker. Die Interossei dorsales treffen also
unter Umständen auf größere Widerstände als die palmares, ihre **Muskelgewichte** verhalten sich dementsprechend wie 4 : 1. Werden die Finger bei der Beugung abge-
spreizt, können sie sich der Oberfläche einer **Kugel an-
schmiegen.** Durch verschiedene Beugung, Abspreizung
und Drehung der Einzelfinger kann die Hand vielgestal-
tige Körper festhalten.

Der **Daumen** besitzt keine Interossei, dafür aber den
Abductor brevis und Adduktor, die die entsprechenden
Bewegungen im Daumengrundgelenk ermöglichen. Am
Kleinfinger ist es der Abduktor, der den fehlenden In-
terosseus dorsalis ersetzt.

8.1.3 Der Daumen als Gegenspieler der Finger
beim Greifen

Der Gegenspieler der langen Finger ist der Daumen; er ist
eine „halbe Hand", er macht erst die Hand zum vollwer-
tigen **Greiforgan,** wie es nur der Mensch mit dieser Freiheit und Kraft der Bewegungen besitzt. Die Bedeutung
des Daumens ist auch aus der Größe seines zentralen
Repräsentationsgebiets in der Hirnrinde abzulesen. Den
Daumen kann kein anderer Finger vertreten. Ohne den
Daumen können wir weder feine noch grobe **Greifbewegungen** ausführen.

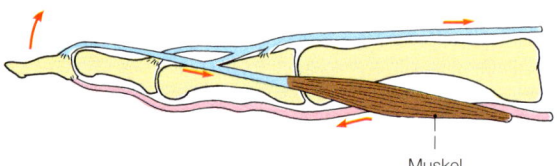

Muskel

Abb. 8.3-83 Schema zur Wirkung der Mm. lumbricales bei der
Streckung des Endgliedes. Durch die Muskelkontraktion wird die
Sehne des Flexor digitorum profundus entspannt und gleichzeitig
das End(mittel)glied gestreckt. Der M. extensor digitorum streckt
vor allem im Grund- und Mittelgelenk.

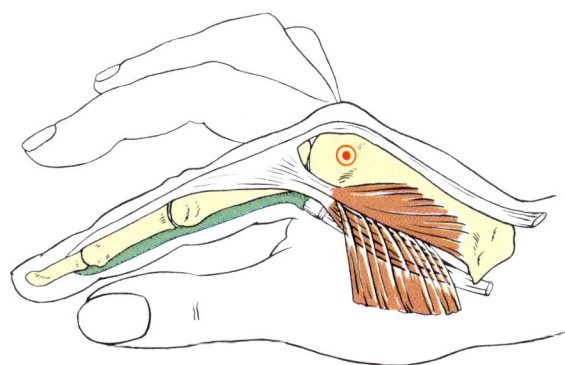

Abb. 8.3-84 Wirkung der Mm. interossei und lumbricales beim Spitzgriff. Dargestellt M. interosseus dorsalis I und M. lumbricalis I. Die Lage der Beugeachse des Zeigefingergrundgelenks ist durch einen roten Punkt markiert.

Da das Trapezium als Sockel für den Daumen gegen die Ebene der Handwurzel und Mittelhand nach palmar verschoben ist, wird der Daumen schon in seiner Ruhehaltung in eine vorgeschobene Ausgangsstellung gebracht, die für das Zugreifen äußerst günstig ist. An der Palmarseite kann der Daumen alle Fingerspitzen und die drei Fingerballen über den Grundgelenken erreichen.

Die wichtigste Bewegung ist die **Opposition,** die Gegenstellung gegen die übrigen Finger. Der Daumen kann dadurch mit den Spitzen aller übrigen Finger Kontakt aufnehmen. Die Opposition ist eine zusammengesetzte Bewegung im Sattelgelenk mit einem Rotationsmoment. Im klinischen Sprachbereich beinhaltet der Begriff Opposition zugleich Bewegungen in Grund- und Endgelenk des Daumens (s. Kap. 8.3.5.1.6).

Beim Beugen bewegen sich die Finger in Ebenen, die nach palmar zu konvergieren, die Fingerspitzen streben zusammen (vgl. Kap. 8.3.5.2.1); selbst das Metakarpale des fünften Fingers unterstützt das Zusammenführen. Durch Mitbeteiligung des Daumens kommt ein **„Daumen-Fingerspitzenschluß"** zustande (Abb. 8.3-84). Dieser **„Spitzgriff"** ist für das feste Erfassen kleiner Gegenstände besonders wichtig und stellt einen wesentlichen Gebrauchstyp der Hand dar. Wenn wir einen kleinen Gegenstand, etwa einen Bleistift, zwischen den Spitzen von Daumen und Zeigefinger erfaßt haben, können wir die Spitze des Bleistifts durch eine Streckung des Grundglieds und eine Beugung des Mittel- und Endglieds des Zeigefingers auf uns zuführen und durch umgekehrte Bewegungskombination von uns wegführen. Dabei führt der Daumen eine entsprechende Mitbewegung aus. Dieses Bewegungsspiel ist für alle feineren Verrichtungen der Finger von Wichtigkeit.

8.2 Störungen der Motorik der Hand bei Nervenschädigungen

Die muskulären Ausfälle, die nach Schädigungen der Nerven am Arm entstehen, geben Aufschluß über die funktionelle Bedeutung einzelner Muskeln und Muskelgruppen (Abb. 8.3-85).

N. ulnaris

Engpässe für den *N. ulnaris* können auf der Dorsalseite des *Epicondylus ulnaris humeri* (s. Kap. 8.3.6.1.1, M. flexor carpi ulnaris) sowie in der GUYON-Loge neben dem *Os pisiforme* auftreten (Abb. 8.3-80). Als Ursachen für Nervenschädigungen sind akute Traumen (z.B. Ellenbogenfrakturen) oder chronische Druckschäden hervorzuheben (u.a. berufsbedingtes Aufstützen auf den Epicondylus ulnaris, Handwurzelverletzungen mit Knochenwucherungen bzw. Aussackungen von interkarpalen Gelenkkapseln („Ganglien, Überbeine"). Außerdem kommen Schnittverletzungen im Bereich der Handwurzeln als Verletzungsursachen in Betracht. Bei Vorliegen von Halsrippen oder apikalen Lungentumoren (PANCOAST-Tumor) können auch die Wurzeln des N. ulnaris im Plexus brachialis betroffen sein (untere Plexuslähmung, „KLUMPKEsche Lähmung").

Motorisch äußert sich die Ulnarislähmung in der **„Krallenhand",** d.h. im Unvermögen, die Fingergrundgelenke zu beugen (Ausfall der *Mm. interossei*) und die Endgelenke zu strecken (Ausfall der *Mm. lumbricales*). Die Streckung der Endgelenke des Zeige- und Mittelfingers kann wegen erhaltener Innervation der Mm. lumbricales I und eventuell II durch den *N. medianus*

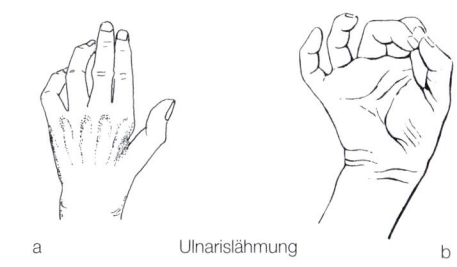

a   Ulnarislähmung   b

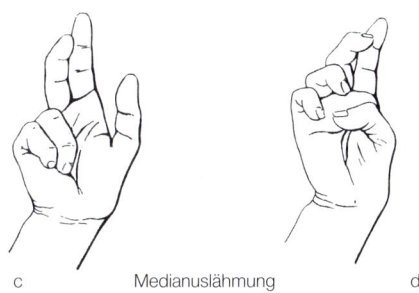

c   Medianuslähmung   d

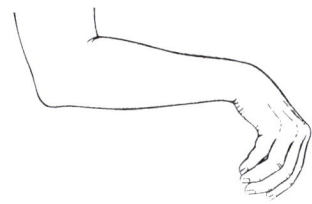

e   Radialislähmung

Abb. 8.3-85 Motorische Ausfälle bei Schädigung des N. ulnaris (a, b), N. medianus (c, d) und N. radialis (e) am Oberarm. Ulnarislähmung: „Krallenhand" und eingefallene Intermetakarpalräume, negative Daumen-Kleinfinger-Probe. Nur die Zeige- und Mittelfingerkuppen können vom Daumen berührt werden. Medianuslähmung: „Schwurhand", negative Daumen-Finger-Probe: keine Fingerkuppe kann mit dem Daumen berührt werden. Radialislähmung: „Fallhand" mit gebeugtem Ellenbogengelenk wegen gleichzeitigem Ausfall des Triceps brachii.

ungestört bleiben. Weiterhin ist die Adduktion des Daumens *(M. adductor pollicis)* und die Adduktion und Flexion der Finger in den Grundgelenken *(Mm. interossei palmares, M. flexor digiti minimi)* gehemmt (**negative Daumen-Kleinfinger-Probe**, s. Abb. 8.3-85). Die Atrophie der gelähmten *Mm. interossei* führt zum Einfallen der metakarpalen Zwischenknochenräume.

N. radialis

Engpässe liegen im *Sulcus n. radialis* an der Dorsalseite des Humerus und in der Ellenbeuge, insbesondere beim Eintritt des Ramus profundus in den *M. supinator* (FROHSEsche Arkade) vor. Bei chronischer Bleivergiftung (Tankwarte, Maler) reagiert der N. radialis besonders empfindlich. Eine Nervenschädigung am Oberarm (z.B. nach Oberarmfraktur oder als „**Parkbankdruckschaden**" bei Alkoholikern) führt zum Bild der **Fallhand** (Abb. 8.3-85), die durch Unvermögen der Streckung der Finger und der Handgelenke gekennzeichnet ist. Eine Beugung im Ellenbogengelenk zeigt eine Lähmung des Trizeps an. Wird der **R. profundus** selektiv geschädigt, sind die tiefen Extensoren gelähmt, was zu einer Störung der Ulnarextension und Streckung des Daumens führt.

N. medianus

Am Unterarm kann der Nerv im **Pronator-teres-Schlitz** und im Bereich des **Karpaltunnels** geschädigt werden. Das Karpaltunnelsyndrom geht mit **Atrophie des Daumenballens** und Hemmung der Opposition einher (**negative Daumen-Kleinfinger-Probe**, s. Abb. 8.3-85). Der Daumen kann aber noch adduziert werden (der *M. adductor pollicis* wird durch den *N. ulnaris* versorgt). Wird der Nerv am Oberarm geschädigt, so daß die langen Flexoren nicht mehr innerviert werden, dann tritt das Bild der **Schwurhand** in Erscheinung: Daumen-, Zeige- und Mittelfinger können nicht mehr in den Mittel- und Endgelenken gebeugt werden. Eine mäßige Beugung ist nur mit dem Klein- und Ringfinger möglich, weil die ulnaren Anteile des *M. flexor profundus* durch den *N. ulnaris* versorgt werden.

Literatur

[1] BERCHTOLD, R., H. HAMELMANN, H.-J. PEIPER: Chirurgie. Urban & Schwarzenberg, München–Wien–Baltimore 1987.

[2] BIRKNER, R.: Das typische Röntgenbild des Skeletts. Standardbefunde und Varietäten vom Erwachsenen und Kind. Urban & Schwarzenberg, München–Wien–Baltimore 1977.

[3] BONJEAN, P., J. L. HONTON, R. LINARTE, J. VIGNES: Anatomical bases for the dynamic exploration of the wrist joint. Anatomica Clinica 3 (1981) 73–85.

[4] EUFINGER, H.: Kleine Chirurgie, 6. Aufl. Urban & Schwarzenberg, München–Wien–Baltimore 1978.

[5] FOERSTER, O.: Spezielle Physiologie und spezielle funktionelle Pathologie der quergestreiften Muskulatur. In: BUNKE/FOERSTER (Hrsg.): Handbuch der Neurologie III. Springer, Berlin–Heidelberg–New York 1937.

[6] KOEBKE, J., W. THOMAS: Biomechanische Untersuchungen zur Ätiologie der Daumensattelgelenksarthrose. Z. Orthop. (1979) 988–994.

[7] LANZ, T., VON, W. WACHSMUTH: Praktische Anatomie, Bd. 1, Teil 3, 2. Aufl. Springer, Berlin–Heidelberg–New York 1959.

[8] LIPPERT, H.: Lehrbuch Anatomie, 2. Aufl. Urban & Schwarzenberg, München–Wien–Baltimore 1990.

[9] MOLLIER, S.: Plastische Anatomie, 2. Aufl. Bergmann, München 1938.

[10] PERNKOPF, E.: Atlas der topographischen und angewandten Anatomie des Menschen, 2 Bde. Hrsg.: PLATZER, W. Urban & Schwarzenberg, München–Wien–Baltimore 1987 u. 1989.

[11] SCHMIDT, H.-M., U. LANZ: Chirurgische Anatomie der Hand. Hippokrates, Stuttgart 1992.

[12] SOBOTTA, J.: Atlas der Anatomie des Menschen, 2 Bde. Hrsg.: STAUBESAND, J. Urban & Schwarzenberg, München–Wien–Baltimore 1988.

[13] TUBIANA, R.: The hand, Vol. 1. Saunders, Philadelphia 1981.

[14] VOSSSCHULTE, K., F. KÜMMERLE, H.-J. PEIPER, S. WELLER: Lehrbuch der Chirurgie. Thieme, Stuttgart–New York 1982.

8.4 Kopf und Hals

H.-M. Schmidt

1 Kopfskelett

1.1 Phylogenese

Das Kopfskelett der Wirbeltiere entspricht in seiner komplexen Gestaltung zahlreichen speziellen Funktionen. So enthält der Kopf an seinem rostralen Ende die unterschiedlich weiten Öffnungen der Atmungsorgane und des Verdauungstraktes. Der weitgehend geschützte Einbau der höheren Sinnesorgane (Riech-, Seh-, Hör- und Gleichgewichtsorgan) ermöglicht den umfassenden Kontakt mit der Umwelt. Schließlich entsteht eine Schutzkapsel für das empfindliche Gehirn mit seinen übergeordneten Assoziations-, Koordinations- und Integrationszentren.

Am weitesten oberflächlich gelegen bildet sich an der Kopfanlage ein **Dermatocranium** (Exocranium) aus, das aus Bindegewebe hervorgeht und zum Schädeldach geformt wird. Das **Chondrocranium** (Endocranium) stellt die Grundlage der weitgehend knorpelig vorgeformten Schädelbasis dar (Abb. 8.4-1). Daraus leiten sich schließ-

lich beim menschlichen Schädel (Cranium) die Kapselstrukturen für das Gehirn und die Sinnesorgane als **Neurocranium** ab, während die der Atmung und Verdauung zugehörigen Bauteile aus dem Kiefer- und Kiemenbogenskelett das **Viscerocranium** (= Splanchnocranium) formieren (Abb. 8.4-2).

In der Stammesgeschichte erfolgt die Gestaltung und Zusammenfügung des Schädels schrittweise aus mehreren Teilen verschiedener Anlagen. Dabei schließen sich Skelettelemente neuraler und viszeraler Herkunft ebenso zusammen wie Abkömmlinge des Dermato- und Chondrocraniums. Bei den Säugetieren entsteht zunächst das Chondrocranium als neurales und viszerales Endoskelett. Vor seiner endgültigen Differenzierung entwickeln sich die ersten Bindegewebe- oder Deckknochen sowohl im Viscero- als auch im Neurocranium. Im weiteren Verlauf verknöchert das Chondrocranium unter Bildung von Ersatzknochen. Auf dieser gemeinsamen Grundlage von bindegewebig bzw. knorpelig vorgeformten Skelettstücken entsteht der definitive Schädel.

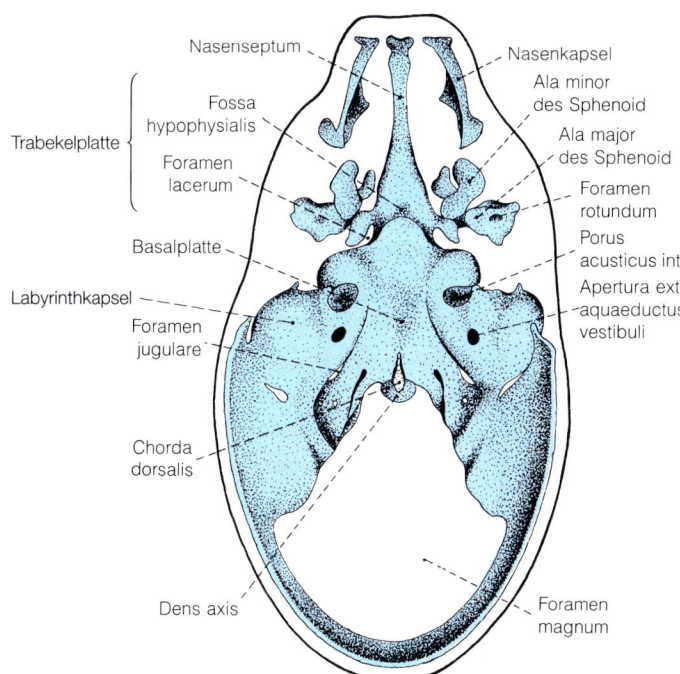

Nasenseptum
Nasenkapsel
Ala minor des Sphenoid
Fossa hypophysialis
Ala major des Sphenoid
Trabekelplatte
Foramen lacerum
Foramen rotundum
Porus acusticus int.
Basalplatte
Apertura ext. aquaeductus vestibuli
Labyrinthkapsel
Foramen jugulare
Chorda dorsalis
Dens axis
Foramen magnum

Abb. 8.4-1 Chondrocranium eines 20 mm langen menschlichen Embryos in der Ansicht von oben. (Aus Bersch u. Reinbach [1])

Abb. 8.4-2 Schädelmodell des 40 mm langen menschlichen Feten von lateral. Knorpeliges Primordial- und Splanchnocranium, Kehlkopf- und Trachealknorpel sowie knorpelige Anlage der Halswirbelsäule blau, Deckknochen gelb, Ala major des Sphenoids rosa. (Aus BERSCH u. REINBACH [1])

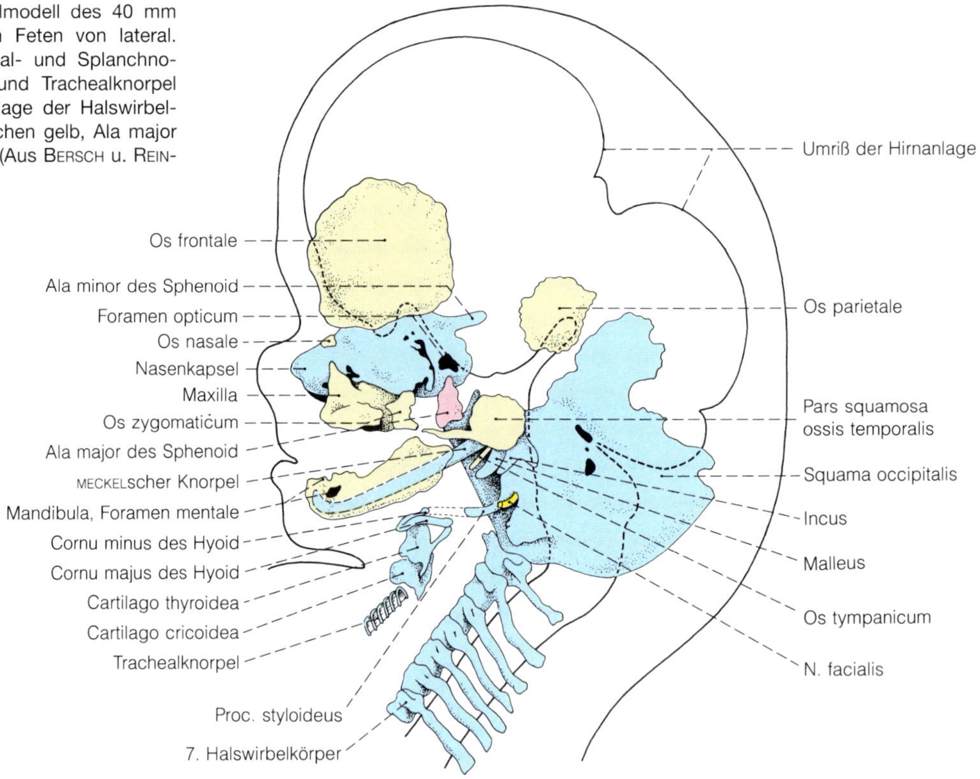

Os frontale
Ala minor des Sphenoid
Foramen opticum
Os nasale
Nasenkapsel
Maxilla
Os zygomaticum
Ala major des Sphenoid
MECKELscher Knorpel
Mandibula, Foramen mentale
Cornu minus des Hyoid
Cornu majus des Hyoid
Cartilago thyroidea
Cartilago cricoidea
Trachealknorpel
Proc. styloideus
7. Halswirbelkörper

Umriß der Hirnanlage
Os parietale
Pars squamosa ossis temporalis
Squama occipitalis
Incus
Malleus
Os tympanicum
N. facialis

1.2 Anlage des Kopfskeletts

Die ältesten Wirbeltiere waren in einen Panzer aus Hautknochen eingescheidet. Im Zuge der stammesgeschichtlichen Entwicklung wurde dieses Exoskelett weitgehend reduziert, so daß bei den Tetrapoden derartige Deckknochen nur im Bereich des Schädels, der Kiefer und gewöhnlich des Schultergürtels erhalten blieben.

Vor allem bei niederen Wirbeltieren lassen sich am Schädel Neurocranium und Viscerocranium (= Splanchnocranium) gut unterscheiden (Abb. 8.4-3a zeigt diesen Sachverhalt beim Hai). Das **Neurocranium** stellt eine mehr oder weniger geschlossene Skelettkapsel für Hirn, Nase, Auge und Ohr dar.

Das **Splanchnocranium** besteht in seiner ursprünglichen Form aus einer Reihe hintereinanderliegender Knorpelspangen in der Wand des Vorderdarms. Jede Spange bildet das Skelett eines **Kiemenbogensegments.** Zwischen zwei benachbarten Kiemenbogensegmenten liegt jeweils eine **Kiemenspalte.** Durch diese Öffnungen gelangt das Atemwasser, das durch das Maul aufgenommen wird, an den Kiemen vorbei nach außen. Die Knorpelspangen werden häufig auch als Kiemenbogen bezeichnet. Der Begriff „Kiemenbogen" wird jedoch ebenfalls in einem weiteren Sinne gebraucht. Er umfaßt dann alle Gebilde, die jeweils zwischen zwei Kiemenspalten liegen. Die Kiemenbögen der Fische entwickeln sich aus den embryonalen **Schlundbögen (Pharyngealbögen).** Die Abkömmlinge der Bögen werden aus phylogenetischer Sicht beim Menschen vielfach als Kiemenbogenderivate und die sie begleitenden Strukturen als Kiemenbogennerven, -arterien oder -muskulatur bezeichnet. Entwicklungsbiologisch korrekter sind die Bezeichnungen Pharyngealbogen, Pharyngealnerv usw. (vgl. Kap. 12.3, Tabelle 12.3-1).

Einen wichtigen Schritt in der Evolution der Wirbeltiere stellt die Ausbildung der **Kiefer** dar. Mit der Möglichkeit des Abbeißens großer Nahrungsbrocken wurden neue Lebensweisen erschlossen. Bei diesem Evolutionsschritt spielen die Pharyngealbögen (Kiemenbögen) eine entscheidende Rolle (Abb. 8.4-3b). Einer der vordersten Bögen vergrößerte sich und wurde mit Zäh-

nen besetzt. Aus dem dorsalen Abschnitt des Bogens *(Palatoquadratum)* wurde der Ober-, aus dem ventralen *(Mandibulare)* der Unterkiefer. Zwischen beiden Abschnitten entstand das **primäre Kiefergelenk,** in welchem die frühzeitig verknöchernden hinteren Abschnitte dieser Knochen, das *Quadratum* (oben) und *Articulare* (unten), miteinander gelenkig verbunden waren. Der **Kieferbogen** war ursprünglich wahrscheinlich nicht der vorderste Bogen. Im Zuge der Evolution sind die Bögen, die noch weiter vorn lagen, offenbar zugrunde gegangen. Bei der Numerierung werden diese verschwundenen nicht mitgezählt. Der erste Bogen ist mithin der Kieferbogen. Der zweite Bogen zeigt ebenfalls Besonderheiten. Sein dorsales Ende, die *Hyomandibula,* legt sich der Labyrinthregion des Neurocraniums an und ist mit ihr bindegewebig verbunden. Er wird auch als **Hyal-** oder **Zungenbeinbogen** bezeichnet. Die Spalte zwischen dem ersten und zweiten Bogen hat sich zum sog. **Spritzloch** umgewandelt. Dieses ist bei den echten Haien klein oder kann fehlen. Die Rochen graben ihr Maul häufig in den Meeresboden ein. Bei diesen Tieren ist das Spritzloch groß und weist nach dorsal. Das zur Atmung benötigte Wasser kann durch diese Öffnung in den Kiemendarm einströmen.

Die Bögen sind auf der linken und rechten Körperseite symmetrisch angelegt. Zwischen den ventralen Enden eines Spangenpaares liegt ein unpaares Mittelstück, die **Copula.** Die aufeinanderfolgenden Copulae können sich miteinander verbinden. Bei den Tetrapoden – von den larvalen Amphibien abgesehen – haben die Kiemen ihre eigentliche Aufgabe verloren. Die Kiemenanlage wurde aber nicht zurückgebildet. Die Gebilde des Kiemendarms haben neue Funktionen übernommen und sich den neuen Aufgaben auch morphologisch angepaßt.

Beim Menschen werden fünf **Schlundtaschen** angelegt. Sie sind Ausstülpungen des Kopfdarms nach lateral. Den Schlundtaschen, mit Ausnahme der letzten, wölben sich Einsenkungen der Körperoberfläche, die **Pharyngealfurchen,** entgegen. Das Gewebe zwischen den Schlundfurchen und den Schlundtaschen bildet sich bei den Fischen zurück, es entstehen dann offene Kiemenspalten. Bei den Tetrapoden unterbleibt eine derartige Durchbrechung. Beim Menschen entstehen aus der **ersten**

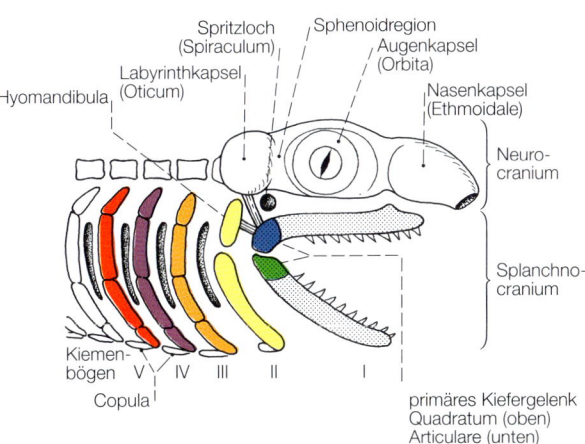

Abb. 8.4-3a Schematische Darstellung des Primordialcraniums eines Knorpelfisches (Selachier, Haifisch) mit primärem Kiefergelenk und Kiemenbögen; Quadratum blau, Articulare grün.

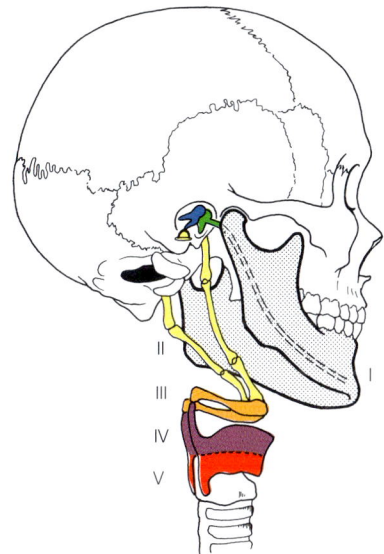

Abb. 8.4-3b Die Äquivalente der Kiemenbögen (Pharyngealbögen) beim Menschen. Es besteht in diesem seltenen Fall anstelle des Ligamentum stylohyoideum eine knöcherne Verbindung zwischen Processus styloideus und dem kleinen Zungenbeinhorn.

Schlundtasche die *Tuba auditiva* und die *primäre Paukenhöhle,* aus der **zweiten** die *Tonsillarbucht.* (Zum Schicksal der weiteren Schlundtaschen s. Kap. 12.3.4.)

Aus dem **ersten Pharyngealbogen** entstehen der Meckelsche **Knorpel** des Unterkiefers *(„Mandibula primitiva")* und die Gehörknöchelchen Hammer *(Malleus)* und Amboß *(Incus),* wobei sich der Amboß aus dem Quadratum und der Hammer aus dem Articulare ableitet (Abb. 8.4-3a u. b). Das Gelenk zwischen Hammer und Amboß entspricht also dem **primären Kiefergelenk** (Abb. 8.4-4). Der Meckelsche Knorpel wird in der ontogenetischen Entwicklung später wieder abgebaut. Die definitive Mandibula entsteht als Deckknochen. Sie artikuliert mit dem Os temporale im sekundären Kiefergelenk (Abb. 8.4-4). Der **zweite Pharyngealbogen** bildet den *Processus styloideus* am Os temporale, das kleine Zungenbeinhorn *(Cornu minus)* und das zwischen beiden ausgespannte *Lig. stylohyoideum.* Aus dem

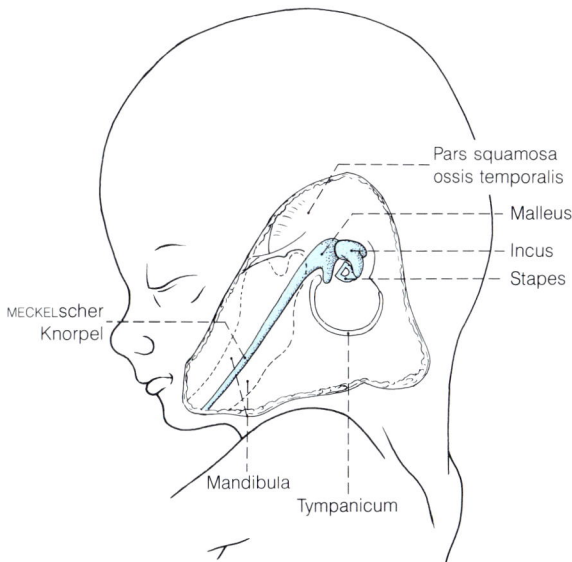

Abb. 8.4-4 Primäres Kiefergelenk (Hammer-Amboß-Gelenk) und sekundäres (= definitives) Kiefergelenk eines 62 mm langen menschlichen Feten von lateral. (Aus Starck [11])

dritten Pharyngealbogen entsteht das große Zungenbeinhorn *(Cornu majus).* Der Zungenbeinkörper ist ein Derivat der entsprechenden Copulae. Der **vierte** und **fünfte** (nach einigen Autoren auch der sechste) Bogen liefern das Anlagematerial für den Schildknorpel *(Cartilago thyroidea)* (Abb. 8.4-5).

1.3 Aufbau des Schädels

1.3.1 Schädeldach

Das Schädeldach *(Calvaria)* setzt sich aus mehreren platten, gewölbten Knochen zusammen. Jeder dieser Knochen besteht außen und innen aus einer Schicht **kompakter Knochensubstanz,** *Lamina externa* und *Lamina interna.* Die Lamina interna, leichter zerbrechlich als die Lamina externa bei Gewalteinwirkung von außen, wird auch als *Lamina vitrea* bezeichnet. Zwischen den beiden Kompaktalamellen findet sich die **spongiöse Diploe,** von zahlreichen kommunizierenden Venenkanälen durchzogen, die mit inneren und äußeren Schädelvenen in Verbindung stehen.

Das Schädeldach besitzt wie jeder Knochen ein **äußeres Periost** *(Pericranium),* das eine feste dünne Membran bildet, und ein **inneres Periost,** das zugleich eine derbe Hülle des Gehirns darstellt und als harte Hirnhaut, *Dura mater encephali,* bezeichnet wird.

Das äußere Periost ist bei Kindern leicht abhebbar; unter der Geburt auftretende subperiostale Blutungen werden als **Kephalhämatome** *(Caput succedaneum)* bezeichnet. Die Dura hingegen ist bei Kindern so fest mit dem Knochen verwachsen, daß es bei der Sektion der Schädelhöhle, die durch das Abtragen der Hirnschale vorgenommen wird, nicht ohne weiteres möglich ist, den

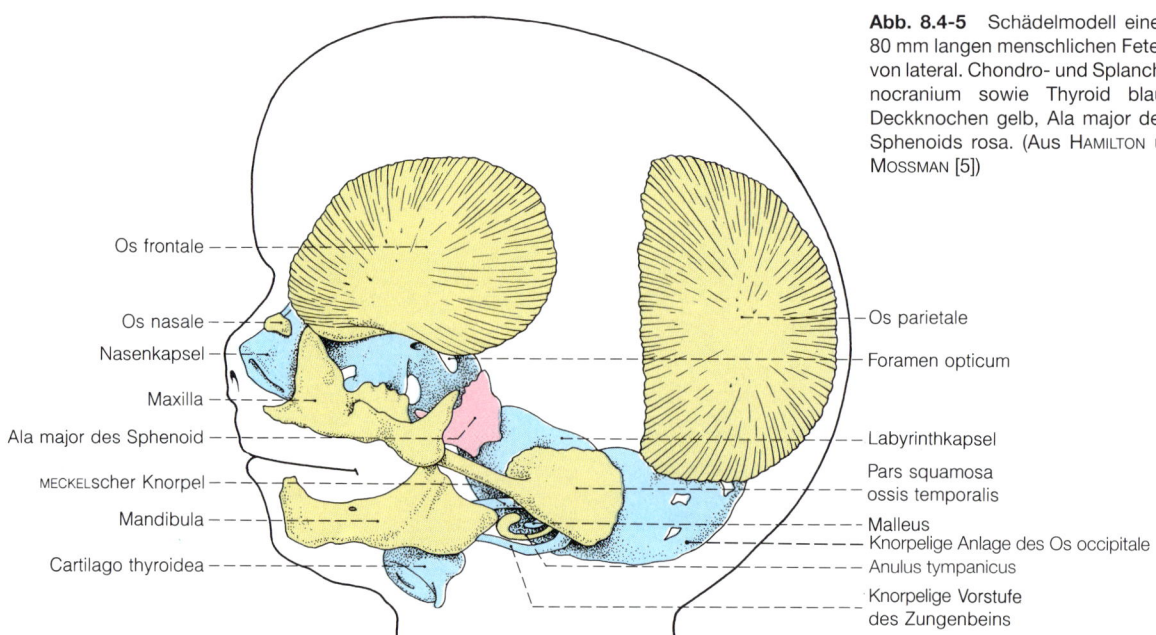

Abb. 8.4-5 Schädelmodell eines 80 mm langen menschlichen Feten von lateral. Chondro- und Splanchnocranium sowie Thyroid blau, Deckknochen gelb, Ala major des Sphenoids rosa. (Aus HAMILTON u. MOSSMAN [5])

Os frontale

Os nasale
Nasenkapsel
Maxilla
Ala major des Sphenoid
MECKELscher Knorpel
Mandibula
Cartilago thyroidea

Os parietale
Foramen opticum
Labyrinthkapsel
Pars squamosa ossis temporalis
Malleus
Knorpelige Anlage des Os occipitale
Anulus tympanicus
Knorpelige Vorstufe des Zungenbeins

Knochen von der Dura zu trennen. Leicht gelingt das hingegen beim Erwachsenen, wo die Dura nur an bestimmten Stellen der Schädelbasis fest angeheftet ist. Bei Neugeborenen und Kindern, bei denen das Schädeldach noch ein verschiebbares Knochenmosaik bildet, spielt die Dura als konstruktives Glied des Schädels eine große Rolle. Die Dura bildet sozusagen den „Bandapparat" des Schädelskeletts, und beide stellen ein einheitliches mechanisches System dar. Bei starker Gewalteinwirkung während der Geburt kann die Dura am Kleinhirnzelt, *Tentorium cerebelli,* einreißen.

Auffallend ist, daß Dura und äußeres Periost bei Erwachsenen so wenig zur Regeneration beitragen, daß nach der Fortnahme eines Knochenstücks, z.B. bei der Trepanation, die Lücke sich nicht mehr schließt.

An der **Bildung des Schädeldachs** beteiligen sich als Deckknochen vorn jederseits die Schuppe des **Stirnbeins,** *Squama frontalis,* seitlich die **Scheitelbeine,** *Ossa parietalia,* daran anschließend auf jeder Seite die Schuppe des **Schläfenbeins,** *Pars squamosa ossis temporalis,* sowie hinten die obere Partie der Schuppe des **Hinterhauptbeins,** *Squama occipitalis* (Abb. 8.4-6 u. 7). Dabei dient die bindegewebige Hirnkapsel (die spätere Dura mater) als Leitstruktur. Im Hinterhauptbein, das bereits im Zusammenhang mit den Kopfgelenken beschrieben wurde, haben wir eine Zusammenfügung von Ersatzknochen des Chondrocraniums mit Deckknochen vor uns. Der größte Teil des Knochens, nämlich die *Pars basilaris,* die *Partes laterales* und die sog. Unterschuppe entstehen durch Verknöcherung des Chondrocraniums, während die Oberschuppe sich als Deckknochen anfügt.

Die Grenze zwischen beiden enspricht der *Linea nuchalis superior,* sie ist als seitlich einschneidende Spalte beim Neugeborenen noch vorhanden und kann bis ins hohe Alter erhalten bleiben.

Gehen diese Einschnitte quer durch die Schuppe, entsteht eine horizontale Naht, die ein dreieckiges Stück von der Schuppe abtrennt. Dieser Teil wird als **Inkabein** bezeichnet (Abb. 8.4-8a), da er bei den Inkaschädeln in einem höheren Prozentsatz beobachtet wurde. Da das Inkabein aus mehreren Anlagen hervorgeht, kann es auch geteilt auftreten. Der Deckknochen der Oberschuppe entspricht dem selbständigen Os interparietale der Säugetiere.

Die Felderung des Schädelgewölbes ist schon im zweiten bis dritten Embryonalmonat in der häutigen Kapsel vorgezeichnet. So erkennt man einen sagittalen Faserzug, der von der Nasenkapsel seinen Ausgang nimmt und von zwei Querbogen gekreuzt

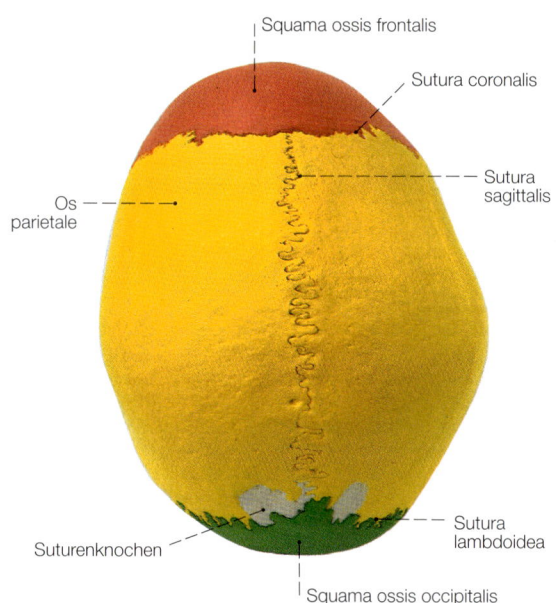

Squama ossis frontalis
Sutura coronalis
Os parietale
Sutura sagittalis
Suturenknochen
Sutura lambdoidea
Squama ossis occipitalis

Abb. 8.4-6 Knochen des Schädeldachs von oben. (Anatomische Sammlung Zürich)

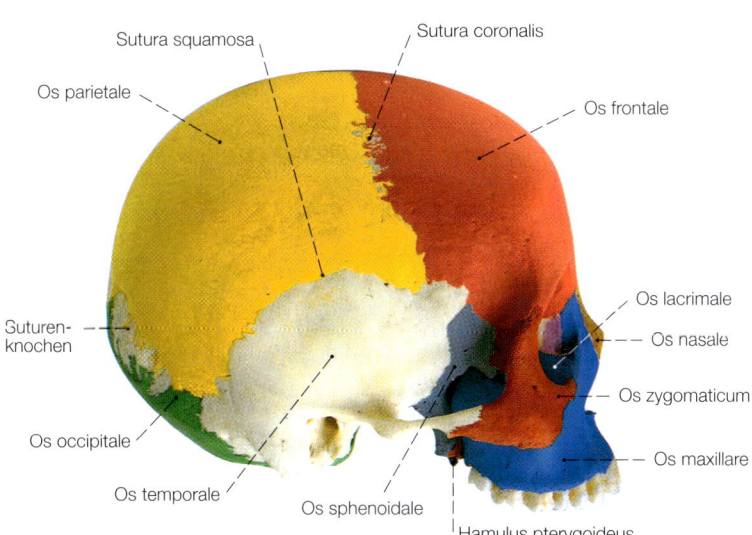

Sutura squamosa
Sutura coronalis
Os parietale
Os frontale
Suturen-knochen
Os lacrimale
Os nasale
Os occipitale
Os zygomaticum
Os temporale
Os maxillare
Os sphenoidale
Hamulus pterygoideus

Abb. 8.4-7 Knochen des Schädels von der Seite. (Anatomische Sammlung Zürich)

wird, von denen der erste von den Keilbeinflügeln und der zweite von der Ohrkapsel und dem Seitenrand des knorpeligen Hinterhauptbeins herkommen. Diese Faserstrahlen zerlegen das häutige Schädeldach wie Gewölbebogen in fünf Felder, in denen die Belegknochen auftreten (zwei Frontalia, zwei Parietalia und die Oberschuppe des Occipitale), während die Faserstrahlen selbst den Nähten entsprechen (Abb. 8.4-9).

Nähte des Schädeldachs (Suturae cranii)

Das Schädeldach erhält durch die Nahtverläufe ein charakteristisches Aussehen (Abb. 8.4-9). In der Mittellinie zwischen den Scheitelbeinen verläuft die **Pfeilnaht,** *Sutura sagittalis* (Abb. 8.4-9), die vorn senkrecht auf die **Kranznaht,** *Sutura coronalis,* stößt und sich hinten zur *Sutura lambdoidea* gabelt. An den Seitenflächen des Schädels findet sich die bogenförmige **Schuppennaht,** *Sutura squamosa,* indem sich auf den zugeschärften und mit Riefen versehenen Rand des Scheitelbeins die entsprechend geformte Schläfenbeinschuppe, *Pars squamosa ossis temporalis,* von außen auflagert. Diese Naht setzt sich fort in eine Verbindung zwischen Scheitelbein und dem Warzenteil des Schläfenbeins, *Processus mastoideus ossis temporalis.*

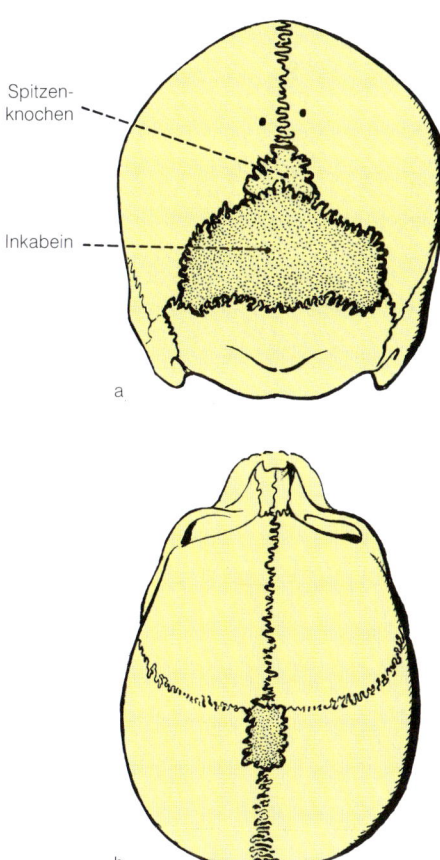

Spitzen-knochen
Inkabein
a
b

Abb. 8.4-8 (a) Inkabein und Spitzenknochen. (b) Kreuzschädel mit Nahtknochen kombiniert.

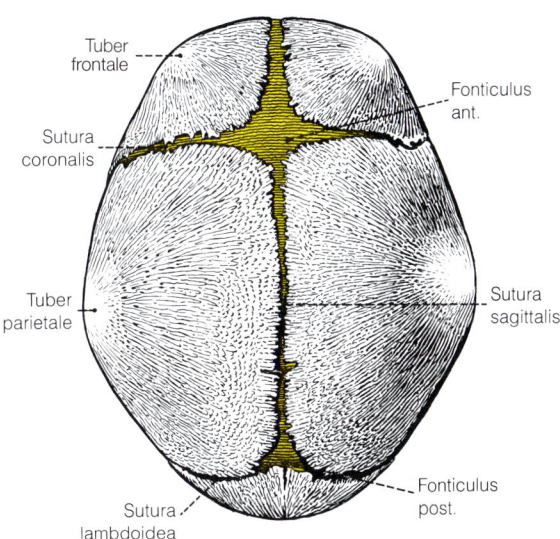

Tuber frontale
Fonticulus ant.
Sutura coronalis
Tuber parietale
Sutura sagittalis
Sutura lambdoidea
Fonticulus post.

Abb. 8.4-9 Trockenpräparat des Schädels eines neugeborenen Kindes in Scheitelansicht.

Die Nähte an der Kalotte sind Zackennähte, *Suturae serratae,* da sie stark gewunden sind und mit mäanderartigen Nahtzacken ineinandergreifen. Ausgedehnte Verzahnungen finden sich nur an der Außenseite, während an der Innenseite die Zacken weniger deutlich sind. Das Periost läuft über die Nähte hinweg, in den Nahtspalten ziehen SHARPEYSCHE Fasern in schrägem Verlauf von einem Knochen zum andern. Auf diese Weise sind die Nähte gegen eine Trennung durch äußere Gewalt außerordentlich gut gesichert, zugleich bewahrt das Gefüge einen gewissen Grad von Plastizität.

Die äußeren Nahtzacken entstehen im dritten Lebensjahr. Bei jungen Kindern bilden sich an den Knochenrändern sogar Knorpelinseln, die Nähte zeigen also eine gewisse Verwandtschaft mit gelenkigen Druckaufnahmestellen.

Bevor Nähte vorhanden sind, rücken im häutigen Schädeldach von den Verknöcherungspunkten aus die strahligen Knochenplatten aufeinander zu. Auch wenn sich die Knochen an den Nahtstellen berühren, bleiben an den Treffpunkten mehrerer Knochen häutige Zwickel im Schädeldach bestehen.

Die häutigen Verschlüsse nennt man **Fontanellen,** Fonticuli cranii (von Fons = Quelle, da sie mit dem Puls und der Atmung auf- und abgehen). Zwei dieser Fonticuli sind von besonderer praktischer Bedeutung; sie liegen am vorderen und hinteren Ende der Pfeilnaht und dienen dem tastenden Finger des Geburtshelfers als Orientierungsmarken für die Stellung des kindlichen Kopfes während der Geburt. Die vordere, größere **Stirnfontanelle,** *Fonticulus anterior* (Abb. 8.4-9), wird von vier Knochen begrenzt: den beiden Stirnbeinen und den beiden Scheitelbeinen; man kann sie mit zwei Fingerspitzen bedecken. Die **Hinterhauptfontanelle,** *Fonticulus posterior,* wird im Bereich der späteren Lambdanaht von den beiden Scheitelbeinen und der Hinterhauptschuppe begrenzt; sie ist bei der Geburt schon stark eingeengt, ist aber deutlich zu tasten, besonders, wenn die begrenzenden Knochenränder Niveaudifferenzen zeigen.

Eine geringere Bedeutung haben die beiden Seitenfontanellen, von denen die vordere, **Keilbeinfontanelle,** *Fonticulus sphenoidalis,* am vorderen unteren Winkel, und die hintere, **Warzenfontanelle,** *Fonticulus mastoideus,* am hinteren unteren Winkel des Scheitelbeins liegen. Die letztere wird von Knorpel ausgefüllt.

Die Nähte und Fontanellen machen beim reifen Kind ausgedehnte Verschiebungen der Knochen gegeneinander möglich. So können beim Durchtritt durch den Geburtskanal die Knochenränder übereinandergeschoben werden, um den Schädel den gegebenen Raumverhältnissen anzupassen.

Die große Fontanelle schließt sich im Laufe des zweiten Lebensjahrs, die übrigen schwinden bald nach der Geburt. Der Nahtverschluß erfolgt im allgemeinen im vierten Jahrzehnt.

Bei dem Verknöcherungsvorgang im Bereich der Nähte und Fontanellen können sich kleine selbständige Knochenstücke bilden, die **Nahtknochen** *(Ossa suturalia),* die auch als Fontanellenknochen bezeichnet werden. Der sog. Spitzenknochen (s. Abb. 8.4-8a), der im oberen Winkel des Lambda noch vorkommt, hat eine solche Herkunft.

Ein besonderes Interesse hat die Naht zwischen den beiden Stirnbeinschuppen *(Sutura frontalis [Sutura metopica]),* die sich in der Regel zwischen dem ersten und zweiten Lebensjahr schließt. Vielfach verbleibt ein kleiner Nahtrest oberhalb der Nasenwurzel, seltener bleibt die ganze Stirnnaht bestehen, ein Zustand, der als **Metopismus** bezeichnet wird; die Schädel nennt man **Kreuzschädel** (s. Abb. 8.4-8b). Sie neigen zur Breitstirnigkeit und Brachykranie. Genetische Faktoren sind für das Auftreten einer offenen Stirnnaht ebenso verantwortlich wie für die Bildung von Schaltknochen. Bei der pathologischen Ausdehnung des Schädelinhalts, dem **Hydrocephalus,** bleibt die Stirnnaht stets offen. In diesem Fall ist der Nahtschluß sicher durch den Druck von innen verhindert worden.

Innenrelief der Kalotte

Das Innenrelief der Kalotte besteht im wesentlichen aus Abdrücken der an den Knochen grenzenden Weichteile. Hier kommen Blutgefäße und Hirnwindungen in Frage. Unter den Blutgefäßen sind die Verzweigungen der Aa. meningeae als *Sulci arteriosi* deutlich abgezeichnet. Daneben gibt es Furchen für die Venen, *Sulci venosi.* Auch die in die Dura mater encephali eingeschlossenen Sinus durae matris sind am *Sulcus sinus sagittalis superioris* und am *Sulcus sinus transversi* erkennbar. Die Ränder des Sulcus sagittalis erheben sich am Stirnbein zu einem

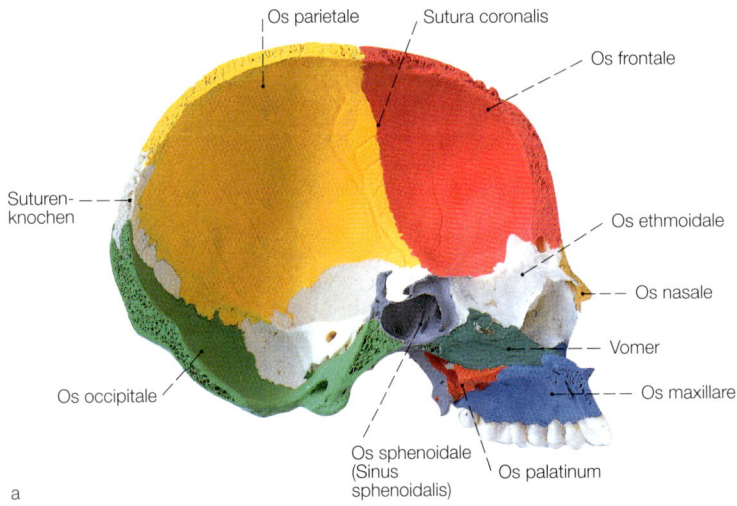

Os parietale — Sutura coronalis
Os frontale
Suturen-knochen
Os ethmoidale
Os nasale
Vomer
Os occipitale
Os maxillare
Os sphenoidale (Sinus sphenoidalis)
Os palatinum

a

Abb. 8.4-10a Innenansicht der seitlichen Knochen des Schädels. (Anatomische Sammlung Zürich)

$\triangleright$

Abb. 8.4-10b Innenansicht der Knochen der Schädeldecke. (Anatomische Sammlung Zürich)

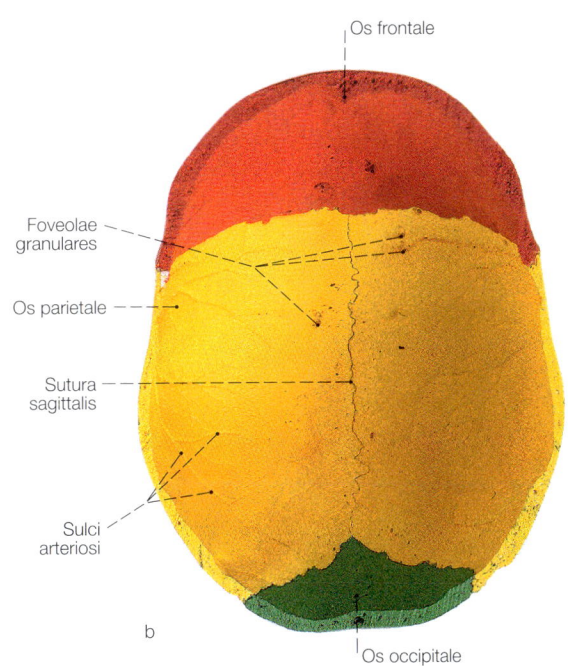

- Os frontale
- Foveolae granulares
- Os parietale
- Sutura sagittalis
- Sulci arteriosi

b

- Os occipitale

Kamm, *Crista frontalis* (Abb. 8.4-10a bis c), der einen Verstärkungspfeiler in der Mitte der Stirn darstellt. Beiderseits vom Sulcus sagittalis finden sich unregelmäßige grubige Vertiefungen, *Foveolae granulares,* die durch vorwachsende Zotten der Hirnhäute, *Granulationes arachnoideae,* erzeugt werden und nach dem achten Lebensjahr fast regelmäßig zu finden sind. Schließlich sieht man schwache Eindrücke, die den Hirnwindungen, *Gyri,* entsprechen und als *Impressiones digitatae [gyrorum]* bezeichnet werden. Zwischen ihnen liegen niedrige Leisten, die den Furchen des Gehirns entsprechen.

Dicke der Schädelwand

Sie ist dort am geringsten, wo Muskeln dem Knochen auflagern. Das betrifft die Schläfengegend und die Unterschuppe des Hinterhauptbeins. Die Dicke des Schädel-

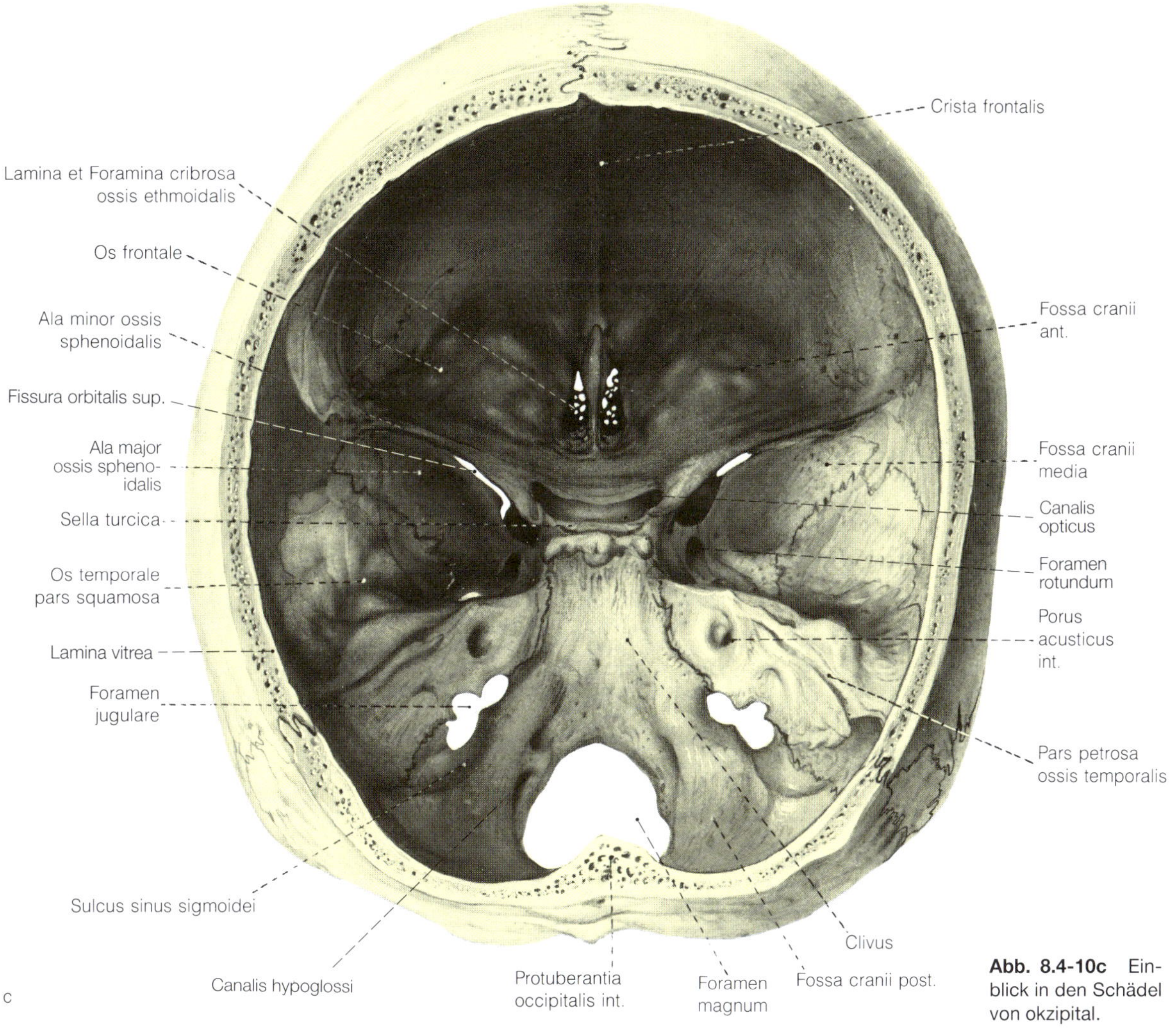

- Crista frontalis
- Lamina et Foramina cribrosa ossis ethmoidalis
- Os frontale
- Ala minor ossis sphenoidalis
- Fissura orbitalis sup.
- Ala major ossis sphenoidalis
- Sella turcica
- Os temporale pars squamosa
- Lamina vitrea
- Foramen jugulare
- Fossa cranii ant.
- Fossa cranii media
- Canalis opticus
- Foramen rotundum
- Porus acusticus int.
- Pars petrosa ossis temporalis
- Sulcus sinus sigmoidei
- Canalis hypoglossi
- Protuberantia occipitalis int.
- Foramen magnum
- Fossa cranii post.
- Clivus

c

Abb. 8.4-10c Einblick in den Schädel von okzipital.

dachs ist großen **individuellen Schwankungen** unterworfen. Die dicksten Schädelwände können fast die dreifache Wandstärke der dünnsten besitzen, ohne daß das übrige Skelett eine besonders kräftige Ausbildung aufweisen müßte. Diese auffällige Variabilität ist durch Besonderheiten der mechanischen Funktion nicht zu erklären.

Im hohen Alter können sich durch **atrophische Prozesse,** von außen beginnend, die Knochen verdünnen, wodurch besonders im oberen Abschnitt des Scheitelbeins länglich-ovale Gruben entstehen. In anderen Fällen kann eine **Hypertrophie der Schädelwand** auftreten. Diese geht von der Diploe auf Kosten der Lamina externa und interna aus und wird als Ausgleichswachstum gegen die senile Atrophie der Hirnmasse aufgefaßt.

Das Hohlraumsystem der **Diploe** wird von ziemlich weiten Knochenvenen durchzogen, *Vv. diploicae,* die über *Canales diploici* sowohl mit den Venen des Schädelinnern als auch mit jenen der Schädelaußenfläche in Verbindung stehen und so zwischen intra- und extrakraniellem Gefäßsystem einen Ausgleich schaffen können. An vielen Stellen kommunizieren kleine Venen des Schädelinnern mit Venen der Schädelaußenfläche. Die großen Durchtrittsstellen hießen früher **Emissarien.** Sie entsprechen jeweils einem Foramen nutricium (nutriens) der übrigen Knochen. Nahe der Pfeilnaht liegt das *Emissarium parietale,* dem im Knochen das *Foramen parietale* entspricht; das konstanteste und größte ist das *Emis-*

sarium mastoideum mit dem *Foramen mastoideum* (s. Abb. 8.4-19 u. 20), das dicht über der Wurzel des Warzenfortsatzes hinter der Ohröffnung liegt; das kleine *Emissarium occipitale* befindet sich zwischen Protuberantia occipitalis externa und Foramen magnum. Grundsätzlich kommt ein venöser Abstrom aus dem Schädelinnenraum aber auch über andere Öffnungen zustande: Foramen magnum, Foramen jugulare, Foramen ovale oder über die Orbita.

1.3.2   Seitliche Schädelwand

Das Schädeldach ist beim Menschen glatt und besitzt nur ein niedriges Relief. An der Seitenfläche des Schädels verläuft eine bogenförmige Linie über Stirn- und Scheitelbein, die *Linea temporalis ossis frontalis* bzw. die *Linea temporalis inferior ossis parietalis,* die dem Ursprung des Schläfenmuskels dient und als Knochenpfeiler noch weiter bis zum Warzenfortsatz reicht. In einiger Entfernung von ihr verläuft eine zweite, wesentlich schwächere *Linea temporalis superior ossis parietalis,* an der die Fascia temporalis ansetzt. Das Feld zwischen den Schläfenlinien, das als verstärkter Pfeiler am Schädeldach hervortritt, bildet die obere Grenze der **Schläfengrube,** *Fossa temporalis,* die seitlich vom **Jochbogen,** *Arcus zygomaticus,* begrenzt wird und vom Schläfenmuskel ausgefüllt ist (Abb. 8.4-11).

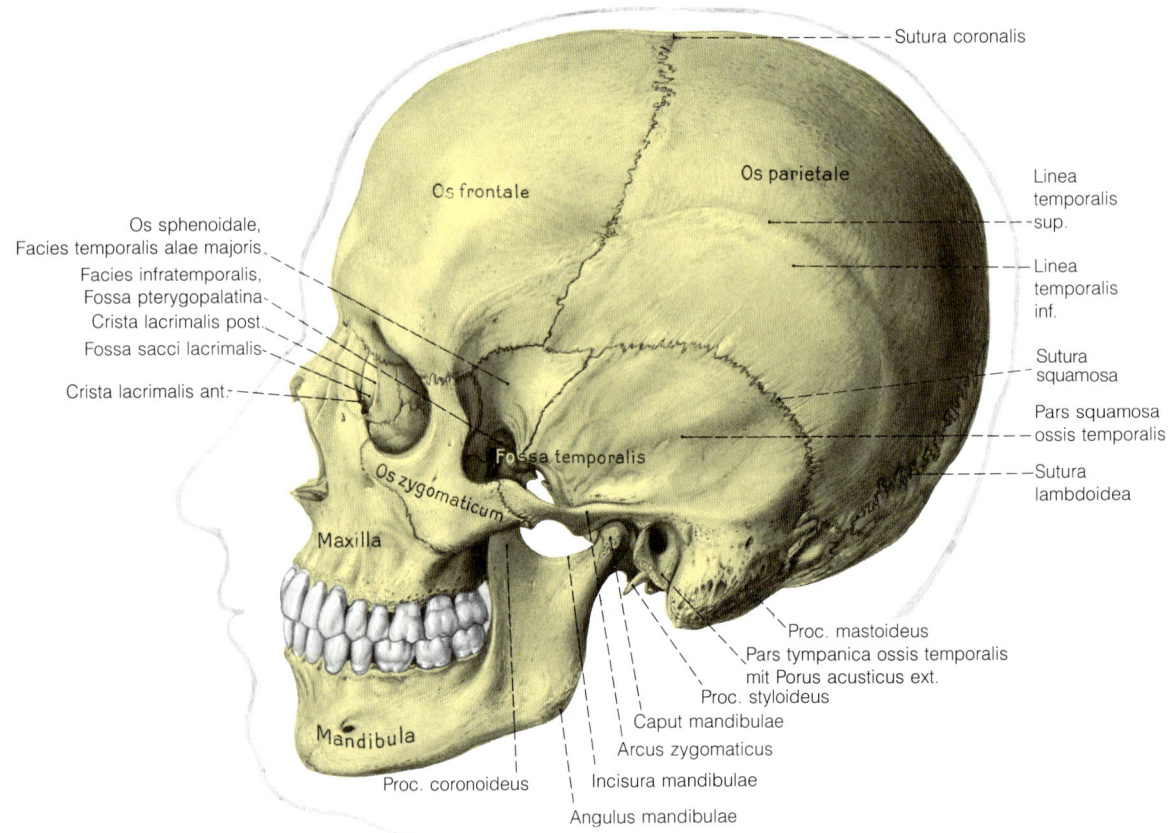

Abb. 8.4-11   Schädel von lateral.

Mit der stärkeren Entfaltung des Kauapparates bei den Säugetieren muß die Schläfengrube sich vertiefen. Die Jochbögen stehen henkelartig vom Schädel ab, um dem verdickten Schläfenmuskel Raum zu geben. Der Schläfenmuskel kann bei den Säugetieren mit seinem Ursprung bis zum Scheitel hinaufgerückt sein, um hier schließlich an einem mächtigen Knochenkamm (Crista sagittalis) die größtmögliche Ursprungsfläche zu erreichen. Beim Menschen rücken zwar auch mit der Entwicklung des Gehirns beiderseits die Ursprünge der Schläfenmuskeln relativ höher, jedoch sind, verglichen mit den Affen, die Rückbildung des Kauapparates und die Entfaltung des Gehirnschädels so stark, daß das Schädeldach sozusagen der Umklammerung durch die Schläfenmuskeln entwächst. Der Schädel bietet für die relativ schwächeren Muskeln so große Oberflächen, daß seine Reliefbildung reduziert ist. Im ganzen ist allerdings die Schädelskulptur des vorgeschichtlichen Menschen ausgesprochener. Das mag mit einer stärkeren Entwicklung der Kaumuskulatur zusammenhängen.

Die unter dem M. temporalis liegende Knochenwand der Schläfenfläche ist eine sehr dünne Stelle des Schädeldachs. Sie ist aber durch das Muskelpolster vor der Einwirkung äußerer Gewalt geschützt.

Bei den Entwicklungsvorgängen der seitlichen Schädelwand steht die **Ohrkapsel** im Zentrum des Geschehens. Sie umschließt als *Labyrinthus osseus* den *Labyrinthus membranaceus*, jenes Kanalsystem, das die Sinnesapparate des Gehör- und des Gleichgewichtsorgans enthält. An dieses „innere Ohr" müssen die Schallwellen herangeleitet werden. Als Leitungsrohr tritt die erste Schlundtasche in den Dienst der Schalleitung. Sie nimmt als **Ohrtrompete**, *Tuba auditiva*, den Weg vom Schlund bis zur Labyrinthkapsel, wo sie sich zur Paukenhöhle erweitert. Hier findet sie einen Abschluß durch das **Trommelfell**, *Membrana tympanica*, das als eine Umbildung der Grenzmembran zwischen innerer Schlundtasche und äußerer Schlundfurche aufgefaßt werden kann. Das Trommelfell ist in einen Deckknochen, das *Tympanicum*, eingespannt, der noch beim Neugeborenen ringförmig gebogen ist, *Anulus tympanicus* (s. Abb. 8.4-5), später aber röhrenförmig auswächst und mit dem Ersatzknochen des Chondrocraniums zum **knöchernen Gehörgang**, *Meatus acusticus externus*, verschmilzt. So wird ein Teil der ersten Schlundfurche in den Schädel aufgenommen und dem Gehörgang zugeschlagen.

Im Dienst der Schalleitung werden außerdem jene Abschnitte der beiden ersten Viszeralspangen abgegliedert, die sich dem Chondrocranium in der Nähe der Ohrkapsel anlagern. Durch die Anschmelzung des Tympanicum mit dem Trommelfell an den Ersatzknochen der Ohrkapsel werden die **Gehörknöchelchen**, *Ossicula auditoria*, umwachsen und in die **Paukenhöhle**, *Cavitas tympanica*, eingeschlossen. So umgreift ein Deckknochen, das Tympanicum, Abschnitte des Viszeralskeletts und schließt sie als Kette der Gehörknöchelchen an die Ohrkapsel an. Dieses Hebelsystem überträgt die Auslenkungen vom Trommelfell auf das Labyrinth.

Bei der Ausweitung des Schädels entsteht an der Seitenwand eine Lücke, da die Ohrkapsel, die ursprünglich in der seitlichen Wand lag, in die Schädelbasis heruntergeklappt wird. Hier findet sie sich im menschlichen Schädel als Felsenbeinpyramide. Die Lücke in der Seitenwand wird ausgefüllt durch einen Deckknochen, die **Schläfenbeinschuppe**, *Pars squamosa ossis temporalis* (s. Abb. 8.4-5). Nach vorn bildet sie den **Jochbogenfortsatz**, *Processus zygomaticus*, ferner die **Gelenkgrube**, *Fossa mandibularis*, und den **Gelenkhöcker**, *Tuberculum articulare*, für das neue Kiefergelenk. Auch beteiligt sich der Knochen an der Abdeckung der Paukenhöhle.

So entsteht das **fertige Schläfenbein** des menschlichen Schädels aus dem Ersatzknochen der Ohrkapsel, die im wesentlichen die Felsenbeinpyramide liefert, und aus zwei Deckknochen, dem Tympanicum und der Schläfenbeinschuppe. Eingeschlossen in die Paukenhöhle werden Abkömmlinge des Viszeralskeletts, außerdem wird ein Teil des Hyoidbogens als *Processus styloideus* angeschmolzen. Der verwickelte Bau des fertigen Knochens ist das Ergebnis eines langen Werdegangs. In ihm spielt die Ausgestaltung der schalleitenden Strukturen aus entwicklungsgeschichtlich primitiven Bauteilen eine ebenso wichtige Rolle wie der Einfluß des Wachstums des Gehirns und des Kauapparates.

1.3.3 Stirngegend

Die Stirn des Neugeborenen ist auffallend stark vorgewölbt. Das hat seinen Grund darin, daß das Gehirn in der Entwicklung voraneilt und sich mit dem Schädeldach über die schmale Schädelbasis nach rostral zu ausdehnt (Abb. 8.4-12). Diese Erscheinung beobachtet man auch bei Affen, so daß der kindliche Schädel eines Anthropomorphen dem menschlichen Schädel viel ähnlicher sieht als der Schädel der erwachsenen Form.

Bei der Frau bleibt die ausgeprägte Stirnwölbung des Neugeborenen meist mehr erhalten als beim Mann.

Ein besonderes Relief der Stirngegend ist der **Augenbrauenbogen**, *Arcus superciliaris* (Abb. 8.4-13), der als niedriger Knochenwulst von der Nasenwurzel aus schräg aufsteigt und ein Stück mit dem **Augenhöhlenrand**, *Margo supraorbitalis*, parallel läuft. Zwischen den beiden Bögen bleibt in der Mitte ein mehr ebenes Feld, über dem die Haut in der Regel unbehaart ist und das daher als **Stirnglatze**, *Glabella*, bezeichnet wird. Der Augenbrauenbogen kann verstärkt und weiter ausgedehnt sein, z. B. bei den Aborigines in Australien. In seiner stärksten Ausbildung bildet er ein Dach, das quer über dem Eingang zur Augenhöhle liegt.

Die **Stirnhöhle**, *Sinus frontalis* (Abb. 8.4-14 bis 17 u. 35), kann wohl in diese besprochenen Knochenwülste vorwachsen, jedoch hat sie für die Entstehung der Wülste keine ursächliche Bedeutung. Die Stirnhöhle (vgl. Kap. 8.4.3.1.5 u. 9.3.1) ist durch eine dünne Scheidewand, die meist nicht genau median steht, getrennt. Ausdehnung und Form der Höhlen sind großem Wechsel unterworfen, sie können auf das Augenhöhlendach vordringen und sogar bis in den kleinen und großen Keilbeinflügel reichen. Der Arcus superciliaris, der schief über die Gegend der Stirnhöhle hinzieht, bedeutet eine Verstärkung der Vorderwand.

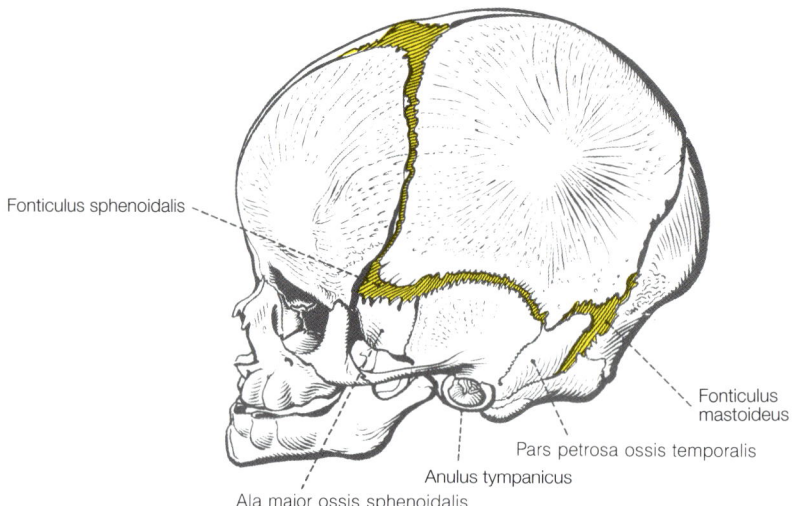

Fonticulus sphenoidalis

Fonticulus mastoideus

Pars petrosa ossis temporalis

Anulus tympanicus

Ala major ossis sphenoidalis

Abb. 8.4-12 Trockenpräparat des Schädels eines neugeborenen Kindes in Seitenansicht.

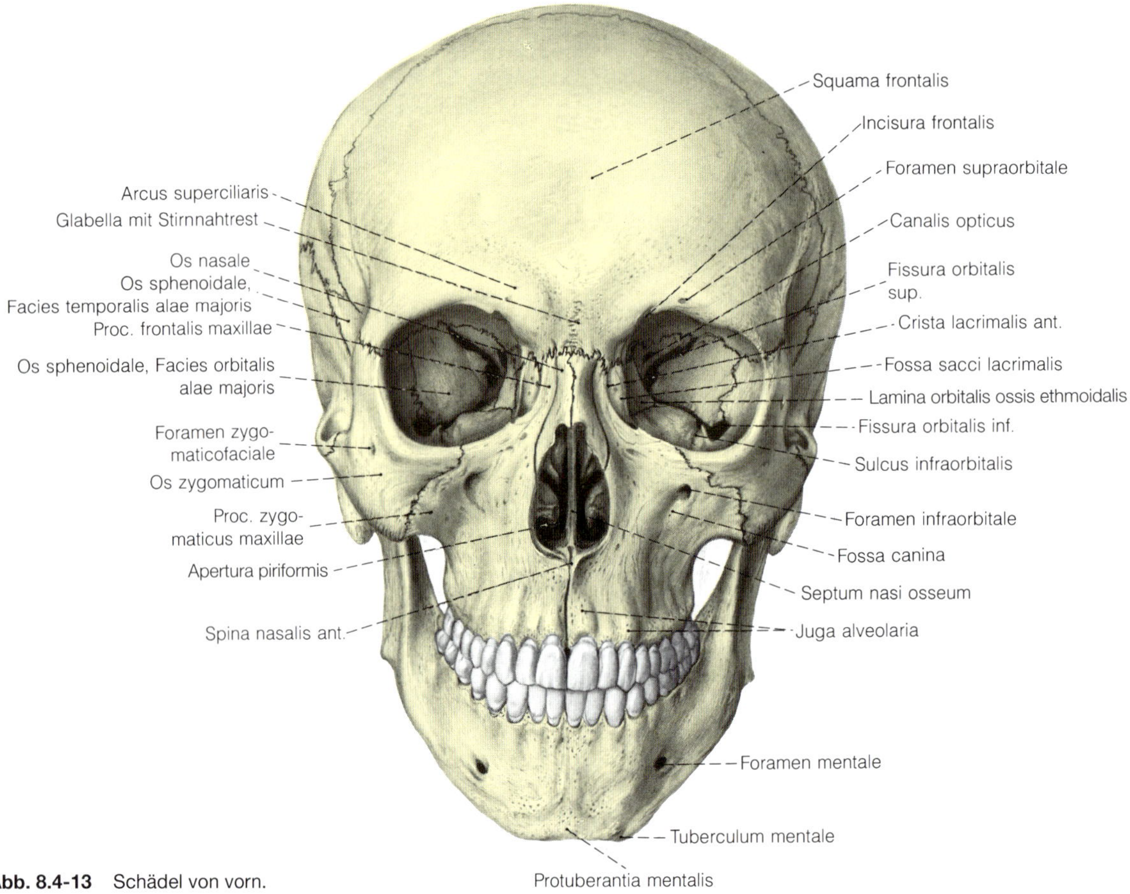

Squama frontalis

Incisura frontalis

Foramen supraorbitale

Arcus superciliaris

Glabella mit Stirnnahtrest

Canalis opticus

Os nasale

Os sphenoidale,

Facies temporalis alae majoris

Proc. frontalis maxillae

Fissura orbitalis sup.

Crista lacrimalis ant.

Os sphenoidale, Facies orbitalis alae majoris

Fossa sacci lacrimalis

Lamina orbitalis ossis ethmoidalis

Fissura orbitalis inf.

Foramen zygo-maticofaciale

Sulcus infraorbitalis

Os zygomaticum

Foramen infraorbitale

Proc. zygo-maticus maxillae

Fossa canina

Apertura piriformis

Septum nasi osseum

Spina nasalis ant.

Juga alveolaria

Foramen mentale

Tuberculum mentale

Abb. 8.4-13 Schädel von vorn.

Protuberantia mentalis

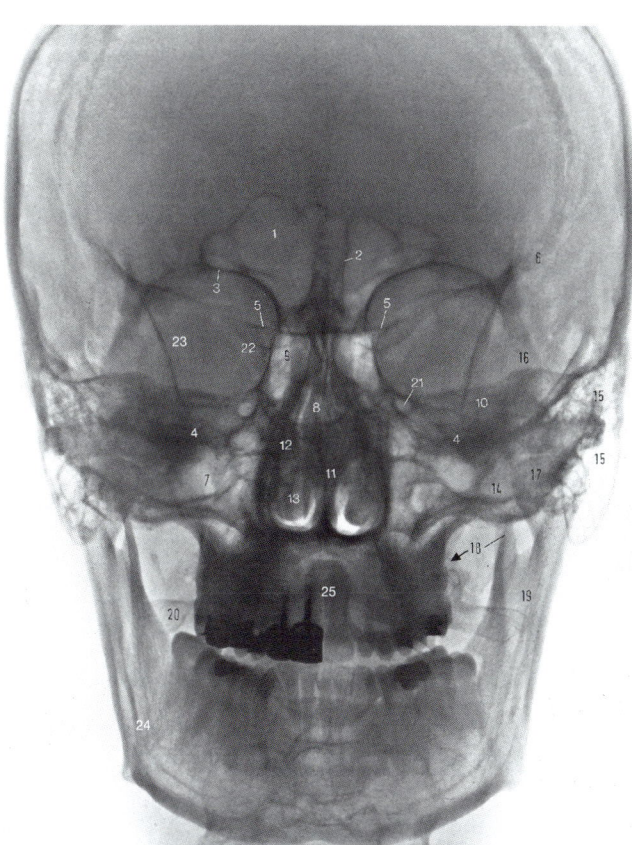

Abb. 8.4-14 Schädel, okzipitonasal im Röntgenbild. (Aus Birkner [2])
1 Sinus frontalis
2 Septum sinuum frontalium
3 Dach der Orbita
4 Boden der Orbita
5 Boden der vorderen Schädelgrube (kleiner Keilbeinflügel)
6 hintere Grenze der vorderen Schädelgrube
7 Kieferhöhle
8 Keilbeinhöhlenboden
9 Siebbeinzellen und Keilbeinhöhle
10 Pars petrosa
11 Septum nasi osseum
12 mittlere Nasenmuschel
13 untere Nasenmuschel
14 Basis der hinteren Schädelgrube
15 Cellulae mastoideae
16 Proc. zygomaticus
17 Gegend des Kiefergelenkköpfchens
18 Proc. coronoideus
19 Unterkieferast
20 Proc. transversus des 1. Halswirbels
21 Foramen rotundum
22 Fissura orbitalis superior
23 Linea innominata (Planum infratemporale)
24 Canalis mandibulae
25 Dens axis
→ Atlantookzipitalgelenk

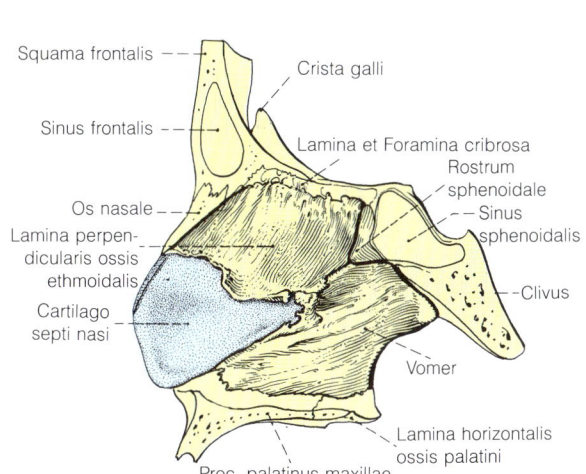

Abb. 8.4-15 Nasenscheidewand in der Ansicht von links. Der sagittale Schnitt durch den Gesichtsschädel ist links neben der Medianebene geführt. Vom Septumknorpel ist die Cartilago nasi lateralis entfernt.

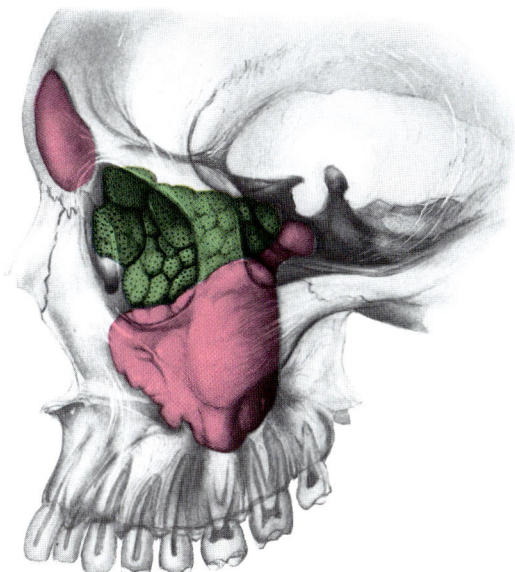

Abb. 8.4-16 Nebenhöhlen der Nase. Stirn-, Kiefer- und Keilbeinhöhlen hellviolett, Siebbeinzellen grün, punktiert. (Nach einem Präparat von Prof. Spanner †)

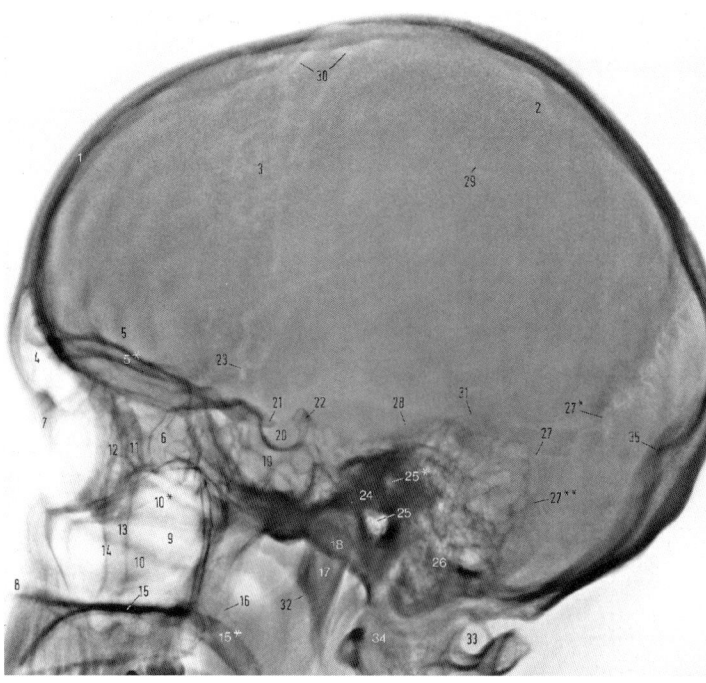

Abb. 8.4-17 Schädel, bitemporal im Röntgenbild. (Aus BIRKNER [2])
 1   Os frontale
 2   Os parietale
 3   Sutura coronalis
 4   Sinus frontalis
 5   Dach der abliegenden Orbita
 5* Dach der anliegenden Orbita
 6   Siebbeinzellen
 7   Os nasale
 8   Spina nasalis anterior
 9   Sinus maxillaris
10   untere Nasenmuschel
10* mittlere Nasenmuschel
11   äußerer Rand der anliegenden Orbita
12   äußerer Rand der abliegenden Orbita
13   Proc. zygomaticus der der anliegenden Seite
14   Proc. zygomaticus der abliegenden Seite
15   Palatum durum
15* Palatum molle
16   Proc. pterygoideus
17   Proc. condylaris
18   Caput mandibulae
19   Sinus sphenoidalis
20   Sella turcica
21   Proc. clinoideus ant.
22   Proc. clinoideus post.
23   Furche für die A. meningea media
24   Pars petrosa
25   Porus acusticus externus
25* Porus acusticus internus
26   Gegend des Foramen magnum
27   Sutura parietomastoidea
27* Sutura lambdoidea
27** Sutura occipitomastoidea
28   Ohrmuschel
29   Canales diploici, netzförmig ausgebreitet
30   Foveolae granulares
31   Furche der A. meningea media
32   hintere Wand des Pharynx
33   Foramen arcuale des Atlas
     (Var.; Häufigkeit ca. 8%)
34   Dens (axis)
35   Protuberantia occipitalis int.

1.3.4   Kieferschädel

Der **Oberkiefer**, *Maxilla*, bildet sich als Deckknochen ursprünglich lateral von den Nasenkapseln aus (s. Abb. 8.4-5) und wächst zum umfangreichsten Knochen des Gesichts heran. Er erreicht mit einem *Processus frontalis* das Stirnbein und das Nasenbein. Er bildet den Boden der Orbita und entsendet einen *Processus palatinus* für den harten Gaumen. Aus einem besonderen Knochenkern entsteht der **Zwischenkiefer**, *Os incisivum* oder *Praemaxilla*, der die oberen Schneidezähne trägt und beim Menschen von GOETHE entdeckt wurde (Abb. 8.4-18). Er verschmilzt früh mit den übrigen Knochen zur Maxilla. Bei Neugeborenen und Kindern in den ersten Lebensjahren, seltener bei Erwachsenen (Abb. 8.4-18 u. 19), läßt sich am knöchernen Gaumen eine Naht, *Sutura incisiva*, an der Grenze nachweisen.

Der Oberkiefer ist zunächst ganz niedrig, da fast der ganze Abschnitt, den wir später als Körper bezeichnen, nicht entfaltet ist. Erst mit dem Wachstum der Zahnanlagen streckt sich der Oberkörper in die Höhe und bildet

zugleich im Innern den **Sinus maxillaris** (s. Abb. 8.4-35) aus.

Während das Munddach bei den Fischen und Amphibien von der Schädelbasis gebildet wird, ist bei den Säugetieren ein neues Dach in Gestalt des Gaumens ent-

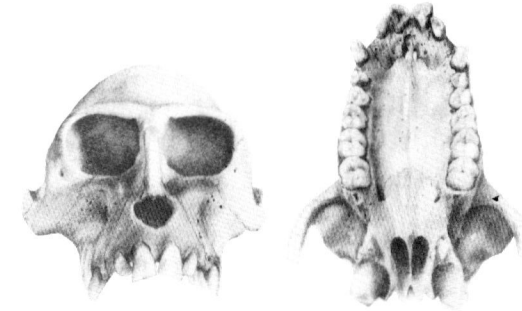

Abb. 8.4-18 Affenschädel mit Zwischenkiefer. Nach einem Original GOETHES (1784).

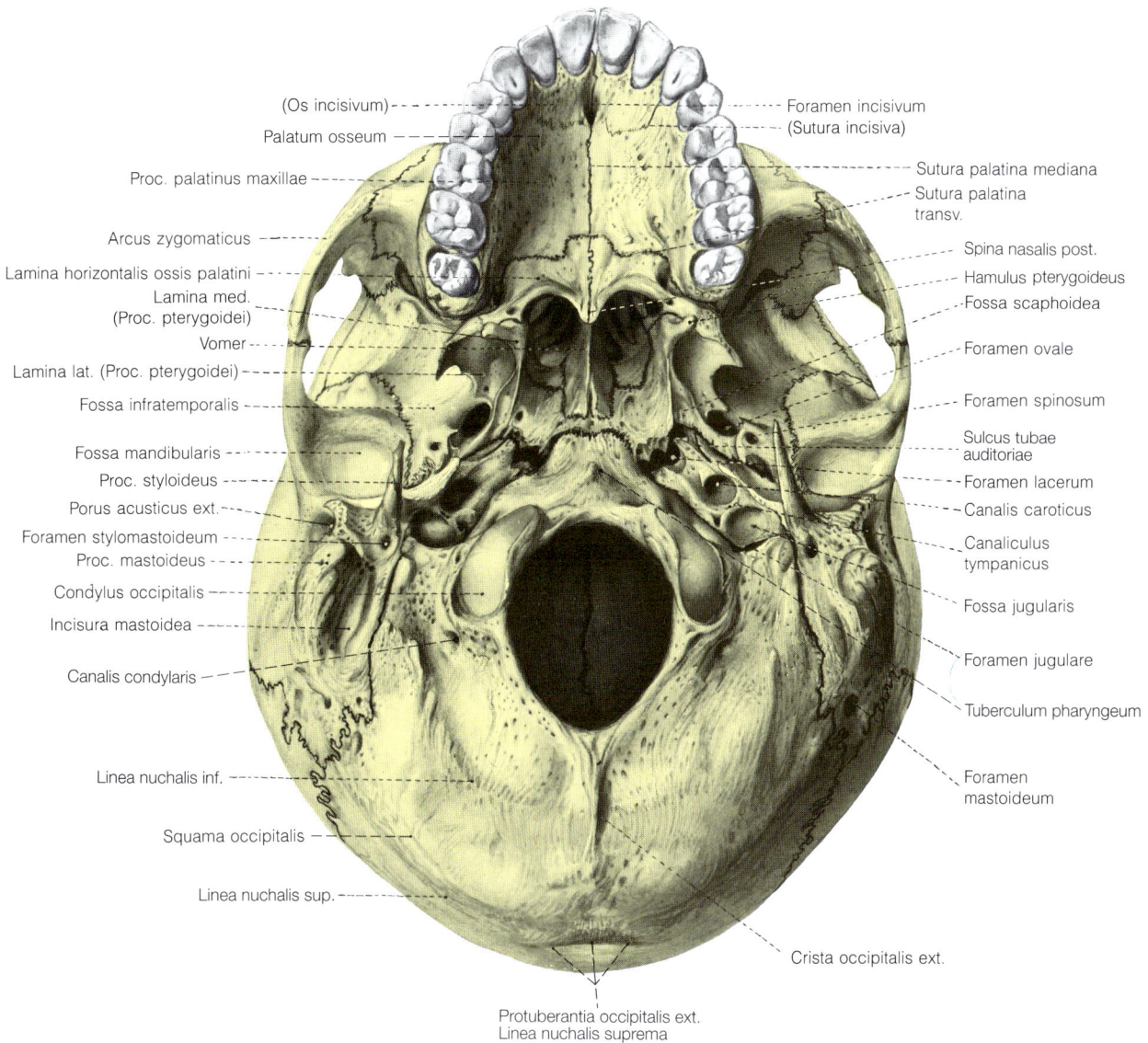

(Os incisivum)
Palatum osseum
Proc. palatinus maxillae
Arcus zygomaticus
Lamina horizontalis ossis palatini
Lamina med. (Proc. pterygoidei)
Vomer
Lamina lat. (Proc. pterygoidei)
Fossa infratemporalis
Fossa mandibularis
Proc. styloideus
Porus acusticus ext.
Foramen stylomastoideum
Proc. mastoideus
Condylus occipitalis
Incisura mastoidea
Canalis condylaris
Linea nuchalis inf.
Squama occipitalis
Linea nuchalis sup.

Foramen incisivum
(Sutura incisiva)
Sutura palatina mediana
Sutura palatina transv.
Spina nasalis post.
Hamulus pterygoideus
Fossa scaphoidea
Foramen ovale
Foramen spinosum
Sulcus tubae auditoriae
Foramen lacerum
Canalis caroticus
Canaliculus tympanicus
Fossa jugularis
Foramen jugulare
Tuberculum pharyngeum
Foramen mastoideum
Crista occipitalis ext.

Protuberantia occipitalis ext.
Linea nuchalis suprema

Abb. 8.4-19   Schädelbasis, Außenfläche.

standen. Durch den Gaumen wird die **Nasenhöhle,** *Cavitas nasi,* als ein oberes Stockwerk von der **Mundhöhle,** *Cavitas oris,* abgetrennt. Der knöcherne Gaumen entsteht durch die Bildung horizontaler Fortsätze, die beiderseits vom Oberkiefer und den Gaumenbeinen ausgehen und in der Mitte zusammentreffen. Dieses sekundäre Munddach wird nach hinten fortgesetzt durch den weichen Gaumen. Seitlich hat dieser Verbindungen mit einem weiteren Deckknochen, dem *Processus pterygoideus ossis sphenoidalis.*

Der **Unterkiefer,** *Mandibula,* entsteht als Mischknochen, an dem sich desmal und enchondral verknöcherte Abschnitte vereinigen. Die Knochen beider Seiten verbinden sich an ihren ventralen Enden durch Bindegewebe in einer Symphyse, die im ersten bis zweiten Jahr verknöchert. In der Symphysis mandibulae findet sich auch Knorpel, der vermutlich vom MECKELschen Knor-

pel stammt und zwei bis vier **Schaltknöchelchen** *(Ossicula mentalia)* bildet, die bei der Kinnbildung verbraucht werden. Bei manchen Säugern erhält sich die Symphyse zeitlebens.

1.3.5   Innenrelief der Schädelbasis

Nach Entfernen der Schädelkalotte und des Gehirns liegt die Innenfläche der Schädelbasis vor unseren Augen, die in ihrer Gliederung und Gestaltung der Form der auf ihr ruhenden Hirnabschnitte angepaßt ist. Den Stirnlappen des Großhirns entsprechen im vorderen Bereich der Schädelbasis zwei nebeneinanderliegende Gruben, die gemeinsam als **vordere Schädelgrube,** *Fossa cranii anterior,* bezeichnet werden, während der Schläfenlappen in seiner Form und Größe die mittlere, das Kleinhirn und der Hinterhauptlappen die **hintere Schädelgrube,** *Fossa cranii posterior,* bestimmen. Auch die **mittlere Schädelgrube,** *Fossa cranii media,* läßt eine rechte und linke Vertiefung entsprechend den beiden Schläfenlappen erkennen. Eine in der Mitte der Schädelbasis liegende Knochenerhebung, das *Dorsum sellae turcicae,* stellt das Zentrum dar, dem die markanten knöchernen Grenzen der drei Schädelgruben zustreben.

Hintere Schädelgrube

Diese wird größtenteils vom **Hinterhauptbein,** *Os occipitale,* gebildet, das in seiner Mitte das große Hinterhauptloch, **Foramen magnum,** aufweist (Abb. 8.4-20). Durch dieses geräumige Loch werden Wirbelkanal und Hirnschädelraum miteinander verbunden. Es dient dem Übergang der Medulla oblongata zum Rückenmark, dem Durchtritt der Aa. vertebrales, der A. spinalis anterior und posterior, der Pars spinalis des N. accessorius und Verbindungen von Venen im Wirbelkanal und der Schädelhöhle. Beiderseits vom Hinterhauptloch liegen die Gruben für die Kleinhirnhemisphären, zwischen denen ein vom Hinterhauptloch dorsal aufsteigender Knochenkamm liegt. Er endet in einem deutlichen Knochenvorsprung, **Protuberantia occipitalis interna.** Dieser wichtige Knochenpunkt liegt im Schnittpunkt zweier vertikal und horizontal verlaufender Knochenleisten. Die vom Hin-

terhauptloch aufsteigende Leiste, **Crista occipitalis interna,** ist oberhalb der Protuberantia occipitalis interna Anheftungslinie für eine zwischen beiden Großhirnhälften liegende Scheidewand der harten Hirnhaut, die Hirnsichel, *Falx cerebri,* die gleichzeitig Trägerin eines venösen Blutleiters, des *Sinus sagittalis superior,* ist. Für diesen Blutleiter besitzt die Leiste den *Sulcus sinus sagittalis superioris.* Die von der Protuberantia occipitalis interna nach beiden Seiten horizontal ausgehenden unterschiedlich breiten **Sulci sinus transversi** haben die gleiche Bedeutung. An ihnen ist eine annähernd horizontal liegende Scheidewand, das Kleinhirnzelt, *Tentorium cerebelli,* verankert, das die Hinterhauptlappen des Großhirns vom Kleinhirn trennt. Der Lage dieser Knochenleisten an der Innenfläche des Hinterhauptbeins entsprechen oft ganz ähnliche Knochenbildungen an seiner Außenfläche, wodurch wir in den Stand gesetzt werden, durch Abtasten dieses Knochens am Lebenden die ungefähre Grenze zwischen Kleinhirn und Großhirn zu bestimmen.

Verfolgt man den horizontal verlaufenden Sulcus sinus transversi über den Sulcus sinus sigmoidei weiter nach den Seiten hin, gelangt man zum **Foramen jugulare,** das seitlich und ein wenig vor dem Foramen magnum liegt. Im vorderen Drittel des Bereiches des Foramen magnum befindet sich der **Canalis hypoglossi.** Er durch-

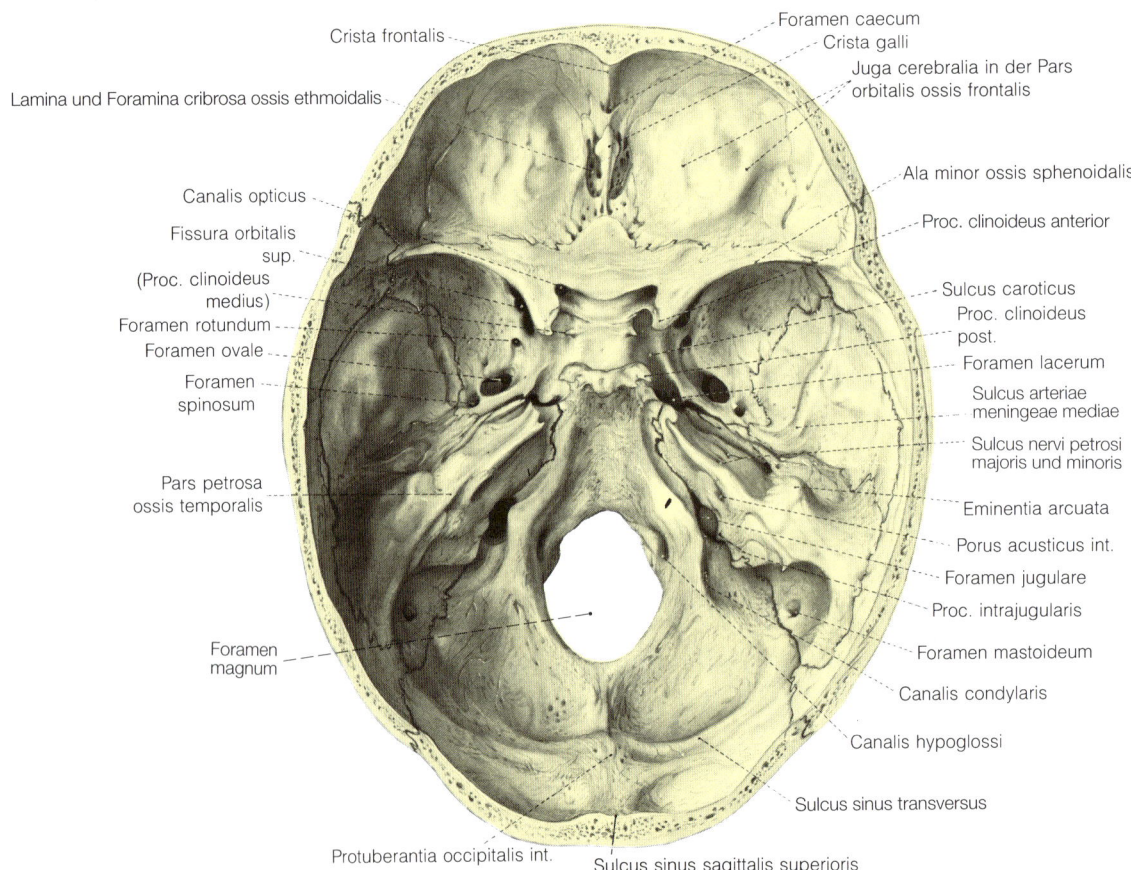

Crista frontalis
Foramen caecum
Crista galli
Juga cerebralia in der Pars orbitalis ossis frontalis
Lamina und Foramina cribrosa ossis ethmoidalis
Ala minor ossis sphenoidalis
Canalis opticus
Proc. clinoideus anterior
Fissura orbitalis sup.
(Proc. clinoideus medius)
Sulcus caroticus
Proc. clinoideus post.
Foramen rotundum
Foramen ovale
Foramen lacerum
Foramen spinosum
Sulcus arteriae meningeae mediae
Sulcus nervi petrosi majoris und minoris
Pars petrosa ossis temporalis
Eminentia arcuata
Porus acusticus int.
Foramen jugulare
Proc. intrajugularis
Foramen mastoideum
Foramen magnum
Canalis condylaris
Canalis hypoglossi
Sulcus sinus transversus
Protuberantia occipitalis int.
Sulcus sinus sagittalis superioris

Abb. 8.4-20 Schädelbasis, Hirnfläche.

quert den Gelenkteil des Os occipitale nach rostral und seitlich und dient dem XII. Hirnnerven, einem Venenplexus und häufig einer A. meningea posterior als Durchtritt.

Der **Sulcus sinus sigmoidei** entspricht dem Verlauf eines venösen Blutleiters im Innern der harten Hirnhaut, der über den Sinus sigmoideus in die V. jugularis interna mündet. Diese beginnt mit dem *Bulbus superior venae jugularis* am Foramen jugulare und zieht neben der Wirbelsäule in der Halsregion abwärts. – Das Foramen jugulare ist meist durch einen knöchernen, nicht immer durchgehenden Steg in zwei Abteilungen getrennt. Durch die kleinere, vordere Öffnung tritt der neunte Hirnnerv, *N. glossopharyngeus*, mit dem kleinen *Sinus petrosus inferior*, in der hinteren liegen zehnter und elfter Hirnnerv, *N. vagus* und *N. accessorius*, sowie der Bulbus superior venae jugularis. In Verfolgung des Sulcus sinus sigmoidei haben wir den Bereich des Os occipitale überschritten und sind an die Hinterfläche des **Schläfenbeins**, *Os temporale*, gelangt, das mit seiner Pyramide, *Pars petrosa* (s. Abb. 8.4-10c u. 20), die hintere von der mittleren Schädelgrube abgrenzt. Die **Hinterfläche der Felsenbeinpyramide**, *Facies posterior partis petrosae*, an deren Grund der Sulcus sinus sigmoidei verläuft, gehört der hinteren Schädelgrube an. Der Nerv für das Gehör- und Gleichgewichtsorgan, *N. vestibulocochlearis (VIII)*, das die Felsenbeinpyramide beherbergt, gelangt zusammen mit dem motorischen Gesichtsnerven, dem *N. facialis*, an die Hinterfläche heran und tritt durch den **Meatus acusticus internus** in diese ein. Die Eintrittsöffnung dieses Kanals wird als *Porus acusticus internus* bezeichnet (s. Abb. 8.4-10c). Zwischen diesem und dem Sulcus sinus sigmoidei findet sich die spaltförmige *Apertura externa aquaeductus vestibuli*. Von der Lehne des Türkensattels kommend, findet sich zwischen den Spitzen der Felsenbeinpyramiden ein Abhang zum Hinterhauptloch, der **Clivus** (s. Abb. 8.4-10c).

In ihm sind die Körper des Hinterhauptbeins und des Keilbeins, die in der Entwicklung etwa zwischen dem 16. und 20. Lebensjahr noch durch eine Knorpelfuge, **Synchondrosis spheno-occipitalis**, getrennt waren, zu einer festen knöchernen Vereinigung gelangt.

Gelegentlich sind Reste dieser Fuge erkennbar. Das Anlegen von Tangenten am Planum sphenoidale und am Clivus erlaubt die Bestimmung des **Schädelbasiswinkels,** der etwa bei 118° liegt. Bei Fehlbildungen im Clivusbereich **(Platybasie)** oder in der Umgebung des Foramen magnum **(basiläre Impression)** flacht der Basisknickungswinkel bis zu 140° ab.

Die beiden dem Türkensattel zustrebenden Pyramiden und der zwischen ihnen gelegene Clivus gehören zu den festesten Verstrebungen der Schädelbasis.

Mittlere Schädelgrube

Diese ist durch den Türkensattel deutlich zweigeteilt. Der Name **Türkensattel,** *Sella turcica*, ist aus der Gestaltung dieses Vorsprungs verständlich. Er besitzt in seiner Mitte eine kleine Grube, *Fossa hypophysialis*, zur Aufnahme der Hypophyse. Hinten wird diese Grube von der Sattellehne, *Dorsum sellae*, überragt, das lateral beidseits zu den *Processus clinoidei posteriores* ausgezogen

erscheint. Die vor der Grube liegende Erhebung heißt Sattelknopf, *Tuberculum sellae*. Vor diesem liegt der *Sulcus praechiasmaticus*. Der Türkensattel entspricht der besonders gestalteten Oberfläche des Keilbeinkörpers.

Seitlich grenzen an den Türkensattel die beiden lateralen Anteile der mittleren Schädelgrube. Sie grenzen mittels der scharfen, dorsalwärts konkav gebogenen und nach medial und hinten in die *Processus clinoidei posteriores* auslaufenden hinteren Kante des **kleinen Keilbeinflügels,** *Ala minor ossis sphenoidalis*, an die vordere Schädelgrube. Im übrigen wird die mittlere Schädelgrube vom **großen Keilbeinflügel,** *Ala major ossis sphenoidalis* (vorne), von der *Facies anterior partis petrosae* des **Felsenbeins** (hinten) und von der *Pars squamosa* des **Schläfenbeins** (lateral) gebildet. Die mittlere Schädelgrube enthält wichtige Durchtrittskanäle für Hirnnerven und Gefäße.

Vorne, zwischen großem und kleinem Keilbeinflügel, liegt ein geräumiger Spalt, *Fissura orbitalis superior*, durch den Nerven und Gefäße aus der mittleren Schädelgrube in die Augenhöhle ziehen.

Die Augenhöhle liegt – etwa in gleicher Höhe wie die mittlere Schädelgrube – vor dieser und ist von ihr nur durch die Knochenplatte des großen Keilbeinflügels getrennt, der somit den hinteren Teil der Seitenwand der Augenhöhle bildet. Noch ein zweiter Weg führt in die Augenhöhle. Dicht unterhalb der Processus clinoidei anteriores liegt ein Kanal, *Canalis opticus*, für den Durchtritt des **Sehnerven** und der *A. ophthalmica*.

Am Boden der mittleren Schädelgrube führen Löcher in Regionen, die sich unterhalb der Schädelbasis befinden. Drei dieser Löcher liegen im Bereich des großen Keilbeinflügels, sie werden in der Folge von vorn nach hinten als **Foramen rotundum** (für den *N. maxillaris*), **Foramen ovale** (für den *N. mandibularis*) und **Foramen spinosum** (für die *A. meningea media*) bezeichnet (Abb. 8.4-20 u. 21).

Medial vom Foramen ovale liegt zwischen Felsenbein und Ala major ossis sphenoidalis das „zerrissene Loch", **Foramen lacerum.** Am nichtmazerierten Schädel ist dieses nicht verknöcherte Überbleibsel des Chondrocraniums durch **Faserknorpel** ausgefüllt. Auf dem Foramen lacerum ruht die *A. carotis interna*, die von unten her durch den *Canalis caroticus* in das Schläfenbein eintritt und nach kurzem Verlauf in ihm auf dem Foramen lacerum wieder zum Vorschein kommt, um sich nach medial dem Türkensattel zuzuwenden. Sie läuft in einer Knochenrinne des Keilbeins, **Sulcus caroticus,** an seiner Seitenfläche nach vorn. Einige später zu besprechende Nerven benutzen das Foramen lacerum als Durchtrittsstelle.

An der **Vorderfläche der Felsenbeinpyramide,** *Facies anterior partis petrosae*, fällt die Erhebung der *Eminentia arcuata* auf, welche die Lage des Canalis semicircularis anterior anzeigt. Medial liegen zwei Rinnen bzw. Austrittsstellen für zwei Nerven: *Hiatus* bzw. *Sulcus canalis nervi petrosi majoris* und *Hiatus canalis nervi petrosi minoris*. Die Seitenwand der mittleren Schädelgrube wird zum größten Teil von der mit der Pyramide fest verwachsenen **Schläfenbeinschuppe,** *Pars squamosa ossis temporalis*, gebildet, an die sich nach vorn der

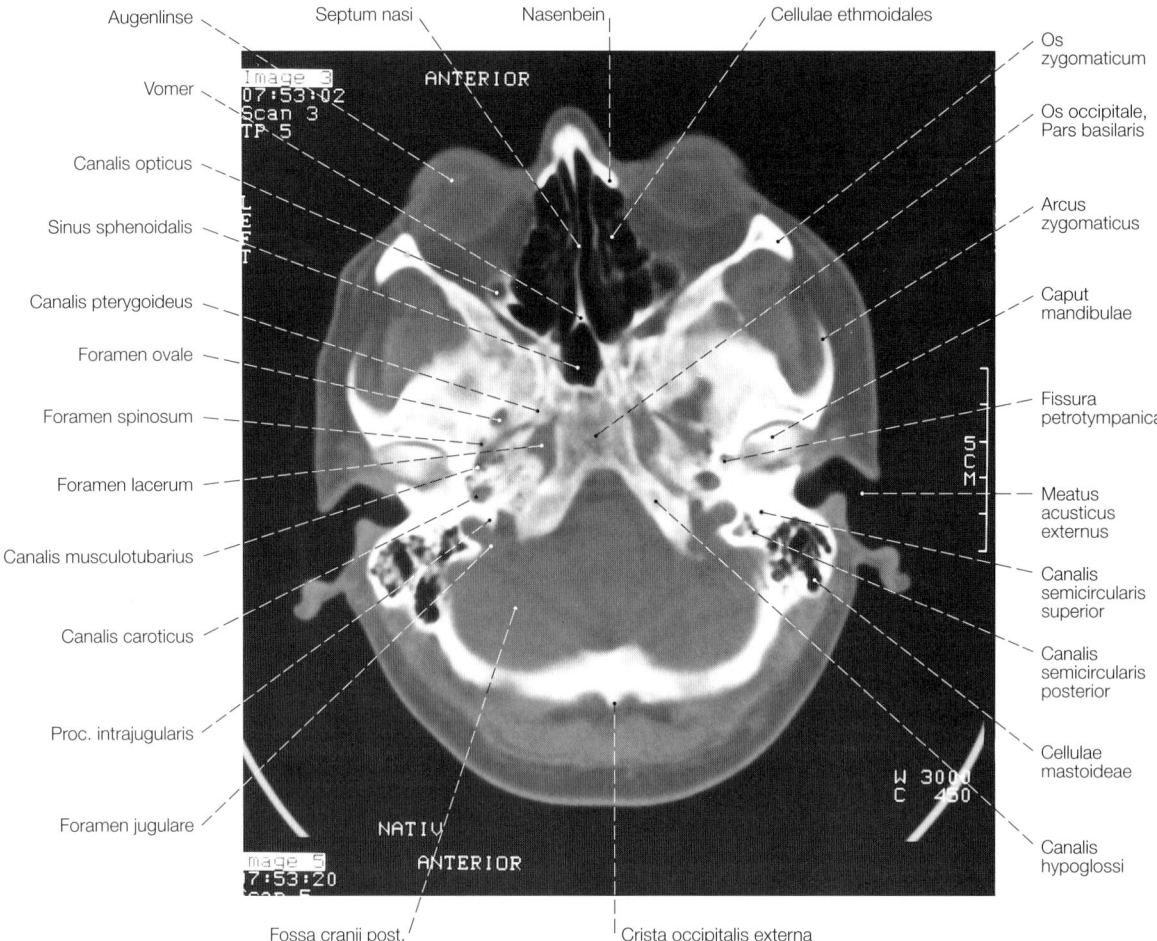

Augenlinse — Septum nasi — Nasenbein — Cellulae ethmoidales — Os zygomaticum — Vomer — Os occipitale, Pars basilaris — Canalis opticus — Arcus zygomaticus — Sinus sphenoidalis — Caput mandibulae — Canalis pterygoideus — Foramen ovale — Fissura petrotympanica — Foramen spinosum — Foramen lacerum — Meatus acusticus externus — Canalis musculotubarius — Canalis semicircularis superior — Canalis caroticus — Canalis semicircularis posterior — Proc. intrajugularis — Cellulae mastoideae — Foramen jugulare — Canalis hypoglossi — Fossa cranii post. — Crista occipitalis externa

Abb. 8.4-21   Horizontales Computertomogramm durch die Schädelbasis (Ebene Nasenbein – Foramen magnum).

große Keilbeinflügel, *Ala major ossis sphenoidalis,* anschließt.

Vordere Schädelgrube

Sie ist einfach gebaut und leicht zu überblicken. An ihrer Bildung nehmen drei Knochen teil: das in der Mitte gelegene **Siebbein,** *Os ethmoidale,* das **Stirnbein,** *Os frontale,* und das **Keilbein,** *Os sphenoidale,* die den Boden, die Seiten- und Vorderwand der Schädelgrube bilden.

Die Grenze gegen die mittlere Schädelgrube wird, wie schon erwähnt, durch den **kleinen Keilbeinflügel,** *Ala minor ossis sphenoidalis* (s. Abb. 8.4-20), dargestellt. Die vordere Schädelgrube überdacht die beiden Augenhöhlen und den zwischen ihnen liegenden oberen Abschnitt der Nasenhöhle. Das **Dach der Augenhöhle** wird gebildet durch eine horizontal stehende Platte, *Pars orbitalis,* des Stirnbeins, an die sich nach hinten der kleine Keilbeinflügel anschließt. Die Bodenfläche der vorderen Schädelgrube ist durch Impressiones digitatae und Juga cerebralia den Windungen und Furchen des Stirnhirns angepaßt.

In der Mitte der Schädelgrube zwischen den Partes orbitales des Stirnbeins liegt eine dem *Siebbein* angehörende, mit zahlreichen kleinen Löchern versehene

Knochenplatte, **Lamina et Foramina cribrosa** (s. Abb. 8.4-20). Durch die Löcher dieser Siebplatte treten die *Nn. olfactorii (I)* aus der darunterliegenden Nasenhöhle zum Gehirn. In der Mitte der Siebplatte erhebt sich ein sagittal stehender Knochenfirst, die **Crista galli,** Hahnenkamm. An ihm ist die Hirnsichel, *Falx cerebri,* die die beiden Großhirnhälften trennt, fest verankert. Die Falx cerebri läuft in der Mittellinie des Schädeldachs bis zur *Protuberantia occipitalis interna* und bildet wie die Sehne eines Bogens eine Verspannung des Schädelgewölbes.

Die **Sattelgrube,** *Fossa hypophysialis,* wird von der Dura mater encephali überspannt, so daß für die Hypophyse eine Kammer zustande kommt, deren Dach, **Diaphragma sellae,** vom Stiel der **Hypophyse** durchbohrt wird. Die an den vier Ecken vorragenden Processus bilden besondere Befestigungspunkte für die Faserzüge der Dura, die hauptsächlich vom Kleinhirnzelt, *Tentorium cerebelli,* kommen. Die Fasern, die vom Processus clinoideus posterior ausstrahlen, schließen sich im Diaphragma sellae zu Kreiszügen zusammen, die vom Processus clinoideus anterior abstrahlenden Züge gehen vor dem Sattelknopf, **Tuberculum sellae,** auf die andere Seite. So bildet der Türkensattel mit seinen vier Eckpfosten für das Faserwerk der Dura einen Punkt, in dem die Fasern zusammenstrahlen und sich überkreuzen. Die Durabrücken, die zwischen den Pfosten verlaufen, können teilweise verknöchern und damit auch die Seitenwand der **Hypophysenkammer** knöchern verstärken.

1.3.6 Außenfläche der Schädelbasis

Am reichhaltigsten ist das Relief auf der Unterseite des Schädels, **Basis cranii externa** (s. Abb. 8.4-19). Hier taucht die Schädelbasis in die Weichteile des Halses ein. Man findet Ansatzstellen für Muskeln, es ergeben sich Beziehungen zur Wirbelsäule und zum Rachen. Der vordere Teil bildet als Oberkiefer das Dach der Mundhöhle und enthält den oberen Zahnbogen. Nach hinten schließt sich der mittlere Teil der Schädelbasis an, der bis zum Vorderrand des Foramen magnum reicht. Von hier aus erstreckt sich der hintere Teil der Schädelbasis bis auf das Nackenfeld.

Hinterer Abschnitt der Schädelbasis

Im hinteren Teil der äußeren Schädelbasis dehnt sich vom Foramen magnum das Nackenfeld auf die **Schuppe des Hinterhauptbeins,** *Squama occipitalis,* aus. Unter den Nackenmuskeln gelegen, ist die Schuppe dünn und durchscheinend. Eine sagittale Leiste *(Crista occipitalis externa)* beginnt an der hinteren Umrandung des Hinterhauptlochs, während rechts und links von ihr zwei quere Leisten, **Lineae nuchales** *inferiores,* vorspringen. An der oberen Grenze des Nackenfelds verläuft quer die *Linea nuchalis superior.* Am Treffpunkt beider Linien liegt in der Mitte die **Protuberantia occipitalis externa,** die sehr wechselnd ausgebildet (beim weiblichen Schädel häufig fehlend) ist und zuweilen einen starken Knochenzapfen bildet. Man fühlt diesen Vorsprung durch die Haut und kann danach die Lage der **Grenzlinie zwischen Kleinhirn und Großhirn** bestimmen.

Allerdings kann die äußere Protuberanz etwas höher stehen als die innere. Während die Innenseite vom Kleinhirn ihre Höhlung erhält, ist das Relief der Außenseite von der Muskulatur geprägt.

An den Seiten des Hinterhauptlochs, etwas nach vorn gerückt, erhebt sich jederseits der **Condylus occipitalis,** der eine Gelenkfläche trägt (s. Abb. 8.4-19). In einer Grube, *Fossa condylaris,* hinter den Gelenkhöckern öffnet sich ein variabler Venenkanal, **Canalis condylaris,** dessen innere Mündung im *Sulcus sinus sigmoidei* liegt.

Seitlich vom Condylus wird die Mündung des **Canalis hypoglossi** sichtbar. An der Grenze gegen das Schläfenbein schließt sich das *Foramen jugulare* an, das durch die *Processus intrajugulares* beider Nachbarknochen gelegentlich in zwei getrennte Löcher zerlegt werden kann. Meist ist das rechte **Foramen jugulare** weiter und größer, da die Blutleiter rechts voluminöser sind. Die Vena jugularis, die am Foramen jugulare des Sinus sigmoideus beginnt, zeigt die bereits erwähnte Anschwellung, **Bulbus superior venae jugularis,** die in die *Fossa jugularis* des Felsenbeins eingebettet ist. Diese Grube wölbt sich gegen den Boden der Paukenhöhle, Paries jugularis der Cavitas tympanica, vor und kann diese Wand zu einer durchscheinenden Lamelle verdünnen.

Mittlerer Abschnitt der Schädelbasis

Seitlich vom Foramen jugulare ragt aus der Unterfläche der Pyramide des Schläfenbeins der **Griffelfortsatz,** *Processus styloideus,* hervor, der, aus dem zweiten Viszeralbogen entstanden, an einem Band das Zungenbein hält.

Weiter nach außen und hinten folgt der **Warzenfortsatz,** *Processus mastoideus,* der durch einen Einschnitt, die *Incisura mastoidea,* nach medial abgegrenzt ist. Zwischen Griffel- und Warzenfortsatz mündet der *Canalis facialis* mit dem *Foramen stylomastoideum* (Abb. 8.4-19).

Der **Warzenfortsatz** entwickelt sich beim Menschen im Laufe des zweiten Lebensjahrs. Von der Paukenhöhle aus wachsen luftgefüllte Säckchen in das Innere hinein, so daß der Knochen nach dem sechsten Lebensjahr meist einen rein pneumatischen Aufbau zeigt. Es entsteht ein Wabenwerk von zusammenhängenden Hohlräumen, **Cellulae mastoideae.** Die kleineren Spongiosaräume können rotes Knochenmark enthalten. Größe und Anordnung der Zellen sind individuell sehr wechselnd und interessieren besonders den Ohrenarzt, der bei einer vom Mittelohr ausgehenden **Vereiterung** die Zellen ausräumt. Die flachen Warzenfortsätze zeigen in der Regel eine geringe, die besonders gewölbten eine gute Pneumatisation. Solche Zellen können sich bis in die Spitze der Pyramide erstrecken und als perilabyrinthäre Zellen durch ihre dichte Nachbarschaft zum Labyrinth bei Erkrankungen große Schwierigkeiten bereiten.

Vor dem Foramen jugulare findet sich der äußere Zugang zum **Canalis caroticus,** der die *A. carotis interna* in die Schädelhöhle führt. Eine rinnenförmige Vertiefung, **Sulcus tubae auditoriae,** die z. T. am Hinterrand des großen Keilbeinflügels liegt, leitet zum *Canalis musculotubarius* an der Spitze der Pyramide. In dieser Rinne ist der Knorpel der *Tuba auditoria* (EUSTACHISCHE Röhre) befestigt. Wenn der Boden dieser Rinne durchbrochen ist, fließt diese Spalte mit dem unregelmäßig gestalteten *Foramen lacerum* zusammen.

Vor dem Warzenfortsatz liegt der **knöcherne Teil des Gehörgangs,** *Meatus acusticus externus,* dessen Boden und Seitenwände von der *Pars tympanica* des Schläfenbeins gebildet werden.

Am oberen hinteren Rand der äußeren Öffnung des Gehörgangs, *Porus acusticus externus,* findet sich meist ein kleiner Knochenstachel, **Spina suprameatica,** der von der Schläfenschuppe gebildet wird und einen festeren Anheftungspunkt für den rein fibrösen Teil des knorpeligen Gehörgangs darstellt. Bei der Aufmeißelung des Warzenfortsatzes bildet dieser Stachel eine wichtige Marke, da er die untere Grenze der mittleren Schädelgrube markiert. An der vorderen Wand des knöchernen Gehörgangs steigt die *Pars tympanica* steil in die Höhe und bildet die hintere Wand der **Fossa mandibularis,** die den Gelenkkopf des Unterkiefers aufnimmt und nach vorn durch das **Tuberculum articulare** abgegrenzt ist. Am Grunde der Fossa mandibularis drängt sich zwischen Pars tympanica und Schläfenschuppe, *Pars squamosa,* eine Knochenleiste der Pyramide, **Crista tegmentalis,** ein, die mit der Pars tympanica eine Spalte, **Fissura petrotympanica** (GLASERsche Spalte), begrenzt. Durch diese Spalte tritt die **Chorda tympani** aus. Da dieser Nerv außerhalb des Kiefergelenks bleiben muß, kann dessen Gelenkpfanne nur in dem vorderen Teil der Grube liegen, der von der Schläfenschuppe gebildet wird. Zwischen der Crista tegmentalis und der Pars squamosa liegt die *Fissura petrosquamosa.*

Verfolgt man die Crista tegmentalis nach medial, stößt man auf die vorspringende Ecke des großen Keilbeinflügels mit dem **Foramen spinosum.** Dann folgt das größere **Foramen ovale.** Von hier aus breitet sich die horizontal gestellte Fläche des großen Keilbeinflügels aus, die als **Facies infratemporalis** durch eine stumpfe **Crista infratemporalis** gegen die *Facies temporalis* abgegrenzt ist.

Über die Facies infratemporalis gelangt man seitlich zur Schläfengrube, nach vorn zur *Fissura orbitalis inferior* und zur Flügelgaumengrube, *Fossa pterygopalatina*, die zwischen Oberkiefer und Flügelfortsatz liegt.

Die Facies infratemporalis bildet zusammen mit dem horizontalen Teil der Schläfenschuppe das **Dach der Unterschläfengrube,** *Fossa infratemporalis*, die die Schläfengrube fortsetzt und nach lateral vom Jochbogen begrenzt wird. Sie enthält den Muskelfortsatz des Unterkiefers, ferner die Mm. pterygoideus lateralis und medialis sowie Blutgefäße und Nerven.

Im Mittelfeld der äußeren Schädelbasis findet man vor dem großen Hinterhauptloch auf dem Körper des Hinterhauptbeins, *Pars basilaris ossis occipitalis*, einen flachen Höcker, *Tuberculum pharyngeum*, an dem sich die *Raphe pharyngis* anheftet. Von hier aus erstreckt sich nach der Seite und nach vorn die knöcherne Grundlage für das Rachendach, das nach vorn mit zwei Toren, den *Choanae*, in die **Nasenhöhle**, *Cavitas nasi*, führt. Diese **Choanen** werden rechts und links von je einem Pfeiler flankiert, der von den großen Keilbeinflügeln herabsteigt, **Flügelfortsatz,** *Processus pterygoideus.* Die äußere Knochenplatte dieses Fortsatzes, *Lamina lateralis*, ist kurz und breit und dient dem M. pterygoideus lateralis zum Ursprung. Die innere Lamelle, *Lamina medialis*, die als Belegknochen entsteht, ist lang und schmal und endet in einem lateral gekrümmten Knochenhaken, *Hamulus pterygoideus.* Beide Lamellen begrenzen eine nach hinten offene Grube, *Fossa pterygoidea*, in der der M. pterygoideus medialis entspringt. Je stärker der Muskel entwickelt ist, desto größer ist die Fossa pterygoidea ausgebildet. Auf seiner dem Oberkiefer zugewandten Fläche trägt der Processus pterygoideus eine Rinne, die durch entsprechende Furchen am Gaumenbein und am Oberkiefer zum **Canalis palatinus major** geschlossen wird. Dieser mündet 30 mm hinter dem Dens caninus und 15 mm von der Sutura palatina mediana entfernt auf dem knöchernen Gaumen mit dem *Foramen palatinum majus;* während seines Verlaufs zweigen sich kleine Gaumenkanälchen ab, die sich mit den *Foramina palatina minora* hinter dem Foramen palatinum majus öffnen.

Der Canalis palatinus major steht oben mit einem dreiseitigen schmalen Raum in Verbindung, der zwischen Oberkiefer und Processus pterygoideus *(Facies maxillaris)* liegt und als **Flügelgaumengrube,** *Fossa pterygopalatina*, bezeichnet wird. Diese Grube bildet einen **Kreuzungspunkt wichtiger Verkehrswege** für Nerven und Gefäße. Von der Schädelhöhle her öffnet sich das *Foramen rotundum* und läßt den *N. maxillaris* (V_2) durch die Grube hindurch zur *Fissura orbitalis inferior* an den Boden der Augenhöhle treten. Der zweite Weg geht durch den seitlichen Eingang der Flügelgaumengrube **(Fissura pterygomaxillaris).** Er stößt an die mediale Wand, die von der senkrechten Lamelle des Gaumenbeins gebildet wird und durch das **Foramen sphenopalatinum** einen Zugang zur Nasenhöhle hat (Abb. 8.4-35). Die hintere Wand der Grube wird vom *Processus*

pterygoideus gebildet, der an seiner Wurzel in sagittaler Richtung von einem wichtigen Nervenkanal, **Canalis pterygoideus,** durchzogen ist. Beachten wir schließlich, daß sich die Grube nach unten zum **Canalis palatinus major** für *A. palatina descendens* und *N. palatinus major* verengt, dann verstehen wir, daß die Flügelgaumengrube in allen drei Richtungen des Raums von Leitungsbahnen durchzogen wird.

Vorderer Abschnitt der Schädelbasis

Der Knochenrahmen der Choanen besteht seitlich aus der medialen Lamelle des Processus pterygoideus. Gegen die Mundhöhle erfolgt die Abgrenzung durch die **horizontale Platte des Gaumenbeins,** *Lamina horizontalis*, die in der Mittellinie als *Spina nasalis posterior* vorspringt. Die hintere Kante des **Pflugscharbeins,** *Vomer*, grenzt in der Mitte die beiden Öffnungen gegeneinander ab. Im Dach der Choanen weicht der Vomer in zwei Flügel, *Alae vomeris*, auseinander und umfaßt die Unterfläche des Keilbeinkörpers. Hier greift zwischen die Flügel des Vomer das *Rostrum sphenoidale*, ein Knochenkamm, der vom *Septum sinuum sphenoidalium* ausgeht. Beim Einblick in die Nasenhöhle erkennt man die drei Nasenmuscheln; mit Hilfe der hinteren Nasenspiegelung, *Rhinoscopia posterior*, ist dies auch beim Lebenden möglich.

Unterhalb der Choanen breitet sich das Dach der **Mundhöhle,** *Cavitas oris*, der **harte Gaumen,** *Palatum osseum*, aus, der seitlich und vorn vom **Zahnfortsatz,** *Processus alveolaris*, des Oberkiefers umrandet wird. Den hinteren kleinen Abschnitt des harten Gaumens bildet die horizontale Platte des Gaumenbeins, *Lamina horizontalis*, die sich durch eine quere Naht, *Sutura palatina transversa*, an den Oberkiefer anschließt. In der Mittellinie werden die Knochen beider Seiten durch die mediane Gaumennaht, *Sutura palatina mediana*, in Verbindung gebracht. Im vorderen Abschnitt dieser Naht stößt man auf das **Foramen incisivum,** den gemeinsamen Eingang in die beiden *Canales incisivi*, die den Gaumen durchsetzen (s. Abb. 8.4-19). Vom Foramen incisivum aus kann man gelegentlich eine Spur der Zwischenkiefernaht *(Sutura incisiva)* gegen die Grenze zwischen Schneidezähnen und Eckzahn verfolgen. Vom **Foramen palatinum majus** aus ziehen Gefäßfurchen nach vorn und geben durch ihre verschiedene Tiefe dem Gaumenrelief ein mehr oder weniger rauhes Aussehen.

Durch ein stärkeres Wachstum der Ränder der medianen Gaumennaht kann eine sagittale Knochenerhebung, der **Gaumenwulst** *(Torus palatinus)*, zustande kommen. Während sich dieser Mittelpfeiler des Gaumens verstärkt, können die Felder rechts und links von ihm papierdünn werden. Sie sind, mit Ausnahme der vorderen Teile, offenbar vom Kaudruck entlastet und atrophieren daher meist im Alter. Von Interesse ist auch die Wölbungsform des Gaumens, der hinten höher ist als vorn. Beim weiblichen Geschlecht ist der Gaumen in der Regel flacher als beim männlichen. Ein hoher spitzbogiger Gaumen, der zusammen mit kleinen Kieferhöhlen vorkommt, wird vielfach als Degenerationszeichen angesehen, zumal gleichzeitig die Nasenatmung behindert ist. Während der Unterkiefer aus einem Stück besteht, ist der **Gaumen aus sechs Teilen zusammengesetzt.** Da das Knochenwachstum an den Knochennähten erfolgt, ist reichlich Gelegenheit gegeben, den Gaumen während des Wachstums in seiner Form umzugestalten. Der Gaumen besitzt in den Nähten innere Wachstumsränder, die dem Unterkiefer fehlen.

2 Gestaltungsfaktoren der Schädelform[1]

2.1 Innere und äußere Einflüsse auf die Schädelform

Die Form des Schädels ist das Endergebnis eines umfassenden Gestaltungs- und Umformungsprozesses. Zum einen müssen sich die Schädelknochen während der Entwicklung dem Wachstum des Gehirns und des Auges anpassen, zum anderen müssen sich die Knochenstrukturen so entwickeln, daß sie dem Kaudruck, dem Raumbedarf der Zähne und der Befestigung der Kau- bzw. Hals- und Nackenmuskulatur angepaßt sind. Daneben spielen die Entwicklung der pneumatischen Höhlen und die Eigenform des Gesichtsskeletts ebenfalls eine Rolle. Zu diesen lokalen Faktoren kommen weitere, wie die Geschlechtsabhängigkeit der Schädelform und Altersveränderungen. So hat der **weibliche Schädel** eine deutlich grazilere Form und schwächere Oberflächenstrukturen, wie etwa schmalere Arcus superciliares, eine meist verstrichene Glabella, betonte Tubera frontalia, einen zarteren Jochbogen und Warzenfortsatz. Die Altersabhängigkeit der Schädelstruktur äußert sich u.a. am Kiefergerüst und vor allem an den Schädelnähten, die von den Anthropologen und Rechtsmedizinern zur Altersbestimmung herangezogen werden.

Vorzeitige Verknöcherungen von Schädelnähten führen andererseits zu oft charakteristischen Veränderungen der Schädelform. Wird z.B. die Sagittalnaht frühzeitig verschlossen, so entsteht der **Kahnschädel**, *Scaphocephalus*, bei dem das wachsende Gehirn den Schädel in Richtung des geringsten Widerstands, d.h. in die Längsrichtung, ausdehnt. Dabei verjüngt sich das Schädeldach keilförmig gegen den Scheitel zu. Im Gegensatz dazu steht der **Turmschädel**, *Turricephalus*, bei dem durch frühzeitigen Verschluß der Kranznaht das Wachstum in sagittaler Richtung gehemmt wird und sich dafür in die Höhe und Breite wendet.

Änderungen im Volumen des Schädelinhalts, z.B. beim *Hydrocephalus*, „Wasserkopf", bzw. beim *Anencephalus*, bei dem das End- und Zwischenhirn nicht ausgebildet sind, führen zu typischen Deformitäten des Schädels. Im ersteren Fall vergrößert sich das Neurocranium ganz enorm, während es sich im zweiten Fall nicht entwickelt. Die große Plastizität des Schädels, vor allem in der Wachstumsphase, äußert sich auch in der mechanischen Beeinflußbarkeit. Bei bestimmten Rassen (Inkas) wurden künstliche Schädeldeformationen durch Binden und Verschnüren des Neugeborenenkopfes über längere Zeit erzeugt, die, einem bestimmten Schönheitsideal verpflichtet, zu ungewöhnlichen Schädelformen führten.

2.2 Funktioneller Bau des Schädels

Mechanische Untersuchungen über die Materialeigenschaften des Schädels haben ergeben, daß seine **Elastizität** etwa dem Hookeschen Elastizitätsgesetz folgt. Bei frontal ansetzender Druckbelastung fand man Bruchlasten bis zu 7700 N; dabei wurde der Schädel zwischen

4,2 bis 7,3 mm gestaucht. Bei vertikaler Belastung mit bis zu 7900 N ergaben sich Stauchungen bis ca. 12 mm. Diese Widerstandsfähigkeit des Schädels gegen äußere Krafteinwirkungen liegt in seinem konstruktiven Bau begründet, der z.B. die ganz erheblichen Kaudrücke auffangen muß. Allgemein läßt sich die Schädelkonstruktion als eine von Pfeilern und sekundären, schwingungsfähigen Bögen getragene Kuppel auffassen. Durch die Elastizität des Baumaterials Knochen, die Pfeilerkonstruktion, die innere Verspannung bzw. Zuggurtung durch das System der Dura mater, die schwingungsdämpfenden Nasennebenhöhlen und die besondere Art der Anheftung des Splanchnocraniums an das Neurocranium werden die mechanischen Belastungen des Schädels nahezu erschütterungsfrei aufgefangen. Neben den gewaltigen Kräfteleistungen der Kaumuskeln fallen die den gesamten Kopf bewegenden Muskeln und die Schwerkraft weniger ins Gewicht. Insbesondere der Bereich der mittleren und der vorderen Schädelgrube liegt im Einflußgebiet der Kaumuskulatur. Das Ursprungsfeld dieser Muskeln ist in Abb. 8.4-22 auf die mittlere Schädelgrube projiziert und greift über den Seitenrand der Schädelbasis bis zum Jochbogen. Auf diese Teile wird von unten her ein Zug ausgeübt. Der **Kaudruck** pflanzt sich hingegen über bestimmte Knochenpfeiler in die Schädelbasis fort. Auf den hauptsächlich vom Kauakt beanspruchten Teil der Schädelbasis, die sog. **Kauplatte,** wirkt demnach im mittleren Teil der Zug der Kaumuskeln nach unten, während durch die **Kaudruckpfeiler,** z.T. auch durch das Kiefergelenk, ein Druck nach oben gerichtet ist.

Die den Kaudruck weiterleitenden Pfeiler verteilen sich auf Mandibula und Maxilla. Vom Oberkiefer ausgehend umgehen sie die großen Höhlen (Nasenhöhle, Nasennebenhöhlen, Orbita), durch deren Unter- und Oberränder sie wie durch Querstreben miteinander verbunden werden. Die **von der Maxilla ausgehenden Pfeiler** sind der Caninuspfeiler, der Jochbeinpfeiler und der schwache Flügelgaumenpfeiler.

Der **Caninuspfeiler** (auch Stirn-Nasen-Pfeiler) beginnt in der Gegend der Eckzahnalveole, umgeht die *Apertura piriformis* und verläuft weiter im Stirnfortsatz des Oberkiefers, von wo aus er im medialen Oberrand der Orbita verstreicht.

Der **Jochbeinpfeiler** führt von den Backenzahnalveolen den Druck in das Jochbein. Von hier aus lassen sich zwei Wege verfolgen. Der eine geht über den Stirnfortsatz des Jochbeins in das Stirnbein über und teilt sich hier auf in einen Ausläufer nach hinten bis in die *Linea temporalis inferior,* und in einen vorderen in den lateralen Teil des oberen Orbitarandes. Der zweite Weg aus dem Jochbein folgt dem Jochbogen bis zum *Tuberculum articulare* bzw. der *Crista supramastoidea.* Der schwache **Flügelgaumenpfeiler** leitet den Druck der hinteren Mahlzähne in den mittleren Bereich der Schädelbasis.

Von den horizontalen Querverstrebungen der drei genannten Pfeiler ist der Orbitaoberrand besonders wichtig. Die massive Ausprägung dieses Randes zu einem *Torus supraorbitalis* (Überaugenwulst), wie er z.B. für den Neandertaler typisch war, soll seinen Grund in dem hier stark entwickelten Kauapparat mit entsprechend hohen Kaudrücken haben.

---

[1] Bearbeitet auf der Grundlage des Kapitels in der 14. Aufl. (1985) von G. Aumüller

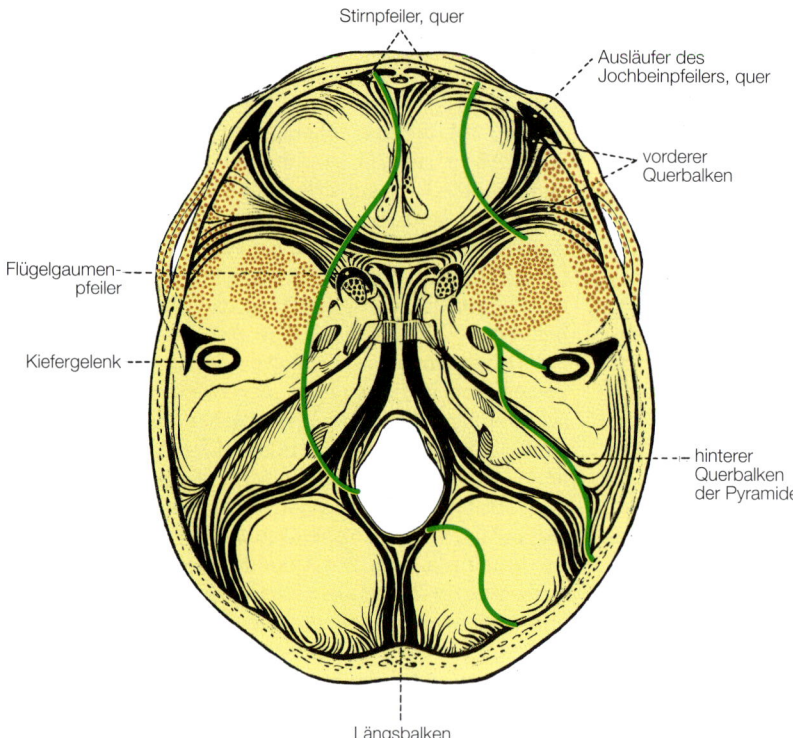

Stirnpfeiler, quer

Ausläufer des
Jochbeinpfeilers, quer

vorderer
Querbalken

Flügelgaumen-
pfeiler

Kiefergelenk

hinterer
Querbalken
der Pyramide

Längsbalken

Abb. 8.4-22   Innere Schädelbasis mit Verstärkungspfeilern. Der Ursprung der Kaumuskeln ist rot punktiert eingetragen, häufige Frakturlinien grün. (Nach STRASSER [12])

Die **konstruktive Grundlage der Mandibula** ist der sog. **Basalbogen,** der die *Basis mandibulae*, den mittleren Teil des *Ramus mandibulae* und den *Processus condylaris* umfaßt. Neben diesem **dentalen Verstärkungszug,** der von den Alveolen ausgeht, gibt es im Unterkiefer noch die **Kaumuskelapophysen,** eine *anguläre* und eine *temporale*. Die temporale beginnt im Bereich des *Processus coronoideus* und verstreicht im *Corpus mandibulae;* die anguläre entspricht der verdickten Knochenstruktur der Mandibula im Bereich des Kieferwinkels.

Der dentale Verstärkungsring bewirkt eine besondere Architektur der Alveolarfortsätze um die Vorderzähne. Hier gehen von den *Septa interalveolaria* Druckpfeiler senkrecht nach abwärts, die dann arkadenförmig in den Basalbogen einbiegen. Die langen Spongiosazüge laufen den Compactazügen im wesentlichen parallel. Eine Ausnahme machen die Alevolarfortsätze und der Gelenkfortsatz, wo senkrechte Kreuzungen in der Spongiosa vorkommen. Eine ähnliche Struktur wird im Kinnbereich beobachtet und ist als Verstärkungszone des hier besonders beanspruchten Knochens anzusehen.

2.3   Festigkeit und Statik

Die relative Bruchbelastbarkeit des Schädels beträgt etwa 1000 bis 1500 N/cm²; der weichteilbedeckte Schädel soll eine etwas geringere Bruchbelastbarkeit besitzen. Einer statischen Bruchlast von rund 1000 N/cm² ent-

spricht eine dynamische von etwa 200 bis 320 N/cm²: Dies erklärt die große Frakturgefährdung des Schädels, z. B. bei Auffahrunfällen.

An der Kalotte kommt es bei kleinflächigen **Impressionsfrakturen** zum Zersplittern der Lamina interna. Dies ist durch Abplattung und damit eine größere Zugbelastung bedingt.

Bei breitauftreffender Gewalt entstehen am Schädel **Berstungsbrüche,** die häufig die Schädelbasis betreffen, da hier Zonen mit unterschiedlicher Stärke des Knochens unmittelbar benachbart sind. Hier finden sich fast papierdünne Knochenlamellen neben ganzen Ketten von Öffnungen für durchtretende Gefäße und Nerven, während andererseits längs- und querverlaufende Knochenstreben die Schädelbasis aussteifen.

Man unterscheidet einen medianen Längsbalken und zwei Querstreben, die den Grenzen der Schädelgrube entsprechen. Der **mediane Längsbalken** geht vom Türkensattel aus und im Clivus nach unten, umrahmt das Hinterhauptloch und zieht weiter über den Sulcus sinus sagittalis superioris bis zur Crista frontalis und zur Crista galli. In diesem System bildet die bogenförmig verspannte Falx cerebri eine Art Zuggurtung (s. Abb. 8.4-22). Der **erste Querbalken** wird durch die Pyramide dargestellt, die allerdings nicht in allen Teilen gleiche Festigkeit besitzt, so daß bei Querbrüchen die in der Pyramide verlaufenden Hirnnerven (N. facialis und N. vestibulocochlearis) verletzt werden können.

Die Basen der Pyramiden werden durch die starke Querleiste des Sulcus sinus transversi verbunden und zu einem horizontalen Rahmen, der die hintere Schädelgrube umsäumt, geschlossen. In diesen Rahmen ist das

Kleinhirnzelt eingespannt und bildet mit dem Knochen eine ähnliche funktionelle Einheit wie die bereits genannte Durasichel im Sagittalbereich.

Der **zweite Querbalken** folgt ungefähr der Grenze der mittleren Schädelgrube und geht Verbindungen mit dem Jochbein- und dem Flügelgaumenpfeiler des Gesichtsskeletts ein.

Die unterschiedliche mechanische Stabilität der Schädelbasis hat bei Berstungsbrüchen charakteristische Verläufe der **Frakturlinien** zur Folge (s. Abb. 8.4-22). Mit Hilfe neuer bildgebender Verfahren (z. B. Computertomographie) lassen sich die Bruchspalten direkt nachweisen. Dabei hat sich gezeigt, daß sich die Frakturlinien nicht an die natürlichen Knochengrenzen halten. Im Bereich der **vorderen Schädelgrube** beginnen die Bruchlinien häufig im Orbitadach oder der Lamina cribrosa und ziehen zum Canalis opticus und weiter zum Foramen lacerum.

In der **mittleren Schädelgrube** sind Querbrüche der Sella in der Gegend der Sattellehne häufig, oder Längsbrüche durch das Felsenbein bis zum Foramen jugulare oder Canalis hypoglossi. Bei Gewalteinwirkung auf das Kinn bei geöffnetem Mund kann über den Basalbogen und den Gelenkfortsatz der Mandibula ebenfalls eine Fraktur in der mittleren Schädelgrube auftreten.

In der **hinteren Schädelgrube** sind die dort gelegenen kleineren Durchtrittsstellen und die dünnen Seitenteile der Hinterhauptschuppe besonders frakturgefährdet. Wird die Wirbelsäule bei senkrechter Gewalteinwirkung auf den Kopf in den Schädel hineingetrieben, entstehen die sog. **Ringfrakturen** in der Umgebung des großen Hinterhauptlochs.

Als **Symptome der Schädelbasisbrüche** können Blutungen auftreten, die ihren Weg nach außen suchen und aus den anatomischen Verhältnissen verständlich werden. Bei Fraktur des Orbitadachs dringt Blut entlang den Augenmuskeln in die Bindehaut und in die Augenlider: sog. **Brillenhämatom.** Blutungen oder Austritt von Liquor cerebrospinalis aus der Nase können die Folge eines Bruchs der Siebbeinplatte sein. Bei Frakturen der mittleren Schädelgrube und des Felsenbeins ist die Blutung aus dem Ohr ein häufiges Symptom. Bei Brüchen der hinteren Schädelgrube beobachtet man gelegentlich Blutaustritt unter die Haut des Warzenfortsatzes.

Berstungsbrüche am Gesichtsschädel sind häufig symmetrisch und treffen vor allem den **Oberkiefer.** Hier werden sie einem der drei Typen zugeordnet, die nach dem französischen Chirurgen R. Le Fort (1869–1951) benannt sind (Abb. 8.4-23).

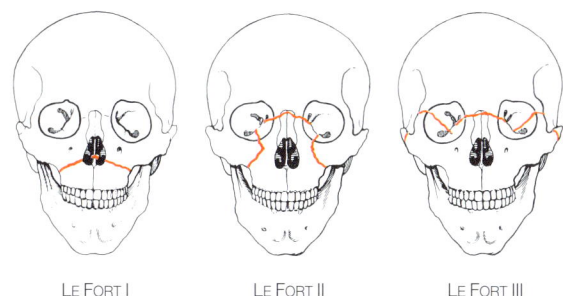

LE FORT I   LE FORT II   LE FORT III

Abb. 8.4-23   Oberkieferbrüche.
Le Fort I: Unterer Querbruch. Der zahntragende Teil des Oberkiefers ist mit dem Boden der Kieferhöhle abgesprengt.
Le Fort II: Pyramidenbruch. Der Bruch steigt nach medial zu den Augenhöhlen auf und läuft dann quer durch die Nasenwurzel.
Le Fort III: Abriß des Gesichtsschädels von der Schädelbasis. Der Bruch zieht quer durch die Nasenwurzel und die Augenhöhlen. Häufig sind auch die Jochbeine, das Siebbein sowie Stirnhöhlen und Keilbeinhöhle mitbetroffen. (Aus LIPPERT [6a])

3   *Die einzelnen Schädelknochen*

3.1   *Knochen des Neurocraniums*

Während in Rumpf und Gliedmaßen von einzelnen Verknöcherungszentren aus jeweils später nahtlose Einzelknochen aufgebaut werden, bleiben am Schädel zahlreiche der durch die Bildungs- und Wachstumsmechanik und ihre stammesgeschichtliche Tradition bedingten Grenzen der Verknöcherungsgebiete in Gestalt von Schädelnähten erhalten. Das, was von Nähten begrenzt wird, nennt man am Schädel einen „Schädelknochen".

Wenn man die einzelnen Knochen voneinander trennt, erscheinen an den Trennflächen viele neue Einzelheiten, die erst daraufhin geprüft werden müssen, ob sie für den sinnvollen Zusammenhang eine Bedeutung haben. Betrachtet man z. B. das isolierte Scheitelbein, ist es zur Beschreibung notwendig, vier Ränder und vier Winkel zu unterscheiden, also acht neue Namen einzuführen, die zum Verständnis des Schädeldachs nicht unerläßlich sind. Wenn eine Öffnung oder ein Kanal an der Grenze zweier Knochen liegt, ist es wesentlicher zu wissen, daß die Öffnung dem Durchtritt eines bestimmten Gefäßes dient, als aufzuzählen, daß jeder der beiden Knochen zur Bildung der Öffnung einen entsprechenden, besonders benannten Einschnitt trägt. Mit diesen Aufzählungen wird keine neue Erkenntnis gewonnen, die für das Verständnis wichtig wäre. Wenn man jedoch die Felsenbeinpyramide aufmeißelt und darin die Paukenhöhle und das Labyrinth entdeckt, hat man etwas grundsätzlich Neues gefunden. Die Bedeutung dieses Befundes wird klar, wenn man ihn im Zusammenhang mit dem Gehörgang betrachtet. Da somit die einzelnen Schädelknochen kein selbständiges Dasein führen und mit der Betonung ihrer Eigenform und der Beschreibung aller Nahtränder, Kanten und Ecken nichts Wesentliches gewonnen wird, erscheint es berechtigt, ihre Beschreibung in den folgenden Anhang zu verweisen.

3.1.1   Hinterhauptbein (Os occipitale)

Vier Knochenabschnitte, die *Pars basilaris,* die beiden *Partes laterales* und die *Squama occipitalis,* umschließen das *Foramen magnum.*
Foramen magnum: Das große Hinterhauptsloch; verbindet den Wirbelkanal mit der Schädelhöhle.
Pars basilaris: Sie bildet den Vorderrand des Hinterhauptsloches und verbindet sich vorn mit dem Keilbein in der Synchondrosis sphenooccipitalis, die nach dem 16. bis 18. Lebensjahr verknöchert.
> *Sulcus sinus petrosi inferioris:* Rinne an der Innenfläche für den Sinus petrosus inf.
> *Tuberculum pharyngeum:* Kleiner Höcker auf der Unterfläche zum Ansatz der Raphe pharyngis.
Partes laterales: Sie bilden die seitliche Umgrenzung des Hinterhauptsloches.
> *Condyli occipitales:* Nach vorn konvergierende Gelenkhöcker.
> *Fossa condylaris:* Grube hinter den Gelenkfortsätzen.
> *Canalis condylaris:* Unbeständige Mündung eines Venenkanals in dieser Grube.
> *Canalis hypoglossi:* Kurzer, den zwölften Hirnnerven durchlassender Kanal über den Kondylen.
> *Incisura jugularis:* Einschnitt am Seitenrand, der mit dem gleichnamigen Einschnitt am Felsenbein das Foramen jugulare bildet.

Proc. intrajugularis: Stachel, der in das Foramen jugulare vorragt und zur Teilung dieser Öffnung beiträgt.

Proc. jugularis: Knochenvorsprung an der hinteren Grenze des Foramen jugulare, der sich an die Pyramide anlegt und mit ihr vom 16. bis 18. Jahre an synostosiert. Über ihn hinweg verläuft der *Sulcus sinus sigmoidei* für den gleichnamigen Hirnblutleiter, der vom Schläfenbein herkommt. Die Verbindung zur Pars petrosa des Schläfenbeins erfolgt in der Sutura occipitomastoidea.

Squama occipitalis, Hinterhauptschuppe: Sie greift mit einem Winkel, dessen Scheitelpunkt von den Anthropologen als Lambda bezeichnet wird, zwischen die beiden Scheitelbeine und bildet mit ihm die Lambdanaht.

Außenfläche der Squama occipitalis (Abb. 8.4-19):

Linea nuchalis sup.: Unterhalb dieser Bogenlinie liegt das Insertionsfeld der Nackenmuskeln.

Linea nuchalis inf.: Leicht erhabene Linie für den Ansatz von Nackenmuskeln.

Crista occipitalis ext.: Sagittale Knochenleiste, zur Anheftung des Ligamentum nuchale.

Protuberantia occipitalis ext.: Durch die Haut tastbare Erhabenheit, in der die Crista occipitalis ext. endet.

Linea nuchalis suprema: Zieht von der Protuberantia occipitalis ext. nach oben außen und dient dem Ansatz des M. trapezius.

Innenfläche der Squama occipitalis (Abb. 8.4-20):

Protuberantia occipitalis int.: Vorsprung am Kreuzungspunkt der folgenden Leisten:

Sulcus sinus sagittalis superioris: Rinne für den Sinus sagittalis superior, die in einer verstärkten Knochenleiste gelegen ist.

Sulcus sinus transversi: Rinne für den Sinus transversus. Oberhalb des Sulcus sinus transversi liegen rechts und links die Fossa occipitalis superior, unterhalb die Fossa occipitalis inferior.

3.1.2 Keilbein (Os sphenoidale)

Man unterscheidet am Keilbein den Körper, *Corpus,* zwei horizontale Flügelpaare, *Alae majores* und *minores,* und ein senkrechtes Fortsatzpaar, Processus pterygoidei (Abb. 8.4-24 u. 25, vgl. auch Abb. 8.4-20):

Corpus, Körper: Besteht aus einem vorderen Präsphenoid und einem hinteren Basisphenoid, die noch vor der Geburt miteinander verschmelzen.

Sella turcica, Türkensattel.

Fossa hypophysialis: Sattelgrube für die Hypophysis cerebri.

Dorsum sellae, Sattellehne.

Processus clinoidei posteriores: Die seitlichen Ecken der Sattellehne, zur Befestigung des Kleinhirnzeltes.

Tuberculum sellae, Sattelknopf: Liegt vor der Grube und endet an jeder Seite in einem kleinen variablen Knochenstachel, *Proc. clinoideus medius.*

Sulcus caroticus: Breite Furche an der Seitenfläche des Türkensattels für die A. carotis int. Wird seitlich überhöht durch eine zarte Knochenlamelle, *Lingula sphenoidalis.*

Crista sphenoidalis: Senkrechte Leiste an der Vorderfläche des Keilbeinkörpers, die zur Anfügung der Lamina perpendicularis des Siebbeins dient.

Rostrum sphenoidale: Fortsetzung der Crista auf die untere Fläche des Keilbeinkörpers, wird von den Flügeln des Pflugscharbeins *(Vomer)* umfaßt.

Sinus sphenoidalis: Luftführender Hohlraum des Keilbeinkörpers, der auf jeder Seite durch eine rundliche Öffnung, *Apertura sinus sphenoidalis,* mit der Nasenhöhle in Verbindung steht und durch das Septum intersinuale sphenoidale in zwei Kammern geteilt wird. Der Abschluß der Sinus nach vorn unten erfolgt durch einen kleinen muschelförmigen Knochen, *Concha sphenoidalis,* der vom Siebbein stammt und im achten Lebensjahr mit dem Keilbein verschmilzt.

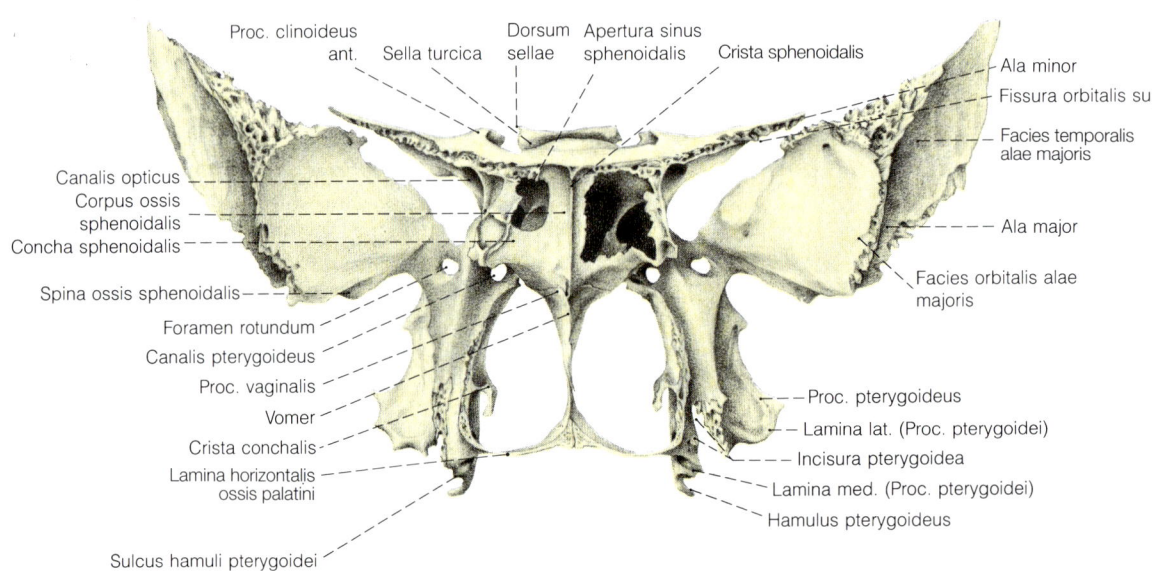

Abb. 8.4-24 Keilbein in der Ansicht von vorn. Die Verbindungen mit dem Vomer und dem Gaumenbein sind eingezeichnet. Die Öffnung der linken Keilbeinhöhle ist künstlich vergrößert. (Anatomische Sammlung Marburg)

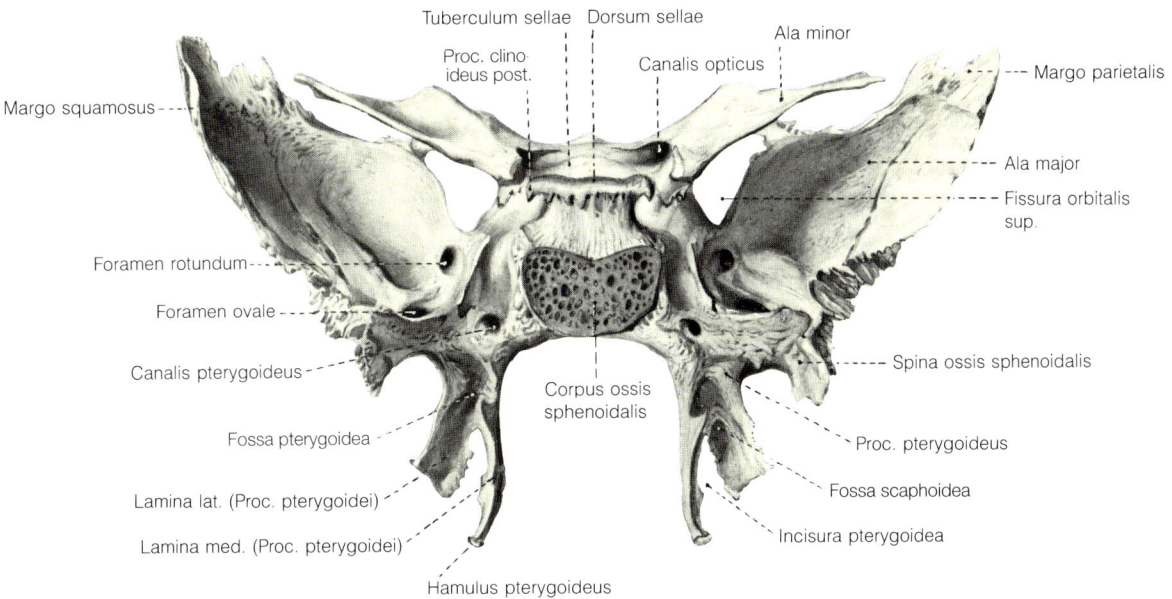

Tuberculum sellae Dorsum sellae Ala minor

Proc. clino- Canalis opticus Margo parietalis
ideus post.

Margo squamosus

Ala major

Fissura orbitalis
sup.

Foramen rotundum

Foramen ovale

Spina ossis sphenoidalis

Canalis pterygoideus

Corpus ossis
sphenoidalis

Fossa pterygoidea

Proc. pterygoideus

Lamina lat. (Proc. pterygoidei)

Fossa scaphoidea

Lamina med. (Proc. pterygoidei)

Incisura pterygoidea

Hamulus pterygoideus

Abb. 8.4-25 Keilbein in der Ansicht von hinten oben.

Ala minor, kleiner Keilbeinflügel; entspringt jederseits vom vorderen Teil des Körpers.

Canalis opticus: Kurzer Kanal, der den Sehnerven und die A. ophthalmica in die Augenhöhle führt.

Processus clinoidei anteriores: Fortsätze, die nach hinten ausladen, Befestigungspunkte der Dura mater.

Fissura orbitalis superior: Breite Spalte zwischen großem und kleinem Keilbeinflügel, die aus der Schädelhöhle in die Augenhöhle führt.

Ala major, großer Keilbeinflügel: Entspringt jederseits am hinteren Teil des Körpers. Der obere Rand grenzt an das Stirnbein, *Margo frontalis,* der vordere Rand ans Jochbein, *Margo zygomaticus,* der hintere legt sich mit zugeschärftem Rand an die Schuppe des Schläfenbeins, *Margo squamosus.* Eine kleine Ecke erreicht das Scheitelbein, *Margo parietalis.*

Facies cerebralis: Dem Gehirn zugekehrte Fläche.

Facies orbitalis: Bildet ein rhombisches Feld in der lateralen Wand der Orbita.

Facies temporalis: Liegt in der Wand der Schläfengrube und knickt an der Crista infratemporalis in das fast horizontal gestellte Dach der Unterschläfengrube, *Facies infratemporalis,* um.

Foramen rotundum: Kurzer Kanal an der Wurzel des großen Keilbeinflügels, führt den zweiten Ast des Trigeminus in die Flügelgaumengrube. An der Ausmündungsstelle liegt die *Facies maxillaris* der Ala major.

Foramen ovale: Liegt an der Wurzel des großen Keilbeinflügels und enthält den dritten Ast des Trigeminus sowie den Plexus venosus foraminis ovalis.

Foramen spinosum: Loch für den Durchtritt der A. meningea media und den sensiblen Ramus meningeus aus dem N. mandibularis.

Spina ossis sphenoidalis: Am hinteren Rand der Ala major unmittelbar dorsal vom Foramen spinosum.

Fissura sphenopetrosa: Mit Faserknorpel gefüllte Spalte zwischen der Spina ossis sphenoidalis und der Pyramide für den Durchtritt des N. petrosus minor.

Foramen lacerum: Erweiterung der vorigen Spalte an der Pyramidenspitze. Beide sind verschlossen durch die *Fibrocartilago basilaris,* auf dieser liegt die A. carotis int.

Processus pterygoideus, Flügelfortsatz: Entspringt an der Wurzel der Ala major und steigt abwärts.

Lamina lateralis processus pterygoidei: Seitliche Platte des Flügelfortsatzes.

Lamina medialis processus pterygoidei: Mediale Platte des Flügelfortsatzes.

Hamulus pterygoideus: Gekrümmter Hakenfortsatz der medialen Platte, um den sich in einer Furche, *Sulcus hamuli pterygoidei,* die Sehne des M. tensor veli palatini schlingt.

Fossa pterygoidea: Tiefe Grube zwischen beiden Platten.

Incisura pterygoidea: Spalte zwischen den unteren Enden der beiden Platten, ausgefüllt vom Proc. pyramidalis des Gaumenbeins.

Processus vaginalis: Geht von der Basis der medialen Platte an der Unterfläche des Keilbeinkörpers bis zum Vomer und bildet mit ihm den Sulcus vomerovaginalis.

Fossa scaphoidea: Grube auf der Hinterseite der Lamina medialis, Ursprung des M. tensor veli palatini und Anlagerung der knorpeligen Ohrtrompete, die im weiteren Verlauf lateralwärts in der Ala major eine besondere Rinne, *Sulcus tubae auditivae,* benutzt.

Canalis pterygoideus: Durchsetzt die Wurzel des Flügelfortsatzes in sagittaler Richtung und mündet als wichtiger Nervenkanal vorn in die Flügelgaumengrube.

Sulcus palatinus major: Eine Rinne, in die sich die vordere Mündung des Kanals fortsetzt. Sie wird durch das Gaumen- und Oberkieferbein zum *Canalis palatinus major* geschlossen.

3.1.3 Schläfenbein (Os temporale)

Das Schläfenbein entsteht aus der Verschmelzung mehrerer Teile, die beim Neugeborenen noch größtenteils getrennt sind. Es handelt sich um: 1. den **Felsenteil,** *Pars petrosa,* der außen in den **Warzenteil,** *Proc. mastoideus,* übergeht, 2. den **Schuppenteil,** *Pars squamosa,* 3. den **Paukenteil,** *Pars tympanica* (Abb. 8.4-26, 27 u. 28). Dem Felsenbein fügt sich von unten ein Stück des Hyoidbogens in Gestalt des *Proc. styloideus* an. Die drei Abschnitte sind so um den äußeren Gehörgang gruppiert, daß der Schuppenteil in der Hauptsache oben, der Paukenteil unten und vorn, der Felsenteil medialwärts und sein Warzenfortsatz hinten liegen. Das Tympanicum lagert sich an die laterale Seite des Felsenbeins, das ihm einen kleinen Fortsatz entgegenschickt, während die Schuppe sich an das *Tegmen tympani* anfügt. Dadurch wird die **Paukenhöhle,** *Cavum tympani,* umgrenzt und ins Innere des Schläfenbeins aufgenommen.

Pars petrosa (Felsenbein, Felsenbeinpyramide)

Die **Felsenbeinpyramide** entspricht einer vierseitigen liegenden Pyramide, an deren Basis der Warzenteil herabhängt. Die Spitze, *Apex partis petrosae,* ist nach vorn medianwärts gerichtet. Der seitliche Winkel zwischen der Längsachse der Pyramide und der Mediansagittalen beträgt beim Erwachsenen im Mittel 126°. Man unterscheidet vier Flächen: zwei in der Schädelhöhle gelegene, eine untere an der äußeren Schädelbasis und eine laterale, vom Tympanicum verdeckte. Die obere Kante, *Margo superior,* trägt den Sulcus sinus petrosi sup. für den gleichnamigen Blutleiter.

An der **Vorderfläche** der Pars petrosa lassen sich unterscheiden:

Tegmen tympani: Dünne Knochenplatte als Dach der Paukenhöhle, die in der *Fissura petrosquamosa* an die Schuppe angrenzt. Von hier aus greift eine Knochenleiste nach abwärts, klemmt sich zwischen Schuppe und Tympanicum ein und erscheint als Crista tegmentalis in der Fossa mandibularis.

Eminentia arcuata: Ein querer Wulst, der besonders bei Neugeborenen deutlich vom oberen (= vorderen) Bogengang vorgewölbt wird.

Hiatus canalis n. petrosi majoris: Kleine, mit dem Canalis facialis kommunizierende Öffnung in der Mitte der Vorderfläche für den Durchtritt des N. petrosus major.

Sulcus nervi petrosi majoris: Feine Rinne, die am Hiatus canalis n. petrosi majoris beginnt und den Nerven zum Foramen lacerum führt.

Sulcus nervi petrosi minoris: Kleine Furche, die parallel zur vorigen den N. petrosus minor, der in einem eigenen Kanal das Felsenbein durchsetzt, zur Synchondrosis sphenopetrosa führt. Da dieser Kanal von der Paukenhöhle unterbrochen wird, kann man ihn in zwei Kanäle zerlegen, von denen der eine zur Paukenhöhle hin-, der andere von ihr wegführt.

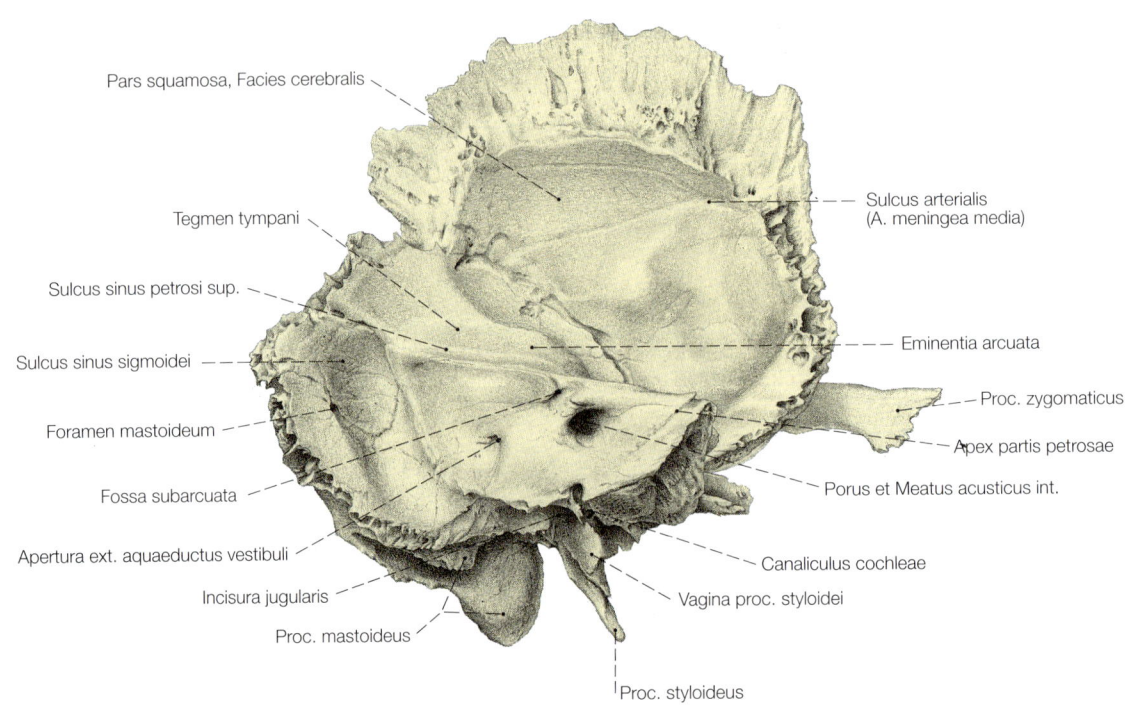

Abb. 8.4-26 Schläfenbein in der Ansicht von vorne medial. (Anatomische Sammlung Marburg)

Impressio trigeminalis: Eine flache Mulde in der mittleren Schädelgrube nahe der Pyramidenspitze für das Ganglion trigeminale des N. trigeminus.

An der **Hinterfläche** der Pars petrosa finden sich:

Porus acusticus internus: Rundliche Öffnung, die in den Meatus acusticus internus führt.

Meatus acusticus internus: Innerer Gehörgang für N. facialis, N. vestibulocochlearis und A. et V. labyrinthi.

Fossa subarcuata: Kleine Öffnung, lateral vom Porus in der Nähe der oberen Kante gelegen, stellt den Rest einer grubigen Vertiefung dar, die bei Neugeborenen deutlich ist, bei Erwachsenen mit einem Durafortsatz ausgefüllt ist.

Apertura externa aquaeductus vestibuli: Feine Spalte unterhalb und lateral der vorigen, die von lateral unten zugängig ist. In ihr verläßt der *Ductus endolymphaticus* des häutigen Labyrinthes die Pyramide und endigt blind zwischen zwei Blättern der Dura mater.

Sulcus sinus petrosi inferioris: Seichte Furche an der Grenze gegen das Os occipitale für den gleichnamigen Blutleiter der harten Hirnhaut.

Incisura jugularis: Einschnitt an der hinteren Kante der Pyramide zur Bildung des *Foramen jugulare* gemeinsam mit dem Os occipitale.

Proc. intrajugularis: Ragt in die Incisura jugularis hinein und dient der Zweiteilung des Foramen jugulare.

Die **Unterfläche** der Pars petrosa wird an der Außenseite der Schädelbasis sichtbar und zeigt die reichste Gliederung (Abb. 8.4-27):

Processus styloideus, Griffelfortsatz: Von sehr wechselnder Länge, entsteht aus mehreren Verknöcherun-

gen im Knorpel des zweiten Kiemenbogens und ist bei Kindern noch knorpelig. Verbindet sich durch das *Lig. stylohyoideum* mit dem kleinen Horn des Zungenbeins.

Vagina processus styloidei: Knochenscheide, die vom Boden der Paukenhöhle, *Paries inferior,* und der Pars tympanica gebildet wird und den Griffelfortsatz an seiner ventralen Fläche umgibt.

Foramen stylomastoideum: Öffnung zwischen Griffel- und Warzenfortsatz. Austritt des N. facialis aus seinem Kanal und Eintrittspforte für die A. stylomastoidea.

Fossa jugularis: Grubige Vertiefung, die sich lateral an die Incisura jugularis anschließt und den Bulbus v. jugularis sup. aufnimmt. Im Grunde der Fossa jugularis führt eine kleine Rinne in den Canaliculus mastoideus, durch den der Ramus auricularis n. vagi zum äußeren Gehörgang geleitet wird.

Proc. mastoideus, Warzenfortsatz: Entsteht erst nach der Geburt, größtenteils aus dem Chondrocranium, dient Muskeln zum Ursprung und enthält die Cellulae mastoideae als Nebenhöhlen der Paukenhöhle.

Incisura mastoidea: Tiefer Einschnitt an der medialen Seite, Ursprung des M. digastricus.

Sulcus sinus sigmoidei: Rinne für den gleichnamigen Blutleiter an der Innenfläche.

Foramen mastoideum: Loch am hinteren Rand des Warzenteils, mündet in den Sulcus sinus sigmoidei (Durchtritt der V. emissaria mastoidea).

Apertura externa canalis carotici: Rundes Loch als Eingang zum Canalis caroticus, der die A. carotis interna in die Schädelhöhle führt. Die Ausmündung

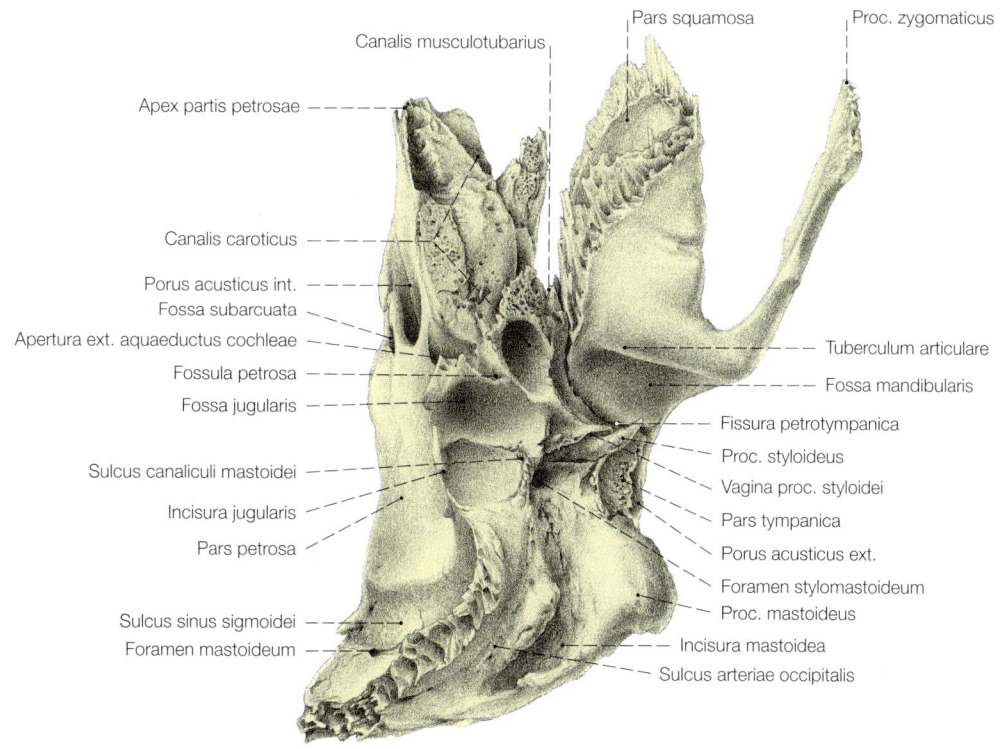

Abb. 8.4-27 Schläfenbein in der Ansicht von unten. (Anatomische Sammlung Marburg)

liegt an der Spitze der Pyramide als Apertura interna canalis carotici.

Fossula petrosa: Zwischen Fossa jugularis und der äußeren Mündung des Canalis caroticus liegt diese flache, oft undeutliche Grube, die das Ganglion inferius des N. glossopharyngeus aufnimmt. In dieser Grube beginnt der Canaliculus tympanicus, der den gleichnamigen Nerven in die Paukenhöhle führt und als N. petrosus minor die Pyramide wieder verläßt.

Apertura externa aquaeductus cochleae: Dreieckige Ausmündung des Aquaeductus cochleae nahe der Fossula petrosa. Er enthält den Ductus perilymphaticus, eine Verbindung der Scala tympani mit dem Subarachnoidealraum.

Canalis musculotubarius: Zweigeteilter Kanal, dessen äußere Mündung etwa in gleicher Richtung wie die Apertura ext. canalis carotici liegt und in die Paukenhöhle führt. Er ist in den *Semicanalis m. tensoris tympani* und *Semicanalis tubae auditoriae* unterteilt.

Pars tympanica

Als kleinster Teil des Schläfenbeins bedeckt sie die äußere laterale Fläche der Pyramide.

Porus acusticus externus: Äußere Öffnung des knöchernen Gehörgangs.

Meatus acusticus externus: Knöcherner Gehörgang, dessen Boden und Seitenwände von der Pars tympanica gebildet werden.

Vagina processus styloidei: Umgibt scheidenartig die Wurzel des Griffelfortsatzes.

Fissura petrotympanica (Abb. 8.4-28): Spalte, die zwischen dem vorderen Rand der Pars tympanica und der Crista tegmentalis des Felsenbeins in die Paukenhöhle führt und einen Nerven, die *Chorda tympani*, durchtreten läßt. Sie liegt am hinteren Rand der Kiefergelenkgrube.

Fissura tympanomastoidea: Spalt an der Grenze gegen die Pars petrosa; in ihm wird die äußere Mündung des Canaliculus mastoideus gefunden.

Anulus tympanicus: Paukenring des Neugeborenen, ist mit seinen beiden Enden an der Schläfenbeinschuppe angewachsen. In eine Furche, *Sulcus anuli tympanici*, ist das Trommelfell eingelassen.

Incisura tympanica: Oberer Ausschnitt der Pars tympanica, in welchen die Schläfenschuppe sich einfügt.

Pars squamosa

Die Schuppe, *Pars squamosa ossis temporalis*, bildet an der Grenze gegen das Scheitelbein die *Sutura squamosa*. Zwischen der Crista tegmentalis und der Schuppe liegt die *Fissura petrosquamosa*.

Processus zygomaticus, Jochfortsatz: Entspringt breit von der Schuppe, verbindet sich in der schrägen *Sutura temporozygomatica* mit dem Jochbein und bildet mit diesem zusammen den Jochbogen, *Arcus zygomaticus*.

Tuberculum articulare, Gelenkhöcker: Knochenwulst an der Wurzel des Jochfortsatzes, liegt quer vor der Gelenkgrube.

Fossa mandibularis: Gelenkgrube für den Unterkieferkopf.

Spina suprameatica: Variabler Knochenstachel über dem Porus acusticus ext.

3.1.4   Scheitelbein (Os parietale)

Das Scheitelbein ist eine vierseitige Knochentafel, die sich mit dem Stirnbein *(Margo frontalis)*, dem Hinterhauptbein *(Margo occipitalis)*, der Schuppe des Schläfenbeins *(Margo squamosus)* und dem großen Keilbeinflügel *(Angulus sphenoidalis)* verbindet. Am *Margo sa-*

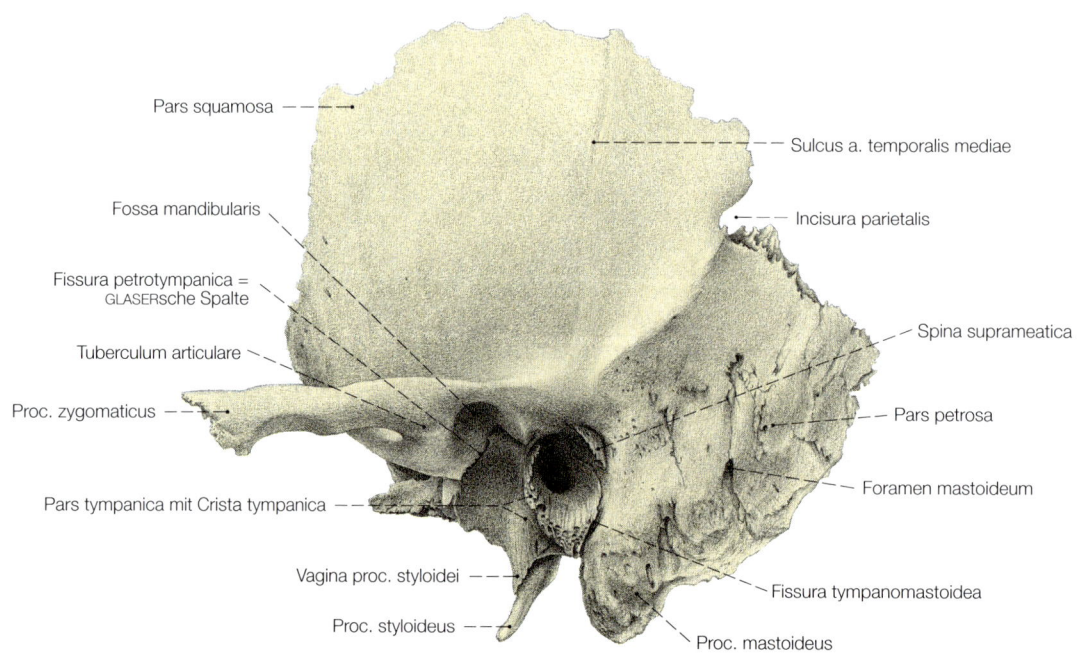

Abb. 8.4-28   Schläfenbein in der Ansicht von lateral. (Anatomische Sammlung Marburg)

gittalis vereinigen sich beide zur Pfeilnaht, *Sutura sagittalis* (Abb. 8.4-6 u. 11).

Tuber parietale, Scheitelhöcker: Vorragung auf der Außenfläche, die durch eine Ausbeulung bedingt ist.

Linea temporalis inferior: Gebogene Linie unterhalb des Scheitelhöckers, entspricht dem Ursprungsrand des M. temporalis. Setzt sich nach hinten unten bis an den Jochbogen fort.

Linea temporalis superior: Weiter oben gelegen als die vorige, dient der Fascia temporalis zur Anheftung. Zwischen beiden Linien liegt ein glatter Knochenstreif, an dem das Periost besonders fest haftet.

Foramen parietale: Nahe dem hinteren Winkel neben der Pfeilnaht gelegene Öffnung von wechselnder Größe für den Durchtritt der V. emissaria parietalis zum Sinus sagittalis.

Sulcus sagittalis: Furche längs der Pfeilnaht für den Sinus sagittalis superior der harten Hirnhaut.

Foveolae granulares: Kleine Grübchen entlang der Pfeilnaht für zottenförmige Auswüchse der weichen Hirnhäute, Granulationes arachnoideales.

3.1.5 Stirnbein (Os frontale)

Das Stirnbein besteht aus der Stirnschuppe, *Squama frontalis,* den paarigen *Partes orbitales,* die das Dach der Augenhöhlen bilden, und der dazwischenliegenden *Pars nasalis,* die zum Stirnnasenpfeiler gehört und den Kaudruck des Eckzahngebietes aufnimmt (Abb. 8.4-7 u. 13). An der **Squama frontalis** unterscheidet man:

Tuber frontale, Stirnhöcker: Bei Neugeborenen stark entwickelt, bei Erwachsenen variabel.

Arcus superciliaris, Augenbrauenbogen: Steigt von der Nasenwurzel aus schräg aufwärts und überragt die Augenbrauen.

Glabella, Stirnglatze: Ein ebenes Feld zwischen beiden Arcus superciliares an der Nasenwurzel.

Sutura frontalis: Von der Stirnnaht bleiben nicht selten an der Nasenwurzel kleine Nahtspuren übrig.

Margo supraorbitalis: Oberer Rand der Augenhöhle.

Incisura sive Foramen frontale: Einschnitt oder Loch für den Durchtritt von Nerven und Gefäßen aus der Augenhöhle zur Stirnhaut.

Foramen sive Incisura supraorbitalis: Lateral von der vorigen Incisur, etwas größer, gleiche Bedeutung.

Processus zygomaticus: Jochfortsatz des Stirnbeins, der sich mit dem Jochbein verbindet.

Linea temporalis: Beginnt im äußeren Teil des Jochfortsatzes und setzt sich in die Schläfenlinien des Scheitelbeins fort. Durch die Linea temporalis wird die Stirnfläche gegen die Schläfenfläche des Stirnbeins abgegrenzt.

Crista frontalis: Median gelegener Kamm an der Innenfläche der Schuppe; nach oben hin weicht er zur Bildung des *Sulcus sinus sagittalis superioris* auseinander.

Foramen caecum, blindes Loch: Liegt in der Fortsetzung der Crista nach unten oder wird gemeinsam mit dem Siebbein begrenzt. Enthält einen Fortsatz der Dura mater.

Die **Partes orbitales,** von ungefähr dreiseitiger Gestalt, bilden das Dach der Augenhöhle.

Fossa glandulae lacrimalis: Flache Grube dicht am Jochfortsatz zur Aufnahme der Tränendrüse.

Fovea trochlearis: Kleines Grübchen an der medialen Seite der Augenhöhle, zur Befestigung der Sehne des M. obliquus superior. Gelegentlich ist neben dem Grübchen ein Knochenstachel, *Spina trochlearis,* ausgebildet.

Incisura ethmoidalis: Siebbeinausschnitt zwischen den beiden Partes orbitales, der von der Lamina cribrosa des Siebbeins ausgefüllt wird. Die Ränder besitzen Gruben, Foveolae ethmoidales, die als Decke die oberen Siebbeinzellen abschließen.

Foramen ethmoidale anterius et posterius: Löcher für den Durchtritt von A., V. et N. ethmoidalis ant. et post.

Die **Pars nasalis** liegt als kleiner mittlerer Abschnitt des Stirnbeins zwischen den Augenhöhlen.

Spina nasalis ossis frontalis: Bildet eine Fortsetzung der Scheidewand der Stirnhöhlen und dient der Anlagerung des Nasenbeins und des Stirnfortsatzes des Oberkiefers.

Sinus frontalis, Stirnhöhle: Nebenhöhle der Nase von wechselnder Ausdehnung, meist asymmetrisch entwickelt, liegt zwischen Lamina externa und interna des Knochens. Bei großer Ausdehnung dringt sie in das ganze Orbitaldach bis an die kleinen Keilbeinflügel vor.

Septum intersinuale frontale: Dünne, meist schiefstehende Scheidewand.

3.2 *Knochen des Splanchnocraniums*

3.2.1 Siebbein (Os ethmoidale)

Das Siebbein (schwarz in Abb. 8.4-31) liegt zwischen den beiden Augenhöhlen und bildet den oberen Teil der Nasenhöhle. Es erreicht nirgends die Außenseite des Schädels und besteht aus einer medianen, annähernd senkrecht eingestellten Scheidewand, **Lamina perpendicularis.** Diese ragt von der Nasenhöhle bis in die Schädelhöhle und wird hier von der horizontalen **Siebplatte** gekreuzt. An diese schließen sich die Seitenteile an, die das lufthaltige **Siebbeinlabyrinth,** *Labyrinthus ethmoidalis,* bilden und aus dünnsten Knochenplatten bestehen (Abb. 8.4-29). Gegen die Nasenhöhle zu entwickeln die Seitenteile die beiden Siebbeinmuscheln.

Lamina cribrosa, Siebplatte: Bildet das schmale Dach der Nasenhöhle. Auf ihr ruhen die Bulbi olfactorii des Gehirns. Sie ist siebartig für den Durchtritt der Fila olfactoria durchbrochen.

Crista galli, Hahnenkamm: Teil der senkrechten Lamelle, der in die Schädelhöhle vordringt und der Befestigung der Falx cerebri dient. Der vordere Rand bildet unten zwei kurze Fortsätze, Alae cristae galli, die sich an das Stirnbein anlegen und mit diesem das Foramen caecum umgrenzen.

Lamina perpendicularis: Bildet den oberen Teil der Nasenscheidewand.

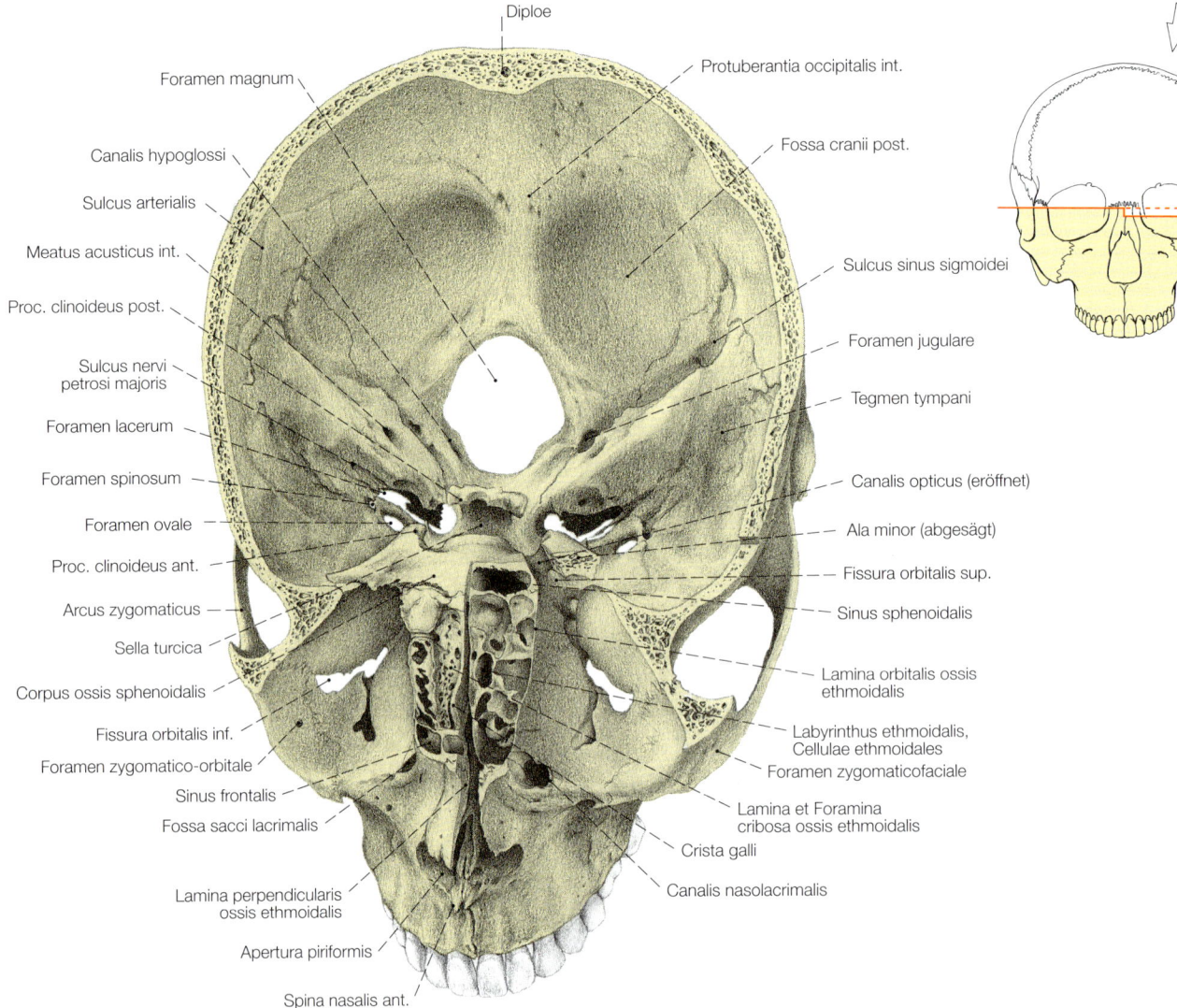

Diploe

Foramen magnum

Canalis hypoglossi

Sulcus arterialis

Meatus acusticus int.

Proc. clinoideus post.

Sulcus nervi petrosi majoris

Foramen lacerum

Foramen spinosum

Foramen ovale

Proc. clinoideus ant.

Arcus zygomaticus

Sella turcica

Corpus ossis sphenoidalis

Fissura orbitalis inf.

Foramen zygomatico-orbitale

Sinus frontalis

Fossa sacci lacrimalis

Lamina perpendicularis ossis ethmoidalis

Apertura piriformis

Spina nasalis ant.

Protuberantia occipitalis int.

Fossa cranii post.

Sulcus sinus sigmoidei

Foramen jugulare

Tegmen tympani

Canalis opticus (eröffnet)

Ala minor (abgesägt)

Fissura orbitalis sup.

Sinus sphenoidalis

Lamina orbitalis ossis ethmoidalis

Labyrinthus ethmoidalis, Cellulae ethmoidales

Foramen zygomaticofaciale

Lamina et Foramina cribrosa ossis ethmoidalis

Crista galli

Canalis nasolacrimalis

Abb. 8.4-29 Horizontalschnitt durch den Schädel zur Darstellung der Lagebeziehungen des Siebbeins. Im Bereich der linken Orbita (rechte Bildseite) liegt die Schnittebene etwas tiefer, so daß die eröffneten Siebbeinzellen und die angeschnittene Keilbein- höhle zu sehen sind. Aus der Ala minor des Keilbeins ist ein Knochenspan entfernt worden, um den Canalis opticus zu eröffnen (Anatomische Sammlung Marburg). Die schematische Zeichnung zeigt die Schnittebene an, der Pfeil entspricht der Blickrichtung.

Concha nasalis superior et media: Wie Teichmu-scheln gebogene dünne Knochenplatten mit rauher Oberfläche. Die mittlere Muschel setzt sich vorn auf den Proc. frontalis des Oberkiefers, hinten auf das Gaumen-bein fort, wo zur Anlagerung je eine Crista ethmoidalis ausgebildet ist. Über der oberen Muschel ist manchmal eine *Concha nasalis suprema* als Rest einer dritten Sieb-beinmuschel ausgebildet. Die von der Konkavität der Muscheln teilweise begrenzten Räume werden als mitt-lerer bzw. oberer Nasengang, *Meatus nasi medius et superior,* bezeichnet.

Labyrinthus ethmoidalis, Siebbeinlabyrinth (Abb. 8.4-29): Ein Wabenwerk von Siebbeinzellen, die unter-einander zusammenhängen. Die am äußeren Umfang liegenden Zellen werden durch entsprechende Knochen-deckel der Nachbarknochen: Stirn-, Tränen-, Oberkie-fer-, Gaumenbein und Keilbeinkörper, abgeschlossen.

Lamina orbitalis: Papierdünne, leicht zerstörbare Knochenwand als Abschluß der Siebbeinzellen gegen die Augenhöhle. Am oberen Rand liegen zwei Furchen, die mit dem Stirnbein das Foramen ethmoidale ant. und post. bilden.

Bulla ethmoidalis: Blasig aufgetriebene Siebbein-zelle unter der mittleren Muschel, Rest einer Neben-muschel.

Processus uncinatus: Dünner, säbelartig gekrümmter Knochenfortsatz in der seitlichen Nasenwand, begrenzt zusammen mit der *Bulla ethmoidalis* den *Hiatus semi-lunaris.* Der Fortsatz erreicht die untere Muschel und wird ebenfalls als verkümmerte Muschel angesehen.

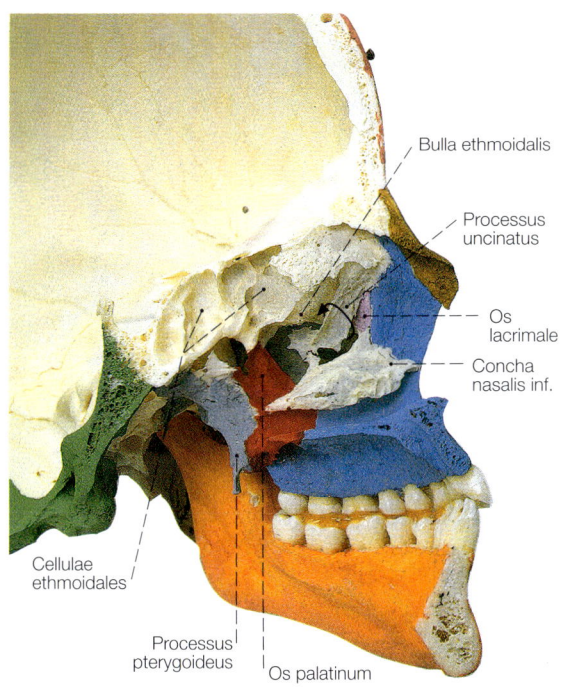

Abb. 8.4-30 Sagittalschnitt durch den Schädel nahe der Medianebene. Obere und mittlere Nasenmuschel sind weggeschnitten, so daß man die seitliche und mittlere Nasenhöhlenwand übersehen kann. Beachte Processus uncinatus und Bulla ethmoidalis. Der gekrümmte Pfeil zeigt den Hiatus semilunaris an. Einige hintere Siebbeinzellen sind angeschnitten.

Hiatus semilunaris (Abb. 8.4-30): Sichelförmige Spalte zwischen Proc. uncinatus und Bulla ethmoidalis. Kieferhöhle, Stirnhöhle und vordere Siebbeinzellen münden hier in die Nasenhöhle.

3.2.2 Untere Muschel (Concha nasalis inferior)

Die untere Muschel bildet einen selbständigen Knochen, der durch kleine Fortsätze in der Nachbarschaft befestigt ist (Abb. 8.4-30 u. 31). Der *Processus maxillaris* liegt dem unteren Rand des Eingangs zur Kieferhöhle an. Der *Processus ethmoidalis* reicht nach oben zur Vereinigung mit dem Proc. uncinatus. Der *Processus lacrimalis* ergänzt die mediale Wand des Tränennasenganges. Durch diese Fortsätze wird der weite Eingang zur Kieferhöhle eingeengt, der weitere Verschluß wird von der Schleimhaut bewirkt.

3.2.3 Tränenbein (Os lacrimale)

Der dünne, etwa viereckige Knochen liegt vorn an der medialen Wand der Augenhöhle (Abb. 8.4-30 u. 32).

Sulcus lacrimalis: Tränenfurche, die durch den Stirnfortsatz des Oberkiefers zur *Fossa sacci lacrimalis* ergänzt wird.

Crista lacrimalis posterior: Scharfe Kante als hintere Grenze des Sulcus lacrimalis. Die Kante besitzt unten einen vorwärtsgekrümmten Haken, *Hamulus lacrimalis,* der die untere Umrandung der Fossa sacci lacrimalis bildet.

3.2.4 Nasenbein (Os nasale)

Das Nasenbein (s. Abb. 8.4-13 u. 15) besteht aus einem rechteckigen paarigen Knochen, der mit seinem stärkeren Ende an der Pars nasalis des Stirnbeins verzahnt ist und in der Mitte auf der Spina nasalis des Stirnbeins und der Lamina perpendicularis des Siebbeins ruht. Der untere zugeschärfte Rand schiebt sich über den Knorpel, der vom Nasenseptum aus in den Nasenrücken reicht, *Cartilago septi nasi,* und den knöchernen Nasenrücken fortsetzt. Auf der Rückfläche der Knochen läuft in einer Rinne, *Sulcus ethmoidalis,* der N. ethmoidalis anterior, der mit kleinen Gefäßen durch ein kleines Loch auf die Haut des Nasenrückens durchtritt.

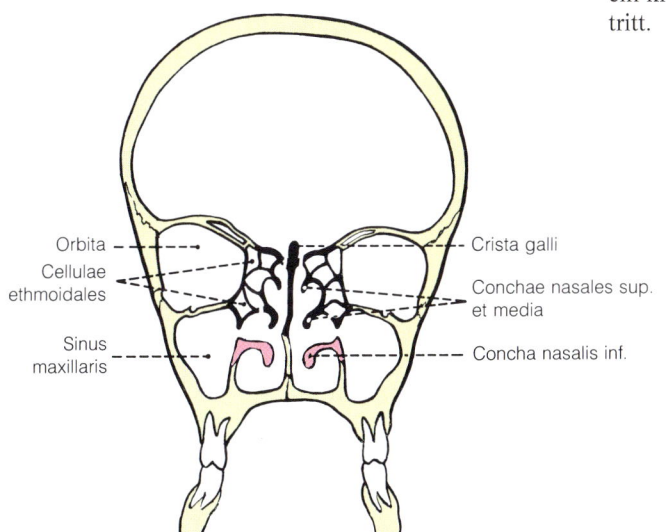

Abb. 8.4-31 Frontalschnitt durch den Schädel. Siebbein schwarz, Concha nasalis inferior rosa. (Aus CORNING [3])

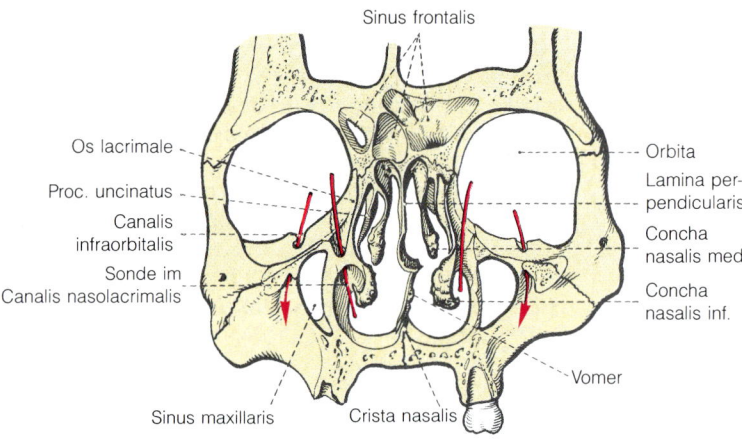

3.2.5 Pflugscharbein (Vomer)

Der unregelmäßig viereckige Knochen (s. Abb. 8.4-10a u. 19) steht wie eine Pflugschar auf dem Nasenboden, wobei die stumpfe Spitze vorangeht, und verbindet die Schädelbasis mit dem Gaumen. Er bildet einen Teil der Nasenscheidewand und steht selten genau in der Mitte.

Alae vomeris: Am oberen Ende weicht die Knochenplatte in zwei Flügel auseinander und umfaßt das Rostrum sphenoidale des Keilbeinkörpers mit einer Einfalzung. Diese einmalige Verbindung von Schädelknochen nennt man **Schindylesis** (Einfalzung).

3.2.6 Gaumenbein (Os palatinum)

Das Gaumenbein (Abb. 8.4-33) ist zwischen Oberkiefer und Pterygoid eingekeilt. Es schließt sich mit einer horizontalen Platte, *Lamina horizontalis,* dem Gaumenfortsatz des Oberkiefers hinten an und ergänzt mit einer vertikalen Platte, *Lamina perpendicularis,* die seitliche Nasenwand.

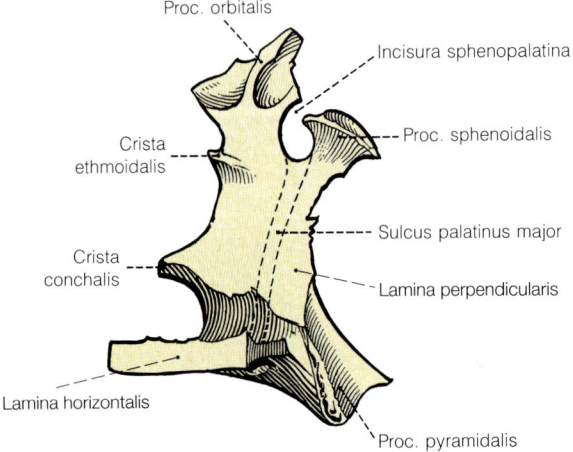

Abb. 8.4-33 Rechtes Gaumenbein von medial.

An der **Lamina horizontalis** (Abb. 8.4-19) findet man:
Crista nasalis: Knochenkamm, zu dem sich die mediane Gaumennaht dorsalwärts erhebt (Abb. 8.4-32).
Spina nasalis posterior, hinterer Nasenstachel: Fortsetzung der Crista.
Foramen palatinum majus: Ausmündung des Canalis palatinus major am hinteren Rand des harten Gaumens in Höhe des Weisheitszahnes.

Die **Lamina perpendicularis,** eine dünne, vertikal stehende Platte legt sich vorn an den Oberkiefer und deckt dabei einen Teil der Öffnung des Sinus maxillaris, wobei ein besonderes Knochenplättchen, der Processus maxillaris, über den Rand der Öffnung überhängt. Hinten legt sich die Lamina perpendicularis an den Flügelfortsatz des Keilbeins.

Crista conchalis: Eine waagrechte Leiste an der inneren, gegen die Nasenhöhle gerichteten Fläche zur Anlagerung der unteren Muschel. Eine entsprechende Leiste für die mittlere Muschel liegt darüber, *Crista ethmoidalis.*
Incisura sphenopalatina: Ausschnitt am oberen Rand der Lamina perpendicularis, der durch den Körper des Keilbeins zum Foramen sphenopalatinum geschlossen wird. Das Foramen führt von der Nasenhöhle in die Flügelgaumengrube.
Sulcus palatinus major: Eine Längsfurche auf der Außenfläche der vertikalen Platte. Sie wird durch Oberkiefer und Proc. pterygoideus zum Canalis palatinus major geschlossen.
Canalis palatinus major: Steigt an der Außenfläche der vertikalen Lamelle nach abwärts und mündet am Gaumen mit dem Foramen palatinum majus. Die Canales palatini zweigen sich von ihm ab, durchsetzen den Processus pyramidalis und münden an dessen Basalfläche mit den Foramina palatina minora.
Processus pyramidalis: Erstreckt sich nach hinten unten, legt sich an das hintere Ende des Alveolarfortsatzes und ragt zwischen die beiden Lamellen des Flügelfortsatzes des Keilbeins, hilft so die Fossa pterygoidea bilden. Er ist durchbohrt von den Canales palatini, die in den Foramina palatina minora ausmünden.

Processus orbitalis: Ist nach vorn und etwas nach lateral gerichtet und schaltet sich zwischen Oberkiefer, Siebbein und Keilbeinkörper ein. Der gegen das Siebbein gerichtete Teil ist zur Bedeckung einer Siebbeinzelle ausgehöhlt. Eine Fläche erreicht die Orbita in ihrer hinteren medialen Ecke, eine zweite wendet sich gegen die Flügelgaumengrube.

Processus sphenoidalis: Der hintere Fortsatz liegt hinter der Incisura sphenopalatina und legt sich der Unterfläche des Keilbeinkörpers an.

3.2.7   Joch- oder Wangenbein (Os zygomaticum)

Der ungefähr **dreiseitige Knochen** (s. Abb. 8.4-13) bildet die Brücke zwischen den Jochfortsätzen des Schläfen-, Oberkiefer- und Stirnbeins und erreicht den großen Keilbeinflügel. Die letztere Verbindung tritt erst bei den Primaten auf, wenn die Orbita sich gegen die Schläfengrube knöchern abschließt. Eine Fläche des Knochens sieht nach dem Gesicht zu *(Facies lateralis* oder *malaris),* eine zweite nach der Schläfengegend *(Facies temporalis),* und eine dritte bildet einen Teil der lateralen Augenhöhlenwand **(Facies orbitalis).**

Processus temporalis: Geht horizontal nach hinten und verbindet sich mit dem Proc. zygomaticus des Schläfenbeins zum Arcus zygomaticus.

Processus maxillaris: Fortsatz zur Verbindung mit dem Oberkiefer.

Processus frontalis: Nach oben gerichteter Fortsatz zur Verbindung mit dem Stirnbein und dem Vorderrand des großen Keilbeinflügels.

Foramen zygomaticoorbitale: Öffnung an der Orbitalfläche, führt in einen Kanal, der sich im Jochbein in zwei Äste spaltet und die beiden folgenden Ausmündungen besitzt:

Foramen zygomaticofaciale: Öffnung lateral vom Orbitalrand auf der Wangenfläche, Austritt des gleichnamigen Nerven;

Foramen zygomaticotemporale: Öffnung auf der Temporalfläche, Austritt des gleichnamigen Nerven.

3.3   Skelett der Nasenhöhle

Die Detailbesprechung des Skeletts der Nasenhöhle erfolgt in Kap. 9.3.1.1 (s. Abb. 9.3-1 bis 3) in Zusammenhang mit der Besprechung der Schleimhautverhältnisse. Zur Abrundung der Betrachtung des Schädelskeletts sei an dieser Stelle nur übersichtsmäßig angeführt, in welcher Weise sich die hier besprochenen Schädelknochen an der Bildung der **Wände der Nasenhöhle** beteiligen.

Ein guter Ausgangspunkt für den Erwerb des Verständnisses des Bauplans der Nasenhöhle ist die Betrachtung eines Frontalschnitts durch das Siebbein (Abb. 8.4-31). Dieses bildet mit seiner etwa rechteckigen *Lamina cribrosa* den hinteren Anteil des **Nasenhöhlendaches** (s.a. Abb. 8.4-10c). Vorn wird dieses durch die Pars nasalis des Stirnbeins und durch das Os nasale ergänzt, hinten durch die steil abfallende Vorderfläche des Keil-

beinkörpers. **Median** trennt die Nasenscheidewand, das *Septum nasi,* die beiden Nasenhöhlen. Die Scheidewand besteht aus einem oberen Anteil, der *Lamina perpendicularis* des Siebbeins (Abb. 8.4-29 u. 32), und einem unteren Anteil, dem *Vomer.* Vorn ist auch noch die knorpelige Nasenscheidewand, die *Cartilago septi nasi,* an der Trennung der Nasenhöhle beteiligt. – Die **laterale Wand** wird oben durch die Siebbeinzellen, *Cellulae ethmoidales,* und den *Processus uncinatus* gebildet. Das Siebbein bildet auch noch die **obere** *(Concha superior)* und die **mittlere Nasenmuschel** *(Concha media),* die kulissenartig von lateral in die Nasenhöhle vorspringen. Die **untere Muschel** ist ein eigener Knochen, *Concha inferior,* der unten auch noch einen Teil der lateralen Nasenhöhlenwand bildet. In den vorderen zwei Dritteln grenzt die Nasenhöhle lateral an die Maxilla, deren *Processus nasalis* vor dem Siebbein zum Dach der Nasenhöhle aufsteigt und zusammen mit dem *Os nasale* den vorderen oberen Teil der Seitenwand bildet. Zwischen Processus frontalis maxillae, Processus uncinatus des Siebbeins und untere Muschel fügt sich auch noch das *Os lacrimale* in die Seitenwand ein. Das hintere Drittel der Nasenhöhlenseitenwand wird schließlich durch die *Lamina perpendicularis* des Os palatinum und die *Lamina medialis* des Processus pterygoideus des Keilbeins gebildet. Den **Boden der Nasenhöhle** stellt im wesentlichen der **harte Gaumen** dar, *Palatum durum.* Dieser setzt sich aus den beiden *Processus palatini maxillae* und dahinter den *Laminae horizontales* der Ossa palatina zusammen. Zwischen letzteren und den Processus palatini maxillae liegt die *Sutura palatina transversa,* wichtig für das sagittale Wachstum des Mittelgesichts, und median die *Sutura palatina mediana.* Ganz vorn ist auch noch der Zwischenkiefer in den harten Gaumen einbezogen.

3.4   Augenhöhle (Orbita)

Kleiner und großer Keilbeinflügel, *Ala minor* und *Ala major ossis sphenoidalis,* sowie die *Lamina orbitalis ossis ethmoidalis* sind die Teile des Chondrocraniums, die am Aufbau der Orbita beteiligt sind (Abb. 8.4-34). Der kleine Keilbeinflügel (Abb. 8.4-24) wird vom Sehnervenkanal, **Canalis opticus,** durchsetzt, zwischen dem kleinen und großen Flügel bleibt eine Spalte, **Fissura orbitalis superior,** durch die die Augenmuskelnerven und der erste Trigeminusast, *N. ophthalmicus,* ziehen.

Die Ala major unterwächst das *Ganglion trigeminale* (GASSERsches Ganglion) mit seinen Ästen derart, daß die beiden ersten Äste vor der Wurzel der Ala major, der dritte hinter ihr den Schädel verlassen, später aber von den Knochen umgeben werden. Die genannten primordialen Elemente bilden eine flache Grube, die nur ein kleines Segment des Augapfels aufnehmen kann. Um diese Grube zur trichterförmigen Orbita zu ergänzen, wurde eine Reihe von Deckknochen aus der Nachbarschaft herangezogen, so daß ein verwickeltes Mosaik von Knochen entsteht. Es handelt sich dabei um das Stirnbein, *Os frontale,* um das Tränenbein, *Os lacrimale,* das einen Deckknochen der Nasenkapsel darstellt, um das Gaumenbein, *Os palatinum,* als Deckknochen des Munddachs, um den Oberkieferknochen, *Maxilla,* und um das Jochbein, *Os zygomaticum* (Abb. 8.4-34).

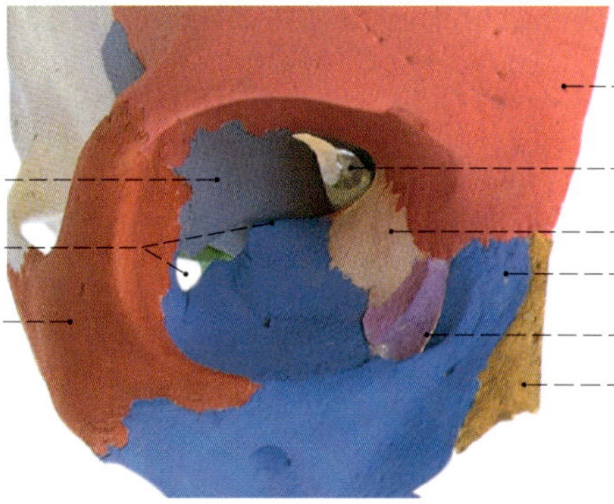

Abb. 8.4-34 Knochen der Orbita und Umgebung.

Os frontale

Os sphenoidale (Ala major)

Fissura orbitalis superior

Os ethmoidale

Fissura orbitalis inferior

Processus frontalis ossis maxillaris

Os zygomaticum

Os lacrimale

Os nasale

Deckknochen und Ersatzknochen vereinigen sich so zur Bildung der pyramidenförmig gestalteten Orbita. Die **Spitze dieser Pyramide** ist im Grund der Orbita etwas nach medial gerückt und entspricht dem *Canalis opticus* im kleinen Keilbeinflügel. Das **Dach der Orbita** (Abb. 8.4-34) wird im wesentlichen vom Stirnbein gebildet, das mit der vordrängenden Entwicklung des Stirnlappens des Großhirns von diesem teilweise überlagert wird. Am vorderen oberen Teil des Augenhöhlendachs befindet sich auf der lateralen Seite eine *Fossa glandulae lacrimalis* für die Tränendrüse. Der obere überhängende Rand, *Margo supraorbitalis*, zeigt zwei sehr variable Einschnitte, die durch Knochenbrücken zu Löchern abgeschlossen sein können: *Incisura frontalis sive Foramen frontale* und *Foramen supraorbitale sive Incisura supraorbitalis*. Die **mediale Wand der Orbita** (Abb. 8.4-35) wird von der *Lamina orbitalis* des Siebbeins und weiter vorn vom Tränenbein gebildet. Das Stirnbein, das von oben her mit beiden Knochen in Verbindung tritt, bildet an der Sutura frontoethmoidalis das *Foramen ethmoidale anterius* und das *Foramen ethmoidale posterius*, von denen das vordere meist das größere ist. Am medialen Augenhöhlenrand liegt die *Fossa sacci lacrimalis*, die von hinten durch die *Crista lacrimalis posterior* des Tränenbeins, vorn durch die *Crista lacrimalis anterior* des Oberkiefers begrenzt ist und in den Tränennasenkanal, *Canalis nasolacrimalis*, sich fortsetzt (Abb. 8.4-32). Dieser mündet in der Nasenhöhle, *Cavitas nasi*, unter der unteren Muschel. Die **laterale Wand** wird von der *Facies orbitalis* des großen Keilbeinflügels, vorn in Verbindung mit dem Jochbein, *Os zygomaticum*, gebildet. An der Grenze zwischen oberer und seitlicher Wand liegt die *Fissura orbitalis superior*, die in die Schädelhöhle führt; auf der Grenze gegen die untere Wand befindet sich die *Fissura orbitalis inferior*, die mit der Schläfengrube in Verbindung steht. Den **Boden der Orbita** bildet der Oberkiefer in Verbindung mit dem Jochbein. An der Fissura orbitalis inferior beginnt eine offene Rinne, die sich zum *Canalis infraorbitalis* schließt und innerhalb des unteren Orbitalrands im *Foramen infraorbitale* mündet. Am hinteren Teil des Augenhöhlenbodens fügt sich noch der kleine *Processus orbitalis* des Gaumenbeins, *Os palatinum*, in das Knochenmosaik ein. Im Laufe der postnatalen Entwicklung bilden sich auffallende Asymmetrien im Bereich der Or-

bita aus. In 63% ist die Breite des Orbitaeingangs rechts größer als links. Der untere Orbitarand wächst weiter nach vorn als der obere, und die laterale Wand ist länger als die mediale.

4 Die am Kauapparat beteiligten Strukturen

4.1 Knöcherne Strukturen

4.1.1 Oberkiefer (Maxilla)

Die beiden Oberkieferknochen (Abb. 8.4-7, 10a, 11, 13, 14 u. 35) stellen die knöcherne Grundlage des Mittelgesichts dar. Ihre Größe, Ausprägung und Stellung bestimmen im wesentlichen die Form des Gesichts. Durch ihre vom Körper, *Corpus maxillae*, ausgehenden Fortsätze sind sie am Aufbau der Augen- und Nasenhöhle sowie des Gaumens mitbeteiligt.

Das **Corpus maxillae** enthält den *Sinus maxillaris*, die größte der Nasennebenhöhlen, die über eine weite Öffnung, den *Hiatus maxillaris*, zugänglich ist. Die Kieferhöhle besitzt einen konkaven Boden, an dessen tiefster Stelle die Wurzel des ersten Mahlzahns, *Dens molaris I*, liegt. Die Alveole des Eckzahns, *Dens caninus*, liegt in der Regel vor dem Sinus, während die Alveolen der folgenden Zähne sehr enge räumliche Beziehungen zum Sinus haben. Dies erklärt die Tatsache, daß sich die Kieferhöhle sowohl über das Cavum nasi als auch über Infekte an der Wurzel des ersten Mahlzahns entzünden kann.

Von dem zentralen Corpus maxillae gehen vier kräftige Fortsätze aus: *Processus frontalis*, **Stirnfortsatz**, *Processus zygomaticus*, **Jochfortsatz**, *Processus alveolaris*, **Zahnfortsatz**, und *Processus palatinus*, **Gaumenfortsatz**.

Processus zygomaticus

Der Jochfortsatz (Abb. 8.4-13) nimmt nach außen hin die Verbindung mit dem Jochbein auf, das den Oberkiefer mit dem Stirnbein und dem Schläfenbein verbindet. Hinten lehnt sich die Maxilla an das feste Widerlager des Processus pterygoideus des Keilbeins an (Abb. 8.4-35); sie besitzt hier einen flachen Vorsprung, das *Tuber maxillare*.

Abb. 8.4-35 Der Oberkiefer, Maxilla, von lateral nach Entfernung des Jochfortsatzes, mit Einblick in die Kieferhöhle. (Anatomische Sammlung Marburg)

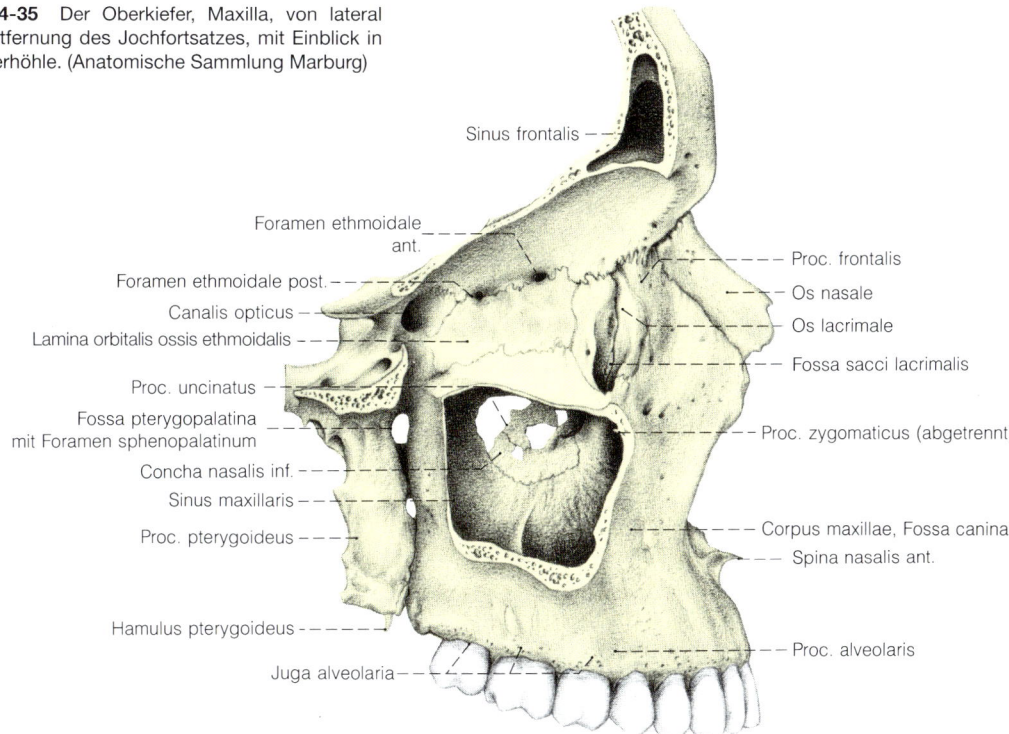

Sinus frontalis

Foramen ethmoidale ant.

Foramen ethmoidale post.

Canalis opticus

Lamina orbitalis ossis ethmoidalis

Proc. uncinatus

Fossa pterygopalatina mit Foramen sphenopalatinum

Concha nasalis inf.

Sinus maxillaris

Proc. pterygoideus

Hamulus pterygoideus

Juga alveolaria

Proc. frontalis

Os nasale

Os lacrimale

Fossa sacci lacrimalis

Proc. zygomaticus (abgetrennt)

Corpus maxillae, Fossa canina

Spina nasalis ant.

Proc. alveolaris

Processus alveolaris

Der Zahnbogen trägt die Zahnfächer, *Alveoli dentales,* die in spongiösen Knochen eingebettet sind und durch Scheidewände, *Septa interalveolaria,* voneinander getrennt werden. Innerhalb eines Zahnfachs werden für mehrwurzelige Zähne weitere Unterteilungen durch die *Septa interradicularia* geschaffen. An den Außenflächen drängen die Zahnwurzeln den Knochen zu den *Juga alveolaria* vor. Über dem Alveolarfortsatz liegt der funktionell wichtige Basalbogen, der den Kaudruck aufnimmt und weiterleitet. Die Bogen beider Seiten werden durch die Gaumenfortsätze, *Processus palatini,* miteinander verbunden.

Processus palatinus

Die beiden Gaumenfortsätze (Abb. 8.4-19) bilden den größeren vorderen Anteil des harten Gaumens und sind in der *Sutura palatina mediana* miteinander verbunden. Dadurch entsteht eine schmale Leiste, *Crista nasalis,* die sich nach vorn als *Spina nasalis anterior* fortsetzt.

Der die oberen Schneidezähne *(Dentes incisivi)* tragende Teil des Oberkiefers heißt auch *Os incisivum* und ist beim Neugeborenen jederseits durch eine Naht, *Sutura incisiva,* vom Processus palatinus getrennt. Am Scheitelpunkt der Naht liegt das *Foramen incisivum,* die Mündung des *Canalis incisivus,* der Nasen- und Mundhöhle miteinander verbindet und durch den der Nervus und die Vasa nasopalatina ziehen.

Processus frontalis

Der Stirnfortsatz beteiligt sich mit einer hinter der *Crista lacrimalis anterior* gelegenen Eindellung an der Bildung der Tränensackgrube, *Fossa sacci lacrimalis,* und durch die Tränenfurche, *Sulcus lacrimalis,* zusammen mit dem Tränenbein und der unteren Muschel an der Bildung des Tränennasenkanals, *Canalis nasolacrimalis.*

Corpus maxillae

Die Vorderfläche des Oberkiefers, *Facies anterior,* ist an ihrer medialen Seite so ausgeschnitten, daß sie die vordere Nasenöffnung, *Apertura piriformis,* umschließen hilft (Abb. 8.4-13). Kurz oberhalb des Processus alveolaris zeigt die vordere Wand eine leichte Vertiefung, *Fossa canina.* Oberhalb der Fossa canina findet sich das variabel geformte und häufig asymmetrisch angelegte *Foramen infraorbitale,* aus dem der N. infraorbitalis heraustritt. Er verläuft im *Canalis infraorbitalis,* der am Boden der Orbita mit dem *Sulcus infraorbitalis* beginnt (Abb. 8.4-32). Der Kanal liegt in der oberen Wand des Oberkiefers, *Facies orbitalis,* die mit einer dünnen Knochenlamelle gegen den Sinus maxillaris abgegrenzt ist. Der hintere abgestumpfte Rand der Facies orbitalis begrenzt zusammen mit dem großen Keilbeinflügel die *Fissura orbitalis inferior.*

Die der Nasenhöhle zugewandte *Facies nasalis* trägt am isolierten Knochen den weiten Hiatus maxillaris (Abb. 8.4-35). Seine Öffnung wird durch die Lamina perpendicularis des Gaumenbeins, den Processus maxillaris der unteren Nasenmuschel, den Processus uncinatus und die Bulla ethmoidalis zu einem sichelförmigen Spalt, *Hiatus semilunaris,* eingeengt.

Die hintere Fläche des Oberkiefers, *Facies infratemporalis,* sieht gegen die Flügelgaumengrube und besitzt an ihrem Tuber maxillare mehrere kleine *Foramina alveolaria* zum Eintritt der Zahnnerven, die in den *Canales alveolares* zu den Zähnen gelangen.

4.1.2   Unterkiefer (Mandibula)

Der Unterkiefer (Abb. 8.4-36) ist ein frei beweglicher, mit den kräftigen Kaumuskeln besetzter Knochen, der aus zwei ursprünglich getrennten symmetrischen Hälften besteht. Er stellt ein etwa parabolisch gebogenes Knochenstück dar, *Corpus mandibulae,* dessen hinteres Ende beiderseits zum Unterkieferast, *Ramus mandibulae,* aufgebogen ist. Wo beide ineinander übergehen, bildet sich der Astwinkel, *Angulus mandibulae,* der als Muskelapophyse dient und außen die *Tuberositas masseterica* für den M. masseter sowie innen die *Tuberositas pterygoidea* für den M. pterygoideus medialis aufweist. Der Astwinkel zwischen dem Hinterrand des Ramus mandibulae und der Unterfläche des Corpus *(Basis mandibulae)* ist beim Neugeborenen noch gestreckt (etwa 140°). Er nimmt aber später mit der Dentition auf etwa 120° ab. Im Greisenalter, nach dem Zahnausfall, wird der Astwinkel wieder größer.

Ramus mandibulae

Der Unterkieferast bildet vorn oben eine weitere Muskelapophyse, den *Processus coronoideus,* der dem M. temporalis zum Ansatz dient. Er wird durch einen tiefen Ein-

schnitt, *Incisura mandibulae,* vom Gelenkfortsatz, *Processus condylaris,* getrennt. Der vordere scharfe Rand des Processus coronoideus geht außen am Körper in eine Leiste, *Linea obliqua,* über. Ihr entspricht an der Innenseite des Processus coronoideus die *Crista temporalis,* die gegen die Alveole des 3. Molaren in ein Trigonum retromolare ausläuft. Die *Fossa retromolaris* liegt dagegen zwischen Linea obliqua und Crista temporalis (Abb. 8.4-36). Der Gelenkfortsatz trägt einen querovalen Kopf, *Caput mandibulae,* der durch einen kurzen Hals, *Collum mandibulae,* vom Unterkieferast abgesetzt und unter einem Winkel von 30° nach vorn durchgebogen ist *(Anteversio capitis mandibulae).* An der Vorderseite des Halses liegt unterhalb des Kopfes die flache *Fovea pterygoidea,* die dem M. pterygoideus lateralis zum Ansatz dient.

An der Innenfläche des Kieferastes findet sich das *Foramen mandibulae* als Eingang in den *Canalis mandibulae.* Er wird von einer kleinen Knochenzacke überragt, der *Lingula mandibulae,* an der das Ligamentum sphenomandibulare ansetzt.

Die Lingula mandibulae kann von der Mundhöhle aus getastet werden und stellt eine wichtige Orientierungsmarke für den Zahnarzt bei der Leitungsanästhesie des N. alveolaris inferior dar.

Corpus mandibulae

An der Innenfläche sind zwei seichte Vertiefungen vorhanden, *Fovea submandibularis* und *Fovea sublingualis,* die durch die Anlagerung der beiden gleichnamigen Speicheldrüsen entstehen.

Der N. alveolaris inferior verläuft mit Begleitgefäßen im Canalis mandibulae und tritt an der Vorderseite des

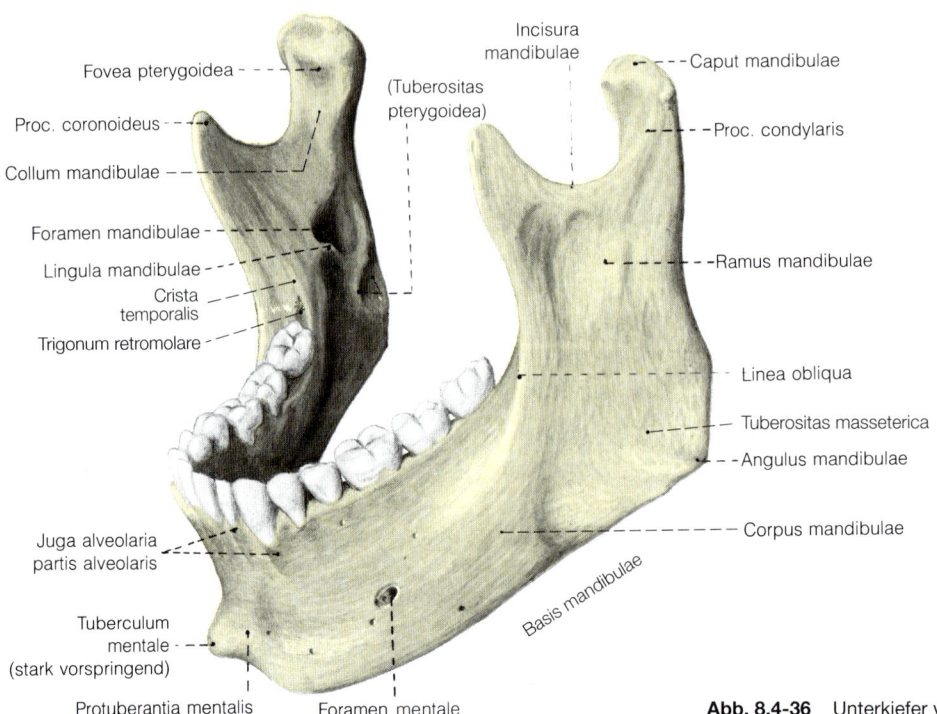

Abb. 8.4-36   Unterkiefer von links vorn.

Corpus am *Foramen mentale* wieder nach außen. Das sich nach hinten und oben öffnende Foramen mentale liegt in den meisten Fällen unterhalb des 2. Prämolaren, weniger häufig unterhalb des Zwischenraumes zwischen 1. und 2. Prämolaren. Am Foramen mandibulae beginnt auf der inneren Oberfläche die *Linea mylohyoidea,* eine Leiste für den Ursprung des gleichnamigen Muskels (Abb. 8.4-42). Sie endet an einer Grube an der Innenfläche des Corpus, *Fossa digastrica,* für den M. digastricus. Unterhalb der Linea mylohyoidea verläuft im *Sulcus mylohyoideus* der gleichnamige Nerv.

Kleine, auf den Zug der Mm. geniohyoideus und genioglossus zurückgehende Knochenzacken, die *Spinae mentales* (Abb. 8.4-42), sind die Grundlagen einer Verstärkungszone des Corpus an der Biegungsstelle. Daher bricht der Kiefer bei einer Biegebeanspruchung durch äußere Gewalt stets seitwärts der Mitte, und die Spannungsspitzen liegen bei einer Biegung des herausgenommenen Kiefers etwa in der Gegend der Eckzahnalveole. Die ursprünglich dreieckige Kinnfuge bleibt als erhabenes Feld, *Tuberculum mentale* (Abb. 8.4-36), sichtbar. Der wulstige Vorsprung in der Medianen ist die *Protuberantia mentalis.*

Die *Pars alveolaris* der Mandibula zeigt den stärksten Formwandel während der verschiedenen Lebensalter.

Beim Neugeborenen besteht das Corpus zum größten Teil aus dem **Alveolarfortsatz,** dessen einzelne Alveolarkörbe sich mit den Zahnanlagen bilden und von einem schmalen Basalbogen unterzogen werden. Beim Greis hingegen ist der Alveolarfortsatz durch den Zahnverlust fast ganz verschwunden, und die Höhe des Körpers wird von dem starken Basalbogen eingenommen. **Wachstumsstörungen** in frühester Kindheit können zu abnormer Kleinheit des Unterkiefers, Mikrognathie, führen. Der Alveolarbogen, *Arcus alveolaris,* des Unterkiefers hat die Form einer halben Ellipse und ist damit deutlich von dem des Oberkiefers verschieden. Die einzelnen Alveolen, *Alveoli dentales,* sind ebenfalls durch *Septa interalveolaria* getrennt und bilden an den Rändern der Pars alveolaris die *Juga alveolaria.*

4.1.3   Zungenbein (Os hyoideum)

Ebenso wie der Unterkiefer gehört das hufeisenförmig nach hinten gebogene Zungenbein (Abb. 8.4-43a) zum Viszeralskelett. Es ist aus Teilen des zweiten und dritten Pharyngealbogens entstanden. Aus deren Copula ist der Körper, **Corpus ossis hyoidei,** hervorgegangen. Vom lateralen Rand des Körpers entspringt das kleine Zungenbeinhorn, **Cornu minus,** das in sehr unterschiedlicher Weise verknöchert. Es steht durch das *Lig. stylohyoideum* mit dem Griffelfortsatz in Verbindung. Diese Verbindung kann vollständig verknöchert sein. Nach neueren Untersuchungen strahlen in das Lig. stylohyoideum Fasern ein, die von der Innenseite des Angulus mandibulae ausgehen. Dieser Komplex eines Lig. mandibulostylohyoideum ist klinisch-topographisch insofern von Bedeutung, als es die Glandula parotis von der Glandula submandibularis trennt.

Das große Zungenbeinhorn, **Cornu majus,** gelegentlich nur durch Bindegewebe mit dem Körper an den Enden verbunden, richtet sich nach dorsal und hat ein knopfartig verdicktes Ende. Die großen Zungenbeinhörner können beim Lebenden gut getastet werden.

4.2   Kiefergelenk (Articulatio temporomandibularis)

Am Gelenk ist der Unterkieferkopf beteiligt, der durch einen *Discus articularis* von der Gelenkfläche an der Schuppe des Schläfenbeins getrennt ist. Vor dieser Gelenkgrube liegt der Gelenkhöcker, *Tuberculum articulare* (Abb. 8.4-37 u. 38).

Der walzenförmige **Unterkieferkopf,** *Caput mandibulae,* sitzt antevertiert auf dem Kieferhals, *Collum mandibulae.* Die Längsachsen der beiden Kieferwalzen zeigen ein wenig schräg nach hinten und medial. Sie schneiden sich vor dem Foramen magnum unter einem Winkel von 150–165°. Der Gelenkkopf ist vom vorderen bis zum hinteren Gelenkrand mit Faserknorpel überzogen.

Nur der vordere, von Faserknorpel überzogene Teil der **Fossa mandibularis,** der bis an die Fissura petrotympanica (GLASERsche Spalte) reicht, bildet die *Facies articularis.* Der hintere Teil mit dem aus der Fissur austretenden Nerven, der *Chorda tympani,* liegt extrakapsulär. Der Gelenkraum ist immer noch so groß, daß sich die Kieferwalze bei den Mahlbewegungen, also bei einer Drehung um eine vertikale Achse, schräg stellen kann. Nach vorn greift die Facies articularis auf das *Tuberculum articulare* über, das ebenso wie der vordere Abschnitt der Fossa mandibularis mit Faserknorpel überzogen ist. Dieser Gelenkhöcker bildet eine querstehende Rolle, die von vorn nach hinten konvex gekrümmt ist und an deren Hinterfläche sich der Unterkieferkopf in der Ruhelage unter Zwischenschaltung des Diskus anlagert.

Der *Discus articularis* besteht aus unterschiedlichem Baumaterial. Die dünne, in der Mitte liegende **intermediäre Zone** ist aus straffem Bindegewebe aufgebaut, während die verdickten Randzonen (Klinik: **vorderes** und **hinteres Band**) aus Faserknorpel bestehen. Diese Verdickungen heften sich ringsum an die Gelenkkapsel und zerlegen das Gelenk in zwei Kammern (Abb. 8.4-37 u. 38). Der Diskus bedeckt kappenartig den Kieferkopf und begleitet ihn als transportable Pfanne bei seinen Verschiebungen. Zugleich bildet der Diskus mit seiner oberen Fläche eine Pfanne für den Gelenkhöcker.

Der Discus articularis des Kiefergelenks, der medial und lateral mit der Gelenkkapsel verwachsen ist, löst sich nach hinten zu in ein bindegewebiges, reichlich elastische Fasern enthaltendes Balkenwerk **(bilaminäre Zone)** auf, das den Gelenkraum dorsal begrenzt und nur durch die Synovialmembran von ihm getrennt ist. Eine eigentliche faserige hintere Gelenkkapselwand des Kiefergelenks gibt es somit nicht. In den Maschen des genannten Balkenwerks sind neben Fettzellen reichlich Blutgefäße – insbesondere ein dichtes venöses Geflecht – eingelagert. Die Venen besitzen meist sehr dünne Wände, an gewissen Stellen sind jedoch umschriebene Wandverdickun-

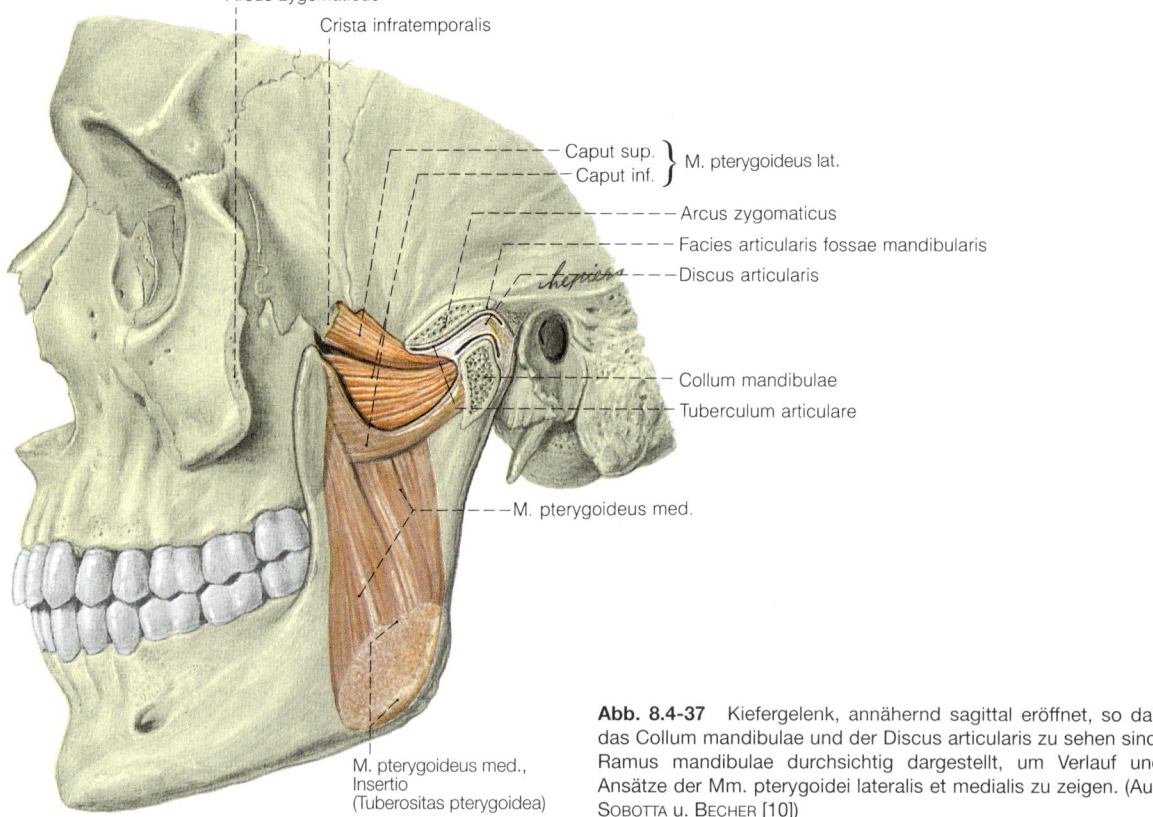

Arcus zygomaticus

Crista infratemporalis

Caput sup.
Caput inf. } M. pterygoideus lat.

Arcus zygomaticus

Facies articularis fossae mandibularis

Discus articularis

Collum mandibulae

Tuberculum articulare

M. pterygoideus med.

M. pterygoideus med.,
Insertio
(Tuberositas pterygoidea)

Abb. 8.4-37 Kiefergelenk, annähernd sagittal eröffnet, so daß das Collum mandibulae und der Discus articularis zu sehen sind. Ramus mandibulae durchsichtig dargestellt, um Verlauf und Ansätze der Mm. pterygoidei lateralis et medialis zu zeigen. (Aus SOBOTTA u. BECHER [10])

gen vor allem aus glatter Muskulatur vorhanden, die als Sperrvorrichtungen zu werten sind. Auch Sperrarterien lassen sich in größerer Zahl feststellen. Vermöge dieser Vorrichtungen ist das hinter dem Kiefergelenk gelegene Gewebe in der Lage, Regelung von Blutzu- und Blutabfuhr sicherzustellen. Man spricht vom **„retroartikulären plastischen Polster des Kiefergelenks"** (Abb. 8.4-38a).

Die **Gelenkkapsel** ist so weit, daß der Kieferkopf nach vorn luxieren kann, ohne daß sie reißt. Sie umfaßt den Gelenkhöcker, heftet sich seitlich an den Rand der Gelenkpfanne und reicht bis zur Fissura petrotympanica. Die Fasern konvergieren trichterförmig zum Kieferkopf, an dem die Kapsel hinten weiter herabreicht als vorn. Die **Verstärkungsbänder** haben bei dem schlaffen Kapselsack keine große mechanische Bedeutung, eine vollkommene Zwangsläufigkeit besteht jedoch nicht. Eine gewisse Verstärkung erfährt nur die seitliche Kapselwand durch das *Lig. laterale* (Abb. 8.4-39). Ohne Beziehung zur Kapsel sind zwei an der Innenseite verlaufende Bandzüge: das *Lig. sphenomandibulare* (s. Abb. 8.4-43a) und das *Lig. stylomandibulare* (Abb. 8.4-40). Das erste zieht von der Schädelbasis (Spina ossis sphenoidalis) zur *Lingula mandibulae*. Das zweite zieht vom Griffelfortsatz zur Faszie des *M. pterygoideus medialis* und zum Kieferwinkel.

4.2.1 Mechanik des Kiefergelenks

Die Bewegungen des Unterkiefers sind abhängig vom Bau des Gelenks, vom Kontraktionsablauf der Kaumuskeln (und damit vom Nervensystem) sowie von Form und Stellung der Zähne, die zu einem Teil die Bewegungen führen und auf die alle Bewegungen hinzielen. Dazu kommt, daß stets beide Gelenke gleichzeitig tätig sein müssen. Ein Gelenk für sich kann als isolierter Teil nicht verstanden werden, sondern nur als Glied dieses funktionellen Systems, zu dem auch die Okklusionsflächen der Zähne und die Kaumuskulatur gehören. Mit diesen muß es sich im Gleichgewicht halten, z. B. wenn das Gebiß im Laufe des Lebens Veränderungen unterliegt.

Entsprechend dem Omnivorengebiß besitzt der Mensch vielseitige Bewegungsmöglichkeiten in seinen Kiefergelenken. Man unterscheidet drei Bewegungsformen: 1. das **Heben** und **Senken (Öffnungs-** und **Schließbewegung)** des Kiefers, 2. das **Vor-** und **Zurückschieben** des Kiefers **(Gleit-** oder **Schlittenbewegungen)** und 3. **Lateralbewegung (Mahlbewegung)** des Kiefers. Das Kauen ist eine zusammengesetzte Bewegung. In bezug auf die Zahnkontakte müssen Artikulationsbewegungen *mit* und freie Bewegungen *ohne* Zahnkontakte auseinandergehalten werden.

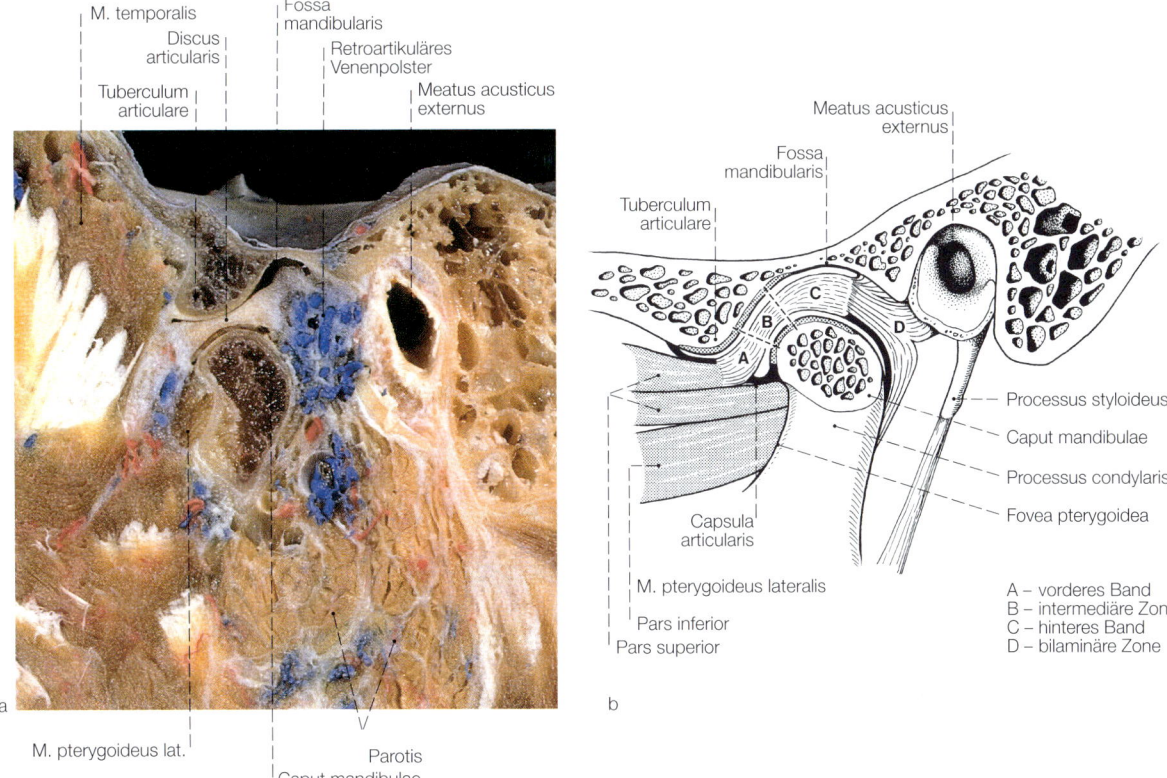

M. temporalis
Discus
articularis
Tuberculum
articulare

Fossa
mandibularis
Retroartikuläres
Venenpolster
Meatus acusticus
externus

a

M. pterygoideus lat.
Caput mandibulae
Parotis

Meatus acusticus
externus
Fossa
mandibularis
Tuberculum
articulare

Processus styloideus
Caput mandibulae
Processus condylaris
Fovea pterygoidea

Capsula
articularis

M. pterygoideus lateralis

Pars inferior
Pars superior

A – vorderes Band
B – intermediäre Zone
C – hinteres Band
D – bilaminäre Zone

b

Abb. 8.4-38 (a) Sagittalschnitt durch die Kiefergelenkgegend mit injizierten Venen. Beachte den oberen und unteren Kiefergelenkspalt und den dorsalen Übergang des Discus articularis in das retroartikuläre plastische Venenpolster des Kiefergelenks. (Nach ZENKER [14])

(b) Sagittalschnitt durch das Kiefergelenk. Aufbau des Discus articularis (A–D) und seine Beziehung zum M. pterygoideus lateralis. Die Ausdehnung des Gelenkknorpels (Faserknorpel!) ist ebenfalls angedeutet (punktierte Schicht auf dem Tuberculum articulare und Caput mandibulae).

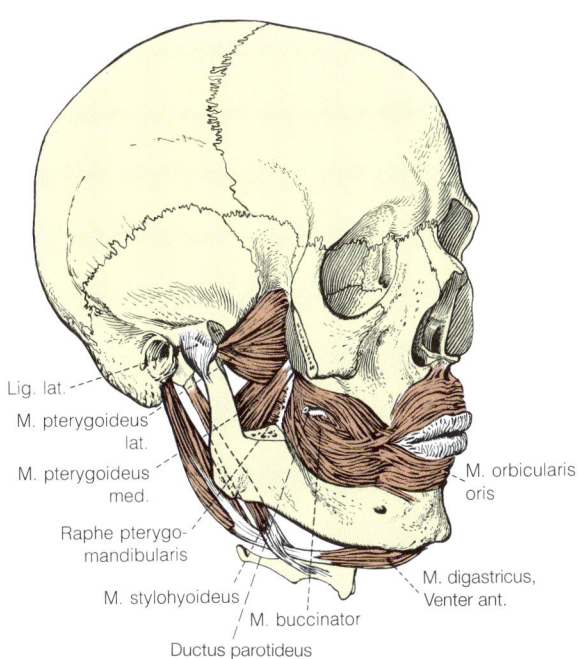

Lig. lat.
M. pterygoideus
lat.
M. pterygoideus
med.
Raphe pterygo-
mandibularis
M. stylohyoideus
M. buccinator
Ductus parotideus
M. orbicularis
oris
M. digastricus,
Venter ant.

Abb. 8.4-39 Mm. pterygoidei von lateral und vorn. Jochbogen und ein Teil des Ramus mandibulae entfernt.

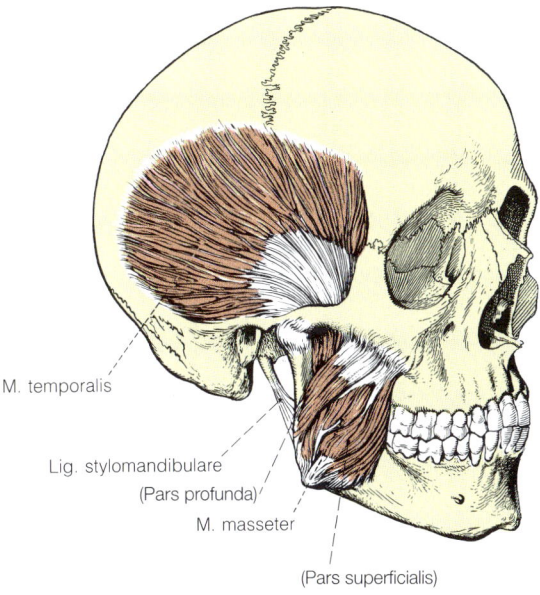

M. temporalis

Lig. stylomandibulare
(Pars profunda)
M. masseter

(Pars superficialis)

Abb. 8.4-40 M. temporalis und M. masseter.

Bei der **Ruhelage** des Unterkiefers sind die Zahnreihen nicht vollständig geschlossen, der Unterkieferkopf steht nicht in der Tiefe der Gelenkgrube, sondern am hinteren Abhang des Gelenkhöckers. In die Grube kommt der dicke hintere Teil des Diskus zu liegen. Wenn der Kopf nach hinten abgebeugt wird, wie vielfach im Schlaf, sinkt auch der Unterkieferkopf tiefer in die Grube.

Die Hauptbewegungen sind das **Öffnen** und **Schließen** der Zahnreihen. Beim Öffnen gleitet der Unterkieferkopf mitsamt des Diskus auf der schrägen Bahn des Gelenkhöckers nach vorn und unten. Diese Wanderung des Unterkieferkopfes kann man bei mageren Personen von außen sehen. Dabei entsteht zwischen dem Vorsprung des Caput mandibulae und der Ohrmuschel eine Grube auf der Haut. Auch durch Auflegen der Finger, noch besser durch Einführen eines Fingers in den äußeren Gehörgang, kann man die Bewegung des Unterkieferkopfes fühlen. Man kann dann auch feststellen, daß es nicht möglich ist, den Kiefer zu öffnen, ohne daß der Unterkieferkopf nach vorn rutscht – eine Folge der bei der **Mundöffnung** auftretenden Kontraktion des *M. pterygoideus lateralis.*

Die Grube hinter dem Unterkieferast, in der die Ohrspeicheldrüse liegt, wird bei der Öffnungsbewegung im oberen Teil erweitert und im unteren Teil durch den Unterkieferwinkel etwas verengt. Die Parotis soll durch diese Massage zu lebhafter Ausschüttung des Sekrets angeregt werden.

Bei der **Öffnungsbewegung** findet in dem Gelenk oberhalb des Diskus *(Articulatio meniscotemporalis)* ein **Gleiten**, unterhalb in der *Articulatio meniscocondylaris* ein **Drehen** statt, weswegen die obere Kammer auch geräumiger sein muß als die untere. Dieses Doppelgelenk wird auch als „Scharniergelenk mit beweglicher Pfanne" beschrieben. Die Bedeutung des Diskus liegt darin, zwischen Gelenkkopf und Gelenkpfanne bzw. Gelenkhöcker einen Ausgleich zu schaffen und zwischen der Gleitbahn und der Drehbahn zu vermitteln. Für dieses Drehgleiten gibt es keine zum Schädel festliegende Achse, denn sonst müßten alle Unterkieferteile Abschnitte eines Kreisbogens beschreiben, was nicht der Fall ist. Man kann annehmen, daß die Drehung um eine quere, durch die Gelenkköpfe gelegte Achse erfolgt, die sich aber während der Öffnung verschiebt. Unter vereinfachten Annahmen kann man das Drehgleiten auch um eine quere Achse stattfinden lassen, die durch die Gegend des Foramen mandibulae geht. Hier liegt ungefähr die ruhigste Stelle des Unterkiefers sowie die Eintrittsstelle von Nerven und Gefäßen.

Wenn beim übermäßigen Öffnen des Mundes wie beim Gähnen, Erbrechen usw. der Gelenkkopf den Tiefpunkt des Gelenkhöckers nach vorn überschreitet, kann er sich vor dem Gelenkhöcker verhaken (**komplette Dislokation** bei genuiner und habitueller Luxation). Bei dieser doppelseitigen oder einseitigen Luxation können die Patienten den Mund nicht mehr schließen. Der Unterkiefer muß beim Einrenken zuerst nach abwärts und dann nach hinten gedrückt werden, um den Kopf unter dem Gelenkhöcker vorbeizuführen.

Für das **Vor-** und **Zurückschieben** hat der Unterkiefer bei geschlossenen Zahnreihen eine doppelte Führung: einerseits die Gleitbahn im Kiefergelenk, andererseits eine Gleitbahn an der Zahnreihe des Oberkiefers. Im Kiefergelenk ist vor allem die obere, z.T. aber auch die untere Gelenkkammer beteiligt. Die maximale Vorwärtsbewegung des Condylus in Beziehung zum Os temporale hat ein Ausmaß von 15 mm, davon bewegt sich der Condylus nur 7 mm gemeinsam mit dem Diskus und 8 mm ohne diesen.

Bei der **Mahlbewegung** dreht sich ein Unterkieferkopf („Arbeitsseite") um eine vertikale Achse, wobei er sich auch geringfügig lateralwärts bewegt, während der andere vorwärts und seitwärts gleitet („Balanceseite"). Dieser bewegt sich dabei auch leicht nach unten, da er aus der *Fossa mandibularis* heraustritt. Dadurch werden die Zahnreihen dieser Seite zum Klaffen gebracht und der Bissen in die offene Zahnreihe hineingeschoben. Das Kinn verschiebt sich nach der Seite des Kieferkopfes, der die Achse der Bewegung bildet.

Die Ausbildung des Kiefergelenks ist individuell geprägt und steht im Zusammenhang mit der Beschaffenheit des Gebisses sowie der Bißlage.

Weitere Beziehungen zwischen Bezahnung und Kiefergelenk sind bei verschiedenen Bißarten festgestellt worden. So findet man bei den geraden Bißarten, bei denen die Schneidekanten der unteren und oberen Zähne wie die Schneidekanten einer Zange senkrecht aufeinandertreffen, die flache Gelenkform, bei der das Tuberculum einen flachen Neigungswinkel besitzt und der Unterkieferhals gerade nach oben gerichtet ist. Begünstigt durch das flache Tuberculum, werden in diesem Gelenk hauptsächlich Seitenbewegungen ausgeführt, das Gelenk wird als Gleitgelenk charakterisiert.

Umgekehrt findet man bei den stark übergreifenden Bißarten, bei denen die oberen Frontzähne so stark über die unteren übergreifen, daß die letzteren vorn weitgehend verdeckt werden, ein Gelenk mit steiler Neigung des Tuberculum, mit stark gekrümmtem Unterkieferkopf und einer ausgesprochenen Umbiegung des Kieferhalses nach vorn. Durch das Übergreifen der Eck- bzw. Frontzähne sind die Seitenbewegungen beschränkt, es herrschen die Drehbewegungen vor. So hat man neben dem normalen Kiefergelenk das Gleitgelenk bei geraden Bißarten und das Drehgelenk bei stark übergreifendem Biß unterschieden.

Infolge von Lückengebissen und Zahnprothesen treten Umbauten am Gelenk ein, die als Anpassungen aufzufassen sind. Heute werden Gebiß, Kieferknochen, Kiefergelenke und Kaumuskeln als einander beeinflussende Glieder eines funktionellen Systems begriffen. Aus dieser Erkenntnis heraus hat man gelernt, Besonderheiten des Gelenks, die früher als Varianten betrachtet wurden, zu beurteilen.

4.3 Kaumuskeln

M. temporalis
M. masseter
M. pterygoideus medialis
M. pterygoideus lateralis

Die vier aufgeführten Muskeln werden ihrer Funktion entsprechend als Kaumuskeln bezeichnet. Sie sind Abkömmlinge der Muskulatur des I. Pharyngealbogens und stellen abgewandelte Kiemenmuskeln dar, die vom Nerven dieses Bogens, dem *N. mandibularis* aus dem *N. trigeminus*, versorgt werden.

Es muß festgehalten werden, daß auch noch andere Muskeln, vor allem die Zungenbeinmuskeln, an den Kieferbewegungen auffallend stark beteiligt sind.

M. temporalis

Der **Schläfenmuskel** (s. Abb. 8.4-38 u. 40) ist ein flacher Muskel, dessen Ursprungsfeld bis zur bogenförmigen *Linea temporalis inferior ossis parietalis* reicht. Die fächerförmigen Muskelfasern bündeln sich und gehen in eine Endsehne über, die am Processus coronoideus des Unterkiefers ansetzt und an dessen Innenseite weit herabreicht. Ein zweites Ursprungsfeld liegt im tiefen Blatt der *Fascia temporalis*, die, von der *Linea temporalis superior ossis parietalis* ausgehend, den Muskel bedeckt und bis zum Jochbogen zieht. Da die Muskelfasern sowohl vom Knochen als auch von der Faszie entspringen, müssen sie von zwei Seiten, also doppelfiedrig, auf die Sehne zustrahlen, die zum großen Teil im Innern des Muskels liegt. Dadurch bekommt der Muskel eine große Anzahl von Muskelfasern und einen hohen physiologischen Querschnitt (s. Abb. 8.4-40). Eine **mediale Temporalisportion** entspringt vom rostralen Abhang der Crista infratemporalis und oberen Anteilen der Facies maxillaris des Keilbeins bis in den Bereich der Mündung des Foramen rotundum in der Fossa pterygopalatina [16].

Von hier verlaufen die Muskelfasern nach unten und zugleich nach lateral und hinten. Sie setzen dann zum größten Teil über die tiefe Temporalissehne an der Crista temporalis mandibulae an. Ungefähr 1 bis 2 cm oberhalb des unteren Endes der Temporalissehne verläßt den M. temporalis an seiner medialen Seite ein sehniger Zug, der in die Faszie des M. buccinator übergeht *(Fascia buccotemporalis)*. An der tiefen Temporalissehne nehmen stets einzelne Bündel des M. buccinator ihren Ursprung.

Der Temporalis ist der stärkste Kaumuskel. Beim festen Kauen kann man seine Tätigkeit in der Schläfengegend durch die Haut beobachten. Neben seiner **Hauptfunktion,** dem **Schließen** und **Beißen,** ist er mit den vordersten Fasern am Vorschub, bei einseitiger Aktivierung auch an der **Mahlbewegung** nach der Gegenseite beteiligt. Seine hintersten Fasern können den **Unterkiefer retrahieren.**

Die *Fascia temporalis* reicht von der Linea temporalis superior bis zum Jochbogen. Oberhalb des Jochbogens spaltet sie sich in zwei Blätter, von denen das oberflächliche, *Lamina superficialis,* an der Außenseite, das tiefe, *Lamina profunda,* an der Innenseite der Knochenspange ansetzen (Abb. 8-4-41). Der Raum zwischen beiden Blättern ist mit Fettgewebe gefüllt. Auch zwischen dem tiefen Blatt und dem Sehnenspiegel des Muskels sind Fettträubchen eingelagert. Findet nach schwerer Krankheit oder im Alter ein starker Fettschwund statt, sinken die Schläfen ein. Im Alter wird außerdem der Muskel selbst schwächer, besonders nach Verlust der Zähne; dann bildet sich auch der Processus coronoideus zu einem schmalen Fortsatz zurück.

M. masseter

Der *M. masseter* (Abb. 8.4-40 u. 42) bedeckt den Unterkieferast von außen und ist als viereckiger Wulst beim Lebenden sehr deutlich zu sehen. Er läßt zwei Portionen erkennen: eine oberflächliche, schrägstehende *Pars superficialis,* deren Ursprung am Jochbogen nach vorn

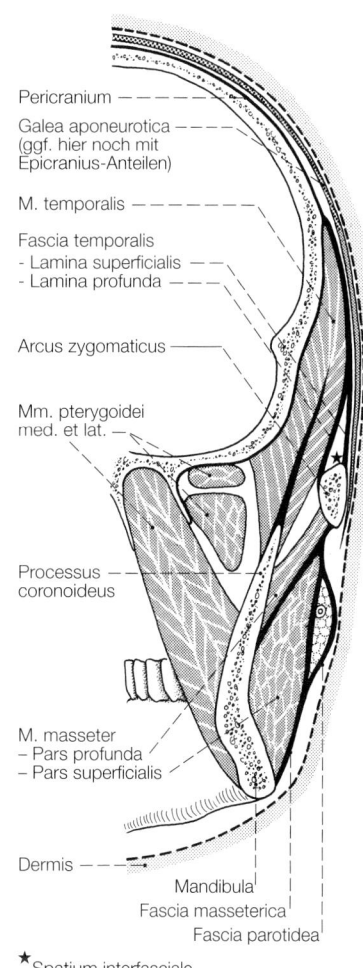

Pericranium

Galea aponeurotica
(ggf. hier noch mit
Epicranius-Anteilen)

M. temporalis

Fascia temporalis
- Lamina superficialis
- Lamina profunda

Arcus zygomaticus

Mm. pterygoidei
med. et lat.

Processus
coronoideus

M. masseter
– Pars profunda
– Pars superficialis

Dermis

Mandibula
Fascia masseterica
Fascia parotidea

★ Spatium interfasciale

Abb. 8.4-41 Kaumuskeln und Fascia temporalis im Frontalschnitt.

gerückt ist, und eine tiefe, senkrecht verlaufende *Pars profunda,* die nur dicht vor dem Kiefergelenk sichtbar wird. Beide Teile bilden eine Tasche, die von hinten her zugänglich ist. Die mehrfach gefiederte äußere Schicht zieht schräg nach hinten in die Gegend des Angulus mandibulae, wo die Sehnenbündel an den Tuberositas masseterica ansetzen. Die tiefe Schicht inseriert an der Außenfläche des Ramus mandibulae.

Die Insertion des Masseter kann bis auf den Processus coronoideus hinaufreichen, so daß eine Verbindung mit dem Temporalis zustande kommt. Die tiefe Schicht ist auch ihrem Bau nach von der oberflächlichen unterschieden, sie besitzt feinere Muskelfasern und auffallend viele Muskelspindeln. Auf dem Masseter liegt die Ohrspeicheldrüse, die beide von einer gemeinsamen Hülle überzogen werden; wo sie den Muskel bedeckt, heißt sie *Fascia masseterica.*

Der Muskel ist am **Beißakt,** aber auch am **Vorschub der Mandibula** beteiligt, bei einseitiger Aktion auch an der **Mahlbewegung.**

Dringt man zwischen dem vorderen Rand des Masseter und dem Wangenmuskel nach hinten, gelangt man in eine Tasche, in der sich ein Teil des Corpus adiposum buccae (BICHATscher Fettpfropf) findet (s. Abb. 8.4-48). Der Fettpfropf wird beim Öffnen des Kiefers in die Tasche eingesaugt und tritt beim Kieferschluß

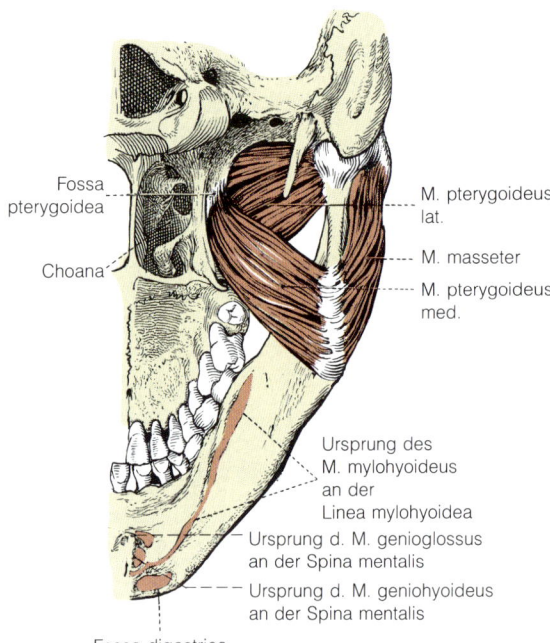

Abb. 8.4-42 Kaumuskeln von hinten und unten. Am Unterkiefer Muskelursprünge eingetragen.

wieder nach vorn. Er verhält sich etwa wie der Fettkörper des Kniegelenks, der vom Luftdruck in den eröffneten Kniegelenkspalt hineingedrückt wird. Es handelt sich um Baufett, das auch bei starker Abmagerung nicht entspeichert wird.

M. pterygoideus medialis

Der *M. pterygoideus medialis* (s. Abb. 8.4-39 u. 42) bedeckt die Innenfläche des Ramus mandibulae und bildet somit ein Gegenstück zum Masseter. Am Kieferwinkel stoßen beide Muskeln in einem Sehnenstreifen zusammen und umfassen den Kiefer mit einer Muskelschlinge. Der Muskel entspringt in der Fossa pterygoidea, von der äußeren Lamelle des Flügelfortsatzes und vom Tuber maxillae (Abb. 8.4-42). An der Innenseite des Kieferwinkels, *Angulus mandibulae*, liegt gegenüber der Masseterinsertion die *Tuberositas pterygoidea*, die dem Muskel zum Ansatz dient. Funktionell ist der M. pterygoideus medialis ein **Synergist des M. masseter.**

M. pterygoideus lateralis

Der Muskel entspringt mit einem Hauptanteil *(Pars inferior)* von der Seitenfläche der *Lamina lateralis processus pterygoidei* und mit einem kleineren oberen Anteil *(Pars superior)* an Facies und Crista infratemporalis der Ala major ossis sphenoidalis. Die obere Portion geht vor allem medial in den Diskus des Kiefergelenks über. Die untere Portion inseriert in der *Fovea pterygoidea* des Processus condylaris mandibulae.

Wesentlich am *M. pterygoideus lateralis* (s. Abb. 8.4-39 u. 42) ist die Tatsache, daß der Ursprung vor dem Ansatz am Gelenkfortsatz liegt, so daß die fast horizontal verlaufenden Muskelfasern den **Unterkiefer nach vorn ziehen** können (Abb. 8.4-43a). Der Pterygoideus lateralis ist jedoch auch für die **Öffnungsbewegung** wichtig.

4.4 Die bei den Kaubewegungen wirkenden Kräfte

Die **Schließmuskeln der Kieferzange** sind von der Kraftentfaltung her in absteigender Reihe der Temporalis, der Masseter und der Pterygoideus medialis.

Beim **Vorschub** des Unterkiefers sind vor allem die beiden *Mm. pterygoidei laterales* aktiv, aber auch die *Mm. pterygoidei mediales* und *masseterici* sowie die medialen Portionen der *Mm. temporales* beteiligt. Die **Mahlbewegung** wird durch einseitige Aktivierung der genannten Muskeln bewirkt.

Das **Rückgleiten** des Unterkiefers erfolgt durch das hintere Drittel des Temporalis sowie durch die Zungenbeinmuskulatur und wird von den Fasern der tiefen Masseterportion unterstützt.

An der **Mundöffnung** sind neben dem Pterygoideus lateralis die Mundbodenmuskeln, vor allem der Mylohyoideus und Digastricus, beteiligt (Abb. 8.4-43a u. b).

Während die Mm. pterygoidei laterales den Unterkieferkopf vorziehen, ziehen obere Zungenbeinmuskeln (M. digastricus, M. mylohyoideus und M. geniohyoideus) im Zusammenwirken mit den unteren Zungenbeinmuskeln (s. unten) den Unterkieferkörper abwärts. Bei maximaler Öffnung greifen die Schließmuskeln, vor allem der M. temporalis, bremsend ein. Leichte Öffnung erfolgt schon bei Tonusverminderung der Schließmuskeln durch das Gewicht des Unterkiefers (Schlaf in sitzender Stellung, nach dem Tode). Wird bei aktivierter Zungenbeinmuskulatur durch gleichzeitige Kontraktion aller Schließmuskeln die Mundöffnung verhindert, so resultiert eine Vorbeugung des Kopfes.

Die Kieferöffnung kann aber auch erfolgen, wenn der Unterkiefer festgestellt wird und der Schädel durch die Nackenmuskeln im Atlantookzipitalgelenk nach hinten gekippt wird. Dann werden die Nackenmuskeln zu Öffnern des Kiefers. Wenn man einen Bissen zum Mund führt, senkt man den Kiefer und hebt meist den Schädel, so daß beide Zahnreihen wie die Schaufeln eines Baggers auseinanderweichen.

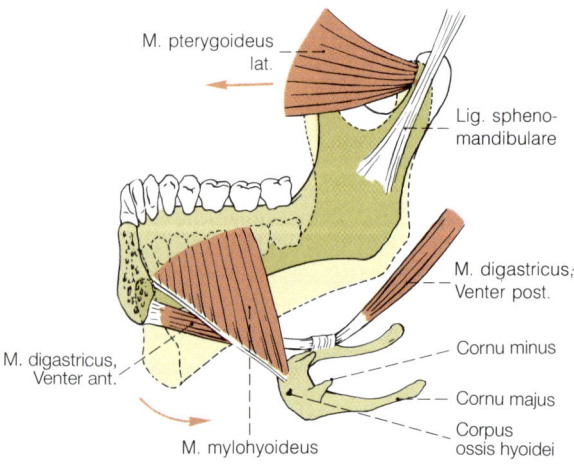

a

Abb. 8.4-43a Kieferöffnung durch Pterygoideus lateralis, Rapheteil des Mylohyoideus und Digastricus. Die punktierte Kontur stellt die Lage des geöffneten Kiefers dar.

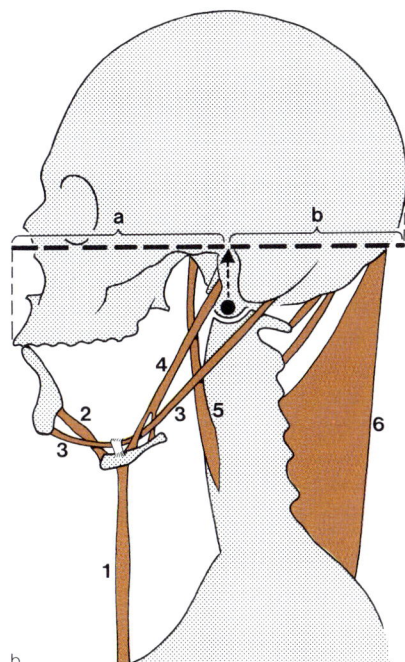

b

Abb. 8.4-43b Fixierung der Kopfstellung und des Zungenbeins durch Muskelgruppen. Der Drehpunkt des Atlantookzipitalgelenkes ist durch einen Pfeil auf die Frankfurter Horizontale projiziert. Der Hebelarm und das daraus resultierende Drehmoment des Vorderschädels (a) ist erheblich größer als das des hinteren Schädels (b). Deshalb ist die Nackenmuskulatur kräftiger als die prävertebrale und Zungenbeinmuskulatur entwickelt. Bei festgestelltem Zungenbein kann der Digastricus durch die Schlaufen am Zungenbein hindurchschlüpfen und wirkt als Mundöffner. Ebenfalls ist die Nackenmuskulatur indirekt an Mundbewegungen beteiligt und spielt beim Abbeißvorgang (Abbrechen) von mit der Hand gehaltener fester Nahrung (z. B. Apfel, Mohrrübe) eine aktive Rolle. 1 = Untere Zungenbeinmuskulatur; 2 = M. mylohyoideus, M. geniohyoideus; 3 = M. digastricus; 4 = M. stylohyoideus; 5 = Prävertebrale Muskeln; 6 = Nackenmuskeln. (In Anlehnung an SICHER u. DuBRUL [8])

Die **Kraft der Schließmuskeln** kommt offenbar in erster Linie zwischen den Zahnreihen zur Geltung. Indessen läßt sich die aus dem physiologischen Querschnitt der Schließmuskeln errechnete Muskelkraft nicht restlos in nutzbare Kauarbeit umsetzen. Wenn die Zahnreihen geschlossen sind, könnten die Schließmuskeln sich noch weiter verkürzen, es besteht eine sog. „Übersuffizienz". Wird der Druck weiter gesteigert, dann wird schließlich die Wurzelhaut schmerzhaft, so daß hier eine Grenze für den Druck gelegen ist. Bei reflektorischer Maximalkontraktion der Schließmuskeln kann es sogar zu einer Beschädigung der Zähne kommen. Der im Leben gemessene relative Quetschdruck zwischen den Molaren ist geringer als die theoretisch errechneten Kräfte; er soll im Mahlzahnbereich bis 700 N, im Schneidezahngebiet noch unter 200 N betragen. Als abgerundete Werte haben sich ergeben für den Masseter 280 N, den Temporalis 350 N, den Pterygoideus medialis 180 N und den Pterygoideus lateralis 170 N. Diese Kräfte sollen sich in unterschiedlicher Weise auf die verschiedenen Funktionen des Unterkiefers verteilen.

Beim Neugeborenen sind die Kaumuskeln in ihrer relativen Mächtigkeit zueinander verschieden vom Erwachsenen. Beim zahnlosen Greisenkiefer wiederum zeigt sich eine rückschrittliche Veränderung an den Kaumuskeln ebenso wie ein Umbau am Kieferknochen, am Kieferwinkel, am Muskelfortsatz und am Kiefergelenk.

Bei einer einseitigen Lähmung der Kaumuskeln im engeren Sinne, einschließlich des Mylohyoideus und vorderen Digastricus-Bauchs, ist der Kieferschluß fast ungestört. Bei einer Öffnung aber weicht der Unterkiefer nach der Seite der Lähmung ab.

5 Kopf- und Halsmuskeln und ihre Wirkungen

5.1 Obere Zungenbeinmuskeln

M. digastricus
M. stylohyoideus
M. mylohyoideus
M. geniohyoideus

Diese Muskelgruppe beteiligt sich an der **Bildung des Mundbodens.** Die Muskeln werden von Kopfnerven versorgt und gehören daher, obwohl sie am Hals liegen, zu den Kopfmuskeln.

M. digastricus

Der *M. digastricus* (s. Abb. 8.4-39 u. 43a) entspringt mit seinem **hinteren Bauch,** *Venter posterior*, in der *Incisura mastoidea* des Schläfenbeins. Der **vordere Bauch,** *Venter anterior*, kommt aus der Fossa digastrica des Unterkiefers. Beide streben in einem abwärts konvexen Bogen aufeinander zu und vereinigen sich dicht oberhalb des Zungenbeins in einer runden Zwischensehne (Abb. 8.4-44). Diese wird von einer Faszienschlinge an das Zungenbein gefesselt, ohne daß sie hier eine nennenswerte Gleitbewegung ausführen könnte. Bei feststehendem Zungenbein hilft der Muskel, den Kiefer zu öffnen, sonst hebt er das Zungenbein.

Beide Bäuche sind ihrer Herkunft nach verschieden, wie das die Innervation noch verrät. Der hintere Bauch wird wie der M. stylohyoideus, mit dem er auch verschmolzen sein kann, vom *N. facialis* innerviert, der vordere kann als eine Abspaltung des M. mylohyoideus aufgefaßt werden und wird wie dieser vom *N. mylohyoideus* aus dem dritten Trigeminusast, dem *N. mandibularis*, innerviert. Der vordere Bauch kann mit einem Teil seiner Fasern in die Richtung des M. mylohyoideus einbiegen.

M. stylohyoideus

Der *M. stylohyoideus* entspringt vom Processus styloideus und zieht als schlanker, spindelförmiger Muskel zum Zungenbein, wo er sich in zwei Bündel spaltet, um die Zwischensehne des Digastricus zu umfassen (Abb. 8.4-39 u. 44). Die Bündel inserieren an der Basis des großen Zungenbeinhorns, zeigen aber in ihrem Verhalten zum Digastricus mancherlei Varianten. Der Muskel zieht das Zungenbein nach hinten oben.

Innervation: *N. facialis.*

M. mylohyoideus

Der *M. mylohyoideus* (Abb. 8.4-43a u. 44) bildet den Boden der Mundhöhle. Die Muskelfasern beider Seiten verspannen wie eine querliegende Gurtung den Bogen des Unterkiefers. Wenn man von hinten oben auf diese Muskelplatte blickt, bekommt man erst den richtigen Eindruck von ihrer Lage. Die Muskelfasern entspringen an der *Linea mylohyoidea*, im vorderen Drittel regelhaft gestuft, an der Innenseite des Unterkiefers (Abb. 8.4-42) und verlaufen medianwärts. Dabei erreichen die hinteren den Zungenbeinkörper, die vorderen treffen sich in einem bindegewebigen Streifen, *Raphe*, der in der Mittellinie von der Innenseite des Kinns zum Zungenbein verläuft.

Der Muskel unterstützt die Zunge und kann sie mit dem Zungenbein heben, andererseits kann er sich bei feststehendem Zungenbein an der Öffnung der Kiefer beteiligen. Die Raphe ist im Mittel 5 cm lang.

Innervation: *N. mylohyoideus* aus dem dritten Trigeminusast.

M. geniohyoideus

Der M. geniohyoideus (Abb. 8.4-43b u. 44) wird vom Mylohyoideus bedeckt und entspringt von den unteren Zacken der *Spina mentalis* des Corpus mandibulae (Abb. 8.4-42). Er verläuft dicht neben dem Muskel der anderen Seite zum Körper des Zungenbeins.

Der M. geniohyoideus ist seiner Abstammung nach ein Rumpfmuskel, der bis zum Zungenbein vorgerückt ist. Er hat ähnliche Wirkung wie der vordere Bauch des Digastricus, mit dem er parallel verläuft.

Innervation: *N. hypoglossus.*

5.2   Untere Zungenbeinmuskeln

M. sternohyoideus
M. sternothyroideus
M. thyrohyoideus
M. omohyoideus

Diese Gruppe gehört zu den Längsmuskeln der vorderen Rumpfwand, die am Bauch den M. rectus abdominis bilden. Das Rektussystem am Rumpf wird gewissermaßen am Hals fortgeführt und findet hier seine Anheftung an Abkömmlingen der Kiemenbogen: Zungenbein und Schildknorpel. Die Muskeln werden von Zervikalnerven auf dem Weg über die *Ansa cervicalis* innerviert.

Es handelt sich um vier bandförmige Muskeln, deren Namen Ursprung und Ansatz bezeichnen. Sie bedecken die Halseingeweide, die Schilddrüse und die Luftröhre. Der Kehlkopf drängt sich in der Mittellinie hervor.

M. sternohyoideus

Er entspringt an der Rückfläche des Brustbeins sowie lateral vom Schlüsselbein (s. Abb. 8.4-44). Die Muskeln beider Seiten konvergieren nach oben zum Ansatz am unteren Rand des Zungenbeinkörpers.

Innervation: Aus C 1 und 2 über einen Ast aus dem *N. hypoglossus.*

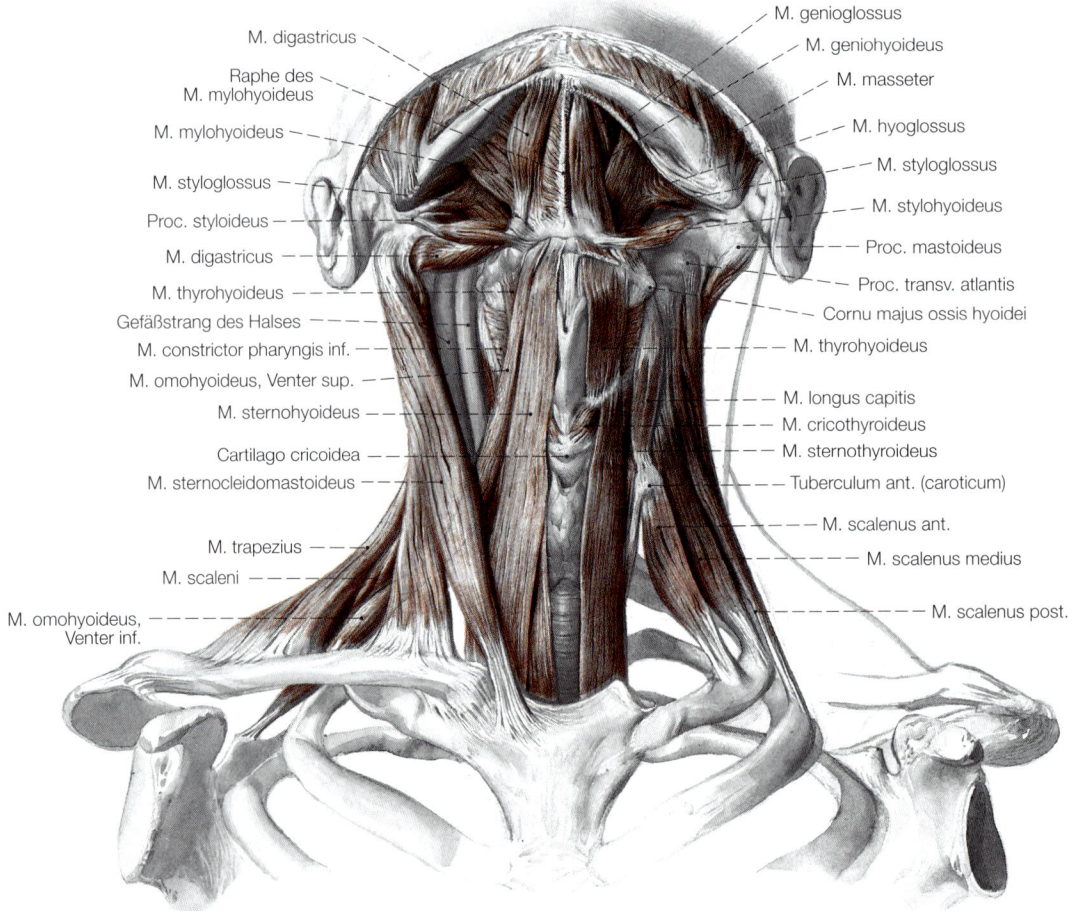

Abb. 8.4-44   Muskeln des Halses. Rechts oberflächliche, links tiefe Schicht.

M. sternothyroideus

Er entspringt etwas tiefer und weiter medialwärts als der vorige von der Innenfläche des Manubriums und inseriert an einer schrägen Linie, *Linea obliqua*, an der Seitenfläche des Schildknorpels (s. Abb. 8.4-44). Häufig besteht im unteren Abschnitt eine *Intersectio tendinea*. Er bedeckt die Seitenlappen der Schilddrüse.

M. thyrohyoideus

Der Thyrohyoideus bildet die Fortsetzung des Sternothyroideus zum Zungenbein, so daß beide als ein Muskel betrachtet werden können, der am Schildknorpel eine Unterbrechung erfährt (s. Abb. 8.4-44). Da die seitlichen Fasern des Sternothyroideus sich direkt in den Thyrohyoideus fortsetzen, ist diese Unterbrechung unvollständig.

An seiner medialen Seite zieht zuweilen ein Muskel vom Zungenbein oder Schildknorpel zur Kapsel der Schilddrüse der *M. levator glandulae thyroideae*. Dieser bietet viele Variationen und ist eine Abspaltung aus einem seiner Nachbarmuskeln.

M. omohyoideus

Der zweibäuchige Muskel entspringt vom oberen Rand des Schulterblatts (= Omoplata, veraltete anatomische Bezeichnung für Schulterblatt) nahe am Lig. transversum scapulae superius oder an der Wurzel des Processus coracoideus (s. Abb. 8.4-44). In bogenförmigem Verlauf erreicht er den Zungenbeinkörper, wo er sich seitwärts vom Sternohyoideus ansetzt. Die Zwischensehne liegt an der Kreuzung mit den großen Halsgefäßen und ist mit der *Lamina praetrachealis fasciae cervicalis* verwachsen, die der Muskel zu spannen vermag. Der untere Bauch, Venter inferior, kann vom Schlüsselbein einen überzähligen Ursprung beziehen.

5.3 Wirkung der Zungenbeinmuskeln

Die Zungenbeinmuskeln regulieren die Lagebeziehungen eines **vielgliedrigen Systems,** dessen passive Anteile aus dem Unterkiefer, dem Zungenbein, dem Kehlkopf und der Luftröhre bestehen. Die Teile sind auch durch Bänder untereinander verknüpft und bilden in ihrer Gesamtheit den elastischen Schlauch der Halseingeweide, der an Unterkiefer und Schädelbasis aufgehängt ist. Auf diesen Strang wirken nach abwärts die Schwerkraft und der **elastische Zug der Luftröhre,** der den Kehlkopf gegen den Brustkorb zu ziehen sucht und beim Rückbeugen des Kopfes so stark werden kann, daß es fast unmöglich wird, gegen diesen Widerstand den Kehlkopf zu heben.

Die Unterteilung des tiefen Zuges der unteren Zungenbeinmuskeln in einen Sternothyroideus und einen Thyrohyoideus hat den Sinn, den Abstand zwischen Zungenbein und Kehlkopf noch besonders zu regulieren. Wenn z.B. beim Schlucken der Thyrohyoideus sich verkürzt, wird der Kehlkopf an das Zungenbein herangezogen, wobei der Kehldeckel durch den ihm vorgelagerten Kehlkopf-Fettkörper nach hinten gedrängt wird. Der *Thyrohyoideus* ist somit am Verschlußmechanismus des Kehlkopfs beim Schlucken beteiligt.

Schließlich können obere und untere Zungenbeinmuskeln mit ihren längsverlaufenden Zügen Kopf und Halswirbelsäule vorneigen, wenn dabei die Schließmuskeln der Kiefer eine Öffnungsbewegung verhindern. Die vorderen Halsmuskeln haben für die Vorneigung ein viel größeres Moment als die tiefen (Longus colli und Longus capitis). Sinkt das Kinn auf die Brust, schieben sich Zungenbein und Unterkiefer ineinander, der Knick der vorderen Halslinie am Zungenbein wird vertieft. Legen wir den Kopf in den Nacken, wird die vordere Halskontur fast gerade, die Zungenbeinmuskeln sind stark gedehnt.

5.4 Das Bindegewebesystem am Hals

Die Gebilde am Hals werden wie alle Teile des Körpers von Bindegewebe eingehüllt. Man unterscheidet in schematischer Weise **drei Halsfaszien:** *Lamina superficialis, Lamina praetrachealis* und *Lamina praevertebralis fasciae cervicalis.* Da die Chirurgen ein besonderes Interesse an den Spalträumen haben, in denen sich entzündliche Prozesse ausbreiten können, ist diese Einteilungsweise berechtigt. Man muß aber auch bedenken, daß diese Spalten zugleich Verschiebeschichten enthalten, die von schräg verlaufenden Verbindungsfasern durchzogen werden. So läßt sich das Rohr der Halseingeweide gegen die übrigen Teile bewegen und macht schon deshalb besondere Gleitspalten in seiner Nachbarschaft notwendig. Die stärksten Verschiebungen finden hinten zwischen dem Schlund und der Halswirbelsäule mit ihren prävertebralen Muskeln statt, die von der **tiefen Halsfaszie,** *Lamina praevertebralis* (Abb. 8.4-45), bedeckt sind. Der Gleitspalt, in dem Verschiebungen um mehrere Zentimeter auftreten können, ist von langen Verbindungsfasern durchsetzt und geht nach abwärts ohne Grenze in den hinteren Mediastinalraum der Brusthöhle über. An den Seiten des Eingeweiderohrs liegen die großen Halsgefäße, A. carotis communis bzw. A. carotis externa und interna sowie V. jugularis interna und der N. vagus, die gemeinsam von einer Bindegewebescheide, der **Vagina carotica,** eingehüllt werden. Auch gegen diesen Gefäßnervenstrang, dessen Hülle nach hinten mit der tiefen Halsfaszie, nach vorn mit der mittleren Halsfaszie in Verbindung steht, verschieben sich die Halseingeweide.

Am vorderen Umfang des Eingeweiderohrs treten dadurch besondere Verhältnisse auf, daß die Entfernung dieses Rohrs von der Haut nach abwärts immer größer wird. Während noch das Zungenbein und ein Teil des Schildknorpels direkt unter der Haut liegen und hier von einem einfachen Bindegewebeblatt bedeckt sind, heben sich gegen den Brustkorb hin die Unterzungenbeinmuskeln von den Eingeweiden ab, da sie am hinteren Rand des Manubrium sterni inserieren. So entsteht zwischen der Hinterfläche dieser Muskulatur und der Vorderfläche der Halseingeweide ein Spaltraum, der mit Fett und verschieblichem Bindegewebe gefüllt ist. Die Unterteilung der vorderen Verschiebeflächen wird noch weiter betont durch die Ausbildung einer Faszie, die diese Muskulatur einhüllt, besonders stark an der ventralen Seite entwickelt ist und im wesentlichen von dem einen M. omo-

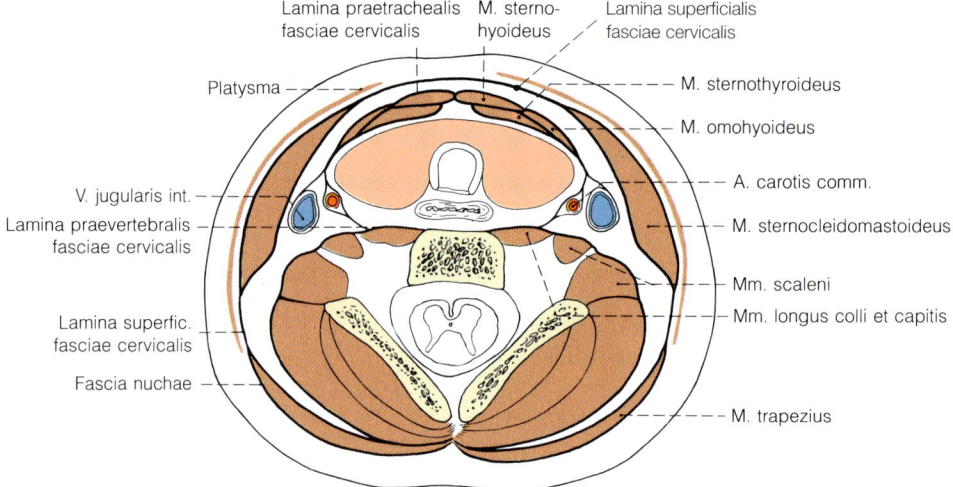

Abb. 8.4-45   Schematische Darstellung der Halsfaszien. Querschnitt durch den Hals eines Neugeborenen.

hyoideus zum anderen reicht. Diese dreieckige **mittlere Halsfaszie,** *Lamina praetrachealis* (Abb. 8.3-45), hat ihre stumpfe Spitze am Kehlkopf, ihre breite Basis am Brustbein und am Hinterrand der Schlüsselbeine. Ein weiterer Spalt wird dadurch geschaffen, daß die mittlere Halsfaszie hinter dem Brustbein angeheftet ist, während die **oberflächliche Halsfaszie,** *Lamina superficialis* (Abb. 8.4-45), über die Vorderfläche des Sternums verläuft. Dadurch entsteht ein *Spatium suprasternale*, das mit Fettgewebe gefüllt ist, als abgeschlossener Hohlraum gegen den Kehlkopf zu immer schmaler wird und sich seitlich unter die Mm. sternocleidomastoidei erstreckt. Dieser Raum wird bei der Senkung der Halseingeweide von oben nach unten kürzer, wobei sich das Fett verformen muß.

Die **oberflächliche Halsfaszie** geht an den Grenzen des Halses in die benachbarten oberflächlichen Körperfaszien über. Sie ist ungleich stark, am kräftigsten ist sie in der Gegend der Ohrspeicheldrüse zwischen Kieferwinkel und Vorderrand des M. sternocleidomastoideus entwickelt. Sie überzieht diesen Muskel auch auf der Rückfläche, ist hier aber dünner, wie das bei den Gliedmaßenfaszien und auch bei der mittleren Halsfaszie der Fall ist, wo stets das oberflächliche Blatt stärker ist. Nach hinten geht die Faszie auf den Trapezius über, indem sie die fetterfüllte Lücke zwischen ihm und dem Sternocleidomastoideus überbrückt.

Die **mittlere Halsfaszie** ist dort am stärksten, wo sie mit dem Schlüsselbein verbunden ist. Dieser Teil bildet zugleich die Hinterwand der Oberschlüsselbeingrube, das dreieckige Feld wird als **Trigonum omoclaviculare** oder *Fossa supraclavicularis major* bezeichnet. Die Lamina praetrachealis hat nicht nur die Bedeutung einer Hülle und einer Gleitfläche, sie kann auch durch die Kontraktion der beiderseitigen Omohyoidei, die dabei aus dem bogenförmigen Verlauf in den gestreckten überzugehen suchen, gespannt werden. Die Faszie liegt wie ein gespanntes Segel vor der oberen Brustapertur und vor der tiefen Halsvene, die mit der Faszie unmittelbar verwachsen ist. Dadurch kann das Lumen der Vene offengehalten werden, und es kann in ihr ein geringerer Druck als der atmosphärische auftreten, ohne daß sie durch diese Ansaugung kollabiert. Dadurch wirkt diese Einrichtung fördernd auf den Kreislauf. Daß der Omohyoideus durch die Faszienspannung das Lumen der Vene öffnet, ist nicht zu erwarten, vielmehr sorgt er dafür, daß die Faszie nicht erschlafft, wenn z. B. durch eine tiefe Einatmung oder durch das Vorneigen

des Kopfes die Entfernung von der Spitze zur Basis der dreieckigen Faszie geringer wird.

Die oberflächliche Halsfaszie setzt sich nach hinten in die **Nackenfaszie,** *Fascia nuchae*, fort. Diese ist mit der Lederhaut verwachsen und im oberen Teil auffallend derb. Die Faszie setzt am Schädel an und wirkt wie ein derbfilziger Gürtel, der vom Schädel herabzieht und die Nackenmuskeln zurückhält, wenn sie bei einer starken Rückneigung oder Seitneigung sich vom Schädel abzuheben und von der Halswirbelsäule zu entfernen suchen, um die Sehne des Bogens zu bilden, der durch Vertiefung der Halslordose entsteht (s. Abb. 8.4-46b). Durch die Gegenwirkung der Faszie zusammen mit dem oberen Trapeziusteil wird bei starker Rückbeugung von Hals und Kopf die Nackenlinie nicht gerade, sondern folgt unter Faltenbildung der zunehmenden Krümmung der Halswirbelsäule. In dieser Hinsicht wirkt sie im Halsbereich ähnlich wie die Fascia thoracolumbalis an der Lendenlordose. Die Nackenfaszie bildet jedoch keine Führungsröhre für die Muskeln, wie die Fascia thoracolumbalis, sondern geht im oberen Abschnitt ohne Grenze in die Lederhaut über und verbindet sich andererseits ohne Gleitspalt mit dem Muskelbindegewebe, so daß die Haut im oberen Teil direkt an den Muskel gefesselt ist und von ihm bei der Kontraktion in Falten gelegt werden kann.

5.5   M. sternocleidomastoideus

Über die Zungenbeinmuskeln lagern sich zwei Muskeln, die Abkömmlinge der Kiemenbogenmuskeln darstellen und daher von Kopfnerven versorgt werden: Es sind dies der M. sternocleidomastoideus und das Platysma (Abb. 8.4-44 u. 45).

Der *M. sternocleidomastoideus* steigt an der Seitenfläche des Halses mit einer leicht schraubigen Drehung vom Brustkorb schräg zum Kopf empor. Er entspringt mit einem oberflächlichen Teil vom Brustbein, mit einem etwas tieferen vom Schlüsselbein lateral vom Sternoclaviculargelenk. Bei manchen Säugetieren kommt eine komplette Trennung beider Teile vor. Beim Menschen sind beide Köpfe meist nur am Ursprung geschieden, im übrigen Verlauf vereinigen sie sich zur Insertion am Processus mastoideus und anschließend an der Linea nuchalis superior. An Ursprung und Ansatz finden sich neben den äußeren auch innere Sehnenblätter, auf die die Muskelfasern in spitzem Winkel gefiedert zustreben.

Der Vorderrand des Muskels ist nach vorn oben leicht konvex gebogen, besonders deutlich bei Rückneigung des Kopfes, da er durch die derben Züge der Lamina superficialis fasciae cervicalis, die vom Kieferwinkel längs des Vorderrands nach abwärts ziehen, am Ausweichen nach hinten und somit an der völligen Geradestreckung gehindert wird. Man fühlt bei Rückneigung des Kopfes unter dem Kieferwinkel eine Spannung dieser Faszie, die sofort schwindet, wenn der Kiefer geöffnet wird. In der Seitenansicht kreuzt der Muskel die Halswirbelsäule etwa in der Mitte. Am Schädel liegt der Ansatz des Schlüsselbeinkopfes des Muskels hinter der queren Achse des oberen Kopfgelenks.

Funktion: Bei einseitiger Wirkung dreht der Sternocleidomastoideus das Gesicht nach der entgegengesetzten Seite (Kopfwender), außerdem neigt er es nach derselben Seite. Die dritte Hauptfunktion hat ihm auch den Namen Kopfhalter eingetragen, da er den zurücksinkenden Kopf festhält oder ihn wieder vorschiebt. Indessen sind diese Bewegungen in der Sagittalebene nur im Zusammenhang mit den Nackenmuskeln zu verstehen und werden später behandelt. Wenn Kopf und Hals festgestellt sind, kann der Muskel auch den Thorax heben. Wenn die übrigen Atemmuskeln gelähmt sind, soll er allein die Einatmung bewirken können.

Die schräge Kopfhaltung wird dauernd eingenommen, wenn der Muskel einer Seite durch krankhafte Vorgänge verkürzt bleibt: **muskulärer Schiefhals**, *Caput obstipum.*

Der Zug des Sternocleidomastoideus am Schlüsselbein tritt in Erscheinung, wenn der Knochen nahe seiner Mitte bricht. Dann wird das sternale Bruchstück hochgezogen, während das akromiale Ende durch das Gewicht des Arms festgehalten wird. Der Pectoralis major, der schräg von unten her am Schlüsselbein ansetzt, kann dem Sternocleidomastoideus nicht das Gleichgewicht halten, da er unter einem ungünstigen Winkel angreift.

Sternocleidomastoideus und Trapezius entstehen aus einer gemeinsamen Anlage. Sie behalten dabei auch die gleiche Innervation durch den *N. accessorius,* der den Sternocleidomastoideus im oberen Viertel durchsetzt und dem sich noch obere Zervikalnervenäste beimischen. Die Herkunft beider Muskeln als Abkömmlinge der Wand des Vorderdarms kennzeichnet ihre phylogenetische Bedeutung im Dienst der Nahrungsaufnahme. Sie dienen der Einstellung und Haltung des Kopfes beim Aufsuchen und Erfassen der Nahrung und sind wichtige Synergisten der Nackenmuskeln bei der Öffnungsbewegung des Mundes. In der weiteren Entwicklung rücken beide Teile auseinander und fassen zwischen sich einen Spalt, dessen Basis an der Clavicula, dessen Spitze am Schädel liegt. Dieses seitliche Halsdreieck, **Regio cervicalis lateralis** *[Trigonum cervicale laterale],* wird oberhalb der Clavicula vom unteren Bauch des Omohyoideus durchkreuzt. Hierdurch wird das erwähnte *Trigonum omoclaviculare* abgegrenzt. Der Vorderrand des Sternocleidomastoideus bildet mit dem Unterkieferrand und der Mittellinie des Halses die **Regio cervicalis anterior** *[Trigonum cervicale anterius].* In diesem inneren Halsdreieck unterscheidet man aus praktischen Gründen weitere Unterabteilungen, um sich bei chirurgischen Eingriffen leichter zurechtzufinden. So wird von Unterkiefer und M. digastricus das **Trigonum submandibulare** begrenzt. Nach abwärts folgt zwischen dem Sternocleidomastoideus, dem Digastricus und dem oberen Bauch des Omohyoideus das *Trigonum caroticum.* Im Bereich dieses Dreiecks liegt die Teilungsstelle der A. carotis communis.

5.6 Prävertebrale Muskeln

Die prävertebralen Muskeln und das Scalenus-System greifen von ventral her an der Schädelbasis und an der Halswirbelsäule an. Sie bilden damit ein Gegenstück zur Nackenmuskulatur. Nur Hals- und Lendenabschnitt besitzen als die beweglichsten Teile der Wirbelsäule ihr unmittelbar ventral anliegende Muskeln für die Vorbeugung.

Die prävertebrale Muskelgruppe bildet ein langes, schmales Muskelband, das aus der Verschmelzung mehrerer Myotome hervorgegangen ist. Die Muskeln befestigen sich mit dem Schwund der Rippen an deren Abkömmlingen, den vorderen Höckern der Querfortsätze, und greifen auch auf die Vorderfläche der Wirbelkörper über. Man unterscheidet einen *M. longus colli,* der sich auf die Wirbelsäule beschränkt, und einen *M. longus capitis,* der bis zum Schädel reicht (Abb. 8.1-88). Auch der *M. rectus capitis anterior* wird dieser Gruppe zugerechnet.

Der M. longus colli verläuft vom dritten Brustwirbel bis zum Atlas und der M. longus capitis von den Querfortsätzen des dritten bis sechsten Halswirbels zur Pars basilaris ossis occipitalis.

Der *M. rectus capitis anterior* (Abb. 8.1-88) entspringt von der Vorderfläche des Atlas an der Wurzel der vorderen Spange des Atlasquerfortsatzes und verläuft schräg medialwärts zum Hinterhaupt vor dem Foramen magnum.

Die prävertebralen Muskeln neigen den Kopf (M. rectus capitis anterior, M. longus capitis) und den Hals (M. longus colli) nach vorn oder (mit drehender Komponente) nach lateral, je nachdem, ob die Muskeln beidseitig oder einseitig wirken.

Innervation: *Plexus cervicalis.*

5.7 Bewegungen von Hals und Kopf

Nachdem alle Elemente des Bewegungsapparats von Kopf und Hals besprochen sind, sei das Zusammenwirken des Ganzen kurz erläutert. Wir erinnern daran, daß der Kopf durch die äußerst bewegliche Halswirbelsäule gegen den Rumpf nach vielen Seiten bewegt werden kann. Von jeder Stellung aus, die ihm die Halswirbelsäule vorgibt, läßt er sich nochmals gegen diese in den Kopfgelenken drehen und neigen. Die große Mannigfaltigkeit der Stellungen, die dem Kopf auf diese Weise gegeben werden kann, kommt vor allem den höheren Sinnesorganen zugute. So begleiten die Kopfbewegungen die Augenbewegungen und erweitern das Blickfeld aus allen möglichen Körperstellungen heraus. Die Vielfalt des Bewegungsspiels läßt für jeden Fall isoliert die Beteiligung der einzelnen Gelenke und Muskeln erkennen; es kann sich bei dieser Synthese nur darum handeln, einzelne typische Bewegungselemente herauszustellen.

Bei der **Vorbeugung** (Abb. 8.4-46a) findet eine gleichsinnige Bewegung in den Kopfgelenken und in der Halswirbelsäule statt, wobei die Kopfgelenke nur etwa ein Viertel der gesamten Bewegung ausführen. Im Bereich des vierten bis sechsten Halswirbels herrscht dabei die

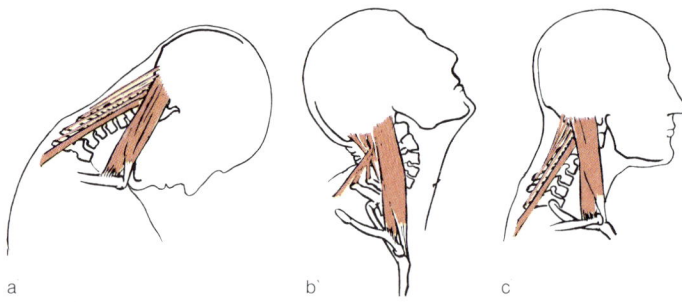

Abb. 8.4-46 Bewegungen von Kopf und Hals. Eingezeichnet sind der Sternocleidomastoideus und der Splenius. (a) Vorneigung, (b) Rückneigung, (c) Vorlagerung des Kopfes. (Aus MOLLIER [7])

größte Beweglichkeit. Die Wirbelsäule wird hier nach vorn konkav, also leicht kyphotisch, die einzelnen Wirbelkörper gleiten gegenüber dem nächst unteren nach vorn. Da der Schwerpunkt des Kopfes vor der queren Drehachse des oberen Kopfgelenks liegt, sinkt der Kopf aus der aufrechten Haltung vornüber, sobald die Spannung der Nackenmuskeln nachläßt (z. B. beim Einnicken im Sitzen) oder wenn diese gelähmt sind. Auch intakter Trapezius und Sternocleidomastoideus können auf die Dauer diese Haltungsanomalie nicht ausgleichen. Bei äußerster Vorbeugung bremsen schließlich die gedehnten Nackenmuskeln die Bewegung, das Kinn berührt die Brust, und damit werden die Halseingeweide vor einer Stauchung geschützt. Suchen wir aber die Vorbeugung aus der liegenden Stellung oder sonst gegen einen Widerstand auszuführen, kommen hierfür alle Halsmuskeln in Frage, also Scaleni, Rectus capitis anterior, Longus capitis et colli und Zungenbeinmuskeln. Bei Lähmung dieser Muskeln sinkt der Kopf beim Aufrichten des Oberkörpers aus der horizontalen Rückenlage nach hinten über. Durch eine Vorneigung des Rumpfes wird er daraufhin seiner Schwere folgend gebeugt und in dieser Lage gehalten.

Bei der **Rückbeugung** (Abb. 8.4-46b) bildet die Halswirbelsäule einen fast gleichmäßigen Bogen; Vor- und Rückbeugung können zusammen etwa 130° erreichen, wobei etwa 30° auf die Kopfgelenke entfallen. Die Bewegung wird eingeleitet durch die kräftige Nackenmuskulatur. Die viel schwächere Halsmuskulatur dürfte nicht in der Lage sein, die äußerste Rückbeugung völlig abzubremsen; vielleicht bilden die dicht aufeinanderliegenden Dornfortsätze die abschließende Hemmung. Die Nackenlinie folgt bis zu einem gewissen Grad der Krümmung der Halswirbelsäule unter Bildung von Falten, die unmittelbar von den Muskeln erzeugt werden. Die vordere Halskontur ist fast gerade gestreckt, nur eine leichte Einziehung bezeichnet den vorher tief einschneidenden Knick am Zungenbein. Diese Einknickung erscheint damit zugleich als Reservefalte, die bei der Streckung ausgeglichen wird.

Da der Sternocleidomastoideus seinen Ansatz dicht hinter der queren Kopfachse hat, kommt ihm eine rückbeugende Wirkung zu. Dabei wirkt er mit den Nackenmuskeln zusammen.

Die bei der Rückneigung gedehnten vorderen Halsmuskeln suchen auch den Kiefer zu öffnen, was durch die erhöhte Spannung der Schließmuskeln verhindert wird. Der Widerstand leistende Muskelzug reicht also vorn vom Brustbein über das Zungenbein und den Un-

terkiefer bis zum Jochbogen. Kontrahieren sich aber die Unterzungenbeinmuskeln gemeinsam mit den Nackenmuskeln, überwinden die ersteren, welche am längeren Hebelarm angreifen, den Tonus der Kaumuskulatur und öffnen den Mund. Ohne diese Mithilfe der Nackenmuskeln würden die vorderen Halsmuskeln den Kopf senken.

Das auffallende Übergewicht der Nackenmuskeln gegenüber den Halsmuskeln ist nicht allein von der aufrechten Haltung aus verständlich zu machen. Wenn wir den Kopf beugen, um unter der Kontrolle der Augen mit unseren Händen zu arbeiten, sind die Nackenmuskeln ebenfalls zur Erhaltung dieser Einstellung unentbehrlich.

Außer der beschriebenen Vor- und Rückbeugung gibt es noch eine **Vor- und Rücklagerung des Kopfes,** bei welcher die Augen unverändert geradeaus blicken. Eine Vorlagerung (s. Abb. 8.4-46c) kommt zustande durch ein Vorbeugen der unteren Halswirbelsäule und eine Rückneigung in ihren oberen Abschnitten. Auch diese Bewegung ist eine Leistung des Sternocleidomastoideus. Ist der Muskel gelähmt, fällt der Kopf bei aufrechter Körperhaltung zurück; er ist also ein Kopfhalter, der den Kopf mit der Wirbelsäule vorschiebt. Er leistet allen Kräften Widerstand, die den Kopf gegen den Rumpf nach dorsal zu bewegen suchen. Also hilft er auch, zusammen mit den übrigen Halsmuskeln, das Kopfgewicht zu tragen, wenn man sich aus der Rückenlage aufrichtet; er erschlafft sofort, wenn der Hinterkopf wieder den Boden berührt.

Bei dieser Funktion ist er der **Antagonist der Nackenmuskeln,** von denen besonders der Splenius und der Levator scapulae geeignet erscheinen, den Kopf bei horizontaler Einstellung dorsalwärts zu ziehen. Man erkennt das am besten, wenn man den Sternocleidomastoideus und die genannten Muskeln in der Seitenansicht (s. Abb. 8.4-46a bis c) als die Schenkel eines Dreiecks betrachtet, dessen Spitze am Warzenfortsatz, dessen Basis an der oberen Thoraxapertur liegen. Verschiebt sich die Spitze parallel der Basis nach vorn, geschieht es durch Verkürzung des vorderen Schenkels (Sternocleidomastoideus), schiebt sich die Spitze nach hinten, verkürzen sich die entsprechenden Nackenmuskeln. Wenn der hintere Schenkel die Spitze des Dreiecks festhält, kann von hier aus der vordere Schenkel die Rippen heben (Einatmung). Soll sich nun der hintere Schenkel spannen, ohne daß dadurch der Kopf (= Spitze des Dreiecks) zurückgenommen wird, muß der vordere Schenkel das verhindern. Das könnte z. B. eintreten, wenn wir den Arm erheben und hierzu den oberen Trapeziusteil und den Levator scapulae gebrauchen.

Die gleichsinnige **Drehung von Kopf und Hals** beträgt nach beiden Seiten insgesamt 90°, woran die Halswirbelsäule mit zwei Dritteln beteiligt ist. Trotzdem greifen die wirksamsten Dreher am Kopf an. So kann der Sternocleidomastoideus als vorderer Schenkel des Dreiecks dessen Spitze im Bogen nach vorn wandern lassen, also eine Drehung des Kopfes nach der entgegengesetzten Seite ausführen. Hierbei soll hauptsächlich der sternale Kopf des Muskels beteiligt sein. Er würde aber zugleich den Kopf auf die Seite neigen, wenn nicht Muskeln der anderen Seite, wie Longissimus capitis, Semispinalis capitis und Splenius capitis, eine gleichsinnige Drehung, aber eine entgegengesetzte Neigung ausführen würden, so daß das Gesicht nur gewendet wird, während sich die neigenden Komponenten aufheben. Gleichsinnig mit dem Sternocleidomastoideus arbeitet auch der Kopfteil des Trapezius. Die übrigen Strecker von Kopf und Hals rotieren in der Mehrzahl nach der gleichen Seite, auf der sie liegen. Nur Scalenus, Semispinalis cervicis und Multifidi drehen nach der entgegengesetzten Seite. Als reine Kopfkreiseler sind früher die kurzen Dreher des unteren Kopfgelenks beschrieben worden.

Bei der **Seitneigung von Kopf und Hals** treten zu Sternocleidomastoideus und Trapezius der Levator scapulae, die Scaleni und die meisten Nackenmuskeln sowie die kurzen Muskeln der oberen Kopfgelenke bei einseitiger Kontraktion. Beim Liegen auf der einen Seite scheint auch der Trapezius ein wichtiger Kopfhalter zu sein. Er hilft, den Kopf schwebend zu halten. Iliocostalis, Longissimus und Splenius capitis und cervicis neigen und drehen zugleich Hals und Kopf nach derselben Seite. Bei Splenius und Semispinalis capitis überwiegt die drehende Komponente, bei Iliocostalis und Longissimus die neigende.

6 Hautmuskeln des Halses und des Kopfes, mimische Gesichtsmuskulatur

6.1 Übersicht

Die Gesichtsmuskeln bewegen die Lippen, Augenlider und Nasenflügel und verschieben die Haut bei der Mimik. Sie entspringen z. T. an Knochen und inserieren in der Haut oder an Weichteilen des Gesichts. Es handelt sich also um Hautmuskeln, die **keine eigene Faszie** benötigen, da sie mit der Haut verwachsen sind und diese bewegen und sich nicht unter ihr verschieben, wie das durch Faszien abgegrenzte Muskeln tun. Der Ausdruck des Gesichts wechselt mit Kontraktion und Tonus der mimischen Muskulatur. Bei **Lähmung des N. facialis,** der die Gesichtsmuskulatur motorisch versorgt, hängt die Haut der gelähmten Seite schlaff herunter. Natürlich spielt auch die Beschaffenheit der Haut eine Rolle, die in der Jugend prall ist und im Alter welk wird. In eine Haut, die nicht durch Alterungsvorgänge oder innersekretorische Einflüsse verändert worden ist, prägen die Gesichtsmuskeln kaum dauernde Falten ein.

Die Hautmuskeln finden sich im **Kopf-, Gesichts- und Halsbereich.** Nur im Gesicht zerfällt die Muskulatur in gesonderte Züge, die sich ringförmig und radiär um die Öffnungen (Mund, Lidspalte, äußere Ohröffnung) gruppieren, während sich am Hals und auf dem Schädeldach nur platte Muskelzüge finden.

Im Gesicht können **seelische Regungen** deshalb ungestört ihren Ausdruck finden, weil die Gesichtshaut Spielfeld allein der mimischen Muskulatur ist. Gegen Hautspannungen, die von Körperbewegungen ausstrahlen, ist die Gesichtshaut isoliert. Im Nacken hingegen wird die Haut durch Vermittlung der Nackenfaszie, *Fascia nuchae,* an den Knochen geheftet, und zwar in einer Linie, die ungefähr von einem Warzenfortsatz zum andern reicht. In dieser Region wird also die starke Verschieblichkeit der Kopfschwarte, **Galea aponeurotica,** abgebremst. Wäre das nicht der Fall, müßte z. B. bei einer starken Vorbeugung des Kopfes der Zug der Nackenhaut sich bis zur Stirn fortsetzen und die Augenbrauen in die Höhe ziehen. Am Hals wehrt sich der große Hautmuskel, das **Platysma,** durch Verkürzung oder Anspannung dagegen, daß die Haut durch andere Bewegungen vom Hals und Gesicht weggerafft wird. Wenn fremde Spannungen sich am Hals durchsetzen, wie etwa der Narbenzug nach Verbrennungen, können die Mundwinkel dadurch herabgezogen und das Gesicht verzerrt werden.

Das Platysma, das in die Gesichtsmuskulatur übergeht, erscheint in funktioneller Hinsicht nur als Hilfsmuskel der Mimik, während es entwicklungsgeschichtlich gesehen die Quelle der mimischen Muskulatur darstellt. Sie entstammt der Muskulatur des Zungenbeinbogens und wird mit allen ihren Abkömmlingen vom Nerven dieses Bogens, dem *N. facialis,* innerviert. Vom Hals aus wandert Muskulatur zum Kopf und teilt sich dabei in zwei Ströme, von denen der eine hinter dem Ohr zum Hinterhaupt, der andere vor dem Ohr auf das Gesicht gelangt. Der **Hinterhauptteil** verliert die Verbindung mit dem Mutterboden, am **Gesichtsteil** werden das oberflächliche Platysma und eine tiefe Schicht unterschieden. Die letztere bleibt beim Erwachsenen am Hals nur selten erhalten.

Während sich bei den niederen Säugetieren die Gesichtsmuskulatur im wesentlichen um das äußere Ohr gruppiert und diesem eine große Beweglichkeit verleiht, ist sie beim Menschen an dieser Stelle bis auf kleine Reste rückgebildet; dafür hat die **Mundöffnung** auch bei den Primaten die meisten Muskeln um sich vereinigt. Je weniger die vorspringenden Kiefer den Gesichtsausdruck beherrschen, je weniger die Lippen nur als Hautsäume des Kieferrandes erscheinen, desto mehr können sie sich aus den vegetativen Bindungen lösen und auch anderen Aufgaben zugeführt werden. Beim Menschen haben die Lippen den reduzierten Kiefern gegenüber so viel Selbständigkeit bekommen, daß sie in den Dienst der Sprache treten konnten und beim mimischen Ausdruck eine Hauptrolle spielen.

6.2 Der Hautmuskel des Halses (Platysma)

Die dünne Muskelplatte beginnt in der Wangengegend des Gesichts und am Unterkiefer bis zum Kinn (s. Abb. 8.4-48). Von hier aus strahlen die Muskeln beider Seiten schräg nach abwärts, weichen dabei in der Mitte auseinander, überschreiten das Schlüsselbein und enden in der Haut der oberen Brustgegend. Bei alten Leuten, bei denen die Haut schlaff wird, drängen sich die Innenränder beider Muskeln unter dem Kinn als Längsfalten vor. Das Platysma liegt auf der oberflächlichen Halsfaszie und ist mit der Haut eng verbunden, kann diese also in niedrige Querfalten legen.

Wenn beide Muskeln sich aufs äußerste kontrahieren, wie das beim Erschrecken vorkommt, drängen die Muskelbündel durch die Haut vor und ziehen den Kiefer und teilweise sogar die Mundwinkel nach abwärts (Abb. 8.4-47).

Das Platysma stellt den Rest eines bei manchen Säugetieren weit über den Rumpf ausgedehnten Hautmuskelsystems dar, das als *Panniculus carnosus* auch von anderen Muskeln seinen Ausgang nehmen kann. Beim Menschen hätte ein Hautmuskel des Rumpfes seine Bedeutung verloren, da die Bewegungen des Rumpfes und die Verschieblichkeit der Haut eingeschränkt sind und daher für die aktive Regulierung der Hautspannung kein Be-

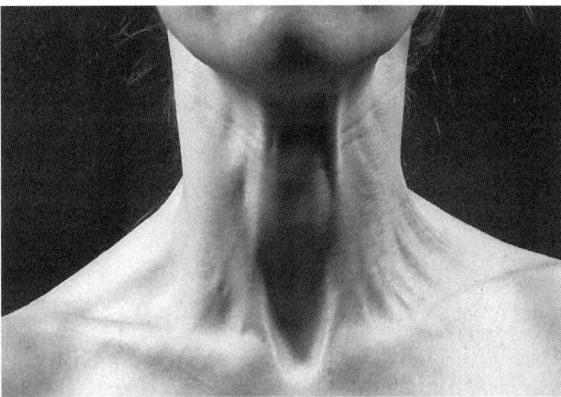

Abb. 8.4-47 Platysma beiderseits kontrahiert.

dürfnis vorliegt. Außerdem können unsere Hände jeden Punkt der Körperoberfläche erreichen und dabei z. B. Insekten abwehren, die sonst, wie man bei Huftieren gut beobachten kann, durch ein kurzes Zucken der Haut verscheucht werden.

Quer über den Ansatz des Sternocleidomastoideus und des Trapezius können Muskelfasern ziehen, die als *M. transversus nuchae* bezeichnet werden. Sie haben sich vom seitlichen Rand des Platysma abgezweigt und sind sehr variabel.

6.3 Muskeln des Mundes

Zu den Muskeln des Mundes gehören (Abb. 8.4-48):

> *M. orbicularis oris*
> *M. buccinator*
> *M. depressor labii inferioris*
> *M. mentalis*
> *M. depressor anguli oris*
> *M. risorius*
> *M. levator anguli oris*
> *M. zygomaticus major*
> *M. zygomaticus minor*
> *M. levator labii superioris alaeque nasi*
> *M. nasalis*

M. orbicularis oris

Alle Muskeln, die zur Mundöffnung hinstreben, vereinigen sich in der ringförmigen Anlage dieses Schließmuskels, der als *Pars labialis* das Lippenfleisch bildet. Aus dem Ringverlauf strahlen in der Tiefe schmale Bündel ab, die sich am Unterkiefer, am Oberkiefer und an der Haut der Nasenscheidewand befestigen (Abb. 8.4-48). Neben den Mundwinkeln sind in dieses System zwei senkrecht stehende Sehnenplatten eingeschaltet, die als Knotenpunkte zu fühlen sind, wenn man den Mundwinkel zwischen zwei Fingern von innen und außen betastet. Von der Lederhaut ist der Muskel schwer zu trennen, gegen die Schleimhaut ist er aber leicht verschieblich. Die untere Grenze der Muskelplatte zeichnet sich als Kinnlippenfurche in der Haut ab.

Der in das Lippenrot hineinragende Teil des Muskels, *Pars marginalis,* biegt rechtwinklig nach außen um. Kontrahiert er sich, wird das Lippenrot mehr nach innen gekehrt und dichter an die Zähne gelegt.

Die tonische Spannung des Muskels sucht die Mundspalte zu schließen. Der streng geschlossene Mund und der leicht geöffnete Mund sind zwei entgegengesetzte Haltungsformen der Lippen, die für den Gesichtsausdruck charakteristisch sind. Geht bei Lähmung eines N. facialis die tonische Spannung auf einer Seite verloren, kann das Ausfließen des Speichels aus dem herabhängenden Mundwinkel nicht verhindert werden. Wenn sich der periphere Saum des Muskels allein kontrahiert, wird der Mund rüsselartig vorgeschoben.

M. buccinator

Der *M. buccinator* (s. Abb. 8.4-39 u. 48), der die Grundlage der Wange darstellt, bildet die Fortsetzung des Orbicularis oris. Die Ursprungslinie reicht hinten vom Alveolarfortsatz der letzten Molaren des Oberkiefers bis zu dem des Unterkiefers und wird auf der Zwischenstrecke von einem Bindegewebestreifen, der *Raphe pterygomandibularis,* gebildet, die sich vom Hamulus des Processus pterygoideus des Keilbeins zum Unterkiefer ausspannt. Diese hinter dem Unterkieferast versteckt liegende Raphe trennt wie eine Zwischensehne den M. buccinator von einem Teil des oberen Schlundschnürers (s. Abb. 8.4-39).

Der Muskel wird gedehnt, wenn die Backen aufgeblasen werden (Posaunenengel), er verengt dabei durch den seitlichen Zug den Mundspalt. Von dieser Stellung aus kann er zusammen mit dem Orbicularis oris unter Druck die Luft auspressen **(Trompetermuskel).** Wenn der Muskel beim Lachen und Weinen die Mundwinkel durch aktive Kontraktion nach der Seite zieht, wirkt er als Antagonist des Orbicularis oris. Bei einseitiger Kontraktion zieht er den Mundwinkel auf dieselbe Seite. Seinen Tonus überträgt er auf die Wange. Wenn beim Kauen die Bissen zwischen Zahnreihen und Wange geraten, kann der dadurch gedehnte Buccinator sie wieder zwischen die Zahnreihen befördern.

Im Raum zwischen Buccinator, Masseter und medialer Fläche des Temporalis liegt der früher erwähnte Wangenfettpropf, *Corpus adiposum buccae* (Bichat) (s. Abb. 8.4-48), der sich bei Bewegungen des Kiefers oder der Wange den wechselnden Raumverhältnissen anpaßt. Der Fettpropf grenzt sich gegen die angrenzenden Muskeln durch eine Gleitfaszie ab. Ein Bündel des Muskels setzt am Kinn an, dicht am Ursprung des M. mentalis.

M. depressor labii inferioris

Er bildet teils eine Fortsetzung des Platysma, teils entspringt er vom Unterkiefer unterhalb des Foramen mentale und zieht schräg nach oben innen zur Haut der Unterlippe (s. Abb. 8.4-48). Der Muskel zieht die Unterlippe herab.

M. mentalis

Er entspringt an der Alveole des zweiten unteren Schneidezahns und zieht schräg abwärts zur Haut des Kinn-

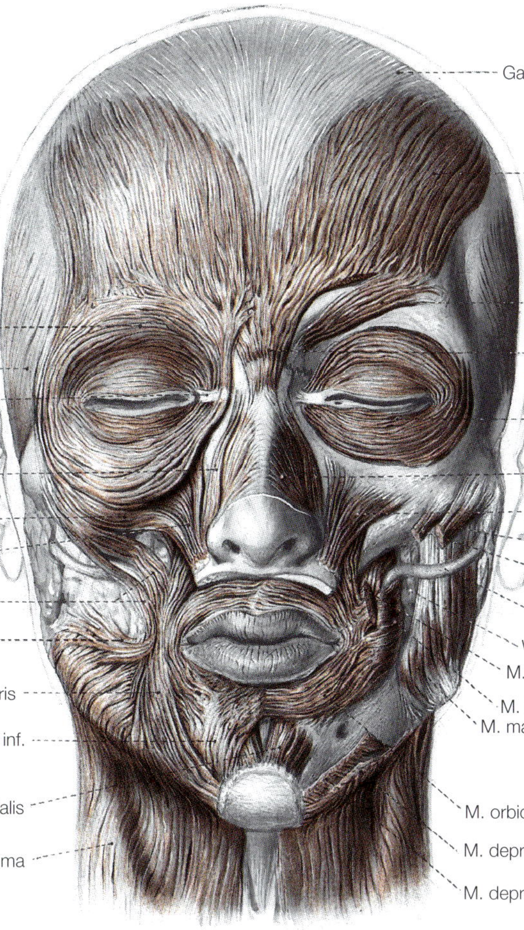

Galea aponeurotica

M. epicranius, m. occipitofrontalis, Venter frontalis

M. corrugator supercilii

M. procerus

M. orbicularis oculi,
Pars orbitalis

M. auricularis sup.

Lig. palpebrale med.

M. orbicularis oculi,
Pars palpebralis

M. levator labii sup.
alaequae nasi

M. nasalis, Partes transv. et alaris

M. zygomaticus minor

M. levator labii sup.

M. nasalis, Partes
transv. et alaris

M. zygomaticus major

M. zygomaticus minor

M. zygomaticus major

Ductus parotideus

M. risorius

Wangenfettpfropf (BICHAT)

M. levator anguli oris

M. depressor anguli oris

M. buccinator
M. masseter

M. depressor labii inf.

M. mentalis

M. orbicularis oris

M. depressor anguli oris

Platysma

M. depressor labii inf.

Abb. 8.4-48 Gesichtsmuskeln. Rechts oberflächliche Schicht, links tiefere Schicht.

grübchens (s. Abb. 8.4-48). In der Mittellinie durchkreu-
zen sich die Muskeln beider Seiten. Sie ziehen die Kinn-
haut in die Höhe und damit auch die Furche zwischen
Kinn und Lippe. Dadurch wird der Unterlippe Haut
zugeschoben, die sie beim Vorstrecken benutzen kann.
Es entsteht die „Schnute" oder der „Flunsch", wie sie
Kinder beim Heraufziehen des Weinens machen (Abb.
8.4-49).

M. depressor anguli oris

Die dreieckige Muskelplatte hat ihre Basis am Unterkieferrand und dringt hier mit ihren Ursprüngen zwischen die Bündel des darunterliegenden Depressor labii inferioris gegen den Knochen vor (s. Abb. 8.4-48).
Die Spitze des Muskeldreiecks strahlt in das Faser-
geflecht des Mundwinkels, hängt auf diesem Weg mit
dem Orbicularis und dem Levator anguli oris der Oberlippe zusammen. Der Depressor anguli oris zieht die
Mundwinkel herab und streckt dabei den oberen Bogen der Nasen-Lippen-Furche, die von der Nase aus
den Mundwinkel umzieht und oft tief einschneidet.
Diese Stellung gibt dem Gesicht den Ausdruck des
Unzufriedenen, Mürrischen, Verachtenden (s. Abb.
8.4-51).

Einige Fasern ziehen in die Haut des Kinns und können eine Querfurche dicht unter dem Kinnrand erzeugen. Auf der gleichen Bahn können beide Muskeln über
das Platysma hinweg durch quere Fasern zusammenhängen, *M. transversus menti*.

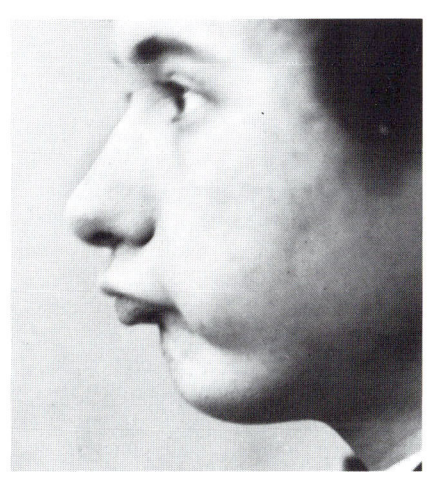

Abb. 8.4-49 Wirkung des M. mentalis.

M. risorius

Er besteht aus quer oder schräg vom Mundwinkel aus-strahlenden Fasern, die in der Wangenhaut inserieren. Sie erzeugen das Lachgrübchen und können zugleich den Mund beim Lachen breitziehen (Abb. 8.4-51). Der Muskel ist meist recht dünn, oft fehlt er ganz.

M. levator anguli oris

Er entspringt in der Fossa canina unterhalb des Foramen infraorbitale und zieht als viereckige Muskelplatte aus der Tiefe heraus zum Mundwinkel (s. Abb. 8.4-48). Hier bestehen Verbindungen zum Depressor anguli oris. Der Levator anguli oris zieht den Mundwinkel nach oben.

M. zygomaticus major

Er entspringt vom Jochbein und zieht schräg abwärts über die Wange zum Mundwinkel, von wo er teils in die Muskeln, teils in die Haut einstrahlt (s. Abb. 8.4-48). Er ist der typische Lachmuskel, hebt die Mundwinkel, ver-tieft die Nasen-Lippen-Furche und gibt ihr einen fröhli-chen Schwung (Abb. 8.4-51).

Seitlich neben der Nase inseriert in der Oberlippe ein meist kräftig ausgebildetes Muskelbündel, zu dem sich drei Muskeln vereinigen, welche sich funktionell in ihrer mimischen Wirkung voneinander unterscheiden: *M. zygomaticus minor*, *M. levator labii superioris alaeque nasi* und *M. nasalis*.

M. zygomaticus minor

Dieser Faserzug, der medial seines stärkeren Brudermus-kels, dem Zygomaticus major, vom Jochbein entspringt und mit dem Orbicularis oculi noch zusammenhängt, strahlt zur Haut der Oberlippe in die Gegend der Nasen-Lippen-Furche (Abb. 8.4-48).

M. levator labii superioris alaeque nasi

Dieser Muskel schließt sich medial an den vorigen an, entspringt dicht unter dem Margo infraorbitalis und überspannt in seinem Verlauf zur Oberlippe die tieflie-gende Fossa canina (s. Abb. 8.4-48).

M. nasalis

Er besteht aus der Pars transversa und der Pars alaris (s. Abb. 8.4-48).

Die *Pars transversa* entspringt vom Stirnfortsatz des Oberkiefers und gelangt als schmales Bündel, das sich aus dem Orbicularis oculi gelöst hat, zur Insertion an den Nasenflügel, mit einigen Fasern auch in die Haut der Oberlippe (s. Abb. 8.4-48). Die vereinigten Muskelzüge strahlen in das Hautfeld medianwärts der Nasen-Lippen-Furche; sie heben die Oberlippe, entblößen dabei die Schneidezähne und verformen die Nasen-Lippen-Fur-che zu einem unlustigen Bogen. Sie sind beteiligt an den Ausdrucksbewegungen des Weinens (s. Abb. 8.4-51) und der Unzufriedenheit.

Die *Pars alaris* entspringt seitlich von der Apertura piriformis und strahlt zum Nasenrücken, wo sich die Muskeln beider Seiten in einer Dorsalaponeurose verei-nigen. Die unteren Bündel ziehen quer über die Nasen-flügel, die oberen laufen steiler, ein kleines Bündelchen findet den Weg zur häutigen Nasenscheidewand.

Der Muskel zieht die Weichnase, *Pars mobilis septi nasi*, nach abwärts, was bei manchen Menschen schon beim Sprechen im Profil zu sehen ist.

6.4 Mimische Muskeln der Lidspalte

> *M. orbicularis oculi*
> *M. corrugator supercilii*
> *M. procerus*

M. orbicularis oculi

Man unterscheidet einen auf dem Orbitalrand liegenden Teil als *Pars orbitalis* von der die Lider bedeckenden *Pars palpebralis*. Beide finden ihre knöcherne Befesti-gung in der Gegend des medialen Augenwinkels (s. Abb. 8.4-48); sie sind nicht in einer Ebene ausgebreitet, son-dern schmiegen sich dem Orbitalrand und den auf dem Augapfel ruhenden Lidern an. Am Übergang zwischen beiden entsteht eine tiefe Furche.

Die *Pars orbitalis* entspringt von der Crista lacrima-lis anterior und dem medialen Lidbändchen, Lig. palpe-brale mediale, und umkreist wie ein Brillenrand das Auge. Die Muskelfasern sind dicker und fester an die Haut gebunden als bei der Pars palpebralis. Bei der Kon-traktion zieht der Muskel die Haut gegen den medialen Ursprung hin, wobei radiäre Hautfalten am äußeren Au-genwinkel entstehen: „Krähenfüße". Die *Pars lacrimalis* des Muskels umgreift die *Canaliculi lacrimales* und strahlt unter dem *Lig. palpebrale mediale* in die *Pars palpebralis* des Augenringmuskels ein.

Vom medialen Augenwinkel aus strahlen die Fasern fächerförmig in die Höhe. Ein Teil der Fasern inseriert in der Haut der Augenbraue und zieht diese herab: *M. de-pressor supercilii*.

Die *Pars palpebralis* ist feinfaseriger und liegt direkt unter der dünnen, fettlosen Lidhaut. Zwischen die Mus-kelbündel greift die Sehne des M. levator palpebrae su-perioris. Die Pars palpebralis entspringt vom Lig. palpe-brale mediale und ist am lateralen Augenwinkel durch eine bindegewebige Raphe teilweise unterbrochen. Die Muskelfasern bedecken die sog. Lidfaserplatte, den *Tar-sus*, der wie eine Schale das Lid verfestigt. Bei geöffneten Lidern entsteht besonders oben eine tiefe Einziehung zwischen Orbitalrand und Lid, die verdeckt wird durch eine vom Orbitalrand herabhängende Deckfalte.

Bei krankhafter Flüssigkeitsansammlung z.B. bei bestimmten Nierenerkrankungen sammelt sich diese zuerst unter der leicht verschiebbaren Lidhaut (Lidödem).

Die Pars palpebralis ist beim Lidschlag allein tätig, beim starken Zukneifen wirkt auch die Pars orbitalis mit. Die Pars palpebralis besitzt einen kleinen rechteckigen Ab-schnitt, der von der Crista lacrimalis posterior und der hinteren Wand des Tränensacks entspringt, *Pars lacri-malis*. Sie setzt sich von hinten her auf die Lidränder weiter fort. Diese letzte Ausstrahlung bewirkt das An-schmiegen der Lidränder an den Augapfel; die Pars lacri-malis soll durch Erweiterung des Tränensacks, *Saccus lacrimalis*, ansaugend auf die Tränenflüssigkeit wirken.

M. corrugator supercilii

Vom Ursprung am Stirnbein dicht oberhalb der Nasenwurzel zieht er schräg aufwärts zur Haut der Augenbraue (s. Abb. 8.4-48). Aus der Tiefe kommend, muß der kräftige Muskel den Frontalis durchbrechen. Die Muskeln ziehen die Haut zur Nasenwurzel hin und erzeugen dabei auf der *Glabella* senkrechte Falten. Es entsteht der Ausdruck ernsten Nachdenkens; in Verbindung mit dem Frontalis bekommt das Gesicht einen leidvollen Zug, er ist der „Grammuskel".

M. procerus

Er entspringt am Nasenrücken und strahlt, auf dem Frontalis liegend, senkrecht zur Stirnhaut in die Höhe (s. Abb. 8.4-48). Er erzeugt eine tiefe Querfalte an der Nasenwurzel (Abb. 8.4-50) und ist damit ein Antagonist des Frontalis, hat aber den Depressor supercilii zum Helfer.

6.5 Muskeln des Schädeldachs

M. occipitofrontalis
M. temporoparietalis

Das Schädeldach ist von der **Kopfschwarte** (Skalp) überzogen, die aus mehreren Schichten unterschiedlicher Gewebearten besteht. Haut und Unterhautfettgewebe sind untrennbar miteinander verbunden und verheften sich fest mit einer Muskel-Sehnenhaube, ähnlich wie die Handinnenfläche oder Fußsohle mit ihren Unterlagen. Die fibromuskuläre Schicht entspricht dem **M. epicranius**, der wiederum durch den *M. occipitofrontalis* mit Venter frontalis und Venter occipitalis teilgegliedert wird. Die **Galea aponeurotica** ist die straffe Sehnenplatte zwischen Venter frontalis und Venter occipitalis. Sie gleitet aktiv und passiv beweglich mit einer gut durchbluteten Schicht lockeren Bindegewebes (*Fascia subgaleotica;* subaponeurotisches Gleitlager) auf dem *Pericranium,* dem äußeren Periost des Schädeldachs.

Der **Venter frontalis** (s. Abb. 8.4-48) beginnt in der Haut der Brauengegend und der Glabella und endet mit

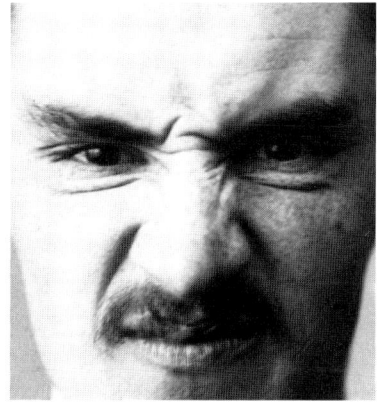

Abb. 8.4-50 Wirkung des M. procerus: Querfalten auf der Nasenwurzel.

seinen aufsteigenden Fasern in Höhe des Stirnhöckers in der Galea. Nach oben zu weichen die Muskeln beider Seiten etwas auseinander.

Der Muskel ist der eigentliche Stirnrunzler. Wenn die Galea durch den Zug des Venter occipitalis festgehalten wird, werden die Brauen in die Höhe gezogen. Der Ausdruck, der hierdurch entsteht, ist der der Aufmerksamkeit und des Aufhorchens.

Der Venter frontalis ist dabei Antagonist des Orbicularis oculi, dessen Fasern er zum großen Teil senkrecht durchsetzt. Somit kann er die Lider etwas anheben, und er versucht das auch dann noch, wenn der Tonus des eigentlichen Lidhebers beim Einschlafen bereits nachgelassen hat und die Augen zuzufallen drohen.

Manche Menschen können auch die Kopfhaut vor- und zurückschieben; dabei wird der Venter frontalis wohl durch jene Muskeln unterstützt, die vorn am Knochen entspringen (Procerus, Depressor supercilii) und die Stirnhaut herabziehen können.

Der **Venter occipitalis** entspringt am Hinterhaupt von der obersten Nackenlinie bis zum Warzenfortsatz und verläuft schräg aufwärts zur Galea. Er glättet die Falten der Stirn; meist wird der schwache Muskel nur durch seine Spannung die Galea festhalten, um dem Venter frontalis ein Punctum fixum zu geben.

M. temporoparietalis. Dieser meist unscheinbare und variable Anteil des M. epicranius spannt sich zwischen der Gegend des Ohrs und der Galea aponeurotica aus.

6.6 Muskeln des äußeren Ohrs

Im Gegensatz zu den meisten Säugetieren ist beim Menschen die Muskulatur des äußeren Ohrs schwach ausgebildet. Es gibt wohl einzelne Menschen, die etwas mit den Ohren wackeln können, jedoch sind die Muskeln dünn, variabel und erreichen zu einem Teil gar nicht mehr den Ohrknorpel.

Der **M. auricularis anterior** ist ein schmaler, dünner Muskelzug, der in horizontalem Verlauf vorn die Ohrmuschel erreicht. Er liegt in einer tieferen Schicht als der M. auricularis superior.

Der **M. auricularis superior** (s. Abb. 8.4-48) ist der kräftigste Muskel. Er liegt über dem Ohr, entspringt vom Schläfenteil der Galea und zieht in konvergentem Verlauf zum Ohrknorpel, die hinteren Fasern gehen in die Galea über.

Der **M. auricularis posterior** zieht dicht unter der Haut zur Hinterwand der Ohrmuschel.

6.7 Mienenspiel und Gesichtszüge

Die Mimik des Menschen hat sich aus der phylogenetisch alten Motorik des Kiemendarms entwickelt. Affekte wie Angst, Wut, Ekel, Freude und Trauer wie auch die dazugehörigen Laute vermittels der Kehlkopfmuskulatur äußern sich bei allen Säugetieren in prinzipiell gleicher Weise.

Nachdem die einzelnen Muskeln des Gesichts beschrieben wurden, ist noch zu prüfen, wie bestimmte

Muskelgruppen gewisse Ausdrucksweisen zustande bringen. Da es unmöglich ist, die Beteiligung der einzelnen Muskeln an den zahlreichen Abstufungen des Mienenspiels zu erörtern, soll nur der typische **Bewegungsmechanismus** zweier Ausdrucksweisen dargestellt werden.

Allgemein gilt, daß die Gesichtsfurchen etwa senkrecht zum Zug des verursachenden Muskels entstehen.

Beim **Lachen** verbreitern die Zygomatici die Mundspalte und heben die Mundwinkel. Ein vorhandener Risorius würde zugleich des Lachgrübchen erzeugen. Die Nasolabialfurche nimmt durch die Zygomaticus-Wirkung einen geschwungenen Verlauf (Abb. 8.4-51). Am Auge wird die Lidspalte verkleinert, es entstehen dabei kleine Fältchen am äußeren Augenwinkel. Auch die Nasenlöcher werden etwas geöffnet. Bleiben beim Lächeln die Lippen geschlossen, entsteht der Ausdruck des gezwungenen Lächelns, das bei manchen Menschen zu einer maskenhaften Verkleidung des Gesichts führt.

Beim **Weinen** zieht der Depressor anguli oris den Mundwinkel herab. Die Nasen-Lippen-Furche wird steilgestellt (Abb. 8.4-51). Der Orbicularis oculi schließt die Lidspalte, der Corrugator supercilii zieht die Augenbrauen zusammen und bildet die Gramfalten.

Wohl kann man einige Grundmechanismen auf die Beteiligung einzelner Muskelgruppen zurückführen, aber schon die Abstufungen des Lachens entziehen sich jeder mechanischen Analyse.

An das mimische Instrument darf man nicht mit denselben Vorstellungen herangehen, die bisher bei der Analyse des Bewegungsapparats angewendet wurden. Wohl kann man z.B. die Hand als Greiforgan aus ihrem Bau verständlich machen. Sowie aber die Hand zu Ausdrucksbewegungen benutzt wird, denkt man nicht mehr daran, diese aus mechanischen Einzelakten zusammenzusetzen, aus dem richtigen Gefühl heraus, daß diese Analyse hierbei nicht mehr das Wesentliche treffen würde. Die

Bewegungsformen der arbeitenden Hand werden in der Gebärdensprache der Hand nur symbolisch angedeutet; sie haben keine zweckhaften Beziehungen mehr zur Umwelt, sondern deuten auf den seelischen Vorgang, der sie hervorgebracht hat. Hier liegt der Wesenskern aller Ausdrucksbewegungen, seien sie mimisch oder pantomimisch.

Während aber bei der Hand die Ausdrucksbewegungen nur einen Teil ihrer Gesamtleistung darstellen, ist das bei den Gesichtsmuskeln anders. Hier wird die Mimik zur wesentlichen Leistung. Auch die mimischen Bewegungen erscheinen abgelöst und gleichsam sublimiert von ursprünglich zweckhaften Bewegungen, die der Annäherung an Sinnesreize oder ihrer Abwehr dienten. So werden noch bei Erwachsenen, in stärkerem Maße bei Kindern, unangenehme Sinnesreize damit beantwortet, daß die Ringmuskeln an den Sinnespforten das Eindringen dieser Reize durch Zusammenziehung abzuwehren suchen. Umgekehrt öffnen sie sich zum Einlaß angenehmer Reize. Diese Reaktionen können auch dann ausgelöst werden, wenn in unserer Psyche Vorstellungen von solchen Reizen auftreten.

Bei angeborener Blindheit, bei der Lichtreize nicht aufgenommen werden und daher die Reaktion der zugehörigen Gesichtsmuskeln fehlt, erlischt zugleich die Mimik an Auge und Stirn bzw. sie wird auffallend starr.

Normalerweise zeigen sich nämlich bei geistiger Tätigkeit die begleitenden mimischen Bewegungen hauptsächlich an der Stirn und in der Umgebung des Auges. Die Falten der Stirn nennt Viktor V. Scheffel (1826–1886) die Narben der Gedanken. Die Gemütsbewegungen hingegen kommen mehr in der Umgebung des Mundes zum Ausdruck. So ist der Mund nach Johann Kaspar Lavater (1741–1801) das beseeltste aller Organe. Seine Muskulatur, deren radiäre Züge sogar in doppelter Schicht vorhanden sind, wird zu vielfältigeren Zwecken gebraucht als die der Umgebung des Auges z.B. für Nahrungsaufnahme, Mienenspiel und Sprache.

Der Ausdruck des Gesichts wird nicht nur durch Bewegungen, sondern auch durch die **Spannung der Gesichtshaut** bedingt. Hierüber lassen sich folgende allgemeine Regeln aufstellen:

Körperliche und geistige Ruhe werden von einer leichten Herabsetzung des Tonus der Gesichtsmuskulatur begleitet, die bei der Ermüdung bis zur Erschlaffung geht, während bei der Tätigkeit die Spannung ansteigt, wie z.B. bei der „gespannten" Aufmerksamkeit. Bei niedergeschlagener Stimmung wird die mimische Muskulatur im unteren Gesichtsteil schlaff, die Mundwinkel hängen herab, das Gesicht wird lang. Umgekehrt werden bei gehobener Stimmung auch Lippen und Wangen gehoben, und beim Lachen wird das Gesicht breit.

Weite Öffnung des Auges und des Mundes bedeutet ursprünglich eine Bereitschaft zur Aufnahme von Reizen. Man findet diese Haltung aber auch bei plötzlicher Erregung, bei Überraschung und in weiterer Steigerung beim Entsetzen.

Eine Veränderung des Gesichtsausdrucks kann bei schweren körperlichen und seelischen Krankheiten auftreten. Es gibt allgemein Zeichen und besondere Ausdrucksformen für bestimmte Krankheiten. Zu den allgemeinen Zeichen kritischer Zustände gehört der plötzliche Verfall der Gesichtszüge, z.B. die **Facies abdominalis (Facies Hippocratica),** die bei schweren Erkrankungen in der Bauchhöhle unter Mitbeteiligung des Bauchfells auftritt. Eine genaue Beschreibung dieses Gesichtsausdrucks ist schwierig; es bleibt dem ärztlichen Blick überlassen, in den Gesichtszügen der Kranken zu lesen. Bei einer **einseitigen Lähmung** der Gesichtsmuskeln wird die gelähmte Gesichtshälfte schlaff und mehr oder weniger faltenlos, die Lidspalte ist erweitert, die Nase verbiegt sich nach der gesunden Seite, der Mundwinkel steht tiefer.

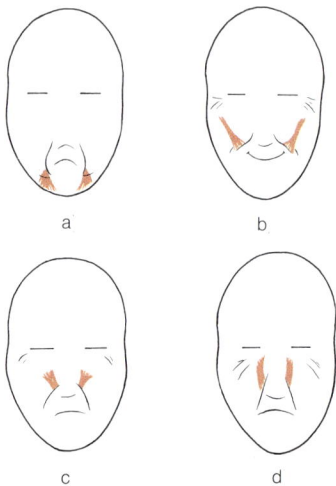

a   b

c   d

Abb. 8.4-51 Funktionen mimischer Muskeln.
(a) Mitwirkung des M. depressor anguli oris beim Ausdruck der Unzufriedenheit und Verachtung.
(b) Mitwirkung des M. zygomaticus major beim Lachen.
(c) Mitwirkung des M. zygomaticus minor und des M. levator labii superioris alaeque nasi beim Ausdruck des Weinens.
(d) Hebung des oberen Endes der Nasen-Lippen-Furche durch den M. nasalis (bitterlich weinen). (Aus Duval/Gaupp [4])

Unsere Darstellung begann mit der Betrachtung des bewegten Mienenspiels als etwas Dynamischem; sie führt zu etwas Statischem, indem sie von dem vorübergehenden Gesichtsausdruck bei Stimmungen zu dem dauernden Gesichtsausdruck, der sog. **Physiognomie,** gelangt. Es ist anzunehmen, daß die physiognomischen Züge dauernd festgehaltene mimische Züge darstellen. Die Bewegungen hinterlassen nur dann Spuren, wenn sie oft genug stattgefunden haben und wenn die Haut hierzu die geeignete Beschaffenheit bekommt. Gewöhnlich ist die Faltenbildung der Haut mit dem Altern verbunden, aber manche Falten, z.B. die Nasolabialfalte, bilden sich schon bei Kindern.

Geringgradige **Asymmetrien des Schädels** sind eine Teilerscheinung der allgemeinen Asymmetrie des Skeletts. Am Schädel zeigt das Schädelgewölbe die stärksten Abweichungen, bezogen auf die Medianebene. Es besteht ferner eine Verbiegung der Nasenscheidewand, die sich schon in der Fetalzeit ausbildet und bei stärkeren Graden zu Störungen der Atmung führt; auch die Nebenhöhlen der Nase sind rechts und links ungleich, ebenso die Augenhöhlen und die Kiefer. Es gibt prä- und postnatal entstandene Abweichungen von der Symmetrie. Sie können durch intrauterine Entwicklungsstörungen, mechanische Einflüsse, Tumoren, Entzündungen, Frakturen o.ä. hervorgerufen werden oder einfach genetisch bestimmt sein.

Alle **Gesichtsasymmetrien** sind wesentliche Elemente des Ausdrucks. Die Künstler haben die Unterschiede beider Seiten oft dargestellt, weil dem Gesicht dadurch ein besonderer Reiz verliehen wird. Die Wirkung dieser Asymmetrien wird deutlich, wenn man auf fotografischem Weg des Gesicht aus zwei linken oder zwei rechten Hälften zusammensetzt, indem man jeweils eine Gesichtshälfte im Spiegelbild ergänzt. Es zeigt sich dann, daß diese Gesichter vom Original stark abweichen. Jedes Gesicht ist unverkennbar eine lebendige Einheit, deren individueller psychischer Ausdrucksgehalt mit messenden Methoden kaum bestimmbar ist.

7   Gesichtsentwicklung und Fehlbildungen im Bereich von Oberlippe und Gaumen

Zu den am häufigsten vorkommenden Fehlbildungen beim Menschen gehören Spaltbildungen im Bereich von Gesicht, Gaumen und Rachen. Man rechnet, daß auf jeweils etwa 900 Geburten eine derartige Fehlbildung kommt. Sie kann sowohl genetisch bedingt sein als auch durch exogene Einflüsse erzeugt werden. Die einfachste Form ist die Lippenspalte oder „Hasenscharte" **(Cheiloschisis),** die auf die Oberlippe beschränkt bleibt. In schweren Fällen kann sich die Spaltbildung auf den Oberkiefer fortsetzen **(Cheilognathoschisis).** Eine Spaltbildung des Gaumens hinter dem Os incisivum wird „Wolfsrachen" **(Palatoschisis)** genannt. Sie ist vielfach mit einer Lippenspalte verbunden und heißt dann **Cheilognathopalatoschisis.** Das Zustandekommen und die eigenartige Topographie (Abb. 8.4-52) solcher Fehlbildungen, die heute bei frühzeitigem Eingriff mit hervorragendem Resultat behandelt werden können, läßt sich nur aufgrund der Vorgänge bei der Entwicklung des Gesichts und des Oberkiefers verstehen, die im folgenden geschildert werden.

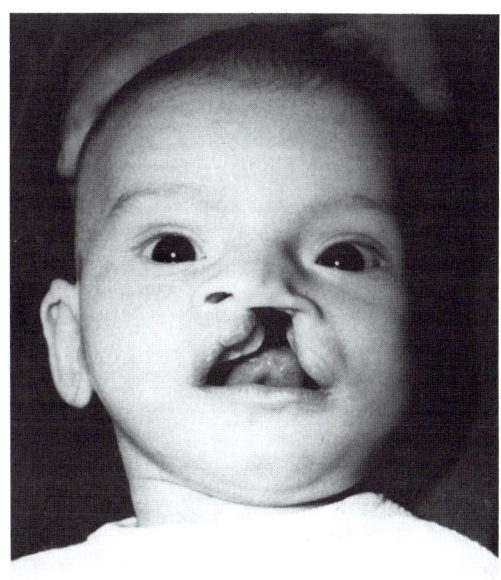

Abb. 8.4-52   Kind mit Lippen-Kiefer-Gaumenspalte.

Das spätere Gesicht geht aus mehreren Gesichtswülsten hervor, die alle dem Material des ersten Pharyngealbogens entstammen. In dieses Material stülpen sich ektodermale Anteile ein, aus denen dann Teile der Nasen- und Mundhöhle entstehen. Diese ektodermalen Anteile gehen nach dem Einreißen der Bukkopharyngealmembran ohne scharfe Grenze in das Material der endodermalen Kopfdarmhöhle über, aus der die übrigen Abschnitte der Nasen- und Mundhöhle sowie der gemeinsame Rachenraum hervorgehen. Wie Abb. 8.4-53a bis c zeigt, kann man schon frühzeitig zwischen einem unpaaren **Stirnwulst** und jederseits einem **Oberkieferwulst** und einem **Unterkieferwulst** des ersten Pharyngealbogens unterscheiden. Blickt man von vorne auf die Mundbucht eines jungen Embryos (Abb. 8.4-53), so wird sie unten von den beiden Mandibularbögen umrahmt, die in der Mittellinie verwachsen. Am oberen Umfang finden sich seitlich die kürzeren Stummel der Oberkieferwülste, die jedoch nicht bis zur Mittellinie reichen. Hier schiebt sich vielmehr der Stirnwulst dazwischen, dessen weitere Gliederung durch das Auftreten der Nasengrube erfolgt, die ihn allmählich in einen **mittleren** und einen **seitlichen Nasenwulst** zerlegt. Die Nasengruben, an deren Stelle sich später die Nasenlöcher finden, vertiefen sich zu den Nasengängen, die das Dach der Mundbucht erreichen und nach dem Einreißen der Membrana bucconasalis mit der endodermalen Rachenhöhle Verbindung aufnehmen.

Nach der Aufgliederung des Stirnwulstes bleibt der seitliche Nasenwulst im Wachstum zurück, so daß sich unter ihm der Oberkieferwulst mit dem medialen Nasenwulst vereinigt. Damit sind die seitlichen Nasenwülste von der Umgrenzung der Mundöffnung abgedrängt, und es hat sich der entscheidende Vorgang zur Bildung der

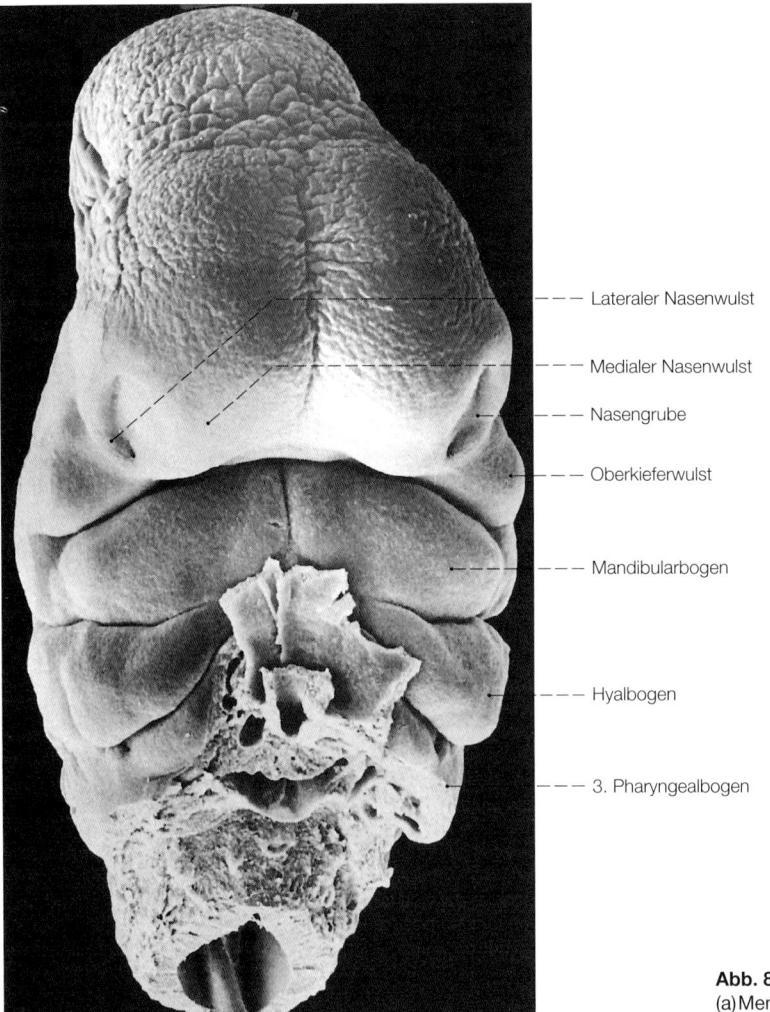

a

Abb. 8.4-53
(a) Menschlicher Embryo von 8,0 mm Länge. Schnittebene kaudal des dritten Pharyngealbogens.

— — — Lateraler Nasenwulst

— — — Medialer Nasenwulst

— — — Nasengrube

— — — Oberkieferwulst

— — — Mandibularbogen

— — — Hyalbogen

— — — 3. Pharyngealbogen

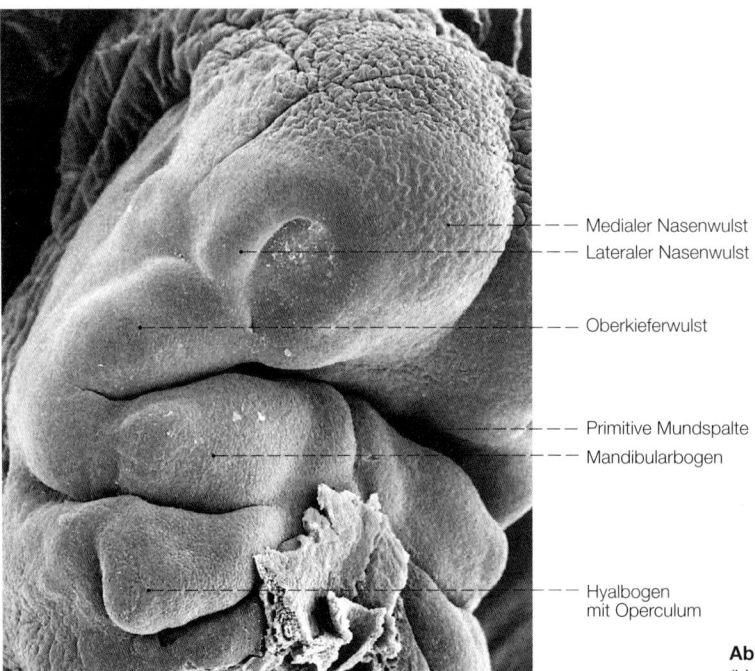

b

— — — Medialer Nasenwulst
— — — Lateraler Nasenwulst

— — — Oberkieferwulst

— — — Primitive Mundspalte
— — — Mandibularbogen

— — — Hyalbogen
mit Operculum

Abb. 8.4-53
(b) Ansicht von schräg lateral.

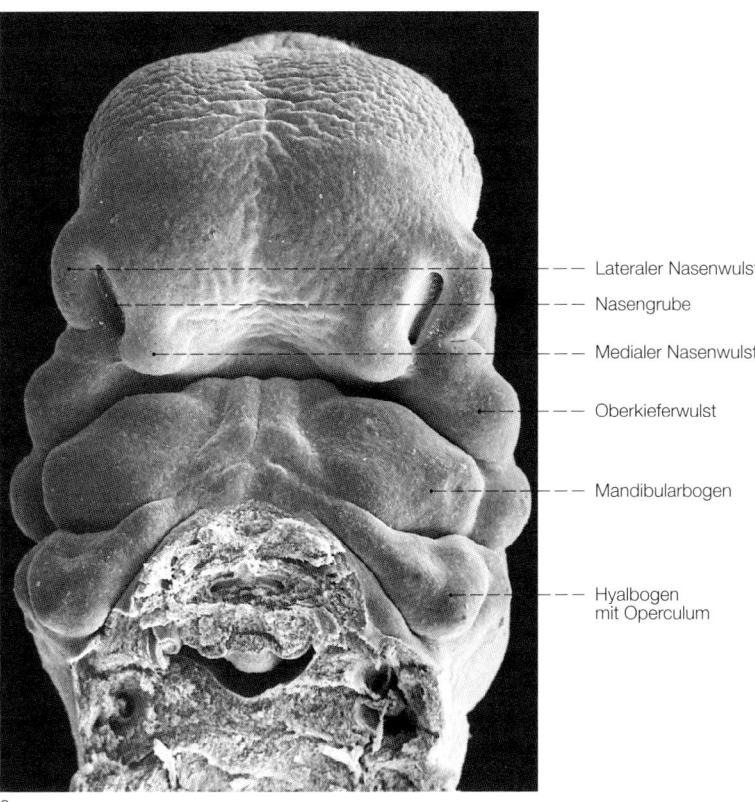

Lateraler Nasenwulst

Nasengrube

Medialer Nasenwulst

Oberkieferwulst

Mandibularbogen

Hyalbogen
mit Operculum

c

Abb. 8.4-53   Bildung der Weichteile des Gesichts.
(c) Menschlicher Embryo von 10,5 mm Länge. Frontalansicht des
Gesichts. (Nach HINRICHSEN [6])

Oberlippe vollzogen: Sie entsteht aus drei Anteilen, nämlich den beiden Oberkiefer- und den medialen Nasenwülsten, aus denen das **Philtrum,** die früher beschriebene mediane Furche in der Oberlippe, hervorgeht. An der Grenze zwischen Oberkieferwulst und seitlichem Nasenwulst entsteht vorübergehend die Augen-Nasen-Rinne, deren ungefährer Verlauf von der Nasengrube zur Augenanlage geht (Abb. 8.4-53c).

Das embryonale Gesicht gestaltet sich also, indem mehrere Weichteillappen miteinander verwachsen, wobei die Verwachsungsstelle von Oberkieferwulst und medialem Nasenfortsatz nicht in der Mittellinie, sondern mehr lateral davon liegt.

Der definitive **Gaumen** entsteht durch die Bildung der **sekundären Gaumenfortsätze,** die von den Oberkieferwülsten nach medial auswachsen und sich in der Mitte von vorn nach hinten fortschreitend vereinigen. Im vordersten Abschnitt weichen die sekundären Gaumenfortsätze auseinander. Hier entstehen eigene Wulstungen des **primären Gaumens.** Sie gehen als intermaxillärer Gaumenanteil aus den beiden medialen Nasenwülsten und dem von ihnen eingeschlossenen unpaaren Anteilen des Munddaches hervor (Abb. 8.4-54a, b). Das Nasenseptum wächst als hinterer Rand der Wand

zwischen den Nasengängen kulissenartig von vorn nach hinten und vereinigt sich mit dem Gaumen (Abb. 8.4-55).

Die Kenntnis dieses normalen Entwicklungsgeschehens an Gesicht und Mundhöhle macht die Lage der Lippenspalte am lateralen Rand des Philtrums ebenso verständlich wie den in Abb. 8.4-54c dargestellten Verlauf der Spaltbildung beim „Wolfsrachen".

Vor der Bildung des sekundären Gaumens besteht die **Mundhöhle** aus drei Anteilen: einem Mittelteil, der die Zungenanlage enthält, und den beiden Kautaschen, zwei seitlichen spaltförmigen Ausbreitungen (Abb. 8.4-55). Deren obere Wand besteht aus Blastem des Oberkieferwulstes, die untere Wand aus Blastem des Unterkieferbogens. Die beiden Wände, die auch die Anlagen der oberen bzw. unteren Zahnleiste enthalten, gehen seitlich im sog. *Sulcus buccalis* ineinander über. Aus diesem gehen die Anlagen der Parotis und des **juxtaoralen Organs** hervor. Wenn sich während der Entwicklung des sekundären Gaumens Zunge und Unterkiefer senken, gelangt der ursprünglich horizontal eingestellte laterale Anteil der unteren Kautaschenwand in eine sagittale Position und bildet nun die Grundlage der **Wange** (Abb. 8.4-56 [15]).

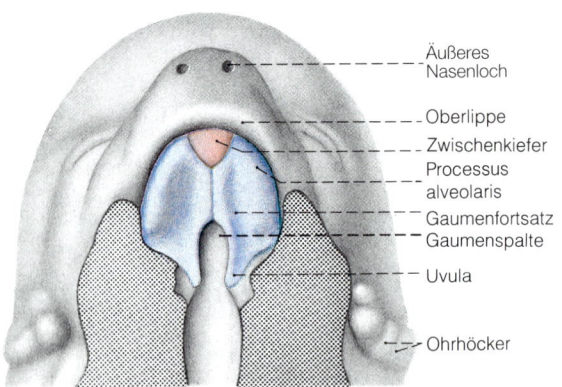

a

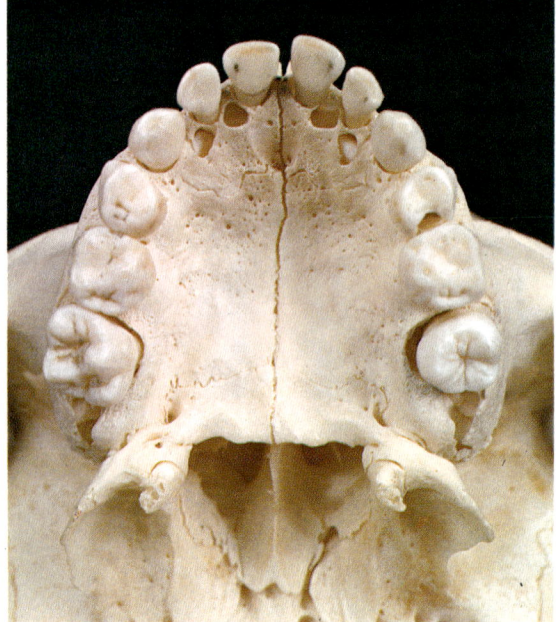

b

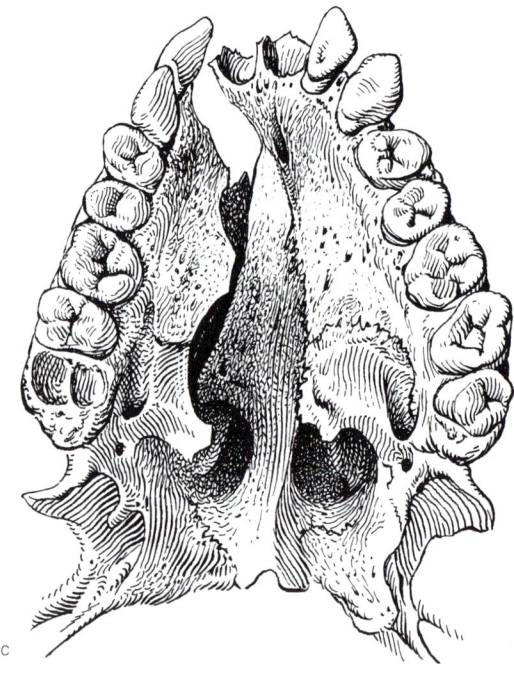

c

Abb. 8.4-54   Der harte Gaumen. (a) Entstehung des Gaumens bei einem menschlichen Embryo nach einem Modell von K. PETER. Das zwischen die beiden Oberkieferwülste der Maxilla eingeschobene Os incisivum geht aus dem Material des Stirnwulstes hervor. (b) Oberkiefer eines 6½jährigen Kindes. Die Sutura incisiva ist noch deutlich zu erkennen. Das Bild zeigt ein Stadium der Entwicklung, in dem der bleibende 1. Molar bereits durchgebrochen ist. Die übrigen Zähne sind Dentes decidui, doch hat der Durchbruch der bleibenden Schneidezähne bereits begonnen und zur Arrosion und Eröffnung des Oberkieferknochens über den betreffenden Zahnanlagen geführt (Original B. TILLMANN, Kiel). (c) Kiefer-Gaumenspalte. Die Spaltlinie verläuft in der Sutura incisiva und der Sutura palatina mediana des Oberkiefers.

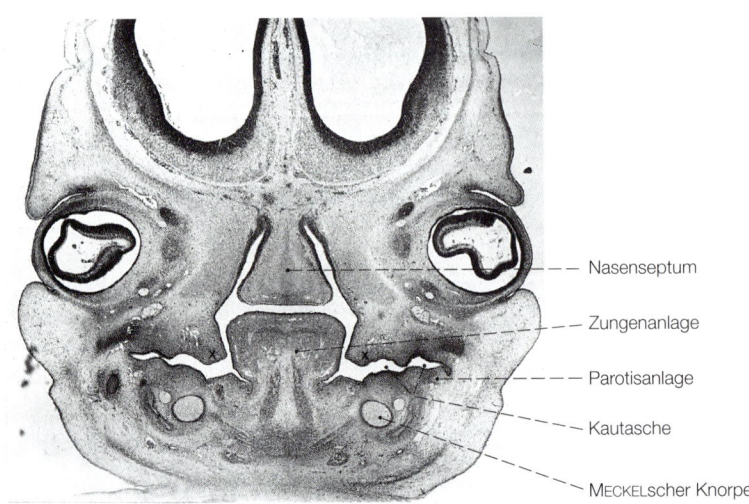

Abb. 8.4-55   Embryo 18,4 mm, Frontalschnitt. Situation vor der Bildung des sekundären Gaumens. Die Gaumenfortsätze (x) sind noch nach unten gerichtet. (Nach ZENKER [15])

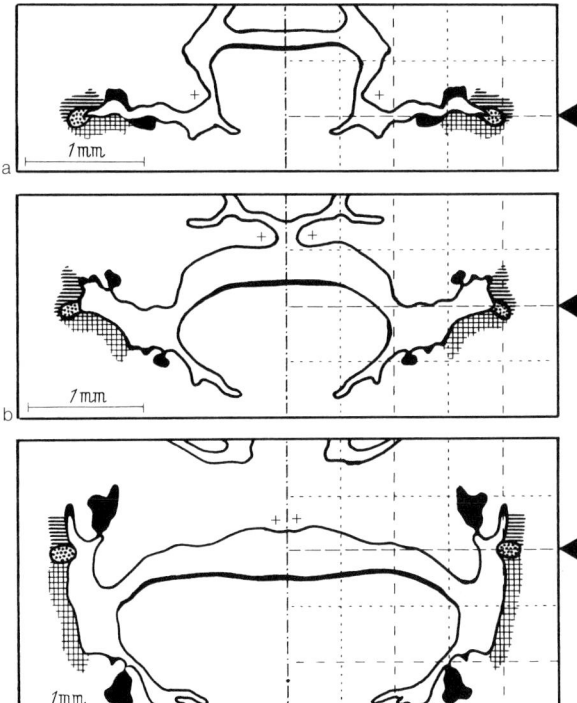

Abb. 8.4-56 Schematische Darstellung der Gaumen- und Wangenentwicklung. Gaumenfortsätze bzw. sekundärer Gaumen mit (+) bezeichnet. Schwarz: Zahnleisten. Punktiert: Parotisanlage. Parallel schraffiert: Zwischen Parotisanlage und oberer Zahnleiste gelegener Anteil der oberen Kautaschenwand. Gekreuzt schraffiert: Der zwischen Parotisanlage und unterer Zahnleiste gelegene Anteil der unteren Kautaschenwand. Zeichnung nach Frontalschnitten durch Embryonen verschiedener Größe: 18,4 mm in (a), 23,8 mm in (b) und 66,0 mm in (c). (a) entspricht ungefähr Abb. 8.4-55. (b) und (c) in der relativen Größe zu (a) reduziert. (Aus Zenker [15])

Literatur

[1] Bersch, W., W. Reinbach: Das Primordialcranium eines menschlichen Embryo von 52 mm Sch.-St.-Länge. Zur Morphologie des Cranium älterer menschlicher Feten II. Z. Anat. Entwickl.-Gesch. 132 (1970) 240–259.

[2] Birkner, R.: Das typische Röntgenbild des Skeletts. Standardbefunde und Varietäten vom Erwachsenen und Kind für Ärzte. Urban & Schwarzenberg, München–Wien–Baltimore 1990.

[3] Corning, H. K.: Lehrbuch der topographischen Anatomie, 21. Aufl. Bergmann, München 1942.

[4] Duval/Gaupp: Grundriß der Anatomie für Künstler, 7. Aufl. Enke, Stuttgart 1922.

[5] Hamilton, W. J., H. W. Mossman (eds.): Hamilton, Boyd and Mossmans Human Embryology. Heffer, Cambridge and William Wilkins, Baltimore 1972.

[6] Hinrichsen, K. V.: Humanembryologie. Springer, Berlin–Heidelberg–New York 1990.

[6a] Lippert, H.: Lehrbuch Anatomie, 2. Aufl. Urban & Schwarzenberg, München–Wien–Baltimore 1990.

[7] Mollier, S.: Plastische Anatomie, 2. Aufl. Bergmann, München 1938.

[8] Sicher, H., L. E. Dubrul: Oral Anatomy, 5th ed. Mosby Co., Saint Louis 1970.

[9] Sobotta, J.: Atlas der Anatomie des Menschen, Bd. I, 18. Aufl. Ferner, H., J. Staubesand (Hrsg.). Urban & Schwarzenberg, München–Wien–Baltimore 1982.

[10] Sobotta, J., H. Becher: Atlas der Anatomie des Menschen, Bd. I, 17. Aufl. Ferner, H., J. Staubesand (Hrsg.). Urban & Schwarzenberg, München–Wien–Baltimore 1972.

[11] Starck, D.: Embryologie, 4. Aufl. Thieme, Stuttgart 1978.

[12] Strasser, H.: Lehrbuch der Muskel- und Gelenkmechanik, Bd. II. Springer, Berlin 1913.

[13] Virchow, H.: Gesichtsmasken und Gesichtsausdruck. Arch. Anat. Physiol. (1971) 371–436.

[14] Zenker, W.: Das retroartikuläre plastische Polster des Kiefergelenkes und seine mechanische Bedeutung. Z. Anat. Entwickl.-Gesch. 119 (1956) 375–388.

[15] Zenker, W.: Über die Bedeutung der Kautasche für die Entwicklung der menschlichen Wange. Z. Anat. Entwickl.-Gesch. 124 (1964) 289–300.

[16] Zenker, W.: Über einige neue Befunde über den M. temporalis des Menschen. Z. Anat. Entwickl.-Gesch. 118 (1955) 355–368.

9 Atemapparat (Apparatus respiratorius)

H.-R. Duncker

1 Allgemeines

1.1 Atmung als Grundfunktion

Der Atemapparat hat als Grundfunktion die „äußere Atmung" für den Körper durchzuführen, Sauerstoff aus der Luft aufzunehmen und Kohlendioxid abzugeben. Dafür sind die **Lungen,** *Pulmones,* ausgebildet, die durch die Atembewegungen frische, sauerstoffreiche Luft aufnehmen und ausgetauschte, kohlendioxidreiche Luft wieder abgeben. In ihren Lungenbläschen oder Alveolen findet der **Gasaustausch** durch **Diffusion** zwischen der eingeatmeten Luft und dem Blut in den Lungenkapillaren statt. Das Blut transportiert dann den Sauerstoff zu allen Geweben des Körpers, wo er als **„innere Atmung"** durch Diffusion aus dem Kapillarblut in die Zellen gelangt. Gleichzeitig nimmt dieses Kapillarblut dabei zum Rücktransport in die Lungen das Kohlendioxid auf, das bei dem oxidativen Zellstoffwechsel, dem zweiten Teil der „inneren Atmung", entsteht.

Der **Gaswechsel** in den Lungen, die Einatmung der frischen und die Ausatmung der ausgetauschten Luft, erfolgt durch die Volumenänderungen der Lungen. Diese **Ventilation** der Lungen wird bewirkt durch die **Atembewegungen** des Brustkorbes und des Diaphragmas, die entsprechende Volumenänderungen der Lungen- oder Pleurahöhlen erzeugen. In den Pleurahöhlen herrscht Unterdruck, weshalb die beiden Lungenflügel den Volumenänderungen des Brustkorbes und des Diaphragmas zwangsläufig folgen. Bei der Erweiterung der Pleurahöhlen werden in den Lungen die Lungenbläschen, die **Alveolen,** vergrößert. Dadurch sinkt der Druck in ihnen, und Frischluft strömt über die Luftwege bis zum Druckausgleich in die Alveolen ein. Die Lungenalveolen verfügen an ihrer feuchten Grenzfläche zur Luft über eine relativ hohe Oberflächenspannung. Außerdem enthalten die Alveolarwände reichlich elastische Fasern, die im entfalteten Zustand der Lunge vorgespannt sind. Diese Vorspannung nimmt bei der Einatmung mit der Vergrößerung der Alveolen zu, die Oberflächenspannung der Alveolenwände steigt. Alveoläre Oberflächenspannung und Dehnung der elastischen Fasern ergeben jene **Retraktionskraft** der Lunge, die allein bei Ruheatmung, wenn die Einatmungsmuskulatur erschlafft, eine Druckerhöhung in den Luftwegen und damit die Ausatmung bewirkt. Fällt der negative Druck im Pleuraraum durch Verletzung der Brustwand fort, indem Luft in die Pleurahöhle eindringt, so kollabiert die Lunge durch ihre Retraktionskraft auf ihre Verschlußvolumen-Größe, es entsteht ein Pneumothorax.

Die große Zahl der **Alveolen,** in der adulten Lunge in beiden Flügeln 300–400 Millionen, ist über einen in vielen Teilungsgenerationen aufgespaltenen **Bronchialbaum** mit der Luftröhre, **Trachea,** verbunden. Bis zu den kleinsten Endbronchen werden je nach Lungensegment und -region 18–25 Teilungsgenerationen gezählt, daran schließen sich noch mehrere Teilungsgenerationen bereits Alveolen tragender kleinster Bronchen und Gänge aus aneinandergereihten Alveolen an, die in kurzen, nur aus Alveolen bestehenden Endstücken blind endigen. Die Trachea schließt an den Kehlkopf, **Larynx,** an, der den Abgang der Luftwege vom unteren Rachen oder Pharynx umgibt. Der Kehlkopf enthält die verschließbare **Glottis.** Die Glottis hat zusammen mit der Epiglottis die Grundfunktion, während des Schluckens das Eindringen von Speiseteilen in die unteren Luftwege zu verhindern und während des Atmens den Luftstrom zu kontrollieren. Diese Kontrolle des Atemstromes hat eine besondere Bedeutung, da es durch die stammesgeschichtlich späte Entwicklung der Nasenhöhlen als Hauptatemweg zu einer Kreuzung von Atem- und Nahrungsweg im Pharynx kam.

1.2 Riechen, Schutzfunktionen und Infektionsabwehr

Als mit der Entwicklung der vierfüßigen Landwirbeltiere die Lungen zum obligaten Atmungsorgan wurden, übernahmen die Nasenhöhlen mit ihrer Riechschleimhaut die **olfaktorische Kontrolle** der Atemluft. Daneben haben die oberen Atemwege die Funktion, die Atemluft auf Körpertemperatur anzuwärmen und mit Wasserdampf zu sättigen, damit die extrem dünne Diffusionsbarriere zwischen der Luft und dem Blut in den Alveolarwänden nicht austrocknet und zerreißt. Die **Befeuchtung der Luft** wird durch die an Becherzellen und Drüsen reiche Schleimhaut der Nasenhöhlen und ihrer Muscheln bewirkt, die **Erwärmung** durch die dichten venösen Plexus dieser Schleimhaut. Bei kalter, trockener Außenluft werden auch die oberen Abschnitte der unteren Luftwege, die Trachea und die großen Bronchen, an der Erwärmung und Befeuchtung beteiligt.

Das Flimmerepithel der Nasenhöhlen und der unteren Luftwege fängt mit seinem **Schleimfilm** Partikel aus der Atemluft ab, die durch den Flimmerschlag zum Pharynx hin transportiert werden, unterstützt durch das Aus- oder **Abhusten.** Aus dem Pharynx werden diese eingeschleimten Partikel verschluckt oder als Sputum ausgeworfen, aus der Nasenhöhle können sie auch ausgeschnupft werden. So wird die Atemluft weitgehend gereinigt, es gelangen nur sehr feine Staubpartikel in die Alveolen. Für diese **Reinigungs-** und **Schutzfunktionen** führt der Atemapparat spezielle Ventilationsbewegungen zur Erzeugung eines Hustenstoßes aus, bei dem die Luft mit großer Geschwindigkeit ausströmt und dadurch Partikel mitreißen kann. Beim Ausschnupfen wird ein Luftstrom mit hoher Geschwindigkeit durch die Nasenhöhlen erzeugt.

Mit jedem Atemzug werden Tausende von Keimen in den Bronchialbaum und die Alveolen eingeatmet. Die Keime, welche nicht vom Schleimfilm des Bronchialbaumes abgefangen und heraustransportiert wurden, werden in den Alveolen und Bronchen von Makrophagen aufgenommen und abgebaut. Als ständige Reserve zur Aufnahme eindringender Keime und zur Bekämpfung entstehender Entzündungen verweilen im Kapillarsystem der Lunge in großer Zahl Makrophagen, Granulozyten und Lymphozyten intravasal sessil, jeweils wohl mindestens einige Stunden. Ihre Zahl entspricht in der Größenordnung der Gesamtzahl aller zirkulierenden weißen Blutzellen. Zusammen mit ihrem Lymphgefäßsystem und ihren Lymphknoten verfügt die Lunge damit über ein hochwirksames **Abwehrsystem** gegen Infektionen, das ihrer riesigen, der Atemluft ständig exponierten inneren Oberfläche entspricht.

1.3 Ventilationsbewegungen

Die primären und sekundären Ventilationsbewegungen werden nun in den verschiedenen Funktionszuständen und Lebensaltern in sehr wechselndem Ausmaß vom Diaphragma, dem Hauptmuskel der Einatmung beim Erwachsenen, und von der Muskulatur des Brustkorbes übernommen. So zeigt der Säugling, bedingt durch seine Thoraxproportionen, fast ausschließlich eine Zwerchfell- oder **Bauchatmung,** die erst nach der Kleinkindphase in die dominierende **Rippenatmung** des Erwachsenen übergeht. In der späten Schwangerschaft tritt durch den Hochstand des Zwerchfells die Rippenatmung stark hervor, während im Alter bei starr erweitertem Thorax das Zwerchfell wieder als der entscheidende Atemmuskel wirkt. Bei forcierter Ausatmung dient die Bauchwandmuskulatur dazu, das Diaphragma durch die Kompression der Eingeweide hochzudrücken, den Brustkorb zu senken und seine untere Öffnung zusammenzuziehen.

Der Atemapparat wird auch entscheidend einbezogen bei kräftigen Rumpfbewegungen, so beim Heben von Lasten, wenn die Wirbelsäule gegen Widerstand gestreckt oder festgestellt wird. Durch die Anspannung von Rücken- und Bauchmuskulatur entsteht ein hoher intraabdominaler Druck, der nur durch festen Verschluß der Glottis und Einbeziehung der Lungen als Druckpolster aufrechtzuerhalten ist. Diese **Bauchpresse** durch Zusammenspiel von Atemapparat und Bauchmuskulatur wird zur Unterstützung der Harn- und Kotentleerung eingesetzt, und besondere Bedeutung besitzt sie bei den Preßwehen.

Patienten, die nach Entfernung des Kehlkopfes durch ein Tracheostoma, eine direkte Öffnung der Trachea im unteren Hals, atmen, haben bei der Defäkation und beim Heben von Lasten große Schwierigkeiten, die sie durch Zudrücken des Tracheostoma zu beheben versuchen.

1.4 Laut- und Sprachbildung

In hochdifferenzierter Weise werden die Luftbewegungen für unsere **Laut-, Sprach- und Gesangsproduktion** eingesetzt. Die Bewegungen des Atemapparates zur Ventilation der Lungen erzeugen einen Luftstrom durch den Kehlkopfeingang, mit dem in der Exspirationsphase die freien Kanten der Glottis angeblasen und in Schwingungen versetzt werden. Dabei wird die Frequenz dieser Schwingungen bestimmt durch die Länge der freien Glottiskanten, der sogenannten **Stimmlippen,** durch deren Vorspannung, die durch elastische Faserzüge und variabel angespannte Muskeln bewirkt wird, sowie durch die Stärke des Luftstromes. Die Schwingungen der Stimmlippen teilen sich der ausströmenden Luft mit als Druckschwankungen oder Ton. Die so erzeugten Töne oder Tonfolgen werden durch die Form des anschließenden „Ansatzrohres" aus Pharynx, Mund- und Nasenhöhle bis zur Mund- und Nasenöffnung moduliert. Die Epiglottis, die beim menschlichen Neugeborenen noch bis zum weichen Gaumen reicht, bleibt im weiteren Wachstum zurück und verlagert sich zusammen mit dem gesamten Kehlkopf kaudalwärts. Bedingt durch die sehr variable Stellung des Kehlkopfes ergeben sich die mannigfaltigen Formabwandlungen des „Ansatzrohres", welche die Erzeugung der Vielfalt der Vokale und Konsonanten überhaupt erst möglich machen.

1.5 Pneumatische Räume

Im Bau der oberen Atemwege des Menschen spielen auch die pneumatischen Räume eine wichtige Rolle. Vom **Mittelohr** entspringen die pneumatischen Divertikel des *Antrum* und *Processus mastoideus,* die das Luftvolumen des Mittelohres so vergrößern, daß das Trommelfell günstige Schwingungseigenschaften ohne zu hohe Dämpfung besitzt. Die anderen pneumatischen Räume bilden sich als **Nebenhöhlen** der Nasenhöhle von deren Wänden aus. Sie füllen die Leerräume jederseits zwischen oberer Nasenhöhle und Augenhöhle, zwischen Augenhöhle und dem Oberkieferbogen sowie über der Augenhöhle zwischen Stirnbein und vorderer Schädelhöhle. Diese Nebenhöhlen entwickeln sich erst am Ende der Kleinkindphase durch das starke Wachstum des Gesichtsschädels, wenn das „Kindchen-Gesicht" mit den enger stehenden Augen und dem schmalen und niedrigen Oberkieferbogen zu den jugendlichen Proportionen auszuwachsen beginnt. Ein Teil des hinteren Raumes der Nasenhöhle wird als pneumatischer Raum in den Keilbeinkörper einbezogen. Die pneumatischen Räume wirken als **Resonanzkörper** bei der Stimm- und Sprachbildung. Durch ihre offene Verbindung mit der Nasenhöhle, durch die schwache Gefäßversorgung ihrer dünnen

Schleimhaut und durch ihre für den Abfluß von Sekret ungünstig liegenden Öffnungen sind sie für Entzündungen anfällig.

1.6 Sprache und Gehirn

Sprachbildung ist ohne die Entwicklung unseres Großhirns mit seinen spezifischen Differenzierungen nicht möglich, aber auch nicht ohne soziales Aufwachsen und soziales Lernen unserer kulturellen Traditionen. Dabei beschränkt sich die Bedeutung von Sprache für uns nicht auf den schriftlich fixierbaren Informationsgehalt, sondern sprachliche Kommunikation hat darüber hinaus wichtige soziale Funktionen zu erfüllen.

2 Grundzüge der Entwicklungsgeschichte

2.1 Mund- und Nasenhöhle

Aus der **Vorderdarmbucht,** die dorsal der Herzanlage liegt, entwickeln sich der Pharynx, der Ösophagus, der Magen und das obere Duodenum einschließlich der Leber und des Pankreas. Im unteren Pharynx entsteht vor dem Übergang in den Ösophagus die *Laryngotrachealrinne* (Abb. 9.2-1a), die sich zu *Larynx, Trachea* und Lungen entwickelt. Die Vorderdarmbucht wird kranial durch die **Rachenmembran,** die *Bukkopharyngeal-Membran,* abgeschlossen, die in der 4. Embryonalwoche einreißt. Vor der Rachenmembran wird durch das Vorwachsen der **Gesicht- und Kieferfortsätze** das *Stomodeum* als neuer Raum in den Kopf einbezogen. Aus ihm gehen die Mundhöhle und ein Teil der Nasenhöhlen hervor.

Die paarigen **Riechplakoden,** welche die primären Nasenhöhlen mit dem Riechepithel bilden, senken sich oberhalb des Stomodeums zu den **Riechgruben** ein, die sich dem Vorderhirn von unten anlagern (Abb. 9.2-1b). Die Riechgruben vergrößern sich nach dorsal und kaudal zu den **primären Nasenhöhlen** oberhalb der Mundhöhle, von der sie anfangs durch die **Mund-Nasen-Membran** getrennt sind. Diese *Bukkonasal-Membran* reißt nach der 6. Embryonalwoche ein, wodurch die **inneren Nasenöffnungen,** die *primären Choanen,* entstehen. Dann sind die Nasenhöhlen mit der Mundhöhle vereinigt, von der sie nur im vorderen Teil durch den kurzen primären Gaumen getrennt werden (Abb. 9.2-1c).

Im weiteren Wachstum weitet sich die nun unpaare Nasenhöhle unter Einbeziehung von Teilen der primären Mundhöhle stark aus (Abb. 9.2-1c bis e). Vom Dach der Nasenhöhle ausgehend, entwickelt sich das mediane **Nasenseptum** auf die Mundhöhle zu. In der Seitenwand der Nasenhöhle entstehen die Anlagen der drei **Nasenmuscheln,** *Conchae nasales.* Die untere Muschel ist die größte, sie entsteht selbständig aus dem unteren Teil der primär knorpeligen Nasenseitenwand. Die mittlere und die kleine obere Muschel werden als Vorwölbungen der oberen Seitenwand als Teile des späteren *Os ethmoidale* entwickelt. Die **Riechschleimhaut** reicht bei 2 Monate alten Embryonen noch bis auf die mittlere Muschel her-

ab, beim Erwachsenen ist sie auf einen kleinen Bezirk auf der oberen Muschel und auf dem gegenüberliegenden Nasenseptum beschränkt. Die obere hintere Nasenhöhle liegt vor dem Körper des Keilbeins, in das Teile dieser primären Nasenhöhle als *Sinus sphenoidales* einbezogen werden.

In der Seitenwand der Nasen- und Mundhöhle entwickelt sich aus dem Oberkieferfortsatz jederseits ein **Gaumenfortsatz,** unterhalb der unteren Nasenmuschel und des Keilbeinkörpers. Die Gaumenfortsätze sind anfangs abwärts gerichtet, da die im Wachstum vorgeeilte, große Zunge auch den unteren Teil der Nasenhöhle einnimmt (Abb. 9.2-1d u. e). Mit dem Tiefertreten der Zunge richten sich die beiden Gaumenfortsätze auf und beginnen von der 9. Woche an miteinander sowie mit dem primären Gaumen und mit dem Nasenseptum zu verwachsen, vom primären Gaumen zum Pharynx fortschreitend. In den vorderen zwei Dritteln bilden sie den **harten Gaumen,** das hintere Drittel bildet als weicher, muskulärer Gaumen das **Gaumensegel.** Dabei wird unter dem Keilbein ein Raum der primären Mundhöhle als Nasen-Rachengang in die Nasenhöhle einbezogen. Nach dem vollständigen Schluß des Gaumens in der 12. Embryonalwoche öffnen sich die Nasenhöhlen mit den definitiven Choanen in den oberen Pharynx, den *Nasopharynx.* Störungen in der Vereinigung der beiden Gaumenfortsätze führen zu verschiedenen Formen der Gaumenspalten, vom gespaltenen Zäpfchen bis zum „Wolfsrachen", die Saugen und Sprachentwicklung erheblich behindern.

Der **Tränennasengang,** *Ductus nasolacrimalis,* entwickelt sich von der Augenanlage aus zwischen Stirn- und Oberkieferfortsatz und wird mit seiner Mündung in die seitliche Nasenhöhlenwand vorne unterhalb der unteren Nasenmuschel einbezogen. Zwischen mittlerer und unterer Nasenmuschel werden in der seitlichen Nasenhöhlenwand die Anlagen der **Kiefer- und Stirnhöhle** ausgebildet. Diese kaum stecknadelkopfgroßen Anlagen entwickeln sich aber erst nach Abschluß der Kleinkindphase stärker und erreichen erst mit der Pubertät ihre definitive Größe. In gleicher Weise werden die **Siebbeinzellen** angelegt und ausgebildet. Die vorderen und mittleren Siebbeinzellen gehen ebenfalls von der Wand zwischen unterer und mittlerer Muschel aus, während die hinteren Zellen oberhalb der mittleren Muschel entspringen.

2.2 Rachen und Kehlkopf

Durch die Ausbildung des weichen Gaumens wird der oberste Teil des Rachens als **Nasopharynx** abgegliedert, der durch das Anheben des Gaumensegels abgeschlossen werden kann. Der Nasopharynx entsteht aus dem vordersten Teil des Kopf- oder Kiemendarmes und enthält die 1. Schlundtasche, die sich zur Ohrtrompete oder *Tuba auditiva* und zur Paukenhöhle entwickelt. Die Tuba auditiva mündet hinter den definitiven Choanen in die Seitenwand des Nasopharynx. In dessen Rückwand bildet sich die Rachenmandel. Der anschließende **Mesopharynx** ist mit der Mundhöhle verbunden. Die 2. Schlundtasche liegt seitlich zwischen den sich entwickelnden Gaumenbögen, die die Mundhöhle gegen den Rachen abgrenzen. Aus der 2. Schlundtasche geht die *Tonsillarbucht,* aus ihrem

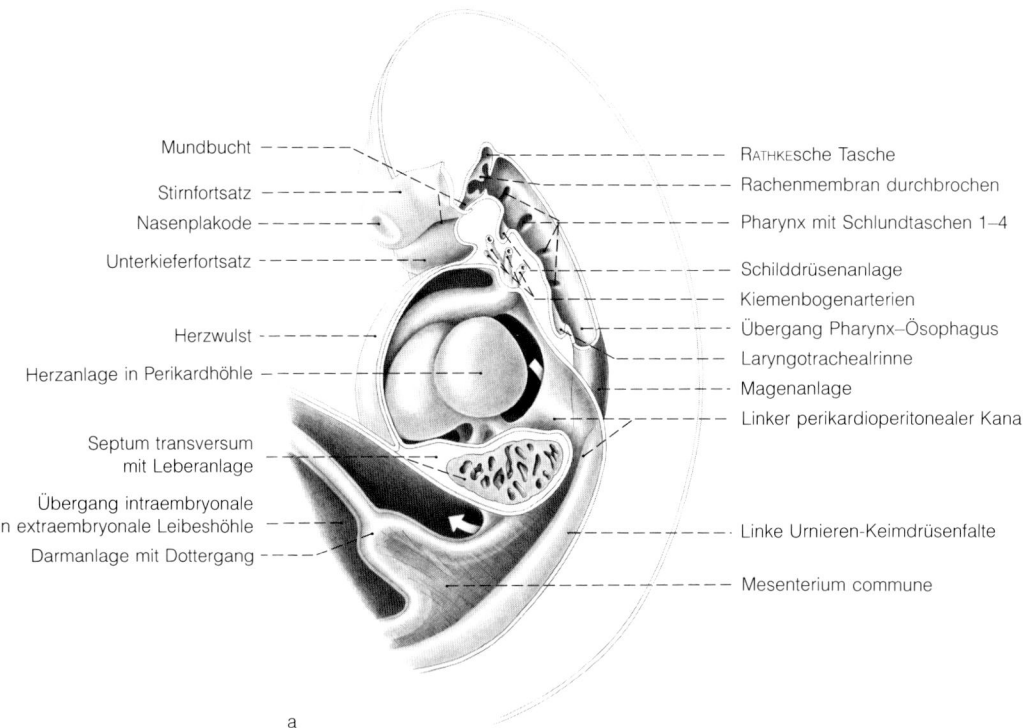

Mundbucht — RATHKEsche Tasche
Stirnfortsatz — Rachenmembran durchbrochen
Nasenplakode — Pharynx mit Schlundtaschen 1–4
Unterkieferfortsatz — Schilddrüsenanlage
— Kiemenbogenarterien
Herzwulst — Übergang Pharynx–Ösophagus
Herzanlage in Perikardhöhle — Laryngotrachealrinne
— Magenanlage
— Linker perikardioperitonealer Kanal
Septum transversum mit Leberanlage
Übergang intraembryonale in extraembryonale Leibeshöhle — Linke Urnieren-Keimdrüsenfalte
Darmanlage mit Dottergang — Mesenterium commune

a

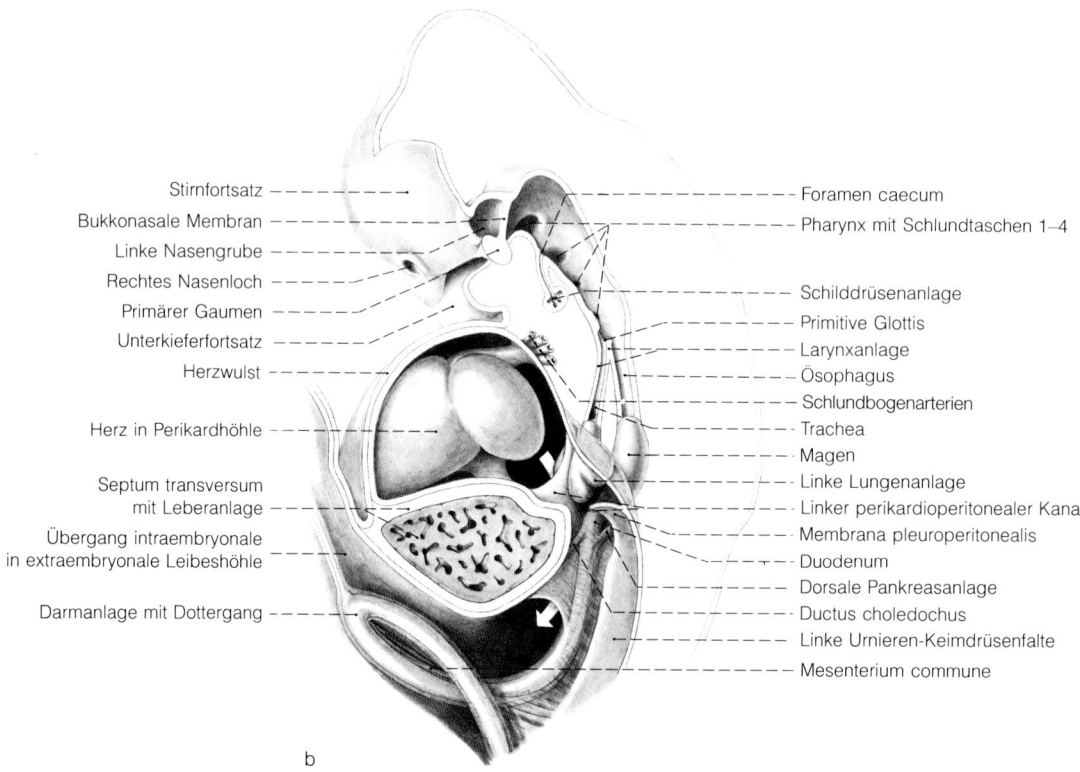

Stirnfortsatz — Foramen caecum
Bukkonasale Membran — Pharynx mit Schlundtaschen 1–4
Linke Nasengrube —
Rechtes Nasenloch — Schilddrüsenanlage
Primärer Gaumen — Primitive Glottis
Unterkieferfortsatz — Larynxanlage
Herzwulst — Ösophagus
— Schlundbogenarterien
Herz in Perikardhöhle — Trachea
— Magen
— Linke Lungenanlage
Septum transversum mit Leberanlage — Linker perikardioperitonealer Kanal
— Membrana pleuroperitonealis
Übergang intraembryonale in extraembryonale Leibeshöhle — Duodenum
— Dorsale Pankreasanlage
Darmanlage mit Dottergang — Ductus choledochus
— Linke Urnieren-Keimdrüsenfalte
— Mesenterium commune

b

Abb. 9.2-1   Die Entwicklung des Respirationstraktes beim menschlichen Embryo.
(a) Embryo ca. 4 mm SSL, Konzeptionsalter 4 Wochen. Rachenmembran durchbrochen; erste Anlage des Respirationstraktes. Pfeil im rechten perikardioperitonealen Kanal.
(b) Embryo ca. 8 mm SSL, Konzeptionsalter Ende 5. Woche. Lungenanlage im perikardioperitonealen Kanal; Bildung der pleuroperitonealen Membran. Pfeil im noch offenen rechten perikardioperitonealen Kanal.

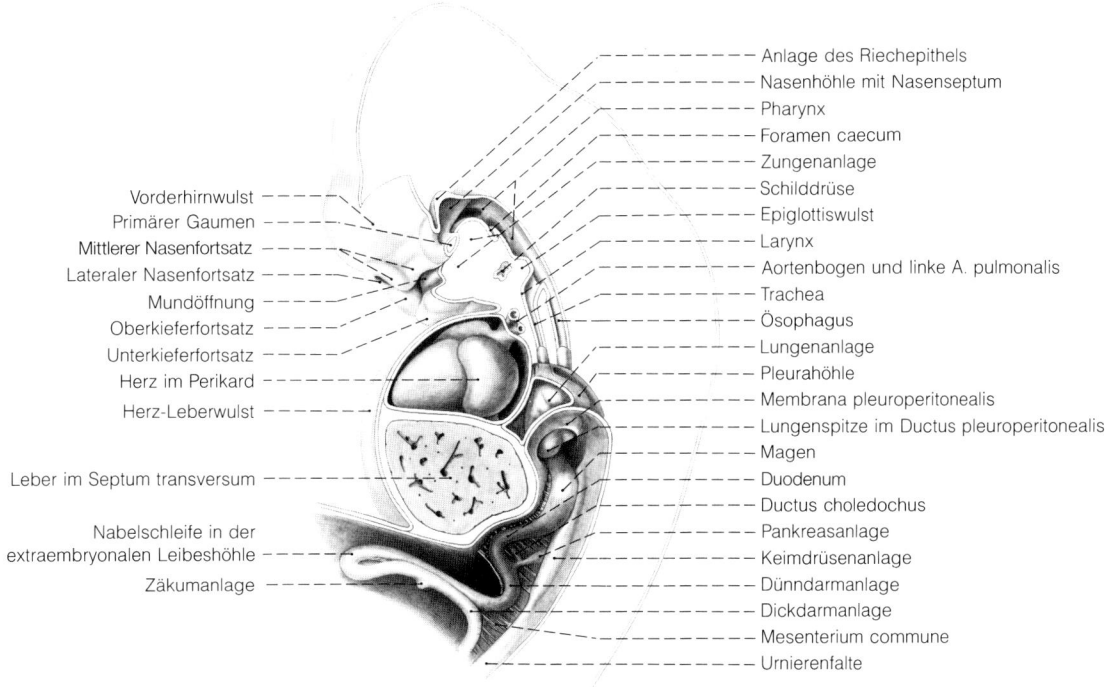

Vorderhirnwulst
Primärer Gaumen
Mittlerer Nasenfortsatz
Lateraler Nasenfortsatz
Mundöffnung
Oberkieferfortsatz
Unterkieferfortsatz
Herz im Perikard
Herz-Leberwulst
Leber im Septum transversum
Nabelschleife in der extraembryonalen Leibeshöhle
Zäkumanlage

Anlage des Riechepithels
Nasenhöhle mit Nasenseptum
Pharynx
Foramen caecum
Zungenanlage
Schilddrüse
Epiglottiswulst
Larynx
Aortenbogen und linke A. pulmonalis
Trachea
Ösophagus
Lungenanlage
Pleurahöhle
Membrana pleuroperitonealis
Lungenspitze im Ductus pleuroperitonealis
Magen
Duodenum
Ductus choledochus
Pankreasanlage
Keimdrüsenanlage
Dünndarmanlage
Dickdarmanlage
Mesenterium commune
Urnierenfalte

c

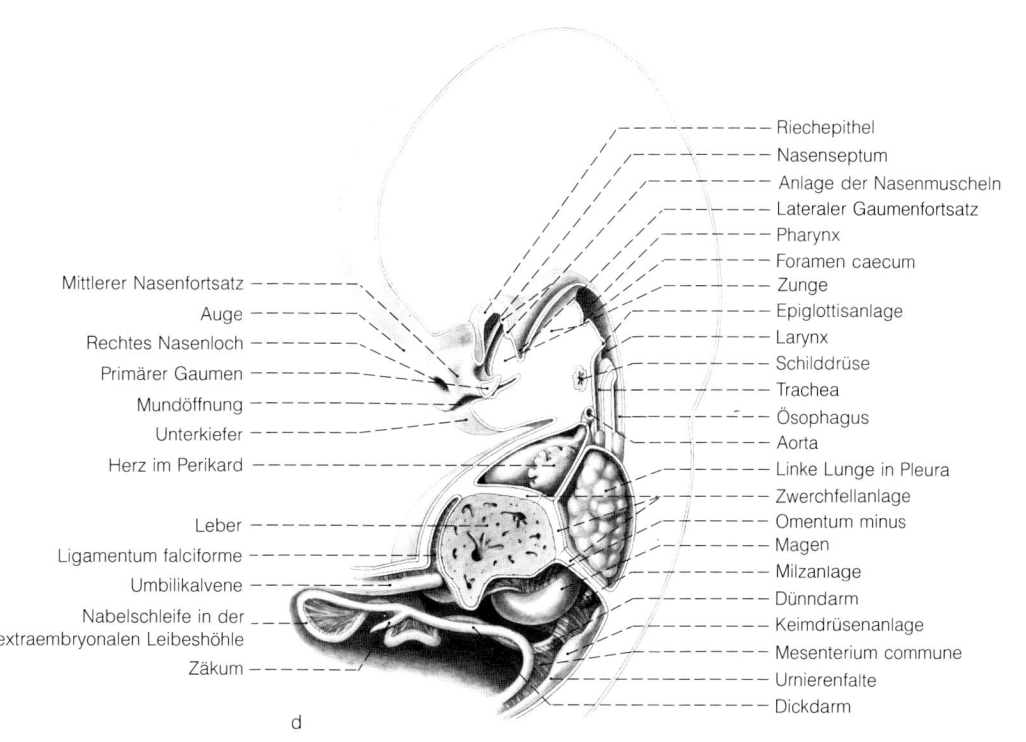

Mittlerer Nasenfortsatz
Auge
Rechtes Nasenloch
Primärer Gaumen
Mundöffnung
Unterkiefer
Herz im Perikard
Leber
Ligamentum falciforme
Umbilikalvene
Nabelschleife in der extraembryonalen Leibeshöhle
Zäkum

Riechepithel
Nasenseptum
Anlage der Nasenmuscheln
Lateraler Gaumenfortsatz
Pharynx
Foramen caecum
Zunge
Epiglottisanlage
Larynx
Schilddrüse
Trachea
Ösophagus
Aorta
Linke Lunge in Pleura
Zwerchfellanlage
Omentum minus
Magen
Milzanlage
Dünndarm
Keimdrüsenanlage
Mesenterium commune
Urnierenfalte
Dickdarm

d

Abb. 9.2-1 Die Entwicklung des Respirationstraktes beim menschlichen Embryo.
(c) Embryo ca. 12 mm SSL, Konzeptionsalter Ende 6. Woche. Bukkonasale Membran durchbrochen, die primitiven Choanen bildend. Perikardhöhle gegen die Anlage der Pleurahöhle abgeschlossen, der Ductus pleuroperitonealis noch offen.
(d) Embryo ca. 20 mm SSL, Konzeptionsalter Anfang 8. Woche. Bildung der lateralen Gaumenfortsätze, Ductus pleuroperitonealis geschlossen. Beginn der Zwerchfellbildung.

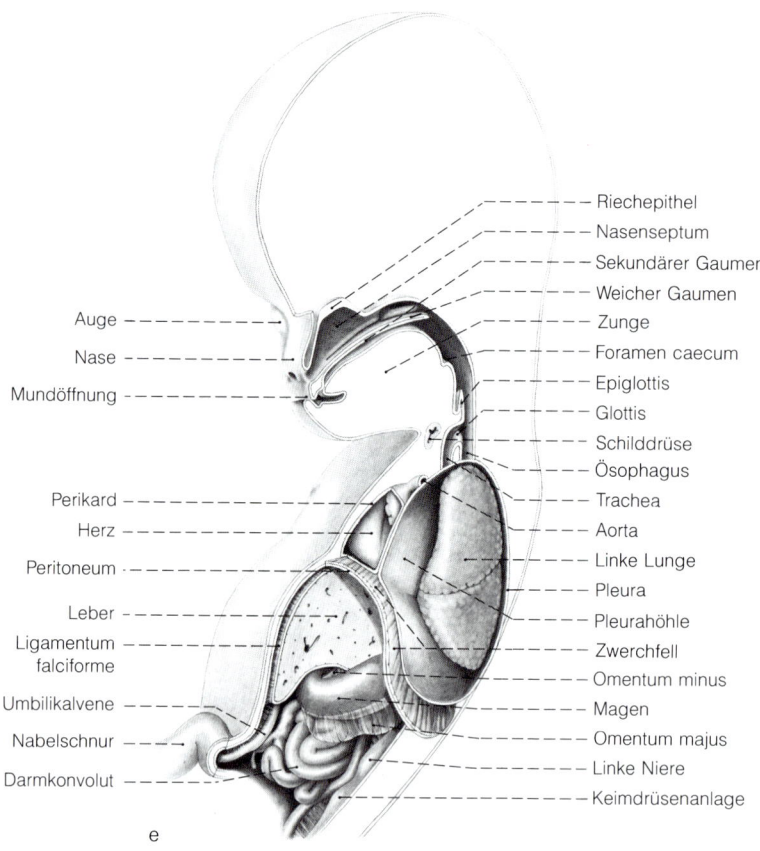

Auge

Nase

Mundöffnung

Perikard

Herz

Peritoneum

Leber

Ligamentum
falciforme

Umbilikalvene

Nabelschnur

Darmkonvolut

e

Riechepithel

Nasenseptum

Sekundärer Gaumen

Weicher Gaumen

Zunge

Foramen caecum

Epiglottis

Glottis

Schilddrüse

Ösophagus

Trachea

Aorta

Linke Lunge

Pleura

Pleurahöhle

Zwerchfell

Omentum minus

Magen

Omentum majus

Linke Niere

Keimdrüsenanlage

Abb. 9.2-1 Die Entwicklung des Respirationstraktes beim menschlichen Embryo.
(e) Embryo ca. 60 mm SSL, Konzeptionsalter Ende 10. Woche. Gesichtsentwicklung abgeschlossen. Bildung des sekundären Gaumens kurz vor dem Abschluß. Das Diaphragma ist ausgebildet, die Pleurahöhlen haben die Perikardhöhle weitgehend umwachsen und den Thorax ausgefüllt.

Epithel die Gaumenmandel hervor. Die weiteren, im **Hypopharynx** gelegenen Schlundtaschen, aus deren Epithel die Nebenschilddrüsen, die ultimobranchialen Körperchen und der Thymus hervorgehen, haben für die Gestaltung des Pharynx keine Bedeutung. Am Boden der Kiemendarmanlage wächst zwischen dem Tuberculum impar der Zungenanlage und dem medialen Teil der Zungenbeinanlage die Schilddrüsenanlage medial unpaar in die Tiefe (Abb. 9.2-1a u. b).

Auf die Zungenbeinanlage folgt in der ventralen Mittellinie der hypobranchiale Wulst, der von den medianen Anteilen der beiden folgenden Schlundbogenanlagen gebildet wird. Kaudal dieses Wulstes senkt sich im Alter von 4 Wochen in der Medianlinie eine Rinne ein, die *Laryngotrachealrinne*, die in ihrem kaudalen Teil auch die **Lungenanlage** einschließt. Aus dieser entodermalen Anlage geht die Epithelauskleidung von Larynx, Trachea, Bronchen und Alveolen der Lungen hervor einschließlich aller Drüsen, während Bindegewebe, Skelettelemente, Muskulatur und Gefäße sich aus dem umgebenden Mesenchym entwickeln.

Die anfangs langgezogene Laryngotrachealrinne wird von seitlichen, mesenchymreichen Falten begrenzt, die von kaudal nach kranial zusammenwachsen. Sie bilden damit das *Septum oesophagotracheale*, durch das kaudal die Lungenanlage, dann die Anlage der Trachea und zum Schluß die Anlage des Larynx von der Ösophagusanlage abgegliedert werden.

Störungen dieses Abgliederungsprozesses machen die verschiedenen auftretenden Mißbildungen verständlich, von denen die häufigsten die **Ösophagotracheal-Fisteln** sind, oft verbunden mit einem kaudal blind endenden Ösophagus, einer **Ösophagusatresie.**

Die abgegliederte Lungenknospe wächst ventral des Ösophagus rasch nach kaudal aus. Der direkt unterhalb der Zungenanlage entstehende Kehlkopfeingang, die **primäre Glottis,** wird kranial von dem sich quer ausbildenden **Epiglottiswulst** und jederseits von einem **Arytänoidwulst** begrenzt, wodurch eine T-förmige Öffnung entsteht. Der Epiglottiswulst, der sich eng an die Zungenanlage anschließt, wächst zur Epiglottis aus und trennt sich von der Zunge, die sich nach rostral und dorsal aufwölbt (Abb. 9.2-1a). Die Epiglottis wächst vor bis in den Nasopharynx und liegt dann auf dem Gaumensegel. Erst in der 2. Schwangerschaftshälfte beginnen sich Larynx und Epiglottis zu senken, doch reicht die Epiglottis bei der Geburt noch bis zum weichen Gaumen.

Im 2. Embryonalmonat bilden sich aus den Skelettanlagen des 4. und der folgenden Kiemenbögen die **Knorpel des Kehlkopfes,** der Schild- und der Ringknorpel sowie die paarigen Arytänoidknorpel. Das Zungenbein, an dem der Kehlkopf aufgehängt ist, entwickelt sich aus den Skelettanlagen des Hyalbogens und des folgenden 3. Kiemenbogens. Der Knorpel der Epiglottis entsteht erst im 5. Schwangerschaftsmonat aus dem Mesenchym als Neubildung, ebenso wie die kleinen paarigen Kehlkopfknorpel. Die Muskulatur des Kehlkopfes stammt von der Schlundbogenmuskulatur ab und wird dementsprechend vom N. vagus mit seinen Ästen innerviert, der den 4. und die folgenden Schlundbögen versorgt. Die Binnenstrukturen des Kehlkopfes entwickeln sich vom Ende des 3. Embryonalmonats an. Durch eine Epithelaussackung entsteht auf jeder Seite die **Taschenfalte** und die **Stimmfalte**. Die Stimmfalte wird mit dem sekundär entstehenden Processus vocalis des Arytänoidknorpels verbunden und differenziert sich zum **Stimmband,** *Ligamentum vocale*. Die beiden Stimmfalten bilden die Glottis, die verschließbare Öffnung des Kehlkopfes, die als Stimmritze auch der Stimmbildung dient.

2.3 Pleurahöhlen und Zwerchfell

Die Lungenanlage spaltet sich sehr bald in die beiden **Lungenknospen** auf, die weiter nach lateral und kaudal auswachsen (Abb. 9.2-1b). Zu dieser Zeit, in der 5. Embryonalwoche, liegt das Herz in der Perikardhöhle im oberen Halsbereich. Die **Perikardhöhle,** der kraniale unpaare Teil der Leibeshöhle, setzt sich dorsal des *Septum transversum* und jederseits der Vorderdarmanlage als Leibeshöhlenkanal, *Canalis pericardioperitonealis*, fort nach kaudal in die Peritonealhöhle, die Leibeshöhle um die Eingeweide. In der 5. Embryonalwoche wachsen die linke und rechte Lungenanlage von medial her auf jeder Seite in den perikardioperitonealen Kanal ein, der damit zur Anlage der linken und rechten Pleurahöhle wird (Abb. 9.2-1b). Diese **Pleurahöhlen** dehnen sich, dem Lungenwachstum voreilend, nach lateral zwischen Perikard und Brustwand aus, aber auch nach kranial und kaudal. Die Pleurahöhlen sind von dem Brustfell, der **Pleura parietalis,** ausgekleidet, einem glatten, von Bindegewebe unterlagertem Mesothel, das in seinen lateralen Anteilen aus der Somatopleura der Leibeshöhlenanlage hervorgeht.

Die jederseits in den perikardioperitonealen Kanal vorwachsende Lungenknospe buchtet die mediale Auskleidung der Leibeshöhle, die Splanchnopleura vor, von der sie im weiteren Auswachsen ganz umgeben wird. Aus dieser Splanchnopleura geht das Lungenfell, die **Pleura visceralis** (oder *Pleura pulmonalis*) hervor, der äußere, mesotheliale Überzug der Lungen mit seinem Bindegewebe. Aus der Splanchnopleura geht auch das Mesenchym hervor, das die weiter aussprossenden Bronchialknospen umgibt und aus dem sich Bindegewebe, Gefäße, Knorpel und Muskulatur der Lungen entwickeln. Zwischen der Pleura visceralis und der Pleura parietalis bleibt zeitlebens der **Pleuraspalt** erhalten, der eine leichte gleitende Verschiebung der Lungen gegen die Pleurahöhlenwand ermöglicht.

Beim weiteren Vorwachsen der sich aufteilenden Bronchen bleibt die Pleura visceralis zwischen den späteren Lappen in der Tiefe verheftet, wodurch die einzelnen Lappen durch einen beiderseits mit Pleura visceralis ausgekleideten Spalt getrennt auswachsen. Zugleich wird die am Anfang breite Verheftung der Lungen mit

dem Mediastinum zum **Lungenstiel,** dem *Lungenhilus* und dem *Lig. pulmonale*, eingeengt. Primär besitzen die Lungen nach kaudal gerichtete Spitzen (Abb. 9.2-1b u. c), die aber durch die starke Entfaltung der Leber und der Zwerchfellanlage hochgedrängt werden. Mit der Ausbildung der Brustwand und der kranialen Pleurahöhle und dem weiteren Deszensus von Herz und Lungenhilus im 3. Monat wachsen die Lungenspitzen nach kranial aus (Abb. 9.2-1d u. e). Damit nähern sich die Lungen ihrer späteren Form, die von der Form der sich gleichzeitig entwickelnden Pleurahöhlen bestimmt wird.

In der 6. Embryonalwoche wird die sich entwickelnde Pleurahöhle vom Perikard durch die **Pleuroperikardmembran** abgeschlossen, die von lateral auf den medialen Pfeiler mit Ösophagus und Trachea zusammenwächst (Abb. 9.2-1c). Der mesenchymreiche mediale Pfeiler mit Ösophagus und Trachea entwickelt sich zum **Mediastinum.** Kaudal werden die sich ausdehnenden Pleurahöhlen durch die dorsale Kante des sehr breiten **Septum transversum** begrenzt (Abb. 9.2-1b). Dieser Kante des Septums schließt sich jederseits von lateral her die *Membrana pleuroperitonealis* an, die von der dorsolateralen Körperwand auf das Septum transversum und das breite dorsale Mesenterium zuwächst, um sich mit ihnen zu vereinigen (Abb. 9.2-1c). Am Ende des 2. Embryonalmonats kommt es so zum Abschluß der Pleura- von der Peritonealhöhle. Ein *Ductus pleuroperitonealis* kann länger offen oder als dauernde Hemmungsmißbildung bestehen bleiben, bevorzugt auf der linken Seite.

Das **Zwerchfell** geht mit seinem *Centrum tendineum* aus dem Septum transversum hervor, dem sich die definitiv wohl sehr kleinen Anteile aus den beiderseitigen Pleuroperitoneal-Membranen anschließen (Abb. 9.2-1d u. e). Der wesentliche Teil der Muskulatur des Diaphragmas stammt aus Material, das aus der Körperwand und beiderseits aus dem dorsalen Mesenterium abgegliedert wird. Angelegt wird das Diaphragma, wenn das Herz unter den Kiemenbögen im oberen Halsbereich liegt. Dann liegt das Septum transversum auf Höhe des 4. Zervikalsomiten und erhält seine Innervation aus Ästen des 3. bis 5. Spinalnerven des Halses, die sich zum *N. phrenicus* vereinigen. Er folgt dem Diaphragma beim Deszensus von Herz und Lungen und kommt durch die Ausdehnung der Pleurahöhlen um das Perikard herum ins Mediastinum zu liegen (zwischen Perikard und Pleura mediastinalis).

Mit der Ausbildung der Thoraxwand und dem gleichzeitigen weiteren Deszensus von Herz und Lungenhilus im 3. Monat dehnen sich die Pleurahöhlen nach kranial aus, um ihre **Pleurakuppel** zu bilden (Abb. 9.2-1d u. e). Das Diaphragma erhält seine Anheftung am unteren Rand des Brustkorbes, der zu Beginn des 3. Monats voll angelegt ist. Bis zum Ende des 3. Monats dehnen sich die Pleurahöhlen an der Thoraxwand weiter nach kaudal aus und gliedern dabei die lateralen Teile des Diaphragmas von der Körperwand ab. Auf diese Weise entstehen die **Komplementärräume** der Pleurahöhlen, die *Recessus pleurales*, zwischen Brustwand und Diaphragma (Abb. 9.2-1e). Im weiteren Wachstum unterliegen Brustkorb, Diaphragma und Pleurahöhlen noch starken Formänderungen. Der Brustkorb eines Neugeborenen ist spitzkegelig mit breiter unterer Öffnung. Er erhält die adulten Proportionen erst im weiteren Wachstum, endgültig erst in der Pubertät.

2.4 Lungen: Bronchialbaum

Die Enwicklung der Lunge selbst wird in drei Zeitperioden eingeteilt: eine **Embryonalperiode**, in der die Organanlage entwickelt wird; eine **Fetalperiode**, in der sowohl der reich verzweigte luftleitende Bronchialbaum voll angelegt, aber auch der gasaustauschende terminale Bronchialbaum mit den Anlagen der Alveolen entwickelt wird, mit denen das Neugeborene atmen kann, und in eine **Postnatalperiode**, in der die Alveolen weiter ausgebildet werden und die Lunge zu ihrer adulten Form heranwächst. Die Fetalperiode wird nach den Entwicklungsschritten des luftleitenden und gasaustauschenden Bronchialbaumes in eine **pseudoglanduläre Phase**, eine **kanalikuläre Phase** und eine **alveoläre Phase** unterteilt. In dieser Entwicklung schreitet die Differenzierung der Lunge jeweils vom Hilus zur Peripherie fort. Dadurch zeigen zentrale und periphere Lungenabschnitte in ihrer Differenzierung zeitliche Unterschiede, wodurch sich die Zeitangaben für die einzelnen Perioden und Phasen überlappen.

2.4.1 Embryonalperiode

Die Embryonalperiode der Lungenentwicklung reicht von der **4. bis zur 7. Embryonalwoche.** Sie beginnt mit der Abfaltung der Lungenanlage aus der Laryngotrachealrinne. Bei der Aufteilung in die **beiden Lungenknospen** weist die linke, etwas kleinere Knospe stärker nach lateral als die größere rechte Knospe, die stärker nach kaudal gerichtet ist. Damit sind die Asymmetrie der Lungen und die Unterschiede im Abgang der Hauptbronchen von der Trachea bereits festgelegt. Die weitere Aufteilung der entodermalen Sprosse in der Lungenanlage erfolgt nach einem ungleichmäßig dichotomen Verzweigungsmuster. Aus den Anlagen der Hauptbronchen entstehen zunächst die Stämme der späteren **Lappenbronchen**, links zwei und rechts drei, die sich weiter aufzweigen und als nächste Generation die späteren **Segmentbronchen** hervorbringen. Am Ende der Embryonalperiode sind alle Lappen- und Segmentbronchen ausgebildet, und die **Lungenarterien** und **-venen** sind in ihrer spezifischen Lage und mit ihren definitiven Anschlüssen angelegt. Die Bronchen, die an ihren Enden stetig vorsprossen und sich aufspalten, bestehen aus Tubuli mit einem hohen Zylinderepithel.

2.4.2 Fetalperiode

Der erste Abschnitt der Fetalperiode der Lungenentwicklung wird aufgrund der histologischen Struktur der Lungenanlage als **pseudoglanduläre Phase** bezeichnet. Diese Phase beginnt bereits in der **5. Woche** der Embryonalentwicklung und erstreckt sich ungefähr bis zur **17. Woche**[1]. Die Lungenanlage ähnelt im mikroskopischen Bild einer verzweigten tubulo-azinösen Drüse. In einem reichen Mesenchym und induziert von ihm sprossen und teilen sich die Anlagen der Bronchen dichotom, jedoch ungleichmäßig auf. Am Ende der pseudoglandulären Phase ist der gesamte spätere **luftleitende** Teil des **Bronchialbaumes** einschließlich der Bronchioli terminales angelegt; je nach Lungenregion umfaßt er 18 bis 25 Teilungsgenerationen. Die proximalen Tubuli der Bronchenanlagen werden von einem hochprismatischen, die distalen von einem kubischen Epithel gebildet. Die Differenzierung des Flimmerepithels mit Becherzellen, die Ausbildung der Bronchialdrüsen, der Knorpelspangen und der glatten Muskulatur sowie die Entwicklung des Gefäßsystems schreitet entlang der Bronchialanlagen von proximal nach distal fort. Ab der 7. Woche entwickeln sich die Trachealknorpel, ab der 12. Woche die Knorpel der Segmentbronchen. Am Ende dieser pseudoglandulären Phase schließen sich an die zukünftigen Bronchioli terminales tubuläre Sprossen an, die **Canaliculi**, aus denen die gasaustauschenden Abschnitte hervorgehen werden.

Die folgende **kanalikuläre Phase** der Fetalperiode, ungefähr von der **13. bis zur 26. Woche,** umfaßt die Frühentwicklung des gasaustauschenden Bronchialbaumes (Abb. 9.2-2a). Die ersten Anlagen, die von den zukünftigen Bronchioli terminales ausgesproßt waren, wachsen unter mehrfacher dichotomer Aufzweigung weiter aus. Dabei werden alle von einem terminalen Bronchiolus aussprossenden Tubuli von einem zellreichen Mesenchym zu einer Einheit, dem zukünftigen *Acinus*, zusammengeschlossen, während dieser Acinus von den umgebenden Acini durch breitere Septen aus zellarmem Mesenchym abgegrenzt wird. Ein Acinus umfaßt bis zu 10 Aufteilungsgenerationen der gasaustauschenden Luftwege, 2 bis 3 Generationen zukünftiger respiratorischer Bronchiolen und 5 bis 8 Generationen späterer Ductus alveolares. Sie entstehen als Canaliculi, die aus einem kubischen Epithel aufgebaut sind und dieser Phase den Namen gaben.

Der Übergang zur **alveolären Phase,** die in der **23. bis 24. Woche** beginnt, ist durch zwei Entwicklungsprozesse geprägt: Das Mesenchym bildet um die distalen Canaliculi herum Bündel kollagener und elastischer Fasern, die zu 4 bis 6 Längssträngen und zu Ring- oder Spiralbündeln in bestimmten Abständen angeordnet sind (Abb. 9.2-2a). Diese Faserbündel bilden um die Canaliculi ein Netz, in dessen relativ weite Maschen hinein das Epithel sich bei seiner weiteren Proliferation vorbuchtet. So entsteht die erste Generation der **Alveolen** der *Ductus* und *Sacculi alveolares* (Abb. 9.2-2b). Zugleich entwickeln sich im Mesenchym um jeden distalen Canaliculus herum dichte Kapillarnetze, die sich dem kubischen Epithel eng anlagern. An den Kontaktstellen reduzieren die Epithelzellen ihre Dicke, sie bilden über den Kapillaren dünne Zellfortsätze aus, wodurch die **dünne Luft-Blut-Schranke** für den späteren Gasaustausch entsteht. Dabei differenziert sich das Epithel außer in die flachen **Typ-I-Pneumozyten** auch in die einzeln stehenden kubischen **Typ-II-Pneumozyten,** die teilungsfähigen Mutterzellen der Typ-I-Zellen, die auch die Phospholipide für den oberflächenaktiven Film, den **Surfactant** der Alveolen, produzieren.

---

1 Diese Einteilung der Lungenentwicklung steht im Gegensatz zur Einteilung der Gesamtentwicklung des Keimes in eine Embryonalperiode bis zum Ende der 8. Woche, der die Fetalperiode bis zur Geburt folgt.

Bronchiolus | Zukünftige Bronchioli respiratorii | Anlagen von Ductus alveolares

Bronchioli terminales

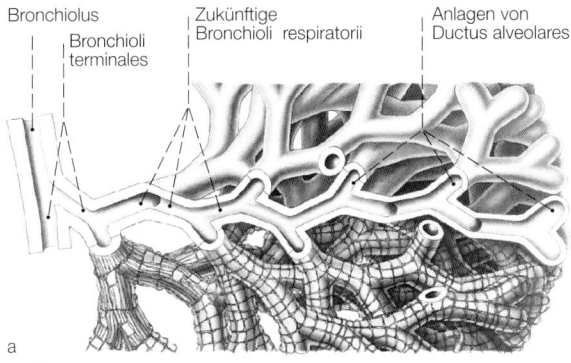

a

Generationen zukünftiger Bronchioli respiratorii | Generationen zukünftiger Ductus alveolares | Zukünftiger Sacculus alveolaris

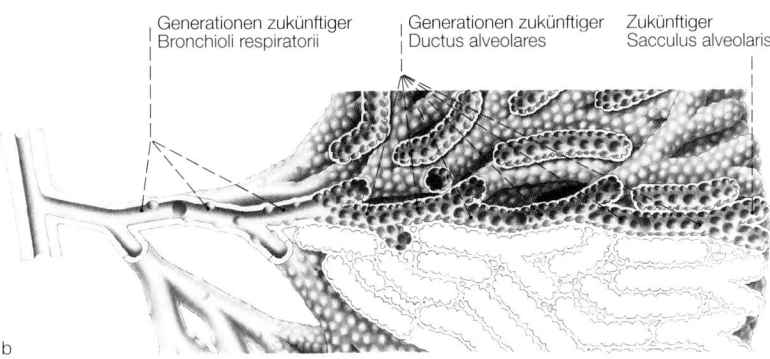

b

Bronchiolus | Generationen Bronchioli respiratorii | Generationen Ductus alveolares

Bronchioli terminales | | Sacculus alveolaris

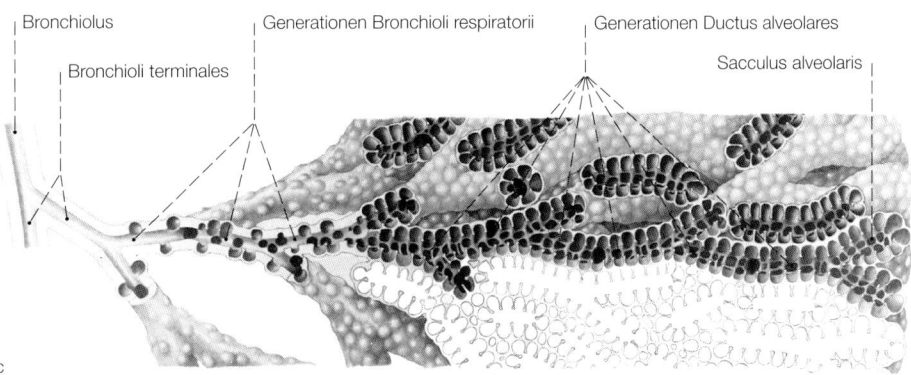

c

Abb. 9.2-2 Schematische Darstellung der Entwicklung des terminalen Bronchialbaumes beim Menschen.

(a) Am Ende der kanalikulären Phase bei einem ca. 22 Wochen alten Feten. Um die Canaliculi herum bilden sich Bündel kollagener und elastischer Fasern, die zu 4 bis 6 Längssträngen und zu Ring- oder Spiralbündeln in größeren Abständen angeordnet sind. Dieses weitmaschige Fasernetz bestimmt die weitere Proliferation des Epithels, das sich durch die Netzmaschen vorwölbt und damit die Alveolen ausbildet.

(b) Alveoläre Phase gegen Ende der Fetalperiode bei einem 32 Wochen alten Feten. Der respiratorische Bronchialbaum ist vollständig ausgebildet und die Ductus und Sacculi alveolares sind allseitig mit flachen Alveolenanlagen besetzt. In den zukünftigen Bronchioli respiratorii beginnt die Ausbildung ein-

zelner oder kleiner Gruppen von Alveolenanlagen. Alle Alveolenanlagen besitzen bereits einen sehr dünnen Pneumozytenbesatz, der sich unter Anlagerung der Kapillarnetze zur dünnen Luft-Blut-Schranke für den Gasaustausch entwickelte. Im oberen Teil der Zeichnung sind die Ductus vollplastisch, im unteren Teil in einer schematischen Schnittfläche dargestellt, welche die innige Verzahnung der benachbarten Ductus zeigt.

(c) Respiratorischer Bronchialbaum bei einem ca. 2 Jahre alten Kind. Auf den Bronchiolus terminalis folgen 2–3 Generationen der Bronchioli respiratorii und 5–8 Generationen Ductus alveolares, die in Sacculi alveolares enden. Diese sind oben vollplastisch, unten im schematischen Längsschnitt dargestellt, der den innigen Zusammenhang benachbarter Ductus mit den ihnen gemeinsamen Interalveolarsepten zeigt.

In der **alveolären Phase** wird die **erste Generation der Alveolen** in den Ductus und Sacculi alveolares angelegt. Von der 30. Woche an beginnen sich auch in den Bronchioli respiratorii einzelne oder Gruppen von Alveolen auszubilden. Die Alveolen, anfangs sehr flache Vorwölbungen, wachsen langsam bis zur Geburt weiter aus. **Ab der 28. Woche,** also nach 7 Monaten, sind die Alveolen mit den flachen Typ-I-Pneumozyten und ihren Kapillarnetzen so weit entwickelt und die Typ-II-Pneumozyten haben mit der Bildung des Surfactants begonnen, daß die Lungen bei einer **Frühgeburt** entfaltet werden und den Gasaustausch übernehmen können. Von der 24. bis zur 28. Entwicklungswoche ist ein Überleben der Frühgeborenen nur durch intensive technische und therapeutische Unterstützung möglich. Vorher ist keine Lebensfähigkeit gegeben, da die Lunge noch keine Strukturen ausgebildet hat, die den Gasaustausch übernehmen könnten.

2.4.3 Geburt

Das sich entwickelnde Bronchialsystem ist bis in die terminalen Canaliculi während der Embryonal- und Fetalperiode mit Flüssigkeit gefüllt. Diese **Lungenflüssigkeit** wird von dem Bronchialepithel gebildet und steht bei gelegentlichen Atembewegungen in der späteren fetalen Entwicklung auch mit der Amnionflüssigkeit im Austausch. Nach dem Einsetzen der Phospholipidsekretion ist Surfactantmaterial auch in der Amnionflüssigkeit nachweisbar. Bei der Geburt wird ein Teil der Lungenflüssigkeit beim Durchtritt durch den Geburtskanal ausgepreßt.

Mit dem **ersten Atemzug** werden die Bronchen, Bronchioli und vor allem die Ductus und Sacculi alveolares weitgehend entfaltet und belüftet, so daß sie mit ihren dünnen Austauschoberflächen den Gasaustausch, den bis dahin die Plazenta durchführte, augenblicklich übernehmen können. Die verbliebene Lungenflüssigkeit wird mit dem ersten Atemzug in die entfalteten terminalen Sacculi hineingesogen. In den ersten 5 bis 6 Lebensstunden wird diese restliche Lungenflüssigkeit von dem Alveolarepithel resorbiert und durch die Blutgefäße abtransportiert. Zugleich wird durch die Entfaltung der Lunge auch ihr Gefäßsystem gestreckt und durch den beim ersten Atemzug entstehenden Unterdruck reich mit Blut gefüllt. Der Rückstrom dieses plötzlich stark erhöhten Lungenblutvolumens ist dann für den höheren Druck im linken Vorhof und für den Verschluß des *Foramen ovale* verantwortlich. Zusammen mit der gleichzeitig eintretenden Kontraktur des *Ductus arteriosus* werden so großer und kleiner Kreislauf vollständig getrennt (vgl. Kap. 10.1).

Die **Neugeborenenlunge** besitzt einen voll entwickelten luftleitenden Bronchialbaum und einen mit allen Verzweigungsgenerationen komplett ausgebildeten, jedoch noch recht kurzen gasaustauschenden Abschnitt der Luftwege, der aus 2–3 Generationen Bronchioli respiratorii und 7–8 Generationen von Ductus alveolares mit terminalen Sacculi alveolares besteht (Abb. 9.2-2b). Die in ihrer Wandstruktur voll ausgebildeten Alveolen sind noch relativ flach und viel kleiner als die Alveolen Erwachsener.

2.4.4 Postnatale Periode

Die postnatale Periode der Lungenentwicklung, die von der Geburt **bis zum 8. Lebensjahr** reicht, ist durch ein starkes Längenwachstum der respiratorischen Bronchiolen und Alveolengänge ausgezeichnet, die sich auf ein

Mehrfaches ihrer Länge bei der Geburt strecken (Abb. 9.2-2c). In welchem Ausmaß bei diesem Streckungswachstum neue Alveolen gebildet werden, ist bisher nicht bekannt. Am Ende der postnatalen Periode ist die definitive Zahl von 300–400 Millionen Alveolen erreicht, die dann proportional und gleichmäßig zur Adultgröße heranwachsen.

In der postnatalen Periode kommt ein wichtiger Differenzierungsprozeß der Alveolen zum Abschluß, der in der fetalen alveolären Phase der Lungenentwicklung begann: Die **Kapillarnetze** hatten sich um jeden Canaliculus herum ausgebildet und damit auch um jede sich bildende Alveole. Bei der weiteren Entwicklung lagern sich die Canaliculi mit den sich in ihren Wänden entwickelnden Alveolen eng aneinander, das Mesenchym in den zwischen ihren ausgebildeten **Primärsepten** wird mit dem Wachstum reduziert. So entstehen in diesen Primärsepten doppelschichtige Kapillarnetze, die aus ihrer Entwicklung bereits miteinander durch Anastomosen verbunden sind. Bei dem Vorwachsen der Alveolen aus einem Canaliculus entstehen zwischen ihnen die **Sekundärsepten,** die gleichfalls primär doppelte, miteinander verbundene Kapillarnetze tragen. Primär- und Sekundärsepten entwickeln sich zu den einheitlichen, dünnen **Interalveolarsepten,** die in dem weiteren Wachstum stark ausgezogen werden. Dabei werden die beiden miteinander verbundenen Kapillarnetze zu dem typischen einschichtigen Kapillarnetz der Interalveolarsepten umgebaut.

2.5 Lungen: Gefäße

Die Lungenanlagen werden am Ende der 4. Embryonalwoche in dem sehr frühen Stadium der auswachsenden, noch ungeteilten Knospe von einem **Gefäßplexus** umgeben, der an die sich dann gerade bildenden **6. Schlundbogenarterien** angeschlossen wird (vgl. Abb. 10.3-2c). Der proximale Teil dieses Bogens wird zur *A. pulmonalis,* der distale Teil wird auf der linken Seite, auf der der Aortenbogen sich entwickelt, zum *Ductus arteriosus,* der in der Embryonal- und Fetalzeit für die partielle Umgehung des Lungenkreislaufes verantwortlich ist.

Das Gefäßnetz der Lungenanlage wird zuerst zusammen mit dem Gefäßnetz des Vorderdarmes an Körpervenen angeschlossen. In der 5. Embryonalwoche sprossen von der linken Seite der dorsalen Wand des noch ungeteilten Vorhofs des Herzens die **Lungenvenen** als gemeinsame Anlage aus, die sich in einen linken und rechten Stamm aufteilt. Über das dorsale Mesokard erreichen beide Venen, die sich nochmals aufteilen, die Lungenanlage ihrer Seite und verbinden sich mit deren Gefäßnetz, das dann seinen Anschluß an die Körpervenen verliert. Im weiteren Wachstum werden die linke und rechte Lungenvene und deren folgende Aufteilung in den sich entwickelnden linken Vorhof einbezogen, so daß links und rechts je zwei Lungenvenen in den linken Vorhof einmünden. Auf diese Weise geht der glattwandige Teil des linken Vorhofs aus den Lungenvenenanlagen hervor.

So entstehen die **Vasa publica** der Lunge, die später das Blut von der rechten Herzkammer zum Gasaustausch in die Lunge und dann wieder zurück zum linken Vorhof leiten und den **kleinen Kreislauf** (Lungenkreislauf) bilden. Die **Lungenarterien** folgen in ihrer weiteren Ausbildung topographisch eng den Aufzweigungen des Bronchialbaumes als begleitende Gefäße. Die sich jeweils etwas später ausbildenden **Lungenvenen** entwickeln sich dagegen mit ihren Ästen in den breiteren Mesenchymsepten zwischen und um die großen Stämme des sich aufzweigenden Bronchialbaumes herum, so daß sie auf der Grenze zwischen den einzelnen Lungensegmenten und an deren Oberflächen liegen. In diesen spezifischen Lagebeziehungen folgen Lungenarterien und -venen mit ihren Aufzweigungen dem weiteren Lungenwachstum.

Die Bronchialgefäße, die als **Vasa privata** der Lunge zur Versorgung ihres peribronchialen Gewebes ausgebildet werden, entwickeln sich von der 9. Woche an mit der weiteren Differenzierung der Bronchen. Die **Bronchialarterien** wachsen aus als Äste der *Aorta* oder der oberen *Interkostalarterien*, die **Bronchialvenen** münden in die *V. azygos* oder *hemiazygos*.

3 Obere Atemwege

Die Luftwege des Atemapparates gliedern sich in die oberen und in die unteren Atemwege. Die oberen Atemwege umfassen die Nasenhöhle und den Rachen, in welchem sie sich mit dem Nahrungsweg kreuzen. Die unteren Atemwege beginnen mit dem Kehlkopf und setzen sich über die Luftröhre in den luftleitenden Bronchialbaum der Lungen fort, der in den gasaustauschenden Aufzweigungen des Bronchialbaumes mit den 300–400 Millionen Lungenbläschen oder Alveolen endet.

3.1 Nasenhöhle

Die Nasenhöhle, *Cavitas nasi*, wird durch die **Nasenscheidewand**, *Septum nasi*, in eine rechte und linke Nasenhöhle unterteilt. Dieser paarige Raum nimmt den mittleren Teil des Gesichtsschädels zwischen den Augenhöhlen, unter dem vorderen Gehirnschädel und oberhalb der Mundhöhle ein. Die Nasenhöhlen werden vorne durch die äußere Nase begrenzt, welche die Nasenlöcher, *Nares*, umschließt (Abb. 9.3-1). Sie führen jederseits in den **Nasenvorhof**, *Vestibulum nasi*, das seitlich und vorne von dem Nasenflügel und medial vom Nasenseptum umschlossen wird. Das Vestibulum setzt sich nach hinten und oben in die Haupthöhle der Nase fort. Die am Boden über dem Gaumendach breiten Nasenhöhlen steigen hinter dem Nasenrücken auf zu ihrem schmalen oberen Teil unter der Siebbeinplatte der vorderen Schädelgrube. Hinten werden die Nasenhöhlen in ihrem oberen Anteil durch den Keilbeinkörper abgeschlossen, während sie sich mit ihrem unteren Anteil über dem harten Gaumen unter dem Keilbeinkörper bis zur hinteren Nasenöffnung, den *Choanae*, ausdehnen. Die Choanen stellen die Verbindung zur *Pars nasalis pharyngis* (Epi- oder Nasopharynx) her.

Die **Seitenwand** jeder **Nasenhöhle** verläuft vom 2–3 mm breiten Dach, der **Siebbeinplatte,** schräg nach lateral und unten zum 12–15 mm breiten Boden, der vorne vom mittleren Teil des Oberkiefers und anschließend vom harten Gaumen gebildet wird (Abb. 9.3-1). Die Seitenwand trägt die drei übereinander liegenden **Nasenmuscheln,** *Conchae nasales*, die sich nach medial und unten vorwölben und mit ihrem dicken Schleimhautüberzug den größten Teil des Raumes der Nasenhöhle füllen. Die oberste, hinten liegende Muschel ist die kleinste, sie ist nur wenig eingerollt. Die mittlere und untere Muschel ragen gestaffelt weiter nach vorne, die untere bis nahe an den Vorhof, und sie sind auch stärker eingerollt. Unter jeder Muschel verläuft ein **Nasengang**, *Meatus nasi*, vom Vestibulum zur Choane. Zwischen den Nasenmuscheln und dem Septum sind diese Nasengänge durch den gemeinsamen *Meatus nasi communis* verbunden. Der unter der Siebbeinplatte gelegene schmale oberste Anteil der Nasenhöhle, welcher der Riechfunktion dient, setzt sich vor dem Keilbeinkörper in den *Recessus sphenoethmoidalis* fort.

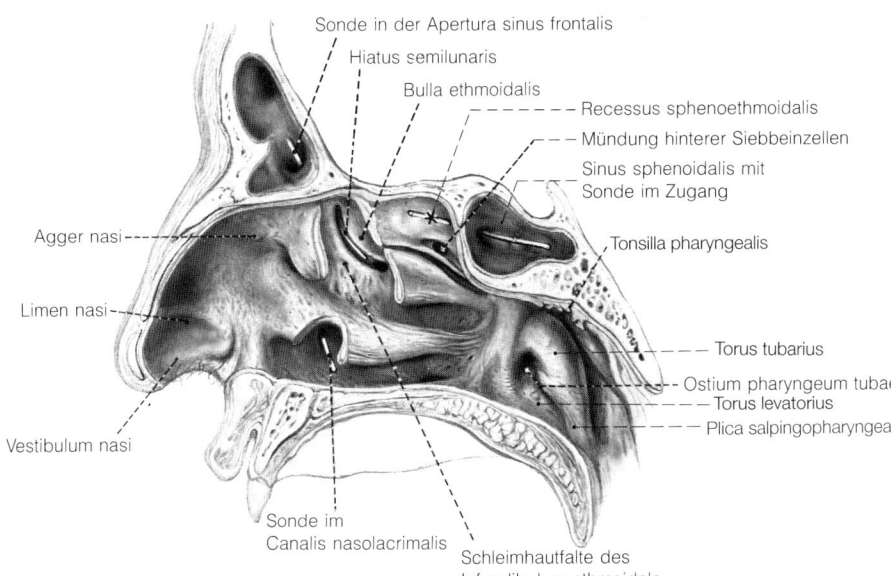

Abb. 9.3-1 Rechte Nasenhöhle nach Entfernung der Nasenscheidewand. Teile der Nasenmuscheln sind entfernt, um die von ihnen verdeckten Verbindungen zu den Nasennebenhöhlen und die Einmündung des Tränennasenganges sichtbar zu machen.

Die **Form der Nasenhöhle** mit ihren Muscheln und die spezifische Lage der Nares und der Choanen ist für die **Führung der Luft** bei Ein- und Ausatmung verantwortlich. Sie wird durch Septumverformungen oder die funktionell sehr wechselnden Schwellungszustände der Schleimhaut stark beeinflußt. Beim Gesunden lenken die Form des Vestibulums und der unteren und mittleren Muschel den größten Teil des Inspirationsluftstromes durch den unteren und mittleren Nasengang. Der obere Nasengang wird besonders durch Turbulenzen durchströmt, die durch das „Schnüffeln" erzeugt werden, so daß eine bessere olfaktorische Kontrolle möglich ist. Die Belüftung des oberen Nasenganges fehlt bei Verlust der äußeren Nase, so daß dann das Geruchsvermögen stark beeinträchtigt ist und erst durch eine künstliche Nase wiederhergestellt wird. Die vordere Nasenhöhle und ihre Veränderungen sind durch Einführen eines Spekulums in ein Nasenloch zu überblicken, und die hintere Nasenhöhle kann durch das Einführen eines Spiegels in den Rachen bei abgesenktem Gaumensegel von den Choanen aus untersucht werden.

3.1.1   Skelett der Nasenhöhle

Das **Dach der Nasenhöhle** wird vorne vom Nasenbein, *Os nasale*, von der anschließenden *Pars nasalis* des Stirnbeins, *Os frontale*, und hinten vom Siebbein, *Os ethmoidale*, mit seiner *Lamina cribrosa* gebildet (Abb. 9.3-2). Hinten wird das Dach durch die steil abwärts ziehende Vorderfläche des Keilbeins, *Os sphenoidale*, begrenzt, unter dem sich die Choanen in den Nasopharynx öffnen. Die **mediale Wand der Nasenhöhle**, das *Septum nasi* (s. Abb. 8.4-15), wird im oberen Teil von der *Lamina perpendicularis* des Siebbeins gebildet, die sich der *Crista sphenoidalis* des Keilbeinkörpers nach vorne anschließt. Nach hinten schließt sich unter dem Keil-

beinkörper das Pflugscharbein, *Vomer*, an, das sich von den Choanen bis zu den Nares in ganzer Länge am Boden der Nasenhöhle dem harten Gaumen mit seiner *Crista nasalis* anheftet. Zwischen diesen beiden knöchernen Teilen des Septums, Lamina perpendicularis des Ethmoids und der *Vomer*, ist der vordere knorpelige Teil der Scheidewand, die *Cartilago septi nasi*, keilförmig eingefügt. An der Grenze der Cartilago septi zum Vomer bildet sich eine schräg nach hinten aufsteigende Leiste, *Crista septi*, als dickste Stelle des Nasenseptums aus. Im Bereich dieser Crista septi ist bei Erwachsenen das Nasenseptum häufig stark nach einer Seite ausgebogen, was zur erheblichen Behinderung der Nasenatmung führt. Der **Boden der Nasenhöhle** wird vorne vom Oberkiefer, der *Maxilla*, gebildet, der sich nach hinten ihr Gaumenfortsatz, *Proc. palatinus*, anschließt. Er macht den größten Teil des harten Gaumens aus, der hinten von der schmalen *Lamina horizontalis* des Gaumenbeins, *Os palatinum*, ergänzt wird. Zwischen Maxilla und ihrem Proc. palatinus durchsetzt jederseits des Nasenseptums der *Canalis incisivus* den Nasenboden zur Mundhöhle.

Die **seitliche Wand der Nasenhöhle** wird im oberen Teil vom Siebbein gebildet, das durch die Siebbeinzellen, *Cellulae ethmoidales*, und die *Bulla ethmoidalis* nach medial vorgewölbt wird (Abb. 9.3-2). Zum Siebbein gehören auch die dünnen knöchernen Lamellen, die die kleine **obere** und die größere **mittlere Nasenmuschel** bilden. Die Öffnung in die hinteren Siebbeinzellen liegt unter der oberen Muschel, die Öffnungen in die mittleren und vorderen Siebbeinzellen sowie in die Stirn- und Kieferhöhle sind unter der mittleren Muschel in Form des gemeinsamen großen knöchernen *Hiatus semilunaris*

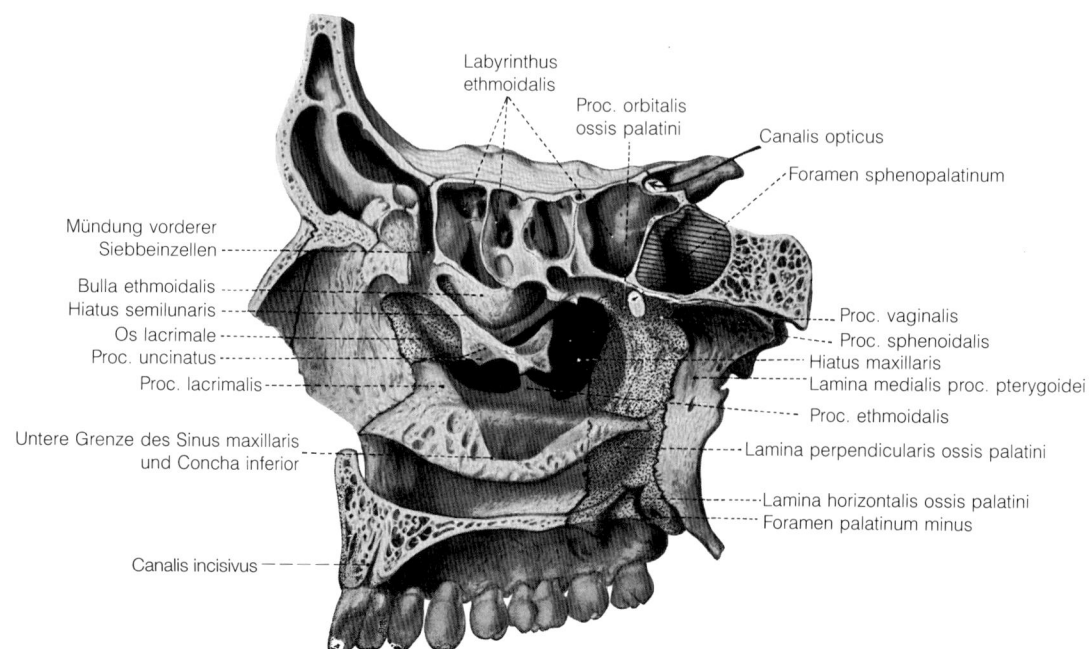

Abb. 9.3-2   Knöcherne laterale Wand der rechten Nasenhöhle. Die obere und mittlere Nasenmuschel sind unter Eröffnung der Siebbeinzellen abgetragen. Das Gaumenbein und das Tränenbein sind punktiert, die Keilbeinhöhle ist schraffiert. Die Ausdehnung der Kieferhöhle ist grau durchschimmernd dargestellt.

zusammengefaßt. Dieser Hiatus wird durch den Processus uncinatus des Siebbeins unterteilt, die verbleibende Schleimhautöffnung schließlich auf den *Hiatus semilunaris* begrenzt (Abb. 9.3-1 u. 2). Dieser liegt zwischen Processus uncinatus und Bulla ethmoidalis. Zusätzliche Verbindungen zwischen Nasen- und Kieferhöhle treten in Form von Dehiszenzen der Nasenschleimhaut im unverknöcherten Bereich der seitlichen Nasenwand oft auf.

Nach unten schließt sich dem Proc. uncinatus des Siebbeins die selbständig verknöchernde große **untere Nasenmuschel,** *Concha nasalis inferior,* an; zwischen ihrer Seitenwandplatte und dem Proc. uncinatus sowie der vertikalen Platte des Gaumenbeins bleiben oft Teile der Seitenwand unverknöchert (Abb. 9.3-2). Der **untere Teil der Seitenwand** der Nasenhöhle wird in ihren vorderen zwei Dritteln von der *Maxilla* gebildet. Die Maxilla steigt dann mit ihrem *Proc. frontalis* vorne vor den unteren Muscheln und dem Siebbein bis zum Dach der Nasenhöhle auf und bildet so die **vordere Nasenseitenwand,** die im oberen vorderen Teil durch das Nasenbein, *Os nasale,* ergänzt wird. Zwischen dem *Proc. frontalis maxillae,* dem Stiel des Proc. uncinatus des Siebbeins und der Concha inferior ist auch das Tränenbein, *Os lacrimale,* in die Seitenwand eingefügt. Unter dem Vorderteil der unteren Muschel mündet der *Ductus nasolacrimalis* in der Seitenwand zwischen Maxilla und der vorderen Seitenwandplatte der Concha inferior. Das **hintere Drittel der Seitenwand** der Nasenhöhle wird von der vertikalen *Lamina perpendicularis* des Gaumenbeins gebildet, über die sich der hintere Teil der unteren Muschel schiebt. An die vertikale Gaumenbeinlamelle schließt sich nach hinten die *Lamina medialis* des Flügelfortsatzes, des *Proc. pterygoideus* des Keilbeins an. So werden die Choanen seitlich von der Lamina medialis des Proc. pterygoideus und oben vom Keilbeinkörper begrenzt, medial vom Vomer und unten von der *Lamina horizontalis* des Gaumenbeins (Abb. 9.3-2).

Die vordere Öffnung der knöchernen Nasenhöhle, die *Apertura piriformis,* wird unten und seitlich von der Maxilla und ihrem Proc. frontalis umgeben, ergänzt im oberen Teil vom Os nasale. Das knöcherne Nasenseptum aus Vomer und Lamina perpendicularis des Siebbeins liegt weiter zurück, der vordere Teil des Septums wird von der Cartilago septi nasi gebildet, die bis in den unteren Nasenrücken und die Nasenspitze hineinzieht. Die Cartilago septi nasi setzt sich am Nasenrücken in die beiden Seitenwände T-förmig fort. Diese als *Cartilago nasi lateralis* bezeichneten Seitenflügel des einheitlichen Knorpels unterstützen im Anschluß an das Nasenbein und den Proc. frontalis maxillae die Seitenwand der äußeren Nase. Dem unteren Rand der Cartilago nasi lateralis schließt sich das *Crus laterale* der paarigen *Cartilago alaris major* an, das den Nasenflügel versteift, hinten ergänzt durch kleine, variable Knorpelelemente. Dieser große Flügelknorpel umfaßt mit seinem *Crus mediale* das Nasenloch von medial her, um als halbringförmiges Gebilde die Nasenöffnung offenzuhalten, besonders bei Säuglingen als sehr steifer Knorpel. Diese Nasenknorpel bleiben als vordere Teile der embryonalen knor-

peligen Nasenkapsel unverknöchert. In die Wand der äußeren Nase ziehen Teile der umgebenden mimischen Muskulatur hinein, so der *M. nasalis* mit einer *Pars alaris* zum Nasenflügel, der das Nasenloch erweitert, und zum Nasenrücken mit einer *Pars transversa,* der sehnig mit der Gegenseite verbunden ist und das Nasenloch verengt. Der *M. depressor septi,* der wie die vorigen Muskeln vom Alveolarsaum der Maxilla entspringt, setzt am Ende des knorpeligen Nasenseptums an und zieht die Nasenspitze herab. Zusammen mit diesen Muskeln wirken die an der Basis der äußeren Nase liegenden Muskeln der Mundöffnung, die zusammen die Stellung der Nasenspitze und -flügel verändern und die Weite der Nasenlöcher variieren können.

3.1.2 Schleimhaut der Nasenhöhle

Das **Vestibulum** der Nasenhöhle wird von äußerer Haut mit mehrschichtigem verhorntem Plattenepithel bekleidet. Sie trägt um die Nasenöffnungen herum kräftige Haare, *Vibrissae,* die ein grobes Schutzfilter bilden (Abb. 9.3-1). Im *Limen nasi,* der bogenförmigen Grenze des Vestibulums zur **Haupthöhle** der Nase, geht das mehrschichtige Plattenepithel in das mehrreihige Flimmerepithel über, das die *Regio respiratoria* der Nasenhöhle, die gesamte Haupthöhle der Nase ohne die Regio olfactoria und den *Nasopharynx* auskleidet. Die Schleimhaut der Regio respiratoria besitzt außer vielen Becherzellen in ihrem Flimmerepithel zahlreiche kleine, tubulo-azinöse Drüsen, *Glandulae nasales,* die in das Bindegewebe der Lamina propria der Schleimhaut eingesenkt sind. Diese Drüsen sind gemischt sero-mukös und bilden zusammen mit den Becherzellen den Schleimfilm, der für die Anfeuchtung der Atemluft wichtig ist. Die Kinozilien des Flimmerepithels transportieren den oberflächlichen Sekretfilm mit eingefangenen Staubpartikeln auf die Choanen zu und in den Nasopharynx hinein, aus dem er verschluckt wird.

Größere Staub-Sekretmengen werden durch einen heftigen Exspirations-Luftstrom aus der Nase ausgeschnupft, so bei Reizung oder Entzündung der Nasenschleimhaut wie beim Schnupfen, bei dem die Schleimhaut große Mengen eines dünnflüssigen Sekretes bildet.

Die **Schleimhaut** der Nasenhöhle besitzt in ihrer Lamina propria ein dichtes subepitheliales Kapillarnetz, das in ein dichtes oberflächliches Venengeflecht mündet (Abb. 9.3-3 u. 4), das von einem tiefer gelegenen **Venenplexus** drainiert wird. Die großvolumigen Venenplexus besitzen muskuläre **Drosselvenen** und **arterio-venöse Anastomosen,** durch die ihre Blutfüllung und damit die Schwellung der Schleimhaut reguliert wird. Auf der mittleren und unteren Nasenmuschel und auf dem Nasenseptum vor den beiden Muscheln sind die venösen Plexus zu **kavernösen Schwellkörpern** entwickelt, welche die Schleimhaut gut 5 mm dick auftreiben und dadurch die Nasenatmung vollständig verlegen können (Abb. 9.3-3). Der vorderste Teil des Septumschwellkörpers, früher KIESSELBACHscher Wulst genannt, gibt häufig zu Nasenbluten Anlaß.

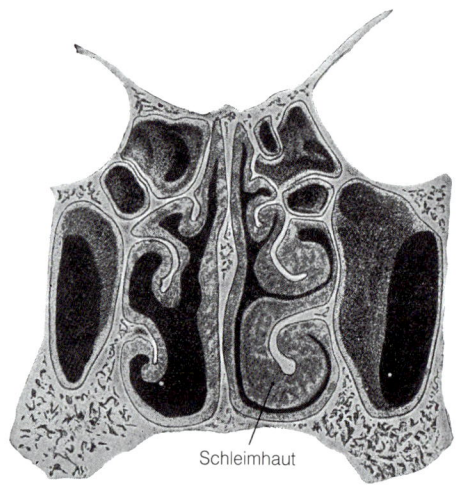

Abb. 9.3-3 Frontalschnitt durch die mittlere Nasenhöhle. Seitlich sind die Kieferhöhlen, oben die Siebbeinzellen angeschnitten. Auf der rechten Seite des Bildes ist das Schwellgewebe der Schleimhaut der Nasenmuscheln injiziert, wodurch die Nasengänge verengt sind.

Das An- und Abschwellen dieser Plexus kann durch die nervöse Steuerung rasch erfolgen, es wird ausgelöst durch mechanische, chemische oder Temperaturreize sowie durch Entzündungen, aber auch durch psychische Einflüsse. Auch die vermehrte Bildung eines dünnflüssigen Sekretes wird so hervorgerufen. So kann sich die sehr reaktionsfähige Nasenschleimhaut den verschiedenen funktionellen Bedingungen schnell anpassen. Die Nasenschleimhaut besitzt eine gut entwickelte Lymphgefäßdrainage. Epithel und Lamina propria weisen regelmäßig eine starke lymphozytäre Infiltration als Ausdruck wirksamer Abwehrmechanismen auf.

3.1.3 Gefäß- und Nervenversorgung der Nasenhöhle

Die Schleimhaut der oberen Nasenhöhle und ihrer Seitenwand vor den Nasenmuscheln und auf dem vorderen und oberen Nasenseptum werden aus der *A. ophthalmi-*

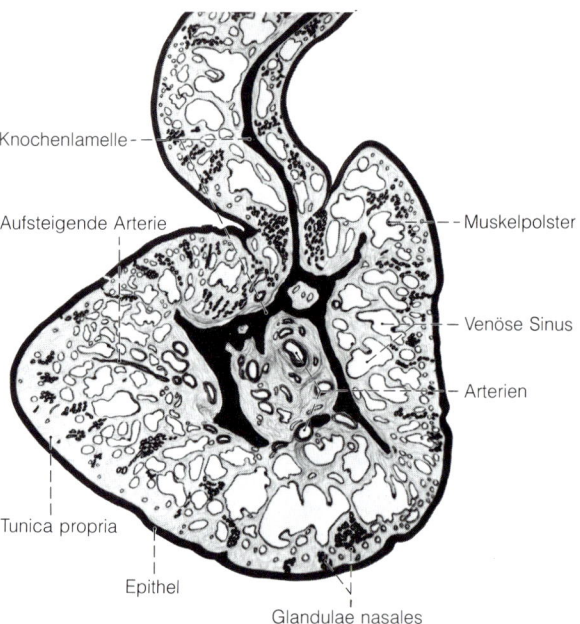

Abb. 9.3-4 Mittlere Nasenmuschel mit entfaltetem Schwellkörper der Schleimhaut, halbschematisch. (Aus CLARA, HERSCHEL u. FERNER [1])

ca versorgt, die Schleimhaut der übrigen Wände der Nasenhöhle von der *A. sphenopalatina* aus der *A. maxillaris*.

Die A. ophthalmica gibt in ihrem Verlauf medial in der oberen Orbita hinten zuerst die *A. ethmoidalis posterior* ab, die durch das Foramen ethmoidale posterius zur Wand der Siebbeinzellen und dann zur hinteren Seitenwand und zu dem gegenüberliegenden Septum der schmalen oberen Nasenhöhlen zieht (Abb. 9.3-5a u. b). Die *A. ethmoidalis anterior* verläßt die A. ophthalmica weiter vorne und zieht durch das Foramen ethmoidale anterius unter die Dura der vorderen Schädelgrube, wo sie die A. meningea anterior abgibt, um dann durch die Lamina cribrosa zu ziehen und die Schleimhaut der vorderen oberen Nasenhöhle sowie unter dem Nasenrücken bis zur Nasenspitze zu versorgen, aber auch die Schleimhaut der vorderen Siebbeinzel-

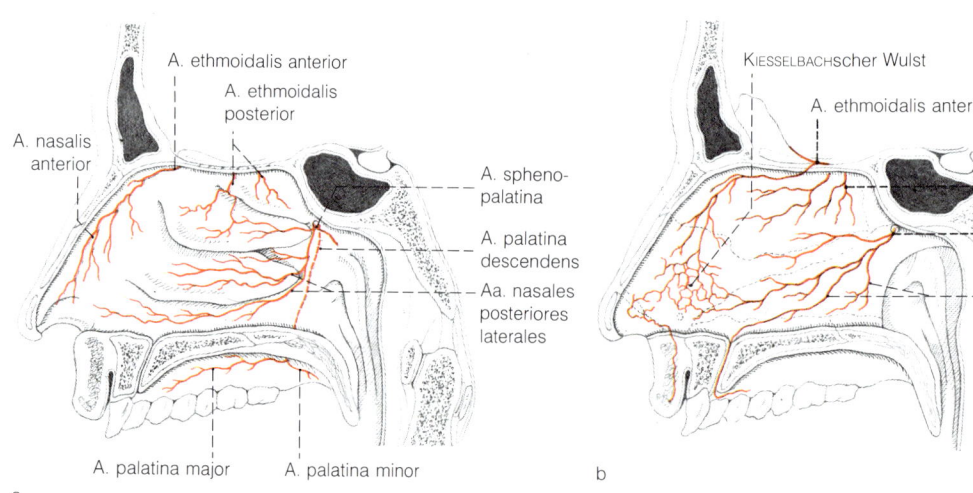

Abb. 9.3-5 a) Arterien der seitlichen Nasenwand und des Gaumens. b) Arterien des Nasenseptums.

len und der Stirnhöhle. Die Äste der Aa. ethmoidales anastomosieren mit den *Aa. nasales posteriores laterales et septi*, die aus der *A. sphenopalatina*, einem Endast der A. maxillaris, durch das Foramen sphenopalatinum die Nase erreichen und von hinten her versorgen. Durch den Canalis incisivus anastomosiert die septale Arterie mit der *A. palatina major* auf der Unterseite des harten Gaumens.

Die **Venen** der Nasenschleimhaut bilden keine größeren Stämme, sondern sie bleiben geflechtartig und fließen entlang der Arterien ab als *Vv. ethmoidales* in die *V. ophthalmica*, mit den hinteren Nasenarterien durch das Foramen sphenopalatinum in den *Plexus pterygoideus* zwischen den Kaumuskeln, aber auch aus der vorderen Nasenhöhle zur *V. facialis*, sowie durch die Choanen zu Pharynxvenen.

Der **Lymphabfluß** aus den in der Lamina propria sehr oberflächlich liegenden Lymphgefäßen erfolgt aus der vorderen Nase über die Gesichtsregion zu den *Nodi lymphatici submandibulares* und *Nodi lymphatici cervicales superficiales;* aus den hinteren Regionen der Nase und aus den Nasennebenhöhlen fließt die Lymphe auf den Epipharynx zu und in die *Nodi lymphatici retropharyngei* und *cervicales profundi* ab, die in Höhe des 2. Halswirbels liegen. Durch die Lamina cribrosa des Siebbeins besteht eine Verbindung zwischen den Lymphgefäßen der oberen Nasenhöhle und Lymphgefäßen der Dura mater in der vorderen Schädelgrube.

Die **sensiblen Nerven** der Nasenschleimhaut stammen aus dem *N. ophthalmicus* für die obere und vordere Nasenhöhle und aus dem *N. maxillaris* für die mittlere, untere und hintere Nasenhöhle. Sie verlaufen zumeist gemeinsam mit den Arterien gleichen Namens (Abb. 9.3-6).

Der *N. nasociliaris* aus dem N. ophthalmicus gibt in der Orbita den kleinen *N. ethmoidalis posterior* ab, der nur die Schleimhaut der Keilbeinhöhle und der hinteren Siebbeinzellen versorgt, und den *N. ethmoidalis anterior* mit den *Rami nasales interni laterales et mediales* für die Schleimhaut der Seitenwand und des Nasenseptums im Bereich der oberen und vor-

deren Nasenhöhle, sowie für die Schleimhaut der vorderen Siebbeinzellen und der übrigen Nebenhöhlen. Die Schleimhaut der übrigen Nasenhöhle wird von den *Nn. nasales posteriores* aus dem N. maxillaris versorgt, die durch das Foramen sphenopalatinum oder tiefer durch die Wand des Canalis palatinus major in die Nasenhöhle eintreten und als laterale Äste die Seitenwand und die Nasenmuscheln versorgen oder als mediale Äste das Nasenseptum. Einer dieser medialen Äste verläuft als *N. nasopalatinus* zum Canalis incisivus und breitet sich mit Endästen auf der Unterseite des vorderen Gaumens aus. Diese Nerven sind für die Sensibilität der Schleimhaut verantwortlich, auf beißende oder ätzende Substanzen in der Atemluft lösen sie Schutzreflexe wie Atemverhaltung und Fluchtbewegungen des Kopfes aus.

Mit den **sensiblen Fasern** dieser Nerven verlaufen auch die **vegetativen Fasern** zur Versorgung der Schleimhaut: Die postganglionären **sympathischen Nervenfasern** stammen aus dem *Ganglion cervicale superius* des *Truncus sympathicus* und erreichen über den *Plexus caroticus* und von dort als *N. petrosus profundus* das *Ganglion pterygopalatinum* und die *Nn. nasales posteriores*, oder sie ziehen vom *Plexus caroticus* über *N. ophthalmicus* und *N. nasociliaris* zu den Nn. ethmoidales. Die **parasympathischen Fasern** stammen aus dem *N. facialis* und ziehen durch dessen *Ganglion geniculi* und den *N. petrosus major* zum *Ganglion pterygopalatinum*, wo sie auf die postganglionären Fasern umgeschaltet werden. Von dort erreichen sie die Schleimhaut der Nasenhöhle über die *Nn. nasales posteriores*, aber auch durch verschiedene kleine Äste zu den *Nn. ethmoidales* für die obere und vordere Nasenhöhle. Die parasympathischen Fasern steuern als sekretorische Fasern die Schleimhautdrüsen, während sympathische und parasympathische Fasern gemeinsam die Gefäße der Schleimhaut innervieren, vor allem die arterio-venösen Anastomosen und die Drosselvenen der Schwellkörper, und so deren Füllungszustand regulieren.

3.1.4   Riechschleimhaut

Das Geruchsorgan, *Organum olfactorium*, wird von der Riechschleimhaut der *Regio olfactoria* gebildet. Sie geht aus dem Epithel der Nasenplakoden hervor und ist auf ein Areal von ca. 2 cm² auf der obersten Nasenmuschel und der vor ihr liegenden Seitenwand unter der Lamina

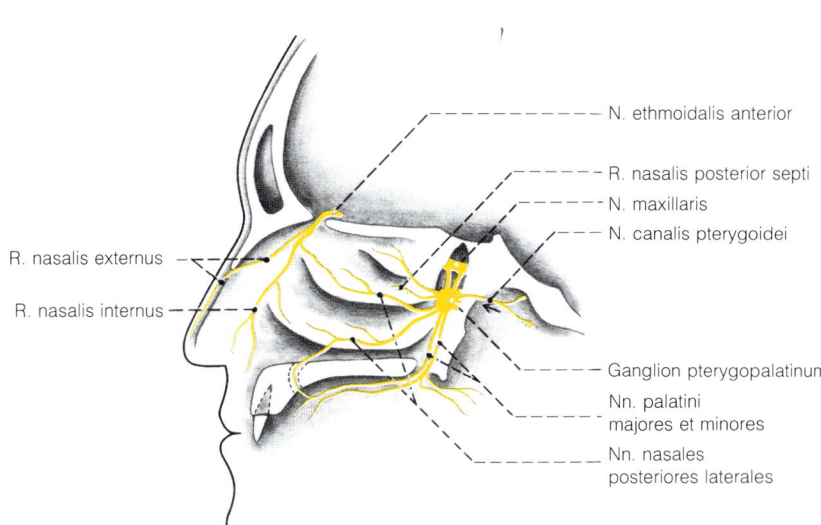

R. nasalis externus
R. nasalis internus

N. ethmoidalis anterior
R. nasalis posterior septi
N. maxillaris
N. canalis pterygoidei

Ganglion pterygopalatinum
Nn. palatini majores et minores
Nn. nasales posteriores laterales

Abb. 9.3-6 Halbschematische Darstellung der Nervenversorgung der Seitenwand der Nasenhöhle und des Gaumens.

cribrosa sowie auf ein gleich großes Areal auf der gegenüberliegenden Fläche des Nasenseptums beschränkt. Die spezifischen **Sinneszellen** des Geruchsorgans sind sehr schlanke Zellen, die ihr Perikaryon im mittleren bis unteren Teil des Epithels besitzen, während ihr dünner apikaler Teil die Epitheloberfläche mit einem Riechkolben mit 10–20 Riechgeißeln überragt (Abb. 9.3-7). Die Riechzellen sind umgeben von den zahlreichen Stützzellen mit unregelmäßigen Mikrovilli, die zusammen mit den **Glandulae olfactoriae,** kleinen, hauptsächlich serösen Drüsen, den Schleimfilm des Riechepithels bilden. In ihm liegen die Riechgeißeln, die als kurze Kinozilie beginnen und dann in einen bis 80 µm langen, sehr dünnen Faden auslaufen. Zur Geruchswahrnehmung durch die Geißeln müssen die Substanzen, die aus der Atemluft oder beim Essen aus der Luft in Mundhöhle und Rachen stammen, in dem Schleimfilm gelöst werden. Damit auch in Wasser unlösliche Stoffe gerochen werden können, sezernieren die Nasendrüsen das Odorant-bindende Protein (OBP), das hydrophobe Geruchsmoleküle binden und anschließend an die Riechgeißeln abgeben kann. Ein wesentlicher Teil des „Geschmackes" unserer Speisen wird so vom Riechorgan wahrgenommen. (Weitere Details über die Geruchsleistung s. Band II, Kap. 16.26.)

3.2 Nasennebenhöhlen

Die Nebenhöhlen der Nase, *Sinus paranasales,* sind pneumatische Räume, luftgefüllte Schleimhautaussakkungen, die mit der Haupthöhle der Nase im Bereich des Siebbeins in Verbindung stehen. Bis auf die Keilbeinhöhle werden sie in der Embryonalentwicklung als kleine Schleimhautausstülpung an der Stelle angelegt, an der später ihre Mündung in die Nasenhöhle liegt. Diese Anlagen entwickeln sich in die benachbarten Knochen hinein, nach denen sie benannt sind. Diese Entwicklung beginnt aber erst, wenn mit der Ausbildung des Dauergebisses der Kieferbogen stark zu wachsen beginnt. Zum Abschluß kommt ihre Entwicklung in der Pubertät mit der definitiven Ausgestaltung des Gesichtsschädels. Sie füllen die konstruktiv sich ergebenden Leerräume zwischen der vorderen Schädelgrube, der Nasenhöhle, den Augenhöhlen und dem Oberkieferbogen (Abb. 9.3-8).

Den großen individuellen Unterschieden in der Form des Gesichtsschädels entsprechen ebenso große Unterschiede in der Größe und Ausdehnung der Nebenhöhlen. Sie beeinflussen als Resonatoren die Schwingungseigenschaften der oberen Luftwege und bestimmen dadurch den individuellen Klang der Sprache mit. Eine spezifische Funktion darüber hinaus kommt ihnen nicht zu. Durch die offene Verbindung mit der Nasenhöhle brei-

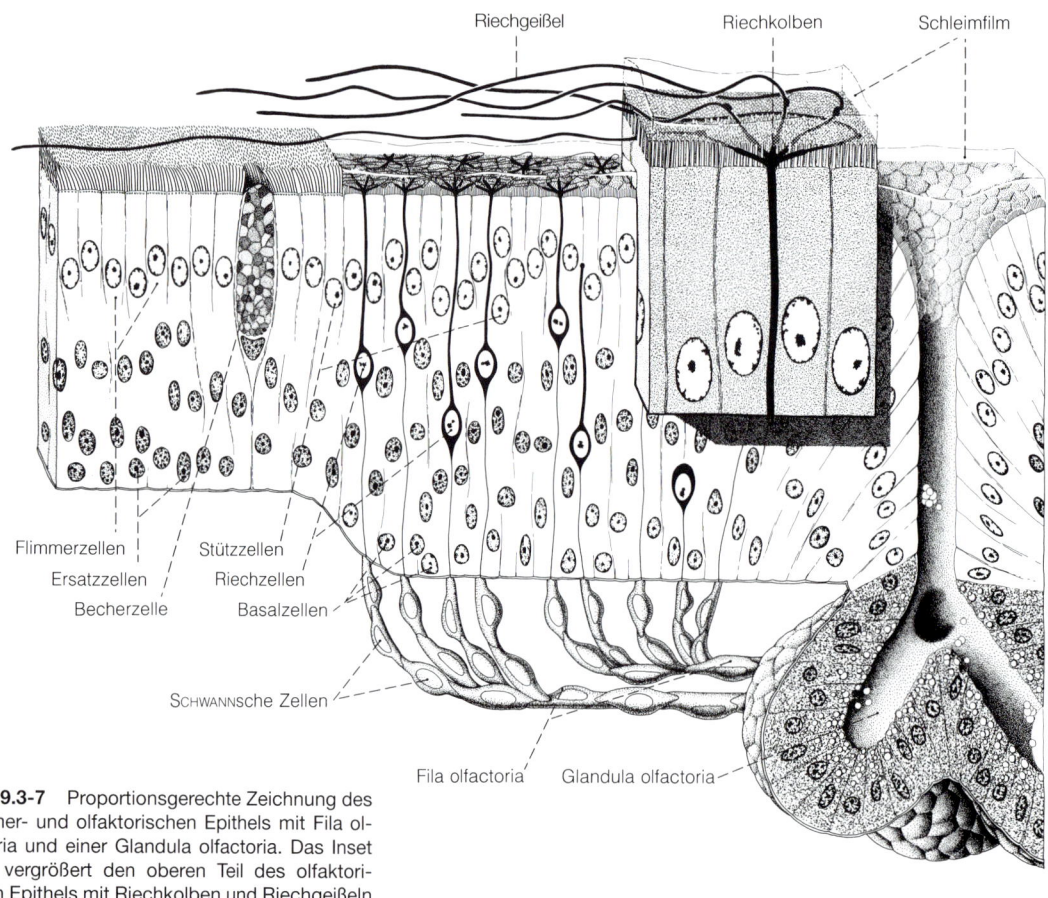

Riechgeißel   Riechkolben   Schleimfilm

Flimmerzellen
Ersatzzellen
Becherzelle
Stützzellen
Riechzellen
Basalzellen
SCHWANNsche Zellen
Fila olfactoria   Glandula olfactoria

Abb. 9.3-7 Proportionsgerechte Zeichnung des Flimmer- und olfaktorischen Epithels mit Fila olfactoria und einer Glandula olfactoria. Das Inset zeigt vergrößert den oberen Teil des olfaktorischen Epithels mit Riechkolben und Riechgeißeln der Sinneszellen und mit Mikrovilli der Stützzellen.

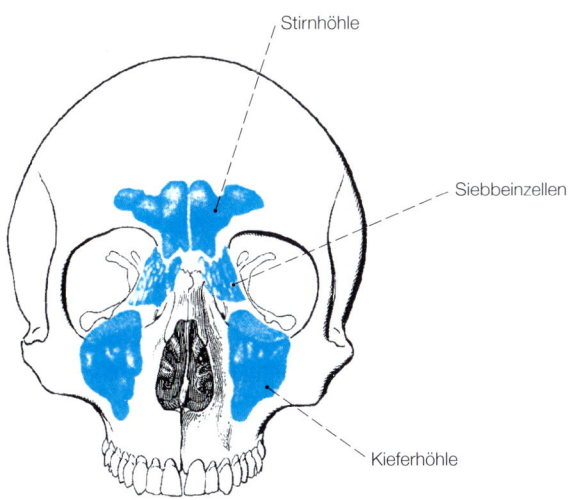

Stirnhöhle

Siebbeinzellen

Kieferhöhle

Abb. 9.3-8 Die Nebenhöhlen der Nase, nach aufgehellten Präparaten eingetragen.

ten sich Infektionen oft auf die Schleimhaut der Nebenhöhlen aus, in denen sie durch deren spärliche Gefäßversorgung und die Abflußbehinderung des entzündlichen Sekretes durch die engen und ungünstig gelegenen Öffnungen leicht zu chronischen Entzündungen führen.

Die **Siebbeinhöhle,** *Sinus ethmoidalis,* umfaßt alle Siebbeinzellen, *Cellulae ethmoidales* (Abb. 9.3-2), die zusammen das Siebbeinlabyrinth zwischen oberer Nasenhöhle und Orbita bilden. Die vorderen und mittleren Siebbeinzellen gehen von einer Öffnung im Hiatus semilunaris aus, während die hinteren Siebbeinzellen unter der oberen Muschel entspringen. Sie sind in Zahl und Form sehr variabel, und ihre Ausdehnung gegen die benachbarten Nebenhöhlen ist individuell sehr unterschiedlich. Die größte Siebbeinzelle ist die *Bulla ethmoidalis,* die oberhalb des Hiatus semilunaris liegt.

Die Schleimhaut der Siebbeinzellen rarefiziert bei ihrem Vorwachsen das Knochengewebe des Os ethmoidale bis auf dünne Lamellen, so zur Nasenhöhle hin und besonders zur Orbita. Diese papierdünne Lamina orbitalis ist beim knöchernen Schädel sehr leicht einzudrücken. Die Siebbeinzellen wachsen über die Grenzen des Os ethmoidale hinaus bis in die benachbarten Knochen hinein, vorne in die Pars nasalis des Stirnbeins und in das Tränenbein, hinten in die Vorderfläche des Keilbeinkörpers und in das obere Gaumenbein.

Die **Kieferhöhle,** *Sinus maxillaris,* ist die größte Nebenhöhle. Sie geht vom *Hiatus semilunaris* in den Körper der Maxilla und füllt ihn weitgehend aus (Abb. 9.3-2 u. 8). Ihre Öffnung in die Nasenhöhle liegt unter ihrem Dach, das vom Orbitaboden gebildet wird. Vorne und seitlich wird die Kieferhöhle begrenzt von der Maxilla mit ihren beiden Pfeilern, die vom Oberkieferbogen als *Proc. frontalis* und *Proc. zygomaticus* jederseits der Orbita zum Hirnschädel aufsteigen. Nach hinten dehnt sich die Kieferhöhle als *Tuber maxillae* aus. Der Boden der Kieferhöhle wird vom Zahnbogen der Maxilla und dem seitlichen Gaumen gebildet.

Individuell variabel, kann sich die Kieferhöhle so weit ausdehnen, daß sie die Wurzeln der Prämolaren und Molaren umfließt, von denen sie dann nur durch eine dünne Knochenlamelle getrennt ist, so daß die Zahnnerven direkt unter der Kieferhöhlenschleimhaut liegen (vgl. Abb. 12.2-18). So können bei Kieferhöhlenentzündungen durch Reizung der Zahnnerven Schmerzen in den betreffenden Zähnen entstehen. Bei einer Extraktion von Zähnen mit in den Sinus ragenden Wurzeln kann die Kieferhöhle eröffnet werden. Die hohe Lage der Öffnung in die Nasenhöhle läßt entzündliches Sekret erst bei seitlicher Kopflage im Schlaf abfließen. Therapeutisch wird für einen Sekretabfluß die mediale Wand des Sinus hinter der Mündung des Ductus nasolacrimalis direkt über dem Nasenboden vom unteren Nasengang aus durchstoßen.

Die **Stirnhöhle,** *Sinus frontalis,* ist in ihrer Ausbildung besonders variabel (Abb. 9.3-1, 2 u. 8). Vom vorderen Teil des Hiatus semilunaris geht ein kurzer *Ductus nasofrontalis* in die Pars nasalis des Stirnbeins, von wo aus sich die Stirnhöhle zwischen *Facies frontalis* und *cerebralis* des Stirnbeins bis weit nach lateral in den *Proc. zygomaticus* hinein, aber auch 5 cm weit über den Augenhöhlenrand hinaus scheitelwärts ausbreiten kann. Die Stirnhöhle erstreckt sich häufig auch weit in das Orbitadach hinein, und medial stößt sie mit sehr variabler Grenze gegen die Siebbeinzellen. Das Septum zwischen den beiden Stirnhöhlen ist meist zur einen Seite verdrängt, oft sind beide Höhlen ungleich entfaltet.

Die individuelle Variabilität reicht vom vollständigen Fehlen oder einer nur erbsengroßen Ausbildung bis zu der geschilderten Maximalausdehnung. Die Verbindung zur Nasenhöhle gestattet meist einen direkten Sekretabfluß, der oft aber durch das Infundibulum ethmoidale bedingt in die Kieferhöhle hinein erfolgt.

Die **Keilbeinhöhle,** *Sinus sphenoidalis,* geht aus der Abgliederung des hinteren Abschnittes der hinteren Nasenhaupthöhle hervor, dem *Recessus sphenoethmoidalis* (Abb. 9.3-1 u. 2). Die Keilbeinhöhle erfüllt den Keilbeinkörper und dehnt sich gelegentlich bis in das Os occipitale aus. Das Septum zwischen linker und rechter Höhle ist in der Regel nach einer Seite verschoben. Die Keilbeinhöhle liegt vorne seitlich unter dem Canalis opticus, weiter hinten liegt sie von medial dem Sulcus caroticus an. In ihrem hinteren Teil umgreift die Keilbeinhöhle die Fossa hypophysialis. Dadurch bildet die Keilbeinhöhle einen geeigneten operativen Zugang zur Hypophyse von der Nasenhöhle aus.

Die **Schleimhaut der Nasennebenhöhlen** entspricht der der Nasenhaupthöhle. Jedoch wird das Flimmerepithel niedriger, es kommen auch Epithelbezirke ohne Kinozilien vor. Auch die Zahl der Schleimhautdrüsen nimmt erheblich ab, und die Lamina propria wird sehr viel dünner. Die Venenplexus der Nasenschleimhaut reichen nur bis in die Öffnungen der Sinus in die Nasenhöhle hinein, die dadurch zuschwellen können.

Arteriell werden die Nebenhöhlen ihrer Entstehung entsprechend von der Nase aus versorgt, Siebbeinzellen und Stirnhöhle durch die *Aa. ethmoidales,* die Kieferhöhle zusätzlich durch Äste der A. infraorbitalis und A. alveolaris superior posterior. Die **Venen** der Nebenhöhlenschleimhaut fließen ebenfalls zur Nasenhöhle ab, aber auch in die anliegenden Knochenvenen, so von der Stirnhöhle in die Diploevenen. Die **Lymphgefäße,** soweit sie bekannt sind, verhalten sich entsprechend. Die **Nerven** zur sensiblen Versorgung der Nebenhöhlenschleimhaut stammen aus dem N. ophthalmicus, und zwar als *N. ethmoidalis poste-*

rior für die Keilbeinhöhle und die hinteren Siebbeinzellen und als *N. ethmoidalis anterior* für die übrigen Sinus. An der Innervation der Kieferhöhle beteiligen sich zusätzlich *Nn. alveolares superiores* aus dem *N. maxillaris*.

3.3 Nasopharynx

Der oberste Teil des Rachens, *Pars nasalis pharyngis*, der **Epipharynx** oder **Nasopharynx**, setzt die oberen Luftwege fort. Er beginnt an den Choanen und wird oben unter der Schädelbasis von dem Rachengewölbe, *Fornix pharyngis*, und seitlich und hinten von der Pharynxwand begrenzt (Abb. 9.3-1). Die untere Grenze wird durch den **weichen Gaumen**, *Palatum molle*, gebildet, der den harten Gaumen nach hinten fortsetzt. Der weiche Gaumen ist als **bewegliches Gaumensegel**, *Velum palatinum*, ausgebildet, das in das **Zäpfchen**, *Uvula*, ausläuft. Es kann den Nasopharynx vollständig gegen den Mesopharynx abschließen. Seitlich und hinten geht der Nasopharynx fließend in den darunterliegenden **Mesopharynx** oder **Oropharynx**, *Pars oralis pharyngis*, über. Im Meso- und dem anschließenden Hypopharynx kreuzen sich Luft- und Nahrungsweg. Der Abschluß des Nasopharynx verhindert beim Schlucken das Eindringen von Speise in die oberen Atemwege. Durch **Erweiterung der Mundhöhle** bei gleichzeitigem Schluß der Kehlkopföffnung wird ein Unterdruck erzeugt und damit das **Saugen** ermöglicht. Die variablen Abschlußmöglichkeiten des Nasopharynx sind eine Voraussetzung für die Sprachbildung.

Angeborene Spaltbildungen des Gaumensegels sind deshalb frühzeitig plastisch-chirurgisch zu beheben, um dem Kind eine ungestörte Sprachentwicklung zu ermöglichen.

Jederseits hinter den Choanen liegt die **Öffnung** der **Tuba auditiva**, *Ostium pharyngeum tubae auditivae*, die in die Ohrtrompete hineinführt und den Mittelohrraum mit dem Nasopharynx verbindet. Sie dient der Belüftung des **Mittelohrs** und dem Druckausgleich für ein freies Schwingen des Trommelfells. Das Ostium pharyngeum tubae wird unten von dem durch den M. levator veli palatini aufgeworfenen **Levatorwulst**, *Torus levatorius*, oben und hinten durch den stark vorspringenden **Tubenknorpel** *(Torus tubarius)* begrenzt (Abb. 9.3-1). Von letzterem zieht die *Plica salpingopharyngea* kaudalwärts.

In der Kuppel des Rachengewölbes und der oberen Rück- und Seitenwand des Nasopharynx liegt die **Rachenmandel**, *Tonsilla pharyngealis*. Sie bildet zusammen mit der **Gaumenmandel**, *Tonsilla palatina*, und der **Zungenmandel**, *Tonsilla lingualis*, den für die Abwehrvorgänge und die Entwicklung von Immunität wichtigen **lymphatischen Rachenring**.

Die **Wand des Nasopharynx** besteht aus der Schleimhaut, *Tunica mucosa*, der darunterliegenden derben Bindegewebslage, *Tela submucosa*, und der Muskelschicht, *Tunica muscularis*. Die kräftige Tela submucosa deckt als derbe *Fascia pharyngobasilaris* den obersten, muskelfreien Teil der Pharynxwand unter der Schä-

delbasis. Die Muskelschicht ist von einer dünnen Faszie umgeben, die auf der Hinterfläche des Rachens in das lockere, **retropharyngeale Bindegewebe** übergeht, das die Verschieblichkeit des Pharynx gegen die tiefe Halsfaszie auf der Wirbelsäule und ihren vorderen Muskeln gewährleistet. Seitlich liegt dem Pharynx der **Parapharyngealraum** an, in dem der große Gefäß-Nerven-Strang des Halses verläuft.

Die **Schleimhaut des Nasopharynx** ist wie die Nasenschleimhaut mit mehrreihigem Flimmerepithel bedeckt, das im Bereich der Anlagerung des Gaumensegels an die hintere Pharynxwand in das mehrschichtige, unverhornte Plattenepithel des Mesopharynx und der Mundhöhle übergeht. Auf der Oberseite des Gaumensegels geht das Flimmerepithel bereits bald hinter den Choanen in das mehrschichtige Plattenepithel über. Die tubulo-azinösen Drüsen der Schleimhaut mit Flimmerepithel sind gemischt wie in der Nasenhöhle; sie sind besonders zahlreich und groß in der Wand des *Recessus pharyngeus*. Die Lamina propria der Schleimhaut des Fornix und der oberen Seiten- und Rückenwand des Nasopharynx ist durch die Einlagerung des lymphatischen Gewebes als **Rachenmandel** bei Kindern stark aufgetrieben. Außer den zahlreichen Lymphfollikeln besitzt sie viele relativ weite Epithelbuchten und oft auch prall gefüllte Epithelzysten. Dieses lymphatische Gewebe setzt sich bei starker Entfaltung in die Schleimhaut um die Tubenöffnung als Tubentonsille fort, ebenso auch in die Wand des Mesopharynx als **lymphatischer Seitenstrang**. Sehr große Rachenmandeln können die Nasenatmung, große Tubentonsillen die Mittelohrbelüftung stark behindern. Mit der Reduktion des lymphatischen Gewebes im Erwachsenenalter bleibt eine dünne Schleimhaut mit Längsfalten zurück.

Der dichte Abschluß des Nasopharynx beim **Schluckvorgang** wird durch die Kontraktion der Schlundheber zusammen mit den Mm. levator und tensor veli palatini erreicht. Dadurch wird der Pharynx angehoben, und das Gaumensegel wird hochgezogen und horizontal in Verlängerung des harten Gaumens straff gespannt. Dabei kontrahieren sich die horizontal verlaufenden Fasern der Mm. constrictor pharyngis superior und palatopharyngeus und schnüren den Pharynx ein. Dadurch bilden sie einen Wulst der hinteren und seitlichen Pharynxwand, früher PASSAVANTscher Wulst genannt, dem sich das erhobene, gespannte Gaumensegel fest anlegt. So kann weder Speise noch Flüssigkeit in den Nasopharynx gelangen. Beim Anheben und Spannen des Gaumensegels wird durch den Kontraktionsbauch des M. levator veli palatini der hintere Teil des Tubenknorpels nach oben angehoben, während kontrahierte Fasern des M. tensor veli palatini die membranöse Tubenwand nach unten ziehen, so daß die Tuba auditiva beim Einleiten des Schluckvorgangs geöffnet und das Mittelohr belüftet wird.

Die Steuerung des Gaumensegels zum Abschluß oder zur Öffnung des Nasopharynx besitzt im Zusammenspiel mit den Formveränderungen des Pharynx und der Mundhöhle entscheidende Bedeutung für die **Sprachbildung**. Erst diese variable Gestaltung des Ansatzrohres ermöglicht die Artikulation von Sprache.

Zur Bildung der **Vokalreihe** */a, e, i, o, u/* wird der Nasopharynx durch das gespannte Gaumensegel fest abgeschlossen, und durch die spezifische Form der Mundhöhle werden von den im

Kehlkopf erzeugten Frequenzen jeweils bestimmte durch Resonanz verstärkt und dadurch hörbar gemacht. Diese Resonanz wird bestimmt durch die Eigenfrequenz der jeweiligen Raumform des Ansatzrohres aus unterem Rachen und Mundhöhle und durch die Schwingungseigenschaften der anliegenden Strukturen und Räume, insbesondere der Nasenhöhle mit den Nebenhöhlen. Dabei spielen die Weite und Öffnung des Mundraumes, die Form und Lage der Zunge und die spezielle Form und Anspannung des erhobenen Gaumensegels eine wichtige Rolle. Beim Sprechen des Vokals /a/ ist die Mundhöhle weit offen, Mundöffnung und Isthmus faucium sind stark erweitert, der Zungenrücken gesenkt; deshalb werden Patienten bei der Rachen- und Kehlkopfuntersuchung aufgefordert, „/a/" zu sagen. Völlig andere Positionen der genannten Strukturen ergeben sich bei den Vokalen /e, i, o, u/.

Die **Konsonanten** werden entweder stimmhaft, mit gleichzeitiger Schwingungserzeugung durch die Stimmbänder, oder stimmlos mit dem Ausatmungsluftstrom gebildet; dabei wird zwischen Reibelauten, die an einer Konstriktionsstelle des Ansatzrohres entstehen, und Explosionslauten durch die plötzliche Freigabe eines Verschlusses unterschieden. Reibe- und Explosionslaute werden bei verschlossenem Nasopharynx gebildet, während bei durch das Gaumensegel geöffnetem Nasenraum die „nasalen" Laute /m/, /n/, /ng/ entstehen. Die Konsonanten entstehen durch diese Grundmechanismen an drei Artikulationszonen: den Lippen, den Zähnen oder am Gaumen, wobei nur für die Erzeugung der nasalen Konsonanten der Atemluftstrom durch die Nasenhöhle geleitet wird; bei den anderen Konsonanten und bei allen Vokalen wird der Atemluftstrom durch die Mundhöhle geführt, der abgeschlossene Nasenraum mit hartem Gaumen und gespanntem Gaumensegel dient nur der Resonanz.

Die starke **Veränderung der Sprache** beim Schnupfen beruht nicht nur darauf, daß die Bildung der nasalen Laute behindert ist, sondern vor allem auf den veränderten Resonanzverhältnissen durch die stark geschwollenen Schleimhäute. Im Gegensatz zum weitgehend starrwandigen Nasenraum stellt die hochbewegliche Mundhöhle mit Hilfe der vielen Muskeln des Rachens, des Unterkiefers und der Zunge, der Wangen und Lippen sowie des Gaumensegels die Grundlage der erstaunlichen Vielseitigkeit unseres Sprechens und Singens dar. Darauf beruht auch, daß Sprache zumindest zum Teil „von den Lippen abgelesen werden kann". Die vielfältigen Abwandlungen des Ansatzrohres ermöglichen auch eine Hauch- oder Flüstersprache mit Hilfe eines leichten Luftstromes ohne Stimmbildung im Kehlkopf. Diese „stimmlose" Sprache ist jedoch monoton und von geringer Lautstärke. Von dieser Möglichkeit machen Patienten nach Kehlkopfexstirpation Gebrauch, die lernen können, Luft in den Ösophagus oder Magen als Windkessel einzusaugen und dann diese Luft durch das Ansatzrohr langsam abzublasen und dabei Sprache zu artikulieren. Wenn sie durch Anblasen der Schleimhautfalten in der oberen Ösophagusenge diese in Schwingungen versetzen können, erlernen sie sogar eine zwar eintönige, aber recht leistungsfähige und weiter tragende Sprache.

4 Untere Atemwege

Der **Respirationsapparat** im engeren Sinne wird von den unteren Atemwegen gebildet. Sie beginnen mit dem Kehlkopf und setzen sich mit der Luftröhre in das Bronchialsystem der beiden Lungen fort. Das Bronchialsystem unterteilt sich in einen proximalen luftleitenden Bronchialbaum und in einen distalen, mit Alveolen besetzten gasaustauschenden Abschnitt. Der gesamte Bronchialbaum bildet zusammen mit den versorgenden Gefäßen und Nerven die **broncho-alveolären Lungen.**

4.1 Kehlkopf

Der Kehlkopf, *Larynx,* umgibt den Abgang der unteren Atemwege vom Hypopharynx und bildet mit der *Glottis* den funktionell wichtigen Verschluß des Eingangs in die Luftröhre. Dieser Abgang liegt unter dem Zungengrund am Übergang vom Rachen in den Rumpfdarm. Der Kehlkopf ist unterhalb von Zunge und Zungenbein in die mediane Halsregion eingefügt, und zwar in den Raum zwischen dem mittleren und tiefen Blatt der Halsfaszie. Dieser Raum setzt sich mit Trachea und Ösophagus und dem seitlichen Gefäß-Nerven-Strang durch die obere Thoraxöffnung in das Mediastinum fort. Der Kehlkopf ragt von ventral in den oberen **Hypopharynx** hinein und liegt mit seinem vorderen Teil ventral vor dem unteren Hypopharynx. Vorne wird der Kehlkopf von der unteren Zungenbeinmuskulatur gedeckt. Vorne und seitlich liegt die Schilddrüse mit ihrem oberen Teil dem unteren Kehlkopf an. Bei Neugeborenen projiziert sich der Kehlkopf mit dem Schildknorpel-Oberrand auf den 2. und mit dem unteren Rand des Ringknorpels bis auf den 4. Halswirbel, bei Erwachsenen bei normaler Kopfhaltung vom 5. bis auf den 7. Halswirbel, und sinkt im Senium noch weiter ab.

Der Kehlkopf ist im Hals durch Bänder und Muskeln zwischen Zungenbein und Trachea so aufgehängt, daß er zusammen mit dem Ösophagus in einer Gleitröhre aus lockerem Bindegewebe stark angehoben oder gesenkt werden kann. Dadurch kann er Kopf- und Halsbewegungen passiv in kranio-kaudaler Richtung folgen, aber ebenso Bewegungen zur Seite durch laterale Verschiebungen vor der Halswirbelsäule. Die Gleitröhre wird dorsal von der **tiefen Halsfaszie,** *Lamina praevertebralis fasciae cervicalis,* begrenzt, lateral von der Bindegewebsscheide des großen Gefäß-Nerven-Stranges und ventral von der **mittleren Halsfaszie,** *Lamina praetrachealis fasciae cervicalis,* welche die unteren Zungenbeinmuskeln umschließt. Diese große Beweglichkeit des Kehlkopfes wird bei der Einleitung des Schluckvorganges deutlich, wenn der Kehlkopf zum Vermeiden des Eindringens von Speise nach oben und vorne unter den Zungengrund gezogen und dabei gleichzeitig die obere Ösophagusenge geöffnet wird. Das ist bei Männern gut sichtbar, bei dem stark vorspringende Bug des Schildknorpels die Haut des Halses stark vorwölbt. Die Beweglichkeit des Kehlkopfes ist auch eine entscheidende Voraussetzung für die Sprachbildung und das Singen, weil dadurch das Ansatzrohr aus Meso- und Hypopharynx in Form und Länge und damit in seinen Resonanzeigenschaften entscheidend verändert werden kann.

Für die **Bewegung des Kehlkopfes** als Ganzem ist sein **Aufhängeapparat** mit seinem bindegewebigen und muskulären Anteil verantwortlich. Durch die *Membrana thyrohyoidea* ist der Schildknorpel am Zungenbein aufgehängt und folgt damit allen Bewegungen des Zungenbeins. Der **Zug der Trachea** setzt sich über die Verbindung zum Ringknorpel auf den Kehlkopf fort und zieht ihn abwärts (Abb. 9.4-1). Durch diese elastische Aufhängung befindet sich der Kehlkopf in seiner Ausgangsposition, aus der er durch Muskelkontraktionen verschoben wird. **Gehoben** wird der Kehlkopf durch alle Muskeln, die das Zungenbein heben, sowie durch die an ihm selber inserierenden Muskeln: Von der unteren Zungenbeinmuskulatur gehört dazu der *M. thyrohyoideus,* der seitlich am Schildknorpel ansetzt (Abb. 8.4-44), von der Pharynxmuskulatur die an seinem Hinterrand ansetzen-

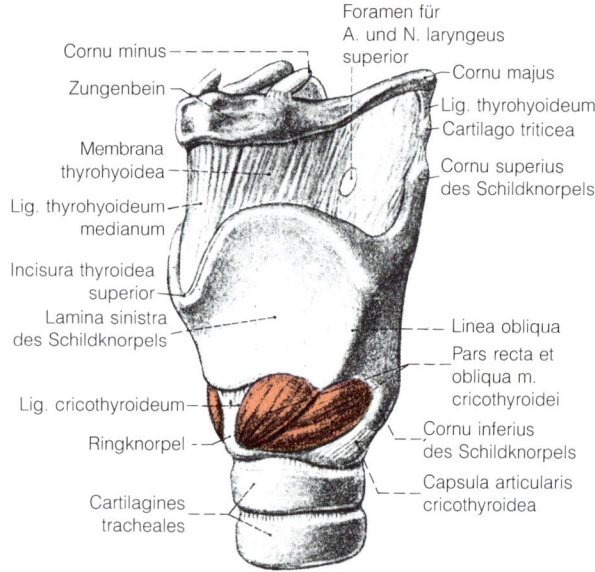

Cornu minus

Zungenbein

Membrana
thyrohyoidea

Lig. thyrohyoideum
medianum

Incisura thyroidea
superior

Lamina sinistra
des Schildknorpels

Lig. cricothyroideum

Ringknorpel

Cartilagines
tracheales

Foramen für
A. und N. laryngeus
superior

Cornu majus

Lig. thyrohyoideum
Cartilago triticea

Cornu superius
des Schildknorpels

Linea obliqua

Pars recta et
obliqua m.
cricothyroidei

Cornu inferius
des Schildknorpels

Capsula articularis
cricothyroidea

Abb. 9.4-1 Kehlkopf von außen mit Zungenbein; linke Seite von
schräg vorne.

den *Mm. palatopharyngeus* und *stylopharyngeus* (Abb.
12.3-2) sowie vor allem der *M. constrictor pharyngis inferior,* der von der hinteren Außenfläche des Schildknorpels und von dem anschließenden Ringknorpel entspringt (Abb. 12.3-6). **Herabgezogen** wird der Kehlkopf
indirekt durch die Zungenbeinsenker, die *Mm. sternohyoideus* und *omohyoideus,* die ihn von vorne überdecken, sowie direkt durch den *M. sternothyroideus,* der
seitlich am Schildknorpel angeheftet ist, und ferner

durch den Zug der an die Pharynxkonstriktoren anschließenden Ösophagusmuskulatur und der Trachea.

Der **Eingang** in den Kehlkopf, *Aditus laryngis* (Abb.
12.3-1, 9.4-2 u. 5a), ragt von ventral her schräg in den
Hypopharynx hinein. Er wird ventral unter dem Zungengrund von dem unpaaren Kehldeckel, **Epiglottis,** begrenzt, von dem jederseits eine Schleimhautfalte, *Plica
aryepiglottica,* schräg abwärts hinten zu den dorsal gelegenen, paarig ausgebildeten Stellknorpeln, *Cartilagines arytaenoideae,* verläuft. Der dorsale Rand der Plica
aryepiglottica weist jederseits zwei kleine Höcker auf, lateral das *Tuberculum cuneiforme* und medial das *Tuberculum corniculatum,* welche die mediane *Incisura interarytaenoidea* einfassen. Jederseits des Kehlkopfeinganges ist der vordere Eingang des Hypopharynx als *Recessus piriformis* abgegliedert, der ebenfalls schräg nach
hinten zieht und in Höhe des Ringknorpels in den kaudalen Hypopharynx ausläuft (Abb. 12.3-8 u. 9.4-3).
Durch diesen Recessus kann Flüssigkeit jederseits der
Epiglottis und des Kehlkopfeinganges in den Ösophagus
geschluckt werden.

Der **Binnenraum** des Kehlkopfes, *Cavitas laryngis,*
wird durch zwei Paar übereinanderliegende seitliche
Schleimhautfalten in drei übereinanderliegende **Etagen**
unterteilt (Abb. 9.4-4 u. 5a). Der schräg stehende Kehlkopfeingang führt in die **obere Etage,** den **Vorhof,** *Vestibulum laryngis,* der nach unten durch die seitlichen,
horizontalen **Taschenfalten,** *Plicae vestibulares,* begrenzt wird. Das Vestibulum ist vorne hinter der Epiglottis 4–5 cm hoch, während die Incisura interarytaenoidea
fast bis auf die Höhe der Taschenfalten herabreicht. Die
mittlere Etage wird von dem meist nur 5 mm hohen *Ventriculus laryngis* gebildet, der sich jederseits zwischen
Taschenfalte und Stimmfalte als ganz flache Schleim-
hauttasche einschiebt. Die **Stimmfalten,** *Plicae vocales,*

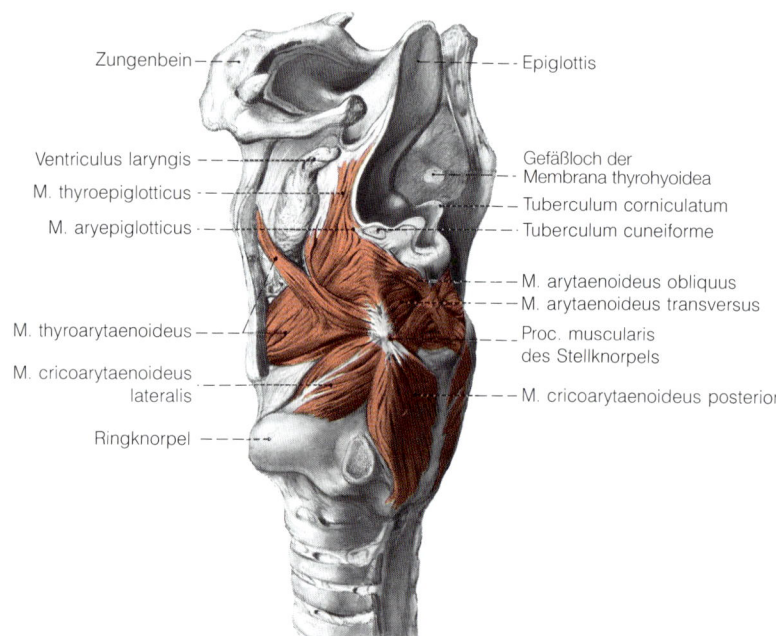

Zungenbein

Ventriculus laryngis

M. thyroepiglotticus

M. aryepiglotticus

M. thyroarytaenoideus

M. cricoarytaenoideus
lateralis

Ringknorpel

Epiglottis

Gefäßloch der
Membrana thyrohyoidea

Tuberculum corniculatum

Tuberculum cuneiforme

M. arytaenoideus obliquus
M. arytaenoideus transversus

Proc. muscularis
des Stellknorpels

M. cricoarytaenoideus posterior

Abb. 9.4-2 Innere Kehlkopfmuskeln
nach Entfernung der linken Platte des
Schildknorpels.

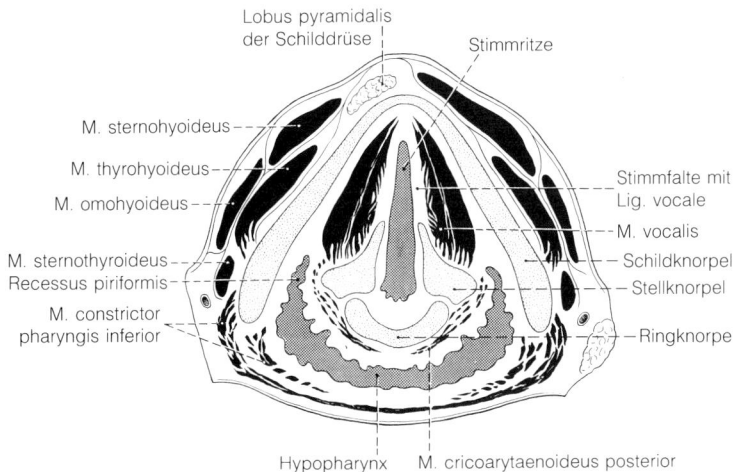

Lobus pyramidalis der Schilddrüse

Stimmritze

M. sternohyoideus

M. thyrohyoideus

M. omohyoideus

M. sternothyroideus

Recessus piriformis

M. constrictor pharyngis inferior

Stimmfalte mit Lig. vocale

M. vocalis

Schildknorpel

Stellknorpel

Ringknorpel

Hypopharynx

M. cricoarytaenoideus posterior

Abb. 9.4-3 Horizontalschnitt durch Larynx und Pharynx in Höhe der Plica vocalis.

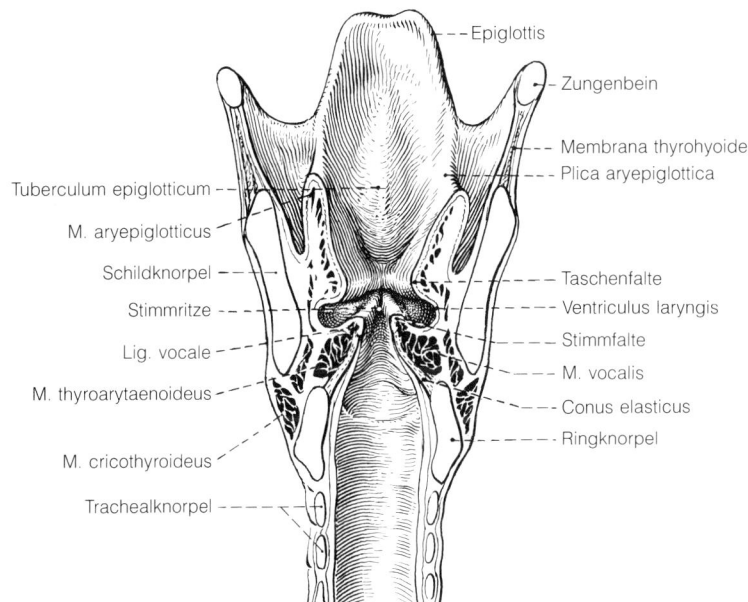

Epiglottis

Zungenbein

Membrana thyrohyoidea

Plica aryepiglottica

Tuberculum epiglotticum

M. aryepiglotticus

Schildknorpel

Stimmritze

Lig. vocale

M. thyroarytaenoideus

M. cricothyroideus

Trachealknorpel

Taschenfalte

Ventriculus laryngis

Stimmfalte

M. vocalis

Conus elasticus

Ringknorpel

Abb. 9.4-4 Frontalschnitt durch den Kehlkopf. Blick von dorsal auf die ventrale Hälfte.

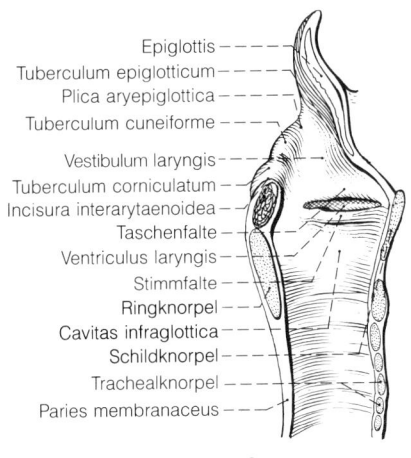

Epiglottis

Tuberculum epiglotticum

Plica aryepiglottica

Tuberculum cuneiforme

Vestibulum laryngis

Tuberculum corniculatum

Incisura interarytaenoidea

Taschenfalte

Ventriculus laryngis

Stimmfalte

Ringknorpel

Cavitas infraglottica

Schildknorpel

Trachealknorpel

Paries membranaceus

a

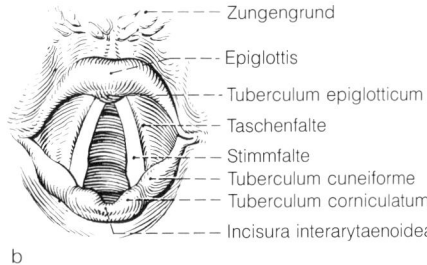

Zungengrund

Epiglottis

Tuberculum epiglotticum

Taschenfalte

Stimmfalte

Tuberculum cuneiforme

Tuberculum corniculatum

Incisura interarytaenoidea

b

Abb. 9.4-5 Kehlkopf (a) im Medianschnitt und (b) bei Betrachtung im Kehlkopfspiegel (vgl. hierzu Abb. 9.4-12).

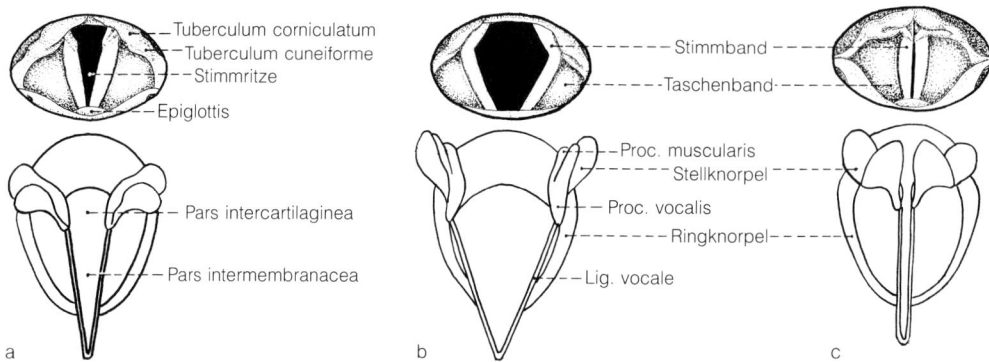

Abb. 9.4-6　Stimmritze (a) in elastischer Gleichgewichtsstellung bei Lähmung der Muskulatur; die Stimmbänder sind straff gestreckt. (b) Bei tiefer Inspiration in maximaler Öffnungsstellung und (c) fest geschlossen in Phonationsstellung.

ragen weiter als die Taschenfalten vor und können die zwischen ihnen liegende **Stimmritze**, *Rima glottidis*, vollständig schließen. Unter den Stimmfalten öffnet sich als **untere Etage** die *Cavitas infraglottica*, die unterhalb des Ringknorpels in das Lumen der Luftröhre übergeht. Die beiden Stimmfalten bilden die **Glottis**, den wichtigen Verschlußapparat der unteren Luftwege, der in abgeleiteter Funktion für die Stimmbildung eingesetzt wird. Jede Stimmfalte enthält in ihrem langen vorderen Teil das elastische Stimmband und seinen Muskel, und in dem hinteren, kürzeren Teil den Stellknorpel mit seinem Stimmbandfortsatz. Da die **Stimmritze** für jeden dieser beiden Abschnitte der beiden Stimmfalten separat und unterschiedlich geöffnet werden kann, unterscheidet man ihre lange vordere *Pars intermembranacea* von ihrer kurzen dorsalen *Pars intercartilaginea* (Abb. 9.4-6).

4.1.1　Skelett und Bänder des Kehlkopfes

Das Skelett des Kehlkopfes besteht aus drei großen unpaaren und einem paarigen Knorpel, die miteinander durch Gelenke und innere Kehlkopfbänder verbunden sind, sowie aus einzelnen kleinen Knorpeleinlagerungen (Abb. 9.4-1 u. 7).

Der **Schildknorpel**, *Cartilago thyroidea*, besteht aus zwei seitlichen, ungefähr fünfeckigen Platten, *Laminae*, die vorne in der Mittellinie mit ihrer unteren Hälfte im *Angulus* kielartig in einem ungefähr rechten Winkel vereinigt sind (Abb. 9.4-1). Die beiden Platten verlaufen leicht schräg von oben außen nach unten innen. Dadurch steht der oberste Teil des Kiels als *Prominentia laryngea* am weitesten vor, besonders nach der Pubertät bei Männern als Adamsapfel. Über der Prominentia sind die beiden Platten durch die tiefe *Incisura thyroidea superior* getrennt. Der Hinterrand des Schildknorpels ist nach oben lang ausgezogen als oberes Horn, *Cornu superius*, und er besitzt am unteren Ende das kurze

Horn, *Cornu inferius*, das mit der Ringknorpelplatte ein Scharniergelenk bildet. Zwischen dem gesamten Oberrand des Schildknorpels und dem Zungenbein und seinen großen Hörnern ist die *Membrana thyrohyoidea* ausgespannt, die seitlich eine Öffnung für die obere Larynxarterie und den oberen Larynxnerven besitzt. Die Membran ist in der Mitte als *Lig. thyrohyoideum medianum* verstärkt und ebenso hinten zwischen oberem Horn des Schildknorpels und großem Zungenbeinhorn als *Lig. thyrohyoideum laterale*, in das ein kleiner Knorpel, *Cartilago triticea*, eingelagert ist. Vom oberen Horn der Schildknorpelplatte verläuft schräg nach unten vor das untere Horn eine leicht vorspringende Leiste, *Linea obliqua*. Von ihrer hinteren Facette entspringt in ganzer Länge der M. constrictor pharyngis inferior sowie vor ihm der M. sternothyroideus, von ihrer vorderen Facette der M. thyrohyoideus.

Der **Ringknorpel**, *Cartilago cricoidea*, besteht aus dem vorderen, schmalen Ring, *Arcus*, und der dorsalen, 2–2,5 cm hohen Platte, *Lamina* (Abb. 9.4-7 u. 8). Dieser Knorpel besitzt außen auf jeder Seite die runde Gelenkfläche für das untere Horn des Schildknorpels. Vorne ist der Unterrand des Schildknorpels mit dem Arcus des Ringknorpels durch das elastische *Lig. cricothyroideum* verbunden (Abb. 9.4-7). Auf der Oberkante der dorsalen

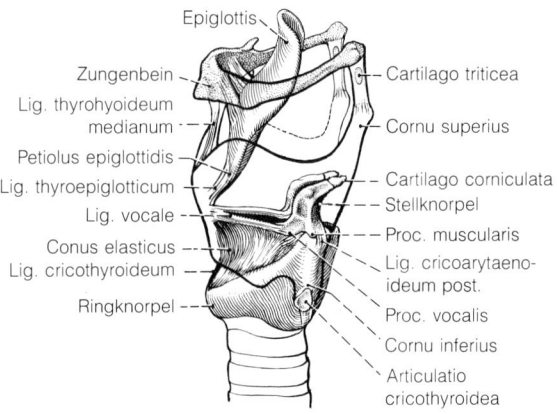

Abb. 9.4-7　Skelett des Kehlkopfes mit Zungenbein und Bandapparat. Der Schildknorpel ist durchsichtig nur mit seiner Kontur dargestellt.

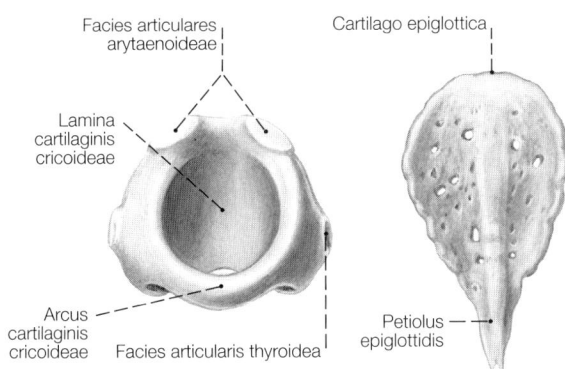

Facies articulares arytaenoideae

Cartilago epiglottica

Lamina cartilaginis cricoideae

Arcus cartilaginis cricoideae

Facies articularis thyroidea

Petiolus epiglottidis

Abb. 9.4-8 Ringknorpel, Cartilago cricoidea, in der Ansicht von ventral. (Aus SOBOTTA [2])

Abb. 9.4-9 Kehldeckelknorpel, Cartilago epiglottica, in der Ansicht von dorsal. (Aus SOBOTTA [2])

Platte liegt jederseits die ovale Gelenkfläche für das Zylindergelenk mit dem Stellknorpel. Mit dem oberen Trachealring ist der Ringknorpel durch das elastische *Lig. cricotracheale* verbunden.

Jeder der beiden **Stellknorpel**, *Cartilago arytaenoidea*, ist ungefähr dreiseitig-pyramidenförmig und wird nach seiner Form auch Gießbeckenknorpel genannt (Abb. 9.4-7). Der obere, größte Fortsatz bildet die nach hinten und medial gebogene Spitze der Pyramide, welcher ein kleiner Spitzenknorpel, die *Cartilago corniculata*, aufsitzt. Diese liegt in der Plica aryepiglottica und wirft das *Tuberculum corniculatum* auf (Abb. 12.3-2). Am vorderen Fortsatz, *Proc. vocalis*, ist das Stimmband befestigt, und am seitlichen Fortsatz, *Proc. muscularis*, inserieren die *Mm. cricoarytaenoideus posterior* und *cricoarytaenoideus lateralis* (Abb. 9.4-2). Die untere Fläche des Stellknorpels trägt die ovale Gelenkfläche für das Zylindergelenk mit der Ringknorpelplatte.

Der **Kehldeckelknorpel**, *Epiglottis*, besitzt die Form eines Fahrradsattels (Abb. 9.4-7 u. 9). Er überdeckt, konkav gewölbt, den Larynxvorhof von vorne oben und buchtet sich mit seinem unteren Teil als *Tuberculum epiglotticum* in das Vestibulum vor (Abb. 9.4-4 u. 9). Der Kehldeckel ist mit seiner Spitze, *Petiolus*, innen am Schildknorpelbug unterhalb der Incisura thyroidea superior mit dem *Lig. thyroepiglotticum* zwischen den beiden Taschenfalten befestigt. Nahe seinem oberen Rand ist der Kehldeckel mit dem Zungenbeinkörper durch das *Lig. hyoepiglotticum* verbunden. Der keilförmige Raum unter diesem Ligament und vor der Vorderseite des Kehldeckels wird von einem leicht verformbaren Fettkörper, *Corpus adiposum laryngis*, eingenommen, der zusammen mit dem Zungengrund bei zum Schlucken angehobenem Kehlkopf den Kehldeckel auf den Kehlkopfeingang herabdrückt. Der Epiglottisknorpel besitzt zahlreiche Löcher, meist für Drüsenpakete.

Die Skelettelemente des Kehlkopfes, der zur Zeit der Geburt relativ groß ist, wachsen kontinuierlich bis zum 5. Lebensjahr, dann bis zur Pubertät nur noch gering. In der Pubertät kommt es zu einem **Wachstumsschub** der Kehlkopfknorpel. Die Mädchen bewahren dabei kindliche Proportionen, bei denen die beiden

Schildknorpelplatten einen Winkel von mindestens 120 Grad bilden. Dadurch verlängern sich die Stimmbänder nur um 3–4 mm auf 14 mm bis maximal 20 mm bei Frauen. Beim pubertären Wachstumsschub der Jungen vergrößert sich besonders stark der Schildknorpel, dessen Platten sich so weit strecken, daß sie nur noch einen Winkel von 90 Grad bilden und sich deutlich als Adamsapfel vorbuchten. Dadurch verlängern sich die Stimmbänder um etwa 10 mm auf 20 mm bis maximal 27 mm bei Männern. Dadurch wird ihre Stimme um etwa eine Oktave abgesenkt. Der mit dem pubertären Wachstum einhergehende **Stimmbruch** beruht auf Anpassungsschwierigkeiten der neuromuskulären Koordination der gleichzeitig schnell wachsenden Kehlkopfmuskeln. Da dieses Wachstum hormonell gesteuert wird, unterbleibt es bei Kastraten.

Die Epiglottis besteht aus elastischem Knorpel, in dem es im Alter zu regressiven Veränderungen mit Kalkeinlagerungen kommt, jedoch zu keiner Verknöcherung. Im Gegensatz dazu sind alle anderen Kehlkopfknorpel aus hyalinem Knorpel aufgebaut, in dem nach der Pubertät auch Verknöcherungen einsetzen. Die Verknöcherungen beginnen bei Männern früher und laufen bei ihnen auch vollständiger ab als bei Frauen. Die Verknöcherung in den Stellknorpeln setzt 3–5 Jahre später ein, sie spart den in elastischen Knorpel übergehenden Proc. vocalis ganz aus.

Der **Binnenraum** des Kehlkopfes mit seiner durch Taschen- und Stimmfalten zustande kommenden funktionell wichtigen Gliederung in drei Etagen – *Vestibulum laryngis*, *Ventriculus laryngis* und *Cavitas infraglottica* (Abb. 9.4-5a) – wird in seiner Form sehr wesentlich durch die unter der Schleimhaut gelegene *Membrana fibroelastica laryngis* bestimmt, die aus dichten elastischen Fasernetzen besteht. Sie bildet um die Cavitas infraglottica den besonders kräftigen *Conus elasticus*, der als kurzes Rohr von der Innenseite des Ringknorpels entspringt und sich kranialwärts in die beiden Stimmbänder fortsetzt (Abb. 9.4-7). Die **Stimmbänder**, *Ligg. vocalia*, unterfüttern die **Stimmfalten**, *Plicae vocales*, also jene bereits erwähnten Schleimhautfalten, die beidseits die sagittal gestellte Stimmritze, *Rima glottidis*, begrenzen. Die Ligg. vocalia sind vorne an der Innenseite des Schildknorpels auf dessen halber Höhe nebeneinander befestigt, und hinten sind sie jederseits mit dem Proc. vocalis des Stellknorpels verbunden. Das Lig. vocale ist ungefähr 3 mm hoch und 2 mm breit; sein oberer Rand ist nach außen unter die Schleimhaut des Ventriculus laryngis umgebogen. In diese Rinne lagern sich die medialsten Fasern des *M. vocalis* ein, einige von ihnen inserieren am Stimmband. So bildet der Conus elasticus mit den Ligg. vocalia die Grundlage der „Lippenpfeife" des Kehlkopfes zur Tonerzeugung. Der vordere, mediane Teil des Conus elasticus ist als derber Faserzug entwickelt und bildet das bereits erwähnte elastische *Lig. cricothyroideum*, das vom Bogen des Ringknorpels zum Unterrand des Schildknorpels zieht und dort die untere Cavitas laryngis abschließt. In der oberen Cavitas laryngis ist die Membrana fibroelastica laryngis nur schwach ausgebildet, sie unterlagert als *Membrana quadrangularis* die Schleimhaut des Vestibulums und zieht in die Taschenfalten hinein, um dort mit ihrem unteren Rand das **Taschenband** oder „falsche Stimmband", *Lig. vestibulare*, zu bilden. Das Taschenband ist vorne am Schildknorpel direkt unter der Incisura thyroidea superior und neben der Anheftung der Epiglottis befestigt und hinten an der Vorderseite der Pyramidenspitze des Stellknorpels. Dadurch werden die oberhalb der Stimmbänder liegenden Taschenfalten, die stets weiter als die Stimmfalten geöffnet sind, parallel mit ihnen bewegt.

4.1.2   Gelenke des Kehlkopfes

In dem beidseitigen **Gelenk zwischen** dem unteren Horn des **Schildknorpels und** der hinteren Seitenfläche der **Ringknorpelplatte**, *Articulatio cricothyroidea* (Abb. 9.4-7), ist durch die Koppelung der beiden Gelenke nur eine Scharnierbewegung möglich. Um die Achse durch beide Gelenke erfolgen Kippbewegungen des Ringknorpels gegen den meist als Punctum fixum wirkenden Schildknorpel. Dadurch werden der Abstand zwischen der Innenseite des Schildknorpelbugs und den Procc. vocales der Stellknorpel verändert und so Länge und Spannung der Stimmbänder reguliert.

Das ovale **Gelenk zwischen Stell- und Ringknorpel**, die *Articulatio cricoarytaenoidea*, ist ein freies Zylindergelenk (Abb. 9.4-7). Der Stellknorpel gleitet mit seiner konkav-rinnenförmigen Gelenkfläche auf der konvexen Gelenkfläche der Oberkante der Ringknorpelplatte. Die Gelenkkapsel ist sehr locker und nur dorsal durch das kräftige *Lig. cricoarytaenoideum posterius* gesichert, das als Führungsband bei den Gleit- und Scharnierbewegungen wirkt. Die Gelenkachse weist schräg nach außen, unten und vorne. Durch Scharnierbewegungen um die Längsachse werden die beiden Procc. vocales der Stellknorpel angehoben, dabei voneinander entfernt oder in der Gegenbewegung gesenkt und einander genähert. Durch Gleitbewegungen in der Längsachse können die beiden Stellknorpel und ihre Procc. vocales einander genähert oder voneinander entfernt werden. Durch geringe Drehbewegungen um eine kranio-kaudale Achse werden die Procc. vocales nach außen oben auseinandergeführt oder nach innen unten zusammengeführt. Die Kombination dieser Einzelbewegungen ergibt den sehr großen Exkursionsradius der Procc. vocales, der von fester Aneinanderlagerung der Stimmfalten beim Glottisschluß bis zu einer maximalen Weitstellung bei tiefer Atmung reicht.

Die **Stimmfalten** stehen durch ihre elastische Ausspannung zusammen mit den Kehlkopfknorpeln in einer mittleren Ausgangsposition (Abb. 9.4-7). Ohne irgendeine Muskelkontraktion ist die Stimmritze bei gestreckten Stimmfalten mäßig geöffnet, wie sie oft auch nach dem Tode vorgefunden wird ("Kadaverstellung", vgl. Abb. 9.4-6a). Die Kehlkopfmuskeln verändern nun die Gleichgewichtslage dieses elastischen Systems durch Stellungsänderungen der Kehlkopfknorpel zueinander, wodurch die Stimmritze unterschiedlich erweitert oder geschlossen und die Spannung der Stimmbänder reguliert wird.

4.1.3   Muskeln des Kehlkopfes

Die Kehlkopfmuskeln gehören neben den äußeren Augenmuskeln, den Fingermuskeln und den tiefen Nackenmuskeln zu den dichtest innervierten Muskeln des menschlichen Körpers.

Der **M. cricothyroideus** (Abb. 9.4-1) gehört als einziger Kehlkopfmuskel zum äußeren Sphinkter des *M. constrictor pharyngis inferior*. Alle übrigen Kehlkopfmuskeln sind Differenzierungen des inneren Sphinkters (Abb. 9.4-2). Der *M. cricothyroideus* entspringt vorne von dem schmalen Ringknorpelbogen und inseriert unten auf der Innenseite des Schildknorpels mit einer medialen, steil aufsteigenden Portion, und mit einer lateralen, schrägen Portion, die sich seitlich an seinem Unterrand bis zum Unterhorn hin anheftet. Dieser Muskel hebt den Ringknorpel vorne an und kippt ihn gegen den meist feststehenden Schildknorpel. Der Oberrand der Ringknorpelplatte wird mit den ihm aufsitzenden Ary-Knorpeln dorsalwärts bewegt. Dadurch werden die Stimmfalten gestreckt und die Stimmbänder gespannt. Als Antagonist des M. cricothyroideus wirkt der hinten am Schildknorpel entspringende M. constrictor pharyngis inferior, besonders aber das elastische System von Conus elasticus und Lig. vocale sowie der elastische Zug der Trachea.

Die **inneren Kehlkopfmuskeln** unterteilen sich in einen Öffner und in mehrere Schließer der Stimmritze, zu denen noch ein Spanner des Stimmbandes kommt (Abb. 9.4-2). Der einzige **Öffner der Stimmritze** ist der *M. cricoarytaenoideus posterior* ("Postikus" der Kliniker). Er entspringt von der hinteren Ringknorpelplatte und zieht nach lateral oben zum Proc. muscularis des Stellknorpels. Er schwenkt den Stellknorpel nach außen und dreht ihn zugleich um seine senkrechte Achse, so daß der Proc. vocalis angehoben und nach außen geführt wird. Die Muskeln beider Seiten zusammen erweitern so die Stimmritze bei jeder Einatmung, maximal bei tiefer Einatmung (Abb. 9.4-10c). Zugleich spannen sie die Stimmbänder. Beim Schlafen sorgt ihr Tonus für ein Offenhalten der Stimmritze. Als **Schließer der Stimmritze** wirken der *M. cricoarytaenoideus lateralis* und die *Mm. arytaenoideus transversus* und *arytaenoideus obliquus* (Abb. 9.4-2). Der M. cricoarytaenoideus lateralis entspringt vorne seitlich vom Ringknorpelbogen und zieht nach hinten oben zum Proc. muscularis des Stellknorpels, den er nach vorne und abwärts zieht. Dadurch bewirkt er eine Einwärtsdrehung der Stellknorpel, so daß bei beidseitiger Aktion die Spitzen der Procc. vocales sich aneinanderlegen und die *Pars intermembranacea* der Stimmritze geschlossen wird; dann bildet ihre Pars intercartilaginea eine dreieckige Öffnung (Abb. 9.4-10a). Damit wirkt dieser Muskel als Antagonist des M. cricoarytaenoideus posterior, des Stimmritzen-Öffners. Die Mm. arytaenoideus transversus und arytaenoideus obliquus verbinden mit queren beziehungsweise mit schräg und kreuzweise verlaufenden Faserbündeln die hinteren Flächen der Stellknorpel. Sie ziehen die beiden Stellknorpel längs ihrer Gelenkachse zur Mitte zusammen und bewirken damit bei schon geschlossener Pars intermembranacea auch einen vollständigen Schluß der *Pars intercartilaginea* der Stimmritze (Abb. 9.4-10b).

Für einen **wirksamen Schluß** der Stimmritze ist allerdings auch noch die Mitwirkung des *M. vocalis* wichtig. Der M. vocalis ist der mediale Faseranteil des *M. thyroarytaenoideus*, der von der Innenfläche des Schildknor-

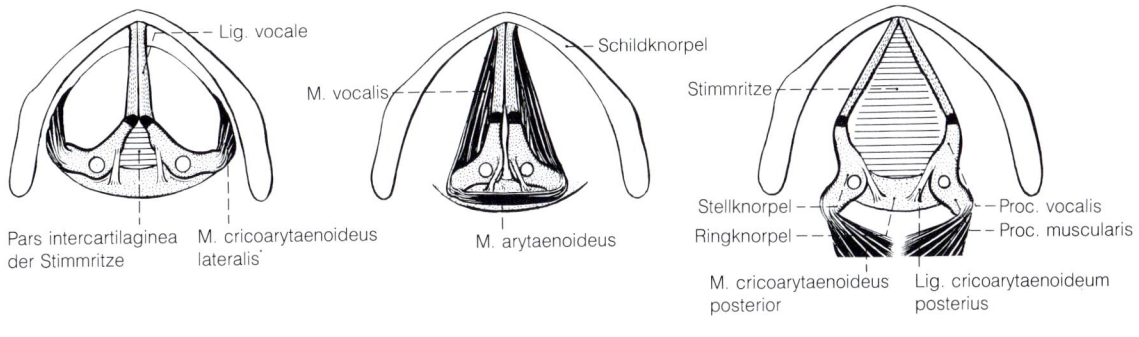

a   b   c

Abb. 9.4-10 Kehlkopfknorpel und Stimmbänder im horizontalen Schnitt. Schema. (a) Stimmritze bei Ruheatmung mit geschlossener Pars intermembranacea; die Pars intercartilaginea ist dreieckig geöffnet. (b) Stimmritze fest geschlossen in Phonationsstellung. Der M. vocalis ist gespannt. (c) Stimmritze maximal erweitert bei tiefer Inspiration. Die Öffnung erscheint fünfseitig.

pelbugs entspringt (Abb. 9.4-2 u. 3) und zum Proc. vocalis des Stellknorpels zieht. Der M. vocalis lagert sich dem rinnenförmigen Lig. vocale von der Seite her an und polstert die Stimmfalte aus; erst seine Kontraktionsverdickung verschließt die Stimmritze fest. Der M. vocalis bewirkt durch seine weitgehend isometrischen Kontraktionen die Feinabstimmung der Stimmlippenspannung, nachdem sie durch den M. cricothyroideus grob eingestellt ist. So reguliert er präzise die Schwingungsfähigkeit der Stimmlippen. Nach lateral setzt sich der M. vocalis in den dünnen, vom Schildknorpelbug entspringenden und an der Vorder-Seitenfläche des Stellknorpels inserierenden übrigen Teile des M. thyroarytaenoideus fort (Abb. 9.4-2). Nach oben setzt er sich als *M. thyroepiglotticus* und *M. aryepiglotticus* mit Ansatz an der Epiglottis fort, aber auch mit Fasern in die Mm. arytaenoidei transversus und obliquus. So bildet der M. thyroarytaenoideus einen Muskelring um die Stimmritze und beteiligt sich am Stimmritzenschluß. Mit seinen Ansätzen an der Membrana quadrangularis beeinflußt er die Form von Vestibulum und Ventriculus laryngis.

Die Kehlkopfmuskeln werden von Ästen des N. vagus innerviert. Der **M. cricothyroideus,** aus dem äußeren Sphinkter abgeleitet, wird vom *Ramus externus* des *N. laryngeus superior* versorgt. Dieser Ast verläuft nach Abgabe des stärkeren Ramus internus seitlich auf dem M. constrictor pharyngis inferior, den er versorgt, um dann von dorsal her den M. cricothyroideus zu erreichen. **Alle übrigen Kehlkopfmuskeln** werden vom *N. laryngeus inferior,* dem Endast des *N. laryngeus recurrens,* versorgt. Durch den Deszensus der Kiemenbogengefäße und die Lage dieses Nerven kaudal zur 6. Kiemenbogenarterie wird er mit seinem Abgang aus dem N. vagus weit nach kaudal verlagert. Links zieht er mit dem N. vagus von ventral um das Lig. arteriosum und den Aortenbogen nach dorsal herum, rechts um den Truncus brachiocephalicus oder schon um die A. subclavia, um seitlich zwischen Ösophagus und Trachea wieder zum Kehlkopf aufzusteigen. Zwischen unterem Horn des Schildknorpels und M.

cricoarytaenoideus posterior teilt sich der N. laryngeus inferior in einen *Ramus posterior* für diesen Muskel sowie die beiden Mm. arytaenoidei und in einen *Ramus anterior,* der zwischen Ring- und Schildknorpel eindringt und alle übrigen Kehlkopfmuskeln versorgt.

Da der aufsteigende N. recurrens der Schilddrüse anliegt, kann er bei ihrer Resektion geschädigt oder durchtrennt werden. Einseitig hat das Stimmbandlähmung dieser Seite und Heiserkeit zur Folge. Doppelseitige Stimmbandlähmung führt nicht nur zum völligen Stimmverlust, sondern auch zu schweren Atemstörungen, da die Stimmritze nicht weit genug geöffnet werden kann.

4.1.4 Schleimhaut und Nerven und Gefäße des Kehlkopfes

Die **Schleimhaut** der Cavitas laryngis ist eine Fortsetzung der Pharynxschleimhaut (Abb. 9.4-4 u. 5). Ihr mehrschichtiges, unverhorntes Plattenepithel setzt sich unterschiedlich weit in das Vestibulum laryngis fort, zum Teil bis auf die Taschenfalten, wo es mit einer breiten Übergangszone in das mehrreihige Flimmerepithel mit zahlreichen Becherzellen übergeht. Das Flimmerepithel, das die gesamten unteren Atemwege bis in die kleinen Bronchioli auskleidet, ist nur auf der Kante der Stimmfalten durch mehrschichtiges, unverhorntes Plattenepithel unterbrochen (Abb. 9.4-11). Dieser 3–4 mm breite Schleimhautstreifen ist dadurch der hohen mechanischen Beanspruchung der schwingenden Stimmfaltenkante angepaßt und ermöglicht den festen Glottisverschluß auch gegen höheren Binnendruck.

Die Schleimhaut der Cavitas laryngis enthält zahlreiche **tubulo-alveoläre Drüsen,** die ein gemischt seromuköses Sekret liefern (Abb. 9.4-11), das die drüsenfreie Plattenepithelkante der Stimmfalten ausreichend befeuchtet.

Das ist für einen einwandfreien Schluß und eine saubere vibrierende Öffnung der Stimmritze und damit für eine reine Stimme erforderlich. Wenn durch Mundatmung oder langes Reden die Stimmlippenoberfläche austrocknet, ist Heiserkeit die Folge. Die Kehlkopfschleimhaut ist gut durchblutet und erscheint dadurch gleichmäßig blaßrosa. Davon stechen die gelblichen Vorderkanten der Stimmfalten deutlich ab, bei denen die gelbe Farbe des elastischen Lig. vocale durch die Schleimhaut durchscheint.

Die **Lamina propria** der Kehlkopfschleimhaut besitzt, besonders im Bereich des Kehlkopfeingangs, ein sehr lockeres Gefüge, das sehr leicht erhebliche Flüssigkeitseinlagerungen aus dem Gefäßsystem zuläßt (Abb. 9.4-11). Eine Entzündung oder ein Insektenstich führt zu einer starken Schwellung der Schleimhaut, Larynxödem (fälschlich oft Glottisödem genannt), das sich sehr schnell ausbildet und den Kehlkopfeingang völlig verlegen kann und zum Ersticken führt. Im Gegensatz dazu ist das Plattenepithel der Stimmlippe mit seiner Lamina propria verzahnt und diese am Lig. vocale so befestigt, daß sich die Schleimhaut gegen das Stimmband sehr leicht verschieben läßt und elastisch zurückschwingt. Dabei bewahrt die Schleimhaut des Labium vocale eine einheitliche Dicke, die für die Stimmbildung sehr wichtig ist. Das wird durch den besonderen Aufbau ihrer Lamina propria sichergestellt, die weder Drüsen noch Lymphgefäße besitzt und kaum entzündlich oder ödematös anschwillt.

Die reiche **sensible Innervation** der Kehlkopfschleimhaut kontrolliert den Eingang in die unteren Luftwege und löst Schutzreflexe wie einen Glottisschluß oder Hustenstoß zum Entfernen von Fremdkörpern aus. Die Schleimhaut von Vestibulum und Ventriculus laryngis wird einschließlich der Stimmlippen von dem sensiblen *Ramus internus* des *N. laryngeus superior* des N. vagus versorgt, der die Membrana thyrohyoidea durchbohrt und unter dem Recessus piriformis zum Vestibulum verläuft. Die Schleimhaut der Cavitas infraglottica wird von sensiblen Fasern aus dem *N. laryngeus inferior*, vorne auch aus dem *Ramus externus* des *N. laryngeus superior* versorgt. Diese sensiblen Nerven führen auch sekretorische parasympathische Fasern des N. vagus für die Schleimhaut, während die sympathischen Fasern aus dem Halsgrenzstrang für die Kehlkopfgefäße mit diesen Gefäßen verlaufen.

Arteriell versorgt wird der Kehlkopf mit allen Strukturen durch die *A. laryngea superior* aus der *A. thyroidea superior*, den ersten Ast der A. carotis externa, und durch die *A. laryngea inferior*, einen Ast der *A. thyroidea inferior* aus dem Truncus thyrocervicalis. Die A. laryngea superior zieht durch das Foramen in der Membrana thyrohyoidea zusammen mit dem Ramus internus des gleichnamigen Nerven zum Kehlkopf. Die A. laryngea inferior verläuft hinter der Trachea nahe dem N. laryngeus inferior und durchbricht dorsal des unteren Schildknorpelhornes den unteren Schlundschnürer, um durch den hinteren Kehlkopf mit seinen Muskeln zu versorgen. Beide Larynxarterien anastomosieren. Die **Venengeflechte** der Schleimhaut fließen durch Begleitvenen der Arterien in die V. jugularis interna ab, sie haben aber auch Verbindung zu dem großen Venenplexus unter der Schleimhaut des Hypopharynx auf der Rückseite des Ringknorpels, der zum Verschlußapparat des Ösophagusmundes gehört. Der **Lymphabfluß** erfolgt aus dem Kehlkopf oberhalb der Stimmlippen zu den oberen *Nodi lymphatici cervicales profundi* sowie zu den infrahyalen *Nodi lymphatici*. Aus der unteren Kehlkopfhälfte ziehen die Lymphgefäße zu den *Nodi lymphatici tracheales* und zu den mittleren und tiefen *Nodi lymphatici cervicales profundi* entlang der V. jugularis interna.

4.1.5   Funktionen des Kehlkopfes

Der Kehlkopf sichert den **Eingang** in die unteren Atemwege und regelt die **Kreuzung** von Nahrungs- und Atemweg im Rachen. Sein Verschlußapparat verhindert das Eindringen von Speiseteilen und Flüssigkeit in die unte-

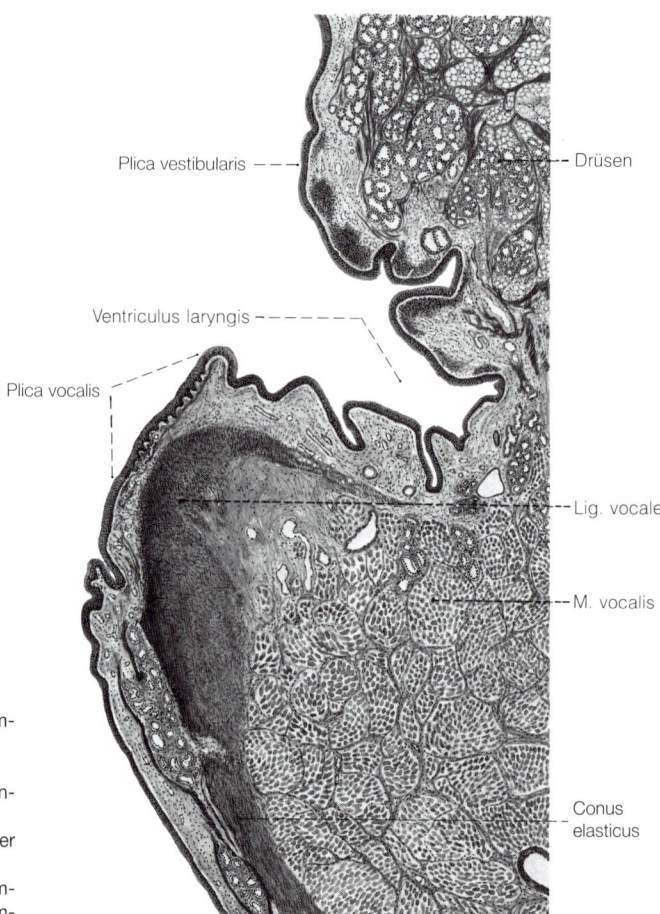

Plica vestibularis – – –   – – Drüsen

Ventriculus laryngis – – –

Plica vocalis

                                                                  – – Lig. vocale

                                                                  – – M. vocalis

                                                                  Conus
                                                                  elasticus

Abb. 9.4-11 Frontalschnitt durch Taschen- und Stimmband und Ventriculus laryngis.
Beachte folgende Bezeichnungsweisen:
- Plica vocalis (Stimmfalte) = die in das Lumen vorspringende, die Stimmritze begrenzende Schleimhautfalte.
- Ligamentum vocale (Stimmband) = verdickter oberer Rand des Conus elasticus.
- Labium vocale (Stimmlippe) = der gesamte Gewebskomplex, Plica vocalis, Ligamentum vocale und M. vocalis umfassend.

ren Luftwege, seine ausreichende Öffnung gewährleistet eine unbehinderte **Ventilation** der Lungen. Die ungestörte Atmung erfordert eine Reihe von **Schutzmechanismen,** bei denen der Kehlkopf mit seiner empfindlichen Schleimhaut eine wesentliche Rolle spielt, z.B. beim reflektorischen Atemstillstand, ausgelöst durch reizende Gase oder beim Husten auf eindringende Partikel hin. Außerdem hat der Kehlkopf mit dem festen Glottisverschluß eine wichtige Funktion für die Erzeugung des Unterdrucks beim Saugen, für den Verschluß der Lungen als Druckpolster bei der Bauchpresse und die Versteifung des Bewegungsapparates über dem festen Druckpolster der Lungen bei schweren körperlichen Tätigkeiten. Auf der Differenzierung der Verschlußfalten der Glottis zu Stimmlippen und ihrer hochdifferenzierten Längen- und Spannungssteuerung beruht die gesamte **Stimmbildung.** Die Stellung des Kehlkopfes und des unteren Pharynx sind an der Formbildung des unteren Ansatzrohres und damit entscheidend an der Artikulation von Sprache und Gesang beteiligt.

Bei dem willkürlich eingeleiteten und reflektorisch weiter ablaufenden **Schluckakt** ist der Verschluß des Kehlkopfes von größter Bedeutung. Dieser beruht auf folgenden Mechanismen: Das Zungenbein wird durch die vorderen Bäuche der *Mm. digastrici* und die *Mm. mylo-* und *geniohyoidei* nach oben und vorne gegen den feststehenden Unterkiefer bewegt; der Kehlkopf wird durch die *Mm. thyrohyoidei* und durch die zum Kehlkopf absteigende Pharynxmuskulatur kranialwärts unter den Zungengrund gezogen. Das *Corpus adiposum laryngis,* das den Raum zwischen Kehldeckel, Zungenbein, Schildknorpel, Membrana thyrohyoidea und dem Lig. hyoepiglotticum ausfüllt, erfährt durch das Hochtreten des Kehlkopfes eine Kompression, die zur Folge hat, daß der untere Teil des Kehldeckels gegen das Vestibulum laryngis vorgebuchtet wird und die Seitenwände des Vestibulums medialwärts gedrängt werden. Die so zustande kommende Verengung des Vestibulums wird durch Kontraktion der Mm. aryepiglottici und thyroarytaenoidei unterstützt und durch einen kompletten Verschluß der Glottis ergänzt. Schließlich wird der obere Abschnitt des Kehldeckels durch den sich dorsalwärts bewegenden Zungengrund nach abwärts geklappt, wodurch der Aditus laryngis komplett verschlossen ist. Durch die Aktivität der Zungen-, Gaumen- und Pharynxmuskulatur kann nun der Bissen, am verschlossenen Kehlkopf laterodorsal vorbei, durch die Recessus piriformes zum Ösophaguseingang geschleust werden.

Die im Hirnstamm erfolgende **reflektorische Steuerung** dieses neuromuskulären Ablaufes wird bei starker Alkoholeinwirkung gestört, so daß größere Speisebrocken in den Kehlkopfeingang eindringen und mit beginnender Inspiration über der Glottis festgesaugt werden können, was zum Ersticken führen kann. Das normale „Verschlucken", oft durch Lachen oder einen Sprechversuch während des Schluckvorganges provoziert, beruht auf dem Eindringen geringer Speise- und Flüssigkeitsmengen in die Cavitas laryngis, deren hochsensible Schleimhaut sofort heftige reflektorische Hustenstöße zur Entfernung der Fremdkörper auslöst.

Zur **Ventilation der Lungen** tritt der Kehlkopf wieder in seine tiefe Ausgangsstellung zurück, die Epiglottis richtet sich auf, der Kehlkopfeingang wird freigegeben und die Stimmlippen öffnen sich. Dabei wird zur Ruheatmung nur die Pars intercartilaginea der Stimmritze geöffnet (Abb. 9.4-10a), erst bei mittlerer Atmung wird auch ihre Pars intermembranacea leicht, und bei sehr tiefer Atmung die ganze Glottis weit geöffnet (Abb. 9.4-10c).

Die weit geöffnete Stimmritze bildet ein ungleichseitiges Fünfeck mit langer, nach vorne gerichteter Spitze. Bei der **normalen Atmung** unterstützt eine rhythmische Änderung der Glottisweite, die zusammen mit den Atembewegungen des Thorax und Zwerchfells reflektorisch gesteuert wird, die Regulation des Atemwiderstandes. In der meist kürzeren Inspirationsphase wird durch Weiterstellung der Glottis der Strömungswiderstand stark herabgesetzt, während durch eine exspiratorische Verengung der Stimmritze die Ausatmung durch Erhöhung des Atemwiderstandes verzögert wird. Diese reflektorische „Exspirationsbremse" dient der Sicherung eines ausreichenden Gasaustausches, und sie ist die Grundlage, auf der sich die exspiratorische Stimmbildung entwickelt hat.

Ein **Hustenstoß** zum Herausschleudern von Fremdpartikeln oder angesammeltem Schleim wird auf folgende Weise erzeugt: Durch festen Verschluß der Glottis zu Beginn der Exspirationsphase (Abb. 9.4-6c), zu dem auch eine kräftige Anspannung des M. vocalis notwendig ist (Abb. 9.4-10b), entsteht durch die Ausatmungsbewegungen ein höherer subglottischer Druck, der dann nach der plötzlichen Sprengung des Glottisschlusses die Luft explosionsartig entweichen und Partikel mißreißen läßt. Beim Räuspern laufen ähnliche Vorgänge in geringerem Ausmaß ab, um die Stimmlippen von anhaftenden Partikeln zu befreien. Diese Schutzmechanismen, vom reflektorischen Atemstillstand beim Schlucken oder beim Eindringen von Fremdkörpern oder ätzenden Stoffen in der Luft bis zum Hustenanfall, basieren wie alle Atemvorgänge auf einem komplizierten Zusammenspiel der Muskulatur der oberen und unteren Atemwege mit dem Bewegungsapparat von Thorax und Abdomen, das vom Rhombencephalon mit seinen respiratorischen Zentren gesteuert wird.

Zur Erzielung der **Bauchpresse** sind diese komplexen Abläufe in einen weiteren funktionellen Zusammenhang eingeordnet. Durch einen festen Verschluß der Glottis kann sich die Thorax- und Abdominalmuskulatur über dem Druckpolster der Lungen kräftig anspannen, um den intraabdominellen Druck zu steigern, so bei der Defäkation oder bei den Austreibungs- oder Preßwehen der Geburt. Davon wird auch beim Heben schwerer Lasten Gebrauch gemacht, wenn der gesamte Bewegungsapparat des Rumpfes versteift werden muß. Bei diesen Funktionen haben Patienten nach Kehlkopfexstirpation, die durch ein Tracheostoma am Hals ohne einen Verschlußapparat atmen, außerordentliche Schwierigkeiten, die sie durch ein Zuhalten des Tracheostomas zu kompensieren versuchen.

Jede **Stimm- und Sprachbildung** beim Menschen beruht darauf, daß dem Ausatmungsluftstrom Schwingungen überlagert werden, die als Töne oder Geräusche reich differenziert werden können. Bei der stimmlosen Sprache wird der Exspirationsstrom einzig durch die Gestaltung des Ansatzrohres artikuliert, es resultiert nur eine leise Flüster- oder Hauchsprache. Dabei strömt die Luft wie bei der Ruheatmung nur durch die Pars intercartilaginea der Stimmritze aus. Ähnliches geschieht bei Stimmbandlähmung durch eine Schädigung des N. laryngeus recurrens. Der Grundvorgang der Stimmbildung, Phonation, besteht darin, daß zu Beginn der Ausatmungsphase die Stimmfalten geschlossen und durch die Streckung des

Lig. vocale und Kontraktion des M. vocalis gespannt werden, wodurch sie sich in der Phonationsstellung befinden. Dann wird durch den angestiegenen exspiratorischen Druck die Glottis für einen Augenblick geöffnet, die gespannten Stimmfalten werden auseinandergedrängt und schwingen im nächsten Moment elastisch in die Verschlußstellung zurück. Dieser Vorgang wiederholt sich rhythmisch und zerteilt den Exspirationsluftstrom in einzelne Druckstöße: Dem Ausatmungsstrom überlagern sich Schwingungen einer bestimmten Frequenz. Die Höhe der Frequenz und damit des Tones hängt von der Länge und der Spannung der Stimmfalten ab, während die Lautstärke vom Volumen und damit von der Strömungsgeschwindigkeit des austretenden Luftstromes bestimmt wird.

Die Länge der Stimmfaltenkante beträgt bei der Frau 14 mm bis maximal 21 mm (beim Alt sind sie 3 mm länger als beim Sopran), und beim Mann 18 mm bis maximal 27 mm (beim Baß 5 mm länger als beim Tenor).

Zusammen mit der Regulation des exspiratorischen subglottischen Druckes und der exspiratorischen Strömungsrate bilden die in ihrer Spannung fein einstellbaren Stimmfalten ein myoelastisch-aerodynamisches System, das mit seinen verschiedenen Komponenten außerordentlich vielfältig und schnell abgewandelt werden kann und damit der Stimme ihre große Variationsbreite in Tonhöhe und Lautstärke verleiht.

Durch die feine zeitliche Abstimmung der **neuromuskulären Steuerung** der Stimmlippenspannung, des subglottischen Druckes und der exspiratorischen Luftströmungen werden nicht nur Tonhöhe und Lautstärke schnell und reich variiert, sondern auch die Art des weichen oder harten Stimmeinsatzes und damit die für den emotionalen Stimmausdruck wichtigen Charakteristika. Die für die Sprachbildung unentbehrliche Formung des Ansatzrohres entscheidet darüber, welche der an den Stimmlippen angeregten Frequenzen und Oberfrequenzen durch dessen spezifische Resonanz verstärkt und hörbar gemacht werden. Zu dieser Formung des Ansatzrohres trägt der Kehlkopf wesentlich mit bei, da durch seine Stellung im Hals Länge und Form des Meso- und Hypopharynx bestimmt werden. So steht bei guten Rednern und Sängern der Kehlkopf meist sehr tief, das untere Ansatzrohr ist weit gestellt. Zu diesen neuromuskulär regulierbaren Resonanzverhältnissen des Ansatzrohres kommen dann die Resonanzbedingungen der Nasenhöhle und ihrer Sinus hinzu, aber auch die Resonanzen der gesamten unteren Luftwege, welche die individuelle Sprach- und Stimmcharakteristik bestimmen. Die gesamte **Stimm- und Sprachbildung** muß nicht nur in die physiologisch wichtigen Atemvorgänge eingepaßt werden, sondern sie bedarf auch eines umfangreichen Rückmelde- und Kontrollsystems, zu dem außer unserem Gehirn das Ohr gehört.

4.1.6 Zugang zum Kehlkopf

Der Kehlkopfeingang ist durch seine Lage im Hypopharynx unter dem Zungengrund nicht direkt einsehbar. Für die Untersuchung des Kehlkopfes beim Patienten verwendet man den **Kehlkopfspiegel,** der in den Rachen eingeführt wird und der zur Beleuchtung des Kehlkopfes dient und zugleich ein flächenhaftes Projektionsbild der räumlich weit auseinanderliegenden Teile liefert (Abb. 9.4-12). Bei dieser **indirekten Laryngoskopie** zeigt das Spiegelbild oben die vorderen und unten die hinteren Bereiche des Kehlkopfeinganges mit Epiglottis, Plicae aryepi-

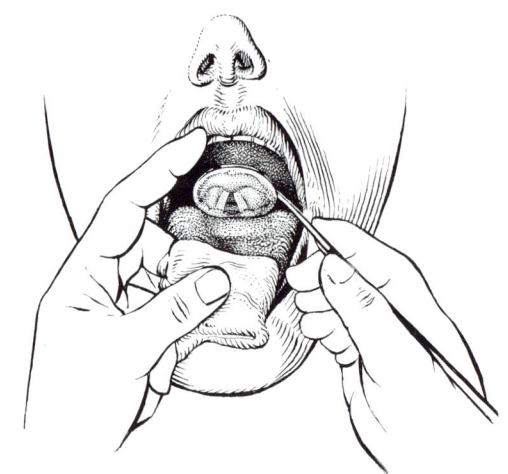

Abb. 9.4-12 Einführen des Kehlkopfspiegels zur indirekten Laryngoskopie, die ein umgekehrtes Kehlkopfbild liefert: Oben ist die vorne liegende Epiglottis, daran anschließend die Pars intermembranacea der Stimmritze zu sehen (vgl. Abb. 9.4-5b).

glotticae, Taschen- und Stimmfalten sowie den Stellknorpeln, deren Funktion bei Atmung und Phonation zu beobachten sind. Die Vorder- und Hinterwand des Kehlkopfeinganges sind dabei jedoch nur schwer zu überblicken. Dafür ist die **direkte Laryngoskopie** mit einem gutbeleuchteten, starren Tubus erforderlich, der in Mundhöhle und Rachen bis vor den Kehlkopfeingang einzuführen ist.

4.2 Luftröhre und extrapulmonale Hauptbronchen

Die Luftröhre, **Trachea,** verbindet als ein elastisches Rohr den Kehlkopf mit den beiden Hauptbronchen, **Bronchus principalis dexter** und **sinister,** und hält dabei durch ihre Knorpelspangen den Luftweg stets offen. Die Knorpelspangen umfassen nur die Vorder- und Seitenwand von Trachea und Hauptbronchen; ihre Hinterwand ist membranös-muskulös ausgebildet (Abb. 9.4-2 u. 13). Die Trachea ist (wie der Kehlkopf) leicht verschieblich in den mittleren Halsraum und das obere Mediastinum eingebaut. Die in ihrer Längsrichtung hochelastische Trachea folgt so allen Kehlkopf-, Kopf- und Halsbewegungen, aber auch den starken Atembewegungen des Mediastinums und des Lungenhilus. Beim Erwachsenen ist die Trachea in aufrechter Haltung 10–13 cm lang, bei tiefer Einatmung verlängert sie sich bis zu 5 cm. Ihr Beginn am unteren Ringknorpel projiziert sich je nach Lebensalter auf die 4.–7. Halswirbel, im Liegen etwas höher. Ihr unteres Ende, die Bifurcatio tracheae, liegt beim Neugeborenen in Höhe des 2. Brustwirbels, beim Erwachsenen in Höhe des 4.–5., und beim alten Menschen in Höhe des 7. Wirbels. Die Trachea liegt über ihre ganze Länge mit ihrer membranösen Hinterwand dem Ösophagus an. Wie dieser folgt sie der Wirbelsäulenkyphose, so daß sie sich zunehmend von der Vorderwand des Halses und der Brust entfernt. Beim Eintritt in den Thorax, in der Höhe des Oberrandes des Manubrium sterni, ist sie 5–7 cm von der Haut entfernt.

Den Halsteil der Trachea, *Pars cervicalis*, umfängt die Schilddrüse: Sie liegt ihm vorne mit ihrem Isthmus, lateral beiderseits mit ihren Seitenlappen an.

Eine zur Struma vergrößerte Schilddrüse, die sich hinter dem Manubrium sterni in die obere Thoraxapertur hineinschiebt, kann zur Druckerweichung der Trachealknorpel und zur Kompression der Trachea mit der akuten Gefahr des Erstickens führen.

Vor dem Brustteil der Trachea, *Pars thoracica*, liegt der Thymus oder im Alter dessen Fettkörper. Vor der Bifurkation und der thorakalen Trachea liegt der Aortenbogen mit den zur oberen Thoraxapertur aufsteigenden großen Gefäßen, *Truncus brachiocephalicus* rechts und *A. carotis communis sinistra* links. Ventral davon überkreuzt die linke *V. brachiocephalica* die untere Trachea schräg, wobei sie die vor der Trachea liegende *V. thyroidea inferior* aufnimmt, um dann mit der rechten *V. brachiocephalica* zur *V. cava superior* zusammenzufließen.

In der Rinne zwischen der Trachea und dem Ösophagus verläuft jederseits der *N. laryngeus recurrens*, nachdem er von ventral her rechts um den Truncus brachiocephalicus, links unterhalb des *Lig. arteriosum* um den *Aortenbogen* herumgezogen ist. Von dort steigt der N. recurrens an der Trachea bis zum Kehlkopf auf, wo er bei Schilddrüsenoperationen besonders gefährdet ist. Von dem seitlich liegenden, bindegewebig eingescheideten Gefäß-Nerven-Bündel aus A. carotis communis, V. jugularis interna und N. vagus sind Trachea und Ösophagus durch lockeres Verschiebebindegewebe getrennt, ebenso vorne vom mittleren Blatt der Halsfaszie und hinten von ihrem tiefen Blatt. Dadurch besitzen Trachea und Ösophagus ihre große Verschieblichkeit.

Der unterste Teil der Trachea mit seiner **Bifurkation** ist leicht nach rechts verschoben; der rechte, etwas stärkere **Hauptbronchus** ist nur 1–2,5 cm lang und ca. 20° gegen die Trachea abgewinkelt, während der linke, etwas schwächere Hauptbronchus 4,5–5 cm lang und mindestens um 35° abgewinkelt ist. Um ihn verläuft zwischen Trachea und linkem Lungenhilus der Aortenbogen, während sich rechts nur die V. azygos einschiebt. Wegen der Verschiedenheit der Abgangswinkel gelangen aspirierte Fremdkörper häufiger in den rechten als in den linken Hauptbronchus.

Der Winkel zwischen beiden **Hauptbronchen** ist sehr variabel, er beträgt meist 55° bis 65°. Mit dem Tiefertreten der Lungen bei tiefer Einatmung verkleinert sich der Winkel. Die ersten beiden Knorpel der Hauptbronchen werden durch ein im Teilungswinkel ausgespanntes dreieckiges Band, Lig. interbronchiale, zusammengehalten. Von der Vorderfläche der Bifurkation und der Hauptbronchen entspringt die **Membrana bronchopericardiaca.** Ihre kollagenen Fasern ziehen zum Teil senkrecht abwärts in die Hinterwand des Perikards in Höhe der Lungenvenen und setzen sich über das Perikard bis zum Zwerchfell fort. Ihre querorientierten Fasern verlaufen in Höhe der Lungenvenen vom Perikard in die Lunge, wo sie in die Adventitia der Lungenvenen übergehen. Schräg verlaufende Fasern ziehen jeweils von einem Hauptbronchus diagonal über das Perikard in das gegenüberliegende Lig. pulmonale hinein. Auf diese Weise werden die Bifurkation und die Hauptbronchen sowohl am hinteren Perikard wie am Lungenhilus fixiert, um sie gegen die Atembewegungen und den verstärkten Zug der Trachea bei Larynx- und Kopfbewegungen in ihrer Lage zu halten.

4.2.1 Wandbau von Trachea und Hauptbronchen

Die äußere Wandschicht der Trachea wird von den 16–20 **hufeisenförmigen Knorpeln**, *Cartilagines tracheales*, und deren Bandverbindungen aufgebaut, und dorsal von der bindegewebig-muskulösen Hinterwand, dem *Paries membranaceus* (Abb. 9.4-13). Die Knorpelspangen halten durch ihre Spannung die Lichtung offen, ihre elastische Verbindung untereinander paßt Trachea und Bronchen allen Längenänderungen an, und die muskuläre Hinterwand ermöglicht größere Durchmesseränderungen. Die innere Schicht wird von einer **Schleimhaut** mit Flimmerepithel und gut entwickelter, drüsenreicher Lamina propria gebildet. Das adventitielle Bindegewebe geht in das lockere Verschiebebindegewebe des Halses und des Mediastinums über.

Die **Knorpelspangen** sind höher als dick, ihre Außenseite ist flach, während ihre Innenfläche gewölbt ist. Im unteren Teil der Trachea können sie variabel geformt sein. Sie bestehen aus hyalinem Knorpel mit einem kräftigen Perichondrium und stellen elastisch stark verformbare Spangen dar. Sie sind miteinander verbunden durch die *Ligg. anularia* aus Kollagenfasern und dichten elastischen Fasernetzen, welche die große Längselastizität der Trachea gewährleisten, sie aber auch durch ihre kollagenen Längsfaserzüge vor Überdehnung schützen. Die flexible membranöse Hinterwand der Trachea besteht aus einer Platte von Bindegewebe mit zahlreichen elastischen Netzen, in die der aus glatter Muskulatur gebildete *M. trachealis* eingelagert ist. Seine Muskelzellen verlaufen horizontal und heften sich am Perichondrium der freien Enden der Knorpelspangen und auf deren Innenseite an (Abb. 9.4-13), zwischen den Knorpelspangen am Bindegewebe der Ligg. anularia. Einige Muskelzell-

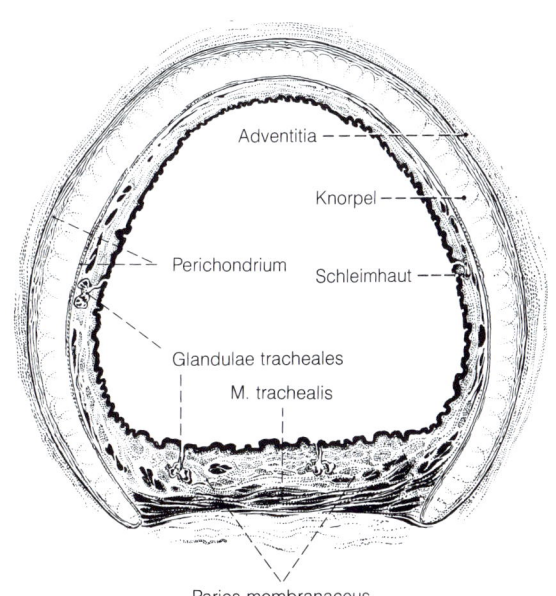

Abb. 9.4-13 Horizontalschnitt durch die Trachea in Höhe einer Knorpelspange.

bündel bilden eine außenliegende, lückenhafte Längsmuskelschicht. Der M. trachealis ist in der Ruhe etwas kontrahiert und hält den Paries membranaceus straff. Dann beträgt die lichte Weite der Trachea 16–18 mm, bei Frauen etwas weniger. Bei tiefer Inspiration wird der Tonus des Muskels geringer, die Weite der Trachea nimmt um 2,5 mm zu.

Die **Bifurcatio tracheae** besitzt einen vom letzten Trachealknorpel getragenen, halbmondförmigen Sporn, *Carina tracheae*, der in die Lichtung vorspringt und die gabelförmige Aufteilung in die beiden Hauptbronchen einleitet. Diese besitzen ebenso wie die Trachea hufeisenförmige Knorpelspangen und eine bindegewebigmuskulöse Hinterwand, den Paries membranaceus. Jeder Hauptbronchus zieht in seinen Lungenhilus hinein, wo er sich sogleich unter Abgabe des Oberlappenbronchus weiter aufzweigt.

Die **Schleimhaut** der Trachea und der Hauptbronchen ist mit den Knorpelspangen und den Ligg. anularia fest verbunden, nur über dem Paries membranaceus ist sie verschieblich und bildet bei stärkerer Kontraktion des M. trachealis Längsfalten. Die Schleimhaut trägt ein mehrreihiges Flimmerepithel mit zahlreichen Becherzellen, nur über der Carina findet sich mehrschichtiges, unverhorntes Plattenepithel. Die Schleimhaut besitzt zahlreiche kleine *Glandulae tracheales*, die ein sero-muköses Sekret liefern. Diese Drüsen sind in die an elastische Fasern reiche Lamina propria eingebettet, besonders zahlreich über den Ligg. anularia und in der membranösen Rückwand, wo sie sogar durch die Muskelbündel auf die Außenseite des M. trachealis dringen. Ihr Sekret bildet den direkt auf dem Epithel liegenden dünnflüssigen Schleimfilm, in dem die Kinozilien kehlkopfwärts schlagen. Dadurch befördern sie den oberflächlich eingedickten Film, der Staubpartikel und Keime einfängt, zum Kehlkopf. Diese „*mukoziliäre Clearance*" transportiert eingefangene Partikel selbst aus den kleinsten Bronchioli in kaum einer Stunde in die Trachea. Von dort werden die zusammengeschobenen Schleimflocken durch einen Hustenstoß in den Rachen ausgeworfen und von Kindern verschluckt, von alten Menschen als Sputum ausgespuckt.

Entzündungen der reich innervierten Schleimhaut führen zu stark gesteigerter Schleimsekretion und gehäuftem Hustenreiz, der aber auch durch Rauchen oder Schadstoffe in der Atemluft ausgelöst werden kann. Außerdem muß die Schleimhaut die Atemluft anfeuchten und anwärmen, besonders bei Außentemperaturen unter 0 °C mit stark verminderter Luftfeuchtigkeit. Kalte und nicht feuchtigkeitsgesättigte Atemluft würde die Schleimhaut der Luftwege und die dünne Epithelbarriere der Alveolen sofort austrocknen und zerreißen lassen. Besonders gefährdet sind Patienten mit einem Tracheostoma (künstliche Trachealöffnung am Hals): Im Winter wird ihre Tracheal- und Bronchialschleimhaut durch das Erwärmen und Anfeuchten der kalten Außenluft überfordert, so daß es zu Austrocknungen und hämorrhagischen Zerreißungen kommen kann.

Die **Innervation** des M. trachealis erfolgt durch den N. vagus über Äste seines N. laryngeus recurrens, weiter unten über direkte Äste. Der N. vagus führt auch die reiche sensible Innervation sowie die sekretorische Innervation der Schleimhautdrüsen durch. Die Schleimhautgefäße werden von sympathischen Fasern aus dem Halsgrenzstrang versorgt, welche die Trachea teilweise mit den Vagusästen erreichen. Die **Gefäßversorgung** der Trachea stammt überwiegend aus der *A. thyroidea inferior*, die

der Hauptbronchen aus *Rami bronchiales*. Die Venen münden in den *Plexus thyroideus impar* und die *V. thyroidea inferior* sowie in Venen der Ösophagus. Die **Lymphgefäße** aus der Schleimhaut von Trachea und Hauptbronchen ziehen zu den *Nodi lymphatici tracheales* entlang der Trachea, und im Bereich der Bifurkation zu den *Nodi lymphatici tracheobronchiales superiores* und *inferiores*. Unterhalb der Bifurkation erfolgt der Abfluß direkt in den *Ductus thoracicus*, oberhalb über den *Truncus bronchomediastinalis* und den *Truncus mediastinalis anterior*. Diese fließen, zum Teil über *Nodi lymphatici cervicales profundi*, in die Venenwinkel auf ihrer Seite.

Ähnlich wie bei der Laryngoskopie lassen sich die Trachea und die abgehenden Haupt- und Segmentbronchen unter direkter Sicht durch ein starres **Tracheobronchoskop** überblicken. Die sehr viel dünneren **Glasfaserendoskope** mit nur 4–5 mm Durchmesser lassen sich bis in die Bronchen 5. Ordnung vorschieben und belasten den Patienten geringer, sie besitzen aber einen kleineren Arbeitsradius und lassen operative Eingriffe nur begrenzt zu.

4.3 Die Lungen

4.3.1 Übersicht

In den Lungen, *Pulmones*, findet der Gasaustausch zwischen der Atemluft und dem Blut, die äußere Atmung, statt. Dafür sind in den beiden Lungen eines Erwachsenen 300–400 Millionen **Lungenbläschen**, *Alveoli pulmonis*, ausgebildet, die über den reich aufgezweigten **Bronchialbaum** belüftet werden. Die dünnen Wände der Alveolen tragen die reichen Kapillarnetze des Lungenkreislaufs, durch die das Blut kontinuierlich zum **Gasaustausch** gepumpt wird. Dieser Austausch erfolgt durch **Diffusion** zwischen der Alveolarluft und dem Kapillarblut durch das dünne Alveolarepithel, eine sehr dünne Bindegewebsschicht und das Kapillarendothel hindurch. Dabei wird von den Erythrozyten das Kohlendioxid an die Alveolarluft abgegeben und aus ihr der Sauerstoff aufgenommen und an das Hämoglobin angelagert (vgl. Abb. 10.1-3). Die Kapazität dieses Gasaustausches wird bestimmt von den Partialdruckdifferenzen der Gase zwischen Alveolarluft und Blut, von der Dicke der Diffusionsbarriere zwischen Alveolarluft und Erythrozyten in den Kapillaren, und von der Größe der Fläche, in der Luft und Blut im Austausch stehen. Diese Austauschoberfläche ist beim Erwachsenen in beiden Lungen etwa 70 bis 140 m² groß. Das Blut wird vom **rechten Herzen** durch die Lungenarterien und ihre Äste zu den Alveolarkapillaren gepumpt und von dort durch die Lungenvenen zum Herzen zurückgeführt. Dieses Gefäßsystem für den Gasaustausch, die *Vasa publica* der Lunge, bilden zusammen mit dem rechten Herzen den kleinen oder **Lungenkreislauf**.

4.3.2 Makroskopie – Die Lungen und ihre Lappen

Jede der beiden **Lungen**, *Pulmo dexter* und *sinister*, füllt eine der beiden Pleurahöhlen aus. Deren Form wird durch den Bau des Brustkorbes und des Mediastinums sowie die Lage des Zwerchfells bestimmt (Abb. 9.4-14). Die Lungen nehmen beim Erwachsenen, abhängig vom

Geschlecht, Alter und Körperbau, bei tiefster Ausatmung ein Gesamtvolumen von ca. 2–3 l und bei maximaler Einatmung von ca. 5 bis über 8 l ein. Davon entfallen auf das Gewebe und das Blut in den Gefäßen ca. 0,8–1,5 l Volumen. Die **Form der Lungen** stellt den Ausguß des im Thorax vorhandenen Raumes dar, einen stumpfen Kegel mit abgerundeter Spitze, mit einer leicht einwärts gewölbten Medialfläche und einer konkaven Basis, die der konvexen Zwerchfellkuppel aufliegt. Die linke Lunge ist medial durch das sich nach links weit ausdehnende Herz muldenförmig eingedrückt, stärker als die rechte Lunge, wodurch das Volumen der linken Lunge 10–20% kleiner ist als das der rechten (Abb. 9.4-14, 15 u. 16).

Jede Lunge ist bis auf den Hilus vollständig von glatter Serosa überzogen, der *Pleura visceralis [pulmonalis]* oder dem **Lungenfell,** das aus dem oberflächlichen Mesothel und einer darunterliegenden, an elastischen Fasern reichen Bindegewebsschicht besteht. Die Pleura visceralis ist von der glatten mesothelialen Auskleidung der Pleurahöhle, dem **Brust- oder Rippenfell,** *Pleura parietalis,* durch den befeuchteten Pleuraspalt getrennt, der die leichte Verschieblichkeit der Lungen ermöglicht. Befestigt ist die Lunge am Mediastinum durch das *Mesopneumonium,* das durch die Umschlagfalte der Pleura visceralis in die Pleura parietalis gebildet wird (Abb. 9.4-14). Der obere Teil des Mesopneumoniums umfaßt die **Lungenpforte,** *Hilum pulmonis,* mit dem Hauptbronchus und allen Lungengefäßen und -nerven, während der untere Teil zum schmalen *Lig. pulmonale* bis zum Zwerchfell ausgezogen ist und einzelne Lymphgefäße enthält.

Den größten Teil der **Oberfläche der Lungen** nimmt die stark gewölbte Rippenfläche, *Facies costalis,* ein, die sich der Brustwand von den Rippen-Wirbelgelenken bis

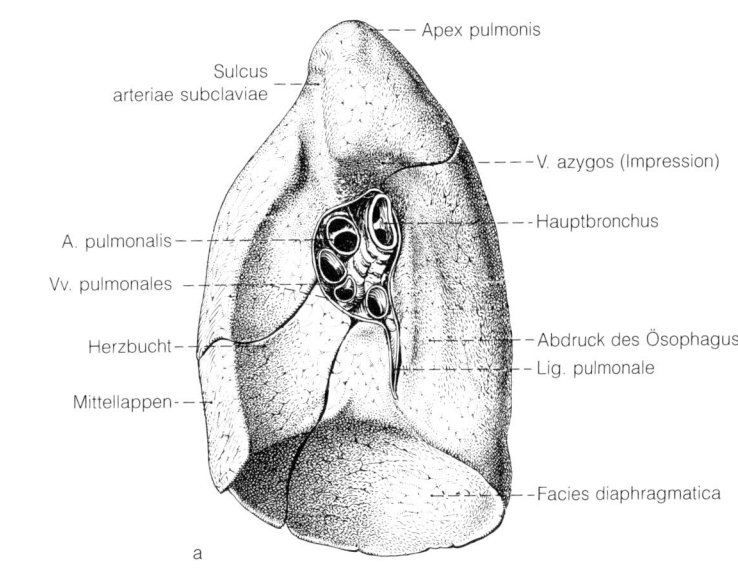

a

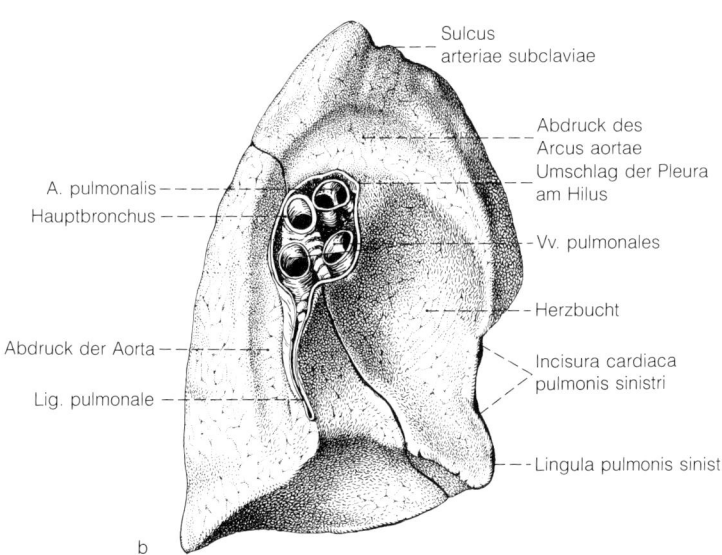

b

Abb. 9.4-14 Mediastinale Fläche (a) der rechten Lunge und (b) der linken Lunge.

zum Brustbein anlegt (Abb. 9.4-15). Die Facies costalis geht oben in die abgerundete **Lungenspitze**, *Apex pulmonalis*, über, welche den Hals der ersten Rippe erreicht, aber deren vorderen Teil und so auch die obere Thoraxapertur um 2–3 cm überragt. Der Lungenspitze lagert sich vorne die A. subclavia und zum Teil auch die V. subclavia an. Die Facies costalis geht dorsal in dem stumpfen *Margo posterior* in die mediale Fläche, *Facies medialis*, über, während ventral der Übergang in die Facies medialis über den scharfkantigen *Margo anterior* erfolgt. Die **mediale Fläche** der Lunge liegt hinten der Wirbelsäule *(Pars vertebralis)* und vorne dem **Mediastinum** *(Pars mediastinalis)* an. Dieser Pars mediastinalis der rechten Lunge liegen kranial vom Lungenhilus V. cava superior, A. subclavia und V. azygos an, und kaudal Ösophagus und Perikard. Der mediastinalen Oberfläche der linken Lunge liegen um den Hilus herum der Aortenbogen an, darüber die A. und V. subclavia, und unterhalb des Hilus verursacht das sich weit nach links vorwölbende Herz die Herzbucht, die *Impressio cardiaca* (Abb. 9.4-14 u. 15). Diese ist so groß, daß die Vorderkante der linken Lunge eine Einziehung, *Incisura cardiaca*, aufweist, durch die ein kaudaler zungenförmiger Zipfel, *Lingula pulmonis*, ausgebildet wird. Die **Unterfläche** der Lunge, *Basis pulmonis*, ist die stark konkav gewölbte *Facies diaphragmatica*, mit der die Lunge der Zwerchfellkuppel aufsitzt. Der äußere Rand dieser Facies, der *Margo inferior*, ist am Übergang zur Facies costalis als keilförmig scharfe Kante ausgebildet, während der Übergang in die mediastinale Lungenoberfläche stumpf erfolgt.

Beide Lungen werden in **Lungenlappen** unterteilt durch Spalten, die bis nahe an den Hilus einschneiden und von Pleura visceralis ausgekleidet sind (Abb. 9.4-14 u. 17). Die **rechte Lunge** ist in drei Lappen gegliedert, den **Oberlappen**, *Lobus superior*, den **Mittellappen**, *Lobus medius*, und den **Unterlappen**, *Lobus inferior*. Der Unterlappen ist von den beiden anderen Lappen durch die schräge *Fissura obliqua* getrennt, die von hinten oben

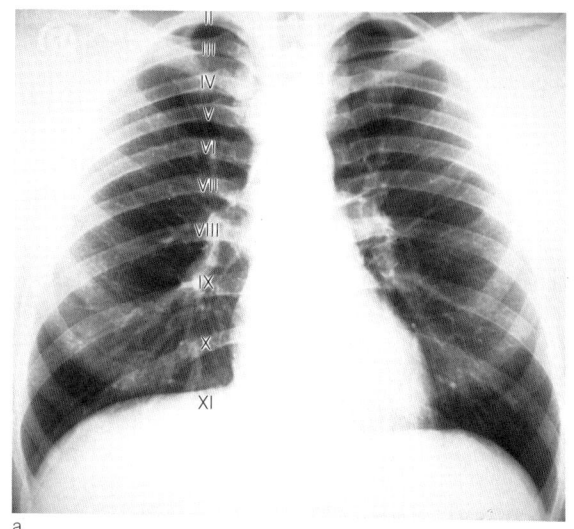

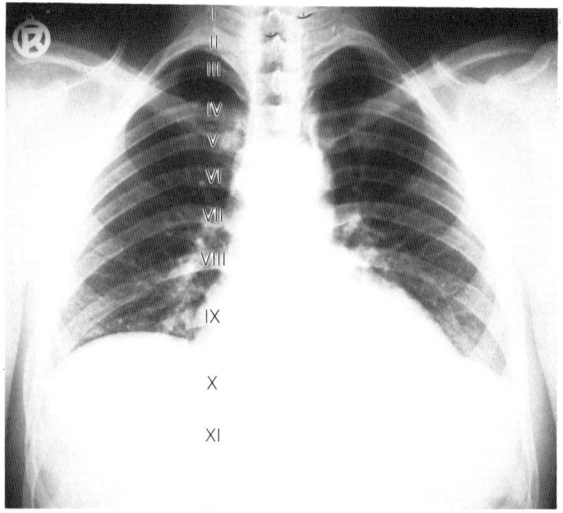

Abb. 9.4-16 Normale Thorax-Übersichtsaufnahme im dorso-ventralen Strahlengang. Die Rippen sind mit römischen Ziffern bezeichnet. (a) Inspirationsstellung: Zwerchfellkuppe in Höhe des hinteren Anteils der XI. Rippe. (b) Exspirationsstellung: Zwerchfellkuppe unterhalb des hinteren Anteils der IX. Rippe.

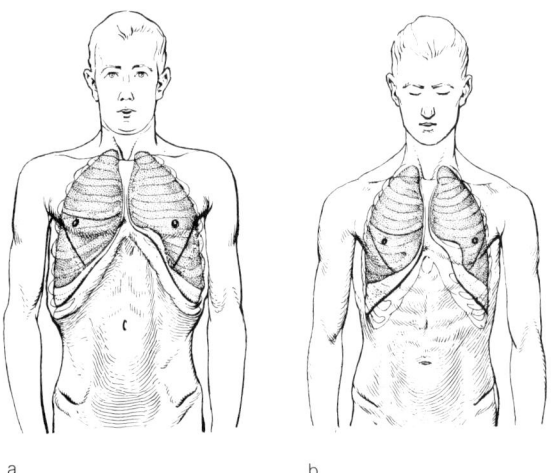

a   b

Abb. 9.4-15 Stellung des Brustkorbes und Projektion der Lungengrenzen. (a) Inspirationsstellung; (b) Exspirationsstellung.

nach vorne unten verläuft und in der Unterfläche der Lunge endet. Mittel- und Oberlappen werden durch die *Fissura horizontalis* getrennt, die von ventral leicht ansteigend bis zum Hilus und seitlich bis zur Axillarlinie verläuft, wo sie auf die Fissura obliqua trifft. Dadurch dehnt sich der Mittellappen vom Hilus aus keilförmig nur nach ventral und unten aus und bildet zusammen mit dem darüberliegenden Oberlappen den ventralen Teil der Lunge, während ihr dorsaler Teil im wesentlichen vom Unterlappen gebildet und nur im kranialen Drittel durch den Oberlappen ergänzt wird. Die **linke Lunge** wird nur durch die schräge *Fissura obliqua* in den **Oberlappen**, *Lobus superior*, und den **Unterlappen**, *Lobus inferior*, unterteilt. Der Verlauf der Fissura obli-

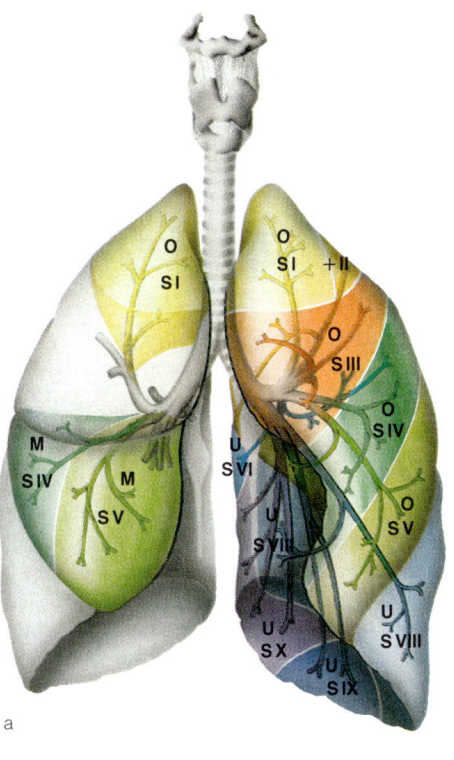

a

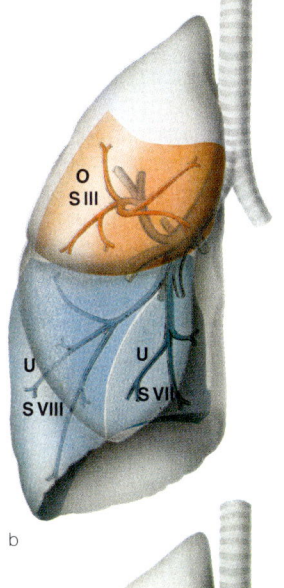

b

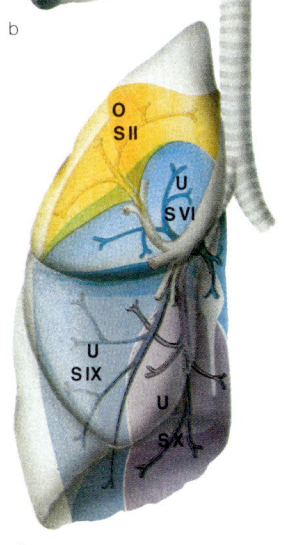

c

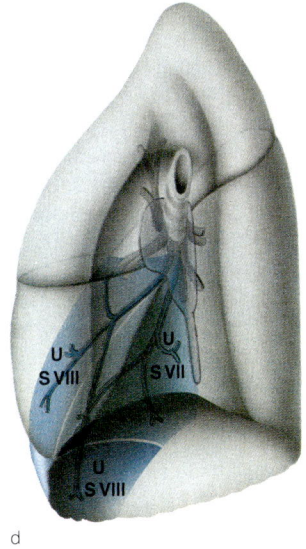

d

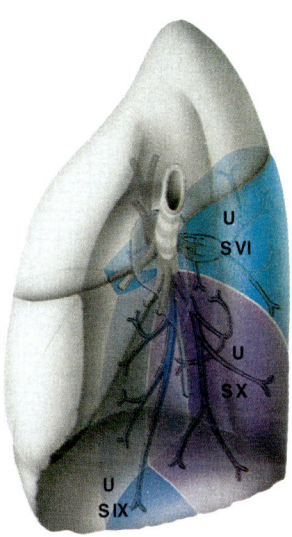

e

Rechte Lunge

Oberlappen (O)

S I = Segmentum apicale
S II = Segm. post.
S III = Segm. ant.

Mittellappen (M)

S IV = Segm. lat.
S V = Segm. med.

Unterlappen (U)

S VI = Segm. apicale (sup.)
S VII = Segm. basale med. (cardiacum)
S VIII = Segm. basale ant.
S IX = Segm. basale lat.
S X = Segm. basale post.

Linke Lunge

Oberlappen (O)

S I, II = Segm. apicoposterius
S III = Segm. ant.
S IV = Segm. lingulare sup.
S V = Segm. lingulare inf.

Unterlappen (U)

S VI = Segm. apicale (sup.)
S VII = Segm. basale med. (cardiacum)*
S VIII = Segm. basale ant.
S IX = Segm. basale lat.
S X = Segm. basale post.

* meistens mit S VIII verschmolzen

Abb. 9.4-17 Schematische Darstellung der Segmente in der transparent gedachten Lunge. (a) Ansicht beider Lungen von ventral; (b) und (c) Ansicht der rechten Lungen von ventral; (b: ventrale Segmente; c: dorsale Segmente durchscheinend); (d) und (e) Ansicht der rechten Lungen von medial.

qua der linken Lunge gleicht dem der rechten Lunge. Der Oberlappen der linken Lunge entspricht dem Ober- und Mittellappen der rechten Lunge, er ist aber durch die tiefe Herzbucht kleiner als diese beiden rechten Lappen.

Im **Lungenhilus** bilden der Hauptbronchus und die Gefäße und Nerven die **Lungenwurzel**, *Radix pulmonis* (Abb. 9.4-14). Der **Hauptbronchus** liegt am weitesten dorsal im Lungenhilus und gibt unmittelbar nach seinem Eintritt den Oberlappenbronchus nach kranial ab. Vor dem Bronchus liegt die eintretende **Lungenarterie,** im linken Hilus weiter kranial als der Bronchus. Im rechten Hilus liegt der Hauptbronchus aber höher als die eintretende Lungenarterie, er reitet mit dem abgehenden Oberlappenbronchus auf der Arterie und liegt dadurch „eparteriell". Die **Lungenvenen,** die direkt im Hilus zu zwei Stämmen zusammenfließen, liegen stets unterhalb der Lungenarterie und vor und unter dem Hauptbronchus. Zwischen den ein- und austretenden Gefäßen liegen die **Hiluslymphknoten,** *Nodi lymphatici bronchopulmonales.* Um den Hauptbronchus und die Pulmonalgefäße herum ziehen die Äste des **Plexus pulmonalis** und die **Rami bronchiales** in die Lunge, und die **Vv. bronchiales** und die **Lymphgefäße** verlassen den Hilus.

Bei Kindern hat die Lunge aufgrund ihres Blutreichtums und ihres großen Luftgehaltes eine hellrosarote Farbe und eine ganz lockere schwammige Struktur. Mit zunehmendem Alter wird sie dunkler bis rotblau, unter der Pleura zeichnen sich die bindegewebigen Septen der Läppchengliederung durch Einlagerung von Rußpigment (anthrakotisches Pigment) blauschwarz ab, wodurch die Lungenoberfläche zunehmend schieferfarben wird. Das traf früher nur für Berg- und Industriearbeiter zu, heute gilt das aber durch den Verkehrsstaub auch für die meisten Städter.

Im kollabierten Zustand besitzen beide Lungen zusammen beim Erwachsenen bei geöffnetem Thorax ein Volumen von ca. 2 l. Ihr Gewicht beträgt etwa 800 g, bei völliger Blutleere etwa 550 g. Infolge ihres Luftgehaltes schwimmen sie auf dem Wasser. Dieser Zustand stellt sich mit dem ersten Atemzug eines Neugeborenen ein.

Vor dem ersten Atemzug ist die nicht entfaltete Lunge flüssigkeitsgefüllt und vollkommen luftfrei. So kann der Gerichtsmediziner mit der Schwimmprobe prüfen, ob ein Kind tot geboren wurde oder vor dem Eintritt des Todes bereits geatmet hat. In durch eine Lungenentzündung schwer erkrankten Lungenteilen kann die Luft aus den Alveolen und dem Bronchialbaum durch Exsudat und abgestoßene Zellen völlig verdrängt werden.

4.3.3   Segmente, Lobuli und Acini

Der innere Aufbau der Lungen wird bestimmt durch die **Aufzweigungen** des **Bronchialbaumes,** denen die Lungenarterien streng folgen. Bronchen und Pulmonalarterien versorgen die kegelförmigen **Lungensegmente,** *Segmenta bronchopulmonalia,* von ihrer zentralen Achse her. Die Segmente sind gegeneinander und an der Oberfläche durch Bindegewebssepten unvollständig abgegrenzt. In diesen verlaufen alle größeren Pulmonalvenen. In der **rechten Lunge** finden sich in der Regel **10 Segmente,** 3 im Oberlappen, 2 im Mittellappen und 5 im Unterlappen, und in der **linken Lunge** meist **9 Segmente,** 5 im Ober- und 4 im Unterlappen (Abb. 9.4-17).

Diese Gliederung in Lappen und Segmente drückt sich bei **Erkrankungen** aus, eine akute Lungenentzündung kann anfangs nur einen oder zwei Lappen als lobäre Pneumonie erfassen. Krankhafte Erweiterungen der Bronchialwand (Bronchiektasen), die chronische Entzündungen unterhalten, finden sich oft nur in einem oder wenigen Segmenten. Obwohl aufgrund ihrer Abgrenzung gegeneinander die Möglichkeit besteht, einzelne erkrankte Segmente operativ zu entfernen, ohne die Nachbarsegmente zu eröffnen und ihre Funktion zu stören, hat diese Methode keine Bedeutung erlangt, da die Prozesse meist zu hilusnahe liegen und deshalb inoperabel sind.

Segmente sind pyramiden- bis kegelförmig mit unterschiedlichen Proportionen und mit ihrer Spitze zur Hilusregion gerichtet (Abb. 9.4-17). Dort treten Segmentbronchus und -arterie ein, die in der Segmentachse verlaufen, während die auf der Segmentoberfläche angeordneten Venen erst nahe dem Hilus zu den großen Lungenvenen zusammenfließen. Die Segmentbronchen verzweigen sich mit 6 bis maximal 12 dichotomen Aufteilungen in die mittleren und kleinen **Bronchi.** Auf sie folgen die **Bronchioli,** deren erste Generation ein **Läppchen,** *Lobulus pulmonis,* versorgt, in dem sich die Bronchioli 3- bis 4mal aufteilen. Ihre letzte Generation sind die **Bronchioli terminales,** aus denen die alveolentragenden Endaufzweigungen des Bronchialbaumes hervorgehen, die bis zu 10 Generationen von *Bronchioli respiratorii* und *Ductus alveolares* umfassen. Die aus einem Bronchiolus terminalis hervorgehenden Endaufzweigungen, die den gasaustauschenden Teil des Bronchialbaumes darstellen, bilden einen **Acinus pulmonis** *(Arbor alveolaris).*

Acini und **Lobuli** sind in der embryonalen Lunge durch Mesenchym gut gegeneinander abgegrenzt, in der ausgewachsenen Lunge aber nur noch unvollständig und nur in speziellen Regionen, so unter der Lungenoberfläche der Facies costalis. Dort wird eine polygonale Felderung von 0,5–2 cm Durchmesser dadurch sichtbar, daß die Bindegewebssepten, die Gruppen von Acini oder einzelne Lobuli abgrenzen, durch die Ablagerung von Makrophagen, gefüllt mit Rußpartikeln, dunkel erscheinen. Diese oberflächlichen Septen zwischen den Läppchen, sowie die unvollständigen Septen aus lockerem Bindegewebe zwischen den Segmenten stellen ähnlich wie die Lappenspalten Verschiebeschichten dar, durch die sich das Lungengewebe bei den Atembewegungen besser den Formänderungen anpassen kann.

4.3.4   Bronchialbaum der Lunge

Die **Luftwege** der Lunge werden von dem reich verzweigten Bronchialbaum gebildet, der in einen proximalen **konduktiven,** nur luftleitenden **Abschnitt,** und in einen distalen **gasaustauschenden Abschnitt** unterteilt wird. Durch den konduktiven Bronchialbaum (Abb. 9.4-18, 19 u. 20) wird dem gasaustauschenden Abschnitt mit den Alveolen die Atemluft zu- und aus ihm wieder abgeführt. Der konduktive Abschnitt umfaßt den **Totraumanteil** eines **Atemzugvolumens,** dessen Luft nicht am Gasaustausch teilnimmt und bei Ruheatmung etwa 150–170 ml beträgt. Der Totraum ist konstruktiv unumgänglich, um der großen Zahl der Alveolen die Atemluft mit dem geringstmöglichen Strömungswiderstand über den reich

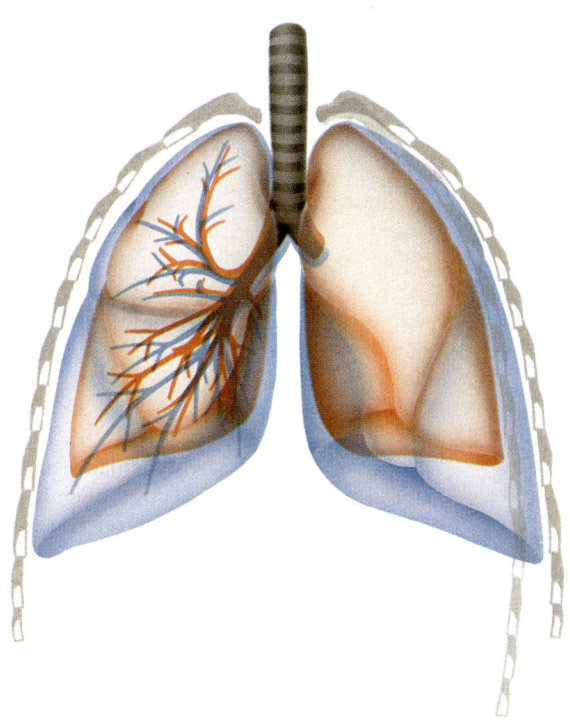

Abb. 9.4-18 Atembewegungen der Lungen und ihres Bronchialbaumes in Relation zur Thoraxwand. Blau: tiefe Inspirationsstellung. Rot: maximale Exspirationsstellung.

verzweigten Bronchialbaum zuzuführen. Die Bronchi teilen sich in der Regel in zwei Äste auf, deren gemeinsamer Querschnitt jeweils etwas größer ist als der des Stammes, wodurch der Strömungswiderstand der Luft gleichbleibt, aber der Gesamtquerschnitt des Bronchialbaumes sich mit jeder Aufteilung vergrößert.

Diese Aufteilungen erfolgen meist in der ungleichmäßigen Form einer **irregulären Dichotomie** (Abb. 9.4-19 u. 20): An der Aufzweigung setzt sich der Bronchusstamm mit einem stärkeren, längeren Ast weitgehend in der gleichen Richtung fort, während der abzweigende dünnere Ast seine Richtung stärker ändert und bis zur nächsten Abzweigung auch kürzer ist. So ziehen die stärkeren Äste in die vom Hilus weit entfernten peripheren Lungenabschnitte und bilden auch mehr Aufteilungsgenerationen als die jeweils dünneren Äste, welche dem Hilus näher gelegene Lungenregionen versorgen. Dabei wenden sich die Äste mit ihren größeren Abgangswinkeln oft auch über einige Teilungen bogenförmig ganz zurück, um die Regionen um die großen Bronchialäste herum zu versorgen (Abb. 9.4-20). Auf diese Weise sind die Weglängen vom Hilus zu den verschiedenen Austauschregionen der Lunge sehr unterschiedlich, jedoch die Durchmesser der Bronchien dürften so ausgelegt sein, daß der Strömungswiderstand für alle Lungenregionen und ihr Anteil am Totraumvolumen annähernd gleich sind. Dadurch werden alle Lungenabschnitte mit gleicher Luftmenge und gleichen Partialdruckwerten belüftet.

Der **konduktive Bronchialbaum** beginnt mit dem **Hauptbronchus**, *Bronchus principalis* (Abb. 9.4-19), der beim Erwachsenen rechts einen Durchmesser von ungefähr 14 mm, links von 12,5 mm besitzt und sich bei tiefer Inspiration um 2–3 mm erweitert. Der Hauptbronchus verzweigt sich in die **Lappenbronchen**, *Bronchi lobares*, von 8–12 mm Durchmesser. Rechts entspringt der Ober-

lappenbronchus bereits direkt im Hilus (Abb. 9.4-19), Mittel- und Unterlappenbronchus erst aus dem weiteren Stammbronchusverlauf. Der linke Hauptbronchus ist länger und stärker seitwärts abgewinkelt, bevor er sich in Ober- und Unterlappenbronchus aufteilt. In beiden Lungen setzt nur der Unterlappenbronchus Richtung und Bau des Hauptbronchus fort und bildet mit ihm die großen Bronchi, während mit den anderen Lappenbronchen und den Aufzweigungen des Unterlappenbronchus die mittleren Bronchi beginnen. Die Lappenbronchen teilen sich weiter in die **Segmentbronchen**, *Bronchi segmentales*, auf (Abb. 9.4-17 u. 19). Der rechte Oberlappen besitzt 3 (B I – B III) und der rechte Mittellappen 2 Segmentbronchen (B IV – B V), der diesen beiden Lappen entsprechende linke Oberlappen besitzt ebenfalls 5 Segmentbronchen (B I – B V). Der rechte Unterlappen wird von 5 Segmentbronchen (B VI – B X) versorgt, der linke Unterlappen in der Regel nur von 4 Segmentbronchen (B VI – B X), ihm fehlt meist der Segmentbronchus B VII.

Die **Segmentbronchen** teilen sich in 6–12 Aufzweigungen zuerst in weitere mittlere Bronchi auf, die bis auf einen Durchmesser von ca. 2 mm abnehmen (Abb. 9.4-20), dann in die kleinen Bronchi, von denen die kleinsten noch eine lichte Weite von ca. 1 mm besitzen. Hauptbronchus und große Bronchi besitzen in ihrer Wand Knorpelspangen, während mittlere und kleine Bronchen mit vielgestaltigen Knorpelplatten versehen sind. Durch den Einbau dieser Knorpelplatten in den äußeren längsgespannten Fasermantel, die *Tunica fibromusculocartilaginea*, werden diese Bronchen passiv offengehalten. In den kleinen Bronchi nimmt die Dicke der innenliegenden *Tunica muscularis* zu, zwischen dieser und der Tunica fibrocartilaginea befindet sich ein gut entwickelter Venenplexus.

Auf diese kleinen Bronchen folgen die **Bronchioli**, denen alle Knorpelelemente fehlen, und die mit ihren Aufzweigungen ein **Lungenläppchen**, *Lobulus pulmonis*, versorgen. Diese Bronchioli teilen sich 3- bis 4mal gleichmäßig dichotom und bilden mit ihren letzten Ästen, den **Bronchioli terminales** mit etwa 0,3–0,4 mm Durchmesser, das Ende des konduktiven Bronchialbaumes. Durch ihre kräftig entwickelte, glatte Muskulatur können sie ihr Lumen stark einengen oder verschließen.

Auf die Bronchioli terminales folgen in 2–3 weiteren Aufteilungen Bronchioli, in deren Wand sich von der 30. Embryonalwoche bis zum 6. bis 8. Lebensjahr einzelne Alveolen oder Gruppen von Alveolen ausbilden. Diese **Bronchioli respiratorii** mit einem mittleren Durchmesser von 0,4 mm stellen die Übergangszone dar, mit welcher der respiratorische Bronchialbaum beginnt (Abb. 9.4-2c, 21 u. 22). Er setzt sich mit 5 bis maximal 8 weiteren gleichförmigen Aufzweigungen fort, die sich ab der 23. bis 24. Embryonalwoche zu den **Ductus alveolares** entwickeln. Sie bestehen vollständig aus unmittelbar aneinanderliegenden Alveolen und besitzen eine lichte Weite je nach Lungenblähung von 0,25–0,4 mm. Die Ductus alveolares enden meist in zwei kurzen **Sacculi alveolares** gleicher Struktur. Diese von einem Bronchiolus terminalis ausgehenden Aufzweigungen des respiratorischen Bronchialbaumes bilden einen

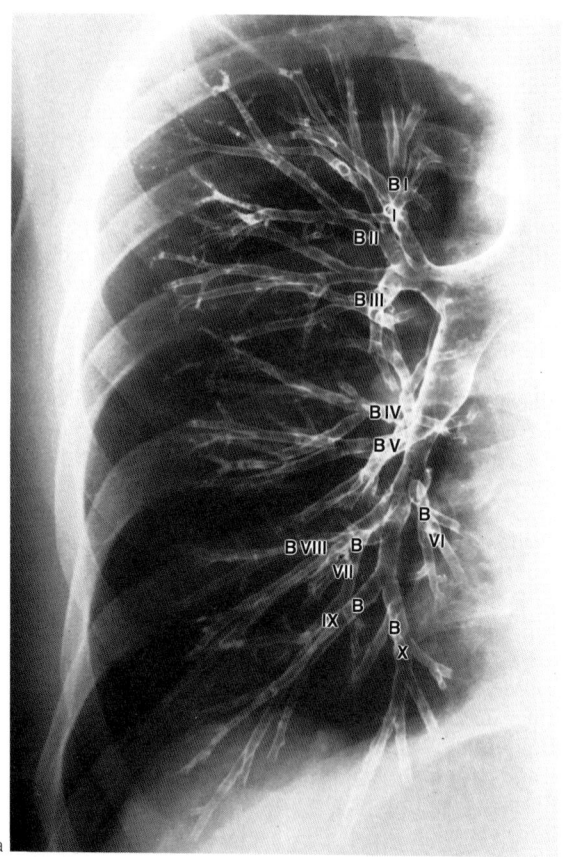

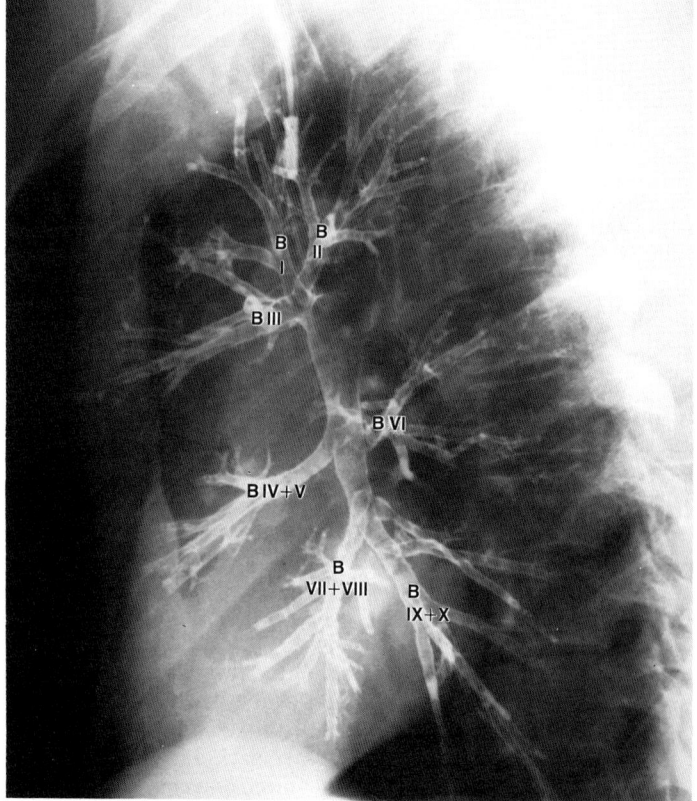

Abb. 9.4-19 Bronchographie der rechten Lunge im Doppelkon-
trastverfahren mit Kennzeichnung der Segmentbronchen. (a) Aufnahme im dorsoventralen Strahlengang. (b) Aufnahme im seitlichen Strahlengang (Wirbelsäule rechts im Bild).

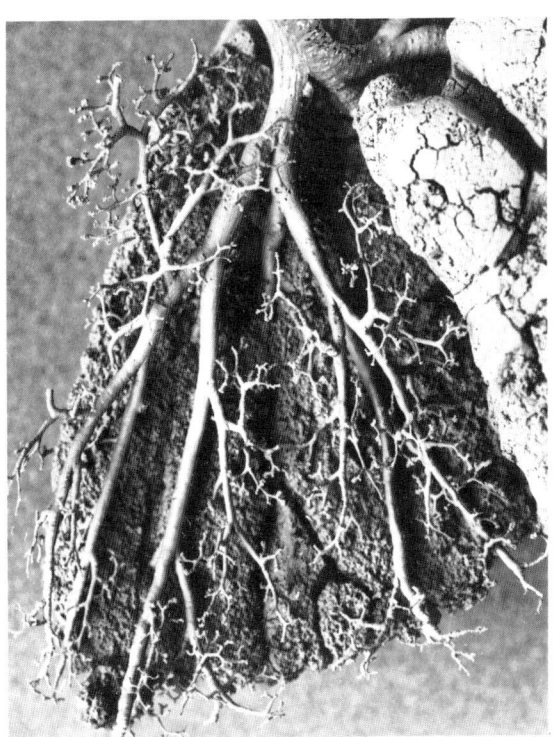

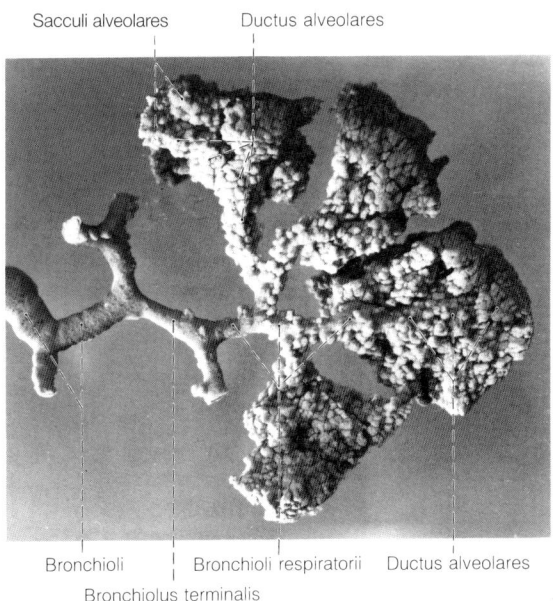

Sacculi alveolares   Ductus alveolares

Bronchioli   Bronchioli respiratorii   Ductus alveolares
Bronchiolus terminalis

Abb. 9.4-20 Silikonkautschukausguß der Lunge eines Erwachsenen. Verzweigungen des Oberlappen-Segmentbronchus B V der linken Lunge teilweise herauspräpariert. Rechts oben im Bild die nichtpräparierten Segmente B IV und B III. Abbildungsfaktor 0,85fach.

Abb. 9.4-21 Silikonkautschukausguß der Lunge eines Erwachsenen. Teil eines Acinus herauspräpariert. Präpariert sind die auf einen Bronchiolus terminalis folgenden Aufzweigungen, soweit sie in der Bildebene liegen; die nach oben und unten herausragenden Verzweigungen wurden abgetragen. Die Lücken zwischen den Acinusabschnitten sind präparationsbedingt. Vergr. ca. 6fach.

Pulmonalarterienast   Bronchioli terminales   Bronchioli respiratorii   Ductus alveolares   Pulmonalvenenäste

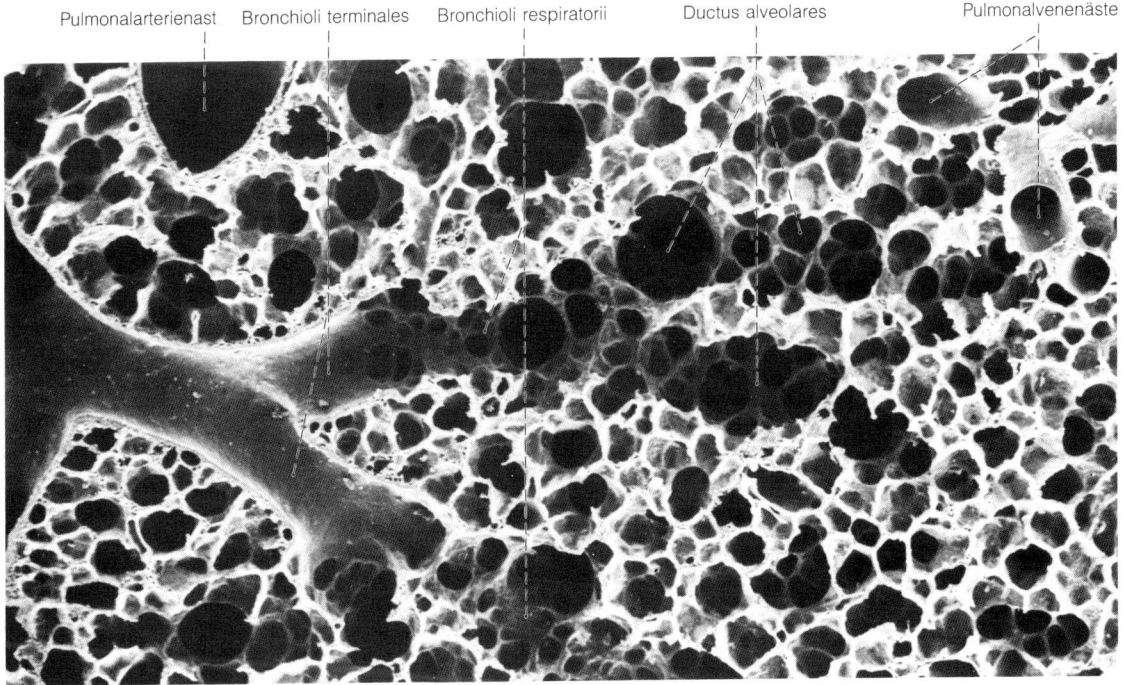

Abb. 9.4-22 Rasterelektronenmikroskopische Aufnahme der Aufzweigungen eines Bronchiolus aus einer Kaninchenlunge. Vergr. ca. 70fach. (Original: E. R. Weibel, Bern)

Acinus pulmonis, der 1500–4000 Alveolen umfaßt und einen Durchmesser von 2,5–5 mm, maximal bis 8 mm besitzt (Abb. 9.4-21).

4.3.5 Wandbau des konduktiven Bronchialbaumes

Der **Hauptbronchus** ist rechts mit 6–8, links mit 9–12 U-förmigen **Knorpelspangen** versehen, die dorsal durch einen **Paries membranaceus** mit glatter Muskulatur geschlossen werden, dieser Bau setzt sich bis auf den Unterlappenbronchus fort. Die Formen der Knorpelelemente in den intrapulmonalen Verlaufsstrecken der Bronchi werden zunehmend unregelmäßiger. Weiter distal werden die Knorpelplatten, die in elastischen Knorpel übergehen, kleiner und liegen als isolierte, unterschiedlich geformte Elemente in der Wand mit peripher größeren Abständen (Abb. 9.4-23). Regelmäßig finden sich in allen Bronchi „Reiterknorpel" in den Teilungswinkeln, die den Sporn in der Aufzweigung unterstützen. Diese sehr variablen Knorpelelemente sind mit ihrem inneren und äußeren Perichondrium in eine Faserschicht aus Kollagenfasern und zahlreichen längsgerichteten, kräftigen elastischen Netzen eingebettet, mit denen zusammen sie die *Tunica fibrocartilaginea* bilden. Ihr schließt sich innen eine dünne Lage zirkulär verlaufender glatter Muskulatur an, die von elastischen Fasern reich umsponnen

wird. Diese nun kontinuierliche *Tunica muscularis* setzt die Muskulatur des Paries membranaceus der großen Bronchen fort.

In den **kleinen Bronchi** wird die Tunica muscularis kräftiger, ihre Muskelbündel verlaufen schräg in spiraligen, sich überkreuzenden Windungen. Zwischen dieser Muskulatur und der Faser-Knorpel-Schicht ist ein dichter **venöser Plexus** ausgebildet, und die **Lamina propria der Schleimhaut** hat mit zahlreichen längsorientierten elastischen Fasern eine *Lamina elastica mucosae* ausgebildet. Während die Muskulatur in den mittleren Bronchi nur geringe Durchmesseränderungen bewirken kann, können die schräg verlaufenden Muskelbündel in den kleinen Bronchi bei gleichzeitiger Füllung der Venenplexus die Schleimhaut bis zur weitgehenden Einengung des Lumens zusammendrücken.

Die **Bronchioli,** die **keinen Knorpel** mehr in ihrer Wand haben, besitzen eine relativ kräftige, glatte Muskulatur, deren Bündel zirkulär bis schraubig angeordnet sind. Diese Muskelbündel werden von elastischen Fasern umsponnen, die sich in den innenliegenden, kräftigen elastischen Faserzylinder der stark längsgerichteten Lamina elastica mucosae fortsetzen. Die Bronchioli sind mit einer dünnen Bindegewebslage mit elastischen Fasern, die der glatten Muskulatur außen anliegt, im umgebenden Lungengewebe verspannt. Durch den elastischen Zug des Lungengewebes wird das Bronchioluslumen bei Erschlaffung der Muskulatur geöffnet, während die Kon-

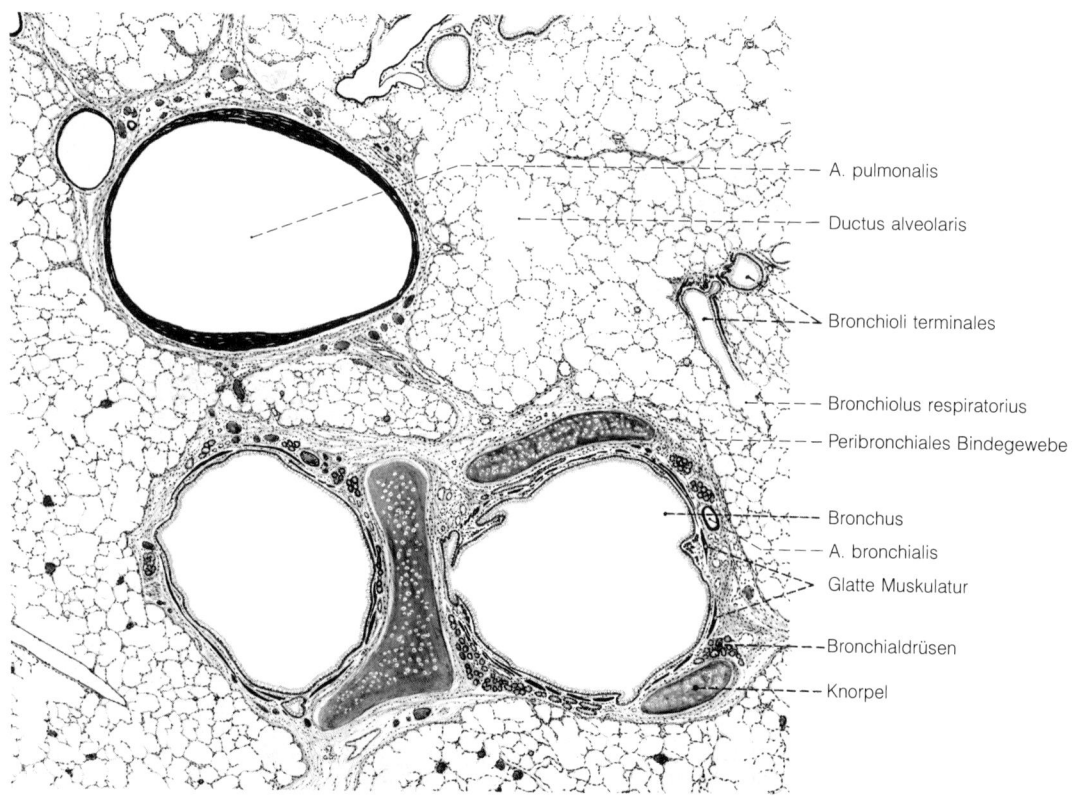

Abb. 9.4-23   Schnitt durch zwei mittlere Bronchi direkt nach ihrer Aufteilung, begleitet von einem großen Ast der A. pulmonalis. Vergr. ca. 15fach.

Ast der A. pulmonalis   Bronchiolus terminalis, kontrahiert

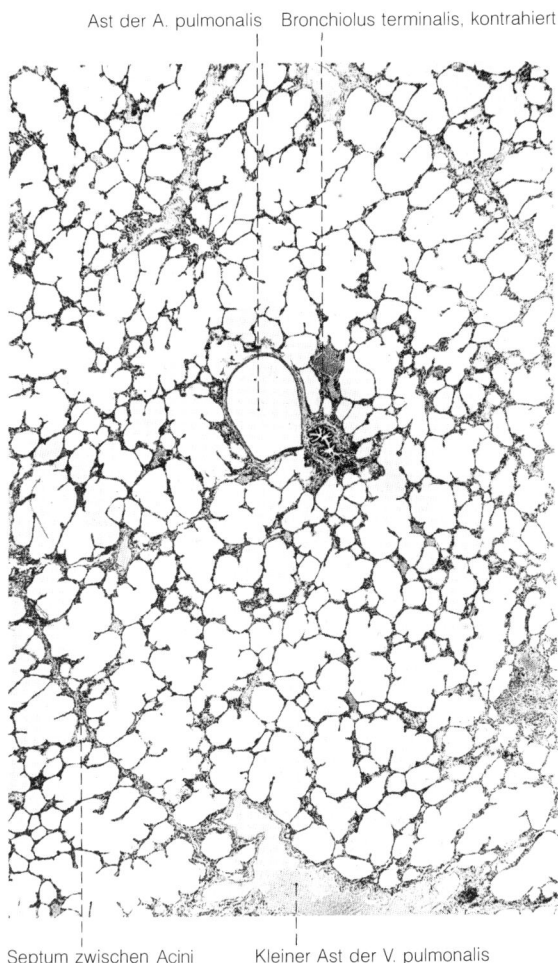

Septum zwischen Acini   Kleiner Ast der V. pulmonalis

Abb. 9.4-24 Schnitt durch eine oberflächliche Lungenregion mit einem partiell abgegrenzten Acinus. Vergr. ca. 25fach.

traktion seiner Muskulatur das Lumen ganz verschließen kann (Abb. 9.4-24). Wenn bei geöffnetem Thorax die Lunge weitgehend zusammenfällt, ist die elastische Spannung des umgebenden Lungengewebes aufgehoben. Dann werden die Bronchioli durch den Zug der elastischen Fasersysteme ihrer Wandung ebenfalls ganz verschlossen. Dieser Bau der Bronchioli erstreckt sich bis in die **Bronchioli terminales.** – Während die großen und mittleren Bronchi nur zu begrenzten Durchmesserveränderungen fähig sind, kann in den kleinen Bronchi und in den Bronchioli der Durchmesser der Luftwege wirksam reguliert werden.

Die anschließenden **Bronchioli respiratorii,** mit denen der respiratorische Bronchialbaum beginnt, sind ähnlich wie die vorhergehenden Bronchioli gebaut. In ihrer Muskulatur und elastischen Tunica mucosae treten aber Lücken auf, durch die einzelne oder Gruppen von Alveolen in das umgebende Lungengewebe hinein vorgebuchtet sind. Um die Eingänge in diese Alveolen sind die elastischen Fasern und glatten Muskelzellen der Bronchioluswand ringförmig angeordnet. Nur der Wand-

streifen, dem der Ast der A. pulmonalis anliegt, bleibt frei von Alveolen (Abb. 9.4-25).

Es schließen sich die **Ductus alveolares** an, deren Lumen nur noch von den aneinandergereihten Öffnungen der Alveolen gebildet wird. Diese Öffnungen sind anfangs von polygonalen Ringen glatter Muskelzellen und kräftigen elastischen Fasern umgeben, die sich um die benachbarten Alveolenöffnungen zu einem polygonalen Maschennetz verflechten, welches das Lumen des Ductus alveolaris begrenzt. In den distalen Abschnitten der Ductus alveolares schwinden die glatten Muskelzellen, die Öffnungen der Alveolen besitzen dann nur noch kollagene und kräftige elastische Fasern.

Die Bronchen sind bis zu den Bronchioli respiratorii von einem Mantel von lockerem Bindegewebe, dem **peribronchialen Gewebe,** umgeben (Abb. 9.4-24 u. 25). Es gestattet dem Bronchialbaum bei Atembewegungen gleitende Verschiebungen gegen das umgebende Lungengewebe. Das peribronchiale Gewebe ist mit dem übrigen Lungengewebe durch Bindegewebsfasern verbunden, welche in der entfalteten Lunge den elastischen Zug ihres Gewebes auf die Bronchen übertragen. Dadurch werden die großen und mittleren Bronchi erweitert, die kleinen Bronchi und Bronchioli offengehalten.

Bronchioli respiratorii   mit   kleinen Ästen der A. pulmonalis

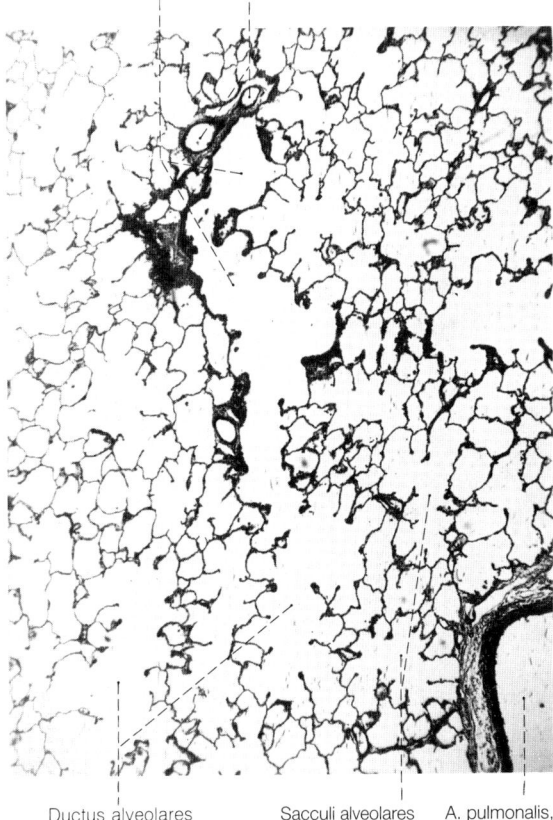

Ductus alveolares   Sacculi alveolares   A. pulmonalis, größerer Ast

Abb. 9.4-25 Schnitt durch einen Acinus mit sich aufzweigenden Bronchioli respiratorii. Vergr. ca. 35fach.

Die elastischen Fasersysteme der Bronchialwand und die Ausspannung der Bronchen und Bronchioli durch das elastisch gespannte Gewebe der entfalteten Lunge sorgen dafür, daß der Bronchialbaum zur Verkürzung der Luftwege und Reduktion des Strömungswiderstandes der Atemwege stets optimal gestreckt ist. Der elastisch gespannte Bronchialbaum stellt aber mit seinen die ganze Lunge versorgenden Verzweigungen gleichzeitig auch eine Gerüststruktur dar, welche die gleichmäßige Anordnung und Ausspannung des zarten schwammigen Lungengewebes gewährleistet. Bei einem Pneumothorax, der durch Verletzung der Thoraxwand oder der Lungenoberfläche und Eindringen von Luft in den Pleuraspalt entsteht, trägt der Zug des elastisch gespannten Bronchialbaumes zum Kollabieren der Lunge bei.

4.3.6 Bronchialschleimhaut

Die Schleimhaut des konduktiven Bronchialbaumes wird wie die der Hauptbronchen von einem **mehrreihigen Flimmerepithel** auf einer gut entwickelten *Lamina propria* aus lockerem Bindegewebe mit zahlreichen elastischen Fasern gebildet. Nur auf den Teilungssporen der größeren Bronchen findet sich mehrschichtiges unverhorntes Plattenepithel. Die Schleimhaut ist durch ihren Reichtum an elastischen Fasern bis in die Bronchioli meist glatt ausgespannt. Nur bei stärkerer Kontraktion der Muskulatur wird sie in Längsfalten gelegt. So findet man sie auch meist in den histologischen Präparaten vor. Dies stellt jedoch einen postmortalen oder fixationsbedingten Zustand dar (Abb. 9.4-24).

Das Flimmerepithel ist in den **großen, mittleren und kleinen Bronchi** mit zahlreichen Becherzellen versehen, außerdem besitzt die Schleimhaut viele **Bronchialdrüsen,** die ein gemischt sero-muköses Sekret produzieren (Abb. 9.4-23). Diese Drüsen liegen außerhalb der Tunica muscularis zwischen den Knorpelspangen. Nur in den kleinen Bronchi liegen die spärlicher werdenden Drü-

sen in der dickeren Lamina propria mucosae innerhalb des dort gut ausgebildeten venösen Plexus. Die Drüsen bilden zusammen mit den Becherzellen den Schleimfilm, in dessen basaler Solphase die Kinozilien schlagen, um die oberflächliche Gelphase zusammen mit den eingefangenen Staubpartikeln zur Trachea zu transportieren.

In den **Bronchioli** wird das zylindrische Flimmerepithel einreihig, in den Bronchioli respiratorii kubisch, die Becherzellen werden seltener und fehlen in den Bronchioli respiratorii ganz. Bronchialdrüsen fehlen in den Bronchioli vollständig. Dagegen treten in ihrem Flimmerepithel **Keulenzellen** (CLARA-Zellen) auf, die ohne Zilien kolbenförmig die Epitheloberfläche überragen und denen eine apokrin-sekretorische Funktion zugesprochen wird (Abb. 9.4-26). Schließlich finden sich im Epithel der Bronchiolen endokrine Zellen mit engen Beziehungen zu Nervenfasern (s. Band II, Kap. 15). Disseminierte endokrine Zellen kommen auch im Epithel der größeren Bronchen und der Trachea vor.

In der Wand der kleinen Bronchi und der Bronchioli finden sich regelmäßig kleine kugelige bis fingerförmige **Schleimhautdivertikel,** die durch die Tunica muscularis hindurch ausgestülpt sind, zum Teil bis in das peribronchiale Gewebe hinein, meist mehrere pro Zentimeter Länge. Sie sind von Flimmerepithel ausgekleidet und besitzen im umgebenden Bindegewebe der Lamina propria eine reiche lymphozytäre Infiltration.

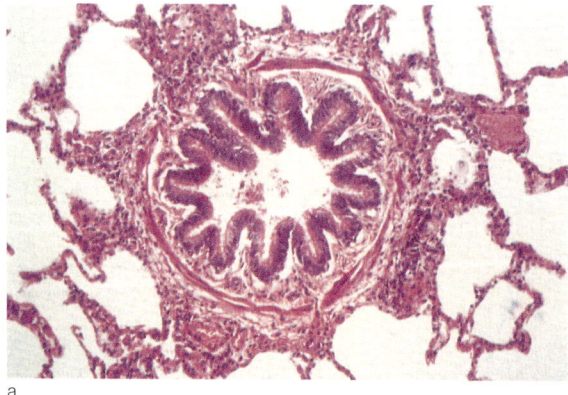

a

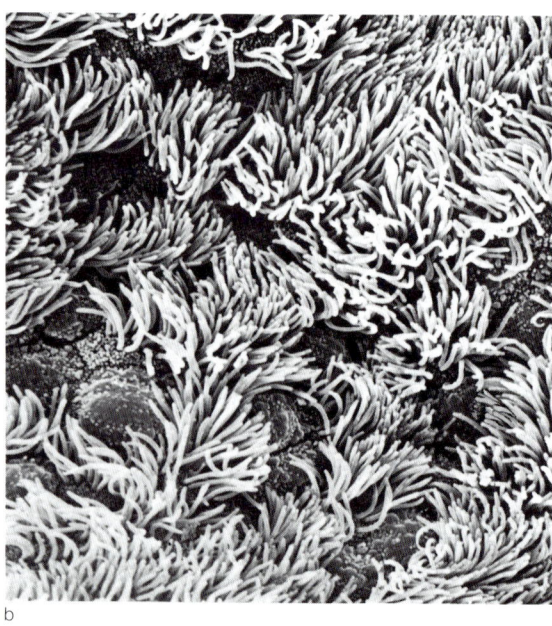

b

Abb. 9.4-26

(a) Querschnitt durch einen Bronchiolus. Beachte die in Falten aufgeworfene Schleimhaut mit einschichtigem Flimmerepithel, die kräftig entwickelte glatte Muskulatur (1) und das Fehlen von Knorpel und Drüsen in der Wand. In der Umgebung des Bronchiolus sind zahlreiche Alveolen angeschnitten. H.E.-Färbung. Vergr. 160fach. (Aus WHEATER et al. [3])

b) Rasterelektronenmikroskopische Aufnahme der Schleimhaut eines Bronchiolus aus der Lunge eines Erwachsenen. Die Kinozilien des Flimmerepithels wurden vor der Fixation vom Schleimfilm befreit. Zwischen ihnen stehen einzelne Keulenzellen. Vergr. ca. 3000fach. (Original: P. GEHR, Bern)

4.3.7 Funktionelle Aspekte des konduktiven Bronchialbaumes

Bei jeder Inspiration werden die Luftwege von der Glottis an durch ein Erschlaffen ihrer Muskulatur etwas weiter gestellt, mit Beginn der Exspiration gewinnt die Muskulatur ihren früheren Tonus zurück. Auf den dadurch bedingten Änderungen der **Atemwegswiderstände** beruht, daß die Exspirationsphase in der Regel 1,2- bis 2mal so lange dauert wie die Inspirationsphase. Ausgeprägt ist die Weitstellung der Luftwege jedoch nur bei tiefer Inspiration, wodurch der Strömungswiderstand stark abnimmt und das **Totraumvolumen** stark zunimmt, was aber funktionell unbedeutend ist. Bei der flachen Ruheatmung dagegen werden gerade die kleinen Bronchi und Bronchioli enggestellt, um das Totraumvolumen möglichst klein zu halten für einen effektiven Gasaustausch, während der höhere Strömungswiderstand physiologisch unbedeutend ist. Nach physiologischen Messungen ist bei ungestörter Atmung der größte Atemwegswiderstand im Anfangsabschnitt des Bronchialbaumes bis zu den ersten Aufteilungen der Segmentbronchen anzutreffen. Durch die vielfachen weiteren Aufteilungen wird der Gesamtquerschnitt des Bronchialbaumes dann so groß, daß die kleinen Bronchi unter 2 mm Durchmesser und die Bronchioli nur mit weniger als 20% zum Gesamtwiderstand beitragen.

Die **Ruheatmung** wird mit Druckunterschieden von 0,1–0,2 kPa (ca. 1–2 cm H_2O) zwischen der Mund-Nasenhöhle und den Alveolen unterhalten, während bei maximaler In- und Exspiration die Druckdifferenz bis auf 3 kPa (ca. 30 cm H_2O) ansteigt. Vor dem **Hustenstoß** und beim **Asthma-Anfall** kann der intrapulmonale Druck aber auf mehr als 13 kPa (ca. 100 mm Hg) steigen. Beim Asthma bronchiale kommt es anfallartig durch fehlgesteuerte Innervation der Muskulatur der kleinen Bronchi und Bronchioli zu einer starken Einengung ihres Lumens in der Exspirationsphase mit einer resultierenden starken Erhöhung des Strömungswiderstandes. Der Kranke versucht, diesen durch Erhöhung des intrathorakalen Exspirationsdruckes zu überwinden, wodurch jedoch auch die Bronchioli von außen weiter komprimiert und ihr Widerstand erhöht wird. Der gleiche Vorgang ist auch die Ursache dafür, daß bei forcierter Ausatmung das Exspirationsvolumen pro Zeiteinheit durch weitere Exspirationsdruckerhöhung nicht zu steigern ist, da durch die stärker komprimierten Bronchioli der resultierende Atemstrom gleichbleibt.

Beim Abhören der Lungen eines Patienten mit dem Stethoskop sind **Atemgeräusche** zu hören, die für die Diagnose von Lungenerkrankungen auch heute unentbehrlich sind. Bei der gesunden Lunge treten bei kräftiger Atmung mit offenem Mund durch Wirbelbildungen an den Aufteilungen des oberen und mittleren Bronchialbaumes die normalen Atemgeräusche auf, die über der Trachea und den Hauptbronchen an- und abschwellend als fauchendes Bronchialatmen zu hören sind, verstärkt bei Inspiration, schwächer und höher bei Exspiration. Über der Lungenperipherie ist ein hauchendes Vesikuläratmen zu hören, das durch die zu Schwingungen angeregten Interalveolarsepten entsteht. Werden nach längerer Ruheatmung atelentliegende und verschlossene Lungenbezirke wieder entfaltet und belüftet, wie es bei bettlägerigen Patienten bei tiefer Inspiration nach Aufrichtung geschieht, so ist ein Entfaltungsknistern beim Öffnen der Bronchioli und Wiederbelüften ihrer Alveolarregionen zu hören, das sich nach einigen tiefen Atemzügen verliert. Bei der Verlegung von Bronchen oder funktionellen Engstellungen wie beim Asthma bronchiale werden diese Atemgeräusche so laut, daß sie in der Umgebung des Patienten mit bloßem Ohr zu hören sind.

Bei **Entzündungen** der Bronchen mit vermehrter Bildung eines zähen Sekretes entstehen durch Schleimmembranen und -fäden in den Bronchen trockene Rasselgeräusche, die wie ein Schnurren, Pfeifen, Brummen oder Giemen klingen. Befindet sich entzündliches Exsudat oder Ödemflüssigkeit in den Luftwegen, entstehen feuchte Rasselgeräusche. Da die kleinen Bronchi und Bronchioli einen sehr großen Gesamtquerschnitt besitzen, können stärkere Einengungen ihres Lumens durch Sekretansammlungen oder ein **Ödem** des peribronchialen Bindegewebes entstehen, ohne daß diese sich im Atemgeräusch bemerkbar machen. Die Fortleitung der Atemgeräusche wird entscheidend von dem Zustand des Lungengewebes beeinflußt. Gut belüftetes Gewebe dämpft die Geräusche sehr stark, während mit der ödematösen Infiltration des Gewebes seine Schallleitfähigkeit stark zunimmt und die Atemgeräusche klingend werden.

4.3.8 Blutgefäßsystem der Lunge

Übersicht

Die **Aa. pulmonales** bilden mit ihren Ästen, die sich in die alveolären Kapillarnetze aufzweigen, und mit den Venen, die diese Kapillaren wieder zusammenführen in die **Vv. pulmonales,** den **Lungenkreislauf,** zu dem auch der rechte Ventrikel und der linke Vorhof gehören. Diese Gefäße, die das Körperblut zum Gasaustausch durch die alveolären Kapillaren führen, sind die **Vasa publica** der Lunge. Daneben existieren die kleinen **Rami bronchiales** (früher: Aa. bronchiales) und **Vv. bronchiales** des Körperkreislaufes, die als **Vasa privata** das Gewebe der Bronchen bis zu den Bronchioli terminales, das der Lungenarterien und das peribronchiale Gewebe sowohl mit Sauerstoff wie mit Nährstoffen versorgen. Diese Aufgabe wird für die Bronchioli respiratorii und die Ductus alveolares sowie für die Bindegewebssepten und das subpleurale Gewebe von den Vasa publica mit übernommen.

Im Gegensatz zum Körperkreislauf, der das Herzschlagvolumen auf die Gefäßsysteme seiner verschiedenen Organe in sehr variabler Weise verteilen kann, muß der **Lungenkreislauf** stets das gesamte Schlagvolumen des rechten Herzens aufnehmen. Entsprechend beträgt der Strömungswiderstand im Lungenkreislauf aufgrund seiner kurzen Gefäßstrecke und des großen Gesamtquerschnitts nur knapp $^1/_{10}$ des Gesamtwiderstandes der Körpergefäße. Bei dem normalerweise getrennten Körper- und Lungenkreislauf gibt es nach der Fetalperiode keinen Umgehungskreislauf mehr, so daß beide Kreisläufe zwangsläufig hintereinander geschaltet sind.

Der Lungenkreislauf gehört zusammen mit den Körpervenen und dem rechten Vorhof zum **Niederdrucksystem** des Kreislaufs. Der systolische Druck in den Lungenarterien beträgt beim gesunden Erwachsenen im Mittel 2,9 kPa (ca. 22 mm Hg), der diastolische Druck 1,0 kPa (ca. 8 mm Hg), woraus ein mittlerer Druck von 1,7 kPa (ca. 13 mm Hg) resultiert, der in den Alveolarkapillaren noch 0,9 kPa (ca. 7 mm Hg) beträgt. Die Struktur der Alveolarwände und damit ihre Funktionstüchtigkeit für den Gasaustausch hängt entscheidend von dem niedrigen Druck im Lungenkreislauf ab. Dadurch wirken sich aber auch hydrostatische Effekte auf die Durchblutung der verschiedenen Lungenregionen viel stärker aus, besonders im Stehen, als das im Körperkreislauf der Fall ist. Deshalb werden in Ruhe die Lungenspitzen schlechter als die Lungenbasis durchblutet. Der Lungenkreislauf besitzt wie die Körpervenen die Fähigkeit, größere Blutvolumina aufzunehmen und auch wieder abzugeben, ohne die Gasaustauschfunktion zu beeinträchtigen. Darin liegt die **funktionelle Kreislaufreserve** des Niederdrucksystems, welche die Anpassung des Lungenkreislaufs an den Körperkreislauf erleichtert.

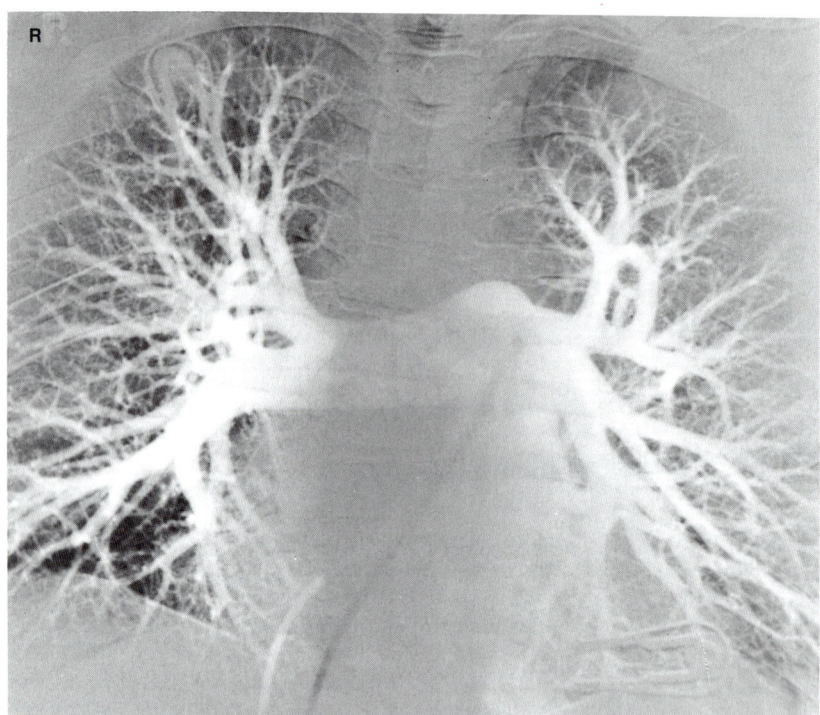

Abb. 9.4-27 Kontrastmitteldarstellung der Pulmonalarterien im digitalen Subtraktionsangiogramm. Aufnahme im dorsoventralen Strahlengang. (Original: BAYINDIR, Gießen)

Zwischen dem Lungenkreislauf und den Vasa privata bestehen an den kleinen Bronchi Anastomosen, die von funktioneller Bedeutung sind, wenn aus pathologischen Gründen wie einer Embolie die Durchblutung blockiert ist. Dann wird das Lungengewebe von den Rami bronchiales versorgt und erhalten.

A. pulmonalis

Die A. pulmonalis folgt mit ihren Aufteilungen den Lappen-, Segment- und weiteren Bronchi (Abb. 9.4-27 u. 28). Die in den Lungenhilus eintretende A. pulmonalis überkreuzt den Hauptbronchus von ventral, ihre Äste lagern sich den Bronchusverzweigungen von lateral, den Unterlappenbronchen von dorsal an. Dabei verlaufen die Äste der Pulmonalarterie dicht neben den Bronchen im Zentrum der Segmente, von wo aus sie zusammen mit den Bronchi und Bronchioli die Segmentperipherie versorgen. Die Arterien sind mit ihrer dünnen Adventitia in das lockere **peribronchiale Bindegewebe** eingebettet (Abb. 9.4-23, 24 u. 25), das den Arterien eine gewisse Verschieblichkeit gegen die Bronchen und das Lungengewebe gestattet. So können die Arterien Längenänderungen durch die Atembewegungen, aber auch stärkere Durchmesserzunahmen durch erhöhtes Herzzeitvolumen und gestiegenen Druck im Lungenkreislauf bei stark vermehrter Leistung elastisch auffangen.

Die **Pulmonalarterien** in Begleitung der Bronchen geben zahlreiche, meist kleinere Äste ab, welche die ihnen naheliegenden Alveolen versorgen. Die Äste der Pulmonalarterien behalten bis zum Ende der Bronchioli respiratorii ihre Lage zu den Bronchi und Bronchioli bei. Ihre **Endäste** verlaufen als Arteriolen zwischen den Ductus alveolares in den ihnen gemeinsamen Interalveolarsepten, um die Kapillarnetze aller umliegenden Alveo-

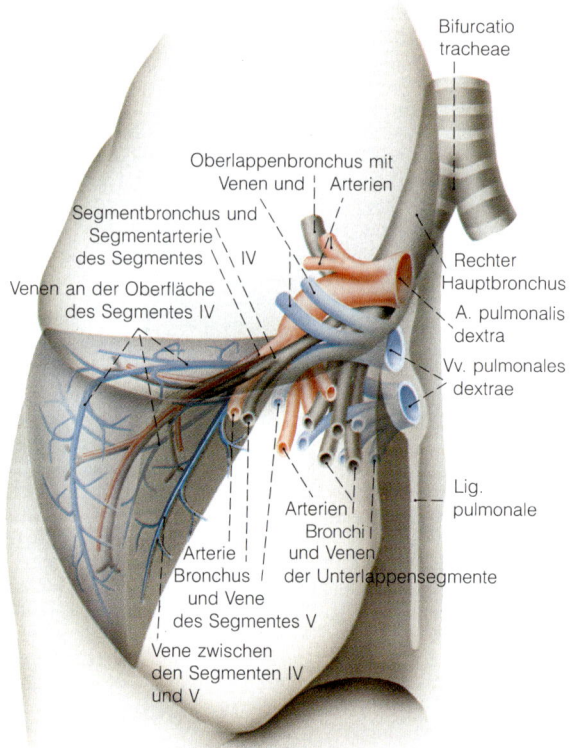

Abb. 9.4-28 Halbschematische Darstellung der Gefäßversorgung der rechten Lunge am Beispiel des Mittellappensegmentes. IV. Segmentbronchus und -arterie verlaufen im Zentrum des Segmentes, die Venen an seiner Oberfläche.

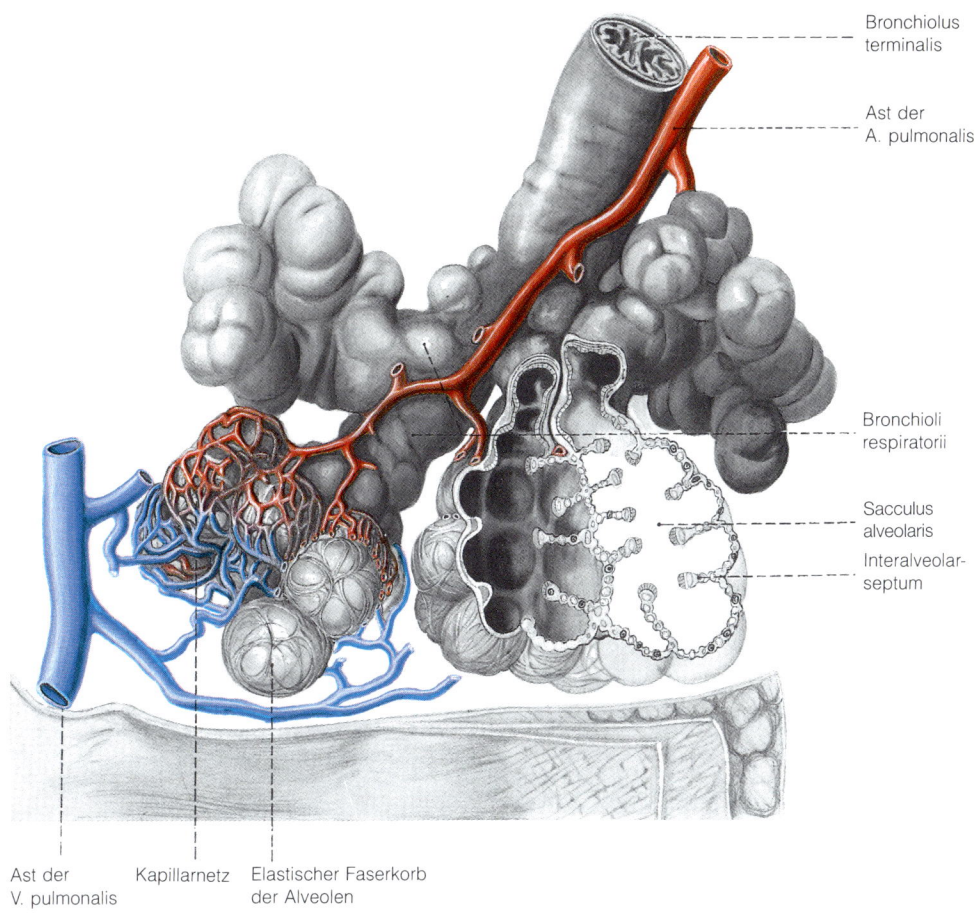

Bronchiolus
terminalis

Ast der
A. pulmonalis

Bronchioli
respiratorii

Sacculus
alveolaris

Interalveolar-
septum

Ast der   Kapillarnetz   Elastischer Faserkorb
V. pulmonalis   der Alveolen

Abb. 9.4-29 Stark vereinfachte Darstellung der Gefäßversorgung eines Acinus. Es fehlen vor allem die Aufzweigungsgenerationen der Ductus alveolares. Rot: terminale Strecke der A. pulmonalis (venöses Blut); blau: Beginn der V. pulmonalis (arterialisiertes Blut).

len zu versorgen (Abb. 9.4-29). Die Pulmonalarterien bilden mit ihren einzelnen Ästen jeweils Endarterien, zwischen denen es keine funktionell bedeutenden Anastomosen gibt, so daß bei Verlegung eines Astes dessen Versorgungsgebiet von den Nachbarästen nicht ausreichend durchblutet wird.

Die Äste der A. pulmonalis sind in ihren ersten Aufteilungsgenerationen **Arterien elastischen Bautyps,** die dem niedrigen Druck im Pulmonalkreislauf entsprechend sehr dünnwandig sind. Ihre Wände besitzen jedoch keine elastischen Membranen wie die Aorta, sondern kräftige elastische Fasergitter und relativ mehr glatte Muskulatur. Ab einem Durchmesser von ca. 3–2 mm, nach ungefähr 7 Aufteilungsgenerationen, besitzen diese **kleinen Arterien** einen **muskulären Bautyp** mit einer kräftigen Membrana elastica externa. Die nach weiteren Aufteilungen hervorgehenden Arteriolen mit 150–50 μm Durchmesser besitzen nur noch spiralig angeordnete Muskelzellbündel, unterbrochen von breiten muskel-

freien Streifen. Die **Arteriolen** sind im Gegensatz zu den Arteriolen des Körperkreislaufes und entsprechend dem niedrigen Pulmonalisdruck keine typischen Widerstandsgefäße. Sie liegen bereits in den Interalveolarsepten zwischen den Ductus alveolares und nehmen am Gasaustausch teil. Über muskelfreie Präkapillaren von 70–40 μm Durchmesser gehen sie in die zahlreichen **Alveolarkapillaren** mit einem Durchmesser von 6–9 μm über, die in den Interalveolarsepten flächige, engmaschige Kapillarnetze mit einer funktionellen Länge der Kapillarstrecke zwischen Präkapillaren und Postkapillaren von 300–500 μm bilden.

Vv. pulmonales

Die Alveolarkapillaren fließen in weite, muskelfreie Postkapillaren, und diese in 50–80 μm weite Venulen ab, die schon einzelne dünne Bündel glatter Muskelzellen besitzen. Aus ihnen gehen **kleine Venen** mit geschlossener, aber dünner Schicht von Muskelzellen hervor. Diese kleinen Venen liegen bereits in den dünnen, bindegewebigen Grenzmembranen zwischen den Acini, von wo sie zwischen den Läppchen, von lockerem Bindegewebe umgeben, zur nächstgelegenen Segmentoberfläche abfließen. Dort münden sie in **größere Venen,** die in den Bindegewebslamellen zwischen den Segmenten oder unter der Pleura der Lungenoberfläche zum Lungenhilus verlaufen (Abb. 9.4-28). So werden die Segmente, die von ihrer zentralen Achse aus durch die Äste der A. pulmonalis versorgt werden, venös über ihre Oberfläche drainiert. In den intersegmentalen Bindegewebssepten sammeln die Venen die kleineren zufließenden Venen aus den beiden benachbarten Segmenten. Alle diese Venen fließen im Hilus unter Überkreuzung der Segment- und Lappenbronchen und -gefäße zu den beiden **Lungenvenen** zusammen, welche den Hilus ventral und kaudal von Hauptbronchus und A. pulmonalis verlassen (Abb. 9.4-28). Die Vv. pulmonales mit ihren zuführenden Ästen sind relativ dünnwandig mit einer lockeren Tunica media mit kräftigen elastischen Netzen, sie besitzen keine Venenklappen und münden klappenlos in den linken Vorhof.

Die Arterien werden durch das in ihnen mit einem Druck von 1,0–2,9 kPa (ca. 8–22 mm Hg) strömende Blut entfaltet und gespannt. Sie bilden reich verzweigte, biegsame Gefäßbäume, die durch ihre **Druckfüllung** ihre ausgebreitete Lage immer wieder elastisch anstreben und dadurch auch wesentlich die Entfaltung des Lungengewebes unterstützen. Die größeren Venen sind dagegen mit ihrer zugfesten Adventitia als Strukturen ausgebildet, die regionalen Überdehnungen des Lungengewebes entgegenwirken und es an der Membrana bronchopericardiaca und damit am Mediastinum befestigen.

Die mittlere **Blutmenge** im Pulmonaliskreislauf beträgt etwa 450 ml, das sind ca. 9% der gesamten Blutmenge des Körpers. Davon befindet sich mehr als die Hälfte in den leicht dehnbaren Venen. Im Kapillarbett befinden sich in Ruhe nur ca. 100 ml Blut, bei Leistungsatmung mit steigendem Lungenblutvolumen 150 ml bis maximal 200 ml. Die Lungenblutmenge kann durch intrathorakale Drucksteigerungen oder plötzliche größere Pumpleistung des linken Herzens um mehr als 50% reduziert werden. Die Lungenblutmenge stellt die Hälfte des sog. **zentralen Blutvolumens** dar, welche das Blut im gesamten Pulmonaliskreislauf umfaßt. Gut 50% dieses Volumens bilden für plötzliche Steigerungen der Kreislaufleistung das schnell mobilisierbare Sofortdepot. Auf der anderen Seite kann durch physiologische und pathologische Drucksteigerung das Blutvolumen der Lunge um gut 100% gesteigert werden, wobei sich sowohl die Venen als auch die Arterien elastisch erweitern.

Diese **Volumenflexibilität** des Lungenkreislaufs ist für kurzfristige Anpassungen der Förderleistung der beiden Ventrikel aufeinander von Bedeutung. Langfristige **Blutverteilungsänderungen** durch Verlagerung von Blutvolumina vom Körper- in den Lungenkreislauf, z.B. durch chronisch obstruktive Ventilationsstörungen mit Steigerungen des Drucks in den Pulmonalarterien, führen jedoch zu schweren Belastungen der Lungengefäße. Sie reagieren mit **Verdickung** ihrer **Wandstrukturen** und **Widerstandserhöhung**, welche zu strukturellen Herzveränderungen, zum **Cor pulmonale**, führen. Bei langsam ansteigendem Druck im Lungenkreislauf wird durch Regulation und Anpassung der kleinen Arterien und Arteriolen der Druck im Kapillarbett auf dem Normalwert von 0,9 kPa (ca. 7 mm Hg) gehalten, der für die Funktionstüchtigkeit der Gasaustauschstrukturen wesentlich ist.

Das periphere Lungengefäßsystem reguliert seine **regionale Durchblutung** selbständig am Ort. Dadurch wird die Perfusion einzelner kleiner Lungenregionen auf deren Ventilation abgestimmt. Werden Regionen der Lunge zeitweise geringer ventiliert, sinkt in ihrer Luft der O_2-Partialdruck sehr schnell ab und die O_2-Sättigung des in die Pulmonalvenen abfließenden Blutes ebenfalls, während der CO_2-Partialdruck in Luft und Venenblut ansteigt. Als Folge kontrahieren sich die kleinen präkapillaren Gefäße, die als Arteriolen mit ihrer spiralig lückenhaften Muskulatur bereits in den Interalveolarsepten liegen, ebenso verengen sich die kleinen postkapillaren Venen, und die Kapillaren werden nicht mehr durchströmt. Durch diese lokale Durchblutungsregulation wird die Beimischung venösen Blutes, das keinen Gasaustausch durchführen konnte, zu dem in den gut ventilierten Lungenregionen arterialisierten Blut unterbunden, das Blut in den Lungenvenen behält seine hohe Sauerstoffsättigung und der Gasaustausch seine Effizienz.

Bei einer Steigerung der Ventilation werden diese Lungenregionen wieder mit Frischluft versorgt, wodurch sofort ihre Kapillargebiete durch Öffnung der lokalen Vasokonstriktion für den Gasaustausch rekrutiert werden. Auf diese Weise wird bei der Ruheatmung nur ein Teil der Kapillaren der Interalveolarsepten durchströmt, während bei einer Steigerung der Atmungs- und Herztätigkeit die durch die Lunge gepumpte Blutmenge von einem Ruhewert von 4 l/min auf 20 l bis maximal 24 l/min bei schwerer Arbeit gesteigert werden kann. Dabei steigt der mittlere Druck in den Lungenarterien aber nur auf das Doppelte des Ruhewertes, auf 3,5–4 kPa (ca. 26–30 mm Hg). Das beruht auf der Erniedrigung des Strömungswiderstandes durch Weitstellung aller kleinen Arterien und Venen und Einbeziehung des gesamten Kapillarnetzes in die Perfusion der Lungen. Während bei Ruheatmung der einzelne Erythrozyt die dann durchströmte Kapillarstrecke im Interalveolarseptum in ca. 1 sec passiert, wird er bei Leistungsatmung in ca. 0,4 sec durch das dann vollständig durchströmte Kapillarnetz gepumpt. Da die notwendige Kontaktzeit zur 100%igen O_2-Sättigung der Erythrozyten nur 0,3 sec beträgt, ist auch bei voller Leistungsatmung der Gasaustausch sichergestellt. Die Obergrenze der Leistungsfähigkeit wird nicht vom Atemapparat, sondern vom Kreislaufapparat bestimmt.

Vasa privata

Die Vasa privata der Lunge werden von den **Rami bronchiales** (früher: *Aa. bronchiales*) und den **Vv. bronchiales** gebildet. Es entspringen 1–3 Rami bronchiales für jede Lunge, entweder direkt aus der Brustaorta oder aus den 3. oder 4. Interkostalarterien. Die sehr muskelstarken Rami bronchiales laufen mit den Bronchen im peribronchialen Gewebe und teilen sich mit ihnen bis zu den Bronchioli terminales auf. Sie versorgen die Wand der Bronchen und ebenso die Wand der Pulmonalarterien. Aus ihren Kapillarnetzen sammeln sich feine Vv. bronchiales, die aus Bronchusregionen nahe dem Hilus zu zwei kleinen Venenstämmen zusammenfließen und in die *V. azygos* beziehungsweise in die *V. hemiazygos* münden. Die weiter peripher gelegenen Vv. bronchiales münden in *Vv. pulmonales,* gelegentlich auch die Vv. bronchiales am Lungenhilus. Die Bronchialgefäße versorgen auch die Pleura visceralis um den Hilus herum, zum Teil die ganze Pleura der Facies mediastinalis, während die übrige Pleura visceralis von den Pulmonalgefäßen versorgt wird.

Die Äste der Rami bronchiales speisen durch **arterio-venöse Anastomosen** die reichen Venenplexus in der Schleimhaut der kleinen Bronchi. Diese venösen Plexus fließen wie die Vv. bronchiales in diesem Bereich in die Vv. pulmonales ab. Sehr wichtig sind im Bereich der kleinen Bronchi Verbindungen zwischen den Ästen der Rami bronchiales und der A. pulmonalis, *Rami pulmobronchiales*. Diese Verbindungsäste zwischen Körper- und Lungenkreislauf sind als kräftige **Sperrarterien** mit starker, spiralig angeordneter Ringmuskulatur und mächtiger innerer Längsmuskulatur ausgebildet. Unter normalen physiologischen Bedingungen sind die Sperrarterien geschlossen. In bestimmten physiologischen und pathologischen Situationen, wenn ein Lungenbezirk nicht belüftet oder sogar kollabiert ist und seine Durchblutung durch die lokale vasokonstriktorische Reaktion der Pulmonalgefäße auf den niedrigen O_2-Partialdruck weitgehend sistiert, wird dieser Gewebsbezirk von den Bronchialarterien über die pulmobronchialen Sperrarterien versorgt.

Besondere Bedeutung hat diese Versorgung durch die Bronchialgefäße bei einer **Lungenembolie,** wenn durch einen Thrombus plötzlich ein Ast der A. pulmonalis ganz verschlossen wird. Sofern dieses Ereignis überlebt wird, kann das von der A. pulmonalis nicht mehr durchblutete Lungengebiet nun über die bronchialen Anastomosen meist minimal versorgt und so in seiner Struktur erhalten werden. Lungeninfarkte, die man aufgrund des Pulmonalarterienverschlusses erwarten müßte, sind durch diese Hilfsversorgung selten, so daß der Lungenbezirk nach Thrombusauflösung auch wieder voll funktionstüchtig werden kann.

4.3.9 Alveolarregion der Lunge

Die für die Lunge so typischen Lungenbläschen, die Alveoli pulmonis, entwickeln sich von der 23. bis 24. Fetalwoche an durch weitere Proliferation des Epithels der Canaliculi in die Maschen des sie umgebenden mesenchymalen Fasernetzes hin-

ein. Von der 30. Woche an entwickeln sich die Alveolen auch in den Bronchioli respiratorii durch das gleiche Vorwachsen nach außen.

Die Wände der Alveolen, die **Interalveolarsepten,** bilden die Struktur, welche die Luft in den Alveolen und das Blut in den Kapillarnetzen dieser Septen auf großer Fläche mit geringstem Abstand zusammenführt, so daß zwischen ihnen der **Gasaustausch** durch **Diffusion** stattfinden kann. Die Ductus und Sacculi alveolares bestehen aus den direkt aneinandergereihten Alveolen, die um ihr Lumen herum angeordnet sind, während in der Wand der Bronchioli respiratorii die Alveolen einzeln oder in Gruppen ausgebildet sind (Abb. 9.4-22 u. 30). In den beiden Lungen eines Erwachsenen von **5–6 l Volumen** nehmen im voll entfalteten Zustand die 300–400 Millionen Alveolen mit einem Durchmesser von etwa 250 µm gut 3,0 l ein. Auf die Lumina der Bronchioli respiratorii, Ductus und Sacculi alveolares entfallen ca. 1,5 l, aber nur 150 bis gut 300 ml auf den gesamten konduktiven Bronchialbaum bei Ruhe- oder Leistungsatmung, während das Blut in den Gefäßen gut 450 ml einnimmt, und das verbleibende Volumen von dem Gewebe eingenommen wird. Die Alveolenwände bilden die **Austauschoberfläche**, die, abhängig von Geschlecht, Körpergröße, Alter und Trainingszustand, ca. **70 m² bis 140 m²** beträgt. Durch die Atembewegungen werden die Alveolen mit Frischluft ventiliert. Die dadurch erzeugten Volumenschwankungen der Lungen wirken sich auf das Volumen und die stark veränderliche Form der Alveolen aus. Das physikalische Verhalten der feuchten Grenzfläche Gewebe – Luft in den Alveolen mit ihrer **Oberflächenspannung** und die **elastischen Eigenschaften** der Interalveolarsepten

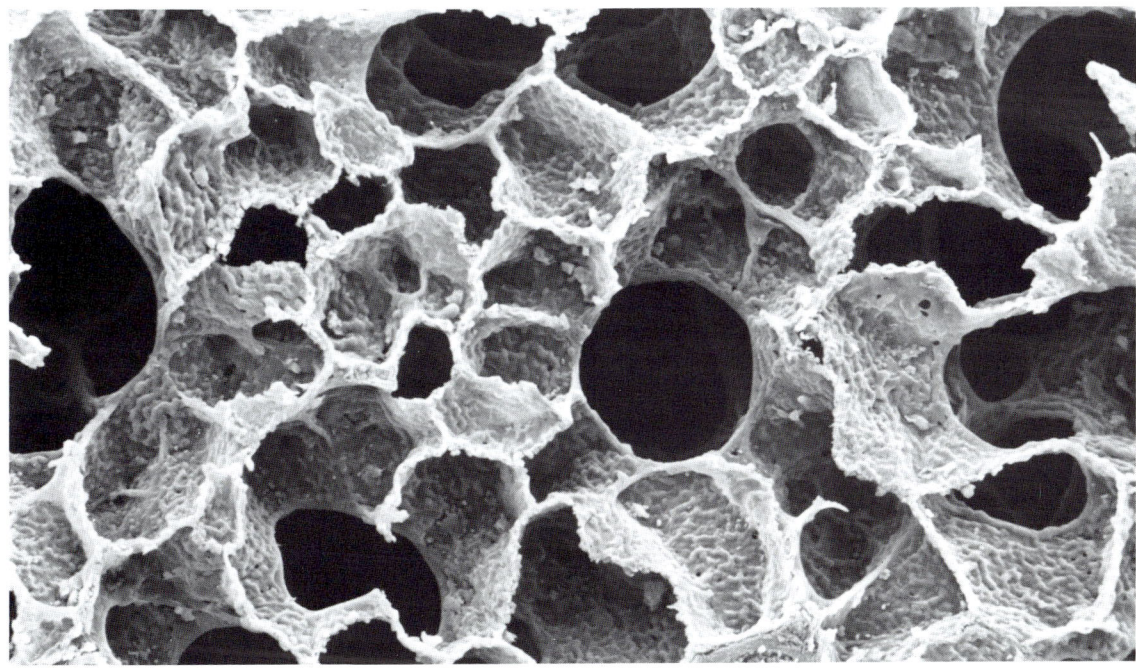

Abb. 9.4-30 Rasterelektronenmikroskopische Aufnahme von Ductus alveolares mit ihren Alveolen aus einer menschlichen Lunge. Vergr. ca. 120fach (Original: E. R. Weibel, Bern)

liefern die Kräfte, die als Retraktionskräfte wesentlich das mechanische Verhalten der Lunge bei den Atembewegungen bestimmen.

Die **Alveolen** bilden dodekaeder- bis kugelförmige Lufträume mit einem mittleren Durchmesser von 250 μm bei maximaler Entfaltung, die nach Art einer dichten Kugelpackung optimale Raumausnutzung aufweisen (Abb. 9.4-22 u. 30). Im Gegensatz zu jedem Drüsenendstück ist aber eine Lungenalveole keine herauslösbare Baueinheit, da sie ihre Wandstrukturen mit den jeweils benachbarten Alveolen gemeinsam besitzt. Das gilt nicht nur für die nebeneinanderliegenden Alveolen eines Ductus oder Sacculus alveolaris, sondern ebenso für die aneinandergrenzenden Alveolen der benachbarten Ductus und Sacculi.

Voll entfaltet besitzen die Alveolen von der Basis bis zur Spitze der Lunge recht genau die gleiche Größe, sie weisen aber eine erstaunliche Plastizität ihrer Form und Größe je nach Entfaltungszustand auf. Im physiologischen Ablauf können sie auf 20% ihres Maximalvolumens verkleinert werden und unter Abschluß der Ventilation durch Luftresorption auch vollständig kollabieren, aber sie können auch zu voller Ausdehnung wieder entfaltet werden.

Bau der Interalveolarsepten

Die Interalveolarsepten bestehen aus einem sehr dünnen **Bindegewebsseptum,** dem von ihm getragenen **Kapillarnetz** und der dünnen Epithelbedeckung (Abb. 9.4-31b). Die dem Lumen der Ductus alveolares zugewandten freien Kanten der Septen enthalten Bündel kollagener und kräftiger elastischer Fasern, die sich um die Eingänge in die einzelnen Alveolen zu Ringen zusammenschließen, welche zu polygonalen Netzröhren verbunden sind, die das Lumen der Ductus und Sacculi alveolares begrenzen. Im ersten, an den Bronchiolus respiratorius anschließenden Teil des Ductus alveolaris besitzen diese Eingangsringe auch schmale Bündel von glatten Muskelzellen. Von den Eingangsringen ziehen dünne Bündel von Kollagenfasern und gut ausgebildeten elastischen Fasern in die Interalveolarsepten hinein, welche die einzelnen Alveolen korbartig umspinnen und in die angrenzenden Septen hineinziehen, wodurch sie die benachbarten Alveolen miteinander verbinden.

Die Interalveolarsepten setzen die **elastischen Fasersysteme** der Wand der Bronchioli und des peribronchialen Gewebes fort und verbinden so den Bronchialbaum mit dem lockeren Bindegewebe unter der Lungenoberfläche um die Segmente und Lobuli herum. Dadurch sind die Interalveolarsepten zwischen dem reich verzweigten Bronchialbaum und der Lungenoberfläche elastisch ausgespannt.

Die durch **tiefe Inspiration** erzeugte maximale Entfaltung der Lunge führt zur vollen Streckung der Kollagenfasern in den Interalveolarsepten, die jeder weiteren Dehnung entgegenwirken. Dabei sind die elastischen Fasern ungefähr auf das Doppelte ihrer Ausgangslänge gedehnt, so daß sie sich bei abnehmender Entfaltung der Lunge auf ca. 60–55% ihrer Länge ohne Verlust ihres gestreckten Verlaufs verkürzen können: Die Interalveolarsepten bleiben dadurch bis zu einer Verkleinerung der Alveolen auf 20% ihres Maximalvolumens gestreckt ausgespannt. Erst beim weiteren Zusammenfallen der Lunge legen sich die Interalveolarsepten in Falten.

Die kollagenen und elastischen Fasern der Interalveolarsepten sind in eine dünne Lage von interstitieller Grundsubstanz eingebettet, welche auch die Fibrozyten trägt (Abb. 9.4-32, 33 u. 34), die für den Aufbau, Erhalt und Umbau dieses Bindegewebsgerüstes verantwortlich sind und seine Anpassung an funktionelle Veränderungen der Lungenstruktur im Lebensablauf durchführen. Die Bindegewebslage des Interalveolarseptums ist jedoch keine geschlossene Schicht, sondern eine Platte mit vielen großen Löchern, in der ihre Faserbündel ein weitmaschiges Netzwerk bilden.

Das flächenhafte **alveoläre Kapillarnetz** wird nun von dieser Bindegewebslochplatte so getragen, daß die Kapillarmaschen zum Teil auf der einen, zum Teil auf der anderen Seite dieser Platte liegen, wobei die einzelnen Kapillarstrecken mäanderförmig von der einen auf die andere Seite durch deren Löcher hindurchziehen. Dabei bleibt das Kapillarnetz aber einschichtig: Dem gestreckten Bindegewebsseptum liegen an keiner Stelle Kapillaren von beiden Seiten an (Abb. 9.4-31b). Während die Kapillaren so mit ihrer einen Seite dem Bindegewebsseptum verbunden sind, wölben sie sich mit ihrer anderen Seite in den Alveolarraum vor.

Der dritte Bestandteil des Interalveolarseptums ist das **Alveolarepithel,** das auf beiden Seiten das Bindegewebsseptum und das mit ihm verflochtene Kapillarnetz vollständig bedeckt (Abb. 9.4-31, 32 u. 33). Dieses

Typ-II-Alveolarepithelzellen

Zellgrenzen und Kern einer Typ-I-Alveolarepithelzelle

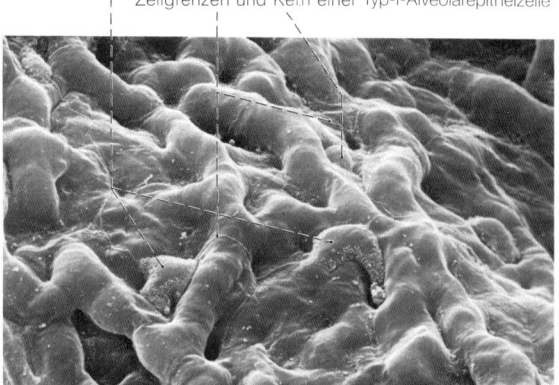

a

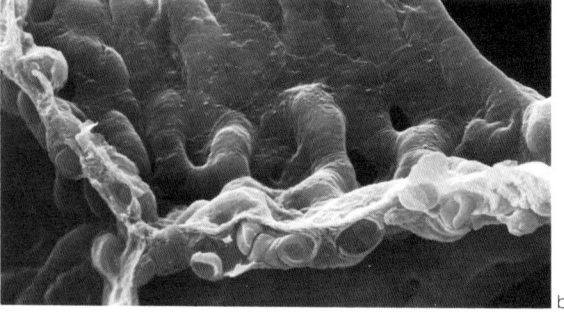

b

Abb. 9.4-31 Rasterelektronenmikroskopische Aufnahmen von menschlichen Interalveolarsepten. (a) Aufsicht auf das von den Alveolarepithelzellen bedeckte Kapillarnetz. (b) Angeschnittenes Interalveolarseptum mit Kapillaren, in denen Erythrozyten sichtbar sind. Alveolarporen im Septum. Vergr. ca. 850fach. (Original: E. R. WEIBEL, Bern)

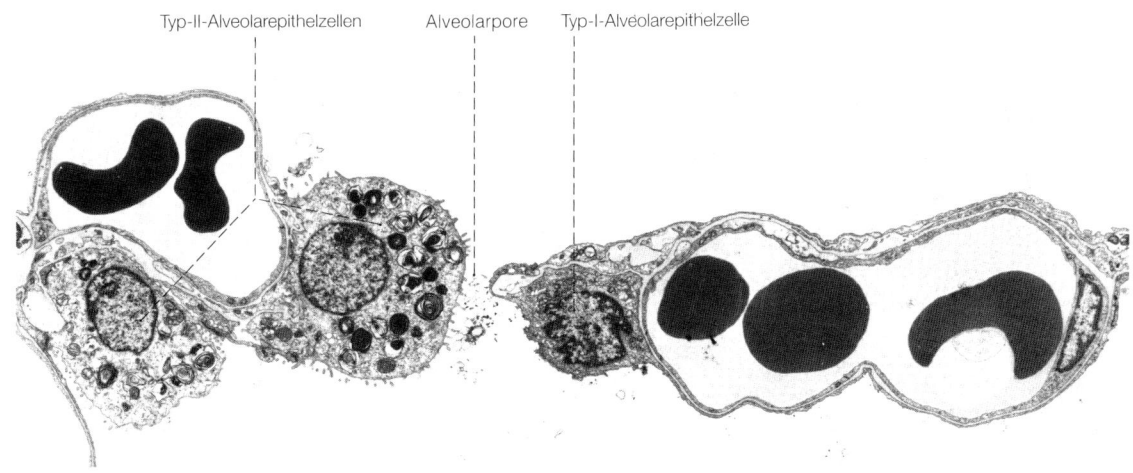

Typ-II-Alveolarepithelzellen   Alveolarpore   Typ-I-Alveolarepithelzelle

Abb. 9.4-32 Transmissionselektronenmikroskopische Aufnahme eines menschlichen Interalveolarseptums mit Alveolarpore. Vergr. ca. 3000fach. (Original: E. R. WEIBEL, Bern)

Epithel differenziert sich in den terminalen Lufträumen zu zwei Zelltypen, den **Alveolarepithelzellen** oder *Pneumozyten Typ I* und *Typ II* (Abb. 9.4-31a, 32, 33 u. 34). Die **Alveolarepithelzellen Typ I** stellen die eigentlichen **Deckzellen** der Interalveolarsepten dar. Ihr Zellkern liegt in einer Masche des Kapillarnetzes und ist nur von sehr wenig Zytoplasma umgeben, das arm an Zellorganellen ist. Von ihrem Zellkörper breiten sich großflächige, aber nur 0,1–0,2 µm dicke Zellfortsätze bis zu 50 µm weit aus, welche die Kapillaren und das Bindegewebsseptum

überziehen. Wo die Alveolarepithelzellen den Kapillaren direkt aufliegen und kein Bindegewebsseptum dazwischen liegt, **verschmilzt** die **Basallamina** der Epithelzellen mit der **Basallamina** der Endothelzellen, die dadurch fest miteinander verbunden werden. Das ist für die Wahrung einer **optimal dünnen Austauschbarriere** funktionell sehr wichtig.

Die Epithelzellen breiten sich mit ihren Fortsätzen nicht nur auf der einen Seite des Bindegewebsseptums aus, auf der ihr Kern liegt, sondern ziehen zusammen mit einer Kapillare oft auch durch ein Loch auf die andere Seite des Septums und bilden dort mit einem dünnen Fortsatz ebenfalls eine großflächige Epithelbekleidung. Die Epithelzellen stoßen mit ihren dünnen Fortsätzen mit leicht aufgeworfenen Rändern aneinander, an denen sie durch **tight junctions** *(Zonulae occludentes)* fest mit-

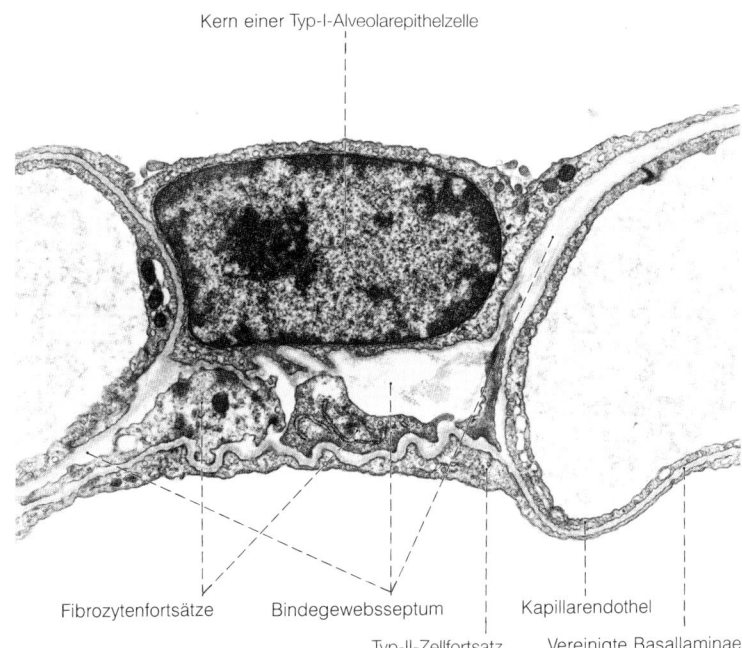

Kern einer Typ-I-Alveolarepithelzelle

Fibrozytenfortsätze   Bindegewebsseptum   Kapillarendothel

Typ-II-Zellfortsatz   Vereinigte Basallaminae

Abb. 9.4-33 Ausschnitt aus einem menschlichen Interalveolarseptum. TEM; Vergr. ca. 6500fach. (Original: E. R. WEIBEL, Bern)

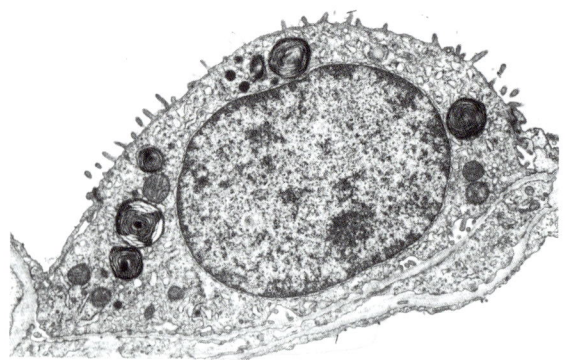

Abb. 9.4-34 Ausschnitt aus einem menschlichen Interalveolarseptum mit einer Typ-II-Alveolarepithelzelle mit Lamellenkörpern. TEM; Vergr. ca. 6000fach. (Original: E. R. WEIBEL, Bern)

einander verbunden sind und so den interstitiellen Raum gegen das Alveolarlumen abdichten (Abb. 9.4-31a). In den Interalveolarsepten finden sich auch **Alveolarporen,** die von einer in eine benachbarte Alveole führen (Abb. 9.4-31, 32 u. 35) und von Fortsätzen der Alveolarepithelzellen bei deren Durchtritt von der einen auf die andere Septumseite ausgekleidet sind. Sie sind beim Menschen nicht sehr häufig. Von der Gesamtzahl der Zellen der Interalveolarsepten machen die Alveolarepithelzellen Typ I beim Menschen nur 8% aus, mit ihrer Ausdehnung von ca. 5000 µm² bedecken sie aber ca. 93% der Oberfläche der Interalveolarsepten.

Zwischen diese flachen Typ-I-Epithelzellen sind die **Alveolarepithelzellen vom Typ II** eingefügt, die der Zahl nach etwas häufiger sind und 16% der Gesamtzellzahl der Interalveolarsepten ausmachen (Abb. 9.4-31a, 32 u. 34). Sie bedecken aber nur ca. 7% der Alveolarober

fläche. Diese meist einzeln stehenden Typ-II-Epithelzellen besitzen einen relativ großen Zytoplasmakörper, der kubisch abgerundet ist und dem flache Zellausläufer ganz fehlen. Der Zellkörper ist auf seiner Oberfläche ringsherum am Rand mit kurzen Mikrovilli besetzt, während die mittlere Zelloberfläche meist glatt ist. Das Zytoplasma der Typ-II-Zellen enthält sehr zahlreich alle wichtigen Organellen und viele Einschlußkörper, die ihnen die Bezeichnung „granulierte Alveolarepithelzellen" gaben. Sie weisen einen hohen Zellstoffwechsel auf und produzieren vor allem **Phospholipide,** deren größte Fraktion aus Dipalmitoyl-Phosphatidylcholin besteht, die sie in ihren Lamellenkörpern speichern, die nach ihren Myelinfiguren benannt wurden (Abb. 9.4-32 u. 34). Außerdem produzieren die Typ-II-Zellen spezifische Proteine, die sie zusammen mit den Phospholipiden sezernieren, und die gemeinsam den essentiellen **oberflächenaktiven Film** der Alveolen, ihren **Surfactant** bilden. Eine weitere wichtige Funktion besitzen die Typ-II-Epithelzellen als Mutterzellen der teilungsunfähigen Alveolarepithelzellen Typ I, für deren ständige Erneuerung sie aufkommen. Nach Zerstörung der dünnen, sehr empfindlichen Epithelauskleidung der Alveolen durch eine Pneumonie treten viele dieser kubischen Typ-II-Zellen in mitotische Teilung, um die neuen Typ-I-Epithelzellen zu bilden.

Während diese beiden Alveolarepithelzelltypen 24% der Zellen der Interalveolarsepten bilden, machen die flachen, lang ausgezogenen **Endothelzellen** der Kapillaren 30% der Zellen der Alveolarsepten aus. Die Oberfläche einer Endothelzelle ist jedoch nur ca. ¼ so groß wie die der Typ-I-Epithelzellen. Die Fibrozyten und die Perizyten der Kapillaren stellen als interstitielle Zellen 36% der Zellen des Alveolarseptums. Zu dieser Zellpopulation, die bei aller Zellmauserung und -erneuerung relativ stabil und ortsfest ist, kommt noch eine kleine, sehr bewegliche Population von Zellen hinzu, die normalerweise in den Interalveolarsepten 10% ihrer Zellzahl ausmacht: Das sind die **Alveolarmakrophagen,** die als Monozyten im Knochenmark gebildet werden und über das Blut in die Interalveolarsepten einwandern, wo sie die Kapillaren verlassen (Abb. 9.4-35). Sie durchdringen auch den Epithelbelag und kriechen, bedeckt von dem Oberflächenfilm, unmittelbar auf der Zelloberfläche der Typ-I-Epithelzellen mit einem dünnen Zytoplasmafortsatz voran und heften sich ihr mit vielen Filopodien an.

Die **Alveolarmakrophagen** nehmen in ihre Phagolysosomen die in die Alveolen gelangten Keime, Staub- und Rußpartikel auf, aber auch Erythrozyten, die durch Stauung in den Kapillaren ausgetreten sind, oder zerstörtes Alveolargewebe. Außerdem sind sie durch Aufnahme der Substanzen des Oberflächenfilms an dessen ständiger Erneuerung beteiligt. Sie bauen diese Substanzen ab oder speichern die nicht abbaubaren Stoffe wie Ruß oder Hämosiderin. Beladen mit diesen Substanzen wandern sie wieder in die Interalveolarsepten und weiter in die lockeren Bindegewebssepten der Lunge, wo sie zeitlebens abgelagert werden können, oder sie wandern über die Lymphgefäße in regionäre Lymphknoten. Treten bei einer Stauung im Lungenkreislauf infolge einer Funktionsstörung des Herzens viele Erythrozyten aus den Alveolarkapillaren aus, so gelangen die stark vermehrten Alveolarmakrophagen mit dem zum Hämosiderin abgebauten

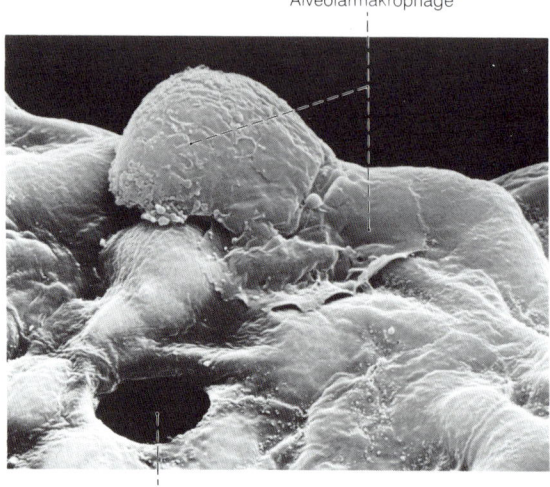

Alveolarmakrophage

Alveolarpore

Abb. 9.4-35 Rasterelektronenmikroskopische Aufnahme eines menschlichen Interalveolarseptums mit aufsitzendem Alveolarmakrophagen. Vergr. ca. 1800fach. (Original: E. R. WEIBEL, Bern).

Blutfarbstoff sogar in die Atemwege und werden mit dem Sputum als **Herzfehlerzellen** ausgeworfen. Die Alveolarmakrophagen können sich wohl durch mitotische Teilung ergänzen, bei Entzündungen werden sie aber vor allem aus der Monozytenfraktion des Blutes vermehrt. Dann treten auch andere Zellen wie Plasmazellen und Mastzellen in den Interalveolarsepten auf.

Als **weiterer Epithelzelltyp,** der verstreut im gesamten Bronchialbaum einschließlich der Alveolen vorkommt, ist die **Bürstenzelle** zu nennen. Bürstenzellen besitzen einen dichten apikalen Bürstensaum und werden als Zellen mit mechano- oder chemorezeptiver Funktion angesehen. Als Signalstoff produzieren Bürstenzellen wahrscheinlich Stickoid (NO) (vgl. Kap. 2.9).

Die Interalveolarsepten bilden mit ihrer Epithelbekleidung die **Grenzfläche zur Luft** in den Alveolen. Diese Grenzfläche muß stets mit einem dünnen Flüssigkeitsfilm überzogen sein, damit die dünnen Alveolarepithelzellen in ihrer fragilen Struktur erhalten bleiben und nicht durch Austrocknung zerreißen. Nur so kann die dünne Austauschoberfläche zwischen der Alveolarluft und dem Blut in den Kapillaren der Interalveolarsepten funktionstüchtig bleiben. Flüssigkeitsoberflächen besitzen als eine physikalische Grundeigenschaft eine **Oberflächenspannung,** welche die Verkleinerung dieser Oberfläche durch intermolekulare Anziehungskräfte bewirkt. Ist diese Oberfläche gekrümmt, so steigt mit geringer werdendem Krümmungsradius durch den zusätzlich auftretenden Binnendruck die resultierende Oberflächenspannung kontinuierlich an. Diese resultierende Oberflächenspannung der Grenzfläche der Alveolen, die ca. 0,05 N/m² für eine dem Blutplasma ähnliche eiweißhaltige Flüssigkeit sein müßte, wird nun durch die **oberflächenaktiven Phospholipide** wesentlich herabgesetzt.

In den regulär ausgebildeten Alveolen befindet sich eine sehr geringe Menge eiweißhaltiger Flüssigkeit, die als **wäßrige Hypophase** die Alveolaroberfläche mit einem dünnen Film überzieht. Auf diesem Film breiten sich die **Phospholipide** als geschlossene **oberflächenaktive Schicht** aus. Dieser **Surfactant-Film** überzieht die gesamte Alveolaroberfläche einschließlich der Alveolarporen. In Alveolen in einem mittleren Entfaltungszustand bilden die Phospholipide einen bimolekularen Oberflächenfilm. Wenn die Alveolen maximal entfaltet sind, sind die Phospholipide fast zu einem monomolekularen Film gespreitet. Bei stark kontrahierten Alveolen werden die Phospholipide zu einem mehrschichtigen Film zusammengeschoben. Diese Veränderungen des oberflächenaktiven Films beeinflussen nun die Oberflächenspannung erheblich: Die maximal gedehnte Alveole besitzt eine sehr hohe Oberflächenspannung von 0,04–0,05 N/m², während die sehr kleine Alveole nur noch eine Spannung von 0,002–0,005 N/m² aufweist.

Die Diffusionsbarriere

Die für den Gasaustausch wichtige **Diffusionsbarriere** zwischen der **Alveolarluft** und den **Erythrozyten** des Blutes wird in den Interalveolarsepten von folgenden Strukturen gebildet: Von den **Alveolarepithelzellen Typ I** mit ihren dünnen Zellfortsätzen und dem daraufliegenden Oberflächenfilm, von ihrer **Basallamina,** von der dünnen Schicht interstitiellen Bindegewebes aus Grundsubstanz, Fasern und Fortsätzen der Fibrozyten, von der endothelialen Basallamina, dem meist sehr dünnen **Endothel** der Kapillaren und von der **Plasmaschicht** zwischen Endothel und Erythrozyten (Abb. 9.4-32, 33 u. 36). Auf der

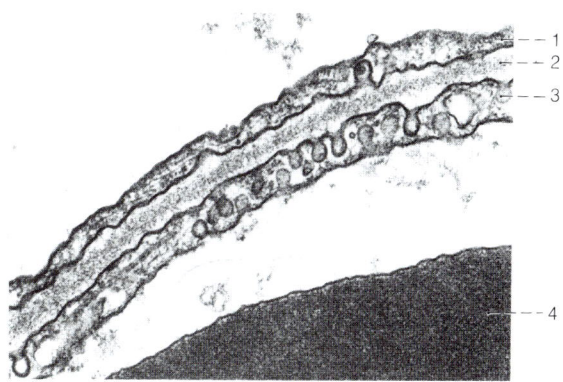

Abb. 9.4-36 Ausschnitt aus einem menschlichen Interalveolarseptum. Extrem dünne Diffusionsbarriere bestehend aus dem Fortsatz einer Typ-I-Epithelzelle (1), dem Kapillarendothel (3) und den dazwischenliegenden vereinigten Basallaminae (2). Im unteren Bildteil ist ein Erythrozyt (4) in der Kapillare angeschnitten. TEM; Vergr. ca. 45000fach. (Original: E. R. WEIBEL, Bern)

dem Bindegewebsseptum gegenüberliegenden Seite der Kapillaren besteht die Diffusionsbarriere nur aus den dünnen Fortsätzen der Alveolarepithelzellen, ihrer Basallamina, die mit der der Endothelzellen verschmolzen ist, und dem dünnen Endothel sowie der dünnen Plasmaschicht. Die Dicke dieser Gewebsbarriere beträgt über ihre gesamte Ausdehnung im Mittel 2,2 µm. Der harmonische Mittelwert der Barrierendicke, in den die Reziprokwerte der gemessenen Gewebsdicken eingehen und der damit den der Gewebsdicke proportionalen Diffusionswiderstand abbildet, beträgt jedoch nur 0,6 µm.

Die dünnen Gewebsstrecken sind an der Diffusion viel stärker als die dicken Anteile der Gewebsbarriere beteiligt. So beschreibt das harmonische Mittel die **Summe aller Diffusionsstrecken** über die gesamte Austauschoberfläche zwischen Alveolen und Kapillarlumen. Zu dieser Gewebsbarriere ist als Diffusionsstrecke bis zu den Erythrozyten noch die Schicht des Blutplasmas von im Mittel 0,15 µm Dicke hinzuzurechnen. Durch die Lage der Kapillaren jeweils an einer Seite des interalveolaren Bindegewebsseptums ist die Dicke der Diffusionsbarriere sehr ungleichmäßig verteilt (Abb. 9.4-32, 33 u. 36). Auf der einen Seite der Kapillare umfaßt die Gewebsbarriere das Bindegewebsseptum mit seinen Fasern und Zellfortsätzen, und dieser Seite sind auch die Endothelzellkerne zugewandt, die dadurch wesentlich dicker als das harmonische Mittel von 0,6 µm ist. Auf der anderen Seite sind die Kapillarendothelzellen aber ohne dazwischenliegendes Bindegewebsseptum direkt von dem dünnen Alveolarepithel unter Verschmelzung ihrer Basallaminae bedeckt, so daß die Diffusionsbarriere ihre minimal mögliche Dicke erreicht (Abb. 9.4-32, 33 u. 36): Die Fortsätze der Alveolarepithelzellen und die Endothelzellen sind in diesem Bereich auf ganz geringe Dicken von 0,15 µm bis weniger als 0,1 µm ausgezogen, so daß die Gewebsbarriere auf dieser Kapillarseite nur 0,2–0,4 µm dick ist, sie somit also der bevorzugte Ort des Gasaustausches ist (Abb. 9.4-36).

Form und Größe der Alveolen

Die veränderliche **Gestalt der Alveolen** mit ihren Interalveolarsepten zwischen voller Entfaltung und totalem Kollabieren wird entscheidend von den auf sie einwirkenden Kräften bestimmt. Zu diesen Kräften, die insgesamt die **Retraktionskraft** der Lunge bilden, tragen die im entfalteten Zustand gedehnten **elastischen Fasersysteme** zu ungefähr einem Drittel bei, während die übrigen zwei Drittel von der **Oberflächenspannung** an der wäßrigen Grenzfläche Gewebe – Luft stammen. Beide Komponenten zusammen bilden die elastische Rückstellkraft der Alveolen.

Die bei voller Entfaltung der Alveolen maximal gedehnten elastischen Fasernetze verlieren ihre Spannung, wenn die Alveolen kleiner werden als 20% ihres Maximalvolumens. Dann sind die Interalveolarsepten ohne elastische Spannung. Die durchmesserabhängigen Änderungen der resultierenden Oberflächenspannung verlaufen durch die Wirkung des Surfactants gerade umgekehrt: In den kleineren Alveolen herrscht nicht, wie physikalisch zu erwarten, eine viel höhere Oberflächenspannung als in den größeren Alveolen, sondern eine viel geringere, da die Wirkung des stark zusammengeschobenen Surfactants verstärkt zur Geltung kommt. Diese Größenabhängigkeit der alveolären Oberflächenspannung sorgt zusammen mit dem dehnungsabhängigen Zug der elastischen Fasern dafür, daß die Größen benachbarter Alveolen einander angeglichen werden. Damit tragen beide Retraktionskräfte zur Stabilisierung der Alveolengröße bei.

Bei **maximal entfalteter Lunge** sind die Interalveolarsepten straff gespannt, die Alveolen besitzen eine polygonale Form mit ca. 250 μm Durchmesser, ihr Kapillarnetz ist maximal auseinandergezogen mit einer stärkeren Abflachung der Kapillaren. Bei **80% ihres Maximalvolumens** und ca. 230 μm Durchmesser wird die innere Oberfläche der Alveolen durch den **Oberflächenfilm** und seine Spannungskräfte zur Kugelgestalt gerundet. Der Flüssigkeitsfilm bildet eine einheitlich glatte Oberfläche, Vertiefungen in der Epithelauskleidung gleicht er aus (Abb. 9.4-37), und durch seine Spannung werden die sich vor-

wölbenden Kapillarteile abgeflacht und in das Alveolarseptum glatt eingeordnet. Bei weiterer Verkleinerung des **Volumens auf 40%** und ca. 185 μm Durchmesser wird die Epitheloberfläche der Alveolen durch den elastischen Zug weiter zusammengeschoben, es treten erste Falten im Epithel auf, und die Kapillaren rücken dichter zusammen. Sie liegen dann besonders eng auf den Verzweigungen der Interalveolarsepten, wo sie eine zweischichtige Lage bilden können. In den dann sehr viel dickeren Interalveolarsepten bleiben die Kapillaren mit ihrer vorgewölbten Seite, die mit den Alveolarepithelzellen durch die Basallamina-Verschmelzung vereinigt ist, direkt unter dem Oberflächenfilm angeordnet. Dadurch bleiben diese den größten Teil des Gasaustausches durchführenden dünnen Luft-Blut-Gewebsbarrieren der Alveolarluft exponiert, so daß der Gasaustausch durch diese Verkleinerung der Alveolen nur wenig beeinträchtigt wird. Erst unterhalb von **20% des maximalen Alveolarvolumens** und ca. 150 μm Durchmesser werden die Interalveolarsepten stark gefaltet, die elastischen Fasern sind vollständig entspannt. Die Alveolen können dann ganz kollabieren, durch Resorption der Luft können luftleere Alveolen entstehen, die nur mit etwas Flüssigkeit der Hypophase gefüllt sind.

In der gesunden Lunge treten jedoch solche luftleeren Alveolarregionen (**Atelektasen**) nicht auf. Das beruht auf zwei Fakten: Auch bei maximal möglicher Exspiration kann das Luftvolumen der Lunge aus der Thoraxkonstruktion heraus nur auf ca. 25% ihres maximalen Luftgehaltes vermindert werden. Weiter kann die Lunge sich nur zusammenziehen, wenn der Pleuraraum partiell mit Ergußflüssigkeit erfüllt oder unter Ausbildung eines Pneumothorax eröffnet ist. Bei starker Exspiration wirkt sich außerdem folgende Baueigentümlichkeit der Lunge aus: Wenn das Volumen der Alveolen bis auf ca. 20% ihres Maximalvolumens reduziert ist, sind die elastischen Fasern der Interalveolarsepten nicht mehr gespannt und der elastische Zug des umgebenden Lungengewebes auf die kleinen Bronchi und Bronchioli entfällt, der ihre Lumina offenhielt. Durch den Verschluß der Bronchioli kann die in den Alveolen noch enthaltene Luft nicht mehr entweichen und ausgeatmet werden: Sie bleibt als **Verschlußvolumen,** „closing volume", erhalten. Bei maximaler Exspiration kommen die mittleren und basalen Lungenregionen in den Zustand des Verschlußvolumens, nur die apikale Region ist etwas stärker entfaltet. Bei einem Pneumothorax zieht sich die ganze Lunge auf ihr Verschlußvolumen zusammen, eine Lunge besitzt dann ca. 1 l Gesamtvolumen, davon ca. 0,6 l Restluft. Zu einem vollständigen Kollabieren von Alveolen kommt es nur, wenn die zuführenden Bronchi so verlegt oder Bronchioli so komprimiert sind, daß diese Lungenregion langzeitig nicht mehr ventiliert wird. Dann wird die erhaltene minimale Durchblutung die abgeschlossene Restluft langsam resorbieren, und die Alveolen fallen luftleer zusammen, es entsteht eine Atelektase.

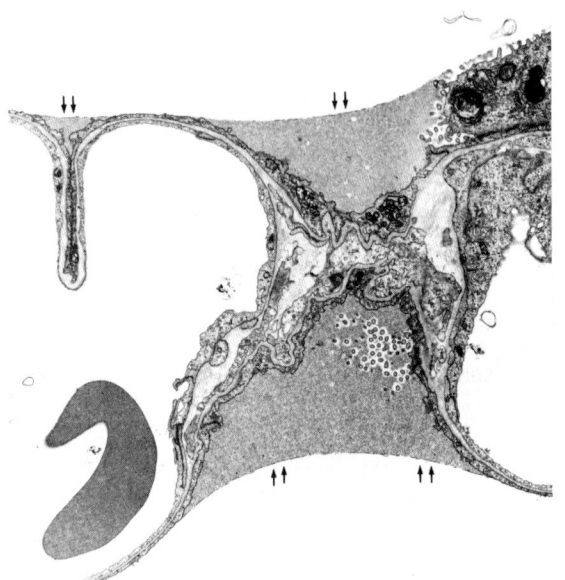

Abb. 9.4-37   Menschliches Interalveolarseptum im gestauchten Zustand, perfusionsfixiert. Die durch die Faltung entstandenen Vertiefungen werden durch die wäßrige Hypophase ausgefüllt, die auf ihrer Oberfläche den Surfactant (Doppelpfeile) trägt. TEM; Vergr. ca. 4300fach. (Original: E. R. WEIBEL, Bern)

Die starke Reduktion der Oberflächenspannung in den Alveolen hat für die normale Funktion der Lunge eine weitere wichtige Aufgabe: Die resultierende Oberflächenspannung in den Alveolen erzeugt auch einen **transepithelialen Druckgradienten,** der ohne Surfactant 1,3–2,7 kPa (ca. 10–20 mm Hg) betragen und durch den erhöhten Binnendruck Flüssigkeit aus den Kapillaren der Interalveolarsepten in das Alveolarlumen hineindrücken würde. Durch den Surfactant wird dieser Druckgradient entscheidend herabgesetzt auf im Mittel nur 0,4 kPa (ca. 3 mm Hg), wodurch eine Transsudation von Flüssigkeit in die Alveolen und damit ein Lungenödem verhindert wird, das zu einer vollständigen Verdrängung der Luft aus den Alveolen führen würde. Wenn der Surfactant ungenügend gebildet wird wie bei mangelnder Reife der Typ-II-Epithelzellen bei sehr kleinen Frühgeborenen, muß zur Überwindung der hohen, kaum reduzierten Oberflächenspannung zur Entfaltung der Lunge der notwendige intrapleurale Unterdruck von normalerweise –0,4 bis –0,5 kPa (ca. –4 bis –5 cm H_2O) auf ständig –2,7 bis –4,0 kPa (ca. –20 bis –30 mm Hg) gesteigert werden.

Die Grundbedingungen für die Entfaltung der Alveolen und die Verhinderung eines Lungenödems gelten in gleicher Weise für die Erwachsenenlunge wie für die **Lunge eines Neugeborenen.** Neugeborenenlungen unterscheiden sich von Erwachsenenlungen aber darin, daß ihre noch sehr flachen Alveolen eine geringe resultierende Oberflächenspannung und sehr wenig elastische Fasersysteme besitzen. Deshalb zeigt eine Neugeborenenlunge bei Thoraxöffnung auch eine geringere Neigung zum Kollabieren. Die elastischen Fasernetze in den Alveolarsepten entwickeln sich erst in der postnatalen Phase stärker, und nach dem 8. Lebensjahr reifen die elastischen Fasersysteme aus. Sie können dann im Alter durch die verschiedenartigen Veränderungen des Bindegewebes wieder reduziert werden. Beim Krankheitsbild des Emphysems kommt es zu lokalen oder generalisierten Zerstörungen von Interalveolarsepten. Dieser Verlust von Alveolarwänden bei obstruktiven Lungenerkrankungen führt neben der erheblichen Reduzierung der Elastizität und Retraktionskraft der Lunge zum starken bis lebensbedrohlichen Verlust von Austauschoberfläche und damit von Diffusionskapazität für den Gasaustausch.

Das **Lungenfell,** die *Pleura visceralis* oder *pulmonalis,* besitzt auf der gesamten äußeren Lungenoberfläche einschließlich der Lappenspalten einen speziellen Bau. Auf dem Austauschgewebe der Alveolen liegt außen eine Schicht lockeren, verschieblichen Bindegewebes, welche die oberflächlichen Lungenvenen führt. Auf diese lockere Bindegewebs-Gefäßschicht folgt nach außen eine Bindegewebs-Faserschicht, die aus einer innenliegenden festen Kollagenfaserschicht und einem darauf liegenden kräftigen Netz elastischer Fasern besteht. Diese Faserschicht hat die Funktion, die Lungenoberfläche vor Überdehnung zu bewahren und zugleich bei jedem Dehnungszustand elastisch zu straffen, so daß sie stets eine glatte, faltenlose Oberfläche besitzt. Die lockere Gefäß-Bindegewebsschicht und die Faserschicht zusammen bilden die *Tela subserosa* der Pleura, auf die nach außen die sehr dünne *Tunica serosa* folgt. Sie sitzt der Faserschicht mit einer dünnen Verschiebeschicht aus lockerem Bindegewebe auf, die das sehr flache Plattenepithel der Pleura, ein aus dem Epithel der Splanchnopleura hervorgegangenes Mesothel, trägt. Diese Schicht dünnen Verschiebebindegewebes besitzt ein flächiges Netz meist sehr weitlumiger Blutkapillaren sowie eine reiche Versorgung mit Lymphkapillaren und -gefäßen. Die Pleura parietalis, welche die Pleurahöhlen auskleidet, zeigt einen ganz ähnlichen Schichtenaufbau.

4.3.10 Lymphgefäße und Abwehrsystem der Lunge

Das lockere Bindegewebe der Lunge weist eine ganz spezifische Verteilung auf. Es umhüllt den Bronchialbaum und die A. pulmonalis bei ihren Aufzweigungen als **peri-** **bronchiales** oder **periarterielles Gewebe** bis in den Bereich der Bronchioli respiratorii. Dadurch liegt es immer im Zentrum eines Segmentes, von wo aus es sich in alle Segmentteile mit dem sich aufzweigenden Arterien- und Bronchialbaum verteilt, um auf den Bronchioli respiratorii blind zu enden. Das zweite System des lockeren Bindegewebes ist in der **oberflächlichen Bindegewebsumhüllung** der Segmente vorhanden, welche die Septen zwischen den Segmenten und das subpleurale Bindegewebe bildet. Unter der kostalen und diaphragmatischen Lungenoberfläche finden sich auch einige interlobuläre Septen. Zwischen den lockeren Bindegewebsräumen des peribronchialen und des subpleuralen Bindegewebes besteht nur in der Umgebung des Lungenhilus eine Verbindung. Außerhalb des Lungenhilus sind diese beiden Raumsysteme lockeren Bindegewebes vollständig voneinander getrennt: Zwischen dem peribronchialen Gewebsbaum in den Segmenten und den Bindegewebslagen der Lungen- und Segmentoberflächen sind die miteinander verbundenen Systeme der Interalveolarsepten ausgespannt. Sie besitzen ihre außerordentlich dünnen, straff gebauten Bindegewebssepten, aber keine Räume lockeren Bindegewebes.

Ausschließlich die Raumsysteme des lockeren Bindegewebes sind Träger der **Lymphgefäße der Lunge** (Abb. 9.4-38). Deshalb fehlen den **Interalveolarsepten** mit ihren straffen und minimal dünnen Bindegewebssepten Lymphgefäße vollständig. Aufgrund dieser Struktur gibt es in der Lunge zwei voneinander getrennte Systeme und Abflußwege von Lymphgefäßen, die erst im Hilusbereich zusammenfließen. Das im Zentrum der Segmente verlaufende **peribronchiale Lymphgefäßsystem** beginnt im lockeren Bindegewebe der proximalen Bronchioli respiratorii mit weiten Lymphkapillaren. Einige von ihnen lagern sich regelmäßig den kleinen Aa. pulmonales und später auch den Aa. bronchiales an und bilden breite Lymphspalten. Die weiterführenden muskelfreien Lymphgefäße besitzen Klappen in ihrem Verlauf und umspinnen Bronchen und Arterien netzartig (Abb. 9.4-38). Erst in Hilusnähe erhalten diese Lymphgefäße eine dünne Lage vornehmlich längsorientierter glatter Muskulatur. Die ersten Lymphknoten finden sich im Bereich der Aufteilung der Lappen- in die Segmentbronchen, *Nodi lymphatici bronchopulmonales.* Die Lymphe durchfließt zum Teil diese und dann die an den Hauptbronchen und der Bifurkation gelegenen *Nodi lymphatici tracheobronchiales superiores* und *inferiores.* Diese an den Segment-, Lappen- und Hauptbronchen gelegenen Knoten sind die *Hiluslymphknoten* der Kliniker. Die Lymphe fließt dann weiter ab über die an der Trachea gelegenen Lymphknoten oder direkt über den *Truncus bronchomediastinalis* oder den *Truncus mediastinalis anterior,* unterhalb der Hauptbronchen auch direkt in den *Ductus thoracicus.*

Das **zweite Lymphgefäßsystem** der Lunge beginnt mit Lymphkapillaren in dem lockeren Bindegewebe der Tela subserosa und der interlobulären und intersegmentalen Bindegewebssepten (Abb. 9.4-38). In diesen flächigen Bindegewebsstrukturen bilden die weiten Lymphkapillaren großmaschige Netze mit Klappen, die zu Strängen entlang der Pulmonalvenenäste zusammenfließen und in

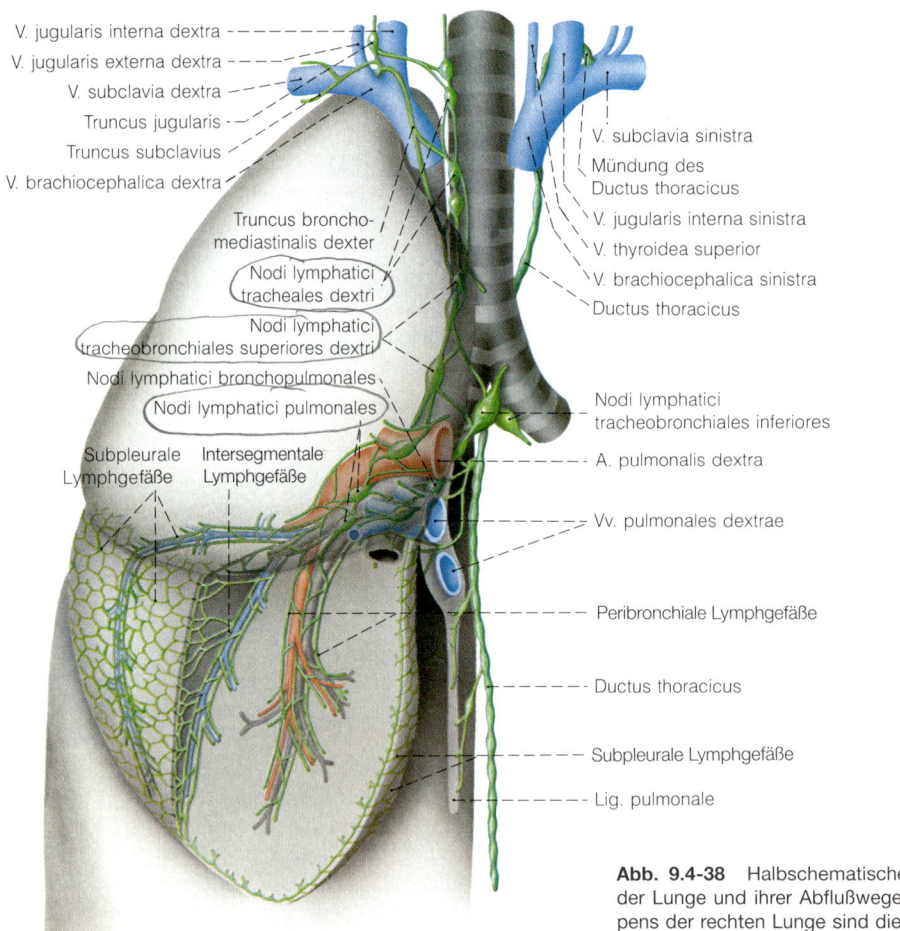

V. jugularis interna dextra

V. jugularis externa dextra

V. subclavia dextra

Truncus jugularis

Truncus subclavius

V. brachiocephalica dextra

Truncus broncho-mediastinalis dexter

Nodi lymphatici tracheales dextri

Nodi lymphatici tracheobronchiales superiores dextri

Nodi lymphatici bronchopulmonales

Nodi lymphatici pulmonales

Subpleurale Lymphgefäße

Intersegmentale Lymphgefäße

V. subclavia sinistra

Mündung des Ductus thoracicus

V. jugularis interna sinistra

V. thyroidea superior

V. brachiocephalica sinistra

Ductus thoracicus

Nodi lymphatici tracheobronchiales inferiores

A. pulmonalis dextra

Vv. pulmonales dextrae

Peribronchiale Lymphgefäße

Ductus thoracicus

Subpleurale Lymphgefäße

Lig. pulmonale

Abb. 9.4-38 Halbschematische Darstellung der Lymphgefäße der Lunge und ihrer Abflußwege. Am Segment IV des Mittellappens der rechten Lunge sind die subpleuralen Lymphgefäße, am Segment V die peribronchialen Lymphgefäße abgebildet.

ihrer Begleitung den Hilus erreichen. Erst hilusnahe zeigen sie Muskulatur in ihrer Wand. Die ersten Lymphknoten dieses **oberflächlich-segmentalen Lymphgefäßsystems** sind im Hilus die *Nodi lymphatici tracheobronchiales.* Dort vereinigen sich beide Lymphgefäßsysteme der Lunge. Die oberflächlichen Lymphgefäße aus der basalen Lungenregion fließen auch über Lymphbahnen im Lig. pulmonale in mediastinale Lymphknoten und in den *Ductus thoracicus* ab, der auch aus dem Hilus unterhalb der Hauptbronchen direkt Lymphgefäße aufnimmt. Die geringe und erst hilusnahe Ausbildung von Muskulatur in den Lungenlymphgefäßen wird daraus verständlich, daß sie unter dem elastischen Zug des Lungengewebes stehen und dadurch, verstärkt durch die Zunahme des Unterdrucks bei der Inspiration, geöffnet werden, so daß der Lymphabstrom, gerichtet durch die zahlreichen Klappen, sehr wirksam abläuft.

4.3.11 Regulation der Flüssigkeitsverteilung

Die dünnen, straff gebauten **Interalveolarsepten** sind für die Erhaltung ihres **Flüssigkeitsgleichgewichtes** ganz auf den ausgeglichenen Austausch mit den Kapillaren ange-

wiesen, der durch die geringe Menge der Interzellularsubstanz erleichtert wird. Ein Abfluß überschüssiger interstitieller Flüssigkeit, die nicht von den Blutkapillaren aufgenommen wird, wäre nur aus dem Bindegewebsseptum der Interalveolarsepten in die nächstgelegenen subpleuralen oder peribronchialen Lymphgefäße möglich.

Der **kolloidosmotische Druck des Blutes,** der 3,7 kPa (ca. 28 mm Hg) beträgt, bindet die Flüssigkeit des Blutes im Gefäßsystem, die **aktiven Ionentransportsysteme** des Alveolarepithels und wohl auch des Kapillarendothels transportieren Flüssigkeit aus den Alveolen und dem Bindegewebe in die Kapillaren hinein. Diesen Kräften wirken die Druckkomponenten entgegen, die zu einem Ausstrom von Flüssigkeit aus dem Gefäß heraus in das Gewebe und in die Alveole hineinführen. Diese Komponenten werden gebildet von dem **arteriellen** und dem **hydrostatischen Druck des Blutes,** die den Perfusionsdruck in den Kapillaren ausmachen, von dem **kolloidosmotischen Druck der interstitiellen Substanz,** der ebenfalls Flüssigkeit zu binden versucht, sowie von dem **aus der Oberflächenkrümmung resultierenden Binnendruck,** der sich zu der Oberflächenspannung addiert und die Flüssigkeit in die Alveole zu drücken versucht. Diese drei Druckkomponenten betragen unter normalen Bedingungen nur 2,4 kPa (ca. 18 mm Hg), so daß sie um 1,3 kPa (ca. 10 mm Hg) vom kolloidosmotischen Druck des Blutes übertroffen werden. Diese Druckrelationen sorgen dafür, daß im Interalveolarseptum Flüssigkeit in der Bilanz den Blutkreislauf nicht verläßt, sondern in ihn aufgenommen wird. Dadurch wird unter Normalbedingungen die **Struktur des Interalveolarseptums** mit seinen geringen Dimensionen erhalten, es kann nicht aufquellen. Zugleich sind diese Druckrelationen zusammen mit den aktiven Transportprozessen dafür verantwortlich, daß sogar Flüssigkeit aus den Alveolen absorbiert wird, was nach der Geburt zur Entfernung der embryonalen Lungenflüssigkeit wichtig ist, wodurch aber auch in die Lunge gelangtes Wasser schnell in das Blut aufgenommen wird. Dadurch werden die **Alveolen „trocken"** und damit **luftgefüllt** gehalten.

Im **peribronchialen und subpleuralen Bindegewebe** kommt als wichtige stabilisierende Komponente das Lymphgefäßsystem hinzu, das die aus dem Austausch zwischen den Gefäßen und dem lockeren Bindegewebe im Überschuß im Bindegewebe verbliebene Flüssigkeit abführt und damit entscheidend zum Aufrechterhalten der normalen Flüssigkeitsverteilung im Gewebe und zur Erhaltung ihrer Volumina beiträgt. Die Kapazität dieser Flüssigkeitsdrainage ist sehr groß, so daß auch massive Transsudationen aus dem Gefäßsystem lange Zeit kompensiert werden, bevor ein **interstitielles Ödem** auftritt, das dann scharf begrenzt nur das peribronchiale und subpleurale Bindegewebe erfaßt. Diese Funktion des Lymphgefäßsystems erstreckt sich aber nur auf diesen peribronchial-subpleuralen Bindegewebsraum der Lunge. An der Aufrechterhaltung der Flüssigkeitsverteilungen in den Interalveolarsepten ist es nicht beteiligt, dafür sind ausschließlich die dort vorhandenen speziellen Strukturen und herrschenden Druckverhältnisse verantwortlich.

Eine starke, vor allem **plötzliche Druckerhöhung** in den **alveolären Kapillaren**, an die sich das Gefäßsystem nicht über längere Zeit anpassen kann, eine **drastische Verminderung des Proteingehaltes des Blutplasmas**, aber auch eine **Schädigung des Endothels** der **alveolären Kapillaren** in der Folge eines Kreislaufschocks oder durch Entzündungen führen zu einem umfangreichen Austritt von Plasmaproteinen. Dadurch verändern sich die Druckrelationen im Interalveolarseptum so, daß es durch erhebliche Flüssigkeitseinlagerungen zum Aufquellen seines Bindegewebsseptums kommt: **Ödem der Interalveolarseptums.** Mit zunehmendem Flüssigkeitsdruck in den Interalveolarsepten kommt es aber auch zu einer Schädigung der dünnen Fortsätze der Alveolarepithelzellen Typ I, sie verlieren ihren geschlossenen, durch Zonulae occludentes, „tight junctions", abgedichteten Verband. Das gleiche kann durch eine **direkte Schädigung der Alveolarepithelzellen** entstehen, zum Beispiel durch eine Infektion oder durch das Einatmen giftiger Gase. Dann tritt ungehemmt die interstitielle Ödemflüssigkeit in die Alveolen aus, sie werden überschwemmt, und die Luft kann vollständig verdrängt werden. Dann ist der Zustand eingetreten, den der Kliniker **Lungenödem** nennt und bei dem die betroffene Alveolarregion durch die Füllung mit Ödemflüssigkeit vom Gasaustausch ausgeschlossen wird. Ist ein solches Lungenödem auf einzelne Segmente oder Lappen begrenzt, kann es ausheilen, da die nicht betroffenen Teile der Lunge den Gasaustausch noch unterhalten können, und die Zellsysteme der Interalveolarsepten sehr regenerationsfähig sind.

Bei jedem Atemzug gelangen mit der eingeatmeten Luft und den in ihr enthaltenen Staubpartikeln **einige bis viele tausend Keime, Viren, Bakterien- und Pilzsporen,** in die Atemwege bis in die Alveolen hinein. Ein Teil von ihnen wird von dem **Schleimfilm** der **konduktiven Luftwege** abgefangen und durch den mukoziliären Transport des oberflächlichen Schleimfilms zur Trachea und zum Larynx befördert und ausgehustet. Keime dringen aber auch in den tieferen solartigen Schleim ein, wo sie zumeist von den sich dort auf dem Epithel bewegenden **Makrophagen** phagozytiert werden. Die in die **Alveolen gelangten Keime** werden vom **Surfactant** abgefangen und mit ihm von den **Alveolarmakrophagen** aufgenommen. Diese phagozytierten Keime werden in der Regel in den Phagolysosomen der Makrophagen abgebaut. Dringen Keime durch das Epithel der konduktiven Luftwege hindurch in das Bindegewebe der Lamina propria vor oder durch das Alveolarepithel in die dünnen Bindegewebssepten der Interalveolarsepten, so können sie auch dort von Makrophagen aufgenommen und abgebaut werden.

Ein Teil dieser **Makrophagen** mit aufgenommenen Keimen gelangt direkt über das Bindegewebe oder über die Hypophase des Surfactants und die Solphase des Schleimfilms der distalen Luftwege und durch das Epithel hindurch in das peribronchiale oder subpleurale Bindegewebe. Dort dringen die Makrophagen dann in die peripheren Lymphgefäße ein, über die sie in die regionären **bronchopulmonalen** und **tracheobronchialen Lymphknoten** gelangen. Dort regen die Makrophagen unter Präsentation der Antigene der aufgenommenen Keime die spezifischen Immunvorgänge zur Bildung zellständiger und humoraler Antikörper einschließlich der Bildung von Gedächtnis-Zellen an. Keime, die bis in die Blutgefäße vordringen, werden dort von den Makrophagen und Granulozyten phagozytiert, welche ganz spezifisch in großer Zahl an den Wänden der Lungengefäße und -kapillaren jeweils für einige Zeit, wohl Stunden, festsitzen.

Das Zusammenwirken der **mukoziliären Clearance** mit der Tätigkeit der **intrabronchialen, intraalveolären und peribronchialen Makrophagen** und mit der Funktion der **regionären Lymphknoten** sowie mit der Aktivität der **intravasalen Makrophagen und Granulozyten** stellen ein in der Lunge ganz besonders entwickeltes, **hochwirksames Abwehrsystem** dar, das die große Zahl der ständig mit der Atemluft eindringenden Keime fortwährend eliminiert. Nur unter besonderen Umständen, bei einer Störung der mukoziliären Clearance, bei einem Defekt des Surfactants, bei einer Beeinträchtigung der Phagozytosefähigkeit der Makrophagen oder bei einem ungewöhnlich großen Keimgehalt der Atemluft, kommt es zu einer Infektion und nachfolgend zu einer Entzündung der Lunge. In der Regel sind diese Entzündungen primär auf begrenzte Regionen der Lunge, so zum Beispiel auf einzelne Segmente, beschränkt.

4.3.12 Die Atembewegungen der Lunge und ihre regionalen Inhomogenitäten

Die **beiden Lungen** sind bei unverletzter Lungenoberfläche und Brustwand in den beiden Pleurahöhlen des Thorax **elastisch ausgespannt.** Wirbelsäule, Rippen und Sternum sind mit ihren Gelenken, Bändern und Muskeln einschließlich des Diaphragmas so zum Brustkorb zusammengefügt, daß sie elastisch federnd eine Ausgangs- oder Ruhelage einnehmen. Dabei muß der Brustkorb stets im Zusammenhang mit dem gesamten Halte- und Bewegungsapparat des Rumpfes und seiner Eingeweide betrachtet werden. Aus dieser **Ruhestellung** wird der Brustkorb mit den Pleurahöhlen unter elastischer Verformung durch die Muskulatur des Thorax und des Diaphragmas erweitert oder enger gestellt. Diese Volumenänderungen bewirken die **Ventilation** der Lungen. Die dazu notwendige Kraft, die von den In- und Exspirationsmuskeln entwickelt wird, läßt sich als Druck pro Volumenänderung darstellen. Die **Volumendehnbarkeit** oder **Compliance** des Thorax gibt an, um welches Volumen pro Druckeinheit der Thorax mit den Pleurahöhlen erweitert oder komprimiert werden kann. Ohne Lungen läßt sich der Thorax aus seiner elastischen Ruhestellung durch einen Druck von 1 kPa (ca. 10 cm H_2O) in den Pleurahöhlen auf das bei Ventilationsbewegungen erreichbare Maximalvolumen erweitern. Für die Kompression des Thorax ohne Lungen auf sein bei Ventilationsbewegungen erreichbares geringstes Volumen ist jedoch ein Unterdruck von –3 kPa (ca. –30 cm H_2O) erforderlich.

Die **Lungen** besitzen durch die resultierende Oberflächenspannungskräfte in ihren Alveolen und durch ihre elastischen Fasersysteme starke elastische **Rückstellkräfte,** durch die sie sich bei geöffnetem Thorax auf ca. 2,0 l Gesamtvolumen zusammenziehen und damit ihr Verschlußvolumen erreichen. Aus diesem Zustand sind die Lungen nur unter Aufwendung von intrapulmonalem Überdruck wieder aufblasbar oder durch extrapulmonalen Unterdruck wieder entfaltbar. Dafür sind anfangs geringe Druckwerte erforderlich, wobei die Lungen bei 1 kPa (ca. 10 cm H_2O) Überdruck bereits 4 l Volumen erreichen. Mit wachsendem Lungenvolumen nimmt die Compliance der Lungen kontinuierlich ab, was auf die stark ansteigende elastische Spannung der Fasersysteme und auf die 10fach erhöhte Oberflächenspannung der Alveolen zurückzuführen ist. Deshalb sind zur maximalen Dehnung der Lungen auf ca. 6 l Volumen 3 kPa erforderlich. Aus diesem Verhalten resultiert die charakteristische Volumendehnungskurve der Lungen mit steilem Anstieg im unteren und mittleren Volumenbereich durch große Volumenzunahmen bei kleinen Drucksteigerungen, aber mit einer starken Abflachung im oberen Volumenbereich durch geringere Volumenzunahmen bei größeren Drucksteigerungen, also bei der Annäherung an ihr Maximalvolumen. Eine entsprechende Beziehung ergibt sich beim Druckabfall.

Die von der Pleura pulmonalis überzogenen Lungen sind über einen hauchdünnen Flüssigkeitsfilm mit der Pleura parietalis verschieblich verbunden. Im intakten Atemapparat wirken sich die elastischen Retraktionskräfte der Lungen so auf die Thoraxwand aus, daß der Thorax aus seiner elastischen Ruhestellung, die ungefähr bei 4–5 l Pleurahöhlenvolumen liegt, zusammengezogen wird auf ca. 3 l Pleurahöhlenvolumen, das zugleich das Lungenvolumen darstellt. Dann stehen die **Retraktionskräfte** der mäßig entfalteten **Lungen** und die **elastischen Dehnungskräfte** des mäßig zusammengezogenen **Thorax** im **Gleichgewicht,** das ventilatorische System des Atemapparates befindet sich in seiner **Ruhestellung.** Diese Ruhestellung nimmt der Atemapparat ein, wenn er sich bei Ruheatmung am Ende der Exspirationsphase befindet.

Aus dieser elastischen Ruhestellung des Atemapparates werden durch die Kontraktionen der Atemmuskulatur nun die **Ventilationsbewegungen** ausgeführt. Bei **Ruheatmung** bewirken Inspirationsbewegungen eine Erweiterung des Thorax und der Lungen um ein Atemzugvolumen von ca. 0,5 l. Bei stärkerer bis maximaler Inspiration kann dieses Ruheatemzugvolumen bis zur vollen Entfaltung der Lungen um das inspiratorische Reservevolumen von ca. 2,5 l gesteigert werden; beide Volumina zusammen bilden die **Inspirationskapazität** der Lungen. Aus der Ruhestellung können Thorax und Lungen aber auch durch Exspirationsbewegungen weiter verkleinert werden. Dabei kann aus den Lungen noch ein exspiratorisches Reservevolumen an Luft, maximal ca. 1,5 l, ausgeatmet werden. Die Inspirationskapazität der Lungen bildet zusammen mit dem exspiratorischen Reservevolumen die **Vitalkapazität** von ca. 4,5 l. Dieses nach **maximaler Inspiration** maximal mögliche Exspirationsvolumen hängt aber beim einzelnen Individuum sehr stark vom Geschlecht, Lebensalter und Trainingszustand ab und kann bei jugendlichen Sportlern 6–7 l erreichen.

Selbst nach maximal möglicher Exspiration verbleibt, bedingt durch den Bau des Thorax und durch seine Bewegungsmöglichkeiten, noch Luft in den Lungen, ihr **Residualvolumen** von ca. 1,0–1,5 l. Von diesem Residualvolumen entweicht nur noch ein kleiner Anteil spontan, wenn die Lunge sich unter pathologischen Bedingungen von der Thoraxwand gelöst hat, bis sie ihr Verschlußvolumen erreicht. Exspiratorisches Reservevolumen und Residualvolumen zusammen bilden die funktionelle **Residualkapazität** der Lungen: Dieses Ruhevolumen enthält der Atemapparat, wenn er nach Inspirations- oder Exspirationsbewegungen allein durch seine elastischen Rückstellkräfte seine Ruhestellung wieder einnimmt. Bei **Ruheatmung** wird aus dieser Ruhestellung heraus durch die Atemmuskulatur eine Inspirationsbewegung ausgeführt, während die anschließende Exspiration allein durch die elastischen Rückstellkräfte bei Erschlaffung der Inspirationsmuskulatur bewirkt wird. Erst bei **forcierter Atmung** und beim Einbeziehen des exspiratorischen Reservevolumens in die Atemzugvolumina muß die Ausatmung durch die Exspirationsmuskulatur aktiv unterstützt werden.

Die **Ruhestellung des Atemapparates,** seine Ausgangsstellung für alle Atembewegungen, wandelt sich im **Lebenslauf** durch die Veränderungen der elastischen Eigenschaften der Lungen und des Thorax. So besitzt das **Neugeborene** mit noch geringer Entwicklung elastischer Fasern im Austauschgewebe der Lunge geringere Rückstellkräfte seiner Lungen und damit eine geringere elastische Vorspannung seines noch stark kegelförmigen, nach kaudal weit offenen Thorax. Dieser Thorax kann sich deshalb und infolge der horizontalen Stellung der Rippen nur wenig erweitern, so daß das Diaphragma der wesentliche Atemmuskel der Säuglinge und Kleinkinder ist, die hauptsächlich eine Bauchatmung zeigen. Erst die **Jugendlichen** gehen mit dem Ausreifen der elastischen Fasersysteme ihrer Lungen und mit dem Erreichen der adulten Thoraxproportionen mit schräger Rippenstellung, die eine wirksame Thoraxerweiterung ermöglicht, zur dominierenden Rippenatmung der Erwachsenen über. **Im Alter** nehmen die elastischen Fasersysteme in den Lungen ab, wodurch ihre Retraktionskraft geringer wird. Dadurch stellt sich das Gleichgewicht zwischen der verminderten Retraktionskraft der Lungen und der dadurch bedingten geringeren elastischen Vorspannung des Thorax bei einem größeren Ruhevolumen der Lungen mit stärker erweitertem Thorax ein.

Besonders ausgeprägt ist diese **Verschiebung der Atemruhestellung** zu großen Lungenvolumina beim **Emphysem,** wenn erhebliche Teile der elastischen Interalveolarsepten verlorengingen, oder beim **Asthma bronchiale** oder anderen **obstruktiven Atemwegserkrankungen,** wenn durch die funktionelle Einengung der Atemwege besonders die Exspiration erschwert ist. Die Verschiebung der Atemruhestellung zu einem vergrößerten Ruhevolumen geht mit einer erheblichen Reduzierung der Vitalkapazität einher: Da das Maximalvolumen der Lungen nicht zunimmt, wird ihr inspiratorisches Reservevolumen kleiner. Ihr exspiratorisches Reservevolumen wird ebenfalls viel kleiner, da sich das Verschlußvolumen durch Verschluß der Bronchioli bereits bei höherem Lungenvolumen einstellt. Regelmäßig tritt zu dieser Weitstellung des Thorax noch eine altersbedingte Einschränkung seiner Beweglichkeit hinzu. Bei diesem recht starren, weiten **Altersthorax** wirkt das Zwerchfell dann wieder als Hauptatemmuskel.

In der **Atemruhestellung** stehen die elastische Vorspannung des leicht zusammengezogenen Thorax und die elastischen Retraktionskräfte der mäßig entfalteten Lungen im **Gleichgewicht,** während außen auf den Thorax der äußere Luftdruck einwirkt, der bei geöffneter Glottis ebenso über die Luftwege innen auf die Alveolarwandungen wirkt (Abb. 9.4-39). Führt man in dieser Situation ein Meßinstrument in den Pleuraspalt ein (oder aus praktischen Gründen eine Meßsonde tief in den Ösophagus), so mißt man einen Unterdruck gegenüber dem atmosphärischen Druck von im Mittel –0,4 bis –0,5 kPa (ca. –4 bis –5 cm H_2O). Bei einer **Inspiration** vergrößert sich die Druckdifferenz und damit der intrapleurale Unterdruck, da die elastischen Retraktionskräfte der Lungen mit ihrer Dehnung stark zunehmen. Die Steigerung dieses intrapleuralen Unterdrucks erfolgt wie die Zunahme der elastischen Spannungskräfte bei der Lungendehnung: Bei mittleren Lungenvolumina steigt der intrapleurale Unterdruck bei relativ großen Volumenänderungen leicht an, während er nahe dem Maximalvolumen der Lungen bei tiefer Inspiration steil auf –3 bis –4 kPa (ca. –30 bis –40 cm H_2O) anwächst. Bei einer **Exspiration** über die Atemruhelage hinaus nimmt der intrapleurale Unterdruck weiter ab und kommt bei tiefer Ausatmung mit der Annäherung an das Residualvolumen im Mittel dem Nullwert nahe oder übertrifft ihn sogar während des Ausatmungsvorgangs als leichter Überdruck.

Für die Struktur und Funktion der Lungen sind **regionale Unterschiede** von entscheidender Bedeutung, die bei der elastischen Ausspannung der Lungen in den Pleurahöhlen aufgrund ihres Gewichtes und der dadurch verursachten regionalen Differenzen in den intrapleuralen Druckwerten auftreten. Beim Erwachsenen in aufrechter Körperhaltung besitzen die Lungen im Mittel eine Höhe von 30 cm von der Basis bis zum Apex. Das Gewicht der Lungen verursacht eine starke Abnahme des pleuralen Unterdrucks von der Spitze zur Basis und bewirkt dadurch eine unterschiedliche Entfaltung und **Ventilation** der Alveolen je nach ihrer Lage in der Lungenspitze, -mitte oder -basis. Andererseits bedingen Gewichtsunterschiede der Blutsäule in den Gefäßen in kranio-kaudaler Ausdehnung der Lunge Unterschiede in der **Perfusion** der verschiedenen Lungenregionen. Oberhalb des Hilus reduziert sich der pulmonalarterielle Druck um das Gewicht der Blutsäule, unterhalb des Hilus addiert sich der hydrostatische Druck der Blutsäule zum pulmonalarteriellen Druck. Diese **Inhomogenitäten** in der Entfaltung der Lungen sowie in ihrer Ventilation und Perfusion bestimmen ihre normale Funktion und insbesondere das Auftreten von Erkrankungen in bestimmten Lungenregionen. Die kranio-kaudalen Inhomogenitäten werden durch eine horizontale Lage im Bett aufgehoben, weshalb die **Bettruhe** eine wichtige therapeutische Maßnahme ist.

Die unter Ruheatmung schlecht ventilierten und perfundierten apikalen Bereiche sind wegen ihrer geringen Durchblutung Prädilektionsorte für die Ansiedlung von größeren tuberkulösen und anderen spezifischen entzündlichen Herden. Dagegen sind die basalen Lungenregionen bevorzugte Orte eines Lungenödems und einer Pneumonie.

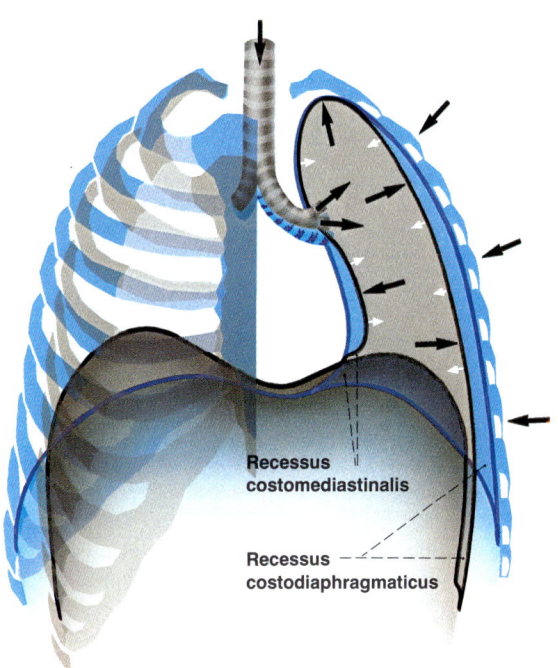

Abb. 9.4-39 Schematische Darstellung der Thorax- und Diaphragmastellung in tiefer Inspiration (blau) und maximaler Exspiration (grau). Die Pfeile symbolisieren zum einen den wirksamen atmosphärischen Druck und zum anderen die Retraktionskräfte der Lunge.

Recessus
costomediastinalis

Recessus
costodiaphragmaticus

4.3.13 Innervation der Lunge und Steuerung der Atmung

Die Nerven der Lunge stammen aus dem **parasympathischen N. vagus** und aus dem **Truncus sympathicus.** Sie vereinigen sich auf dem Hauptbronchus zum *Plexus pulmonalis,* der den Bronchen und Gefäßen folgt, um sie einschließlich der Pleura visceralis zu versorgen.

Nach Abgabe des *N. laryngeus recurrens* gibt der *N. vagus* einige *Rami bronchiales posteriores* ab, die den Hauptbronchus von dorsal begleiten und in den Lungenhilus eintreten, sowie einzelne kleinere *Rami bronchiales anteriores* auf die Ventralseite des Hauptbronchus. Die **sympathischen** *Rami pulmonales* verlassen den Grenzstrang im *Ganglion cervicothoracicum* (Ggl. stellatum) sowie in seinen folgenden oberen Thoraxganglien und ziehen meist selbständig zum Hauptbronchus, zu einem Teil aber auch über die unteren *Nn. cardiaci.* Rami bronchiales und Rami pulmonales verbinden sich auf dem Hauptbronchus zum *Plexus pulmonalis,* der über die Bifurkation mit dem Plexus der anderen Lunge verbunden ist und über die A. pulmonalis auch Verbindungen mit dem Plexus cardiacus besitzt. Der Plexus pulmonalis umspinnt in seinem weiteren Verlauf vornehmlich die Bronchen mit ihren Aufzweigungen bis zu den letzten Bronchioli. Feine Äste des Plexus pulmonalis versorgen die sich aufzweigenden Pulmonalarterien, aber auch die in den Segmentsepten und subpleural separat verlaufenden Pulmonalvenen erhalten vom Lungenhilus aus ihre feinen Äste des Plexus pulmonalis. In dem die Bronchen umgebenden Plexus pulmonalis sind zahlreiche mikroskopisch **kleine Ganglien** aus multipolaren Ganglienzellen eingeschaltet, die aus der Neuralleiste stammen und mit den Fasern des N. vagus eingewandert sein sollen. Die Innervation der Lunge beschränkt sich auf ihre peri-bronchialen und subpleuralen Anteile. Die große Gewebsmenge ihrer **Interalveolarsepten** ist **nervenfrei,** in diesen Septen sind nur ganz selten einzelne marklose Nervenfasern nachgewiesen worden.

Die **parasympathischen** cholinergen Fasern des *N. vagus* versorgen **efferent** in erster Linie die Muskulatur der Bronchi und Bronchioli sowie mit **sekretorischen Fasern** die Bronchialdrüsen und die Schleimhaut mit den Becherzellen. Auch die Wandung der Pulmonalarterien und -venen erhält cholinerge Vagusfasern. Die **afferenten Vagusfasern** stammen von den **Dehnungsrezeptoren,** die sich an der Trachea, den Bronchi und den Bronchioli, aber auch unter der Pleura visceralis befinden. Außerdem sollen diese Vagusfasern Schmerzfasern enthalten. Die adrenergen, **efferenten Sympathikusfasern** versorgen die Muskulatur und wohl auch die Drüsen der Bronchi und Bronchioli, ebenso die Muskulatur der Arterien und Venen. Die kleineren Arterien und Arteriolen werden von postganglionären adrenergen Nervenfasern von Ganglienzellen in den kleinen peribronchialen Ganglien versorgt. Die Versorgung der Venen ist im Detail nicht bekannt. Unter den **afferenten Sympathikusfasern** befindet sich wohl die Mehrzahl der Schmerzfasern.

Die efferente Innervation der Bronchen und der Gefäße hat die Aufgabe, die Leistung der Lungen auf die vom Gesamtorganismus gestellten Anforderungen von Ruhe bis zur Maximalleistung einzustellen. Für die dazu jeweils notwendige Ventilation und Perfusion wird der Durchmesser der Bronchen und Gefäße optimal eingestellt.

Die **cholinergen parasympathischen Fasern** wirken auf die Muskulatur der Bronchen **konstriktorisch,** sie stellen den Durchmesser der Bronchen eng und passen sie so auf die Ruheatmung an, bei der wegen des geringen Atemzugvolumens das Totraumvolumen klein gehalten werden muß zur Optimierung der alveolären Ventilation mit Frischluft. Bereits bei jeder Inspiration kommt es durch **adrenerge sympathische Fasern** zu einer **Hemmung der Bronchuskonstriktion** und damit zu der leichten inspiratorischen Erweiterung der Bronchen. Die sympathische Hemmung der Bronchuskonstriktion ist bei tiefen Atemzügen ausgeprägt, so daß dann die elastisch gespannten Knorpel und der elastische Zug des Lungengewebes die Bronchi und Bronchioli maximal weitstellen können.

Die **Pulmonalarterien** erhalten **adrenerge sympathische Fasern,** jenseits der hilusnahen Stämme wohl über peribronchiale Neurone, die meist in der Adventitia liegen, der Media von außen angelagert. Auch die **Pulmonalvenen** erhalten sympathische Fasern. Diese sympathischen Fasern unterstützen mit ihrer konstriktorischen Wirkung den **autonomen Gefäßwandtonus,** der das Gefäßvolumen und auch den Strömungswiderstand bestimmt, vor allem in den kleinen Gefäßen bis zu den Arteriolen. Bei dem Übergang zur Leistungsatmung wird durch eine geringe Blutdruckerhöhung eine Erweiterung dieser Gefäße bewirkt und ihr Strömungswiderstand momentan drastisch herabgesetzt, so daß trotz der Steigerung der Lungenperfusion auf den 5- bis 6fachen Ruhewert sich der arterielle Druck in der Lunge kaum auf den doppelten Ruhewert erhöht. Die neurale Regelung in Anpassung an die Leistung des Organismus erfaßt nur die Pulmonalarterien und -venen. Ganz eigenständig und ohne nervösen Einfluß reguliert die **lokale hypoxische Vasokonstriktion** die Durchblutung nicht ventilierter Alveolarregionen. Zum anderen wirken die im Kreislauf vorhandenen **vasoaktiven Substanzen** auch auf die Lungengefäße. Dazu kommt die Wirkung der von der Lunge gebildeten, sehr wirksamen vasoaktiven Substanzen hinzu, die zum Beispiel bei einer Lungenembolie zum plötzlichen Anstieg des pulmonalen Blutdrucks führt.

Die wichtige **afferente Innervation** der Lungen erhält die Erregungen von den **Dehnungsrezeptoren** an der Trachea, den Bronchi und den Bronchioli, aber auch von denen unter der Pleura, und ihre Fasern verlaufen im N. vagus zu den **Atemzentren** in der Medulla oblongata. Ein Teil dieser Rezeptoren wird nur bei Dehnung erregt mit geringer Adaptation, ein anderer Teil auch bei Dehnungsabnahme, so daß diese Afferenzen die Atemzentren ständig über den jeweiligen Dehnungszustand der Lungen informieren. Werden die Atemzugvolumina größer als 1,5 l, so tragen die Dehnungsafferenzen zur reflektorischen Begrenzung der Inspiration bei. Dieser HERING-BREUER-Reflex ist ein Schutzreflex, der bei großen Atemzugvolumina die Atemtiefe ökonomisch den jeweiligen Gasaustauscherfordernissen anpaßt und die Lunge vor Überdehnung schützt. Viele dünnkalibrige afferente Fasern, sowohl vagale als auch mit sympathischen Fasern verlaufende Afferenzen, stehen mit intramuralen Nervenzellen in Verbindung. Die Freisetzung von Neuropeptiden als Modulator- und Überträgersubstanzen (Substanz P, CGRP = Calcitonin gene-related polypeptide u.a.) an den peripheren Nervenfaserendigungen dürfte eine große Rolle bei der Regulation des Tonus der Bronchial- und Bronchiolarmuskelzellen, der Gefäße und der Bronchialdrüsen spielen. Die Fasern von den zahlreichen **Schmerzrezeptoren,** die wohl vornehmlich in den Bronchen lokalisiert sind, während der Pleura visceralis Schmerzrezeptoren fehlen, verlaufen hauptsächlich mit den Sympathikus-Fasern. Die Schmerzrezeptoren werden in erster Linie über die Bronchialschleimhaut durch reizende Gase oder Partikel erregt.

Die **Steuerung der Atmung** ist ein sehr komplexer Vorgang, bei dem verschiedene Ebenen des Zentralnervensystems beteiligt sind (vgl. Band II, Kap. 16.14.6.3.7). Lungen- und Herzfunktion müssen koordiniert und den momentanen Bedürfnissen des Organismus angepaßt werden. Besondere Bedeutung bei der Regulation der Ventilationsvolumina kommt der Steuerung der CO_2-Abgabe zu, von welcher die Erhaltung des CO_2- und Bikarbonat-Spiegels in Blut und Gewebe und damit das Säure-Basen-Gleichgewicht abhängt (Näheres in den Lehrbüchern der Physiologie). Wichtig ist auch die Abstimmung des in die Atembewegungen involvierten Anteils des Bewegungsapparates mit dessen Funktionen bei der Nahrungsaufnahme und bei verschiedenen willkürlichen Körperbewegungen. Da Atembewegungen die Grundlage aller Laut- und Sprachbildung sind, müssen sie zudem so modifiziert werden, daß sie den Erfordernissen der Sprach- und Gesangsproduktion genügen.

4.3.14 Nichtrespiratorische Funktionen der Lunge

Da das Blut aus dem gesamten Körper ständig die Lunge passieren muß, besitzt ihr Gefäßsystem eine besondere Bedeutung für den Organismus. Zellen des mononukleären Phagozytensystems wie die KUPFFER-Zellen der Leber, die sich abgelöst haben, gelangen in die Lungenkapillaren und werden dort abgebaut und entfernt. Ebenso geschieht es Proliferationsknoten des Synzytiotrophoblasten der Plazenta, und auch Granulozyten sollen im Bereich der Lungenkapillaren eliminiert werden. Für diese Funktionen, aber auch für weitere Aufgaben sind in den Lungengefäßen, besonders in ihrem großen Kapillarbett Makrophagen, Granulozyten und Lymphozyten intravasal sessil, sie verweilen dort in großer Zahl jeweils für einige Zeit, wahrscheinlich für einige Stunden. Die

Zahl dieser intravasal sessilen Zellen übertrifft die Zahl der im Blut zirkulierenden weißen Blutzellen. Diese Zellen stellen dadurch im Blutstrom eine große Oberfläche für die Elimination von Partikeln und Keimen sowie für Stoffwechselaufgaben zur Verfügung. Sie bilden vor allem eine stets verfügbare Reserve für die Bekämpfung der über die große Oberfläche des Bronchialbaumes und der Alveolen mit jedem Atemzug aufgenommenen Keime und der sich daraus möglicherweise entwickelnden Entzündungen. Außer der Leber mit ihren Sinusoiden besitzt kein anderes Organ des Körpers ein so umfangreich ausgebildetes intravasales Zellsystem aus Makrophagen, Granulozyten und Lymphozyten, zu dem noch die in den Alveolen und Bronchen vorhandenen Makrophagen hinzukommen.

In einem weiteren wichtigen Funktionskreis wirkt das Kapillarsystem der Lunge mit seinen Endothelzellen als „metabolischer Filter", und zwar in erster Linie für vasoaktive Substanzen.

4.4   Pleurahöhlen und topographische Beziehungen der Lungen

Die rechte und die linke **Pleurahöhle,** *Cavitas pleuralis dextra* und *sinistra,* wird vollständig von den Lungen ausgefüllt bis auf die Bereiche, in denen die Pleurahöhlenwände direkt aufeinanderliegen. Das ändert sich nur unter pathologischen Verhältnissen, wenn Teile der Pleurahöhlen durch einen Erguß oder Pneumothorax erfüllt sind. Die Form der Pleurahöhlen ergibt sich aus der Form des oberen Rumpfes mit dem Brustkorb, in den die Wirbelsäule als Anpassung an die aufrechte Haltung

weit nach ventral vorgeschoben ist (Abb. 9.4-15, 16, 18 u. 39). Kaudal wird die Form der Pleurahöhlen durch das kuppelförmig in die untere Thoraxapertur eingefügte **Zwerchfell** bestimmt, das durch diese Gestalt bei seinen Kontraktionen optimale Möglichkeiten zur Volumenvergrößerung der Pleurahöhle im Zusammenspiel mit den Muskeln der Thoraxwand besitzt. Die Pleurahöhlen werden medial durch das **Mediastinum** getrennt, und weiter dorsal durch die Wirbelkörper. Dorsolateral, lateral und ventral werden sie vom rippentragenden Teil der Thoraxwand begrenzt, und zwar bis vorne medial, wo beide Höhlen hinter dem mittleren Teil des Brustbeins direkt zusammenstoßen. Kranial überragt die Pleurahöhle jederseits die obere Thoraxapertur um 2–3 cm mit ihrer **Pleurakuppel,** *Cupula pleurae.* Die Pleurahöhlen laufen ventral zwischen Mediastinum und Brustwand und kaudal zwischen Diaphragma und Brustwand in schmale **Reserve-** oder **Komplementärräume** aus, *Recessus pleurales* (Abb. 9.4-39 u. 40).

Die Pleurahöhlen sind vollständig ausgekleidet von dem **Brustfell** oder **Rippenfell,** der *Pleura parietalis,* die als *Pleura mediastinalis* das Mediastinum seitlich überzieht, als *Pleura costalis* die Innenfläche der Brustwand und als *Pleura diaphragmatica* die Oberseite des Zwerchfells bedeckt. Die Pleura mediastinalis geht zum großen Teil aus der Splanchnopleura hervor, und sie bildet durch ihre Umschlagkante um den Lungenhilus und am *Lig. pulmonale* die Verbindung zur Pleura visceralis, während Pleura costalis und diaphragmatica sich aus der Somatopleura ableiten. Aus der Splanchno- und Somatopleura stammen die Auskleidung der Pleurahöhlen mit einem einschichtigen, ganz flachen Mesothel und das dünne unterlagernde, zellreiche lockere Bindegewebe

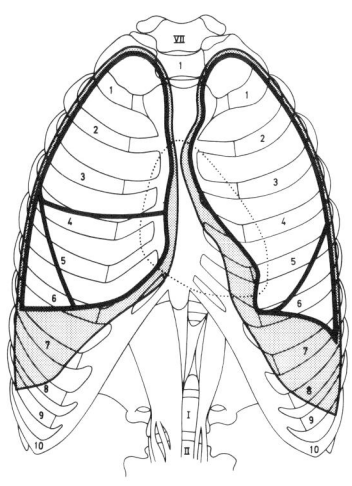

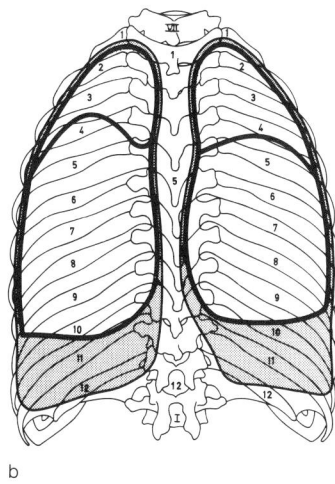

a   b

Abb. 9.4-40   Darstellung der Lungengrenzen (starke Linie) und der Pleuragrenzen (schwache Linie) bei Atemmittellage in ihrer Projektion auf den Brustkorb. a) in Ventralansicht, b) in Dorsalansicht.

	Sternallinie	Medioklavikularlinie	Mittlere Axillarlinie	Skapularlinie	Paravertebrallinie
Pleuragrenze	6. Rippe	7. Rippe	9. Rippe	11. Rippe	12. Rippe
Lungengrenze	6. Rippe	6. Rippe	8. Rippe	10. Rippe	11. Rippe

der *Lamina propria,* die zusammen die *Tunica serosa* der Pleura bilden. Sie ist mit einer kräftigen, kollagene und elastische Fasern enthaltenden *Tela subserosa* mit der Thoraxwand, dem Diaphragma oder dem Mediastinum verbunden. Diese Tela subserosa ist mit dem Perikard fest und unverschieblich verwachsen, den übrigen Teilen des Mediastinums aber nur locker verheftet, und sie besitzt zum Teil stärkere Fetteinlagerung. Die Tela subserosa ist an der Thoraxwand kräftig ausgebildet als sogenannte *Fascia endothoracica,* die aber mehr die Funktion einer Verschiebeschicht besitzt. Dagegen ist die Tela subserosa auf dem Diaphragma kräftig und reich mit elastischen Fasern ausgebildet und mit dessen Faszie ohne Verschieblichkeit verwachsen. Die Pleura costalis weist auf den Rippen häufig Fetteinlagerungen in der Tela subserosa auf. Oft bildet die Pleura parietalis im Bereich der Recessus auch Fettläppchen aus, die sich in die Pleurahöhle vorstülpen und bei den Atembewegungen wie Synovialzotten die Verschieblichkeit der Lunge erleichtern.

Die **Pleura parietalis** wird von den Gefäßen der Nachbarschaft, den Interkostalgefäßen und den Vasa pericardiacophrenica versorgt und ist von dichten **Lymphgefäßnetzen** unterlagert, die dorsal in die Lymphknoten an den Rippenköpfchen, *Nodi lymphatici intercostales interni,* abfließen, aber auch in die externen axillären Lymphknoten am Rande des M. pectoralis. Vom Diaphragma und dem Mediastinum fließen die subpleuralen Lymphgefäße in die Nodi lymphatici parasternales und mediastinales anteriores und posteriores ab. Für die Ausbreitung von Metastasen wichtig sind Verbindungen von Lymphgefäßen in der Wand des Peritoneums durch die Muskulatur des Diaphragmas hindurch zu den subpleuralen Lymphgefäßen.
Die **Pleura costalis** wird durch die Interkostalnerven, die **Pleura mediastinalis** und **diaphragmatica** werden durch den N. phrenicus sehr gut innerviert und reich mit **Schmerzfasern** versorgt. Diese Fasern der Spinalnerven werden durch die Hinterstrangbahnen weitergeleitet, die Schmerzfasern durch den spinothalamischen Trakt, und vermitteln stechende, scharf lokalisierbare Empfindungen, welche die außerordentlich schmerzhaften Erkrankungen des Rippenfells auszeichnen.

Das normalerweise spiegelnd glatte Mesothel der Pleura parietalis sezerniert ständig eine bestimmte Menge von proteinhaltiger Flüssigkeit. Diese **Flüssigkeit** überzieht die Pleuramesothelien und füllt damit den kapillären Spalt zwischen ihnen, welcher der Lunge die Verschieblichkeit gegen die Brustwand ermöglicht und zugleich die Lunge adhäsiv an der Wand der Pleurahöhle fixiert. Die ständige Sekretion der proteinhaltigen Flüssigkeit steht im Gleichgewicht mit der kontinuierlichen Resorption dieser Flüssigkeit durch die Pleura parietalis und visceralis. Der Filtrationsdruck aus den Kapillaren der parietalen Pleura mit ihrem relativ hohen Druck des Körperkreislaufs führt zusammen mit dem intrapleuralen Unterdruck zu einem ständigen **Einstrom von Flüssigkeit in den Pleuraspalt.** Dazu kommt die Sekretionsleistung des Pleuramesothels. Diesem Einstrom von Flüssigkeit in den Pleuraspalt wirken zwei Abläufe entgegen: Das reich ausgebildete Lymphgefäßsystem unter der parietalen und viszeralen Pleura steht ebenfalls unter dem intrapleuralen, mit den Atembewegungen rhythmisch schwankenden Unterdruck. Dadurch kann die Flüssigkeit leicht von den Lymphgefäßen aufgenommen werden. Unterstützt wird diese Flüssigkeitsaufnahme von

den Kapillarnetzen der viszeralen Pleura, die durch ihren geringen Perfusionsdruck ebenfalls eine erhebliche osmotische Absorptionskraft auf den intrapleuralen Spalt ausüben.

Die Pleurahöhlen werden durch die **Atembewegungen** in ihrer Form verändert, dabei nehmen diese Formveränderungen von kranial nach kaudal kontinuierlich zu (Abb. 9.4-18 u. 39). Die **Pleurakuppel,** *Cupula pleurae,* verändert sich am wenigsten, der **Recessus costodiaphragmaticus** am stärksten, entsprechend der Zunahme der Thoraxwandbewegungen von kranial nach kaudal. Die Pleurakuppel, welche die obere Thoraxapertur 2–3 cm überragt, wird von der **Membrana suprapleuralis** bekleidet, einer Fortsetzung der Fascia endothoracica. Über diese Membran ist die Pleurakuppel an der ersten Rippe und der Clavicula fest verheftet und durch kräftige Bindegewebszüge an dem tiefen Blatt der Halsfaszie, den Wirbelkörpern und den Faszien der Mm. longus colli und scaleni, die ihr Dach bilden, aufgehängt. Vorne ziehen über die Pleurakuppel die V. und A. subclavia hinweg, von medial legen sich ihr der N. phrenicus und die Vasa pericardiacophrenica an. Krankheitsprozesse der Lungenspitze können auf diese Strukturen übergreifen, so tuberkulöse Einschmelzungsprozesse, welche beim Einbruch in ein Gefäß einen „Lungenblutsturz" auslösen. Dort kann auch ein in die V. subclavia eingeschobener Katheter Venenwand, Pleurakuppel und Lungenspitze perforieren und einen Pneumothorax erzeugen.

Die **ventrale Umschlagkante** der Pleura costalis in die Pleura mediastinalis schiebt sich zwischen Mediastinum und Brustbein so weit nach medial ein, daß linke und rechte Pleurahöhle unter der Sternummitte, individuell verschieden weit, zusammenstoßen. Kranial davon weichen die Umschlagkanten der beiden Pleurahöhlen zu dem kleineren **Trigonum thymicum** auseinander, in dem der Thymus dem Brustbein direkt anliegt, kaudal entfernen sie sich voneinander zum größeren, nach links verschobenen **Trigonum pericardiacum,** das durch die Anlagerung des Herzbeutels an die vordere Brustwand gebildet wird (Abb. 9.4-15 u. 40). Durch das nach links verschobene Perikard bilden die beiden Pleurablätter in der linken Pleurahöhle einen breiten **Recessus costomediastinalis,** besonders kaudal zwischen Perikard und Brustwand. In der rechten Pleurahöhle besteht nur ein schmaler Recessus costomediastinalis. Diese Recessus werden bei tiefer Inspiration durch das Anheben der Rippen eröffnet, so daß die Lunge mit ihren Vorderrand hineingleiten kann. Dorsal kommen unterhalb des Lungenhilus zwischen Ösophagus und Aorta linke und rechte Pleurahöhle einander ebenfalls sehr nahe.

Der **Recessus costodiaphragmaticus** ist ein tiefer Komplementärraum zwischen Diaphragma und Brustwand, der für die Entfaltung der Lungen bei tiefer Inspiration sehr wichtig ist. Dieser Recessus bildet in jeder Pleurahöhle eine halbringförmige Tasche, die sich spaltförmig bis auf 1–0,5 cm an den Ursprung des Diaphragmas am Rippenbogen nach unten einschiebt. Dorsal kann sich dieser Recessus durch den tiefen Ursprung der Pars lumbalis des Diaphragmas von den mittleren Lumbalwirbeln sogar mehr als 2 cm über die 12. Rippe hinaus nach kaudal vorschieben. Dadurch dehnt sich dieser Recessus nicht nur rechts hinter dem rechten Leberlappen und links hinter Magen und Milz nach kaudal aus, sondern er kann sich sogar bis hinter den oberen Nierenpol nach kaudal vorschieben, von dem er nur durch das Diaphragma, die Fascia renalis und das Fettlager der Nieren getrennt wird. Dieser Recessus wird in seinem untersten, 1–2 cm breiten Streifen auch bei tiefer Inspiration nicht von den unteren Lungenrändern eingenommen.

Die Lungen erfüllen die Pleurahöhlen je nach Atemphase und Tiefe der Atmung unterschiedlich weit (Abb. 9.4-15, 16, 18 u. 39). Diese **Verschieblichkeit** der medialen und unteren Lungenränder wird bei jeder Untersuchung eines Patienten durch das Abklopfen, die Perkussion des Thorax, sowohl bei tiefer Exspiration wie bei maximaler Inspiration festgestellt. Sie ergibt bereits wesentliche Aussagen über die Leistungsfähigkeit der Lungen. Bei **Atemmittellage** stehen die Unterränder der Lunge ventral am 6. Rippenknorpel, senken sich in der Axillarlinie bis zur 8. Rippe und in der Skapularlinie bis zur 10. Rippe ab und erreichen dorsal, zuletzt horizontal verlaufend, das Gelenk der 11. Rippe. Dadurch liegt der tiefste Punkt des Lungenunterrandes seitlich nahe der Skapularlinie. Die Untergrenze der Lunge steht rechts gewöhnlich 1–2 cm höher als links. Die Grenze zwischen Ober- und Unterlappen liegt dorsal in der Höhe der 4. Rippe beziehungsweise der Spitze des 3. Brustwirbeldornfortsatzes und senkt sich nach vorne zur Knorpel-Knochengrenze der 6. Rippe ab; die Spalte zwischen Ober- und Mittellappen der rechten Lunge zieht von der Axillarlinie nach vorne zwischen 3. und 4. Rippe. Diese Angaben beziehen sich auf die Atemmittellage. Bei **tiefer Inspiration** und **tiefer Exspiration** verschiebt sich der Lungenunterrand vorne jeweils um 2–3 cm, seitlich und hinten bis zu 5 cm, so daß bei gesunden jüngeren Erwachsenen eine Gesamtverschiebung der Lungen gegen die Thoraxwand vorne von 5–6 cm, seitlich in der Axillarlinie und dorsal in der Skapularlinie um ca. 10 cm gefunden wird. Besonders die linke Lunge zeigt mit ihrem Vorderrand eine größere Atemverschieblichkeit, mit der sie bei tiefer Inspiration den Recessus costomediastinalis weitgehend ausfüllt.

Bei der Perkussion ergibt sich über dem normalen lufthaltigen Lungengewebe der laute, tiefere **Lungenschall,** über kompakten oder blutgefüllten Organen ein leiserer, höherer Gewebeschall. Mit einiger Erfahrung sind so auch die dünnen Lungenränder in den Recessus von den kompakten übrigen Körpergeweben zu differenzieren. Auf diese Weise kann man bei der Perkussion der vorderen Brustwand die Region der **absoluten Herzdämpfung** im Trigonum pericardiacum, in der das Herz im Perikard der Brustwand direkt anliegt, von dem Recessus costomediastinalis, dem seitlichen Bereich der **relativen Herzdämpfung,** abgrenzen, in

den die vordere Lungenkante bei tiefer Inspiration zwischen Perikard und Brustwand eingeschoben wird (vgl. Abb. 10.3-38). In entsprechender Weise kann auch die Lage des Lungenunterrandes durch den allmählichen Übergang in den leiseren kürzeren und höheren **Leberschall** perkutorisch festgestellt werden. Ist die Lufthaltigkeit des Lungengewebes durch Entzündung oder Ödem stark herabgesetzt, wird der perkutorische Schall über den entzündeten Bereichen gedämpfter und höher. Dadurch ist die Ausdehnung dieser krankhaften Veränderungen, die sich oft nur auf einzelne Lappen beziehen, feststellbar. Auf gleiche Weise kann beim sitzenden Patienten sehr gut ein **Erguß** mit der Höhe seines Flüssigkeitsspiegels perkutiert werden. Ein **Pneumothorax** wird sich durch einen lauten, hypersonoren Klopfschall darstellen. So sind mit der einfachen Perkussion, besonders in Verbindung mit der Auskultation, schon vor jeder Röntgenaufnahme weitgehende diagnostische Aussagen über die Lungen möglich.

Literatur

1. Abbildungsreferenzen

[1] CLARA, M., K. HERSCHEL, H. FERNER: Atlas der normalen mikroskopischen Anatomie des Menschen. Urban & Schwarzenberg, München 1974.

[2] SOBOTTA, J.: Atlas der Anatomie des Menschen. 20. Aufl. PUTZ, R. und R. PABST (Hrsg.). Urban & Schwarzenberg, München–Wien–Baltimore 1993.

[3] WHEATER, P. R., H. G. BURKITT, V. G. DANIELS: Funktionelle Histologie. Lehrbuch und Atlas. Urban & Schwarzenberg, München–Wien–Baltimore 1987.

2. Weiterführende Literatur
Weiterführende Literatur zu Aspekten der funktionellen Struktur der Lungen einschließlich ihrer Zytologie, Zellphysiologie und Molekularbiologie sowie zur Embryologie, Physiologie und Pathophysiologie der Lungen:

1. CRYSTAL, R. G., J. B. WEST, P. J. BARNES, N. S. CHERNIAK, E. R. WEIBEL (eds.): The Lung. Scientific Foundations, 2 Vol. Raven Press, New York 1991.

2. FISHMAN, A. P. (ed.): Pulmonary Diseases and Disorders. 2nd ed., 3 Vol. McGraw-Hill, New York 1988.

3. LENFANT, C. (ed.): Lung Biology in Health and Disease, Vol. 1–50. Marcel Dekker, New York–Basel 1976–1992.

Speziell die humane Lungenembryonalentwicklung ist dargestellt in:

4. DUNCKER, H.-R.: Respirationstrakt. In: HINRICHSEN, K. V. (Hrsg.): Humanembryologie. Lehrbuch und Atlas der vorgeburtlichen Entwicklung des Menschen 21, S. 571–606. Springer, Berlin–Heidelberg–New York 1990.

10 Herz-Kreislauf-System

10.1 Überblick, Grundzüge der Entwicklung

D. DRENCKHAHN

1 Entwicklung des primären Blutkreislaufs

Die Ernährung des in den ersten 14 Tagen aus wenigen Zellschichten bestehenden Keims (Keimscheibe) erfolgt durch Diffusion der Stoffe, die der Trophoblast mit seinen Transportsystemen (s. Kap. 13.5) aus dem Uterussekret und Mutterblut aufnimmt und an die Chorionhöhle des Keims abgibt. Gase (O_2, CO_2) können ungehindert ohne spezielle Transportsysteme alle Schichten durchqueren. Da die Diffusionszeiten in einem zylindrischen Körper mit dem Quadrat seines Durchmessers zunehmen, sind einer ausreichenden Ernährung des schnell heranwachsenden Keims durch Diffusionsprozesse bald Grenzen gesetzt (im 1. Monat wöchentliche Verdopplung der Körpergröße!). Die Zeit, die zur 90%igen Sauerstoffsättigung eines Gewebezylinders erforderlich ist (der plötzlich in eine 100%ige O_2-Atmosphäre gebracht wird), beträgt bei einem Durchmesser von $1/100$ mm = 10 μm (Dicke einer Zellschicht) etwa $1/100$ sec, bei einem Durchmesser von 1 mm (Durchmesser der Keimanlage mit Amnionhöhle am Ende der 2. Woche) schon 100 sec und bei 10 mm (Embryo in der 10. Woche) etwa 3 h [1]. Der Nährstoff- und O_2-Versorgung des Embryonalgewebes durch reine Diffusion sind deshalb sehr schnell Grenzen gesetzt.

Bereits in der 3. Woche beginnt die Bildung von Blutgefäßen und roten Blutkörperchen. Anfang der 4. Woche existiert schon ein funktionstüchtiger erster Blutkreislauf (Abb. 10.1-1), der von den Kontraktionen des noch ganz primitiven Herzens in Form eines schlauchförmigen Blutgefäßes bewirkt wird (Herzschlauch, s. Kap. 10.3). Peripherwärts erstreckt sich das Gefäßsystem bereits bis unter die Trophoblastschicht. Diese bildet eine kontinuierliche, zelluläre Barriere zwischen dem mütterlichen Blutkreislauf und dem embryonalen Gefäßsystem (Diffu-

sionsstrecke von 10–20 μm). Durch das Blutgefäßsystem wird erreicht, daß die Versorgung des Embryonalgewebes mit O_2 und Nährstoffen sowie die Entsorgung von CO_2 und anderen ausscheidungspflichtigen Stoffwechselprodukten ohne lange Diffusions- und Transportwege erfolgen kann. Die Plazenta übernimmt bis zur Geburt für den Fetus u.a. die Funktion der Lunge und Niere.

Die Blutgefäße entstehen in der 3. Woche aus zunächst voneinander getrennten, inselartigen Ansammlungen von Zellen im Mesenchym, den **Hämangioblasten** (Abb. 10.1-1). Die peripheren Zellen dieser **Blutinseln** differenzieren sich zu Gefäßendothelzellen, die das Gefäßrohr als eine einschichtige Zelltapete auskleiden. Die inneren Zellen der Blutinseln entwickeln sich zu der 1. Population von noch zellkernhaltigen Erythrozyten (s. Kap. 10.2). Eine solche Blutgefäßbildung *de novo* wird als **Vaskulogenese** bezeichnet, während Gefäßbildung durch Aussprossung vorhandener Blutgefäße als **Angiogenese** definiert ist. Gefäßneubildung im postnatalen Leben, z.B. im Rahmen der Wundheilung, des Menstruationszyklus oder des Körperwachstums, ist immer eine Angiogenese. Für die embryonale Vaskulogenese ist kennzeichnend, daß sie primär in enger Nachbarschaft zum Endoderm erfolgt, zu dem auch das Dottersackepithel zählt. Für die Induktion der Vaskulogenese sind Wachstumsfaktoren notwendig, möglicherweise dieselben, die auch bei der Angiogenese eine Rolle spielen. Dazu zählen u.a.: vaskulärer endothelialer Wachstumsfaktor (VEGF), basischer Fibroblasten-Wachstumsfaktor (bFGF), Blutplättchen-Wachstumsfaktor (PDGF), Transformierender Wachstumsfaktor (TGF-β).

Angiogenetische Wachstumsfaktoren werden auch von **Tumoren** gebildet, die dadurch das Einsprossen von Gefäßen und somit die Voraussetzung für ihr weiteres Wachstum schaffen.

Die ersten Blutgefäße entstehen in der Wand des Dottersacks (sekundärer Dottersack), der bei Nicht-Plazentaliern (Vögel, Reptilien, Amphibien, Fische) die einzige Ernährungsquelle für die gesamte Entwicklungsperiode bis zum Schlüpfen ist. Beim Menschen spielt er nur noch eine untergeordnete nutritive Rolle. Kurz darauf setzt auch die Gefäßbildung im Keim, in dessen Haftstiel und im Chorionmesoderm ein. Der Haftstiel ist eine Mesodermverdichtung, die eine dorsokaudale Ausstülpung des Dottersackes, die **Allantois,** enthält. Der Haftstiel bildet die gewebliche Verbindung zum Chorion (spätere Nabelschnur). Bereits am Ende der 3. Woche (Länge des Keims von 2 mm) sind die intra- und extraembryonalen Blutgefäßinseln zu einem miteinander kommunizierenden Gefäßsystem verbunden. Das Netz feinster Blutgefäße (Kapillarnetz) der Dottersackwand findet über zwei große abführende Gefäßstämme, die **Dottersackvenen** *(Vv. vitellinae)*, Anschluß an die ve-

nöse Pforte des Herzschlauches *(Porta venosa)* (Abb. 10.1-1). Entsprechend der Verhältnisse im postnatalen Kreislauf werden als **Venen** nur solche Gefäße bezeichnet, die das Blut dem Herzen bzw. seinen Vorhöfen zuführen. **Arterien** leiten dagegen das Blut vom Herzen bzw. seinen Kammern weg und führen es in die Organe, einschließlich der Plazenta.

Das Kapillarbett der primitiven Plazenta führt das mit Nährstoffen und O_2 angereicherte Blut über die beiden **Nabelvenen** *(Vv. umbilicales)* ebenfalls in das venöse Sammelbecken vor dem Herzschlauch. Abb. 10.1-2 veranschaulicht den primären embryonalen Blutkreislauf in der 5. Embryonalwoche. Das System der Venen besteht neben den beiden Dottersackvenen und Nabelvenen schon aus dem Längsvenenpaar des Embryonalkörpers, der rechten und der linken **Kardinalvene** *(Vv. cardinales)*. Diese sind an der venösen Pforte des Herzschlauches über die **V. cardinalis communis** miteinander ver-

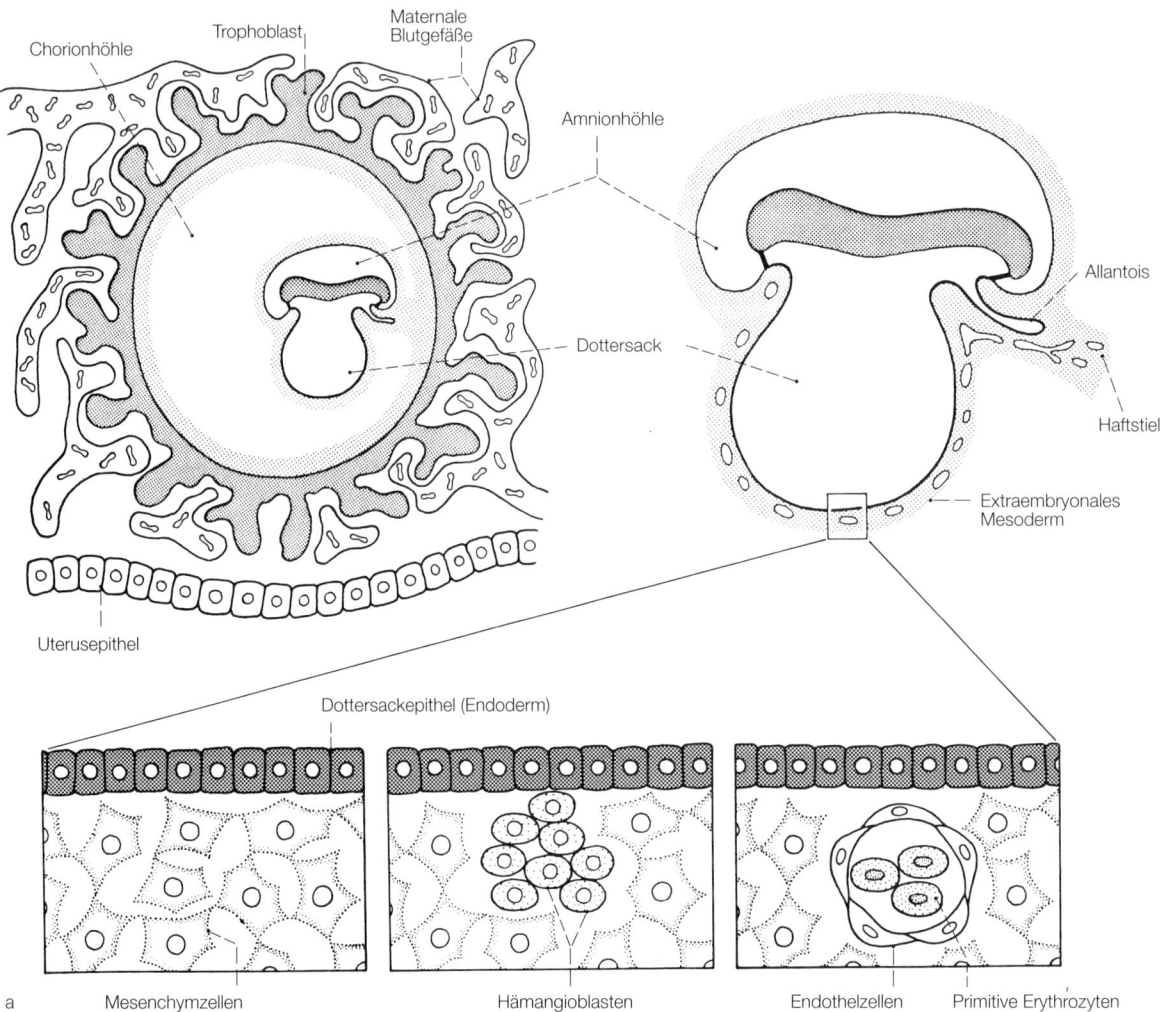

Abb. 10.1-1 Embryonale Entwicklung des Blutgefäßsystems. (a) Bildung von Blutgefäßinseln im extraembryonalen Mesoderm Ende der 3. Woche.

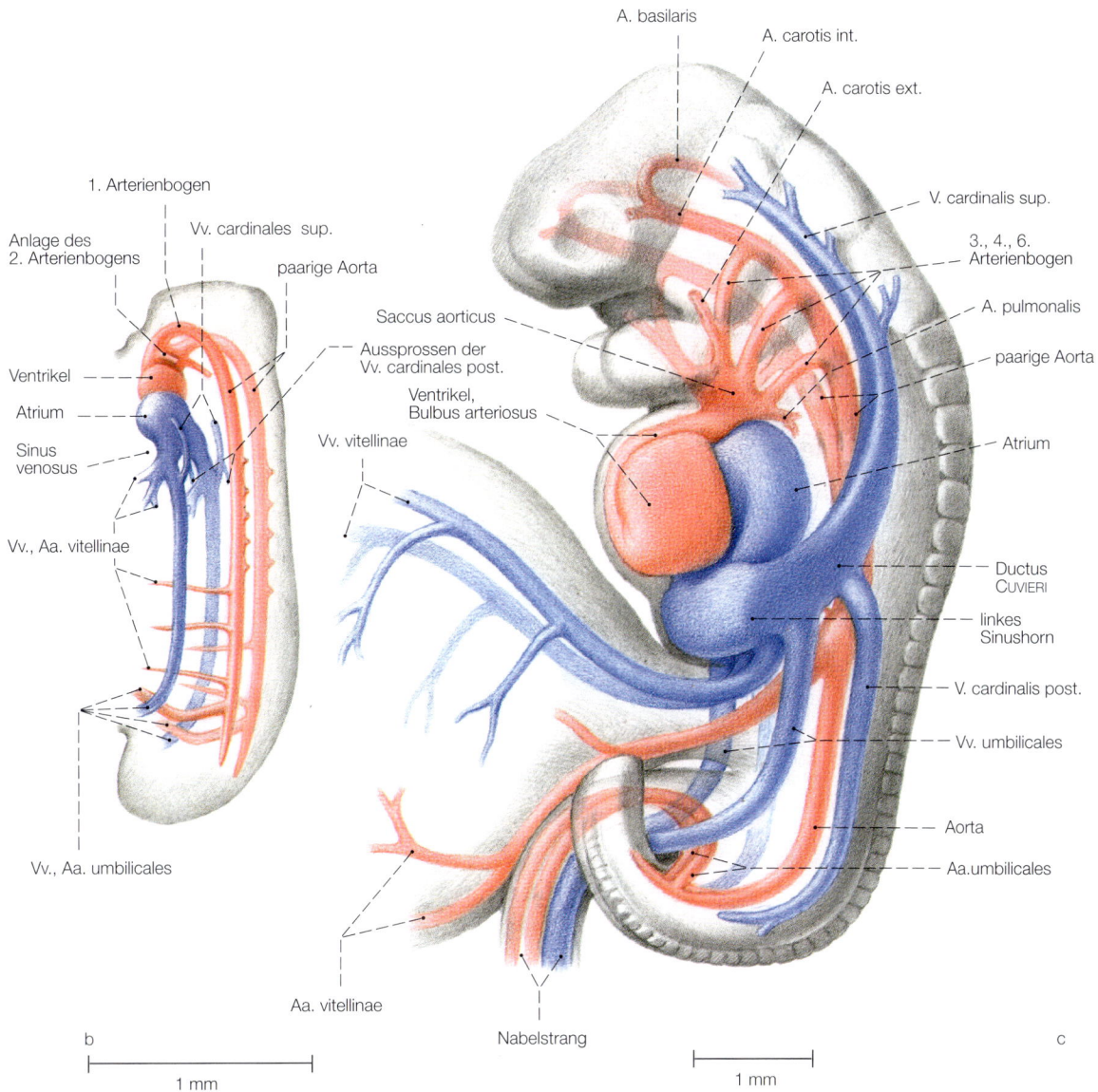

A. basilaris

A. carotis int.

A. carotis ext.

1. Arterienbogen

Anlage des
2. Arterienbogens

Vv. cardinales sup.

paarige Aorta

V. cardinalis sup.

3., 4., 6.
Arterienbogen

A. pulmonalis

Saccus aorticus

Ventrikel

Atrium

Aussprossen der
Vv. cardinales post.

paarige Aorta

Sinus
venosus

Ventrikel,
Bulbus arteriosus

Atrium

Vv. vitellinae

Ductus
CUVIERI

linkes
Sinushorn

Vv., Aa. vitellinae

V. cardinalis post.

Vv. umbilicales

Aorta

Vv., Aa. umbilicales

Aa.umbilicales

Aa. vitellinae

b

Nabelstrang

c

1 mm

1 mm

Abb. 10.1-1 Embryonale Entwicklung des Blutgefäßsystems.
(b, c) Embryonales Herzkreislaufsystem am Beginn der 4. Woche
(b) und Mitte der 5. Woche (c).

bunden und bilden zusammen mit den Dottersackvenen
und Umbilikalvenen ein gemeinsames venöses Sammelbecken (**Ductus Cuvieri**) vor der Porta venosa des Herzschlauches. Das Herz pumpt das Blut in den unpaaren
Saccus aorticus (spätere *Aorta ascendens*), von dem die
Pharyngealbogenarterien („Kiemenbogenarterien") das
Blut nach dorsal in die paarigen dorsalen Aorten leiten.
Von diesen zweigen in der kaudalen Hälfte des Embryos
die **Dottersackarterien** *(Aa. vitellinae)* zum Kapillar-

system des Dottersackes ab sowie die beiden Nabelarterien *(Aa. umbilicales),* die zum Gefäßsystem der Plazenta ziehen. In der 5. Woche vereinigen sich die dorsalen Aorten unterhalb der 7. Segmentalarterie zu einer unpaaren **Aorta descendens communis.**

Wie in Kap. 10.5 näher ausgeführt, entstehen aus
dem **Saccus aorticus** und den Pharyngealbogenarterien
der Aortenbogen samt seiner abzweigenden Arterienstämme sowie die **Pulmonalarterien** und der **Ductus arteriosus.** Aus den Kardinalvenen und sich parallel dazu
entwickelnden sekundären Venengeflechten (Sub- und
Suprakardinalvenen) entstehen die **V. cava inferior und
superior** samt ihrer Zuflüsse. Die Dottersackvenen nehmen das Blut aus dem Magen-Darm-Trakt auf und bilden
das **Portalvenensystem** *(V. portae),* das das Blut aus dem
Magen-Darm-Trakt aufnimmt und dem Kapillarsystem
der Leber zuführt.

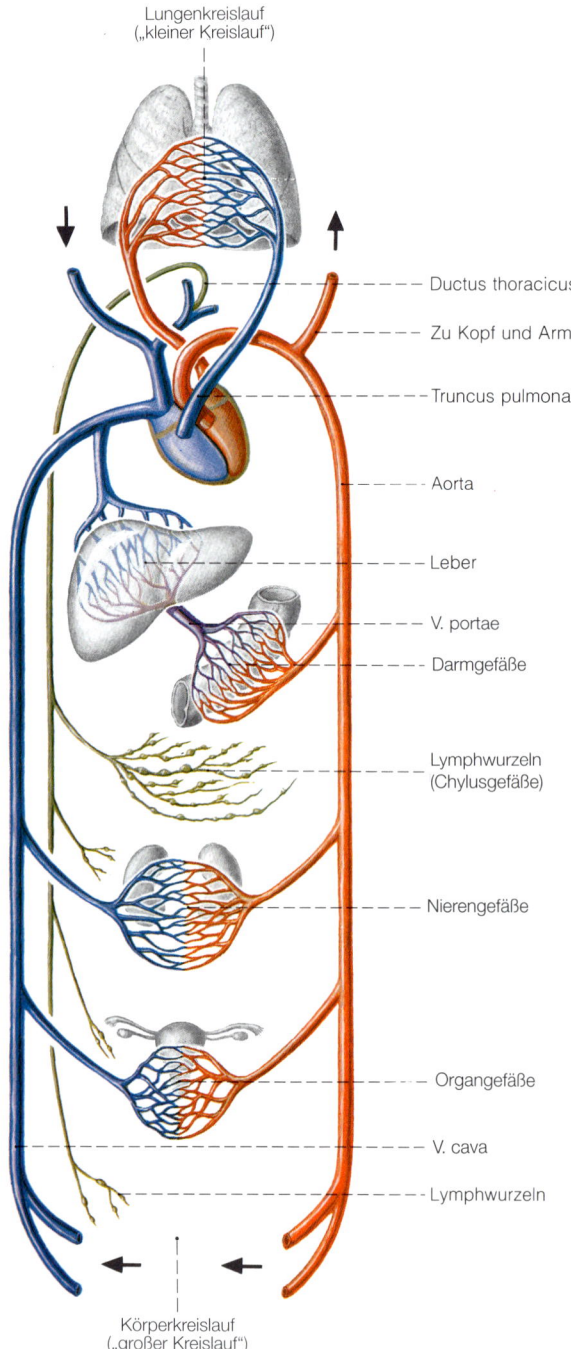

Abb. 10.1-2 Organisation des postnatalen Herzkreislauf- und Lymphgefäßsystems. Das Lymphgefäßsystem des rechten oberen Körperquadranten, das nicht in den Ductus thoracicus, sondern in den rechten Venenwinkel abfließt, ist nicht eingezeichnet.

2 Postnatales Herz-Kreislauf-System

Das definitive Blutgefäßsystem des Menschen (Abb. 10.1-2) kann in zwei Kreislaufgebiete unterteilt werden, den **Körperkreislauf** (großer Kreislauf) und den **Lungen-**

kreislauf (kleiner Kreislauf). Der Lungenkreislauf dient der CO_2-Abgabe und O_2-Aufnahme. Das O_2-reiche und CO_2-arme (hellrote) Blut gelangt über die **Lungenvenen** *(Vv. pulmonales)* in den linken Herzvorhof *(Atrium sinistrum)* und von hier in die linke Herzkammer *(Ventriculus sinister)*. Von dort wird es in die Körperschlagader *(Aorta)* gepumpt und erreicht über abzweigende Arterien die verschiedenen Körperregionen und Organe. Arterien sind der Pumpkraft der Herzkammern direkt ausgesetzt und besitzen im großen Kreislauf einen durchschnittlichen arteriellen Blutdruck von 90–100 mmHg **(Hochdrucksystem). Arterien** sind deshalb von einer muskulösen Wand umgeben, die sie vor zu starker Ausdehnung und Zerreißen schützt. Der hohe arterielle Blutdruck wird in den feinsten Endaufzweigungen der Arterien, den **Arteriolen,** auf etwa 20 mmHg herabgedrosselt (Druckminderer). Arteriolen sind nur noch von einer Schicht glatter Muskelzellen umgeben und leiten das Blut in die sich verzweigenden Haargefäße **(Kapillaren).** Diese bestehen nur noch aus einer Schicht dünn ausgezogener Endothelzellen, welche lückenhaft von außen durch verzweigte Stützzellen (Perizyten) bedeckt sind (Diffusionsstrecke von weniger als 1 μm).

In den Kapillaren findet der **Gasaustausch** statt: Aufnahme von CO_2 und dessen Umwandlung in Erythrozyten in HCO_3^- und H^+. HCO_3^- kann über einen Anionenaustauscher (Band-3-Protein) den Erythrozyten verlassen. H^+ verbleibt im Erythrozyten, bindet an Hämoglobin und löst dadurch die O_2-Abgabe aus. Ein umgekehrter Mechanismus verläuft in den Lungenkapillaren (s. Abb. 10.1-3). Da die O_2-Abgabe im Gewebe durch den CO_2-Partialdruck reguliert wird, verbrauchen inaktive Organe (z. B. die ruhende Muskulatur) wesentlich weniger O_2 als aktive Organe (arbeitende Muskulatur).

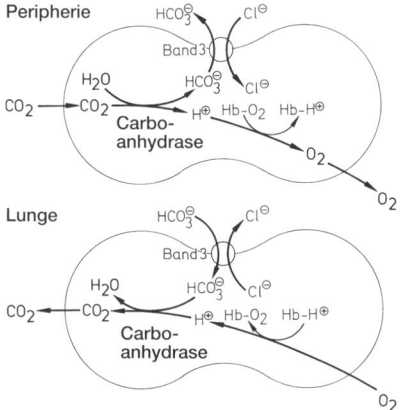

Abb. 10.1-3 Zentrale Rolle des Erythrozyten beim Gasaustausch in den Kapillaren des Lungenkreislaufes (Lunge) und des Körperkreislaufes (Peripherie). Bindung von O_2 an desoxygeniertes Hämoglobin (HbH$^+$) in den Erythrozyten der Lungenkapillaren führt zur Abgabe von H^+-Ionen, die sich durch Katalyse des Enzyms Carboanhydrase mit HCO_3^- vereinigen und zu CO_2 und H_2O zerfallen. CO_2 wird abgeatmet. In Kapillaren des Körperkreislaufes findet der umgekehrte Prozeß statt: Entstehung von H^+ und HCO_3^- aus CO_2 und H_2O. HCO_3^- verläßt den Erythrozyten über das Band-3-Protein (HCO_3^-/Cl^--Austauscher). Der intrazelluläre Anstieg von HCl führt zur Bildung von HbH$^+$ und Freisetzung von O_2.

In den Kapillaren findet ebenfalls die Aufnahme von Nährstoffen und Abgabe von Stoffwechselprodukten (Metaboliten) statt.

Das Kapillarblut wird in dünnwandige Sammelgefäße, **Venulen,** geleitet, und diese führen das Blut über Organvenen der unteren und oberen **Hohlvene** *(V. cava inferior* und *superior)* zu. Aus diesen wird das Blut durch die Saugkraft des Herzens in den rechten Vorhof befördert. Das O_2-arme venöse Blut ist dunkelrot. Der Abfluß des Blutes aus dem Kapillarsystem der unpaaren Bauchorgane (Magen, Darm, Bauchspeicheldrüse, Milz) weicht von diesen Verhältnissen ab. Der gemeinsame Venenstamm dieser Organe, die **Pfortader** *(V. portae),* zieht nicht direkt in die *V. cava inferior,* sondern verzweigt sich in der Leber und leitet das Blut in ein zweites Kapilarnetz, die Sinusoide der Leber, in das auch die Leberarterien einmünden. Die Leber ist das Hauptstoffwechselorgan des Körpers, das dem venösen Blut des Magen-Darm-Traktes die resorbierten Nährstoffe entnimmt, sie speichert, zum Teil auch abbaut und in veränderter Form wieder an das Blut abgibt. Andere Stoffe werden entgiftet und über die Gallenflüssigkeit wieder ausgeschieden. Das Leberkapillarblut wird in den **Lebervenen** *(Vv. hepaticae)* gesammelt und anschließend der unteren Hohlvene zugeführt. Ein ähnliches Portalgefäßsystem mit zwei hintereinandergeschalteten Kapillarbetten gibt es noch in der Hirnanhangsdrüse **(Hypophyse).**

3 Fetales Herz-Kreislauf-System

Das primitive Gefäßsystem hat nach Abschluß der Herzentwicklung in der 8. Woche weitgehend den definitiven postnatalen Differenzierungsgrad erreicht. Die an die 8. Woche anschließende Entwicklungsperiode wird als Fetalperiode bezeichnet. Das fetale Gefäßsystem weist **vier Besonderheiten** auf, nämlich die **Aorta und Vasa umbilicales,** den **Ductus venosus,** das **Foramen ovale** und den **Ductus arteriosus** (Abb. 10.1-4) Diese Besonderheiten sind durch die Existenz des Plazentakreislaufes und das Fehlen eines funktionstüchtigen Lungenkreislaufes bedingt.

1. Das in der Plazenta mit O_2 und Nährstoffen beladene Blut gelangt über die (linke) *V. umbilicalis* (die rechte Nabelvene verkümmert) durch den Bauchnabel in die Leberpforte.
2. Durch Anastomosen zur *V. portae* gelangt ein Teil des Blutes in das Kapillarbett der Leber. Der größte Teil wird jedoch durch eine Kurzschlußverbindung, den **Ductus venosus** (GALENI; früher fälschlich ARANZIO zugeschrieben), in die *V. cava inferior* geleitet.
3. Im rechten Vorhof vermischt sich das O_2-reiche Mischblut der *V. cava inferior* mit dem O_2-armen Blut aus der *V. cava superior.* Durch eine leitschienenartige Falte in der *V. cava inferior* (als **Valvula venae cavae inferioris** bezeichnet) wird jedoch ein

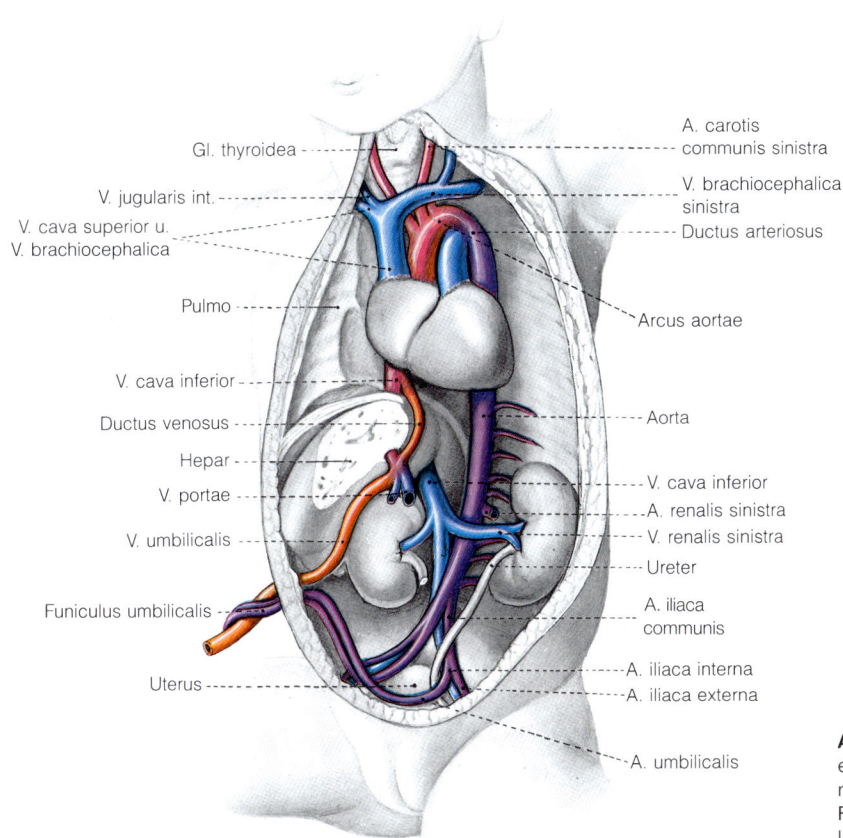

Gl. thyroidea

V. jugularis int.

V. cava superior u.
V. brachiocephalica

Pulmo

V. cava inferior

Ductus venosus

Hepar

V. portae

V. umbilicalis

Funiculus umbilicalis

Uterus

A. carotis
communis sinistra

V. brachiocephalica
sinistra

Ductus arteriosus

Arcus aortae

Aorta

V. cava inferior

A. renalis sinistra

V. renalis sinistra

Ureter

A. iliaca
communis

A. iliaca interna

A. iliaca externa

A. umbilicalis

Abb. 10.1-4 Fetaler Kreislauf bei einem neugeborenen Kind mit eröffneter Brust- und Bauchhöhle. Die Farbtönung gibt die unterschiedliche Qualität des Blutes an. (Nach GEGENBAUR-GÖPPERT [4]) großer Teil des Blutes zu einem Loch, dem **Foramen ovale**, in der Scheidewand zwischen dem rechten und linken Vorhof geleitet. Da der Lungenkreislauf wegen der noch nicht entfalteten Lungen kaum in Anspruch genommen wird, ist der Zufluß durch die Lungenvenen und damit der Blutdruck im linken Vorhof geringer als im rechten. Deshalb strömt etwa 50% der in den rechten Vorhof fließenden Blutmenge durch das Foramen ovale in den linken Vorhof und von dort in die linke Herzkammer und Aorta. Weil ein großer Teil des O_2-reichen Nabelvenenblutes über die Valvula venae cavae direkt in das Foramen ovale geleitet wird, ist das vom linken Ventrikel in die Aorta ausgeworfene Blut O_2-reicher als das des *Truncus pulmonalis*. Etwa 50% des linksventrikulären Blutes wird über die Aorta in den Kopf und die Arme geleitet.

4. Das Blut, welches aus dem rechten Vorhof in die rechte Kammer gelangt, stammt hauptsächlich aus der *V. cava superior* (die Blutströme aus der unteren und oberen Hohlvene überkreuzen sich im rechten Vorhof). Das von der rechten Kammer in die Pulmonalarterien ausgeworfene Blut gelangt über einen Kurzschluß, den **Ductus arteriosus** (HARVEY; früher fälschlicherweise BOTALLO zugeschrieben), in die *Aorta descendens* und von dort in die Bauch-, Bein- und Beckenarterien. Die Nabelarterien zweigen von der inneren Beckenschlagader, **A. iliaca interna**, ab, verlaufen an der Innenseite der Bauchwand zum Bauchnabel und gelangen über die Nabelschnur zur Plazenta.

Nach der Geburt wird der Plazentakreislauf abrupt unterbrochen und die Nabelschnur abgebunden und durchtrennt. Durch die Entfaltung der Lungen wird der Lungenkreislauf eröffnet. Nun gelangt über den Lungenkreislauf und die Lungenvenen das Blut aus dem Lungenkreislauf in den linken Vorhof. Dessen Druck steigt dadurch an, so daß nur noch wenig Blut über das *Foramen ovale* in den linken Vorhof gelangen kann. Das Foramen verschließt sich bald (Näheres s. Kap. 10.3). Die Eröffnung des pulmonalen Kapillarsystems bedingt einen Druckabfall in den *Aa. pulmonales*, weshalb sich die Blutflußrichtung im *Ductus arteriosus* umkehrt: O_2-reiches Blut fließt jetzt aus der Aorta (die einen höheren Blutdruck als der *Truncus pulmonalis* aufweist) durch den *Ductus arteriosus* in die Pulmonalarterien. Diese Veränderung der Flußrichtung und des Sauerstoffgehaltes setzt einen Mechanismus in Gang, der in wenigen Tagen zum Verschluß des Ductus arteriosus führt. Zwischen den Endothelzellen und der Gefäßwand des Ductus werden bereits gegen Ende der Fetalperiode große Mengen von Proteoglykanen deponiert, die das Endothel kulissenartig weit in das Arterienlumen vorschieben. In diesem subendothelialen Proteoglykankissen wandern glatte Muskelzellen aus der Arterienwand ein (muskuläres Intimapolster). Der Verschluß des Ductus erfolgt postnatal durch Kontraktur der Wand, ausgelöst durch Prostaglandine [3].

Da mit der Abnabelung die Verbindung zur Plazenta gelöst ist, veröden auch die Nabelgefäße. Die Nabelarterien bleiben nur als kurze Stümpfe durchgängig, der Rest obliteriert und bleibt als bindegewebiger Strang in der *Plica umbilicalis medialis* zeitlebens erhalten. Die Nabelvene wird zum *Lig. teres hepatis*. Bei pathologischen Stauungszuständen im Pfortadersystem kann ein kleines Gefäß in diesem Strang wieder erweitert werden und einen Abfluß von Pfortaderblut über die Bauchdeckenvenen ermöglichen (= portokavale Anastomose). Als seltenes Symptom, das sich gelegentlich bei bestimmten Formen der Leberzirrhose findet, treten dann die Bauchdeckenvenen erweitert, stark geschlängelt und radiär zum Nabel laufend als „**Caput medusae**" in Erscheinung.

Literatur

[1] HILL, A. V.: The diffusion of oxygen and lactic acid through tissues. Proc. Royal Soc. (London) B, 104 (1929) 39–96.
[2] HINRICHSEN, K. V.: Humanembryologie. Springer, Berlin–Heidelberg–New York 1990.
[3] DE REEDER, E. G.: Maturation of the ductus arteriosus; a model for intimal thickening. (Thesis). Leiden 1989.
[4] GEGENBAUR, C., E. GÖPPERT: Lehrbuch der Anatomie des Menschen, Bd. III/1: Das Blutgefäßsystem. W. Engelmann, Leipzig–Berlin 1913.

10.2 Das Blut und die Organe der Blutbildung (Sanguis)

U. WULFHEKEL und J. DÜLLMANN

1 Übersicht, Definitionen

Das Blut zirkuliert als visköse Flüssigkeit in einem geschlossenen System von Blutgefäßen (Blutkreislauf) und erfüllt wesentliche Transportaufgaben im Organismus. Es versorgt die Körperzellen vor allem mit Sauerstoff, Nährstoffen und Wasser, übernimmt auch deren Entsorgung, transportiert die Hormone und dient der Wärmeregulation. Das Blut enthält in einem gerinnungsfähigen Plasma Zellen (**Leukozyten**) und kernlose Zellabkömmlinge (**Erythrozyten, Thrombozyten**), die als zelluläre Bestandteile des Blutes zusammengefaßt werden. Die innerhalb des Gefäßsystems zirkulierende Blutmenge (**Gesamtblutvolumen**) beträgt etwa 60 ml/kg Körpergewicht, d.h. bei einem 70 kg schweren Menschen ca. 4,2 l [17]. Der Volumenanteil der zellulären Bestandteile macht bei der Frau im Mittel 41% und beim Mann 46% aus (Tabelle 10.2-1). Dieser auch als **Hämatokrit** bezeichnete Wert wird fast ausschließlich von der Menge roter Blutkörperchen bestimmt.

Das **Blutplasma** enthält neben Wasser, Elektrolyte, gelöste Gase, Proteine (Enzyme, Trägerproteine, Gerinnungsproteine), an Protein gebundene Fette, Glukose, Hormone, Gallenfarbstoffe und andere Zwischen- und Endprodukte des Stoffwechsels. Letztere werden zum weiteren Abbau in die Leber bzw. zu den Ausscheidungsorganen Niere und Lunge transportiert. Die genannten Substanzen liegen im Blutplasma in echter Lösung oder in kolloidaler Form vor. Ihre annähernd gleichbleibende Zusammensetzung gewährleistet u.a. einen relativ konstanten osmotischen Druck und pH-Wert des Blutes im Sinne eines stabilen inneren Milieus.

Bei Verletzungen der Gefäßwand läuft zum Schutz gegen Blutverlust neben der primären Blutstillung durch die Blutplättchen (s. Kap. 10.4) ein plasmatischer Gerinnungsvorgang ab, der durch das Vorkommen und das gestaffelte Zusammenspiel bestimmter, im Blutplasma zirkulierender Proteine, der sogenannten **Gerinnungsfaktoren**, ermöglicht wird. Am Ende dieser nach Art einer Reaktionskette ablaufenden Vorgänge steht die proteoly-

Tabelle 10.2-1 Normalwerte der Erythrozyten beim Erwachsenen. Gegenüberstellung von älteren und SI*-Einheiten.

	Parameter	Ältere Einheiten	SI-Einheiten
Blut	Hämatokrit	♂ 46 ♀ 41%	♂ 0,46 ♀ 0,41 l/l
	Erythrozytenzahl	♂ 5,4 ♀ 4,8 Mill/µl	♂ 5,4 ♀ 4,8 T/l
	Hämoglobinkonzentration	♂ 16,0 ♀ 14,0 g/dl	♂ 160 ♀ 140 g/l
Einzelerythrozyt	Mittlerer Hämoglobingehalt (Hb_E, MCH)	30 pg	1,86 fmol
	Mittleres korpuskuläres Volumen (MCV)	94 µm³	94 fl
	Mittlere korpuskuläre Hämoglobinkonzentration (MCHC)	34 g/dl E.	21,1 mmol/l E.
	d = dezi = 10^{-1} m = milli = 10^{-3} µ = mikro = 10^{-6} p = piko = 10^{-12} f = femto = 10^{-15} T = Tera = 10^{12}		* SI = Système International

tische Umwandlung des im Blutplasma zirkulierenden Fibrinogens in Fibrin. Schließlich wird mit Hilfe eines faserigen und stabilen Fibrinnetzes der Ort der Gefäßverletzung abgedichtet. Kommt es zur Gerinnung außerhalb des Körpers, z.B. im Reagenzglas, so verbacken die meisten Blutzellen mit dem Fibrin zum sogenannten **Blutkuchen.** Indem sich der Blutkuchen zusammenzieht, wird eine klare, gelbliche Flüssigkeit, das **Blutserum,** ausgepreßt.

Die **Zelluläre Bestandteile** des Blutes sind die roten Blutkörperchen, **Erythrozyten,** die weißen Blutzellen, **Leukozyten,** und die Blutplättchen, **Thrombozyten.** Diese Elemente entstehen im blutbildenden Knochenmark. **Lymphozyten** (machen etwa ein Drittel der Leukozyten aus) werden hauptsächlich in lymphatischen Geweben gebildet. Die Erythrozyten dienen im wesentlichen dem Transport von Sauerstoff und dem CO_2/O_2-Austausch der Lunge, die Leukozyten vor allem den Abwehrvorgängen im Organismus, die Thrombozyten der Blutstillung und -gerinnung. Erythrozyten und Thrombozyten erfüllen ihre Funktion im Blut selbst, die Leukozyten hingegen vor allem nach Verlassen der Blutbahn in den Geweben.

2 Erythrozyten

Das rote Blutkörperchen des Menschen stellt ein extremes Differenzierungsprodukt seiner Vorläuferzellen im Knochenmark dar. Im Rahmen seiner Entwicklung gehen ihm nicht nur alle Zellorganellen, sondern darüber hinaus auch der Zellkern verloren. So enthält der kernlose, reife Erythrozyt bei Mensch und den meisten Säugetieren fast ausschließlich Proteine und Elektrolyte, und ist im wesentlichen für die Bindung und den Transport von Sauerstoff und Kohlendioxid zuständig. Über 95% seines Proteingehaltes bestehen aus dem diese Gase bindenden roten Blutfarbstoff, dem **Hämoglobin.** Bei den übrigen Proteinen handelt es sich um Enzyme, die für die Energieproduktion (fast ausschließlich durch Glykolyse) und die Aufrechterhaltung der Funktion des Hämoglobins in reduzierter Form benötigt werden (Glutathion, Glutathionreduktase). Die Zahl der roten Blutkörperchen beträgt im Mittel 5,4 Millionen/µl beim Mann, und 4,8 Millionen/µl bei der Frau (Tabelle 10.2-1).

2.1 Morphologie, Struktur

Die Gestalt des normalen Erythrozyten, **Normozyt,** entspricht einer bikonkav eingedellten und abgerundeten Scheibe (Abb. 10.2-1), welche in isotonischer Lösung einen mittleren Durchmesser von 7,8 µm besitzt. Seine Dicke beträgt am Rand ca. 2,6 µm, im Zentrum ca. 0,8 µm. Die bikonkave Scheibenform der Erythrozyten bedingt, daß die mittlere Entfernung der Hämoglobinmoleküle von der Plasmamembran weniger als 0,5 µm beträgt (Diffusionsstrecke für O_2 und CO_2). Zum anderen erleichtert die Scheibenform eine **passive Verformung** der Erythrozyten beim Passieren enger Kapillaren. Hierbei nehmen die Erythrozyten eine Glocken- oder Fall-

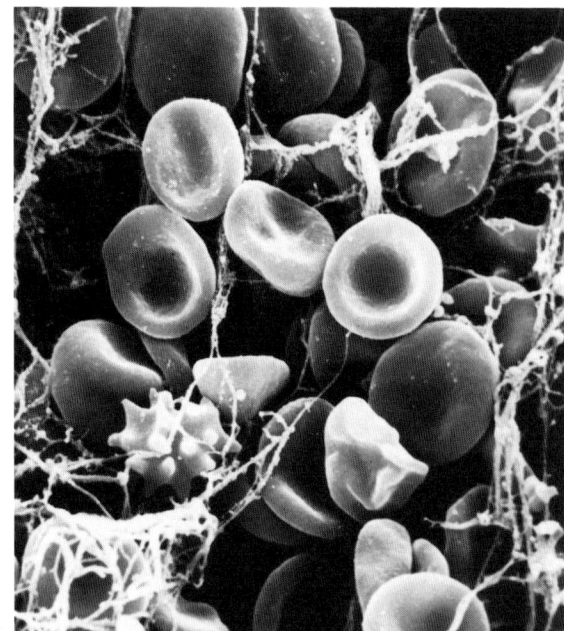

a

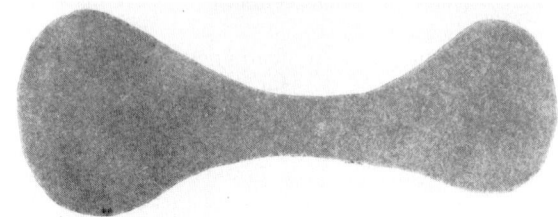

b

Abb. 10.2-1 Erythrozyten des Menschen. (a) REM-Aufnahme. Die scheibenförmigen und bikonkav eingedellten roten Blutkörperchen liegen hier als Bestandteile eines Blutgerinnsels in einem lockeren Maschenwerk von Fibrinfäden. Links unten ein Echinozyt. (Original: R. Speck, Bonn). Vergr. 3500fach. (b) TEM-Aufnahme eines typischen bikonkaven Erythrozyten. Sein Inneres erscheint homogen und ist frei von Organellen. Vergr. 11 000fach.

schirmform an, wobei die Konvexität in Richtung der Blutströmung weist. Nach Überwindung eines solchen Engpasses kehren sie wieder zu ihrer normalen Form zurück und erweisen sich somit nicht nur als plastische, sondern auch in hohem Grade elastische Gebilde. Die Verformbarkeit und Elastizität der Erythrozytenmembran wird durch ein hochspezialisiertes, membrangebundenes **Zytoskelett** gewährleistet, das in Kap. 2.4.5 beschrieben ist (Abb. 2.4-18 u. 19).

Im dünn ausgezogenen **Blutausstrich** liegen die Erythrozyten auf ihren Flachseiten nebeneinander. Ihre Anfärbbarkeit mit sauren Farbstoffen beruht auf der Azidophilie des Hämoglobins. Infolge der größeren Dicke des Erythrozytenrandes färbt sich dieser mit Eosin intensiver rot an (Abb. 10.2-2 d bis i).

Die wichtigsten integralen Membranproteine der Plasmamembran sind der **Anionenaustauscher** (als Band-3-Protein bezeichnet) und die stark glykosilierten **Glykophorine A, B und C.** Die Zuckerketten des Band-3-Glykoproteins und der Glykophorine sind Sitz der **Blutgruppeneigenschaften** des AB0-Systems. Das Rhesus-Faktor-

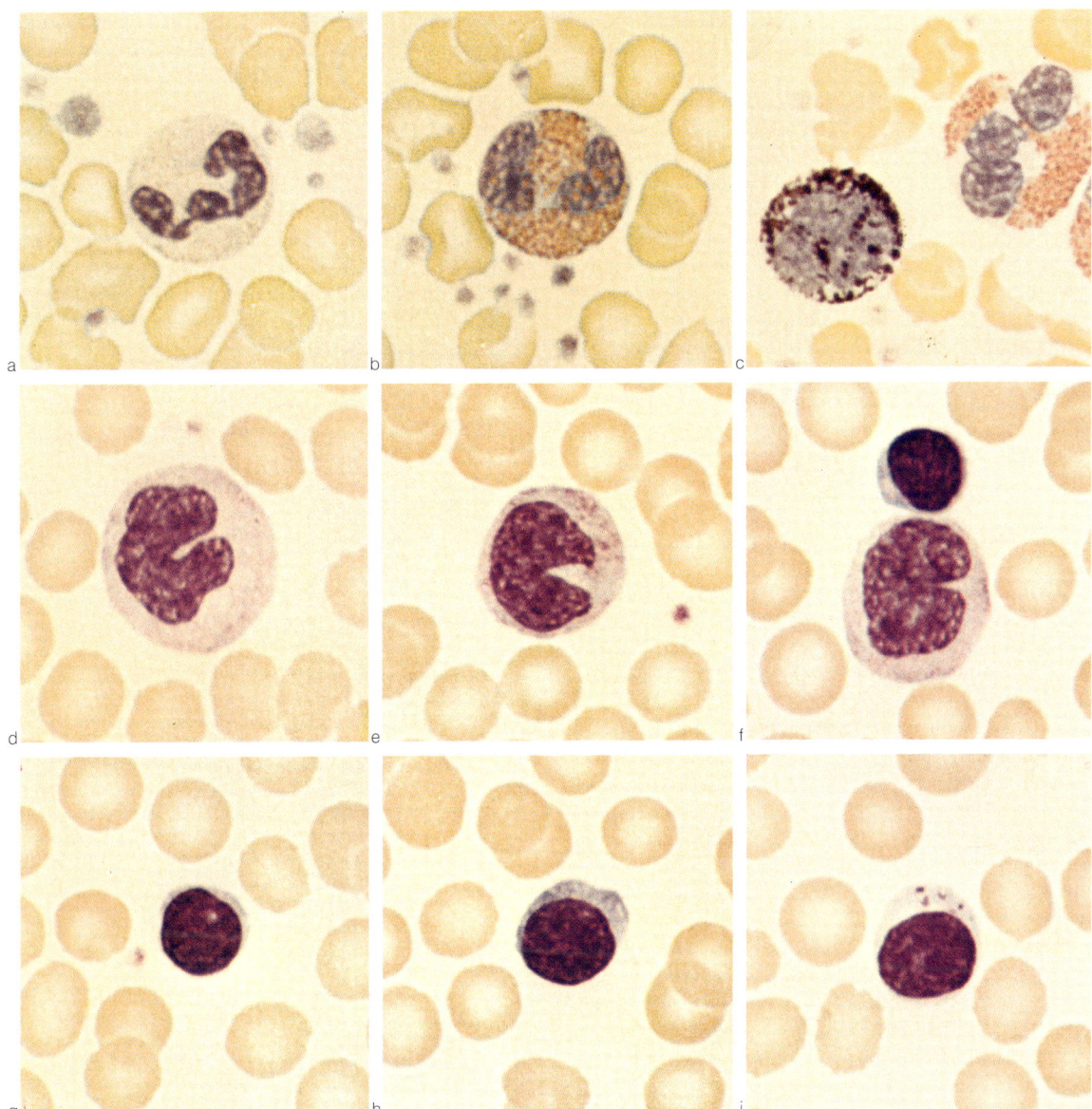

Abb. 10.2-2 Blutzellen des Menschen im Ausstrichpräparat. (a) neutrophiler Granulozyt; (b) eosinophiler Granulozyt; (c) basophiler Granulozyt, neben einem Eosinophilen mit dreifach gelapptem Kern; (d) und (e) Monozyten; (f) Monozyt neben einem kleinen Lymphozyten; (g) kleiner Lymphozyt; (h) mittelgroßer Lymphozyt mit ausgeprägter Basophilie des Zytoplasmas; (i) mittelgroßer Lymphozyt mit azurophilen Granula und schwacher Basophilie des Zytoplasmas. In (a) und (b) mehrere Thrombozyten unterschiedlicher Größe. In (d) bis (i) zeigen die Erythrozyten eine kräftige Anfärbung ihres Randes, Ausdruck ihrer bikonkav eingedellten Scheibenform. Färbung nach PAPPENHEIM, Vergr. 1500fach.

System (Rh-System) wird durch ein spezielles weiteres Protein, das **Rh-Antigen**, determiniert, das nur bei Rh-positiven Individuen vorkommt, mit einer Zahl von etwa 30 000 Molekülen pro Erythrozyt. Das Innere des Erythrozyten ist frei von Zellorganellen und erscheint optisch homogen.

2.2 Hämoglobin

Das Hämoglobin stellt den physiologisch wichtigsten Bestandteil des Erythroyzten dar. Seine Proteinkomponente, das **Globin**, besteht aus vier Polypeptidketten. An jede dieser Ketten ist der eisenhaltige und den Sauerstoff bindende Farbstoff, das **Häm**, gebunden. Beim Menschen werden normalerweise vier verschiedene Polypeptidketten synthetisiert und in das Hämoglobin eingebaut. Sie werden als die α-, β-, γ- und δ-Ketten bezeichnet. Das im Erwachsenenorganismus vorherrschende Hämoglobin (Hb A) enthält zwei α- und zwei β-Ketten. Es macht 97% des gesamten Hämoglobins aus. Zu 2,5% liegt das Hämoglobin als Hb A2 vor, welches aus zwei α- und zwei δ-Ketten besteht. Beim Erwachsenen persistiert in einer Menge von weniger als 1% des gesamten Hämoglobins **fetales Hämoglobin** (HbF). Dies in der Fetalzeit vorherrschende Hämoglobin ist aus zwei α- und zwei γ-Ketten aufgebaut. HbF-haltige Erythrozyten lassen sich im Blutausstrich mit Hilfe spezieller Methoden färberisch erfassen.

Die normale **Hämoglobinkonzentration** des Blutes beträgt beim Mann im Mittel 16 g/dl, bei der Frau 14 g/dl. Liegt die Hämoglobinkonzentration unter 12 g/dl Blut, spricht man von einer Blutarmut, **Anämie.** Aus dem Hämatokrit (s. o.), der Erythrozytenzahl und der Hämoglobinkonzentration lassen sich weitere Parameter für die Erythrozyten errechnen (Tabelle 10.2-1). Erythrozyten mit normaler Hämoglobinkonzentration (34 g/dl Erythrozyten) werden als **normochrom,** solche mit erniedrigter als **hypochrom** bezeichnet. Im Sinne dieser Definition gibt es keine hyperchromen Erythrozyten. Unpräzis werden so vielmehr vergrößerte Erythrozyten mit einem entsprechend hohen Hämoglobingehalt bei makrozytären Anämien genannt (s. u.).

2.3   Retikulozyten

Im Blutausstrich eines gesunden Menschen finden sich neben den Normozyten einzelne Formen, die durch ihre besondere Größe und ihr färberisches Verhalten auffallen. Sie nehmen in der Färbung nach PAPPENHEIM nicht nur den sauren Farbstoff Eosin, sondern auch das basische Methylenblau an. Hierdurch kommt es zu einer blaustichigen Rotfärbung **(Polychromasie).** Bei diesen Formen handelt es sich um **jugendliche Erythrozyten,** welche im Blut bzw. in der Milz zu Normozyten ausreifen. Die Polychromasie beruht auf ihrem Gehalt an Ribonukleinsäuren. Durch den basischen Farbstoff Brillantkresylblau werden in etwa 1,5% der roten Blutkörperchen feine, fädige und körnige, z.T. netzartig angeordnete Strukturen dargestellt, die ein Präzipitat von RNA sind. Sie werden als *Substantia reticulo-filamentosa* beschrieben, ein Begriff, der zur Bezeichnung **Retikulozyt** geführt hat. Die Retikulozyten sind wie die polychromatischen Erythrozyten als noch nicht voll ausgereifte rote Blutkörperchen anzusehen, deren RNA unvollständig degradiert ist. Eine Vermehrung der Retikulozyten im Blut wird als **Retikulozytose** bezeichnet und ist Ausdruck einer gesteigerten Bildung roter Blutkörperchen im Knochenmark. Umgekehrt zeigt die Verminderung von Retikulozyten, oder gar ihr Fehlen, eine unzureichende bzw. ausbleibende Nachbildung von Erythrozyten an.

2.4   Lebenszyklus der Erythrozyten

Da dem reifen Erythrozyten Kern und Ribosomen fehlen, fehlt ihm die Voraussetzung zur Erneuerung seiner Proteine und Membranbestandteile. Mit verschiedenen Methoden radioaktiver Markierung von Erythrozyten oder ihrer Vorstufen ließ sich zeigen, daß die Lebenszeit des menschlichen Erythrozyten auf etwa 120 Tage begrenzt ist. Daraus läßt sich ableiten, daß täglich ungefähr 0,83% der zirkulierenden Erythrozyten zugrunde gehen und nachgebildet werden müssen. Bei Zugrundelegen eines Gesamtvolumens von 4,5 l und einer Erythrozyten-

zahl von 5 Millionen/μl würde dies bedeuten, daß innerhalb von 24 Stunden ca. 190×10^9 Erythrozyten ersetzt werden müssen. Unter physiologischen Bedingungen findet der Abbau überalterter Erythrozyten überwiegend in den **Makrophagen** des **Knochenmarkes** statt (Abb. 10.2-3) [10], während bei pathologisch gesteigertem Erythrozytenabbau Milz und Leber in den Vordergrund treten. Für die Erkennung überalterter Erythrozyten sind Strukturveränderungen der Erythrozytenmembran im Sinne einer Demaskierung und Aggregation von Membranproteinen von Bedeutung, an die Antikörper (Immunglobuline vom Typ IgG) binden. Die Antikörper sind überwiegend gegen Aggregate des Band-3-Proteins gerichtet. Die Aggregation von Band 3 erfolgt durch denaturiertes (klebriges) Hämoglobin, das an die Innenseite der Plasmamembran bindet [16]. Ist eine kritische Dichte von gebundenem IgG erreicht, werden die Erythrozyten von den Fc-Rezeptoren der Makrophagen in Knochenmark und Milz gebunden, und anschließend durch Phagozytose eliminiert.

2.5   Klinische Hinweise

Abweichungen von der normalen Erythrozytengestalt sind entweder abhängig von Faktoren, die innerhalb der roten Blutkörperchen selbst (korpuskulär) lokalisiert sind, oder von solchen, des sie umgebenden Milieus. So quellen Erythrozyten in hypotonen Lösungen unter Wasseraufnahme zunächst auf, nehmen dann eine kugelige Form an, um schließlich unter Freisetzung von Hämoglobin zu platzen. Zurück bleibt ein leerer Zellmembransack, der **Blutkörperschatten** (engl.: ghost). Dieser Vorgang wird als **Hämolyse** bezeichnet. Solchermaßen in vitro hämolysiertes Blut sieht wie dunkler Rotwein aus und ist mäßig durchsichtig. Demgegenüber tritt in hypertonem Milieu Wasser aus den Erythrozyten aus und sie schrumpfen unter Faltenbildung oder stachelförmigen Ausziehungen ihres Plasmalemms (Echinozyten, s. u.).

Genetisch fixierte Abweichungen von der normalen Erythrozytengestalt können z. B. auf Defekten des filamentären **Membranzytoskeletts** beruhen. Dieses Filamentnetz ist an die Innenseite der Plasmamembran angeheftet, besteht aus den Komponenten Spektrin und Aktin, und ist für die mechanische Stabilität der Erythrozyten verantwortlich (s. Kap. 2.4.5). Für eine Reihe von hereditären hämolytischen Anämien und erythrozytären Formanomalien konnten spezifische Defekte in diesem Membranzytoskelett nachgewiesen werden. So wurden bei verschiedenen Formen der angeborenen **Kugelzellanämie** (Sphärozytose) Verminderungen des Gehalts an Spektrin oder Defekte seiner Struktur gefunden. Einzelne Formen von **Elliptozytose** beruhen auf Strukturdefekten von Spektrin oder einer Defizienz von Protein 4.1 bzw. Glykophorin, zwei Proteine, die für die Befestigung des Membranzytoskeletts an der Plasmamembran von Bedeutung sind [2]. Auch das Auftreten sichelförmig deformierter Erythrozyten **(Sichelzellen)** ist erblich bedingt. In diesem Fall handelt es sich um eine sogenannte **Hämoglobinopathie,** d.h. Störung im Aufbau des Hämoglobinmoleküls, die bei der **Sichelzellerkrankung** lediglich der Austausch einer Aminosäure in Position 6 der β-Kette des Hämoglobinmoleküls (Valin anstelle Glutaminsäure) betrifft. Das Sichelzellhämoglobin neigt bei Sauerstoffmangel dazu, nadelförmige Polymere zu bilden, die die Erythrozyten entsprechend deformieren. Auch andere genetisch fixierte Hämoglobinopathien, wie die **Mittelmeeranämien** (Thalassämien), gehen mit Veränderungen der Erythrozytengestalt einher (Schießscheibenform durch umschriebene Vorwölbung der Erythrozytenmitte). Als **Akanthozyten** werden deformierte Erythrozyten bezeichnet, die durch unregelmäßig angeordnete, fingerförmige Fortsätze gekennzeichnet sind. Akanthozyten werden z. B. bei der Fettstoffwechselstörung Abetalipoproteinämie, schweren Lebererkrankungen und in Verbindung mit bestimmten erblichen neurologischen Erkrankungen beobachtet. Von Akanthozyten lassen sich wegen der Regelmäßigkeit ihrer Fortsätze **Echinozyten** abgrenzen, die der Gestalt von Seeigeln ähneln (Abb. 10.2-1). Sie sind in der Regel als Artefakte anzusehen, bedingt durch lange Lagerung von Blut, Kontakt zu Glasoberflächen oder durch Anhebung des pH-Wertes. Eine Ungleichheit der Erythrozytengröße wird als **Anisozytose** bezeichnet. Das gleichzeitige Vorkommen von birnen-, keulen- oder halbmondförmig deformierten Erythrozyten faßt man unter dem Begriff **Poikilozytose** zusammen. Anisozytose und Poikilozytose werden praktisch bei jeder ausgeprägten Störung der Bildung oder vermehrtem Abbau von Erythrozyten (Anämie) beobachtet. Herrschen bei einer solchen kleine Erythrozyten vor, die als Mikrozyten bezeichnet werden, so spricht man von einer mikrozytären Anämie. Umgekehrt wird eine Anämie mit abnorm großen Erythrozyten als makrozytär bezeichnet. Häufigste Ursache für eine **mikrozytäre Anämie** ist ein Eisenmangel, während **makrozytäre Anämien** vor allem durch einen Mangel an Vitamin B$_{12}$ (Cobalamin) oder dem Vitamin Folsäure verursacht werden. Bei einer **Eisenmangelanämie** sind die Erythrozyten zudem hypochrom. Das Zentrum der Erythrozyten erscheint wegen des reduzierten Hämoglobingehalts fast ungefärbt, so daß häufig nur die Randpartie färberisch hervortritt **(Anulozyten).**

3 Leukozyten

Im Gegensatz zu den roten Blutkörperchen sind die Leukozyten farblose, kernhaltige Zellen und nehmen ihre Funktion fast ausschließlich außerhalb der Blutbahn in den Geweben wahr. Sie benutzen somit das zirkulierende Blut nur als Transportsystem vom Bildungsort zu dem Ort ihrer Funktion. Ihre Anzahl in 1 µl Blut schwankt zwischen 4000 und 10000 (Tabelle 10.2-2). Zunahme bzw. Abnahme ihrer Zahl werden als Leukozytose bzw. Leukozytopenie bezeichnet. Man unterscheidet fünf Typen von Leukozyten. Dichtgranulierte Zellen werden als **Granulozyten** bezeichnet. Aufgrund der Affinität ihrer Granula zu sauren bzw. basischen Farbstoffen unter

Tabelle 10.2-2 Normalwerte der Leukozyten im Differentialblutbild des Erwachsenen. (Nach Wintrobe [17])

	95%-Bereich		Mittelwert	Mittelwert (%)
Gesamtleukozytenzahl	4300–	10000/µl	7000	–
Neutrophile Granulozyten	1830–	7250/µl	3650	53
Segmentkernige	1100–	6050/µl	3000	40,5
Stabkernige	100–	2000/µl	520	9,5
Eosinophile Granulozyten	0–	700/µl	150	3,2
Basophile Granulozyten	0–	150/µl	30	0,6
Monozyten	200–	950/µl	430	7,1
Lymphozyten	1500–	4000/µl	2500	36,5

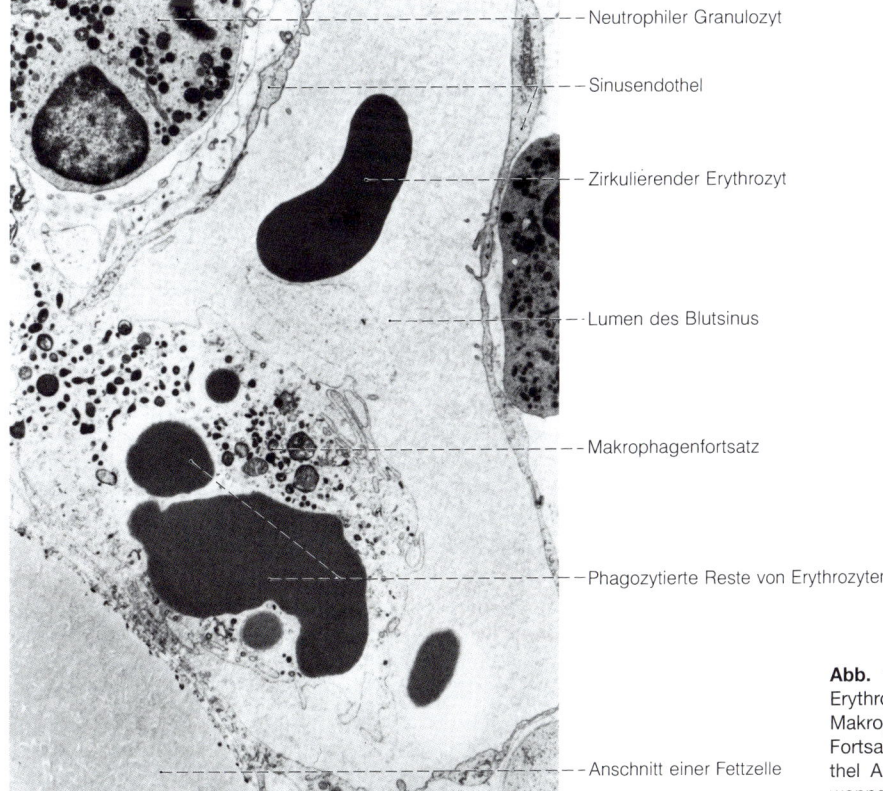

Neutrophiler Granulozyt

Sinusendothel

Zirkulierender Erythrozyt

Lumen des Blutsinus

Makrophagenfortsatz

Phagozytierte Reste von Erythrozyten

Anschnitt einer Fettzelle

Abb. 10.2-3 Knochenmark, Mensch. Erythrozytenphagozytose durch einen Makrophagen, der mit einem großen Fortsatz über eine Lücke im Sinusendothel Anschluß an das Sinuslumen gewonnen hat. TEM; Vergr. 4700fach.

scheidet man zwischen neutrophilen, eosinophilen und basophilen Granulozyten. Ausgereifte Granulozyten besitzen unregelmäßig gestaltete und gelappte Kerne und heißen deshalb polymorphkernige oder auch **segmentkernige Leukozyten.** Derartige Besonderheiten der Kernform fehlen den **Monozyten** und **Lymphozyten,** die früher deshalb unter dem Begriff **mononukleäre Leukozyten** zusammengefaßt wurden. Die relative Verteilung dieser verschiedenen Leukozytentypen im Blut des gesunden Organismus ist annähernd konstant. Neutrophile Granulozyten sind im Mittel mit 53% vertreten, eosinophile Granulozyten mit 3%, basophile Granulozyten mit 0,6%, Monozyten mit 7% und Lymphozyten mit 36%. Diese Werte erhält man durch Klassifizierung von mindestens 100 Leukozyten im gefärbten Blutausstrich (Differentialblutbild).

Leukozyten verfügen über eine amöboide Eigenbeweglichkeit und gehören zum Abwehrsystem des Organismus.

3.1   Neutrophile Granulozyten

3.1.1   Morphologie, molekulare Komponenten

Reife neutrophile Granulozyten sind wie Monozyten und Gewebsmakrophagen in besonderem Maße zur Einverleibung von partikulären Substanzen, Mikroorganismen und ganzen Zellen befähigt **(Phagozytose).** Es handelt sich bei ihnen um sphärische Blutzellen mit einem Durchmesser von 10–12 µm. Ihr Kern ist in charakteristischer Weise gelappt oder segmentiert, indem 2–5 **Kernsegmente** durch fadenförmige Kernbrücken miteinander verbunden sind (Abb. 10.2-2a u 4). Die Chromatinstruktur ist dicht (hoher Heterochromatin-

gehalt). Ein Nukleolus ist nicht erkennbar. In einigen neutrophilen Granulozyten findet man bei der Frau ein kleines, zusätzliches Kernsegment, das als **Trommelschlegel** (drumstick) bezeichnet wird. Es enthält das kondensierte Chromatin eines der beiden X-Chromosomen. Die kleinen Granula der Neutrophilen färben sich bei der PAPPENHEIM-Färbung nur schwach violett an. Sie besitzen also keine besondere Affinität weder zu sauren noch zu basischen Farbstoffen. Dieses färberische Verhalten war namengebend für die neutrophilen Granulozyten (lat.: neuter = keiner von beiden). Neben den spezifischen **neutrophilen Granula** (Durchmesser < 0,3 µm) kommen vereinzelt größere blau-violett sich anfärbende, **azurophile Granula** vor (Durchmesser ca. 0,5 µm).

Im Elektronenmikroskop ist zu erkennen, daß die Granula von einer Einheitsmembran umgeben sind. Ihre Form ist rund, oval oder hantelförmig, der Inhalt weist eine mäßige bis starke Elektronendichte auf. Nach zytochemischen Kriterien lassen sich grundsätzlich zwei Granulatypen unterscheiden, die den azurophilen bzw. den spezifischen neutrophilen Granula des PAPPENHEIM-Präparats entsprechen. In den **azurophilen Granula** sind die Enzyme Peroxidase **(Myeloperoxidase)** und Lysozym lokalisiert. Weiterhin enthalten sie saure Phosphatase und andere saure Hydrolasen, also eine Enzymausstattung, die sie als Lysosomen ausweist. Darüber hinaus kommen in ihnen eine Reihe von bakteriziden Substanzen vor, die zur Gruppe der kationischen Proteine gehören. Den **spezifischen Granula** fehlen lysosomale Enzyme. In ihnen sind u.a. die alkalische Leukozytenphosphatase, Lysozym, leukozytäre Adhäsionsrezeptoren sowie das eisenbindende, bakteriostatische Glykoprotein Laktoferrin gespeichert.

3.1.2   Funktion der neutrophilen Granulozyten

Begriffe wie **Chemotaxis, Leukodiapedese, Phagozytose** und **Bakterizidie** beschreiben Funktionen der neutrophilen Granulozyten. Unter Chemotaxis versteht man die Anlockung der Granulozyten an z.B. den Ort einer Entzündung, durch gelöste Substanzen (chemotaktische Faktoren). Ein solches zielgerichtetes Verlassen der Blutbahn wird als **Leukodiapedese** bezeichnet. Die neutrophilen Granulozyten können größere Partikel und Mikroorganismen (u.a. Bakterien, Pilze) phagozytieren. Die Phagozytose wird durch Antikörper verstärkt, die an die Oberfläche der Mikroorganismen binden, und von membranständigen Immunglobulin-Rezeptoren der Neutrophilen erkannt werden (s. Kap. 2.8.2.1). Dem Prozeß der Phagozytose folgt der lysosomale Abbau des aufgenommenen Materials. Für die Vernichtung von Mikroorganismen **(Bakterizidie)** in den Phagolysosomen kommen verschiedene Mechanismen in Frage [7]. Einige Bakterien werden durch Sauerstoffradikale abgetötet, besonders durch H_2O_2, das durch die Myeloperoxidase entsteht. Eine sauerstoffunabhängige Bakterizidie soll über die kationischen Proteine **Defensin,** das „bactericidal permeability-increasing protein" **(BPI)**

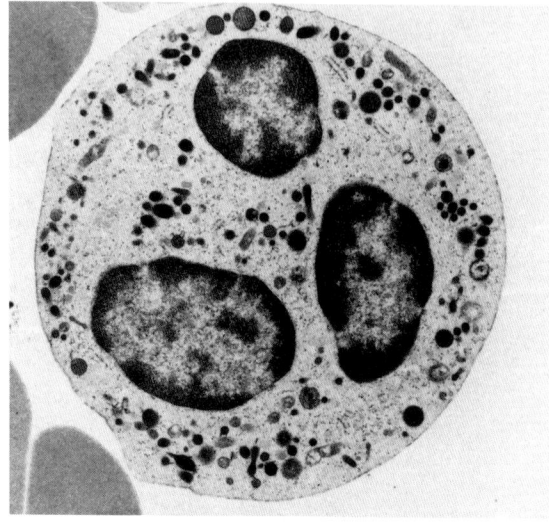

Abb. 10.2-4   Reifer neutrophiler Granulozyt des Menschen. Drei Kernsegmente ohne die sie verbindenden Brücken sind angeschnitten. Das Zytoplasma, welches ansonsten arm an Organellen ist, enthält zahlreiche Granula. TEM; Vergr. 9100fach.

und die „azurophil-derived bactericidal factors" **(ADBF)** erreicht werden und für spezielle Bakterien wirksam sein. Auch dem **Lysozym** der Granula kommt eine bakterizide Wirkung zu, indem es die Muraminsäure der Bakterienwand abbaut. Im Rahmen von Entzündungen kann es in den Geweben zur Bildung von **Eiter** kommen. Dieser setzt sich aus eingeschmolzenem Gewebe und großen Mengen sterbender und toter Granulozyten zusammen.

Die **Halbwertszeit** der neutrophilen Granulozyten im Blut beträgt unter physiologischen Bedingungen 6–7 Stunden.

3.1.3 Klinische Hinweise

Unter physiologischen und pathologischen Bedingungen kann es zur Zunahme neutrophiler Granulozyten im Blut, einer **Granulozytose,** kommen (>7000 Granulozyten/μl). Nach Mahlzeiten, körperlichen oder seelischen Anspannungen und während der Schwangerschaft können geringgradige Granulozytosen auftreten. Höhergradige Granulozytosen sind bei bakteriellen Infektionen und anderen Entzündungen festzustellen. Im Rahmen einer solchen Granulozytose erscheinen auch vermehrt unsegmentierte Vorstufen der neutrophilen Granulozyten, die **Stabkernigen,** im Blut. Man spricht dann von einer **Linksverschiebung** im Differentialblutbild. Leukozytosen werden weiterhin beobachtet z. B. bei starken Rauchern, bei verschiedenen hormonellen Störungen und einer Behandlung mit Nebennierenrindenhormonen, oder mit Lithium (Antidepressivum). Derartige Leukozytosen, bei denen in der Regel Leukozytenzahlen von 30000/μl nicht überschritten werden, sind reaktiver Natur. Sie müssen abgegrenzt werden von Vermehrungen der Granulozyten im Rahmen von bestimmten bösartigen Proliferationen (Leukämien, s. Kap. 2.17.4.2), welche im allgemeinen mit wesentlich höheren Granulozytenzahlen bis zu mehr als 100000/μl einhergehen. Eine Verminderung der Granulozytenzahl im Blut (weniger als 3000) wird als **Granulozytopenie** bezeichnet und beruht entweder auf einer eingeschränkten Produktion von Granulozyten im Knochenmark oder auf einer Herabsetzung ihrer Lebenszeit. Ursächlich handelt es sich dabei im wesentlichen um toxische und medikamentöse Einflüsse. In manchen Fällen sind Antikörper nachzuweisen, die gegen Vorläuferzellen im Knochenmark oder gegen ausgereifte Elemente des Blutes gerichtet sind. Ein völliges Fehlen der neutrophilen Granulozyten im Blut wird als **Agranulozytose** bezeichnet, und ist wegen der resultierenden Abwehrschwäche ein lebensbedrohlicher Zustand.

3.2 *Eosinophile Granulozyten*

3.2.1 Morphologie, molekulare Komponenten

Als eosinophile Granulozyten werden seit Paul Ehrlich jene polymorphkernigen Leukozyten bezeichnet, deren Granula sich mit sauren Farbstoffen, wie dem Eosin, selektiv darstellen lassen. Der reife eosinophile Granulozyt hat etwa die gleiche Größe und Form wie der neutrophile. Sein Kern ist ähnlich wie der des neutrophilen Granulozyten strukturiert, weist aber üblicherweise nur eine bilobuläre Segmentierung auf, die ihm **„Brillenform"** verleiht.

In der Färbung nach Pappenheim stellen sich die groben, runden bis ovalen Granula des reifen eosinophilen

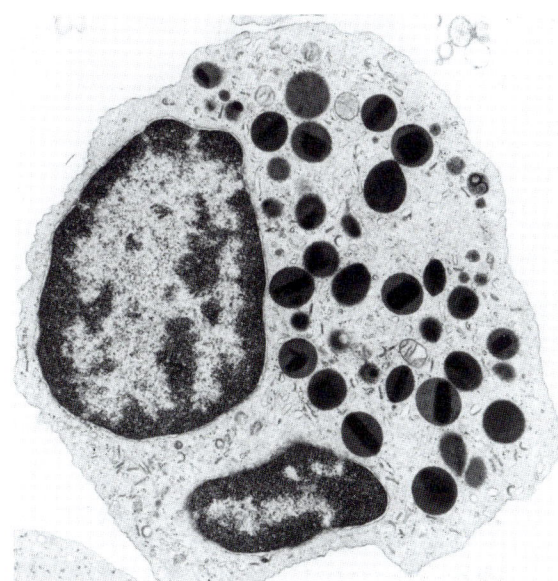

Abb. 10.2-5 Reifer eosinophiler Granulozyt des Menschen. Der Kern stellt sich in charakteristischer bilobulärer Form dar. Die großen spezifischen Granula lassen zumeist stabförmige, elektronendichte Interna erkennen. TEM; Vergr. 9100fach.

Granulozyten in leuchtend orangeroter Farbe dar und überdecken das blaßblaue Zytoplasma fast vollständig (Abb. 10.2-2b). Sie haben einen Durchmesser von 0,5–1,5 μm und unterscheiden sich schon aufgrund ihrer Größe von den kleineren, spezifischen Granula des Neutrophilen (Abb. 10.2-5). Im Elektronenmikroskop erkennt man im Inneren des von einer Membran begrenzten Granulums zwei verschiedene Komponenten: Eingebettet in eine feingranuläre bis homogen elektronendichte Matrix, das sogenannte **Externum,** finden sich ein oder mehrere variabel gestaltete, kristalloide Innenkörper, die als **Interna** bezeichnet werden. Die Granula sind modifizierte Lysosomen, deren Inhalt durch Exozytose sezerniert werden kann.

Die Granula enthalten ebenfalls eine **Peroxidase,** die sich zytochemisch und biochemisch von der Myeloperoxidase der Neutrophilen unterscheidet. Sie ist im Externum der Granula lokalisiert. Unter den lysosomalen Enzymen der Granula dominiert die **Arylsulfatase,** ein Enzym, das die Sulfatreste von sulfatierten Zuckern abspalten kann, die u. a. in der Wand von Parasiten vorkommen. In den Interna der Granula sind kationische Proteine lokalisiert, die reich an Arginin sind, und als **„major basic protein"** (MBP) bezeichnet werden [16]. MBP wirkt toxisch auf Parasiten, führt zur Freisetzung von Histamin und neutralisiert Heparin. Daneben wurden in der Matrix der Granula weitere Proteine nachgewiesen, wie das **„eosinophilic cationic protein"** (ECP) und das **„eosinophilic-derived neurotoxin"** (EDN). ECP beeinflußt Gerinnungsvorgänge, ist ebenfalls toxisch für Parasiten, und ein potentes Neurotoxin. EDN schädigt Neurone des Zentralnervensystems [16].

3.2.2 Funktion der eosinophilen Granulozyten

Während die Beteiligung der Eosinophilen an allergischen Reaktionen und bei der **Vernichtung von Parasiten** bekannt ist, weiß man bislang wenig über ihre Funktionen unter physiologischen Bedingungen. Da sie membranständige Rezeptoren für die Immunglobuline IgG, IgM und IgE besitzen, sind sie zur Immunphagozytose und Endozytose von Immunkomplexen befähigt [8]. Eosinophile inaktivieren durch die basischen Granulaproteine den Entzündungsmediator Histamin [1] und produzieren einen „eosinophil-derived-inhibitor", der wahrscheinlich die Degranulierung von Mastzellen hemmt. Hierdurch werden allergische und **entzündliche Prozesse gebremst.**

Für die Vernichtung von Mikroorganismen stehen im Eosinophilen ähnliche Mechanismen zur Verfügung, wie sie für den neutrophilen Granulozyten beschrieben wurden (u. a. Phagozytose). Die Zerstörung von Parasiten, die wegen ihrer Größe nicht phagozytiert werden können, läuft in mehreren Schritten ab. Die Eosinophilen legen sich durch Vermittlung von Antikörpern der Oberfläche der Parasiten an, degranulieren und setzen so ihre zytotoxischen Substanzen frei.

3.2.3 Lebenszyklus der eosinophilen Granulozyten

Eosinophile Granulozyten haben mit einer **Halbwertszeit** von 8 Stunden [13] eine etwas längere Verweildauer im Blut als neutrophile Granulozyten. Sie reichern sich nach Verlassen der Blutbahn im Bindegewebe vor allem der Haut und der Schleimhäute des Respirations- und Verdauungstrakts an. Den Organismus können sie über den Darm und den Respirationstrakt verlassen. Ihr Untergang und Abbau durch Makrophagen führen beim Menschen und anderen Primaten zur Bildung von Charcot-Leydenschen Kristallen. Diese schlanken, doppelpyramidenförmigen Gebilde bestehen aus Lysophospholipase, einem Enzym der Plasmamembran, das in den Eosinophilen und Basophilen reichlich vorkommt [14].

3.2.4 Klinische Hinweise

Eine Vermehrung eosinophiler Granulozyten im Blut wird als **Eosinophilie** bezeichnet und häufig bei allergischen Reaktionen und bei Wurmbefall (Helminthiasis) beobachtet.

3.3 *Basophile Granulozyten*

3.3.1 Morphologie, molekulare Komponenten

Die basophilen Granulozyten oder Basophilen des Blutes synthetisieren und speichern in ihren Granula das vasoaktive **Histamin** [4] und sulfatierte Proteoglykane, wie das **gerinnungshemmende Heparin** und Chondroitinsulfate [16]. Diese Substanzen können auf bestimmte Reize unter einer **Degranulierung** der Zellen freigesetzt werden. Mit einem Durchmesser von 8–11 µm sind die Basophilen etwas kleiner als die neutrophilen und eosinophilen Granulozyten. Ihr länglicher Kern ist U- oder S-förmig gekrümmt und besteht aus 2–4 Segmenten. Im Blutausstrich erscheint der Kern häufig kleeblattförmig. Seine Chromatinstruktur ist lockerer als bei den anderen Granulozyten. Im Ausstrichpräparat überdecken die 0,2–1,0 µm großen Granula den Kern meist völlig. Die Granula haben aufgrund ihres hohen Gehalts an negativ geladenen, sulfatierten Polysacchariden eine hohe Affinität zu basischen (positiv geladenen) Farbstoffen und weisen eine **Metachromasie** auf (Abb. 10.2-2c). Hierunter versteht man die Annahme eines Farbtons, der sich von demjenigen der angewandten Farblösung unterscheidet. So färben sich die Granula des Basophilen z. B. mit Toluidinblau rot-violett an, ein Phänomen, das durch extrem hohe Konzentration des Farbstoffs in den Granula entsteht.

Das ultrastrukturelle Bild der spezifischen Granula des Basophilen ist in starkem Maße abhängig von der Qualität der Fixierung, da der wasserlösliche Granulainhalt bei der Präparation herausgelöst werden kann. Beim Menschen sind die runden bis ovalen Granula zumeist mit einem grobkörnigen, elektronendichten Material erfüllt (Abb. 10.2-6). Die einzelnen Partikel halten zueinander einen Abstand von 10–15 nm, sind stellenweise konzentrisch angeordnet und in eine weniger elektronendichte Matrix eingebettet. Daneben kann der Granulainhalt auch aus einer amorphen, homogen elektronendichten Komponente sowie aus zwiebelschalenartigen Membranwicklungen (Myelinfiguren) bestehen.

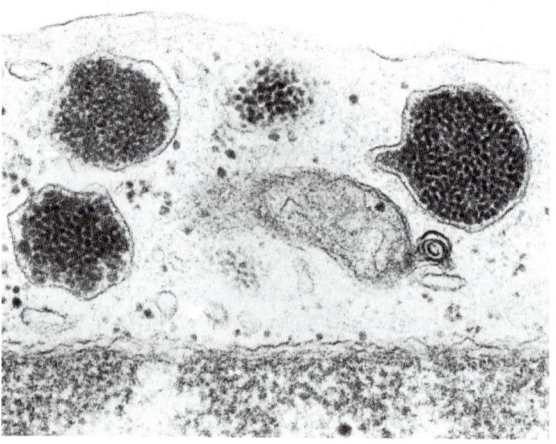

Abb. 10.2-6   Ausschnitt aus einem basophilen Granulozyten des Menschen. Der Inhalt der spezifischen, von einer Membran umgebenen Granula besteht aus grobkörnigen, elektronendichten Partikeln. Kern am unteren Bildrand. TEM; Vergr. 53 700fach.

3.3.2 Funktion der basophilen Granulozyten

Bei dem biogenen Amin Histamin handelt es sich um die wohl potenteste, biologisch aktive Substanz des basophilen Granulozyten. Sie wirkt gefäßerweiternd, erhöht die Permeabilität von Kapillaren und Venulen und führt zu Austritt von Blutplasma in das umgebende Gewebe (Primärereignis der Entzündungsreaktion). Die Degranulierung des Basophilen erfolgt auf verschiedene Reize, wie mechanische Irritation, Kälte oder Antigenkontakt bei sensibilisierten Individuen. Die Freisetzung von Histamin durch Antigene ist an die Anwesenheit eines speziellen Antikörpertyps, des Immunglobulins E (IgE), geknüpft, für das die Oberfläche des basophilen Granulozyten Rezeptoren aufweist. Als kritisches Signal für eine Degranulierung muß das Antigen mit zwei IgE-Molekülen brückenartig auf der Oberfläche des Basophilen gebunden werden (s. Abb. 4.3-5).

3.3.3 Lebenszyklus der basophilen Granulozyten

Die **Halbwertszeit** der Basophilen im Blut beträgt 5–6 Stunden [12]. Bei lokalen allergischen Prozessen reichern sie sich außerhalb der Gefäße im Bindegewebe an. Über ihr Schicksal nach Verlassen der Blutbahn unter physiologischen Bedingungen ist wenig bekannt. Aus zugrunde gegangenen Basophilen können, wie bereits oben für die Eosinophilen beschrieben, CHARCOT-LEYDENsche Kristalle entstehen.

3.3.4 Klinische Hinweise

In vitro läßt sich z.B. die Freisetzung von Histamin aus den Basophilen eines sensibilisierten (allergischen) Individuums durch Inkubation der Zellen mit seinem spezifischen Antigen (Allergen) hervorrufen. Eine solche antigeninduzierte Freisetzungsreaktion kann auch an den basophilen Granulozyten eines Gesunden provoziert werden, wenn diese mit dem IgE-haltigen Serum eines **Allergikers** inkubiert werden. In vivo manifestiert sich die Degranulierung von Basophilen als Juckreiz, Quaddelbildung der Haut, Kontraktion der Bronchialmuskulatur (Asthma) und Schwellung der Schleimhäute. Diese Reaktionen werden nicht nur durch basophile Granulozyten, sondern auch durch **Mastzellen** des Bindegewebes vermittelt, welche gleichfalls Histamin und andere Mediatoren synthetisieren, in Granula speichern und auf entsprechende Reize abgeben (vgl. Kap. 4.3.3.2).

Aus den basophilen Granulozyten freigesetztes Heparin soll den Gehalt an Neutralfetten (Triglyceride) im Blut herabsetzen.

3.4 Monozyten

3.4.1 Morphologie, molekulare Komponenten

Der Monozyt ist von anderen Leukozyten aufgrund seiner Größe, Kernform und -struktur sowie der Beschaffenheit seines Zytoplasmas leicht zu unterscheiden. Im Ausstrichpräparat ist er mit einem Durchmesser von 16–20 μm die größte Blutzelle (Abb. 10.2-2d bis f). Er besitzt einen länglichen, meist **nierenförmigen Kern,** dessen

Chromatinstruktur lockerer ist als die der Granulozyten- und Lymphozytenkerne. Kleine Nukleolen sind in 50% der Monozyten erkennbar. Das breite Zytoplasma stellt sich bei der Färbung nach PAPPENHEIM blaß graublau dar und enthält feine, azurophile Granula.

Im elektronenmikroskopischen Bild ist ein großer, multizentrischer GOLGI-Apparat im Zytoplasma der Kernbucht erkennbar (Abb. 10.2-7). Die Granula sind kleiner und kommen in geringerer Menge vor als im neutrophilen Granulozyten. Sie haben runde, ovale oder hantelförmige Schnittprofile und stellen sich bei den üblichen Kontrastierungen homogen elektronendicht dar. Ihr Durchmesser variiert zwischen 100 und 450 nm. Mit Hilfe der Peroxidasereaktion ist es möglich, im Monozyten zwei Granulapopulationen zu unterscheiden. **Peroxidasepositive Granula,** welche in frühen Entwicklungsstadien der Monozyten gebildet werden, enthalten zusätzlich verschiedene saure Hydrolasen und können somit als **modifizierte Lysosomen** angesehen werden. Die zweite, peroxidasenegative Granulapopulation, welche später gebildet wird, ließ sich bislang zytochemisch nicht weiter charakterisieren. Von diagnostischer Bedeutung ist der hohe Gehalt der Monozyten an einer lysosomalen, **unspezifischen Esterase.** Der lichtmikroskopische Nachweis dieses Enzyms ist hilfreich bei der Diagnose besonderer monozytärer Leukämieformen.

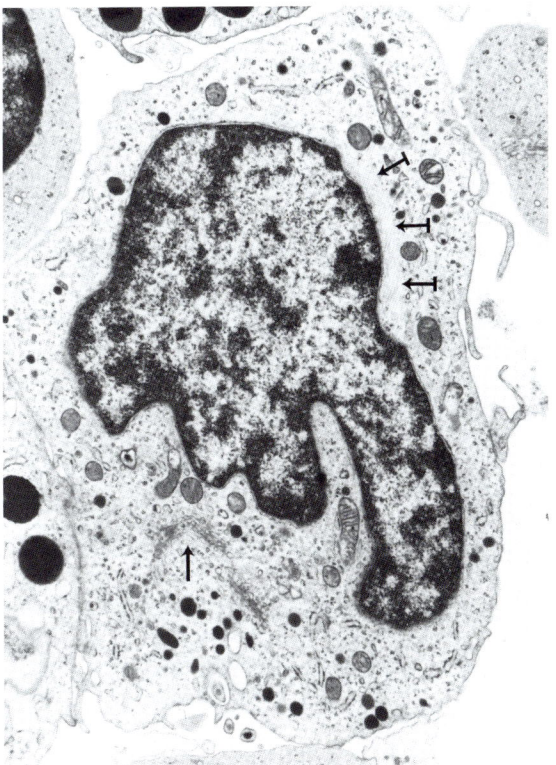

Abb. 10.2-7 Reifer Monozyt des Menschen. Der Kern ist unregelmäßig konfiguriert. Im Zytoplasma sind elektronendichte Granula, Mitochondrien, kurze Schläuche eines rauhen endoplasmatischen Retikulums, der GOLGI-Komplex (↑) und in der Nähe des Kerns ein Bündel von Intermediärfilamenten (Vimentin) (↑) erkennbar. TEM; Vergr. 8700fach.

3.4.2   Lebenszyklus der Monoyzten

Der Monozyt ist im Gegensatz zu den Granulozyten eine Zelle mit noch nicht abgeschlossener Differenzierung. So findet in ihm während seiner Zirkulation auch weiterhin die Synthese von Enzymen und die Bildung von Granula statt. Seine **Halbwertszeit** im Blut beträgt 15–20 Stunden [15]. Wie die Granulozyten entfalten auch die Monozyten ihre Funktion als Phagozyten überwiegend erst nach dem Verlassen der Blutbahn in verschiedenen Geweben und Organen. Hier findet dann ihre Differenzierung zu Makrophagen statt, als welche sie für Monate, vielleicht sogar Jahre, überleben können. Über besondere Differenzierungsformen und Funktionen der Makrophagen siehe Kap. 4.3.3.1 u. 11.9.2.

3.5   *Lymphozyten*

Die Lymphozyten des Blutes stellen mit denen der Lymphe die zirkulierenden Elemente des lymphatischen Systems dar (s. Kap. 11). Es handelt sich bei ihnen um sphärische Zellen wechselnder Größe. Aufgrund von Größenunterschieden werden im allgemeinen drei Kategorien beschrieben. **Kleine Lymphozyten** mit einem Durchmesser von 4–7 µm machen 80–90% der im Blut zirkulierenden Lymphozyten aus. Als **mittelgroße Lymphozyten** werden Formen mit einem Durchmesser

von 7–11 µm bezeichnet. Ihr Anteil beträgt 5–15%. Selten, zu etwa 3%, kommen auch **große Lymphozyten** mit einem Durchmesser von 11–15 µm im Blut vor. Die kleinen Lymphozyten besitzen einen meist runden und zentral gelegenen Kern mit dichter Chromatinkondensation. Das Zytoplasma ist auf einen schmalen, perinukleären Saum beschränkt (Abb. 10.2-2f und g). In mittelgroßen und großen Lymphozyten weist die Kernkontur gelegentlich eine leichte Einbuchtung auf, und die Kondensation des Chromatins ist weniger dicht, so daß ein Nukleolus sichtbar werden kann (Abb. 10.2-8). Außerdem unterscheiden sich diese Lymphozyten von den kleinen Formen durch ein breiteres Zytoplasma. Kleine, mittelgroße und große Lymphozyten weisen eine von Zelle zu Zelle unterschiedlich stark ausgeprägte Basophilie ihres Zytoplasmas auf, die den jeweiligen Gehalt an Ribonukleinsäure widerspiegelt. Lymphozyten können in ihrem Zytoplasma violette (azurophile) Granula in wechselnder Menge und Größe enthalten (Abb. 10.2-2i). Bei den **azurophilen Granula** der Lymphozyten handelt es sich aufgrund ihres Gehaltes an saurer Phosphatase um Lysosomen. Die im Blut zirkulierenden Lymphozyten stellen auch hinsichtlich ihrer immunologischen Merkmale keine einheitliche Zellpopulation dar (Näheres s. Kap. 11).

4   *Thrombozyten*

4.1   *Morphologie, molekulare Komponenten*

Die Thrombozyten oder Blutplättchen sind die kleinsten zellulären Bestandteile des Blutes. Ihr Durchmesser beträgt 2–4 µm und ihr Volumen 7–8 µm³. Wie die Erythrozyten besitzen sie keinen Zellkern. Sie entstehen durch Fragmentierung des Zelleibes von Megakaryozyten, den Riesenzellen des Knochenmarks. In vivo sind sie farblos und von ellipsoider bis scheibenförmiger (diskoider) Gestalt. Im nach PAPPENHEIM gefärbten Blutausstrich enthalten sie feine, blau-violette (azurophile) Granula (Granulomer) in einem blaßblauen Zytoplasma (Hyalomer) und sind oft bizarr konfiguriert (Abb. 10.2-2a u b). Die Granula färben sich auch mit Neutralrot an. Aufgrund ihres relativ hohen Gehalts an Glykogen geben die Thrombozyten eine PAS-Reaktion. Im Mittel zirkulieren 250 000 Thrombozyten/µl Blut. Die Plasmamembran des Thrombozyten besitzt eine besonders breite Glykokalix, die bei Darstellung mit Rutheniumrot eine Dicke von 150–200 nm aufweist. Das Zytoplasma ist reich an Aktinfilamenten (15% des thrombozytären Proteingehaltes), welche unmittelbar unter dem Plasmalemm besonders dicht gelagert sind. Die Aktinfilamente sind innerhalb des Membranzytoskeletts einerseits mit Spektrin verbunden, zum anderen auch mit dem Aktin-bindenden Protein Filamin, das seinerseits mit einem thrombozytenspezifischen, integralen Glykoprotein (GP Ib/IX) der Plasmamembran verknüpft ist [6]. Daneben enthalten Thrombozyten auch Myosin, das etwa 1–2% der Plättchenproteine ausmacht. 10% der Myosinmoleküle sind in das Membranzytoskelett integriert. In der Äquatorialebene des Thrombozyten

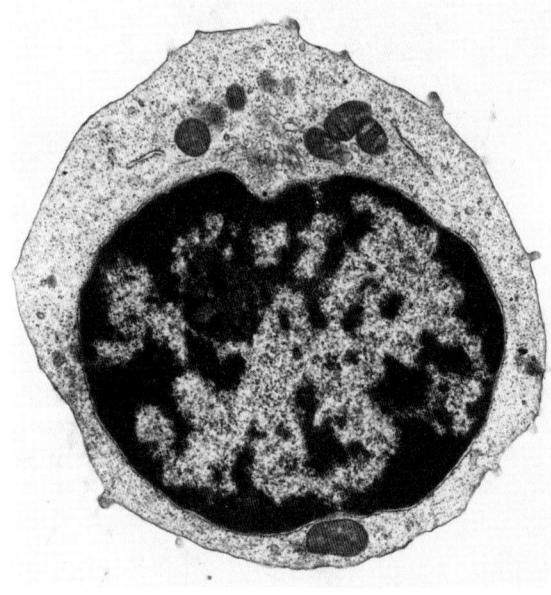

Abb. 10.2-8 Reifer mittelgroßer Blutlymphozyt des Menschen. Das Chromatin ist bevorzugt an den Randpartien des Kerns kondensiert. Das Zytoplasma enthält reichlich freie Ribosomen und nur einzelne Anschnitte des rauhen endoplasmatischen Retikulums. Die Mitochondrien liegen bevorzugt in der Nähe der Kernbucht um einen kleinen GOLGI-Komplex. Lysosomen sind nicht erkennbar. TEM; Vergr. 11 100fach. (Original: G. GROSSCHUPFF)

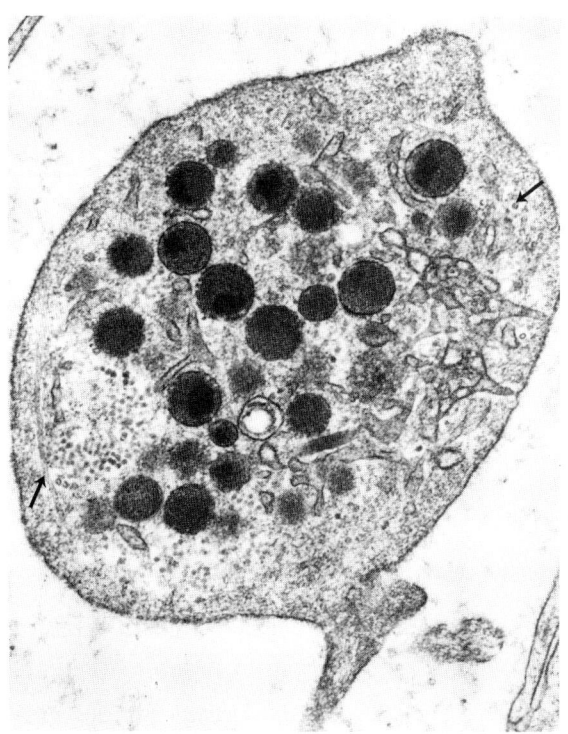

Abb. 10.2-9 Thrombozyt des Menschen mit unterschiedlich elektronendichter Granulation im zentralen Zytoplasma (Granulomer). Im marginalen Zytoplasma (Hyalomer) sind Mikrotubuli (↑) in unterschiedlicher Verlaufsrichtung angeschnitten. TEM; Vergr. 32 500fach.

sind 10–15 zirkulär verlaufende Mikrotubuli angeordnet (Abb. 10.2-9). Dieser **Ring aus Mikrotubuli** gibt dem Thrombozyten seine scheibenförmige Gestalt. Im Innern des Thrombozyten kommen sphärische, unterschiedlich elektronendichte Granula mit einem Durchmesser von ca. 0,2 μm vor. Von verschiedenen, früher postulierten Granulatypen sind nur die sogenannten **α-Granula** einer echten Granulapopulation zuzurechnen. In ihnen sind Plättchenfaktor 4, β-Thromboglobulin (TBG-β), Fibrinogen, Fibronektin, „platelet-derived growth factor" (PDGF), v.-Willebrand-Faktor (vWF) und Thrombospondin gespeichert. Neben den α-Granula kommen in den Thrombozyten des Menschen in geringer Zahl besonders **elektronendichte Granula** vor, die Serotonin, ADP, ATP sowie Dopamin und Noradrenalin enthalten sollen. Weiterhin sind in den Thrombozyten einzelne Mitochondrien nachweisbar. Ein weitlumiges, verzweigtes, **kanalikuläres System,** das Verbindung mit dem extrazellulären Raum hat, durchdringt das gesamte Zytoplasma. Es dürfte sich um Invaginationen des Plasmalemms handeln, zumal die Canaliculi auch eine Glykokalix aufweisen. Von diesem abzugrenzen ist ein englumiges **tubuläres Hohlraumsystem,** das mit mäßig elektronendichtem Material angefüllt ist. Es hat eine enge räumliche Beziehung zu den zirkulär verlaufenden Mikrotubuli, wird als Abkömmling des endo-plasmatischen Retikulums angesehen und soll Kalziumionen sowie ein plättchenspezifisches Isoenzym der Peroxidase speichern. Das tubuläre Hohlraumsystem wird auch als Ort der Synthese von Prostaglandinen angesehen [3].

4.2 Funktion der Thrombozyten

Die Thrombozyten dienen der **Blutstillung** und **-gerinnung.** Kommen sie über Lücken bzw. Defekte des Gefäßendothels in Kontakt mit Kollagen, Fibronektin und Laminin der Basallamina und des Interstitiums, lagern sie sich an diese Gewebskomponenten an **(Adhäsion).** Für die Haftung unter hoher Blutstromgeschwindigkeit ist der vWF notwendig, der von Gefäßendothelzellen in den Weibel-Palade-Körperchen gespeichert und laufend durch Exozytose in die Basallamina abgegeben wird. Die bei einer Gefäßverletzung an der Basallamina haftenden Thrombozyten sezernieren ihrerseits vWF und erlauben das Anhaften von weiteren Thrombozyten an ihrer Oberfläche bzw. im Bindegewebe. Die adhärenten Thrombozyten sind Ausgangspunkt für einen sich bildenden Plättchenthrombus. Dieser entsteht durch das Verkleben von Thrombozyten miteinander, ein Vorgang, der durch VWF und Fibrinogen vermittelt und als **Aggregation** bezeichnet wird. Die Aggregation der Thrombozyten wird durch verschiedene Substanzen stimuliert, wie Thrombin, Kollagen, ADP, Adrenalin und den Plättchen-aktivierenden Faktor (PAF), ein besonderes Glycerolipid. Diese sogenannten Agonisten lösen im Thrombozyten Stoffwechselprozesse aus, z.B. die Synthese von Thromboxan A_2, einem Prostaglandin, das seinerseits benachbarte Thrombozyten stimuliert und zusammen mit freigesetztem Serotonin eine lokale Gefäßkonstriktion hervorruft. Aggregierende Thrombozyten weisen eine Verlagerung ihrer Granula in das Zentrum auf (Granulomer), wo sie offenbar mit dem kanalikulären System verschmelzen und somit ihre Inhaltsstoffe in den Extrazellularraum freisetzen können [16]. Bei der Aggregation nehmen die Thrombozyten unter Ausbildung zahlreicher Pseudopodien unregelmäßige **Sternformen** an. Der Plättchenthrombus zieht sich mit Hilfe des thrombozytären Actomyosins zusammen **(Thrombus-Kontraktion).** Mit der Bildung des Plättchenthrombus werden gleichzeitig plasmatische Gerinnungsvorgänge eingeleitet. Als deren Endprodukt entsteht Thrombin, welches Fibrinogen in Fibrin überführt. Das Fibrin bildet die Grundlage für das Gerinnsel **(Koagulum),** in das weitere Blutzellen eingeschlossen sein können.

4.3 Lebenszyklus der Thrombozyten

Die Lebenszeit der Thrombozyten beträgt 9–12 Tage [5]. Ungefähr 30% aller Thrombozyten werden in der Milz gespeichert und stehen in freiem Austausch mit denen des zirkulierenden Blutes. Als Abbauorte der Thrombozyten werden die Makrophagen der Milz und Leber angesehen.

4.4   Klinische Hinweise

Eine starke Verminderung der Thrombozytenzahl, **Thrombozytopenie,** oder eine erhebliche Beeinträchtigung der Thrombozytenfunktion, **Thrombozytopathie,** rufen einen bestimmten Blutungstyp hervor. Dieser ist durch das Auftreten flohstichartiger Hautblutungen **(Petechien)** sowie durch oberflächliche Blutergüsse und Neigung zu Nasenbluten gekennzeichnet. Das andere Extrem hingegen, eine **Thrombozytose,** birgt das Risiko des Auftretens von Gefäßverschlüssen durch Verstopfung mit Blutgerinnseln (Thrombose). Werden die Gerinnsel durch den Blutstrom in Arterien verschleppt und führen zu deren Verschluß, spricht man von einer **Embolie.**

5   Die Herkunft und Entwicklung der Blutzellen

Da die Leukozyten fortwährend die Blutbahn verlassen und die intravasal verbleibenden Erythrozyten und Thrombozyten nach Lebenszeiten von 120 bzw. 10 Tagen zugrunde gehen, müssen dem Blut zur Gewährleistung seiner annähernd konstanten zellulären Zusammensetzung ständig neue Elemente aus einem Reservoir zufließen. Im Erwachsenenorganismus sorgen das Knochenmark und die lymphatischen Gewebe für diesen Nachschub, ein Vorgang, der als Blutbildung oder **Hämatopoese** bezeichnet wird. Hämatopoese ist der übergeordnete Begriff sowohl für die Myelopoese wie auch die Lymphozytopoese: Unter **Myelopoese** ist die Bildung von Erythrozyten (Erythropoese), Granulozyten (Granulozy-

topoese), Monozyten (Monozytopoese) und Thrombozyten (Thrombozytopoese) zu verstehen, welche zusammen mit ihren Vorstufen das sogenannte myeloische System (Tabelle 10.2-3) ausmachen. Der alleinige Bildungsort für diese myeloischen Elemente ist im Erwachsenenorganismus das blutbildende rote Knochenmark (Myelon, gr.: Mark). An der **Lymphozytopoese** sind sowohl Stammzellen des Knochenmarks als auch Lymphozyten in lymphatischen Organen und Geweben beteiligt. Der Nachschub an zirkulierenden Lymphozyten erfolgt nicht nur durch Lymphozytopoese, sondern auch durch Rezirkulation dieser Elemente aus den lymphatischen Geweben und Organen (s. Kap. 11).

5.1   Das Stammzellsystem

Stammzellen sind ein notwendiger Bestandteil jedes Zellerneuerungssystems, wie es z.B. das Knochenmark darstellt. Sie lassen sich als Elemente definieren, deren Tochterzellen zum einen in den Stammzellpool zurückkehren und damit seinen Bestand sichern (Prozeß der Selbsterneuerung), zum anderen aber ansprechbar für hämatopoetische Faktoren sind. Aus letzteren entstehen durch Proliferations- und Differenzierungsprozesse reife Blutzellen. Stammzellen sind zur Zirkulation im Blut befähigt. Sie lassen sich mit morphologischen Methoden weder im Knochenmark noch im Blut sicher identifizieren, da sie morphologisch mittelgroßen oder großen Lymphozyten weitgehend gleich sind. Um sie hinsicht-

Tabelle 10.2-3   Das myeloische System.

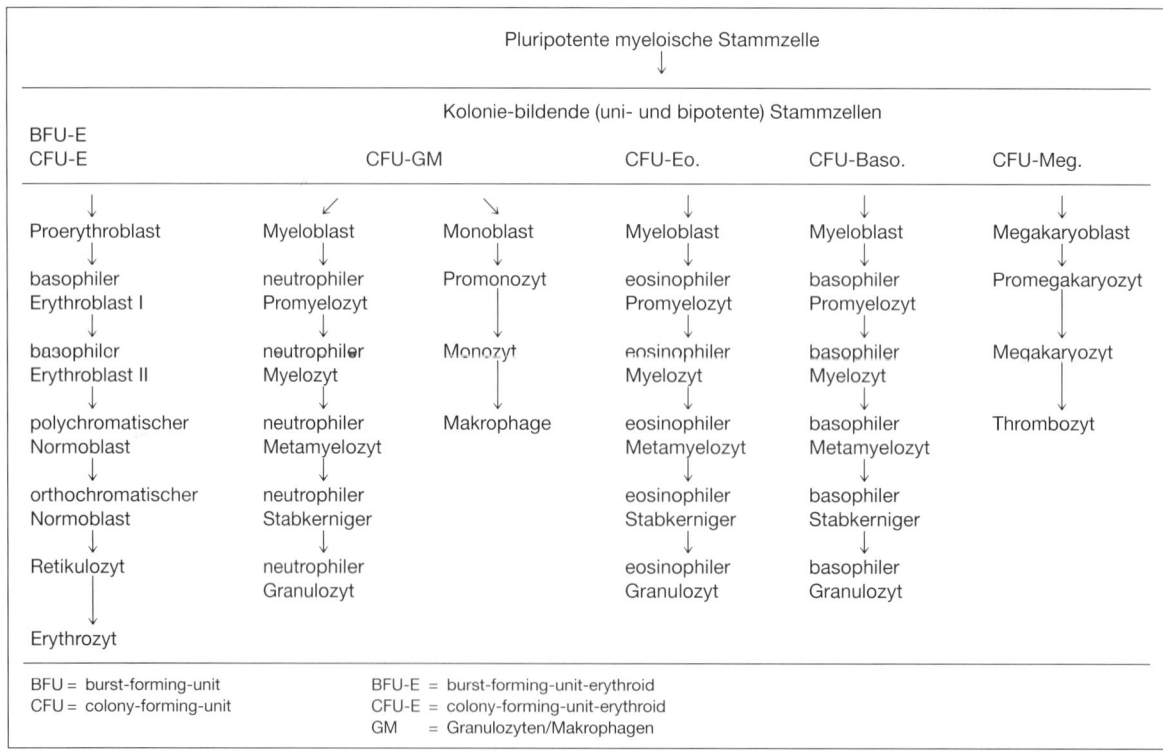

Pluripotente myeloische Stammzelle					
Kolonie-bildende (uni- und bipotente) Stammzellen					
BFU-E CFU-E	CFU-GM		CFU-Eo.	CFU-Baso.	CFU-Meg.
Proerythroblast	Myeloblast	Monoblast	Myeloblast	Myeloblast	Megakaryoblast
basophiler Erythroblast I	neutrophiler Promyelozyt	Promonozyt	eosinophiler Promyelozyt	basophiler Promyelozyt	Promegakaryozyt
basophiler Erythroblast II	neutrophiler Myelozyt	Monozyt	eosinophiler Myelozyt	basophiler Myelozyt	Megakaryozyt
polychromatischer Normoblast	neutrophiler Metamyelozyt	Makrophage	eosinophiler Metamyelozyt	basophiler Metamyelozyt	Thrombozyt
orthochromatischer Normoblast	neutrophiler Stabkerniger		eosinophiler Stabkerniger	basophiler Stabkerniger	
Retikulozyt	neutrophiler Granulozyt		eosinophiler Granulozyt	basophiler Granulozyt	
Erythrozyt					

BFU = burst-forming-unit	BFU-E = burst-forming-unit-erythroid	
CFU = colony-forming-unit	CFU-E = colony-forming-unit-erythroid	
	GM = Granulozyten/Makrophagen	

Tabelle 10.2-4   Wachstumsfaktoren der Myelopoese.

Faktor	Effektorzellen	Bildungsorte
Erythropoetin (EPO)	erythropoetische Stammzellen	Interstitialzellen der Niere
Interleukin-3 (IL-3)	pluri-, uni- und bipotente myeloische Stammzellen, neutrophile, monozytäre, eosinophile, basophile und megakaryozytäre Reihe	T-Lymphozyten Epidermis
Granulozyten/Makrophagen-Kolonie-stimulierender Faktor (GM-CSF)	uni- und bipotente myeloische Stammzellen, neutrophile, monozytäre, eosinophile und megakaryozytäre Reihe, Makrophagen	T-Lymphozyten Endothelzellen Fibroblasten
Granulozyten-CSF (G-CSF)	neutrophile Reihe	Makrophagen Fibroblasten
Makrophagen-CSF (M-CSF)	monozytäre Reihe und Makrophagen	Fibroblasten Makrophagen Endothelzellen

lich ihrer Differenzierungspotenz und auch zahlenmäßig zu erfassen, bedient man sich ihrer Fähigkeit, in vivo wie auch in vitro **Zellkolonien** zu bilden. So wachsen z. B. Stammzellen des Menschen in der Milz letal bestrahlter Mäuse und in bestimmten Medien außerhalb des Organismus. Die Anzahl solcher Kolonien korreliert zur Menge angebotener Stammzellen, da jeweils eine Kolonie aus der Proliferation einer Stammzelle, **„colony-forming-unit"** (CFU) oder **„colony-forming cell"** (CFC) hervorgeht (Tabelle 10.2-3). Kultivierte hämatopoetische Zellen überleben, proliferieren und differenzieren sich nur, wenn ihr Nährmedium spezifische **Wachstumsfaktoren** oder Zellen enthält, die diese bereitstellen. Zu diesen Wachstumsfaktoren zählen verschiedene Kolonie-stimulierende Faktoren (CSF), Interleukine und das Erythropoetin. Letzteres wird von den Interstitialzellen der Niere synthetisiert.

In vivo zirkulieren manche von ihnen (u. a. das Erythropoetin) und verhalten sich somit wie Hormone, während andere im Knochenmark synthetisiert werden und als Gewebshormone anzusehen sind (CSF und die meisten Interleukine). Nähere Angaben sind in Tabelle 10.2-4 enthalten.

Nach ihrer Differenzierungspotenz können für die Blutzellen mehrere Stammzellkompartimente unterschieden werden. So lassen sich **totipotente Stammzellen** mit uneingeschränkter Differenzierungs- und Selbsterneuerungspotenz von pluri- und unipotenten Stammzellen abgrenzen, bei denen diese Fähigkeiten in unterschiedlichem Ausmaß eingeengt sein können. Es gibt **pluripotente Stammzellen** sowohl für das lymphatische wie auch für das myeloische System. Aus diesen ist eine Differenzierung in alle Zellinien des jeweiligen Systems möglich. An **unipotenten Stammzellen** werden unterschieden solche, die bereits determiniert sind für die Bildung von: Erythrozyten, eosinophilen und basophilen Granulozyten, Thrombozyten, B-Lymphozyten und T-Lymphozyten. Für neutrophile Granulozyten und Monozyten/Makrophagen wird auf dieser Stufe eine gemeinsame, also **bipotente Stammzelle** angenommen [11]

(Tabelle 10.2-3). Bei den unipotenten erythropoetischen Stammzellen werden zwei aufeinanderfolgende Formen unterschieden, die als **„burst-forming-unit-erythroid"** (BFU-E) und **„colony-forming-unit-erythroid"** (CFU-E) bezeichnet werden (Tabelle 10.2-3). Die sich vielfach teilende BFU-E spricht vor allem auf den Wachstumsfaktor Interleukin-3 (IL-3) an, während die nur wenige Teilungen aufweisende CFU-E stark durch Erythropoetin stimulierbar ist.

5.2   Embryonale und fetale Blutbildung

Die embryonale und fetale Blutbildung lassen sich in Abhängigkeit von ihrer Lokalisation und zeitlichen Abfolge in **drei Perioden** gliedern: die **mesoblastische,** die **hepatische** und die **myeloische Phase.** Die mesoblastische Blutbildung erfolgt extraembryonal in der Wand des Dottersacks während der Embryonalzeit. An der hepatischen Hämatopoese, die in der Embryonalzeit beginnt, sich über die gesamte Fetalzeit erstreckt und in der unmittelbaren Pränatalzeit erlischt, ist anfänglich auch in geringem Maße die Milz beteiligt. Während der letzten, der myeloischen Phase, die im Knochenmark abläuft und sich mit der hepatischen zeitlich überlappt, findet gleichzeitig auch außerhalb des Knochenmarks eine Lymphozytopoese in den Lymphknoten statt. Beim Menschen ist die **embryonale Blutbildung** in der **Dottersackwand** offenbar auf eine reine Erythropoese beschränkt. In der 2. Embryonalwoche bilden sich im Mesenchym des Dottersacks Verdichtungen angiogenetischer Zellen (vgl. Kap. 10.1). Ihre zentral gelegenen Zellen differenzieren sich zu primitiven Erythroblasten und bilden die sogenannten Blutinseln, während sich die peripher gelegenen Zellen zu einem Gefäßendothel abflachen. Die primitiven Erythroblasten dieser Periode bilden ein besonderes Hämoglobin, das in allen nachfolgenden Phasen nicht vorkommt. Seine Proteinkomponente, das Globin, ist entweder aus vier ε-Ketten aufgebaut oder enthält in

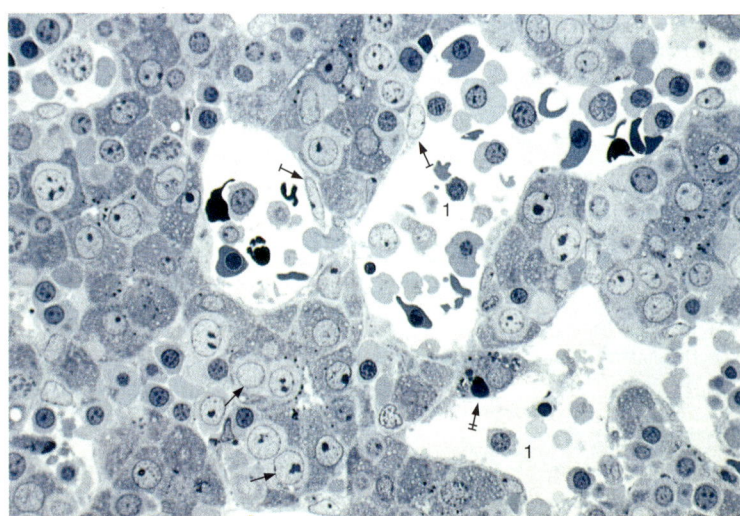

Abb. 10.2-10 Lichtmikroskopisches Schnitt-bild der Leber eines menschlichen Feten aus dem 3. Schwangerschaftsmonat (90 mm Scheitel-Steiß-Länge). Im Leberparenchym lie-gen zwischen den polygonalen Hepatozyten zahlreiche runde Erythroblasten (↑) und deren Vorstufen. Im Rahmen der hepatischen Ery-thropoese entstehen Normoblasten und kern-lose Erythrozyten, die in die Lebersinuoide (1) gelangen. An zellulären Elementen der Sinus-wand sind Endothelzellen (↑) und eine KUPFFER-Zelle (↕) erkennbar. Toluidinblau-Pyronin, Vergr. 590fach.

einer reiferen Form neben 2 ε-Ketten 2 α-Ketten. Die pri-mitiven, dem Dottersack entstammenden Erythrozyten sind große, kernhaltige Zellen.

Die **hepatische Hämatopoese** beginnt in der 6. Em-bryonalwoche. Sie findet im Gegensatz zur Blutbildung im Dottersack extravaskulär, und zwar zwischen den Hepatozyten, statt (Abb. 10.2-10). Auch in dieser Phase überwiegt die Erythropoese. Ihre reifen Erythrozyten sind wie die der myeloischen Periode kleiner als die im Dottersack gebildeten und zudem kernlos. Im Vergleich zu den Erythrozyten des Erwachsenen sind sie aber größer. Während der Fetalzeit produzieren die Erythro-blasten vorwiegend fetales Hämoglobin (HbF). In der Postnatalzeit wird dessen Produktion zugunsten der des adulten Hämoglobins (HbA) zunehmend eingeschränkt.

Die ersten Granulozyten und Megakaryozyten treten zwar schon während der hepatischen Periode auf, zu einer nennenswerten Granulo- und Thrombozytopoese kommt es jedoch erst in der **myeloischen Periode** der fetalen Hämatopoese. Die myeloische Phase der Blutbil-dung überlappt sich mit der hepatischen, doch wird die Hämatopoese im Knochenmark in den letzten Monaten der Schwangerschaft zunehmend bedeutender, während die in der Leber abnimmt.

5.3 Das Knochenmark

5.3.1 Struktur

Im Erwachsenenorganismus ist das **blutbildende, rote Knochenmark,** *Medulla ossium rubra,* in den Mark-höhlen von Wirbelkörpern, Rippen, Brustbein, Becken, Schulterblättern, Schädel und proximalen Anteilen der Oberarm- oder Oberschenkelknochen lokalisiert. In sei-ner Gesamtheit besitzt es als Markorgan ein Gewicht von ca. 1000 g. Die mehr peripher liegenden Markräume, welche beim Neugeborenen und Kind von rotem Kno-chenmark erfüllt sind, enthalten reines **Fettmark,** *Me-*

dulla ossium flava, können aber unter besonderen pa-thologischen Bedingungen wieder in die Blutbildung einbezogen werden.

Normales Knochenmark ist von weicher Konsistenz und enthält wegen seines Gefäßreichtums flüssige Antei-le. Aus diesem Grunde kann es zur zytologischen Unter-suchung punktiert, aspiriert und auf dem Objektträger ausgestrichen werden.

Günstige Orte für eine solche Entnahme von Knochenmark sind das Brustbein **(Sternalpunktion)** und ventrale Abschnitte des Beckenkamms, da diese Knochen nahe an der Körperoberfläche liegen und eine nur dünne Kompakta besitzen. Läßt sich, be-dingt durch krankhafte Prozesse im Knochenmark, kein oder nur wenig Material aspirieren, bzw. ist zur Beurteilung bestimm-ter tumoröser Erkrankungen die histologische Untersuchung ei-ner möglichst großen Knochenmarksmenge wünschenswert, so bedient man sich der **Knochenmarksbiopsie.** Diese wird heute vorzugsweise mit einer weitlumigen Punktionsnadel an der *Spi-na iliaca posterior superior* durchgeführt und erbringt einen Gewebszylinder, der das Knochenmark in seinem natürlichen Gewebsverband neben knöchernen Anteilen enthält.

Das blutbildende Knochenmark besteht aus Blutzellen, deren Vorläufern, univakuolären Fettzellen, Makropha-gen und Plasmazellen (Abb. 10.2-11), welche dicht ge-packt zwischen den Blutgefäßen in den Maschen eines sehr lockeren bindegewebigen **Stromas** liegen. Dieses besteht vor allem aus zarten Retikulinfasern, die aus Kol-lagen Typ III und Fibronektin bestehen und enge räum-liche Beziehung zu schlanken, fortsatzreichen Zellen aufweisen. Diese Gerüstzellen des Knochenmarks stel-len die Bildner der extrazellulären Fasern dar und wer-den als Fibroblasten bzw. fibroblastische Retikulumzel-len bezeichnet. Sie sind, wie experimentelle Knochen-markstransplantationen erbrachten, weder Stammzellen der Hämatopoese, noch lassen sie sich von diesen ab-leiten. Vielmehr nehmen sie durch die Bildung hämato-poetischer Wachstumsfaktoren Einfluß auf die Prolife-ration und Differenzierung von Stammzellen und ihre Abkömmlinge. Die faserige Komponente des bindegewe-

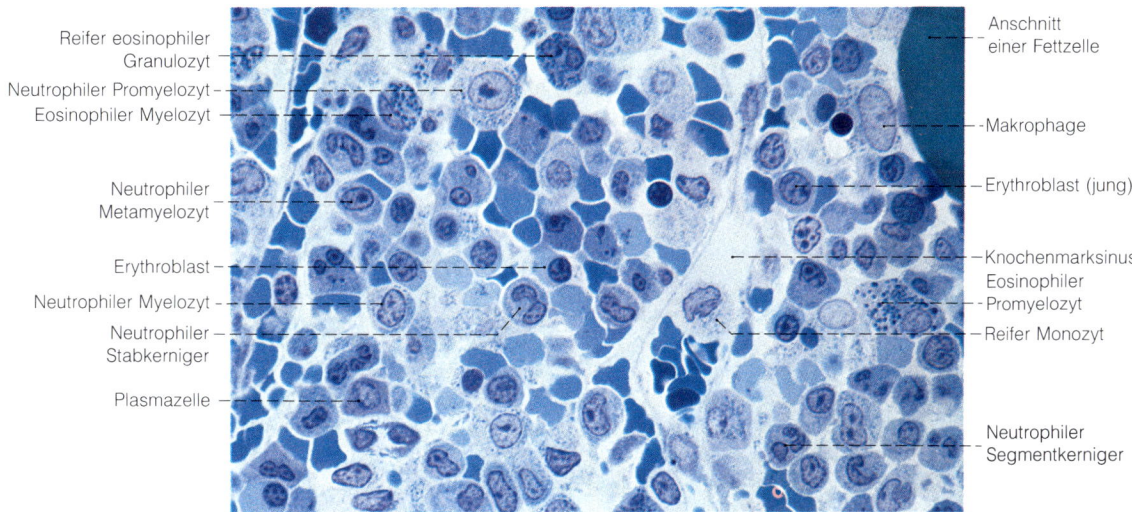

Abb. 10.2-11   Schnitt durch das blutbildende Knochenmark des Sternums des Menschen. Toluidinblau-Pyronin, Vergr. 950fach.

bigen Stromas im Knochenmark wird mit den üblichen histologischen Färbemethoden kaum erfaßt. Zu ihrer Darstellung bedient man sich verschiedener Methoden der Versilberung.

Die **Blutgefäße** des Knochenmarks entstammen den *Vasa nutricia* des Knochens. Versorgende Arterien durchziehen den Markraum und verzweigen sich zu Arteriolen, die in ein weitlumiges System von gewundenen Sinus münden, welche die ersten Gefäße des venösen Schenkels sind. Sie haben eine Weite von 50–70 µm, und ihre Wände bestehen aus einem flachen Endothel, das Fenestrierungen aufweist. Die Basallamina ist diskontinuierlich oder fehlt streckenweise ganz. Außen liegen den Endothelzellen stellenweise schlanke adventitielle Zellen an, welche mit dünnen Fortsätzen in das bindegewebige Stroma des Knochenmarks einstrahlen. Die ausgereiften Blutzellen verlassen unter Verformung ihrer natürlichen Gestalt das Markparenchym durch Lücken in den Endothelzellen. Die Sinus münden in Markvenen, welche den gleichen Verlauf wie die Arterien nehmen. Das Knochenmark enthält keine Lymphgefäße.

5.3.2   Klinische Hinweise

Eine Vermehrung der Bindegewebsfasern im Knochenmark charakterisiert bestimmte Erkrankungen des Markorgans und wird als **Myelofibrose** bezeichnet. In einem solchen Fall lassen sich Knochenmarkszellen durch Aspiration nur schwer oder gar nicht gewinnen *(Punctio sicca)*. Die **Fettzellen** machen im roten Knochenmark einen **Volumenanteil von ca. 30%** aus und sind locker im Markraum verteilt. Eine Verminderung des Fettzellgehalts zugunsten blutbildender Elemente ist immer Ausdruck einer gesteigerten Hämatopoese **(Hyperplasie)**, während seine Vermehrung eine reduzierte Blutbildung anzeigt **(Hypoplasie)**.

Man kann die Elemente im Zellerneuerungssystem des Knochenmarks vier verschiedenen Speicherkompartimenten zuordnen. So läßt sich ein **Stammzellspeicher,** der ohne sich zu erschöpfen lebenslang Zellen zur Verfügung stellt, von einem ihm nachgeschalteten **Produktionsspeicher** unterscheiden, in dem die Zellen proliferieren und sich differenzieren. Im nachfolgenden **Reifungsspeicher** treten keine Mitosen mehr auf, sondern es findet dort die Zelldifferenzierung ihren Abschluß. Ausgereifte Blutzellen im Knochenmarksparenchym gehören dem sogenannten **Reservespeicher** an, aus dem sie nach entsprechender Stimulation in das Blut auswandern.

5.4   Erythropoese

5.4.1   Zellen der Erythropoese, Morphologie

Die unreifste, morphologisch identifizierbare Zelle der roten Reihe ist der **Proerythroblast,** der sich unmittelbar von der unipotenten Stammzelle CFU-E ableitet (Tabelle 10.2-3). Es handelt sich um eine runde Zelle mit einem Durchmesser von 20–25 µm. Ihr großer, runder Kern ist zentral gelegen und besitzt ein lockeres Chromatingerüst, in dem zwei oder mehr Nukleolen erkennbar sind (Abb. 10.2-12a). Das Zytoplasma bildet einen schmalen Saum und ist stark basophil. Aus einem Proerythroblasten gehen durch vier aufeinanderfolgende Mitosen schließlich 16 Erythrozyten hervor. Neben den Zellteilungen laufen Differenzierungsprozesse ab, die sowohl das Zytoplasma als auch den Kern betreffen und zu verschiedenen Generationen von Erythroblasten führen. Unter Abnahme der Zellgröße schwindet die Basophilie des Zytoplasmas zugunsten einer sich steigernden Azidophilie (Eosinophilie) als Ausdruck eines zunehmenden Hämoglobingehalts. Der abnehmenden Basophilie des Zytoplasmas entspricht elektronenmikroskopisch ein Schwinden von Polyribosomen (Ribonukleinsäure bindet basische Farbstoffe!), an welchen die Hämoglobinsynthese stattfindet. Am Kern ist eine Größenabnahme, verbunden mit zunehmender Kondensation des

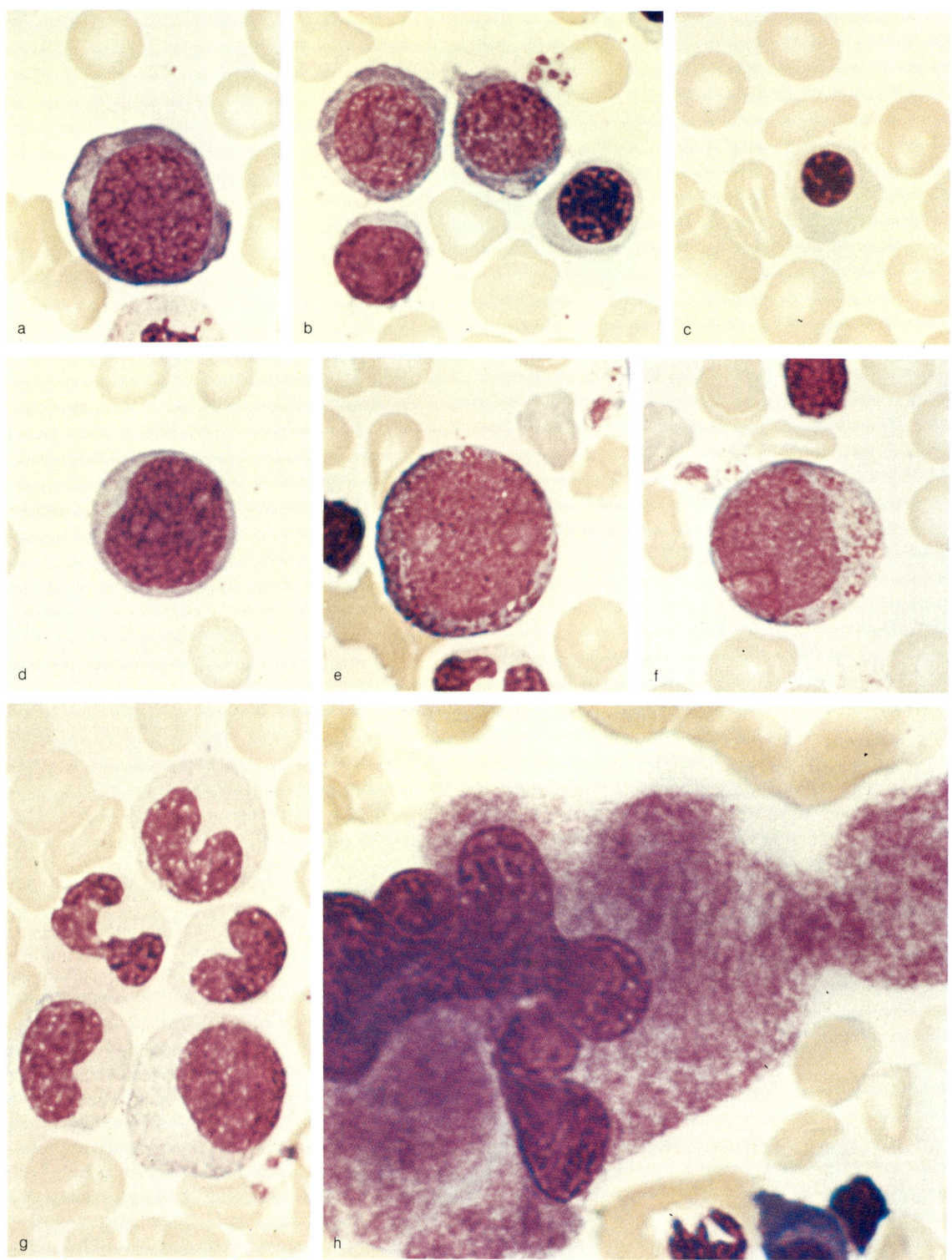

Abb. 10.2-12 Knochenmarkszellen des Menschen im Ausstrichpräparat. (a) Proerythroblast, (b) zwei basophile Erythroblasten, unterhalb von ihnen rechts ein polychromatischer Normoblast, links ein Lymphozyt; (c) orthochromatischer Normoblast, (d) Myeloblast; (e) und (f) neutrophile Promyelozyten; (g) neutrophiler Myelozyt mit ovalem, exzentrisch gelegenem Kern, drei neutrophile Metamyelozyten mit nierenförmig eingebuchteten Kernen und ein neutrophiler Stabkerniger (Mitte links); (h) Teil eines Megakaryozyten. Färbung nach PAPPENHEIM, Vergr. 1500fach.

Chromatins und Verschwinden der Nukleolen zu beobachten. Aufgrund der Beschaffenheit von Zytoplasma und Kern lassen sich als Abkömmlinge des Proerythroblasten **basophile Erythroblasten, polychromatische Normoblasten** und **orthochromatische Normoblasten** unterscheiden (Abb. 10.2-12b u. c). Auf der Stufe des orthochromatischen Normoblasten hat die Azidophilie des Zytoplasmas die des Retikulozyten weitgehend erreicht. Es finden keine Zellteilungen mehr statt. Der dichte Kern rückt nun in eine exzentrische Position (Abb. 10.2-12c), wird schließlich, umgeben von der Plasmamembran, durch Apozytose ausgestoßen und von Knochenmarksmakrophagen phagozytiert (Abb. 10.2-13). Die Zellen der Erythropoese sind im Knochenmark häufig zu **Inseln** angeordnet, in deren Zentrum jeweils ein Makrophage liegt. Seine Fortsätze schmiegen sich den Erythroblasten und Normoblasten an (Abb. 10.2-14).

Die Aufrechterhaltung einer annähernd konstanten Erythrozytenzahl im Organismus erfolgt nach Art eines Regelkreises. So bewirkt eine massive Zufuhr von Fremderythrozyten eine Hemmung der körpereigenen Erythropoese, während erhebliche Blutverluste die Erythropoese bis um das Fünffache steigern können. Auch ein erhöhter Sauerstoffbedarf des Organismus, wie er z. B. bei Aufenthalt in großer Höhe (Höhentraining) oder bei bestimmten Herz- und Lungenerkrankungen gegeben ist, bewirkt eine vermehrte Produktion von Erythrozyten. Den Reiz für die Neubildung von Erythrozyten unter den genannten Bedingungen stellt eine verminderte Sauerstoffspannung im Blut und infolgedessen der Gewebe dar. Unter solchen Bedingungen wird in den Interstitialzellen der Nierenrinde die Sekretion von **Erythropoetin** bewirkt.

5.4.2 Klinische Hinweise

Der ungestörte Ablauf der Erythropoese ist im wesentlichen gebunden an eine ausreichende Versorgung der Erythroblasten mit **Vitamin B$_{12}$, Folsäure** und **Eisen.** Die unzureichende Versorgung mit Folsäure oder Vitamin B$_{12}$ hat ein nicht ausbalanciertes Wachstum von Kern und Zytoplasma der Knochenmarkszellen zur Folge. Da Folsäure und Vitamin B$_{12}$ für die Synthese von Nukleinbasen notwendig sind, verzögert sich die S-Phase des Mitosezyklus. Dadurch bleibt die Verkleinerung der Zellen durch Mitose aus. Das Resultat einer solchen Entwicklungsstörung ist eine Verminderung der Erythrozytenzahl bei gleichzeitiger Zunahme von Volumen und Hämoglobingehalt des Einzelerythrozyten (**makrozytäre Anämie,** perniziöse Anämie). Da Hämoglobin aus Globin, Porphyrin und Fe^{2+} besteht (s. Kap. 2.13.2), benötigen Erythroblasten für die Bildung von Hämoglobin Eisenionen. Der Organismus verfügt aber nur über begrenzte **Eisenreserven,** die z. B. durch anhaltende Blutverluste schnell aufgebraucht sind. In einem solchen Fall kommt es dann trotz kompensatorisch gesteigerter Erythropoese zu einer **mikrozytären** und **hypochromen Anämie,** der sogenannten Eisenmangelanämie.

Einer der Hauptorte für die Speicherung von Eisen liegt in den Makrophagen des Knochenmarks. Das Eisen wird dort in dreiwertiger Form als **Ferritin** und **Hämosiderin** abgelagert (s. Kap. 2.13.2).

Ferritin kommt in den Makrophagen des Knochenmarks einmal in Form freier, locker im Zytoplasma verteilter Moleküle oder dichter gepackt in Lysosomen (**Siderosomen**) vor (Abb. 10.2-15). Siderosomen entstehen wahrscheinlich durch Autophagozytose Ferritin-reicher Zytoplasmaareale. Zur Beurteilung der Eisenvorkommen im Knochenmark bedient sich der Hämatologe der **Berliner-Blau-Reaktion** an Ausstrich- oder Schnittpräparaten. Bei diesem zytochemischen Eisennachweis rufen die freien Ferritinmoleküle des Zytoplasmas eine blasse, diffuse Blaufärbung der Zellen hervor, während lysosomal gebundenes Ferritin und Hämosiderin in Form dunkelblauer Granula in Erscheinung treten. Das Eisen in den Makrophagen des Knochenmarks entstammt im wesentlichen dem Abbau von Hämoglobin (Hämkatabolismus) phagozytierter Erythrozyten. Die Zellen der Erythropoese nehmen Fe^{3+} durch Rezeptor-vermittelte Endozytose vom Ferritransferrin und Ferritin auf (s. Kap. 2.8.4.4).

Im Knochenmark ist die Berliner-Blau-Reaktion auch in 25–80% der Erythroblasten und einzelnen Erythrozyten in Form feinster Granula positiv, weshalb diese Zellen als **Sideroblasten** bzw. **Siderozyten** bezeichnet werden. Die Anzahl der Sideroblasten korreliert mit der Konzentration des an Transferrin gebundenen Fe^{3+} (Serumeisenspiegel). Bei den eisenpositiven Granula der Sideroblasten und Siderozyten handelt es sich um Ferritin-haltige **Siderosomen.**

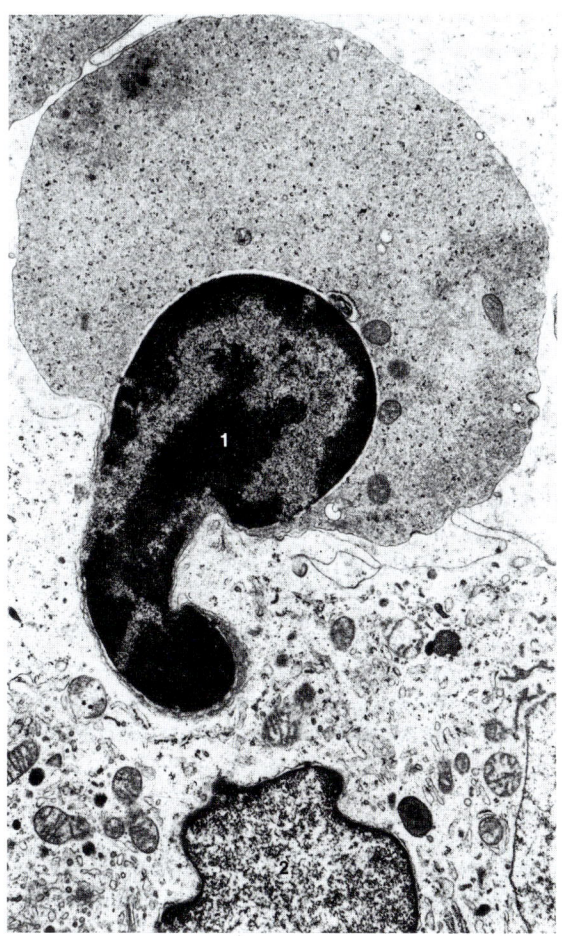

Abb. 10.2-13 Knochenmark, Mensch. Ausstoßung eines Normoblastenkerns (1) und dessen Phagozytose durch einen Makrophagen. Kern des Makrophagen (2). TEM; Vergr. 10200fach.

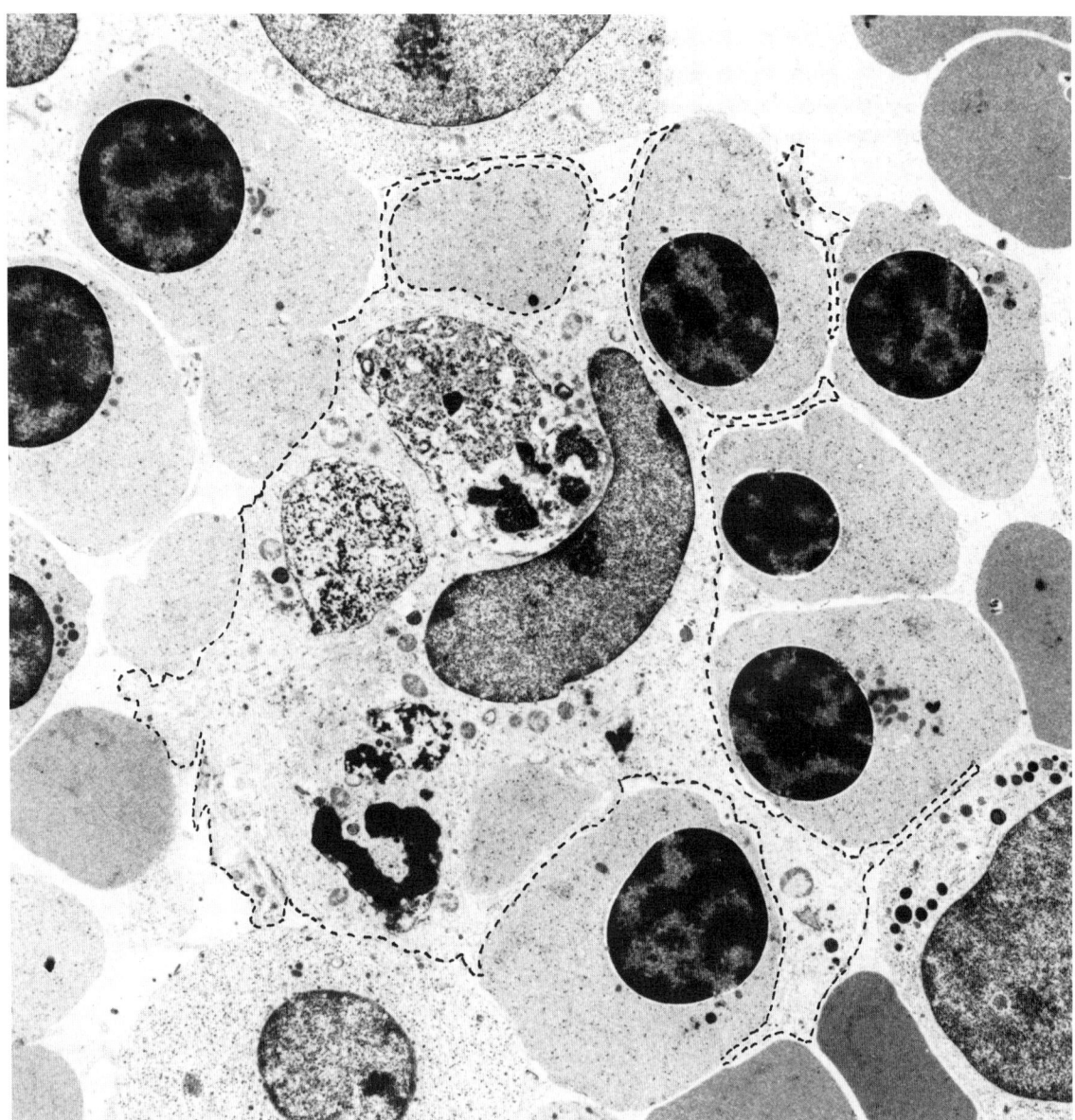

Abb. 10.2-14 Knochenmark, Mensch. Erythropoetische Insel. Im Zentrum liegt ein Makrophage mit mehreren großen Phagolysosomen. Ihm sind rosettenförmig zahlreiche Normoblasten angelagert. TEM; Vergr. 2700fach.

5.5 Granulozytopoese, Monozytopoese

In der Entwicklung zu den drei granulozytären Reihen folgen auf die Stammzellen **Myeloblasten** mit einem Durchmesser von 10–20 μm. Ihr runder bis ovaler Kern ist locker strukturiert und enthält drei oder mehr Nukleolen. Das relativ schmale Zytoplasma ist kräftig basophil und frei von Granula (Abb. 10.2-12d). Mit der Dif-

ferenzierung von **Promyelozyten** setzt die Bildung von zytoplasmatischen Granula, die **Granulogenese,** ein. Promyelozyten sind die größten einkernigen Zellen des Knochenmarks. Mit Ausnahme der unterschiedlich ablaufenden und zu verschiedenen Granulapopulationen führenden Prozesse der Granulogenese stimmen die übrigen an Kern und Zytoplasma ablaufenden Differenzierungsvorgänge bei der Bildung der neutrophilen, eosinophilen und basophilen Granulozyten generell überein. So erfährt der Kern eine zunehmende Kondensation des Chromatins mit allmählichem Verschwinden der Nukleolen. Die Kerngestalt führt von nierenförmig eingebuchteten über stabförmig elongierten schließlich zu ein- oder mehrfach segmentierten Kernen. Mit der Entwicklung zum segmentkernigen Granulozyten nimmt die Basophilie des Zytoplasmas ab, entsprechend einer Reduk-

Ferritin   Siderosom

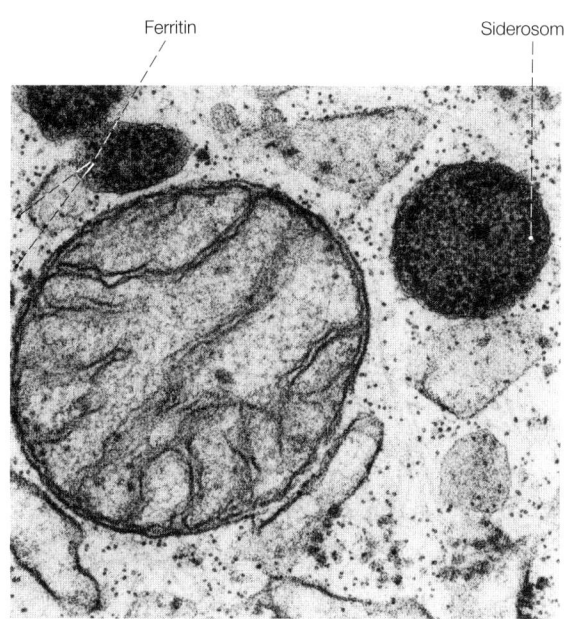

Abb. 10.2-15 Knochenmark, Mensch. Ausschnitt aus einem eisenspeichernden Makrophagen. Eisen liegt in Form von Ferritin vor, dessen Moleküle locker im Zytoplasma verteilt und in Lysosomen (Siderosomen) aggregiert sind. Vergr. 78 000fach.

tion freier und membrangebundener Ribosomen. Gleichzeitig vermindert sich der Gehalt an Mitochondrien, bildet sich der GOLGI-Apparat zurück und werden zunehmend Glykogenpartikel und Lipidtropfen in das Zytoplasma eingelagert. Bereits im späten promyelozytären Stadium erlauben zytochemische und ultrastrukturelle Merkmale der Granula zwischen neutrophilen, eosinophilen und basophilen Zellen zu unterscheiden.

Der **neutrophile Promyelozyt** besitzt einen runden bis ovalen, meist exzentrisch gelegenen Kern. Dieser zeigt eine nur mäßig ausgeprägte Chromatinkondensation und enthält mehrere Nukleolen (Abb. 10.2-12e u. f). Die in einem basophilen Zytoplasma gelegenen, recht groben azurophilen Granula nehmen während des promyelozytären Stadiums stetig an Zahl zu. Im elektronenmikroskopischen Bild entsprechen ihnen runde bis ovale, homogen elektronendichte Granula. Sie werden, weil sie die erste Granulapopulation darstellen, auch als Primärgranula oder Promyelozytengranula bezeichnet und stellen Lysosomen dar. Die Bildung von azurophilen Granula bleibt auf das promyelozytäre Stadium beschränkt.

Das folgende Stadium in der Entwicklung der neutrophilen Reihe ist der **Myelozyt** (Abb. 10.2-12g). Sein Kern zeigt eine stärkere Chromatinkondensation als im Promyelozyten. Die Nukleolen sind klein und im Lichtmikroskop häufig nicht erkennbar. Neben den azurophilen Granula treten im Myelozyten als zweite Granulapopulation der Neutrophilen die spezifischen oder Sekundärgranula auf. Promyelozyten und Myelozyten durchlaufen mehrere mitotische Teilungen. Dadurch vermindert sich der Gehalt an azurophilen Granula in den Myelozyten. Auf die Myelozyten folgen die Stadien der

Metamyelozyten und **Stabkernigen,** in denen keine Granulogenese mehr stattfindet und die auch nicht mehr zur Zellteilung befähigt sind. Der Metamyelozyt unterscheidet sich vom Myelozyten durch einen eingebuchteten und stärker kondensierten Kern sowie durch ein weniger basophiles Zytoplasma. Der Stabkernige besitzt einen elongierten, häufig hufeisenförmigen Kern, der zwar einzelne mittelgradige Einschnürungen aufweisen kann, aber noch keine Segmentierung mit tiefen, wespentaillenartigen Einschnürungen zeigt (Abb. 10.2-12g).

Der **eosinophile Promyelozyt** läßt bei der Färbung nach PAPPENHEIM in einem basophilen Zytoplasma neben azurophilen auch schon eosinophile Granula erkennen. Elektronenmikroskopisch zeigt sich, daß es sich hier um unterschiedlich weit ausgereifte Formen einer Granulapopulation handelt. Feinstrukturell entsprechen den azurophilen Granula kondensierende Vakuolen mit lockerem Inhalt. Aus diesen gehen runde, homogen elektronendichte Granula hervor (Abb. 10.2-16). Sie sind in ihrem färberischen Verhalten bereits eosinophil. Im **myelozytären Stadium** des Eosinophilen bilden sich in diesen Granula die ersten Interna aus, welche für den reifen Eosinophilen typisch sind. Im Gegensatz zur Granulogenese des Neutrophilen, bei der aufeinanderfolgend zwei differente Granulapopulationen mit unterschiedlicher Enzymausstattung gebildet werden, handelt es sich bei der Granulogenese des Eosinophilen um den Bildungs- und Differenzierungsprozeß einer Granulapopulation [18]. Die **basophilen Granulozyten** sollen im Knochenmark die gleichen Entwicklungsstufen wie Neutrophile und Eosinophile durchlaufen [12].

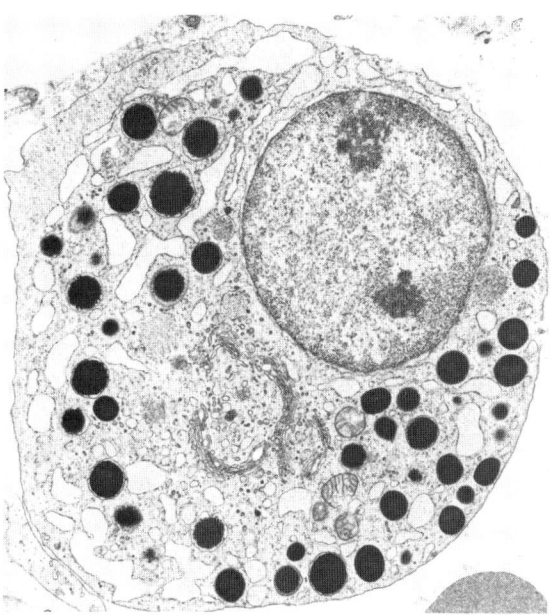

Abb. 10.2-16 Knochenmark, Mensch. Eosinophiler Promyelozyt. Der locker strukturierte Zellkern enthält zwei Nukleolen im Anschnitt. Typisch für dieses Stadium sind runde, homogen elektronendichte Granula, ein weites endoplasmatisches Retikulum und ein großer GOLGI-Komplex. TEM; Vergr. 7200fach.

Auch die **Monozyten** werden im Knochenmark gebildet. Sie leiten sich von Monoblasten über Promonozyten ab. Im Gegensatz zu den Granulozyten verlassen die Monozyten das Knochenmark vor dem Abschluß ihrer endgültigen Differenzierung. Da sie ihre Funktion im Dienste der Abwehr überwiegend erst nach Ausreifung zu Makrophagen erfüllen, wird ihre Entwicklung im Kap. 11.9 abgehandelt.

5.6 Thrombozytopoese

Die Thrombozyten des Blutes entstehen durch Fragmentierung des Zytoplasmas von **Megakaryozyten.** Diese Riesenzellen des Knochenmarks mit einem Durchmesser von 35–100 μm besitzen ein breites Zytoplasma, das stellenweise unregelmäßig gestaltete Fortsätze aufweist. In der Färbung nach Pappenheim kommt in ihm eine feine **Azurgranulation** zur Darstellung (Abb. 10.2-12h). Der Kern ist bizarr segmentiert, so daß eine Mehrkernigkeit vorgetäuscht werden kann. Im ausgereiften, aber noch nicht thrombozytopoetisch aktiven Megakaryozyten spart die Azurgranulation einen schmalen Saum an der Oberfläche der Zelle aus. Der reife, Thrombozyten bildende Megakaryozyt verliert diesen Saum, und seine azurophilen Granula häufen sich zu Gruppen in 1–3 μm großen Zytoplasmaarealen an. **Elektronenmikroskopisch** findet sich zwischen den granulareichen Zytoplasmaabschnitten des Megakaryozyten ein verzweigtes, **tubuläres Kanalsystem,** das der späteren Abtrennung (Demarkation) der Thrombozyten dient und, wie Markierungen des Extrazellularraums zeigten, tubulären Invaginationen des Plasmalemms entspricht (Abb. 10.2-17).

Die **Bildung der Thrombozyten** beginnt mit der Ausbildung langer Megakaryozytenfortsätze, welche die Wand der Sinusoide durchdringen und in deren Lumen

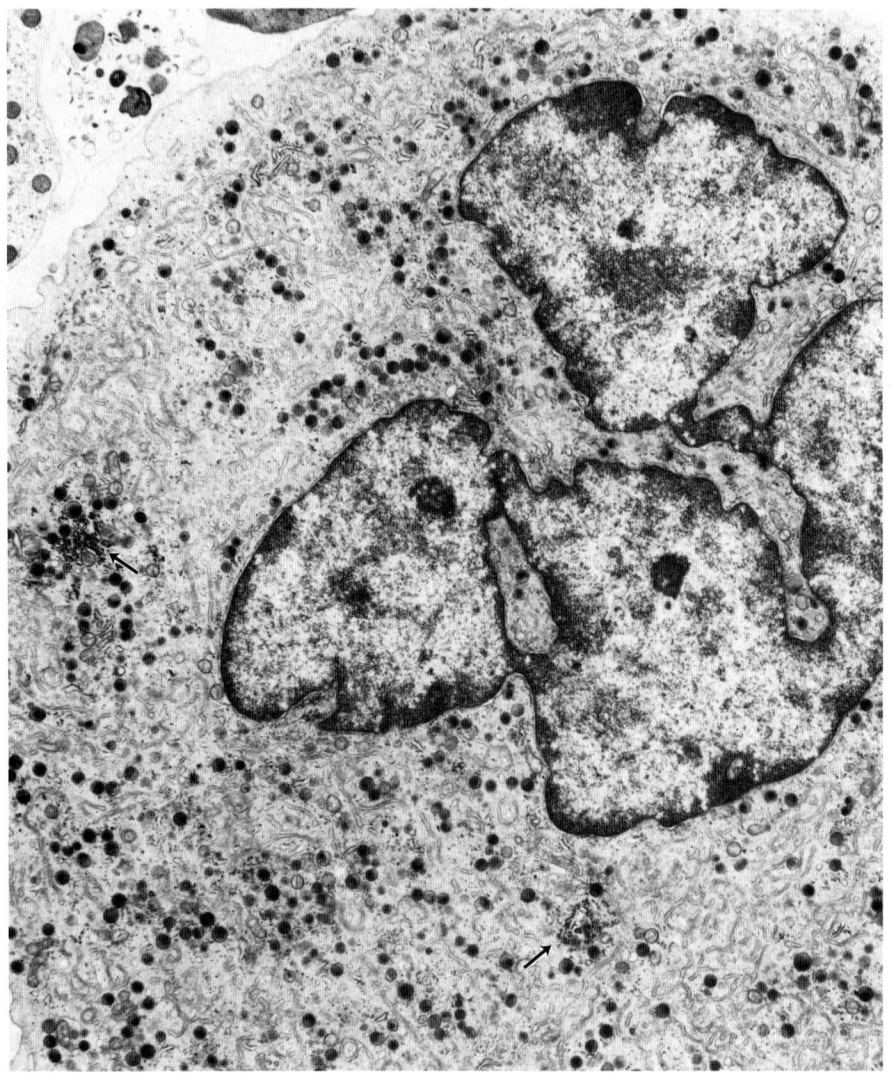

Abb. 10.2-17 Knochenmark, Mensch. Anschnitt eines reifen Megakaryozyten. Der große Kern ist mehrfach gelappt. Im Zytoplasma sind ein glattwandiges, englumiges und verzweigtes Kanalsystem, kleine Granula unterschiedlicher Elektronendichte und α-Partikel sowie Glykogen (↑) erkennbar. TEM; Vergr. 7100fach.

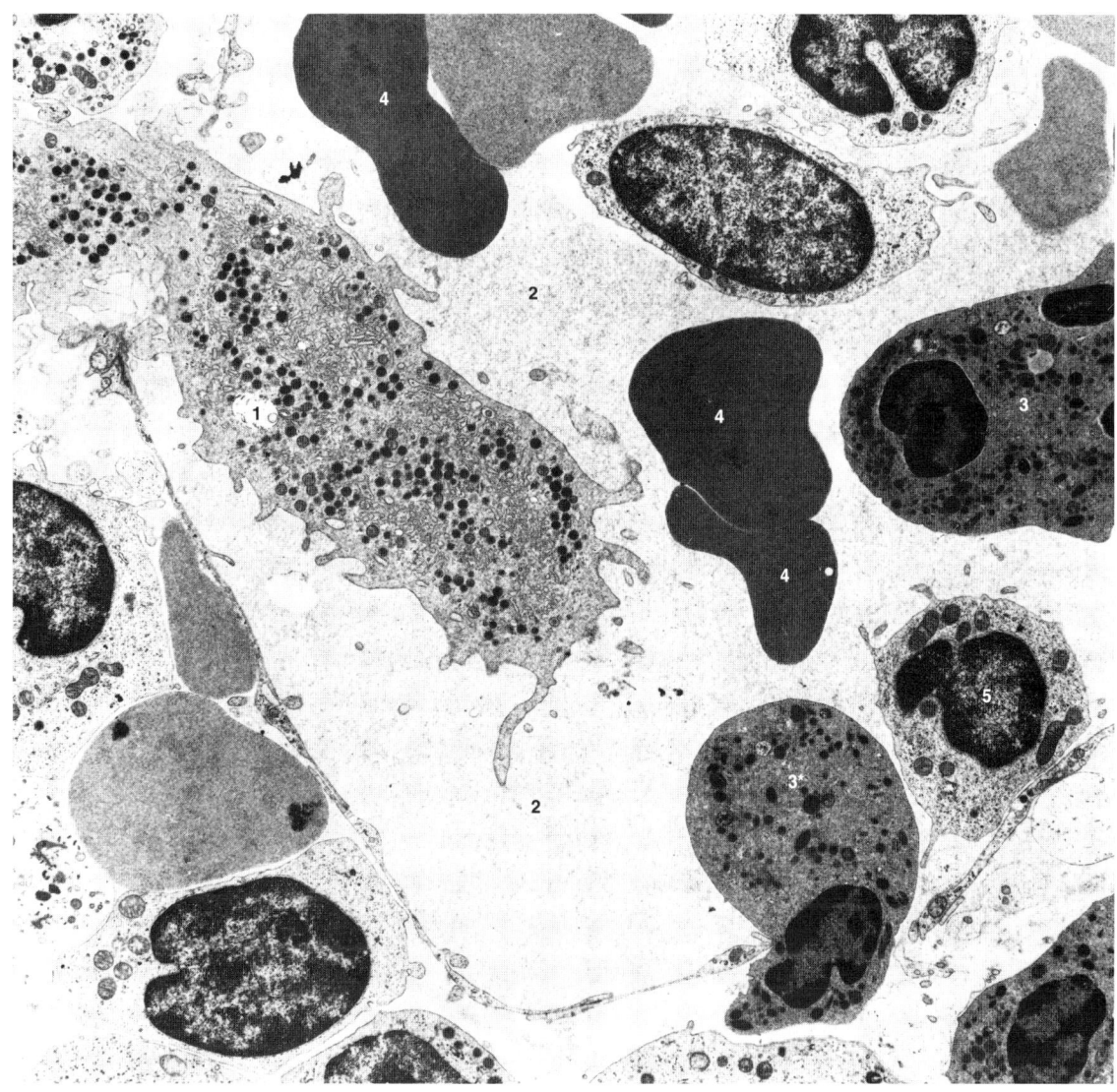

Abb. 10.2-18 Knochenmark, Mensch. Ein thrombozytopoeti-
scher Megakaryozyt ragt mit einem Fortsatz (1) in das Sinuslumen
(2) hinein. Gleichzeitig passiert ein neutrophiler Granulozyt (3*) die
Sinuswand. Im Sinuslumen werden mehrere Erythrozyten (4), zwei
Lymphozyten (5) und ein weiterer Granulozyt (3) angetroffen. TEM;
Vergr. 5700fach.

hineinreichen (Abb. 10.2-18). Solche Fortsätze werden
auch als **Prothrombozyten** bezeichnet. Indem die Tubuli
des verzweigten Kanalsystems Seit zu Seit konfluieren,
erhalten die einzelnen Thrombozyten ein kontinuierliches Plasmalemm und werden freigesetzt. Zurück bleibt
ein polymorpher Megakaryozytenkern, umgeben von
einem schmalen Zytoplasmasaum (Abb. 10.2-19), der
schließlich von Makrophagen phagozytiert wird. In die
Blutzirkulation gelangte Megakaryozytenkerne sollen
von den Alveolarmakrophagen der Lunge eliminiert werden.

Auch **extramedullär** soll eine signifikante **Bildung von
Thrombozyten** erfolgen, indem aus dem Knochenmark
geschwemmte Prothrombozyten und Megakaryozyten
erst in der terminalen Strombahn der Lunge fragmentieren [9].

Im Knochenmark entsteht aus der unipotenten
Stammzelle CFU-Meg der **Megakaryoblast** als früheste
morphologisch erkennbare Zelle dieser Reihe (s. Tabelle 10.2-3). Die Megakaryoblasten haben einen Durchmesser von 15–60 μm und enthalten im basophilen
Zytoplasma einen großen, ovalen oder nierenförmigen
Kern. Indem sich die Zellen vergrößern und die ersten
feinen Azurgranula auftreten, wird ein **promegakaryozy-
täres Stadium** erreicht. Die Kernentwicklung der Megakaryozyten beinhaltet den Prozeß der **Endoreplikation,**
bei welchem sich der DNA-Gehalt schrittweise verdoppelt, ohne daß es zu einer Teilung des Zellkerns kommt
(s. Kap. 2.14.2 u. 2.15.4). So entstehen **hochpolyploide
Kerne** mit einem bis zu 64fachen Chromosomensatz
(64n).

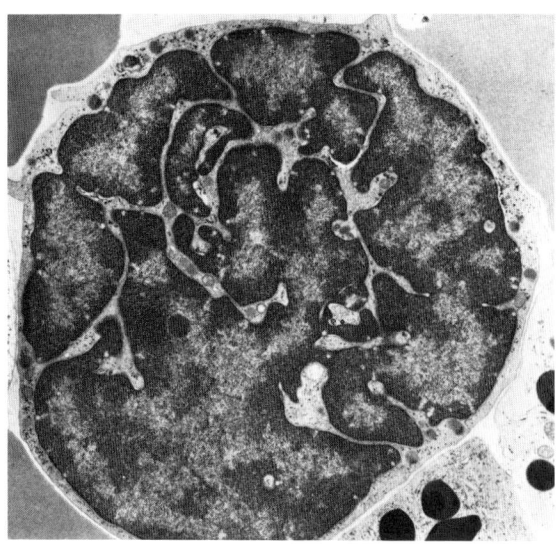

Abb. 10.2-19 Knochenmark, Mensch. Nach Abschluß der Thrombozytopoese bleibt ein kleiner Megakaryozyt mit geschrumpftem, bizarr konfiguriertem Kern und schmalem Zytoplasmasaum zurück. TEM; Vergr. 7500fach.

Literatur

[1] Archer, R. K.: Regulatory mechanisms in eosinophil leucocyte production, release and distribution. In: Gordon, A. S. (ed.): Regulation of Hematopoiesis, Vol. II. Appleton–Century–Crofts, New York 1970.

[2] Drenckhahn, D.: Zytoskelett und Zelldifferenzierung; Cytoskeleton and cellular differentiation. Verh. Dtsch. Ges. Path. 72 (1988) 10–29.

[3] Gerrard, J. M., J. G. White, G. H. R. Rao, D. W. Townsend: Localisation of platelet prostaglandin production in the platelet dense tubular system. Amer. J. Pathol. 83 (1976) 283–294.

[4] Graham, H. T., O. H. Lowry, F. Wheelwright, M. A. Lenz, H. H. Parish: Distribution of histamine among leukocytes and platelets. Blood 10 (1955) 467–481.

[5] Harker, L. A., C. A. Finch: Thrombokinetics in man. J. clin. Invest. 48 (1969) 963–974.

[6] Hartwig, J. H., M. deSisto: The cytoskeleton of the resting human blood platelet: Structure of the membrane skeleton and its attachment to actin filaments. J. Cell Biol. 112 (1991) 407–425.

[7] Klebanoff, S. J.: Antimicrobial mechanisms in neutrophilic polymorphonuclear leukocytes. Semin. Hemat. 12 (1975) 117–142.

[8] Litt, M.: Studies in experimental eosinophilia, VI. Uptake of immune complexes by eosinophils. J. Cell Biol. 23 (1964) 355–361.

[9] Martin, J. F., D. N. Slater, E. A. Trowbridge: Evidence that platelets are produced in the pulmonary circulation by a physical process. Progr. clin. biol. Res. 215 (1986) 405–416.

[10] Marton, P. F.: Erythrophagocytosis in the human bone marrow as disclosed by iliacal bone biopsies. Scand. J. Haemat. 14 (1975) 153–159.

[11] Metcalf, D., M. A. S. Moore: Haemopoietic Cells. North Holland Publishing Company, Amsterdam 1971.

[12] Parwaresch, M. R.: The Human Blood Basophil. Morphology, Origin, Kinetics, Function and Pathology. Springer, Berlin–Heidelberg–New York 1976.

[13] Parwaresch, M. R., A. J. Walle, D. Arndt: The peripheral kinetics of human radiolabelled eosinophils. Virchows Arch. B Cell. Path. 21 (1976) 57–66.

[14] Weller, P. F., E. J. Goetzl, K. F. Austen: Identification of human eosinophil lysophospholipase as the constituent of Charcot-Leyden crystals. Proc. nat. Acad. Sci. (USA) 77 (1983) 7440–7443.

[15] Whitelaw, D. M., H. F. Batho: Kinetics of Monocytes. In: vanFurth, R. (ed.): Mononuclear Phagocytes in Immunity, Infection and Pathology. Blackwell Scientific Publication, Oxford–London–Edinburgh–Melbourne 1975.

[16] Williams, W. J., E. Beutler, A. J. Erslev, M. A. Lichtman: Hematology. McGraw-Hill Publishing Company, Health Professions Division, New York–St. Louis–San Francisco etc. 1990.

[17] Wintrobe, M. M.: Clinical Hematology. Lea & Febiger, Philadelphia 1981.

[18] Wulfhekel, U., J. Düllmann: Granulogenese in normalen und leukämischen Eosinophilen des Menschen. Verh. Anat. Ges. 71 (1977) 805–809.

10.3 Das Herz

K. Fleischhauer

1 Entwicklung des Herzens

Die Gestalt des fertigen Herzens mit zwei getrennten Vorhöfen, zwei Kammern und zwei Ausflußrohren ist das Resultat einer komplizierten Entwicklung, deren Kenntnis das Verständnis mancher anatomischer Besonderheit sowie zahlreicher klinisch bedeutsamer Fehlbildungen erleichtert.

Die Anlage des Herzens und der Perikardhöhle beginnt in der 3. Woche der Embryonalentwicklung in einer Mesenchymplatte, die rostro-ventral von der Bukkopharyngealmembran liegt und zunächst auf der einen Seite mit Ektoderm und auf der anderen mit Endoderm begrenzt wird (vgl. Kap. 3, Abb. 3.5-3 und Kap. 9, Abb. 9.2-1). In dieser Mesenchymplatte bildet sich durch das Zusammenfließen von Flüssigkeitsspalten die **Perikardhöhle,** die auf der rechten und linken Körperseite nach kaudal Anschluß an die Zölomhöhle gewinnt (Abb. 10.3-1a). Gleichzeitig beginnt die Abfaltung des Kopfes, die zu einer Verlagerung der Perikardhöhle nach kaudal und ventral vor das Endoderm der vorderen Darmbucht führt (Abb. 10.3-1b). Im Mesenchym zwischen der sich schnell vergrößernden Perikardhöhle und dem Endoderm treten **Blutinseln** auf. Diese verbinden sich miteinander und bilden schließlich netzförmige Stränge, deren äußere Randzellen zu Endothelzellen werden, während aus den im Inneren gelegenen Zellen primitive Blutzellen hervorgehen (vgl. Kap. 10.1, Abb. 10.1-1a).

Aus dem Zusammenfließen der Blutinseln entsteht dorsal der Perikardhöhle ein **endothelialer Herzschlauch,** der nach kranial Anschluß an die paarigen Anlagen der Pharyngealbogenarterien und nach kaudal an die der Vv. vitellinae gewinnt (vgl. Abb. 10.1-1b u. c). In dem Mesenchym, das dorsal zwischen dem Herzschlauch und dem Endoderm der vorderen Darmbucht liegt, entsteht sodann durch Konfluieren von Flüssigkeitsspalten ein Hohlraum, der nach den Seiten Verbindung zur Perikardhöhle gewinnt. Dies ist die Anlage des späteren Sinus transversus pericardii (Abb. 10.3-1d).

Aus dem Serosaepithel, das die dem Herzschlauch zugewandte Seite der Perikardhöhle bekleidet, scheren alsbald Zellen aus, die das Material für den **Myoepikardmantel** des Herzens liefern [25]. Der Myoepikardmantel wird anfänglich durch eine gallertartige Masse, „cardiac jelly", vom Endokard getrennt, doch wird diese Gallerte während der Entwicklung schnell durch subendokardiales Bindegewebe ersetzt.

Schon bald setzt in dem aus Endokard und Myoepikard bestehenden Herzschlauch ein schnelles Wachstum ein. Der Schlauch wird länger und voluminöser, und es entstehen Schleifen, die durch ungleichmäßige und asymmetrische Entwicklung eine gewisse Selbständigkeit gewinnen. Durch Einkerbungen an den Knickungsstellen des Herzschlauchs wird eine Gliederung geschaffen, die in Richtung des Blutstroms aus den folgenden fünf Abschnitten besteht:

1. *Sinus venosus,*
2. *Atrium primitivum,*
3. *Ventriculus primitivus,*
4. *Bulbus cordis* und
5. *Truncus arteriosus.*

Die **Krümmungen des Herzschlauchs** führen dazu, daß der hinten liegende Sinus venosus mit seinen beiden Hörnern, durch die das Blut in das Atrium einströmt, nach kranial verschoben wird, während sich die vorne liegende Ventrikelschleife kaudalwärts senkt und gleichzeitig nach rechts gebogen wird (Abb. 10.3-2a u. b). In einer zweiten Phase rückt der **Atrioventrikularkanal** oder Ohrkanal an der Hinterseite der Herzanlage von links nach rechts in die Mitte, während sich die **Kammer-Bulbus-Enge** von rechts nach links gegen die Mitte bewegt und zwischen einen **proampullären** und **metampullären Abschnitt der Ventrikelschleife** zu liegen kommt (Abb. 10.3-2c).

Auf der Dorsalseite des Herzens grenzt der **Sinus venosus** an das Atrium. Er besteht zunächst aus einem breiten Querstück, das nach den Seiten zu einem rechten und linken Sinushorn ausgezogen ist. Hier münden beiderseits die zu einem gemeinsamen Endstück, Ductus Cuvieri, vereinigten Vv. cardinales anterior et posterior sowie die Vv. umbilicales und Vv. vitellinae (vgl. Abb. 10.3-3a). Bei den nun folgenden Entwicklungsschritten werden große Teile des Sinus venosus mit dem **rechten Sinushorn** in die Wand des Atriums aufgenommen. Die rechte V. umbilicalis wird zurückgebildet, während die linke V. umbilicalis und die Vv. vitellinae in den sich bildenden Leberkreislauf einbezogen werden (vgl. Abb. 10.6-1 u. 12.9-3). Das **linke Sinushorn** bleibt im Wachstum zurück und wird nicht in das Atrium aufgenommen.

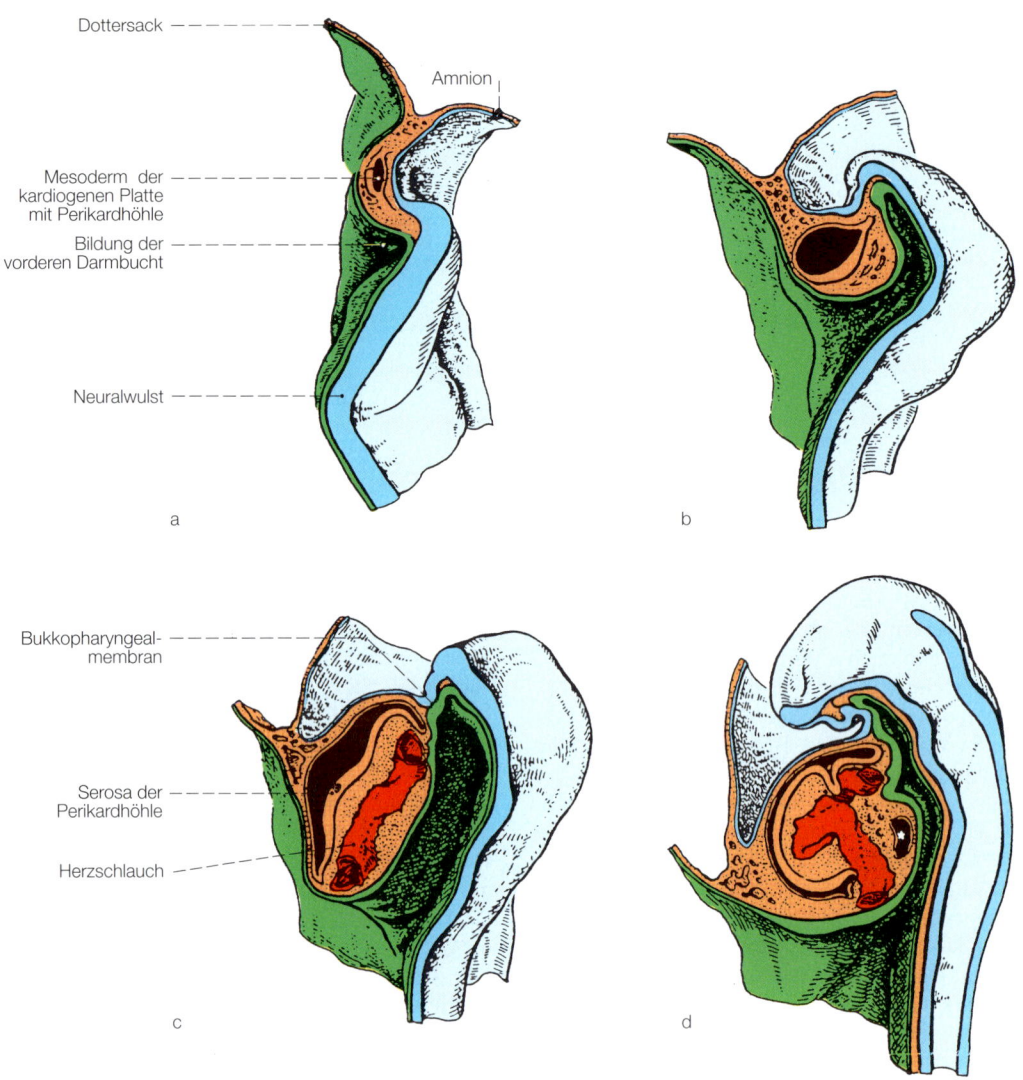

Dottersack

Amnion

Mesoderm der
kardiogenen Platte
mit Perikardhöhle

Bildung der
vorderen Darmbucht

Neuralwulst

a   b

Bukkopharyngeal-
membran

Serosa der
Perikardhöhle

Herzschlauch

c   d

Abb. 10.3-1 Entwicklung von Perikardhöhle und Herzschlauch und die Lageveränderungen bei der Abfaltung des Kopfes in medianen Sagittalschnitten durch vier menschliche Embryonen der CARNEGIE-Stadien 9–11. Das Endoderm des Embryos und des Dottersackes ist grün, das Ektoderm des Embryos und des Amnions ist blau, das Mesoderm ist rotbraun und der Herzschlauch ist rot dargestellt. (a) = Länge 1,5 mm; (b) = Länge 1,5 mm; (c) = Länge 2 mm; (d) = 2,4 mm. Der Stern in (d) weist auf die beginnende Lückenbildung im dorsalen Mesenchym hin, die zur Bildung des Sinus transversus pericardii führt. (Aus STEDING u. SEIDL [25])

Wie in Abb. 10.3-3 dargestellt, geht aus dem verkümmernden distalen Teil des linken Sinushornes die kleine **V. obliqua atrii sinistri** (V. obliqua MARSHALLI) und aus dem proximalen Teil der **Sinus coronarius** hervor, der nahe der V. cava inferior in den rechten Vorhof mündet (vgl. Abb. 10.3-5). Gleichzeitig mit diesen Umbildungen an der venösen Pforte und der Bildung von Vorhofssepten im Inneren beginnt in der Hinterwand des linken

Vorhofes – innerhalb der gemeinsamen Umhüllung durch das Perikard – die Aussprossung der **Lungenvenen,** Vv. pulmonales, deren ursprünglicher Gefäßstamm später unterschiedlich weit in die Vorhofswand eingebaut wird, so daß beim Erwachsenen meist vier Lungenvenen in den linken Vorhof münden (vgl. Abb. 10.3-3).

Mit den Veränderungen in der äußeren Form des Herzschlauchs und seiner Untergliederung in verschiedene Abschnitte beginnen im Inneren diejenigen Wachstumsvorgänge, die schließlich zur **Trennung des zunächst einheitlichen Herzschlauchs** in einen rechten und linken Vorhof, in eine rechte und linke Kammer und in eine getrennte Ein- und Ausflußbahn für jede der Herzhälften führen. Dabei greifen mehrere Vorgänge ineinander, die gleichzeitig ablaufen, aber nur getrennt beschrieben werden können [11].

Die **Trennung der Vorhöfe** beginnt mit der Ausbildung des *Septum primum,* einer längsgestellten Scheidewand, die von kranial her in Richtung auf die Endokardpolster wächst, die sich im Ohrkanal bilden. Das Septum pri-

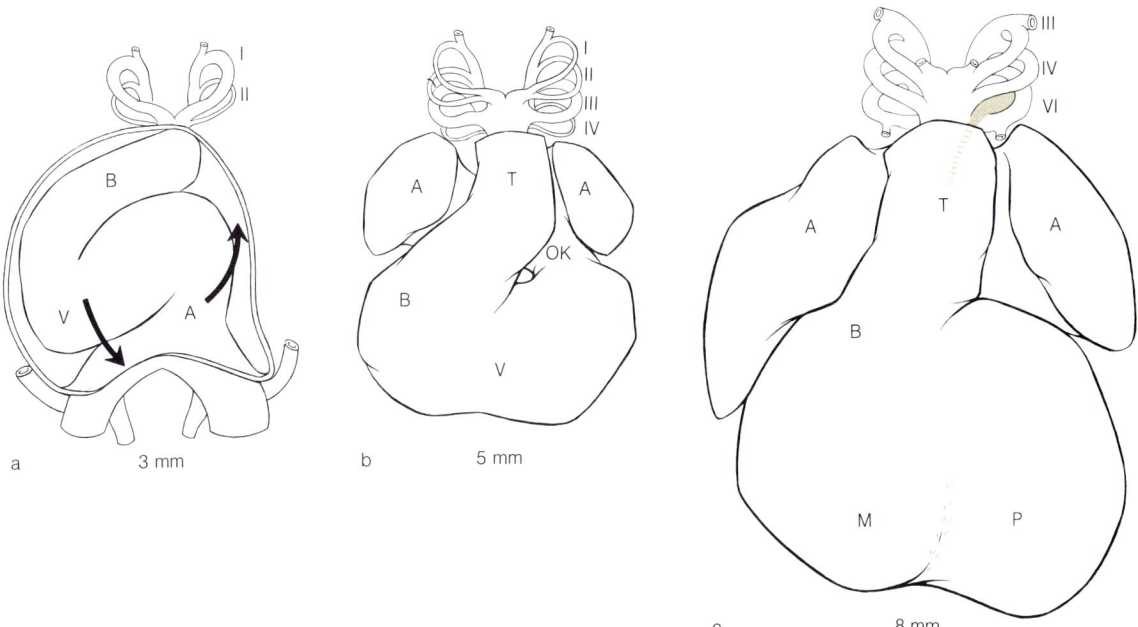

Abb. 10.3-2 Die Formveränderungen des Herzens bei menschlichen Embryonen von 3–8 mm in der Ansicht von ventral. A = Atrium, B = Bulbus, M = Metampulle, P = Proampulle, T = Truncus arteriosus. In (b) ist der Ohrkanal (OK) sichtbar, der das Atrium mit dem Ventrikelabschnitt verbindet, in (c) ist der Ventrikel durch das im Inneren entstehende Septum interventriculare in zwei Abschnitte gegliedert: die atriumnahe Proampulle und die bulbusnahe Metampulle. Die sich nacheinander entwickelnden Pharyngealbögen sind mit römischen Zahlen bezeichnet. In (c) ist der zwischen dem IV. und VI. Pharyngealbogen herabwachsende bindegewebige aortiko-pulmonale Teilungssporn farbig eingezeichnet.

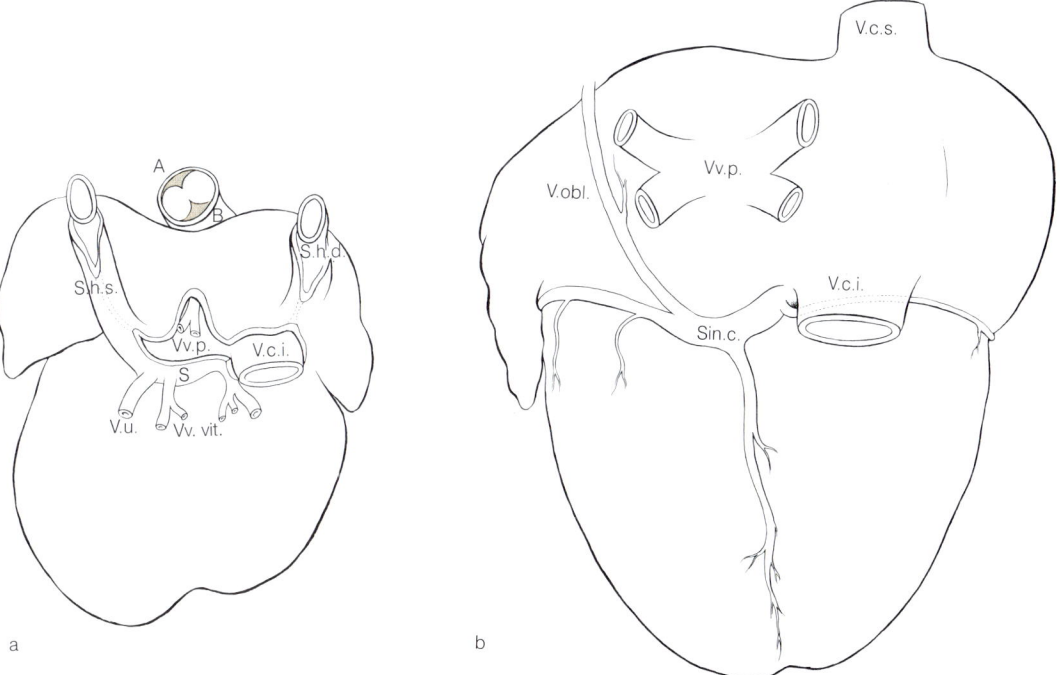

Abb. 10.3-3 Die Entwicklung im Sinusbereich des menschlichen Herzens. (a) Embryo 7 mm, Ansicht von dorsal; Beginn des Aussprossens der Lungenvene aus dem Vorhof des Herzens. Alle venösen Ostien sind von einer gemeinsamen Umschlagfalte des Perikards umgeben. A = vorderes, B = hinteres Bulbusseptum (farbig hervorgehoben), S. h. s. = linkes Sinushorn, S. h. d. = rechtes Sinushorn, S = Querstück des Sinus, V. c. i. = V. cava inferior, Vv. p. = Vv. pulmonales, V. u. = V. umbilicalis, Vv. vit. = Vv. vitellinae (b) Embryo ca. 60 mm. Es münden jetzt vier Lungenvenen in den linken Vorhof. Bezeichnungen wie oben. Sin. c. = Sinus coronarius, V. obl. = V. obliqua atrii sinistri.

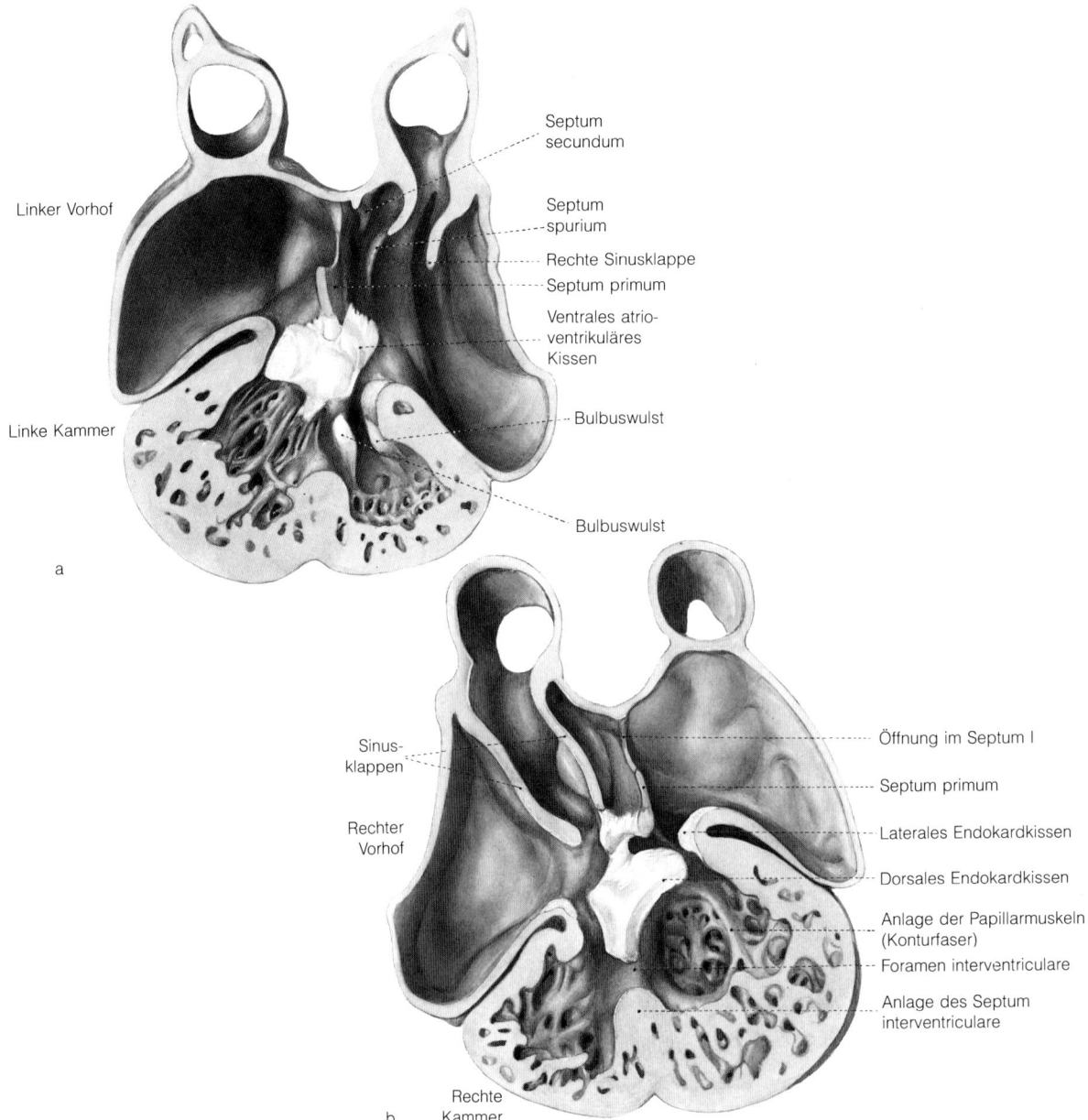

Septum
secundum

Septum
spurium

Rechte Sinusklappe
Septum primum

Ventrales atrio-
ventrikuläres
Kissen

Bulbuswulst

Linker Vorhof

Linke Kammer

Bulbuswulst

a

Sinus-
klappen

Rechter
Vorhof

Öffnung im Septum I

Septum primum

Laterales Endokardkissen

Dorsales Endokardkissen

Anlage der Papillarmuskeln
(Konturfaser)
Foramen interventriculare

Anlage des Septum
interventriculare

b Rechte
Kammer

Abb. 10.3-4 Eröffnetes Herz eines 9,6 mm langen Embryos. (a) Einblick in die ventrale Hälfte von hinten, (b) Einblick in die dorsale Hälfte von vorn.

mum führt zu einer unvollständigen Trennung zwischen einer rechten Hälfte des Atriums, in die das rechte Sinushorn mündet, und der linken Hälfte, die nur wenig Blut bekommt, weil die Lungenvenen noch klein sind und die Lungenanlage nur schwach durchblutet wird. Die Trennung der Vorhöfe ist unvollständig, weil während des Herabwachsens des Septum primum oberhalb des Endokardkissens eine breite Verbindung, das *Foramen primum*, bestehen bleibt. Durch diese Öffnung

kann Blut aus dem rechten in den linken Vorhof übertreten. Während dieses Foramen primum beim weiteren Herabwachsen geschlossen wird, tritt nun im kranialen Teil der Scheidewand aufgrund von Rückbildungsvorgängen eine neue Öffnung auf, das *Foramen secundum* (Abb. 10.3-4a u. b). Im rechten Vorhof beginnt sodann die Bildung einer zweiten längsgestellten Scheidewand, *Septum secundum*. Dieses Septum reicht über den Rand des Foramen primum herab, doch bleibt zwischen beiden das *Foramen ovale* geöffnet, so daß weiterhin Blut aus dem rechten in den linken Vorhof übertritt. Dabei bewirken die Lage des Foramens und die Anordnung der Valvae venosae, daß das Blut aus der V. cava superior im wesentlichen im rechten Herzen verbleibt, während ein großer Teil des Blutes aus der V. cava inferior in den lin-

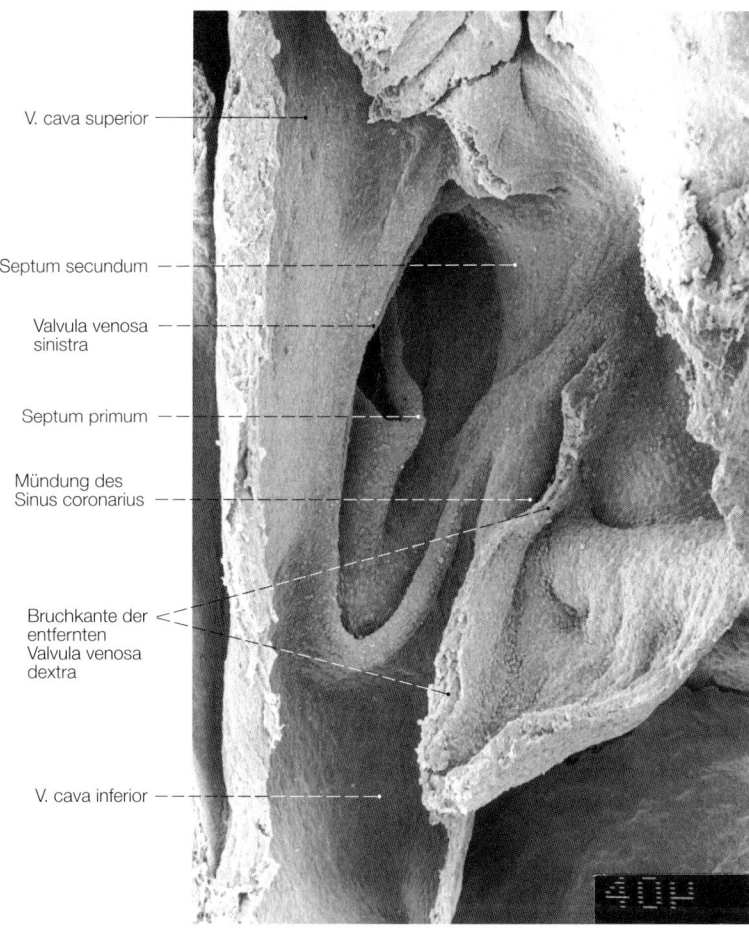

V. cava superior

Septum secundum

Valvula venosa sinistra

Septum primum

Mündung des Sinus coronarius

Bruchkante der entfernten Valvula venosa dextra

V. cava inferior

Abb. 10.3-5 Einblick in den von rechts her eröffneten rechten Vorhof eines menschlichen Embryos von 27 mm SSL (etwa CARNEGIE-Stadium 23). Rastermikroskopische Aufnahme. (Aus STEDING et al. [26])

ken Vorhof geleitet wird und dann in den linken Ventrikel gelangt (Abb. 10.3-5).

Das **Foramen ovale** bleibt als kompliziert gestaltete Verbindung zwischen rechtem und linkem Vorhof solange erhalten, bis nach der Geburt beim ersten Atemzug die Lungendurchblutung vermehrt wird und im linken Vorhof eine erhebliche Drucksteigerung auftritt. Diese Drucksteigerung hat zur Folge, daß das Septum primum gegen das Septum secundum gedrückt wird und so das Foramen ovale verschließt. Erst dann ist die Trennung der beiden Herzhälften komplett: aus dem fetalen Kreislauf ist der endgültige geworden (vgl. Kap. 10.1).

Die Abgrenzung des Vorhofanteils vom Kammerabschnitt des Herzschlauchs wird durch Einschnürungen des Ohrkanals eingeleitet, die dazu führen, daß die ursprünglich rundliche Atrioventrikularöffnung zu einem querliegenden Spalt wird. In seiner Wand treten ein oberes und ein unteres sowie zwei kleine laterale **Endokardkissen** auf. Wie Abb. 10.3-6 an einem Frontalschnitt durch das bereits in Abb. 10.3-2c abgebildete Herz eines 8 mm langen menschlichen Embryos zeigt, kann man aufgrund von Modellversuchen und Lebendbeobachtun-

gen am Hühnchenembryo davon ausgehen, daß sich schon in diesem frühen Stadium die beiden aus dem rechten und linken Sinushorn in die Kammer eintretenden Blutströme nicht mischen, sondern getrennte Wege gehen. Ihr Strombett ist schon im ungeteilten Herzen vorbestimmt durch die Form des Herzschlauchs und durch die Richtung, welche die Lage der Sinusöffnungen jedem Blutstrom zuweist. Innerhalb des Herzens verwinden sich die beiden Blutströme dergestalt, daß der aus dem rechten Vorhof über Metampulle und Bulbus fließende „pulmonale" Stromfaden den aus der linken Vorkammer einfließenden „Aortenstrom" ventral umschlingt. Jeder Stromfaden hat sein eigenes Bett mit je einem Atrium-, Ventrikel- und Bulbusabschnitt. Die nunmehr auftretenden **Herzsepten** schaffen keine grundsätzlich neue Strömungssituation, sondern konsolidieren einen bereits zuvor bestehenden Zustand.

Wie die Abb. 10.3-6 zeigt, entwickelt sich an der Grenze zwischen Proampulle und Metampulle im Inneren der inzwischen muskelstarken Wand des Ventrikelabschnitts der muskulöse Teil des *Septum interventriculare*. Gleichzeitig treten im Bereich des Bulbus cordis

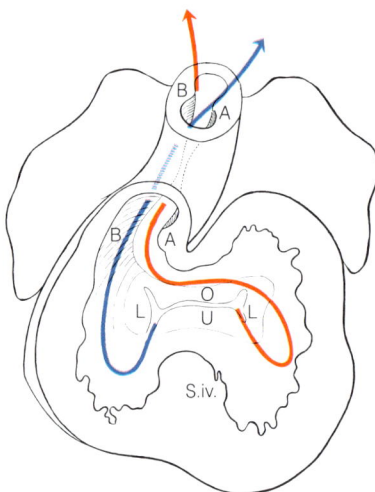

Abb. 10.3-6 Einblick von ventral in das durch einen Frontalschnitt eröffnete Herz eines menschlichen Embryos von 8 mm (vgl. Abb. 10.3-2c). Der aortale Stromfaden ist rot, der pulmonale blau gezeichnet. A und B bezeichnen die beiden Bulbussepten, O das obere, U das untere und L die lateralen Endokardkissen im Atrioventrikularkanal. S. iv. = Septum interventriculare.

zwei einander gegenüberliegende Leisten auf, die auch als **Bulbuswülste** bezeichnet werden. Diese Wülste gewinnen nach kranial Anschluß an einen bindegewebigen aortiko-pulmonalen Teilungssporn, der zwischen dem

Ursprung der linksseitigen 4. und 6. Pharyngealbogenarterie dort entsteht, wo sich die 5. Pharyngealarterie zurückgebildet hat (in Abb. 10.3-2c farbig hervorgehoben). Nach kaudal wachsen die beiden Bulbuswülste entsprechend dem umeinander geschlungenen Verlauf der beiden Stromfäden in Form einer Spirale in Richtung auf den Ventrikel (Abb. 10.3-6). Sie vereinigen sich schließlich in der Mitte und bilden das *Septum spirale,* welches die Ausflußbahn des Herzens in zwei getrennte Röhren zerlegt. An ihrem kaudalen Ende treffen die herabwachsenden Bulbuswülste auf die Endokardpolster, die sich im Atrioventrikularkanal gebildet haben. Wie aus Abb. 10.3-7 zu ersehen, verwächst dabei das Bulbusseptum A mit dem unteren und das Bulbusseptum B mit dem oberen Endokardkissen, die allerdings inzwischen ihre Lage etwas verändert haben, da das Septum interventriculare exzentrisch auf den **Atrioventrikularkanal** zuwächst. Zwischen den aortalen und pulmonalen Stromfäden im Atrioventrikularkanal verbindet sich das herabwachsende Septum spirale mit dem mittleren Abschnitt des Endokardkissens, indem das obere und untere Polster miteinander verschmelzen und Beziehung zum Septum interventriculare aufnehmen. Dieser oberste, aus dem Endokardkissen hervorgegangene Abschnitt des Septum interventriculare bleibt muskelfrei und wird im fertig entwickelten Herzen zur *Pars membranacea* des Septum interventriculare. Aus den übrigen Abschnitten der in der Mitte des Atrioventrikularkanals miteinander verwachsenen oberen und unteren Endokardkissen sowie aus den beiden lateralen Endokardkissen gehen die **Atrioventrikular-** oder **Segelklappen,** *Valvae atrioven-*

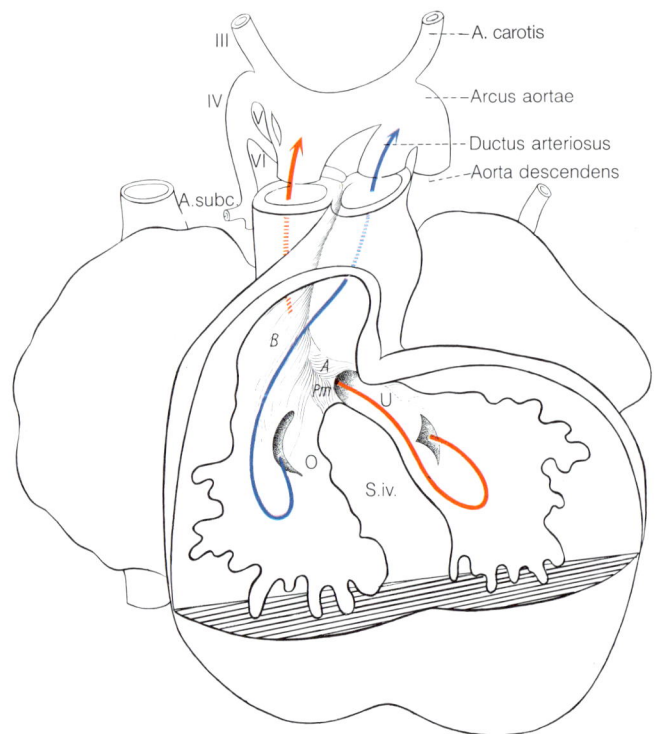

Abb. 10.3-7 Entwicklung des Bulboventrikularseptums bei einem menschlichen Embryo von 13 mm. Beide Ventrikel sind von vorn eröffnet. Der innere Verlauf des Bulbusseptums ist durch Tönung hervorgehoben. Das vorn liegende Bulbusseptum B vereinigt sich mit dem ventralen Endokardkissen O des Ostium atrioventriculare ventrale. Das Bulbusseptum A vereinigt sich mit dem dorsalen Endokardkissen U. Zwischen A und U bleibt der Aortenkanal offen. Beide Septen treffen durch Vermittlung der miteinander verschmelzenden großen Endokardpolster O und U auf das Septum interventriculare (S. iv.). Durch konzentrische Einengung entsteht an dieser Stelle die Pars membranacea (Pm); blau = pulmonaler, rot = aortaler Blutstrom. Die römischen Ziffern bezeichnen die Pharyngealbogenarterien. (Schematische Darstellung in Anlehnung an Kramer [18])

triculares, hervor, wobei in der Regel rechts drei, *Valva tricuspidalis*, und links zwei, *Valva bicuspidalis* oder *mitralis*, Segelklappen entstehen. Die aus den Endokardpolstern hervorgegangenen Segelklappen sind an ihrem freien Ende an Sehnenfäden befestigt, die aus fibrös umgewandelten Anteilen innerer Muskelleisten entstanden sind, nachdem das myokardiale Schwammwerk der Kammerräume vom Blut bis unter die Klappen ausgewaschen worden ist. Dabei bleibt von den innen liegenden Muskelfasern (Konturfasern nach BENNING-HOFF) nur ein ganz kleiner Teil erhalten, der später im Erregungsleitungssystem Verwendung findet.

Die **Taschenklappen**, *Valvae semilunares*, am Beginn von Aorta und Pulmonalis gehen aus sekundären Endothelwülsten hervor, die am Übergang vom Bulbus in den Truncus cordis zwischen den Bulbuswülsten auftreten. Die Taschenklappen entstehen also unabhängig von den Segelklappen; und sie geraten erst aufgrund der durch relative Wachstumsunterschiede zwischen einzelnen Herzabschnitten bedingten Reduktion des Bulbus in die gleiche Ebene wie die Atrioventrikularklappen.

Die überaus komplizierten Vorgänge bei der Entwicklung des Herzens und der großen Gefäße machen es verständlich, daß in etwa 1% aller Geburten (Lebendgeburten und Totgeburten) **Mißbildungen** in diesem Bereich festgestellt werden [5]. Die Ursachen für das Auftreten solcher Mißbildungen bleiben dabei vielfach unklar. In etwa 10% der Fälle dürfte ein genetischer Faktor beteiligt sein, während im übrigen sowohl toxische Einflüsse als auch Virusinfektionen und Stoffwechselstörungen verantwortlich gemacht werden. Die schwersten Mißbildungen resultieren aus Störungen in den frühen Phasen der sensiblen Periode der Herzentwicklung zwischen dem 20. und 50. Tag der Embryonalentwicklung, doch können auch zu einem späteren Zeitpunkt Fehlbildungen auftreten (wie z.B. die mangelhafte Rückbildung des Ductus arteriosus BOTALLI). Viele der Mißbildungen beruhen auf Störungen bei der Septierung des Herzens und der großen Gefäße (z.B. Ventrikelseptumdefekt, Vorhofseptumdefekt, offenes Foramen ovale), bei der Klappenbildung (z.B. Mitralstenose) oder auf gestörter Entwicklung der Lagebeziehungen zwischen den großen Gefäßen und dem Herzen (z.B. komplette Transposition der Gefäße, bei der die Aorta aus dem rechten und die Pulmonalis aus dem linken Ventrikel entspringt). Ebenso kann es zu Verengungen der Gefäße kommen (z.B. Aortenstenose, Aortenisthmusstenose). In den allermeisten Fällen werden kombinierte Fehlbildungen gefunden, deren große Formenvielfalt in den speziellen Lehrbüchern der Kinderkardiologie abgehandelt wird.

Während in früheren Jahrzehnten Mißbildungen des Herzens und der großen Gefäße in aller Regel zum Tode führten und vielfach erst postmortal genauer analysiert werden konnten, hat heute eine möglichst frühzeitige und genaue Diagnostik der Fehlbildungen große klinische Bedeutung erlangt. Denn die Entwicklung der modernen Herz- und Gefäßchirurgie ermöglicht es, schon beim Säugling unter Zuhilfenahme eines extrakorporalen Kreislaufs am offenen Herzen zu operieren und eine Reihe von Mißbildungen mit Erfolg zu korrigieren.

2 *Makroskopische Anatomie des Herzens*

2.1 *Gestalt und äußere Oberfläche*

Das Herz, *Cor*, ist ein Hohlmuskel, der sich zeitlebens in jeder Minute etwa 70mal kontrahiert (Systole) und wieder erschlafft (Diastole). Bei jeder dieser Bewegungen ändert sich seine Gestalt, die in erster Annäherung mit einer an den Rändern und an der Spitze stark abgestumpften Pyramide verglichen werden kann.

Das herausgenommene und von Blut befreite Herz eines gesunden Erwachsenen wiegt beim Mann etwa 300 g, bei der Frau etwa 270 g. Der Herzmuskel ist anpassungsfähig. So kann es durch vermehrte Druck- oder Volumenbelastung zu einer rückbildungsfähigen Hypertrophie der Muskulatur kommen, die mit einer Zunahme des Herzgewichtes einhergeht. Bei einem Gewicht von etwa 500 g wird jedoch eine kritische Grenze erreicht, bei deren Überschreiten es zu irreversiblen Veränderungen kommt. Unter pathologischen Bedingungen sind Herzgewichte bis zum Dreifachen des Normalgewichts beobachtet worden [5].

Bei der Leiche ist der Vergleich der äußeren Form des Herzens mit einem abgestumpften Kegel zutreffender als beim Lebenden. Der Kegel liegt so im Thorax, daß seine Spitze nach links unten vorne und die Basis nach rechts oben hinten zeigt; denn die Längsachse des Herzens ist jeweils um etwa 40° gegen die Frontal- und die Sagittalebene und außerdem gegen die Horizontalebene geneigt. Am nicht anpräparierten Herzen in seiner natürlichen Lage (Abb. 10.3-8) sehen wir von ventral her auf die *Facies sternocostalis*, die von der Vorderwand des rechten Ventrikels und einem kleinen Teil der Wand des linken Ventrikels gebildet wird und nach links in die Herzspitze, *Apex cordis*, ausläuft. Zwischen dem rechten und dem linken Ventrikel verläuft der *Sulcus interventricularis anterior*, der reichlich subepikardiales Fett enthält, so daß die Vertiefung der Herzoberfläche ausgeglichen wird. An ihrem linken Rand setzt sich die Facies sternocostalis in die abgerundete, von der Wand des linken Ventrikels gebildete *Facies pulmonalis* fort. Nach kaudal geht die Facies sternocostalis am *Margo dexter* in die *Facies diaphragmatica* über, die in der Ansicht von ventral nicht zu sehen ist. Sie wird von den Vorhöfen und den beiden Ventrikeln gebildet, zwischen denen der *Sulcus interventricularis posterior* verläuft. Auf der rechten Seite wird die Herzkontur bei der Ansicht von ventral vom rechten Vorhof, *Atrium dextrum*, gebildet. Er füllt mit seinem Herzohr, *Auricula dextra*, den Raum zwischen V. cava und Aortenwurzel aus und wird durch den *Sulcus coronarius* vom Ventrikel getrennt. Der Sulcus coronarius enthält wiederum reichlich Fett, so daß die vom Epikard überzogene Oberfläche des Herzens glatt bleibt. Der linke Vorhof ist in der Ansicht von ventral zum größten Teil verborgen. Nur das linke Herzohr, *Auricula sinistra*, tritt links neben dem *Truncus pulmonalis* hervor.

Bei einem in der regelrechten topographischen Situation befindlichen Herzen lassen sich manche anatomischen Gegebenheiten schlecht beschreiben. Man pflegt deshalb in der systematischen Anatomie und in der Pathologie vielfach das Herz aus seiner normalen Lage gelöst zu betrachten, so daß die Herzspitze nach unten und die Herzbasis, *Basis cordis*, nach oben sieht. Zur Erleichterung der Orientierung wird bei den Abbildungen jeweils vermerkt, wenn das Herz zur Darstellung bestimmter Verhältnisse in der sogenannten deskriptiv-anatomischen Einstellung gezeigt ist.

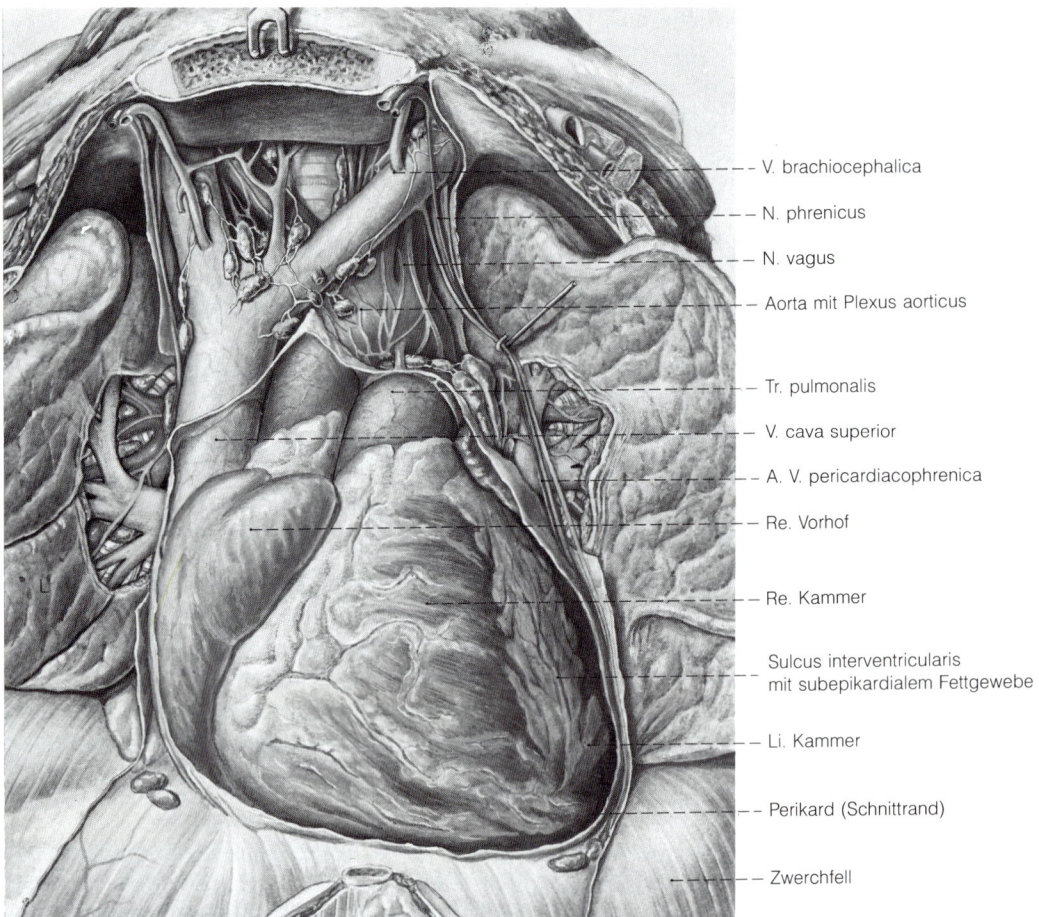

V. brachiocephalica

N. phrenicus

N. vagus

Aorta mit Plexus aorticus

Tr. pulmonalis

V. cava superior

A. V. pericardiacophrenica

Re. Vorhof

Re. Kammer

Sulcus interventricularis
mit subepikardialem Fettgewebe

Li. Kammer

Perikard (Schnittrand)

Zwerchfell

Abb. 10.3-8 Herz und große Gefäße in der Ansicht von vorn. Die Lungen sind zur Seite gedrängt, und der vordere Anteil des Herzbeutels wurde nach Wegnahme des Thymusrestes abgetragen. (Nach SOBOTTA [24])

Im folgenden werden die Binnenräume des Herzens in der Reihenfolge besprochen, in der sie vom Blut durchflossen werden. Weitere Abbildungen und Angaben zur Lage der einzelnen Strukturen finden sich in der Spezialliteratur [1, 2, 20].

2.2 Rechter Vorhof

Das venöse Blut aus der oberen und unteren Körperhälfte und aus dem Herzmuskel selbst fließt über die *V. cava superior* und *inferior* sowie über den *Sinus coronarius* in den rechten Vorhof, *Atrium dextrum* (Abb. 10.3-9). Dieser dünnwandige Abschnitt des Herzens besteht aus zwei entwicklungsgeschichtlich verschiedenen Anteilen, die sich auch im fertigen Zustand noch unterscheiden. Während das aus dem alten **Sinus** hervorgegangene Ver-

bindungsstück zwischen den beiden Hohlvenen glattwandig ist, besitzt das aus dem Atrium hervorgegangene Vorhofgebiet Muskelzüge, *Mm. pectinati,* die gegen das Lumen vorspringen. Diese Muskelzüge bilden im rechten – und ebenso auch im linken – Herzohr ein Maschenwerk, welches das ganze Lumen durchsetzt. Die **Herzohren** beider Vorhöfe schmiegen sich in die Nischen zwischen den Schlagadern und tragen zur Bildung einer geschlossenen, eiförmigen Herzoberfläche bei. Wenn die Kammerbasis bei der Kontraktion tiefer rückt, füllen sich die Herzohren mit Blut und nehmen den durch die Verkleinerung der Ventrikel frei gewordenen Raum ein.

Das Gebiet des alten Sinushornes ist außen durch einen *Sulcus terminalis,* innen durch die *Crista terminalis* gegen das alte Atriumgebiet abgegrenzt. Die Mündungen der unteren Hohlvene und des Sinus coronarius werden im Inneren des Vorhofes durch zwei Klappen, die *Valvula venae cavae inferioris* (EUSTACHIO) und die *Valvula sinus coronarii* (THEBESIUS), abgeschirmt. Beide Klappen gehen aus der rechten Sinusklappe hervor, während die linke mit der Vorhofscheidewand verschmilzt. Außer den beiden Hohlvenen und dem Sinus coronarius münden an verschiedenen Stellen feinste Herzvenen mit winzigen Öffnungen, *Foramina venarum minimarum* (THEBESIUS) in den rechten Vorhof.

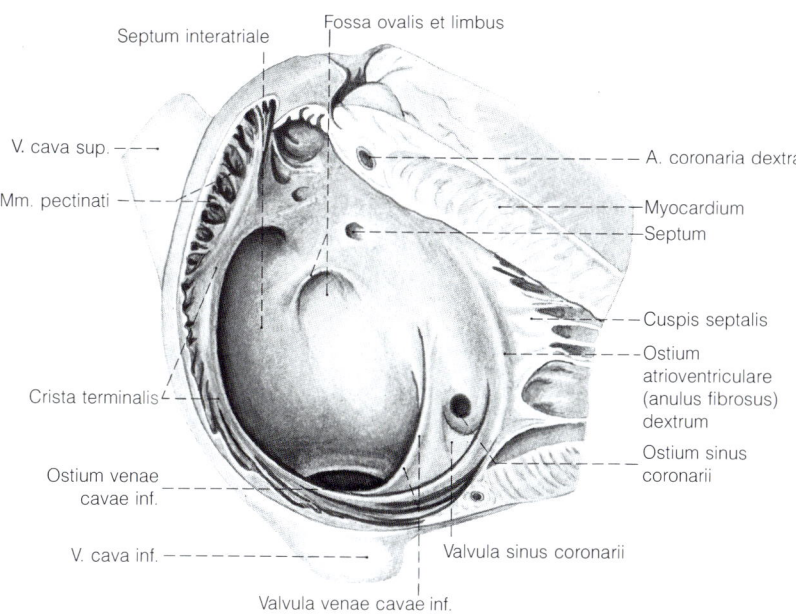

Septum interatriale

Fossa ovalis et limbus

V. cava sup.

Mm. pectinati

Crista terminalis

Ostium venae cavae inf.

V. cava inf.

Valvula venae cavae inf.

A. coronaria dextra

Myocardium

Septum

Cuspis septalis

Ostium atrioventriculare (anulus fibrosus) dextrum

Ostium sinus coronarii

Valvula sinus coronarii

Abb. 10.3-9 Rechter Vorhof in diastolischem Zustand durch Entfernung der lateralen Wand eröffnet. Blick auf das Septum interatriale. (Nach TANDLER [28])

In der Vorhofscheidewand, dem *Septum interatriale,* umsäumt ein niedriger Randwulst, *Limbus fossae ovalis,* die *Fossa ovalis,* die dadurch entstanden ist, daß das Foramen ovale durch Aneinanderlagerung des Septum primum und des Septum secundum verschlossen worden ist.

2.3 Rechte Herzkammer

Die rechte Herzkammer, *Ventriculus dexter,* empfängt ihr Blut durch das *Ostium atrioventriculare dextrum* und treibt es mit relativ geringem Druck in die Lungen. Die Kammerwand ist daher im Gegensatz zur muskelstarken Wand des linken Ventrikels verhältnismäßig dünn. Abb. 10.3-10 zeigt den von vorne eröffneten rechten Ventrikel. An seiner inneren Oberfläche finden sich vorspringende Muskelbalken, *Trabeculae carneae.* Sie stellen einen Rest des embryonalen Muskelschwammes dar, der sich außen zu einer kompakten Muskelschicht verdichtet hat. Der Binnenraum der rechten Herzkammer gliedert sich in eine Einströmungsbahn, die vom Ostium atrioventriculare in Richtung Herzspitze weist, und in eine Ausströmungsbahn, die gegen das *Ostium trunci pulmonalis* gerichtet ist. Die Ausströmungsbahn ist innen glattwandiger als die Einströmungsbahn und wird als *Conus arteriosus* oder Infundibulum bezeichnet.

Auf der Grenze zwischen Vorhof und Kammer entspringt vom Umfang des Ostium atrioventriculare die rechte Atrioventrikularklappe. Sie besitzt drei Zipfel und wird als *Valva atrioventricularis dextra* oder *Valva tricuspidalis* bezeichnet. Ein kleiner Zipfel entspringt als *Cuspis septalis* mit breiter Verwachsungsfläche vom First der Kammerscheidewand, ein sehr viel größerer Zipfel liegt vorne, *Cuspis anterior,* und ein weiterer hinten, *Cuspis posterior.* Die Größe der einzelnen Zip-

fel und damit die Figur des Klappenspaltes unterliegen Schwankungen. Die Klappen funktionieren wie Segel und heißen daher auch **Segelklappen.** Die Membran des Segels besteht aus einer Bindegewebsplatte, die von Endokard überzogen ist, keine Blutgefäße enthält und an ihrem arkadenförmig ausgeschnittenen Rand in Sehnenfäden, *Chordae tendineae,* übergeht. Solche Sehnenfäden entspringen auch von der Unterfläche der Klappe und breiten sich fächerförmig in die Klappenmembran aus. Am anderen Ende sind sie meist an kurzen, dicken Muskeln, den *Mm. papillares,* verankert, die sich frei aus der Wand herausheben. Durch diese Befestigung wird die Klappe gezügelt, und das geblähte Segel kann bei der Kammersystole nicht in den Vorhof zurückschlagen. Schon beim Einströmen des Blutes werden die Klappen durch Wirbelbewegungen auf ihrer Unterfläche etwas der Mitte genähert, die Klappen werden „gestellt". Die Klappen haben einen gewissen Materialüberschuß, so daß sie auch bei Änderung der Form und Größe der Ostien zunächst schlußfähig bleiben.

Die Mm. papillares stehen in der Regel unter dem Klappenspalt und verteilen ihre Chordae auf zwei benachbarte Segel. Der größte und konstanteste Papillarmuskel der rechten Kammer ist der *M. papillaris anterior.* Er erhebt sich von einem bogenförmigen Muskelbalken, *Trabecula septomarginalis.* Dieser Muskelbalken, der schon von LEONARDO DA VINCI beschrieben wurde, stellt die Verbindung zwischen Kammerseptum und äußerer Wand her und wird auch Moderatorband genannt [28]. Er enthält Fasern des Erregungsleitungssystems. An der Hinterwand der Kammer sind nur kleine und variable Papillarmuskeln ausgebildet, deren Fasern nur zu einem Segel ziehen. Vom *Septum interventriculare* entspringen die Sehnenfäden teilweise von kleinen septalen Papillarmuskeln und teilweise direkt vom Endokard.

Abb. 10.3-10 Einblick in den von ventral eröffneten rechten Ventrikel.

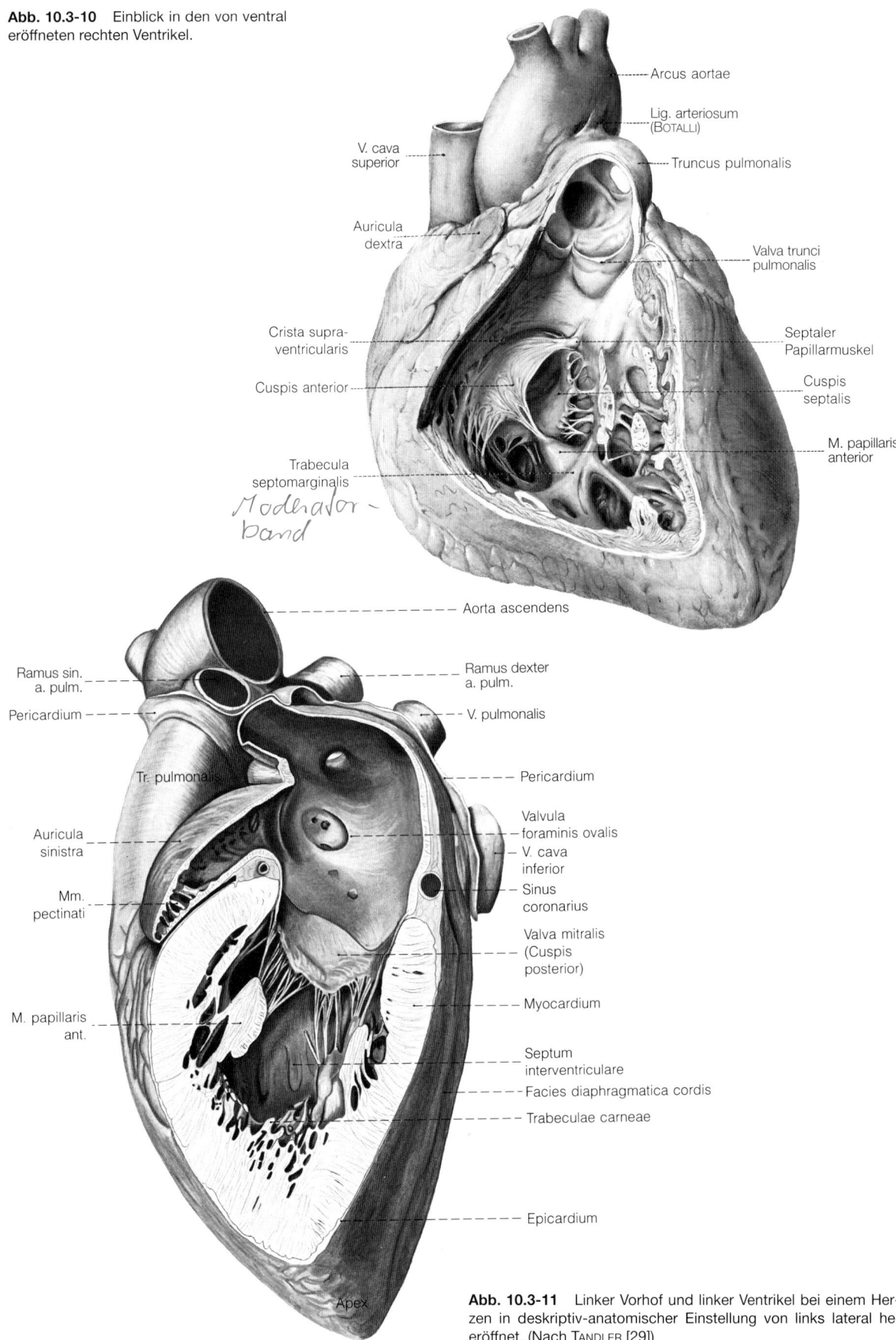

Arcus aortae

Lig. arteriosum (BOTALLI)

Truncus pulmonalis

V. cava superior

Auricula dextra

Valva trunci pulmonalis

Septaler Papillarmuskel

Crista supra-ventricularis

Cuspis anterior

Cuspis septalis

M. papillaris anterior

Trabecula septomarginalis

Moderator-band

Aorta ascendens

Ramus sin. a. pulm.

Ramus dexter a. pulm.

Pericardium

V. pulmonalis

Tr. pulmonalis

Pericardium

Auricula sinistra

Valvula foraminis ovalis

V. cava inferior

Sinus coronarius

Mm. pectinati

Valva mitralis (Cuspis posterior)

M. papillaris ant.

Myocardium

Septum interventriculare

Facies diaphragmatica cordis

Trabeculae carneae

Epicardium

Apex

Abb. 10.3-11 Linker Vorhof und linker Ventrikel bei einem Herzen in deskriptiv-anatomischer Einstellung von links lateral her eröffnet. (Nach TANDLER [29])

Ganz allgemein sind die Papillarmuskeln um so länger, je näher an der Herzspitze sie fußen. So können sie durch ihre Kontraktion die Längsverkürzung des Ventrikels bei der Systole kompensieren.

Die *Trabecula septomarginalis* bildet im rechten Ventrikel zusammen mit einer von oben gegen den Kammerraum vorspringenden muskulösen *Crista supraventricularis* einen Bogen, der die Einstrombahn von der Ausstrombahn trennt. Diese Crista supraventricularis sowie der kleine septale Papillarmuskel spielen bei der Lokalisation von Kammerscheidewanddefekten eine Rolle.

An der Grenze zwischen dem *Conus arteriosus* und dem *Truncus pulmonalis* sitzen die **Taschenklappen,** *Valvulae semilunares.* Sowohl die pulmonale wie die aortale Ausflußbahn besitzen jeweils drei dieser Klappen, die während der Diastole, wenn die Blutsäule auf die Taschen drückt, das Lumen verschließen und den Rückstrom des Blutes in den Ventrikel verhindern. Die Taschenklappen liegen ebenso wie die Segelklappen in der Ebene des bindegewebigen Herzskeletts (s. unten und vgl. Abb. 10.3-14). Sie besitzen in der Mitte des verstärkten Schließungsrandes jeweils ein kleines Knötchen. Diese *Noduli valvularum semilunarium* lagern sich beim Schluß der Klappen aneinander und bewirken die zentrale Abdichtung. Beidereits der Noduli ist das Bindegewebe der Klappen in einer halbmondförmigen Zone jeweils besonders dünn und fein. Man spricht von den *Lunulae* der Taschenklappen. Die drei Taschenklappen in der Pulmonalis heißen *Valvula semilunaris anterior, dextra* und *sinistra.*

2.4 Linker Vorhof

Aus den Lungen kehrt das arterialisierte Blut in das Herz zurück. In der Regel münden vier *Vv. pulmonales,* je zwei von jeder Seite, in den linken Vorhof, *Atrium sinistrum.* Zwischen den Lungenvenen der beiden Körperhälften befindet sich ein glattwandiges Verbindungsstück, das nicht zum alten Vorhof gehört, sondern aus Lungenvenen entstanden ist, die schrittweise in den Vorhof einbezogen wurden. Die Verhältnisse sind hier also ähnlich wie bei der Einbeziehung der Körpervenensinus in die Wand des rechten Vorhofs. Wird der Prozeß der Einbeziehung der Lungenvenen in die Vorhofwand gehemmt oder weitergetrieben, so können mehr oder weniger als vier Lungenvenen einmünden.

Eine Abgrenzung des ehemaligen Lungenvenensinus gegen den übrigen Vorhof durch eine Furche ist nicht erkennbar (Abb. 10.3-11). Nach vorn geht der Vorhof in

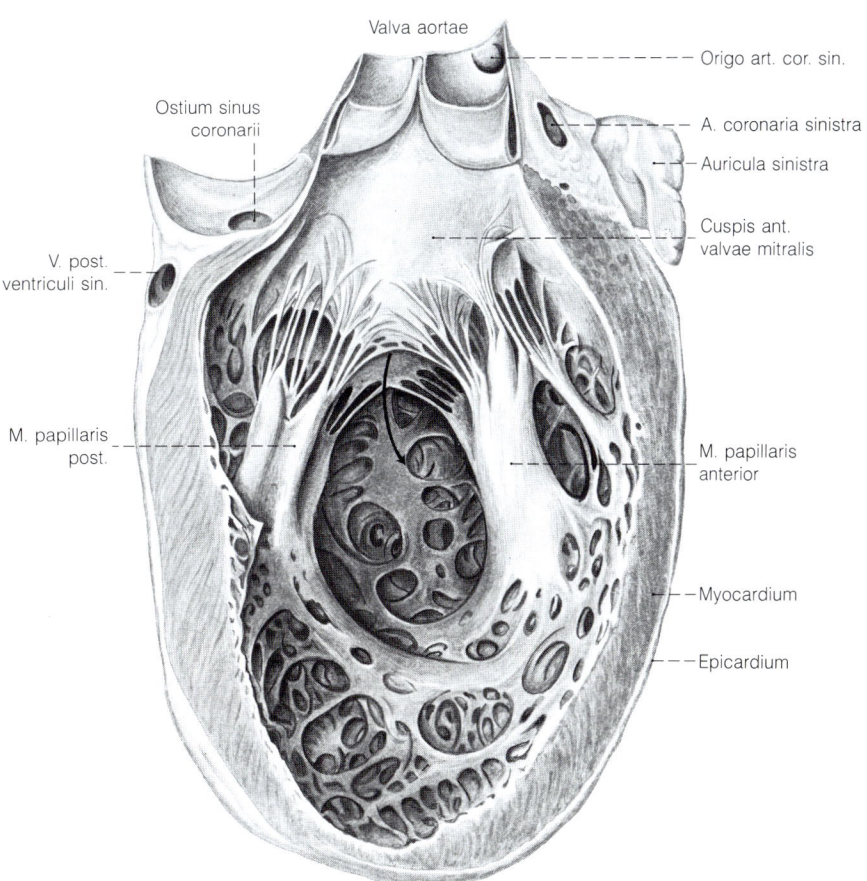

Abb. 10.3-12 Die Papillarmuskeln des linken Ventrikels. Das Herz ist in anatomischer Einstellung durch einen Längsschnitt so eröffnet, daß man von schräg vorne in den dilatierten linken Ventrikel hereinblickt. Der Aortenzipfel (Cuspis anterior) der Valva bicuspidalis ist von seiner der Ausstrombahn zugewendeten Seite sichtbar. Die Einstrombahn mit dem Ostium atrioventriculare ist durch einen Pfeil markiert. Dahinter ist der Rand der Cuspis posterior sichtbar. (Nach TANDLER [28])

Valva aortae
Origo art. cor. sin.
Ostium sinus coronarii
A. coronaria sinistra
Auricula sinistra
V. post. ventriculi sin.
Cuspis ant. valvae mitralis
M. papillaris post.
M. papillaris anterior
Myocardium
Epicardium

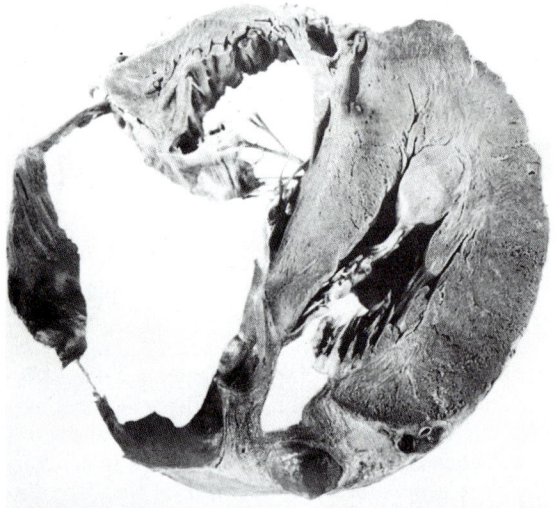

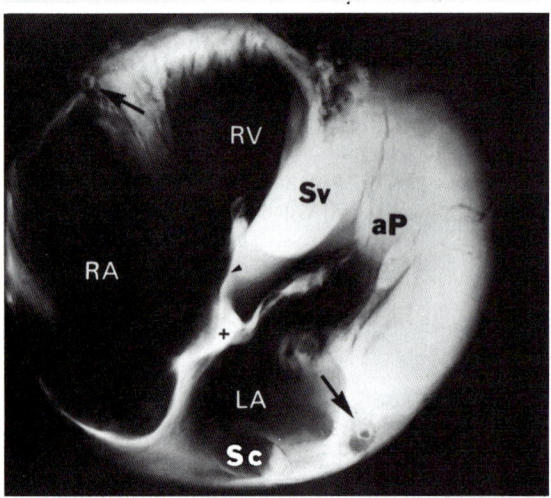

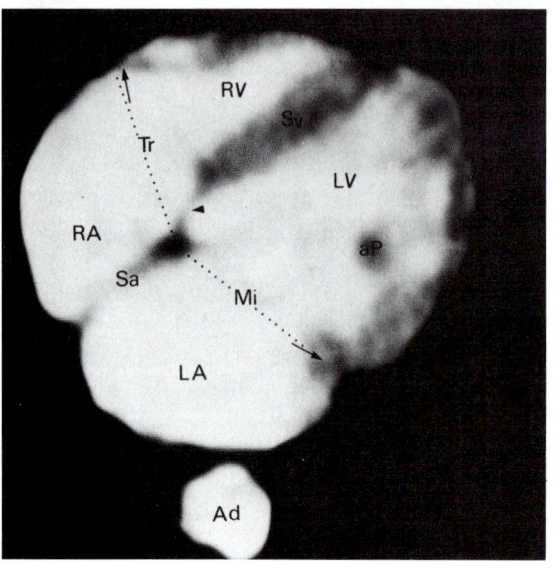

das linke Herzohr, *Auricula sinistra,* über, das am Vorderrand eingekerbt ist und sich in den spitzen Winkel einschiebt, den der Truncus pulmonalis mit der Kammerbasis bildet. Das linke Herzohr enthält *Mm. pectinati.* Es ist wegen der räumlichen Beengung schlanker und länger als das rechte. – Im Bereich der Vorhofscheidewand sieht man eine niedrige Falte, *Valvula foraminis ovalis* (oder Falx septi). Sie entspricht dem Rand des Foramen secundum im Septum primum atriorum.

2.5 Linke Herzkammer

Die linke Kammer, *Ventriculus sinister,* besitzt am *Ostium atrioventriculare sinistrum* eine zweizipflige **Segelklappe,** die *Valva atrioventricularis sinistra* oder *Valva mitralis.* Ein septaler Zipfel, *Cuspis anterior,* liegt medial vorn, der andere liegt lateral hinten, *Cuspis posterior.* Der vordere Zipfel geht vorn vom septalen Ursprung direkt in die Aortenwand über und wird daher auch Aortenzipfel der Mitralis genannt. Dieser Zipfel ist der stärkste des Herzens. Er scheidet die Einströmungs- von der Ausströmungsbahn (Abb. 10.3-12). Die *Chordae tendineae,* die wie alle Teile der linken Kammer kräftiger sind als die der rechten, entspringen von zwei Gruppen von Papillarmuskeln, die als linker vorderer, *M. papillaris anterior,* und rechter hinterer, *M. papillaris posterior,* unter den Enden der Klappenspalten stehen. Von jeder Gruppe aus werden beide Zipfel der Mitralis mit Chordae tendineae versorgt.

Die Mitralklappe ist ein bevorzugter Sitz von entzündlichen Prozessen am Endokard, die sowohl zur Mitralstenose als auch zur Mitralinsuffizienz führen können.

Die Wand des linken Ventrikels ist bedeutend dicker als die des rechten, die Trabeculae carneae sind engmaschiger und feiner. Die Ausströmungsbahn, die im spitzen Winkel zur Aorta führt, stellt eine glattwandige Rinne dar. Die drei **Taschenklappen** am Übergang zur Aorta, die *Valvula semilunaris posterior, dextra und sinistra,* sind ebenso gebaut, aber insgesamt etwas kräftiger als die Klappen am Ostium pulmonale, und in der Lage, dem stärkeren Druck in der Aorta standzuhalten.

Über die Wandstärke des linken Ventrikels und der Pars muscularis des Septum interventriculare sowie über das Aussehen des Herzens im Computertomogramm orientiert Abb. 10.3-13. Bei der Betrachtung dieser Abbildung ist zu beachten, daß die Teilbilder entsprechend dem bei der Computertomographie üblichen Vorgehen so orientiert sind, daß sie bei Rückenlage des Patienten von kaudal her betrachtet werden (vgl. auch Abb. 10.3-35).

Abb. 10.3-13 Horizontalschnitte durch das menschliche Herz in der Ansicht von kaudal. Dorsal ist unten, ventral oben. (a) Scheibe aus einem Sektionspräparat. (b) Röntgenbild des in (a) gezeigten Präparates. (c) Entsprechende Ebene eines Herzens im EKG-gesteuerten Computertomogramm. Ad = Aorta descendens; aP = M. papillaris anterior; LA = linker Vorhof; LV = linker Ventrikel; Mi = Mitralklappenebene; RA = rechter Vorhof; RV = rechter Ventrikel; Sa = Septum interatriale; Sc = Sinus coronarius; Sv = Septum interventriculare; Pars muscularis; ► = Pars membranacea; Tr = Ebene der Trikuspidalklappen; + = Trigonum fibrosum dextrum; → = Sulcus coronarius. (Aus LACKNER [19])

2.6 Herzskelett

Die Verdichtung des Bindegewebes um die nahezu in einer Ebene liegenden Ostien bezeichnet man als Herzskelett (Abb. 10.3-14). Alle Ostien werden von bindegewebigen Faserringen, *Anuli fibrosi,* umkreist, welche die Muskulatur der Vorhöfe vollkommen von der Muskulatur der Ventrikel trennen. Einzig die modifizierten Herzmuskelfasern des Erregungsleitungssystems bilden eine Überbrückung dieser bindegewebigen Trennwand. An den Anuli entspringen die Membranen der Segelklappen, deren Fasern aber auch im intermuskulären Bindegewebe wurzeln. Auch die Aorta und der Truncus pulmonalis gehen mit ihrer Arterienwand nicht direkt in die Herzwand über, sondern besitzen sehnige Wurzelstücke [20]. Dort, wo die Faserringe der arteriellen und venösen Ostien zusammenstoßen, entstehen als Bindegewebszwickel das *Trigonum fibrosum dextrum et sinistrum.* Das rechte Trigonum fibrosum bildet den zentralen Bindegewebskörper des Herzens und ist als Knotenpunkt des Skeletts zu einem knorpelartigen Gewebe verhärtet. Bei Wiederkäuern liegt hier ein Herzknochen. Die *Pars membranacea* des Septum interventriculare grenzt als durchscheinende Stelle am oberen Rand der Kammerscheidewand an das Herzskelett. Da die beiden Faserringe für die atrioventrikulären Ostien etwas gegeneinander versetzt sind, ist die membranöse Scheidewand zwischen rechtem und linkem Herzen in eine *Pars atrioventricularis* und eine *Pars interventricularis* zu unterteilen.

Bei Betrachtung dieser Stelle von der rechten Kammer aus (Abb. 10.3-15, linke Bildhälfte) ergibt sich, daß der septale Zipfel der Valva tricuspidalis mit seiner Ansatzlinie über diese Bindegewebsplatte hinwegzieht und sie in zwei Felder zerlegt. Das Gebiet über der Ansatzlinie stellt eine Scheidewand zwischen rechtem Vorhof und linker Kammer dar und wird daher als *Septum atrioventriculare membranaceum* bezeichnet. – Auch im dorsalen Bereich des ehemaligen Foramen interventriculare erfolgt die Verschmelzung der Scheidewände asymmetrisch. Der septale Zipfel der Valva tricuspidalis ist mit der muskulösen Kammerscheidewand breit verwachsen. So kommt dorsal ein *Septum atrioventriculare musculare* zustande.

2.7 Formveränderungen bei der Herzaktion

Die Füllungsvolumina der Vorhöfe und Kammern und die Auswurffraktion schwanken in Abhängigkeit von der funktionellen Belastung. In Ruhe enthalten der rechte und der linke Ventrikel in der **Diastole** ein Blutvolumen von je etwa 130 ml; hiervon wird in der **Systole** jeweils nur etwa die Hälfte ausgeworfen. Dem **Schlagvolumen** von etwa 65 ml steht daher in jeder der beiden Herzkammern ein etwa gleich großes **Restvolumen** gegenüber, das im Ventrikel verbleibt. Durch selektive Kontrastmittelinjektion kann die Füllung und Entleerung der Herzkammern im Dextro- bzw. Lävokardiogramm röntgenologisch verfolgt und beurteilt werden. Abb. 10.3-16 zeigt dies am Beispiel des linken Ventrikels.

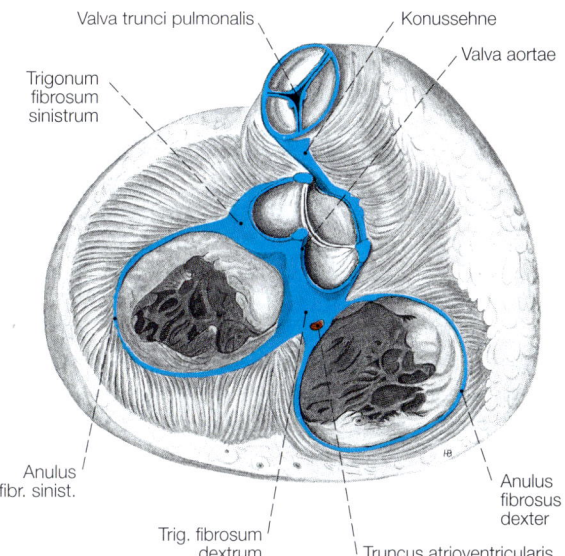

Abb. 10.3-14 Das Herzskelett (blau) und die Ventilebene des Herzens in der Ansicht von kranial. Die Vorhöfe wurden abgetragen und die einzelnen Anteile des Herzskeletts freigelegt. Ventral zeigt nach oben. Der vom Atrioventrikularknoten ausgehende Stamm des Erregungsleitungssystems ist rot dargestellt. (Nach TANDLER [29])

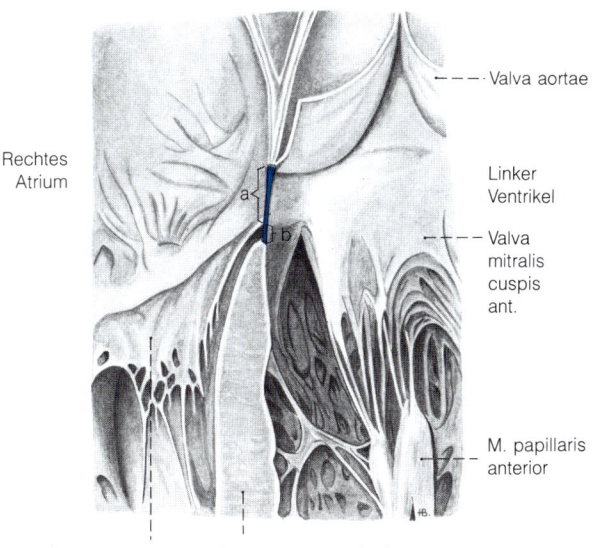

Abb. 10.3-15 Frontalschnitt durch das Herz an der Stelle des Septum membranaceum. Man sieht die Anheftung der Valva tricuspidalis am Septum membranaceum (blau). a = Pars atrioventricularis, b = Pars interventricularis. (Nach TANDLER [28])

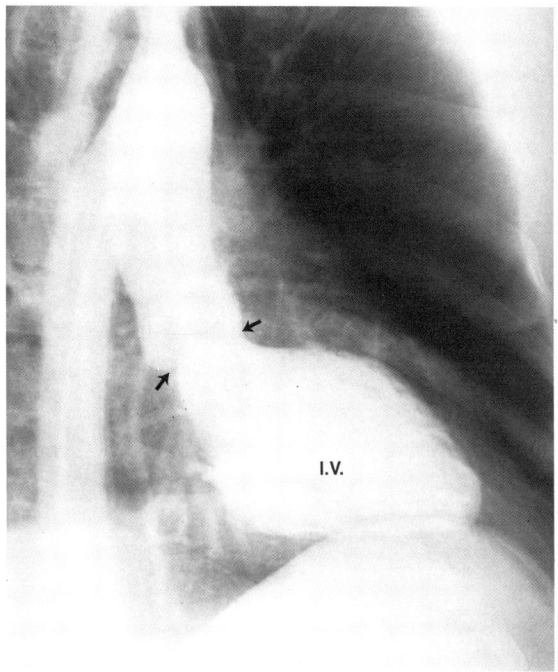

a

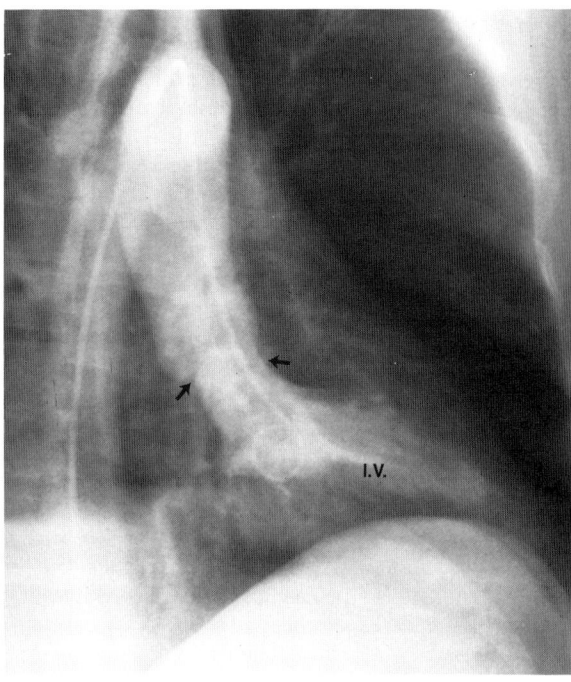

b

Abb. 10.3-16 Selektives Lävokardiogramm in Diastole (a) und Systole (b). Rechte Schräglage. Das Kontrastmittel kommt aus einem Katheter, der von der A. femoralis über die Aorta in den linken Ventrikel vorgeführt wurde. I.V. = linker Ventrikel. Die Pfeile bezeichnen die Ebene der Aortenklappen.

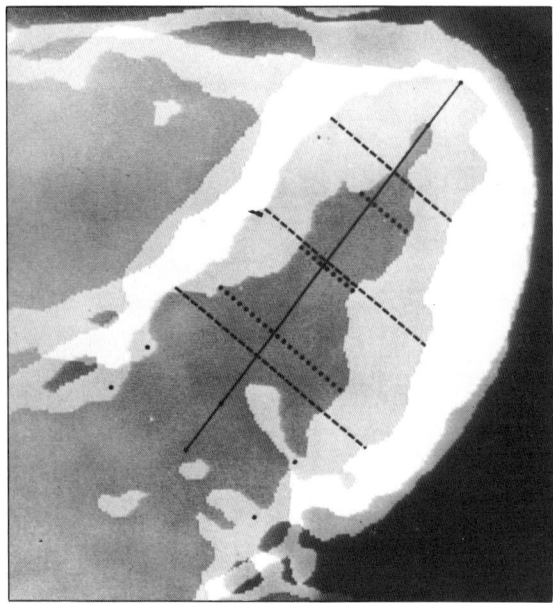

Abb. 10.3-17 Überlagerung der enddiastolischen und endsystolischen Wandkonturen eines normalen menschlichen Herzens. Die beiden EKG-gesteuerten Computertomogramme – Horizontalschnitte durch das Herz in der Ansicht von kaudal – wurden in bezug auf die Längsachse des linken Ventrikels zur Deckung gebracht. Das Bild zeigt die Verschiebung der durch Punkte markierten Ventilebene sowie die Lageveränderungen einiger einander gegenüberliegender Punkte der Ventrikelwand zwischen dem Ende der Diastole (----) und Systole (....). (Aus LACKNER [19])

Die Formveränderungen der Herzkammern, die während der Systole eine Verkleinerung des Ventrikellumens bewirken, sind mit einem **Tiefertreten der Ventilebene** verbunden. Abb. 10.3-17 zeigt dies zugleich mit den Veränderungen der Ventrikelwand, die mit Hilfe der Computertomographie sichtbar gemacht wurde. Dabei wird auch die Größe des Raums deutlich, der im Ventrikel auch auf dem Höhepunkt der Systole mit Restblut gefüllt bleibt.

Bei jedem Herzschlag liegt die Kontraktion der Vorhofmuskulatur zeitlich vor der Kammersystole. Deshalb wird, wenn die Kammer sich kontrahiert, die Ventilebene in Richtung auf die Herzspitze verlagert. Das Volumen der nunmehr in der Diastole befindlichen Vorhöfe wird vergrößert, so daß neues Blut einströmt, das bei der nächsten Kammerdiastole und erneutem Hochtreten der Ventilebene in die Ventrikel fließt.

Auch innerhalb der Kammermuskulatur werden die verschiedenen Abschnitte nicht gleichzeitig, sondern in einer ganz bestimmten raum-zeitlichen Abfolge erregt. Die recht komplizierten morphologischen und funktionellen Zusammenhänge, die den geordneten Herzschlag möglich machen, werden jedoch erst dann verständlich, wenn auch die besonderen Eigenschaften und die Anordnung der Herzmuskulatur und das Erregungsbildungs- und Erregungsleitungssystem bekannt sind. Sie werden im folgenden Kapitel abgehandelt.

3   Mikroskopische Anatomie des Herzens und Herzaktion

Die Wand des Herzens besteht aus drei ungleich dicken und unterschiedlich gebauten Schichten. Innen liegt das **Endokard,** dann folgt die Muskelschicht, das **Myokard,** und schließlich ein mit Mesothel bekleideter bindegewebiger Überzug, das **Epikard.**

3.1   Endokard

Das Endokard besteht aus einer **Endothelschicht,** die einer dünnen Lage von Bindegewebe aufsitzt. In dieser Bindegewebsschicht kommen neben zahlreichen elastischen Fasern auch Bündel glatter Muskelfasern vor. In manchen Abschnitten des Herzens befindet sich darunter eine unterschiedlich dicke, locker gebaute Schicht von **subendokardialem Bindegewebe.** Sie hängt mit dem interstitiellen Bindegewebe des Myokards zusammen und enthält Blutgefäße, Nerven und Ausläufer des Erregungsleitungssystems.

Entzündliche Veränderungen am Endokard bewirken Umbauvorgänge sowie Vermehrung des Bindegewebes und können klinisch relevante Defekte z. B. der Herzklappen zur Folge haben.

3.2   Myokard

Die in den verschiedenen Abschnitten des Herzens unterschiedlich dicke **Myokardschicht** besteht aus einer speziellen Form quergestreifter Muskelzellen, die sich sowohl von der glatten Muskulatur als auch von den quergestreiften Muskelfasern der Skelettmuskulatur in charakteristischer Weise unterscheiden (Abb. 10.3-18; vgl. Kap. 4.5.4, Abb. 4.5-1 u. 4.5-23 bis 25). Die **Herzmuskulatur** hat eine im Prinzip gleichartige **Querstreifung** wie die Skelettmuskulatur, besteht jedoch nicht aus langen, vielkernigen Fasern, sondern aus einzelnen Zellen, die dergestalt miteinander verbunden sind, daß ein spitzwinkeliges Flechtwerk entsteht, in dessen Spalten gefäßführendes Bindegewebe verläuft. Die queren Zellgrenzen zwischen aneinanderstoßenden Herzmuskelzellen, *Disci intercalares,* treten im Lichtmikroskop als „Glanzstreifen" in Erscheinung. In den **Glanzstreifen** sind die Zellen mechanisch miteinander verbunden (Maculae und Fasciae adhaerentes). Hier sind auch zahlreiche Nexus (gap junctions) gelegen, die die elektrische Koppelung zwischen den Herzmuskelzellen und dadurch die Erregungsausbreitung im Myokard ermöglichen. Die Nexus nehmen in den Disci intercalares ungefähr 10% der Fläche ein [3].

Die **Sarkolemm** genannte Plasmamembran der Herzmuskelfaser ist außen von einer Basallamina und einem dünnen Strumpf aus feinsten Retikulinfäserchen umgeben. Sie bilden das *Endomysium* und stellen die Verbindung zum interstitiellen Bindegewebe her, in dem die Blutgefäße verlaufen.

Die Dicke der Herzmuskelfasern nimmt von 7–8 µm beim Neugeborenen auf bis zu 25 µm beim gesunden Erwachsenen zu und fällt nach dem 60. Lebensjahr auf etwa 20 µm ab [2]. Die Länge der Herzmuskelzelle beträgt 50–120 µm.

In der Vorhofmuskulatur sind die Herzmuskelzellen wesentlich dünner als in der Kammermuskulatur, und das T-System ist weit weniger stark ausgebildet. Außerdem gibt es Unterschiede in den Zell-zu-Zell-Verbindungen. Während in der Kammermuskulatur Nexus nur im Bereich der Disci intercalares vorkommen, gibt es in der Vorhofmuskulatur auch an den Längsseiten der Myozyten Kontaktstellen mit der Ausbildung von Nexus [8].

Auf die Verhältnisse in den spezifischen Muskelzellen des Erregungsbildungs- und Erregungsleitungssystems und auf die Hormonbildung in den Muskelzellen der Vorhöfe wird weiter unten in Abschnitt 3.5 bzw. 4.1 eingegangen.

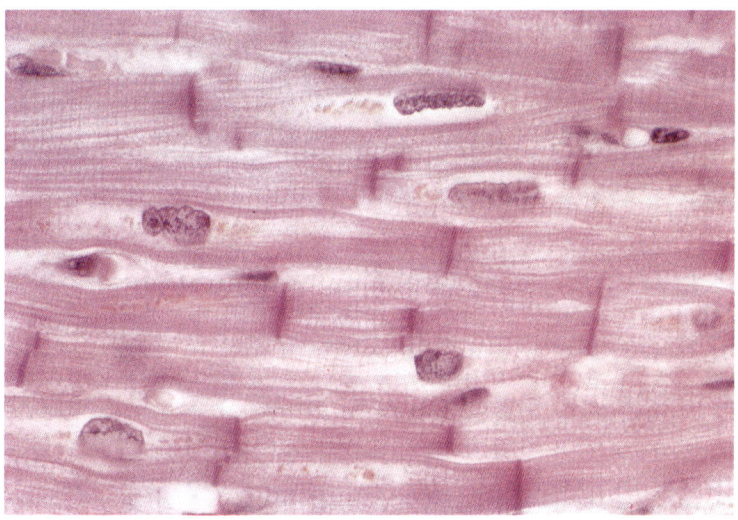

Abb. 10.3-18 Menschlicher Herzmuskel. Längsschnitt mit Darstellung der Glanzstreifen, Disci intercalares. H. E.; Vergr. 675fach.

Bei vermehrter Druck- oder Volumenbelastung des Herzens kann sich die Muskulatur der erhöhten Anforderung durch eine in bestimmten Grenzen reversible **Hypertrophie** anpassen. Dabei werden die einzelnen Herzmuskelzellen dicker, und die Zahl der Myofibrillen nimmt zu. Auch eine geringfügige Hyperplasie ist möglich (vgl. Kap. 4.5.4.6). Umgekehrt kann sich bei verminderter Belastung eine Atrophie entwickeln.

Im Gegensatz zur Skelettmuskulatur kommen in der Herzmuskulatur keine Satellitenzellen vor. Die Herzmuskulatur besitzt daher **keine Fähigkeit zur Regeneration**, d. h. einmal zugrundegegangene Herzmuskelzellen können nicht ersetzt werden. Größere Defekte, wie etwa durch Mangeldurchblutung verursacht (Herzinfarkt), werden bindegewebig organisiert und hinterlassen Narben.

Das Myokard ist sehr stark vaskularisiert, und auf Querschnitten durch die Muskulatur entfällt in der Regel auf je eine Muskelfaser eine Kapillare [12]. Es gibt jedoch innerhalb des Myokardmantels regelhafte Unterschiede sowohl in der Faserdicke als auch im **Blutgefäßreichtum.** So wurde in neueren Untersuchungen an gesunden Herzen mit einem mittleren Gewicht von 315 g nachgewiesen, daß die weit innen liegenden, „endomyokardialen" Myozyten erheblich dicker sind als die außen liegenden „epimyokardialen" Herzmuskelzellen, und daß die Kapillarisierung innen mit durchschnittlich 2014 Kapillaren/mm^2 deutlich geringer ist als außen mit 2439 Kapillaren/mm^2 [27].

Das mikroskopisch feine Flechtwerk der Herzmuskulatur wird durch gefäßführendes **Bindegewebe** in Bündel gegliedert, die ihrerseits wieder ein gröberes Netzwerk II. Ordnung bilden. Diese gröberen Bündel sind meist abgeflacht und von zarten Bindegewebshäutchen umhüllt, in denen auch elastische Fasern vorkommen. Die Anordnung der durch Präparation makroskopisch darstellbaren gröberen Bündel gibt einen Einblick in die funktionelle Struktur des Myokards, die weiter unten dargestellt wird. Insgesamt bestehen im blutfrei gespülten Herzen etwa 70% des Volumens aus Muskelzellen und etwa 30% aus Bindegewebe und Blutgefäßen [3].

3.3 Epikard

Der beim Lebenden spiegelglatte Überzug des Herzens wird von einem *Mesothel* gebildet, das einer dünnen *Fibroelastika* aufsitzt. Darunter befindet sich eine Schicht von *subepikardialem Fettgewebe,* das nach innen mit dem interstitiellen Bindegewebe des Myokards in Verbindung steht (Abb. 10.3-19). Das subepikardiale Bindegewebe ist an verschiedenen Stellen unterschiedlich dick und füllt die Unebenheiten z. B. im Sulcus interventricularis anterior oder im Sulcus coronarius aus.

Das Epikard und das subepikardiale Bindegewebe werden von feinen Ästchen der Koronararterien mit Blut versorgt.

3.4 Funktioneller Bau des Herzmuskels

Nach Entfernung des Epikards kann man an der Herzmuskulatur bestimmte *Streichrichtungen* des Fasernetzes präparatorisch darstellen. Dabei zeigt sich, daß die Fasern der Ventrikelmuskulatur in Schraubentouren verlaufen. In erster Näherung entsteht hierdurch ein **Dreischichtenbau,** wie ihn auch andere Hohlmuskeln besitzen. So kann die Betrachtung von einer *äußeren Längs-,* einer *mittleren Ring-* und einer *inneren Längsschicht* ausgehen (Abb. 10.3-20).

Die **äußere Längsschicht** entspringt zum Teil vom Herzskelett, insbesondere von den Trigona fibrosa, und wird durch das Zustrahlen auf diese Ursprungszentren von ihrem Längsverlauf, den sie noch bei den Reptilien besaß, abgelenkt und schräg gestellt. Die Fasern verlaufen in linksgerichteten Schraubenzügen und strahlen zum Teil zur dünnwandigen Herzspitze, wo sie sich im Herzwirbel, *Vortex cordis,* umwenden, um als innere Längsfasern in einer rechtsgerichteten Schraube wieder aufzusteigen (Abb. 10.3-20). Die oberflächlichen Fasern tauchen nicht nur im Herzwirbel, sondern an der ganzen Kammerwand in die Tiefe und schließen sich der **Ringschicht** an, indem sie auf dem Weg dorthin immer flacher verlaufen (Abb. 10.3-20). Aus der Ringschicht, die an der linken Kammer besonders kräftig ist und hier auch als Triebwerk bezeichnet wurde, zweigen sich Fasern ab, die als innere Längsschicht in immer steilerem Verlauf wieder zu den Trigona fibrosa und den Ostienringen emporsteigen und dabei auch in die Papillarmuskeln und Trabeculae carneae einstrahlen. Da man die längsgerichteten Muskelbalken und Papillarmuskeln zur **inneren Längsschicht** rechnen muß, ist diese viel stärker und steiler als die äußere. So hängen die drei Schichten systemartig zusammen, und das Ganze stellt ein Raumnetz dar. Der Herzwirbel ist der engste Faserring, in dem die äußeren absteigenden Schraubenzüge sich in die inneren aufsteigenden umwenden. Hier liegt das Bauprinzip offen zutage. Präpariert man den Herzmuskel schichtweise über der linken Kammer, dann zeigt sich, daß die Fasern von außen nach innen immer flacher bis zur Ringschicht verlaufen. Von hier an werden sie wieder steiler bis zu den inneren Längszügen (Abb. 10.3-20a bis d).

In der **rechten Kammer** umgreifen oberflächliche und tiefe Faserschlingen das Trikuspidalostium und den Pulmonalkonus. Spitzenwärts vom vorderen Papillarmuskel umfassen steilver-

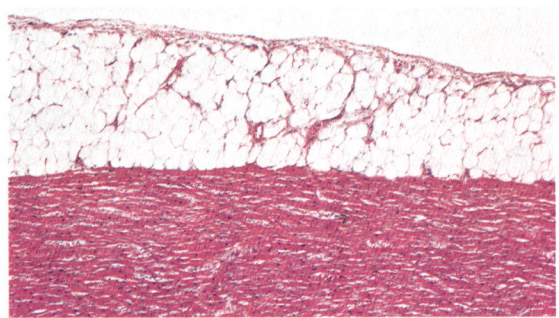

Abb. 10.3-19 Epikard des menschlichen Herzens. Beachte die breite subepikardiale Fettschicht (hell), die zwischen dem Myokard (rot, untere Hälfte) und dem epikardialen Mesothel mit Membrana fibroelastica (rote Grenzschicht, oben) gelegen ist. H. E.; Vergr. 35fach.

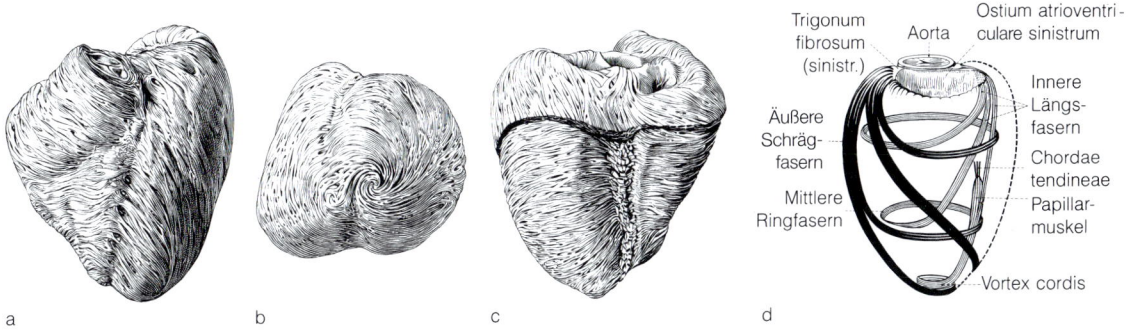

Trigonum fibrosum (sinistr.) — Aorta — Ostium atrioventriculare sinistrum
Äußere Schrägfasern
Mittlere Ringfasern
Innere Längsfasern
Chordae tendineae
Papillarmuskel
Vortex cordis

a   b   c   d

Abb. 10.3-20   Verlaufsweise der Herzmuskelfasern an der Kammer (a) von ventral; (b) von der Herzspitze aus; (c) von dorsal. Die oberflächliche Lage schrägverlaufender Fasern ist in (c) teilweise entfernt, so daß man die Ringschicht und das Einbiegen der Fasern in das Kammerseptum sieht; (d) Schema der Fasersysteme des linken Ventrikels.

laufende, tief und oberflächlich liegende, flachere Ringbündel die Austreibungsbahn. Der große vordere Papillarmuskel der rechten Kammer erhält aus diesen Ringschichten seine Wurzelfasern. Er stellt ein inneres Längssystem dar, das aus den Ringschichten abgelenkt ist. Die Kontraktion des vorderen Papillarmuskels – der zuerst erregt wird – führt zur endgültigen Entfaltung und Vordehnung der Einströmungsbahn. Dabei werden Wurzelfasern aus dem Ringsystem der Austreibungsbahn in ihn aufgenommen und bei der Entfaltung wieder in die Ringsysteme zurückgegliedert.

Die oberflächlichen Ringfasern umhüllen beide Ventrikel gemeinsam, die tiefen umkreisen jede Kammer für sich, indem sie die Scheidewand einbiegen. Diese enthält daher im Innern sagittale Züge, an den seitlichen Abhängen längs verlaufende Fasern.

Die **oberflächlichen Schraubenfasern** verlaufen links steiler als rechts. Eine besondere Zuordnung zeigt die Muskulatur zum **Conus arteriosus,** der von den äußeren Schichten quer umgriffen wird. Diese Züge sind Reste der alten Bulbusmuskulatur und werden auf der Rückseite der Pulmonaliswurzel durch einen Sehnenstreifen (Konussehne) unterbrochen. Die Konusmuskeln, die an der inneren Oberfläche Längszüge bilden, verengen das Ausflußrohr erst am Ende der Systole.

An den **Vorhöfen,** die motorisch wenig leisten, ist die Muskulatur nur schwach entwickelt. Außen liegen horizontale Züge, die beide Vorhöfe quer verbinden, darunter befinden sich Fasern, die hufeisenförmig über das Dach der Vorhöfe von vorn nach hinten ziehen. Die Lungenvenen werden bis zum Ansatz des Herzbeutels von zirkulären Fasern umzogen, ebenso der Sinus coronarius. An der oberen Hohlvene steigen schlingenförmig verlaufende Fasern in die Höhe. Auf der Innenseite des rechten Vorhofs erscheinen ausgeprägte Muskelzüge, die der Crista terminalis entsprechen, den Limbus der Fossa ovalis umziehen und den Mm. pectinati zugrunde liegen. Im ganzen ziehen an beiden Vorhöfen die stärksten Fasern vom Vorhofdach radiär zu den venösen Ostien.

3.5   Erregungsbildungs- und Erregungsleitungssystem

Im Myokard gibt es **spezifische Muskelfasern,** die sich durch Bau und Funktion von denen der Arbeitsmuskulatur unterscheiden. Sie sind in manchen Regionen des Herzens dicker, in anderen dünner, aber stets bedeutend sarkoplasmareicher und fibrillenärmer als die benachbarten Myozyten der Arbeitsmuskulatur. Histochemisch sind sie durch einen besonderen Glykogenreichtum charakterisiert (vgl. Kap. 4.5.4.4). Funktionell zeichnen sie sich durch die **Fähigkeit zur spontanen, rhythmischen Erregungsbildung und -fortleitung** aus. Die spezifischen Fasern der Herzmuskulatur werden von der Arbeitsmuskulatur unterschieden und in ihrer Gesamtheit als Erregungsbildungs- und Erregungsleitungssystem, *Systema conducens cordis*, bezeichnet. Die spezifischen Fasern verlaufen großenteils in **Bündeln,** sind jedoch an zwei Stellen zu **knotenförmigen Gebilden** mit komplizierter Binnenstruktur und elektrophysiologischen Besonderheiten konzentriert [3].

Das Erregungsbildungs- und -leitungssystem ist für den regelrechten Ablauf der rhythmischen Kontraktionen des Herzens von großer Bedeutung. Es besteht aus verschiedenen Abschnitten, die beim Menschen wie folgt angeordnet sind:

In unmittelbarer Nachbarschaft zur Einmündungsstelle der V. cava superior in den rechten Vorhof liegt der **Sinusknoten,** *Nodus sinu-atrialis,* der nach seinen Erstbeschreibern vielfach auch KEITH-FLACKscher Knoten genannt wird. Es handelt sich um ein kleines, spindelförmiges Gebilde, das präparatorisch nicht immer darstellbar ist. Es besteht aus kreuz- und querverlaufenden, spezifischen Muskelfasern und wird von einem eigenen Arterienzweig erreicht. In diesem Knoten werden unter normalen Umständen regelmäßig etwa 60–80 Erregungen pro Minute gebildet und über dünne Bündel des Erregungsleitungssystems an die Arbeitsmuskulatur sowohl des rechten wie des linken Vorhofes weitergeleitet (Abb. 10.3-21). Der Sinusknoten wird deshalb auch als **Schrittmacher** für die Herzaktion bezeichnet.

Es besteht Unklarheit darüber, ob die im Sinusknoten entstehenden Erregungen sich ausschließlich über die Arbeitsmuskulatur des Vorhofes ausbreiten oder ob es innerhalb der Arbeitsmuskulatur einzelne, morphologisch charakterisierbare Faserzüge gibt, die eine höhere Leitungsgeschwindigkeit besitzen und so eine unmittelbare Verbindung zwischen dem Sinusknoten und der nächsten Station des Erregungsbildungs- und Erregungsleitungssystems, dem Atrioventrikularknoten, herstellen.

Die Literatur gibt zu dieser Frage keine klare Auskunft. Von verschiedenen Autoren sind innerhalb der Arbeitsmuskulatur einzelne Faserzüge beschrieben worden, die sich präparatorisch darstellen lassen und in denen spezifische Muskelfasern vorkommen sollen. Von diesen Autoren werden vor allem drei nach ihren Erstbeschreibern benannte Faserzüge (WENCKEBACH-Bündel, THOREL-Bündel, BACHMANN-Bündel) als spezifische, schnell leitende Strukturen in der Vorhofmuskulatur angesehen. Andere Autoren hingegen sind der Meinung, daß diese Faserzüge nicht als besondere Bahnen beschrieben werden können, da ihnen eine eigene bindegewebige Umhüllung fehlt. Die Klärung der Frage ist dadurch erschwert, daß die Morphologie der erregungsleitenden Faserzüge in der Vorhofmuskulatur verschiedener Spezies erhebliche Unterschiede aufweist, so daß tierexperimentelle Untersuchungen nicht ohne weiteres auf die Verhältnisse beim Menschen übertragen werden können [Lit. bei 3].

Die zweite Station des Erregungsbildungs- und Erregungsleitungssystems ist der **Atrioventrikularknoten,** *Nodus atrioventricularis,* oder nach seinen Entdeckern ASCHOFF-TAWARAscher Knoten. Er liegt an der Vorhof-Kammergrenze im Septum interatriale des rechten Vorhofs, und zwar unmittelbar über dem Trigonum fibrosum dextrum zwischen der Einmündung des Sinus coronarius und dem septalen Segel der Trikuspidalklappe. Auch dieser Knoten läßt sich makroskopisch nicht immer darstellen. Aus dem Atrioventrikularknoten gehen Reizleitungsfasern für die Erregung der Kammermuskulatur hervor, das sog. **HISsche Bündel,** *Fasciculus atrioventricularis.* Der bis zu 4 mm dicke Stamm dieses Bündels,

Truncus fasciculi atrioventricularis, durchsetzt das bindegewebige Trigonum fibrosum dextrum in Richtung auf die Ventrikel und bildet die einzige aus Muskelfasern bestehende Brücke zwischen dem Myokard der Vorhöfe und der Kammern.

Das **HISsche Bündel** erreicht auf der Ventrikelseite rechts neben dem Septum membranaceum die obere Kante der muskulösen Scheidewand, zieht hier nach vorne und teilt sich dann in einen rechten und linken Schenkel, *Crus dextrum et sinistrum* (Abb. 10.3-21). Der **rechte Schenkel** verläuft nach Abzweigung des linken noch ein Stück weiter nach vorn. Dann ziehen seine Fasern hinter dem septalen Papillarmuskel im Bogen nach abwärts und erreichen über das Moderatorband den großen M. papillaris anterior. Ein Teil der Erregungsleitungsfasern endet hier, indem sie in die Arbeitsmuskulatur des Herzens übergehen. Andere steigen am Beginn des Moderatorbandes rückläufig an den Innenwänden wieder zur Herzbasis empor und strahlen in die Trabekel ein. Ein kleines Bündel wendet sich am Fußpunkt des Papillarmuskels zurück ins Moderatorband und erreicht auf diese Weise den unteren Abschnitt der pulmonalen Ausflußbahn. Dieser Faserverlauf erklärt die Tatsache, daß sich bei der Systole des Ventrikels die Papillarmuskeln zuerst und vor der Kammerbasis kontrahieren.

Der **linke Schenkel** (Abb. 10.3-22) des HISschen Bündels breitet sich am linken Abgang der Kammerscheidewand fächerförmig aus. Die platten Bündel streben, oft in zwei Hauptzüge geordnet, zu den Fußpunkten der vorderen und hinteren Papillarmuskelgruppe. Die bogigen Muskelbalken, mit deren Hilfe sie die Höhle durchqueren, sind netzig verzweigt. Manchmal ziehen die Fasern des Erregungsleitungssystems ohne Leitmuskel als **falsche Sehnenfäden** zu den Papillarmuskeln.

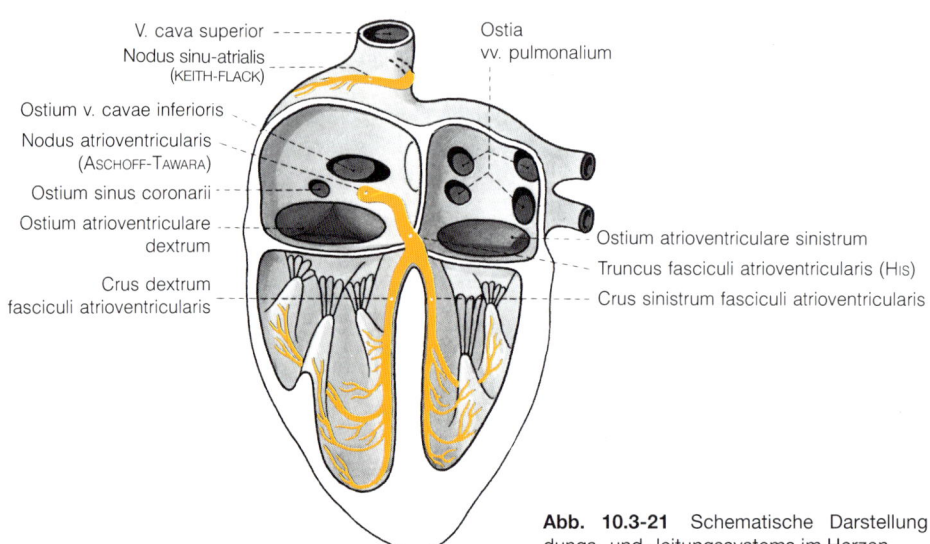

Abb. 10.3-21 Schematische Darstellung des Erregungsbildungs- und -leitungssystems im Herzen.

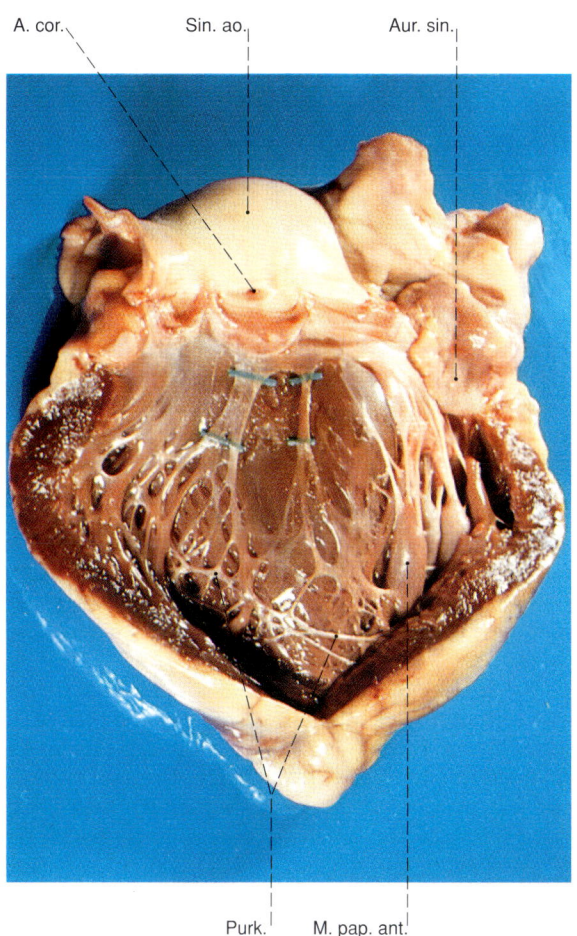

A. cor.   Sin. ao.   Aur. sin.

Purk.   M. pap. ant.

Abb. 10.3-22   Präparatorische Darstellung der aus dem linken Schenkel des Hisschen Bündels hervorgehenden Hauptzüge des Erregungsleitungssystems (grün unterlegt) in der septalen Wand des linken Ventrikels. A. cor. = Abgangsstelle der A. coronaria sinistra; darunter sieht man die Aortenklappen; Aur. sin. = Auricula sinistra; M. pap. ant. = M. papillaris anterior; Purk. = Purkinje-Fäden; Sin. ao. = Sinus aortae. (Original: Prof. J. W. Rohen, Erlangen)

Während die spezifischen Muskelfasern des Erregungsleitungssystems im Stamm des Hisschen Bündels, und beim Menschen auch noch in den anfänglichen Abschnitten seiner beiden Schenkel, dünner sind als die Fasern der Arbeitsmuskulatur, beginnt in der Wand des Septums eine Verlaufsstrecke, in der sie dicker werden. Sie liegen dann vielfach subendothelial und sind, da sie von einer eigenen Bindegewebshülle umgeben sind, schon mit bloßem Auge von den Fasern der Arbeitsmuskulatur zu unterscheiden. Diese peripheren Fasern des Erregungsleitungssystems wurden schon 1845 von Purkinje entdeckt und tragen seither seinen Namen (Abb. 10.3-22).

Die im Sinusknoten gebildeten Erregungen gelangen entweder über die Arbeitsmuskulatur der Vorhöfe oder über eigene Faserbündel mit höherer Leitungsgeschwindigkeit zum Atrioventrikularknoten. Hier erfolgt dann zunächst eine Verzögerung, die verhindert, daß sich die Kammern bereits kontrahieren, während sie noch durch die systolische Kontraktion der Vorhofmuskulatur gefüllt werden. Anschließend wird die Erregung mit einer Geschwindigkeit von ca. 2 m/sec über das Hissche Bündel und seine Ausläufer zur Kammermuskulatur weitergeleitet, in der sie sich auf myokardialem Wege mit einer Geschwindigkeit von 1 m/sec weiter ausbreitet.

Obwohl alle Abschnitte des Erregungsbildungs- und -leitungssystems in der Lage sind, Reize zu bilden, nimmt die Frequenz der rhythmisch gebildeten Erregungen mit zunehmender Entfernung vom Sinusknoten ab. Unter normalen Verhältnissen werden daher die distalen Abschnitte von dem rascher entladenden Zentrum des Sinusknotens so überspielt, daß der Schrittmacher die Führung behält und die Schlagfrequenz des ganzen Herzens bestimmt. Unter krankhaften Bedingungen kann es aber zu Störungen der Erregungsausbreitung innerhalb des Herzens kommen. Dann können neben dem Schrittmacher auch sekundäre und tertiäre Zentren der Erregungsbildung in Aktion treten und je nach Ort der Unterbrechung zu sehr verschiedenartigen Störungen Anlaß geben, die sich mit Hilfe des Elektrokardiogramms analysieren lassen. Kommt es, z. B. durch Veränderungen im Hisschen Bündel, zu einer Unterbrechung der Erregungsleitung vom Vorhof auf die Kammer (sog. totaler Herzblock), so kann die Automatie der Kammermuskelkontraktionen von einem Zentrum im ventrikulären Abschnitt des Erregungsleitungssystems übernommen werden. Vorhöfe und Kammern schlagen dann unabhängig voneinander mit unterschiedlicher Frequenz und mit verminderter Effektivität.

3.6   Herzaktion

Das Herz des gesunden Menschen schlägt etwa 60- bis 70mal in der Minute. Bei jedem Herzschlag werden die verschiedenen Abschnitte der Muskulatur nicht gleichzeitig erregt. Vielmehr wird die Tätigkeit der in Schraubentouren angeordneten Herzmuskulatur durch das Erregungsbildungs- und Erregungsleitungssystem dergestalt koordiniert, daß ein komplizierter Bewegungsablauf entsteht, der dem Herzen die Eigenschaften einer kombinierten Druck- und Saugpumpe verleiht. Dabei wird die Kontraktion der Kammermuskulatur **Systole** und ihre Erschlaffung **Diastole** genannt.

Die normale Herzaktion läuft wie folgt ab: Eine im Sinusknoten gebildete Erregung breitet sich über die Muskulatur beider Vorhöfe aus und bewirkt deren Kontraktion. Diese Kontraktion trägt dazu bei, daß durch die geöffneten Segelklappen Blut aus den Vorhöfen in die Kammern gelangt.

Die am Atrioventrikularknoten angekommene Erregung des Schrittmachers wird mit einer gewissen Verzögerung über den Fasciculus atrioventricularis des Erregungsleitungssystems und seine beiden Schenkel an die Kammermuskulatur weitergeleitet und führt zur Kontraktion der Kammermuskulatur **(Beginn der Systole).** Die Erregung wird dabei durch die Anordnung der Purkinje-Fasern so geleitet, daß die subendokardialen Muskelschichten an der Herzspitze und die großen Papillarmuskeln zuerst erreicht werden und sich zuerst kontrahieren.

Die zunächst isometrische Kontraktion der Ventrikelmuskulatur erzeugt den **ersten Herzton** und führt zum Schluß der Mitral- und der Trikuspidalklappe. Etwa 20–30 Millisekunden später übertrifft der Blutdruck in den Ventrikeln den Druck in der Aorta bzw. in der Pulmonalis: die Taschenklappen springen auf, und es beginnt die Austreibungsphase. Dabei bewirkt die von der Herzspitze zur Basis fortschreitende Kontraktion der schraubig verlaufenden Ventrikelmuskulatur das Auswerfen des Blutes in die Aorta und in die Pulmonalis. Gleichzeitig kommt es durch die Kontraktion der Ventrikelmuskulatur zu einem Tiefertreten der Ventilebene (s. Abb. 10.3-17).

Hierdurch werden die Vorhöfe, deren Muskulatur inzwischen erschlafft ist, entfaltet, und neues Blut wird aus den großen, herznahen Venen in die Vorhöfe eingesaugt.

Mit dem anschließenden Erschlaffen der Kammermuskulatur **beginnt die Diastole.** Der Ventrikeldruck sinkt. Sobald er geringer wird als der Druck in den großen Gefäßen, werden die Taschenklappen wieder geschlossen **(zweiter Herzton).** Kurz darauf unterschreitet der Blutdruck in den Ventrikeln auch den Druck in den Vorhöfen. Die Segelklappen öffnen sich und lassen neues Blut aus den Vorhöfen in die Kammern gelangen.

Bedingt durch das Erschlaffen der Kammermuskulatur und durch die elastischen Kräfte in dem an seinen Gefäßen befestigten Herzen tritt die Ventilebene während der Diastole wieder nach oben. Sie wird dabei gewissermaßen über die Blutsäule hinweggezogen, die so aus den Vorhöfen in die sich erweiternden Ventrikel gelangt. Gegen **Ende der Diastole** führt alsdann eine neue Erregung aus dem Sinusknoten zu einer erneuten Kontraktion der Vorhofmuskulatur und leitet damit den nächsten Zyklus ein.

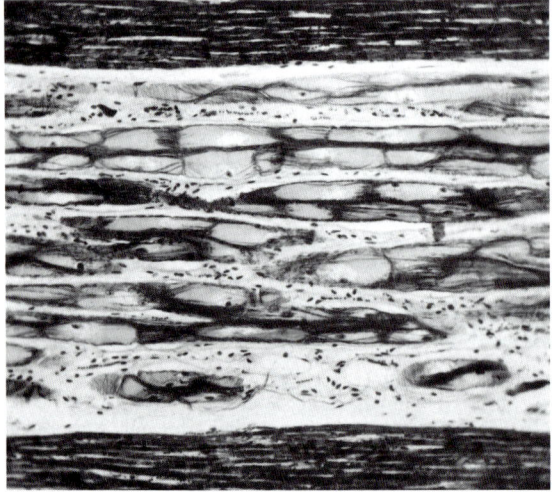

Abb. 10.3-23 Purkinje-Fasern im Moderatorband des Schafherzens. Oben und unten ist Arbeitsmuskulatur getroffen. (Original: Dr. Asami)

4 Endokrine Funktion des Herzens

W. Forssmann

4.1 Hormonbildung in der Vorhofmuskulatur

Das Herz ist nicht nur ein in dauernder Tätigkeit befindlicher und zur Autorhythmie befähigter Muskel, sondern gleichzeitig auch ein endokrines Organ. Schon bei erster elektronenmikroskopischer Untersuchung am Herzen waren in den Myozyten der Vorhöfe membranumhüllte Granula aufgefallen, deren Natur und Funktion jedoch lange Zeit unklar blieb. Erst Anfang der achtziger Jahre konnte dann von mehreren Arbeitsgruppen fast gleichzeitig nachgewiesen werden, daß in diesen Granula ein von den Myozyten selbst gebildetes Hormon gespeichert wird [7]. Dieses Hormon, das **atriale natriuretische Peptid** (ANP) (oder synonym: Cardiodilatin [CDD] bzw. Atriopeptid), wird bei vermehrter Volumenfüllung der Vorhöfe als Folge eines Dehnungsreizes durch Exozytose freigesetzt. Es bewirkt eine vermehrte Ausschüttung von Wasser und Natrium durch die Niere.

Die hormonbildenden **myoendokrinen Zellen** sind vorwiegend in den dünnwandigen, trabekulären Abschnitten der Vorhöfe lokalisiert und bilden hier einen zusammenhängenden, organartigen Komplex (Abb. 10.3-24). Sie besitzen im Gegensatz zu den Zellen der Ventrikelmuskulatur einen gut ausgebildeten sekretorischen Apparat, der meist in einer sarkoplasmareichen, myofibrillenarmen Zone an den Polen der Zellkerne gelegen ist. Hier finden sich neben dem Golgi-Apparat und rauhem endoplasmatischen Retikulum auch die meisten spezifischen Granula. Reife Granula wandern dann in die Nähe der Plasmamembran und werden auf einen entsprechenden Reiz hin durch Exozytose freigesetzt.

4.2 Molekularbiologie und weiteres Vorkommen der Herzhormone

Molekularbiologische Daten über das endokrine Herz sind gut erarbeitet: Das Herzhormon Cardiodilatin/ atriales natriuretisches Peptid (CDD/ANP) wird von einer DNA-Sequenz auf Chromosom 1 in Position p32 bis p34 exprimiert (vgl. Abb. 2.14-8). Es entsteht eine mRNA, aus der 151 Aminosäuren für das Präprohormon abgelesen werden. Nach Abspaltung einer Signalsequenz im Golgi-Apparat wird das Prohormon aus 126 Aminosäuren (CDD/ANP-1-126) in den Sekretgranula gespeichert. Von diesem Prohormon wird ein biologisch aktives CDD/ANP-99-126, also von 28 Aminosäuren, abgespalten. Dieser Vorgang läuft während der Exozytose (Freigabe des Hormons aus den Sekretgranula in das Interstitium) ab. Das im Blut zirkulierende Hormon (CDD/ANP-99-126) steuert neben dem Kontraktionszustand bestimmter, regionaler Gefäßabschnitte die Ausscheidung der Niere und hat noch weitere wichtige Einflüsse in der Körperhomöostase. Die Nierenausscheidung ist wahrscheinlich besonders durch die verstärkte

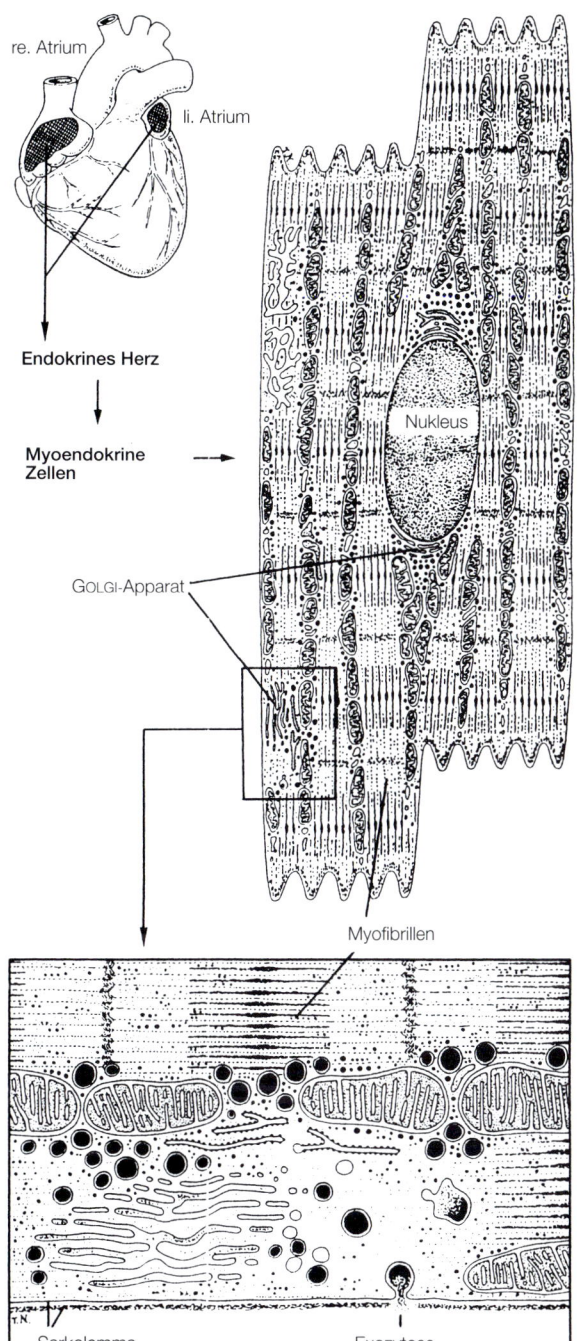

re. Atrium

li. Atrium

Endokrines Herz

Myoendokrine Zellen

Nukleus

GOLGI-Apparat

Myofibrillen

Sarkolemma   Exozytose

Abb. 10.3-24 Schematische Darstellung der Hormonbildung im Herzen. Die myoendokrinen Zellen sind vorwiegend in der dünnen Wand der beiden Herzohren lokalisiert (oben links). In diesen Zellen (Mitte) befindet sich beiderseits des Zellkernes in einem plasmareichen Bezirk ein sekretorischer Apparat. Hier werden die Hormongranula gebildet, die dann zur Kernmembran wandern und durch Exozytose freigesetzt werden (unten). (Aus FORSSMANN et al. [7])

leitungssystems Peptidhormone, deren Funktion unklar ist. Neben dem CDD/ANP kennen wir neuerdings sehr ähnlich aussehende Peptide, die ebenfalls auch in Myokardzellen synthetisiert werden. Sie werden als BNP (brain natriuretic peptide) und CNP (C-Typ) bezeichnet. Bei Herzerkrankungen kann die Produktion von Herzpeptiden auch im Ventrikelmyokard beobachtet werden, und die Hormonspiegel im Blut sind dramatisch erhöht.

5 Nervenversorgung des Herzens

5.1 Allgemeines

Obwohl das Herz infolge seiner Fähigkeit zur myogenen Erregungsbildung und -leitung autonom schlägt (Autorhythmie des Herzens), unterliegt es doch in starkem Maße der **Steuerung durch das Nervensystem,** das über die Herznerven sowohl die Schlagfrequenz (*chronotrope* Wirkung) als auch die Kraftentfaltung bei der Systole (*inotrope* Wirkung) und die Länge der Überleitungszeit (*dromotrope* Wirkung) zu beeinflussen vermag.

Die **Herznerven** (Abb. 10.3-25) kommen aus dem Sympathikus und Parasympathikus und führen **autonom efferente** sowie **viszerosensible afferente** Fasern. Die afferenten Fasern werden zum Teil auch über den N. phrenicus geleitet. In unmittelbarer Nähe des Herzens bilden die Herznerven ein unentwirrbares Geflecht, den *Plexus cardiacus,* in den größere oder kleinere Gruppen von Nervenzellen eingelagert sind und in dem sich sympathische und parasympathische Anteile nicht mehr unterscheiden lassen.

Die Ausläufer des Plexus cardiacus treten in die Wand des Herzens ein. Sie umspinnen die Arbeitsmuskulatur und vor allem das Erregungsbildungs- und Erregungsleitungssystem. Sie endigen vielfach in feinsten Varikositäten, in denen Transmittersubstanzen nachgewiesen sind. Endplatten, wie sie in der Skelettmuskulatur ausgebildet sind, fehlen in der Herzmuskulatur, die in dieser Beziehung eher der glatten Muskulatur gleicht.

Neben den undifferenzierten Nervenendigungen, die aufgrund ihres Gehalts an Acetylcholin bzw. Noradrenalin und Neuropeptid Y zu efferenten Fasern gehören, finden sich vor allem in der Nähe des Erregungsbildungs- und -leitungssystems sowie unter dem Endo- und Epikard zahlreiche kompliziert gestaltete Endformationen. Dabei handelt es sich vermutlich um Rezeptoren für viszerosensible Erregungen aus dem Herzen, die zum Teil über markhaltige Nervenfasern geleitet werden.

5.2 Äste aus dem Sympathikus

Aus dem Sympathikus entspringen in der Regel drei große Äste, die als **N. cardiacus cervicalis superior, medius** und **inferior** zum Plexus cardiacus ziehen. Der *N. cardiacus cervicalis superior* entspringt weit oben am Hals aus dem kaudalen Rand des Ggl. cervicale superius und zieht außerhalb der Scheide des Ge-

Durchblutung verursacht, die zu einer erhöhten Filtration in den Nierenkörperchen führt.

Neben den myoendokrinen Zellen in den Vorhöfen bilden bei vielen Spezies auch die Fasern des Erregungs-

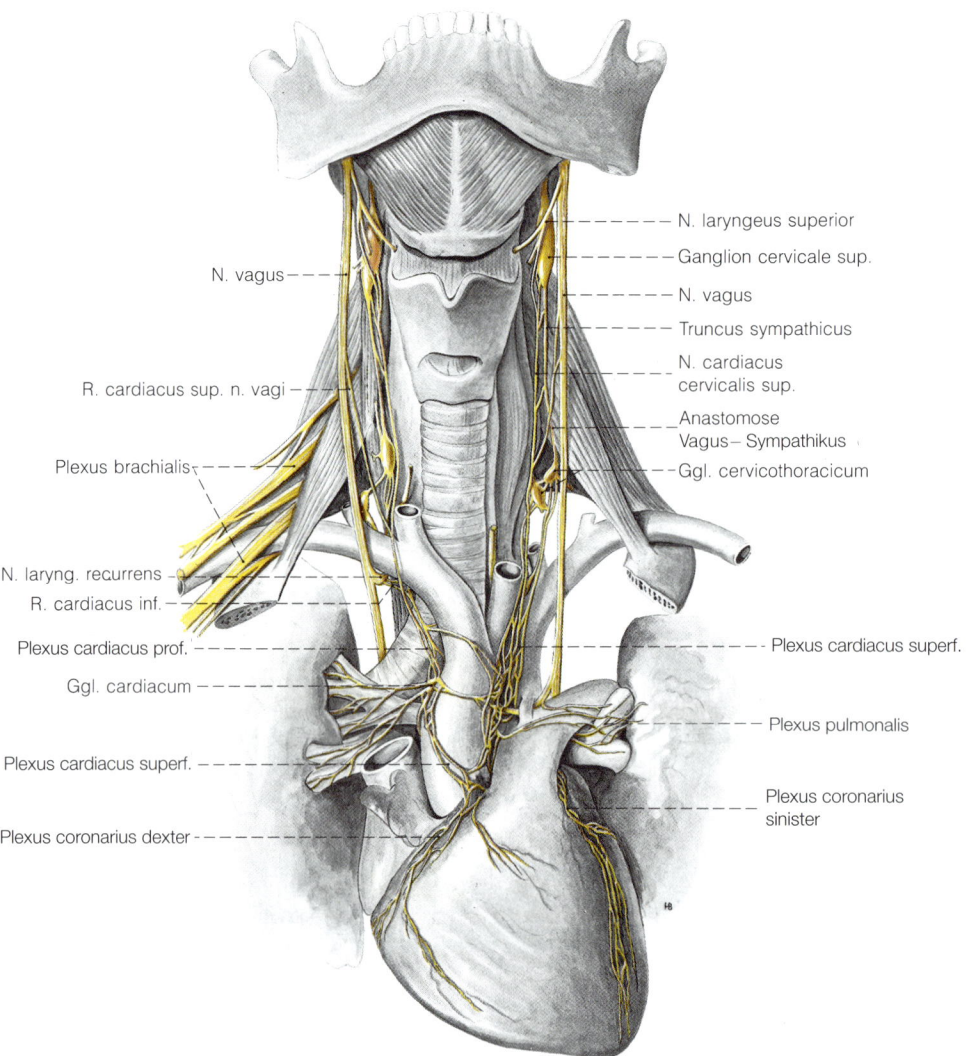

N. laryngeus superior

Ganglion cervicale sup.

N. vagus

Truncus sympathicus

N. cardiacus
cervicalis sup.

Anastomose
Vagus– Sympathikus

Ggl. cervicothoracicum

Plexus cardiacus superf.

Plexus pulmonalis

Plexus coronarius
sinister

N. vagus

R. cardiacus sup. n. vagi

Plexus brachialis

N. laryng. recurrens

R. cardiacus inf.

Plexus cardiacus prof.

Ggl. cardiacum

Plexus cardiacus superf.

Plexus coronarius dexter

Abb. 10.3-25   Die Nervenäste zum Herzen aus dem N. vagus und aus dem Truncus sympathicus. Beachte, daß die Äste aus dem N. vagus Rami, die Äste aus dem Truncus sympathicus aber Nervi genannt werden. (Nach TANDLER [28])

fäß-Nervenstranges dorsal von der A. carotis communis nach kaudal. Der *N. cardiacus cervicalis medius* geht mit einer oder mehreren Wurzeln aus dem Ggl. cervicale medius hervor. In der Regel zieht er dorsal des Gefäß-Nervenstranges nach kaudal und verbindet sich bald mit dem N. cardiacus cervicalis superior. Der unterste Herznerv, *N. cardiacus cervicalis inferior,* geht mit mehreren Wurzeln aus dem Ggl. cervicale inferius und aus den oberen Thorakalganglien hervor.

Die Herznerven des Sympathikus führen postganglionäre autonome Fasern, deren präganglionäre Fasern nach klinischen Befunden vorwiegend aus den Rückenmarkssegmenten Th$_1$–Th$_4$ stammen [9]. In den Nn. cardiaci verlaufen weiterhin afferente viszerosensible Fasern, deren Perikaryen in zervikalen und thorakalen Spinalganglien liegen, sowie parasympathische Fasern, die auf dem Wege über die auf mehreren Ebenen vorhandenen Anastomosen mit dem N. vagus eintreten können.

Reizung der sympathischen Herznerven bewirkt über eine vermehrte Ausschüttung von Katecholaminen eine hauptsächlich durch β$_1$-Rezeptoren (vgl. Abb. 2.2-13) vermittelte Beschleunigung des Herzschlages, eine Verstärkung der systolischen Kraftentfaltung und eine Verkürzung der atrioventrikulären Überleitungszeit (positiv chronotrope, inotrope und dromotrope Wirkung des Sympathikus).

5.3   Äste aus dem Parasympathikus

Die parasympathischen Fasern für das Herz stammen aus dem rechten und linken N. vagus. Der Stamm des Nerven gibt schon in seiner oberen Verlaufsstrecke kurz unterhalb des Ggl. nodosum 2–3 Äste ab, die als *Rr. cardiaci cervicales superiores* den Gefäß-Nervenstrang des Halses außerhalb seiner bindegewebigen Scheide an der medialen Seite begleiten. Die Hauptmasse dieser Fasern zieht zum Plexus cardiacus, doch geben die Rr. cardiaci cervicales superiores auch Fasern zum Plexus thyroideus und benachbarten vegetativen Geflechten ab. Weitere Vagusfasern zweigen als *Rr. cardiaci cervicales medii* in der Mitte des Halses und wieder andere als *Rr. cardiaci cervicales inferiores* im Bereich der Umbiegungsstelle des N. recurrens vom N. vagus ab. Der Plexus cardiacus erhält außerdem Zufluß aus dem Brustbereich des N. vagus.

Die dem Vagus entstammenden Herznerven enthalten efferente parasympathische Fasern aus dem Hirnstamm sowie afferente viszerosensible Fasern, deren Perikaryen im Ggl. nodosum und, vor allem, im Ggl. jugulare liegen. Weiterhin ist es möglich, daß wegen der zahlreichen, bereits erwähnten Anastomosen mit dem Sympathikus in den Herzästen des N. vagus auch sympathische Fasern verlaufen.

Reizung des N. vagus bedingt durch vermehrte Ausschüttung von Acetylcholin eine durch muskarinerge M_2-Rezeptoren (vgl. Abb. 2.2-14) vermittelte Abnahme der Herzfrequenz und eine Verlängerung der Überleitungszeit (negative chronotrope und dromotrope Wirkung). Dabei bewirkt eine Reizung des rechten Vagus vor allem eine Beeinflussung der Frequenz und eine Reizung des linken Vagus eine Beeinflussung der Überleitungszeit. Dieses Verhalten läßt sich dadurch erklären, daß im Plexus cardiacus die Fasern des rechten Vagus vorwiegend zum rechten Vorhof und damit zum Sinusknoten gelangen, während der Atrioventrikularknoten eher von Fasern aus dem linken N. vagus erreicht wird.

5.4   Plexus cardiacus

Die Herznerven des Sympathikus und Parasympathikus verzweigen sich oberhalb des Aortenbogens, bilden auf jeder Seite zahlreiche Anastomosen und gehen schließlich in das Herzgeflecht, *Plexus cardiacus*, über. Hier läßt sich ein **oberflächlicher,** ventral auf der Aorta gelegener und ein **tiefer Anteil** unterscheiden. Die oberflächlichen Abschnitte des Plexus cardiacus werden vornehmlich von Fasern der linken Herznerven gespeist, während der tiefer gelegene Plexus cardiacus profundus von beiden Seiten Fasern erhält. Von ihm gehen die eigentlichen Herzäste ab, die wiederum in zwei Gruppen zerfallen. Die eine gelangt in die Kranzfurche und begleitet als *Plexus coronarius dexter et sinister* die Koronararterien (Abb. 10.3-25), während die zweite, kleinere Portion in die Furche zwischen V. cava superior und V. pulmonalis dextra superior eintritt und von hier aus an die Rückwand der Vorhöfe gelangt [10].

In das Geflecht des Plexus cardiacus sind Nervenzellen eingelagert, die makroskopisch sichtbare Gebilde wie das eigens benannte *Ganglion cardiacum* (Ggl. WRISBERGI) und mikroskopisch kleine Ansammlungen bilden. Zu den letzteren gehören die *Paraganglia aortica* und *supracardialia*, die an der Vorderseite des Aortenbogens bzw. am Abgang der linken Koronararterie und im Bindegewebe zwischen Aorta und Truncus pulmonalis bis hin zum *Lig. arteriosum* liegen. Sie werden als Druckrezeptoren angesehen.

Weitere mikroskopisch kleine Ansammlungen von Ganglienzellen finden sich **innerhalb des Herzens** vor allem subepikardial in der Wand der Vorhöfe in Nähe der Einmündungsstellen der großen Gefäße sowie im Septum interatriale [16]. In diesen kleinen Ganglien sind auch beim Menschen neben den klassischen Transmittersubstanzen Acetylcholin bzw. Noradrenalin das vasoaktive intestinale Peptid (VIP), Neuropeptid Y und Substanz P nachgewiesen worden [30]. In Tierversuchen (Hund) konnten an intrakardialen Ganglien in der Nähe des Sinusknotens Einzelzellableitungen vorgenommen werden. Die Ergebnisse dieser Untersuchungen deuten darauf hin, daß die kleinen intrakardialen Ganglien modulierend auf die vagalen Efferenzen einwirken [31].

Die feinen Nervenäste des Plexus cardiacus enthalten nicht nur autonom efferente, sondern auch afferente **viszerosensible Fasern.** Es besteht kein Zweifel, daß ein großer Teil dieser Fasern, vor allem aus den Barorezeptoren, über den N. vagus läuft. Die Perikaryen liegen im Ggl. nodosum und jugulare und die zentralen Fortsätze projizieren in den Hirnstamm. Andere viszerosensible Fasern, vor allem Schmerzfasern, haben jedoch ihren Ursprung in Perikaryen, die nach klinischen Be-

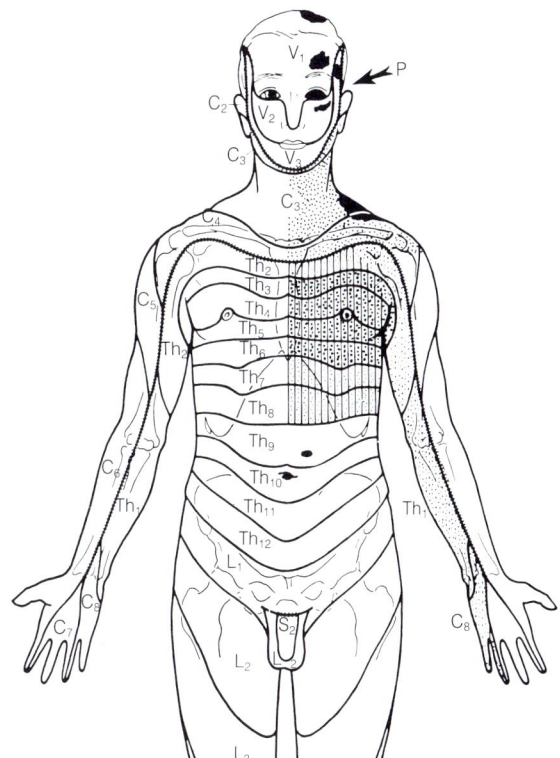

Abb. 10.3-26   Reflektorische und algetische Krankheitszeichen des Herzens. Schema der segmentalen Verteilung von Hyperalgesie (HEADsche Zone), oberflächlicher Spannungsvermehrung in Haut und Muskulatur, vasomotorischen Phänomenen, Piloarrektion und anderen reflektorischen Zeichen. Typische Maximalpunkte der oberflächlichen und tiefen Hyperalgesie und homolateralen Mydriasis (Pfeil P weist auf die Pupille, schwarz). Die betroffenen Segmentzonen sind entsprechend der Stärke der diagnostizierten reflektorischen und algetischen Zeichen durch Punktierung, Schraffur und Schwärzung gekennzeichnet. (Aus HANSEN-SCHLIACK [9])

funden vornehmlich auf der linken Seite in den sensiblen Ganglien der **Rückenmarkssegmente C_3–C_4** und **Th_2–Th_7** liegen. Die zentralen Fortsätze der pseudounipolaren Zellen in den Spinalganglien treten in die Hinterwurzeln dieser Segmente ein, aus denen sich entwicklungsgeschichtlich das Material für das Herz herleitet.

Die Projektion der Schmerzfasern des Herzens in die Zervikal- und Thorakalsegmente des Rückenmarks erklärt die bei Erkrankungen des Herzens, z.B. **Herzinfarkt,** häufig zu beobachtende Projektion des Schmerzes auf die linke Schulter und in den linken Arm (HEADsche Zone) sowie das Auftreten vasomotorischer und anderer autonom-reflektorischer Zeichen im Bereich der von den betreffenden Segmenten innervierten Regionen des Körpers. Abb. 10.3-26 zeigt die Verteilung dieser Phänomene, wie sie sich bei subtiler Untersuchung zahlreicher klinischer Fälle ergibt. Näheres zur autonomen Innervation s. Band II, Kap. 16.20.

6 Gefäße des Herzens

6.1 Koronararterien

Die Ernährung des Herzens erfolgt durch eigene Gefäße, die nach der Lage ihrer Hauptstämme in der Kranzfurche als **Kranzgefäße** oder **Koronargefäße** bezeichnet werden.

Bei den Amphibien, deren Herzkammer aus einem lockeren Muskelschwamm besteht, wird das Myokard noch von den Herzhöhlen her durch Diffusion aus dem gemischten Blut versorgt. Daher kann ein Froschherz im Gegensatz zum Warmblüterherzen auch außerhalb des Körpers längere Zeit von diesem Blut ernährt werden und weiterschlagen. Erst wenn bei den höheren Tieren die Herzmuskulatur kompakt wird und die Kammer sich teilt, treten eigene Gefäße auf. Die Kranzarterien entspringen vorn aus der Aorta, die Kranzvenen fließen hinten zum Sinus coronarius zusammen, so daß sich die Hauptstämme auf zwei Pole verteilen und einander nicht durch Überlagerung stören.

Die großen Gefäße betten sich in die natürlichen Furchen zwischen Vorhof und Kammer. Anders als beim Skelettmuskel, bei dem sich die Gefäße von einem Punkt aus in das Innere verteilen, bilden die Koronararterien dicht unter der Oberfläche ein Netz, von dem aus zahlreiche Äste in die Tiefe dringen. Der Blutumlauf über die Kranzarterien stellt den kürzesten Kreislauf des Körpers dar. Histologisch unterscheidet sich die Struktur der Koronararterien insofern von der anderer Arterien gleichen Kalibers, als ihre Wand mehr längs verlaufende Muskelfasern und eine besonders dicke Intima besitzt.

Die **linke Kranzarterie,** *A. coronaria sinistra,* entspringt an dem *Sinus aortae* (VALSALVA) über der linken Taschenklappe. Der kurze Stamm verläuft in Fett eingebettet zwischen der Pulmonalis und dem linken Herzohr und teilt sich bald in einen *R. interventricularis anterior,* der in der vorderen Längsfurche der Herzspitze zustrebt, und einen *R. circumflexus,* der in der Kranzfurche weiter verlaufend die Rückfläche der Kammer erreicht. Dieser Ast versorgt auch den linken Vorhof (Abb. 10.3-27).

Die **rechte Kranzarterie,** *A. coronaria dextra,* entspringt im Sinus der rechten Taschenklappe und tritt – überragt vom rechten Herzohr – in den Sulcus coronarius, dem sie bis zum Sulcus interventricularis posterior folgt (Abb. 10.3-27). Hier biegt sie als *R. interventricularis posterior* in Richtung auf die Herzspitze ab (vgl. Abb. 10.3-31). Häufig zieht auch noch ein Ast in die linke Kranzfurche. Die rechte Koronararterie gibt Vorhofäste ab, die den größten Teil des rechten Vorhofs versorgen.

Die zahlreichen Äste der beiden Koronararterien sind von Anatomen, Pathologen und Kardiologen mit zum Teil verschiedenen Namen belegt worden, so daß hinsichtlich der Nomenklatur lange Zeit große Verwirrung geherrscht hat. Seitdem jedoch im letzten Jahrzehnt auch die feineren Äste der Koronararterien eine zunehmend größere klinisch-praktische Bedeutung gewonnen haben, weil sie sowohl röntgenologisch darstellbar als auch operativ zugänglich geworden sind, haben verstärkte Bemühungen

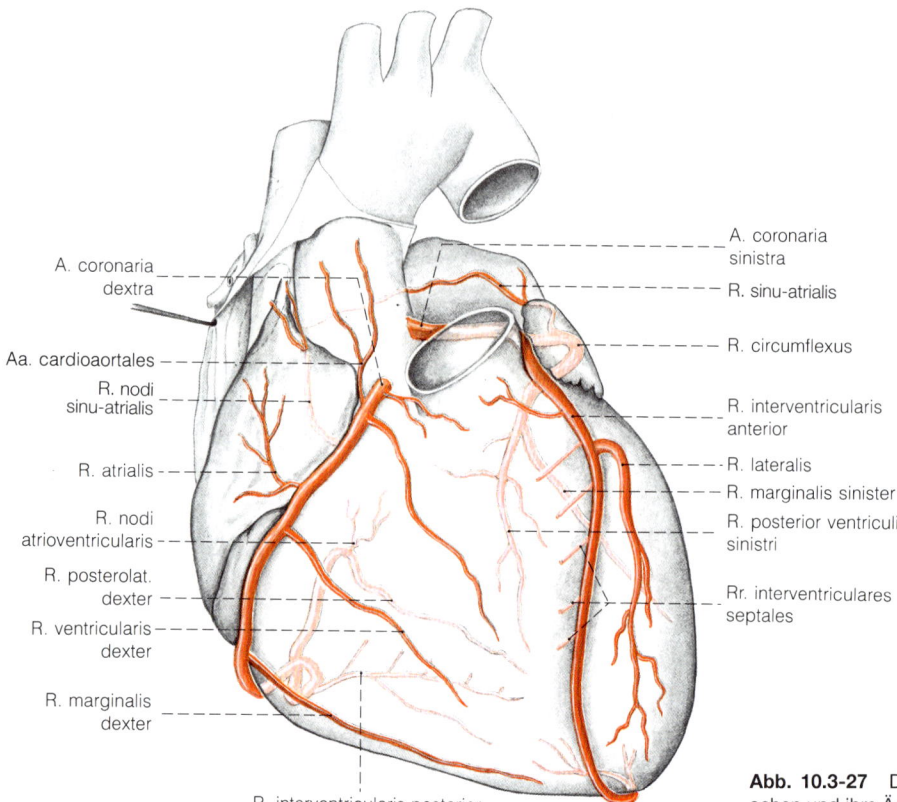

A. coronaria dextra

Aa. cardioaortales

R. nodi sinu-atrialis

R. atrialis

R. nodi atrioventricularis

R. posterolat. dexter

R. ventricularis dexter

R. marginalis dexter

R. interventricularis posterior

A. coronaria sinistra

R. sinu-atrialis

R. circumflexus

R. interventricularis anterior

R. lateralis

R. marginalis sinister

R. posterior ventriculi sinistri

Rr. interventriculares septales

Abb. 10.3-27 Die Herzkranzgefäße des Menschen und ihre Äste. (Original: Prof. H. FERNER)

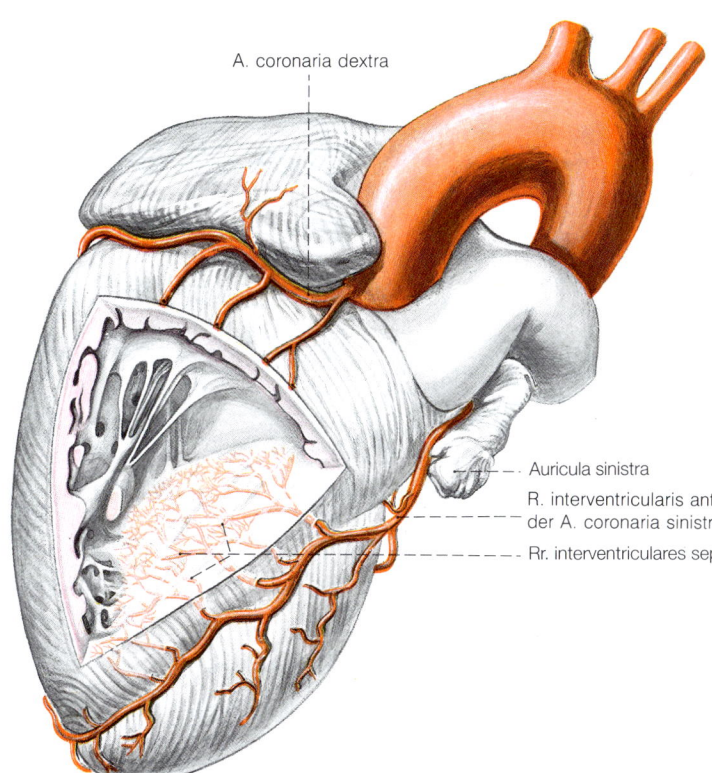

A. coronaria dextra

Abb. 10.3-28 Darstellung der arteriellen Versorgung der vorderen Abschnitte des Septum interventriculare durch Äste aus dem R. interventricularis anterior der linken Koronararterie. (Original: Prof. H. FERNER)

Auricula sinistra

R. interventricularis ant. der A. coronaria sinistra

Rr. interventriculares septales (anteriores)

zur Vereinheitlichung der Nomenklatur eingesetzt, die nicht ohne Erfolg geblieben sind [15]. Dennoch gibt es auch heute noch Diskrepanzen zwischen den Nomina anatomica (PNA, 1989) und den z. B. in der Röntgenologie verwendeten Bezeichnungen. Aus diesem Grunde werden in Tabelle 10.3-1 die in beiden Nomenklaturen verwendeten Bezeichnungen einander gegenübergestellt.

Die **Anordnung der Kranzarterien** und ihrer Äste ist aus Abb. 10.3-27 ersichtlich. Abb. 10.3-28 zeigt, wie vom R. interventricularis der A. coronaria sinistra aus zahlreiche *Rr. interventriculares septales* in die Tiefe ziehen und die Muskulatur des Kammerseptums versorgen. Diesen Ästen kommen aus dem Sulcus interventricularis posterior Rr. interventriculares septales der rechten Kranzarterie entgegen, die die hinteren Abschnitte des Septums versorgen.

Die Koronararterien sind trotz des Vorkommens kleiner Anastomosen [6] funktionell als Endäste anzusehen. Deshalb wird bei der Verlegung eines Astes der zugehörige Abschnitt des Myokards nicht mehr ausreichend mit Blut versorgt, es kommt zum Herzinfarkt.

Für das Verständnis der Lokalisation von Herzinfarkten und für die Beurteilung der möglichen Auswirkungen, z. B. von röntgenologisch nachweisbaren Stenosen (Verengungen) in bestimmten Abschnitten der Kranzgefäße, ist es wichtig zu wissen, daß sowohl die relative Stärke als auch die feinere Verteilung der beiden Koronararterien gewissen Variationen unterworfen sind. Infolgedessen werden bestimmte Teile der Hinterwand und des Septum interventriculare entweder bevorzugt von der rechten oder von der linken Koronararterie versorgt. Man unterscheidet einen **„ausgeglichenen Versorgungstyp"**, der in etwa 82% der Fälle vorliegt, von einem **„Rechtsversorgungstyp"** und einem **„Linksversorgungstyp"**, die in je etwa 10% der Fälle vorkommen [14].

Tabelle 10.3-1 Die Koronararterien des Menschen.

PNA (1989)	JANSON und THELEN [13]
A. coronaria sinistra	A. coronaria sinistra
R. interventricularis anterior	R. interventricularis anterior
R. coni arteriosi	…
R. lateralis	R. diagonalis
Rr. interventriculares septales	Rr. septales anteriores
R. circumflexus	R. circumflexus sinister
R. atrialis anastomoticus	…
Rr. atrioventriculares	…
R. marginalis sinister	R. marginalis sinister
R. atrialis intermedius	R. atrialis sinister
R. posterior ventriculi sinistri	R. posterolateralis sinister
R. nodi sinu-atrialis	…
R. nodi atrioventricularis	R. atrioventricularis sinister
Rr. atriales	…
A. coronaria dextra	A. coronaria dextra
R. coni arteriosi	R. coni arteriosi
R. nodi sinu-atrialis	R. nodi sinu-atrialis dexter
Rr. atriales	…
…	R. ventricularis dexter
R. marginalis dexter	R. marginalis dexter
R. atrialis intermedius	R. atrialis dexter
R. interventricularis posterior	R. interventricularis posterior
Rr. interventriculares septales	Rr. septales posteriores
R. nodi atrioventricularis	R. nodi atrioventricularis
R. posterolateralis dexter	R. posterolateralis dexter

Abb. 10.3-29   Querschnitte durch das Herz zur Darstellung der Versorgungsgebiete der A. coronaria dextra (schwarz) und sinistra (weiß); (a) ausgeglichener Versorgungstyp; (b) Rechtsversorgungstyp; (c) Linksversorgungstyp. R = rechter, L = linker Ventrikel. (Aus Bargmann [2])   ▷

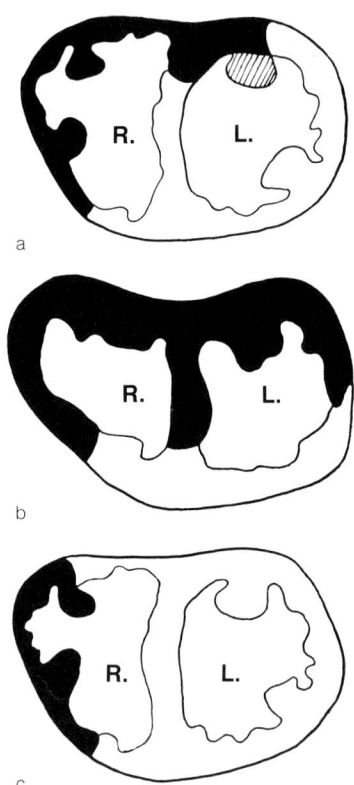

In Abb. 10.3-27 u. 29a sowie in der oben gegebenen Schilderung ist der **ausgeglichene Versorgungstyp** dargestellt. Hier haben die rechte und die linke Koronararterie etwa gleiches Kaliber. Die A. coronaria dextra gibt einen R. interventricularis posterior ab und versorgt außer der Hinterwand des rechten Ventrikels ein Stück der Wand des linken Ventrikels sowie den dorsalen Teil des Septum interventriculare. Beim sog. **Linksversorgungstyp** ist die A. coronaria sinistra deutlich stärker als die rechte Kranzarterie und versorgt die Wand des gesamten linken Ventrikels und das ganze Septum interventriculare (Abb. 10.3-29c). In diesem Falle endet die rechte Koronararterie vor dem Sulcus interventricularis posterior und gibt keinen R. interventricularis posterior ab. Umgekehrt ist beim **Rechtsversorgungstyp** die A. coronaria dextra stärker als die A. coronaria sinistra (Abb. 10.3-30) und hat einen auf Kosten des R. circumflexus der linken Kranzarterie besonders kräftig ausgebildeten R. interventricularis posterior. In diesem Falle kann ein großer Teil der Hinterwand des linken Ventrikels und bei ausgeprägtem Rechtsversorgungstyp auch der überwiegende Teil des Septum interventriculare das Blut aus der A. coronaria dextra beziehen (Abb. 10.3-29b).

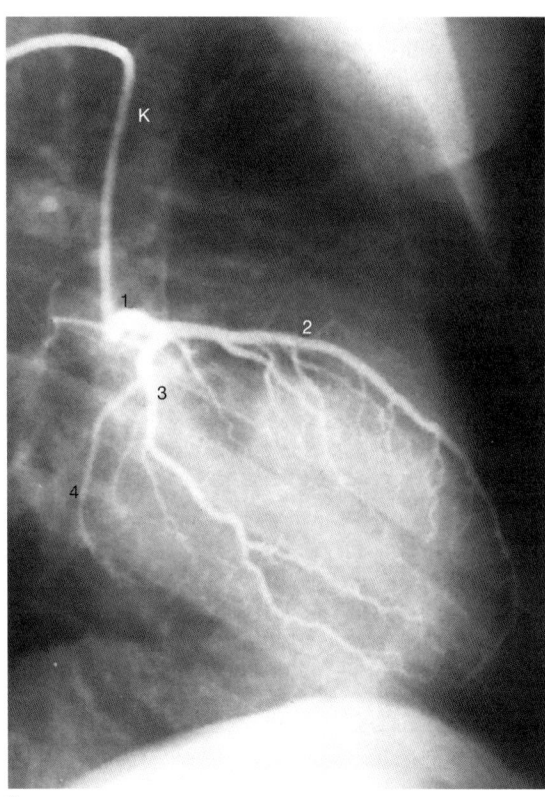

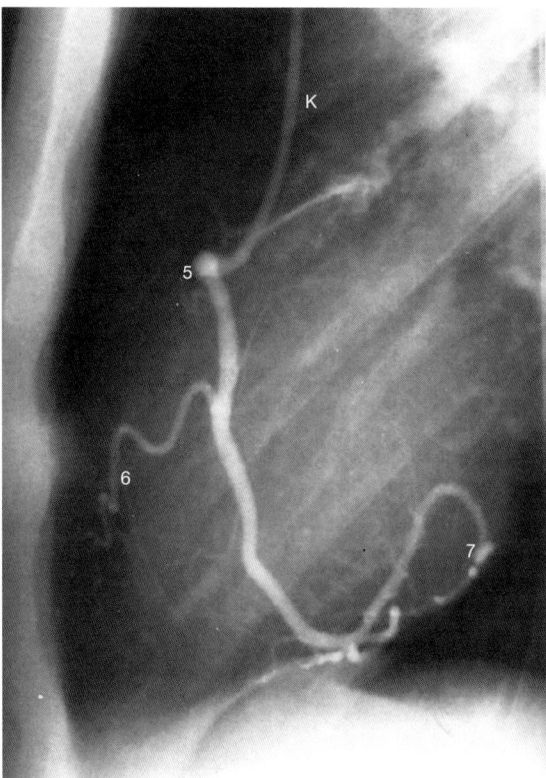

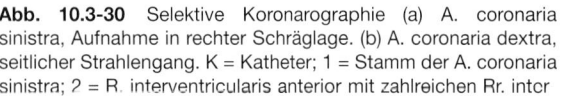

a

Abb. 10.3-30   Selektive Koronarographie (a) A. coronaria sinistra, Aufnahme in rechter Schräglage. (b) A. coronaria dextra, seitlicher Strahlengang. K = Katheter; 1 = Stamm der A. coronaria sinistra; 2 = R. interventricularis anterior mit zahlreichen Rr. inter

b

ventriculares septales; 3 = R. circumflexus; 4 = R. ventriculi sinistri posterior; 5 = Stamm der A. coronaria dextra; 6 = R. marginalis dexter; 7 = R. interventricularis posterior. Angedeuteter Rechtsversorgungstyp.

6.2   Venen des Herzens

Ein großer Teil des venösen Blutes aus dem Herzen fließt über Venen, die die Arterien begleiten, zum *Sinus coronarius,* der nahe der V. cava inferior in den rechten Vorhof mündet (Abb. 10.3-31). Der **Sinus coronarius** ist etwa 3–5 cm lang, verläuft im hinteren Teil des Sulcus coronarius und geht aus der *V. cardiaca magna* (früher: V. cordis magna) hervor, die ihrerseits als *V. interventricularis anterior* auf der Vorderseite des Herzens beginnt. An seiner Oberfläche wird der Sinus coronarius von einer dünnen Schicht Herzmuskulatur bedeckt.

In den Sinus coronarius münden die *V. interventricularis posterior, V. ventriculi sinistri posterior, V. obliqua atrii sinistri,* eine Reihe kleinerer Venen und – von rechts kommend – die *V. cardiaca parva.* An den Einmündungsstellen der Venen in den Sinus coronarius können Klappen liegen, während die Verlaufsstrecken der Herzvenen klappenlos sind.

Nur etwa zwei Drittel des venösen Blutes aus dem Herzen fließen über den Sinus coronarius zum rechten Vorhof. Der Rest gelangt auf anderen Wegen in die Herzhöhlen. So münden die *Vv. cardiacae anteriores,* die von der Vorderfläche der rechten Kammer kommen, direkt in den rechten Vorhof. Außerdem gibt es kleinste Venen, die ihr Blut unmittelbar in die Herzhöhlen ergießen. Diese *Vv. cardiacae minimae* münden durch die *Foramina venarum minimarum* (früher: For. THEBESII) hauptsächlich in den rechten, aber auch in den linken Vorhof, ferner in die Ventrikel, besonders zahlreich am Septum und am Fuß der Papillarmuskeln in der Gegend der Herzspitze.

6.3   Lymphgefäße

Das Herz des Menschen wird von einem Lymphgefäßsystem durchsetzt, in dem sich ein endokardialer, ein myokardialer und ein subepikardialer Bereich unterscheiden lassen. Die zwischen den Muskelfasern des Myokards gelegenen Lymphkapillaren schließen sich zu kleineren Lymphgefäßen zusammen, die in ihrem Verlauf im wesentlichen den Blutgefäßen folgen. Der Lymphabfluß erfolgt über **größere Lymphgefäße,** die aus dem subepikardialen Netz hervorgehen und **entlang der Koronararterien** an die Ventralfläche der Aorta und des Truncus pulmonalis gelangen [21, 23]. Diese beiden Lymphabflußgebiete, in die kleine, zum Teil auch nur mikroskopisch sichtbare Lymphknötchen eingelagert sind, anastomosieren miteinander. Die Lymphgefäße, die an der Wand der großen Gefäße entlangziehen, und in die größere **Lymphknötchen** eingelagert sein können, treten durch den Herzbeutel hindurch und erreichen ventral von der Bifurcatio tracheae die Gruppe der **vorderen mediastinalen Lymphknoten.** Auch andere Lymphknoten in der Umgebung der großen herznahen Blutgefäße können Zuflüsse aus dem Herzen erhalten.

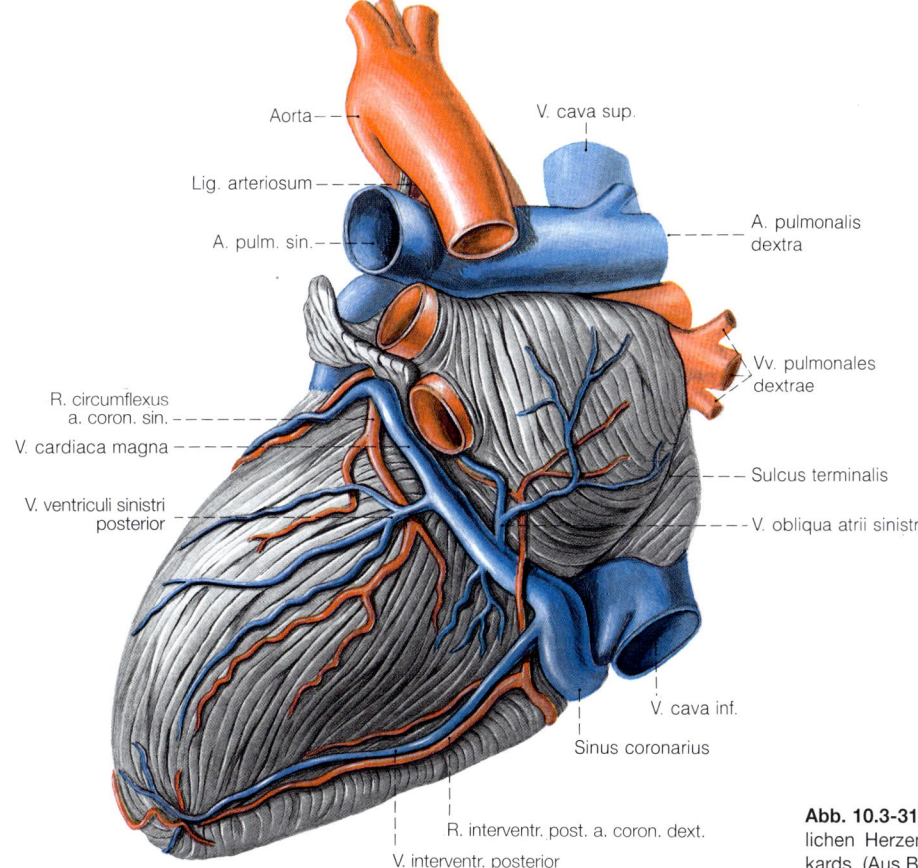

Aorta

Lig. arteriosum

A. pulm. sin.

V. cava sup.

A. pulmonalis dextra

Vv. pulmonales dextrae

R. circumflexus a. coron. sin.

V. cardiaca magna

V. ventriculi sinistri posterior

Sulcus terminalis

V. obliqua atrii sinistri

V. cava inf.

Sinus coronarius

R. interventr. post. a. coron. dext.

V. interventr. posterior

Abb. 10.3-31   Dorsalansicht des menschlichen Herzens nach Entfernung des Epikards. (Aus BARGMANN [2])

7   Herzbeutel

Der Herzbeutel, *Pericardium*, umhüllt das Herz, hemmt seine Überdehnung und bildet ein Gleitlager für die Kontraktionen. Es handelt sich um einen aus zwei Blättern bestehenden, serösen Sack, dessen inneres oder viszerales Blatt fest mit dem Herzen verwachsen ist und *Epikard* genannt wird (vgl. Abb 10.3-19). Das äußere Blatt besteht aus einer Serosa, die nach außen durch eine kollagenfaserreiche Fibrosa zu einer kräftigen Haut verstärkt wird. Die Umhüllung des Herzens durch das Perikard entspricht der Umhüllung der Baucheingeweide durch das Peritoneum und der Lungen durch die Pleura.

Die **Umschlagstelle** von der *Lamina visceralis pericardii* (= Epikard) in die *Lamina parietalis pericardii*, den eigentlichen Herzbeutel, umsäumt vorne die Aorta und Pulmonalis und hinten die Venen an den Vorhöfen. Bei eröffnetem Herzen kann man den Finger hinter der Aorta und Pulmonalis durch den *Sinus transversus pericardii* hindurchstecken (vgl. Pfeil in Abb. 10.3-32). Auf der einen Seite des Fingers liegen dann die großen Herzvenen und die Vorhöfe (= Porta venosa), auf der anderen der Truncus pulmonalis und die Aorta (= Porta arteriosa). Das Dach der Spalte wird vom parietalen Perikard gebildet, das sich hier zwischen dem arteriellen und venösen Pol des Herzens ausspannt. Durch die ver-

wickelte Anordnung der Umschlagfalten, die in Abb. 10.3-32 in der Ansicht von ventral dargestellt sind, ergeben sich in der Perikardhöhle, *Cavitas pericardialis*, einige Nischen und Buchten, die *Recessus pericardii*. Hier ist besonders der *Sinus obliquus pericardii* zu nennen, der zwischen den linken und rechten Lungenvenen liegt und kranial durch den linken Vorhof begrenzt wird.

In den Recessus des Perikards können sich unter pathologischen Bedingungen ansehnliche Mengen von Exsudat ansammeln **(Herzbeutelerguß)**. – Die Aorta und Pulmonalis liegen auf einer Strecke von etwa 3 cm innerhalb des Herzbeutels. Wenn an dieser Stelle die Aorta platzt, ergießt sich das Blut in den Herzbeutel und erzeugt hier schließlich einen so hohen Druck, daß die Vorhöfe, und in geringerem Ausmaß auch die Kammern, komprimiert werden (sog. **Herzbeuteltamponade**). Auch die Vorderwand der oberen Hohlvene liegt ein Stück weit innerhalb des Herzbeutels, der somit weiter in den Brustkorb nach oben reicht als das Herz (vgl. Abb. 10.3-33).

Die Mesothelschicht der **Serosa** beider Blätter des Perikards sondert eine geringe Menge bernsteinfarbener Flüssigkeit ab, durch die die Reibung in dem engen Verschiebespalt vermindert wird. Krankhaft vermehrte Absonderung führt zu einem Herzbeutelerguß, der die Herzbewegung hemmen und starke Beschwerden hervorrufen kann. Bei entzündlicher Veränderung (Perikarditis) können fibrinöse Auflagerungen entstehen, die beim Herzschlag gegeneinander reiben und ein charakteristisches perikarditisches Reibegeräusch erzeugen, das mit dem Stethoskop wahrgenommen werden kann.

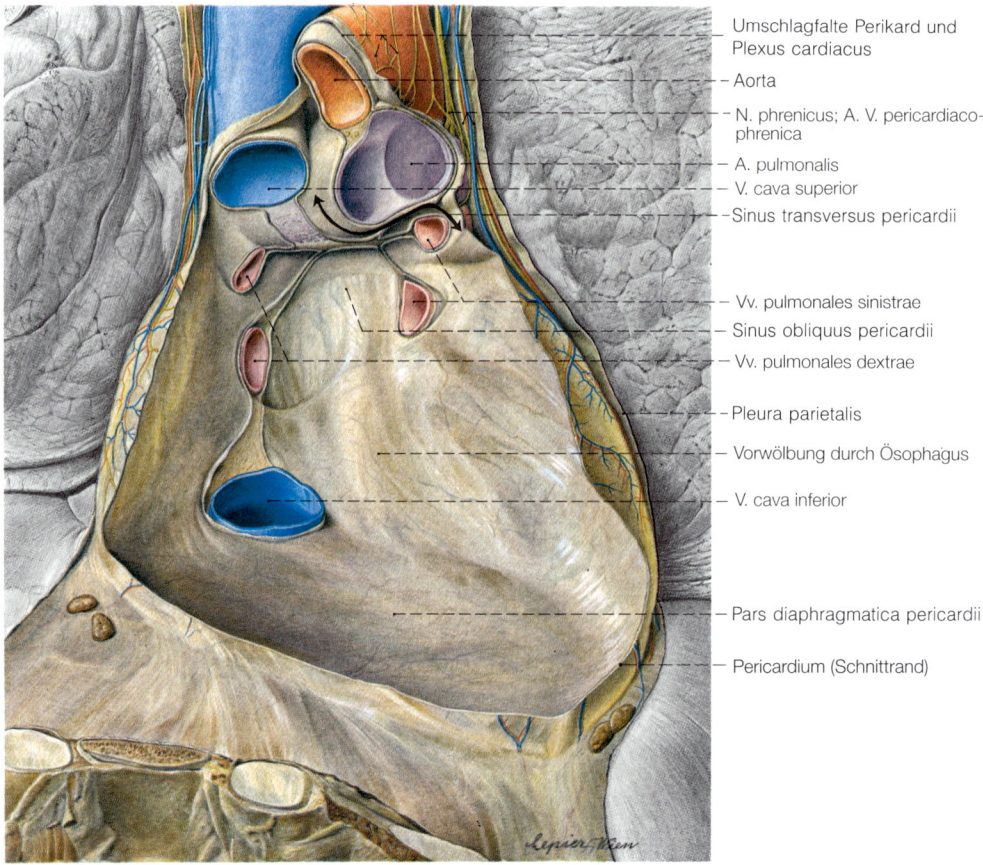

Umschlagfalte Perikard und Plexus cardiacus

Aorta

N. phrenicus; A. V. pericardiacophrenica

A. pulmonalis

V. cava superior

Sinus transversus pericardii

Vv. pulmonales sinistrae

Sinus obliquus pericardii

Vv. pulmonales dextrae

Pleura parietalis

Vorwölbung durch Ösophagus

V. cava inferior

Pars diaphragmatica pericardii

Pericardium (Schnittrand)

Abb. 10.3-32   Umschlagstellen des Perikards nach Herausnahme des Herzens, Ansicht von ventral. (Aus PERNKOPF [22])

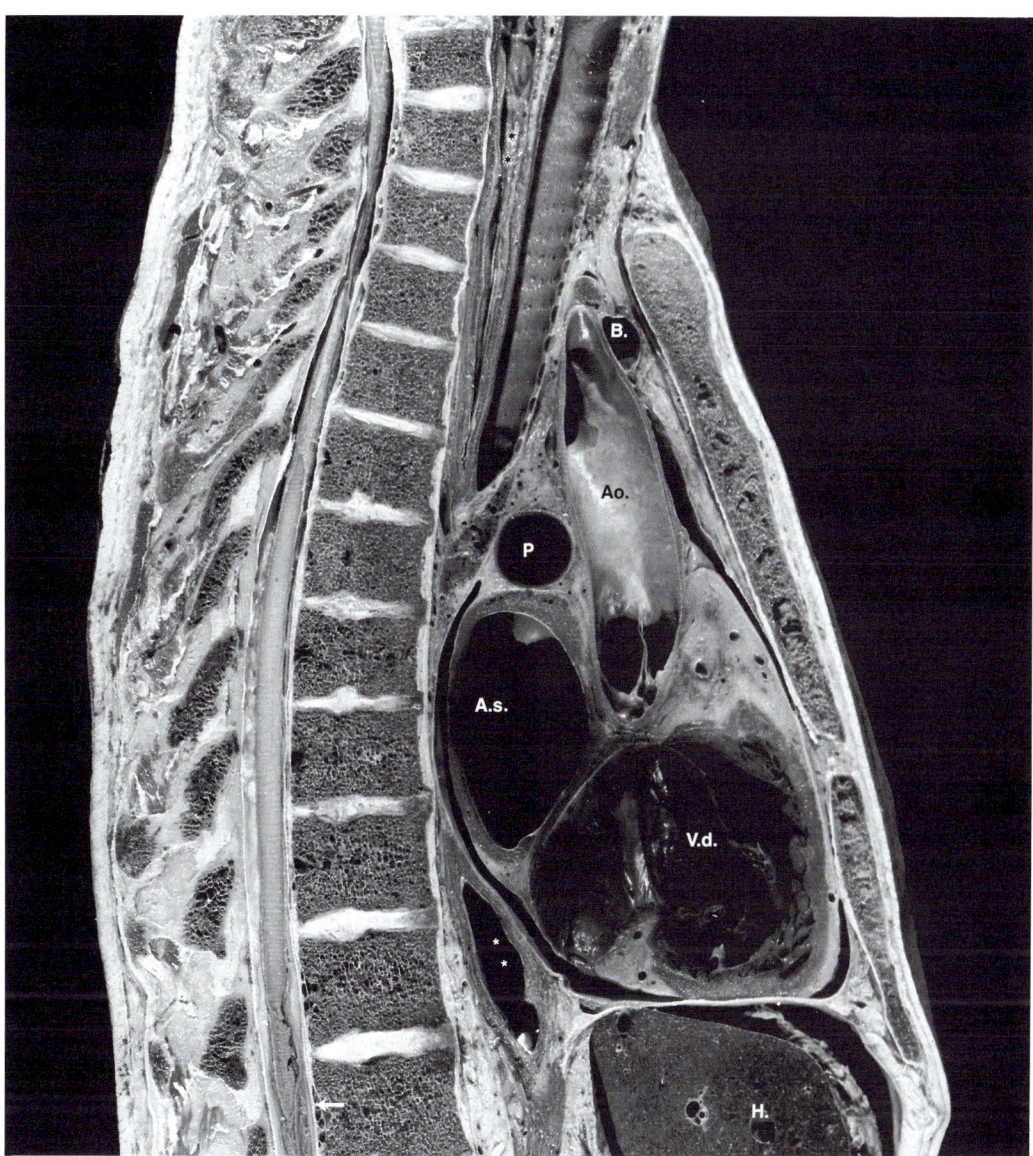

Abb. 10.3-33 Medianschnitt durch den Thorax eines 56jährigen Mannes. Aufsicht auf die linke Körperhälfte. Ao. = Aorta ascendens mit Aortenklappen (unten) und Abgang der linken A. carotis communis (oben); A. s. = Atrium sinistrum; V. d. = Ventriculus dexter mit Papillarmuskel und Trikuspidalklappen; B. = V. brachiocephalica sinistra; H. = Hepar; P = A. pulmonalis dextra; ∗∗ = Ösophagus; → = Conus medullaris. Die Perikardhöhle ist etwas erweitert. Dadurch werden die Umschlagfalten des Perikards hinter der Pulmonalis (P) und vor der Aorta (Ao.) erkennbar und man sieht, daß der vordere Abschnitt der Aorta ascendens innerhalb der Perikardhöhle liegt. (Aus KORITKÉ u. SICK [17])

Die fibrös verstärkte *Lamina parietalis pericardii* ist über den muskelschwachen Abschnitten des Herzens am kräftigsten ausgebildet, so besonders über dem rechten Vorhof. In einem rechten vorderen Abschnitt ist die Außenwand des Herzbeutels mit dem Centrum tendine-

um des Zwerchfells fest verwachsen, in den übrigen Abschnitten läßt sie sich stumpf vom Zwerchfell ablösen. An den Seitenwänden ist der Herzbeutel durch lockeres Bindegewebe mit der Pleura parietalis verbunden. Er ist durch verstärkte Bindegewebszüge auch an der Wirbelsäule, dem Brustbein und der Luftröhre verschieblich aufgehängt (Abb. 10.3-34). Die Fasern der Herzbeutelwand überkreuzen sich in verschiedenen Schichten und ziehen in der allgemeinen Richtung der großen Gefäße zum Zwerchfell. Die Umschlagstellen an den großen Gefäßen werden von verstärkten Faserringen umgurtet.

Im Leben liegt der Herzbeutel dem Herzen faltenlos an. Wenn man ihn aufschlitzt, so quillt das Herz hervor. Die Ventilebene kann sich innerhalb des Herzbeutels verschieben, ohne daß tote Winkel entstehen. Die Lungenspannung wirkt durch den kapillaren Spalt des Herzbeutels hindurch auf das Herz.

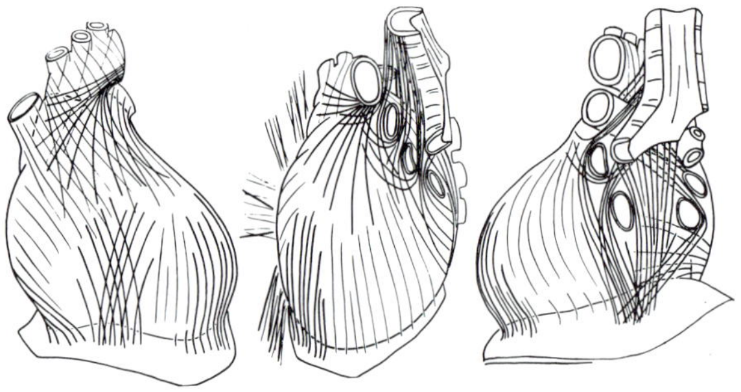

Abb. 10.3-34 Vorzugsrichtungen in den oberflächlichen Schichten des Pericardium fibrosum. Ansicht (a) von vorne, (b) von der linken Seite und (c) von hinten. Beachte die Verstärkung des Herzbeutels im Bereich der Gefäßpforten sowie die bandartigen Verbindungen zum Zwerchfell und zur Trachea. (Aus DEBRUNNER [4])

Der Herzbeutel kann sich an wechselnde Größe des Herzens, die durch unterschiedliches Schlagvolumen bedingt wird, durch elastische **Dehnung seiner Wand** anpassen. Dabei werden die in Wellen gelegten Kollagenfasern gestreckt. Die Zunahme des Rauminhaltes kann dabei bis zu mehr als 30% betragen. In der Jugend ist der Herzbeutel dehnbarer als im hohen Alter. Die **Kapazität** des entfalteten Herzbeutels beträgt 510–800 ml, die des gedehnten 820–1190 ml. Das Herz ohne Perikard kann sich stärker dehnen, leistet aber weniger.

Infolge fibrinöser Entzündung kann es zu einer Verwachsung der beiden Blätter des Herzbeutels kommen. Dabei bildet sich u.U. ein derb-schwieliges Narbengewebe mit Einlagerung von Kalksalzen. Die Bewegungsmöglichkeiten eines solchen „Panzerherzens" sind erheblich eingeschränkt. Meist ist auch der im Herzbeutel verlaufende Abschnitt der V. cava inferior mit eingemauert, so daß eine schwere Einflußstauung vor dem rechten Ventrikel zustande kommt. Hier kann heute u.U. operativ eingegriffen werden.

Die **Blutversorgung** der Lamina parietalis pericardii erfolgt durch die *A. pericardiacophrenica* aus der A. thoracica interna und durch Rami pericardiaci aus den Aa. phrenicae superiores. Das venöse Blut wird über die *Vv. pericardiales* der V. brachiocephalica zugeleitet. Das Epikard wird von den Kranzarterien versorgt.

Die *nervöse Versorgung* des Perikards erfolgt über Äste des N. phrenicus, des Vagus und des Sympathikus.

8 Topographie und Röntgenanatomie des Herzens

Herz und Herzbeutel sind normalerweise nur durch einen kapillaren Spalt getrennt und können weder durch Perkussion (Abklopfen des Patienten) noch im Röntgenbild voneinander unterschieden werden. Ihre Konturen entsprechen einander so weitgehend, daß die Darstellung der Topographie sich im wesentlichen auf das Herz beschränken kann. Unter krankhaften Verhältnissen, z.B. beim Perikarderguß, können die Konturen des Herzbeutels jedoch erheblich von denen des Herzens

abweichen und müssen dann getrennt betrachtet werden.

Das Herz liegt im Mediastinum zwischen der rechten und der linken Lunge. Seine Längsachse verläuft in schräger Richtung von hinten oben nach links unten vorne. In der medianen Sagittalebene füllt das Herz in der Ebene seiner größten Ausdehnung fast den gesamten Durchmesser des Brustkorbes aus (Abb. 10.3-33 u. 35). Von vorne gesehen verläuft die rechte Herzgrenze etwa 2–3 cm vom rechten Sternalrand entfernt, während sich die linke der Medioklavikularlinie bis auf etwa Fingerbreite nähert. Hier kann man im 5. Interkostalraum (ICR) den **Herzspitzenstoß** tasten. Kaudal ruht das Herz auf dem Centrum tendineum des Zwerchfells, nach kranial reicht es bis in die Höhe des Ansatzes der 2. Rippe. In bezug auf die Wirbelsäule liegt der tiefste Punkt des Herzens bei Exspiration (und bei der Leiche) in Höhe von Th_{10}. Bei Inspiration verschiebt sich die Facies diaphragmatica des Herzens mit dem Zwerchfell um bis zu $1\frac{1}{2}$ Wirbelhöhen nach kaudal.

Das Herz wird an beiden Seiten von der Lunge umgriffen, doch bleibt retrosternal ein kleiner, etwa dreieckiger Bezirk unbedeckt. In diesem *Trigonum pericardiacum* stößt der Herzbeutel mit dem anliegenden rechten Herzen unmittelbar an das Sternum. Bei der Perkussion ist hier der Klopfschall gedämpft, man spricht von der **absoluten Dämpfung** oder vom Schenkelschall (weil der Klopfschall hier ähnlich stark gedämpft ist wie beim Abklopfen der Oberschenkelmuskulatur). Das kleine Gebiet der absoluten Herzdämpfung geht nach kaudal in das der Leberdämpfung über. Da die Größe des Trigonum pericardiacum starken individuellen Schwankungen unterworfen ist, spielt die absolute Herzdämpfung klinisch nur eine untergeordnete Rolle. Um so wichtiger ist dagegen das Gebiet der **relativen Herzdämpfung**, die dort auftritt, wo zwischen Perikard und Brustwand eine dünne Schicht von Lungengewebe liegt. Hier ist der Klopfschall gegenüber der absoluten Dämpfung aufgehellt, aber noch nicht so sonor wie über der Lunge jenseits des Herzens. Das Gebiet der relativen Herzdämpfung entspricht den Grenzen des auf die Brustwand projizierten Herzens (vgl. Abb. 10.3-35, 36 u. 38). Es reicht rechts etwa fingerbreit über den rechten Sternalrand hinaus und links im 5. ICR bis in die Nähe der Medioklavikularlinie. Vor hier zieht die Grenze in einem sanften Bogen nach oben bis zum Ansatz der 2. Rippe.

Die Größe der relativen Herzdämpfung gibt einen guten Anhalt für die tatsächliche Größe des untersuchten Herzens. Sie spielt in der Klinik eine große Rolle, weil man hier mit ganz einfachen Mitteln einen Eindruck von der Größe und der Konfiguration des Herzens erhalten kann.

Der Perkussionsbefund wird durch die Röntgenuntersuchung ergänzt. Bei dorsoventralem Strahlengang (Sagittalbild) erkennt man den Mittelschatten, der das helle Lungenfeld in zwei Hälften teilt (Abb. 10.3-36). Der Mittelschatten wird durch die Wirbelsäule, das Brustbein und das Herz mit den großen Gefäßen gebildet. Die Konturen des **Herz- und Gefäßschattens** bestehen rechts aus zwei und links aus vier Abschnitten, die durch kleine Einkerbungen mehr oder weniger deutlich voneinander

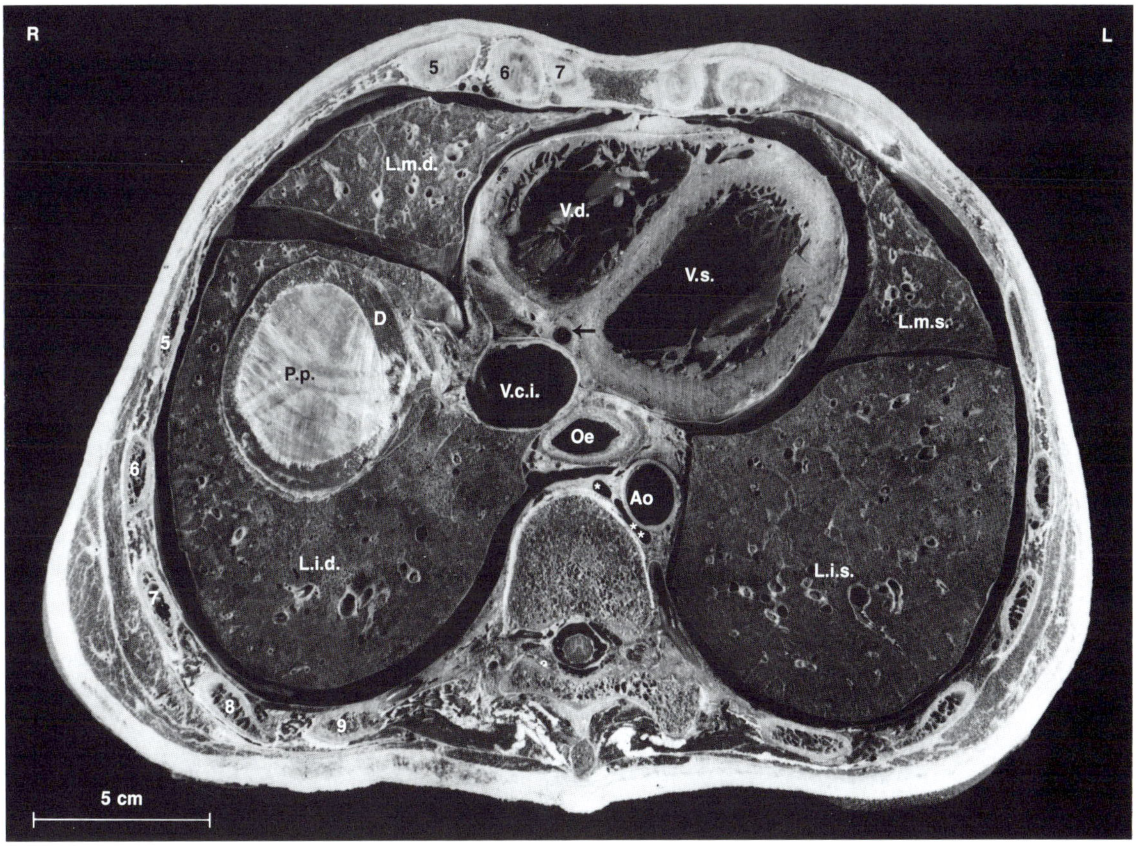

Abb. 10.3-35 Horizontalschnitt durch den Thorax eines 40 Jahre alten Mannes in Höhe der Mitte des IX. Brustwirbels. Ansicht von kaudal. Die Ziffern bezeichnen die Zahlen der Rippen bzw. Rippenknorpel der rechten Körperseite. Ao = Aorta descendens; D = Diaphragma; L. i. d. und L. i. s. = Lobus inferior der rechten und linken Lunge; L. m. d. und L. m. s. = Lobus medius der rechten und linken Lunge; Oe = Ösophagus; P. p. = Peritoneum parietale; V. c. i. = V. cava inferior; V. d. = Ventriculus dexter mit M. papillaris anterior; V. s. = Ventriculus sinister mit M. papillaris anterior; * = V. azygos; ** = V. hemiazygos; ← = Sinus coronarius. (Aus Koritké u. Sick [17])

abgegrenzt werden. Wie der Vergleich des Röntgenbildes und seiner Durchzeichnung (Abb. 10.3-36) mit der Lage des Herzens im Thorax (s. Abb. 10.3-8) zeigt, wird der oberste flache Bogen auf der rechten Seite durch die randbildende V. cava superior hervorgerufen. Darüber kann der Schatten der V. brachiocephalica abgrenzbar sein. Der flache untere Bogen auf der rechten Seite wird durch die Wand des rechten Vorhofs gebildet. Auf der linken Seite springt oben der Aortenknopf vor, der vom distalen dorsalen Abschnitt des Arcus aortae und vom Anfangsteil der Aorta descendens gebildet wird. Es folgt dann das individuell unterschiedlich deutlich ausgebildete Pulmonalissegment, das in der Regel vom Truncus pulmonalis hervorgerufen wird. Darunter folgt ein kleiner, ebenfalls individuell unterschiedlich gut abgrenzbarer Abschnitt, in dem das linke Herzohr konturbildend ist. Der unterste, weit nach links ausladende Bogen der Herzkontur wird durch den linken Ventrikel gebildet. Die Einkerbung am oberen Rande des Ventrikelbogens wird auch als **Herztaille** bezeichnet. Nach kaudal geht der Herzschatten meist kontinuierlich in den Schatten

des Zwerchfells und der Oberbauchorgane über und ist deshalb nicht exakt abgrenzbar.

Bei der Röntgendarstellung im seitlichen Strahlengang (Abb. 10.3-37) wird der Neigungswinkel des Herzens von hinten oben nach vorne unten deutlich. Durch die Schrägstellung des Herzens entsteht vorne oben das etwa dreieckige **Retrosternalfeld** und hinten unten das ebenfalls etwa dreieckige **Retrokardialfeld.** Beim seitlichen Strahlengang projizieren sich der Lungenhilus und die Bifurcatio tracheae auf die Herzkrone. Formveränderungen des Retrosternal- oder des Retrokardialfeldes geben Hinweise auf Größenveränderung des rechten Ventrikels bzw. des linken Vorhofs. In diesem Zusammenhang ist die Tatsache von Bedeutung, daß der Ösophagus im hinteren Mediastinum unmittelbar an der **Wand des linken Vorhofs** entlangzieht. Er kann durch einen Schluck von Kontrastbrei röntgenologisch dargestellt werden und ermöglicht dann im rechten Schrägbild (Aufnahme von hinten rechts mit Strahlengang nach vorne links) eine sehr genaue Beurteilung der Form und Größe des linken Vorhofs (vgl. auch Abb. 12.4-2).

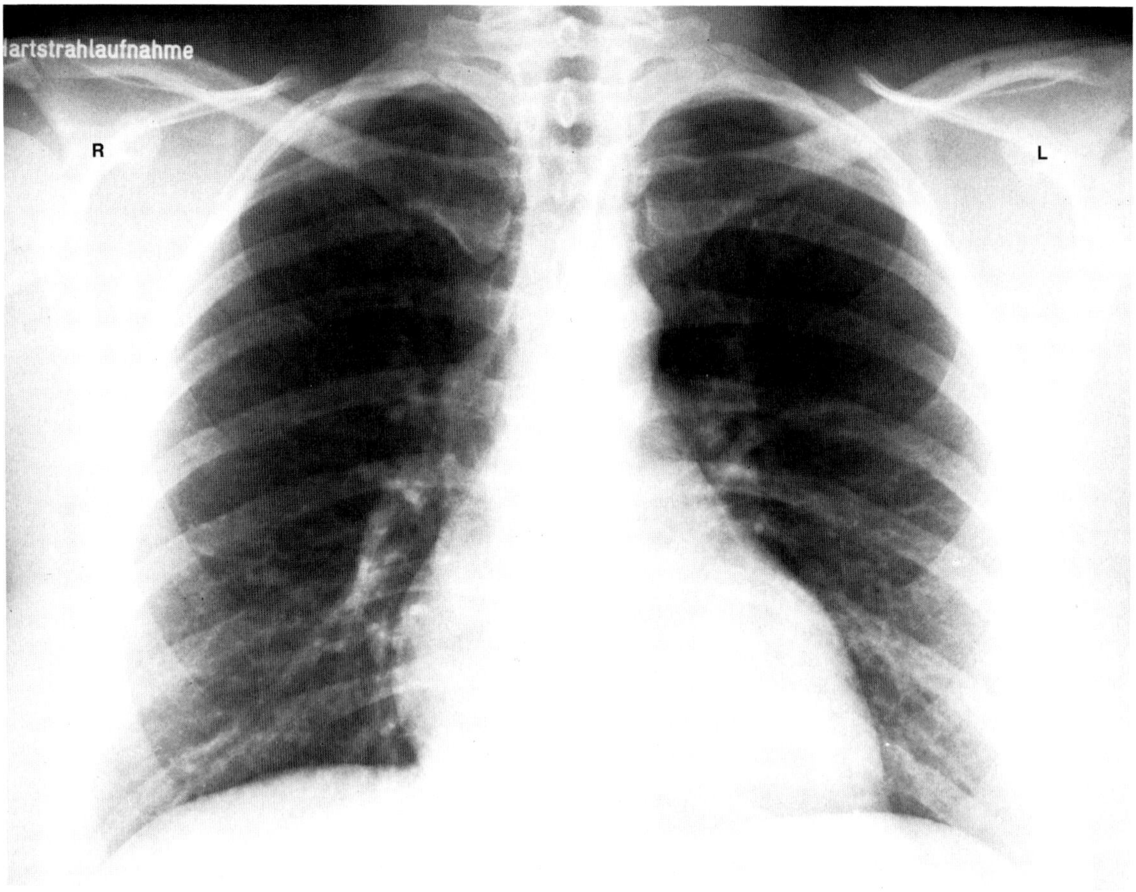

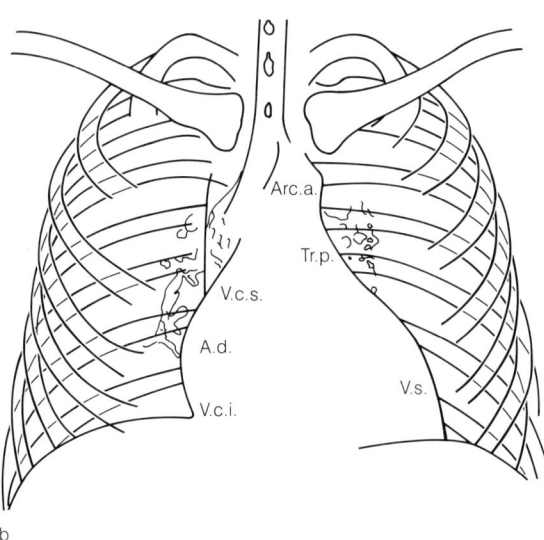

a

b

Abb. 10.3-36 (a) Röntgenaufnahme des Thorax bei dorso-ventralem Strahlengang. (b) Durchzeichnung der wesentlichen Strukturen. Arc. a. = Arcus aortae; A. d. = Atrium dextrum; Tr. p. = Truncus pulmonalis; V. c. s. = V. cava superior; V. s. = Ventriculus sinister; V. c. i. = V. cava inferior.

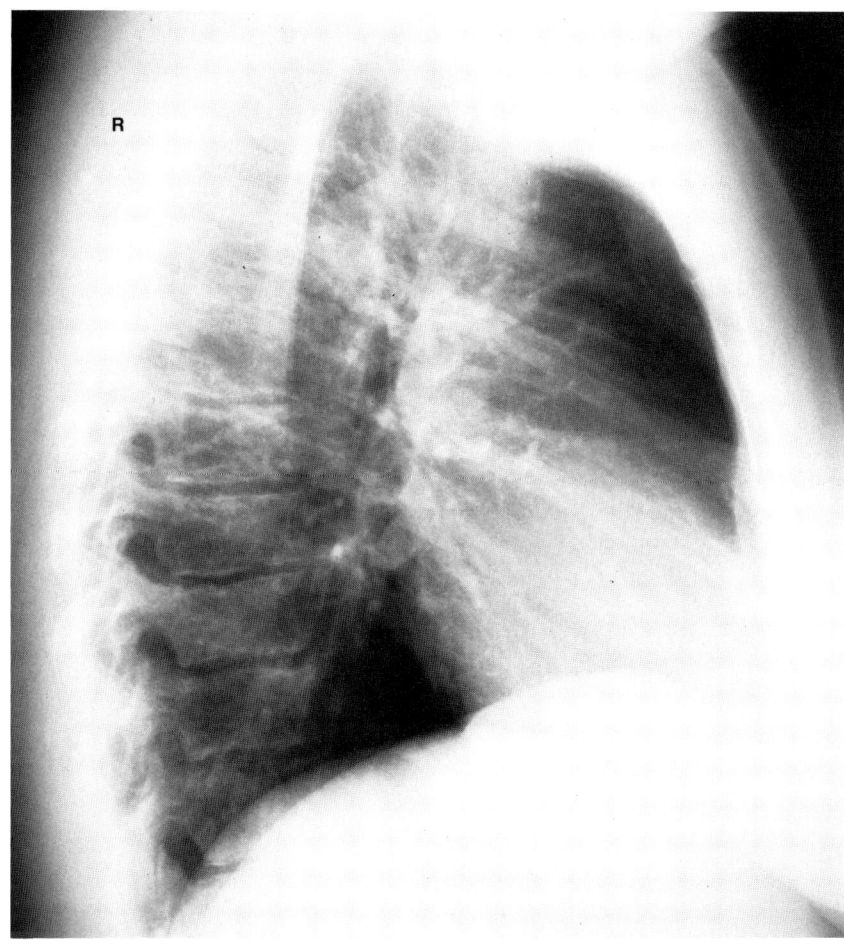

R

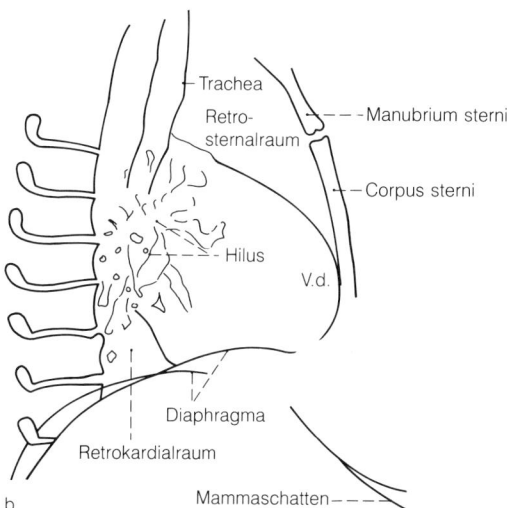

Trachea

Retro-
sternalraum

- - Manubrium sterni

- Corpus sterni

Hilus

V. d.

Diaphragma

Retrokardialraum

Mammaschatten - - -

Abb. 10.3-37 (a) Röntgenaufnahme des Thorax bei seitlichem Strahlengang. Rechtes Seitenbild. (b) Durchzeichnung der wesentlichen Strukturen aus (a). V. d. = Ventriculus dexter.

Während anatomische Präparate immer nur ein Zustandsbild wiedergeben können, das in vieler Weise von den Verhältnissen beim lebenden Menschen abweicht, vermag die Röntgenuntersuchung auch Auskunft über die mit dem Herzschlag und mit der Atmung verbundenen Form- und Lageveränderungen des Herzens zu geben. Man kann sehen, wie sich das Herz bei der Systole verformt, und man erkennt, daß mit dem Tiefertreten des Zwerchfells bei der Atmung nicht nur eine Lageveränderung, sondern auch eine Formveränderung des Herzschattens einhergeht. Die Facies diaphragmatica tritt tiefer, das Herz wird steiler gestellt und sein querer Durchmesser nimmt ab. Umgekehrt wird das Herz bei Exspiration flacher eingestellt und erscheint breiter. Für die Röntgenuntersuchung wird gewöhnlich eine Mittelstellung bevorzugt.

Die Form und Lage des normalen Herzens wird aber nicht nur durch die Atemexkursionen des Zwerchfells, sondern in erheblichem Maße auch durch konstitutionelle Faktoren beeinflußt. So findet man beim Astheniker mit langgestrecktem Thorax und tiefstehendem Zwerchfell ein steil stehendes, längliches Herz mit geringem Querdurchmesser, **Tropfenherz,** während Pykniker mit kurzem, weitem Thorax ein gedrungenes und flach eingestelltes Herz haben, **Querherz.** Auch andere Faktoren wie Schwangerschaft oder übermäßige Ausdehnung des Bauchhöhleninhalts bei der Fettsucht können die Form und Lage des gesunden Herzens beeinflussen.

Eine weitere wichtige Methode zur Beurteilung der Herzfunktion ist die Untersuchung der **Herztöne** durch Auskultation (Abhorchen) oder Registrierung eines Phonokardiogramms; denn die während der Herzaktion entstehenden Schwingungen werden auf die Brustwand übertragen und können als Herztöne wahrgenommen werden. Man unterscheidet einen **I. Herzton,** der zu Beginn der **Systole** auftritt und vor allem auf der Anspannung des Ventrikelmyokards und der bereits geschlossenen Segelklappen beruht, und einen **II. Ton,** der am Beginn der **Diastole** beim Zuschlagen der Taschenklappen von Aorta und Pulmonalis entsteht. Die durch das Zuschlagen der Taschenklappen entstehenden Schwingungen werden über die Blutsäule fortgeleitet und sind deshalb nicht über der Ventilebene, die sich ja während der Herzaktion dauernd verschiebt, sondern an empirisch ermittelten Stellen in einiger Entfernung von den Klappen am besten zu hören und voneinander zu differenzieren. Während der I. Herzton am besten über dem Ventrikel in der Gegend der Herzspitze zu auskultieren ist, liegt die günstigste Stelle für das Abhorchen des II. Tons der Aortenklappe im 2. ICR rechts vom Sternum und für die Klappe der Pulmonalis im 2. ICR links (Abb. 10.3-38). Der Zustand der Herzklappen läßt sich auch mit einem weiteren bildgebenden Verfahren, der Sonographie oder

Echokardiographie, beurteilen. Bei dieser Methode wird die Reflexion von Ultraschallwellen an Phasengrenzen zur Erzeugung eines Bilds verwendet. Man kann in beliebig gekippten Ebenen des Herzens auch feine Details sonographisch untersuchen, doch ist die Deutung der Bilder für den Ungeübten schwierig und erfordert spezielle Kenntnisse, deren Darstellung den Rahmen dieses Buches sprengen würde.

Literatur

[1] ANDERSON, R. H., A. E. BECKER: Anatomie des Herzens. Thieme, Stuttgart–New York 1982.
[2] BARGMANN, W.: Bau des Herzens. In: BARGMANN, W., W. DOERR (Hrsg.): Das Herz des Menschen. Thieme, Stuttgart 1963.
[3] CANALE, E. D., G. R. CAMPBELL, J. J. SMOLICH, J. H. CAMPBELL: Cardiac Muscle. Springer, Berlin–Heidelberg–New York 1986.
[4] DEBRUNNER, W.: Struktur und Funktion des menschlichen Herzbeutels. Z. Anat. Entwickl.-Gesch. 119 (1956) 512–537.
[5] EDER, M., P. GEDIGK (Hrsg.): Lehrbuch der allgemeinen Pathologie und der pathologischen Anatomie, 32. Aufl. Springer, Berlin–Heidelberg–New York 1986.
[6] ESPERANCA PINA, J. A.: Injection-corrosion-fluorescence in the study of human coronary arterial anastomoses. Acta anat. 90 (1974) 481–488.
[7] FORSSMANN, W.-G., D. W. SCHEUERMANN, J. ALT (eds.): Functional Morphology of the Endocrine Heart. Steinkopff, Darmstadt, und Springer, New York 1988.
[8] GOURDIE, R. G., C. R. GREEN, N. J. SEVERS: Gap junction distribution in adult mammalian myocardium revealed by an anti-peptide antibody and laser scanning confocal microscopy. J. Cell Science 99 (1991) 41–55.
[9] HANSEN, K., H. SCHLIACK: Segmentale Innervation. Thieme, Stuttgart 1962.
[10] HAUSMANN, E.: Über die Anatomie der Herznerven. Z. Anat. Entwickl.-Gesch. 119 (1956) 263–279.
[11] HINRICHSEN, K. V. (Hrsg.): Humanembryologie. Springer, Berlin–Heidelberg–New York 1990.
[12] HORT, W.: Quantitative Untersuchungen über die Kapillarisierung des Herzmuskels im Erwachsenen- und Greisenalter, bei Hypertrophie und Hyperplasie. Virchow's Arch. path. Anat. 327 (1955) 560–576.
[13] JANSON, R., M. THELEN: Koronarographie. In: THURN, P. (Hrsg.): Radiologische Diagnostik in Klinik und Praxis, 7. Aufl., Bd. II: Herz – Große Gefäße. Thieme, Stuttgart–New York 1983.
[14] KALBFLEISCH, H., W. HORT: Verteilungsmuster der Koronararterien (Versorgungstypen) des menschlichen Herzens. Postnatale Untersuchungen. Dtsch. med. Wschr. 101 (1976) 1092–1097.
[15] KALTENBACH, M., F. SPAHN: Koronarographische Nomenklatur und Typologie der Koronararterien des Menschen. Z. Kardiol. 64 (1975) 193–202.
[16] KING, T. S., J. B. COAKLEY: The intrinsic nerve cells of the cardiac atria of mammals and man. J. Anat. 92 (1958) 353–376.
[17] KORITKÉ, J. G., H. SICK: Atlas anatomischer Schnittbilder des Menschen, Bd. I. Urban & Schwarzenberg, München–Wien–Baltimore 1982.
[18] KRAMER, T. C.: The partitioning of the truncus and conus and the formation of the membranous portion of the interventricular septum in the human heart. Amer. J. Anat. 71 (1942) 343–370.
[19] LACKNER, K.-J.: Computertomographie des Herzens unter besonderer Berücksichtigung pathologischer Veränderungen des linken Ventrikels. Habilitationsschrift. Bonn 1981.
[20] MCALPINE, W. A.: Heart and Coronary Arteries. Springer, Berlin–Heidelberg–New York 1975.

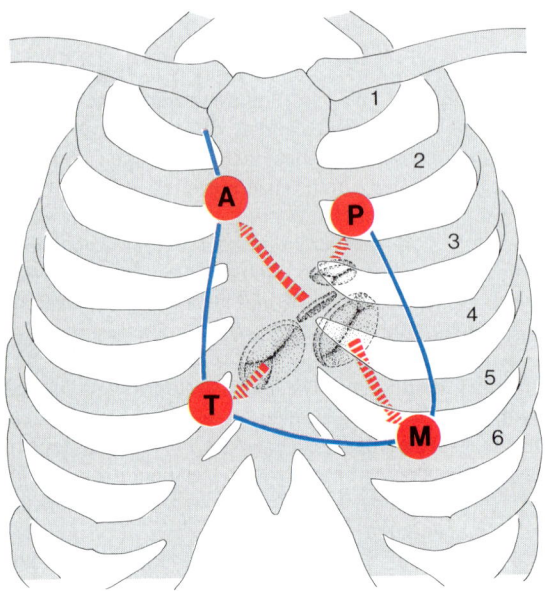

Abb. 10.3-38 Projektion der Herzklappen und der relativen Herzdämpfung (blaue Linie) auf die vordere Brustwand. Die Richtung der Fortleitung von Klappengeräuschen (rote Pfeile) und die Auskultationspunkte (rote Punkte) sind eingetragen. A = Auskultationspunkt für die Aortenklappe, P für die Pulmonalklappe, T für die Trikuspidalklappe und M für die Mitralklappe. Über M ist auch der Herzspitzenstoß fühlbar. (Modifiziert nach KNESE in BARGMANN et al. [2])

[21] MILLER, A. J.: Chapter 10. Cardiopulmonary System: Heart. F. Lymphatic system, pp. 348–358. In: ABRAMSON, D. I., P. B. DOBRIN (eds.): Blood Vessels and Lymphatics in Organ Systems. Academic Press, London 1984.

[22] PERNKOPF, E.: Anatomie. PLATZER, W. (Hrsg.). Urban & Schwarzenberg, München–Wien–Baltimore 1989.

[23] ROUVIERE, H.: Anatomie des lymphatiques de l'homme. Masson, Paris 1932.

[24] SOBOTTA, J.: Atlas der Anatomie des Menschen, Bd. 2, H. FERNER u. J. STAUBESAND (Hrsg.). 19. Aufl. Urban & Schwarzenberg, München–Wien–Baltimore 1988.

[25] STEDING, G., W. SEIDL: Cardio-vaskuläres System. In: HINRICHSEN, K. V. (1990).

[26] STEDING, G., X. JINWEN, W. SEIDL, J. MÄNNER, H. XIA: Developmental aspects of the sinus valves and the sinus venosus septum of the right atrium in human embryos. Anat. Embryol. 181 (1990) 469–475.

[27] STOKER, M. E., A. M. GERDES, J. F. MAY: Regional differences in capillary density and myocyte size in the normal human heart. Anat. Rec. 202 (1982) 187–191.

[28] TANDLER, J.: Anatomie des Herzens. In: v. BARDELEBEN, K. (Hrsg.): Handbuch der Anatomie des Menschen, Bd. III/1. Gustav Fischer, Jena 1913.

[29] TANDLER, J.: Lehrbuch der systematischen Anatomie, 3. Bd.: Das Gefäß-System. F. C. W. Vogel, Leipzig 1926.

[30] WHARTON, J., S. GULBENKIAN, A. MERIGHI, D. M. KUHN, R. JAHN, K. M. TAYLOR, J. M. POLAK: Immunohistochemical and ultrastructural localisation of peptide-containing nerves and myocardial cells in the human atrial appendage. Cell Tissue Res. 254 (1988) 155–166.

[31] XI, X., W. C. RANDALL, R. D. WURSTER: Morphology of intracellularly labeled canine intracardiac ganglion cells. J. comp. Neurol. 314 (1991) 396–402.

10.4 Bau und Funktion der Blutgefäße (Vasa sanguinea)

J. STAUBESAND

1 Übersicht – Allgemeines

Arterien und Venen bilden regulierbare Röhren für den Transport des Blutes vom und zum Herzen. Die zwischengeschalteten terminalen Stromwege dienen vor allem dem Stoffaustausch. Das Gefäßsystem wirkt zudem u. a. bei Abwehrvorgängen und bei der Blutstillung an Verletzungsstellen mit. Der Füllungszustand der Gefäße beeinflußt den Turgor der Organe und dient darüber hinaus speziellen mechanischen Funktionen. Blutgefäße, Prototyp eines funktionellen Systems, besitzen einen charakteristischen Wandbau, der durch ihre funktionelle Beanspruchung und durch Eigenschaften des umgebenden Gewebes geprägt wird.

2 Definition und Gliederung

Unter Blutgefäßen versteht man nervös, hormonal und autonom regulierbare
– Transport-,
– Kapazitäts- und
– Austauschwege.
Sie bilden für das vom Herzen kommende und zum Herzen zurückströmende Blut ein geschlossenes System elastischer Röhren, dessen Gesamtlänge auf etwa 50 000 km geschätzt worden ist. Blutgefäße müssen **verschleißfest** (das Herz treibt täglich ca. 10 000 l Blut durch unsere „Adern"), **verstellbar** und **regenerationsfähig** sein und im Bereich ihrer Austauschstrecken eine **„gerichtete"**, d. h. „abgestufte" Durchlässigkeit besitzen.

Wird das System lokal defekt, kommt es zu Blutungen nach außen oder zu Blutergüssen nach innen (Hämatomen). Wird es durch obturierende Prozesse lokal eingeengt oder gar verschlossen, können regionale Unterversorgung und Ischämie mit Gewebeuntergang (Infarkt) die Folge sein, die – je nach dem versorgten Organ (z. B. Herz oder Gehirn) – das Leben bedrohen können.

Das Blutgefäßsystem gliedert sich in:
– **Arterien** (= arterielles Hochdrucksystem)
  – Arterien vom elastischen Typ
  – Arterien vom muskulären Typ
– **Terminale Strombahn** (= Mikrozirkulation)
  – Arteriolen
  – Kapillaren
  – Venulen
– **Venen** (= venöses Niederdrucksystem)
  – periphere Venen („kapazitives" System)
  – große Venenstämme

Die Blutgefäße erfüllen eine Reihe von Funktionen, die sich wie folgt zusammenfassen lassen:
1. **Austauschfunktion** (z. B. für Blutgase, Nährstoffe, Wasser, Mineralien, Hormone, Stoffwechselprodukte, Zellen des Abwehrsystems, Wärme). Die Austauschfunktion ist normalerweise im Bereich der Endstrombahn konzentriert.
2. **Transportfunktion** für die zellulären und nichtzellulären Bestandteile des Blutes einschließlich der unter 1. genannten Stoffe und Wärme.
3. **Mitwirkung bei Abwehrvorgängen,** z. B. bei der lokalen Entzündung durch Vasodilatation und erhöhte Durchlässigkeit der Austauschstrecker sowie allgemein durch die Wirkung der zum mononukleären Phagozytensystem gehörenden Uferzellen terminaler Gefäße vor allem in Leber, Milz, Knochenmark und den Organen des lymphatischen Systems (s. Kap. 11 und die Darstellung der einzelnen Organe).
4. **Mechanische Aufgaben.** Der Füllungszustand der Gefäße und die Art ihres Einbaues beeinflussen den sog. Turgor. Beim Schock kommt es z. B. wegen des dramatischen Absinkens des Blutdrucks zu einer allgemeinen „Schlaffheit" der Organe.
   Formprägende mechanische Aufgaben werden auch von den Schwellkörpern (Corpora cavernosa) erfüllt, die als Sondereinrichtungen des Gefäßsystems im Bereich des äußeren Genitale (Penis- und Klitorisschwellkörper) und als wesentlicher Bestandteil des Kontinenzorgans (Corpus cavernosum recti) vorkommen. Die genitalen Schwellkörper bestehen, meist unter Einschaltung arteriovenöser Anastomosen, vorwiegend aus Blutgefäßen und glatter Muskulatur. Einzelheiten ihres Aufbaues werden bei den jeweiligen Organen beschrieben (s. Band II, S. 102 u. 116).

5. **Mitwirkung bei der spontanen arteriellen Blutstillung** durch die latente Bereitschaft der Schlagadern, an einer Verletzungsstelle zu invaginieren und sich damit selbst zu verschließen.

3 Bauplan des Gefäßrohrs

Arterien und Venen sind **elastisch, aktiv verstellbar** und durch eine charakteristische Einbaukonstruktion entlang der großen Gefäßstraßen bzw. im Stroma der Organe verankert. Ihre regional höchst unterschiedliche dynamische Beanspruchung durch das strömende Blut bewirkt eine kaum übersehbare **Mannigfaltigkeit der Ausgestaltung** der einzelnen Strecken.

Die Kreislauforgane werden zwar vom Stoffwechselbedarf der Peripherie regiert, jedoch wirkt der Gesamtorganismus mit Hilfe seiner **neurohormonalen Regulationseinrichtungen,** die die einzelnen Teile zu einem Ganzen verbinden, als übergeordnetes und somit einflußnehmendes Prinzip. Der Inhalt der Blutgefäße wird unter rhythmisch wechselndem Druck (in den Arterien) oder ungleichmäßig alternierend (in vielen Venen) kreisend fortbewegt. Der andauernde Durchgang der Pulswellen bedeutet für die Arterienwand eine immerfort wechselnde **funktionelle Dauerbeanspruchung.** Sie wird noch durch die ständige Bereitschaft der Arterien muskulären Typs zu **aktiven Veränderungen ihres Kalibers** im feineingestellten Getriebe der durch die Vasomotorik erhaltenen Kreislaufökonomie kompliziert. Der Gefäßbau spiegelt indessen nicht nur Bedürfnisse der Blutströmung und ihrer Regulation, sondern auch **Eigenschaften des umgebenden Gewebes** und anderer, von außen wirkender Kräfte wider. So können Eigentümlichkeiten im Wandbau der Arterien des Gehirns und des Knochens auf ihre Lage innerhalb der Schädelkapsel bzw. innerhalb der harten Knochensubstanz bezogen werden. Aber auch rhythmische Dauerbeanspruchung durch **Längsdehnungsreize,** wie sie z.B. die Atembewegungen der Lunge mit sich bringen, können zu Sonderungen arterieller Gefäßstrecken führen.

4 Die Arterien (Arteriae)

4.1 Übersicht, Definitionen

Die Arterien sind als Blutgefäße des Hochdrucksystems der sich ständig wiederholenden Einwirkung der Pulswellen ausgesetzt. Ihr mikroskopischer Bau ist durch eine ausgeprägte Dreischichtung gekennzeichnet. Von innen nach außen folgen die *Tunica interna* (kurz *Intima*), die *Tunica media (Media)* und die *Tunica externa (Adventitia)* aufeinander.

Die **Tunica interna** besteht aus einer Endothelschicht und einem dünnen, bindegewebigen **Stratum subendotheliale.** Die früher zur Tunica intima gerechnete elastische Grenzschicht, **Membrana elastica interna,** gehört ihrem biologischen Verhalten nach bereits zur **Tunica media.** Die Media ist aus unterschiedlichen Mengen glatter Muskelzellen, kollagener Fibrillen der Typen I und III

und elastischen Materials aufgebaut, das sich nach innen zu einer Membrana elastica interna und nach außen zu einer **Membrana elastica externa** verdichtet. Die **Tunica externa,** die mit dem Gewebe der Umgebung zusammenhängt, besteht vor allem aus Bündeln kollagener Fibrillen und einem lockeren, elastischen Fasernetz sowie Fibrozyten und einzelnen Mastzellen.

In der **Tunica media** der herznahen Abschnitte des arteriellen Systems überwiegt der Anteil an elastischem Material, in den herzfernen Arterien der Anteil an glatten Muskelzellen, so daß man zwischen Arterien vom elastischen und vom muskulären Typ unterscheiden kann. Den **Arterien vom elastischen Typ,** insbesondere dem Anfangsteil der Aorta, kommt eine Windkesselfunktion zu, die für den Ablauf der Pulswelle von Bedeutung ist. Die **Arterien vom muskulären Typ** nehmen durch Enger- und Weiterstellung des Gefäßvolumens an der Regulation des Blutflusses teil. Die beiden unterschiedlich gebauten Strecken des arteriellen Systems sind aber nicht scharf voneinander getrennt; sie gehen vielmehr mit vielen Zwischenformen fließend ineinander über. In der Peripherie des arteriellen Systems gibt es an verschiedenen Stellen Sondereinrichtungen wie Arterienwülste und Sperrarterien, die lokal den Blutfluß beeinflussen können.

4.2 Wandbau

Die Unterscheidung von Arterien elastischen Typs *(Aa. elastotypicae)* von solchen muskulären Wandbaus *(Aa. myotypicae)* oder eine Gliederung der arteriellen Stromwege in große, mittlere und kleine Schlagadern sind Versuche, die Fülle der Formen und Eigentümlichkeiten aus didaktischen Gründen durch eine straffe **Einteilung** ordnend einzufangen. Sie sind nützlich und dem Verständnis förderlich, führen jedoch zu Verwirrungen und unbiologischen Vorstellungen, wenn das Schema die Vielfalt der örtlich nun einmal differenten Wirklichkeit zu verdrängen droht und dann der durchaus trügerische Eindruck einheitlicher Verhältnisse entsteht. Die Begriffe elastische und muskuläre Arterien sind demnach als formelhafte **Vereinfachungen** zu werten, die hier ausdrücklich mit der Einschränkung verwendet werden, daß sie den zahlreichen regionalen Eigenarten der Blutgefäße nicht gerecht werden können. Sie setzen an die Stelle orts- bzw. organspezifisch ausgestatteter und eingefügter, individueller Strombahnstrecken einige schablonenhafte und damit uniforme Bilder sozusagen typisch gebauter Röhren.

Auffälliges Merkmal einer voll funktionstüchtigen Arterie ist ganz allgemein die strenge und **klare Ordnung in der Komposition ihrer Baumaterialien** (Abb. 10.4-1 bis 3). Das pathologisch veränderte arterielle Gefäß zeigt drastisch, daß sich Krankheit gerade in den mit morphologischen Methoden erfaßbaren Dimensionen als gestörte Ordnung dokumentiert.

Allgemein überwiegt in der fein-, dicht- und festgefügten Arterienwand die zirkuläre oder Querstruktur. Das elastische Material bildet vielfach membranartige Platten mit Fenstern *(Membranae elasticae fenestratae)* (Abb. 10.4-4), deren lichte Weite vom Spannungszustand der Wand abhängt. Das Arterienrohr erscheint als ein in

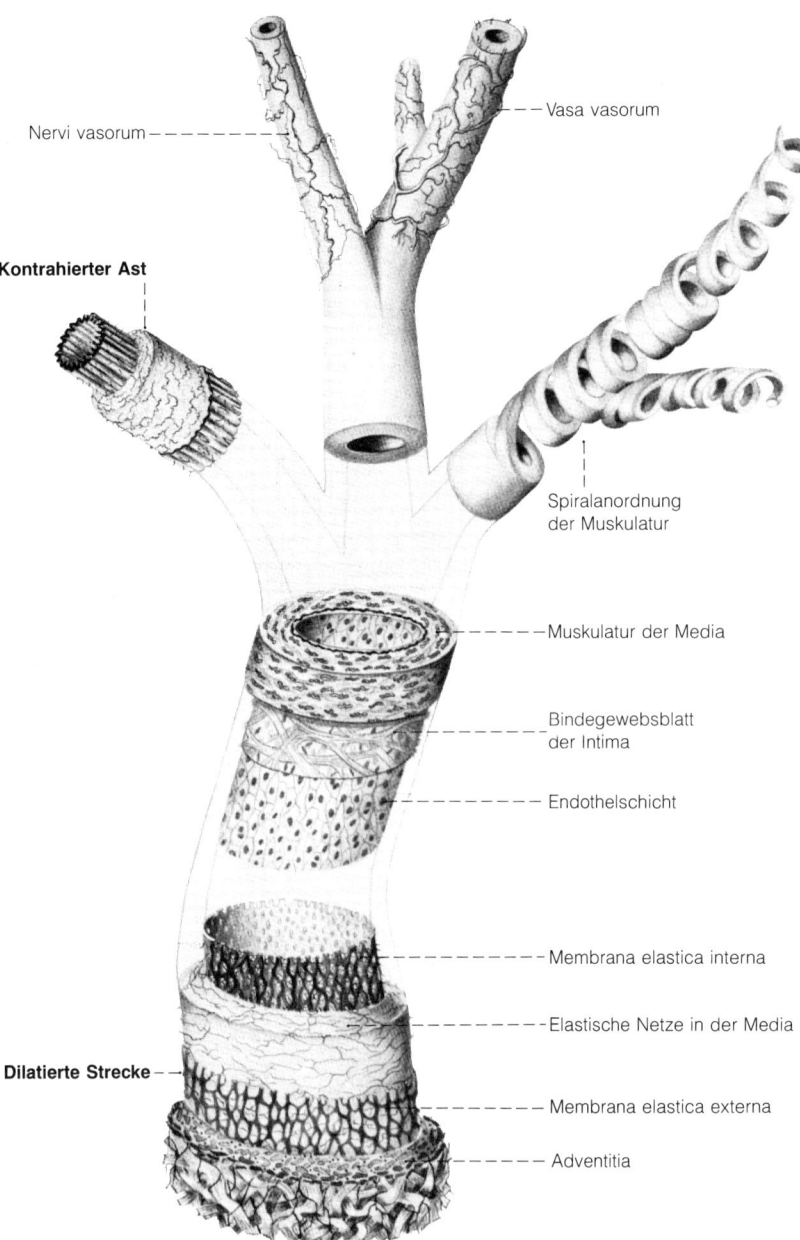

Nervi vasorum

Vasa vasorum

Kontrahierter Ast

Spiralanordnung
der Muskulatur

Muskulatur der Media

Bindegewebsblatt
der Intima

Endothelschicht

Membrana elastica interna

Elastische Netze in der Media

Dilatierte Strecke

Membrana elastica externa

Adventitia

Abb. 10.4-1 Schema des Wandbaus einer Arterie vom muskulären Typ. Der Stamm des Arterienbaums zeigt in der Schichtung des oberen Abschnittes vor allem die zelligen Anteile der Media und Intima, im unteren die Fasertexturen. Das Aussehen der elastischen Membranen und Netze entspricht hier dem gespannten Fasergerüst einer gedehnten Arterie. Im Gegensatz hierzu befindet sich der Ast oben links im Zustand der Kontraktion mit gestauchten und gefalteten elastischen Membranen und Fasern. Der stellenweise spiralige Verlauf der Muskelbündel in der Media geht aus dem mehr oder weniger weit auseinandergezogenen rechten Ast hervor. Die Zweige des mittleren Astes sind mit ihren nervösen und vasalen Leitungsbahnen versehen.

sich geschlossenes funktionelles System. Die Art des Einbaus in die Umgebung ist dabei für die Arterien offenbar von wesentlich geringerer Bedeutung als für die Venen, deren Fixpunkte zum Teil außerhalb ihrer Wand liegen, so daß in das funktionelle und mechanische System „Vene" auch die Umgebung weitgehend einbezogen ist.

Die **Tunica interna** oder **Intima** nimmt als die innerste Gefäßhaut den Schub des vorbeistreichenden Blutstroms auf. Sie besitzt als bis zu einem gewissen Grad durchlässige Grenzmembran gegen das Blut eine geschlossene Schicht von **Endothelzellen.**

In den Arterien steht die Längsachse der Zellen in der Regel in Blutstromrichtung, während das Endothel in den Venen mehr polygonale Muster bildet. Entlang der interendothelialen Grenzflächen sind *Zonula adhae-*

rens, Punctum adhaerens, Zonula occludens und auch *Nexus* vorhanden (vgl. Abb. 2.3-9). Fleckdesmosomen *(Macula adhaerens)* fehlen.

Die Endothelzellen werden mit einer für einzelne Gefäßabschnitte charakteristischen Häufigkeit ausgewechselt. Die durch H^3-Thymidin-Einbauraten gemessenen **Proliferationen** sind in der unteren V. cava inferior sehr klein (Thymidin-Index 0,13%), in den alveolären Lungenkapillaren sehr hoch (Thymidin-Index 1,14%), in der Aorta beträgt er ca. 0,3% [3]. Nach Schädigung des Endothels (z.B. durch inhalierendes Rauchen) kann der Index erheblich ansteigen.

Während sich das Endothel im fixierten und gefärbten Schnittpräparat lichtmikroskopisch als eine meist recht unscheinbare, oft an der Grenze der Sichtbarkeit

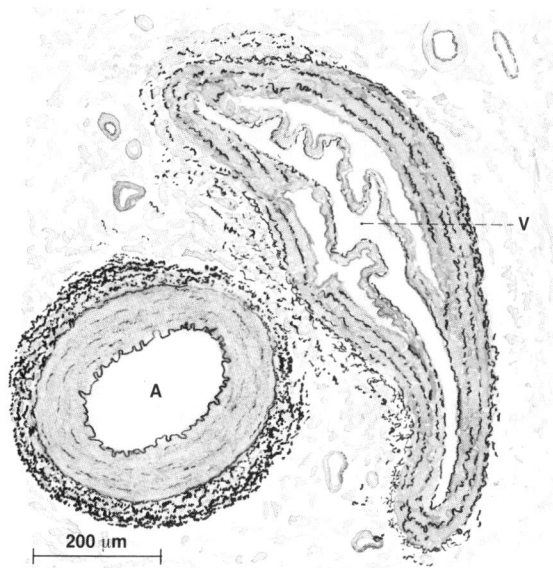

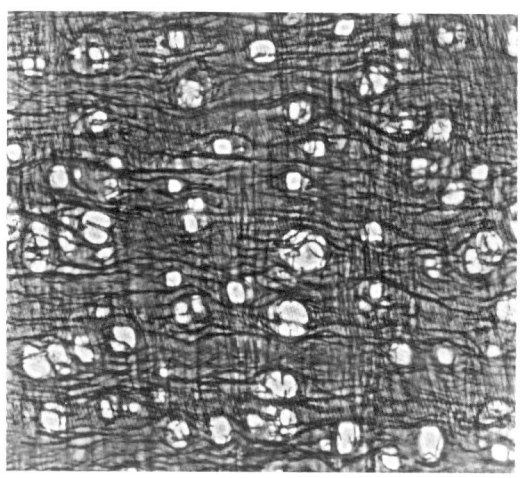

Abb. 10.4-2 Kleine Arterie (A) und Vene (V) aus der menschlichen Fingerbeere. Beachte den unterschiedlichen Wandbau von Arterie (muskulärer Typ) und Vene, die unterschiedliche Verteilung des elastischen Materials in der Arterien- und Venenwand sowie den Verlauf der in der Vene angeschnittenen Klappensegel. Elastica-Färbung.

Abb. 10.4-4 Membrana elastica interna aus der A. tibialis posterior eines 18jährigen Mannes. Mit Kollagenase und Trypsin behandeltes sowie mit Resorcinfuchsin gefärbtes Häutchenpräparat. Man sieht longitudinale und zirkuläre Fasern und Fenster in der Membrana elastica interna. Vergr. ca. 130fach. (Aus LANG u. NORDWIG [11])

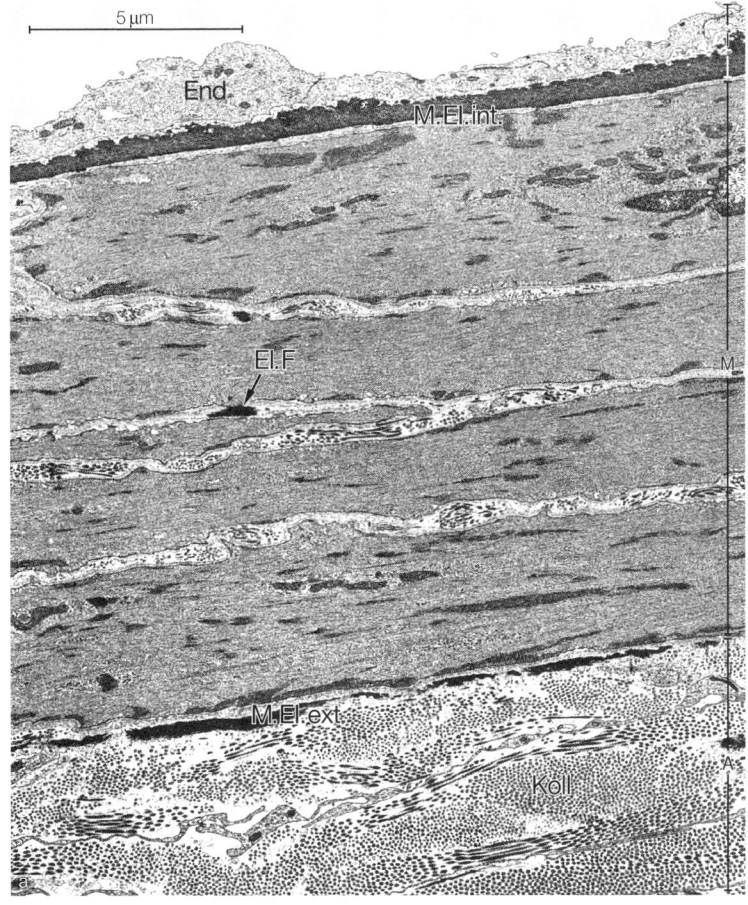

Abb. 10.4-3 Arterie vom muskulären Typ im elektronenmikroskopischen Bild. Übersichtsaufnahme (A. testicularis der Ratte) mit den Grenzen der Tunica intima (I), der Tunica media (M) und der Adventitia (A). Bezeichnungen: End = Endothel; M. El. int. = Membrana elastica interna; El. F = elastische Fasern zwischen den Mediamyozyten; M. El. ext. = Membrana elastica externa; Koll = Bündel kollagener Fibrillen.

liegende Schicht darstellt (z. B. in den Abb. 10.4-11b, 25b, 26b, 27), zeigt sich in der **elektronenmikroskopischen Dimension,** daß die Endothelzellen alle typischen Organellen eukaryonter Zellen enthalten: (relativ wenige) Mitochondrien, glattes und rauhes endoplasmatisches Retikulum, Ribosomen (oft in Form von Polysomen), einen (meist recht kleinen) GOLGI-Apparat, ein Zentriol und vereinzelt Lysosomen. Am Plasmalemm der Zellen finden sich meist zahlreiche Invaginationen bzw. Vesikel, die in der offiziellen Terminologie als *Vesiculae superficiales* oder **Caveolae** bezeichnet werden. Ihr Durchmesser liegt bei 60 bis 90 nm, ihre Zahl ist auf 10 000 bis 15 000 pro Zelle geschätzt worden. Ein Teil der Caveolae wird durch ein dünnes, einschichtiges Diaphragma aus Glykoproteinen verschlossen. Oft liegen die Caveolae in Gruppen beisammen und bilden mit intrazellulären Vesikeln Ketten, die sich zu sog. transendothelialen Kanälen vereinigen können. Lange hat man diese Vesikel im Sinne der Transzytose mit Transportvorgängen für hochmolekulare Stoffe in Zusammenhang gebracht. Dies wird heute jedoch bezweifelt (vgl. „Potozytose" in Kap. 2.8.2.2 und Stoffaustausch in Kapillaren, Kap. 10.3.3.4).

Die **Glykokalix** der Endothelzellen enthält spezifische Zuckergruppen (Kohlenhydratsequenzen) und eine Reihe inzwischen molekular identifizierter Membranproteine, die für die Adhäsion von Leukozyten an die luminale Oberfläche des Endothels von Bedeutung sind. Die Adhäsion und anschließende Migration von Leukozyten durch das Endothel in das umgebende Gewebe (Diapedese) ist ein wichtiger Vorgang bei der Entzündung. Das endotheliale Leukozytenadhäsionsmolekül 1 **(E-Selektin)** ist ein Lektin (s. Kap. 2.3.2.2), an das Zuckergruppen der Granulozytenoberfläche binden, während das induzierbare Zelladhäsionsmolekül 1 (ICAM 1) mit Immunglobulinen verwandt ist und für Lymphozyten sowie Monozyten als Anheftungsmolekül auf der Endothelzellmembran dient [18].

Endothelzellen besitzen neben Intermediärfilamenten vom Vimentin-Typ (vgl. Abb. 2.4-15 u. 10.4-5b) ein besonders stark entwickeltes **kontraktiles Filamentsystem** (Aktin-Myosin-System; Abb. 2.3-12), das einerseits die Gefäßendothelzellen vor Ablösung durch die hohen Scherkräfte des Blutstroms schützt (Endothelzellen der arteriellen Strombahn besitzen deshalb Myofibrillenähnliche Faserbündel, Streßfasern, die in venösen Endothelzellen fehlen, vgl. Abb. 2.3-12) und andererseits die Breite der Interzellularspalten reguliert und damit Einfluß auf den parazellulären Stoffaustausch zwischen Blut und Interstitium nimmt. Lateral steht das Aktinfilamentsystem mit den Interzellularkontakten vom Zonulaadhaerens-Typ in Verbindung [21].

Darüber hinaus enthalten die Endothelzellen spezifische, von einer Membran umhüllte Granula, **WEIBEL-PALADE-Körperchen** (WPK) [24], die in ihrem Inneren häufig ein System parallel geordneter tubulärer Filamente zeigen (Abb. 10.4-5a). Die WPK sind als spezialisierte Sekretgranula anzusehen, die u. a. den VON-WILLEBRAND-Faktor (vWF) und das vasokonstriktorische Peptid „Endothelin" enthalten. Der vWF wird sowohl in den Blutstrom als auch in die Basalmembran der Endothel-

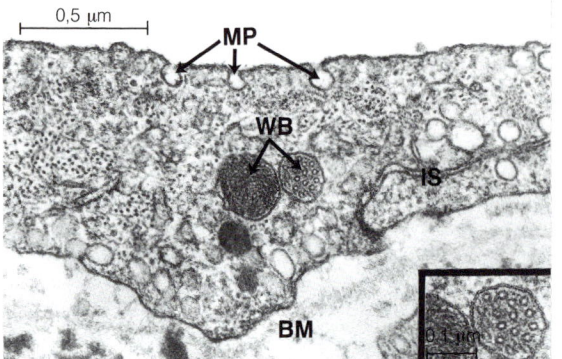

Abb. 10.4-5a Endothel aus der A. tibialis posterior (Mensch) mit WEIBEL-PALADE-Körperchen. Bezeichnungen: MP = Caveolae; IS = Interzellularspalt; WB = WEIBEL-PALADE-Körperchen (unten rechts im Bild bei höherer Auflösung); BM = subendotheliale Basalmembran.

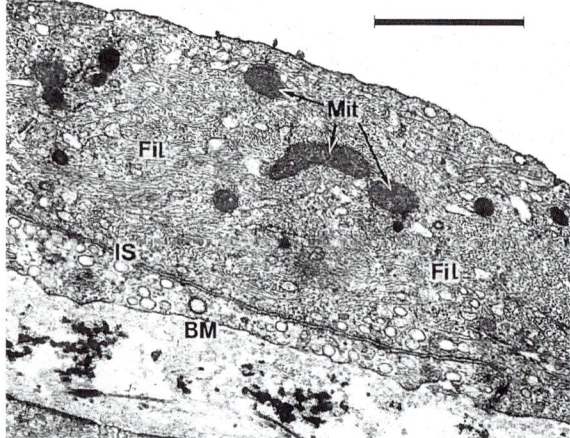

Abb. 10.4-5b Intermediärfilamente in einer Endothelzelle aus der V. tibialis posterior (Mensch). Zwei sich dachziegelartig überlappende Zellen durch einen deutlichen Interzellularspalt getrennt. In der oberen Endothelzelle Anteile des Zytoskeletts und einige Mitochondrien sichtbar. Bezeichnungen: Mit = Mitochondrien; Fil = Intermediärfilamente; IS = Interzellularspalt; BM = Basalmembran. Maßstab = 1 µm.

zellen abgegeben. Im Blut verbindet sich vWF mit dem Gerinnungsfaktor VIII zu einem funktionellen Komplex.

Der in der Basalmembran deponierte vWF erlaubt bei Schädigungen und Ablösung von Endothelzellen den im Blutstrom zirkulierenden Blutplättchen eine Anhaftung an die denudierte Gefäßwand (temporäres „Pseudoendothel", Abb. 10.4-6) selbst bei höchsten Strömungsgeschwindigkeiten des Blutes. Mangel oder molekulare Defekte des vWF zählen zu den häufigsten Ursachen von angeborenen Gerinnungsstörungen und lokalisierten Gewebsblutungen (VON WILLEBRANDsche Erkrankung).

Mit einer großen Zahl **metabolischer Funktionen** ist das Endothel in viele Funktionssysteme des Organismus eingeschaltet (Tabelle 10.4-1). Es synthetisiert zahlreiche Enzyme. Im Bereich der Endstrombahn – zumal der Kapillaren und der postkapillären Venen – vollzieht sich der Stoffaustausch zwischen intra- und extravasalem Raum entscheidend durch das Endothel. Darüber hinaus sind die Endothelzellen durch Bildung und Freisetzung

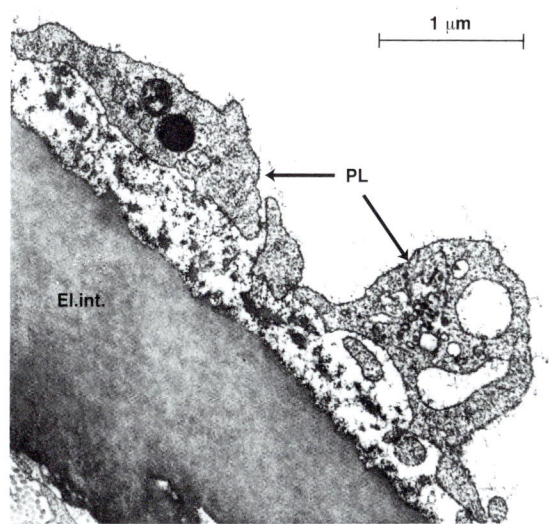

Abb. 10.4-6 Blutplättchen auf einer Defektstelle der Endothelschicht im elektronenmikroskopischen Bild. Beginnende Bildung eines „Pseudoendothels" durch Blutplättchen 35 Minuten nach Endothelentfernung durch Ballonkatheter (Brustaorta, Ratte). Bezeichnungen: El. int. = Membrana elastica interna; PL = Blutplättchen (= Thrombozyten).

Die **Tunica media** ist breit und enthält vorwiegend Myozyten und elastisches Material. Da der relative Anteil dieser beiden Bauelemente in den verschiedenen Arterien sehr unterschiedlich ist, spricht man von Arterien des elastischen und muskulären Typs.

Die **Tunica externa** oder **Adventitia** besteht aus unterschiedlich dicken Bündeln kollagener Fibrillen der Typen I und III, elastischem Material und Fibrozyten.

4.2.1 Arterien vom elastischen Typ (Arteriae elastotypicae)

Zu den Arterien elastischen Bautyps zählen außer der Aorta und den Lungenschlagadern der Truncus brachiocephalicus, die A. carotis communis (einschließlich der angrenzenden Abschnitte ihrer beiden Hauptäste), die Anfangsstrecken der A. vertebralis und der A. thoracica interna, die A. subclavia, der Truncus thyrocervicalis und das proximale Segment der A. iliaca communis. Infolge ihres Reichtums an elastischem Material (Abb. 10.4-7) haben die **Aorta** und andere **herznahe Arterien** bereits makroskopisch ein gelbliches Aussehen. In allen diesen

vasoaktiver Lokalhormone **(Autakoide)** für die lokale Regulation des arteriellen und arteriolären Tonus von größter Bedeutung [14]. So wird die Aufrechterhaltung einer adäquaten Organperfusion weitgehend von den vasomotorischen Aktivitäten des Endothels bestimmt. Das – soweit bisher bekannt – wichtigste endotheliale vasoaktive Autakoid ist der sog. „endothelium-derived relaxant factor" (EDRF), der mit dem Radikal **Stickstoffmonoxid (NO)** identisch ist und von einem zytosolischen Enzymsystem gebildet wird [16] (Näheres s. Kap. 2.2.9). NO führt zur Abschwächung des kontraktilen Tonus (Relaxation) der glatten Gefäßmuskulatur. Über den gleichen Mechanismus lösen auch die therapeutisch genutzten Nitrovasodilatatoren eine Gefäßerweiterung aus.

Die Freisetzung von NO aus dem Endothel erfolgt kontinuierlich, wobei verschiedene Stimuli Bildung und Freisetzung verstärken können. Der physiologisch offenbar wesentlichste Stimulus für die kontinuierliche NO-Freisetzung ist dabei die durch das strömende Blut erzeugte Wandschubspannung. Daneben induzieren auch verschiedene körpereigene Substanzen, wie Acetylcholin, ATP, Substanz P, Serotonin, Bradykinin und Thrombin, am Endothel über einen rezeptorabhängigen Mechanismus eine verstärkte Bildung von NO [14].

Endothelzellen synthetisieren und sezernieren außerdem ein sehr potentes und in seiner Wirkung lang anhaltendes vasokonstriktorisches Peptid, das **Endothelin** [26]. Seine Bedeutung und die physiologischen Stimuli für seine Freisetzung sowie das regulatorische Zusammenspiel mit NO sind noch unbekannt.

Die Erhöhung der Plasmakonzentration von Endothelin bei Herzinfarkt, kardiogenem Schock und pulmonaler Hypertonie macht die pathophysiologische Relevanz dieses Peptids wahrscheinlich [5].

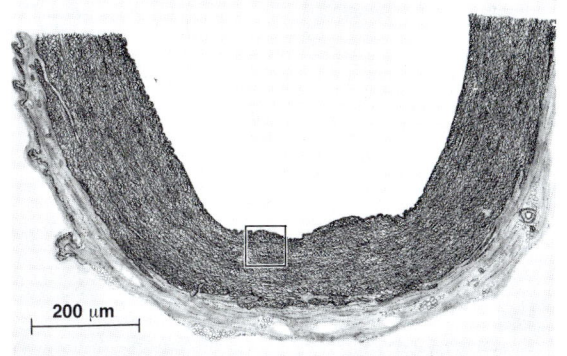

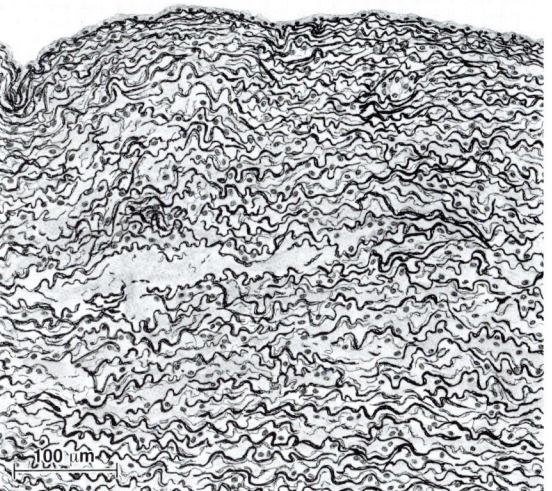

Abb. 10.4-7 Brustaorta des Menschen als Beispiel für eine Arterie vom elastischen Typ. (a) Übersicht, (b) stärkere Vergrößerung des in (a) markierten Bereiches. Zeichnungen nach einem lichtmikroskopischen Schnittpräparat. Elastica-Färbung.

Tabelle 10.4-1 Übersicht über einige wichtige Funktionen und Syntheseleistungen von Endothelzellen, zusammengestellt von D. Drenckhahn, Würzburg. (Die Tabelle faßt den gegenwärtigen Wissensstand zusammen; gerade bei der Erforschung der Endothel-funktionen sind die Dinge zur Zeit stark im Fluß.)

---

1. **Aussprossung zur Bildung neuer Kapillaren (Angiogenese):**
   Wichtig u. a. bei Wachstumsprozessen, Muskelhypertrophie, Kapillarisierung von Tumoren
   (dadurch Förderung des Tumorwachstums und Metastasierung)

2. **Synthese von Wachstumsfaktoren,** dadurch Beeinflussung der Proliferation von Zellen der Gefäßwand
   und der Gefäßnähe:
   a) Plättchenwachstumsfaktor (PDGF)
   b) Basischer Fibroblastenwachstumsfaktor (bFGF)

3. **Synthese von Substanzen für die Regulation der Weite der Blutgefäße:**
   a) Gefäßerweiternde Faktoren: Stickstoffmonoxid (NO), Angiotensinase (inaktiviert Angiotensin)
   b) Gefäßverengende Faktoren: Endothelin, Angiotensin-konvertierendes Enzym (ACE)

4. **Hemmung der Blutgerinnung (Antithrombose):**
   a) Synthese und Oberflächenexpression von Heparansulfatproteoglykan zur Inaktivierung von Thrombin
      (vor allem durch Bindung von Antithrombin III aus dem Serum)
   b) Bindung und Inaktivierung von Thrombin durch Thrombomodulin (Membranprotein der Endothelzellen)
   c) Sekretion der Protease Nexin (inaktiviert Thrombin)
   d) Synthese von Plasminogenaktivatoren (Fibrinolyse)
   e) Hemmung der Aktivierung und Adhäsion von Thrombozyten durch Synthese von Prostacyclin (PGI_2),
      13-Hydroxylinolensäure (13-HODE) und NO

5. **Aktivierung der Blutgerinnung:**
   a) Synthese von Gerinnungsfaktor V
   b) Synthese des von-Willebrand-Faktors (bildet im Serum mit Gerinnungsfaktor VIII einen funktionellen Komplex)
   c) Bindung und Aktivierung der Gerinnungsfaktoren IX_a und XII
   d) Sekretion eines Inhibitors der Plasminogenaktivatoren (PAI I und II); dadurch Inhibition der Fibrinolyse

6. **Abbau von Blutfetten:**
   a) Lipoproteinlipase der Endothelzelloberfläche spaltet Neutralfette von Chylomikronen und anderen Lipo-
      proteinen (z. B. LDL)
   b) Endozytose und Abbau des LDL

7. **Synthese von Faser- und Proteoglykankomponenten des subendothelialen Bindegewebes:**
   a) Kollagene (besonders Kollagen Typ IV und V)
   b) Zellhaftproteine (Laminin, Fibronektin, Thrombospondin)
   c) Proteoglykane
   d) Elastin
   e) von-Willebrand-Faktor (wird auch in die Basalmembran abgegeben und dient dort als Adhäsionsprotein)

8. **Expression von Oberflächenrezeptoren für die Anhaftung von Leukozyten** (u. a. für Austritt von Leukozyten
   aus der Blutbahn wichtig!):
   a) Endotheliales Leukozytenadhäsionsprotein 1 und 2 (E-Selektin)
   b) Induzierbares Zelladhäsionsmolekül 1 (ICAM 1)
   c) Granulum-Membranprotein 140 (GMP 140): Wird durch Exozytose der Weibel-Palade-Granula in die Plasma-
      membran eingebaut (wird stimuliert bei Entzündung)
   d) Rezeptoren für leukozytäre Selektine (u. a. GlyCAM-1)

9. **Regulation der Gefäßpermeabilität** von Nährstoffen und Makromolekülen aus dem Blut in das umgebene Gewebe:
   a) Glukosetransporter (besonders reichhaltig in Endothelzellen des Gehirns) und zahlreiche weitere Transportproteine
   b) Rezeptoren für Entzündungsmediatoren wie Histamin und Bradykinin. Diese Mediatoren führen zur Öffnung der
      interendothelialen Spalten durch Aktivierung des endothelialen Aktin-Myosin-Systems. Dadurch Steigerung der
      Permeabilität für Makromoleküle (Ödembildung)

Gefäßen verändert die Wandmuskulatur weniger das Kaliber als den Spannungszustand des elastischen Faser-gefüges, so daß auch die Arterien des elastischen Typs mit einer abstufbaren, unter dem Einfluß des Nervensystems stehenden reversiblen Dehnbarkeit ausgestattet sind.

In die Aorta wird das Blut stoßweise mit der Systole hineingeworfen. Dieser rhythmische Zustrom wird in einen gleichmäßigeren Abstrom verwandelt, da sich die großen Arterien, die durch die systolisch ausgeschüttete Blutmenge gedehnt werden, bei diastolischem Druckab-fall wieder zusammenziehen und das Blut auch während dieser Phase zusätzlich antreiben. Diese Wirkung der Ar-terien elastischen Typs auf den Blutstrom vergleicht man mit einem **Windkessel.** Den sog. zentralen Windkessel stellt die Aorta dar. Die Windkesselwirkung schwindet peripherwärts zunehmend mit der Abnahme der Dehn-barkeit der Arterienwand. Schon die Bauchaorta enthält weniger elastische Membranen und relativ mehr Muskelzellen als die Brustaorta und ist deshalb weniger stark reversibel dehnbar.

In der Wand der Aorta und ihrer großen, ähnlich gebauten Äste sind zahlreiche derbe, **gefensterte elastische Membranen** *(Membranae fenestratae elasticae)* konzentrisch ineinandergeschichtet (Abb. 10.4-7). Sie fassen zwischen sich feinere elastische Fasernetze und verhältnismäßig dünne Lagen von Muskelzellen, die als „**Spannmuskeln**" direkt am elastischen Gerüst ansetzen und sich mit diesem zu „elastisch-muskulösen Systemen" einer im einzelnen wechselnden Konstruktion verbinden [2].

Diese Muskeln dienen also im wesentlichen nicht der Verengung der Arterien vom elastischen Typ, sondern geben deren elastischem Gerüst eine **wechselnde Vorspannung,** wodurch der Widerstand des Windkessels hinauf- oder herabgesetzt werden kann. Durch Adrenalin wird die Aorta z. B. dehnbarer. Sie verhält sich also nicht einfach wie ein Gummischlauch, der bei Druckanstieg weit und gespannt wird und sich bei Druckabfall sozusagen automatisch wieder engstellt, sondern sie kann mit Hilfe ihrer „Spannmuskeln" aktiv in die **Kreislaufregulation** eingreifen.

Da diese Textur die ganze Wand der Arterien elastischen Typs gleichförmig durchsetzt und auch die Adventitia mit einbezieht, ist die sonst für das Arterienrohr **typische Dreischichtung verwischt** (Abb. 10.4-7). Die Verknüpfung des elastischen Materials mit der glatten Muskulatur und kollagenen Fibrillenbündeln ist hier demnach viel inniger als in den peripheren Arterien, in deren Wand die Muskulatur stärker in einer bestimmten Schicht zusammengedrängt ist und sich deshalb als Tunica media klarer gegen Intima und Adventitia absetzt (Abb. 10.4-1 bis 3).

Auch die **Muskulatur** verläuft in der Aortenwand in **Schraubentouren** wechselnder Richtung und Neigungswinkel. Elastisches Gerüst, glatte Muskelzellen und kollagene Fibrillenbündel sind in eine proteoglykanreiche Grundsubstanz (Matrix) eingebettet. Das Endothel der Aorta und anderer großer Arterien wird durch ein zartes, mehr oder weniger zellreiches Bindegewebe, das sog. **Stratum subendotheliale,** unterschichtet, dem mechanische, aber auch stoffwechselphysiologische und im Dienst der Abwehr stehende Aufgaben zukommen sollen.

Mit zunehmendem Alter und – stark vermehrt bzw. krankhaft übersteigert – bei Arteriosklerose kommt es auch in der Aorta zu oft herdförmigen Ablagerungen von Kalziumkonkrementen vor allem im Bereich der Media und im Intimaraum. Dadurch wird die Elastizität des Gefäßes (Windkesselfunktion) beeinträchtigt und die Wand u. a. so stark geschädigt, daß sich örtliche Aussackungen (**Aneurysmen**) bilden können, deren Platzen bei plötzlichem Druckanstieg (z. B. beim Stuhlgang) mit einer hohen Letalitätsrate behaftet ist.

4.2.2   Arterien vom muskulären Typ (Arteriae myotypicae)

Auf die großen, den „zentralen Windkessel" bildenden Schlagadern folgen die Arterien muskulären Bautyps als **Verteiler- und Stellröhren,** d. h. als Regulatoren der Durchflußmenge des Blutes. Zu ihnen gehören sowohl große Gefäßstämme wie die A. facialis, A. brachialis, A. femoralis oder der Truncus coeliacus als auch kleinere, oft unbenannte, aber noch mit bloßem Auge wahrnehmbare Arterien und schließlich auch die unzähligen mikroskopisch kleinen Strecken, die das Filigran der Arterienbäume darstellen. In der Wand aller dieser Gefäße wird eine dichtgepackte, die Querrichtung zur Gefäßachse bevorzugende **Muskulatur** von membranartigen Verdichtungen des elastischen Faserkontinuums flankiert, an die sich einwärts die intimale Grenzschicht und auswärts die adventitielle Einbauschicht anschließen (Abb. 10.4-1 bis 3). Das **Skelett der Arterien** des muskulären Typs wird von einem elastischen Fasergerüst gebildet, von dessen Architektonik das zweidimensionale Schnittpräparat nur höchst mangelhafte Vorstellungen vermitteln kann.

Die beschreibende mikroskopische Anatomie unterscheidet am elastischen Stroma der Arterienwand eine **Membrana elastica interna,** eine **Membrana elastica externa** und die **elastischen Fasernetze der Media** (Abb. 10.4-1 bis 3). Eine funktionelle Sonderstellung kommt vielleicht den zarten elastischen Fasern des Intimaraums zu, die sich erst mit der Alterung oder bei krankhaften Veränderungen deutlicher entwickeln. Recht unterschiedlich ist das Aussehen des elastischen Materials bei Kontraktion bzw. Erschlaffung der Arterienwand (Abb. 10.4-8). Auf Querschnitten durch kontrahierte Arterien sieht man die elastische Innenhaut als eine mehr oder weniger stark geschwellte, halskrausenartige Schicht, deren Krümmungen sich die Intima dicht anschmiegt.

Große Bedeutung hat die örtlich unterschiedlich ausgeprägte **Fensterung der Elastica interna** (Abb. 10.4-4), da durch die Lücken der elastischen Membranen Fortsätze der Endothelzellen unmittelbaren Kontakt mit der Gefäßmuskulatur und umgekehrt herstellen können. Bei der **Kontraktion** einer Arterie schließen sich die meisten kleineren und mittelgroßen Fenster der elastischen Innenhaut, und nur die wenigen größeren Öffnungen bleiben als in ihrem Umfang bedeutend **reduzierte Durchlässe** erhalten. Die Elastica interna verändert also ihre Eigenschaften mit der Kontraktion des Gefäßes in sehr wesentlichen Punkten. Dies wird sich auch auf den Stoffverkehr zwischen Blut, Intimaraum und Muskelschicht auswirken. Örtliche Besonderheiten der Membrana elastica interna kennzeichnen beispielsweise die Gehirnarterien, in denen sie – bei den verschiedensten Spezies einschließlich des Menschen – intimawärts wie ausgefranst wirkt. Auch Leber-, Herzmuskel-, Hoden-, Darm- und Extremitätenarterien besitzen eine so typisch ausgeprägte elastische Innenhaut, daß man diese Gefäße – zumindest in der elektronenmikroskopischen Dimension – oft allein am Aussehen dieser Schicht erkennen kann.

Die **Media der Arterien des muskulären Typs** besteht vor allem aus dichtzusammengefügten spindelförmigen **Myozyten** (Abb. 10.4-3). Die Gestalt der Muskelzellkerne richtet sich nach der Form der Zelleiber und erscheint kugelig, ellipsoid oder stäbchen- bis fadenförmig (Abb. 10.4-1). In den Wänden kontrahierter Arterien sind die **Kerne der Myozyten** oftmals plumpe Gebilde, deren auffällige Windungen die verschiedensten Deutungen erfahren haben. Wahrscheinlich sind es Formen, die den wei-

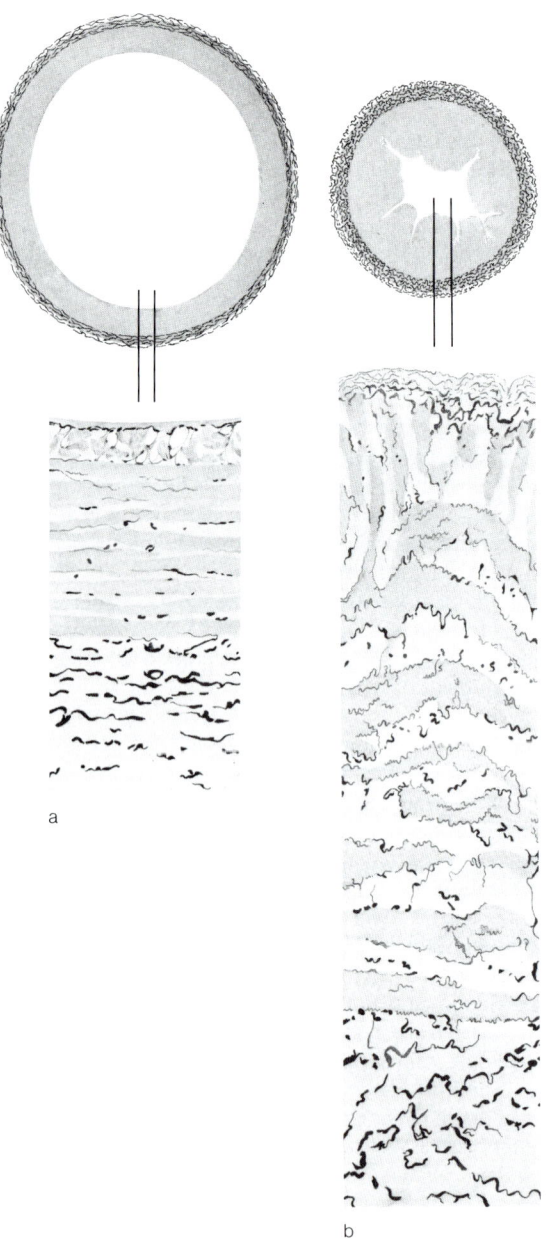

a

b

Abb. 10.4-8 Querschnitte durch eine Arterie vom muskulären Typ im gedehnten (a) und im kontrahierten (b) Zustand (A. metatarsalis dorsalis lateralis vom Fohlen). In den Zeichnungen wurden die Kerne der Muskelzellen nicht berücksichtigt. Die Gegenüberstellung von Querschnittsbildern ein und derselben Arterienstrecke in experimentell erzeugten Grenzzuständen ihrer lichten Weite soll die grundlegenden Unterschiede zwischen einer kontrahierten und einer dilatierten Arterie deutlich machen. Vergleiche vor allem die lichten Weiten und die Wandstärken! Beachte auch die Entfaltung der Membrana elastica interna bei der gedehnten Arterie, die Stauchung und Zusammenschiebung des gesamten Wandmaterials im kontrahierten Gefäß. Orcein-van-Gieson-Färbung.

chen Muskelzellkernen durch die Wellung der gefalteten elastischen Netze und Platten passiv aufgezwungen werden. Bei den meisten Arterien des histologischen Präparates liegt eine postmortale Kontraktionsstellung vor.

Den Myozyten in der Media der Arterien und Venen kommen in erster Linie mechanische (Kontraktions- und Halte-)Aufgaben zu. Ihr Zelleib enthält vor allem kontraktiles Filamentmaterial (Abb. 10.4-9a, b) neben Mitochondrien, spärlichem endoplasmatischen Retikulum und bocksbeutelartigen Caveolae (Vesiculae superficiales) entlang dem Plasmalemm der Zellen. Diese kontraktilen Muskelzellen (= „**k-Myozyten**") können durch Zunahme ihrer Synthese- und Abbauorganellen (also vor allem des rauhen endoplasmatischen Retikulums, der Lysosomen und des Golgi-Apparates) sowie der energieliefernden Mitochondrien bei gleichzeitiger Abnahme des Filamentmaterials zu Muskelzellen des metabolischen Typs (= „**m-Myozyten**") werden (Abb. 10.4-9c, d). Bei Umbauvorgängen und Erkrankungen der Gefäßwand nehmen die m-Myozyten zu. Oft ist die Zunahme der m-Myozyten mit gesteigerten Synthese- und Abbauleistungen sowie einer charakteristischen Vermehrung und Veränderung der Interzellularsubstanz verbunden, es kann zur „Fibrose" kommen. Gleichzeitig steigen die Aktivitäten gewisser lysosomaler (z.B. saure Phosphatase) und nichtlysosomaler (z.B. alkalische Phosphatase) Enzyme im Homogenat der betroffenen Arterien und Venen an.

Für die k-Myozyten werden auch die Bezeichnungen kontraktile, normale, gewöhnliche, ruhende oder reife Muskelzellen verwendet, für den m-Typ auch die Ausdrücke modifizierte, aktivierte, primitive, produktive, reparative oder stoffwechselaktive Muskelzellen. Wahrscheinlich gibt es Übergänge von m-Myozyten zu **Myofibroblasten** und Fibroblasten. Man hat geradezu eine Entwicklungsreihe postuliert, die von undifferenzierten Mesenchymzellen über Fibroblasten und m-Myozyten bis zu k-Myozyten führt. Sicher ist der Gefäßwand-Myozyt eine „**multipotente**" Zelle, die zu tiefgreifenden morphologischen und funktionellen Wandlungen befähigt ist. Hierzu gehört auch ihre amöboide Beweglichkeit, die vor allem den m-Myozyten eine **Emigration aus der Media in den Intimaraum** erlaubt, wobei für die Passage in erster Linie die Fenster der Membrana elastica interna in Frage kommen. Vermehrte Mitosen der Myozyten finden sich in der Regenerationsphase nach Einwirkung verschiedener Noxen auf die Gefäßwand (Abb. 10.4-10). Die m-Myozyten besitzen auch die **Fähigkeit zur Phagozytose** (u. a. von Erythrozyten, die nach Intimaverletzungen bis in die Tiefe der Media eindringen können).

In der Regel finden sich glatte Muskelzellen nur in der Media der Arterien und Venen. Mit zunehmendem Alter, bei hämodynamischen Fehlbelastungen und krankhaften Prozessen der Gefäßwand können sie jedoch, zusammen mit anderen Zellen wahrscheinlich hämatogenen Ursprungs, auch den Intimaraum besiedeln.

Die der Membrana elastica interna direkt anliegende Muskelschicht verbindet sich mit der elastischen Membran und wird so zum inneren Ende einer **Muskelschraube,** deren Steigungswinkel meist so flach ist, daß die Muskelzellen im Querschnittpräparat wie ringförmig verlaufend erscheinen. Nur die inneren und äußeren Endstrecken der Muskelspirale sind meist stärker gestreckt als die dazwischenliegende flache Wicklung.

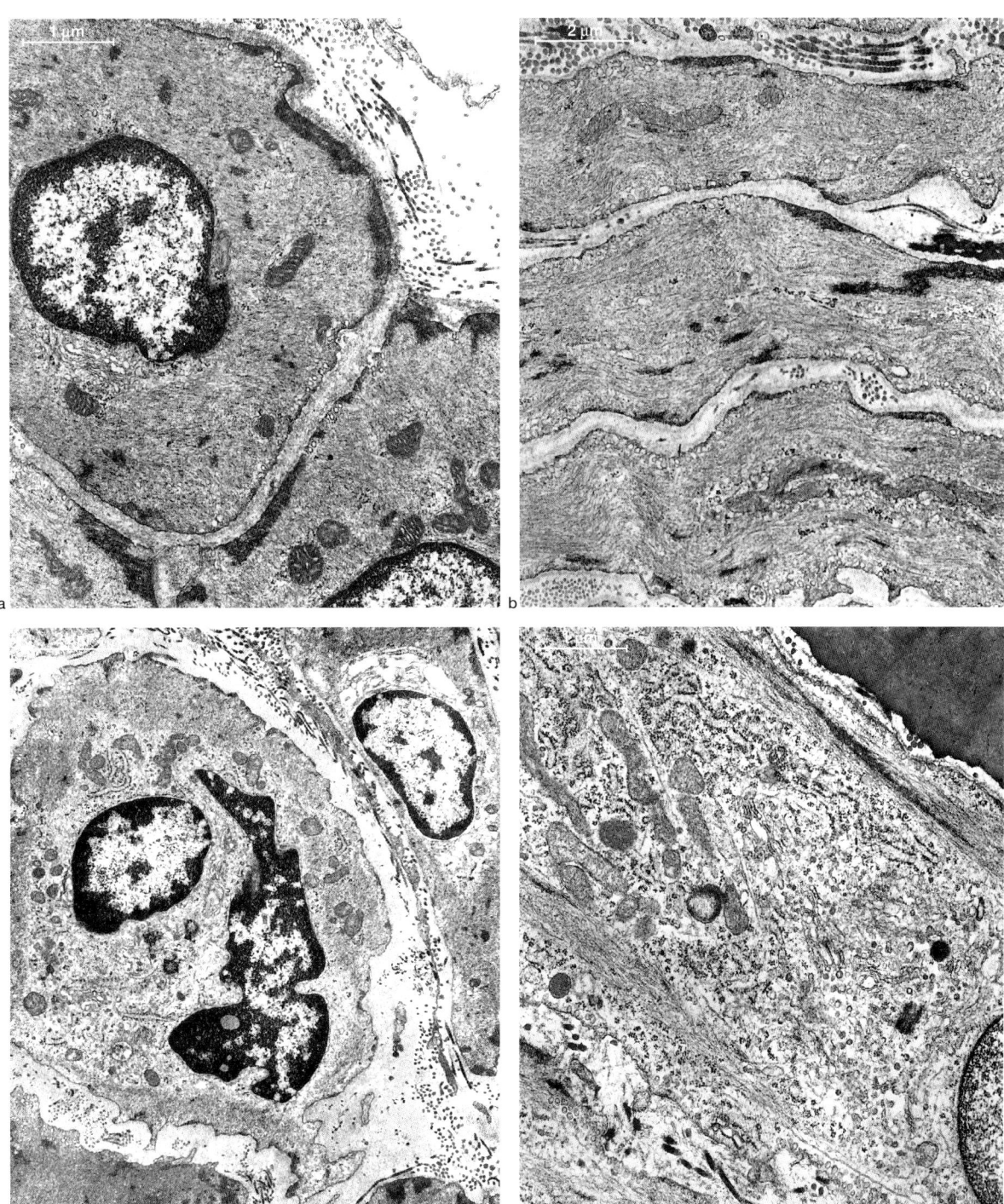

Abb. 10.4-9 Elektronenmikroskopische Bilder von Mediamyozyten des k-Typs (a, b) und des m-Typs (c, d). (a) Querschnitte von Mediamyozyten aus einer kleinen Gehirnarterie einer adulten, normotensiven Ratte; (b) Längsschnitte von Mediamyozyten aus der A. femoralis einer adulten, normotensiven Ratte; (c) Querschnitt eines Mediamyozyten aus einer sklerotischen Koronararterie (49jähriger Mann); (d) Längsschnitt eines Mediamyozyten aus der Bauchaorta einer Ratte mit Unterdruck durch Nebenniereninsuffizienz. Beachte die Organellenarmut in den Muskelzellen vom k-Typ in (a) und (b) und die zahlreichen metabolischen Organellen (rauhes und glattes endoplasmatisches Retikulum, GOLGI-Apparat und Lysosomen) in den Muskelzellen vom m-Typ in (c) und (d).

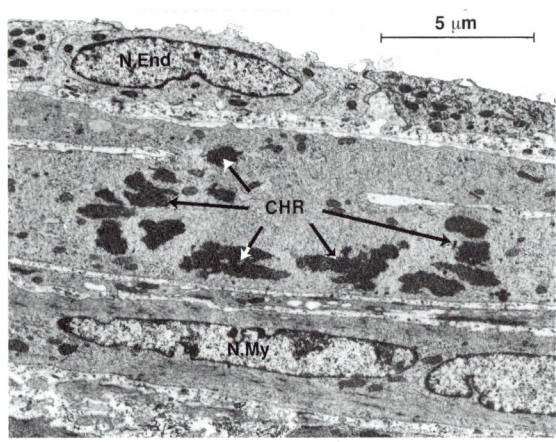

Abb. 10.4-10 Mitose eines subintimalen Mediamyozyten aus der A. caudalis media einer Ratte 12 Tage nach Röntgenbestrahlung des Schwanzes an umschriebener Stelle mit 4000 rad. Beachte, daß die Membrana elastica interna in diesem Stadium der Regeneration noch völlig fehlt. Bezeichnungen: CHR = Chromosomen in der sich mitotisch teilenden Muskelzelle; N. End = Kern einer Endothelzelle: N. My = Kern eines Mediamyozyten.

Kontraktion der Muskulatur beeinflußt das Gefäßkaliber oder die Wandspannung oder beides zugleich. Die Muskelzellen sind nicht nur untereinander und mit dem elastischen Gerüst verbunden, sondern hängen vor allem durch Vermittlung ihrer Basallamina mit dem Typ-V-Kollagen und mit den Kollagenfasern (Typen I und III) der Gefäßwand zusammen.

Die Übergangsstrecken zwischen Arterien vom elastischen und muskulären Typ werden als Gefäße „hybriden" Typs (**= Aa. mixtotypicae**) bezeichnet. Ihre Media zeigt eine Art Zweischichtung mit einer der Intima anliegenden muskulären Zone und einer äußeren Lage, deren Bau dem der elastischen Arterien entspricht. Ausdehnung und Einbau der Übergangsstrecken werden offenbar von der Länge der jeweiligen Strombahn und der Art und Weise ihrer Aufteilung bestimmt.

Die am weitesten verbreitete und gefährlichste Arterienerkrankung ist die **Arteriosklerose** – ein Sammelbegriff für alle Arterienerkrankungen, die zur Verhärtung, zum Elastizitätsverlust und zur Lichtungseinengung der Schlagadern führen. Die Arteriosklerose wird durch Schädigungen des Gefäßendothels ausgelöst (u. a. bei Bluthochdruck). In die Subintima eindringende Serumbestandteile und Lipide bewirken eine Proliferation von glatten Muskelzellen, die Kollagenfasern produzieren (Sklerose mit anschließender Verkalkung), in die Subintima vorwachsen (Intimapolster) und schließlich das Gefäßlumen einengen. Die **Atherosklerose** ist eine Sonderform, die mit der Ablagerung fetthaltiger Polster und Plaques in der Arterienwand einhergeht. Nach u. U. jahrzehntelanger symptomfreier Entwicklung der arteriosklerotischen Erkrankung können die klinischen Folgeerscheinungen – wie koronare Herzkrankheit (Angina pectoris), Herzinfarkt, zerebrovaskuläre Insuffizienz (Schlaganfall) und periphere, arterielle Verschlußkrankheit (Claudicatio intermittens, Gangrän) – nach und nach oder auch ganz plötzlich auftreten. Arteriosklerotisch bedingte Herz- und Gefäßerkrankungen sind zu den führenden Todesursachen geworden und die häufigste Ursache der Frühinvalidität in der Bundesrepublik Deutschland und anderen Industriestaaten.

4.2.3   Arteriolen

Mit fortschreitender Aufzweigung wird das Geäst des Arterienbaums immer zierlicher und dünnwandiger. Schließlich geht es kontinuierlich in die Arteriolen über (s. Kap. 10.4.5). Als Engpaß der Gefäßbahn wirken sie wie **Widerstandsregler,** in denen der Blutdruck sprunghaft abfällt. Da sich die Strömungsgeschwindigkeit umgekehrt proportional zum Kaliber des Strombetts verhält, fließt das Blut in den aktiv verstellbaren Arteriolen wesentlich rascher als im nachgeordneten Kapillarbett mit seinem ungleich größeren Gesamtquerschnitt. Von kleinsten Arterien unterscheiden sich die Arteriolen durch eine Media, in der die Muskulatur in mehr oder weniger geschlossenem, stellenweise bereits recht lückenhaftem Verband nur noch eine einzige Zellage bildet (s. Kap. 10.4.5).

4.3   Sondervorrichtungen der arteriellen Strombahn

4.3.1   Arterienwülste

An Verzweigungsstellen der arteriellen Strombahn werden die **Mündungsöffnungen abgehender Gefäße** von wall-, wulst-, lippen- oder schnabelförmigen Erhebungen umsäumt, die als Arterienwülste oder -polster bezeichnet werden. Sie kommen im Gefäßsystem aller Wirbeltierklassen vor. Ihre Lokalisation an strömungsmechanisch besonders beanspruchten Stellen soll mit ihrer Bedeutung für die feinere Regulierung ihrer Blutverteilung zusammenhängen; doch wird auch die Möglichkeit einer mehr passiven Wirkung im Sinne eines Ausgleichs scharfer Kanten und Ecken innerhalb des Gefäßrohrs diskutiert. Vielleicht bilden sie auch einen Schutz gegen die mechanische Beanspruchung der Gefäßwand durch den aufprallenden Blutstrom. Sicher ist, daß sie **Prädilektionsorte für krankhafte Veränderungen** im Sinne der Arteriosklerose darstellen.

4.3.2   Sperrarterien

Bildungen ganz anderer Art als die Arterienwülste sind die sog. Sperrarterien. Sie besitzen einwärts der Ringmuskulatur über weite Strecken längsverlaufende Muskelzüge *(Constrictor intravascularis)* (Abb. 10.4-11a) oder muskuläre Intimapolster *(Vallum musculare longitudinale).* Solche Sperrarterien mit **mehrschichtiger Längsmuskulatur** unter Ringmuskelzügen finden sich u. a. in der Haut, im Gaumensegel, in der Speiseröhre (Abb. 10.4-11a), in der Magenwand, im Nierenbecken und in der Harnblase, im Anfangsteil der aufsteigenden Aorta und im Zwerchfell. In der Lunge (Abb. 10.4-11b) werden sie als Verbindungswege zwischen der A. pulmonalis und der A. bronchialis bzw. als Anastomosen zwischen den Aa. und Vv. bronchiales beschrieben.

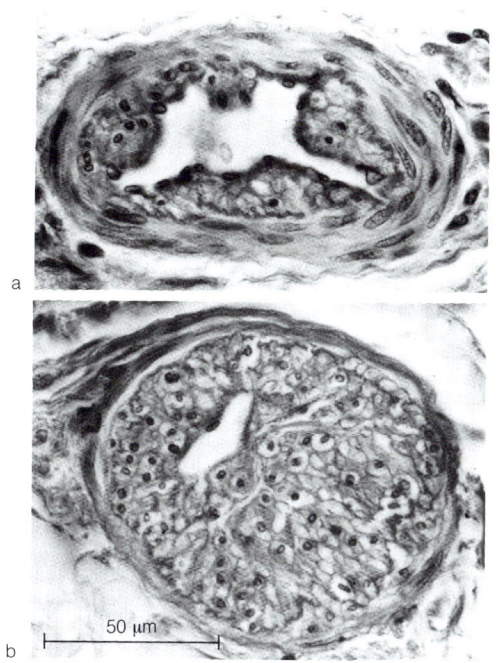

a

b

50 µm

Abb. 10.4-11 Sperrarterien bzw. Arterien mit innerer Längsmuskulatur bei gleicher Vergrößerung (a) aus der Ösophaguswand (Mensch); (b) aus dem Stromgebiet einer A. bronchialis (Mensch). H. E.

4.3.3 Polypoidpolster und spontane arterielle Blutstillung

Eigentümliche intraarterielle, aus Muskulatur und Bindegewebe bestehende, pfropf- oder polsterartige Formationen (Abb. 10.4-13) sind als „gestielte Kissen", „Poly-

poidpolster", „Strömungskörper" und dergleichen im Gefäßnetz vieler Organe beschrieben und ebenfalls als Regulations- bzw. Drosselungseinrichtungen des unversehrten Gefäßrohrs gedeutet worden. Im Magen sollen sie z. B. örtliche Durchblutungsstörungen hervorrufen können und somit eine wesentliche Voraussetzung für die Entstehung des akuten Magen-Zwölffingerdarmgeschwürs schaffen. Indessen ist die Wertung derartiger Gebilde als Sperr- oder Drosselungseinrichtungen unzweifelhaft falsch, da sie Artefakte darstellen, die für die Organdurchblutung naturgemäß keinerlei Rolle spielen. Es handelt sich bei allen diesen „Sondergefäßen" um Anschnitte (z. B. bei der Entnahme des Materials) durchtrennter und im Anschluß daran „invaginierter" Arterien [23].

Querdurchtrennte Schlagadern vom muskulären Typ haben nämlich die Fähigkeit, sich an ihrem Schnittende einzukrempeln (Abb. 10.4-12). Sowohl die Gefäßmuskulatur als auch das elastische Fasermaterial sind reversibel dehnbar, aber sie besitzen einen durchaus unterschiedlichen Elastizitätsmodul. Daraus folgt, daß sich an einer Schnittfläche die einzelnen Wandschichten ungleichmäßig retrahieren. Am stärksten zieht sich die elastische Innenhaut zurück. Infolge ihrer Verknüpfung mit der Elastica externa werden bei ihrer Retraktion die mittleren und äußeren Wandschichten des Arterienstumpfes lumenwärts gezogen (Abb. 10.4-12b, c). Dieser Vorgang kann durch aktive Zusammenziehung der Muskulatur unterstützt werden, so daß schließlich ein Pfropf von Media und u. U. auch Adventitia vor und schließlich auch in die Gefäßlichtung gelangt (Abb. 10.4-12d). Der Grad der weiteren Invagination dieses Pfropfes hängt nun meist von Gefäßmuskelkontraktionen ab. Das Aussehen eines invaginierten Arterienendes wird im Schnittpräparat sowohl vom Einstülpungsvorgang selbst als auch vom Winkel der Messerführung zur Achse des Gefäßes bestimmt. Die Möglichkeit zu Irrtümern ist relativ groß, weil auch abgestorbenen, ja sogar „fixierten" Schlagadern noch eine gewisse Fähigkeit zukommt, an Durchtrennungsstellen zu invaginieren. Das hängt mit der Beständigkeit ihrer elastischen Fasernetze gegenüber den in der histologischen Technik gebräuchlichen Fixierungsmitteln zusammen.

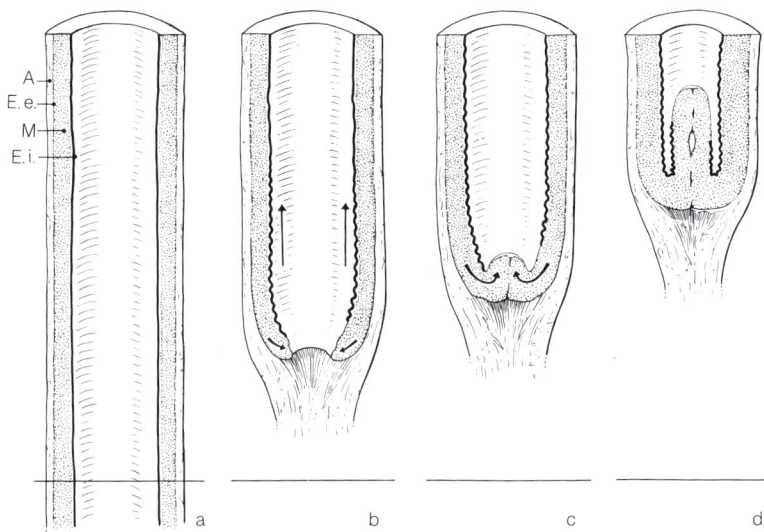

A
E. e.
M
E. i.

a   b   c   d

Abb. 10.4-12 Schematische Darstellung des Invaginationsvorgangs einer querdurchtrennten Arterie. Spontane arterielle Hämostase. Das Gefäßrohr ist in der Längsrichtung in zwei Hälften zerlegt, in deren eine der Betrachter hineinsieht. (a) Ein Strich markiert die Stelle, an der die Durchtrennung der Arterie erfolgen wird. (b) Retraktion und beginnende Kontraktion des Schnittendes. Die nach oben weisenden Pfeile deuten das Zurückschnellen der Membrana elastica interna an. (c) Ein aus Gefäßmuskulatur bestehender Pfropf liegt vor und zum Teil bereits in der Gefäßlichtung. (d) Nach beendeter Einstülpung verschließen Kontraktionen der manschettenartig das Invaginat umgebenden Mediamuskulatur den Stumpf. Bezeichnungen: A = Adventitia. E. e. = Elastica externa; E. i. = Elastica interna; M = Media.

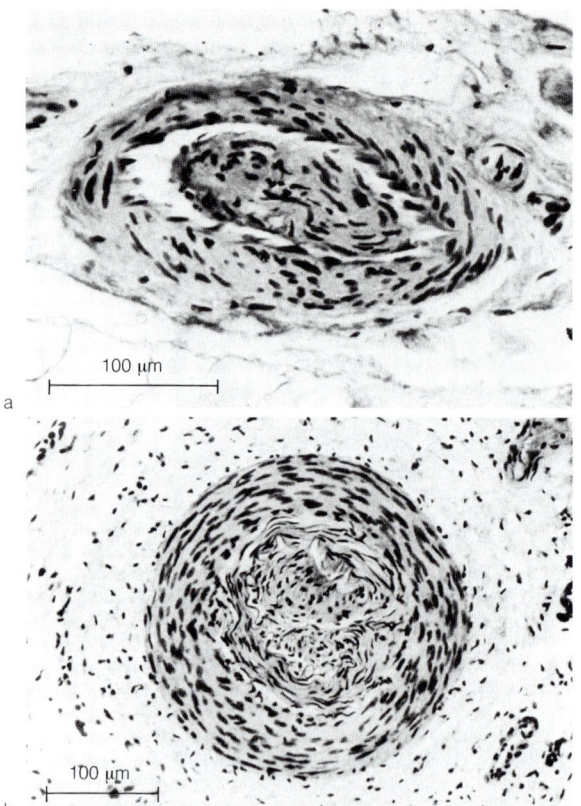

100 µm

a

100 µm

b

Abb. 10.4-13 Verschiedene Schnittrichtungen durch invaginierte Arterienenden. (a) Vortäuschung eines „Polypoidpolsters"; (b) das invaginierte Ende der durchtrennten Arterie hat die Lichtung vollständig ausgefüllt, so daß es zu einem pfropfartigen Verschluß des verletzten Gefäßes gekommen ist.

daß auch der weniger Erfahrene die genannten Organe allein an charakteristischen Strecken ihres Gefäßsystems erkennen kann. Trotz dieser vom Standort abhängigen Eigengesetzlichkeiten in der Architektonik der Blutstromwege gibt es offenbar elementare Zusammenhänge allgemeiner und übergeordneter Natur.

So breiten sich manche Schlagadern mit einer von Ast zu Ast zierlicher werdenden dreidimensionalen Verzweigung aus, bei der jeder Endast selbständig aufgegabelt ist, d. h. keine Verbindung mit seinen Nachbarn eingeht. Arterien dieses Ramifikationstyps nennt man **Endarterien.** Während die Kapillaren der Endarterien gemeinhin mit dem Kapillarbett benachbarter Arterienstämme eine kontinuierlich zusammenhängende Endstrombahn bilden, gibt es vereinzelt auch Endarterien – man hat sie „**absolute**" Endarterien genannt –, die einschließlich ihrer Terminalgefäße in sich abgeschlossene Systeme ohne jede Anastomosenbildung mit anderen Kapillargebieten darstellen.

Andere Arterien sind demgegenüber schon vor ihrer Aufsplitterung in Kapillaren durch zahlreiche Verbindungen miteinander verknüpft und werden deshalb von den Endarterien als „verbundene" oder **Netzarterien** abgegrenzt. Hierdurch drückt sich keinerlei Abstufung einer biologischen Wertigkeit im Sinne einer Sicherung „wichtiger" Organe durch Netzarterien aus.

Zahlreiche klinische pathologisch-anatomische und experimentelle Erfahrungen lehren im übrigen, daß embolische Prozesse nicht auf Organe mit Endarterien beschränkt bleiben. Es sei hier nur auf die Darmwand hingewiesen, die mit netzig verbundenen Arterien makroskopischen Kalibers versehen ist und trotzdem zu embolischen Infarkten neigt. Es wurde deshalb der umstrittene Begriff der „**funktionellen Endarterien**" eingeführt, womit solche Schlagadern gekennzeichnet werden sollten, die sich bei einem Verschluß wie Endarterien verhalten, ohne jedoch anatomisch solche zu sein.

Der Invaginierungsvorgang berührt die **Fähigkeit verletzter Arterien zur spontanen Blutstillung.** Jeder Durchtrennungsreiz kann örtliche Gefäßreaktionen auslösen, die eine tiefe Einstülpung des initialen Invaginates bewirken und später die Gefäßmuskulatur zu einer dem so entstandenen „Stöpsel" fest anliegenden Kontraktionsmanschette versteift. Eine Arterie, deren Ende sich auf diese Weise verschlossen hat, blutet nicht mehr. Der Blutdruck ist normalerweise nicht imstande, das durch Kontraktion festgehaltene Invaginat herauszuschleudern. Arteriosklerotische und diabetische Gefäßwandveränderungen sowie Paralysierung der Vasomotion beeinflussen den Invaginationsmechanismus ungünstig. Meist führt der Einstülpungsvorgang jedoch zu spontaner (provisorischer) Hämostase. Er bildet eine entscheidende Voraussetzung für alle späteren Vorgänge der definitiven Blutstillung. Die Invagination eines Arterienendes stellt somit ein vitales Geschehen von erheblicher biologischer Bedeutung dar. Allen Arterien vom muskulären Typ ist die latente Bereitschaft eigen, an einer Verletzungsstelle zu invaginieren und sich damit selbständig zu verschließen [23].

4.4 Endarterien – Netzarterien

Jedes Organ besitzt sein charakteristisches **Gefäßmuster.** Die Blutwege von Leber, Niere, Milz, Haut und anderen Organen unterscheiden sich so tiefgreifend voneinander,

4.5 Wundernetze

Breitet sich ein Kapillargebiet nicht zwischen einer zuführenden Arteriole und einer ableitenden Vene, sondern zwischen Gefäßen gleicher Art – also zwischen zwei Arteriolen bzw. zwischen zu- und ableitenden Venen – aus, spricht man von einem Wundernetz (*Rete mirabile*). Im Nierenkörperchen (*Corpusculum renale*) ist ein **arterielles** Wundernetz, im Leberläppchen (*Lobulus hepaticus*) ein **venöses** Wundernetz vorhanden. Die Kapillarschlingen in den **Nierenkörperchen** werden durch afferente Arteriolen gespeist und durch efferente Arteriolen entleert, aus denen ihrerseits die intertubulären Kapillarnetze hervorgehen (s. Bd. II). Die Sinusoide des **Leberläppchens** (*Vasa capillaria sinusoidea*), die relativ weiten Kapillaren mit besonderen morphologischen und funktionellen Eigenschaften entsprechen, erhalten ihr Blut aus den Venae intertubulares und münden in die sog. Zentralvene (*Vena centralis*). Auch hier liegt also ein Rete mirabile vor, da die kapilläre Austauschstrecke in Form der intralobulären Sinusoide zwischen Gefäßen venösen Charakters lokalisiert ist, wobei die speisenden Venen noch zum Pfortadersystem, die das Blut aus den Sinusoiden sammelnde Vena centralis bereits dem Cava-System zugehört. Ein venöses Wundernetz existiert auch im Vorderlappen der Hypophyse.

4.6 Vasa privata – Vasa publica

Die komplexen Beziehungen der peripheren Gefäße zueinander und die Verschränkung ihrer Funktionen zeigt sich auch bei der kritischen Wertung der Lehre von den Vasa privata und Vasa publica. Schon die alten Anatomen haben in der **Lunge** Gefäße „pro uso privato organi" von anderen abgegrenzt, die zwar in dasselbe Organ eintreten, im Gegensatz zu ersteren aber *„pro bono publico organismi"* sorgen sollen. Heute unterscheidet man in Anlehnung an diese Formulierungen kurz Vasa privata als „Ernährungsgefäße" von Vasa publica als Gefäße desselben Organs, die „Nutzblut" für den gesamten Körper führen. Diese Begriffe wurden ursprünglich ausschließlich im Hinblick auf die Kreislaufverhältnisse der Lunge geprägt, erfuhren aber eine allgemeine Gültigkeit beanspruchende Ausweitung, die in dem sog. **„biologischen Gesetz einer Leistungszweiteilung des Kreislaufs"** gipfelte. Danach werden Organe, bei denen anatomisch getrennte nutritive und funktionelle Kreisläufe vorhanden sind (Herz, Lunge, Leber), von solchen unterschieden, die nur eine funktionelle Trennung von Vasa privata und Vasa publica erkennen lassen, wie Haut, Niere, Speicheldrüsen, Milz und Magen-Darm-Schleimhaut. Die Vasa publica des Herzens sind demnach seine Binnenräume, Vasa privata die Koronargefäße. Als Vasa privata der Lunge wirken die Aa. und Vv. bronchiales, als ihre Vasa publica die Gefäße des kleinen oder Lungenkreislaufs. In der **Leber** spielt die A. hepatica die Rolle des Vas privatum, die Pfortader die des Vas publicum; private und öffentliche Gefäße besitzen hier einen gemeinsamen Abfluß über die Venae hepaticae. In Organen mit einer nur funktionellen Trennung von Vasa privata und Vasa publica haben danach alle Arterien zwei Funktionen, einmal die der Ernährung des Gewebes, in dem ihre Endäste als Vasa privata verlaufen, und zweitens als Vasa publica eine Funktion, die mit jener ersteren gar nichts zu tun hat, sondern nur den höheren Zielen der betreffenden Organfunktion dient. Vom Standpunkt einer so verstandenen „Leistungszweiteilung des Kreislaufs" wird die Strombahn nur als Röhrensystem gewertet, das entweder Blut zu verschiedenen „Umschlagstellen" leitet – z. B. alveolärer Kapillarkorb einerseits, Lungengewebe andererseits –, oder dessen Inhalt eine unterschiedliche Zusammensetzung besitzt, z. B. Pfortader und A. hepatica. Das eine Gefäßsystem dient nur dem „Hausgebrauch", dem ein besonderer „funktioneller Kreislauf" gegenübergestellt wird. Es entsteht so das Bild von Organen, die zur Aufrechterhaltung ihres eigenen Stoffwechsels ein anderes Gefäßsystem besitzen als für ihre „Berufsleistung", d.h. für ihre Funktion im Dienste des Ganzen.

Am Beispiel der Lungengefäße sei deutlich gemacht, warum eine schematische Trennung von Vasa privata und Vasa publica den biologischen Zusammenhängen, dem Systemcharakter der gesamten Strombahn, selbst in einem Organ mit zwei anatomisch anscheinend vollständig getrennten Kreisläufen, nicht entspricht. Auch die Gefäße, die in der Lunge als Vasa publica nur im Dienst des ganzen Organismus stehen sollen, erfüllen nämlich wesentliche Aufgaben für die Lebenstätigkeit dieses Organs selbst, ebenso wie die sog. Vasa privata auch Reaktionen dienen, die sich nur im Hinblick auf die „Öffentlichkeit" des gesamten Blutumlaufes begreifen lassen. Wenn man vom Herzen aus der Strombahn des Lungenkreislaufs folgt, so würde man zunächst einen leicht dehnbaren Windkessel, dann Arterien vom muskulären Typ und schließlich Arteriolen erwarten. In der menschlichen Lunge ist aber der zweite Abschnitt der Strombahn, der beim Körperkreislauf die peripheren Arterien darstellt, in dieser Form gar nicht vorhanden. Hier sind alle Arterien bis zu einem Kaliber von 1 mm nach dem elastischen Typ gebaut. Da der Gesamtumfang des Gefäßbaums der Lungenarterien sehr groß ist, müssen die A. pulmonalis und ihre Äste als gespannte elastische Rohre einen erheblichen Anteil am elastischen Verhalten der Lunge als Ganzes haben. Bei einer aktiven Steigerung des Dehnungswiderstandes der Arterienwände wird also der Dehnungswiderstand der Gesamtlunge, z.B. bei Inspiration, ansteigen müssen. Daraus ergibt sich, daß der Funktionszustand der Vasa publica der Lunge, denen nach dem Gesetz der Leistungszweiteilung des Kreislaufs *nur* eine Bedeutung für den Gaswechsel, also für den ganzen Organismus zugesprochen wird, *auch,* und zwar sehr wesentlich, das Verhalten der Lunge als Organ beeinflussen kann.

Sowohl Vasa privata als auch Vasa publica erfüllen also Funktionen für die Lunge allein *und* für den Gesamtorganismus. Nur das Schwergewicht der nutritiven Aufgaben liegt normalerweise auf dem einen Kreislaufanteil, das Schwergewicht der Funktion des Gaswechsels auf dem anderen. Es soll in diesem Zusammenhang nicht der Begriff einer „doppelten Sicherung" angewandt werden, da dieser Ausdruck teleologisch vorbelastet ist, aber statt von einer „Leistungszweiteilung" des Kreislaufs sollte man besser, in Anlehnung an eine entwicklungsphysiologische Begriffsprägung, von einer „kombinativen Einheitsleistung teilweise gleichsinniger Faktoren" [13] sprechen. Der Lehrsatz von einer Leistungszweiteilung des Kreislaufs in Vasa privata und Vasa publica ignoriert also das eigentliche Wesen einer biologischen Organisation, da er die Vielfalt funktioneller und gestalterischer Verhältnisse mit allzu einfachen Begriffen erklären und auflösen will. Das Geschehen in einem lebendigen Organismus kann eben nicht als eine Summierung von Einzelteilen und Einzelvorgängen, sondern nur im Sinne einer eigengesetzlichen, ganzheitlichen Funktionsverzahnung verständlich gemacht werden.

5 Terminale Strombahn (Mikrozirkulation)

5.1 Übersicht, Definitionen

Die terminale Strombahn (Mikrozirkulation) umfaßt einen zuführenden arteriellen Schenkel, das Kapillarbett und einen abführenden venösen Schenkel.

Der **zuführende Schenkel** beginnt mit den kleinsten Arterien und den **Arteriolen,** deren Media nur noch aus einer Schicht glatter Muskelzellen besteht. Diese Schicht wird in den Metarteriolen lückenhaft und fehlt in den anschließenden Kapillaren ganz.

Die **Kapillaren** oder Haargefäße bestehen nur noch aus einer Endothelschicht und einer Basalmembran, der Perizyten anliegen können. Die Kapillaren sind durch die weitgehende Aufzweigung der arteriellen Gefäße außerordentlich zahlreich (je nach Organ bis zu 8000 pro mm^3) und im Mittel etwa 0,5 mm lang. Durch die Verteilung der Blutsäule auf eine derart große Anzahl feinster

Gefäße verlangsamt sich die Geschwindigkeit des Blutstromes auf etwa 0,5 mm/sec. Das Kapillarbett bietet
daher sowohl im Hinblick auf seinen Wandbau als auch
auf die Strömungsgeschwindigkeit des Blutes optimale
Voraussetzungen für die verschiedenartigen Austauschvorgänge für Blutgase, Wasser, Salze und andere Stoffe.
Hinzu kommt, daß die Struktur der Endothelzellen vom
Standort abhängige Besonderheiten aufweist, so daß
man verschiedene Typen von Kapillaren unterscheiden
kann (z. B. Kapillaren mit geschlossenem Endothel, fenestrierte Kapillaren, Porenkapillaren).

Der **abführende Schenkel** der terminalen Strombahn
beginnt mit den dünnwandigen postkapillaren **Venulen**
(Durchmesser 8–30 μm) und setzt sich über „**Sammelvenulen**" (Durchmesser 30–50 μm) und „**muskularisierte
Venulen**" (Durchmesser 50–100 μm) in die **Sammelvenen**
fort, deren Media stets aus mehreren Lagen glatter Muskelzellen und einer adventitiellen Fibrozytenschicht besteht.

Arteriovenöse **Anastomosen** sind an bestimmte
Standorte gebundene Sondereinrichtungen, die dem
Kurzschlußkreislauf dienen und Blut an den angrenzen-
den Kapillargebieten vorbeilenken können.

5.2 Afferente und efferente Strecken

Die entscheidenden Austauschvorgänge zwischen dem
Blut und der interstitiellen Flüssigkeit, die die Körperzellen umspült, finden in den **Kapillaren** statt, die dadurch
zum bedeutendsten Teil der Kreislauforgane werden. Zur
Endstrombahn zählen außer den Kapillaren die Gefäße
des zuführenden, afferenten, und des abführenden, efferenten Schenkels.

Der **afferente Schenkel der Endstrombahn** umfaßt
– die **kleinsten Arterien** mit einer nurmehr 2- bis
  3schichtigen Muskellage (Abb. 10.4-14a),
– **Arteriolen,** die durch eine einzige kontinuierliche
  Schicht glatter Muskelzellen und eine fragmentari-
  sche Elastica interna gekennzeichnet sind (Abb.
  10.4-14b), und
– **Metarteriolen** (Abb. 10.4-15), deren Besatz mit glatten
  Muskelzellen diskontinuierlich geworden ist und an
  deren Übergang zu Kapillaren zirkulär verlaufende
  Muskelzellen als präkapillare Sphinkteren wirken
  [19].

Die **Wandspannung** und damit auch die lichte Weite der
Arteriolen werden lokal-metabolisch, d. h. durch Stoff-
wechselendprodukte und Signalstoffe der versorgten
Organe und des Endothels (CO_2, NO, Endothelin,
Prostanoide), sowie nervös (sympathiko- und vago-
vasal) eingestellt. Demgegenüber werden die Gefäß-
weiten der Metarteriolen und damit die Perfusions-
strecke der nachgeschalteten Anteile des Kapillarnetzes
fast ausschließlich lokal-metabolisch und damit humoral
reguliert.

Durch das rhythmische Spiel der **präkapillaren
Sphinkteren** (Abb. 10.4-15) werden die einzelnen Bereiche der Versorgungsgebiete (Haut, Muskulatur, Drüsen
usw.) intermittierend stärker oder schwächer durchströmt. Nur bei maximaler Aktivität eines Organs sind

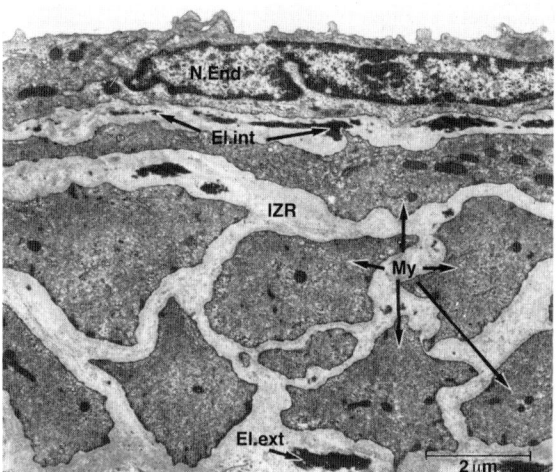

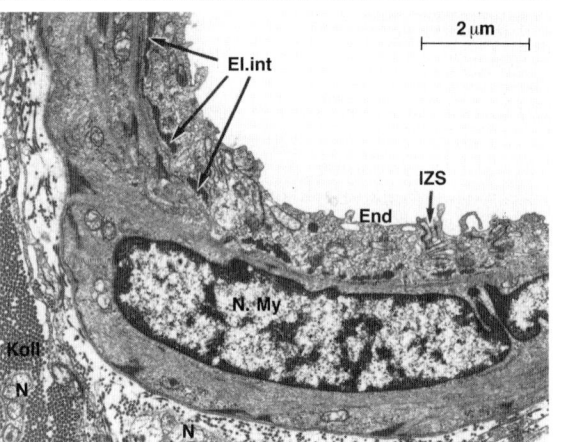

Abb. 10.4-14 Kleinste Arterie (a) und Arteriole (b) im elektronenmikroskopischen Bild. Querschnitte. In der kleinsten Arterie (a) besteht die Media aus 3–4 Schichten glatter Muskelzellen, die gegen
die Intima nur noch durch einzelne Fasern der weiter proximal vorhandenen Membrana elastica interna und gegen die Adventitia
nur noch durch eine Art fragmentierter Membrana elastica externa
abgegrenzt ist. In der Arteriole (b) besteht die Media nur noch aus
einer einzigen Lage glatter Muskelzellen. Die Elastica interna ist
nur noch fragmentarisch vorhanden, die Elastica externa fehlt. Bezeichnungen: El. ext. = Reste der Elastica externa; El. int. = Reste
der Elastica interna; End = Endothelschicht; IZR = Interzellularraum; IZS = Interzellularspalt im Endothel; Koll = überwiegend
quer getroffene kollagene Fibrillen in der Adventitia; My = Myozyten der Media; N = kleiner markloser Nerv; N. End = Kern einer
Endothelzelle; N. My = Kern eines Myozyten. Ratte, Perfusionsfixierung.

alle vorhandenen Kapillaren gleichzeitig geöffnet. Demgegenüber besteht in der Ruhe eine mehr oder weniger
große Kapillarreserve, die bei Aktivitätserhöhung durch
immer stärkere „Rekrutierung" sich öffnender Kapillaren
nach und nach aufgezehrt wird. So kann sich z. B. in der
Skelettmuskulatur die Zahl der geöffneten Kapillaren
von 50 auf 500 pro mm^3 und im Herzmuskel von 3000
auf 5000–8000 pro mm^3 erhöhen [2].

Der **efferente Schenkel der terminalen Strombahn** beginnt mit dem kontinuierlichen Übergang der

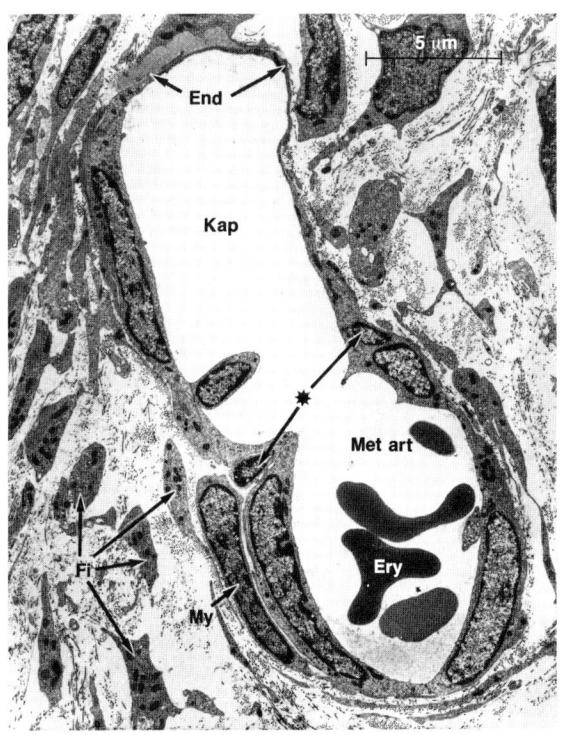

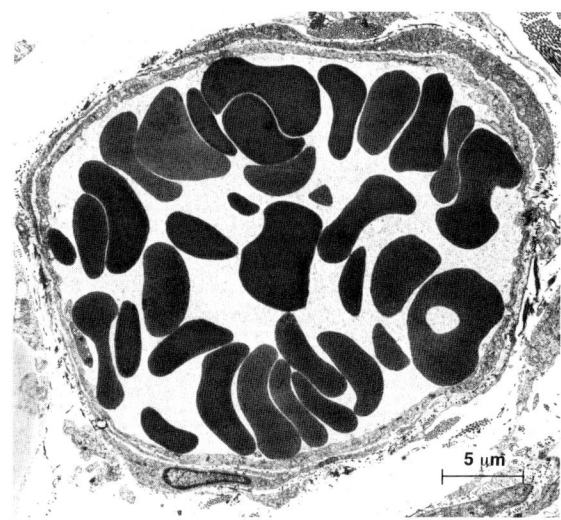

Abb. 10.4-16 Muskularisierte Venule. Die Endothelschicht wird von einzelnen, typischen Myozyten umgeben, die sich stellenweise überlappen. Die lichte Weite dieses Gefäßes beträgt knapp 30 μm. Ratte; Immersionsfixierung.

Abb. 10.4-15 Metarteriole mit präkapillarem Sphinkter und arteriellem Schenkel einer Kapillare. In der Metarteriole (Met art) nur mehr diskontinuierlicher Besatz mit glatten Muskelzellen (My); Elastica interna nicht mehr vorhanden. Taillenartige Einschnürung (∗) am Abgang der Kapillare (Kap) im Bereich der Sphinkterzellen (Pfeile). End = Endothel; Ery = Erythrozyten; Fi = Fibrozytenanschnitte. Junge Ratte, Perfusionsfixierung; TEM.

– **venösen Kapillarschenkel** in postkapillare Venulen. Nach Rhodin [20] können die venösen Kapillarschenkel Durchmesser bis zu 8 μm erreichen. An ihren meist flachen Endothelzellen lassen sich Fenestrationen nachweisen, an der Basalmembran finden sich einzelne Perizyten. Lumendurchmesser und Wanddicke verhalten sich wie 20:1. Die sich anschließenden

– **postkapillären Venulen** [20] haben ein Kaliber von 8–30 μm. Ihre Wanddicke nimmt im Vergleich zum Lumen auf 10:1 zu. Sie besitzen im allgemeinen keine Muskulatur und sind von sternförmigen Postkapillarperizyten umgeben, die Übergangsformen zwischen Fibrozyten und glatten Muskelzellen darstellen („perizytäre Venulen") [17, 19]. Werden Myozyten nachweisbar, so handelt es sich bereits um kleinste Venen („muskularisierte Venulen").

Die auf die postkapillaren Venulen folgenden efferenten Gefäßstrecken werden nach Rhodin wie folgt genannt:

– **Sammelvenulen.** Sie haben eine lichte Weite von 30–50 μm, besitzen eine geschlossene Lage von Perizyten bzw. „primitive" glatte Muskelzellen. Ihre Fibrozytenhülle ist lückenlos.

– **Muskularisierte Venulen** (Abb. 10.4-16) haben eine lichte Weite zwischen 50 und 100 μm. Das Verhältnis von Lumen zu Wandstärke erreicht dabei Werte von 50:1. Außer den Endothelzellen der Intima enthält die Wand typische Myozyten, die sich überlappen und stellenweise zweischichtig sein können. Die nach zentralwärts folgenden kleinen

– **Sammelvenen** (Abb. 10.4-17) besitzen einen inneren Durchmesser von 100–300 μm. Ihre Media besteht stets aus mehreren Lagen glatter Muskelzellen und ist von einer adventitiellen Fibrozytenscheide umgeben.

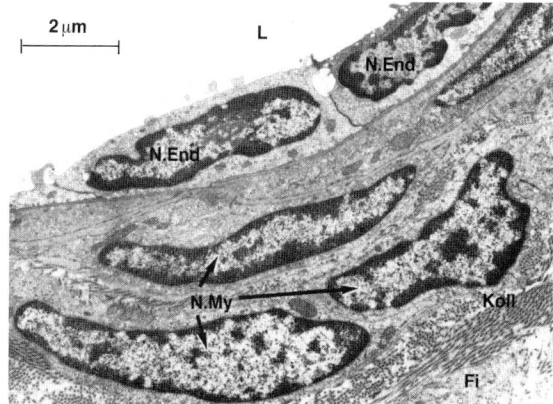

Abb. 10.4-17 Sammelvene mit mehrschichtiger Media aus typischen glatten Muskelzellen. Die Intima besteht aus einem relativ hohen Endothel, in dessen Interzellularspalten lokale Erweiterungen sichtbar sind. Bezeichnungen: Fi = Fibrozyt; Koll = Bündel kollagener Fibrillen; N. End = Kern einer Endothelzelle; N. My = Kerne von Myozyten; L = Lumen. Ratte; Perfusionsfixierung, TEM.

5.3   Kapillaren

5.3.1   Wandbau

Die früher bestehende Vorstellung eines für „die" Kapillaren allgemein gültigen Wandbaues aus
– Endothel,
– Basalmembran und
– Perizyten (= ROUGET- oder Adventitiazellen)
ist heute einer differenzierteren Kenntnis gewichen, nachdem vor allem der Einsatz elektronenmikroskopischer Methoden eine im Hinblick auf den Wandbau der Kapillaren große Vielfalt regionaler Besonderheiten aufgedeckt hat.

Das Lumen der Kapillaren wird entweder nur von einer, meist jedoch von mehreren Endothelzellen umschlossen. Lumenwärts gerichtete Fortsätze der Kapillarendothelzellen, sog. Tentakel, flankieren oft den Interzellularspalt.

Das **Endothel** (Abb. 2.3-9, 2.8-4, 10.4-18 u. 19) kann in abgeflachten Bereichen kontinuierlich oder fenestriert sein sowie echte Poren und größere Lücken („gaps") besitzen. Endothelfenster unterscheiden sich von Endothelporen durch eine semipermeable Verschlußmembran, die als *Diaphragma* bezeichnet wird (Abb. 10.4-18a bis c).

Die **Basalmembran** erscheint in der elektronenmikroskopischen Dimension dreischichtig: Auf das Plasmalemm der Unterfläche der Endothelzelle folgt eine schmale, etwa 15–20 nm messende Schicht, die als *Lamina lucida* bezeichnet wird. Nach außen schließt sich die elektronendichte 20–30 nm dicke *Lamina densa* [basalis] an, die zumeist durch die hellere *Lamina reticularis* von Perizyten [Periangiozyten] bzw. vom umgebenden Bindegewebe getrennt wird. In der Lamina densa der Kapillarwand ist der Kollagentyp IV zusammen mit dem Kollagentyp V nachgewiesen worden.

Die **Perizyten** (Abb. 10.4-19a) liegen der abluminalen Oberfläche des Endothelrohrs auf und können als Stützzellen der Kapillarwand angesehen werden. Sie sind von einer **eigenen Basallamina** umgeben, die mit der des Endothels streckenweise verschmolzen ist. Perizyten umgreifen das Endothelrohr mit einem oft komplizierten System feinster Fortsätze. Im arteriellen und venösen Schenkel der Kapillarschlingen kommen **Übergangsformen** zwischen Perizyten und glatten Muskelzellen

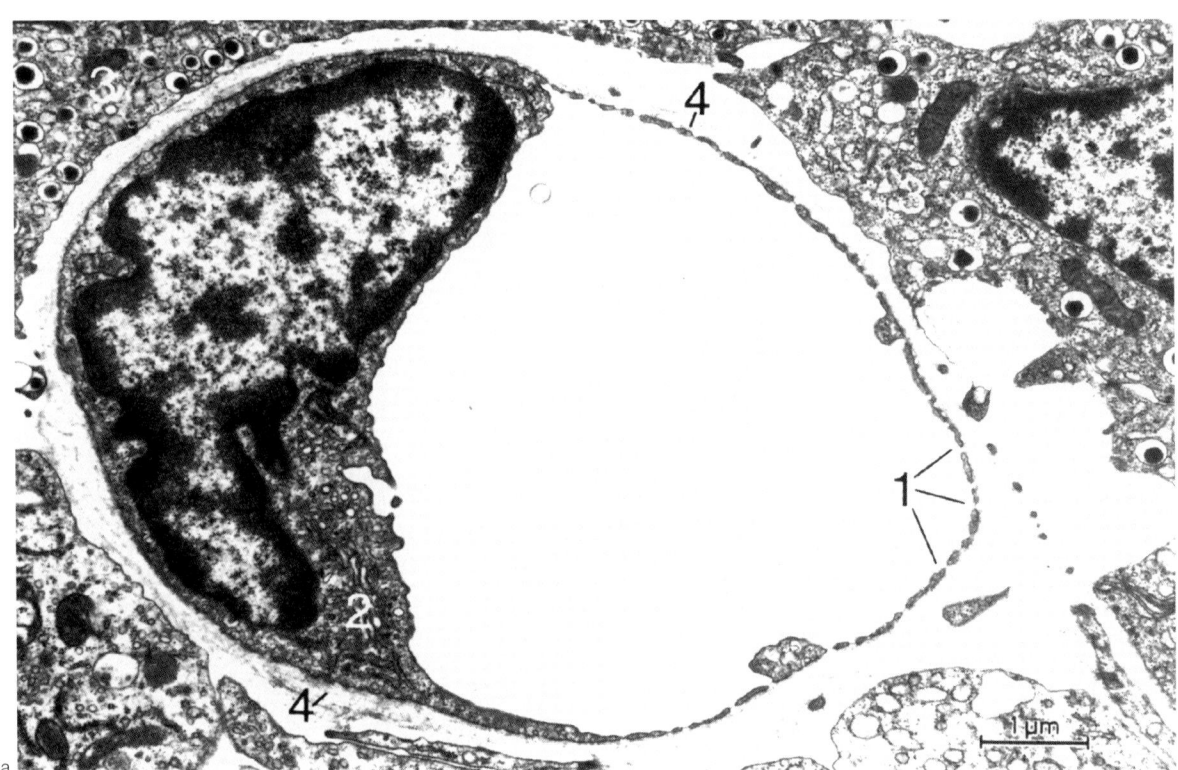

a

Abb. 10.4-18(a) Querschnitt durch eine Kapillare vom „fenestrierten" Typ aus einer Insel des Pankreas der Ratte. Ein Großteil der Endothelflächen dieser Kapillaren ist extrem abgeflacht und wird hier, ähnlich wie eine Siebplatte, von zahllosen, sehr regelmäßig verteilten „Löchern" (1) durchbohrt. Diese „Fenster" sind kreisförmige Öffnungen eines mittleren Durchmessers von 60–80 nm, die durch eine äußerst zarte Membran, das Diaphragma, verschlossen werden (Einzelheiten s. Abb. 10.4-18c). Der kernhaltige Abschnitt des Endothels enthält u.a. ein GOLGI-Feld (2). 3 = Teile endokriner Inselzellen. 4 = kapillare Basalmembran. TEM; Gesamtvergr. 16000fach. (Aus HAMMERSEN [10])

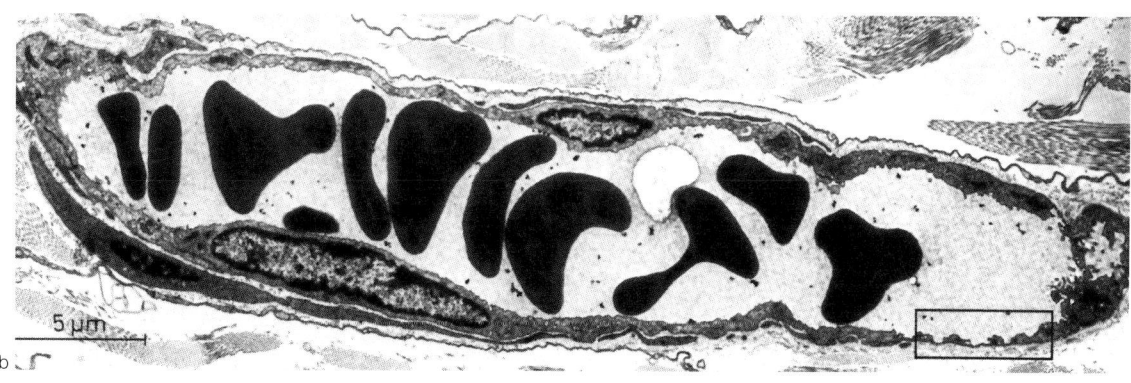

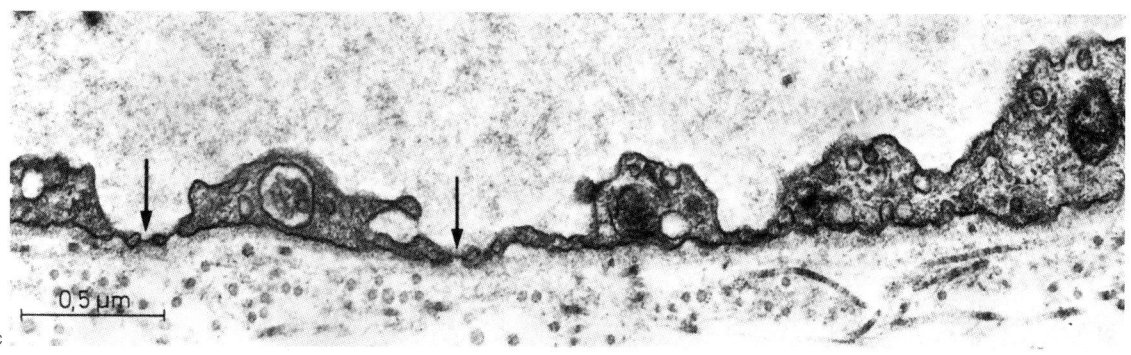

Abb. 10.4-18(b) u. (c) Längsschnitt durch eine postkapilläre Venule aus einem Skelettmuskel (M. soleus) der Katze, in deren Wand das Endothel eines in sie einmündenden venösen Kapillarschenkels zu erkennen ist (rechts unten eingekastelte Region). Letzteres unterscheidet sich vom übrigen Venulenendothel durch seine Flachheit und die dort vorhandenen Fenestrationen.
(c) Die höhere Auflösung des in (b) eingerahmten Wandsektors zeigt deutliche, von einem Diaphragma verschlossene Fenestrationen (→). TEM; Gesamtvergr. 3500- und 38000fach. (Aus HAMMERSEN [10])

geschlossenem Endothel, kontinuierlich ausgebildeter Basalmembran und lückenhaftem Perizytenbesatz, d. h. mit Eigenschaften, wie sie für Skelettmuskelkapillaren typisch sind, zum Typ A-1-α zu rechnen sein. Eine andere Einteilung, die weitere Einzelheiten, wie z. B. das Vorkommen von Endothelporen und -fenstern, berücksichtigt, wurde von MAJNO [15] vorgeschlagen und ist in Abb. 10.4-20 dargestellt. Für weitere Einzelheiten über die regionalen Unterschiede im Bau der Kapillaren muß auf Hinweise in den Kapiteln über die einzelnen Organe verwiesen werden.

vor, die sich durch bevorzugt zirkulär angeordnete Zellfortsätze und Expression von glattmuskulärem Aktin und Myosin von den langgestreckten, wenig verzweigten mittkapillären Perizyten morphologisch und biochemisch unterscheiden [17].

5.3.2 Klassifizierung

Angesichts der Tatsache, daß die Kapillaren verschiedener Stromgebiete unterschiedliche Baumerkmale besitzen, hat es mehrere Versuche der Klassifizierung gegeben. Eine übersichtliche Gliederung ist in Tabelle 10.4-2 wiedergegeben. Hiernach würde z. B. eine Kapillare mit

Tabelle 10.4-2 Klassifizierung der Kapillaren. (Nach BENNETT, LUFT u. HAMPTON [1])

Typ	Baumerkmal
A	mit lückenloser Basalmembran
B	mit unterbrochener oder fehlender Basalmembran
1	mit lückenlosem Endothel wechselnder Höhe
2	mit lückenlosem Endothel, das Fenestrationen oder Poren enthält
3	mit unterbrochenem Endothel, das relativ breite interzelluläre Lücken aufweist
α	mit lückenhafter Umhüllung durch perikapilläre Zellen
β	mit lückenloser Umhüllung durch perikapilläre Zellen

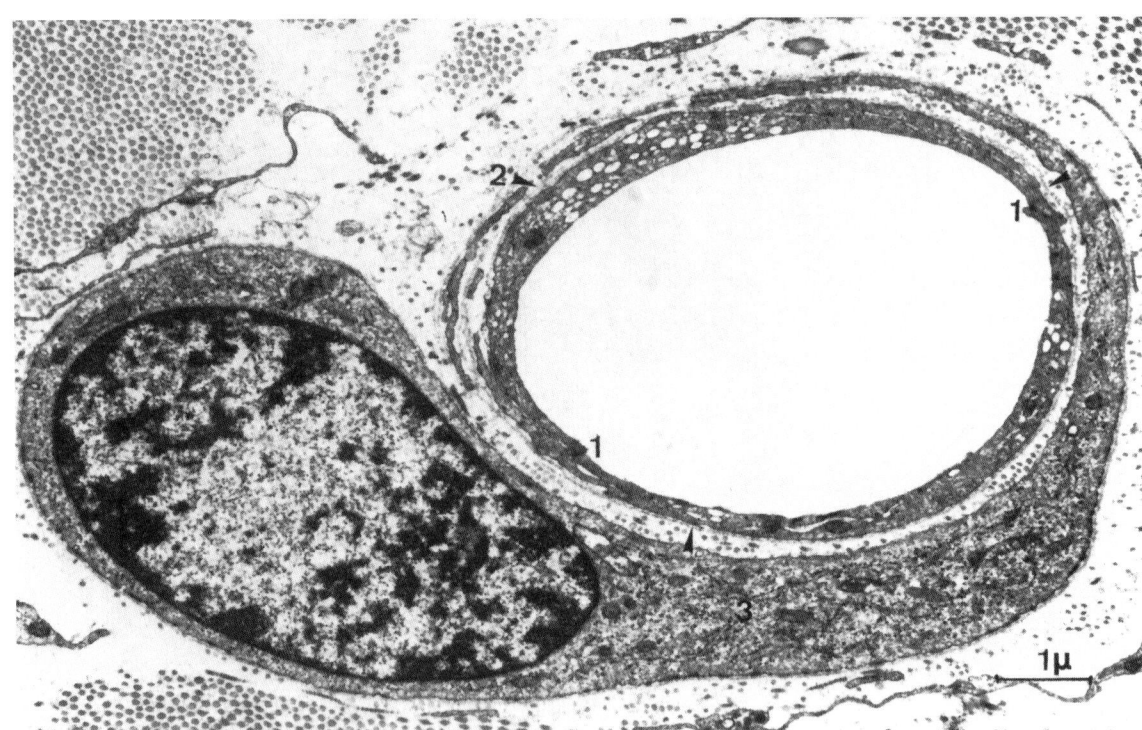

a

Abb. 10.4-19(a) Querschnitt einer aus zwei Endothelzellen bestehenden Kapillare vom sog. kontinuierlichen Typ aus der Subkutis des Kaninchenohres, die fast vollständig von dem schlanken Ausläufer eines Perizyten (3) umgriffen wird. 1 = interendotheliale Kontakte; 2 = endotheliale Basallamina (▶). Gesamtvergr. 13500fach. (Aus HAMMERSEN [10])

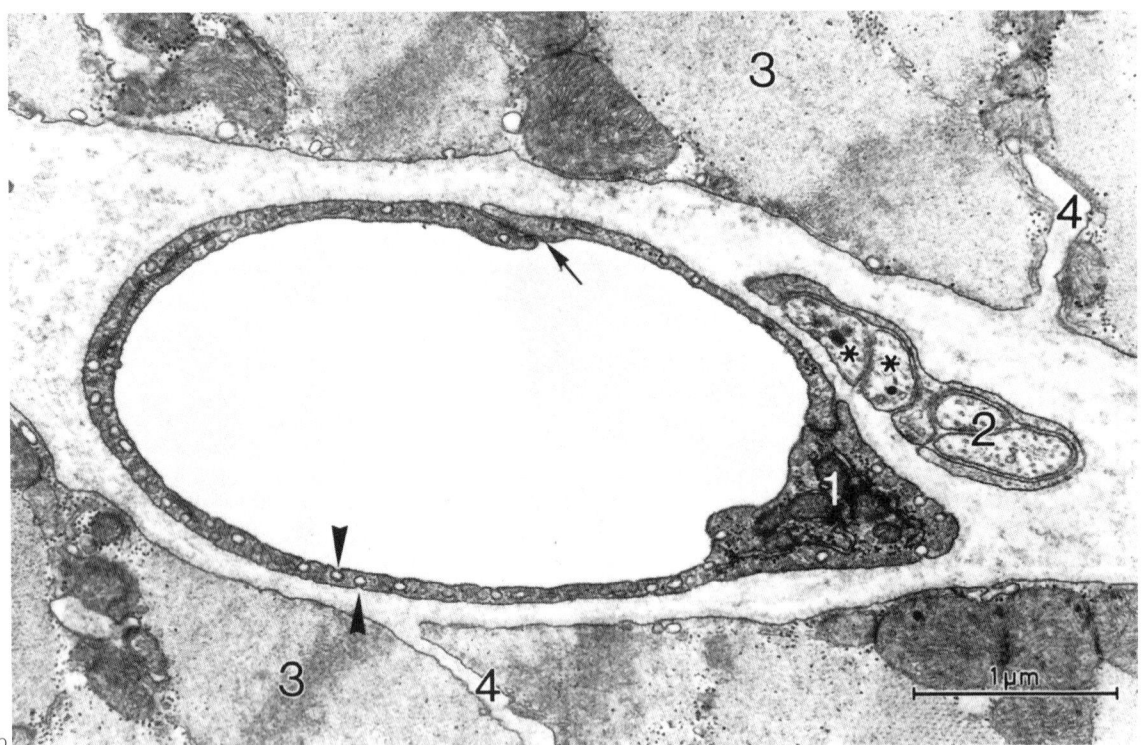

b

Abb. 10.4-19(b) Annähernd quer geschnittene Kapillare vom „kontinuierlichen" Typ aus dem Herzmuskel einer Katze. Die abgeflachten Anteile des Endothels enthalten lediglich mikropinozytotische Vesikel (▶), von denen die meisten entweder mit dem luminalen oder dem basalen Plasmalemm in direkter Verbindung stehen und dann als „Caveolae" bezeichnet werden. Lediglich die zytoplasmareicheren Endothelbezirke enthalten u.a. auch Mitochondrien (1). Beachte das Bündel markloser Axone (2), von denen zwei (∗) entlang ihrer dem Endothel zugewandten Oberfläche nicht mehr von Ausläufern der SCHWANNschen Zelle bedeckt werden. 3 = Herzmuskelzellen; 4 = T-Tubulus. TEM; Gesamtvergr. 27500fach. (Aus HAMMERSEN [10])

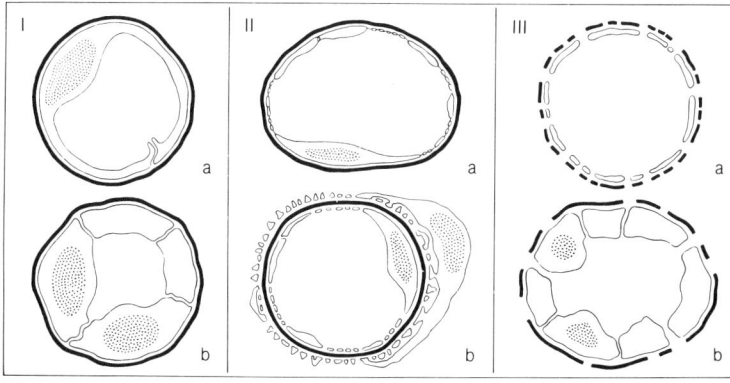

Abb. 10.4-20 Schematische Darstellung verschiedener Kapillarbautypen. (Modifiziert nach MAJNO [15]) – (I) Der Endothelverband ist geschlossen und wird von einer kontinuierlichen Basalmembran unterschichtet, variiert jedoch beträchtlich in der Höhe seiner Zellen. – (II) Das Endothel ist streckenweise stark abgeflacht und besitzt entweder von Membranen verschlossene „Fenestrationen" oder reguläre Öffnungen („Poren"). – (III) Die endotheliale Schicht wird durch unterschiedlich weite interzelluläre Lücken („gaps") unterbrochen und sitzt einer diskontinuierlichen Basalmembran auf. Beispiele für I (a und b): Skelettmuskulatur, Myokard, Haut, Lunge. Beispiele für II (a): Drüsen mit innerer Sekretion, für II (b): Glomerulumkapillaren der Niere. Beispiele für III (a): Sinusoide des Leberläppchens, für III (b): Sinusoide der Milz. (Aus HAMMERSEN [9])

5.3.3 Architektonik des Kapillarbettes

Die organspezifischen Besonderheiten in der Anordnung der Blutgefäße spiegeln sich besonders im Bereich der terminalen Strombahn wider. Dies hat zur Folge, daß selbst der weniger Geübte viele Organe schon allein aufgrund ihrer **Angioarchitektonik** erkennen kann. Hierzu gehören insbesondere Großhirn- und Kleinhirnrinde, Leber, Niere, Dünndarm, Skelettmuskulatur und Haut. Für Einzelheiten wird auf die Darstellung bei den betreffenden Organen verwiesen.

5.3.4 Stoffaustausch

In den Kapillaren und in den postkapillaren Venulen sind die Bedingungen für Stoffaustauschvorgänge aus folgenden Gründen besonders günstig:
1. Größtes Verhältnis von Gefäßoberfläche zu intravasalem Volumen, also große Austauschfläche.
2. Besonders dünne Gefäßwände, die für den Austausch der meisten Substanzen keinen nennenswerten Widerstand bieten.
3. Stärkste Aufzweigung des Gefäßbaumes, so daß besonders viele Zellen vom konvektiven Transport profitieren können.
4. Langsamste lineare Blutströmungsgeschwindigkeit, weil im Kapillarbereich der Gesamtquerschnitt der Gefäße am größten ist, so daß genügend Zeit für einen möglichst vollständigen Konzentrationsausgleich zur Verfügung steht.

Die mittlere lineare **Strömungsgeschwindigkeit** liegt in den Kapillaren bei 0,5 mm/sec und ihre mittlere Länge bei 0,5 mm, so daß die zur Verfügung stehende Austauschzeit etwa 1 sec beträgt. Der **Durchmesser** der Kapillaren ist schwankend zwischen etwa 6 μm und 20–30 μm. In den engsten Kapillaren, z.B. in der Wand der Lungenalveolen, müssen sich die Erythrozyten beim Durchfließen mehr oder weniger stark verformen, wodurch ein enger Kontakt mit der Kapillarwand zustande kommt, die den Gasaustausch begünstigt.

Der **Querschnitt** aller durchströmten Kapillaren dürfte im Körpergefäßsystem 2800–3000 cm² betragen. Da unter Ruhebedingungen jedoch nur etwa 25–35% der vorhandenen Kapillaren durchblutet werden, soll deren Gesamtquerschnitt bei rund 1100 cm² liegen [8].

Beim Austausch von Stoffen zwischen Blut und Gewebsflüssigkeit spielen für wasser- und lipidlösliche Kleinmoleküle einschließlich der Atemgase **Diffusionsvorgänge** in beiden Richtungen die entscheidende Rolle. Für die gesamte Kapillaroberfläche des Körpers liegt die Diffusionsquote bei etwa 60 l/min bzw. rund 85 000 l/d. Hinzu kommt der Austausch durch **Filtrations-** und **Resorptionsvorgänge.** Nach der klassischen Theorie von STARLING besteht ein Flüssigkeitsgleichgewicht zwischen den Flüssigkeitsmengen, die von den Kapillaren filtriert und über die Lymphkapillaren abtransportiert werden [25].

Für den **Transport von Makromolekülen** (besonders von Proteinen) durch das Endothel wird ein Porensystem gefordert. In fenestrierten Endothelabschnitten mit und ohne Diaphragma dienen die Fenestrae als bevorzugte Durchtrittspforten, wobei betont werden muß, daß die aus Glykoproteinen aufgebauten Diaphragmen aufgrund ihrer Oberflächenladung eine gewisse Barrierenfunktion für Proteine besitzen. Der transendotheliale Transport durch hin- und herpendelnde Endozytosevesikel **(Transzytose)** oder durch kanalähnliche Ketten fusionierter Vesikel ist offenbar nur für sehr wenige Proteine von Bedeutung (wahrscheinlich nur rezeptorvermittelt). Dagegen dürften Lücken in der Zonula occludens und aktive **Öffnungsmechanismen der Interzellularspalten** (s.o.) für den Durchtritt von Makromolekülen von großer Bedeutung sein, insbesondere bei der Entzündung [21].

Besondere Beachtung verdient, daß im Bereich der terminalen Strombahn auch Zellen aus dem Blut in das perivasale Bindegewebe auswandern können. Dieser Vorgang ist z.B. bei entzündlichen Prozessen und allergischen Reaktionen deutlich gesteigert. Die Emigration weißer Blutkörperchen (Abb. 10.4-21a) bezeichnet man als **Leukodiapedese;** den Durchtritt roter durch die Gefäßwand (Abb. 10.4-21b) als **Erythrodiapedese.**

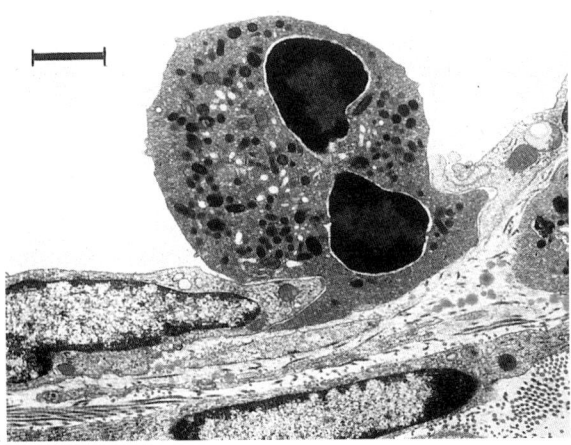

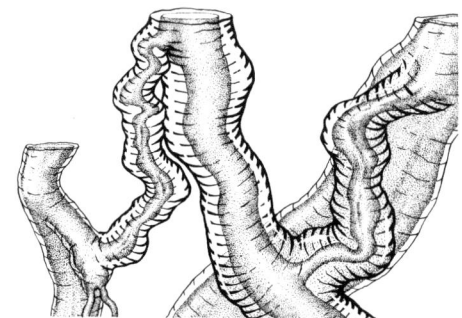

Abb. 10.4-22   Brückenanastomose aus dem Löffel des Kaninchens. Graphische Rekonstruktion. Arterien, Anastomosen stark, Venen schwach konturiert. Endothelschicht punktiert. Vergr. etwa 180fach.

Abb. 10.4-21(a)   Beginnende Diapedese eines neutrophilen Granulozyten durch ein terminales Mesenterialgefäß der Ratte 10 Minuten nach Schädigung der Gefäßwand durch Laserbeschuß. Beachte die organellenfreien Pseudopodien des Leukozyten, die sich in einen interendothelialen Spaltraum vorgeschoben haben. Perfusionsfixierung. Maßstab = 1 μm. TEM.

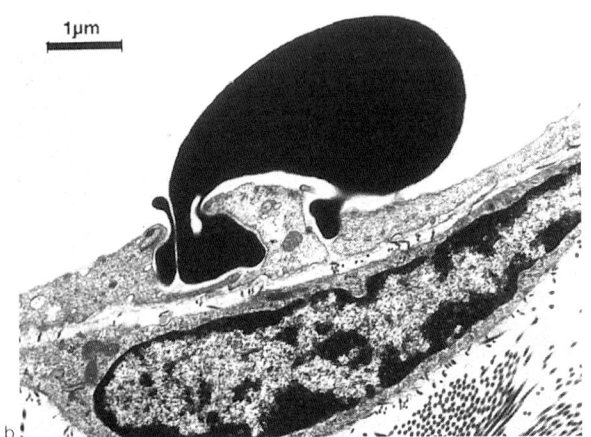

Abb. 10.4-21(b)   Beginnende Diapedese eines roten Blutkörperchens durch ein terminales Mesenterialgefäß der Ratte 8 Minuten nach Schädigung der Gefäßwand durch Laserbeschuß. Beachte die bizarr gestalteten Fortsätze des Erythrozyten, die an zwei Stellen in Endothelspalten unmittelbar über einem Perizyten zu erkennen sind. Perfusionsfixierung. TEM.

gekennzeichnet sein kann, ist ihr anatomischer Nachweis – im Injektionspräparat oder aufgrund lückenloser Schnittserien – methodisch schwierig. Damit dürfte es zusammenhängen, daß viele Angaben über das Vorkommen von Kurzschlußgefäßen – z.B. in der Niere und in der Skelettmuskulatur – der Kritik nicht standgehalten haben.

Kurze bügelförmige a.v. A. mit einem arteriellen und einem venösen Schenkel werden **Brückenanastomosen** (Abb. 10.4-22) genannt. Verwickelter gebaute, oft mehrere gewundene dickwandige anastomotische Segmente enthaltende und durch faserartiges Bindegewebe kapselartig eingehüllte Gefäßkonvolute sind die **Glomusanastomosen** (oder SUCQUET-HOYER-GROSSERsche Organe) (Abb. 10.4-23 bis 25).

5.4   Arteriovenöse Anastomosen (Anastomoses arteriovenosae [arteriovenulares])

Als arteriovenöse Anastomosen (a.v. A.) werden normalerweise vorkommende, unmittelbare und kontraktionsfähige Verbindungen zwischen mikroskopisch kleinen Arterien und Venen bezeichnet. Sie leiten das Blut von der arteriellen Hochdruckbahn ohne wesentlichen Stoffaustausch mit dem extravasalen Raum direkt in die venöse Niederdruckbahn. Als „derivatorische Kanäle" oder „low resistance channels" dienen sie somit einer **lokalen Kurzschlußdurchblutung.** Obwohl ihre sekundäre Wand (Media und Adventitia) durch besondere Baumerkmale

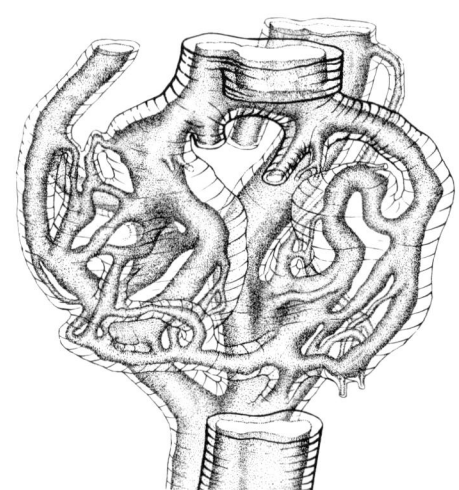

Abb. 10.4-23   Glomusanastomose (Glomerulus caudalis) aus dem Schwanz der Maus (graphische Rekonstruktion). Arterien stark, Venen und epitheloidzellige anastomosierende Gefäßstrecken schwach konturiert, Endothelschicht punktiert. Die Hauptarterie ist in den Abschnitten fortgelassen, in denen sie Teile des Knötchens verdeckt hätte. Vergr. etwa 140fach.

Typische Glomusanastomosen finden sich z. B. in der Haut der „Akren" als **Glomerula cutanea**, in den Finger- und Zehenspitzen als **Glomerula digitalia** (Abb. 10.4-25a) am Thenar und Hypothenar und als **Glomus coccygeum** an der Spitze des Steißbeines (Abb. 10.4-24). Die Media der meisten Glomusanastomosen enthält helle, polygonale, epithelähnliche (daher „epitheloide") Zellen (Abb. 10.4-25b), die als modifizierte glatte Muskelzellen gedeutet werden. Von den epitheloidzelligen a.v. A. gehen die – zumeist gutartigen, aber äußerst schmerzhaften – **Glomustumoren** aus.

Bei allen Überlegungen über die Bedeutung der a.v. A. muß davon ausgegangen werden, daß diese Gefäße keine ubiquitären Stromwege der Kreislaufperipherie darstellen, sondern als Spezialvorrichtungen ganz bestimmter Regionen gelten müssen. Für ihre Mitwirkung am Funktionieren bestimmter **Schwellkörper** (z. B. Corpus cavernosum penis, Corpus cavernosum recti) und an der **Thermoregulation** bzw. am Kälteschutz exponierter Körperteile („Akren") liegen die bisher am besten gesicherten anatomischen und physiologischen Befunde vor.

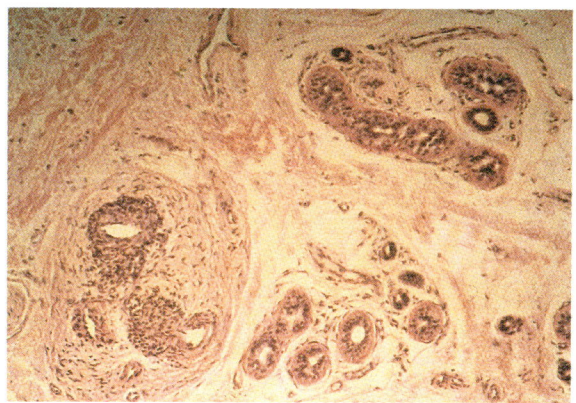

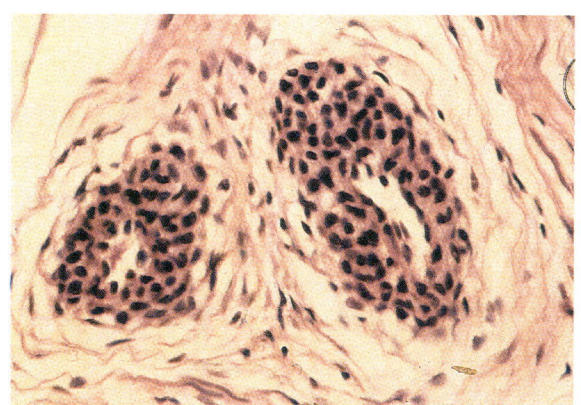

Abb. 10.4-25 Arteriovenöse Anastomose vom Glomustyp aus der menschlichen Fingerbeere. H. E.-Färbung. (a) Übersichtsaufnahme. Rechts oben im Bild Anschnitte der von einer bindegewebigen Kapsel umgebenen arteriovenösen Anastomose. Unmittelbar daneben und links unten Anschnitte einer Knäuelschweißdrüse. (b) Stärkere Vergrößerung der zweimal getroffenen epitheloidzelligen Strecke. Beachte die Begrenzung der Gefäßwand gegen das Lumen durch Endothelzellen.

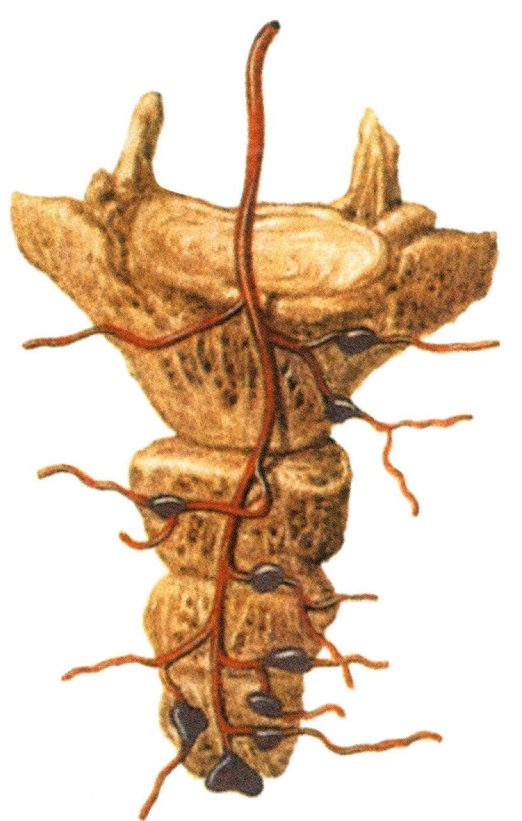

Abb. 10.4-24 Topographische Beziehungen des Glomus coccygeum und seiner Nebenknötchen zur A. sacralis mediana und ihren Ästen ventral des Os coccygis.

6   Die Venen (Venae)

6.1   Übersicht, Definitionen

Der Wandbau der Venen zeichnet sich durch große morphologische Mannigfaltigkeit aus. Grundsätzlich kann man feststellen, daß die Venenwand im Vergleich zum Lumen dünner ist als die Wand der entsprechenden Arterien. Der **Schichtenbau ist in der Vene weniger deutlich** ausgeprägt. Die Venenwand enthält neben glatter Muskulatur und elastischem Material größere Mengen kollagener Fibrillenbündel, die vor allem dann beansprucht werden, wenn die elastischen Fasern durch die starke Füllung der Venen gedehnt sind. Der Gehalt an Muskulatur ist standortabhängig sehr unterschiedlich groß. Viele Venen sind durch das Vorhandensein von **Venenklappen** ausgezeichnet, die meist aus zwei einander gegenüberliegenden Segeln bestehen. Die Venenklappen verhindern den Rückstrom des Blutes und sorgen dafür, daß der Blutstrom stets herzwärts gerichtet ist. Das Venensystem wirkt gleichzeitig als **Niederdruckbahn** und **Blutspeicher.**

Durch den aufrechten Gang des Menschen und die damit verbundene hydrostatische Druckbelastung erhalten die Venen der unteren Extremität eine Sonderstellung. Der venöse Rückstrom aus diesem Bereich wird durch eine Reihe von „**Venenpumpen**" unterstützt, die bei Bewegung des Beines aktiviert werden. Die hier wirksam werdenden Hilfseinrichtungen (Zehen- und Fußsohlenpumpe, Sprunggelenkpumpe, Wadenmuskelpumpe, Kniegelenkpumpe, Oberschenkelmuskelpumpe und Saugpumpe unter dem Leistenband) beruhen darauf, daß die Venen so in ihre Umgebung eingebaut sind, daß der Querschnitt ihres Lumens durch Bewegung die benachbarten Strukturen verändert. Die Kenntnis der Hilfsmechanismen für den venösen Rückstrom aus der unteren Extremität ist für das Verständnis der Wirkungsweise von Maßnahmen zur physikalischen Thromboseprophylaxe von großer Bedeutung.

6.2 Wandbau

Der Standort, aber auch zahlreiche andere, zum Teil noch recht undurchsichtige Faktoren beeinflussen nicht nur die Textur der verschiedenen Venennetze, sondern auch den Bau ihrer einzelnen Abschnitte in sehr viel höherem Maße als den der ihnen zugeordneten Arterienbäume.

Eine ausgeprägte Schichtenbildung, wie sie die Arterien muskulären Typs kennzeichnet, fehlt in der Venenwand, weil in ihr Bindegewebsfasern und Muskulatur ohne merkliche Grenzzonen miteinander verwoben sind.

Bündel **kollagener Fibrillen** treten in der Venenwand quantitativ viel stärker hervor als in der Wand der Arterien (Abb. 10.4-26 u. 27). Die Kollagenfasern bilden ein zusammenhängendes Gerüst, das durch Streckung und Spannung die Dehnbarkeit des Venenrohres begrenzt.

Verhältnismäßig weitmaschige **elastische Fasernetze** aus rundlichen und flachen Stäben sind vorwiegend in Längsrichtung der Venen orientiert. Sie leisten weniger gegen Querdehnung (wie bei den Arterien) als gegen Längsdehnung Widerstand.

Die **Muskelbündel** bilden lockere Schraubenzüge, die in den mittleren Lagen der Venenwand oft fast quer, in den inneren und äußeren dagegen steiler verlaufen. Die stärkere Entwicklung der Muskulatur in den Venen der unteren Körperhälfte (Abb. 10.4-25), verglichen mit denen der Kopf-Hals-Region, steht mit der hydrostatischen Belastung der Bein- und Beckenvenen im Zusammenhang.

Die in der Gefäßwand auftretenden Dehnungskräfte werden in erster Linie von elastischen Fasern und Bündeln kollagener Fibrillen aufgenommen. Diese beiden Spannungsträger sind funktionell derart parallel geschaltet, daß bei der normalerweise auftretenden Belastung der Gefäßwand in den unteren Druckbereichen vorwiegend das elastische Material, bei höheren und exzessiven Drücken dagegen die kollagenen Fibrillenbündel beansprucht werden. Erst durch das Zusammenwirken der mechanischen Eigenschaften der beiden Spannungsträger erhält die Gefäßwand ihre charakteristische Materialeigenschaft. Dem kollagenen Fibrillenfilz kommt dabei dank seiner hohen

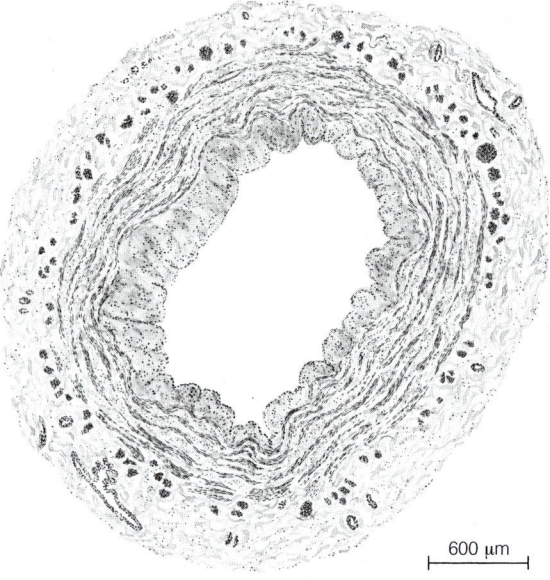

600 µm

a

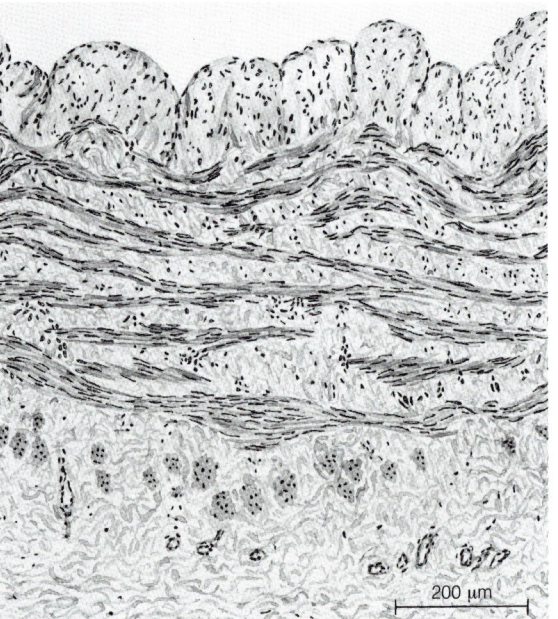

200 µm

b

Abb. 10.4-26 Vena saphena magna aus dem Bereich des Oberschenkels (Mensch). Querschnitt im kontrahierten Zustand. (a) Schwächere, (b) stärkere Vergrößerung. H. E.-Färbung.

Dehnungsfestigkeit die Funktion eines Schutzmantels der elastischen Fasern zu, die als Hauptträger der physiologischen Spannungsschwankungen wirken. Das Kollagen der Gefäßwand beschränkt also die mechanische Belastung des Elastins auf den ihm gemäßen Bereich. Jede Störung dieses Zusammenspiels muß die Belastungsfähigkeit der Gefäßwand negativ beeinflussen. Eine fibrotisch bzw. „dysplastisch" veränderte Venenwand neigt zu lokal begrenzten und/oder weitstreckigen Überdehnungen, wie sie z. B. für die Varikose charakteristisch sind.

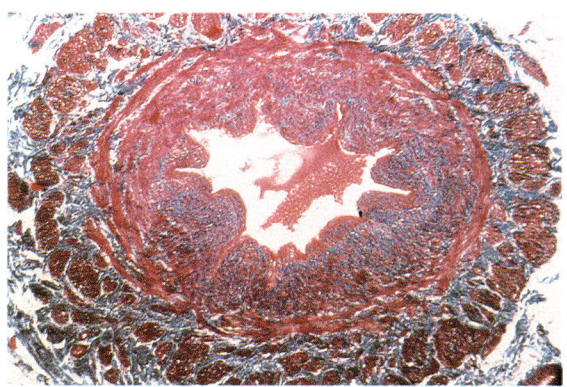

Abb. 10.4-27 Querschnitt durch eine Fußrückenvene (Mensch). Beachte die unscharfe Begrenzung der Media gegen die Adventitia, deutlich innen und außen mehr längs, dazwischen mehr quer verlaufende Muskelzüge. Die relative Dicke der Wand ist charakteristisch für die Venen der unteren Extremität. Azan-Färbung.

Unter **Varizen** oder Krampfadern versteht man ein Leiden, das bevorzugt die epifaszialen Venen (sog. Hautvenen) der unteren Extremität betrifft. Durch krankhafte Veränderung der Muskelzellen, kollagenen Fibrillen und elastischen Fasern in der Wand dieser Venen kommt es zu ihrer Erweiterung bei mehr oder weniger ausgeprägt geschlängeltem Verlauf. Gefürchtete und schwerwiegende Komplikationen sind Thrombosen und Geschwüre (Ulcera cruris). In der Bundesrepublik Deutschland geben nach der Tübinger Studie [7] jede 2. Frau und jeder 4. Mann an, Krampfadern zu haben. Frauen klagen besonders dann über venös bedingte Beinbeschwerden, wenn sie Schwangerschaften durchgemacht haben. Erblich belastete Frauen und Mütter mit mehr als zwei Schwangerschaften leiden doppelt so oft an Varikose wie Frauen ohne erbliche Belastung und Schwangerschaften. Das Venenleiden ist zwar altersabhängig, aber keineswegs nur ein Problem des Alterns.

Die Venenwand besitzt keine nach außen abgrenzbare **Adventitia,** da sich aus der Wand heraus kollagene Verspannungsfasern in der näheren und weiteren Umgebung des Gefäßbettes verankern. Die Anpassungsfähigkeit der Venen auf unterschiedliche Durchströmungsmengen ist an die leichte Gängigkeit der Gleit- und Verschiebestellen des Kollagenskelettes gebunden.

Die **herznahen Venen** in der oberen Körperhälfte (wie V. subclavia, V. jugularis interna, V. brachiocephalica, V. cava superior) bestehen im wesentlichen aus Bindegewebe mit einer nur sehr dünnen Muskelschicht. Diese Muskelzellen können zwar die Wandspannung, kaum jedoch den Querschnitt regulieren. Unterhalb des Zwerchfells sind die großen Venen dagegen muskelreicher. Die V. cava inferior besitzt vor allem Längsmuskelzüge. Verhältnismäßig muskelstark sind auch die V. portae und ihre Wurzeln, die bei den Verschiebungen der Baucheingeweide ihre Länge ändern müssen und die durch Füllung und Entleerung den Blutrückfluß entscheidend beeinflussen.

Muskelfreie Venen finden sich überall dort, wo eine Regulation des Querschnitts – in Organen mit konstantem großen Blutbedarf – nicht erforderlich ist. Dazu gehören das Gehirn und die Retina; so sind z.B. die **Sinus durae matris** praktisch muskelfrei. Ebenso sind die

Herzvenen relativ dünnwandig und muskelarm. Das umgekehrte Verhalten ist in jenen Organen zu erwarten, die eine stark wechselnde Blutfüllung aufweisen, wie z.B. die Corpora cavernosa und die Nasenschleimhaut, die sehr **muskelstarke Venen** besitzen. Auch die V. umbilicalis, die sich nach der Geburt stark kontrahiert, zeigt dementsprechend eine kräftige Muskelschicht. Die Venen des Nebennierenmarkes (Abb. 10.4-28) sind durch Muskelwülste gekennzeichnet, die weit in die Lichtung vorspringen. Die mit besonderen Sperreinrichtungen versehenen Venen hat man als **Drosselvenen** bezeichnet.

„Venenherzen" werden die rhythmisch pulsierenden Venen des Fledermausflügels und die Pfortader verschiedener Nager genannt. Sie kontrahieren sich rhythmisch 8–10mal pro Minute und bilden dabei eine peristaltische Welle, die von der Peripherie proximalwärts verläuft. Bei diesen Venen ist die ursprünglich weitverbreitete primitive Fähigkeit der Blutgefäße zur „autonomen Peristaltik" erhalten geblieben.

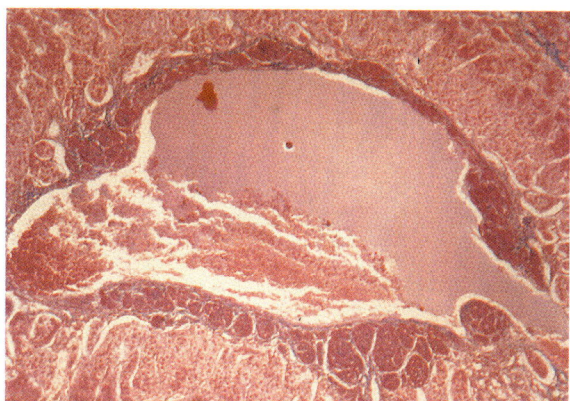

Abb. 10.4-28 Vene aus dem Nebennierenmark (Mensch). Beachte die stellenweise polsterartig gegen die Lichtung zu vorspringenden Längsmuskelzüge der im übrigen verhältnismäßig dünnwandigen Vene. Azan-Färbung.

6.3 Venenklappen

Charakteristisches Merkmal der meisten Venen sind **Ventilverschlüsse** im Bereich der Klappensegmente (Abb. 10.4-29 u. 30). Venenklappen sind nicht zu aktiver Bewegung befähigt, sondern ihr Verschluß und ihre Öffnung erfolgen passiv unter der Einwirkung des Blutstromes. Das Blut kann nur bei geöffneten Klappen herzwärts fließen, und der Klappenschluß verhindert seinen Rückstrom. Von der ersten Klappe einer kleinen Vene an ist also die Blutströmung gerichtet, d.h. ihre Umkehr wird normalerweise verhindert. Die Gestalt der **Klappensegel** ist halbmond- oder sichelförmig. Sie ist auch mit einem Schwalbennest oder einem Fingernagel verglichen worden. Die meisten Klappen peripherer Venen besitzen **zwei Segel.** Daneben kommen hin und wieder einsegelige, aber wohl nur ausnahmsweise auch mehrsegelige Klappen vor. In jedem **Klappensegment** un-

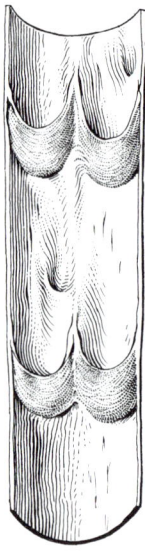

Abb. 10.4-29   Venenklappen in der eröffneten V. femoralis (Mensch).

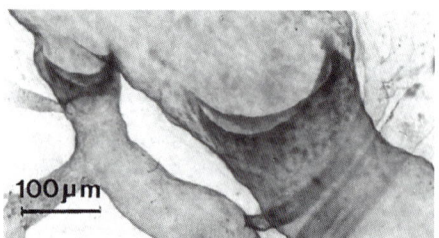

100 µm

Abb. 10.4-30   Zwei Klappensegmente kleiner Venen. Häutchenpräparat aus der Ohrmuschel.

terscheidet man freie Segelränder, die beweglich in die Lichtung der Vene vorragen, und bindegewebig verstärkte Anheftungsränder, entlang derer sich die Klappensegel in der Venenwand verankern. Als **Klappensinus** bezeichnet man einen Raum, der außen von der Venenwand und innen vom Segel umschlossen wird. Venenklappen finden sich häufig, aber keineswegs immer an Einmündungsstellen, d.h. an Kommunikationsorten der venösen Strombahn. Ihr Einbau ist im ganzen höchst variabel und läßt sich keinen klar durchschaubaren Gesetzmäßigkeiten zuordnen.

6.4   Kräfte des venösen Rückstroms

Im Venensystem, das zugleich **Niederdruckbahn** und **Blutspeicher** ist, befinden sich etwa 84% des gesamten Blutvolumens. Bedingt durch die aufrechte Körperhaltung des Menschen und die damit verbundene hydrostatische Druckbelastung erhalten dabei die **Venen der unteren Extremität eine Sonderstellung:**

In horizontaler Lage befindet sich der gesamte Kreislauf in einem ausgeglichenen Zustand (steady-state): Druck- und Volumenregulation verlaufen praktisch ungestört. Beim Aufstehen wird jedoch der gesamte Regelkreis des Blutdrucks gestört, und die Kreislaufsituation

verändert sich – vor allem im Bereich der unteren Extremität – sehr rasch. In den Arterien steigt der Druck um den Wert der hydrostatischen Säule auf über 200 mm Hg im Fuß, während in den Venen das über die terminale Strombahn einfließende Blut die Klappen innerhalb von 1–2 Minuten von unten nach oben öffnet, so daß der Druck in den Fußvenen **im Stehen 100 mm Hg** erreicht (Abb. 10.4-31). Da das Stromzeitvolumen in der unteren Extremität proportional dem arteriovenösen Druckgradienten ist, muß sich im Augenblick des Aufstehens der arterielle Zufluß erhöhen, das Blut strömt „wie ein Wasserfall" nach unten. Die **enorme Venendruckerhöhung** bedeutet eine Zunahme des transmuralen Druckes, der die Gefäßwand in ihrer Querrichtung dehnt. Die lichte Gefäßweite wird vergrößert, das Gefäßsystem hat sich vermehrt mit Blut gefüllt. Die Kapazität der Beinvenen wird dadurch um rund 600 ml erhöht, d.h. beim Übergang in die Orthostase wird dieses Volumen aus anderen Gefäßgebieten, speziell aus dem intrathorakalen Raum, in die **Kapazitätsgefäße der Beine** verlagert. Da der Gefäßquerschnitt im Stehen um ca. 50% vergrößert ist, verlangsamt sich die **venöse Blutströmungsgeschwindigkeit.**

Die arteriell vermittelte Energie reicht also zunächst, jedoch nicht auf Dauer aus, um die Strömung im venösen Gefäßgebiet der Beine auch im Stehen zu gewährleisten. Die **treibenden Kräfte des Rückstroms** sind vor allem:

1. der nach der Passage der Kapillaren noch verbleibende Blutdruck (ca. 15 mm Hg = 2 kPa), die „Vis a tergo" (Kraft von hinten),
2. der Sog, der in der Systole durch Senkung der Ventilebene des Herzens entsteht,
3. der Druck, der durch Bewegungen und die sich kontrahierende Skelettmuskulatur auf die Venen ausgeübt wird (= „Gelenk-Muskel-Pumpe"),
4. der durch Inspiration bedingte Überdruck im Bauchraum bei gleichzeitigem Unterdruck im Brustraum, der zur Venenerweiterung im Thorax und damit zu einem Sog führt.

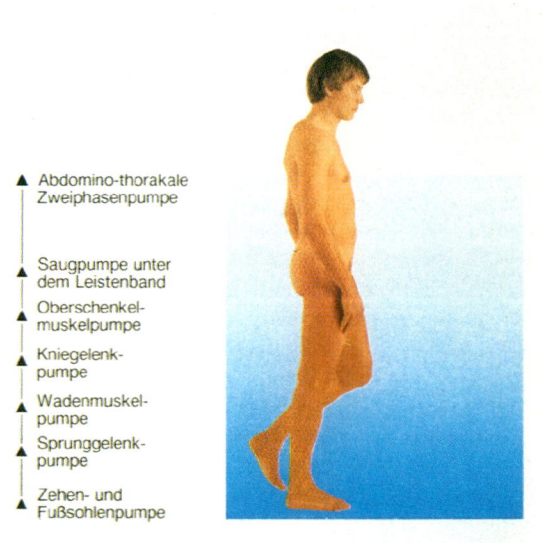

▲ Abdomino-thorakale
   Zweiphasenpumpe

Saugpumpe unter
dem Leistenband
▲ Oberschenkel-
   muskelpumpe
▲ Kniegelenk-
   pumpe
▲ Wadenmuskel-
   pumpe
▲ Sprunggelenk-
   pumpe
▲ Zehen- und
   Fußsohlenpumpe

Abb. 10.4-31   Übersicht über die Gelenk-Muskel-Pumpen der unteren Extremität zur Förderung des venösen Rückstroms. (Aus Lechner [12] modifiziert nach Staubesand)

Zehen- und Fußsohlenpumpe

Die Kette der **Hilfseinrichtungen** für die Förderung des venösen Rückflusses im Bereich der unteren Extremität beginnt mit der „Zehen- und Fußsohlenpumpe", führt über die „Sprunggelenkpumpe" („ankle pump"), die „Wadenmuskelpumpe", die „Kniegelenkpumpe" und die „Oberschenkelmuskelpumpe" bis hin zur sog. „Saugpumpe unter dem Leistenband" (Abb. 10.4-31).

Bei jedem Druck auf die Fußsohle – wie beim Gehen – kommt es mit der Verformung des Fettpolsters zwischen Haut und Plantaraponeurose zu einer Entleerung des hier eingebauten Venenplexus. Schon leichter Druck auf die Fußsohle bewirkt eine registrierbare Zunahme der Strömungsgeschwindigkeit in der V. iliaca externa.

Sprunggelenkpumpe [23a]

Der Fuß ist in der Malleolengabel durch Muskeln, Bänder und Faszienverstärkungen verankert. In bezug auf die Förderung des venösen Rückstroms kommt am Fuß in erster Linie jenen Bändern Bedeutung zu, die bei aktiven und passiven Bewegungen in den Sprunggelenken gespannt werden und dadurch als Widerlager gegen den Faszienstrumpf und die Haut wirken. Zwischen den zugfesten Materialen der Lederhaut, der Faszien und des Bandapparates geraten die verschiedenen epi-, intra- und subfaszialen Venenplexus der Knöchelgegend, der Fußwurzel und des Mittelfußes, am Fußrücken und in der Fußsohle bei allen Bewegungen, die zur Anspannung der Faszien und Bänder einerseits sowie zur Straffung der die Malleolarregion und den Fuß umschließenden Haut andererseits führen, unter einen Druck, der sich wesentlich auf den Rückstrom des Blutes auswirkt und der gegebenenfalls durch geeignete Maßnahmen aktiviert bzw. unterstützt werden kann.

Daß Gehbewegungen den venösen Rückstrom fördern, ist weitgehend bekannt und akzeptiert: „Es würde alles viel besser gehen, wenn man mehr ginge". Doch steht für die meisten hierbei die *„Wadenmuskelpumpe"*, d.h. die Kontraktion speziell des M. triceps surae, im Vordergrund der Überlegungen. Jedoch kann offenbar der „Lift in den Leitvenen des Beines" auch ohne Mitwirkung der Wadenmuskulatur funktionieren.

Bei Bewegungen in den Sprunggelenken, die aus der Normalstellung herausführen, kommt es außerdem zu einer Verlagerung und Anspannung des hinter der Sehne des M. triceps surae liegenden keilförmigen Fettkörpers. Dabei wird die V. saphena parva erweitert und ihr Lumen durch allseitig angreifende Spannungen vergrößert. Bei vorangegangener Abrollung des Fußes wird das Blut aus den tiefen Venenplexus der Fußsohle in die oberflächlichen Venen gedrückt und den Ursprüngen der V. saphena parva genähert. Die nachfolgende Bewegung im Sprunggelenk wird dem Zufluß dieser Blutwelle auf die beschriebene Weise weiterbefördern.

Gerade in der Malleolarregion, wo die Schwerkraft den größten hydrostatischen Druck entwickelt – die englische Sprache kennt für die hier vorkommenden Unterschenkelgeschwüre den Ausdruck „gravitation ulcer" –, sind also auch die Einrichtungen zur Förderung des venösen Rückstroms besonders ausgebaut. Voraussetzungen für deren Funktionieren sind naturgemäß vor allem Bewegung in den Sprunggelenken und Suffizienz der Venenklappen.

Ist der Bewegungsumfang im oberen Sprunggelenk beim Gehen – z.B. durch zu hochhackige Schuhe oder gelenkversteifende Prozesse – eingeschränkt, wird die Sprunggelenkpumpe dementsprechend weniger wirksam. Eine Ankylose (knöcherne Versteifung) der Sprunggelenke oder die Ligamente betreffende Spätfolgen von Distorsionen sind also keineswegs nur ein orthopädisches Problem; ihre Beseitigung ist auch notwendig, um die Sprunggelenk- und Wadenmuskelpumpe und damit die Blutabschöpfung im Haut- und Unterhautbereich wieder voll in Gang zu bringen.

Berücksichtigt man, daß Wadenmuskel-, Kniegelenk- und Leistenpumpe intra operationem praktisch ausfallen und auch postoperativ Bewegungen im Hüftgelenk (z.B. nach Bauchope-

rationen oder nach Operationen an der Articulatio coxae) sehr schmerzhaft sind und die Inanspruchnahme der Wadenmuskel- und Kniegelenkpumpe für den Patienten noch nicht zumutbar oder nicht möglich sein können, dann tritt die Bedeutung der Sprunggelenkpumpe für die Thromboseprophylaxe gerade in solchen Situationen sehr stark in den Vordergrund.

Kniekehlenpumpe

Dem festen Einbau der Venen in die Bindegewebsringe des Adduktoren- und des Soleusschlitzes kommt eine besondere Bedeutung zu. Die Verankerung ihrer Wand bewirkt nämlich, daß die V. poplitea bei Kontraktion des M. adductor magnus im Hiatus adductorius und des M. soleus im Arcus tendineus m. solei entfaltet wird. Dieser – zum Teil über den M. triceps surae mit der Wadenmuskelpumpe kombinierte – „Venenöffnungseffekt" bringt auch einen Vorteil für die Wirkung der Kniegelenkpumpe mit sich.

Die Kniegelenkpumpe beruht in erster Linie darauf, daß sich bei jeder stärkeren Beugung des Kniegelenks die distalen Enden der ischiokruralen Muskeln und damit auch die deckende Fascia poplitea sicht- und fühlbar von der Unterlage abheben. Dadurch wirkt die Faszie wie der Kolben einer Saugpumpe auf den unter ihr liegenden Gefäß-Nerven-Strang innerhalb des osteofibrös begrenzten Raumes der Kniekehle. Auf diese Weise wird auf die Kniekehlenvenen ein Sog ausgeübt, der dem Rückstrom des Blutes zugute kommt und die anderen Förderungseinrichtungen unterstützt.

Sitzende Lebensweise bedeutet nicht nur eine Abschaltung der Muskel- und Gelenkpumpe des Beines und damit Verzicht auf wesentliche Förderungsvorrichtungen für den venösen Rückstrom, sondern darüber hinaus auch eine zusätzliche Erschwerung der Zirkulation durch die Abknickung der V. poplitea im Bereich der Kniekehle. Man denkt in diesem Zusammenhang an das Auftreten einer akuten femoropoplitealen Venenthrombose (mit Gefahr der Lungenembolie) nach langen Autofahrten oder Flugreisen.

Leistenpumpe

Außer den erwähnten Haut-, Muskel- und Gelenkpumpen ist eine weitere „Saugpumpe" unter dem Lig. inguinale und in der Fossa iliopectinea beschrieben worden. Dort soll der Blutstrom in die V. femoralis durch die Art ihres Einbaus in die bindegewebigen Hüll- und Verspannungssysteme in der Lacuna vasorum und unter der Fascia cribrosa hiatus saphenai bei allen aktiven und passiven Bewegungen im Hüftgelenk gefördert werden.

Die vorstehend beschriebenen Hilfseinrichtungen für den venösen Rückstrom in der unteren Extremität verhindern normalerweise ein „Versacken" des Blutes in die Venen des Beines. Bei Störungen dieser auxiliären Vorrichtungen erhöht sich die Blutmenge bzw. der Venendruck in der Peripherie. Dies sind begünstigende Faktoren für die Entstehung einer chronisch venösen Insuffizienz. Da die venöse Strömungsgeschwindigkeit nach einer Operation durch Immobilisierung (Liegen) verlangsamt ist, kommt der Aktivierung der Hilfseinrichtungen eine hervorragende Bedeutung bei der Thromboseprophylaxe gerade in „Risiko-Situationen" zu.

7 Versorgungssysteme der Gefäßwand

7.1 Übersicht, Definitionen

Dünne Blutgefäße und die innersten Schichten dickerer Blutgefäße werden von innen her, d.h. vom strömenden Blut aus, mit Sauerstoff versorgt und ernährt. Bei dickeren Gefäßen erfolgt die Versorgung der äußeren Schichten durch sog. **Vasa vasorum.** Sie treten von außen her an das Gefäß heran und dringen je nach der Dicke der Gefäßwand und in Anpassung an die örtlichen Verhältnisse unterschiedlich weit in die Adventitia und Media ein, wo sie sich in Kapillaren aufsplittern. Auch das Vorkommen von **Lymphgefäßen** ist in der Wand größerer Blutgefäße beschrieben worden.

Die Gefäßwand wird über einen „autonomen Grundplexus" an der Grenze zwischen Media und Adventitia innerviert (Nervi vasorum). Verschiedene Überträgersubstanzen werden aus sog. Varikositäten freigesetzt und versorgen die glatten Muskelzellen in „Bausch und Bogen". Dabei spielen spezialisierte intermyozytäre Verbindungen (Nexus, gap junctions) als Orte geringen elektrischen Widerstands eine erhebliche Rolle für die Erregungsausbreitung. Das Konzept eines Antagonismus adrenerger und cholinerger Nerven ist durch die Vorstellung eines komplexen Systems des Zusammenwirkens verschiedener Neurotransmitter, Neuromodulatoren und trophischer Faktoren abgelöst worden. Die Bedeutung eines zusätzlich in manchen Gefäßen vorhandenen subendothelialen Nervenplexus ist noch unklar. Myoendothelialen Kontaktstellen dürften im Zusammenspiel des Endothels mit den Mediamuskelzellen spezielle schichtenübergreifende Funktionen zukommen.

7.2 Vasa vasorum und Probleme der Gefäßwandernährung

Die Versorgungsverhältnisse der meisten Gewebe spiegeln sich im Muster ihrer nutritiven Kapillaren wider. Die Ausformung des Kapillarbettes stimmt in der Regel exakt mit den jeweiligen funktionellen Erfordernissen überein, so daß sich aus Abständen und Durchmessern der Kapillaren Schlüsse auf Verbrauchspotentiale ziehen lassen. Auch die **Wand der dickeren Blutgefäße** wird von Kapillaren gespeist, die aus gefäßbegleitenden Arterien stammen. Vergleicht man aber die Vasa vasorum dickwandiger Arterien mit der Anordnung der versorgenden Stromwege in anderen muskulös-bindegewebigen Röhren ähnlichen Kalibers, so zeigen sich aufschlußreiche Unterschiede. In der Wand des Ureters, des Ductus deferens, des Ductus choledochus oder des Ösophagus findet sich die stärkste Kapillarisierung in der Lamina propria der Schleimhaut, d.h. in einem Bereich, der in der Gefäßwand der subendothelialen Schicht entsprechen würde. Gerade diese Region ist aber in den Blutgefäßen normalerweise frei von Kapillaren; denn im Gegensatz zu den anderen Hohlorganen wird der Stoffwechselbedarf der Gefäßwand nicht nur von einem nutritiven, intramuralen Gefäßapparat, sondern auch von innen, vom Lumen her gedeckt.

Das Muster der Vasa vasorum wird von mehreren Faktoren beeinflußt. Hierzu gehören: die Art und Anordnung des Baumaterials in der jeweiligen Gefäßwand und die davon abhängigen Diffusionsverhältnisse, die Wandstärke und ihr Verhältnis zum Kaliber des Gefäßes, der Zustand der Intima, die Sauerstoffspannung sowie der Blutdruck innerhalb des versorgten Gefäßes.

Eine führende Rolle spielt zweifellos die **Dicke der Gefäßwand.** Je mehr sie zunimmt, desto größer wird der Versorgungsanteil der Vasa vasorum. Die Tiefe, bis zu der nutritive Kapillaren z.B. in die Aortenwand vordringen, hängt entscheidend ab von der Zahl der hintereinandergeschalteten „lamellären Einheiten" der Media, d.h. von der Anzahl elastischer Membranen mit den ihnen jeweils zugeordneten glatten Muskelzellen, kollagenen und elastischen Fasern. Bei Säugern einschließlich des Menschen sind nahezu konstant und unabhängig von Art und Alter 29 ($\pm$ 2,5) derartige „Einheiten" avaskulär, wenn die Dicke der Aortenwand in Abhängigkeit vom Körpergewicht einen Wert von 0,3 mm überschreitet. Erst wenn die Aortenwand aus mehr als 29 „lamellären Einheiten" besteht, treten in den äußeren Schichten Vasa vasorum auf.

Die Ausbreitung der Vasa vasorum wird darüber hinaus auch durch die **Druckverhältnisse in der Gefäßwand** mitbestimmt. Da die nutritiven Gefäße meist von außen her an die Gefäßwand herantreten, können sie nur so tief eindringen, wie der Druck in der Gefäßwand geringer ist als der Druck in den nutritiven Kapillaren. Aus Untersuchungen über die Durchströmung der Vasa vasorum in der Aorta des Rindes wurde geschlossen, daß die Versorgung einer Arterienwand beim Hochdruck kritisch werden kann, wenn der diastolische Druck in der Arterie den physiologischen systolischen Druck übersteigt, weil in diesem Falle die Durchblutung der Vasa vasorum nicht mehr optimal erfolgen kann. Gefäße an der Grenze der mikroskopischen Sichtbarkeit und erst recht in der mikroskopischen Größenordnung sind nur noch spärlich vaskularisiert, und unterhalb eines bestimmten Kalibers, das nach älteren Untersuchungen bei 1 mm liegen soll, kommen keine intramuralen Kapillaren mehr vor.

Bei kleinen Laboratoriumstieren wie Maus, Ratte und Hamster, die in der experimentellen Gefäßforschung eine Rolle spielen, sind selbst die Hauptschlagadern so dünnwandig, daß ihre Media keine Kapillaren enthält. Verglichen mit dem transintimalen Stoffverkehr kommt also den Vasa vasorum bei diesen Tieren nur eine geringe Bedeutung für die Versorgung der Gefäßwand zu.

Auch der Zustand der Intima des betreffenden Gefäßes hat einen Einfluß auf das Ausmaß der Gefäßwandversorgung durch Vasa vasorum. Deshalb wirken Veränderungen am Endothel und im subendothelialen Bindegewebslager auf das Verhalten der nutritiven Gefäße: Am gesunden Gefäß erhobene Befunde gelten nicht für das erkrankte Gefäß und vice versa. So hat „Kürettage" der Bauchaorta, der A. iliaca communis und der A. femoralis des Hundes eine Ausbreitung der Capillaria vasorum bis in die normalerweise völlig avaskuläre Intima zur Folge. Bei Arterienverschlüssen durch Thromben kann es ebenfalls zu einem Vordringen intramuraler Kapillaren und zu einem Einsprossen von Kapillaren in den peripheren Thrombusbereich kommen.

7.3 Herkunft der nutritiven Gefäßwandkapillaren

Die *Capillaria vasorum* entspringen unter normalen Verhältnissen in der Regel nicht unmittelbar aus der Lichtung des Gefäßes, in dessen Wand sie sich ausbreiten, sondern werden von **Rr. recurrentes,** die aus größe-

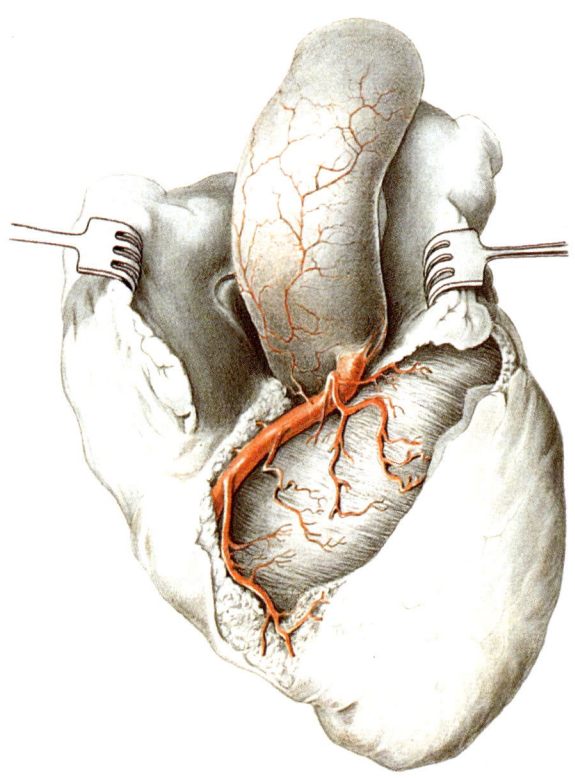

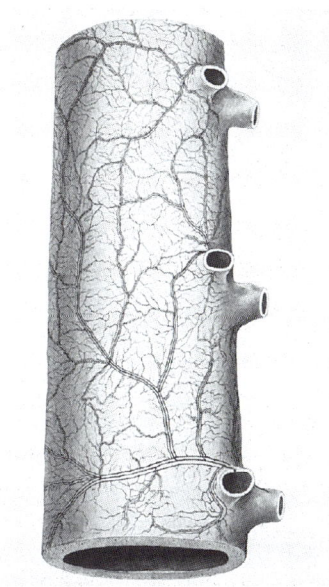

Abb. 10.4-33 Brustaorta (Pferd) mit den Abgängen von drei hinteren Interkostalarterienpaaren. Aus ihnen entspringen rückläufig kleine, das Netz der arteriellen Vasa vasis speisende Zweige. Die größeren, der Tunica media unmittelbar aufliegenden Gefäße bilden eine Trias aus jeweils einer Arterie und zwei flankierenden Venen. Tusche-Injektionspräparat.

Abb. 10.4-32 Vasa vasorum der Pars ascendens aortae (Mensch). Präparation des Anfangsteils der A. coronaria dextra, aus der kleine Äste rückläufig die Aortenwand erreichen und sich hier netzförmig ausbreiten.

ren oder kleineren Ästen des von ihnen rückläufig versorgten Gefäßes stammen, gespeist. Die **Aorta** zum Beispiel wird in ihrem Anfangsteil von besonders differenzierten, auffallend dickwandigen Zweigen *(„Aa. cardio-aortales")* der Aa. coronariae – vor allem der A. coronaria dextra (Abb. 10.4-32) – und im Bogenbereich von kleinen Ästen aus dem Truncus brachiocephalicus, der A. carotis communis sinistra und der A. subclavia sinistra versorgt. Die **Brustaorta** erhält im Thorax ihre Vasa vasorum aus den Aa. intercostales posteriores (tertia usque ad undecima) (Abb. 10.4-33 u. 34), den Rr. bronchiales, den Rr. oesophageales und aus Zwerchfellarterien. Im **Abdominalbereich** entstammen ihre Vasa nutricia vor allem aus den Lumbalarterien (Abb. 10.4-35) und den großen unpaaren Schlagadern für die Eingeweide.

Sehr viel seltener entspringen die zuführenden Schenkel der Capillaria vasorum als *„Vasa nutricia interna"* direkt aus dem Lumen derjenigen Arterien, deren Wand sie versorgen.

Nach fast in Vergessenheit geratenen, aber überzeugend belegten älteren Untersuchungen können Vasa vasorum auch aus kleineren Arterien benachbarter Versorgungsgebiete hervorgehen. Zum Beispiel sind die Vasa nutricia des N. vagus die Hauptquelle der Gefäße für die Wandungen der A. carotis communis, und auch die Vasa vasorum der Extremitätenarterien erhalten Blut aus Gefäßen, die Skelettmuskulatur, Nerven und Bindegewebe versorgen.

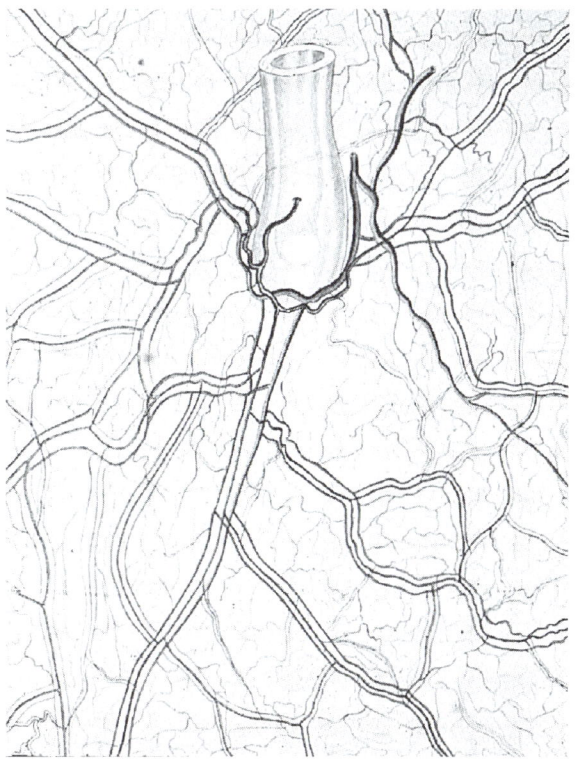

Abb. 10.4-34 Brustaorta (Mensch). Aufgehelltes Totalpräparat nach Tusche-Injektion und Ablösung der Adventitia. Aus dem Stamm einer A. intercostalis posterior zweigt ein rückläufiger Ast (= „A. nutricia externa") ab, der in das Netz der arteriellen Vasa vasis auf der Tunica media übergeht. Darunter erkennt man den Kapillarschwamm in den äußeren Schichten der Media.

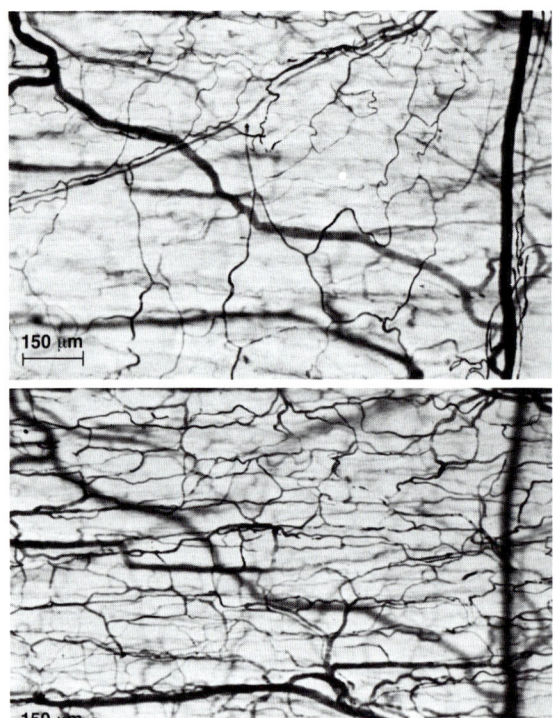

Abb. 10.4-35 V. cava inferior (Hund), oben: weitmaschiges adventitielles Kapillarnetz; unten: tiefere Fokusebene desselben Gesichtsfeldes mit dem sehr viel dichteren Kapillarraster in den Außenzonen der Media. Berliner-Blau-Injektion der Vasa vasis; aufgehelltes Totalpräparat.

7.4 Bau und Verteilung der Vasa vasorum

Die in der Regel von zwei Begleitvenen flankierten Aa. vasorum schließen sich zu einem **flächenhaften Netz** zusammen (Abb. 10.4-35), das sich zumeist an der Grenze **zwischen Adventitia und Tunica media** ausbreitet. Von diesem Verteilersystem gehen Arteriolen aus, die sich in den intramuralen Kapillarschwamm oder – bei kleineren Gefäßen – in einzelne „Schlingenkapillaren" fortsetzen. Von den baulichen Eigenarten der Aa. cardio-aortales (vor allem in bezug auf ihre ungewöhnlich dicke Media aus Längsmuskulatur) und ihrer Äste abgesehen, bieten die Vasa vasorum licht- und elektronenmikroskopisch keine Besonderheiten. Gelegentlich finden sich – wie auch anderenorts – Kapillarstrecken mit einem extrem flachen, stellenweise fenestrierten Endothel.

Bei den **Venen des Unterschenkels,** des Fußrückens und der Knöchelgegend kommen in Abhängigkeit von ihren unterschiedlichen Wandstärken, die zwischen 70 μm (11 Lagen von Muskelzellen) und 250 μm (20 Lagen von Muskelzellen) schwanken, von einer Vaskularisation der äußeren Wandhälfte mit Kapillarabständen von 55 μm bis zur völlig gefäßfreien Wand alle Übergänge der Blutversorgung aus Vasa vasorum vor. Dünnen Abschnitten der Venenwand (z. B. dem Sinus der Klappensegmente) fehlt eine Kapillarisierung ebenso wie vie-

len Begleitvenen und kleineren Venen des Fußrückens und der Zehen.

In der Wand der **Lungenschlagader** des Menschen, deren Vasa vasorum im proximalen Bereich von peripheren Koronararterienästen und von kleinen, aus den Herzostien entspringenden Arterien gespeist werden, breitet sich das nutritive Kapillarbett – auch hier abhängig vom Gefäßkaliber – im Truncus pulmonalis bis in das mittlere Drittel der Media, in den extrahilären Lungenarterien im äußeren Drittel der Media und in den intrahilären Schlagadern nur noch in der Adventitia aus.

7.5 Der transintimale Stoffverkehr der Gefäßwand

Viele Überlegungen zur transintimalen Versorgung größerer Gefäße gründen sich auf Befunde, die am Kapillarendothel erhoben wurden. Mit Recht wurde jedoch darauf hingewiesen, daß einem **Transport durch die Intima** von Arterien und Venen auch Phänomene zugrunde liegen könnten, die sich nicht in allen Einzelheiten aus Experimenten an Kapillaren ableiten lassen. Stoffe, die die Intima passiert haben, dürften durch das Spaltenwerk zwischen den Muskelzellen und den Bindegewebsfasern vor allem passiv, d. h. entsprechend den Druck- und Konzentrationsgradienten in der Gefäßwand, weiterbefördert werden. An den Arterien vom muskulären Typ bildet dabei die **Membrana elastica interna** eine Grenzschicht, die besondere Beachtung erfordert, weil ihr nicht nur eine mechanische Bedeutung, sondern auch eine Funktion im Sinne einer Art **Stoffwechselschranke** zukommen könnte. Schon BENNINGHOFF hielt „Poren" in der Elastica interna (vgl. Abb. 10.4-4) für Orte, an denen der Einstrom von Nährstoffen in die Arterienwand erfolgt. Der **Flächenanteil des Spaltenwerkes** in der Membrana elastica interna der großen Extremitätenarterien des Menschen ist auf ein Drittel der gesamten Arterieninnenfläche geschätzt worden. Die Querdurchmesser der mikroskopisch kleinen „Poren" liegen bei 4–8 μm, ihre Längsdurchmesser bei 13–21 μm. Der Flächenanteil der Poren ist ein wichtiger biologischer Wert, da er als Einstromschranke in den Vordergrund einer biologischen Betrachtung der Mediaversorgung rückt. Im Bereich des Unterschenkels beträgt die Porenfläche in der A. tibialis posterior bei mäßiger Kontraktion (Durchmesser 1,6 mm) 7–17%. Bei dilatierten Arterien schwanken die Werte zwischen 12 und 28%.

Diese Befunde erhärten die bereits früher geäußerte Vermutung, daß Kontraktion und erst recht anhaltende angiospastische Zustände den Stoffeinstrom in die Wand der betreffenden Arterie negativ beeinflussen, weil dadurch einmal die Grenzfläche zwischen Blut und Endothel verkleinert wird und zum anderen die Stauchung des Wandgefüges den Flächenanteil der für die Versorgung so wesentlichen Öffnungen in der elastischen Innenhaut reduziert.

7.6 Lymphgefäße in der Gefäßwand

Zu den Lymphgefäßen der Gefäßwand liegen bisher nur spärliche Befunde vor. In den Wänden von **Arterien,** wie der Aorta, des Truncus pulmonalis und der Koronararterien bei Mensch, Hund und Schwein ist ein **adventitielles Netz** aus 30–70 μm weiten, nicht in die Media eindringenden Lymphgefäßen beschrieben worden. Sammelgefäße des lymphatischen Plexus in der Adventitia der Aorta führen zu kleinen paraaortalen und in der Adventitia gelegenen Lymphknoten oder münden in den

Ductus thoracicus. Bei Arteriosklerotikern soll das Netz 15–50 μm weiter Lymphkapillaren dichter sein als bei gesunden Probanden, ohne daß jedoch Lymphgefäße in arteriosklerotische Herde eindringen. Im Gegensatz zu den Arterien breiten sich in den Wänden von **Venen,** wie der V. cava, der V. pulmonalis und der Koronarvenen, Lymphgefäßplexus nicht nur in der **Adventitia,** sondern auch in der **Tunica media** aus.

7.7 Gefäßnerven (Nervi vasorum)

Elektronenmikroskopische, fluoreszenzhistochemische (speziell immunhistochemische), elektrophysiologische und pharmakologische Methoden haben unsere Kenntnisse über die adrenerge und nichtadrenerge neurale Kontrolle der Gefäßwand in den letzten drei Jahrzehnten entscheidend beeinflußt. Die neurohormonal wirkenden Kräfte teilt man heute ein in Neurotransmitter, Neuromodulatoren und trophische Faktoren [6] (Übersichten auch in [10a, b]).

Die glatte Muskulatur der Gefäßwand wird über einen dicht vernetzten **„autonomen Grundplexus"** *(Plexus neuralis perivascularis)* (Abb. 10.4-36), der sich an der Grenze zwischen Tunica media und Adventitia ausbreitet, innerviert. Von diesem Plexus werden – im Gegensatz zur Skelettmuskulatur – nicht jede Muskelzelle einzeln und unmittelbar versorgt, sondern alle glatten Media-Muskelzellen in „Bausch und Bogen" über perlschnurartig angeordnete **Varikositäten** innerhalb des Plexus. Im Bereich der Varikositäten (eines Durchmessers von 1–2 μm) sind die Axone nicht von SCHWANNschen Zellen umhüllt, sondern liegen frei (Abb. 10.4-36). Der Abstand zu den ihnen am nächsten liegenden Muskelzellen beträgt in kleinen Arterien und Arteriolen 50–100 nm, in großen Arterien des elastischen Typs bis ca. 2000 nm.

Innerhalb der Varikositäten sind die neurohormonalen Transmitter in Vesikeln und Granula gespeichert (Abb. 10.4-36). Nach ihrer Freisetzung durch einen nervösen Impuls wirken sie auf die postsynaptischen Membranen der glatten Muskelzellen in der Außenschicht der

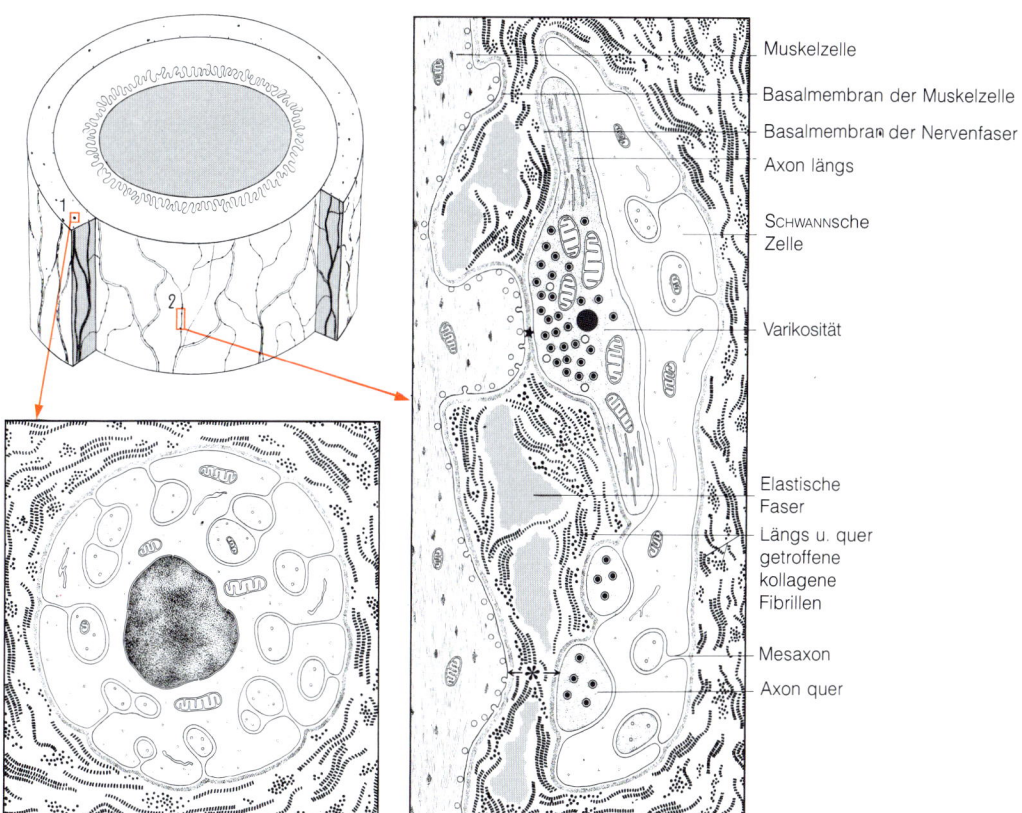

Abb. 10.4-36 Schematische Darstellung der Gefäßinnervation. Der Gefäßsektor links oben zeigt den autonomen Grundplexus (Plexus neuralis perivascularis) in der lichtmikroskopischen Dimension. Die bei (1) hervorgehobene Nervenfaser ist unten in der elektronenmikroskopischen Größenordnung abgebildet: In das Zytoplasma einer SCHWANNschen Zelle sind mehrere marklose Axone eingefaltet (= polyaxonale Nervenfaser). Der Faser liegt eine Basallamina an, anschließend folgt in der Umgebung ein lockerer Filz kollagener Fibrillen. Die bei (2) umrandete Stelle ist ein in der Abbildung rechts elektronenmikroskopisch vergrößertes Neuroeffektorgebiet (= Varikosität). Die spindelförmige Auftreibung eines

weitgehend aus dem Zytoplasma der SCHWANNschen Zelle ausgefalteten Axons enthält neben Mitochondrien zahlreiche granuläre Vesikel sowie einige helle Vesikel. Im Bereich der varikösen Anschwellung sind die Basalmembranen der Muskelzelle und der Nervenfaser miteinander verschmolzen. Der Abstand zwischen den Plasmalemmata des Axons und der Muskelzelle ist größer als 80 nm (∗). Auch die beiden Anschnitte von ausgefalteten Axonen in der unteren Bildhälfte enthalten „kleine granuläre" Vesikel. In dieser Region des Neuroeffektorgebietes liegt der Abstand (∗) zwischen Axon und Muskelzelle bei 200–300 nm.

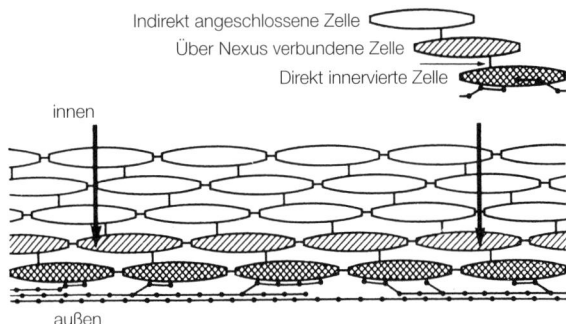

Abb. 10.4-37 Schema der autonomen vaskulären Neuroeffektor-Verbindung, in deren Bereich die glatten Mediamuskelzellen durch neural freigesetzte Transmittersubstanzen (•••••) und zirkulierende neurohormonale Stoffe (↓↓) beeinflußt werden. (Nach Burnstock [4] aus Dhital u. Burnstock [6])

Media (Abb. 10.4-37). Die glatten Muskelzellen sind durch **Nexus** (gap junctions) verbunden, die eine Fortleitung der elektrischen Erregung von Zelle zu Zelle ermöglichen. In der Tunica media kann man demnach **1.** Muskelzellen unterscheiden, die an den autonomen Grundplexus mit seinen Varikositäten grenzen, **2.** Muskelzellen, die durch Nexus-Kontakte mit ersteren verbunden sind, und **3.** Muskelzellen der inneren, endothelnahen Schicht, die nur auf dem Umweg über die unter 2. genannten Zellen an dieses vom autonomen Grundplexus ausgehende Innervationssystem angeschlossen sind (Abb. 10.4-37).

Die **Ausprägung** des autonomen Grundplexus und damit auch die Zahl der Varikositäten ist **sehr unterschiedlich** und hängt vom Kaliber und vom Standort der betreffenden Gefäße ab (Abb. 10.4-36). Der Plexus ist relativ locker in der Wand der großen Arterien und Venen [21a] und wird auf der arteriellen Seite in Richtung auf die terminale Strombahn immer dichter (Abb. 10.4-38). Besonders reich sind die arteriellen Verzweigungsstellen

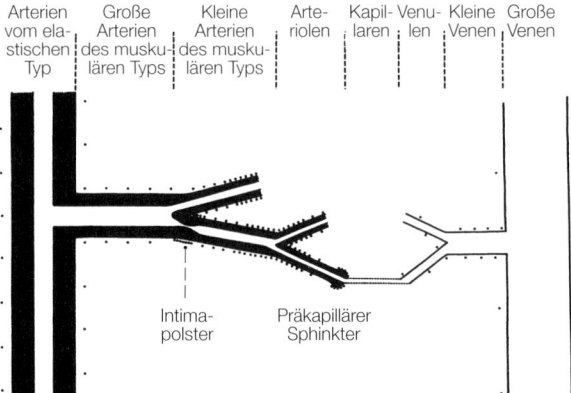

Abb. 10.4-38 Schematische Darstellung der Verteilung der perivaskulären Innervation (symbolisiert durch Punkte) in den verschiedenen Regionen des Gefäßsystems. (Nach Burnstock [4] aus Dhital u. Burnstock [6])

(vor allem dort, wo muskuläre Intimapolster vorhanden sind) und im Bereich der an den Akren (vor allem in den Finger- und Zehenbeeren) vorhandenen arteriovenösen Anastomosen vom Glomustyp innerviert.

Kontrovers wird die **neurale Versorgung der Kapillaren** beurteilt. Doch deuten neuere Untersuchungen darauf hin, daß die Kapillarstrecken zumindest bestimmter Regionen und bei bestimmten Species innerviert sein können.

Der Wandel unseres Verständnisses des autonomen Nervensystems vom Konzept des Antagonismus adrenerger und cholinerger Nerven zur gegenwärtigen Vorstellung eines überaus komplexen Systems, in dem verschiedene Substanzen und verschiedene Anteile des Nervensystems miteinander interagieren, wobei auch zentrale und ganglionäre Mechanismen mitwirken, hat sich verhältnismäßig schnell vollzogen. Das Multitransmitterkonzept und Neuromodulation sind heute als fundamentale Charakteristika des autonomen Nervensystems weitgehend akzeptiert. Die Entwicklung hochselektiver und spezifischer Techniken hat zur Darstellung einer ständig größer werdenden Zahl von Substanzen geführt, die in die neurogene Regulation des kardiovaskulären Systems eingeschaltet sind (wenn auch deren genaue physiologische Bedeutung in der normalen Gefäßfunktion des Menschen z. T. noch nicht ausreichend geklärt ist).

Neben **adrenergen** und **cholinergen** Nerven sind auch nicht-adrenerge/nicht-cholinerge (= NANC) neuroeffektorische Mechanismen bekannt. Zu den schon länger beschriebenen **purinergen** Fasern kommen inzwischen **weitere aminerge** (Serotonin und Dopamin enthaltende) Nerven, vor allem aber **peptiderge** Nerven mit der Substanz P, vasoaktiven intestinalen Polypeptiden (VIP), Neuropeptiden (NPY), „Calcitonin gene-related Polypeptiden" (CGRP) und mehreren anderen Peptiden [6] hinzu.

Die große Zahl der perivaskulären peptidergen Nervenfasern und das unterschiedliche Ausmaß ihrer vasomotorischen Wirksamkeit machen wahrscheinlich, daß nicht alle unmittelbar bei der Regulation der Vasomotion und des Gefäßtonus mitwirken. Möglicherweise dienen sie der Regulation der Gefäßpermeabilität, oder sie sind in bestimmte vasosensible Funktionen eingeschaltet.

Viele der in die Gefäßwand eindringenden Nerven sind efferente Fasern des autonomen Systems, andere sind offensichtlich **afferenter Natur,** und in vielen Blutgefäßen ist mit lichtmikroskopischen Methoden das Vorkommen von speziellen **sensiblen Endformationen** beschrieben worden. Diese Aussage bezieht sich nicht nur auf die als Pressor- oder Chemorezeptoren ausgestalteten Abschnitte im Bereich der Aorta und der Karotisgabeln, sondern auch auf kleine Gefäße in der Peripherie, in denen ebenfalls sensible Endapparate sowie neuroendotheliale Kontakte nachgewiesen sind. Viele Einzelheiten des Verhaltens der Nervenfasern innerhalb der Gefäßwand sind aber ebenso wie zahlreiche Fragen, die sich auf ihre Funktion beziehen, bis heute unklar und umstritten.

Wesentliche Gründe für die bestehenden Unsicherheiten in der Deutung und Einordnung sowohl morphologischer als auch physiologischer und pharmakologischer Befunde werden deutlich, wenn man sich folgendes vor Augen hält:

Durchaus nicht alle in der Adventitia oder in unmittelbarer Nähe von Arterien und Venen verlaufenden Nerven (Abb.

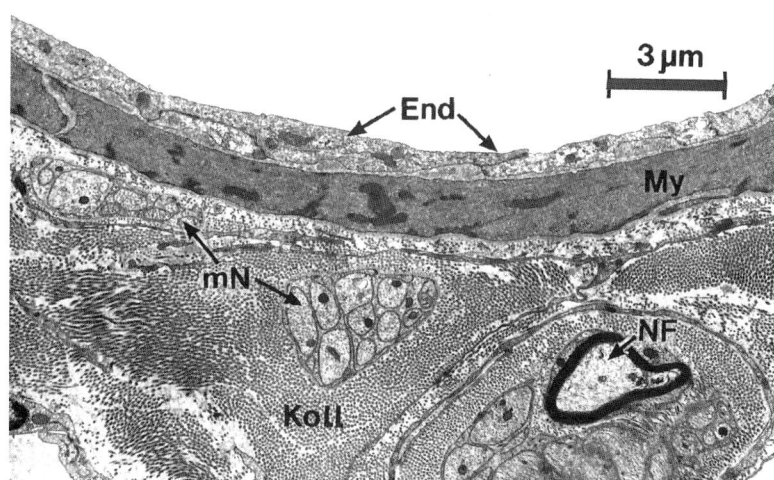

Abb. 10.4-39 Anschnitte des autonomen Grundplexus und eines paravasalen Begleitnerven aus der Wand einer Arteriole (M. psoas der Ratte). Bezeichnungen: End = Endothel; My = glatte Muskelzelle; mN = marklose Nervenfasern des autonomen Grundplexus; NF = markhaltige Nervenfaser eines die Arteriole begleitenden kleinen Nerven; Koll = Bündel kollagener Fibrillen. TEM.

10.4-39) sind mit den Gefäßen, die sie begleiten, auch funktionell verknüpft; denn vielfach scheren Faserbündel aus den perivasalen Nervenplexus aus, um benachbarte Erfolgsorgane zu erreichen. Die Beurteilung eigentlicher Nervi vasorum wird also durch die Tatsache erschwert, daß ein quantitativ bislang nicht beurteilbarer Teil der perivasalen Nervenfasern zwar topographische, jedoch keine funktionellen Beziehungen zu den Gefäßen hat, an deren Wand sie sich ausbreiten. Das enge räumliche Nebeneinander von Blutgefäßen und Nerven ist darauf zurückzuführen, daß die primär vorhandenen Blutstrombahnen den erst später auswachsenden Nerven als Wegweiser oder Leitschienen dienen, so daß den Aufzweigungen der Gefäße auch die Verästelungen der Nerven folgen. Diese die Nerven leitende Potenz der Blutgefäße hat übrigens auch noch während des postembryonalen Lebens – z.B. bei reparativen Prozessen – eine erhebliche Bedeutung für die Innervationsfindung.

Plexus neuralis subendothelialis

Ein mehr oder weniger dichter Nervenplexus mit Varikositäten wurde in der Mündungskrümmung (= „Krosse") der V. saphena magna des Menschen in Lebervenen, in der V. cava inferior und besonders ausgedehnt im Corpus cavernosum penis des Menschen und verschiedener Tierspecies nachgewiesen [22]. Unmittelbar unter dem Endothel der genannten Gefäße findet sich ein System von Nervenfasern mit Varikositäten (Abb. 10.4-40). In

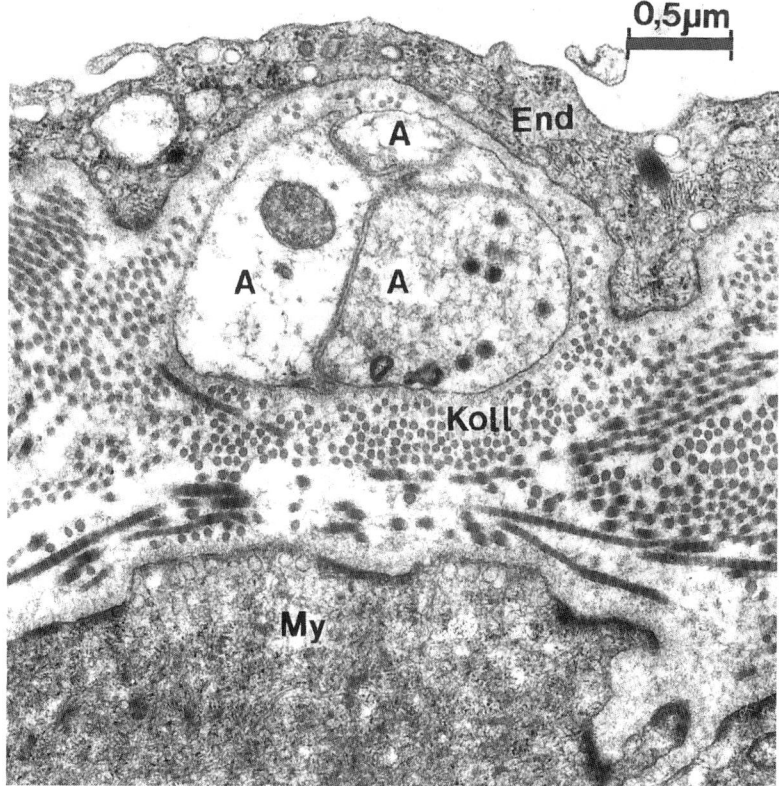

Abb. 10.4-40 Varikosität aus dem Bereich des subendothelialen Nervenplexus. Drei Vesikel und Granula enthaltene ausgefaltete Axone quer getroffen. Gefäß aus dem Corpus cavernosum penis (grüne Meerkatze). Bezeichnungen: End = Endothelschicht; A = Axone; Koll = kollagene Fibrillen; My = glatte Muskelzelle aus der Media des Gefäßes. TEM. (Aus STAUBESAND [22])

ausgefalteten Nervenfasern sind Vesikel und Granula als Speicherorte für Überträgerstoffe bisher unbekannter Art enthalten.

Myoendotheliale Kontakte

Die intermyozytären Kontakte in Form von Nexus bzw. gap junctions und die neuromuskulären bzw. neuroendothelialen Überträgerzonen werden durch myoendotheliale Verbindungsbereiche ergänzt. Solche Formationen können aus pilzförmigen **Endothelfortsätzen** bestehen, die durch Fenster der Membrana elastica interna ziehen und sich dann einer Mediamuskelzelle an- oder sogar einlagern (Abb. 10.4-41d). Umgekehrt können auch **Fortsätze von Mediamuskelzellen** ausgehen und sich mit einem knopfartig erweiterten Ende in korrespondierende Invaginationen der Endothelzellen einsenken (Abb. 10.4-41c). In anderen Fällen können sich Endothel- und Muskelzellfortsätze einander entgegenstrecken. Intimanahe Muskelzellen können gleichzeitig mit Endothel- und benachbarten Muskelzellen durch Kontaktzonen verbunden sein (Abb. 10.4-41a u. b).

Alle diese Kontakte sind das morphologische Substrat eines **neuro-myoendothelialen Systems,** das die konventionelle Gliederung der Gefäßwand in verschiedene Schichten („Intima", „Media", „Adventitia") übergreift.

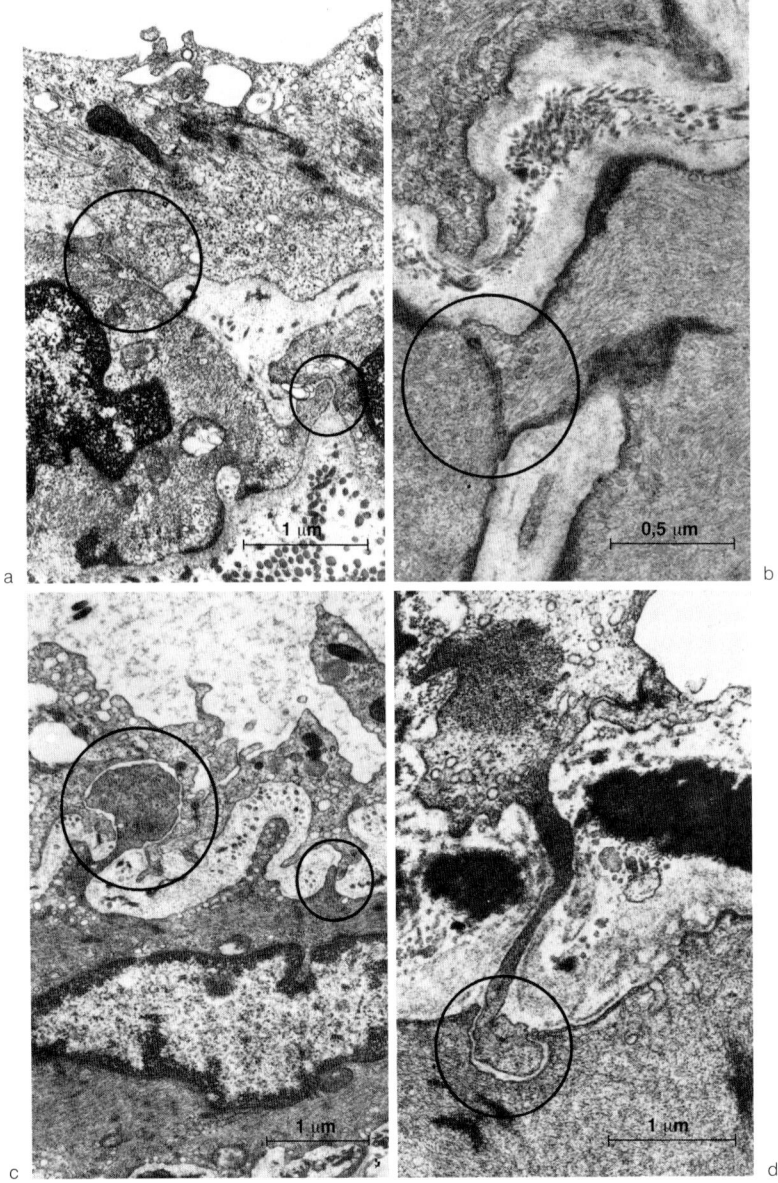

Abb. 10.4-41 Kontaktzonen zwischen verschiedenen Zellen in der Gefäßwand. (a) Myoendotheliale und intermyozytäre Kontakte aus der V. tibialis anterior eines 12jährigen Kindes. (b) Intermyozytäre Kontaktzone (Nexus) aus der Media einer Hodenarterie der Ratte. (c) Myoendotheliale Kontakte mit pilzförmig aufgetriebenem Ende eines Myozytenfortsatzes. Vene aus dem ventralen Gefäßkanal des Rattenschwanzes. (d) Myoendothelialer Kontakt. Der langgestielte Fortsatz der Endothelzelle zieht durch ein Fenster der Membrana elastica interna und senkt sich mit seinem erweiterten Endknopf in ein entsprechend geformtes Grübchen an der Oberfläche des nächstgelegenen Mediamyozyten ein. A. testicularis der Ratte. TEM.

Literatur

Die Literatur zum Kapitel 10.4 „Bau und Funktion der Blutgefäße (Vasa sanguinea)" wurde systematisch nur bis zum Abgabetermin des Manuskriptes (30. 3. 1991) berücksichtigt.

[1] BENNETT, H. S., J. H. LUFT, J. C. HAMPTON: Morphological classification of vertebrate blood capillaries. Amer. J. Physiol. 196 (1959) 381–390.

[2] BENNINGHOFF, A.: Blutgefäße und Herz. In: v. MÖLLENDORFF, W. (Hrsg.): Handbuch der mikroskopischen Anatomie des Menschen, Bd. VI. Springer, Berlin 1930.

[3] BETZ, E.: Leistungen der Endothelzellen am Beispiel der Atherogenese. Phlebol. Proktol. 19 (1990) 153–158.

[4] BURNSTOCK, G.: Innervation of vascular smooth muscle: Histochemistry and electron microscopy. Clin. exp. Pharmacol. Physiol. Suppl. 2 (1975) 7–20.

[5] BUSSE, E.: Die Rolle endothelialer Autakoide für die Vasomotion und Hämostase. Hämostasiologie 9 (1989) 226 und pers. Mitt. vom 11. 9. 1990.

[6] DHITAL, K. K., G. BURNSTOCK: Adrenergic and non-adrenergic neural control of the arterial wall. In: CAMILLERI, J.-P., C. L. BERRY, J.-N. FIESSINGER, J. BARIÉLY (eds.): Diseases of the Arterial Wall. Springer, New York–Berlin–Heidelberg–London–Paris–Tokyo 1989.

[7] FISCHER, H. (Hrsg.): Venenleiden. Eine repräsentative Untersuchung der Bevölkerung der Bundesrepublik Deutschland („Tübinger Studie"). Urban & Schwarzenberg, München–Wien–Baltimore 1981.

[8] FOLKOW, B., E. NEIL: Circulation. Oxford University Press, London–Toronto 1971.

[9] HAMMERSEN, F.: Anatomie der terminalen Strombahn. Muster – Feinbau – Funktion. Urban & Schwarzenberg, München–Berlin–Wien 1971.

[10] HAMMERSEN, F.: Sobotta/Hammersen: Histologie, Farbatlas der mikroskopischen Anatomie, 3. Aufl. Urban & Schwarzenberg, München–Wien–Baltimore 1985.

[10a] JÄNIG, W., R. GÖDER, H.-J. HÄBLER, M. MICHAELIS: Physiologie der Innervation der Gefäßwand mit besonderer Berücksichtigung der Venen. Phlebol. 22 (1993) 188–203.

[10b] v. KÜGELGEN, I., K. STARKE: Kotransmission bei der neurogenen Vasokonstriktion. Phlebol. 22 (1993) 209–213.

[11] LANG, J., A. NORDWIG: Über die Membrana elastica interna von Arterien muskulären Typs. Z. Zellforsch. 73 (1966) 313–325.

[12] LECHNER, W.: Varizen – was tun? Diagnostik und Therapie des Krampfaderleidens. perimed, Erlangen 1985.

[13] LEHMANN, F. E.: Das Prinzip der kombinativen Einheitsleistung in der Biologie, im besonderen in der experimentellen Entwicklungsgeschichte und seine Beziehung zur Gestalttheorie. Biol. Zbl. 53 (1933) 471–796.

[14] LÜSCHER, T. F., P. M. VANHOUTTE (eds.): The Endothelium: Modulator of Cardiovascular Function. CRS Press, Ann Arbor, Boston 1990.

[15] MAJNO, G.: Ultrastructure of the vascular membrane. In: HAMILTON, W. F., PH. D. DOW (eds.): Handbook of Physiology, Sect. 11, Vol. 3. Amer. Physiol. Soc., Washington D. C. 1965.

[16] MONCADA, S. (ed.): Nitric oxide from L-arginine: A Bioregulatory System. Elsevier, Amsterdam 1990.

[17] NEHLS, V., D. DRENCKHAHN: Heterogenity of microvascular pericytes for smooth muscle type alpha-actin. J. Cell Biol. 113 (1991) 147–154.

[18] OSBORN, L.: Leukocyte adhesion to endothelium in inflammation. Cell 62 (1990) 3–6.

[19] RHODIN, J. A. G.: The ultrastructure of mammalian arterioles and precapillary sphincters. J. Ultrastruct. Res. 18 (1967) 181–223.

[20] RHODIN, J. A. G.: Ultrastructure of mammalian venous capillaries, venules and small collecting veins. J. Ultrastruct. Res. 25 (1967) 452–500.

[21] SCHNITTLER, H.-J., A. WILKE, TH. GRESS, N. SUTTORP, D. DRENCKHAHN: Role of actin and myosin in the control of paracellular permeability in pig, rat and human vascular endothelium. J. Physiol. 431 (1990) 379–401.

[21a] SCHRAMM, U.: Innervation der Gefäßwand aus morphologischer Sicht mit besonderer Berücksichtigung der venösen Niederdruckbahn. Phlebol. 22 (1993) 204–208.

[22] STAUBESAND, J.: Investigation into the innervation of the corpora cavernosa penis. In: JONAS, U. et al. (eds.): Erectile Dysfunction Springer, Berlin–Heidelberg–New York–London–Paris–Tokyo–Hongkong–Barcelona 1991.

[23] STAUBESAND, J., K. H. ANDRES: Beobachtungen an durchtrennten Arterien. Ein Beitrag zur Histophysiologie der spontanen arteriellen Blutstillung. Arch. Kreisl.-Forsch. 23 (1955) 242–271.

[23a] STAUBESAND, J., T. HEISTERKAMP, H. STEGE: Über die Wirkung aktiver und passiver Bewegungen im oberen Sprunggelenk für den venösen Rückstrom. Phlebol. 22 (1993) 264–271.

[24] WEIBEL, E. R., G. E. PALADE: New cytoplasmic components in arterial endothelia. J. Cell Biol. 23 (1964) 101–112.

[25] WITZLEB, E.: Funktionen des Gefäßsystems. In: SCHMIDT, R. F., G. THEWS: Physiologie des Menschen, 22. Aufl. Springer, Berlin–Heidelberg–New York–Tokyo 1985.

[26] Yanagisawa, M., T. Masak: Endothelin, a novel endothelium-derived peptide; pharmacological activities, regulation and possible roles in cardiovascular control. Biochem. Pharmacol. 38 (1989) 1877–1883.

10.5 Systematik des Arteriensystems

K. Fleischhauer und D. Drenckhahn

Die Methoden der Angiographie, d.h. der röntgenologischen Gefäßdarstellung nach Injektion von Kontrastmittel, und die Methoden der Gefäßchirurgie haben in den letzten Jahrzehnten ungeheuren Aufschwung genommen. Es ist daher für den praktisch tätigen Arzt heute wichtiger denn je, klare Vorstellungen über die Anordnung und Lage der Arterien, Venen und Lymphgefäße zu haben. Die folgenden Abschnitte geben ein systematisches Bild vom Aufbau des Gefäßsystems, während die Blutversorgung der Organe im einzelnen jeweils in den Kapiteln über die betreffenden Organe abgehandelt wird.

Zu Beginn dieses Abschnitts sei darauf hingewiesen, daß zur Bezeichnung der Blutgefäße in der Alltagssprache des Arztes fast ausschließlich die lateinischen Termini verwendet werden.

1 Die Arterien des kleinen Kreislaufs

Wenn man den Herzbeutel eröffnet, bildet der **Truncus pulmonalis** den am weitesten vorne liegenden Gefäßstamm, der aus der rechten Kammer entspringt und sich unter dem Aortenbogen gabelt (vgl. Abb. 10.3-8). Die beiden **Lungenschlagadern, A. pulmonalis dextra et sinistra,** streben zum Lungenhilus, wobei die rechte, etwas längere hinter der aufsteigenden Aorta und der oberen Hohlvene vorbeizieht, während die linke unter dem Aortenbogen hindurch den linken Lungenhilus erreicht. Von der Teilungsstelle oder von der A. pulmonalis sinistra entspringt das *Lig. arteriosum* (Botalli), das am Ende des Aortenbogens ansetzt (vgl. Abb. 10.1-4, 10.3-31 u. 10.5-3).

Dieses Band ist der Rest des **Ductus arteriosus,** der in der Fetalzeit den Truncus pulmonalis mit der Aorta verbindet. Ein offener Ductus arteriosus, der zu Störungen in der arteriellen Blutversorgung führt, kann unterbunden werden. Auch ist es heute möglich, eine angeborene Pulmonalstenose operativ zu korrigieren.

Die genauere Topographie der A. pulmonalis und ihre Aufzweigungen in der Lunge werden dort besprochen (s. Kap. 9.4.3.8).

2 Die Arterien des großen Kreislaufs

2.1 Die Abschnitte der Aorta

Die **große Körperschlagader, Aorta,** ist der zentrale Windkessel, aus dem alle Arterien des Körperkreislaufs hervorgehen (Abb. 10.5-1). In einem schräg gestellten Bogen gelangt sie vom Herzen bis an die Wirbelsäule, wo sie bei den Rumpfbewegungen den geringsten Längenänderungen ausgesetzt ist. Aus der linken Kammer steigt sie etwas nach rechts auf, *Pars ascendens aortae* oder kurz **Aorta ascendens,** krümmt sich dann als **Aortenbogen,** *Arcus aortae,* über die linke Lungenwurzel und erreicht die linke Seite der Wirbelsäule. Der Aortenbogen, dessen Scheitel bis in Höhe des 2. Rippenansatzes aufsteigt, steht schräg von rechts vorn nach links hinten und erscheint in der Ansicht von vorn verkürzt, wie besonders die Röntgenbilder zeigen. Das Ende des Bogens ist normalerweise geringfügig verjüngt, *Isthmus aortae,* und geht in die absteigende Aorta, *Pars descendens aortae* oder kurz **Aorta descendens,** über. Diese bildet innerhalb der Brusthöhle die Brustaorta, *Pars thoracica aortae* oder kurz **Aorta thoracica,** durchsetzt den Hiatus aorticus des Zwerchfells und wird dann zur Bauchaorta, *Pars abdominalis aortae* oder kurz **Aorta abdominalis.** Diese rückt allmählich weiter vor in die Mitte der Wirbelsäule und teilt sich in Höhe des 4. Lendenwirbels in die Aa. iliacae communes. Eine Fortsetzung des Stamms bildet die dünne *A. sacralis mediana,* die der Schwanzarterie der Säuger entspricht.

Aus der topographischen Situation des Aortenbogens ergibt sich, daß bei seiner Erweiterung **(Aneurysma)** ein Druck auf die V. brachiocephalica venöse Stauungserscheinungen, ein Druck auf die Trachea Atemnot, ein Druck auf die Nn. laryngeales inferiores Heiserkeit bewirken können.

Die Aorta thoracica liegt in der Jugend vor der Wirbelsäule, prävertebral, und rückt im Alter an deren linke Seite. Der Isthmus, der zwischen dem Abgang der linken A. subclavia und dem Ansatz des Lig. arteriosum liegt, kann abnorm eng bleiben oder sich völlig schließen: **Isthmusstenose.** Auch diese Fehlbildung kann heute operativ behandelt werden.

Der **Durchmesser** der Aorta, der röntgenologisch gemessen werden kann, zeigt bei gleichem Alter, gleicher Größe und gleichem Geschlecht eine so weitgehende Konstanz, daß erhebliche Abweichungen als krankhaft bezeichnet werden können. Er be-

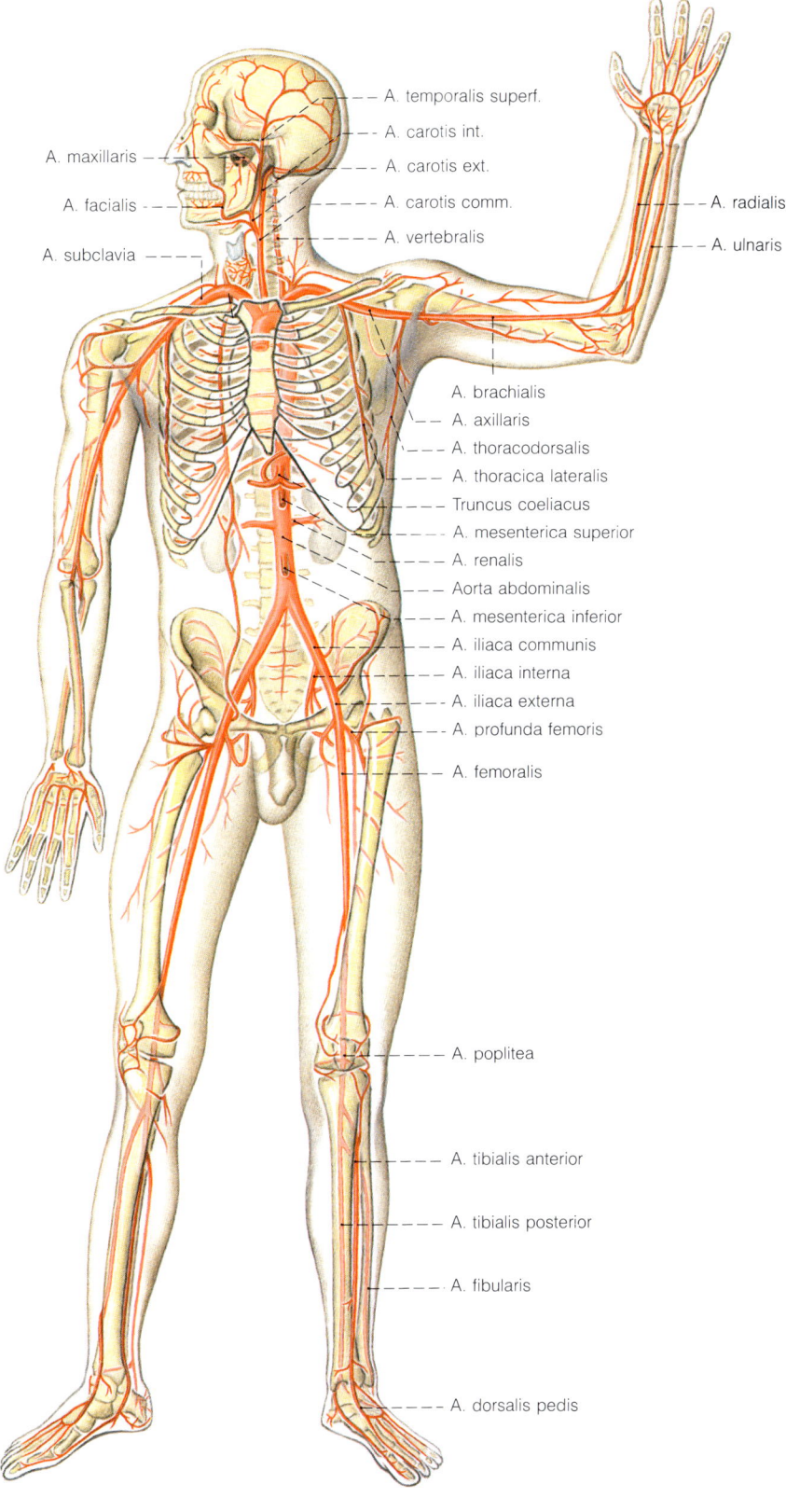

A. temporalis superf.
A. carotis int.
A. maxillaris
A. carotis ext.
A. facialis
A. carotis comm.
A. subclavia
A. vertebralis
A. radialis
A. ulnaris
A. brachialis
A. axillaris
A. thoracodorsalis
A. thoracica lateralis
Truncus coeliacus
A. mesenterica superior
A. renalis
Aorta abdominalis
A. mesenterica inferior
A. iliaca communis
A. iliaca interna
A. iliaca externa
A. profunda femoris
A. femoralis
A. poplitea
A. tibialis anterior
A. tibialis posterior
A. fibularis
A. dorsalis pedis

Abb. 10.5-1 Übersicht über die großen Arterien des Körperkreislaufs.

trägt im Bereich der Aorta descendens im Thorax in Abhängigkeit vom Alter bei Männern durchschnittlich zwischen 20,5 und 30,3 mm, bei der Frau zwischen 17,0 und 28,1 mm [2, 7, 14]. Der rechte Rand der Aorta ascendens zeigt eine leichte Ausweitung, die auch als Sinus maximus bezeichnet wurde. Diese Stelle liegt an der Hauptstoßrichtung des Bluts bei der Systole.

2.2 Äste der Pars ascendens aortae

Die Aorta ascendens gibt die beiden **Koronararterien,** *A.coronaria dextra et sinistra,* ab, die den Herzmuskel versorgen. Sie entspringen in den Sinus der beiden vorderen Taschenklappen und ziehen als Kranzarterien in den Sulcus coronarius. Der weitere Verlauf der Koronararterien und ihrer Äste ist bereits weiter oben beim Herzen beschrieben worden (vgl. Kap. 10.3.6).

2.3 Äste des Arcus aortae

Von der Konvexität des **Aortenbogens,** *Arcus aortae,* gehen die großen Stämme für Kopf und Arm ab (Abb. 10.5-2). Rechts entspringen die *A. carotis communis*

dextra und *A. subclavia dextra,* aus einem kurzen gemeinsamen Stamm, dem **Truncus brachiocephalicus,** der etwa 2–3 cm lang ist. Dann folgen der Ursprung der **A. carotis communis sinistra** und als letzter jener der **A. subclavia sinistra.**

Im Bereich der Gefäße des Aortenbogens können verschiedene **Varietäten** vorkommen, die sich aus der Entwicklungsgeschichte (Abb. 10.5-3) erklären lassen [10]. Als häufigste Varietät findet man die A. carotis communis sinistra mit dem Truncus brachiocephalicus verbunden. Eine Verkürzung des letzteren kann so weit gehen, daß seine beiden Äste selbständig vom Aortenbogen entspringen. Auch links kann sich ein Truncus brachiocephalicus bilden. In seltenen Fällen wendet sich der Aortenbogen nach rechts. Er ist dann aus dem rechten IV. Arterienbogen entstanden. Wenn der IV. Arterienbogen rechts ausfällt, verschiebt sich der Ursprung der A. subclavia dextra auf das Ende des Aortenbogens, um von hier aus hinter dem Ösophagus nach rechts verlaufend die normale Bahn wiederzugewinnen (Abb. 10.5-3). In etwa 10% der Fälle entspringt vom Aortenbogen eine *A. thyroidea ima,* die zur Schilddrüse emporsteigt und beim Luftröhrenschnitt (Tracheotomie) beachtet werden muß.

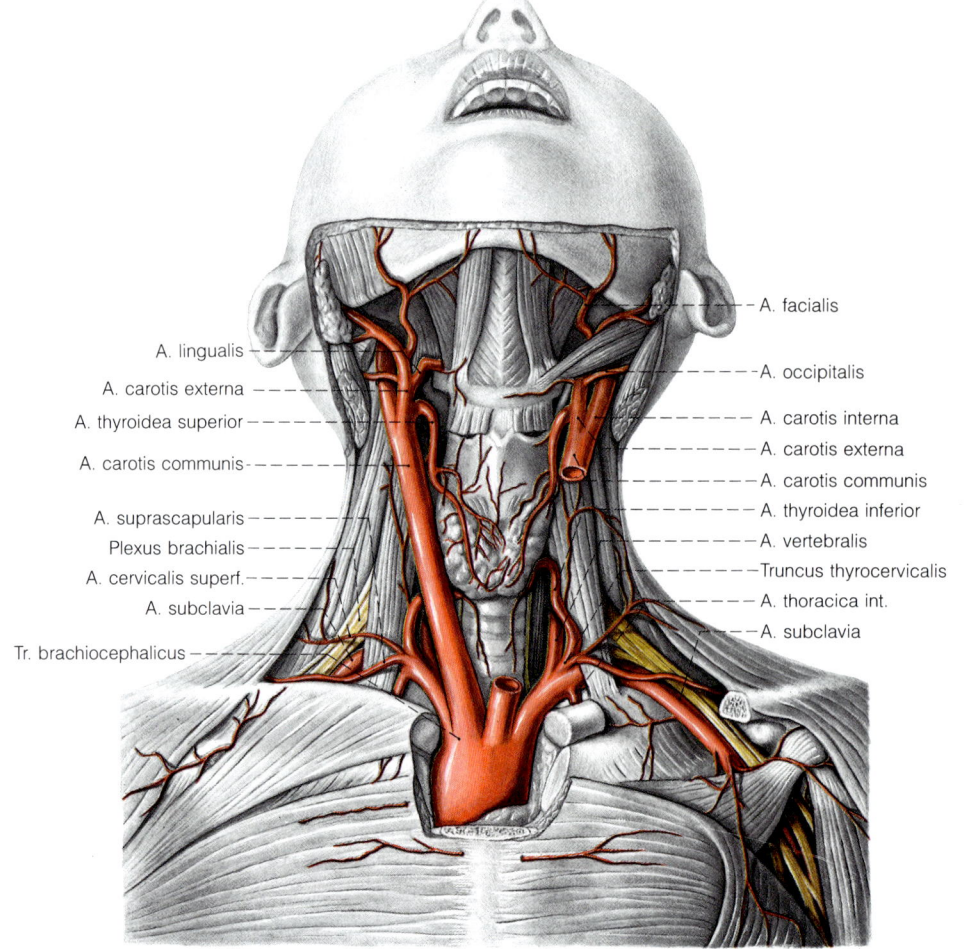

A. facialis

A. lingualis

A. carotis externa

A. thyroidea superior

A. carotis communis

A. suprascapularis

Plexus brachialis

A. cervicalis superf.

A. subclavia

Tr. brachiocephalicus

A. occipitalis

A. carotis interna

A. carotis externa

A. carotis communis

A. thyroidea inferior

A. vertebralis

Truncus thyrocervicalis

A. thoracica int.

A. subclavia

Abb. 10.5-2 Aortenbogen und Arterien des Halses in der Ansicht von vorne. Die Mm. sternocleidomastoidei sind entfernt. Auf der linken Körperseite ist ein Stück aus der A. carotis communis weggenommen. (Nach Tandler [13])

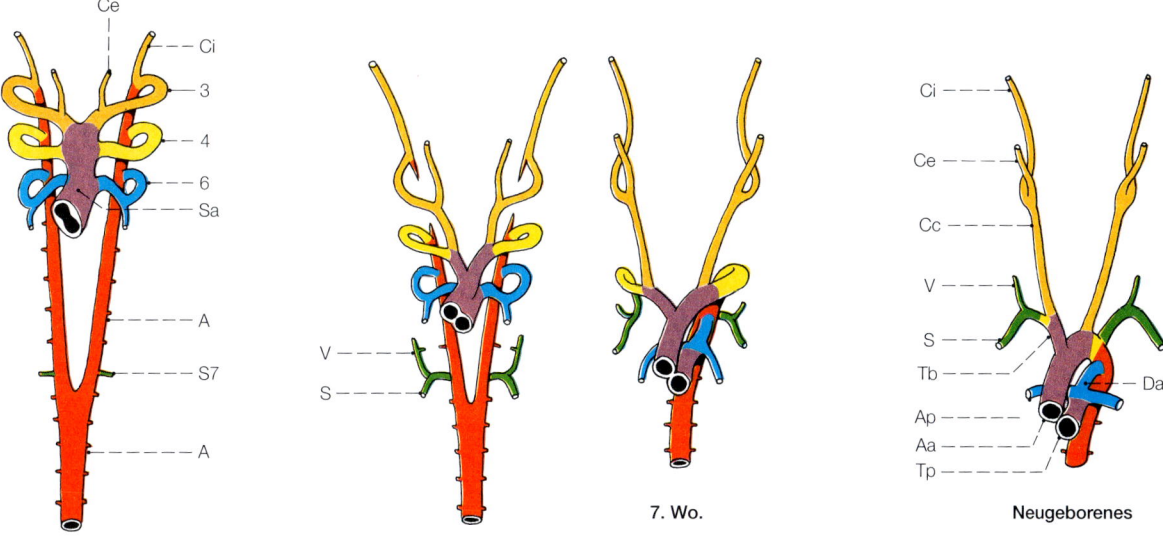

a   5. Wo.   6. Wo.

7. Wo.   Neugeborenes

Abb. 10.5-3 (a) Schematische Darstellung der Entwicklung der Pharyngealbogenarterien (Kiemenbogenarterien) und des sich aus ihnen ableitenden definitiven Arteriensystems. In der 5. Embryonalwoche sind die Arterien des 1. und 2. Pharyngealbogens bereits zurückgebildet. Aus der 3. Pharyngealbogenarterie entsteht die A. carotis communis, aus der 4. Pharyngealbogenarterie Teile der rechten A. subclavia und des Aortenbogens. Die Aa. pulmonales und der Ductus arteriosus leiten sich aus der 6. Pharyngealbogenarterie ab, während der Truncus pulmonalis durch Abspaltung aus Truncus arteriosus/Saccus aorticus entsteht. Der Verlagerungsmechanismus der ursprünglich aus der 7. Segmentalarterie entstehenden Anlage der A. subclavia und A. vertebralis in den Bereich des Aortenbogens ist nicht genau untersucht. Wenn anstelle der rechten, die linke dorsale Aorta obliteriert, entsteht die seltene Varietät eines rechtsseitigen Arcus aortae. Ein doppelter Aortenbogen (b) tritt auf, wenn die Obliteration einer der dorsalen Aorten unterbleibt.
Abkürzungen: A = Aorta (paarig und vereinigt); Aa = Aorta ascendens; Ap = A. pulmonalis; Cc = A. carotis communis; Ce = A. carotis externa; Ci = A. carotis interna; Da = Ductus arteriosus; Sa = Saccus aorticus; S7 = 7. Segmentalarterie; S = A. subclavia; Tb = Truncus brachiocephalicus; Tp = Truncus pulmonalis; V = A. vertebralis; 3, 4, 6 = 3., 4., 6. Pharyngealbogenarterie. (Abgeändert nach STEDING u. SEIDEL in HINRICHSEN [6])

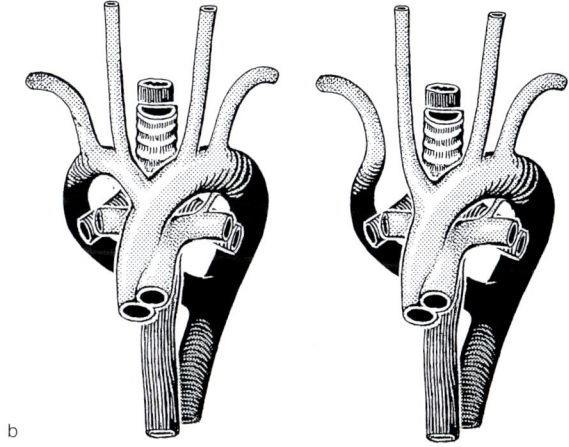

b

(b) Links: Typische Form des doppelten Aortenbogens. Der dorsal des Ösophagus liegende rechte Aortenbogen entsteht aus der erhalten bleibenden paarigen rechten Aorta dorsalis. Rechts: Sog. „Dysphagia lusoria". Infolge der Obliteration der 4. rechten Pharyngealbogenarterie wird die Wurzel der A. subclavia dextra aus dem normalerweise obliterierenden Abschnitt der paarigen dorsalen rechten Aorta gebildet und entspringt als letzter Ast des Aortenbogens. Ihr Anfangsteil liegt hinter dem Ösophagus und kann Schluckbeschwerden erzeugen (Dysphagie). (Aus HINRICHSEN [6])

2.3.1   A. carotis communis

Die rechte und linke **Halsschlagader,** *A. carotis communis dextra und sinistra* (Abb. 10.5-2), divergieren nach ihrem Ursprung. Sie fassen die Luftröhre zwischen sich und erreichen die breite Verkehrsstraße zu beiden Seiten der Halseingeweide. Hier steigen sie unverzweigt empor und teilen sich über dem oberen Schildknorpelrand in die *A. carotis externa* und *interna.*

Lateral wird die *A. carotis communis* von der großen Halsvene, **V. jugularis interna,** begleitet, hinter ihr liegt der **N. vagus**. Alle drei Leitungsbahnen sind von einer

Bindegewebsscheide umhüllt, die sie gegen die starken Verschiebungen der Halseingeweide isoliert. Der M. sternocleidomastoideus, der die Halsschlagader im unteren Abschnitt überlagert, läßt an seinem vorderen Rand ihr Endstück frei, das im sog. Karotisdreieck nur von der Halsfaszie und dem Platysma bedeckt wird. Hier kann man den Puls sehen und fühlen. Die A. carotis communis läßt sich mit dem Daumen gegen die Halswirbelsäule, am besten gegen den vorspringenden **Querfortsatz des 6. Wirbels (Tuberculum caroticum)** zusammendrücken. Ein dauernder Verschluß der Arterie bringt die Gefahr einer schweren Hirnschädigung mit sich.

Die Teilungsstelle der A. carotis ist beim Erwachsenen etwas erweitert. Diese Erweiterung, die auch auf beide Äste oder nur auf die A. carotis interna übergreifen kann, wird als **Sinus caroticus** bezeichnet. In diesem Bereich befindet sich in der etwas verdünnten Gefäßwand ein vom N. glossopharyngeus innerviertes **Rezeptorenfeld,** das Schwankungen des Blutdrucks registriert (Blutdruckzügler).

An der Teilungsstelle liegt zwischen den Ästen ein kleiner platter Körper von graurötlicher Farbe, das **Glomus caroticum**. Es handelt sich um ein Paraganglion, das als ein Chemorezeptor angesehen wird, der auf CO_2-Anhäufung sowie auf CO_2-Mangel anspricht (vgl. Band II, Kap. 16.30).

A. carotis externa

Die **äußere Kopfschlagader,** *A. carotis externa,* hat ihr Verzweigungsgebiet außerhalb der Schädelhöhle an Hals und Gesicht. Sie gelangt hinter den Unterkiefer, bedeckt von der Ohrspeicheldrüse und gekreuzt vom M. digastricus und M. stylohyoideus. Die Arterie verläuft unter Abgabe von Ästen, die nach vorne, nach hinten und nach medial ziehen, unter das Kieferköpfchen und teilt sich medial vom Kiefergelenk in ihre **Endäste** auf, die als *A. maxillaris* zum Oberkiefergebiet und als *A. temporalis superficialis* zur Schläfe gelangen.

Aus der A. carotis externa gehen folgende Arterien hervor:

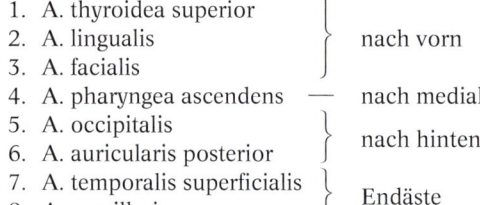

1. A. thyroidea superior ⎫
2. A. lingualis   ⎬ nach vorn
3. A. facialis   ⎭
4. A. pharyngea ascendens — nach medial
5. A. occipitalis   ⎫ nach hinten
6. A. auricularis posterior ⎭
7. A. temporalis superficialis ⎫ Endäste
8. A. maxillaris   ⎭

ad 1: **A. thyroidea superior** (obere Schilddrüsenarterie, Abb. 10.5-4). Dieser erste Ast der A. carotis externa zieht nach kurzem waagrechten Verlauf unterhalb des Zungenbeins nach abwärts zum oberen Rand und auf die Vorderseite der Schilddrüse. Der absteigende Verlauf rührt von dem Deszensus der Schilddrüse in der Entwicklung her.

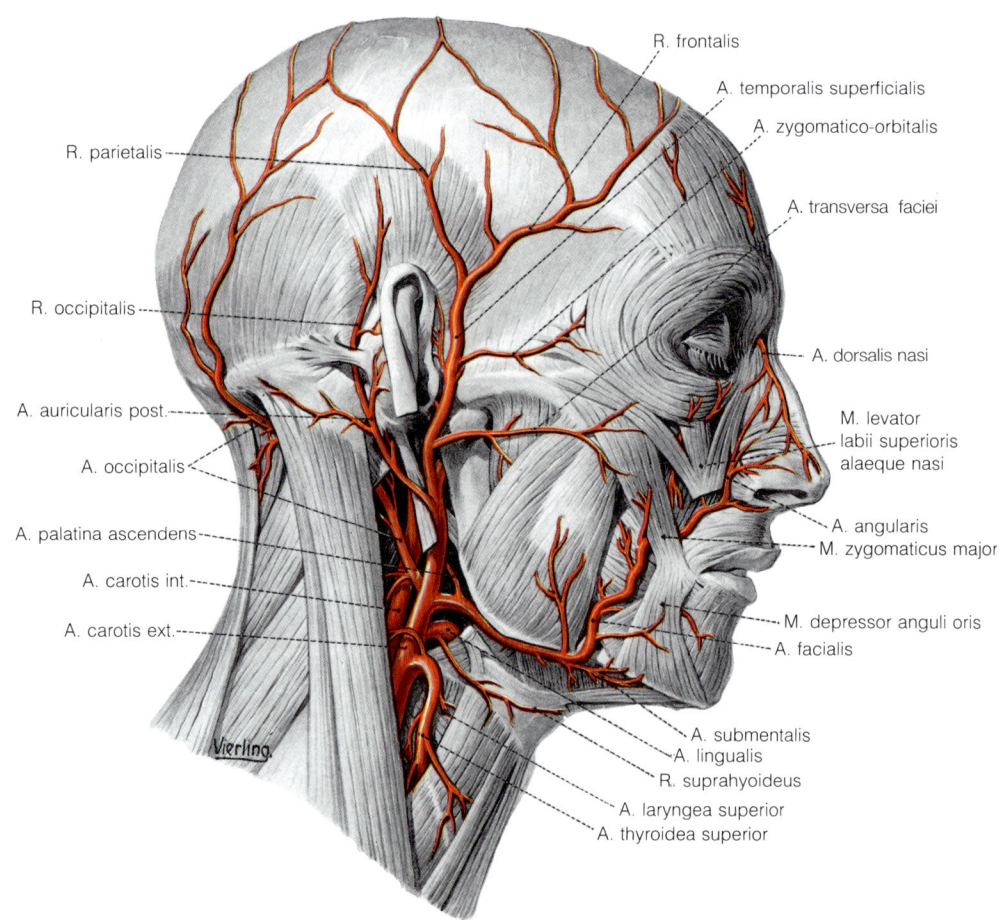

Abb. 10.5-4 Oberflächliche Arterien des Kopfes; Verzweigungen der A. carotis externa. Die Ohrspeicheldrüse, die Unterkieferdrüse, das Platysma sowie ein Stück des hinteren Bauches des M. digastricus und des M. stylohyoideus sind entfernt. (Nach GEGENBAUR-GÖPPERT [4])

Aus der A. thyroidea superior gehen hervor:
- *R. infrahyoideus.* Zieht am unteren Rand des Zungenbeins nach medial zur infrahyalen Muskulatur.
- *R. sternocleidomastoideus* zum gleichnamigen Muskel.
- *A. laryngea superior.* Ein relativ starker Ast, der zusammen mit dem N. laryngealis sup. durch die Membrana thyroidea hindurchtritt, um an der Innenseite des Kehlkopfes die Muskulatur und die Schleimhaut zu erreichen.
- *R. cricothyroideus* zum M. cricothyroideus. Anastomosiert auf dem Lig. cricothyroideum mit dem gleichnamigen Ast der Gegenseite.
- *Rr. glandulares* dringen als Endäste der A. thyroidea sup. in das Drüsengewebe ein.

ad 2: **A. lingualis** (Zungenarterie, Abb. 10.5-4 u. 5). Entspringt als zweiter Ast dicht über dem Ende des großen Zungenbeinhorns und verschwindet nach kurzem Verlauf hinter dem M. hyoglossus. Im Trigonum linguale – oberhalb der Zwischensehne des M. digastricus – wird die Arterie zur Unterbindung bei Zungenoperationen aufgesucht. Medial vom M. hyoglossus gelangt sie nach vorne zur Unterfläche der Zunge. In starken Windungen, die als Reserve bei den Bewegungen dienen, erreicht sie die Zungenspitze. Ihr Endstück heißt *A. profunda linguae.*

Aus der A. lingualis entspringen folgende Äste:
- *R. suprahyoideus* zum Zungenbein.
- *Rr. dorsales linguae* zum Zungenrücken bis herab zum Kehlkopf und nach lateral bis zur Gaumenmandel.
- *A. sublingualis.* Zieht als wichtiges Gefäß unter der gleichnamigen Drüse nach vorne und versorgt die Drüse, die benachbarten Muskeln sowie das Zahnfleisch und die Schleimhaut des Unterkiefers.

ad 3: **A. facialis** (Gesichtsschlagader, Abb. 10.5-6). Entspringt oberhalb der A. lingualis, dringt medial vom M. stylohyoideus und hinteren Digastrikusbauch und unter der Glandula submandibularis vor und liegt hier medial vom Unterkieferwinkel. Dann überschreitet sie den Unterkieferrand vor der Insertion des M. masseter. Hier kann man den Puls fühlen und die Arterie ab-

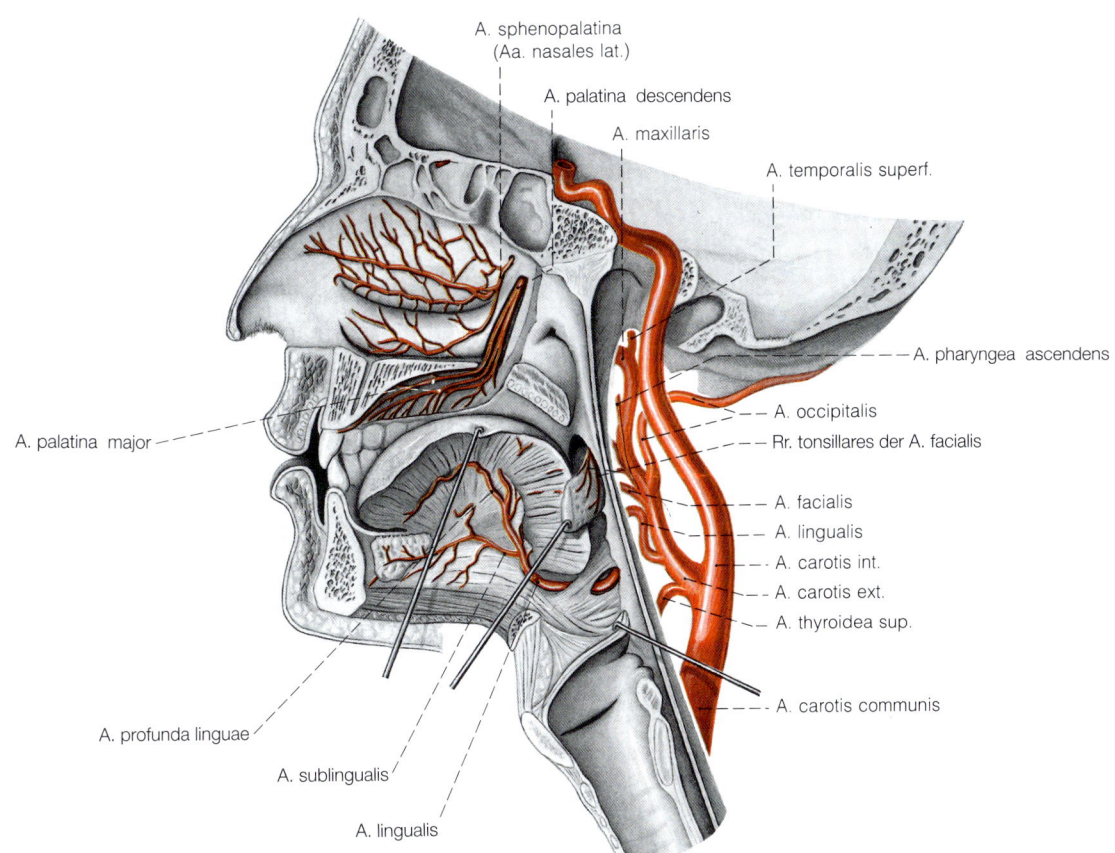

A. sphenopalatina
(Aa. nasales lat.)

A. palatina descendens

A. maxillaris

A. temporalis superf.

A. pharyngea ascendens

A. occipitalis

Rr. tonsillares der A. facialis

A. facialis

A. lingualis

A. carotis int.

A. carotis ext.

A. thyroidea sup.

A. carotis communis

A. palatina major

A. profunda linguae

A. sublingualis

A. lingualis

Abb. 10.5-5 A. carotis interna und externa von medial. An einem Medianschnitt durch den Kopf sind alle Knochen und Weichteile so entfernt, daß die Karotisgabel von medial her sichtbar wird. Im vorderen Teil des Schädels sind die Nasenscheidewand und Teile der Knochen entfernt. Der Canalis palatinus major ist eröffnet. (Nach Tandler [13])

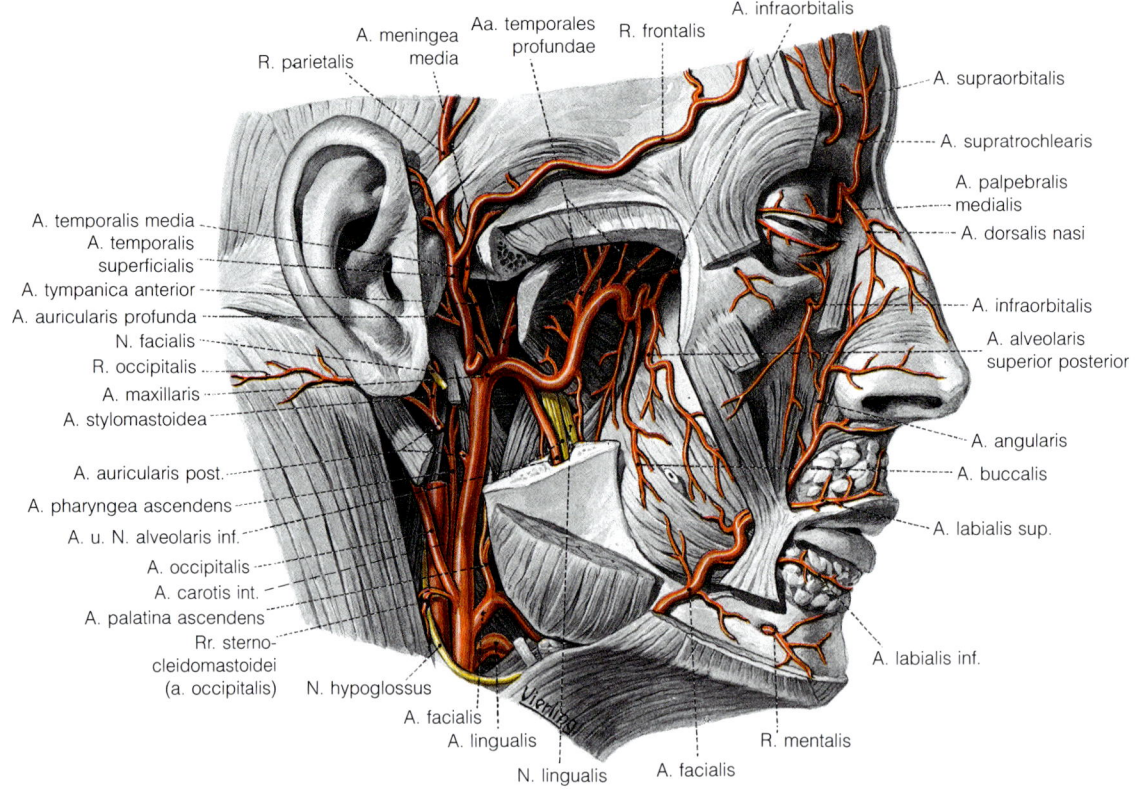

R. parietalis
A. meningea media
Aa. temporales profundae
R. frontalis
A. infraorbitalis
A. supraorbitalis
A. supratrochlearis
A. palpebralis medialis
A. dorsalis nasi
A. temporalis media
A. temporalis superficialis
A. tympanica anterior
A. auricularis profunda
N. facialis
R. occipitalis
A. maxillaris
A. stylomastoidea
A. infraorbitalis
A. alveolaris superior posterior
A. auricularis post.
A. pharyngea ascendens
A. u. N. alveolaris inf.
A. occipitalis
A. carotis int.
A. palatina ascendens
Rr. sterno-cleidomastoidei (a. occipitalis)
A. angularis
A. buccalis
A. labialis sup.
N. hypoglossus
A. facialis
A. lingualis
N. lingualis
A. facialis
A. labialis inf.
R. mentalis

Abb. 10.5-6 Die Endäste der A. carotis externa. Der Jochbogen, der Ast des Unterkiefers, ein Teil des M. masseter, M. temporalis, M. digastricus und M. stylohyoideus sind entfernt, so daß man in der Tiefe die A. maxillaris und ihre Äste verfolgen kann. (Aus GEGENBAUR-GÖPPERT [4])

drücken. In geschlängeltem Verlauf, der der Beweglichkeit der Wange angepaßt ist, windet sie sich durch die Gesichtsmuskeln unter dem M. zygomaticus major hindurch zur Seite der Nase, gibt einen R. lateralis nasi ab und zieht bis zum inneren Augenwinkel, wo sie als **A. angularis** (Augenwinkelarterie) mit Endästen der A. ophthalmica und A. infraorbitalis anastomosiert.

Aus der A. facialis gehen weiterhin hervor:
– **A. palatina ascendens.** Steigt zwischen M. styloglossus und M. stylopharyngeus seitlich an der Schlundwand empor, erreicht das Gaumensegel sowie die Gaumenmandel *(R. tonsillaris)* und versorgt die vordere Schlundwand bis zur Ohrtrompete.
– *Rr. glandulares.* Zahlreiche Äste zur Unterkieferdrüse.
– **A. submentalis.** Verläuft auf der Außenfläche des M. mylohyoideus zum Kinn.
– **A. labialis inferior** (Unterlippenarterie) und
– **A. labialis superior** (Oberlippenarterie) verlaufen im M. orbicularis oris der Unter- bzw. Oberlippe, verbinden sich jeweils mit dem entsprechenden Gefäß der Gegenseite und bilden gemeinsam einen Arterienring um den Mund.

ad 4: **A. pharyngea ascendens** (Abb. 10.5-5 u. 6). Steigt als langes dünnes Gefäß an der seitlichen Pharynxwand nach oben zur Schädelbasis und anastomosiert mit der A. palatina ascendens (aus der A. facialis, s.o.), die sie auch ersetzen kann.

Die A. pharyngea ascendens gibt ab:
– *Rr. pharyngeales* zum Pharynx.
– **A. meningea posterior.** Zieht mit inkonstanter Durchtrittsstelle (Foramen jugulare oder Foramen lacerum, Canalis caroticus oder Canalis n. hypoglossi) in die hintere Schädelgrube und versorgt die harte Hirnhaut (vgl. Band II, Kap. 16.10.8).
– *A. tympanica inferior.* Tritt mit dem N. tympanicus durch den Canaliculus tympanicus in die Paukenhöhle ein (vgl. Band II, Kap. 16.25.4).

ad 5: **A. occipitalis** (Hinterhauptsarterie, Abb. 10.5-4 u. 6). Um zum Hinterhaupt zu gelangen, dringt die Arterie zunächst nach hinten aufwärts in die Tiefe unter den hinteren Bauch des M. digastricus und gelangt bis in die Höhe des Atlasquerfortsatzes. Sie hält sich damit dicht an der Drehachse des Kopfes. Sodann verläuft sie unter dem Ansatz des M. sternocleidomastoideus und des M. splenius capitis (bzw. M. longissimus capitis), um am Seitenrand des Trapezius wieder an die Oberfläche zu gelangen und sich gegen den Scheitel zu verzweigen. Hier tritt sie in ein weitmaschiges Arteriennetz ein, das auch von der A. temporalis superficialis gespeist wird.

Äste der A. occipitalis sind:
- *Rr. sternocleidomastoidei* zum gleichnamigen Muskel.
- *R. mastoideus.* Zieht durch das Foramen mastoideum zur harten Hirnhaut (Dura mater) der hinteren Schädelgrube.
- *R. auricularis* zur Hinterfläche des Ohres.
- *Rr. occipitales* zu den hinteren Abschnitten der Kopfschwarte.
- *R. meningeus* (inkonstant) zieht durch das Foramen parietale zur Dura mater.

ad 6: **A. auricularis posterior** (Abb. 10.5-4). Dieser am höchsten entspringende Ast der A. carotis externa gelangt über den M. stylohyoideus hinweg hinter die Ohrmuschel und versorgt mit *Rr. auriculares* und *Rr. occipitales* die Gegend zwischen Ohrmuschel und Warzenfortsatz. Sie gibt außerdem die **A. stylomastoidea** ab, die in den Canalis facialis eintritt und als *A. tympanica posterior* zur Chorda tympani gelangt. *Rr. mastoidei* und ein *R. stapedialis* (früher: stapedius) ziehen zu den Cellulae mastoideae und zum M. stapedius (vgl. Band II).

ad 7: **A. temporalis superficialis** (Schläfenarterie, Abb. 10.5-4). Das Gefäß dringt als einer der beiden Endäste der A. carotis externa unter die Ohrspeicheldrüse, kommt vor dem äußeren Gehörgang in eine oberflächlichere Lage und wird dort in höherem Alter vielfach als geschlängelte Arterie sichtbar. Die A. temp. sup. teilt sich auf der Schläfenfaszie in ihre Endäste, den **R. frontalis** zur Stirn und den **R. parietalis** zur Schläfengegend. Auf ihrem Wege gibt die Arterie eine Reihe kleinerer Äste ab:
- *Rr. parotidei* zur Ohrspeicheldrüse.
- **A. transversa faciei.** Verläuft unterhalb des Jochbogens zur Wange.
- *Rr. auriculares anteriores* zur Ohrmuschel.
- **A. zygomatico-orbitalis** in Richtung zu den Augenlidern.
- **A. temporalis media.** Verläuft durch die Fascia temporalis hindurch in die Tiefe zum M. temporalis.

ad 8: **A. maxillaris** (Kieferarterie, Abb. 10.5-6). Dieser stärkste Endast der A. carotis ext. wendet sich hinter dem Unterkieferhals in die tiefe Gesichtsgegend und zieht zwischen den Kaumuskeln hindurch in der Fossa infratemporalis auf die **Flügelgaumengrube**, *Fossa pterygopalatina*, zu. Sie wird von einem starken Venengeflecht, dem *Plexus pterygoideus*, umgeben. Von der Fossa infratemporalis aus ziehen die Äste der A. maxillaris interna zu allen Oberflächen des Oberkiefers, den sie mit der Nasenschleimhaut, der Schleimhaut des Gaumens und den Zähnen versorgt. In seinem Verlauf liegt der Stamm der Maxillaris zuerst dicht beim Unterkiefer und dem äußeren Ohr, die jeweils einen Ast erhalten, dann dringt ein Zweig in die Schädelhöhle ein und versorgt die Dura, während andere zu den Kaumuskeln ziehen. Dabei läuft der Stamm entweder an der Innen- oder an der Außenfläche des M. pterygoideus lateralis vorbei.

Die A. maxillaris hat die folgenden Äste, von denen einige von klinisch großer Bedeutung sind:
- *A. auricularis profunda.* Kleine Arterie zum Kiefergelenk und äußeren Gehörgang.

- *A. tympanica anterior.* Ebenfalls kleines Gefäß. Zieht durch die Fissura petrotympanica zur Paukenhöhle.
- **A. alveolaris inferior.** Dieses starke und wichtige Gefäß tritt zwischen dem R. mandibulae und dem M. pterygoideus verlaufend in den Canalis mandibulae ein, nachdem vorher ein dünner *R. mylohyoideus* abgegangen ist, der den gleichnamigen Nerven begleitet. Vom Canalis mandibulae aus versorgt die A. alveolaris inferior den Knochen, die Zähne und das Zahnfleisch des Unterkiefers. In Höhe des Foramen mentale geht der *R. mentalis* ab, der durch das Foramen austritt und zum Kinn zieht.
- **A. meningea media.** Dieses wichtige Gefäß gelangt hinter dem M. pterygoideus lat. durch das *Foramen spinosum* in die mittlere Schädelgrube und versorgt mit einem vorderen und einem hinteren Ast die Dura mater. Die Äste verlaufen zwischen Dura und Knochen und hinterlassen im Knochen feine Eindellungen.

Bei Zerreißung entsteht ein epiduraler Erguß (Hämatom), der auf das Gehirn drückt und es schädigt. Ein **epidurales Hämatom** kann bei rechtzeitiger und richtiger Diagnose chirurgisch behandelt werden.

- **Kaumuskeläste**
  - – *A. masseterica*
  - – *Aa. temporales profundae anterior et posterior*
  - – *Rr. pterygoidei*
- **A. buccalis.** Ein im allgemeinen schwach ausgebildetes Gefäß, das auf die Außenfläche des M. buccinator gelangt und mit Ästchen der A. facialis anastomosiert.
- **A. alveolaris superior posterior.** Verläuft gewunden auf dem Tuber maxillae, dringt mit mehreren Ästchen durch den Knochen zur Wand des Sinus maxillaris. Sie versorgt mit *Rr. dentales* die Backenzähne und mit feinen *Rr. peridentales* die Schleimhaut der Kieferhöhlen, das Periost, das Zahnfleisch und die Wangenschleimhaut.
- **A. infraorbitalis.** Zieht durch die Fissura orbitalis inferior in den Sulcus und dann in den Canalis infraorbitalis, von wo aus sie durch das Foramen infraorbitale zum Gesicht gelangt. Vor dem Austritt gehen im Oberkiefer die *Aa. alveolares superiores anteriores* ab und versorgen mit *Rr. dentales* und *Rr. peridentales* die oberen Schneidezähne, den Eckzahn und die zugehörigen Bereiche des Periosts, des Zahnfleischs und der Schleimhaut.
- **A. palatina descendens** (Abb. 10.5-5). Gelangt als einer der Endäste der A. maxillaris von der Fossa pterygopalatina aus durch den Canalis palatinus major und sein Foramen zum Gaumen. Sie verläuft dann als *A. palatina major* am Knochen nach vorne und versorgt die Gaumenschleimhaut und das Zahnfleisch. Kleine Äste der A. palatina descendens gehen als *Aa. palatinae minores* durch die Canales und Foramina palatina minora zum weichen Gaumen und zur Tonsille.
- *A. canalis pterygoidei.* Ein feines Gefäß, das auch von der A. palatina descendens entspringen kann. Verläuft durch den Canalis pterygoideus zum Pharynx und zur Tube.

– **A. sphenopalatina**. Eigentlicher Endast der A. maxillaris. Gelangt durch das Foramen sphenopalatinum zur Nasenhöhle. Die Äste versorgen als *Aa. nasales posteriores laterales* und *Rr. septales posteriores* (Abb. 10.5-5) die Nasenschleimhaut und den Nasenboden. Sie können über das Foramen incisivum mit Ästen der A. palatina major anastomosieren.

A. carotis interna

Die *Arteria carotis interna* (**innere Kopfschlagader**) gelangt in das Schädelinnere und versorgt hauptsächlich Auge und Gehirn. Sie gibt im **Halsbereich keine Äste** ab und liegt hier medial und etwas dorsal von der A. carotis externa, von der sie durch den M. styloglossus und stylopharyngeus getrennt wird. Neben der Schlundwand kranialwärts ziehend, erreicht sie in leicht S-förmigem Verlauf die Schädelbasis und betritt durch den **Canalis caroticus** die Schädelhöhle. Beim Eintritt in den Kanal und beim Austritt führt die Arterie je eine Krümmung aus. Dann liegt sie zur Seite des Keilbeinkörpers im *Sulcus caroticus*. Sie wird hier vom Sinus cavernosus umschlossen. Auch auf dieser Strecke ist die Arterie leicht gebogen. Hier entspringen einige Ästchen zur Hypophyse. Die A. carotis interna verläuft sodann nach rostral und oben (**Siphon**) und entläßt meist subdural die Augenarterie, **A. ophthalmica**. Anschließend durchbricht sie die Arachnoidea und teilt sich an der Basis cerebri in ihre

Endäste, die **A. cerebri anterior** und **A. cerebri media**. Der Verlauf und die Verzweigungen dieser Arterien werden im Zusammenhang mit der Darstellung der Blutgefäßversorgung des Zentralorgans in Band II abgehandelt.

Die **A. ophthalmica** (Augenarterie, Abb. 10.5-7) geht in der Gegend des Processus clinoideus anterior vom sog. Karotisknie nach vorne ab und zieht mit dem Sehnerven durch den **Canalis opticus** in die Orbita. Sie wendet sich dann unter Abgabe von Ästen für die Tränendrüse, die äußeren **Augenmuskeln** und den **Augapfel** nach medial und gelangt, unter dem M. obliquus superior verlaufend, zum inneren Augenwinkel. Am vorderen Rand der Orbita gabelt sie sich in ihre Endäste, die *A. supraorbitalis* zur **Stirn** und die *A. dorsalis nasi* zum **Nasenrücken**. Die starke Schlängelung der A. ophthalmica und ihrer Äste wird als Anpassung an die Beweglichkeit des Augapfels (Bulbus oculi) aufgefaßt.

Im einzelnen entspringen aus der A. ophthalmica die folgenden Äste:
– **A. centralis retinae**. Dringt etwa 1,5–2 cm vom Augapfel entfernt von hinten her in den Sehnerven ein und gelangt in seiner Achse verlaufend zur Netzhaut (weiteres s. Band II, Kap. 16.24).
– **A. lacrimalis** (Tränendrüsenarterie). Verläuft längs des oberen Randes des M. rectus lateralis zur Tränendrüse. Die Endäste treten am äußeren Augenwinkel als *Aa. palpebrales laterales* in die Augenlider und die

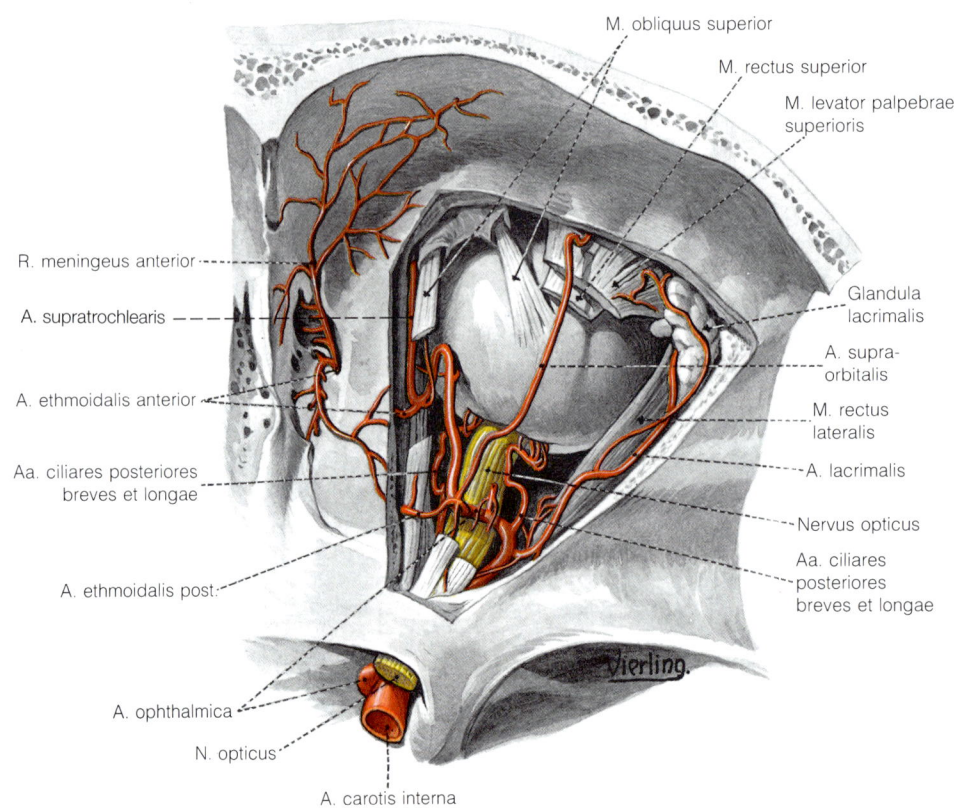

Abb. 10.5-7   Verzweigung der A. ophthalmica. Rechte Orbita von oben her eröffnet. Der M. levator palpebrae superioris und der M. rectus superior sind größtenteils abgetragen, von dem M. obliquus superior ist ein Stück entfernt. (Aus Gegenbaur-Göppert [4])

Bindehaut. Kleine Ästchen gehen durch das Os zygomaticum zur Schläfengrube und zum Gesicht. Durch Kanälchen im großen Keilbeinflügel oder durch die Fissura orbitalis superior können Anastomosen mit dem vorderen Ast der A. meningea media gebildet werden.

– **Aa. musculares**. Gehen in der Regel als oberer und unterer Ast zu den benachbarten Muskeln.
– **Bulbusäste**
  – – *Aa. ciliares anteriores*. Durchdringen hinter dem Hornhautrand die Sklera und geben *Aa. episclerales* zur Außenfläche der Sklera sowie *Aa. conjunctivales* zur Bindehaut ab.
  – – *Aa. ciliares posteriores breves*. Insgesamt 18–20 kleine Gefäße dringen in der Umgebung des Sehnervs in den Augapfel und gehen in die Gefäßhaut (weiteres s. Band II).
  – – *Aa. ciliares posteriores longae*. Treten mit den vorigen in den Bulbus ein und verlaufen zwischen Sklera und Choroidea nach vorn zur Iris (weiteres s. Bd. II).
– **A. supraorbitalis**. Verläuft auf dem M. levator palpebrae superioris unter dem Dach der Orbita und gelangt durch das Foramen oder die Incisura supraorbitalis zur Stirn.
– **Aa. ethmoidales** (Siebbeinarterien). Die hintere, *A. ethmoidalis posterior*, durchsetzt das Foramen ethmoidale post. und gelangt zu den hinteren Siebbeinzellen. Die größere *A. ethmoidalis anterior* tritt durch das Foramen ethmoidale anterior in die Schädelhöhle ein, wo sie den *R. meningeus anterior* an die Dura abgibt. Sie verläuft dann durch eine vordere Öffnung der Siebplatte in die Nasenhöhle. Hier versorgt sie die vorderen Anteile der Seiten- und Scheidewand.
– **Aa. palpebrales mediales**. Sie gehen aus dem Ende der A. ophthalmica hervor und ziehen vom medialen Augenwinkel zu beiden Lidern. Die Arterien liegen vor den Tarsi und unter dem M. orbicularis oculi nicht weit vom Lidrand. Sie bilden mit den *Aa. palpebrales laterales* aus der *A. lacrimalis* einen Gefäßbogen der Lidspalte, *Arcus palpebralis sup. et inf.*, und entsenden *Aa. conjunctivales* zur Konjunktiva.
– **A. supratrochlearis**. Ast zur Stirn; verläuft neben der A. supraorbitalis und anastomosiert mit benachbarten Arterien.
– **A. dorsalis nasi**. Sie tritt über dem Lig. palpebrale mediale zur Seite und zum Rücken der Nase. Anastomosiert mit der A. angularis.

2.3.2   A. subclavia

Die **A. subclavia** (Schlüsselbeinarterie, Abb. 10.5-2 u. 8), die links selbständig aus dem Aortenbogen entspringt und rechts an ihrem Anfangsteil mit der A. carotis communis zum Truncus brachiocephalicus vereinigt ist, kommt aus der oberen Thoraxapertur heraus. Sie biegt über die **Pleurakuppel** der Lungenspitze hinweg und zieht zwischen Schlüsselbein und erster Rippe hindurch in die Achselhöhle. Auf ihrem Weg über die Lungenspitze tritt

sie zusammen mit dem Plexus brachialis durch die **Skalenuslücke** zwischen dem M. scalenus anterior und medius hindurch und erzeugt dabei auf der 1. Rippe einen leichten Eindruck. An dieser Stelle kann die A. subclavia zur **ersten Hilfe bei Blutungen** abgedrückt werden, wenn der Arm energisch nach hinten abwärts gezogen wird und ihm folgend das vom M. subclavius unterpolsterte Schlüsselbein sich der ersten Rippe nähert. Umgekehrt müßte sich das Gefäß bei stärkster Erhebung des Armes um das Schlüsselbein nach oben abbiegen, wenn die Klavikula nicht in der Schlußphase der hohen Armerhebung nach hinten ausweichen könnte. Nach dem Abgang der Halsarterien kann die A. subclavia unterbunden werden. In der Achselhöhle heißt die Arterie A. *axillaris*, am Oberarm A. *brachialis*, am Unterarm gibt sie die A. *radialis* ab und läuft als A. *ulnaris* weiter.

Aus der A. subclavia gehen die folgenden großen Äste ab:
1. A. vertebralis
2. A. thoracica interna
3. Truncus thyrocervicalis mit
   – A. thyroidea inferior
   – A. transversa cervicis
   – A. dorsalis scapulae
   – A. suprascapularis
4. Truncus costocervicalis mit
   – A. cervicalis profunda
   – A. intercostalis suprema

ad 1: **A. vertebralis** (Wirbelschlagader, Abb. 10.5-8). Zieht in das Foramen transversarium des 6. (seltener des 5. oder 7.) Halswirbels und steigt durch die **Foramina transversaria der Querfortsätze** zum Schädel empor. Um das weiter seitlich gelegene Foramen transversarium des Atlas zu erreichen, muß sie nach lateral ausbiegen und gewinnt dabei genügend Spielraum für die Drehbewegungen zwischen Atlas und Axis. Auf dem Atlas wendet sie sich hinten um die Massa lateralis (im **Sulcus arteriae vertebralis)** und durchsetzt dann die **Membrana atlantooccipitalis** und die Dura mater. Durch das große Hinterhauptsloch betritt sie die Schädelhöhle und vereinigt sich mit der A. vertebralis der Gegenseite zur A. basilaris, einem wichtigen Gefäß für die Versorgung des Gehirns (weiteres s. Band II).

ad 2: **A. thoracica interna** (Abb. 10.5-8). Begibt sich zur Hinterfläche des ersten Rippenknorpels und läuft in einem Abstand von etwa 1 cm parallel zum Brustbeinrand abwärts. Zuletzt ist sie vom M. transversus thoracis bedeckt und teilt sich am Knorpel der 6. oder 7. Rippe in ihre Endäste, die A. *musculophrenica* und A. *epigastrica superior* (Variation: Abgang der A. *thoracica interna* aus dem *Truncus costocervicalis*, s. u.).

Die A. thoracica interna gibt folgende Äste ab:
– **Rr. mediastinales**. Ziehen als schwache Gefäße zu den Gebilden im vorderen Mediastinum.
– **Rr. thymici** zur Thymusdrüse.
– **Rr. bronchiales** zum Hilus der Lunge.
– **A. pericardiacophrenica**. Langer dünner Zweig, der zusammen mit dem N. phrenicus zwischen Herzbeutel und Pleura bis zum Zwerchfell verläuft.

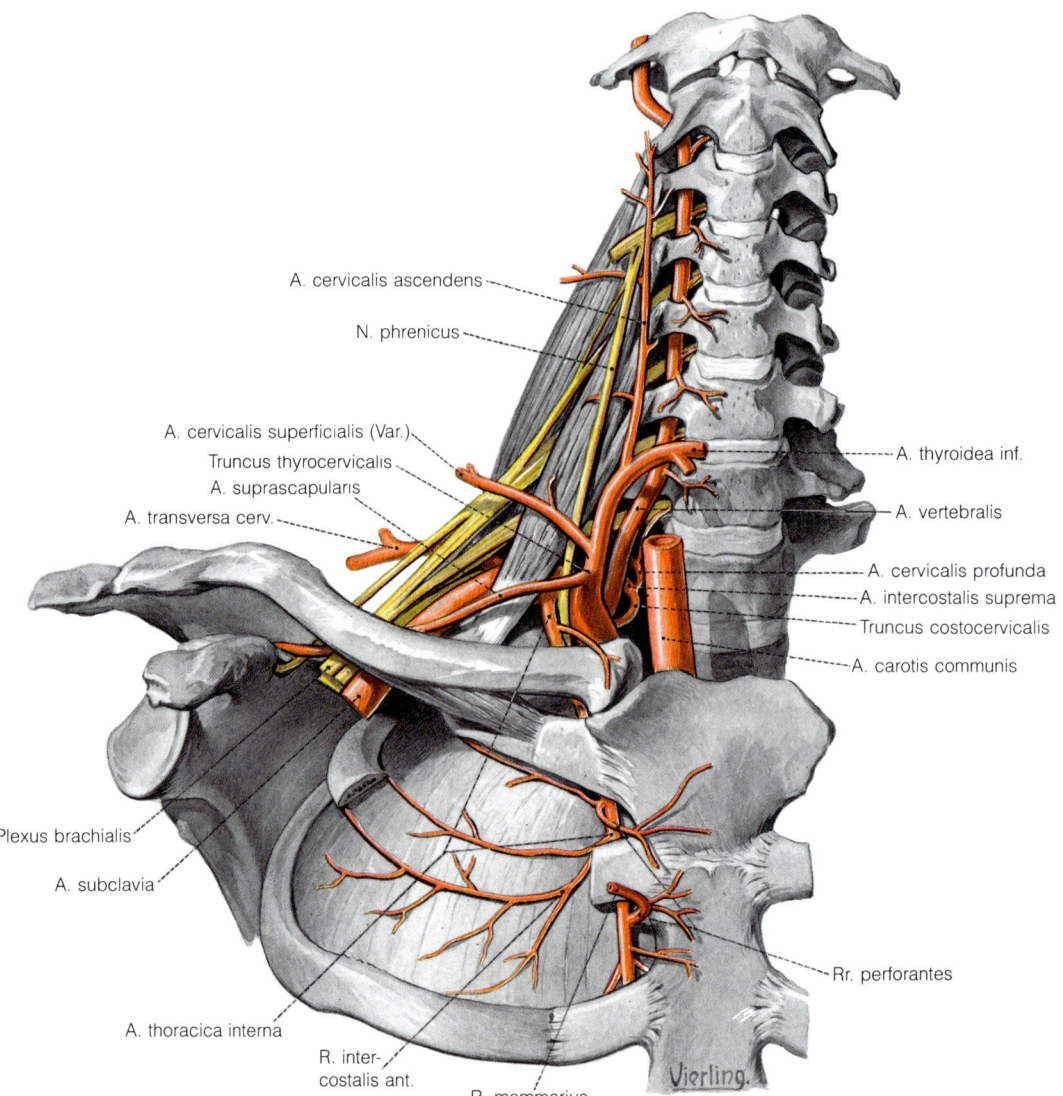

A. cervicalis ascendens

N. phrenicus

A. cervicalis superficialis (Var.)

Truncus thyrocervicalis

A. suprascapularis

A. transversa cerv.

A. thyroidea inf.

A. vertebralis

A. cervicalis profunda

A. intercostalis suprema

Truncus costocervicalis

A. carotis communis

Plexus brachialis

A. subclavia

Rr. perforantes

A. thoracica interna

R. inter-
costalis ant.

R. mammarius

Vierling.

Abb. 10.5-8 Die A. subclavia und ihre Äste. Die Halseingeweide und die Muskulatur sind weitgehend entfernt, und die 1. Rippe ist zum Teil reseziert. Die Pleura ist freigelegt. (Aus GEGENBAUR-GÖPPERT [4])

– *Rr. sternales.* Umkleiden das Sternum vorn und hinten mit feinen Arteriennetzen. Die nach vorn durchbrechenden Äste, *Rr. perforantes,* versorgen außerdem die Brustdrüse mit *Rr. mammarii mediales,* die den 2. bis 3. Interkostalraum durchsetzen, und senden *Rr. musculares* zum M. pectoralis major sowie *Rr. cutanei* zur Haut.
– *Rr. intercostales anteriores.* Meist verlaufen in einem Interkostalraum zwei solcher Zwischenrippenarterien, je eine am oberen und unteren Rand der Rippen. Sie dringen zwischen die Interkostalmuskeln und anastomosieren mit den von dorsal kommenden Interkostalarterien der Aorta. Häufig geht aus dem Stamm der A. thoracica interna ein *R. costalis lateralis* ab, der schräg über 4–6 Rippen herabzieht und mit den Interkostalarterien anastomosiert.

– **A. musculophrenica.** Verläuft als lateraler Endast an den Rippenursprüngen des Zwerchfells lateralwärts, versorgt den 7.–10. Interkostalraum, durchbricht das Zwerchfell und endet im letzten Zwischenrippenraum.
– **A. epigastrica superior.** Gelangt als Endast der A. thoracica interna über den M. transversus abdominis in die Rektusscheide und verläuft an der Hinterfläche des M. rectus abdominis nach kaudal. Sie versorgt diese Bauchmuskeln und **anastomosiert** mit der *A. epigastrica inferior* aus der *A. iliaca externa.* Damit sind die Voraussetzungen für einen möglichen **Kollateralkreislauf zur Aorta** gegeben.

ad 3: **Truncus thyrocervicalis** (Abb. 10.5-8). Es handelt sich um einen Gefäßstamm, aus dem in der Regel die folgenden Gefäße hervorgehen:

- **A. thyroidea inferior** (untere Schilddrüsenarterie). Das Gefäß steigt zunächst gerade empor und neigt sich in Höhe des 6. Halswirbels hinter der A. carotis communis nach medial, um von hinten her die Schilddrüse zu erreichen. Das Gefäß gibt mehrere Äste ab:
  - – *A. laryngealis inferior* zum Kehlkopf.
  - – *Rr. glandulares* zur Schilddrüse.
  - – *Rr. pharyngeales, oesophageales* und *tracheales* zu Pharynx, Ösophagus und zur Trachea.
  - – *A. cervicalis ascendens.* Zieht auf dem M. scalenus anterior nach oben und versorgt die Muskulatur.
- **A. transversa cervicis** (früher: *A. transversa colli*). Die Arterie verläuft meistens über die *Mm. scaleni* nach lateral und verzweigt sich in einen *R. profundus* und *superficialis*.
  - – *R. profundus* (früher: *A. dorsalis scapulae*). Tritt meistens durch die Bündel des *Plexus brachialis* hindurch zum *M. levator scapulae*. Auf- und absteigende Äste versorgen die oberflächlichen Rückenmuskeln. Der Hauptast läuft längs des Margo medialis scapulae unter dem M. rhomboideus. Die *A. transversa cervicis* oder ihr *R. profundus* entspringen häufig direkt aus der *A. subclavia*, wie in Abb. 10.5-9b dargestellt.
  - – *R. superficialis.* Entspringt häufig als eigenständige Arterie *(„A. cervicalis superficialis")* aus dem *Truncus thyrocervicalis*, selten aus der *A. subclavia*. Sie zieht quer über die Mm. scaleni und den Plexus brachialis und verschwindet meistens unter dem Trapezius.
- **A. suprascapularis.** Zieht an der Klavikula entlang, um am oberen Rand der Skapula über dem Lig. transversum scapulae zur Versorgung der Muskulatur in die Fossa supraspinata einzustrahlen. Tritt von hier aus über den Hals des Schulterblatts in die Fossa infraspinata und **anastomosiert** mit der A. circumflexa scapulae aus der A. subscapularis. Ein *R. acromialis* dringt durch die Insertion des Trapezius zum Arteriennetz auf dem Akromion.

ad 4: **Truncus costocervicalis.** Ein nach dorsal und kaudal gerichteter Gefäßstamm, von dem in der Regel zwei Äste abgehen:
- *A. intercostalis suprema* (oberste Zwischenrippenarterie). Versorgt von dorsal her den 1.–2. Interkostalraum und entsendet *Rr. dorsales* zu den tiefen Hals- und Rückenmuskeln, sowie *Rr. spinales,* die durch das Foramen intervertebrale thoracicum I (und II) den Wirbelkanal erreichen.
- *A. cervicalis profunda* (tiefe Halsarterie). Tritt als kleiner Ast über den Hals der ersten Rippe in die tiefe Nackenmuskulatur ein.

Die im Vorstehenden wiedergegebene Anordnung der von der A. subclavia abgehenden Arterien und ihrer Äste entspricht der Gliederung nach den NA (1989). Nicht selten finden sich jedoch in diesem entwicklungsgeschichtlich sehr komplizierten Gefäßbereich **Abweichungen** von dem beschriebenen Bild. Für die Einzelheiten und Angaben über die Häufigkeit des Vorkommens der verschiedenen, für den Chirurgen u. U. **wichti-**

gen Varietäten im Bereich der A. subclavia und ihrer Äste muß auf die Spezialliteratur verwiesen werden [1, 10, 11].

A. axillaris

Die *A. axillaris* (**Achselarterie**, Abb. 10.5-9a) ist die Fortsetzung der A. subclavia und reicht vom unteren Rand der 1. Rippe bis zum unteren Rand des M. pectoralis major, bzw. bis zur Sehne des M. latissimus dorsi. Sie ist vom M. pectoralis major und minor bedeckt, hinter ihr liegen der M. subscapularis und die Endsehnen des M. latissimus dorsi und M. teres major. Das Gefäß schiebt sich von unten her allmählich durch den Plexus brachialis, der es schließlich mit der **Medianusschlinge** in seine Mitte nimmt. Die V. axillaris liegt medial und etwas vor der Arterie. Die A. axillaris kann durch einen Hautschnitt aufgesucht werden, der auf den Wulst des **M. coracobrachialis** gelegt wird.

Die A. axillaris gibt folgende Äste ab, die zu den Muskeln der Brustwand, der Schulter und zum Oberarm ziehen:
1. A. thoracica superior
2. A. thoraco-acromialis
3. A. thoracica lateralis
4. A. subscapularis
5. A. circumflexa anterior humeri
6. A. circumflexa posterior humeri

ad 1: **A. thoracica superior** (obere Brustarterie). Versorgt die obersten Interkostalräume und die Mm. pectorales. Kleine Äste gelangen durch den M. pectoralis major hindurch zur Haut und zur Brustdrüse.

ad 2: **A. thoraco-acromialis.** Man findet sie am Grunde des Trigonum deltoideo-pectorale, wo sie sich in mehrere Äste aufteilt:
- *R. clavicularis* zur Klavikula.
- *R. acromialis.* Zieht nach lateral über das Korakoid und gelangt in das Rete acromiale.
- *R. deltoideus.* Dringt, von der V. cephalica bedeckt, in den Spalt zwischen M. deltoideus und M. pectoralis major und verbreitet sich an beiden Muskeln.
- *Rr. pectorales.* Ziehen zu den Mm. pectorales.

ad 3: **A. thoracica lateralis** (seitliche Brustarterie). Sie verläuft hinter dem M. pectoralis minor zur seitlichen Brustwand bis in die Höhe des 5. und 6. Interkostalraums und versorgt die berührten Muskeln. Am unteren Rand des M. pectoralis major dringen *Rr. mammarii laterales* zur Haut der Brust und zur Brustdrüse.

ad 4: **A. subscapularis** (Unterschulterblattarterie). Entspringt distal von der Medianusschlinge und zerfällt nach Abgabe kleinerer Äste zum M. subscapularis in zwei Hauptäste:
- **A. circumflexa scapulae.** Zieht durch die mediale Achsellücke auf die Rückseite des Schulterblatts, wo sie sich, unter dem Muskel liegend, verzweigt. Ein stärkerer Ast läuft nach abwärts zum M. infraspinatus und M. subscapularis und **anastomosiert** mit der A. suprascapularis (Abb. 10.5-9b). Die A. circumflexa kann auch als eigenständige Arterie von der A. axillaris abzweigen.

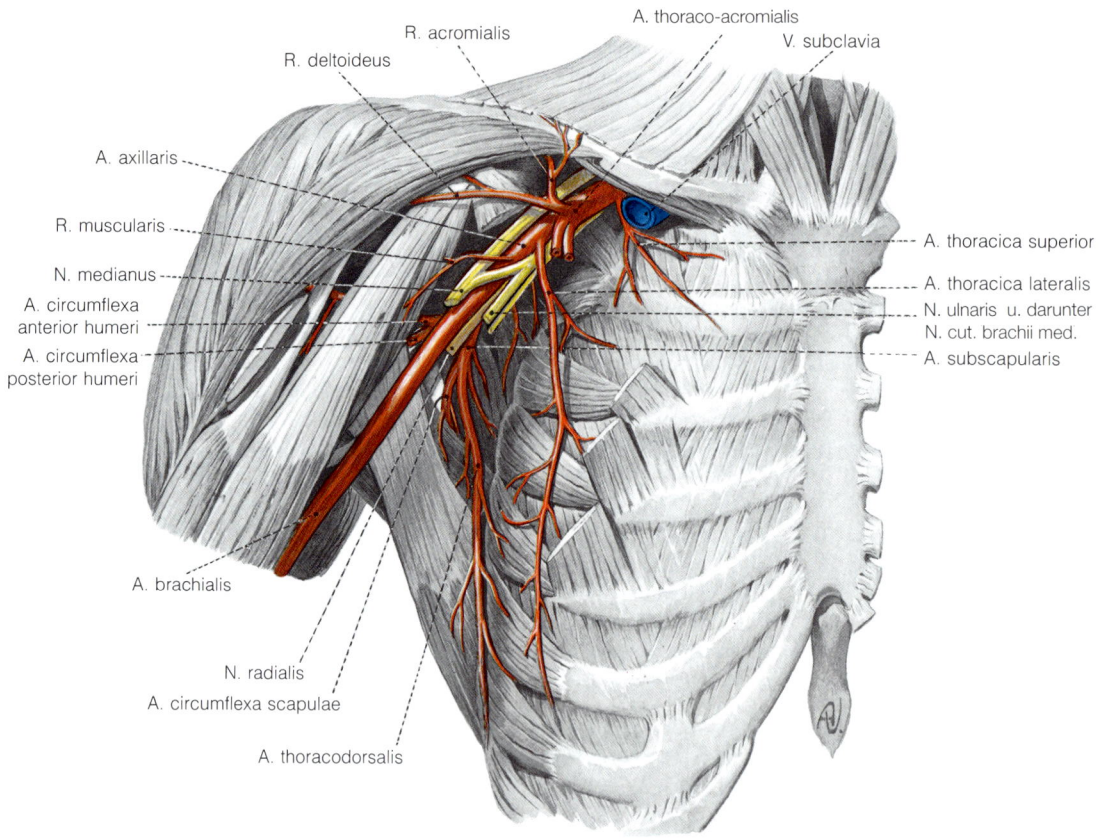

R. acromialis

R. deltoideus

A. thoraco-acromialis

V. subclavia

A. axillaris

R. muscularis

N. medianus

A. circumflexa anterior humeri

A. circumflexa posterior humeri

A. thoracica superior

A. thoracica lateralis

N. ulnaris u. darunter N. cut. brachii med.

A. subscapularis

A. brachialis

N. radialis

A. circumflexa scapulae

A. thoracodorsalis

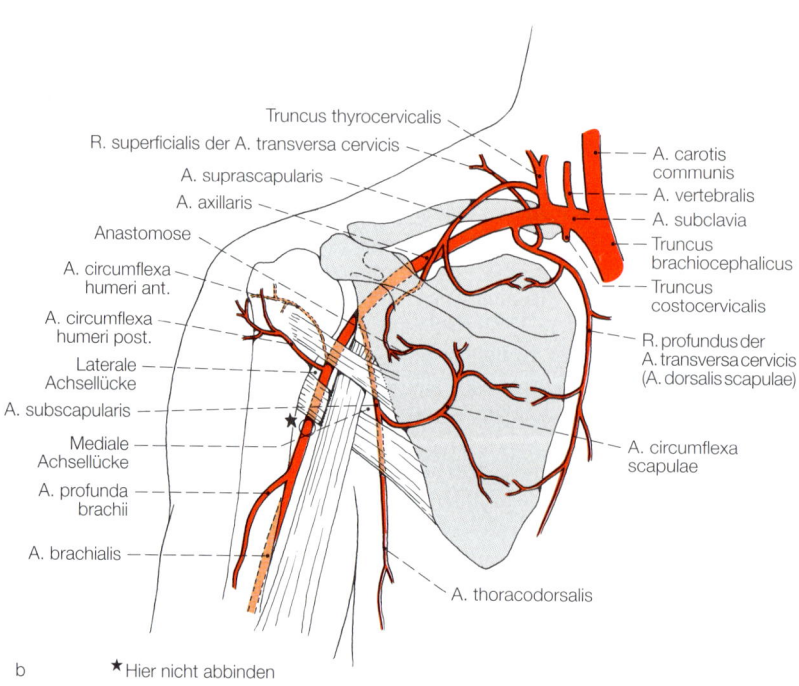

Truncus thyrocervicalis

R. superficialis der A. transversa cervicis

A. suprascapularis

A. axillaris

Anastomose

A. circumflexa humeri ant.

A. circumflexa humeri post.

Laterale Achsellücke

A. subscapularis

Mediale Achsellücke

A. profunda brachii

A. brachialis

A. carotis communis

A. vertebralis

A. subclavia

Truncus brachiocephalicus

Truncus costocervicalis

R. profundus der A. transversa cervicis (A. dorsalis scapulae)

A. circumflexa scapulae

A. thoracodorsalis

b   ★ Hier nicht abbinden

Abb. 10.5-9   (a) Die A. axillaris und ihre Äste nach Entfernung des M. pectoralis major und minor. (Aus GEGENBAUR-GÖPPERT [4]) (b) Übersicht über die Arterien des Schulterblatts und Schultergelenks von dorsal mit Darstellung der wichtigsten Umgehungskreisläufe der A. axillaris. Die nach ventral abzweigenden Arterien (A. thoracica interna, A. thoraco-acromialis, A. thoracica lateralis) sind nicht eingezeichnet.

– **A. thoracodorsalis.** Läuft als Endast zwischen dem M. serratus anterior und M. latissimus dorsi herab und versorgt diese Muskeln. Zwischen A. thoracodorsalis und A. thoracica lateralis verläuft der N. thoracicus longus.

ad 5: **A. circumflexa anterior humeri.** Schlingt sich vorn um das Collum chirurgicum, das sie unter dem M. coracobrachialis erreicht. Das Gefäß verzweigt sich im Sulcus intertubercularis zum Schultergelenk und zum M. deltoideus.

ad 6: **A. circumflexa posterior humeri.** Sie ist stärker als die vorige, tritt in Begleitung des N. axillaris durch die laterale Achsellücke und gelangt unter den M. deltoideus, an dem sie sich zusammen mit dem Nerven verzweigt.

A. brachialis

Die *A. brachialis* (**Armarterie**, Abb. 10.5-10) kommt in Fortsetzung der A. axillaris unter dem M. pectoralis major hervor und begibt sich in Begleitung des N. medianus und N. ulnaris in die Rinne zwischen Beugern und Streckern,

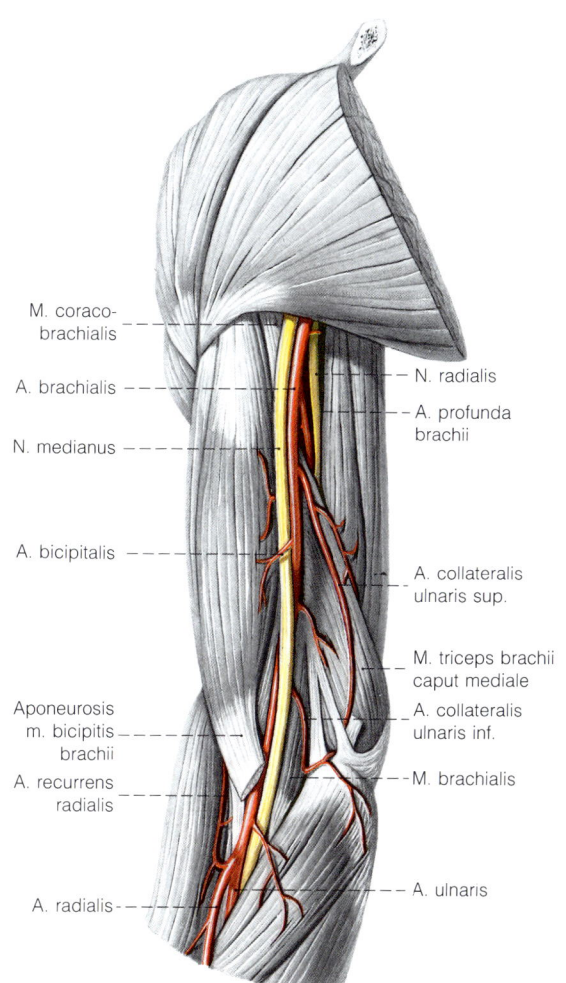

M. coraco-brachialis

A. brachialis

N. medianus

A. bicipitalis

Aponeurosis m. bicipitis brachii

A. recurrens radialis

A. radialis

N. radialis

A. profunda brachii

A. collateralis ulnaris sup.

M. triceps brachii caput mediale

A. collateralis ulnaris inf.

M. brachialis

A. ulnaris

Abb. 10.5-10 A. brachialis. Der N. ulnaris ist entfernt. (Aus GEGENBAUR-GÖPPERT [4])

den **Sulcus bicipitalis medialis.** Hier kann man sie in Notfällen gegen den Humerus abdrücken. Dem Bizeps folgend erreicht sie, auf dem M. brachialis liegend, die Vorderfläche des Unterarms. In der Ellenbeuge, wo sie auch **A. cubitalis** genannt wird, liegt sie medial von der Endsehne des Bizeps und wird von der Aponeurosis m. bicipitis brachii bedeckt. An der fühlbaren ulnaren Kante der Bizepssehne sucht man die Arterie auf. In der Tiefe der Ellenbeuge spaltet sie sich in die **A. radialis** und **A. ulnaris.** Am Oberarm wird sie beiderseits von einer Vene begleitet. Auch der N. medianus folgt ihr, indem er in einer langen Schraubenlinie von der lateralen zur medialen Seite über die Arterie hinwegzieht. Sie versorgt die Beuge- und Streckmuskeln des Oberarms und das Ellbogengelenk.

Das Ellbogengelenk wird von vier *Aa. collaterales* erreicht, die dem Hauptstamm parallel laufen. Dazu treten von den Unterarmarterien drei rückläufige Äste, *Aa. recurrentes*, die gemeinsam ein Arteriennetz, *Rete articulare cubiti*, um das Gelenk bilden.

Diese Anastomosenketten gestatten eine Unterbindung der A. brachialis am Oberarm distal vom Abgang der A. profunda brachii und in der Ellenbeuge. Zwischen dem Abgang der A. circumflexa posterior humeri und der A. profunda brachii, also zwischen Achsel und Arm, bildet der Stamm den einzigen Blutweg und **darf hier nicht unterbunden** werden (Abb. 10.5-9b u. 11). Stärkste Beugung im Ellbogengelenk kann am Unterarm eine relative Blutleere erzeugen.

Die **drei großen Äste** der A. brachialis verhalten sich wie folgt:
1. **A. profunda brachii** (tiefe Oberarmarterie). Bildet die Arterie für die Streckseite des Oberarms. Nach ihrem Ursprung dicht am Rand des M. teres major dringt sie zwischen dem lateralen und medialen Kopf des Trizeps in die Tiefe, folgt in Begleitung des N. radialis dem Sulcus n. radialis des Humerus und gelangt so in einer Schraubenwindung auf die Außenseite des Oberarms. Sie kann auch aus der A. circumflexa posterior humeri entspringen, oder das Profundagebiet wird von einem Ast der A. subscapularis gespeist. Außer Muskelzweigen entsendet sie:
   – – *Aa. nutriciae humeri.* Treten in die Foramina nutrientes ein und versorgen den Knochen und das Knochenmark.
   – – *R. deltoideus* zum unteren Ende des M. deltoideus.
   – – *A. collateralis media.* Zieht als stärkster Ast über den medialen Kopf des Trizeps, dringt im Muskelfleisch zum Olekranon und ergießt sich in das *Rete articulare cubiti.*
   – – *A. collateralis radialis.* Ist der Endast der A. profunda brachii, der an der Hinterseite des Septum intermusculare brachii laterale nach distal zieht. Ein schwächerer *R. palmaris* läuft mit dem N. radialis weiter auf die Beugeseite des Ellbogengelenks, ein *R. dorsalis* geht zum *Rete articulare cubiti.*
2. **A. collateralis ulnaris superior.** Sie verläuft neben dem N. ulnaris dorsal vom Septum intermusculare brachii mediale zum Gelenknetz. Gelegentlich entspringt sie von der A. profunda brachii, auch kommen mehrere solcher Arterien vor.

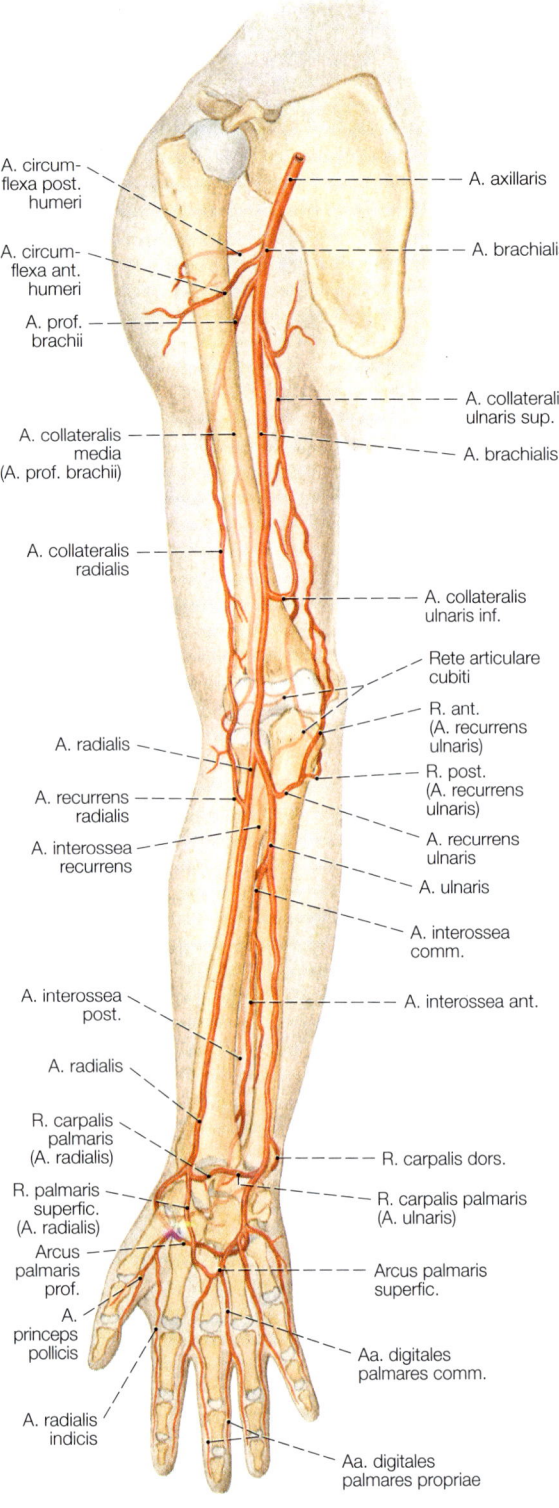

A. circum-
flexa post.
humeri

A. circum-
flexa ant.
humeri

A. prof.
brachii

A. collateralis
media
(A. prof. brachii)

A. collateralis
radialis

A. radialis

A. recurrens
radialis

A. interossea
recurrens

A. interossea
post.

A. radialis

R. carpalis
palmaris
(A. radialis)

R. palmaris
superfic.
(A. radialis)

Arcus
palmaris
prof.

A.
princeps
pollicis

A. radialis
indicis

A. axillaris

A. brachialis

A. collateralis
ulnaris sup.

A. brachialis

A. collateralis
ulnaris inf.

Rete articulare
cubiti

R. ant.
(A. recurrens
ulnaris)

R. post.
(A. recurrens
ulnaris)

A. recurrens
ulnaris

A. ulnaris

A. interossea
comm.

A. interossea ant.

R. carpalis dors.

R. carpalis palmaris
(A. ulnaris)

Arcus palmaris
superfic.

Aa. digitales
palmares comm.

Aa. digitales
palmares propriae

Abb. 10.5-11 Arterien der oberen Extremität. Übersicht. (Aus
SOBOTTA [12])

3. **A. collateralis ulnaris inferior.** Entspringt dicht über
der Ellenbeuge und tritt ulnarwärts über den M. brachialis und strahlt in das Arteriennetz am Ellenbogen
ein.

A. radialis

Die *A. radialis* (Speichenarterie, Abb. 10.5-12 u. 13)
folgt, wie der Name sagt, dem Verlauf des Radius und
setzt die Richtung der A. brachialis fort. Proximal liegt
die Arterie zwischen M. pronator teres und M. brachioradialis, dem Leitgebilde der **Speichenstraße;** in ihrem
distalen Teil wird sie nur von Haut und Faszie bedeckt.
In der Nähe des Handgelenks liegt die A. radialis dicht
auf dem verbreiterten **Ende des Radius.** Hier kann man
zwischen der Sehne des M. brachioradialis und des
M. flexor carpi radialis den **Puls fühlen.**

An der Handwurzel wendet sich die A. radialis unter
den Endsehnen des M. abductor pollicis longus und
M. extensor pollicis brevis hindurch nach dorsal in die
sog. **Tabatière,** welche bei abgespreiztem Daumen sichtbar wird. Von hier aus tritt das Gefäß zwischen den beiden Köpfen des M. interosseus dorsalis I hindurch in die

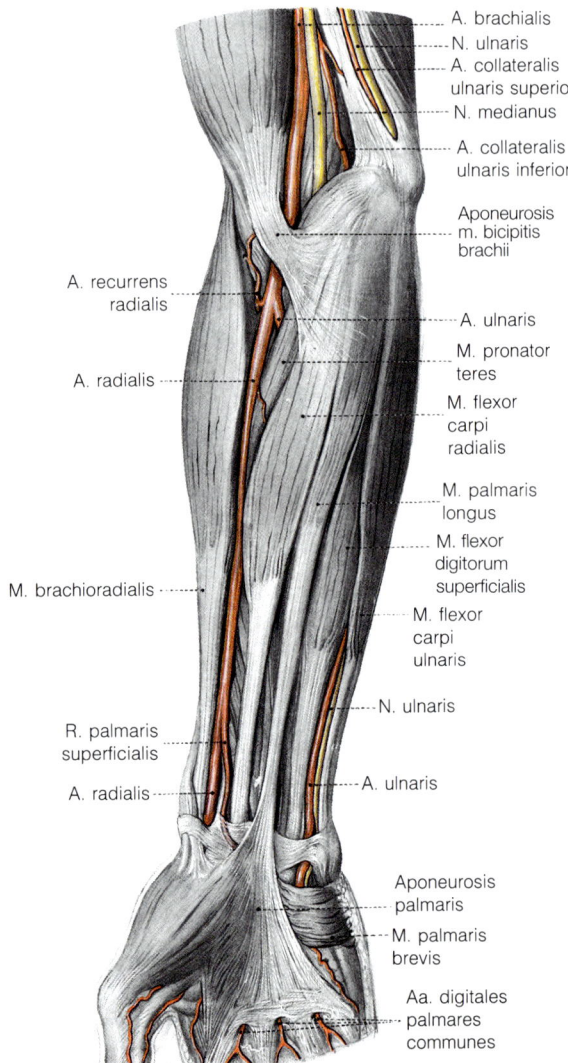

A. recurrens
radialis

A. radialis

M. brachioradialis

R. palmaris
superficialis

A. radialis

A. brachialis

N. ulnaris

A. collateralis
ulnaris superior

N. medianus

A. collateralis
ulnaris inferior

Aponeurosis
m. bicipitis
brachii

A. ulnaris

M. pronator
teres

M. flexor
carpi
radialis

M. palmaris
longus

M. flexor
digitorum
superficialis

M. flexor
carpi
ulnaris

N. ulnaris

A. ulnaris

Aponeurosis
palmaris

M. palmaris
brevis

Aa. digitales
palmares
communes

Abb. 10.5-12 Arterien der Beugeseite des rechten Unterarms
und der Hohlhand.

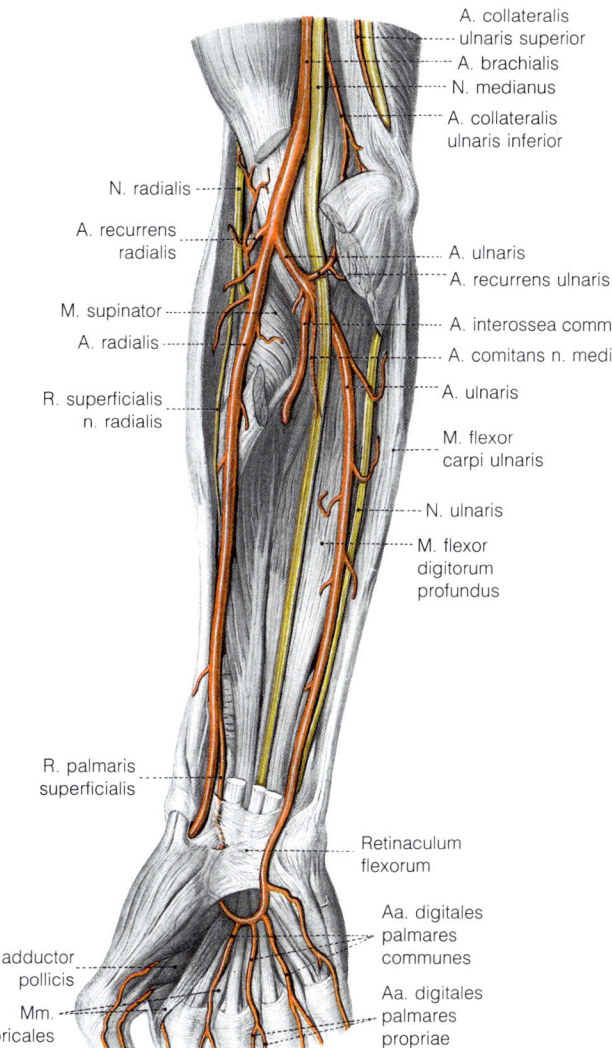

A. collateralis
ulnaris superior
A. brachialis
N. medianus
A. collateralis
ulnaris inferior

N. radialis

A. recurrens
radialis

A. ulnaris
A. recurrens ulnaris

M. supinator
A. radialis

A. interossea communis
A. comitans n. mediani

R. superficialis
n. radialis

A. ulnaris

M. flexor
carpi ulnaris

N. ulnaris

M. flexor
digitorum
profundus

R. palmaris
superficialis

Retinaculum
flexorum

Aa. digitales
palmares
communes

M. adductor
pollicis

Aa. digitales
palmares
propriae

Mm.
umbricales

Abb. 10.5-13 Arterien der Beugeseite des rechten Unterarms und der Hohlhand nach Wegnahme der oberflächlichen Muskelschicht.

Hohlhand und bildet den Hauptast des **tiefen Hohlhandbogens,** *Arcus palmaris profundus.* Bei Unterbindung der A. radialis oder ulnaris muß auch der periphere Gefäßstumpf versorgt werden, weil sonst durch rückläufigen Blutstrom über den Hohlhandbogen eine Nachblutung erfolgen kann.

Die wichtigsten Äste der A. radialis sind:
- **A. recurrens radialis.** Läuft an der Radialseite entlang zum Oberarm zurück und versorgt die anliegenden Muskeln sowie das Ellbogengelenk.
- *R. palmaris superficialis.* Dringt in den Daumenballen ein und durchsetzt ihn, um mit dem Ende der A. ulnaris den oberflächlichen Hohlhandbogen, *Arcus palmaris superficialis,* zu bilden. Es gibt viele individuelle Verschiedenheiten, und das Gefäß ist oft sehr dünn.
- **R. carpalis dorsalis.** Geht in das dorsale Handrückennetz, *Rete carpale dorsale,* über, das als oberfläch-

liches Netz auf dem Retinaculum extensorum und als tiefes unter den Strecksehnen liegt.
- Aus dem tiefen Handrückennetz gehen **Aa. metacarpales dorsales** hervor und strahlen im 2.–4. Knochenzwischenraum über die M. interossei dorsales nach vorn. Sie gabeln sich schließlich in zwei dünne **Aa. digitales dorsales,** die die dorsalen Ränder des 2.–5. Fingers bis zum Mittelglied versorgen. Die *Aa. metacarpales dorsales* verbinden sich durch *Rr. perforantes* mit den entsprechenden *Aa. metacarpales palmares.* Auch zu den *Aa. digitales palmares communes* bestehen Verbindungen.
 A. princeps pollicis. Entspringt aus der A. radialis während oder nach ihrem Durchtritt durch die beiden Köpfe des M. interosseus dorsalis I und gibt an die beiden palmaren Ränder des Daumens je ein Ästchen ab. Die zum Seitenrand des Zeigefingers verlaufende **A. radialis indicis** entspringt zuweilen von der A. princeps pollicis, manchmal auch als selbständiger Ast.
- **Arcus palmaris profundus** (tiefer Hohlhandbogen, Abb. 10.5-14). Er stellt eine Querverbindung zwischen dem R. palmaris profundus der A. radialis und der A. ulnaris her. Er liegt zusammen mit dem R. profundus ulnaris in der Tiefe der Hohlhand auf den Basen des 2.–4. Metacarpale und gibt in der Regel drei **Aa. metacarpales palmares** ab, die zu den Mm. interossei gehen und gelegentlich mit den Fingerästen der A. ulnaris anastomosieren.

A. ulnaris

Die *A. ulnaris* (Ellenarterie) verläuft unter dem M. pronator teres zwischen oberflächlichen und tiefen Fingerbeugern gegen die Ulnarseite. Hier zieht sie im Schutz des M. flexor carpi ulnaris in der Ellenstraße mit dem N. ulnaris zum Handgelenk, wo sie radial vom Os pisiforme über das Retinaculum flexorum hinweg unter der Palmaraponeurose den stärkeren Ast des **oberflächlichen Hohlhandbogens,** *Arcus palmaris superficialis,* bildet. Der Gefäßbogen kann durch den R. palmaris superficialis der A. radialis zu einer Querverbindung beider Unterarmarterien geschlossen werden.

Die A. ulnaris versorgt die Muskulatur der Beugeseite und durch die A. interossea posterior die Strecker.

Die wichtigsten Äste sind:
- **A. recurrens ulnaris.** Geht unter dem oberflächlichen Fingerbeuger vom Stamm ab, erreicht rückläufig den N. ulnaris und durchsetzt nach Abgabe von Muskelästen den Ursprung des M. flexor carpi ulnaris, um das Rete articulare cubiti zu erreichen.
- **A. interossea communis.** Ist der stärkste Ast, der sich bald in einen palmaren und dorsalen Zweig, die A. interossea anterior und posterior, spaltet:
 – – *A. interossea anterior.* Verläuft auf der Membrana interossea antebrachii distalwärts bis zum M. pronator quadratus, durchbohrt hier die Membran und geht in das Rete carpi dorsale. Sie gibt ferner *Aa. nutriciae* für Radius und Ulna ab.
 – – *A. comitans nervi mediani.* Entspringt aus der A. interossea oder direkt aus der A. ulnaris und begleitet als schwacher Ast den N. medianus.

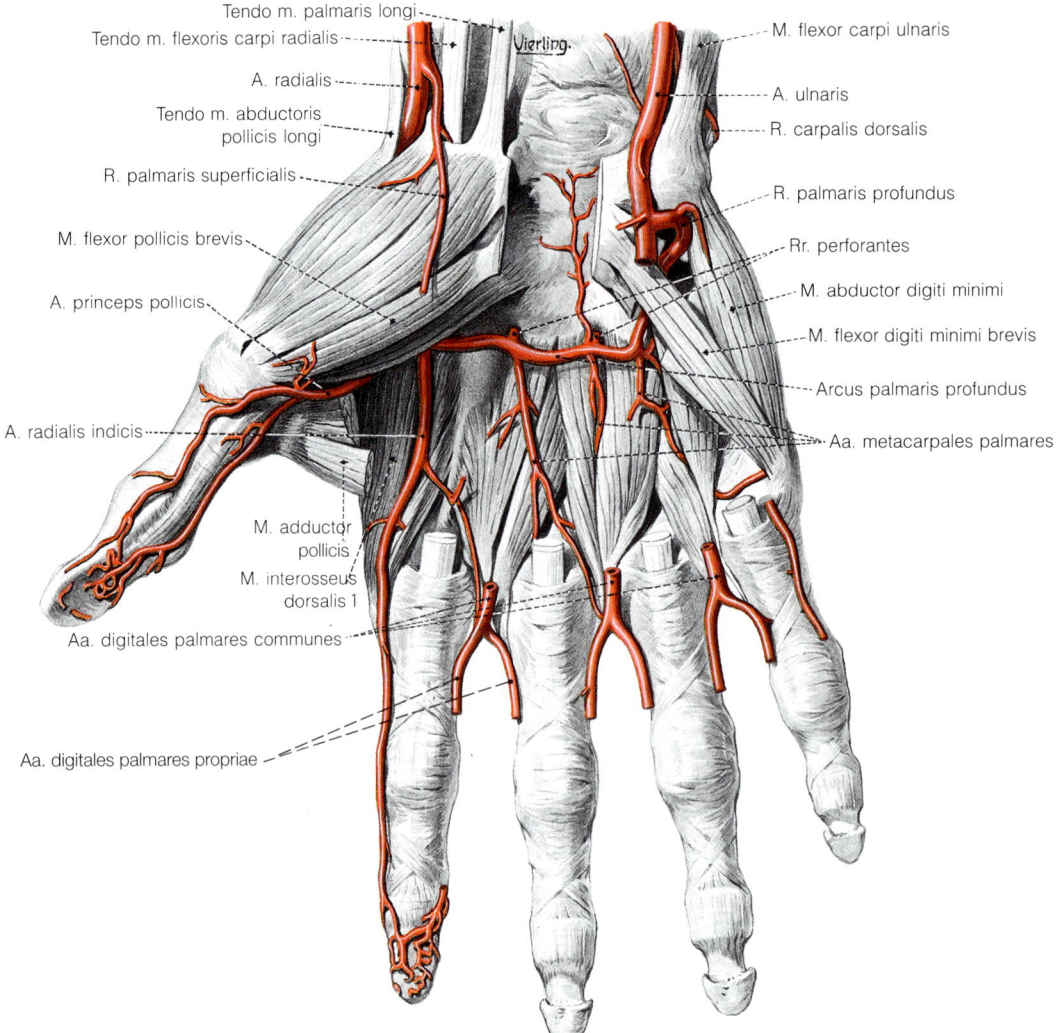

Tendo m. palmaris longi

Tendo m. flexoris carpi radialis

A. radialis

Tendo m. abductoris pollicis longi

R. palmaris superficialis

M. flexor pollicis brevis

A. princeps pollicis

A. radialis indicis

M. adductor pollicis

M. interosseus dorsalis 1

Aa. digitales palmares communes

Aa. digitales palmares propriae

Vierling.

M. flexor carpi ulnaris

A. ulnaris

R. carpalis dorsalis

R. palmaris profundus

Rr. perforantes

M. abductor digiti minimi

M. flexor digiti minimi brevis

Arcus palmaris profundus

Aa. metacarpales palmares

Abb. 10.5-14   Arterien in der Tiefe der rechten Hohlhand. (Aus Gegenbaur-Göppert [4])

– – *A. interossea posterior.* Dringt durch eine Lücke im proximalen Teil der Membrana interossea antebrachii auf die Streckseite und kommt am unteren Rand des M. supinator zum Vorschein. Dann verläuft sie mit dem R. profundus des N. radialis zwischen den oberflächlichen und tiefen Streckmuskeln bis gegen die Handwurzel hinab. Sie entsendet gleich nach ihrem Durchtritt in die Membrana interossea antebrachii die *A. interossea recurrens.* Diese durchbricht den Supinator und steigt unter dem M. anconeus zum Gelenknetz empor.

– **R. carpalis dorsalis** zum Handrückennetz *(Rete carpale dorsale),* ein schwächerer *R. carpalis palmaris* zum *Rete carpale volare.*

– **R. palmaris profundus.** Geht distal vom Os pisiforme aus der A. ulnaris hervor, dringt in die tiefe Hohlhand vor, wo er mit dem R. palmaris profundus der A. radialis den *Arcus palmaris profundus* bildet.

– **Arcus palmaris superficialis.** Der **oberflächliche Hohlhandbogen** geht aus dem Stamm der A. ulnaris hervor und liegt zusammen mit den Fingerästen der Nerven zwischen Palmaraponeurose und Beugersehnen in der oberflächlichen Gefäßnervenschicht der Hohlhand. Er entsendet die *Aa. digitales palmares communes,* die sich an den Basen der Grundphalangen in je zwei Äste spalten, die als *Aa. digitales palmares propriae* an den einander zugekehrten volaren Fingerrändern bis zur Spitze verlaufen, wo sie Anastomosen bilden.

So versorgt die **A. ulnaris** die **drei ulnaren Finger und die Ulnarseite des Zeigefingers,** während der Daumen und die Radialseite des Zeigefingers auf die A. radialis angewiesen sind. Von der Mittelphalanx an greifen die palmaren Fingerarterien ähnlich wie die Nerven auch auf die Dorsalseite über. Die großen Fingerarterien und Nerven liegen an der Beugeseite der Finger. Die dorsalen

Fingerarterien sind dünn und kurz. Sie könnten nicht, ohne die Gefahr abgeklemmt zu werden, über die Streckseite dreier Fingergelenke hinwegziehen.

Obwohl die Finger nur aus „Haut und Knochen" bestehen, sind ihre Arterien auffallend stark. Sie dienen nur zum kleinen Teil der Ernährung, zum größeren der **Wärmeregulation.** Durch die Querverbindung der A. radialis und A. ulnaris in den Hohlhandbögen wird eine gleichmäßige Versorgung gewährleistet, die bei der großen Beweglichkeit der Finger im Interesse ungestörter Wärmeregulation vorteilhaft ist. **Blutungen** aus den Hohlhandbögen sind sehr schwer zu stillen, beide Gefäßstümpfe müssen unterbunden werden.

Die Säugetiere, mit Ausnahme des Menschen und der menschenähnlichen Affen, besitzen eine zweite Oberarmarterie (A. brachialis anterior), die sich in die A. radialis fortsetzt. Als Rest dieses alten Stammes gilt die kleine A. bicipitalis. Aus diesem Sachverhalt leiten sich **Varietäten** ab. So kann z.B. die A. radialis mit Hilfe dieser A. brachialis anterior hoch oben am Oberarm entspringen (hoher Ursprung der Radialis).

Praktisch wichtig ist die Bildung einer sog. **A. ulnaris superficialis,** die über die Beugemuskeln hinwegzieht (Abb. 10.5-15).

Beim Auftreten eines **Processus supracondylaris** nehmen die A. brachialis und der N. medianus wieder ihren Weg hinter den Knochenvorsprung wie bei primitiven Säugern, die ein Foramen supracondylare besitzen.

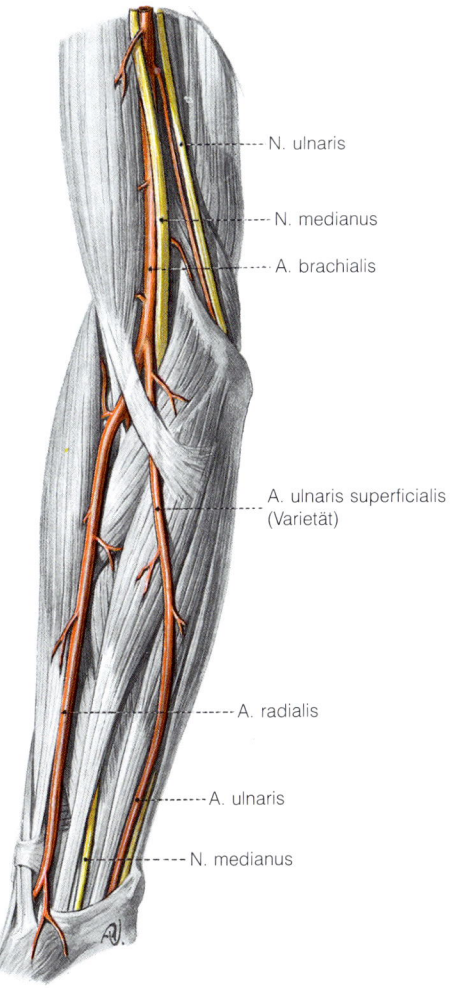

Abb. 10.5-15 Varietät: A. ulnaris superficialis. (Aus GEGENBAUR-GÖPPERT [4])

2.4 Äste der Pars thoracica aortae

Die **Brustaorta,** *Pars thoracica aortae* oder kurz **Aorta thoracica,** entsendet nur kleine Arterien, die entweder als parietale Äste zur Wandung des Brustkorbs oder als viszerale Äste zu den Eingeweiden ziehen (Abb. 10.5-16).

2.4.1 Parietale Äste

– **Aa. intercostales posteriores** (Zwischenrippenarterien). In metamerer Anordnung begeben sich in der Regel neun Gefäße zu den Interkostalräumen (die beiden ersten Interkostalräume werden von der A. intercostalis suprema aus dem Truncus costocervicalis versorgt, die letzte Interkostalarterie läuft als *A. subcostalis* kaudal von der letzten Rippe). Die paarigen Interkostalarterien schlagen infolge von Wachstumsverschiebungen zunächst einen nach oben gerichteten Weg ein. Nach Abgabe eines **R. dorsalis** zum Rücken verläuft der Stamm dann jeweils **am unteren Rand der Rippe** zwischen den Interkostalmuskeln im Sulcus costae. Die Arterie wird kranial von der Vene, kaudal vom Interkostalnerven begleitet („VAN"). Ein dünner Ast begibt sich in der Gegend der vorderen Axillarlinie an den oberen Rand der nachfolgenden Rippe, so daß zwei Gefäße nach ventral verlaufen, um sich mit den von der A. thoracica interna entgegenkommenden Ästen (Rr. intercostales anteriores) zu einem Ring zu vereinigen. Auf diese Weise entstehen zwischen der Aorta und den Aa. thoracicae internae **Anastomosen,** die z.B. bei einer angeborenen Verengung der Aorta am Isthmus **(Isthmusstenose)** einen Kollateralkreislauf bilden.

Pleurapunktionen werden jeweils am oberen Rand der Rippen (am besten in oder hinter der mittleren Axillarlinie) ausgeführt, weil hier die Arterie noch im Schutz des Knochens liegt.
Wenn man Rippenstücke entfernt (reseziert), hebt man das innere Periost und mit ihm die Gefäße und Nerven vom Knochen ab, um sie nicht zu durchschneiden.

Der *R. dorsalis* dringt zwischen die Rippenhälse nach hinten, gibt durch die Foramina intervertebralia einen **R. spinalis** zum Wirbelkanal und verzweigt sich in der Muskulatur und der Haut des Rückens mit einem *R. cutaneus medialis und lateralis.* Der eigentliche Stamm der Interkostalarterien gibt auch Hautäste ab, die an der seitlichen Rumpfwand als **Rr. cutanei laterales** zwischen den Rippenzacken des M. serratus anterior zum Vorschein kommen. Sie teilen sich in einen nach hinten und einen nach vorn verlaufenden Ramulus anterior et dorsalis. Die zur Milchdrüse verlaufenden Äste werden **Rr. mammarii laterales** genannt.

– **A. subcostalis.** Die letzte der Interkostalarterien liegt unter der 12. Rippe und wird eigens bezeichnet. Sie gelangt zusammen mit den beiden nächst höheren Arterien zwischen die breiten Bauchmuskeln und anastomosiert mit Ästen aus der A. musculophrenica und den Aa. epigastricae.

2.4.2   Viszerale Äste

- *Rr. bronchiales* gehen, zuweilen mit einem gemeinsamen Stämmchen entspringend, aus dem Anfang
  der Brustaorta ab und treten von hinten her an die
  Bronchien heran. Sie bilden die **Vasa privata** zur
  Ernährung des Lungengewebes (vgl. Kap. 9). Die Ursprünge sind variabel, das rechte Gefäß entspringt
  häufig aus der A. intercostalis III.
- *Rr. oesophageales.* Drei bis sechs solcher Äste gehen
  vom vorderen Umfang der Aorta ab und bilden auf-
  und absteigende Zweige zur Speiseröhre.

- *Rr. mediastinales.* Mehrere kleine Äste zu den
  Lymphknoten im hinteren Mediastinum, auch zum
  Perikard *(Rr. pericardiaci).*
- *Aa. phrenicae superiores.* Kleine Äste zum Lenden-
  teil des Zwerchfells.

2.5   Äste der Pars abdominalis aortae

Die **Bauchaorta,** *Pars abdominalis aortae* oder kurz
Aorta abdominalis (Abb. 10.5-16 u. 17), wird in ihrem
oberen Teil vom Pankreas und der Pars ascendens des

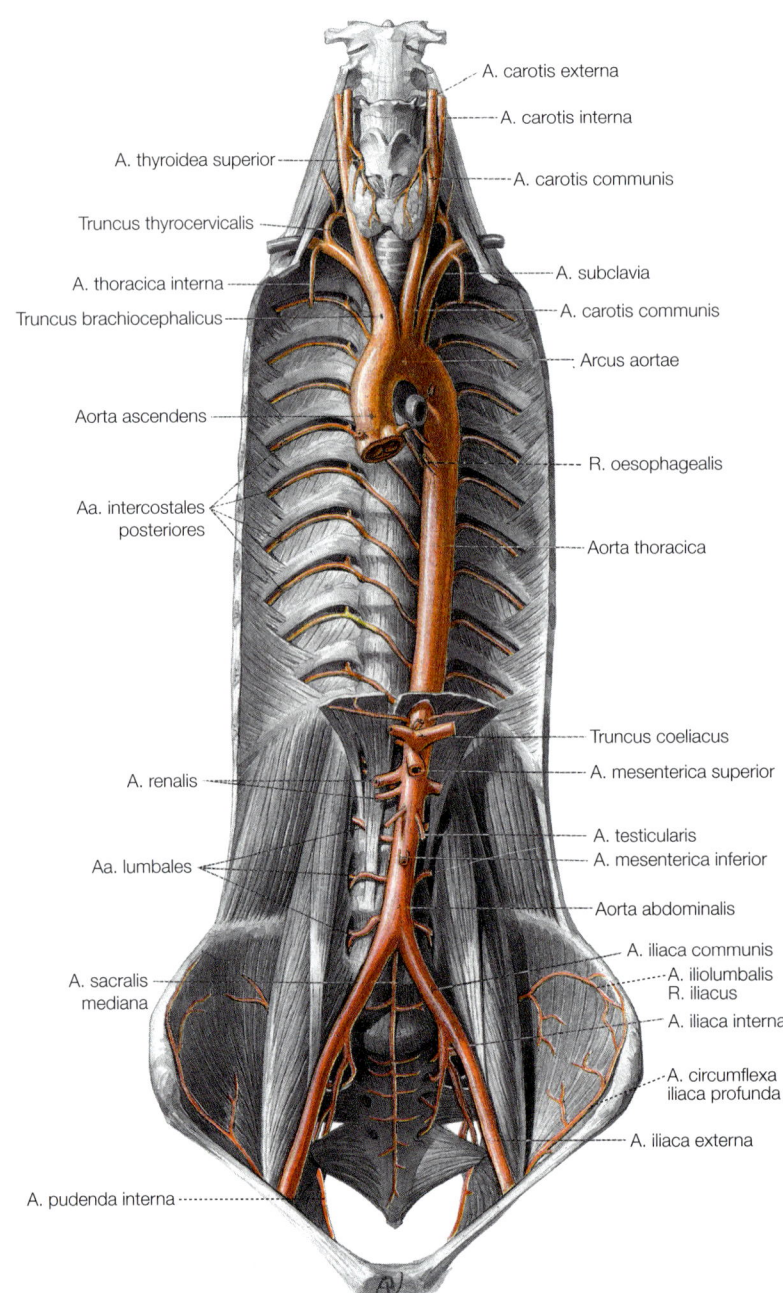

Abb. 10.5-16   Der Aortenstamm mit seinen wichtigsten Ästen. (Aus Gegenbaur-
Göppert [4])

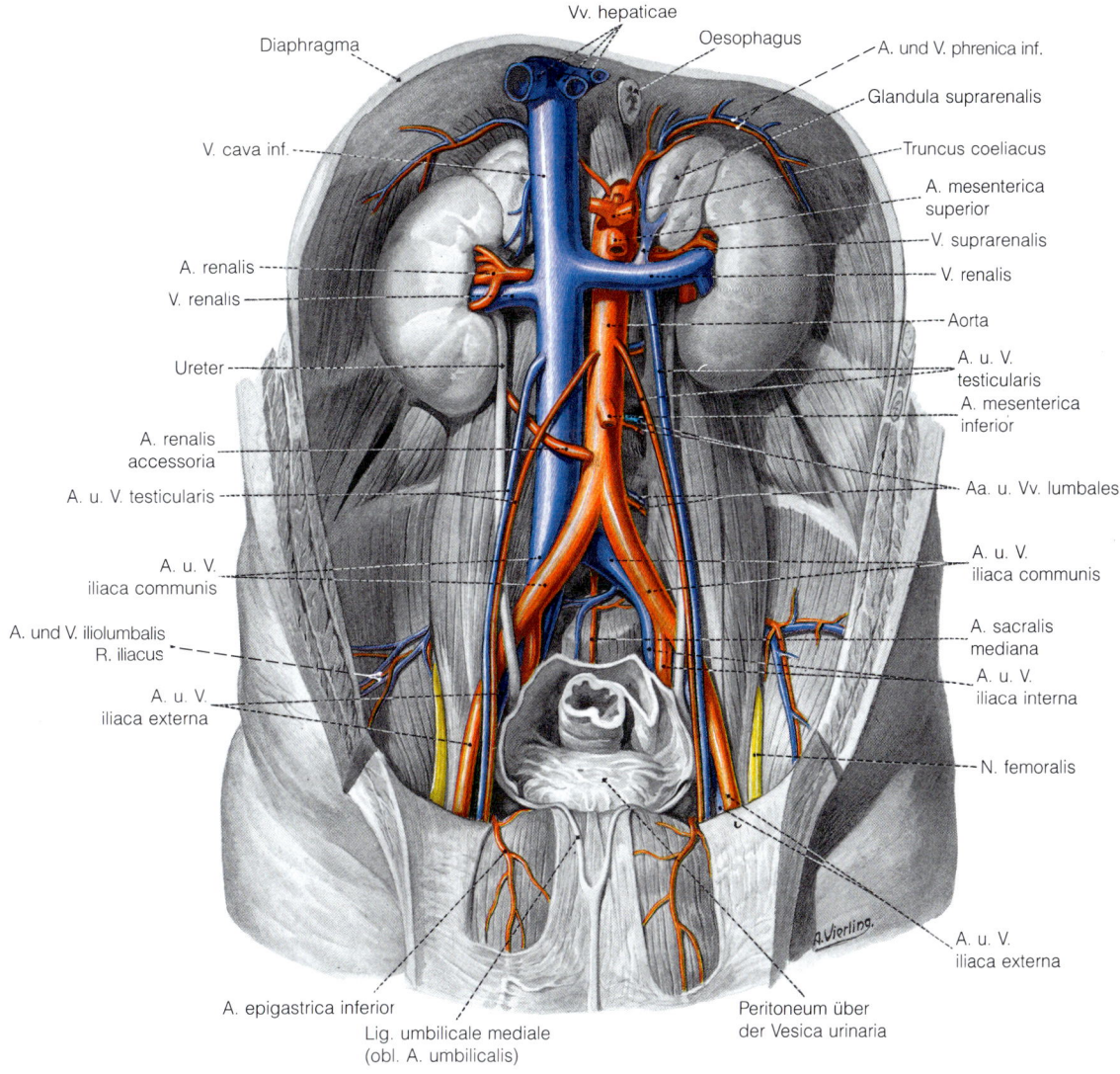

Abb. 10.5-17 Bauchaorta und untere Hohlvene. Retrositus. (Aus GEGENBAUR-GÖPPERT [4])

Duodenums überlagert. Dicht auf ihr liegen die sympathischen Nervengeflechte, zu ihren Seiten die Nodi lymphatici lumbales. An ihrer rechten Seite steigt die Vena cava inferior empor. Rechts dorsal von ihr liegt die *Cisterna chyli*, der Anfang des *Ductus thoracicus*. Der Durchmesser der Aorta abdominalis, der im Computertomogramm gemessen werden kann und für die Diagnose von **Aneurysmen** (Gefäßerweiterungen) von Bedeutung ist, beträgt in Höhe der Zwerchfellschenkel in Abhängigkeit vom Lebensalter beim Mann 22–29 mm und bei der Frau 18–25 mm [2].

Wir unterscheiden wieder wandständige oder **parietale** und Eingeweide- oder **viszerale Äste** sowie die **Endäste**.

2.5.1 Parietale Äste

– **A. phrenica inferior.** Entspringt auf jeder Seite dicht unter dem Zwerchfell und verzweigt sich an dessen Unterfläche im lumbalen Teil. Gibt die *Aa. suprarenales superiores* zu den Nebennieren ab. Die A. phrenica inferior entspringt häufig aus dem Truncus coeliacus.

– **Aa. lumbales.** Vier auf jeder Seite; verhalten sich den Interkostalarterien entsprechend. Sie gelangen hinter dem M. psoas major und meist auch hinter dem M. quadratus lumborum zwischen die Bauchmuskeln. Verbindungen vor allem mit der A. epigastrica inferior.

Nach hinten wird ein *R. dorsalis* abgegeben, der zwischen den Querfortsätzen zur Muskulatur und Haut des Rückens zieht. Von ihm geht ein *R. spinalis* in den Wirbelkanal.

2.5.2 Viszerale Äste

1. Truncus coeliacus

Die dreiteilige Oberbauchschlagader entspringt unmittelbar unter dem Hiatus des Zwerchfells und versorgt zusammen mit Ästen aus der A. mesenterica superior und inferior (s. u.) die Oberbauchorgane und den Darm. Der folgende Überblick beschränkt sich auf die Systematik dieser Blutgefäße (Abb. 10.5-18). Die für die Klinik außerordentlich bedeutsamen Einzelheiten ihres Verlaufs, ihrer feineren Verzweigungen und der genaueren Abgrenzung ihrer Versorgungsgebiete werden im Zusammenhang mit den Baucheingeweiden beschrieben und illustriert (Kap. 12.6.5, 12.7.5, 12.9.3.4; Abb. 12.7-1, 12.7-23, 12.9-9).

Im übrigen sei darauf hingewiesen, daß es gerade im Bereich der Blutgefäße des Bauchraums zahlreiche Varietäten gibt, die im Einzelfall große Bedeutung haben können. Es ist für den Arzt deshalb unerläßlich, sich bei entsprechendem Anlaß, z.B. vor einer Operation, durch geeignete Gefäßdarstellungen über die beim individuellen Patienten tatsächlich vorliegenden Verhältnisse Gewißheit zu verschaffen.

Der kurze, dicke Stamm des Truncus coeliacus teilt sich am oberen Rand des Pankreas in drei große Äste (deshalb früher: **Tripus HALLERI):**

- *A. gastrica sinistra*
- *A. hepatica communis*
- *A. splenica* (früher: *A. lienalis*)

– **A. gastrica sinistra** (linke Magenarterie). Zieht nach links zur Kardia des Magens und dann entlang der kleinen Kurvatur. Hier anastomosiert sie mit der A. gastrica dextra aus der A. hepatica communis. Durch die Vereinigung der beiden Aa. gastricae entsteht an der kleinen Kurvatur eine Gefäßarkade, die in ihrer Gesamtheit im klinischen Sprachgebrauch auch als *A. coronaria ventriculi* bezeichnet wird.
Im Bereich der Kardia gibt die A. gastrica sinistra einige *Rr. oesophagei* ab, die zum untersten Abschnitt der Speiseröhre ziehen.
– **A. hepatica communis** (gemeinsame Leberarterie). Zieht am oberen Rand der Bauchspeicheldrüse nach rechts und teilt sich in die A. gastrica dextra und die A. hepatica propria.
– – **A. gastrica dextra.** Zieht zur kleinen Kurvatur des Magens und vereinigt sich mit der A. gastrica sinistra zu einer Gefäßarkade.
– – **A. hepatica propria.** Zieht zur Leber und verzweigt sich hier in einen *R. dexter*, von dem die *A. cystica* zur Leber abgeht, einen *R. intermedius* und einen *R. sinister* zur Versorgung der Leber. Von der A. hepatica propria bzw. A. hepatica communis zweigt die A. gastroduodenalis ab:
– – **A. gastroduodenalis.** Das starke Gefäß zieht hinter dem Pylorus oder der Pars superior duodeni nach kaudal und teilt sich in die A. pancreaticoduodenalis superior und die A. gastro-omentalis dextra.
– – – **A. pancreaticoduodenalis superior.** Das Gefäß verläuft entlang der Konkavität des Duodenums

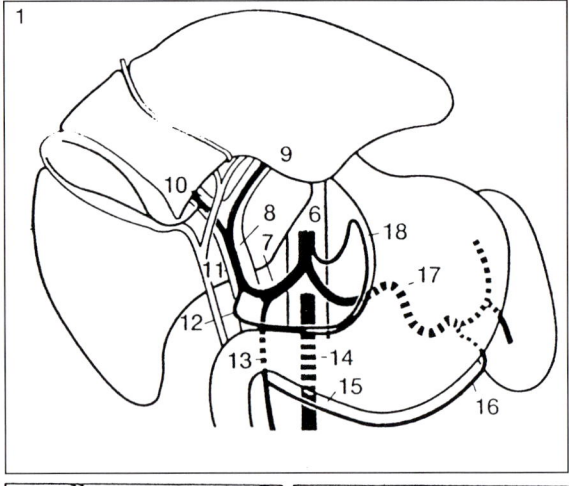

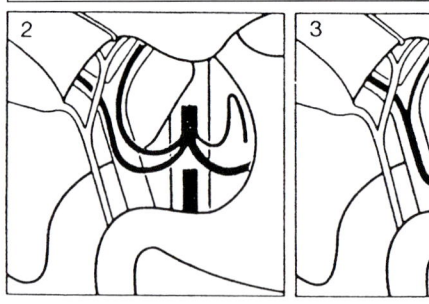

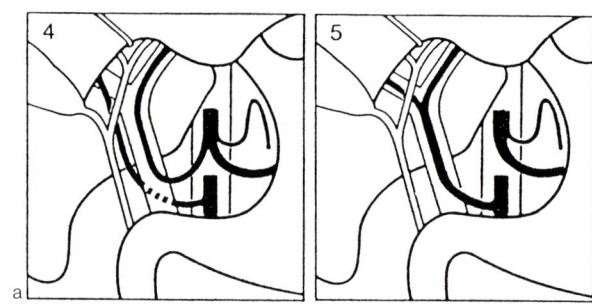

Abb. 10.5-18 (a) Hauptvarianten der Leberschlagadern.
1 Häufigster Fall: Die A. hepatica propria kommt aus dem Truncus coeliacus und teilt sich in Nähe der Porta hepatis in den R. dexter und R. sinister
2 R. dexter und R. sinister entspringen getrennt aus dem Truncus coeliacus
3 Ein zusätzlicher Ast zum linken Leberlappen entspringt aus der A. gastrica sinistra
4 Der R. dexter entspringt aus der A. mesenterica superior
5 Die A. hepatica propria entspringt aus der A. mesenterica superior
6 Truncus coeliacus
7 A. hepatica communis
8 A. hepatica propria
9 – R. sinister
10 – R. dexter
11 V. portae hepatis
12 A. gastrica dextra
13 A. gastroduodenalis
14 A. mesenterica superior
15 A. gastro-omentalis (-epiploica) dextra
16 A. gastro-omentalis (-epiploica) sinistra
17 A. splenica (lienalis)
18 A. gastrica sinistra
(Aus LIPPERT [9a])

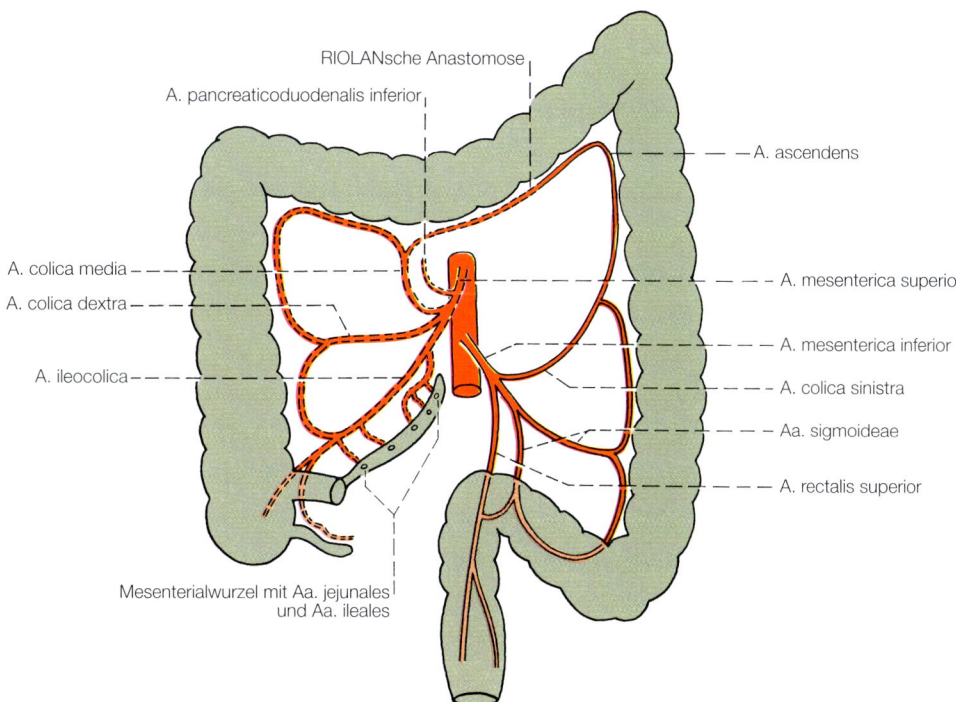

Abb. 10.5-18 (b) Übersicht über die Äste und Versorgungsgebiete der Mesenterialarterien.

und anastomosiert mit der A. pancreaticoduodenalis inferior aus der A. mesenterica superior. Von dieser Gefäßarkade ziehen *Rr. duodenales* zum Zwölffingerdarm und *Rr. pancreatici* zur Bauchspeicheldrüse. Vielfach sind die Aa. pancreaticoduodenales in Form eines anterioren und eines posterioren Zweiges doppelt angelegt und bilden dann eine doppelte Gefäßarkade. Der dorsale Ast der A. pancreaticoduodenalis superior entspringt dann oft als eigenes Gefäß und zieht als *A. retroduodenalis* über die Rückwand des Pankreaskopfes zu ihrer Vereinigung mit dem R. posterior der A. pancreaticoduodenalis inferior.

– – – **A. gastro-omentalis dextra** (früher: *A. gastroepiploica dextra*). Zieht zwischen den beiden Lamellen des Omentum majus an der großen Kurvatur des Magens nach links und verbindet sich mit der A. gastro-omentalis sinistra aus der A. splenica zu einem Gefäßbogen, von dem aus *Rr. gastrici* zum Magen und *Rr. omentales* in das große Netz ziehen (Abb. 10.5-18a).

– **A. splenica** (früher: *A. lienalis*, Milzarterie). Das kräftige Gefäß verläuft mehr oder weniger stark geschlängelt an der Oberkante der Bauchspeicheldrüse oder teils von ihr bedeckt nach links und tritt mit seinen Endästen, *Rr. splenici*, in die Milz ein. Auf ihrem Weg gibt die Arterie verschiedene Gefäße ab:

– – **Rr. pancreatici** zur Bauchspeicheldrüse. Unter den Ästen dieser Gefäße kommen der *A. pancreatica dorsalis* und der *A. pancreatica magna* besondere Bedeutung für die Bildung arterieller **Anastomosen**

zu. Der Verlauf und die Verbindungen dieser Gefäße mit Arterien aus anderen Gefäßprovinzen unterliegen großen individuellen Variationen (Einzelheiten bei [2]).

– – **A. gastro-omentalis sinistra** (früher: *A. gastro-epiploica sin.*). Das Gefäß verläuft von dorsal und links kommend an der großen Kurvatur des Magens und verbindet sich mit der A. gastro-omentalis dextra zu einem Gefäßbogen, von dem *Rr. gastrici* zum Magen und *Rr. omentales* in das große Netz ziehen.

– – **Aa. gastrici breves**. Kurze Gefäße zur Kardia und zum Fundus des Magens. Ein stärkerer Ast zieht als

– – **A. gastrica posterior** zur Hinterwand des Fundus.

2. A. mesenterica superior

Entspringt als starkes, unpaares Gefäß unmittelbar unterhalb des Truncus coeliacus und verläuft zunächst hinter dem Pankreas. Am Unterrand der Bauchspeicheldrüse tritt sie zwischen die beiden Blätter des Mesenteriums ein und überkreuzt die Pars horizontalis des Duodenums (Abb. 10.5-18). Die A. mesenterica superior gibt zahlreiche Äste ab, die den distalen Abschnitt des Duodenums, das gesamte Jejunum und Ileum sowie den Dickdarm bis etwa zum zweiten Drittel des Colon transversum mit Blut versorgen. Während die Gefäße zum Jejunum und Ileum nach links abgehen, entspringen die zum unteren Teil des Duodenums und zum Dickdarm abgehenden Arterien von der rechten Seite des Gefäßes. Von kranial nach kaudal gehen aus der A. mesenterica superior die folgenden Arterien hervor:

– **A. pancreaticoduodenalis inferior.** Teilt sich meist in einen R. anterior und posterior und anastomosiert

mit den entsprechenden Gefäßen der A. pancreaticoduodenalis superior zu einem an der Konkavität des
Duodenums liegenden Gefäßkranz.

– **Aa. jejunales et ileales.** Nach links entspringen im allgemeinen 4 –5 Arterien, die zum Jejunum, und etwa
  12 Gefäße, die zum Ileum ziehen.

– **A. colica media.** Entspringt auf der rechten Seite unmittelbar unterhalb der A. pancreaticoduodenalis inferior, teilt sich in einen rechten und linken Ast und verzweigt sich zu den Gefäßarkaden am Colon transversum, die proximal mit Ästen aus der A. colica dextra
  und distal mit Ästen aus der A. colica sinistra anastomosieren (RIOLANsche Anastomose, Abb. 10.5-18b).

– **A. colica dextra.** Entspringt rechts unterhalb der A.
  colica media und bildet die Gefäßarkaden am Colon
  ascendens. Proximal bestehen Anastomosen mit der
  A. ileocolica und distal mit der A. colica media.

– **A. ileocolica.** Zieht nach rechts zum ileokolischen
  Winkel und versorgt mit einem R. ilealis den
  distalen Abschnitt des Ileums und mit einem R. colicus den proximalen Abschnitt des Colon ascendens.
  In der Regel verzweigt sich der Stamm der A. ileocolica sodann in einen *A. caecalis anterior* und *posterior* zum Zäkum. Außerdem gibt sie oder einer ihrer
  Äste die *A. appendicularis* zum Wurmfortsatz ab
  (Abb. 10.5-18b).

3. A. suprarenalis media

Paarig. Die mittleren Nebennierenarterien entspringen in
dem Stück zwischen dem Ursprung der A. mesenterica
superior und der A. renalis aus der Seitenwand der Aorta und ziehen mit mehreren Ästen zu den Nebennieren.

4. A. renalis

Paarig. Entspringt etwa 1–2 cm unter dem Ursprung der
A. mesenterica superior in Höhe des 2. Lumbalwirbels.
Die rechte A. renalis entspringt meist etwas tiefer und ist
wegen der asymmetrischen Lage der Aorta auch länger
als das Gefäß der linken Seite. Versorgen Nieren mit
Capsula adiposa (Einzelheiten s. Band II, Kap. 13.2.1.2).

Auf ihrem Wege zum Hilus entsendet jede A. renalis
eine *A. suprarenalis inferior*, die mit mehreren Ästen
von unten her in die Nebenniere eindringt.

5. A. testicularis/ovarica

Paarig. Die Hoden-/Eierstockarterien entspringen dicht
unterhalb der Nierenarterie vom vorderen Umfang der
Bauchaorta, verlaufen vor dem Psoas nach abwärts, überkreuzen den Ureter und treten beim Mann als *A. testicularis dextra et sinistra* zum inneren Leistenring. Von
hier zieht das Gefäß als Bestandteil des Samenstrangs im
geschlängelten Verlauf zum Mediastinum des Hodens
und gibt einen Seitenzweig zum Nebenhoden ab.

Bei der Frau treten sie als *A. ovarica dextra et sinistra* jeweils vom Rand des kleinen Beckens aus nach
medial durch das Lig. suspensorium ovarii. Ein Ast
dringt in die Extremitas tubaria. Ein zweiter Ast geht
nach lateral zur Ampulle des Eileiters, ein dritter läuft
weiter medianwärts und vereinigt sich mit einem Zweig
der A. uterina zur Eierstockarkade (vgl. Band II, Kap.
13.4.5.2; Abb. 13.4-30).

6. A. mesenterica inferior

Unpaar. Die untere Darmschlagader entspringt als letz-
tes Gefäß vor der Bifurcatio an der Vorderseite der
Aorta und versorgt mit mehreren Ästen das letzte Drittel des Colon transversum, das Colon descendens, Colon
sigmoideum und den größten Teil des Rektums. Aus
der A. mesenterica inferior gehen folgende Gefäße hervor:

– **A. colica sinistra.** Teilt sich in einen aufsteigenden
  Ast *(A. ascendens)* und einen absteigenden Ast, aus
  denen die Gefäßarkaden am letzten Drittel des Colon
  transversum, an der Flexura coli sinistra und am Colon descendens hervorgehen. Diese Gefäßbögen **anastomosieren** proximal mit den Arkaden aus der A. coli
  media und distal mit denen aus den Aa. sigmoideae.

– **Aa. sigmoideae.** Meist ein Gefäßstamm, aus dem mehrere Gefäße hervorgehen, die sich zu den Arkaden am
  Colon sigmoideum verzweigen. Diese **anastomosieren**
  proximal mit den Arkaden aus der A. colica sinistra
  und distal mit dem Gebiet der A. rectalis superior.

– **A. rectalis superior.** Ist der Endast der A. mesenterica
  inferior und teilt sich in zwei oder drei Äste, *R. dexter, R. sinister* und *R. dorsalis*, die sich an der Wand
  des Rektums verzweigen und miteinander **anastomosieren.** Ihre Endäste ziehen zum Corpus cavernosum
  recti (vgl. Kap. 12.8.4.3 u. Abb. 12.8-14).

2.6   A. sacralis mediana

Nach Teilung in die Aa. iliacae communes verbleibt nur
eine dünne Fortsetzung des Stamms, die als *A. sacralis
mediana* auf der Mitte des Kreuzbeins abwärts zieht
(Abb. 10.5-16, 17 u. 19). Sie gibt noch eine *A. lumbalis
ima* ab, die bis zum letzten Foramen intervertebrale ver-
folgbar ist, ferner *Rr. sacrales* zur Seite des Kreuzbeins.
Das Ende der A. sacralis mediana geht in das *Glomus
coccygeum*, ein auf der Steißbeinspitze gelegenes arte-
riovenöses Organ, über (vgl. Kap. 10.4 u. Abb. 10.4-24).

2.7   A. iliaca communis

Vor dem Körper des vierten Lendenwirbels gabelt sich
die Bauchaorta in die beiden Hauptbeckenschlag-
adern, *Aa. iliacae communes* (Abb. 10.5-16, 17 u. 19),
die gegen den Eingang des kleinen Beckens verlaufen
und sich in der Nähe des Iliosakralgelenks in die stärkere **A. iliaca externa** und die schwächere **A. iliaca interna**
spalten.

Die Teilungsstelle der Aorta rückt im höheren Alter
herab, da das Aortenrohr etwas länger und die Wirbelsäule kürzer wird. Die Arterien überlagern die gleichnamigen Venen, ohne diese völlig zu decken, da die Tei-
lungsstellen nebeneinander liegen, die Aorta links, die
untere Hohlvene rechts. Die Summe des Querschnitts
der Gefäßäste ist wie stets bei solchen Teilungen größer
als der Querschnitt des Stammes (17 mm). Verlegung der
A. iliaca communis führt vielfach zum Absterben des
ganzen Beins.

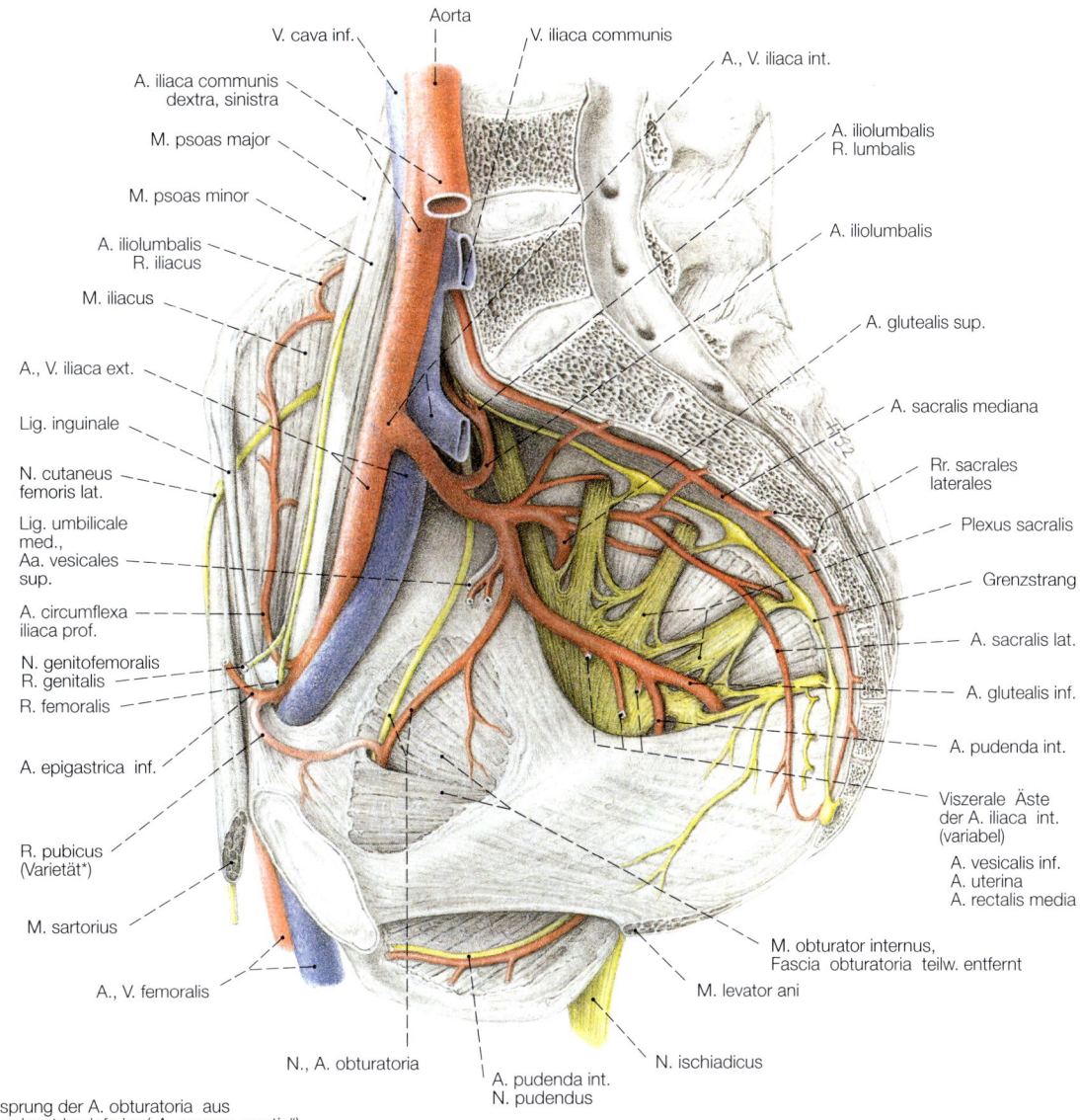

Aorta

V. cava inf.

V. iliaca communis

A. iliaca communis dextra, sinistra

A., V. iliaca int.

M. psoas major

A. iliolumbalis R. lumbalis

M. psoas minor

A. iliolumbalis

A. iliolumbalis R. iliacus

M. iliacus

A. glutealis sup.

A., V. iliaca ext.

A. sacralis mediana

Lig. inguinale

Rr. sacrales laterales

N. cutaneus femoris lat.

Plexus sacralis

Lig. umbilicale med., Aa. vesicales sup.

Grenzstrang

A. circumflexa iliaca prof.

A. sacralis lat.

N. genitofemoralis R. genitalis R. femoralis

A. glutealis inf.

A. pudenda int.

A. epigastrica inf.

Viszerale Äste der A. iliaca int. (variabel)

R. pubicus (Varietät*)

A. vesicalis inf. A. uterina A. rectalis media

M. sartorius

M. obturator internus, Fascia obturatoria teilw. entfernt

A., V. femoralis

M. levator ani

N., A. obturatoria

N. ischiadicus

A. pudenda int. N. pudendus

* Ursprung der A. obturatoria aus A. epigastrica inferior („A. corona mortis")

Abb. 10.5-19 Die A. iliaca communis und ihre Äste. Mediansagittalschnitt durch das Becken. Die Beckeneingeweide sind entfernt.

2.8 *A. iliaca interna*

Die innere Beckenschlagader gelangt medial vom Psoas ins kleine Becken und zerfällt – meist am oberen Rand des Foramen ischiadicum majus – in ihre Endäste. Diese sind häufig zu zwei größeren Stämmen, einem vorderen und einem hinteren, vereinigt und lassen sich in **parietale** und **viszerale Äste** teilen. Die parietalen versorgen die Innenwand des kleinen Beckens und dringen durch alle Pforten nach außen, die viszeralen versorgen die Eingeweide des kleinen Beckens. Die Astfolge ist sehr wechselnd.

2.8.1 Parietale Äste

– **A. iliolumbalis.** Ein *R. iliacus* dringt hinter dem M. psoas major lateralwärts zur Beckenschaufel, versorgt den M. iliacus und anastomosiert mit einem oberflächlichen Ast mit der A. circumflexa iliaca profunda. Der kleine *R. lumbalis* versorgt Teile des M. psoas und M. quadratus lumborum. Von letzterem gelangt ein *R. spinalis* zum letzten Foramen intervertebrale der Lendenwirbelsäule.

– **Aa. sacrales laterales.** Ziehen an der Seite des Kreuzbeins medial von den Foramina sacralia pelvina nach unten. Entsenden *Rr. spinales,* die durch diese Löcher in den Sakralkanal eindringen, und Äste zur Rückenmuskulatur. Querverbindungen mit der A. sacralis mediana.

– **A. obturatoria.** Läuft nach dem Ursprung aus dem vorderen Stamm der A. iliaca interna an der Seitenwand des kleinen Beckens unterhalb des N. obturatorius durch den **Canalis obturatorius** und verteilt sich zwischen die Adduktorenursprünge und die benachbarten Muskeln. Entsendet innerhalb des Beckens kleine Äste an die berührten Muskeln, und gibt vor dem Eintritt in den Kanal den **R. pubicus** ab, der zur Innenfläche des Schambeins zieht und hier mit dem R. obturatorius aus dem R. pubicus der A. epigastrica inferior anastomosiert (Abb. 10.5-19). Die **Anastomose** kann sehr stark werden, ja, die A. obturatoria entspringt häufig ganz aus der A. epigastrica inferior oder direkt aus der A. iliaca externa („A. corona mortis", die bei Leistenbruchoperationen verletzt werden kann). – Ein **R. anterior** verläuft nach dem Austritt aus dem Canalis obturatorius medianwärts unter dem M. obturator externus zur Symphyse und den Ursprüngen der Adduktoren. Verzweigungen bis zum Skrotum bzw. den Labia majora pudendi, Verbindungen mit der A. circumflexa femoris medialis. – Ein **R. posterior** zieht zwischen Membrana obturatoria und M. obturator externus abwärts zum Sitzhöcker und teilt sich mit der A. glutealis inferior in die Versorgung der anliegenden Muskeln. Ein **R. acetabularis** gelangt durch die Incisura acetabuli in das Lig. capitis femoris und mit ihm zum Gelenkkopf.

– **A. glutealis superior** (obere Gesäßarterie, Abb. 10.5-20). Bildet als stärkster Ast der A. iliaca interna die Fortsetzung des hinteren Stammes und durchsetzt am oberen Rand des M. piriformis mit dem N. gluteus superior das **Foramen suprapiriforme**. Sie verzweigt sich mit einem *R. superficialis* und einem *R. profundus* zwischen den Schichten der Glutealmuskulatur.

– **A. glutealis inferior** (untere Gesäßarterie, Abb. 10.5-20). Verläßt unterhalb des M. piriformis durch das **Foramen infrapiriforme** das Becken in Begleitung des N. ischiadicus und der A. pudenda interna. Entsendet Äste zum M. gluteus maximus und zu den Außenrotatoren sowie eine *A. comitans n. ischiadici*, die den Nerven begleitet und versorgt.

Die starken Gefäße der Gesäßgegend können bei Verletzung zu lebensbedrohenden Blutungen Anlaß geben, zumal die kurzen Stämme schwer zu unterbinden sind.

Zur Vermeidung unbeabsichtigter Injektionen in ein Blutgefäß müssen intramuskuläre Injektionen in der Gesäßgegend in das gefäßarme Feld der oberen äußeren Quadranten unterhalb des Darmbeinkamms vorgenommen werden.

2.8.2   Viszerale Äste

– **A. umbilicalis** (Nabelarterie). Nach der Geburt bleibt von der Nabelarterie nur ein kurzes Stück wegsam, der größte Teil obliteriert zum *Lig. umbilicale me-*

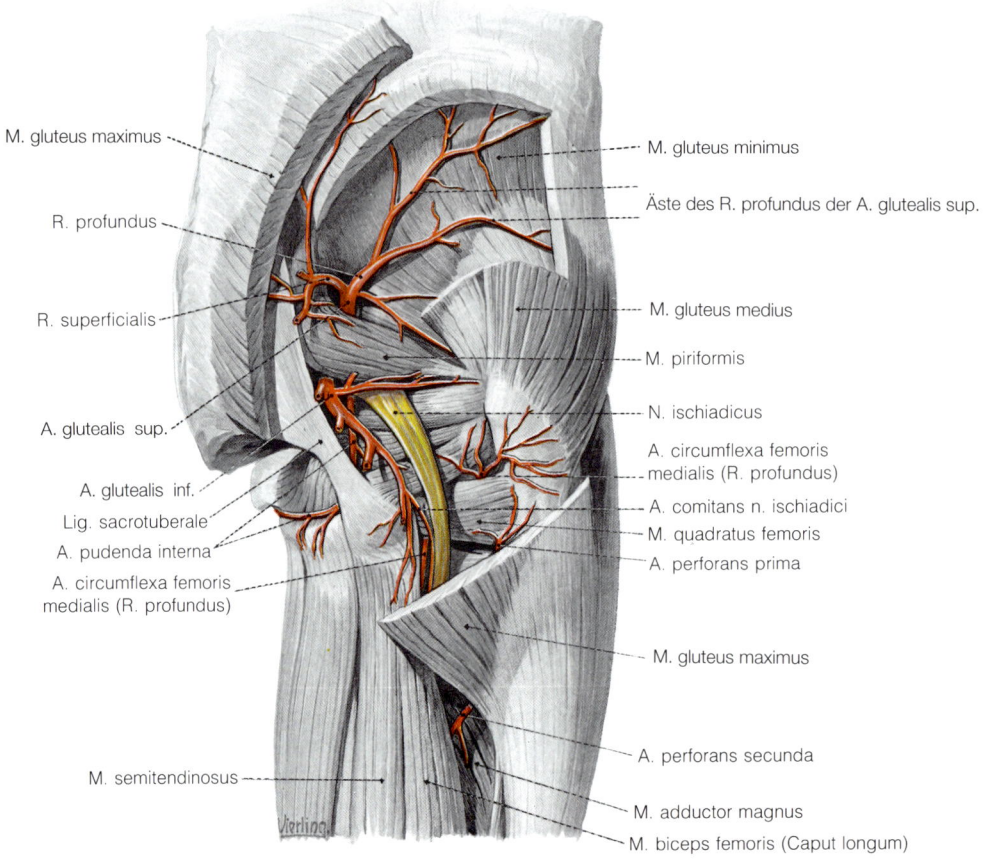

M. gluteus maximus

R. profundus

R. superficialis

A. glutealis sup.

A. glutealis inf.

Lig. sacrotuberale

A. pudenda interna

A. circumflexa femoris
medialis (R. profundus)

M. semitendinosus

M. gluteus minimus

Äste des R. profundus der A. glutealis sup.

M. gluteus medius

M. piriformis

N. ischiadicus

A. circumflexa femoris
medialis (R. profundus)

A. comitans n. ischiadici

M. quadratus femoris

A. perforans prima

M. gluteus maximus

A. perforans secunda

M. adductor magnus

M. biceps femoris (Caput longum)

Abb. 10.5-20   Hintere Arterien der Hüfte. Die Mm. glutei maximus und medius sind größtenteils entfernt. (Aus GEGENBAUR-GÖPPERT [4]) *diale* (Abb. 10.5-17 u. 19). Die wegsame Strecke, **Pars patens,** gibt die oberen Blasnarterien, *Aa. vesicales superiores,* ab. Sie gelangen, meist zwei an der Zahl, seitlich an die Blase heran. Ihre Zweige gehen abwärts bis zur Prostata, aufwärts bis zum Blasenscheitel. Außerdem können *Rr. ureterici* und die *A. ductus deferentis* aus der A. umbilicalis entspringen.

- **A. vesicalis inferior** (untere Blasenarterie). Äste zu Blasengrund, Prostata und Samenblasen; bei der Frau zum mittleren Teil der Vagina.
- **A. uterina** (Gebärmutterarterie). Entspringt gemeinsam mit einem der anderen Äste aus dem vorderen Stamm der A. iliaca interna und verläuft an der seitlichen Wand des kleinen Beckens abwärts nach vorn. In der Wurzel des **Lig. latum uteri** erreicht sie, über den Ureter hinwegziehend, die Seite der Cervix uteri und zieht mit dem Hauptast neben dem Uterus empor. Sie hat folgende Äste (vgl. auch Band II, Abb. 13.4-30):
  - – *Rr. vaginales* (Scheidenarterien). Absteigende Äste zum oberen Teil der Vagina.
  - – *R. ovaricus.* Gelangt in das Mesovarium und bildet mit der A. ovarica die Eierstockarkade.
  - – *R. tubarius.* Läuft lateralwärts in der Mesosalpinx parallel zur Tube.
- **A. rectalis media** (mittlere Mastdarmarterie). Geht direkt aus dem vorderen Hauptstamm der A. iliaca interna hervor oder entspringt gemeinsam mit der A. pudenda interna, A. vesicalis oder A. ductus deferentis. Verzweigt sich an der Ampulla recti und den anliegenden Organen (s. Abb. 12.8-14).
- **A. pudenda interna** (innere Schamarterie). Im Ursprung variabel, entweder aus dem vorderen Stamm der A. iliaca interna oder mit der A. glutealis inferior, verläßt mit letzterer das Becken unterhalb des M. piriformis im **Foramen infrapiriforme,** biegt um die Hinterseite des Sitzbeinstachels und gelangt durch das **Foramen ischiadicum minus** an die Seitenwand der Fossa ischiorectalis. Hier läuft sie eingeschlossen in die Fascia obturatio (im sog. ALCOCKschen Kanal) nach vorn gegen den Sitzbeinhöcker (vgl. Abb. 10.5-19). Am hinteren Rand des Diaphragma urogenitale entsendet sie die *A. perinealis* und teilt sich in die Endzweige auf. Während des Verlaufs im Becken gibt sie nur kleine Äste in die Nachbarschaft ab. Ihre Äste sind:
  - – **A. rectalis inferior** (Afterarterie). Zieht quer durch das Fett der Fossa ischiorectalis zur Aftergegend. Meist durch 2–3 kleine Arterien vertreten. Anastomose mit der A. rectalis media.
  - – **A. perinealis** (Dammarterie). Zieht außen oder innen vom M. transversus perinei superficialis zum Damm und läuft als *Rr. scrotales posteriores* zur Hinterfläche des Skrotums, bei der Frau als *Rr. labiales posteriores* in die großen Schamlippen (vgl. Band II, Abb. 13.4-4).
  - – **Äste der Endzweige:**
  - – *A. bulbi penis.* Gelangt im Diaphragma urogenitale unter Abgabe feinster Äste medialwärts zum Bulbus des Corpus spongiosum penis, versorgt die Schleimhaut der Harnröhre sowie die Schwellkörper

der Harnröhre und des Penis. Bei der Frau entspricht ihr die *A. bulbi vestibuli,* die zu den gleichnamigen Schwellkörpern geht.
  - – *A. urethralis.* Tritt als Ast der vorhergehenden oder selbständig entspringend dort in das Corpus spongiosum penis ein, wo sich ihm die Schwellkörper des Penis anlagern, und verläuft nach vorn bis zur Eichel.
  - – *A. profunda penis s. clitoridis* (vgl. Band II, Abb. 13.2-41 u. 13.3-51). Senkt sich in der Gegend des Schambogens von medial her in die Schwellkörper des Penis und verläuft in ihm nach vorn. Bei der Frau geht die viel dünnere Arterie zum Corpus cavernosum clitoridis.
  - – *A. dorsalis penis s. clitoridis* (vgl. Band II, Abb. 13.3-51). Gelangt als Endast der A. pudenda unter der Symphyse auf den Rücken des Penis. Läuft nach vorn und endet in der Glans penis. Bei der Frau gelangt sie auf dem gleichen Wege zum Corpus cavernosum clitoridis.

2.9 A. iliaca externa

Die äußere Beckenschlagader (Abb. 10.5-16, 17 u. 19) verläuft medial vom M. iliopsoas, durch die Faszie von ihm geschieden, zur **Lacuna vasorum** unter dem Leistenband. Hier liegt sie lateral von der V. iliaca externa und ist mit ihr durch eine Gefäßscheide zusammengeschlossen. Dicht vor dem Austritt durch die Lacuna vasorum gehen zwei Äste ab:

- **A. epigastrica inferior.** Gelangt hinter dem Leistenband an die Bauchwand und steigt hier auf der Innenfläche des M. rectus abdominis **innerhalb der Rektusscheide** bis über den Nabel empor. Hier anastomosiert sie mit der A. epigastrica superior, einem Endast der A. thoracica interna. Das Bauchfell wird durch die A. epigastrica inferior und die begleitende Vene zu einer **Plica umbilicalis lateralis** emporgehoben, die eine **Grenzscheide zwischen der Fossa inguinalis medialis und lateralis** und damit zwischen inneren und äußeren Leistenbrüchen bildet (vgl. Abb. 8.1-76, 81 u. 84). Außer den Ästen zur Bauchwand gibt sie folgende Zweige ab:
  - – *R. pubicus.* Ast zur Symphyse, der mit einem Zweig, dem *R. obturatorius,* mit dem R. pubicus der A. obturatoria anastomosiert. Diese Verbindung gibt Anlaß zu dem häufigen Ursprung der A. obturatoria aus der A. epigastrica inferior (s. oben).
  - – *A. cremasterica.* Tritt in den Leistenkanal zum M. cremaster und den Hüllen des Hodens. Anastomose mit der A. testicularis.
  - – *A. ligamenti teretis uteri.* Verläuft bei der Frau mit dem Lig. teres uteri und endet mit diesem in den großen Schamlippen.

Aus der A. iliaca externa entspringt ferner die:

- **A. circumflexa iliaca profunda.** Umkreist auf der Innenseite, dem Leistenband und dem Darmbeinkamm folgend, das Becken und gibt Äste an die benachbarten Muskeln ab. Anastomose mit dem R. iliacus der A. iliolumbalis.

2.9.1 A. femoralis

Nach dem Durchtritt der A. iliaca externa **unter dem Leistenband** heißt sie *A. femoralis* (Schenkelarterie, Abb. 10.5-21). Die **Austrittsstelle** liegt etwa auf der Mitte einer Verbindungslinie zwischen Symphyse und Spina iliaca anterior superior. Die A. femoralis begibt sich dann zwischen M. iliopsoas und M. pectineus in die **Fossa iliopectinea.** Sie wird von der Fascia lata bedeckt, deren Margo falciformis den Hiatus saphenus begrenzt. Unmittelbar **unterhalb des Leistenbands** kann man den Puls der Arterie fühlen. Hier kann man durch den Druck eines Fingers das Gefäß augenblicklich verschließen und lebensrettende Hilfe leisten. Zum Anlegen eines Femoraliskatheters wird das Gefäß etwa einen Finger breit unterhalb des Leistenbands aufgesucht.

Bedeckt vom M. sartorius gelangt die A. femoralis sodann in die Rinne zwischen dem M. vastus medialis und den Adduktoren, die durch sehnige Querfasern zwischen beiden Muskeln (Membrana vasto-adductoria) zum **Adduktorenkanal,** *Canalis adductorius,* ergänzt wird. Dieser führt durch eine Lücke in der Endsehne des M. adductor magnus, dem *Hiatus tendineus,* in die Kniekehle. So gelangt die Arterie von der Streckseite auf die Beugeseite und wird fortan als **A. poplitea** bezeichnet. Diese strahlt zum Unterschenkel und versorgt die Vorderseite als *A. tibialis anterior* und die Rückseite als *A. tibialis posterior.*

Die Äste der A. femoralis gehen sowohl ventral wie dorsal zahlreiche rückläufige Verbindungen mit den parietalen Zweigen der A. iliaca interna ein, so daß Kollateralen zur Verfügung stehen, wenn die A. femoralis proximal vom Abgang der großen Schenkeläste unterbunden wird (Abb. 10.5-22).

Der **M. sartorius ist der Leitmuskel** für die A. femoralis. Er überschneidet sie in seinem schraubenförmigen Verlauf, so daß man beim Aufsuchen der Arterie im proximalen Teil den Leitmuskel nach lateral, im distalen Teil nach medial abheben muß.

Die A. femoralis gibt in ihrem oberen Abschnitt folgende Äste ab:
- **A. epigastrica superficialis.** Steigt in der Haut der vorderen Bauchwand zum Nabel empor.
- **A. circumflexa iliaca superficialis.** Läuft unterhalb des Leistenbands zur Spina iliaca anterior superior.
- **Aa. pudendae externae.** Meist mehrere kleine Äste, die zur Haut der äußeren Geschlechtsorgane und beim Mann als *Rr. scrotales anteriores* zum Hodensack, bei der Frau als *Rr. labiales anteriores* zu den großen Schamlippen ziehen. *Rr. inguinales,* die aber auch direkt aus der A. femoralis entspringen können, verteilen sich an die inguinalen Lymphknoten.
- **A. descendens genicularis.** Entspringt als dünner Ast in der unteren Hälfte des Gefäßes und gibt *Rr. articulares* zum Rete articulare genus ab und einen *R. saphenus,* der häufig zusammen mit der V. saphena und dem N. saphenus bis zur Medialseite der oberen Wade verläuft.

2.9.2 A. profunda femoris

Etwa 3–4 cm distal vom Leistenband teilt sich die A. femoralis in zwei annähernd gleichstarke Stämme, von denen die *A. profunda femoris* (tiefe Oberschenkelarterie) mit ihren Ästen in die Muskulatur eindringt und das Haupternährungsgebiet für den Oberschenkel bildet, während die *A. femoralis* in Richtung auf die Kniekehle weiterzieht. Die A. profunda femoris gibt die folgenden Äste ab (Abb. 10.5-22).
- **A. circumflexa femoris medialis.** Dringt medialwärts zwischen M. iliopsoas und M. pectineus nach hinten und folgt dem unteren Rand des M. obturator externus bis zur Fossa trochanterica, wo sie mit Zweigen der A. circumflexa femoris lateralis (s. u.) anastomosiert. Die beiden Gefäße umgreifen also ringförmig das proximale Ende des Femurs. – Ein **R. ascendens** verzweigt sich an der Vorderfläche der Adduktoren, ein **R. profundus** dringt unter dem Trochanter minor

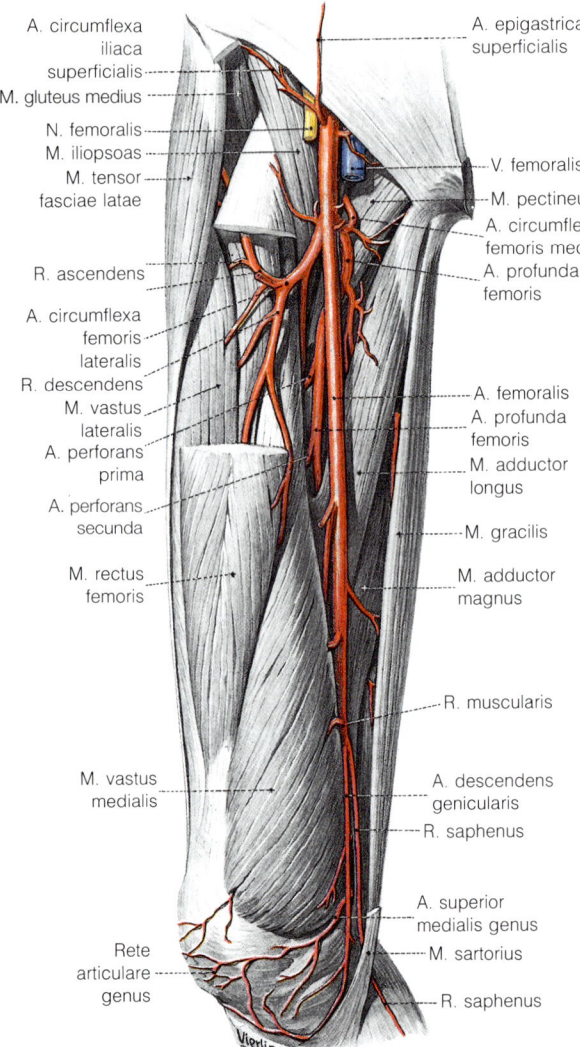

A. circumflexa iliaca superficialis
M. gluteus medius
N. femoralis
M. iliopsoas
M. tensor fasciae latae
R. ascendens
A. circumflexa femoris lateralis
R. descendens
M. vastus lateralis
A. perforans prima
A. perforans secunda
M. rectus femoris
M. vastus medialis
Rete articulare genus

A. epigastrica superficialis
V. femoralis
M. pectineus
A. circumflexa femoris medialis
A. profunda femoris
A. femoralis
A. profunda femoris
M. adductor longus
M. gracilis
M. adductor magnus
R. muscularis
A. descendens genicularis
R. saphenus
A. superior medialis genus
M. sartorius
R. saphenus

Vierling.

Abb. 10.5-21 Die A. femoralis und ihre Äste. (Aus GEGENBAUR-GÖPPERT [4])

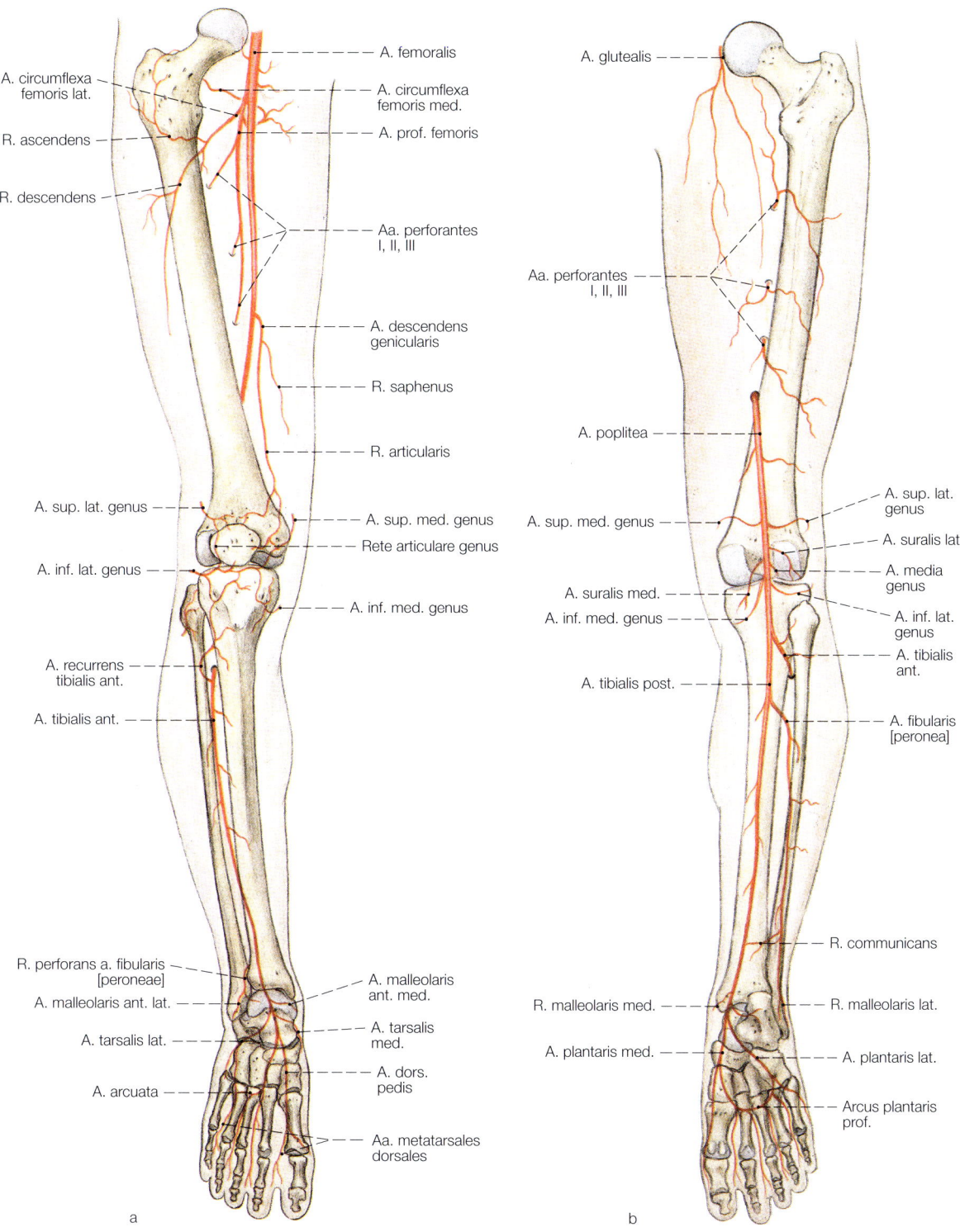

A. circumflexa femoris lat.

R. ascendens

R. descendens

A. femoralis

A. circumflexa femoris med.

A. prof. femoris

Aa. perforantes I, II, III

A. descendens genicularis

R. saphenus

R. articularis

A. sup. lat. genus

A. inf. lat. genus

A. sup. med. genus

Rete articulare genus

A. inf. med. genus

A. recurrens tibialis ant.

A. tibialis ant.

R. perforans a. fibularis [peroneae]

A. malleolaris ant. lat.

A. tarsalis lat.

A. arcuata

A. malleolaris ant. med.

A. tarsalis med.

A. dors. pedis

Aa. metatarsales dorsales

a

A. glutealis

Aa. perforantes I, II, III

A. poplitea

A. sup. med. genus

A. suralis med.

A. inf. med. genus

A. tibialis post.

R. malleolaris med.

A. plantaris med.

A. sup. lat. genus

A. suralis lat.

A. media genus

A. inf. lat. genus

A. tibialis ant.

A. fibularis [peronea]

R. communicans

R. malleolaris lat.

A. plantaris lat.

Arcus plantaris prof.

b

Abb. 10.5-22 Die Arterien des Beins. Übersicht. (a) Ansicht von ventral; (b) von dorsal.

zum M. quadratus femoris, der Gelenkkapsel, dem M. adductor magnus und den Flexoren; ein **R. aceta-bularis** geht durch die Incisura acetabuli mit dem gleichnamigen Ast der A. obturatoria zum Hüft-gelenk.

– **A. circumflexa femoris lateralis.** Sie ist die stärkere der beiden Aa. circumflexae und wendet sich zwischen M. rectus femoris und den oberen Teilen der Mm. vasti unter Zerfall in mehrere Äste lateralwärts. Ein **R. ascendens** dringt unter dem M. tensor fasciae latae zu den kleinen Glutealmuskeln sowie zur Kapsel des Hüftgelenks und schickt einen Zweig auf die Hinterseite des Femurs zur Anastomose mit der A. circumflexa femoris medialis und den Aa. gluteales. Ein **R. descendens** verzweigt sich unter dem M. rectus femoris in den Streckmuskeln bis zum Kniegelenk.

– **Aa. perforantes** (durchbohrende Arterien). Meist drei an der Zahl, durchbohren direkt am Knochen den Ansatz der Adduktoren, um die Muskeln auf der Hinterseite des Oberschenkels zu erreichen, da hier kein eigener Längsstamm mehr verläuft. An den Durchbruchstellen bilden sich im Muskel sehnige Arkaden.

– – *A. perforans prima.* Gelangt am unteren Rand des M. pectineus, den M. adductor brevis und magnus durchbohrend, nach hinten und verzweigt sich mit einem auf- und einem absteigenden Ast an den Muskeln. Eine *A. nutriens femoris proximalis* geht durch das obere Ernährungsloch des Femurs in dessen Markraum.

– – *A. perforans secunda.* Durchbricht den Ansatz von M. adductor brevis und magnus.

– – *A. perforans tertia.* Durchsetzt als Ende der A. profunda femoris etwa 3 cm oberhalb des Hiatus tendineus den M. adductor magnus und gibt die *A. nutricia femoris distalis* ab.

2.9.3   A. poplitea

Nach dem Durchtritt durch den Hiatus tendineus setzt sich die A. femoralis als *A. poplitea* fort (Abb. 10.5-22 u. 23). Sie betritt, dicht am Knochen liegend, von medial her die Kniekehle und behält auch im weiteren Verlauf die tiefste Lage. Über der Kniekehlenarterie und etwas lateral von ihr liegt die Vene, am oberflächlichsten der N. tibialis, so daß die Reihenfolge von außen nach innen Nerv, Vene, Arterie ist. Die Arterie zieht, in Fett eingehüllt, über die hintere Wand der Kapsel zwischen die beiden Köpfe des M. gastrocnemius. Am unteren Rand des M. popliteus gibt sie die *A. tibialis anterior* ab und setzt sich dann in die *A. tibialis posterior* fort. Mit der Vene ist die Arterie durch Bindegewebe fest verbunden. Die Äste der Arterie gehen am Kniegelenk in das *Rete articulare genus*, das auch die Vorderfläche der Patella überzieht, und an die Muskeln.

Die Anastomosen reichen nicht aus, um einen Kollateralkreislauf zu bilden, wenn die A. poplitea unterbunden wird. Daher darf die Kniekehlenarterie nicht unterbunden werden. Im Notfall kann man aber die A. femoralis bis zum Abgang der A. genus descendens unterbinden. Die Erfahrung zeigt jedoch, daß am Bein selbst beim Vorhandensein „positiver Kollateralzeichen" bei Unterbindungen vielfach schlechte Ergebnisse beobachtet werden.

Systematisch-anatomische Überlegungen sind deshalb hier keine ausreichende Richtschnur, und man wird daher auch hier nach Möglichkeit versuchen, die größeren Durchgangsstraßen wiederherzustellen und Unterbindung zu vermeiden. Die A. poplitea ist ein klinisch wichtiges Gefäß, das aufgrund seiner besonderen mechanischen Beanspruchung bevorzugt von degenerativen Veränderungen erfaßt wird und erkrankt.

Die A. poplitea gibt folgende Äste ab:

– *A. superior medialis genus.* Gelangt über den Condylus medialis dicht am Femur durch die Muskeln nach vorn zum Rete articulare genus.

– *A. superior lateralis genus.* Ähnlich der vorigen, aber über den lateralen Kondylus nach vorn verlaufend.

– *A. media genus.* Durchsetzt zwischen beiden Kondylen die Kapsel des Kniegelenks und verzweigt sich an den Kreuzbändern und dem benachbarten Gewebe.

– *A. inferior medialis genus.* Verläuft in der Tiefe um den Rand des medialen Condylus tibiae, vom medialen Seitenband bedeckt, nach vorn.

– *A. inferior lateralis genus.* Zieht, bedeckt vom M. plantaris und dem lateralen Kopf des M. gastrocnemius, lateralwärts über den Kopf der Fibula hinweg nach vorn zum Kniegelenk.

– *Aa. surales.* Meist 2 größere dorsale Gefäße, ein mediales und ein laterales, die tiefe Äste in die Wadenmuskeln und oberflächliche zur Haut schicken.

2.9.4   A. tibialis anterior

Die vordere Schienbeinarterie (Abb. 10.5-24) durchsetzt am unteren Rand des M. popliteus die **Membrana interossea cruris** und läuft auf der vorderen Seite des Unterschenkels zum Fußrücken. Dabei liegt sie in der Tiefe auf der Membran und **begleitet den M. tibialis anterior** an seiner lateralen Seite. Oben liegt ihr lateral der M. extensor digitorum longus an, unten der M. extensor hallucis longus, dessen Sehne sie auf dem Fußrücken unterkreuzt, um als **A. dorsalis pedis** dicht unter der Haut zum ersten Knochenzwischenraum zu gelangen. Die vordere Schienbeinarterie wird von zwei Venen und im unteren Abschnitt vom N. peroneus profundus begleitet. Sie gibt zahlreiche Äste an die benachbarten Muskeln ab.

Die Äste der A. tibialis anterior sind:

– *A. recurrens tibialis posterior.* Ein kleiner Ast, der vor dem Durchtritt durch die Membrana interossea cruris zur Hinterfläche des Kniegelenks zieht. Sie bildet den Rest einer primitiven, tiefliegenden A. poplitea. Das Gefäß kann fehlen.

– *A. recurrens tibialis anterior.* Entspringt unmittelbar nach dem Durchtritt der A. tibialis anterior durch die Membrana interossea und verläuft rückläufig durch den M. tibialis anterior zum Gelenknetz.

– *A. malleolaris anterior lateralis* (vordere äußere Knöchelarterie). Entspringt nahe dem Fußgelenk und geht zum *Rete malleolare laterale*, dem Gefäßnetz auf dem lateralen Knöchel.

– *A. malleolaris anterior medialis* (vordere innere Knöchelarterie) zum *Rete malleolare mediale*.

Da beide Knöchel ein Arteriennetz besitzen und die Knöchelnetze vorn und hinten miteinander verbunden sind, besteht in **Knöchelhöhe** ein vollständiger **Arterienkranz um den Fuß.** Wenn daher eine der beiden Aa. tibiales verlegt wird, besteht keine unmittelbare Gefahr des Absterbens.

2.9.5 A. dorsalis pedis

Die Fußrückenarterie, *A. dorsalis pedis* (Abb. 10.5-24), ist der Endast der A. tibialis anterior und gibt folgende Äste ab:

– *A. tarsalis lateralis.* Zieht in Höhe des Os naviculare quer über die Fußwurzel und gibt Äste zum Rete dorsale pedis (Fußrückennetz) ab.
– *Aa. tarsales mediales* zum medialen Fußrand.
– **A. arcuata** (Bogenarterie). Verläuft bei guter Ausbildung quer über den Tarsometatarsalgelenken und entsendet außer Zweigen zum Fußrücken nach vorn die Aa. tarsales dorsales. Diese laufen im 2.–4. Knochenzwischenraum distalwärts („Aa. metatarsales dorsales") und geben schwache **Aa. digitales dorsales** zu den dorsalen Rändern der Zehen ab. Anastomosen durch Rr. perforantes mit den plantaren Gefäßen.

– **A. tarsalis dorsalis I.** Verläuft als ein Endast der A. dorsalis pedis im 1. Knochenzwischenraum nach vorn und entsendet *Aa. digitales dorsales* für die zugekehrten Seiten der 1. und 2. Zehe.
– **R. plantaris profundus.** Dringt durch den 1. Knochenzwischenraum zur Fußsohle und schließt den Arcus plantaris.

2.9.6 A. tibialis posterior

Die *A. tibialis posterior* (hintere Schienbeinarterie, Abb. 10.5-23, 25 u. 26) behält die Richtung der A. poplitea bei und zieht zusammen mit dem N. tibialis **unter dem Sehnenbogen des M. soleus** hindurch (Wadenkanal) in die Schicht zwischen dem Soleus und den tiefen Beugemuskeln. Sie zieht, vom M. soleus durch das tiefe Blatt

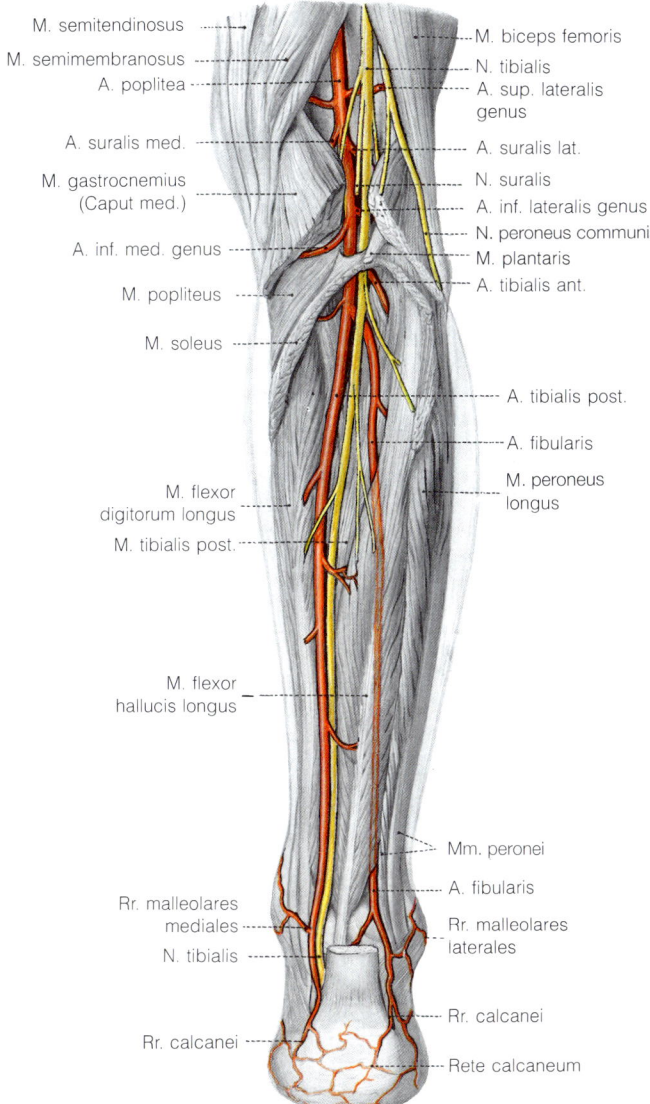

M. semitendinosus
M. semimembranosus
A. poplitea
A. suralis med.
M. gastrocnemius (Caput med.)
A. inf. med. genus
M. popliteus
M. soleus
M. flexor digitorum longus
M. tibialis post.
M. flexor hallucis longus
Rr. malleolares mediales
N. tibialis
Rr. calcanei

M. biceps femoris
N. tibialis
A. sup. lateralis genus
A. suralis lat.
N. suralis
A. inf. lateralis genus
N. peroneus communis
M. plantaris
A. tibialis ant.
A. tibialis post.
A. fibularis
M. peroneus longus
Mm. peronei
A. fibularis
Rr. malleolares laterales
Rr. calcanei
Rete calcaneum

Abb. 10.5-23 Die Arterien des rechten Unterschenkels. Beugeseite.

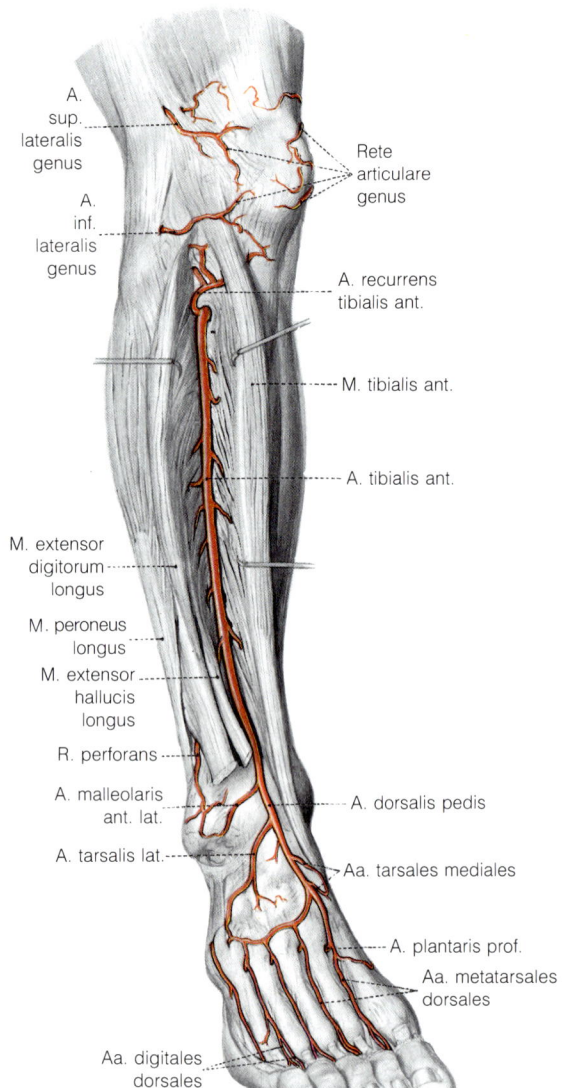

A.
sup.
lateralis
genus

A.
inf.
lateralis
genus

Rete
articulare
genus

A. recurrens
tibialis ant.

M. tibialis ant.

A. tibialis ant.

M. extensor
digitorum
longus

M. peroneus
longus

M. extensor
hallucis
longus

R. perforans

A. malleolaris
ant. lat.

A. tarsalis lat.

A. dorsalis pedis

Aa. tarsales mediales

A. plantaris prof.

Aa. metatarsales
dorsales

Aa. digitales
dorsales

Abb. 10.5-24 Die Arterien der Streckseite des rechten Unterschenkels und Fußrückens.

der Fascia cruris getrennt, nach abwärts und betritt hinter dem tibialen Knöchel die Bahn, auf der Sehnen, Nerven und Gefäße die Fußsohle erreichen. Vom Retinaculum mm. flexorum bedeckt, liegt der **Gefäß-Nerven-Strang** zwischen den Sehnen des M. tibialis posterior und des M. flexor digitorum longus vorn und der Sehne des M. flexor hallucis longus hinten. Die Arterie zerfällt unter dem Ursprung des M. abductor hallucis in die *A. plantaris medialis* und *lateralis*.

Die A. tibialis posterior gibt folgende Äste ab:

– **A. fibularis** (synonym: *peronea*) (Wadenbeinarterie). Sie bildet den zweiten Längsstamm auf der Beugeseite des Unterschenkels, die mehr Muskeln besitzt als die Streckseite. Entspringt im spitzen Winkel vom Anfang der A. tibialis posterior und wendet sich gegen die Fibula, an der sie, bedeckt vom M. flexor hallucis longus, herabzieht. Sie endet an der lateralen

und hinteren Seite des Calcaneus mit *Rr. calcanei*. Die A. fibularis geht aus dem onto- und phylogenetisch primitiven Hauptstamm des Unterschenkels, der A. interossea, hervor. Außer Muskelästen und einer *A. nutricia fibulae* entsendet sie:

– – *R. perforans*. Durchbohrt oberhalb des lateralen Knöchels die Membrana interossea und läuft auf der Vorderseite in das Rete dorsale pedis.

– – *R. communicans*. Querverbindung zur A. tibialis posterior aus dem Endstück der A. fibularis, verläuft unter den Beugersehnen, kann mehrfach vorkommen.

– – *Rr. malleolares laterales*. Die kleine fibulare Knöchelarterie zieht zum *Rete malleolare laterale*.

– – *Rr. calcanei* zur lateralen Seite des Calcaneus (Rete calcaneum).

– *A. nutricia tibialis*. Vom Anfangsteil der A. tibialis posterior zum Foramen nutricium tibiae auf der Rückfläche des Schienbeins.

– *Rr. malleolares mediales* (hintere mediale Knöchelarterien). Laufen den Ästen der vorderen entgegen.

– *Rr. calcanei* zur tibialen Fläche der Ferse ins Rete calcaneum.

– **A. plantaris medialis.** Die mediale Sohlenarterie läuft an der medialen Seite der Fußsohle zwischen M. abductor hallucis und M. flexor digitorum brevis. Sie bildet mit dem N. plantaris medialis einen medialen Fußsohlenstrang. Bei typischer Ausbildung geht ein **R. profundus** zum *Arcus plantaris*, ein *R. superficialis* an den medialen Rand der Großzehe zur Verstärkung der aus dem tiefen Bogen stammenden Zehenarterie. Mit dem **R. superficialis** steht das Rudiment eines ursprünglich bei Säugetieren vorhandenen Arcus plantaris superficialis in Verbindung. So gehen z. B. in Abb. 10.5-25 von einem dünnen, lateralwärts gebogenen Stämmchen feine *Aa. digitales plantares communes* aus und münden in die Aa. metatarsales plantares.

– **A. plantaris lateralis.** Die laterale Fußsohlenarterie ist die Fortsetzung der A. tibialis posterior und begibt sich zwischen M. flexor digitorum brevis und M. quadratus plantae an den lateralen Rand der Fußsohle. An der Basis des Metatarsale V wendet sie sich im Bogen als *Arcus plantaris profundus*, den Mm. interossei aufgelagert, medialwärts bis zum 1. Knochenzwischenraum, wo sie mit dem R. plantaris profundus der Fußrückenarterie anastomosiert.

– **Arcus plantaris profundus** (tiefer Sohlenbogen). Entspricht dem tiefen Hohlhandbogen. Ein oberflächlicher Arterienbogen, der entsprechend jenem an der Hand unter der Plantaraponeurose zu suchen wäre, ist meist nicht ausgebildet. Aus dem Sohlenbogen entspringen:

– – **Aa. metatarsales plantares**. Sie verlaufen in den Räumen zwischen den Mittelfußknochen distalwärts zu den Zehen, deren einander zugekehrte Ränder von je zwei **Aa. digitales plantares communes** versorgt werden. Diese zweigen sich weiter in die **Aa. digitales plantares propriae** auf. Durchbohrende Äste, *Rr. perforantes*, verbinden die plantaren und dorsalen Metatarsalarterien sowohl an ihrem Beginn als auch am Ende.

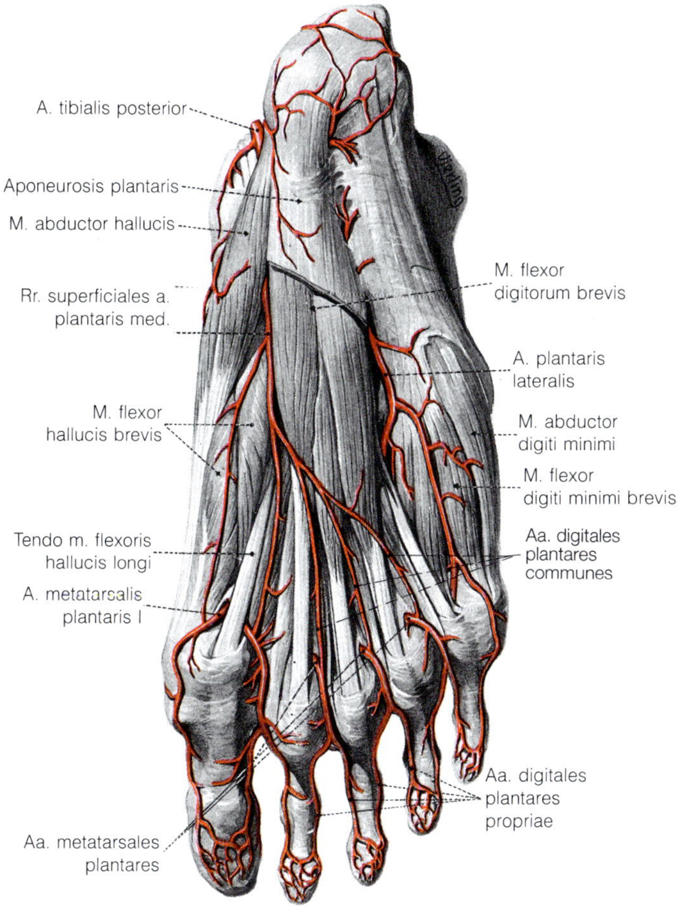

◁ **Abb. 10.5-25** Oberflächliche Arterien der rechten Fußsohle nach Entfernung der Plantaraponeurose. (Aus GEGENBAUR-GÖPPERT [4])

A. tibialis posterior

Aponeurosis plantaris

M. abductor hallucis

Rr. superficiales a. plantaris med.

M. flexor hallucis brevis

Tendo m. flexoris hallucis longi

A. metatarsalis plantaris I

Aa. metatarsales plantares

M. flexor digitorum brevis

A. plantaris lateralis

M. abductor digiti minimi

M. flexor digiti minimi brevis

Aa. digitales plantares communes

Aa. digitales plantares propriae

Abb. 10.5-25 Oberflächliche Arterien der rechten Fußsohle nach Entfernung der Plantaraponeurose. (Aus GEGENBAUR-GÖPPERT [4])

A. tibialis posterior

M. abductor hallucis

A. plantaris medialis

M. flexor hallucis brevis

A. metatarsalis plantaris I

Aa. digitales plantares propriae

M. quadratus plantae (M. flexor accessorius)

A. plantaris lateralis

Arcus plantaris

Aa. metatarsales plantares

Mm. interossei

Aa. digitales plantares communes

Aa. digitales plantares propriae

▷

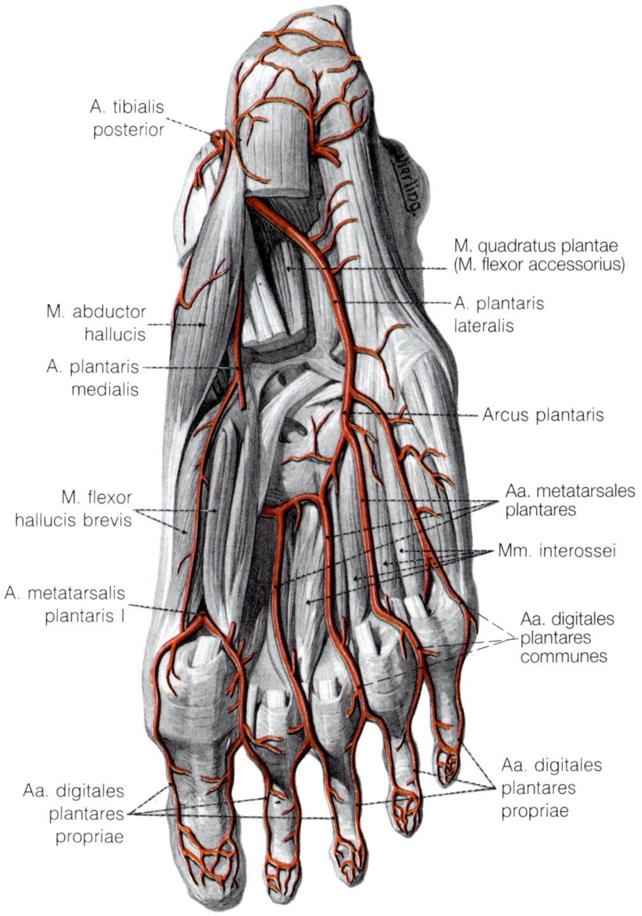

Abb. 10.5-26 Tiefe Arterien der rechten Fußsohle. Gleiches Objekt wie vorige Abb. nach Entfernung der Muskulatur. (Aus GEGENBAUR-GÖPPERT [4])

Literatur

[1] ADACHI, B.: Das Arteriensystem der Japaner, Bd. I und II. Verlag der Kaiserlich-Japanischen Universität zu Kyoto, 1928.

[2] BRECHT, G., K. LACKNER, TH. BRECHT, P. THURN: Das Aortenaneurysma im Computertomogramm. Fortschr. Röntgenstr. 130 (1979) 162–171.

[3] BUURMAN, R., E. BÜCHELER: Pankreas. In: FROMMHOLD, W., W. DIHLMANN, H.-ST. STENDER, P. THURN (Hrsg.): Schinz, Radiologische Diagnostik, Bd. III – Teil 2: Gastrointestinaltrakt II. Thieme, Stuttgart–New York 1988.

[4] GEGENBAUR, C., E. GÖPPERT: Lehrbuch der Anatomie des Menschen, Bd. III/1: Das Blutgefäßsystem. Engelmann, Leipzig–Berlin 1913.

[5] HOCHSTETTER, F.: Die Entwicklung des Blutgefäßsystems. In: HERTWIG, O. (Hrsg.): Handb. der vergl. und exper. Entwicklungslehre der Wirbeltiere, 3. Bd., 2. Teil, S. 21–166. Fischer, Jena 1906.

[6] HINRICHSEN, K. V.: Humanembryologie. Springer, Berlin 1990.

[7] LACKNER, K.: Thorax. In: FRIEDMANN, G., E. BÜCHELER, P. THURN (Hrsg.): Ganzkörper-Computertomographie. Thieme, Stuttgart–New York 1980.

[8] V. LANZ, T., W. WACHSMUTH: Praktische Anatomie, Bd. I/3: Arm, 2. Aufl. Springer, Berlin 1959.

[9] V. LANZ, T., W. WACHSMUTH: Praktische Anatomie, Bd. I/4: Bein (2. Aufl., bearbeitet von J. LANG). Springer, Berlin 1972.

[9a] LIPPERT, H.: Lehrbuch Anatomie. Urban & Schwarzenberg, München–Wien–Baltimore 1990.

[10] LIPPERT, H., R. PABST: Arterial Variations in Man. Bergmann, München 1985.

[11] LISCHKA, M. F., E. B. KRAMMER, T. RATH, M. RIEDL, E. ELLBÖCK: The human thyrocervical trunk: Configuration and variability reinvestigated. Anat. Embryol. 163 (1982) 389–401.

[12] SOBOTTA, J.: Atlas der Anatomie des Menschen. STAUBESAND, J. (Hrsg.). Urban & Schwarzenberg, München–Wien–Baltimore 1988.

[13] TANDLER, J.: Lehrbuch der systematischen Anatomie, 3. Bd.: Das Gefäss-System. F. C. W. Vogel, Leipzig 1926.

[14] WRIGHT, N. L.: Dissection study and mensuration of human aortic arch. J. Anat. (Lond.) 104 (1969) 377–385.

10.6 Systematik des Venensystems

K. Fleischhauer und D. Drenckhahn

Venen sind definitionsgemäß diejenigen Gefäße, die das Blut zu den Vorhöfen des Herzens leiten. Dementsprechend führen die Venen des kleinen Kreislaufs sauerstoffreiches und die Venen des großen Kreislaufs sauerstoffarmes Blut.

1 Die Venen des kleinen Kreislaufs

In der Regel entstehen am Hilus jederseits zwei **Lungenvenen**, *Vv. pulmonales*, die unterhalb der Lungenarterien in horizontalem Verlauf zum linken Vorhof ziehen. Sie bilden den Querschenkel des sog. **Venenkreuzes**, dessen vertikaler Schenkel durch die *V. cava superior* und *inferior* gebildet wird. Da die Vv. pulmonales den Vorhof bilden helfen, sind sie nicht scharf gegen seine Wand abgesetzt. Der Belag von Herzmuskulatur reicht ungefähr bis zum Ansatz des Herzbeutels, oft noch darüber hinaus.

2 Die Venen des großen Kreislaufs

Allgemein ist festzuhalten, daß die Venen nicht überall genau so angeordnet sind wie die Arterien. Man unterscheidet ein oberflächliches, zwischen Faszie und Haut eingelagertes „epifasziales" Venennetz von einem System in der Tiefe gelegener „subfaszialer" größerer Venen. Das oberflächliche und das tiefe Venennetz sind miteinander durch sog. Perforansvenen verbunden. Solche Verbindungsstellen kommen teils an festliegenden Orten, teils aber auch an wechselnder Stelle vor. Das **oberflächliche Venennetz** ist durch eine vom arteriellen Versorgungsschema abweichende Anordnung gekennzeichnet (vgl. Abb. 10.6-5). Der Verlauf der einzelnen, miteinander anastomosierenden kleineren Venen ist sehr wechselnd. Im Gegensatz hierzu halten sich viele der **tiefen Venen** in den Extremitäten und im Stamm eng an den Verlauf von Arterien und sind mit diesen von einer gemeinsamen Bindegewebshülle umgeben. Große Arterien werden von einem, kleinere vielfach von zwei Venenstämmen begleitet. Die Venen, die in Begleitung der Arterien verlaufen, werden den Arterien entsprechend benannt. Auch die tiefen Venen, z.B. im Halsbereich, haben eine wesentlich größere Variabilität als die Arterien der entsprechenden Region.

Im Gehirn ist das gesamte Venensystem nach einem grundsätzlich anderen Prinzip angeordnet als die Arterien, und auch die großen Venen verlaufen von diesen getrennt. Sie bedürfen deshalb gesonderter Beschreibung und Benennung (vgl. Band II).

Venenklappen kommen vor allem in den kleineren Venen der Extremitäten vor und sind im Bein besonders zahlreich. In den größeren Venen sind sie seltener (vgl. Abb. 10.6-8a u. c), in manchen Bereichen fehlen sie ganz. So haben z.B. die tiefen Venenplexus der Wirbelsäule keine Venenklappen [2].

2.1 Entwicklung der Rumpfvenen

Wie in Kap. 10.1 ausgeführt und in Abb. 10.1-1 und Abb. 10.6-1 veranschaulicht, entwickeln sich die oberen **Präkardinalvenen**, *Vv. cardinales superiores*, zur rechten und linken *V. jugularis*. Die linke Präkardinalvene mündet über eine, während der Thymus- und Schilddrüsenbildung entstandene Anastomose in die rechte Präkardinalvene. Aus dieser Anastomose entsteht die *V. brachiocephalica* und kaudal daran anschließend die **obere Hohlvene**, *V. cava superior*. Aus Anastomosen zwischen den Präkardinalvenen und den Venen der oberen Extremität entstehen die rechte und linke *V. subclavia*.

Die **untere Hohlvene**, *V. cava inferior*, rekrutiert sich im wesentlichen aus der rechten **Subkardinalvene**, *V. subcardinalis dextra*, ein Venenstamm, der sich während der Entwicklung der Vornieren und Keimdrüsen ausbildet und über die Nieren mit den **Postkardinalvenen**, *Vv. cardinales posteriores*, eine Art Portalvenenkreislauf bildet (dieser ist in der Vogelniere noch vorhanden). Die linke Subkardinalvene steht über den **Subkardinalvenenplexus** mit der rechten Subkardinalvene in Verbindung. Wegen der Blutflußverlagerung in die rechte Körperhälfte verkümmern die linken Subkardinalvenen weitgehend. Aus dem Subkardinalplexus entsteht die **linke Nierenvene**, *V. renalis sinistra*. Beidseits bleiben die Keimdrüsenäste der Subkardinalvenen erhalten und folgen den sich nach kaudal verlagernden Keimdrüsen, *Vv. testiculares* bzw. *ovaricae*. Entsprechend ihrer Entstehung mündet die linke Keimdrüsenvene in die linke V. renalis, die rechte in den prärenalen Abschnitt der unteren Hohlvene.

Die Verbindung der unteren Hohlvene zu den Beinvenen erfolgt durch den **Präsakralplexus**, der sich zwischen den Postkardinalvenen entwickelt, Anschluß an die Subkardinalvenen gewinnt und kaudal die Venen der Extremitäten aufnimmt. Die linke **Beckenvene**, *V. iliaca communis*, entsteht im wesentlichen aus dem Präsakralplexus. Die Azygosvenen entstehen aus einer dritten Generation dorsaler Venen, den **Suprakardinalvenen**, *Vv. supracardinales*, die von den Postkardinalvenen ausgehen und untereinander durch Queranastomosen verbunden sind. Eine solche Queranastomose stellt die Verbindung zwischen der *V. hemiazygos* (links) und der *V. azygos* (rechts) dar.

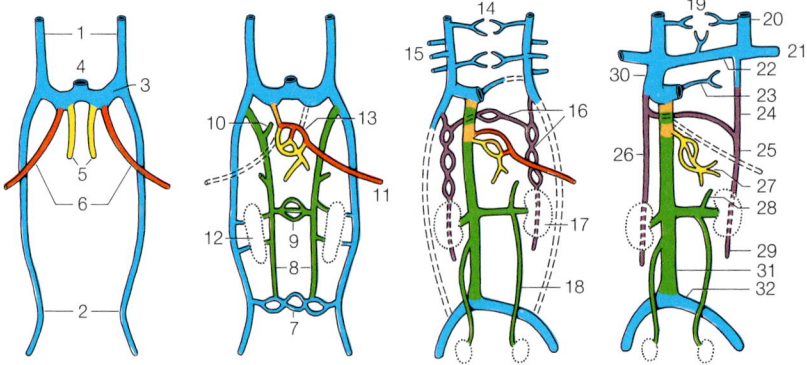

Abb. 10.6-1   Entwicklung des Venensystems des Rumpfes. Von links nach rechts: 4. Woche, 6. Woche, 8. Woche, Erwachsener. 1 Vv. cardinales sup., 2 Vv. cardinales post., 3 V. cardinalis communis (Ductus CUVIERI), 4 Sinus venosus, 5 Vv. vitellinae, 6 Vv. umbilicales, 7 Präsakralplexus, 8 Vv. subcardinales, 9 Subkardinalplexus, 10 Lebersproß der Subkardinalvene, 11 V. umbilicalis sin., 12 Pronephros, 13 Ductus venosus, 14 Schilddrüsen- und Thymusvenen (Anastomosis praecardinalis), 15 Venen der oberen Extremität, 16 Suprakardinalvenen mit Anastomose, 17 Metanephros, 18 V. testicularis, V. ovarica, 19 Vv. thyroideae, 20 V. jugularis int., 21 V. subclavia, 22 V. brachiocephalica, 23 V. obliqua atrii sin., 24 V. hemiazygos accessoria, 25 V. hemiazygos, 26 V. azygos, 27 V. portae mit Zuflüssen, 28 V. suprarenalis, 29 V. lumbalis ascendens, 30 V. cava sup., 31 V. cava inf., 32 V. iliaca communis.

Das Schicksal der **Nabel**- und **Dottersackvenen** ist eng mit der Entwicklung des Darms und der Leber verknüpft (s. Kap. 12.9). Beide Venensysteme münden in den Leberkapillarplexus ein. Die rechte Nabelvene obliteriert und die Verbindung der linken Dottersack- und Nabelvene zum *Ductus* CUVIERI, *V. cardinalis communis,* verkümmert ebenfalls. Die bleibende rechtsseitige Verbindung zwischen Lebervenenplexus und Ductus CUVIERI gewinnt Anschluß an einen Sproß der Subkardinalvene. Aus dieser Vereinigung geht der posthepatische Teil der V. cava inferior hervor. Die prähepatisch untereinander anastomosierenden Dottersackvenen entwickeln sich zur **V. portae** und zu den Mesenterialvenen. Die Verbindung zwischen Nabelvene und unterer Hohlvene, *Ductus venosus,* verödet nachgeburtlich (s. Kap. 10.1).

2.2   Das Gebiet der oberen Hohlvene

Die **V. cava superior** sammelt das Blut von Kopf, Hals, Arm und von der Brustwand. Ihr Stamm entsteht auf der rechten Körperseite durch den Zusammenfluß der beiden *Vv. brachiocephalicae* hinter der 1. Sternokostalverbindung (vgl. Abb. 10.6-7). Von hinten mündet die **V. azygos** in den Stamm der V. cava superior, der rechts von der Aorta und ventral vom rechten Bronchus zum rechten Vorhof zieht. Auf die Brustwand projiziert überragt die V. cava superior den rechten Sternalrand. Ihr unterster Abschnitt liegt innerhalb des Herzbeutels.

2.2.1   V. brachiocephalica

Die **V. brachiocephalica dextra** und **sinistra** entstehen durch die Vereinigung der *V. subclavia* mit den *Vv. jugulares interna et externa* im sog. **Venenwinkel,** *Angulus venosus,* der jeweils hinter dem Sternoklavikulargelenk liegt. Infolge der rechtsseitigen Lage der oberen Hohlvene ist die linke V. brachiocephalica länger als die rechte (Abb. 10.6-6). Die linke verläuft schräg und ist dem Aortenbogen aufgelagert, die rechte weicht nur wenig aus der Vertikalen ab. Die V. cava superior und die Vv. brachiocephalicae haben keine Klappen. In die V. brachiocephalica münden die *V. thyroidea inferior, V. vertebralis, Vv. thoracicae internae, V. intercostalis suprema* sowie Venen von Thymus, Perikard, Bronchien, von der Trachea und dem Ösophagus.

Die **V. vertebralis** entsteht am Hinterhauptsbein und begleitet die A. vertebralis durch die Foramina processus transversi der oberen sechs Halswirbel, indem sie Geflechte um die Arterie bildet. Ihre Wurzeln stehen mit den Venen der Schädelhöhle sowie mit den Venengeflechten des Wirbelkanals und der Halswirbel in Verbindung.

Die **V. thoracica interna** verläuft paarig mit der A. thoracica interna. Sie beginnt entsprechend der Arterie mit der V. epigastrica superior und empfängt damit auch einen Teil des Bluts aus der Brustdrüse. Es bestehen zahlreiche Anastomosen mit benachbarten Venen, insbesondere den Interkostalvenen.

2.2.2   Vv. jugulares externa und anterior

Das venöse Blut des Kopfes und des Halses fließt durch mehrere Venenstämme ab (Abb. 10.6-2). Das tiefste Gefäß ist die *V. jugularis interna,* die auch das Blut aus dem Zentralorgan aufnimmt. Die oberflächlichen Venenstämme heißen *V. jugularis externa* und *V. jugularis anterior.* Sie sind untereinander und mit der tiefen Vene in wechselnder Weise verbunden, so daß die drei Jugularvenen auch als ein System von kommunizierenden Röhren angesehen werden können.

Die **V. jugularis externa** bildet sich hinter der Ohrmuschel durch die Vereinigung der *V. occipitalis* mit der *V. auricularis posterior* und zieht, vom Platysma be-

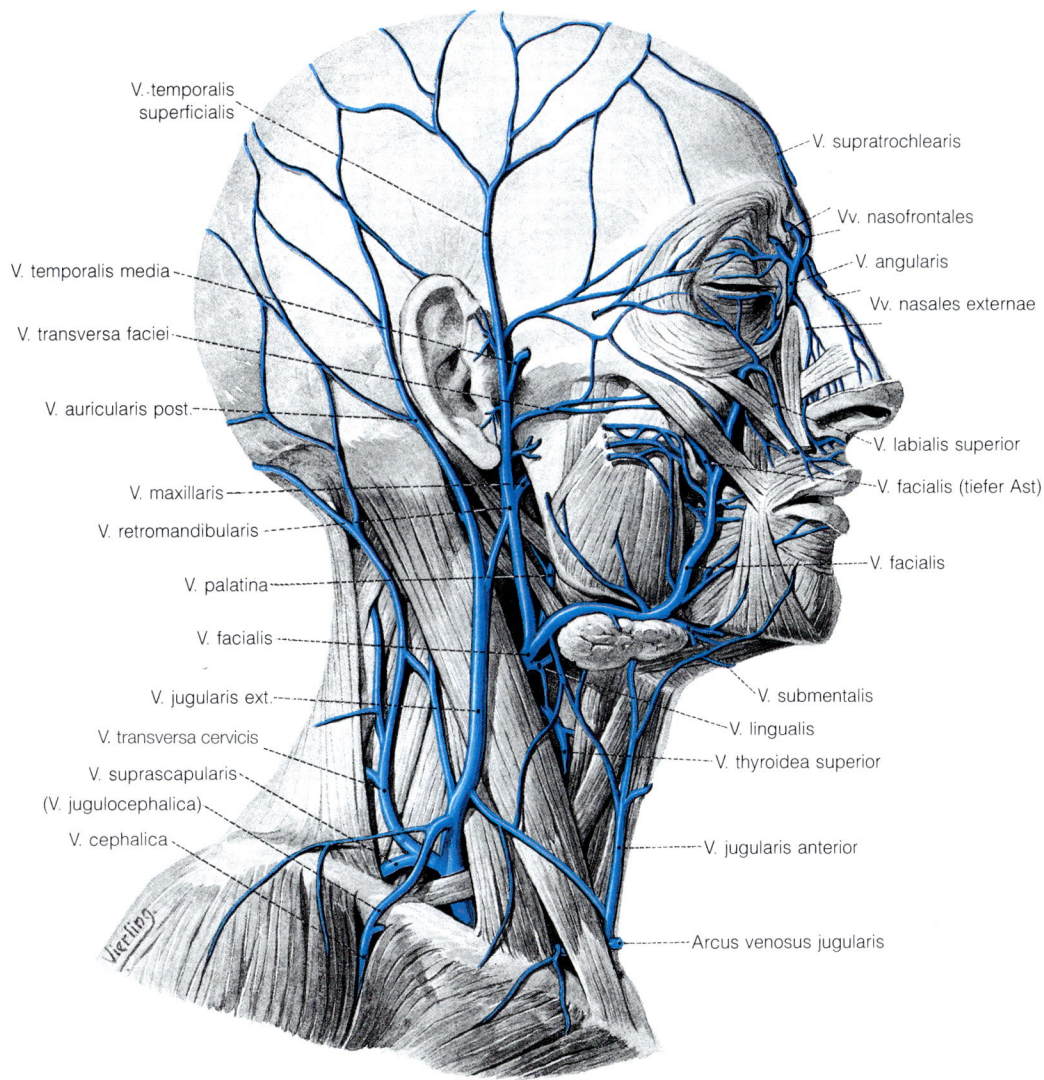

V. temporalis
superficialis

V. temporalis media

V. transversa faciei

V. auricularis post.

V. maxillaris

V. retromandibularis

V. palatina

V. facialis

V. jugularis ext.

V. transversa cervicis

V. suprascapularis

(V. jugulocephalica)

V. cephalica

V. supratrochlearis

Vv. nasofrontales

V. angularis

Vv. nasales externae

V. labialis superior

V. facialis (tiefer Ast)

V. facialis

V. submentalis

V. lingualis

V. thyroidea superior

V. jugularis anterior

Arcus venosus jugularis

Abb. 10.6-2 Oberflächliche Venen des Halses und Kopfes. Teile der mimischen Muskulatur und die Glandula parotis sind entfernt. (Aus Gegenbaur-Göppert [3])

deckt, in die Fossa supraclavicularis hinab. Dabei überkreuzt sie den M. sternocleidomastoideus. Im gefüllten Zustand ist die V. jugularis externa durch die Haut zu sehen. Oberhalb der Klavikula dringt sie durch die Halsfaszie, mit der sie verbunden ist und die sie am Zusammenfallen hindert, und mündet in die V. subclavia oder in die V. jugularis interna am „Venenwinkel".

Die **V. jugularis anterior** entsteht in Höhe des Zungenbeins und zieht in wechselnder Entfernung von der Mittellinie am Hals herab, um sich auf verschiedene Weise über dem M. sternocleidomastoideus mit der V. jugularis externa zu verbinden.

Die *Vv. jugulares anteriores* beider Seiten können zu einem unpaaren Stamm, der *V. mediana colli,* ver-

schmelzen. Dicht oberhalb des Brustbeins entsteht zwischen den Venen beider Körperseiten eine Querverbindung, der *Arcus venosus jugularis,* der beim Luftröhrenschnitt zu beachten ist.

2.2.3 V. jugularis interna

Die *V. jugularis interna* (Abb. 10.6-3) beginnt in der hinteren, lateralen Abteilung des Foramen jugulare mit einer Erweiterung, dem **Bulbus superior venae jugularis**, in den sich über den *Sinus sigmoideus* und den *Sinus petrosus inferior* das Blut aus der Schädelhöhle ergießt. Auch die kleine *V. aquaeductus cochleae* sowie einige *Vv. meningeae* münden hier. Die V. jugularis interna schließt sich in ihrem Verlauf zunächst der A. carotis interna, später der A. carotis communis an, die sie an ihrer lateralen Seite begleitet (vgl. Band II, Abb. 14.3-3). Dabei wird sie von der Zwischensehne des M. omohyoideus gekreuzt. Die V. jugularis interna ist anschließend mit der Lamina praetrachealis der Fascia cervicalis verbunden. Hierdurch

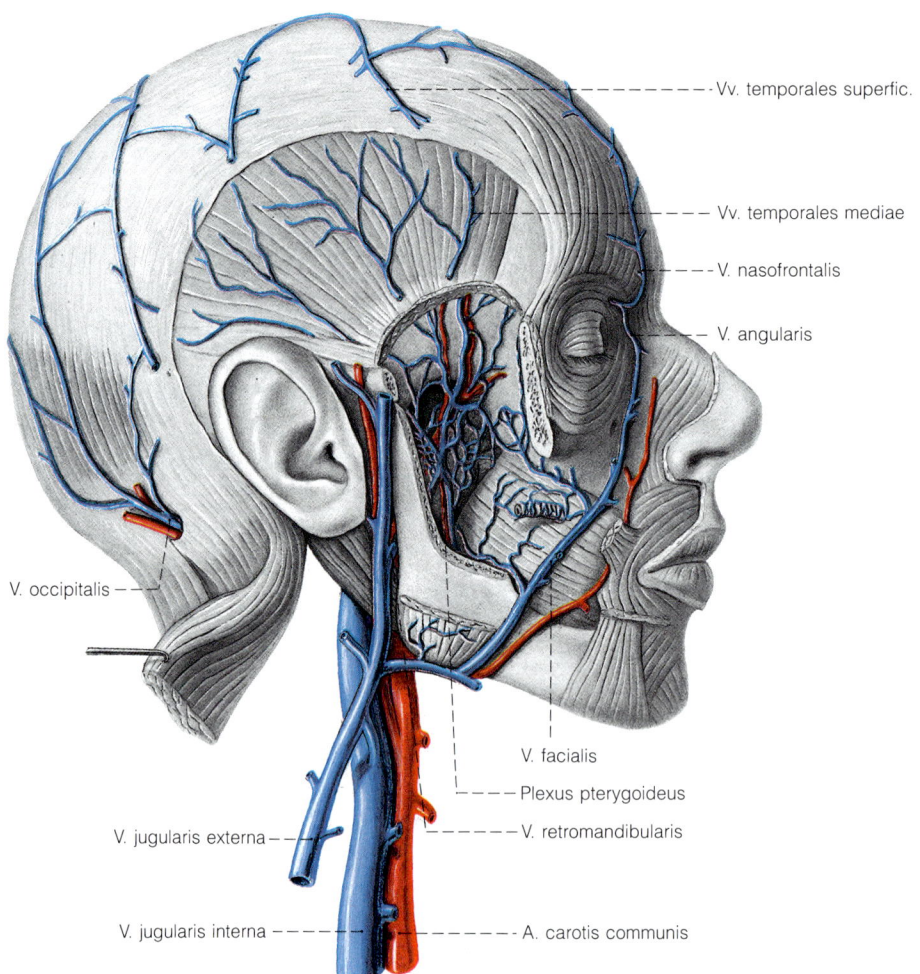

Vv. temporales superfic.

Vv. temporales mediae

V. nasofrontalis

V. angularis

V. occipitalis

V. facialis

Plexus pterygoideus

V. jugularis externa

V. retromandibularis

V. jugularis interna

A. carotis communis

Abb. 10.6-3   Die tiefen Venen des Gesichts. (Nach Tandler [10])

kann ihre Lichtung auch bei Bewegungen offen gehalten werden. Hinter dem Sternoklavikulargelenk stößt sie im Venenwinkel, *Angulus venosus*, mit der V. subclavia zusammen.

Der unterste Teil der V. jugularis interna ist zum **Bulbus inferior venae jugularis** erweitert. An seinem oberen Ende befinden sich Klappen. Da der Weg der Vene zum Herzen rechts kürzer und geradliniger ist als links, ist die rechte Bahn begünstigt.

Die **Zuflüsse** zur *V. jugularis interna* aus der Schädelhöhle werden mit Ausnahme der Augenvene beim Gehirn besprochen (s. Band II). Die übrigen Zuflüsse sind wie folgt:

– **V. ophthalmica superior** (Augenvene). Bildet den klappenlosen Hauptstamm der Augenhöhlenvenen, die in den *Sinus cavernosus* münden. Ihre Wurzeln entstehen am medialen Augenwinkel aus Ästen der *V. angularis* sowie der *Vv. supratrochleares* und gelangen an das Dach der Orbita. Der Stamm läuft nach hinten und kreuzt unter dem M. rectus superior den

Sehnerven. Er wendet sich sodann nach lateral und zieht durch die Fissura orbitalis superior zum Sinus cavernosus. Am Boden der Orbita sammelt sich ein zweiter Stamm, der als *V. ophthalmica inferior* in die obere Augenvene oder direkt in den Sinus cavernosus mündet.

Der Anfang der V. ophthalmica superior nimmt auch mediale Lidvenen, *Vv. palpebrales*, auf; außerdem die *V. nasofrontalis*, die mit der *A. supratrochlearis* durch die Incisura (bzw. Foramen) frontalis verläuft. Hinzu kommen Venen aus der Stirn- und Kieferhöhle, ferner kleine Venen aus den Augenmuskeln, aus der Tränendrüse sowie die Venen aus dem Augapfel, d. h. die *Vv. vorticosae*, *Vv. ciliares* und die *V. centralis retinae*. Von der medialen Seite her münden die *Vv. ethmoidales*, die mit den gleichnamigen Arterien verlaufen.

Im Bereich des Lidwinkels bestehen somit **Anastomosen** zwischen dem Stromgebiet der V. facialis (s. u.) und der V. ophthalmica, die klinisch bedeutsam sein können, da auf diesem Wege bei Entzündungen der seitlichen Gesichtspartien unter Umständen Keime in die tiefen Venensinus der Schädelhöhle gelangen können.

– **V. facialis.** Die Gesichtsvene entspricht in ihrem Verlauf der gleichnamigen Arterie. Sie beginnt als *V. angularis* am medialen Augenwinkel und zieht von hier schräg nach unten zum Unterkieferrand. Die V. facialis liegt hinter der Arterie und steht in der tiefen Gesichtsregion mit dem *Plexus ptery-goideus* in Verbindung. Dann läuft sie über die Glandula submandibularis hinweg und nimmt die *V. retromandibularis* auf. Einen starken Zufluß erhält die V. facialis von der *V. profunda faciei*, die vom Tuber maxillae kommt und auf dem M. buccinator nach vorn verläuft. Sie verbindet den Plexus pterygoideus mit der V. facialis. Unterhalb des Unterkieferrandes münden: die *V. submentalis*, die der gleichnamigen Arterie entspricht, und die *V. palatina externa*, die im Venennetz der Tonsilla palatina wurzelt und mit der A. palatina ascendens verläuft.

– **V. retromandibularis.** Sie entsteht hinter dem Unterkieferast, zieht vor der Ohrmuschel abwärts und nimmt folgende Venen auf:

– – *Vv. temporales superficiales.* Sie entwickeln sich aus dem Venennetz des Schädeldachs und ziehen mit der Arterie vor dem Ohr herab. Aus dem Venennetz des Schläfenmuskels kommen ferner die *V. temporalis media* und die *Vv. temporales profundae*, die in den *Plexus pterygoideus* abfließen. Als kleinere Äste fließen den Vv. temporales superficiales zu: *Vv. auriculares anteriores* von der Vorderfläche der Ohrmuschel, *Vv. parotidei*, *V. transversa faciei*, *Vv. articulares* (vom Kiefergelenk), *Vv. tympanicae* (von der Paukenhöhle durch die Fissura petrotympanica).

– – *Plexus pterygoideus.* Liegt als ein dichtes kavernöses Geflecht im Verbreitungsgebiet der A. maxillaris zwischen den Muskeln. Nimmt durch das Foramen sphenopalatinum die *Vv. nasales posteriores* auf, ferner die *Vv. temporales profundae*, die *Vv. meningeae mediae*, die vielfach den Charakter eines Sinus durae matris haben, und andere Venen, die den Ästen der A. maxillaris entsprechen. Der Hauptabfluß erfolgt durch die *Vv. maxillares* in die *V. retromandibularis*. Es bestehen jedoch auch Verbindungen zur V. facialis, zum Sinus cavernosus (über den Plexus foraminis ovalis) und zu den Venen des Pharynx, der Orbita und des Gaumens. Die Tatsache, daß sich aus den Begleitvenen der A. maxillaris ein dichtes Geflecht bildet, wird vielleicht dadurch verständlich, daß der Raum, in dem sich das Geflecht ausbreitet, von vielen Muskeln durchzogen bzw. begrenzt wird und bei der Tätigkeit der Kiefer- und der Mundhöhle eine wechselnde Gestalt bekommt. Das Venenblut des Plexus kann an Druckstellen ausweichen und tote Winkel ausfüllen.

– **Vv. pharyngeales.** Die Schlundvenen entstammen einem Geflecht, *Plexus pharyngeus*, das den Pharynx seitlich und hinten umgibt. In der Submukosa liegt über dem Ösophagusmund ein *Plexus pharyngo-oesophageus*. Die aus diesen Geflechten abfließenden Venen laufen der A. pharyngea ascendens entsprechend an der Seite des Schlundes nach abwärts und münden in die V. jugularis interna oder einen benachbarten Venenast. Sie hängen mit den Venen der Nasenschleimhaut, der Tube, des Gaumens sowie mit dem *Plexus pterygoideus* und dem *Plexus vertebralis* zusammen.

– **V. lingualis.** Die Zungenvenen entsprechen ungefähr dem Verlauf der Zungenarterien. Die Äste sind: *Vv. dorsales linguae* und die starke *V. sublingualis*. Ein Zweig der letzteren begleitet den N. hypoglossus als *V. comitans n. hypoglossi.*

– **V. thyroidea superior.** Sammelt sich am oberen Pol der Schilddrüse aus dem Schilddrüsennetz. In den Stamm mündet die *V. laryngea superior*, die Begleitvene der gleichnamigen Arterie.

– **V. sternocleidomastoidea.** Begleitvene der Rr. sternocleidomastoidei.

2.2.4 V. subclavia

Die *V. subclavia* (Abb. 10.6-4) sammelt das Blut von Arm und Schulter und verläuft als Fortsetzung der *V. axillaris* über die 1. Rippe. Sie liegt vor dem M. scalenus anterior und vereinigt sich im **Venenwinkel** mit der *V. jugularis interna* zur *V. brachiocephalica.* Dort, wo die Vene über die 1. Rippe tritt, ist sie mit der Nachbarschaft bindegewebig verbunden und wird bei der Ansaugung des Venenbluts offen gehalten. Ein Anheben der Klavikula bedingt eine Erweiterung, ein Senken eine Verengerung der Venenlichtung.

Die **V. axillaris** sammelt die Begleitvenen der Äste der A. axillaris und verläuft an der medialen Seite der Arterie. Sie ist an die Fascia clavipectoralis angeheftet und wird dadurch offen gehalten (Gefahr der Luftembolie bei Verletzung!).

Neben Venen, die die gleichnamigen Arterien begleiten, mündet die *V. thoraco-epigastrica* in die V. axillaris. Sie läuft mit ihren Ästen als Längsstamm an der seitlichen Thoraxwand empor und verbindet sich an der Grenze von Bauch und Brust mit der V. epigastrica superficialis, die in die V. femoralis abfließt.

Die **Venen der Brustdrüse** fließen der V. axillaris zu, andere gehen zur V. thoracica interna. Um den Warzenhof bilden die oberflächlichen Venen ein Ringgeflecht, *Plexus venosus areolaris*, das möglicherweise an der Öffnung der Milchgänge beteiligt ist (vgl. Band II, Kap. 13.6).

2.2.5 Die Venen des Arms

Man unterscheidet oberflächliche und tiefe Venen des Arms. Die **tiefen Venen** begleiten die Arterien zu beiden Seiten und sind vielfach durch quere Brücken miteinander verbunden, so daß sie die Arterien stellenweise mit Venenringen umstricken. Schon am Oberarm bestehen zwei *Vv. brachiales*, die sich früher oder später zur *V. axillaris* vereinigen. Der Verlauf der tiefen Venen entspricht somit dem der Arterien und bedarf daher keiner weiteren Beschreibung.

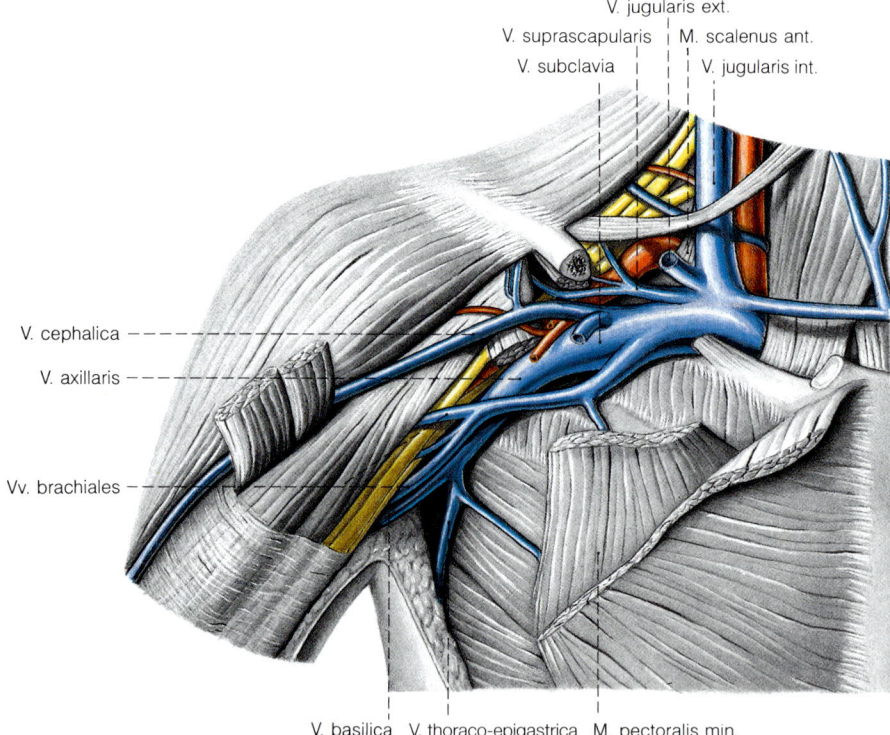

V. jugularis ext.
V. suprascapularis   M. scalenus ant.
V. subclavia   V. jugularis int.

V. cephalica

V. axillaris

Vv. brachiales

V. basilica   V. thoraco-epigastrica   M. pectoralis min.

Abb. 10.6-4 Äste des Angulus venosus. Klavikula und Mm. pectorales sind teilweise entfernt. (Nach TANDLER [10])

Die **oberflächlichen Venen** der oberen Extremität (Abb. 10.6-5) liegen unter der Haut und heißen daher Hautvenen. Sie stehen mit den tiefen Venen an der Hand und am Arm in Verbindung. Dabei durchsetzen sie am Oberarm die geblätterte Faszie in schrägen Kanälen, die durch eine entzündliche Schwellung der umgebenden Teile zugedrückt werden können. Hierdurch kann eine Schranke zwischen oberflächlichen und tiefen Venen aufgerichtet werden. Aus den oberflächlichen Venennetzen der Hand und des Armes gehen zwei Hauptvenen, die *V. cephalica* und die *V. basilica* hervor.

Die **Venen der Hand** finden ihren Hauptabfluß über den Handrücken, wo ein subkutanes Venennetz, das *Rete venosum dorsale manus*, entsteht. Die Venen weichen also der Hohlhand aus, in der die großen Arterien liegen. Von den venösen Hohlhandbögen ist nur der tiefe, der vor Druck geschützt ist, gut ausgebildet. Auch an den Fingern strömt das Venenblut von der Palmarseite auf die Dorsalseite, während die Arterien den umgekehrten Weg nehmen. Am Grundglied wird das Venenblut von einem kleinen Venenbogen, *Arcus venosus palmaris superficialis*, aufgenommen, der seine Konkavität proximalwärts richtet und mit seinen Schenkeln das Blut seitlich um die Höhe der Grundgelenke herum in die Nischen zwischen die Metakarpalköpfe führt, *Vv. metacarpales dorsales*. Hinzu kommen die Zwischenknöchelvenen, *Vv. intercapitulares*. Sie stellen Ableitungen der palmaren Fingervenen dar. Auch Abflüsse aus der Hohlhand gelangen in das Handrückennetz.

Durch die Abflüsse aus der Hohlhand, die von Lymphgefäßen begleitet werden, können Entzündungen zum Handrücken fortgeleitet werden und hier ein frühzeitiges kollaterales **Ödem** erzeugen, zumal die derben Schichten der Hohlhand eine Ausbreitung des entzündlichen Exsudats nicht gestatten.

Die **V. cephalica** (Abb. 10.6-5) entsteht aus dem Venennetz des Handrückens. Sie zieht zur Beugeseite und verläuft an der Radialseite nach proximal. In der Ellenbeuge verbindet sie sich gewöhnlich durch die *V. mediana cubiti* mit der V. basilica und nimmt einen zweiten Längsstamm von der Streckerseite her auf, die *V. cephalica accessoria*. Am Oberarm steigt die V. cephalica in der lateralen Bizepsfurche aufwärts und senkt sich durch die Oberarmfaszie in den Spalt zwischen M. deltoideus und M. pectoralis major. Im Grunde dieses **Trigonum deltoideo-pectorale** durchbricht sie die tiefe Fascia clavipectoralis und mündet in die V. axillaris (Abb. 10.6-4).

Die **V. basilica** (Abb. 10.6-5) läuft am medialen Rand des Unterarms empor und gelangt allmählich auf die Beugeseite. In der Ellenbeuge nimmt sie die *V. mediana cubiti* auf und verläuft in der medialen Bizepsfurche zum Oberarm. Etwa in der Mitte des Oberarms durchsetzt sie mit dem N. cutaneus antebrachii medialis die Faszie im **Hiatus basilicus** und mündet als stärkste Hautvene des Armes in eine der beiden Vv. brachiales.

Das Venennetz des Unterarms ist recht **variabel.** Zuweilen bildet eine V. mediana antebrachii in dem Venennetz der Beugeseite einen stärkeren Längsstamm aus, der zwischen V. basilica und

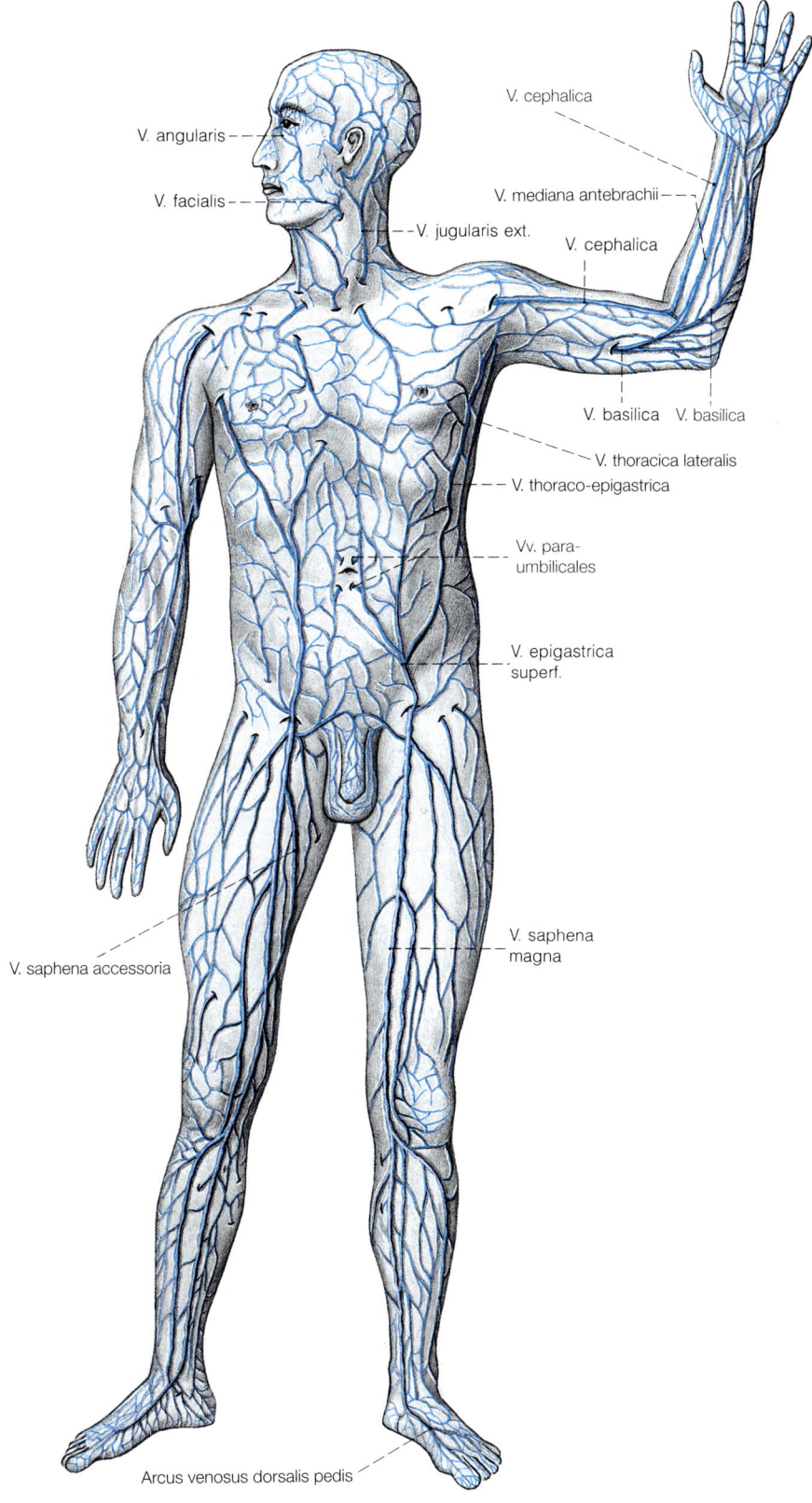

V. angularis

V. facialis

V. jugularis ext.

V. cephalica

V. mediana antebrachii

V. cephalica

V. basilica   V. basilica

V. thoracica lateralis

V. thoraco-epigastrica

Vv. para-umbilicales

V. epigastrica superf.

V. saphena accessoria

V. saphena magna

Arcus venosus dorsalis pedis

Abb. 10.6-5 Schematische Darstellung der Hautvenen auf der ventralen Körperseite.

V. cephalica zur Ellenbeuge verläuft und sich hier gabelt, um in Form einer *V. mediana basilica* zur V. basilica und einer *V. mediana cephalica* zur V. cephalica zu ziehen. Oder die V. mediana antebrachii mündet am Unterarm in eine schräge Vene der Ellenbeuge, die als V. mediana cubiti von der V. cephalica proximalwärts zur V. basilica verläuft.

2.2.6 V. azygos und V. hemiazygos

Diese Venen (Abb. 10.6-6) bilden einen Rest von paarigen Längsstämmen, die im embryonalen Zustand als Suprakardinalvenen die Aorta begleiten (vgl. Kap. 10.6.2.1). Die *V. azygos* und *V. hemiazygos* liegen dicht an der Wirbelsäule und nehmen die segmentalen Venen des Rumpfes und die Geflechte der Wirbelsäule auf.

Beide Venen entstehen schon unterhalb des Zwerchfells aus der entsprechenden *V. lumbalis ascendens*, die, vom M. psoas bedeckt, auf den Querfortsätzen der

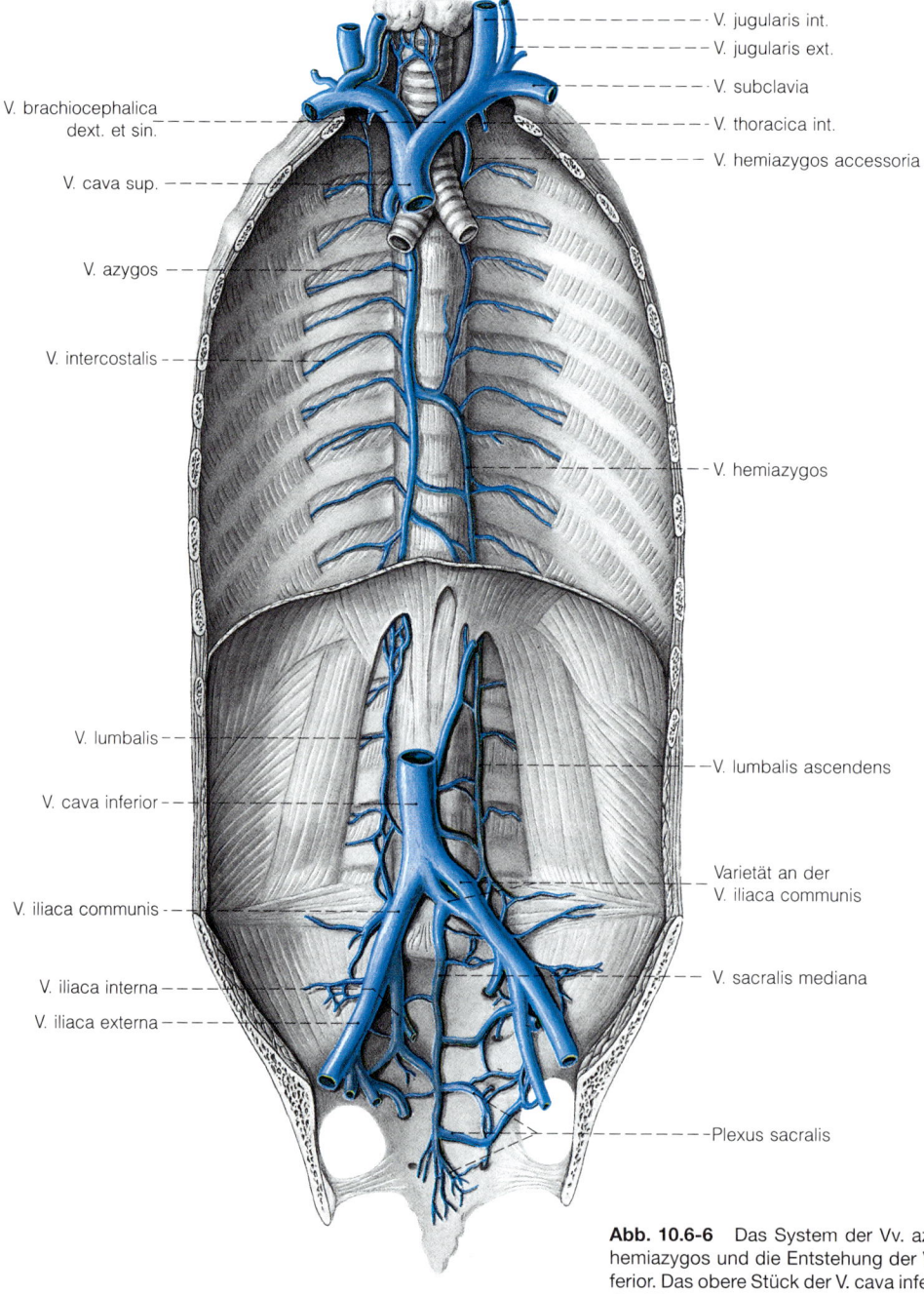

Abb. 10.6-6 Das System der Vv. azygos und hemiazygos und die Entstehung der V. cava inferior. Das obere Stück der V. cava inferior ist mit den Eingeweiden entfernt. (Nach TANDLER [10])

Lendenwirbel kranialwärts zieht und dabei die *Vv. lumbales* sammelt. Die Längsstämme stehen mit der V. iliaca communis oder in ihrem oberen Teil direkt mit der unteren Hohlvene in Verbindung und ziehen zwischen Crus mediale und Crus laterale durch das Zwerchfell.

Die **V. azygos** läuft auf der rechten Seite der Wirbelsäule bis zum 4.–5. Brustwirbel, um von hinten her in die *V. cava superior* unmittelbar vor deren Eintritt in den Herzbeutel einzumünden. Die V. azygos liegt dicht an der rechten Seite des Ductus thoracicus und wird von der Pleura bedeckt.

Die **V. hemiazygos** steigt nach ihrem Durchtritt durch das Zwerchfell links von der Aorta auf der linken Seite der Wirbelkörper empor. In Höhe des 10.–7. Brustwirbels biegt sie, dicht auf der Wirbelsäule liegend, nach rechts hinüber und mündet in die V. azygos. Sie überkreuzt dabei den Ductus thoracicus und liegt vor diesem. Meist bildet sich aus den oberen Interkostalvenen noch eine *V. hemiazygos accessoria*, die entweder vor dem 7. Brustwirbel selbständig in die V. azygos mündet oder sich mit der V. hemiazygos verbindet, so daß dann alle linken Interkostalvenen in einen Längsstamm münden. Ferner können Verbindungen zur V. brachiocephalica sinistra bestehen.

Außer den **Interkostalvenen** fließen Venen aus dem hinteren Mediastinum in die Vv. azygos et hemiazygos.

Die *Vv. intercostales posteriores* laufen oberhalb der gleichnamigen Arterien. Die unteren sind stärker, da sie das Blut aus den Bauchmuskeln aufnehmen. Die oberen anastomosieren mit den vorderen Interkostalvenen aus der V. thoracica interna. Von der Haut des Rückens und der Rückenmuskulatur kommen mit den Arterien die *Rr. dorsales*. Diese nehmen auch Blut aus den mächtigen Venengeflechten der Wirbelsäule auf [2].

Die *Plexus venosi vertebrales externi (anterior et posterior)*, **äußere Wirbelgeflechte**, umspinnen ventral die Wirbelkörper, dorsal die Wirbelbögen und die Bandapparate.

Die *Plexus venosi vertebrales interni (anterior et posterior)*, **innere Wirbelgeflechte**, sind dichter als die äußeren und liegen **epidural**, d.h. zwischen der Lamina interna und externa der Dura mater spinalis. Sie bilden ein Flüssigkeitskissen, das den Wirbelkanal auspolstert und bei Füllung oder Entleerung den Liquor verdrängt oder ansaugt. Ihre Abflüsse gehen als *Vv. intervertebrales* durch die Zwischenwirbellöcher nach außen, wo sie sich den *Rr. dorsales der Interkostalvenen* anschließen.

Die Venen innerhalb der Wirbelkörper streben als **Vv. basivertebrales** radiär in horizontalem Verlauf zur Hinterfläche des Wirbelkörpers und verbinden das innere mit dem äußeren Wirbelgeflecht. Sie entsprechen den Vv. diploicae des Schädeldachs.

In die **Vv. intervertebrales** fließt auch das Blut des Rückenmarks ab. Die Abflüsse sammeln sich aus den Venennetzen der Pia mater, in die die Venen des Rückenmarks selbst eintreten (Einzelheiten s. Band II).

Durch die Verbindungen der Wirbelvenengeflechte wird eine Längsbahn parallel zur Bahn der V. cava geschaffen.

2.3 Das Gebiet der unteren Hohlvene

Die **V. cava inferior** (Abb. 10.6-6 u. 7) entsteht **rechts** zwischen dem 4. und 5. Lendenwirbel durch die Vereinigung der rechten und linken **V. iliaca communis**. Die Vereinigungsstelle dieser beiden Gefäße liegt auf der rechten Seite der Wirbelsäule und hinter der rechten A. iliaca communis (vgl. Abb. 10.5-17). Anschließend entfernt sich die Vene etwas von der Aorta und steigt schräg an der hinteren Bauchwand zum Centrum tendineum empor. In der Leber bettet sie sich in den *Sulcus venae cavae*. Im *Foramen venae cavae* durchsetzt sie das Zwerchfell, tritt in den Herzbeutel ein und mündet nach wenigen Millimetern in den rechten Vorhof. Im Zwerchfell ist sie fest fixiert. Mit einem Durchmesser von 3 cm an der Mündung ist sie die stärkste Vene des Körpers.

Innerhalb der unteren Hohlvene fällt der Druck von geringen positiven Werten im unteren Teil auf Null oder auf negative Werte unter dem Zwerchfell. Die Einbettung in die Leberrinne (Abb. 12.9-5) hält die Vene bei der Ansaugung des Bluts ausgespannt und schützt sie vor dem Druck der Baucheingeweide beim Liegen auf dem Rücken. Auch der freie Rand des kleinen Netzes, der eine Brücke vom Duodenum zur Leber schlägt, schützt die tiefer gelegene Vene vor Druck. In Rückenlage darf der intraabdominelle Druck vor der Lendenwirbelsäule nicht höher werden als der Druck in der Vene.

Es sind Fälle beschrieben, bei denen die V. cava inferior unterhalb des Abgangs der Nierenvenen unterbunden wurde, ohne daß schwere Störungen auftraten. Dabei geht die Ersatzbahn über die Bauchdeckenvenen, durch die Wirbelvenengeflechte und über die Vv. lumbales ascendentes, die mit der V. cava anastomosieren (Abb. 10.6-6).

Eine **V. sacralis mediana** mündet in den Teilungswinkel der unteren Hohlvene oder in die linke V. iliaca communis. Sie leitet u.a. das Blut aus dem an der Spitze des Steißbeins gelegenen Glomus coccygeum ab.

Nicht selten findet man im Bereich der Vena cava inferior **Gefäßanomalien**, bzw. **Varianten** in Form von Verdoppelung oder abnormem Verlauf der zuführenden Gefäße [1, 7]. Das Zustandekommen solcher Anomalien hängt u.a. mit der überaus komplizierten Entwicklungsgeschichte der V. cava inferior und ihrer Zuflüsse zusammen, für deren Darstellung jedoch auf die Spezialliteratur verwiesen werden muß [4, 4a, 6, 8].

In den Stamm der *V. cava inferior* münden die folgenden Venen:
1. *Vv. hepaticae,*
2. *V. renalis dextra et sinistra,*
3. *V. suprarenalis dextra,*
4. *V. testicularis (bzw. ovarica) dextra,*
5. *Vv. phrenicae inferiores* und
6. *Vv. lumbales.*

2.3.1 Vv. hepaticae

Gewöhnlich münden **drei große Lebervenen** in die V. cava inferior. Die Mündungsstellen liegen dicht unter dem Zwerchfell dort, wo die V. cava in die Leber einge-

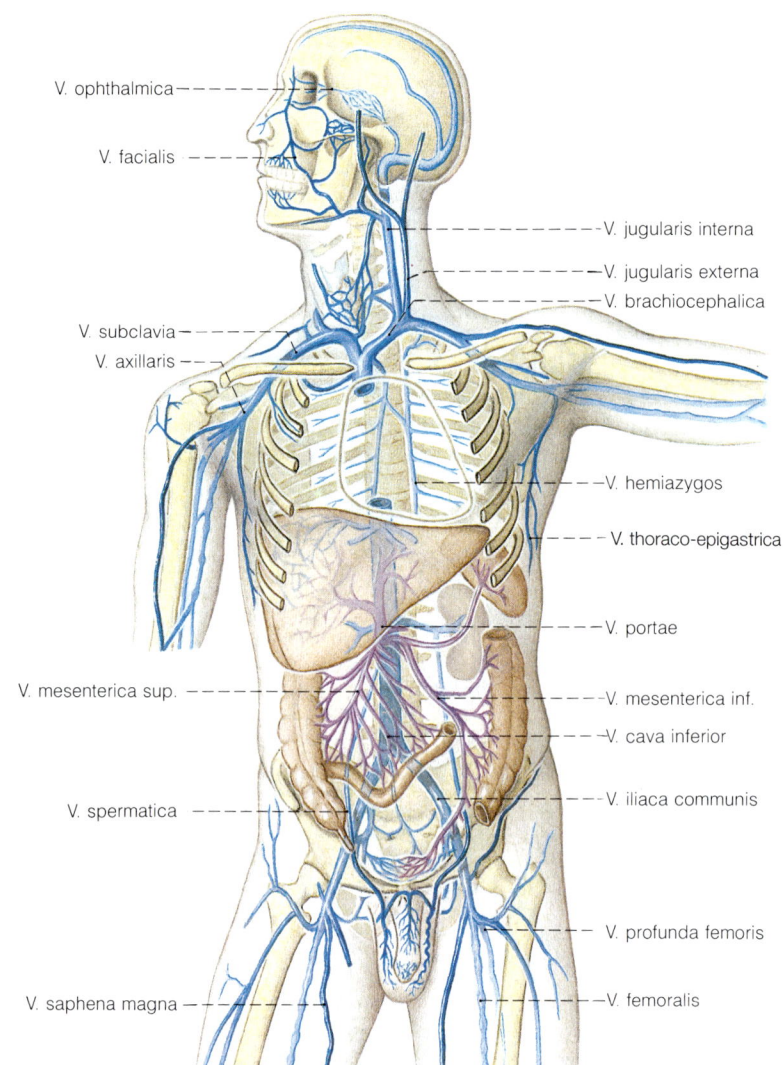

V. ophthalmica

V. facialis

V. jugularis interna

V. jugularis externa

V. brachiocephalica

V. subclavia

V. axillaris

V. hemiazygos

V. thoraco-epigastrica

V. portae

V. mesenterica sup.

V. mesenterica inf.

V. cava inferior

V. spermatica

V. iliaca communis

V. profunda femoris

V. saphena magna

V. femoralis

Abb. 10.6-7 Schematische Darstellung der großen Venenstämme des menschlichen Körpers. Das Pfortadergebiet ist durch violette Färbung hervorgehoben.

bettet ist. Über diese Venen fließt das Blut des **Portalkreislaufs,** der in der schematischen Abb. 10.6-7 durch violette Färbung hervorgehoben ist. Wie in Kap. 12.9.3.4 im einzelnen dargestellt wird, gelangt über die *V. portae* das gesamte venöse Blut aus den **unpaaren Bauchorganen** (Magen, Darm, Bauchspeicheldrüse, Milz) in die Leber und wird dort durch ein zweites Kapillarnetz, ein sog. venöses Wundernetz geschleust, ehe es über die *Vv. hepaticae* der V. cava inferior zugeführt wird.

2.3.2 V. renalis dextra et sinistra

Am Hilus jeder Niere entsteht aus mehreren Wurzeln eine **Nierenvene,** *V. renalis,* die auch Äste der Fettkapsel aufnimmt. Die Nierenvenen liegen **vor** den Arterien. Die linke längere zieht vor der Aorta und nimmt in der Regel die *V. suprarenalis sinistra* auf. An der Mündung der Nierenvenen in die V. cava kommen gelegentlich Klappen vor.

2.3.3 V. suprarenalis dextra et sinistra

Meist mündet die rechte V. suprarenalis in die V. cava, während die linke in die V. renalis geht.

2.3.4 V. testicularis (bzw. ovarica) dextra et sinistra

Beim **Mann** vereinigen sich eine Reihe kleiner Venenstämme aus dem oberen Hodenpol und dem Nebenhoden zu einem Venengeflecht, dem *Plexus pampiniformis,* der mit dem Samenstrang zum äußeren Leistenring aufsteigt. Nach dem Durchtritt durch den Leistenkanal trennt sich das inzwischen auf 1–2 Stämmchen konzentrierte Geflecht vom Ductus deferens, um zusammen mit der A. spermatica im Retroperitonealraum nach kranial zu ziehen. Die *rechte* **V. testicularis** mündet direkt in die *V. cava inferior,* die *linke* in die *V. renalis* (Abb. 10.5-17 u. 10.6-1).

Durch diese Mündungsverhältnisse soll die linke V. testicularis weniger günstige Abflußbedingungen haben als die rechte, und man nimmt an, daß hierauf die größere Häufigkeit von Venenerweiterungen, sog. **Varikozelen**, am linken Hoden beruht. Die Venenklappen sind im Verlauf durch den Leistenkanal am zahlreichsten. Bei der rechten Vene ist stets eine Mündungsklappe vorhanden, auch hat der Bauchabschnitt der rechten Vene mehr Klappen als jener der linken.

Bei der **Frau** entsteht die *V. ovarica* aus einem Geflecht am Hilus des Eierstocks. Auf dem Weg durch das Lig. suspensorium ovarii sondert sich daraus die einfache V. ovarica. Die V. ovarica mündet in der gleichen Weise wie die V. testicularis *rechts* in die *V. cava inferior* und *links* in die *V. renalis*.

2.3.5 Vv. phrenicae inferiores

Es handelt sich um kleine Venen, die in Begleitung von Zwerchfellarterien verlaufen und rechts in die V. cava inferior, links in die V. renalis münden.

2.3.6 Vv. lumbales

Vier **segmentale Lumbalvenen** begleiten die gleichnamigen Arterien und münden direkt in die V. cava inferior. Dabei ziehen die Lumbalvenen der linken Körperseite hinter der Aorta über die Wirbelsäule hinweg (Abb. 10.6-6). Die Vv. lumbales sind außerdem jederseits durch die längs verlaufende *V. lumbalis ascendens* untereinander und mit der V. azygos bzw. hemiazygos verbunden, so daß bei Verschluß der V. cava inferior ein **Kollateralkreislauf** entstehen kann. Als Varietät kann ein Gefäß vorhanden sein, das eine unmittelbare Anastomose zwischen der V. lumbalis ascendens und der V. cava inferior bildet (Abb. 10.6-6).

2.3.7 V. iliaca communis

Die beiden *Vv. iliacae communes*, die zur V. cava inferior zusammenfließen, entstehen aus der Vereinigung der Vv. iliacae externae und internae.

V. iliaca interna

Der Stamm des Gefäßes bildet sich an der Seitenwand des kleinen Beckens und liegt dabei meist hinter der Arterie. Die zu den Eingeweiden verlaufenden Äste bilden in Organnähe engmaschige Venenplexus, so daß in einiger Entfernung vom Stamm einzelne Venenzweige nicht mehr unterscheidbar sind. Nur die parietalen Äste, die das Becken verlassen, verlaufen als Begleitvenen der Arterien. Es sind dies die *V. iliolumbalis, Vv. gluteales superiores, Vv. gluteales inferiores, Vv. obturatoriae* und *Vv. sacrales laterales*. Letztere bilden mit den Ästen der V. sacralis mediana auf der Vorderfläche des Kreuzbeins den *Plexus venosus sacralis* (Abb. 10.6-6).

Die **Plexus im kleinen Becken** bilden schwellfähige Blutpolster, die bei den wechselnden Füllungszuständen der umschlossenen Organe in der Bedrängnis des engen Raumes den gegenseitigen Druck weich abfangen. Diese Polsterung ist auch deshalb von Bedeutung, weil die Endabschnitte des Darmkanals und des Urogenitalsystems auf dem Beckenboden in der Zone des höchsten intraabdominellen Druckes liegen. Sind die Venenpolster und die umschlossenen Hohlorgane gefüllt, dann müssen die letzteren aus dem Knochenrahmen des kleinen Beckens nach oben hin ausweichen. Verschieben sich die Inhaltsmassen der Organe, dann kann das Blut die toten Winkel ausfüllen.

– Der **Plexus venosus rectalis** umgibt das untere Ende des Rektums und steht durch die V. rectalis superior mit der Pfortader, durch andere Abflüsse mit der V. iliaca interna in Verbindung.
– Der **Plexus venosus vesicalis** liegt am Blasengrund und hängt hinten mit dem Plexus venosus rectalis, vorn mit dem Plexus venosus prostaticus zusammen. Bei der Frau ist er schwächer, umgibt auch die Harnröhre und steht mit dem Plexus venosus uterinus et vaginalis in Zusammenhang.
– Der **Plexus venosus uterinus** und der **Plexus venosus vaginalis** umgibt die Seitenteile des Uterus im Parametrium und der Vagina. In der Höhe des äußeren Muttermundes bilden die weiten *Vv. uterinae* den Hauptabfluß. Sie gehen mit der gleichnamigen Arterie zur V. iliaca interna.
– Der **Plexus venosus prostaticus** liegt beim Mann zwischen Schambogen und Vorsteherdrüse. Er nimmt die *V. dorsalis penis* auf, die an der Corona glandis entsteht und in der dorsalen Längsfurche nach hinten zieht. Der Plexus venosus prostaticus steht mit dem Plexus venosus vesicalis in Zusammenhang. Ein Abfluß geht auch in die V. pudenda interna, die entsprechend der gleichnamigen Arterie die *Vv. rectales* aus der Umgebung des Anus, die *Vv. scrotales* (bzw. *labiales posteriores*) und die *Vv. profundae penis* (bzw. *clitoridis*) aufnimmt und in die *V. glutealis inferior* mündet.

V. iliaca externa

Die *V. iliaca externa* durchsetzt medial von der Arterie die Lacuna vasorum und wird distal vom Leistenband zur *V. femoralis*.

In die ansonsten astlose V. iliaca externa münden am Leistenband die *V. epigastrica inferior* und die *V. circumflexa iliaca profunda*, die als Begleitvenen der gleichnamigen Arterien doppelt auftreten. Die V. epigastrica inferior hat vor allem Anastomosen mit der V. epigastrica superior und mit den Vv. para-umbilicales.

Die Venen des Beins

Die **V. femoralis (Schenkelvene)** (Abb. 10.6-7) liegt am Oberschenkel zunächst unmittelbar unter dem Hiatus saphenus der Fascia lata, der der Mündungskrümmung der V. saphena magna als Durchlaß dient. Weiter distal liegt sie hinter der Schenkelarterie und durchsetzt etwas lateral von ihr den Adduktorenschlitz. In der Kniekehle behält sie als V. poplitea zunächst ihre Lage dorsal und lateral von der Arterie. Dann kreuzt sie diese und gelangt auf die mediale Seite. Bei Streckung und Außenrollung des Oberschenkels fällt die Schenkelvene zusammen, beim Beugen füllt sie sich unter Druck. Durch diese Saug- und Druckmechanismen wird beim Gehen das Blut befördert (s. „Kniekehlenpumpe" in Kap. 10.4.6.4).

Das Gebiet der V. femoralis wird für die Beschreibung in ein **tiefes** und ein **oberflächliches** System eingeteilt, die durch die **Perforansvenen** miteinander verbunden sind [5].

Das **tiefe Gebiet** der V. femoralis entspricht den tiefen Verzweigungen der Arterien am Unterschenkel. Wie Abb. 10.6-8 zeigt, werden die tiefen Arterien des Unterschenkels jeweils von paarigen Venen begleitet, die zahlreiche Klappen haben und wie die Arterien benannt werden.

Das **oberflächliche Gebiet** der V. femoralis wird von einem Netz epifaszialer Venen (sog. Hautvenen) gebildet: Am Fußrücken entsteht ähnlich wie an der Hand ein *Rete venosum dorsale pedis*, das auch Blut aus der Tiefe aufnimmt und am Mittelfuß mit einer bogenförmigen

Bahn, dem **Arcus venosus dorsalis pedis,** abschließt. In diesen münden die *Vv. digitales dorsales pedis* von der Dorsalfläche der Zehen, er bildet aber auch den Hauptabfluß für das Blut der Fußsohle. Entsprechend finden sich auf der Plantarseite die *Vv. digitales plantares.* Sie münden in einen unter den Zehenballen gelegenen **Arcus venosus plantaris** und leiten ihr Blut durch *Vv. intercapitulares* zu den Venen des Fußrückens. Ein *Rete venosum plantare* liegt unter der Lederhaut. Die Verbindungen der Venen der Fußsohle mit jenen des Fußrückens können auch die Fortleitung entzündlicher Vorgänge begünstigen, so daß bei Entzündungen der Fußsohle auf dem Fußrücken ein „kollaterales Ödem" entsteht.

Die Hauptabflüsse vom Fußrückennetz liegen an den Fußrändern. Sie heißen **V. marginalis medialis** und **lateralis** und gehen in die beiden größten epifaszialen Venen des Beines, die *V. saphena magna* und *parva*, über.

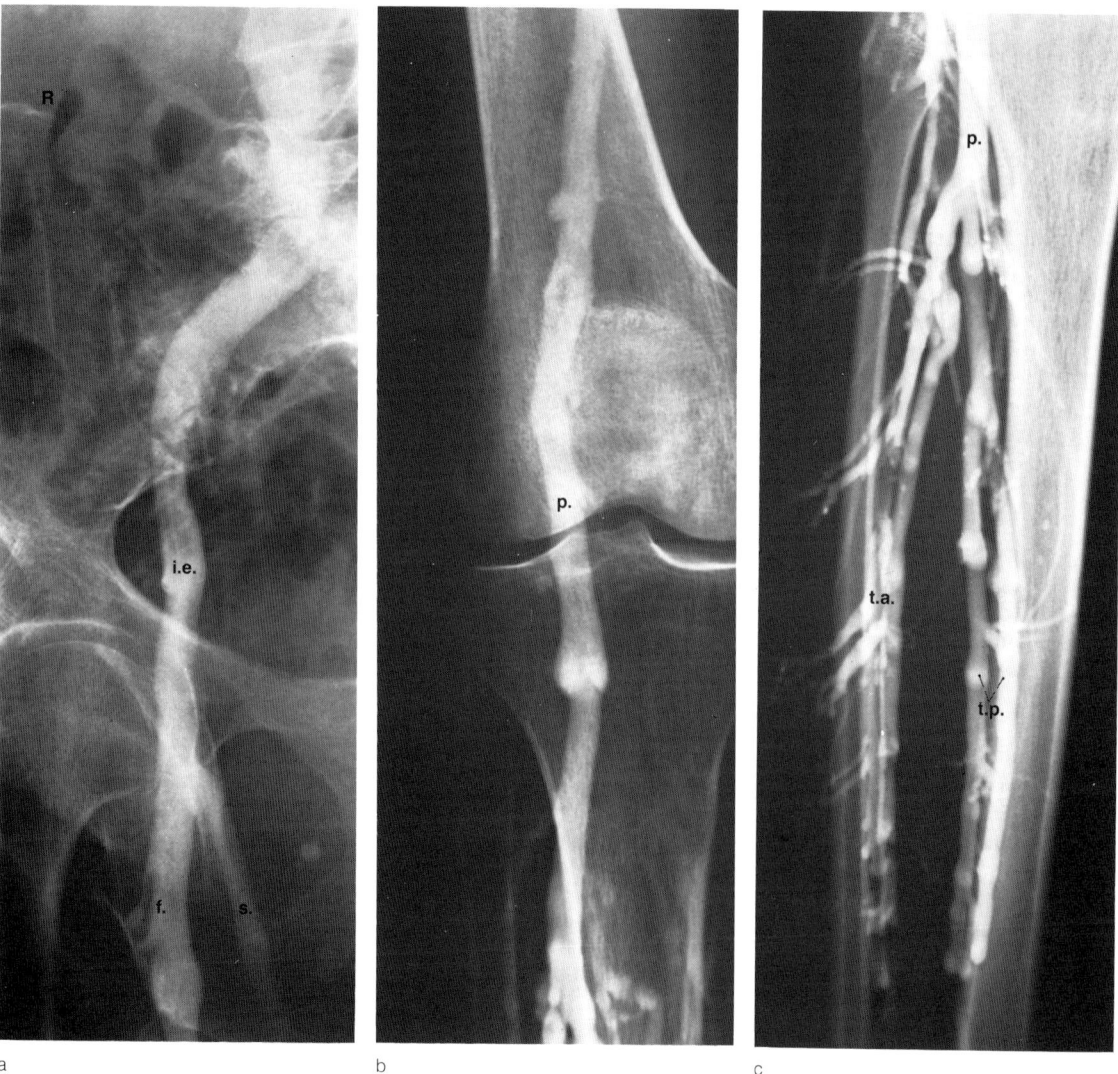

a   b   c

Abb. 10.6-8 Phlebographie des rechten Beins. (a) Hüftgegend mit V. femoralis (f.); V. saphena magna (s.); und V. iliaca externa (i.e.); (b) Kniegegend mit V. poplitea (p.); (c) Unterschenkel mit doppelter V. tibialis anterior (t.a.), doppelter V. tibialis posterior (t.p.) und V. poplitea (p.).

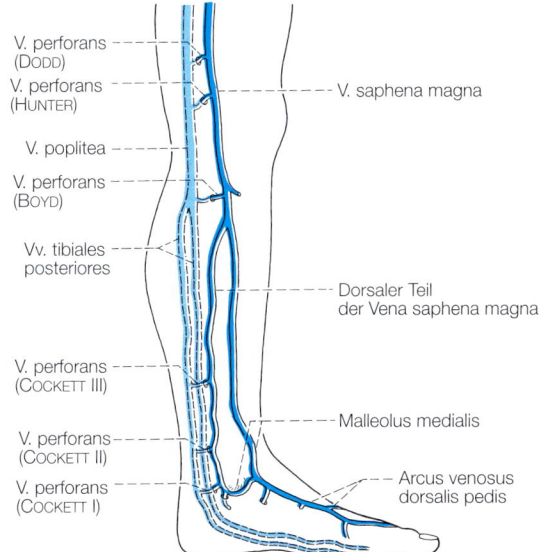

V. perforans (DODD)
V. perforans (HUNTER)

V. poplitea

V. perforans (BOYD)

Vv. tibiales posteriores

V. perforans (COCKETT III)

V. perforans (COCKETT II)

V. perforans (COCKETT I)

V. saphena magna

Dorsaler Teil der Vena saphena magna

Malleolus medialis

Arcus venosus dorsalis pedis

Abb. 10.6-9   Lage der wichtigsten Vv. perforantes am Bein. Die „Cockettvenen" zweigen in der Regel von einem Nebenzweig der V. saphena magna des Unterschenkels ab. Die Vv. perforantes leiten Blut von den oberflächlichen Venen in die tiefen Venen, von wo das Blut durch die „Muskelpumpe" zentralwärts befördert wird. Bei Druckanstieg in den tiefen Venen, beispielsweise nach Abflußstörungen im Becken (Schwangerschaft, Tumoren) oder nach Verlegung der Venen durch Thrombose (intravasale Blutgerinnung) können die Venenklappen der Vv. perforantes umschlagen (Insuffizienz). Dann kann das Blut von den tiefen in die oberflächlichen Venen gelangen. Dort entstehen durch die erhöhte Blutfülle häufig Schlängelungen und Ausweitungen der Venen (Varikose). Auf dem Boden der Varikose können Hauternährungsstörungen und Beingeschwüre entstehen (Ulcus cruris). (Nach MAY, PARTSCH u. STAUBESAND [5])

– Die **V. saphena parva** entsteht am lateralen Fußrand und läuft **hinter dem Malleolus lateralis** zur Wade. Hier senkt sie sich zwischen die beiden Köpfe des M. gastrocnemius, durchbricht die Faszie in unterschiedlicher Höhe und mündet in die V. poplitea.
– Die **V. saphena magna** bildet sich am medialen Fußrand und zieht **vor dem Malleolus medialis** an der medialen Seite des Unterschenkels neben dem N. saphenus empor. Durch eine leichte Wendung auf die Beugeseite umgeht sie das Knie, gelangt an die Innenseite des Oberschenkels und mündet durch den Hiatus saphenus in die V. femoralis. Ihre Mündungskrümmung wird klinisch als „**Krosse**" bezeichnet [9]. Die V. saphena magna nimmt viele oberflächliche Venen auf und verbindet sich transfaszial durch zahlreiche Verbindungsgefäße **(Vv. perforantes)** mit tiefen Venen (Abb. 10.6-8 u. 9). Die Saphena magna besitzt im Unterschenkelabschnitt 1–5, im Oberschenkelgebiet 2–5 Klappen. Vor ihrer Mündung in die V. femoralis nimmt sie einige Venen von den Bauchdecken und von der ventralen Schamgegend auf, die den oberflächlichen Ästen des Anfangsstückes der A. femoralis entsprechen und zum sog. **Venenstern** zusammenstrahlen. Es sind dies die *V. epigastrica superficialis*, die *V. circumflexa iliaca superficialis*, die *V. accessoria medialis et lateralis* und die *Vv. pudendae externae*.

Literatur

[1] ADACHI, B.: Das Venensystem der Japaner (Erste Lieferung 1933; Zweite Lieferung 1940). Kenkynsha, Kyoto 1933, 1940.
[2] CLEMENS, H. J.: Die Venensysteme der menschlichen Wirbelsäule. W. de Gruyter, Berlin 1961.
[3] GEGENBAUR, C., E. GÖPPERT: Lehrbuch der Anatomie des Menschen, Bd. III/1: Das Blutgefäss-System. Engelmann, Leipzig–Berlin 1913.
[4] GRÜNWALD, P.: Die Entwicklung der Vena cava caudalis beim Menschen. Z. mikr.-anat. Forsch. 43 (1938) 275–331.
[4a] HINRICHSEN, K. V. (Hrsg.): Humanembryologie. Springer, Berlin–Heidelberg–New York 1990.
[5] MAY, R., H. PARTSCH, J. STAUBESAND (Hrsg.): Venae perforantes. Urban & Schwarzenberg, München–Wien–Baltimore 1981.
[6] McCLURE, CH. F. W., E. G. BUTLER: The development of the vena cava inferior in man. Amer. J. Anat. 35 (1925) 331–383.
[7] SCHMIDT, G. PH.: Über eine besondere Form der doppelseitigen V. cava inferior. Anat. Anz. 137 (1975) 200–206.
[8] STARCK, D.: Embryologie, 3. Aufl. Thieme, Stuttgart–New York 1975.
[9] STAUBESAND, J.: Kleiner Atlas zur vaskulären Anatomie der Leistengegend. In: Die Leiste. BRUNNER, U. (Hrsg.): Aktuelle Probleme der Angiologie, Bd. 38. Huber, Bern–Stuttgart–Wien 1979.
[10] TANDLER, J.: Lehrbuch der systematischen Anatomie, 3 Bde.: Das Gefäss-System. F. C. W. Vogel, Leipzig 1926.

11 Die Systeme und Organe der Abwehr

1 Übersicht, Definitionen

R. Pabst

Die äußere und die viel größeren inneren Oberflächen wie die des Atem- und Verdauungstrakts müssen vor einer riesigen Anzahl von mikrobiellen Erregern (Bakterien, Viren, Protozoen und Pilzen) geschützt werden. Außerdem können Giftstoffe, Toxine, und auch andere Moleküle die Barrieren zur Umwelt durchbrechen und in die Organe oder das Blut gelangen. Neben diesen von außen dem Körper zugeführten **Fremdstoffen** können sich auch körpereigene Proteine, z.B. von Tumoren, verändern, die beseitigt werden müssen. Da sich Proteine auf der Oberfläche der Zellen eines Menschen von denen eines anderen unterscheiden, wenn man von eineiigen Zwillingen absieht, werden übertragene Zellen und transplantierte Organe ebenfalls als fremd erkannt und abgestoßen. Die Aufgabe des Immunsystems ist es, die Integrität des Körpers gegen alle angeführten Eindringlinge von außen und veränderte Proteine im Körper zu gewährleisten. Kommt es zu überschießenden Reaktionen des Abwehrsystems, so können Allergien oder auch Autoimmunerkrankungen entstehen. Bei letzteren bildet der Körper gegen eigene Proteine oder Zellen Abwehrstoffe. Abwehrreaktionen werden in die **unspezifische** oder **angeborene** und **spezifische** oder **erworbene** Abwehr unterteilt. Die angeborene Immunität ist die erste Verteidigungslinie gegen Infektionen. Granulozyten und Makrophagen haben dabei die Aufgabe, schnell die eingedrungenen Erreger zu beseitigen. Die Reaktionen laufen stets gleichartig ab und sind unabhängig von einem vorherigen Kontakt mit dem Erreger. Wird diese Abwehr durchbrochen, so ist die **spezifische** oder erworbene **Abwehr** gefordert. Es werden spezifische **Antikörper** gegen das jeweilige **Antigen** (Antikörperbildung-stimulierender Fremdstoff) gebildet und außerdem entstehen spezifische Abwehrzellen, die nur auf dieses eine Antigen geprägt sind. Bei einem erneuten Kontakt mit dem gleichen Antigen laufen die Abwehrreaktionen beschleunigt ab. Es hat sich ein „Gedächtnis" ausgebildet. Die spezifische Abwehr ist die zentrale Aufgabe des Immunsystems.

Wenn ein Organismus zum ersten Mal Kontakt mit einem Antigen hat, löst das eine **Primärreaktion** aus, z.B. bei der ersten Impfung gegen das Gift des Wundstarrkrampfes (Tetanustoxin). Bestimmte Zellen des Immunsystems bilden Abwehrstoffe, die **Antikörper**, und es werden Lymphozyten gegen dieses Antigen geprägt. Beim zweiten oder weiteren Kontakten (z.B. Auffrischimpfung gegen Tetanustoxoid) reagiert das Immunsystem u.a. mit einer schnelleren und effektiveren Antikörperproduktion, der **Sekundärantwort.**

Die Zellen des Immunsystems sind über viele Organe verteilt. Es werden die **lymphatischen Organe** wie Thymus, Milz, Lymphknoten und Tonsillen von **diffus** in vielen anderen Organen verteilten Zellen des Immunsystems unterschieden. Das Blutgefäßsystem und die Lymphwege verbinden alle diese Orte zu einem gemeinsamen System. Die Aufgabe der lymphatischen Organe und deren Zellen wurde oft im Tierexperiment untersucht. Die grundsätzliche Übertragbarkeit auf den Menschen ist für viele Fragen durch die Untersuchung von Kindern mit seltenen angeborenen Immundefekten nachgewiesen worden.

2 Die Zellen des Immunsystems

R. Pabst

2.1 Lymphozyten

Die Morphologie dieser licht- und elektronenmikroskopisch so gleichartig aussehenden Zellen ist in Kap. 10.2 beschrieben. Funktionell unterscheiden sich Lymphozyten durch eine große Heterogenität von Oberflächenproteinen. Lymphozyten sind keine Endzellen wie die Granulozyten des Blutes. Eine Stimulation durch ein Antigen löst eine **Transformation** aus, d.h. aus den kleinen Lymphozyten mit dichtem Kern und wenig Zytoplasma wird eine große Zelle mit lockerem Kern, deutlichen Nukleolen und reichlich basophilem Zytoplasma. Es sind **Lymphoblasten** entstanden, die sich teilen und so eine starke Zellvermehrung bewirken können.

Dieser Unterschied zu Granulozyten ist klinisch wichtig, weil übertragene Lymphozyten immunologisch reagieren können oder nach einem chromosomalen Defekt (u.a. durch Bestrahlung ausgelöst) sich zu lymphatischen Tumoren entwickeln können.

Ein übertragender Granulozyt kann zwar phagozytieren, aber sich nicht mehr teilen. Vereinfachend kann man Lymphozyten in **T-Lymphozyten,** weil sie ihre Prägung auf ein spezifisches Antigen im Thymus erhalten haben, und **B-Lymphozyten** einteilen, weil diese ihre Prägung zur Bildung eines spezifischen Antikörpers in einem Organ erfahren haben, das der **Bursa Fabricii** des Huhns entspricht. Die meisten T- und B-Lymphozyten, die gegen körpereigene Moleküle und Zellen gerichtet sind, sterben bei ihrer Reifung im Thymus und in der Bursa ab (klonale Deletion). Die T-Lymphozyten sind vor allem für die durch Zellkontakte vermittelte **zelluläre Immunität** und B-Lymphozyten für die durch Sekretion löslicher Antikörper bewirkte **humorale Immunität** verantwortlich.

Die Vorläufer der T-Lymphozyten stammen aus dem Knochenmark und wandern als Prä-T-Lymphozyten in die äußere Rinde des Thymus (s. Kap. 11.3.6), wo sie sich wiederholt teilen und durch Interaktion mit Epithelzellen lernen, zwischen Fremd- und eigenen Eiweißen zu unterscheiden. Bei dieser Differenzierung werden verschiedene Proteine auf der Zelloberfläche exprimiert. Die Seitenketten dieser Glykoproteine in der Membran sind ein wichtiger Teil der Glykokalix der Zellen. Die geprägten T-Lymphozyten verlassen den Thymus und wandern in die peripheren lymphatischen Organe [20]. Die Entwicklung der T-Lymphozyten im Thymus ist in Abb. 11.2-1 dargestellt.

Man kann die T-Lymphozyten in zwei große Gruppen einteilen: a) **T-Helfer-Lymphozyten** und b) **zytotoxische (T-Killer) Lymphozyten.** Die Gruppe der zytotoxischen Lymphozyten enthält neben zellzerstörenden Lymphozyten eine weitere Population von Zellen, die überschießende Immunreaktionen unterdrücken können.

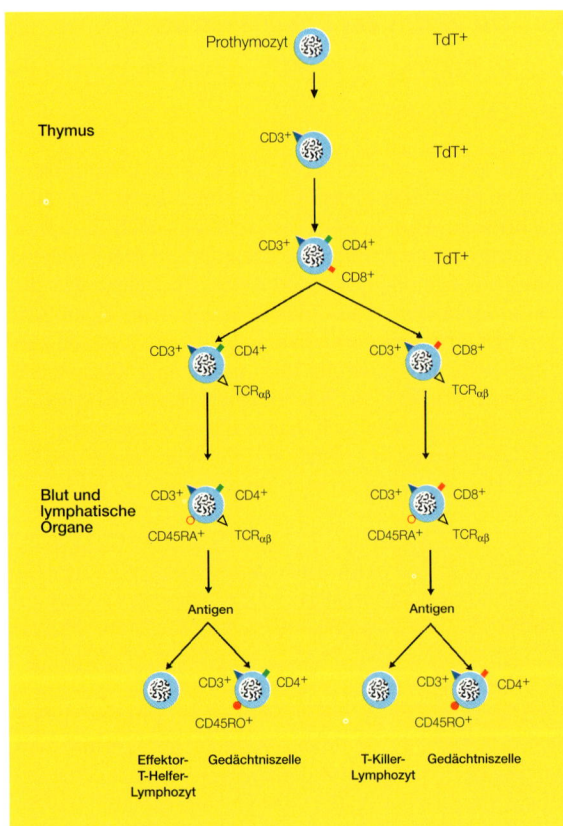

Abb. 11.2-1 Schema zur Entwicklung von T-Lymphozyten und ihrer Subpopulationen im Thymus und einige typische Membranmoleküle dieser Zellen im Blut und lymphatischen Organen. Die Membranmoleküle spiegeln den Differenzierungsgrad (cluster of differentiation [CD]) wider. Das Enzym Terminale Desoxy-Transferase (TdT) ist nur in Vorläuferzellen und frühen Thymozyten nachweisbar. Einige Oberflächenmoleküle sind beispielhaft eingezeichnet, wie CD3 für alle T-Lymphozyten, CD4 für T-Helferzellen und CD8 für T-Killerzellen.

Deshalb werden solche Zellen auch **T-Suppressorzellen** genannt. Wegen dieser funktionellen Heterogenität der zytotoxischen T-Zellen wird oft von $T_{s/c}$-Lymphozyten gesprochen (= T-suppressor und -zytotoxisch). Die Gemeinsamkeit ist ein Membranmolekül, das CD8 genannt wird, während T-Helferzellen das Oberflächenmolekül CD4 besitzen.

Das CD4-Molekül ist klinisch sehr bedeutend geworden, weil es den Rezeptor und die Eintrittspforte für AIDS-Viren bildet, die selektiv zunächst die T-Helferzellen befallen und zerstören und dadurch schließlich die Immunschwäche der infizierten Personen auslösen.

Die T-Helferzellen sind bei der Auslösung einer Immunantwort von zentraler Bedeutung, während die T-Suppressorzellen für die Beendigung einer Immunreaktion und T-Killerzellen für das Abtöten von Zellen, wie z.B. von virusinfizierten Zellen, Tumorzellen und transplantierten Fremdzellen wichtig sind. An der Oberfläche der T-Lymphozyten findet man einen Rezeptor, der aus zwei Ketten aufgebaut ist, den **T-Zellrezeptor.** Die meisten T-Lymphozyten haben einen T-Zellrezeptor aus einer α- und β-Kette. Vor allem in der Haut und im Epithel der Darmwand findet man T-Zellen mit einem anderen T-Zellrezeptor, der aus γ- und δ-Ketten aufgebaut ist. Die Bedeutung der γδ-positiven Lymphozyten ist für den Menschen noch wenig erforscht.

Für Säugetiere ist die **Entstehung der B-Lymphozyten** unklarer als die der T-Lymphozyten. Bei Vögeln gibt es in der Wand des Enddarms ein lymphatisches Organ, die **Bursa Fabricii.** Wird die Bursa beim jungen Küken entfernt, entwickelt sich keine humorale Immunität. Beim Menschen scheint es kein spezielles Organ zu geben, das die Bursafunktion übernimmt. Die fetale Leber und das fetale und erwachsene Knochenmark erfüllen wahrscheinlich diese Aufgabe der B-Lymphozytenreifung (Abb. 11.2-2). Aus Vorläuferzellen entstehen die Prä-B-Zellen, die zuerst **Antikörper (Immunglobuline = Ig)** im rauhen Endoplasma des Zytoplasmas und später an der Oberfläche exprimieren [28]. Es gibt verschiedene Antikörperklassen, die sich im Aufbau und in ihrer Funktion unterscheiden: IgG, IgM, IgA, IgD und IgE. Zu Einzelheiten des Aufbaus sei auf Immunologie- und Biochemiebücher verwiesen. IgM wird beim Primärkontakt zuerst gebildet und IgG folgt später. IgA ist für die Schleimhautimmunologie von besonderer Bedeutung und IgE ist bei allergischen Reaktionen das zentrale Immunglobulin. Im Laufe von Immunantworten entstehen aus B-Lymphozyten **Plasmazellen,** die die Hauptbildungszellen für Antikörper sind. Plasmazellen sind licht- und elektronenmikroskopisch auffällige Zellen. Der Zellkern liegt meist exzentrisch und hat oft wegen der Chromatinanordnung eine Radspeichenstruktur. Das Zytoplasma erscheint stark basophil mit einer Aufhellung neben dem Kern (Golgi-Apparat) (Abb. 11.2-3). Im elektronenmikroskopischen Bild fällt das stark ausgeprägte rauhe endoplasmatische Retikulum und der Golgi-Apparat auf, was auf die intensive Proteinsynthese, die Antikörperproduktion hinweist (Abb. 11.2-4). Reife Plasmazellen sind Endzellen und können sich nicht mehr teilen.

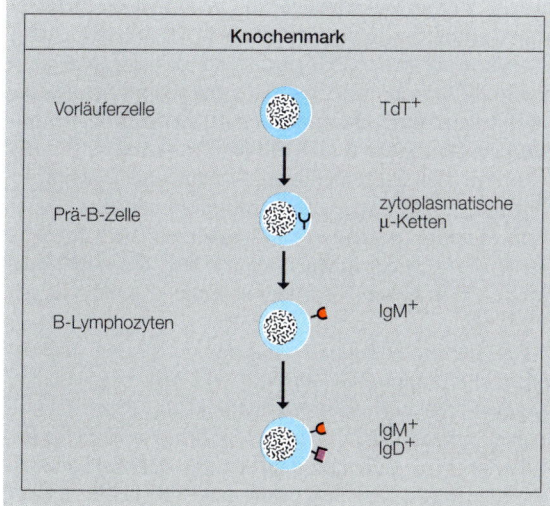

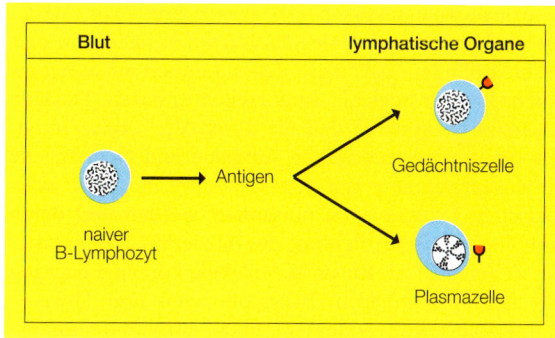

Abb. 11.2-2 Die Entstehung von B-Lymphozyten im Knochenmark, ihre Ausschwemmung ins Blut und lymphatische Organe. Die Vorläuferzellen im Knochenmark lassen sich durch den Nachweis des Enzyms Terminale Desoxy-Transferase (TdT) identifizieren. Bei den B-Lymphozyten im Blut und den lymphatischen Organen ist exemplarisch eine B-Zelle dargestellt, die IgM produziert. Vergleichbar dazu tragen andere B-Lymphozyten andere Immunglobulinklassen an ihrer Oberfläche (IgA, IgG, IgD, IgE).

Zur Familie der B-Lymphozyten gehören noch Zellen in Keimzentren lymphatischer Organe, die *Zentrozyten* und *Zentroblasten.* Diese Nomenklatur wird von Immunologen zwar nur selten verwendet, doch sei auf diese Zellnamen hier hingewiesen, weil in der Klinik bösartige Tumoren nach diesen Zellen benannt werden.

Als dritte Lymphozytenart werden teilweise die **natürlichen Killerzellen (NK-Zellen)** bezeichnet. Man findet sie u. a. im Blut, in der Milz, in der Leber und in der Lunge. Sie können Tumorzellen oder von Viren infizierte Zellen spontan ohne vorhergehende Immunisierung auflösen [17]. Im peripheren Blut des Menschen befinden sich etwa 5–10% NK-Zellen, die relativ groß sind und deutliche Granula im Zytoplasma aufweisen. Sie sollen aus dem Knochenmark stammen. Sie enthalten Proteasen und besondere Proteine, die **Perforine,** in den Granula. Durch Abgabe der Proteasen und Perforine

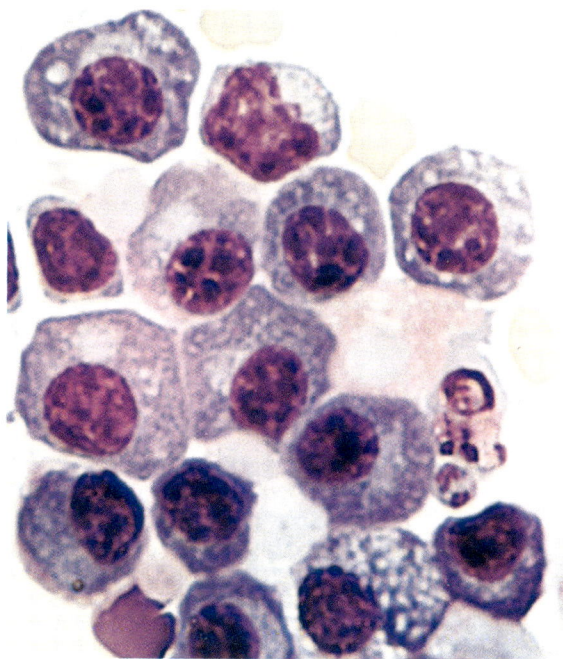

Abb. 11.2-3 Plasmazellen aus der Darmwand eines Schweins. Es fällt die starke Basophilie des Zytoplasmas auf. Eine sterbende Plasmazelle (unten) hat zahlreiche helle Vakuolen im Zytoplasma „Russel bodies". Giemsa, Vergr. 1600fach.

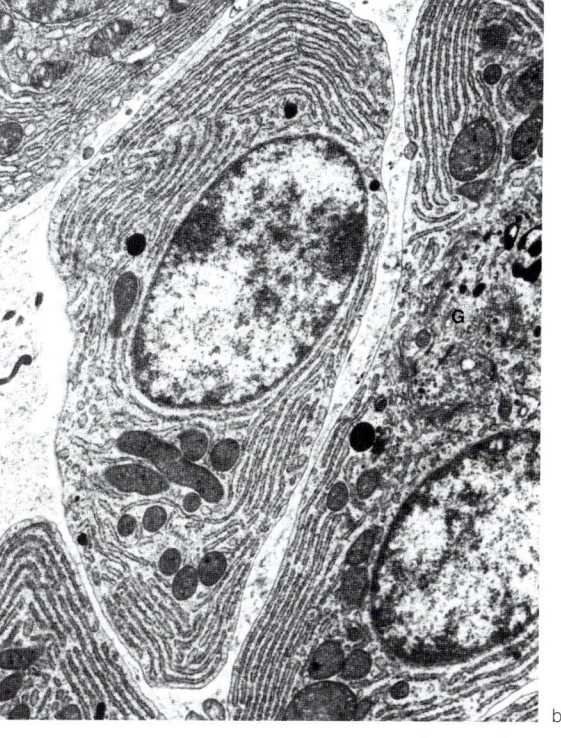

⊢———⊣ 1 µm

Abb. 11.2-4 Plasmazellen aus dem Lymphknoten des Menschen. Das Zytoplasma ist mit enggelagertem endoplasmatischem Retikulum angefüllt. G = Golgi-Feld. (Original: Schwarz, Berlin)

Tabelle 11.2-1 Die Häufigkeit verschiedener Lymphozytensubpopulationen in lymphatischen Organen des gesunden Menschen (zusammengestellt in WESTERMANN u. PABST [48]). Im Thymus exprimiert die Mehrzahl der Lymphozyten gleichzeitig CD4 und CD8 (s. Abb. 11.2-1).

	Lymphozyten (%)			
	B-	T-	T-Helfer (CD4$^+$)	T-Killer/ Suppressor (CD8$^+$)
Organ				
Thymus	1	95	95	94
Lymphknoten	20	70	50	20
Milz	50	40	20	30
Tonsillen	50	35	30	10
PEYERsche Plaques	40	45	30	10
Knochenmark	65	35	10	20
Blut	25	70	50	25

können die Membranen von Zielzellen durchlöchert, und so die Zellen abgetötet werden. Die zytotoxischen T-Lymphozyten zerstören die Zielzellen wahrscheinlich mit anderen Mechanismen [17].

Es ist wichtig zu berücksichtigen, daß in den verschiedenen lymphatischen Organen die quantitativen Verhältnisse von B- zu T- und T-Helfer zu T-Killer-Lymphozyten sehr unterschiedlich sind (Tabelle 11.2-1). Eine weitere Unterteilung der Lymphozyten ist nach ihrer Funktion möglich. Ein Lymphozyt, der noch keinem Antigenkontakt ausgesetzt war, wird **naiver** oder jungfräulicher (*„virgin"*) Lymphozyt genannt. Nach Antigenkontakt in peripheren lymphatischen Organen entstehen dann **Gedächtniszellen** (*„memory cells"*). Die Gedächtniszellen können z.T. sehr langlebig sein und bei einem erneuten Kontakt sich schnell vermehren und eine rasche Antikörperproduktion (B-Zellen) oder Bereitstellung großer Mengen spezifischer T-Lymphozyten ermöglichen. Die Einteilung in *„virgin"*- und *„memory"*-Lymphozyten gilt demnach für T- und B-Lymphozyten. Die einzelnen Subpopulationen der Lymphozyten können mit Hilfe von speziell gegen sie hergestellten monoklonalen Antikörpern immunzytologisch klassifiziert und ihre Lokalisation in den einzelnen Organen bestimmt werden.

2.2 Makrophagen

Die zweite wichtige Zellfamilie des Immunsystems sind die mononukleären Phagozyten, die **Makrophagen.** Ihre Herkunft, Funktionen und die verschiedenen Abkömmlinge der Monozyten werden in Kap. 11.9 (mononukleäres Phagozytensystem) beschrieben. Makrophagen in lymphatischen Organen haben einen unregelmäßig geformten Kern und reichliches blaß basophiles Zytoplasma mit vielen Azurgranula. Makrophagen enthalten viele lysosomale Enzyme, Esterasen und Peroxidasen, so daß sie mit entsprechenden enzymhistochemischen Methoden identifiziert werden können. Der Gehalt an Phagolysosomen ist stark davon abhängig, ob es ein ruhender

oder aktivierter Makrophage ist. Die aktivierten Makrophagen enthalten häufig Zelltrümmer, die oft schon lichtmikroskopisch erkennbar sind. Auch das endoplasmatische Retikulum und der GOLGI-Apparat sind nach Aktivierung vermehrt. Makrophagen lassen sich auch aufgrund von Rezeptoren für Teile von Antikörpern (Fc-Rezeptoren), Rezeptoren für ein Proteinsystem (Komplementrezeptoren) sowie durch monoklonale Antikörper gegen Membranproteine charakterisieren. Verschiedene spezialisierte Makrophagentypen sind für bestimmte Kompartimente lymphatischer Organe charakteristisch (s. unten).

Für Immunreaktionen ist es wichtig, daß Makrophagen Fremdproteine, Partikel und Mikroorganismen phagozytieren und dabei weitgehend die Proteine und Zucker intrazellulär abbauen. Ein geringer Teil der degradierten Moleküle wird dann an der Zelloberfläche in Verbindung mit den Hauptgewebeverträglichkeitskomplexen (*major histocompatibility complex* = MHC) den Lymphozyten präsentiert und damit Immunantworten ausgelöst. Man unterscheidet zwei Klassen von MHC-Molekülen. **Klasse-I-Moleküle** sind auf fast allen Körperzellen zu finden. Alle diese Zellen können mit Viren infiziert werden oder als Tumorzellen entarten. Deshalb erscheint es sinnvoll, daß die durch Viren oder Tumoren veränderten endogenen Antigene und Neoantigene in Zusammenhang mit Klasse-I-Antigenen den zytotoxischen Lymphozyten präsentiert werden und deren Aktivierung die Vernichtung der infizierten oder entarteten Zellen auslöst. **Klasse-II-Moleküle** kommen dagegen nur auf Makrophagen, B-Lymphozyten und Thymusepithelzellen vor, außerdem noch auf immunkompetenten Zellen der Epidermis (LANGERHANS-Zellen). Dringen Fremdantigene in den Körper ein, so werden diese von Makrophagen phagozytiert und anschließend gemeinsam mit Klasse-II-Molekülen auf der Zelloberfläche den **T-Helferzellen** präsentiert. Diese stimulieren die Umwandlung von B-Zellen in Antikörper-sezernierende Plasmazellen. Die Aufarbeitung und Präsentation des Antigens auf der Zelloberfläche in Zusammenhang mit Klasse-II-Molekülen ist die Aufgabe der akzessorischen Zellen des Immunsystems. Damit ist ein Schutz gegen veränderte eigene Proteine und auch gegen von außen eingedrungene Proteine unterschiedlich steuerbar. Die Makrophagen gehören deshalb zu den **Antigen-präsentierenden Zellen** oder **akzessorischen Zellen** des Immunsystems. Eine weitere wichtige Funktion der Makrophagen ist die Bildung von Faktoren, die auf Lymphozyten und andere Zellen regulativ einwirken. Diese werden **Interleukine** und **Zytokine** genannt. Auch T-Lymphozyten bilden Interleukine. Viele dieser Botenstoffe können auf die gleiche Zelle (*autokrin*), auf Nachbarzellen (*parakrin*) oder über das Blut auf den gesamten Organismus wirken (*endokrin*).

2.3 Dendritische Zellen

Diese Zellfamilie ist erst in den letzten Jahren als eigene Zellgruppe definiert worden [1, 13, 41]. Der Name deutet an, daß diese Zellen bäumchenartig lange Zellausläufer haben, mit denen sie Lymphozyten umfassen. In den B-Zellarealen der lymphatischen Organe (besonders in den Keimzentren der Sekundärfollikel, s. Kap. 4.3 und 11.4 bis 11.7) kann man die langen Zellfortsätze nur bei Verwendung spezifischer Antikörper erkennen. Die länglichen Kerne haben ein lockeres Karyoplasma und wenig Heterochromatin, wodurch sie im Gegensatz zu Lymphozyten färberisch auffällig hell erscheinen. Die dendritischen Zellen der Keimzentren werden **follikulär dendritische Zellen** genannt (Abb. 11.2-5). Ihre Vorläuferzellen sind noch unbekannt. Follikulär dendri-

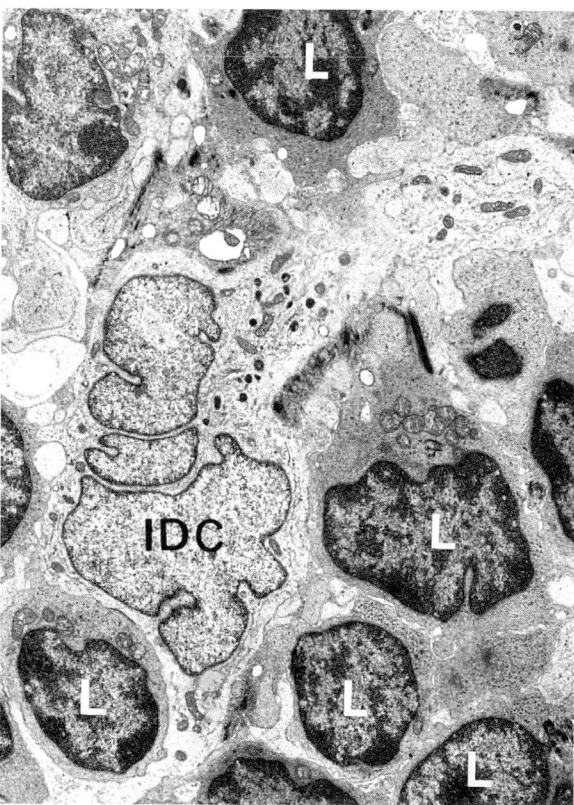

Abb. 11.2-6 Elektronenmikroskopische Aufnahme einer interdigitierenden dendritischen Zelle (IDC) aus dem Mark des Thymus eines 8jährigen Jungen. Die zahlreichen Zytoplasmafortsätze erstrecken sich zwischen Lymphozyten (L). Typisch ist der stark gelappte, lockere Zellkern und das helle Zytoplasma. Vergr. 4940fach. (Original: B. VON GAUDECKER, Kiel)

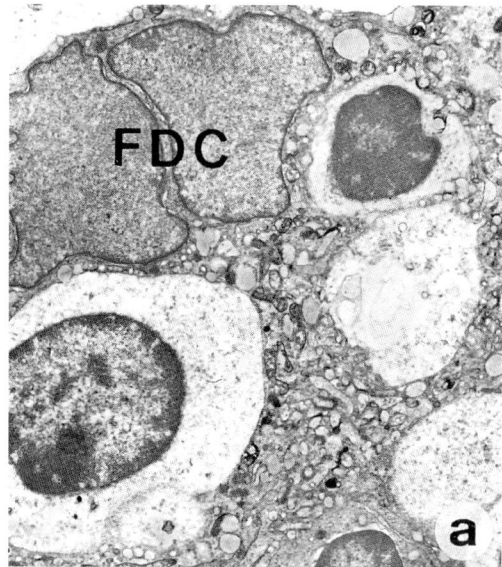

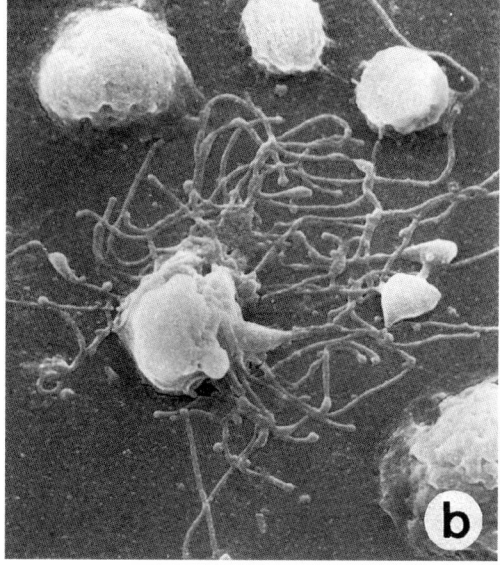

Abb. 11.2-5 Im elektronenmikroskopischen Bild erscheint eine follikulär dendritische Zelle (FDC) aus einem Lymphknoten der Maus mit einem gelappten Kern und baumartigen Zytoplasmafortsätzen, die Antigen-Antikörper-Komplexe in den Zytoplasmaeinfaltungen binden (a). Im Rasterelektronenmikroskop sieht man die langen Zellfortsätze bei einer isolierten follikulär dendritischen Zelle aus dem Lymphknoten einer Maus noch deutlicher (b). (Aus SZAKAL et al. [39, 40]). Vergr. (a) 3195fach, (b) 2500fach.

tische Zellen können mehrkernig sein, und ihre Zellausläufer sind durch echte Desmosomen *(Macula adhaerens)* miteinander verbunden. An den Fortsätzen werden Antigen-Antikörper-Komplexe für lange Zeit präsentiert, was unter anderem die Voraussetzung für die Entstehung von Gedächtniszellen in Keimzentren ist [18a, 42].

In den T-Lymphozytenregionen von Lymphknoten, Milz, Tonsillen, PEYERschen Plaques und Thymus gibt es eine weitere Zellart, die **interdigitierenden dendritischen Zellen.** Der Zellkern ist unregelmäßig geformt, und das Zytoplasma ist schwach anfärbbar. Lange fingerartige Fortsätze gehen Zellkontakte mit T-Lymphozyten ein, wobei es zu Einstülpungen der Zelloberfläche kommt (Abb. 11.2-6). Die Herkunft dieser dendritischen Zellen scheint inzwischen gesichert: aus Vorläufern im Knochenmark wandern dendritische Zellen ins Blut, wo sie in geringer Konzentration nachweisbar sind und sich im Thymus und der Milz als interdigitierende Zellen ansiedeln. Eine andere Route führt aus dem Blut in die Haut, wo diese interdigitierenden Zellen als LANGERHANS-**Zellen** bezeichnet werden. Von dort wandern sie mit der afferenten Lymphe in die T-Regionen der Lymphknoten.

Mit monoklonalen Antikörpern wurden auch in fast allen nicht-lymphatischen Organen dendritische Zellen nachgewiesen, die ebenfalls Antigene präsentieren können. In verschiedenen Immunreaktionen sind sie dabei viel effektiver als Makrophagen. Ob es eventuell im Knochenmark gemeinsame Vorläuferzellen für Makrophagen und dendritische Zellen gibt, ist noch nicht abschließend geklärt.

2.4 Interaktionen zwischen Zellen des Immunsystems

Immunreaktionen gegen unterschiedliche Antigene wie Proteine, Polysaccharide, Viren oder Bakterienbestandteile unterscheiden sich in vielfacher Hinsicht. Stets ist eine Interaktion zwischen verschiedenen Zellen des Immunsystems nötig, wobei meist T- und B-Lymphozyten und Makrophagen oder dendritische Zellen in räumlicher Nähe zueinander liegen müssen, denn nur dann können Oberflächenproteine der unterschiedlichen Zellen miteinander reagieren. Deshalb muß man die Lokalisation der verschiedenen Lymphozyten, Makrophagen und dendritischen Zellen in den Organkompartimenten kennen, um Immunreaktionen in den einzelnen Organen verstehen zu können. Die frühere Zweiteilung ist eine starke Vereinfachung:

B-Lymphozyten sind für die Bildung von Antikörpern verantwortlich, die im Blut und den Körperflüssigkeiten zirkulieren und der wichtigste Bestandteil der humoralen Immunität sind. **T-Lymphozyten** operieren ausschließlich durch direkten Zellkontakt und können dadurch die Zielzellen (z.B. Transplantate, Tumoren, virusinfizierte Zellen) abtöten (zelluläre Immunität) oder aber im Fall der T-Helferzellen andere Zelltypen, wie die B-Lymphozyten und Makrophagen, in ihrer Aktivität stimulieren (Beteiligung an der humoralen Antwort). Zur Stimulierung von B-Zellen und Makrophagen produzieren T-Lymphozyten auch humorale Faktoren, nämlich die Interleukine.

3   Thymus

R. Pabst

Der Thymus nimmt eine zentrale, den anderen lymphatischen Organen übergeordnete Stellung ein. Wegen seiner frühen embryologischen Entwicklung vor den anderen lymphatischen Organen wird er auch als **primäres** lymphatisches Organ bezeichnet.

3.1 Makroskopie

Der Thymus besteht aus zwei, meist ungleich großen Lappen, die im oberen, **vorderen Mediastinum** vom oberen Rand des Sternums bis zum Knorpel der 4. Rippe reichen (Abb. 11.3-1). Mit seiner Rückseite liegt der Thymus vor den großen Gefäßen und mit den unteren Abschnitten vor dem Herzbeutel. Aufgrund der Entwicklung aus der 3. Schlundtasche ist es nicht verwunderlich,

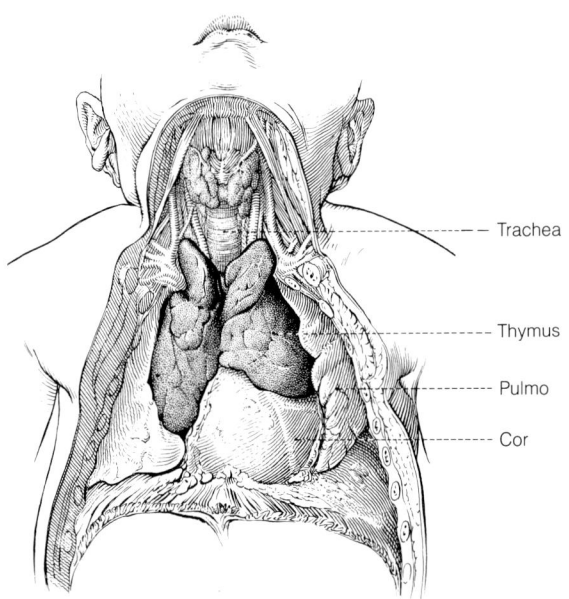

Abb. 11.3-1 Die Größe des Thymus beim Neugeborenen wird beim Vergleich mit der Größe des Herzens deutlich.

wenn gelegentlich Thymusgewebe in Form kleiner Knötchen oder in Strangform am Hals gefunden wird. Zu kaum einem anderen Organ findet man in der Literatur so unterschiedliche Angaben zur Größe und zum Gewicht wie beim Thymus. Der große Thymus, der bei akut verstorbenen Säuglingen und Kleinkindern gefunden wird, wurde lange als Todesursache angesehen. Diese Thymi waren in Wirklichkeit von normaler Größe und nur die Organe von Kindern, die nach längerer Krankheit obduziert wurden und als Bezugsgröße dienten, waren zu klein. Wenn nur Thymi von akut Verstorbenen gewogen und das Volumen gemessen wurden, ergab sich keine eindeutige Altersabhängigkeit. Nur im ersten Lebensjahr wuchs der Thymus noch. Das **Volumen** des Thymus am Ende des ersten Lebensjahres beträgt $26,8 \pm 16,1$ cm^3, bei Jugendlichen $21,1 \pm 6,4$ cm^3 und bei 85- bis 90jährigen $20,4 \pm 6,8$ cm^3. Die jeweiligen **Gewichte** sind $27,3 \pm 16,6$ g bei Einjährigen, $21,5 \pm 6,1$ g zur Zeit der Pubertät und $18,2 \pm 5,4$ g bei sehr alten Menschen [38]. Demnach bestehen deutliche interindividuelle Schwankungen, aber nicht das oft zitierte ausgeprägte Wachstum bis zur Zeit der Pubertät.

3.2 Entwicklung

Der Thymus entsteht aus dem ventralen Endoderm der **3. Schlundtasche** und wahrscheinlich auch aus ektodermalen Anteilen der 3. Schlundfurche. Die schlauchartigen Aussackungen wachsen nach kaudal und verlieren schon in der 6. Entwicklungswoche die Verbindung zur Schlundtasche. Die beiden Anteile legen sich aneinander ohne zu verschmelzen, so daß stets zwei Lappen abgrenzbar bleiben. Bis zur 8. Woche besteht der Thymus aus **Epithelzellen,** in die anschließend Vorläuferzellen der Lymphozyten einwandern. Bereits zwischen der 15. und 17. Woche ist der menschliche Thymus in Rinde und Mark gegliedert und damit weitgehend entwickelt. Die anderen lymphatischen Organe wie Lymphknoten, Milz und Tonsillen besitzen alle Kompartimente erst nach der Geburt.

3.3 *Mikroskopie*

Auf einem histologischen Querschnitt des kindlichen Thymus erkennt man die Gliederung in Läppchen, die jeweils aus der wegen der dicht gelagerten Lymphozyten dunkler gefärbten **Rinde,** *Cortex,* und dem zellärmeren helleren **Mark,** *Medulla,* bestehen (Abb. 11.3-2). Die Rinde ist durch Einstülpungen der dünnen bindegewebigen Kapsel untergliedert, während das Mark kontinuierlich zusammenhängt. So entspricht der Aufbau des Thymus mehr einem Busch als einer Aneinanderreihung von unabhängigen Läppchen. Im Thymus befinden sich neben unterschiedlichen Epithelzellen und Lymphozyten auch andere Zellen wie Mastzellen, Makrophagen und interdigitierende dendritische Zellen.

Das Grundgerüst des Thymus bilden nicht Fasern, sondern ein durch verzweigte epitheliale Zellen gebildetes Maschensystem (Abb. 11.3-3). Die epitheliale Herkunft dieser Zellen ist durch das Vorkommen von Desmosomen, mit denen die Zellen miteinander in Verbindung stehen, und Tonofilamenten vom Keratintyp erkennbar. Die zweite wesentliche Zellart des Thymus sind lymphatische Zellen. Wegen dieses Grundaufbaus aus Epithelzellen und Lymphozyten wird der Thymus als **lymphoepitheliales Organ** bezeichnet [4a]. Die epithelialen Zellen des menschlichen Thymus unterscheiden sich nicht nur in ihrer histotopographischen Lage und in der Ultrastruktur voneinander, sondern auch durch bestimmte Antigene an der Zelloberfläche, die durch Anti-

körper nachgewiesen werden können. Einige Autoren unterscheiden mindestens sechs verschiedene **epitheliale Zellarten** [16, 49]. Es ist noch unklar, ob einige Zellen Vorläufer oder Übergangsformen zu anderen Epithelzellen darstellen. Deshalb können zur Zeit nur einige Grundzüge festgehalten werden (Abb. 11.3-3). Unter der Kapsel befindet sich eine kontinuierliche Lage von Epithelzellen mit deutlich ausgebildetem Golgi-Komplex, langen Zisternen von rauhem endoplasmatischem Retikulum und mikropinozytotischen Vesikeln. Über Rinde und Mark verteilt befinden sich andere Zellen mit hellem Zytoplasma, das kleine dunkle Einschlüsse enthält. Im Mark liegen epitheliale Zellen mit langen Zellfortsätzen, reichlich tubulären Strukturen und auffällig vielen Tonofilamenten. Schließlich gibt es die „dunklen" Epithelzellen mit irregulär geformten Zellkernen und besonders weiten Zisternen des rauhen ER. Diese Zellen sind bevorzugt im tiefen Kortex und vereinzelt in der Medulla lokalisiert. Von besonderem Interesse für die Funktion des Thymus sind Epithelzellen im Kortex, die mit ihrem Zytoplasma zahlreiche lymphatische Zellen umschließen und als **„Ammenzellen"** bezeichnet werden. Die Ultrastruktur wie Sekretgranula weist darauf hin, daß verschiedene epitheliale Zellen des Thymus auch humorale Stoffe produzieren, die als **Hormone** auf die Lymphozytenentwicklung im Thymus regelnd eingreifen, aber auch auf dem Blutweg in Lymphknoten und andere Organe gelangen können, wo sie die Lymphozytendifferenzierung, aber auch verschiedene andere Funktionen steuern können. Die bisher am besten definierten Stoffe sind **Thymosin, Thymopoetin** und **Thymulin,** die mit immunhistologischen Methoden in Epithelzellen des Thymus nachgewiesen werden können. Die Differenzierung der Lymphozyten erfolgt im Thymus durch direkten Zellkontakt mit Epithelzellen und auch auf humoralem Weg durch hormonartige Substanzen [4a, 16, 20].

Ein für das Thymusmark typisches Gebilde sind die **Hassall**schen **Körperchen,** die aus zwiebelschalenartig

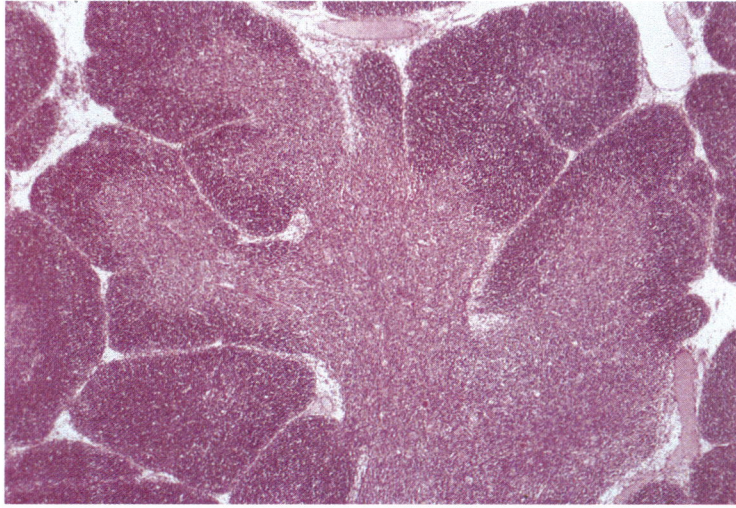

Abb. 11.3-2 Histologie des Thymus eines menschlichen Feten mit dem zentral gelegenen helleren Mark und der dunklen Rinde. HE, Vergr. 28fach. (Original: U. Wulfhekel, Bonn)

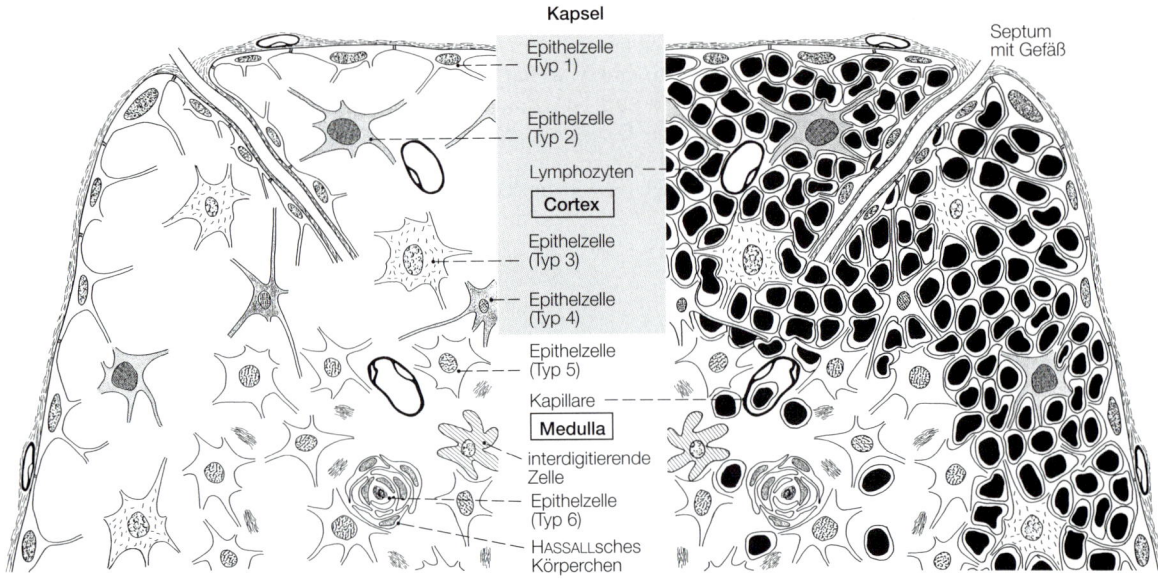

Kapsel
Epithelzelle (Typ 1)
Epithelzelle (Typ 2)
Lymphozyten
Cortex
Epithelzelle (Typ 3)
Epithelzelle (Typ 4)
Epithelzelle (Typ 5)
Kapillare
Medulla
interdigitierende Zelle
Epithelzelle (Typ 6)
HASSALLsches Körperchen
Septum mit Gefäß

Abb. 11.3-3 Schema des histologischen Aufbaus des Thymus. Auf der linken Seite ist die Lage der unterschiedlichen Epithelzellen und auf der rechten Seite sind zusätzlich Lymphozyten eingezeichnet.

Durch eine Antiköperbildung gegen Acetylcholinrezeptoren auf den Myoidzellen und anderen Zellen bei Thymustumoren (Autoantikörper) kann es zur Blockierung von Acetylcholinrezeptoren der Skelettmuskulatur kommen und eine allgemeine schwere Muskelschwäche entstehen **(Myasthenia gravis).**

aneinander gelagerten epithelialen, degenerierten Zellen bestehen und auch andere Zellen mit einschließen können. In verschiedener Hinsicht erinnern diese Strukturen an die Verhornung der Zellen der Haut. Die HASSALLschen Körperchen gibt es nicht bei allen Säugetierspezies. Die Funktion und gewisse alters- oder krankheitsspezifische Änderungen der Anzahl sind noch immer nicht abschließend geklärt. Die **Lymphozyten** befinden sich dicht gepackt zwischen den Epithelzellen in der Rinde und viel lockerer verteilt im Mark. Subkapsular sind größere lymphatische Zellen mit auffällig breitem Zytoplasmasaum und Zellorganellen häufiger als die kleinen Lymphozyten, die sich mehr im tieferen Kortex befinden (Abb. 11.3-3). Während die Epithelzellen sich nicht teilen, befinden sich viele lymphatische Zellen in der Mitosephase. In geringer Zahl sind auch B-Lymphozyten im Mark des Thymus zu finden. Im Thymus des Menschen sind gelegentlich Zellen der Blutzellbildung (Granulo- und Erythropoese) beschrieben worden. Im Mark sind interdigitierende dendritische Zellen beobachtet worden, wie sie für die T-Region der peripheren lymphatischen Organe typisch sind. Eine weitere Zellart, deren Funktion ganz unklar ist, sind muskelartige, **myoide Zellen,** die man besonders in der kortikomedullären Zone findet.

3.4 Blut- und Lymphgefäße und Innervation

Die arterielle Blutversorgung erfolgt über kleine, variable Äste aus den in der Nähe des Thymus liegenden Arterien. Über die Bindegewebssepten verteilen sich die Arteriolen bevorzugt an der Mark-Rinde-Grenze. In diesem Bereich verlaufen auch Venulen, die zum Teil ein ungewöhnlich hohes Epithel zeigen und an die entsprechenden Venulen im Parakortex der Lymphknoten erinnern. Die Kapillaren in der Rinde sind zirkulär von einer geschlossenen Lage von Epithelzellen umgeben. Zwischen den Epithelzellen und der Kapillarwand liegt ein perivaskulärer Bindegewebsraum. Diese Schichten bilden die morphologische Basis für die **Blut-Thymus-Schranke.** Wenn Proteine intravenös bei Tieren injiziert werden, gelangen sie nicht zwischen die Zellen der Rinde. Eine solche Abschirmung von externen Antigenen besteht dagegen nicht im Mark. Inzwischen sind aber Zweifel an der funktionellen Bedeutung und der Effektivität der Thymus-Blut-Schranke geäußert worden.

Der Thymus hat keine afferenten **Lymphgefäße.** Efferente Lymphgefäße führen von der Medulla über die Bindegewebssepten zu mediastinalen Lymphknoten. Neben dem direkten Eintritt neugebildeter Lymphozyten in die Blutgefäße verlassen Lymphozyten auch auf dem Lymphweg den Thymus. Vegetative **Nervenfasern** vom Sympathikus und Vagus gelangen über die Septen in den Thymus. Neuere Untersuchungen ergaben, daß sie nicht nur Blutgefäße erreichen, sondern daß vegetative Nervenendigungen in engem Kontakt zu lymphatischen Zel-

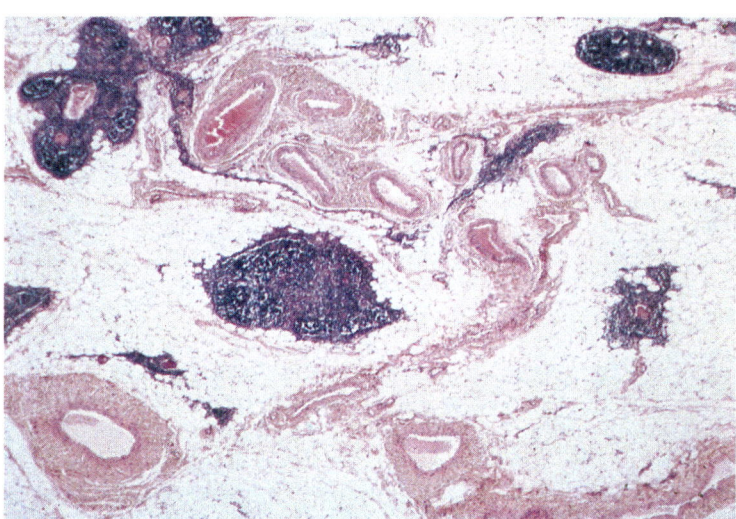

Abb. 11.3-4 Im Thymus des Erwachsenen erkennt man die Zunahme des Fett- und Bindegewebes sowie des paravasalen Raums. HE, Vergr. 28fach. (Original: U. WULFHEKEL, Bonn)

len, Makrophagen und Epithelzellen stehen [11]. Damit ist eine Interaktion zwischen dem Thymus und dem Nervensystem möglich.

3.5 Altersveränderung des Thymus

Kaum ein Organ des Menschen verändert sich im Laufe des Lebens derart ausgeprägt wie der Thymus (Abb. 11.3-4). Wenn der relative Anteil des Marks und der Rinde dem Anteil von Bindegewebe des perivaskulären Raums und dem Fettgewebe gegenübergestellt wird, so zeigt sich eine deutliche lineare Abnahme des Kortex bis zum 40. Lebensjahr und ein nachfolgend nur noch sehr geringer Abfall (Abb. 11.3-5). Besonders deutlich ist die Zunahme von Fettgewebe im Laufe des Alters. Es bleibt aber festzuhalten, daß selbst im hohen Alter Reste von funktionsfähigem Mark- und Rindengewebe im Thymus vorhanden sind.

Der Thymus reagiert besonders anfällig auf bei Streß freigesetzte Hormone (z. B. Glucocorticoide), indem besonders die Rinde sehr zellarm werden kann und das Thymusvolumen dadurch drastisch abnimmt. Da jede Krankheit Streß bedeutet, entspricht die Größe und zelluläre Zusammensetzung des Thymus nur dann den normalen Bedingungen, wenn Thymi von ganz akut verstorbenen Menschen untersucht werden.

3.6 Funktion

Erst Anfang der 60er Jahre wurde deutlich, welche zentrale Rolle der Thymus bei der Entwicklung des **zellulären Immunsystems** spielt. Neugeborenen Mäusen wurde der Thymus entfernt, was nicht nur zu einer Reduktion der Lymphozytenzahlen im Blut und in peripheren lymphatischen Organen führte, sondern auch die Transplantatabstoßung oder Reaktion auf Viren verhinderte. Tiere mit genetischem Mangel des Thymus (gleichzeitig verbunden mit einer Fehlanlage der Haarentwicklung, weshalb man von **nackten Mäusen** und Ratten spricht) zeigen ähnliche Immundefekte. Auch beim Menschen gibt es eine seltene genetische Fehlanlage des Thymus (DI-GEORGE-Syndrom) mit ähnlichen Symptomen. Die zentrale Aufgabe des Thymus ist die Differenzierung der T-Lymphozyten. Aus undifferenzierten Vorläuferzellen (prä-T-Zellen), die aus dem Dottersack, der fetalen Leber und nach der Geburt aus dem Knochenmark in die äußere Schicht der Thymusrinde einwandern, lernt ein Lymphozyt zwischen „selbst" und „fremd" zu unterscheiden. Dazu müssen gewisse Oberflächenproteine ausgebildet werden. Durch Verwendung von Antikörpern gegen diese Oberflächenstrukturen kann man die Schritte der T-Lymphozytendifferenzierung charakterisieren und einzelnen Kompartimenten des Thymus zuordnen. Eine wesentliche Rolle spielt bei der Differenzierung der T-Lymphozyten der enge Zellkontakt zwischen Lymphozyten und Spezialformen der Epithelzellen im Kortex, den **Ammenzellen**, die 20 bis

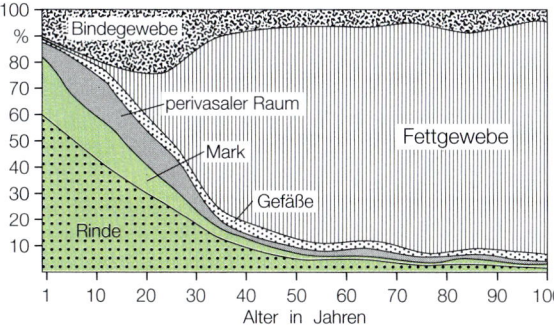

Abb. 11.3-5 Altersveränderungen der verschiedenen Anteile des menschlichen Thymus. (Gezeichnet nach Daten von STEINMANN [38])

200 Lymphozyten mit ihrem Zytoplasma umfassen können. Das Mikromilieu im Thymus wird aber zusätzlich durch die **Thymushormone** und Interleukine beeinflußt.

Unter normalen Bedingungen wandern Vorläuferzellen (Prä-T-Lymphozyten) nur in ganz geringer Zahl in den Kortex des Thymus ein, wo eine intensive Zellvermehrung stattfindet. In keinem anderen lymphatischen Organ werden pro Tag so viele Lymphozyten gebildet wie im Thymus. Die ganz überwiegende Zahl (> 95%) stirbt aber wieder im Thymus, und nur eine geringe Zahl verläßt das Organ, um in andere Organe zu wandern. Bei dieser Zellvermehrung findet einerseits eine **positive Selektion** statt: die Lymphozyten lernen Antigene nur in Verbindung mit Molekülen des MHC erkennen. Andererseits gibt es eine **negative Selektion:** die Lymphozyten lernen gegen „körpereigene" Proteine und Antigene tolerant zu sein, d.h. gegen körpereigene Strukturen reagierende T-Lymphozyten werden eliminiert. Das ist ein Grund für die hohe Rate an sterbenden Lymphozyten im Thymus. Die Differenzierung und Reifung der T-Lymphozyten mit der typischen Reihenfolge der Ausbildung von Oberflächenantigenen ist unter 11.2.1 beschrieben.

Die bisher erläuterten Funktionen des Thymus betreffen vor allem die Thymusrinde und nicht das **Mark,** das eher einem peripheren lymphatischen Organ entspricht: die Durchlässigkeit der Blutgefäße des Marks für Fremdantigene ist höher, reife Lymphozyten aus dem Blut oder anderen Organen können in das Mark einwandern, interdigitierende dendritische Zellen sind wie in T-Regionen eines Lymphknotens vorhanden, man findet B-Lymphozyten und beim Menschen sind auch immer wieder follikuläre Strukturen beschrieben worden [16]. Die Unterschiede in der Zusammensetzung an Strukturzellen und lymphatischen Zellen lassen auf unterschiedliche Funktionen zwischen Mark und Rinde schließen.

4   Lymphknoten

R. Pabst

4.1   Allgemeines

Die Lymphknoten, *Nodi lymphatici* oder *Lymphonodi* (Lnn.), sind in die Lymphbahnen eingeschaltete Filterstationen (zur Anordnung der Lymphgefäße und Lymphknoten s. Kap. 11.11). Sie haben eine variable, meist ei- oder nierenförmige Gestalt. Die Größe ruhender Lymphknoten schwankt von wenigen Millimetern bis über 1 cm in der Länge. Es gibt keine genauen Angaben zur **Gesamtzahl** der menschlichen Lymphknoten. Die Schätzwerte schwanken zwischen 300 und 700, von denen die Mehrzahl im Bauch- und Beckenraum sowie im Mediastinum zu finden sind.

Die etwa 70 Lymphknoten im Hals- und Kopfbereich und je 20–30 in der Leistengegend und Achselhöhle sind überwiegend bei krankhaften Vergrößerungen tastbar. Es ist ungeklärt, warum bei fast allen Menschen die oberflächlichen inguinalen Lymphknoten palpiert werden können, während entsprechend große Lymphknoten in der Achselhöhle als Zeichen einer Erkrankung gewertet werden müssen.

Auch im hohen Alter nimmt die Anzahl der Lymphknoten nicht ab, sie sind jedoch kleiner, so daß sie bei der Routinepräparation an der Leiche kaum identifiziert werden. Die Zahl von Lymphknoten, die die Lymphe von einem Organ filtriert, wie z.B. dem Magen, variiert stark zwischen einzelnen Menschen.

Bei der Absiedlung von Tumorzellen (Metastasen) müssen alle drainierenden Lymphknoten entfernt werden, ohne daß der Chirurg die Anzahl der Lymphknoten beim einzelnen Patienten kennt.

Wenn ein Lymphknoten die erste Filterstation für ein Organ ist, wird er als **regionärer** Lymphknoten bezeichnet. Lymphknoten der nachfolgenden Stationen, die gefilterte Lymphe von verschiedenen regionären Lymphknoten erhalten, werden auch **Sammellymphknoten** genannt. Man sollte den Ausdruck „Lymphdrüsen" nicht verwenden, da es sich nicht um Drüsen handelt und auch der Begriff Lymphknötchen für sehr kleine Lymphknoten hat zu Verwechslungen geführt, da als Nodulus lymphaticus ein Keimzentrum in Lymphknoten bezeichnet wird. Die anatomische Namensgebung einzelner Lymphknoten ist nach vier Grundprinzipien entstanden. Sie sind 1. nach dem Organ benannt, das sie drainieren (z.B. Lnn. pancreatici), 2. nach der Region (z.B. Lnn. inguinales), 3. nach dem Gefäß, neben dem sie liegen (z.B. Lnn. iliacales), oder 4. ob sie eine oberflächliche oder tiefe Lage haben (z.B. Lnn. cervicales superficiales et profundi). Es lassen sich allerdings nicht alle Namen von diesen Prinzipien ableiten.

4.2   Entwicklung

Erst nach der Ausbildung eines primitiven Lymphgefäßsystems entstehen die Lymphknoten. Es wachsen mesenchymale Gewebsbrücken in die ausgeweiteten Lymphgefäße (Lymphsäcke), die dadurch schwammartig untergliedert werden. Die Reste der Lymphgefäße sind später die Lymphsinus im Lymphknoten. Schon in der 8. Woche bilden sich die Halslymphknoten. Andere Lymphknoten entwickeln sich später. In der 12. Woche werden die Rinde und das Mark der Lymphknoten abgrenzbar. Es entwickeln sich zuerst die T-Lymphozytenregionen und später die B-Regionen mit Primärfollikeln. Auch die für die jeweilige Region typischen dendritischen Zellen sind bereits vor der 19. Woche erkennbar [15].

4.3   Mikroskopie

Die bindegewebige **Kapsel** besteht überwiegend aus kollagenen Fasern und einzelnen glatten Muskelzellen. Trotz dieser relativ straffen Kapsel kann ein Lymphknoten bei einer Immunreaktion innerhalb von wenigen Tagen um ein Vielfaches des Ausgangsvolumens an Größe zunehmen. Von der Kapsel strahlen Bindegewebssepten, sog. **Trabekel,** in das Innere des Lymphknotens und unterteilen ihn segmentartig (Abb. 11.4-1). Zwischen den Septen bilden Retikulinfasern und Retikulumzellen ein dreidimensionales Maschenwerk aus dünnen kollagenhaltigen Fasern (Retikulinfasern), das die Stützfunktion für die Zellen der Lymphsinus bildet. Der Lymphknoten

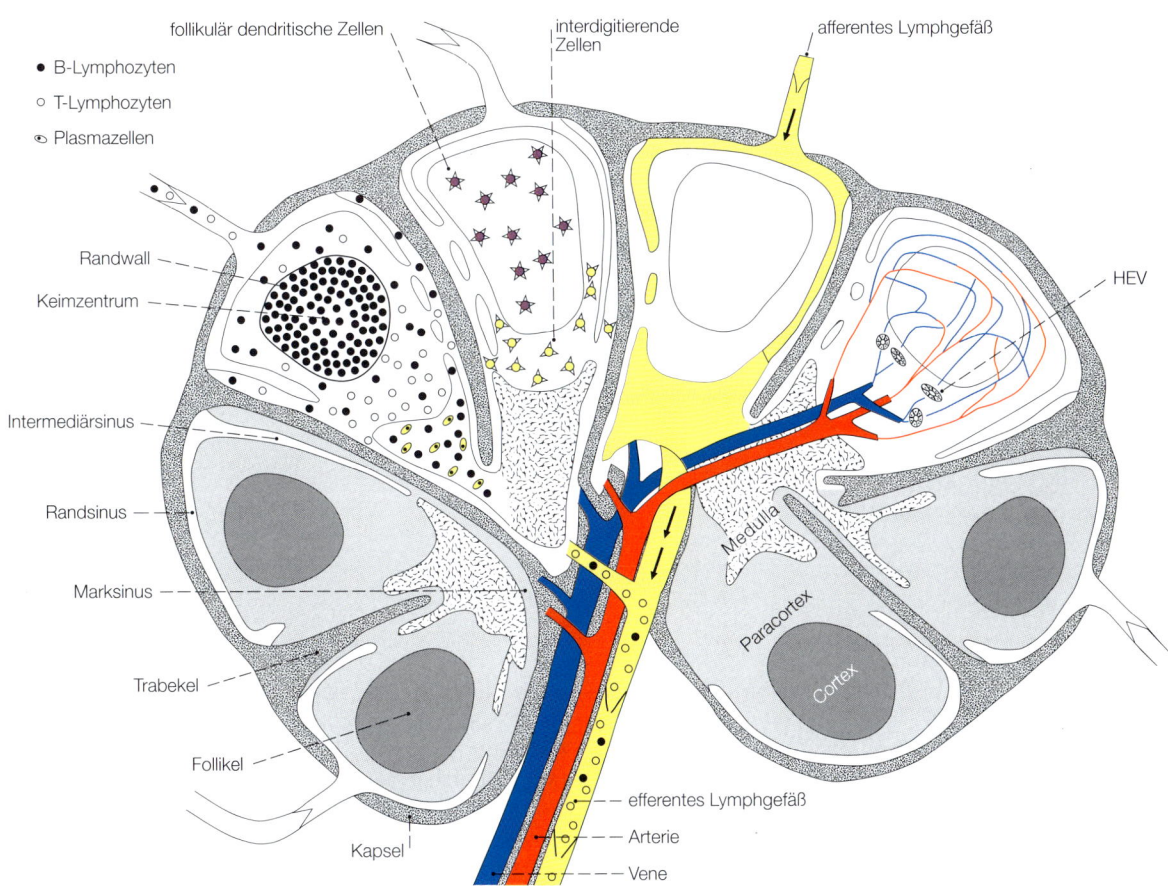

Abb. 11.4-1 Schema eines Lymphknotens. Neben dem Grundaufbau: Cortex, Paracortex und Medulla, sind die Lokalisation der Lymphozytenarten, der dendritischen Zellen, sowie der Lymphstrom und der Blutfluß dargestellt. (HEV = hochendotheliale Venule)

wird deshalb als **lymphoretikuläres** Organ bezeichnet. Die Kapsel wird durch mehrere zuführende Lymphgefäße, *Vasa afferentia,* durchbrochen, und die Lymphe fließt in den unter der gesamten Kapsel liegenden lymphozytenarmen Spaltraum, den Randsinus, *Sinus marginalis.* Parallel zu den Trabekeln führen zahlreiche enge Spalträume **(Intermediärsinus)** die Lymphe in die weitlumigeren **Marksinus** und von dort in die aus dem Lymphknoten herausführenden Lymphgefäße, *Vasa efferentia.* Die Sinus sind von flachen Endothelzellen ausgekleidet. Lymphozyten und Makrophagen können das Endothel durchwandern [9].

In Übersichtsbildern von Lymphknoten (Abb. 11.4-2) kann man die wegen des größeren Zellreichtums dunklere **Rinde,** *Cortex,* von dem helleren **Mark,** *Medulla,* unterscheiden. Die Lymphozyten sind in der Rinde knötchenartig in **Follikeln,** *Noduli lymphatici,* angeordnet. Wenn diese Ansammlungen nur aus gleichartigen kleinen Lymphozyten bestehen, spricht man von **Primärfollikeln.** Wenn sie ein färberisch helleres Zentrum aus großen sich teilenden blastoiden Zellen besitzen, die von

einem Wall von kleinen Lymphozyten, *Corona,* umgeben sind, spricht man von **Sekundärfollikeln** mit Keimzentren (Abb. 11.4-3). Die Keimzentren entstehen nur nach einer Reaktion mit einem Antigen und sind deshalb vor der Geburt oder bei keimfrei aufgezogenen Tieren nicht ausgebildet. Besondere Formen von B-Lymphozyten in Keimzentren sind Zentrozyten und Zentroblasten. Neben den lymphatischen Zellen findet man die **follikulär dendritischen Zellen** in den Keimzentren. Die Rinde besteht überwiegend aus B-Lymphozyten, doch sind in Follikeln auch vereinzelte T-Lymphozyten nachweisbar, die überwiegend T-Helferzellen sind [45]. In Keimzentren findet eine lebhafte Lymphozytenneubildung statt, weshalb man viele Mitosen erkennen kann. Die Mehrzahl der neugebildeten Zellen stirbt aber gleich wieder an Ort und Stelle; dieser Vorgang wird Apoptose genannt. Die Zelltrümmer werden von Makrophagen beseitigt. Wegen des großen, hellen Zytoplasmas dieser Makrophagen mit phagozytierten Kerntrümmern unter den vielen zytoplasmaarmen lymphatischen Kernen spricht man auch von „Sternhimmelmakrophagen" (Abb. 11.4-3).

Weiter zentralwärts, in Richtung auf das Mark zu, fehlen Follikel und die Lymphozyten liegen scheinbar ungeordnet dicht beieinander. Diese Region wird *Parakortex* genannt [9, 45] und besteht überwiegend aus T-Lymphozyten. Die dendritischen Zellen in diesem Bereich sind **interdigitierende Zellen.** Im Lymphknoten-

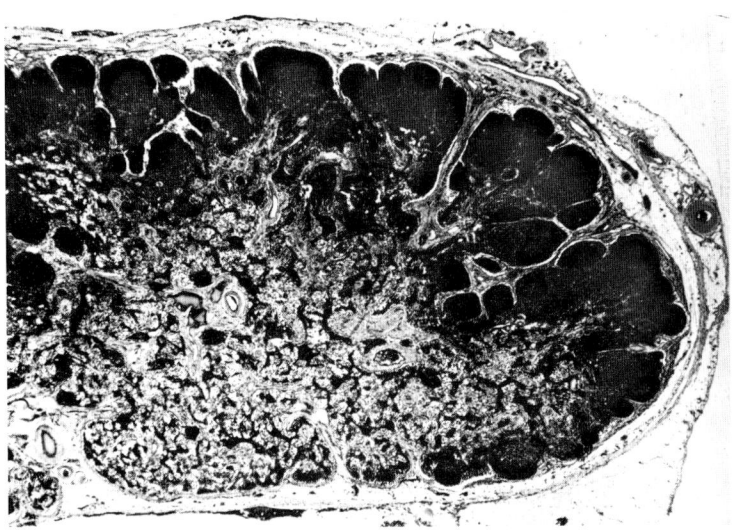

Abb. 11.4-2 Übersichtsbild eines menschlichen Lymphknotens. HE, Vergr. 12fach. (Original: Z. HALATA, Hamburg)

mark befinden sich neben den weiten Lymphsinus strangartig angeordnete lymphatische Zellen. Diese Markstränge sind besonders reich an Plasmazellen. Wenn man mit Antiseren überprüft, welche Antikörperart im Lymphknoten die einzelnen Plasmazellen produziert, so ist es ganz überwiegend IgG, gefolgt von IgM und sehr wenig IgA und IgE. Am Hilum der Lymphknoten treten die Arterien ein und Venen verlassen das Organ. In der Rinde bilden Arteriolen und Kapillaren korbartige Geflechte um die Follikel. Eine Besonderheit, die auch zur Identifikation des Parakortex genutzt werden kann, sind spezialisierte postkapilläre Venulen. Sie haben ein kubisches Endothel und werden deshalb als **hochendotheliale Venulen** (HEV) bezeichnet. Durch die Wand dieser Venulen wandern Lympho-

zyten aus dem Blut in das Lymphknotengewebe ein. Nach einer mehrstündigen Verweildauer verlassen die Lymphozyten über die efferenten Lymphgefäße den Lymphknoten wieder. Dieser **Migrationsstrom** erklärt, warum die efferente Lymphe etwa 100mal mehr Lymphozyten enthält als die afferente (s. auch Kap. 11.8). Nervenfasern werden nicht nur in Begleitung von Blutgefäßen und in der Kapsel der Lymphknoten gefunden, sondern auch im Parenchym, wobei besonders im Parakortex eine Reihe von Transmittern und direkte Kontakte von Nerven zu Lymphozyten, Makrophagen und Mastzellen nachgewiesen wurden. Damit bestehen Verbindungen zwischen dem Nerven- und Immunsystem, die für die Regulation von Immunreaktionen von Bedeutung sein können [11].

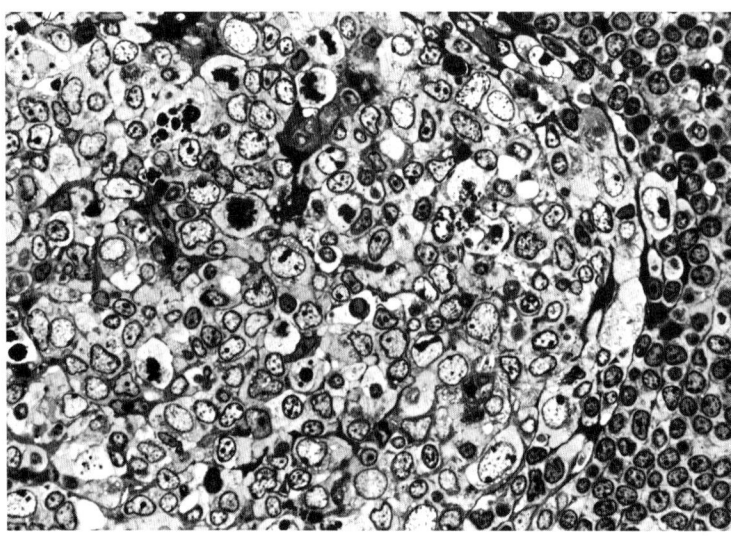

Abb. 11.4-3 Ausschnitt aus einem Sekundärfollikel mit Keimzentrum und dem rechts angrenzenden Lymphozytenwall eines menschlichen Lymphknotens. Semidünnschnitt, Toluidinblau-Pyronin, Vergr. 460fach. (Original: U. WULFHEKEL, Bonn)

4.4 Funktion

Die Aufgaben der Lymphknoten können in allgemeine **Filterfunktionen** und in **Immunreaktionen** unterteilt werden. Wenn inerte, sterile Partikel über die afferenten Lymphgefäße in den Lymphknoten gelangen, werden sie während des langsamen Lymphstroms durch die Sinus von Sinuswandzellen und Makrophagen aufgenommen und herausgefiltert. Das erklärt, warum der drainierende Lymphknoten einer Tätowierung über Jahre Farbpartikel enthält oder die Lungenlymphknoten durch die jahrelange Ansammlung von Rußpartikeln eine schwarze Farbe angenommen haben (Anthrakose). Auch Bakterien, Gewebstrümmer, Zellreste und Zellen von Tumoren gelangen auf dem Lymphweg in Lymphknoten und werden dort eliminiert. Tumorzellen können aber oft nicht beseitigt werden, sondern wachsen häufig weiter und bilden so eine Absiedlung (Metastase) im Lymphknoten. Deshalb ist die Kenntnis der Lymphwege und regionären Lymphknoten jeden Organs bei der Diagnostik der Ausbreitung und Therapie von Tumoren wichtig.

Gelangen Proteine oder andere als Antigene wirksame Stoffe in die Lymphknoten, werden sie von Freß-Zellen aufgenommen und Zellen des Immunsystems als **Antigen präsentiert.** Je nach Antigen wird eine T- oder B-Reaktion ausgelöst. Bei diesen Immunreaktionen nimmt die Durchblutung des Lymphknotens schnell zu, und es entwickeln sich große Sekundärfollikel mit aktiven Keimzentren. Dadurch schwillt der Lymphknoten an, was zu einer schmerzhaften Anspannung der Lymphknotenkapsel führen kann. Lymphknoten, die relativ häufig durch Antigene aus der afferenten Lymphe stimuliert werden, wie mesenteriale Lymphknoten, haben mehr und größere Keimzentren. In den Keimzentren werden Lymphozyten gebildet, die als Gedächtniszellen für dieses Antigen nicht nur in diesem einen Lymphknoten bleiben, sondern sich den ständig durch den Körper wandernden Lymphozyten anschließen. Bei vielen Immunreaktionen entstehen außerdem **Plasmazellen**, die in Zellhaufen bevorzugt in den Marksträngen der Medulla anzutreffen sind.

Lymphozyten können auf zwei Wegen den Lymphknoten erreichen: durch afferente Lymphgefäße und indem sie die Blutbahn verlassen. Es gibt dagegen nur einen Weg für die Lymphozyten aus dem Lymphknoten heraus, das ist das efferente Lymphgefäß, das schließlich in den Ductus thoracicus oder Ductus lymphaticus dexter führt, die die Lymphe in das Blut transportieren. Die Bedeutung dieser Migrationsströme von Lymphozyten über das Blut- und Lymphgefäßsystem ist in Kap. 11.8 dargestellt.

5 Milz

R. Pabst

5.1 Allgemeines

Die Milz, *Splen* (Lien), kann mit einem in die Blutbahn eingebauten Filter verglichen werden. So wie Lymphknoten Zellen, mikrobielle Erreger und Antigene aus der Lymphe filtern und Immunantworten auslösen, so gelten diese Aufgaben entsprechend für die Milz und Antigene in der Blutbahn.

Während die Milz lange als entbehrliches Organ angesehen wurde, das ohne Nachteile für den Patienten selbst bei kleinen Einrissen der Kapsel oder aus operationstechnischen Gründen entfernt werden konnte, hat sich diese Einstellung seit einigen Jahren grundlegend gewandelt. Besonders bei Kindern wird eine Milzentfernung (Splenektomie) möglichst vermieden (s. Kap. 11.5.5).

5.2 Entwicklung

Die Milzanlage entsteht aus dem Mesoderm und erscheint schon in der 5. Embryonalwoche. Die Drehung des Magens bewirkt die Verlagerung der Milz in den linken Oberbauch. Zunächst bilden sich einige dunkle Blutbildungsherde, die dann verschmelzen und der sich entwickelnden Milz eine rötliche Farbe geben. In den ersten Entwicklungsmonaten ist die Milz ein wichtiges Blutbildungsorgan. Bei Erkrankungen des Knochenmarks kann die Milz auch beim Erwachsenen diese Funktion wieder aufnehmen. Nach einer ersten diffusen Verteilung von Lymphozyten siedeln sich in der 17. Woche Lymphozyten um kleine Arterien an, während die Bildung von Follikeln erst von der 24. Woche an erkennbar ist. Mit Antikörpern können um diese Zeit eindeutig T- und B-Lymphozyten unterschieden werden. Auch dendritische Zellen sind in der embryonalen Milz in den Follikeln als follikulär dendritische Zellen und periarteriell als interdigitierende Zellen identifizierbar.

5.3 Makroskopie

Die Milz liegt **intraperitoneal** im linken Oberbauch. Sie hat oft eine bohnenförmige Gestalt von etwa 11 cm Länge, etwa 7 cm Breite und 4 cm Dicke und hat beim Erwachsenen ein durchschnittliches Gewicht von 150 g (Abb. 11.5-1). Die **Größe** und das **Gewicht** schwanken je nach der Blutfülle und dem Funktionszustand stark. Die Milzlängsachse entspricht dem Verlauf der 10. Rippe. Die Milz ist durch die Rippen geschützt und bei normaler Größe nicht zu tasten. Die konvexe Fläche der Milz schmiegt sich dem Zwerchfell an *(Facies diaphragmatica)*. Die konkave Fläche *(Facies visceralis)* liegt dem Magen, der linken Kolonflexur und der Niere an. Der Pankreasschwanz kann bis an die Milz heranreichen. Der vordere nach oben gerichtete Rand der Milz *(Margo*

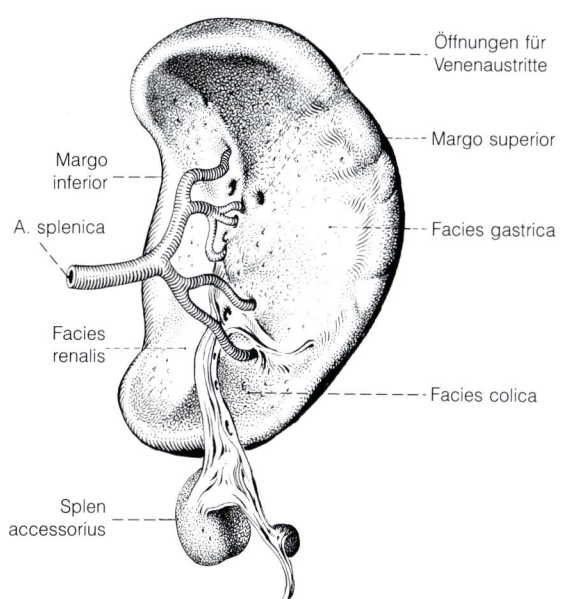

Abb. 11.5-1 Menschliche Milz und Nebenmilz. Am Hilum sind nur die Arterien belassen.

superior) ist oft mehrfach gekerbt (Margo crenatus der Kliniker), während der untere Rand *(Margo inferior)* glatt ist.

Klinisch wichtig ist die Fixierung der Milz durch Peritonealzüge: das nach ventral zum Magen ziehende *Lig. gastrosplenicum* und das nach dorsokaudal ziehende *Lig. splenorenale,* in dem die Milzvene und die Milzarterie mit ihren Endaufzweigungen zur Milz ziehen. Dieses Band wird auch Lig. phrenicosplenicum genannt. Ein unbedachter Zug an der Milz oder an benachbarten Organen kann über diese Bänder bei Operationen zu Einrissen der Milzkapsel und starken Blutungen führen.

Die **Milzarterie,** *A. splenica,* ist das größte Gefäß des Truncus coeliacus und verläuft oft stark geschlängelt hinter, vor oder im Pankreas zur Milzpforte, *Hilum splenicum.* In etwa 70% verzweigt sich die Milzarterie schon weit vor dem Milzhilum in 6–30 Äste, die begleitet von Venen jeweils die Kapsel durchdringen.

Innerhalb der Milz gibt es keine wesentlichen Anastomosen zwischen Arterien, weshalb man von funktionellen Endarterien oder einer segmentalen Blutversorgung spricht. Wegen dieses Gefäßverlaufs kann der Chirurg einzelne **Milzsegmente** bei Verletzungen belassen und braucht nicht das ganze Organ zu entfernen. Zusätzlich gibt es bei den meisten Menschen eine obere und untere Polarterie.

In 5–30% untersuchter Patienten sind einzelne oder mehrere knötchenförmige Ansammlungen von Milzgewebe **(Nebenmilzen)** gefunden worden, die meist im Lig. gastrosplenicum, am Pankreasschwanz, im großen Netz oder in der Nähe vom Milzhilum liegen (Abb. 11.5-1). Muß bei einigen Erkrankungen die Milz entfernt werden, weil z.B. Blutzellen in erhöhtem Ausmaß durch die Milz eliminiert werden, sollte sorgfältig nach Nebenmilzen gesucht werden, denn sonst kann die Erkrankung nach einiger Zeit wieder auftreten.

5.4 Mikroskopie

Die **Kapsel** der Milz ist vom Peritoneum bedeckt. Zwischen den Bindegewebszügen der Kapsel befinden sich Myofibroblasten und **glatte Muskelzellen.** Vom Hilum aus ziehen Bindegewebsstränge bis zur Kapsel, die **Milztrabekel,** durch die die Milz unvollständig unterteilt wird (Abb. 11.5-2). Das Grundgerüst der Milz besteht aus retikulären Fasern und Retikulumzellen, weshalb die Milz zu den **lymphoretikulären Organen** gezählt wird. Eine gewisse Anpassung an wechselnde Drucke in der Milz ermöglichen Myofibroblasten im Grundgerüst. Große Volumenänderungen durch Muskelkontraktion sind bei der Milz des Menschen nicht möglich. Deshalb hat sie auch keine bedeutende Spei-

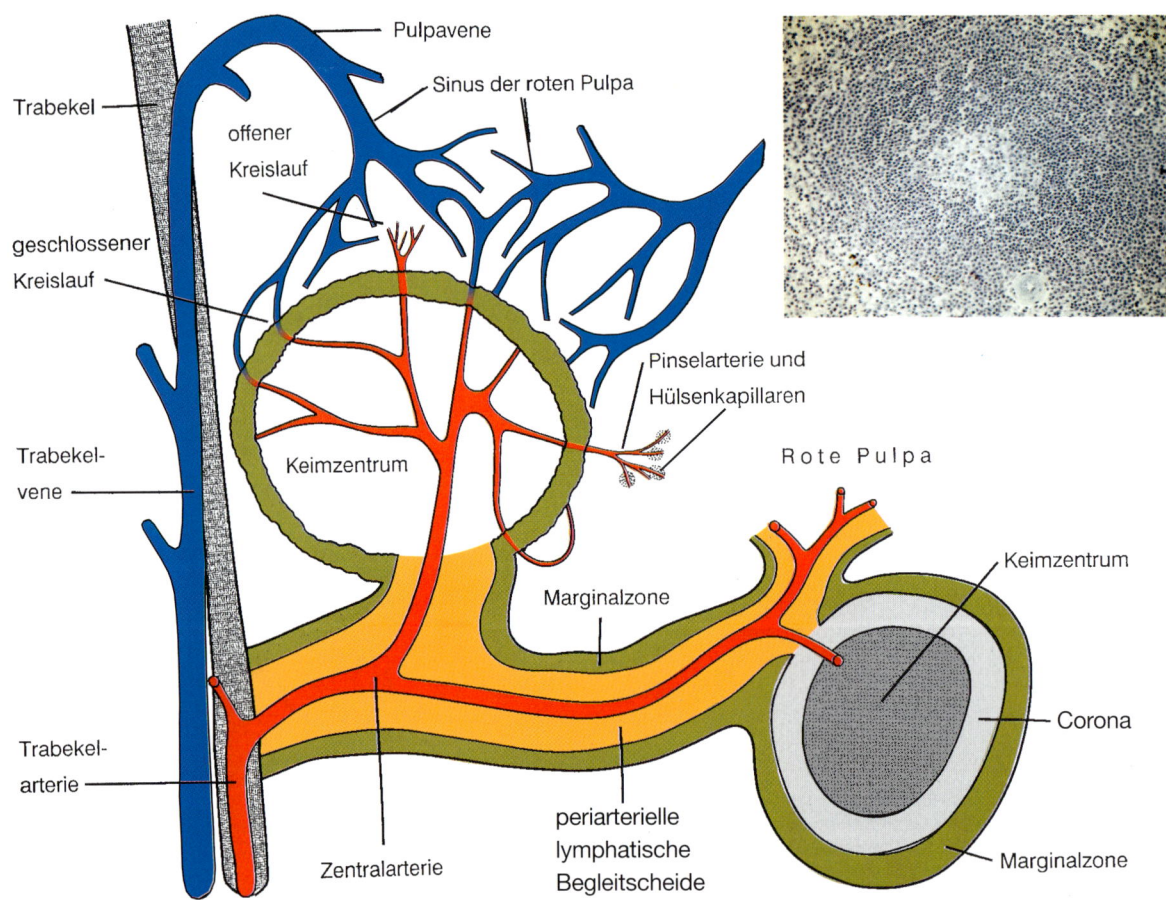

Abb. 11.5-2 Schema des Aufbaus der Milz mit einem histologischen Schnitt einer Milz eines 63jährigen Menschen. Die weiße Pulpa ist deutlich gegenüber der roten Pulpa abgrenzbar. Methacrylatschnitt, Vergr. 150fach.

cherfunktion für Erythrozyten, wie es von muskelreichen Milzen verschiedener Tiere bekannt ist. Die relativ geringe Bindegewebs- und Muskelmasse der Kapsel und Trabekel erklären, warum Milzrisse mit normalem Nahtmaterial schlecht genäht werden können. Auf der Schnittfläche einer unfixierten Milz erkennt man mit bloßem Auge zwei Anteile: der überwiegende Anteil (~ 75%) ist wegen der vielen roten Blutkörperchen dunkelrot **(rote Pulpa),** und eingestreut liegen kleine 1–3 mm große weiße Knötchen, die aus Ansammlungen von Lymphozyten bestehen **(weiße Pulpa).** Nur am histologischen Schnitt erkennt man ein drittes Kompartiment der Milz, die **Marginalzone.** Die Hauptfunktionen der Milz können den verschiedenen Anteilen zugeordnet werden.

Zum Verständnis der Filterfunktion muß der Blutfluß und damit die **Gefäßarchitektonik** verstanden werden und für die Immunfunktion die Lokalisation der Zellen des Immunsystems. Die Arterien und Venen verlaufen zunächst gemeinsam in den Trabekeln. Anschließend nehmen Arterien und Venen einen unterschiedlichen Verlauf (Abb. 11.5-2). Die Äste der **Trabekelarterien** zweigen meist rechtwinklig in die weiße Pulpa ab und werden dann als **Zentralarterien** bezeichnet, weil sie in der Mitte einer Scheide aus Lymphozyten liegen. Die Arterien durchziehen die Lymphfollikel und münden in ein lockeres sinusoides Maschenwerk in der **Marginalzone.** Einige Arteriolen ziehen zuerst in die rote Pulpa und erreichen erst rückläufig die Marginalzone. Die plötzliche Erweiterung des Gefäßbettes in der Marginalzone von einer Arteriole in viele parallelverlaufende Sinus bedeutet eine Verlangsamung des Blutstroms, was die Filterung von Partikeln und Antigenen sowie das Auswandern von Lymphozyten erleichtert. An der Grenze zur weißen Pulpa werden die spaltenartigen, anastomosierenden Gefäßabschnitte als **Marginalsinus** bezeichnet und am Übergang zur roten Pulpa wird von einem perimarginalen Sinus gesprochen, der direkt in Venen der roten Pulpa drainiert. Die Fort-

setzung der Zentralarterien erfolgt unter Aufzweigung in mehrere kleine Arterien (Pinselarterien), die in Arteriolen und Kapillaren übergehen, die von einer dichten Lage kontraktiler Zellen und Makrophagen spindelartig umgeben sind. Die Bedeutung dieser als **Ellipsoide,** Hülsenkapillaren oder SCHWEIGER-SEIDELsche Hülsen bezeichneten Abschnitte ist noch unklar. Die kontraktilen Zellen könnten für die Regulation der Durchblutung wichtig sein, und die Makrophagen können Partikel aus dem Blut entfernen. Von diesen Hülsenkapillaren aus kann das Blut entweder direkt in Sinus und Venen der roten Pulpa oder zwischen die Zellen der roten Pulpa, die **Pulpastränge,** weiterfließen. Diese Gefäßabschnitte sind eine Besonderheit der Milz, und es herrschte lange Uneinigkeit, ob das Blut wie in anderen Organen von der Arteriole bis zur Vene in einem kontinuierlich mit Endothel ausgekleideten Gefäßbett fließt („**geschlossener Kreislauf**") oder zunächst frei in das Parenchym der Pulpastränge und durch Schlitze in der Wand der Sinus der roten Pulpa zurückkehrt („**offener Kreislauf**") (Abb. 11.5-2). Rasterelektronenmikroskopische Untersuchungen von Gefäßausgußpräparaten haben gezeigt, daß es beim Menschen sowohl den offenen wie auch den geschlossenen Kreislauf gibt. Dadurch ergeben sich auch zwei Wege, wie das Blut langsam oder schnell die rote Pulpa durchfließen kann. **Kontraktile Zellen** in den verschiedenen Gefäßabschnitten ermöglichen eine Regulation des Blutflusses. Ein funktionell wichtiger Abschnitt ist der Übergang von den Pulpasträngen in die **Sinus** (Abb. 11.5-3). Die Sinus haben ein besonderes Endothel, das sich in der Längsachse des Gefäßes erstreckt und interzelluläre Spalten aufweist. Eine Basalmembran fehlt. Die Endothelzellen haben verschiedene zytoplasmatische Filamente, lockere Tonofilamente und straff organisierte **kontraktile Filamentbündel** (Streßfasern), die Aktin und Myosin enthalten. Damit ist es möglich, daß durch eine Kontraktion die Größe der Schlitze zwischen den Endothelzellen variiert werden kann (Abb.

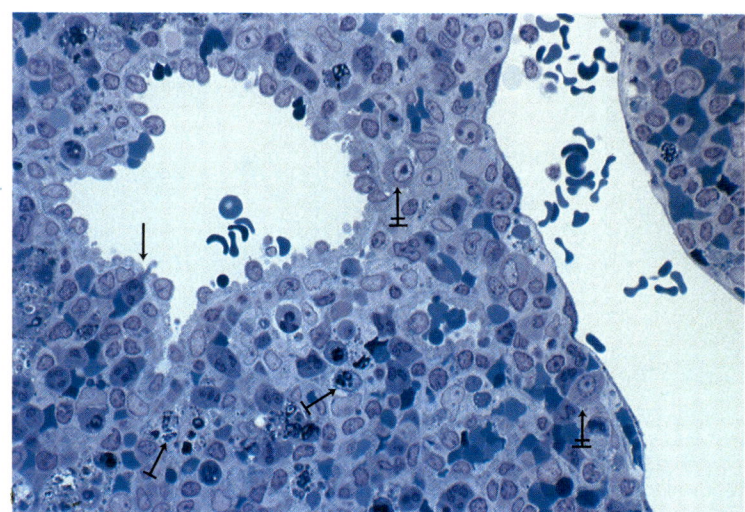

Abb. 11.5-3 Rote Pulpa der menschlichen Milz. Durch das Endothel des links angeschnittenen Sinus wandert ein neutrophiler Granulozyt (↑) in das Sinuslumen. Die Pulpavene (rechts) hat ein viel flacheres Endothel. In den Pulpasträngen befinden sich auch Makrophagen (↕) und Plasmazellen (↨). Semidünnschnitt, Toluidinblau-Pyronin, Vergr. 450fach. (Original: U. WULFHEKEL, Bonn)

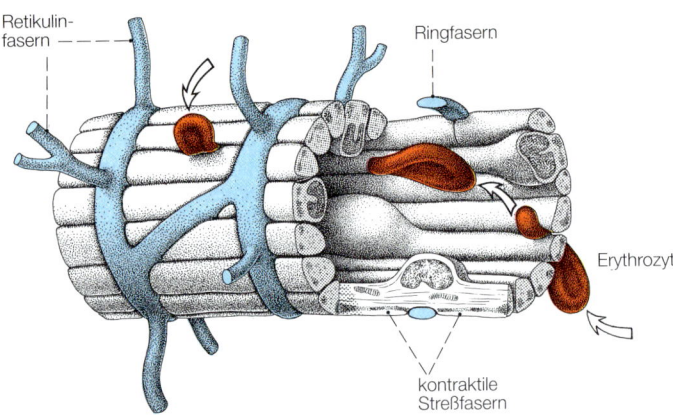

Retikulin-
fasern

Ringfasern

Erythrozyt

kontraktile
Streßfasern

Abb. 11.5-4 Schema des Aufbaus der Sinus der roten Pulpa. Die Längsrichtung des Endothels und die ringförmige Verstärkung der Sinuswand sind dargestellt. Erythrozyten müssen sich bei der Wanderung durch Schlitze der Endothelzellen stark verformen. (Nach DRENCKHAHN u. WAGNER [10])

11.5-4). Gleichzeitig verbinden diese Züge die Endothelzellen mit gürtelförmig verlaufenden Retikulinfasern, die wie Ringe um ein Faß die Sinuswand verstärken. In geringem Ausmaß können die Sinusendothelien wie die zahlreichen Makrophagen der roten Pulpa phagozytieren.

Die Lymphozyten sind nicht nur auf die weiße Pulpa beschränkt, denn man grenzt folgende Kompartimente ab, wenn die Milz als lymphatisches Organ betrachtet wird: **weiße Pulpa, Marginalzone** und **rote Pulpa** (Abb. 11.5-2). Die weiße Pulpa wird wegen der unterschiedlichen zellulären Zusammensetzung und Funk-

tionen weiter untergliedert in die **periarterielle lymphatische Scheide (PALS)** und in die **Follikel** [43]. Neben Primärfollikeln aus kleinen Lymphozyten, die vor allem bei Kindern vorkommen, gibt es auch **Sekundärfollikel** mit aktiven Keimzentren, auch z.T. noch MALPIGHISCHE Körperchen genannt. Diese werden von einem Wall von kleinen Lymphozyten umgeben, der **Corona** oder Mantelzone genannt wird (Abb. 11.5-5). In der PALS findet man bevorzugt **T-Lymphozyten.** Bei einem angeborenen Fehlen des Thymus enthält diese Region kaum Lymphozyten. In den Follikeln sind bevorzugt **B-Lymphozyten**, aber auch einige T-Lymphozyten und typische follikulär dendritische Zellen zu finden. Die Einzelheiten der bevorzugten Lokalisation von den verschiedenen Zellarten des Immunsystems in der Milz sind in Abb. 11.5-6

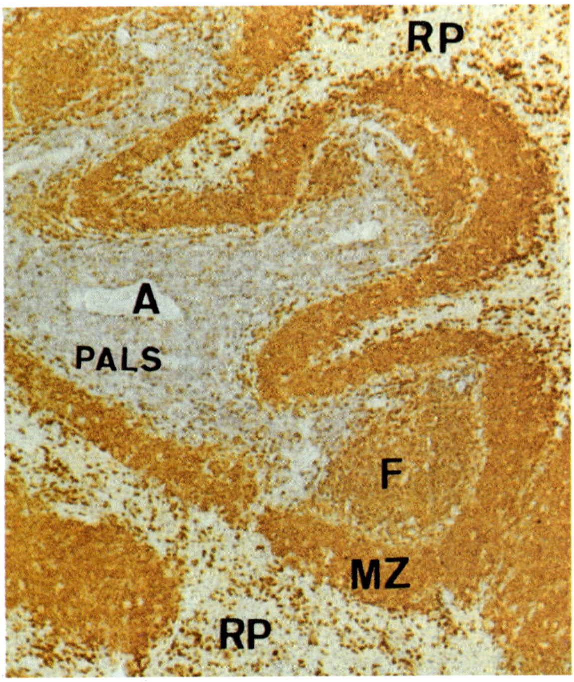

Abb. 11.5-5 Schnitt einer Rattenmilz. Mit Hilfe von einem monoklonalen Antikörper gegen B-Lymphozyten und der Peroxydasetechnik ist die rote Pulpa (RP) deutlich von der Marginalzone (MZ), der periarteriellen lymphatischen Begleitscheide (PALS) und dem Sekundärfollikel (F) abgrenzbar. Arterie (A). Vergr. 85fach.

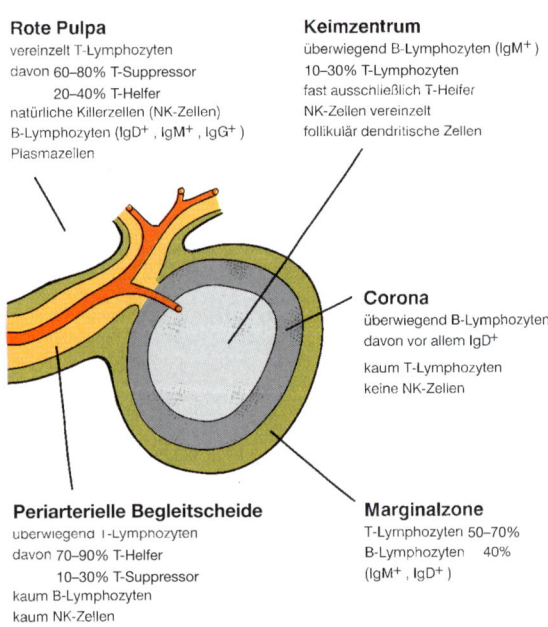

Rote Pulpa
vereinzelt T-Lymphozyten
davon 60–80% T-Suppressor
        20–40% T-Helfer
natürliche Killerzellen (NK-Zellen)
B-Lymphozyten (IgD$^+$, IgM$^+$, IgG$^+$)
Plasmazellen

Keimzentrum
überwiegend B-Lymphozyten (IgM$^+$)
10–30% T-Lymphozyten
fast ausschließlich T-Heifer
NK-Zellen vereinzelt
follikulär dendritische Zellen

Corona
überwiegend B-Lymphozyten
davon vor allem IgD$^+$
kaum T-Lymphozyten
keine NK-Zellen

Periarterielle Begleitscheide
überwiegend T-Lymphozyten
davon 70–90% T-Helfer
        10–30% T-Suppressor
kaum B-Lymphozyten
kaum NK-Zellen
interdigitierende Retikulumzellen

Marginalzone
T-Lymphozyten 50–70%
B-Lymphozyten   40%
(IgM$^+$, IgD$^+$)

Abb. 11.5-6 Lokalisation von verschiedenen Arten von Lymphozyten und dendritischen Zellen in den Kompartimenten der Menschenmilz. (Literatur in PABST et al. [35])

dargestellt. **Plasmazellen** liegen häufig in kleinen Zellgruppen in der roten Pulpa. Die Mehrzahl der natürlichen Killerzellen werden in der roten Pulpa und Marginalzone angetroffen. **Makrophagen** befinden sich in allen Kompartimenten der Milz, unterscheiden sich aber nach ihrer Differenzierung, Oberflächenmolekülen und Funktion. So phagozytieren Makrophagen in Keimzentren bevorzugt Kerntrümmer gestorbener Lymphozyten, in der Marginalzone partikuläre Antigene aus dem Blut und in der roten Pulpa alte oder nicht verformbare Erythrozyten. Vom Hilum aus begleiten **Nervenfasern,** die Noradrenalin und Neuropeptide als Überträgerstoffe enthalten, die Arterien und sind für die Regulation der Durchblutung wesentlich. Interessanter erscheinen neuere Daten zur Interaktion von Nervenfasern mit Lymphozyten und Makrophagen in der Milz, wodurch Immunreaktionen vom Nervensystem reguliert werden könnten [11]. **Lymphgefäße** sind in der Kapsel und in Trabekeln und parallel zu Arterien zu finden und münden in Lymphknoten am Milzhilum.

5.5 Funktion

Die Aufgaben der Milz sind in zwei Bereiche unterteilbar, die **Filterfunktion** und **Immunfunktionen.** Der Blutstrom wird in der Marginalzone und roten Pulpa verlangsamt und durch ein Reusensystem von phagozytierenden Zellen geleitet. Die Milz des Menschen erhält ca. 3–5% der Gesamtdurchblutung des Körpers, obwohl sie nur etwa 0,3% des Körpergewichts ausmacht. Die Anzahl der Poren in der Sinuswand und deren Größe am Übergang von den Pulpasträngen in die Sinus kann reguliert werden. Die rote Pulpa ist bei der Reifung von jungen Erythrozyten (Retikulozyten) wichtig. Chromatinreste werden bei der Passage durch die Poren „ausgemolken". Fehlt eine funktionierende rote Pulpa, sieht man in den Erythrozyten des peripheren Blutes dann diese **„Howell-Jolly-Körperchen".** Ähnlich werden auch die Malariaerreger aus den Erythrozyten bei der Milzpassage beseitigt. Außerdem werden in der roten Pulpa gealterte Erythrozyten entfernt. Bei Erkrankungen mit einer geringen Verformbarkeit oder Formanomalien der Erythrozytenmembran (z.B. Kugelzellen, Sphärozyten) können die Erythrozyten die Schlitze der Sinuswand nicht passieren, bleiben in den Marksträngen hängen, die defekten **Erythrozyten werden phagozytiert,** und es resultiert ein Mangel an roten Blutkörperchen (Anämie). Bei schweren Störungen der Erythrozytenpassage muß deshalb die Milz operativ entfernt werden. Sind Erythrozyten oder Thrombozyten bei Krankheiten mit Antikörpern beladen, werden diese Zellen besonders effektiv von der Milz eliminiert, und es resultiert eine Anämie oder Mangel an Blutplättchen (Thrombozytopenie). Neben zellulären Elementen werden auch Mikroorganismen und partikuläre Antigene von Makrophagen der Milz phagozytiert und anschließend Immunantworten gegen diese Fremdstoffe ausgelöst. Man kann demnach in der roten Pulpa eine unspezifische **Filterfunktion** mit der Eliminierung abnormer korpuskulärer Bestandteile von der Phagozytose von in die Blutbahn eingedrungenen Mikroorganismen und Fremdstoffen unterscheiden. Die rote Pulpa des Menschen spielt zwar keine Rolle als **Speicher** für Erythrozyten, sie enthält aber etwa 30% aller Blutplättchen, die durch Hormone wie Adrenalin mobilisiert werden können.

Die **Immunfunktionen** der Milz ähneln denen anderer lymphatischer Organe. Es gibt Areale, die für die Antigenaufnahme besonders geeignet sind, wie die Marginalzone mit vielen Makrophagen und einem langsamen Blutfluß. Die zelluläre Interaktion zwischen Makrophagen und T- und B-Lymphozyten ist

hier möglich. In den **Sekundärfollikeln** findet eine lebhafte Lymphozytenproduktion statt, wobei Gedächtniszellen entstehen, die jeweils für nur ein bestimmtes Antigen spezifisch sind. Antikörper werden vor allem von Plasmazellen gebildet, die sich bevorzugt in der roten Pulpa finden. Dabei scheint besonders die **Produktion von IgM** in der Milz wichtig zu sein. Ständig wandern Lymphozyten in die Milz ein, wobei sich die Wanderungswege von T- und B-Lymphozyten unterscheiden. Die Marginalzone ist ein bevorzugter Ort für Lymphozyten, die Blutbahn zu verlassen. Von dort wandern die T-Lymphozyten in die T-Region (PALS) und die B-Lymphozyten in die Follikel. Die Lymphozyten verlassen die Milz überwiegend auf dem Blutweg und kaum über Lymphgefäße. Auch in der roten Pulpa findet ein ständiger Ein- und Ausstrom von Lymphozyten statt. So ist die Milz ein Ort für den ständigen Informationsaustausch verschiedener Lymphozyten untereinander und mit anderen Zellen des Immunsystems (s. Kap. 11.1 u. 11.2). Besonders wichtig ist die Marginalzone der Milz für Immunreaktionen auf Bakterien mit Polysaccharidkapseln wie **Pneumokokken**. Da die Marginalzone sich erst in den ersten Lebensjahren voll entwickelt, sind Kinder in dieser Zeit besonders gefährdet, bei einer Pneumokokkeninfektion eine Überschwemmung des Blutes mit Pneumokokken (Sepsis) zu erleiden, die dann oft tödlich endet. Diese Gefahr besteht in jedem Lebensalter, besonders nach der Entfernung der Milz (Splenektomie). Viele Funktionen der Milz können durch andere Organe übernommen werden, bei anderen gibt es deutliche Einschränkungen und Gefahren, wie für die Pneumokokkensepsis erwähnt. Deshalb gilt die Milz heute nicht mehr als entbehrliches Organ, sondern der Chirurg versucht, die Milz nach Verletzungen möglichst zu erhalten.

6 Tonsillen

R. Pabst

6.1 Allgemeines

Am Übergang vom Mund- und Nasenraum in den Rachen befinden sich lymphoepitheliale Organe, die **Tonsillen** oder **Mandeln,** die in dieser exponierten Lage mit Krankheitserregern der Nahrung und der Atemluft in Kontakt kommen und immunologische Abwehrreaktionen einleiten können. Man unterscheidet vier Tonsillen, die als Waldeyerscher Rachenring zusammengefaßt werden: die unpaarige **Rachenmandel,** *Tonsilla pharyngea,* die beiden **Gaumenmandeln** zwischen den Gaumenbögen, *Tonsilla palatina,* die unpaarige **Zungenmandel** am Zungengrund, *Tonsilla lingualis,* und die **Tubenmandeln** an der Rachenhinterwand, *Tonsilla tubaria,* die sich von der Öffnung der Tuba auditiva aus unterschiedlich weit nach kaudal erstrecken und deshalb auch „Seitenstränge" genannt werden. Auch an anderen Stellen der Mundhöhle wie dem Gaumen und Mundboden findet man lymphatische Knötchen von 1–3 mm Durchmesser, die als „orale Tonsillen" bezeichnet worden sind. Die Topographie der Tonsillen ist in Kap. 12.3.1 ausführlich dargestellt. Die Mandeln haben alle einen vergleichbaren Aufbau und deshalb sollen die Gaumenmandeln beispielhaft ausführlicher beschrieben werden. In einigen Lehrbüchern werden die Tonsillen zu dem Schleimhautimmunsystem gezählt. Wegen einiger funktioneller Besonderheiten sollen sie hier separat dargestellt werden.

6.2 Entwicklung

Beim menschlichen Feten sind schon in der 12.–13. Woche Anfänge der Tonsillenbildung zu erkennen, also vor Beginn der Entwicklung der Milz. Die Tonsillenbucht entsteht aus der 2. Schlundtasche. Hier verdickt sich das Epithel und solide Epithelsprossen wachsen in die Tiefe. Später bilden sie eine Lichtung aus und werden so zu Einsenkungen der Oberfläche, den Krypten, umgewandelt. Schon früh wandern lymphatische Zellen in das Epithel ein, und es bilden sich follikuläre Ansammlungen von Lymphozyten. Bereits in der 16. Woche sind B-Regionen mit Primärfollikeln und T-Regionen voll entwickelt und enthalten auch die jeweils typischen dendritischen Zellen. Unter den sekundären lymphatischen Organen weisen die Tonsillen die deutlichste Altersabhängigkeit in ihrer Größenentwicklung auf. Absolute Größenangaben von Tonsillengewichten schwanken stark, weil sie meist von pathologisch veränderten, operativ entfernten Organen stammen.

Das Tonsillengewicht erreicht sein Maximum im Kindesalter, wobei die Rachenmandel meist im Kindergartenalter und die Gaumenmandeln im Grundschulalter ihre maximale Größe erreichen und anschließend schnell kleiner werden. Naturgemäß haben Kinder mit vielen viralen und bakteriellen Erregern Kontakt, was die Aktivität und das Größenwachstum der Tonsillen stimuliert.

6.3 Mikroskopie

Das lymphatische Gewebe ist in allen Tonsillen vergleichbar aufgebaut. Das bedeckende Epithel unterscheidet sich je nach der Topographie der Tonsillen. Die Rachenmandel ist überwiegend von einem mehrreihigen Epithel mit Kinozilien bedeckt, die Gaumen- und Zungenmandeln dagegen von unverhorntem, mehrschichtigem Plattenepithel. Dieses Epithel wäre für eine Antigenaufnahme ungeeignet. Die eigentliche Kontaktfläche zwischen Immunzellen und Antigenen in den **Krypten** ist mit einem schwammartig aufgelockerten Epithel versehen, das mit lymphatischen Zellen durchsetzt ist (Abb. 11.6-1). Die 15–20 Krypten einer Tonsilla palatina verzweigen sich, wodurch eine wesentliche **Oberflächenvergrößerung** resultiert, die etwa 300 cm^2 pro Tonsille betragen soll. Unter dem aufgelockerten Epithel der Krypten fehlt eine kontinuierliche Basalmembran, und einzelne Untersuchungen haben für die Antigenaufnahme spezialisierte Zellen in diesem Epithel beschrieben, die den M-Zellen der Peyerschen Plaques ähneln (s. Kap. 11.7-3). Afferente Lymphgefäße wie die Lymphknoten haben die Tonsillen nicht. Im Lumen der Krypten liegen oft Massen aus abgeschilferten Epithelzellen, Granulozyten, Lymphozyten und Bakterienresten, die als „Detrituspfröpfe" bezeichnet werden und gelegentlich auch verkalken können und dann die **„Mandelsteine"** bilden. Zu den Krypten hin ausgerichtet erkennt man Follikel, die bevorzugt aus B-Lymphozyten bestehen und in der Regel **Sekundärfollikel** sind. In der zonalen Gliederung des Keimzentrums (Abb. 11.6-1) folgt der dunklen Zone mit vielen Mitosen und bevorzugt Zentroblasten die hellere Zone des Keimzentrums mit Zentrozyten und zum Kryptenlumen kappenartig die Ansammlung reifer kleiner Lymphozyten. In den **Keimzentren**

sind typische follikulär dendritische Zellen nachgewiesen worden [18a]. Die Keimzentren sind ein Zeichen für die Aktivität eines lymphatischen Organs. Die Größe und Aktivität von Keimzentren in den Gaumenmandeln erreichen im Alter von ca. 8 Jahren ihre höchsten Werte, die anschließend schnell absinken. Außerdem nimmt die Lymphozytendichte in allen Regionen der Tonsille mit zunehmendem Alter ab. Zwischen den Follikeln befindet sich die **T-Zellregion,** die sich durch postkapilläre Venulen mit dem typischen hohen Endothel auszeichnet. Hier ist die Eintrittspforte von Lymphozyten aus der Blutbahn, die in die Tonsillen einwandern. Die Verteilung von T-Lymphozytensubpopulationen entspricht weitgehend der des Parakortex der Lymphknoten.

Wenn die Klasse der in der Gaumenmandel produzierten **Antikörper** untersucht wurde, ergab sich ein typisches Muster von IgG:IgA:IgM:IgD von 64:30:4:2 [32]. Demnach dominiert IgG wie in Lymphknoten, aber es folgt an zweiter Stelle IgA und nicht IgM. Im Darmtrakt dagegen ist das IgA das weit vorherrschende Immunglobulin.

Diese Befunde zeigen, daß die Tonsillen funktionell eine Mittelstellung zwischen dem Darmimmunsystem und Lymphknoten einnehmen. Efferente Lymphgefäße verbinden die Tonsillen mit Halslymphknoten. Auch in Gaumentonsillen sind vor kurzem vegetative Nervenfasern mit verschiedenen Transmittersubstanzen nicht nur an Gefäßen, sondern auch im Parenchym nachgewiesen worden.

6.4 Funktion

Die große Kontaktfläche des spezialisierten Epithels am Beginn des gegen Krankheitserreger relativ ungeschützten Atem- und Magen-Darm-Trakts ermöglicht die Antigenaufnahme und Auslösung von Immunreaktionen wie der Produktion von spezifischen Antikörpern und geprägten Lymphozyten. Durch den ständigen Einstrom von Lymphozyten durch die postkapillären Venulen und aus den Tonsillen auf dem Lymphweg auswandernde Lymphozyten sind die Tonsillen in das gesamte Immunsystem integriert.

Aus der Lage der verschiedenen Tonsillen und der altersentsprechenden Größe können die Beschwerden bei reaktiven Vergrößerungen erklärt werden. Eine **vergrößerte Rachenmandel** hängt vom Rachendach vor der Öffnung der Nasengänge in den Rachen, weshalb die Kinder eine behinderte Nasenatmung haben. Solche vergrößerten Rachenmandeln, auch „Wucherungen", „Polypen" oder „Adenoide" genannt, müssen dann in einem kleinen operativen Eingriff entfernt werden (Adenotomie). Vergrößerte Tubenmandeln oder Rachenmandeln können die Öffnung der Tuba auditiva einengen und Mittelohrentzündungen fördern. Bei der Beurteilung der Größe der Gaumenmandeln muß stets die Tiefe der Tonsillarbucht mitberücksichtigt werden, denn man sieht beim Blick in den Mund nur die Tonsillenanteile, die über den vorderen Gaumenbogen hinausragen. In hohem Alter ist die Rachenmandel makroskopisch oft gar nicht mehr erkennbar und die Gaumenmandeln sind meist sehr klein.

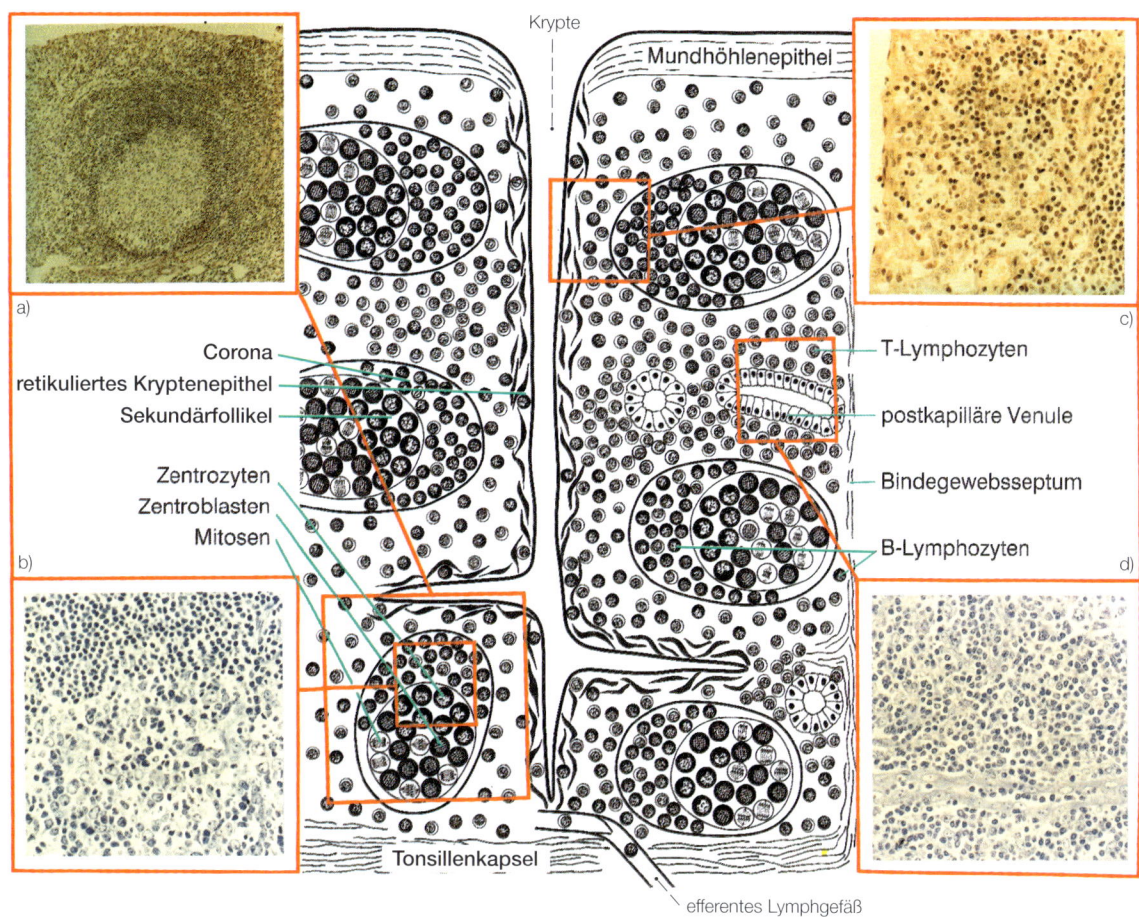

Krypte

Mundhöhlenepithel

a)

Corona
retikuliertes Kryptenepithel
Sekundärfollikel

Zentrozyten
Zentroblasten
Mitosen

b)

T-Lymphozyten

postkapilläre Venule

Bindegewebsseptum

B-Lymphozyten

c)

d)

Tonsillenkapsel

efferentes Lymphgefäß

Abb. 11.6-1 Schema des Aufbaus der Gaumenmandel des Menschen mit Sekundärfollikeln, Interfollikularregion und dem aufgelockerten Epithel der Krypten. Die histologischen Schnitte zeigen (a) einen Follikel mit der Lymphozytenkappe zum Kryptenlumen, einen Ausschnitt aus einem Sekundärfollikel (b) mit zahlreichen Mitosen, (c) dem aufgelockerten Epithel und einer typischen hochendothelialen Venule (d) in der Interfollikularzone mit durchwandernden Lymphozyten. GOLDNER und GIEMSA. (Nach PABST [32])

7   Das darmassoziierte lymphatische Gewebe

R. PABST

7.1   Allgemeines

In der Wand des Magen-Darm-Trakts findet man organisiertes lymphatisches Gewebe als **einzelne Follikel,** die **Solitärfollikel,** Folliculi lymphatici solitarii, oder Ansammlungen von mehreren Follikeln mit einem spezialisierten Epithel, die als PEYERsche Plaques bezeichnet werden, Folliculi lymphatici aggregati. Diese lymphatischen Gewebe in der Darmwand werden als **GALT** zu-

sammengefaßt *(gut-associated lymphoid tissue)*. Die PEYERschen Plaques findet man im gesamten Dünndarm, und zwar meist auf der dem Mesenterium gegenüberliegenden Seite. Bei Jugendlichen beträgt die Gesamtzahl der PEYERschen Plaques mit mehr als 25 Follikeln etwa 100 und selbst bei über 90jährigen Menschen etwa 50 [8]. In der Wand des Wurmfortsatzes, *Appendix vermiformis,* sind ebenfalls viele Lymphfollikel dicht nebeneinander gelagert, die damit einem großen PEYERschen Plaque entsprechen. Solitärfollikel sind besonders im Dickdarm und Rektum zu finden. Ähnlich wie die Tonsillen haben auch die PEYERschen Plaques keine afferenten Lymphgefäße und deshalb werden sie von einem spezialisierten Epithel zum Darmlumen hin bedeckt, das den Antigenkontakt ermöglicht.

7.2   Entwicklung

Bereits in der 14.–15. Entwicklungswoche sieht man Ansammlungen von Lymphozyten als erste Anzeichen der PEYERschen Plaques und des lymphatischen Gewebes in der Appendix [15]. Von der 24.Woche an sind in allen Dünndarmabschnitten PEYERsche Plaques mit über 25 Follikeln nachweisbar. Dabei überwiegt das Ileum. Die sich entwickelnden Lymphfollikel scheinen das darüber liegende Epithel zu beeinflussen. Bis zur Geburt gibt es nur Primärfollikel [8].

7.3 Histologie

Die PEYERschen Plaques sind in deutlich abgrenzbare Kompartimente unterteilbar (Abb. 11.7-1a). Die Follikel sind stets **Sekundärfollikel** mit einem aktiven Keimzentrum und einem Randwall von kleinen Lymphozyten. Dies ist wie in anderen lymphatischen Organen die bevorzugte Lokalisation von B-Lymphozyten. In anderen peripheren lymphatischen Organen sieht man meist eine Mischung von aktiven sich entwickelnden und sich zurückbildenden Sekundärfollikeln, während in den PEYERschen Plaques alle Follikel aktiv sind. Zwischen den Follikeln kann die **Interfollikularregion** mit dicht liegenden kleinen T-Lymphozyten und postkapillären Venulen mit hohem Endothel erkannt werden (Abb. 11.7-2). Eine besondere Region der PEYERschen Plaques ist eine kappenartige Ansammlung von T- und B-Lymphozyten zum Darmlumen hin, die an ein Kirchengewölbe erinnert und deshalb **Dom** (Abb. 11.7-1b) genannt wird [34]. Es ist wichtig zu berücksichtigen, daß der Durchmesser der Follikel viel größer ist als die Basis des Doms.

Deshalb sind bei vielen histologischen Schnitten nur die Follikel und die Interfollikularregion angeschnitten, aber nicht der Dom. Das den **Dom bedeckende Epithel** weist vier Besonderheiten auf: 1. Es gibt hier keine Krypten und Zotten. 2. Es fehlen fast ganz die Schleim produzierenden Becherzellen, so daß die das Epithel sonst bedeckende Schleimschicht in diesem Bereich fehlt oder sehr dünn ist. 3. Die Epithelzellen produzieren nicht den Rezeptor für das von Plasmazellen des subepithelialen Bindegewebes gebildete Immunglobulin A, so daß hier IgA nicht durch Transzytose in das Darmlumen transportiert werden kann (vgl. Kap. 2.8.4.5, Abb. 2.8-7). Das Fehlen von Schleim und IgA erleichtert die Bindung von Antigenen aus dem Darmlumen und mikrobiellen Erregern am Domepithel. 4. Nur im Domepithel gibt es im Elektronenmikroskop erkennbare spezialisierte Epithelzellen, die keine Mikrovilli, sondern membranartige Falten zum Lumen hin aufweisen und deshalb **M-Zellen** genannt werden [33]. Diese Zellen besitzen an der basolateralen Oberfläche tiefe Einbuchtungen, in denen Lymphozyten eingelagert sind (Abb. 11.7-1b).

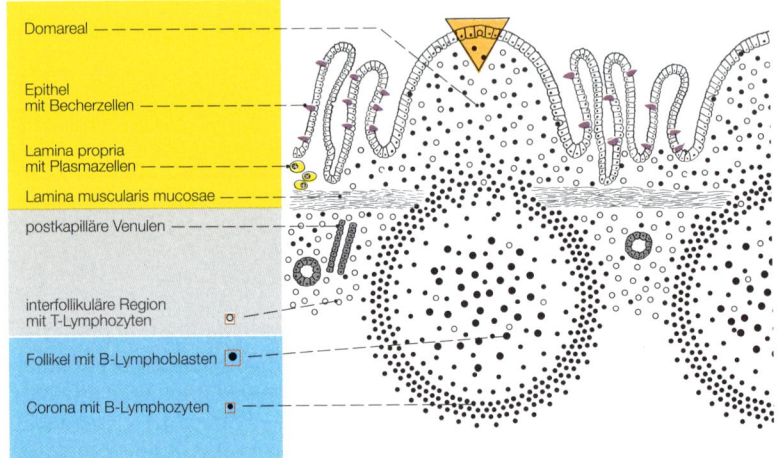

a

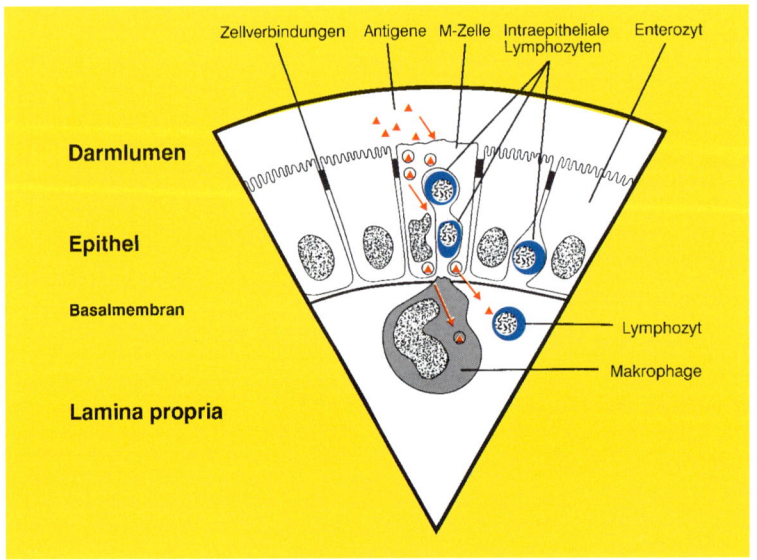

b

Abb. 11.7-1 Schema des Aufbaus von PEYERschen Plaques (a) mit der bevorzugten Lokalisation von B-Lymphozyten im Follikel und der Corona und von T-Lymphozyten in der Interfollikularzone. Ein Ausschnitt aus dem Domepithel (b) zeigt schematisch eine M-Zelle mit umschlossenen Lymphozyten und den Weg der Aufnahme von partikulärem Antigen. (Nach PABST [33])

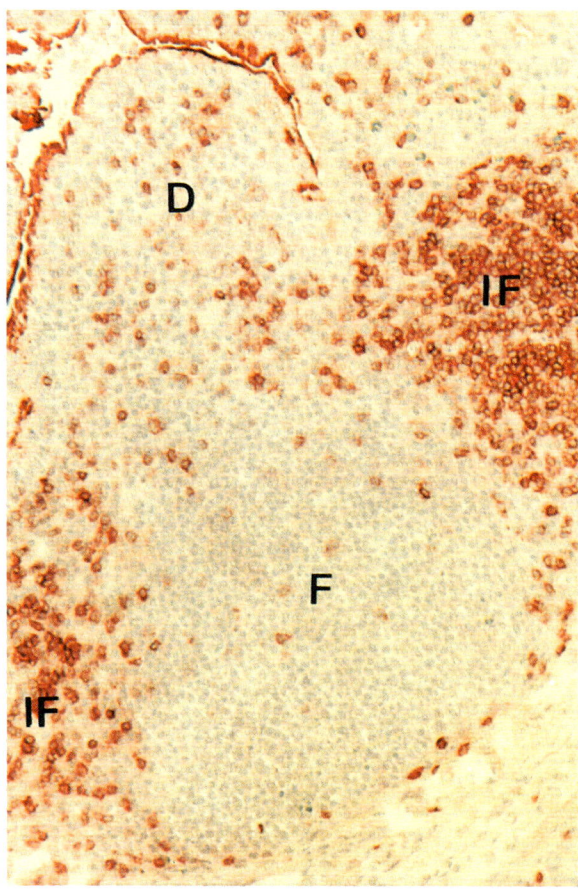

Abb. 11.7-2 Schnitt durch eine PEYERsche Plaque aus dem Dünndarm eines jungen Schweins mit immunhistologischer Darstellung von T-Lymphozyten (rote Farbe), die sich bevorzugt in der Interfollikularregion (IF) befinden. Im Follikel (F) sieht man dagegen kaum T-Lymphozyten. Im Dom (D) ist eine Mischung von T- und B-Lymphozyten. Vergr. 100fach.

7.4 Funktion

Durch die spezialisierten **M-Zellen** können große Moleküle, Bakterien und Viren durch **Transzytose** hindurchtransportiert werden und in Kontakt mit Zellen des Immunsystems gelangen. Die Basalmembran hat im Dom große Poren, durch die Makrophagen ihre Zellfortsätze strecken. Es sind demnach alle Zellarten zur Auslösung einer Immunantwort in räumlicher Nähe beieinander: Antigenaufnahme durch M-Zellen, Verarbeitung und Präsentation der Antigene durch Makrophagen, Immunantwort durch T-Helfer- und B-Lymphozyten. In den PEYERschen Plaques werden in großem Ausmaß neue Lymphozyten gebildet, die auf dem Lymphwege zu mesenterialen Lymphknoten gelangen und durch ihre Wanderung andere Organe erreichen (s. Kap. 11.8).

Bei verschiedenen Tierspezies, z.B. Kaninchen, wurden den PEYER-Plaques ähnliche, follikuläre Ansammlungen von Lymphozyten mit einer Spezialisierung des Epithels in der Lamina propria der Bronchien beschrieben und als bronchusassoziiertes lymphatisches Gewebe (BALT) bezeichnet. In der normalen Lunge des Menschen gibt es derartige lymphatische Strukturen aber nicht.

7.5 Diffus verteilte lymphatische Zellen

Neben dem organisierten lymphatischen Gewebe der Darmwand findet man in der Schleimhaut diffus verteilt Lymphozyten, die ebenfalls für die Immunfunktion des Darms wichtig sind. Das Darmrohr besitzt eine etwa 100 m² große Oberfläche, die zur effizienten Resorption der Nahrungsbestandteile nötig ist. Die Fülle der Nahrungsantigene und die riesige Zahl von Mikroorganismen des Darmlumens werden nur durch die einschichtige Lage der Darmepithelzellen begrenzt. Zwischen den Epithelzellen, Becherzellen und endokrinen Zellen befinden sich Lymphozyten, die als **intraepitheliale Lymphozyten** bezeichnet werden. Im gesunden menschlichen Darm beträgt die Anzahl von intraepithelialen Lymphozyten pro 100 Darmepithelzellen 20 im Jejunum, 13 im Ileum und fünf im Kolon [33]. Die Gesamtzahl der intraepithelialen Lymphozyten ist also sehr groß. Intraepitheliale Lymphozyten erscheinen schon vor der Geburt und sind fast ausschließlich T-Lymphozyten, die in > 80% Membranantigene von T-Suppressor/Killer-Lymphozyten aufweisen. Im subepithelialen Bindegewebe, *Lamina propria*, überwiegen dagegen die T-Helferzellen. Viele der T-Helferzellen sind spezialisiert für die Differenzierung von **IgA-produzierenden Lymphozyten** und Plasmazellen. IgA ist das bevorzugte Immunglobulin der Schleimhäute und Sekrete des Gastrointestinal- und Respirationstrakts sowie der Speichel-, Tränen- und Milchdrüsen (vgl. Kap. 2.8.4.5). Das IgA wurde oft mit einem Schutzanstrich verglichen, der die Anheftung von mikrobiellen Erregern an den Darmepithelien verhindert. Etwa 75% aller Plasmazellen des Menschen befinden sich in der Darmwand und das restliche Viertel in den anderen Organen des Körpers einschließlich Lymphknoten, Milz und Knochenmark [5]. Immunglobulin-produzierende Zellen sind im menschlichen Kolon quantifiziert worden. Die Zahl von IgA⁺-Zellen pro mm² betrug ~ 500, für IgM⁺ nur ~ 40 und für IgG 30 [5]. Die Immunfunktion der Darmwand ist aber nur zu verstehen, wenn berücksichtigt wird, daß sich in der Lamina propria außerdem Granulozyten, Makrophagen und viele Mastzellen befinden. Unter den Mastzellen herrscht eine spezialisierte Form vor, die **Mukosamastzellen** (s. Kap. 4.3.3.2). Die immunologische Barrierefunktion der Darmwand ist nur zu gewährleisten, wenn die enge Kooperation zwischen Zellen des Immunsystems, Enterozyten, Schleim bildenden Becherzellen, Mastzellen, Zellen des Endokriniums und die Innervation berücksichtigt werden.

8 Integration der verschiedenen Organe in das Immunsystem

R. PABST

Die für Immunantworten notwendigen Zellen wie Lymphozyten, Makrophagen und dendritische Zellen befinden sich zwar konzentriert in lymphatischen Organen,

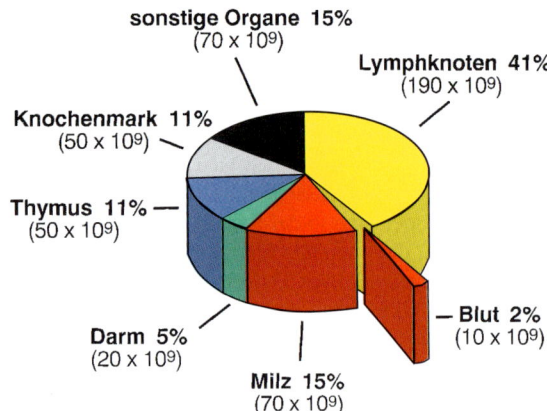

Abb. 11.8-1   Verteilung der Lymphozyten auf die Organe eines jungen, erwachsenen Menschen. (Nach Daten in TREPEL [44])

aber auch diffus verteilt in vielen anderen Organen wie dem Knochenmark, Haut, Lunge, Darmwand und Leber. Die Gesamtzahl aller Lymphozyten im Körper eines gesunden, jungen Erwachsenen wurde auf $\sim 450 \times 10^9$ Lymphozyten geschätzt [49] (Abb. 11.8-1). Die für den Arzt leicht zugänglichen Lymphozyten im Blut entsprechen nur etwa 2% aller Lymphozyten des Körpers [47a]. Im Gegensatz zu allen anderen Zellen des Blutes können Lymphozyten die Blutbahn verlassen und über Lymphwege und schließlich den Ductus thoracicus in das Blut zurückkehren **(Rezirkulation)** (Abb. 11.8-2). Das Blut und die Lymphe sind demnach die Verbindungswege für die wandernden Lymphozyten.

Eine viel untersuchte Route für wandernde Lymphozyten sind die postkapillären Venulen mit dem hohen Endothel **(HEV)**, wie sie für die T-Regionen der Lymphknoten, Tonsillen und PEYERschen Plaques beschrieben wurden. Lymphozyten bleiben an spezifischen Oberflächenmolekülen dieser Endothelzellen haften und durchwandern das Endothel in die lymphatischen Organe. Inzwischen hat man auf Lymphozyten das L-Selektin als spezifisches Membranprotein identifiziert, das für eine bevor-

zugte Adhäsion an HEV von peripheren Lymphknoten, PEYERschen Plaques oder in anderen Organen verantwortlich ist. Man spricht deshalb von **„Homingrezeptoren"** auf Lymphozyten. Auch die Oberflächen der Endothelien der HEV in verschiedenen Organen unterscheiden sich durch spezifische Oberflächenproteine, und man hat sie **„Adressine"** genannt [4, 37a]. Ein inzwischen identifiziertes Adressin ist das Glykoprotein GlyCAM-1, dessen Sialomuzin-Zuckerketten als Rezeptor für das L-Selektin dienen (vgl. Kap. 2.3.2.2). Die Interaktion von unterschiedlichen Homingrezeptoren mit Adressinen kann die unterschiedliche Wanderung von B- und T-Lymphozyten in die einzelnen Organe steuern.

Quantitativ viel wesentlicher als die Rezirkulation durch Organe mit HEV ist die **Rezirkulation** der Lymphozyten durch die Organe **ohne HEV** wie die Milz, Knochenmark und Lunge (Abb. 11.8-2). Die Lymphozyten verlassen in der Marginalzone die Blutbahn, wandern in die weiße Pulpa und kehren nach einigen Stunden über die rote Pulpa ins Blut zurück. Durch den ständigen Aus- und Einstrom von Lymphozyten befinden sich jeweils nur etwa 10×10^9 Lymphozyten im Blut. Die Anzahl der pro Tag das Blut passierenden Lymphozyten ist jedoch etwa 45mal höher und entspricht mit $\sim 450 \times 10^9$ Zellen der Gesamtzahl aller Lymphozyten des menschlichen Körpers. Daraus resultiert, daß ein Lymphozyt im Mittel jeweils nur etwa 30 Minuten im Blut ist. Ein Granulozyt dagegen hält sich etwa 20 Stunden und ein Erythrozyt sein ganzes Leben von etwa 120 Tagen im Blut auf. Einzelne Regionen lymphatischer Organe sind in die Wanderungsströme bevorzugt integriert, z.B. Parakortex der Lymphknoten, die Marginalzone und periarterioläre Begleitscheide der Milz, während die Sekundärfollikel oder der Thymus nur minimal an den Rezirkulationswegen der Lymphozyten einbezogen sind. Auch das Knochenmark ist in die Wanderungsroute der Lymphozyten integriert. Die Lymphozytenarten wie B- und T-, und auch Subpopulationen wie T-Helfer- und T-Killerzellen unterscheiden sich zum Teil in der Schnelligkeit der Rezirkulation und in den Wanderungswegen.

Die Wanderung mit dem ständigen Ortswechsel ermöglicht eine effektive Immunüberwachung des Körpers. So können nach einer Impfung mit Tetanustoxoid in einem Lymphknoten geprägte Lymphozyten sich auf viele lymphatische und nicht lymphatische Organe verteilen und überall bei erneutem Kontakt in Effektorzellen differenzieren, wie z.B. in Plasmazellen, die Antikörper gegen Tetanustoxin bilden.

Viele Einzelheiten der Steuerung der Wanderung von Lymphozyten und ihrer Subpopulationen sind im Augenblick noch unklar. Lymphozyten aus dem Blut sollten deshalb nur mit Einschränkungen als repräsentativ für das ganze Immunsystem angesehen werden [47a].

Neben dem Wanderungsstrom von reifen, kleinen Lymphozyten, die bei der Rezirkulation vorherrschen, gibt es noch andere **Wanderungsrouten,** wie es als Beispiel für Vorstufen der **Plasmazellen** dargestellt werden soll, die IgA produzieren. Das Immunglobulin A ist die wichtigste Antikörperklasse in Sekreten wie Speichel, Tränenflüssigkeit, Milch und auf den Schleimhäuten des Körpers. Nach einem Antigenkontakt im Darm werden in den PEYERschen Plaques eine Immunantwort ausgelöst und aktivierte Lymphozyten, Plasmablasten und deren Vorläufer gebildet (Abb. 11.8-3). Über die Darmlymphgefäße, die mesenterialen Lymphknoten und den Ductus thoracicus gelangen diese Zellen in den Blutstrom, der sie in den gesamten Darm zurückbringt, wo sie sich in der Lamina propria ansiedeln und IgA-Antikörper bilden. Die Ausbreitung der IgA-Blasten ist aber nicht nur auf die Darmschleimhaut beschränkt, sondern auch exo-

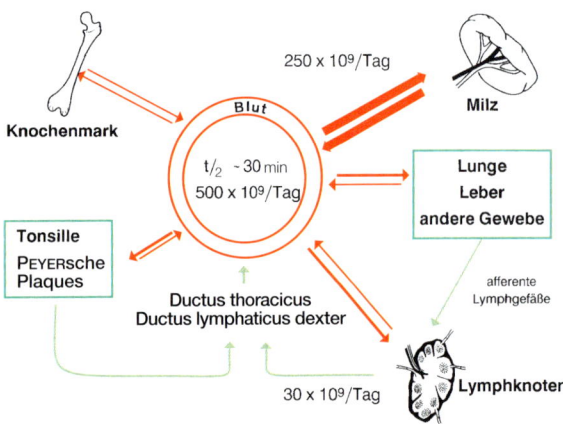

Abb. 11.8-2   Ausmaß der Wanderungsströme und Blutverweildauer von Lymphozyten beim Menschen.

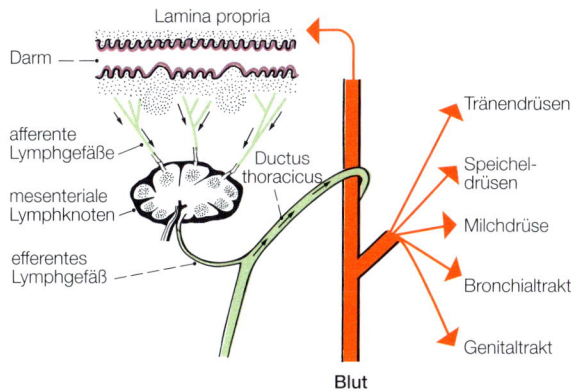

Abb. 11.8-3 Wanderungswege von Lymphoblasten aus der Darmwand in andere Abschnitte des Darms und andere Organe des Schleimhautimmunsystems. (Modifiziert nach PABST [33])

krine Drüsen wie Speichel- und Tränendrüse und die Brustdrüse sind bevorzugte Ansiedlungsorte dieser Zellen.

Die Kenntnisse über die Wanderung der IgA-Blasten werden schon therapeutisch angewendet. Der Patient wird über eine geschluckte Kapsel mit Bakterienbestandteilen im Darm immunisiert. Die geprägten Lymphozyten wandern auch in den Bronchialtrakt, wo sie Infekte mit diesen Bakterien verhindern.

Wegen der Ähnlichkeit verschiedener Immunantworten in Schleimhäuten und ihrer Integration untereinander durch die Blastenwanderung werden diese Systeme auch als **MALT** bezeichnet *(mucosa-associated lymphoid tissue)*.

Diese Beispiele sollen die Dynamik im lymphatischen System verdeutlichen und zeigen, daß trotz der Verteilung der lymphatischen Zellen über den Körper durch die Wanderung eine Integration in ein gemeinsames Abwehrsystem gegeben ist. In der Klinik kann man am einfachsten eine Probe von Blutlymphozyten untersuchen. Die Lymphozyten im Blut spiegeln aber meist nicht die Situation im gesamten lymphatischen System wider [47a].

9 Das mononukleäre Phagozytensystem (MPS)

R. PABST

9.1 Allgemeines

In vielen Organen gibt es Zellen, die Zelltrümmer, Partikel und Mikroorganismen phagozytieren können. Dabei unterscheidet man einerseits neutrophile Granulozyten, die unspezifisch kleinere Partikel und Bakterien aufnehmen und zerstören können und auch **Mikrophagen** genannt werden, und andererseits Zellen, die auch große Partikel (bis zur Größe ganzer Zellen) aufnehmen und sich zusätzlich an spezifischen Immunreaktionen beteiligen. Diese Zellen werden **Makrophagen** genannt. Da Makrophagen keinen vielgelappten segmentierten Kern wie Granulozyten haben, werden sie auch **mononukleä-**

re Phagozyten genannt. Unterschiedlich aussehende, auf verschiedene Organe verteilte Zellen sollten nur zu einem **System** zusammengefaßt werden, wenn folgende Kriterien erfüllt sind: gemeinsame Vorläuferzelle, ähnliche Morphologie und gemeinsame Funktion. Diese Kriterien waren bei dem viele Jahrzehnte benutzten Begriff des retikuloendothelialen Systems (RES) nicht gegeben, das alle Zellen einschloß, die kolloidale Farbstoffe aus der Blutbahn aufnahmen. Der Begriff des RES sollte deshalb durch den Begriff **mononukleäres Phagozytensystem** (MPS) ersetzt werden. Das MPS erfüllt die obigen Kriterien [14]. Neben den Monozyten des Blutes gehören Zellen vieler Organe zu diesem System (Abb. 11.9-1). Im Knochenmark gibt es gemeinsame Vorläuferzellen für Granulozyten und Monozyten. Monozyten des Blutes entstehen aus Monoblasten und Promonozyten des Knochenmarks (s. Kap. 10.2.3.4). Nach einer mittleren Verweildauer im Blut von 1–2 Tagen wandern Monozyten in die verschiedenen Organe und differenzieren dort zu morphologisch und funktionell unterschiedlichen Zellen (Abb. 11.9-1). Ein Teil der Blutmonozyten befindet sich stets dicht an der Gefäßwand (marginaler Pool) und fließt nicht mit der gleichen Geschwindigkeit wie die Erythrozyten. Das scheint vorteilhaft zu sein, weil so auf chemische Reize außerhalb des

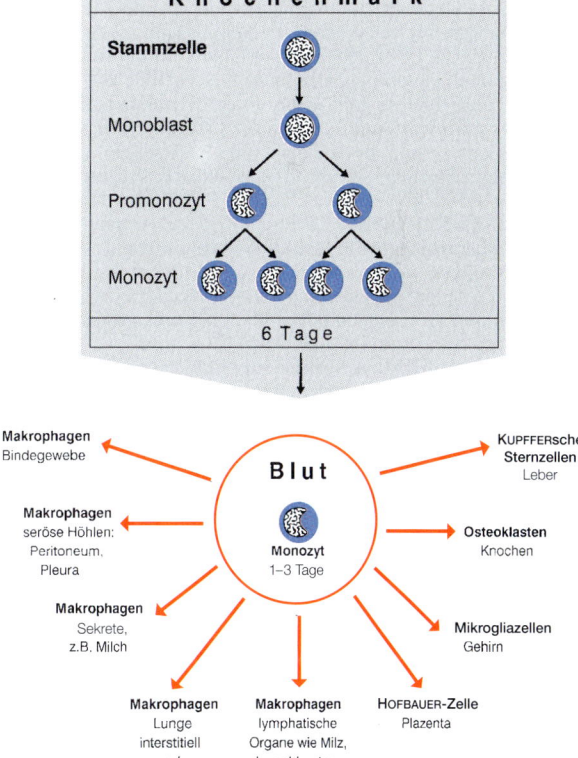

Abb. 11.9-1 Die Entwicklung der Monozyten im Knochenmark, ihre Verweildauer im Blut und Differenzierung zu unterschiedlichen Zellen des Monozyten-Makrophagen-Systems in verschiedenen Organen.

Gefäßes die marginalen Monozyten besser angelockt werden können, die Blutbahn zu verlassen. Nachdem Monozyten in verschiedene Organe und Gewebe eingewandert sind, differenzieren sie sich weiter und kehren nach bisherigen Befunden nicht ins Blut zurück (Abb. 11.9-1). Ohne besondere Stimuli teilen sich die Zellen des MPS nach dem Verlassen des Knochenmarks in der Peripherie nur noch wenig. Nach besonderen Stimuli können sich Makrophagen jedoch auch weiter vermehren. Es bestanden länger Zweifel, ob die **Gewebemakrophagen** auch beim Menschen wirklich aus dem Knochenmark stammen. Inzwischen wurden Patienten untersucht, denen Knochenmark von einem Spender des jeweils anderen Geschlechts transplantiert wurde. KUPFFERSCHE **Sternzellen, Alveolarmakrophagen** und **Osteoklasten** trugen später das Sexchromatin des Knochenmark-Spenders. Deshalb bestehen an der Gültigkeit des mononukleären Systems auch für den Menschen keine grundsätzlichen Zweifel mehr [21]. Teilweise werden auch die dendritischen Zellen dem MPS zugeordnet, weil sie eventuell gemeinsame Vorläuferzellen haben. Diese Zellen wurden in diesem Fall aber als gesonderte Zellgruppe dargestellt (s. Kap. 11.2.3). Es gibt ebenfalls Hinweise, daß aus Makrophagen oder gemeinsamen Vorläuferzellen Mastzellen entstehen.

9.2   Funktion der Makrophagen

Die Morphologie der Makrophagen ist in Kap. 11.2.2 beschrieben. Der ruhende Makrophage im Gewebe wird oft als ortsständig bezeichnet. Innerhalb einzelner Organe kann man verschiedene **Makrophagensubpopulationen** unterscheiden, die nicht nur durch die bevorzugte Lage in einzelnen Organkompartimenten, sondern auch mit Antikörpern nach Oberflächenantigenen charakterisierbar sind. Die **Funktion von Makrophagen** kann zwei Aufgaben zugeordnet werden: 1. **Unspezifische Phagozytose** von Zelltrümmern, abgestorbenen Zellen, Partikeln (wie Ruß und Silikatkristallen) (Abb. 11.9-2 u. 3). Diese Aufräumfunktion haben Makrophagen auch schon in der Embryonal- und Fetalperiode. Dazu kommen wichtige Aufgaben bei der Wundheilung, Regulation der Hämatopoese und Funktionen im Lipidstoffwechsel [36]. 2. **Funktionen bei Immunantworten** betreffen die Phagozytose und Abtötung von Zellen, speziellen Bakterien und Pilzen (z. B. Tuberkelbakterien), Bildung von Faktoren, die die Lymphozyten unterschiedlich stimulieren können (z. B. Interleukine), Aufbereitung und **Präsentation von Antigenen** zur Auslösung einer Immunantwort durch Lymphozyten.

Kaum eine andere Zellart zeigt eine derartige funktionelle Vielfalt, die vom jeweiligen Mikromilieu im Organ abhängt. Makrophagen sind durch Faktoren von anderen Zellen, Produkte von Mikroorganismen und Hormone in ihrer Enzymausstattung, Sekretion von verschiedenen Stoffen, Morphologie und Oberflächenantigenausstattung beeinflußbar. **Aktivierte Makrophagen** sind größer, haften besser und breiten sich mehr auf Oberflächen aus, bilden mehr Zellfortsätze und haben mehr endozytotische Vesikel und Phagosomen. T-Helferzellen, die an oberflächenpräsentierte Antigene der Makrophagen gebunden haben, produzieren Stoffe, die Makrophagen aktivieren können (z. B. Interleukine und γ-Interferon). Aktivierte Makrophagen produzieren dann eine **Vielzahl von Substanzen.** Es sind schon über 100 beschrieben worden [36]. Anders als bei anderen Zellen wie Granulozyten und Mastzellen, die ihre Produkte auf Vorrat produzieren und in Granula lagern, produzieren und sezernieren Makrophagen diese Stoffe überwiegend erst nach Stimulation. Die einzelne Zelle bildet viele der Faktoren in nur geringen Mengen, die oft nur in unmittelbarer Nähe eine ausreichend hohe Kon-

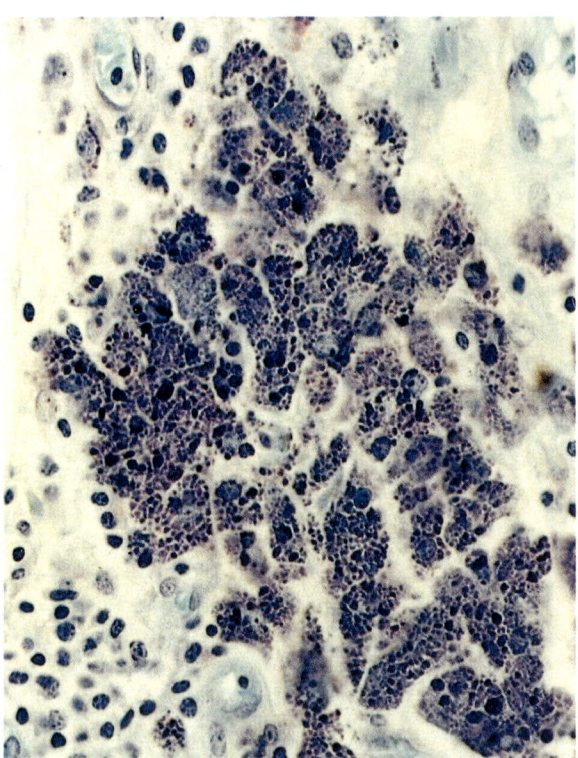

Abb. 11.9-2   Eine Ansammlung von Gewebemakrophagen voll von Kerntrümmern im Bindegewebe eines Schweins nach Implantation von Milzgewebe an diese Stelle 14 Tage zuvor. GIEMSA, Vergr. 300fach.

zentration erreichen, um auf Nachbarzellen eine Wirkung ausüben zu können. Deshalb ist die topographische Nähe von Makrophagen zu anderen Zellen des Immunsystems für viele Immunreaktionen so wichtig. Auf die meisten von Makrophagen gebildeten Stoffe kann hier nicht eingegangen werden. Es seien nur Komplementfaktoren, Hydrolasen und Kollagenasen erwähnt. **Interleukin-1** ist ein wichtiger Stimulator der T-Lymphozyten und wesentlich bei der Proliferation von B-Lymphozyten. Ähnlich wie der ebenfalls von Makrophagen gebildete **Tumornekrosefaktor** (TNF) löst Interleukin-1 Fieber aus.

Trotz der großen Heterogenität der einzelnen Zellen des mononukleären phagozytierenden Systems und einer ungewöhnlichen Anpassungsfähigkeit dieser Zellen besteht an dem gemeinsamen Ursprung und der Bedeutung für die Aufrechterhaltung der Integrität des Organismus mit unspezifischen und spezifischen Funktionen kein Zweifel.

10   Bau der Lymphgefäße

D. BERENS VON RAUTENFELD und D. DRENCKHAHN

10.1   Übersicht, Definitionen

Täglich strömen etwa 2 l Flüssigkeit aus den Blutgefäßen in das Interstitium der Gewebe [12]. Über **Gewebekanäle** (Saftbahnen) gelangt die Gewebeflüssigkeit in initiale Lymphgefäße, die **Lymphkapillaren** (Vasa lymphocapillaria) und Präkollektoren. Die von den initialen

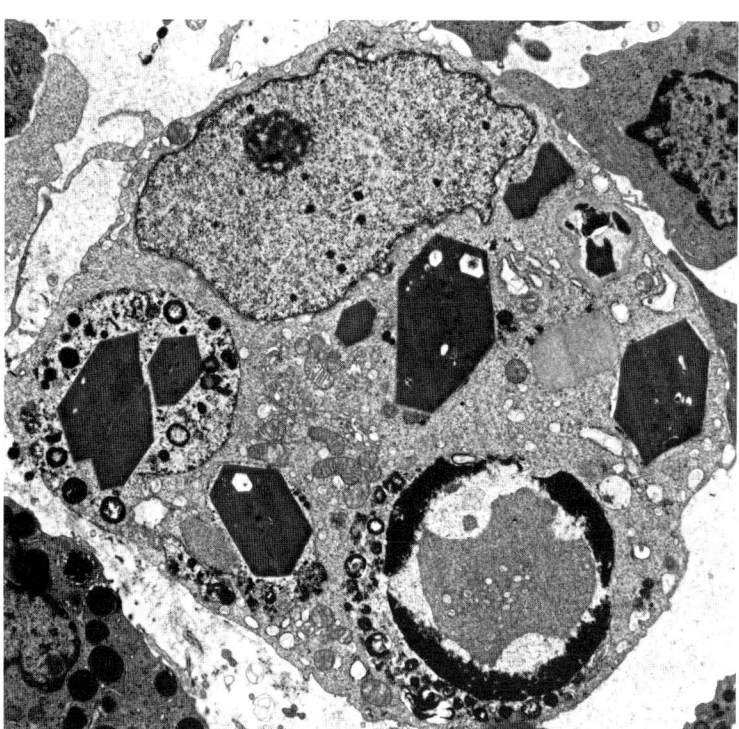

Abb. 11.9-3 Makrophage im Knochenmark eines Menschen. In seinem Zytoplasma liegen die Abbauprodukte phagozytierter eosinophiler Granulozyten in Phagolysomen als sog. CHARCOT-LEYDENsche Kristalle. TEM, Vergr. 6500fach (Original: U. WULFHEKEL, Bonn)

Lymphgefäßen aufgenommene und in ihnen durch Wasserabgabe stärker konzentrierte und qualitativ veränderte Gewebeflüssigkeit wird als **Lymphe** bezeichnet [7]. Die **Präkollektoren** münden in die Sammelgefäße **(Kollektoren)** ein und leiten die Lymphe in Lymphknoten *(Nodi lymphatici).* Von dort gelangt die Lymphe über postnodale Lymphgefäße schließlich in die großen **Lymphstämme** und **-gänge** *(Trunci* und *Ductus lymphatici).* Diese münden in den Winkeln zwischen den *Vv. subclaviae* und *Vv. jugulares* (rechter und linker **Venenwinkel**) in das Venensystem ein und leiten die Lymphe in den Blutkreislauf. Das lymphvaskuläre System kann somit als Neben- oder Parallelweg zum Venensystem angesehen werden.

Die Lymphe enthält neben Wasser und Elektrolyten Serumproteine (u. a. Albumin und Immunglobuline) und verschiedene Proteine des Interstitiums. Der Proteingehalt der Lymphe ist mit 4 g/dl etwa halb so groß wie der des Blutplasmas [7]. Die Zellen der Lymphe (200–2000/μl in afferenter Lymphe, 2000–150000/μl in efferenter Lymphe, s. unten) sind vorwiegend T-Lymphozyten (80%), LANGERHANS-Zellen (6–10%), B-Lymphozyten (1–4%) und Monozyten/Makrophagen (2–8%) [31].

Der **Bildungsmechanismus der Lymphe** ist ein komplexes Ereignis [7]. Die Hauptquelle für die Gewebeflüssigkeit, und damit der Lymphe, ist das Blutgefäßsystem. Pro Minute werden durchschnittlich 4–6 l Blut durch das Kapillarsystem des Körpers eines Erwachsenen von 50–80 kg Körpergewicht gepumpt (Herz-Minuten-Volumen). Die **hydrostatische Druckdifferenz** von 30 mm Hg, die im arteriellen Schenkel des Kapillarbettes zwischen Kapillarlumen und umgebendem Interstitium herrscht, ist die Ursache dafür, daß ein Flüssigkeitsvolumen von 0,2–0,3 Promille des Blutvolumens während der Kapillarpassage durch Poren zwischen den Gefäßendothelzellen abgepreßt (filtriert) wird und in das Interstitium gelangt. Nur ein Teil der filtrierten Flüssigkeit tritt im venösen Schenkel des Kapillarsystems mit seiner mittleren Druckdifferenz von 20 mm Hg wieder in das Blut zurück. Die treibende Kraft für die partielle Reabsorption von Wasser und Elektrolyten ist der **kolloidosmotische Druck** des Blutes (Wasserbindungsfähigkeit von Proteinen), der etwa 25 mm Hg beträgt.

10.2   Lymphgefäße

Als Zuflußstraßen für die Lymphkapillaren gelten Gewebekanäle **(extravasale Saftbahnen)**, bei denen es sich um endothelfreie, faserarme Lücken im Interstitium handelt. In einigen Organen oder Organteilen, in denen Lymphgefäße fehlen (u. a. Gehirn, Nierenmark), drainieren extravasale Saftbahnen die Gewebeflüssigkeit [7]. Schließlich gelangt die Gewebeflüssigkeit durch spaltförmige Einflußventile in das Lumen der Lymphkapillaren, die in der Regel **Netzwerke** bilden *(Rete lymphocapillare)*, mit 0,1 mm langen, blind beginnenden Kapillarstümpfen (Abb. 11.10-1 bis 3). Der Abstand zwischen den Kapillaren des Rete schwankt zwischen 0,1 bis 1 mm. Der Durchmesser von gefüllten Lymphkapillaren ist mit 50 μm fast 10mal so groß wie der von Blutkapillaren (5–7 μm) (s. Abb. 11.10-1). Die äußerst dünnwandigen initialen Lymphgefäße sind von **Lymphendothelzellen** ausgekleidet, denen eine Basallamina fehlt [6]. Anstelle dessen fußen die Endothelzellen auf einem **subendothelialen Filz** aus 10 nm dicken, extrazellulären

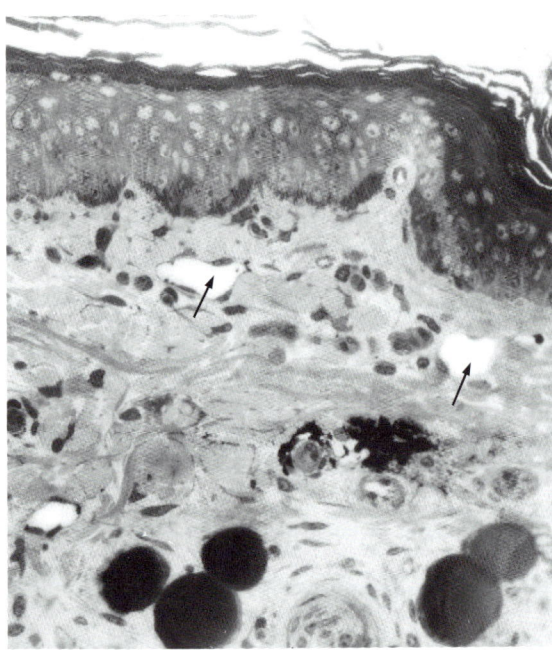

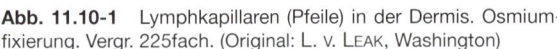

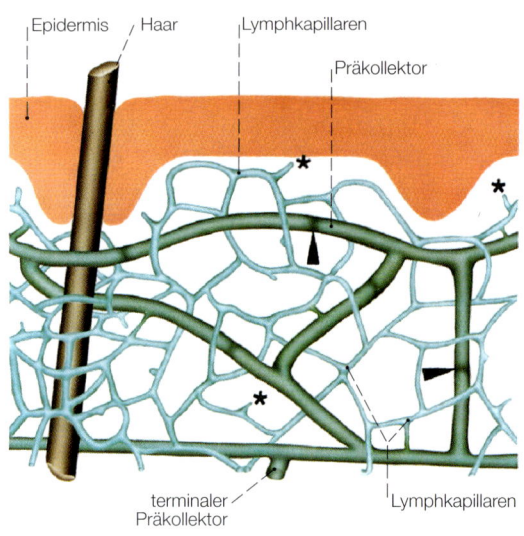

Abb. 11.10-1　Lymphkapillaren (Pfeile) in der Dermis. Osmium-
fixierung. Vergr. 225fach. (Original: L. v. LEAK, Washington)

Abb. 11.10-3　Schematische Darstellung des Netzsystems initia-
ler Lymphgefäße im Korium der Kopfhaut. Beachte die blinden
Gefäßanfänge (Sterne), Klappen (Pfeilspitzen) und den terminalen
Präkollektor an der Grenze zwischen Korium und Subkutis.

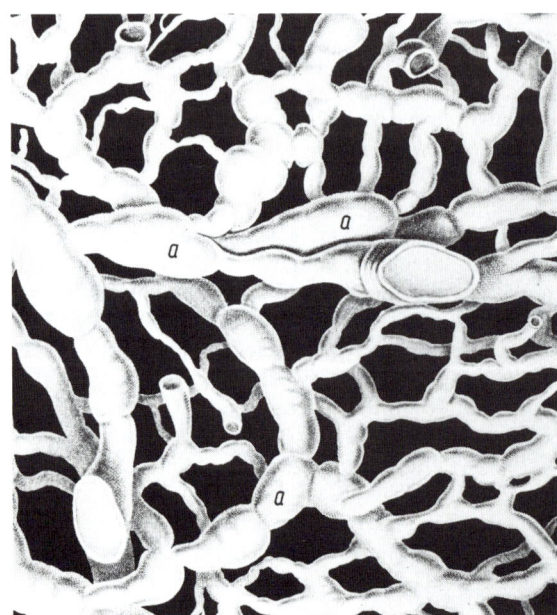

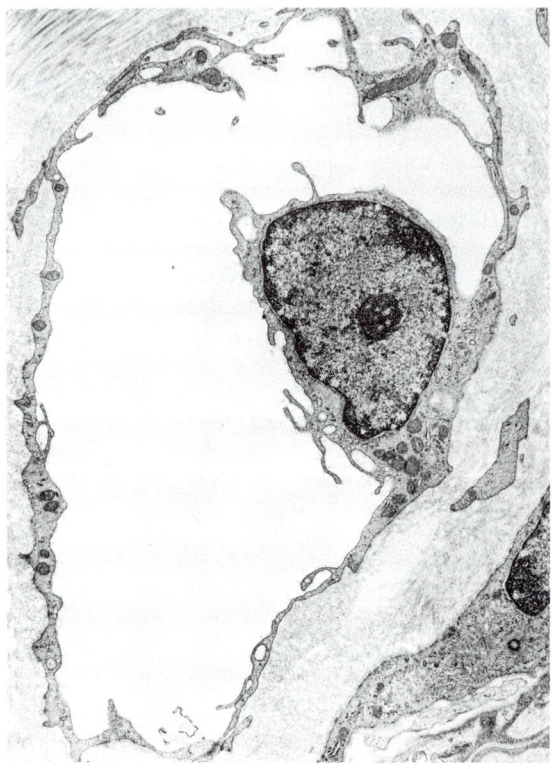

Abb. 11.10-2　Flächenhaft ausgebreitetes Netz von Lymphkapillaren im Skrotum eines erwachsenen Mannes. Bei a Übergang der
feinen Lymphkapillaren in die mit Klappen versehenen Präkollektoren. Quecksilberinjektion. Vergr. 20fach. (Aus TEICHMANN, 1861)

Abb. 11.10-4　Elektronenmikroskopisches Bild einer Lymphkapillare. Vergr. 4700fach. (Original: L. v. LEAK, Washington)

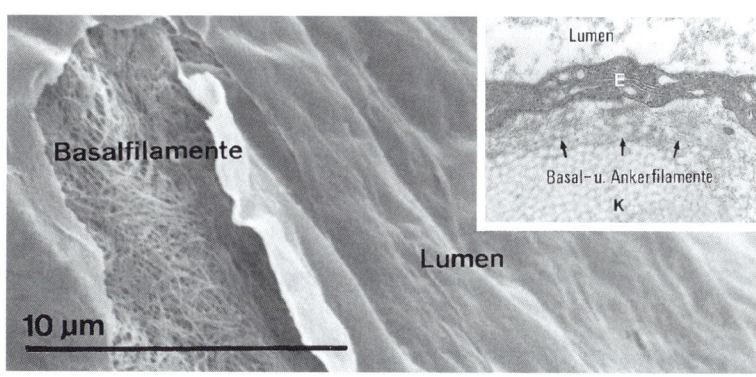

Abb. 11.10-5 Luminale REM-Ansicht einer Lymphkapillare mit subendothelialen Filamenten im Bereich eines Endotheldefektes. Der Bildeinsatz zeigt eine entsprechende TEM-Ansicht mit Endothel (E), Filamenten und kollagenen Fasern (K).

Filamenten (Abb. 11.10-4 u. 5). Der Filz enthält u. a. die Kollagene Typ IV und VI. Einzelne Filamente können bis zu 10 μm Länge verfolgt werden. Filamentbündel, die radiär vom subendothelialen Filz ausstrahlen und die Lymphkapillaren an Kollagenfasern und elastischen Fasern der Umgebung verankern, werden **Ankerfilamente** genannt. Durch diese Aufhängung soll ein Kollabieren der Lymphkapillaren bei erhöhtem, interstitiellem Flüssigkeitsdruck verhindert werden. Als Haupteintrittsstelle für die Gewebeflüssigkeit gelten die **ventilartigen Einstromkanäle** [3], die zwischen Überlappungen benachbarter Endothelzellen gelegen sind (Abb. 11.10-6). Der mäanderförmige Interzellularspalt, der eine Endothelzelle umgibt, enthält etwa 15 solcher Einflußventile, mit maximalen Querdurchmessern von 5 μm. Zwischen den Öffnungen ist der Interzellularspalt durch Adhaerenskontakte (*Zonula* und *Punctum adhaerens*) und *Fasciae occludentes* verschlossen. Im Unterschied zum Gefäßendothel kommen auch desmosomale Proteine (u. a. Desmoplakin) in den lymphoendothelialen Adhaerenskontakten vor (s. Kap. 2.3.2). Beim Einstrom der Gewebeflüssigkeit klappen die Einflußventile flügelartig nach

innen auf, und verschließen sich wieder, sobald der Innendruck in den Lymphkapillaren ansteigt. Dadurch wird der Rückstrom der Lymphe in das Interstitium teilweise verhindert.

Das *Rete lymphocapillare* mündet in größere, um 100 μm weite **Präkollektoren** ein (s. Abb. 11.10-2 u. 3), die im Gegensatz zu Lymphkapillaren mit **Taschen-** und **Trichterklappen** ausgestattet sind, sowie quer durch das Lumen verlaufende dünne Kollagenfaserbündel (Trabekel) aufweisen, die vom Lymphendothel umkleidet sind. Darüber hinaus besitzen sie neben dem Endothelüberzug eine eigene, **bindegewebige Gefäßwand** *(Vasa lymphatica fibrotypica),* die vereinzelt glatte Muskelzellen aufweisen kann. Der subendotheliale Faserfilz wird abschnittsweise durch eine Basallamina ersetzt. Präkollektoren besitzen wie die Lymphkapillaren interendotheliale Einstromöffnungen und nehmen damit eine Zwischenstellung zwischen initialen Lymphgefäßen und fortleitenden Lymphbahnen ein. Präkollektoren sind wie die Lymphkapillaren auf die Organe und Organwände beschränkt (z. B. Korium der Haut, Mukosa und Submukosa der Hohlorgane). Im Bereich der Subkutis, der Subserosa oder dem Hilum von Organen münden die Präkollektoren in Kollektoren ein.

Kollektoren weisen einen Querdurchmesser von 150–600 μm auf. Kollektoren und die proximal anschließenden größeren Lymphgefäße sind ähnlich wie Venen aufgebaut, d. h. mit einer undeutlichen Wandgliederung in eine **Intima** (Endothel, Basallamina), glattmuskuläre **Media** und bindegewebige **Adventitia** (Abb. 11.10-7 u. 8). Kollektoren und die proximal anschließenden Lymphbahnen (Lymphstämme) werden wegen ihrer glattmuskulären Wand als *Vasa lymphatica myotypica* bezeichnet. Kollektoren besitzen ebenfalls **Taschenklappen,** mit einem mittleren Abstand von 6–20 mm. Als **Lymphangion** [29] wird ein Segment, bestehend aus einer Klappe und dem nachgeschalteten Gefäßabschnitt, bis zur nächsten Klappe bezeichnet (s. Abb. 11.10-7). Die klappenfreien Abschnitte der Lymphangione zeigen **rhythmische Kontraktionen** mit einer Pumpfrequenz von 6–12 pro Minute. Diese Kontraktionswellen werden durch mehrere Lagen von ineinander verschraubten, glatten Muskelzellen ausgeführt [19]. Eine nervöse Steuerung der Mediamuskulatur erfolgt wahrscheinlich

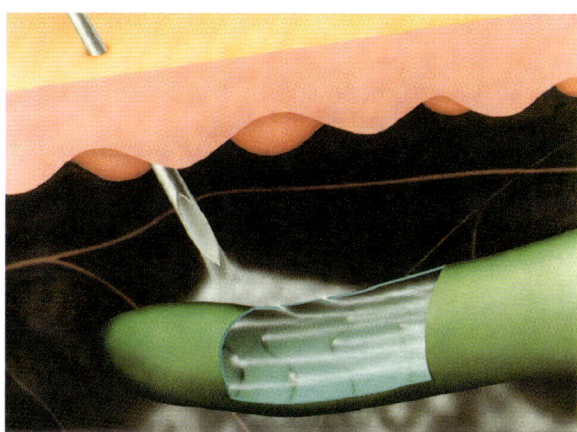

Abb. 11.10-6 Schematische Darstellung des Einstroms von injizierten Stoffen (Pharmaka, Farbstoffe) in Lymphkapillaren.

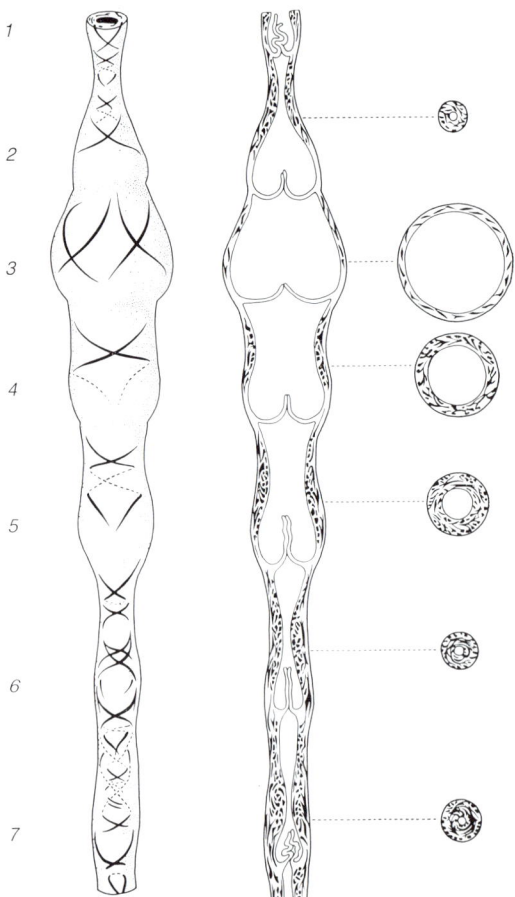

Abb. 11.10-7 Schematische Darstellung der Formänderung (links) und der Strukturänderung (rechts) bei den Kontraktionen eines mittleren mesenterialen Lymphgefäßes. Die links eingezeichneten Spiralen sind Beispiele einzelner glatter Muskelfasern bzw. Faserzüge der Media, die durch die Wand durchscheinend gedacht sind. Die punktierten Linien deuten den Verlauf in der Rückwand des Gefäßes an. Die Segmente 1, 6, 7 sind kontrahiert; das Segment 3 ist gefüllt, 4 und 5 sind schon teilweise entleert; bei 2 liegt beginnende Füllung vor. (Aus HORSTMANN [19])

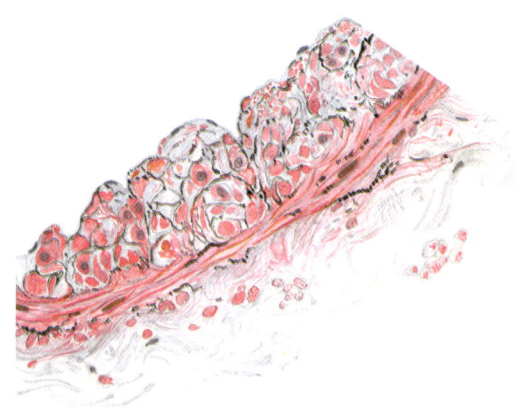

Abb. 11.10-8 Querschnitt durch die Wand eines Lymphgefäßes (Kollektors) vom Unterschenkel des Menschen. Beachte die kräftig entfaltete innere Längsmuskulatur.

durch vegetative Nerven und deren Endigungen (Varikositäten) in der Adventitia.

Topographisch werden im Bereich der Extremitäten **oberflächliche** (subkutane) von **tiefen** (subfaszialen) **Kollektoren** unterschieden. Viszerale Kollektoren entsprechen den tiefen Kollektoren der Extremitäten. Kollektoren leiten die Lymphe oftmals über weite Strecken (z.B. am Unterarm und Bein über 30–40 cm) zu der ersten Lymphknotenstation (regionäre Lymphknoten). Dort treten die Kollektoren als **afferente Lymphgefäße** *(Vasa lymphatica afferentia)* bevorzugt an der Konvexität der Lymphknoten ein, und geben die Lymphe in den Marginalsinus ab, der ebenfalls noch mit Lymphendothelzellen ausgekleidet ist. Nach Durchlaufen des Lymphknotens tritt die qualitativ und quantitativ veränderte Lymphe am Hilum durch die **efferenten Lymphgefäße** *(Vasa lymphatica efferentia)* wieder aus. Die efferente Lymphe unterscheidet sich von der afferenten durch eine bis zu hundertfach erhöhte Menge von Lymphozyten (vorwiegend T-Lymphozyten, s. oben) und durch einen höheren Gehalt an Immunglobulinen. Die efferenten, **postnodalen Lymphbahnen** münden entweder als afferente Gefäße in weitere Lymphknoten (Sammellymphknoten) ein, oder schließen sich direkt den **Lymphstämmen** *(Trunci lymphatici)* an, die schließlich zu **Lymphgängen** vereinigt *(Ductus lymphatici)* in den rechten Venenwinkel (Lymphe des oberen rechten Körperquadranten) oder in den linken Venenwinkel (restlicher Körper) einfließen (s. Kap. 11.5). Die Lymphstämme besitzen einen Durchmesser von mehreren Millimetern, und eine entsprechend dickere *Tunica media*. Die Adventitia der großen Lymphgänge (z.B. des *Ductus thoracicus*) enthält ernährende Blutgefäße *(Vasa vasoria)*.

10.3 Chylusgefäße

Die Lymphgefäße des Dünndarms werden als Chylusgefäße bezeichnet. Die in ihnen enthaltene Darmlymphe, der **Chylus,** ist reich an Lipoproteinpartikeln, *Chylomikronen,* welche von den Darmepithelzellen aus den resorbierten Fettsäuren und Monoglyceriden synthetisiert werden. Dadurch erhält der Chylus eine **milchig weiße Farbe.** Da der Durchmesser der Chylomikronen mit durchschnittlich 0,5 μm zu groß ist, um durch die *Fenestrae* und Poren der Blutkapillaren in das Kapillarlumen, und damit in den Blutkreislauf zu gelangen, werden sie vorwiegend durch die interendothelialen Öffnungen der Chylusgefäße aufgenommen. Der Chylus gelangt über die mesenterialen Lymphknoten und die *Cisterna chyli* in den *Ductus thoracicus*, der wegen seines Chylusgehaltes auch als **Brustmilchgang** bezeichnet wird.

10.4 Regeneration, Kollateralenbildung

Werden Lymphgefäße durchtrennt, wie z.B. bei einer Operation, dann gibt es eine Reihe von kompensatorischen Mechanismen, die verhindern, daß aus einem akuten posttraumatischen Lymphödem ein chronisches

Lymphödem entsteht (s. unten). Wichtige Mechanismen für den Lymphabfluß durch Wundgebiete sind die Ausbildung von Gewebekanälen im Interstitium, Entstehung lymphovenöser Anastomosen und Bildung neuer Lymphgefäße.

10.5 Klinische Hinweise

1. **Lymphödem.** Ist der Abfluß der Lymphe aus einem Körperteil blockiert, entstehen aufgrund des Staus von Gewebeflüssigkeit teilweise monströse Schwellungen der abhängigen Körperpartien. Das Lymphödem ist zumeist gefolgt von Proliferation und Aktivierung von Fibroblasten mit bindegewebiger Verhärtung der Haut. Diese ist dann häufig in grobe Falten aufgeworfen (Elefantenhaut, Elephantiasis) und neigt zur Geschwürbildung (Abb. 11.10-9). Beispiele sekundärer Abflußstörungen (**sekundäres Lymphödem**) sind:

a) Verlegung von Lymphknoten durch Krebsmetastasen oder radikale Operationen (Beispiel: Lymphödem eines Armes bei Verlegung oder Entfernung axillärer Lymphknoten bei Brustkrebs);

b) Befall und anschließender Verschluß von Lymphbahnen der unteren Extremität und der Genitalien durch tropische Fadenwürmer, **Filarien** (u.a. durch *Wuchereria bancrofti*). In diesen Fällen sind monströse Schwellungen der Genitalien (fußballgroßes Skrotum) und der Beine typisch (Elefantenbeine).

Ein **primäres Lymphödem** kann auf einem angeborenen, lokalen Mangel (oder Fehlen) von Lymphgefäßen beruhen, u.a. auftretend beim NONNE-MILROY-MEIGE-Syndrom.

2. **Hungerödem, kardiale Ödeme.** Wie oben ausgeführt, ist die Produktion der Lymphe in den Kapillaren abhängig von dem Proteingehalt des Blutes (kolloidosmotischer Druck) und dem transkapillären hydrostatischen Druckgradienten. Sinkt der Blutproteingehalt und damit der kolloidosmotische Druck bei längeren Hungerphasen ab, erhöht sich die von den Kapillaren abgegebene Flüssigkeitsmenge. Dieses ist auch der Fall, wenn die Förderleistung des Herzens eingeschränkt ist (Herzinsuffizienz) und durch venösen Stau der postkapillare Blutdruck ansteigt. Wird die Transportkapazität des Lymphgefäßsystems überschritten, wobei eine kompensatorische Steigerung des Lymphzeitvolumens um das 20fache möglich ist [12], kommt es zu einer Vermehrung des interstitiellen Flüssigkeitsgehaltes

(Ödem). Die Herzödeme und Hungerödeme treten zuerst an den Unterschenkeln und Füßen in Erscheinung (erschwerte Abflußstörung wegen erhöhtem hydrostatischem Druck) und können durch teigige Eindrückbarkeit der Haut (Dellenbildung) leicht sichtbar gemacht werden.

3. **Lymphangitis.** Durch Eindringen von Erregern in Wunden kann es zu entzündlichen Veränderungen der drainierenden Lymphgefäße kommen. Die in der ableitenden Lymphe enthaltenen Bakterien, Bakteriengifte und Granulozyten verursachen eine Entzündung der Lymphgefäßwand (Lymphangitis), mit Weitstellung und erhöhter Permeabilität der begleitenden Blutgefäße. Subkutane Lymphbahnen werden dann häufig als „roter Streifen" durch die Haut sichtbar. Diese können z. B. von einer Wunde in der Hand ausgehen und sich bis zu den regionären Lymphknoten in der Ellenbeuge und der Achselhöhle erstrecken.

4. **Lymphbahnen als Metastasierungsweg.** Tumorzellen, die sich aus einem Tumor lösen, gelangen häufig in die Lymphbahn, werden in den regionären Lymphknoten abgesiedelt, wachsen dort weiter und benutzen die efferenten Lymphgefäße als nachfolgende Metastasierungsbahnen (lymphogene Metastasierung). Deshalb werden bei einer operativen Entfernung eines Tumors zumeist auch die regionären Lymphknoten mitentfernt. Hautareale mit kleinmaschigen Lymphgefäßnetzen (z. B. Gesicht, Rücken) erleichtern die Metastasierung von Hauttumoren (besonders des malignen Melanoms).

11 Die Anordnung der Lymphgefäße und die regionären Lymphknoten

K. FLEISCHHAUER

Am Anfang des Lymphsystems bilden die klappenlosen **Lymphkapillaren** einen netzförmigen Verband, in dem sich die Lymphflüssigkeit in allen Richtungen bewegen kann. Aus umschriebenen Arealen dieses Verbandes gehen feinste Lymphgefäße oder **Kollektoren** hervor. Sie besitzen Klappen und lenken den Lymphstrom zum Randsinus eines Lymphknotens, wo sie als *Vasa afferentia* münden. Jeder Lymphknoten besitzt zahlreiche Vasa afferentia, entsendet aber als *Vas efferens* nur eines oder wenige Lymphgefäße zu einem nächsten Knoten. Die Vasa efferentia nehmen proximalwärts in ihrem Kaliber nicht stark zu, da in den Lymphknoten auch Lymphe resorbiert wird. Aus dem Zusammenfluß von Lymphbahnen entstehen proximal große **Lymphstämme,** *Trunci lymphatici*. Sie laufen entlang großer Gefäße und münden in den *Ductus thoracicus* oder in den *Ductus lymphaticus dexter*. Diese beiden Hauptstämme des Lymphgefäßsystems ziehen zum linken bzw. rechten Venenwinkel und geben die Lymphe in das Stromgebiet der *V. cava superior* ab. Aus Messungen an Patienten mit Lymphfisteln ist bekannt, daß aus dem Ductus thoracicus täglich bis zu 2000 ml Lymphe an das Blut abgegeben werden [51].

Im einzelnen ähnelt der Verlauf der Lymphgefäße dem der Venen. Wir unterscheiden **subkutane Lymphgefäße,** die epifaszial im subkutanen Fett verlaufen und bei einer Entzündung als rote Streifen sichtbar werden. Daneben gibt es subfasziale oder **tiefe Lymphgefäße,** die wie die Begleitvenen an den Verlauf der peripheren Arterien gebunden sind.

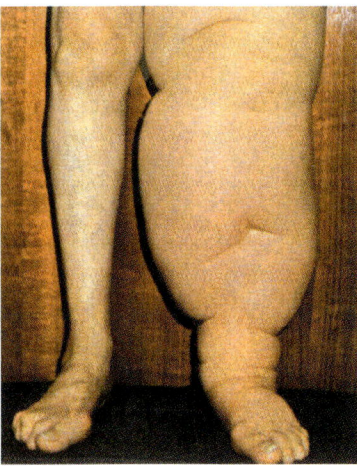

Abb. 11.10-9 Lymphstauung am Bein (Elephantiasis). (Aus LIPPERT [27a])

Die Tatsache, daß sowohl die Kollektoren als auch die großen Lymphgefäße **Klappen** haben und im Normalfall nur in einer Richtung durchgängig sind, hat wichtige Konsequenzen für die Lymphographie, d. h. für die röntgenologische Darstellung der Lymphgefäße mittels Kontrastmittelinjektion. Denn überall dort, wo das Kontrastmittel nicht wie z. B. an den Extremitäten von peripher her angeboten werden kann, ist eine Lymphographie nicht möglich. Aus diesem Grunde können die Lymphgefäße einer Reihe wichtiger innerer Organe röntgenologisch nicht dargestellt werden.

Die **Lymphknoten,** *Nodi lymphatici* oder *Lymphonodi (Lnn.),* sind nicht gleichmäßig über die Lymphbahnen verteilt, sondern an bestimmten Stellen des Körpers konzentriert. Sie empfangen hier als **regionäre Lymphknoten** die Lymphe einer ganzen Region oder eines bzw. mehrerer Organe und können so jeweils ein ganzes **tributäres Gebiet** gewissermaßen überwachen. Die Lage – nicht die Zahl – der regionären Lymphknoten ist recht konstant, aber die Topik deckt sich nicht immer mit der regionären Zugehörigkeit. Man unterscheidet zwischen **primären, sekundären, tertiären** usw. **Lymphstationen,** wobei eine bestimmte Gruppe von Lymphknoten für eine Struktur primäre und für eine andere Struktur sekundäre oder tertiäre Station sein kann. So sind beispielsweise die entlang der Iliakalgefäße angeordneten Lymphknoten (vgl. Abb. 11.11-5 u. 6) in bezug auf bestimmte Organabschnitte im kleinen Becken primäre und für das Bein sekundäre oder tertiäre Station.

Im Hinblick auf die Probleme der Klinik kann man die Lymphknoten nach Abwehrgebieten ordnen (s. Tabelle 11.11-1), doch ist es für das Verständnis der Zusammenhänge zweckmäßig, zunächst den Verlauf der großen Lymphstämme und die Topographie der regionären Lymphknoten kennenzulernen. Dabei wird deutlich, daß der Lymphabfluß nicht symmetrisch erfolgt. Der weitaus größte Teil der Lymphe wird über den links liegenden Ductus thoracicus abgeleitet und nur ein geringer Teil über den rechts liegenden Ductus lymphaticus dexter.

11.1 Die großen Lymphstämme

11.1.1 Ductus thoracicus

Der *Ductus thoracicus* (Milchbrustgang) ist der unpaare Hauptstamm des Lymphgefäßsystems. Er entsteht unmittelbar unter dem Zwerchfell durch den Zusammenfluß der Lymphstämme aus beiden unteren Extremitäten und aus den Baucheingeweiden. Die Vereinigungsstelle ist meist etwas erweitert und wird **Cisterna chyli** genannt. Sie liegt etwas rechts von der Aorta. Der Ductus thoracicus zieht gemeinsam mit der Aorta durch den Aortenschlitz des Zwerchfells und verläuft im hinteren Mediastinum zwischen Aorta und V. azygos. Er besitzt mehrere **Klappen.** In Höhe des III. Brustwirbels verläßt er den Aortenbogen und steigt bis zum VII. Halswirbel hinter der Speiseröhre hoch. Dann zieht er im Bogen über die linke Pleurakuppel und die A. subclavia hinweg und gelangt von hinten her an die laterale Seite der V. jugularis interna. Der Ductus thoracicus mündet am-

pullenartig erweitert in den **linken Venenwinkel** (Abb. 11.11-1) oder seine unmittelbare Umgebung, die auch als **Area jugulosubclavia** bezeichnet wird [22]. Die Mündung des Ductus thoracicus ist vielfach durch eine oder zwei Klappen gegen den Rückstoß des Venenblutes gesichert. Die **Mündungsklappe** liegt vor der Ampulle, die deshalb bei der Leiche meist mit Blut gefüllt ist und leicht mit einer Vene verwechselt wird. Vor der Mündung vereinigt sich der Ductus thoracicus in vielen Fällen mit dem *Truncus jugularis sinister* und dem *Truncus subclavius sinister,* doch können diese Trunci auch isoliert münden. In manchen Fällen verzweigt sich der Ductus thoracicus vor seiner Mündung zu einem komplizierten, deltaförmigen Gebilde, das mit mehreren Stämmen in die Area jugulosubclavia in die Venen mündet.

Nicht selten kommen im Verlauf des Ductus thoracicus **Varietäten** wie Inselbildung, Verdoppelung oder rechtsseitige Lage vor. Sie sind aus der ursprünglich paarigen Anlage zu verstehen [23].

Der Ductus thoracicus führt die Lymphe aus beiden unteren Extremitäten, aus der Bauchdecke, der linken Brustwand, der linken oberen Extremität, der linken Hälfte des Kopfes und Halses sowie aus den Becken-, Bauch- und einem Teil der Brusteingeweide. Die Zuflüsse erfolgen über mehrere Trunci lymphatici:

– **Truncus lumbalis dexter et sinister.** Entlang der Vasa iliaca und der V. cava inferior und Aorta sind eine laterale, intermediäre und mediale Reihe von Lymphknoten durch zahlreiche Lymphgefäße untereinander verbunden. Sie bilden einen perivaskulären Plexus, der in einen *Plexus iliacus* und *lumbalis* untergliedert werden kann. Der Plexus lumbalis umgibt die V. cava inferior und die Aorta abdominalis und nimmt die Lymphe aus dem Verbreitungsgebiet der paarigen Äste der Bauchaorta auf. Auch die Lymphe aus dem größten Teil des Verbreitungsgebietes der A. mesenterica inferior fließt zu den lumbalen Lymphknoten. Aus dem proximalen Ende des Lumbalgeflechtes gehen die beiden Trunci lumbales hervor, die sich dicht unterhalb des Zwerchfells in der Cisterna chyli mit dem unpaaren Truncus intestinalis zum Ductus thoracicus vereinigen.

– **Truncus intestinalis.** Im Bereich der Gekrösewurzel trifft sich die aus dem Plexus intestinalis kommende Darmlymphe, *Chylus,* mit der Lymphe aus den übrigen unpaaren Bauchorganen zu einem gemeinsamen Stamm, dem Truncus intestinalis. Er leitet die Lymphe aus dem gesamten arteriellen Versorgungsgebiet von Truncus coeliacus und A. mesenterica superior zur Cisterna chyli.

– **Truncus bronchomediastinalis sinister.** Ein Truncus bronchomediastinalis leitet Lymphe aus dem Thoraxraum ab. Er ist kurz und erhält Zuflüsse aus dem Mediastinum mit Thymus, Lunge und Herz, den Bronchien und der Brustwand. Die Lymphbahnen aus den Lnn. intercostales, mediastinales anteriores und tracheobronchiales können aber auch getrennt und ohne Bildung eines Truncus bronchomediastinalis direkt in den Ductus thoracicus münden.

– **Truncus subclavius sinister.** Er geht aus den Axillarlymphknoten hervor und sammelt die Lymphe aus

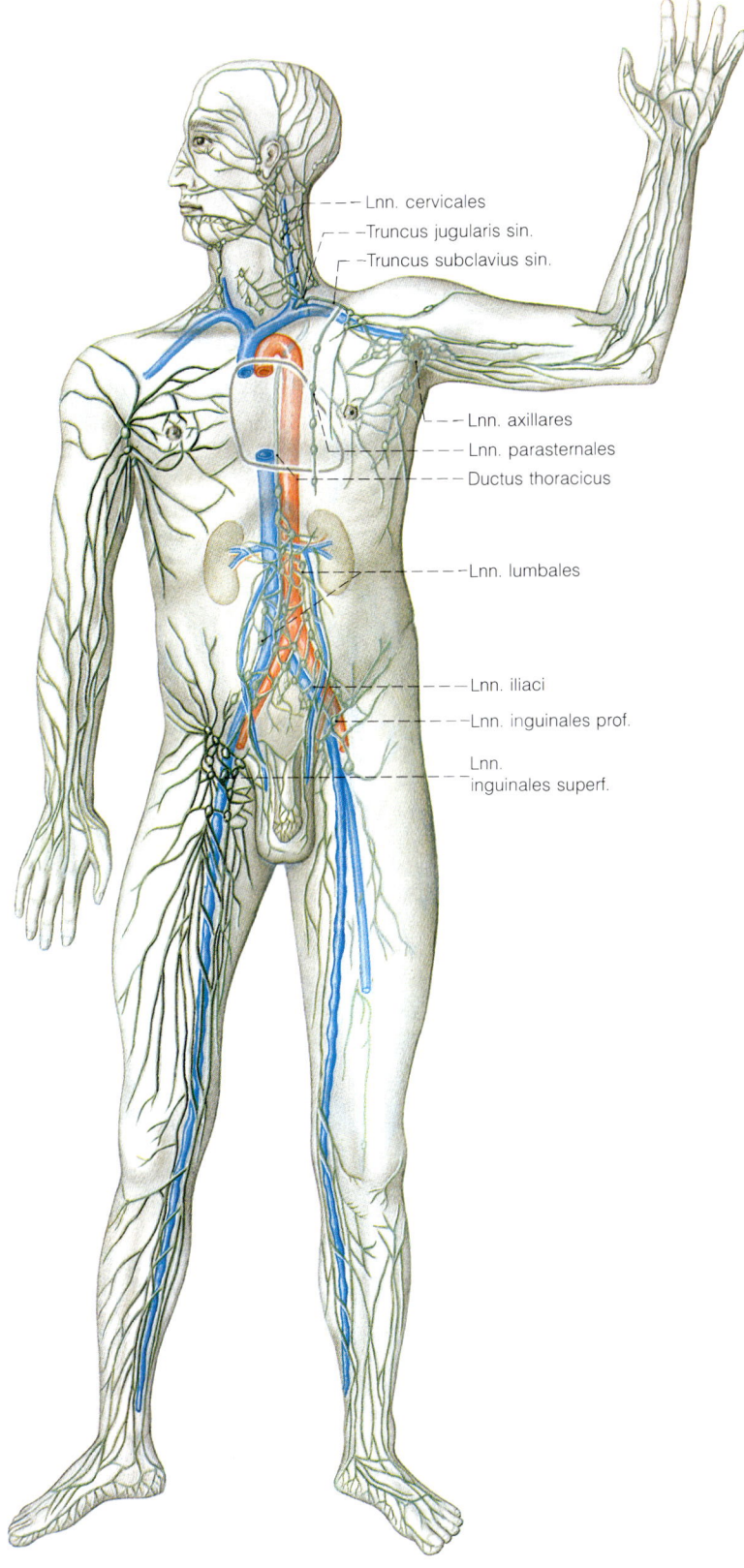

Lnn. cervicales
Truncus jugularis sin.
Truncus subclavius sin.

Lnn. axillares
Lnn. parasternales
Ductus thoracicus

Lnn. lumbales

Lnn. iliaci
Lnn. inguinales prof.
Lnn. inguinales superf.

Abb. 11.11-1 Übersicht über die wichtigsten Lymphknoten-stationen. Am linken Arm und Bein sind die tiefen Lymphknoten dargestellt.

der linken oberen Extremität sowie aus den Weichteilen, die dem linken Thorax aufgelagert sind.

Einige Lymphgefäße aus diesen Weichteilen, insbesondere der Mamma, können jedoch auch die Brustwand durchsetzen und zu den *Lnn. parasternales* ziehen, die ihrerseits mit Lymphgefäßen der Pleura in Verbindung stehen und so einen Weg für die Ausbreitung von bösartigen Geschwülsten der Mamma auf die Pleura eröffnen.

– **Truncus jugularis sinister.** Der Lymphstamm für Kopf und Hals entsteht aus zwei Geflechten, dem größeren *Plexus jugularis profundus* entlang der V. jugularis interna und dem *Plexus jugularis externus,* der der V. jugularis externa folgt. Der Truncus jugularis sinister vereinigt sich entweder mit dem Ductus thoracicus oder mündet im Bereich der Area jugulosubclavia direkt in eine der beiden großen Venen.

11.1.2   Ductus lymphaticus dexter

In ähnlicher Weise, wie auf der linken Körperseite der Ductus thoracicus, mündet auf der rechten Seite der *Ductus lymphaticus dexter* in den rechten Venenwinkel. Der etwa 1 cm lange Stamm sammelt die Lymphe aus der rechten Hälfte von Kopf und Hals, aus der rechten oberen Extremität, aus der rechten Brustwand, der rechten Lunge sowie dem Herzen. Die Lymphe aus diesen Regionen wird dem Ductus lymphaticus dexter über folgende Trunci zugeleitet:
– **Truncus jugularis dexter.** Entsteht wie auf der linken Seite aus ein oder zwei Lymphgefäßen, welche die V. jugularis interna begleiten.
– **Truncus subclavius dexter.** Sammelt die Lymphe aus den die Axillargefäße umgebenden Plexus von Arm, Schulter und Weichteilen der Brust (Mamma!).
– **Truncus bronchomediastinalis dexter.** Sammelt die Lymphe aus der rechten Lunge, aus der rechten Brustwand sowie aus dem Herzen, denn ein Teil der Lymphe aus dem Herzen gelangt über die vor der V. cava superior gelegenen Lnn. mediastinales anteriores auf die rechte Körperseite.

11.2   Die regionären Lymphknoten

Die ersten Lymphknoten, die in den Lymphabfluß eines bestimmten Körpergebietes oder eines Organs eingeschaltet sind, werden als *regionäre Lymphknoten* bezeichnet.

Als erstes Filter für die Lymphe aus ihrem tributären Gebiet bilden sie eine wichtige erste Barriere für den Weitertransport nicht nur von Keimen und toxischen Substanzen, sondern auch von Krebszellen, die bei weiterer Verschleppung in das Blut gelangen und in anderen Organen Metastasen (Absiedlungen) bilden können. Nicht selten geben Probeexzisionen aus einem Lymphknoten Aufschluß über die Art einer Erkrankung in einem zum tributären Gebiet gehörigen Organ, und bei vielen Operationen wegen bösartiger Geschwülste müssen die regionären Lymphknoten mit entfernt werden.

Im folgenden wird ein Überblick über die wichtigsten regionären Lymphknoten des menschlichen Körpers gegeben. Weitere Einzelheiten über den Verlauf der Lymphbahnen der inneren Organe und über spezielle Fragen, wie z. B. die Entstehung des Chylus, werden an anderer Stelle bei der systematischen Darstellung der betreffenden Organe besprochen.

11.2.1   Die Lymphgefäße und regionären Lymphknoten der oberen Körperhälfte

Kopf und Hals

An Kopf und Hals (Abb. 11.11-2) werden zahlreiche Gruppen von regionären Lymphknoten unterschieden:
– **Nodi lymphatici occipitales.** 2–3 Knoten in Höhe der Linea nuchae superior. Empfangen die Lymphe von Hinterhaupt und Nacken, können auch bei Affektionen der Rachenmandeln anschwellen.
– **Nodi lymphatici mastoidei.** 1–2 Knoten auf dem Warzenfortsatz. Ihr Quellgebiet ist die Ohrmuschel und Kopfschwarte sowie das Mittelohr mit den Cellulae mastoideae.
– **Nodi lymphatici parotidei** *superficiales* und *profundi.* Liegen auf oder in der Ohrspeicheldrüse. Nehmen die Lymphe aus der Parotis, vom lateralen Teil der Lider mit Bindehaut, vom äußeren Gehörgang und von der äußeren Nase auf.
– **Nodi lymphatici submandibulares.** 5–8 Knoten längs des Unterkieferrandes an der Glandula submandibularis. Erhalten Zuflüsse aus dem Mittelteil des Gesichtes, den Zähnen, dem Zahnfleisch, der Zunge sowie dem Mundhöhlenboden und seinen Drüsen. In die seitlichen Abflüsse der Zunge sind einige *Nodi lymphatici linguales* eingeschaltet.
– **Nodi lymphatici submentales.** Liegen unter dem Kinn und haben ihre Quelle in der Unterlippe, der Zungenspitze und dem Kinn.
– **Nodi lymphatici faciales.** Nehmen die tiefen Lymphgefäße des Gesichtes auf, die aus der Augen- und Nasenhöhle, aus der Unterschläfengrube, dem Schlund und aus dem Gaumen stammen. Sie liegen medial vom Unterkiefer.
– **Nodi lymphatici retropharyngeales.** Sammeln einen Teil der Lymphe aus dem hinteren Abflußgebiet der Nase und des Pharynx.
– **Nodi lymphatici praelaryngeales.** Liegen vor dem unteren Teil des Kehlkopfes und empfangen von hier einige Stämmchen, die das Lig. cricothyroideum durchsetzen.
– **Nodi lymphatici cervicales superficiales.** Nehmen einen Teil der oberflächlichen Lymphgefäße des Kopfes und des Halses auf.
– **Nodi lymphatici cervicales profundi.** Bilden eine Kette von 20–30 Knoten, die längs der V. jugularis interna aufgereiht sind. Man unterscheidet drei Ketten: die *Nodi lymphatici jugulares interni,* die *Nodi lymphatici comitantes* und *accessorii* und die in der Fossa supraclavicularis gelegenen Lnn. *supraclaviculares.* Diese drei Ketten von Lymphknoten bilden ein Dreieck.

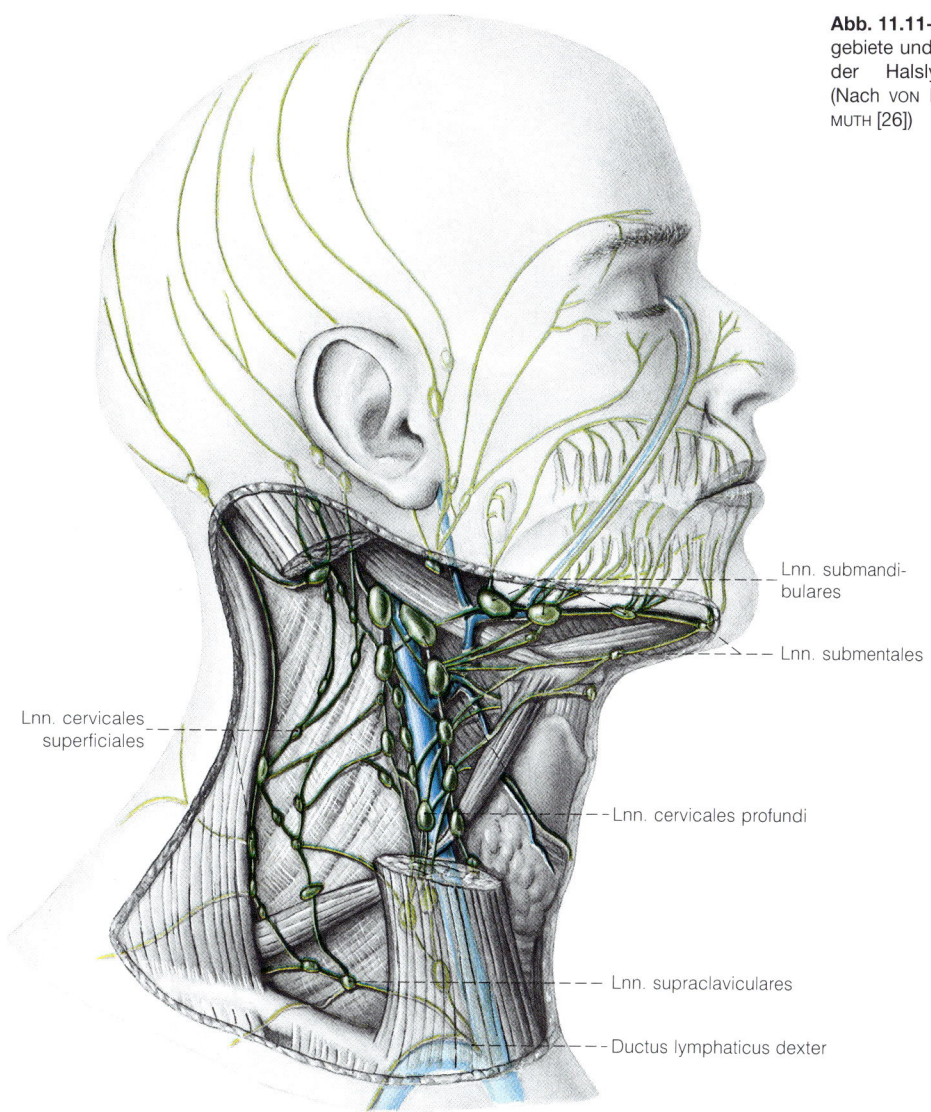

Lnn. submandi-
bulares

Lnn. submentales

Lnn. cervicales
superficiales

Lnn. cervicales profundi

Lnn. supraclaviculares

Ductus lymphaticus dexter

Die *Nodi lymphatici cervicales superficiales* und *profundi* bilden als „**Halsdrüsen**" die Zentralstelle für Kopf und Hals, der die weiter kranial gelegenen Lymphknoten vorgeschaltet sind. Die zahlreichen Lymphgefäße der Halslymphknoten verlaufen in zwei Geflechten, *Plexus jugularis superficialis* und *profundus,* die beide in den Truncus jugularis münden.

– **Nodi supraclaviculares**. Sie gehören zu den Halslymphknoten, erhalten ihren Zufluß aber nicht ausschließlich von Kopf und Hals, sondern auch aus der Axillargegend, und zwar sowohl aus den tiefen Achsellymphknoten als auch aus den infraklavikulären Lymphknoten und direkt aus dem Bereich der Brustdrüse und der Haut. Die Lnn. supraclaviculares können außerdem mit retrosternalen und Lnn. mediastinales anteriores verbunden sein. Auf diese Weise können sie, vor allem auf der linken Körperseite, Verbindung zu den Lymphgefäßen des Oberbauches erhalten [25].

Anschwellungen der leicht zugänglichen supraklavikulären Lymphknoten (VIRCHOWsche Drüse) haben daher besondere Bedeutung für die Diagnostik von bösartigen Geschwülsten des Magens und der Leber.

Obere Extremitäten und Brustwand

– **Nodi lymphatici cubitales** *superficiales* und *profundi*. Die meisten der aus dem oberflächlichen Lymphgefäßnetz der Hand und des Unterarmes hervorgehenden größeren Kollektoren ziehen in die Regio cubiti, in der oft ein bis zwei *Lnn. cubitales superficiales* liegen. Von hier aus ziehen oberflächliche Lymphgefäße im Sulcus bicipitalis medialis zu den Nodi lymphatici axillares. Außerdem ziehen einige wenige Lymphgefäße in Begleitung der V. cephalica zur Infraklavikulargegend: sie münden meist unter Einschaltung von **Lnn. deltoideopectorales** oder *infraclaviculares* in den Truncus subclavius.
Die tiefen Lymphgefäße aus der Hand und dem Unterarm sammeln sich um die Stämme der A. ulnaris,

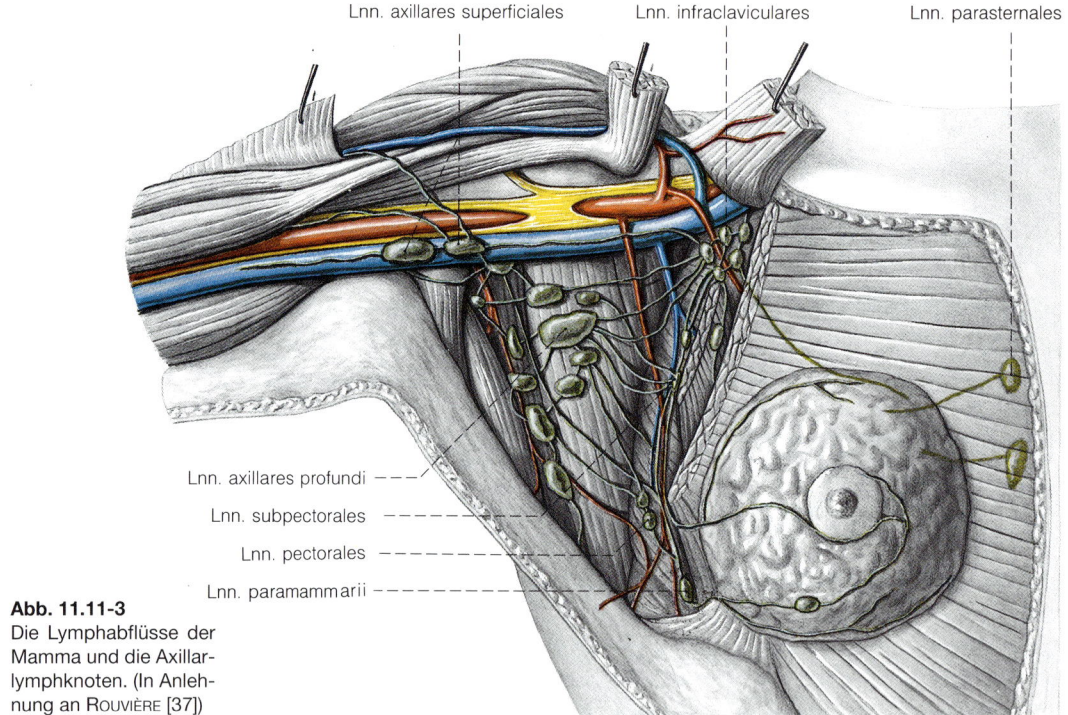

Lnn. axillares superficiales   Lnn. infraclaviculares   Lnn. parasternales

Lnn. axillares profundi – – – –
Lnn. subpectorales – – – – – –
Lnn. pectorales – – – – – – – –
Lnn. paramammarii – – – – – – –

Abb. 11.11-3
Die Lymphabflüsse der
Mamma und die Axillar-
lymphknoten. (In Anleh-
nung an ROUVIÈRE [37])

A. interossea und A. radialis. Von der Regio cubiti aus, in der nicht selten einige *Lnn. cubitales profundi* eine Zwischenstation bilden, ziehen die tiefen Lymphgefäße entlang des Gefäßnervenstranges nach proximal zur brachialen Gruppe der oberflächlichen Achsellymphknoten.

– **Nodi lymphatici axillares** (Abb. 11.11-3). Im Fett der Achselhöhle liegen entlang der großen Gefäße etwa 20–30 unterschiedlich große Lymphknoten. Sie lassen sich in mehrere Gruppen gliedern, deren Abgrenzung und Bezeichnung in der Literatur stark variiert [2, 37, 46]. Nach einer vielfach gebrauchten Gliederung unterscheidet man *Nodi lymphatici axillares superficiales* mit einer lateralen, pektoralen und subskapularen Gruppe von *Nodi lymphatici axillares profundi* mit einer ventralen und infraklavikulären Gruppe. Die ableitenden Bahnen der axillaren Lymphknoten folgen der V. subclavia und vereinigen sich zum Truncus subclavius.

Die axillaren Lymphknoten und -gefäße haben als *regionäre Stationen für die Mamma* eine besondere Bedeutung für die Tumorchirurgie [18]. Der in der Klinik als SORGIUSscher Knoten bezeichnete Lymphknoten gehört zu den *Lnn. pectorales*. Er liegt auf der 3. Serratuszacke und ist inkonstant.

Brusthöhle

Während an Hals und Kopf die meisten Lymphknoten Zuflüsse sowohl von der Wand als auch von tiefer liegenden Eingeweiden bekommen, kann man in der Brusthöhle – und ebenso in der Bauchhöhle – zwischen

parietalen und viszeralen Lymphknoten unterscheiden. Die ersteren sind regionär für die Wand der Leibeshöhle, die letzteren für die Eingeweide selbst zuständig. Die **parietalen** und **viszeralen Bahnen** können an bestimmten Stellen miteinander zusammenhängen.

Die parietalen Lymphknoten der Brusthöhle umfassen:

– **Nodi lymphatici parasternales.** Diese Lymphknoten liegen entlang der Vasa thoracica interna und erhalten Zufluß aus der vorderen Hälfte der Zwischenrippenräume, aus der Pleura parietalis, der Mamma und vom Zwerchfell. Außerdem können Lymphbahnen aus dem Gebiet der vorderen Bauchmuskeln das Zwerchfell durchsetzen und zu den parasternalen Lymphknoten gelangen.

– **Nodi lymphatici intercostales.** Sie liegen dorsal zwischen den Rippenköpfchen und nehmen Lymphgefäße aus den Interkostalräumen auf. Ein Teil dieser Lymphgefäße hat Verbindung zu den Nodi lymphatici mediastinales posteriores im hinteren Mediastinum. Die Lnn. intercostales beider Seiten können über die Wirbelsäule hinweg miteinander verbunden sein. Sie entsenden von beiden Seiten Lymphgefäße zum Ductus thoracicus.

Die viszeralen Lymphknoten der Brusthöhle (Abb. 11.11-4) lassen sich in eine dorsale und eine ventrale Gruppe gliedern:

– **Nodi lymphatici mediastinales posteriores.** Zu ihnen gehören vor allem die entlang der Bronchien und der Trachea liegenden *Lnn. bronchopulmonales,*

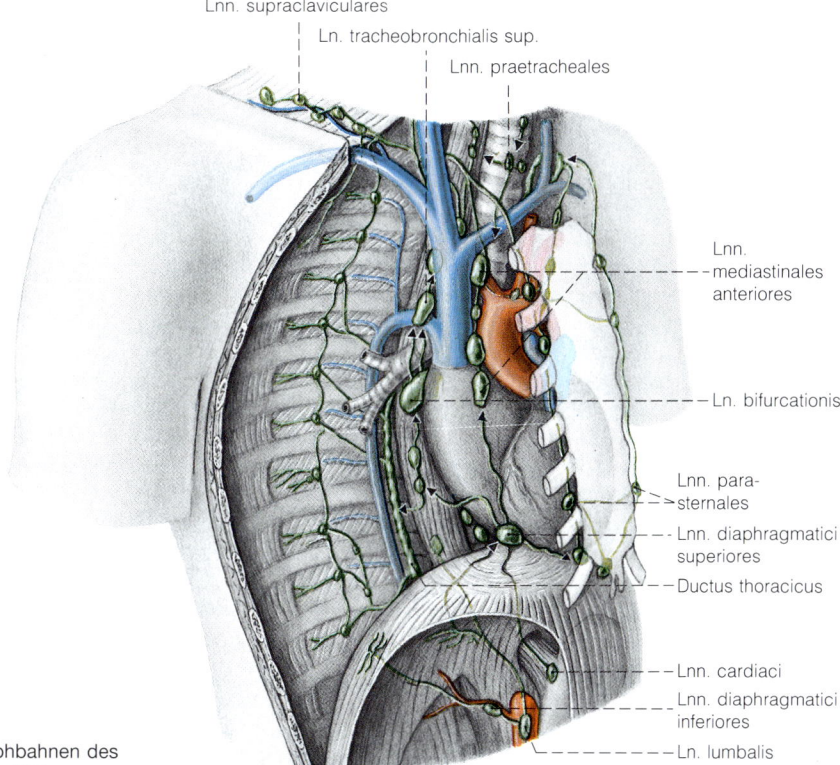

Lnn. supraclaviculares

Ln. tracheobronchialis sup.

Lnn. praetracheales

Lnn. mediastinales anteriores

Ln. bifurcationis

Lnn. para-sternales

Lnn. diaphragmatici superiores

Ductus thoracicus

Lnn. cardiaci

Lnn. diaphragmatici inferiores

Ln. lumbalis

Abb. 11.11-4   Die wichtigsten Lymphbahnen des Mediastinums. (Nach KUBIK u. SZARVAS [25])

tracheales und *paratracheales*. Die vor allem im Bereich der Bifurcatio tracheae in größeren Paketen angeordneten hinteren Mediastinallymphknoten (Bifurkationsknoten) sammeln die Lymphe aus Lungen und Pleura (vgl. Abb. 9.4-38), aus Herz und Perikard sowie dem Ösophagus. Die Lymphbahnen der rechten und linken Lunge sind über die Mittellinie hinweg miteinander verbunden. Die abführenden Gefäße der hinteren Mediastinallymphknoten ziehen als *Truncus tracheobronchialis* links zum Ductus thoracicus und rechts zum Ductus lymphaticus dexter.

– **Nodi lymphatici mediastinales anteriores.** Sie liegen rechts und links vor den großen Gefäßen und empfangen Lymphe von Lunge und Pleura, von Herz und Perikard sowie vom Thymus. Neben den tiefliegenden ventralen Knoten, die zum Ductus thoracicus bzw. Ductus lymphaticus dexter hin drainiert werden, gibt es eine oberflächlicher liegende Gruppe von präperikardialen Knoten. Sie hängen mit den in der Tiefe liegenden Knoten zusammen, haben aber außerdem auch Verbindung zu den parasternalen Lymphknoten. Der Abfluß geht beiderseits zum *Truncus bronchomediastinalis*. Einige Lymphknoten, die in der Tiefe zwischen Zwerchfell und Bifurcatio tracheae entlang dem Ösophagus und der Aorta angeordnet sind, drainieren die Speiseröhre, das Perikard und basale Lungensegmente. Sie führen die Lymphe entweder in die Bifurkationsknoten oder direkt in den Ductus thoracicus.

– **Nodi lymphatici anteriores.** Die Knoten der größeren oberen Gruppe liegen rechts und links von den großen Gefäßen und empfangen Lymphe aus Lunge, Pleura, Herz, Perikard und Thymus. Ihre ableitenden Gefäße münden entweder in den Ductus lymphaticus dexter bzw. Ductus thoracicus oder direkt in den Venenwinkel. Die Knoten der kleineren unteren Gruppe liegen als *Nodi praepericardiales* und *pericardiales laterales* teils vor, teils seitlich vom Perikard auf dem Zwerchfell. Sie nehmen Lymphe aus dem Perikard, dem Zwerchfell, der vorderen Bauchwand und der Leber auf. Ihre efferenten Gefäße führen zu den oberen Knotengruppen und zu den Lnn. parasternales. Die lateroperikardialen Knoten stehen auch mit den hinteren mediastinalen Knoten und durch das Zwerchfell hindurch mit den Lnn. lumbales in Verbindung.

11.2.2   Die Lymphgefäße und regionären Lymphknoten der unteren Körperhälfte

Bauchwand und untere Extremitäten

Während die Lymphe der Brustwand und eines etwa bis zum Nabel reichenden oberen Abschnitts der Bauchwand nach kranial zu den Lymphknoten der Axilla hin drainiert wird, ziehen die epifaszialen Lymphgefäße aus der Bauchdecke unterhalb des Nabels zur rechten bzw. linken Inguinalgegend. Die Lymphbahnen aus der Bauchdecke treffen sich hier mit denen aus dem Bein.

In den unteren Extremitäten gibt es oberflächliche und tiefe Lymphbahnen. Die **oberflächlichen** beginnen an den Zehenspitzen und folgen dem Verlauf der V. saphena magna und parva. Ein ventromediales Bündel von Gefäßen begleitet die V. saphena magna und mündet in die oberflächlichen Inguinallymphknoten. Dagegen werden der laterale Fußrand, die Ferse und die Wade über die Kollektoren eines dorso-lateralen Bündels drainiert, das mit der V. saphena parva zur Kniekehle zieht. Nach Passage der *Lnn. popliteales superficiales* dringen die Lymphgefäße in die Tiefe und münden in die *Nodi lymphatici popliteales profundi,* die auch den tiefen Lymphgefäßen des Beines als Zwischenstation dienen. Diese **tiefen** Lymphgefäße folgen in ihrem Verlauf den Blutgefäßen des Unterschenkels. Als interkaläre Knoten können ein oder zwei auf der Membrana interossea gelegene *Nodi lymphatici tibiales anteriores* zwischengeschaltet sein.

– **Nodi lymphatici popliteales.** Eine im Fett der Kniekehle gelegene Gruppe von oberflächlichen und tiefen Lymphknoten, die für die tiefen Lymphgefäße des Beines und für den dorso-lateralen Strang der oberflächlichen Gefäße als Zwischenstation dienen. Die weiterführenden Lymphgefäße aus der Kniekehle ziehen entlang der Vasa femoralia zu den tiefen Inguinallymphknoten.

– **Nodi lymphatici inguinales** (Abb. 11.11-1 u. 5). Unterhalb des Leistenbandes liegt die große und klinisch bedeutsame Gruppe der **Leistenknoten.** Obwohl die Knoten dieser Lymphstation untereinander zusammenhängen, lassen sich sowohl aufgrund der Lage als auch im Hinblick auf die regionale Zugehörigkeit innerhalb dieser Ansammlung von bis zu mehr als 30 Lymphknoten, eine oberflächliche und eine tiefe Gruppe unterscheiden.

– – *Nodi lymphatici inguinales superficiales.* Die oberflächlichen Inguinalknoten, meist 8–10 an der Zahl, bilden einen **Schrägzug,** der unterhalb des Leistenbandes von lateral oben nach medial unten verläuft, sowie einen **Längszug** in Richtung der V. saphena. In die lateralen Knoten des Schrägzuges, *Lnn. inguinales superolaterales,* münden vor allem Lymphbahnen aus der Bauchdecke, in die medialen, *Lnn. inguinales superomediales,* außerdem Bahnen aus den äußeren Geschlechtsorganen, dem Damm und der Innenseite des Oberschenkels, während die epifaszialen Lymphbahnen aus dem Bein, die entlang der V. saphena verlaufen, die Knoten des Längszuges, *Lnn. superficiales inferiores,* erreichen. Die abführenden Bahnen ziehen von den Nodi lymphatici inguinales superficiales durch den Hiatus saphenus und münden teils direkt, teils unter Zwischenschaltung der Lnn. inguinales profundi in die Lnn. iliaci externi.

– – *Nodi lymphatici inguinales profundi.* Diese aus mehreren Knoten bestehende Gruppe empfängt die Lymphe aus den oberflächlichen Inguinalknoten, aus den tiefen Lymphgefäßen des Beines, die hier teilweise ihre erste Station haben, sowie aus den äußeren Geschlechtsorganen und dem Damm. Der proximalste Knoten der Lnn. inguinales profundi liegt im Anulus femoralis und wird vielfach als ROSENMÜLLERscher oder CLOQUETscher Lymphknoten bezeichnet.

Becken

Im Becken gibt es sehr zahlreiche Lymphknoten (Abb. 11.11-5 u. 6). Man unterscheidet:

– **Nodi lymphatici iliaci externi.** Eine Gruppe von Lymphknoten, die in Fortsetzung der inguinalen Lymphbahn entlang der Vasa iliaca externa angeordnet sind. Diese Knoten erhalten neben der Lymphe aus den unteren Extremitäten teils direkt und teils unter Vermittlung verschiedener viszeraler Knoten Zufluß aus den Eingeweiden des kleinen Beckens.

– **Nodi lymphatici iliaci communes.** Nach Hinzutreten der entlang der Vasa iliaca interna angeordneten *Lnn. iliaci interni* führt der Hauptabflußweg der Lymphbahn der unteren Körperhälfte in drei Strängen entlang der Vasa iliaca communes zur Aortenbifurkation. Man unterscheidet eine **mediale,** eine **intermediäre** und eine **laterale Kette** von Lymphbahnen. Die drei Stränge stehen untereinander in Verbindung, doch erhalten die Knoten der medialen Gruppe einen besonders großen Anteil von Zuflüssen aus den Beckenorganen. Auch entstehen im Bereich der medialen Kette in der Nähe der Aortenbifurkation die ersten Querverbindungen zu den entsprechenden Lymphbahnen der Gegenseite.

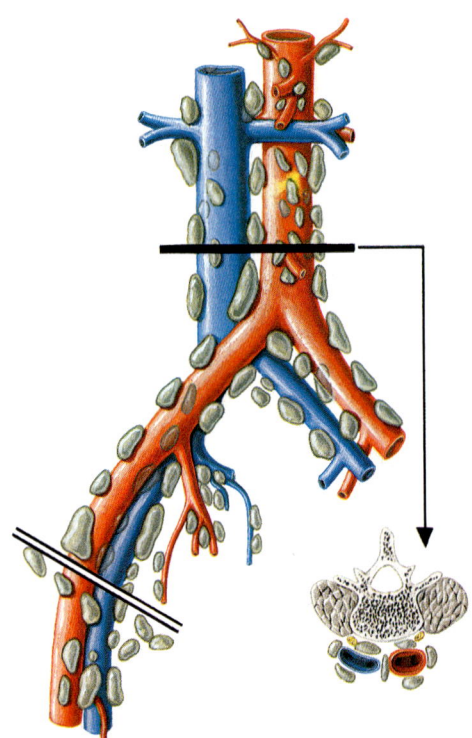

Abb. 11.11-5   Topographie der inguinalen, iliakalen und lumbalen Lymphknoten. Die Lage des Ligamentum inguinale ist eingezeichnet (Doppellinie). Der Pfeil (schwarzer Balken) weist auf einen Querschnitt durch die Lumbalregion. (Nach WIRTH u. KUBIK [50])

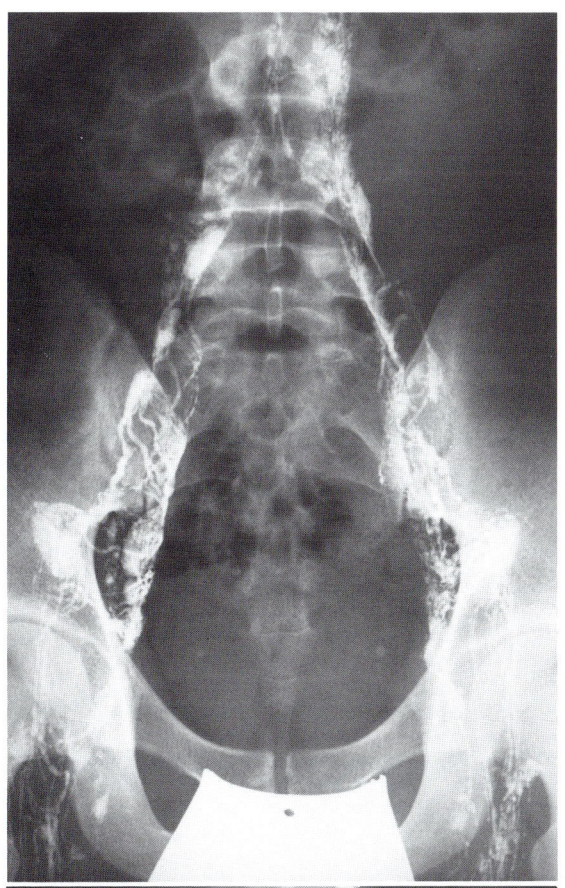

a

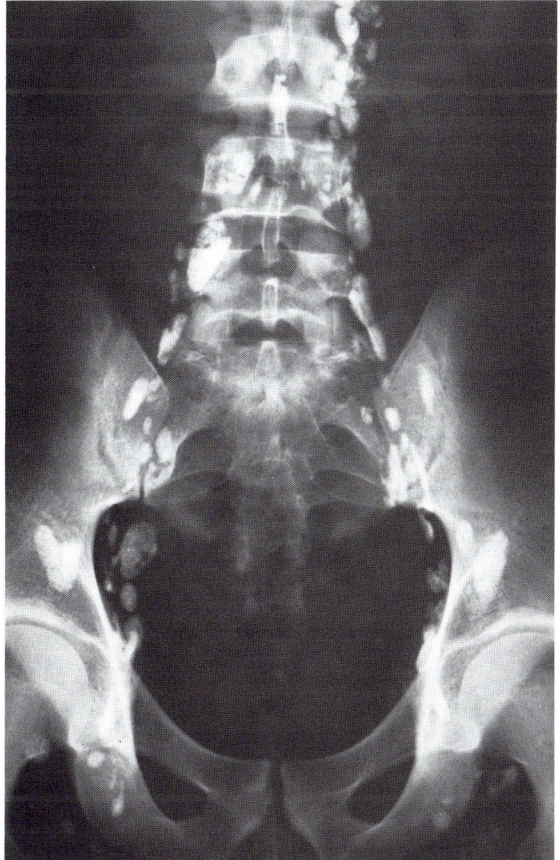

b

◁
Abb. 11.11-6 Lymphographie, Normalbild. (a) Lymphangiogramm mit Darstellung der inguinalen, iliakalen und lumbalen Lymphbahnen. (b) Lymphadenogramm des gleichen Patienten: In der Speicherphase (24 Std. nach Kontrastmittelapplikation) treten die einzelnen Lymphknoten deutlich hervor.

Bauchhöhle

Wie in der Brusthöhle, so kann man auch in der Bauchhöhle zwischen parietalen und viszeralen Lymphknoten unterscheiden. Die **parietalen** Bahnen setzen die Lymphbahnen der unteren Extremitäten und des Beckens fort und empfangen zusätzlich Gefäße aus den hinteren Abschnitten der Bauchwand. Außerdem münden hier Lymphbahnen aus Niere und Nebenniere, aus Organen des kleinen Beckens und aus dem Colon descendens, dem Sigmoid und dem Rektum. Die **viszeralen** Lymphbahnen der übrigen Bauchorgane sammeln sich zum Truncus intestinalis.

Die wichtigsten Lymphbahnen in der Bauchhöhle sind:

– **Nodi lymphatici lumbales** (Abb. 11.11-1, 5 u. 6). Die Lumballymphknoten bilden **drei Ketten** von Knoten, die in Fortsetzung der iliakalen Lymphbahnen um die unpaaren großen Gefäße vor der Wirbelsäule angeordnet sind. Aus ihnen gehen die beiden Trunci lumbales hervor, die sich mit dem Truncus intestinalis zur Cisterna chyli bzw. zum Ductus thoracicus vereinigen.

– – *Nodi lymphatici lumbales sinistri.* Die Knoten dieser Gruppe sind als unmittelbare Fortsetzung der linksseitigen Iliakalknoten um die Aorta gruppiert und lassen sich in *Lnn. aortici laterales, praeaortici* und *postaortici* gliedern. Im klinischen Sprachgebrauch werden sie meist **paraaortale Lymphknoten** genannt. In die Lnn. lumbales sinistri münden Lymphbahnen aus den untersten Dickdarmabschnitten, der linken Niere und Nebenniere sowie Bahnen aus Hoden, Nebenhoden und Ovar, die mit der V. spermatica bzw. ovarica nach oben ziehen.

Nach neueren Untersuchungen soll es von den linksseitigen paraaortalen Lymphbahnen nur unbedeutende Verbindungen zu den rechts neben der V. cava inferior gelegenen Knoten geben, während in umgekehrter Richtung zahlreiche Bahnen vorhanden sind. Dies hat klinische Konsequenzen für die Ausräumung der Lymphwege bei bösartigen Hodengeschwülsten [47].

Aus den Nodi lymphatici lumbales sinistri geht oberhalb des Abgangs der Nierenarterie der *Truncus lumbalis sinister* hervor.

– – *Nodi lymphatici lumbales intermedii.* Liegen zwischen Aorta und V. cava und erhalten Zufluß aus den rechten und linken iliakalen Lymphbahnen. Außerdem münden hier Lymphgefäße aus der rechten Niere und Nebenniere. Die aus den Lnn. lumbales intermedii hervorgehenden Bahnen ziehen in der Regel zum Truncus lumbalis der rechten Seite.

Tabelle 11.11-1   Die wichtigsten Lymphknoten der vier großen Abwehrgebiete in der Körperwand.

I. Kopf

Grenze: Kinn – Unterkieferrand – Ohr – Hinterhaupt

Nodi lymphatici (Lnn.)	Lage	Wurzelgebiet	Abfluß
Lnn. submentales	unter dem Kinn 2–3 Knoten	Unterlippe, Zahnfleisch, Zungen-spitze, Kinn	Lnn. cervicales profundi
Lnn. submandibulares	5–8 Knoten, im Bereich der Glandula submandibularis	Lippen, äußere Nase, Wangen, mediale Lidabschnitte, Zähne, Zahnfleisch, Zunge, Mundboden, Wangenschleimhaut	desgl.
Lnn. praeauriculares	vor dem Ohr, an und in der Parotis 2–4 Knoten	Vorderteil der Ohrmuschel, Nasenwurzel, laterale Teile der Lider mit Bindehaut, Parotis	desgl.
Lnn. mastoidei	hinter der Ohrmuschel 1–2 Knoten	Ohrmuschel, hauptsächlich Hinterfläche, benachbarte Kopfhaut, Mittelohr mit Cellulae mastoideae	desgl.
Lnn. occipitales	über dem Ansatz des M. trapezius 2–3 Knoten	Haut der Hinterhaupt- und Nackengegend, Rachenmandel (aber nicht regelmäßig)	desgl.

II. Hals und Nacken

Grenze: Kinn – Unterkieferrand – Ohr – Hinterhaupt und Jugulum – Schlüsselbein – Nackenmitte

Lnn. cervicales super-ficiales superiores	im Bereich des M. sternocleido-mastoideus, nahe dem Kiefer-winkel	Ohr, Parotis, Gegend des Kiefer-winkels, vordere Halsgegend, Nacken (bis zur Mitte), Hinterhaupt, Tonsillen	Lnn. cervicales profundi
Lnn. cervicales profundi superiores und *inferiores* (supraclaviculares)	aufgereiht längs der V. jugularis interna 20–30 Knoten Fossa supraclavicularis	Isthmus faucium, Tonsillen	Truncus jugularis

III. Obere Körperhälfte mit oberen Extremitäten

Grenze: Jugulum – Schlüsselbein – Nackenmitte und etwa horizontale Nabellinie

Lnn. axillares superficiales	präfaszial in der Achselhöhle im Fettgewebe, gruppiert um die großen Gefäße	unterer Teil des Nackens, Extremitäten, Brust- und Rücken-haut, Brustdrüse	Lnn. axillares profundi Lnn. infra- und supraclaviculares
Lnn. pectorales	neben dem M. pectoralis major, im Bereich der dritten Zacke des M. serratus (Austrittsstelle des N. intercostobrachialis!)	Brustdrüse, vor allem laterale Quadranten	Lnn. axillares profundi
Lnn. cubitales superficiales	präfaszial an der V. basilica, oberhalb des Epikondylus	ulnare Haut des Unterarmes	Lnn. axillares profundi
Lnn. cubitales profundi	Tiefe der Ellenbeuge	Knochen, Gelenke, Muskeln und Bindegewebe des Unterarmes und der Hand	Lnn. axillares profundi

IV. Untere Körperhälfte mit unteren Extremitäten

Grenze: etwa horizontale Nabellinie

Lnn. inguinales superficiales	präfaszial in der Leistenbeuge	Rumpfwand unterhalb der Nabellinie, Gesäßgegend, Damm, äußeres Genitale, Fundus uteri, Lig. teres uteri, untere Extremitäten	Lnn. inguinales profundi
Lnn. popliteales	oberflächlich und tief in der Knie-kehle um die Vasa poplitea	Haut und tiefe Teile des Unter-schenkels	desgl.

– – *Nodi lymphatici lumbales dextri.* Eine Reihe von Lymphknoten, die sich in Fortsetzung des lateralen Stranges der rechten iliakalen Bahnen um den Stamm der V. cava inferior gruppieren. Auch hier lassen sich drei Gruppen unterscheiden: *Lnn. cavales laterales, praecavales* und *postcavales.* Sie empfangen von lateral und kaudal her Lymphbahnen aus der rechten Niere und Nebenniere sowie aus dem kleinen Becken. Die aus den Lnn. lumbales dextri hervorgehenden Bahnen vereinigen sich zum *Truncus lumbalis dexter* und münden gemeinsam mit dem Truncus lumbalis sinister in die Cisterna chyli bzw. den Ductus thoracicus.

– **Nodi lymphatici viscerales.** Die intraperitoneal gelegenen Abschnitte des Darmes werden durch Lymphbahnen drainiert, die in den Mesenterien verlaufen. Die **Nodi lymphatici mesenterici superiores** bilden mit etwa 100–200 Knoten die größte Lymphknotengruppe des menschliches Körpers. Die ersten Knoten liegen dicht neben dem Darmrohr, dann folgen weitere entlang der mesenterialen Arterienäste und schließlich eine große Gruppe von Knoten am Stamm der A. mesenterica superior. Diese mesenterialen Knoten, aus denen schließlich der *Truncus intestinalis* hervorgeht, empfangen die Lymphe aus dem gesamten Jejunum und Ileum sowie aus dem Zäkum, Colon ascendens und Colon transversum. Das Colon descendens und das Sigmoid werden dagegen über **Lnn. mesenterici inferiores** zu den *paraaortalen Lymphbahnen* drainiert. Die Lymphgefäße aus der Pars pelvina recti ziehen teils zu paraaortalen, teils zu iliakalen Knoten, während aus der Pars analis recti auch Lymphbahnen zu den inguinalen Lymphknoten ziehen [24].

Die Lymphgefäße von Magen, Duodenum, Pankreas und Milz folgen den Blutgefäßen und gewinnen Anschluß an die große Gruppe der viszeralen Lymphknoten, die am Abgang der A. coeliaca und A. mesenterica superior liegen und aus denen der Truncus intestinalis hervorgeht. Infolge ihrer sekundär retroperitonealen Lage gewinnen die pankreatiko-duodenalen und pankreatiko-splenischen Lymphbahnen aber auch Anschluß an paraaortale Knoten, die über den Truncus lumbalis abgeleitet werden.

Die Abflußwege und die verschiedenen, jeweils eigens benannten Gruppen von Lymphknoten, die zu den einzelnen Organen der Becken- und Bauchhöhle gehören, werden im Zusammenhang mit der Beschreibung der Leitungsbahnen des jeweiligen Organs genauer dargestellt.

11.3   Die großen Abwehrgebiete in der Körperwand

Aufgrund der durch die regionalen Lymphknoten gebildeten Sperren kann man die Körperwand in die folgenden vier großen **Abwehrgebiete** einteilen: 1. Kopf; 2. Hals und Nacken; 3. obere Körperhälfte mit oberen Extremitäten; 4. untere Körperhälfte mit unteren Extremitäten. Im Hinblick auf die große klinische Bedeutung der in Abb. 11.11-7 schematisch dargestellten Lymphbarrieren sind in Tabelle 11.11-1 für jedes der vier großen Abwehrgebiete die wichtigsten Lymphstationen aufgeführt.

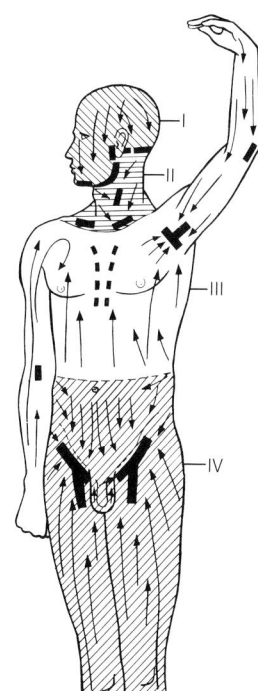

Abb. 11.11-7   Schema der großen Abwehrgebiete an der Oberfläche des menschlichen Körpers: I: Kopf; II: Hals; III: Brustwand und obere Extremitäten; IV: Bauchwand, Genitalregion, Gesäßgegend und untere Extremitäten. Die Pfeile bezeichnen die Strömungsrichtung der Lymphe, die schwarzen Rechtecke die aus Lymphknotenpaketen bestehenden Sperren. (Aus Leiber [27])

Literatur

[1] Austyn, J. M.: Lymphoid dendritic cells. Immunology 62 (1987) 161–170.

[2] Bartels, P.: Das Lymphgefäßsystem. In: v. Bardeleben, K. (Hrsg.): Handbuch der Anatomie des Menschen, 3. Bd., 4. Abt. Gustav Fischer, Jena 1909.

[3] Berens v. Rautenfeld, D., D. Lubach, B. Wenzel-Hora, T. Buchholz, C. Poulsen Nautrup: Neue Techniken und Methoden zur Darstellung des indirekten Füllungsablaufes in der Haut. In: Clodius, L., R. G. Baumeister, E. Földi, S. Kubik, H. Partsch, C. Stöberl, H. Weissleder (Hrsg.): Lymphologica, S. 36–43. Medikon, München 1989.

[4] Berg, E. L., A. Goldstein, M. A. Jutila, M. Nakache, L. J. Picker, P. R. Streeter, N. W. Wu, D. Zhou, E. C. Butcher: Homing receptors and vascular addressins: Cell adhesion molecules that direct lymphocyte traffic. Immunol. Rev. 108 (1989) 5–44.

[4a] Boyd, R. L., C. L. Tucek, D. I. Godefrey, D. J. Izon, T. J. Wilson, N. J. Davidson, A. G. D. Bean, H. M. Ladyman, M. A. Ritter, P. Hugo: The thymic microenvironment. Immunol. Today 14 (1993) 445–459.

[5] Brandtzaeg, P., T. S. Halstensen, K. Kett, P. Krajci, D. Kvale, T. O. Rognum, H. Scott, L. M. Sollid: Immunobiology and immunopathology of human gut mucosa: Humoral immunity and intraepithelial lymphocytes. Gastroenterology 97 (1989) 1562–1584.

[6] Casley-Smith, J. R.: The fine structure and functioning of tissue channels and lymphatics. Lymphology 12 (1980) 177–183.

[7] Casley-Smith, J. R.: The structure and functioning of the blood vessels, interstitial tissue and lymphatics. In: Földi, M., Casley-Smith (eds.): Lymphangiology, pp. 27–143. Schattauer, Stuttgart–New York 1983.

[8] CORNES, J. S.: Number, size and distribution of Peyer's patches in the human small intestine. Gut 6 (1965) 225–233.

[9] COTTIER, H., J. TURK, L. SOBIN: A proposal for a standardized system of reporting human lymph node morphology in relation to immunological function. Bull. Wld. Hlth. Org. 47 (1972) 477–482.

[10] DRENCKHAHN, D., J. WAGNER: Stress fibers in the splenic sinus endothelium in situ: Molecular structure, relationship to the extracellular matrix, and contractility. J. Cell Biol. 109 (1986) 1738–1747.

[11] FELTEN, S. Y., E. L. FELTEN, D. L. BELLINGER, S. L. CARLSSON, K. D. ACKERMAN, K. S. MADDEN, J. A. OLSCHOWKA, S. LIVNAT: Noradrenergic sympathetic innervation of lymphoid organs. Progr. Allergy 43 (1988) 14–36.

[12] FÖLDI, E., M. FÖLDI: Physiologie und Pathophysiologie des Lymphgefäßsystems. In: FÖLDI, M., S. KUBIK (Hrsg.): Lehrbuch der Lymphologie, S. 195–228. G. Fischer, Stuttgart–New York 1989.

[13] FOSSUM, S.: The life history of dendritic leukocytes (DL). Curr. Top. Path. 79 (1989) 101–124.

[14] FURTH, R. van, Z. A. COHN, J. G. HIRSCH, J. H. HUMPHREY, W. G. SPECTOR, H. L. LANGEFOORT: The mononuclear phagocyte system: A new classification of macrophages, monocytes and their precursor cells. Bull. Wld. Hlth. Org. 46 (1972) 845–852.

[15] GAUDECKER, B. von: Lymphatische Organe. In: HINRICHSEN, K. V. (Hrsg.): Humanembryologie, S. 340–380. Springer, Berlin–Heidelberg–New York 1990.

[16] GAUDECKER, B. von: Functional histology of the human thymus. Anat. Embryol. 183 (1991) 1–16.

[17] GROSSCURTH, P.: Cytotoxic effector cells of the immune system. Anat. Embryol. 180 (1989) 109–119.

[18] HAAGENSEN, C. D., C. R. FEIND, F. P. HERTER, C. A. SLANETZ, J. A. WEINBERG: The Lymphatics in Cancer. Saunders, Philadelphia–London–Toronto 1972.

[18a] HARDIE, G. L., G. D. JOHNSON, M. KHAN, I. C. M. MacLENNAN: Quantitative analysis of molecules which distinguish functional compartments within germinal centres. Europ. J. Immunol. 23 (1993) 997–1004.

[19] HORSTMANN, E.: Über die funktionelle Struktur der mesenchymalen Lymphgefäße. Gegenbaurs morphol. Jahrb. 91 (1952) 483–510.

[20] JANOSSY, G., D. CAMPANA, A. AKBAR: Kinetics of T lymphocyte development. Curr. Top. Path. 79 (1989) 59–99.

[21] JOHNSTON, R. B.: Monocytes and macrophages. New Engl. J. Med. 318 (1988) 747–752.

[22] KUBIK, ST.: The anatomy of the lymphatic system. In: MUSSHOFF, K. (ed.): Recent Results in Cancer Research, Vol. 46, pp. 5–17. Springer, Berlin–Heidelberg–New York 1974.

[23] KUBIK, ST.: Lagevarianten, Lage- und Formveränderungen der Pars thoracalis des Ductus thoracicus. Fortschr. Röntgenstr. 122 (1975) 1–5.

[24] KUBIK, ST.: Visceral lymphatic system. In: VIAMONTE (jr.), M., A. RÜTTIMANN (eds.): Atlas of Lymphography. Thieme, Stuttgart–New York 1980.

[25] KUBIK, ST., B. SZARVAS: Topograpische Anatomie des Mediastinums mit besonderer Berücksichtigung der Querschnittdiagnostik. Radiologe 21 (1981) 310–323.

[26] v. LANZ, T., W. WACHSMUTH: Praktische Anatomie, Bd. I/2: Hals. Springer, Berlin 1955.

[27] LEIBER, B.: Der menschliche Lymphknoten. Urban & Schwarzenberg, München–Wien–Baltimore 1961.

[27a] LIPPERT, H.: Lehrbuch Anatomie. Urban & Schwarzenberg, München–Wien–Baltimore 1990.

[28] MacLENNAN, I. C. M., Y.-Z. LIU, G. D. JOHNSON: Maturation and dispersal of B cell clones during T cell dependent antibody responses. Immunol. Rev. 126 (1992) 143–161.

[29] MISLIN, H.: Zur Funktionsanalyse der Lymphgefäßmotorik (Cavia procellus L.). Rev. Suisse zool. 68 (1961) 228–238.

[30] NAKAHAMA, M., N. MOHRI, S. MORI, G. SHINDO, Y. YOKOI, R. MACHIANAMI: Immunohistochemical and histometrical studies of the human thymus with special emphasis on age-related changes in medullary epithelial and dendritic cells. Virchows Arch., B (Cell Path.) 58 (1990) 245–251.

[31] OLSZEWSKI, W. L.: Untersuchungen an Unterschenkellymphgefäßen des Menschen. Das Lymphgefäßsystem als Organ der Zirkulation und Immunantwort. In: PARTSCH, H., C. STÖBERL, H. WEISSLEDER, L. CLODIUS, S. KUBIK (Hrsg.): Ödem, S. 37–41. Perimed, Erlangen 1988.

[32] PABST, R.: Die Tonsillen: Ein Teil des Immunsystems. Med. Klin. 79 (1984) 164–170.

[33] PABST, R.: The anatomical basis for the immune function of the gut. Anat. Embryol. 176 (1987) 135–144.

[34] PABST, R.: Der Darm als Immunorgan. Verh. Anat. Ges. 85 (1991) 105–113.

[35] PABST, R., J. WESTERMANN, H. J. ROTHKÖTTER: Immunoarchitecture of regenerated splenic and lymph node transplants. Int. Rev. Cytol. 128 (1991) 215–260.

[36] PAPADIMITRIOU, J. M., R. B. ASHMAN: Macrophages: Current views on their differentiation, structure, and function. Ultrastruct. Path. 13 (1989) 343–372.

[37] ROUVIÈRE, H.: Anatomie des lymphatiques de l'homme. Masson, Paris 1932.

[37a] SHIMIZU, Y., W. NEWMAN, Y. TANAKA, S. SHAW: Lymphocyte interactions with endothelial cells. Immunol. Today 13 (1992) 106–112.

[38] STEINMANN, G. G.: Changes of the human thymus during ageing. Curr. Top. Path. 75 (1986) 43–88.

[39] SZAKAL, A. K., R. L. GIERINGER, M. H. KOSCO, J. G. TEW: Isolated dendritic cells: cytochemical antigen localization. Nomarski, SEM, and TEM morphology. J. Immunol. 134 (1985) 1349–1359.

[40] SZAKAL, A. K., K. L. HOLMES, J. G. TEW: Transport of immune complexes from the subscapular sinus to lymph node follicles on the surface of nonphagocytic cells, including cells with dendritic morphology. J. Immunol. 131 (1983) 1714–1727.

[41] TEW, J. G., M. H. KOSCO, G. F. BURTON, A. K. SZAKAL: Follicular dendritic cells as accessory cells. Immunol. Rev. 117 (1990) 185–211.

[42] TEW, J. G., G. J. THORBECKE, R. M. STEINMAN: Dendritic cells in the immune response: Characteristics and recommended nomenclature. J. reticuloendothel. Soc. 31 (1982) 371–380.

[43] TIMENS, W., S. POPPEMA: Lymphocyte compartments in human spleen. Amer. J. Path. 120 (1985) 443–454.

[44] TREPEL, F.: Number and distribution of lymphocytes in man. A critical analysis. Klin. Wschr. 52 (1974) 511–515.

[45] VALK, P. van der, C. J. L. M. MEIJER: The histology of reactive lymph nodes. Amer. J. surg. Path. 11 (1987) 866–882.

[46] VANNENVILLE, G., R. ROZAN, G. ESCANDE, Y. DUMESNIL, J. J. BARD, M. GUILLOT, J. VERGE-GARRET: Anatomical basis for three-dimensional radiological anatomy of the axillary lymph nodes (nodi lymphatici axillares). Implications for lymphography of the upper limb (membrum thoracicum). Anat. Clin. 4 (1982) 79–92.

[47] WEISSBACH, L., N. JAEGER, H.-D. ADOPHS, W. VAHLENSIECK: Die operative Behandlung germinaler Hodentumoren. Radiologe 21 (1981) 403–413.

[47a] WESTERMANN, J., R. PABST: Lymphocytes in the blood. A diagnostic window on the lymphoid system? Immunol. Today 11 (1990) 406–410.

[48] WESTERMANN, J., R. PABST: Distribution of lymphocyte subsets and natural killer cells in the human body. Clin. Investig. 70 (1992) 539–544.

[49] WIRT, D. P., T. M. GROGAN, R. B. NAGLE, J. G. COPELAND, L. C. RICHTER, C. S. RANGEL, M. SCHUCHARDT, J. FOSSE, J. M. LAYTON: A comprehensive immunotopographic map of human thymus. J. Histochem. Cytochem. 36 (1988) 1–12.

[50] WIRTH, W., ST. KUBIK: Lymphographic Roentgen anatomy. In: VIAMONTE (jr.), M., A. RÜTTIMANN (eds.): Atlas of Lymphography. Thieme, Stuttgart–New York 1980.

[51] YOFFEY, J. M., F. C. COURTICE: Lymphatics, Lymph and the Lymphomyeloid Complex. Academic Press, London–New York 1970.

12 Verdauungsapparat (Apparatus digestorius)

12.1 Allgemeines zum Verdauungsapparat

K. FLEISCHHAUER und D. DRENCKHAHN

1 Übersicht und Entwicklung

Vielzellige Lebewesen, die ihren Nahrungsbedarf nicht mehr durch Diffusion von außen decken können, entwickeln einen Verdauungsapparat. Bei den phylogenetisch hochentwickelten, landlebenden Wirbeltieren ist auch der Verdauungsapparat entsprechend differenziert und gegliedert. Wir unterscheiden im Einklang mit der **vergleichenden Anatomie** [9] den Kopfdarm mit den Einrichtungen zur Nahrungsaufnahme und -zerkleinerung und den Rumpfdarm mit den Einrichtungen zur fermentativen Aufbereitung der Nahrung, zur Resorption von Nahrungsstoffen, zur Aufnahme von Wasser sowie zum Weitertransport der Schlackenstoffe, die schließlich am Ende des Darmes wieder an die Außenwelt abgegeben werden.

Der **Kopfdarm** umfaßt die Mundhöhle (Cavitas oris) und den Schlunddarm (Pharynx). Als Derivat des Kopfdarmes entwickelt sich der Atemapparat mit Luftröhre und Lungen, der in einem eigenen Abschnitt dieses Buches abgehandelt wird (Kap. 9).

Der **Rumpfdarm** gliedert sich in die Speiseröhre (Ösophagus), die als Transportorgan dient, und den Magen-Darm-Kanal, der seinerseits in eine Reihe von morphologisch und funktionell unterschiedliche Abschnitte zerfällt (Magen, Dünndarm, Dickdarm, Mastdarm), die ihrerseits wiederum Unterabschnitte haben. Als Derivat des Rumpfdarmes entstehen die großen Verdauungsdrüsen (Leber, Pankreas), die durch ihre Ausführungsgänge den Anschluß an das Darmrohr behalten.

Nach einer anderen Einteilung gliedert man den Verdauungskanal in Vorderdarm (Mundhöhle, Schlunddarm, Speiseröhre, Magen), Mitteldarm (Dünndarm) und Enddarm (Kolon mit Zäkum, Mastdarm).

Die Epithelien der Organe des Verdauungsapparates leiten sich zum größten Teil vom inneren Keimblatt, **Endoderm,** ab, das sich zu einem Rohr schließt. Nur am Anfang und am Ende des Verdauungskanals werden Teile des Verdauungsapparates vom **Ektoderm** geliefert, das sich dem Darmrohr in Form von zwei Einbuch-

tungen als Mundbucht, **Stomatodeum,** und Afterbucht, **Proktodeum,** entgegenstülpt.

Betrachtet man die Rekonstruktion des Verdauungsapparates bei einem menschlichen Embryo der 5. Woche (Abb. 12.1-1), so sieht man, daß der Rumpf in kraniokaudaler Richtung von einem Epithelrohr durchzogen wird, das in seiner unteren Hälfte über den *Ductus vitellinus* noch mit dem **Dottersack** (in der Abb. nicht mehr mit dargestellt) in Verbindung steht. Das den Körper

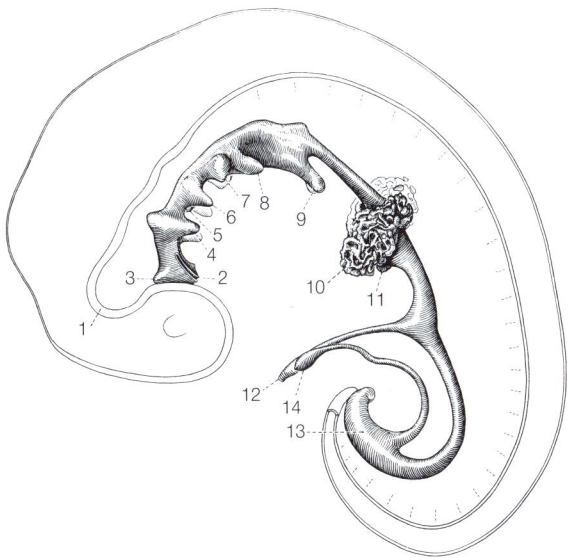

Abb. 12.1-1 Rekonstruktion des Endodermrohres bei einem ca. 4,2 mm langen menschlichen Embryo aus der 5. Woche. 1 = Boden des Mesenzephalons; 2 = Schnittrand der ektodermalen Mundspalte; 3 = Anlage des Hypophysenvorderlappens (RATHKEsche Tasche); 4 = I. Schlundtasche; 5 = Anlage der Glandula thyroidea; 6, 7 und 8 = II., III. und IV. Schlundtasche; 9 = Endoderm der Lungenanlage; 10 = Anlage der Leber; 11 = Anlage der Gallenblase; 12 = Ductus vitellinus; 13 = Kloake; 14 = Allantois. (Aus BLECHSCHMIDT [1])

durchziehende Epithelrohr enthält im vordersten Abschnitt der Mundhöhle ektodermale Anteile. Sie reichen bis zur **Bukkopharyngealmembran,** die, in der Abbildung nicht sichtbar, unmittelbar kaudal von der Rathkeschen Tasche liegt. Die übrigen Abschnitte des Epithelrohres sind bis einschließlich der Kloake endodermaler Herkunft. Die sich dem an seinem kaudalen Ende verschlossenen Rohr entgegenstülpende ektodermale Afterbucht (Proktodeum) ist in der Abbildung nicht mit dargestellt.

Der Verdauungstrakt beginnt mit dem **Kopfdarm,** der in diesem frühen Stadium der Entwicklung fast ein Drittel der Gesamtlänge des Darmrohres ausmacht. Auf die primäre Mundhöhle – die Nasenhöhle hat sich noch nicht entwickelt – folgt der Schlunddarm mit den in diesem Stadium deutlich ausgebildeten Schlundtaschen. Am kaudalen Ende des Pharynx ist aus dem Endodermrohr bereits die Lungenknospe hervorgesproßt. Sie wird sich schnell weiterentwickeln.

Der **Rumpfdarm** beginnt mit dem Ösophagus, der in diesem Stadium noch nicht deutlich von der nur schwach ausgebildeten Erweiterung des Magens abgrenzbar ist. Der Bereich des späteren Duodenums, mit dem der Dünndarm beginnt, ist durch die große Leberanlage gekennzeichnet, die hier aus dem Endoderm hervorgegangen ist und schnell an Größe zunehmen wird. Das Endodermrohr zwischen dieser Anlage und dem Abgang des *Ductus vitellinus* wird später einen großen Teil des Dünndarmes liefern, während der restliche Teil des Dünndarmes und der Dickdarm aus seinem unteren Abschnitt hervorgehen. Insgesamt werden Dünndarm und Dickdarm beim Erwachsenen eine Länge von mehreren Metern erreichen. Dabei kommt die Abgangsstelle

des Ductus vitellinus, der bei normaler Entwicklung obliteriert und vollkommen zurückgebildet wird, etwa 80–120 cm oral vom Beginn des Dickdarmes zu liegen.

Der unterste Abschnitt des Endodermrohres reicht mit dem blinden Ende des nach ventral ziehenden **Allantoisganges** bis in die Nabelschnur herein. Der größere Teil dieses Ganges wird später obliterieren. Er wird aber nicht vollkommen verschwinden, sondern als ein bindegewebiger Strang, **Urachus,** in der vorderen Bauchwand erhalten bleiben und unterhalb des Nabels die Plica umbilicalis mediana aufwerfen (vgl. Band II, Kap. 13.1). Der durch den Abgang des Allantoisganges markierte ventrale Teil der **Kloake** wird in einem späteren Entwicklungsschritt durch ein von kranial her einwachsendes *Septum urorectale* von dem dorsalen Darmabschnitt der Kloake getrennt. Während aus dem dorsalen Teil der Anlage der **Anorektalkanal** hervorgeht, wird der ventrale Teil der Kloake zum *Sinus urogenitalis.* Er gewinnt Anschluß an die unabhängig vom Endodermrohr entstehenden Anlagen der Nieren und der Geschlechtsorgane. Aus dem Sinus urogenitalis gehen sodann die Harnblase, die Harnröhre und einige Drüsen hervor (Einzelheiten s. Band II, Kap. 13.1).

Kopfdarm und Rumpfdarm sind durch einen grundsätzlich verschiedenen Wandbau gekennzeichnet:

2   Allgemeine Bauprinzipien des Kopfdarmes

Der Kopfdarm (Abb. 12.1-2) wird von einer **Schleimhaut,** *Tunica mucosa,* ausgekleidet, die aus einem mehrschichtigen Epithel und einer bindegewebigen *Lamina*

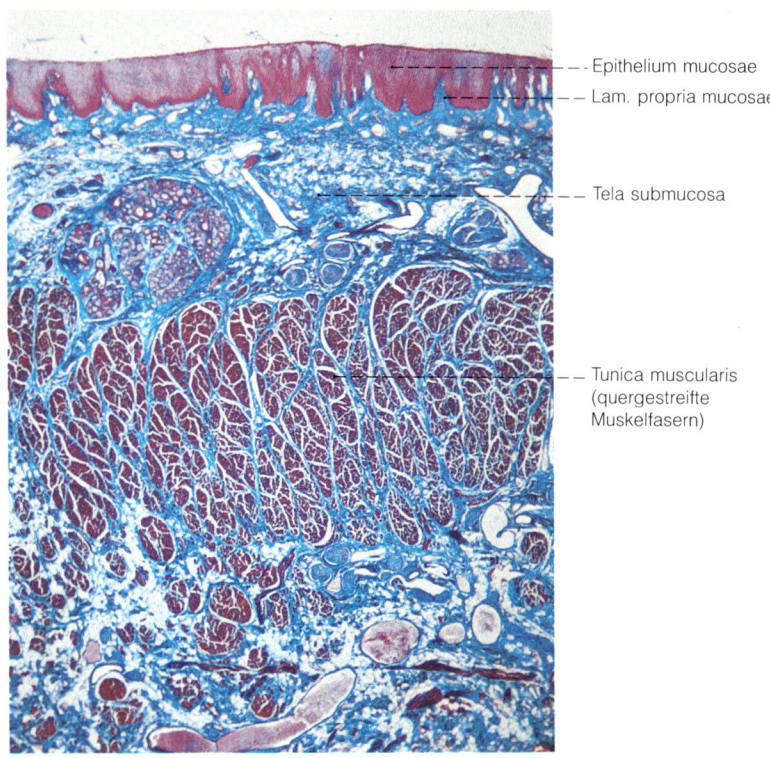

- - - Epithelium mucosae

- - Lam. propria mucosae

- - Tela submucosa

- - Tunica muscularis
(quergestreifte
Muskelfasern)

Abb. 12.1-2 Wandbau des Kopfdarmes am Beispiel eines Schnittes durch die Innenseite der menschlichen Lippe. Die Tunica muscularis besteht aus quergestreifter Muskulatur. In der Submukosa ist links eine gemischte Speicheldrüse (Gl. labialis) angeschnitten. H.E.; Vergr. 15fach.

propria besteht. Darunter liegt eine oft unscharf abgegrenzte, gefäßführende *Tela submucosa.* Von dem Schleimhautepithel des Kopfdarmes gehen große und kleine Speicheldrüsen aus. Auch die Anlagen für den Schmelzüberzug der Zähne stammen von diesem Epithel. An manchen Stellen ist darunter eine Tunica muscularis ausgebildet, der eine Tunica adventitia folgen kann.

Das **Epithelium mucosae** besteht in den meisten Abschnitten des Kopfdarmes aus einem mehrschichtigen, unverhornten Plattenepithel, doch finden wir im Rachen – in Fortsetzung der Nasenhöhle – auch mehrreihiges Flimmerepithel.

Die Schleimhaut des Kopfdarmes ist an manchen Stellen unverschieblich mit der Unterlage verbunden. An solchen Stellen (z. B. im Gaumen) ist die **Tela submucosa** dicht gewebt und mit dem Periost des angrenzenden Knochens verbunden. An anderen Stellen ist die Schleimhaut gegen die Unterlage verschieblich. Dann ist die Submukosa lockerer gefügt.

Dort, wo in der Wand des Kopfdarmes auf das Bindegewebe der Submukosa eine Muskelschicht folgt, besteht diese stets aus **quergestreiften Muskelfasern.** Im Bereich des Pharynx ist der Tunica muscularis außen eine bindegewebige Tunica adventitia aufgelagert.

Die sensible und motorische **Innervation** der Wand des Kopfdarmes erfolgt durch Äste von Hirnnerven. Was die autonome Innervation betrifft, so stammen die parasympathischen Fasern für die Drüsen aus dem N. intermediofacialis (VII), N. glossopharyngeus (IX) und N. va-

gus (X), während die sympathischen Fasern nach Umschaltung in den Halsganglien mit den Blutgefäßen zum Kopfdarm gelangen.

3   Allgemeine Bauprinzipien des Rumpfdarmes

3.1   Wandaufbau des Rumpfdarmes

Die Wand des Rumpfdarmes ist vom Ösophagus bis zum Anus in sehr charakteristischer Weise aufgebaut. Sie besteht von innen nach außen aus **vier Schichten,** die ihrerseits wieder in bestimmte Unterschichten gegliedert werden (Abb. 12.1-3 u. 6).

- **Tunica mucosa** (Schleimhaut) mit:
  - – *Epithelium mucosae* (kurz: Epithel)
  - – *Lamina propria mucosae* (kurz: Propria)
  - – *Lamina muscularis mucosae* (kurz: Muscularis mucosae)
- **Tela submucosa** (kurz: Submukosa)
- **Tunica muscularis** (kurz: Muskularis) mit:
  - – *Stratum circulare* (Ringmuskelschicht)
  - – *Stratum longitudinale* (Längsmuskelschicht)
- **Tunica adventitia** (kurz: Adventitia); dort, wo Bauchfell vorhanden ist mit:
  - – *Tela subserosa* (kurz: Subserosa)
  - – *Tunica serosa* (kurz: Serosa) bestehend aus Mesothel und Lamina propria.

Im Gegensatz zu den Verhältnissen beim Kopfdarm besteht die Tunica muscularis des Rumpfdarmes aus glatter

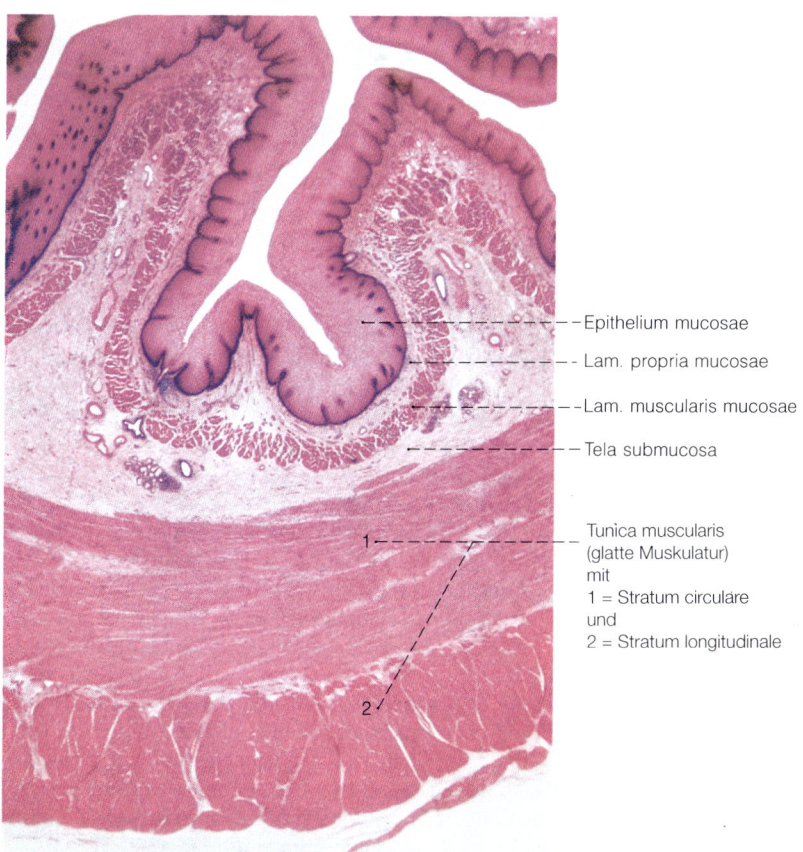

– Epithelium mucosae

– Lam. propria mucosae

– Lam. muscularis mucosae

– Tela submucosa

Tunica muscularis
(glatte Muskulatur)
mit
1 = Stratum circuläre
und
2 = Stratum longitudinale

Abb. 12.1-3 Wandbau des Rumpfdarmes am Beispiel eines Querschnitts durch die menschliche Speiseröhre (kaudales Drittel). Die für den gesamten Rumpfdarm charakteristische Lamina muscularis mucosae besteht ebenso wie die Tunica muscularis mit ihrem Stratum circulare und Stratum longitudinale aus glatter Muskulatur. Eine Ausnahme bildet die kraniale Hälfte der Speiseröhre, deren Tunica muscularis quergestreifte Muskulatur enthält. H.E.; Vergr. 15fach.

Muskulatur. Quergestreifte Muskelfasern kommen im Rumpfdarm nur im oberen Drittel der Speiseröhre vor.

Dem Schichtenbau folgend entspricht auch die Anordnung der Blutgefäße und der Nerven gewissen allgemeinen Regeln, die für den gesamten Rumpfdarm gelten.

3.1.1 Tunica mucosa

Das **Epithelium mucosae** ist in den verschiedenen Darmabschnitten, entsprechend der jeweils vorherrschenden Funktion (Transport, Sekretion, Resorption) unterschiedlich gebaut. Es kann eine reine Deckschicht bilden, die vorwiegend der Protektion dient (z. B. im Ösophagus), oder es kann aus sezernierenden oder resorbierenden Zellen bestehen. In vielen Darmabschnitten ist die Oberfläche der Schleimhaut durch große **Falten** (Plicae circulares), fingerförmige Vorwölbungen **(Zotten)** oder Einsenkungen **(Krypten)** der Epithelschicht vergrößert. In allen Abschnitten des Darmes gehen vom Epithel **Drüsen** aus. Sie liegen meist in der Propria (z. B. Magendrüsen), können aber auch bis in die Submukosa reichen (z. B. BRUNNERsche Drüsen im Duodenum). Die größten Drüsen des Rumpfdarmes (Leber, Pankreas) liegen als eigene Organe außerhalb der Darmwand und sind mit dem Epithel nur noch durch einen Ausführungsgang verbunden.

Die **Lamina propria mucosae,** kurz Propria, ist locker gebaut. Sie wird aus einem Netzwerk feiner Kollagenfasern (Retikulinfasern) gestützt, in dem eine Vielfalt von Zellen eingelagert ist, die der Abwehr dienen. So finden wir in regional stark wechselnder Menge: Lymphozyten, Granulozyten, Plasmazellen, Mastzellen und Makrophagen (Monozyten). Auch ganze Lymphfollikel werden in der Schleimhaut des Darmes angetroffen. Sie kommen in bestimmten Abschnitten des Darmes (z. B. Ileum) regelmäßig in großer Zahl vor. In der Lamina propria liegen die Endaufzweigungen der Blutgefäße und der Nerven, und hier beginnen die feinen Lymphkapillaren.

Die **Lamina muscularis mucosae** ist eine dünne, für den gesamten Rumpfdarm charakteristische Schicht aus **glatten Muskelzellen,** die im Kopfdarm fehlt. Man kann meist zwei Lagen von glatten Muskelzellen unterscheiden, von denen die inneren mehr zirkulär, die äußeren mehr längs verlaufen. Die beiden nur aus wenigen Zellen bestehenden Lagen hängen aber untereinander zusammen, und man nimmt an, daß die Muscularis mucosae aus einem einheitlichen System spiralig verlaufender Muskelzüge besteht, die innen sehr viel flacher verlaufen als außen.

3.1.2 Tela submucosa

Die *Tela submucosa,* kurz Submukosa, besteht aus lockerem Bindegewebe, das in manchen Darmabschnitten reichlich elastisches Material enthält. Sie füllt den Raum zwischen Lamina muscularis mucosae und Tunica muscularis aus und ist eine **Verschiebeschicht,** die eine gewisse Eigenbeweglichkeit der Schleimhaut ermöglicht. In der Submukosa verzweigen sich die in die Darmwand

eingetretenen Arterien und bilden einen arteriellen submukösen Plexus, von dem aus feinste Gefäße in die Schleimhaut eindringen und das Kapillarnetz der Propria speisen. Über ein submuköses und subseröses **Venennetz** wird das Blut den Mesenterialvenen zugeführt. Die submukösen **Lymphgefäße** (Präkollektoren) sind bereits mit Klappen ausgestattet. Sie münden über größere Lymphgefäße, die die Muskelschicht durchbrechen, in die mesenterialen Lymphbahnen. Die Tela submucosa enthält weiterhin ein Netzwerk feinster Nervenfasern, den *Plexus submucosus* (MEISSNER).

3.1.3 Tunica muscularis

Die dicke Muskelschicht der Darmwand, *Tunica muscularis* oder kurz Muskularis, enthält vom unteren Drittel des Ösophagus an ausschließlich **glatte Muskulatur.** Nur in den oberen Abschnitten des Ösophagus kommen in Fortsetzung der Wand des Kopfdarmes auch quergestreifte Muskelfasern vor.

Die Tunica muscularis zerfällt in eine innere Ringmuskelschicht, **Stratum circulare,** in der die Muskelfasern zirkulär verlaufen, und eine äußere Längsmuskelschicht, **Stratum longitudinale,** in der die Fasern parallel zur Längsachse des Darmrohres angeordnet sind.

Zwischen Stratum circulare und Stratum longitudinale liegt lockeres Bindegewebe mit einem Nervengeflecht, **Plexus myentericus** (AUERBACH), das die nervöse Versorgung der beiden Muskellagen vermittelt (Abb. 12.1-4).

Stellenweise wird der Spalt zwischen den Muskellagen durch feine Muskelfaserbündel überbrückt [2, 8]. Innerhalb der Ring- und Längsmuskelschicht sind die glatten Muskelzellen mechanisch über endständige Verzahnungen miteinander verbunden. Eine elektrische und metabolische Kopplung der Muskelzellen erfolgt durch zahlreiche Nexus (gap junctions) [5].

3.1.4 Tunica adventitia (bzw. Tela subserosa und Tunica serosa)

Die Muskelschicht wird außen von einer Bindegewebsschicht umgeben. Dort, wo der Rumpfdarm nicht von Peritoneum überzogen ist (z. B. Ösophagus), spricht man von einer *Tunica adventitia* (kurz Adventitia), dort, wo ein Peritonealüberzug vorhanden ist, von einer Tunica serosa, die von einer Tela subserosa unterlagert wird. Das **Bindegewebe** der Adventitia (bzw. Subserosa) ist locker gebaut und enthält neben kollagenen Fasern streckenweise reichlich elastisches Material. In dieses Bindegewebe sind die **Blutgefäße** eines arteriellen und venösen Plexus subserosus und ein **Lymphgefäßplexus** eingebettet, aus dem die Wurzeln der ösophagealen und mesenterialen Lymphgefäße hervorgehen. Wie GOERTTLER [6] gezeigt hat, hängt das Bindegewebe der Adventitia durch breite Faserzüge, die zwischen den Muskelzellbündeln der Tunica muscularis hindurchziehen, mit dem Bindegewebe der Submukosa zusammen. So entsteht ein geordnetes Bindegewebsskelett, das sich den funktionell bedingten Formänderungen der Darmwand anpassen kann (vgl. Kap. 12.7.3).

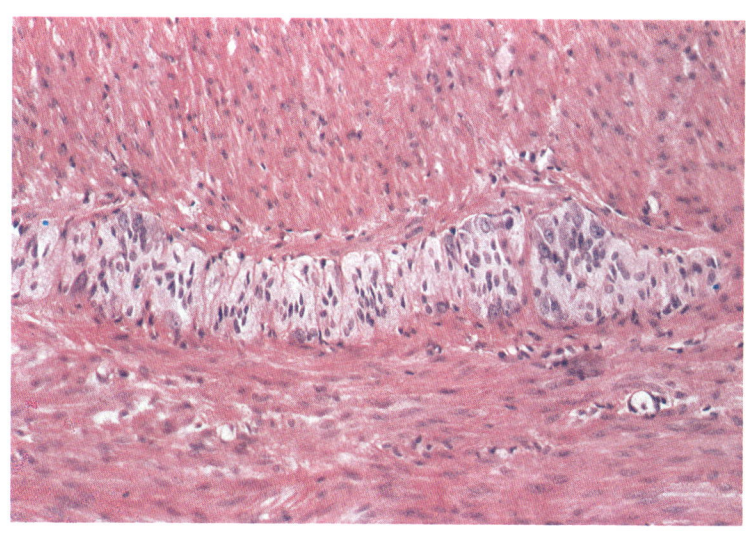

Abb. 12.1-4 Nervenzellen des Plexus myentericus (AUERBACH) in einem Schnitt durch die Grenzzone zwischen der Ring- und Längsmuskelschicht des menschlichen Dünndarms. H. E.; Vergr. 175fach.

3.2 Gefäßversorgung des Rumpfdarmes

Die **Arterien,** die an die Darmwand herantreten, geben zunächst größere Zweige ab, die ein adventitielles bzw. subseröses Gefäßnetz speisen. Die Arterienstämme durchbrechen sodann die Muskelschicht. Dabei geben sie feine Zweige für die Muskulatur ab. In der Submukosa angekommen, nehmen die größeren Arterien vielfach einen longitudinalen Verlauf. Sie verzweigen sich

sodann und bilden durch Anastomosierung mit den Nachbargefäßen einen kräftigen submukösen Gefäßplexus (Abb. 12.1-5).

Die Arterien, die in die Tunica muscularis eingetreten sind, verzweigen sich zu Kapillaren, die vorwiegend parallel zu den Muskelfasern verlaufen. In Querschnitten durch den Darm sind daher die Kapillaren im Stratum circulare vorwiegend längs und im Stratum longitudinale vorwiegend quer getroffen.

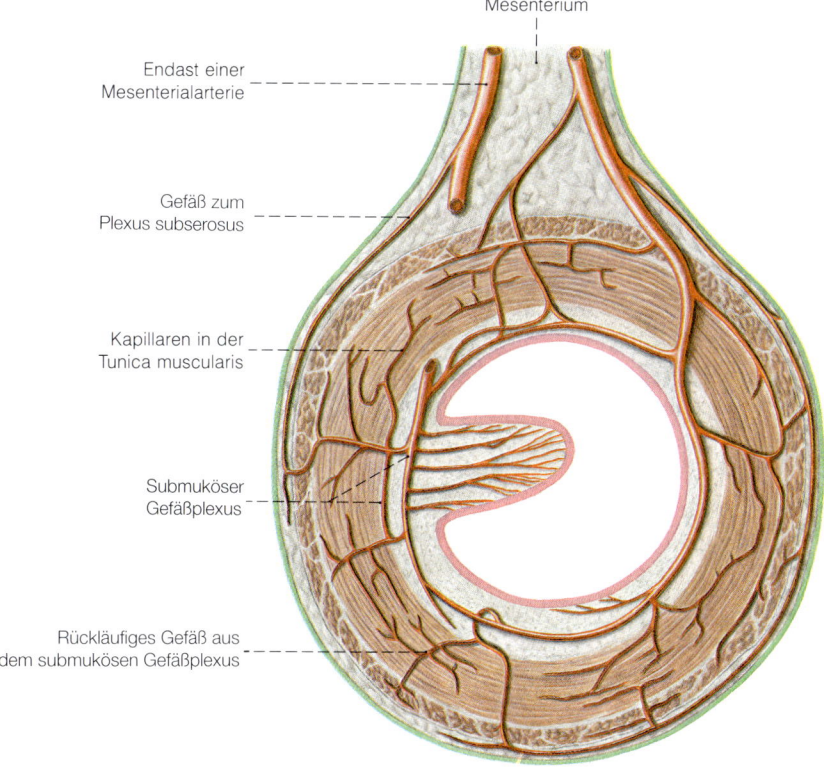

Mesenterium

Endast einer Mesenterialarterie

Gefäß zum Plexus subserosus

Kapillaren in der Tunica muscularis

Submuköser Gefäßplexus

Rückläufiges Gefäß aus dem submukösen Gefäßplexus

Abb. 12.1-5 Arterienversorgung des Dünndarmes, Mukosa hellrosa, Submukosa grau; Muskularis braunrot; Subserosa sowie Bindegewebe des Mesenterialansatzes grau; Peritoneum grün. (Nach SZYIKA [10])

Die Tunica mucosa wird von feinen Arterien versorgt, die aus dem **submukösen Gefäßplexus** hervorgehen, die Lamina muscularis mucosae durchbrechen und sich in der Propria zu einem Kapillarnetz aufzweigen, das unter dem Epithel liegt oder die Drüsenschläuche umgreift. Die dem Darmepithel zugeordneten Kapillaren haben ein Porenendothel.

Die **Venen,** die in der Schleimhaut entstehen, treten als feine Gefäße in die Submukosa ein und bilden einen ausgedehnten venösen, submukösen Plexus. Von hier aus durchbrechen größere Äste in Begleitung der Arterien die Muskelschicht, vereinigen sich mit den Venen aus der Muskulatur und einem Plexus subserosus zu größeren Gefäßen, die in die Mesenterialvenen übergehen. Venenklappen sollen erst außerhalb der Muskelschicht auftreten [8].

Das **Lymphgefäßsystem** des Rumpfdarmes beginnt in der Propria mit extravasalen Saftbahnen und initialen Lymphkapillaren. Die Kapillaren münden in Präkollektoren, die in der *Tela submucosa* einen umfänglichen Plexus bilden. Dieser steht in Verbindung mit einem subserösen (adventiellen) Lymphgefäßnetzwerk, aus dem relativ muskelstarke, pränodale Lymphgefäße (Kollektoren) hervorgehen.

3.3   Nervenversorgung des Rumpfdarmes

Der Rumpfdarm wird vom viszeralen (autonomen oder vegetativen) Nervensystem versorgt, dessen Aufbau aus **Sympathikus** und **Parasympathikus** in Band II, Kap. 16.20, im einzelnen geschildert wird. In den Nervenfaserbündeln, die in die Darmwand eintreten, verlaufen **efferente Fasern** des Sympathikus und Parasympathikus sowie **sensible, afferente** Fasern. Die Perikaryen für die afferenten, sensiblen Fasern, die mit dem Sympathikus ziehen, liegen zumeist in den Spinalganglien, und für diejenigen Fasern, die mit dem Parasympathikus ziehen, im Ganglion inferius bzw. superius des N. vagus, oder wenn sie mit den Nn. pelvini ziehen, in den sakralen Spinalganglien [7].

Die autonom-efferenten Fasern ziehen zum Teil unmittelbar zu den Effektorstrukturen (Drüsenzellen, Blutgefäße, glatte Muskulatur), zum Teil endigen sie an den Ganglienzellen des enterischen Nervensystems.

Das intramurale oder **enterische Nervensystem** erstreckt sich in Form von zwei großen, flächenhaft ausgebildeten Plexus über die ganze Länge des Rumpfdarmes (Abb. 12.1-6). Der **Plexus submucosus** (MEISSNER) liegt in der Submukosa. Der **Plexus myentericus** (AUERBACH) breitet sich in der dünnen Bindegewebsschicht zwischen dem *Stratum circulare* und *longitudinale* der *Tunica muscularis* aus. Von diesem läßt sich oftmals noch ein weniger auffällig entwickelter tiefer muskulärer Plexus abtrennen, der zwischen zwei Blättern der Ringmuskelschicht gelegen ist. Vom Plexus submucosus zum Plexus myentericus strahlen Nervenfasern in die Tunica mucosa aus und bilden dort einen **periglandulären Plexus** um die LIEBERKÜHNschen Krypten (s. Kap. 12.7.4) sowie einen **villösen Plexus,** der bis in die Zottenspitzen reicht. Der muköse Plexus enthält keine Nervenzellen. Die Gesamtheit der Nervenzellen des enterischen Nervensystems beträgt etwa $10^7 - 10^8$, was in etwa der Zahl der Nervenzellen im gesamten Rückenmark nahekommt [3].

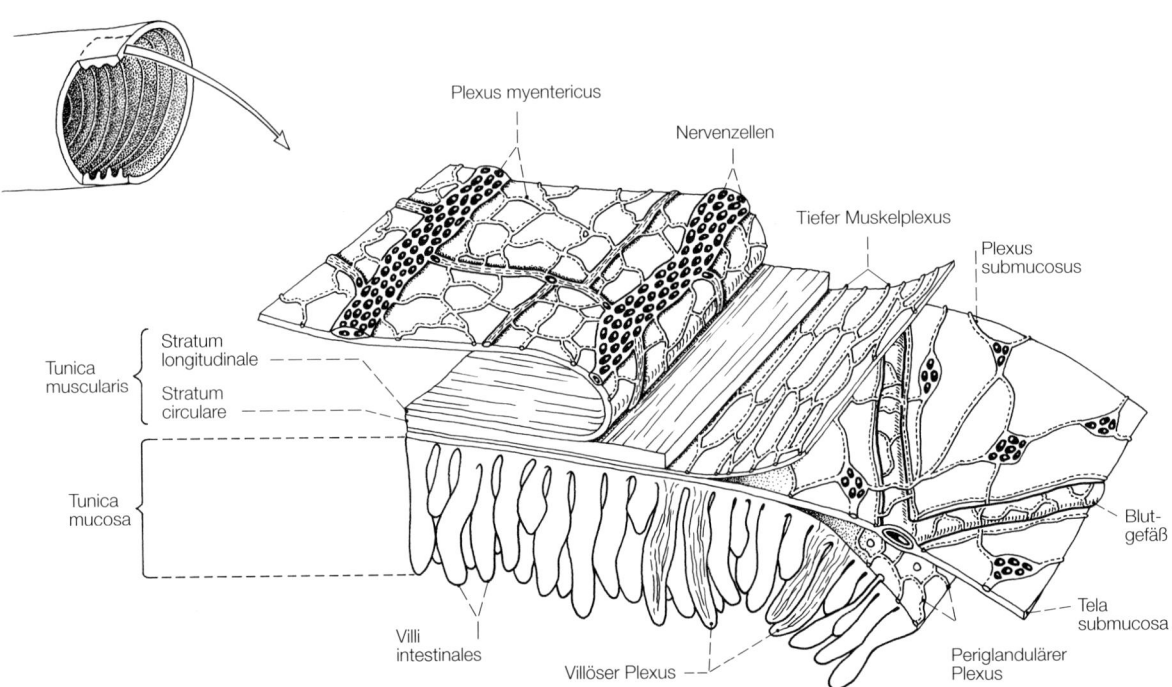

Abb. 12.1-6   Schematische Darstellung des intramuralen Nervensystems im Dünndarm von Säugetieren. (In Anlehnung an COSTA et al. [3])

Aufgrund ihrer Morphologie und des Gehaltes an verschiedenen Neurotransmittern können mehr als zehn verschiedene intramurale Nervenzelltypen unterschieden werden. Einige der Neurone des Plexus myentericus besitzen das Stickoxid-produzierende Enzym NO-Synthase. **Stickoxid** wirkt relaxierend auf die glatte Muskulatur (s. Kap. 2.2.9 und Band II, Abb. 16.20-10).

Das enterische Nervensystem besitzt ein hohes Maß an Autonomie. Neben motorischen Nervenzellen, die die glatte Muskulatur innervieren, gibt es auch solche, die Eigenschaften von **Dehnungsrezeptoren** besitzen, und andere, die eine **chemorezeptive Funktion** erfüllen (Nervenfasern der Mukosa). Wird ein Stück des Rumpfdarmes chirurgisch entfernt, so können über diesem Stück immer noch spontan Kontraktionswellen ablaufen. Diese lassen sich auch durch lokale Reizung der Darmwand oder Darmschleimhaut auslösen. Neben diesem lokalen Koordinationssystem, das aus kurzen **Reflexbögen** innerhalb der Wandung des Rumpfdarmes reguliert wird, gibt es auch mittlere und lange Reflexbögen, die zum einen die prävertebralen Ganglien einbeziehen und zum anderen das enterische Nervensystem mit dem Zentralnervensystem verbinden. Die nervöse Anbindung an das Zentralnervensystem erfolgt in erster Linie über den **Nervus vagus** und die **Nn. splanchnici.** Sie dient der Koordinierung der Motorik und der sekretorischen Aktivitäten über größere Distanzen (u.a. Koordinierung des Schluckvorganges mit der Peristaltik der Speiseröhre und der Sekretion des Magensaftes). Näheres s. Band II, Kap. 16.20.5.

Literatur

[1] BLECHSCHMIDT, E.: Die vorgeburtlichen Entwicklungsstadien des Menschen. Karger, Basel–London–New York 1960.

[2] FAUSSONE PELLEGRINI, M. S., C. CORTESINI: Some ultrastructural features of the muscular coat of human small intestine. Acta anat. 115 (1983) 47–68.

[3] COSTA, M., J. B. FURNESS, LLEWELLYN-SMITH: Histochemistry of the Enteric Nervous System. In: JOHNSON, L. R. (ed.): Physiology of the Gastrointestinal Tract, pp. 1–40. Raven Press, New York 1986.

[4] GABELLA, G.: Innervation of the gastrointestinal tract. Internat. Rev. Cytol. 59 (1979) 130–193.

[5] GABELLA, G.: Structure of muscles and nerves in the gastrointestinal tract. In: JOHNSON, L. R. (ed.): Physiology of the Gastrointestinal Tract. Raven Press, New York 1982.

[6] GOERTTLER, K.: Der konstruktive Bau der menschlichen Darmwand. Morph. Jb. 69 (1932) 329–379.

[7] NADELHAFT, I., J. ROPPOLO, C. MORGAN, W. C. DE GROAT: Parasympathetic preganglionic neurons and visceral primary afferents in monkey sacral spinal cord revealed following application of HRP to pelvic nerve. J. comp. Neurol. 216 (1983) 36–52.

[8] PATZELT, V.: Der Darm. In: V. MÖLLENDORFF, W. (Hrsg.): Handbuch der mikroskopischen Anatomie des Menschen, Bd. 5, Teil 3. Springer, Berlin 1936.

[9] STARCK, D.: Vergleichende Anatomie der Wirbeltiere, Bd. 3: Organe des aktiven Bewegungsapparates, der Koordination, der Umweltbeziehung, des Stoffwechsels und der Fortpflanzung. Springer, Berlin–Heidelberg–New York 1982.

[10] SZYIKA, A. S.: Systématisation de l'angioarchitectonic de jéjunum et de l'iléon chez l'homme adulte. Arch. Anat. Hist. Embr. norm. 59 (1976) 79–142.

[11] SCHEUERMANN, D. W., W. STACH, J.-P. TIMMERMANS: Functional Morphology of the Enteric Nervous System. Verh. Anat. Ges. 85 (1991) 75–85.

12.2 Mundhöhle

D. Drenckhahn und K. Fleischhauer

Die Mundhöhle, **Cavitas oris** (Abb. 12.2-1), ist ein von Schleimhaut ausgekleideter Raum, in den die Ausführungsgänge der großen Speicheldrüsen münden. Sie beherbergt den Kauapparat, und hier erfolgt die mechanische Zerkleinerung der Nahrung sowie die gleichzeitige Durchmischung und Befeuchtung mit dem enzymhaltigen Speichel. Innerhalb der Mundhöhle werden drei Abschnitte unterschieden: der Vorhof, **Vestibulum oris**, die Mundhöhle im engeren Sinne, *Cavitas oris propria*, und ein Übergangsbereich, die Schlundenge, **Isthmus faucium**, der in den Schlundkopf oder Rachenraum, *Pharynx*, überleitet.

Die zwischen den Lippen gelegene Mundspalte, **Rima oris**, führt in den Vorhof der Mundhöhle, *Vestibulum oris*. Es handelt sich um einen spaltförmigen Raum, der bei geschlossenem Mund auf der einen Seite von den Lippen und Wangen und auf der anderen von den Zähnen und den mit Schleimhaut überzogenen Alveo-

larfortsätzen begrenzt wird. In den Vorhof münden zahlreiche kleine Lippen- und Wangendrüsen sowie der Ausführungsgang, **Ductus parotideus**, der Ohrspeicheldrüse, *Glandula parotis*, jeder Seite. Seine Öffnung, die *Papilla parotidea*, liegt gegenüber dem oberen zweiten Molaren.

Während die Schleimhaut des Vestibulums über den Alveolarfortsätzen der Kiefer fest mit dem Knochen verbunden ist und das sogenannte Zahnfleisch, *Gingiva*, bildet, ist die in dem Gewölbe, **Fornix**, genannten Umschlagbereich zur Wange gelegene Schleimhaut verschieblich. Sie wird oben und unten von einem sagittal eingestellten Lippenbändchen, *Frenulum labii superioris et inferioris*, durchzogen. Die Schleimhaut des Gewölbes kann mit dem tastenden Finger verschoben werden, so daß man vom Vestibulum aus die Zahnjoche, den aufsteigenden Unterkieferast, den M. masseter und den M. pterygoideus medialis fühlen kann. So bietet sich ein

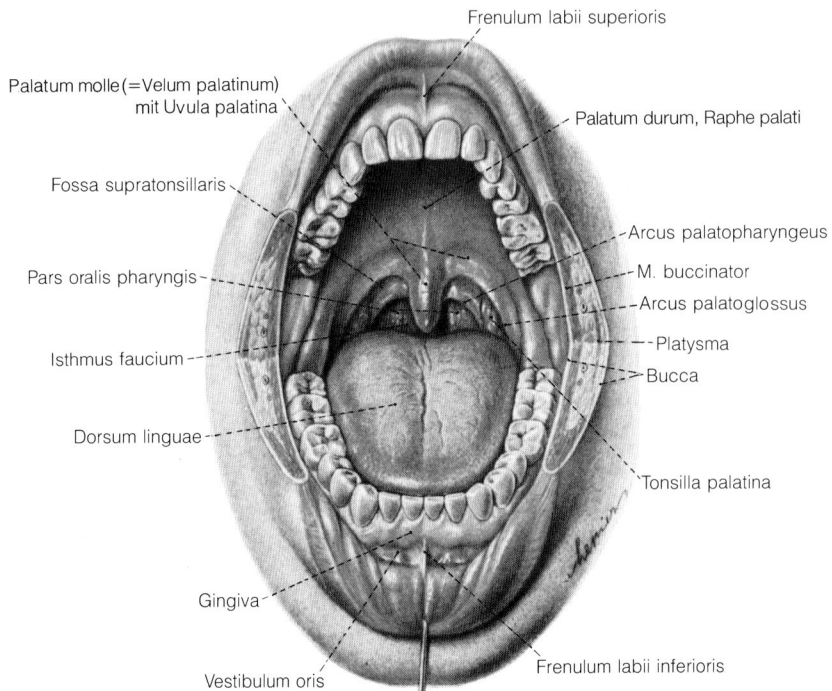

Frenulum labii superioris

Palatum molle(=Velum palatinum) mit Uvula palatina

Fossa supratonsillaris

Pars oralis pharyngis

Isthmus faucium

Dorsum linguae

Gingiva

Vestibulum oris

Palatum durum, Raphe palati

Arcus palatopharyngeus

M. buccinator

Arcus palatoglossus

Platysma

Bucca

Tonsilla palatina

Frenulum labii inferioris

Abb. 12.2-1 Einblick in die Mundhöhle nach Einschnitt der Wangen vom Mundwinkel aus. Auf der Schnittfläche sind die A. et V. labialis superior getroffen. (Nach Sobotta [21]) bequemer Zugang, um chirurgisch die Zahnwurzeln, die Oberkieferhöhle und sogar die Austrittsstellen des II. und III. Trigeminusastes am Foramen infraorbitale bzw. mentale zu erreichen. Bei maximaler Öffnung des Mundes ist auch die *Raphe pterygomandibularis* zu tasten, die zwischen die sich nach dorsal erstreckende Pharynxmuskulatur und den nach ventral ziehenden M. buccinator eingeschaltet ist.

Die eigentliche Mundhöhle, **Cavitas oris propria,** ist bei geschlossenem Mund ebenfalls ein spaltförmiger Raum. Sie wird nach vorn und seitlich von den Zähnen begrenzt. Ihr Dach wird vom harten und weichen Gaumen, **Palatum durum et molle,** gebildet. Dem Gaumen gegenüber liegt die Zunge, *Lingua,* ein kompliziert gestalteter, nach vorne freier Muskelwulst, der beweglich ist und bei der Formung der Bissen eine wichtige Rolle spielt. Am Boden der Mundhöhle liegt die **Regio sublingualis** mit der gleichnamigen Drüse, mit Blutgefäßen und mit sensiblen und motorischen Nerven für die Zunge (A. lingualis, N. lingualis, N. hypoglossus). Nach hinten geht die Mundhöhle in der durch die Schlundbögen gebildeten Enge des **Isthmus faucium** in den *Pharynx* über. Zwischen dem vorderen und dem hinteren Schlundbogen, *Arcus palatoglossus* und *palatopharyngeus,*liegt beiderseits die Tonsillarbucht, *Fossa tonsillaris,* mit der Gaumenmandel, *Tonsilla palatina.*

1 Gaumen

Die knöcherne Grundlage des **harten Gaumens,** *Palatum durum,* wird von drei Knochen gebildet: vorne von den Gaumenfortsätzen der Maxilla, *Processus palatini maxillae,* zwischen die sich als Träger der Schneidezähne der Zwischenkieferknochen, *Os incisivum,* einschiebt, und hinten von den horizontalen Platten des Gaumenbeines, *Lamina horizontalis ossis palatini* (vgl. Kap. 8.3). Das Knochendach der Mundhöhle ist von einer derben, fest verwachsenen Schleimhaut bedeckt, in deren Relief querstehende Falten, *Rugae palatinae,* ausgebildet sind.

Rachenwärts setzt sich die Schleimhaut des harten Gaumens in die des **weichen Gaumens,** *Palatum molle,* mit dem Gaumensegel, *Velum palatinum,* und dem Zäpfchen, **Uvula,** fort. Die Schleimhaut enthält hier, ebenso wie in dem hinteren Abschnitt des harten Gaumens, eine massive, nahezu geschlossene Lage von Gaumendrüsen, **Glandulae palatinae.** Es sind Schleimdrüsen für das Gleitendmachen des Bissens.

Die Grundlage des weichen Gaumens wird von einer Aponeurose gebildet, in die die **Gaumenmuskeln** einstrahlen (Abb. 12.2-2). Der Spanner des Gaumensegels, *M. tensor veli palatini,* der gleichzeitig das Lumen der Tuba auditiva für die Durchlüftung des Mittelohres beim Schlucken und Gähnen öffnet, entspringt von der *Fossa scaphoidea* des Keilbeins und der lateralen Tubenwand; seine Sehne biegt um den Hamulus pterygoideus herum und strahlt medialwärts in die Aponeurose ein. Der Gaumenheber, *M. levator veli palatini,* der hauptsächlich von der Unterseite des Felsenbeins entspringt, führt das Gaumensegel nach oben an die

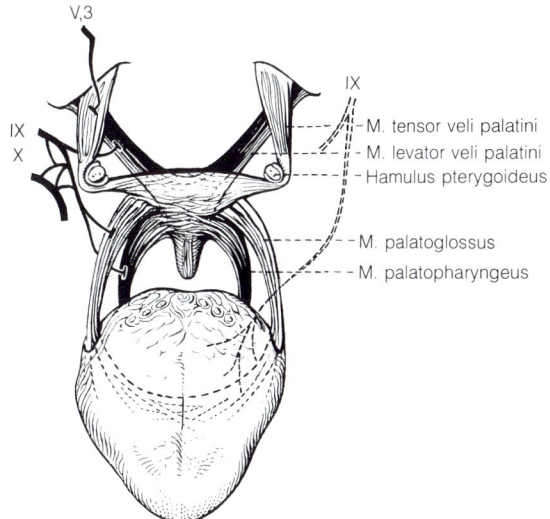

Abb. 12.2-2 Schema der Muskeln des weichen Gaumens, Palatum molle. Links ist die Innervation der Gaumenmuskeln durch die Gehirnnerven V, IX und X angezeigt, rechts die sensible Innervation des Zungengrundes durch den IX. Gehirnnerven.

Pharynxwand heran. Diese beiden Muskeln bilden gleichzeitig die seitliche Wand des Nasopharynx, wobei sie den oberen Schlundschnürer ergänzen. Von unten und lateral her strahlen die Muskeln des vorderen und hinteren Gaumenbogens, der *M. palatoglossus* und der *M. palatopharyngeus,* in den weichen Gaumen ein. In der Längsrichtung verläuft der *M. uvulae* bis zur Spitze des Zäpfchens.

Die Muskeln des weichen Gaumens sind entwicklungsgeschichtlich von unterschiedlicher Herkunft und werden von verschiedenen Hirnnerven (IX und X) sowie von einem kleinen Ästchen aus V (für den M. tensor veli palatini) innerviert (Abb. 12.2-2).

Lähmungen des N. vagus (X) und glossopharyngeus (IX) können die Beweglichkeit des Gaumensegels einschränken und Schluckbeschwerden hervorrufen. Bei einseitiger Lähmung wird die Uvula zur gesunden Seite gezogen.

Die Blutversorgung des Gaumens und die sensible Innervation der Schleimhaut erfolgen durch die **Vasa palatina** aus der A. maxillaris und die **Nn. palatini** aus dem N. maxillaris (V$_2$). Diese Leitungsbahnen erreichen den Gaumen durch den Canalis palatinus und die Foramina palatina des harten Gaumens. Die **parasympathische Innervation** der kleinen Gaumendrüsen erfolgt über Nervenfasern aus dem N. intermedius. Die präganglionären Fasern ziehen im N. petrosus major zum *Ganglion pterygopalatinum* und werden dort auf postganglionäre Fasern umgeschaltet, die in den Nn. palatini zum Gaumen ziehen. Die **sympathischen Fasern** treten mit dem Plexus caroticus in den Schädel ein und erreichen die Nn. palatini auf dem Wege über den *N. petrosus profundus* und das Ganglion pterygopalatinum.

2 *Lippen und Wangen*

Die Grundlage der Lippen, *Labia,* und der Wangen, *Buccae,* ist eine von mimischer Muskulatur (vgl. Kap. 8.4.6) gebildete Muskelplatte, die innen von Schleimhaut mit Drüsen und außen von Haut mit Haaren, Talg- und Schweißdrüsen bedeckt ist.

Bei den **Lippen** (Abb. 12.2-3) wird diese Muskelplatte vom **M. orbicularis oris** gebildet, der unter dem Lippenrot hakenförmig nach außen gekrempelt ist; daher sind die Lippen im Bereich des Lippenrotes etwas aufgewulstet, und zwar an der Unterlippe mehr als oben. Das **Lippenrot** ist ein Übergangsbereich zwischen Oberhaut und Mundschleimhaut. Während die Hornschicht verschwindet, werden die Papillen höher, so daß die Kapillaren durch das dünne Epithel hindurchscheinen und die rötliche Farbe der Lippen bedingen.

Bei Blutarmut ist das Lippenrot blaß; „blaue" Lippen beobachtet man bei Krankheiten, die zu einer verminderten Sauerstoffsättigung des Blutes (Hämoglobins) führen (u.a. Herzfehler, Lungenerkrankungen), oder bei Unterkühlung mit Weitstellung des venösen Schenkels des Kapillarbettes und Verlangsamung des Blutflusses.

Haare und Schweißdrüsen sind im Bereich des Lippenrotes nicht vorhanden. – Die **Schleimhautseite** der Lippen trägt ein dickes, unverhorntes Epithel mit hohen Papillen und ist von einer mehr oder weniger geschlossenen Schicht kleiner seromuköser Speicheldrüsen, Glandulae labiales, unterlagert, die ihr Sekret in das Vestibulum abgeben. Als **Philtrum** bezeichnet man eine mediane Furche auf der Oberlippe, die am Lippenrot mit einem Tuberculum vorspringt und jederseits von einer Hautfalte begrenzt wird. Dadurch ist die Kontur des „Amorbogens" bedingt (die Griechen bezeichneten als Philtron ein Mittel, das Liebe erweckt, einen Liebesreiz). Das Philtrum ist Abkömmling des mittleren Nasenfortsatzes.

Die **Blutversorgung** der Lippen erfolgt aus der A. facialis, die einen **arteriellen Ring** um die Mundspalte speist. Das venöse Blut wird zur V. facialis abgeleitet. Das der Oberlippe kann über die V. angularis, einen Ast der V. facialis, auch mit den Orbitalvenen kommunizieren. Da diese zum Plexus cavernosus im Inneren der Schädelhöhle abfließen, können Oberlippenfurunkel durch Verschleppung der Keime ins Schädelinnere zu gefährlichen Komplikationen führen.

Der Lymphabfluß der Unterlippe führt zu den submandibularen Lymphknoten, aus dem Mittelteil der Lippe zum submentalen Lymphknoten (erste Metastasen des Lippenkrebses). Von der Oberlippe fließt die Lymphe teilweise ebenfalls zu den submandibularen Knoten, aber auch zu den oberen Halslymphknoten ab (vgl. Abb. 11.11-2).

Die **sensible Innervation** der Oberlippe erfolgt durch den N. infraorbitalis aus dem N. maxillaris, die der Unterlippe durch den N. mentalis aus dem N. alveolaris inferior des N. mandibularis. Auch die Schleimhaut der Wangen wird durch einen Ast des N. mandibularis, den N. buccalis, sensibel innerviert. Der N. buccalis entspringt in der Tiefe der Fossa temporalis. Er durchbricht den M. buccinator von lateral her und verzweigt sich dann.

Die muskulöse Grundlage der **Wange** wird durch den *M. buccinator* (Hornbläsermuskel) gebildet, der ebenso wie der M. orbicularis oris in der Lippe zur mimischen Muskulatur gehört und dementsprechend motorisch durch Äste aus dem N. facialis innerviert wird. Der **M. buccinator** sorgt für den Kontakt der Wangen mit den Zahnreihen und den Alveolarfortsätzen. Bei Lähmung des Muskels kann die Schleimhaut zwischen die Zahnreihen geraten und beim Kauen verletzt werden. Außen liegt dem Wangenmuskel der verschiebliche **Wangenfettpfropf,** *Corpus adiposum buccae* (Bichatscher Fettpfropf) auf, der die Stufe am Vorderrand des M. masseter ausgleicht. Bei mageren Menschen ist an

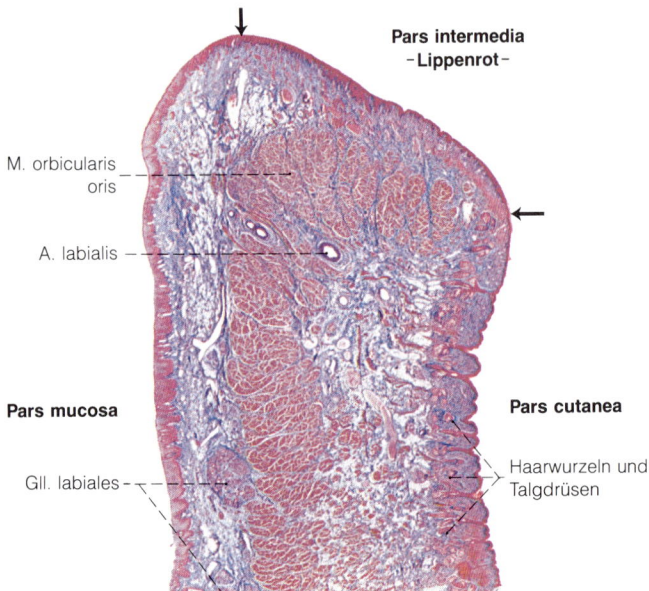

M. orbicularis oris

A. labialis

Pars mucosa

Gll. labiales

Pars intermedia
– Lippenrot –

Pars cutanea

Haarwurzeln und Talgdrüsen

Abb. 12.2-3 Sagittalschnitt durch die menschliche Unterlippe. Die Pfeile bezeichnen die Grenzen des Lippenrots. Azan; Übersichtsvergr. ca. 4fach.

dieser Stelle eine Grube. Der M. buccinator wird vom **Ductus parotideus** durchbohrt (vgl. Abb. 12.2-8).

3 Mundschleimhaut und Speicheldrüsen

Die Schleimhaut der Wangen, der Lippen, des Gaumens und des Schlundes wird von einem **mehrschichtigen Plattenepithel** bedeckt: Im Bereich des harten Gaumens ist das Epithel mehrschichtig **verhornt** (orthokeratinisiert), über der *Gingiva* ortho- bis parakeratinisiert (vgl. Kap. 4.1.2.3). Die *Papillae filiformes* der Zunge sind ebenfalls mit verhorntem Plattenepithel bedeckt, das übrige Epithel ist **unverhornt.** In die Mundhöhle münden fast überall die Ausführungsgänge zahlreicher **kleiner Speicheldrüsen,** *Glandulae salivariae minores.* Das Sekret dieser kleinen Drüsen, der Gleitspeichel, dient im wesentlichen dazu, die Wandungen der Mundhöhle schlüpfrig zu halten und die Reibung durch die herabgleitenden Bissen zu vermindern. Neben den kleinen Speicheldrüsen gibt es beim Menschen drei Paar **große Speicheldrüsen,** nämlich die Ohrspeicheldrüse, *Glandula parotis*, die Unterzungendrüse, *Glandula sublingualis,* und die Unterkieferdrüse, *Glandula submandibularis.* Diese Drüsen produzieren große Mengen von dünnflüssigem Speichel, der nicht nur dazu dient, beim Kauen die Speisen einzuspeicheln und die Bissen so mit Flüssigkeit zu durchtränken, daß sie eine zum Schlucken geeignete Beschaffenheit bekommen, sondern auch bereits die Verdauung einleitet.

3.1 Allgemeiner Bau der Speicheldrüsen

Die Speicheldrüsen sind exokrine Drüsen mit überwiegend azinösen Endstücken *(Parotis)* oder **tubulo-azinösen Endstücken** *(Glandula submandibularis, Glandula sub-*

lingualis). Das Drüsenparenchym wird durch Bindegewebssepten in Läppchen zergliedert. Ebenfalls kommen Fettzellen sowohl im Bindegewebe als auch im Drüsenparenchym vor. Die Lumina der Endstücke weisen ein sternförmiges Querschnittsbild auf mit tiefen Einziehungen zwischen den Azinuszellen (als Sekretkapillaren bezeichnet) (Abb. 12.2-4).

Das **primäre Drüsensekret** ist isoosmotisch, weil Wasser durch die relativ durchlässigen, aus wenigen Leisten bestehenden Zonulae occludentes der Drüsenepithelzellen in das Lumen einströmen kann. Die treibenden Kräfte für den Wassereinstrom sind der kolloidosmotische Druck des Sekretes und eine in Sekretion von Cl^--Ionen in das Drüsenlumen. Na^+ und H_2O folgen dem Chlorid passiv über den parazellulären Weg. Dadurch wird ein wäßriges primäres Drüsensekret geschaffen (Abb. 12.2-5).

Das Sekret wird anschließend in **Schaltstücke** abgegeben, die bis mehrere 100 µm lang sein können und von einem abgeplatteten bis isoprismatischen, mäßig basophilen Epithel gebildet werden. In mukösen Drüsen sind die Schaltstücke wie auch die Streifenstücke (s. unten) kurz und können lokal auch fehlen. Anstelle dessen dehnt sich das muköse Drüsenparenchym in den Bereich aus, der in den serösen Drüsen durch die Schaltstücke gebildet wird. Dadurch entstehen **tubuläre muköse Drüsenschläuche.** Kappenartige Nester von serösen Drüsenzellen in sonst mukösen Drüsenschläuchen werden als **von Ebnersche Halbmonde** bezeichnet. An das Schaltstück schließt das ebenfalls bis mehrere 100 µm lange **Streifenstück** an, das von einem hochprismatischen eosinophilen Epithel gebildet wird (s. Abb. 12.2-4, 6 u. 7). Die Epithelzellen des Streifenstücks sind durch breite (undurchlässige) *Zonulae occludentes* verbunden und weisen basal tiefe Einfaltungen der Plasmamembran auf mit dazwischengelegenen Mitochondrien **(basale Streifung).**

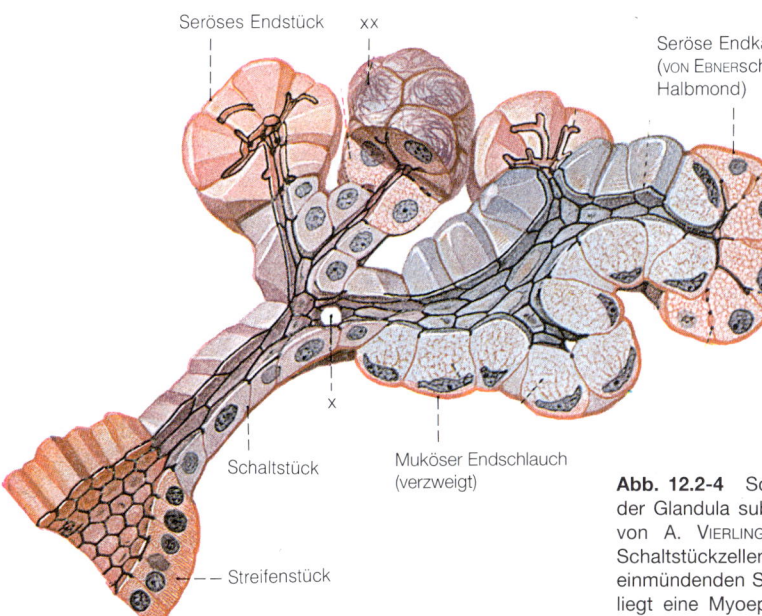

Seröses Endstück   xx

Seröse Endkappe
(VON EBNERSCHER
Halbmond)

Schaltstück

Muköser Endschlauch
(verzweigt)

x

Streifenstück

Abb. 12.2-4 Schema einer seromukösen Drüse am Beispiel der Glandula submandibularis nach einem plastischen Modell von A. VIERLING. Muköse Zellen blau, seröse Zellen rot, Schaltstückzellen violett. Bei x ist das Lumen eines von hinten einmündenden Schaltstückes (abgeschnitten) zu sehen. Bei xx liegt eine Myoepithelzelle, die mit ihren Ausläufern das Drüsenendstück korbartig umgreift. (Aus BRAUS [5])

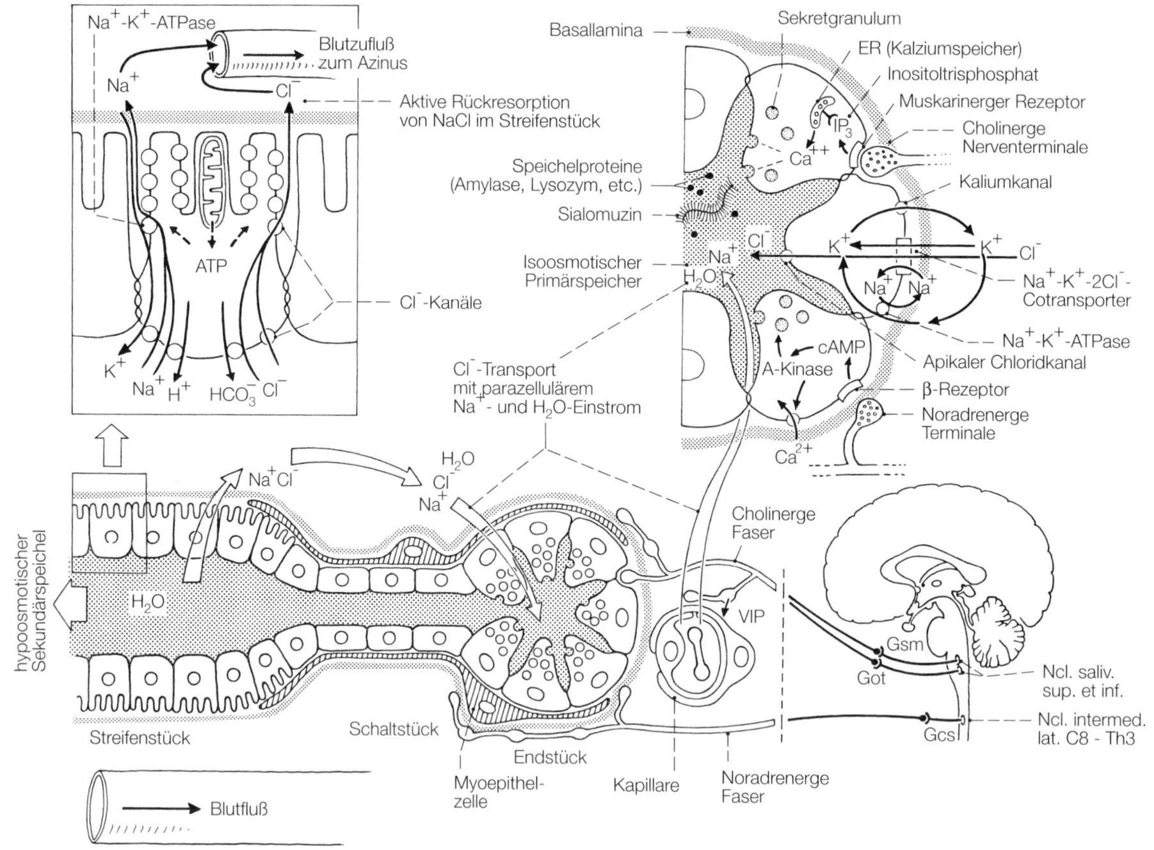

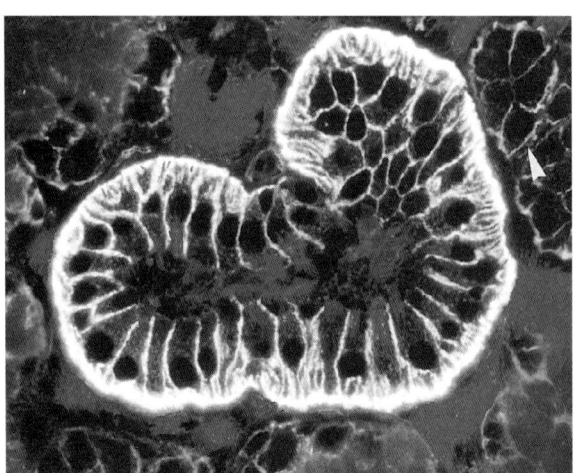

Abb. 12.2-5 Histophysiologie der Speicheldrüsen. Die sekretionsstimulierende Wirkung der parasympathischen Fasern beruht auf der Auslösung der Exozytose durch intrazelluläre Kalziumfreisetzung (vermittelt durch den cholinergen muskarinergen Rezeptor) und Erweiterung der Blutgefäße sowie Steigerung ihrer Permeabilität. Letzteres wird durch das vasointestinale Polypeptid (VIP) vermittelt, einem Cotransmitter der cholinergen Fasern. Die adrenergen Fasern beeinflussen die Drüsenzellen durch Abgabe und anschließende Bindung von Noradrenalin (NA) an β-Rezeptoren. NA stimuliert auch die Kontraktion der Myoepithelzellen. Der Sekretfluß wird durch Wassereinstrom angetrieben, der isoosmotisch (dem Cl⁻ und Na⁺ folgend) über die recht undichten Zonulae occludentes der Endstücke erfolgt. Im Streifenstück wird NaCl wieder resorbiert, nicht jedoch H_2O (dichte Zonulae occludentes), so daß ein hypoosmotischer, sekundärer Speichel entsteht. Der kapilläre Blutfluß führt NaCl wieder den Endstücken zu (Näheres s. Kap. 4.2). Abkürzungen: Got = Ganglion oticum, Gsm = Ganglion submandibulare, Gcs = Ganglion cervicale superius.

Abb. 12.2-6 Immunhistochemische Darstellung der Na⁺-K⁺-ATPase (Natriumpumpe) in einem Streifenstück der Glandula parotis. Die Pumpe ist auf die basolaterale Membranoberfläche mit ihren Einfaltungen beschränkt (basale Streifung). In den Drüsenzellen ist die Pumpe ebenfalls basolateral lokalisiert (Pfeil). Vergr. 700fach.

Die so vergrößerte Plasmamembran schafft Platz für eine große Zahl von Transportproteinen, insbesondere für die Natriumpumpe (Na⁺-K⁺-ATPase). Die Na⁺-K⁺-ATPase ist der treibende Motor für die Resorption von Natrium- und (isoelektrisch) Chloridionen durch entsprechende Kanäle, die in der apikalen und basolateralen Plasmamembran gelegen sind (Abb. 12.2-6). In den Streifenstücken wird der Salzgehalt des Drüsensekretes erheblich reduziert, so daß am Ende ein **hypoosmotischer, sekundärer Speichel** steht. Bei starkem Speichelfluß steigt der Salzgehalt an, wahrscheinlich weil die Verweildauer im Streifenstück zu kurz ist.

Das Drüsensekret wird über intra- und interlobuläre **Ausführungsgänge,** deren Epithel einschichtig bis mehrreihig ist, in den **Hauptausführungsgang** befördert. Dieser besitzt ein zweischichtiges kubisches bis hochprismatisches Epithel mit verstreuten Bürstenzellen (vgl. Kap. 12.6.4.1). Die Endstücke und Schaltstücke der Speicheldrüsen sind wie alle vom Ektoderm abstammenden exokrinen Drüsen von **Myoepithelzellen** eingefaßt. Diese sind sternförmig verzweigte Zellen, welche zwischen Epithel und Basallamina gelegen sind. Das ultrastruktu-

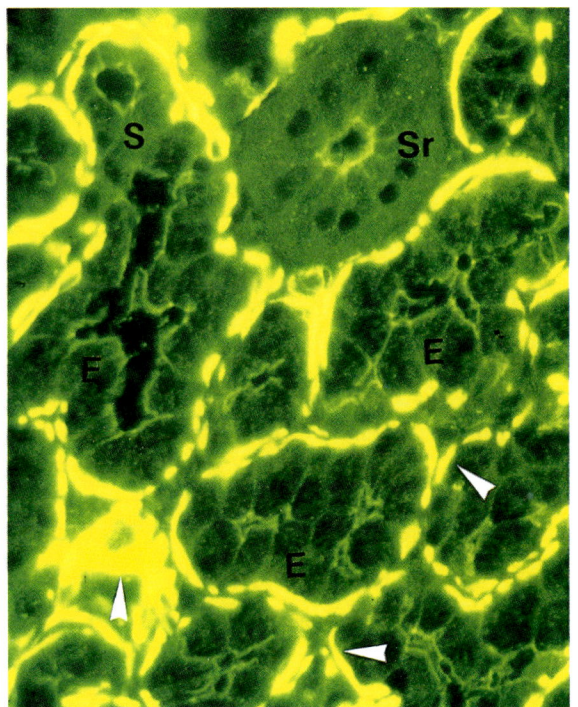

Abb. 12.2-7 Lokalisierung des kontraktilen Proteins Myosin in der Submandibularisdrüse des Menschen. Der Gewebeschnitt wurde mit einem Antikörper gegen Myosin inkubiert, an den der Fluoreszenzfarbstoff Fluoreszin gekoppelt wurde. Die Myoepithelzellen sind intensiv gelb-grün angefärbt (Pfeile). Außerdem ist auch das subplasmalemmale Myosinsystem entlang der Lumina der Drüsenendstücke (E), der Schaltstücke (S) und der Streifenstücke (Sr) markiert. Die sternförmige Verzweigung der Drüsenlumina wird dadurch besonders gut sichtbar. Vergr. 800fach.

relle Bild entspricht dem der glatten Muskelzellen. Wie diese besitzen sie auch alle wichtigen glattmuskulären Proteine (Abb. 12.2-7). Auf die epitheliale Herkunft weisen Intermediärfilamente vom Keratintyp und Fleckdesmosomen (Maculae adhaerentes), die zwischen Myoepithel und Drüsen-/Gangepithel ausgebildet sind, hin.

3.2 Kleine Speicheldrüsen

Die zahlreichen kleinen Drüsen *(Glandulae salivariae minores)* in Lippe, Wange, Gaumen und Schlund bestehen aus Paketen mit vorwiegend mukösen Endstücken. Dagegen befinden sich in der Zunge auch seröse Drüsen, die im Bereich der Geschmacksknospen münden. Diese Drüsen werden als VON EBNERsche Spüldrüsen bezeichnet.

Neben verschiedenen Enzymen (Amylase, saure Phosphatase, eine Lipase) sezernieren diese Drüsen ein Protein (VON-EBNERS-Gland-Drüse Protein, **VEG-Protein)** der Lipokalinfamilie, das wie das Geruchsstoff(Odorant)-bindende Protein der Nasendrüsen (OBP) hydrophobe Geschmacksstoffe und Geruchsmoleküle transportieren kann. Die übrigen Drüsen der Zunge, wie die *Glandula lingualis anterior* (NUHN), sind rein mukös.

3.3 Ohrspeicheldrüse

Die Ohrspeicheldrüse, **Glandula parotis,** ist die größte Speicheldrüse und rein serös. Der von einer Faszie, *Fascia parotideomasseterica,* umhüllte Drüsenkörper liegt zum Teil auf dem M. masseter vor dem Ohr, zum Teil aber reicht er in die Tiefe der Fossa retromandibularis bis in den Parapharyngealraum hinein und bedeckt so den Processus styloideus mit den von dort entspringenden Muskeln (Abb. 12.2-8). Die **Fossa retromandibularis** ist die tiefe Grube zwischen dem Hinterrand des Ramus mandibulae einerseits und dem M. sternocleidomastoideus und dem äußeren Gehörgang andererseits. Hier sind die V. retromandibularis und der Stamm des N. facialis mit dem **Plexus parotideus** in die Substanz der Drüse eingebettet. Oben reicht die Glandula parotis bis zum Jochbogen, nach unten bis zum Angulus mandibulae. Sie ist aus zahlreichen Läppchen mit einem Durchmesser von 1–3 mm zusammengesetzt. Diese **Drüsenläppchen** sind die architektonische Baueinheit und ermöglichen durch ihre Verschieblichkeit im Bereich der bindegewebigen Interlobularsepten die plastische Verformbarkeit der ganzen Drüse beim Kauakt. Dies ermöglicht die Anpassung der Gestalt des Drüsenkörpers an die Raumverhältnisse in der Fossa retromandibularis, die sich beim Kauakt verändern. Die mit dem Kauakt verbundene Verformung der Drüse dient außerdem dem Transport des Sekretes. Bei **Entzündung der Ohrspeicheldrüse** (u. a. bei Mumps, Parotitis epidemica) sind die Kaubewegungen schmerzhaft und eingeschränkt.

Nahe dem oberen vorderen Rand der Parotis verläßt der **Ductus parotideus** (STENO) die Drüsensubstanz. Er ist 3–5 cm lang und zieht etwa 1 cm unter dem Jochbogen parallel zu diesem nach vorne über den M. masseter und den Wangenfettpfropf hinweg, durchbohrt den M. buccinator und mündet in der **Papilla parotidea** gegenüber dem zweiten oberen Molaren in das Vestibulum oris (Abb. 12.2-8).

Der Zahnarzt verhindert den Speichelabfluß durch Einlegen einer Zellstoffrolle in das obere Vestibulum. Der Ductus parotideus wird von einzelnen Läppchen begleitet, ebenso von der A. und V. transversa faciei und einem starken Fazialisast. Die fächerförmig ausstrahlenden Äste des N. facialis treten am vorderen Rand der Drüse aus und ziehen radiär in die Gesichtsmuskulatur **(Pes anserinus).** Einschnitte in die Gesichtshaut und in die Parotis werden daher nach Möglichkeit radiär zum Ohr und nicht quer zum Verlauf der Fazialisäste angelegt. Zur Diagnostik raumfordernder Prozesse (z. B. Tumoren) oder obstruierender Gebilde (z. B. Speichelsteine) kann das Ausführungsgangsystem der Glandula parotis von der Papilla parotidea aus mit Kontrastmittel gefüllt und röntgenologisch dargestellt werden (Sialographie). In gleicher Weise kann auch das Ausführungsgangsystem der Glandula submandibularis (s. unten) sichtbar gemacht werden.

Leitungsbahnen. In der Tiefe der Fossa retromandibularis liegt am Innenrand der Parotis das Endstück der A. carotis externa, die sich hier in die A. maxillaris und die A. temporalis superficialis aufteilt. Alle drei **Arterien** geben ebenso wie die A. transversa faciei Äste ab, die das Drüsenparenchym versorgen. Das venöse Blut fließt über die V. retromandibularis ab, die in das Drüsengewebe eingebettet ist.

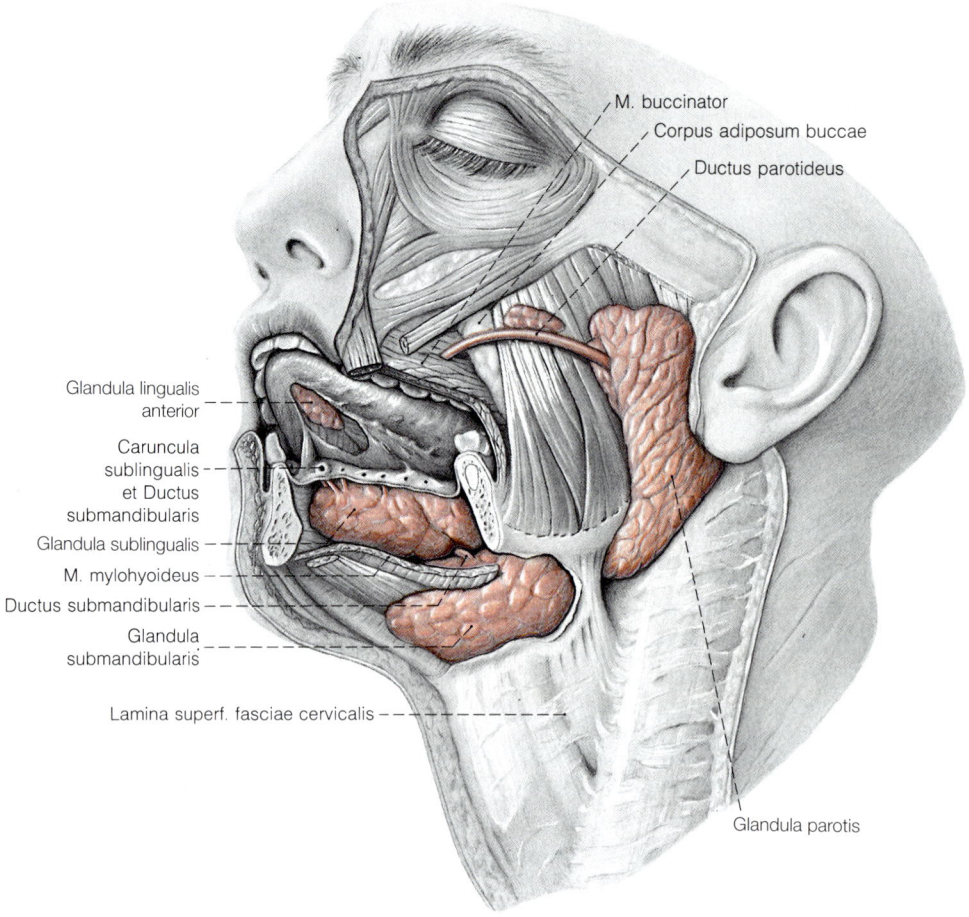

M. buccinator

Corpus adiposum buccae

Ductus parotideus

Glandula lingualis anterior

Caruncula sublingualis et Ductus submandibularis

Glandula sublingualis

M. mylohyoideus

Ductus submandibularis

Glandula submandibularis

Lamina superf. fasciae cervicalis

Glandula parotis

Abb. 12.2-8 Topographie der großen Speicheldrüsen und ihrer Ausführungsgänge in der Ansicht von lateral. Die Mundhöhle ist durch Abtragen von Teilen der Mandibula, des M. buccinator und der Unterlippe eröffnet. Die oberflächlichen Faszien der großen Drüsen sind entfernt. (Nach PERNKOPF [15])

Das zarte Bindegewebe in der Umgebung der Streifenstücke enthält initiale Lymphkapillaren, die im interlobären Bindegewebe in Kollektoren münden, welche entlang der Ausführungsgänge angeordnet sind [14]. In den großen Bindegewebssepten kommen ebenso wie in der Kapsel der Glandula parotis auch Lymphknoten vor, die mit **Lymphgefäßen** aus dem Bereich des Ohres, der Lider, der Nasenwurzel und der Zunge in Verbindung stehen. Eine Schwellung dieser **Lymphknoten** kann mit einer Anschwellung des Drüsengewebes verwechselt werden. Der weitere Abfluß der Lymphe erfolgt in Richtung auf die oberflächlichen und tiefen Halslymphknoten. Zur Innervation siehe Kap. 12.2.3.7.

Das **mikroskopische Bild** der Parotis wird durch die Läppchengliederung und ein aus mehreren Abschnitten bestehendes Ausführungsgangsystem bestimmt. Innerhalb der Läppchen trifft man im histologischen Schnitt zwischen den kreuz und quer getroffenen Drüsenendstücken nicht selten einzelne oder in Gruppen liegende Fettzellen an (Abb. 12.2-9). Die **Acini** sind **rein serös** und bestehen aus hohen, pyramidenförmigen Zellen mit einem fein granulierten Zytoplasma.

Streifenstück

Schaltstück

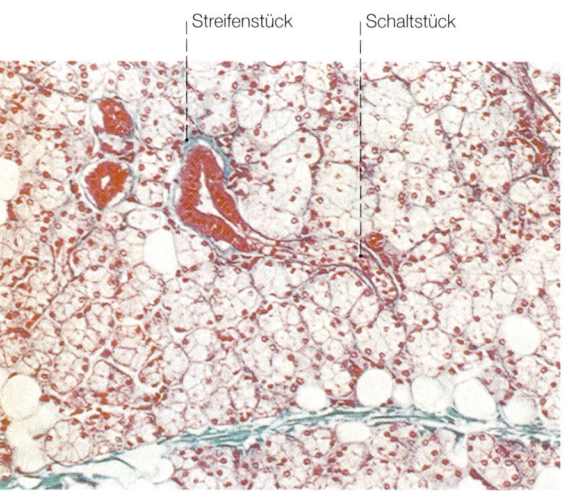

Abb. 12.2-9 Histologischer Schnitt durch die Glandula parotis des Menschen. Man erkennt eingestreute Fettzellen (weiß). Azan; Vergr. 150fach [21a].

3.4 Unterkieferdrüse

Die Unterkieferdrüse, **Glandula submandibularis,** ist eine gemischte, seromuköse Drüse. Sie füllt mit ihrem platt-runden Körper die dreieckige Nische zwischen dem Unterkiefer und den beiden Bäuchen des M. digastricus (s. Abb. 12.2-8). In diesem **Trigonum submandibulare** ist sie unter dem Diaphragma oris gelegen, etwas nach hin-ten verschoben, und wird durch das Lig. stylomandibula-re von der Parotis getrennt. Außen ist sie vom oberfläch-lichen Blatt der Fascia cervicalis, dem Platysma und der Haut bedeckt. Die Faszie wird zu einer Drüsenkapsel er-gänzt. Ein schlanker Fortsatz der Drüse kann sich um den hinteren Rand des Diaphragma oris (M. mylohyoideus) herumbiegen und die Unterzungendrüse erreichen. Den gleichen Weg nimmt der 5–6 cm lange Ausführungsgang, **Ductus submandibularis,** der, um den Zugang zur Mund-höhle zu gewinnen, das Diaphragma oris von hinten her umgehen muß. Er gelangt über den M. hyoglossus hinweg an die mediale Seite der Unterzungendrüse, wo er lateral vom Zungenbändchen auf einer weichen Warze, *Carun-cula sublingualis,* mündet (Abb. 12.2-8).

Die **Blutzufuhr** erfolgt über die *A. facialis,* die sich mehr oder weniger tief in die hintere Fläche der Drüse einsenkt und am oberen Rand wieder erscheint. Die V. facialis zieht gewöhnlich über die Außenfläche der Drüse. Zwischen Drüse und Unterkieferrand liegen 2–3 Nodi lymphatici submandibulares, deren Quellge-biet vor allem die Lippen, die Zähne, die äußere Nase und die Zunge sind.

Im **mikroskopischen Bild** handelt es sich um eine **ge-mischte Drüse.** Man erkennt neben rein serösen Anteilen muköse Schläuche mit serösen Kappen (s. Abb. 12.2-4). Rein muköse Endstücke gibt es nicht. Die rein serösen Teile haben Ähnlichkeit mit der Parotis, sie besitzen Schaltstücke und Streifenstücke. Bemerkenswert sind die sehr langen und **reich verzweigten Streifenstücke** (Abb. 12.2-10), die im Schnitt oftmals getroffen werden und für die Submandibularis recht charakteristisch sind [22].

3.5 Unterzungendrüse

Die Unterzungendrüse, **Glandula sublingualis,** ist *über-wiegend mukös* und die kleinste der drei großen Spei-cheldrüsen. Sie besteht aus einem Komplex von bis zu 50 Einzeldrüsen, die eigene Ausführungsgänge besitzen (Abb. 12.2-8 u. 10). Die meisten Ausführungsgänge münden einzeln auf der **Plica sublingualis** und heißen *Ductus sublinguales minores.* Weiter vorn liegt ein größeres Paket, *Glandula sublingualis major,* das mit einem eigenen Ausführungsgang, **Ductus sublingualis** *major,* auf der *Caruncula sublingualis* mündet. Die Gliederung der Drüsenmasse in einzelne Individuen hat den Vorzug, daß die kleinen Drüsenpakete sich durch die Zungenbewegung beim Kauen ohne Abflußbehinde-rung leichter verformen lassen als ein einheitlicher Drü-senkörper mit nur einem Ausführungsgang. Ferner ist bei einer solchen Anordnung der Weg des Sekrets von der Produktionsstätte bis zur Mündung verkürzt.

Faßt man die zahlreichen Einzeldrüsen makrosko-pisch als einen einheitlichen Drüsenkörper auf, dann läßt sich folgendes sagen: Die Glandula sublingualis liegt auf dem **M. mylohyoideus** und wölbt die Schleimhaut des Mundhöhlenbodens vor. Drüsenteile können gelegent-lich durch Spalten zwischen den Muskelfaserbündeln des M. mylohyoideus in eine subkutane Lage gelangen, dort getastet und mit Tumoren oder verhärteten Lymph-knoten verwechselt werden. Seitlich reicht die Drüse bis zur Mandibula, medial laufen der Ductus submandibula-ris und N. lingualis vorbei, hinten kann die Glandula sublingualis die Submandibularis berühren. Vorne wird sie dagegen durch die Muskelplatte des Mylohyoideus von der Submandibularis getrennt (Abb. 12.2-8).

Die **Blutversorgung** erfolgt über die A. sublingualis aus der A. lingualis und über die gleichnamigen Venen. Die Innervation wird weiter unten beschrieben.

Histologisch ist die Glandula lingualis **überwiegend mukös.** Verstreute seröse Acini kommen vor, ebenfalls seröse Kappen in mukösen Drüsentubuli. Schaltstücke und Streifenstücke sind in den mukösen Drüsenab-schnitten sehr kurz, lokal fehlend.

3.6 Speichel

Die täglich produzierte Speichelmenge beträgt 0,5–1,5 l. Der **Ruhespeichel** entspricht dem Speichel, der von nüchternen Personen morgens ohne Stimulierung ge-wonnen wird. **Stimulierter Speichel** läßt sich mechanisch (durch Kauen) oder über Geschmacksreize (Früchtebon-bons, Zitronensäure) gewinnen. Mehr als die Hälfte des

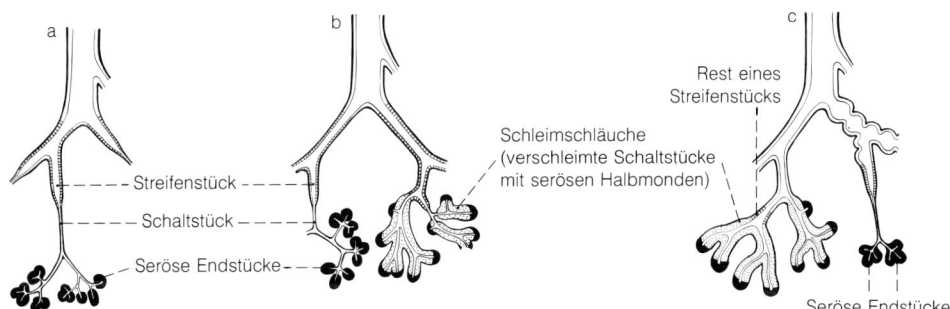

Abb. 12.2-10 Schema zum Aufbau des Ausführungsgang-systems in den großen Speicheldrüsen des Menschen. (a) Glan-dula parotis, (b) Glandula submandibularis und (c) Glandula sub-lingualis.

Ruhespeichels entstammt den Submandibularisdrüsen. Der nach maximaler Stimulation sezernierte Speichel stammt zu über 50% aus der **Glandula parotis**. Der Anteil des Sublingualspeichels und des Speichels der kleinen Speicheldrüse am Gesamtspeichel liegt bei etwa 10%. Die durchschnittliche **Fließrate** des Speichels beträgt 1 ml/min und kann durch Stimulierung auf bis zu 10 ml/min gesteigert werden. Der Parotis- und der Submandibularisspeichel sind klar und ziemlich dünnflüssig, der Submandibularisspeichel ist schwach fadenziehend und schäumend. Der sublinguale Speichel ist zäh und fadenziehend.

Verminderter Speichelfluß (**Xerostomie**) ist häufig psychisch bedingt und kann auch als Nebenwirkung von Medikamenten auftreten (u.a. durch Hemmstoffe des Parasympathikus, wie der Blocker des Acetylcholinrezeptors, Atropin). Vermehrter Speichelfluß (**Sialorrhö**) wird bei Reizungen und Erkrankungen der Mundhöhle (u.a. Entzündungen, Zahndurchbruch bei Kindern) beobachtet.

Der Speichel ist **hypoosmotisch** (ca. ¼ bis ⅓ der Osmolalität des Blutes), besteht zu über 99% aus Wasser und enthält nur etwa 0,7% Trockenmasse (überwiegend Proteine und Muzine).

Bei hohen Flußraten nehmen der Elektrolytgehalt und damit die Osmolalität zu, weil weniger Zeit zur Resorption von Elektrolyten im Gangsystem der Drüsen zur Verfügung steht.

Die **Proteine** setzen sich aus speichelspezifischen Enzymen und Sialomuzinen (mucus; lat.: Schleim), Plasmaproteinen sowie Proteinen von Leukozyten, Epithelzellen und Bakterien zusammen. Näheres über Muzine s. Kap. 4.2.6.2. Das stärkespaltende Enzym **α-Amylase** ist die wichtigste Proteinkomponente (30–40% des Parotisspeichels, 25% im Submandibularisspeichel). Weitere Enzyme sind das **Lysozym** (welches Komponenten der Bakterienwand, Muraminsäure, spaltet und damit **antibakterielle Wirkung** besitzt), eine Ribonuklease, eine Desoxyribonuklease, eine Peroxidase und mehrere **Proteasen** mit unterschiedlichen Spezifitäten. Die Hauptproteinkomponenten des Parotisspeichels jedoch sind basische, prolinreiche Proteine (**PRP-Proteine**) mit noch nicht geklärter Funktion. Außerdem enthält der Speichel größere Mengen an **Immunglobulinen**, besonders Immunglobulin A, welches überwiegend von den Epithelien der Gangsysteme durch Transzytose sezerniert wird. Ebenfalls von den Gangepithelien stammt die Peptidase **Kallikrein**, die für die Bildung der gefäßerweiternden Kinine verantwortlich ist. Bei vielen Tieren werden außerdem **Wachstumsfaktoren** wie der epidermale Wachstumsfaktor (EGF) und der Nervenwachstumsfaktor (NGF) von speziellen Abschnitten der Streifenstücke sezerniert. EGF ist ebenfalls im Speichel des Menschen nachgewiesen. Die Wachstumsfaktoren scheinen für die **wundheilende Wirkung** des Speichels (Wundlecken) von Bedeutung zu sein. Die Kohlenhydrate des Speichels (100–200 mg/l) sind überwiegend proteingebunden und entstammen hauptsächlich den Sialomuzinen (s. Kap. 4.2.6.2).

In der Mundhöhle gibt es eine reiche **Bakterienflora** mit zahlreichen Arten von **Saprophyten**. Man hat festgestellt, daß im normalen Speichel durchschnittlich 10–400 Mill. Keime/ml vorkommen [17]. Darunter finden sich regelmäßig Diplokokken, Streptokokken, Spirochäten und Spaltpilze (z. B. Leptothrix). Neben harmlosen Keimen enthält die Mundflora auch pathogene Erreger, die jedoch nur dann gefährlich werden, wenn die Abwehrkräfte nachlassen. Beim gesunden Menschen sind die Abwehrbedingungen gerade in der Mundhöhle besonders günstig, weil die Schleimhaut gut durchblutet ist und jede kleine Wunde durch Speichel geschützt wird und sich rasch schließt. Durch die dauernde Bildung des lysozymhaltigen Speichels sowie durch das Kauen, Schlucken und der Kontrolltätigkeit der Zunge besteht eine **Selbstreinigung der Mundhöhle.**

Durch Kalkabscheidungen können sich in den großen Ausführungsgängen **Speichelsteine** bilden. Ferner ist der Zahnstein ein Sediment des Speichels. Es besteht aus Kalksalzen, Pilzen, Bakterien und Epithelien, und setzt sich besonders stark an den Frontzähnen des Unterkiefers gegenüber der Mündung der Submandibular- und Sublingualdrüsen ab.

3.7   Innervation der Speicheldrüsen

Die Speicheldrüsen werden parasympathisch und sympathisch innerviert.

Die **parasympathischen** Fasern für die Innervation der **Glandula parotis** stammen aus dem *Ncl. salivatorius inferior* und gelangen über den *N. tympanicus* des *N. glossopharyngeus* zum *N. petrosus minor* und *Ganglion oticum*. Die postganglionären parasympathischen Fasern schließen sich dem *N. auriculotemporalis* des *N. mandibularis* an und gelangen über eine Anastomose mit dem *N. facialis* in die Drüse. **Die anderen Speicheldrüsen** werden aus *Ncl. salivatorius superior* innerviert, dessen Axone über den *N. intermedius (N. facialis)* zum *Ganglion pterygopalatinum* (via *N. petrosus major* und *N. canalis pterygoidei*) und zum *Ganglion submandibulare* (via *Chorda tympani* und *N. lingualis*) ziehen. Vom *Ganglion pterygopalatinum* aus werden die Gaumen- und Oberlippendrüsen versorgt. Die postganglionären Fasern des *Ganglion submandibulare* versorgen die *Glandula submandibularis, Glandula sublingualis* sowie die Drüsen der Unterlippe und der vorderen zwei Drittel der Zunge. Die Drüsen des Zungengrundes und des Rachens erhalten ihre parasympathische Innervation über den *N. glossopharyngeus (Ncl. salivatorius inferior)* und *N. vagus (Ncl. dorsalis n. vagi)* (Näheres s. Band II, Kap. 16.23).

Die **sympathischen** Nervenfasern stammen aus dem Halsteil des Grenzstranges *(Ganglion cervicale superius)* und gelangen hauptsächlich über die **periarteriellen Geflechte** der Blutgefäße in das Drüsengewebe.

Parasympathische Nervenendigungen gehen stellenweise **synapsenähnliche Kontakte** mit den Drüsenepithelzellen ein. Reizung des Parasympathikus oder Gabe von Parasympathomimetika (Arzneimittel mit Wirkung des Acetylcholins) stimulieren den Speichelfluß (dünnflüssiger, voluminöser Speichel) durch direkte Aktivierung der Exozytose (**intrazellulärer Anstieg von Ca²⁺**) und Weitstellung der Blutgefäße. Die Wirkung auf die Blutgefäße erfolgt wohl überwiegend durch das vasointestinale Poly-

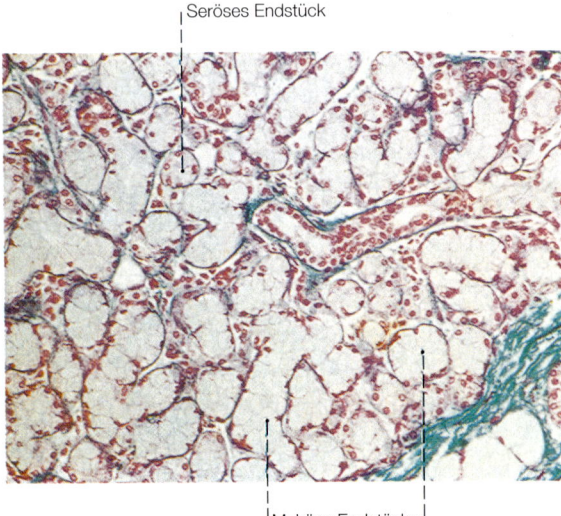

|Seröses Endstück

|Muköse Endstücke|

Abb. 12.2-11   Histologischer Schnitt durch die Glandula sublingualis des Menschen. Ein Streifenstück ist in der Mitte des Bildes angeschnitten und zieht nach rechts. Muköse Schläuche münden direkt in das Streifenstück. Azan; Vergr. 240fach [21a].

peptid (VIP), einem Cotransmitter der parasympathischen Nervenfasern. Reizung des **Sympathikus** (oder Verabreichung sympathomimetischer Arzneimittel) führt zur Sekretion eines volumenmäßig reduzierten, zähflüssigen Speichels (trockener, klebriger Mund beim Streß). Sympathische Nervenfasern gelangen in engen Kontakt zu den **Myoepithelzellen**, die sie zur Kontraktion stimulieren und dadurch das Auspressen der Acini (Tubuli) und den initialen Speichelfluß fördern. Das Gefühl des Sichzusammenziehens der Speicheldrüsen bei Beißen in einen sauren Apfel oder eine Zitrone beruht wahrscheinlich auf Kontraktion der Myoepithelzellen.

4   Juxtaorales Organ

Das juxtaorale Organ [24] findet sich unterhalb des Wangenfettpfropfes, wo es mit der als *Fascia buccotemporalis* bezeichneten derbelastischen Bindegewebsplatte zwischen M. buccinator und Innenfläche des M. temporalis fest verwoben ist (Abb. 12.2-12a). Es stellt einen etwa 1 cm langen, 0,5–2 mm dicken **weißlichen Strang** dar. Dieser enthält einen epithelialen Kern, der aus unterschiedlich differenzierten Epithelzellen besteht, die zu einem stark verzweigten Strangsystem zusammengefügt sind, in dem oft follikelähnliche Strukturen zu erkennen sind (Abb. 12.2-12b). Es bestehen enge Beziehungen zu sensorischen Nervenfasern. In dem das **epitheliale Parenchym** umgebenden zellreichen Bindegewebe befinden sich zahlreiche sensible Endkörperchen. Das Organ wird von einem oder zwei Ästen des N. buccalis innerviert, deren Bindegewebshüllen in die perineuriumartige Organkapsel übergehen. Die Funktion des juxtaoralen Or-

gans ist noch nicht geklärt. Die enge Beziehung des Epithels zum Nervensystem und der hohe Gehalt an **sensiblen** Nervenendkörperchen spricht für eine rezeptorische Funktion.

In der embryologischen Literatur wurde dieser Strang nach seinem Erstbeschreiber „Chievitzsches Organ" genannt und fälschlicherweise als Rudiment gedeutet, das sich noch in der Fetalzeit wieder völlig zurückbilden solle.

Bei Biopsien im Mundbereich sind Fehldiagnosen des Organs als Tumor vorgekommen.

5   Kauapparat

5.1   Allgemeines

Das menschliche Gebiß ist das Resultat einer langen phylogenetischen Entwicklung, die im Rahmen dieses Lehrbuches nicht dargestellt werden kann. Sie führt dazu, daß beim Menschen die Zähne lückenlos aneinandergereiht sind und daß die Höcker der im Oberkiefer und Unterkiefer einander gegenüberstehenden Zähne in der Schlußbiß-Stellung, **Okklusion,** genau aufeinander abgestimmt sind. Das menschliche Gebiß ist somit lückenlos, ohne **Diastema.** Es besteht aus verschieden geformten Einzelzähnen, es ist heterodont, und hat nur einen einmaligen Zahnwechsel, d.h. es ist diphyodont. Zuerst erscheinen die Milchzähne, *Dentes decidui,* darauf die bleibenden Zähne, *Dentes permanentes.*

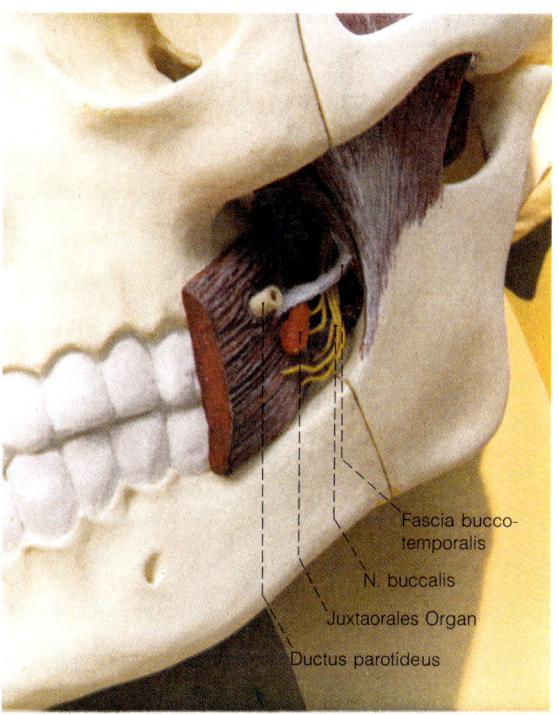

a

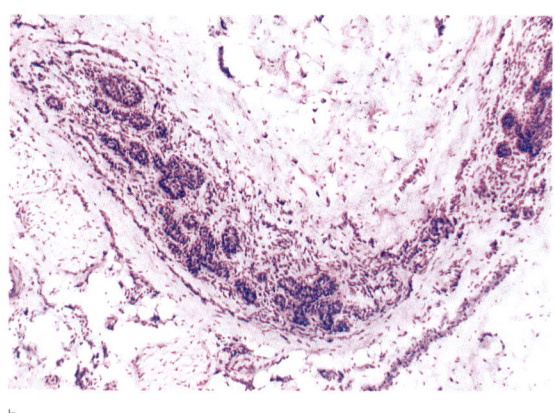

b

Abb. 12.2-12   Das juxtaorale Organ. (a) Modell zur Darstellung der Topographie. Das Organ (rot) liegt zwischen M. buccinator und Ramus mandibulae. (b) Im histologischen Schnitt sieht man ein drüsiges Parenchym, in dem bei stärkerer Vergrößerung zahlreiche nervöse Endigungen nachgewiesen werden können. Erwachsener Mann. H E.; Vergr. 125fach. (Original: W. Zenker, Zürich)

Fascia bucco-
temporalis

N. buccalis

Juxtaorales Organ

Ductus parotideus

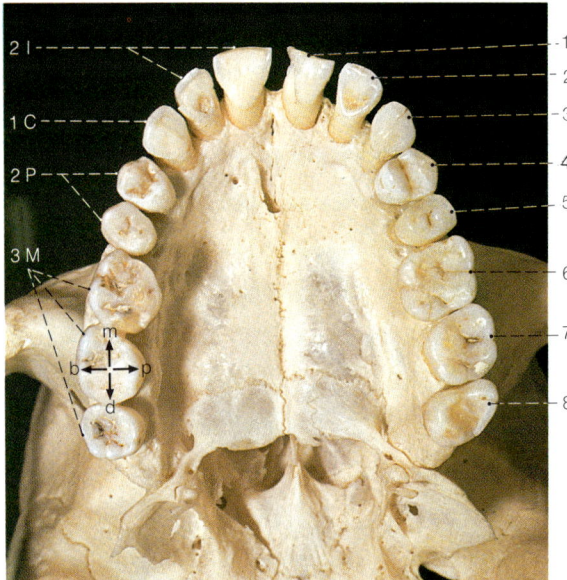

Abb. 12.2-13 Die Zähne des Oberkiefers. Verhältnismäßig stark abgekautes Gebiß. I = Incisivi; C = Caninus; P = Praemolares; M = Molares. 1–8 Zählweise der einzelnen Zähne. Die Pfeile über dem 7. Zahn rechts geben die Richtungsbezeichnungen an. m = mesial, d = distal, p = palatinal, b = bukkal.

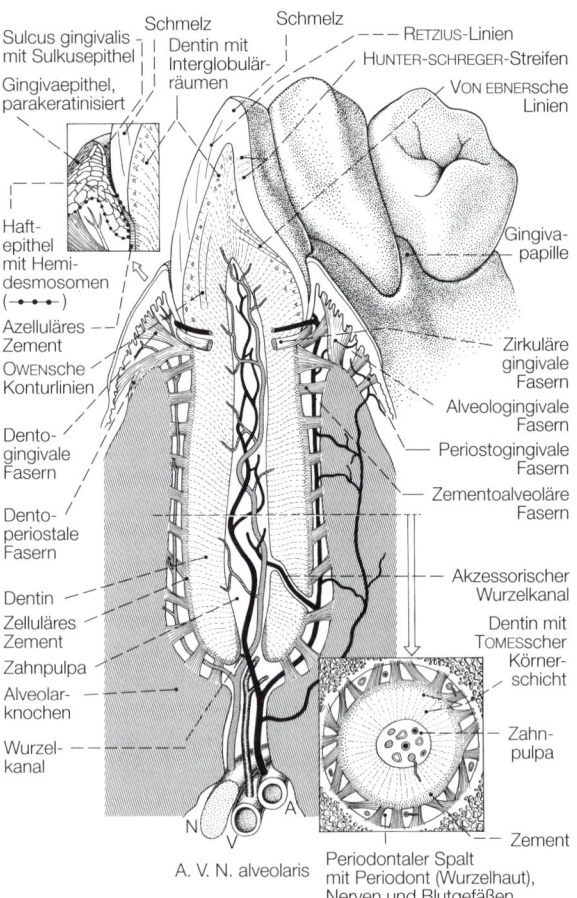

Abb. 12.2-14 Schematische Darstellung der Struktur des menschlichen Zahnes (Schneidezahn) und seines Halteapparates im Längs- und Querschnitt.

Im **bleibenden Gebiß** (Abb. 12.2-13 u. 14) unterscheiden wir oben und unten in jeder Kieferhälfte zwei Schneidezähne, *Incisivi*, einen Eckzahn, *Caninus*, zwei *Prämolaren* und drei Mahlzähne, *Molaren*, zusammen 32 Zähne. Die einzelnen Zahngruppen haben eine verschiedene funktionelle Bedeutung und sind nach einem bestimmten Plan zum Gebiß aufgereiht. Zur kurzen Verständigung wählt man die folgende Zahnformel, wobei die Oberkieferzähne über dem Strich, die Unterkieferzähne unter ihm erscheinen und die Mitte durch eine Senkrechte dargestellt wird (Tabelle 12.2-1).

Tabelle 12.2-1 Zahnformel.

	3M	2P	1C	2I	2I	1C	2P	3M	
rechts	3M	2P	1C	2I	2I	1C	2P	3M	links

oder kürzer

	3	2	1	2	2	1	2	3	
rechts	3	2	1	2	2	1	2	3	links

Im **Milchgebiß** fehlen die Molaren, dafür finden sich an Stelle der Prämolaren zwei sog. Milchmolaren. Das Milchgebiß hat somit insgesamt 20 Zähne, die Zahnformel lautet:

2	1	2	2	1	2
2	1	2	2	1	2

Um eine **maschinenlesbare Bezeichnungsweise** zu haben, hat die Fédération Dentaire Internationale (FDI) ein Schema festgelegt (Tabelle 12.2-2), bei dem jede Seite einer Kieferhälfte eine Kennziffer (1–4) erhält und jeder Zahn eine Ziffer (1–8) entsprechend seiner Stellung in distaler Richtung. Im Milchgebiß werden die vier Quadranten mit den Kennziffern (5–8) bezeichnet.

Tabelle 12.2-2 Zahnschema (FDI) [17a].

Bleibendes Gebiß	
Kennziffer 1	Kennziffer 2
18 17 16 15 14 13 12 11	21 22 23 24 25 26 27 28
rechts	links
48 47 46 45 44 43 42 41	31 32 33 34 35 36 37 38
Kennziffer 4	Kennziffer 3
Milchgebiß	
Kennziffer 5	Kennziffer 6
55 54 53 52 51	61 62 63 64 65
rechts	links
85 84 83 82 81	71 72 73 74 75
Kennziffer 8	Kennziffer 7

Nach einer älteren Schreibweise werden rechte und linke Seite durch einen senkrechten, und oben und unten durch einen waagerechten Strich unterschieden, so daß beispielsweise der rechte untere Eckzahn oder „Dreier rechts unten" wie folgt geschrieben würde:

$$\overline{3|} = \overline{3|}$$

5.2 Gestalt der Zähne

Obwohl die Gestalt der einzelnen Zähne sehr verschieden ist (Abb. 12.2-13 bis 18), kann man an jedem Zahn eine **Krone**, *Corona dentis*, und eine **Wurzel**, *Radix dentis*, mit Wurzelspitze, *Apex*, und **Zahnhals**, *Cervix*, unterscheiden. Der Zahnhals ist jener Teil der Wurzel, der aus der Alveole des Kieferknochens hervorsteht und vom Zahnfleisch, *Gingiva*, bedeckt ist.

Die Hauptmasse des Zahnes besteht aus **Zahnbein** *Dentinum*. Ein großer Dentinblock umgreift die Pulpahöhle, *Cavitas dentis*, mit einem oder mehreren Wurzelkanälen, *Canalis radicis dentis* mit *Foramen apicis dentis*. Die frei in die Mundhöhle hereinragende Krone ist von **Schmelz**, *Enamelum* (oder *Subst. adamantina*), überzogen; der Zahnhals und die Wurzel sind von **Zement**, *Cementum*, bedeckt. Die **Pulpahöhle** ist von einem gefäßführenden Bindegewebe, dem Zahnmark, *Pulpa dentinalis*, erfüllt, das zahlreiche Nervenfasern enthält (Abb. 12.2-14).

Zur genauen Orientierung und zur Lokalisation von Defekten werden in der Zahn-, Mund- und Kieferheilkunde besondere Lagebezeichnungen benötigt:

bukkal: der Wange zugekehrt
labial: den Lippen zugekehrt
lingual: der Zunge zugekehrt
palatinal: dem Gaumen zugekehrt
mesial: dem Scheitelpunkt (vorn) des Zahnbogens zugekehrt
distal: dem hinteren Ende des Zahnbogens zugekehrt
apikal: an der Wurzelspitze, zur Wurzelspitze hin
zervikal: am Zahnhals, zum Zahnhals hin
okklusal: an der Kaufläche, zur Kaufläche hin

Die Zähne sind so gestaltet und in den Kiefer eingepflanzt, daß sich die einander zugewandten Flächen der benachbarten Zähne jeweils nur an einem nahe der Kaufläche gelegenen **Kontaktpunkt** (bzw. einer kleinen Kontaktfläche) berühren (Abb. 12.2.-17a). Darunter eröffnet sich der zum Kiefer hin weiter werdende **Interdentalraum**, der beim Gesunden durch die **Interdentalpapille** der Gingiva weitgehend ausgefüllt wird.

Die **Schneidezähne**, *Dentes incisivi*, dienen im wesentlichen dem Abbeißen. Die Krone ist meißelförmig; ihre äußere, labiale Fläche ist schwach konvex, die innere trägt an der Basis einen Höcker, das *Tuberculum dentis* (Abb. 12.2-13 u. 15). Die Wurzeln der Schneidezähne sind einfach, bei den oberen kegelförmig, bei den unteren seitlich abgeplattet und mit längerem sagittalem Durchmesser. Die oberen, mittleren Incisivi sind breiter als die

seitlichen. Im Unterkiefer sind die Verhältnisse umgekehrt, aber nicht so ausgeprägt.

Die **Eckzähne**, *Dentes canini*, sind in jedem Quadranten nur einmal vorhanden. Sie dienen zum Abreißen von harten, zähen Bissen, die daher mit seitlich gewendetem Kopf erfaßt werden. Die Wurzel ist einfach (nur der untere Eckzahn hat selten zwei Wurzeln) und gibt dem Zahn durch ihre große Länge von durchschnittlich 2,5 cm (bis zu 3,7 cm) einen festen Halt (Abb. 12.2-18). Im Oberkieferknochen ist das Jugum alveolare des Caninus zu einem besonderen Eckzahnpfeiler verstärkt und vom Vestibulum oris aus tastbar. Die Pulpahöhle des Eckzahns ist im Bereich des Zahnhalses am weitesten. Die Krone, die bei den unteren Canini länger und schmaler ist als bei den oberen, besitzt eine Kauspitze mit zwei Schneidekanten. Auf der lingualen Seite findet sich ein kräftiges Tuberculum dentis. Die oberen Eckzähne liegen wegen der größeren Breite der Schneidezähne weiter distal als die unteren. Die geschlossenen Zahnreihen beim Menschen entstehen durch die geringe Ausbildung der Canini, die noch beim Menschenaffen so viel Platz bei der Okklusion beanspruchen, daß sie eine Lücke, Diastema, in der gegenüberliegenden Zahnreihe notwendig machen.

Die vorderen oder **falschen Backenzähne**, *Dentes praemolares*, liegen jenseits des Mundwinkels im Bereich der Backe und vermitteln der Funktion nach den Übergang zu den Mahlzähnen. Die Wurzel ist lang, mit Seitenfurchen versehen und beim oberen 1. Prämolaren häufig in eine linguale und eine vestibulare gespalten. Aber auch wenn sie einfach ist, enthält sie doch immer 2 Wurzelkanäle. Die Wurzelkanäle sind gegen die Spitze stark verzweigt und münden mit mehreren Foramina apicis dentis. Dieser Umstand erschwert die Wurzelbehandlung und kann sie unmöglich machen. Die Prämolaren haben eine zylindrische Krone, einen lingualen und einen vestibularen Kauhöcker (Abb. 12.2-13 u. 15).

Die **Mahlzähne**, *Dentes molares*, sind die eigentlichen Kauzähne. Sie stehen dem Ansatz der Kaumuskulatur am nächsten, so daß zwischen ihren Mahlflächen der größte Kaudruck entwickelt werden kann. Die Kronen der Molaren besitzen gewöhnlich mehrere Höcker, die beim Kauen gegeneinander reiben und das Zerkleinern der Bissen erleichtern. Bei den oberen Molaren sind gewöhnlich 4, bei den unteren 4–5 Kronenhöcker vorhanden (Abb. 12.2-15). Da der Zahnbogen des Oberkiefers weiter gespannt ist als der des Unterkiefers, ragen die vestibularen Kauhöcker der oberen Molaren seitlich über die der unteren hinweg, während die palatinalen Kronenhöcker der oberen Mahlzähne in die Längsfurche der unteren eingreifen.

Bisweilen wird, vor allem am 1. Molaren, ein *Tuberculum anomale* (CARABELLI) angetroffen. Es handelt sich um ein zusätzliches, lingual am mesialen Kauhügel sitzendes Tuberculum, welches die Kaufläche nicht erreicht (Abb. 12.2-16).

Die **oberen Molaren** haben stets **drei Wurzeln,** von denen eine lingual und zwei vestibulär liegen. Die unteren Molaren haben dagegen nur je eine vordere und hintere Wurzel. Die Vermehrung der Wurzeln bedeutet eine Oberflächenvergrößerung des Zahnhalteapparates, so

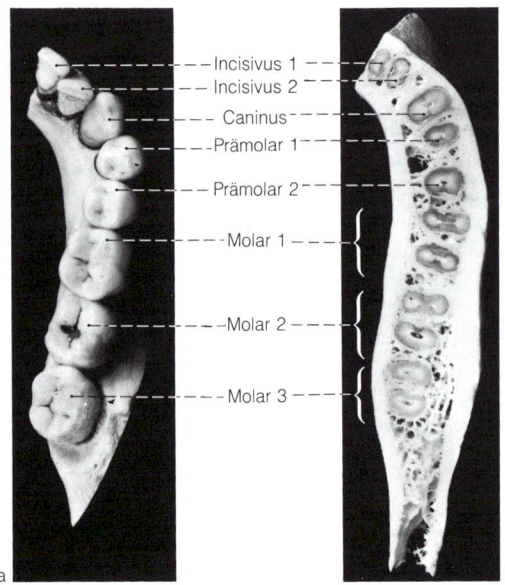

a   b

Abb. 12.2-15   Die Zähne des rechten Unterkiefers. (a) Die Kronen in der Ansicht von oben, (b) die Wurzeln im Schnitt durch die Mandibula. (Original: H. Ferner)

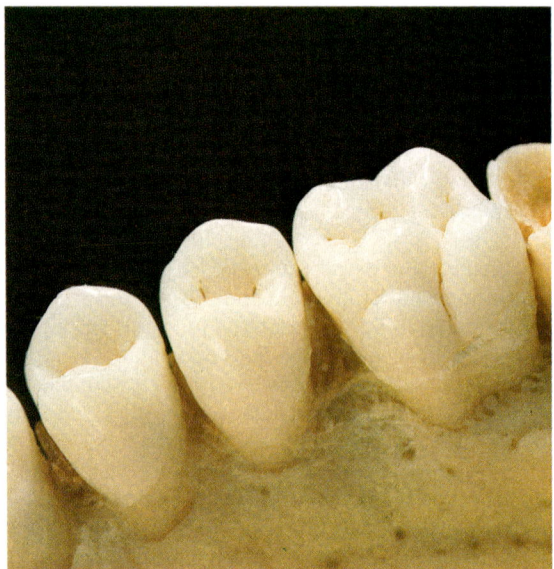

Abb. 12.2-16   Die Prämolaren und der 1. Molar eines Oberkiefers. Die Prämolaren haben je zwei Kauhügel. Der Molar hat vier Kauhügel; im vorliegenden Falle ist am mesialen Tuberculum dentis außerdem ein Tuberculum anomale (Carabelli) ausgebildet, welches die Kaufläche nicht erreicht. (Original: B. Tillmann, Kiel)

daß der große Kaudruck aufgefangen werden kann. Die Wurzeln der Molaren können stark gekrümmt sein und biegen spitzenwärts nach distal um (Abb. 12.2-17). Dies erschwert die Wurzelbehandlung. Auch ist bei Extraktionen mit Schwierigkeiten zu rechnen; und die Entfernung eines Molaren ist oft nicht ohne Zuhilfenahme des Meißels möglich.

Der 1. Molar ist stets größer als der 2. und der 3., der als sog. **Weisheitszahn** oft verkümmert ist, fehlerhaft durchbricht oder retiniert wird. Der 1. Molar mit seiner großen Kaufläche ist der tragende Gebißpfeiler. Bei frühzeitigem Verlust dieses Zahnes kommt es zum Einsinken der Kauebene, zum Nachrücken des 2. Molaren nach mesial und zum Umkippen seiner Krone nach vorne.

Zur Unterscheidung zwischen rechten und linken gleichnamigen Zähnen können die folgenden Merkmale herangezogen werden:

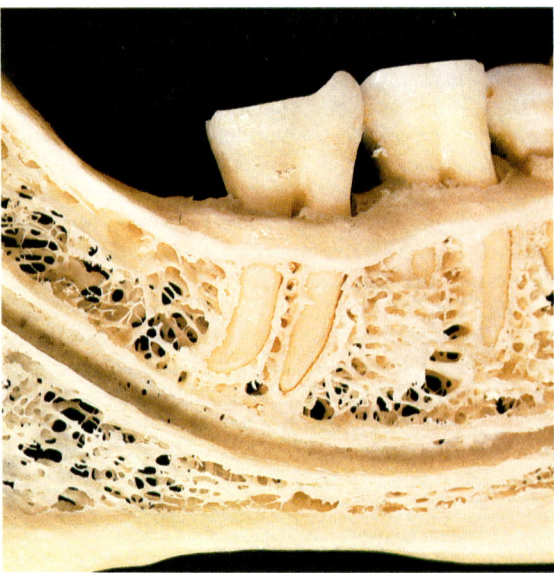

a

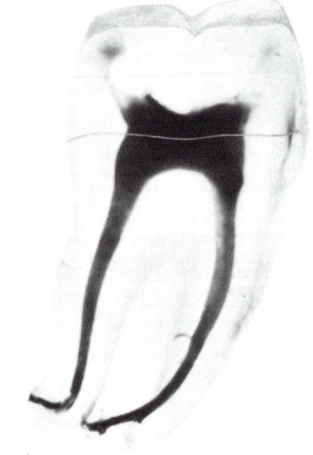

b

Abb. 12.2-17   Die Wurzeln der Molaren biegen nach distal ab („Wurzelspitzenmerkmal"). (a) Präparation der Wurzeln der hinteren Molaren und des Canalis mandibulae von lateral her. Man erkennt das Spongiosagerüst der Mandibula und die Verdichtung der Knochensubstanz im Bereich der Alveole (Original: Tillmann). (b) Röntgenaufnahme eines Molaren, dessen Pulparäume mit Metall gefüllt sind. Beachte das fast rechtwinkelige Abbiegen des distalen Wurzelkanals. (Original: H. Ferner)

1. Das **Krümmungsmerkmal.** Es besagt, daß der mesiale Teil der Krone voluminöser und daher stärker gewölbt ist als der distale.

2. Das **Wurzelspitzenmerkmal.** Es beruht auf der Tatsache, daß als Folge der physiologischen Wanderung der Zähne (s. unten) die Wurzeln schräg nach distal abgebogen sind (Abb. 12.2-17).

3. Das **Winkelmerkmal.** Es findet sich nur an den Schneidezähnen und besagt, daß Kaukante und Kontaktfläche mesial einen scharfen Winkel bilden, während der distale abgerundet ist.

5.3 Okklusion

Die Zähne sind zu einem **Zahnbogen** zusammengefügt, der im Ober- und Unterkiefer verschieden gestaltet ist. Im Oberkiefer hat der Zahnbogen die ungefähre Gestalt einer halbierten Ellipse, im Unterkiefer die einer Parabel. Beide Bögen decken sich also nicht, sondern der Oberkieferbogen ist etwas weiter gespannt. Daraus folgt, daß in der Schlußbiß-Stellung, **Okklusion,** bei den Vorderzähnen die obere Kaukante vor die untere greift, so daß eine scherende Wirkung entsteht (Abb. 12.2-18). Bei den Seitenzähnen verdeckt der äußere Kaurand der oberen Zähne die entsprechende untere Höckerreihe, während der innere Kaurand des oberen Gebisses in die Furchen der Kaufläche der unteren Zähne trifft. Schließlich fallen bei der ungleichen Breite der Zähne im oberen und unteren Zahnbogen die Zwischenräume nicht aufeinander, vielmehr werden sie von einem Höcker oder einer Schneidekante gedeckt. Es trifft also jeweils ein Zahn auf zwei **Antagonisten,** von denen der gleichnamige als Haupt-, der zweite als Nebenantagonist wirkt. Eine Ausnahme machen nur der 1. Schneidezahn oben und der 3. Molar oben.

Durch die Breite des 1. oberen Schneidezahnes sind alle übrigen Zähne des Oberkiefers um $1/2$ oder $1/4$ Kronenbreite nach distal verschoben, doch gleicht die geringe Größe des oberen Weisheitszahnes diese Differenz wieder aus, so daß das Ende des Zahnbogens oben und unten wieder gleich ist (Abb. 12.2-18).

Bei dieser üblichen Form der Okklusion, die auch als Vor-, Neutral- oder Scherenbiß **(Psalidontie)** bezeichnet wird, verleihen sich die Zähne gegenseitig die größte Stütze.

Der Regelbiß bei wohlgeformten Kieferbogen und Zahnkronen wird als **eugnath** bezeichnet. Abweichungen führen zur **Dysgnathie,** d.h. zum anormalen Biß. Hierzu gehören z.B. der Kanten- oder Zangenbiß **(Labiodontie),** bei dem die Kaukanten der Frontzähne aufeinanderstoßen, oder der „offene Biß" **(Hiatodontie)** und der dachförmige Überbiß **(Stegodontie),** bei dem die Kronen der Schneidezähne schräg nach vorne stehen. Solche Bißformen sind nicht immer als pathologisch zu bewerten, da sie bei bestimmten Völkern als Rasseneigentümlichkeit gehäuft vorkommen.

Ins Pathologische gehören dagegen stets die folgenden **Bißanomalien:** Die **Prognathie** resultiert aus einer Überentwicklung des Oberkiefers mit Protrusion der Frontzähne. Es besteht im Vergleich zum Neutralbiß eine Distalverschiebung des unteren ersten Molaren. Letzteren besteht auch bei einer ähnlichen Anomalie, der Opistogenie **(Mikrogenie),** bei der eine Unterentwicklung des Unterkiefers besteht. – Bei der **Progenie** liegt eine Überentwicklung des Unterkiefers vor. Die unteren Frontzähne beißen vor die oberen, die unteren Molaren überragen die oberen seitlich; außerdem besteht eine Mesialverschiebung des unteren ersten Molaren. – Eine Progenie kann durch zurückgebliebenes Wachstum des Oberkiefers vorgetäuscht werden: Opisto- oder Mikrognathie. – Der **Kreuzbiß** ist keine besondere Anomalie, sondern eine halbseitige Progenie oder Opisthogenie.

Bei regelrechter Okklusion bildet die Gesamtheit der sich berührenden Abschnitte der Kauflächen einer Seite die sog. **Kauebene.** Sie ist nicht plan, sondern bildet in Richtung von mesial nach distal einen nach unten konvexen Bogen. Dieser Bogen (VON SPEESche Kurve) läuft durch das Kieferköpfchen und kann als Segment eines Kreises aufgefaßt werden, dessen Mittelpunkt in der Orbita liegt. Auch in der Querrichtung ist die Kauebene nicht genau horizontal eingestellt. Sie ist vielmehr etwas nach innen geneigt, denn die meisten Zähne sind schräg eingepflanzt.

Im **Oberkiefer** sind die Zahnwurzeln und Wurzelspitzen nach innen geneigt und bilden einen kleineren Bogen als die nach außen geneigten Kronen. Eine besonders starke **Neigung** zeigen die Schneidezähne, aber auch die Mahlzähne sind deutlich schräggestellt (vgl. Abb. 12.2-42). Der Querschnitt durch die Krone ist in der Nähe der Kaufläche größer als in der Nähe des

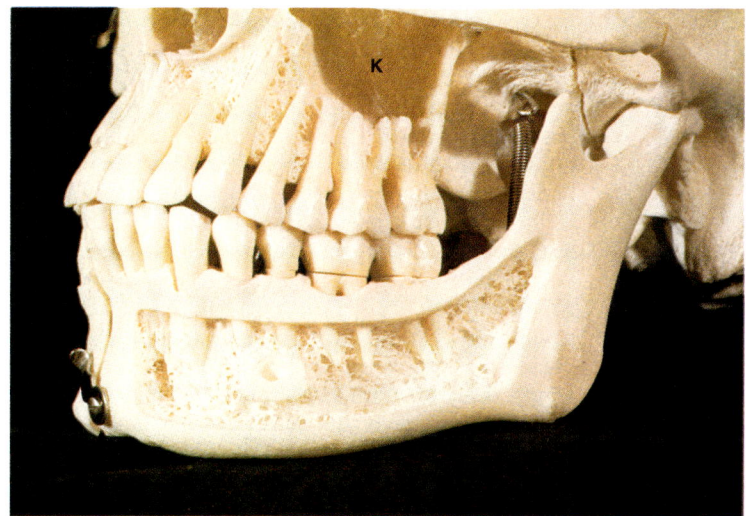

Abb. 12.2-18 Okklusionsstellung des menschlichen Gebisses. Die Wurzeln sind auspräpariert. Beachte die lange und weit nach oben reichende Wurzel des Caninus und die Beziehungen zwischen der Kieferhöhle (K) und den Wurzelspitzen der Prämolaren und Molaren. (Original: S. KUBIK, Zürich)

Zahnhalses. Die Mächtigkeit der Zahnkrone nimmt im allgemeinen von vorne nach hinten zu, doch wird die Höhe der Krone von vorne nach hinten geringer, eine Ausnahme bildet nur der Eckzahn. Da die Zähne des Oberkiefers Teile eines **elliptischen Bogenstückes** sind, sind sie rechts und links nicht auswechselbar.

Im **Unterkiefer** hat der Zahnbogen die Gestalt einer **Parabel,** welche enger ist als die Parabel des Unterkieferkörpers. Dies beruht darauf, daß die Molaren nach hinten zunehmend mit ihren Wurzelfächern an die Innenseite des Unterkiefers gerückt sind. Die unteren Schneidezähne stehen im allgemeinen senkrecht oder haben eine leichte **Einwärtsneigung** ihrer Labialfläche. Die Einwärtsneigung der Kronen nimmt auch distal zu, wobei der Bogen im Bereich der Wurzelspitzen weiter gezogen ist als derjenige der Kaukanten und der Kauränder.

Die Okklusionsstellung wird nur bei festem Biß eingenommen. In Ruhestellung sind die Zahnreihen dagegen nicht aufeinandergepreßt, sondern leicht geöffnet.

5.4 Artikulation

Die Artikulation ist der **Bewegungsbiß** der Zähne. Das Gleiten der Gelenkflächen im Kiefergelenk (s. Kap. 8.4.4.2) bedingt ein Gleiten der Kauflächen der Zähne **(Schleifkontakt).** Zähne und Kiefergelenk bilden deshalb eine fein aufeinander abgestimmte Funktionseinheit. Schmerzhafte Gelenkabnutzungen (Arthrosen) oder muskuläre Verspannungen können im Kiefergelenk auftreten, wenn die Artikulation der Zähne verändert wird (u.a. bei Verlust von Zähnen oder bei schlecht angepaßtem Zahnersatz).

Der ständige Schleifkontakt führt allmählich zur **Abnutzung** und schließlich zum lokalen Verlust (Abtrag) des Schmelzes. Dieser kann nicht regeneriert werden. An den Stellen, an denen das Dentin freigelegt ist, kommt es zur Bildung von **Ersatzdentin,** das an der pulpawärtigen Oberfläche des Dentins angelagert wird und verhindert, daß die Pulpahöhle eröffnet wird.

Durch weiteres Abkauen kann auch das Ersatzdentin freigelegt werden, die Pulpahöhle weicht dann immer mehr wurzelwärts zurück. Das primäre Dentin ist hellbräunlich, das Ersatzdentin dunkler braun. So entsteht beim Verschwinden der Kauhügel eine glatte oder gehöhlte, oft wie marmorierte Kaufläche. Der Grad der Abkauung der Prämolaren und Molaren wird bei manchen Tieren (z.B. Pferd, Hirsch, Reh) zur Altersbestimmung herangezogen.

5.5 Physiologische Wanderung der Zähne

Obgleich die Zähne im Kiefer fest eingebaut sind, handelt es sich nicht um ein starres und statisches System. Es findet vielmehr ein **ständiger Abbau und Aufbau** von Knochen statt, so daß die Zähne ihre Lage im Kiefer verändern können. Geht z.B. ein Zahn frühzeitig verloren, so versuchen die Nachbarn durch Aneinanderrücken allmählich die Lücke zu schließen. Der distale Zahn rückt nach mesial und kippt nach vorn. Der Hauptantagonist verlängert sich, so daß die Stellung der Zähne durch Druck und Gegendruck der Antagonisten reguliert wird.

Die Kauebene und die Artikulation werden dadurch unregelmäßig, denn die gegen die Lücken vorgewachsenen Antagonisten treten aus dem Niveau der Kauebene heraus. Die Artikulation und die Kieferbewegungen werden verändert, der Gebrauchswert der einzelnen verbliebenen Zähne wird vermindert. Der Ersatz der Zähne ist deshalb nicht nur für den einzelnen Zahn von Bedeutung, sondern für das ganze Gebiß. Bei frühem Zahnverlust kommt es sogar zu Asymmetrien des Gesichtes und des Schädels.

Beim Kauakt finden **federnde Bewegungen** in der Senkrechten und Kippbewegungen statt, die der Zahnhalteapparat im **Periodontalspalt** ermöglicht (s. unten). Da die Zähne durch die federnden Bewegungen beim Kauen am Kontaktpunkt bzw. an der Kontaktfläche im Interdentalspalt aneinander reiben, schleifen sich die Prämolaren und Molaren an den Kontaktflächen ab. Man spricht von **interstitiellen Reibflächen.** Trotz erheblichen Abschliffes kommt es jedoch nicht zur Ausbildung von Lücken; denn der Kontakt bleibt dadurch gewahrt, daß die Zähne infolge der dauernden Umbauvorgänge im Kieferknochen nach mesial aufschließen.

Die mechanische Belastung beim Kauen bewirkt ferner, daß die Zähne mesial ein schmales und distal ein geräumigeres Periodontium haben. Mesial laufen Resorptionsvorgänge ab, distal kommt es zur Apposition von Faserknochen. Da aber bei der ständigen mesialen Alveolenverlagerung die Gefäße und Nerven stationär bleiben, muß es im Bereich der Wurzelspitze auch zu Umbauvorgängen am Zahn kommen. Die Abbiegung des apikalen Teils der Wurzelspitze nach distal, das Wurzelmerkmal (s. Abb. 12.2-17), ist somit eine Folge der physiologischen Wanderung der Zähne nach mesial.

Die Umbauvorgänge im Knochen bewirken weiterhin, daß nach dem Verlust der Zähne beim alten Menschen die Alveolarfortsätze schwinden. So entsteht der charakteristische **Greisenkiefer,** bei dem die Höhe des Corpus mandibulae auf etwa die Hälfte verringert ist. Das Foramen mentale gelangt fast an die Oberfläche, und der Kieferwinkel wird stumpf. Er beträgt dann etwa 130–140° anstatt 100–120° bei bezahntem Kiefer.

5.6 Die Zahnentwicklung

An der Bildung eines jeden Zahnes sind zwei Keimblätter beteiligt: das **Ektoderm** und das **Mesoderm.**

Die Entwicklung des Gebisses beginnt in der 5. Woche bei einer Scheitel-Steiß-Länge von etwa 7–10 mm [8], indem das Epithel der ektodermalen Mundbucht in einer Linie, die den späteren Kieferrändern entspricht, proliferiert (Labio-Gingival-Leiste), in die Tiefe wächst und die **Zahnleiste** bildet (Abb. 12.2-19). An ihrem Rand bilden sich später entsprechend der Anzahl der Milchzähne an jedem Kieferbogen zehn knotige Verdickungen, die Anlagen der epithelialen **Schmelzorgane.** In der unmittelbaren Nachbarschaft einer jeden solchen Anlage verdichtet sich das Mesenchym zur Anlage der **Zahnpapille.** Sie wird zunächst vom Epithel des Schmelzorgans wie von einer Kappe bedeckt (Abb. 12.2-20). Durch weiteres, ungleiches Wachstum bildet sich die **Schmelzkappe** dann zur **Schmelzglocke** um und umgreift das Mesenchym der Papille. Während dieser Entwicklung wächst die Zahnleiste über die Anlage des Schmelzorgans nach lingual/palatinal weiter vor und

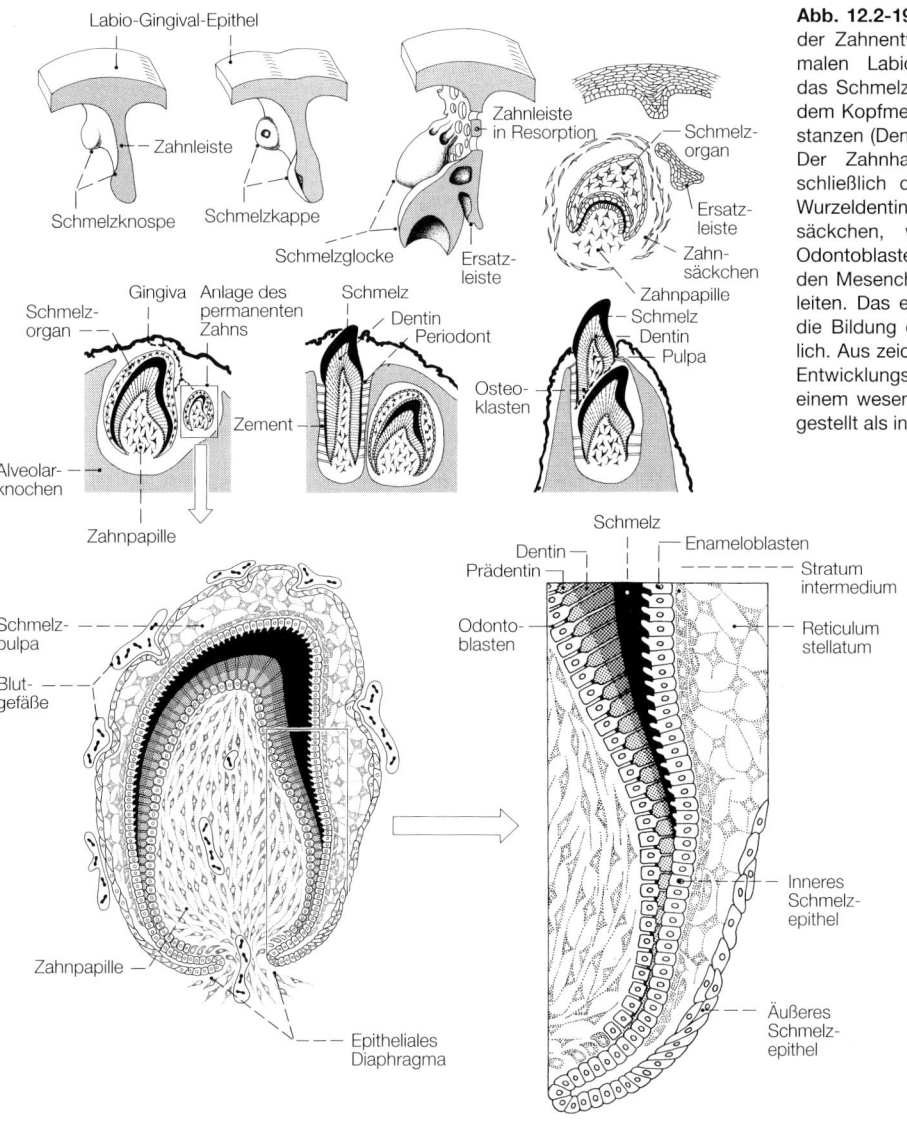

Abb. 12.2-19 Schematische Darstellung der Zahnentwicklung. Aus dem ektodermalen Labio-Gingival-Epithel entstehen das Schmelzorgan und der Schmelz, aus dem Kopfmesoderm die übrigen Hartsubstanzen (Dentin und Zement) des Zahnes. Der Zahnhalteapparat (Periodont) einschließlich der Zementauflage auf dem Wurzeldentin entsteht aus dem Zahnsäckchen, während das Dentin von Odontoblasten gebildet wird, die sich aus den Mesenchymzellen der Zahnpulpa ableiten. Das epitheliale Diaphragma ist für die Bildung der Wurzelspitze verantwortlich. Aus zeichnerischen Gründen sind die Entwicklungsstadien in der 2. Reihe in einem wesentlich kleineren Maßstab dargestellt als in der oberen Reihe.

bildet die **Ersatzzahnleiste** (Abb. 12.2-19), aus der später die Anlagen für die Zähne der zweiten Generation hervorgehen. Dann wird der proximale Abschnitt der Zahnleiste zurückgebildet, so daß Zahnglocke und Ersatzzahnleiste die Verbindung zum Epithel der Mundhöhle verlieren.

In der weiteren Umgebung der Zahnanlage formiert sich das Bindegewebe zu dem locker gebauten **Zahnsäckchen,** das seinerseits von den desmal gebildeten Knochenbälkchen der Alveole eingeschlossen wird (Abb. 12.2-20 bis 22).

Das ursprünglich massive Epithel des Schmelzorgans löst sich im Zentrum der Schmelzkappe und -glocke in einen lockeren Verband sternförmig verzweigter Epithelzellen auf *(Reticulum stellatum)* und bildet so die **Schmelzpulpa** *(Pulpa enamelea).* An der Oberfläche bleibt der solide Epithelverband erhalten, so daß ein äußeres von einem inneren **Schmelzepithel** unterschieden werden kann. Ersteres grenzt an das Mesenchym des Zahnsäckchens, letzteres an die Zahnpapille (Abb. 12.2-19, 21 u. 22).

Das **innere Schmelzepithel** gliedert sich bald in ein zwei- bis mehrschichtiges **Stratum intermedium,** das der Schmelzpulpa zugewandt ist, und eine Schicht hochprismatischer, parallel zueinander ausgerichteter Zellen, die der Basalmembran an der Grenze zwischen Epithel und Papille aufsitzen. Diese hochprismatischen Zellen sind die eigentlichen Schmelzbildner oder **Enameloblasten.** Sie sind untereinander und mit den Zellen des Stratum intermedium, die ihrerseits mit den sternförmigen Epithelzellen der Schmelzpulpa in Verbindung stehen, durch Fleckdesmosomen mechanisch verbunden und über Nexus (gap junctions) elektrisch und metabolisch gekoppelt.

Das innere Schmelzepithel nimmt durch differentielles Wachstum in den verschiedenen Abschnitten der Zahnglocke die Form der Krone des späteren Zahnes an (vgl. Abb. 12.2-19). Das epitheliale Schmelzorgan bildet somit gewissermaßen die Gußform der späteren Zahnkrone.

Wenn an der Grenzfläche zwischen Epithel und Zahnpapille – von der Spitze des Zahnes her beginnend – die

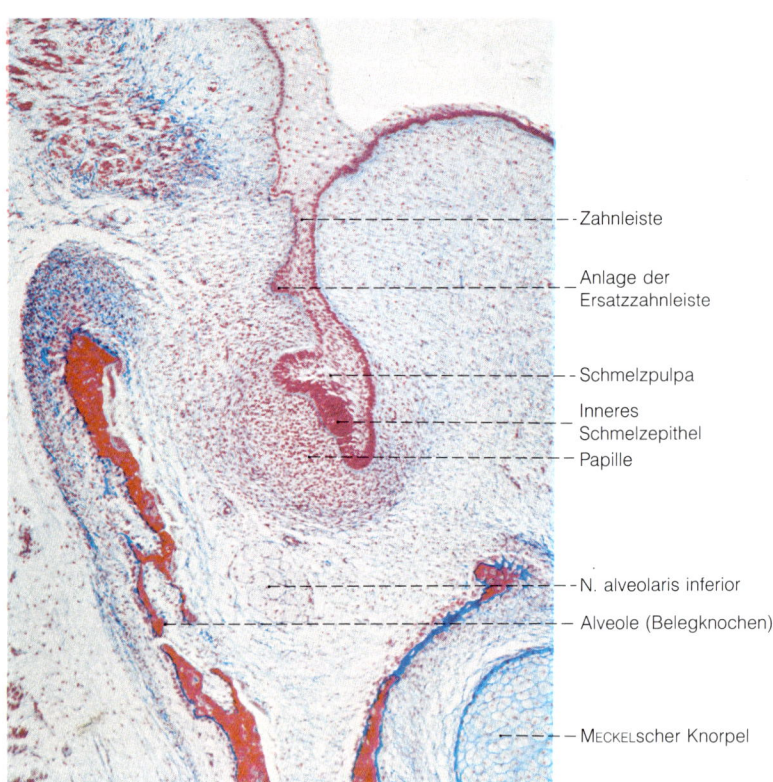

Zahnleiste

Anlage der Ersatzzahnleiste

Schmelzpulpa

Inneres Schmelzepithel

Papille

N. alveolaris inferior

Alveole (Belegknochen)

MECKELscher Knorpel

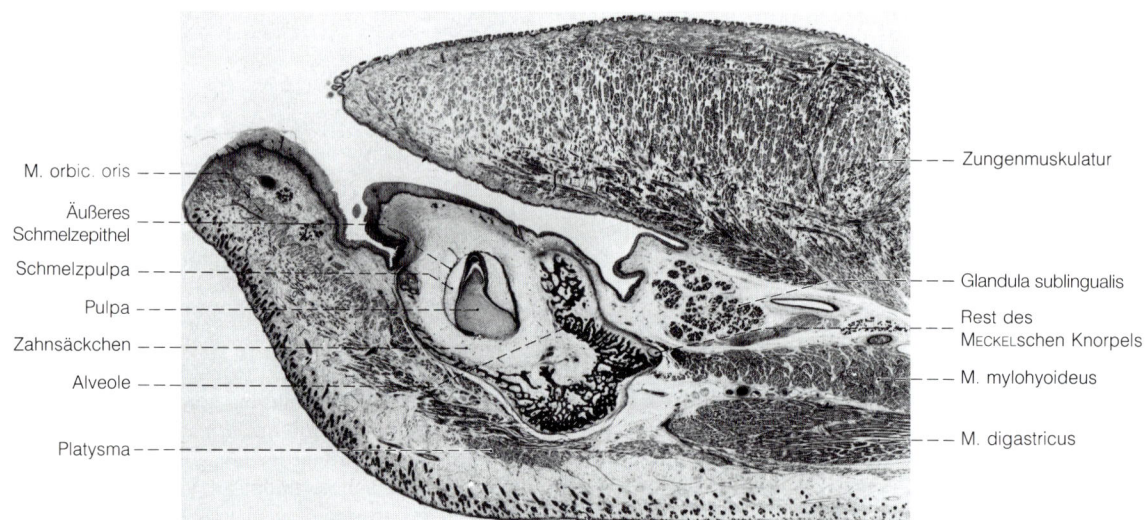

M. orbic. oris

Äußeres Schmelzepithel

Schmelzpulpa

Pulpa

Zahnsäckchen

Alveole

Platysma

Zungenmuskulatur

Glandula sublingualis

Rest des MECKELschen Knorpels

M. mylohyoideus

M. digastricus

Abb. 12.2-21 Paramedianer Sagittalschnitt durch den Unterkiefer eines menschlichen Feten von 22 cm SSL (26. Woche). H.E.; Vergr. 6fach.

Schicht der Enameloblasten entstanden ist, differenzieren sich die gegenüberliegenden mesodermalen Zellen zu den Dentinbildnern, **Odontoblasten.** Auch diese Zellen sind hochprismatisch und mit ihrer Längsachse senkrecht zur Grenzfläche eingestellt. Der Spaltraum zwischen Odontoblasten und Enameloblasten enthält die Basallamina der Enameloblasten sowie einige Kollagenfasern und Fibronektin. Diese Schicht wird **Membrana praeformativa** genannt.

Die **Bildung der Hartsubstanzen** (Abb. 12.2-22 u. 23) beginnt an der Spitze der Krone – bei mehrhöckerigen Zähnen auf den einzelnen Gipfeln getrennt – und schreitet wurzelwärts fort. Zuerst wird an der Oberfläche

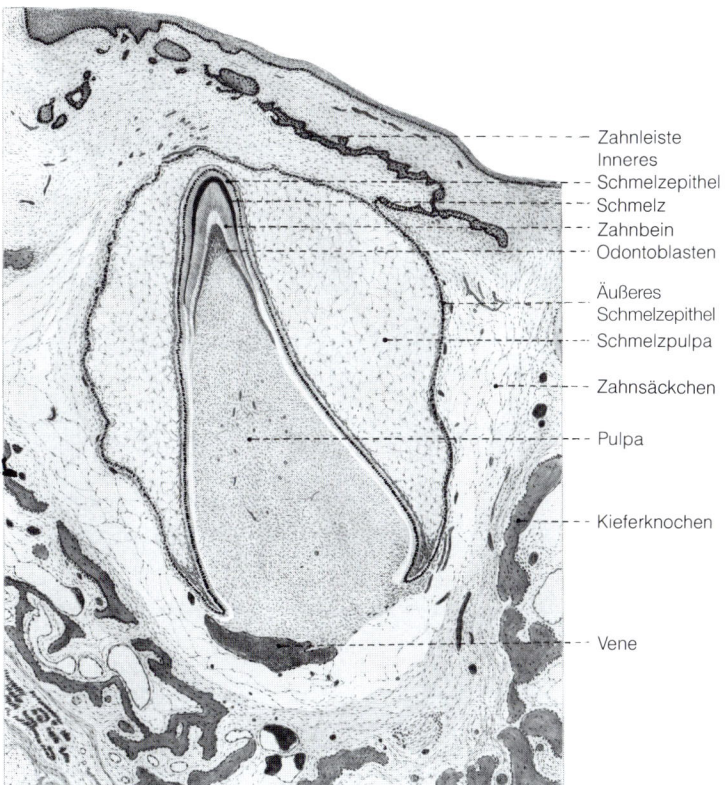

Abb. 12.2-22 Zahnanlage eines menschlichen Feten aus dem 5. Monat. Schneidezahn. Vergr. 35fach.

Zahnleiste
Inneres Schmelzepithel
Schmelz
Zahnbein
Odontoblasten

Äußeres Schmelzepithel
Schmelzpulpa

Zahnsäckchen

Pulpa

Kieferknochen

Vene

der mesenchymalen Papille Zahnbein, **Dentin,** gebildet. Es wird ähnlich wie das Osteoid bei der Knochenbildung zunächst in Form einer weichen, überwiegend aus Kollagenfibrillen bestehenden Interzellularsubstanz, dem **Prädentin,** abgeschieden, das anschließend zum Dentin verkalkt. Im Unterschied zur Knochenbildung wird aber nicht die ganze dentinbildende Zelle im Dentin eingeschlossen, sondern nur ein langer, in Richtung auf die Schmelzglocke weisender Fortsatz (**Zahnbeinfasern,** *Processus dentinoblasti,* Tomessche Fasern).

Sobald das Prädentin zu verkalken beginnt, setzt in den gegenüberliegenden Enameloblasten von der Zahnspitze her die **Schmelzbildung** ein. Die Enameloblasten weichen vor der gebildeten Schmelzfront zurück und hinterlassen keinen Fortsatz im Schmelz. Dieser ist somit eine azelluläre Substanz.

Mit der Bildung des Schmelzes über dem Dentin der Krone ist die materialliefernde Funktion des Schmelzorgans beendet. Doch erfüllt das Schmelzepithel auch bei der **Gestaltung der Wurzel** eine wichtige Funktion (Abb. 12.2-31). Es wächst auf den Bereich der späteren Wurzel vor, bildet ihre Gußform und induziert die Bildung der Odontoblasten und die Abscheidung des Wurzeldentins. Der wurzelwärts vorwachsende Abschnitt des Schmelzorgans heißt **Hertwigsche Epithelscheide.** Die Epithelscheide besteht hauptsächlich aus zwei aufeinanderliegenden Zellagen.

Wenn sich im Bereich des Zahnhalses und der Wurzeln Dentin gebildet hat, wandern zwischen die

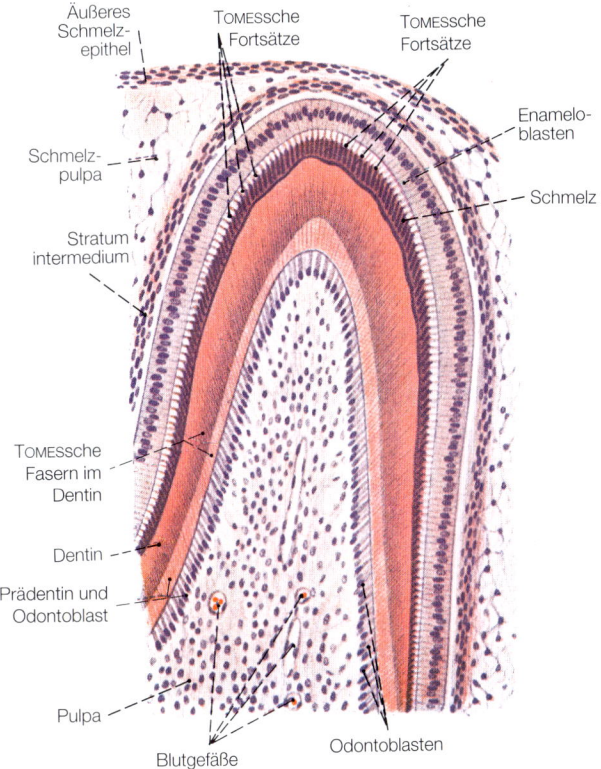

Äußeres Schmelzepithel
Tomessche Fortsätze
Tomessche Fortsätze
Enameloblasten
Schmelzpulpa
Schmelz
Stratum intermedium
Tomessche Fasern im Dentin
Dentin
Prädentin und Odontoblast
Pulpa
Blutgefäße
Odontoblasten

Abb. 12.2-23 Schmelz- und Zahnbeinbildung. Menschlicher Fetus im 6. Monat. H.E.; Vergr. 165fach. (Aus Sobotta/Hammersen [21a])

allmählich degenerierende Epithelscheide und das Dentin Bindegewebszellen ein, **Zementoblasten,** die aus dem Zahnsäckchen stammen und alsbald mit der Bildung einer knöchernen Substanz, **Zement,** beginnen. Die Zementbildung beginnt am Zahnhals und schreitet zur Wurzelspitze fort. Sie ist durch die Einmauerung von Kollagenfaserbündeln gekennzeichnet, die auf ihrer anderen Seite im Knochen der Alveole befestigt werden. Auf diese Weise entsteht durch die Umwandlung des Zahnsäckchens nicht nur das Zement, sondern auch der gesamte Halteapparat des Zahnes, das **Periodontium,** mit seinen an beiden Seiten in knöcherner Substanz befestigten Kollagenfaserzügen, den Sharpeyschen Fasern.

Entwicklungsbiologische Aspekte: Die Mesenchymzellen der Zahnpapille entstammen einer spezialisierten **Zellinie des Kopfmesoderms.** Durch vorübergehenden Kontakt zu Epithelien des Ektoderms oder Endoderms erhalten die Zellen die Potenz zur Knorpel- und Dentinbildung. Transplantationsexperimente haben gezeigt, daß die Mesodermzellen der Zahnpapille nicht nur das Epithel der Labio-Gingival-Leiste zur Bildung des Schmelzorgans induzieren können, sondern auch andere Epithelien, z. B. das der Fußsohle. Auch die für jeden Zahn individuelle Form der Krone und der Wurzeln wird durch das Papillenmesoderm bestimmt. Das innere Schmelzepithel ist dagegen für die Differenzierung des Papillenmesoderms zu sekretorischen Odontoblasten von Bedeutung. Diese stimulieren ihrerseits die Schmelz- und Zementbildung [8, 20].

5.7 Zahndurchbruch und Zahnwechsel

Der Zahndurchbruch erfolgt, wenn erst ein Teil der Wurzel gebildet ist. Diese ist noch weit geöffnet, und aus der Öffnung ragt das Pulpagewebe wulstartig heraus.

Der **Durchbruch des Milchgebisses** beginnt im 7. (6. bis 9.) Lebensmonat und ist mit etwa zwei Jahren beendet [13]. Zuerst erscheinen die medialen Schneidezähne des Unterkiefers, denen bald die Antagonisten im Oberkiefer folgen. Auch weiterhin erscheinen die Unterkieferzähne in der Regel vor ihren Antagonisten. Auf den medialen Schneidezahn folgt der laterale, dann der 1. Milchmolar, der Eckzahn und der 2. Milchmolar. Großwüchsige, gut genährte Kinder zahnen in der Regel früher als andere. Seit dem Ersten Weltkrieg hat eine Vorverlegung des Zahndurchbruches stattgefunden.

Das Milchgebiß ist ein verkleinertes Abbild des bleibenden Gebisses, wobei die Zähne eine hellere, bläuliche Farbe haben. Unter den Milchzähnen liegen, in Zahnsäckchen eingehüllt, die Kronen der Ersatzzähne (Abb. 12.2-19 u. 24). Die Prämolaren liegen in der Bifurkation der Wurzel des Milchmolaren und reifen in dieser Stellung. Hieraus erklärt sich die starke Spreizung der Milchmolarenwurzeln. Da die Zähne des Milchgebisses gewissermaßen als **Platzhalter für die Ersatzzähne** dienen, ist die Erhaltung des Milchgebisses für die richtige Stellung der bleibenden Zähne von großer Bedeutung. Es muß daher das Bestreben sein, die Milchzähne so lange wie möglich zu erhalten, wenn sie etwa durch Zahnfäule (Karies) angegriffen werden.

Wie die Abb. 12.2-24 zeigt, liegen dort, wo sich erst nach dem Durchbruch der bleibenden Zähne die Kiefer-

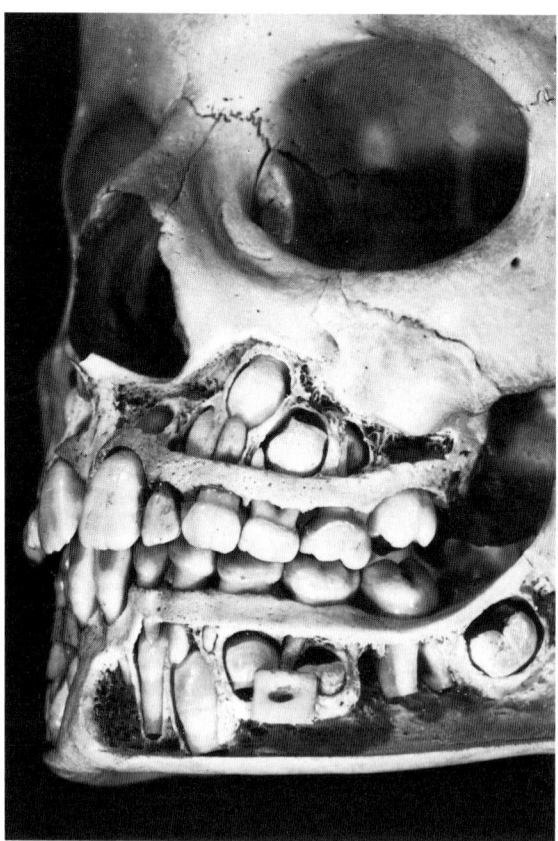

Abb. 12.2-24 Zahnwechsel bei einem 8jährigen Kind. Die Anlage des Caninus und der Molaren nimmt im Oberkiefer den Raum ein, in dem später die Kieferhöhle ausgebildet wird. Zur Identifikation der einzelnen hier sichtbaren Zahnanlagen vgl. Abb. 12.2-25b.

höhle entwickelt, beim Kinde die Anlagen von Ersatzzähnen. Diese Tatsache ist vor allem bei der Versorgung von Kindern mit Verletzungen und Frakturen im Bereich des Mittelgesichtes zu beachten.

Auf die insgesamt 20 von der Ersatzleiste gebildeten Anlagen von **Ersatzzähnen** folgen in jedem Quadranten noch drei Anlagen von **Zuwachszähnen,** die aus einer Verlängerung der Zahnleiste nach distal entstehen. Aus diesen Anlagen gehen die insgesamt 12 Molaren hervor, die somit entwicklungsgeschichtlich keine Ersatzzähne, sondern später entstandene Zähne der ersten Generation sind (Abb. 12.2-25).

Durch das Kieferwachstum entstehen in der Regel schon vor dem Zahnwechsel **physiologische Lücken** zwischen den **Frontzähnen,** um Platz für die breiteren bleibenden Zähne zu schaffen. Die Zahnsäckchen der letzten Molaren liegen aus Platzmangel zunächst im aufsteigenden Unterkieferast, bzw. im Oberkiefer auf der hinteren Rundung, so daß ihre Kaufläche nach hinten unten sieht (Abb. 12.2-25). Durch das Kieferwachstum werden die Zähne in die normale Okklusionsstellung gebracht, doch behalten die Zahnbögen eine nach hinten ansteigende Kurve (von Speesche Kurve).

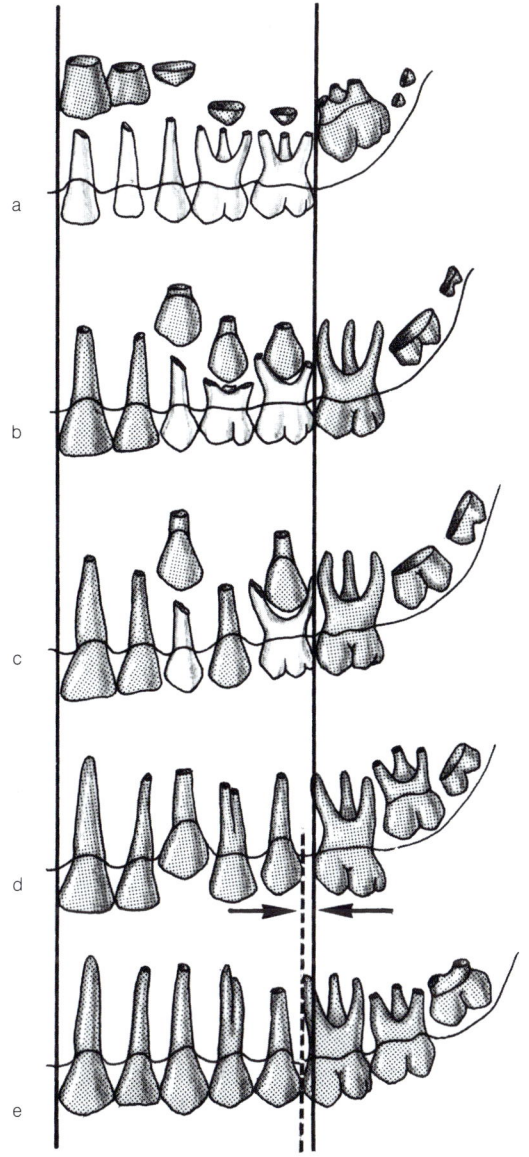

Abb. 12.2-25 Schematische Darstellung der zweiten Dentition im Oberkiefer. (a) Zustand im 5. Lebensjahr mit Erweiterung der frontalen Zahnbogenkurve (physiologische Lücken); (b) 8 Jahre: Der 1. Molar und die Schneidezähne sind durchgebrochen; (c) 9 Jahre; (d) 11 und (e) 13 Jahre. Beachte den Wechsel der Seitenzähne unter Aufschließen des verbleibenden Raumüberschusses durch die Molaren. (Nach KORKHAUS [10])

fallen. Im Normalfall ist die Resorption der Milchzahnwurzel eng mit dem Wachstum und Durchbruch des Ersatzzahnes korreliert, doch kann die Resorption auch einsetzen, wenn die Anlage des Ersatzzahnes fehlt oder verlagert ist.

Als erster Zahn des bleibenden Gebisses erscheint etwa im **7. Lebensjahr** der **erste Molar,** der stärkste aller Zähne. Es folgt der Ersatz des mittleren und dann des seitlichen Schneidezahnes. Die Reihenfolge des Durchbruchs der übrigen Zähne ist aus Abb. 12.2-25 zu ersehen.

Vorzeitiger **Verlust von Milchzähnen** wirkt wie eine Enthemmung auf den bleibenden Zahn, der in die Lücke einrückt. Dabei kann es aber auch Fehlleitungen geben. So kann sich bei frühzeitigem Verlust des Milcheckzahns der erste Prämolar nach vorn in die Lücke schieben. Wenn dann der später erscheinende Ersatzeckzahn, der einen größeren Weg hat, heranrückt, ist sein Platz schon hochgestellt und vorgeschoben. Es kann auch vorkommen, daß der Eckzahn, am häufigsten im Oberkiefer, überhaupt nicht durchbricht und trotzdem eine vollständige Wurzel entwickelt **(retinierter Eckzahn).** Auch andere Verlagerungen von Zähnen an atypische Plätze, z. B. Gaumen, kommen vor. In vielen Fällen brechen Weisheitszähne nicht regelrecht durch und bleiben ganz oder teilweise retiniert, weil sie im zu kurzen Kiefer nicht genügend Platz finden. In anderen Fällen fehlen sie ganz. Nach verschiedenen großen Reihenuntersuchungen kann man davon ausgehen, daß bei 25% der Europäer zumindest ein **Weisheitszahn** nicht nur nicht durchgebrochen ist, sondern fehlt [19]. Dort, wo Zähne nur teilweise durchbrechen, können sich in der Schleimhaut Taschen bilden, in denen zurückgehaltene Speisereste entzündliche Veränderungen hervorrufen.

Im Oberkiefer entsteht erst im Zusammenhang mit dem Wachstum des Knochens, der Verlängerung des Zahnbogens und dem Herunterwandern der Anlagen für die Zuwachszähne der Platz für die Entwicklung des *Sinus maxillaris.* So erreicht die **Kieferhöhle,** die bei der Geburt nur andeutungsweise vorhanden ist, erst nach dem Durchbruch aller Molaren ihre volle Größe.

Der Arzt muß sich der bei Kindern und Erwachsenen ganz verschiedenen anatomischen Verhältnisse im Kieferbereich bewußt sein. Er muß vor allem dafür sorgen, daß Kinder mit Verletzungen im Bereich des Ober- und Unterkiefers auf jeden Fall schnellstens einer fachkundigen kieferchirurgischen Untersuchung und Behandlung zugeführt werden; denn oftmals ist es nur so möglich, schwerwiegende Folgen für die Entwicklung des bleibenden Gebisses zu verhindern oder wenigstens so gering wie möglich zu halten.

5.8 Feinbau der Zähne

Dentin

Das Zahnbein, *Dentinum,* ist eine 1–5 mm breite Schicht zwischen Pulpa und Schmelz **(Kronendentin),** und Pulpa und Zement **(Wurzeldentin).** Sie bildet die Hauptmasse des Zahnes (s. Abb. 12.2-14, 19 u. 26). Dentin kann lebenslang durch die **Odontoblasten** gebildet werden. Diese liegen auf der pulpaseitigen Oberfläche des Dentins und senden pro Zelle einen langen Zellausläufer (**Odontoblastenfortsatz,** *Processus dentinoblastus,*

Der **Zahnwechsel** wird mit der **Resorption der Milchzahnwurzel** eingeleitet, während gleichzeitig die Wurzel des bleibenden Zahnes verlängert und der ganze Zahn durch Umbauvorgänge im Kiefer okklusalwärts vorgetrieben wird (s. Abb. 12.2-19). Der Abbau der Milchzahnwurzel erfolgt durch Osteoklasten, die auch als **Odontoklasten** bezeichnet werden [12]. Er beginnt am Zement, erfaßt dann das Dentin und schreitet fort, bis der Milchzahn nur noch vom Zahnfleisch gehalten wird, um dann leicht und ohne nennenswerte Blutung auszu-

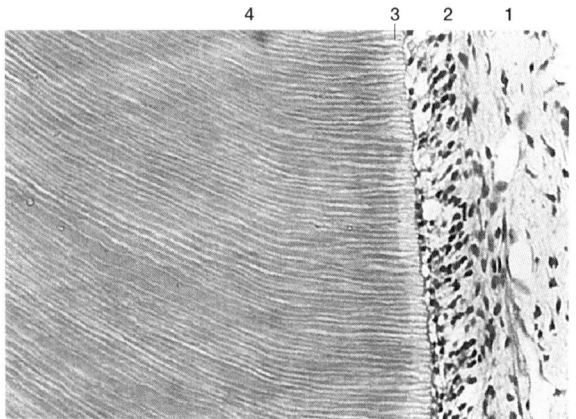

4   3   2   1

Abb. 12.2-26 Pulpagewebe (1) und Odontoblastenschicht (2) mit angrenzendem Prädentin (3) und Dentin (4) bei einem ausgewachsenen menschlichen Zahn. Die Odontoblasten reichen mit ihren Fortsätzen (Tomessche Fasern) in das Dentin herein. Entkalkter Zahn H.E.; Vergr. 200fach.

Tomessche Faser) bis zur Schmelz- bzw. Zementgrenze. Der Odontoblastenfortsatz befindet sich in den **Dentinkanälchen** (Tubuli), die in der Nähe der Pulpa 3–4 µm weit sind und sich nach distal auf 1 µm verjüngen. Die Zahl der Dentinkanälchen im Kronendentin beträgt pulpanahe ca. 50 000/mm², in der Mittelzone ca. 30 000/mm² und in der Außenzone ca. 15 000/mm². Der Volumenanteil der Kanälchen am Gesamtvolumen des Dentins beträgt in der Außenschicht 4% und nahe der Pulpa 80%. Die Dentinkanälchen sind S-förmig gekrümmt und besonders im proximalen Teil verzweigt. Viele Kanälchen enthalten marklose **Nervenfasern,** die die Odontoblastenfortsätze etwa 0,2 mm weit begleiten und dem Dentin die Schmerzempfindlichkeit verleihen (Abb. 12.2-27). Im Gegensatz zum Schmelz ist das Den-

tin ein **lebendes Gewebe,** das zeitlebens in der Lage ist, neues Dentin zu bilden (s. oben). Jede Verletzung des Dentins ist als Wunde mit Amputation zahlreicher Odontoblastenfortsätze und Eröffnung der Dentinkanälchen zu betrachten.

Dentinwunden sind deshalb umgehend zu bedecken, um ein Absterben der Odontoblasten und Eindringen von Bakterien durch die Dentinkanälchen in die Pulpa zu verhindern.

Dentin besteht zu 70% des Gesamtgewichtes aus Kalziumphosphat (überwiegend als **Hydroxylapatit,** $Ca_{10}[PO_4]_6[OH]_2$), zu 10% aus Wasser und zu 20% aus organischer Substanz. Seine **Druckfestigkeit** (Härte) beträgt etwa 600 N/mm². Drei Formen des Dentins können unterschieden werden (Abb. 12.2-28):

1. **Manteldentin:** ein 0,5 µm dicker Überzug, der die Schmelz-Dentin-Grenze bildet. Im Wurzelbereich (Zement-Dentin-Grenze) ist die Schicht 10–30 µm dick. Manteldentin ist knochenähnlich und verkalkt abweichend vom übrigen Dentin über den Weg der Matrixvesikel (s. Kap. 4.5).

2. **Intertubuläres Dentin:** Dieses bildet die Hauptmasse des Dentins, welche zwischen den Dentinkanälchen gelegen ist.

3. **Peritubuläres Dentin:** um 1 µm dicke Dentinschicht in der Wand der Dentinkanälchen. Sie wird von innen aufgebaut, enthält einen etwa 40% höheren Kalziumgehalt als das intertubuläre Dentin und ist weitgehend frei von Kollagenfasern (afibrilläres Dentin), weshalb nach Entkalkung dieses Dentin sich färberisch anders darstellt als das Intertubulärdentin (früher als Neumannsche Scheide bezeichnet).

Das bis zum Durchbruch der Zähne gebildete Dentin wird als **primäres Dentin** bezeichnet. Das im Laufe des Lebens pulpawärts angelagerte Dentin ist mineralärmer, bräunlich und wird **sekundäres Dentin** genannt. Das **tertiäre Dentin** wird aufgrund entzündlicher Reize oder Kariesbefall des primären Dentins pulpawärts aufgelagert.

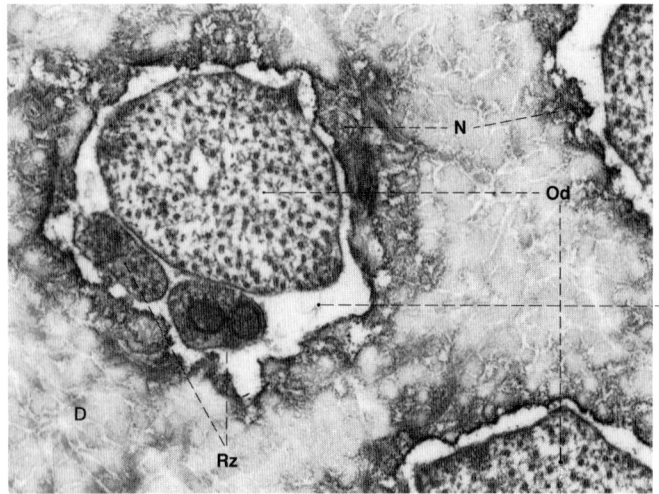

Abb. 12.2-27 Dentinkanälchen mit Odontoblastenfortsätzen (Od) und rezeptiven Nervenendigungen (Rz). In der Wand der Dentinkanälchen (DK) ist das Dentin (D) stärker kontrastierbar und wird als Neumannsche Scheide (N) bezeichnet. TEM; Vergr. 27 000fach. (Original: Andres)

Die **Synthese und Mineralisierung** des Dentins erfolgt in zwei Schritten (Abb. 12.2-28): Zunächst sezernieren die Odontoblasten an ihrem apikalen Zellpol über den Weg der konstitutiven Exozytose das **Prädentin.** Die Sekretgranula enthalten einen filamentär gestreiften Inhalt, der aus Aggregaten von **Prokollagen Typ I** (wenig Typ V) besteht. Außer Kollagen werden vor allem noch das Protein **Osteonektin** und mittelgroße **Proteoglykane** sezerniert. Letztere wirken wahrscheinlich einer Verkalkung des Prädentins entgegen, während das Osteonektin Hydroxylapatit-Kristalle miteinander vernetzen kann. Das Prädentin bildet eine 10–40 µm breite Zone, die von einem dichten Netzwerk von überwiegend parallel zur Dentinoberfläche ausgerichteten Kollagenfibrillen gefüllt ist. Die Fibrillen werden wahrscheinlich durch Proteoglykane und Fibronektin miteinander quervernetzt. Im Bereich der **Mineralisierungsfront** setzt abrupt die Verkalkung ein. Hydroxylapatit-Kristalle lagern sich der Oberfläche der Kollagenfibrillen an und durchsetzen sie schließlich. Durch Größenwachstum der Kristalle (endgültiges Maß etwa 70×35×10 nm) verkalkt allmählich der gesamte fibrilläre und interfibrilläre Teil des Dentins. Die Verkalkung wird durch Sekretion von kleinen Proteoglykanen (1–2 Oligosaccharidketten pro Molekül) und zwei Proteinen, dem **Osteokalzin** und dem dentinalen **Polyphosphatprotein** eingeleitet. Diese Komponenten gelangen, in Vesikel verpackt, durch Mikrotubulus-abhängigen Transport vom Zelleib in die Odontoblastenfortsätze und werden jenseits der Mineralisierungsfront durch Exozytose in das verkalkende Dentin abgegeben. Osteokalzin und das Polyphosphatprotein sind sehr saure Proteine, das letztere das sauerste bisher bekannte Protein des Organismus (80% der Aminosäuren tragen negative Ladungen). Die vielen negativen Ladungen der Proteine binden und konzentrieren offenbar Kalziumionen, leiten dadurch die Bildung von Hydroxylapatit-Kristallen ein und stabilisieren diese.

Es ist nicht geklärt, ob die Odontoblasten und deren Fortsätze aktiv Kalzium in das Prädentin/Dentin pumpen. Eine **Zonula occludens** ist nicht oder nur lokal zwischen den Zelleibern der Odontoblasten vorhanden. Diese sind aber durch eine **Zonula adhaerens** und zahlreiche **Nexus** mechanisch und elektrisch/metabolisch verbunden.

Der Kalkgehalt des Dentins ist in den am frühesten gebildeten Schichten, die am Rande der Schneide des Zahnes liegen, am größten und in den jüngsten Schichten innen an der Wurzelspitze am geringsten. Die unterschiedliche **Verkalkungsdichte** der schubweise abgelagerten Schichten wird histologisch in Form der **Inkrementlinien** (VON EBNERschen Linien) sichtbar, die im Querschnitt durch den Zahn wie die Jahresringe eines Baumes parallel zur Kontur verlaufen (s. Abb. 12.2-14). Die **OWENschen Konturlinien** entstehen durch optische Überlagerungen sekundärer Krümmungen der Dentinkanälchen und verlaufen senkrecht zu den Kanälchen. In der Nähe der Dentinoberfläche finden sich unverkalkte Stellen, die im Schliff als schwarze Bezirke erscheinen. Im Bereich der Krone sind sie von kugeligen Flächen begrenzt

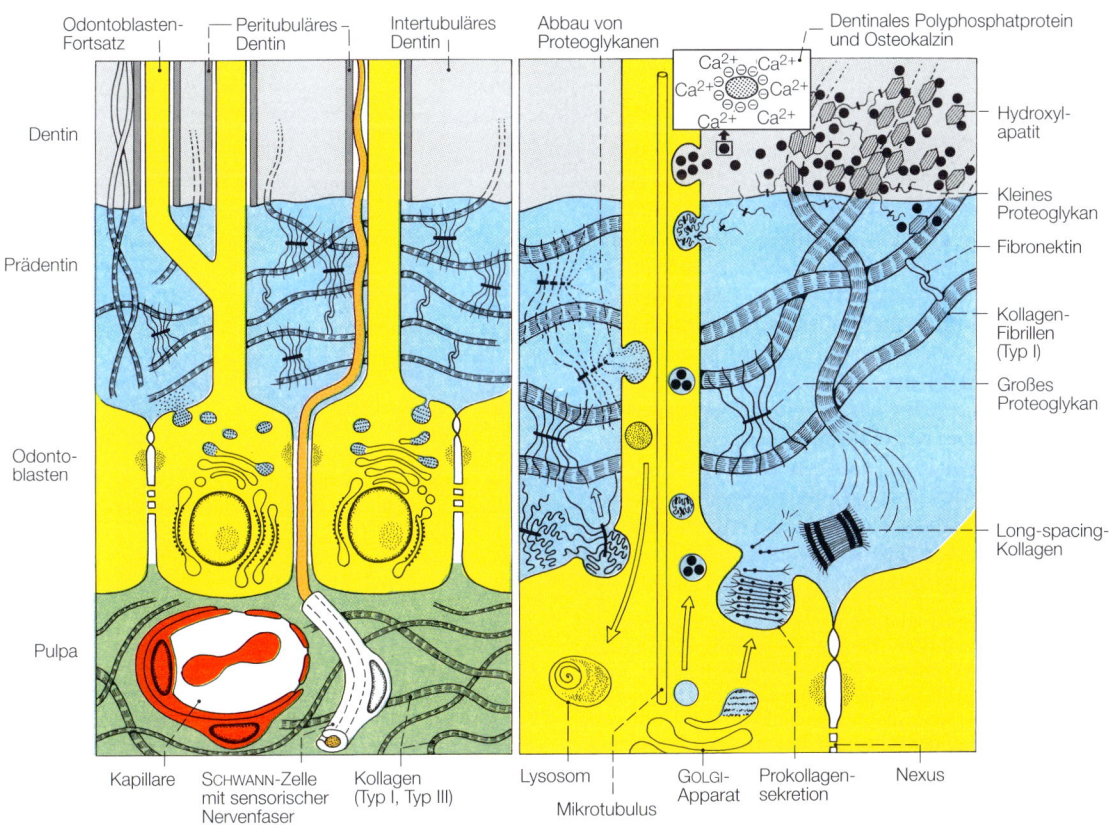

Abb. 12.2-28 Schematische Darstellung der Vorgänge bei der Bildung des Zahnbeines (Dentins). Es ist nicht bekannt, ob das im Prädentin vorkommende Long-spacing-Kollagen in die Kollagenfibrillen des Prädentins eingebaut wird. Die Anwesenheit von regulären Zonulae occludentes zwischen den Odontoblasten ist ebenfalls nicht gesichert. Eine Permeabilitätsbarriere für in die Pulpa injizierte Markermoleküle (u. a. Lanthan) liegt jedoch vor. Die senkrecht im Dentin und Prädentin verlaufenden Kollagenfibrillen (links) wurden früher als VON KORFFsche argyrophile Fasern bezeichnet. Näheres s. Text.

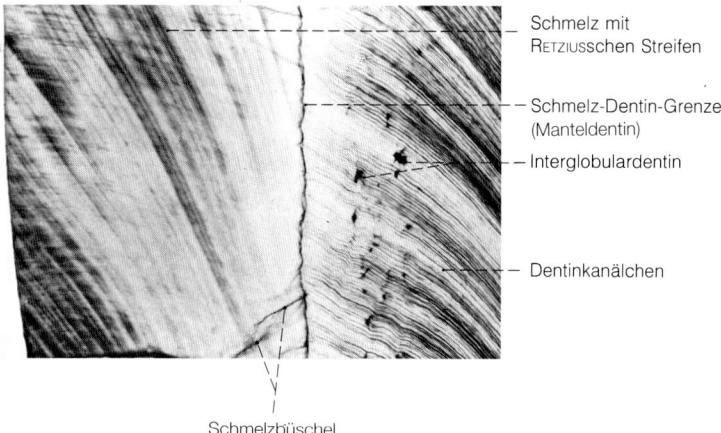

Abb. 12.2-29 Struktur von Schmelz und Dentin des menschlichen Zahnes an einem Dünnschliff. Vergr. 45fach. (Original: Mɪzoguтɪ)

und heißen daher **Interglobularräume** (Abb. 12.2-29). Auch im Wurzelgebiet findet sich eine schmale Zone mit kleinen Kalklücken, die sog. Tоⅿеssсhe **Körnerschicht.**

In Gewebeschnitten von entkalkten Zähnen ist das Prädentin nur schwach mit den üblichen **Routinefärbungen** darstellbar, während das Dentin sich intensiv anfärbt: rot mit Eosin (Hämatoxylin-Eosin-Färbung) bzw. blau bis violett mit Anilinblau (Azan-Färbung).

Schmelz

Die Schichtdicke des Schmelzes *(Enamelum)* beträgt bis 2,3 mm auf der Höhe der Krone und 1–1,3 mm an den seitlichen Flächen der Zähne. Apikalwärts reicht der Schmelzübergang bis zum Zahnhals, wo der Schmelz lokal mit einer dünnen Lage von Zement bedeckt sein kann. Der Schmelz besteht zu **99% aus Hydroxylapatit** und zu 1% aus organischer Substanz. Er ist die härteste Substanz des Organismus, mit einem Härtegrad ähnlich von Quarz (3000 N/mm², Härtegrad 5). Im Hydroxylapatit sind verschiedene Spurenelemente eingelagert, u. a. Fluor. **Fluoridionen,** anstelle einzelner OH-Ionen in das Hydroxylapatit integriert, erhöhen die Härte und Resistenz des Schmelzes. Bauelement des Schmelzes ist das **Schmelzprisma**, eine etwa 5 µm dicke Säule mit hufeisenförmigem Querschnitt, die den Schmelz in seiner ganzen Dicke ununterbrochen durchquert (Abb. 12.2-30).

Die Prismen sind annähernd radiär gestellt, allerdings um diese Hauptachse herum in drei Ebenen gekrümmt und verdreht. Scharen von Schmelzprismen mit gleicher Orientierung wechseln sich mit solchen ab, die einen anderen Krümmungsgrad und Steigungswinkel besitzen (Kreuzungswinkel bis 40°). In senkrechten **Schliffebenen** (der Schmelz läßt sich nicht schneiden; bei Entkalkung löst er sich vollständig auf, da keine Grundsubstanz vorhanden ist) sieht man radiäre Segmente mit vorwiegend quer und schräg angeschnittenen Schmelzprismen **(Diazonien)** und solche, die mehr oder weniger in Längsrichtung angeschliffen sind **(Parazonien).**

Dadurch entstehen die am besten im polarisierten Licht zu erkennenden radiären Hunter-Schreger-Streifen, welche in Querschnitten durch die Kronen als zirkuläre Ringe erscheinen (s. Abb. 12.2-14 u. 29).

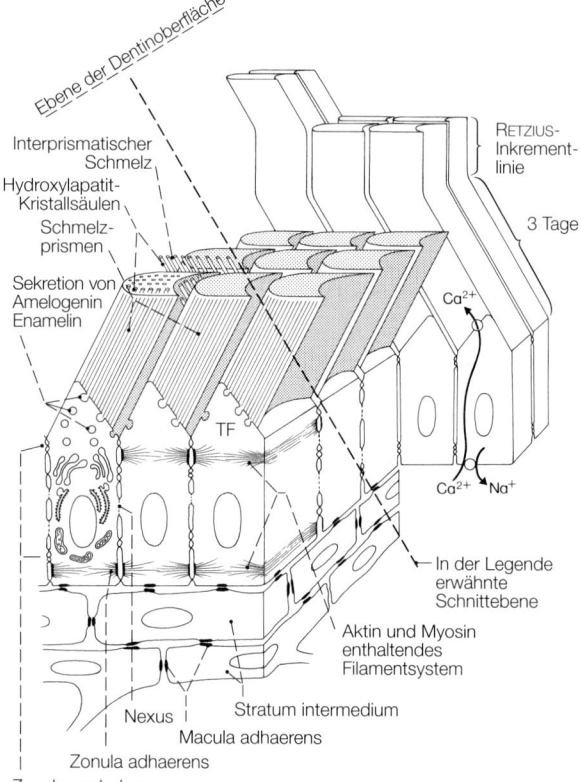

Abb. 12.2-30 Bildung des Schmelzes durch die Enameloblasten. Das Wachstum der Schmelzprismen erfolgt rhythmisch. Während langsamerer Wachstumsphasen entstehen Abknickungen der Prismen, die durch Überlagerung die Retzius-Inkrementlinien bilden. Die Hydroxylapatit-Kristalle des interprismatischen Schmelzes stehen schräg bis senkrecht zu den Kristallen der Prismen. In Schnittpräparaten senkrecht zur Schmelz-Dentin-Oberfläche (gestrichelte Linie) erhält man Schnittbilder von schräg bis quer getroffenen Schmelzprismen (Diazonien, vorne) oder mehr längs getroffenen Prismen (Parazonien, Hintergrund). Im polarisierten Licht entsteht dadurch die radiäre Hunter-Schreger-Streifung. Weitere Details über sekretorische Proteine und Kalziumtransport des Schmelzepithels s. Text.

Die bräunlichen **Inkrementlinien (Retzius-Linien)** verlaufen schräg zur Schmelzoberfläche (Schmelz-Dentin-Grenze) und sind Ausdruck eines rhythmischen Wachstums der Schmelzprismen (24-h-Rhythmus) (Abb. 12.2-14, 29 u. 30). Im Querschnitt sind die Retzius-Streifen ebenfalls zirkulär wie Baumringe angeordnet.

Ein Schmelzprisma ist aus etwa 1000 fadenförmigen Hydroxylapatit-Kristallen aufgebaut, die wahrscheinlich ohne Unterbrechung von der Schmelzoberfläche bis zur Dentingrenze reichen. Jedes Kristall besitzt eine rechteckige bis angedeutet sechseckige Querschnittsfläche mit einem Durchmesser von 50 bis 100 nm. In Schliffpräparaten oder Schnittpräparaten von verkalkendem Schmelz zerbrechen die Kristalle in kleine **Kristallite.** Ein einzelnes Schmelzprisma stellt das Sekretions- und anschließende Verkalkungsprodukt eines einzigen Enameloblasten dar.

Folgende Schritte der **Enamelogenese** sind bekannt: Die Hydroxylapatit-Kristalle des verkalkenden Dentins dienen als Kristallisationskeime für die Schmelzkristalle. Zum Zeitpunkt des Beginns der Dentinverkalkung schieben die **Enameloblasten** einen keilförmigen Fortsatz, den *Processus enameloblastus* (**Tomesschen Fortsatz, TF**), durch die Basallamina in Richtung auf das Dentin (Abb. 12.2-19, 23 u. 30). Die Basallamina verschwindet anschließend. An der flachen Seite des Keiles sezernieren die Enameloblasten durch Exozytose die Proteine **Amelogenin** und **Enamelin**, welche die **Schmelzmatrix** bilden (Sekretionsstadium).

Die Halbwertszeit der sezernierten Amelogenine beträgt nur wenige Stunden. Das Enamelin ist langlebig. Die Funktion dieser Proteine besteht wahrscheinlich darin, durch Bindung von Ca^{2+}- und Phosphationen eine hohe lokale Ionen-Konzentration zu erzielen (Katalysatoren der Kristallbildung). In dieser Zeit wachsen die Kristalle in die Schmelzmatrix ein. Der größte Teil der Matrixproteine wird resorbiert oder degradiert. Danach wächst vom TF eine **Schmelzsäule** aus, die zum späteren **Schmelzprisma** erstarrt. Die auswachsenden Schmelzprismen sind von einem wabenartigen Rahmen, dem **interprismatischen Schmelz,** umgeben, welcher durch Sekretion aus den Rändern der TFs entsteht und der Bildung der Schmelzprismen vorauseilt. Dadurch erhalten die Schmelzprismen eine Führung. Die Richtung der Kristalle der interprismatischen Substanz ist senkrecht zur Schmelz-Dentin-Grenze, während die Kristalle der Prismen sich der Längsachse der gewundenen Prismen anpassen. Deshalb stehen die Kristalle beider Komponenten des Schmelzes häufig schräg bis senkrecht zueinander. Der Steigungswinkel der Schmelzprismen ist nicht einheitlich, so daß Prismen mit unterschiedlichem Steigungswinkel und Krümmungsgrad oftmals in direkter Nachbarschaft vorkommen. Durch passive Wanderbewegungen des Epithels, das durch die wachsenden Schmelzprismen zurück- und auseinandergedrängt wird, kommt es zu Verschiebungen der Achsen der Schmelzprismen, die dadurch teilweise Schraubenform annehmen und sich miteinander verflechten.

Gegen Ende der Schmelzbildung weichen die TFs zurück, und es bleibt eine flache bis wellenförmig eingefaltete Oberfläche zurück (Reifungsstadium). Zuvor wird die **Schmelzkutikula** gebildet, die demzufolge keine Prismenstruktur erkennen läßt und als besonders harter, einige μm dicker Überzug den Schmelz bedeckt. Als **Schmelzbüschel** (Abb. 12.2-29) werden Gruppen spaltförmiger Schmelzbezirke an der Schmelz-Dentin-Grenze

verstanden, die schwächer verkalkt sind. Die längeren spaltförmigen **Schmelzlamellen** reichen oftmals bis an die Oberfläche. Büschel und Lamellen werden als Prädilektionsstellen für Kariesbildung angesehen.

Die schnelle Verkalkung der Schmelzsubstanz erfordert einen aktiven **Kalziumtransport,** der wahrscheinlich durch eine Kalziumpumpe und durch ein Natrium-Kalzium-Austauschprotein der Plasmamembran erfolgt. Die Enameloblasten sind durch **Zonulae occludentes** sowohl an ihrem proximalen als auch distalen Ende miteinander verbunden und erlauben so den Aufbau eines Ionengradienten zwischen Schmelzpulpa und Schmelz. Außerdem sind die Zellen durch eine Aktin- und Myosin-enthaltende **Zonula adhaerens** zirkulär eingefaßt. Diese scheint durch ihren kontraktilen Tonus für die morphologischen Veränderungen im Bereich des apikalen Zellpols (TF-Bildung) von Bedeutung zu sein.

Am Ende der Enamelogenese kollabiert die Schmelzpulpa und bildet einen mehrschichtigen Plattenepithelüberzug über dem Schmelz **(reduziertes Schmelzepithel),** der über dem größten Teil der Krone verlorengeht (Abb. 12.2-31).

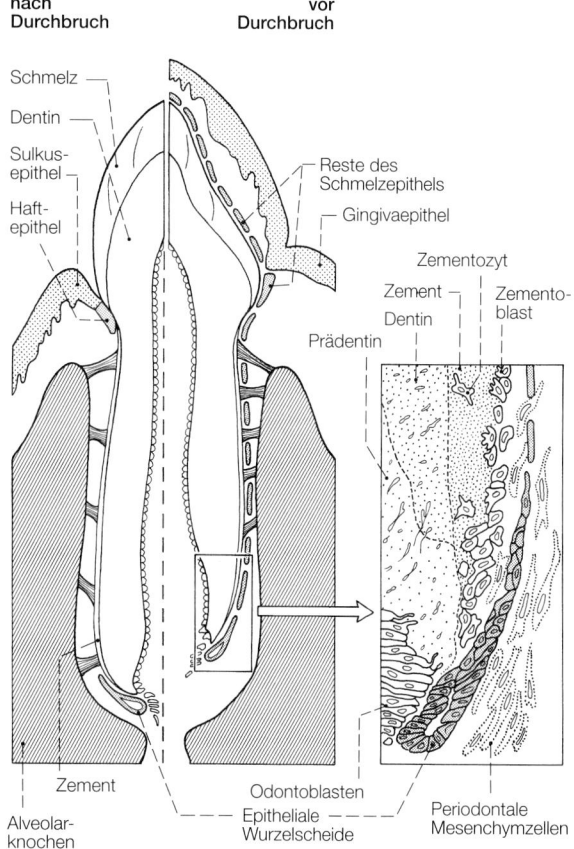

Abb. 12.2-31 Zementbildung und Schicksal des Schmelzepithels vor und nach dem Zahndurchbruch. Am Zahnhals verbindet sich das Schmelzepithel mit dem Gingivaepithel und wird zum Haftepithel des Sulkus. An der Wurzelspitze findet vor und noch eine Zeit lang nach dem Durchbruch ein Wachstum des Zahnes statt, gesteuert durch die Hertwigsche epitheliale Wurzelscheide. Diese induziert die Differenzierung von Odontoblasten, die ihrerseits durch Dentinbildung die Einwanderung von Zementoblasten durch die lückenhaft werdende Epithelscheide auslösen.

Das Schmelzepithel im Bereich des Zahnhalses bleibt beim Zahndurchbruch auf dem Schmelz haften und verbindet sich mit dem Gingivaepithel. Dadurch entsteht das **Haftepithel** der Gingiva am Zahnhals, welches ein direkter Abkömmling des Schmelzorganes ist und mit dem Schmelz bzw. Zement durch Hemidesmosomen und eine Basallamina fest verbunden ist.

Zement

Das Zement, *Cementum*, bildet eine im allgemeinen 0,1–0,5 mm dicke Schicht, die die Dentinoberfläche im Hals- und Wurzelbereich bedeckt und oftmals um die Wurzelspitze herum in den Wurzelkanal reicht (Abb. 12.2-14). Das Zement ist eine besondere Form des Knochens. Drei **Zementformen** lassen sich mikroskopisch unterscheiden: Das **zelluläre Zement** ist knochenähnlich mit eingemauerten **Zementozyten,** die sich wie Osteozyten mit spinnenförmigen Zellausläufern in feinen Zementkanälchen im Zement ausbreiten (Abb. 12.2-31). Es ist auf die untere Hälfte der Wurzel beschränkt. Die obere Hälfte bis zum Zahnhals ist durch **azelluläres Zement** charakterisiert, das auch den halswärtigen Teil der Krone überzieht. In das zelluläre und azelluläre Zement sind Bündel von Kollagenfibrillen eingemauert, Sharpeysche **Fasern,** die von den Fibroblasten des Periodontiums synthetisiert werden und eine Verbindung zwischen Zahnoberfläche und dem Alveolarknochen schaffen *(Fibrae cemento-alveolares)*. Deshalb werden diese Zementformen auch als **azellulär-fibrilläres Zement** bezeichnet. Unterschieden davon wird das **nichtfibrilläre Zement,** das nur am oberen Abschnitt des Zahnhalses gebildet wird und an 60% der Zähne als dünner Überzug auf die angrenzende Oberfläche des Schmelzes hinaufreicht **(Zementhäutchen).** In etwa 10% der Zähne ist das Dentin am Zahnhals nicht durch Zement bedeckt.

Die **Zementbildung** erfolgt wie die Schmelzbildung, sobald das Dentin zu verkalken beginnt (Abb. 12.2-31). Die Differenzierung des Mesenchyms im Hals- und Wurzelbereich zu Odontoblasten wird ihrerseits durch die Hertwigsche **Epithelscheide** stimuliert (s. oben). Diese löst sich nach Beginn der Dentinsynthese lokal auf und ermöglicht die Einwanderung von Fibroblasten und Zementoblasten aus dem Zahnsäckchen, welche dann die Epithelscheide von der Dentinoberfläche verdrängen und sofort (wie bei der **desmalen Ossifikation)** mit der Bildung von Kollagenfasern und Zement beginnen.

Pulpa

Das Gewebe der Zahnpulpa, *Pulpa dentinalis*, leitet sich direkt vom Mesenchym der Zahnpapille ab. Es ist ein lockeres kollagenes Bindegewebe, das wie Gallertgewebe (u. a. der Nabelschnur) reich an Hyaluronsäure und Dermatansulfat ist. Die spindelförmigen und verzweigten Fibrozyten produzieren ein zartes Kollagenfasernetz, das zu je 50% aus den Kollagenen Typ I und Typ III besteht. Die Typ-III-Kollagenfasern dürften den **argyrophilen** Fasern der Pulpa entsprechen. *Rami dentales* der Alveolararterien gelangen über die **Wurzelkanäle** in die Pulpa und bilden dort einen auffälligen **subodontoblastischen Plexus** mit Kapillarendothelzellen vom fenestrierten und

kontinuierlichen Typ. Die mit den Gefäßen eintretenden Nervenfasern der Alveolarnerven sind myelinisiert, und zweigen sich in marklose, **rezeptive Terminalen** auf, die bis 0,2 mm tief in die Dentinkanälchen vordringen. Nach Nervendurchtrennung wachsen regenerierende Nervenfasern wieder in die Pulpa ein und finden bis in die Dentinkanälchen zurück. Diese, wie die Oberfläche der Odontoblasten, enthalten Laminin, das wahrscheinlich als extrazelluläres Leitmolekül die **gerichtete Regeneration** der Nervenfasern ermöglicht. Die Pulpa enthält ebenfalls das für die Regeneration wichtige Protein GAP-43 (growth associated protein 43) [6].

5.9 Zahnhalteapparat

Der Zahnhalteapparat, **Parodontium,** ist ein System, das aus dem Zement, der Wurzelhaut **(Periodontium),** dem Alveolarknochen und dem Zahnfleisch *(Gingiva)* besteht (s. Abb. 12.2-14 u. 31). Der 0,1–0,3 mm breite und 50–150 mm³ fassende Spaltraum zwischen Zahnwurzel und umgebendem Alveolarknochen enthält straffes kollagenes Bindegewebe, als Wurzelhaut, Periodontium, bezeichnet. Das Periodont ist Bestandteil einer syndesmotischen Verbindung zwischen Zahn (Zement) und Alveolarknochen **(Gomphosis,** s. Kap. 6.2), die den Zahn straff mit den Alveolarknochen verbindet, aber ein geringes Maß an passiver Beweglichkeit des Zahnes ermöglicht. Die mechanisch verbindenden Elemente sind straffe Bündel von Kollagenfasern, **Fibrae cementoalveolares** (Sharpeysche Fasern), die in den Alveolarknochen eingelassen sind und durch den periodontischen Spalt in das Zement einstrahlen. Die Kollagenfasern nehmen zusammen mit den Fibroblasten etwa zwei Drittel des periodontalen Volumens ein. Das restliche Drittel besteht aus Interstitialflüssigkeit. Die versorgenden Blutgefäße, die von den Alveolargefäßen abzweigen und im periodontalen Spalt bis zur Gingiva aufsteigen, nehmen nur ein Volumen von 2% ein. Ebenfalls kommen kleinere Lymphgefäße (Kapillaren, Präkollektoren) in der Wurzelhaut vor.

Die Ausrichtung der Sharpeyschen Fasern (absteigend, transversal, aufsteigend, divergierend) wirkt den Druck-, Zug-, Kipp- und Rotationsbewegungen der Zähne entgegen, die bei der Artikulation auftreten. Von **biomechanischer Bedeutung** ist die Tatsache, daß durch die federnde Aufhängung des Zahnes an den Sharpeyschen Fasern der Alveolarknochen weitgehend vor Druckbeanspruchung und damit vor Druckatrophie geschützt wird. Die Sharpeyschen Fasern wandeln alle auf den Zahn einwirkenden Kräfte in **Zugkräfte** um, welche auf eine alveoläre Kontaktfläche von etwa 200 mm² (Schneidezahn bis Prämolar) bis 400 mm² (Backenzähne) übertragen werden. Zugkräfte stellen einen starken Erhaltungsreiz für den Knochen dar. Wegen der Kippbewegungen der Zähne ist der Periodontspalt an Wurzelspitze und Zahnhals weiter als in der Mitte des Zahnes (Kippachse).

Mechanorezeptoren und freie, sensible Nervenendigungen im Periodont sind als afferente Schenkel eines Reflexbogens zur Kaumuskulatur zu sehen (Kontrolle des Kaudruckes, Schutzreflex). Gelegentlich kommen im Periodontium versprengte Epithelnester vor (Mallassessche und Serresche Epithelkörper), die sich von der epithelialen Wurzelscheide und von Resten der

Zahnleiste ableiten (Abb. 12.2-31). Die Epithelreste können Ausgang von radikulären **Kieferzysten** (mit Epithel ausgekleidete Hohlräume) sein, aus denen sich ein invasiv wachsender Tumor, **Ameloblastom**, entwickeln kann. Die **Kollagenfasern** des Periodontiums unterliegen einem relativ hohen Umsatz (Auf- und Abbau), was erklärt, daß der Zahnhalteapparat auf Vitamin-C-Mangel empfindlich reagiert **(Zahnausfall bei Skorbut)**. Vitamin C ist ein Cofaktor der Prolinhydroxylase und damit wichtig für die Synthese des an Hydroxyprolin reichen Kollagens (s. Kap. 2.5.4.1 u. 4.3.4.3). Geringfügige Belastungsänderungen rufen **Umbauvorgänge** im Zahnhalteapparat hervor, die nicht nur das Periodontium, sondern auch den Alveolarknochen betreffen. Das ist die biologische Grundlage für kieferorthopädische Maßnahmen, durch die die Zähne über größere Distanzen (Zentimeterbereich!) verschoben werden können.

Das **Zahnfleisch**, *Gingiva*, ist derjenige Teil der Mundschleimhaut, der den Randteil der Alveolarfortsätze, die Zahnhälse und den basalen Teil der mit Schmelz überzogenen Kronen bedeckt. Die Gingiva ist nicht verschieblich, weil die Mukosa ohne Zwischenschaltung einer Submukosa fest mit dem Periost verwachsen ist.

Diese **mukogingivale Grenze** ist als Grenzlinie von außen gut sichtbar. An dieser Stelle geht auch das zumeist parakeratinisierte Gingivalepithel in das unverhornte, mehrschichtige Plattenepithel über. Als freie Gingiva wird der Abschnitt bezeichnet, der den Alveolarkamm überragt und zwischen den Zähnen zur **Interdentalpapille** aufgeworfen ist (s. Abb. 12.2-14).

Dies erklärt auch das im Vergleich zur übrigen Mundschleimhaut etwas blassere Aussehen des Zahnfleisches. Die Gingiva ist derb. Sie enthält zahlreiche Kollagenfaserzüge, die – einer komplizierten funktionellen Architektur folgend – zum Teil ringförmig um den Zahnhals verlaufen und zum Teil in anderen Richtungen des Raumes ausgespannt sind. Neben den Kollagenfaserzügen enthält die Gingiva zahlreiche elastische Fasern, die entsprechend angeordnet sind.

Der zwischen Zahnkrone und Gingivalsaum gelegene Spalt **(Sulcus gingivalis)** ist physiologisch nur bis zu etwa 3 mm tief (wenn tiefer, wird er klinisch als Tasche bezeichnet) und wird auf der Sulkusseite der Gingiva von einem mehrschichtigen, unverhornten (nicht parakeratinisierten) Plattenepithel, dem **inneren Saumepithel**, bedeckt. Der Teil des inneren Saumepithels, der auf der Krone verschieblich gleitet, wird als **Sulkusepithel** bezeichnet. Der andere Teil des Epithels, der mit dem Schmelz bzw. Zement des Zahnhalses fest durch Hemidesmosomen verbunden ist, wird als **Haftepithel** (junktionales Epithel) bezeichnet. Dieses leitet sich aus dem inneren Schmelzepithel und dem *Stratum intermedium* der Schmelzglocke ab (Abb. 12.2-31). Eine Lösung des Haftepithels vom Zahnhals tritt bei der Parodontose auf und kann zum Eindringen von Bakterien mit nachfolgender Entzündung des Periodonts führen **(Parodontitis)**. Das Sulkusepithel geht seitlich in das **äußere Saumepithel** über, welches im Gegensatz zum inneren Saumepithel tiefe Papillarleisten aufweist, in welche die dentino-gingivalen und alveolo-gingivalen Kollagenfasern einstrahlen, welche die Gingiva am Zahnhals und am Alveolarknochen befestigen.

5.10 Blut- und Nervenversorgung der Zähne und des Zahnfleisches

Beide Zahnreihen und die Gingiva werden von der **A. maxillaris,** einem Endast der A. carotis externa, mit Blut versorgt.

Unterkiefer: Wie Abb. 10.5-6 zeigt, entspringt die A. maxillaris in der Fossa retromandibularis und zieht in die Fossa infratemporalis. Hier gibt sie die *A. alveolaris inferior* ab, die in den Canalis mandibulae eintritt und *Rami dentales* zu allen Zähnen des Unterkiefers der gleichen Seite sowie *Rami peridentales* zur Wurzelhaut und zur Gingiva abgibt. Der Endast der A. alveolaris inferior verläßt den Unterkieferkanal am Foramen mentale und beteiligt sich als *R. mentalis* an der Versorgung von Unterlippe und Kinn. Bukkal grenzt das Versorgungsgebiet der A. alveolaris inferior an das der A. facialis und A. buccalis, die die Wange versorgen, und lingual an das der A. lingualis.

Oberkiefer: Nach Abgabe der A. alveolaris inferior setzt sich der Stamm der A. maxillaris unter Entsendung weiterer Äste in die Tiefe der Fossa infratemporalis fort. Kurz vor dem Eintritt in die Fossa pterygopalatina entspringt die *A. alveolaris superior posterior,* die über das Tuber maxillae nach unten zieht. Sie tritt mit feinen Ästen in die Wand des Sinus maxillaris ein und versorgt Zähne und Zahnfleisch im hinteren Teil des Oberkiefers.

Der Stamm der A. maxillaris spaltet sich nach seinem Eintritt in die Fossa pterygopalatina in mehrere Endäste auf. Einer dieser Äste zieht als *A. infraorbitalis* mit dem gleichnamigen Ast des N. maxillaris durch die Fissura orbitalis inferior und tritt am Boden der Augenhöhle in den Canalis infraorbitalis ein. Diese Arterie gibt dann mehrere *Aa. alveolares superiores anteriores* ab, die durch kleine Knochenkanälchen in die Wand des Sinus maxillaris eindringen und die vorderen Zähne des Oberkiefers und das Zahnfleisch versorgen. Die Äste der Aa. alv. sup. ant. und der A. alv. sup. post. hängen in der Wand des Sinus maxillaris durch arkadenförmige Verbindungen miteinander zusammen und bilden den **Plexus dentalis** superior. In der Mundschleimhaut grenzt sein Versorgungsgebiet nach palatinal an das der A. palatina major et minor.

Der Abfluß des **venösen Blutes** aus dem Kieferbereich erfolgt für die untere Zahnreihe über die *V. alveolaris inferior,* die neben der gleichnamigen Arterie verläuft und sich nach ihrem Austritt aus dem Foramen mandibulae in den *Plexus pterygoideus* ergießt. Der venöse Abfluß für die obere Zahnreihe erfolgt zur Hauptsache durch feine Venen, die parallel zu den Arterien verlaufen und schließlich in den Plexus pterygoideus gelangen. Über die V. infraorbitalis besteht jedoch auch eine Verbindung zur V. facialis und damit zur V. angularis (s. Abb. 10.6-3).

Die **Lymphe** aus Ober- und Unterkiefer fließt zu submentalen, submandibularen und zu zervikalen Lymphknoten (s. unten und Kap. 11.11).

Die **Nervenversorgung** der Zähne erfolgt durch sensible Äste aus dem 2. und 3. Ast der N. trigeminus (Abb. 12.2-32).

Der **Oberkiefer** wird vom N. *maxillaris* versorgt. Dieser Nerv setzt sich nach seinem Durchtritt durch das Foramen rotundum in den N. *infraorbitalis* fort, der

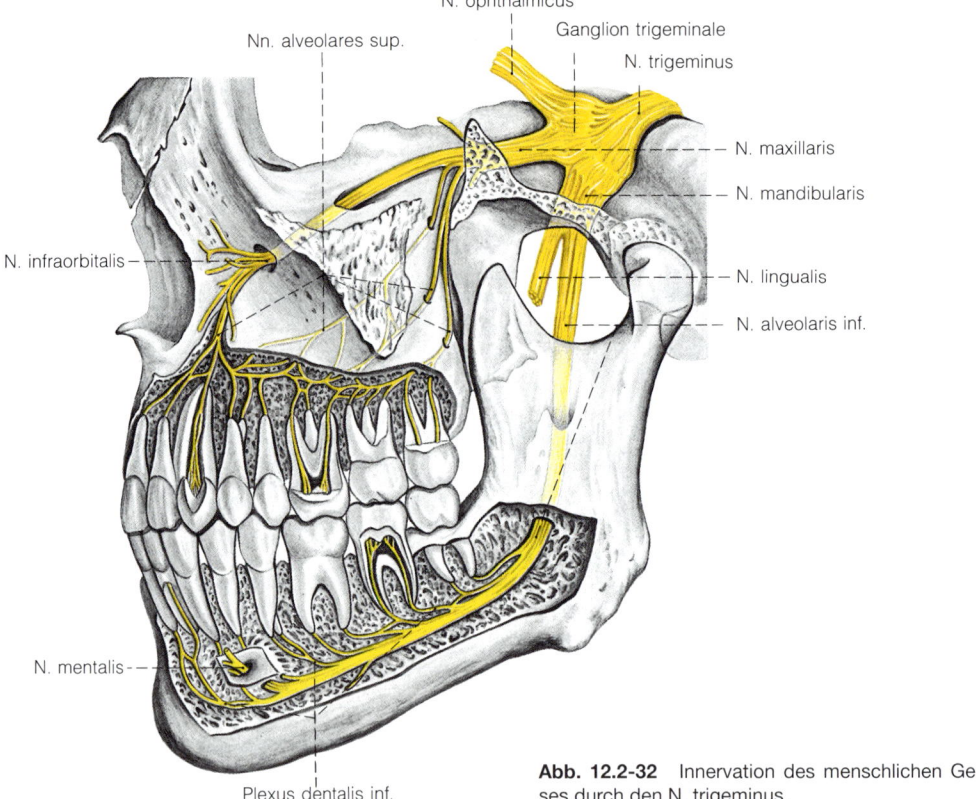

Abb. 12.2-32   Innervation des menschlichen Gebisses durch den N. trigeminus.

noch vor seinem Eintritt in die Fissura orbitalis superior einige *Rami alveolares superiores posteriores* für die Versorgung der Molaren abgibt. In seinem weiteren Verlauf gehen der *R. alveolaris superior medius* für die Prämolaren und mehrere *Rr. alveolaris superiores anteriores* für den Eckzahn und die Schneidezähne ab. Die Nerven verlaufen in feinen Knochenkanälchen und bilden am Boden der Kieferhöhle den *Plexus dentalis superior,* aus dem die *Rami dentales* feine Äste zur Gingiva und zur Schleimhaut des Sinus maxillaris hervorgehen. An der Innenseite der Gingiva des Oberkiefers grenzt das Versorgungsgebiet des Plexus dentalis superior an das der *Nn. palatini* und hinter dem mittleren Schneidezahn an das des *N. nasopalatinus.*

Die engen topographischen und nervösen Beziehungen zwischen den Wurzeln der oberen Backenzähne und der Schleimhaut der Kieferhöhle (vgl. Abb. 12.2-18) sind von großer klinischer Bedeutung. So können Infektionen der Kieferhöhle Zahnschmerzen hervorrufen und durch Reizung von Nerven sogar Schmerzen an Zähnen vortäuschen, die längst gezogen sind (Phantomschmerz).

Der **Unterkiefer** wird vom *N. mandibularis* versorgt. Zähne und Gingiva erhalten die sensiblen Fasern über den *N. alveolaris inferior,* der mit der A. und V. alveolaris inferior in den Canalis mandibulae eintritt. Nach innen grenzt das Innervationsgebiet des N. alveolaris inferior an das des *N. lingualis,* nach lateral an das des *N. buccalis.*

6   Zunge

6.1   Allgemeines

Die Zunge, *Lingua* oder Glossa, ist ein etwa 5 cm langer und 4 cm breiter Muskelkörper, der mit dem Mundboden verwachsen und mit einer sehr differenzierten Schleimhaut überzogen ist. Im Bau der Zunge und in der Beteiligung mehrerer Hirnnerven an ihrer Innervation spiegelt sich die komplizierte Entwicklungsgeschichte dieses Organs, das nicht nur für die Bildung und **Beförderung der Bissen** unerläßlich ist, sondern auch bei der **Lautbildung** eine wichtige Rolle spielt. Dank ihrer großen Beweglichkeit kann die Zunge mit ihrer Spitze jeden Punkt der Mundhöhle erreichen, und infolge ihrer hohen Sensibilität ermöglicht sie die **taktile, thermische** und **gustatorische Kontrolle** der Nahrung. Außerdem kann die Zunge bei geschlossenem Mund durch Bewegung nach hinten eine Saugwirkung entfalten, die schon dem Neugeborenen bei der Nahrungszufuhr zugute kommt („Säugling").

6.2   Entwicklung der Zunge

An der Bildung der Zunge sind **vier Pharyngealbögen** (Kiemenbögen) beteiligt (Näheres s. Kap. 5.8.4 u. 12.3). Wie Abb. 12.2-33 zeigt, bilden diese Bögen und die zugehörige, medial verlaufende Längsverbindung, *Copula,*

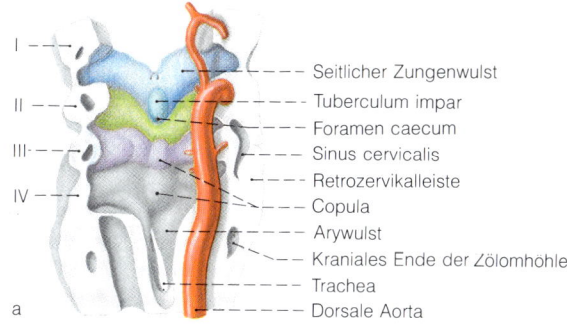

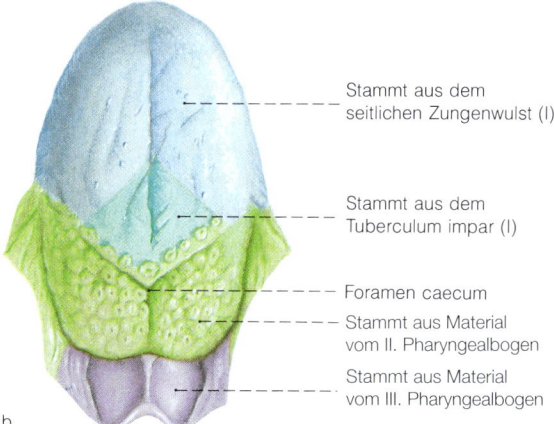

I ------
II ------
III ------
IV ------

------- Seitlicher Zungenwulst
------- Tuberculum impar
------- Foramen caecum
------- Sinus cervicalis
------- Retrozervikalleiste
------- Copula
------- Arywulst
------- Kraniales Ende der Zölomhöhle
------- Trachea
------- Dorsale Aorta

a

------- Stammt aus dem seitlichen Zungenwulst (I)

------- Stammt aus dem Tuberculum impar (I)

------- Foramen caecum
------- Stammt aus Material vom II. Pharyngealbogen
------- Stammt aus Material vom III. Pharyngealbogen

b

Abb. 12.2-33   Die Entwicklung der Zunge. (a) Die Vorderwand des Kopfdarmes in der Ansicht von dorsal bei einem menschlichen Embryo nach einer Rekonstruktion von A. Vierling. Die römischen Zahlen bezeichnen die Pharyngealbögen, die außerdem durch verschiedene Farben gekennzeichnet sind: Mandibularbogen blau; Hyoidbogen grün; III. Pharyngealbogen violett. (b) Die Verteilung des Materials der einzelnen Pharyngealbögen im Schleimhautüberzug der fertigen Zunge.

Die **Schleimhaut** der an den Sulcus terminalis und das Foramen caecum anschließenden Zungenwurzel entsteht im wesentlichen aus dem Material des II. und III. sowie des IV. Pharyngealbogens, der allerdings nur noch durch seine *Copula* beteiligt ist (Abb. 12.2-33; s. auch Abb. 8.4-3a).

Entsprechend dieser Entwicklung aus dem Material der vier Pharyngealbögen erfolgt die **Innervation** der Schleimhaut der Zunge über dem Corpus linguae durch den *N. trigeminus* und die Chorda tympani des *N. intermediofacialis*, über der Radix linguae dagegen vom *N. glossopharyngeus* und, in einem kleinen kaudalen Bezirk, vom *N. vagus*. Der makroskopisch sichtbare Sulcus terminalis stellt im Hinblick auf die Nervenversorgung jedoch keine scharfe Grenze dar; denn das unmittelbar vor ihm liegende Gebiet mit den Papillae circumvallatae ist eine Durchdringungszone, an deren Innervation regelmäßig sensible Fasern aus dem N. trigeminus und sensorische aus dem N. glossopharyngeus beteiligt sind (s. unten).

6.3   Anatomie der Zunge

Wir unterscheiden den **Zungenkörper**, *Corpus linguae*, mit der **Zungenspitze**, *Apex linguae*, und den Zungengrund oder die **Zungenwurzel**, *Radix linguae* (Abb. 12.2-34). An der Oberfläche wird der **Zungenrücken**, *Dorsum linguae*, durch den V-förmigen *Sulcus terminalis* in einen vorderen und einen hinteren Abschnitt gegliedert. Der vordere, bei geöffnetem Mund gut sichtbare Abschnitt wird durch eine individuell unterschiedlich ausgebildete mediane Längsfurche, *Sulcus medianus*, in eine rechte und linke Hälfte geteilt. Der Zungenrücken beginnt an der Zungenspitze und reicht bis zum **Foramen caecum,** das in der nach hinten gerichteten Spitze des V-förmigen Sulcus terminalis liegt.

die sogenannten **Zungenwülste.** Aus ihnen geht das Material für die Schleimhaut der Zunge hervor. In die miteinander verschmelzenden Anlagen der Zungenwülste, die nur den Überzug der Zunge liefern, wächst von kaudal her Muskulatur aus dem kopfnahen Rumpfgebiet ein. Die Zungenmuskulatur wird daher, der Herkunft entsprechend, vom *N. hypoglossus* versorgt.

Im einzelnen läßt sich folgendes feststellen: Aus der Verschmelzung der zum Mandibularbogen gehörenden beiden seitlichen und eines variabel ausgebildeten mittleren Zungenwulstes *(Tuberculum impar)* entsteht der vordere Anteil der Zunge. Die Grenze zwischen diesem aus dem I. Pharyngealbogen stammenden und dem Material aus dem II. Pharyngealbogen wird in etwa durch den **Sulcus terminalis** und das **Foramen caecum** gebildet. Das Foramen caecum markiert jene Stelle, von der aus in einem frühen Stadium der Entwicklung das Material für die Schilddrüse nach kaudal aussproßt. Die Ansatzstelle der Bukkopharyngealmembran scheint weiter vorne gelegen zu haben, so daß der hintere Teil des Corpus linguae bereits von einem Epithel endodermaler Herkunft überzogen ist.

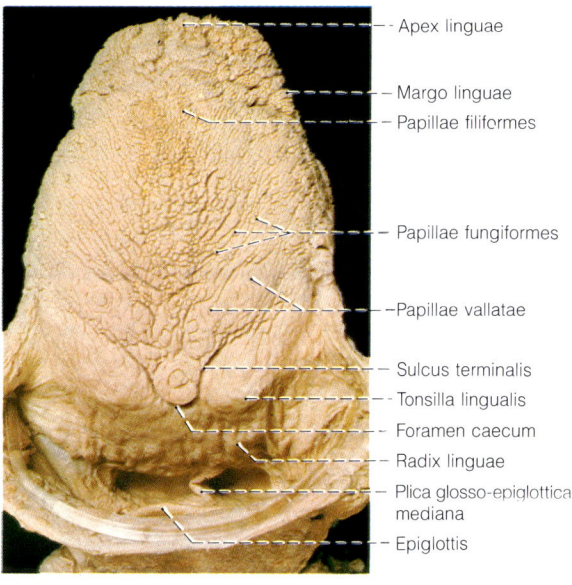

------- Apex linguae
------- Margo linguae
------- Papillae filiformes
------- Papillae fungiformes
------- Papillae vallatae
------- Sulcus terminalis
------- Tonsilla lingualis
------- Foramen caecum
------- Radix linguae
------- Plica glosso-epiglottica mediana
------- Epiglottis

Abb. 12.2-34   Die Zunge des Menschen in der Ansicht von oben. (Original: S. Kubik, Zürich)

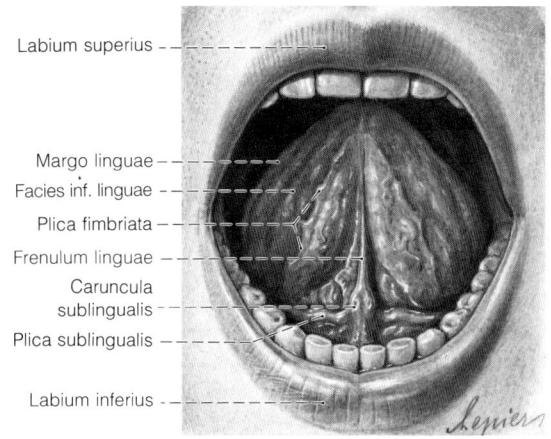

Labium superius

Margo linguae
Facies inf. linguae
Plica fimbriata
Frenulum linguae
Caruncula
sublingualis
Plica sublingualis

Labium inferius

Abb. 12.2-35 Unterfläche der Zunge und Mundboden mit Caruncula sublingualis und Plica sublingualis. (Nach Sobotta [21])

Am Rande der Zunge, *Margo linguae*, geht der Zungenrücken in die **Unterfläche**, *Facies inferior*, über. Sie wird bei hochgehobener Zunge sichtbar (Abb. 12.2-35) und ist mit einer sehr dünnen Schleimhaut bedeckt, durch die die dicke *V. sublingualis* hindurchschimmert. An der Schleimhaut der Facies inferior linguae kann eine gelappte Längsfalte, **Plica fimbriata,** vorkommen. Sie stellt den Rest einer noch bei den Halbaffen (Lemuren) kräftig ausgebildeten Unterzunge dar und kann in seltenen Fällen auch beim Menschen eine beträchtliche Größe erreichen. An der Unterseite der Zungenspitze mündet beiderseits der Mittellinie die *Glandula lingualis anterior* (**Nuhnsche Drüse**) mit mehreren feinen Ausführungsgängen. In der Medianebene der Zungenunterfläche erstreckt sich sodann das unpaare **Zungenbändchen,** *Frenulum linguae.* Am Übergang zum Mundboden liegt an seinen beiden Seiten je eine warzenförmige Erhebung, die *Caruncula sublingualis.* Auf ihr münden der Ductus submandibularis und der Ductus sublingualis major entweder gemeinsam oder dicht nebeneinander. – Die Schleimhaut der Facies inferior linguae geht in die

des Mundbodens über. Hier wölbt sich die **Plica sublingualis** vor, auf der die unmittelbar unter der Schleimhaut gelegenen hinteren Drüsenpakete der Gl. sublingualis mit etwa einem Dutzend kleiner Ausführungsgänge, *Ductus sublinguales minores,* münden (vgl. auch Abb. 12.2-8).

Hinter dem Sulcus terminalis beginnt der Zungengrund oder die **Zungenwurzel,** *Radix linguae* (Abb. 12.2-34 u. 36). Dieser Abschnitt ist gegen die Hinterwand des Schlundes gewendet und deshalb bei der klinischen Untersuchung nur mit Hilfe eines in den Rachen eingeführten Spiegels ganz zu überschauen. Im Zungengrund liegen beiderseits der Mittellinie die **Zungenbälge** (Abb. 12.2-37). Dabei handelt es sich um Schleimhautkrypten, die von Lymphfollikeln unterlagert sind. Die Gesamtheit der Zungenbälge bildet die **Zungenmandel,** *Tonsilla lingualis.* Zwischen den Krypten der Tonsilla lingualis münden Ausführungsgänge von Paketen vorwiegend muköser Drüsen, die im Zungengrund liegen und dem Gleitendmachen der Bissen dienen. Von der Zungenwurzel spannen sich zum Kehldeckel Schleimhautfalten, die als **Plica glosso-epiglottica** *mediana* und *lateralis* bezeichnet werden. Zwischen ihnen entsteht jederseits eine grubige Vertiefung, die *Vallecula epiglottica.*

6.4 Feinbau der Zungenschleimhaut

Die mechanische Belastbarkeit der Zunge wird dadurch erhöht, daß die Schleimhaut des Zungenrückens mit ihrer bindegewebigen Unterlage, der **Aponeurosis linguae,** unverschieblich verbunden ist. Außerdem sind Papillen, **Papillae linguales,** ausgebildet, die aus der Schleimhaut hervorragen und ihr eine rauhe Oberfläche verleihen. Diese Papillen verstärken nicht nur die mechanische Belastbarkeit, sondern dienen durch die Unterbringung von Rezeptororganen auch der Aufnahme von Sinnesreizen.

Man unterscheidet aufgrund des unterschiedlichen Aussehens mehrere Formen von Papillen, die auf der Zungenoberfläche in bestimmter Weise verteilt sind und verschiedene Funktionen erfüllen. Ihnen allen ist gemeinsam, daß in eine jede Papille von der Unterseite her

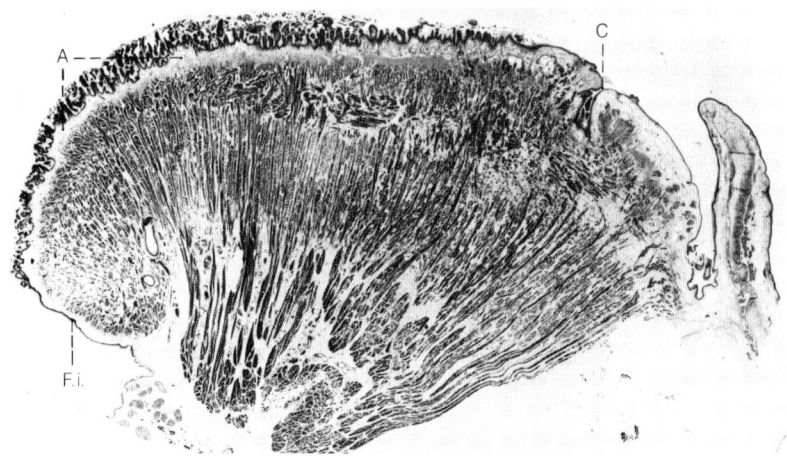

Abb. 12.2-36 Medianer Sagittalschnitt durch die menschliche Zunge und die Epiglottis. Beachte den Unterschied zwischen der mit hohen Papillen besetzten Schleimhaut des Zungenrückens und der dünnen, glatten Schleimhaut der Facies inferior (F. i.). A = Aponeurosis linguae; C = Foramen caecum. Die Fasern des M. genioglossus, des M. verticalis linguae und des M. longitudinalis linguae sind längs, die des M. transversus linguae sind quer getroffen.

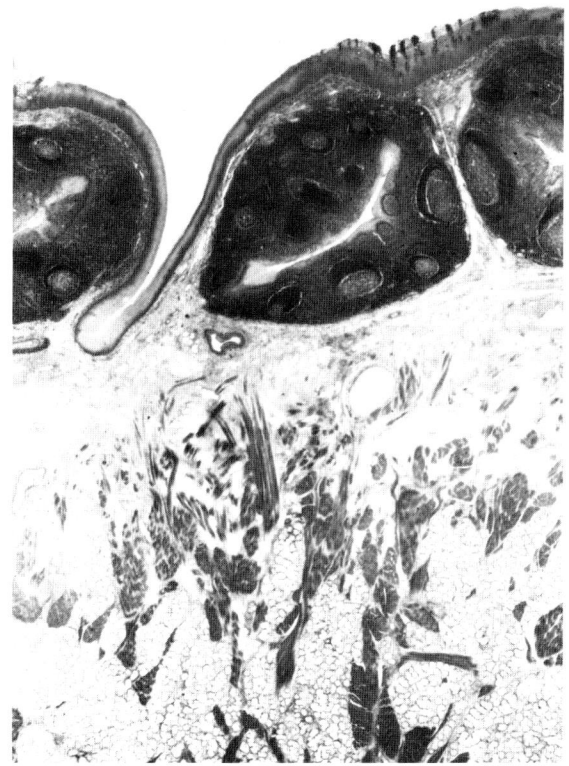

Abb. 12.2-37 Schnitt durch den Zungengrund mit Anschnitt von Zungenbälgen (Tonsilla lingualis). Zwischen den quergestreiften Muskelfasern der Zunge liegen zahlreiche Pakete von Schleimdrüsen. H.E.; Vergr. 15fach.

1. Die fadenförmigen Papillen, **Papillae filiformes** (Abb. 12.2-38). Sie sind außerordentlich zahlreich, kommen in allen Regionen des Zungenrückens vor und sind in Reihen angeordnet, die parallel zum Sulcus terminalis verlaufen. Das Epithel sitzt einem breiten bindegewebigen Sockel auf, von dem aus sich dünne Sekundärpapillen erheben. Obgleich die Mundschleimhaut im allgemeinen unverhornt ist, sind die Spitzen der sich nach oben verjüngenden Papillae filiformes verhornt. Dies gibt der Zungenoberfläche ihren samtartigen Charakter und bewirkt bei nicht genügender Abschilferung infolge von Krankheit das weißliche Aussehen der „belegten Zunge".

Die Fadenpapillen enthalten ein kompliziertes Gefäßnetz und sind reichlich mit Nerven versorgt, deren feine Endigungen z. T. bis in die untersten Schichten des Epithels verfolgt werden können. Daneben gibt es besondere, lamellär gebaute Rezeptororgane. Sie liegen im Bindegewebe der Primärpapille oder in einer Sekundärpapille. Derartige Endorgane sind in den Papillae filiformes an der Zungenspitze, wo die Fähigkeit der Stereognosis am höchsten ausgebildet ist, wesentlich zahlreicher als in den weiter hinten gelegenen Papillen. Man nimmt deshalb an, daß es sich um Mechanorezeptoren handelt und betrachtet die Fadenpapillen als in erster Linie der Tastempfindung dienend [11].

2. Die pilzförmigen Papillen, **Papillae fungiformes.** Sie sind größer und plumper als die Papillae filiformes und weniger zahlreich. Sie sind in der Regel nicht verhornt und deshalb mit dem bloßen Auge als rötliche Pünktchen auf der Zunge erkennbar. Die Papillae fungiformes enthalten in ihrer Spitze einen Gefäßplexus und sind reichlich innerviert. Sie tragen, vornehmlich an der Oberfläche, **Geschmacksknospen** (Abb. 12.2-40) und enthalten in ihrem bindegewebigen Anteil lamellierte Rezeptoren sowie zahlreiche freie Nervenendigungen, die bis ins Epithel reichen können. Die Papillae fungiformes dienen der Geschmacksempfindung [2] und sind außerdem an der Mechano- und Thermorezeption beteiligt.

3. Die Wallpapillen, **Papillae vallatae,** sind die größten Papillen der menschlichen Zunge und dienen vornehmlich der Geschmacksempfindung (Näheres s. Band II, Kap. 16.14, 16.23, 16.27). Sie kommen nur in geringer

mehrere feine Bindegewebspapillen verschiedener Größenordnungen hereinragen, so daß es sich bei den makroskopisch oder mit der Lupe sichtbaren Einzelpapillen der Schleimhautoberfläche dem Bau nach in Wirklichkeit vielfach um komplizierte Papillenstöcke handelt.

Im einzelnen werden die folgenden **vier Papillenformen** unterschieden:

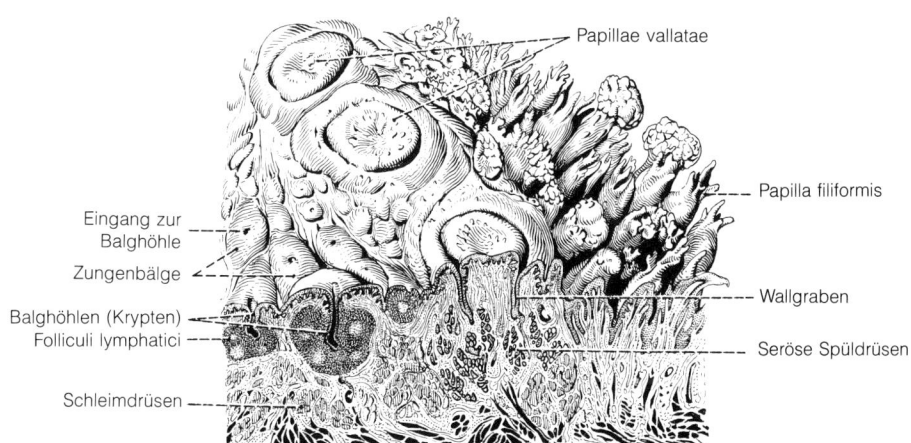

Papillae vallatae

Eingang zur
Balghöhle

Zungenbälge

Balghöhlen (Krypten)
Folliculi lymphatici

Schleimdrüsen

Papilla filiformis

Wallgraben

Seröse Spüldrüsen

Abb. 12.2-38 Schematische Darstellung der Papillen des Zungenrückens bei Lupenvergrößerung.

Zahl (etwa 7–12) vor und stehen in einer Reihe dicht vor dem Sulcus terminalis (Abb. 12.2-38). Jede dieser Papillen ist von einem **Ringwall** umgeben und enthält beim erwachsenen Menschen etwa 270 **Geschmacksknospen,** die zum größten Teil in 3–5 Reihen am Rande der Papille liegen [1]. Auf der Papillenoberfläche kommen meist keine Geschmacksknospen vor und in der Außenwand des Ringwalles sehr viel weniger als in der Papillenwand. Im hohen Alter nimmt die Zahl der Geschmacksknospen ab. Das Vorhandensein des Ringwalles bewirkt, daß die Geschmacksstoffe aus der Nahrung in einen länger dauernden Kontakt mit dem Epithel kommen können, als dies bei den Papillae fungiformes der Fall ist, über die die Nahrung schnell hinweggleitet. Am Grunde des Wallgrabens münden seröse Spüldrüsen (VON EBNERSCHE **Spüldrüsen**). Sie spülen mit ihrem dünnflüssigen Sekret den Wallgaben immer wieder frei und sezernieren das VEG-Protein, das lipophile Geschmacksstoffe bindet (s. Kap. 12.2.3.2).

4. Die Blätterpapillen, **Papillae foliatae,** dienen ebenfalls der Geschmackswahrnehmung. Sie finden sich beim Menschen vorwiegend am hintersten Teil des Zungenrandes und bilden hier eine Gruppe schräg abwärts verlaufender Rinnen (Abb. 12.2-39), in deren Epithel Geschmacksknospen liegen (Näheres s. Band II, Kap. 16.27) [9].

Es ist eine alte Erfahrung der Ärzte, daß die Schleimhaut der Zungenoberfläche bei vielen Erkrankungen verändert ist. So bildet sich bei manchen Krankheiten des Verdauungstraktes, bei reduziertem Kauakt und bei vielen Allgemeinerkrankungen ein unspezifischer, **weißlich-gelblicher Belag,** der nicht abwischbar ist und aus verhorntem Plattenepithel der Papillae filiformes, aus Zelldetritus, Speiseresten und Mikroorganismen besteht. Die Zunge reagiert aber nicht nur durch die Bildung eines solchen Belages: So finden wir bei Vitamin-B$_{12}$-Mangel eine Atrophie der Schleimhaut oder beim **Scharlach** – infolge Desquamation des Belages etwa zwei bis fünf Tage nach dem Beginn der allgemeinen Krankheitssymptome – eine in charakteristischer Weise gerötete Zunge, die als Himbeer- oder Erdbeerzunge bezeichnet wird. Diese Beispiele mögen genügen, um darauf hinzuweisen, daß zu jeder körperlichen Untersuchung eines Patienten auch die sorgfältige Inspektion der Zunge gehört.

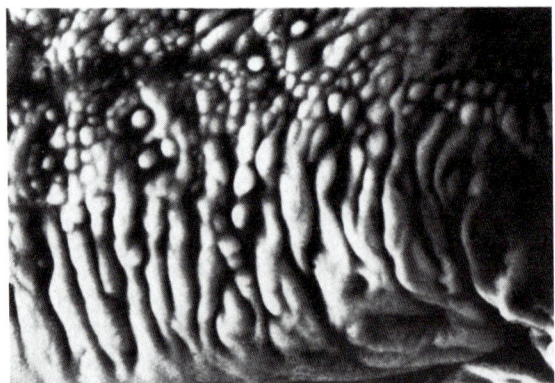

Abb. 12.2-39 Papillae foliatae am hinteren Seitenrand der Zunge des erwachsenen Menschen. Vergr. ca. 4fach. (Aus HOU-JENSEN [9])

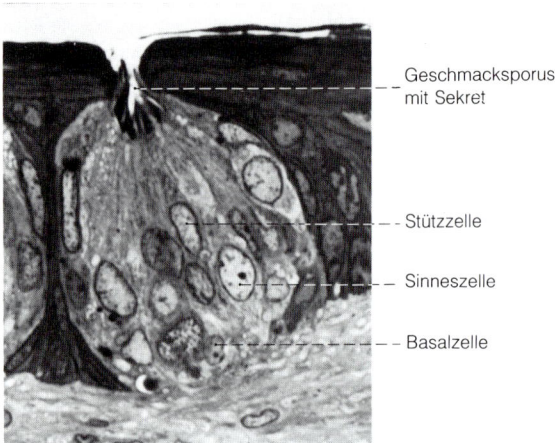

Abb. 12.2-40 Geschmacksknospe aus einer Papilla foliata des Kaninchens. Semidünnschnitt durch ein mit Glutaraldehyd fixiertes und mit Osmium nachbehandeltes Präparat. Färbung mit Toluidinblau; Vergr. 900fach.

Im Gegensatz zur Schleimhaut des Zungenrückens ist die aus unverhorntem, mehrschichtigem Plattenepithel bestehende Mukosa der Zungenunterfläche und des Mundbodens dünn und mit der Unterlage nicht fest verwachsen, sondern verschieblich. Die gut durchblutete Schleimhaut dieser Gegend ist zur Resorption bestimmter Stoffe befähigt. Ärztlich kann die linguale oder **perlinguale Resorption** als Weg für die Verabreichung bestimmter Pharmaka genutzt werden, so z.B. für die Gabe von Nitroglyzerinpräparaten, die bei Angina-pectoris-Anfällen eine Erweiterung der Herzkranzgefäße und damit eine schnelle Besserung der Beschwerden bewirken.

6.5 Innervation der Zungenschleimhaut

Die Schleimhaut der Zunge wird sensorisch (Geschmack) und sensibel (Stereognosis, Schmerz, Temperatur) innerviert. Entsprechend der unterschiedlichen entwicklungsgeschichtlichen Herkunft der verschiedenen Schleimhautabschnitte sind sowohl an der sensorischen als auch an der sensiblen Innervation mehrere Hirnnerven beteiligt:

1. Die **sensible Innervation.** Wie in Abb. 12.2-41 dargestellt, wird die Zunge bis in die Gegend des Sulcus terminalis vom **N. lingualis** aus dem *N. mandibularis* versorgt. Die Perikaryen der zugehörigen Neurone liegen im Ganglion trigeminale (GASSER). Dementsprechend kann bei einem Herpes zoster im Bereich des N. mandibularis (Gürtelrose mit bläschenförmigen Hauterscheinungen, beruhend auf einer Virusinfektion einzelner sensibler Ganglien) nicht nur die Haut und Schleimhaut der Unterlippe und Wange, sondern auch die Schleimhaut in den vorderen ²/₃ der Zunge betroffen sein [7]. – Die Radix linguae wird bis zur Plica glosso-epiglottica vom **N. glossopharyngeus** versorgt, während die Vallecula epiglottica ihre sensiblen Fasern aus dem *N. laryngeus superior* des N. vagus erhält.

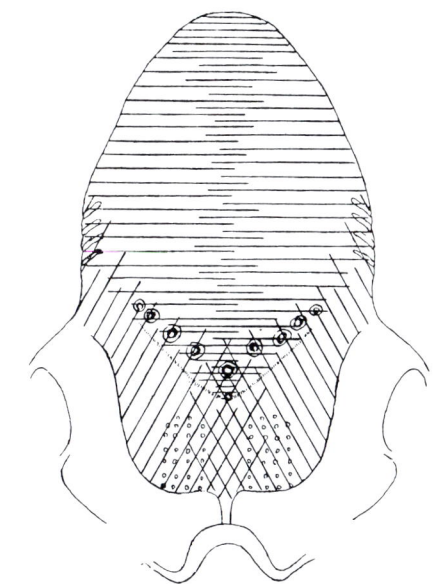

Abb. 12.2-41 Sensible und sensorische Innervation der Zunge. Das Verbreitungsgebiet des re. und li. N. lingualis ist durch waagerechte Linien, das des N. glossopharyngeus durch schräge Striche und das des N. vagus durch Punkte markiert. Beachte die Überschneidung im Bereich der Papillae circumvallatae und foliatae: Geschmacksinnervation durch den N. glossopharyngeus, sensible Innervation durch den N. lingualis. (Aus ZANDER [23])

Die Perikaryen liegen im Ganglion superius und inferius beider Nerven.

2. Die **sensorische Innervation.** Die Innervation der in den vorderen 2/3 der Zunge vorwiegend in den Papillae fungiformes befindlichen Geschmacksknospen erfolgt über die **Chorda tympani** des *N. intermediofacialis.* Die Perikaryen der zugehörigen Neurone liegen im Ganglion geniculi. Ihre peripheren Fortsätze treten in die Chorda tympani ein, die durch die Paukenhöhle zieht, den Schädel durch die Fissura petrotympanica verläßt und sich in der Tiefe der Fossa infratemporalis dem N. lingualis anlagert, um mit ihm zur Zunge zu gelangen. Die zentralwärts ziehenden Fortsätze der sensorischen Neurone im Ganglion geniculi treten mit der Wurzel des N. intermediofacialis in den Hirnstamm ein und enden im Ncl. solitarius, dem Geschmackskern.

Im **Ncl. solitarius** enden auch die zentralen Fortsätze der sensorischen Neurone, die die Afferenzen aus den Geschmacksknospen der Papillae vallatae und der Papillae foliatae leiten. Diese Geschmacksempfänger werden vom **N. glossopharyngeus** innerviert. Die sensorischen Neurone liegen im Ggl. superius und inferius. Die peripheren Fortsätze ziehen mit dem Hauptstamm des N. glossopharyngeus nach kaudal und gelangen über die Rami linguales in die Schleimhaut des Zungengrundes.

6.6 Muskulatur der Zunge

Die Zunge ruht auf dem Mundboden, der im vorderen Teil des Unterkiefers durch die als **Diaphragma oris** bezeichnete Muskelplatte des *M. mylohyoideus* sowie durch den *M. geniohyoideus* gebildet wird (Abb. 12.2-42).

Der **Muskelkörper** der Zunge selbst besteht aus den sog. **Außenmuskeln,** die an einem Skeletteil befestigt sind und in die Zunge einstrahlen, und aus **Binnenmuskeln,** die sich innerhalb der Zunge erstrecken und nicht an Knochenpunkten befestigt sind.

Die Zunge enthält ein derbes bindegewebiges Skelett, welches als *Aponeurosis linguae* dorsal unter der Schleimhaut ausgespannt ist und in der Mittellinie als *Raphe linguae* die Zunge durchsetzt und in zwei symmetrische Hälten teilt (Abb. 12.2-42). Sowohl die Aponeurosis linguae als auch die Raphe dienen der Insertion von Muskelfasern.

Die meisten **Außenmuskeln** der Zunge leiten sich zusammen mit dem Rektussystem des Halses (M. geniohyoideus und Unterzungenbeinmuskeln) von der Muskulatur des Körperstammes ab und entspringen von Teilen des Viszeralskelettes: am Unterkiefer, Zungenbein und Proc. styloideus. Das Haupteinstrahlungsgebiet dieser Muskeln ist der Zungengrund; ihr wichtigster motorischer Nerv der *N. hypoglossus.* Im einzelnen handelt es sich dabei um die folgenden Muskeln:

– **M. genioglossus** (Abb. 12.2-43). Er entspringt als der stärkste Zungenmuskel von der Spina m. genioglossi des Unterkiefers und strahlt – fächerförmig in Lamellen zerlegt – in die Zunge ein. Zwischen die Muskeln beider Seiten schiebt sich das Septum linguae. Einzelne Muskelbündel gehen zum Zungenbein und zur Epiglottis. – Der Muskel bewirkt durch seine untersten Fasern das **Hervorziehen der Zunge;** denn diese Fasern laufen bei aufrechter Kopfhaltung horizontal und können den Zungengrund vorschieben. Mit den übrigen Fasern zieht der M. genioglossus die Zunge vom Gaumen herab und drückt sie auf den Mundboden. Durch seinen Tonus fixiert er die Zunge derart, daß sie bei liegendem Kopf, etwa im Schlaf, nicht durch ihre Schwere nach hinten sinkt und den Kehlkopfgang zudrückt. In tiefer Narkose, in der der Tonus aufgehoben ist, wird dieser Gefahr dadurch begegnet, daß man die Zunge nach vorn zieht und festhält.

Der Ausfall des M. genioglossus bei der Hypoglossuslähmung bedingt, daß die Zunge auf der gelähmten Seite nicht mehr herausgestreckt werden kann. Daraus resultiert, daß die Spitze der herausgestreckten Zunge zur gelähmten Seite zeigt (gedrückt wird).

– **M. hyoglossus** (Abb. 12.2-43). Die vierseitige Muskelplatte entspringt vom großen Zungenbeinhorn und dem anschließenden Teil des Zungenbeinkörpers und zieht nach aufwärts und vorwärts zum Zungenrand. Ein mehr selbständiger Zug kommt vom kleinen Zungenbeinhorn (M. chondroglossus). Wenn das Zungenbein feststeht, zieht der Muskel die **Zunge nach hinten unten.**

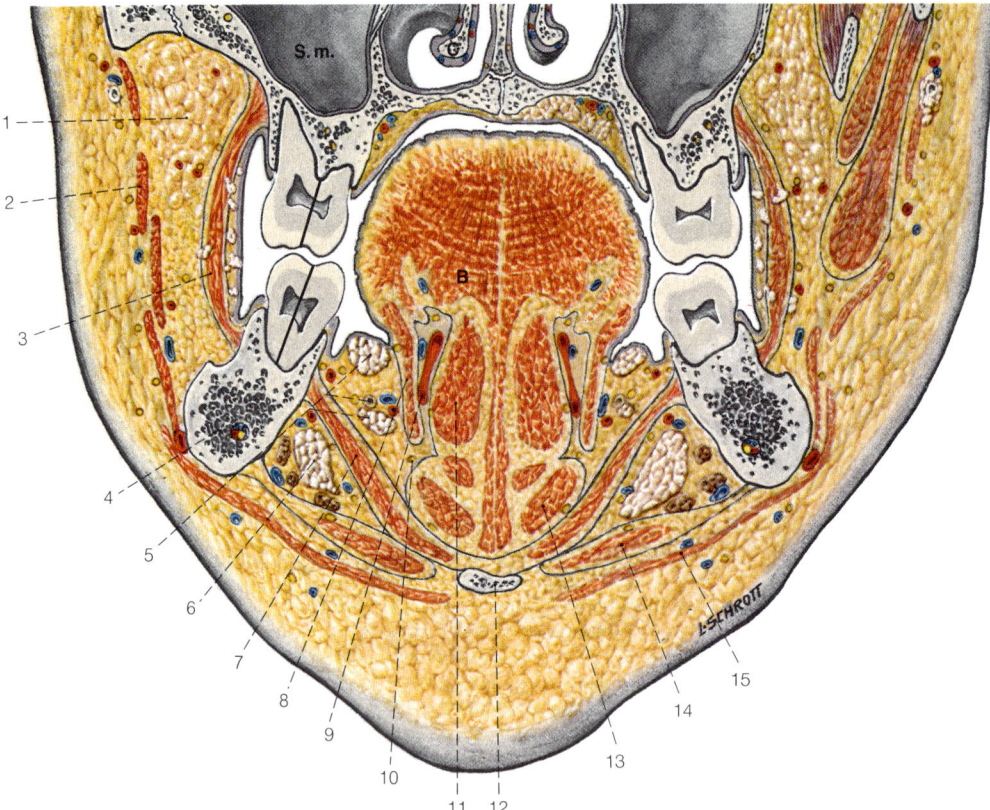

Abb. 12.2-42   Aufbau des Mundbodens in einem Frontalschnitt durch den menschlichen Schädel im Bereich des 2. Molaren. Beachte die schräge Einpflanzung der Molaren, deren Achsen eingezeichnet sind. B = Binnenmuskulatur der Zunge; C = Concha inferior; S. m. = Sinus maxillaris. 1 = Corpus adiposum buccae; 2 = Mim. Muskulatur; 3 = M. buccinator; 4 = Unterkiefer mit A. V. N. al-veolaris inferior; 5 = Gl. sublingualis, Ductus submandibularis und N. lingualis; 6 = Gl. submandibularis; 7 = M. mylohyoideus; 8 = M. hyoglossus; 9 = A. lingualis; 10 = N. hypoglossus; 11 = M. genioglossus; 12 = Os hyoideum; 13 = M. geniohyoideus; 14 = M. digastricus (Venter ant.); 15 = Platysma. (Aus Pernkopf-Ferner [16])

– **M. styloglossus** (Abb. 12.2-43). Der schmale Muskel entspringt vom Processus styloideus und strahlt in den Seitenrand der Zunge, wo er als Längszug nach vorn läuft, um sich an der Zungenspitze mit dem Muskel der Gegenseite quer zu verbinden. Der M. styloglossus zieht die **Zunge nach hinten oben.**
Weiterhin strahlen Muskeln von Gaumen und Pharynx her in die Zunge ein und sind am Schluckakt beteiligt. Diese Außenmuskeln werden nicht vom N. hypoglossus, sondern vom *N. glossopharyngeus* innerviert.
– **M. palatoglossus:** Der Muskel verbindet die Aponeurose des Gaumensegels mit der Zunge. Er bildet die muskulöse Grundlage für den **vorderen Gaumenbogen.**
– **M. glossopharyngeus.** Dieser Muskel bildet die unterste der vier Abteilungen des M. constrictor pharyngis superior; seine Fasern verbinden die Raphe pharyngea mit dem Zungengrund.
Die von außen kommende Muskulatur verliert in der Zunge ihre Selbständigkeit und schließt sich der **Binnenmuskulatur** an, die vom **N. hypoglossus** innerviert wird. Die Fasersysteme der Binnenmuskulatur verlaufen in den drei Richtungen des Raumes. Man unterscheidet

einen **M. longitudinalis** *superior et inferior,* einen **M. verticalis** *linguae* und einen **M. transversus** *linguae* (vgl. Abb. 12.2-36). Diese Systeme, von denen das longitudinale das stärkste ist, dienen der Formänderung der Zunge. Meist wirken jeweils zwei Muskelgruppen zusammen und bilden die Antagonisten eines dritten Systems. Dabei schreibt das eine System dem anderen die Richtung vor, in der es sich durch seine Verdickung ausdehnen kann. Der Zungenmuskel beherbergt somit seine Antagonisten im Gefüge des eigenen Muskelfleisches.

6.7   Unterkieferdreieck und Blutversorgung der Zunge

Die **Blutversorgung** der Zunge erfolgt über die *A. lingualis,* die als 2. Ast aus der A. carotis externa entspringt. Ihr Verlauf ist ebenso wie der Verlauf des N. lingualis und des N. hypoglossus nur im Zusammenhang mit der Topographie des Unterkieferdreiecks zu begreifen.
Das Unterkieferdreieck, **Trigonum submandibulare** (Abb. 12.2-44), wird lateral durch den Rand der Mandibula und medial durch den **M. digastricus** begrenzt, der

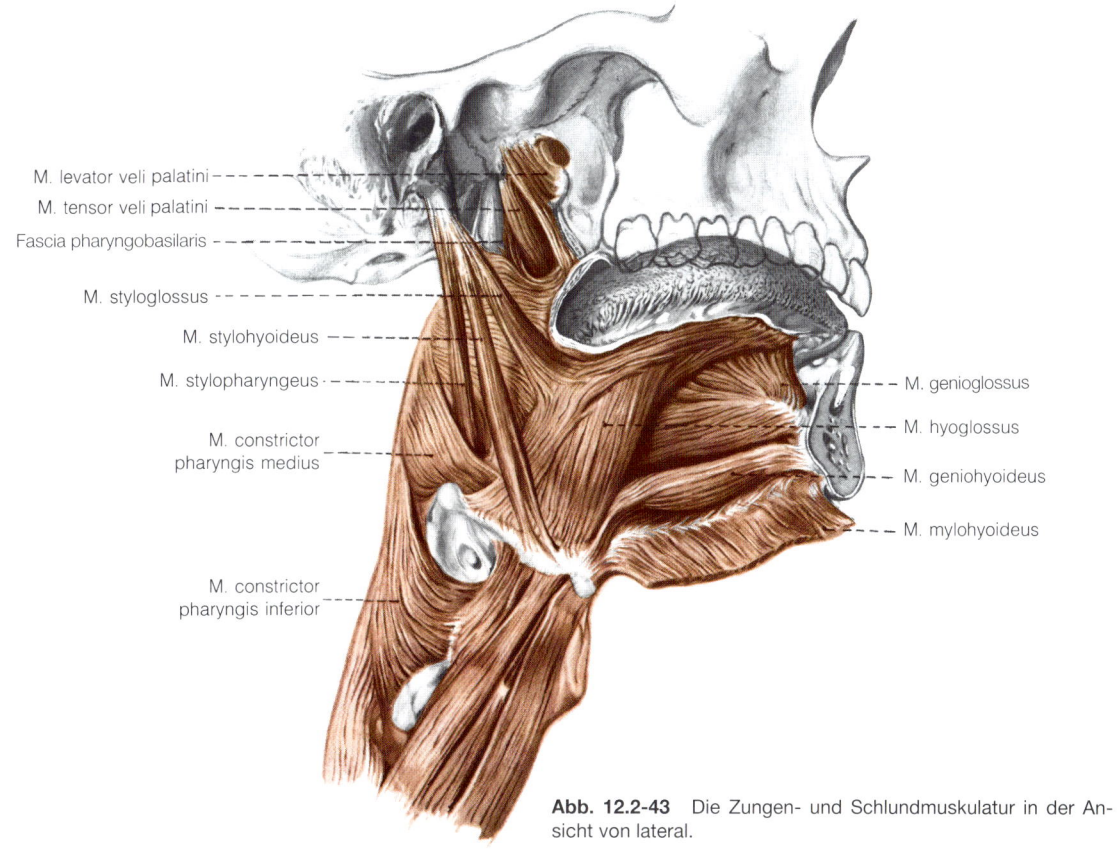

M. levator veli palatini

M. tensor veli palatini

Fascia pharyngobasilaris

M. styloglossus

M. stylohyoideus

M. stylopharyngeus

M. constrictor pharyngis medius

M. constrictor pharyngis inferior

M. genioglossus

M. hyoglossus

M. geniohyoideus

M. mylohyoideus

Abb. 12.2-43 Die Zungen- und Schlundmuskulatur in der Ansicht von lateral.

mit seinem vorderen Bauch an der Innenseite des Kinns entspringt, mit der Zwischensehne am **Zungenbein** befestigt ist und mit seinem hinteren Bauch zur Basis des Proc. mastoideus aufsteigt. Der so umgrenzte Raum enthält in seiner oberflächlichen Schicht die Glandula submandibularis, die von der äußeren Haut nur durch das oberflächliche Blatt der Fascia cervicalis und durch das Platysma getrennt ist, sowie eine Reihe von Lymphknoten. Die **Gl. submandibularis** liegt mit ihrem vorderen Abschnitt dem M. mylohyoideus von außen auf und umgreift mit einem hakenförmigen hinteren Fortsatz seinen dorsalen Rand (vgl. auch Abb. 12.2-8). In unmittelbarer Nachbarschaft der Drüse, die in Abb. 12.2-44 heruntergeklappt ist, zieht die **A. facialis** durch das Trigonum submandibulare. Sie wird von der *V. facialis* begleitet (in Abb. 12.2-44 weggenommen) und verläßt das Trigonum vor dem vorderen Rand des M. masseter, um auf die seitliche Gesichtsregion überzugehen. Im Trigonum mandibulare überkreuzt die A. facialis am oberen Rand der Gl. submandibularis den **N. lingualis,** der, unter dem Angulus mandibulae hervorkommend, weiter in der Tiefe liegt und in den Spaltraum zwischen M. mylohyoideus und M. hyoglossus eintritt, ehe er in

einzelne Zungenäste zerfällt. Bevor der Nerv hinter dem dorsalen Rand des M. mylohyoideus verschwindet, entsendet er feine Äste zum Ggl. submandibulare, das der Drüse von innen her anliegt. Am kaudalen Rand der Drüse verläuft der **N. hypoglossus.** Er kommt, unter dem hinteren Kopf des M. digastricus hindurchziehend, von dorsal her und tritt ebenfalls in den Raum zwischen dem M. mylohyoideus und dem M. hyoglossus ein, ehe er sich in der Zungenmuskulatur aufzweigt. Der Stamm des Nerven wird von der *V. sublingualis* begleitet. Im Gegensatz zum N. hypoglossus, der über den M. hyoglossus hinwegzieht, gelangt die **A. lingualis** von dorsal her unter diesen Muskel und teilt sich an seinem vorderen Rande in eine *A. profunda linguae* und eine *A. sublingualis*. Bei Eingriffen an der Zunge kann die A. lingualis in der Tiefe des Trigonum submandibulare und vor ihrem Verschwinden unter dem dorsalen Rand des M. hyoglossus unterbunden werden. Die Arterie und ihre Endäste sind von einem Begleitvenennetz umsponnen.

Betrachtet man die Lage der soeben geschilderten Nerven und Gefäße in Frontalschnitten durch den Schädel, die vor dem dorsalen Rand des M. mylohyoideus ge-

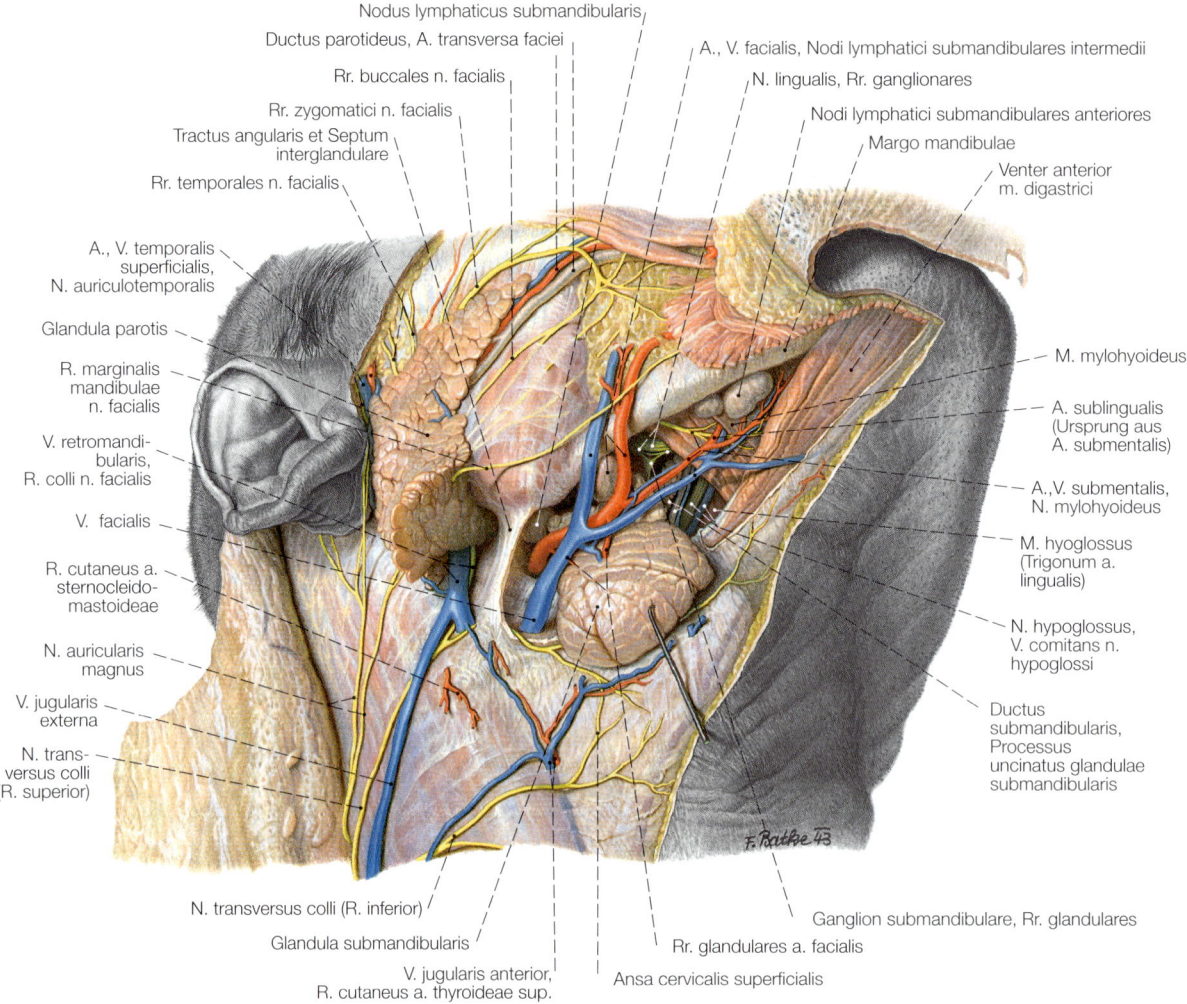

Nodus lymphaticus submandibularis
Ductus parotideus, A. transversa faciei
Rr. buccales n. facialis
Rr. zygomatici n. facialis
Tractus angularis et Septum interglandulare
Rr. temporales n. facialis
A., V. temporalis superficialis, N. auriculotemporalis
Glandula parotis
R. marginalis mandibulae n. facialis
V. retromandibularis, R. colli n. facialis
V. facialis
R. cutaneus a. sternocleidomastoideae
N. auricularis magnus
V. jugularis externa
N. transversus colli (R. superior)

A., V. facialis, Nodi lymphatici submandibulares intermedii
N. lingualis, Rr. ganglionares
Nodi lymphatici submandibulares anteriores
Margo mandibulae
Venter anterior m. digastrici
M. mylohyoideus
A. sublingualis (Ursprung aus A. submentalis)
A., V. submentalis, N. mylohyoideus
M. hyoglossus (Trigonum a. lingualis)
N. hypoglossus, V. comitans n. hypoglossi
Ductus submandibularis, Processus uncinatus glandulae submandibularis

N. transversus colli (R. inferior)
Glandula submandibularis
V. jugularis anterior, R. cutaneus a. thyroideae sup.
Ansa cervicalis superficialis
Rr. glandulares a. facialis
Ganglion submandibulare, Rr. glandulares

Abb. 12.2-44   Topographie der Blutgefäße im Trigonum submandibulare und der Retromandibularregion. (Aus PERNKOPF-FERNER [16])

legen sind (Abb. 12.2-42), so wird deutlich, daß der **Mundboden in zwei Etagen,** das *Spatium sublinguale* und das *Spatium submandibulare*, gegliedert ist. Es handelt sich um zwei von Faszien ausgekleidete Räume, die nur nach hinten offen sind und dort mit dem **Parapharyngealraum** (s. Kap. 12.3.3) zusammenhängen. Diese anatomischen Tatsachen bestimmen die klinisch bedeutsamen Ausbreitungswege für Entzündungen im Bereich des Mundbodens.

7   Lymphabfluß aus der Mundhöhle

Die Lymphe aus dem Bereich der Mundhöhle und der Kiefer wird über die **Lnn. submandibulares** geleitet und gelangt schließlich zu den tiefen Lymphknoten des Halses. Da die Lnn. submandibulares dem tastenden Finger leicht zugänglich sind, spielen sie bei der Diagnostik von Erkrankungen im Kopfbereich eine große Rolle. Man unterscheidet **mehrere Gruppen** von submandibulären Lymphknoten, deren Lage, Bezeichnung und Haupteinzugsgebiete in Abb. 11.11-2 dargestellt sind. Dabei ist besonders wichtig, daß die Lymphe aus dem gesamten Bereich des Oberkiefers und aus der Tonsillargegend vorwiegend die *Lnn. submandibulares dorsales* erreicht, während die Lymphe aus der Oberlippe, einem großen Teil der Zunge und aus den Backenzähnen des Unterkiefers zu den Lnn. submandibulares mediales gelangt. Da **Zungenkarzinome** frühzeitig auf dem Lymphweg metastasieren, ist zu beachten, daß die Lymphe aus dem Bereich der Zungenspitze vorwiegend über **submentale Knoten** zu den vorderen submandibulären Lymphknoten abfließt.

Literatur

[1] AREY, L. B., M. J. TREMAINE, F. L. MONZINGO: The numerical and topographical relations of taste buds to human circumvallate papillae throughout the life span. Anat. Rec. 64 (1935) 9–25.

[2] ARVIDSON, K., U. FRIBERG: Human taste: response and taste bud number in fungiform papillae. Science 209 (1980) 807–808.

[3] BECKERS, H. W.: Zur Morphologie der Papilla fungiformis einiger Primaten und des Menschen. Erg. Anat. Entwickl.-Gesch. 50 (6) (1975) 7–56.

[4] BERKOVITZ, B. K. B., A. BOYDE, R. M. FRANK, H. J. HÖHLING, B. J. MOXHAM, J. NALBANDIAN, C. H. TONGE: Teeth. In: OKSCHE, A., L. VOLLRATH (eds.): Hdbk. Microsc. Anat., Vol. V/6. Springer, Berlin–Heidelberg 1989.

[5] BRAUS, H., C. ELZE: Anatomie des Menschen, 2 Bd.: Eingeweide, 3. Aufl. Springer, Berlin–Göttingen–Heidelberg 1956.

[6] FRIED, K., M. RISLING, L. EDWALL, L. OLGART: Immuno-electron-microscopic localization of laminin and collagen Type IV in normal and denervated tooth pulp. Cell Tissue Res. 270 (1992) 157–164.

[7] HANSEN, K., H. SCHLIACK: Segmentale Innervation. Thieme, Stuttgart 1962.

[8] HINRICHSEN, K. V.: Humanembryologie. Springer, Berlin–Heidelberg 1990.

[9] HOU-JENSEN, H. M.: Die Papillae foliatae des Menschen. Z. Anat. Entwickl.-Gesch. 102 (1934) 348–388.

[10] KORKHAUS, G.: Anatomische Vorbemerkungen. In: BRUHN, CH. (Hrsg.): Handbuch der Zahnheilkunde, Bd. 4. Bergmann, München 1939.

[11] KUNZE, K.: Die Papilla filiformis des Menschen als Tastsinnesorgan. Erg. Anat. Entwickl.-Gesch. 41 (5) (1969) 1–64.

[12] LEHNER J., H. PLENK: Die Zähne. In: v. MÖLLENDORFF, W. (Hrsg.): Handbuch der mikroskopischen Anatomie des Menschen, Bd. 5/3, S. 449–708. Springer, Berlin 1936.

[13] VAN DER LINDEN, F. P. G. M., H. S. DUTERLOO: Development of the Human Dentition. An Atlas. Harper & Row, New York–San Francisco–London 1976.

[14] MARCHETTI, C., P. POGGI, A. CALLIGARO, A. CASOSCO: Microscopial and ultrastructural study of the lymphatic system in the human parotic gland. Acta anat. 134 (1989) 106–112.

[15] PERNKOPF, E.: Atlas der topographischen und angewandten Anatomie des Menschen. 1. Bd.: Kopf und Hals, 2. Aufl. Urban & Schwarzenberg, München–Wien–Baltimore 1980.

[16] PERNKOPF E., H. FERNER: Atlas der topographischen und angewandten Anatomie des Menschen, Bd. I. Urban & Schwarzenberg, München–Wien–Baltimore 1980.

[17] RAUCH, S.: Die Speicheldrüsen des Menschen. Thieme, Stuttgart 1959.

[17a] ROCHE LEXIKON MEDIZIN. Hrsg. v. Urban & Schwarzenberg. 3., neubearb. Aufl. Urban & Schwarzenberg, München–Wien–Baltimore 1993.

[18] SCHROEDER, H. E.: Orale Strukturbiologie. Entwicklungsgeschichte, Struktur und Funktion normaler Hart- und Weichgewebe der Mundhöhle, 2. Aufl. Thieme, Stuttgart 1982.

[19] SCHULZE, CHR.: Anomalien, Mißbildungen und Krankheiten der Zähne, des Mundes und der Kiefer. In: BECKER, P. E. (Hrsg.): Humangenetik, Bd. II, S. 344–488. Thieme, Stuttgart 1964.

[20] SLAVKIN, H. C., L. A. BAVETTA: Developmental Aspects of Oral Biology. Academic Press, New York–London 1972.

[21] SOBOTTA, J.: Atlas der Anatomie des Menschen. 19. Aufl. STAUBESAND, J. (Hrsg.). Urban & Schwarzenberg, München–Wien–Baltimore 1988.

[21a] SOBOTTA, J., F. HAMMERSEN: Histologie. 3., neubearb. Aufl. Urban & Schwarzenberg, München–Wien–Baltimore 1985.

[22] TESTA-RIVA, F., P. PUXEDDU, A. RIVA, G. DIAZ: The epithelium of the excretory duct of the human submandibular gland: A transmission and scanning electron microscopic study. Amer. J. Anat. 160 (1981) 381–393.

[23] ZANDER, R.: Über das Verbreitungsgebiet der Gefühls- und Geschmacksnerven in der Zungenschleimhaut. Anat. Anz. 14 (1898) 131–145.

[24] ZENKER, W.: Juxtaoral Organ (CHEVITZ' Organ). Urban & Schwarzenberg, Baltimore–Munich 1982.

12.3 Rachen

K. Fleischhauer und D. Drenckhahn

Der Rachen, **Pharynx,** ist ein schlauchförmiger Raum, der von der Schädelbasis bis zum Ösophagusmund reicht (Abb. 12.3-1). Er steht nach ventral mit der Nasenhöhle, der Mundhöhle und dem Kehlkopf und nach lateral mit dem Mittelohr in Verbindung. Im deutschen Sprachgebrauch sind die Worte „Rachen" und „Schlund" nicht scharf definiert. Sie werden vielfach synonym verwendet, doch unterscheidet die Fachsprache zwischen **Fauces** (Schlund) und *Cavitas pharyngis* (Rachenhöhle).

1 Schlundenge

Die Schlundenge, **Isthmus faucium,** bezeichnet die Übergangszone zwischen Mund- und Rachenhöhle. Im vorliegenden Buch wird sie der Beschreibung der Cavitas pharyngis vorangestellt.

Blickt man von vorne in die weit geöffnete Mundhöhle (vgl. Abb. 12.2-1), so erkennt man an ihrem hinteren Ende die Schlundenge. Sie wird gebildet durch die Zunge,

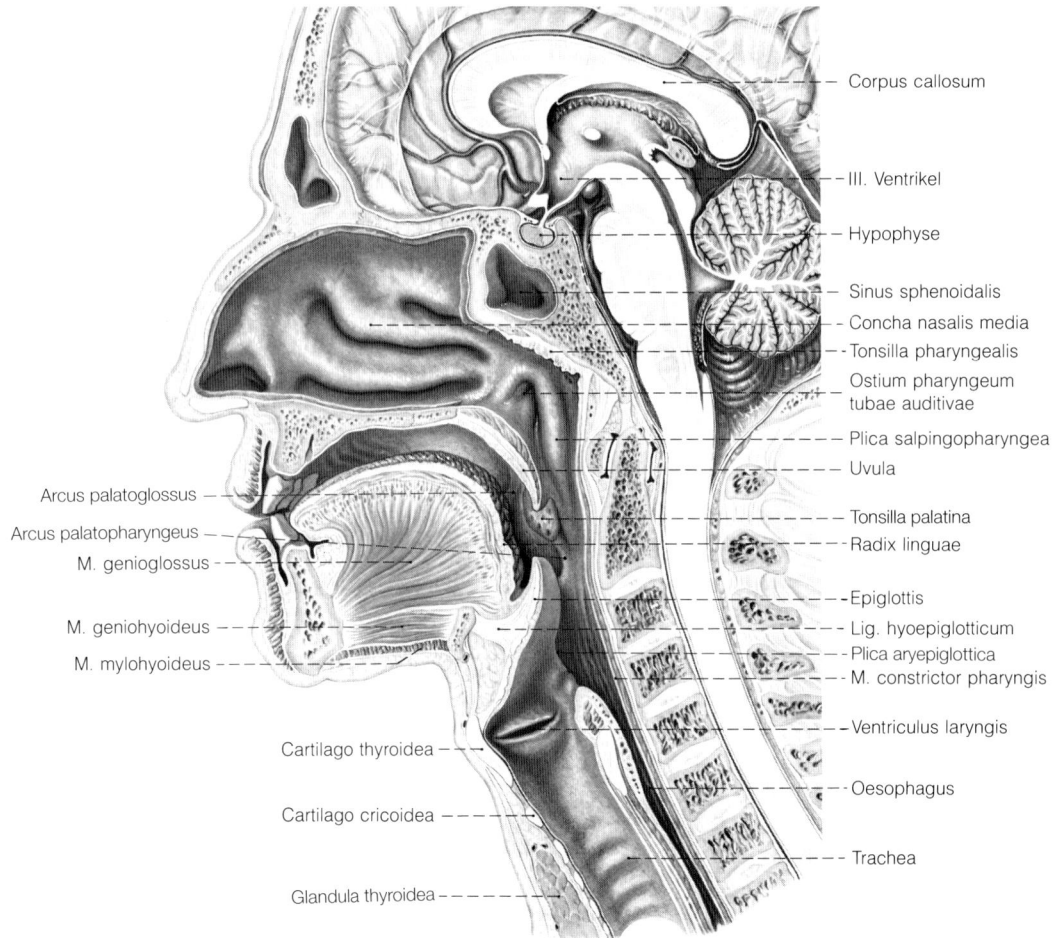

Corpus callosum

III. Ventrikel

Hypophyse

Sinus sphenoidalis
Concha nasalis media
Tonsilla pharyngealis
Ostium pharyngeum tubae auditivae
Plica salpingopharyngea
Uvula

Tonsilla palatina
Radix linguae

Epiglottis
Lig. hyoepiglotticum
Plica aryepiglottica
M. constrictor pharyngis

Ventriculus laryngis

Oesophagus

Trachea

Arcus palatoglossus
Arcus palatopharyngeus
M. genioglossus

M. geniohyoideus
M. mylohyoideus

Cartilago thyroidea

Cartilago cricoidea

Glandula thyroidea

Abb. 12.3-1 Die Topographie des Pharynx in einem medianen Sagittalschnitt durch den Kopf.

durch die beiden von der Seite nach medial vorspringenden **Gaumenbögen,** *Arcus palatoglossus* und *Arcus palatopharyngeus,* sowie durch das von oben, vom **Gaumensegel,** *Velum palatinum,* herabhängende Zäpfchen, *Uvula.* Da der M. palatoglossus, der dem vorderen Gaumenbogen zugrunde liegt, vom Velum palatinum ausgehend zur Zunge zieht, während der den hinteren Bogen unterlagernde M. palatopharyngeus in die Seitenwand des Pharynx einstrahlt, weichen *Arcus palatoglossus* und *Arcus palatopharyngeus* nach kaudal auseinander (s. Abb. 12.2-2). So entsteht eine etwa dreieckige Einsenkung, die **Tonsillarbucht,** *Fossa tonsillaris,* in die die Gaumenmandel liegt (Abb. 12.3-1).

Die **Gaumenmandel,** *Tonsilla palatina,* ist ein längliches Organ von variabler Größe, das an seiner Unterseite durch eine bindegewebige Kapsel so gegen die Wand des Pharynx abgegrenzt ist, daß man es in toto herausschälen kann (Totalexstirpation). Die zum Pharynx weisende Oberfläche der Tonsille wird von Mundschleimhaut überzogen, die sich in Form von 10–20 feinen Buchten, *Fossulae tonsillares,* in das Innere einsenkt. Diese Einsenkungen, die als **Krypten** in die Tiefe reichen und sich hier verzweigen können, sind von lymphatischem Gewebe umgeben. Die Fossulae tonsillares verleihen der Oberfläche der Gaumenmandel ein gebuckeltes oder zerklüftetes Aussehen.

Sie können, vor allem bei **Erkrankungen,** durch Anfüllung der Krypten mit Pfröpfen aus Leukozyten, abgeschilferten Epithelien und Bakterien (sog. Detritus) als weißliche Pünktchen in Erscheinung treten.

Die Gaumenmandeln, deren Feinbau im Zusammenhang mit den übrigen Organen des lymphatischen Systems in Kap. 11 dargestellt wird, können aufgrund entzündlicher oder anderer Erkrankungen derart anschwellen, daß sie weit über die Gaumenbögen hervorragen. Sie können dann die Schlundenge so einengen, daß Schlucken und Sprache behindert sind.

Die **Blutgefäßversorgung** erfolgt durch viele kleine Äste aus den benachbarten Arterien. Das Hauptgefäß stammt aus der *A. palatina ascendens,* dazu kommen Zweige der *A. pharyngea ascendens,* die Rr. dorsales der A. lingualis und Rami der *A. palatina descendens* (vgl. Abb. 10.5-5 u. 6). Bei operativen Eingriffen können erhebliche Blutungen auftreten. Sie erfordern eine sorgfältige Blutstillung. Die A. carotis interna kommt der Gaumenmandel nicht so nahe, daß sie verletzt werden könnte, doch kann die A. facialis bei starker Schlängelung die Mandel berühren. Das venöse Blut gelangt über zahlreiche kleine Venen in die V. jugularis interna.

Die aus der Tonsille abfließende **Lymphe** erreicht zunächst die Halslymphknoten unter dem Kieferwinkel sowie einen großen Lymphknoten, der auf der V. jugularis interna in der Nähe des großen Zungenbeinhornes liegt. Bei Mandelentzündungen können diese Lymphknoten anschwellen und schmerzhaft sein.

Die **Innervation** erfolgt durch den N. glossopharyngeus, den Nerv des III. Pharyngealbogens. Dieser Nerv hat die vor dem III. Bogen liegende II. Schlundtasche zu versorgen, aus deren Material sich das Epithel der Tonsilla palatina herleitet.

2 Rachenhöhle

2.1 Die drei Etagen der Cavitas pharyngis

Der Schlundkopf oder die Rachenhöhle, *Cavitas pharyngis,* ist ein etwa 13 cm langer, fibrös-muskulöser Schlauch. Er ist an der Schädelbasis befestigt und reicht bis zum Ösophagusmund, der hinter dem untersten Rand des Ringknorpels, *Cartilago cricoidea,* in Höhe des 5.–6. Halswirbels gelegen ist. Die Cavitas pharyngis läßt sich in **drei Stockwerke** gliedern, die im folgenden getrennt besprochen werden (Abb. 12.3-1 u. 2):

1. Die *Pars nasalis pharyngis* oder **Epipharynx.** Dieser oberste Abschnitt der Rachenhöhle reicht vom Rachendach bis zum Gaumensegel und steht durch die **Choanen** mit der Nasenhöhle und durch die *Tuba auditiva* mit dem Mittelohr in Verbindung. Die **Tubenöffnung,** *Ostium pharyngeum tubae auditivae,* liegt etwa 1–1,5 cm hinter dem Ende der Concha inferior in der Seitenwand des Pharynx und wird nach hinten und oben von einem Schleimhautwulst, *Torus tubarius,* begrenzt, der durch den Tubenknorpel vorgewölbt wird. Nach unten erstreckt sich ein weiterer, weniger prominenter Wulst, *Torus levatorius,* der durch den M. levator veli palatini hervorgerufen wird. Das Vorhandensein der Tubenwülste erleichtert das Sondieren der Tubenöffnung mittels einer durch den Meatus nasi inferius vorgeschobenen Sonde. Hinter dem Tubenwulst öffnet sich der nach lateral weisende **Recessus pharyngeus** (ROSEN-MÜLLERsche Grube). Er entspricht einer weit nach lateral reichenden Haarnadelkurve in der Befestigungslinie des Pharynx an der Schädelbasis (vgl. Abb. 12.3-4).

Im Rachendach, **Fornix pharyngis,** liegt die Rachentonsille, *Tonsilla pharyngealis* (Abb. 12.3-2 u. 3). Sie ist bilateral symmetrisch angelegt und besteht aus mehreren Schleimhautfalten, die von lymphatischem Gewebe unterlagert sind.

Die **Rachentonsille** kann bei Kindern wuchern und durch Verlegen der Choanen vielfältige Beschwerden hervorrufen, die eine operative Entfernung des Organs notwendig machen. In der Mittellinie senkt sich zwischen die Falten beider Seiten der Tonsilla pharyngealis die Schleimhaut zu einem im allgemeinen unscheinbaren Blindsack ein, der *Bursa pharyngealis.* Die Bursa kann sich entzünden oder zystisch entarten und muß dann entfernt werden.

Beim Schluckakt wölbt sich die Muskulatur des Epipharynx als sog. PASSAVANTscher **Ringwulst** dem gehobenen Gaumensegel entgegen und sorgt für einen Abschluß der Pars nasalis gegen die Pars oralis pharyngis.

2. Die *Pars oralis pharyngis* oder **Mesopharynx.** Der mittlere Abschnitt der Rachenhöhle ist nach vorn in die Mundhöhle geöffnet und reicht nach kaudal bis zur **Plica pharyngo-epiglottica.** Die vordere Wand wird hier durch den Zungengrund gebildet. In der Pars oralis pharyngis kreuzen sich Atemweg und Speiseweg. Durch Kontraktion des oberen Schlundschnürers und Hochheben des Gaumensegels kann der Mesopharynx fest gegen den Nasopharynx abgeschlossen werden. Ein solcher Abschluß erfolgt nicht nur bei jedem Schlingakt, sondern

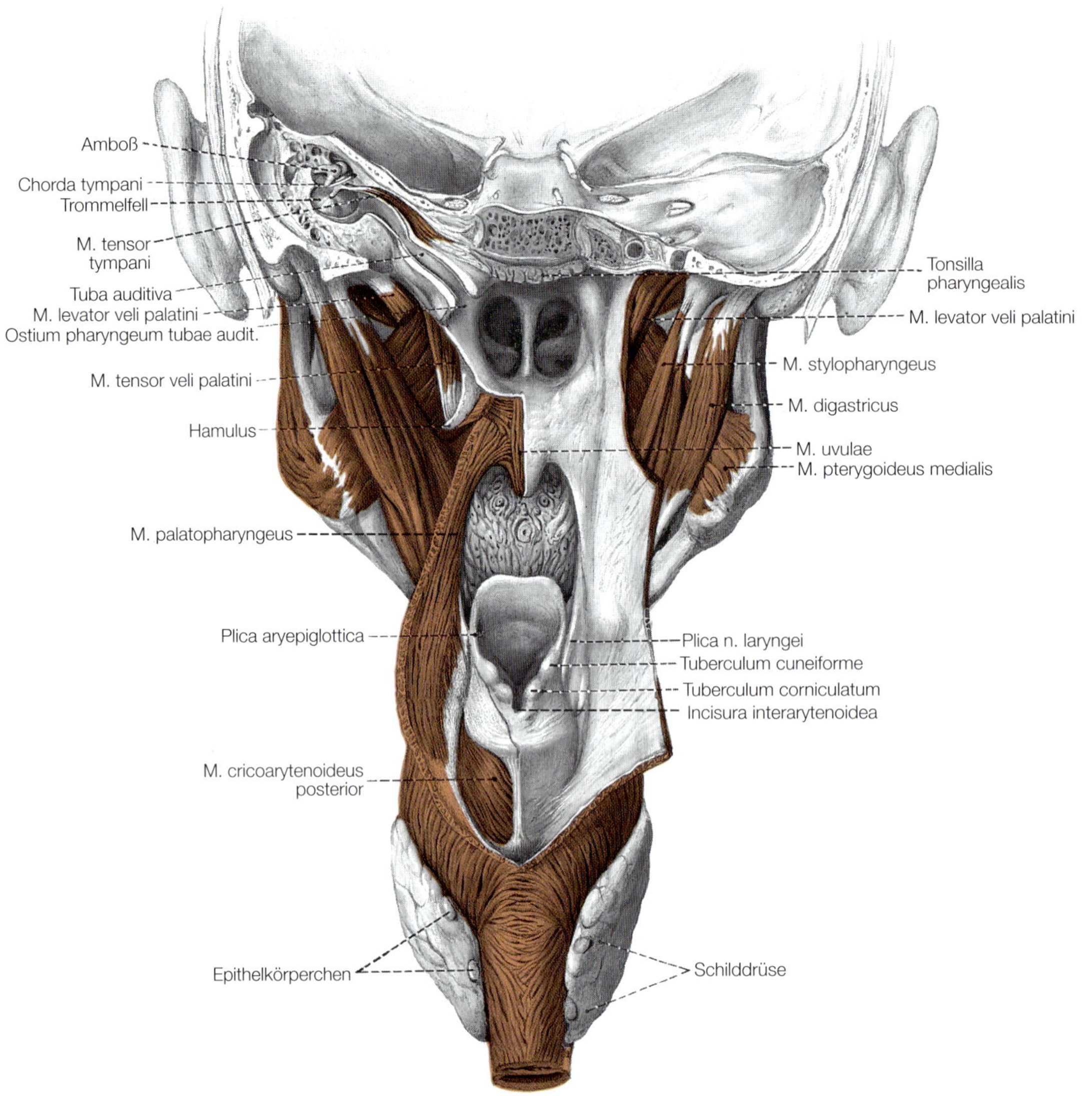

Amboß

Chorda tympani
Trommelfell

M. tensor
tympani

Tuba auditiva
M. levator veli palatini
Ostium pharyngeum tubae audit.

M. tensor veli palatini

Hamulus

M. palatopharyngeus

Plica aryepiglottica

M. cricoarytenoideus
posterior

Epithelkörperchen

Tonsilla
pharyngealis

M. levator veli palatini

M. stylopharyngeus

M. digastricus

M. uvulae
M. pterygoideus medialis

Plica n. laryngei
Tuberculum cuneiforme
Tuberculum corniculatum
Incisura interarytenoidea

Schilddrüse

Abb. 12.3-2 Pharynx von dorsal eröffnet. Links sind die Paukenhöhle und die Tuba auditiva eröffnet. Blick auf den Aditus laryngis.

auch bei der Phonation hoher Töne sowie bei der Bildung der Laute k, g und ch.

3. Die *Pars laryngea pharyngis* oder **Hypopharynx.** Dieser kompliziert gestaltete Abschnitt beginnt am Rande der Epiglottis und enthält die Zugänge sowohl zum **Kehlkopf** als auch zur Speiseröhre. Der Zugang zum Kehlkopf, *Aditus laryngis,* kann dadurch geschlossen werden, daß der ganze Kehlkopf gehoben und die untere Umrandung des Eingangs an den Epiglottisdeckel gedrückt wird. Der obere Rand des Hypopharynx wird vorne von der Epiglottis und seitlich von den beiden **Plicae aryepiglotticae** gebildet; in der Mitte befindet sich die Incisura interarytenoidea. Zu beiden Seiten des nach hinten weit in den Hypopharynx vorspringenden Kehlkopfes verläuft eine Furche, der **Recessus piriformis.** In seiner Längsrichtung wölbt sich eine feine Längsfalte vor, die den vorwiegend sensiblen N. laryngeus superior enthält und **Plica nervi laryngei** heißt.

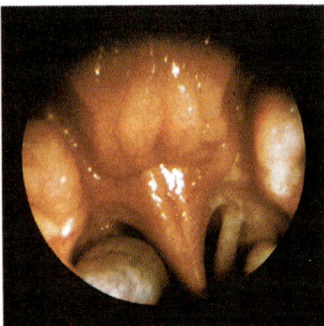

Abb. 12.3-3 Epipharyngoskopisches Bild der Tonsilla pharyngealis. Beachte die topographischen Beziehungen zu dem Recessus pharyngeus und den Tubenwülsten, die rechts und links im Bild zu sehen sind. Als Nebenbefund ist links im Bild eine Hyperplasie des rechten hinteren Muschelendes zu sehen. (Aus Becker [1])

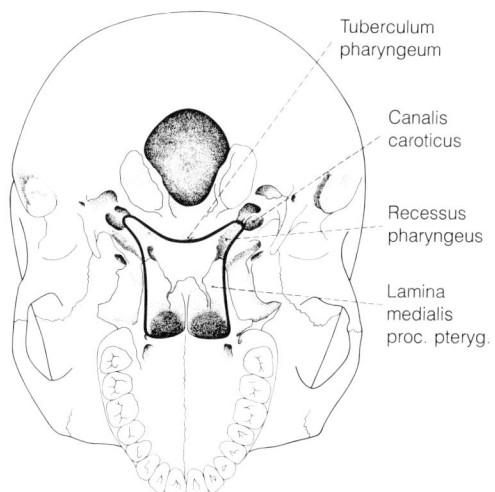

Tuberculum
pharyngeum

Canalis
caroticus

Recessus
pharyngeus

Lamina
medialis
proc. pteryg.

Abb. 12.3-4   Anheftungslinie der Pharynxwand an der Schädelbasis.

Unterhalb des Kehlkopfeingangs verengt sich der Pharynxraum,
bis Vorder- und Hinterwand aufeinanderliegen. Verschluckte
Fremdkörper keilen sich mit Vorliebe am Ringknorpel fest oder
bleiben im Recessus piriformis stecken.

2.2   Wand des Pharynx

Der Pharynx ist von einer **Schleimhaut** ausgekleidet, die
in den einzelnen Abschnitten unterschiedlich gebaut
ist. In der Pars nasalis, die einen reinen Luftweg darstellt, findet sich **mehrreihiges Flimmerepithel** mit gemischten Drüsen. In den übrigen Abschnitten besteht
das Epithel in Fortsetzung der Mundschleimhaut aus
einem mehrschichtigen, unverhornten Plattenepithel,
auf dessen Oberfläche reine Schleimdrüsen, **Glandulae
pharyngeales,** eine Schicht von Gleitspeichel bilden.
Eine Muscularis mucosae fehlt, an ihrer Stelle bilden elastische Fasern in der Tiefe der Propria eine Grenzschicht.
Diese Fasern werden nach abwärts, wo die Wand beweglicher wird, zahlreicher und formieren sich zu einer starken **elastischen Membran,** die am Zungenbein und am
Kehlkopf ansetzt. Die elastische Komponente dient dem
Ausgleich von Dehnungen und Verschiebungen, die
durch herabgleitende Bissen erzeugt werden können. In
der Pars laryngea ist die Schleimhaut auf der Rückseite
des Kehlkopfes sehr leicht abhebbar. Sie ist hier von
einem **starken Venennetz** unterpolstert, das den Recessus
piriformis ausspart und die von Skelettstücken (Ringknorpel, Wirbelsäule) umgebene Pharynxwand vor
Druck schützt.
    Die Wand des Pharynxschlauches wird in ihrem **ober-
sten muskelfreien Abschnitt** durch eine derbe bindegewebige Membran verstärkt, die an der Schädelbasis befestigt ist. Wie Abb. 12.3-4 zeigt, verläuft die Anheftungslinie dieser als **Fascia pharyngobasilaris** bezeichneten
Membran vom Tuberculum pharyngeum in einem Bogen
nach lateral gegen die Apertura externa des Canalis caro-

ticus, biegt dort in einer Haarnadelkurve nach ventral um
und zieht medial vom Anheftungsfeld des Tubenknorpels
zur Basis der Lamina medialis des Processus pterygoideus. Hier gewinnt sie Anschluß an die seitliche Begrenzung der Choanen. Schon wenig unterhalb der bindegewebigen Befestigung an der Schädelbasis beginnt
die Verstärkung der Pharynxwand durch die quergestreifte Muskulatur der **Schlundschnürer,** *Mm. constrictores pharyngis,* und durch weitere Muskeln, die von
außen her in den Pharynx einstrahlen (Abb. 12.3-5).

Nach außen ist die Pharynxwand durch eine lockere Bindegewebsschicht, Adventitia pharyngis, mit der Umgebung verbunden. Der so entstehende Verschiebespalt wird als **Spatium peri-
pharyngeum** bezeichnet und in einen hinteren und einen seitlichen Raum unterteilt. Der zwischen Pharynx und Lamina praevertebralis fasciae cervicalis gelegene hintere Raum, das **Spatium
retropharyngeum,** setzt sich nach kaudal in das hintere Mediastinum fort. Auch der seitliche Raum, der **Parapharyngealraum**
oder *Spatium lateropharyngeum,* steht mit dem Mediastinum in
Verbindung. Dieser Raum enthält in seinem oberen Stockwerk
die Tuba auditiva, im mittleren die A. carotis, die V. jugularis
interna, mehrere Nerven sowie einen Fortsatz der Glandula parotis. Die komplizierte Topographie des Parapharyngealraumes
ist für das Verständnis der Ausbreitungswege von entzündlichen
Prozessen und Tumoren von erheblicher klinischer Bedeutung
und wird deshalb in Kap. 12.3.3 eingehender dargestellt.

Die **Pharynxmuskulatur** besteht aus den drei **Schlund-
schnürern,** *Mm. constrictores pharyngis,* und den **Schlund-
hebern,** *Mm. levatores pharyngis.* Die Schlundschnürer
liegen dachziegelartig übereinander und inserieren hinten
an einem medianen Sehnenstreifen, der *Raphe pharyngis.*
Die Schlundheber haben einen mehr längs gerichteten
Verlauf und strahlen von der Seite her kommend in die
Pharynxwand ein. Im einzelnen werden folgende
Pharynxmuskeln unterschieden:
–   **M. constrictor pharyngis superior** (Abb. 12.3-5 u. 6).
    Die Fasern entspringen in **vier Abteilungen** *(Pars
    pterygo-, bucco-, mylo- und glossopharyngea)* am
    Processus und Hamulus pterygoideus, an der Raphe
    pterygomandibularis, an der Linea mylohyoidea des
    Unterkiefers sowie in der Zunge und ziehen nach hin-
    ten und oben zur Raphe pharyngis (Abb. 12.3-5). Die
    Kontraktion des oberen Schlundschnürers verengt
    den obersten Abschnitt der Rachenhöhle, wölbt beim
    Schlucken die Rachenwand als sog. PASSAVANTscher
    Ringwulst dem Gaumensegel entgegen und trägt so
    zum **Abschluß der Nasenhöhle** bei. Bei Lähmung des
    Muskels treten Schluckstörungen auf, und es kann
    zum Abfließen von flüssiger Nahrung in die Nasen-
    höhle kommen.
–   **M. constrictor pharyngis medius** (s. Abb. 12.2-43,
    12.3-5 u. 6). Der Muskel entspringt teils am kleinen
    Zungenbeinhorn – *Pars chondropharyngea* –, teils
    am großen Zungenbeinhorn – *Pars ceratopharyngea*
    – und vom Lig. stylohyoideum und überdeckt die un-
    tersten Faserzüge des oberen Schlundschnürers. Die
    Fasern der Pars ceratopharyngea fächern sich auf, in-
    dem die obersten Fasern aufsteigen, die untersten ab-
    steigen. Die Kontraktion des Muskels bewirkt, zu-
    sammen mit der Tätigkeit des unteren Schlundschnü-
    rers, das **Vorschieben der Bissen** in Richtung auf die
    Speiseröhre.

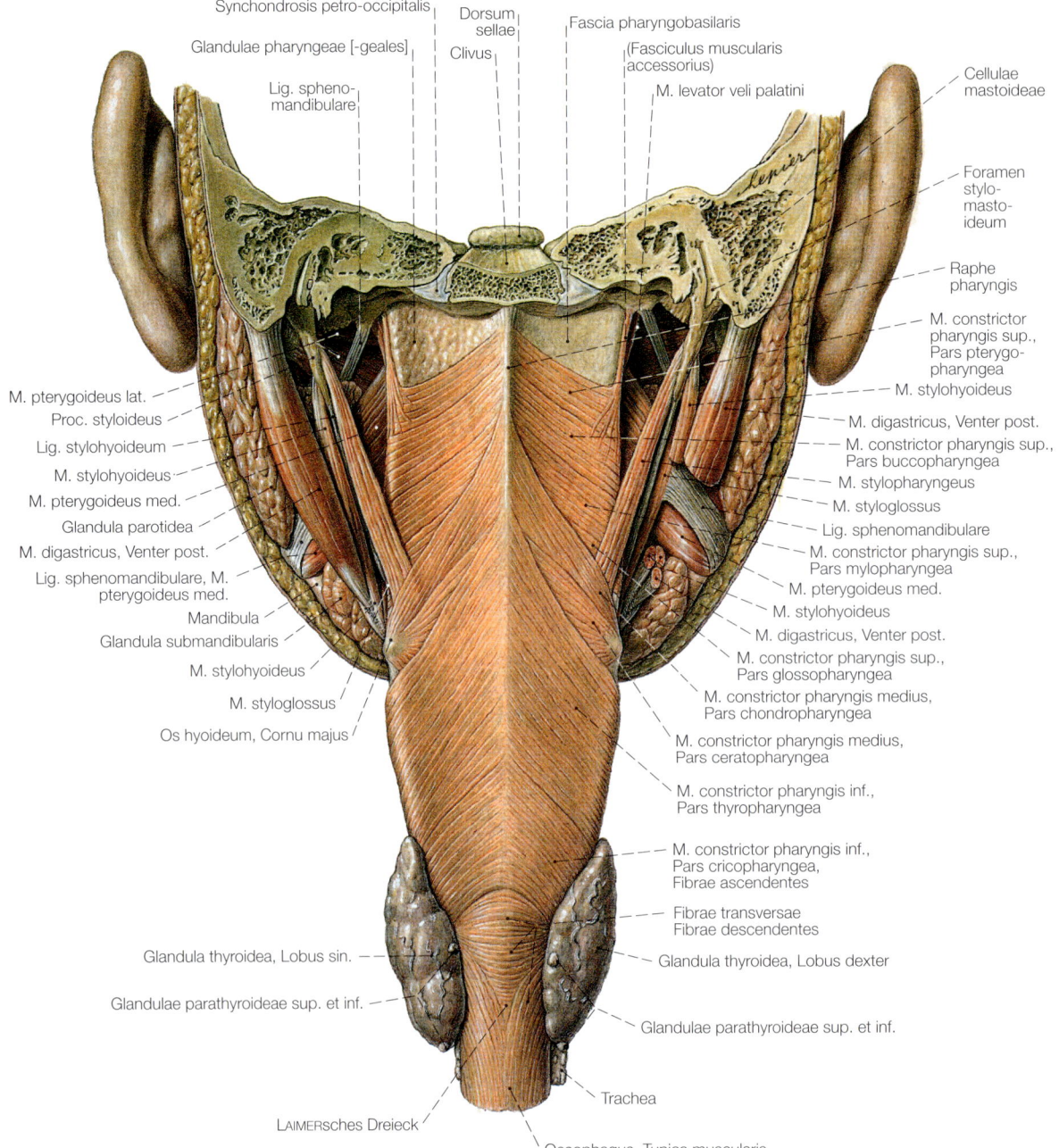

Synchondrosis petro-occipitalis

Glandulae pharyngeae [-geales]

Lig. spheno-
mandibulare

Dorsum
sellae

Clivus

Fascia pharyngobasilaris

(Fasciculus muscularis
accessorius)

M. levator veli palatini

Cellulae
mastoideae

Foramen
stylo-
masto-
ideum

Raphe
pharyngis

M. constrictor
pharyngis sup.,
Pars pterygo-
pharyngea

M. stylohyoideus

M. digastricus, Venter post.

M. constrictor pharyngis sup.,
Pars buccopharyngea

M. stylopharyngeus

M. styloglossus

Lig. sphenomandibulare

M. constrictor pharyngis sup.,
Pars mylopharyngea

M. pterygoideus med.

M. stylohyoideus

M. digastricus, Venter post.

M. constrictor pharyngis sup.,
Pars glossopharyngea

M. constrictor pharyngis medius,
Pars chondropharyngea

M. constrictor pharyngis medius,
Pars ceratopharyngea

M. constrictor pharyngis inf.,
Pars thyropharyngea

M. constrictor pharyngis inf.,
Pars cricopharyngea,
Fibrae ascendentes

Fibrae transversae
Fibrae descendentes

Glandula thyroidea, Lobus dexter

Glandulae parathyroideae sup. et inf.

Trachea

Oesophagus, Tunica muscularis

M. pterygoideus lat.

Proc. styloideus

Lig. stylohyoideum

M. stylohyoideus

M. pterygoideus med.

Glandula parotidea

M. digastricus, Venter post.

Lig. sphenomandibulare, M.
pterygoideus med.

Mandibula

Glandula submandibularis

M. stylohyoideus

M. styloglossus

Os hyoideum, Cornu majus

Glandula thyroidea, Lobus sin.

Glandulae parathyroideae sup. et inf.

LAIMERsches Dreieck

Abb. 12.3-5   Pharynxwand von dorsal nach Ablösung der Faszie. Beachte das obere muskelfreie Feld (Fascia pharyngobasilaris) und das untere muskelschwache Dreieck (LAIMERsches Dreieck) am Übergang zum Ösophagus. Die dachziegelartige Überlappung der drei Konstriktoren ist von dorsal besonders deutlich.
(Aus SOBOTTA [3])

– **M. constrictor pharyngis inferior** (Abb. 12.2-43 u.
12.3-5). Der Muskel entspringt mit einer *Pars thy-*
ropharyngea vom Schildknorpel und mit einer *Pars*
cricopharyngea vom Krikoid. Er kann den Kehlkopf heben, die Pars thyropharyngea kann bei
unverkalktem Kehlkopfskelett die Schildknorpelplatten einander nähern. Die untersten Fasern des
Muskels bilden die Grenze zum Ösophagus. Die *Pars*
cricopharyngea wird in aufsteigende Züge *(Fibrae*
ascendentes), zirkuläre Züge *(Fibrae transversae)*

und auf die Hinterwand des Ösophagus absteigende
Züge *(Fibrae descendentes)* untergliedert. Zwischen
den *Fibrae transversae* und den beiden Schenkeln
der *Fibrae descendentes* liegt das LAIMERsche Dreieck
des Ösophagus (s. unten).
– **M. stylopharyngeus** (Abb. 12.2-43 u. 12.3-5). Der
Muskel entspringt am Proc. styloideus und strahlt
– von lateral herkommend – zwischen dem oberen
und unteren Schlundschnürer in die Pharynxwand
ein.

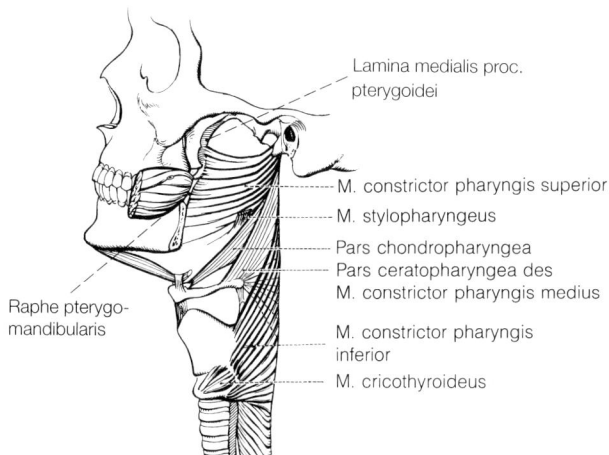

Abb. 12.3-6 Schema der Schlundmuskeln.

- **M. palatopharyngeus** (Abb. 12.3-2). Die aus der Gaumenaponeurose stammenden Fasern strahlen von innen her in die Seitenwand des Pharynx ein. Sie bilden die muskulöse Grundlage des hinteren Gaumenbogens und ziehen zum hinteren Rand des Schildknorpels.
- **M. salpingopharyngeus.** Die Fasern entspringen an der Tuba auditiva und am Hamulus pterygoideus. Sie treten, in einer Plica salpingopharyngea verlaufend, von innen her in die Pharynxwand ein.
  Der Muskel wird von manchen Autoren als Unterabteilung des M. palatopharyngeus beschrieben.

Die **Blutversorgung** des Pharynx erfolgt über die *A. pharyngea ascendens* aus der A. carotis externa, über die *A. palatina ascendens* aus der A. facialis und über die *A. laryngea superior* aus der A. thyroidea superior (vgl. Abb. 10.4-4 u. 5). Ferner bestehen über die *A. palatina descendens* Anastomosen zum Stromgebiet der A. maxillaris und über die Äste der *A. thyroidea inferior* zum Stromgebiet der A. subclavia. Ähnlich zahlreiche Anastomosen mit verschiedenen Stromgebieten ergeben sich für den Abfluß des venösen Blutes aus dem zum Teil sehr kräftig ausgebildeten submukösen *Plexus pharyngeus.*

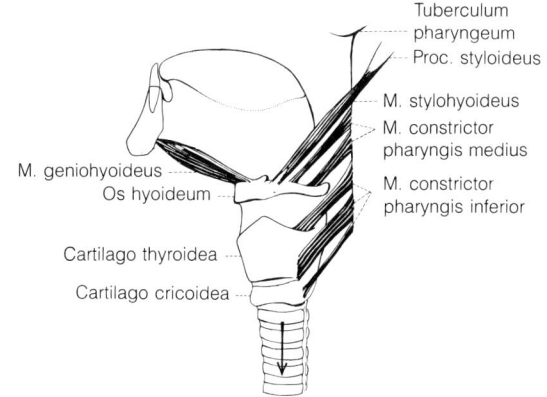

Abb. 12.3-7 Schema der muskulösen Aufhängung des Zungenbeins und des Kehlkopfes am Pharynx und an der Schädelbasis.

Der **Lymphabfluß** erfolgt aus dem oberen Abschnitt des Pharynx über große retropharyngeale Lymphknoten, und aus den übrigen Abschnitten vorwiegend zu parapharyngealen oder direkt zu tiefen Halslymphknoten (Nodi lymphatici cervicales profundi). Wegen des Vorhandenseins reichlicher Beziehungen zu den Lymphgefäßen anderer Organe im Mund- und Halsbereich können jedoch bei Erkrankungen des Pharynx auch entfernter liegende Lymphknoten anschwellen.

Die **Nervenversorgung** des Pharynx erfolgt über einen *Plexus pharyngeus*, der von Fasern aus dem *N. glossopharyngeus* und *N. vagus* gebildet wird. Dabei wird die Pars nasalis pharyngis vorwiegend von Fasern aus dem N. glossopharyngeus, die Pars laryngea bevorzugt von Fasern aus dem N. vagus erreicht.

2.3 Funktionelle Anatomie des Pharynx: Der Luftweg und der Schluckakt

Im Rachen findet eine **Überkreuzung von Luftweg und Speiseweg** statt. Sie kommt dadurch zustande, daß die Lunge von der Ventralseite des Kopfdarmes ihren Ausgang nimmt, so daß die Luft, aus der Nasenhöhle kommend, von der Dorsalseite auf die Ventralseite herüberwechseln muß. Daß diese Überkreuzung beider Wege vorhanden ist, hat jeder beim „Verschlucken" erfahren. Dabei gelangen Speiseteilchen in den Kehlkopfeingang und lösen reflektorisch eine energische Gegenwehr, vor allem Hustenstöße, aus. Während der Schlingweg gegen die Berührung mit den Bissen fast unempfindlich ist und nur von einigen Stellen – wie den Gaumenbögen – der Schluckreflex ausgelöst wird, steigert sich die Empfindlichkeit im Kehlkopfinneren so sehr, daß auch die kleinsten Körperchen Hustenreiz auslösen. Um zu verhindern, daß beim Schlucken Speisen in den Luftweg gelangen, muß eine ganze Reihe von **Schutzmechanismen** in Gang gesetzt werden. So weicht z. B. der Kehlkopfeingang beim Schlucken nach vorn oben aus, er wird aus der Gefahrenzone weggezogen (vgl. Kap. 9.4.1).

Die anatomische Sicherung ist bei Tieren größer, da hier der Kehldeckel bis hinter dem Gaumen hinaufragt, so daß der Kehlkopfeingang den direkten Anschluß an die Nasenhöhle gewinnt und die Speisen rechts und links an ihm vorbeigleiten. Beim Menschen reicht nur beim Neugeborenen der Kehldeckel noch bis zum Gaumen hinauf. Das **Neugeborene kann daher gleichzeitig atmen und trinken.** Beim Erwachsenen hingegen wird die Entfernung zwischen Kehldeckel und Gaumen so groß, daß der Anschluß des Kehlkopfeingangs an die Nasenhöhle verlorengeht. An Stelle der anatomischen Sicherung tritt eine funktionelle. Der Vorteil, den diese Entwicklung mit sich bringt, besteht darin, daß die Ausatmungsluft auch durch die Mundhöhle geleitet werden kann. Eine weitere Besonderheit besteht darin, daß beim erwachsenen Menschen die **Längsachse des Pharynx** senkrecht zum Mundhöhlendach eingestellt ist, während der Winkel bei Tieren viel größer ist und noch beim Neugeborenen 120–130° beträgt. Durch diese Besonderheiten werden beim Menschen die Voraussetzungen für das artikulierte Sprechen geschaffen, bei dem der Luftstrom in der Mundhöhle zur **Bildung der Sprachlaute** verwendet wird (weitere Einzelheiten hierzu s. Kap. 9.4).

Die **Schlingbewegung** dient der Beförderung der Bissen von der Mundhöhle in Richtung auf den Magen. An dieser Bewegung sind neben den Muskeln des Mundbodens, der Zunge und des Gaumens die Muskeln des Pharynx maßgeblich beteiligt. Ihre Kontraktion bewirkt nämlich neben der Gestaltänderung des Pharynxlumens eine Hebung des Kehlkopfes, die zum Verschluß des Luftweges beiträgt.

Im Zusammenhang stellt sich die Schlingbewegung wie folgt dar: Nach ihrer Formung gelangen die Bissen auf den Zungenrücken und werden von der **Zunge** am Gaumen entlang nach hinten gedrückt. Beim Schlucken von Flüssigkeiten bildet die Zunge zuerst eine Längsrinne, die dann durch eine Querkontraktion wieder verschwindet, während sich die Zunge nach hinten bewegt. Da die Lippen und die Kiefer geschlossen sind, bewegt sich die Zunge wie ein **Spritzenstempel** in einem geschlossenen Raum nach hinten und erzeugt einen Druck. Dabei wird dem Bissen eine Beschleunigung erteilt. Flüssige und breiige Bissen werden bei aufrechter Haltung, also unter Mithilfe der Schwerkraft, durch einen **Spritzvorgang** ohne nachweisbare peristaltische Tätigkeit des Schluckrohres sehr rasch bis an den Mageneingang (Kardia) geschleudert. Bei anderen Körperlagen wie im Liegen oder bei Kopfstand gelangen die Bissen zunächst nur bis in den oberen Abschnitt der Speiseröhre. Aus der Tatsache, daß schon bei Lähmung des oberen Schlundschnürers das Schlucken fester Bissen unmöglich wird, geht die Bedeutung der Pharynxmuskulatur für den **aktiven Schluckvorgang** hervor. Die **Schlundschnürer** kontrahieren sich beim Schlucken in der Reihenfolge von oben nach unten. Man bezeichnet diesen Vorgang als die **bukkopharyngeale Schluckperiode.** Ein gesunder Mensch vollzieht täglich 1000–3000 Schluckakte, wobei es jedesmal zu einer Okklusion der Zähne kommt. Hierbei muß ein Mindestvolumen an Speichel zur Verfügung stehen („Leerschlucken").

Wenn die Bissen herabgleiten, muß der Epipharynx abgesperrt und der **Kehlkopfeingang gesichert** werden. Der Abschluß des Nasenrachens geschieht, wie schon erwähnt, durch die Erhebung und Anspannung des weichen Gaumens (M. levator und M. tensor veli palatini) und durch die Bildung des PASSAVANT-**schen Ringwulstes** durch Kontraktion des oberen Schlundschnürers. Wenn der weiche Gaumen infolge von Fehlbildungen, Verletzungen oder Lähmung (z. B. nach Diphtherie) nicht schließt, gelangen beim Schlucken Speiseteile oder Flüssigkeit in die Nase.

Der letzte Teil des Schluckaktes, die **ösophageale Phase,** wird bei der Speiseröhre besprochen.

Nur die Einleitung des Schluckaktes, durch welche der Bissen zum Schlund gelangt, ist dem Willen unterworfen; sobald die Bissen die Schlundenge berühren, ist der Vorgang unserem Willen entzogen und wird zu einem wohlgeordneten Reflex. Dieser **Schluckreflex** ist so fest eingefahren, daß er auch in bewußtlosem Zustand, sogar bei Sterbenden in der Agonie, erhalten bleibt. Das Schluckzentrum liegt in der Medulla oblongata oberhalb des Atemzentrums. Daher ist auch bei Funktionsausfall des Endhirns das Schlucken noch möglich. Die **afferenten Fasern** laufen in erster Linie im N. glossopharyngeus und N. vagus. Die **efferenten Bahnen** verlaufen in den gleichen Nerven, außerdem aber auch im N. trigeminus, N. facialis, N. hypoglossus und in den Nn. cervicales (für die Unterzungenbeinmuskulatur). Manche Menschen können Flüssigkeiten trinken, ohne zu schlucken, d. h. ohne sichtbare Bewegung des Kehlkopfes. Bei ihnen wird offenbar der Reflex teilweise unterdrückt.

2.4 Lymphatischer Rachenring

Am Eingang in den Rachen werden sowohl der Schlingweg als auch der Luftweg von Lymphozytenansammlungen umgeben, die in ihrer Gesamtheit den lymphatischen Rachenring bilden (Abb. 12.3-8). Hier findet der erste Kontakt von über die Atemluft und Nahrung eindringenden Erregern mit dem Immunsystem statt (**immunologisches „Frühwarnsystem"** für inhalatorische und ingestierte Antigene). Während es sich an vielen Stellen nur um kleinere Komplexe von lymphatischem Gewebe handelt, die unmittelbar unter der Schleimhaut liegen und diese z. T. durchsetzen, kommen an anderen Stellen grö-

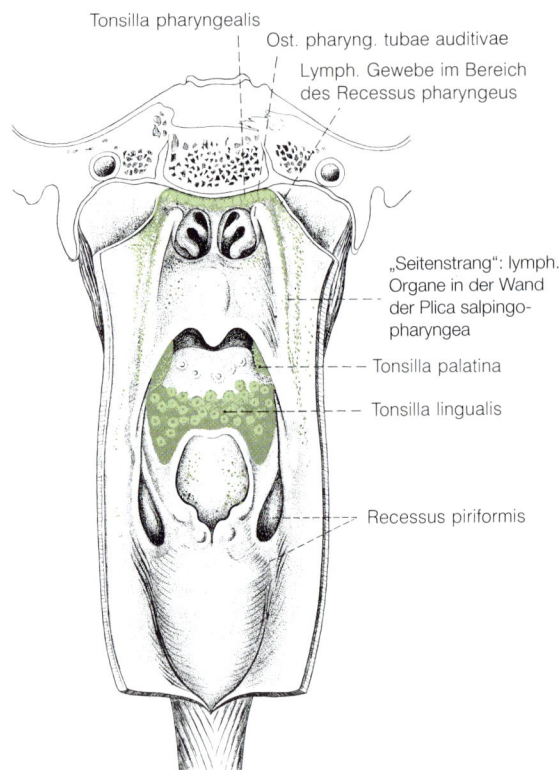

Abb. 12.3-8   Der lymphatische Rachenring. Der Pharynx ist von hinten her eröffnet. Das lymphatische Gewebe ist farbig hervorgehoben.

ßere, makroskopisch erkennbare und durch besondere Schleimhauteinfaltungen charakterisierte Gebilde vor, die als **Tonsillen** bezeichnet werden (*T. palatina, T. lingualis, T. pharyngealis, T. tubaria*). Ihre Lage wurde bereits weiter oben beschrieben und ihr histologischer Aufbau in Kap. 11.6.

Die Größe der **Tonsilla palatina** und das Ausmaß der Leukodiapedese ist von Mensch zu Mensch verschieden und auch bei ein und demselben Individuum zu verschiedenen Zeiten keineswegs konstant. Im allgemeinen sind die Ausbildung des lymphatischen Systems und die Leukozytendurchwanderung im Kindesalter am stärksten und nehmen im Alter ab. Vor allem im jugendlichen Alter gibt es fließende Übergänge zwischen starker Entwicklung des lymphatischen Apparates mit lebhafter Leukodiapedese und dem Beginn eines krankhaften Prozesses. Wenn das abgeschilferte Epithel aus den Krypten nicht abfließen kann, so kommt es zur Bildung von **Mandelpfröpfen.** In der Tiefe können Fäulniserreger und pathogene Keime dann eine Entzündung hervorrufen, die sich in der Mandel ausbreitet (chronische **Tonsillitis**). Wachsen die Pfröpfe aus der Mündung heraus, so sieht man sie als weißlich-gelbe Punkte, die einen unangenehmen Geruch erzeugen. Dringt Eiter in die bindegewebige Nachbarschaft, dann entsteht ein **peritonsillärer Abszeß.**

Die **Tonsilla lingualis** ist im Gegensatz zur Gaumenmandel kein isoliertes Organ. Sie setzt sich aus vielen einzelnen, von Sekundärknötchen umgebenen Krypten zusammen, welche über die ganze Fläche des Zungengrundes ausgebreitet sind. Die Oberfläche ist höckerig (vgl. Abb. 12.2-37 u. 38), zahlreiche feine **Fossulae tonsillares** führen in kurze, blind endigende Krypten. Die Krypten

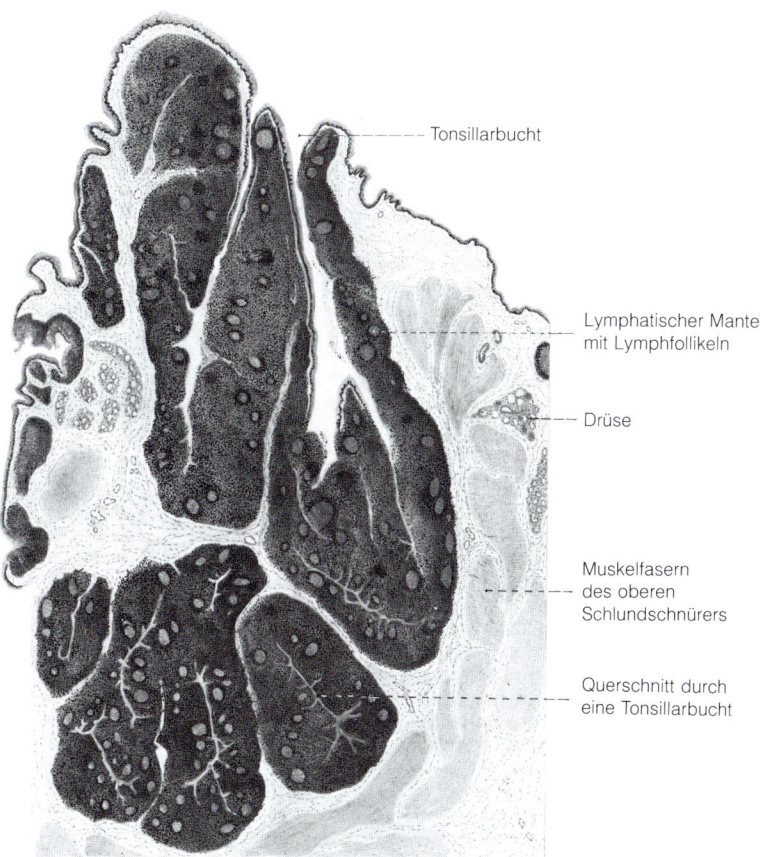

Tonsillarbucht

Lymphatischer Mantel mit Lymphfollikeln

Drüse

Muskelfasern des oberen Schlundschnürers

Querschnitt durch eine Tonsillarbucht

der Tonsilla lingualis sind kurz und weniger buchtenreich, und das lymphatische Gewebe ist im ganzen nicht so zusammengeballt wie in der Gaumenmandel. Daher sind Entzündungen offenbar weniger häufig und nicht so schwerwiegend.

In der Rachenmandel, **Tonsilla pharyngealis**, bildet die Schleimhaut sagittal gestellte, plumpe Leisten, d. h. die Oberflächenvergrößerung wird in diesem Fall durch **Faltung** und nicht durch Einsenkungen zu Fossulae tonsillares erzielt. Das Epithel der Falten besteht in der Tonsilla pharyngealis entsprechend ihrer Lokalisation im Epipharynx aus mehrreihigem Flimmerepithel, zwischen dem Inseln von Plattenepithel vorkommen.

Die größte Ausbildung erfährt die Rachentonsille im Kindesalter; nach der Pubertät bildet sie sich zurück, verschwindet aber nicht völlig.

Bei einer **Hypertrophie der Rachenmandeln** im Kindesalter, als „Adenoide" oder „Polypen" bezeichnet, ist die Infektionsgefahr für die Atmungswege erhöht. Dabei werden die Choanen mehr oder minder verlegt, so daß die Nasenatmung aufgehoben ist und die Mundatmung eintritt. Die Sprache wird durch fehlende Resonanz der Nase klanglos. Der Mund ist geöffnet, die Nasolabialfalten sind verstrichen, das Gesicht bekommt einen blöden Ausdruck. Beim Übergreifen der Wucherung auf die benachbarte Tonsilla tubaria, die aus einer Ansammlung von lymphatischem Gewebe unter der Schleimhaut in der Gegend der Tubenöffnung besteht, kann das Ostium pharyngeum tubae auditivae verlegt werden. Es tritt dann Schwerhörigkeit auf, so daß solche Kinder in der Entwicklung gehemmt werden können.

Neben diesen Hauptbestandteilen des lymphatischen Rachenringes gibt es in der Schleimhaut des Rachens **verstreute Einlagerungen** von kleinen Ansammlungen **lymphatischen Gewebes** (Abb. 12.3-8). Diese können, z. B. an der hinteren Rachenwand, kleine Knötchen, Granula, bilden, die bei einer Entzündung der Schleimhaut anschwellen (Pharyngitis granulosa). Auch in der Falte, die vom Tubenwulst in den Rachen absteigt, finden sich lymphatische Knötchen. Sie werden als **Seitenstränge** bezeichnet und können bei einer Angina befallen werden.

3 *Pharyngealraum*

Der Pharynx ist von einer Organfaszie umgeben, die nach lateral an das **lockere Bindegewebe** des Spatium lateropharyngeum grenzt, das im deutschen Sprachgebrauch meist Parapharyngealraum genannt wird. Dieser Raum enthält **wichtige Leitungsbahnen** (Gefäße und Nerven), die vom Kopf zum Hals und in umgekehrter Richtung verlaufen. Das Spatium lateropharyngeum ist ein bevorzugter Raum für die **Ausbreitung von Abszessen** und verschiedenen anderen pathologischen Prozessen, die sich im Kopf- und Halsbereich abspielen. Seine Kenntnis ist deshalb von klinischer Bedeutung. Die komplizierte räumliche Gestalt des Parapharyngealraums ergibt sich aus den topographischen Verhältnissen im Übergangsbereich zwischen Kopf und Hals.

Die **Pars cephalica** des Spatium lateropharyngeum reicht von der Schädelbasis bis an den unteren Rand der Mandibula und geht hier in die **Pars cervicalis** über. Diese setzt sich nach kaudal in das Bindegewebe fort, welches den Gefäß-Nerven-Strang **bis zur oberen Thoraxapertur** begleitet und in das vordere Mediastinum mündet.

In der **Pars cephalica** (Abb. 12.3-10) des Parapharyngealraums liegt der Pharynx tief versteckt unter den Kaumuskeln und den Muskeln, welche am Proc. styloideus ansetzen. Das zwischen den Leitungsbahnen mit lockerem Bindegewebe ausgefüllte Spatium lateropharyngeum setzt sich nach ventral fort in die **Fossa infratemporalis** mit den beiden Mm. pterygoidei, der A. maxillaris, dem N. mandibularis und dem ausgedehnten Plexus pterygoideus. Dieser dichte **venöse Plexus** steht durch die Foramina des mittleren Teils der Schädelbasis mit den Orbitalvenen, den Meningealvenen und dem Sinus cavernosus in Verbindung. Das **Spatium infratemporale** wird beim Öffnen des Mundes, insbesondere beim Gähnen, durch die Entfernung des Proc. coronoideus der Mandibula aus der Fossa infratemporalis beträchtlich erweitert. Auch bei Kopfdrehung wird die Gestalt dieses Raumes und des Spatium lateropharyngeum verändert. Wie Abb. 12.3-10 zeigt, werden die Strukturen auf der Seite, nach der der Kopf gedreht wird, zusammengedrückt und auf der gegenüberliegenden Körperseite erweitert. Diese Tatsache ist für die richtige Lagerung des Patienten bei chirurgischen Eingriffen von Bedeutung.

Auch die **Fossa retromandibularis** mit dem N. facialis, N. accessorius, N. hypoglossus und N. glossopharyngeus steht mit dem Spatium lateropharyngeum in Verbindung. In dieser Region ist ein Teil der Leitungsbahnen so fest in das retromandibuläre Parotisgewebe eingebacken, daß sie chirurgisch nur schwer freigelegt werden können.

Nach medial-hinten grenzt das Spatium lateropharyngeum an den durch verstärkte Bindegewebszüge abgegrenzten Verschiebespalt zwischen der Hinterwand des Pharynx und dem tiefen Blatt der Fascia cervicalis (Lamina praevertebralis fasciae cervicalis, vgl. Kap. 8.4.5.4). Dieser als **Spatium retropharyngeum** bezeichnete Raum setzt sich hinter dem Ösophagus nach kaudal fort und geht schließlich in das hintere Mediastinum über.

Im untersten Abschnitt der Pars cephalica steht der parapharyngeale Raum nach ventral mit dem **Recessus sublingualis** in Verbindung, der wie ein Bruchsack nach vorn unter die Schleimhaut der Mundhöhle reicht. Der nach unten vom M. mylohyoideus begrenzte Raum enthält die Gl. sublingualis und einen Fortsatz der Gl. submandibularis, der hakenförmig um das hintere Ende des M. mylohyoideus herum von hinten her in den Recessus sublingualis hineinreicht (vgl. Abb. 12.2-8 u. 42).

Pars cervicalis: Nach kaudal setzt sich das Spatium lateropharyngeum im Bereich des *Trigonum caroticum* ohne scharfe Grenze in das Bindegewebe fort, das den Gefäß-Nerven-Strang des Halses auf seinem Weg nach kaudal begleitet und schließlich in das Bindegewebe des vorderen Mediastinums übergeht.

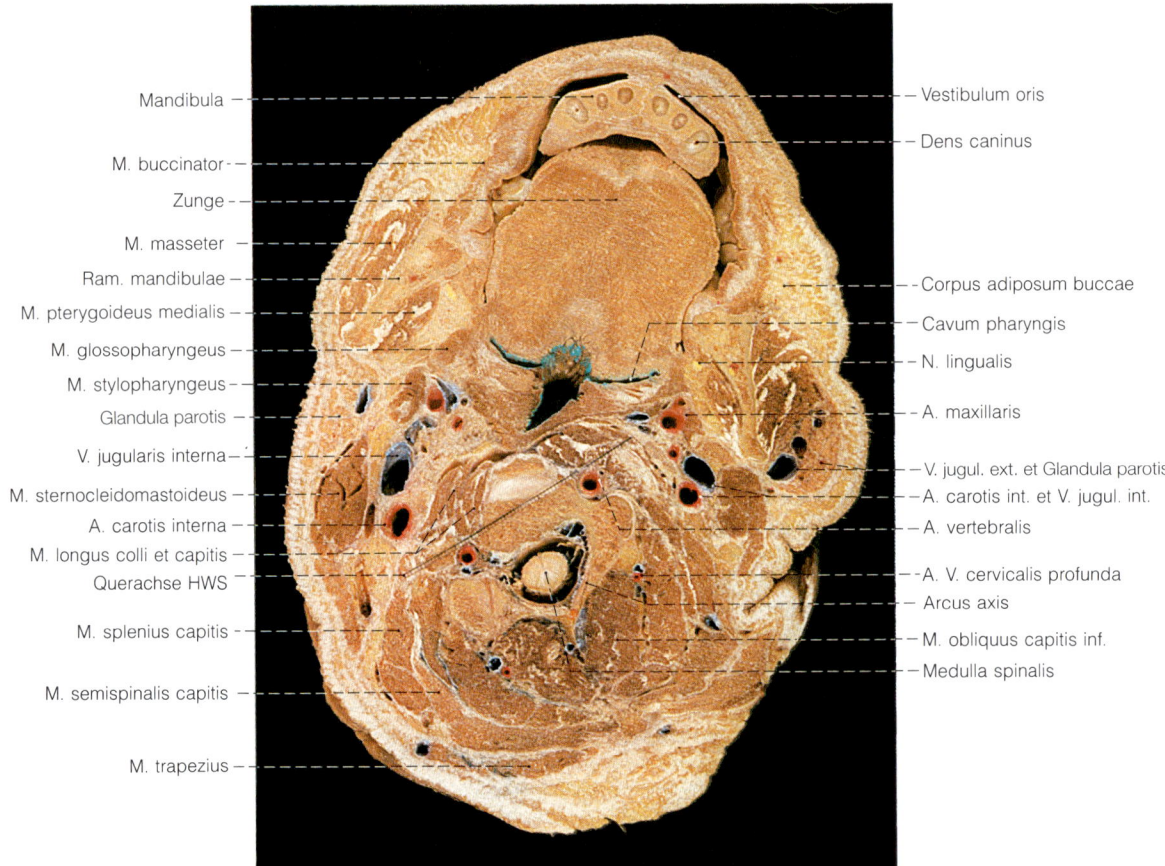

Mandibula	Vestibulum oris
M. buccinator	Dens caninus
Zunge	
M. masseter	
Ram. mandibulae	Corpus adiposum buccae
M. pterygoideus medialis	Cavum pharyngis
M. glossopharyngeus	N. lingualis
M. stylopharyngeus	A. maxillaris
Glandula parotis	
V. jugularis interna	V. jugul. ext. et Glandula parotis
M. sternocleidomastoideus	A. carotis int. et V. jugul. int.
A. carotis interna	A. vertebralis
M. longus colli et capitis	
Querachse HWS	A. V. cervicalis profunda
	Arcus axis
M. splenius capitis	M. obliquus capitis inf.
	Medulla spinalis
M. semispinalis capitis	
M. trapezius	

Abb. 12.3-10 Horizontalschnitt durch den Kopf in Höhe des 2. Halswirbels. Ansicht von oben. Der Kopf ist um ca. 40° nach rechts gedreht. Hierdurch wird der rechte Parapharyngealraum zusammengedrückt, während links der Zugang durch eine Erweiterung der von der Glandula parotis eingenommenen Fossa retromandibularis erleichtert ist. (Original: J. LANG, Würzburg)

Aus den geschilderten Lagebeziehungen wird verständlich, daß bestimmte krankhafte Prozesse, die sich im Spatium lateropharyngeum und in den mit ihm in Verbindung stehenden Räumen abspielen, die Tendenz haben, sich in das vordere bzw. hintere Mediastinum auszubreiten und damit schwer zugänglich werden.

4 Schlundtaschen und ihre Abkömmlinge

In einem frühen Stadium der Entwicklung werden beim Menschen von kranial nach kaudal aufeinanderfolgend fünf **Pharyngealbögen** (*Arcus pharyngeales;* auch Kiemenbögen, Branchialbögen, Viszeralbögen genannt) angelegt, deren Baumaterial aufgrund eines Funktionswandels während der Phylogenese zu anderen als den ursprünglichen Zwecken verwendet wird. Der in den Nomina Anatomica festgelegte Begriff Arcus pharyngealis (Pharyngealbogen, Schlundbogen) ist eine **ontogenetisch** begründete Namensgebung, die berücksichtigt, daß aus den Pharyngealbogenanlagen bei Fischen u.a. die Kiemen und Kiemenbögen entstehen, während beim Menschen sich die im folgenden beschriebenen Strukturen aus den Pharyngealbogenanlagen ableiten lassen. Wir unterscheiden zwischen dem **Mandibular-** und **Hyoidbogen** und den darauf folgenden **drei Pharyngealbögen** im engeren Sinne. Jeder dieser Bögen erhält einen eigenen Nerv und eine entsprechende Arterie. Zwischen den Bögen senkt sich von außen her das Epithel zu den **Pharyngealfurchen** (Kiemenfurchen) in die Tiefe. Ihnen stülpt sich von innen her das Endoderm entgegen und bildet die Pharyngeal- oder **Schlundtaschen.**

Das **Mesoderm** der fünf Pharyngealbögen wird beim Menschen für den Aufbau des Skelettes und der Muskulatur im Kieferbereich, im Mittelohr, im Larynx und im oberen Abschnitt der Trachea verwendet. Dabei läßt sich anhand der Nervenversorgung die Zugehörigkeit von einzelnen **Muskeln** und Muskelgruppen zu bestimmten Pharyngealbögen noch im fertigen Zustand erkennen. Die aus dem Mesoderm der Pharyngealbögen hervorgegangenen **Skeletteile** sind in Abb. 2.3-11 und Tabelle 12.3-1 im einzelnen dargestellt (s. auch Kap. 8.4, Abb. 8.4-3). Die Tabelle gibt außerdem Auskunft über die sonstigen, aus dem Mesoderm der Kiemenbögen hervorgehenden Strukturen und deren Innervation. Zum Schicksal der **Pharyngealbogenarterien** vgl. Kap. 10.5.2.3 und Abb. 10.5-3.

Das **Endoderm** der fünf Kiemen- oder Schlundtaschen wird beim Menschen für die Auskleidung von einzelnen Abschnitten des Pharynx sowie für die Bildung der Schlundtaschenderivate (**„branchiogene Organe"**) verwendet. Im einzelnen haben die fünf Schlundtaschen das folgende Schicksal (Abb. 12.3-12):
- Aus der **1. Schlundtasche** gehen die *Tuba auditiva* und die primäre Paukenhöhle hervor.
- Die **2. Schlundtasche** bleibt als **Tonsillarbucht** teilweise erhalten.

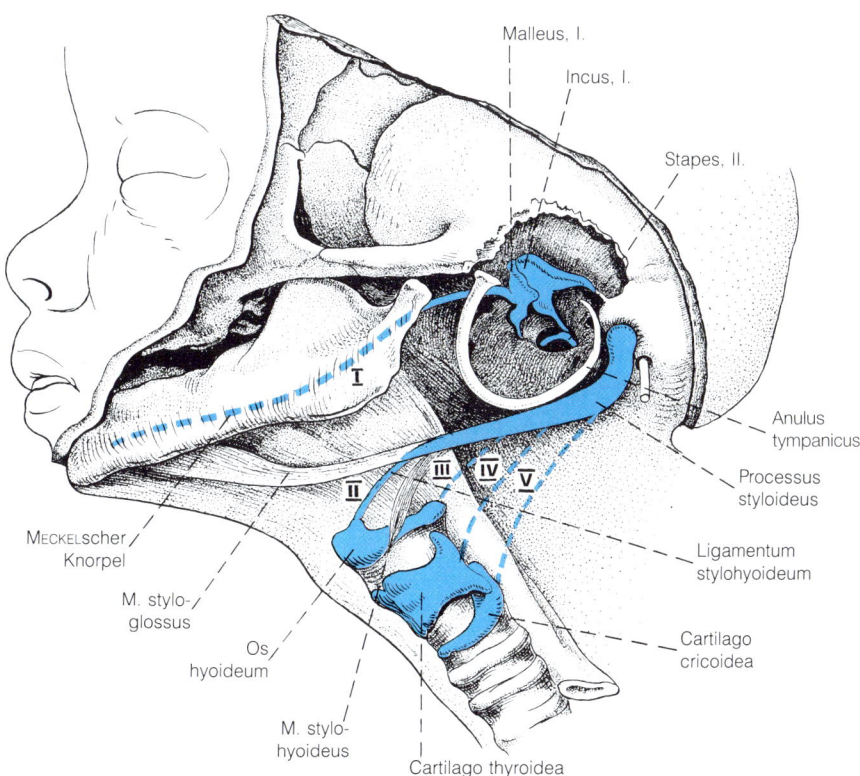

Abb. 12.3-11   Die Derivate der Pharyngealbögen („Kiemenbögen") I–V, dargestellt beim Neugeborenen.

Tabelle 12.3-1   Die Pharyngealbögen („Kiemenbögen") und ihre Abkömmlinge.

	Skelett	Muskulatur	Nerven	Gefäße	Epithel
1. Bogen (Mandibular-bogen)	Maxilla, Palatum, MECKELscher Knorpel, Mandibula, Malleus, Incus, Dentin und Zement aller Zähne	Kaumuskulatur, vord. Bauch des M. digastricus, M. mylohyoideus, M. tensor veli palatini	N. trigeminus (V)	Rückbildung	Äußerer Gehörgang, Trommelfell, vordere Hälfte der Ohrmuschel, Lippen und Wangen, Zahnschmelz, Vestibulum oris, Gaumen, Zunge (teilweise), Glandula parotis, Glandula submandibularis, Glandula sublingualis
2. Bogen (Hyoid-bogen)	Stapes; Proc. stylo-ideus; Lig. stylohyo-ideum; Cornu minus und Corpus ossis hyoidei	Mimische Muskulatur; M. digastricus (Venter post.); M. stylohyoideus; M. stapedius	N. inter-mediofacialis (VII)	Rückbildung	Ohrmuscheln (dorsaler Abschnitt) Oberes Halsgebiet
3. Bogen	Os hyoideum; Cornu majus	Pharynxmuskulatur (teilweise)	N. glosso-pharyngeus (IX)	Stamm der A. carotis int.	Zunge (teilweise); mittleres Halsgebiet und Sinus cervicalis
4. Bogen	Cartilago thyroidea (obere Hälfte); Cartilago cuneiformis	Pharynx- und Larynxmuskeln (letztere teilweise)	N. laryngeus superior n. vagi (X)	Links: Aortenbogen Rechts: Truncus brachio-cephalicus	Sinus cervicalis
5. Bogen	Cartilago thyroidea (untere Hälfte); Cartilago arytenoidea; Cartilago corniculata; Cartilago cricoidea	Larynxmuskeln (teilweise)	N. laryngeus recurrens n. vagi (X)	Rückbildung	Untere Halsgegend?

– Die **3. und 4. Schlundtasche** bilden die **Epithelkörperchen,** *Glandulae parathyroideae,* und den **Thymus.** Zunächst entsteht an jeder der beiden Schlundtaschen eine dorsale und eine ventrale Ausstülpung (Abb. 12.3-12, linke Seite). Aus den **dorsalen Knospen** entstehen jeweils Epithelkörperchen, während aus der **ventralen Knospe** der 3. Tasche eine Thymusanlage hervorgeht, die sich nach kaudal verlängert und absenkt. Sie kommt – ebenso wie die Anlage der Epithelkörperchen – aus der 3. Tasche kaudal von

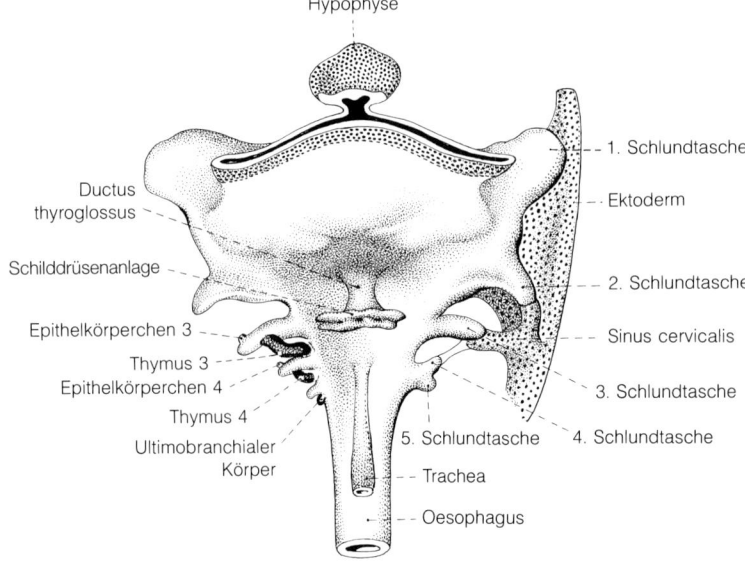

Hypophyse

Ductus thyroglossus

Schilddrüsenanlage

Epithelkörperchen 3

Thymus 3

Epithelkörperchen 4

Thymus 4

Ultimobranchialer Körper

1. Schlundtasche

Ektoderm

2. Schlundtasche

Sinus cervicalis

3. Schlundtasche

5. Schlundtasche

4. Schlundtasche

Trachea

Oesophagus

Abb. 12.3-12 Kopfdarmhöhle mit Schlundtaschen und epithelialen Derivaten eines menschlichen Embryos von 9,75 mm SSL. Das Ektoderm ist punktiert. (Verändert nach GROSSER [2]) den Anlagen aus der 4. Tasche zu liegen. Aus dem kaudalen Abschnitt der **Thymusanlage** aus der 3. Tasche geht der Hauptteil des Organs hervor. Die aus der 4. Tasche hervorgehende, ventrale Knospe bleibt dagegen klein und nimmt beim Menschen offenbar nur in seltenen Fällen an der Bildung des Thymus teil. Der am weitesten nach kranial reichende Abschnitt der Thymusanlage aus der 3. Schlundtasche wird meist zurückgebildet. Bleibt er erhalten, so bildet er eine schmale Verlängerung des Thymuslappens nach oben; löst er sich in einzelne Inseln auf, so findet man sie bisweilen in der Schilddrüse.

– Die **5. Schlundtasche** (und möglicherweise auch Teile der 4. Schlundtasche) liefert den **Ultimobranchialkörper,** dessen Zellmaterial beim Menschen später in die Schilddrüse aufgenommen wird. Aus ihm gehen die parafollikulären Zellen, **C-Zellen,** hervor, die endokrin tätig sind und das Hormon Calcitonin liefern (vgl. Kap. 14.3.3.2). Neuere Ergebnisse sprechen dafür, daß das Material für die parafollikulären C-Zellen ursprünglich aus der **Neuralleiste** stammt und in einem sehr frühen Stadium in die Region der letzten Schlundtasche eingewandert ist [4].

Im Laufe der Entwicklung dehnt sich der 2. Pharyngealbogen durch verstärkte Proliferation nach kaudal aus und überlagert mit seinem äußeren Epithel die Furchen

des 3. und 4. Bogens. Es entsteht ein Kanal mit einer gemeinsamen Öffnung der Pharyngealfurchen nach außen (Abb. 12.3-12, rechte Seite). Dieser Kanal, der **Sinus cervicalis,** wird im Laufe der Entwicklung zurückgebildet und verschwindet im Normalfall, ohne eine Spur zu hinterlassen.

Vom Boden und vom Dach des Kopfdarmes aus entstehen noch zwei weitere endokrine Organe: am Zungengrund die **Schilddrüse** als mediane Ausstülpung des Mundhöhlenbodens nach unten, und im Dach der ektodermalen Mundbucht die Rathkesche Tasche, aus der die ektodermalen Anteile der **Hypophyse** hervorgehen (Vorderlappen und Zwischenlappen, vgl. Band II, Kap. 14.2).

Die im vorstehenden geschilderte Entwicklungsgeschichte der Pharyngealbogenregion macht einige **Fehlbildungen** verständlich, die beim Menschen angetroffen werden. Hierzu gehören die nicht seltenen lateralen **Halsfisteln.** Dabei können durch mangelhafte Rückbildung des Sinus cervicalis Überreste der Pharyngealfurchen in Form eines engen Kanals mit der Körperoberfläche in Verbindung bleiben. Die Prädilektionsstellen für die Lage der Fistelöffnung liegen am vorderen Rande des M. sternocleidomastoideus (Abb. 12.3-13). Entwicklungsbedingte Fehlbildungen sind auch die sogenannten **Thyroglossusfisteln.** Sie beruhen auf einer mangelhaften Rückbildung des Ductus thyroglossalis, der beim Embryo die Schilddrüse mit dem Zungengrund (Foramen caecum) verbindet. Entlang des Weges der vom Zungengrund ausgewachsenen und nach kaudal gewanderten Schilddrüsenanlage kann auch **versprengtes Schilddrüsengewebe** liegenbleiben und bei Erkrankungen der Schilddrüse mitbeteiligt sein.

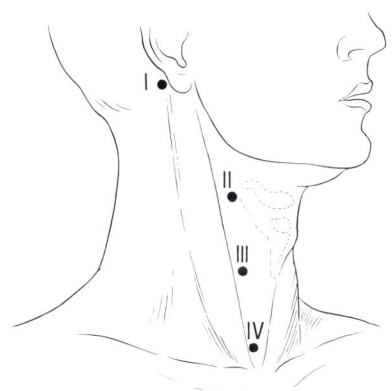

Abb. 12.3-13 Die typische Lage äußerer Fistelöffnungen bei Persistenz der Schlundtaschen I–IV.

Literatur

[1] Becker, W.: Atlas der Hals-Nasen-Ohren-Krankheiten einschließlich Bronchien und Ösophagus, 2. Aufl. Thieme, Stuttgart 1983.

[2] Grosser, O.: Die Entwicklung des Kiemendarms und des Respirationsapparates. In: Keibel, F., F. P. Mall (Hrsg.): Handbuch der Entwicklungsgeschichte des Menschen, 2. Bd., S. 436–482. Hirzel, Leipzig 1911.

[3] Sobotta, J.: Atlas der Anatomie des Menschen. 20. Aufl. Hrsg.: Putz, R., R. Pabst. Urban & Schwarzenberg, München–Wien–Baltimore 1993.

[4] Welsch, K.: Die Entwicklung der C-Zellen und des Follikelepithels der Säugerschilddrüse. Erg. Anat. Entwickl.-Gesch. 46, Heft 2 (1972).

12.4 Speiseröhre

K. Fleischhauer und D. Drenckhahn

1 Gestalt und Lage

Die Speiseröhre, **Oesophagus,** ist ein elastisch verformbarer, muskulöser Schlauch, der der Beförderung der Bissen vom Pharynx in den Magen dient. Der Ösophagus beginnt am unteren Rand des Ringknorpels in Höhe des 6.–7. Halswirbels. Er ist etwa **25 cm lang** und mündet in Höhe des 10.–11. Brustwirbels in die Kardia des Magens. Die für die Einführung eines Magenschlauches bedeutsame Länge der gesamten Strecke von den Schneidezähnen bis zum Mageneingang beträgt in der Regel etwa 40 cm.

Im Verlauf des Ösophagus unterscheidet man einen kurzen Halsteil, **Pars cervicalis,** einen langen Brustteil, **Pars thoracica,** und einen wiederum kurzen Bauchteil, **Pars abdominalis,** der die Strecke vom Durchtritt durch das Zwerchfell bis zum Mageneingang umfaßt. Die Pars cervicalis liegt der Wirbelsäule an, die Pars thoracica entfernt sich zunehmend von ihr und liegt unmittelbar über dem Zwerchfell 1–1,5 cm von der Wirbelsäule entfernt. Der Brustteil verläuft im **hinteren Mediastinum** in einem leicht geschwungenen Bogen zunächst etwas nach links und dann nach rechts von der Mittellinie (Abb. 12.4-1). Er **kreuzt den Aortenbogen,** der ihm von links dorsal her eine im Röntgenbild sichtbare Delle eindrückt, und zieht am linken Hauptbronchus vorbei (Abb. 12.4-2). Weiter abwärts verläuft er, nur durch das Perikard getrennt, an der **Hinterwand des linken Vorhofes** entlang.

Vergrößerungen des linken Vorhofes führen deshalb immer zu einer umschriebenen Lageveränderung des Ösophagus. Da sich eine Verlagerung und Vorwölbung des Ösophagus in das *Spatium retro-oesophagicum* hinein röntgenologisch nach einem Breischluck leicht nachweisen läßt, ist die Röntgenuntersuchung der Speiseröhre ein wichtiges Hilfsmittel bei der Diagnostik bestimmter Herzerkrankungen. Starke Vergrößerung des linken Vorhofs oder Perikardergüsse können durch Verlagerung des Ösophagus **Schluckbeschwerden** hervorrufen.

Die Pars abdominalis der Speiseröhre ist unterschiedlich gestaltet. Da der Ösophagus im Hiatus des Zwerchfells nicht starr befestigt, sondern verschieblich eingebaut ist, kann die Länge der Pars abdominalis schwanken. Sie beträgt meist 1–3 cm.

Im Verlauf der Speiseröhre gibt es **drei Engen** (Abb. 12.4-1 u. 2):

1. Die **Angustia cricoidea,** obere Enge oder Ösophagusmund. Hier liegt ösophagoskopisch und röntgenologisch ein echter Sphinktermechanismus vor, der, durch einen submukösen Venenplexus verstärkt, von den Fasern des M. cricopharyngeus und den oberen Zirkulärfasern des Ösophagus gebildet wird. Die Angustia cricoidea ist die **engste Stelle** der Speiseröhre und nur für Instrumente mit einem Durchmesser von nicht mehr als 14–15 mm durchgängig.

2. Die **Angustia aortica** liegt etwa 10 cm tiefer, dort, wo die Speiseröhre von links her durch die pulsierende Aorta eingedellt wird.

3. Die **Angustia diaphragmatica** liegt kurz vor dem Ende des Ösophagus im Bereich des Zwerchfellschlitzes. Oberhalb dieser Enge ist die Speiseröhre besonders er-

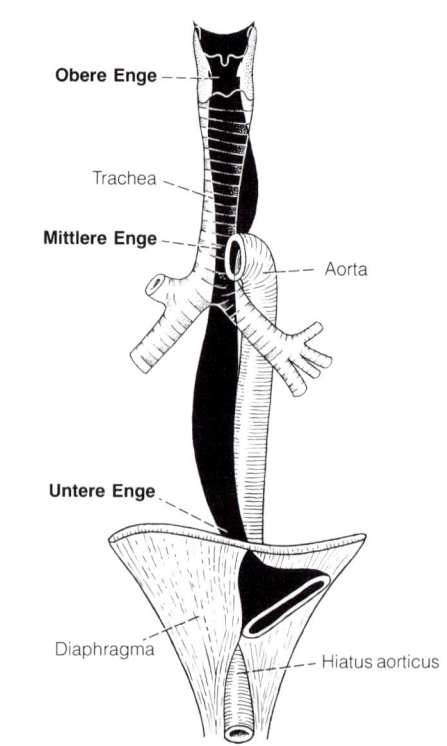

Abb. 12.4-1 Die drei Engen des Ösophagus und ihre topographischen Beziehungen. Schematische Darstellung in der Ansicht von ventral.

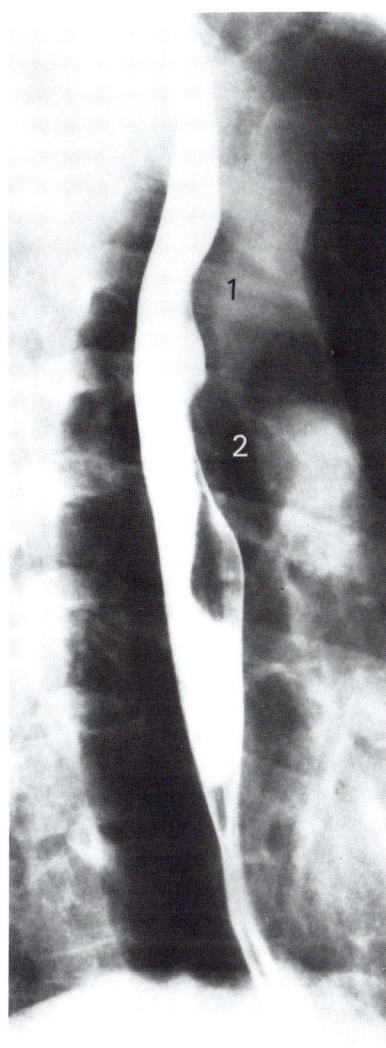

Die Speiseröhre ist in den schräg stehenden **Hiatus oesophageus** des Zwerchfells durch ein System von elastischen und kollagenen Bindegewebszügen nicht fest, sondern verschieblich eingebaut [2, 10]. Dieses Bindegewebe füllt den Raum zwischen der Zwerchfellmuskulatur und der Muskulatur des Ösophagus so aus, daß kein Spaltraum entsteht. Man spricht von einer *Membrana phrenico-oesophagea*, die, in der Hauptsache von der abdominellen Zwerchfellfaszie ausgehend, an der Außenseite des sogenannten Vestibulums befestigt ist und dieses nach kranial von der **epiphrenischen Ampulle** abgrenzt (Abb. 12.4-4). Die Membrana phrenico-oesophagea enthält Züge von kollagenen und elastischen Fasern, die teilweise in die Wand des Ösophagus einstrahlen und mit den elastischen und kollagenen Systemen zwischen den Muskelzellen und in der Propria zusammenhän-

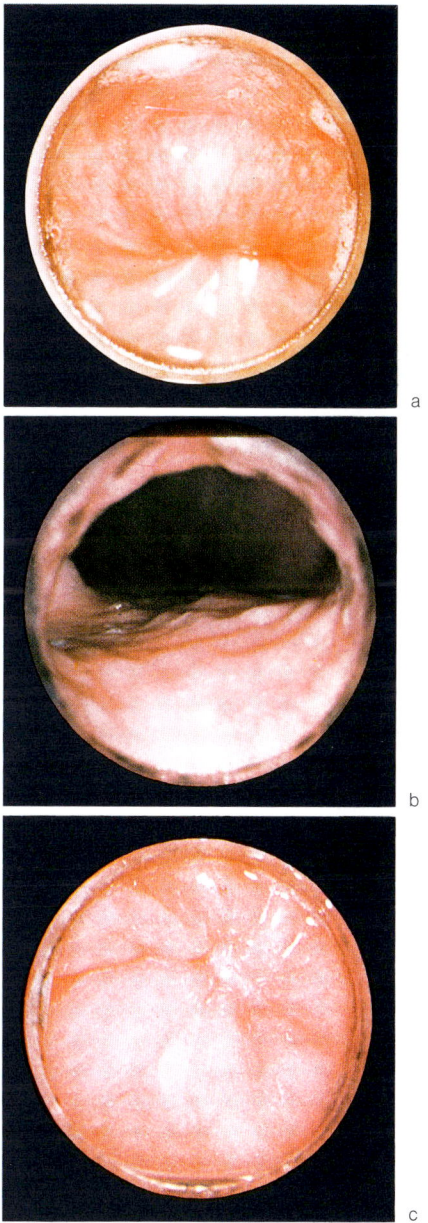

Abb. 12.4-2 Kontrastmitteldarstellung des Ösophagus im rechten Schrägbild. 1 = mittlere Enge. Eindellung des Ösophagus durch den Aortenbogen; 2 = Eindellung durch den linken Hauptbronchus; 3 = Zwerchfellenge. Die sanfte Einbuchtung des Ösophagus oberhalb des Zwerchfells wird durch den linken Vorhof hervorgerufen.

weiterungsfähig; röntgenologisch läßt sich besonders bei Inspiration hier vielfach eine als *Ampulla epiphrenica* eigens abgegrenzte Erweiterung nachweisen, in der die Speisen kurze Zeit verweilen können.

Bei Betrachtung mit dem **Ösophagoskop** ist die Lichtung im Halsteil meist verschlossen (Abb. 12.4-3a), im Brustteil dagegen entfaltet und unter Mitwirkung des negativen Druckes im Thorax mit Luft gefüllt (Abb. 12.4-3b). Im unteren Abschnitt der Speiseröhre, der im klinischen Sprachgebrauch terminaler Ösophagus genannt wird, erfolgt der Verschluß unter Beteiligung dicker Venenpolster (Abb. 12.4-3c).

Abb. 12.4-3 Ösophagoskopische Bilder aus verschiedenen Abschnitten des Ösophagus. (a) Ösophagusmund; (b) Brustteil des Ösophagus; (c) Verschluß des Ösophagus in der unteren Enge. Die Vorwölbungen sind durch oberflächlich gelegene Venenpolster bedingt. (Aus Becker [1])

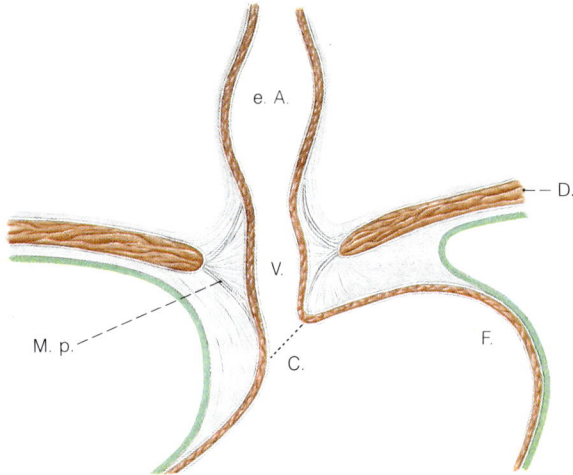

Abb. 12.4-4 Stark schematisierte Darstellung des Einbaus der Speiseröhre in den Hiatus oesophageus des Zwerchfells. e. A. = epiphrenische Ampulle; V. = Vestibulum; C. = Cardia; F. = Fundus; D. = Diaphragma; M. p. = Membrana phrenico-oesophagea.

gen. Nach kranial und kaudal geht die Membrana phrenico-oesophagea ohne scharfe Grenze in die Adventitia bzw. Organfaszie über. – Im klinischen Sprachgebrauch umfaßt der „**terminale Ösophagus**" von kranial nach kaudal folgend 1. die epiphrenische Ampulle mit weiter Lichtung, 2. die Angustia diaphragmatica und 3. die Pars abdominalis, die in anderen Nomenklaturen auch als Ampulla cardiaca, Vestibulum oder Antrum cardiacum bezeichnet wird.

Im Alter kann die Befestigung der Speiseröhre im Hiatus oesophageus durch Erschlaffung des Bindegewebes gelockert werden, so daß eine altersbedingte Hiatushernie entsteht, bei der die Pars abdominalis sowie Teile des Magens vom Bauchraum in die Brusthöhle durchtreten können.

2 Wandbau

Die Wand des Ösophagus zeigt die für den gesamten Magen-Darm-Kanal charakteristische Schichtung in Tunica mucosa, Tela submucosa, Tunica muscularis und Tunica adventitia (Abb. 12.4-5 u. 12.1-3).

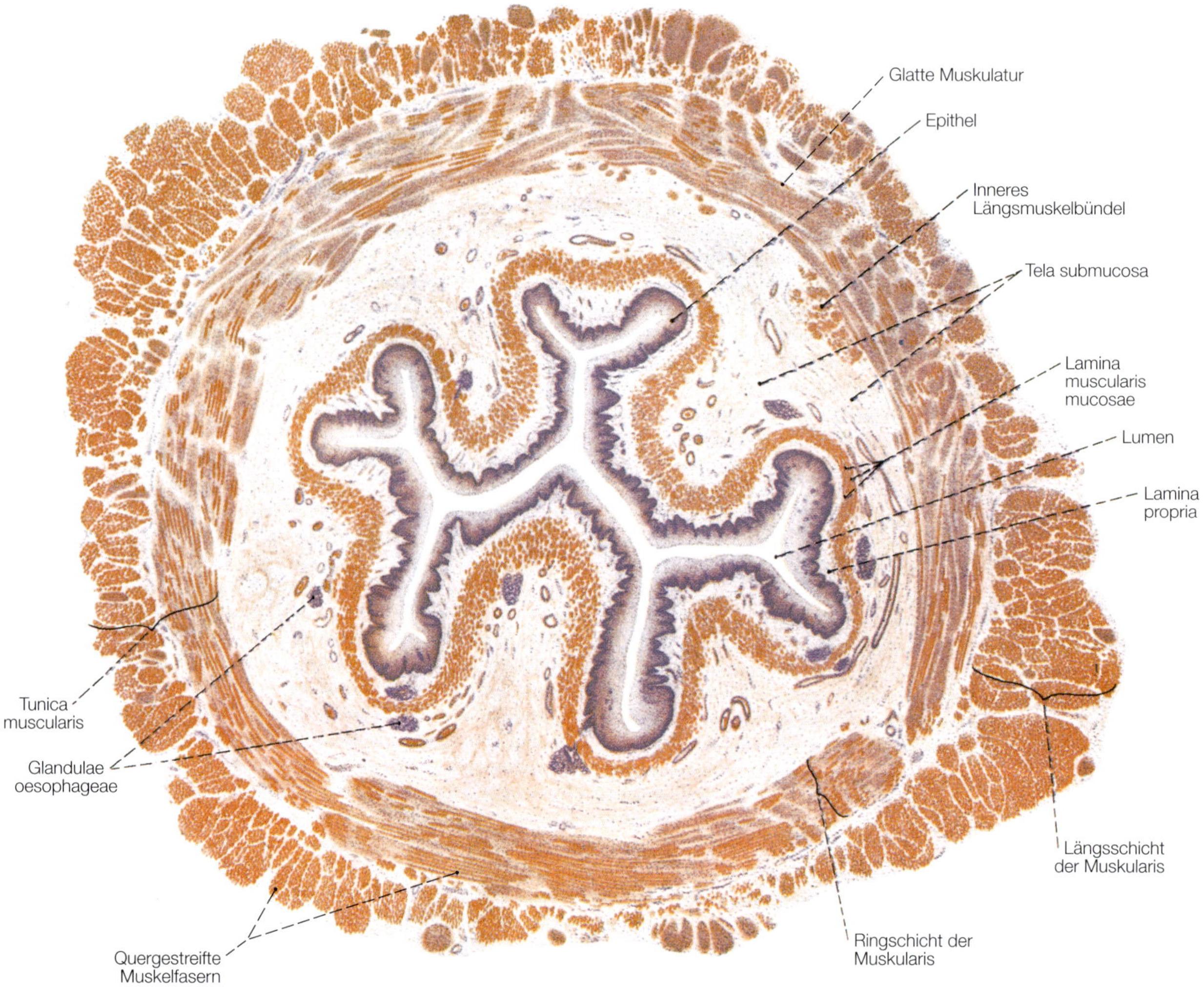

Glatte Muskulatur

Epithel

Inneres Längsmuskelbündel

Tela submucosa

Lamina muscularis mucosae

Lumen

Lamina propria

Längsschicht der Muskularis

Ringschicht der Muskularis

Quergestreifte Muskelfasern

Glandulae oesophageae

Tunica muscularis

Abb. 12.4-5 Vollständiger Querschnitt durch den Ösophagus des Menschen in der kranialen Hälfte. Die äußere Längsmuskulatur besteht noch fast völlig aus quergestreiften Muskelfasern. Die Zirkulärmuskelschicht ist gemischt glatt und quergestreift. Die Lamina muscularis mucosae wird überwiegend aus längs orientierten Bündeln glatter Muskulatur gebildet. H.E.; Vergr. 11fach. (Aus SOBOTTA/HAMMERSEN [7])

Die **Tunica mucosa** besteht aus einem mehrschichtigen, unverhornten Plattenepithel, einer dünnen Propria und einer *Lamina muscularis mucosae* mit vorwiegend längs verlaufenden Bündeln glatter Muskulatur. Die Grenze des Plattenepithels zur Schleimhaut der Kardia des Magens ist scharf, doch kommen im Epithel des unteren Drittels der Speiseröhre nicht selten eingesprengte Inseln von Magenschleimhaut vor. Das proximale und distale Viertel des Ösophagus enthält zusätzlich noch Schleimdrüsen in der Propria, die histologisch den Kardiadrüsen des Magens entsprechen.

Die **Tela submucosa** ist dick. In ihr liegen im oberen und unteren Drittel des Ösophagus die rein mukösen *Glandulae oesophageae.* Sie bestehen aus gewundenen Schläuchen und münden mit einem kurzen, oft ampullär erweiterten Ausführungsgang ins Epithel.

Die **Tunica muscularis** enthält im oberen Viertel des Ösophagus **quergestreifte**, im zweiten Viertel quergestreifte und glatte, und im mittleren und unteren Viertel ausschließlich **glatte Muskulatur.** Im Schnitt durch den kontrahierten und geschrumpften Ösophagus scheint die Muskularis aus einer **inneren Ring-** und einer **äußeren Längsmuskelschicht** zu bestehen. Stellenweise sind einzelne innere Längsmuskelbündel vorhanden. In Wirklichkeit ist die Struktur jedoch komplizierter. Es handelt sich nämlich nicht um völlig getrennte Schichten, sondern um ein **zusammenhängendes System** von Muskelfasern, die außen mit einem steilen Verlauf beginnen und dann wie die Windung einer Schraube nach innen in einen je nach Ort und Dehnung des Ösophagus unterschiedlich schrägen bis zirkulären Verlauf übergehen. Die Muskelfasern hängen außerdem mit den elastischen Systemen des Ösophagus zusammen [6]. Die scheinbar getrennte innere Ring- und äußere Längsmuskelschicht bilden somit sowohl morphologisch als auch funktionell ein einheitliches System [3].

In die Schicht der längsgestellten Muskelfaserabschnitte strahlen **von außen her einzelne Muskelbündel** und muskuläre Sehnen ein, die ihrer Herkunft nach als *Tendo crico-oesophageus, M. tracheo-oesophageus* und *M. pleuro-oesophageus* bezeichnet werden. Im Bereich des Ösophagusmundes befindet sich dorsal zwischen den *Fibrae transversae* und den absteigenden Schenkeln der *Fibrae descendentes* des unteren Schlundschnürers (M. cricopharyngeus) und der Längsmuskulatur des Ösophagus vielfach eine Lücke, in der die Muskulatur nur schwach ausgebildet ist oder fehlen kann (s. Abb. 12.3-5).

Oberhalb dieser von Chirurgen als KILLIANsches Dreieck oder nach ihrem Erstbeschreiber als LAIMERsches Dreieck [4] bezeichneten Stelle ist ein Locus minoris resistentiae und eine Prädilektionsstelle für das Auftreten von nach dorsal gerichteten Schleimhautausstülpungen, **Pulsionsdivertikel,** die über Faustgröße erreichen können.
Die Divertikelbildung scheint hauptsächlich entlang von größeren Blutgefäßen (Venen) zu erfolgen, die bevorzugt im oberen Bereich der *Fibrae transversae* die Muskularis dorsalwärts durchqueren [5].

Die **Tunica adventitia** besteht aus einem lockeren Bindegewebe, in das Fettgewebsinseln und stellenweise auch

Lymphknoten eingelagert sind. In diesem Bindegewebe, das an der Vorderwand der Pars abdominalis von einem Peritonealüberzug bedeckt wird, verlaufen die Leitungsbahnen. Hier liegen auch die Nervenfasern des *Plexus oesophageus* des *N. vagus.*

Dem allgemeinen Aufbau der Wand des Verdauungskanals entsprechend, finden sich auch im Ösophagus der dem viszeralen Nervensystem zugehörige Plexus submucosus (MEISSNER) und der Plexus myentericus (AUERBACH). Über Einzelheiten zum Aufbau und zur Funktion dieser Plexus vgl. Kap. 12.1.3 und Band II, Kap. 16.20.5.

3 *Leitungsbahnen*

Die **arterielle Versorgung** des Ösophagus ist variabel. Der Halsteil wird hauptsächlich von der *A. thyroidea inferior* versorgt, doch können auch andere in der Nähe gelegene Gefäße Äste an den Ösophagus abgeben (A. subclavia, A. vertebralis, Truncus costocervicalis, A. pharyngea ascendens). – Im Brustteil übernehmen Äste aus der *Aorta* und aus den rechten Interkostalarterien die Wandversorgung. – Der abdominale Ösophagus erhält sein Blut aus der *A. gastrica sinistra* und der *A. phrenica inferior sinistra.* Es ist verständlich, daß die Blutversorgung des Ösophagus insgesamt geringer ist als die der nachfolgenden Darmabschnitte, weil in der Speiseröhre keine Resorption stattfindet.

Der **Abfluß des venösen Blutes** erfolgt über ein starkes adventitielles Geflecht, welches das Blut in die *V. azygos* und *hemiazygos* und von dort in die V. cava superior ableitet. Im Halsgebiet nimmt auch die V. thyroidea inferior Ösophagusblut auf. Im Bauchteil besteht durch Verbindungen der Vv. oesophageae zu den Magenvenen ein Abfluß zur *V. portae.*

Diese als **portokavale Anastomose** bezeichnete Verbindung des Venenplexus der Speiseröhre mit dem Pfortaderkreislauf ist von großer klinischer Bedeutung; denn bei krankhafter Druckerhöhung im Pfortadergebiet kann sich in den zur V. portae ziehenden Ösophagusvenen die Stromrichtung umkehren: Pfortaderblut fließt an der Leber vorbei in die V. azygos und hemiazygos (Abb. 12.4-6). Dabei kommt es auch im Ösophagus zu einer Erhöhung des Venendruckes, und es können sich **Ösophagusvarizen** ausbilden, deren Ruptur **lebensbedrohliche Blutungen** zur Folge haben kann. Ösophagusvarizen können auch bei Thrombose der V. splenica entstehen. In diesem Fall fließt das venöse Milzblut über die Vv. gastricae breves in die Ösophagusvenen ab.

Die **Lymphgefäße** werden nach Durchqueren der Muskularis in Lymphknoten des hinteren Mediastinums und in Lymphknoten am Lungenhilus drainiert. Die Lymphbahnen aus dem oberen Bereich ziehen auch zu den *Nodi lymphatici tracheales* und *tracheobronchiales superiores et inferiores* sowie, vor allem, zu den *Nodi lymphatici cervicales profundi.*

Die **parasympathische Nervenversorgung** erfolgt im oberen Teil des Ösophagus durch Fasern des *N. recurrens,* im unteren Teil durch umbenannte Äste des *N. vagus.* Der N. recurrens zieht in der Rinne zwischen Trachea und Vorderwand der Speiseröhre zum Kehlkopf.

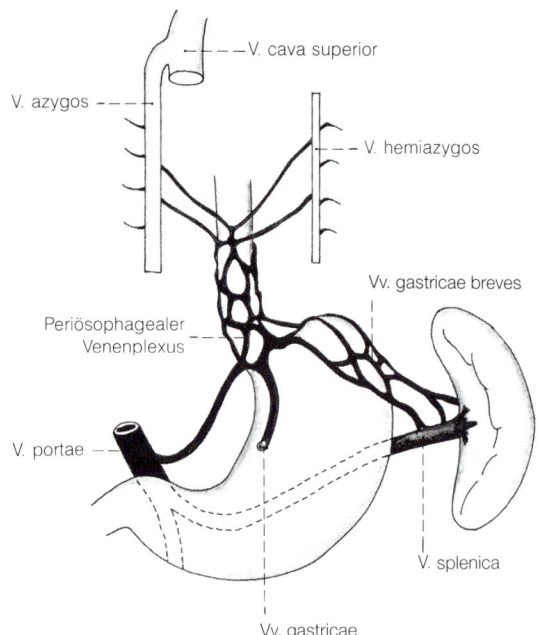

Abb. 12.4-6 Schematische Darstellung der portokavalen Anastomosen im Bereich des terminalen Ösophagus. Bei Druckerhöhung im Pfortaderkreislauf kann es auf diesem Wege zur Ausbildung von Ösophagusvarizen kommen. (Aus STROHMEYER u. DÖLLE [9])

Unterhalb der *Bifurcatio tracheae* legen sich der Stamm des rechten und linken N. vagus dem Ösophagus an und bilden in der Adventitia den *Plexus oesophageus,* aus dem schließlich ein *Truncus vagalis anterior* und *posterior* hervorgehen und mit dem Ösophagus durch den Hiatus oesophageus des Zwerchfells in die Bauchhöhle ziehen. Postganglionäre **sympathische Fasern** stammen aus dem Brust-Hals-Grenzstrang sowie periarteriellen Geflechten.

4 *Funktionelle Anatomie*

Bei der Passage und Beförderung eines Bissens **(Bolus)** durch die Speiseröhre schließt sich an den Schluckakt eine im Pharynx reflektorisch ausgelöste **primäre peristaltische Welle** an, die mit einer Geschwindigkeit von 2–4 cm/s abwärts fortschreitet und den Magen nach 7–10 s erreicht. Der afferente Schenkel des Reflexes verläuft in den sensiblen Fasern des *N. glossopharyngeus* und *Vagus* (Pharynxafferenzen), der efferente im N. vagus. Bei aufrechter Körperhaltung erreichen feste Nahrungspartikel den Magen nach 8–10 s, während flüssige Nahrung durch das Pressen der Welle gespritzt wird und schon nach 1 s den Magen erreichen kann. **Sekundäre peristaltische Wellen** werden durch den Wanddruck hinterherlaufender Speisereste ausgelöst, welche dann auf diese Weise weiterbefördert werden. Die primäre und sekundäre Peristaltik sind nach Durchschneidung des N. vagus nicht mehr möglich.

Der Ösophagus steht beim Lebenden unter einer erheblichen Längsspannung. Die **Retraktion nach Durchschneidung** des Ösophagus am unteren Ende beträgt mindestens 10 cm. Das elastische System und die Längsmuskulatur des Ösophagus besitzen eine so starke Retraktionskraft, daß die Wiedervereinigung nach chirurgischer Durchtrennung unter erheblicher Zugspannung steht.

Der sichere **Verschluß des Ösophagus gegen den Magen,** der den Reflux des Mageninhaltes verhindert, wird ohne die Ausbildung eines echten Sphinkters bewerkstelligt. Man hat nämlich nachgewiesen [8], daß die Längsfaserschicht und die schraubenförmig nach innen abstrahlenden Fasern der Zirkulärschicht im terminalen Ösophagus so gegen die Längsachse des Rohres verdreht sind, daß sie gemeinsam mit einem in der Propria gelegenen Venenplexus einen sogenannten **angiomuskulären Dehnverschluß** bilden. Dies bedeutet, daß die normalerweise vorhandene Längsspannung der Speiseröhre ein wichtiges Element für den Verschlußmechanismus darstellt: Ist die Speiseröhre nämlich gespannt und lang, so ist sie dicht. Wird sie verkürzt und relativ entspannt, so ist der Verschluß geöffnet (Abb. 12.4-7).

Eine unzureichende Öffnungsfähigkeit des gastro-ösophagealen Überganges, als **Kardiospasmus** oder **Achalasie** bezeichnet, beruht auf Degeneration des intramuralen Nervensystems zumeist ungeklärter Ursache. Bei der südamerikanischen **Chagaskrankheit** wird die Degeneration der Nervenzellen durch ein Neurotoxin des von Wanzen übertragenen Parasiten *Trypanosoma cruci* ausgelöst. Die Folge kann ein funktioneller Verschluß des abdominalen Ösophagus mit Entstehung einer stark dilatierten *Pars thoracica* sein **(Megaösophagus).** Ein mangelhafter Verschlußmechanismus führt zur **Kardiainsuffizienz** mit Übertritt von Magensaft in die Speiseröhre und daraus resultierender Schleimhautentzündung **(Sodbrennen, Refluxösophagitis).**

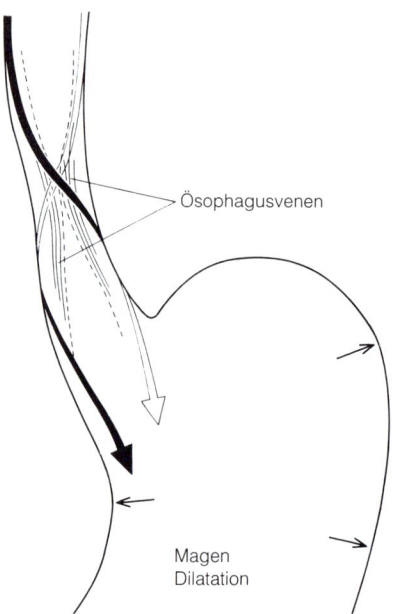

Abb. 12.4-7 Das Prinzip des angiomuskulären Dehn- oder Schraubverschlusses am unteren Ende des Ösophagus. (Nach STELZNER u. LIERSE [8])

5   *Fehlbildungen*

Da die Luftröhre (und Lunge) aus der Vorderdarmanlage auswächst, aus der auch der Ösophagus entsteht, kann es während der Entwicklung zu einer gestörten Trennung zwischen Luft- und Speiseröhre kommen, die zu offenen Kommunikationen führt, den **Ösophagotrachealfisteln.** Diese treten mit einer Häufigkeit von 1 : 1000–1 : 1500 auf. Nach der Geburt kommt es zu Erstickungsanfällen, die sofort chirurgisch behandelt werden müssen. Die Trachealfisteln treten häufig in Kombination mit einer **Ösophagusatresie** auf, einer Hemmungsmißbildung mit lokalem oder (seltener) ausgedehntem Verschluß der Speiseröhre.

Literatur

[1] BECKER, W. (Hrsg.): Atlas der Hals-Nasen-Ohren-Krankheiten einschließlich Bronchien und Ösophagus, 2. Aufl. Thieme, Stuttgart 1983.

[2] v. HAYEK, H.: Die Kardia und der Hiatus oesophageus des Zwerchfells. Z. Anat. Entwickl.-Gesch. 100 (1933) 218–255.

[3] KAUFMANN, P., W. LIERSE, J. STARK, F. STELZNER: Die Muskelanordnung in der Speiseröhre. Erg. Anat. Entwickl.-Gesch. 40/3 (1968) 5–34.

[4] LAIMER, E.: Beitrag zur Anatomie des Oesophagus. Med. Jahrbücher der K. K. Gesellschaft für Ärzte Wien (1883) 333–388.

[5] LANG, J., K. FISCHER, S. NACHBAUR: Über den pharyngoesophagealen Übergang. Gegenbaurs morph. Jb. 135 (1989) 439–454.

[6] NAGEL, A.: Das Bindegewebsgerüst des menschlichen Oesophagus. Gegenbaurs morph. Jb. 81 (1938) 449–492.

[7] SOBOTTA/HAMMERSEN: Histologie. Farbatlas der mikroskopischen Anatomie. 4. Aufl. neubearbeitet von U. WELSCH. Urban & Schwarzenberg, München–Wien–Baltimore 1994.

[8] STELZNER, F., W. LIERSE: Der angiomuskuläre Dehnverschluß der terminalen Speiseröhre. Langenbecks Arch. klin. Chir. 321 (1968) 35–64.

[9] STROHMEYER, G., W. DÖLLE: Ösophagusvarizen: Bedeutung, Ursachen und Behandlung. Med. Klin. 58 (1963) 1649–1653.

[10] ZAINO, C., M. H. POPPEL, H. G. JACOBSON, H. LEPOW: The Lower Esophageal Vestibular Complex. Charles C. Thomas, Springfield/Ill. 1963.

12.5 Lage der Bauchorgane (Bauchsitus) und Bauchhöhle

K. Fleischhauer und D. Drenckhahn

1 Bauchsitus und Entwicklung der Mesenterialverhältnisse

1.1 Übersicht

Unterhalb des Zwerchfells liegt der Bauchraum, **Cavitas abdominalis.** Seine Wandungen werden gebildet: nach kranial durch das Gewölbe des Zwerchfells, nach dorsal und lateral durch die Wirbelsäule, die Ansätze des Zwerchfells, den M. quadratus lumborum, den M. iliopsoas und die Beckenschaufeln; nach kaudal durch das Becken und die Muskeln des Dammes; und nach ventral durch die Pars sternalis des Zwerchfells sowie die vordere Bauchwand, die zwischen dem Rippenbogen und dem oberen Rand des Beckens ausgespannt ist (vgl. Kap. 8.1).

Innerhalb des Bauchraums wird die Bauchhöhle, *Cavitas peritonealis,* von dem mit Bindegewebe erfüllten Retroperitonealraum, **Spatium retroperitoneale,** abgegrenzt, der nach kaudal ohne scharfe Grenze in das subperitoneale Bindegewebe des kleinen Beckens übergeht. Im retro- und subperitonealen Bindegewebe sind die großen Leitungsbahnen sowie die Nieren, die Nebennieren und die inneren Geschlechtsorgane untergebracht. Auch Teile des Darmes sowie die Bauchspeicheldrüse, die ursprünglich im Bauchraum lagen, werden im Verlaufe der Ontogenese in den Retroperitonealraum einbezogen; doch behalten diese Gebilde Verbindung zu den Organen der Cavitas peritonealis.

In der Bauchhöhle, **Cavitas peritonealis,** sind Magen und Darm sowie die Organe des sog. Drüsenbauches untergebracht. Die Abb. 12.5-1 zeigt ihre Projektions- bzw. Kontaktfelder auf die Bauchwand in der Ansicht von vorne. Öffnet man die Bauchhöhle, so ist alles mit einer feinen, spiegelnden Haut, dem Bauchfell oder *Peritoneum,* überzogen. Das **Peritoneum ist die Serosa** des Bauchraums, die aus einer epithelialen Deckschicht, dem einschichtigen peritonealen Plattenepithel, und einer subepithelialen kollagenen Bindegewebslage, der Propria, besteht. Ein benetzender Flüssigkeitsfilm erlaubt ein Gleiten zwischen den miteinander in Kontakt stehenden Organen.

1.2 Gliederung des Magen-Darm-Kanals

Auf die Pars abdominalis des Ösophagus folgt der **Magen,** *Gaster* oder *Ventriculus.* Er liegt im linken Oberbauch und gehört zusammen mit der Speiseröhre zum Vorderdarm. Der Magenausgang, *Pylorus,* leitet über zum Dünndarm.

Der **Dünndarm** oder Mitteldarm, *Intestinum tenue,* hat eine Länge von etwa 5–6 m und besteht aus mehreren Unterabschnitten. Er beginnt mit dem Zwölffingerdarm, *Duodenum.* Das Duodenum hat einen hufeisenförmigen Verlauf und ist über eine große Strecke fest mit der dorsalen Leibeswand verbunden; es hat hier eine sekundär retroperitoneale Lage eingenommen. Anschließend folgen der Leerdarm, *Jejunum,* und der Krummdarm, *Ileum,* die ohne scharfe Grenze ineinander übergehen. Jejunum und Ileum bilden gemeinsam ein großes Konvolut, in dem mehrere Meter Darm so untergebracht sind, daß sich die einzelnen Schlingen gegeneinander verschieben können. Das Ileum geht an einer durch eine Klappe, *Valva ileocaecalis,* markierten Stelle in den Dickdarm über.

Der **Dickdarm,** *Intestinum crassum,* beginnt mit einem unterschiedlich ausgebildeten Blindsack, **Caecum,** dessen blindes Ende in den Wurmfortsatz, *Appendix vermiformis,* mündet. Nach aboral setzt sich das Zäkum in den Grimmdarm, **Colon,** fort, an dem wir **vier Abschnitte** unterscheiden: das *Colon ascendens,* welches meist mehr oder weniger mit der hinteren Leibeswand verbunden ist; das wesentlich beweglicher angebrachte Querkolon, *Colon transversum;* das wieder an der dorsalen Leibeswand angeheftete *Colon descendens,* und das freier bewegliche *Colon sigmoideum* oder kurz Sigmoid. Die vier Abschnitte des Kolons sind so angeordnet, daß sie sich wie ein Rahmen um das Dünndarmpaket herumlegen. Das Colon sigmoideum geht in den letzten Darmabschnitt, den Mastdarm, **Rectum,** über, der bis zum After, **Anus,** reicht (Abb. 12.5-2).

In der praktischen Medizin sind für manche Abschnitte des Verdauungstraktes ausschließlich die lateinischen bzw. eingedeutschte lateinische Bezeichnungen im Gebrauch (z. B. Jejunum, Ileum, Zäkum, Kolon).

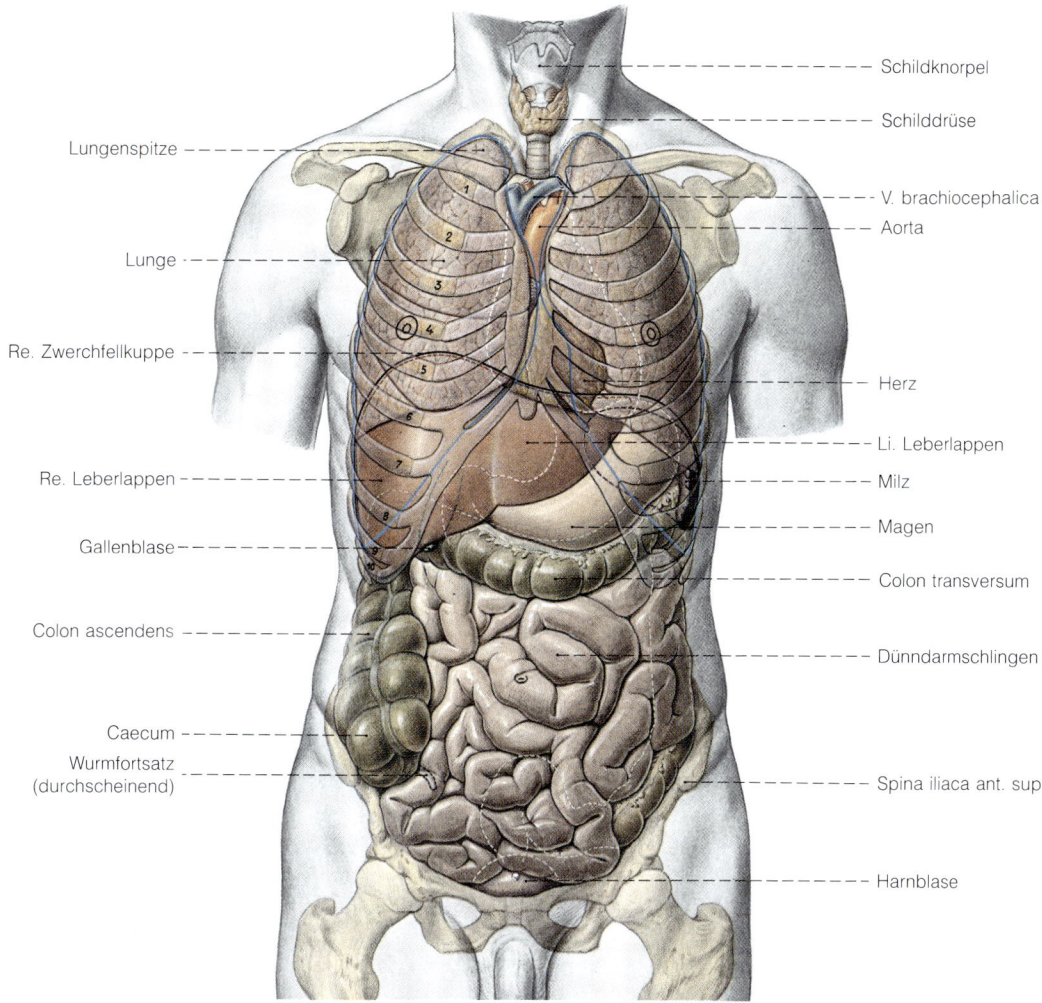

Lungenspitze

Lunge

Re. Zwerchfellkuppe

Re. Leberlappen

Gallenblase

Colon ascendens

Caecum

Wurmfortsatz
(durchscheinend)

Schildknorpel

Schilddrüse

V. brachiocephalica

Aorta

Herz

Li. Leberlappen

Milz

Magen

Colon transversum

Dünndarmschlingen

Spina iliaca ant. sup.

Harnblase

Abb. 12.5-1 Halbschematische Darstellung der Projektionsfelder bzw. Kontaktflächen der Baucheingeweide bei mittleren Lageverhältnissen. Ansicht von ventral her. Einzelne Konturen sind gestrichelt ergänzt. (Aus PERNKOPF [18])

Außer Magen und Darm enthält die Bauchhöhle die **Leber,** *Hepar,* mit der **Gallenblase,** *Vesica biliaris* (oder fellea), sowie die **Milz,** *Splen.* Zusammen mit der im Verlaufe der Entwicklung in den Retroperitonealraum verlagerten **Bauchspeicheldrüse,** *Pancreas,* gehören diese Organe zum sog. **Drüsenbauch.**

Die Lage, die gegenseitigen Beziehungen und die Befestigung der Bauchorgane werden am leichtesten verständlich, wenn man zunächst die Entwicklung des Bauchsitus betrachtet.

1.3 Entstehung des Peritoneums und der Mesenterien

Nach der Abgliederung des Embryos vom Dottersack und nach dem Auftreten der Embryonalkrümmung wird der Körper von einem Endodermrohr durchzogen, das über den Dottergang, *Ductus vitellinus,* und die Allantois noch mit den Anhangsorganen in Verbindung steht

(vgl. Abb. 12.1-1). Dieses **Endodermrohr** wird vom Mesoderm der Seitenplatten umgeben, in dem durch Spaltbildung die **Zölomhöhle** entsteht (vgl. Kap. 3, 5, 9). Wie in Abb. 12.5-3a schematisch dargestellt, werden im oberen Teil der Bauchhöhle die rechte und die linke Zölomhöhle jeweils von einer nach lateral der Körperwand anliegenden parietalen und einer senkrecht stehenden Mesodermschicht begrenzt. Die letztere bedeckt von beiden Seiten her das Endodermrohr. Wir sprechen deshalb vom **viszeralen Mesoderm** (Splanchnopleura). Dieses schlägt an der vorderen bzw. hinteren Körperwand in das **parietale Mesoderm** (Somatopleura) um. Die zur Zölomhöhle weisenden Deckschichten des viszeralen und parietalen Mesoderms werden zur Serosa. So entstehen das **viszerale** und das **primäre parietale Peritoneum.**

Die einander gegenüberliegenden Platten des viszeralen Mesoderms der beiden Körperseiten bilden nach dorsal und ventral je eine sagittal eingestellte Verbindung zwischen dem Endodermrohr und der Hinter- bzw. Vorderwand der Bauchhöhle. Diese aus dem Mesoderm

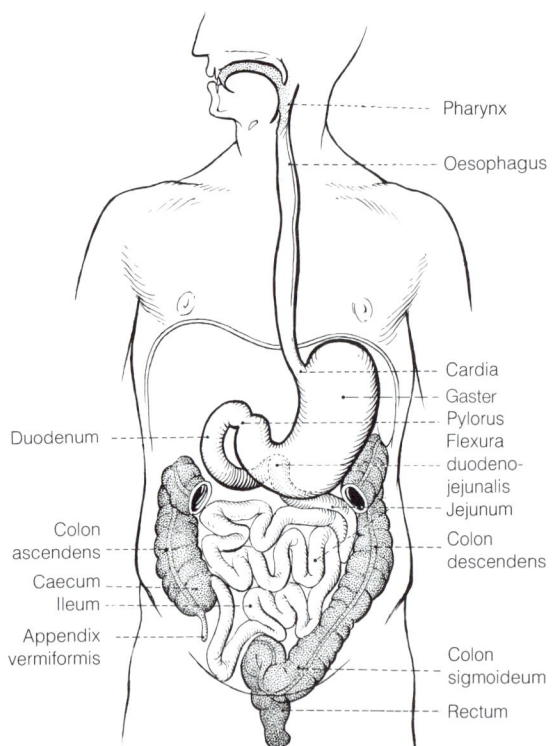

Abb. 12.5-2   Schema zur Abfolge der einzelnen Darmabschnitte.

Pharynx

Oesophagus

Cardia
Gaster
Pylorus
Flexura
duodeno-
jejunalis
Jejunum
Colon
descendens

Duodenum

Colon
ascendens

Caecum
Ileum

Appendix
vermiformis

Colon
sigmoideum

Rectum

hervorgegangenen und von Peritonealepithel bedeckten Verbindungsplatten, in denen später die Leitungsbahnen verlaufen, werden Gekröse oder Mesenterien genannt. Während wir im Falle der Abb. 12.5-3a, die die Verhältnisse im oberen Teil der Bauchhöhle wiedergibt, ein **dorsales** und ein **ventrales Mesenterium** unterscheiden können, finden wir in den unteren Abschnitten der Bauchhöhle nur das dorsale Mesenterium. Da hier ein ventrales Mesenterium nicht angelegt wird [6], gehen die rechte und die linke Zölomhöhle ineinander über und bilden eine einheitliche Bauchhöhle, in die das Darmrohr an seinem dorsalen Mesenterium wie ein Pendel hereinhängt (Abb. 12.5-3b).

Das durchgehende **dorsale Mesenterium** wird so lange, bis das Endodermrohr in einzelne Darmabschnitte gegliedert ist, *Mesenterium dorsale primitivum* genannt. Später unterscheidet man je nach der Zugehörigkeit zu einem bestimmten Abschnitt des Magen-Darm-Kanals zwischen *Mesogastrium dorsale, Mesoduodenum dorsale, Mesojejunum, Mesoileum, Mesocolon* und *Mesorectum*. Das Mesojejunum und Mesoileum werden oft auch als das Mesenterium im engeren Sinne bezeichnet oder unter dem Namen Mesostenium zusammengefaßt. Ein Teil der in der Embryonalzeit vorhandenen Mesenterialabschnitte bleibt beim Erwachsenen erhalten, ein Teil wird umgestaltet und wieder ein anderer Teil zurückgebildet.

Die in den schematischen Abb. 12.5-3 zur Verdeutlichung zu groß gezeichnete Zölomhöhle bildet in Wirklichkeit nur einen kapillaren Spalt.

Zwischen der Peritonealhöhle und der Wirbelsäule erstreckt sich der **Retroperitonealraum.** Organe, die – wie z. B. die Niere – hier entstehen, werden primär retroperitoneal genannt. Im Retroperitonealraum verschmelzen die zunächst paarig angelegte Aorta dorsalis dextra und sinistra zu einer einheitlichen Bauchaorta. Ihre für die Versorgung des Darmrohres und seiner Abkömmlinge bestimmten Äste treten nach ventral in das Bindegewebe des Mesenterium dorsale ein und erreichen so das Endodermrohr auf kurzem Wege. Verfolgt man die weitere Entwicklung des Magen-Darm-Kanals und seiner Mesenterien, so erhält man gleichzeitig auch Einblick in die Gefäßverhältnisse.

Die ursprünglich hinter dem Herzwulst weit nach kranial reichende rechte und linke Zölomhöhle werden durch das Einwachsen des **Septum transversum** von ventral her und durch das Auftreten weiterer Zwerchfellfalten von dorsal und lateral her in der Transversalebene durchtrennt und in je eine **Pleura-** und **Peritonealhöhle** geschieden. Innerhalb der Peritonealhöhle beginnt, durch unterschiedliche Wachstumsgeschwindigkeiten in verschiedenen Abschnitten des Endodermrohres und der Mesenterien bedingt, die Ausbildung der verschiedenen Abteilungen des Magen-Darm-Kanals. Da das Längenwachstum des Darmrohres erheblich größer ist als das der Peritonealhöhle, kommt es zu einer Schlingenbildung. Die **Schlingenbildung des Darmes** läuft bei ungestörter Normalentwicklung nach ganz bestimmten, genetisch determinierten Regeln in stets gleicher Weise ab. Die **Drehungen** und **Verlagerungen** der einzelnen Darmabschnitte und Bauchorgane werden dabei sowohl durch unterschiedliche Wachstumstendenzen einzelner Strukturen als auch durch das Vorhandensein bestimmter Fixpunkte sowie durch die raumbeanspruchende Entwicklung von Nachbarorganen bestimmt.

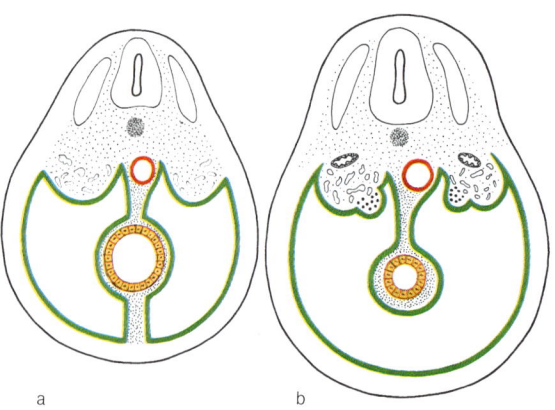

a   b

Abb. 12.5-3   Stark schematisierte Querschnitte durch einen Embryo vor Beginn der Darmdrehungen. (a) Kranial vom Abgang des Dotterganges sind ein dorsales und ein ventrales Mesenterium vorhanden, während in den kaudalen Abschnitten der Bauchhöhle (b) nur das dorsale Mesenterium angelegt ist. Die Serosa des viszeralen und parietalen Mesoderms (= viszerales und parietales Peritoneum) ist grün wiedergegeben, das Darmrohr ockerfarben und die Aorta rot.

1.4 Entwicklung des oberen Bauchsitus

Schon in einem frühen Embryonalstadium, etwa am 22.–24. Tag der Entwicklung, tritt an dem Abschnitt des Darmrohres, aus dem später das Duodenum hervorgeht, eine nach **ventral gerichtete Endodermaussprossung** in Erscheinung. Aus ihr gehen die Gallengänge, die Gallenblase und die Leber sowie ein Teil des Pankreaskopfes hervor. Die Zellstränge der Leberanlage wachsen in das zusammenhängende Mesenchym des Septum transversum und des **Mesogastrium ventrale** hinein. Die Leberanlage vergrößert sich schnell (vgl. Abb. 12.1-1). Gleichzeitig beginnt durch unterschiedliche Wachstumstendenzen in verschiedenen Abschnitten der Wand des Endodermrohres die Abgrenzung von Ösophagus, Magen und Duodenum sowie eine Verlagerung des Magens nach links.

Das **Mesogastrium dorsale** ist in diesem Stadium kurz und sehr breit. In seinem Mesenchym treten Spalten auf, die rechts und links zu je einem **Recessus pneumato-entericus** zusammenfließen. Während der linke Rezessus nur vorübergehend auftritt und schnell wieder verschwindet, bleibt der rechte erhalten (Abb. 12.5-4). Er ist am unteren Rand des Mesogastriums nach kaudal in die Peritonealhöhle geöffnet. Nach kranial reicht er neben dem Ösophagus bis in den Brustraum (vgl. Kap. 9.2.3). Dieser oberste Abschnitt des Recessus pneumato-entericus wird bei der endgültigen **Abgrenzung des Bauchraumes** durch das Zusammenwachsen der verschiedenen, an der Zwerchfellbildung beteiligten Anlagen abgeschnürt und bleibt beim Kinde, manchmal auch noch beim Erwachsenen, in Gestalt einer *Bursa infracardiaca* erhalten.

Der im Bauchraum verbleibende und nach kaudal mit der Peritonealhöhle kommunizierende Abschnitt des Recessus pneumato-entericus vergrößert sich und wird zum Ausgangspunkt für die Entwicklung der Bursa omentalis [3, 4, 11, 12]. Wie Abb. 9.2-1, 12.5-4 u. 5a sowie Abb. 13.1-2 (Band II) zeigen, wird durch das Auftreten des Recessus pneumato-entericus von dem dorsalen Mesogastrium ein rechts gelegenes „**Nebengekröse**" abgespalten. Sein weiteres Verhalten spielt für das Verständnis der Anheftung der Leber an der hinteren Bauchwand eine wichtige Rolle.

Die folgenden **Entwicklungsschritte** sind durch eine rasche Vergrößerung der Leber, durch unterschiedliche Wachstumsgeschwindigkeiten einzelner Abschnitte der Magenwand und der Mesenterien sowie durch das Auftreten von Pankreas und Milz gekennzeichnet.

1. Wie aus dem Vergleich von Abb. 12.5-5a, b u. c ersichtlich, vergrößert sich die **Leber** rapide. Sie wächst dabei in das hintere Nebengekröse ein, das dadurch stark erweitert wird. Aus denjenigen Abschnitten der Leber, die nach dorsal in das Nebengekröse hineinwachsen, geht die später nicht vom Bauchfell überzogene Area nuda (früher: Pars affixa hepatis) hervor. Auch das *Lig. venosum* (s. Kap. 10.1 u. 10.9.2) wird durch das Material des rechten Nebengekröses gebildet (Abb. 12.5-5c). Ventral, im Bereich des Septum transversum, ist die Leber ursprünglich recht breit mit der Bauchwand verwachsen. Durch allmähliche Verschmälerung dieser Verwachsung entstehen das rechte und linke Lig. triangu-

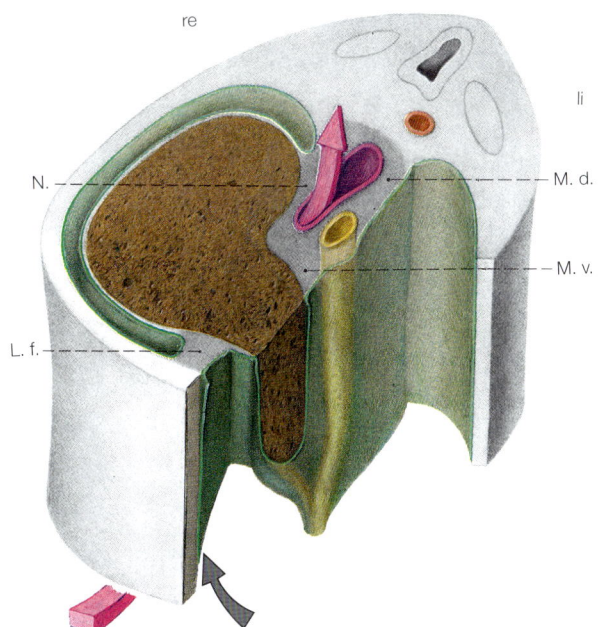

re

li

N. ---- ---- M. d.

---- M. v.

L. f. ----

Abb. 12.5-4 Stark schematisierte dreidimensionale Darstellung der Lage des zur Zölomhöhle hin offenen Recessus pneumato-entericus (farbiger Pfeil) und Abspaltung eines dorsalen Nebengekröses (N.). Die Leber ist in das ventrale Mesogastrium (M. v.) eingewachsen und hat sich besonders nach rechts ausgedehnt. Der vordere Abschnitt des ventralen Mesogastriums wird zum Ligamentum falciforme hepatis (L. f.). In seinem unteren Rand (schwarzer Pfeil) verläuft die V. umbilicalis (hier nicht dargestellt), die später obliteriert und zum Lig. teres hepatis wird. Die peritoneale Auskleidung der Zölomhöhle ist grün wiedergegeben. Die Oberflächenbekleidung des Recessus pneumato-entericus, die ebenfalls Peritoneum wird, ist violett hervorgehoben. Der rechte Recessus pneumato-entericus wird im weiteren Verlauf der Entwicklung zur Bursa omentalis. Ein linker Recessus pneumato-entericus tritt nur vorübergehend auf und ist in diesem Stadium der Entwicklung schon nicht mehr vorhanden. Im dorsalen Mesogastrium (M. d.) entwickeln sich später die Milz und der Pankreasschwanz.

lare, die sich einander nähern und nach ventral in das Lig. falciforme hepatis übergehen.

2. Auch die Form und **Lage des Magens** verändern sich. Der Magen gelangt nämlich aus einer zunächst mehr medianen und sagittalen Einstellung auf die linke Körperseite und in eine Frontalstellung. Er bildet die nach links weisende große und die nach rechts zeigende kleine Kurvatur aus. Die Magendrehung wird durch unterschiedliche Wachstumsgeschwindigkeiten in den einzelnen Abschnitten der Magenwand verursacht [11].

Im Zusammenhang mit den Veränderungen am Magen wird der dorsale Teil des ursprünglich sagittal stehenden *Mesogastrium ventrale* ebenfalls frontal gestellt (Abb. 12.5-5c). Aus ihm geht das kleine Netz, **Omentum minus,** hervor. Es bildet die Vorderwand der Bursa omentalis und läßt sich später in ein **Lig. hepatogastricum** und ein **Lig. hepatoduodenale** unterteilen. Der untere Rand des Lig. hepatoduodenale entspricht dem kaudalen Rand des Mesogastrium ventrale und enthält die Leitungsbahnen, die zur Leber führen.

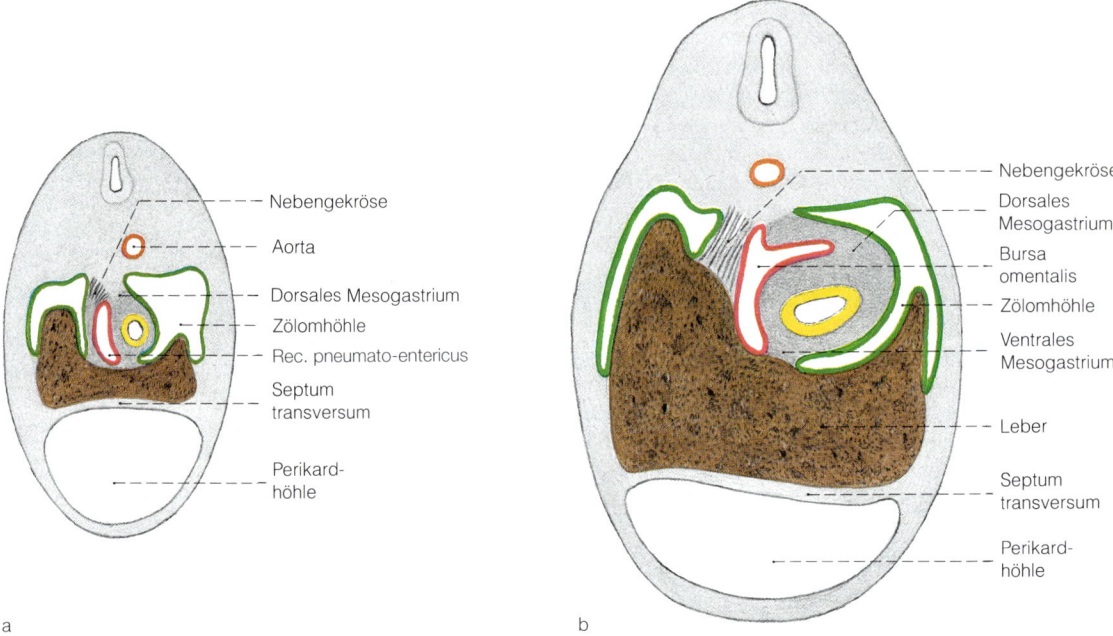

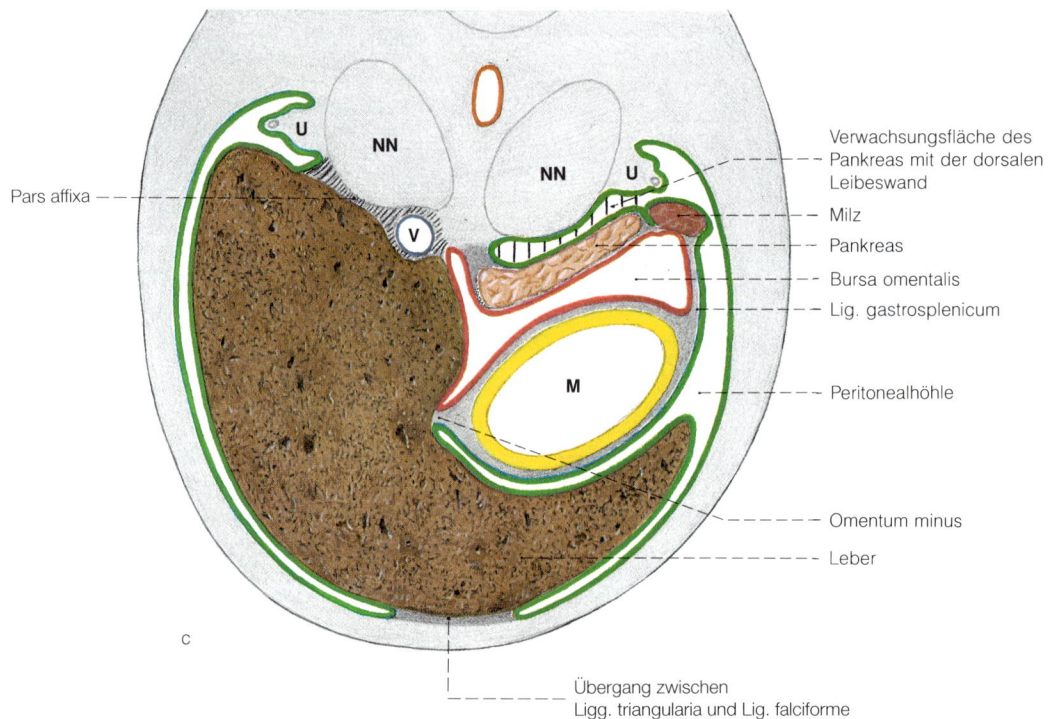

Abb. 12.5-5   Die Entwicklung der Bursa omentalis Ende der 4. (a), Anfang der 5. (b) und Anfang der 7. (c) Entwicklungswoche. Halbschematische Querschnitte durch den Oberbauch menschlicher Embryonen. (a) Embryo von 3 mm SSL bei 40facher Vergrößerung, (b) Embryo von 4 mm SSL bei 30facher Vergrößerung und (c) Embryo von 17 mm bei etwa 20facher Vergrößerung. Wie in der vorigen Abb. ist der Peritonealüberzug grün wiedergegeben, während das Mesothel des Recessus pneumato-entericus bzw. der Bursa omentalis violett hervorgehoben ist. M = Magen; NN = Nebenniere; U = Urniere; V = V. cava inferior im Bereich der Area nuda hepatis. (Nach BROMAN [3])

3. Im **Mesogastrium dorsale** hat sich inzwischen die dorsale Anlage des **Pankreas,** die schon frühzeitig in etwa der gleichen Höhe wie die Leberanlage nach dorsal aus dem Duodenum aussproßt und nach kraniodorsal wächst, erheblich verlängert und vergrößert. Außerdem ist in dem Winkel zwischen der nach hinten und schräg oben wachsenden Anlage der Bauchspeicheldrüse und dem Magen im Bindegewebe des dorsalen Mesogastriums die Anlage der **Milz** aufgetreten.

4. Durch die mit der **Linksverlagerung und Frontalstellung des Magens** verbundenen Wachstumsvorgänge wird das Mesogastrium dorsale verlängert und nach links ausgebuchtet. Die **Bursa omentalis** wird so nach links vergrößert. Wie Abb. 12.5-5c zeigt, gerät das ursprünglich mit dem dorsalen Mesogastrium median-sagittal eingestellte Pankreas nunmehr ebenfalls in eine frontale Stellung. Es liegt jetzt parallel zur hinteren Bauchwand, während nach links die Milz folgt. Das Gekröse bildet hier einen Winkel und biegt nach vorne zum Magen hin um.

5. Im nächsten Entwicklungsschritt verschmilzt das der dorsalen Körperwand angelagerte viszerale Peritoneum der Hinterwand des **Pankreas** mit dem parietalen Peritoneum des Retroperitonealraums. Auf diese Weise gerät die Bauchspeicheldrüse aus ihrer ursprünglich intraperitonealen in eine **sekundär retroperitoneale** Lage. Die Milz bleibt dagegen intraperitoneal.

6. Im Zusammenhang mit den Wachstumsvorgängen, die zur Frontalstellung des Magens und zu seiner Verlagerung auf die linke Körperseite führen, gelangt das **Duodenum** mit dem Leberstiel und der Anlage des Pankreaskopfes auf die rechte Körperseite. Es legt sich, wie in Abb. 12.5-6 dargestellt, breitbasig um den sog. **Gefäß-Pankreas-Stiel** herum, der aus der V. vitellina und aus der A. vitellina superior besteht. Durch die Rechtsverlagerung und Frontalstellung des Duodenums und seiner Mesenterien kommen die oberen Abschnitte dieser Gefäße, aus denen nach der Rückbildung der Verbindung zum Dottersack die *A. und V. mesenterica superior* hervorgehen, hinter das Pankreas zu liegen. Sie geraten damit in eine Lage, die den topographischen Verhältnissen im erwachsenen Zustand entspricht (vgl. Abb. 12.7-1). Anschließend verschmilzt das Mesogastrium dorsale des frontal gestellten und nach rechts verlagerten Duodenums mit dem parietalen Bauchfell der hinteren Körperwand. Auch der Pankreaskopf verschmilzt mit dem Bauchfell der rechten hinteren Körperwand, während der restliche Teil, wie weiter oben erklärt, auf der linken Körperseite in eine **sekundär retroperitoneale** Lage geraten ist.

Die Verlagerung des Duodenums nach rechts und seine Drehung um den Gefäß-Pankreas-Stiel sind ein wesentliches Moment bei der Einleitung der Darmdrehungen, die der verwickelten Topographie des unteren Situs zugrunde liegen (s. weiter unten).

Zusammenfassend kann man festhalten, daß die Entwicklung der Oberbauchorgane eine mehrfache **Untergliederung** sowohl des Mesogastrium ventrale als auch des Mesogastrium dorsale zur Folge hat.

Das *Mesogastrium ventrale* wird gegliedert in:

1. **Mesohepaticum ventrale.** Es reicht von der ventralen Bauchwand zur Leber. Sein freier kaudaler Rand bildet

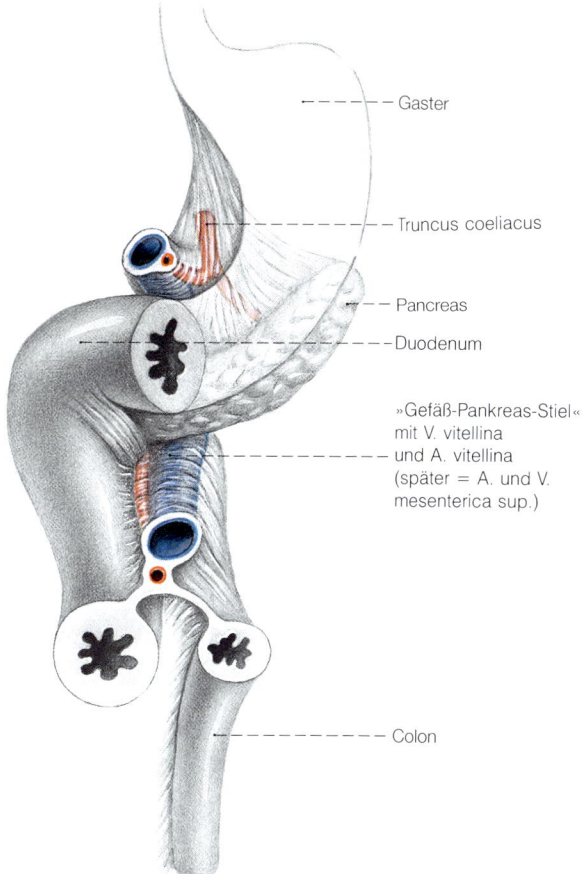

Gaster

Truncus coeliacus

Pancreas

Duodenum

»Gefäß-Pankreas-Stiel« mit V. vitellina und A. vitellina (später = A. und V. mesenterica sup.)

Colon

Abb. 12.5-6 Der „Gefäß-Pankreas-Stiel" bei einem ca. 6 Wochen alten menschlichen Embryo mit einer SSL von 12,4 mm. Ansicht von vorne. Das Duodenum ist breitbasig um den „Gefäß-Pankreas-Stiel" herum gelagert. Das Pankreas liegt ventral von der Einmündung der Vene in den Leberstiel. (Nach Vogt [25])

den unteren Rand des *Lig. falciforme hepatis.* In diesem Rand verläuft die Nabelvene. Sie obliteriert zum Lig. teres hepatis.

2. **Mesohepaticum dorsale.** Es verbindet die Leber mit dem Magen und dem Duodenum. Das Mesohepaticum dorsale wird zum **Omentum minus** (vgl. Abb. 12.5-13), in dem sich ein großer, dem Magen zugehöriger Abschnitt, *Lig. hepatogastricum,* und ein wesentlich kleinerer, dem Duodenum zugehöriger Abschnitt, *Lig. hepatoduodenale,* unterscheiden lassen. Im Lig. hepatoduodenale verlaufen die Leitungsbahnen der Leber (Ductus choledochus, A. hepatica, V. portae).

Das *Mesogastrium dorsale* wird gegliedert in:

– **Lig. gastrosplenicum.** Der Anfangsteil des Mesogastrium dorsale wird zur Verbindung zwischen großer Kurvatur und Milz.

– **Axialer Gekröserest.** Durch Verschmelzung des Pankreas und des dorsalen Abschnittes des Mesogastrium dorsale mit der hinteren Bauchwand verbleibt nur ein kurzer Mesenterialrest, der als *Lig. splenorenale* vom Hilus der Milz zur dorsalen Bauchwand reicht.

– **Omentum majus.** Aus dem am ventralen Rande der großen Kurvatur ansetzenden Teil des Mesogastrium dorsale geht durch eigentümliche Wachstumsvorgänge das nach ventral über die Baucheingeweide herüberhängende große Netz hervor. Seine Entwicklung wird weiter unten in einem eigenen Abschnitt dargestellt.

1.5 Entwicklung des unteren Bauchsitus

Das mit einem **dorsalen Mesenterium** an der hinteren Bauchwand befestigte **Darmrohr** verläuft ursprünglich gerade und in der medianen Sagittalebene (vgl. Abb.12.1-1). Schon frühzeitig beginnt dort, wo die A. vitellina superior, die spätere A. mesenterica superior, aus der Aorta entspringt und über das Darmrohr hinaus zum Dottersack zieht, ein vermehrtes Längenwachstum des Darmrohres und seines Gekröses. So entsteht eine nach ventral gerichtete Schlinge, die über die Bauchhöhle hinaus in das extraembryonale Zölom hineinreicht (Abb. 12.5-7). Wir sprechen von einem **physiologischen Nabelbruch** und nennen die nach ventral reichende und an ihrem Scheitel mit dem Dottergang verbundene Darmschleife die **Nabelschleife.** Sie besitzt einen zuführenden, oberen Schenkel, einen Scheitel und einen abführenden, unteren Schenkel. Aus dem oberen, zuführenden Schenkel, dem Scheitel und dem Anfangsteil des abführenden Schenkels der Nabelschleife geht der Dünndarm hervor. Der Scheitel ist zunächst durch den dünnen **Dottergang,** *Ductus vitellinus,* mit dem Dottersack verbunden. Normalerweise wird diese Verbindung zwischen Darm und Dottersack vollkommen zurückgebildet, doch kann bei mangelhafter Rückbildung ein sog. MECKELsches Divertikel oder auch ein Bindegewebsstrang zwischen der entsprechenden Stelle des Darmes und dem Nabel erhalten bleiben.

Derartige Fehlbildungen kommen bei 3% aller Menschen vor und liegen 50–120 cm oberhalb der Valvula ileocaecalis. Das in der Regel etwa daumengliedgroße, aus der Darmwand herausragende MECKELsche Divertikel kann sich ähnlich wie die Appendix vermiformis entzünden und eine Blinddarmentzündung vortäuschen. Versprengte Magenschleimhautinseln im MECKELschen Divertikel können zu Geschwüren und heftigen Blutungen führen.

Die im Zusammenhang mit dem oberen Bauchsitus beschriebene Linksdrehung und Frontalstellung des Magens sowie die Rechtsverlagerung des Duodenums bewirken, daß schon vor der Ausbildung weiterer Darmschlingen der zuführende Schenkel der Nabelschleife rechts und der abführende Schenkel links von der durch die **A. mesenterica superior** gegebenen **Drehachse** angetroffen werden (Abb. 12.5-6). Wie in Abb. 12.5-7 dargestellt, wird im oberen Drittel des abführenden Schenkels der Nabelschleife schon bald das spätere Zäkum in Form einer Verdickung erkennbar. Der abführende Schenkel der Nabelschleife reicht bis zur Hinterwand des Bauches. Er geht hier an einer als **primäre Kolonflexur** bezeichneten Umbiegungsstelle in einen zunächst median gelegenen, unteren Kolonabschnitt über.

Im Verlaufe der weiteren Entwicklung treten im Bereich des zuführenden Schenkels und des Scheitels der Nabelschleife durch **vermehrtes Längenwachstum** zahlreiche Darmschlingen auf. Sie liegen zunächst im extraembryonalen Zölom der Nabelschnur (Abb. 12.5-8) und werden erst bei Embryonen mit einer SSL von etwa 40 mm in die Bauchhöhle zurückverlagert. Mit dieser Verlagerung des Dünndarmpaketes in die Bauchhöhle geht eine Anhebung des abführenden Schenkels der Nabelschleife einher, der auf diese Weise bei gleichzeitiger Längenzunahme über den Dünndarm nach rechts geschlagen wird. Es erfolgt also eine **Drehung gegen den Uhrzeigersinn.** Gleichzeitig wird der distal von der primären Kolonflexur

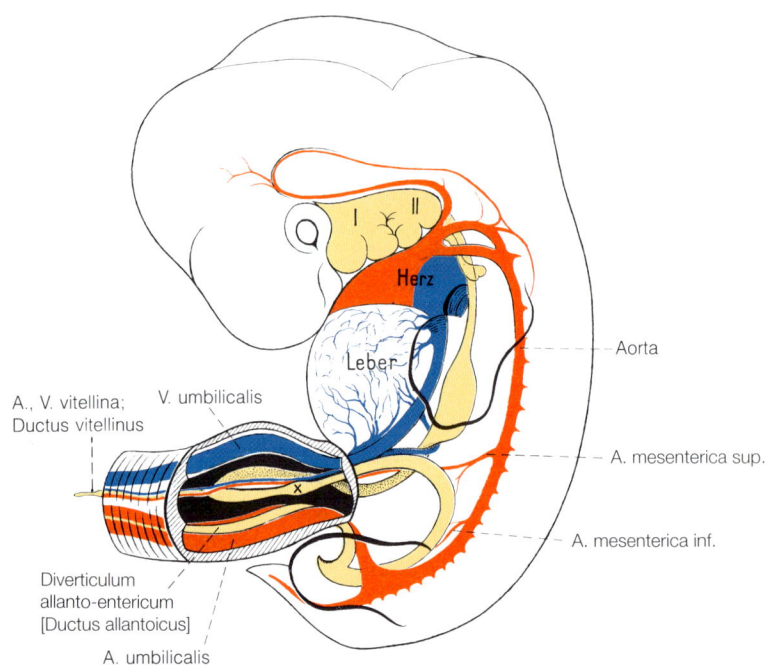

A., V. vitellina; Ductus vitellinus

V. umbilicalis

Herz

Leber

Aorta

A. mesenterica sup.

A. mesenterica inf.

Diverticulum allanto-entericum [Ductus allantoicus]

A. umbilicalis

Abb. 12.5-7 Gesamtübersicht des Darmes (gelb) bei einem menschlichen Embryo von 6 Wochen mit einer SSL von 10 mm. Als Derivat des Kopfdarmes hat sich bereits die Lungenanlage entwickelt. Im Rumpfdarm sind Ösophagus und Magen differenziert. Der Mitteldarm besteht aus der in die Nabelschnur hereinreichenden Nabelschleife, in deren absteigendem Schenkel der Enddarm mit dem etwas verdickten (x) Zäkum beginnt. Der zuführende Schenkel der Nabelschleife ist punktiert. Das Zölom im Nabelstrang ist schwarz, die Arterien sind rot, die Venen blau dargestellt. (Original: GOERTTLER, in Anlehnung an AREY)

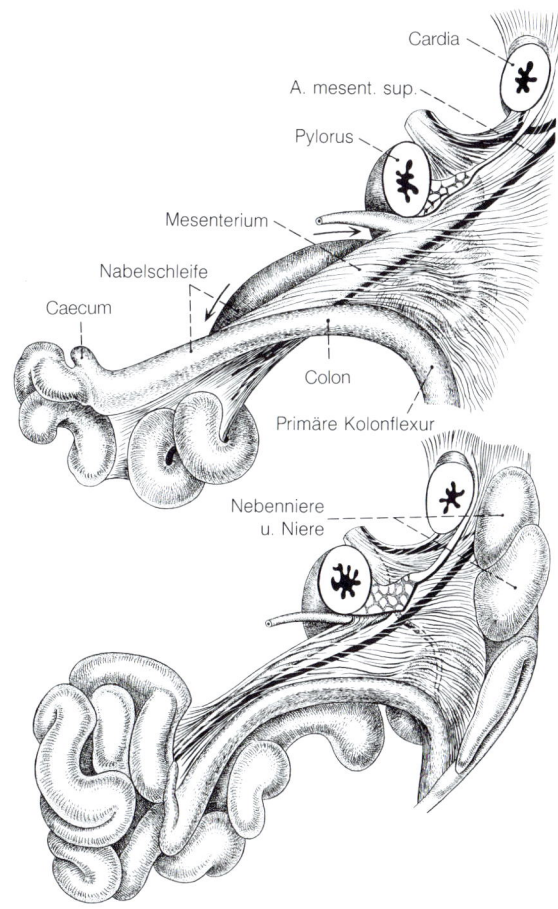

Cardia

A. mesent. sup.

Pylorus

Mesenterium

Nabelschleife

Caecum

Colon

Primäre Kolonflexur

Nebenniere
u. Niere

Abb. 12.5-8 Darmentwicklung bei einem ca. 7¹/₂ Wochen alten menschlichen Embryo mit einer SSL von 22 mm und einem ca. 9 Wochen alten Embryo mit einer SSL von 33 mm. Cardia, Pylorus und zwischen ihnen Pankreas und Mesogastrium sind im Schnitt gezeichnet. (Nach Vᴏɢᴛ [25])

an der hinteren Bauchwand absteigende Abschnitt des Dickdarmes aus der Mittellinie nach links verschoben. Das **Prinzip der Darmdrehungen** ist in der stark vereinfachten schematischen Abb. 12.5-9a bis d dargestellt.

Nach dem Abschluß der Darmdrehungen umgreifen Zäkum, Colon ascendens, Colon transversum und Colon descendens das Dünndarmpaket an drei Seiten wie ein Bilderrahmen das Bild. Das Zäkum, das Colon ascendens und das Colon descendens bis zum Sigmoid lagern sich sodann der dorsalen Leibeswand an und verschmelzen mit ihr. So geraten auch die auf- und absteigenden Teile des Dickdarmrahmens in eine **sekundär retroperitoneale Lage**. Gleichzeitig verschmelzen die zugehörigen Partien der Mesenterien breitflächig mit dem Peritoneum der dorsalen Leibeswand und werden so zu einem **sekundär parietalen Peritoneum** (Abb. 12.5-10).

Die mit den Darmdrehungen verbundene Verlagerung des Colon ascendens auf die rechte Körperseite und die Verschmelzung des Darmstückes und seines Mesenteriums mit der hinteren Bauchwand führen dazu, daß denjenigen Abschnitten des Duodenums, die bereits

sekundär retroperitoneal liegen, eine weitere Bauchfellduplikatur aufgelagert wird (Abb. 12.5-10). Die verschiedenen Peritonealschichten verschmelzen miteinander und lassen sich beim Erwachsenen nicht mehr trennen. Beim Neugeborenen aber kann die sekundäre Verwachsung des Colon ascendens und des Mesocolon ascendens mit der hinteren Bauchwand u. U. noch gelöst werden. Gelingt dies, so läßt sich präparatorisch zeigen, daß Dünndarm und Dickdarm ursprünglich an einem gemeinsamen Meso hängen.

Die relativen Unterschiede in der Wachstumsgeschwindigkeit einzelner Abschnitte des Endodermrohres und der Mesenterien, die im Zusammenwirken einer großen Zahl genetischer und anderer Faktoren wie Wachstum der Bauchhöhle, Größenzunahme retroperitonealer Organe, Veränderungen in der Krümmung des Embryos usw. zu den Darmdrehungen und schließlich zur endgültigen Topographie des Bauchsitus führen, sind außerordentlich kompliziert [vgl. 12, 17].

Es ist daher nicht verwunderlich, daß es **Lageanomalien** und **Fehlbildungen** gibt, die auf Störungen bestimmter Schritte in dem oben beschriebenen Geschehen zurückgeführt werden können. Das Wissen um die Möglichkeit des Vorkommens solcher Störungen, die gewissermaßen als Experiment der Natur Einblick in das Entwicklungsgeschehen ermöglichen, ist nicht nur theoretisch interessant, sondern auch von praktischer Bedeutung, vor allem für Internisten und Chirurgen. So kann die, durch eine **Hypo-** oder **Hyperrotation** des Dickdarmes [7, 16] bewirkte, abnorme Lage des Zäkums und des Processus vermiformis z.B. bei einer Appendizitis zum Auftreten der Krankheitszeichen an einer ganz ungewöhnlichen Stelle führen und den Chirurgen zu besonderen Operationsstrategien veranlassen. Ebenso kann ein **Situs inversus** der Baucheingeweide, d.h. eine spiegelbildlich verkehrte Topographie des Bauchsitus, große diagnostische Schwierigkeiten verursachen, die oft erst durch eine Kontrastmitteldarstellung des Darmes im Röntgenbild abgeklärt werden können.

1.6 Entstehung des Omentum majus

Besondere Verhältnisse ergeben sich im **Bereich des Querkolons.** Dieser Abschnitt des Dickdarmes kommt als Folge der Darmdrehungen ventral vor die sekundär in den Retroperitonealraum aufgenommenen Organe des Oberbauches, d.h. ventral vor das Duodenum und das Pankreas, zu liegen. Hier heftet sich das **Mesocolon transversum** unterhalb des Magens und des Bodens der Bursa omentalis entlang einer Linie an, die etwa vom unteren Pol der rechten Niere aus quer durch die Bauchhöhle verläuft (vgl. Abb. 12.5-18). Aus unbekannten Gründen entsteht nun am Vorderrand des Magens eine ebenfalls querverlaufende, wulstförmige Bindegewebswucherung, die ein Lumen hat, das nach hinten mit der **Bursa omentalis** kommuniziert [12]. Diese Bindegewebswucherung wird schnell größer und wächst wie eine Schürze nach vorne über das Querkolon und die Darmschlingen hinweg nach kaudal (Abb. 12.5-11). So entsteht das große Netz, **Omentum majus.**

Während der Entwicklung und oft noch im Kindesalter reicht das mit der Bursa omentalis kommunizierende Lumen des Omentum majus, der *Recessus inferior bursae omentalis*, weit nach kaudal. Später verschmelzen jedoch das hintere und das vordere Blatt und bilden eine von beiden Seiten mit Peritonealepithel überzogene, bindegewebige Platte. Diese Bindegewebs-

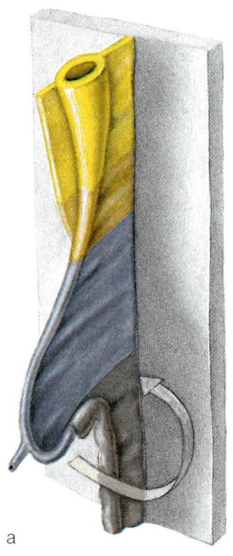

a

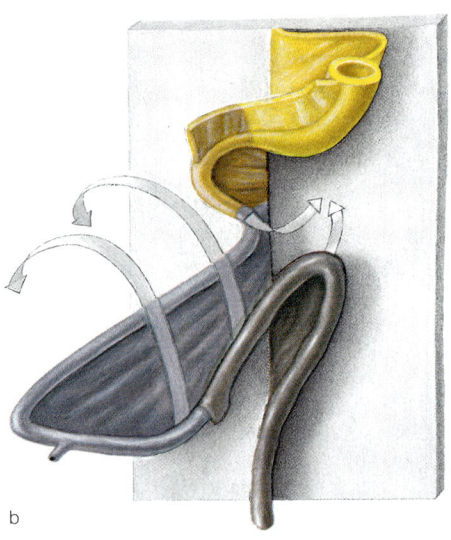

b

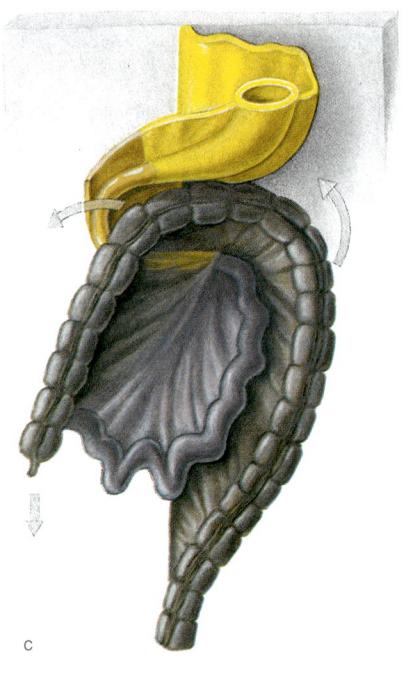

c

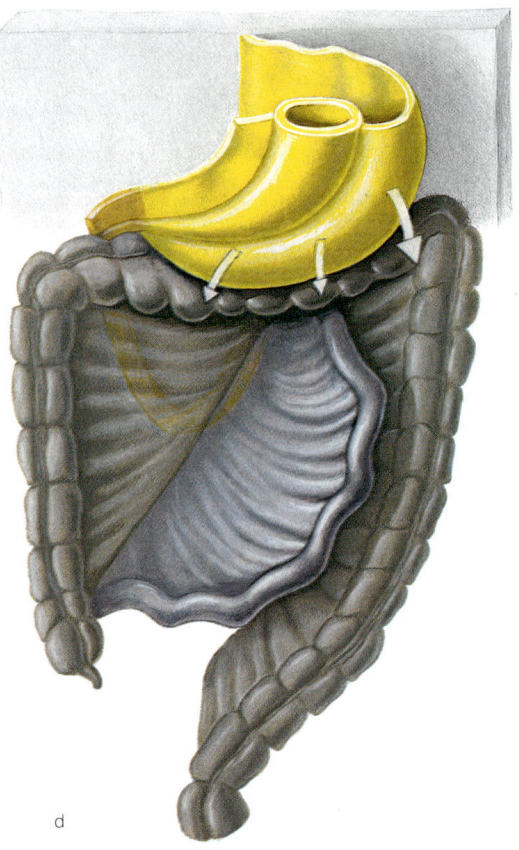

d

Abb. 12.5-9 Schematische Darstellung der Darmdrehungen. In (a), (b), (c) und (d) sind Magen und Mesogastrien gelb; Duodenum und Mesoduodenum ocker; Jejunum, Ileum und Mesostenium blau und Kolon und Mesokolon grau-braun wiedergegeben. Die Darmdrehungen erfolgen gegen den Uhrzeigersinn. Dadurch gelangt das zunächst auf der linken Körperseite liegende Zäkum nach rechts, so daß das Dünndarmpaket schließlich an drei Seiten vom Dickdarm wie von einem Rahmen umgeben wird. Der lange, an dem Mesostenium wie ein plissierter Kragen befestigte Dünndarm ist in (c) und (d) der besseren Übersichtlichkeit halber sehr stark verkürzt dargestellt.

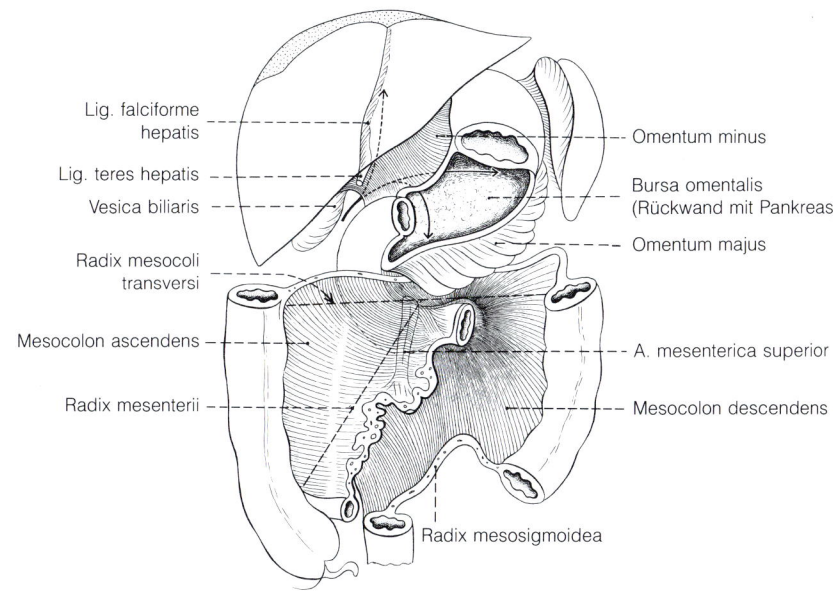

Lig. falciforme hepatis

Lig. teres hepatis

Vesica biliaris

Radix mesocoli transversi

Mesocolon ascendens

Radix mesenterii

Omentum minus

Bursa omentalis (Rückwand mit Pankreas)

Omentum majus

A. mesenterica superior

Mesocolon descendens

Radix mesosigmoidea

Abb. 12.5-10 Halbschematische Darstellung der Peritonealverhältnisse nach der Darmdrehung. Im Oberbauch hat sich die Bursa omentalis entwickelt. Sie ist nur durch das Foramen omentale zugänglich. Die Pfeile beginnen am Foramen omentale und weisen in den Recessus superior und Recessus splenicus.

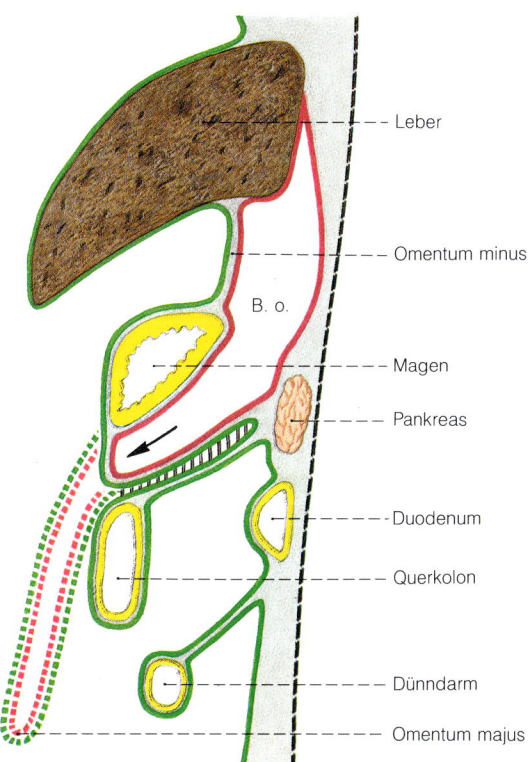

Leber

Omentum minus

B. o.

Magen

Pankreas

Duodenum

Querkolon

Dünndarm

Omentum majus

Abb. 12.5-11 Schematischer Paramedianschnitt zur Darstellung der Entstehung des Lig. gastrocolicum und des Omentum majus. Entsprechend der Farbgebung in Abb. 12.5-3 ist die Auskleidung der Bursa omentalis violett hervorgehoben, während das Mesothel des übrigen Peritoneums grün dargestellt ist. Die punktierten grünen und roten Linien symbolisieren das Auswachsen des großen Netzes, die schwarz gestrichelte Linie deutet die Verwachsung des Bodens der Bursa omentalis mit dem Mesocolon transversum an.

platte, in der größere Mengen Fett eingelagert werden können, ist individuell sehr unterschiedlich ausgebildet. Sie kann sehr dünn und an mehreren Stellen durchlöchert sein und ist wohl deshalb als „großes Netz" bezeichnet worden.

Wie an Sagittalschnitten durch den Bauchraum deutlich wird (Abb. 12.5-11), kommen das hintere Blatt des Omentum majus bzw. der Boden der Bursa omentalis und das Mesocolon transversum unmittelbar übereinander zu liegen und verschmelzen schließlich miteinander. Durch das Zusammenkleben der beiden Blätter des Omentum majus entsteht sodann ventral das *Lig. gastrocolicum*, welches den Magen fest mit dem Querkolon verbindet.

2 Topographie des fertigen Bauchsitus

Eröffnet man bei einem gesunden, erwachsenen Menschen die Bauchhöhle (Abb. 12.5-12), so findet man in der rechten **Regio hypochondriaca** die mit spiegelndem Peritoneum überzogene Zwerchfellfläche der Leber, die an dem scharfen Leberrand in die Eingeweidefläche übergeht. Die Leber ist mit dem **Lig. falciforme hepatis** an der vorderen Bauchwand befestigt. Der untere Rand dieses Bandes ist durch die obliterierte Nabelvene, **Lig. teres hepatis,** verdickt. Im linken Hypochondrium ist ein je nach Füllungszustand unterschiedlich großes Stück der Vorderfläche des Magens sichtbar.

Entlang der großen Kurvatur des Magens erstreckt sich das **Lig. gastrocolicum.** Von hier ausgehend, bedeckt das **Omentum majus** die Vorderfläche des Querkolons und hängt wie eine Schürze vor dem Konvolut der Dünndarmschlingen. Das große Netz ist individuell unterschiedlich entwickelt [5]. Während es bei dem in Abb. 12.5-12 dargestellten Individuum weit nach lateral reicht und sich kaudal bis ins kleine Becken erstreckt, ist es in anderen Fällen kürzer und in seinen unteren Abschnitten

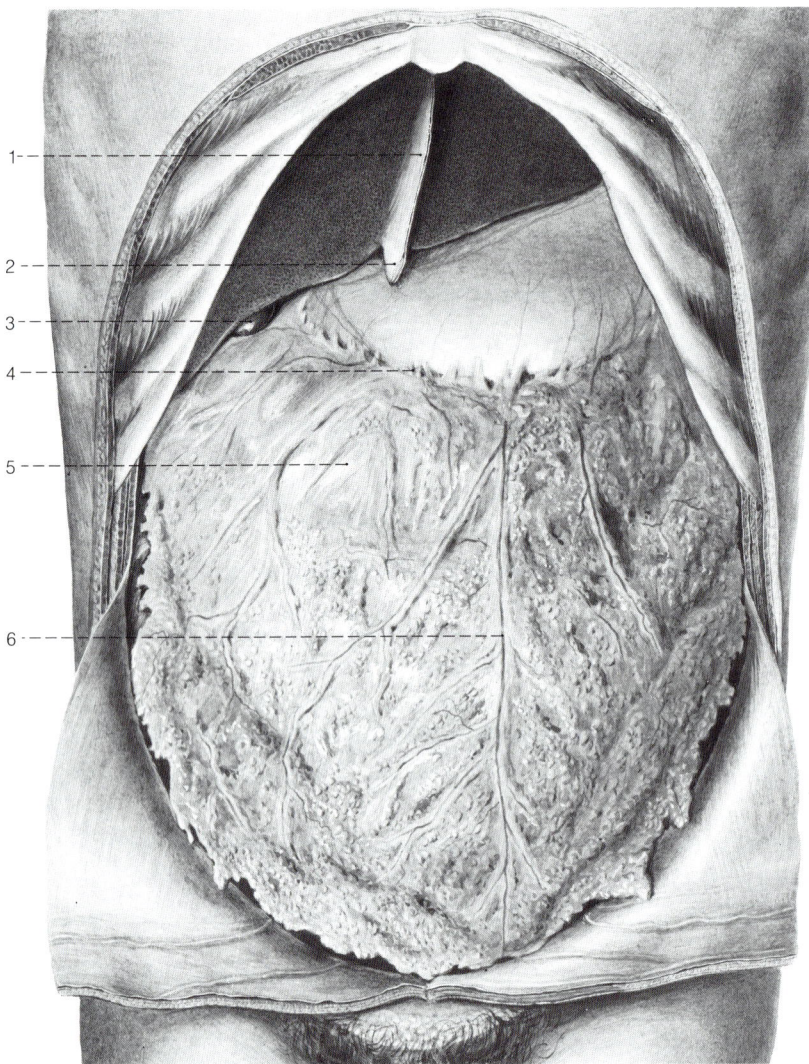

Abb. 12.5-12 Cavitas peritonealis von ventral her eröffnet. 1 = Lig. falciforme hepatis; 2 = Lig. teres hepatis; 3 = Gallenblase; 4 = Curvatura major des Magens mit Ansatz des Omentum majus (5); 6 = Ramus omentalis im großen Netz. (Original: J. SOBOTTA)

weniger breit. Auch sein **Fettgehalt** unterliegt großen Schwankungen, so daß es im Einzelfall sehr unterschiedlich aussehen kann. Im Idealfall ist das auf beiden Seiten von Peritonealepithel überzogene Omentum majus sowohl gegen die Vorderwand der Bauchhöhle als auch gegen den Darm verschieblich; doch findet man nicht selten mehr oder weniger ausgedehnte **Verklebungen** und **Verwachsungen** mit einer oder mehreren Schlingen des Darmes oder mit der Bauchwand. Solche Verwachsungen entstehen als Folge von umschriebenen **Entzündungen** des Bauchfells.

Die Anheftungslinie des Omentum majus am Lig. gastrocolicum gliedert die **Bauchhöhle** in **zwei Etagen:**

1. Die **Pars supracolica.** Sie enthält den Magen, einen Teil des Duodenums, die Leber, die Gallenblase und die Milz. In ihrer Rückwand liegt retroperitoneal das Pankreas. Die Pars supracolica des Bauchsitus wird auch „oberer Situs", **„Drüsenbauch"** oder **„Oberbauchsitus"** genannt.

2. Die **Pars infracolica.** Sie enthält den unteren Abschnitt des Duodenums, das gesamte Jejunum und Ileum sowie die z. T. sekundär retroperitoneal gewordenen auf- und absteigenden Dickdarmstrecken, die das Dünndarmkonvolut gewissermaßen umrahmen. Die Pars infracolica des Bauchsitus wird auch „unterer Situs", **„Darmbauch"** oder **„Darmsitus"** genannt.

2.1 Pars supracolica

Entfernt man den Rippenbogen, so daß die Leber angehoben werden kann, blickt man auf das kleine Netz, **Omentum minus** (Abb. 12.5-13).

Es verbindet die Eingeweidefläche der Leber mit der kleinen Kurvatur des Magens und dem Anfangsteil des Duodenums und wird dementsprechend in ein *Lig. hepatogastricum* und ein *Lig. hepatoduodenale* unterteilt.

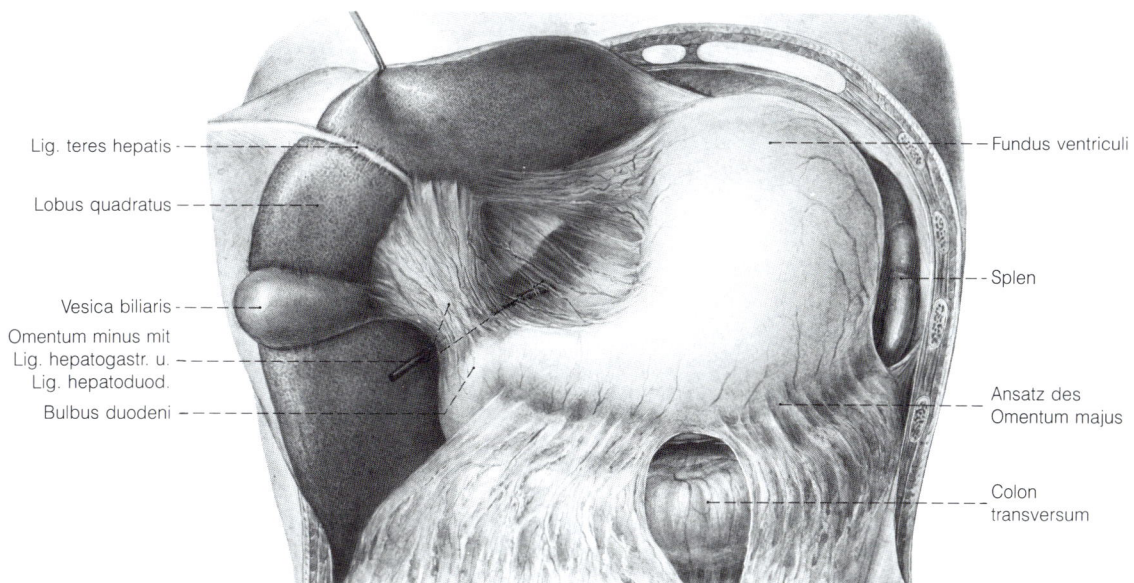

Lig. teres hepatis

Lobus quadratus

Vesica biliaris

Omentum minus mit
Lig. hepatogastr. u.
Lig. hepatoduod.

Bulbus duodeni

Fundus ventriculi

Splen

Ansatz des
Omentum majus

Colon
transversum

Abb. 12.5-13 Einblick in den Oberbauch. Der Rippenbogen wurde entfernt, die Leber mit einem Haken hochgehoben. Das Omentum majus wurde an einer Stelle gespalten, um das darunterliegende Colon transversum zu Gesicht zu bringen. Der Pfeil führt durch das Foramen omentale in die Bursa omentalis. (Original: J. Sobotta)

Das Omentum minus bildet die Vorderwand der **Bursa omentalis.** Sie ist aus einem zur Peritonealhöhle hin offenen Rezessus entstanden (vgl. Kap. 12.5.1) und dementsprechend nur von einer Stelle aus zugänglich. Dieser Zugang heißt **Foramen omentale** (früher: Foramen epiploicum oder Winslowi) und wird nach ventral vom Lig. hepatoduodenale begrenzt, in dem die V. portae sowie der Ductus choledochus und die A. hepatica verlaufen. In der Hinterwand liegt parietales Peritoneum, das die V. cava inferior bedeckt. Die kraniale Begrenzung wird durch die Unterfläche der Leber, die kaudale durch die Pars superior duodeni gebildet. In Abb. 12.5-13 ist der Zugang zur Bursa omentalis durch eine in das Foramen omentale eingeführte Sonde hervorgehoben.

Entfernt man Leber, Magen und Querkolon (vgl. Abb. 12.5-18), so wird die Hinterwand der Bursa omentalis sichtbar. Hier schimmert das retroperitoneal gelegene Korpus des Pankreas durch. Nach topographischen Gesichtspunkten werden in der Bursa omentalis ein Eingangsteil, *Vestibulum bursae omentalis,* und ein *Recessus superior,* ein *Recessus inferior* sowie ein *Recessus splenicus* unterschieden.

Bei Operationen im Oberbauch kann der Chirurg auf drei Wegen in die Bursa omentalis eindringen: von vorne oben her durch das Omentum minus, von vorne her durch das Lig. gastrocolicum oder von kaudal her durch das Mesocolon transversum (vgl. Abb. 12.5-11).

Die genaue **Lokalisation von krankhaften Veränderungen** im Oberbauch gehört zu den wichtigsten Aufgaben der klinischen Diagnostik. Neben der Röntgendarstellung einzelner Organe nach Kontrastmittelfüllung (z. B. Magen, Dünndarm, Gallengänge oder bestimmte Blutgefäße) spielt heute auch die Untersuchung mit anderen bildgebenden Verfahren wie Computertomographie und Sonographie eine große Rolle. Bei diesen Untersuchungen sind **Querschnittsbilder** zu beurteilen, die nach einer inzwischen allgemein üblichen Konvention in der Ansicht von kaudal her betrachtet werden. Abb. 12.5-14 zeigt einen

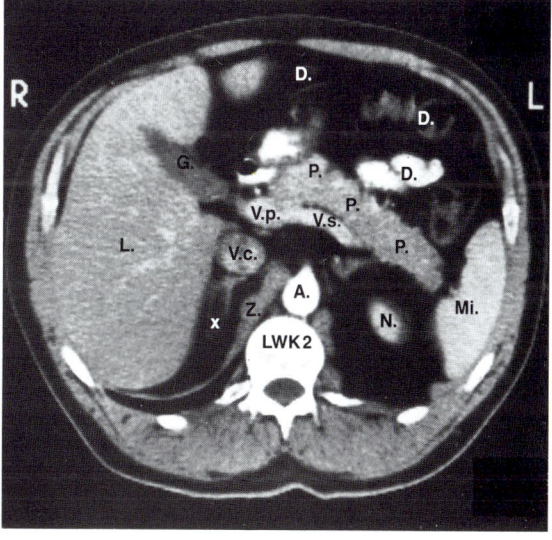

Abb. 12.5-14 Horizontalschnitt durch das Abdomen in Höhe von Pankreas und V. splenica im Computertomogramm bei Rückenlage. Ansicht von kaudal. Knochen, Muskulatur und Organparenchym lassen sich aufgrund ihrer unterschiedlichen, relativ hohen Strahlenabsorptionswerte gut abgrenzen, während Blutgefäße und Teile des Darms durch Injektion von Kontrastmittel und Breischluck dargestellt sind. Fett, Wasser und Luft erscheinen dagegen wegen ihrer relativ geringen Strahlenabsorption schwarz und können nicht voneinander unterschieden werden (vgl. hierzu das besonders deutlich hervortretende Fett in dem Gefrierschnitt Abb. 12.5-15). Der Magen ist nach dorsokranial verlagert und liegt außerhalb der Ebene des Tomogramms. Zur sicheren Identifikation sind die wichtigsten Strukturen bezeichnet: A. = Aorta; D. = Darmschlingen; G. = Gallenblase; L. = Leber; LWK 2 = 2. Lendenwirbelkörper; Mi. = Milz; N. = oberer Pol der linken Niere; auf der rechten Seite ist die Nebenniere zu erkennen (x). P. = Pankreas; V. c. = V. cava inferior; V. p. = V. portae mit Einmündung der V. splenica (V. s.); Z. = Zwerchfell.

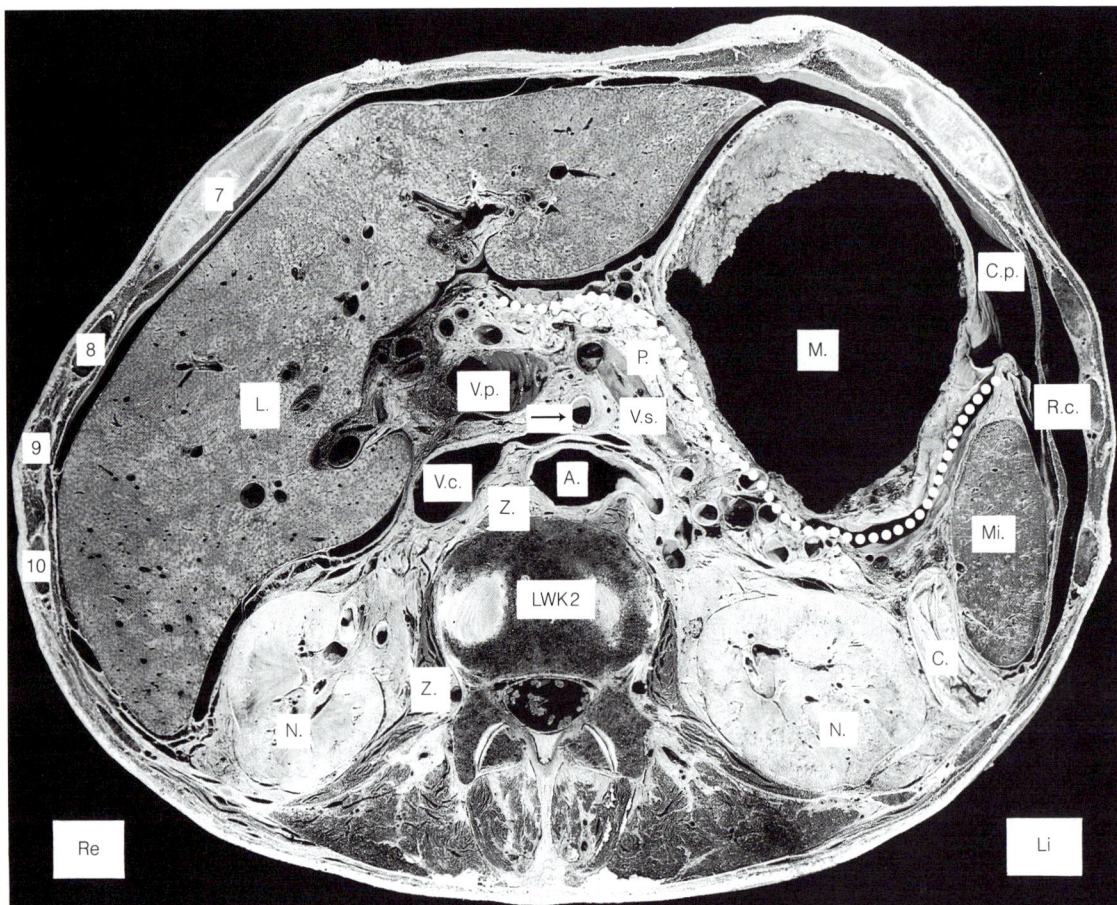

Abb. 12.5-15   Horizontaler Gefrierschnitt durch das Abdomen in Höhe von Pankreas und V. splenica. Ansicht von kaudal. Durch das Eindringen von Luft sind die in vivo normalerweise nur durch einen kapillaren Spalt voneinander getrennten Organe in der Peritonealhöhle stellenweise etwas auseinandergewichen. Der auch jetzt noch sehr schmale Spalt der Bursa omentalis ist durch Punktierung hervorgehoben. A. = Aorta; C. = Colon descendens; C. p. = Cavitas peritonealis; L. = Leber; M. = Magen; Mi. = Milz; N. = Niere; P = Pankreas; R. c. = Recessus costodiaphragmaticus; V. c. = V. cava inferior mit Einmündung der V. renalis sinistra; V. p. = V. portae; V. s. = V. splenica; Z. = Zwerchfell. Der Pfeil zeigt auf die A. mesenterica, die in dieser Ebene ventral von der V. renalis sinistra und dorsal vom Pankreas liegt. 7, 8, 9 und 10 bezeichnen die angeschnittenen Rippen. (Aus KORITKÉ u. SICK [8])

Horizontalschnitt durch die Ebene des 2. Lendenwirbels im **Computertomogramm.** Dieser bei einem gesunden Menschen gewonnenen Aufnahme, in der die Lage und Ausdehnung der Organe und der großen Gefäße im Oberbauch zu erkennen sind, ist in Abb. 12.5-15 das Foto eines in der gleichen Höhe bei einer fixierten Leiche gewonnenen Gefrierschnitts gegenübergestellt. In diesem Bilde erscheint das Fettgewebe, das im Computertomogramm wenig Kontrast gibt, in ähnlichem Ton wie das Parenchym von Pankreas und Niere. Der nach ventral durch das Omentum minus und den Magen, nach rechts durch die Leberpforte, nach links durch die Milz und nach dorsal durch das Pankreas und retroperitoneales Fett mit Blutgefäßen begrenzte **kapillare Spalt der Bursa omentalis** ist durch Punktierung hervorgehoben, so daß ihre Ausdehnung in der Querrichtung deutlich wird.

Der **Peritonealüberzug** der in der Bauchhöhle befindlichen Organe und der die Bauchhöhle begrenzenden Wandungen ist äußerst dünn und auf makroskopischen Bildern gar nicht als eigene Schicht abzugrenzen.

2.2   Pars infracolica

Klappt man das Bauchfell nach oben (Abb. 12.5-16), so wird das vom Dickdarm umrahmte Konvolut der Dünndarmschlingen sichtbar. Diese Schlingen hängen an einem gemeinsamen Mesenterium und lassen sich bei der Leiche in ihrer Gesamtheit als „Dünndarmpaket" an ihren Mesenterien hin und her und nach rechts aus der Bauchhöhle herauswälzen (Abb. 12.5-17). Man blickt dann auf die Hinterwand der Bauchhöhle und, weiter oben, auf die Unterseite des durch das Mesocolon transversum gebildeten Bodens der Bursa omentalis. Etwa in Höhe des 2. Lendenwirbels geht links von der Wirbelsäule in der *Flexura duodenojejunalis* das retroperitoneal gelegene Duodenum in das intraperitoneal gelegene Jejunum über.

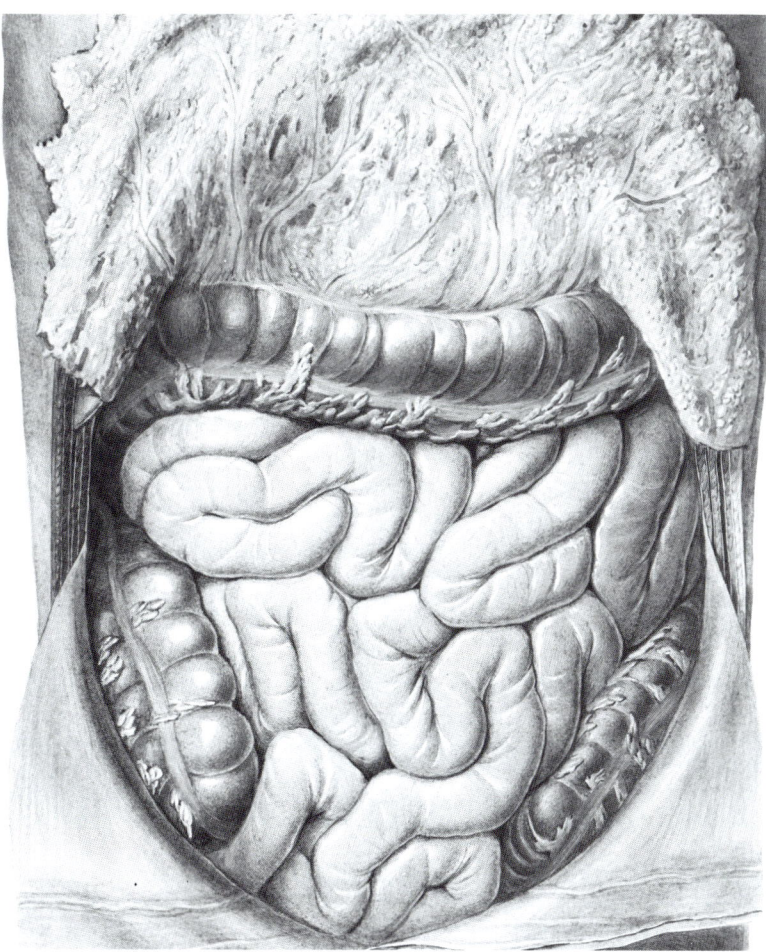

Abb. 12.5-16   Einblick in die Pars infracolica des Bauchsitus. Das große Netz ist
nach oben geklappt. Die Dünndarmschlingen sind vom Rahmen des Colon
ascendens, des Colon transversum und
des Colon descendens umgeben.

In unmittelbarer Nachbarschaft der **Flexura duodenojejunalis** finden sich – durch die komplizierte Entwicklung der Bauchfellverhältnisse bedingt – zwei durch
Mesenterialfalten begrenzte Nischen. Diese als *Recessus
duodenalis superior* und *inferior* bezeichneten Taschen
können so erhebliche Größe erreichen, daß sich in ihnen
eine oder mehrere Darmschlingen verfangen können
und als „innerer Bruch" oder „Treitzsche Hernie" einen
operativen Eingriff erfordern.

Der gesamte Dünndarm mit einer Länge von mehreren Metern ist an einem Mesenterium aufgehängt, das
wie eine Halskrause aufgefaltet ist. Seine Wurzel, **Radix
mesenterii,** reicht von der Flexura duodenojejunalis
schräg nach rechts unten in die Fossa iliaca und ist in der
Regel nur etwa 12–15 cm lang [20]. Wie Abb. 12.5-18
zeigt, endet die Radix mesenterii dort, wo in der rechten
Fossa iliaca das Colon ascendens mit der hinteren
Bauchwand verschmolzen ist. Wenn jedoch, wie dies
manchmal vorkommt, der untere Abschnitt des Colon
ascendens nicht mit der Bauchwand verwachsen ist,
setzt sich das Mesenterium des Dünndarmes in ein
Mesocolon ascendens fort, und das hintere Ende der Radix mesenterii liegt entsprechend höher. Umgekehrt liegt
es weiter unten, wenn auch das Zäkum ganz oder teil-

weise mit der hinteren Bauchwand verschmolzen ist
[24].

Ähnlich wie in der Nachbarschaft der Flexura duodenojejunalis können auch in der Gegend des Übergangs
vom Ileum in das Zäkum Bauchfellfalten und Bauchfell-
taschen, **Recessus peritonei,** vorkommen:

Kranial von der Einmündung des Ileums liegt ein **Recessus ileocaecalis superior.** Er wird durch eine Bauchfellfalte, *Plica caecalis vascularis,* hervorgerufen, die durch einen Endast der A. ileocolica aufgeworfen wird. Weiterhin unterscheidet man einen
Recessus ileocaecalis inferior, der durch eine Bauchfalte, *Plica
ileocaecalis,* zwischen Ileum und Appendix hervorgerufen wird,
und einen **Recessus retrocaecalis,** der durch eine *Plica caecalis*
am rechten Verwachsungsfeld des Dickdarmes entsteht.

Das unterschiedlich weit mit der hinteren Bauchwand
verschmolzene *Colon ascendens* geht im rechten Hypochondrion in der **Flexura coli dextra** in das intraperitoneal gelegene *Colon transversum* über. Dieser Darmabschnitt ist beweglich und individuell unterschiedlich
lang. Er kann u. U. bis zum kleinen Becken herabhängen.

Das am *Mesocolon transversum* befestigte Querkolon geht im linken Hypochondrion in der **Flexura coli
sinistra** in das *Colon descendens* über, das wiederum mit
der hinteren Bauchwand verschmolzen ist. Ist diese Ver-

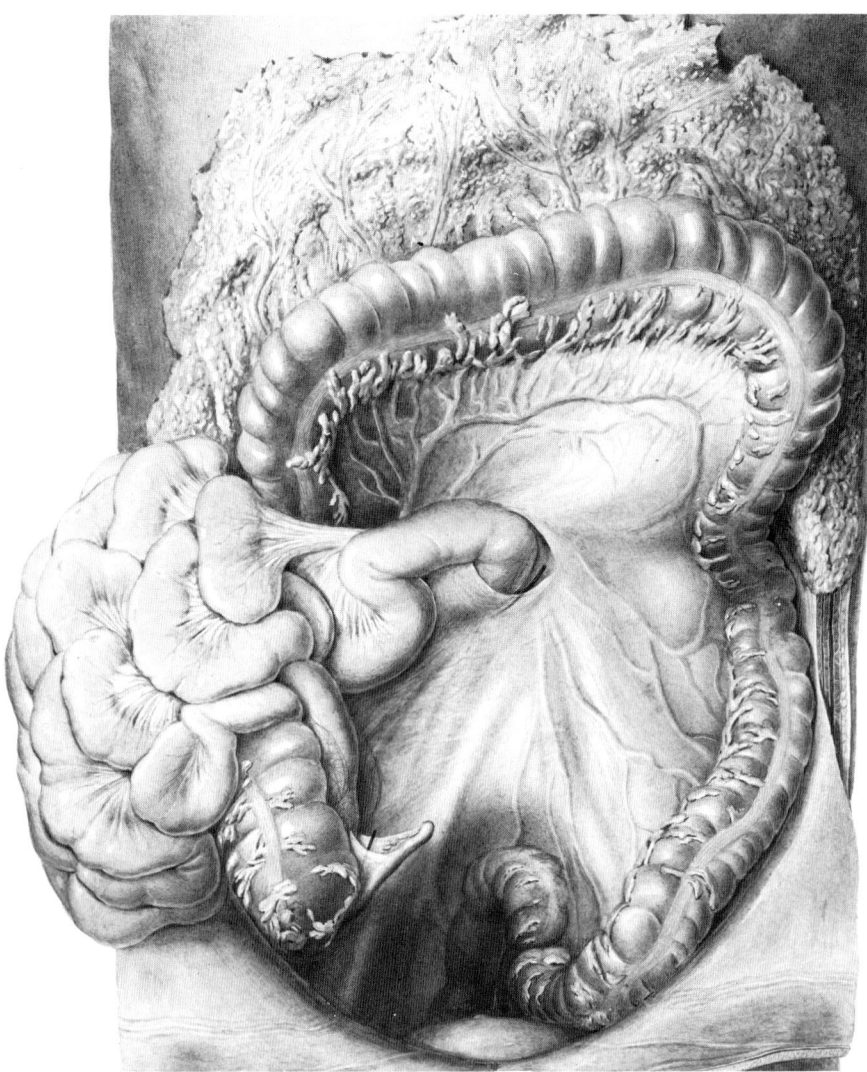

Abb. 12.5-17 Pars infracolica des Bauchsitus nach Herausklappen des Dünndarmkonvolutes. An der Flexura duodenojejunalis ist ein Recessus duodenalis superior et inferior zu erkennen. Letzterer ist durch einen Pfeil markiert. Am Übergang vom Ileum zum Zäkum liegt der Recessus ileocaecalis, der ebenfalls durch einen Pfeil markiert ist. Im Bereich des Kolons sind die rechte und linke Flexur sowie das Colon descendens und das Colon sigmoideum in voller Ausdehnung zu sehen. (Original: J. SOBOTTA)

wachsung unvollständig, so können am lateralen Rand des Kolons **Recessus paracolici** auftreten, die durch Bauchfellfalten begrenzt werden.

Das Colon descendens geht in der linken Fossa iliaca in das individuell sehr unterschiedlich ausgebildete **Colon sigmoideum** über. Es liegt intraperitoneal und hängt an einem eigenen Meso. Die Wurzel des Mesosigmoideums ist S-förmig gebogen, und auch hier kann eine Bauchfelltasche entstehen, die **Recessus intersigmoideus** genannt wird.

Das Colon sigmoideum geht ohne scharfe Grenze in den Mastdarm, **Rectum**, über. Dieser verläßt die Peritonealhöhle und ist nur in seinem obersten Abschnitt vorne und an der Seite von Peritoneum bedeckt (Abb. 12.5-18).

Trennt man den Dünndarm an der Radix mesenterii ab und entfernt auch den Dickdarm (Abb. 12.5-18), so wird deutlich, daß die Pars infracolica der Bauchhöhle durch die Anheftung des Dickdarmes und den Verlauf der Mesenterialansätze in mehrere Räume zerteilt wird, die zwar miteinander kommunizieren, aber doch im Hinblick auf die Ausbreitung pathologischer Prozesse eine gewisse Selbständigkeit besitzen [23]. So kann sich in jedem dieser Räume Eiter oder Blut ansammeln und abgekapselt werden. Man spricht deshalb von **Drainageräumen.** Auf der rechten und linken Körperseite reicht lateral des Colon ascendens jeweils ein **parakolischer Spalt** bis unter das Zwerchfell. Die oberhalb des Mesocolon transversum gelegene und nach ventral verschlossene *Bursa omentalis* wird über das enge Foramen omentale in den rechten parakolischen Raum drainiert. Zwischen dem Colon ascendens und der Radix mesenterii befindet sich ein rechter **mesenteriokolischer Spalt.** Diese Tasche steht oberhalb des Mesenterialansatzes mit einem linken mesenteriokolischen Spalt in Verbindung, der sich zwischen dem Mesenterialansatz und dem Colon descendens bzw. Sigmoid erstreckt. Der linke mesenteriokolische Spalt ist ebenso wie die beiden parakolischen Spalten nach kaudal zum kleinen Becken hin offen, beim Mann zur Excavatio rectovesicalis und bei der Frau zur Excavatio recto-uterina (**DOUGLAS**scher Raum). In diesem tiefsten Abschnitt der Bauchhöhle kann sich bevorzugt Exsudat oder Eiter ansammeln.

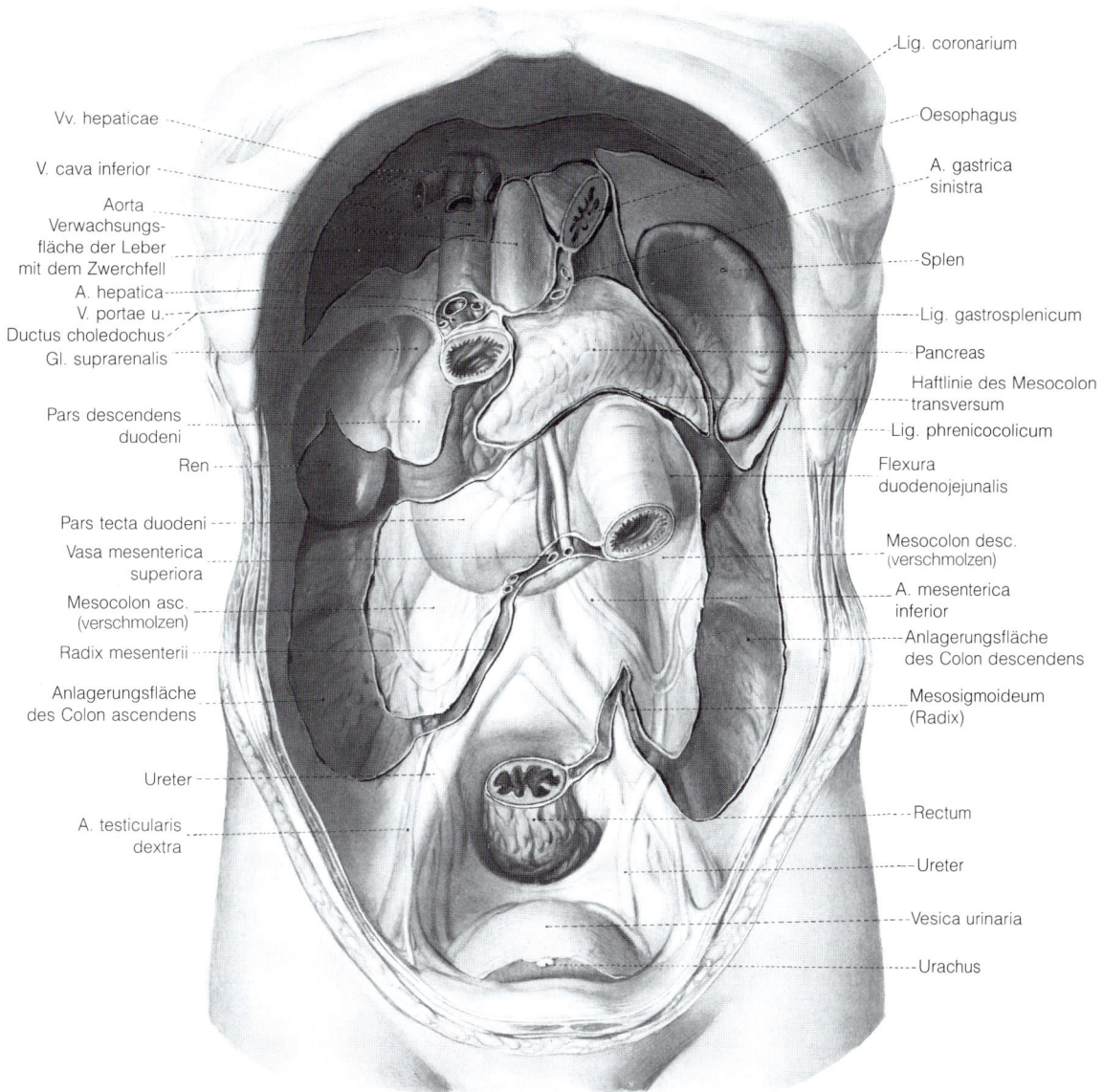

Abb. 12.5-18 Hintere Bauchwand. Der Magen-Darm-Kanal ist mit Ausnahme von Duodenum und Rektum entfernt. Die Leber ist ebenfalls entfernt. Die Wurzeln der Mesenterien sowie die Anheftungsstellen von Leber und Colon ascendens und descendens sind dunkel getönt. Von der Harnblase ist vorne ein Stück Peritoneum entfernt.

3 Struktur des Bauchfells und funktionelle Anatomie der Bauchhöhle

3.1 Peritoneum

Die **spiegelnde Oberfläche** des Bauchfells wird von einem Flüssigkeitsfilm überzogen. Wie die anderen serösen Häute des Körpers (Pleura, Peri- und Epikard, Peri- und Epiorchium) ist das Bauchfell mit einem **einschichtigen Plattenepithel** überzogen, das sich vom mesodermalen Zölomepithel ableitet und durch die Bezeichnung **Mesothel** von anderen Epithelien begrifflich unterschieden wird. Das Peritonealmesothel bildet eine zumeist 0,3–1,5 μm dicke zelluläre Barriere zwischen Peritonealhöhle und den Organen **(viszerales Mesothel)** bzw. der Bauchhöhlenwand einschließlich Zwerchfell **(parietales Mesothel).** Die luminale Oberfläche der Zellen ist mit Mikrovilli besetzt, deren Länge und Dichte regional und abhängig von funktionellen Zuständen (u. a. entzündungsbedingt) variabel ist [1, 14]. Die **Mikrovilli** erleichtern offenbar das Haften des peritonealen Flüssigkeitsfilms und damit die Verschieblichkeit der Organe untereinander. Das Mesothel haftet mit Hilfe von **fokalen Kontakten** an der Basallamina und der *Tunica propria serosae.* Diese enthält Bündel von Kollagenfibrillen und auch elastische Fasern. In die fokalen Kontakte strahlen kontraktile **Streßfasern** ein (s. Kap. 2.4.4.2), die offenbar aktiv die Mesothelzellen vor Abscherung schützen sollen. Ein gut entwickeltes Intermediärfilamentsystem **(Vimentin- und Keratinfilamente)** dient wohl in erster

Linie der mechanischen Stabilisierung des Mesothels. Die Zellen sind durch kontinuierliche und diskontinuierliche **Okkludensleisten** und eine *Zonula adhaerens* miteinander mechanisch verbunden und über **Nexus** elektrisch und metabolisch koordiniert. Lokal treten **Poren** und **Interzellularspalten** zwischen den Zellen auf. Insgesamt ist deshalb die **Barrierenfunktion** des Mesothels gering. Zwei strukturelle Spezialisierungen des Mesothels sind bekannt [10, 13, 15, 21].

1. Stomata: Im parietalen Peritoneum und möglicherweise auch im viszeralen Mesenterium zweigen **Lymphkapillaren** direkt vom Peritonealmesothel ab und stehen durch Einmündungsöffnungen (Stomata) mit der Bauchhöhle in kontinuierlicher Verbindung. An den Stomata bestehen direkte Zellkontakte zwischen Lymphendothelzellen und Mesothelzellen. In der Umgebung der Stomata ist das Peritonealmesothel kubisch und weist zahlreiche interzelluläre Lücken auf.

2. Milchflecken (Macula lactea) sind submesotheliale Ansammlungen von **Lymphozyten, Plasmazellen** und **Makrophagen** im Propria-Bindegewebe. Die Milchflecken besitzen eine hohe Kapillardichte mit arteriovenösen Anastomosen und postkapillären Venolen. Aus letzteren können Lymphozyten aus der Zirkulation in die Milchflecken austreten. Die Lymphozyten können die Milchflecken über weite terminale Lymphkapillaren verlassen. Milchflecken sind besonders zahlreich im Omentum majus und erscheinen dort als weißliche fleckförmige Strukturen. Das Peritonealmesothel über den Milchflecken weist größere interzelluläre Spalten auf, durch die die Peritonealflüssigkeit in direkten Kontakt mit den **immunkompetenten Zellen** der Flecken treten kann. An dieser Stelle werden bevorzugt partikuläre Stoffe, die in die Bauchhöhle injiziert wurden (Tusche, Eisendextran), aufgenommen und phagozytiert.

Die *Lamina propria* ist gut durchblutet, enthält ein dichtes Lymphkapillarnetz und besitzt viele freie Nervenendigungen sowie **Mechanorezeptoren** vom Typ der VATER-PACINIschen Körperchen [19]. Das parietale Peritoneum der Bauchhöhle wird über den *N. phrenicus* (Zwerchfellunterseite) und segmental über die **Spinalnerven** Th 7 – L 1 innerviert, das viszerale Peritoneum durch die Eingeweidenerven und durch den *N. phrenicus* (Teile der angrenzenden Organe, besonders der Leber, Boden der Bursa omentalis). Die aus der Chirurgie bekannte Tatsache, daß das parietale Peritoneum sehr schmerzempfindlich, das viszerale dagegen fast unempfindlich ist, kann bis heute nicht befriedigend erklärt werden.

3.2 Mesenterien

Die Aufhängebänder des Darmes, Mesenterien, sind breite bindegewebige Platten, die auf beiden Seiten von **viszeralem Peritoneum** überzogen werden. Das Bindegewebe ist locker und von z.T. großen Mengen **Fettgewebe** durchsetzt. Es bietet den in den Mesenterien verlaufenden Leitungsbahnen des Darmes mechanischen Schutz. Nach dorsal geht das Bindegewebe der Mesenterien ohne scharfe Grenze in das des Retroperitonealraums über.

Die Mesenterien enthalten die **Mesenterialarterien** und **-venen** sowie die mesenterialen Lymphgefäße und **Lymphknoten.** Außerdem findet man viele VATER-PACINIsche Körperchen, die nicht selten in Gruppen liegen. Klinische Beobachtungen und Experimente haben ergeben, daß die **afferenten Fasern** aus der Bauchhöhle vorwiegend im N. splanchnicus verlaufen [2, 22] und über den Grenzstrang, den sie ohne Umschaltung passieren, die Spinalganglien erreichen [9]. Das Vorhandensein von zahlreichen VATER-PACINIschen Körperchen sowie freier Nervenendigungen macht die bekannte Zug- und Schmerzempfindlichkeit der Mesenterien verständlich.

3.3 Omentum majus

Es handelt sich um eine je nach Fettgehalt unterschiedlich dicke **bindegewebige Platte,** die auf beiden Seiten von **Peritonealepithel** überzogen ist (Abb. 12.5-19). Die Blutversorgung erfolgt über *Rami omentales*, die aus der längs der großen Kurvatur des Magens verlaufenden, durch die rechte und linke **A. gastro-omentalis** gebildeten Gefäßarkade entspringen (vgl. Abb. 12.5-12).

Die Arterien werden von **Venen** begleitet, deren Blut über die *Vasa gastro-omentales* letztlich in das **Portalvenensystem** gelangt. Das dichte Netzwerk von **Lymphgefäßen** vereinigt sich zu einigen größeren Stämmen, die zu den Lymphbahnen entlang der **großen Magenkurvatur** ziehen. Lymphknoten scheinen nicht vorzukommen, dagegen sind die oben beschriebenen **Milchflecken** besonders zahlreich im Omentum majus. Außer Gefäßnerven scheinen im Omentum kaum Nerven vorzukommen, was die geringe Schmerzempfindlichkeit des Omentums erklären würde.

3.4 Funktionelle Gesichtspunkte

3.4.1 Verschieblichkeit, Topographie

Die Bauchhöhle wird von zwei **Knochenrahmen,** die durch den beweglichen Stiel der Wirbelsäule verbunden sind, gestützt. Der **untere Ring,** das Becken, ist starr, der

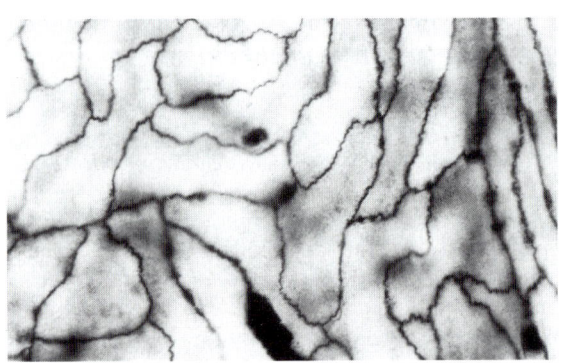

Abb. 12.5-19 Aufsicht auf das Peritonealmesothel des großen Netzes vom Hund. Versilbertes Häutchenpräparat. Vergr. 250fach.

obere Ring, die untere Thoraxapertur, ist beweglich. Zwischen beiden Ringen und der Wirbelsäule spannen sich die Muskeln und ihre Sehnenplatten (Aponeurosen) aus **(Zwerchfell, Beckenboden).** Die Gestalt des Raumes hängt wesentlich von dem Größenverhältnis der Ringe und der Länge und Krümmung des sie verbindenden Wirbelsäulenstabes ab. Typische konstitutionelle Unterschiede beim Erwachsenen sind in Abb. 12.5-20 dargestellt.

Bei **Neugeborenen** ist der Beckenring klein, der Bauch quillt förmlich aus diesem Ring heraus, die Harnblase überragt das kleine Becken, der Nabel steht tief; umgekehrt ist die untere Thoraxapertur verhältnismäßig weit, sie überdacht die große Leber. Verglichen mit dem Erwachsenen, ist der Bauchraum über dem Nabel überentwickelt, unterhalb des Nabels noch unterentwickelt. Beim **Erwachsenen** sind die Verhältnisse geschlechtsspezifisch verschieden: bei der Frau sind der Thorax schmal, das Becken breit und der Bauchraum im oberen Teil eng, während beim Mann der Bauchraum im ganzen breiter ist. Dies hat einen Einfluß auf die Lage der Baucheingeweide, die bei schmalem, hohem Bauchraum steiler stehen.

In der luftdicht abgeschlossenen Bauchhöhle sind die vom Peritoneum überzogenen Teile nur durch einen **kapillären Spalt** voneinander getrennt, der mit Peritonealflüssigkeit gefüllt ist und ein reibungsfreies Verschieben der Bauchorgane erlaubt. Durch Änderungen des muskulären Tonus der Bauchmuskeln und des Zwerchfells können die Baucheingeweide in den Thorax hineingepreßt bzw. wieder herausgedrückt werden. Diese Pendelbewegungen spielen bei der Bauchatmung eine wesentliche Rolle (s. Kap. 8.1 u. 9.4.3.12).

Adhäsionen und Verwachsungen entstehen, wenn zwei Stellen des Bauchfells aneinander gepreßt liegen, ohne sich bewegen zu können, oder wenn sie nach einem Oberflächendefekt oder durch Auflagerung von Fibrin miteinander verkleben. An solchen Stellen geht das Mesothel zugrunde, und die bindegewebigen Schichten der beiden serösen Häute verschmelzen miteinander. Auf diese Weise können (z.B. in der Umgebung von lokalen Entzündungen) Adhäsionen entstehen, die später bindegewebig organisiert werden und so zu festen Verwachsungen zwischen einzelnen Darmschlingen oder zwischen Darmschlingen und großem Netz bzw. Bauchwand führen. Die eingeschränkte Verschieblichkeit kann schmerzhaft sein und erfordert gelegentlich eine operative Lösung der Verwachsung.

Die Eigenschaft des Mesothels, bei fester Aneinanderlagerung zunächst zu verkleben, sodann zugrunde zu gehen und eine bindegewebige Verwachsung zu hinterlassen, wird in der Chirurgie zur Herstellung haltbarer **Darmnähte** verwendet. Erst seitdem die Darmnaht so ausgeführt wird, daß Mesothel auf Mesothel genäht wird, ist sie haltbar.

3.4.2 Peritonealflüssigkeit

Die Peritonealhöhle steht durch die Stomata in direkter Verbindung mit **Lymphkapillaren,** und über intermesotheliale Spalten mit den Saftkanälen des Interstitiums. Die Produktion der Peritonealflüssigkeit unterliegt prinzipiell den gleichen Gesetzen wie die Bildung der Lymphe (STARLINGsches Prinzip), die in Kap. 11.10 näher ausgeführt ist.

Steigt der venöse Blutdruck an, z.B. bei Stauungen der *V. portae* als Folge einer Lebervernarbung (Leberzirrhose) oder bei Herzinsuffizienz mit **venösem Blutstau** im Peritoneum, dann nimmt die Menge der kapillär filtrierten bzw. nicht mehr rückresorbierten Flüssigkeit laufend zu, bis schließlich die **Transportkapazität** des drainierenden Lymphkapillarsystems überschritten wird und die Interstitialflüssigkeit in die Bauchhöhle abtropft. Die Folge ist eine Bauchwassersucht **(Aszites),** bei der sich mehrere Liter Peritonealflüssigkeit in der Bauchhöhle ansammeln können. Auch bei **Eiweißmangel** (Unterernährung) oder unzureichender Serumproteinsynthese (bei Lebererkrankungen) kann es wegen Abnahme des kolloidosmotischen Druckes des Blutes zur Aszitesbildung kommen. Als weitere Ursachen für den Aszites kommen **Entzündungen** und **Tumoren** der Bauchhöhle in Betracht.

3.4.3 Resorbierende Oberfläche, Peritonealdialyse

Die Oberfläche des Peritoneums beträgt annähernd 2 m². Gelangen Bakterien in die Bauchhöhle, z.B. bei Durchbruch einer Appendizitis oder Gallenblasenentzündung, dann kann eventuell eine **Ausbreitung von Bakterien** über die gesamte Peritonealhöhle erfolgen. Dieses wird häufig durch lokale Verklebungen des Peritoneums und Deckung des Entzündungsherdes durch das Omentum majus verhindert. Eine generalisierte Peritonitis ist ein **lebensbedrohlicher** Zustand, weil über die große resor-

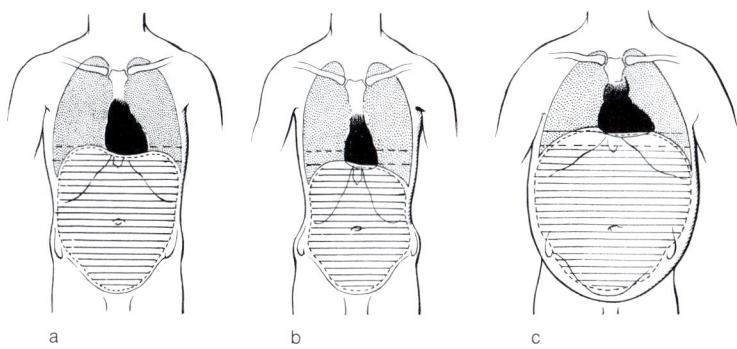

Abb. 12.5-20 Die Gestalt der Körperhöhlen. (a) Beim Normalen, (b) beim Astheniker, (c) beim Pykniker. Beachte u.a. die Position und die Achse des Herzens, die durch den Stand des Zwerchfells beeinflußt wird.

a   b   c

bierende Oberfläche der Bauchhöhle große Mengen von Bakterientoxinen in das Blut gelangen und schwere generalisierte Effekte auslösen können.

Außerdem kann die Resorptionsfähigkeit des Peritoneums therapeutisch ausgenutzt werden: einmal als Weg für **Injektionen von Medikamenten** in der Notfallmedizin, wenn akut kein venöser Zugang erreichbar ist (Injektion in den linken Unterbauch). Die Medikamente werden schnell resorbiert und gelangen zum großen Teil unter Umgehung der Leber in die Blutbahn (parietales Peritoneum!). Zum anderen kann die Peritonealhöhle für die Entfernung von schädlichen Substanzen aus dem Blut genutzt werden. Beim **Nierenversagen** können durch wiederholtes Einfüllen von 1–2 Litern einer geeigneten Elektrolytlösung (bis zu 80 l in 24 Stunden sind möglich) die harnpflichtigen Substanzen des Blutes in die eingefüllte Waschflüssigkeit übertreten und durch anschließendes Ablassen der Flüssigkeit entfernt werden. Dieser Eingriff wird als **Peritonealdialyse** bezeichnet. Auch bei Vergiftungen ist die Peritonealdialyse eine geeignete Notfalltherapie zur Entfernung des Giftes (z. B. von Medikamenten) aus dem Blut. Wegen der reduzierten Barrierenfunktion des Mesothels (s. oben) ist die eigentliche **Trennfläche** bei der Peritonealdialyse die Wand der submesothelialen Blutkapillaren.

Literatur

[1] ANDREWS, P. M., K. R. PORTER: The ultrastructural morphology and possible functional significance of mesothelial microvilli. Anat. Rec. 177 (1973) 409–426.

[2] BLUMBERG, H., P. HAUPT, W. JÄNIG, W. KOHLER: Encoding of visceral noxious stimuli in the discharge patterns of visceral afferent fibres from the colon. Pflügers Arch. 398 (1983) 33–40.

[3] BROMAN, I.: Warum wird die Entwicklung der Bursa omentalis in Lehrbüchern fortwährend unrichtig beschrieben? Anat. Anz. 86 (1938) 195–202.

[4] BRUMMER, G.: Zur Entwicklung der Bursa omentalis. Acta anat. 113 (1982) 281–295.

[5] DAS, S. K.: Assessment of the size of the human omentum. Acta anat. 110 (1981) 108–112.

[6] GITLIN, G.: Mode of union of right and left coelomic channels during development of the peritoneal cavity in the human embryo. Acta anat. 71 (1968) 45–52.

[7] JUSKIEWENSKI, S., J. GIUTARD, PH. VAYSSE, G. FOURTANIER, J. MOSCOVICI: Anomalies of rotation and fixation of the primitive midgut. Anat. Clin. 3 (1981) 107–125.

[8] KORITKÉ, J. G., H. SICK: Atlas anatomischer Schnittbilder des Menschen. Bd. 2: Bauch, Becken. Urban & Schwarzenberg, München–Wien–Baltimore 1982.

[9] KUO, D. C., G. M. KRAUTHAMER, D. S. YAMASAKI: The organization of visceral sensory neurons in thoracic dorsal root ganglia of the cat studied by horseradish peroxidase reaction using the cryostat. Brain Res. 208 (1981) 187–191.

[10] LEAK, L. V., K. RAHIL: Permeability of the diaphragmatic mesothelium: the ultrastructural basis for „stomata". Amer. J. Anat. 151 (1978) 557–594.

[11] LIEBERMANN-MEFFERT, D.: Form und Lageentwicklung des menschlichen Magens und seiner Mesenterien. Acta anat. 72 (1969) 376–410.

[12] LIEBERMANN-MEFFERT, D.: Die Entwicklung der Mesenterien des menschlichen Oberbauches unter neuen Gesichtspunkten. Acta anat. 75 (1970) 373–395.

[13] LIEBERMANN-MEFFERT, D., H. WHITE (eds.): The Greater Omentum. Springer, Berlin–Heidelberg–New York 1983.

[14] MADISON, L. D., B. BERGSTROM-PORTER, A. R. TORRES, E. SHELTON: Regulation of surface topography of mouse peritoneal cells. J. Cell Biol. 82 (1979) 783–797.

[15] MIRONOV, V. A., S. A. GUSEV, A. F. BARADI: Mesothelial stomata overlying omental milky spots: Scanning electron microscopic study. Cell Tiss. Res. 201 (1979) 327–330.

[16] PELLATT, A., A. EVANS: A further case of hyperrotation of the colon. Anat. Rec. 204 (1982) 289–293.

[17] PERNKOPF, E.: Die Entwicklung der Form des Magen-Darm-Kanales beim Menschen. Z. Anat. Entwickl.-Gesch. 85 (1928) 1–130.

[18] PERNKOPF, E.: Atlas der topographischen und angewandten Anatomie des Menschen, Bd. II. PLATZER, W. (Hrsg.). Urban & Schwarzenberg, München–Wien–Baltimore 1989.

[19] ROSSI, F.: Sul comportamento dei nervi peritoneali e sulla questione della sensibilità degli organi interni. Z. Anat. Entwickl.-Gesch. 109 (1939) 33–59.

[20] SCHMIDT, H.-M.: Über den Verlauf der Radix mesenterii beim Menschen. Z. Anat. Entwickl.-Gesch. 144 (1974) 187–193.

[21] SEIFERT, E.: Peritoneum einschließlich Netz. In: V. MÖLLENDORFF, W. (Hrsg.): Handbuch der mikroskopischen Anatomie des Menschen, 5. Bd., 1. Teil, S. 337–360. Springer, Berlin 1927.

[22] SHEEHAN, D.: The afferent nerve supply of the mesentery and its significance in the causation of abdominal pain. J. Anat. (Lond.) 67 (1932) 234–249.

[23] TESTUT, L., A. LATARJET: Traité d'Anatomie Humaine, Tome 4: Appareil de la digestion. Doin, Paris 1931.

[24] TÖNDURY, G.: Angewandte und topographische Anatomie, 5. Aufl. Thieme, Stuttgart–New York 1981.

[25] VOGT, W.: Zur Morphologie und Mechanik der Darmdrehung. Anat. Anz. 53 (1920) 39–55.

12.6 Magen

D. Drenckhahn und K. Fleischhauer

1 Übersicht

Der Magen, *Ventriculus* oder *Gaster,* ist ein erweiterter Abschnitt des Darmrohres. Er dient in erster Linie der mechanischen und chemischen Aufbereitung der Speisen, die hier vorübergehend gespeichert werden. Durch die Kontraktionen der Magenwand wird der Speisebrei, Chymus, mit dem säure- und enzymhaltigen Sekret der Magenschleimhaut versetzt. Resorptionsvorgänge spielen nur eine untergeordnete Rolle. Der gut durchfeuchtete und durchmischte Speisebrei, der zum Schluß eine sämige Konsistenz hat, wird aus dem Magen durch den Pförtner, *Pylorus,* in kleinen Portionen an den Zwölffingerdarm, *Duodenum,* weitergegeben.

Neben den Zellen, welche Schleim, Salzsäure und Pepsinogen, die Vorstufe des Verdauungsenzyms Pepsin, produzieren, kommen in der Magenschleimhaut hormonbildende Zellen vor. Sie bilden u.a. das Gastrin, welches in die Blutbahn abgegeben wird und über das Herz-Kreislauf-System wieder an die Magenschleimhaut gelangt und die Säuresekretion stimuliert. Weiterhin wird von den Magendrüsen ein Protein (intrinsischer Faktor) sezerniert, das für die Resorption des Vitamins Cobalamin im Ileum erforderlich ist.

2 Gestalt und makroskopische Gliederung

Die Gestalt des Magens ist individuell verschieden und überdies vom Füllungszustand und von der Körperstellung abhängig.

Der Magen besitzt eine Vorder- und eine Hinterfläche, **Paries anterior** und **posterior.** Diese beiden Flächen sind durch den Ansatz des Omentum minus an der **kleinen Kurvatur,** *Curvatura gastrica minor,* und des Lig. gastrosplenicum und gastrocolicum an der **großen Kurvatur,** *Curvatura gastrica major,* voneinander geschieden. Der Magensack wird in mehrere Abschnitte untergliedert, die anhand eines im Stehen aufgenommenen Röntgenbildes nach Bariumbreifüllung (Abb. 12.6-1a u. b) beschrieben werden: Die Öffnung des Ösophagus, *Ostium cardiacum,* wird von der **Pars cardiaca** umgeben. Dieser Abschnitt ist, wie später gezeigt wird, durch einen besonderen Bau der Schleimhaut gekennzeichnet. Anschließend folgen der **Fundus gastricus** (auch *Fornix*), der beim stehenden Menschen die Magenblase (Luft) enthält, und das **Corpus gastricum,** dessen Schleimhaut in jeder Beziehung derjenigen des Fundus gleicht. Auf das Corpus gastricum folgt als weiterer großer Abschnitt die **Pars pylorica.** Auch sie hat einen besonderen Bau der Schleimhaut. An der kleinen Kurvatur ist der Beginn der Pars pylorica vielfach durch einen in das Innere vorstehenden Knick, **Incisura angularis,** markiert. Wie das Röntgenbild Abb. 12.6-1 zeigt, ist die Incisura angularis jedoch nicht immer erkennbar. Sie liegt etwa dort, wo in der Abbildung eine tief einschneidende peristaltische Welle über den Magen hinwegzieht. Die Pars pylorica läßt sich wiederum in zwei Abschnitte untergliedern: Der eine, das **Antrum pyloricum** oder kurz Antrum, schließt an das Korpus an und geht ohne scharfe Grenze in den anderen über, der von den Anatomen *Canalis pyloricus* genannt wird, von den Röntgenologen aber vielfach als *Pars praepylorica* bezeichnet wird. Das **Ostium pyloricum** ist vom Pylorus, dem Schließmuskel des Magens, umgeben und leitet zur Pars superior des Zwölffingerdarmes, *Duodenum,* über. Dieser Darmabschnitt beginnt mit einer Auftreibung, *Ampulla duodeni,* die in der Fachsprache der Radiologen Bulbus duodeni heißt.

Die **Wand des Magens** ist nur wenige Millimeter dick. Entsprechend dem allgemeinen Aufbau der Darmwand, besteht sie aus mehreren Schichten: Tunica mucosa, Tela submucosa, Tunica muscularis, Tela subserosa und Tunica serosa. Während die äußere Oberfläche des Magens glatt ist, finden wir im Inneren die **Schleimhaut** zu Falten, **Plicae gastricae,** aufgeworfen. Wie sowohl das Röntgenbild am lebenden Menschen (Abb. 12.6-2) als auch die anatomische Untersuchung des Leichenmagens zeigen (Abb. 12.6-3), laufen die Falten im Bereich der kleinen Kurvatur mehr oder weniger parallel zur Längsrichtung des Magens. Sie sind hier über längere Strecken zu verfolgen und bilden entlang der kleinen Kurvatur die sog. **Magenstraße.** Im Bereich der großen Kurvatur sind die Falten dagegen weniger regelmäßig und verlaufen oft schräg oder quer.

Eine hirnrindenartige Vergröberung der Falten (mehrere Zentimeter dick und hoch) ist bei der **Riesenfaltengastritis** (Morbus Ménétrier) zu beobachten, einer chronisch entzündlichen Magenschleimhautentzündung ungeklärter Ursache.

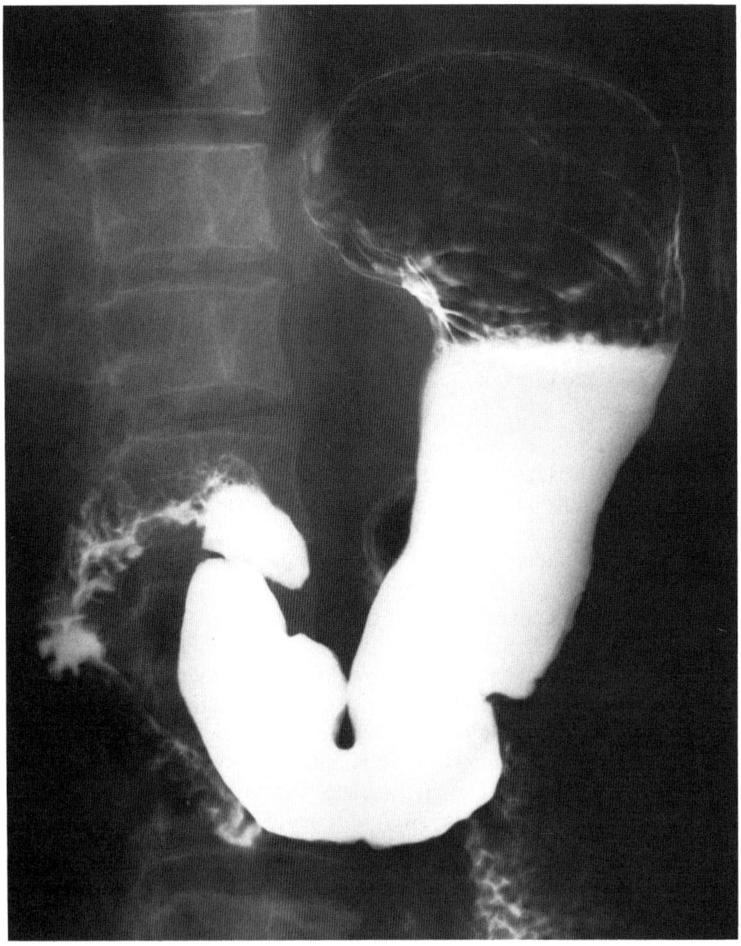

Abb. 12.6-1 Normotoner Magen nach Prallfüllung durch Kontrastmittelgabe.
(a) Aufnahme im Stehen, d.v.-Strahlengang; (b) Durchzeichnung von (a) mit Angabe der Bezeichnungen: A.d. = Ampulla duodeni (= Bulbus duodeni); D = Duodenum (Pars superior); O. c. = Ostium cardiacum; O. p. = Ostium pyloricum; Pfeile = Kontraktionswellen.

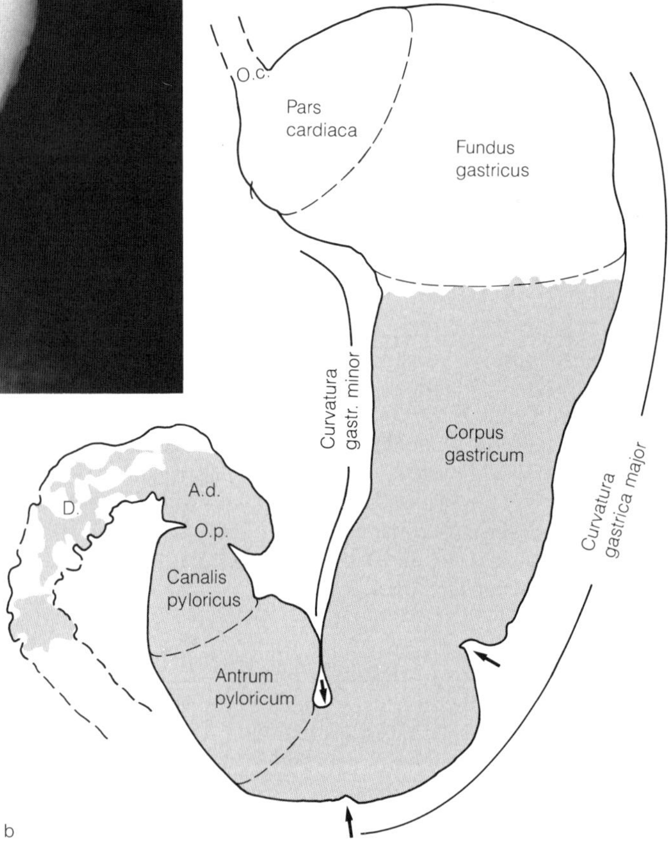

3   Motorischer Apparat

Die **Tunica muscularis** des Magens ist kompliziert aufgebaut. Außen liegen in Fortsetzung der **Längsmuskelschicht** des Ösophagus Bündel glatter Muskulatur. Sie ziehen in Längsrichtung über die Magenwand hinweg und sind an der kleinen und großen Kurvatur besonders kräftig ausgebildet. Zwischen diesen Längsbündeln wird stellenweise die nach innen folgende, zirkuläre Schicht sichtbar. Die **Ringmuskulatur** ist in allen Bereichen des Magens gut entwickelt. Am Magenausgang, Pylorus, ist sie verdickt und bildet den Schließmuskel, **M. sphincter pylori.** Außer der Längs- und Ringmuskulatur kommen in der Magenwand **schräg verlaufende**

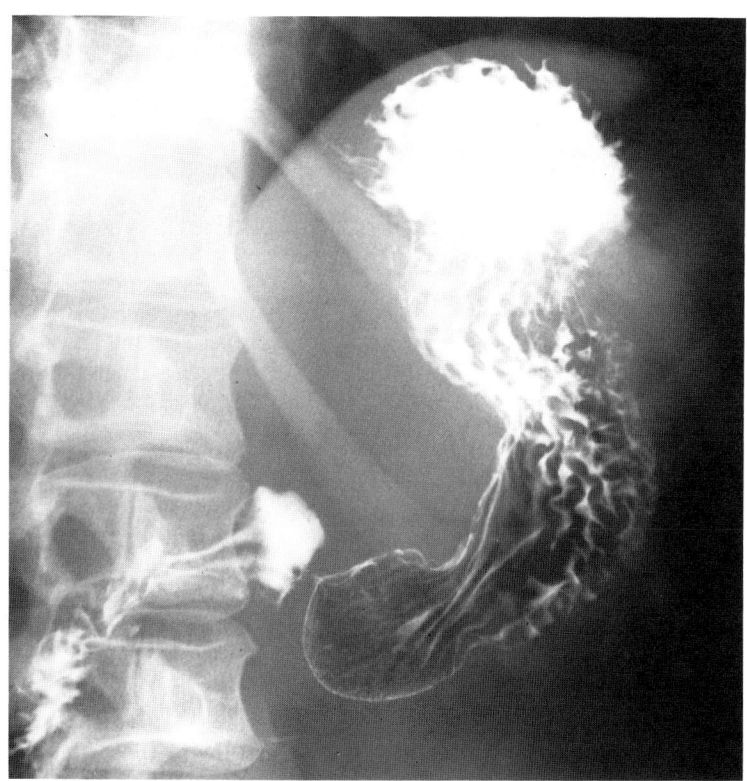

Abb. 12.6-2 Die Schleimhautfalten des Magens. Reliefaufnahme in Rücken- und leichter Schräglage des Patienten. Der Kontrastbrei liegt in den Tälern der Schleimhautfalten. Auch im Fundus befindet sich jetzt Kontrastbrei. Die Schleimhautfalten sind im Bereich des Antrums besonders gut sichtbar. Der Pylorus ist kontrahiert und trennt die Pars pylorica von der mit Kontrastbrei gefüllten Ampulla duodeni (= Bulbus duodeni).

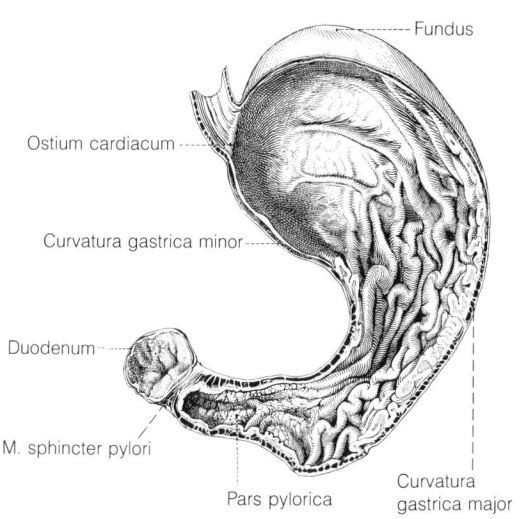

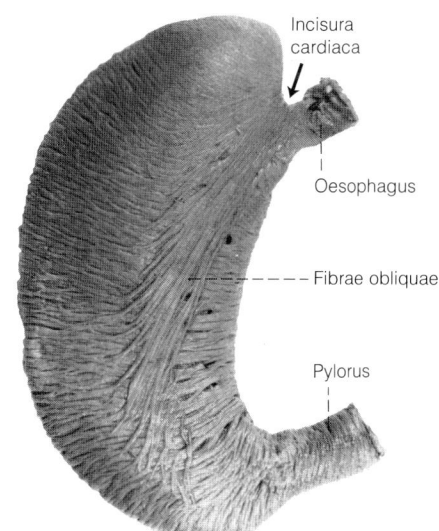

Abb. 12.6-3 Menschlicher Magen, von vorne her eröffnet, mit starkem Faltenrelief der Schleimhaut.

Abb. 12.6-4 Muskelwand eines menschlichen Magens von dorsal her gesehen. Die Paries anterior ist nach hinten umgestülpt und von der Schleimhautseite her präpariert. Die Fibrae obliquae liegen zuinnerst und schwenken in die zirkulären Faserbündel ein.

Züge glatter Muskulatur, *Fibrae obliquae*, vor. Sie liegen am weitesten innen. Wie in Abb. 12.6-4 präparatorisch dargestellt, beginnen die Fibrae obliquae neben dem Ostium cardiacum, ziehen gestreckt nach abwärts, wobei sie die kleine Kurvatur freilassen, biegen zur großen Kurvatur hin um und schließen sich der Ringmuskelschicht an.

Die unterste Grenze, bis zu der die tiefsten Fibrae obliquae hinabreichen, entspricht dem Ende des aus Fundus und Korpus bestehenden, funktionellen **„Verdauungssackes"**, Saccus digestorius, und dem Anfang des **„Austreibungskanals"**, Canalis egestorius. Die unterste der Muskelschlingen, die den Verdauungssack abschließt, kann durch ihre Kontraktion eine Sanduhrform des Magens bewirken und ist auch Sphincter antri genannt worden.

Der leere Magen ist im kontrahierten Zustand darmähnlich rund, während im erschlafften Zustand Vorder- und Hinterwand aufeinanderliegen. Nach Einnahme von etwa 300 g Kontrastmittelbrei ist der Magen entfaltet („Prallfüllung", vgl. Abb. 12.6-1). Durch Belastung wird die Korpusachse fast senkrecht gestellt, und der untere Pol wird zum Magenknie ausgesackt, das dann gewöhnlich unterhalb des Nabels steht. Das maximale **Fassungsvermögen** des Magens ist individuell verschieden und beträgt beim Erwachsenen etwa 1500 ml.

Nach jeder Füllung des Magens erfolgt zunächst eine schwache Längs- und danach erst eine Querdehnung. Dabei werden die in die Ringmuskulatur übertretenden Fibrae obliquae gedehnt. Sie passen sich in ihrer Länge dem jeweiligen Füllungszustand an. Diese **tonische Umschließung** des Inhaltes heißt **Peristole**. Je höher der Tonus ist, desto kürzer ist der Verdauungssack und desto niedriger ist die Dehnungsschwelle, d.h. um so früher kontrahieren sich die Fibrae obliquae auf den Dehnungsreiz bei Magenfüllung. Ist der Tonus dagegen gering, dann ist die Dehnungsschwelle hoch; der Magen erfährt nach der Füllung eine starke Aussackung, und die Kontraktion erfolgt verzögert oder gar nicht. Im ersten Falle spricht man von einer die Füllung des Magens erschwerenden Hypertonie, im letzten Falle von Hypotonie.

Die **peristolischen Bewegungen** beschränken sich auf den sog. Verdauungssack. Der erste Schnürring tritt normalerweise an der großen Kurvatur im Bereich der untersten und zuerst gedehnten Muskelschlinge auf. Dann folgen mehr oder weniger regelmäßig in Abständen von etwa 15–25 Sekunden weiter kranialwärts liegende Einschnürungen, welche den Mageninhalt kneten.

Die **Entleerung** erfolgt auf ganz andere Weise durch streng geordnete **peristaltische Bewegungen**. Dabei wandert ein tief einschneidender Kontraktionsring – oder mehrere hintereinander – pyloruswärts und schiebt dabei den Inhalt eines vorangehenden, oft ballonartig erweiterten Abschnittes vor sich her. Die peristaltischen Kontraktionswellen beschränken sich auf die unteren Abschnitte des Magens, die funktionell den Austreibungskanal bilden. Die Peristaltik wird reflektorisch gesteuert und geht von einem **Schrittmacher** aus, der etwa an der Grenze zwischen oberem und mittlerem Drittel des Magens an der Seite der großen Kurvatur liegt. Die hier initiierten Kontraktionswellen bewegen sich mit einer zum Pylorus hin zunehmenden Geschwindigkeit über den Magen hinweg nach aboral. Durch die tief einschneidenden peristaltischen Wellen (vgl. Abb. 12.6-1 u. 2) wird jeweils ein Teil des im Corpus gastricum befindlichen Inhalts abgetrennt und zum Pylorus befördert. Auch die Tätigkeit des *M. sphincter pylori* wird **reflektorisch** gesteuert. Nach dem Durchlaß einer Portion des Chymus wird der Pylorus so lange verschlossen, bis der in den Darm hineingelangte saure **Mageninhalt neutralisiert** ist. Auch pralle Füllung des Duodenums verursacht Pylorusverschluß. Dagegen wird der Widerstand der Kardia leicht überwunden, z.B. beim Aufstoßen. Wird dabei Mageninhalt mitgerissen, so empfinden wir seine Säure als **Sodbrennen**.

Das **Erbrechen** wird durch Kontraktionen der Bauchmuskeln und des Zwerchfells bewirkt. Unter diesem Außendruck weicht der Mageninhalt, wahrscheinlich unterstützt durch eine Kontraktion der Pars pylorica, zum Ort des geringsten Widerstandes, d.h. zur Kardia, aus. Hier ist kein Sphinkter vorhanden.

Eine der häufigsten Fehlbildungen ist der kindliche **Pylorospasmus**, der durch eine Hypertrophie der Pylorusmuskulatur hervorgerufen wird. Er manifestiert sich überwiegend bei männlichen Säuglingen (4:1). Ständiges Erbrechen und Abmagerung kann die Folge des Pylorospasmus sein. Operativ kann die Krankheit durch Längsspaltung der verdickten Ringmuskulatur mit hervorragendem Erfolg geheilt werden.

Der größte Teil des Magens liegt links der Mittellinie, der Pylorus reicht auf die rechte Seite herüber. Auf das Skelett bezogen, liegt der **tiefste Punkt** in Höhe des 2. bis 3. Lendenwirbels, beim Stehen sinkt er bis in die Höhe des 3. bis 4. Lendenwirbels. Der Pylorus verschiebt sich dabei um eine Wirbelhöhe. Beim Greis steht er 4–6 cm tiefer als im mittleren Alter. Im Liegen (vgl. Abb. 12.6-2) wird der Schiefstand der Magenachse deutlicher, die Vorderfläche ist dabei ventrokranial gerichtet. Der Magen wird vorne teilweise von der Leber überlagert, deren unterer Rand schräg durch das Feld zwischen den Rippenbögen **(Epigastrium)** zieht. Zwischen dem Leberrand und dem Rippenbogen liegt der Magen der vorderen Bauchwand unmittelbar an, sog. **Magenfeld** (vgl. Abb. 12.5-1). Hier geht man links neben dem knorpeligen Ende der 8. Rippe ein, um den Magen zu erreichen. Bei Rückenlage zieht sich der leere, kontrahierte Magen ganz von der Bauchwand zurück, wobei die Nachbarorgane wie eine Blende das Magenfeld schließen. In Bauchlage und bei der Füllung wird das Magenfeld dagegen vergrößert. Die **Hinterwand** des Magens hat enge topographische Beziehungen zur **Bauchspeicheldrüse**.

4 Magenschleimhaut

Bei Eröffnung eines noch nicht durch Andauung veränderten Magens erkennt man mit bloßem Auge die mit einer Schleimschicht bedeckten Magenfalten, **Plicae gastricae**. Es handelt sich um hohe Schleimhautfalten, bei denen die Lamina muscularis mucosae mit aufgeworfen ist (Abb. 12.6-5). Bei Lupenbetrachtung sieht man darüber hinaus eine beetartige Felderung der Oberfläche. Die hierdurch entstehenden **Areae gastricae** haben Durchmesser von etwa 14 mm und treten je nach dem Tonus der Muscularis mucosae unterschiedlich deutlich hervor. Auf den Areae gastricae münden in ziemlich regelmäßigen Abständen die mikroskopisch kleinen Magengrübchen, **Foveolae gastricae**. Sie sind in dem Schema Abb. 12.6-5 nur an der Schnittfläche zu erkennen und in Abb. 12.6-6 bei stärkerer Vergrößerung in einer Aufsicht auf die Schleimhautoberfläche wiedergegeben.

Die Magenschleimhaut des Menschen ist etwa **1–2 mm dick.** Die Oberfläche mit den Foveolae gastricae wird von einem einschichtigen, schleimbildenden Oberflächenepithel überzogen. Vom Grunde der Foveolae erstrecken sich verzweigte, **tubulöse Drüsen** in die Tiefe.

4.1 Oberflächenepithel des Magens

Die Zellen des Oberflächenepithels sind hochprismatisch, ihr Kern liegt basal. Die apikale Zellhälfte enthält große Mengen von 0,3–1 μm großen **Schleimgranula**, die **fucosereiche**, neutrale **Muzine** enthalten. Diese besitzen nur geringe Mengen von Sialinsäure und kaum sulfatierte Zucker (Tabelle 12.6-1). Die Schleimgranula sind deshalb schwächer mit **kationischen Farbstoffen** (z.B. Toluidinblau) darstellbar als die der Epithelzellen der Foveolae und Drüsenhälse, in denen der Gehalt an sulfatierten

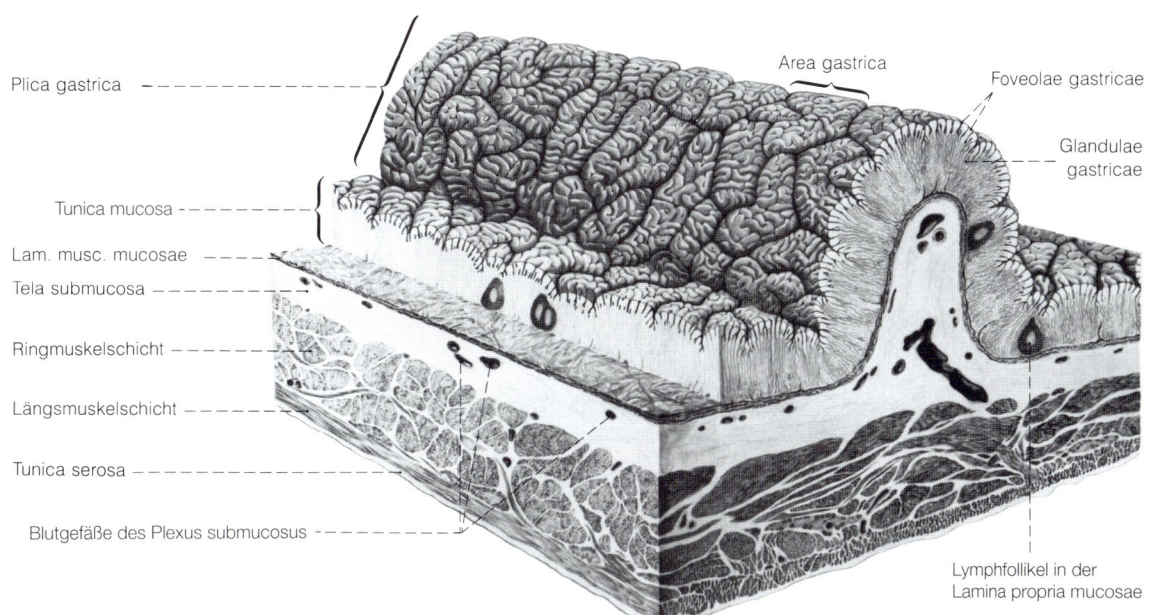

Plica gastrica

Tunica mucosa

Lam. musc. mucosae

Tela submucosa

Ringmuskelschicht

Längsmuskelschicht

Tunica serosa

Blutgefäße des Plexus submucosus

Area gastrica

Foveolae gastricae

Glandulae gastricae

Lymphfollikel in der Lamina propria mucosae

Abb. 12.6-5 Dreidimensionales Schema der menschlichen Magenwand im Korpus-Fundus-Bereich. Am Schnittrand erkennt man, daß die Grundlage der Magenfalten von der Submukosa gebildet wird. (Aus CLARA et al. [1])

Zuckern größer ist. Wegen des hohen Kohlenhydratanteils sind alle schleimproduzierenden Zellen des Magens und Darmes leuchtend mit der **PAS-Reaktion** darstellbar.

Die (hydrophoben) Fucosereste verleihen dem Schleim **Blutgruppeneigenschaften** (AB0, s. Abb. 2.2-1) und erhöhen wahrscheinlich den Vernetzungsgrad des Schleims durch hydrophobe Wechselwirkungen zwischen den Fucosereste benachbarter Muzinmoleküle (Näheres über Muzine s. Kap. 4.2.6). Gleichzeitig sezernieren die Zellen ein cysteinreiches **Quervernetzungsprotein,** das die Muzine zu Zweier- und Vierergruppen vernetzt und auf diese Weise die Muzinschicht stabilisiert [6]. Die 0,02–0,2 mm dicke Schleimschicht besteht aus zwei Lagen [9]. Sie schützt die Schleimhaut vor Andauung durch den Magensaft. Die oberflächliche Lage stammt aus den Drüsen, die tiefe wird vom Oberflächenepithel sezerniert. Die Epithelzellen sezernieren zudem Bikarbonationen und **puffern** dadurch H^+-Ionen an der Epitheloberfläche unter Bildung von CO_2 ab, so daß der pH-Wert der Epitheloberfläche neutrale Werte erlangt.

Zerstörung der Schleimschicht durch hochkonzentrierten **Alkohol** (z. B. 60%) oder höhere Konzentrationen von **Acetylsalicylsäure** (Aspirin®) führen lokal zur Andauung und zum Verlust der Oberflächenepithelien (Erosion, **erosive Gastritis**). Wird die Noxe entfernt, können Epithelzellen aus den Foveolae gastricae auswandern, amöboid über die Erosionsfläche hinwegkriechen und so den Defekt innerhalb von etwa einer Stunde wieder schließen.

Tabelle 12.6-1 Kohlenhydratanteil (mol%) von gastrointestinalen Muzinen.

Abkürzungen: GlucNAc (N-Acetylglukosamin).GalNAc (N-Acetylgalaktosamin) (nach NEUTRA u. FORSTNER in [6])			
	Magen	Dünndarm	Dickdarm
Fucose	21,4	15,3	10,9
Galaktose	35,4	25,9	30,1
GlucNAc	32,4	20,9	16,9
GalNAc	9,8	24,5	10,1
Sialinsäure	1,2	13,2	8,9
Sulfat/GlucNAc	0,3	0,47	0,3–0,5

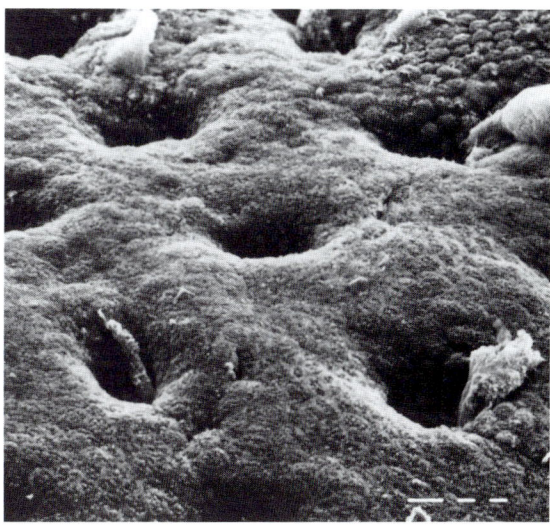

Abb. 12.6-6 Aufsicht auf die normale menschliche Magenschleimhaut im Korpusbereich. Beachte die in etwa gleichmäßigen Abständen angeordneten Öffnungen der Foveolae gastricae. Rechts oben sind einzelne Zellgrenzen des Oberflächenepithels zu erkennen. REM; Maßstab 100 μm. (Aus KOCH [7])

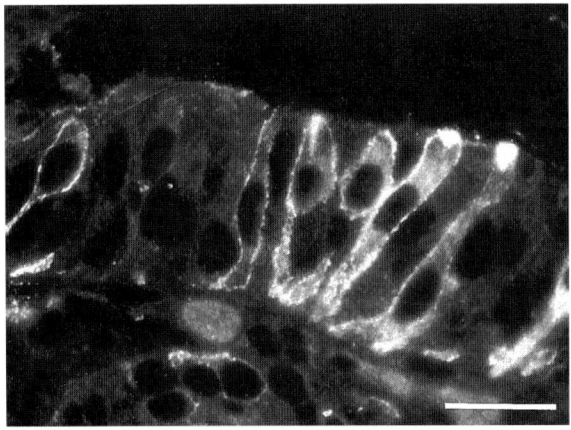

Abb. 12.6-7 Immunhistochemische Darstellung von Bürstenzellen im Oberflächenepithel der Kardia des Rattenmagens, wo besonders viele dieser Zellen vorkommen. Auch das menschliche Magenepithel enthält verstreut Bürstenzellen. Diese sind hier durch das Aktinfilament-bündelnde Mikrovillusprotein Villin spezifisch markiert. Vergr. 700fach. (Aus HÖFER u. DRENCKHAHN [4])

Die Sekretion des Muzins erfolgt 1. durch **kontinuierliche** (konstitutive) **Exozytose,** 2. durch **Massenexozytose** und anschließendes Absterben der Zellen (unter dem Einfluß von Alkohol, Acetylsalicylsäure oder psychischem Streß) und 3. durch **Exfoliation** (Ablösung) der Epithelzellen im Sinne einer Holozytose (tritt unter dem Einfluß starker Noxen auf). Der Magenschleim wird von der Oberfläche her durch Pepsin verdaut (Spaltung der zuckerfreien Proteinabschnitte der Muzine) und dadurch superfiziell verflüssigt und dem Magenbrei beigemischt.

Verstreut im gesamten Oberflächenepithel befinden sich die flaschenförmigen **Bürstenzellen** (Abb. 12.6-7). Diese sind mit einem Büschel von langen, steifen Mikrovilli ausgerüstet, die in den Magenschleim ragen. Es wird vermutet, daß die Bürstenzellen Dehnungs- bzw. Chemorezeptorfunktionen besitzen. Die Bürstenzellen sind reich an Stickoxid(NO)-produzierenden Enzymsystemen. NO setzt u.a. den Tonus der glatten Muskulatur herab (vgl. Kap. 2.2.9).

4.2 Magendrüsen

Vom Grunde der Foveolae gastricae gehen die Magendrüsen aus (Abb. 12.6-8). Es handelt sich um lange, verzweigte **tubulöse Drüsen,** die in verschiedenen Abschnitten des Magens unterschiedlich gebaut sind, so daß man im Hinblick auf das histologische Bild drei Zonen unterscheiden kann.

4.2.1 Kardiadrüsen

Ein schmaler, häufig nur 0,5–1 cm (bis 3 cm) breiter Streifen der Kardia am Übergang zum Ösophagus besitzt tubulöse verzweigte, teils zystisch aufgetriebene [11], **muköse Drüsenschläuche** (*Glandulae cardiacae*), die

Schleim produzieren. Parietalzellen und Hauptzellen fehlen.

4.2.2 Hauptdrüsen

Die Drüsen des *Fundus* und *Corpus ventriculi,* die Hauptdrüsen *(Glandulae gastricae propriae),* sind etwa 1,5 mm lange, mäßig verzweigte tubulöse Drüsen, die bis zur Muscularis mucosae reichen. Sie produzieren mit Hilfe von drei verschiedenen Drüsenzelltypen **Pepsino-**

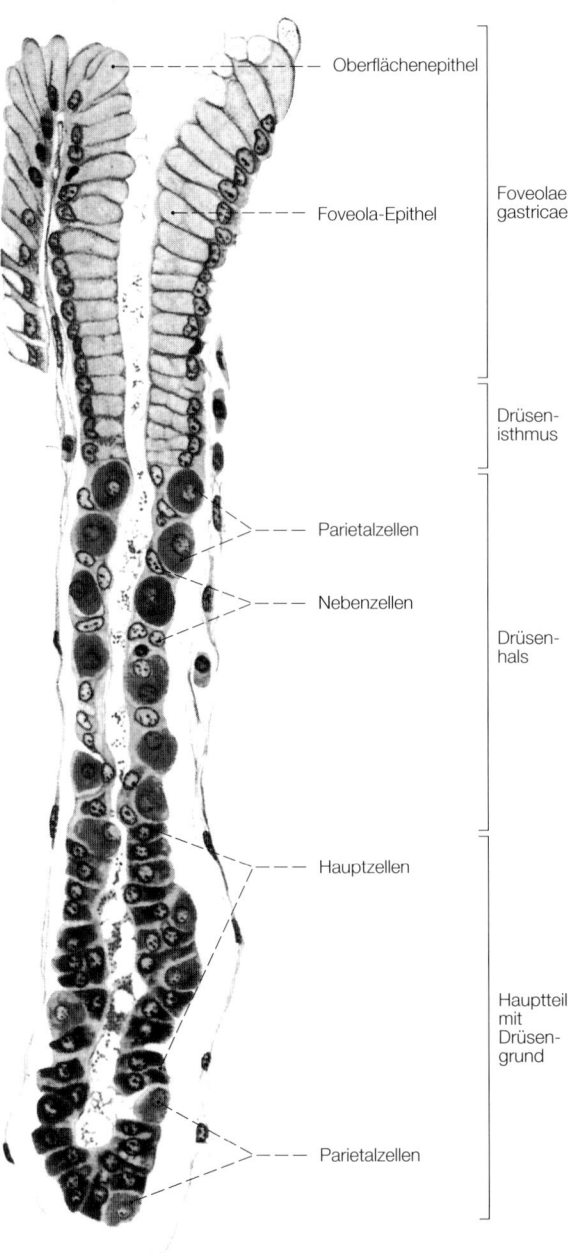

Abb. 12.6-8 Das histologische Bild einer Magendrüse aus dem Korpus des menschlichen Magens. Zeichnung eines H.E.-gefärbten Präparates. Vergr. ca. 300fach. (Aus WEISS [16])

gene, **Salzsäure** und **Muzine.** Die Drüsenschläuche werden in drei Abschnitte unterteilt: den **Isthmus** (Übergang zwischen Drüsenschlauch und Foveola), den gestreckten **Halsteil** (Cervix) und den verzweigten und zumeist gewundenen **Hauptteil** (Pars principalis), der im Drüsengrund (Fundus) endet (Abb. 12.6-8). Die Muzin-produzierenden **Nebenzellen** sind hauptsächlich auf den Isthmus und Cervix beschränkt, die Salzsäure-produzierenden **Parietalzellen** (Belegzellen) kommen in allen Abschnitten vor, am häufigsten jedoch im Halsabschnitt, während die Pepsinogen-sezernierenden **Hauptzellen** vor allem im Hauptstück anzutreffen sind. Alle Zellen sind durch sehr dichte *Zonulae occludentes* miteinander verbunden (Barriere zum aggressiven Magensaft) und durch eine kräftige *Zonula adhaerens* und **Desmosomen** miteinander mechanisch verbunden. **Nexus** sind ebenfalls zwischen allen Epithelien ausgebildet.

Nebenzellen, auch als **muköse Halszellen** bezeichnet, liegen häufig dreieckig oder sanduhrförmig eingekeilt zwischen benachbarten Parietalzellen (Abb. 12.6-9). Die Sekretgranula sind größer (0,3–2 µm) und die in ihnen enthaltenen Muzine saurer als die der Oberflächenepithelien (mehr sulfatierte N-Acetylglukosamin-Moleküle). Daraus resultiert die schwache bis **mäßige Basophilie** der Zellen. Nebenzellen, die zwischen Hauptzellen im Drüsengrund vorkommen, sind lichtmikrosko-

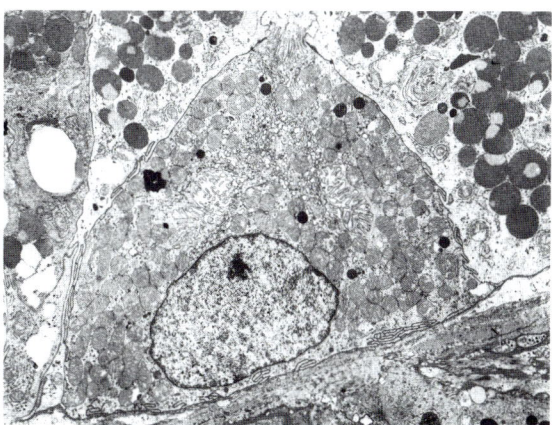

Abb. 12.6-10 Parietalzelle aus einer Fundusdrüse des menschlichen Magens. Zur Deutung der intrazellulären Strukturen vgl. Abb. 12.6-11. TEM; Vergr. 3000fach. (Original: U. WULFHEKEL, Bonn)

pisch schwer zu erkennen. Durch eine relativ blaß ausfallende **PAS-Zuckerreaktion** können die Nebenzellen jedoch von den Hauptzellen unterschieden werden [3, 6].

Parietalzellen sind große, pyramidenförmige Zellen, die im Querschnitt häufig dreieckig erscheinen und sich in das Propriabindegewebe vorbuckeln (Abb. 12.6-8 bis 13). Der schmale luminale Zellpol ist oft nicht angeschnitten, so daß die Parietalzellen wie seitlich aufgelegt erscheinen. Daraus resultiert die Bezeichnung Parietalzellen bzw. Belegzellen. Aufgrund ihres **Mitochondrienreichtums** sind die Zellen **eosinophil** und mit Orange G leuchtend anfärbbar. Im Elektronenmikroskop kann man sehen, daß die apikale Zelloberfläche durch Mikrovilli und darüber hinaus durch tiefe kanälchenförmige Einstülpungen bis tief in die Zelle hinein vergrößert ist.

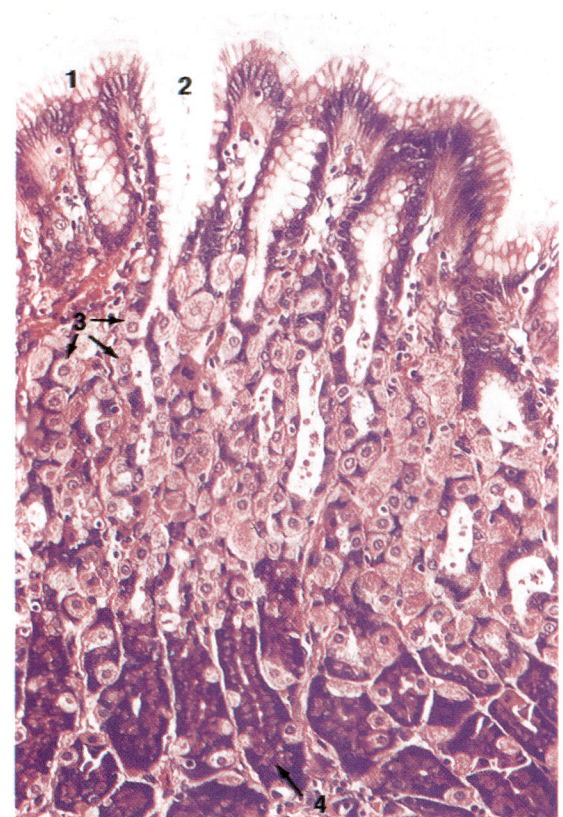

Abb. 12.6-9 Schnitt durch die Schleimhaut des menschlichen Magenfundus. 1 = Oberflächenepithel; 2 = Foveola gastrica; 3 = Parietalzellen; 4 = Hauptzellen. Die Nebenzellen (Halszellen) sind zwischen den Parietalzellen als eingekeilte Zwickel gut zu sehen. H.E., Vergr. 120fach. (Aus WHEATER et al. [15])

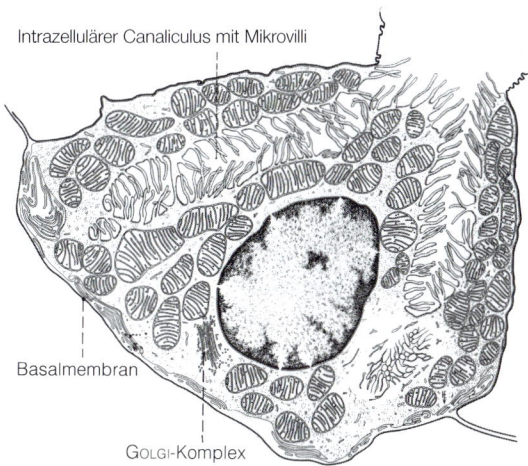

Intrazellulärer Canaliculus mit Mikrovilli

Basalmembran

GOLGI-Komplex

Abb. 12.6-11 Schema einer Parietalzelle bei elektronenmikroskopischer Vergrößerung. Beachte den Reichtum an Mitochondrien und die Oberflächenvergrößerung durch Ausbildung von intrazellulären Sekretkanälchen durch Mikrovilli.

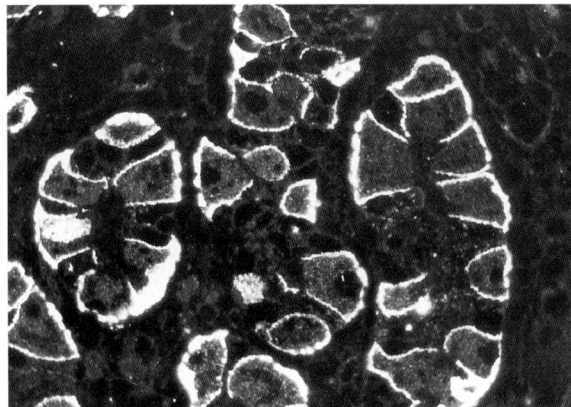

Abb. 12.6-12   Querschnitt durch die Halsregion der Fundusdrüsen des menschlichen Magens. Die basolaterale Membran der Parietalzellen ist durch einen Antikörper gegen den Anionenaustauscher 2 (AE 2) dargestellt. Durch dieses Membranprotein gelangen die Cl⁻-Ionen der Salzsäure in die Parietalzellen. Vergr. 400fach. (Nach WARRINGS et al. [14])

Diese werden als intrazelluläre oder **sekretorische Kanälchen** (Canaliculi) bezeichnet. Durch die so vergrößerte luminale Membranoberfläche wird Platz für diejenigen Membranproteine geschaffen, die für die Sekretion der Salzsäure nötig sind:

Eine **H⁺-Pumpe** transportiert unter ATP-Verbrauch im Austausch gegen K^+-Ionen H^+-Ionen in das Drüsenlumen (H⁺-K⁺-ATPase). Für die luminal abgegebenen H^+-Ionen bleiben in der Zelle OH^--Ionen zurück, die sich mit CO_2 zu Bikarbonationen (HCO_3^-) vereinigen (Katalyse durch eine membranständige Carboanhydrase). Die HCO_3^--Ionen können die Zelle über die basolaterale Plasmamembran mit Hilfe eines HCO_3^--Cl^--Austauschproteins verlassen, das als **Typ-2-Anionenaustauscher** (AE 2) identifiziert wurde (Abb. 12.6-12). Durch diesen Anionenaustauscher gelangen Cl^--Ionen in die Zelle, die dann mit Hilfe eines in der luminalen Plasmamembran gelegenen Cl^--Kanals passiv in den Magensaft übertreten können. Bei dem Prozeß der Salzsäuresekretion sind weitere Transportproteine indirekt beteiligt (Na⁺-K⁺-ATPase, Na⁺-H⁺-Austauscher), die in der basolateralen Plasmamembran gelegen sind, der Übersicht halber aber in Abb. 12.6-13 nicht eingezeichnet wurden. Die in die Blutkapillaren abgegebenen Bikarbonationen („**Alkaliflut**") werden wegen des zur Schleimhautoberfläche gerichteten Blutstroms zu den **Oberflächenepithelzellen** transportiert, von denen sie durch einen basolateralen HCO_3^--Cl^--Austauscher in die Zellen aufgenommen und über einen Bikarbonatkanal der apikalen Zelloberfläche in den Mukus befördert werden. Auf diese Weise wird das Oberflächenepithel vor der Salzsäure geschützt und die Entstehung einer Erosion bzw. eines Magenulkus verhindert (s. oben). Im inaktiven, nichtsekretorischen Zustand ist die Parietalzelle in der Lage, die Salzsäure-Transportproteine durch Endozytose von der luminalen Membran zu entfernen und in tubulären Membranvesikeln im Zytoplasma zu speichern. Die intrazellulären Sekretkanäle verschwinden

dann. Bei einer erneuten Aufnahme der Salzsäuresekretion werden die luminalen Speichervesikel durch Exozytose wieder in die Plasmamembran eingebaut. Adäquate **Stimuli** für den luminalen Vesikeleinbau und damit die Sekretion der Salzsäure sind **Acetylcholin** aus den cholinergen Fasern des mukösen Nervenplexus, **Histamin** aus den zahlreichen Mastzellen der Mukosa und

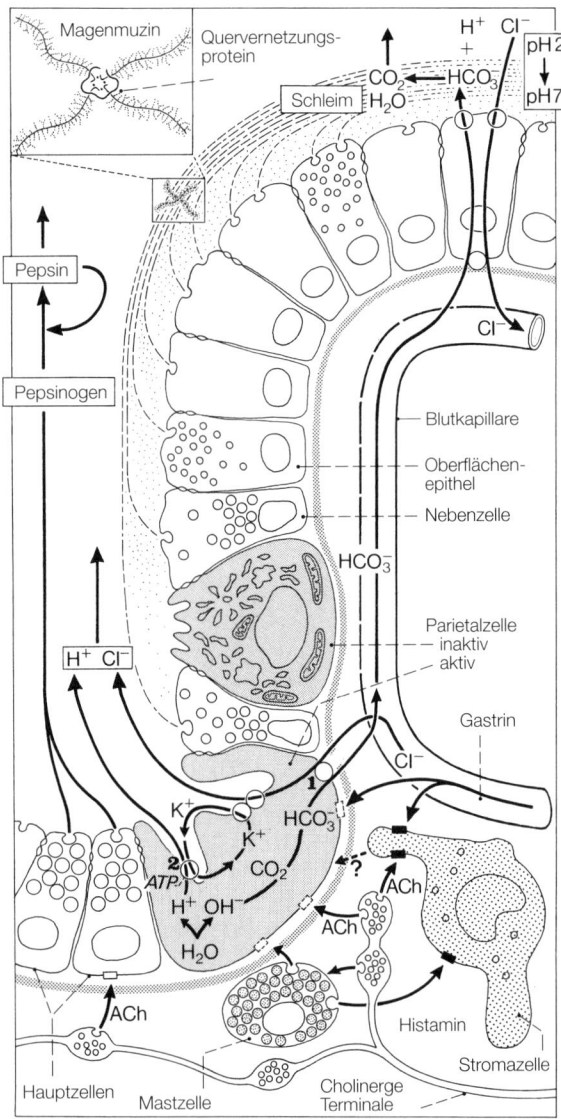

Abb. 12.6-13   Histophysiologie der Magenhauptdrüsen. Die Stimulierung der Parietalzellen zur Salzsäuresekretion erfolgt durch Histamin, Gastrin und Acetylcholin (ACh). Die entsprechenden Hormonrezeptoren sind bisher nur auf Stromazellen der Mukosa nachgewiesen worden (wahrscheinlich Makrophagen). Es ist nicht bekannt, wie die Stromazellen die Parietalzellen stimulieren. Die Aufnahme von Cl⁻ der Salzsäure in die Zellen erfolgt durch den Anionenaustauscher 2 (1). Die H⁺-Ionen werden durch eine apikale H⁺-K⁺-Pumpe (2) in den Magensaft sezerniert. Die äußere und innere Schicht des Oberflächenschleims wird durch Nebenzellen und Oberflächenepithelzellen produziert. Die HCO_3^--Sekretion der Oberflächenepithelzellen neutralisiert den pH-Wert auf der Epitheloberfläche. So wird die Selbstandauung der Magenschleimhaut verhindert.

das im Blut zirkulierende Hormon **Gastrin,** das vor allem in den endokrinen Zellen (G-Zellen) des Pylorus und Duodenums gebildet und in die Blutbahn abgegeben wird. Ein inhibitorisches Hormon ist das **GIP** (gastric inhibitory polypeptide), das in endokrinen Zellen des Dünndarmes gebildet wird. Die Freisetzung von Gastrin und GIP scheint vor allem durch Wanddehnung sowie den pH-Wert im Pylorusbereich und im Duodenum reguliert zu werden. Histamin scheint im Sinne einer Rezeptor-Kooperation eine wichtige Rolle bei der Stimulation zu spielen; denn **medikamentöse Blockierung der Histaminrezeptoren** (H_2-Rezeptoren) ist besonders wirksam bei der Therapie und Prophylaxe des Magenulkus. Auch die selektive Vagusdurchtrennung (**Vagotomie** an der Kardia, s. oben) wird erfolgreich bei der Ulkustherapie angewandt. Außer Salzsäure sezernieren die Parietalzellen noch den **Intrinsischen Faktor,** ein Protein, das für die Resorption des Vitamins Cobalamin im Ileum benötigt wird (s. unten).

Hauptzellen: Die iso- bis hochprismatischen Hauptzellen synthetisieren und sezernieren verschiedene miteinander verwandte **Pepsinogene,** im Säuglingsalter wahrscheinlich auch noch die Vorstufe der Pepsin-ähnlichen Protease Gastricin, die an der Verdauung von Milcheiweiß beteiligt ist. Die Pepsinogene werden in recht großen **Sekretgranula** (1–3 µm) verpackt, die im apikalen Zytoplasma gespeichert werden (Abb. 12.6-14). Abhängig von der Fixierung ist der Inhalt der Granula dicht (basophil, elektronendicht) oder locker bis ausgewaschen (die Zellen sehen dann blaß aus). Eine **basale Basophilie** der Zellen beruht auf dem gut entwickelten rauhen endoplasmatischen Retikulum als Syntheseort der Pepsinogene. Die **Sekretion** wird durch Acetylcholin,

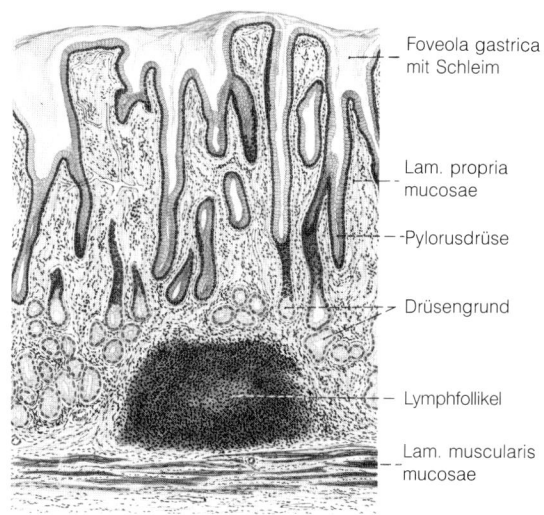

Abb. 12.6-15 Schleimhaut aus der Pars pylorica des menschlichen Magens. H.E.; Vergr. ca. 60fach.

Noradrenalin und die hauptsächlich von den endokrinen Zellen des Dünndarms produzierten Hormone **Sekretin** und **Cholezystokinin** ausgelöst (die letzteren erreichen die Hauptzellen über das Herz-Kreislauf-System, **Acetylcholin** und Noradrenalin über Nervenendigungen in der Mukosa). Bereits im Drüsenhals wird ein Teil der Pepsinogene durch Abspaltung eines Peptides in die aktiven Pepsine des Magens umgewandelt (katalysiert durch Pepsin bei einem pH-Wert < 5).

4.2.3 Pylorusdrüsen

Nach Behandlung eines frisch entnommenen, mit fließendem Wasser gesäuberten Magens mit verdünnter Essigsäure erkennt man bei Betrachtung im durchfallenden Licht schon mit bloßem Auge, daß sich die Schleimhaut in den unteren Abschnitten des Magens anders verhält als im Fundus und Corpus ventriculi. Der so erkennbare Bereich umfaßt etwa **11% der inneren Oberfläche des Magens** [8]. Er entspricht der Pars pylorica und enthält die Glandulae pyloricae. Die Pylorusschleimhaut (Abb. 12.6-15) ist insgesamt ausgedehnter als der mit Kardiadrüsen besetzte schmale Streifen am Anfang des Magens.

Die **mukösen Pylorusdrüsen** unterscheiden sich histologisch kaum von den Kardiadrüsen. Insgesamt sind die Drüsenschläuche stärker gewunden und dichter gepackt. Die *Foveolae gastricae* sind verzweigt und reichen tiefer als in Kardia und Fundus in die Propria hinein (lokal bis zur Hälfte der Propriadicke). Charakteristisch für den Pylorus sind **Lymphfollikel** in der Propria bzw. auch der Submukosa. Elektronenmikroskopisch entsprechen die Pylorusdrüsenzellen den Drüsenzellen der Kardia und den Nebenzellen der Hauptdrüsen. Sie produzieren einen **schwach sauren Schleim,** beim Hund auch geringe Mengen Pepsinogen. Auch einzelne Parietalzellen kommen in den Pylorusdrüsen vor. Die

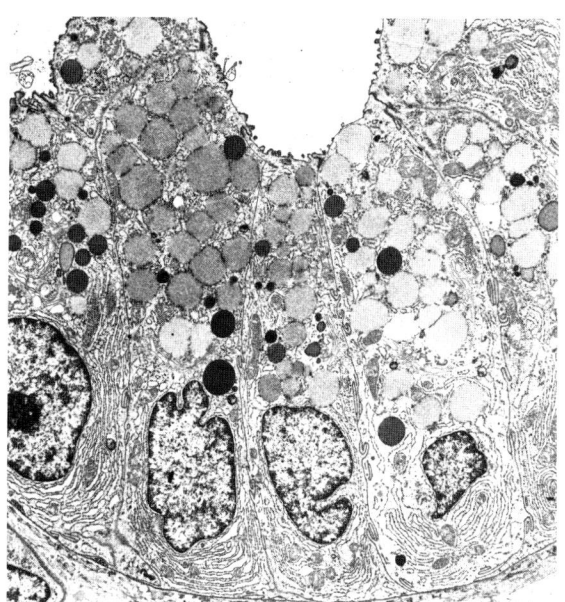

Abb. 12.6-14 Hauptzellen aus einer Fundusdrüse des menschlichen Magens. In der apikalen Zellhälfte liegen große, unterschiedlich elektronendichte Pepsinogen-enthaltende Sekretgranula, basal fällt ein gut ausgebildetes, rauhes ER auf. TEM; Vergr. 3000fach. (Original: U. WULFHEKEL, Bonn)

dominierende endokrine Epithelzelle ist die **Gastrin-produzierende Zelle** (G-Zelle).

4.3 Endokrine Zellen des Magens

In der Fundus- und Korpusregion sind die endokrinen Zellen gleichmäßig auf das Epithel der Hauptdrüsen verteilt, wo sie zumeist vom geschlossenen Typ sind, also nicht mit dem Zellapex in das Drüsenlumen reichen (s. Band II, Kap. 15). Im *Antrum* und *Pylorus* sind die endokrinen Zellen am häufigsten und kommen dort im basalen Drittel der Drüsen vor. Hier dominieren Zellen, die **Gastrin** (G-Zellen), **Somatostatin** (D-Zellen) und **Serotonin** (EC-Zellen) bilden. EC- und D-Zellen sind auch im **Korpus/Fundus** und **Kardia** nachgewiesen, außerdem noch die ECL-, P- und X-Zellen, deren Hormone unbekannt sind. Im Gegensatz zu Nagetieren gibt es im Magen des Menschen nur vereinzelte, Histaminhaltige ECL-Zellen. Die Schlüsselrolle des Gastrins bei der Stimulation der Salzsäuresekretion der Parietalzellen ist oben ausgeführt.

Beim ZOLLINGER-ELLISON-Syndrom liegt ein Gastrin-produzierender Tumor des Pankreas vor, der zu einer Überstimulation der Salzsäuresekretion führt und daher eine Ulkusbildung im Magen, Duodenum und sogar im Jejunum verursacht.

4.4 Erneuerung der Epithelien des Magens und des Darms

Das Oberflächen- und Drüsenepithel einschließlich der endokrinen Zellen und Becherzellen unterliegt einer ständigen Erneuerung, die für das Oberflächenepithel und die Becherzellen aller Abschnitte des Magen-Darm-Traktes 3–6 Tage beträgt (200–300 Gramm Zellen pro Tag). Die **Lebensdauer** der spezifischen Zelltypen der Drüsen und Krypten ist länger (Wochen bis Monate). Pluripotente **Stammzellen** (indifferente Zellen), die sich teilen und zu allen Zelltypen des Magen-Darm-Epithels differenzieren können, liegen im Isthmusbereich der **Magendrüsen** und in den Krypten des Darmes, und zwar im Dünndarm in der unteren Hälfte und im **Dickdarm** in den unteren zwei Dritteln der Krypten (Abb. 12.6-16). Nur hier sieht man Mitosefiguren,

und speziell hier lassen sich Zellen in der S-Phase durch Einbau von radioaktiv markiertem Thymidin oder Thymidin-Analoga (Bromdesoxyuridin) autoradiographisch bzw. immunhistochemisch nachweisen. Die Proliferationszonen sind zugleich auch der Ort der **Entstehung von epithelialen Tumoren** (Karzinomen) des Magen-Darm-Traktes. Die bevorzugte Zone des Absterbens und der Abgabe der nekrotischen Zellen in das Magen-Darm-Lumen ist ebenfalls in Abb. 12.6-16 eingezeichnet. In den Drüsen und Krypten gehen die Zellen diffus zugrunde und werden dann in das Lumen abgegeben. Die „alten" Epithelzellen auf den Zottenspitzen synthetisieren den transformierenden Wachstumsfaktor (TGFβ₁), der die Proliferation in den Krypten hemmt (negativer Rückkopplungsmechanismus).

4.5 Zusammenspiel von Speicheldrüsen, Magen, Pankreas und Ileum bei der Resorption von Cobalamin

Cobalamin („Vitamin B₁₂") ist ein über Fleischnahrung aufgenommenes Vitamin, dessen Bedeutung im Organismus in der Umwandlung von Methylmalonsäure in Succinat und der Bildung der Aminosäure Methionin durch Methylierung von Homocystein liegt.

Diese Schritte sind für die Blutbildung und Nervenfunktion offenbar wichtig, denn bei Cobalaminmangel kommt es zu Blutbildungsstörungen **(perniziöse Anämie)** und Degenerationen der Hinterstränge im Rückenmark. Diese Erkrankungen treten besonders bei der **Atrophie der Magenschleimhaut** auf, bei der oft Autoantikörper im Serum auftreten, die gegen Parietalzellen und deren H⁺-K⁺-ATPase gerichtet sind.

Wie oben erwähnt, sind die **Parietalzellen** der Syntheseort des **Intrinsischen Faktors** (Intrinsic factor), einem Glykoprotein, das im Duodenum das Cobalamin bindet und im **Ileum** über einen spezifischen Rezeptor an den Basen der Darmepithelmikrovilli aufgenommen wird. Das Cobalamin wird im Magen durch Salzsäure und Pepsin von seinen Bindungsproteinen in der Fleischnahrung befreit und wird dann sofort von einem Protein der Mundspeicheldrüsen, dem **R-Protein**, gebunden. Das R-Protein wird im Duodenum durch die Proteasen des **Pankreas** verdaut, wodurch das Cobalamin freigesetzt wird und dann an den Intrinsischen Faktor bindet. Eine perniziöse Anämie kann deshalb auch bei Erkrankungen des Pankreas auftreten, wenn die Trennung des Cobalamin vom R-Protein ausbleibt.

4.6 Magensaft

Der Magensaft besteht aus dem Parietalzellsekret (Salzsäure) und den Sekreten aus anderen Zellen des Magens (Muzine, Pepsinogene). Er ist, wenn frei von Speiseresten, eine leicht trübe, schleimige, fast farblose Flüssigkeit, durch Gallenrückfluß häufig grünlich verfärbt. Täglich werden **2–3 Liter Magensaft** (35 ml/kg Körpergewicht) sezerniert, mit einem mittleren **pH-Wert von 2–2,5**. Die Säureproduktion der etwa 1 Milliarden Parietalzellen beträgt in Ruhe **(Basalsekretion)** 2–5 mmol/l, kann aber nach Stimulation um das 10fache gesteigert werden. Die Sekretion der Magendrüsen wird zunächst zentralnervös über den N. vagus stimuliert **(kephale Phase)**, u. a. in Erwartung einer Mahlzeit. Durch den lokalen chemischen und mechanischen Einfluß der Nahrung auf die Magenwand setzt die **gastrische Phase** der Sekretion ein (s. oben). Das Weiterleiten des Magenbreis in den Dünndarm löst die **intestinale Phase** aus, die sowohl

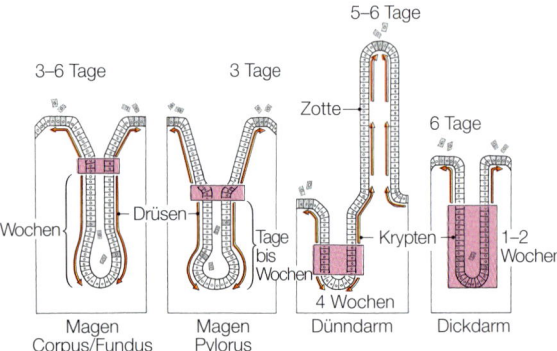

Abb. 12.6-16 Erneuerungsmechanismus des Magen-Darm-Epithels. Die Mitosezonen (lila) und die Wanderbewegungen der Epithelzellen (rote Pfeile) sowie die Abstoßungsorte (punktierte Zellen) sind eingezeichnet. Ebenfalls ist die durchschnittliche Lebensdauer der Epithelien eingetragen.

durch den pH-Wert des Magenbreis als auch durch Nahrungsbestandteile und deren Spaltprodukte beeinflußt wird. Die Effektoren der gastrischen Phase sind Gastrin, Histamin und die Eingeweidenerven des Magens, während die intestinale Phase vor allem durch das intestinale Gastrin (wird bei pH > 3 freigesetzt), Sekretin und Cholezystokinin ausgelöst wird. Diese Hormone erreichen den Magen über das Herz-Kreislauf-System.

Die Salzsäure denaturiert Proteine und ermöglicht ihre Proteolyse durch die Pepsine des Magensekretes. Einer **Selbstandauung** der Magenschleimhaut, die zum Verlust des Oberflächenepithels und zu tiefen Geschwüren in der Magenwand **(Ulkus)** bis hin zur lebensbedrohlichen Blutung und Perforation führen kann, wird durch Schutzmechanismen gegengesteuert (u.a. durch mukösen Schleimfilm, Neutralisierung des sauren Magenbreis im Duodenum durch das alkalisierende Pankreassekret und Hemmung der Sekretion durch GIP [s. oben]). Der wichtigste ätiologische Faktor für die Ulkusentstehung ist eine überschießende Produktion von Magensaft, die häufig **psychische Ursachen** hat (kephaler Mechanismus der Magensaftsekretion).

5 Gefäß- und Nervenversorgung

5.1 Arterien und Venen

Alle drei Hauptäste des **Truncus coeliacus** geben Arterien ab, die an der Versorgung des Magens teilnehmen und an der Bildung von je einer Gefäßarkade entlang der kleinen und der großen Kurvatur beteiligt sind (Abb. 12.6-17). In den meisten Fällen wird der Magen ausschließlich über die Äste aus dem Truncus coeliacus versorgt, doch sind gelegentlich auch Zuflüsse aus der A. mesenterica superior beteiligt.

Die **Gefäßarkade an der kleinen Kurvatur** wird von der A. *gastrica sinistra* und der A. *gastrica dextra* gebildet. Die **A. gastrica sinistra** entspringt als großes Gefäß aus dem Truncus coeliacus, zieht in der Plica gastropancreatica (vgl. Abb. 12.5-18) zum Magen und gelangt in

der Nähe der Kardia an die kleine Kurvatur. Nach Abgabe von aufsteigenden *Rr. oesophagei* und mehreren Ästen für die Hinter- und Vorderwand des Magens verbindet sich der Hauptstamm mit dem der **A. gastrica dextra,** die in der Regel aus der A. hepatica propria, in etwa einem Drittel der Fälle jedoch aus der A. hepatica communis entspringt.

Die **Gefäßarkade an der großen Kurvatur** wird von der A. *gastro-omentalis dextra* und *sinistra* gebildet. Die **A. gastro-omentalis sinistra** entspringt aus dem distalen Teil der A. splenica und tritt, im Lig. gastrocolicum verlaufend, von hinten an die große Kurvatur heran. Am Hilus der Milz entspringen aus der A. splenica außerdem die **Aa. gastricae breves,** die, durch das Lig. gastrosplenicum verlaufend, an den Fundus des Magens gelangen und hier die Versorgung der Hinterwand übernehmen. Die A. gastro-omentalis sinistra gibt *Rr. gastrici* an die Vorder- und Hinterfläche des Magens ab und entsendet *Rr. omentales* in das große Netz. Ihr Stamm verbindet sich mit dem der **A. gastro-omentalis dextra,** die ebenfalls Rr. gastrici und Rr. omentales abgibt. Die A. gastro-omentalis dextra ist ein Ast der A. gastroduodenalis. Diese ist einer der beiden Endäste der A. hepatica communis und verläuft, hinter der Pars superior duodeni liegend, nahe dem Pylorus nach kaudal. Sie teilt sich unterhalb des Duodenums in zwei Endäste, A. *pancreaticoduodenalis sup.* und A. *gastro-omentalis dextra.* Die letztere gelangt im Lig. gastrocolicum an die große Kurvatur.

Die von dem Gefäßkranz an der kleinen und großen Kurvatur sowie von den Aa. gastricae breves ausgehenden Rr. gastrici durchbrechen nach Abgabe feiner Äste an einen **Plexus subserosus** die Muskelschicht, wobei sie einige Ästchen an die Muskulatur abgeben, und verzweigen sich in der Tela submucosa zu einem dichten **Plexus submucosus**, von dem kleine Arterien durch die Muscularis mucosae in die Schleimhaut abzweigen [2, 10].

Das **venöse Blut** aus der Magenwand sammelt sich in Venen, die mit den Arterien verlaufen und wie diese

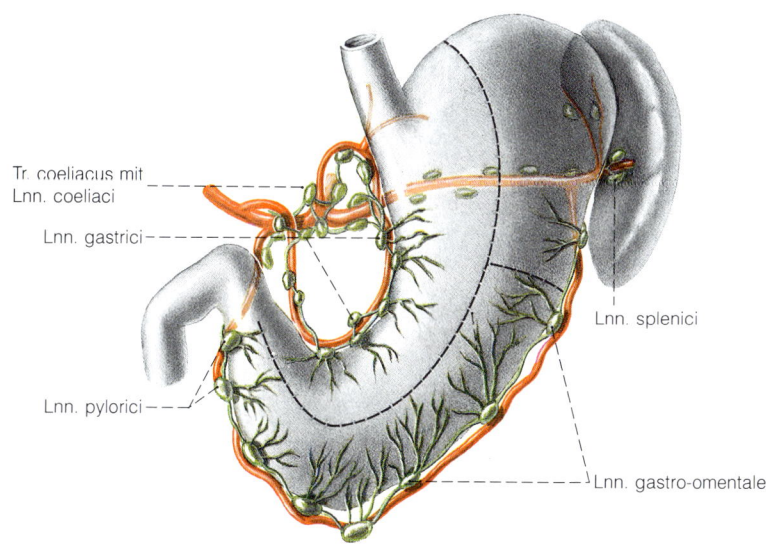

Tr. coeliacus mit Lnn. coeliaci
Lnn. gastrici
Lnn. splenici
Lnn. pylorici
Lnn. gastro-omentales

Abb. 12.6-17 Lymphabfluß und regionäre Lymphknoten des menschlichen Magens. Die gestrichelten Linien bezeichnen die ungefähre Grenze zwischen den drei großen Abflußgebieten.

benannt werden. Der durch die *Vv. gastricae dextra et sinistra* und durch eine *V. praepylorica* gebildete Gefäß-bogen entlang der kleinen Kurvatur wird im klinischen Sprachgebrauch auch als *V. coronaria ventriculi* bezeichnet.

Die Magenvenen münden teils direkt, teils über die V. splenica und die V. mesenterica superior in die **V. portae** (vgl. Kap. 12.9.2). Am Übergang von Ösophagus und Magen gewinnen einige Venen Anschluß an die **Vv. oesophageae,** die zur V. azygos bzw. hemiazygos ziehen. Durch diese Venen werden das portale und das kavale Kreislaufgebiet miteinander verbunden, und über diese Anastomose kann es bei Druckerhöhung im Portalkreis durch Stromumkehr zur Ausbildung von **Ösophagusvarizen** kommen (vgl. Abb. 12.4-6).

5.2 Lymphgefäße

Der Abfluß der Lymphe aus dem mukösen und submukösen Lymphgefäßplexus des Magens ist im Hinblick auf die Ausbreitung und Entfernung von Tumoren von großer klinischer Bedeutung. Er variiert in gewissen Grenzen und ist verschieden dargestellt worden (Lit. bei [13]). Nach den neueren Untersuchungen lassen sich **drei große Abflußgebiete** unterscheiden (Abb. 12.6-17), deren Grenzen sich aber in einem gewissen Bereich überlappen:

Kardiabereich, kleine Kurvatur: Die Lymphe aus der Pars cardiaca und einem großen Teil der an die kleine Kurvatur anschließenden Bereiche von Vorder- und Hinterwand des Magens wird in Lymphknoten geleitet, die entlang der kleinen Kurvatur an der Kardia liegen. Diese Knoten werden über eine Lymphstraße abgeleitet, die entlang der A. gastrica sinistra zu den **Lnn. coeliaci** zieht. Sie trifft sich hier mit Lymphbahnen aus der Leber und

pankreatikoduodenalen Knoten und mündet entweder in den Truncus intestinalis oder den Truncus lumbalis.

Oberer linker Quadrant: Die Lymphe aus den linken Teilen des Fundus und angrenzenden Abschnitten des Korpus gelangt zu Knoten, die als **Lnn. splenici** am Hilus der Milz liegen und über Lymphknoten entlang der A. splenica ebenfalls zu den Lnn. coeliaci abgeleitet werden.

Untere zwei Drittel der großen Kurvatur, Pylorus: Die Lymphe sammelt sich in Knoten entlang der großen Kurvatur und am Pylorus. Die **Lnn. pylorici** werden über Lymphbahnen entlang der A. hepatica communis **(Lnn. hepatici)** zu den Lnn. coeliaci hin abgeleitet. Ein Teil der Knoten entlang der großen Kurvatur kann auch über Verbindungen entlang der V. gastro-omentalis dextra zu kaudal vom Pankreas liegenden Lymphknoten ziehen [12, 13]. Diese Knoten liegen an der Einmündung der V. gastro-omentalis dextra in die V. mesenterica superior und gehören zur großen Gruppe der **Lnn. mesenterici** (Abb. 12.8-10).

5.3 Nerven

Der Magen wird sympathisch und parasympathisch innerviert. Die **sympathischen Nerven** kommen aus dem *Plexus coeliacus* und verlaufen entlang der Blutgefäße. Die Perikaryen der präganglionären, autonom-efferenten Fasern liegen im Seitenhorn der Segmente **Th 5 – Th 9** des Rückenmarks. Die Fasern gelangen über den Grenzstrang in die *Nn. splanchnici* und werden im **Ggl. coeliacum** auf postganglionäre Neurone umgeschaltet. Erregung des Sympathikus bewirkt Gefäßverengung und Hemmung der peristolischen und peristaltischen Magenbewegungen.

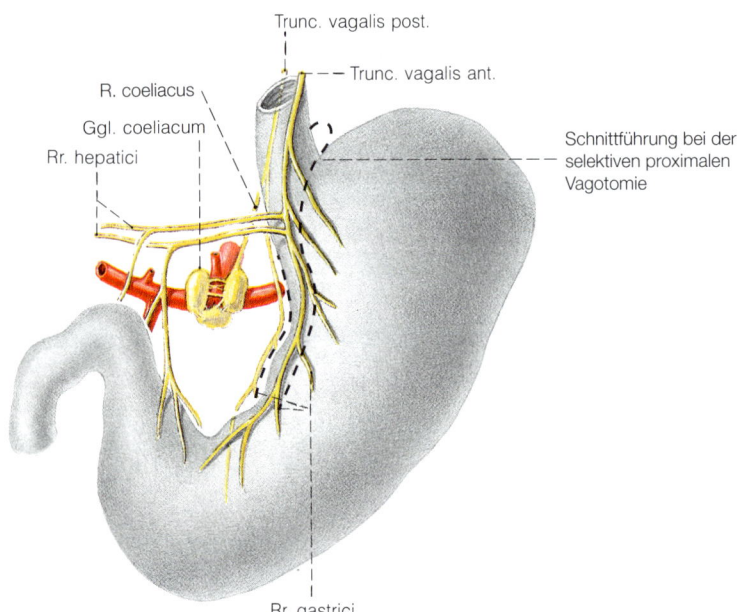

Trunc. vagalis post.
Trunc. vagalis ant.
R. coeliacus
Ggl. coeliacum
Rr. hepatici
Schnittführung bei der selektiven proximalen Vagotomie
Rr. gastrici

Abb. 12.6-18 Halbschematische Darstellung der parasympathischen Nervenversorgung des menschlichen Magens. Die Fasern zum Pylorus und zum Antrum laufen in den Rr. hepatici und trennen sich somit frühzeitig von den zum Fundus ziehenden Rr. gastrici. Bei Ulkusentstehung durch therapieresistente Magensäureüberproduktion kann man durch die selektive proximale Vagotomie (gestrichelte Linie) die Vagusäste durchtrennen, die die Parietalzellen-tragenden Fundus- und Korpusareale innervieren. Die Gastrin-produzierenden Antrum- und Pylorusbereiche bleiben dabei innerviert, so daß die gastrale Phase der Magensaftproduktion und die Motorik des Magenausganges erhalten bleiben.

In den sympathischen Nerven verlaufen auch afferente Fasern, insbesondere **Schmerzfasern.** Ihre Perikaryen liegen in den Spinalganglien der Segmente Th 5–Th 9.

Die **parasympathischen Nervenfasern** für den Magen stammen aus dem **Truncus vagalis anterior** und **posterior.** Diese beiden Trunci gehen an der Vorder- bzw. Hinterseite der Speiseröhre aus dem Plexus oesophageus des N. vagus hervor. Dabei erhält der Truncus vagalis anterior vorwiegend Fasern aus dem linken, der Truncus vagalis posterior aus dem rechten N. vagus. Ebenso wie im Sympathikus verlaufen auch im Vagus sowohl **viszeroefferente** als auch **viszeroafferente** Nervenfasern. Reizung des N. vagus bewirkt vermehrte Durchblutung, vermehrte Sekretion von Salzsäure und Magensaft sowie Zunahme der Bewegungen des Magens.

Die feinere Anatomie der parasympathischen Innervation des Magens und ihre Varianten [5] haben wegen der zur Ulkusbehandlung nicht selten durchgeführten operativen Durchtrennung der zur Magenschleimhaut ziehenden Vagusäste (selektive Vagotomie) klinische Bedeutung erlangt und ist in Abb. 12.6-18 dargestellt. Weitere Details sind in Band II, Kap. 21.11 enthalten.

Literatur

[1] CLARA, M., K. HERSCHEL, M. FERNER: Atlas der normalen mikroskopischen Anatomie des Menschen. Urban & Schwarzenberg, München–Berlin–Wien 1974.

[2] DJØRUP, F.: Untersuchungen über die feinere topographische Verteilung der Arterien in den verschiedenen Schichten des menschlichen Magens. Z. Anat. Entwickl.-Gesch. 64 (1922) 279–347.

[3] HELANDER, H. F.: The cells of the gastric mucosa. Internat. Rev. Cytol. 70 (1981) 217–289.

[4] HÖFER, D., D. DRENCKHAHN: Identification of brush cells in the alimentary and respiratory system by antibodies to villin and fimbrin. Histochemistry 98 (1992) 237–242.

[5] HOLLENDER, L. F., A. MARRIE, CH. MEYER, G. BEGIN, D. ALEXION: Anatomical bases of vagotomy. Anat. Clin. 2 (1980) 169–180.

[6] JOHNSON, L. R. (ed.): Physiology of the Gastrointestinal Tract, 2 vols. Raven Press, New York 1986.

[7] KOCH, H. P.: Rasterelektronenmikroskopische Studien der normalen und pathologisch veränderten Magenschleimhaut an Magenbiopsien. Habil. Schrift, Mediz. Fakultät Freiburg/Br. 1982.

[8] LANDBOE-CHRISTENSEN, E.: Extent of the pylorus zone in the human stomach. Acta Pathol. Microbiol. Scand. (Suppl.) 54 (1944) 671–692.

[9] OTA, H., T. KATSUYAMA: Alternating laminated array of two types of mucin in the human gastric surface mucous layer. Histochem. J. 24 (1992) 86–92.

[10] PIASECKI, C.: Blood supply to the human gastroduodenal mucosa with special reference to the ulcer-bearing areas. J. Anat. 118 (1974) 295–335.

[11] PLENK, H.: Der Magen. In: V. MÖLLENDORFF, W. (Hrsg.): Handbuch der mikroskopischen Anatomie des Menschen, Bd. 5, Teil 2. Springer, Berlin 1932.

[12] REIFFENSTUHL, G.: Die Lymphgefäße und regionären Lymphknoten des Magens. Z. Anat. Entwickl.-Gesch. (1954) 28–34.

[13] SARRAZIN, R., A. PISSAS, J. F. DYON, Y. BOUCHET: Lymphatic drainage of the stomach. Anat. Clin. 2 (1980) 95–110.

[14] WARRINGS, B., T. JÖNS, A. KOLLERT-JÖNS, D. DRENCKHAHN: Identifizierung des Aufnahmemechanismus von Chloridionen in die Parietalzellen des Magens und Epithelzellen des Plexus choroideus. Annals of Anatomy (Suppl.) 176 (1994) 223.

[15] WHEATER, P. R., H. G. BURKITT, V. G. DANIELS: Funktionelle Histologie, 2. Aufl. Urban & Schwarzenberg, München–Wien–Baltimore 1987.

[16] WEISS, L.: Cell and Tissue Biology, 6th ed. Urban & Schwarzenberg, München–Wien–Baltimore 1988.

12.7 Dünndarm

D. Drenckhahn und K. Fleischhauer

1 Übersicht

Der Dünndarm, **Intestinum tenue,** ist beim Menschen etwa 5–6 m lang und damit der längste Abschnitt des Darmrohrs. Er ist das wichtigste Organ für die Verdauung der im Munde zerkleinerten, im Magen mit Enzymen versetzten und zum Verdauungsbrei, *Chymus,* umgewandelten Nahrung. Der Chymus wird im Dünndarm mit Sekreten der Darmschleimhaut, mit Galle und mit dem enzymhaltigen Pankreassaft versetzt.

Nach enzymatischer Spaltung werden kleinere Bruchstücke der Proteine, Fette und Kohlenhydrate durch die **Oberflächenenzyme** der Darmepithelzellen in ihre Einzelbausteine zerlegt (vor allem Aminosäuren, Fettsäuren, Monosaccharide) und durch spezifische **Transportproteine** in die Zellen aufgenommen. Außerdem werden Vitamine, Elektrolyte und Wasser resorbiert. Der größte Teil der **resorbierten Stoffe** gelangt in das venöse Blut und von dort zur Leber. Die resorbierten Fettsäuren werden im Darmepithel zur Resynthese von Neutralfetten verwendet, welche im endoplasmatischen Retikulum und Golgi-Apparat in Lipoproteinpartikel, **Chylomikronen,** verpackt werden. Diese gelangen nach Exozytose in die **Darmlymphe.** Der anschließende Dickdarm spielt für die Resorption von Proteinen, Fetten und Kohlenhydraten keine wesentliche Rolle mehr. Beim gesunden Menschen gelangen täglich etwa **9 l Flüssigkeit** mit dem Speisebrei in den Dünndarm. Von dieser Menge werden nur noch etwa 1,5 l an den Dickdarm weitergegeben. Dort wird der Speisebrei durch Aufnahme von etwa 80% der Restflüssigkeit weiter eingedickt.

Im Dünndarm sind die **Einrichtungen zur Resorption** von Proteinen, Fetten und Kohlehydraten in einer hochspezialisierten Schleimhaut untergebracht, deren Oberfläche durch die Ausbildung von **Falten,** durch auf den Falten sich erhebende **Zotten** und durch Besatz der lumenseitigen Zelloberfläche mit einem dichten Rasen von **Mikrovilli** gewaltig vergrößert ist. Die grobe mechanische Durchmischung des Speisebreis und seine Weiterbeförderung wird durch die Bewegungen der **Muskelschicht** bewirkt, die dem allgemeinen Bau der Darmwand entsprechend aus einer inneren Ring- und einer äußeren Längsmuskulatur besteht. Außerdem sind besondere Einrichtungen für feine Bewegungen der Schleimhaut und der Zotten vorhanden.

Ähnlich wie die Schleimhaut des Magens enthält auch die Mukosa des Dünndarms verschiedene Typen von **entero-endokrinen Zellen.** Ein Teil dieser Zellen bildet Hormone, die über das Blut auf entfernt liegende Organe einwirken, ein anderer Teil der Zellen bildet Stoffe, die nur lokale Wirkung ausüben (vgl. Kap. 5.9).

2 Makroskopische Anatomie und Topographie

Der **Dünndarm** oder Mitteldarm, Intestinum tenue, besteht aus drei Unterabschnitten: 1. Zwölffingerdarm, *Duodenum;* 2. Leerdarm, *Jejunum;* und 3. Krummdarm, *Ileum.* In der täglichen Sprache des Arztes werden vor allem für die beiden letztgenannten Abschnitte nur die lateinischen Bezeichnungen benutzt.

2.1 Duodenum

Der Zwölffingerdarm, Duodenum, ist 25–30 cm lang und hat die **Form eines Hufeisens** (Abb. 12.7-1 u. 2). Er liegt mit Ausnahme seines Anfangsteiles **sekundär retroperitoneal,** d.h. er ist mit der dorsalen Bauchwand verwachsen. Das Duodenum umgreift den Kopf der ebenfalls sekundär retroperitoneal gelegenen Bauchspeicheldrüse. Aufgrund der Lagebeziehungen werden am Duodenum **vier Abschnitte** unterschieden: *Pars superior, descendens, horizontalis und ascendens.*

1. **Pars superior.** Die Anfangsstrecke des Duodenums liegt **intraperitoneal** und ist beweglich. Sie ist etwa 5 cm lang und verläuft von ventral nach dorsal sowie etwas nach kranial. Die Lage verändert sich im Zusammenhang mit der Füllung und Entleerung des Magens und mit der Atmung. Die Pars superior ist durch das **Lig. hepatoduodenale** mit der Leber und durch ein kurzes dorsales Meso mit dem *Lig. gastrocolicum* verbunden. Der Anfangsteil ist beim Erwachsenen etwas erweitert und wird *Ampulla,* im klinischen Sprachgebrauch jedoch allgemein **Bulbus duodeni** genannt. Der Bulbus duodeni nimmt den portionsweise durch den Pylorus hindurchtretenden Chymus aus dem Magen auf.

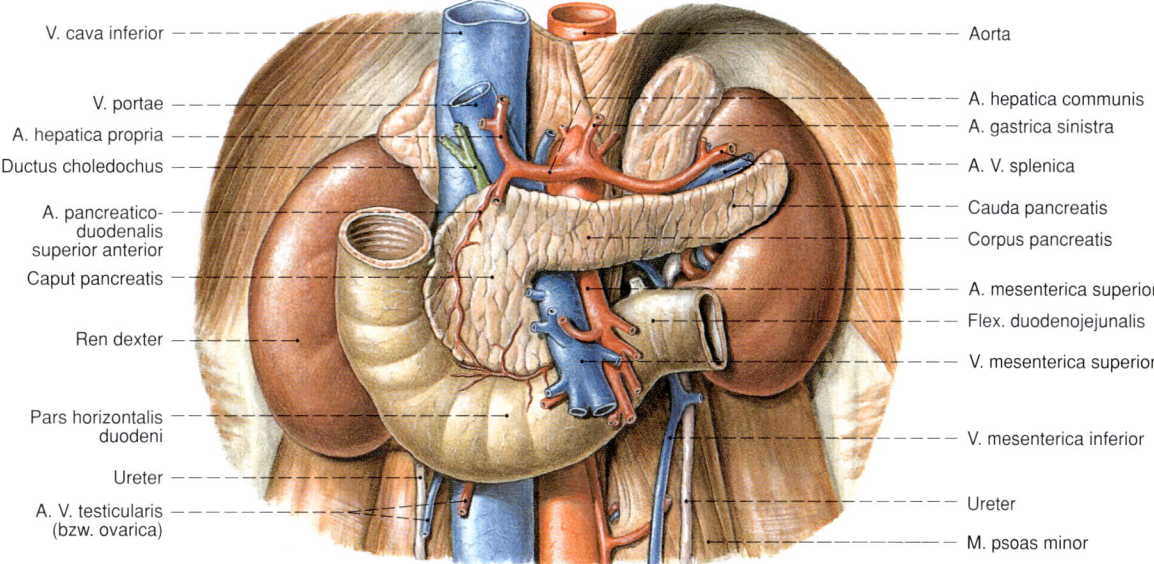

V. cava inferior — — — — — — — — — — — — — — — — Aorta

V. portae — — — — — — — — — — — — — — A. hepatica communis

A. hepatica propria — — — — — — — — — A. gastrica sinistra

Ductus choledochus — — — — — — — — — A. V. splenica

A. pancreatico-
duodenalis
superior anterior — — — — — — — — — Cauda pancreatis

— — — — — — — — Corpus pancreatis

Caput pancreatis — — — — — — — — A. mesenterica superior

— — — — — — — — Flex. duodenojejunalis

Ren dexter — — — — — — — — V. mesenterica superior

Pars horizontalis
duodeni — — — — — — — — V. mesenterica inferior

Ureter — — — — — — — —

A. V. testicularis — — — — — — — — Ureter
(bzw. ovarica)
— — — — — — — — M. psoas minor

Abb. 12.7-1   Topographie des sekundär retroperitoneal gelegenen Duodenums. (Aus Sobotta [21])

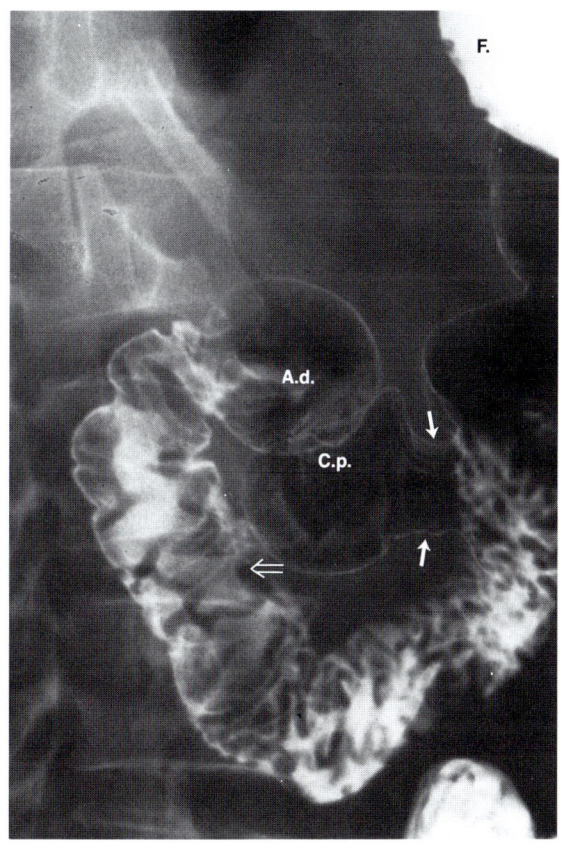

F.

A.d.

C.p.

Abb. 12.7-2   Röntgenbild des Duodenums mit Schleimhautrelief.
Die Papilla duodeni major ist abgrenzbar (Doppelpfeil). F. = Bari-
umbrei im Fundus des Magens; C. p. = Canalis pyloricus; A. d. =
Ampulla duodeni; Pfeile = peristaltische Welle; Schrägaufnahme;
Doppelkontrastaufnahme.

Die Pars superior duodeni hat enge Lagebeziehungen zur Unterfläche der **Gallenblase.** Bei Entzündungen kann es zu Verklebungen zwischen Duodenum und Gallenblase kommen, und
durch Ruptur der Wandungen kann eine Fistel entstehen, durch
die Gallensteine oder Eiter aus der Gallenblase in das Duodenum gelangen.

2. **Pars descendens.** Die Pars superior geht in der Flexura duodeni superior in den absteigenden Teil, Pars descendens duodeni, über. Die Pars descendens ist **sekundär retroperitoneal** und liegt rechts von der Wirbelsäule
ventral vor dem medialen Rand der rechten Niere. Es
handelt sich um den funktionell bedeutsamsten Abschnitt des Duodenums, in den die Ausführungsgänge
von Leber und Bauchspeicheldrüse münden. Die beiden
Gänge, **Ductus choledochus** und **Ductus pancreaticus,**
treten von hinten und medial her an die Darmwand heran. Der Ductus choledochus durchzieht die Wand in
schräger Richtung von kranial nach kaudal. Er wirft dabei eine etwa 2 cm lange, in Längsrichtung des Darms
verlaufende Schleimhautfalte, **Plica longitudinalis duodeni,** auf. Der Ductus pancreaticus hat einen weniger
steilen Verlauf. Er vereinigt sich in der Regel mit dem
Ductus choledochus und mündet mit diesem gemeinsam
am unteren Ende der Plica longitudinalis auf einer war-
zenförmigen Erhebung der Schleimhaut, **Papilla duodeni
major (Vateri).** Die beiden Gänge können jedoch auch
getrennt münden (über die zahlreichen Variationen in
der Einmündungsweise der beiden Gänge und ihre klinische Bedeutung s. Kap. 12.10.3). Etwa 2 cm magen-
wärts von der Papilla duodeni major liegt vielfach eine
kleinere **Papilla duodeni minor (Santorini),** auf der ein
akzessorischer Pankreasgang münden kann. Die Papilla
duodeni major ist auf vielen Röntgenbildern sichtbar

(Abb. 12.7-2). Sie ist der endoskopischen Untersuchung zugänglich. Von hier aus lassen sich durch retrograde Kontrastmittelfüllung das Gallengangsystem bzw. der Ductus pancreaticus röntgenologisch darstellen (vgl. Abb. 12.9-26). Die Pars descendens des Zwölffingerdarms geht in der **Flexura duodeni inferior** in die nach links ziehende Pars horizontalis über.

3. **Pars horizontalis.** Der querverlaufende Abschnitt des Duodenums **zieht über die Wirbelsäule** hinweg nach links. Er wird von der schräg verlaufenden Radix mesenterii (vgl. Abb. 12.5-18) und den darin befindlichen Gefäßen (A. V. mesenterica superior) überkreuzt. Anstelle einer querverlaufenden, in einer **Flexura duodeni inferior sinistra** in die Pars ascendens übergehenden Pars horizontalis kommt häufig eine V-förmige Konfiguration mit einem unmittelbaren Übergang in den aufsteigenden Teil des Duodenums vor [22].

4. **Pars ascendens.** Links von der Wirbelsäule steigt das Duodenum wieder auf. Dieser aufsteigende Schenkel geht in der **Flexura duodenojejunalis** in das intraperitoneal gelegene Jejunum über.

Die Pars ascendens duodeni ist durch ein regelmäßig vorkommendes Muskelbündel am Stamm der A. mesenterica superior befestigt. Der *M. suspensorius duodeni* (Treitzscher Muskel) entspringt mit glatten Muskelfasern und Zügen kollagenen Bindegewebes am Ursprung der A. mesenterica superior und zieht, sich fächerförmig ausbreitend, zur Pars ascendens und oftmals auch zur Pars horizontalis duodeni und/oder zur Flexura duodenojejunalis. Die glatten Muskelbündel des M. suspensorius duodeni strahlen in die Längsmuskelschicht der Duodenalwand ein und haben nach neueren Untersuchungen auch Beziehungen zur Ringmuskelschicht [5]. Ein weiteres Muskelbündel, das vom Zwerchfell ausgeht und von kranial her kommend an der Ursprungsstelle des M. suspensorius inseriert, wirkt als „Hilfsmuskel" dem Zug des M. suspensorius entgegen. Dieses **akzessorische Muskelbündel** entwickelt sich jedoch unabhängig vom M. suspensorius duodeni und besteht aus **quergestreifter Muskulatur** [13].

Obwohl das retroperitoneal gelegene Duodenum mit der Hinterfläche der Leibeshöhle breit verwachsen und durch den M. suspensorius an der A. mesenterica sup. befestigt ist, besitzt der Darmabschnitt als Ganzes eine gewisse **Beweglichkeit**. Bei leerem Magen beginnt das Duodenum normalerweise rechts von der Wirbelsäule in Höhe von **LWK 1,** reicht mit der Pars horizontalis bis in die Höhe von **LWK 3** und steigt dann zur Flexura duodenojejunalis auf, die in Höhe von LWK 2 angetroffen wird.

Wie Röntgenaufnahmen zeigen, kann jedoch das ganze Duodenum zusammen mit dem Kopf des Pankreas, den es umfängt, im Zusammenhang mit der Magenfüllung und mit Lageveränderungen des Körpers sowie mit der Atmung um etwa eine Wirbelbreite absinken. Auch **im Alter** werden Duodenum und Pankreas nicht selten nach unten verschoben. Der tiefste Punkt der Pars horizontalis duodeni kann dann bis zum Promontorium reichen.

Das Duodenum hat ein von kranial nach kaudal enger werdendes **Lumen.** Er mißt an der Pars superior etwa 4,7 cm und verengt sich bis zur Flexura duodenojejunalis auf etwa 2,7 cm.

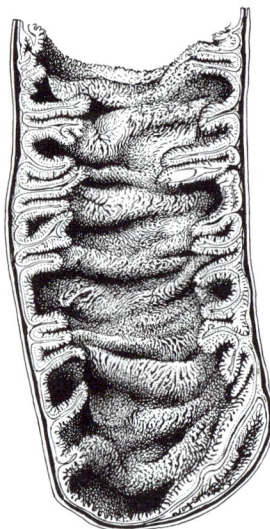

Abb. 12.7-3 Das Relief der Plicae circulares im Dünndarm (oberes Jejunum).

Öffnet man den Zwölffingerdarm, so ist die Schleimhaut zu hohen, quergestellten Falten aufgeworfen, die jeweils etwa $2/3$ des Umfanges umgreifen (Abb. 12.7-3). Diese Plicae circulares (Kerckringsche Falten) sind für das charakteristische Aussehen des Schleimhautreliefs im Röntgenbild verantwortlich.

2.2 Jejunum und Ileum

In Höhe des 2. Lendenwirbels beginnt an der Flexura duodenojejunalis ein mehrere Meter langer, **intraperitoneal** gelegener und in viele Schlingen gelegter Darmabschnitt. Er umfaßt das Jejunum und Ileum und reicht bis zur Einmündung des Ileums in das Kolon an der **Valva ileocaecalis.** Jejunum und Ileum sind nicht scharf voneinander abgrenzbar. Im allgemeinen rechnet man die oberen $2/5$ der am Gekröse befestigten Darmschlingen des Dünndarmes zum Jejunum, die unteren $3/5$ zum Ileum. Das Jejunum enthält in seinem Anfangsteil ebenso wie das Duodenum dicht stehende und hohe **Plicae circulares.** Sie werden nach aboral flacher und stehen weiter auseinander. Im Ileum sind sie nur noch angedeutet oder ganz verschwunden.

Der Dünndarm ist vor allem in seinen unteren Abschnitten durch einen kräftig entwickelten lymphatischen Apparat gekennzeichnet, der im Jejunum in Form von **Solitärfollikeln,** im Ileum dagegen in Form der Folliculi lymphatici aggregati (Peyersche Platten) ausgebildet ist. Die letzteren treten makroskopisch in Form von etwa 2 cm langen und 0,8 cm breiten Vorwölbungen der Schleimhaut in Erscheinung (vgl. Abb. 12.7-20). Sie liegen an der dem Mesenterialansatz gegenüberliegenden Seite. Die ersten **Folliculi aggregati** finden sich meist dort, wo die Plicae circulares aufhören. Rechnet man nur solche, die aus mehr als 25 Lymphfollikeln bestehen, so enthält der Dünndarm beim Erwachsenen durchschnittlich zwischen 50 und 80 PEYERsche Platten [22]. Anzahl und Größe der PEYERschen Platten, die bei bestimmten Infektionskrankheiten besonders hervortreten und beim **Typhus** geschwürig zerfallen können, erreichen vor der Pubertät das Maximum und nehmen im hohen Lebensalter ab (Näheres s. Kap. 7.6).

Die Dünndarmschlingen sind am **Gekröse** *(Mesenterium)* befestigt, dessen Radix um ein Vielfaches kürzer ist als der wie ein plissierter Kragen (Halskrause = Gekröse) in viele Falten gelegte darmseitige Rand. Die einzelnen Schlingen des Dünndarms sind durch die Art der Befestigung am **Mesenterium** gegeneinander verschieblich, doch kann man in der Regel davon ausgehen, daß die oberen Abschnitte des Dünndarmpaketes (vgl. Abb. 12.5-16 u. 17) zum Jejunum gehören, während die im rechten Unterbauch liegenden Schlingen dem Ileum zuzurechnen sind.

Das Ileum reicht bis zum Zäkum. Es endet hier in der *Valva ileocaecalis* **(BAUHINSche Klappe):** Dabei handelt es sich um eine in das Lumen des Zäkums hereinragende, aus zwei einander gegenüberliegenden Lippen bestehende Klappe, die den Rücktritt von Fäkalmassen verhindert (vgl. Abb. 12.8-5).

3   Motorischer Apparat

Der Bewegungsapparat des Dünndarmes enthält aktive und passive Elemente. Die aktiven sind die glatten Muskelzellen, passiv ist das bindegewebige Skelett. Bindegewebe und glatte Muskulatur stehen sich aber nicht als getrennte Schichten gegenüber, sondern sind in regelhafter Weise miteinander verbunden (Abb. 12.7-4).

Die **Tunica muscularis** besteht auch im Dünndarm aus einer inneren Ring- und einer äußeren Längsschicht. Die Ringschicht, **Stratum circulare,** ist wesentlich dicker als die Längsschicht und einige Zentimeter vor der Valvula ileocaecalis noch verstärkt. Sie besteht aus Lagen von glatten Muskelzellen, die sich dachziegelartig decken. Aus der innersten Schicht der Ringmuskulatur zweigen Muskelbündel ab und dringen in das Faserwerk der Submukosa ein. Die schwächere Längsschicht, **Stratum longitudinale,** ist durch etwas Bindegewebe von der Ringschicht getrennt, doch kommen zwischen beiden Schichten **Muskelbrücken** vor. Nach außen lösen sich einzelne Muskelfasern von der Längsschicht ab. Sie begleiten die Blutgefäße und gelangen so in das subseröse Bindegewebe. Während durch Kontraktion der Ringschicht das Muskelrohr verengt wird, wird es durch Kontraktion der Längsschicht verkürzt und erweitert. Die Tätigkeit beider Schichten scheint vor allem durch die Tätigkeit der nervösen Elemente im **Plexus myentericus** aufeinander abgestimmt zu werden.

Bei den **Bewegungen des Darmes** unterscheidet man solche, die vorwiegend der Durchmischung des Inhalts dienen und solche, die den Darminhalt vorwärtstreiben. Zur Durchmischung dienen **Pendelbewegungen** und **rhythmische Segmentationen.** Die Pendelbewegungen bestehen in abwechselnder Verkürzung und Verlängerung eines Darmstückes, wodurch der Inhalt hin- und hergetrieben wird. Bei den rhythmischen Segmentationen entstehen dagegen nebeneinander mehrere **Schnürringe,** die den

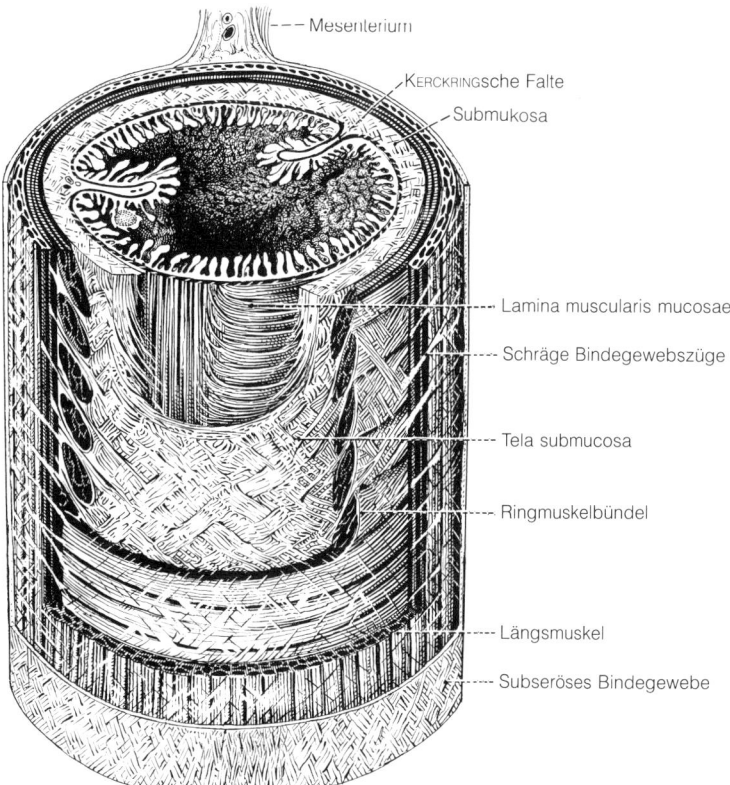

Mesenterium

KERCKRINGsche Falte

Submukosa

Lamina muscularis mucosae

Schräge Bindegewebszüge

Tela submucosa

Ringmuskelbündel

Längsmuskel

Subseröses Bindegewebe

Abb. 12.7-4 Schema des Aufbaus der Darmwand. (Nach GOERTTLER [9])

Darm vorübergehend in Segmente zerlegen. Diese Ringe verschwinden dann wieder, um erneut an den Zwischenstrecken aufzutreten. Die propulsive Peristaltik des Darmes wird durch Kontraktionen bewirkt, denen eine Erschlaffungswelle vorausläuft. Solche **peristaltische Wellen** können über unterschiedlich weite Stücke des Darmes hinweglaufen. In den letzten Jahren hat man aufgrund von gleichzeitig durchgeführten elektrischen Ableitungen und intraluminalen Druckmessungen festgestellt, daß es Bewegungskomplexe gibt, die in geordneter Weise und mit etwa gleichbleibender Geschwindigkeit über ein längeres Darmstück hinweglaufen. Durch solche **Bewegungskomplexe** (migrating motility complexes) wird eine geordnete Vorwärtsbewegung des Darminhaltes bewerkstelligt [23].

Das **Bindegewebsskelett** des Dünndarmes (Abb. 12.7-4) besteht aus sich kreuzenden kollagenen Faserzügen, die schräg zur Längsachse stehen und den Darm in **Schraubentouren** umwickeln. Derartige Fasern finden sich in der Subserosa und in der Submukosa. Bis zu Straffung der Fasern und durch Umordnung des Gerüstes kann der Darm gleichzeitig weiter und etwas länger werden.

Die **elastischen Fasern** der Serosa bilden ein oberflächliches Netz, in dem die Fasern vorwiegend längs geordnet sind, und ein tiefes Netz, in dem sie mehr quer verlaufen.

Am dünnwandigen Ileum bilden die Bindegewebsfasern der Subserosa in einem Streifen, der dem Mesenterialansatz gegenüber liegt, spitzwinkelige **longitudinal orientierte Maschen**. Diese Anordnung setzt einer Längsdehnung des Darmes erhöhten Widerstand entgegen und wirkt wie eine **Längsgurtung** am Scheitel der sich biegenden und dehnenden Schlingen. Die Gurtung liegt dort, wo die höchsten Zugspannungen entstehen [9].

Das **Bindegewebsgerüst des Darmes** ist polar gebaut. Die von außen nach innen strebenden Faserzüge gehen so zwischen den Ringmuskelbündeln hindurch, daß sie von oral außen nach aboral innen verlaufen (Abb. 12.7-4). Die dachziegelartig übereinander geschobenen Lagen des Stratum circulare erscheinen hierdurch wie an der Längsmuskelschicht aufgehängt. Der **polare Bau der Darmwand** trägt dazu bei, daß die peristaltischen Wellen bevorzugt in Richtung von oral nach aboral über das Darmrohr hinweglaufen.

Die strukturell bedingte Polarität der Darmwand bleibt auch dann erhalten, wenn man ein Darmstück verkehrt herum einsetzt, so daß sein ursprünglich aborales Ende zum oralen wird. In der **Chirurgie** macht man sich die hierdurch bewirkte Verlangsamung der Darmpassage zunutze, indem man zur Verhinderung von medikamentös nicht beherrschbaren, plötzlichen Magenentleerungen, wie sie nach bestimmten Magenresektionen (unter Einschluß des Pylorus) auftreten können, im Anschluß an den Magenrest ein etwa 10–15 cm langes Stück des Dünndarmes verkehrt herum einpflanzt [20].

4 Dünndarmschleimhaut

Die der Resorption und Sekretion dienende Schleimhaut des Dünndarmes, die im Duodenum und Jejunum zu hohen Falten, **Plicae circulares** (Abb. 12.7-5), aufgeworfen ist, besitzt wesentliche Strukturmerkmale, die allen Abschnitten des Dünndarms gemeinsam sind.

4.1 Zotten und Krypten

Die native, vom Schleim befreite Dünndarmschleimhaut hat eine samtartig feine Oberfläche. Diese Eigenschaft beruht auf dem Vorhandensein der Zotten, *Villi intestinales.* Dabei handelt es sich um etwa **0,2–1 mm hohe und 0,15 mm dicke fingerförmige Schleimhauterhebungen** (Abb. 12.7-6 u. 7), die eng beieinander stehen und einen dichten Rasen bilden.

Im Duodenum haben viele Zotten Zungen- oder Blattform. Die Dichte der Zotten beträgt 10–40 pro mm^2 Schleimhautoberfläche. An der Basis der Zotten münden kurze, schlauchförmige Darmdrüsen, die Krypten, *Cryptae* oder *Glandulae intestinales* (LIEBERKÜHNsche **Krypten**). Die Krypten haben einen kleineren Durchmesser als die Zotten und sind zahlreicher, so daß auf eine Zotte jeweils mehrere Krypten kommen (Abb. 12.7-7 u. 8). Durch die Zotten und Krypten wird die Oberfläche der Dünndarmschleimhaut um etwa das **7- bis 14fache vergrößert** [22]. Die gesamte Oberfläche der Dünndarm-

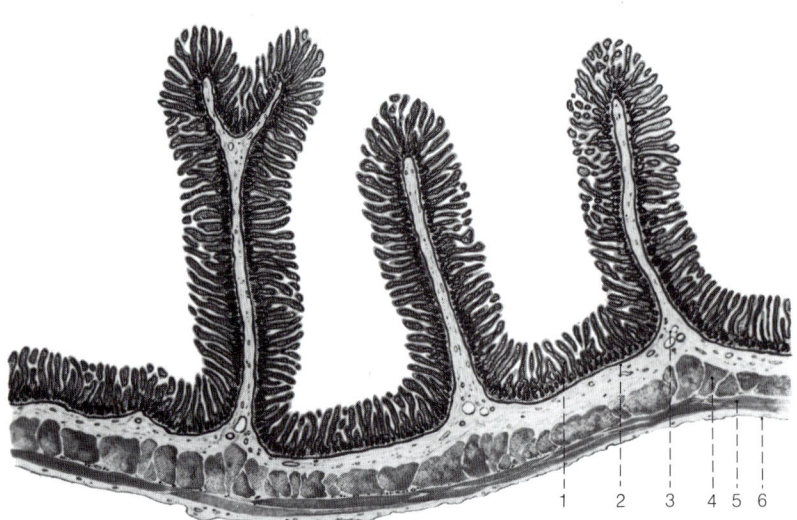

Abb. 12.7-5 Längsschnitt durch das menschliche Jejunum. Die linke der drei Plicae circulares ist gegabelt. Beachte, daß die Muscularis mucosae den Falten folgt. 1 = Mukosa mit Zotten und Krypten; 2 = Lam. muscularis mucosae; 3 = Tela submucosa (in die Falten hereinreichend); 4 = Ringmuskelschicht und 5 = Längsmuskelschicht der Lam. muscularis; 6 = Tela subserosa und Tunica serosa. H.E.; Vergr. ca. 10fach.

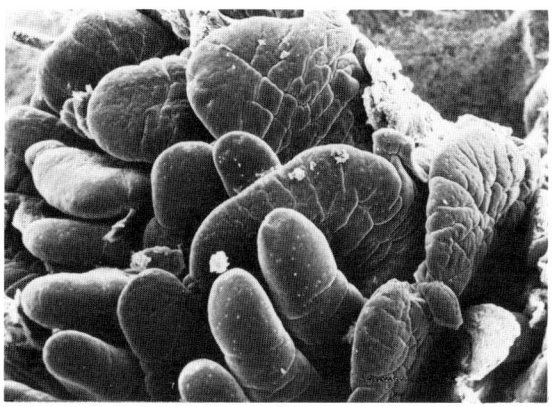

Abb. 12.7-6 Normale Duodenalschleimhaut des Menschen. Finger- und blattförmige Zotten mit Felderung der Zottenoberfläche durch Furchen. An einigen Zotten sind durch Becherzellen hervorgerufene, grübchenförmige Einziehungen zu sehen. REM; Vergr. 60fach; Maßstab = 100 µm. (Aus Koch [15])

schleimhaut erreicht so einen Wert von mehr als **4 m²** und ist damit etwa doppelt so groß wie die Körperoberfläche.

Die **Zotten** sind vom Darmepithel überzogene Erhebungen der Schleimhaut, die einen regelhaften Bau besitzen. Ihr Gerüst wird durch das Gefäßsystem gebildet, das in sehr lockeres Bindegewebe der Propria eingelagert ist. Beim Menschen treten aus dem Gefäßplexus in der Mukosa **eine oder mehrere Arteriolen** in die Zotte ein und steigen, ohne sich zu verzweigen, bis zur Zottenspitze auf. Hier gehen sie in ein feines Netzwerk von Kapillaren über, welches das Darmepithel flächenhaft unterlagert (Abb. 12.7-9). Die Kapillaren sammeln sich dann zu einer großen, meist **zentral gelegenen Venule,** von der aus das mit Nährstoffen angereicherte Blut über einen Plexus mucosus und submucosus in die Mesenterialvenen und von dort in die V. portae gelangt. Neben dem flächenhaft ausgebreiteten Netzwerk feiner Kapillaren gibt es am Rande der Zotten etwas stärkere Gefäße, sog. **Randschlingen,** über die das arterielle Blut auf kurzem Wege

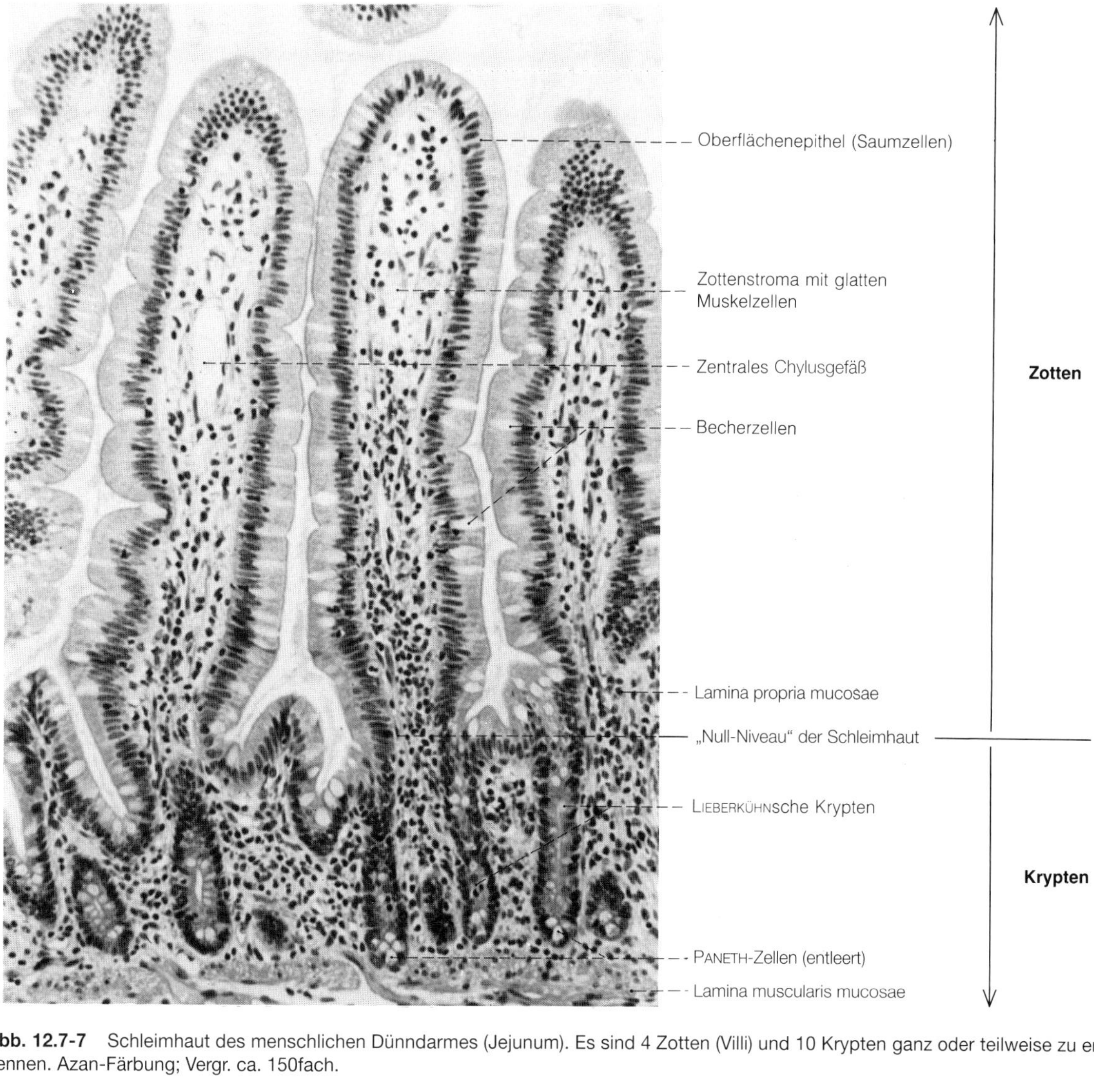

Oberflächenepithel (Saumzellen)

Zottenstroma mit glatten Muskelzellen

Zentrales Chylusgefäß

Becherzellen

Lamina propria mucosae

„Null-Niveau" der Schleimhaut

LIEBERKÜHNsche Krypten

PANETH-Zellen (entleert)

Lamina muscularis mucosae

Zotten

Krypten

Abb. 12.7-7 Schleimhaut des menschlichen Dünndarmes (Jejunum). Es sind 4 Zotten (Villi) und 10 Krypten ganz oder teilweise zu erkennen. Azan-Färbung; Vergr. ca. 150fach.

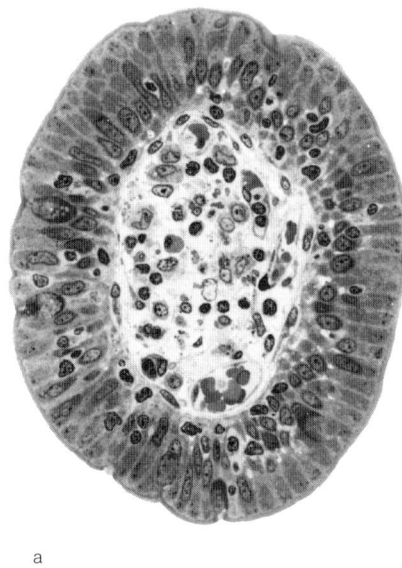

a

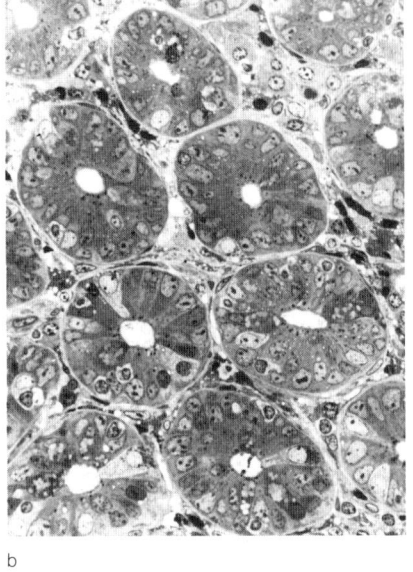

b

Abb. 12.7-8 Zotte (a) und Krypten (b) der menschlichen Duodenalschleimhaut im Querschnitt. Der Querschnitt der Zotte ist bedeutend größer als der einer Krypte. Toluidinblau-Pyronin; Vergr. 300fach. (Original: U. WULFHEKEL, Bonn)

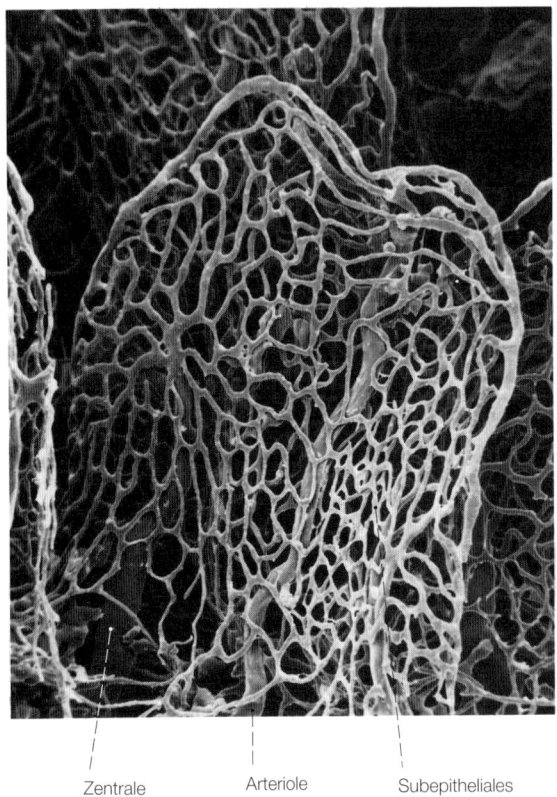

Zentrale   Arteriole   Subepitheliales
Venole   Kapillarnetz

Abb. 12.7-9 Das Blutgefäßsystem einer Dünndarmzotte. Korrosionspräparat im rastermikroskopischen Bild; Vergr. ca. 100fach. (Original: ST. KUBIK, Zürich)

zur Vene gelangen kann. Man nimmt an, daß die Randschlingen ständig durchblutet sind und im Ruhezustand als Kurzschluß dienen, während das übrige Kapillarnetz nur dann eröffnet wird, wenn die Durchblutung der Schleimhaut während der Verdauungs- und Resorptionstätigkeit auf Werte ansteigt, die mehr als das Doppelte des Ruhewertes betragen.

Außer Arteriolen, Kapillaren und feinen Venen, die im histologischen Schnitt durch die menschliche Dünndarmschleimhaut meist kollabiert und schlecht zu erkennen sind, verlaufen in jeder Zotte ein oder zwei **zentrale Lymphkapillaren**. In besonders breiten Zotten können auch 3 oder 4 Lymphkapillaren vorhanden sein. Diese Gefäße nehmen die von der Zotte resorbierten Fette auf. Die fettreiche, milchig-weiße Darmlymphe wird Chylus genannt. Die zentralen **Chylusgefäße** (engl.: lacteal = Milchgefäß) der Zotten münden in ein submuköses, mit Klappen ausgestattetes Netz von Lymphgefäßen, die in die großen mesenterialen Lymphbahnen abfließen. Die Zotten führen während der Verdauungstätigkeit lebhafte **Pumpbewegungen** aus. Diese werden durch parallel zur Längsachse der Zotten verlaufende glatte Muskelzellen ermöglicht, die von der Muscularis mucosae abzweigen und bis zur Zottenspitze ziehen. Man nimmt an, daß die Pumpbewegungen der Zotten die Durchblutung fördern und dazu beitragen, die Chylusgefäße auszupressen.

Die **Krypten** (s. Abb 12.7-7 u. 8) sind kurze, tubulöse Drüsen, die sich vom Null-Niveau der Schleimhaut aus in die Tiefe senken. Während die Zotten vorwiegend der Resorption dienen, sind die Krypten vor allem Orte der Sekretion und der Zellerneuerung.

4.2 Darmepithel

Das Epithel der Zotten und Krypten enthält eine Reihe verschiedener Zelltypen, die Abkömmlinge der gleichen Stammzellen sind.

4.2.1 Saumepithel, Enterozyt

Struktur

Die Enterozyten sind hochprismatische Epithelzellen (15–30 µm hoch, 5–10 µm dick) mit einem in der basalen Zellhälfte liegenden ovalen Zellkern (Abb. 12.7-10 u. 11). Der luminale (apikale) Zellpol ist mit einem als **Bürstensaum** bezeichneten Rasen von Mikrovilli besetzt (Abb. 12.7-12a), die im Durchschnitt 1 µm lang (0,5–1,8 µm) und 0,1 µm dick sind, also eine mittlere Oberfläche von etwa 0,3 µm² besitzen. Etwa 50 (36–60) Mikrovilli erheben sich von 1 µm² der Zelloberfläche, was zu einer **Oberflächenvergrößerung** auf rund 15 µm² (50 × 0,3 µm²), also auf das **15fache** führt. Eine durchschnittliche Epithelzelle (im Mittel 50 µm² apikale Oberfläche) ist mit 2500 Mikrovilli besetzt, die eine resorptive Oberfläche von 750 µm² schaffen. Die basolaterale Zelloberfläche beträgt dagegen nur etwa ¹/₁₀ bis ¹/₅ der Bürstensaumoberfläche.

Jeder Mikrovillus wird durch ein zentrales **Aktinfilamentbündel** (20–40 Einzelfilamente, gebündelt durch die Proteine Villin und Fimbrin) gestützt (Abb. 12.7-12 u. 13) und stabilisiert (molekulare Details s. Abb. 2.1-1 u. 2.4-17). Die in das apikale Zytoplasma reichenden Wurzeln der mikrovillären Filamentbündel sind durch Myosinfilamente und Spektrinfilamente miteinander verbunden [7]. Dadurch werden die Mikrovilli aufrecht gehalten und können durch Zug der Myosinfilamente an den Wurzeln **zitternde Bewegungen** ausführen. Diese erleichtern wahrscheinlich den Eintritt von Stoffen in die Spalträume zwischen den Mikrovilli.

Die Zellen sind am apikalen Zellpol durch einen **Schlußleistenkomplex** fest miteinander verbunden, dessen *Zonula occludens* mit 3–7 Leisten eine wirksame Barriere im Interzellularspalt bildet (Abb. 2.2-2 u. 12.7-13). Durch Verbindung der Zonula-occludens-Leisten mit dem zellulären Aktomyosinsystem ist wahr-

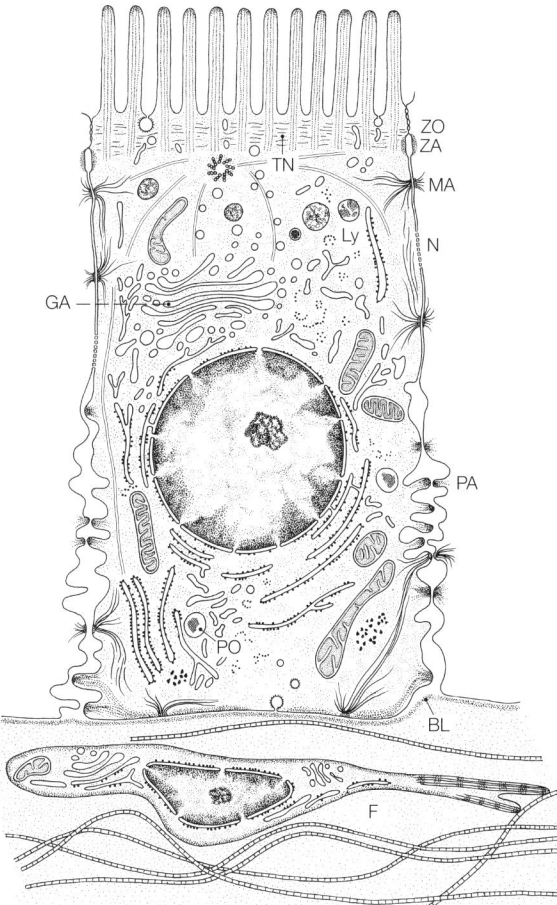

Abb. 12.7-11 Schematische Zeichnung der Ultrastruktur eines Enterozyten mit subepithelialem Fibroblasten (F). Abkürzungen: ZO = Zonula occludens; ZA = Zonula adhaerens; MA = Macula adhaerens (Fleckdesmosom); PA = Punctum adhaerens (Punktdesmosom); N = Nexus; BL = Basallamina; GA = Golgi-Apparat; Ly = Lysosom; PO = Peroxisom; TN = terminales Netz. Weitere Details sind in Kap. 2, Abb. 2.1-1 enthalten.

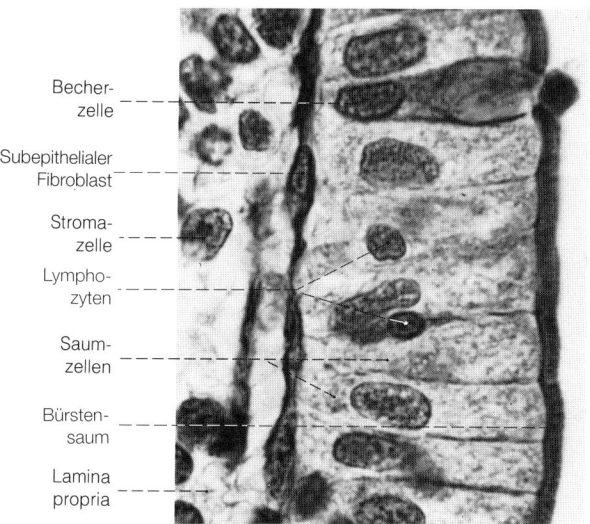

Abb. 12.7-10 Dünndarmepithel (Jejunum) des Menschen bei starker lichtmikroskopischer Vergrößerung. Man sieht mehrere Saumzellen mit ihrem Bürstensaum und eine Becherzelle bei der Schleimsekretion. Vergr. ca. 1000fach.

scheinlich eine partielle Öffnung des Interzellularspaltes oder die Herabsetzung der Dichtigkeit der Zonula occludens möglich [14]. Die Zonula adhaerens ist auf der zytoplasmatischen Seite mit einem kontraktilen, sphinkterartigen Aktin-Myosin-Bündel versehen, dem **Zonula-adhaerens-Ring,** der vermutlich auch an der Regulation der parazellulären Permeabilität beteiligt ist.

Fleckdesmosomen *(Maculae adhaerentes),* die mit Intermediärfilamenten (Zytokeratine 8, 18, 19, 20) verbunden sind, kommen besonders in der apikalen Zellhälfte zahlreich vor, wohingegen in den basalen zwei Dritteln der lateralen Plasmamembran die mit Aktinfilamenten verbundenen Punktdesmosomen *(Puncta adhaerentia)* gehäuft vorkommen. Die **Punktdesmosomen** scheinen dynamischere Zellkontakte zu sein, die im Rahmen der Weit- und Engstellungen des Interzellularspaltes bei der Wasserresorption schnell gelöst und wieder aufgebaut werden können [8]. Die Saumzellen kommunizieren metabolisch und elektrisch über **Nexus** (Connexine 26 und 32), die hauptsächlich in der apikalen Hälfte der Zellen ausgebildet sind.

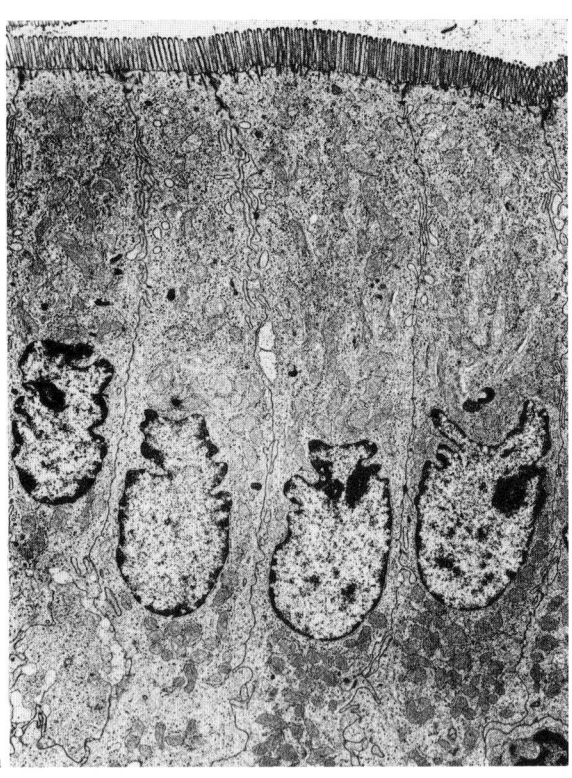

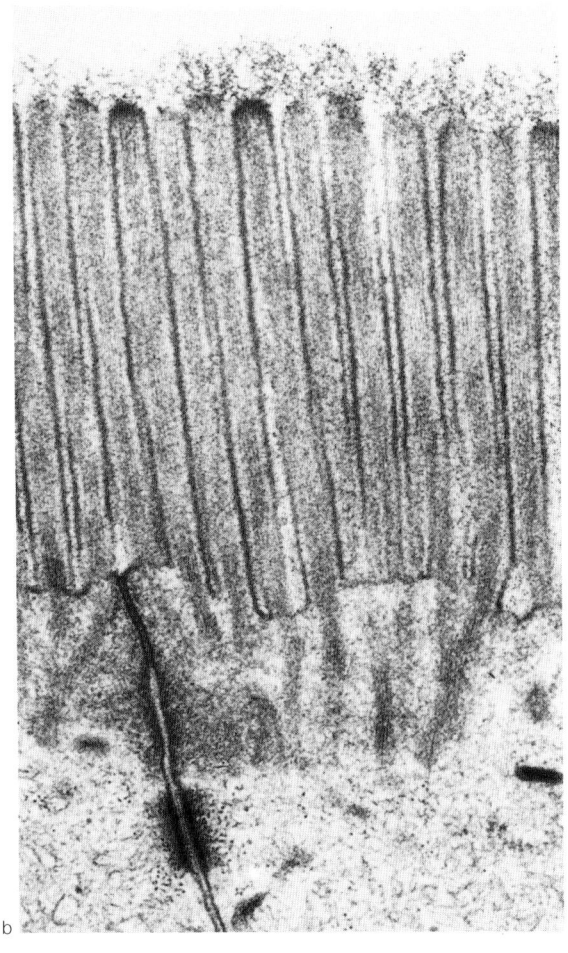

b

a

◁

Abb. 12.7-12   Ultrastruktur der Enterozyten des menschlichen Dünndarmes. Der Bürstensaum ist unten bei stärkerer Vergrößerung gezeigt. Auf den Spitzen der Mikrovilli ist die Glykokalix besonders auffällig. Der Schlußleistenkomplex (junktionaler Komplex) mit von oben nach unten Zonula occludens, Zonula adhaerens und Macula adhaerens ist ebenfalls angeschnitten. TEM; Vergr. 4750fach (a) und 47500fach (b). (Originale: H. KERN, Marburg u. U. WULFHEKEL, Bonn)

Die Enterozyten besitzen ein gut entwickeltes rauhes und glattes endoplasmatisches Retikulum, einen recht großen, supranukleär gelegenen GOLGI-Apparat und ein in der apikalen Zellhälfte gelegenes differenziertes Endosom-Lysosom-System. Peroxisomen sind ebenfalls enthalten. Diese Organellenausstattung ermöglicht die zahlreichen Leistungen der Zelle im Rahmen der Resorption und Synthese von Proteinen und Lipiden.

Die Epithelzellen der **Säuglinge** enthalten zur Aufnahme von Milcheiweiß ein ausgedehntes apikales **Endozytoselabyrinth,** vergleichbar mit dem der proximalen Tubulusepithelien der Niere. Außerdem kommen im apikalen Zellpol der Enterozyten von Säuglingen mehrere Mikrometer große **Riesenlysosomen** vor, die das Milcheiweiß abbauen.

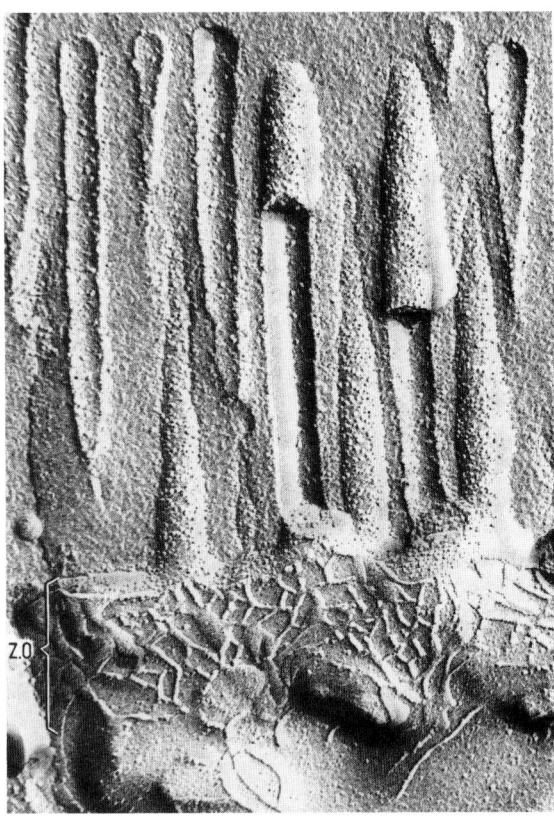

Abb. 12.7-13   Gefrierbruchpräparat der Mikrovilliusmembran und der Zonulae occludentes (Z.O.) am lumenseitigen Rand eines menschlichen Enterozyten. Der hohe Proteinanteil der Mikrovillusmembran (Transporter, Ektoenzmye) äußert sich in einer Vielzahl von intramembranären Partikeln. Vergr. 55000fach. (Original: H. KERN, Marburg)

Das **Mikrotubulussystem** des Enterozyten wächst von einem Organisationszentrum im apikalen Zytoplasma aus und ist einheitlich apiko-basal ausgerichtet und polarisiert [1]. Dadurch erhält der Enterozyt ein in der Längsachse der Zellen angeordnetes **intrazelluläres Transportsystem.** Wird das Mikrotubulussystem der Enterozyten durch pflanzliche Mikrotubulusgifte in der Nahrung zerstört (u. a. durch Colchizin), dann kommt es zum Verlust der **Zellpolarität** mit Ausbildung von Bürstensäumen an der basolateralen Zelloberfläche (Näheres s. Kap. 2.4.2.3 u. [1]).

Spezialisierung der Bürstensaummembran

Das Gewichtsverhältnis zwischen Proteinen und **Lipiden** der mikrovillären Plasmamembran beträgt etwa 2 : 1. Der Cholesteringehalt ist mit 50 % ungewöhnlich hoch. Die restlichen 50 % der Lipide setzen sich aus Phospholipiden (25 %) und Glykolipiden (25 %) zusammen [14]. Glykolipide sind ausschließlich auf die äußere Lamelle der Plasmamembran beschränkt und bilden zusammen mit den Zuckergruppen der Membranproteine die **Glykokalix.** Diese besteht aus einer etwa 10–15 nm dicken **Innenzone** und einer lockeren, mehrere 10 nm breiten **Außenzone** (Abb. 12.7-14) und enthält zudem längere, muzinähnliche Glykoproteinfäden, die teilweise mehr als 100 nm lang sind (besonders auffällig auf der Spitze der Mikrovilli [Abb. 12.7-12b]). Sie werden von den Darmepithelzellen selbst synthetisiert und stammen nicht vom anhaftenden Schleim der Becherzellen ab, der einen dünnen Schutzfilm über den Spitzen der Mikrovilli bildet.

Klinisch wichtig sind die **Ganglioside** der Glykokalix. Die Ganglioside der Gruppe GM_1 (besitzen eine Sialinsäuregruppe, s. Abb. 2.2-1 in Kap. 2.2) dienen als Bindungsstelle für das **Toxin des Choleraerregers** *(Vibrio cholerae)* und das Enterotoxin von pathogenen **Kolibakterien.** Die Bindung der Toxine ist die Voraussetzung für die anschließende Schädigung der Zellen, die sich in schweren Durchfällen äußert. Beide Toxine führen zu einer Überstimulierung der Adenylatzyklase der Enterozyten.

Der hohe Proteinanteil der Bürstensaummembran setzt sich hauptsächlich aus verschiedenen Ektoenzymen und **Transportproteinen** zusammen. Die wichtigsten **Ektoenzyme,** die mit Hilfe der Immunhistochemie und Enzymhistochemie in den Bürstensäumen des Darmepithels des Menschen und verschiedener Säugetiere nachgewiesen wurden (Abb. 12.7-14 u. 15), sind in Tabelle 12.7-1 aufgelistet.

Charakteristisch für die meisten Bürstensaumenzyme ist das Vorhandensein eines gestreckten **Stielabschnittes,** der den katalytischen globulären Teil („Kopf") der Enzyme an die Oberfläche der Glykokalix verlagert (Abb. 12.7-14). Durch zahlreiche Zucker-Seitenketten werden die Proteine stabilisiert und tragen zum Aufbau der Glykokalix bei. Wie unten näher ausgeführt, wird ein großer Teil der bei der Verdauung anfallenden Aminosäuren, Zucker und Phosphatgruppen mit Hilfe von **Natrium-Cotransportsystemen** durch die Mikrovillusmembran in die Zelle befördert, wo die aufgenommenen Moleküle entweder metabolisiert oder über Transporter in der lateralen Plasmamembran in die Blutbahn abgegeben werden.

4.2.2 Becherzellen

Becherzellen sind als **Prototyp von mukösen Drüsenzellen** in Kap. 4.2 beschrieben. Sie kommen verstreut im Epithel der Zotten und Krypten vor und lassen sich selektiv aufgrund ihres Muzingehaltes durch die **PAS-Färbung** oder kationische Farbstoffe, wie das **Alcianblau,** darstellen (Abb. 12.7-16). Die Becherzellen sind relativ spärlich im Duodenum, nehmen aber vom Jejunum bis zum Kolon kontinuierlich zu. Im Kolon beträgt das

Tabelle 12.7-1 Wichtige, membranständige Enzyme der Darmepithelmikrovilli (Bürstensaumenzyme).

Klassifizierung	Enzyme (Beispiele)	Substrate
Maltase, γ-Amylase	Maltase-Glykoamylase-Komplex	Stärke Maltose
Disaccharidasen	Maltase (s. o.) Isomaltase-Sucrase Trehalase Laktase (s. u.)	Rohrzucker Isomaltose Trehalose
Laktose-Glykosyl-Ceramidase	β-Glykosidase-Komplex (enthält u. a. Laktaseaktivität)	Milchzucker Glykosphingolipide
Aminopeptidasen	Aminopeptidase N (= M) Aminopeptidase A γ-Glutamylpeptidase	Peptide, Abbau vom Aminoende her
Carboxypeptidasen	Carboxypeptidase P	Peptide, Abbau vom Carboxylende her
Endopeptidasen	Endopeptidase 24.11	Peptide, Spaltung innerhalb der Kette
Dipeptidylpeptidasen	Dipeptidylpeptidase IV	Dipeptide

Verhältnis Becherzellen zu Saumzellen etwa 1 : 3 bis 1 : 5, im Jejunum und Ileum dagegen 1 : 10 bis 1 : 20. Die von den Becherzellen synthetisierten und sezernierten **Muzine** weisen regionale Unterschiede auf (s. auch Tabelle 12.6-1 in Kap. 12.6).

Die Kolonmuzine besitzen einen höheren Proteinanteil und sind stärker aggregiert als die Dünndarmmuzine [14]. Muzin-Vernetzungsproteine wie im Magen (s. Abb. 12.6-12) und Dünndarm fehlen in Kolonmuzinen. Die Muzine des Duodenums sind neutral, während die des restlichen Darmes durch zahlreiche Sialinsäuregruppen und **sulfatierte Aminozucker** sauer sind. Histochemisch erweist sich das Muzin des Colon descendens stärker sulfatiert als die Muzine der proximalen Kolonabschnitte.

Becherzellen sezernieren kontinuierlich Muzine über den Weg der **konstitutiven Sekretion,** die überwiegend die lateralen Sekretgranula erfaßt, nicht jedoch das zentrale Paket. **Massenexozytose** wird durch Acetylcholin und Parasympathomimetika (Carbachol etc.) ausgelöst. Das trifft nur für die Becherzellen der Krypten, nicht jedoch für die Zellen des Oberflächenepithels zu, deren physiologischer Exozytosestimulus unbekannt ist. Die oberflächlichen Becherzellen können jedoch durch Bakterientoxine (z. B. Choleratoxin) zur Sekretion gebracht werden [14].

Funktion: Die intestinalen Muzine wirken als **Gleitfilm** für den Chymus. Überdies übt der Muzinfilm eine **zytoprotektive Funktion** aus, indem er die Proteasen des

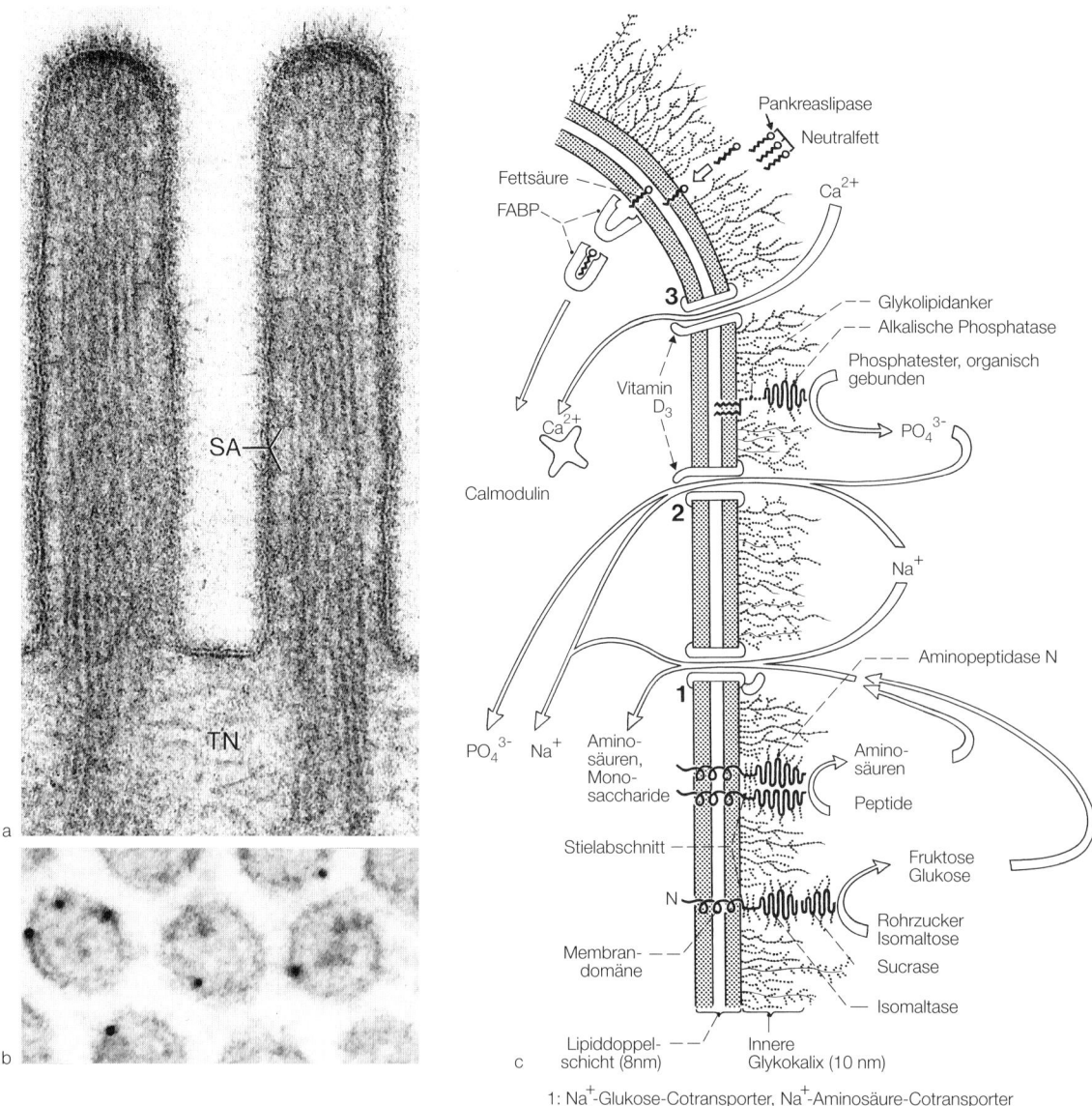

Fettsäure

FABP

Vitamin D₃

Calmodulin

Pankreaslipase

Neutralfett

Ca²⁺

Glykolipidanker

Alkalische Phosphatase

Phosphatester, organisch gebunden

PO₄³⁻

Na⁺

Aminopeptidase N

PO₄³⁻ Na⁺ Amino-säuren, Mono-saccharide

Amino-säuren

Peptide

Stielabschnitt

Fruktose Glukose

Rohrzucker Isomaltose

Sucrase

Isomaltase

Membran-domäne

Lipiddoppel-schicht (8 nm)

Innere Glykokalix (10 nm)

1: Na⁺-Glukose-Cotransporter, Na⁺-Aminosäure-Cotransporter
2: Na⁺-Phosphat-Cotransporter 3: Ca²⁺-Kanal

Abb. 12.7-14 Substruktur der Bürstensaum-Mikrovilli. In (a) sind zwei Mikrovilli des menschlichen Duodenalepithels bei starker elektronenmikroskopischer Vergrößerung abgebildet (200 000fach). Das zentrale Aktinfilamentbündel ist durch Seitenarme (SA) an der Plasmamembran angeheftet. Die Arme enthalten das schwanzlose Myosin I und Calmodulin. Die Wurzeln der Bündel sind durch dünne Filamente miteinander verbunden (terminales Netz [TN]), die im wesentlichen aus Myosin II und Spektrin bestehen. In (b) wurde ein Bürstensaumenzym, die Isomaltase-Sucrase im Elektronenmikroskop durch einen an Goldpartikel adsorbierten Antikörper auf der Oberfläche der Plasmamembran von quergeschnittenen Mikrovilli lokalisiert (Vergr. 150 000fach). In (c) sind molekulare Details der Mikrovillusmembran mit Glykokalix und einigen wichtigen Ektoenzymen und Transportsystemen eingetragen. Viele Ektoenzyme besitzen eine Stielregion und ragen dadurch an die Oberfläche der inneren Glykokalixzone vor. Die meisten Transportsysteme werden durch den Natriumeinstrom angetrieben. Fettsäuren treten in die Lipiddoppelschicht ein und werden durch Fettsäure-bindende Proteine (FABP) aus der Membran entfernt und durch das Zytosol zum ER transportiert. Vitamin D₃ reguliert die Synthese der mit Pfeilen gekennzeichneten Membranproteine.

Chymus (Pepsin, Pankreasenzyme etc.) von der Epithel-oberfläche fernhält und verschiedene Erreger (Bakterien, Protozoen, Pilze) und deren Toxine binden und agglutinieren kann. Im Dickdarm leben verschiedene Bakterien vom Abbau der Muzine (**Mikroökosystem**).

Die Vorläuferzellen der Becherzellen, die **Oligomukuszellen,** sind in den Krypten gelegen. Diese sind noch teilungsfähig, besitzen aber bereits schon einige Muzingranula im Zytoplasma.

4.2.3 Bürstenzellen, Napfzellen

Bürstenzellen (engl.: brush cells) kommen im Epithel des gesamten Magen-Darm-Rohres einschließlich der Gallengänge und des Pankreasganges vor. Ihre Struktur und mögliche Funktion ist in Kap. 12.6 beschrieben (Abb. 12.6-7).

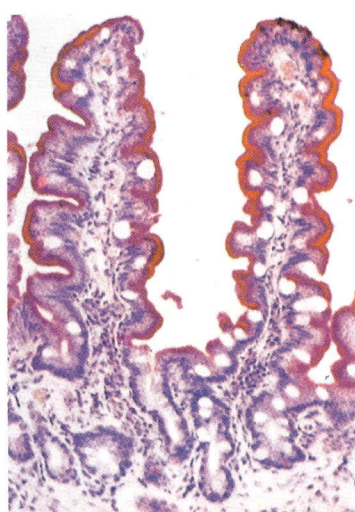

Abb. 12.7-15 Enzymhistochemischer Nachweis der alkalischen Phosphatase-Aktivität im Bürstensaum des menschlichen Dünndarmepithels (rote Färbung). In den unreifen Kryptenzellen ist das Enzym noch nicht aktiv. Vergr. 120fach. (WHEATER et al. [24])

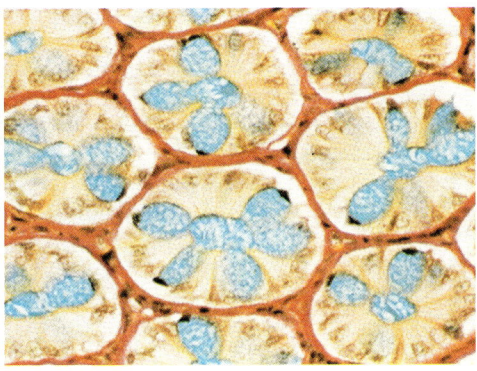

Abb. 12.7-16 Querschnitt durch die Krypten der Dickdarmschleimhaut. Der Schleim in den Becherzellen ist durch den kationischen (basischen) Farbstoff Alcianblau angefärbt. Vergr. 320fach. (WHEATER et al. [24])

unterteilt werden. Der offene Typ steht mit dem Darmlumen durch einen Bürstensaum in Kontakt, während die geschlossenen endokrinen Zellen nicht an die Oberfläche gelangen. Nähere Angaben über diese Zellen sind in Kap. 12.6 und in Band II, Kap. 15 enthalten. Hervorgehoben sollen hier nur die endokrinen Zellen werden, deren Hormone an der **Regulation der Sekretion** des Magens (vor allem Gastrin, GIP), des Pankreas (Sekretin, Cholezystokinin) und der **Kontraktion der Gallenblase** (Cholezystokinin) beteiligt sind. Ihre Sekretion und Abgabe in das Blut wird vor allem durch den pH-Wert des Chymus und seine chemische Zusammensetzung (Fette, Proteine) gesteuert. Wichtig für den Dünndarm ist die schnelle Neutralisierung des aggressiven Magenbreis durch die Sekretion von Bikarbonat aus dem Pankreas und den BRUNNERschen Drüsen. Dieser Vorgang wird in erster Linie durch das Hormon **Sekretin** geregelt, das bei niedrigem pH-Wert (< 4,5) ausgeschüttet wird. Die Ausschüttung von **Gastrin** wird bei einem pH-Wert < 3 gehemmt. Alle Hormone gelangen über den Umweg des Herz-Kreislauf-Systems zu ihren Erfolgsorganen (-zellen).

4.2.5 PANETH-Zelldrüse

Am **Fundus der Krypten** des Dünndarmes liegt die PANETH-Zelldrüse, welche aus einer Gruppe von 20–40 serösen Drüsenzellen mit **eosinophilen**, 1–3 μm großen, homogenen **Sekretgranula** besteht (Abb. 12.7-17) [10, 14]. Die Zahl der PANETH-Zellen nimmt vom Duodenum zum Ileum kontinuierlich zu, wo die Drüsenzellen bis an die laterale Wand der Krypten reichen können. Bei verzögerter Fixierung oder in Gewebe mit entzündlichen Veränderungen können die PANETH-Zellen komplett degranuliert sein, so daß das apikale Zytoplasma ausgewaschen hell erscheint (dann ähnlich wie Becherzellen aussehend, s. Abb. 12.7-7). Einige Säugetiere besitzen keine PANETH-Zellen (Hund, Katze, Schwein). Die Sekretgranula enthalten neben vielen Enzymen das **Lysozym,** ein bakteriolytisches Enzym, das die Peptidoglykane (Mur-

Napfzellen (engl.: cup cells) sind relativ schwach angefärbte, helle Epithelzellen mit einer **eingedellten Oberfläche** (Napf), die einen Bürstensaum trägt. Die Mikrovilli sind kürzer als die der Nachbarzellen und lassen im Gefrierbruch zebrastreifenartige Banden von intramembranären Partikeln in der zytoplasmatischen Lamelle der Mikrovillusmembran erkennen. Napfzellen sind relativ selten (weniger als 6% der Epithelzellen der Zotten) und kommen wahrscheinlich nur im **Ileum** vor. Sie sind bei vielen Säugetieren einschließlich Affen beschrieben worden; vom Menschen sind keine Angaben verfügbar [14].

4.2.4 Enteroendokrine Zellen

Die hormonproduzierenden endokrinen Epithelzellen kommen sowohl in Krypten wie Zotten vor und können morphologisch in einen **geschlossenen** und **offenen Typ**

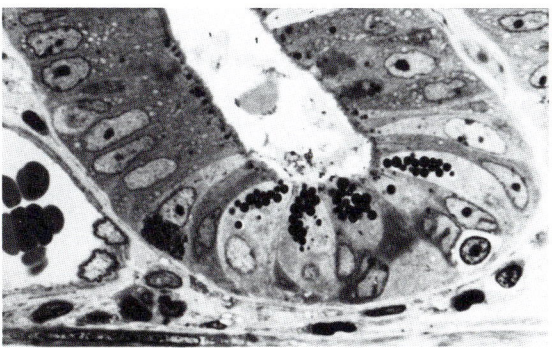

Abb. 12.7-17 Grund einer Krypte aus dem menschlichen Duodenum. Man erkennt eine Gruppe von PANETH-Zellen mit apikal gelegenen Sekretgranula; links davon ist eine entero-endokrine Zelle mit basal gelegenen Granula getroffen. Links im Bild ist eine Venule angeschnitten, in der mehrere Erythrozyten liegen. Biopsiematerial; Semidünnschnitt, Toluidinblau-Pyronin; Vergr. 750fach.

aminsäure) der Bakterienwand spalten kann. Weitere, in verschiedenen Säugetieren beschriebene Komponenten der Sekretgranula sind **Immunglobulin A, Phospholipase A₂, Trypsin, Carboxylester-Hydrolase, Urogastron** (EGF) [12]. Außerdem enthalten die Granula **Zinkionen,** die möglicherweise negative Ladungen der Granulaproteine komplexieren und den osmotischen Wert des Inhaltes herabsetzen. In der Maus beträgt die **Erneuerungsrate** der PANETH-Zellen etwa 3 Wochen. Die **Sekretion** kann durch cholinerge Pharmaka (u.a. durch Pilokarpin) ausgelöst, und durch Atropin gehemmt werden. In der Maus ist die Sekretion beim Fasten gesteigert. Eine massive Sekretion kann durch Bakterien und bakterielle Komponenten im Darmlumen ausgelöst werden. PANETH-Zellen **phagozytieren** auch **Bakterien** und degradieren sie lysosomal. Die Zellen scheinen demnach sowohl **bakteriostatische** als auch **digestive Funktionen** zu erfüllen.

4.2.6 Undifferenzierte Darmepithelzellen

Die Seitenwände der **Krypten** werden von hochprismatischen Epithelzellen mit basal gelegenem Zellkern und verhältnismäßig dichtem Zytoplasma ausgekleidet. Hierbei handelt es sich um teilungsfähige **undifferenzierte Epithelzellen,** die den Nachschub für die zugrundegehenden Darmepithelien liefern [10, 18]. Die undifferenzierten Darmepithelzellen sind **stärker basophil** als die Saumzellen und enthalten im apikalen Zellpol elektronendichte, etwa 1 μm große Sekretgranula. Außerdem besitzen sie einen mäßig dichten Bürstensaum. Diese

Zellen sind teilungsfähig und stellen wahrscheinlich die determinierten Vorläuferzellen des Saumepithels dar. Die Struktur der undeterminierten **pluripotenten Stammzellen,** aus denen alle der zuvor beschriebenen Zellen entstehen können, ist nicht gesichert. Im Dünndarm vermutet man diese Zellen am Rande der PANETH-Drüse (in der Maus die 5. Zellposition vom Scheitelpunkt der Krypte aus gezählt). Diese Zellen sind fixiert und wandern im Gegensatz zu den undifferenzierten Zellen und **Oligomukuszellen** (Vorläuferzellen der Becherzellen) nicht. Die undifferenzierten und Oligomukuszellen wandern mit einer Geschwindigkeit von 1–2 Zellpositionen pro Stunde kryptenaufwärts. Bei dieser **Aufwärtsbewegung** wandern die Epithelzellen im Verbund mit den subepithelialen Fibroblasten (s. Abb. 12.7-10 u. 11), die ebenfalls einem hohen Zellumsatz unterliegen. Näheres über den Erneuerungszyklus des Magen-Darm-Epithels s. Kap. 12.6.4.4 (Abb. 12.6-16).

4.3 Regionale Unterschiede im Bau der Dünndarmschleimhaut

4.3.1 Duodenum

Das Duodenum unterscheidet sich von den anderen Abschnitten des Dünndarmes durch das Vorkommen der **BRUNNERschen Drüsen,** *Glandulae submucosae.* Es handelt sich um lange, vielfach verzweigte tubuloalveoläre Drüsenschläuche, die die Muscularis mucosae durchbrechen und in großen Paketen in der **Submukosa** liegen (Abb. 12.7-18). Die BRUNNERschen Drüsen kön-

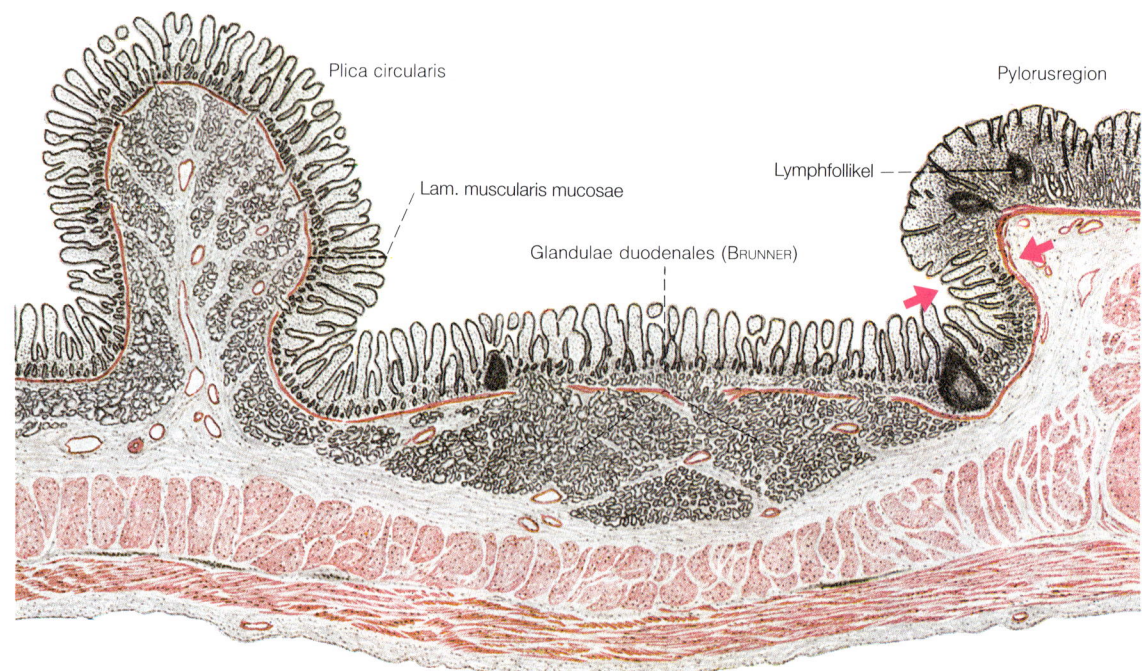

Plica circularis

Lam. muscularis mucosae

Glandulae duodenales (BRUNNER)

Pylorusregion

Lymphfollikel

Abb. 12.7-18 Übergang der Pylorusregion des Magens in das Duodenum (Pfeile). Beachte die Lymphfollikel in der Pylorus-schleimhaut und die BRUNNERschen Drüsen in der Submukosa des Duodenums. (Aus CLARA et al. [3])

nen bis an die Ringmuskelschicht heranreichen. Sie stehen histologisch den mukösen Pylorusdrüsen des Magens nahe. Die Wand der Drüsenschläuche besteht aus kubischen bis zylindrischen Epithelzellen, die bei H.E.-Färbung ein **helles Zytoplasma** haben. Ultrastrukturell sehen die Drüsenzellen mehr wie die serösen Azinuszellen des Pankreas aus mit mäßig elektronendichten, etwa 1 µm großen **Sekretgranula** und einem stark entfalteten, rauhen endoplasmatischen Retikulum. Die Zellen sezernieren **Muzine,** einen **Trypsin-Aktivator,** und das **Urogastron,** die menschliche Form des epidermalen Wachstumsfaktors (EGF). Das Urogastron löst im Bereich von Epithelläsionen (Ulzera, Erosionen) Zellproliferation aus mit Bildung neuer Krypten und ist damit als **Wundheilungsfaktor** der Darmschleimhaut von Bedeutung. Die Drüsenepithelien sezernieren ebenfalls HCO_3^- und produzieren dadurch ein **alkalisches Sekret.**

Die BRUNNERschen Drüsen sind am Anfang des Duodenums stärker entfaltet als in den distalen Abschnitten. Von der Pars horizontalis an rücken die Drüsen so weit auseinander, daß die Zwischenräume überwiegen und auf großen Strecken nur noch kleinere Gruppen von Drüsenschläuchen anzutreffen sind [9].

Im übrigen ist das Duodenum durch besonders dicht stehende und **hohe Plicae circulares** sowie durch überwiegend 0,2–0,5 mm hohe, **blattförmige Zotten** ausgezeichnet.

4.3.2 Jejunum

Im Jejunum fehlen BRUNNERsche Drüsen, die Falten sind ähnlich dicht und hoch wie im Duodenum, die **Zotten** überwiegend **fingerförmig** und 0,2–1 mm hoch.

Im distalen Teil des Jejunums stehen die Plicae circulares weiter auseinander und werden niedriger. Es treten Solitärfollikel auf, deren Zellen von der Submukosa bis in die Mukosa reichen (Abb. 12.7-19).

4.3.3 Ileum

Im oberen Ileum kommen noch niedrige Plicae circulares und Solitärfollikel vor, im unteren Ileum sind sie fast ganz oder vollständig verschwunden. An der dem Mesenterium gegenüberliegenden Seite liegen regelmäßig PEYERsche Plaques, *Noduli lymphatici aggregati.* Wie Abb. 12.7-20 zeigt, fehlen in der Schleimhaut über den PEYERschen Platten die Zotten. Das Epithel ist glatt. Es ist hier insofern besonders gestaltet, als nur an diesen Stellen die **M-Zellen** vorkommen, welche Viren, Bakterien und andere „Antigene" endozytieren und über den Weg der **Transzytose** den immunkompetenten Zellen an ihrer Zellbasis anbieten. M-Zellen können durch ihren hohen Gehalt an **Intermediärfilamenten** immunhistochemisch von den benachbarten Enterozyten unterschieden werden. Eine weitere Besonderheit liegt in der Tatsache, daß im Epithel über den PEYERschen Platten nur ganz wenige Becherzellen vorhanden sind (Näheres s. Kap. 11.7).

4.4 Resorptionsmechanismen

Der Magenbrei (Chymus) tritt in kleinen Portionen aus dem Pylorus in das Duodenum über und wird hier durch einen **isoosmotischen Flüssigkeitseinstrom** aus der Darmwand (s. unten) und durch die Sekrete des Pankreas und der Gallenblase um das 3- bis 4fache verdünnt. Durch den hohen Bikarbonatgehalt sind der Pankreassaft und das Sekret der BRUNNERschen Drüsen **alkalisch.** Dadurch wird der pH-Wert des Chymus in Richtung auf den Neutralpunkt verschoben und damit dem **Wirkungsoptimum der Pankreasenzyme** angepaßt. Die Resorptionsvorgänge für Zucker, Fette, Aminosäuren und die meisten Vitamine beginnen im **Duodenum** und sind bereits nach etwa 100 cm **Jejunum** weitgehend abgeschlossen (Tabelle 12.7-2). Den restlichen Dünndarmabschnitten wird vor allem eine **Reservekapazität** bei Zufuhr großer Nahrungsmengen zugesprochen mit zusätzlichen spezifi-

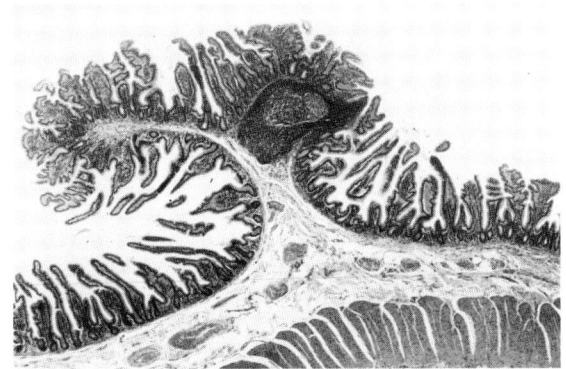

Abb. 12.7-19 Gespaltene Falte mit Solitärfollikel aus dem oberen Ileum des Menschen. H.E.-Färbung, Vergr. 20fach.

Tabelle 12.7-2 Transport von verschiedenen Nährstoffen und Mineralien im Dünndarm. (Aus DEETJEN u. SPECKMANN [6])

Transportsubstrat	Ort der Absorption und relative Rate		
	Duodenum	Jejunum	Ileum
Hexosen (z. B. Glukose, Galaktose)	++	+++	++
Aminosäuren	++	+++	++
Wasserlösliche Vitamine	+++	++	–
Lipide, Fettsäuren	+++	++	+
Gallensäuren	–	+	+++
Vitamin B_{12} (Cobalamin)	–	+	+++
Kalzium	+++	++	+
Eisen	+++	++	+
Sulfat	+	++	+++
Phosphat	+++	++	+

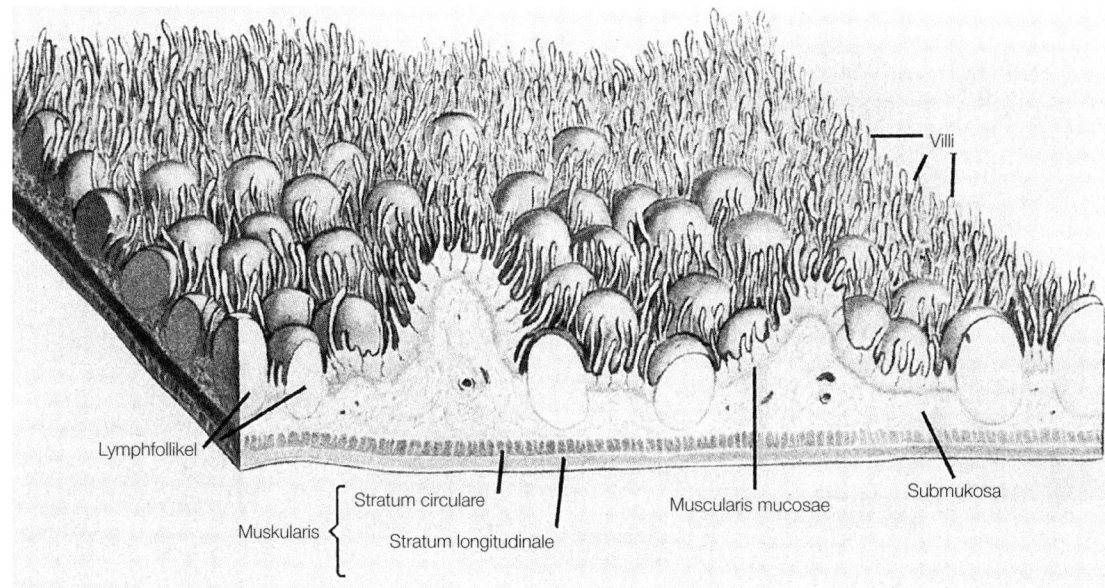

Abb. 12.7-20   PEYERsche Platte des menschlichen Ileums. (Aus COPENHAVER et al. [4])

schen Teilfunktionen (u.a. Immunabwehr, Gallensäuren-, Sulfat- und Cobalamin-Aufnahme).

Die **Hauptaufgabe** des Darmepithels besteht darin, Flüssigkeit, Elektrolyte und Nährstoffe zu resorbieren.

4.4.1   Wasser

Im **Dünndarm** werden täglich ca. **8,5 l Wasser resorbiert,** im Dickdarm etwa 1,5 l. Die 9–10 l des resorbierten Wassers stammen aus oral aufgenommener Flüssigkeit (1 l), Speicheldrüsensekret (1 l), Magensaft (2 l), Pankreas-Gallen-Sekret (2 l) und ca. 3 l von Flüssigkeit, die durch den hohen osmotischen Wert des Nahrungsbreis und seiner Spaltprodukte vom Darmblut in das Dünndarmlumen übertreten.

Trotz diesem **passiven Wassereinstrom** in das Darmlumen können durch die Aktivität der Na^+-K^+-ATPase große Mengen von Elektrolyten (besonders NaCl) und Nährstoffen aus dem Darmlumen resorbiert werden. Diesen resorbierten, osmotisch wirksamen Molekülen folgt Wasser durch die **Interzellularspalten** der Enterozyten in die Propria und die Blutgefäße (fenestrierte Kapillaren) (Abb. 12.7-21). Die Na^+-K^+-**ATPase** und zahlreiche andere Kanäle und Transporter sind an der **lateralen Zellmembran** gelegen. Durch die Abgabe der Moleküle und Ionen in den Interzellularspalt entsteht unterhalb der Zonula occludens ein hoher osmotischer Gradient. Dieser ist die treibende Kraft für den **parazellulären Wasserrückstrom.**

Der größte Teil des Wassers (ungefähr 80%) wird bereits im Dünndarm aufgenommen, die übrigen 20% (1,5 l) im Dickdarm. Der Dickdarm hat die Kapazität zur Resorption von 5 l Flüssigkeit. Wegen des hohen osmotischen Wertes des eingedickten Dickdarmbreis muß der Wassereinstrom aus dem Interstitium durch besonders dichte **Zonulae occludentes** verhindert werden. Diese besitzen im Dickdarm mehr Leisten und einen viermal höheren elektrischen Widerstand (Maß der Durchlässigkeit für Ionen) als im Dünndarm. Chloridionen können im Gegensatz zum Dünndarm im Dickdarm kaum parazellulär aufgenommen werden, sondern treten vorwiegend durch apikale **Chloridkanäle** oder einen Bikarbonat-Chlorid-Austauscher in die Epithelzellen ein (dem Na^+ folgend). Die treibende Kraft für die NaCl- und Wasserresorption ist wiederum die basolateral gelegene Na^+-K^+-ATPase, die sich enzym- und immunhistochemisch besonders eindrucksvoll in den Ileum- und Dickdarmepithelzellen nachweisen läßt (Abb. 12.7-21).

4.4.2   Kohlenhydrate, Proteine und Fette

Kohlenhydrate. Das für die Ernährung wichtigste Kohlenhydrat, die Stärke (Amylose), wird bereits in der Mundhöhle durch die Speichelamylase (**α-Amylase**) in kleine Bruchstücke zerlegt. Dieser Prozeß wird im Dünndarm durch die von der Bauchspeicheldrüse sezernierte α-Amylase weitergeführt. Die auf der Oberfläche der Mikrovilli lokalisierten **Glukosidasen** (s. Tabelle 12.7-1) können auch Disaccharide und kompliziertere Zuckerverknüpfungen spalten, so daß schließlich **Monosaccharide** entstehen, die durch **Natrium-abhängige Transportsysteme** durch die Mikrovillusmembran aufgenommen werden. Das Milchzucker(Laktose)-spaltende Bürstensaumenzym **Laktase** ist bei Säuglingen maximal exprimiert. Im Erwachsenenalter kann der Laktasegehalt der Mikrovilli reduziert sein oder sogar ganz fehlen. Das Krankheitsbild der **Laktoseintoleranz** ist dann die Folge.

Proteine. Die Verdauung (proteolytische Spaltung) der Proteine beginnt im **Magensaft** (Pepsine) und wird im Dünndarm durch die verschiedenen Proteasen des **Pankreas** (u.a. Chymotrypsin, Trypsin) fortgesetzt. Eine Zerlegung in einzelne Aminosäuren, Di- und Tripeptide, wird vor allem durch die **Ektoenzyme der Mikrovillusmembran** durchgeführt. Die anschließende Resorption erfolgt ebenfalls durch Natrium-abhängigen Cotransport.

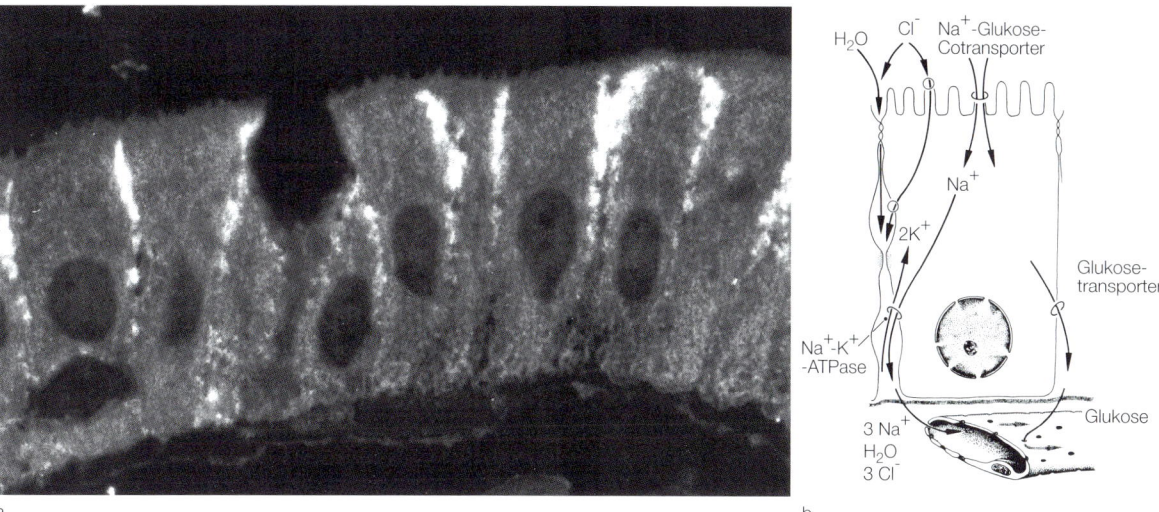

a   b

Abb. 12.7-21   Zentrale Stellung der Na⁺-K⁺-ATPase beim transepithelialen Transport von Wasser, Elektrolyten und hydrophilen
Nährstoffen (u. a. Glukose, Aminosäuren).
(a) Immunzytochemische Lokalisation der Na⁺-K⁺-ATPase an der

lateralen Membran von Saumepithelzellen des menschlichen
Ileums. Die Na⁺-K⁺-ATPase ist am stärksten in den oberen
zwei Dritteln der lateralen Plasmamembran konzentriert. Vergr.
1500fach. (b) Schematische Darstellung.

Fette. Die Resorption von Fetten durch die Enterozyten
läßt sich mikroskopisch teilweise verfolgen (s. Abb.
12.7-22). Zunächst werden die Fetttropfen der Nahrung
im Duodenum durch die **Gallensäuren** in kleine Tröpf-
chen (Mizellen) zerlegt (emulgiert), die dadurch der
Spaltung durch die **Pankreaslipasen** zugänglich werden.
Die freigesetzten Monoglyceride, Fettsäuren und Gly-
cerinmoleküle sowie das von Fettsäureestern befreite
Cholesterin können aufgrund ihrer Hydrophobie bzw.
Neutralität direkt die Mikrovillusmembran **durchqueren.**
Fettsäuren werden dabei kurzzeitig in die Lipiddoppelschicht eingebaut. Der hohe Cholesteringehalt der Plasmamembran verhindert jedoch eine übermäßige Fluidisierung und Destabilisierung der Plasmamembran durch
die eingebauten Fettsäuren und Lysophospholipide
(s. Abb. 2.2-5 u. Kap. 2.2.3.4). Die Fettsäuren werden aus
der Plasmamembran durch die **Fettsäure-bindenden Proteine** I-FABP und H-FABP (intestinale und hepatische
Form [12]) entfernt und gelangen über diese zytoplasmatischen Transportproteine zur Membran des endoplasmatischen Retikulums, wo die Resynthese zu Triglyceriden stattfindet.

Die **Triglyceride** werden in das Lumen des ER abgegeben und
dort zusammen mit spezifischen Lipid-bindenden Proteinen,
den Apoproteinen, in elektronenmikroskopisch sichtbare **Lipoproteinpartikel** verpackt. Die **Apoproteine** werden von den
Darmepithelien selbst synthetisiert (z. B. Apo A-I, -II, -IV; Apo
B; Apo C-II, -III) bzw. durch Endozytose von Lipoproteinpartikeln aus dem Blut in das Darmepithel aufgenommen. Etwa 20%
der Lipoproteine werden von den Epithelzellen selbst und 80%
durch Aufnahme aus dem Blut zur Verfügung gestellt [14].

Nach Durchlaufen des GOLGI-Apparates und Verpackung
der Lipoproteinpartikel in Transportvesikel werden diese
durch Exozytose an der basolateralen Plasmamembran

in das Interstitium abgegeben. Dort können die 120 nm
(70–600 nm) großen, als **Chylomikronen** bezeichneten
Lipoproteinpartikel nicht durch die Fenestrationen der
Blutkapillaren in die Blutbahn eintreten, sondern gelangen durch die Einlaßventile der **Lymphkapillaren** und
-kollektoren der Zotten **(Chylusgefäße)** in den Lymphstrom und über den *Ductus thoracicus* in den rechten
Venenwinkel und das Herz-Kreislauf-System.

Kleinere Lipoproteinpartikel, nämlich das **VLDL** (very low
density lipoprotein) und das **HDL** (high density lipoprotein),
werden nur in geringen Mengen von Darmepithelzellen gebildet,
das VLDL überwiegend bei geringer Lipidzufuhr durch die Nahrung. In den Lipoproteinpartikeln ist auch ein großer Teil der
fettlöslichen **Vitamine A, D, E** und **K** enthalten, die über einen
ähnlichen Mechanismus wie die Fettsäuren resorbiert werden.
Für das Vitamin A ist ein Vitamin-A-bindendes zytoplasmatisches Transportprotein bekannt.

Beim **Morbus WHIPPLE** sind die Lymphgefäße der Propria des
Ileums durch Bakterien und Entzündungszellen (besonders bak-
terienfressende Makrophagen) verstopft. Es kommt zu einem
mangelhaften Abtransport der Lipide mit daraus resultierender
Fettresorptionsstörung und Ausscheidung von Fett im Stuhl
(Steatorrhö).

4.4.3   Elektrolyte

Nur wenige Prozent der durch die Nahrung aufgenommenen Kochsalzmenge werden durch die Fäzes wieder
ausgeschieden. Die treibende Kraft für die Resorption
von Na⁺, K⁺ und Cl⁻ ist die **basolateral gelegene Na⁺-K⁺-
ATPase.** Die Aufnahme in die Zelle erfolgt durch apikal
lokalisierte Cotransport- und Gegentransportsysteme
(s. oben). Etwa 25% der zugeführten Kochsalzmenge
wird im Kolon resorbiert.

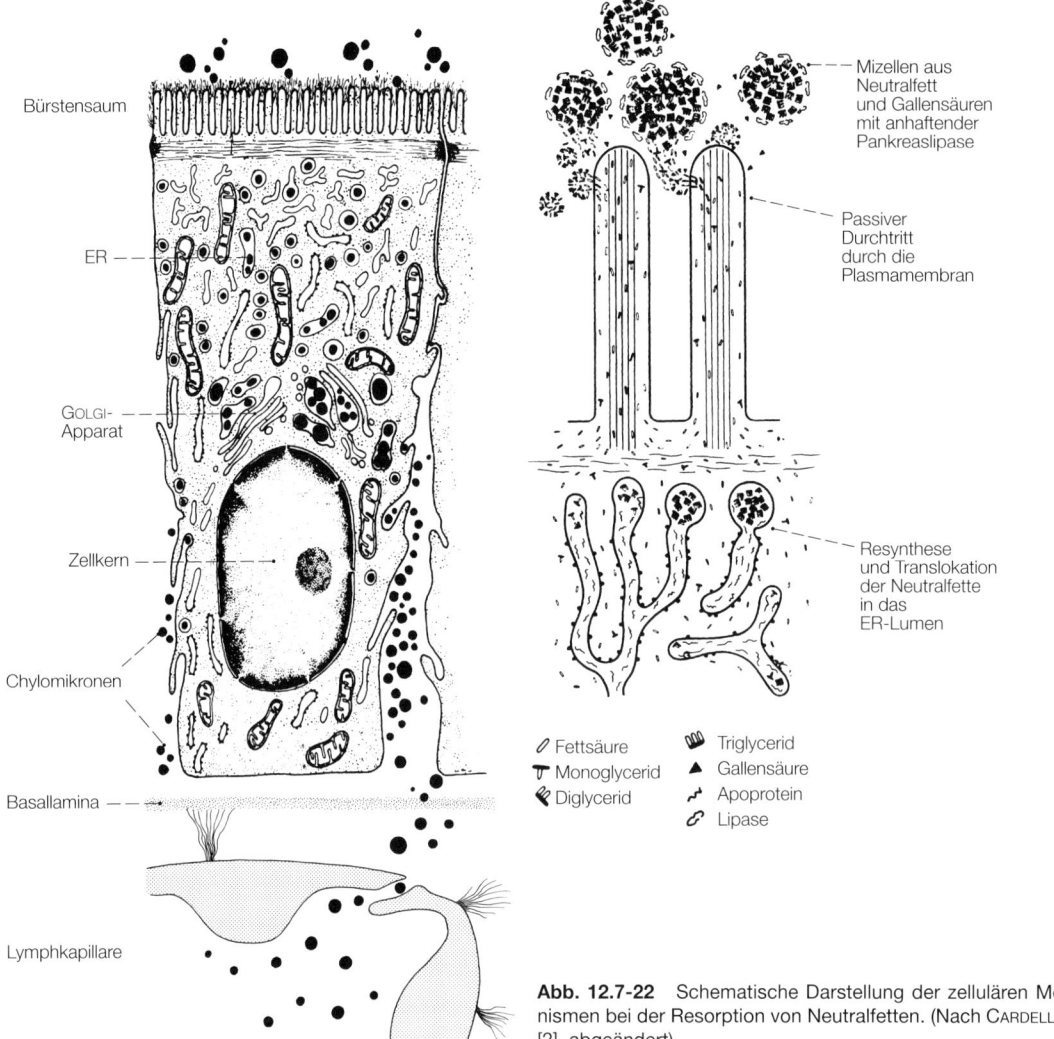

Abb. 12.7-22   Schematische Darstellung der zellulären Mechanismen bei der Resorption von Neutralfetten. (Nach Cardell et al.
[2], abgeändert)

Kalziumionen gelangen aufgrund ihres hohen transzellulären
Gradienten passiv durch Kalziumkanäle der Mikrovilli in die
Zellen (s. Abb. 12.7-13). Die Synthese der Ca^{2+}-Kanäle wird wie
die der Natrium-Phosphat-Kanäle durch **Vitamin D$_3$** reguliert. Im
Zytoplasma wird Ca^{2+} durch Kalzium-bindende zytoplasmati-
sche Proteine sofort abgepuffert (die Mikrovilli enthalten große
Mengen von Calmodulin) und mit Hilfe von Ca^{2+}-Pumpen durch
die basolaterale Plasmamembran in das Interstitium befördert.

    Eisen, ein biologisch wichtiges Spurenelement (s. Kap.
2.8.4.4), wird in Form von Fe^{2+}- und Fe^{3+}-Ionen hauptsächlich
im Duodenum resorbiert. In der Darmepithelzelle wird Eisen als
$Fe(OH)_3$ an **Apoferritin** gebunden und in Ferritinpartikel verpackt. Diese sind in allen Abschnitten der Epithelzellen des
oberen Dünndarmes anzutreffen. Ist die Kapazität des intrazellulären Speichermechanismus erschöpft, wird kein Eisen
mehr resorbiert („Mukosablock"). Auf noch nicht bekannte
Weise werden aus den Ferritinmolekülen Fe^{3+}-Ionen über die
basolaterale Plasmamembran in das Blut abgegeben, wo sie an
Serum-Transferrin binden und von den Zellen des Organismus
über einen Transferrinrezeptor aufgenommen werden (s. Kap.
2.8.4.4 u. 2.13.2). Im Darmbrei liegen die schlecht wasserlöslichen Eisenionen entweder an Porphyrin gebunden vor (s. Kap.
2.13.2) und werden dann als **Porphyrin-Eisenkomplex** von den
Enterozyten resorbiert, oder die Eisenionen sind an das sekreto-

rische Magenprotein **Gastroferrin** gebunden, das als intestinales
Transportprotein für Eisenionen dient.

4.4.4   Immunglobuline

Bei Neugeborenen und Säuglingen besitzen die Enterozyten des Duodenums und oberen Jejunums an den Mikrovilli **Endozytose-Rezeptoren** für Immunglobulin G
(IgG) aus der Muttermilch. IgG wird bei einem pH-Wert
≤ 6 gebunden und an der Zelloberfläche zwischen den
Mikrovilli endozytiert. Die Immunglobuline werden
durch den Mechanismus der Transzytose an der Zellbasis in den Blutkreislauf abgegeben und dienen dem **Immunschutz des Säuglings.** Dieser Transportmechanismus
geht im ersten Lebensjahr verloren.

    Enterozyten besitzen dagegen zeitlebens die Fähig-
keit zur **Sekretion von Immunglobulin A.** IgA wird an der
Basis der Epithelzellen durch Rezeptor-vermittelte Endozytose aufgenommen und zur apikalen Oberfläche

transportiert, wo die IgA-Moleküle sezerniert werden und auf der Oberfläche der Zellen (Schleimschicht) Immunschutzfunktionen erfüllen (s. auch Kap. 2.8.4.5 u. 11.7).

5 Leitungsbahnen des Dünndarmes

5.1 Arterien

Duodenum. Der größte Teil des Duodenums, nämlich die Pars superior, descendens und horizontalis werden gemeinsam mit dem Kopf der Bauchspeicheldrüse über einen Gefäßbogen versorgt, in dem Äste aus dem Stromgebiet des **Truncus coeliacus** und der **A. mesenterica superior** miteinander anastomosieren. Wie Abb. 12.7-23 zeigt, ist der durch die *A. pancreaticoduodenalis superior et inferior* gebildete Gefäßbogen in der Regel doppelt angelegt, so daß man einen **vorderen** und **hinteren Gefäßbogen** unterscheiden kann. Die *A. pancreaticoduodenalis superior anterior* ist die Fortsetzung des Stammes der *A. gastroduodenalis;* die *A. pancreaticoduodenalis superior posterior* ist entweder ein Ast der *A. gastroduodenalis* oder entspringt aus der A. hepatica. Die *A. pancreaticoduodenalis inferior* entspringt entweder direkt aus der A. mesenterica superior oder geht aus der obersten Jejunalarterie hervor. Das Gefäß teilt sich dann in zwei Äste, *Ramus anterior* und *posterior,* die mit der vorderen bzw. hinteren A. pancreaticoduodenalis superior anastomosieren. – Die Pars ascendens duodeni und die Flexura duodenojejunalis werden von Ästen der oberen Jejunalarterie versorgt.

Jejunum und Ileum. Noch bevor die zwischen Pankreas und Duodenum hervortretende **A. mesenterica superior** das Duodenum überkreuzt, gibt sie nach links die ersten **Aa. jejunales** ab. Rechnet man die oberen ²/₅ des Dünndarmes zum Jejunum und die unteren ³/₅ zum Ileum, so entsendet die A. mesenterica superior im allge-

meinen 4–5 Aa. jejunales und etwa 12 **Aa. ileales** [17]. Wie Abb. 12.7-24 zeigt, gehen diese Gefäße nach links ab, während sich der Endast der Mesenterica superior nach rechts wendet und mit dem R. ilealis der **A. ileocolica** anastomosiert.

Die Dünndarmarterien hängen untereinander durch **Arkaden** zusammen. Bei den Aa. jejunales kann man Hauptarkaden, sekundäre Arkaden und tertiäre Arkaden unterscheiden [17]. Die **Hauptarkaden** liegen etwa 5,5 cm von der Darmwand entfernt und verbinden benachbarte Aa. jejunales miteinander. Aus Zweigen der Hauptarkaden entstehen sodann die **sekundären Arkaden,** die in einem Abstand von etwa 3,5 cm von der Darmwand angetroffen werden. Aus ihnen gehen in einem großen Teil der Fälle (aber nicht immer) **tertiäre Arkaden** hervor. Von den der Darmwand am nächsten gelegenen Arkaden entspringen die **Aa. rectae,** die in gestrecktem Lauf zur Darmwand ziehen.

Auf etwa 10 cm Darmlänge kommen im Schnitt 11 **Aa. rectae.** Diese Arterien haben beim Abgang aus den Arkaden einen Durchmesser von etwa 0,9 mm und teilen sich meist noch einmal, ehe sie in die Darmwand eintreten. – Das hier beschriebene Bild entspricht dem Regelfall. Es gibt jedoch zahlreiche Abweichungen und Varianten, die durchaus im Rahmen der Norm liegen [17]. – Im Bereich des **Ileums** unterscheidet sich die Arkadenbildung von derjenigen am Jejunum vor allem dadurch, daß sich die Aa. ileales stärker aufzweigen, so daß die unverzweigte Strecke dieser Gefäße kürzer ist als die der Aa. jejunales (vgl. Abb. 12.7-24). Die besonderen Verhältnisse im Bereich des terminalen Ileums werden im Zusammenhang mit der Blutversorgung des ileokolischen Winkels und der Appendix in Kap. 12.8.2 besprochen.

5.2 Venen

Die Venen des Dünndarmes verlaufen im Prinzip wie die Arterien und werden entsprechend benannt. Die **V. mesenterica superior** vereinigt sich hinter dem Pankreas mit

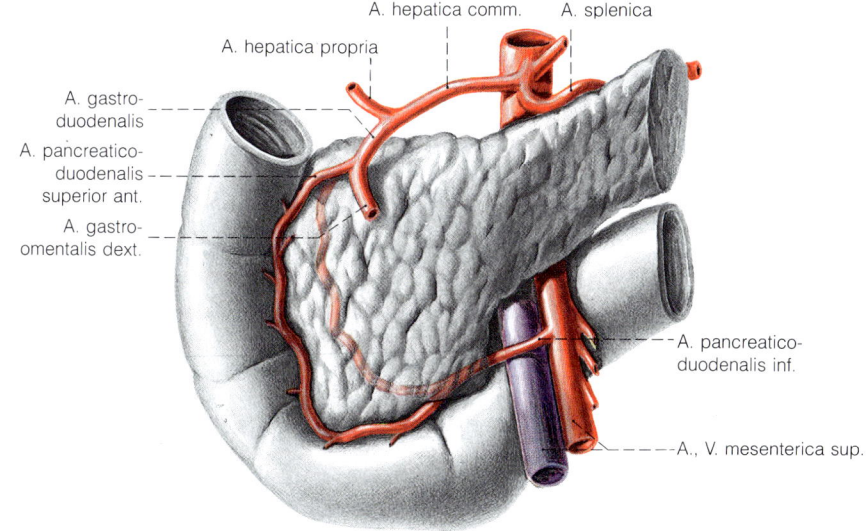

A. hepatica comm. A. splenica
A. hepatica propria
A. gastro-
duodenalis
A. pancreatico-
duodenalis
superior ant.
A. gastro-
omentalis dext.
A. pancreatico-
duodenalis inf.
A., V. mesenterica sup.

Abb. 12.7-23 Die Blutversorgung des Duodenums erfolgt durch einen doppelten Gefäßbogen, der aus dem Stromgebiet des Truncus coeliacus und aus der A. mesenterica superior gespeist wird.

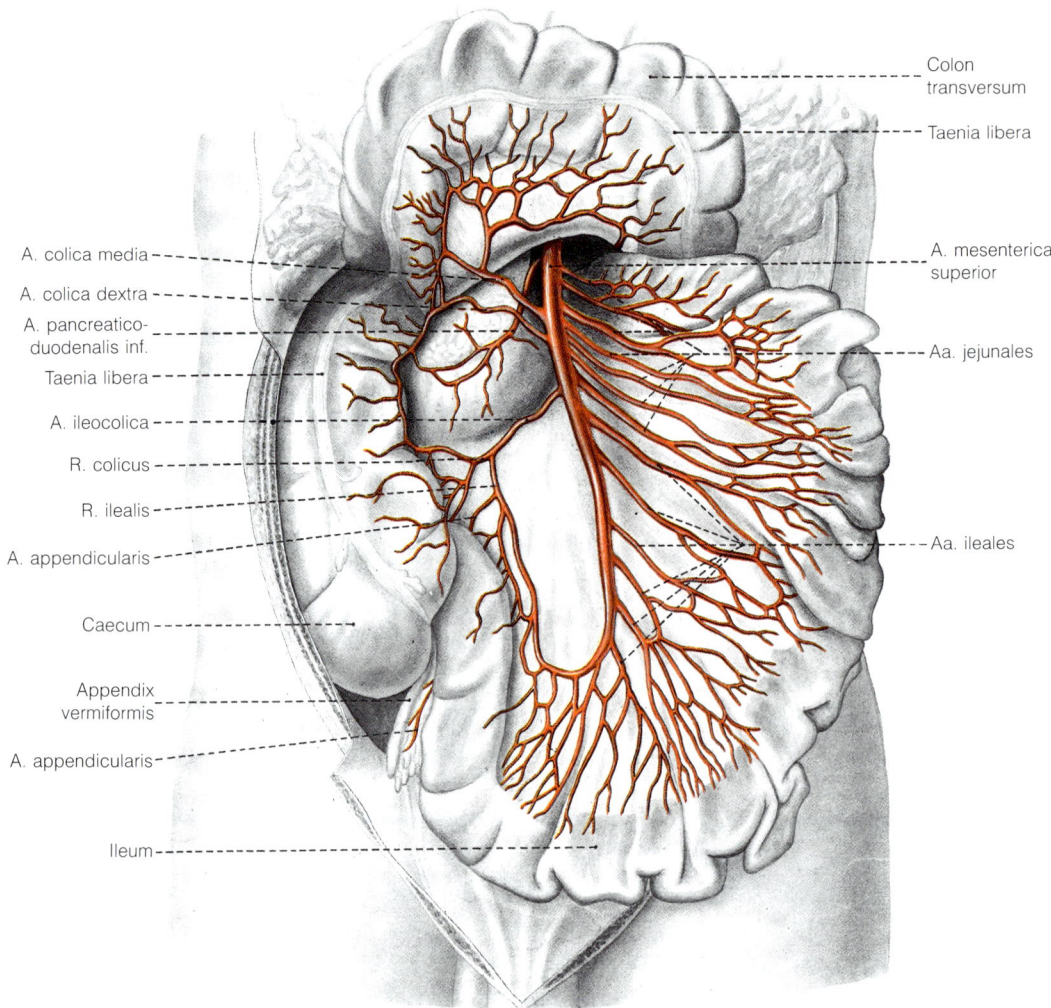

Colon
transversum

Taenia libera

A. colica media

A. colica dextra

A. pancreatico-
duodenalis inf.

Taenia libera

A. ileocolica

R. colicus

R. ilealis

A. appendicularis

Caecum

Appendix
vermiformis

A. appendicularis

Ileum

A. mesenterica
superior

Aa. jejunales

Aa. ileales

Abb. 12.7-24 Die Äste der A. mesenterica superior. Die Dünndarmschlingen sind nach links, das Colon transversum ist nach
kranial umgelegt. Die A. appendicularis kommt hier aus dem
R. ilealis der A. ileocolica (Variation).

der V. splenica (die die V. mesenterica inferior aufgenommen hat) zum Stamm der V. portae.

5.3 Lymphgefäße

Die aus den zahlreichen Lymphgefäßen des Dünndarmes
gespeisten mesenterialen Lymphknoten stellen die größte Ansammlung von Lymphknoten im menschlichen
Körper dar. Es gibt etwa **100–200 mesenteriale Lymphknoten** [16], die sich in mehrere ineinander übergehende
Gruppen einteilen lassen: Die aus der Darmwand austretenden Lymphgefäße ziehen zunächst in Begleitung der
Blutgefäße zu einer Reihe kleiner Lymphknoten, die in

unmittelbarer Nähe des Darmes im Bereich der **tertiären
Arkaden** liegen. Anschließend folgen Lymphknoten, die
in Höhe der **primären Arkaden** liegen und ebenso wie die
erstgenannten als **Nodi lymphatici mesenterici juxta-
intestinales** bezeichnet werden. Von hier aus gelangt die
Lymphe in die große Gruppe der Nodi lymphatici mesenterici superiores. Die obersten dieser oft auch als **Lnn.
mesenterici centrales** bezeichneten Knoten liegen in unmittelbarer Nähe der Lnn. pancreaticoduodenales und
praeaortici und lassen sich von ihnen kaum trennen. Die
Lymphe der großen Gruppe der mesenterialen Knoten
gelangt dann über den **Truncus intestinalis** entweder in
den linken Truncus lumbalis oder direkt in die Cisterna
chyli.

5.4 Nerven

Der Dünndarm wird **efferent** von sympathischen und parasympathischen Nerven versorgt, die entlang der Mes-
enterialgefäße zur Darmwand ziehen. Die parasympathischen Fasern stammen aus dem Vagus, die sympathi-

schen aus dem *Ggl. coeliacum* und dem *Ggl. mesentericum superius,* von dem der *Plexus mesentericus superius* ausgeht. Die **afferent** leitenden Fasern scheinen nach klinischen Befunden [11] vor allem mit denen des linken Sympathikus zu verlaufen und bevorzugt in den Segmenten Th 8 bis Th 11, aber auch C 3 und C 4 zu enden.

Literatur

[1] ACHLER, C., D. FILMER, C. MERTE, D. DRENCKHAHN: Role of microtubules in polarized delivery of apical membrane proteins to the brush border of the intestinal epithelium. J. Cell Biol. 109 (1989) 179–189.

[2] CARDELL, R. R., S. BADENHAUSEN, K. R. PORTER: Intestinal triglyceride absorption in the rat. An electron microscopical study. J. Cell Biol. 34 (1967) 123–155.

[3] CLARA, M., K. HERSCHEL, H. FERNER: Atlas der normalen mikroskopischen Anatomie des Menschen. Urban & Schwarzenberg, München–Berlin–Wien 1974.

[4] COPENHAVER, W. M., R. P. BUNGE, M. B. BUNGE (eds.): Bailey's Textbook of Histology. Williams and Wilkins, Baltimore 1971.

[5] COSTACURTA, L.: Anatomical and functional aspects of the human suspensory muscle of the duodenum. Acta anat. 82 (1972) 34–46.

[6] DEETJEN, A., E.-J. SPECKMANN (Hrsg.): Physiologie. Urban & Schwarzenberg, München 1992.

[7] DRENCKHAHN, D., R. DERMIETZEL: Organization of the actin filament cytoskeleton in the intestinal brush border: A quantitative and qualitative immunoelectron microscope study. J. Cell Biol. 107 (1988) 1037–1048.

[8] DRENCKHAHN, D., H. FRANZ: Identification of actin, alpha-actinin, and vinculin-containing plaques at the lateral membrane of epithelial cells. J. Cell Biol. 102 (1986) 1943–1952.

[9] GOERTTLER, K.: Der konstruktive Bau der menschlichen Darmwand. Morphol. Jb. 69 (1932) 329–379.

[10] GORDON, J. I.: Intestinal epithelial differentiation: New insights from chimeric and transgenic mice. J. Cell Biol. 108 (1989) 1187–1194.

[11] HANSEN, K., H. SCHLIACK: Segmentale Innervation. Thieme, Stuttgart 1962.

[12] ISEKI, S., T. KANDA, M. HITOMI, T. ONO: Ontogenic appearance of three fatty acid binding proteins in the rat stomach. Anat. Rec. 229 (1991) 51–60.

[13] JIT, I., S. S. GREWAL: The suspensory muscle of the duodenum and its nerve supply. J. Anat. 123 (1977) 397–405.

[14] JOHNSON, L. R. (ed.): Physiology of the Gastrointestinal Tract, 2 Vols. Raven Press, New York 1986.

[15] KOCH, H. P.: Rasterelektronenmikroskopische Studien der normalen und pathologisch veränderten Magenschleimhaut an Magenbiopsien. Habil. Schrift, Mediz. Fakultät Freiburg/Br. 1982.

[16] KUBIK, ST.: Visceral lymphatic system. In: VIAMONTE, M., A. RÜTTIMANN (eds.): Atlas of Lymphography. Thieme, Stuttgart–New York 1980.

[17] LANG, J., J. HEICHELE: Über die Gefäße des Dünndarms. Morphol. Med. 2 (1982) 207–216.

[18] LEBLOND, C. P.: The life history of cells in renewing systems. Amer. J. Anat. 160 (1981) 114–158.

[19] PATZELT, V.: Der Darm. In: V. MÖLLENDORFF, W. (Hrsg.): Handbuch der mikroskopischen Anatomie, Bd. V, Teil 3. Springer, Berlin 1936.

[20] POTH, E. J., L. B. SMITH: Digestion and absorption following gastrectomy using reversed jejunal segments: Follow-up of 50 cases. Ann. of Surgery 163 (1966) 957–960.

[21] SOBOTTA, J.: Atlas der Anatomie des Menschen, 19. Aufl. STAUBESAND, J. (Hrsg.). Urban & Schwarzenberg, München–Wien–Baltimore 1988.

[22] TESTUT, L., A. LATARJET: Traité d'Anatomie Humaine, Vol. 4, 8. ed. Doin, Paris 1931.

[23] WEISBRODT, N. W.: Motility of the small intestine. In: JOHNSON, L. R. (ed.): Physiology of the Gastrointestinal Tract. Raven Press, New York 1981.

[24] WHEATER, P. R., H. G. BURKITT, V. G. DANIELS: Funktionelle Histologie, 2. Aufl. Urban & Schwarzenberg, München–Wien–Baltimore 1987.

12.8 Dickdarm

K. Fleischhauer und D. Drenckhahn

1 Gliederung und allgemeine Baumerkmale

1.1 Funktion

Der Dickdarm, *Intestinum crassum*, erfüllt mehrere Aufgaben. Der aus dem Dünndarm übergetretene Chymus wird durch die Resorption von durchschnittlich etwa 1,5 Liter Wasser eingedickt; die eingedickten Kotmassen, *Faeces*, werden mit Schleim durchsetzt und gleitfähig gemacht. Wie im Kap. 12.7 Dünndarm näher erläutert, erfolgt die **Wasserrückresorption** durch eine aktive Resorption von etwa 25% der durch die Nahrung zugeführten Kochsalzmenge. Kaliumionen können durch apikale Kaliumkanäle und einen Na^+-K^+-Austauscher abgegeben werden, ähnlich wie es im Kap. 12.2 Speicheldrüsen für die Streifenstück-Epithelien skizziert wurde (s. Abb. 12.2-7). Der Dickdarm spielt weiterhin eine wichtige Rolle bei dem komplizierten Vorgang der Stuhlentleerung, **Defäkation.**

Der Inhalt des Dickdarmes unterscheidet sich von dem des Dünndarmes vor allem durch das Vorhandensein einer bedeutend stärker entwickelten physiologischen Darmflora. Dabei sind **anaerobe Bakterien** (in erster Linie Bacteroides fragilis, Lactobacilli und Clostridien) etwa 10^3- bis 10^4mal zahlreicher als aerobe Bakterien (vor allem Coliformes). In einem Gramm normalen menschlichen Stuhles sind etwa 10^{11} Bakterien enthalten [5]. Das entspricht einem Anteil von ca. 3% der Masse.

Der Dickdarm (vgl. Abb. 12.5-2) ist etwa 1,5 m lang und wird wie folgt gegliedert: 1. **Blinddarm,** *Caecum,* mit Wurmfortsatz, *Appendix vermiformis;* 2. **Kolon,** *Colon,* mit *Colon ascendens, Colon transversum, Colon descendens* und *Colon sigmoideum;* 3. **Mastdarm,** *Rectum;* und 4. **Analkanal,** *Canalis analis.* Es muß jedoch in diesem Zusammenhang darauf hingewiesen werden, daß der Analkanal entwicklungsgeschichtlich vom **Ektoderm der Kloake** abstammt, während der übrige Dickdarm entodermaler Herkunft ist. Dieser Unterschied spiegelt sich in einer Reihe von morphologischen Besonderheiten des Analkanals wider, die weiter unten (Kap. 12.8.4) im einzelnen dargestellt werden.

1.2 Schleimhaut

Die Schleimhaut ist in allen Abschnitten des Dickdarmes mit Ausnahme des Analkanals gleichartig und insgesamt einfacher gebaut als die des Dünndarmes. Plicae circulares und Zotten fehlen. Die **Krypten** hingegen bleiben bestehen und sind länger (0,4–0,5 mm) als im Dünndarm (Abb. 12.8-1). Die regelmäßig angeordneten Schläuche der Krypten werden vielfach mit nebeneinanderstehenden Reagenzgläsern verglichen. In der Wand der Krypten gibt es Saumzellen, Becherzellen, enteroendokrine Zellen und undifferenzierte Stammzellen. Die **Becherzellen** sind im Verhältnis zu den Saumzellen zahlreicher als im Dünndarm (Abb. 12.8-2). Sie können enorme Mengen von Schleim absondern **(Schleimstühle),** der sich histo- und biochemisch von den Muzinen der Becherzellen des Dünndarmes unterscheidet (s. dort).

Panethsche Körnerzellen kommen in den Krypten des Dickdarmes nur noch vereinzelt vor. Ähnlich wie im Dünndarm gibt es auch in der Mukosa des Dickdarmes

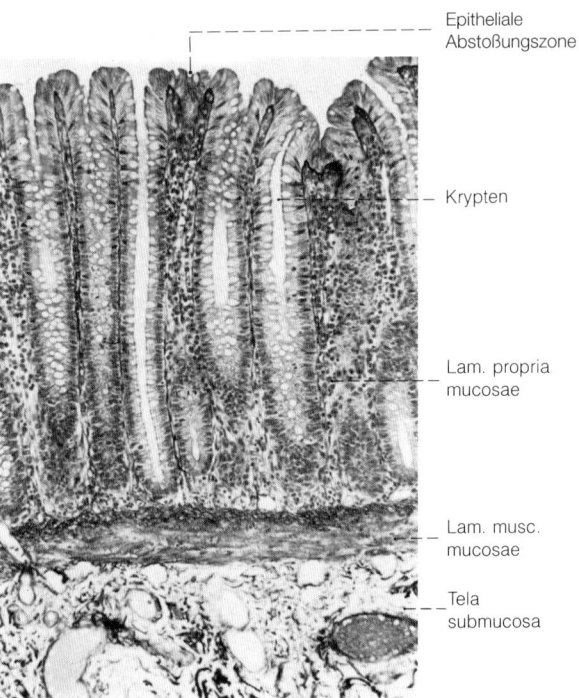

Abb. 12.8-1 Dickdarmschleimhaut des Menschen. Azan; Vergr. ca. 130fach.

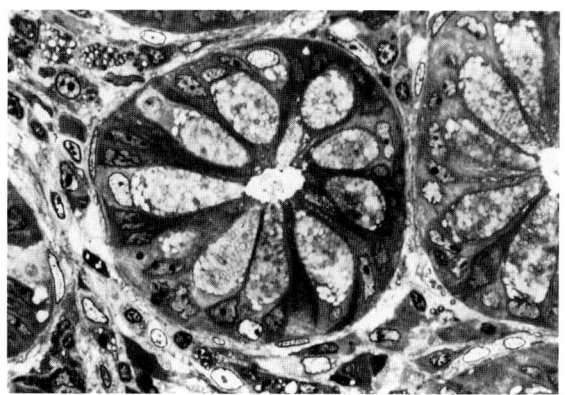

Abb. 12.8-2 Querschnitt durch eine Krypte aus der Schleimhaut des menschlichen Dickdarmes (Rektum). Semidünnschnitt. Toluidinblau; Vergr. 520fach.

Einlagerungen von lymphatischem Gewebe in Gestalt von Solitärfollikeln.

1.3 Wandbau

Der größte Teil des Dickdarmes, nämlich das gesamte Kolon und das Zäkum, besitzt in seinem Wandbau eine Reihe typischer Merkmale, die die Unterscheidung zwischen Dickdarm und Dünndarm erleichtern und auch am herausgenommenen Darm die makroskopische Identifizierung ermöglichen. Diese Merkmale sind 1. die *Taenien*, 2. die *Plicae semilunares* und *Haustren* sowie 3. die *Appendices epiploicae* (Abb. 12.8-3).

1. **Taenien.** Während die Ringmuskulatur gleichmäßig ausgebildet ist, besitzt der Dickdarm eine Längsmuskulatur, die in drei parallel zur Längsrichtung des Darmes verlaufenden Streifen verdickt ist. Diese Streifen verdickter Längsmuskulatur heißen Taenien. An den mit der Hinterwand des Bauches verschmolzenen Abschnitten des Dickdarmes ist nur eine der Taenien von vorne her sichtbar, *Taenia libera*. Die beiden anderen liegen ver-

steckt und sind der hinteren Bauchwand zugekehrt. Im Bereich des Querkolons setzt an einer dieser beiden Taenien das Mesocolon transversum an, *Taenia mesocolica*, und an der anderen das große Netz, *Taenia omentalis*. Die kräftigen Muskelstreifen der drei Taenien wirken wie Längsbänder, deren Kontraktion den Dickdarm verkürzt.

2. **Haustren** und **Plicae semilunares.** Zwischen den Taenien buchtet sich die dünne und glatte Wand des Dickdarmes buckelförmig vor und bildet die *Haustren*. Diese werden durch abschnittsweise auftretende Falten, *Plicae semilunares*, in der Querrichtung voneinander abgegrenzt. Die Plicae semilunares sind im Gegensatz zu den strukturell fixierten Plicae circulares des Dünndarmes **nicht dauernd vorhanden.** Sie treten dadurch auf, daß sich an gewissen Stellen Längs- und Ringmuskulatur sowie Muscularis mucosae kontrahieren, während die Muskulatur in den dazwischen liegenden Abschnitten gleichzeitig erschlafft. Beobachtet man beim Lebenden den Dickdarm nach Gabe von Kontrastmittel eine Zeitlang vor dem **Röntgenschirm,** so kann man sehen, wie dort, wo zunächst eine Haustre liegt, eine Plica semilunaris auftritt und wie sich an der Stelle einer Plica semilunaris eine Haustre bildet (Abb. 12.8-8). Komplexe von Plicae und Haustren können in regelmäßiger Folge so auftreten, daß der Darminhalt analwärts transportiert wird. Sie können aber auch in ganz unregelmäßiger Verteilung und Abfolge erscheinen. Dann wird der Darminhalt nicht weiterbewegt, sondern geknetet und gemischt (vgl. [3]).

3. **Appendices epiploicae.** An der Außenseite des Kolons befinden sich lappenförmige, mit **Fettgewebe gefüllte Anhängsel,** Appendices epiploicae. Sie stehen in der Regel im Colon ascendens und descendens in zwei Reihen, im Colon transversum in einer Reihe. Am Zäkum, an der Appendix vermiformis und am Rektum fehlen sie. Die mit Serosa überzogenen Appendices epiploicae sind bereits beim Fetus angelegt, dann aber noch ohne Fettzellen. Beim Erwachsenen sind sie je nach Konstitutionstyp und **Ernährungszustand** unterschiedlich groß und dick. Man nimmt an, daß sie nicht nur der Fettspeicherung dienen, sondern auch die Bewegungen des Dickdarmes erleichtern.

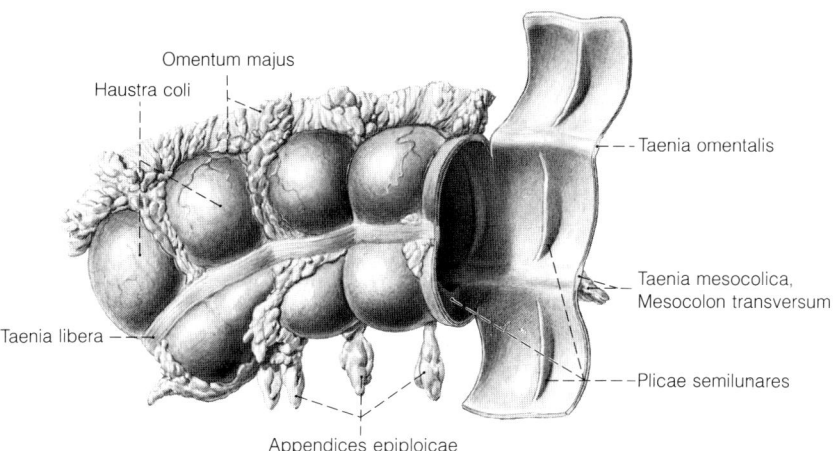

Omentum majus
Haustra coli
Taenia omentalis
Taenia libera
Taenia mesocolica, Mesocolon transversum
Plicae semilunares
Appendices epiploicae

Abb. 12.8-3 Stück aus dem Colon transversum in der Ansicht von ventro-kaudal. Das Omentum majus ist nach oben geschlagen und in der Nähe der Verwachsungsfläche mit dem Colon transversum abgeschnitten. Rechts ist der Dickdarm ein Stück weit eröffnet und aufgeklappt. (Nach SOBOTTA [14])

1.4 Blutversorgung, Lymphbahnen

Die **arterielle Versorgung** des Dickdarmes erfolgt teils über die *A. mesenterica superior* und teils über die *A. mesenterica inferior.* Nur an der Versorgung von Rektum und Analbereich sind auch Äste aus der *A. iliaca interna* beteiligt (s. unten). Wie Abb. 12.8-4 zeigt, versorgt die A. mesenterica superior über die **A. ileocolica** den untersten Bereich des Ileums, das Zäkum sowie die Appendix vermiformis, und über die **A. colica dextra** und **media** das Colon ascendens, die rechte Flexur und den größten Teil des Colon transversum. Im letzten Drittel des Querkolons anastomosiert die A. colica media mit der A. ascendens, einem Ast der **A. colica sinistra** aus der A. mesenterica inferior. Dieses Gefäß versorgt mit weiten Arkaden das Endstück des Colon transversum, die linke Flexur und das Colon descendens. Die A. colica sinistra anastomosiert mit der obersten **A. sigmoidea,** die mit mehreren Ästen im Mesosigmoid an das Colon sigmoideum herantritt. Der unterste Ast der A. mesenterica inferior zieht als **A. rectalis superior** zum Rektum. Die weiteren Einzelheiten der Gefäßverläufe werden bei der Beschreibung der verschiedenen Abschnitte des Dickdarmes genauer dargestellt.

Die Anordnung der **Venen** entspricht ebenso wie ihre Benennung zunächst derjenigen der Arterien. Die **V. mesenterica superior,** die das Blut aus dem Versor- gungsgebiet der A. mesenterica superior sammelt, zieht rechts neben der Arterie (vgl. Abb. 12.7-1) hinter den Pankreaskopf und vereinigt sich an der Wurzel der V. portae mit der V. splenica. – Die **V. mesenterica inferior,** die das Blut aus dem Einzugsbereich der A. mesenterica inferior sammelt, läuft nur bis zum Abgang der A. colica sinistra parallel zum Hauptstamm der Arterie. Von da an zieht sie neben der A. colica sinistra im Retroperitoneal- raum nach kranial. Sie verläßt dann dieses Gefäß und zieht links an der Flexura duodenojejunalis vorbei. Hier verläuft sie in der **Plica duodeni superior.** Von dort ge- langt sie hinter das Pankreas, um hier nahe dem Ur- sprung der **V. portae** entweder in die V. splenica oder in die V. mesenterica superior einzumünden. – In den unte- ren Bereichen des Rektums und im Analkanal, die von der A. rectalis media und inferior aus der A. iliaca inter- na versorgt werden, gibt es auch venöse Abflüsse in das Stromgebiet der V. iliaca interna. Sie spielen eine Rolle bei der Resorption von rektal applizierten Pharmaka, die auf diesem Wege unter Umgehung des Leberkreislaufes direkt in die untere Hohlvene gelangen können (vgl. Kap. 12.8.4).

Die **Lymphgefäße** aus dem Dickdarm verlaufen ent- lang den Blutgefäßen und ziehen zu mesenterialen Lymphknoten am Ursprung der A. mesenterica superior bzw. inferior. Der Verlauf der Lymphbahnen im einzel- nen wird ebenso wie derjenige der autonomen Nerven

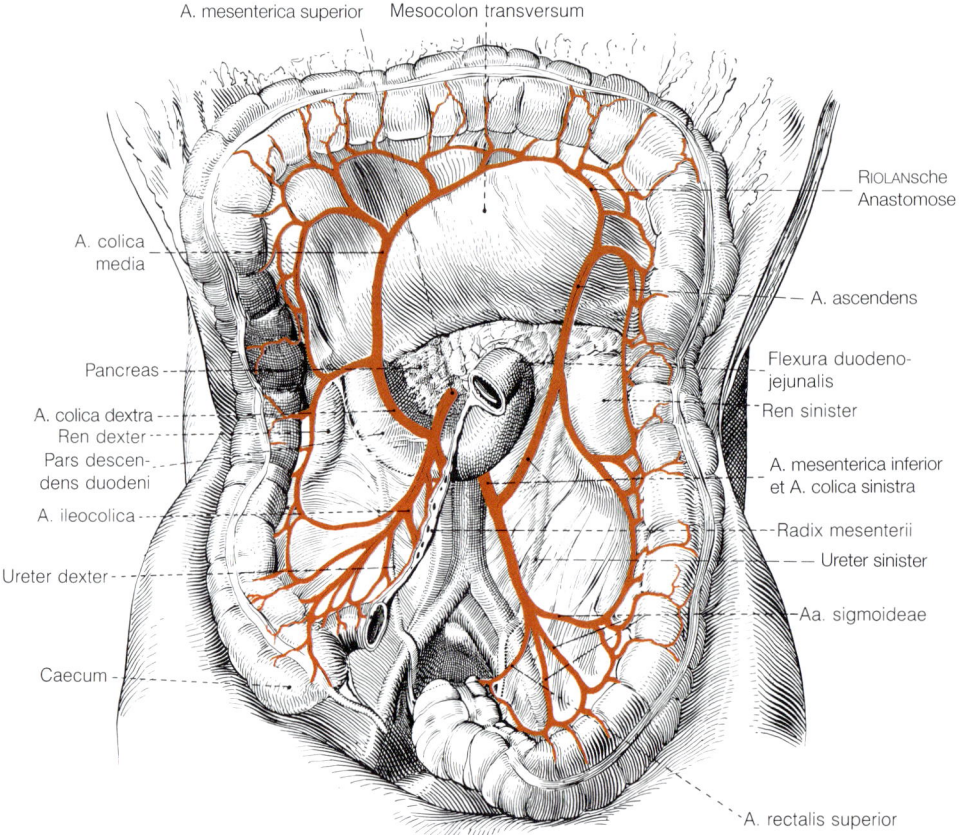

A. mesenterica superior   Mesocolon transversum

RIOLANSche Anastomose

A. colica media

A. ascendens

Pancreas

Flexura duodeno- jejunalis

A. colica dextra
Ren dexter
Pars descen- dens duodeni

Ren sinister

A. mesenterica inferior et A. colica sinistra

A. ileocolica

Radix mesenterii

Ureter dexter

Ureter sinister

Aa. sigmoideae

Caecum

A. rectalis superior

Abb. 12.8-4   Die Arterienversorgung des Dickdarmes. Das Querkolon ist hochgeklappt. (Nach SCHULTZE-LUBOSCH [12]) bei der Besprechung der einzelnen Abschnitte des Dickdarmes genauer geschildert.

2 Zäkum und Appendix vermiformis

Das Ende des Ileums stülpt sich von medial her in die Seitenwand des Dickdarmes ein und bildet hier die *Valva ileocaecalis* oder *ilealis* (Bauhinsche **Klappe**) (Abb. 12.8-5). Die Klappe besteht aus zwei Lippen, die einen horizontalen Schlitz, *Ostium valvae ilealis,* begrenzen und nach lateral in eine Schleimhautfalte übergehen, *Frenulum valvae ilealis.* Die Valva ileocaecalis läßt unter normalen Bedingungen Darminhalt nur vom Dünndarm in den Dickdarm übertreten, nicht aber in umgekehrter Richtung. Dabei wird der Verschluß der Öffnung durch eine **Verstärkung der Ringmuskulatur** bewirkt, die sich in die beiden Lippen der Klappe fortsetzt.

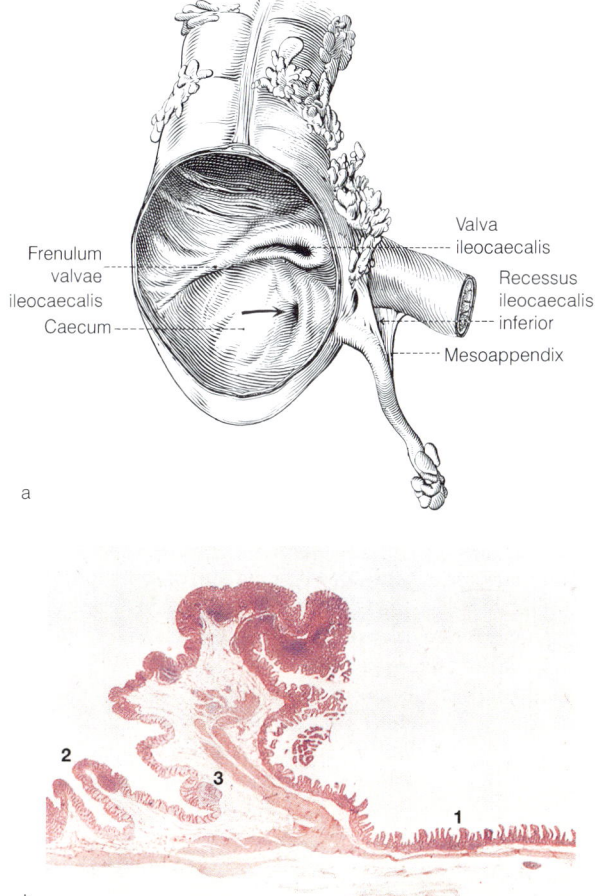

Frenulum
valvae
ileocaecalis

Caecum

Valva
ileocaecalis

Recessus
ileocaecalis
inferior

Mesoappendix

a

b

Abb. 12.8-5 (a) Blinddarm (eröffnet) und Wurmfortsatz. Der Pfeil weist auf die Öffnung der Appendix vermiformis in der medialen Wand des Zäkums. (b) Histologischer Schnitt durch die Valva ileocaecalis. 1 = Ileum mit Zotten; 2 = Dickdarmschleimhaut ohne Zotten; 3 = verdickte Abzweigung der Tunica muscularis; 4 = Lymphfollikel. H.E.; Vergr. 5fach. (Aus Wheater et al. [25])

Der unterhalb der Valva ileocaecalis befindliche Abschnitt des Dickdarmes wird **Blinddarm**, *Caecum*, genannt. Das Zäkum ist etwa 7 cm lang und besitzt ein relativ weites Lumen, das sich an seiner medialen Seite in das enge Lumen des **Wurmfortsatzes**, *Appendix vermiformis*, fortsetzt. Der Wurmfortsatz wird in der Sprache des Laien häufig mit dem Blinddarm gleichgesetzt („Blinddarmentzündung" statt fachlich korrekt „Appendizitis").

Das Zäkum liegt in der Regel **intraperitoneal** und im rechten Unterbauch. In einem Drittel der Fälle reicht es bis in das kleine Becken herab. Da das Zäkum erst am Ende der Darmdrehungen (vgl. Kap. 12.5.1) nach kaudal wandert und in seine endgültige Stellung in der Fossa iliaca gelangt, gibt es für den Chirurgen wichtige **Lagevarianten:**

So kennt man neben dem beweglichen, von Peritoneum überzogenen **Caecum mobile** ein mit einem Mesocaecum ausgestattetes **Caecum liberum** sowie ein **Caecum fixum,** das im Gegensatz hierzu fest mit der Bauchwand ist und sekundär retroperitoneal liegt. Auch Fälle mit einem **Hochstand** des Zäkums, bei denen es unmittelbar unter dem Leberrand liegt, sind bekannt. Sie lassen sich durch einen unvollständigen Deszensus des Dickdarmes während der Entwicklung erklären.

Die drei Taenien des Zäkums konvergieren zur Abgangsstelle des Wurmfortsatzes, **Appendix vermiformis,** und überziehen diesen rudimentären Darmabschnitt mit einer **einheitlichen Lage von Längsmuskulatur.** Dieser Verlauf der Taenien weist darauf hin, daß die Appendix ursprünglich die unmittelbare Fortsetzung des Zäkums ist. Sie gelangt jedoch im Laufe der Entwicklung durch unterschiedliche Wachstumsgeschwindigkeiten in den verschiedenen Abschnitten der Darmwand nach medial.

Die **Länge der Appendix schwankt** in weiten Grenzen zwischen 2–19 cm. In sehr seltenen Fällen kann sie auch noch länger sein oder ganz fehlen. Normalerweise ist das Organ etwa 10 cm lang und 6 mm dick. Auch die **Lage** der Appendix ist unterschiedlich [24]. In der Mehrzahl der Fälle (ca. 65%) liegt sie nach oben geklappt, **retrozäkal.** Sie kann dann mit ihrer Spitze weit nach kranial reichen. Vielfach (ca. 31%) weist die Appendix aber auch nach unten. Sie kann dann in das **kleine Becken** herabhängen. Hier gewinnt sie bei der Frau unmittelbare topographische Beziehungen zum Ovar, die für differentialdiagnostische Erwägungen, z.B. bei Entzündungen, von Bedeutung sind. Auch Positionen wie parakolische Lage oder mediale Lage vor oder hinter der letzten Ileumschlinge können vorkommen. Normalerweise besitzt die Appendix vermiformis ein kurzes Gekröse, **Mesoappendix,** in dem die Leitungsbahnen verlaufen. Bei sekundär retroperitoneal fixiertem Zäkum und retrozäkaler Lage der Appendix kann die Mesoappendix extrem kurz sein bzw. fehlen.

Bei regelrechter Lage des Zäkums in der rechten Fossa iliaca projiziert sich die Abgangsstelle der Appendix auf den McBurneyschen **Punkt,** der an der Grenze zwischen dem äußeren und mittleren Drittel einer Linie liegt, die von der Spina iliaca anterior superior zum Nabel verläuft. Obgleich die Kenntnis dieses Projektionspunktes für den untersuchenden Arzt wichtig ist, wird der klinische Wert durch die zahlreichen Lagevarianten von Zäkum und Appendix relativiert.

Der Wurmfortsatz ist bewegungsfähig und enthält Kotbestandteile. Seine Funktion als Darm ist beim Menschen in den Hintergrund getreten, und er ist zu einem lymphatischen Organ im Dienste der **Immunabwehr** ge-

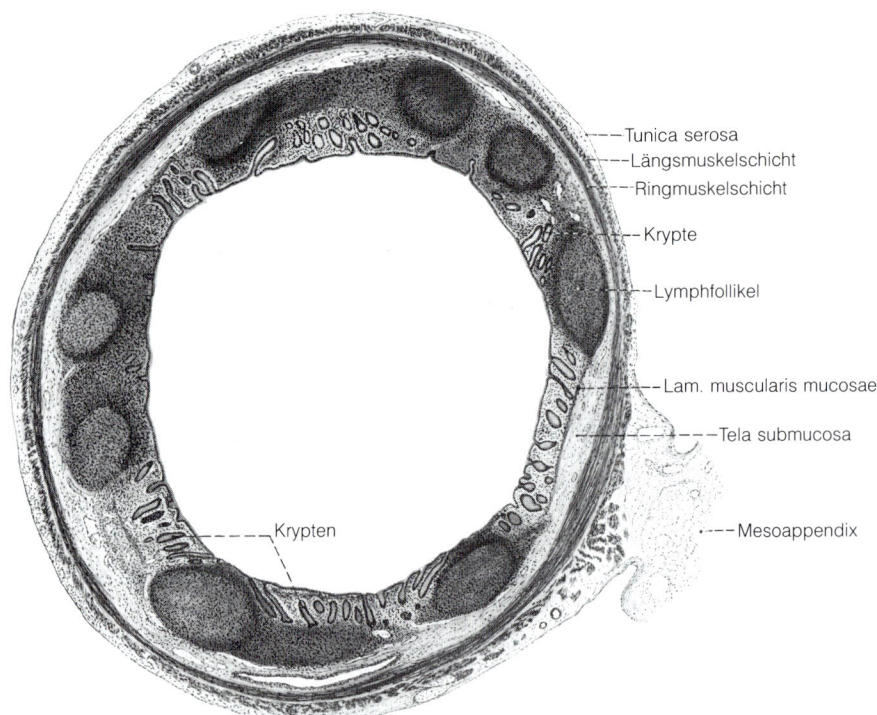

- - - Tunica serosa
- - - Längsmuskelschicht
- - - Ringmuskelschicht

- - Krypte

- - Lymphfollikel

- - - Lam. muscularis mucosae
- - - - Tela submucosa

- - - - Mesoappendix

Krypten

Abb. 12.8-6 Querschnitt durch den menschlichen Wurmfortsatz. Schleimhaut mit Krypten und reichlichen Einlagerungen von lymphatischem Gewebe, das bis in die Submukosa reicht. Vergr. 14fach.

worden [2, 6] (vgl. Kap. 11.7). Wie Abb. 12.8-6 zeigt, ist die Schleimhaut so stark mit lymphatischem Gewebe durchsetzt, daß die Krypten nur noch an wenigen Stellen gut zu erkennen sind. Die Lymphfollikel und Ansammlungen von Lymphozyten reichen durch die Muscularis mucosae hindurch bis tief in die Submukosa.

In der Wand des gereizten Wurmfortsatzes ist das lymphatische Gewebe noch stärker ausgebildet. Beim Auftreten einer **Entzündung** kann sich die Wand der Appendix im Gegensatz zur Wand anderer Abschnitte des Darmes nicht genügend erweitern; so kommt es zur Blutstauung, zum nachfolgenden Sauerstoffmangel, zu einer destruktiven Entzündung und schließlich zur Ruptur [19].

Die **Blutversorgung** des „ileokolischen Winkels" erfolgt über die **A. ileocolica** aus der A. mesenterica superior (Abb. 12.8-7). Aus diesem Gefäß gehen zunächst ein R. ilealis zum unteren Ileum und ein R. colicus zum Colon ascendens hervor. Der R. ilealis anastomosiert mit der untersten A. ilealis und der R. colicus mit einem Ast der A. colica dextra. Der Stamm der A. ileocolica verzweigt sich dann in der Regel in eine **A. caecalis anterior,** die von vorne, eine **A. caecalis posterior,** die von hinten her an das Zäkum herantritt, und eine *A. appendicularis,* die jedoch auch von einer der Aa. caecales oder dem R. ilealis abgehen kann. Zahlreiche weitere Variationen sind bekannt [22]. Die **A. appendicularis** tritt in die Mesoappendix ein und versorgt mit einzelnen Zweigen den Wurmfortsatz. Diese Zweige bilden miteinander keine Arkaden, so daß die A. appendicularis wie eine **Endarterie** zu betrachten ist [19].

Die **Lymphgefäße** aus dem Bereich von Zäkum und Appendix ziehen über kleine zäkale und appendikuläre Knötchen zu den Lnn. ileocolici, die entlang der A. ileocolica aufgereiht sind und zur Gruppe der zentralen Mesenteriallymphknoten drainiert werden [10].

Die sympathische und parasympathische **Nervenversorgung** erfolgt über Faserzüge, die, vom Plexus mesentericus superior ausgehend, mit den Arterien verlaufen.

3   Kolon

Der Grimmdarm, *Colon,* ist der längste Abschnitt des Dickdarmes. Er umgibt an drei Seiten das Paket der Dünndarmschlingen – gewissermaßen wie ein Rahmen das Bild (Abb. 12.8-8 u. 9). Das Kolon ist gekennzeichnet durch das Vorhandensein von **Taenien, Haustren, Plicae semilunares** und **Appendices epiploicae** (s. oben). Aufgrund topographischer Besonderheiten wird es in vier Abschnitte gegliedert, die getrennt zu besprechen sind. Sie heißen 1. Colon ascendens, 2. Colon transversum, 3. Colon descendens und 4. Colon sigmoideum.

3.1   Colon ascendens

Das Colon ascendens beginnt an der Valva ileocaecalis. Es liegt in der Regel **sekundär retroperitoneal,** zieht von vorn unten nach hinten oben und geht in der **Flexura coli dextra** in das Colon transversum über. Die Flexura coli dextra liegt am unteren Pol oder vor der rechten Niere und grenzt nach oben an die Unterfläche des rech-

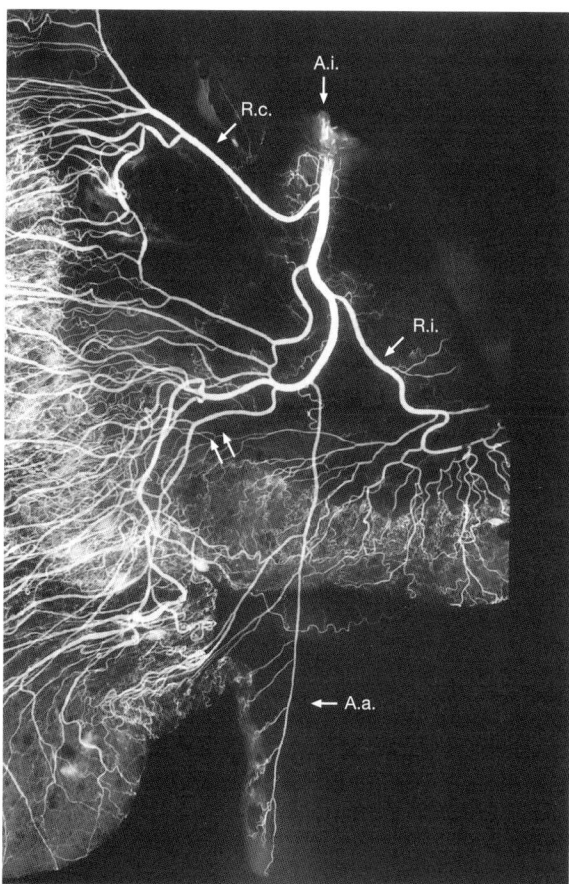

Abb. 12.8-7 Arterielle Versorgung des ileokolischen Winkels. Röntgenaufnahme eines anatomischen Präparates nach Füllung der Arterien mit einer kontrastgebenden Substanz. A. a. = A. appendicularis; A. i. = A. ileocolica; R. c. = Ramus colicus; R. i. = Ramus ilealis. Der Doppelpfeil weist auf die A. caecalis ant. et post. (Aus VANDAMME u. BONTE [22])

ten Leberlappens. Sie ruft hier die **Impressio colica** hervor.

3.2 Colon transversum

Das Colon transversum liegt intraperitoneal und beginnt an der Flexura coli dextra. Es zieht zunächst von hinten nach vorn und sodann von der rechten Seite auf die linke Körperseite. Der rechte **Anfangsteil** wird von der Leber überlagert und hat unmittelbare **Berührung mit der Gallenblase.** Der anschließende Abschnitt ist in seiner Lage von der Topographie und vom Füllungszustand des Magens abhängig und sehr variabel. So kann der **mittlere Teil** des Querkolons oberhalb des Nabels liegen oder auch bis zur Symphyse herunterhängen. Zur Bildung der **Flexura coli sinistra,** die stets höher liegt als die rechte Flexur, zieht das Querkolon kranial- und dorsalwärts. Wie Abb. 12.8-8 u. 9 zeigen, kann die Flexura coli sinistra haarnadelförmig scharf sein. Sie ist durch eine nach lateral zur Bauchwand ziehende Bauchfellfalte, **Lig. phrenicocolicum,** in ihrer Lage relativ fixiert. Durch diese An-

heftung an das Zwerchfell wird der **Boden der Milznische** gebildet. Der in der Flexura coli sinistra gebildete Knick im Darm stellt unter Umständen eine **gewisse Sperre** für die Weiterbewegung des Darminhaltes dar, auch für die Darmgase. Bei Koloneinläufen ist ein Druck von etwa $^1\!/_2$ m Wasser notwendig, um diese Sperre zu überwinden. Liegen im Bereich der Flexura coli sinistra der zu- und der abführende Schenkel parallel nebeneinander, so spricht man von einer **Doppelflintenform.**

3.3 Colon descendens

Das Querkolon geht in der Flexura coli sinistra in das Colon descendens über. Dieses ist wieder mit der hinteren Bauchwand verschmolzen, es liegt **sekundär retroperitoneal.** Das Colon descendens läuft weiter von der Mittellinie entfernt als das Colon ascendens und zieht **lateral von der linken Niere** nach unten. In der linken Fossa iliaca erfolgt der Übergang in das Colon sigmoideum.

3.4 Colon sigmoideum

Das Colon sigmoideum liegt wieder **intraperitoneal.** Es hängt an einem Mesocolon sigmoideum, das in der linken Fossa iliaca mit einer geknickten Linie ansetzt (vgl. Abb. 12.5-18). Die Ansatzlinie des **Mesosigmoids** überquert den Ureter und die Vasa iliaca, bildet einen scharfen Winkel und endet am 2. oder 3. Sakralwirbel. An dieser Stelle beginnt der Mastdarm, *Rectum.* Das Colon sigmoideum bildet gewöhnlich eine **S-förmige Schlinge,** die in der linken Unterbauchgegend liegt. Es kann aber auch sehr lang sein, verwickelte Schlingen bilden und weit nach oben oder auf die rechte Körperseite reichen [21].

3.5 Blutversorgung

Die Blutversorgung des Colon ascendens und des größten Teiles des Colon transversum erfolgt durch die **A. colica dextra** und durch die **A. colica media** aus der A. mesenterica superior (Abb. 12.8-4). Die A. colica dextra, die auch fehlen und durch einen Ast aus der A. ileocolica ersetzt sein kann, anastomosiert auf ihrer einen Seite mit dem R. colicus der A. ileocolica und auf der anderen Seite mit der A. colica media. Die A. colica media anastomosiert ihrerseits mit der A. ascendens der A. colica sinistra, die aus der A. mesenterica inferior stammt. Diese Anastomose, die das Stromgebiet der A. mesenterica superior mit dem der A. mesenterica inferior verbindet, wird in der Klinik häufig RIOLANsche **Anastomose** genannt. Diese Anastomose ist oft sehr zart; aber parallel ist „unter" ihr immer eine starke und funktionell wichtige zweite Arkade zwischen der A. colica media und der A. colica sinistra ausgebildet (vgl. Abb. 12.8-4). Die A. colica sinistra anastomosiert nach unten mit der **A. sigmoidea,** die ebenso wie die nach kaudal folgende A. rectalis superior aus der A. mesenterica inferior hervorgeht (vgl. Abb. 12.8-4).

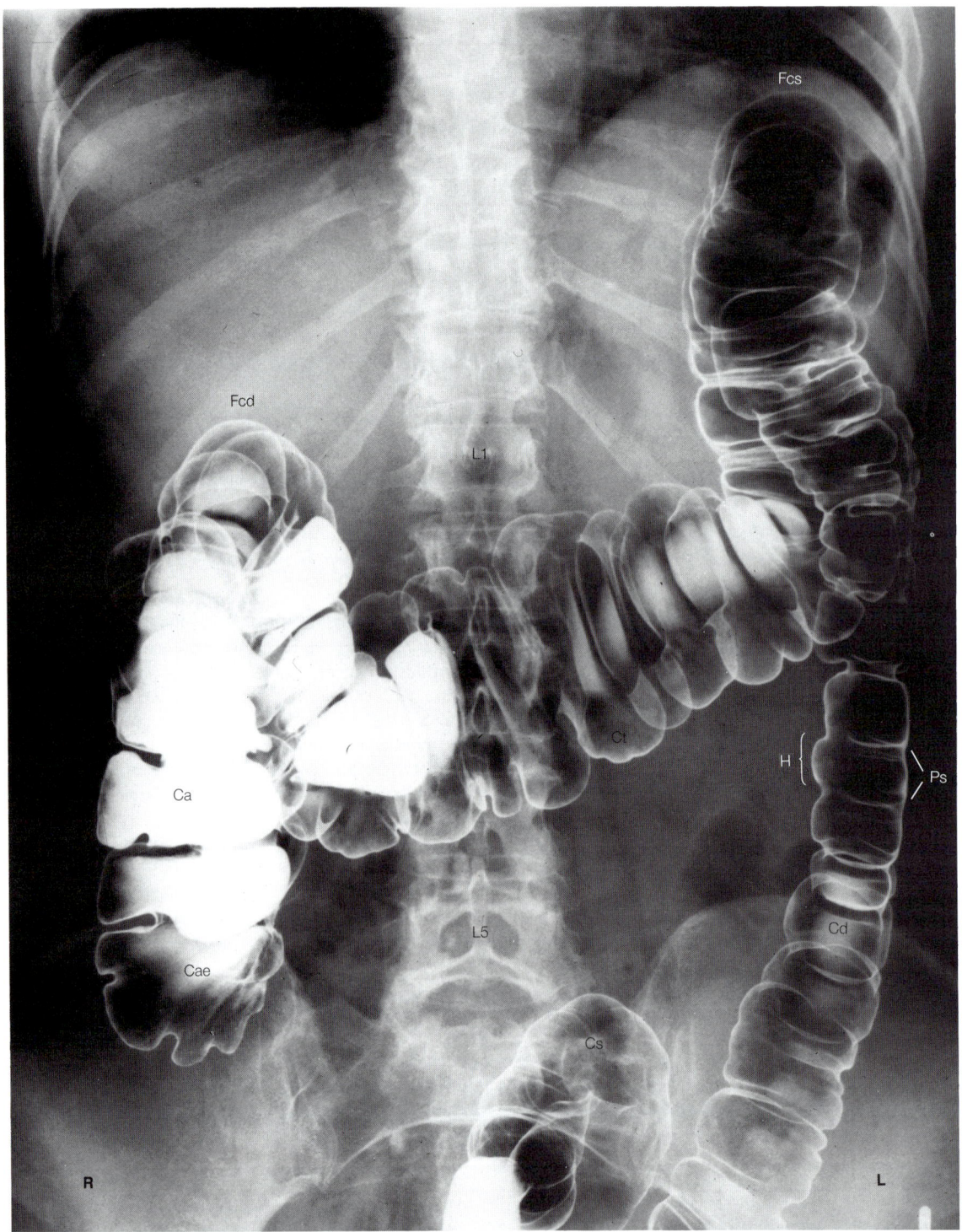

Abb. 12.8-8 Röntgenaufnahme des Kolons. Das Querkolon hängt relativ weit herab. Doppelkontrastaufnahme in Rückenlage; d.v.-Strahlengang. Abkürzungen: Cae = Caecum; Ca = Colon ascendens; Fcd = Flexura coli dextra; Ct = Colon transversum; Fcs = Flexura coli sinistra; Cd = Colon descendens; Cs = Colon sigmoideum; H = Haustre; Ps = Plica semilunaris; L 1, L 5 = erster, fünfter Lendenwirbel.

Im Vergleich zum Jejunum und Ileum sind die Arkaden am Kolon wesentlich breiter, die Blutversorgung ist insgesamt spärlicher. Äste der von den Randarkaden ausgehenden Vasa recta können, ehe sie in die Darmwand eintreten, in Form geschlängelter Schleifen in der Basis von breiten Appendices epiploicae verlaufen.

Während diese Gefäße ohne Gefahr für die Blutversorgung des Darmes abgebunden werden können, dürfen die Randarkaden nicht abgebunden werden, ohne daß an der gleichen Stelle die Darmwand durchtrennt wird [8].

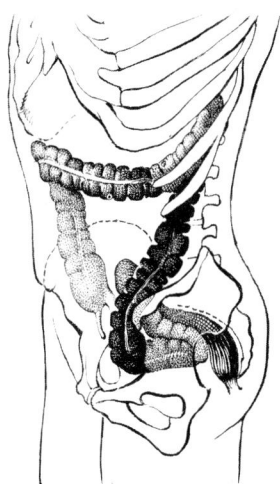

Abb. 12.8-9 Verlauf des Dickdarmes von vorn seitlich gesehen. Die rechte Kolonflexur liegt wegen der Leber mehr ventral, die linke weiter dorsal und oben. Bei dem hier abgebildeten Individuum hängt das Querkolon weniger weit herab als bei dem im vorigen Bild wiedergegebenen Fall.

Die **Venen** verlaufen entsprechend den Arterien und tragen gleiche Namen: Die Venen aus dem Colon ascendens und aus dem Colon transversum bis etwa zur linken Flexur münden in die *V. mesenterica superior,* die Venen aus dem Bereich der linken Flexur, dem Colon descendens und dem Colon sigmoideum in die *V. mesenterica inferior.*

3.6 Lymphabfluß

Der Lymphabfluß (Abb. 12.8-10) aus dem **Colon ascendens** und dem **Colon transversum** erfolgt über in Darmnähe gelegene epiploische und parakolische Lymphknoten zu den *Lnn. mesocolici,* die entlang der A. colica dextra und A. colica media gelegen sind. Von hier aus ziehen die Lymphbahnen zu den **zentralen Mesenterialknoten,** aus denen schließlich der **Truncus intestinalis** hervorgeht. Wie die Abbildung erkennen läßt, ist der Lymphapparat im **Colon descendens** und **Colon sigmoideum** insgesamt schwächer ausgebildet. Aus diesen Darmabschnitten fließt die Lymphe über wenig zahlreiche Lnn. epiploici und paracolici zu einer Reihe von Lymphknoten, die entlang der A. mesenterica inferior angeordnet sind. Nahe der Aorta ist es dann aber kaum möglich, die **Lnn. mesenterici inferiores** von den prä- und paraaortalen Lumballymphknoten anatomisch zu trennen [10].

3.7 Nervenversorgung

Die **efferenten Nervenfasern** für das Colon ascendens und etwa die ersten ²/₃ des Colon transversum stammen aus dem **Sympathikus** und aus dem Bauchteil des **N. vagus.** Sie laufen vom Plexus mesentericus superior aus mit den Blutgefäßen zur Darmwand. Noch vor der Flexura coli sinistra ändern sich die Verhältnisse insofern, als die parasympathischen Fasern für die folgenden Abschnitte des Dickdarmes nicht mehr vom N. vagus, sondern aus dem **sakralen Parasympathikus** kommen. Die Perikaryen der efferenten parasympathischen Neurone liegen in den Segmenten S 2–S 5, und ihre Fasern verlaufen in den **Nn. splanchnici pelvici.** Von hier aus gelangen die für die unteren Abschnitte des Kolons bestimmten Fasern über die unteren Äste in den *Plexus mesentericus inferior* und ziehen zusammen mit den sympathischen Fasern entlang den Gefäßen zur Darmwand.

Die **afferenten Bahnen** aus dem Kolon schließen sich teils dem Sympathikus [1], teils dem Parasympathikus [11] an und ziehen zu den **segmental zugehörigen Spinalganglien,** in denen die Perikaryen liegen. Aufgrund klinischer, elektrophysiologischer und autoradiographischer Beobachtungen steht fest, daß zahlreiche afferente Fasern aus den unteren Abschnitten des Kolons **über die N. splanchnici pelvici** ziehen und über die sakralen Spinalganglien zum Rückenmark gelangen [11].

4 Rektum und Analkanal

4.1 Topographie und Wandbau

Auf das Colon sigmoideum folgen als letzte Abschnitte des Dickdarmes der Mastdarm, *Rectum,* und der Analkanal, *Canalis analis.* Obwohl diese beiden Abschnitte des Enddarmes unterschiedlich gebaut und **entwicklungsgeschichtlich** verschiedener Herkunft sind – das Rektum ist größtenteils Derivat des primitiven Enddarmes, der Analkanal Abkömmling der Kloake –, hängen sie funktionell so eng miteinander zusammen, daß sie gemeinsam abgehandelt werden sollen.

Das Rektum des Menschen besitzt Krümmungen in der Sagittal- und Frontalebene, ist etwa **12 cm lang** und hat an seinem Beginn einen Durchmesser von etwa 4 cm. Es beginnt in Höhe des 2. oder 3. Sakralwirbels, dort, wo die A. rectalis superior die Blutversorgung übernimmt. Klinisch unterscheidet man ein Rectum fixum und ein Rectum mobile. Das **Rectum fixum** ist extraperitoneal, das **Rectum mobile** retro- oder noch intraperitoneal gelegen, so daß sich das Mesosigmoid in ein kurzes Mesorektum fortsetzen kann. Der obere Teil des Rektums liegt eng dem Kreuzbein an und erhält dadurch eine nach dorsal gerichtete Biegung, **Flexura sacralis.** Der Mastdarm zieht dann nach vorne und biegt vor der Spitze des Steißbeins nach unten und hinten um. Die hierdurch entstandene Biegung ist der Flexura sacralis entgegengesetzt und wird **Flexura perinealis** genannt, weil sie unmittelbar über dem Damm, *Perineum,* liegt. Hier beginnt der 3–4 cm lange Analkanal, **Canalis analis,** der den Beckenboden durchbricht und von einem komplizierten Sphinkterapparat umgeben wird. Außer den beiden Biegungen in der Sagittalebene ist der Mastdarm auch in der Frontalebene gekrümmt. Meist kann man drei Biegungen unterscheiden, denen im Inneren des Rektums strukturell fixierte, halbmondförmige Querfalten, **Plicae transversales recti,** entsprechen. Die am konstantesten und

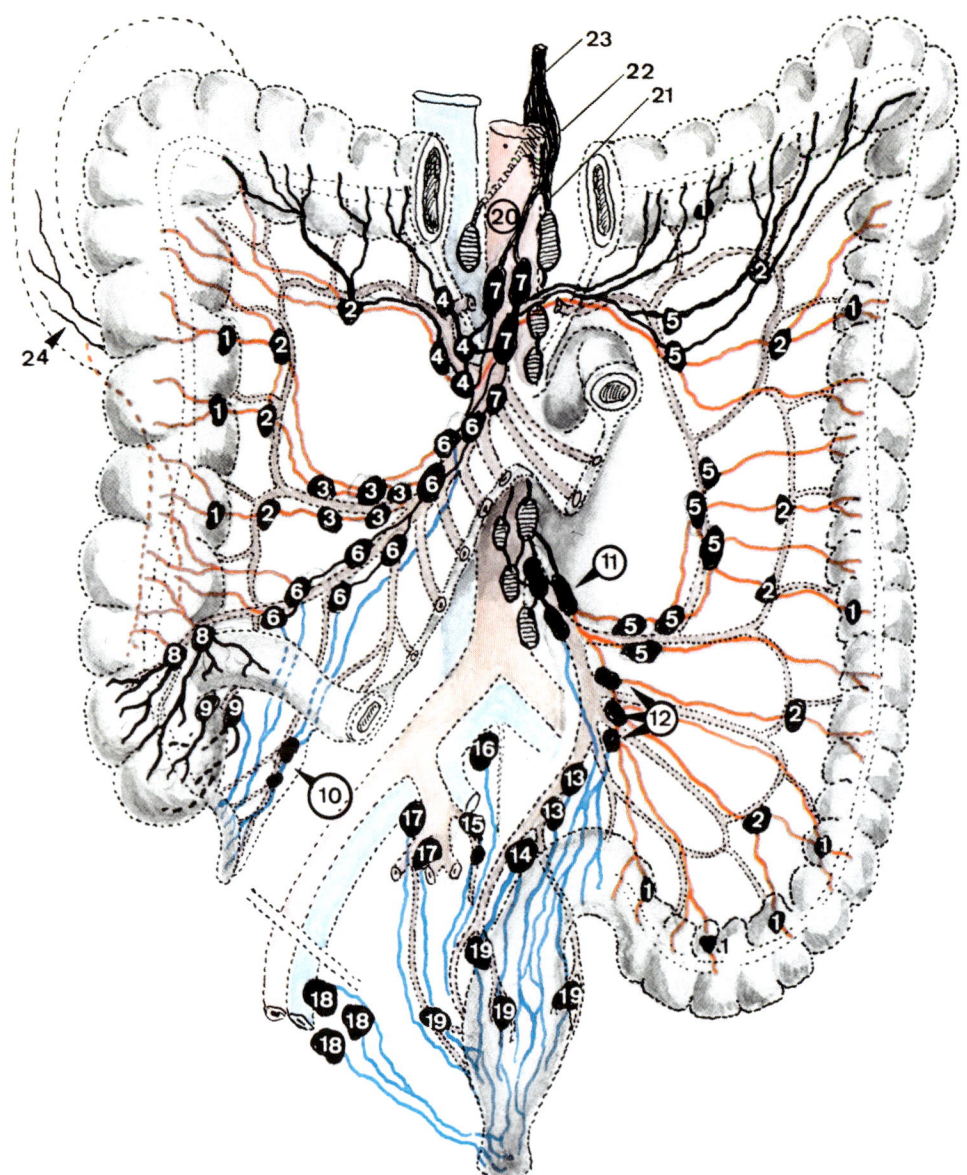

Abb. 12.8-10 Der Lymphabfluß aus dem Kolon. Die Lymphbahnen der einzelnen Abschnitte des Dickdarmes sind in unterschiedlichen Farben dargestellt: Appendix, Rektum und Analkanal blau; Zäkum und Colon transversum schwarz; Colon ascendens und Colon descendens rot. Die verschiedenen Gruppen von Lymphknoten sind mit Zahlen bezeichnet: 1 = Lnn. epiploici; 2 = Lnn. paracolici; 3 = Lnn. colici dextri; 4 = Lnn. colici medii; 5 = Lnn. colici sinistri; 6 = Lnn. ileocolici; 7 = Lnn. mesenterici superiores (= centrales); 8 = Lnn. praesacrales; 9 = Lnn. retrocaecales; 10 = Lnn. appendiculares; 11 = Lnn. mesenterici inferiores; 12 = Lnn. sigmoidei; 13 = Lnn. rectales superiores; 14 = Nodus principalis recti; 15 = Lnn. sacrales laterales; 16 = Nodus promontorius; 17 = Lnn. inguinales interni; 18 = Lnn. inguinales superficiales; 19 = Lnn. anorectales; 20 = Truncus intestinalis; 21 = Trunc. lumbalis sinister; 22 = Cisterna chyli; 23 = Ductus thoracicus; 24 = Lymphgefäße der Nierenkapsel. Die Lnn. lumbales, prae- und latero-aortici sind schraffiert. (Aus KUBIK [10])

kräftigsten ausgebildete Falte, die KOHLRAUSCHSCHE Falte, ragt von rechts und dorsal hier in das Darmlumen herein. Ihr entspricht an der Außenseite rechts eine deutliche Einziehung der Darmwand. Die KOHLRAUSCHSCHE Falte liegt etwa 6–7 cm über dem Anus und ist **mit dem tastenden Finger zu erreichen.** Der unterhalb dieser Falte gelegene Darmabschnitt ist besonders erweiterungsfähig und wird *Ampulla recti* genannt.

Das Rektum liegt im wesentlichen **retro-** bzw. **extraperitoneal.** Es wird nur in seinen oberen Abschnitten vorne und an der Seite von Bauchfell bedeckt. Vor der Flexura perinealis schlägt das Bauchfell von der Vorderfläche des Rektums beim Manne auf die Blase, bei der Frau auf den Uterus über. Diese Umschlagstelle markiert den tiefsten Punkt der Bauchhöhle und bildet beim Manne die *Excavatio rectovesicalis*, bei der Frau die *Excavatio* *rectouterina* (DOUGLASscher Raum). Die **Prostata** grenzt beim Mann an den nicht mehr vom Peritoneum überzogenen Teil der Flexura perinealis und kann durch den tastenden Finger des Arztes untersucht werden (vgl. Abb. 12.8-12 u. Band II, Abb. 13.3-38).

Normalerweise ist das Rektum leer, doch ist es so im Becken untergebracht, daß sich vor allem die Ampulla vor der Defäkation mit Kot füllen und stark erweitern kann.

Die Wand des Rektums unterscheidet sich von der des Kolons durch das Fehlen von Taenien, Haustren und Appendices epiploicae. Von seinem Beginn an besitzt das Rektum eine durchgehende Schicht von **Längsmuskulatur,** die in je einem breiten Streifen an der Vorder- und Hinterwand etwas dicker sein kann als an den Seiten. Einzelne Fasern der Längsmuskelschicht strahlen in die Ringmuskulatur ein, die im Bereich der Plicae transversales recti verstärkt ist.

Das **histologische Bild** der Rektumschleimhaut entspricht im wesentlichen dem der Schleimhaut des übrigen Dickdarmes, doch treten gehäuft Lymphfollikel auf.

Am Ende der Flexura perinealis geht das Rektum in den 3–4 cm langen **Analkanal,** *Canalis analis,* über. Sein Beginn wird auf der Schleimhautseite durch die **Linea anorectalis** markiert, an der die typische Dickdarmschleimhaut von einem unregelmäßig gebauten Epithel abgelöst wird, in dem Strecken mit hohem Zylinderepithel und Strecken mit mehrschichtigem unverhorntem Plattenepithel in individuell variierender Weise miteinander abwechseln können. Die Linea anorectalis verläuft etwas gewellt und liegt am oberen Ende von 8–10 längs eingestellten Schleimhautfalten, **Columnae anales.** Diese Schleimhautfalten werden an ihrem unteren Ende durch segelartige Querfalten, *Valvae anales,* miteinander verbunden. Hinter den Valvae liegen unterschiedlich tiefe, taschenförmige Einsenkungen, die Analkrypten, *Sinus anales* (MORGAGNISCHE Taschen). Der gesamte von den Columnae anales eingenommene Bereich des Analkanals wird von einem Schwellkörper, **Corpus cavernosum recti,** unterlagert. Die Columnae selbst sind strukturell fixierte Falten, deren Grundlage von Zügen glatter Muskulatur gebildet wird, die mit dem M. sphincter ani zusammenhängt (Abb. 12.8-11). Aus der Tiefe der Sinus anales können Schleimdrüsen, Glandulae anales oder **Proktodealdrüsen** abgehen.

Es handelt sich um **Rudimente von Analdrüsen,** die bei manchen Tieren enorme Ausmaße annehmen können. Beim Menschen können die Drüsen ganz fehlen. Wenn vorhanden, gehen sie vor allem von den dorsalen Krypten aus [9]. Sie können dann einen langen Ausführungsgang haben, der u. U. bis in den äußeren Schließmuskel reicht (Abb. 12.8-12). Obwohl beim Menschen normalerweise ohne große funktionelle Bedeutung, spielen die Proktodealdrüsen für die Pathologie eine wichtige Rolle. Denn die Vereiterung von langen und verzweigten Proktodealdrüsen kann zum Ausgangspunkt tiefreichender **Analfisteln** werden [16].

Die von den Columnae anales eingenommene, vom Corpus cavernosum recti unterlagerte obere Zone des Analkanals wurde früher *Zona haemorrhoidalis* genannt. Diese Bezeichnung bezieht sich jedoch auf krankhafte Veränderungen, die hier auftreten können, und sollte zur

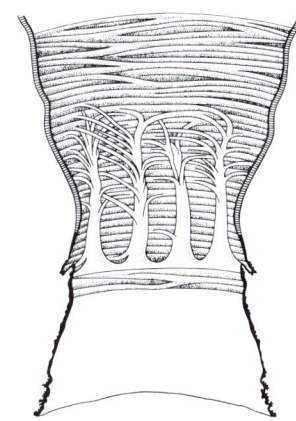

Abb. 12.8-11 Rektum. Schematische Darstellung der muskulären Grundlage der Columnae anales und ihrer Beziehungen zum M. sphincter ani internus.

Vermeidung von Mißverständnissen für die Beschreibung der normalen Verhältnisse nicht mehr verwendet werden.

Auf die Columnae anales folgt nach distal eine etwa 1 cm breite Zone, in der die Oberfläche von einem trockenen, aber **unverhornten mehrschichtigen Plattenepithel** bedeckt wird. Dieses Epithel beginnt an den Valvulae anales in einer etwas gezackten Linie, **Linea pectinata.** Im dem Bereich unterhalb der Linea pectinata ist das Epithel fest mit dem unteren Drittel des M. sphincter ani internus verwachsen. Diese Verwachsung erlaubt keine Verschiebung des Epithels nach oben oder unten, wohl aber eine erhebliche Dehnung in der Horizontalrichtung, wie sie zum Durchtritt der Kotsäule erforderlich ist.

Die mit unverhorntem mehrschichtigem Plattenepithel bedeckte Zone hat ein weißliches Aussehen und wird **Zona alba** genannt. Die Oberflächenbedeckung ist enorm dehnbar und stellt ähnlich wie beim Lippenrot ein Zwischending zwischen äußerer Haut und Schleimhaut dar. Die Zona alba ist **sehr schmerzempfindlich.** Schon einfache Berührung oder kleinste Einrisse können starke Schmerzempfindungen auslösen.

Das unverhornte, trockene Epithel der Zona alba geht distal in einer als **Linea anocutanea** bezeichneten Grenzlinie in das verhornte Plattenepithel der äußeren Haut über. Die Haut ist hier zunächst stärker pigmentiert als in der Umgebung und frei von Haaren. Etwas vom Anus entfernt sind jedoch in der perianalen Haut bei beiden Geschlechtern sowohl Haare als auch Hautdrüsen besonders stark entwickelt.

4.2 Sphinktersystem

Der Analkanal ist von einem **kompliziert gebauten Sphinktersystem** umgeben, das zum Teil aus glatten und zum Teil aus quergestreiften Muskelfasern besteht. Die glatten Muskelfasern stellen die unmittelbare Fortsetzung der glatten Muskulatur des Rektums dar, die quergestreiften werden von spezialisierten Abschnitten der Beckenbodenmuskulatur gebildet.

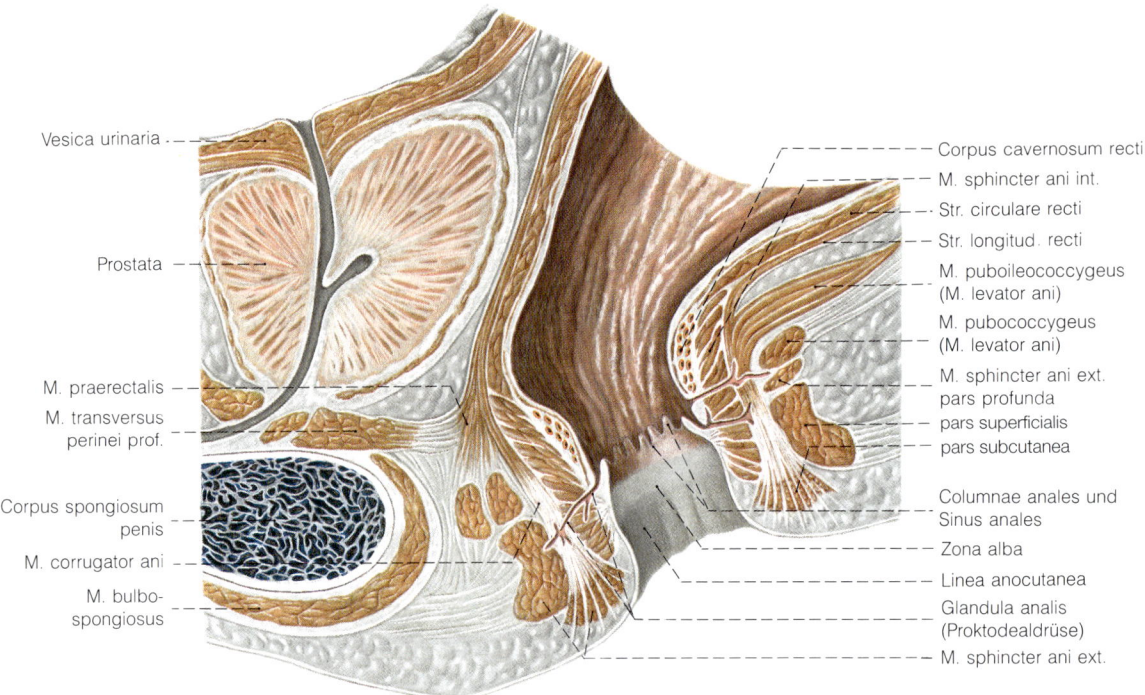

Vesica urinaria

Prostata

M. praerectalis
M. transversus
perinei prof.

Corpus spongiosum
penis

M. corrugator ani

M. bulbo-
spongiosus

Corpus cavernosum recti
M. sphincter ani int.
Str. circulare recti
Str. longitud. recti
M. puboileococcygeus
(M. levator ani)
M. pubococcygeus
(M. levator ani)
M. sphincter ani ext.
pars profunda
pars superficialis
pars subcutanea
Columnae anales und
Sinus anales
Zona alba
Linea anocutanea
Glandula analis
(Proktodealdrüse)
M. sphincter ani ext.

Abb. 12.8-12   Sagittalschnitt durch das Kontinenzorgan beim Mann. (In Anlehnung an STELZNER [16])

1. Glatte Muskulatur. Die **Muscularis mucosae** des Rektums setzt sich über die Columnae anales hinaus nach kaudal bis zur Linea pectinata in den Analkanal fort. Sie bedeckt das Corpus cavernosum recti an der Innenseite und wird hier als **M. canalis ani** bezeichnet [7].

Die **Ringmuskelschicht** des Rektums geht nach distal in den dicken **M. sphincter ani internus** über, der die oberen 2/3 des Analkanals unterlagert und unterhalb der Linea pectinata fest mit der Haut verwachsen ist (Abb. 12.8-12). Dieser Muskel steht im Mittelpunkt der Kontinenzleistung. Er befindet sich normalerweise in einem Zustand der **Dauerkontraktion,** der nur während der Defäkation durch Erschlaffung unterbrochen wird. Morphologisch unterscheidet sich der vom M. sphincter ani unterlagerte Analkanal von allen übrigen Abschnitten der Darmwand dadurch, daß hier sowohl im Plexus myentericus als auch im Plexus submucosus die üblicherweise vorhandenen **Nervenzellen fehlen** [4]. Der M. sphincter ani internus wird nur von **sympathischen** und **parasympathischen Nervenfasern** erreicht, die von außen her an die Darmwand herantreten und die nach physiologischen und pharmakologischen Untersuchungen eine tonische Dauerkontraktion fördern [18]. **Oberhalb des M. sphincter internus** kommen in denjenigen Bereichen der Darmwand, von denen aus der Defäkationsreflex ausgelöst wird, sowohl im Plexus submucosus als auch im Plexus myentericus **zahlreiche Nervenzellen** vor. Aufgrund unterschiedlichen Transmittergehaltes lassen sich hier verschiedene Typen von Nervenzellen unterscheiden, und es wird angenommen, daß die Erregung dieser Zellen die komplexen Mechanismen in Gang setzt, die mit der Defäkation verbunden sind [18].

Die **Längsmuskulatur** des Rektums setzt sich auf den Analkanal fort und zieht bis in die perianale Haut. Von der geschlossenen Lage glatter Längsmuskulatur, die den M. sphincter ani internus bedeckt und von dem quergestreiften M. sphincter ani externus scheidet, zweigen jedoch schon im Bereich der Linea anorectalis einzelne glatte Muskelzüge ab und durchbrechen in kleinen Bündeln sowohl den M. sphincter ani internus als auch den M. sphincter ani externus, ehe sie sich in der Kutis der perianalen Haut verankern. Diese aus der Längsmuskulatur stammenden Muskelfaserzüge (vgl. Abb. 12.8-12) im Sphinkterbogen werden auch **M. corrugator ani** genannt, weil ihre Kontraktion die Analhaut runzelt und die perianale Haut in den äußeren Analkanal hereinzieht.

2. Quergestreifte Muskulatur. Der gesamte Analkanal wird außen von einem quergestreiften Schließmuskel, *M. sphincter ani externus,* umgeben. Dieser Muskel bildet einen 3–4 cm langen Zylinder und zerfällt in drei Abschnitte. Zuunterst liegt unmittelbar unter der Perianalhaut der **M. sphincter ani externus subcutaneus.** Er ist mit einem **Hautmuskel** vergleichbar, denn seine Fasern, die den Anus in rundlichen Touren umgeben, inserieren in der Subkutis. Der deutlich tastbare Muskelkörper des Sphincter subcutaneus wird durch Muskel- und Bindegewebsbündel, die aus der Längsmuskulatur des Rektums hervorgehen, durchsetzt und septiert (Abb. 12.8-12). Dann folgen der **M. sphincter ani externus superficialis** und **profundus.** Die quergestreiften Muskelfasern verlaufen nicht ringförmig um den Analkanal herum, sondern umgeben ihn **wie eine Klemme** (Abb.

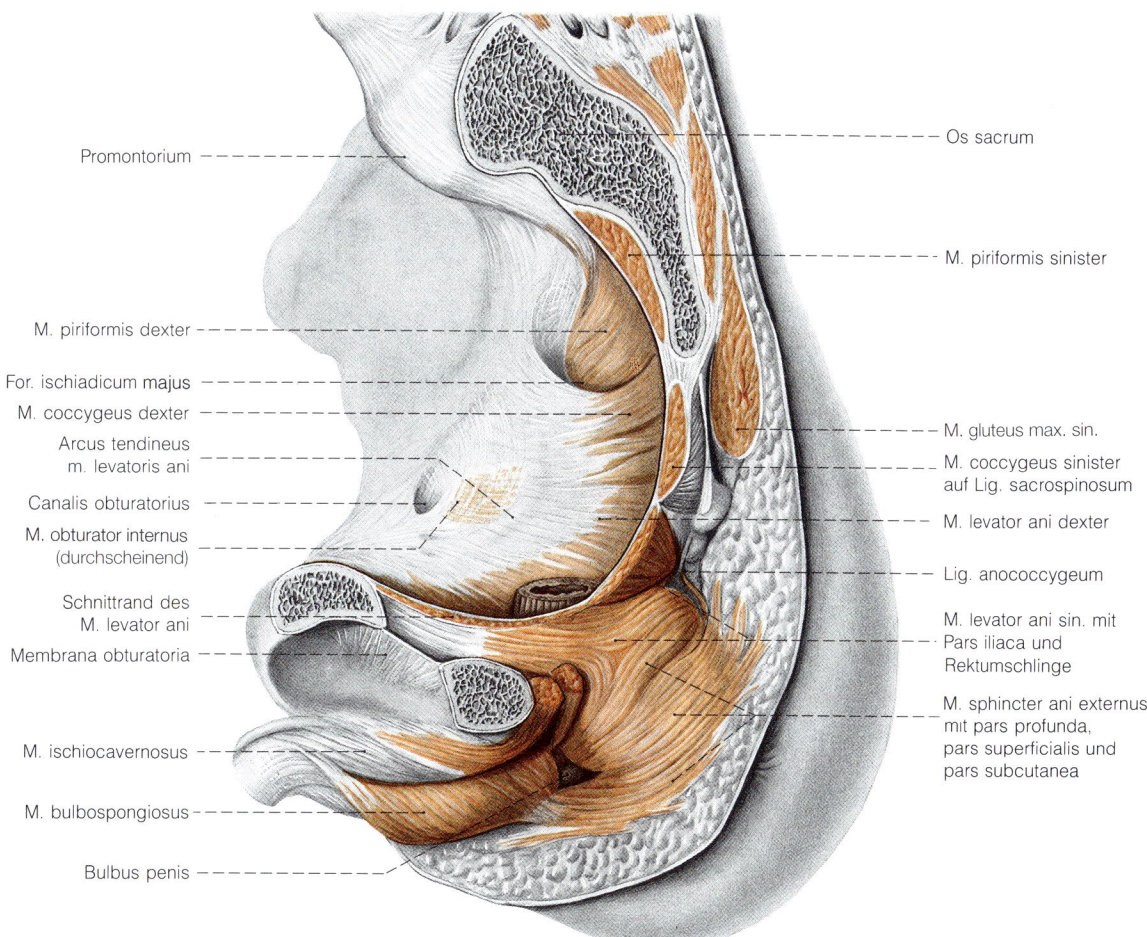

Promontorium

Os sacrum

M. piriformis sinister

M. piriformis dexter

For. ischiadicum majus

M. coccygeus dexter

Arcus tendineus
m. levatoris ani

Canalis obturatorius

M. obturator internus
(durchscheinend)

Schnittrand des
M. levator ani

Membrana obturatoria

M. ischiocavernosus

M. bulbospongiosus

Bulbus penis

M. gluteus max. sin.

M. coccygeus sinister
auf Lig. sacrospinosum

M. levator ani dexter

Lig. anococcygeum

M. levator ani sin. mit
Pars iliaca und
Rektumschlinge

M. sphincter ani externus
mit pars profunda,
pars superficialis und
pars subcutanea

Abb. 12.8-13 Die Muskeln des Beckenbodens von lateral. Die linke Beckenhälfte ist durch einen paramedianen Sagittalschnitt in Höhe des Foramen obturatum abgetragen, das Becken ist im ganzen etwas nach rechts geneigt. (Nach BRAUS [2a])

12.8-13). Sie entspringen dorsal vom Lig. anococcygeum und ziehen nach ventral zum Centrum tendineum des Beckenbodens, wobei sie zum Teil auf die Gegenseite kreuzen. Der *M. sphincter ani externus* wird ebenso wie die sehr empfindliche Analhaut durch den **N. pudendus** aus dem Plexus lumbosacralis versorgt. Der Nerv verläuft durch den ALCOCKschen Kanal, und seine Äste treten von lateral her, durch die Fossa ischio-analis verlaufend, an den Schließmuskel heran (vgl. Abb. 13.4-4 u. Band II, Abb. 16.22-26). Die Fasern stammen aus den Segmenten S 2–S 4.

Kokzygeal schließt an die obere Abteilung des M. sphincter ani externus der **M. puborectalis** an. Dieser Muskel umgreift den Enddarm von hinten her wie eine Schlinge. Der M. puborectalis ist der am weitesten zur Mittellinie hin gelegene Teil der breiten Muskelplatte des **M. levator ani,** der von einer Aponeurose entspringt, welche am Os pubis beginnt und an der Innenseite des Beckens über den M. obturator internus hinwegzieht (Abb. 12.8-13, s. auch Band II, Abb. 13.4-2b). Die durch den rechten und linken M. puborectalis gebildete Schlinge drückt den Analkanal an seinem Beginn zusammen und zieht ihn nach perineal gegen das Centrum tendi-

neum. Der M. puborectalis, der das „**Levatortor**" für den Durchtritt des Darmes bildet, ist nach chirurgischer Erfahrung für die Aufrechterhaltung einer ungestörten Kontinenz von besonderer Wichtigkeit [15, 16]. Er wird nicht durch den N. pudendus, sondern durch Fasern aus dem **Plexus coccygealis** (S 3, S 4) versorgt, die von den Wirbellöchern aus unmittelbar in das kleine Becken ziehen und den Muskel von seiner Innenseite her erreichen.

4.3 Leitungsbahnen

Die **Blutzufuhr** zum Rektum erfolgt über die *A. rectalis superior* aus der A. mesenterica inferior. An der Versorgung des Analkanals sind außerdem die *A. rectalis media* aus der A. iliaca interna und die *A. rectalis inferior* aus der A. pudenda interna beteiligt.

Die **A. rectalis superior** (Abb. 12.8-14) ist ein Endast der A. mesenterica inferior. Sie anastomosiert gewöhnlich in ihrem Anfangsteil über einen als *A. colica ima* bezeichneten Ast mit dem letzten Ast der *A. colica sinistra.* Zahlreiche Variationen der Äste der A. mesenterica sind jedoch bekannt.

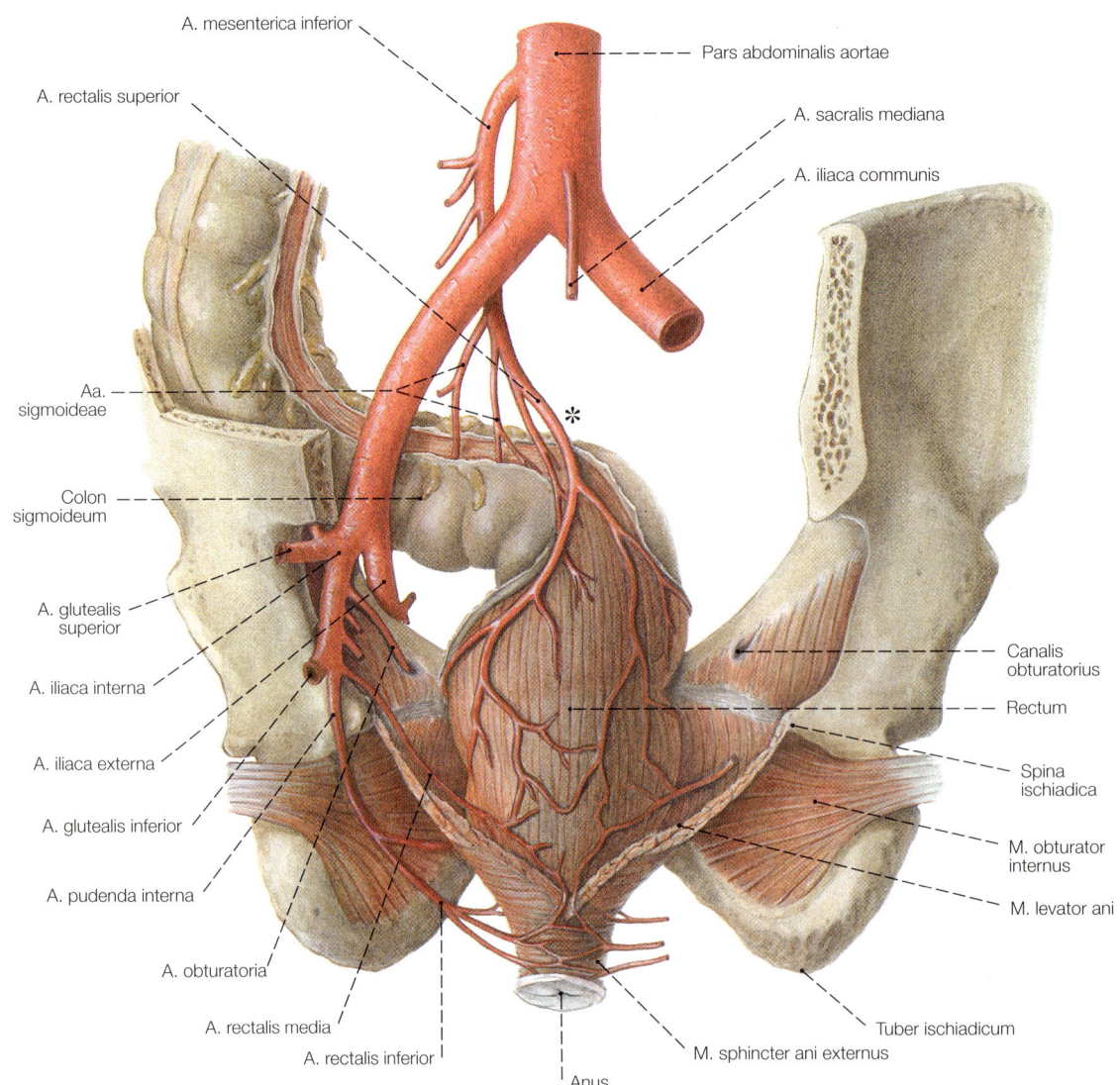

A. mesenterica inferior

Pars abdominalis aortae

A. rectalis superior

A. sacralis mediana

A. iliaca communis

Aa. sigmoideae

Colon sigmoideum

A. glutealis superior

A. iliaca interna

A. iliaca externa

A. glutealis inferior

A. pudenda interna

A. obturatoria

A. rectalis media

A. rectalis inferior

Anus

M. sphincter ani externus

Tuber ischiadicum

M. levator ani

M. obturator internus

Spina ischiadica

Rectum

Canalis obturatorius

Abb. 12.8-14 Arterielle Versorgung des Rektums (Schema). Ansicht von dorsal. Der Sudecksche Punkt der Chirurgen (Stern) bezeichnet die Stelle der A. rectalis superior, unterhalb der keine Anastomosen mehr zu den Aa. Sigmoideae vorkommen. (Aus Schmidt u. Staubesand [13])

Die Durchblutung des Rektums ist von den mittleren und unteren Rektalarterien aus gesichert, auch wenn die A. rectalis superior bei einer Operation unterbunden und durchtrennt worden ist [17, 23].

Die **A. rectalis superior** zieht, unter dem Bauchfell liegend, über die linken Iliakalgefäße hinweg ins kleine Becken und teilt sich in Höhe des 2. oder 3. Sakralwirbels in zwei oder drei Äste: *Ramus dexter, R. sinister* und *R. dorsalis* (Abb. 12.8-14). An der Darmwand verzweigen sich die Gefäße und bilden Anastomosen miteinander. Die Endäste ziehen, den Muskelmantel des Rektums von oben her schräg durchbohrend, zum **Corpus cavernosum recti,** das den oberen Teil des Analkanals bis zur Kryptenlinie unterlagert (Abb. 12.8-12). Der Abfluß des Schwellkörpers, der mit arteriellem Blut gefüllt ist und in dem arteriovenöse Anastomosen nachgewiesen sind [20], erfolgt über tiefe rektale Venen zur V. mesenterica inferior und damit zur V. portae. Der Hauptanteil des Blutes fließt durch den M. sphincter ani internus hindurch ab. Ist der Sphinkter kontrahiert, so wird das Blut im Schwellkörper zurückgehalten. So dient das Corpus cavernosum gemeinsam mit den Sphinkteren der **Abdichtung des Analkanals.**

Das **Corpus cavernosum recti** kann sich vergrößern, von der Unterlage abheben und die Rektumschleimhaut sowie die Analhaut vorwölben. Es bildet dann die Grundlage für das Krankheitsbild der **„inneren Hämorrhoiden".** Normalerweise ist das Corpus cavernosum recti durch einen verstärkten Muskelzug unter der Schleimhaut (M. canalis ani) an der Wand des Analkanals befestigt. Zerreißt dieser Muskel, so fallen die Hämorrhoiden vor [7].

Die paarigen **Aa. rectales mediae** (Abb. 12.8-14) nehmen an der Versorgung der unteren Ampulle teil, die auch Blut aus der A. rectalis superior erhält. Die ebenfalls paarigen **Aa. rectales inferiores** (A. anales) aus der A. pudenda versorgen die äußeren Abschnitte des Analkanals und die Sphinkteren. Die Aa. rectales mediae und inferiores nehmen nicht an der Versorgung des Corpus cavernosum recti teil. Von ihnen gehen daher auch keine inneren Hämorrhoiden aus.

Entsprechend der arteriellen Versorgung wird ein Teil des **venösen Blutes** aus der Ampulla recti zur V. iliaca interna drainiert. Auch das Blut aus dem kräftigen Venenplexus, der den Analkanal umgibt, wird zur V. iliaca interna und damit zur **V. cava** abgeleitet. Diese Tatsache wird für die rektale Applikation von Pharmaka in Form von **Zäpfchen** genutzt, denn die Wirkstoffe können dann – wenigstens zu einem Teil – ähnlich wie bei einer intravenösen Injektion in eine Armvene unter Umgehung des Portalkreislaufes in den großen Kreislauf gelangen. – Bei **portalem Hochdruck** können Verbindungen zwischen der zum Stromgebiet der V. mesenterica inferior gehörenden V. rectalis superior und den zur V. iliaca abfließenden unteren Rektalvenen als **portokavale Anastomosen** erweitert werden.

Der Venenplexus, der den Analkanal umgibt, hat nichts mit dem Corpus cavernosum recti zu tun, das zu einer anderen Gefäßprovinz gehört. Platzt eine der weiten perianalen Venen, so entsteht ein äußerst schmerzhaftes, blaurot erscheinendes Hämatom, und man spricht irrig von „**äußeren Hämorrhoiden**".

Die **Lymphe** aus dem Rektum und dem oberen Abschnitt des Analkanals (bis zur Linea pectinata) fließt, zum Teil unter Zwischenschaltung von retrorektalen Lymphknoten, zu den entlang der A. rectalis superior gelegenen Nodi lymphatici rectales superiores und von dort zu den **Lnn. mesenterici inferiores** (Abb. 12.8-10). Die Lymphe aus dem mit Plattenepithel ausgekleideten Abschnitt des Analkanals distal von der Linea pectinata fließt dagegen zu den **Lnn. inguinales superficiales** (Abb. 12.8-10).

Die nervöse Versorgung ist bereits weiter oben in Zusammenhang mit der Darstellung der einzelnen Strukturen von Rektum und Analkanal abgehandelt worden.

4.4 Kontinenz und Defäkation

Das Vermögen, den Stuhl zu halten, **Kontinenz**, gehört zu den wichtigsten Funktionen des menschlichen Körpers. Verlust der Kontinenz stellt eine schwere physische und psychische Beeinträchtigung dar, und die Erhaltung oder Wiederherstellung der Kontinenz ist ein maßgebliches Ziel bei chirurgischen Eingriffen im Rektalbereich. Der sichere Verschluß des Darmes wird ebenso wie der Vorgang der Stuhlentleerung, **Defäkation**, durch ein vom Zentralnervensystem gesteuertes Zusammenwirken von zahlreichen Strukturen bewerkstelligt, die in ihrer Gesamtheit als „**Kontinenzorgan**" bezeichnet werden. Das Kontinenzorgan umfaßt nach Stelzner [16]: 1. den After (Anus) mit der spezialisierten Haut des Analkanals; 2. den glatten M. sphincter ani internus; 3. den quergestreiften M. sphincter ani externus mit seinen drei Abteilungen; 4. den M. puborectalis und die übrigen Abschnitte des M. levator ani; 5. das Corpus cavernosum recti; 6. das Rektum und 7. die zugehörigen Bahnen und Zentren des Nervensystems.

Der Anus ist normalerweise durch die **Dauerkontraktion von Sphinkteren** geschlossen. Dabei weist das Fehlen von Ganglienzellen im Plexus myentericus und submucosus des M. sphincter ani internus auf die Sonderstellung dieses Bereichs der glatten Darmmuskulatur hin. Außer den Muskeln trägt auch das Corpus cavernosum recti dazu bei, den **gasdichten Verschluß** des Darmes zu bewerkstelligen. Reizung der empfindlichen Haut in der Zona alba führt ebenso wie mechanische Dehnung des Analkanals zur reflektorischen Kontraktion der Sphinkteren und Beckenbodenmuskeln, die bestrebt sind, den Anus zu schließen. Umgekehrt setzt eine Dehnung der Ampulla recti auf **reflektorischem** Wege den **Defäkationsmechanismus** in Gang. Dabei müssen spezifische Afferenzen im Spiel sein, denn Ersatz der Ampulle durch ein anderes Stück des Dickdarmes hat nach chirurgischer Erfahrung eine schwere Störung der Kontinenz zur

Folge [16]. Die **Afferenzen** aus der Ampulle laufen mit den Faserzügen des Sympathikus und des sakralen Parasympathikus. Zum Sakralmark ziehen auch die Afferenzen aus der Analhaut, die im N. pudendus verlaufen. In Höhe der Segmente **S 2–S 4** muß im Rückenmark ein kompliziertes **Reflexzentrum** liegen, in dem die Afferenzen verarbeitet und auf die Efferenzen umgeschaltet werden. Die Tatsache, daß bei der Defäkation auch sogenannte „**große Kolonbewegungen**" auftreten, die die Abschnitte oberhalb des Rektums erfassen, zeigt, daß außer den motorischen und autonom-efferenten Fasern, die zum Kontinenzorgan im engeren Sinne ziehen, auch autonome Fasern zu höheren Abschnitten des Dickdarmes erregt werden. Das sakrale Zentrum für die Defäkation steht unter dem Einfluß übergeordneter vegetativer Zentren. In bezug auf die Verhältnisse beim Menschen liegen hierüber jedoch ebenso wie zur Frage des Zusammenwirkens der sympathischen und parasympathischen Mechanismen nur bruchstückhafte Kenntnisse vor, die bis heute noch kein klares Bild ergeben [3].

Literatur

[1] Blumberg, H., P. Haupt, W. Jänig, W. Kohler: Encoding of visceral noxious stimuli in the discharge patterns of visceral afferents from the colon. Pflügers Arch. 398 (1983) 33–40.
[2] Bockman, D. E.: Functional histology of appendix. Arch. histol. jap. 46 (1983) 271–292.
[2a] Braus, H., C. Elze: Anatomie des Menschen, 2. Bd.: Eingeweide, 3. Aufl. Springer, Berlin–Göttingen–Heidelberg 1956.
[3] Christensen, F.: Motility of the colon. In: Johnson, L. R. (ed.): Physiology of the Gastrointestinal Tract. Raven Press, New York 1981.
[4] Fleischhauer, K., A.-F. Holstein, F. Stelzner: Über das Fehlen von Ganglienzellen im Bereich des Musculus sphincter ani internus des Menschen. Z. Zellforsch. 70 (1966) 515–518.
[5] Gorbach, Sh.: Intestinal microflora. Gastroenterology 60 (1971) 1110–1129.
[6] Gorgollón, P.: The normal human appendix: a light and electron microscopic study. J. Anat. 126 (1978) 87–101.
[7] Hansen, H. H.: Die Bedeutung des Musculus canalis ani für die Kontinenz und anorectale Erkrankungen. Langenbecks Arch. Chir. 341 (1976) 23–37.
[8] Hansen, H. H., F. Stelzner: Zur chirurgischen Anatomie der Arterienversorgung der Dickdarmwand. Langenbecks Arch. Chir. 340 (1975) 63–74.
[9] Krakovic, M.: Untersuchungen über die Verteilung der Proktodäaldrüsen beim Menschen in bezug auf den Umkreis des Analkanals und ihre Beziehung zur anorektalen Fistel. Langenbecks Arch. Chir. 336 (1974) 141–154.
[10] Kubik, S.: Visceral lymphatic system. In: Viamonte jr., M., A. Rüttimann (eds.): Atlas of Lymphography, pp. 91–106. Thieme, Stuttgart–New York 1980.
[11] Nadelhaft, I., J. Roppolo, C. Morgan, W. C. de Groat: Parasympathetic preganglionic neurons and visceral primary afferents in monkey sacral spinal cord revealed following application of HRP to pelvic nerve. J. comp. Neurol. 216 (1983) 36–52.
[12] Schultze, O., W. Lubosch: Atlas und kurzgefaßtes Lehrbuch der topographischen und angewandten Anatomie, 4. Aufl. Lehmanns, München 1935.
[13] Schmidt, H., J. Staubesand: Fortschr. Röntgenstr. 116 (1972) 297–305.
[14] Sobotta, J.: Atlas der Anatomie des Menschen, 20. Aufl. Putz, R., R. Pabst (Hrsg.). Urban & Schwarzenberg, München–Wien–Baltimore 1993.
[15] Stelzner, F.: Über die Anatomie des analen Sphincterorgans, wie sie der Chirurg sieht. Z. Anat. Entwickl.-Gesch. 121 (1960) 525–535.
[16] Stelzner, F.: Die anorectalen Fisteln, 3. Aufl. Springer, Berlin–Heidelberg–New York 1981.

[17] STELZNER, F.: Pers. Mitteilung.

[18] STELZNER, F., H. G. BAUMGARTEN, A. F. HOLSTEIN: Die Bedeutung des Sphincter ani internus für die Kontinenz und Superkontinenz. Langenbecks Arch. Chir. (1974) 35–55.

[19] STELZNER, F., W. LIERSE: Über die Ursache der Appendicitis. Langenbecks Arch. Chir. 330 (1972) 273–284.

[20] STELZNER, F., J. STAUBESAND, H. MACHLEIDT: Das Corpus cavernosum recti – die Grundlage der inneren Hämorrhoiden. Langenbecks Arch. klin. Chir. 299 (1962) 302–312.

[21] TÖNDURY, G.: Entwicklung und Lageform des Colon iliopelvinum. Z. Anat. Entwickl.-Gesch. 100 (1933) 753–801.

[22] VANDAMME, J. P. J., J. BONTE: A new look at the blood supply of the ileocolic angle. Acta anat. 113 (1982) 1–14.

[23] VANDAMME, J. P. J., J. BONTE, G. VAN DER SCHUEREN: Re-evaluation of the colic irrigation from the inferior mesenteric artery. Acta anat. 112 (1982) 18–30.

[24] WAKELEY, C. P. G.: The position of the vermiform appendix as ascertained by an analysis of 10,000 cases. J. Anat. (Lond.) 67 (1933) 277–283.

[25] WHEATER, P. R., H. G. BURKITT, V. G. DANIELS: Funktionelle Histologie, 2. Aufl. Urban & Schwarzenberg, München–Wien–Baltimore 1987.

12.9 Leber und Gallenblase

D. Drenckhahn, D. Fahimi und K. Fleischhauer

1 Übersicht

Die Leber, **Hepar,** ist das zentrale Stoffwechselorgan des menschlichen Körpers. Sie ist größer als alle anderen inneren Organe und wiegt beim Mann gewöhnlich zwischen 1400 und 1800 g, bei der Frau zwischen 1200 und 1400 g, doch können die Gewichte auch höher liegen.

Aufgrund ihrer **Einschaltung zwischen Pfortader und unterer Hohlvene** ist die Leber für viele im Darm resorbierte Stoffe eine wichtige Zwischenstation auf dem Wege in den Organismus: Denn alle Stoffe, die mit der Nahrung aufgenommen, im Darm aufgeschlossen, resorbiert und an die Pfortader weitergegeben werden, gelangen zunächst in die Leber. Hier finden wichtige **Syntheseschritte** statt. So wird ein großer Teil der Blut- und Gerinnungsproteine und des Cholesterinbedarfs in der Leber gebildet und in das Blut abgegeben. Für Glukose dient die Leber als **zentrales Speicherorgan** (Glykogenspeicher). Die Leber ist jedoch nicht nur als zentrales Synthese- und Speicherorgan lebenswichtig, sondern sie nimmt auch eine Monopolstellung bei Abbau und **Entgiftung** körpereigener und körperfremder Verbindungen ein. Diese können verstoffwechselt bzw. über die Niere (u.a. Harnstoff) oder über die Galle (u.a. Blutfarbstoffe, Gallensäuren, Arzneimittel) ausgeschieden werden.

Die Leber ist weiterhin eine **exokrine Drüse.** Sie produziert die **Galle,** die in den Darm abgegeben wird. Die Galle enthält hauptsächlich Gallensäuren, Gallenfarbstoffe, Cholesterin, Phospholipide, Immunglobuline und Albumin. Sie dient der Ausscheidung von Fremdstoffen und nicht mehr benötigten Stoffwechselprodukten und erfüllt gleichzeitig eine wichtige Funktion bei der Verdauung **(Emulgierung der Fette).**

Die **Gallenblase,** *Vesica biliaris* oder fellea, ist ein mit Schleimhaut ausgekleidetes und mit kontraktiler Wand ausgestattetes Hohlorgan, das im Nebenschluß an dem Gangsystem hängt, welches die Leber mit dem Duodenum verbindet. In der Gallenblase wird die Galle eingedickt und gespeichert. Dies ermöglicht eine diskontinuierliche Abgabe von Galle in den Darm.

Humorale und nervöse Steuerungsmechanismen sorgen dafür, daß die Gallenblase gerade dann entleert wird, wenn im Anschluß an eine Mahlzeit zur Emulgierung der Fette eine besonders hohe Konzentration von Gallensäuren benötigt wird.

Beim Embryo und in der **Fetalperiode** ist die Leber relativ größer als beim Erwachsenen. Sie nimmt zeitweise den größten Teil der Bauchhöhle ein. Während dieser Zeit ist sie zusätzlich zu ihrer Funktion als Stoffwechselorgan eine wichtige **Stätte der Blutbildung.**

2 Entwicklung

Leber und Gallenblase sind **Derivate des Rumpfdarmes.** Ihre gemeinsame Anlage entsteht frühzeitig – die Anfänge sind schon bei Embryonen mit nur 7 Somiten nachgewiesen [20] – durch Aussprossung von Endodermzellen aus dem Darmrohr im Bereich des späteren Duodenums und in unmittelbarer Nähe des Septum transversum. Die Anlage nimmt schnell an Größe zu (Abb. 12.9-1) und

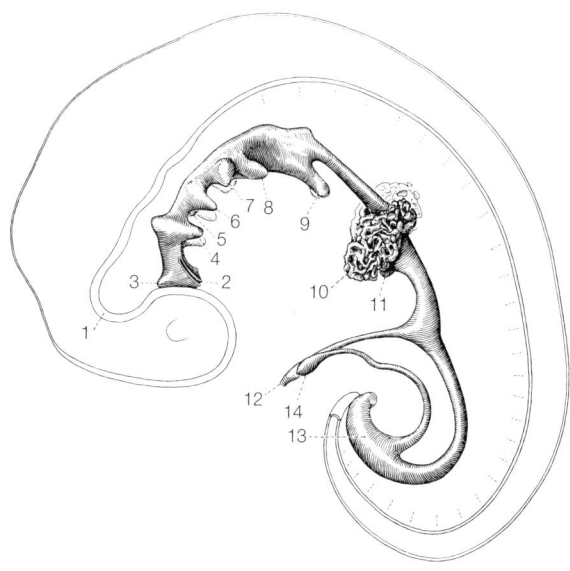

Abb. 12.9-1 Rekonstruktion des Endodermrohres bei einem ca. 4,2 mm langen menschlichen Embryo aus der 5. Woche. 1 = Boden des Mesenzephalons; 2 = Schnittrand der ektodermalen Mundspalte; 3 = Anlage des Hypophysenvorderlappens (Rathkesche Tasche); 4 = I. Schlundtasche; 5 = Anlage der Glandula thyroidea; 6, 7 und 8 = II., III. und IV. Schlundtasche; 9 = Endoderm der Lungenanlage; 10 = Anlage der Leber; 11 = Anlage der Gallenblase; 12 = Ductus vitellinus; 13 = Kloake; 14 = Allantois. (Aus Blechschmidt [2])

läßt bald **zwei Abschnitte** erkennen: einen unteren, aus dem die Gallenblase und der Ductus cysticus hervorgehen, und einen oberen, aus dem sich das eigentliche Lebergewebe und die übrigen Gallengänge entwickeln.

Die Zellen der **Leberanlage** wachsen in das **Mesogastrium ventrale** und in das Bindegewebe des Septum transversum herein. Dabei formieren sich die aus dem Endoderm stammenden Hepatozyten zu kleinen Zellbalken oder -platten, zwischen denen weite Blutsinus liegen, deren Wand von Zellen gebildet wird, die aus dem Bindegewebe des *Septum transversum* hervorgehen. Die embryonale Leber erscheint daher auf histologischen Schnitten wie ein weitmaschiges Schwammwerk, dessen Poren Blut enthalten.

Schon zu einem frühen Zeitpunkt der Leberentwicklung differenzieren sich in dem Bindegewebe, das aus dem Septum transversum stammt, einzelne Inseln hämatopoetischen Gewebes. Diese **Inseln der Blutbildung** nehmen mit dem weiteren Wachstum des Organs an Anzahl und Größe zu. Die Blutbildung in der Leber erreicht um den 6.–7. Schwangerschaftsmonat ihren Höhepunkt. Sie trägt mit dazu bei, daß die Leber beim Fetus relativ größer ist als beim erwachsenen Menschen. Nach dem 7. Monat wird das blutbildende Gewebe schnell zurückgebildet, so daß schon in der Leber des Neugeborenen nur noch ganz vereinzelte Inseln von hämatopoetischem Gewebe nachweisbar sind (vgl. Kap. 10.2.5.2).

Die Morphologie der Leber wird am besten verständlich, wenn man die **Entwicklung des Venensystems** im Leberbereich berücksichtigt (vgl. Kap. 10.1 u. 10.6).

In den Anfangsstadien der Leberentwicklung sind eine rechte und linke *V. umbilicalis*, eine rechte und linke *V. vitellina* und die beiderseitigen *Vv. cardinales* angelegt. Diese Gefäße münden in das rechte und linke Sinushorn (vgl. Abb. 10.1-1). Die beiden **Vv. vitellinae** haben enge Beziehungen zum Endoderm und laufen unmittelbar neben dem Darmrohr. Sie sind über die Mittellinie hinweg durch drei Queranastomosen miteinander verbunden, von denen zwei vor und eine hinter dem Darmrohr verlaufen. Das aussprossende Leberparenchym nimmt zu diesen Venen Beziehungen auf, und es entwickelt sich ein Netzwerk weiter Blutsinus, die das Leberparenchym durchsetzen (Abb. 12.9-2a). Durch Obliteration von kranialen Abschnitten der Vv. vitellinae und der Queranastomosen entsteht ein einheitlicher zuführender Gefäßstamm, der links vom Duodenum liegt. Dies ist die spätere **V. portae** (Abb. 12.9-2b). Die innerhalb der Leber gelegenen Abschnitte des Venensystems, die das Blut zum Herzen zurückführen, werden zu *Vv. efferentes hepatis*, den späteren **Vv. hepaticae**. Dabei kommt es durch die mit der Herzentwicklung zusammenhängenden Veränderungen zu einer Bevorzugung der Strömungsrichtung nach rechts, und die Verbindung zum linken Sinushorn reißt ab (Abb. 12.9-2b).

Die beiden **Vv. umbilicales** laufen ursprünglich lateral von der Leberanlage, doch gewinnt das linke Gefäß mit zunehmendem Größenwachstum der Leber Anschluß an die zunächst nur von den Vv. vitellinae gespeisten Blutsinus (Abb. 12.9-2a). Die rechte V. umbilicalis wird zurückgebildet. Ebenso verschwindet der zum linken Sinushorn ziehende Abschnitt der linken V. umbilicalis. Nunmehr fließt das gesamte aus der Nabelschnur kommende, arterialisierte Blut durch die ursprünglich linke V. umbilicalis zur Leber (Abb. 12.9-2b). Durch **Umbau des Gefäßsystems** innerhalb der Leber wird ein direkter Weg von der V. umbilicalis zur Mündung der rechten Vv. efferentes hepatis und damit zur V. cava inferior gebahnt. Diese Verbindung ist der **Ductus venosus,** der für den embryonalen Kreislauf eine große Bedeutung besitzt (Abb. 10.1-4, 10.6-1, 12.9-3 u. 12.5-7). Nach der Geburt obliterieren die V. umbilicalis und der Ductus venosus. Die V. wird zum Lig. teres hepatis, der Ductus zum **Lig. venosum** (s. Abb. 12.9-5b).

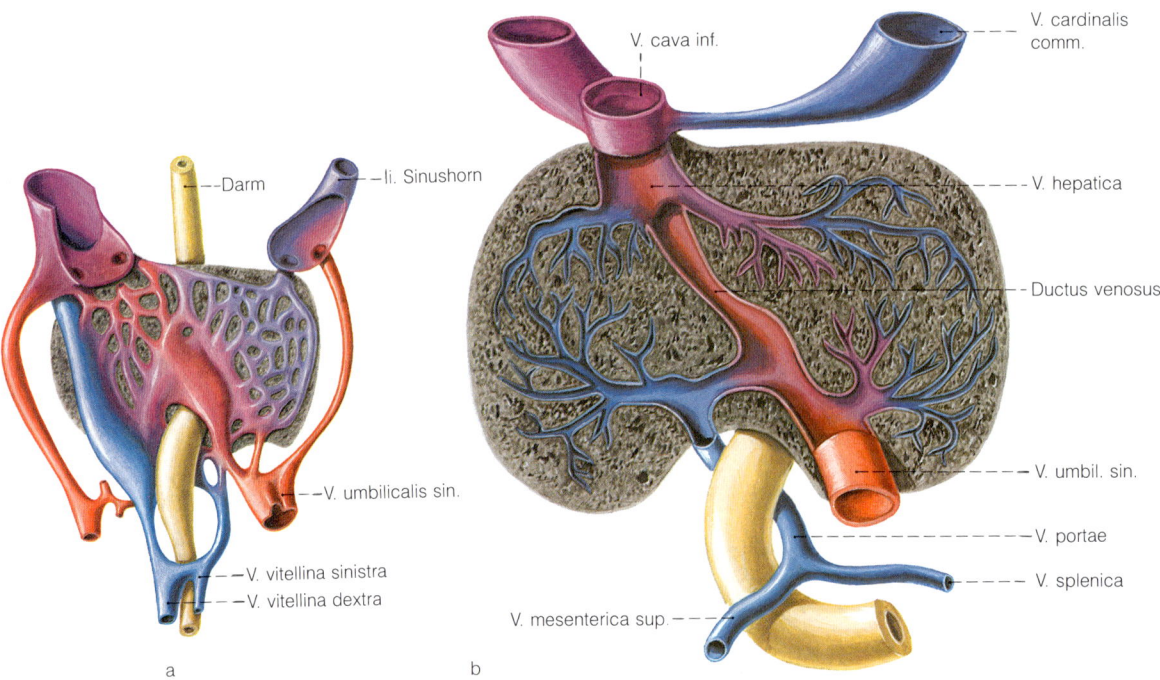

a   *b*

Abb. 12.9-2 Schematische Darstellung der Venenentwicklung im Leberbereich in der Ansicht von vorne. (a) Bei etwa 5 mm langen Embryonen sind die V. vitellina dextra und sinistra (blau) durch Querbrücken vor und hinter dem Darmrohr miteinander verbunden. In der Leber verzweigen sie sich in vielfacher Weise. Die zunächst selbständig verlaufende V. umbilicalis sinistra, in der arterialisiertes Blut (rot) von der Plazenta zum Embryo geführt wird, hat Anschluß an das Stromgebiet der V. vitellina gewonnen; ihre Verbindung zum Sinushorn geht später verloren. Die V. umbilicalis dextra wird zurückgebildet. (b) Bei weiter fortgeschrittener Entwicklung (9 mm) ist durch den aus der linken V. umbilicalis kommenden Blutstrom der weite Ductus venosus gebahnt worden. Die rechte V. vitellina ist teilweise zurückgebildet, während aus dem Stamm der linken die V. portae hervorgegangen ist. (Nach GROSSER-ORTMANN [16])

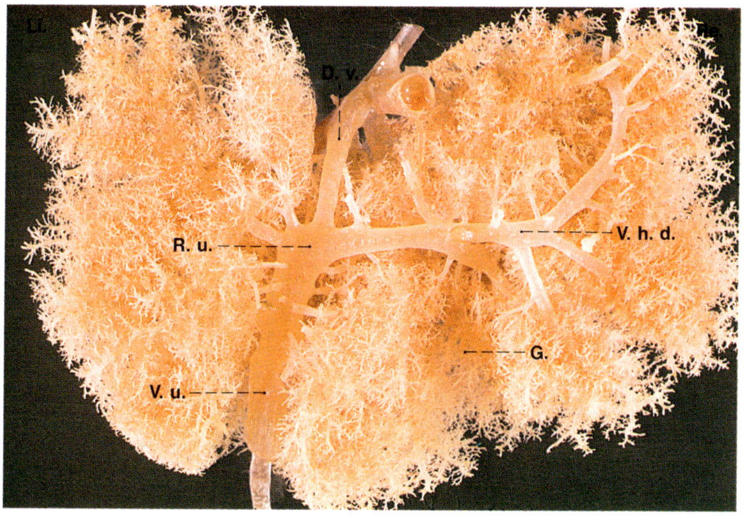

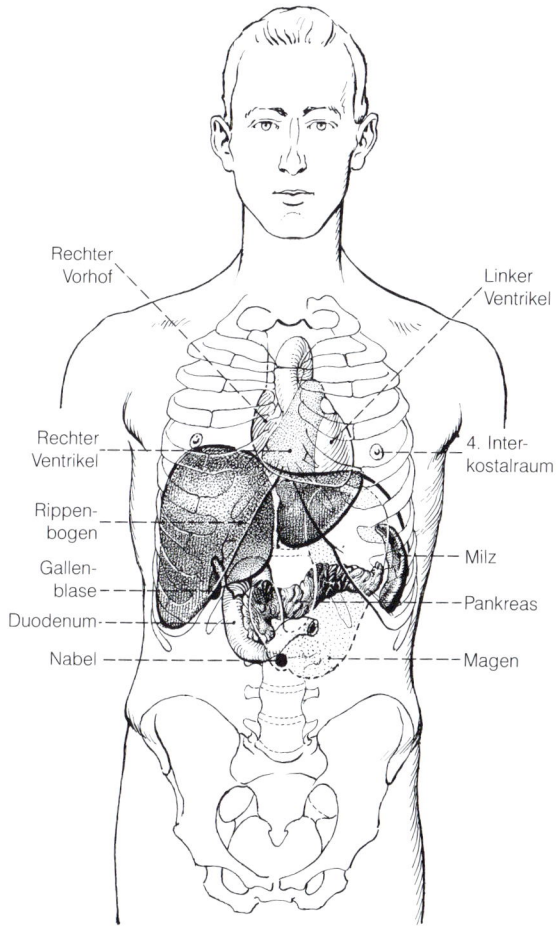

Abb. 12.9-3 V. umbilicalis und Ductus venosus im letzten Drittel der Schwangerschaft. Aufsicht auf die Unterfläche der Leber. Ventral ist unten, dorsal ist oben im Bild. Korrosionspräparat nach Injektion einer Plastikmasse über die Nabelvene. In diesem Präparat setzt der Ductus venosus (D. v.) die V. umbilicalis (V. u.) fast gradlinig fort. R. u. = Recessus umbilicalis; V. h. d. = V. hepatica dextra; G. = Bett der entfernten Gallenblase. (Original: H. FÖDISCH, Bonn)

Bei einer Scheitel-Steiß-Länge des Embryos von etwa 18 mm **(Ende der 7. Woche)** beginnt das Bindegewebe, welches die V. portae umgibt, zu proliferieren und sich entlang den Aufzweigungen des Gefäßes auszubreiten. In dieses Bindegewebe dringen von außen her die **A. hepatica** und Nervenfasern ein. Die Arterie verästelt sich in der Leber und gewinnt Anschluß an die venösen Blutsinus. Gleichzeitig differenzieren sich aus Zellen des Leberparenchyms, die dem Bindegewebe anliegen, die ersten Gallengänge. Der Vorgang der **Gallengangsbildung** schreitet von der Leberpforte, d. h. von den aus dem Anfangsteil der Leberknospe hervorgegangenen großen Gallengängen aus, in das Innere der Leber herein fort. Gleichzeitig vergrößern sich die aus der unteren Abteilung der Leberanlage entstandenen Anlagen von Gallenblase und Ductus cysticus.

3 Leber

3.1 Oberflächenanatomie und Lagebeziehungen

Die Leber, *Hepar,* liegt zum **größten Teil intraperitoneal.** Sie besitzt eine spiegelnd glatte Oberfläche und hat eine dunkelbraun-rote Farbe. Das dem Körper entnommene Organ kann seine Gestalt nicht aufrechterhalten; es ist so weich, daß es durch sein eigenes Gewicht verformt wird. Das **Lebergewebe ist brüchig** und kann bei Unfällen und anderen Arten von Gewalteinwirkung leicht zerreißen (Leberruptur). Dann kommt es zu starken Blutungen.

Die Leber besitzt eine konvex gewölbte, dem Zwerchfell anliegende Oberfläche, **Facies diaphragmatica,** und eine kompliziert gestaltete Unterfläche, die den Eingeweiden aufliegt, **Facies visceralis.** Die Facies diaphragmatica ist in der Umgebung der V. cava, die in einer Rinne an der Hinterseite der Leber hochzieht, in einem etwa dreieckigen Bezirk mit dem Zwerchfell fest verwachsen. Die Verwachsungsfläche heißt, weil hier das Peritoneum fehlt, **Area nuda.** An der Vorderseite der Leber geht die

Facies diaphragmatica in einem scharfen Rand, **Margo inferior,** in die Facies visceralis über. Der untere Leberrand fällt rechts bis zur Medioklavikularlinie mit dem **Rippenbogen** zusammen (Abb. 12.9-4). Wenn die Leber

Rechter Vorhof

Linker Ventrikel

Rechter Ventrikel

4. Interkostalraum

Rippenbogen

Milz

Gallenblase

Pankreas

Duodenum

Magen

Nabel

Abb. 12.9-4 Projektion der Organe des sog. Drüsenbauches auf die ventrale Oberfläche des Körpers.

in diesem Bereich tastbar wird, ist das Organ vergrößert. Medial der Medioklavikularlinie verläuft der Leberrand im **Epigastrium** und kann hier auch beim Gesunden durch die Bauchdecke hindurch getastet werden. Die Lage und Ausdehnung der Leber läßt sich durch Beklopfen (Perkussion) feststellen, denn das Lebergewebe gibt **gedämpften Schall,** während die darüber gelegene Lunge einen sonoren und der luftgefüllte Dickdarm einen tympanitischen Klopfschall ergeben. An der Basis des Herzens, das nur durch das dünne Zwerchfell von der Leber getrennt ist, gehen Leberdämpfung und Herzdämpfung ineinander über.

Von außen betrachtet (Abb. 12.9-5a bis c), gliedert sich die Leber in einen **rechten** und **linken Lappen,** *Lobus dexter et sinister.* Auf der Facies diaphragmatica wird die Grenze durch das **Lig. falciforme,** den vorderen Teil des ehemaligen Mesogastrium ventrale (vgl. Kap. 12.5.1) bezeichnet. Wo diese Bauchfellduplikatur den Margo inferior erreicht, befindet sich eine tiefe Kerbe, *Incisura lig. teretis.* Hier gelangt das **Lig. teres hepatis,** das aus der obliterierten Nabelvene entstanden ist und am freien Rand des Lig. falciforme verläuft, auf die Unterfläche der Leber. Der Strang zieht in einer sagittal verlaufenden Furche, **Fissura lig. teretis,** zur Leberpforte und

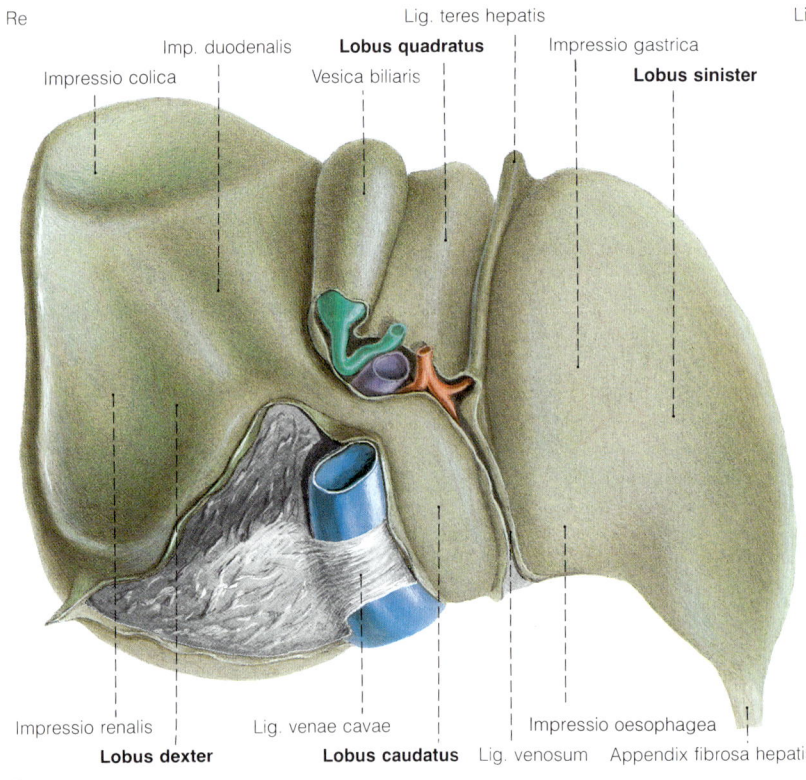

Re

Lig. teres hepatis

Li

Imp. duodenalis   **Lobus quadratus**

Impressio colica   Vesica biliaris

Impressio gastrica

Lobus sinister

Impressio renalis   Lig. venae cavae   Impressio oesophagea

Lobus dexter   **Lobus caudatus**   Lig. venosum   Appendix fibrosa hepatis

a

Abb. 12.9-5 Makroskopische Ansicht der Leber in der Ansicht (a) von der Viszeralfläche, (b) von ventraloben und (c) von dorsal her. Der Peritonealüberzug ist hellgrün wiedergegeben. In der Leberpforte sind der Ductus choledochus und das Collum vesicae biliaris dunkelgrün, die A. hepatica rot und die V. portae violett hervorgehoben. In (a) und allen folgenden Abbildungen, in denen die Leber von kaudal her gesehen wird, ist das Organ entsprechend der international üblichen Betrachtungsweise von Computertomogrammen (vgl. Abb. 12.5-14 u. 15) so orientiert, wie es beim auf dem Rücken liegenden Patienten erscheint, d.h. dorsal ist unten und ventral oben im Bild.

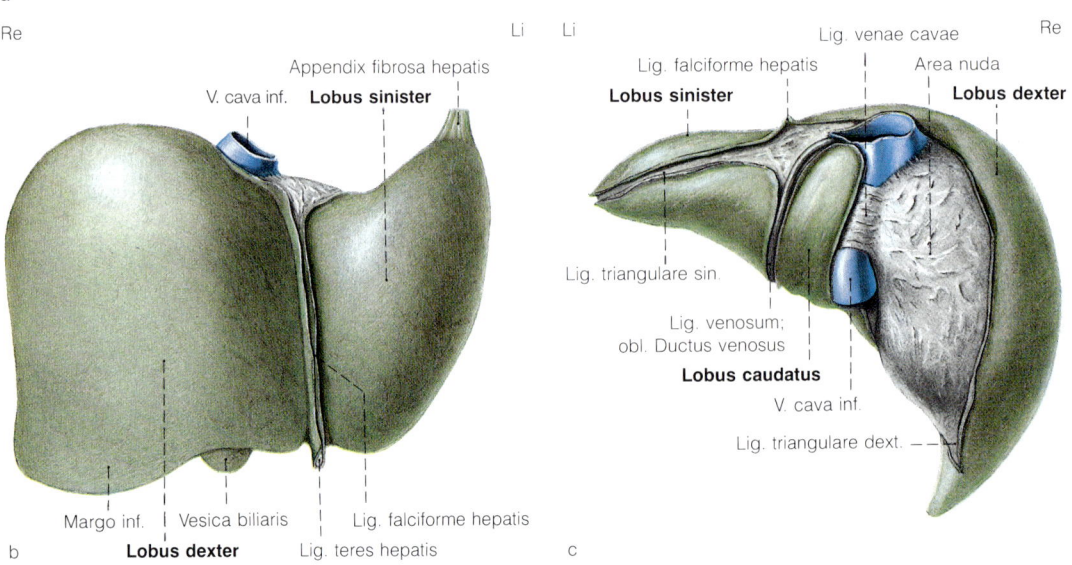

Re

Appendix fibrosa hepatis

V. cava inf.   **Lobus sinister**

Li   Li

Lig. venae cavae   Re

Lig. falciforme hepatis   Area nuda

Lobus sinister   **Lobus dexter**

Lig. triangulare sin.

Lig. venosum;
obl. Ductus venosus

Lobus caudatus

V. cava inf.

Lig. triangulare dext.

Margo inf. Vesica biliaris   Lig. falciforme hepatis

b   **Lobus dexter**   Lig. teres hepatis   c

setzt sich dann in die **Fissura ligamenti venosi** fort, die den dünnen Rest des obliterierten Ductus venosus enthält (vgl. Abb. 12.9-3). Diese sagittal verlaufenden Furchen, die einen großen rechten von einem kleinen linken Lappen abgrenzen, werden im Bereich des rechten Leberlappens durch eine weitere, lateral liegende sagittale Furche sowie durch eine quer verlaufende Nische zu einer **H-förmigen Figur** ergänzt. Die sagittale Furche wird von der durch die Anlagerung der Gallenblase hervorgerufenen **Fossa vesicae biliaris** und durch die tiefe Rinne gebildet, in die die untere Hohlvene eingebettet ist. Dieser **Sulcus venae cavae** wird dorsal meist durch ein bindegewebiges Band überbrückt und zum Kanal geschlossen; in seltenen Fällen wird die Brücke auch durch Lebergewebe gebildet. Die quere Furche (der Querbalken des H) wird durch die **Leberpforte,** *Porta hepatis,* gebildet. Hier treten Leitungsbahnen (V. portae, A. hepatica, Ductus choledochus, Nerven, Lymphgefäße) in die Leber ein bzw. aus.

Durch die H-förmig angeordneten Furchen in der Facies visceralis werden im medialen Teil des rechten Leberlappens zwei kleinere Lappen abgegrenzt: ventral der **Lobus quadratus** und dorsal der **Lobus caudatus.** Der Lobus caudatus ist phylogenetisch aus zwei Lappen entstanden, die beim Menschen vollkommen miteinander verschmolzen sind. Aus dem einen geht der *Processus papillaris* hervor, der den Hauptteil des Lobus caudatus bildet, während der andere sich als *Processus caudatus* wie ein Riegel zwischen die V. cava inferior und die Leberpforte nach rechts vorschiebt und so die Porta hepatis nach dorsal begrenzt.

Die lateral von den sagittal verlaufenden Furchen liegenden Abschnitte der Facies visceralis des rechten und linken Leberlappens sind glatt und nicht weiter untergliedert. Hier hinterlassen die anliegenden Eingeweideteile beim fixierten Organ Eindellungen, **Impressiones,** deren Bezeichnungen aus Abb. 12.9-5 entnommen werden können.

An der **Leberpforte,** *Porta hepatis,* treten der *Ductus hepaticus dexter et sinister* aus der Leber aus und vereinigen sich zu einem gemeinsamen Gang. Medial davon treten die *V. portae* und noch weiter medial die *A. hepatica* sowie zahlreiche Nervenfasern in die Leber ein. Diese Leitungsbahnen verlaufen bis zur Leberpforte im freien Rand des Lig. hepatoduodenale, der das Foramen omentale begrenzt (vgl. Kap. 12.5.3). Auch im Lig. hepatoduodenale liegt der Gallengang am weitesten rechts, dann folgen nach links die V. portae und schließlich die A. hepatica.

Der größte Teil der Leber wird vom **viszeralen Peritoneum** überzogen. Der von einer durchsichtigen Tunica fibrosa unterlagerte Peritonealüberzug reicht bis zum Rand des Verwachsungsfeldes und schlägt hier in das parietale Peritoneum um. Die Leberpforte wird von den beiden Blättern des **kleinen Netzes** umfaßt, das sich nach links mit seiner Haftlinie zur Fissura lig. venosi wendet und von dort nach dorsal zieht. Auf diese Weise gelangt der *Lobus caudatus* unter das kleine Netz in die **Bursa omentalis.** Im ganzen bilden die Peritonealduplikaturen auf der Oberfläche der Leber eine Kreuzfigur. Von ventral kommt das *Lig. falciforme hepatis,* von dorsal das

kleine Netz. Der breite Querschenkel wird durch das Verwachsungsfeld (Area nuda) dargestellt, das rechts und links in je ein **Lig. triangulare** ausläuft. Das Lig. triangulare sinistrum endet in einer strangartig ausgebildeten, bindegewebigen Struktur, **Appendix fibrosa hepatis,** die an ihrer Wurzel Lebersubstanz enthalten kann. Die Umschlagfalten des Querschenkels werden in ihrer Gesamtheit als **Lig. coronarium** bezeichnet.

3.2 Segmentgliederung

Die Äste von V. portae, A. hepatica und Gallengängen („Trias") verzweigen sich gemeinsam in der Leber und lassen aufgrund ihres Verzweigungsmusters eine **segmentale Gliederung** erkennen [7, 16]. Diese entspricht nicht der äußeren Lappengliederung. Wie in Abb. 12.9-6 veranschaulicht, zweigt sich das **Leitungsbahn-Trias** in eine rechte und eine linke Hauptgruppe auf. Die Lage der Grenze zwischen den dadurch gebildeten rechten und linken **funktionellen Lappen** entspricht in etwa einer sagittalen, paramedianen Ebene, die durch das Gallenblasenlager und die V. cava führt (**„Cava-Gallenblasen-Ebene"**). Diese Grenze kann für Lappenresektionen herangezogen werden. Über die in gewissen Grenzen variable Lage der Segmente orientieren Abb. 12.9-6 und 7.

Die ableitenden *Vv. hepaticae,* die zur V. cava führen, verlaufen unabhängig von den durch die Aufzweigungen der Trias bestimmten funktionellen Lebersegmenten.

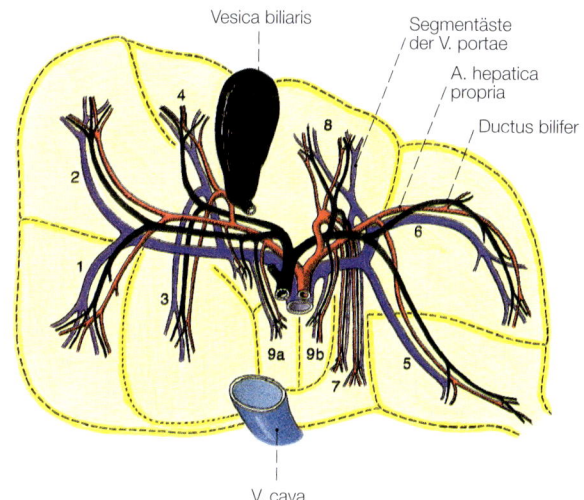

Abb. 12.9-6 Schematische Darstellung der Äste der portalen Gefäße und ihre Beziehung zu den Lebersegmenten und Subsegmenten (viszerale Ansicht). Im funktionellen Lobus dexter unterscheidet man: 1 = Subsegmentum posterius superius; 2 = Subsegmentum posterius inferius; 3 = Subsegmentum anterius superius und 4 = Subsegmentum anterius inferius. Im funktionellen Lobus sinister gibt es: 5 = Subsegmentum laterale superius; 6 = Subsegmentum laterale inferius; 7 = Subsegmentum mediale superius und 8 = Subsegmentum mediale inferius. Der Lobus caudatus wird jeweils von dem rechten Ast der portalen Gefäße (9a) bzw. von ihrem linken Ast (9b) versorgt. Die Subsegmente 7 und 8 werden vielfach auch als Lobus medius gesondert abgegliedert. Das Segment 3 erreicht nicht die Viszeralfläche. Seine Grenzen sind auf die Viszeralfläche projiziert (punktierte Linie).

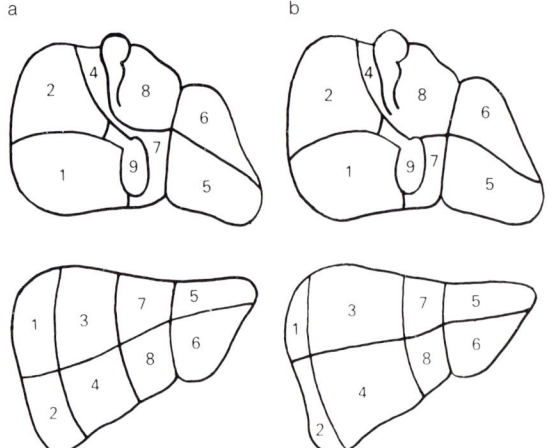

Abb. 12.9-7 Anordnung und Variation der Lebersegmente in der Ansicht von der Viszeralfäche (oben) und von ventral (unten). (a) zeigt die häufigste Anordnung der einzelnen Subsegmente, die bei etwa 48% der Fälle angetroffen wird; (b) zeigt die nächsthäufigere, bei etwa 20% der Fälle beobachtete Größe der einzelnen Subsegmente. (Aus GUPTA [19])

Aber auch die Äste der Vv. hepaticae folgen gewissen Regeln. Man kann daher der oben beschriebenen Gliederung der Leber in „**Portalsegmente**" auch eine Gliederung in „**hepatovenöse Segmente**" gegenüberstellen [19]. Diese spielen aber in der Klinik nur eine untergeordnete Rolle.

3.3   Leitungsbahnen

Die Leber erhält Blut aus zwei zuführenden Gefäßen, der Pfortader und der A. hepatica. Die Pfortader, **V. portae,** ist das **Vas publicum** der Leber. Sie führt das venöse Blut aus den unpaaren Bauchorganen (Magen, Darm, Pankreas und Milz) zur weiteren chemischen Verarbeitung an die Leberläppchen heran. Die feineren Zweige der V. portae, die *Vv. interlobulares,* umgeben die Leberläppchen und speisen die terminale Strombahn der Leber, die Sinusoide. Nach dem Durchlaufen der Endstrecke sammelt sich das Blut in sublobulären Venen, aus denen die Vv. hepaticae hervorgehen und zur V. cava ziehen. Die **A. hepatica** ist das **Vas privatum** der Leber. Das mit hohem Druck herangebrachte Blut dieses Gefäßes dient zunächst der Ernährung der Gallengänge, des Bindegewebes und der Blutgefäße. Aus den letzten Aufzweigungen, den *Aa. interlobulares,* gelangt das sauerstoffreiche Blut der A. hepatica dann ebenfalls in die Sinusoide und mischt sich hier mit dem venösen Blut der Pfortader.

3.3.1   Vena portae

Die Pfortader, *V. portae,* hat Zuflüsse aus den unpaaren Bauchorganen über **drei große Wurzeln.** Sie entsteht hinter dem Pankreaskopf aus dem Zusammenfluß der **V. mesenterica superior** und der **V. splenica.** Die dritte Wurzel, die **V. mesenterica inferior,** mündet meist in die

V. splenica, kann sich aber auch mit der V. mesenterica superior vereinigen. Das Pfortaderblut hat, da es das gesamte Blut aus Magen und Darm enthält, eine andere Zusammensetzung als das übrige Venenblut. Es steht auch unter **höherem Druck** als das Blut in der V. cava in gleicher Höhe und kann so den Widerstand des Leberkreislaufs überwinden, der dem der Darmwand als ein zweites Kapillarsystem nachgeschaltet ist **(venöses Wundernetz).**

Die **Zuflüsse der V. portae** und ihrer drei Wurzeln sind wie folgt (Abb. 12.9-8):

1. **V. portae.** In der Reihenfolge von proximal nach distal münden folgende Gefäße:

– *V. cystica.* Die Vene aus der Wand der Gallenblase kann gemeinsam mit kleinen Venen aus den Gallengängen in die V. portae münden. Sie kann aber auch mit einigen Zweigen direkt in das Lebergewebe eindringen und sich hier dem Pfortaderblut anschließen.

– *Vv. parumbilicales.* Kleine Venen begleiten das Lig. teres hepatis und stellen eine Verbindung zu den Venen in der Bauchwand dar. Die Vv. parumbilicales sind normalerweise eng und beim Gesunden ohne Bedeutung. Bei Druckerhöhung im Kapillarbett der Leber (portale Hypertension) können sie jedoch erweitert werden und einen Kurzschluß zwischen dem Stromgebiet der V. portae und der V. cava ermöglichen **(portokavale Anastomose).** In seltenen Fällen ist die Erweiterung der Vv. parumbilicales bei portalem Hochdruck mit einer Erweiterung der oberflächlichen Venen in der Umgebung des Nabels verbunden. Diese Venenerweiterung fällt bei der körperlichen Untersuchung auf und wird „**Caput medusae**" genannt.

– *V. gastrica dextra* und *sinistra.* Die Begleitvenen der A. gastrica dextra und sinistra münden in das Anfangsstück des Stammes der V. portae. Sie können jedoch auch vor dem Zusammenfluß von V. splenica und V. mesenterica superior in eines dieser Gefäße einmünden.

Die Vv. gastricae haben kranial Verbindungen zu den Vv. oesophageae, die zur V. azygos bzw. hemiazygos und damit zur V. cava superior hin abfließen. Bei Druckerhöhung in der Leber kann Blut aus der V. portae unter Stromumkehr über die Vv. gastricae in die Vv. oesophageae und von dort in die V. cava gelangen **(portokavale Anastomose).** Bei länger dauernder portaler Hypertension können sich die Ösophagusvenen stark erweitern. Es entstehen **Ösophagusvarizen.** Diese können platzen und zu lebensbedrohlichen Blutungen Anlaß geben, die chirurgisches Eingreifen erforderlich machen.

2. **V. splenica.** Dieses große, von der Milz nach rechts ziehende Gefäß sammelt das Blut aus der **Milz** und großen Teilen von **Pankreas** und Magen. In nahezu 70% der Fälle mündet auch die V. mesenterica inferior in die V. splenica, die außerdem die folgenden Zuflüsse erhält:

– *Vv. gastricae breves.* Sie drainieren den Bereich des Fundus und den oberen Teil der großen Kurvatur und vereinigen sich zu einem oder zwei kleinen Stämmen, die nahe der Milz in die V. splenica münden.

– *V. gastro-omentalis sinistra.* Sie drainiert große Teile der Vorder- und Hinterfläche des Magens und mündet ebenfalls nahe der Milz in die V. splenica.

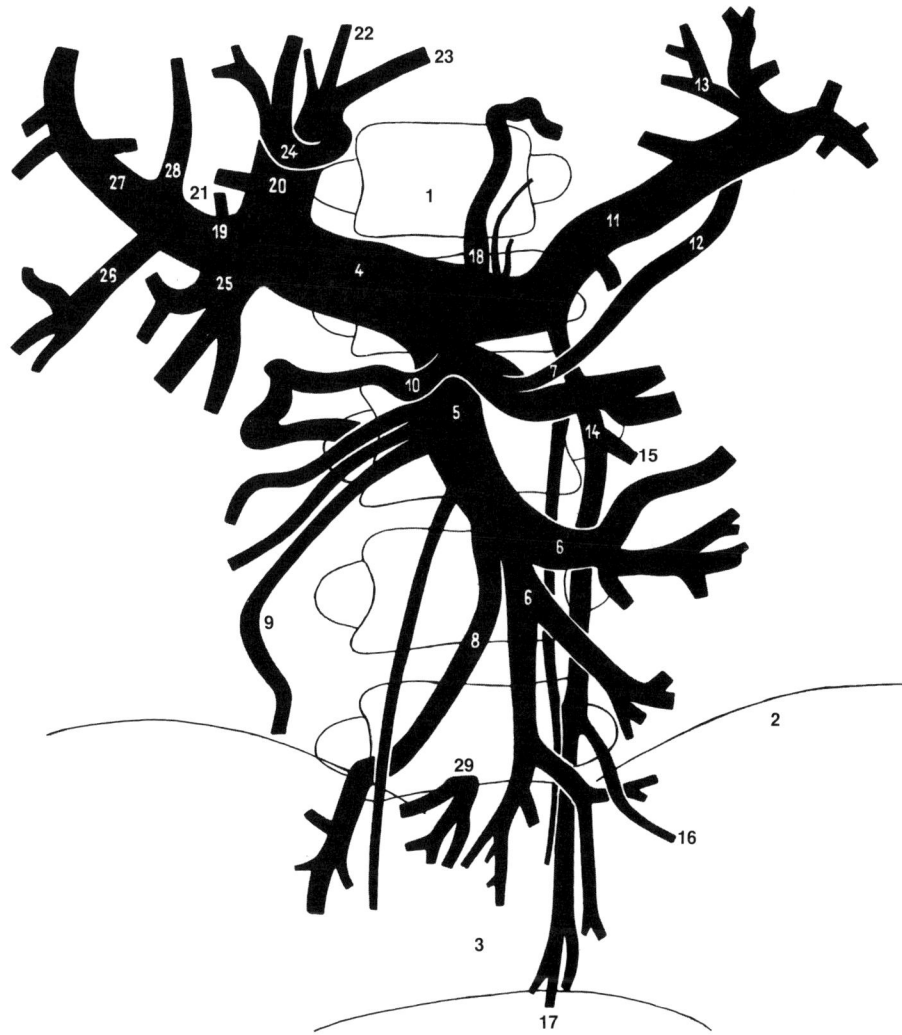

Abb. 12.9-8 Die V. portae und ihre Zuflüsse. Durchzeichnung eines Röntgenbildes im antero-posterioren Strahlengang nach postmortaler Kontrastmittelfüllung des gesamten Stromgebietes der V. portae durch Injektion von einer V. jejunalis aus. 1 = 1. Lumbalwirbel; 2 = Beckenkamm; 3 = Os sacrum; 4 = V. portae; 5 = V. mesenterica superior; 6 = Vv. jejunales et ileales; 7 = V. gastro-omentalis dextra; 8 = V. ileocolica; 9 = V. colica dextra; 10 = V. colica media; 11 = V. splenica; 12 = V. gastro-omentalis sinistra; 13 = Vv. gastricae breves; 14 = V. mesenterica inferior; 15 = V. colica sinistra; 16 = V. sigmoidea; 17 = V. rectalis superior; 18 = V. gastrica sinistra; 19 = Ramus dexter v. portae; 20 = Ramus sinister v. portae; 21–28 = Äste zu den verschiedenen Lebersegmenten; 29 = durch Einführung der Injektionskanüle bedingte Unterbrechung in einer V. jejunalis. (Aus Lusza [23])

– *Vv. pancreaticae.* Mehrere Venen aus Kopf- und Schwanzteil der Bauchspeicheldrüse münden in die unmittelbar hinter dem Organ verlaufende V. splenica.
3. **V. mesenterica superior.** Der große Stamm dieses Gefäßes sammelt das Blut aus dem gesamten Versorgungsbereich der A. mesenterica superior. Wie Abb. 12.9-8 im einzelnen zeigt, empfängt sie von kranial nach kaudal fortschreitend die folgenden Venen:
– *V. gastro-omentalis dextra* mit *Vv. pancreaticoduodenales*
– *Vv. pancreaticae.* Vorwiegend aus dem Kopfteil des Pankreas
– *V. colica dextra* und *V. colica media*
– *Vv. jejunales* und *ileales*
– *V. ileocolica* (mit *V. appendicularis*)

4. **V. mesenterica inferior.** Das Gefäß sammelt das Blut aus dem Versorgungsbereich der A. mesenterica inferior. Es mündet in mehr als 60% der Fälle in die V. splenica, sonst in die V. mesenterica superior. In der V. mesenterica inferior sammelt sich das Blut aus folgenden Gefäßen:
– *V. colica sinistra*
– *Vv. sigmoideae*
– *V. rectalis superior.* Dieses Gefäß drainiert den größten Teil des Rektums. Es hat Verbindung zur V. rectalis media und inferior, die zur V. cava inferior abfließen.
Auch im Rektum gibt es somit die Möglichkeit zur Ausbildung von **portokavalen Anastomosen** (vgl. Kap. 12.8.4.3).

Die Vereinigung von V. mesenterica superior und V. splenica zur V. portae erfolgt hinter dem Pankreaskopf in Höhe des 2. Lendenwirbels. Von hier aus zieht der etwa 8 cm lange und 2 cm dicke **Stamm der V. portae** im Lig. hepatoduodenale zur Leberpforte. Hier teilt sich das Gefäß in einen **rechten** und einen **linken Hauptast.** Der linke Hauptast ist dünner und länger als der rechte. Er versorgt den Lobus sinister hepatis, den Lobus quadratus und den Lobus caudatus, d.h. alle linken Lebersegmente. Die Vv. parumbilicales münden meist in den linken, die V. cystica in den rechten Hauptast der Pfortader.

3.3.2 Arteria hepatica

Die Leberarterie, **A. hepatica propria,** ist die Fortsetzung der *A. hepatica communis,* eines der drei Hauptäste des Truncus coeliacus. Wie Abb. 12.9-9 zeigt, teilt sich die A. hepatica communis in die A. gastroduodenalis und die A. hepatica propria. Diese tritt in das Lig. hepatoduodenale ein, gibt die A. gastrica dextra ab und zieht zur Leberpforte. Hier teilt sie sich in zwei Äste, **Ramus dexter et sinister,** die sich in der Leber genauso aufzweigen wie die Äste der V. portae. Aus dem rechten Hauptast der A. hepatica propria entspringen vor dem Eintritt in das Leberparenchym die A. cystica und kleinere Gefäße zu den Gallengängen.

Variationen der A. hepatica propria und der A. cystica sind häufig. So kann die A. hepatica propria oder ihr Ramus dexter aus der A. mesenterica superior entspringen, die A. cystica kann verdoppelt sein und an unüblichem Ort entspringen usw. [24, 26, 34, 36].

3.3.3 Venae hepaticae

Nach dem Passieren des Leberparenchyms wird das venöse Blut durch die Vv. hepaticae in die V. cava inferior geleitet. Die Vv. hepaticae entstehen im Inneren des Organs aus dem Zusammenschluß kleinerer, sublobulärer Venen. Die **großen Äste verlaufen zwischen den Segmenten.** Sie nehmen Venen aus benachbarten Segmenten auf, halten sich also nicht an das Versorgungsgebiet einzelner Aufzweigungen der V. portae (vgl. oben: Segmentgliederung). Durch Zusammenfluß mehrerer kleinerer Vv. hepaticae entstehen drei große Lebervenen, *V. hepatica dextra, sinistra* und *media.* Die **V. hepatica media,** die den Lobus caudatus drainiert, vereinigt sich mit der **V. hepatica sinistra,** die – von links kommend – in die V. cava mündet. Ihr gegenüber mündet – von rechts kommend – die **V. hepatica dextra.** Unterhalb von der Einmündungsstelle dieser beiden großen Vv. hepaticae münden zahlreiche **kleine Lebervenen direkt in die V. cava.**

3.3.4 Lymphgefäße

In dem Bindegewebe, das in der Leber die Blutgefäße umgibt, verlaufen feine Lymphkapillaren. Ein großer Teil der Kollektoren zieht zur Leberpforte und ergießt sich in die hier befindlichen **Lnn. hepatici.** In diese fließt auch die Lymphe der Gallenblase und der Serosa der Facies visceralis. Die Lnn. hepatici stehen über Lymphbahnen und einige eingeschaltete Knötchen, die im Lig. *hepatoduodenale* entlang der A. hepatica angeordnet sind, mit

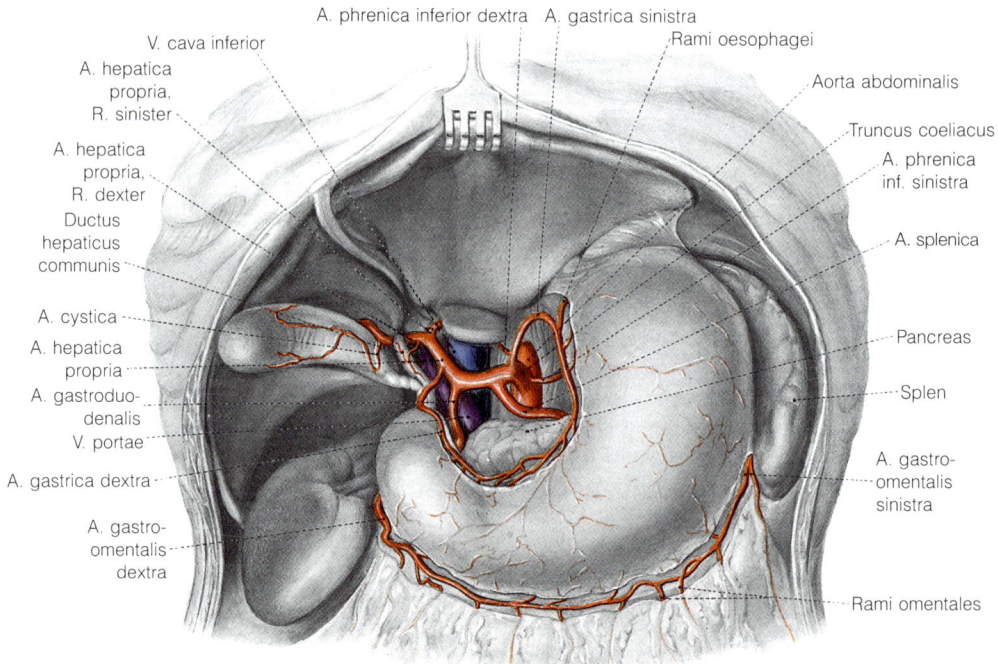

Abb. 12.9-9 Der Truncus coeliacus und die Blutversorgung von Leber und Magen. Die A. hepatica propria verläuft ventral von der V. portae (violett). In der Tiefe liegt die V. cava inferior (blau).

lateroaortalen Lymphknoten und mit dem **Truncus intestinalis** in Verbindung [22].

Für die **Ausbreitung von Karzinommetastasen in den Thorax** sind folgende Verbindungen der Lymphgefäße von Bedeutung: Die oberflächlichen Lymphgefäße aus dem größten Teil der Facies diaphragmatica und aus der Area nuda sowie Lymphgefäße, die aus dem der V. cava benachbarten Bereich des Organs entlang der Vv. hepaticae verlaufen, ziehen nicht zur Leberpforte, sondern nach dorsal und kranial. Sie ergießen sich in Lymphknoten, die in der Nähe der V. cava liegen. Ein Teil dieser Lymphgefäße durchsetzt dabei das Zwerchfell und zieht zu Lnn. mediastinales und praepericardiales [22].

3.3.5 Nerven

Die Leber wird sympathisch und parasympathisch innerviert. Die **sympathischen Fasern** stammen aus dem *Ggl. coeliacum*. Sie bilden den Plexus hepaticus, der die A. hepatica umgibt, und gelangen so zur Leberpforte und in das Parenchym. Beim Menschen ist eine vergleichsweise große Anzahl intralobulärer, adrenerger Nervenfasern vorhanden [25]. Dieser Befund korreliert mit chemischen Untersuchungen, bei denen im menschlichen Lebergewebe ein **hoher Noradrenalingehalt** festgestellt wurde, und mit klinischen und physiologischen Beobachtungen, die zeigen, daß es bei Reizung des N. splanchnicus zu einer **Mobilisierung von Glykogen** und – dadurch bedingt – zu einer Hyperglykämie kommt. Die **parasympathischen Fasern** stammen vorwiegend aus dem *Truncus vagalis anterior* (s. Abb. 12.6-18) und verlaufen in einem *R. hepaticus* entlang der A. hepatica. – Physiologische Befunde, die die Existenz von **Rezeptoren** in den Wänden der V. portae und der A. hepatica nahelegen sowie der Nachweis von VATER-PACINIschen Körperchen und anderen **sensiblen Endigungen** im interlobulären Bindegewebe der Leber [35] sprechen dafür, daß der Plexus hepaticus auch afferente Fasern enthält.

Die mit Peritonealepithel überzogene **Leberkapsel** und das Lig. falciforme werden von *Rami phrenico-abdominales* aus dem **N. phrenicus** erreicht und sensibel innerviert.

3.4 *Feinbau der Leber*

3.4.1 Zentralvenenläppchen

Die Leber besteht aus einer riesigen Anzahl (Größenordnung 1–1,5 Millionen) einander ähnelnder, etwa 2 mm³ großer Baueinheiten, den **Leberläppchen** oder *Lobuli hepatici*. Im Leberläppchen sind die Leberzellen, *Hepatozyten*, und die Endstrecken der Blutgefäße, die **Lebersinus** oder *Vasa sinusoidea*, in ganz bestimmter Weise angeordnet. Die Gestalt des einzelnen Leberläppchens kann mit der einer Bienenwabe verglichen werden. Die Höhe beträgt etwa 2 mm, der Durchmesser 1,0–1,3 mm. In der Längsachse des im Querschnitt polygonalen Gebildes verläuft die **Zentralvene**, *V. centralis*, die in eine sublobuläre Vene mündet und somit den Anfangsteil des abführenden Systems der Vv. hepaticae bil-

det. In jedem Läppchen sind Hepatozyten und Blutsinus von der Peripherie her radiär auf die in der Achse liegende Zentralvene hin angeordnet, daher auch der Name **Zentralvenenläppchen.**

Die **Lebersinus** werden von Gefäßen gespeist, die von den Endästen der V. portae und der A. hepatica ausgehen. Diese Endäste verlaufen gemeinsam mit den interlobulären Gallengängen als *Trias hepatica* (GLISSONsche Trias) in den sog. Portalkanälen. Die **Portalkanäle**, *Canales portales*, liegen in den Zwickeln, die dort entstehen, wo mehrere Läppchen mit ihren Ecken aneinanderstoßen (Abb. 12.9-10). Von den interlobulären Blutgefäßen im Portalkanal gehen mehr oder weniger rechtwinklig feine Zweige ab, die in die Spalten zwischen den Oberflächen der aneinandergrenzenden Läppchen eintreten und von dort her die Sinus speisen. Der **Blutstrom** in den Lebersinus ist also von der Läppchenperipherie zum Zentrum gerichtet.

Zwischen den radiär auf die Zentralvene zustrebenden Blutsinus liegen die **Hepatozyten.** Sie sind in Platten angeordnet, die im Läppchenquerschnitt als radiär eingestellte **Zellbalken** in Erscheinung treten. Zwischen den Wänden der aneinanderstoßenden Hepatozyten liegen die interzellulären **Gallenkanälchen**, *Canaliculi biliares*. Diese nur von den Plasmamembranen der Hepatozyten begrenzten Canaliculi schließen sich in den radiär angeordneten Leberzellplatten zu einem ebenfalls radiär eingestellten, dreidimensionalen Netzwerk zusammen, das in der Läppchenperipherie Anschluß an die Anfangsstrecke der kleinsten **Gallengänge** gewinnt. Die von den Hepatozyten in die interzellulären Canaliculi biliares abgeschiedene Gallenflüssigkeit strömt daher in entgegengesetzter Richtung wie das Blut, nämlich vom Läppchenzentrum zur Läppchenperipherie und zu den hier beginnenden Gallengängen.

Der regelmäßige Bau der Läppchen hat zur Folge, daß die von den **Blutsinus durchlaufene Strecke** von der Oberfläche des Läppchens bis zur Mündung in die Zentralvene überall etwa gleich lang ist und ca. **0,5–0,6 mm** mißt. Auf dieser Strecke erfolgt der gesamte Stoffaustausch zwischen Blut und Leber bzw. zwischen Leber und Blut. Wie weiter unten zu zeigen sein wird, sind die Hepatozyten entlang der Sinus ungleichförmigen Stoffwechselbedingungen ausgesetzt und unterscheiden sich deshalb in verschiedenen Abschnitten des Leberläppchens sowohl hinsichtlich der Enzymausstattung als auch der Vulnerabilität. Grob gesprochen kann man im Zentralvenenläppchen eine **periphere** und eine **zentrale Region** unterscheiden.

Bei manchen Tieren, so z.B. beim Schwein, ist jedes Leberläppchen von einer durchgehenden bindegewebigen Kapsel umgeben (Abb. 12.9-11). Dort, wo die Ecken mehrerer Läppchen aufeinanderstoßen, verlaufen die Portalkanäle mit den Leitungsbahnen der Trias. Sowohl der gemeinsame Verlauf von V. portae, A. hepatica und Gallengängen als auch die mit dem Bindegewebsgerüst zusammenhängende Capsula fibrosa der Leber wird nach ihrem Entdecker vielfach als GLISSONsche Trias und GLISSONsche Kapsel bezeichnet. In der menschlichen Leber ist das Bindegewebe bedeutend spärlicher entwickelt. Die einzelnen Läppchen sind nicht mit einer

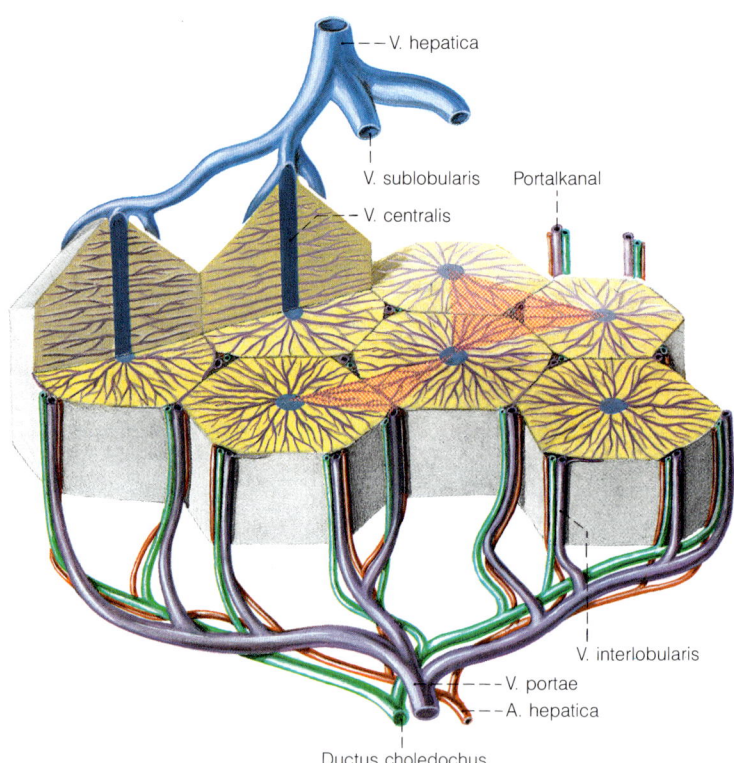

V. hepatica

V. sublobularis   Portalkanal

V. centralis

V. interlobularis

V. portae

A. hepatica

Ductus choledochus

Abb. 12.9-10 Der innere Bau der Leber. Das Schema zeigt die Prinzipien der räumlichen Anordnung von Leitungsbahnen und Parenchymzellen und läßt die im Text beschriebenen Gliederungsmöglichkeiten in Zentralvenenläppchen, Portalläppchen (hinteres gepunktetes Dreieck) und Leberacini (vorderes gepunktetes Dreieck) erkennen. Äste der V. portae violett; Äste der A. hepatica rot; Zentralvenen und sublobuläre Venen blau; Gallengänge grün. (Nach WHEATER et al. [37])

durchgehenden bindegewebigen Kapsel versehen (Abb. 12.9-12). Das Bindegewebe ist im wesentlichen auf die Portalkanäle beschränkt und bildet hier die sog. **periportalen Felder.** Feine, **retikuläre Fasern** (Kollagen I, III, V) begleiten die Sinus bis zur Zentralvene und bilden so ein zusammenhängendes Bindegewebsgerüst der Leber (Abb. 12.9-13).

Jedes **Zentralvenenläppchen** grenzt mit den Ecken seiner polygonalen Oberfläche an mehrere Portalkanäle. Somit sind an der Blutversorgung einer solchen Einheit stets mehrere Äste der V. portae und der A. hepatica beteiligt. Umgekehrt fließt auch das Sekret aus einem jeden Zentralvenenläppchen in mehrere Gallengänge ab. Hierdurch unterscheidet sich die beschriebene Gliederung der Leber von den **Gliederungsprinzipien,** die für alle anderen Drüsen angewendet werden; denn bei ihnen wird stets ein sezernierendes Endstück einem Ausführungsgang zugeordnet. Da die Gliederung der Leber nach dem Prinzip der Zentralvenenläppchen auch im Hinblick auf die Entwicklungsgeschichte und, vor allem, für die Pa-

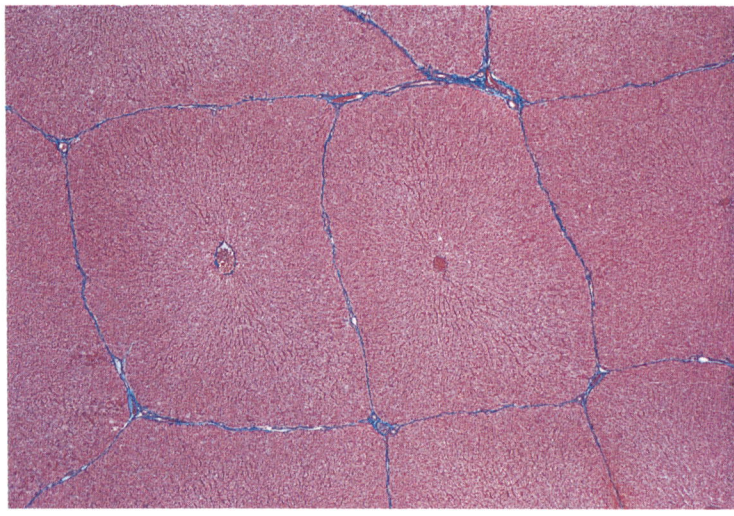

Abb. 12.9-11 Histologischer Schnitt durch die Leber des Schweines. Die Zentralvenenläppchen sind von Bindegewebe (blau) umhüllt und treten dadurch deutlich hervor. Azan-Färbung; Vergr. 50fach.

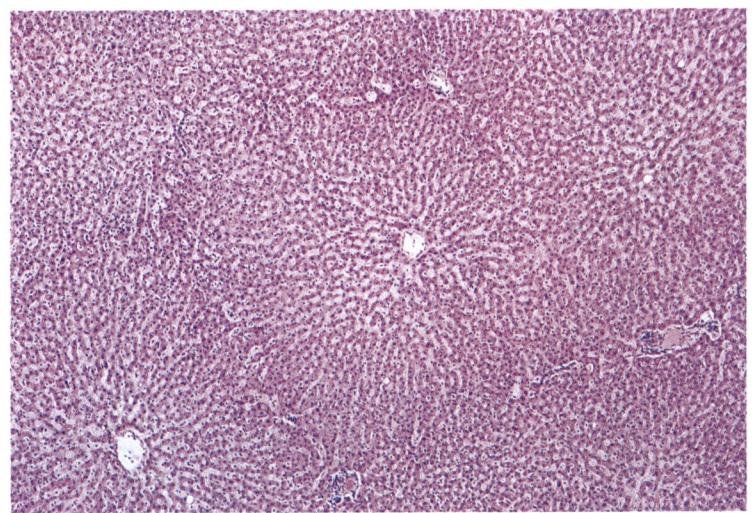

Abb. 12.9-12 Histologischer Schnitt durch die menschliche Leber. Das Bindegewebe ist auf die periportalen Felder beschränkt. Die Zentralvenenläppchen treten deshalb weniger deutlich hervor; sie lassen sich aber an der Lage der Zentralvenen und der periportalen Kanäle sowie an der radiären Ausrichtung der Leberzellbälkchen erkennen. H.E.; Vergr. 50fach.

thologie gewisse Schwierigkeiten und Nachteile mitbringt, hat man sich mit anderen Gliederungsmöglichkeiten befaßt. Schon frühzeitig wurde eine Gliederung in sog. **Portalläppchen** vorgeschlagen. In jüngerer Zeit wurde außerdem das Konzept des **Leberazinus** entwickelt, das insbesondere für die Deutung pathologischer Befunde Bedeutung erlangt hat.

3.4.2 Portalläppchen

In einem Portalläppchen werden diejenigen Sinus und Leberzellbalken zusammengefaßt, die **von einem Portalkanal aus versorgt** werden. Wie in Abb. 12.9-10 angedeutet, liegt hier ein Portalkanal mit V. portae, A. hepatica und kleinem Gallengang in der Mitte der Baueinheit, während die abführenden Venen sich an den Ecken des im Idealfall dreieckigen Gebildes befinden. Im Portal-

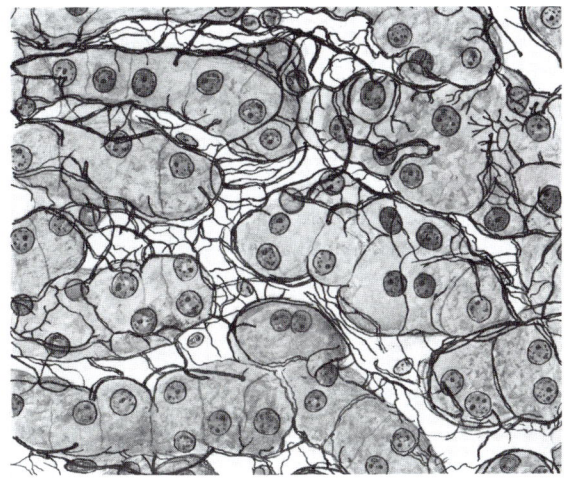

Abb. 12.9-13 Retikulinfasern der menschlichen Leber nach Versilberung.

venenläppchen strömt also das **Blut von zentral nach peripher,** die Galle von der Peripherie zum Zentrum. Der Vorteil dieser Gliederung besteht darin, daß der **Drüsencharakter** der Leber deutlicher zum Ausdruck gebracht wird.

3.4.3 Leberazinus

Für das Verständnis der Durchblutung und die **Deutung pathologischer Veränderungen** hat sich eine Gliederung in solche Baueinheiten als besonders vorteilhaft erwiesen, die von den letzten Strecken der versorgenden Gefäße her bestimmt sind und als Leberacini bezeichnet werden.

Von den im Portalkanal verlaufenden Arterien gehen Arteriolen ab und dringen zwischen die aneinandergrenzenden Oberflächen von jeweils zwei benachbarten Leberläppchen ein. Die **arteriellen Aufzweigungen** werden von Verzweigungen der Portalvenenäste begleitet. Diese Gefäße speisen die angrenzenden Abschnitte beider Läppchen mit Blut (Abb. 12.9-14). Aus den gleichen Segmenten der beiden Läppchen wird umgekehrt auch der Anfangsteil eines feinen Gallengangs gespeist. Der solchermaßen **von der Endstrecke einer Trias versorgte Gewebekomplex** wird als Leberazinus bezeichnet.

Diese Gliederung erlaubt eine klare Analyse und Deutung der metabolischen Gradienten innerhalb des Lebergewebes [1, 27, 28, 29].

Die Leitungsbahnen des Leberazinus verlaufen in einer Ebene, die senkrecht zur Längsachse des Portalkanales eingestellt ist. Sie werden deshalb auf Querschnitten durch Portalkanal und Zentralvene längs getroffen. Folgt man auf einem entsprechenden Schnitt (Abb. 12.9-14) dem Weg des ankommenden Blutes, so sieht man, daß die unmittelbar an die afferenten Gefäße des Azinus angrenzenden Partien des Lebergewebes das Blut mit dem höchsten **Gehalt an Sauerstoff** und Metaboliten aus dem Darm erhalten. Die in Richtung auf die Zentralvene anschließenden Bereiche bekommen da-

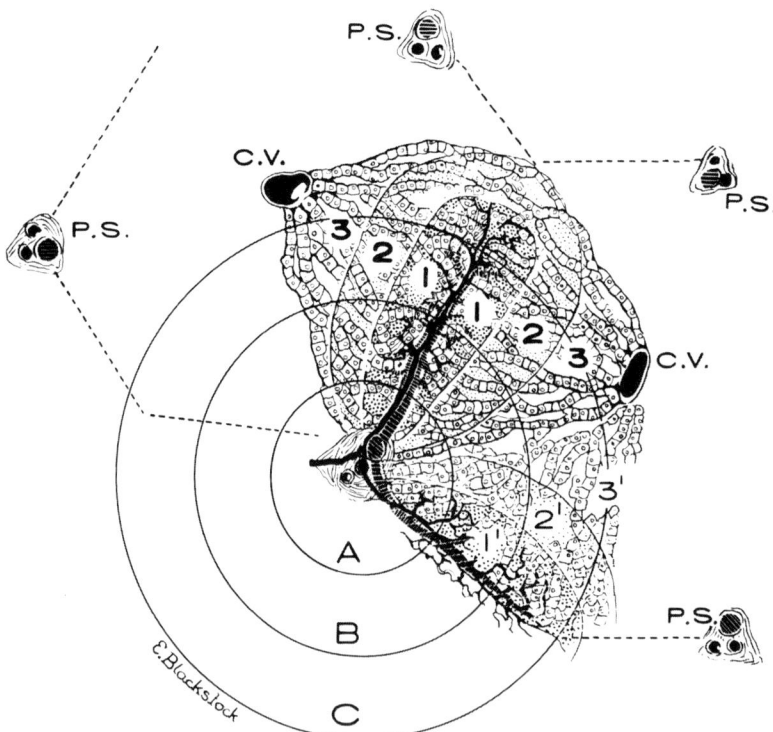

Abb. 12.9-14 Der Leberazinus und die Zonen unterschiedlich guter Sauerstoffversorgung im Lebergewebe. Ein Azinus umfaßt jeweils den von einem Ast aus den interlobulären Leitungsbahnen versorgten Gewebskomplex. In unmittelbarer Nachbarschaft der zuführenden Gefäße – Zone 1 – ist die Sauerstoffversorgung am besten. In den weiter entfernten Zonen 2 und 3 ist sie weniger gut. Hier treten bei Mangeldurchblutung die ersten Schädigungen auf. Ein Zentralvenenläppchen (Begrenzung durch gestrichelte Linie angedeutet) setzt sich aus Anteilen von jeweils mehreren Acini zusammen. C. V. = Zentralvene; P. S. = Portalkanal; 1, 2, 3 = Zonen unterschiedlich guter Sauerstoffversorgung zu beiden Seiten der in der Mitte eines Azinus verlaufenden Leitungsbahnen; 1', 2', 3' = entsprechende Zonen in der angrenzenden Hälfte des benachbarten Azinus. A, B, C = konzentrisch begrenzte Zonen in einem Portalläppchen. (Aus RAPPAPORT et al. [29])

gegen weniger sauerstoffreiches und im Hinblick auf die Metaboliten bereits anders zusammengesetztes Blut. Aufgrund dieser Tatsache hat RAPPAPORT [27, 29] innerhalb des Leberazinus **drei metabolische Zonen** unterschieden, die mit 1, 2 und 3 bezeichnet werden (Abb. 12.9-14). Da jedes Zentralvenenläppchen aus Anteilen mehrerer Acini aufgebaut ist, ergibt sich im Hinblick auf die Lage der metabolischen Zonen ein kompliziertes Bild. **Zone 1** liegt, auf das Zentralvenenläppchen bezogen, in der Läppchenperipherie, hat aber entlang der Kante des Läppchens eine unterschiedliche Ausdehnung. **Zone 3** liegt zentral, reicht aber dort, wo Zone 1 am schmalsten ist, fast bis an den Portalkanal heran. **Zone 2** liegt zwischen Zone 1 und Zone 3. Untersuchungen nach Durchblutungsstörungen der Leber und histochemische Bestimmungen des Enzymgehaltes der Hepatozyten zeigen, daß die Gliederung in Acini eine zwanglose Deutung vieler Befunde ermöglicht.

3.4.4   Lebersinusoide

Die Lebersinusoide, *Vasa sinusoidea*, werden von **terminalen Zweigen** der Interlobularvenen aus der **V. portae** gespeist und erhalten zusätzlich noch aus den interlobulären Ästen der A. hepatica propria Blut (Abb. 12.9-15). Die arteriellen Kapilläräste, welche Strukturen der periportalen Felder versorgen (insbesondere die Gallengänge), fließen über Venolen direkt in die interlobulären Äste der Portalvene ab.

Es ist wichtig, darauf hinzuweisen, daß die Einmündungsstellen von **Arteriolen aus der A. hepatica** stets am Anfang der Sinusoide und nie in der Nähe der Zentralvene liegen. So wird in der Zone 1 des Leberazinus eine besonders hohe **Sauerstoffkonzentration** erreicht und die Sonderstellung des Gewebes in diesem Bereich unterstrichen. Vieles spricht dafür, daß die Einmündung der unter höherem Druck stehenden Arteriolen der A. hepatica in die Lebersinusoide auch die Blutströmung beeinflußt und daß die Arteriolen der A. hepatica durch nervös ausgelöste Weiter- und Engerstellung ein wichtiges Element für die **Regulation der Durchblutung** des venösen Wundernetzes darstellen [28].

Die Lebersinusoide sind ungewöhnlich weit (Abb. 12.9-16). Sie haben beim Menschen einen Durchmesser von $9–12$ μm. Ihre Wand ist charakteristisch aufgebaut und unterscheidet sich von der Kapillarwand in anderen Organen. Das **Endothel** ist **fenestriert** und erhält wie die Kapillaren der Nierenglomeruli keine Diaphragmen in den Fenestrae (Abb. 12.9-17). Es sitzt dem angrenzenden Leberparenchym nicht unmittelbar auf, sondern ist von den Hepatozyten durch einen etwa 0,3 μm breiten, flüssigkeitsgefüllten Raum getrennt. In diesen Raum, *Spatium perisinusoideum* oder **DISSÉSCHER Raum**, ragen unregelmäßig gestaltete Mikrovilli der Hepatozyten herein (Übersicht s. Abb. 12.9-19).

Eine **Basallamina fehlt,** jedoch sind die Basalmembranproteine Laminin und Fibronektin sowie verschiedene Proteoglykane und auch **Kollagenfibrillen** im DISSÉschen Raum vorhanden. Letztere lassen sich als Retikulinfasern lichtmikroskopisch darstellen (s. Abb. 12.9-13) und kommen hauptsächlich in Nähe der Fettspeicherzellen vor. Diese sind die Hauptproduzenten von Kollagen im Leberparenchym (s. unten). In der Wand der Leber-

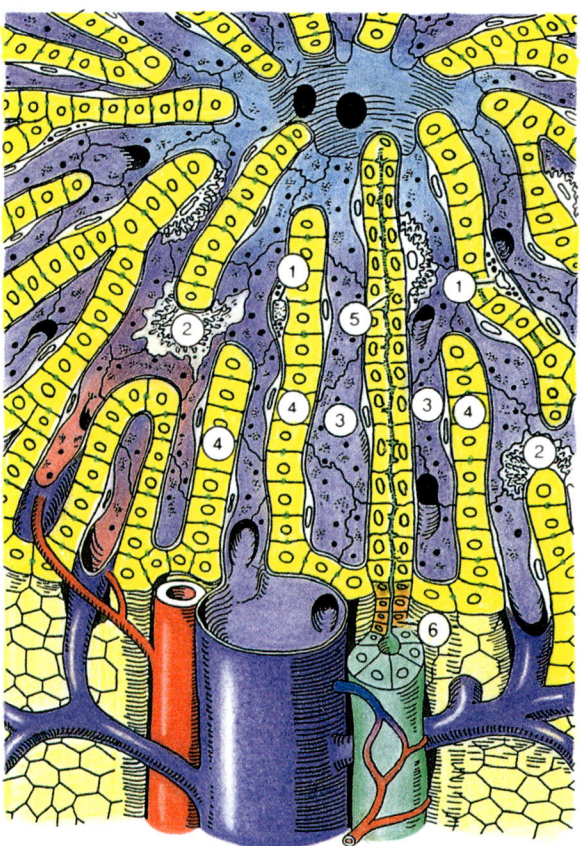

Abb. 12.9-15 Schematische dreidimensionale Darstellung zur Gefäßversorgung und zum mikroskopischen Aufbau der Leber. Die Zentralvene ist oben und eine portale Trias mit Ästen aus der V. portae (V. interlobularis), der A. hepatica (A. interlobularis) und dem Gallengang (Ductus interlobularis bilifer) unten zu erkennen. Die V. interlobularis mündet entweder direkt oder über terminale Venolen in die Sinusoide. Die A. interlobularis gibt einmal Äste ab, die den peribiliären Gefäßplexus versorgen, und zweitens Äste, die in das Anfangsstück eines Lebersinus münden. 1 = Fettspeicherzelle; 2 = KUPFFER-Zelle; 3 = Sinusendothelzelle; 4 = Leberzellplatten; 5 = Gallenkapillare; 6 = Schaltstücke (HERING-Kanälchen). (Zeichnung basiert auf einem Schema von MOTTO)

sinusoide und im DISSÉschen Raum kommen **drei Zelltypen** mit unterschiedlichem Bau und unterschiedlichen Eigenschaften vor [12]: 1. Endothelzellen, 2. KUPFFER-Zellen und 3. sog. fettspeichernde oder ITO-Zellen:

Sinusendothel

Die **Endothelzellen** der Sinusoide sind flach ausgezogen und kleiden den größten Teil der Sinuswand aus (Abb. 12.9-16, 17 u. 19). An den Rändern überlappen sich benachbarte Endothelzellen, bilden aber keine Zonulae occludentes aus. Die Endothelzellen enthalten eine große Zahl von **transzellulären Poren** mit einem Durchmesser von 100 nm, die oft gruppenweise angeordnet sind und das Bild von „Siebplatten" hervorrufen (Abb. 12.9-17). Größere Lücken zwischen Endothelzellen sind selten, so daß das Sinusendothel als ein kontinuierliches **Endothel vom fenestrierten Typ** bezeichnet werden muß. Die meisten Fenestrae sind nicht durch

Diaphragmen verschlossen, so daß alle nicht partikulären Blutbestandteile durch die Fenestrae in den DISSÉschen Raum eindringen können. Das trifft auch für die 30–60 nm großen Lipoproteinpartikel vom Typ des VLDL (very low density lipoproteins) und LDL (low density lipoproteins) zu [15]. Chylomikronen (Größe 75–600 nm), Bakterien oder Blutzellen können normalerweise nicht in den DISSÉschen Raum gelangen. Die Sinusendothelzellen besitzen **Endozytoserezeptoren** und lysosomale Abbauwege für denaturierte Plasmaproteine (Asialoglykoproteinrezeptor, vgl. Kap. 2.2.5.2) und acetyliertes LDL [41]. Ferner produzieren sie das gefäßerweiternde **Prostazyklin** und das vasokonstriktorisch aktive Peptid **Endothelin.** Dadurch können die Endothelzellen die Durchblutung der Läppchen beeinflussen [31].

KUPFFER-Zellen

KUPFFER-Zellen (benannt nach KARL VON KUPFFER, 1829–1902) sind **Makrophagen,** die zum mononukleären Phagozytensystem gehören [38] (vgl. Kap. 11.9). KUPFFER-Zellen werden einerseits durch zirkulierende Blutmonozyten ersetzt [8], können sich aber auch wie typische Gewebsmakrophagen durch **mitotische Teilung** selbst vermehren [39]. Die KUPFFER-Zellen sind mit benachbarten Endothelzellen durch lose Zellkontakte ver-

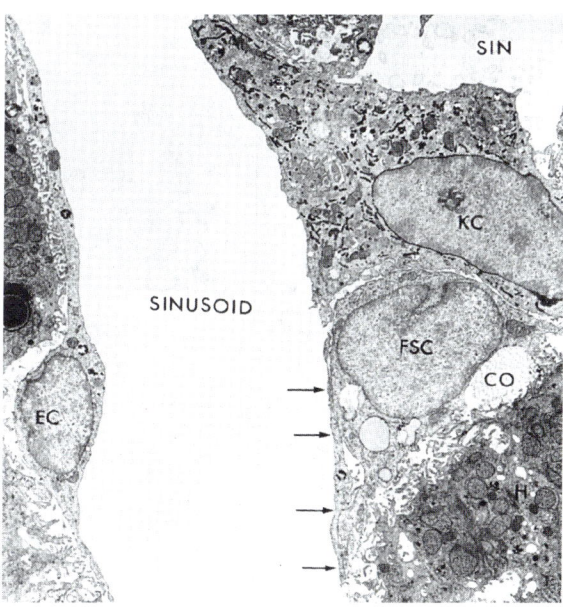

Abb. 12.9-16 TEM-Aufnahme eines Lebersinusoids. Durch Perfusionsfixierung sind alle Blutzellen aus dem Sinusoid entfernt. Links Sinusendothelzelle (EC) mit ihren Ausläufern, die von Poren (Fenestrae) durchsetzt sind. Ein solcher Ausläufer bildet auch die rechte Begrenzung des Sinusoids (Pfeile). Unter den Endothelzellen ist der DISSÉ-Raum mit den Mikrovilli der sinusoidalen Hepatozytenmembran erkennbar. Eine KUPFFER-Zelle (KC) ragt in das Lumen des Sinusoids vor. Durch den enzymhistochemischen Nachweis der Peroxidase-Aktivität ist diese als schwarzes Reaktionsprodukt im ER zu erkennen. Eine Fettspeicherzelle (FSC) mit mehreren blassen Fetttropfen ist durch das Endothel vom Sinusoidlumen abgeschirmt. In direkter Nachbarschaft der Fettspeicherzelle befindet sich ein Bündel kollagener Fibrillen (CO). Vergr. 4680fach. (G. FAHIMI in GEROK [14a])

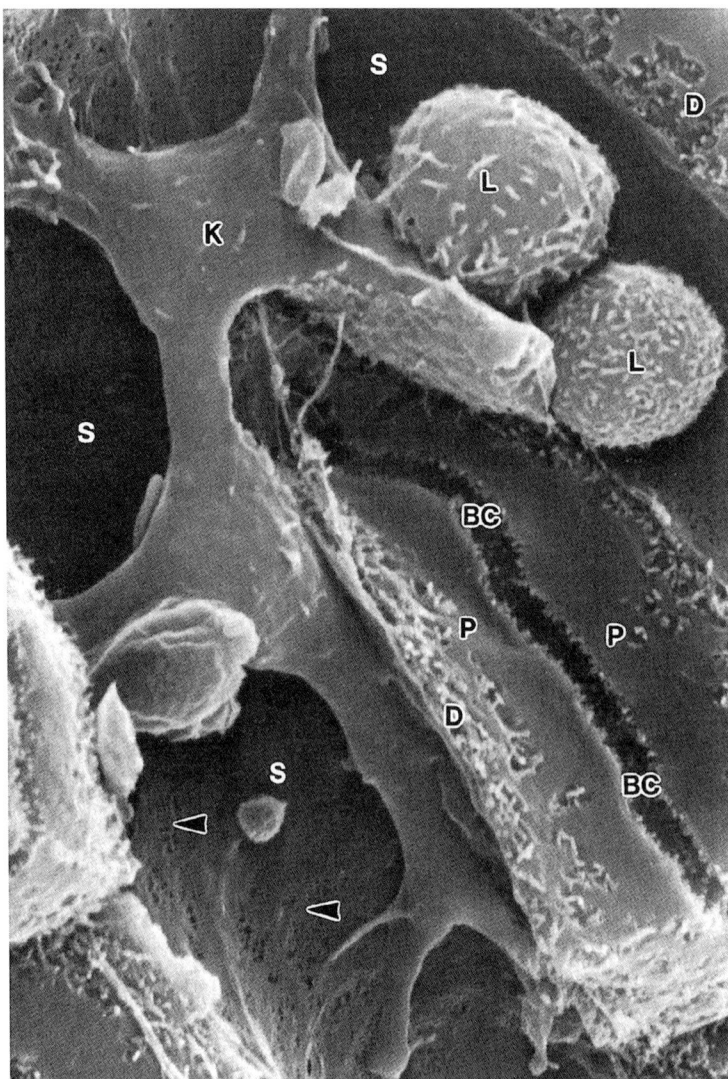

Abb. 12.9-17 Rasterelektronenmikroskopische Aufnahme eines Anschnittes des Leberläppchens vom Meerschweinchen. BC = Canaliculus biliaris (Gallenkanälchen); P = Parenchymzellen (Hepatozyten); S = Sinusendothel mit Fenestrae (Pfeile); K = große KUPFFER-Zelle mit Verzweigungen in benachbarte Sinusoide; D = DISSÉscher Raum (Spatium perisinusoideum); L = Lymphozyten. Vergr. 5000fach. (Aus WEISS [36a])

bunden, und besitzen auch längere Zellfortsätze, die zwischen den Endothelzellen in den DISSÉschen Raum hineinragen und die Zellen dort verankern (s. Abb. 12.9-16 u. 17). Im Gegensatz zu den Sinusendothelzellen ragen die KUPFFER-Zellen weit in das Lumen der Lebersinusoide hinein und können so partikuläre Bestandteile aus dem vorbeifließenden Blut optimal **phagozytieren.** Unter normalen Bedingungen sind die KUPFFER-Zellen, mehr noch als die Makrophagen der Milz, für die **Eliminierung** und Phagozytose **alter** und **geschädigter Erythrozyten** verantwortlich. Wie Makrophagen sind KUPFFER-Zellen reich an Lysosomen.

Das Hämoglobin aus den phagozytierten Erythrozyten wird in Phagolysosomen abgebaut und das freigesetzte **Eisen** in die Blutbahn abgegeben, wo es an Transferrin bindet und dann für die Hämoglobinsynthese im Knochenmark wieder zur Verfügung steht [6]. Ein Teil des Eisens wird als Ferritin oder **Hämosiderin** in **Lysosomen** der KUPFFER-Zellen gespeichert (Abb. 12.9-18 u.

Kap. 2.13.2.2). Außer den Lysosomen enthält auch das endoplasmatische Retikulum der KUPFFER-Zellen eine **Peroxidase** (s. Abb. 12.9-16), die dort an der Synthese (Lipidperoxidation) von Prostaglandinen beteiligt ist [9].

Fettspeicherzellen

Diese sternförmigen Zellen enthalten große Lipidtropfen in ihrem Zytoplasma (s. Abb. 12.9-16), und werden deshalb als Fettspeicherzellen *(Lipocytus perisinusoideus)* oder nach ihrem Erstbeschreiber auch als ITO-Zellen bezeichnet. Die Lipidtropfen enthalten große Mengen von **Vitamin A** und nehmen nach verstärkter Vitamin-A-Zufuhr an Größe und Zahl zu [33]. Fettspeicherzellen liegen im perisinusoidalen Raum zwischen Leberparenchymzellen und Sinusendothel und stehen häufig in engem Kontakt mit Bündeln von Kollagenfibrillen [12] (s. Abb. 12.9-16). Die Fettspeicherzellen enthalten das muskuläre Intermediärfilament Desmin und können sich in myofibroblastische Zellen umwandeln, die verschie-

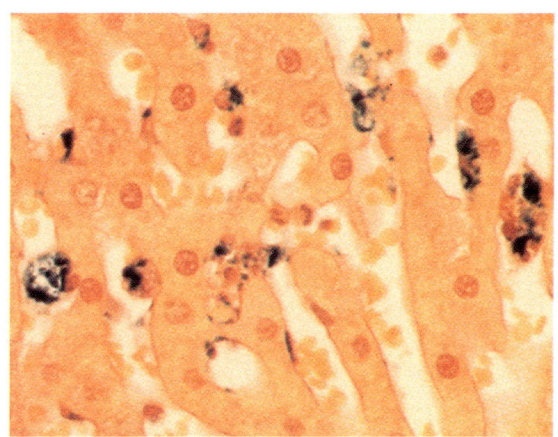

Abb. 12.9-18 Darstellung der Kupffer-Zellen der Rattenleber durch den Nachweis von Eisen (Perls-Preußischblau-Färbung). Wegen der Phagozytose von alten und geschädigten Erythrozyten nehmen die Kupffer-Zellen eine wichtige Stellung im Eisenstoffwechsel ein (Rückgewinnung von Hämoglobin-Eisen). Hier wurde dem Versuchstier anstelle von Erythrozyten eine partikuläre Eisenverbindung (Eisen-Dextran) intravenös verabreicht und anschließend die Leber zu histologischen Untersuchungen entnommen. Vergr. 480fach. (Aus Wheater et al. [37])

dene **Kollagentypen** synthetisieren (u. a. Typen I, III und IV). Sie werden deshalb für die intensive Kollagenbildung bei der Entwicklung der **Leberzirrhose** nach Leberschädigung verantwortlich gemacht (s. unten).

3.4.5 Hepatozyten

Die Leberparenchymzellen, **Hepatozyten,** sind große (20–30 μm im Durchmesser), polyedrische Zellen mit sechs und mehr Seiten. Es handelt sich um polarisierte Zellen mit einem spezialisierten, kleinen **apikalen** oder **peribiliären** Pol, der die Wand der Gallenkanälchen *(Ductuli biliferi)* bildet, und einer größeren basolateralen Zellfläche (s. Abb. 12.9-15 u. 21). Letztere besteht aus einer mit Mikrovilli besetzten, **perisinusoidalen Oberfläche** (Abb. 12.9-19) und aus einem flachen, interzellulären Abschnitt, der die Kontaktfläche zwischen benachbarten Hepatozyten bildet. Die apikale Membran, die das Lumen der Gallenkanälchen begrenzt, wird durch einen **Schlußleistenkomplex,** bestehend aus *Zonula occludens, Zonula adhaerens* und *Macula adhaerens,* gegen die basolaterale Membrandomäne abgegrenzt. Die

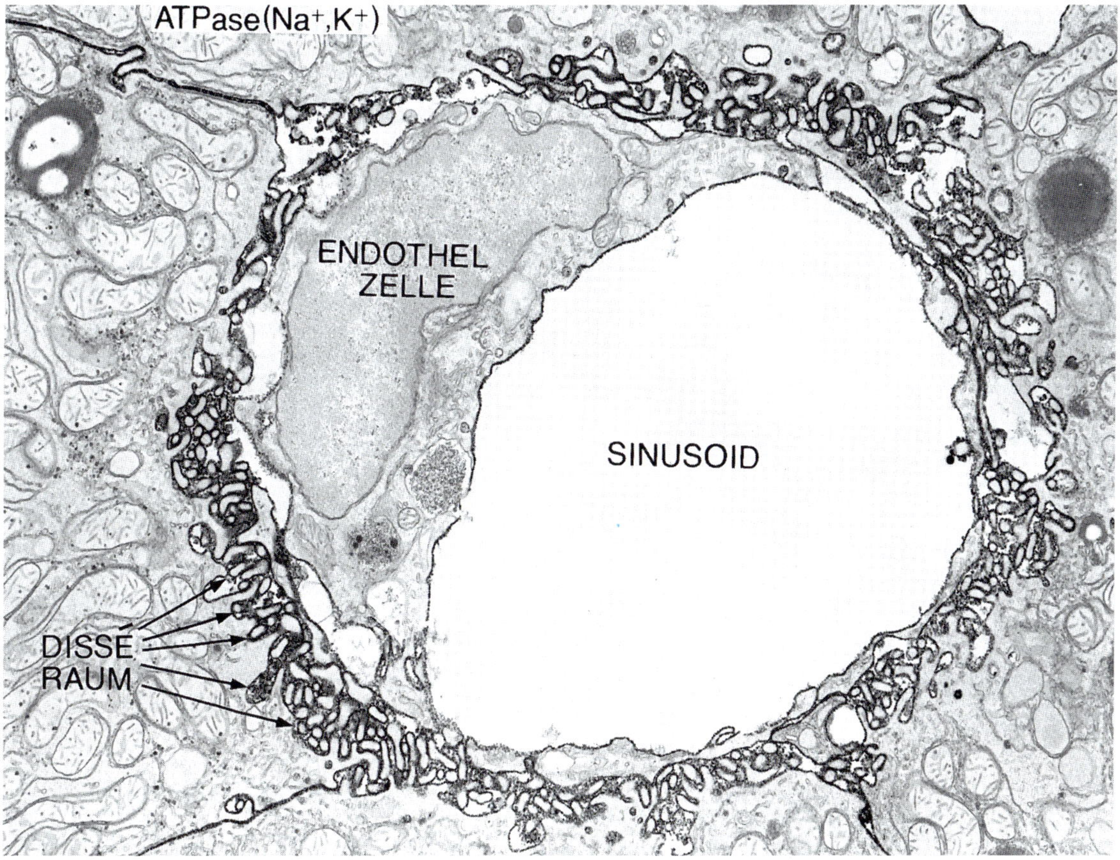

ATPase(Na⁺,K⁺)

ENDOTHEL ZELLE

SINUSOID

DISSÉ RAUM

Abb. 12.9-19 TEM-Aufnahme eines Lebersinusoids mit einer Endothelzelle und mehreren angrenzenden Leberparenchymzellen. Das Präparat zeigt die zytochemische Darstellung der membrangebundenen Na⁺-K⁺-ATPase. Die basolaterale Membran der Hepatozyten einschließlich der Mikrovilli im Disséschen Raum ist stark positiv. Die Endothelzellmembran ist ebenfalls leicht angefärbt. Vergr. 15 000fach.

Zonula occludens verhindert einen Übertritt von Gallen-
bestandteilen in das Blut.

Bei einer Abflußstörung der Galle (u.a. aufgrund eines Gallen-
steines in den extrahepatischen Gallengängen) kann der Rückstau der Galle **(Cholestase)** zu einer partiellen Öffnung der
Zonulae occludens führen mit Übertritt von Gallenbestandtei-
len (u.a. von Bilirubin) in den DISSÉschen Raum und damit in das
Blut. Daraus kann eine Gelbsucht resultieren (Ikterus, s. Kap.
2.13.2.1).

Zusätzlich sind die benachbarten Hepatozyten durch fal-
ten- und hakenförmige Membranaufwerfungen (Abb.
12.9-19) miteinander verzahnt, und durch zahlreiche
Nexus (gap junctions) funktionell synchronisiert. Vor
allem im mittleren und perizentralen Läppchenbereich
(wo Nervenendigungen fehlen) spielen Nexus wahrscheinlich eine wichtige Rolle bei der metabolischen Koordinierung der Hepatozytenfunktion [14].

Die beiden Pole der Hepatozyten besitzen zwei unterschiedliche **membrangebundene ATPasen:** die basolaterale Fläche besitzt die Na^+-K^+-ATPase und die apikale Membran eine Mg^{2+}-aktivierte ATPase [32] (Abb.
12.9-20). Die Bedeutung der Na^+-K^+-ATPase liegt darin,
Natriumionen aus dem Zytoplasma der Hepatozyten zu
entfernen. Dadurch entsteht ein Natriumgradient über
der Plasmamembran, der den Einstrom von Natrium

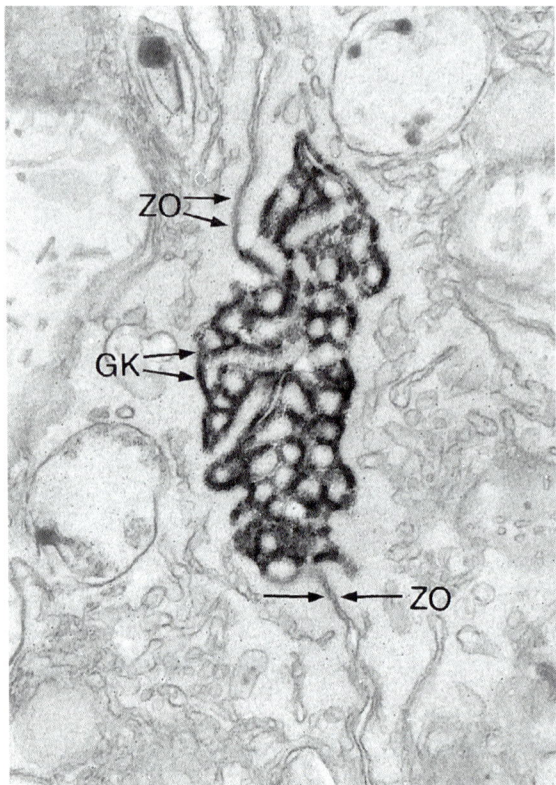

Abb. 12.9-20 Die apikale Plasmamembran (Gallenkapillare =
GK) enthält eine Mg^{2+}-ATPase, die ihrerseits an der basolateralen
Membran nicht vorkommt. ZO = Zonula occludens. Vergr.
25000fach. (Original: S. ANGERMÜLLER, Heidelberg)

durch **Natrium-Cotransportsysteme** ermöglicht (Abb.
12.9-21). Durch diese Transportsysteme werden Glukose, Aminosäuren und Gallensäuren durch die perisinusoidale Plasmamembran in die Zellen aufgenommen.
Die Funktion der apikalen Mg^{2+}-abhängigen ATPase ist
nicht bekannt.

Etwa 20–25% der Leberzellen besitzen zwei **Zellkerne,** der Rest einen. 30–40% der Zellkerne sind mit einem
diploiden Chromosomensatz versehen (Zellkerndurch-
messer 10–12 μm), 50–60% sind tetraploid (Durchmesser 15 μm) und 5–10% sind oktaploid (Durchmesser
20 μm) [5]. Die diploiden Zellen liegen hauptsächlich in
der Zone 1, nahe den periportalen Feldern. Die übrigen
polyploiden Zellen kommen bevorzugt in den perizentralen und mittleren Abschnitten des Leberläppchens
vor.

Jede Leberparenchymzelle besitzt etwa 2000 **Mitochondrien.** Größe, Form und Enzymgehalt der Mitochondrien variieren je nach Lage der Hepatozyten im Leberläppchen [17]. Im sauerstoffreichen periportalen Bereich (Zone 1) sind die Mitochondrien groß und rund,
mit starker histochemischer Reaktion für Cytochromoxidase und Succinat-Dehydrogenase. In der sauerstoff-
ärmeren zentralen Zone (Zone 3) sind die Mitochondrien lang und dünn und zeigen nur eine schwache
Reaktion für obige Enzyme. Die Mitochondrien der
Leber besitzen Schlüsselenzyme der **Harnstoffsynthese**
und sind dadurch von zentraler Bedeutung für die Am-
moniakentgiftung des Körpers. In Mitochondrien finden
ebenfalls Schritte der Synthese von Cholesterin und Gallensäuren statt.

Die Zahl der **Peroxisomen** (0,2–0,8 μm im Durchmesser, Abb. 12.9-22) pro Leberzelle beträgt durchschnittlich 500 ohne erkennbare Unterschiede zwischen
peripheren und zentralen Läppchenabschnitten [11]. Bei
einigen Tierarten besitzen die Peroxisomen kristalline
Einschlüsse, die das Enzym Uratoxidase enthalten. Zusätzlich sind viele Peroxisomen mit marginalen Platten
versehen (s. Abb. 12.10-1), die hauptsächlich aus dem
Enzymprotein α-Hydroxysäure-Oxidase B bestehen
(s. Kap. 2.10). In der menschlichen Leber enthalten die
Peroxisomen keine Uratoxidase und sind nicht in der
Lage, Harnsäure als Abbauprodukt des Purinstoffwech-
sels weiter zu katabolisieren, so daß es beim Menschen
unter bestimmten Bedingungen zur Ablagerung von
Harnsäure im Bindegewebe, besonders im Bereich der
Gelenke kommen kann, was mit sehr schmerzhaften Ent-
zündungsreaktionen verbunden ist (Gicht, s. Kap. 2.9.9).

Das **rauhe** und das **glatte endoplasmatische Retikulum**
(RER, GER) sind in Hepatozyten besonders stark entwickelt. Der relative Volumenanteil des RER liegt in periportalen Hepatozyten um ein Mehrfaches höher als der
des GER. In perizentralen Leberzellen ist das Volumenverhältnis etwa gleich. Das RER bildet häufig Stapel aus
3–20 parallel angeordneten Zisternen, die auch lichtmikroskopisch durch ihre Basophilie im sonst mehr
eosinophilen (mitochondrienreichen) Leberzellzyto-
plasma auffallen. Das RER ist an der **Synthese zahlreicher
Serumproteine,** wie Serumalbumin, verschiedener Lipoproteine und der meisten Blutgerinnungsproteine beteiligt (Faktoren I, II, V, VII, IX, X, XI, XIII). Diese Proteine

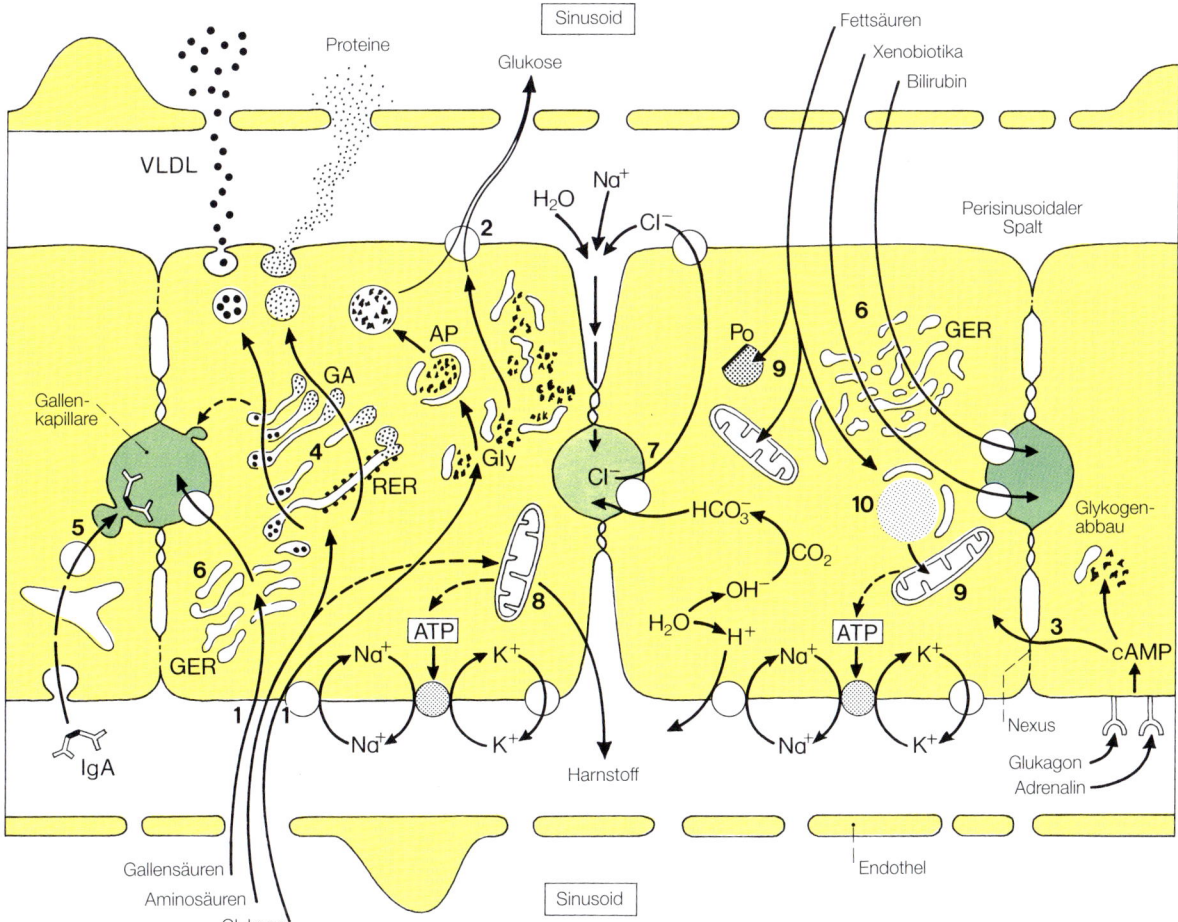

Abb. 12.9-21 Funktionelle Kompartimentierung der Leberzelle. Die Na$^+$-K$^+$-ATPase der perisinusoidalen Plasmamembran ist die Triebkraft für die durch Na$^+$-Cotransporter erfolgende Aufnahme von Glukose, Aminosäuren und Gallensäuren (1). Glukose wird als Glykogen (Gly) gespeichert und kann bei Bedarf im Zusammenwirken mit dem GER (Glukose-6-Phosphatase) oder durch Autophagie (AP) aus Glykogen freigesetzt und in die Blutbahn durch einen Glukosetransporter der perisinusoidalen Membran (Glut 2) abgegeben werden (2). Der Glykogenabbau wird durch Adrenalin- bzw. Glukagonrezeptor-vermittelte Freisetzung von cAMP stimuliert, das durch Nexus in benachbarte Zellen diffundieren kann (3). Am RER findet die Synthese vieler Blutproteine statt, die nach Durchlaufen des Golgi-Apparates (GA) durch Exozytose in die Blutbahn abgegeben werden (4). Lipoproteine werden im ER und Golgi aus Lipiden (synthetisiert im GER) und Apoproteinen (synthetisiert im RER) zusammengesetzt und perisinusoidal abgege- ben. Immunglobulin A (IgA) gelangt durch den Transzytoseweg in die Galle (5). Gallensäuren, Xenobiotika und Bilirubin werden im GER an Glukuronsäure, Taurin und Glycin konjugiert und über spezifische Transportproteine in die Galle transloziert (6). Bikarbonat (HCO$_3^-$) gelangt wahrscheinlich über einen HCO$_3^-$-Cl$^-$-Austauscher in die Galle. Wasser und Na$^+$ (Cl$^-$) folgen den Gallensäuren und Bikarbonationen passiv durch die Zonulae occludentes (7). Die zentrale Rolle der Lebermitochondrien besteht neben der Bereitstellung von ATP und der Beteiligung an Schritten der Cholesterin- und Gallensäuren-Synthese vor allem in der Entgiftung von Ammoniak durch Bildung von Harnstoff (8). Harnstoff kann frei durch die Plasmamembran in das Blut abgegeben und durch die Niere ausgeschieden werden. Fettsäuren werden in Peroxisomen (PO) und Mitochondrien oxidativ abgebaut (9) bzw. am GER in Triglyceride inkorporiert, die in Lipidtropfen gespeichert werden (10).

können immunzytochemisch im RER und im Golgi-Komplex der Hepatozyten nachgewiesen werden [40] (Abb. 12.9-23).

Das **GER** bildet ein anastomosierendes Netzwerk aus dünnen Schläuchen und Vesikeln (Abb. 12.9-23), die häufig in engem Kontakt mit Glykogenpartikeln stehen. Das GER ist der Sitz folgender wichtiger Funktionen in der Leberzelle:

1. **Oxidation von Xenobiotika** (Arzneimittel, Pestizide etc.) durch das Zytochrom-P$_{450}$-Enzymsystem des GER (vgl. Kap. 2.5.3) und anschließende **Konjugation** von Taurin, Glycin, Glukuronsäure oder Sulfat an die ent- standenen Hydroxyl- und Carboxylgruppen (Konjugation). Durch die Konjugation werden lipophile Xenobiotika wasserlöslich und auf diese Weise ausscheidungsfähig gemacht **(Entgiftungsfunktion)**. Viele Arzneimittel (z.B. Barbiturate, Psychopharmaka) induzieren eine starke Proliferation des GER in der Leber und dadurch ihre Eliminierung durch die Galle.

2. **Konjugation von Bilirubin** (Abbauprodukt des roten Blutfarbstoffes) mit Glukuronsäure (Näheres s. Kap. 2.13.2.1). Das lipophile Bilirubin kann ebenso wie die meisten lipophilen Xenobiotika frei durch die perisinusoidale Plasmamembran in die Leberzelle gelangen.

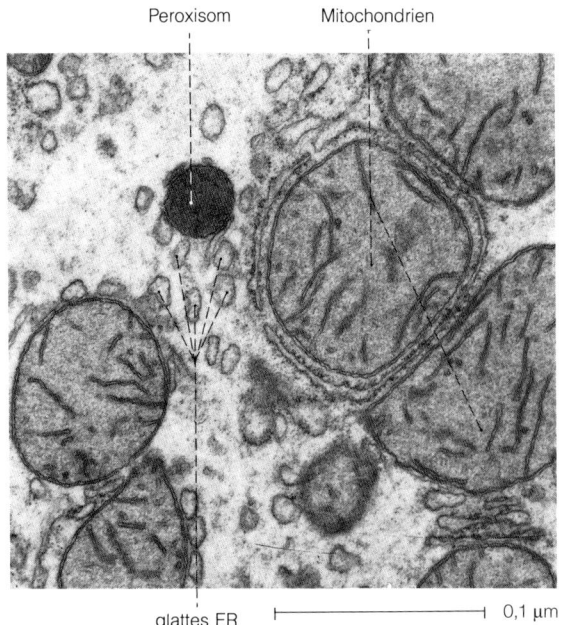

Peroxisom   Mitochondrien

glattes ER   ├──────────────┤ 0,1 µm

Abb. 12.9-22 Elektronenmikroskopische Aufnahme eines Peroxisoms in einem Hepatozyten eines lebergesunden Knaben (11 Jahre), umgeben von Mitochondrien.

3. **Synthese von Gallensäuren** aus Cholesterin (unter Beteiligung von Mitochondrien) und Konjugation der Gallensäuren am GER mit Taurin, Glycin oder Glukuronsäure.

4. **Bildung von Glukose** durch Dephosphorylierung von Glukose-6-Phosphat. Dies erklärt die enge morphologische Beziehung zwischen den zahlreichen Glykogenpartikeln der Leber und dem GER in der Phase des Glykogenabbaus (Näheres s. Kap. 2.12.2).

5. **Synthese von Lipiden** (u.a. Triglyceriden und Cholesterin) und ihre Abgabe an das GER-Lumen zur Bildung von VLDL-Partikeln. Die Apoproteine der Partikel werden im RER synthetisiert und vereinigen sich im ER und GOLGI-Apparat zu kompletten VLDL-Partikeln (s. Kap. 2.5.3).

Die Leberzelle besitzt eine Vielzahl von **GOLGI-Komplexen,** die für die Weiterverarbeitung der im RER synthetisierten Exportproteine (z.B. terminale Glykosylierung, Sulfatierung) verantwortlich sind (Näheres s. Kap. 2.6). In den peribiliären Hepatozytenabschnitten sind die GOLGI-Komplexe besonders groß und zahlreich. Hier ist der GOLGI-Apparat u.a. an der Synthese und dem Transport von Bestandteilen der peribiliären Plasmamembran und an der Sekretion von Proteinen der Galle beteiligt [4].

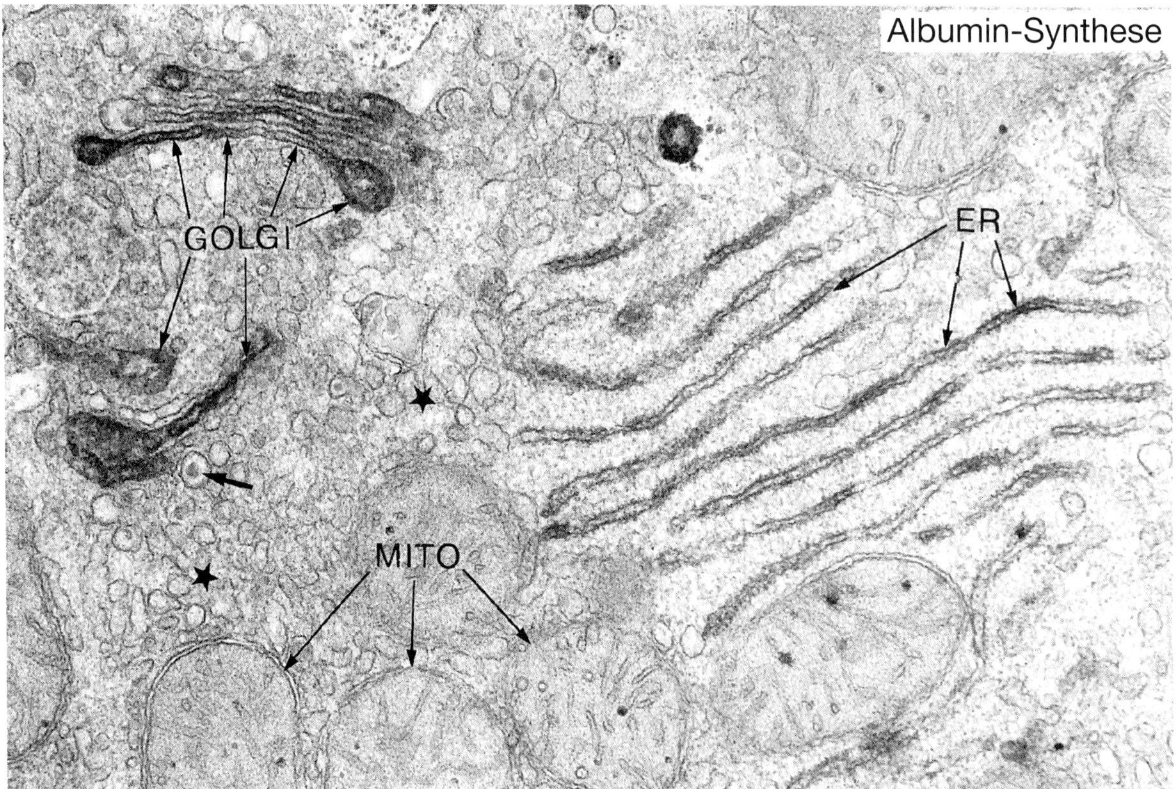

Albumin-Synthese

GOLGI

ER

MITO

Abb. 12.9-23 TEM-Aufnahme einer Leberzelle, inkubiert für die immunelektronenmikroskopische Darstellung des Albumins. Die dunkel dargestellten Segmente des rauhen endoplasmatischen Retikulums (ER) und des GOLGI-Komplexes sind die intrazellulären Orte der Albuminsynthese und -reifung. Das glatte ER (Sterne) ist nicht an der Synthese von Blutproteinen beteiligt, spielt aber bei der Lipoproteinsynthese eine Rolle. Der Pfeil weist auf ein Lipoproteinpartikel im glatten ER. MITO = Mitochondrien. Vergr. 30000fach. (Aus YOKOTA u. FAHIMI [41])

Die in Hepatozyten synthetisierten sekretorischen Proteine werden nicht in Sekretgranula gestapelt, sondern über den Mechanismus der **konstitutiven Exozytose** ständig an der perisinusoidalen Membran in die Blutbahn abgegeben.

Das Zytoplasma der Leberzellen enthält große Mengen von **Glykogenpartikeln** (α- und β-Partikel). Nach der Nahrungsaufnahme wird Glykogen zuerst in den periportalen Hepatozyten synthetisiert und abgelagert. Die Glykogensynthese schreitet dann zentralwärts fort, erreicht unter normalen Bedingungen aber nicht die zentralen Abschnitte des Leberläppchens. Entsprechend ist die histochemisch nachweisbare Aktivität der **Glukose-6-Phosphatase** in den peripheren Läppchenzonen mehrfach höher als in den zentralen Abschnitten. Außerdem dem Abbauweg des Glykogens über die Glykogenphosphorylase und Glukose-6-Phosphatase wird Glykogen in der Leber auch durch **Autophagie** abgebaut. Fehlt das Glykogen-abbauende Enzym der Lysosomen, die α-Glykosidase, dann entsteht eine letal verlaufende Glykogenspeicherkrankheit mit exzessiv vergrößerter Leber (POMPEsche Erkrankung, vgl. Kap. 2.9.9).

Auch **Triglyceride** werden in Hepatozyten gespeichert, und zwar in Form von sehr unterschiedlich großen blassen bis dunklen, osmiophilen Lipidtropfen. Die Triglyceride stammen zu einem großen Teil aus endozytiertem LDL und Chylomikronenresten, werden aber auch durch Neusynthese am GER bereitgestellt. Die Lipidtropfen werden zuerst in den perizentralen Hepatozyten der Leberläppchen gebildet.

Bei toxischen Leberzellschädigungen (z. B. durch Alkohol) kann der oxidative Abbau der Triglyceride gestört sein, so daß es zur pathologischen Einlagerung von Fetttropfen im Zytoplasma kommt, bevorzugt in den Hepatozyten der periportalen Zone, die dem Toxin zuerst ausgesetzt sind (**toxische Verfettung**, alkoholische Fettleber).

Die Mobilisierung der Lipidreserven ist morphologisch durch enge Kontakte zwischen Lipidtropfen und Mitochondrien sowie Peroxisomen gekennzeichnet. Beide Organellen besitzen die Enzyme für den Abbau der Fettsäuren mittels der β-Oxidation (vgl. Kap. 2.10 u. 2.11).

Lysosomen (um 0,5 μm im Durchmesser) treten besonders zahlreich in der peribiliären Zone des Zytoplasmas auf. Sie bauen die durch Endozytose aufgenommenen Lipoproteine und defekten Serumproteine ab (**Heterophagolysosomen**). Aber auch **Autophagolysosomen** sind zahlreich in der Leber, besonders im Anschluß an toxische Zellschäden (Entfernung des überschüssigen GER). Ein Teil des Glykogens der Leber wird ebenfalls durch Autophagie entfernt (s. oben). Lipofuscin-enthaltene **Telolysosomen** sind überwiegend peribiliär anzutreffen, auffällig gehäuft bei Abflußstörungen der Galle (**Cholestase**). Neben sphärischen Lysosomen kommen auch tubuläre Lysosomen (Nematolysosomen) in den Leberzellen vor, besonders in den perisinusoidalen Zellbezirken.

Das **Zytoskelett** der Leber weist folgende Besonderheiten auf:

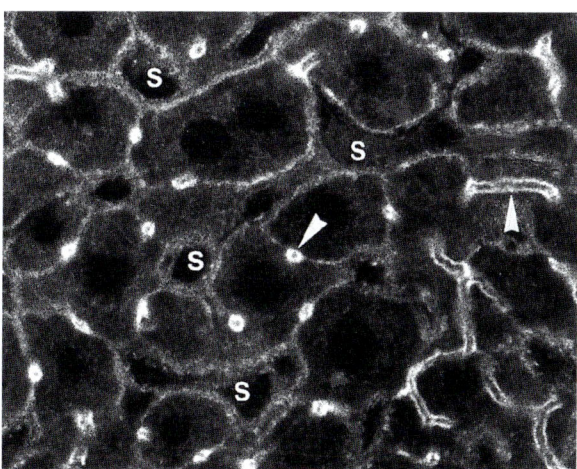

Abb. 12.9-24 Darstellung des peribiliären kontraktilen Ringes durch einen mit Fluoreszenzstoff markierten Antikörper gegen Myosin. Die Wand der quer- und längsgeschnittenen Gallenkapillaren ist leuchtend dargestellt (Pfeile). Eine schwache Fluoreszenz ist auch im subplasmalemmalen Mikrofilamentsystem der perisinusoidalen Oberfläche zu sehen. S = Sinusoide. Vergr. 800fach.

1. Die **Zonula adhaerens** des Schlußleistenkomplexes, am Rande der Gallenkapillaren, ist mit einem kontraktilen, aus **Aktin** und **Myosin** bestehenden **Filamentsystem** verbunden (Abb. 12.9-24), das in der Lage ist, Kalzium-abhängige **Kontraktionen** auszuführen und dadurch die Gallenkapillaren lokal zu verengen oder zu erweitern (**Gallenkapillar-Peristaltik**). Diese peristaltischen Bewegungen sind offensichtlich für den Transport der Gallenflüssigkeit zu den periportalen Gallengängen wichtig.

2. Das **Intermediärfilamentsystem** (bestehend aus den Zytokeratinen 8 und 18) umgreift den Zellkern und ist mit den Fleckdesmosomen der lateralen Plasmamembran verbunden. Bei toxischen Leberzellschäden, insbesonders bei Alkoholismus, bilden die Zytokeratinfilamente große, eosinophile intrazelluläre Aggregate, die als MALLORY-Körperchen („Alkohol-Hyalin") diagnostischen Wert besitzen.

3. Das **Mikrotubulussystem** ist ebenso wie in den Darmepithelzellen für den **gerichteten Transport** von intrazellulären Organellen verantwortlich. Im Gegensatz zum Darmepithel werden aber alle neu synthetisierten Membranproteine zunächst in die basolaterale Plasmamembran eingebaut. Von dort werden die apikalen (peribiliären) Membranproteine durch Endozytose heraussortiert und mittels Transzytose in die Gallenkapillarmembran eingebaut.

Gallenkapillaren, Gallenbildung

Die wichtigsten organischen Bestandteile der **Galle**, nämlich die konjugierten Gallensäuren und das konjugierte Bilirubin, werden in den Leberzellen synthetisiert bzw. durch Konjugation gallengängig gemacht. Nur etwa 20% der Gallensäuren werden in der Leber aus Cholesterin synthetisiert. Der Hauptteil der Gallensäuren entstammt vom **enterohepatischen Kreislauf:** Im *Ileum* werden die Gallensäuren resorbiert und der Leber durch die *V. portae* wieder zugeführt. Die Sekretion der konjugierten Verbindungen (Gallensäuren, Bilirubin, Xenobiotika) in die Galle erfolgt über **spezifische Transportproteine** in der peribiliären Plasmamembran. Außerdem werden HCO_3^--Ionen in die Galle sezerniert, wahrscheinlich unter Vermittlung eines HCO_3^--Cl^--Austauschers. Wasser, Na^+ und Cl^- können passiv durch die *Zonula occludens* in die Galle nachfolgen. Rund 50% des kanalikulären Gallenvolumens resultiert aus der **Sekretion von HCO_3^-** und nachfolgendem Wassereinstrom. Die HCO_3^--Sekretion wird durch das Hormon **Sekretin** stimuliert, das von den S-Zellen des Dünndarmes in das Portalvenenblut ausgeschüttet wird. In der Galle sind ebenfalls geringe Mengen von lysosomalen Enzymen, alkalischer Phosphatase, LDL und **Immunglobulin A** vorhanden. IgA wird wie in anderen Epithelien durch den Mechanismus der Transzytose in die Galle sezerniert, während die anderen Proteine wahrscheinlich durch fehlgerichtete Exozytose in die Galle gelangen (vgl. Kap. 2.8.3.3).

Die Gallenkapillaren kann man histochemisch spezifisch durch den Nachweis der Thiamin-Pyrophosphatase, der Mg^{2+}-abhängigen Membran-ATPase oder durch Versilberungsmethoden sichtbar machen. In Abb. 12.9-24 sind die Gallenkapillaren immunhistochemisch durch den Nachweis des kontraktilen peribiliären Aktin-Myosin-Systems sichtbar gemacht.

Regeneration, Leberzirrhose

Die **Lebensdauer** eines Hepatozyten beträgt mindestens 150 Tage. Mitosen sind deshalb selten im Lebergewebe zu beobachten (Mitoseindex kleiner als 0,1). Bei Leberzelluntergang (u.a. durch Toxine oder Erreger hervorgerufen) oder nach chirurgischer Teilresektion von Lebergewebeteilen kann eine enorme Steigerung der Mitoserate beobachtet werden, wobei sich nicht nur die Hepatozyten, sondern auch die Fettspeicherzellen und die Zellen der Blutgefäße teilen und in der Lage sind, funktionstüchtige, neue Leberläppchen zu regenerieren. Die Regeneration wird durch lebereigene, antiproliferative Faktoren, Chalone, beendet

(s. Kap. 2.17.4). Setzt gleichzeitig im Rahmen der Regeneration eine starke Bindegewebsvermehrung ein, was besonders nach toxischen und entzündlichen Leberzellschäden der Fall ist, dann können **knotenförmige,** funktionslose **Leberzellaggregate** entstehen, die von Bindegewebskapseln eingefaßt werden. Diese strukturellen Veränderungen sind charakteristisch für die **Leberzirrhose.** Die Leberzellaggregate können schließlich die Blutgefäße in der Leber komprimieren, insbesondere das dünnwandige Portalvenensystem, so daß schließlich das Blut in der *V. portae* gestaut wird **(portale Hypertension).**

3.4.6 Intrahepatische Gallengänge

An der Läppchenperipherie sind die Gallenkapillaren durch kurze **Schaltstücke,** HERING-**Kanälchen** genannt, mit den interlobulären Gallengängen verbunden (Abb. 12.9-15 u. 25). Der Durchmesser der HERING-Kanäle beträgt 10–15 µm. Sie münden im Periportalfeld in die initialen Gallengänge, deren Kaliber 30–40 µm beträgt [7]. Die HERINGschen Kanäle werden von flachen, wenig differenzierten Epithelzellen gebildet, die als Stammzellen für die Regeneration der Leberparenchymzellen betrachtet werden [1]. Peripherwärts münden die HERINGschen Kanäle in die **interlobulären Gallengänge** *(Ductuli interlobulares biliferi)*, die ein einschichtiges, kubisches bis prismatisches Epithel besitzen. Die intrahepatischen Gallengänge sind nicht nur für die Weiterleitung der Galle in die extrahepatischen Gallengänge verantwortlich, sondern sie besitzen wie die Hepatozyten die Fähigkeit zur **Sekretion von Bikarbonat** in die Gallenflüssigkeit und erhöhen durch Nachstrom von Wasser und Natrium das Gallenvolumen um 30%.

Die interlobulären Gallengänge verlaufen gemeinsam mit den Aufzweigungen der V. portae und der A. hepatica in den Portalkanälen (Abb. 12.9-25). Sie vereinigen sich entsprechend dem Aufzweigungsmuster der V. portae und der A. hepatica zu immer größeren Stämmen, aus denen schließlich ein **rechter** und ein **linker Hauptstamm**

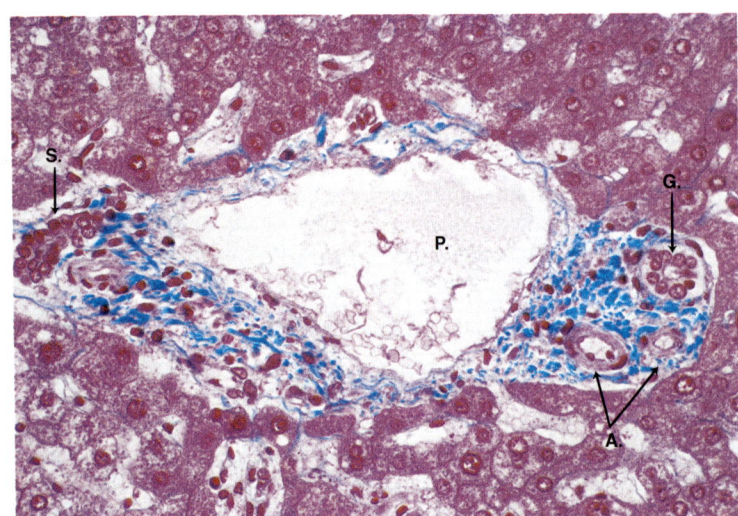

Abb. 12.9-25 Periportales Feld mit GLISSONscher Trias aus einer menschlichen Leber. Links ist der Übergang eines Schaltstückes (S.) in einen kleinen Gallengang getroffen. Beachte den unterschiedlichen Wandbau des weitlumigen interlobulären Astes der V. portae (P.), der kleinen interlobulären Äste der A. hepatica (A.) und des mit Epithel ausgekleideten Gallenganges (G.). Azan; Vergr. 250fach.

hervorgehen (Abb. 12.9-6 u. 26). Die interlobulären Gallengänge werden von einem feinen Arteriengeflecht aus der A. hepatica umgeben und von autonomen Nerven begleitet. In Hilusnähe kann ihre Wand auch vereinzelt glatte Muskelzellen enthalten.

4   Große Gallengänge und Gallenblase

4.1   Extrahepatische Gallengänge

In jedem der beiden großen funktionellen Leberlappen bildet sich aus dem Zusammenfluß der interlobulären und der dann folgenden, größeren Gallengänge ein Hauptstamm, *Ductus hepaticus dexter et sinister.* Diese beiden Gänge vereinigen sich an der Leberpforte zum **Ductus hepaticus communis,** der den Anfangsteil des extrahepatischen Gallengangsystems bildet (Abb. 12.9-26).

Der Ductus hepaticus communis verläuft im Lig. hepatoduodenale. Er ist etwa 4–6 cm lang und setzt sich nach der meist spitzwinkligen Einmündung des **Ductus cysticus,** der zur Gallenblase führt, in den 4–8 cm langen und etwa 0,5 cm dicken *Ductus choledochus* fort.

Der **Ductus choledochus** liegt im Lig. hepatoduodenale ventral und rechts von der V. portae und rechts neben der A. hepatica. Er zieht hinter den Zwölffingerdarm und mündet auf der *Papilla duodeni major* (VATERI) in der Pars descendens. In 60% der Fälle vereinigt sich der *Ductus pancreaticus* mit dem Ductus choledochus zu einem **gemeinsamen Endstück,** der *Ampulla hepatopancreatica.* Mögliche Varianten werden in Kap. 12.10 bei der Darstellung des Ductus pancreaticus besprochen.

Während Ductus hepaticus und Ductus choledochus ein glattwandiges Lumen haben, erhebt sich im *Ductus cysticus* die Schleimhaut zur Bildung der **Plica spiralis** (HEISTER). Sie beginnt am Hals der Gallenblase mit einer hohen, sichelförmigen Falte und setzt sich nach peripher in individuell unterschiedlicher Weise in schraubig angeordneten Falten fort (Abb. 12.9-27).

Möglicherweise dient die Plica spiralis dazu, bei Druckanstieg im Bauchraum (u. a. bei der Bauchpresse) eine passive Entleerung der Gallenblase zu verhindern.

Die **Wand** der großen, extrahepatischen Gallengänge besteht aus einem einschichtigen, hohen **Zylinderepithel** (sezerniert Muzine und resorbiert Wasser und NaCl) und einer etwa 0,3 mm dicken Bindegewebsschicht, die reichlich **elastische Fasern** enthält, aber keine durchge-

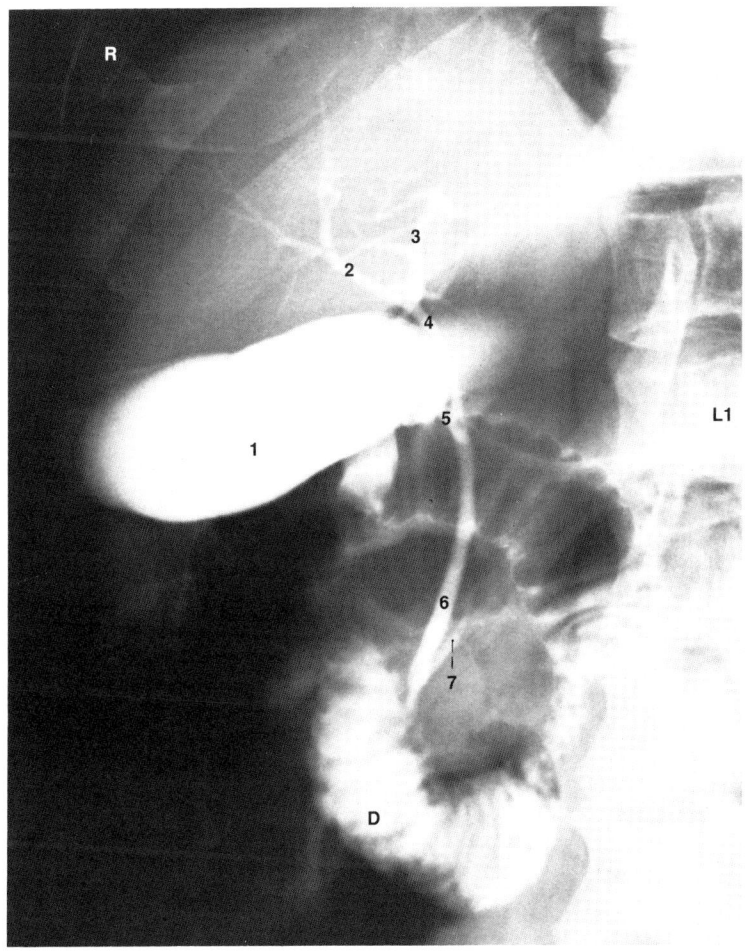

Abb. 12.9-26 Röntgendarstellung des Gallengangsystems und der Gallenblase durch retrograde Füllung der Gallengänge mit Kontrastflüssigkeit, die mit einer Endoskopsonde in den Ductus choledochus eingebracht wurde (retrograde Cholangiographie). 1 = Gallenblase; 2 = Ductus hepaticus dexter; 3 = D. hepaticus sinister; 4 = D. hepaticus communis; 5 = D. cysticus; 6 = D. choledochus; 7 = distaler Abschnitt des D. pancreaticus; D = Duodenum.

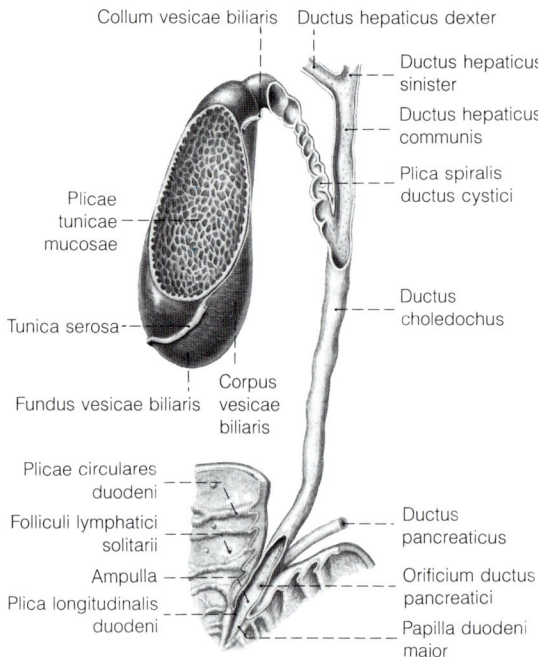

Collum vesicae biliaris Ductus hepaticus dexter

Ductus hepaticus sinister

Ductus hepaticus communis

Plica spiralis ductus cystici

Plicae tunicae mucosae

Ductus choledochus

Tunica serosa

Corpus vesicae biliaris

Fundus vesicae biliaris

Plicae circulares duodeni

Folliculi lymphatici solitarii

Ductus pancreaticus

Ampulla

Orificium ductus pancreatici

Plica longitudinalis duodeni

Papilla duodeni major

Abb. 12.9-27 Gallenblase und Ductus cysticus des Menschen in einem durch Längsschnitt eröffneten Präparat (s. auch Abb. 12.10-5). (Aus SOBOTTA [32a])

hende Muskelschicht aufweist. Doch kommen vereinzelt kleine Bündel glatter Muskelzellen vor.

Im Bindegewebslager der Leberpforte und der Gallengänge sind verstreut tubulöse muköse Drüsen, **Glandulae biliares,** gelegen, die ihr Sekret in die Gallengänge abgeben, wo das Muzin wahrscheinlich einen Schutzfilm über den Epithelzellen aufbaut.

Das Endstück des Ductus choledochus ist durch einen besonderen Wandbau gekennzeichnet. Der Ductus choledochus wird nach Durchbrechen der Darmwand von einer eigenen Schicht glatter Muskulatur umgeben, die sich selbständig und später als die Darmmuskulatur entwickelt. Diese Muskelschicht bildet an der Papillenspitze unter der Schleimhaut den **M. sphincter ductus choledochi** (ODDI). Bei gemeinsamer Mündung mit dem Ductus pancreaticus umgreift die Muskulatur des Ductus choledochus auch die Ampulle und wird hier auch als **M. sphincter ampullae** bezeichnet (Abb. 12.9-28). Im Bereich der Papille bestehen unter der Schleimhaut zusätzliche Verbindungen mit der Längs- und Ringmuskulatur der Darmwand [3].

Die schräge Einpflanzung des Ductus choledochus in die Darmwand und die Anordnung der Sphinktermuskeln an der **Papilla VATERI** haben offenbar eine **Ventilwirkung,** die verhindert, daß Dünndarminhalt rückläufig in den Gallengang eintreten kann.

Nach der Instillation eines galletreibenden Mittels (Eigelb, Sahne, Magnesiumsulfat u. a.) mittels Duodenalsonde sinkt der Widerstand des M. sphincter choledochi eine Zeitlang deutlich ab [10]. Gleichzeitig kontrahiert sich die Gallenblase. Man nimmt an, daß die Muskulatur

von Gallenblase und Sphincter choledochi alternierend zusammenarbeiten. Bei geschlossenem Sphinkter fließt die Lebergalle rückläufig in die Gallenblase und wird dort gespeichert.

4.2 Gallenblase

Die Gallenblase, **Vesica biliaris,** ist ein sackförmiges Hohlorgan, welches über den Ductus cysticus mit dem Ductus hepaticus bzw. Ductus choledochus verbunden ist (s. Abb. 12.9-26 u. 27). Die Gallenblase liegt in der *Fossa vesicae biliaris* der Leber und ist auf der dem Darm zugewandten Seite mit Peritoneum bedeckt. Makroskopisch unterscheidet man das Hauptstück, **Corpus vesicae biliaris,** das blinde Ende, **Fundus** *vesicae biliaris,* und den Halsteil, **Collum** *vesicae biliaris.* Die Gallenblase hat ein **Fassungsvermögen von 40–70 ml.** Länge und Verlauf des von ihr ausgehenden Ductus cysticus sind variabel. In seltenen Fällen kann das Organ doppelt angelegt sein.

Die **Wand** der Gallenblase besteht aus einer mit hohen Falten versehenen Schleimhaut, **Tunica mucosa,** die durch eine dünne Schicht subepithelialen Bindegewebes mit einer **Tunica muscularis** verbunden ist. Diese Muskelschicht enthält spiralig verlaufende, einander überkreuzende Züge von glatten Muskelzellen, die in ihrer Gesamtheit ein Scherengitter bilden, das sich den unterschiedlichen Füllungszuständen des Organes anzupassen vermag. Mehr in Längsrichtung verlaufende tiefe, mukosanahe Muskelzüge ziehen bis zum Fundus, um-

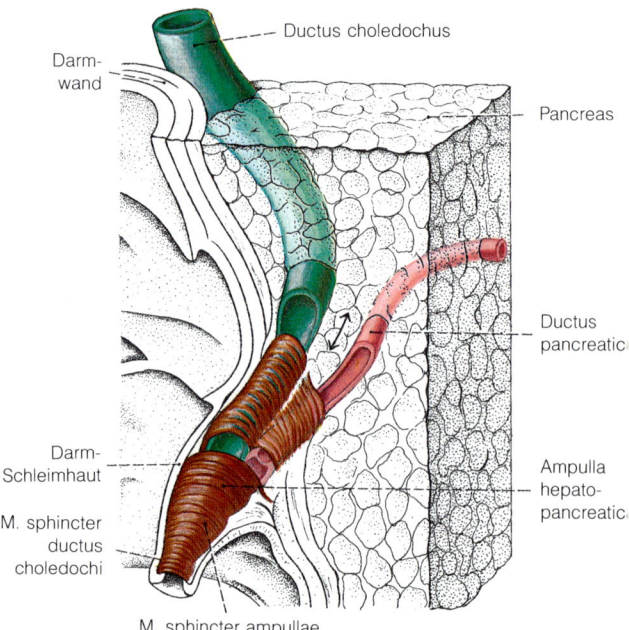

Darmwand

Ductus choledochus

Pancreas

Ductus pancreaticus

Darm-Schleimhaut

M. sphincter ductus choledochi

Ampulla hepato-pancreatica

M. sphincter ampullae

Abb. 12.9-28 Schematische Darstellung der Papilla duodeni major nach Befunden von BOYDEN [3]. Der Doppelpfeil zwischen Ductus choledochus und Ductus pancreaticus soll andeuten, daß es Varianten gibt, bei denen dieser Gewebskeil weiter nach proximal oder distal verschoben ist.

greifen ihn und können wahrscheinlich bei Kontraktionen eine Verkürzung der Gallenblase herbeiführen. Unter der dünnen Muskelschicht folgt ein lockeres, mit Fettzellen durchsetztes Bindegewebe, das auf der Oberseite des Organes mit der Leberkapsel zusammenhängt und auf der Unterseite mit Peritonealepithel überzogen ist.

Die **Schleimhaut** wird durch ein netzartiges System von Bindegewebsleisten zu unregelmäßig gestalteten **Falten** aufgeworfen, deren Höhe vom Füllungszustand der Gallenblase abhängig ist (Abb. 12.9-29). An manchen Stellen kommen tiefe, in die Wand hereinreichende **Schleimhautkrypten** vor (Rokitansky-Aschoff-Krypten, *Cryptae tunicae mucosae).* Hier können sich Bakterien festsetzen und eine Gallenblasenentzündung verursachen. Kleine muköse Drüsen *(Glandulae tunicae mucosae)* kommen häufig in der Halsregion vor und sind bei chronischer Gallenblasenentzündung vermehrt. Die leberwärtige Wand der Gallenblase enthält gelegentlich die Luschkaschen Gallengänge, die aberrierende intrahepatische Gallengänge darstellen. Hier können sich Bakterien festsetzen und das Entstehen einer chronischen Entzündung begünstigen.

Das **Epithel** der Gallenblasenschleimhaut ist einschichtig. Es besteht aus hohen zylindrischen Zellen, die apikal einen **Bürstensaum** (Mikrovilli) tragen (Abb. 12.9-30). Die lateralen Interzellularräume haben eine mit dem Funktionszustand wechselnde Weite [21]. Bürsten-

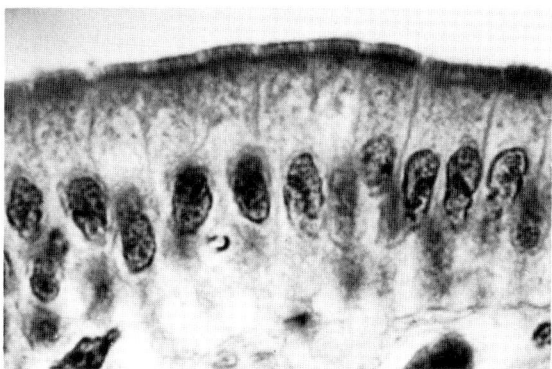

Abb. 12.9-30 Epithel der menschlichen Gallenblase.

zellen kommen ebenfalls im Epithel der Gallenblase und Gallengänge vor (vgl. Kap. 12.6.4.1).

Die Epithelzellen sind durch einen dichten **Schlußleistenkomplex** sowie verstreute Fleckdesmosomen und Nexus miteinander verbunden. Sie verfügen über einen gut ausgebildeten, supranukleären Golgi-Apparat und besitzen zahlreiche membranumgebene Sekretgranula im apikalen Zytoplasma. Diese enthalten das Schleimsekret der Gallenblase. Neben der **Sekretion von Muzinen** resorbieren die Epithelzellen der Gallenblase und der extrahepatischen Gallengänge NaCl und H_2O und entziehen der Galle bis zu 90% ihres Flüssigkeitsvolumens **(Eindickung).** Der Transportmechanismus ist ähnlich dem in Abb. 12.7-21b für das Darmepithel dargestellten Konzentrierungsablauf. Auch das Gallenblasenepithel besitzt eine Na^+-K^+-ATPase an der basolateralen Plasmamembran. Der Na^+-Einstrom ins Epithel erfolgt wahrscheinlich durch einen apikalen Na^+-H^+-Austauscher. Von den 500–800 ml der täglich produzierten **primären Lebergalle** werden nur etwa 50–100 ml eingedickte **sekundäre Galle** in den Dünndarm abgegeben.

Die **Blutversorgung** der Gallenblase erfolgt über die *A. cystica,* die in der Regel aus dem R. dexter der A. hepatica propria entspringt (Abb. 12.9-31). Das venöse Blut wird zur *V. portae* oder deren intrahepatische Äste abgeleitet. Wie im gesamten Bereich der A. hepatica gibt es auch in bezug auf die A. cystica eine Reihe von Varianten, die für die Chirurgie von Bedeutung sein können [24, 34, 36].

Die **Lymphgefäße** der Gallenblase schließen sich denen der Leber an und ziehen zu den *Lnn. hepatici.* Einzelne Lymphgefäße können auch Verbindung zu den oberen Lymphknoten des Pankreas haben.

Die **Nervenversorgung** der Gallengänge und der Gallenblase erfolgt über **sympathische** und **parasympathische Fasern** aus dem *Plexus hepaticus.* In diesem Plexus laufen auch afferente Schmerzfasern. Möglicherweise gelangen mit dem autonomen Plexus auch Fasern aus dem rechten *N. phrenicus* zur Gallenblase. Dies würde eine Erklärung für das bei Gallenblasenaffektionen häufig zu beobachtende Ausstrahlen von Schmerzen in die rechte Schultergegend liefern.

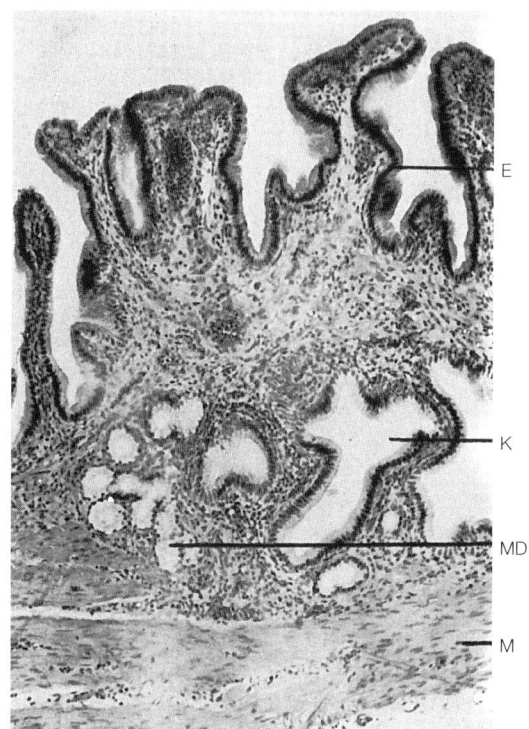

Abb. 12.9-29 Schnitt durch die menschliche Gallenblase mit Rokitansky-Aschoffschen Krypten (K) und mukösen Drüsen (MD). E = Oberflächenepithel; M = Tunica muscularis. H.E.; Vergr. 90fach. (Aus Weiss [36a])

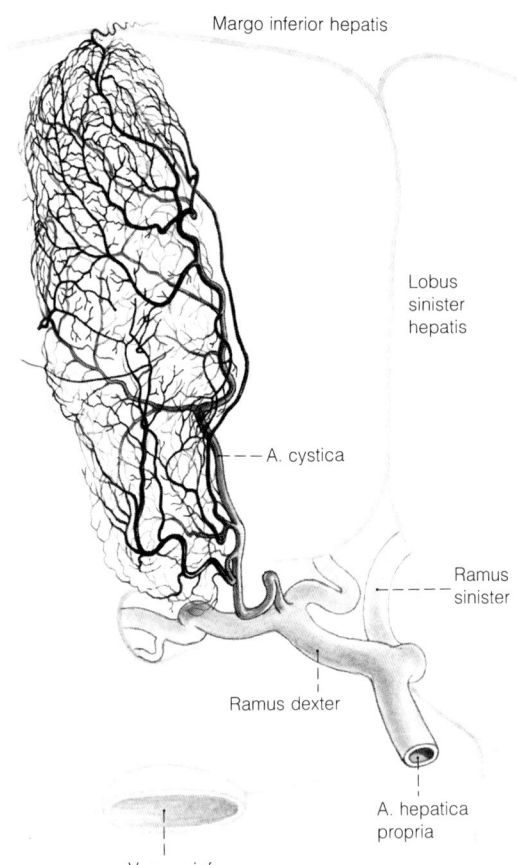

Margo inferior hepatis

Lobus sinister hepatis

– – A. cystica

Ramus sinister

Ramus dexter

A. hepatica propria

V. cava inf.

Abb. 12.9-31 Arterielle Versorgung der Gallenblase.

4.3 Funktionelle Anatomie des Gallenflusses

Die Menge der von der Leber pro Zeiteinheit produzierten Gallenflüssigkeit schwankt in Abhängigkeit von den Verdauungsfunktionen und der Leberdurchblutung in weiten Grenzen. Man kann aber davon ausgehen, daß pro Tag etwa **500–800 ml primäre Gallenflüssigkeit** in den Ductus hepaticus gelangen [10]. Bei geschlossenem Sphincter choledochi fließt die Galle rückläufig in die Gallenblase und wird hier bis auf das **5- bis 10fache konzentriert** (s. oben). Durch diese Rückresorption von Flüssigkeit und Elektrolyten kann der Druck in der Gallenblase trotz Hinzukommens neuer Gallenflüssigkeit aus der Leber über Stunden konstant gehalten werden. Setzt dann ein Verdauungsvorgang ein, so wird durch die Freisetzung von **Sekretin** aus den S-Zellen der Darmschleimhaut in das Portalvenenblut die Sekretionsleistung der Leber auf humoralem Wege gesteigert und die Menge der produzierten Gallenflüssigkeit bis auf das Doppelte erhöht. Gleichzeitig wird durch die Freisetzung von **Cholezystokinin** aus den I-Zellen des Dünndarmes eine Erschlaffung des Sphincter choledochi und eine Kontraktion der Gallenblasenmuskulatur bewirkt, so daß zusätzlich zu dem vermehrten Gallenfluß aus der Leber nun auch die konzentrierte Blasengalle in das Duodenum entleert wird. An der Auslösung und Regula-

tion der beschriebenen Vorgänge ist neben den genannten Hormonen auch das **autonome Nervensystem** beteiligt. So kann schon der Anblick oder der Geruch von Nahrung Kontraktionen der Gallenblasenmuskulatur auslösen.

Der **M. sphincter choledochi** ist in Perioden der Nahrungskarenz nicht dauernd geschlossen. Er kann sich vielmehr auch dann öffnen, wenn keine Nahrung in den Dünndarm gelangt. Dies folgt aus der Beobachtung, daß auch bei vollkommenem Nahrungsentzug Galle in den Darm abgegeben wird. Man nimmt an, daß der **Tonus des Sphinkters** einem **periodischen Wechsel** unterliegt, der u. a. durch das autonome Nervensystem gesteuert wird.

Nach **Entfernung der Gallenblase** passen sich die periodischen Kontraktionen und Erschlaffungen des M. sphincter choledochi den veränderten Verhältnissen dergestalt an, daß kein Rückstau von Galle erfolgt. Auch ist die durch Nahrungsaufnahme induzierte Sekretionssteigerung der Leber genügend groß, um die für eine ausreichende Verdauung von nicht zu großen und fettreichen Mahlzeiten erforderliche Menge von Gallenflüssigkeit bereitzustellen.

Literatur

[1] ARIAS, I. M., W. B. JAKOBY, H. POPPER, D. SCHACHTER, D. A. SHAFRITZ: The Liver. Biology and Pathobiology. 2nd Edition. Raven Press, New York 1988.

[2] BLECHSCHMIDT, E.: Die vorgeburtlichen Entwicklungsstadien des Menschen. Karger, Basel–London–New York 1960.

[3] BOYDEN, E. A.: The anatomy of the choledochoduodenal junction in man. Surg. Gynec. Obstet. 104 (1957) 641–652.

[4] BRUWEN, S. J., D. L. SCHMUCKER, A. L. JONES: Subcellular and molecular mechanisms of bile secretion. Int. Rev. Cytol. 135 (1992) 269–313.

[5] CARRIERE, R.: The growth of liver parenchymal nuclei and its endocrine regulation. Int. Rev. Cytol. 25 (1969) 201–278.

[6] CHOWDHURY, J. R., A. W. WOLKOFF, I. M. ARIAS: Heme and bile pigment metabolism. In: [1], 1988.

[7] CLARA, M.: Untersuchungen an der menschlichen Leber, I. Teil: Über den Übergang der Gallenkapillaren in die Gallengänge. Z. mikr.-anat. Forsch. 20 (1930) 584–607.

[8] DEIMANN, W., H. D. FAHIMI: The appearance of transition forms between monocytes and Kupffer cells in the liver of rats treated with glucan. J. Exp. Med. 149 (1979) 883–897.

[9] DEIMANN, W., M. SEITZ, D. GEMSA, H. D. FAHIMI: Endogenous peroxidase in the nuclear envelope and endoplasmic reticulum of human monocytes in vitro: association with arachidonic acid metabolism. Blood 64 (1984) 491–498.

[10] ERLINGER, S.: Bile flow. In: ARIAS, J. M., W. B. JAKOBY, H. POPPER, D. SCHACHTER, D. A. SHAFRITZ (EDS.): The Liver. Biology and Pathobiology. 2nd Edition. Raven Press, New York 1988.

[11] FAHIMI, H. D.: Cytochemical localization of peroxidatic activity of catalase in rat hepatic microbodies (peroxisomes). J. Cell Biol. 43 (1969) 275–288.

[12] FAHIMI, H. D.: Sinusoidal endothelial cells and perisinusoidal fat-storing cells: Structure and function. In: ARIAS I. M., H. POPPER, D. SCHACHTER, D. A. SHAFRITZ (eds): The Liver. Biology and Pathobiology. 1st Edition, pp. 495–506. Raven Press, New York 1982.

[13] FORSSMANN, W. G., S. ITO: Hepatocyte innervation in primates. J. Cell Biol. 74 (1977) 299–313.

[14] GARDEMANN, A., G. P. PÜSCHEL, K. JUNGERMANN: Nervous control of liver metabolism and hemodynamics. Europ. J. Biochem. 207 (1992) 399–411.

[14a] GEROK, W. (Hrsg.): Hepatologie. In: Innere Medizin der Gegenwart, Bd. I. Urban & Schwarzenberg, München–Wien–Baltimore 1987.

[15] GLICKMANN, R. M., S. M. SABESIN: Lipoprotein metabolism. In: ARIAS, I. M., W. B. JAKOBY, H. POPPER, D. SCHACHTER, D. A. SHAFRITZ (eds.): The Liver. Biology and Pathobiology. 2nd Edition. Raven Press, New York 1988.

[16] GROSSER, O., R. ORTMANN: Grundriß der Entwicklungsgeschichte des Menschen. Springer, Berlin–Heidelberg–New York 1970.

[17] GUMUCIO, J. J., J. CHIANALE: Liver cell heterogeneity. In: ARIAS, I. M., W. B. JAKOBY, H. POPPER, D. SCHACHTER, D. A. SHAFRITZ (eds.): The liver. Biology and Pathobiology. 2nd Edition. Raven Press, New York 1988.

[18] GUPTA, S. C., C. D. GUPTA, A. K. ARORA: Subsegmentation of the human liver. J. Anat. 124 (1977) 413–423.

[19] GUPTA, S. C., C. D. GUPTA, S. B. GUPTA: Hepatovenous segments in the human liver. J. Anat. 133 (1981) 1–6.

[20] HAMILTON, W. J., H. W. MOSSMAN: Human Embryology, 4th edition. W. Heffer and Sons, Cambridge 1972.

[21] KAYE, G. I., H. O. WHEELER, R. T. WHITLOCK, N. LANE: Fluid transport in the rabbit gallbladder. A combined physiological and electron microscopic study. J. Cell Biol. 30 (1966) 237–268.

[22] KUBIK, S.: Visceral lymphatic system. In: VIAMONTE, JR., M. A. RÜTTIMANN (eds.): Atlas of Lymphography, pp. 91–106. Thieme, Stuttgart 1980.

[23] LUZSA, G.: X-ray Anatomy of the Vascular System. Butterworths, London 1974.

[24] MICHELS, N. A.: Collateral arterial pathways to the liver after ligation of the hepatic artery and removal of the celiac axis. Cancer 6 (1953) 708–723.

[25] MOGHIMZADEH, E., A. NOBIN, E. ROSENGREN: Fluorescence microscopical and chemical characterization of the adrenergic innervation in mammalian liver tissue. Cell Tiss. Res. 230 (1983) 605–613.

[26] Platzer, W.: Atlas der topographischen Anatomie. Thieme, Stuttgart 1982.

[27] RAPPAPORT, A. M.: Anatomic considerations. In: SCHIFF, L. (ed.): Diseases of the Liver, 4th Edition, pp. 1–50. Lippincott, Philadelphia–Toronto 1975.

[28] RAPPAPORT, A. M.: Hepatic blood flow: Morphologic aspects and physiologic regulation. Internat. Rev. Physiol. 21 (1980) 1–63.

[29] RAPPAPORT, A. M., Z. J. BOROWY, W. M. LOUGHEED, W. N. LOTTO: Subdivision of hexagonal liver lobules into a structural and functional unit. Anat. Rec. 119 (1954) 11–33.

[30] REID, L. M., S. L. ABREU, K. MONTGOMERY: Extracellular matrix and hormonal regulation of synthesis and abundance of messenger RNA's in cultured liver cells. In: [1], 1988.

[31] RIEDER, H., K. H. MEYER ZUM BÜSCHENFELDE, G. RAMADORI: Functional spectrum of sinusoidal endothelial liver cells. J. Hepatology 15 (1992) 237–250.

[32] SCHACHTER, D.: The hepatocyte plasma membrane: organization and differentiation. In: [1], 1988.

[32a] SOBOTTA, J.: Atlas der Anatomie des Menschen, 20. Aufl. PUTZ, R., R. PABST (Hrsg.). Urban & Schwarzenberg, München–Wien–Baltimore 1993.

[33] TANUMA, Y., T. ITO, S. SHIBASAKI: Further electronmicroscope studies on the human hepatic sinusoidal wall with special reference to the fat-storing cell. Arch. histol. jap. 45 (1982) 263–274.

[34] TESTUT, J., A. LATARJET: Traité d'Anatomie Humaine. Tome IV: Appareil de la Digestion. Doin et Cie., Paris 1931.

[35] TSAI, T. L.: A histological study of sensory nerves in the liver. Acta neuroveg. (Wien) 17 (1958) 354–385.

[36] VANDAMME, J. P. J., J. BONTE, G. VAN DER SCHUEREN: A reevaluation of hepatic and cystic arteries. The importance of the aberrant hepatic branches. Acta anat. 73 (1969) 192–209.

[36a] WEISS, L.: Cell and Tissue Biology, 6th ed. Urban & Schwarzenberg, München–Wien–Baltimore 1988.

[37] WHEATER, P. R., H. G. BURKITT, V. G. DANIELS: Funktionelle Histologie. Urban & Schwarzenberg, München–Wien–Baltimore 1979.

[38] WIDMANN, J.-J., R. S. COTRAN, H. D. FAHIMI: Mononuclear phagocytes and endothelial cells. Identification of two functional cell types in rat liver sinusoids by endogenous peroxidase activity. J. Cell Biol. 52 (1972) 159–170.

[39] WIDMANN, J.-J., H. D. FAHIMI: Proliferation of mononuclear phagocytes (KUPFFER cells) and endothelial cells in regenerating rat liver. Amer. J. Path. 80 (1975) 349–366.

[40] YOKOTA, S., H. D. FAHIMI: Immunocytochemical localization of albumin in the secretory apparatus of rat liver parenchymal cells. Proc. Natl. Acad. Sci. USA 78 (1982) 4970–4974.

[41] YOKOTA, S., H. D. FAHIMI: Uptake of formalin-denatured albumin by the sinus-lining cells of rat liver. Cell Structure and Function 12 (1987) 295–309.

12.10 Bauchspeicheldrüse

D. Drenckhahn und K. Fleischhauer

1 Übersicht

Die Bauchspeicheldrüse, **Pancreas,** ist ein 70–90 g schweres Organ, in dem eine **exokrine** und eine **endokrine Drüse** miteinander vereinigt sind. Die exokrinen Drüsenendstücke bilden den weit überwiegenden Anteil des Organs. Sie produzieren einen enzymhaltigen Verdauungssaft (Bauchspeichel), der über ein Gangsystem in das Duodenum abgeleitet wird. Die endokrinen Zellen, die insgesamt nur etwa 2% des Organgewichtes ausmachen, liegen in einzelnen Gruppen verstreut als Langerhanssche Inseln zwischen den exokrinen Drüsenendstücken. Sie produzieren u.a. die blutzuckerregulierenden Hormone Insulin und Glukagon sowie Somatostatin und das pankreatische Polypeptid (PP). Die exokrinen und endokrinen Zellen des Pankreas entstehen aus einer gemeinsamen endodermalen Anlage und bleiben trotz unterschiedlicher Funktion in einem engen geweblichen Zusammenhang.

2 Entwicklung

Die Bauchspeicheldrüse entwickelt sich aus dem **Endoderm der Duodenalanlage** in einer Zone, die als **hepatopankreatischer Ring** bezeichnet wird. Hier entstehen in einem frühen Stadium der Embryonalentwicklung eine von Anfang an größere **dorsale** und eine kleinere **ventrale Anlage.** Die ventrale Anlage bildet sich am unteren Rand des Leberdivertikels und ihr Ausführungsgang, der spätere *Ductus pancreaticus major,* behält zeitlebens eine enge topographische Beziehung zum *Ductus choledochus.* Die dorsale Anlage liegt im *Mesogastrium dorsale.* Im Verlauf der weiteren Entwicklung werden die dorsale und die ventrale Anlage des Pankreas so gegeneinander verschoben, daß die ventrale ebenfalls nach dorsal gerät und kaudal von der dorsalen Anlage in das Duodenum mündet. Anschließend vereinigt sich die ventrale Anlage mit der dorsalen und liefert das Material für den unteren Abschnitt des **Pankreaskopfes.** Der obere Abschnitt des Kopfes und der gesamte **Pankreasschwanz** leiten sich aus der dorsalen Anlage ab. Weitere Details können der Abb. 12.10-1 entnommen werden. Durch die Verlagerung des *Mesogastrium dorsale* nach links und seine anschließende Verschmelzung mit der hinteren Bauchwand gelangt die Pankreasanlage in den linken

Oberbauch und erhält eine sekundär retroperitoneale Lage (vgl. Kap. 12.5).

Eine Persistenz des hepatopankreatischen Ringes kann zur seltenen Mißbildung des **Pancreas anulare** führen, die mit Einengung des Duodenallumens einhergeht. **Ektopisches Pankreasgewebe** kann auch an anderen Abschnitten des Mitteldarmes entstehen und dort persistieren (Pankreasgewebe in der Wand von Magen, Duodenum und Jejunum).

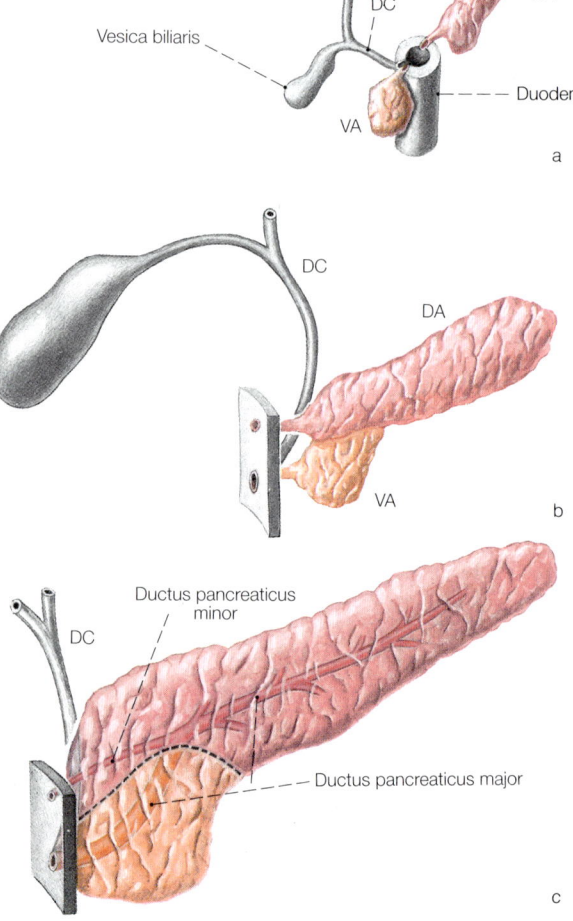

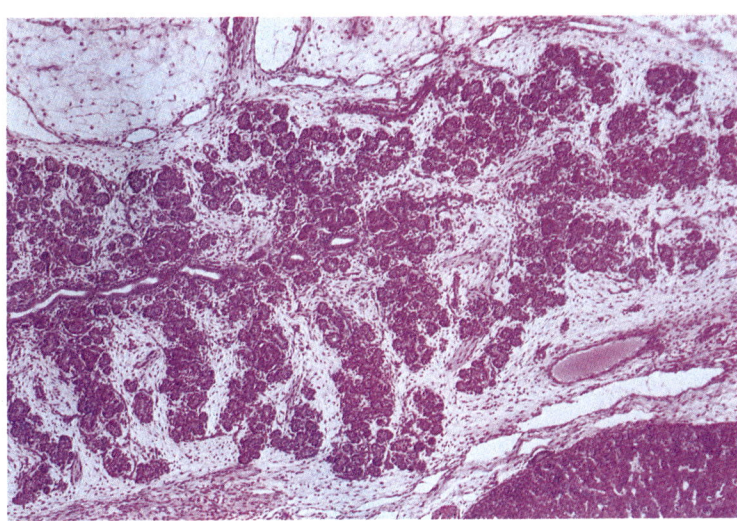

Abb. 12.10-2 Bauchspeicheldrüse bei einem menschlichen Feten aus dem 4. Monat (7,2 cm SSL) in einem Horizontalschnitt durch das Abdomen. Man erkennt die beginnende Läppchengliederung, das Gangsystem und das Auswachsen von seit- und endständigen Drüsenknospen. H.E.; Vergr. 45fach.

Die aus dem Darmepithel hervorgegangenen Sprossen der Drüsenanlage bestehen in frühen Entwicklungsstadien aus einem einheitlichen **Epithel,** doch werden von etwa der 12. Woche der Entwicklung an Unterschiede zwischen dem Gangepithel und dem Epithel der Drüsenendstücke deutlich [12, 16]. Auch die Läppchengliederung des Pankreas ist zu diesem Zeitpunkt schon erkennbar (Abb. 12.10-2).

Die Entwicklung der LANGERHANSschen Inseln beginnt in der 9. bis 10. Woche [14], indem einzelne Zellen sowohl aus dem Gangepithel als auch aus dem Epithel der Drüsenendstücke unter Änderung ihrer färberischen Eigenschaften Ausgangspunkt für die Entstehung von zapfenförmigen Gebilden werden. Wie in Abb. 12.10-3 schematisch dargestellt, vereinigen sich jeweils mehrere solcher Zapfen zu einer LANGERHANSschen Insel.

Beim Embryo nimmt das endokrine Gewebe quantitativ einen ebenso großen Anteil ein wie das exokrine Gewebe und läßt schon frühzeitig eine **Differenzierung** in funktionell aktive A-, B- und D-Zellen erkennen [2, 14]. Die endokrinen Zellen des Pankreas leiten sich vom endodermalen Epithel des Darmrohres ab. Sie besitzen jedoch eine Reihe von Proteinen, die charakteristisch für neuronale Zellen sind (s. Kap. 12.10.5.4). Es wird deshalb vermutet, daß die endokrinen Pankreaszellen von einer Zellpopulation abstammen, den **Ektomesoblasten,** die während der Auswanderung der Mesodermzellen aus dem Ektoderm Anschluß an das intraembryonale Endoderm finden [13].

◁
Abb. 12.10-1 Schema zur Entwicklung der Bauchspeicheldrüse in der 5. und 6. Embryonalwoche. (a) In einem frühen Stadium (etwa 5 mm SSL) sind aus der Wand des Duodenums eine dorsale (DA) und eine ventrale Pankreasanlage (VA) hervorgegangen. (b) In der weiteren Entwicklung werden die Anlagen von Ductus choledochus und ventralem Pankreas nach dorsal und kaudal verschoben, so daß sie schließlich unterhalb der dorsalen Pankreasanlage in das Duodenum münden. (c) Bei einer SSL von etwa 12 mm verwächst die ursprünglich ventrale Anlage mit der dorsalen und liefert das Material für einen Teil des Pankreaskopfes. Der Ausführungsgang der ventralen Anlage vereinigt sich mit dem der dorsalen zum Ductus pancreaticus major, der gemeinsam mit dem Ductus choledochus (DC) auf der Papilla duodeni major mündet. Der Ausführungsgang der dorsalen Anlage verliert in der Mehrzahl der Fälle den Anschluß an das Duodenum und endet später blind. Bleibt jedoch der Zusammenhang erhalten, wie hier dargestellt, so mündet der Ausführungsgang der dorsalen Anlage als Ductus pancreaticus minor kranial von der Papilla duodeni major auf einer Papilla duodeni minor.

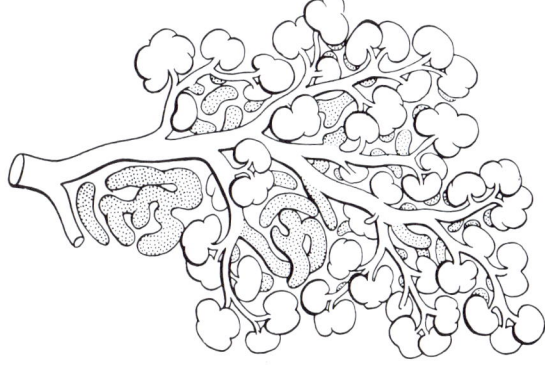

Abb. 12.10-3 Schema der Inselentwicklung im Pankreas des Menschen. In einem Drüsenbäumchen gehen sowohl von den im Umriß gezeichneten Acini als auch vom Gangsystem einzelne Zapfen aus, die sich färberisch hervorheben lassen. Mehrere solcher Zapfen vereinigen sich jeweils zu einer Insel. Die älteren Entwicklungsstadien liegen zentral, die jüngeren peripher. (Nach NEUBERT [16])

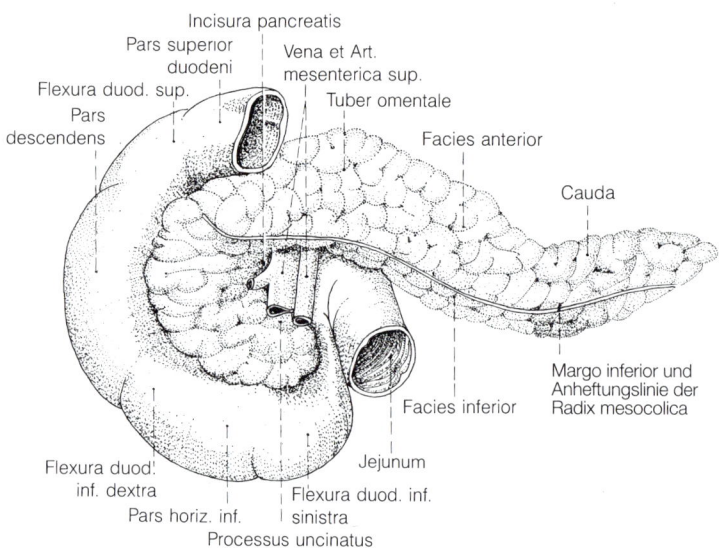

Incisura pancreatis
Pars superior
duodeni
Vena et Art.
mesenterica sup.
Flexura duod. sup.
Tuber omentale
Pars
descendens
Facies anterior
Cauda
Margo inferior und
Anheftungslinie der
Radix mesocolica
Facies inferior
Flexura duod.
inf. dextra
Jejunum
Flexura duod. inf.
Pars horiz. inf.
sinistra
Processus uncinatus

Abb. 12.10-4 Das menschliche Pankreas in der Ansicht von ventral.

3 Makroskopische Anatomie, Topographie und Leitungsbahnen

Die Bauchspeicheldrüse, *Pancreas* (Abb. 12.10-4), ist ein 70–90 g schweres, längliches Organ (14–20 cm lang, 3–5 cm breit, 2–3 cm dick), an dem ein Kopf, ein Körper und ein Schwanz unterschieden werden.

Der **Pankreaskopf,** *Caput pancreatis,* liegt in der Konkavität der Duodenalschlinge. Er reicht mit einem hakenförmigen Fortsatz, **Proc. uncinatus,** hinter die Vasa mesenterica superior. Diese Gefäße liegen zunächst an der Hinterwand der Bauchspeicheldrüse und treten in der *Incisura pancreatis* nach ventral hervor.

Der **Körper,** *Corpus pancreatis,* liegt in der Höhe des 1. oder 2. Lendenwirbels und reicht von der rechten auf die linke Körperseite herüber. Die *Facies posterior* des Körpers ist mit der hinteren Bauchwand verwachsen, die *Facies anterior* wird vom Peritoneum überzogen und liegt in der Hinterwand der Bursa omentalis. Dort, wo sie

in einem unteren Rand, *Margo inferior,* in die *Facies inferior* übergeht, ist die **Radix mesocolica** befestigt. In dieser Bauchfellduplikatur sind, wie weiter oben dargestellt wurde (vgl. Abb. 12.5-11), das Mesocolon transversum und die den Boden der Bursa omentalis bildende Bauchfellduplikatur miteinander verwachsen. Der vor der Wirbelsäule und Aorta liegende, am weitesten in die Bursa omentalis vorgewölbte Teil des Corpus pancreatis wird **Tuber omentale** genannt.

Das Corpus geht ohne scharfe Grenze in den **Schwanz,** *Cauda pancreatis,* über, der bis zum Gekröseansatz der Milz (Lig. splenorenale) reicht.

Der **Hauptausführungsgang** der Bauchspeicheldrüse, *Ductus pancreaticus major* (Wirsung), ist etwa 2 mm dick. Er verläuft nahe der Hinterfläche durch die gesamte Länge der Drüse. In der Mehrzahl der Fälle vereinigen sich Ductus pancreaticus und **Ductus choledochus** und münden gemeinsam auf der **Papilla duodeni major** (Vateri) in das Duodenum (Abb. 12.10-5). Die Vereini-

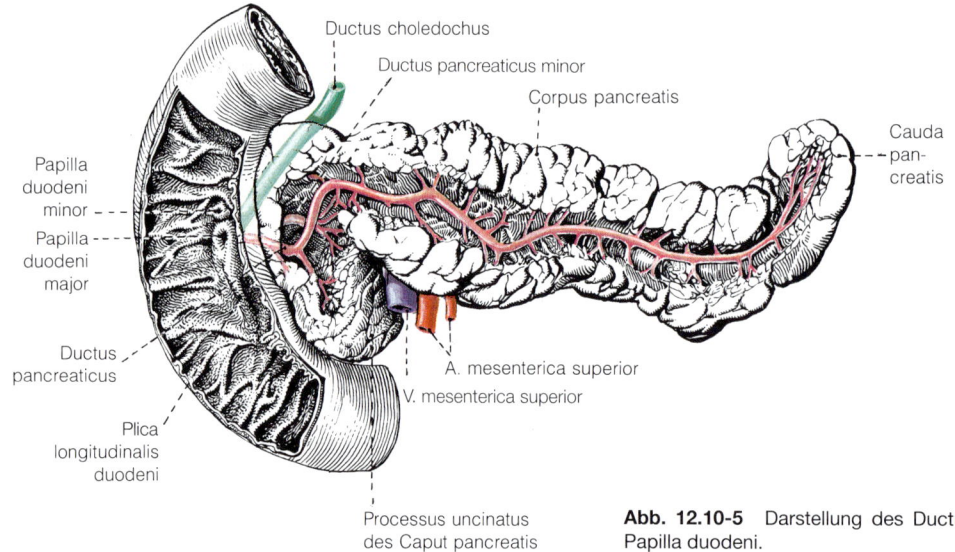

Ductus choledochus
Ductus pancreaticus minor
Corpus pancreatis
Cauda
pan-
creatis
Papilla
duodeni
minor
Papilla
duodeni
major
Ductus
pancreaticus
A. mesenterica superior
V. mesenterica superior
Plica
longitudinalis
duodeni
Processus uncinatus
des Caput pancreatis

Abb. 12.10-5 Darstellung des Ductus pancreaticus und der Papilla duodeni.

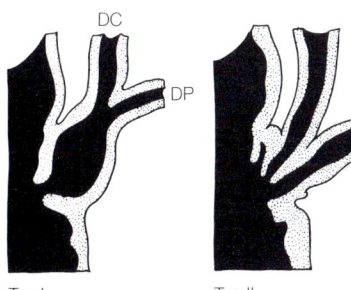 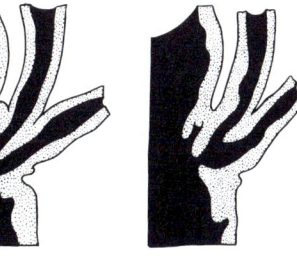 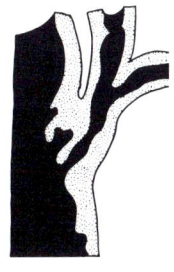

Typ I Typ II Typ III Typ IV

Abb. 12.10-6 Varianten der Vereinigung von Ductus pancreaticus (DP) major und Ductus choledochus (DC). Die vier Haupttypen. (Aus TÖNDURY [20])

gung der beiden Gänge erfolgt in individuell unterschiedlicher Weise. Nach TÖNDURY [20] lassen sich vier Haupttypen unterscheiden, die in Abb. 12.10-6 dargestellt sind.

In seltenen Fällen unterbleibt die Vereinigung von Ductus pancreaticus und Ductus choledochus. Dann münden die beiden Gänge auf zwei getrennten Papillen, die bis zu 2 cm auseinanderliegen können (s. unten).

In etwa **40%** aller Fälle [3] kommt außer dem Ductus pancreaticus major ein durchgängiger akzessorischer Ausführungsgang, **Ductus pancreaticus minor** (SANTORINI), vor, der etwa 2 cm oberhalb der Papilla duodeni major auf einer *Papilla duodeni minor* mündet.

Der **Ductus pancreaticus minor** entspricht dem nicht zurückgebildeten Rest des Ausführungsganges der **ursprünglich dorsalen Pankreasanlage**. In seltenen Fällen kann er den Hauptausführungsgang darstellen. Dann ist die Vereinigung des Ausführungsganges der ursprünglich ventralen Pankreasanlage mit der der dorsalen Anlage unterblieben.

Das Vorhandensein eines Ductus pancreaticus minor kann ebenso wie die Mündungsweise des Ductus pancreaticus major in das Duodenum von klinischer Bedeutung sein. Setzt sich

nämlich bei gemeinsamer Mündung von Pankreas- und Gallengang und bei fehlender Abflußmöglichkeit des Bauchspeichels über einen akzessorischen Pankreasgang ein **Gallenstein** in der Ampulle fest, so kann es zu einer Rückstauung von Verdauungssaft und Galle in das Pankreas, und hierdurch bedingt, zu einer lebensgefährlichen Entzündung der Bauchspeicheldrüse kommen (**akute Pankreatitis**). Diese Gefahr ist geringer, wenn ein akzessorischer Pankreasgang vorhanden ist, wenn keine Ampulle ausgebildet ist oder wenn der Ductus pancreaticus getrennt vom Ductus choledochus mündet.

Das Pankreas erhält seine **Blutzufuhr** (Abb. 12.10-7) aus mehreren Arterien: Pankreaskopf und Duodenum werden gemeinsam von einem doppelten Gefäßkranz versorgt, der von einer vorderen und hinteren *A. pancreaticoduodenalis superior* (aus der A. gastroduodenalis) und einem R. anterior bzw. posterior der *A. pancreaticoduodenalis inferior* (aus der A. mesenterica superior) gebildet wird. Corpus und Cauda pancreatis empfangen Gefäße, die als *A. pancreatica magna* oder in Form von *Rami pancreatici* direkt aus der *A. splenica* entspringen.

Der **Abfluß des Blutes** erfolgt auf vergleichbaren Wegen über Venen, die teils in die *V. mesenterica superior*

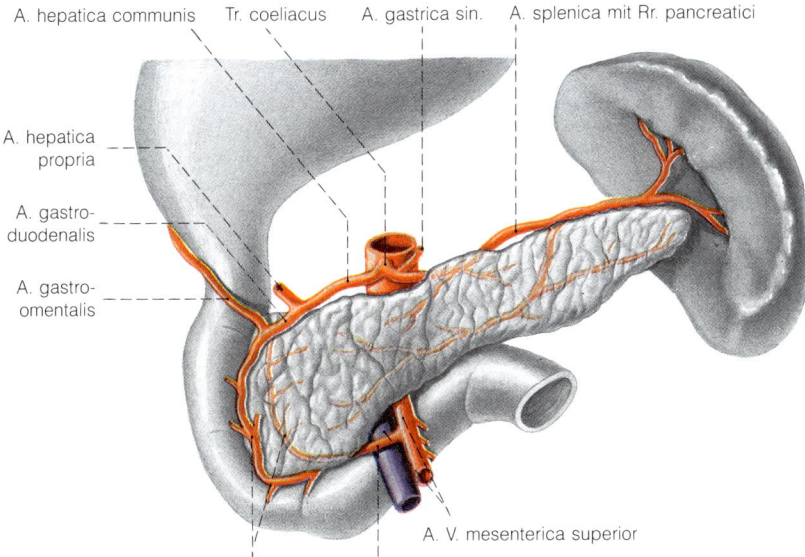

A. hepatica communis Tr. coeliacus A. gastrica sin. A. splenica mit Rr. pancreatici

A. hepatica propria

A. gastroduodenalis

A. gastroomentalis

A. V. mesenterica superior

A. pancreaticoduodenalis superior anterior et posterior A. pancreaticoduodenalis inferior

Abb. 12.10-7 Die arterielle Versorgung des menschlichen Pankreas.

und *V. splenica* und teils direkt in die *V. portae* einmünden. Die Vereinigung der V. mesenterica und der V. splenica zur V. portae erfolgt meist hinter dem Caput pancreatis.

Die **Lymphgefäße** der Bauchspeicheldrüse ziehen zu **Lymphknoten,** die **entlang der Arterien** angeordnet sind. Dabei fließt die Lymphe aus dem **Pankreaskopf** zu *Lnn. pancreaticoduodenales anteriores et posteriores.* Von dort gelangt sie teils zu den *Lnn. hepatici* und teils direkt zu den *Lnn. mesenteriales.* Die Lymphe aus **Körper und Schwanz** der Bauchspeicheldrüse wird in Knoten gesammelt, die als *Lnn. pancreatici superiores* entlang der A. splenica und als *Lnn. pancreatici inferiores* entlang dem unteren Rande des Organs angeordnet sind, und fließt von hier aus ebenfalls in die große Gruppe der Lymphknoten am Abgang des Truncus coeliacus und der A. mesenterica superior [11].

Die Bauchspeicheldrüse wird von zahlreichen **autonomen Nervenfasern** innerviert. Ein Teil der sympathischen Fasern erreicht das Organ über dichte Plexus, die aus dem Ggl. coeliacum hervorgehen und mit den Gefäßen verlaufen; ein anderer, kleinerer Teil zieht direkt aus dem Ganglion in die Drüse. Außerdem treten Züge von vornehmlich parasympathischen Fasern an das Organ heran. Diese Fasern gehen teils aus dem Truncus coeliacus des **N. vagus** und teils aus den Magenästen des Vagus hervor [15]. Bei der proximalen selektiven Vagotomie (vgl. Abb. 12.6-18) bleiben die für die Sekretionsleistung der Drüse wichtigen Rr. pancreatici erhalten.

4 Feinbau des exokrinen Pankreas

4.1 Acini, Drüsenzellen

Das Pankreas ist eine **ekkrine, seröse Drüse,** die aus mehreren tausend **Läppchen** besteht. Diese sind durch dünne Bindegewebssepten voneinander abgegrenzt, haben einen Durchmesser von 1–3 mm (mit bloßem Auge sichtbar!) und setzen sich aus jeweils mehreren hundert Drüsenendstücken (Acini) zusammen. Ein Azinus besteht aus etwa 70 Drüsenzellen. 2–4 Acini bilden einen **Azinus-Komplex,** der über ein gemeinsames **Schaltstück** an das Ausführungsgangsystem angeschlossen ist (Abb. 12.10-8, 9 u. 10). Die pyramidenförmigen **Azinuszellen** sind 10–20 μm hoch und besitzen eine breite Basis, die mit der Basallamina in Kontakt steht. Der schmale apikale Zellpol ragt in das Drüsenlumen vor und ist mit zahlreichen Mikrovilli besetzt [10]. Wie typische seröse Drüsenzellen besitzen die Azinuszellen einen runden, 5–7 μm großen Zellkern und enthalten ein reich entfaltetes rauhes endoplasmatisches Retikulum in den basalen zwei Dritteln der Zelle (lichtmikroskopisch als basophiler Bezirk in Erscheinung tretend). Die meist 0,5–1 μm großen Sekretgranula **(Zymogengranula)** liegen im apikalen Zelldrittel. Sie erscheinen im Lichtmikroskop eosinophil und im Elektronenmikroskop homogen dunkel, weil sie viel Osmiumsäure binden (Abb. 12.10-11). Im Trans-GOLGI-Netzwerk liegen blasse, gering osmiophile Prosekretgranula, die als **kondensierende Vakuolen** bezeichnet werden. Die Konzentrierungs-

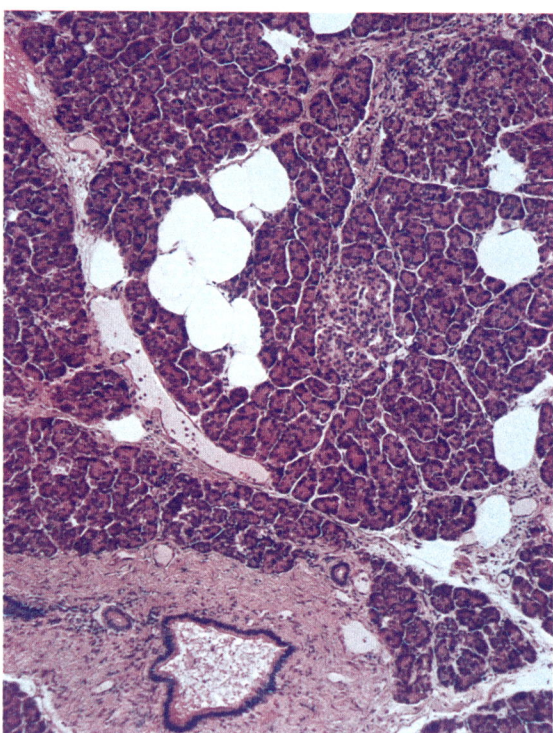

Abb. 12.10-8 Histologischer Schnitt durch das menschliche Pankreas. Im Übersichtsbild sind mehrere Läppchen mit vielen Acini getroffen. Etwas rechts von der Mitte liegt eine Insel. Unten sind im interlobulären Bindegewebe ein großer und mehrere kleine Ausführungsgänge getroffen. An mehreren Stellen sind Fettzellen eingestreut, deren Inhalt herausgelöst ist. Beachte die Größe der Fettzellen im Verhältnis zur Größe der Acini. H.E.; Vergr. 80fach.

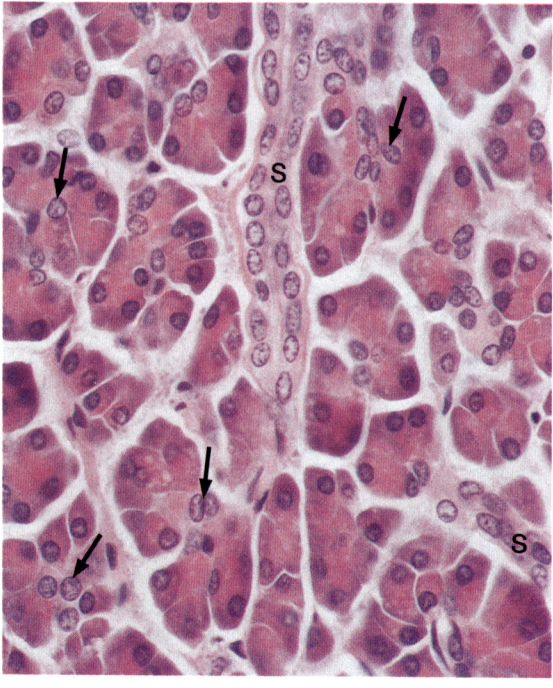

Abb. 12.10-9 Drüsenacini mit zentroazinären Zellen (Pfeile) und längerem Schaltstück (S) aus einem Drüsenläppchen des menschlichen Pankreas. H.E.; Vergr. 500fach.

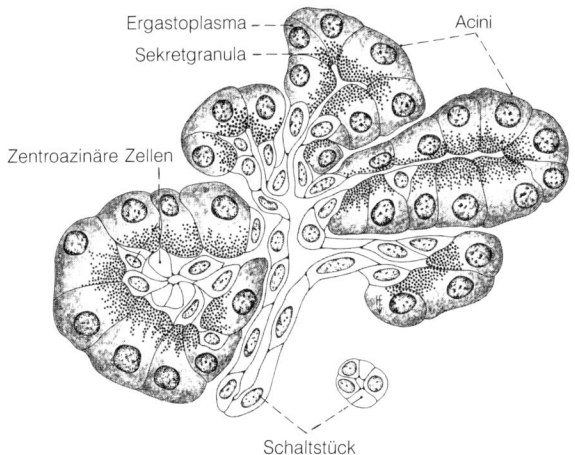

Abb. 12.10-10 Exokrine Drüsenendstücke (Acini) mit zentro-azinären Zellen und Schaltstücken aus dem menschlichen Pankreas. Schema.

schritte, die bei der Umwandlung in reife Sekretgranula ablaufen, sind weitgehend unbekannt (Näheres zum Mechanismus der Synthese, Reifung und des intrazellulären Transportes von sekretorischen Proteinen s. Kap. 4.2.2.3 und [9]). Die Menge der Sekretgranula nimmt nach Stimulation der Sekretion (u. a. durch Vagusreizung) erheb-

lich ab, es kommt aber nie zu einer kompletten **Entspeicherung.** Die Drüsenzellen sind durch einen Schlußleistenkomplex im apikalen Zelldrittel mechanisch miteinander fest verbunden. Die *Zonula occludens* verhindert einen parazellulären Übertritt des Drüsensekretes in das Interstitium. Eine Koordinierung der Drüsenzellaktivität findet durch zahlreiche **Nexus** statt. Wird ein Farbstoff, wie das Lucifer-Gelb, intravital in eine Azinuszelle injiziert, dann kann sich der Farbstoff über die Nexus auf einen Azinus-Zellkomplex von etwa 230 Zellen ausbreiten [6].

4.2 Gangsystem

Das Sekret der Acini wird über die Schaltstücke und das nachfolgende Gangsystem in das Duodenum geleitet. Das vom Azinus umschlossene Initialsegment der Schaltstücke ruft im histologischen Schnitt das Bild von **zentroazinären Schaltstückzellen** hervor. Jeweils mehrere Schaltstücke münden noch innerhalb des Läppchens in einen **intralobulären Ausführungsgang.** Dieser geht im Bereich der bindegewebigen Läppchensepten in die von einem breiten Bindegewebslager umgebenen **interlobulären Gänge** über, welche sich zu größeren Gängen vereinigen, die von der Seite her in die Hauptausführungsgänge, den *Ductus pancreaticus major* bzw. *minor*, eintreten.

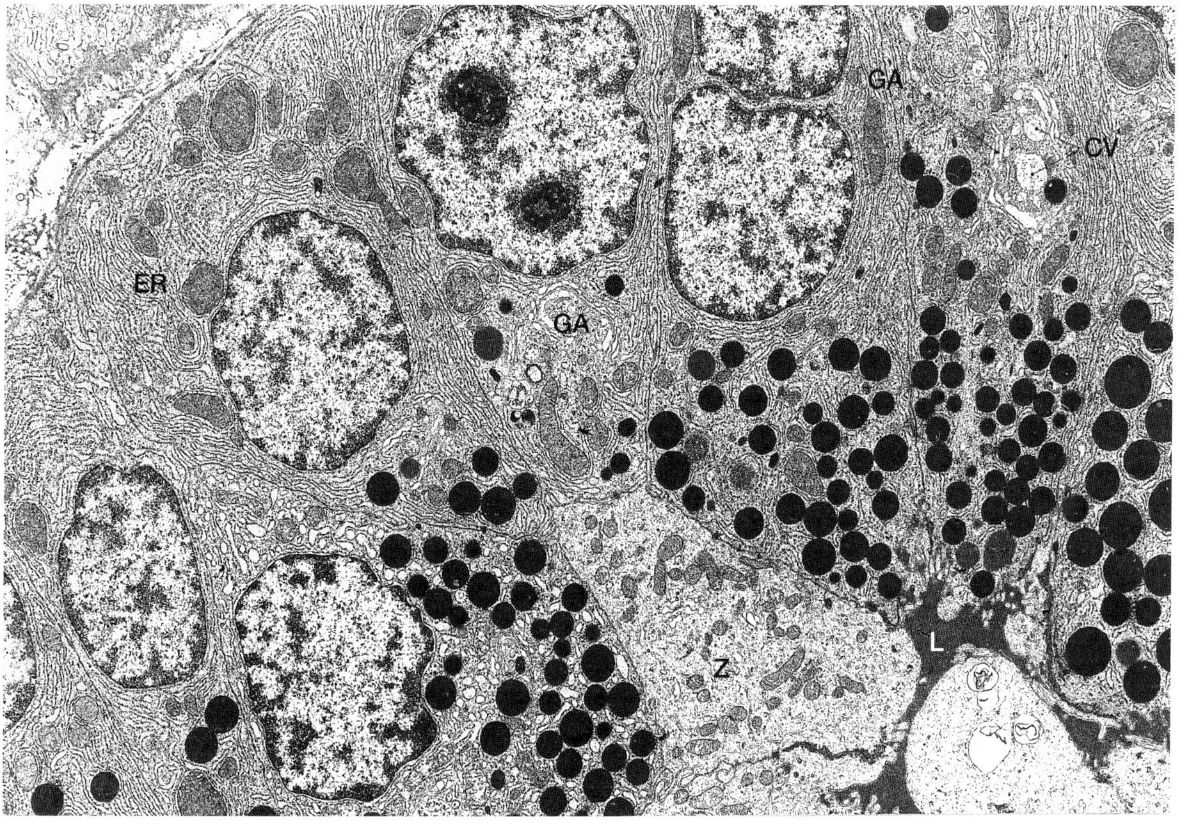

Abb. 12.10-11 Azinus mit exokrinen Drüsenzellen und zentro-azinären Zellen (Z) aus dem Pankreas des Menschen. Bei L ist zwischen zentroazinären Zellen das sekretgefüllte Lumen des Schaltstückes angeschnitten. Beachte das stark entwickelte, rauhe endoplasmatische Retikulum (ER), den GOLGI-Apparat (GA) und die kondensierenden Vakuolen (CV).

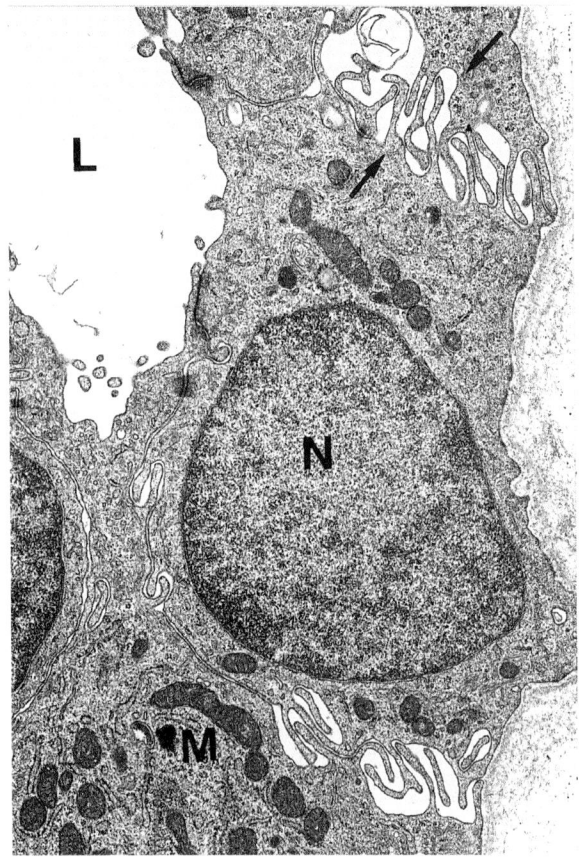

a

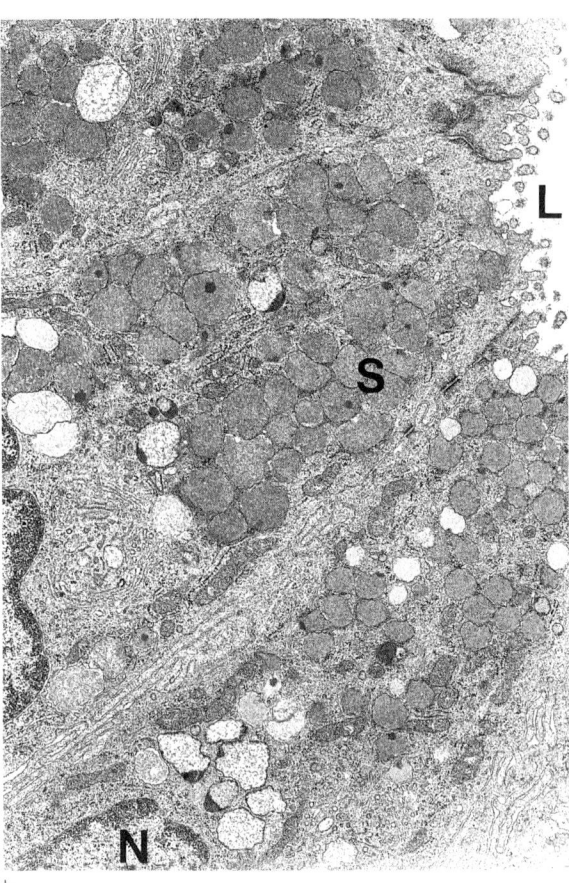

b

Abb. 12.10-12   Vergleich der Ultrastruktur der Epithelzellen von intralobulären (a) und interlobulären (b) Gängen der Pankreas. Die Pfeile in (a) zeigen auf Ausfaltungen der lateralen Plasmamembran (Sitz der Na⁺-K⁺-ATPase). Die hochprismatischen Epithelzellen der interlobulären Gänge (b) enthalten zahlreiche Sekretgranula (Muzingranula). N = Nukleus; M = Mitochondrien; S = Sekretgranula; L = Ganglumen. TEM; Vergr. 10000fach.

Die Schaltstücke und intralobulären Gänge bilden eine funktionelle Einheit, die für die Sekretion von Bikarbonat in das Drüsensekret verantwortlich ist. Die der **Bikarbonatsekretion** zugrundeliegenden Transportprozesse entsprechen weitgehend dem für die Gallebildung in Abb. 12.9-21 veranschaulichten Transportmechanismus: basolateral lokalisierte Na⁺-K⁺-ATPase und Na⁺-H⁺-Austauscher, apikaler HCO₃⁻-Cl⁻-Austauscher. Als transportierende Epithelzellen besitzen die flachen bis niedrigprismatischen Zellen dieser Gänge (Abb. 12.10-12) eine durch **Microplicae** stark vergrößerte laterale Plasmamembranoberfläche (Sitz der Na⁺-K⁺-ATPase und des Na⁺-H⁺-Austauschers), viele Mitochondrien (u. a. für die ATP-Versorgung der Na⁺-K⁺-ATPase), wenig rauhes endoplasmatisches Retikulum und einen kleinen GOLGI-Apparat (Zeichen einer sekretorisch nicht aktiven Zelle). Enzym- und immunhistochemisch kann in den Zellen eine **Carboanhydrase** nachgewiesen werden, die für die schnelle Bildung von Bikarbonat aus CO₂ und OH⁻-Ionen verantwortlich ist. Die interlobulären Gänge und der Hauptausführungsgang enthalten dagegen sekretorisch aktive, hochprismatische Epithelzellen mit reichlichem rauhem endoplasmatischem Retikulum, einem großen supranukleären GOLGI-Komplex und zahlreichen apikalen, blassen Sekretgranula (Abb. 12.10-12). Die Zellen sezernieren **Muzine.** Im Epithel des Hauptausführungsganges und der einmündenden größeren interlobulären Gänge kommen zahlreiche **Bürstenzellen** vor (vgl. Kap. 12.6.4.1 u. 12.7.4.2.3). 90% aller **Karzinome** des Pankreas gehen vom Epithel der großen und kleineren Gänge aus.

4.3   Histophysiologie des Pankreas

Das täglich in das Duodenum abgegebene Volumen des **Pankreassekretes** beträgt **1–1,5 l.** Die funktionell wichtigen Bestandteile des Sekretes sind die verschiedenen von den Azinuszellen synthetisierten **Verdauungsenzyme** (Tabelle 12.10-1) und die **Bikarbonationen** der kleinen Gänge, die das Sekret auf einen **pH-Wert von etwa 8** einstellen. Etwa 95% des Sekretvolumens besteht aus Wasser, das über den parazellulären Weg aus den Blutgefäßen in das Sekret gelangt. Von entscheidender Bedeutung für den Wassereinstrom in das Drüsenlumen ist die aktive Sekretion von Cl⁻-Ionen. Na⁺ und Wasser folgen dem Chlorid auf parazellulärem Wege.

Tabelle 12.10-1 Enzyme des Pankreassaftes [4].

Enzyme	Spezifität
Proteasen	
Trypsin	Endopeptidase, basische Reste
Chymotrypsin	Endopeptidase aromatische Reste
Elastase	Endopeptidase hydrophobe Reste (Elastin)
Carboxypeptidase A	Exopeptidase nicht-basische Reste
Carboxypeptidase B	Exopeptidase, basische Reste
Aminopeptidasen	Exopeptidase, Aminoende
Glykosidasen	
α-Amylase	Endoglykosidase 1,4-α-Glukosidbindungen (u.a. Stärke)
Nukleasen	
Ribonuklease	Phosphodiesterbindungen in Ribonukleinsäuren
Desoxyribonuklease	Phosphodiesterbindungen in Desoxyribonukleinsäuren
Lipasen	
Cholesterinesterase	Cholesterinester
Phospholipase A	Fettsäureester in Position 2 (z.B. in Lecithin)
Lipase	Fettsäureester in Position 1 und 3

Für die Sekretion von Cl⁻ sind ein basolateral lokalisierter Na^+-K^+-$2Cl^-$-Cotransporter, die basolateral gelegene Na^+-K^+-ATPase und ein **apikaler Chloridtransporter** verantwortlich, genauso wie es bereits für die Speicheldrüsen dargestellt ist (Abb. 12.2-7). Der apikale Chloridtransporter wurde als das **CFTR-Protein** identifiziert (cystic fibrosis transmembrane conductance regulator), dessen Öffnung durch cAMP gesteuert wird. Unter 2000 Neugeborenen besitzt eines einen Aminosäuredefekt im CFTR-Protein (in 50% der Fälle fehlt ein Phenylalanin in der cAMP-Bindungsregion des Proteins, Aminosäureposition 508). Dieser Defekt führt zu dem Krankheitsbild der **zystischen Fibrose**: Das Pankreassekret ist zähflüssig, es stehen weniger Cl^--Ionen für den Austausch mit HCO_3^- in den Schaltstücken zur Verfügung, so daß der pH-Wert neutral bleibt. Daraus resultiert ein zu saures Milieu im Duodenalinhalt mit Abbaustörung von Neutralfetten (die Pankreaslipase ist bei einem pH-Wert < 5 inaktiv) und Fettstühlen **(Steatorrhö)**. Das Pankreasgewebe geht allmählich durch Verstopfung der Gänge, nachfolgender zystischer Gangerweiterungen und schließlich entzündlicher Vernarbung zugrunde. Ähnliche Vorgänge finden in der Lunge statt.

Die **Pankreassekretion** ist eng mit dem Transport der Nahrung durch den Magen-Darm-Trakt verknüpft [1] und kann in **zwei Phasen** vor (interdigestive) und nach (postprandiale) Nahrungsaufnahme unterteilt werden. In der **interdigestiven** Periode laufen Wellen der Kontraktion der glatten Muskulatur des Dünndarmes (engl. interdigestive migrating motor complexes, IMMC) von oral nach anal, die mit einer Periodik von 1–2 Stunden auftreten. Mit diesen IMMC kombiniert sind zyklische Änderungen der Pankreassekretion, bei denen Ruhephasen mit kurzfristiger Ausschüttung abwechseln. Insgesamt wird in der interdigestiven Periode etwa 2% der maximalen Bikarbonat- und 10% der maximalen Enzymsekretion erreicht. Es wird allgemein angenommen, daß die Koordination der motorischen Abläufe im Dünndarm mit der zyklischen Sekretion des Pankreas über den *N. vagus* verläuft (über den Mechanismus der Acetylcholin-vermittelten Exozytose s. Abb. 2.2-12). Die durch Nahrungsaufnahme induzierte **postprandiale Pankreassekretion** kann wiederum in **drei Phasen** unterteilt werden, je nachdem, in welchem Abschnitt des Verdauungstraktes sich die Nahrung befindet: **kephalische Phase** in der Mundhöhle, **gastrische Phase** im Magen und **intestinale Phase** im Dünndarm. Alle drei Phasen gehen während der Nahrungsaufnahme und Verdauung ineinander über und resultieren in einer maximalen Stimulation der Enzym- und Bikarbonatsekretion. Die kephalische Phase wird hauptsächlich über den N. vagus vermittelt, in der gastrischen Phase kombinieren sich nervale Stimulation während der Magenentleerung mit hormonaler Stimulation durch den Eintritt des sauren Mageninhalts in das Duodenum. Der niedrige pH-Wert (< pH 4,5) wirkt als spezifischer Reiz für die Freisetzung von **Sekretin** aus den S-Zellen der Dünndarmmukosa, während die Sekretion des **Cholezystokinins** (CCK) aus den I-Zellen des Dünndarms hauptsächlich durch Proteine und Aminosäuren stimuliert wird. Beide Hormone werden in das Portalvenenblut abgegeben und erreichen das Pankreasgewebe über des Herz-Kreislauf-System.

CCK bindet an CCK-Rezeptoren der Azinuszellen und löst durch Freisetzung von Ca^{2+} aus dem glatten ER die Sekretion von Enzymen aus den Drüsenendstücken aus. Sekretin steuert dagegen durch intrazelluläre Erhöhung von cAMP hauptsächlich die Abgabe von Bikarbonat und Flüssigkeit aus den Gangzellen. Beide Hormone wirken jedoch zusammen, wobei Sekretin die Wirkung von CCK verstärkt. In der intestinalen Phase dominiert die hormonale Regulation der Pankreassekretion, allerdings bleibt die modulierende Wirkung des intestinalen Nervensystems erhalten. Neben der akuten Wirkung auf die Enzym- und Flüssigkeitssekretion stimulieren die Hormone selektiv die **Biosynthese von Enzymen** (CCK die Proteasen, Sekretin die Lipasen) und regulieren das Pankreaswachstum. Insulin aus den B-Zellen der Inseln induziert die Synthese von α-Amylase.

Die Aktivierung der meisten Pankreasenzyme (außer der α-Amylase und Lipase) erfolgt erst im Dünndarm durch **Aktivatorproteine**. Der Hauptaktivator ist die **Enterokinase** der Bürstensaummembran des Darmepithels, welche Trypsinogen zu Trypsin umwandelt. **Trypsin** aktiviert dann alle weiteren Verdauungsenzyme des Pankreas. Ein **Trypsinaktivator** ist auch im Sekret der Brunnerschen **Drüsen** enthalten. Ein in den Azinuszellen des Pankreas sezernierter Trypsin-Inaktivator inaktiviert Spuren von aktivem Trypsin in den Pankreasgängen.

Bei dem bedrohlichen Krankheitsbild der **akuten Pankreatitis** findet eine Aktivierung der Pankreasenzyme bereits in der Drüse statt mit einer daraus resultierenden Selbstverdauung des Pankreasgewebes. Als Ursache dafür wird eine fehlgeleitete Exozytose in das Interstitium nach maximaler Stimulation gesehen (postprandiale Pankreatitis) oder die Aktivierung von Pankreasenzymen durch Fusion der Zymogengranula mit Lysosomen in den Azinuszellen. Auch **Gallengangsteine** können durch Verlegung der *Papilla duodeni major* eine Pankreatitis auslösen (s. oben).

Das Pankreas sezerniert auch ein Kalzium-bindendes Protein (das **Pankreasstein-Protein,** PSP), das die großen Mengen von Kalziumionen bindet, die in das Pankreassekret abgegeben werden. Wird das PSP in ungenügender Menge sezerniert, kann es zum Ausfallen von Kalksalzen mit Gangverschluß und Verkalkung des Pankreasgewebes kommen (typisch für die **chronische Pankreatitis,** die hauptsächlich nach chronischem Alkoholabusus auftritt).

5 Endokrines Pankreasgewebe

Der endokrine Anteil des Pankreas, auch **Inselorgan** genannt, wird von der Gesamtheit der Langerhansschen Inseln, *Insulae pancreaticae,* gebildet. Diese entstehen vorzugsweise in der dorsalen Pankreasanlage und sind deshalb im Pankreasschwanz am zahlreichsten (vgl. Kap. 12.10.2). In den ersten Lebensjahren werden noch zahlreiche neue Inseln gebildet. Die Gesamtzahl der Inseln eines Erwachsenen liegt zwischen 500 000 und 1,5 Millionen (etwa 2% des Pankreasgewichtes).

5.1 Mikroskopische Anatomie, Blutversorgung

Die **Inseln** erscheinen innerhalb des intensiv angefärbten Drüsenparenchyms als relativ blasse Bezirke mit sphärischer bis länglich ellipsoider Form (**Durchmesser 70–400 μm**). Sie liegen hauptsächlich innerhalb der exokrinen Drüsenläppchen und nur vereinzelt im interlobulären Bindegewebe (Abb. 12.10-13). Das unscheinbare intrainsuläre und periinsuläre kollagene Bindegewebe (Typ-I- und Typ-III-Kollagen) kann lichtmikroskopisch durch Versilberung dargestellt werden. Die endokrinen Zellen sind entsprechend ihrer Entwicklung zu balkenförmigen, verzweigten Zellaggregaten angeordnet, die lokal noch mit Azinuszellen benachbarter Drüsenendstücke in direktem Kontakt stehen können (vgl. Abb. 12.10-3). Die **Inselzellbalken** werden von weitlumigen Kapillaren mit fenestrierten Endothelzellen umspült. Der **insuläre Kapillarplexus** wird von 1–2 Arteriolen gespeist, die über die interlobulären Bindegewebssepten an die Inseln herantreten. Die aus den Inseln austretenden efferenten Kapillaren münden in das Kapillarsystem ein, das die exokrinen Acini umgibt (Abb. 12.10-14). Diese Ausrichtung der Mikrostrombahn wird als **Portalsystem des Pankreas** bezeichnet [7] und bedingt, daß die von den Inseln abgegebenen Hormone in hoher Konzentration zunächst auf die Acini des exokrinen Pankreas treffen und dort teilweise die Azinusfunktionen beeinflussen (Insulin, VIP und pankreatisches Polypeptid), bevor sie mit den Pankreasvenen zur *V. portae* und zur Leber transportiert werden. In der Leber wird bei einer einzigen Passage des Blutes bereits 40% des von den B-Zellen der Inseln gebildeten Hormons Insulin durch Rezeptorvermittelte Endozytose entfernt und lysosomal abgebaut.

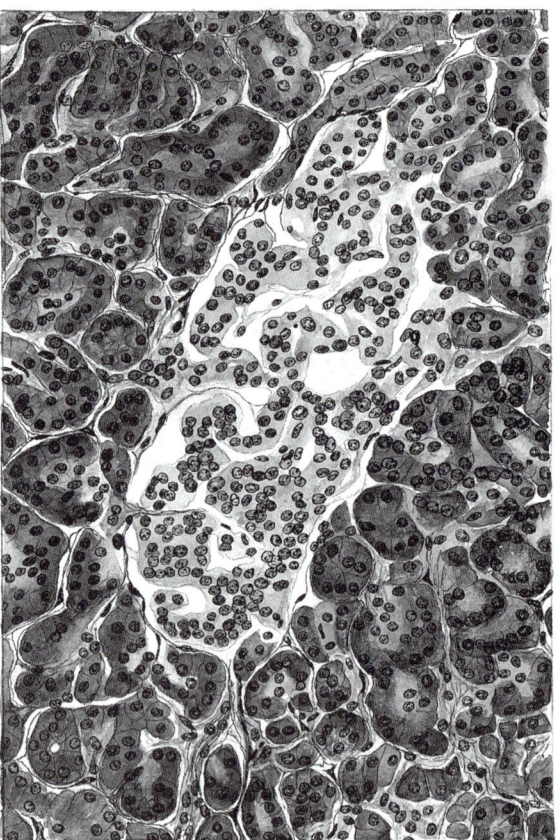

Abb. 12.10-13 Schnitt durch eine längliche Langerhanssche Insel aus dem Pankreas des Menschen. Beachte die in gewundenen Zellbalken angeordneten endokrinen Zellen. Die hellen Straßen zwischen den Inselzellbalken sind ausgespülte Kapillaren. H.E.; Vergr. ca. 200fach.

5.2 Endokrine Zelltypen des Inselorgans

Vier verschiedene endokrine Zelltypen lassen sich regelmäßig in den Langerhansschen Inseln des Menschen nachweisen. Alle Zellen produzieren **Proteohormone** und besitzen deshalb einen gut entwickelten Synthese- und Transportapparat, bestehend aus rauhem endoplasmatischem Retikulum, Golgi-Apparat und Sekretgranula. Aufgrund der spezifischen Ultrastruktur und der Sekretgranula können auch ohne Einsatz immunhistochemischer Methoden verschiedene Zellen im Elektronenmikroskop relativ sicher angesprochen werden (s. Abb. 12.10-12).

5.2.1 A-Zellen (Glukagon-Zellen)

A-Zellen können immunhistochemisch mit Antikörpern gegen Glukagon selektiv dargestellt werden, aber auch verschiedene Färbemethoden (u. a. die Gomori-Färbung und Versilberungstechniken) erlauben eine recht verläßliche Darstellung der A-Zellen im Lichtmikroskop. Diese liegen bevorzugt in der **Peripherie der Inseln** und am Rande der Inselzellbalken, also dem Kapillarsystem

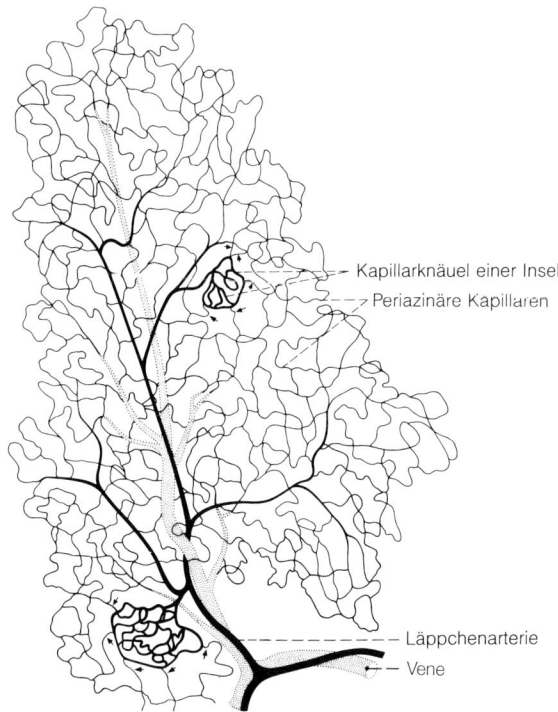

Kapillarknäuel einer Insel

Periazinäre Kapillaren

Läppchenarterie

Vene

Abb. 12.10-14 Halbschematische Darstellung der Gefäßversorgung eines Pankreasläppchens nach einem Korrosionspräparat (Meerschweinchen). Die zuführenden Arteriolen zu den Kapillarknäueln der Inseln zweigen aus den Läppchenarterien ab. Die efferenten Kapillaren aus dem endokrinen Gewebe verbinden sich mit dem Kapillarnetz, das die exokrinen Acini versorgt. Arterieller Schenkel = schwarz; venöser Schenkel = hellgrau. (Aus FERNER [5])

der Inseln und dem periinsulären Bindegewebe zugewandt (Abb. 12.10-15b u. 16). Der Inhalt der im Mittel 230 nm großen Sekretgranula füllt diese vollständig aus,

wobei im Zentrum ein großes kondensiertes, globuläres Kernstück liegt, das noch elektronendichter als die periphere Zone der Granula ist. Die Granula enthalten das Hormon **Glukagon,** außerdem das Chromogranin-A-Spaltprodukt **Pancreastatin.** Glukagon erreicht über das Portalvenenblut die Leber, wo es an Rezeptoren der Hepatozyten bindet und durch Anhebung des intrazellulären cAMP-Spiegels die Freisetzung von Glukose aus Glykogen sowie die Bildung von Glukose aus Aminosäuren stimuliert, die aus der Blutbahn aufgenommen werden. Glukagon führt deswegen zu einer **Erhöhung des Blutzuckerspiegels.** Die Freisetzung von Glukagon aus den A-Zellen wird durch den Abfall des Blutglukosespiegels stimuliert (< 100 mg/100 ml) und durch das Somatostatin aus den D-Zellen der Inseln gehemmt. Der Neurotransmitter **Galanin** (benannt nach den terminalen Aminosäuren Glycin und Alanin), der in adrenergen Nervenfasern der Inseln vorkommt, scheint die Sekretion von Glukagon zu stimulieren, das **GABA** aus den B-Zellen dagegen zu inhibieren. Die seltenen A-Zell-Tumoren der Inseln führen u. a. zu erhöhten Blutzuckerwerten, einer Form des Diabetes mellitus.

5.2.2 B-Zellen (Insulin-Zellen)

Der Anteil der B-Zellen beträgt annähernd **80% der Inselzellen** (Abb. 12.10-15a u. 16). Sie sind fast **gleichförmig** über die gesamte Insel **verteilt** mit Tendenz zur Bildung größerer homogener Zellgruppen [17]. Die durchschnittlich 270 nm großen Granula enthalten neben Insulin das vom Proinsulin abgespaltene C-Peptid, Spuren von ungespaltenem **Proinsulin** und geringere Mengen anderer Proteine, u. a. das Chromogranin A, **Chromostatin** (ein Spaltprodukt von Chromogranin [2a]) und Amylin. Außerdem enthalten die B-Zellen den inhi-

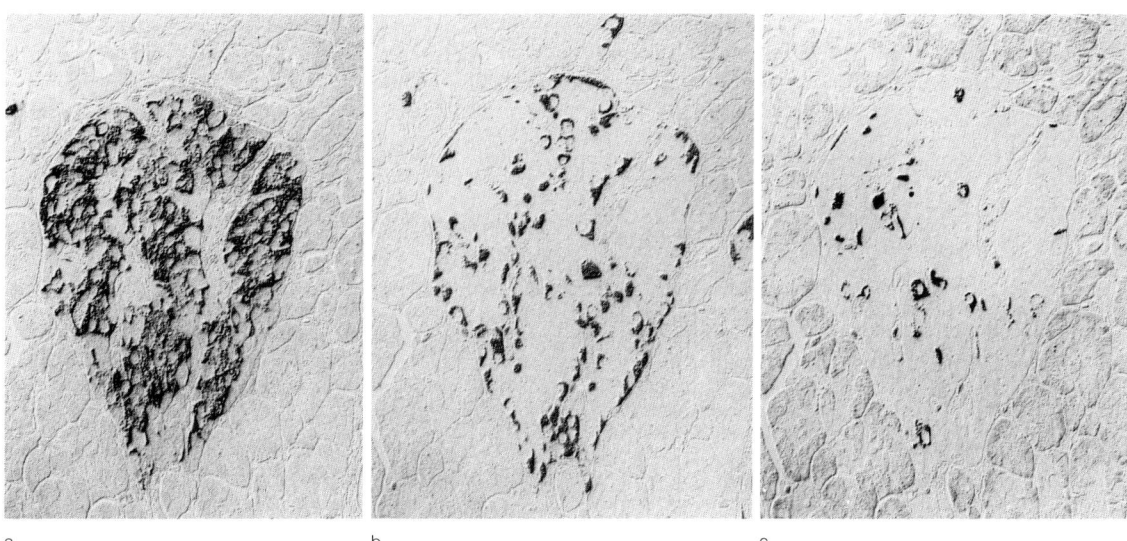

a   b   c

Abb. 12.10-15 Immunzytochemische Lokalisierung von Insulin, Glukagon und Somatostatin an drei aufeinanderfolgenden, 0,5 μm dicken Schnitten aus einer LANGERHANSschen Insel des Pankreas. Die immunreaktiven Zellen erscheinen durch eine Peroxidasereak-tion schwarz, das übrige Gewebe ist ungefärbt. (a) Darstellung von Insulin in den B-Zellen. (b) Darstellung von Glukagon in den A-Zellen. (c) Darstellung von Somatostatin in den D-Zellen. Vergr. 190fach. (Original: D. GRUBE, Hannover)

A-Zelle   B-Zelle

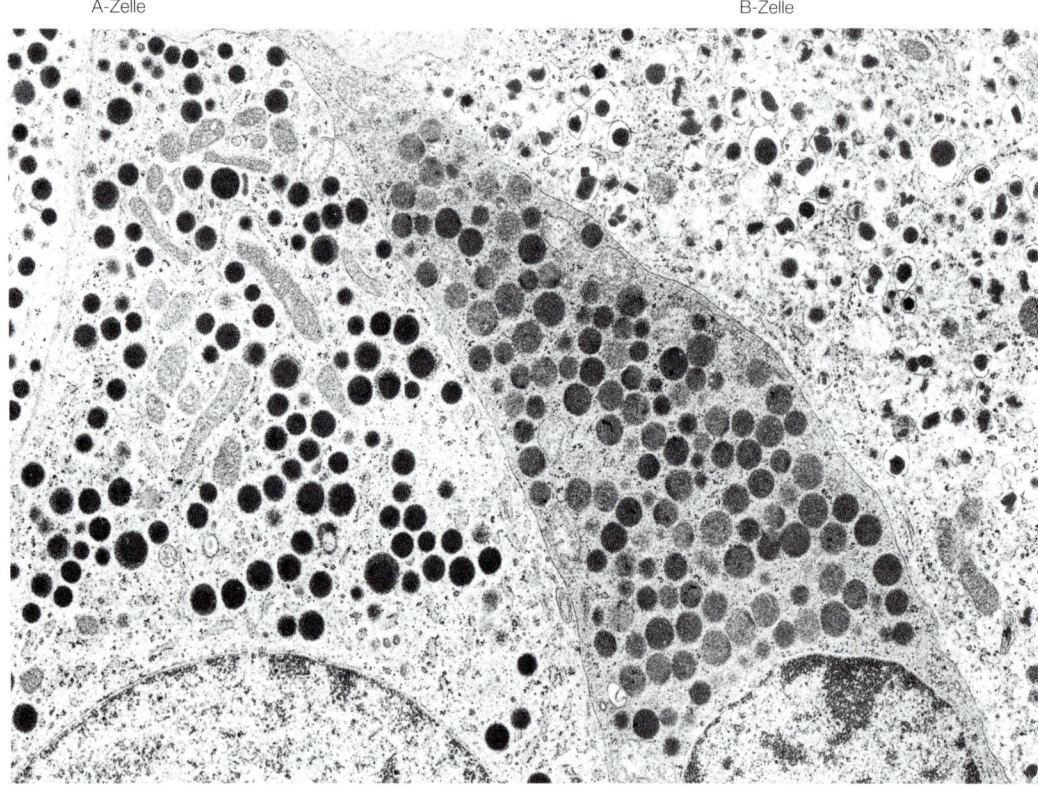

D-Zelle

Abb. 12.10-16 Anschnitte von A-, B- und D-Zellen aus einer LANGERHANSSchen Insel des menschlichen Pankreas. Die A-Zelle liegt links, die B-Zelle rechts und die D-Zelle in der Mitte. Beachte die unterschiedliche Struktur der Sekretgranula. TEM; Vergr. 8400fach. (Original: D. GRUBE, Hannover)

bitorischen Neurotransmitter **GABA** (vgl. Kap. 2.2.5.2). Das im rauhen ER synthetisierte Proinsulin wird im Trans-GOLGI-Netzwerk durch Abspaltung des **C-Peptids** in Insulin überführt. Unterbleibt die Spaltung, entsteht das Krankheitsbild der Hyperproinsulinämie, eine Form des Diabetes mellitus (s. Kap. 2.6.5). Insulin ist durch **Zinkionen** in einem zentralen parakristallinen, kondensierten Kernstück der Granula konzentriert, das durch einen optisch leer erscheinenden breiten Hof von der Granulummembran getrennt ist.

B-Zellen können experimentell selektiv durch bestimmte Pharmaka, wie das **Alloxan** oder **Streptozotocin,** zerstört werden. Ein Untergang und schließlich kompletter Verlust von B-Zellen kann auch durch bestimmte Viren verursacht werden (**Coxsackie-B4-Viren**) oder durch Autoantikörper herbeigeführt werden, die von manchen Personen gegen virusinfizierte B-Zellen erzeugt werden. Die Zerstörung der B-Zellen führt zum Krankheitsbild des Insulin-bedürftigen **Typ-I-Diabetes:** Insulin bindet an Insulin-Rezeptoren zahlreicher Gewebe, u.a. der Muskulatur und des Fettgewebes, und löst dadurch den Einbau von Glukosetransportern in die Plasmamembran der Zellen aus, besonders des Glukosetransporters vom Typ 4 (Glut 4). Durch diese Transporter kann Glukose aus der Blutbahn in die Zellen aufgenommen und dadurch der **Blutzuckerspiegel** gesenkt werden. Fehlt Insulin oder ist die Menge des von den Inseln ausgeschütteten Insulins zu gering, dann entsteht eine Erhöhung des Blutzuckerspiegels. Ist der Nüchtern-Blutzuckerspiegel dauerhaft höher als 120 mg/100 ml Serum, dann liegt eine Zuckerkrankheit vor **(Diabetes mellitus).**

Die Ausschüttung von Insulin durch **Exozytose der β-Granula** wird durch den Einstrom von Glukose in die B-Zellen ausgelöst. Mit immunhistochemischen Techniken kann man zeigen, daß die Plasmamembran der B-Zellen große Mengen des Glukose-Transporters vom Typ 2 (Glut 2) enthält. Die eingeströmten Glukosemoleküle scheinen durch Glykolyse und Stimulierung des Zitratzyklus den **ATP-Spiegel** in den B-Zellen anzuheben und dadurch den Verschluß eines ATP-abhängigen Kaliumkanals in der Plasmamembran herbeizuführen [19]. Die daraus resultierende Erniedrigung des Membranpotentials soll zur Öffnung von spannungsabhängigen Kalziumkanälen führen. Die einströmenden Kalziumionen lösen dann die Exozytose aus.

Ist der Freisetzungsmechanismus von Insulin in den B-Zellen gestört, dann entsteht ein **Diabetes mellitus vom Typ II** (hauptsächliche Form des Altersdiabetes). Verschiedene Medikamente können die Ausschüttung des Insulins aus den B-Zellen erhöhen.

B-Zellen speichern normalerweise den Insulinbedarf von 2 Tagen. Bei einmaliger Ausschüttung dieser Insulinmenge würde eine letale **Hypoglykämie** entstehen. Bei zu hohen zirkulierenden Insulinmengen kann der Blutglukosespiegel so stark abfallen (Hypoglykämie), daß es zu Bewußtlosigkeit und Atemlähmung kommen kann (das Gehirn bezieht den größten Teil seines Energiebedarfs aus der Blutglukose). Verschiedene Hormone **hemmen** die **Insulinsekretion** und steuern dadurch einer Hypoglykämie entgegen: das **Somatostatin** der D-Zellen und Pancreastatin der A-Zellen erreichen die B-Zellen auf direktem, parakrinem Weg. **Adrenalin** des Nebennierenmarks erreicht die B-Zellen über das Herz-Kreislauf-System und hemmt die Insulinausschüttung über α_2-Rezeptoren. Das **Galanin** der sympathischen Nervenfasern der Inseln scheint ebenfalls die Insulinsekretion zu hemmen (s. oben).

Zwei Hormone aus den endokrinen Zellen des Darmepithels **stimulieren** dagegen die **Insulinsekretion**, nämlich das **Insulinotropin** (besteht aus Teilen der Proglukagonsequenz) und das Glukose-abhängige insulinotrope Peptid **(GIP)**. Beide Hormone erreichen die B-Zellen auf indirektem Weg über das Herz-Kreislauf-System und wirken nur in Gegenwart von Glukose stimulierend auf die Insulinsekretion.

Die seltenen B-Zell-Tumoren der LANGERHANSschen Inseln sind durch hypoglykämische Krisen gekennzeichnet.

5.3.3 D-Zellen (Somatostatin-Zellen)

Die **Granula** der D-Zellen sind etwas größer **(320 nm)** und weniger elektronendicht als die der A- und B-Zellen. Der Granuluminhalt ist homogen [8]. Die Zellen machen etwa 5% der Inselzellen aus und kommen bevorzugt **am Rande der Inselzellbalken** nahe der Kapillaren vor (Abb. 12.10-15c u. 16). Somatostatin hemmt die Ausschüttung von Insulin und Glukagon. Glukagon stimuliert seinerseits die Freisetzung von pankreatischem Somatostatin. Insulin hemmt dagegen die Somatostatin-Zellen.

Ein D-Zell-Tumor (Somatostatinom) führt wegen der Hemmung der B-Zellen zu einer Erhöhung des Blutzuckers (Diabetes mellitus), verursacht aber auch eine Insuffizienz des exokrinen Pankreas, wahrscheinlich durch eine direkte Hemmung der Drüsenzellfunktion und über den Umweg der Hemmung der Ausschüttung von Cholezystokinin aus den endokrinen Zellen der Darmschleimhaut.

5.3.4 PP-Zellen (F-Zellen)

Das **pankreatische Polypeptid** (PP), das auch in endokrinen Zellen des Darmepithels vorkommt, kann in wenigen Zellen in der Peripherie der LANGERHANSschen Inseln nachgewiesen werden, und zwar hauptsächlich in den Abschnitten des Pankreas, die sich von der ventralen Anlage ableiten (untere Hälfte des Kopfes) [18]. Die **Granula** sind nur halb so groß (etwa **150 nm**) wie die der A-, B- und D-Zellen. Das pankreatische Polypeptid wirkt antagonistisch zum Cholezystokinin und hemmt die Sekretion der Drüsenzellen des exokrinen Pankreas.

5.3 Weitere Zelltypen

D₁-Zellen (VIP-Zellen). Das vasoaktive intestinale Polypeptid (VIP) ist ebenfalls (bei verschiedenen Säugetieren) in einzelnen Zellen der LANGERHANSschen Inseln nachweisbar. Diese Zellen

ähneln ultrastrukturell den Somatostatin-haltigen D-Zellen, die Granula sind jedoch nur etwa ein Drittel so groß (um 100 nm). Das VIP erweitert Blutgefäße und steigert deren Permeabilität. Es kommt ebenfalls in endokrinen Zellen des Magen-Darm-Traktes vor (X-Zellen) und ist in den großen Granula cholinerger Nervenfasern enthalten. Im exokrinen Pankreas steigert VIP das Sekretvolumen durch direkte Stimulierung der Bikarbonatsekretion (cAMP-vermittelt) und Vasodilatation. Die seltenen VIP-produzierenden Tumoren des Pankreas rufen das Krankheitsbild des VERNER-MORRISON-Syndroms hervor (schwere wäßrige Durchfälle mit Hypokaliämie).

G-Zellen (Gastrin-Zellen). Gastrin-enthaltende endokrine Zellen lassen sich in den Inseln regelmäßig nur in der **Embryonalperiode** nachweisen. Allerdings gibt es endokrine Tumoren der Pankreasinseln, die Gastrin produzieren und das ZOLLINGER-ELLISON-Syndrom hervorrufen. Diese Krankheit ist durch Hypersekretion von Magensäure und multiplen Ulzerationen, vor allem im Dünndarm charakterisiert (s. Kap. 12.6.4.3).

5.4 Neuronale Proteine und Transmitter in den Inselzellen

Die endokrinen Zellen der Inseln exprimieren eine Reihe von Proteinen, die charakteristisch für Nervenzellen sind: nämlich die **neuronale Enolase,** ein neuronales Adhäsionsprotein **(N-CAM),** mehrere neuronale **Ganglioside** (u.a. ein Tetanustoxin-bindendes Gangliosid), Opioide und zwei Proteine von synaptischen Vesikeln **(Chromogranin A, Synaptophysin).** Während der Embryonalperiode läßt sich in den A-, B- und D-Zellen auch noch die Tyrosinhydroxylase nachweisen, ein Schlüsselenzym für die Synthese der Neurotransmitter Dopamin, Noradrenalin und Adrenalin. Schließlich gehören auch das **Somatostatin** (D-Zellen), **VIP** (D₁-Zellen) und **GABA** (B-Zellen) zur Familie der Neurotransmitter. Da sich die Inselzellen wie auch die endokrinen Zellen der Darmschleimhaut eindeutig von Zellen des Endoderms ableiten, wird vermutet, daß die Expression dieser neuronalen Proteine auf eine Zellinie zurückgeht, die sich während der Mesodermentwicklung vom Ektoderm in das Endoderm eingliedert (Ektomesoblasten, s. oben).

5.5 Innervation

Die **sympathischen** und **parasympathischen Nervenfasern** des Pankreas (s. oben) senden Äste in die Inseln, überwiegend als gefäßbegleitende Nervenfasern. Wie oben erwähnt, kann **Acetylcholin** in Gegenwart von Glukose die Sekretion von Insulin steigern, während **Noradrenalin** die Insulinsekretion hemmt. Das in den noradrenergen Fasern enthaltene **Galanin** stimuliert die Glukagonsekretion und hemmt die Insulinsekretion.

Literatur

[1] ADLER, G., C. BEGLINGER: Hormones as regulators of pancreatic secretion in man. Eur. J. Clin. Invest. 20 (1990).
[2] VAN ASSCHE, F. A., L. AERTS: The fetal endocrine pancreas. Contr. Gynec. Obstet. 5 (1979) 44–57.

[2a] CETIN, Y., D. AUNIS, M.-F. BADER, E. GALINDO, A. JÖRNS, G. BARGASTEN, D. GRUBE: Chromostatin, a chromogranin A-derived bioactive peptide, is present in human pancreatic insulin (β) cells. Proc. Natl. Acad. Sci. USA 90 (1993) 2360–2364.

[3] DAWSON, W., J. LANGMAN: An anatomical-radiological study on the pancreatic duct pattern in man. Anat. Rec. (1961) 59–68.

[4] DEETJEN, A., E.-J. SPECKMANN (eds.): Physiologie. Urban & Schwarzenberg, München 1992.

[5] FERNER, H.: Das Inselsystem des Pankreas. Thieme, Stuttgart 1952.

[6] FINDLAY, I., O. H. PETERSON: The extent of dye-coupling between exocrine acinar cells of the mouse pancreas. The dye-coupled acinar unit. Cell Tiss. Res. 232 (1983) 121–127.

[7] FUJITA, T., T. MURAKAMI: Microcirculation of monkey pancreas with special reference to the insulo-acinar portal system. A scanning electron microscope study of vascular casts. Arch. histol. jap. 35 (1973) 255–263.

[8] GRUBE, D., R. BOHN: The microanatomy of human islets of Langerhans, with special reference to somatostatin (D-)cells. Arch. histol. jap. 46 (1983) 327–353.

[9] KERN, H. F.: Kompartimentierung und Proteintransport in der Azinuszelle des Pankreas als pathophysiologisches Konzept. Verh. Dtsch. Ges. Path. 71 (1987) 24–33.

[10] KERN, H. F., H. FERNER: Die Feinstruktur des exokrinen Pankreasgewebes vom Menschen. Z. Zellforsch. (1971) 322–343.

[11] KUBIK, S.: Visceral lymphatic system. In: VIAMONTE, JR., M., A. RÜTTIMANN: Atlas of Lymphography. Thieme, Stuttgart–New York 1980.

[12] LAITIO, M., R. LEV, D. ORLIC: The developing human fetal pancreas: an ultrastructural and histochemical study with special reference to exocrine cells. J. Anat. (1974) 619–634.

[13] LEDOUARINE, N.: In the origin of pancreatic endocrine cells. Cell 53 (1988) 169–171.

[14] LIKE, A. A., L. ORCI: Embryogenesis of human pancreatic islets: a light and electron microscopic study. Diabetes, Suppl. 2, 21 (1972) 511–534.

[15] LOEWENECK, H.: Vagotomie und Pankreasinnervation. Langenbecks Arch. Chir. 324 (1969) 44–59.

[16] NEUBERT, K.: Bau und Entwicklung des menschlichen Pankreas. Roux' Arch. Entwickl.-Mech. Org. 111 (1927) 29–118.

[17] ORCI, L., J.-D. VASALLI, A. PERRELET: The insulin factory. Scientific American 256 (1988) 85–94.

[18] RAHIER, J., J. WALLON, W. GEPTS, J. HAOT: Localization of pancreatic polypeptide cells in a limited lobe of the human neonate pancreas: Remnant of the ventral primordium? Cell Tiss. Res. 200 (1979) 359–366.

[19] SÖLING, H.-D.: Hypoglykämien, Diabetes mellitus. In: HIERHOLZE, K., R. SCHMIDT (Hrsg.): Pathophysiologie des Menschen. VCH Verlagsgr., Edition Medizin, Basel–Weinheim 1991.

[20] TÖNDURY, G.: Angewandte und topographische Anatomie, 5. Aufl. Thieme, Stuttgart–New York 1981.

Sachverzeichnis

Halbfett gesetzte Seitenzahlen beziehen sich auf die Hauptfundstellen des Stichwortes